U0270072

刘彤华诊断病理学
Liu Tonghua Diagnostic Pathology

（第4版）

主　编　刘彤华

副主编　陈　杰　丁华野　梁智勇

编　委（以姓氏笔画为序）

丁华野	中国人民解放军陆军总医院病理科	教授
王　坚	复旦大学附属肿瘤医院病理科	教授
王国平	华中科技大学同济医学院附属同济医院病理科	教授
卢朝辉	中国医学科学院　北京协和医院病理科	教授
冯瑞娥	中国医学科学院　北京协和医院病理科	教授
朱雄增	复旦大学附属肿瘤医院病理科	教授
刘卫平	四川大学华西医院病理科	教授
刘红刚	首都医科大学附属北京同仁医院病理科	教授
刘彤华	中国医学科学院　北京协和医院病理科	院士　教授
刘跃华	中国医学科学院　北京协和医院皮肤科	教授
吴焕文	中国医学科学院　北京协和医院病理科	副教授
邹万忠	北京大学医学部病理教研室	教授
张　杰	上海市胸科医院病理科	教授
陈　岗	上海市肺科医院病理科	教授
陈　杰	中国医学科学院　北京协和医院病理科	教授
周炜洵	中国医学科学院　北京协和医院病理科	副教授
孟宇宏	中国人民解放军海军总医院病理科	教授
皋岚湘	中国人民解放军陆军总医院病理科	教授
徐庆中	首都医科大学宣武医院病理科	教授
高　岩	北京大学口腔医学院口腔病理研究室	教授
郭丽娜	中国医学科学院　北京协和医院病理科	教授
黄受方	首都医科大学附属北京友谊医院病理科	教授
梁智勇	中国医学科学院　北京协和医院病理科	教授

人民卫生出版社

图书在版编目（CIP）数据

刘彤华诊断病理学/刘彤华主编. —4 版. —北京：
人民卫生出版社,2018
ISBN 978-7-117-27293-3

Ⅰ.①刘…　Ⅱ.①刘…　Ⅲ.①诊断学–病理学
Ⅳ.①R365

中国版本图书馆 CIP 数据核字（2018）第 191164 号

人卫智网	www. ipmph. com	医学教育、学术、考试、健康，购书智慧智能综合服务平台
人卫官网	www. pmph. com	人卫官方资讯发布平台

刘彤华诊断病理学
第 4 版

主　　编：刘彤华
出版发行：人民卫生出版社(中继线 010-59780011)
地　　址：北京市朝阳区潘家园南里 19 号
邮　　编：100021
E - mail：pmph @ pmph. com
购书热线：010-59787592　010-59787584　010-65264830
印　　刷：北京盛通印刷股份有限公司
经　　销：新华书店
开　　本：889×1194　1/16　印张：81
字　　数：3046 千字
版　　次：1994 年 12 月第 1 版　　2018 年 12 月第 4 版
　　　　　2018 年 12 月第 4 版第 1 次印刷(总第 11 次印刷)
标准书号：ISBN 978-7-117-27293-3
定　　价：696.00 元

打击盗版举报电话：010-59787491　E-mail：WQ @ pmph. com
(凡属印装质量问题请与本社市场营销中心联系退换)

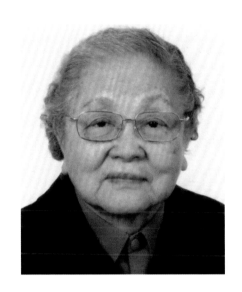

　　刘彤华（1929—2018），江苏无锡人，1953年毕业于上海圣约翰大学医学院。毕业后一直从事病理学的医疗、教学、科研工作，1999年当选为中国工程院院士。1985—1995年任北京协和医院病理科主任，现任北京协和医院病理科教授。曾任多届《中华病理学杂志》编委、副主编及名誉主编，《诊断病理学杂志》名誉主编，中华医学会病理学分会常务委员，国际病理学会中国地区分会司库，《国际外科病理学杂志》编委，多届《中华医学杂志》中文版及英文版编委。

　　刘彤华院士从事病理诊断工作至今已60余年，有极其丰富的临床经验和高深的学术造诣，诊断正确率高，深得临床医师和患者的信任。其科研工作紧密联系临床实践，发表论文240余篇。近三十年来带领科研组建立了五株人胰腺癌细胞系，重点研究胰腺癌的形态、分子诊断、细胞生物学及分子生物学特点，曾获得国家卫生健康委员会（原卫生部）科技进步二等奖2次（1985年及1993年）以及国家科技进步二等奖1次（1995年）。20世纪末至21世纪初一直进行胰腺癌实验性基因治疗的研究，在抑制胰腺癌生长方面，在细胞体外生长及裸鼠体内生长水平上均获得了明显效果。在内分泌肿瘤的分子生物学和分子遗传学研究方面也做出了重要贡献。刘彤华院士始终站在学科发展前沿，引领病理学科的发展。21世纪的临床医学进入个性化医疗时代，肿瘤治疗也进入靶向治疗时代，刘彤华院士率先在国内提出了靶向治疗需要靶向诊断的概念，建立了第一个分子病理遗传实验室，拓展了病理学的发展方向，提升了病理医生在疾病诊治过程中的地位。在病理教学60余年的工作中，已培养50余名硕士生、博士生和博士后及大量进修生，她对学生严格要求、细心呵护、精心指导，为中国病理学界培养了一大批人才。

　　1988年获卫生部有突出贡献的专家称号；1991年获政府特殊津贴；1993年被评为中国医学科学院24位名医之一；1995年获国家教委颁发的"全国优秀教师奖章"；2003年获首都劳动奖章；2010年获北京医学会医学成就奖；2011年获中华医学会病理学分会终身成就奖。

前言（第4版）

　　时光荏苒，本书自1994年初版至今已逾20年。2012年本书第3版问世，至今已有5年余。在这5年多的时间里，分子诊断及信息技术（包括人工智能技术）得到了迅猛进展，精准医学与大数据的新时代已经到来，医学包括病理学以前所未有的速度在变化与发展。近期出版的WHO肿瘤分类系列丛书已将大量篇幅用于肿瘤分子遗传相关内容的阐述，越来越多的肿瘤需要借助于分子检测来确诊、分型、判断预后、指导治疗等，病理诊断工作越来越精细与繁杂。诊断病理工作者在面对前所未有的机遇，同时也面临着巨大的挑战，我们需要紧跟时代的步伐，及时更新自己的知识与理念。但是，需要强调的是，组织病理学毫无疑问依然是诊断病理学的根基。在新的形势下，我们邀请了来自全国病理学界的资深专家参与本书的再版工作，在上一版的基础上，增加了近年来相关领域的病理诊断新进展。参编专家均是国内各亚专科领域的翘楚，衷心感谢他们在百忙之中的辛勤付出与无私奉献！

　　感谢北京协和医院病理科师晨光、梁小龙、毛歆歆等同志在本书再版工作中给予的大力协助。

　　相对于第3版，第4版在内容上有所扩充与更新；同时，引入数字出版形式，将书中500余幅病理图片植入网络增值服务。读者可通过扫描书内二维码浏览更加清晰的数字化图片。希望本书给国内病理诊断工作者带来一些新的知识，但是遗漏与不足之处在所难免，欢迎广大读者批评与指正。

刘彤华

2018年2月

前 言（第 3 版）

本书自 2006 年再版（第 2 版）以来，转眼又过去了 6 年时间，在这 6 年中病理学从形态到分子水平均有了很大的发展。在日常病理诊断工作中，我们经常会遇到一些以往从来没有见过的疑难病变，目前只能借助国际病理专家及国内病理专家的知识和经验来帮助我们解决某些疑难病理诊断。在第 3 版中，我们尽可能地增加了新的内容以期望能够帮助医院病理工作者解决工作中的难题，但由于编者的知识有限，还有许多问题有待"时间"来认识。

本书多数编委都是病理学界的资深教授，在他（她）们繁忙的工作之余仍能为本书辛苦付出、添光增彩，在此我代表个人和几位副主编向他（她）们表示最衷心的感谢并致以最崇高的敬意。

感谢北京协和医院病理科周炜洵、王文泽、师晓华、张静、孙健、吴焕文、师杰、游燕等同志，在本书修订过程中所给予的电脑打印、核对、提取索引、编排等方面的种种帮助，使本书第 3 版得以顺利完成。

第 3 版《诊断病理学》虽有所更新，但肯定还存在许多不足和错误之处，欢迎读者批评、指正。

刘彤华

2012 年 7 月

　　《诊断病理学》一书自1994年出版已十年有余。十多年来在诊断病理学领域内发生了很大变化，首先是免疫组织化学已成为病理诊断不可缺少的辅助诊断技术，在国内各医院病理科已普遍开展。免疫组织化学加强了病理诊断的正确性，有利于肿瘤的分类并能对某些肿瘤提示预后。由于与国外交流日益增多，国内病理诊断医生能及时获得国际上有关新病变、新肿瘤分类以及诊断病理学进展的新信息，使国内诊断病理学水平有明显的提高。近年来遗传学与病理学的结合使病理学真正进入到染色体基因水平。新版WHO系列丛书的书名均冠以Pathology and Genetics，充分说明了遗传学对病理学发展的重要性，鉴于上述种种原因，第1版《诊断病理学》已落后于时代，急需再版，充实内容。

　　第2版《诊断病理学》有以下特点：①增加新内容包括新的病变、分类和遗传学方面的内容；②附图尽可能改为彩色照片；③由于目前免疫组织化学、分子生物学等技术已为读者们所熟悉和掌握，并已有许多有关的专著和参考书，因此取消了原书的第二十一章即"诊断病理学的方法学及新技术"；④各种疾病病变的形态特点、诊断和鉴别诊断仍为再版书的特点。

　　衷心感谢各位参加编写的专家在百忙中抽空撰写，不仅介绍了国际上新的动向还提出了专家们自己的观点。

　　感谢协和医院病理科全体同志的支持，特别是赵砚萍、彭旭军、梁智勇、曾瑄、杨堤、肖雨、王文泽、常晓燕、孟云霄、李霁等同志的大力协助，使本书得以顺利地再版。

　　本书内容虽有所充实，但难免会有遗漏和错误，敬请读者指正。

　　希望本书的再版能带给读者一些新的信息，有助于各地病理诊断医生的工作。

刘彤华

2006年4月

前言(第1版)

　　目前国内能为医院病理科医生用的病理参考书不多,鉴于此,我们编写了这本《诊断病理学》。全书共二十一章,包括全身各器官组织的炎性和非炎性病变、肿瘤和瘤样病变等。本书系各位编著者以自己的材料为主,参考近年国外文献书写而成,点出了各种疾病病变的临床病理特点、形态诊断依据(包括免疫组化、电镜及其他新技术如核酸分子杂交等)以及与其他病变的鉴别要点。本书内容丰富和全面,希望能成为从事病理诊断医生的主要参考书,遇到问题能在本书中有处查阅,有所参考。

　　本书面向全国各医院病理医生,对不同层次医院病理医生及部分临床医生均有参考价值。

　　李佩娟教授和张长淮主任医师为本书的第十四章提供了部分照片,李广生教授为第十七章提供的部分照片,特此致谢。

　　本书能编写成功首先应感谢北京协和医院陆召麟院长和科研处单渊东处长的大力支持。北京协和医院病理科赵砚平、彭旭军二位同志完成了大量的微机打印工作。协和医院病理科全体同志对本书的完成予以有力的支持,特别是杨堤、陈杰、崔全才、郭丽娜、王志永、曾春旬、郭洪涛、张雷、许雅、蒋继红、卢涛、张蕾、卫大鹏以及全体进修生同志在本书后期的修改、校对和索引工作中做了大量工作。特此一并致以最衷心的感谢。

　　限于我们的学识和水平,本书一定还存在许多缺点和不足,敬请读者指正。

刘彤华

1994 年 1 月

获取图书配套增值内容步骤说明

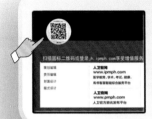

1. 打开激活网址

扫描封底圆形二维码或打开
激活平台 (jh.ipmph.com)

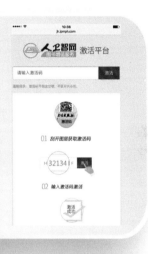

2. 激活增值服务

刮开封底激活码
激活图书增值服务

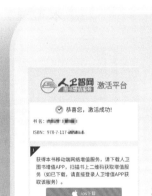

3. 下载客户端或登录网站

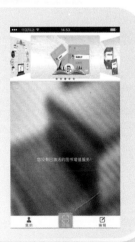

4. 扫码浏览资源

登录客户端
扫描书内二维码浏览资源

目　　录

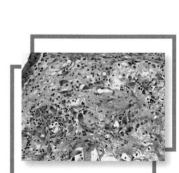

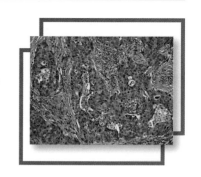

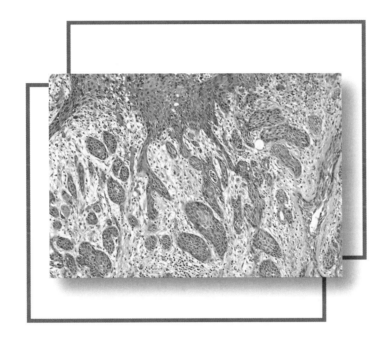

第一章

诊断病理学的任务和准则

第一章　诊断病理学的任务和准则

一、什么是诊断病理学

病理学是研究疾病病因、发病机制、形态结构改变以及由此而引起的功能变化的一门基础医学与临床医学之间的桥梁学科。病理学作为一门科学是在 18 世纪中期开始的。Morgagni（1682—1771）将他一生中所经历的约 700 例精心解剖的尸检各器官所见与临床表现相联系，于 1761 年著成了《疾病的位置与原因》一书，此书为病理学的发展奠定了基础。以后许多学者将尸检所见与临床表现相联系，相继发现了许多疾病的临床和形态特点，大大丰富了病理学的内容。尸检成为检验临床诊断正确性必不可少的程序。这样的器官病理学到 19 世纪 Rokitansky（1800—1878）时代达到了顶峰。Rokitansky 亲自解剖了约 3 万例尸体，并掌握了约 6 万例尸检的材料，详细描述了全身各器官的各种病变，从而极大地丰富了病理学宝库。1843 年 Virchow 开始用显微镜观察病变部位的细胞和组织的结构，1858 年 Virchow 发表了他著名的"细胞病理学"，从而开创了细胞病理学时代。临床各科的发展推动了病理学向专科病理分支如妇产科病理、神经病理、肿瘤病理、皮肤病理及儿科病理等的发展。1932 年 Knall 和 Rusha 发展了透射电镜，1938 年 Ardenne 首创了扫描电镜。电子显微镜的问世使病理学从细胞水平向亚细胞结构深入，由此产生了超微结构病理学。免疫学的进展促进了免疫病理学和免疫组织化学的发展。细胞遗传学的研究进展进一步充实了有关疾病的遗传病理学。20 世纪 50 年代是生物化学突飞猛进的时期。1953 年 Watson 和 Crick 发现了 DNA 的双螺旋结构及 DNA-RNA-蛋白质（包括各种酶）的化学顺序。分子生物学技术目前在病理学中的广泛应用促使病理学进一步深入到分子水平，为分子病理学的建立奠定了基础。随着新一代测序（next-generation sequencing,

NGS）、液体活检等技术的飞速发展，基于大数据的精准医学时代已经到来，为分子病理学带来了前所未有的机遇与挑战。近年来，信息化、数字化技术的发展也大力推动了数字病理的进步，为远程会诊、计算机辅助诊断的实现提供了可能。

综上所述，近百余年来由于医学生物学各分支如生物学、微生物学、生物化学、免疫学、分子生物学、生物信息学等的迅猛发展以及许多新仪器如透射电镜、扫描电镜、荧光显微镜、图像分析仪、流式细胞仪、组织芯片仪、显微切割仪、NGS 仪等的成功研制，使病理学能发展到目前这样具有许多分支的重要学科，当然病理学的发展也必然会促进临床医学的发展。

应该强调的是病理学从建立之时起就负有一个重要使命即协助临床医生对疾病作出诊断。古代学者通过肉眼观察器官改变与临床症候相联系。细胞病理学问世后，病理医生能从细胞和组织结构的改变为临床提供病理诊断。1870 年柏林大学的 Carl Ruge 及其同事 Johann Veit 最先将外科活检作为重要的诊断工具。从此以后病理医生可根据手术标本、各种活检、穿刺及脱落细胞学为临床不同疾病提供诊断。尸检更可核实或纠正临床诊断，或发现新的疾病和病变。病理学中这一方面的实践和研究以往称为外科病理学，通俗称为临床病理诊断，这些名称并不全面，因为送病理科作病理诊断的标本不都是来自外科，几乎所有的临床科室都可能送病理标本，所以应称之为诊断病理学（diagnostic pathology）。诊断病理学不仅包括对各种活体标本（包括细胞学）的诊断，也包括对尸检的诊断。诊断病理学是病理学的一个大分支，是为患者的医疗服务中不可缺少的重要组成部分。

二、诊断病理学的任务

诊断病理学的任务是对有关疾病：①提出明确的病理诊

断;②提供可能的病因学证据或线索;③提供有关的预后因素。当病理学还处在细胞病理学时代时,病理医生能根据病理标本的形态改变(大体和显微镜下)提出病理诊断已经是完成了任务。目前随着医学生物学各分支的迅速发展,病理医生已能将病理形态结合其他种种辅助手段如电镜、组织化学、免疫组织化学、流式细胞术、荧光原位杂交(fluorescence in situ hybridization,FISH)、PCR、NGS、数字 PCR 及其他分子生物学技术为临床提供更精确的病理诊断。例如过去单凭形态不能区分的小细胞恶性肿瘤,现已能依靠免疫组织化学和电镜区分出淋巴瘤、小细胞未分化癌、胚胎性横纹肌肉瘤、神经母细胞瘤或 Ewing 瘤。分子生物学技术特别是 PCR 的应用使病理医生能从患者的组织(新鲜或石蜡包埋组织)中提取 DNA,通过 PCR 得到大量扩增的特异性 DNA 片段用于检测 T、B 淋巴细胞增生中 Ig 或 TCR 基因重排、癌基因和抑癌基因的点突变,检测杂合子丢失(lose of heterozygote,LOH)和微卫星不稳定性(microsatellite instability,MSI),检测循环血中的肿瘤细胞等。PCR 也可用于检测微生物包括细菌和病毒。对检测病毒来说,PCR 技术是最敏感和最快的方法。流式细胞术的一个重要功能是 DNA 分析,决定瘤细胞的倍体(ploidy),计算出不同细胞周期中细胞的百分率,如肿瘤中异倍体和 S 期细胞百分率增加表明恶性,对某些肿瘤如膀胱癌来说,这些指标说明预后差,对一些癌前病变来说,DNA 分析可预测该病变的生物学行为。对于一些组织学难以分类的淋巴造血系统肿瘤以及软组织肉瘤,现在通过 FISH 等技术检测染色体异位与重排情况,可以明确诊断。病理诊断医生虽不直接接触患者,但面对临床医生,在临床医生诊断治疗患者的过程中,病理诊断医生应是临床医生最好的咨询者和合作者。

三、进行诊断病理学实践和研究所需的设备

无论是大的医学院校附属医院的病理科,还是小的县区级医院病理科,他们的主要任务是进行病理诊断,其设备应包括有设备较齐全的尸检室、手术和活检病理标本检查取材室、常规切片制片室(可包括特殊染色及冷冻切片设备)、细胞室(包括制作各种细胞学和细针穿刺细胞学的涂片和切片等)、医生读片室(或称诊断室)、免疫组织化学室、大体标本制作室、大体标本陈列室以及各种材料的存档处(包括文字档案、标本、玻片及蜡块存档处)等。随着计算机与网络技术的普及,各级医院的病理科还应配有性能良好的计算机与图像采集设备(摄制各种大体标本和显微镜下照片)及安全可靠的病理图文信息系统(laboratory information systems,LIS),以方便病理报告的查询、打印、存档,实现图像及文字资料的信息化管理与质量控制。另外,病理科日常工作中会接触大量的有毒有害物,并产生大量废水、废物,应配备通风设备、废液回收及处理设备,以保护环境及保障人员健康。

一个现代化大医院病理科还应有分子病理学实验室、细胞培养室、组织库(配备超低温冰箱、液氮罐等)、电镜室(扫描及透射电镜)、塑料包埋切片制作室,备有细胞遗传学工作站(FISH 分析系统)、real-time PCR 仪、NGS 平台、一代测序仪、显微切割仪、组织芯片仪、荧光显微镜、偏光显微镜、双头及多头显微镜(教学用)、流式细胞仪、图像分析仪等设备。有条件的单位可安置虚拟切片(virtual slide)的仪器及远程病理会诊的仪器,这样同一城市不同医院及不同城市医院之间甚至不同国家的医院之间可进行切片会诊交流。

四、病理标本的检查、取材和诊断中的一些要点

(一) 大体观察和取材

病理标本的检查,常规应包括大体检查和显微镜下观察。一些诊断病理医生重视显微镜下改变,忽视大体形态,认为镜下形态是诊断的主要依据。殊不知,对于许多标本,特别是手术切除标本的大体形态和取材部位可直接影响诊断正确性,如对于手术切除的甲状腺,只重视大结节,忽视了小的白色硬结,可导致微小乳头状癌的漏诊;对于大的卵巢肿瘤,应作多个大切面观察,应在不同色泽和质地的部位取材检查,因卵巢肿瘤经常有混合型,只取少数瘤组织块,不能代表肿瘤的全部成分。总之标本的大体观察非常重要,要全面仔细观察和描述病变。临床送检的标本不管大小均应详细检查,如果一例标本有多件,则每一件均要取材作切片观察。根治术标本在未固定前应仔细寻找淋巴结,因为淋巴结中癌的转移率直接影响患者的治疗和预后。对于肿瘤标本,除取不同部位的肿瘤外,还应取肿瘤浸润最深处、肿瘤与正常组织交界处、切断端及淋巴结。

(二) 大体标本的照相

一般医院的病理科都没有很富裕的空间来存放大体标本,因此在对大体标本检查之后,对一些病变典型、特殊或罕见的标本最好尽量照相留档,这样除少数可制成陈列标本外,日常大量已检查并取材的大小标本,在病理报告发出后一段时间(一般为 1~2 月)就可弃除。如果检查当时没有详细记录,可对照照片进行补充描述。照相前应将病变充分暴露,剔除多余的脂肪和结缔组织。标本的切面一般来说均较表面有特征性,照相的清晰度和反差等取决于设备及摄影者的技术。目前一些大医院用的连接电脑的数码相机照相设备不仅效果好,亦容易掌握。一张好的彩色图像不仅是存档的重要资料,也是总结和书写论文必不可少的材料。储存在电脑中的大体彩色图像还可制成光盘作为教学和会议交流等用。

国外许多医院病理科还备有照大标本的 X 线设备,对检查有钙化的病灶以及骨组织很有用。

(三) 固定

常用的固定液有 10% 中性甲醛溶液,其他有 Zenker、Bouin 和 Carnoy 等固定液。固定液的体积应 10 倍于标本的体积。10% 甲醛溶液的渗透组织能力为 1mm/h,所以一般

标本均需固定数小时,大标本切开后应固定过夜。用作取组织块的大标本,应在新鲜时切成 0.5～1cm 厚的大片块,待固定后再修整,组织块厚度不能超过 3mm。腔状器官如胃肠道,应将标本剪开后用大头针固定在薄的木板上(黏膜面向上),在大的容器内固定,表面覆以浸有固定液的湿纱布或棉花。需要立埋的标本应用大头针或染料标明需要包埋的面。标本不能冻存,特别是已含固定液的标本,因冷冻后水分在组织内形成针状结晶,破坏组织和细胞的结构,从而影响诊断。

(四) 一张好的 HE 切片是保证正确病理诊断的关键

病理切片质量的好坏除取决于病理制片室的设备以及病理技术人员的技术和经验外,部分还取决于病理医生取材是否合乎要求,如大标本未经适当固定就取材,这样的组织块在固定、脱水和浸蜡过程中会扭曲变形,影响包埋和制片;另外,组织块太厚、中心脱水透明及浸蜡不好亦影响切片质量。一张质量上乘的 HE 切片(除疑难病变外),对病理医生来说,一般不会发生诊断困难,但质量很差的 HE 切片(切片厚、刀痕多、组织细胞挤压、组织裂开及染色透明差等)总会造成诊断上的困难,特别是淋巴结。大多数淋巴结的疑难病例是由于制片造成的。

目前虽然已有许多辅助手段和工具,如电镜及免疫组织化学等,但要做这些辅助检查之前,首先要对该病例有一个初步的病理诊断意见,才能考虑用什么手段或什么工具来进一步证实或否定该诊断,所以对于一天要处理大量病理标本和诊断的病理医生来说,质量好的 HE 切片是完成工作的保证。

(五) 免疫组织化学

除了 HE 染色外,以往常用的辅助诊断方法有特殊染色、酶组织化学、图像分析和电镜等,20 世纪 70 年代末和 80 年代初免疫组织化学已开始在国内少数大医院病理科应用于日常外检,到 90 年代后期免疫组织化学已在全国普遍开展,由于免疫组织化学较高的敏感性和特异性,所以迄今免疫组织化学已是医院病理科不可缺少的技术,协助疾病的病理诊断、鉴别诊断以及分子分型。免疫组化技术在指导肿瘤靶向治疗上也扮演着重要的角色,如乳腺癌及胃癌中的 Her-2 免疫组化检测。罗氏公司近年开发的 ALK Ventana 免疫组化检测方法在不影响检测特异性的情况下,大大提高了 ALK 融合蛋白免疫组化检测的敏感性,且由于其在全自动免疫组化仪上操作、检测流程得以标准化、结果判读可重复性高、与 FISH 结果吻合度高,在国内已被广泛应用于非小细胞肺癌的临床检测,指导针对 ALK 的靶向治疗。此外,针对 PD-1/PD-L1 信号通路的肿瘤免疫治疗是近年肿瘤研究领域最重要的进展之一,免疫组化检测肿瘤细胞 PD-L1 的表达水平可能有助于筛选适合接受 PD-1/PD-L1 抑制剂治疗的患者。

(六) 小活检和细胞学

随着医学的发展,病理医生所收到的标本越来越小,现在医院病理科除手术切除的标本和手术切除活检外,大量的是各种内镜活检、粗针穿刺活检和细针吸取细胞学检查 (fine needle aspiration cytology, FNAC) 的标本。越来越小的标本就要求病理医生仔细检查和病理技术人员高水平的制片技术。遇到有些小的内镜活检首先要核对"块数",如内镜医生注明"8 块",则送检瓶内应核实是否有"8 块"。除检查瓶内标本外,还应检查瓶盖内是否还有标本,有时这一块行将"漏网"的活检可能恰恰是病变的关键。小的标本如内镜活检应用纱布或滤纸等裹起来固定、脱水和浸蜡。特别小的标本应用伊红染色后再包裹固定、脱水、浸蜡,否则浸蜡后小标本与蜡混在一起不易辨认。这种小活检的切片要求技术人员用快刀切,并在载玻片上捞数个至十数个蜡片。病理医生看片时每一切片上的组织片均应仔细观察,有时常常在某几个组织片中有具诊断意义的病变。

细胞学(亦称诊断细胞学)现在越来越广泛用于诊断。近年来开发的液基薄层涂片技术、电脑辅助细胞扫描分析系统 (thin layer liquid based with computer-assisted cytology test, TCCT),以及用液基薄层涂片技术加上 DNA 自动扫描仪,均可明显提高宫颈癌的检出率,以上技术和仪器亦可用于胸腹腔积液、尿、脑脊液和痰的细胞学检查。除各种脱落细胞学外,细针穿刺吸取细胞学检查 (FNAC) 已在全世界广泛开展。细针是指针的外径为 0.6～0.9mm,由于针细损伤小,吸出的细胞是存活的,所以制成涂片后较脱落细胞学(细胞常退化)更易诊断。目前 FNAC 几乎已能用于穿刺全身所有部位的肿瘤,它的阳性率高,假阳性极少,所以很受临床和病理医生欢迎。FNAC 的成败取决于:①穿刺医生能击中目标;②制成一张薄而均匀的涂片;③病理医生对诊断细胞学的经验。三者中缺一就可影响诊断。

细胞印片,特别是怀疑有肿瘤的淋巴结切面的印片对诊断很有参考价值,因一张好的印片比起冷冻切片和石蜡切片来说可真实反映细胞的形态和结构,并可用于免疫组织化学,因此除了纤维组织较多的组织和肿瘤外,一般细胞丰富的组织和肿瘤,在新鲜标本切开后最好都做印片观察。

五、冷 冻 切 片

手术台上做冷冻切片的唯一理由是决定下一步治疗的方案,如乳腺肿块的良恶性决定是否需作根治术,又如肢体肿瘤的性质决定是否要截肢等。除了这一原因外,其他均无申请作冷冻切片的理由。对病理医生来说,冷冻切片要求快、准确、可靠。但是冷冻切片的质量一般不如石蜡切片,另外取材有限,因此并不是所有的冷冻切片都能做到快、准确和可靠。所以不能作出明确诊断时,应请临床医生再取代表性的组织或请临床医生等石蜡切片的结果,切勿勉强诊断,以造成误诊或事故。

六、病理材料的存档及信息化

如前所述,大体标本应尽量照相存档,或储存在电脑数据库内。这样经过一段时间后,大体标本就可处理掉。除已制成示教或陈列的标本外，大体标本不宜长久保留（包括尸检标本），一方面这些标本占据很大的空间；另一方面长期保存的大体标本不仅色泽、外形均会改变，而且这种标本已不适合取材作一般 HE 切片，更不适合用于其他辅助诊断技术。

文字资料（包括各种报告的存档部分）、病理切片及蜡块均应永远保存。这些材料犹如患者的病例一样，随时可用于复查，特别是一些疑难病例，多次的手术标本或活检集中起来复查时可能会得出更明确的诊断。此外，这些材料也是病理医生教学和科研用的第一手资料。有些医院病理科把病理切片和蜡块如同大体标本一样"定期处理"，这是不可取的。有时常常因为患者的病理资料不全而影响诊断，甚至可造成医疗纠纷或失去解决医疗纠纷的依据。

目前最好的储存办法是将文字资料输入实验室信息系统。国外以及国内一些大的医院病理科在做尸检和外检的同时以及发出正式报告后，随即将病理诊断和患者的有关资料编码输入实验室信息系统。这样不仅起到了存档作用，更方便的是随时能从电脑中提出有关病例的病理资料，以资复习和研究。目前，国际上通用的编码参考 SNOMED（The Systematized Nomenclature of Medicine）。

21 世纪以来，病理日常报告及材料的存档已全部信息化（通过电脑传送及储存），有些单位甚至已废除文字档案材料、实现无纸化，这样的做法似乎有些极端，笔者认为每一病例的最后病理报告包括临床病史、标本的大体形态（包括照相）、显微镜下形态特点、病理诊断及分子病理诊断均应有一份纸质的文字资料存档，在信息系统出现问题时提供补救的机会。

七、病理诊断医生与临床医生密切联系

病理诊断是医院对许多患者的医疗服务中的一个重要环节。病理诊断医生虽然不直接面对患者，但他作出的正确病理诊断可使患者获得正确的治疗。相反，错误的病理诊断可延误患者的治疗，甚至导致重大的医疗差错或事故。

临床医生应像请其他科医生会诊那样，向病理医生提供必要的病史、手术所见及实验室检查结果。当然有些典型的病变，不需要临床病史就能作出诊断，但多数情况下病理医生在作出诊断前需要参考病史，因为形态相似的肿瘤发生在不同部位，可能作出不同的诊断，如儿童头面部的小细胞恶性肿瘤，很可能是胚胎性横纹肌肉瘤，而发生在儿童肾上腺的小细胞恶性肿瘤则神经母细胞瘤的可能性大；又如发生在子宫的平滑肌肿瘤，核分裂 5/10HPF 仍诊断为平滑肌瘤（细胞性平滑肌瘤 cellular leiomyoma），但同样的平滑肌瘤发生在消化道则已能诊断为平滑肌肉瘤。类似的例子很多。总之，适当的临床病史是病理医生作出正确诊断必不可少的。国外许多诊断病理专家对没有病史的病理标本一概不予以诊断。

对于要求手术中做冷冻切片的病例，临床医生更有责任事先向病理医生介绍病情，甚至请病理医生到手术室去观察病变性质、部位及切除作冷冻切片组织的部位，这样使病理科的医生和技术人员能做好物质上和思想上的准备，从而有利于病理医生做出快、准确和可靠的冷冻切片诊断。

临床与病理医生应经常组织临床病理讨论，保持密切沟通和合作，及时了解彼此的需求以及学科的最新进展，以更好地为患者服务。有条件的单位可推动在欧美国家已得到普及的多学科综合治疗（multi-disciplinary team, MDT）模式，组织临床、病理、影像、超声、放疗、麻醉等相关科室专家围绕某一病例进行讨论，综合各学科意见，为患者制订出最佳的治疗方案，以患者为中心，实现个体化治疗。近年来，临床医生对病理报告内容的要求越来越细致、深入，病理科可根据临床医生需求，制订针对各个系统不同类型标本（如活检标本、根治标本、新辅助治疗后标本）的规范化诊断模板，防止内容遗漏。

临床医生与病理医生要相互理解、相互支持。有些临床医生把病理医生看作技术人员或化验员，这种不平等的对待造成一些医院病理医生与临床医生之间的隔阂和关系紧张。另外，一些病理医生只管看片子，毫不关心患者的情况，也不满足临床医生提出的合理要求。临床和病理医生不能密切合作，只能是对患者不利。我们提倡病理医生和临床医生加强合作，相互理解、相互信任，为了患者的利益，共同努力。

八、质量控制和质量保证

质量控制和质量保证的最终目的是保证病理报告的正确性、完整性和及时性，原则上每家医院病理科都应有质量控制和质量保证（QC/QA）计划，并有一个小组或委员会来执行和检查此 QC/QA 计划。目前国内许多医院还没有做到，不过有些城市已由卫生厅、卫生局指定某一或几个医院执行全市各医院 QC/QA 的检查。

最简单的 QC/QA 措施：①检查每天组织切片和（或）细胞涂片的质量；②每天病理报告应由高年资医师复查后发出；③定期比较冷冻切片和石蜡切片诊断的符合率和正确率；④定期抽样检查病理报告有无诊断差错和文字书写（包括诊断、患者的姓名、年龄和性别等）差错；⑤定期召开科内和科间对疑难和特殊病例的会诊。

现代化的病理科需要制定严格的室内质量控制措施、完善的管理制度以及相关技术规范；还需要按要求定期参加室间质量评价或进行有效的实验室室间比对，如国家卫生健康委员会（原卫计委）病理质控评价中心（Pathology Quality Control Center, PQCC）及各省市病理质控中心组织的室间质评活动。有条件的病理科可争取通过 ISO15189 认可及 CAP 认证。

九、医院病理科的医疗法律纠纷问题

病理科医疗法律纠纷的主要原因是病理诊断错误即误诊和漏诊。另一种原因是标本或切片编号错误"张冠李戴"

和标本丢失,特别是在未做大体检查前丢失标本,这是绝对不可原谅的错误,因为发生这种情况在法庭上是绝对败诉的。

造成病理诊断错误的原因与病理诊断医师的专业水平和素质、切片质量、病理科的设备以及医院的大环境等都有关。病理诊断医师的专业水平低,对有些病变不认识或工作不够敬业(粗枝大叶,看切片不仔细,漏了重要的病变);病理科设备差(如没有合格的显微镜),则专业水平很高的病理医生也看不出病变;技术人员水平低或没有合格的制片设备,做不出合格的 HE 切片。国内许多到处会诊的“疑难外检”中有很大一部分是“制片疑难外检”,即因病理切片质量不好,会诊医生不能根据切片所提供的真实信息作出正确的诊断。

一旦发生医疗法律纠纷,应把有关病例的文字档案、切片、蜡块和剩余固定的组织标本等妥善封存,或交上级有关部门保管,切勿将这些资料交给无关的第三者特别是原告及其律师,一旦立案,最重要的是绝对不要更改报告或记录,这样可使案件变得不可辩护。国外的法院可将私自修改报告判成有罪。

在法庭上要保持冷静,衣着整洁,要说真话,实事求是,前后一致,回答问题简单明确,尽量少加修饰词。

病理诊断医生不可能不犯错误,也不可能保证一生不被起诉,所以病理诊断医生亦应认真地学习有关法律知识。

十、分子病理学

分子病理学(molecular pathology)亦称分子遗传病理学(molecular genetic pathology)。早在 20 世纪 90 年代,国外一些大的医学中心已建立了分子遗传病理学学科,如果说 20 世纪后期免疫组织化学成为推动病理学发展的巨大动力,21 世纪广泛开展的分子遗传学及其技术将成为第 2 个推动病理学发展的巨大动力。21 世纪医学已进入了“个性化医学”与“精准医学”时代。“个性化医学”特别是“个性化癌的医学”核心是靶向治疗,靶向治疗已在某些癌患者的治疗中广泛开展。而精准分子病理诊断是靶向治疗的基础,不同的分子改变对应着不同的靶向治疗手段。分子病理学的研究表明许多疾病特别是一些癌的分子水平异质性很强,即同样形态的癌,它的基因水平可完全不同。例如,两个同样形态的乳腺浸润性导管癌,一个伴有 *HER2/neu* 基因扩增,另一个则没有 *HER2/neu* 扩增。这两个患者治疗就不能用“一种尺寸适用于所有人”的办法,而要用“量体裁衣”的方法,即要根据肿瘤分子水平的异常进行针对性治疗,以获得最大的疗效及最低的药物毒性。又如,组织形态同样为肺腺癌,分子水平伴或不伴 *EGFR* 突变或 EML4-ALK 融合等,会有截然不同的靶向治疗策略。除靶向治疗外,分子病理诊断还在肿瘤早期诊断、分子分型、预后判断、化疗耐药性的判断、耐药与复发监测等过程中扮演着越来越重要的角色。鉴于肿瘤分子病理学领域近年来突飞猛进的发展,近期出版的几种 WHO 肿瘤分类(中枢神经系统、泌尿系统及男性生殖、淋巴造血系统)均将分子病理检测置于前所未有的重要位置上,越来越多的肿瘤类型需要借助于分子病理手段来明确诊断。在新的形势下,诊断病理学工作者,除作出病理形态诊断外,迫切需要掌握各种分子遗传及分子病理学知识与进展。

随着肿瘤等疾病分子遗传学与分子病理学的快速进展与精准医学时代的到来,需要开展的分子病理学检测项目越来越多,传统分子检测技术在检测敏感性、通量、成本、时效性、样本量等方面均面临着巨大的挑战。近年来,NGS 技术的飞速进展已将其应用由研究领域拓展至临床检测,如遗传性疾病、实体肿瘤、血液系统肿瘤、感染性疾病、HLA 分析及非侵袭性产前筛查。基于 DNA 的 NGS 检测根据检测的范围与复杂程度可以分为以下三个层次:①疾病目标基因集(targeted gene panels)测序;②外显子组测序;③全基因组测序。NGS 平台还可以进行全转录组测序、全基因组 DNA 甲基化测序、单细胞测序等。NGS 技术提供了一个高敏感性、高通量、高性价比的遗传学异常临床检测平台,给分子病理学带来前所未有的机遇,预示着分子病理学新时代的到来。与传统分子检测技术比较,NGS 技术的巨大优势在于其能够在较短的时间内利用相对较低的成本完成多种突变类型、多个位点、多个目标基因、全外显子组甚至全基因组的同时检测,可以节省样本,且时效性好、性价比高。例如,美国国立综合癌症网络(National Comprehensive Cancer Network,NCCN)结肠癌指南自 2015 年第 2 版开始强烈推荐对所有转移性结肠癌患者的肿瘤组织(原发肿瘤或转移灶)进行扩展的 *RAS* 基因突变检测(包含 KRAS 2 号外显子、KRAS2 号外显子以外区域以及 NRAS),具有 KRAS 或 NRAS 已知突变的患者均不应接受西妥昔单抗或帕尼单抗治疗。目标区域的 NGS 检测(包含多个基因外显子区域)能够很轻松地完成上述检测任务,节省样本、时间及成本,结果判读简单,还可以同时进行 BRAF 等其他结直肠癌相关基因突变、微卫星不稳定性(microsatellite instability,MSI)甚至肿瘤突变负荷(tumor mutational burden,TMB)的检测,协助预后分层,指导免疫治疗。目前,NGS 检测平台及试剂盒已可利用低至 10ng 的样本 DNA 量实现目标区域上百个基因的同时检测,因而也非常适合用于小活检标本以及细胞学标本的检测。例如,利用定制或购买的商品化肺癌 NGS panel,可以在肺癌的穿刺标本甚至胸水标本中同时检测 *EGFR*、*BRAF*、*KRAS* 等基因的点突变与小片段插入缺失(indels)、c-MET 扩增及 14 号外显子的跳跃突变,以及 ALK、ROS-1、NTRK1、RET 重排等。

过去几年里,国内外能够开展 NGS 检测的实验室出现了井喷式的增长。然而,NGS 在国内的临床应用仍存在着比较多的问题,如:①在实验室操作与生物信息学分析等方面仍缺乏规范化;②由于使用的测序平台、试剂盒、生物信息学分析软件、样本类型、样本 DNA 质量等方面的差别,难以制定统一的结果判读标准;③目前仅有少数 NGS 平台及试剂盒通过 CFDA 认证;④NGS 技术仍处于不断地改进与完善之中;⑤缺乏既有医学及遗传学背景又兼具生物信息学知识的交叉学科人才,结果的临床意义解读存在一定困难;⑥检测到的低丰度突变难以用传统技术验证,且其临床价值尚存在争议;⑦临床全外显子组与全基因组测序中偶然发现(incidental findings)的解读与报告。国内外已开始制定相关的共识、指南与规范。美国医学遗传学与基因组学学会(American College of Medical Genetics and Genomics,ACMG)于 2013 年制定了"ACMG NGS 临床实验室标准";美国病理学家协会(College of American Pathologists,CAP)也成立了 NGS 工作小组,于 2014 年制定了"CAP NGS 临床检测实验室标准";欧洲临床分子诊断标准化工作组 Eurogentest 与欧洲人类遗传学会(European Society of Human Genetics,ESHG)于近期也制定了"诊断用 NGS 指南",指导遗传性疾病诊断时的 NGS 检测评估与验证。国内的中国肿瘤驱动基因分析联盟(China Actionable Genome Consortium,CAGC)也于近期公布了"NGS 应用于肿瘤精准诊治的共识";国内病理学界也组织相关专家制定了《临床分子病理实验室 NGS 检测专家共识》《BRCA 数据解读中国专家共识》《基于 NGS 技术的 BRCA 基因检测流程中国专家共识》等一系列共识,期望推动并规范行业的发展。就现阶段而言,最适合应用于肿瘤临床检测的是包含数个至数百个肿瘤热点基因的 NGS panel 检测。检测样本可以是肿瘤组织样本(包括 FFPE 样本),用于指导治疗(靶向治疗、免疫治疗等)、辅助诊断、判断预后;也可以是外周血、唾液等,用于肿瘤遗传易感性检测(检测前后需进行遗传咨询)。

液体活检是近年兴起的一项临床应用前景广阔但又富有挑战性的分子检测新技术。目前,液体活检的检测对象主要包括循环肿瘤细胞(circulating tumor cell,CTC)、血浆游离 DNA(cell-free DNA,cfDNA)和外泌体。血液 cfDNA 或血液循环肿瘤 DNA(circulating tumor DNA,ctDNA)是目前最常用的液体活检,其检测方法主要有 super ARMS、NGS、数字 PCR 等。液体活检在肿瘤早期诊断、预后评估、治疗疗效及耐药监测中均具有重要的潜在应用价值,但是目前仍主要处于临床前探索阶段。

近年来新出现的分子检测新技术还有数字 PCR(digital PCR)、RNAscope、三代测序技术等。数字 PCR 技术是一种全新的核酸分子绝对定量技术。与传统的定量 PCR 方法相比较,数字 PCR 技术采用绝对定量方式,灵敏度高,结果具有高度重复性,适用于肿瘤液体活检、NGS 结果验证、病原微生物检测等。RNAscope 是一种新的 RNA 原位检测新技术,能够在组织细胞原位水平对单分子 RNA 生物标志物进行定性及定量分析,具有高灵敏度与特异性,且能够进行多重荧光和显色标记,为伴随诊断生物标志物的识别和验证提供了有力的工具。

虽然这些新的分子检测技术目前主要还停留在科研探索阶段,在检测成本、规范化、质量控制等方面尚存在诸多问题,但是病理学界应该重视这些新技术的出现与进展,把握发展趋势,在条件允许的情况下积极展开新技术的探索与实践以及相关人才的贮备与培养。需要强调的是,传统的组织病理学仍然是分子病理学检测的根基,例如,基于肿瘤组织的分子病理检测必须要先明确肿瘤的病理诊断、组织学分型以及肿瘤含量等信息。

十一、数字病理与人工智能

数字化病理系统的应用最早开始于 1985 年(20 世纪 80 年代中期),20 世纪 90 年代在美国开始被应用于商业领域。从 2000 年开始在医学院校逐步取代传统显微镜。近年,随着计算机信息化技术的发展、互联网的普及以及大数据时代的到来,数字病理的临床应用在国内外得到了愈来愈多的重视,并且取得了长足的发展。

数字病理系统主要由数字切片扫描装置和数据处理软件构成。将传统玻璃切片通过扫描装置扫描采集成高分辨率的数字化图像,制作生成整张全视野的数字化切片(whole slide image,WSI)。再将这些数据存储在一定介质中建立起数字病理切片库。随后就可以利用相应的数字病理切片浏览软件,对其进行任意比例放大或缩小以及任意方向移动的可视化浏览和分析处理,如同操作一台真实的光学显微镜。除常规切片外,近年来还通过外加相应的荧光光源和更换滤光镜扫描等手段实现了荧光切片的数字化,克服了荧光切片容易褪色、不宜长久保存的缺点。

与传统病理材料的存贮与浏览方式相比,数字病理具备诸多优势。数字病理切片与图像易于保存,通过数字化存贮来保存珍贵的病理切片资料,解决了传统玻璃切片易损坏、易褪色、存储空间大、存贮环境要求高等问题。使用者可以在本地或通过网络很方便地对数字切片进行信息检索、浏览、传输以及管理,并且多个使用者可以在不同地点同时对同一张切片进行浏览,为远程病理会诊、国内外学术交流讨论、教学等提供了极大的便利,对基层及偏远地区医院病理诊断水平的提高及病理人才的培养有重要的帮助。国内外还有人提出全数字病理科的概念,期望实现数字切片首诊的目标,推动病理诊断专科化、提高病理诊断效率与准确性。

更为重要的是,近年来,越来越多的国内外研究者开始尝试通过信息技术(特别是人工智能技术)对数字切片与病理图像进行精确识别与分析(定性、定量),实现计算机辅助病理诊断,并推动组织病理学信息与临床资料、实验室检查结果、影像学结果、分子病理数据等的高效整合,实现对患者的精准医疗。虽然目前数字病理在设备费用、数字化切片标准、数据存贮与传输能力、图像识别与分析技术等方面仍有很大的完善与改进空间,但是,数字化、信息化、智能化是诊断病理学未来发展的趋势,有条件的单位应该去积极探索与实践。

在现今的大数据与精准医疗时代,组织病理学、免疫组织化学、分子病理学、数字病理及人工智能等领域的发展日新月异,病理诊断工作越来越精细与繁杂,需要我们医院病理工作者不断学习与提高,抓住机遇,迎接挑战。诊断病理学的发展更需要医院领导及有关临床医生的支持与理解,医院领导应支持病理科建立分子病理学实验室及数字病理系统(包括各种必需的新的仪器、设备),增加有关实验室人员,积极开展各种新技术。医院领导、临床医生以及病理科工作人员的目的是一致的:使患者得到最合适的诊疗。

（刘彤华　吴焕文）

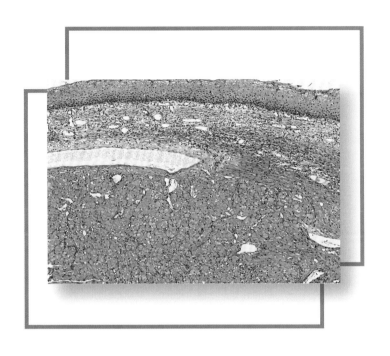

第二章

口、咽、涎腺及颌骨

第二章 口、咽、涎腺及颌骨

第一节 口和口咽部

一、口腔黏膜病及黏膜癌

（一）口腔黏膜病及癌前病变

1. 白斑（leukoplakia） 2005 年研讨会文献[1]对白斑的定义是"可疑有癌变危险性的白色斑块，前提是排除无癌变危险的已知病变"。白斑发病与局部长期刺激有关，吸烟和饮酒是最常见的原因，另外，咀嚼槟榔、局部机械刺激也可能引起白色病变。WHO 以及有关白斑专门的国际研讨会建议将白斑的病因分为两类：一为不明原因的（特发性的）与烟草相关的白斑；另为有明确局部原因（如磨耗、男性比女性多见，以颊和舌最好发）。近年来研究表明白斑可能与白色念珠菌感染有关。

2005 年新的 WHO 分类中指出，口腔的癌前病变（上皮性先驱病变）主要包括白斑和红斑（癌前状态仍单独列出）。

【大体】 分为均质型和非均质型。均质型病损表现为白色，表面平坦、起皱、呈细纹状或浮石状。非均质型表现为白色病损中夹杂有疣状、结节、溃疡或红斑样成分。一般病况下，非均质型较均质型恶变概率要高。

【光镜】 白斑的主要病理改变为上皮增生。白斑表面上皮过度角化或不全角化，棘层增生或少数也可萎缩，基底膜完整，上皮钉突伸长且变粗，结缔组织中可见有淋巴细胞、浆细胞等慢性炎细胞浸润。

疣状白斑可见上皮表面呈刺状或乳头状增生，表层有过度角化，粒层明显，棘层增生。上皮下结缔组织内可见慢性炎细胞浸润。

2005 年 WHO 口腔癌前病变组织学分类系统仍采用上皮异常增生的分类系统，同时也介绍了其他两个分类，即鳞状上皮内瘤（squamous intraepithelial neoplasia，SIN）和鳞状上皮内病变 Ljubjana 分类。WHO 将癌前病变分为 5 个级别：①鳞状上皮增生：增生的含义是细胞数目的增多。上皮增生可以在棘层和（或）基底和近基底层细胞（生发层），称基底细胞增生。组织结构上表现为正常分层，无细胞的非典型性。当组织结构紊乱合并细胞非典型性时，则命名为异常增生。②轻度异常增生：组织结构紊乱一般局限于上皮下 1/3 处，并有最轻微的细胞非典型性。③中度异常增生：基本标准是结构紊乱延伸至上皮中 1/3。然而，细胞非典型性的程度高时可考虑升高异常增生的级别。④重度异常增生：结构紊乱超过上皮 2/3，合并细胞非典型性变化。然而，如前所述，结构紊乱至中 1/3 处，合并有足够的细胞非典型性时，可将中度异常增生提高到重度异常增生。⑤原位癌：原位癌的概念是出现恶变但无浸润。

部分白斑上皮伴有轻、中和重度的异常增生。上皮异常增生程度越重，则潜在恶性越高，可变为上皮内癌。一般均质性白斑绝大多数为良性病变，而非均质性白斑癌变机会相对较多，常与上皮异常增生、原位癌或鳞状细胞癌相关。

白斑的上皮异常增生常伴随苔藓样变化，出现过度角化，粒层明显，基底不规则具有锯齿状钉突，上皮下有带状炎细胞浸润，这种被认为是苔藓样异常增生改变应与真性口腔扁平苔藓相鉴别，后者上皮无异常增生改变，基底细胞层有液化变性，炎症浸润带上缘不清与上皮相连，下缘界限清楚。

2. 红斑（erythroplakia） 也称 Queyrat 增殖性红斑，是指黏膜出现的边界清楚、色泽鲜红似天鹅绒样的斑块，在临床上及病理上不能诊断为其他疾病者。多伴有上皮异常增生、原位癌或早期浸润癌。红斑发病率在性别上无差异，好发于舌缘、龈、龈颊沟、口底和舌腹。

【大体】 根据其临床表现红斑可分为以下三型：

（1）均质性红斑：边界清楚、平坦、质地柔软，此型癌变较少。

（2）间杂性红斑：为红白斑间杂，多有癌变。

（3）颗粒性红斑：在红斑的表面出现多数颗粒或小结节，此型往往是原位癌或早期浸润癌。

【光镜】 均质型红斑表现为上皮萎缩，有的上皮异常增生或原位癌。颗粒型红斑大多表现为原位癌或已经突破基底膜的早期浸润癌，只有少数为上皮异常增生。红斑的表面上皮由不全角化层覆盖，钉突之间的上皮萎缩变薄，结缔组织中的血管增生且扩张充血，因此临床表现为红斑（图 2-1）。

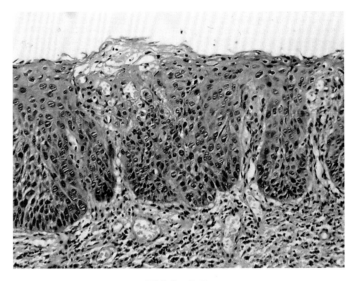

图 2-1 红斑
红斑伴上皮异常增生，表面上皮不全角化，固有层结缔组织血管增生且扩张充血

3. 白色水肿（leukoedema） 白色水肿临床表现为白色边界不清的斑块，好发于颊黏膜，病因不明，与吸烟、嚼槟榔等因素有关。

【光镜】 上皮增厚，细胞内水肿，胞核固缩消失，出现空泡变性。未见此病有异常增生或癌变。

4. 白色海绵状斑痣（white sponge nevus） 也称白皱褶病（white folded disease），较为少见，为常染色体显性遗传病[2]。好发于颊、口底及舌腹黏膜。

【光镜】上皮明显增厚,基底细胞增多,但细胞分化较好。棘层变化明显,细胞增大,层次增多。

5. 黏膜良性淋巴组织增生病(benign lymphoadenosis of mucosa) 好发于21~40岁,男性比女性稍多,以唇、颊黏膜多见,也可见于腭、舌、龈等处。

【光镜】组织学上分为两型:滤泡型和弥散型。滤泡型在黏膜固有层有淋巴滤泡形成,滤泡周围是淋巴细胞,中心为组织细胞,在组织细胞的胞质内可见圆形大小不一、数量不等的多色体,HE染色为嗜双色性。淋巴滤泡间可见大量的淋巴细胞与浆细胞。血管扩张、充血。有血管内可见玻璃样血栓。非滤泡型淋巴滤泡不明显,可在大量淋巴细胞浸润中见到密集的淋巴细胞呈灶性聚集,呈淋巴小结状结构。上皮可增生或萎缩,有的形成溃疡。此病偶见有癌变者。

6. 复发性口腔溃疡(recurrent aphthous ulcer) 此病也称阿弗他口炎(aphthous stomatitis),发生于口腔黏膜单发或多发的圆形表浅溃疡,病因不明,可能与遗传、免疫失调、病毒或细菌感染、胃肠疾病、贫血、内分泌失调、营养缺乏及精神紧张等因素有关[3-4],为口腔黏膜病中发病率最高者。常一周左右可自愈,但可复发。

【光镜】溃疡表面有纤维素性渗出物或坏死组织覆盖,其下方有密集的中性粒细胞及淋巴细胞。固有层中胶原纤维水肿、玻璃样变,可见有血管扩张,淋巴细胞、浆细胞等炎症细胞浸润。

7. 白塞综合征(Behcet syndrome) 此病也称眼、口、生殖器三联综合征,包括复发性口腔溃疡、生殖器溃疡和虹膜炎。此外可出现皮肤结节性红斑、消化道溃疡、出血及中枢神经系统症状,是一种自身免疫病。

【光镜】血管变化明显,血管内有玻璃样血栓,管周有类纤维蛋白沉积。部分血管内皮细胞肿胀失去完整性,胶原纤维水肿变性,结缔组织内有大量淋巴细胞及浆细胞浸润。

8. 复发性坏死性黏膜腺周围炎(periadenitis mucosa necrotica recurrens,PMNR) 又称腺周口疮、复发性瘢痕性阿弗他口炎、口腔神经性溃疡。此病溃疡深、面积大,愈合慢。愈合后形成瘢痕。

【光镜】溃疡表面有纤维素性渗出物,病变可深达黏膜下层腺体之中,腺泡被淋巴细胞取代,腺管扩张,腺管上皮细胞增生。结缔组织胶原纤维水肿、断裂,可见毛细血管扩张、充血。

9. 异位皮脂腺(ectopic sebaceous glands) 又称Fordyce病,位于口腔黏膜颊牙线之后方或上唇的唇红部,异位的增生皮脂腺呈黄色小颗粒状,聚集成片。

10. 扁平苔藓(lichen planus,LP) 好发于中年女性。典型病变是在黏膜上出现白色或灰白色网状、线状、环状或树枝状条纹。

镜下可见,黏膜上皮增生或萎缩,上皮钉突呈锯齿状,基底细胞液化、变性,基底膜界限不清,黏膜固有层有密集的淋巴细胞浸润带。在上皮的棘层、基底层或黏膜固有层可见圆形或卵圆形的胶样小体。

11. 天疱疮(pemphigus) 为自身免疫性疾病。中年女性稍多见。可同时伴有其他免疫性疾病[5]。

病理特征为棘层松解和上皮内疱形成。镜下可见上皮内疱的基底细胞附着于结缔组织乳头上方,呈绒毛状。黏膜固有层可见中等程度的炎症细胞浸润。

12. 良性黏膜类天疱疮(benign mucous membrane pemphigoid) 为慢性自身免疫性疾病。镜下见形成上皮基底层下疱,基底细胞变性,病损部位的上皮全层剥脱,结缔组织表面光滑,胶原水肿,其中大量淋巴细胞浸润。

13. 慢性盘状红斑狼疮(chronic discoid lupus erythematosus) 本病为自身免疫性疾病。上皮表面有过度角化或不全角化,粒层明显,角化层可有剥脱,有时可见角质栓塞;上皮棘层变薄,有时可见上皮钉突增生、伸长;基底细胞发生液化、变性,上皮与固有层之间可形成裂隙和小水疱,基底膜不清晰;上皮下结缔组织内有淋巴细胞浸润;毛细血管扩张、管腔不整,血管内可见玻璃样血栓,血管周围有类纤维蛋白沉积,管周有淋巴细胞浸润,胶原纤维发生类纤维蛋白变性,纤维水肿、断裂;基底膜增厚,PAS阳性。

(二)口腔黏膜癌及相似的良性病变

1. 乳头瘤样病变和人类乳头瘤病毒(human papillomavirus,HPV) HPV可引起口腔及口咽黏膜多种病变,以及寻常疣、尖锐湿疣和鳞状上皮乳头瘤(病理改变见皮肤病章)。HPV也可诱发疣状癌和鳞状细胞癌。

2. 原位癌(carcinoma in situ) 此癌为上皮内癌,为早期浸润癌的前期,但对它存在的时间长短和发展为早期浸润癌的速度均尚不能预知。原位癌和早期浸润癌的临床表现多伴有红斑存在。郑麟蕃等[6]通过观察35例红斑发现,已为浸润癌者20例,占57%,其中早期浸润癌8例。上皮重度增生和原位癌3例,占9%。轻、中度上皮异常增生11例,占31%。在26例颗粒红斑中有18例为浸润癌,占69%。这些均说明红斑与原位癌和浸润癌有着密切关系。而白斑则不同,仅有3%~5%发生癌变。

口腔黏膜原位癌的组织病理诊断标准与宫颈相同,为上皮紊乱及上皮全层细胞非典型增生。常规染色基底膜完整、免疫组化染色见Ⅳ胶原和层粘连蛋白(laminin)变薄,在重度异常增生,原位癌中不连续。这些组织学改变也时常出现在浸润癌之周缘部位。

3. 鳞状细胞癌(squamous cell carcinoma) 口腔黏膜原发恶性肿瘤有97%为鳞状细胞癌,主要来源于黏膜表面上皮。有2%~3%为各种类型腺癌,来自黏膜的腺体及其导管。另外有1%为其他口腔黏膜原发的恶性肿瘤如黑色素瘤或恶性淋巴瘤。

口腔癌占全身恶性肿瘤3%~5%,占头颈部发生恶性肿瘤的40%,好发于50岁以上,以男性多发,男女之比为3:1,长时吸烟和饮酒是口腔及口咽癌主要的致病因素。

关于病变部位,赵福运[7]曾总结570例口腔鳞状细胞癌,其中舌癌136例(23.9%)、下牙龈癌133例(23.3%)、唇癌(原发部位为唇黏膜)92例(16.1%)、颊癌70例(12.3%)、上牙龈癌62例(10.9%)、硬腭癌47例(8.2%)、口底癌30例(5.3%)。发生在咽部的肿瘤最常发生于外侧壁的下部,有时侵及后壁。

病理特点:大体观察可见高分化鳞状细胞癌多呈坚实隆起的肿块,中心溃破呈溃疡,表面为颗粒状,周缘高起为硬结,光镜为Ⅰ或Ⅱ级角化型鳞状细胞癌。分化较差的鳞状细胞癌质地较软,生长较快,外观不典型,可无溃疡呈乳头状生长,镜检为Ⅲ或Ⅳ级鳞状细胞癌。咽部的鳞状细胞癌一般分化较差,生长也较迅速,除鳞状细胞癌外,也见大圆形细胞癌和未分化癌。

口腔和口咽部癌的转移首先经淋巴途径转移,受累淋巴结因原发灶部位而异,唇癌首先转移至颏下淋巴结,其他口腔部位的鳞状细胞癌转移至颌下淋巴结,舌根和咽部肿瘤转至深层的咽后壁淋巴结,以后再至颈上深、颈中深、颈下深、颈后及锁骨上淋巴结转移。转移至淋巴结的鳞癌组织可以发生囊性变,此时易误诊为鳃裂囊肿或鳃裂癌。

4. 疣状癌(verrucous carcinoma) 为一型分化良好的鳞状细胞癌。1948年Ackerman首先报道并描述,所以也称此瘤为Ackerman瘤。由于它在临床、病理和生物行为均具有独特性,而被划为一特殊类型。口腔是疣状癌最好发部位,以唇、颊、舌背、牙龈或牙槽黏膜最多发,其次为腭部和口底。此外,疣状癌也可发生于喉、鼻腔、食管、阴茎、肛门、直肠区、外阴、阴道、子宫颈和皮肤处。以50岁以上老年人多见,其中75%发生于男性。病变呈白色刺状或乳头状突起。

【光镜】构成癌的上皮向外及结缔组织深部同时生长,全层细胞分化良好,核分裂少见,在表面增生的上皮折叠形成裂隙或小囊,其内充有不全角化物、深部上皮钉突膨大、钝圆,全部钉突几乎以同一方向、同一水平向间质内压迫生长,这种独特的"推进式"生长是疣状癌的特点(图2-2)。结缔

组织内有多量慢性炎细胞浸润。疣状癌为局部侵袭性缓慢生长,不发生转移,切除不全可复发。

由于疣状癌细胞分化良好,如病检取材表浅,易误诊为角化棘皮瘤或鳞状细胞乳头瘤,所以应全面取材,见到膨大的球形上皮钉突,方可诊断。

5. 腺样鳞状细胞癌(adenoid squamous cell carcinoma) 在分化的鳞状细胞癌组织中,掺杂有腺癌的腺腔分化,此癌可能来自黏膜小涎腺[8]。

6. 小细胞癌(燕麦细胞癌)(oat cell carcinoma) 为口腔及口咽发生的神经内分泌性小细胞癌,其形态与肺小细胞癌相同。

7. 坏死性涎腺化生(necrotizing sialometaplasia) 此病是一种自限性疾病。以涎腺组织发生坏死,继以炎症反应,残余导管和腺上皮鳞状上皮化生为特点。最常见于腭部小涎腺,但口腔其他部位也可发生,如磨牙后垫、下唇、颊、口底和舌等处,大涎腺也有发生。多发于40~60岁,男多于女。临床表现为溃疡形成,溃疡边缘隆起似火山口状,周边有不同程度肿胀和充血,有的病例无溃疡,只出现肿胀或肿块。

【光镜】病变特点为腺泡凝固性坏死,腺泡结构和胞核消失,但腺小叶及腺泡的外形轮廓仍存在[9]。残存的腺导管和腺泡上皮细胞增生,形成单层或复层上皮细胞管状结构或为实性鳞状上皮团,这些增生的导管和鳞状上皮团细胞均规则一致,位于原小叶范围内(图2-3)。在坏死的腺泡和化生的鳞状上皮团周围有炎症反应和纤维组织增生环绕。黏膜表面上皮增生,钉突增长,甚至可与结缔组织内化生的鳞状上皮团相延续,极似浸润癌(图2-4)。

【鉴别诊断】此病应与黏液表皮样癌或鳞状细胞癌鉴别,其要点是:①化生鳞状上皮细胞规则无异型性,增生的导管内无黏液细胞;②腺组织呈小叶性坏死;③残余导管和黏液腺泡同时鳞状化生;④明显的炎细胞浸润和肉芽组织形

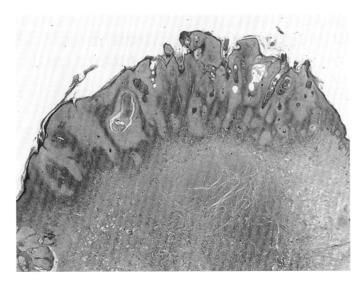

图2-2 疣状癌

增生的上皮形成的裂隙间有不全角化物,钉突呈推进式生长,结缔组织大量炎症细胞浸润

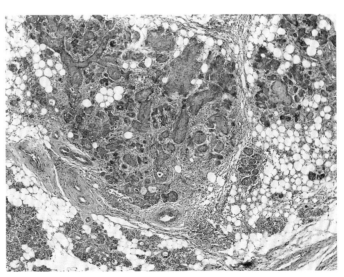

图2-3 坏死性涎腺化生

增生的导管和鳞状上皮位于原来的腺小叶内

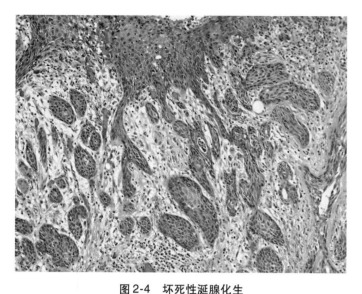

图 2-4　坏死性涎腺化生
病变区黏膜表面上皮增生，钉突延长，与鳞状细胞癌相似

成；⑤增生和化生均保持在小叶的范围内进行。现认为此病因局部缺血引起，不需特殊治疗，3～12 周可自愈。

二、口腔及口咽的炎性病变

（一）黏膜慢性炎

黏膜慢性炎（chronic inflammation of mucosa）主要由刺激食物、过锐的牙尖、不良的修复体以及不佳的口腔卫生引起，病变处上皮增生，表层可糜烂，重者可出现溃疡。上皮下纤维组织增生，伴有各种慢性炎症细胞浸润。

在腭部不良修复体及炎症刺激可引起黏膜上皮呈乳头状增生，为柔软无蒂的红色乳头状突起。

【光镜】乳头表面被覆有复层鳞状上皮，表层可有角化或不全角化，乳头中心有结缔组织形成的轴，其中有较多炎细胞浸润。在牙龈可形成炎性增生物牙龈瘤，根据瘤内增生的组织成分不同，分为肉芽性牙龈瘤、纤维性牙龈瘤和血管性牙龈瘤三型，另有一型以纤维组织增生为主，伴有灶状多核巨细胞出现和少量慢性炎症细胞浸润的牙龈瘤，则称为巨细胞性牙龈瘤。覆盖在牙龈瘤表面的上皮可有溃疡形成。在纤维性牙龈瘤和巨细胞性牙龈瘤内，常有骨质化生。血管性牙龈瘤多见于妊娠女性，所以也称为妊娠性牙龈瘤。

此外在舌、颊及腭部因刺激可引起黏膜纤维性增生，表面平滑，也可有裂沟或溃疡形成。

【光镜】增生的胶原纤维束错综排列，可发生玻璃样性、骨化或钙化。本病与真性纤维瘤不同，覆盖的表面上皮无被压变薄，病变无包膜，界限不清，去除刺激后，可自行消退。

（二）结核

口腔及口咽部黏膜原发结核（tuberculosis）少见，多伴有进行性呼吸道结核，特别是肺结核，光镜有典型的结核表现。

多为全身性肉芽肿性疾患侵犯颌面部，也可在颌面部单发。多累及唇和颊黏膜，也可侵及牙龈、舌、腮腺。

【光镜】可见上皮样细胞构成的肉芽肿性结节状病变，

结节较一致，界限清楚。结节内可有多核巨细胞及薄壁小血管存在，无干酪样坏死。在多核巨细胞胞质内有时可见星状小体及 Schaumann 小体，HE 染色 Schaumann 小体为蓝紫色同心环层小体。结节周围纤维组织增生包绕，嗜银染色结节内外网织纤维增生明显。病变晚期肉芽肿结节可发生纤维化及玻璃样变。

结节病易与结核病混淆，前者有以下特点并可与结核病鉴别[10]：①患者 X 线上多有肺门或纵隔淋巴结肿大，肺内有实性结节型病变；②结核菌素试验大多阴性；③少数患者有高球蛋白、高钙血症、血管紧张素转换酶增高；④病理形态显示结节较规则，大小一致，结节内无干酪样坏死，可有薄壁小血管存在。多核巨细胞胞质内有时可见星状小体及 Schaumann 小体。结节周较早出现纤维化，形成包裹。结节内网织纤维增生明显。病灶内抗酸染色阴性。

（三）放线菌病

放线菌可通过龋齿、黏膜或皮肤的创口而侵入面颈部或其他部位，导致放线菌病（actinomycosis），以面颈最多，占 50%，引起组织坏死，形成脓肿，也可表现为经久不愈的溃疡[11]。脓液内有硫磺样颗粒，光镜为菌丝及菌体（图 2-5），切片可见菌体及其周围的炎细胞。

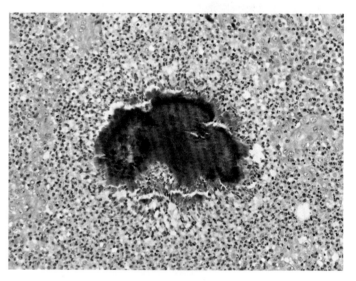

图 2-5　放线菌病
图示化脓性炎症中组织中的放线菌团，外围为放射状排列的菌丝

（四）结节病

结节病（sarcoidosis）多为全身性肉芽肿性疾患侵犯颌面部，也可在颌面部单发。多累及唇和颊黏膜，也可侵及牙龈、舌、腮腺。

【光镜】可见上皮样细胞构成的肉芽肿性结节状病变，结节较一致，界限清楚。结节内可有多核巨细胞及薄壁小血管存在，无干酪样坏死。在多核巨细胞胞质内有时可见星状小体及 Schaumann 小体，HE 染色 Schaumann 小体为蓝紫色同心环层小体。结节周围纤维组织增生包绕，嗜银染色结节内外网织纤维增生明显。病变晚期肉芽肿结节可发生纤维化及玻璃样变。

结节病易与结核病混淆,前者有以下特点并可与结核病鉴别:①患者X线上多有肺门或纵隔淋巴结肿大,肺内有实性结节型病变;②结核菌素试验大多阴性;③少数患者有高球蛋白、高钙血症、血管紧张素转换酶增高;④病理形态显示结节较规则,大小一致,结节内无干酪样坏死,可有薄壁小血管存在。多核巨细胞胞质内有时可见星状小体及Schaumann小体。结节周较早出现纤维化,形成包裹。结节内网织纤维增生明显。病灶内抗酸染色阴性。

（五）肉芽肿性唇炎

肉芽肿性唇炎（cheilitis granulomatosa）多见于青春期之后,从唇之一侧开始发病,波及全唇,唇肿胀增厚呈巨唇,皮肤潮红,扪时可及结节,无指压性凹陷。

【光镜】在淋巴管周围有上皮样细胞、淋巴细胞及浆细胞形成的结节,其内可有多核巨细胞存在。有时不形成结节,仅见组织中血管、淋巴管扩张,组织水肿,有灶状淋巴细胞浸润（图2-6）。

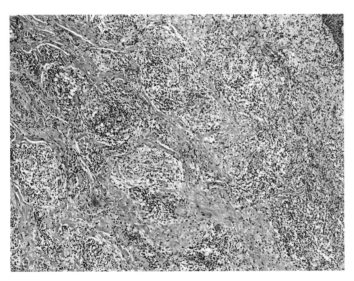

图2-6　肉芽肿性唇炎
图示唇黏膜上皮下炎症细胞浸润结节,结节中央有上皮样细胞

（六）Melkersson-Rosenthal综合征

儿童和青年人好发,无性别差异。此综合征是以肉芽肿性唇炎、面神经麻痹和沟纹舌三联征组成[12]。但三症常不同时出现,而肉芽肿性唇炎是Melkersson-Rosenthal综合征的基本表现,若只有肉芽肿性唇炎,而缺乏其他两症时,则认为是此综合征的不全型。该综合征的口唇组织学改变与肉芽肿性唇炎相同。

（七）Crohn病

此病可累及口腔和口咽部,以唇部多发,多有肠道Crohn病。口腔黏膜病变表现为淋巴管扩张,组织疏松水肿,并有上皮样细胞、淋巴细胞及浆细胞形成的肉芽肿,其中可有多核巨细胞。从病理组织形态学上Crohn病Melkersson-

Rosenthal综合征及单发的肉芽肿性唇炎无法区别。

（八）Wegener肉芽肿

此病是好发于舌、龈、腭和口咽部的非特异性炎症,伴有坏死性血管炎,继而引起组织变性坏死,形成长时不愈的溃疡。

【光镜】病变为由组织细胞、嗜酸性粒细胞、多核巨细胞、中性粒细胞、淋巴细胞和浆细胞构成的坏死性、溃疡性肉芽肿。肉芽肿内有纤维组织增生、瘢痕形成及坏死性血管炎。在血管周围有炎细胞浸润,血管内膜增厚,管腔闭塞,管壁发生纤维素样坏死。

当病变内有多量弥漫或灶状非典型淋巴细胞出现,并侵犯血管壁时,应与恶性淋巴瘤相鉴别。Wegener肉芽肿中有多核巨细胞存在,淋巴细胞分化成熟,分布松散,中性粒细胞数量多,必要时可借助免疫组织化学方法鉴别恶性淋巴瘤[13]。

（九）溃疡性嗜酸性肉芽肿

溃疡性嗜酸性肉芽肿（ulcerous eosinophilic granuloma）也称Riga-Fede病或舌嗜酸细胞性溃疡。可能是因舌肌受挤压损伤,引起嗜酸性细胞性炎症反应增生,所以此病也称为创伤性肉芽肿。

（十）组织胞浆菌病

组织胞浆菌病（histoplasmosis）可发生于舌或口腔各部位,呈结节状,疣状或硬结性溃疡,病变为非特异性炎症,用Gomoris methenamine-silver或PAS-Gridley特殊染色可帮助诊断。

（十一）念珠菌病

念珠菌病（candidiasis）是由白色念珠菌引起,口或口咽部黏膜均可受累,多因婴幼儿营养不良,或因重症疾病如糖尿病、血液病、恶性肿瘤,以及长期使用广谱抗生素者可引发。临床分为急性假膜性念珠菌病（也称鹅口疮）、慢性增生性念珠菌病（或称白斑型念珠菌病）、慢性萎缩性念珠菌病（即托牙性口炎）三类。病理表现为念珠菌侵入黏膜,引起黏膜上皮增生,在角化层内有中性粒细胞浸润灶,在角化层和上皮表层内可见念珠菌丝。菌丝HE染色不甚清楚,PAS染色菌丝呈阳性,上皮下结缔组织中有血管充血和各种炎细胞浸润。

三、其他非肿瘤性病变

（一）囊虫病

囊虫病（cysticercosis）由于误食有钩绦虫虫卵污染的食物引起,囊虫可出现于皮下、肌肉及各个脏器,口腔黏膜囊虫呈豌豆大圆形结节,与周围组织无黏连。病理为单囊,囊内为幼虫头节,囊壁内层有各种炎细胞,外层为纤维性被膜包绕,其中可见浆细胞浸润[14]。

（二）淀粉样变

淀粉样变（amyloidosis）此病为一种特殊的蛋白质在组织内沉积,多为全身性病变累及口和口咽组织,也可单发于这些部位。舌最常见,其次为口底和牙龈,可使舌体增大变硬呈巨舌,出现言语不清,进食吞咽发生困难。在病变部黏膜结缔组织乳头层以及深层组织中的血管周围、肌肉及其间质内均可有淀粉样物质浸润。

（三）疣状黄瘤

疣状黄瘤（verruciform xanthoma）多发于牙龈或牙槽黏膜[15]，病变处黏膜呈颗粒样或疣状，表面具有厚层角化，上皮钉突增长，在上皮钉突之间的结缔组织乳头层内，聚集一些圆形或多边形的大细胞（图2-7），胞界清楚，镶嵌排列，胞质呈细泡沫状透明，胞核小圆形，位于中心或偏于一侧。此瘤并非真性肿瘤，而是局部脂质代谢障碍性疾患。手术切除后很少复发[16]。

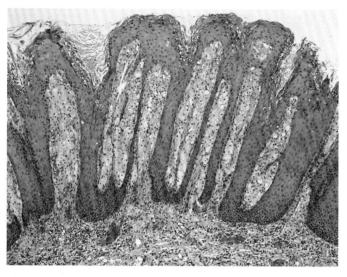

图2-7　疣状黄瘤
图示黏膜上皮结缔组织乳头内有多量泡沫样细胞聚集

（四）纤维瘤病

纤维瘤病（fibromatosis）也称瘤样纤维组织增生，浸润生长的纤维组织无包膜，细胞多丰富，异型性不明显，手术多因不能完整切除，而多次复发，不转移。

四、小涎腺肿瘤和瘤样病变

（一）涎腺错构瘤

涎腺错构瘤（salivary gland hamartoma）发生于牙龈的结节状增生物。

【光镜】 由浆液性、黏液性混合腺泡组成的小涎腺组织，并可混有皮脂腺细胞。

（二）腺瘤样增生

常发生于硬腭，也偶见磨牙后区，小涎腺呈局灶性增生，表面为结节状。

（三）小涎腺肿瘤

小涎腺分布于口腔及口咽黏膜各个部位，这些腺体均可发生良性或恶性肿瘤，其中硬腭是最好发的部位，其次也可发生于软腭、扁桃体区、颊、口底、舌、唇（通常为上唇）、牙龈及颌骨。小涎腺肿瘤的组织形态、分型及预后与大涎腺发生者相同。

发生于口内的恶性涎腺肿瘤，主要有腺样囊性癌、黏液表

皮样癌和多形性低度恶性腺癌。有些涎腺肿瘤主要好发于小涎腺，而在大涎腺几乎不发生，这些涎腺肿瘤包括：肌上皮瘤、乳头状涎腺瘤、内翻性导管乳头瘤、多形性低度恶性腺癌。对这些肿瘤的病理形态在第二节涎腺病变及肿瘤中描述。

五、外周性成釉细胞瘤

此瘤是发生于颌骨外的牙源性上皮性肿瘤，多发于牙龈，来自口腔黏膜上皮基底层细胞的增殖或来源于牙龈黏膜内残存的牙板上皮团。镜下肿瘤呈成釉细胞瘤分化，与颌骨内成釉细胞瘤无区别。

六、黑色素细胞病变及黑色素瘤

（一）雀斑和雀斑样痣

雀斑和雀斑样痣（freckle and nevus）：雀斑是基底细胞层色素沉着过多，而雀斑样痣除有前述特征外，还伴有上皮钉突的增长，偶在表皮和下方结缔组织交界处有小的痣细胞巢。

（二）黑色素性棘皮瘤

黑色素性棘皮瘤（melanotic acanthoma）是在基底细胞层之上，增生的黑色素细胞向表面延伸，并与角质细胞紧密混杂。

（三）黑色素沉着病

多在硬腭或牙龈出现黑色素沉着斑。

【光镜】 基底细胞层色素增加，也可为上皮下载色素细胞增多，或两者兼有。

（四）Peutz-Jeghers 综合征

Peutz-Jeghers 综合征是一种常染色体显性遗传病。以口周皮肤、唇颊黏膜和指趾末端存在黑色素沉着和消化道存在多发性息肉为特征，而且 Peutz-Jeghers 综合征患者常常伴发胃肠道生殖系统和其他许多器官的良性或恶性肿瘤，是一种肿瘤易感综合征，其致病基因定位于 19p13.3 区域。

（五）黑色素痣

与皮肤一样，在口内也可有交界痣、混合痣和黏膜内痣。另外蓝痣、太田痣也可发生于口腔黏膜，特别是腭部。

（六）恶性黑色素瘤

恶性黑色素瘤（malignant melanoma）多见于腭部或牙龈，可为有色素或无色素恶性黑色素瘤，瘤细胞异型性明显，其特点与身体其他部位发生者相同，必要时可进行 HBM45 及 S-100 免疫组化染色证实，两者均为阳性。

七、淋巴组织肿瘤及瘤样病变

（一）淋巴组织增生性息肉

淋巴组织增生性息肉（lymphoproliferative polyp）也称假性淋巴瘤，常有分化成熟的淋巴细胞增生，并呈结节状聚集，其中可有组织细胞的掺杂。多发生在颊或唇，形成淋巴滤泡样或扁桃体样的淋巴上皮病变。当有囊性结构出现，则呈淋巴上皮囊肿样改变。

（二）恶性淋巴瘤

咽淋巴环是恶性淋巴瘤（malignant lymphoma）的好发部位，以 B 细胞来源的恶性淋巴瘤多见[17]。在口腔中以腭后部较多发，常为 T 细胞淋巴瘤，因临床上多形成溃疡和坏死，而被误诊为 Wegener 肉芽肿。在牙龈和颊部也偶见恶性淋巴瘤发生。

恶性淋巴瘤与该部发生的未分化癌的鉴别：①网织纤维染色，癌细胞有成巢倾向，而恶性淋巴瘤细胞呈散在分布；②光镜癌细胞间有桥粒连接，细胞内有分泌颗粒或张力原纤维；③通过免疫组化染色可进一步区分。

（三）浆细胞瘤

浆细胞瘤（plasmoma）可在口腔软组织中发病，需与浆细胞性肉芽肿相鉴别，后者病灶中为分化成熟的浆细胞聚集，并掺杂有其他炎症细胞以及纤维组织增生。浆细胞瘤含有单克隆 IgM、κ、λ 阳性，而浆细胞肉芽肿含有多克隆 IgM、κ、λ 均为阳性。

（四）白血病

急性髓细胞和单核细胞白血病（leukemia）约有 40% 的病例累及牙龈，同时可有或无皮肤受累。少数粒细胞性白血病口腔病变为其首发症状。

八、其他肿瘤及瘤样病变

（一）外周性巨细胞性肉芽肿

外周性巨细胞性肉芽肿（peripheral giant cell granuloma）也称巨细胞性牙龈瘤，较少见，可发生于任何年龄，女性多见，上下颌均可受累，为牙龈上外突性瘤样增生物，可使牙齿移位并侵蚀颌骨。

【光镜】无包膜，在纤维性间质中有灶状破骨细胞样多核巨细胞分布，血管增生，炎症细胞浸润，并可有多少不定的骨质化生。

（二）先天性牙龈瘤

先天性牙龈瘤（congenital epulis）是一种罕见的病变，好发于新生儿口腔，女性多见，上颌比下颌多，部位以切牙区牙槽黏膜常见。肿物为圆形，可有蒂，偶为分叶状。光镜组织像颇似颗粒细胞瘤。瘤细胞大、圆形或多边形、呈片状排列，胞质丰富，呈红染细颗粒状。核圆形、可见核仁。间质少，血管丰富。肿瘤和黏膜上皮间有狭窄纤维带相隔，上皮不增生（图2-8）。

对此瘤的来源认识尚不一致，有人认为由于牙胚发育异常产生，而非真性肿瘤。也有人认为是来自肌源性或神经源性肿瘤。此为良性肿瘤，切除后不复发。

（三）颗粒细胞瘤

颗粒细胞瘤（granular cell tumor）最多见于舌，口腔其他部位也均可发生。覆盖于肿瘤表面的上皮常呈假上皮瘤样增生。光镜观察该瘤与先天性牙龈瘤难以区别，后者发生在新生儿，而且几乎均发生于女性，部位仅限于牙龈。

（四）血管瘤

口腔颌面部是血管瘤（hemangioma）好发部位，多数为先

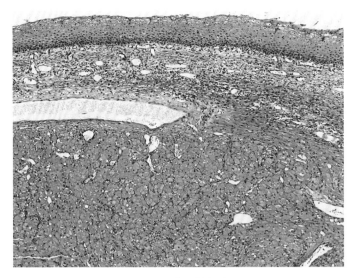

图 2-8　先天性龈瘤
肿瘤位于上皮下，由含较多嗜酸性颗粒的大体积细胞构成

天性的，属于血管发育畸形，多见于颈面部、唇、舌、颊、龈和腭等处，也可发生于颌骨内。根据血管瘤的临床表现、血管口径大小及结构特点，口腔颌面部血管瘤通常有以下几种：

1. 毛细血管瘤　这是最常见的类型，女性较男性多见。镜下可见肿物无包膜，由无数密集的分化成熟的毛细血管组成。血管间质有少量的纤维间质。

2. 婴儿血管瘤　围生期或先天性发病，在出生后第一年迅速增生，之后自行消退。

镜下表现为内皮和血管周围细胞组成的细胞团块，两种细胞共同形成具有小圆腺腔的毛细血管，具有多层基底膜和较多的肥大细胞。

3. 海绵状血管瘤　专指静脉异常，实质上是血管畸形。镜下由多量薄壁血管构成，血管腔大小悬殊，不规则。管壁内衬一层扁平内皮细胞，壁外无平滑肌纤维。血管内可见到血栓形成，并可进一步机化和（或）钙化。

4. 分叶状毛细血管瘤　也称为化脓性肉芽肿，呈分叶状形态，由纤维性间隔分隔病变，每个小叶由被覆内皮细胞的毛细血管和小静脉组成。

5. 动静脉性血管瘤　是一种非肿瘤性血管病变，又称动静脉畸形。肿瘤主要由厚壁血管组成，被覆单层内皮细胞。混合有薄壁血管和不等量的黏液。

血管肉瘤在口腔也有发生，但很少见。

（五）淋巴管瘤

淋巴管瘤（lymphangioma）亦多为先天性淋巴管发育畸形而来，小儿及青年人多发，常见于舌、唇、颊及颈部。病变处外观不平呈结节状，病变由形态各异的淋巴管腔、裂隙或囊腔构成，在颈部扩张的囊性淋巴管瘤也称囊性水瘤，弥散的淋巴管瘤也可使舌或唇成巨舌症或巨唇症。

（六）平滑肌瘤

平滑肌瘤（leiomyoma）在口腔也偶有发病，多见舌部，并常与血管结合为血管平滑肌瘤。平滑肌肉瘤口腔发病稀少，

见于颊部。

（七）横纹肌肉瘤

横纹肌肉瘤（rhabdomyosarcoma）多见于颈面部及口底，婴儿及成人均可发生，以低分化横纹肌肉瘤多见。

（八）脂肪肉瘤

脂肪肉瘤（liposarcoma）多见于颈部、下颌及颊部，儿童及青少年。形态学上以黏液脂肪肉瘤多见。

（九）外周性神经瘤

外周性神经瘤（peripheral neuroma）包括神经鞘瘤及神经纤维瘤，好发于舌、唇、鼻腔及喉部。口腔原发性神经纤维肉瘤也有发生，其内可含有色素。

（十）其他良性软组织肿瘤

如脂肪瘤、黏液瘤、纤维瘤、软骨瘤及骨瘤等在口腔各部均有发生。

（十一）滑膜肉瘤

滑膜肉瘤（synoviosarcoma）见于青年人，以咽、扁桃体、颊、舌及腭部为好发部位。也可见于颞下凹或下颌骨，表现为结节状或分叶状肿物。镜下主要由梭形细胞和上皮细胞组成，有明显的裂隙状结构。肿瘤细胞对抗角蛋白和波形蛋白抗体呈阳性反应[18]。

（十二）Kaposis 肉瘤

Kaposis 肉瘤（Kaposis sarcoma）以腭部、牙龈多见，表现为无痛性丘疹或斑块，紫红色，单发或多发，可以破溃出血。镜下主要为不典型的血管腔隙和少量的梭形细胞。口腔的 Kaposis 肉瘤是部分艾滋病患者的首发症状。

（十三）内胚瘤（卵胚囊瘤）

内胚瘤（卵胚囊瘤）（endodermal sinus tumor, yolk sac tumor）发生于牙龈，镜下表现为典型的性腺内胚窦瘤的特征，可见肾小球样 Schiller-duval 小体。瘤细胞对抗 α-胎球蛋白反应阳性，血清中 α-胎球蛋白水平增高[19]。

（十四）错构瘤（迷芽瘤）

错构瘤（迷芽瘤）（hamartoma）发生于舌部，混合性错构瘤表现为一种囊性病变，镜下为皮样囊肿、皮脂和神经胶质的成分所组成的病变[20]。软骨性迷芽瘤表现为黏膜下的结节状物，镜下病变由透明软骨成分组成，富含软骨黏液样基质[21]。

九、转移性肿瘤

最多见转移部位是牙龈，口腔其他部位也可发生转移瘤。肿瘤的原发部位最常见有肺、肾、乳腺、皮肤、前列腺及肠道。

第二节 涎 腺

一、涎腺发育异常

（一）涎腺先天缺失与发育不全

涎腺先天缺失极少见。涎腺发育不全表现为腺体过小畸形，常伴有头颈部其他畸形，病因不明，可能与遗传因素有关。

（二）副涎腺与涎腺先天性肥大

副涎腺（accessory salivary gland）是涎腺发育过程中，与主腺体连接的上皮条索又向周围呈蕾状增生，形成一个或多个副腺体，上皮条索最后形成导管。

涎腺先天性肥大又称黏液腺腺瘤样增生（adenomatoid hyperplasia of mucous glands），多见于 40 岁左右男性。以硬软腭交界多发，临床表现为无痛性肿块，表面黏膜色泽较深或呈淡蓝色。镜下见黏液性腺泡和导管在数量上明显增多，腺小叶明显增大。

（三）涎腺导管发育异常

涎腺导管发育异常（developmental anomalies of ducts）以涎腺导管扩张常见。涎腺导管口亦可发生异位，涎腺导管先天缺失和闭锁罕见。镜下见扩张的导管由单层或多层上皮衬里，腔内含絮状分泌物。

（四）涎腺异位与迷走涎腺

涎腺异位（displacement of salivary gland）是指腺体远离正常腺体的位置，常见有腮腺区淋巴结内的异位腺体，它可能与淋巴上皮病变及 Warthin 瘤的发生有密切关系。颌下腺可异位于下颌角处，X 线见下颌角处有界限清楚透影区，而误诊为颌骨囊肿。在牙槽黏膜、中耳、扁桃腺及颈部胸锁乳突肌前缘均可有异位腺体，可发生涎瘘、继发炎症、囊肿或肿瘤。涎腺也偶尔异位于其他部位的皮肤，如腹部。

迷走涎腺（aberrant salivary gland）是指在原涎腺腺体附近或远离部位又存在局灶性涎腺组织。最常见于颈侧、咽、中耳、下颌骨、牙龈和扁桃体窝等。

二、涎腺炎症

（一）急性涎腺炎

急性涎腺炎（acute sialadenitis）又称急性化脓性腮腺炎（acute pyogenic parotitis），多发生于腮腺，单侧受累多见，出现疼痛、肿胀，腮腺导管口红肿，唾液分泌减少，镜下可见腮腺导管扩张，管腔内大量中性粒细胞聚集，导管周围及腺实质内有密集的中性粒细胞浸润。涎腺组织广泛破坏、坏死，形成化脓灶。炎症消退后形成纤维愈合。

（二）慢性涎腺炎

慢性涎腺炎（chronic sialadenitis）主要发生于腮腺及颌下腺，小涎腺少见。发病侧腮腺局部肿大、微痛、口干，挤压腮腺导管口有少许黏稠、有咸味分泌物流出。镜下可见腺泡萎缩消失，导管上皮增生、鳞状上皮化生，间质中有纤维组织增生，淋巴细胞及浆细胞浸润，也可有淋巴滤泡形成。

（三）涎腺结核

涎腺结核（salivary gland tuberculosis）以腮腺多见，常为腮腺内淋巴结发生感染，经破溃后累及腺体实质。颌下淋巴结结核也常见，继而可累及颌下腺，镜下见淋巴细胞、类上皮细胞、Langhans 巨细胞形成结核结节,中心部出现凝固性坏死。

(四) 放线菌病

放线菌病(actinomycosis)为一类慢性化脓性肉芽肿性疾病,为衣氏放线菌感染所致。呈板结样坚实、周界不清的肿块,皮肤呈暗棕红色。镜下见菌落中央均匀一致,四周有辐射状分支的菌丝。菌落外周常有大量中性粒细胞浸润形成脓肿,脓肿周围有圆形细胞浸润和类上皮细胞、泡沫细胞和多核细胞巨细胞。晚期病变有纤维组织增生。

三、涎腺非肿瘤性病变

(一) 涎石病

涎石病(sialolithiasis)也称涎腺管结石(salivary duct stone),多发于男性青年,以颌下腺最多,其次为腮腺、舌下腺及小涎腺少见。结石可使导管阻塞,进食时颌下腺出现胀痛感,食后逐渐消失。涎石多为圆形、卵圆形或柱状,可单发或多发,结石所在部位导管黏膜上皮出现鳞状化生、增生,表面发生糜烂或溃疡形成,腺体内导管常发生扩张,充满积液,腺泡萎缩,间质内纤维组织增生及慢性炎细胞浸润。

(二) 涎瘘

涎瘘(salivary fistula)是由于涎腺区外伤或手术不当,造成涎液通过皮肤开口形成异常通道。最常见于腮腺,由于出现的部位不同,可分为管瘘和腺瘘。

(三) 涎腺变性肿胀

涎腺变性肿胀(degenerative sialosis)主要发生于腮腺,与营养缺乏有关,双侧腺体弥漫肿大、柔软,无明显压痛。

【光镜】腺泡增大,腺泡细胞融合,胞质内出现空泡变性,分泌颗粒消失,胞核变小固缩浓染。部分腺泡细胞消失,脂肪组织代偿增生,间质结缔组织水肿或玻璃样变性。

(四) 嗜酸性淋巴肉芽肿

嗜酸性淋巴肉芽肿(eosinophilic lymphogranuloma)于1937年金显宅首先报道,好发于中青年男性,发病缓慢,病程长,常发生在腮腺区,可单侧或双侧,上臂下部也可发病,病变处皮肤瘙痒,色素沉着,血中嗜酸性粒细胞增高,淋巴细胞也相对增加。肿物无包膜,与周围无明显界限,切面黄白色。

【光镜】呈肉芽肿样改变,其中有大量嗜酸性粒细胞及淋巴细胞浸润,嗜酸性粒细胞多为单核或双核,呈弥漫分布,结缔组织多少不等,并可有玻璃样变。

(五) IgG4 相关性涎腺炎

IgG4 相关性涎腺炎(IgG4-related sialadenitis)以前常称为慢性硬化性涎腺炎,属于 IgG4 相关的硬化病(IgG4-related sclerosing disease)的表现之一。IgG4 相关的硬化病是最近形成的针对以前描述的几种器官特异性炎症性病变的统一概念,这些病变有血清 IgG4 增高、含丰富的 IgG4 阳性浆细胞的淋巴浆细胞性炎症,累及一个或数个器官。其中自身免疫性胰腺炎是这些病的原型。

该病多发生在 20~70 岁,平均 42~44 岁。绝大部分发生在颌下腺,腮腺和小涎腺如上、下唇、口底偶有累及。病程变化大,从数周至数十年。临床上表现为颌下腺实性肿胀。有些患者只是无症状的颌下腺肿大。而有些患者伴反复的进食痛的症状。临床上常常误诊为颌下腺肿瘤特别是恶性肿瘤。单、双侧均可见。有的患者伴发 IgG4 相关自身免疫性胰腺炎、腹膜后纤维化和纵隔淋巴结肿大。

部分患者的血清 IgG、IgG4 浓度升高。超声检查见腺体多数弥漫受累,也可局部受累。弥漫受累者的颌下腺表现类似于肝硬化。可见导管扩张和结石。腺体内血管明显。

【大体】受累腺体增大、实性,但维持其正常的结构。

【光镜】特征是致密的腺小叶内外,特别是导管、腺泡周围的炎症浸润,以淋巴细胞和浆细胞为主。腺泡萎缩。淋巴细胞聚集形成形态不规则的淋巴滤泡。腺体的间质有明显的纤维化(图 2-9)。病变发展至一定阶段时,可见小叶间结缔组织明显增厚,其中含较多成纤维细胞,也见淋巴细胞和浆细胞浸润,偶见嗜酸性粒细胞。部分病例中出现闭塞性静脉炎。不同的病例间、同一病例不同腺小叶间病变程度可不同。小叶结构通常存在。

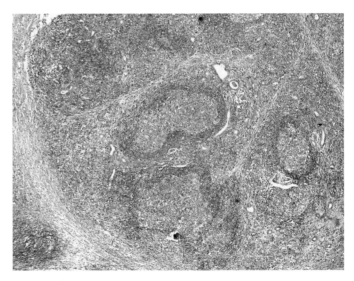

图 2-9 IgG4 相关性涎腺炎
颌下腺泡萎缩,腺小叶发生广泛纤维化,可见不规则淋巴滤泡形成。腺小叶轮廓尚存

免疫组化对确诊重要。病变内含丰富的 IgG4 阳性浆细胞,一般在每高倍镜视野 50 个以上(图 2-10),同时 IgG4 阳性浆细胞占浆细胞总数的 40% 以上。

(六) Sjögren 综合征

Sjögren 综合征(Sjögren syndrome)的临床特征是干燥性角膜炎、口干,常合并有全身其他结缔组织病,常为类风湿性关节炎与全身性红斑狼疮,此外尚可合并其他胶原性疾患如硬皮病、多发性肌炎、结节性动脉炎等。

此病为自身免疫病,40 岁以上中年女性多见,女性为男性的 4~5 倍,有口干、眼干,涎腺或泪腺肿大或不肿大。病

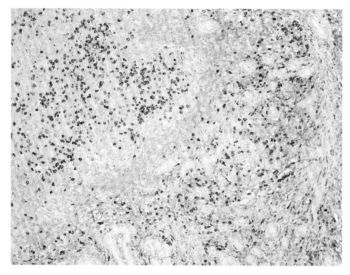

图 2-10　IgG4 相关性涎腺炎
免疫组化染色 IgG4 阳性浆细胞

理改变与 Mikulicz 病相同。两者在临床上也很难区分，故常称 Mikulicz-Sjögren 综合征。

【大体】腺体弥漫性肿大或呈结节状包块，剖面呈灰白色。与周围界限清楚，但无包膜。

【光镜】病变从腺小叶中心开始，淋巴细胞浸润于腺泡之间，正常腺泡被密集的淋巴细胞取代，可形成淋巴滤泡。腺小叶内缺乏纤维结缔组织修复。病变中残存的导管上皮增生，内混有浸润的淋巴细胞。增生的导管细胞可达数层，最后导管腔闭锁，形成上皮肌上皮岛，即特征性的淋巴上皮病变。上皮岛内可有嗜伊红无定形物质。小叶内导管增生扩张，可形成囊腔。

Sjögren 综合征应与恶性淋巴瘤相鉴别，前者原涎腺小叶轮廓仍保持，而小叶内为分化成熟的淋巴细胞取代了腺泡组织，其中有残存的导管上皮增生，而后者非典型淋巴细胞弥漫浸润，腺小叶轮廓及其残存的导管也均破坏消失。

（七）涎腺囊肿

涎腺导管囊肿（salivary duct cyst）是由导管阻塞致分泌物在导管内潴留所致。主要发生于腮腺，老年男性多发。镜下可见导管上皮增生，多层排列，上皮被挤压呈扁平状，可见大嗜酸性粒细胞和鳞状上皮化生。囊腔内含黏液性分泌物、球形结石或结晶状颗粒。囊壁为疏松的结缔组织，无明显炎症。囊液外渗可形成局限性黏液肉芽肿并伴发炎症。

淋巴上皮囊肿（lymphoepithelial cyst）是由于慢性炎症使淋巴样间质及局限性上皮增生所致。多见于单侧腮腺，无痛性肿块。镜下可见囊肿衬里由多层扁平上皮或柱状上皮细胞，囊腔内含浆液性分泌物。囊肿周围有含多核异物巨细胞或胆固醇结晶肉芽肿，有时可见局灶性阻塞性腮腺炎。

（八）硬化性多囊性腺病

硬化性多囊性腺病（sclerosing polycystic adenosis，SPA）是近年来得到认识的罕见涎腺疾病。首先由 Smith 等于 1996 年对 AFIP 的 9 例进行了描述，在病理学方面，SPA 有些

类似于乳腺的硬化性腺病。关于本病是反应性炎症性过程还是肿瘤尚存争论。

该病绝大部分发生在腮腺，少数发生在颌下腺，也有发生在小涎腺者。患者年龄从 9 岁至 84 岁，平均约为 40 岁。多数病变是原发性的，个别的病例可伴发其他肿瘤如多形性腺瘤和嗜酸细胞瘤。临床表现为缓慢增大的肿物，偶有疼痛。临床检查类似于涎腺的良性肿瘤。

【大体】多数肿物为实性或有弹性、界清，但无包膜或者包膜不完整。多数为孤立性病变，偶有多灶性结节。病变最大径在 0.3 ~ 7cm，切面灰白有光泽。有些病变可见微小囊肿。

【光镜】有一系列表现。低倍镜下见肿物一般界清，以致密的硬化性纤维组织为背景，内有多个含扩张的导管、导管和腺泡的不规则或模糊的小叶结构。导管、腺泡成分的数量和密度在不同病例、同一病例的不同区域均有不同。

囊性扩张的导管和其他导管的内衬细胞从扁平到立方形，经常出现各种化生，顶浆分泌样细胞、黏液细胞、皮脂细胞、空泡细胞和气球样细胞，嗜酸性细胞均可见到。另一个特点是病变中部分腺泡细胞常常含粗大的嗜酸性颗粒，类似于改变的酶原颗粒，大小不一，通常较大，PAS 强阳性，并且抗淀粉酶消化（图 2-11）。

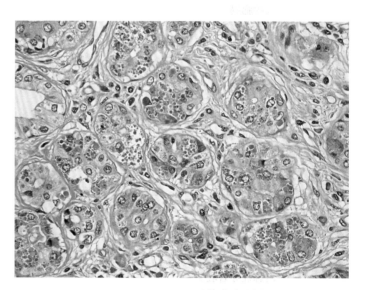

图 2-11　硬化性多囊性腺病
病变腺泡细胞内含粗大的嗜酸性颗粒，类似于改变的酶原颗粒

有些导管和囊性腔隙内衬的细胞有增生，可以形成相互连接横跨囊腔的桥，形成筛状。这些增生的细胞可同时具备轻至重度、直至原位癌的非典型性。虽然局部可见非典型性区，但正常的小叶的结构始终存在。

四、涎腺肿瘤

（一）涎腺肿瘤分类

2005 年 WHO 涎腺肿瘤组织学分类[22]如表 2-1 所示。

表2-1 2005年WHO涎腺肿瘤组织学分类

1. 恶性肿瘤
   腺泡细胞癌
   黏液表皮样癌
   腺样囊性癌
   多形性低度恶性腺癌
   上皮-肌上皮癌
   非特异性透明细胞癌
   基底细胞腺癌
   皮脂腺癌
   皮脂腺淋巴腺癌
   囊腺癌
   低度恶性筛状囊腺癌
   黏液腺癌
   嗜酸性腺癌
   涎腺导管癌
   非特异性腺癌
   肌上皮癌
   多形性腺瘤癌变
   癌肉瘤
   转移性多形性腺瘤
   鳞状细胞癌
   小细胞癌
   大细胞癌
   淋巴上皮癌
   成涎细胞癌
2. 良性肿瘤
   多形性腺瘤
   肌上皮瘤
   基底细胞腺瘤
   Warthin瘤
   嗜酸细胞腺瘤
   小管状腺瘤
   皮脂腺腺瘤
   淋巴腺瘤
   皮脂腺型
   非皮脂腺型
   导管乳头状瘤
   内翻性导管乳头状瘤
   导管内乳头状瘤
   乳头状涎腺瘤
   囊腺瘤
3. 软组织肿瘤
   血管瘤
4. 淋巴造血系统肿瘤
   霍奇金淋巴瘤
   弥漫性大B细胞淋巴瘤
   结外边缘区B细胞淋巴瘤
5. 继发性肿瘤

（二）涎腺良性腺瘤

1. 多形性腺瘤（pleomorphic adenoma） 又称混合瘤,是

涎腺最多见的涎腺肿瘤,约占涎腺良性肿瘤的60%,大小涎腺均可发生,其中又以腮腺发生最多。

【大体】不规则结节状,剖面实性,灰白或黄色,可有囊腔形成,囊腔内有透明黏液,有时可见浅蓝透明的软骨样区域,肿瘤有包膜,但厚薄不一,瘤细胞可突入包膜内,易种植、复发。

【光镜】瘤细胞形态多样,组织结构复杂。主要由以下四种结构:有矮柱状或立方状腺上皮构成的双层腺管样结构,内层由腺上皮围绕,外层由肌上皮细胞组成;肿瘤有时以肿瘤性肌上皮成分为主,肿瘤性肌上皮细胞可呈浆细胞样细胞、梭形细胞、透明肌上皮细胞和上皮样细胞四种形态;黏液样或软骨样组织[23-24],黏液样组织的细胞呈星形或梭形,疏松排列,PAS弱阳性,软骨样组织类似透明软骨,软骨样细胞大小不一,胞质呈空泡状,可位于软骨样陷窝中,Mallory染色呈蓝色[25]。

多形性腺瘤易种植,术后易复发。有报道多形性腺瘤以基底细胞腺瘤、淋巴上皮瘤复发,有术后复发并恶性转化为肌上皮癌等[26]。

2. 肌上皮瘤（myoepithelioma） 40%患者发生于腮腺,小涎腺以腭腺最多见,在口腔其他软组织,如舌背黏膜也有发生的报道[27]。

【大体】肿瘤呈圆形或结节状,可有包膜或包膜不完整,剖面实性,灰白或黄褐色,有时可见半透明胶冻样物。

【光镜】根据肿瘤细胞形态不同,该瘤可分三型:①浆细胞样肌上皮瘤（图2-12）,瘤细胞胞体宽大,镶嵌排列,浆红染,核圆形多偏位,细胞间常有黏液样物质[28];②透明细胞肌上皮瘤[29]（图2-13）。瘤细胞圆形或多边形、胞界不清,胞质透明、核圆形可见小核仁;③梭形细胞肌上皮瘤（图2-14）:瘤细胞长梭形,呈束状编织排列,易与纤维瘤、平滑肌瘤和神经纤维瘤混淆,在浆细胞样肌上皮瘤和透明细胞肌上皮瘤中,瘤细胞多被纤维性间质分割成不规则小叶。

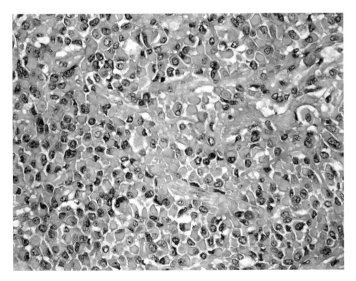

图2-12 浆细胞肌上皮瘤
瘤细胞胞体宽大,胞质红染,胞核偏位,似浆细胞,细胞间常有黏液形成

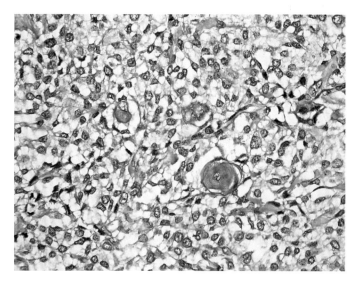

图 2-13 透明细胞肌上皮瘤
瘤细胞圆形或多边形,胞界不清,胞质透明,核圆形可见核仁,个别细胞发生鳞状化生

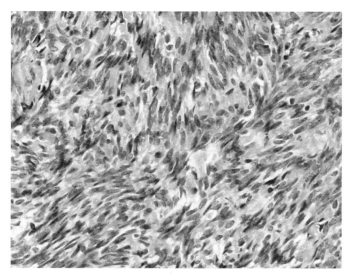

图 2-14 梭形细胞肌上皮瘤
瘤细胞为长梭形呈束状编织排列。部分区域细胞疏松,细胞间有黏液形成

肌上皮瘤免疫组化染色,S-100 蛋白、actin、myosin 和 GFAP 均显示阳性[30],电镜下瘤细胞胞质内有多量微丝,借此可与其他肿瘤鉴别。

3. 基底细胞腺瘤(basal cell adenoma) 涎腺基底细胞腺瘤 75% 以上发生于腮腺,而且好发于 60 岁以上老年人,男女比例约为 1:2。

【大体】肿瘤呈圆形或类圆形,包膜完整,剖面实性、均质,灰白或黄褐色,部分肿瘤可呈囊性。

【光镜】肿瘤由立方或矮柱状基底样细胞构成,胞质少,核圆形或卵圆形深染,可见核仁,根据瘤细胞的排列不同,可分为实性型(图 2-15)、小梁型、管状型和膜性型四种。

(1)实性型:由肿瘤细胞排列成大小形态不同的片状或岛状结构,外围细胞为立方或柱状,呈栅栏状排列。肿瘤细胞岛由致密的胶原纤维束分隔。

(2)小梁型:以肿瘤细胞排列成小梁或条索状结构为特征。肿瘤间质为疏松的纤维结缔组织,富含血管和细胞。

(3)膜性型:其实是实性型的一种特殊类型,此型的特点是细胞团周围有增厚的基底膜样物,呈均质玻璃样均质带状,也可位于细胞之间或间质中的毛细血管周围。此膜样带呈 PAS 染色阳性。患者可有家族史,可能是一种常染色体显性遗传病。

(4)管状型:是以导管结构为特征,由双层立方或柱状细胞排列成管状结构,管腔大小不等,有时可见扩张呈囊状。肿瘤间质的疏松的纤维结缔组织。

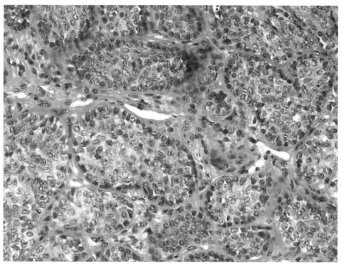

图 2-15 实性基底细胞腺瘤
基底细胞样瘤细胞构成团或巢,其周围有呈栅栏状排列的矮柱状细胞围绕,并有基底膜

少数基底细胞腺瘤中可部分或完全为筛孔状结构,与腺样囊性癌的腺样型很相似,但包膜完整(图 2-16),有人称之为腺样囊性型,在大量的假囊中常含有奥新兰阳性物质。

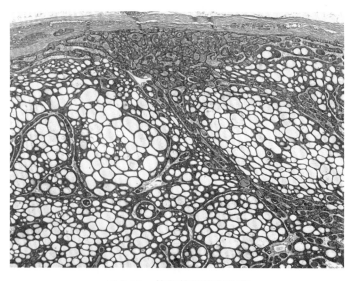

图 2-16 筛状基底细胞腺瘤
肿瘤性基底样细胞排列成筛孔状结构,但肿瘤有包膜

基底细胞腺瘤组织发生与多形性腺瘤和腺样囊性癌相同[31-32]。基底细胞腺瘤是一种良性肿瘤,肿瘤手术预后良好。

【鉴别诊断】

(1) 与多形性腺瘤的区别:多形性腺瘤组织形态具有多样性,有上皮组织、黏液及软骨区域,肿瘤实质与间质分界不清。而基底细胞腺瘤细胞一致,形态单一,肿瘤实质与间质之间有基底膜相隔,分界清楚。

(2) 实性型基底细胞腺瘤与实性型腺样囊性癌的鉴别:后者无包膜,有向间质和神经周围浸润生长特性,实性的瘤细胞团块内常有灶片状坏死,如有小囊,囊腔多规则呈圆形,囊腔周围无基底膜,而腔内有黏液。前者肿瘤有包膜,不浸润间质和神经,在实性细胞团块内的小囊腔形状不规则,也可呈裂隙状,囊腔周边有基底膜,腔内有血管和胶原存在。

4. 嗜酸性腺瘤(oxyphilic adenoma) 涎腺中少见的良性肿瘤[33],绝大多数发生于腮腺,以老年女性多见,生长缓慢。

【大体】肿瘤为圆形或卵圆形,有包膜,剖面实性,淡黄色或褐色。

【光镜】瘤细胞大,呈圆形或多边形,胞质丰富,充满嗜酸性红染颗粒,胞核圆形或卵圆形,深染。瘤细胞排列成实性、片状或小梁状,有时可见微囊或腺管状结构。

【电镜】肿瘤细胞胞质内充满密集的线粒体。此瘤应与老年性腮腺弥漫性嗜酸细胞增生和多发结节状嗜酸细胞增生相鉴别,三者细胞形态均相似,不同点为后两者无包膜。

5. Wathin瘤 又称为乳头状淋巴囊腺瘤(papillary cystadenoma lymphomatosum)、腺淋巴瘤(adenolymphoma)、淋巴囊腺瘤(cystadenolymphoma)。好发于大涎腺,以腮腺为主,其次为颌下腺,可同时双侧发生,以中老年男性多发,可能与吸烟有关。

【大体】肿瘤呈圆形或椭圆形,包膜完整,界限清楚,剖面部分为囊性,常为多囊状,有乳头突入囊腔中,腔内充有黏液或红染物质,并有胆固醇结晶析出。

【光镜】肿瘤由腺上皮及淋巴样间质构成,假复层柱状上皮围成不规则的腺管及囊腔,上皮细胞的胞质嗜酸性细颗粒状,电镜证实为线粒体。上皮下间质中充满密集淋巴细胞,并有淋巴滤泡形成。在淋巴细胞中主要为B细胞,但也有T淋巴细胞,肥大细胞和S-100蛋白阳性的树突细胞。

6. 其他少见的良性肿瘤

(1) 小管状腺瘤(canalicular adenoma):肿瘤细胞呈柱状或立方状,形成小管状结构、串珠样结构,间质疏松、富含血管。

(2) 皮脂腺腺瘤(sebaceous adenoma):肿瘤细胞排列成皮脂腺细胞巢和管状结构。肿瘤细胞分化好,细胞巢周边细胞胞质少,细胞呈梭形,中心细胞胞质呈蜂窝状,核大,圆形,可见核仁。有时可见鳞状化生和微囊形成,偶见大嗜酸性粒细胞化生。肿瘤间质的纤维结缔组织,可见局部淋巴细胞、组织细胞和(或)多核巨细胞,但不形成淋巴滤泡。

(3) 皮脂腺淋巴腺瘤(sebaceous lymphadenoma):多发生在腮腺,由胚胎发育中异位的皮脂腺细胞增生而来。此瘤构成除有增生的皮脂腺腺瘤细胞巢片外,间质内有大量的淋巴细胞,并可有淋巴滤泡形成。此瘤罕见,但也有恶性转化发生[34]。

(4) 导管乳头状瘤(ductal papiloma):根据该瘤的病理形态可分为三个亚型。

1) 内翻性导管乳头状瘤:发生于涎腺和口腔黏膜上皮交界处的导管,其管腔内上皮呈乳头状增生,形成结节状团块,向结缔组织推进式生长,也称为表皮样乳头状腺瘤。光镜下,界限清楚的内生性上皮团主要由表皮样细胞和基底细胞构成,并与表面上皮和正常导管相延续,可见单个黏液细胞或呈腺泡样聚集的黏液细胞,PAS及阿辛蓝染色阳性。在间质的疏松的结缔组织,偶见淋巴细胞和中性粒细胞浸润。

2) 导管内乳头状瘤:发生于小叶间导管或排泄管,导管内柱状上皮或鳞状上皮呈乳头状增生,乳头中心含有纤维血管性结缔组织。

3) 乳头状涎腺瘤:是由黏膜表面上皮和涎腺导管上皮向外乳头状增生的同时也向内增生。肿瘤呈腺上皮和鳞状上皮双向分化的特点。腺上皮细胞和鳞状上皮细胞间可见黏液细胞和大嗜酸性粒细胞。

(5) 囊腺瘤(cystadenoma):可分为乳头状囊腺瘤和黏液性囊腺瘤,前者腺腔扩大为不规则囊腔,腔壁有柱状或立方状腺上皮衬里,腔内有增生腺上皮形成的乳头突入,乳头中央有结缔组织轴存在。后者扩张的囊腔为黏液上皮细胞衬覆,偶也可有乳头形成突入腔中,构成乳头状黏液性囊腺瘤(图2-17),腔内充有脱落的黏液细胞及黏液。

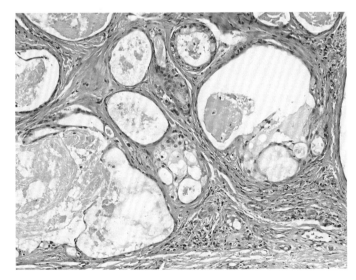

图 2-17　囊腺瘤
扩张的腺样囊腔内主要衬覆立方状细胞,局部见黏液细胞

（三）涎腺恶性肿瘤

1. 多形性腺瘤癌变(carcinoma ex pleomorphic adenoma)占涎腺恶性肿瘤的15%～20%,最多发生于腮腺,其次为下颌下腺和腭部。

【大体】肿瘤形态不规则,结节状,剖面良性部分呈乳白色或灰白色,似瘢痕,癌变部分呈污灰色或鱼肉状,常见出血及大片坏死,界限不清,向周围浸润。

【光镜】多形性腺瘤的组织学背景上可见恶性成分,恶性成分中以低分化腺癌(涎腺导管癌或非特异性腺癌)或未分化癌最常见(图2-18)。其他类型如多形性低度恶性腺癌、黏液表皮样癌、肌上皮癌(图2-19)、腺样囊性癌、鳞癌和涎腺导管癌等也有报道[35]。良恶性之间存在移行区,可见癌细胞变性坏死,其间散在变性癌细胞。

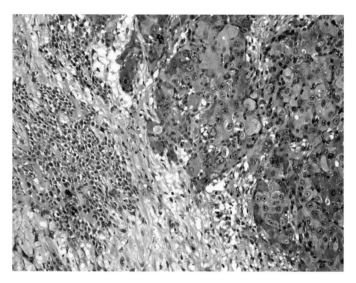

图2-18 多形性腺瘤恶变
恶变的低分化腺癌肿瘤细胞排列成片,嗜酸性胞质丰富,细胞核大并见核仁;图左侧为多形性腺瘤结构

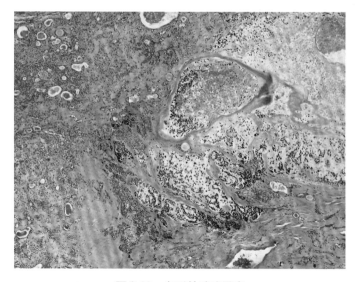

图2-19 多形性腺瘤恶变
恶变的肿瘤成分为肌上皮,肿瘤细胞核深染,细胞间见黏液样成分。肿瘤组织有坏死

根据恶变程度,可将多形性腺瘤癌变分为三类:①非侵袭性癌:是指癌变仍局限在多形性腺瘤内者;②微侵袭性癌:是指癌细胞侵入包膜外小于等于1.5cm者;③侵袭性癌:是指癌细胞侵入周围组织大于1.5cm者。

2. 腺泡细胞癌(acinic cell carcinoma) 此癌为低度恶性肿瘤,预后较好,5年生存率超过83.3%[36],好发中年以上女性,主要多发于腮腺,小涎腺以腭腺多见。肿瘤有包膜,但不完整。

【光镜】肿瘤由腺泡样细胞、闰管样细胞、空泡样细胞、透明细胞和非特异性腺样细胞构成。腺泡样细胞内含微嗜碱性酶原颗粒,核小,偏位(图2-20)。并根据瘤细胞类型和排列方式,分为四种组织类型:实体型,以腺泡样细胞为主,排列成腺泡状或片状,细胞团中可出现微囊、坏死、出血和钙化;微囊型,细胞之间形成大量微小囊状间隙,是由细胞内空泡相互融合、细胞破裂,致使液体潴留形成;滤泡型,约占15%,癌细胞形成类似甲状腺滤泡的结构,周围由立方状细胞或矮柱状细胞组成,腺腔内含均质嗜伊红物质。滤泡之间可见腺泡样细胞、空泡样细胞及非特异性腺样细胞;乳头囊状型,约占5%,以闰管样细胞为主,形成单个或多个囊腔,增生上皮呈乳头状突入囊腔。肿瘤间质有时可见胶原纤维玻璃样变及钙化。免疫组织化学染色,腺泡细胞癌对淀粉酶抗体、α-糜蛋白酶抗体和Leu-M1抗原呈阳性反应。

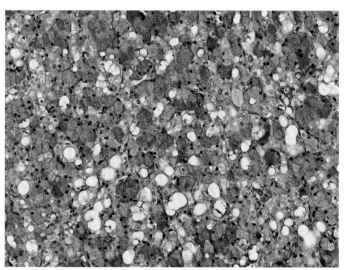

图2-20 腺泡细胞癌
癌细胞胞体宽大,胞质嗜碱性呈细颗粒状,核圆形,瘤细胞常呈腺泡状或实性片状排列

3. 黏液表皮样癌(mucoepidermoid carcinoma,MEC) 约占涎腺恶性肿瘤的30%,多发于中老年女性,大涎腺以腮腺多见,小涎腺以腭腺好发,根据瘤细胞分化程度及生物学行为可分高分化(低度恶性)和低分化(高度恶性)黏液表皮样癌,前者肿瘤多有包膜,但不完整,切面可有小囊腔,腔内为黏液。后者肿物无包膜,浸润生长,切面白色质致密。

【光镜】黏液表皮样癌是由表皮样细胞、中间细胞及黏液细胞构成。在高分化肿瘤中,黏液细胞丰富,占肿瘤细胞50%以上,常见黏液细胞构成腺腔及囊样腔隙,并有增生的黏液细胞乳头突入其中,囊内有黏液及脱落的黏液上皮细胞。表皮样细胞成熟,无核分裂象。中间细胞较少。低分化者,肿瘤主要以表皮样细胞和中间细胞构成,瘤细胞异型性明显,核分裂象多见。黏液细胞不足10%,多单个散在于表皮细胞之间。对介于两型之间者可称为中分化型,为表皮样细胞、中间细胞与黏液细胞数量大致相等混合而成,表皮细胞可有轻度异型性,偶见核分裂。另外,在癌细胞之间有时可见异物巨细胞、胆固醇结晶裂隙等[37]。

低分化黏液表皮样癌易与鳞状细胞癌混淆,特别当部分鳞状细胞癌细胞因胞质富含糖原而透明时,更易误诊为黏液表皮样癌,可用Alcian blue染色鉴别。低分化黏液表皮样癌有远处肺转移的报道[38]。

黏液表皮样癌还可出现一些组织学的变异,多为低级别表现,主要有以下几种:

(1) 硬化性黏液表皮样癌伴嗜酸性细胞浸润:肿瘤有浸润性边缘。中心硬化,瘢痕样间质中见中度慢性炎症细胞包括嗜酸性细胞浸润,其中有低级别癌岛或梁,多数细胞有鳞状细胞表现,可见局部角化。鳞状细胞岛中混有黏液性上皮细胞和腺体结构(图2-21)。

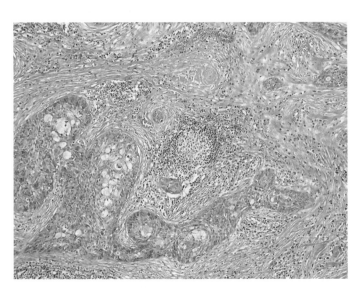

图2-21 硬化性黏液表皮样癌伴嗜酸性细胞浸润
纤维化间质背景中有较多嗜酸性细胞浸润,区内见浸润性表皮样细胞团,内见黏液细胞分化

(2) 嗜酸细胞型黏液表皮样癌:嗜酸细胞占肿瘤成分75%~95%。肿瘤成片或巢排列,可见不同大小和数量的囊腔,内衬上皮为嗜酸性细胞和杯状黏液细胞。嗜酸性细胞有丰富的含嗜酸性颗粒的胞质和位于细胞中央的深染的细胞核。

(3) 透明细胞型黏液表皮样癌:黏液表皮样癌中透明细胞常见,当透明细胞占肿瘤大部分时称透明细胞型MEC。透明细胞排列成巢或片,可含腺管样结构和囊性腔隙。表皮样细胞和中间细胞不规则分布于透明细胞之间。

(4) 梭形细胞MEC:肿瘤界限清楚,有轻微侵袭性。有较典型的微囊区显示MEC的典型细胞和结构特点。而梭形细胞成分占肿瘤体积的70%以上,形态温和的梭形细胞呈束状排列,与典型的黏液表皮样癌区过渡。

30%~70%的黏液表皮样癌出现染色体易位t(11;19)

(q21;p13),导致形成融合基因*MECT1-MAML2*。

4. 腺样囊性癌(adenoid cystic carcinoma) 又称圆柱瘤(cylindroma),为涎腺常见的恶性肿瘤,多发生于腮腺和腭腺。对于发生在舌下腺的肿瘤,应首先考虑腺样囊性癌。肿瘤早期常侵犯神经,出现疼痛或麻木。

【光镜】肿瘤由导管内衬上皮细胞和肿瘤性肌上皮细胞构成。按瘤细胞排列结构不同,可分以下三型[39]:

(1) 腺样(筛状)型:瘤细胞排成不规则的上皮团块,其内有很多圆形或卵圆形的囊样腔隙,呈筛孔状,腔隙周围内衬肌上皮细胞。腔隙内含有PAS和Alcian blue染色阳性的黏液样物质,呈网状,嗜酸性或嗜碱性,证实为蛋白多糖,并在腺样囊性癌的生长、增殖、远处转移及嗜神经生长过程中发挥重要作用[40-41]。在上皮团周边及囊样腔隙周围有肌上皮细胞环绕[42]。

(2) 管状型:肿瘤细胞形成小管状或条索状结构为主。管状结构的内层衬有导管细胞,外层为肿瘤性肌上皮细胞,中央为管腔,内含PAS染色强阳性黏液。由基底样细胞构成上皮条索,其间有复层立方细胞形成的腺管。在上皮条索及腺管周围有玻璃样变纤维组织环绕。

(3) 实性型:瘤细胞排成实性团块,其内常有灶状瘤细胞变性坏死和筛孔状腔隙形成。一般认为实性团块占肿瘤体积的30%以上时即可定为实性型,预后较其他类型差(图2-22)。

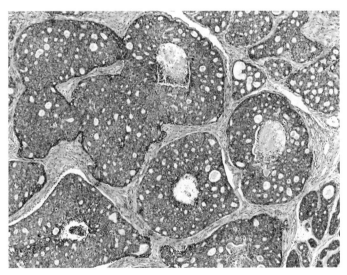

图2-22 实性型腺样囊性癌
大小较一致的肿瘤细胞排列成较大团块,团块中央见坏死

此三型结构常同时混合存在,称此为混合型。对实性型腺样囊性癌的诊断,需与基底细胞腺癌相区别,后者瘤细胞形成实性细胞巢,巢排列紧密、间质稀少,巢周常有柱状或矮柱状细胞呈栅栏状排列。巢内瘤细胞较大,异型性较明显,核分裂常见,瘤细胞梁索及小管状结构少见。而实性型腺样囊性癌细胞较一致,无明显异型性,核分裂少见,上皮团内有变性坏死和筛状囊腔。上皮团间有多量纤维结缔组织。另有学者报道,有以基底膜样物质和胶原纤维束玻璃样变为

主,其间夹杂少量肌上皮细胞为主要表现的腺样囊性癌[43]。

约在 1/3 的 ACC 中存在染色体的易位 t(6;9)(q21-24; p13-23),导致形成肿瘤融合基因 *MYB-NFIB*。

5. 多形性低度恶性腺癌(polymorphous low-grade adeno-carcinoma)　对该瘤命名较多,有终末导管癌、小叶癌、低度恶性乳头状腺癌,主要发生在小涎腺,而腭腺又是最多发生的部位,女性多见,发病率最高为 40 ~ 70 岁。

组织学特点是细胞形态一致,组织结构具有多样性及浸润性生长[44]。瘤细胞主要由肿瘤性肌上皮细胞和导管腺上皮细胞构成,细胞较小,圆形或梭形,胞质微嗜酸性,核深染,核仁不明显。癌细胞可形成小叶状结构、条索状结构,以及乳头状或小导管样结构。肿瘤生长缓慢,却侵袭周围组织,并常沿神经生长。约 10% 患者发生局部淋巴结转移,但无远隔部位转移。

此瘤与腺样囊性癌的区别为后者细胞小,核浓染、胞质少、胞界不清。在组织形态方面,没有乳头状囊腺结构,也无瘤细胞呈同心圆状排列或单一细胞条索排列。腺样囊性癌的间质胶原纤维致密,常发生玻璃样变。

6. 上皮-肌上皮癌(epithelial-myoepithelial carcinoma)　此癌为一种罕见的肿瘤,发生率在涎腺肿瘤中不足 1%,主要发生于腮腺及颌下腺,小涎腺少见,好发于中老年女性。

【光镜】肿瘤是由腺上皮细胞及肌上皮细胞构成。可形成双层管状结构,内层为闰管样细胞,细胞立方形或矮柱状,胞质嗜酸性红染,核圆形位于中央,外层为透明肌上皮细胞呈单层或多层围绕,肌上皮细胞较大,圆形或多边形,胞界不清,胞质透明,核圆形,位于基底(图 2-23)。在两层细胞之外,有基底膜环绕。此瘤为低度恶性肿瘤,局部浸润生长,易复发,颈淋巴结转移率为 10% ~ 20%,远处转移少见。

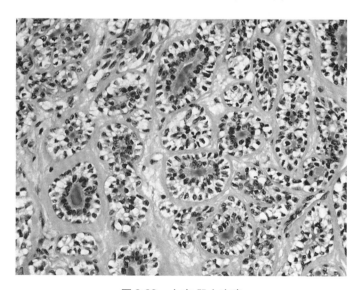

图 2-23　上皮-肌上皮癌
肿瘤是由腺上皮及肌上皮细胞构成,腺上皮细胞立方形或矮柱状,围成腺管。其外周有透明肌上皮细胞环绕

最近的研究确定了 EMC 的一些亚型,包括:

(1)嗜酸细胞型:表现为双侧管的内层细胞或者腔面

和非腔面细胞均发生广泛的嗜酸性变。其中有些病例有明显的乳头状生长特点并且可以有皮脂细胞分化。

(2)双透明型:特点是除了非腔面细胞为透明细胞外,腔面细胞也发生透明细胞变(图 2-24,图 2-25)。当这些腔面细胞增生而形成实性或筛状时,只根据形态学特点将难以区分上皮细胞和肌上皮细胞。

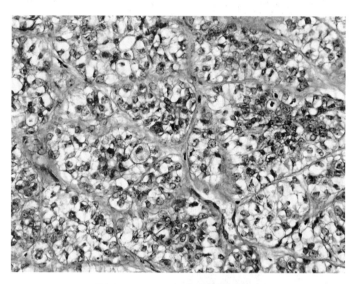

图 2-24　双透明型上皮肌上皮癌
肿瘤细胞团均由透明细胞构成,双层排列不明显

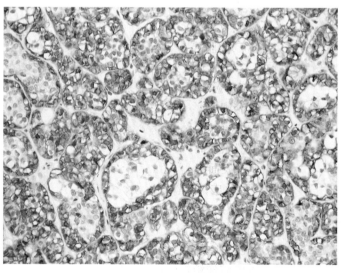

图 2-25　双透明型上皮肌上皮癌
calponin 免疫组化染色后,阳性的肌上皮细胞和阴性的内层上皮细胞

电镜及免疫组化可鉴别构成肿瘤的两种细胞。肿瘤因有透明性肌上皮细胞的存在,所以上皮-肌上皮癌应与腺泡细胞癌、黏液表皮样癌、皮脂腺腺癌及转移性透明细胞肾癌相鉴别,上皮-肌上皮癌除具有独特的组织结构,两层上皮细胞呈同心圆或双套管样排列外,外层肌上皮细胞对免疫组化染色 S-100 蛋白、myosin、actin 和 GFAP 皆为阳性,而上述其他肿瘤因不含肌上皮细胞均呈阴性反应可区别。

7. 非特异性透明细胞癌(clear cell carcinoma, not otherwise specified)　是由一群形态单一的细胞构成的上皮恶性肿瘤, HE 染色胞质透明。镜下见肿瘤细胞由形态单一、大小不等、胞质透明的多边形细胞构成, 有时可见肿瘤细胞呈浅嗜伊红或嗜双色性胞质。

8. 基底细胞腺癌(basal cell adenocarcinoma)　此癌主要发生于腮腺, 它与良性基底细胞瘤区别是异型性明显, 核分裂多见(图 2-26), 无包膜, 可沿神经血管浸润生长[32]。

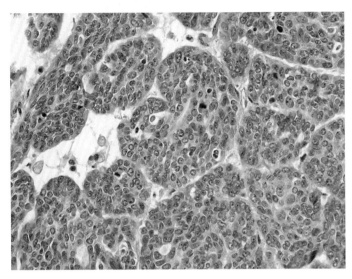

图 2-26　基底细胞腺癌
癌巢内细胞异型性明显, 有核分裂

9. 皮脂腺癌　皮脂腺癌是一种少见的侵袭性皮肤恶性肿瘤, 大多发生于眶周, 且亚洲女性多发。

10. 皮脂淋巴腺癌　罕见。是皮脂淋巴腺瘤的恶性型, 发生于皮脂淋巴腺瘤中。

11. 囊腺癌(cystadenocarcinoma)　大多发生于腮腺, 小涎腺多见于颊黏膜、舌和腭部。

【大体】肿瘤表面光滑或结节状, 剖面粉红色或灰白色, 实性或有囊腔形成, 大的囊腔内可见有乳头状突起、黏液、出血或坏死。肿瘤大多无包膜或包膜不完整。

【光镜】肿瘤细胞立方状或柱状, 胞质嗜伊红染色, 核仁明显, 有时可见细胞异型性和(或)分裂象。肿瘤细胞排列成大小不一的囊腔样结构, 有时可见充满黏液, 癌细胞呈分支乳头状突入囊腔。另外可见癌细胞形成小的肿瘤性上皮岛或导管样结构。囊腔和小导管结构局灶性侵入神经、腺体、肌肉和血管。肿瘤间质的粗大的胶原纤维束, 玻璃样变较常见, 其间有淋巴细胞和浆细胞浸润。

肿瘤形态与甲状腺乳头状腺癌十分相像, 可借助于甲状腺球蛋白免疫组化染色相鉴别。与良性乳头状囊腺瘤区别是乳头状囊腺瘤无包膜, 向间质浸润生长, 乳头分级多, 瘤细胞具有异型性。与其他含有乳头结构的肿瘤如多形性低度恶性腺癌、涎腺导管癌、腺泡细胞癌的区别, 在于这些肿瘤内乳头只是肿瘤中多种组织结构之一, 而在乳头状囊腺癌分支的乳头则构成了肿瘤的主体。

12. 涎腺导管癌(salivary duct carcinoma)　中老年男性好发, 主要发生于腮腺, 组织学与乳腺导管癌十分相似, 肿瘤细胞排列成实性上皮团, 上皮团中央坏死可形成粉刺样。也可形成扩张的导管样结构, 内衬上皮有顶浆分泌; 或导管上皮形成乳头状突起, 缺乏纤维结缔组织轴心。有时乳头突起彼此连接成筛状。瘤细胞异型性明显, 核分裂象可见, 侵袭性强, 可沿面神经侵袭颅内, 常有远隔转移和淋巴结转移, 死亡率为70%。肿瘤间质为促结缔组织增生性间质, 富含胶原纤维, 常见玻璃样变。另有学者报道涎腺导管癌同时伴骨硬化表现[45]。

涎腺导管癌有几个病理学亚型, 一般不构成诊断上的困难, 因为肿瘤中总是有典型的 SDC 成分, 至少是灶性。

(1) 肉瘤样型:除了典型的涎腺导管癌成分外, 肿瘤中混有肉瘤样成分, 由间变性梭形细胞、类似骨巨细胞瘤的多核巨细胞(图 2-27)、横纹肌样细胞偶尔还有骨肉瘤样细胞构成, 这些间变性细胞常常有局部的免疫组织化学和超微结构上的上皮分化。有人认为其为去分化表现。

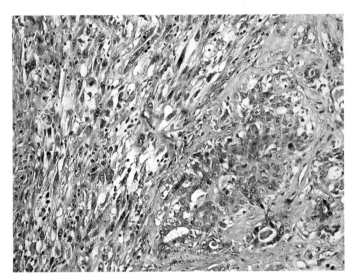

图 2-27　肉瘤样型涎腺导管癌
涎腺导管癌中出现梭形细胞肉瘤样成分

(2) 富于黏液型:特点是出现黏液腺癌区域, 肿瘤形成大的细胞外黏液湖或黏液池。纤细的纤维组织常将黏液池分隔呈大小不同的灶状。小的肿瘤细胞簇、团巢、链、索或单个肿瘤细胞漂浮在黏液之中。癌细胞内可含黏液或不含黏液。有人认为富于黏液性 SDC 的临床预后较差。

(3) 侵袭性微乳头型:以桑葚样肿瘤细胞团、无纤维血管轴的乳头样结构为特点。每个乳头周围有透明的空隙、细胞核为中至高级别表现、核仁明显, 胞质嗜酸性。

13. 非特异性腺癌(adenocarcinomas, not otherwise specified)　是指具有导管分化但缺乏任何其他已定义的涎腺癌的组织学特征。镜下见瘤细胞呈立方或卵圆形, 异型性明显, 核分裂多见, 散在透明细胞和大嗜酸性粒细胞。少量嗜伊红沉积物和细胞外黏液。癌细胞排列成腺样或导管样结构, 呈浸润性生长,但缺乏其他涎腺癌的特征。瘤细胞也可排列成细胞巢、条索状或细胞岛,细胞岛之间有纤维结缔组织间隔。中低度恶性者有导管样结构分化,而高度恶性者导管结构较少。

14. 黏液癌(myxocarcinoma) 涎腺少见的肿瘤,由立方状或矮柱状的黏液上皮细胞组成腺管或囊腔,管腔内充有黏液及脱落的黏液细胞。

15. 肌上皮癌(myoepithelial carcinoma) 也称恶性肌上皮瘤,由 WHO 1990 年正式列为一种独立的涎腺肿瘤,男女比例约为 4:1,腮腺多见,其次为腭腺。镜下肿瘤由透明细胞、梭形细胞或浆细胞样细胞组成,瘤细胞异型性明显,可见病理性核分裂象、出血、坏死。此癌需与良性肌上皮瘤的区别[46-49],前者肿瘤无包膜,呈浸润性生长,瘤细胞异型性明显,可见核分裂(图 2-28)。

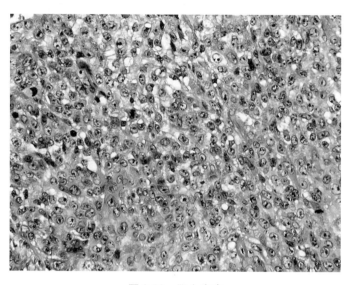

图 2-28 肌上皮癌
肿瘤细胞排列成片,部分细胞胞质透明,细胞具有明显异型性

16. 鳞状细胞癌(squamous cell carcinoma) 涎腺原发鳞状细胞癌少,主要发生在腮腺,常为邻近口腔黏膜鳞状细胞癌侵及腮腺或转移至腮腺内淋巴结发展而来,常来自上呼吸道、消化道和皮肤。极罕见原发于涎腺导管上皮,这种肿瘤生长浸润周围组织。

17. 小细胞癌(small cell carcinoma of the salivary glands) 罕见,以小的间变细胞增生为特征。

18. 大细胞癌(large cell carcinoma) 罕见,由胞质丰富的多形性细胞构成,缺乏其他特异性肿瘤的特征。

19. 淋巴上皮癌(lymphoepithelial carcinoma) 淋巴上皮癌被认为是一种 EB 病毒相关的肿瘤[50-51],伴有明显的非肿瘤性淋巴细胞和浆细胞浸润的未分化癌。很少见,多发生于腮腺。有明显的种族差异,爱斯基摩人、中国南方人和日本人多见。镜下观察,肿瘤细胞边界清楚,核呈椭圆形空泡状,核仁明显,核异型性明显。肿瘤细胞排列成片状、岛状或条索状结构。偶见鳞状化生。肿瘤间质有大量的淋巴细胞和浆细胞浸润,常伴有淋巴滤泡形成。

（四）其他涎腺肿瘤

多发生在大涎腺,以腮腺多见,良性肿瘤有血管瘤、脂肪瘤、神经纤维瘤。在恶性肿瘤中,骨外软组织巨细胞瘤、神经纤维肉瘤、纤维肉瘤、恶性纤维组织细胞瘤、肌源性肉瘤、恶性淋巴瘤均可原发于涎腺内,其组织形态与全身其他部位发生者相同。

（五）转移性涎腺肿瘤

多首先转移至腮腺内或颌下淋巴结,随着转移瘤的增大,与涎腺原发瘤相似,其中最多见的是鳞状细胞癌。其他转移瘤可来自肺、胃肠、肾和乳腺。

第三节 颌 骨

一、颌骨骨髓炎

（一）急性化脓性骨髓炎

急性化脓性骨髓炎(acute suppurative osteomyelitis)镜下见骨髓组织高度充血和炎症水肿,并见大量中性粒细胞浸润。组织溶解坏死可形成脓肿,病变区骨小梁成骨活性低。

（二）慢性化脓性骨髓炎

慢性化脓性骨髓炎(chronic suppurative osteomyelitis)镜下主要表现为伴有明显骨吸收和死骨形成的化脓性病灶。

（三）慢性骨髓炎伴增生性骨膜炎

慢性骨髓炎伴增生性骨膜炎(chronic osteomyelitis with proliferative periostitis)又称 Garré 骨髓炎。镜下见骨膜下反应性新骨形成是本病的特点。

（四）慢性局灶性硬化性骨髓炎

慢性局灶性硬化性骨髓炎(chronic focal sclerosing osteomyelitis)又称为致密生骨炎(condensing osteitis),镜下主要是由编织骨和板层骨构成的不规则骨小梁,可见复杂的嗜碱性黏合线。一般可视为机体的一种防御反应。

（五）结核性骨髓炎

结核性骨髓炎(tuberculous osteomyelitis)一般是由身体其他部位结核的继发病变。镜下见颌骨骨髓腔内形成结核性肉芽肿,由上皮样细胞、朗汉斯巨细胞及散在炎细胞形成。常见干酪性坏死,周围有纤维丝增生。

（六）放射性骨髓炎

放射性骨髓炎(radiation osteomyelitis)又称为放射性骨坏死,其发生率与放射量大小有关,一般认为 60Gy 以下的照射量不足以引起骨坏死。镜下主要是骨的变性和坏死。

二、颌骨瘤样病变

（一）巨细胞性肉芽肿

巨细胞性肉芽肿(giant cell granuloma)以 30 岁以下女性多见,下颌发病约为上颌的 2 倍,且多位于下颌前部。镜下观察,纤维结缔组织中有多核巨细胞。目前认为这些巨细胞是处于不同分化阶段的破骨细胞的前体细胞融合而成。同时具有单核-吞噬细胞和破骨细胞的某些特性。还有骨样组织形成，巨细胞多在新生骨周围或围绕出血区灶性分布。间质为多量成熟的胶原纤维组织构成，并有分隔病变成结节状趋势，间质血管丰富。病灶内常有出血及含铁血黄素沉积。周围可有骨样组织及骨小梁新生。此病为颌骨损伤及出血之组织反应，不穿破骨质，刮除效果好。

巨细胞肉芽肿易与高分化巨细胞瘤相混淆，后者巨细胞多，分布均匀，且巨细胞多呈圆形，胞体宽大，胞核数目多，平均在50个以上。间质细胞呈短梭形，胞质少，核卵圆形，染色质细，可见核仁。间质细胞间无成熟胶原纤维出现。恶性巨细胞瘤可穿破骨皮质，浸润生长或转移。

（二）巨颌症

巨颌症（cherubism）也称家族性颌骨多囊病、家族性颌骨纤维异常增殖症，是常染色体显性遗传疾病，幼儿期发病，到青春期病变发展减慢或停止，具有自限性。主要侵犯下颌骨，下颌角多见，临床表现为颌骨对称性增大。

【大体】病变组织呈红褐色或灰褐色，质软易碎。

【光镜】为富含血管的纤维结缔组织增生替代骨组织，其间可见大量多核巨细胞弥漫性或局灶性分布，血管壁薄，其周围可有嗜伊红物质环绕呈袖口状，多核巨细胞常围血管壁分布（图2-29），病灶中可有出血及含铁血黄素沉着，偶见有骨质化生。

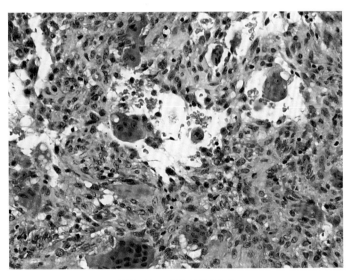

图2-29　家族性巨颌症
富含血管的纤维组织增生，骨质消失，其中有多量薄壁血管，多核巨细胞环绕血管或落入管腔内

（三）甲状旁腺功能亢进

甲状旁腺功能亢进（hyperparathyroidism）病变初期主要表现为骨改建亢进，破骨细胞性骨吸收和成骨细胞性骨形成均处于亢进状态。病变进一步发展，骨小梁中可出现穿凿性吸收，骨吸收区被富含血管的纤维结缔组织取代，可见较多的多核巨细胞。血管腔外红细胞聚集，含铁血黄素沉积，致使病变呈现棕色，因此本病又棕色瘤（brown tumor）。另外，有时可见新骨形成和囊性变。

（四）囊性纤维性骨炎

囊性纤维性骨炎（osteitis fibrosa cystica）因甲状旁腺功能亢进可引起全身性纤维性骨炎，颌骨也可受累。主要病理表现为破骨细胞增生活跃，骨小梁呈陷窝状破骨吸收，富含血管的纤维组织增生，其中有尚未钙化新骨形成，新骨周缘也有多量破骨细胞聚集。病灶内常有出血，可见含铁血黄素沉积及多核巨细胞反应。患者血钙增高，血磷下降。

本病与颌骨巨细胞肉芽肿及骨纤维异常增殖症的区别在于，后两者均无破骨细胞活跃增生，也不见破骨细胞贴附于骨质表面引起的陷窝状吸收，后两者疾病血中钙磷代谢正常，无甲状旁腺亢进表现。

（五）颌骨 Paget 病

颌骨 Paget 病（Paget's disease）也称畸形性骨炎，发生在颅面者呈现颅骨增大、增厚，颌骨增大畸形。在组织形态上 Paget 病则以骨质吸收和骨质新生不断交替进行，使骨小梁形成镶嵌构造，成为本病特征。

（六）朗格汉斯细胞组织细胞增生症

朗格汉斯细胞组织细胞增生症（Langerhans cell histiocytosis）又称组织细胞增生症 X（histiocytosis X），是一组少见的、以朗格汉斯细胞肿瘤性增生所致的疾病。根据病变的严重程度或分为三种类型：嗜酸性肉芽肿、汉-许-克病和勒-雪病。

嗜酸性肉芽肿好发于儿童及青少年，男性多见。颅骨、下颌骨和肋骨是最常受累的部位，单骨性病损多见。汉-许-克病为慢性播散型，多发于3岁以上儿童，男性多见。常为多骨性病变及骨外病变。可见颅骨病变、突眼和尿崩症三大特征。勒-雪病为急性播散型，以3岁以内婴幼儿多见，是最严重的一型。出现广泛的内脏器官受累，其中皮肤、肝、脾、肺、淋巴结和骨等部位最易受累。

【光镜】病变主要由增生的朗格汉斯细胞以及浸润的嗜酸性粒细胞和其他炎细胞组成。朗格汉斯细胞灶性或片状聚集，细胞体大，胞质丰富，弱嗜酸性，核有特征性的核沟和凹陷，核仁明显。单骨性嗜酸性肉芽肿中嗜酸性粒细胞最为多见。汉-许-克病可见大量吞噬脂类的组织细胞，即泡沫细胞，而嗜酸性粒细胞较少。勒-雪病出现大量朗格汉斯细胞，较多的异形核及核分裂象，但没有泡沫细胞。

【电镜】胞质内有 Birbeck 颗粒，长 200～1000nm，宽 33nm，杆状，一端膨大呈球拍状，表面有规律间隔的横纹。

【免疫组化】朗格汉斯细胞对 S-100 蛋白、CD1a、vimentin、HLA-DR 均显示阳性[52]。其中以 CD1a 特异性最强。

酶细胞化学对腺苷三磷酸-α-D-甘露糖苷酶、α-萘乙酸酯酶、α-萘丁酸酯酶以及酸性磷酸酶反应阳性。

三、牙源性肿瘤

（一）牙源性肿瘤的分类

2005 年 WHO 牙源性肿瘤的组织学分类[53]如表 2-2 所示。

表2-2　2005年WHO牙源性肿瘤的组织学分类

1. 恶性肿瘤
 （1）牙源性癌
 　　转移性（恶性）成釉细胞瘤
 　　成釉细胞癌-原发型
 　　成釉细胞癌-继发型（去分化），骨内性
 　　成釉细胞癌-继发型（去分化），外周性
 　　原发性骨内鳞状细胞癌-实性型
 　　发生于牙源性角化囊性瘤的原发性骨内鳞状细胞癌
 　　发生于牙源性囊肿的原发性骨内鳞状细胞癌
 　　牙源性透明细胞癌
 　　牙源性影细胞癌
 （2）牙源性肉瘤
 　　成釉细胞纤维肉瘤
 　　成釉细胞纤维-牙本质肉瘤和成釉细胞纤维-牙肉瘤
2. 良性肿瘤
 （1）牙源性上皮性肿瘤，具有成熟的纤维间质，不含牙源性外胚间充质成分
 　　成釉细胞瘤，实性/多囊型
 　　成釉细胞瘤，骨外/外周型
 　　成釉细胞瘤，促结缔组织增生型
 　　成釉细胞瘤，单囊型
 　　牙源性鳞状细胞瘤
 　　牙源性钙化上皮瘤
 　　牙源性腺样瘤
 　　牙源性角化囊性瘤
 （2）牙源性上皮性肿瘤，含牙源性外胚间充质成分，伴或不伴有牙硬组织形成
 　　成釉细胞纤维瘤
 　　成釉细胞纤维牙本质瘤
 　　成釉细胞纤维-牙瘤
 　　牙瘤
 　　　牙瘤，混合型
 　　　牙瘤，组合型
 　　牙成釉细胞瘤
 　　牙源性钙化囊性瘤
 　　牙本质生成性影细胞瘤
 （3）间充质和（或）牙源性外胚间充质性肿瘤，含或不含牙源性上皮
 　　牙源性纤维瘤
 　　牙源性黏液瘤/黏液纤维瘤
 　　成牙骨质细胞瘤
 （4）与骨相关的病变
 　　骨化纤维瘤
 　　纤维结构不良
 　　骨结构不良
 　　中心性巨细胞病变（肉芽肿）
 　　巨颌症
 　　动脉瘤样骨囊肿
 　　单纯性骨囊肿
 　　其他肿瘤
 　　　婴儿黑色素神经外胚瘤

（二）良性牙源性肿瘤

1. 成釉细胞瘤（ameloblastoma）　此瘤是最常见的牙源

性肿瘤，约占牙源性肿瘤的60%以上。好发于青壮年，性别和种族均无差异，80%发生于下颌，其中70%好发于磨牙和下颌升支区。属良性肿瘤，但具有局部侵袭性。成釉细胞瘤来源于牙源性上皮，即牙板、成釉器和牙周上皮剩余，也可来自含牙囊肿和牙源性角化囊肿的衬里上皮，以及口腔黏膜上皮基底细胞的增殖。

【光镜】肿瘤组织形态多样，根据临床病理表现分为以下四种类型：

（1）实性或多囊型成釉细胞瘤（solid or multicystic ameloblastoma）：肿瘤可沿骨小梁向间隙向周围浸润，易复发。镜下典型的成釉细胞瘤，肿瘤性上皮岛或条索由两类细胞构成：立方状或柱状细胞，位于上皮团周边，核呈栅栏状排列并远离基底膜，类似于成釉细胞或前成釉细胞；另一类呈多角形或星形，位于上皮团的中央，疏松排列，类似于成釉器的星网状层。又可见以下变异类型：

1）滤泡型：肿瘤细胞形成独立的上皮岛，上皮岛中心的细胞呈多角形或星形，似成釉器的星网状层，周边为一层立方可矮柱状细胞，核呈栅栏状排列并远离基底膜，类似于成釉细胞或前成釉细胞。上皮岛中心的星网状区可发生囊性变。

2）丛状型：肿瘤细胞上皮条索呈网状连接，周边是一层立方或柱状细胞，中心部是类似于星网状层的细胞。其肿瘤间质部分可以发生囊性变。

3）棘皮瘤型：肿瘤上皮岛内出现广泛鳞状化生。

4）颗粒细胞型：颗粒细胞部分或全部取代星网状细胞，颗粒细胞大，立方或柱状或圆形，胞质丰富，充满嗜酸性颗粒（图2-30）。

5）基底细胞型：肿瘤上皮密集成团或树枝状，细胞小而一致，缺乏星网状细胞分化。

6）角化成釉细胞瘤：肿瘤内出现广泛角化。由多个充满角化物的微小囊肿构成，囊肿衬里上皮以不全角化为主，

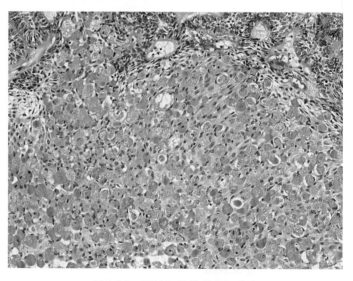

图2-30　颗粒细胞样成釉细胞瘤

肿瘤实质由成釉器样上皮团构成，外周（上方）为高柱状细胞，团内为多边形的大细胞，胞核小固缩，胞质红染呈颗粒状

伴有乳头状增生。

（2）骨外或外周型成釉细胞瘤（extraosseous or peripheral ameloblastoma）：发生于牙龈或牙槽黏膜而不侵犯颌骨。

（3）促结缔组织增生型成釉细胞瘤（desmoplastic ameloblastoma）：具有特殊的临床表现、X线和病理表现。上下颌骨发生率相同，颌骨前部多见。镜下肿瘤以间质成分为主，肿瘤内结缔组织显著增生，胶原丰富，可见玻璃样变，肿瘤性上皮岛或条索位于纤维束之间。上皮岛或条索周边细胞呈扁平状，排列紧密，有时中心呈漩涡状。肿瘤间质内有时可见类骨小梁形成。

（4）单囊型成釉细胞瘤（unicystic ameloblastoma）：有3种组织学亚型：第Ⅰ型是单纯囊性型，囊壁仅见上皮衬里，呈典型成釉细胞瘤的形态特点；第Ⅱ型伴囊腔内瘤结节增殖，瘤结节呈丛状成釉细胞瘤的特点；第Ⅲ型纤维囊壁内有肿瘤细胞浸润，伴或不伴囊腔内瘤结节增殖。偶见上皮衬里有杯状黏液细胞增殖[54]。

【免疫组化】肿瘤细胞对 kerating 呈强阳性反应。

【电镜】肿瘤细胞内有成束的张力细丝，细胞间以桥粒连接。在颗粒细胞内有大量溶酶体存在。

2. 牙源性鳞状上皮细胞瘤（squamous odontogenic tumor）发病年龄范围较大，多数发生于30岁时，上下颌均可受累[55]。

镜下主要组织学特点是分化良好的鳞状上皮岛位于成熟结缔组织内，上皮团周边细胞扁平或立方状。上皮巢内可有变性灶或钙化区，也可偶见囊性变。此瘤为良性，局部浸润生长，刮除很少复发[56]。

3. 牙源性钙化上皮瘤（calcifying epithelial odontogenic tumor）　又名Pindborg瘤，多发生于青壮年，无性别差异，下颌比上颌多见，多发在前磨牙和磨牙部位。

【光镜】肿瘤由多边形上皮细胞组成小团或片状，胞质红染，胞界清晰，可见细胞间桥。胞核圆形或卵圆形，可见核

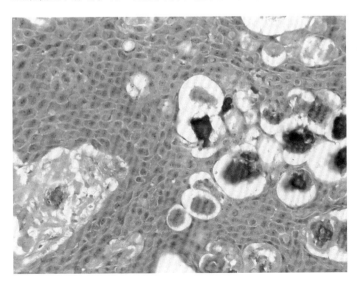

图2-31　牙源性钙化上皮瘤（Pindborg瘤）

肿瘤由多边形上皮细胞呈片排列，其中有大核及多核细胞出现。瘤细胞间可见红染淀粉样物质及呈同心圆钙化团块存在

仁，胞核常有明显多形性，出现多核或大核瘤细胞，但核分裂极罕见。在细胞内和细胞间有球形均质嗜伊红物质，现已证实为淀粉样物质，这些物质常呈同心圆状钙化（图2-31）。

此瘤为生长缓慢的良性肿瘤，但有局部浸润生长之特性，手术切除不彻底可复发。

有时肿瘤细胞形成小的团块和条索，纤维性间质丰富。肿瘤细胞内外可见圆形至椭圆形均质淀粉样物质，刚果红染色阳性。免疫组化见上皮细胞团块或条索中含朗格汉斯细胞（图2-32、图2-33）。有人称之为朗格汉斯细胞型。

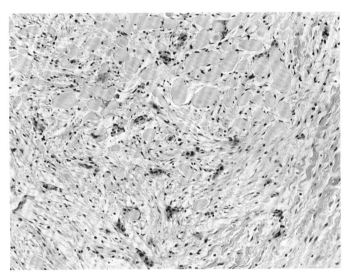

图2-32　朗格汉斯细胞型牙源性钙化上皮瘤

肿瘤细胞排列成小团块，间质丰富并见均质圆形或椭圆形嗜酸性物

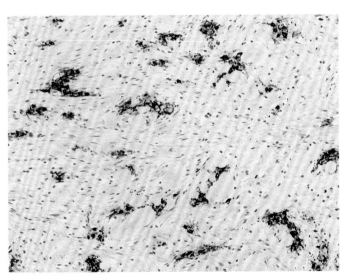

图2-33　朗格汉斯细胞型牙源性钙化上皮瘤

CD1a 免疫组化染色阳性的上皮内分布的朗格汉斯细胞

4. 牙源性腺样瘤（adenomatoid odontogenic tumor）　多发生于青少年，女性多于男性。

【大体】肿瘤包膜完整，切面实性或囊性，囊腔含淡黄色胶冻样物质或血性液体，腔内可含牙。

【光镜】一是结节状实性细胞巢，形成玫瑰花样结构，

上皮细胞间及玫瑰花样结构的中心部可见嗜酸性物质沉积；二是腺管样结构（图2-34）；三是梁状或筛状结构；四是由多边形、嗜酸性鳞状细胞组成的小结节，细胞间可见细胞间桥和钙化团块及淀粉样物质沉积。另外，有时可见发育不良的牙本质或骨样牙本质。肿瘤间质成分少。

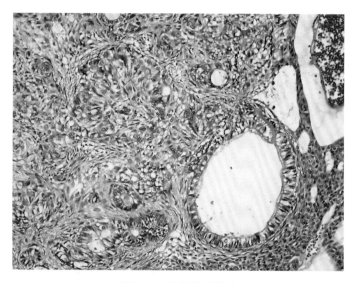

图2-34　牙源性腺样瘤
瘤组织中肿瘤细胞排列成腺样管腔及花瓣样细胞团结构

5. 牙源性透明细胞瘤（clear cell odontogenic tumor）　此瘤罕见，为近年才被描述报道的一型牙源性上皮肿瘤[57]，与涎腺发生的或转移来的透明细胞癌相似，透明的肿瘤细胞呈巢状或条索状排列，间质为纤维结缔组织。由于其具有浸润性生长的特点，并且可发生转移，新的WHO分类已经将其命名为牙源性透明细胞癌。

【电镜】瘤细胞有明显的空泡变性，胞质内细胞器缺乏。此瘤为良性，但具有局部浸润的特性。

6. 牙源性角化囊性瘤（keratocystic odontogenic tumor）

【大体】囊壁较薄，内常含黄白色发亮的片状物或干酪样物质，囊液呈淡黄色或血性液体。

【光镜】衬里上皮为较薄、厚度一致的复层鳞状上皮，上皮与结缔组织交界平坦；上皮表面呈波浪状或皱褶状，表层多为不全角化；棘层细胞较薄，常见细胞内消肿；基底细胞层界限清楚，胞核远离基底膜，呈栅栏状排列；纤维囊壁较薄；纤维囊壁内有时可见微小子囊和（或）上皮岛。

此瘤具有术后复发倾向[58]，据统计，术后复发率约为10.78%，其原因为：①囊壁上皮薄而易碎，难于完整摘除；②囊肿常呈指状突起沿阻力小的骨小梁间隙生长，所以很难彻底刮除；③囊壁内有微囊或子囊存在，手术残留的微囊可继续形成囊肿；④囊壁内牙板剩余上皮的增生形成；⑤口腔黏膜具有高度分裂能力的基底细胞增生形成。术后复发率也与其手术方式有关[59]。另外，牙源性角化囊性瘤还是痣样基底细胞癌综合征较常见的表现之一。

7. 成釉细胞纤维瘤（ameloblastic fibroma）　是颌骨内罕见的肿瘤，好发生于儿童和青少年，平均年龄为15岁，很少超过21岁者，性别无差异，以下颌磨牙区为多见部位。X线显示为一界限清楚的囊性透射区，肿瘤包膜完整。

【光镜】肿瘤由牙源性上皮和幼稚间叶性纤维组织构成。上皮细胞为立方或柱状，似成釉细胞，多呈两层上皮细胞排列成条索和小岛，偶见其中有星网状细胞分化，在幼稚的疏松纤维间质中没有釉质和牙本质形成（图2-35）。手术切除可复发，多次复发后出现肉瘤变[60-61]。

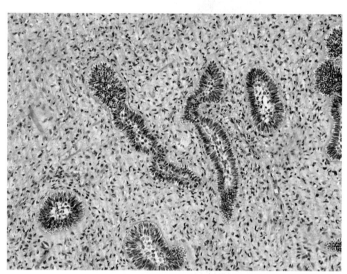

图2-35　成釉细胞纤维瘤
高柱状成釉细胞呈双层排列，构成条索或上皮岛，其间可见星网状细胞分化，间质为疏松纤维结缔组织

8. 成釉细胞纤维-牙本质瘤或成釉细胞纤维-牙瘤（ameloblastic fibrodentinoma，ameloblastic fibro-odontoma）　此两种肿瘤的组织结构与成釉细胞纤维瘤基本相似，其不同点为牙源上皮具有诱导牙齿硬组织形成功能，当有牙本质形成时，称为成釉细胞纤维牙本质瘤（图2-36）。当有釉质形成时，则称成釉细胞纤维牙瘤。

9. 牙瘤（odontoma）　此瘤为颌骨内成牙组织的增生分化，形成不规则类似牙齿组织的肿瘤，是一种成牙组织的错构瘤或发育畸形。该瘤生长缓慢，无症状，上下颌均可发生，以儿童和青年多见。牙瘤是由釉质、牙本质、牙骨质和牙髓组织构成，是高分化的良性肿瘤，常有包膜，可分两型：

（1）混合性牙瘤：形成牙齿的四种组织混杂存在，形成不规则的坚硬肿瘤团块，无完整的牙齿形成。

（2）组合牙瘤：构成牙齿的四种组织按正常牙齿相似排列，形成大小不一，形态各异的牙齿，数目少则数个，多则可达百余个，聚集成一团块。

10. 牙成釉细胞瘤（odontoameloblastoma）　是一种少见的牙源性肿瘤，多见于儿童，下颌多发，部位以后磨牙区常见。该瘤有与成釉细胞瘤相同的上皮成分，另外也有牙釉质、牙本质、牙骨质及牙髓组织存在，间质为幼稚的疏松纤维组织。目前认为这是一种不成熟的组合性牙瘤，与成釉细

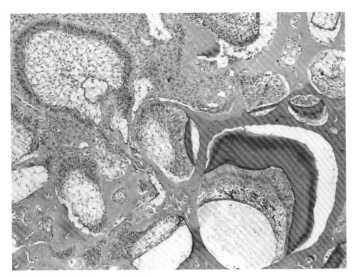

图 2-36　成釉细胞纤维牙本质瘤
成釉器样上皮团及大片牙本质样组织。在牙本质周边排列
有高柱状成牙本质细胞,肿瘤间质为疏松结缔组织

瘤和成釉细胞纤维瘤不同,尽管它们之间形态上有些相似。这是一良性肿瘤,但偶尔具有侵袭性。

11. 牙源性钙化囊性瘤(calcifying cystic odontogenic tumor)　1962 年 Gorlin 等首先报道此瘤,称为牙源性钙化囊肿。2005 年 WHO 新分类中,将"牙源性钙化囊肿"的几种变异型分别命名,而牙源性角化囊性瘤只是其中的一型。发病高峰年龄为 10～19 岁,无性别差异。

【光镜】囊肿衬里上皮为立方上皮或鳞状上皮,基底细胞排列整齐呈栅栏状,核远离基底膜。上皮层内有星网状细胞分化,衬里上皮和纤维囊壁内可见影细胞灶出现(图 2-37)[62]。影细胞胞体宽大红染,界限清,核溶解消失,残留有核之影像,故称影细胞。在邻近上皮基底层下方可见发育不良的牙本质。有些病例中可见广泛的牙体硬组织形成,类似于组合性或混合性牙瘤。

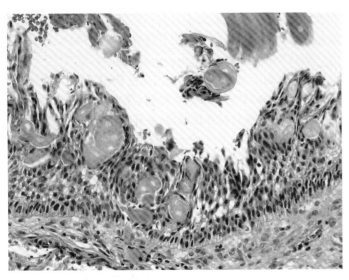

图 2-37　牙源性钙化囊性瘤
囊性病变的囊壁衬里上皮基底细胞高柱状排列,细胞核远
离基底膜,上皮内见影细胞

12. 牙本质生成性影细胞瘤(dentinogenic ghost cell tumor)又称为牙源性影细胞瘤(odontogenic ghost cell tumor),是一种具有局部侵袭性的肿瘤,在成熟的结缔组织间质中可见成釉细胞瘤样上皮岛、影细胞和伴有数量不等的发育不良的牙本质生成。发病年龄广泛,男性稍多。可发生于承牙区任何部位,其中尖牙到第一磨牙区常见。

【光镜】成熟的结缔组织中,瘤细胞形成上皮巢或成釉细胞瘤样上皮团块,可见影细胞和钙化灶,间质内可见发育不良的牙本质。此瘤生长具有局部侵袭性,术后易复发。并有恶性报道(图 2-38)[63]。

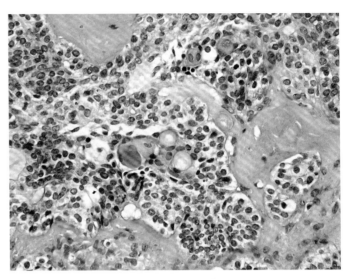

图 2-38　牙本质生成性影细胞瘤
成釉细胞瘤样结构伴影细胞和发育不良的牙本质

13. 牙源性黏液瘤(odontogenic myxoma)　又称为黏液瘤或黏液纤维瘤,良性但具有局部侵袭性。肿瘤界限不清,多无包膜。镜下见瘤细胞呈梭形或星形,排列疏松,核卵圆,深染。瘤细胞间大量淡蓝色黏液基质,有时可见散在牙源性上皮剩余。此瘤具有局部浸润性,可浸润骨组织,甚至穿破骨皮质进入邻近软组织。不易完全切除而术后易复发。

14. 牙源性纤维瘤(odontogenic fibroma)　肿瘤界限清楚,有包膜。镜下可见肿瘤由细胞丰富的纤维性结缔组织构成,其中可见散在着牙源性上皮岛和条索,类似于牙周膜中的上皮剩余。有类似于发育不良的牙本质或牙骨质钙化。另外尚可见黏液变性或颗粒细胞变性。

此瘤的临床发病情况大致与牙源性黏液瘤相同,其不同点是光镜有较多的纤维组织和更多的牙源性上皮剩余。当黏液和纤维成分大致相等时,则称为牙源性黏液纤维瘤。

15. 成牙骨质细胞瘤(cementoblastoma)　此瘤也称良性牙骨质母细胞瘤[64],常见于 25 岁以下青少年,下颌多发,多与牙根相连。X 线见在斑点状致密阻射区周围有一狭窄透射带环绕。

【光镜】瘤组织由增生的牙骨质小梁连接呈片,可见牙骨质细胞和嗜碱性骨沉积线。有的呈圆形或卵圆形矿化团块,似牙骨质小体。在矿化组织周围见未完全矿化的牙骨质基质样物质和成牙骨质细胞。肿瘤间质有富含血管的纤维组织。

16. **骨化性纤维瘤（ossifying fibroma）** 以往称为牙骨质-骨化纤维瘤。2005 年 WHO 新分类将青少年小梁状骨化纤维瘤（juvenile trabecular ossifying fibroma，JTOF）和青少年沙瘤样骨化纤维瘤（juvenile psammomatoid ossifying fibroma，JPOF）作为骨化纤维瘤的两种组织学变异型。肉眼观察肿瘤界限清楚，有包膜，剖面黄白色，实性。镜下肿瘤由富含成纤维细胞的结缔组织构成，其细胞丰富程度有较大差异。可见小梁状编织骨其周围绕成排的成骨细胞，板层骨结构和营养不良性钙化；无细胞的嗜碱性类牙骨质沉积物，呈圆形或类圆形，类似于牙骨质小体。JTOF 由含丰富细胞的纤维组织构成，其中可见带状类牙骨质和幼稚的骨小梁。JPOF 在成纤维性间质内含丰富的沙瘤样骨小体，骨小体可融合形成具有反转线的小梁状结构（图 2-39）。

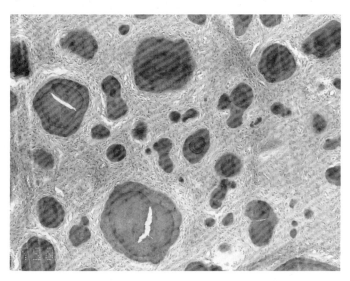

图 2-39 骨化纤维瘤
成熟的纤维组织之间分散多量圆形牙骨质小体，其中一些小体具有环形层状骨沉积线

17. **纤维结构不良（fibrous dysplasia，FD）** 本病有单骨性与多骨性之分。多骨性患者同时伴有皮肤色素沉着和女性性早熟等内分泌异常，称为 McCune-Albright 综合征。单骨者好发颌骨，多见儿童和青少年，性别无差异，上下颌骨均可受累，颌骨膨隆不对称，随骨的发育成熟病变可停止，有可终生缓慢进展。也有恶变报道，如恶变为骨肉瘤、纤维肉瘤和软骨肉瘤等，所以纤维结构不良术后随访是必要的。

【大体】病变区密质骨变薄，骨髓腔被灰白色结缔组织取代，从质韧到砂粒样逐渐移行，可见出血或囊性变。

【光镜】为正常骨结构被纤维组织替代，纤维细胞形状一致，呈梭形，胶原纤维细而分散，偶见致密胶原纤维束，在纤维组织中有散在化生的骨小梁，不规则呈 O、C、V、W、S 等英文字母样。小梁周围无成骨细胞及破骨细胞。血管丰富可有灶状出血及多核巨细胞反应。有时可见骨样组织、软骨岛、破骨细胞、泡沫细胞、多核巨细胞及继发性动脉瘤样骨囊肿或黏液变等继发病变[65]。

18. **骨结构不良（osseous dysplasias）** 发生于颌骨承牙部位的根尖周区域，以纤维组织和化生性骨取代正常骨组织为特征的病变。其组织发生来源于牙周膜。根据其临床表现不同，又分为以下几型：①根尖周骨结构不良：是指发生于下颌前部及累及少数牙；②局灶性骨结构不良：是发生于颌骨后牙区的类似局灶性病变；③繁茂性骨结构不良：发生于双侧下颌骨，甚至可以累及颌骨的四个象限，主要发生于中年黑人女性，有家族性显性遗传报道；④家族性巨大型牙骨质瘤：也可发生于双侧下颌骨，甚至波及颌骨四个象限，发生于年轻人，可出现明显的颌骨膨胀，是一种常染色体显性遗传病。病变无包膜。镜下观察，各型骨结构不良均由富含细胞的纤维组织构成，其中含有板层骨和牙骨质样物质，可见明显的嗜碱性反转线。

（三）恶性牙源性肿瘤

1. **转移性（恶性）成釉细胞瘤［metastasizing（malignant）ameloblastoma］** 是具有良性组织学表现，但发生了转移的成釉细胞瘤。其转移灶主要见于肺。

2. **成釉细胞癌-原发型（ameloblastic carcinoma-primary type）** 具有成釉细胞瘤的某些组织学特征，但组织明显分化不良、细胞异型性和核分裂象增加。

3. **成釉细胞癌-继发型（去分化）［ameloblastic carcinoma-secondary type（dedifferentiated）］** 是由良性成釉细胞瘤恶性恶变而来。

4. **原发性骨内鳞状细胞癌（primary intraosseous squamous cell carcinoma）** WHO 新分类中，其包括以下亚型：①侵犯骨髓腔并导致骨吸收的实性肿瘤（实性型）；②发生于牙源性囊肿的鳞状细胞癌；③与其他良性上皮性肿瘤相关的鳞状细胞癌。

【光镜】肿瘤一般表现为无角化的鳞状细胞癌，癌巢周边细胞呈栅栏状排列，核远离基底膜，少有角化发生。

5. **牙源性影细胞癌（odontogenic ghost cell carcinoma）** 是具有牙源性钙化囊性瘤或牙本质生成性影细胞瘤的特点，又具有恶性细胞学特征和浸润性生长的肿瘤。

6. **成釉细胞纤维肉瘤（ameloblastic fibrosarcoma）** 此瘤也称成釉细胞肉瘤，是一种稀少的恶性肿瘤，好发于青年人，下颌多见，男女均可发病。该瘤与成釉细胞纤维瘤形态相似，仅肿瘤间叶成分发生恶变，幼稚的纤维细胞数目增多，鱼骨样排列，细胞形状多样，核分裂多见，而肿瘤性牙源性上皮无恶变（图 2-40）。

7. **成釉细胞纤维牙本质肉瘤或成釉细胞纤维牙肉瘤（ameloblastic fibrodentinsarcoma，ameloblastic fibro-odontosarcoma）** 此两种肿瘤形态结构与成釉细胞纤维肉瘤基本相同，只是肿瘤性牙源上皮有明显诱导现象，有牙本质形成则称成釉细胞纤维牙本质肉瘤。当上皮诱导更充分，不仅有牙本质产生，而且还有釉质沉积和牙骨质形成，则称为成釉细胞纤维牙肉瘤（图 2-41）。

8. **牙源性癌肉瘤（odontogenic carcinosarcoma）** 这是一

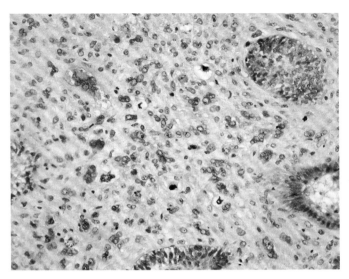

图 2-40 成釉细胞纤维肉瘤

肿瘤由分化成熟的成釉细胞排列成上皮团,其间偶有星网状细胞分化,纤维性肿瘤间质具有明显肉瘤特征

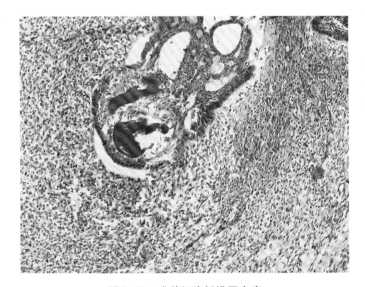

图 2-41 成釉细胞纤维牙肉瘤

分化良好的成釉器样上皮团,高柱状成釉细胞分泌形成牙釉质,纤维性间质,具有明显肉瘤特征

种极为罕见的恶性肿瘤[66],形态与成釉细胞纤维肉瘤结构大致相像,但其牙源性上皮成分和牙源性间叶组织形成的肿瘤间质,都显示有明显的恶性特征(图 2-42)。

9. 牙源性透明细胞癌(clear cell odontogenic carcinoma)是颌骨中较为少见的恶性肿瘤[67],下颌发病多于上颌,以 40 岁以上多见。肿瘤实性,无包膜,镜下见癌细胞呈片状、岛状、条索状排列,癌细胞胞质透明,可见核分裂象,PAS 染色阳性。肿瘤呈浸润性生长,偶见远处转移[68]。

此肿瘤须与其他可能出现透明细胞性肿瘤相鉴别。涎腺肿瘤中出现的透明细胞,可根据肿瘤的原发部位、黏液成分化学染色(涎腺肿瘤透明细胞黏液染色阳性)、淀粉酶和溶菌酶(腺泡细胞癌阳性)、S-100 和 actin(透明细胞性肌上皮瘤阳性)等相鉴别。肿瘤细胞异型性明显,侵犯血管、肌肉和神经。透明细胞可出现变性、坏死、脱落而形成小囊腔。

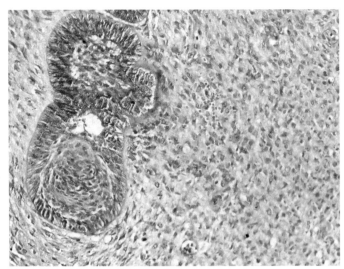

图 2-42 牙源性癌肉瘤

牙源性成釉器样细胞团及间质均具有明显恶性形态

另外牙源性钙化上皮瘤中有钙化成分,而牙源性透明细胞癌中无钙化,可以区别两者。

10. 牙源性影细胞癌(odontogenic ghost cell carcinoma)是颌骨中罕见的恶性肿瘤[69],上颌多见。镜下肿瘤细胞胞体较小,核深染,多形性,排列成条索状或网状,有许多微小囊腔形成。肿瘤细胞围绕着成团排列的胞质嗜伊红的"影细胞"。并侵犯周围的骨、肌肉和结缔组织,出现大片坏死。

四、颌 骨 囊 肿

(一)颌骨囊肿分类

颌骨囊肿分类如表 2-3 所示。

表 2-3 颌骨囊肿分类

1. 颌骨上皮性囊肿
 (1)发育性
  牙源性
  婴儿"龈囊肿"
  含牙(滤泡)囊肿
  萌出囊肿
  发育性根侧囊肿
  成人龈囊肿
  腺牙源性囊肿
  非牙源性
  鼻腭管(切牙管)囊肿
  鼻唇(鼻牙槽)囊肿
 (2)炎症性
  根尖囊肿
  根尖侧囊肿
  残余囊肿
  牙旁(炎症性根侧,下颌感染性颊)囊肿
2. 口腔、颌面软组织囊肿
  皮样或表皮样囊肿
  鳃裂囊肿
  畸胎样囊肿
  黏液囊肿
  舌下囊肿

（二）上皮性囊肿

1. 根尖周囊肿（radicular cyst） 最常见的颌骨囊肿。多因龋齿诱发的牙髓炎波及根尖引起，先有根尖肉芽肿形成，进而形成根尖囊肿。可发生在任何年龄，X线显示根尖部一界限清楚透影区。囊肿衬里上皮为复层鳞状上皮。由于炎症刺激，上皮常有增生，钉突延长，相互融合呈网状，也可因炎症衬里上皮破坏消失，形成溃疡。囊壁内炎症明显，大量炎细胞浸润，也可见泡沫状吞噬细胞、含铁血黄素和胆固醇结晶。在囊壁和衬里上皮内可见透明小体，呈弓形或环状嗜伊红均质小体。囊内充有棕黄色透明液体，其中可有脱落的上皮细胞、炎症细胞及胆固醇结晶。

2. 含牙囊肿（dentigerous cyst） 又称滤泡囊肿（follicular cyst），其好发率仅次于根尖囊肿，约占颌骨囊肿的24%，多为单发，多发性含牙囊肿可能与其他全身综合征如黏多糖贮积症、颅骨锁骨发育异常及基底细胞痣综合征等有关。囊壁包绕于未萌出牙的牙冠，且附着在该牙颈部的囊肿。当牙冠形成后，缩余釉上皮和牙面之间潴留液体而成的，囊内含有牙冠[70-71]。

【光镜】囊壁衬里为复层鳞状上皮，表面无角化，上皮层薄，仅为2~5层扁平细胞或矮立方细胞构成，其中可夹有黏液细胞或有纤毛柱状上皮化生，偶见皮脂腺细胞。纤维囊壁内可有牙源性上皮岛。囊液内含有脱落的上皮细胞及胆固醇结晶。当伴有感染时，囊壁内和囊腔中均有大量炎症细胞，并可伴有衬里上皮增生。

含牙囊肿手术不能完整切除，可复发。纤维囊壁内的上皮岛及衬里上皮可增生甚至恶变，成为牙源性腺样瘤、成釉细胞瘤或颌骨内鳞状细胞癌[72]。

3. 婴儿龈囊肿（gingival cyst of infants） 出现于新生儿或生后1~2个月内的婴儿，3个月以后者极少见。位于牙槽嵴处的黏膜上，可单发或多发，白色或淡黄色如粟粒大的结节，数目不等，镜下见多个小囊肿位于上皮下方固有层内，囊内衬以薄层角化鳞状上皮，基底细胞呈扁平状，囊腔内含角化物，偶见炎症细胞。此囊肿来自牙板上皮剩余。生长缓慢，可自行脱落，故不需治疗。

4. 成人龈囊肿（gingival cyst of adults） 位于游离龈或附着龈内的牙龈软组织囊肿，以尖牙和前磨牙区最为常见。多数人认为此囊肿来自牙板上皮剩余，也有人认为是因外伤性上皮植入而来。镜下可见囊肿衬里上皮薄厚不一，可见局灶性上皮增厚形成上皮斑，细胞呈水样透明。外科手术摘除无复发。

5. 发育性根侧牙周囊肿（lateral periodontal cyst） 发生于活髓牙根侧或牙根之间，尖牙和前磨牙区多见，下颌多于上颌。镜下见囊肿上皮为鳞状上皮或立方状上皮，较薄，由1~5层细胞组成，核小，固缩。上皮局灶性增厚形成上皮斑，由梭形或卵圆形透明细胞组成。囊壁结缔组织为成熟的胶原纤维，有时可见牙源性上皮条索或上皮岛。

6. 萌出囊肿（eruption cyst） 此囊肿是发生一个正在萌出的牙冠表面软组织内的含牙囊肿，可单侧或双侧，可单发

或多发。是由缩余釉上皮与釉质之间液体潴留形成的囊肿，此囊位于牙龈黏膜上皮和萌出的牙齿之间。囊壁衬里通常为无角化的薄层鳞状上皮。

7. 腺牙源性囊肿（glandular odentogenic cyst） 又称牙源性产黏液囊肿（mucus producing odontogenic cyst）或涎腺牙源性囊肿（sialo-odontogenic cyst）。此囊肿发生在颌骨的牙齿支撑区，表现为颌骨膨隆。囊肿为单囊或多囊，衬里为鳞状上皮，部分可为嗜酸性立方或柱状上皮[73]，形成不规则乳头突入腔内，其中常夹杂有产黏液细胞及纤毛柱状细胞。衬里上皮也可下陷于厚的上皮层内，形成腺样裂隙或陷窝，内有黏液或棕黄色液体。上皮增厚则形成上皮斑。少数伴有侵袭性生长或合并成釉细胞瘤[74-75]，术后有复发的报道。

8. 鼻腭管囊肿（nasopalatine duct cyst） 也称切牙管囊肿，位于腭中缝前部鼻腭管中，也可位于该管在口腔开口处腭乳头的软组织中。此囊肿常见，占全部颌骨囊肿的10%，由胚胎性上皮残余形成。囊肿衬里上皮为复层鳞状上皮，也可为假复层纤毛柱状上皮，或两种兼之。结缔组织囊壁内可含有大的血管或神经束。

9. 鼻唇囊肿（nasolabial cyst） 又名为鼻牙槽囊肿，此囊肿位于靠近鼻孔的基部，在上颌牙槽突的外侧软组织内，过去学者们认为其来源于球状突、侧鼻突和上颌突胚胎融合处上皮剩余发生，近来更多学者认为其是来自鼻泪管的末端增生而成。光镜下囊壁衬里上皮为口腔上皮或呼吸道上皮，也可两者均有。

10. 球上颌囊肿（globlo-maxillary cyst） 是位于上颌侧切牙和单尖牙之间的囊肿。以往学者们认为球上颌囊肿是由中鼻突的球状突和上颌突融合处的上皮残余发生的，但现在一些学者认为球上颌囊肿并不是一种独立的囊肿，可能是发生在"球状上颌"部位的牙源性囊肿，如根尖囊肿、发育性根侧囊肿、牙源性角化囊肿等；另外也有学者认为球上颌囊肿的诊断标准是：囊肿位于上颌恒侧切牙和单尖牙之间，且邻牙为活髓牙，X线片表现为倒梨形放射透光区，组织学不能诊断为其他囊肿，衬里上皮不一，多为复层鳞状上皮和（或）纤毛柱状上皮。

11. 下颌正中囊肿（median mandibular cyst） 位于下颌中线部位。以往学者们认为其是由两侧下颌突融合时上皮增殖、囊性变所致。现在，学者们认为下颌正中囊肿可能是由额外牙牙蕾或牙板上皮剩余发生的始基囊肿，其部分病变也可表现其他类型囊肿的形态特点。

12. 颌骨动脉瘤样骨囊肿（aneurysmal bone cyst） 是一种膨胀性溶骨性病变，虽然X线显示为囊性病变，但组织学检查无上皮衬里，所以也称为假性囊肿。目前认为这是一种反应性病变。发病高峰期为10~19岁。肉眼观察可见多数大小不等的囊腔，呈蜂窝状或海绵状，腔内充满血液。光镜下可见囊肿由许多充满红细胞、大小不一的血窦构成，囊腔没有衬里上皮，腔内可有血栓形成或机化。囊壁为结缔组织，常伴有类骨质或反应性新骨形成。有时在囊性病变有周围可

见有骨纤维异常增殖症、骨化纤维瘤或巨细胞肉芽肿等病变，这些病变可能是引起动脉瘤样骨囊肿发生的原发病损。

（三）口腔颌面软组织囊肿

1. 皮样和表皮样囊肿（dermoid or epidermoid cyst） 好发于颌面部。肉眼可见囊壁较薄，囊腔内含灰白色豆腐渣样物质。镜下见囊壁为角化的复层鳞状上皮衬里，结缔组织囊壁内没有皮肤附属器者称为表皮样囊肿，如果囊壁内含有皮肤附属器，如毛发、毛囊、皮脂腺等结构，则称为皮样囊肿。囊壁内有时可见胆固醇结晶及异物巨细胞等。

2. 鳃裂囊肿（branchial cleft cyst） 又称为颈部淋巴上皮囊肿（cervical lymphoepithelial cyst）。一般位于颈上部近下颌角处，胸锁乳突肌上 1/3 前缘。其组织发生来源于鳃裂或咽囊的上皮剩余，但也有人认为其发生可能与胚胎期陷入颈淋巴结内的涎腺上皮囊性变有关。肉眼观察可见囊肿内含有黄绿或棕色清亮液体，或含浓稠胶样、黏液样物质。镜下见囊壁内衬覆层鳞状上皮，伴或不伴有角化，部分囊肿可内衬假复层柱状上皮，纤维囊壁内有大量淋巴样组织并可形成淋巴滤泡。而第一鳃裂囊肿的囊壁内缺乏淋巴样组织，与表皮样囊肿相似。

3. 甲状舌管囊肿（thyroglossal tract cyst） 是甲状舌管残余上皮发生的囊肿。常位于颈部中线或近上线处，边界清楚，触之有波动感，能随吞咽上下活动。囊内容物为清亮黏液样物质。囊壁可内衬假复层纤毛柱状上皮或复层鳞状上皮，常见两者的过渡形态，纤维囊壁内偶见甲状腺或黏液组织。甲状舌管囊肿偶有癌变的报道，且多数癌变表现为乳头状甲状腺癌。

4. 畸胎样囊肿（teratoid cyst） 也称为异位口腔胃肠囊肿（heterotopic oral gastrointestinal cyst），是一种罕见的发育性囊肿。囊肿衬里上皮主要为复层鳞状上皮，部分上皮为胃肠黏膜上皮，可类似于胃体和胃底黏膜，含壁细胞、主细胞、胃腺和肌膜等，有时囊肿衬里上皮还可含肠黏膜或阑尾黏膜上皮。

5. 黏液囊肿（mucocele） 是黏液外渗性囊肿和黏液潴留性囊肿的统称。常发生于下唇黏膜，偶见发生于颌下腺者。外渗性黏液囊肿通常是机械性外伤致涎腺导管破裂，黏液池被炎性肉芽组织和结缔组织包绕或局限，潴留性黏液囊肿主要是涎腺导管阻塞，涎腺液体潴留致导管扩张而形成囊性病变。囊腔内含浓稠液体，衬里上皮为假复层、双层柱状或立方状上皮细胞。

病理组织学可分为两型：

（1）外渗性黏液囊肿：涎腺导管因外伤破裂，致使黏液外溢于组织间隙，形成黏液池，初时周围有大量噬细胞及炎症细胞渗出，其后有肉芽组织形成及纤维组织增生包绕。没有衬里上皮。

（2）潴留性黏液囊肿：为涎腺导管阻塞，使黏液潴留，导管扩张成囊。导管上皮细胞被压迫呈立方或扁平的囊肿衬里上皮细胞。偶见衬里上皮中可见嗜酸性粒细胞[76]。

在外渗性黏液囊肿形成的早期，可有大量吞噬黏液的巨噬细胞成片聚集，此时应与黏液癌区别，吞噬黏液的巨噬细胞胞质透明呈细泡沫状，核小深染并位于中央。而黏液癌细胞胞体呈空泡状透明，胞核被压于一侧呈印戒样。

6. 舌下囊肿（ranula） 也称为蛤蟆肿，位于口底，多单侧发生，是黏液囊肿的一种特殊类型，可为舌下腺及颌下腺导管阻塞引起，囊壁衬有单层立方上皮，邻近囊肿的腺体内有不同程度的慢性炎症细胞浸润。但大多为导管破裂形成的外溢性囊肿，黏液潴留于组织间隙或腺小叶间，晚期黏液周围有纤维组织包裹或肉芽组织形成。

五、颌骨其他肿瘤

（一）良性肿瘤

1. 婴儿黑色素神经外胚瘤（melanotic neuro-ectodermal tumor of infancy） 此瘤稀少，来源于神经外胚层，以往曾认为是由牙源性上皮发生。多发生在一岁以内的婴儿，上颌骨多见，其次为下颌骨、颅骨、长骨、附睾、纵隔及肢端软组织。

肿物无包膜，但边界清楚。镜下肿瘤由上皮样细胞和淋巴样细胞构成。上皮样细胞体大，立方或多边形，核大而深染，胞质丰富，含黑色素或色素不明显。上皮样细胞呈片状、条索状排列，并有瘤细胞围成裂隙和腺泡状结构。淋巴细胞聚集呈团或位于上皮样细胞围成的裂隙中。间质为致密的纤维组织。

婴儿黑色素神经外胚瘤虽无包膜，浸润生长，但它仍属良性，手术切除不复发。

2. 其他 骨瘤、软骨瘤、骨母细胞瘤、软骨母细胞瘤、非骨化纤维瘤、神经纤维瘤、血管瘤等在颌骨也均可发生，这些肿瘤的形态及生物学特征均与长骨内发生者相同。

（二）恶性肿瘤

1. 软骨肉瘤（chondrosarcoma） 颌骨内软骨肉瘤比软骨瘤更多见，高分化软骨肉瘤有时与良性软骨瘤很难鉴别。软骨肉瘤可发生于上下颌骨，但以上颌骨更好发，肿瘤呈分叶状结构，其中可有钙化和骨化。镜下可见肿瘤含有丰富的蓝灰色软骨基质，可见大小不等、形状不规则的软骨小叶，小叶可被纤维条带或穿透其中的骨小梁分隔[77]。

2. 骨肉瘤（osteosarcoma） 此瘤是颌骨内最常见的恶性肿瘤，多为颌骨原发，下颌比上颌多见，但也有因放射治疗不当、Paget 病及骨纤维异常增生症恶变而来，颌骨肉瘤愈后比长骨者好。

3. 骨巨细胞瘤（giant cell tumor of bone） 颌骨巨细胞瘤应与颌骨内巨细胞病变如巨细胞修复性肉芽肿、巨颌症、动脉瘤性骨囊肿相鉴别。特别是骨巨细胞瘤易与颌骨内巨细胞修复性肉芽肿相混淆，后者与巨细胞瘤相比巨细胞数目较少，分布也不均，常集聚于出血灶周围。巨细胞常较小，形状不规则，核也较少，间质有多呈成熟的胶原纤维，编织的纤维组织有把病变分隔为结节状的倾向，病变中多有出血及含铁血黄素沉着。

4. 颌骨内其他肉瘤 纤维肉瘤、恶性纤维组织细胞瘤、神经纤维肉瘤、血管肉瘤、肌源性肉瘤也均可在颌骨内发生，病理组织形态见软组织肿瘤章。

5. 恶性淋巴瘤(malignant lymphoma) 霍奇金淋巴瘤在颌骨内罕见，非霍奇金淋巴瘤以组织细胞型恶性淋巴瘤多见。罕见的 Burkitt's 淋巴瘤常发生于颌骨的牙槽突，多见于儿童和青少年，表现为牙龈呈瘤样肿大、牙槽骨破坏、牙齿松动，病变可累及颌骨一处或多处。组织学特点在低分化的肿瘤细胞间，有散在胞体宽大、胞质透亮的吞噬性组织细胞，使肿瘤具有特征性的"满天星"图像。

6. Ewing 肉瘤(Ewing's sarcoma) 可原发于颌骨，较少见，以上颌骨多发。诊断应与颌骨原发性小细胞癌相鉴别，也应与颌骨低分化小细胞肉瘤及恶性淋巴瘤相区别。

7. 浆细胞骨髓瘤(plasmacytoma) 多是全身性浆细胞骨髓瘤的一部分，波及颌骨，也可颌骨单发，综合化验、X线表现及瘤细胞的组织学特征，不难诊断。

8. 颌骨转移癌 常来自乳腺、肺、肝、大肠、前列腺、肾、甲状腺及睾丸的恶性肿瘤，肿瘤一般常转移到下颌磨牙区。

（高岩 贾呈瑞 王洁）

参 考 文 献

[1] Barnes L,Eveson JW,Reichart P,et al. World Health Organization Classification of Tumours. Pathology & genetics. Head and neck tumours. International Agency for Research on Cancer(IARC) Head and neck tumors[M]. Lyon:IARC Press,2005:140-143.

[2] Martelli H Jr,Pereira SM,Rocha TM,et al. White sponge nevus:report of a three-generation family [J]. Oral Surg Oral Med Oral Pathol Oral Radiol Endod,2007,103(1):43-47.

[3] Oda D. Helicobacter pylori(HP)may be involved in the pathogenesis of recurrent aphthous ulcers in children and adolescents [J]. J Evid Based Dent Pract,2005,5(1):45-46.

[4] Subramanyam RV. Occurrence of recurrent aphthous stomatitis only on lining mucosa and its relationship to smoking—a possible hypothesis [J]. Med Hypotheses,2011,77(2):185-187.

[5] De D,Kanwar AJ,Saikia UN,et al. Colocalization of mucosal vitiligo and oralpemphigus vulgaris [J]. Indian J Dermatol Venereol Leprol,2012,78(1):111-113.

[6] 郑麟蕃,吴奇光,孙开华. 口腔粘膜红斑[J]. 中华口腔医学杂志,1983,18(1):1-4.

[7] 赵福运,章魁华,马大权.570例口腔鳞状细胞癌治疗经验总结[J]. 中华口腔医学杂志,1990,25(2):92-94.

[8] Kusafuka K,Ebihara M,Ishiki H,et al. Primary adenoid squamous cell carcinoma of the oral cavity[J]. Pathol Int,2006,56(2):78-83.

[9] 高诚,贾呈瑞,吴奇光. 坏死性涎腺化生[J]. 现代口腔医学杂志,1992,6(2):114-115.

[10] 廖松林,王鲁平.结节病的病理组织学分析附27例报告[J]. 实用病理学杂志,1987,3(1):7-9.

[11] Alamillos-Granados FJ,Dean-Ferrer A,García-López A,et al. Actinomycotic ulcer of the oral mucosa:an unusual presentation of oral actinomycosis[J]. Br J Oral Maxillofac Surg,2000,38(2):121-123.

[12] Worsaae N,Christensen KC,Schiodt M,et al. Melkersson-Rosenthal syndrome and cheilitis granulomatosa. A clinicopathological study of thirty-three patients with special reference to their oral lesions [J]. Oral Surg Oral Med Oral Pathol,1982,54(4):404-413.

[13] Tarabishy AB,Schulte M,Papaliodis GN,et al. Wegener's Granulomatosis:Clinical Manifestations,Differential Diagnosis,and Management of Ocular and Systemic Disease [J]. Surv Ophthal,2010,55(5):429-444.

[14] Nigam S,Singh T,Mishra A,et al. Oral cysticercosis-report of six cases [J]. Head Neck,2001,23(6):497-499.

[15] 刘桂蕾.疣状黄瘤[J]. 国外医学(口腔医学分册),1993,20:167-168.

[16] Yu CH,Tsai TC,Wang JT,et al. Oral verruciform xanthoma:a clinicopathologic study of 15 cases [J]. J Formos Med Assoc,2007,106(2):141-147.

[17] 陆其龙,涂连英,张华光.口咽环非何杰金氏淋巴瘤与未分化癌和低分化鳞癌鉴别诊断[J]. 中华病理学杂志,1987,16(2):150-152.

[18] 王洁,刘玉祥,董福.口腔颌面部滑膜肉瘤的光镜及免疫组化研究[J]. 现代口腔医学杂志,1991,5(2):87-89.

[19] Kutluhan A,Ugras S,Akman E. Endodermal sinus(yolk sac)tumor of oral cavity originating from gingiva [J]. Auris Nasus Larynx,1998,25(4):459-462.

[20] Halfpenny W,Odell EW,Robinson PD. Cystic and glial mixed hamartoma of the tongue [J]. J Oral Pathol Med,2001,30:368-371.

[21] Mosqueda-Taylor A,González-Guevara M,de la Piedra-Garza JM,et al. Cartilaginous choristomas of the tongue:review of the literature and report of three cases [J]. J Oral Pathol Med,1998,27:283-286.

[22] Barnes L,Eveson JW,Reichart P,et al. Pathology and genetics of head and neck tumors [J]. IARC Press,Lyon,2005:210.

[23] 王洁,赵玉珍,唐全勇,等.涎腺多形性腺瘤中纤维成份的电镜组织化学研究[J]. 中华口腔医学杂志,2000,35(1):50-52.

[24] 王洁,吴奇光,孙开华,等.涎腺多形性腺瘤组织发生的探讨[J]. 中华口腔医学杂志,1995,30(2):70-72.

[25] Lingam RK,Daghir AA,Nigar E,et al. Pleomorphic adenoma(benign mixed tumour) of the salivary glands:its diverse clinical,radiological,and histopathological presentation[J]. Br J Oral Maxillofac Surg,2011,49(1):14-20.

[26] Ohba S,Fujimori M,Ito S,et al. A case report of metastasizing myoepithelial carcinoma of the parotid gland arising in a recurrent pleomorphic adenoma[J]. Auris Nasus Larynx,2009,36(1):123-126.

[27] Nikitakis NG,Argyris P,Sklavounou A,et al. Oral myoepithelioma of soft tissue origin:report of a new case and literature review

［J］. Oral Surg Oral Med Oral Pathol Oral Radiol Endod,2010, 110(5):e48-51.

［28］王洁,吴奇光,孙开华,等.涎腺肌上皮瘤中蛋白多糖的电镜组织化学研究［J］.中华口腔医学杂志,1995,30(4):215-217.

［29］Ogawa I,Nikai H,Takata T,et al. Clear cell tumors of minor salivary gland origin. An immunohistochemical and ultrastructural analysis［J］. Oral Surg Oral Med Oral Pathol,1991,72(2):200-207.

［30］Wang J,Wu QG,Sun KH,et al. Quantitative pathologic analysis of myoepithelioma and myoepithelial carcinoma［J］. Int J Oral Maxillofac Surg,1995,24:153-157.

［31］王洁,吴奇光,孙开华,等.涎腺基底细胞腺瘤的电镜组织化学研究［J］.华西口腔医学杂志,1993,11(4):258-260.

［32］王洁,吴奇光,孙开华,等.涎腺基底细胞腺瘤的免疫电镜研究［J］.现代口腔医学杂志,1994,8(2):68-70.

［33］Palmer TJ,Gleeson MJ,Eveson JW,et al. Oncocytic adenomas and oncocytic hyperplasia of salivary gland:a clinicopathological study of 26 cases［J］. Histopathol,1990,16(5):487-493.

［34］Croitoru CM,Mooney JE,Luna MA. Sebaceous Lymphadenocarcinoma of Salivary Glands［J］. Ann Diagn Pathol,2003,7(4):236-239.

［35］Nakamori K,Ohuchi T,Hasegawa T,et al. Carcinoma ex pleomorphic adenoma of the buccal region is composed of salivary duct carcinoma and squamous cell carcinoma components［J］. Int J Oral Maxillofac Surg,2009,38(10):1116-118.

［36］Rodriguez MP,Martinez MTA,Harvas MN,et al. Cytological characteristics of acinic cell carcinoma(ACC)diagnosed by fine-needle aspiration biopsy(FNAB). A study of four cases［J］. Med Oral Patol Oral Cir Bucal,2005,10(2):103.

［37］Gassler N,Erbe M,Caselitz J,et al. Mucoepidermoid carcinoma of palatinal glands with exuberant foreign-body giant cell reaction. Pathol Res Pract,2008,204(9):689-691.

［38］Herd MK,Murugaraj V,Ghataura SS,et al. Low-Grade Mucoepidermoid Carcinoma of the Palate-A Previously Unreported Case of Metastasis to the Liver［J］. J Oral Maxillofac Surg,2012,70(10):2343-2346.

［39］Batsakis JG,Luna MA,el-Naggar A. Histopathological grading of salivary gland neoplasms:Ⅲ Adenoid cystic carcinomas［J］. Ann Otol Rhinol Laryntol,1990,99(12):1007-1009.

［40］王洁,吴奇光,孙开华,等.腺样囊性癌组织学类型与蛋白多糖形成的关系［J］.中华医学杂志,1994,74(7):434-435.

［41］Shi H,Wang J,DongFS,et al. The effect of proteoglycans inhibited by RNA interference on metastatic characters of human salivary adenoid cystic carcinoma［J］. BMC Cancer,2009,9:456-471.

［42］王洁,吴奇光,孙开华,等.涎腺腺样囊性癌的免疫组化及免疫电镜研究［J］.中华病理学杂志,1994,23(3):173-175.

［43］Albores-Saavedra J,Wu J,Uribe-Uribe N. The sclerosing variant of adenoid cystic carcinoma:a previously unrecognized neoplasm of major salivary glands［J］. Ann Diagn Pathol,2006,10(1):1-7.

［44］Norberg LE,Burford-Mason AP,Dardick I. Cellular differentiation and morphologic heterogeneity in polymorphous low-grade adenocarcinoma of minor salivary gland［J］. J Oral Pathol Med,1991,20(8):373-379.

［45］Lazard DS,Baglin AC,Baujat B,et al. Mandibular osteosclerotic lesion of a parotid salivary duct carcinoma:demonstration of the neural tropism of these tumors［J］. Eur Ann Otorhinolaryngol Head Neck Dis,2010,127(5):189-192.

［46］Dardick I,Cavell S,Boivin M,et al. Salivary gland myoepithlioma variants. Histological,ultrastructural and immunocytological features［J］. Virchow Arch A Pathol Anat Histopathol,1989,416(1):25-42.

［47］王洁,吴奇光,孙开华,等.涎腺恶性肌上皮瘤的组织学及免疫组化研究［J］.上海口腔医学杂志,1993,2(3):160-162.

［48］王洁,吴奇光,孙开华,等.涎腺肌上皮肿瘤细胞核形态的定量研究.现代口腔医学杂志,1993,7(2):65-67.

［49］王洁,吴奇光,孙开华,等.涎腺良恶性肌上皮肿瘤DNA含量与临床预后间关系的研究［J］.华西口腔医学杂志,1993,11(3):177-180.

［50］Kuo T,Hsueh C. Lymphoepithelioma-like salivary gland carcinoma in Taiwan:a clinicopathological study of nine cases demonstrating a strong association with Epstein-Barr virus［J］. Histopathology,1997,3(1)1:75-82.

［51］Wang CP,Chang YL,Ko JY,et al. Lymphoepithelial carcinoma versus large cell undifferentiated carcinoma of the major salivary glands［J］. Cancer,2004,101(9):2020-2027.

［52］Rao RN,Chang CC,Tomashefski Jr JF. Lymphocyte sub-populations and non-Langerhans' cell monocytoid cells in pulmonary Langerhans' cell histiocytosis［J］. Pathology-Research and Practice,2008,204(5):315-322.

［53］Barnes L,Eveson JW,Reichart P,et al. Pathology and genetics of head and neck tumors. IARC Press,Lyon,2005:284.

［54］Yoon JH,Ahn SG,Kim SG. Mucous cell differentiation in a unicystic ameloblastoma［J］. Int J Oral Maxillofac Surg,2009,38(1):91-97.

［55］Goldblatt LI,Brannon RB,Ellis GL. Squamous odontogenic tumor. Report of five cases and review of the literature［J］. Oral Surg Oral Med Oral Pathol,1982,54(2):187-196.

［56］Ruhin B,Raoul G,Kolb F,et al. Aggressive maxillary squamous odontogenic tumour in a child:histological dilemma and adaptative surgical behaviour［J］. Int J Oral Maxillofac Surg,2007,36(9):864-866.

［57］Hansen LS,Eversole LR,Green TL,et al. Clear cell odontogenic tumor:a new histologic variant with aggressive potential［J］. Head Neck Surg,1985,8(2):115-123.

［58］Forssell K,Forssell H,Kahnberg KE. Recurrence of Keratocysts:a long-term follow-up study［J］. Int Oral Maxillofac Surg,1988,17(1):25-28.

［59］Yang SI,Park YI,Choi SY,et al. A retrospective study of 220 cases of keratocystic odontogenic tumor(KCOT)in 181 patients

[J]. Asian Journal of Oral and Maxillofacial Surgery, 2011, 23(3):117-121.

[60] DeLair D, Bejarano PA, Peleg M, et al. Ameloblastic carcinosarcoma of the mandible arising in ameloblastic fibroma: a case report and review of the literature[J]. Oral Surg Oral Med Oral Pathol Oral Radiol Endod, 2007, 103(4):516-520.

[61] 王洁, 王植三. 造釉细胞纤维肉瘤[J]. 现代口腔医学杂志, 1989, 3(4):255-256.

[62] Buchner A. The central (intraosseous) calcifying odontoginic cyst: a analysis of 215 cases [J]. J Oral Maxillofac Surg, 1991, 49(4):330-339.

[63] Li BB, Gao Y. Ghost cell odontogenic carcinoma transformed from a dentinogenic ghost cell tumor of maxilla after multiple recurrences [J]. Oral Surg Oral Med Oral Pathol Oral Radiol Endod, 2009, 107(5):691-695.

[64] Zachariades N, Skordalaki A, Papanicolaou S, et al. Cementoblastoma: review of the literature and report of a case in a seven-year-old girl [J]. Br J Oral Maxillofac Surg, 1985, 23(6):456-461.

[65] Hoshi M, Matsumoto S, Manabe J, et al. Malignant change secondary to fibrous dysplasia [J]. Int J Clin Oncol, 2006, 11(3):229-235.

[66] Yoshida T, Shingaki S, Nakajima T, et al. Odontogenic carcinoma with sarcomatous proliferation: a case report [J]. J Craniomaxillofac Surg, 1989, 17(3):139-142.

[67] 吴奇光, 孙开华, 高岩. 牙源性透明细胞癌的临床病理分析[J]. 中华口腔医学杂志, 2000, 35(5):356-358.

[68] Kumar M, Fasanmade A, Barrett AW, et al. Metastasising clear cell odontogenic carcinoma: a case report and review of the literature[J]. Oral Oncol, 2003, 39(2):190-194.

[69] Folpe AL, Tsue T, Rogerson L, et al. Odontogenic ghost cell carcinoma: a case report with immunohistochemical and ultrastructural characterization [J]. J Oral Pathol Med, 1998, 27(4):185-189.

[70] Ko KS, Dover DG, Jordan RC. Bilateral dentigerous cysts—report of an unusual case and review of the literature[J]. J Can Dent Assoc, 1999, 65(1):49-51.

[71] Ustuner E, Fitoz S, Atasoy C, et al. Bilateral maxillary dentigerous cysts: a case report[J]. Oral Surg Oral Med Oral Pathol Oral Radiol Endod, 2003, 95(5):632-635.

[72] ChenYK, Hwang IY, Chen JY, et al. Adenomatoid odontogenic tumor arising from a dentigerous cyst-A case report[J]. J Pediatr Otorhinolaryngol Extra, 200, 2(4):257-263.

[73] Chavez JA, Richter KJ. Glandular odontogenic cyst of the mandible [J]. J Oral Maxillofac Surg, 1999, 57(4):461-464.

[74] Jose M, Rao NN, Solomon MC. Glandular odontogenic cyst. A rare entity with aggressive biological behaviour [J]. Indian J Dent Res, 2000, 11(3):107-110.

[75] Hisatomi M, Asaumi J, Konouchi H, et al. A case of glandular odontogenic cyst associated with ameloblastoma: correlation of diagnostic imaging with histopathological features [J]. Dentomaxillofac Radiol, 2000, 29(4):249-253.

[76] Ozturk K, Yaman H, Arbag H, et al. Submandibular gland mucocele: Report of two cases[J]. Oral Surg Oral Med Oral Pathol Oral Radiol Endod, 2005, 100(6):732-735.

[77] 董福生, 王洁, 刘书魁. 颌骨软骨肉瘤[J]. 现代口腔医学杂志, 1990, 4(4):240-241.

第二章增值内容

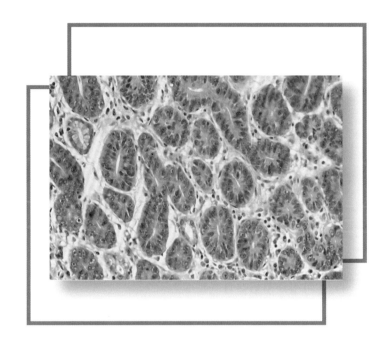

第三章

食管、胃、肠和肛门

第三章　食管、胃、肠和肛门

第一节　食　管

一、先天性畸形

（一）食管闭锁、狭窄和瘘管

食管闭锁是新生儿常见的畸形,其发病率为 1/4000 ～ 1/2000 新生儿。在胚胎发育过程中,食管和气管最初是一个共同管,以后由头尾方向生长的另一个侧褶在中线融合形成一纵行隔,此隔将气管和食管分隔成两个管道。食管和气管发育和分隔过程中的异常就能造成种种畸形(图 3-1)。最常见的是食管分成两段,上段末端成盲端,下段之上端形成瘘管与气管或右肺支气管主干相通。瘘管与气管相接处一般在气管分叉上 0.5cm。较罕见的情况是气管食管没有分隔而保持一单个的共同管,或分隔后食管未发育而形成一纤维条索样完全闭锁的食管。图 3-1 中 4 型最常见,其次为 3 型;5 型又称 H 形瘘管,6 型又称 K 形瘘管。食管先天性原发性狭窄很少见,常发生在食管中段和下段。

（二）食管重复、憩室和囊肿

这三种情况目前被认为是同一先天性畸形的不同程度的表现。食管重复是指不同长度的食管完全或部分重复,重复的食管可两端封闭,从而形成重复囊肿(duplication cyst)。重复囊肿可呈球形或管状,内壁被覆鳞状上皮、柱状上皮、立方上皮或纤毛上皮,囊壁含两层平滑肌。此型囊肿 60% 见于食管下 1/3。支气管源性囊肿(bronchogenic cyst)位于食

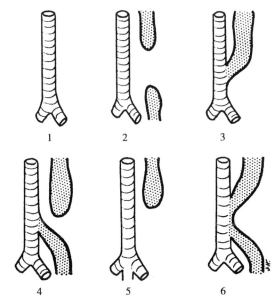

图 3-1　各型食管及食管气管瘘,4 型最常见[1]

管前,这也是气管食管分隔不全的一种缺陷。支气管源性囊肿被覆呼吸道纤毛柱状上皮,囊壁内含软骨,70% 位于食管下 1/3。胃囊肿(gastric cyst)具有胃黏膜,可分泌盐酸,囊壁有两层平滑肌。包涵性囊肿(inclusion cyst)被覆呼吸道上皮或鳞状上皮,囊壁不含软骨或完整的平滑肌层。神经肠囊肿(neuroenteric cyst)不是从胃肠道发生而是由原始脊索发生并伴脊柱不融合。这种囊肿亦常被覆鳞状上皮、纤毛柱状上皮或胃上皮,位于食管背侧。

先天性憩室罕见,有一种是发生在食管与咽连接处(因

该处肌层较薄弱)的咽食管憩室。

(三)组织异位

组织异位(heterotopia):胚胎发育过程中食管最早被覆的上皮是纤毛柱状上皮,因此在婴幼儿甚至成人食管的任何部位出现纤毛柱状上皮不能算是真正的异位。食管的胃黏膜异位多见于食管上段,多数无症状,少数可出现消化性溃疡甚至恶性转化。镜下表现为贲门型、胃底型黏膜,或两种黏膜混合存在。食管中下段可出现皮脂腺异位,多数无症状。

二、肌肉运动性疾病及其他病变

(一)硬皮病

食管硬皮病可以是全身硬皮病的一部分或局限于消化道的硬皮病累及食管。病变食管显示黏膜下层纤维化和非特异性炎症反应。纤维化也可累及肌层并取代平滑肌,小动脉显示弹力纤维变性和内膜纤维化。

【电镜】毛细血管基底膜增厚和层化(lamination)。食管的纤维化主要是由于血管病变引起缺血所致。

(二)下段食管弥漫性肌肉肥大

下段食管弥漫性肌肉肥大亦称食管卷曲、螺旋状食管、食管巨大肌性肥大或弥漫性痉挛。成人型无症状,均为尸检时偶然发现。食管所有的肌层包括黏膜肌层均增厚,以环肌增厚最明显,管壁神经纤维和神经节细胞正常。管腔亦不狭窄。男性较多见。儿童型可累及小肠[1]。

(三)后天性憩室

绝大多数食管憩室为后天性,分两类:①推出性憩室:是由于食管腔内压力增加,使食管壁从肌层薄弱处向外膨出如食管与咽连接处食管壁肌层较薄弱,因此很易形成推出性憩室,称为 Zenker 憩室或咽食管憩室;②牵拉性憩室:是由于食管周围炎症纤维化或粘连的淋巴结牵拉食管壁所致。牵拉性憩室常见于气管分叉处或其下。

膈上憩室是一种推出性憩室。憩室含鳞状上皮黏膜、黏膜下层甚至肌层,常合并炎症。咽食管憩室和膈上憩室可癌变,咽食管憩室的癌变率为 0.3%。

弥漫性食管壁内憩室病(diffuse intramural esophageal diverticulosis)或称假性憩室病(pseudodiverticulosis)患者有吞咽困难的症状,影像学和内镜下可见无数 1~3mm 烧瓶状憩室,有一针尖大的小口,这些憩室多见于食管上 1/3,与食管长径平行排列。憩室被覆鳞状上皮。这些小憩室可能代表扩张的食管腺导管,腔内可充以黏稠的黏液或炎性渗出物。

(四)后天性裂孔疝

后天性裂孔疝有三类:①所谓的滑动性疝(sliding hernia):由于横膈肌缺陷或食管-膈韧带的牵引使裂孔扩大,从而使胃及食管下 1~2cm 疝入胸腔。滑动性疝的发生与腹内压增加、肥胖和脊柱后凸等因素有关,有的患者有家族倾向。②食管旁疝(paraesophagealhernia):部分胃和肠可沿食管疝入胸腔。③损伤性疝:由于横膈裂口(破裂)所致。

(五)食管失弛缓症

食管失弛缓症(achalasia)亦称贲门痉挛(cardiospasm)是由于贲门生理性括约肌不能松弛,食管下段痉挛收缩,近段食管扩张,失去正常的蠕动节律。此病多见于 60 岁以上男性,患者主诉为吞咽困难、疼痛和食物反流。食物反流可导致呼吸道感染。病变主要是肌肉神经丛内神经节细胞减少或完全缺如,有髓鞘的神经纤维脱鞘和断裂,小的神经纤维大量丢失。平滑肌本身无改变。黏膜、黏膜下层和肌层有不同程度的炎性反应。黏膜上皮可发生化生甚至异型增生。

食管失弛缓症与巨结肠症(Hirschsprung 病)有相似之处,其不同点在于食管失弛缓症是神经节细胞的减少或缺如发生在近段扩张的食管壁,而巨结肠症则发生在远端收缩的肠壁。长期的失弛缓症可发生癌变,但发生率极低。

(六)食管蹼和环

对于有些吞咽困难的患者,在影像学下可观察到食管蹼(web)或环(ring)形成。位于上段食管蹼的女性患者常伴缺铁性贫血和萎缩性舌炎,为 Plummer-Vinson 或 Paterson-Kelly 综合征的组成部分,蹼亦可位于食管下端。蹼是薄层纤维组织,它的上面和下面均被覆鳞状上皮。食管环发生在胃食管交界处,使管腔呈环形狭窄但不堵塞管腔,环可由横行的黏膜褶构成或由环形增厚的肌层形成,被覆鳞状上皮黏膜或贲门黏膜。

(七)食管管型

偶尔整个食管鳞状上皮可完整脱落而呕吐出来形成管型。这常常是由于吞饮极热的流质饮食或自然脱落,可伴有食管壁内破裂。

(八)食管静脉曲张

门脉高压时食管下段和食管-胃交界处静脉曲张呈串珠状结节状,灰蓝色。黏膜和黏膜下层静脉高度扩张,使表面上皮或黏膜破裂,可导致致命性大出血。静脉血滞留和缺氧使黏膜上皮变性坏死更加重了破裂的危险性。上腔静脉被纵隔肿瘤阻塞时,食管上段和中段静脉曲张。

(九)糖原性棘皮症

糖原性棘皮症(glycogenic acanthosis):食管黏膜面有散在白色隆起、不连续的、圆形、表面光滑的斑,直径<3cm,基底位于食管黏膜纵褶的表面。

【光镜】鳞状上皮表浅层细胞增生肥大和空泡性变,这些细胞含丰富的糖原。此病变无临床意义。

三、食 管 炎

(一)急性食管炎

多种细菌、病毒和真菌均能引起急性食管炎。较常见的有单纯疱疹病毒(HSV)引起的食管炎、巨细胞病毒(CMV)性食管炎和念珠菌性食管炎。这些多见于免疫缺陷患者。HSV 食管炎初起时食管中下段黏膜多发性水疱,水疱破溃后形成溃疡伴有中性粒细胞和大量单核细胞浸润。受累的上皮细胞核肿胀,核染色质沿核膜分布,整个细胞核呈毛玻璃样,有多核的细胞形成。食管刷片如发现这种毛玻璃样细胞有很高的诊断价值。活检中如有大量单核细胞性渗出物可提示疱疹病毒感染。内镜下溃疡呈火山状。食管双重对比造影可见弥漫散在的浅溃疡。巨细胞病毒性食管炎多表现为溃疡,可在病变处的内皮细胞、成纤维细胞和上皮细胞内找到 CMV 包涵体。念珠菌性食管炎可为疱疹性、消化性和恶性溃疡的继发感染或发生于免疫缺陷的儿童和成人。食管中下段多见,病变处为多发性脐形出血性斑块。光镜下溃疡处及周围黏膜中有真菌菌丝和芽胞,用 PAS 染色有助于诊断。

吞食高热饮食和腐蚀性液体如酚、煤酚皂溶液、酸及碱液等可造成腐蚀性食管炎(corrosive esophagitis)。严重病例的黏膜可成片脱落,形成黏膜管型。食管显弥漫性急性炎症和溃疡形成。愈合后可造成食管狭窄。一些片剂或胶囊药物如果没有顺利吞入胃内,可滞留在食管内而刺激食管黏膜,造成炎症和溃疡。

(二) 放射性食管炎

胸部放疗可合并放射性食管炎并继发溃疡、纤维化和食管狭窄。

【光镜】病变处血管扩张、内皮细胞肿胀、成纤维细胞肥大和奇形怪状。鳞状上皮除变性坏死形成溃疡外亦可出现不典型性改变。

(三) 慢性食管炎

结核、结节病、梅毒和克罗恩病等都可累及食管,但均罕见。由克鲁斯锥虫(*Trypanosoma Cruzi*)引起的 Chagas 病除侵犯心肌外,亦可侵犯消化道,损伤肌内神经丛,使神经丛内神经节细胞显著减少(可减少90%),从而导致巨食管症(megaesophagus)。嗜酸性粒细胞性食管炎表现为食管全长的多量嗜酸性粒细胞浸润。反流性食管炎时食管上皮内亦可出现较多嗜酸性粒细胞,单就食管下段活检难与嗜酸性粒细胞性食管炎鉴别,需要多处活检及结合临床信息才能区分。

(四) 反流性食管炎

正常情况下由于:①食管下端内括约肌的作用;②贲门与食管下端有一定的角度;③食管贲门交界处附着于横膈裂孔处等的作用防止了胃液反流至食管。但任何情况使上述机制减弱就可引起胃液的反流。例如食管裂孔疝患者胃底部分疝入胸腔,使正常贲门-食管角度消失,胃液遂反流至食管。引起胃液反流的原因还有幽门梗阻和腹内压增加(如妊娠),其他少见的原因有糖尿病性自主神经系统病和硬皮病等。反流性食管炎(reflux esophagitis)主要症状为反胃、胃灼热、胸骨后疼痛和吞咽困难。

【病变】食管鳞状上皮对酸性的胃液较敏感,在长期持续的胃液刺激下,食管下段黏膜发生改变。黏膜最初的反应是鳞状上皮基底细胞增生增厚,上皮内有嗜酸性粒细胞、中性粒细胞和(或)淋巴细胞特别是 T 淋巴细胞浸润,固有膜乳头变长,可伸到上皮的表层下。胃酸的刺激可进一步引起食管下段的消化性溃疡和纤维化或发生柱状上皮化生形成 Barrett 食管。柱状上皮化生的目的是抵抗胃酸的刺激和消化,因柱状上皮较能耐受胃酸的消化和能较快地修复。

正常食管鳞状上皮基底层厚度约占全层的15%,固有膜乳头伸入上皮约达上皮厚度的50%。基底层厚超过15%~20%,乳头深入上皮超过65%,以及上皮内出现淋巴细胞、嗜酸性和(或)中性粒细胞都是诊断反流性食管炎的要点。病变可呈灶性分布,以食管下端为重。严重的胃液反流所致的消化性溃疡,其形态与胃及十二指肠消化性溃疡相同。溃疡边缘鳞状上皮可呈不同程度增生,溃疡底肉芽组织除大量炎细胞浸润外,有时可有核巨大而深染的成纤维细胞,这些增生的上皮和巨核成纤维细胞很易误诊为恶性肿瘤,特别是活检材料。溃疡愈合可产生纤维化甚至食管狭窄。

(五) Barrett 食管

Barrett 食管为食管鳞状上皮被柱状上皮化生所取代,多数是由于反流性食管炎所引起。内镜下表现为管状食管呈现"三文鱼样"粉红色黏膜,可成片或岛状散在分布,有时可伴糜烂或溃疡。典型的组织学形态为黏液柱状上皮及肠化(出现杯状细胞),可与鳞状上皮间插分布(图3-2)。上皮可因反应性改变而略为扭曲、分支,以及锯齿状的增生表现。有时可见到鳞状上皮表面有柱状细胞的复层上皮。

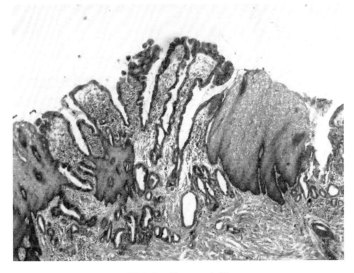

图 3-2 Barrett 食管

F3-2 ER

诊断 Barrett 食管需要确定柱状上皮为化生而来,因此需要确定柱状上皮的活检组织取自管状食管。一些组织学表现可以支持食管的背景:兼有鳞、柱的复层上皮、食管腺及其导管、鳞状上皮覆盖于肠化腺体表面等,但是单靠组织学有时难以判断,需要紧密结合内镜的送检部位。有些学者认为肠化与癌变风险密切相关,诊断 Barrett 食管必须有肠化表现,但有证据表明肠化的发现受活检块数影响,并且无肠化柱状上皮化生发生异型增生和癌的风险与有肠化者类似[2]。因此,活检标本确诊 Barrett 需结合临床内镜资料,如果不能确诊,需描述出所见上皮类型及是否有肠化表现。

Barrett 食管可发生异型增生(dysplasia),分低级别和高级别两级。异型增生为癌前病变,Barrett 食管患者发生腺癌的危险性高于正常人群 30～60 倍[3]。

四、食管肿瘤

(一) 食管癌

食管癌是常见的恶性肿瘤之一,遍及世界各地,但其地理分布极不平衡,国内国外都有一些集中高发区和相对高发区。我国是食管癌的高发国,国内高发区主要分布在太行山区、秦岭地区和闽粤交界地区等处。从中国东北经前苏联中亚细亚到土耳其、伊朗北部为一带状高发地带。

我国食管癌好发年龄为 40 岁～60 岁,国外报道为 50 岁～70 岁。男性多见,男女比例从 2：1～20：1 不等,平均 4：1。患者主要症状为哽噎、吞咽困难、胸骨后或剑突下痛,少数可伴高血钙症。

主要病因因素有:①饮食习惯和食物因素:高发区居民喜食高热、粗糙和质硬的食物,酗酒和吸烟亦有一定的影响;②亚硝胺和真菌毒素;③其他病因有土壤中微量元素如:钼、铁、锌、氟、硅等缺乏以及可能存在的遗传因素等。

【病变】食管癌好发部位为食管中段,其次为食管下段,食管上段最少。国内高发区河南省林县用脱落细胞学及影像学相结合检查了 3633 例食管癌,其中上段 426 例(11.7%)、中段 2301 例(63.3%)、下段 906 例(25%)。

早期食管癌的定义是指癌组织位于黏膜层,无论是否有局部淋巴结转移,如癌局限于上皮内可称为原位癌或上皮内癌。

【大体】早期食管癌可看不出病变或仅黏膜粗糙,糜烂或呈斑块乳头状隆起,以糜烂和斑块状为多见(图 3-3)。

进展期食管癌的大体类型有:①髓样型:肿瘤在食管壁内

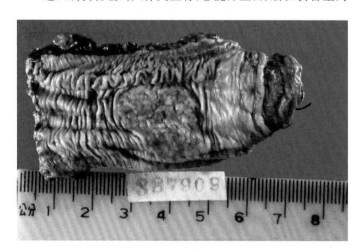

图 3-3　早期食管癌(斑块型)

浸润性生长,使管壁弥漫性增厚,表面可形成浅溃疡,切面增厚的食管壁灰白色、均匀、质软;②息肉蕈伞型:肿瘤形成卵圆形或扁平肿块,或呈蘑菇样肿物突入食管腔,表面都有浅溃疡;③溃疡型:肿瘤形成大小不一、深浅不等的溃疡,溃疡边缘隆起,底部凹凸不平;④缩窄型:癌组织浸润性生长处伴明显的纤维组织反应,使食管明显变硬,管腔狭窄(环形缩窄),切面肿瘤处食管壁增厚,灰白色、条纹状。以上各型中髓样型最多见,占 60% 左右,其次为息肉蕈伞型和溃疡型,缩窄型最少。

【光镜】90% 的食管癌为不同分化程度的鳞癌。根据分化程度鳞癌可分为高分化、中分化和低分化,高分化鳞癌有明显的角化珠(癌珠)形成,癌细胞胞质丰富,核分裂少。低分化鳞癌癌细胞分化差,多数已无鳞状上皮的排列结构,癌细胞异型性明显,核分裂多见。中分化鳞癌的组织形态介于高分化和低分化鳞癌之间。

其他组织学类型的癌:①腺癌:占食管癌的 5%～10%,主要发生在 Barrett 食管(图 3-4)基础上,形态与胃肠道腺癌类似,癌旁的 Barrett 食管黏膜上皮常伴不同程度的异型增生;②疣状癌:呈粗大乳头状生长,鳞状上皮分化好,表面有角化不全和角化过度,底部呈膨胀性生长,浸润常不明显,这种癌可误诊为良性;③腺样囊性癌:形态与涎腺相应肿瘤相同;④基底细胞样鳞癌(basaloid squamous carcinoma):是一种恶性度较高的癌,好发于食管上段,老年男性多见,癌细胞形成实性或筛状小叶、小腺样结构,可有粉刺状坏死,同时可见通常的鳞癌区(图 3-5);⑤黏液表皮样癌:其恶性度较低,形态与涎腺的黏液表皮样癌相同;⑥腺鳞癌:癌组织具明确的鳞癌和腺癌成分,两者混合存在;⑦神经内分泌癌:食管分化好的神经内分泌肿瘤极罕见,主要为小细胞神经内分泌癌。肿瘤较大,直径多>4cm,可位于食管的任何部位,但以下段多见。组织学形态与肺小细胞癌相同,有些病例有灶性腺样或鳞状细胞分化,甚至有灶性黏液分泌。免疫组化神经内分泌癌显示 ChromograninA、CD56、synaptophysin 等神经内分泌标记均阳性,可有异位激素如 ACTH、calcitonin、VIP 和 5-HT 等分泌,并可以表达 TTF-1。电镜可见神经内分泌颗粒直径 80～200nm[4]。

【癌前病变】食管鳞癌癌前病变为上皮内瘤变(intraepithelial neoplasia)或称为异型增生(dysplasia)。上皮内瘤变根据病变程度可分为低级别(low grade intraepithelial neoplasia,LGIEN)和高级别(high grade intraepithelial neoplasia,HGIEN),如上皮全层均有病变可称原位癌,30% 的食管癌癌旁有原位癌。约 1/4 的鳞状上皮 HGIEN 可发展成癌。HGIEN 和原位癌不是浸润性癌的侧方延伸,而是作为癌的原发起点,由此发展成浸润性癌。

【浸润转移】

1. 直接浸润蔓延　食管上段癌可侵入喉、气管、甲状腺和颈部软组织。中段癌可侵犯纵隔大血管、支气管、肺,胸膜、心包和脊椎等。下段癌常累及贲门、横膈和肝左叶等处。直接蔓延以上段癌最多见(60%),下段癌最少(30%)。

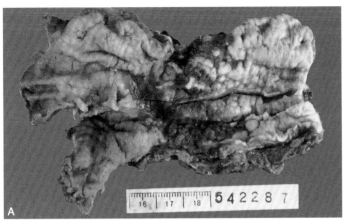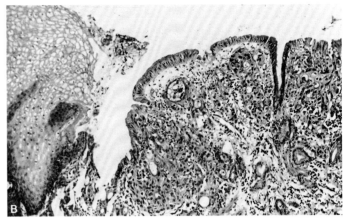

图 3-4　Barrett 食管腺癌
A. 大体形态；B. 镜下形态

F3-4　ER

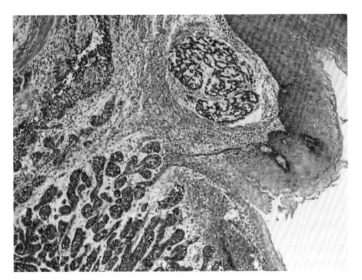

图 3-5　基底细胞样鳞癌

2. 淋巴管转移　食管有丰富的淋巴管，所以淋巴结转移率高。根据食管淋巴引流，上段癌常转移至食管旁、喉后、锁骨上、颈深部和上纵隔淋巴结。中段癌转移至食管旁和肺门淋巴结。下段癌转移至食管旁、贲门周、胃左和腹腔淋巴结，亦可通过黏膜下淋巴管转移至胃黏膜下。

3. 血行转移　主要见于晚期患者，可转移至全身，但以肝、肺和肾上腺为多见。

【分子病理】TP53 基因（17p13）的突变和失表达在食管癌中检出率很高，TP53 被认为是食管癌发生发展中重要的遗传事件。20% ~40% 食管鳞癌 cyclin D1（11q13）扩增，这种鳞癌常常保留有 Rb 基因的表达。

【预后】早期食管鳞癌手术后 5 年存活率可达 90%，中

晚期癌手术后 5 年存活率仅 10% ~30%。

（二）食管癌肉瘤

食管癌肉瘤（carcinosarcoma）又称肉瘤样癌、鳞癌伴梭形细胞间质、假肉瘤、梭形细胞癌、息肉状癌、化生性癌等。此癌常长成息肉状，有一长短不等的蒂，突向食管腔。肿瘤由肉瘤成分和癌（鳞癌、腺癌或未分化癌）混合而成（图 3-6）。至于肉瘤和癌的比例，不同病例不同。表面常为溃疡面或灶性被覆原位癌或鳞癌，肉瘤成分多数像恶性纤维组织细胞瘤并可向软骨、骨或横纹肌分化，有关此瘤的性质始终有不同意见。有学者认为此瘤本质上是癌伴肉瘤间质，因免疫组织化学显示肉瘤成分部分亦为角蛋白阳性，电镜下大部分肉瘤细胞具肌成纤维细胞或其他间充质细胞的超微结构，更重要的是此瘤有与食管癌完全不同的生物学特性：①肿瘤总是呈息肉状生长；②此瘤的转移灶多数为纯肉瘤成分；③预后好，5 年存活率达 50% 以上。

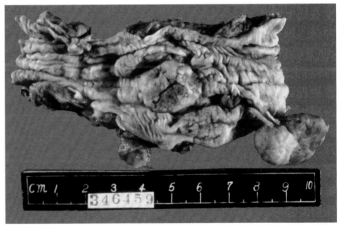

图 3-6　食管癌肉瘤（肉瘤样癌）

（三）恶性黑色素瘤

好发于食管中段和下段。老年人多见。肿瘤常呈灰色或黑色息肉状肿物突入食管腔。

【光镜】瘤细胞呈上皮样、梭形、两者混合或多形性，黑色素一般较多，所以诊断不困难。

【电镜】有多量黑色素小体。食管原发性恶性黑色素瘤周围黏膜鳞状上皮常显交界活性或有散在卫星状瘤结节。有些病例瘤周黏膜有灶性或弥漫性黑变(melanosis)。此瘤恶性度高,预后差。

(四) 间充质肿瘤(mesenchymal tumor)

1. 平滑肌肿瘤　平滑肌瘤是食管最常见的非上皮性良性肿瘤。半数患者无症状,有症状者主诉为吞咽困难和胸部不适。下段较上段食管多见,通常为单发亦可多发。肿瘤形成息肉或巨块突入管腔,表面黏膜光滑或有溃疡形成,或成哑铃状部分突入管腔,部分突至食管外;或呈扁平形主要是壁内生长的肿物。肿瘤切面界限清楚,灰白色编织状,常伴钙化,光镜所见与身体其他部位的平滑肌瘤相同。食管平滑肌肉瘤少见,体积一般较大,质软,切面常有出血坏死。光镜下瘤细胞密集,核分裂可见或多见。分化好的平滑肌肉瘤与平滑肌瘤有时很难鉴别。由于消化道平滑肌肿瘤的生物学行为较发生于子宫者恶,所以对于食管平滑肌肿瘤核分裂>2/10HPF者均应作平滑肌肉瘤处理为妥。

一种罕见的弥漫性平滑肌瘤病(diffuse leiomyomatosis)主要见于青少年,累及食管的一段,有时可累及食管和胃。病变处食管狭窄。

【光镜】食管壁平滑肌弥漫增生,呈漩涡状。增生的平滑肌间夹杂多量纤维组织,神经和血管成分亦增生并有淋巴细胞和浆细胞浸润,使食管壁弥漫性增厚。这种病变可能是一种畸形而非肿瘤。

2. 胃肠道间质肿瘤(gastrointestinal stromal tumor,GIST)食管GIST罕见,占食管间充质肿瘤的10%～20%,多数为食管远端腔内肿物,造成吞咽困难。多数GIST为梭形细胞肿瘤,呈肉瘤样结构,有一定量核分裂。有时可呈上皮样,形态及免疫组化与胃GIST相同。

(五) 其他肿瘤和瘤样病变

1. 鳞状上皮乳头状瘤和腺瘤　两者均罕见。鳞状上皮乳头状瘤为外生性乳头状肿物。

光镜鳞状上皮分化好,无异型性。由HPV引起的乳头状瘤可见凹空细胞(koilocyte)。腺瘤只见于Barrett食管。腺瘤的大体和光镜形态与发生于胃和肠的腺瘤相同。

2. 纤维血管性息肉(fibrovascular polyps)　亦称纤维性息肉、炎性纤维性息肉或炎性假瘤。可发生于食管的任何部位,以食管上段多见。体积可很大,致使食管腔显著扩张。息肉有一长蒂附着于食管壁。

【大体】息肉呈分叶状,表面粉白色光滑,偶有浅溃疡形成(图3-7)。

【光镜】息肉由水肿的纤维结缔组织构成,其中含不等量的成熟脂肪组织和丰富的薄血管,息肉表面被有鳞状上皮。

3. 颗粒细胞瘤(granular cell tumor)　胃肠道发生的颗粒细胞瘤以食管最多见。肿瘤为单发或多发黏膜下肿物,表面有完整的鳞状上皮黏膜被覆,上皮可呈假上皮瘤样增生。

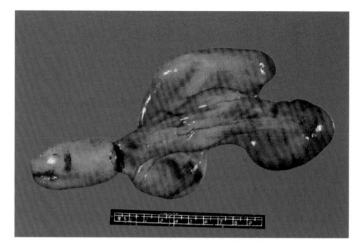

图3-7　食管纤维血管性息肉

F3-7　ER

瘤细胞排列成索或巢,胞质丰富,嗜酸性颗粒状。恶性颗粒细胞瘤很罕见。近年根据电镜和免疫组织化学研究的结果认为颗粒细胞瘤来自神经周细胞(perineural cell)。

4. 其他肿瘤　文献上报道的食管肿瘤还有毛细血管瘤、血管外皮瘤、神经纤维瘤、淋巴瘤、浆细胞瘤、横纹肌肉瘤、滑膜肉瘤、软骨肉瘤和骨肉瘤等。原发性食管的淋巴瘤极罕见,常常是邻近器官的累及。食管淋巴瘤最常见的类型为弥漫大B细胞淋巴瘤及黏膜相关淋巴组织淋巴瘤。

(六) 转移瘤

食管的转移性肿瘤可由肺、甲状腺、喉和胃的肿瘤直接累及,或经淋巴管血管转移至食管,如来自睾丸、前列腺、子宫内膜、肾和胰的恶性肿瘤,各种白血病和淋巴瘤均可累及食管。

五、食管活检

食管内镜检查和活检对食管病变的诊断和治疗起很大的推动作用,如明确食管炎的病因(HSV、CMV、念珠菌或其他),确诊反流性食管炎和Barrett食管和明确肿瘤的性质等。内镜活检在诊断鳞状上皮异型增生/上皮内瘤变较其他手段如脱落细胞学、刷片等有更大的优越性。

第二节　胃

一、先天性畸形

(一) 先天性幽门狭窄

先天性幽门狭窄(congenital pyloric stenosis)多见于男孩。症状常在出生后3～12周出现。特点是呕吐,有时为喷射性呕吐。呕吐物为胃内容,无胆汁。由于呕吐而导致便秘和脱水等。上腹部可摸到硬而光滑的卵圆形肿块。直径为1~2cm,可见胃蠕动波。

大体胃幽门管由于幽门括约肌高度增生肥大而显著狭窄,有时仅能通过一根细的探针。肥厚的幽门可长达2cm,质硬如软骨,黏膜一般光滑,无溃疡或其他病变。偶尔成人亦可发生幽门狭窄,这多数是由于慢性炎症或消化性溃疡愈合和纤维化引起,并非先天性。

(二)胃憩室和胃重复

胃憩室罕见,有真假两种。真性憩室含胃壁全层,由于炎症牵引所致,最常见部位为幽门。假憩室为胃黏膜从肌层薄弱处疝出。胃重复罕见,形成球形或圆形中空结构,与胃壁通常是胃大弯相连,与胃共一肌层,被以胃黏膜但与胃腔不通。65%为1岁以内的婴儿。成人的胃重复常常是由于消化性溃疡后伴胃十二指肠瘘,从而形成一双重管道。

(三)胰腺异位

胃的胰腺异位占消化道胰腺异位的1/4。多见于胃窦,形成半球形结节或肿物。85%位于黏膜下层向胃腔突出,其余的位于肌层内。表面黏膜光滑,结节中央常呈脐形凹陷,切面黄白色。

【光镜】异位胰腺多数由胰腺腺泡和导管构成,很少有胰岛。

(四)腺肌瘤或肌上皮性错构瘤

【大体】腺肌瘤(adenomyoma)或肌上皮性错构瘤(myoepithelial hamartoma)形态与胰腺异位相似。

【光镜】主要由平滑肌组织、被覆立方或柱状上皮的导管和Brunner腺构成,无胰腺腺泡或胰岛。

二、胃　　炎

胃炎是胃黏膜的炎症,少数情况下(特别是急性胃炎时)可累及黏膜下层甚至肌层。

(一)急性胃炎

急性胃炎主要是由于饮食不当(进食过多、过热、过快和嚼不碎等)、食物过敏、酒精、药物、毒物、腐蚀品、细菌毒素、传染病、败血症、应激、脑损伤、肾衰和循环障碍等引起。急性胃炎由于不适合作活检或手术,因此可提供形态学研究的材料很少,多数材料来自临床和尸检资料。

急性胃炎时胃黏膜红肿,表面被以厚层黏稠的黏液,有散在的小的出血性糜烂灶。

【光镜】固有膜充血水肿,大量中性粒细胞浸润,粒细胞侵入腺上皮进入腺腔。有灶性出血,病变严重时黏膜坏死脱落形成浅溃疡。如病变较轻,当炎症消退后黏膜可完全恢复正常,但一般常伴有黏膜下层不同程度的纤维化。

蜂窝织炎性胃炎时胃壁各层均有大量中性粒细胞浸润。酸碱腐蚀性胃炎时胃黏膜甚至胃壁深部组织显示广泛出血坏死。

(二)慢性胃炎

慢性胃炎很常见,近年大量研究结果表明幽门螺杆菌(*H. pylori*)与慢性胃炎的发生有密切的关系。此外一些慢性刺激,如机械性刺激、自身免疫、慢性酒精中毒和营养不良等亦为慢性胃炎常见的病因。

【病变】

1. 淋巴细胞、浆细胞浸润　正常胃黏膜,特别是胃窦黏膜,固有膜内可有散在的淋巴细胞。一般认为至少需要5~6个淋巴细胞/浆细胞聚集成簇,才达到诊断慢性胃炎的最低标准。

2. 中性粒细胞浸润　正常胃黏膜固有膜也可以有极少许中性粒细胞浸润,但是浸润上皮被认为是慢性胃炎活动性的表现。最常见于幽门螺杆菌活动性感染,在有效的抗菌治疗后可以很快消除。此外也可以见于其他活动性胃炎,如NSAID损伤、克罗恩病等。

3. 淋巴细胞聚集及淋巴滤泡形成　胃黏膜固有膜淋巴细胞聚集成团,特别是形成有生发中心的淋巴滤泡,与幽门螺杆菌感染密切相关,抗菌治疗后消失缓慢,可看做幽门螺杆菌感染或感染后状态的表现。

4. 肠上皮化生　即胃型黏膜上皮被肠上皮化生取代,可分为:①完全型化生:又称Ⅰ型化生、小肠型化生。完全型化生的上皮与小肠上皮相似,含有吸收细胞、杯状细胞和Paneth细胞。吸收细胞的管腔面有特殊的刷毛缘(纹状缘)。PAS染色刷毛缘呈强阳性。杯状细胞分泌唾液酸黏液;胃型黏液(如MUC1、MUC5AC及MUC6)阴性而小肠黏液(MUC2)表达高。②不完全型化生:又称Ⅱ型化生,又分为胃型化生(Ⅱa型)和结肠型化生(Ⅱb)。Ⅱa型不完全化生的柱状细胞像胃的陷窝上皮细胞,分泌中性黏液,杯状细胞分泌唾液酸黏液,Ⅱb型不完全化生的柱状细胞分泌硫酸黏液,杯状细胞分泌唾液酸黏液。胃型黏液(MUC1、MUC5AC、MUC6)和小肠黏液(MUC2)同时表达,Ⅱ型化生很少有Paneth细胞,一般认为Ⅱb型化生与胃癌的关系密切。胃黏膜内肠化生灶可呈斑点状、片块状或弥漫性分布。好发部位为胃窦、小弯及幽门腺胃底胃体腺交界处。肠化生随年龄增长而增多。

5. 假幽门腺化生　指在胃底胃体腺区域内出现类似正常幽门腺的腺体。假幽门腺化生无分泌胃泌素的G细胞,由此可用免疫组化与真正的幽门腺区别。

6. 萎缩　胃黏膜固有腺体减少即为萎缩,是一个组织学形态而非疾病诊断。形态上可分为化生性萎缩和非化生性萎缩。化生性萎缩指胃固有腺体被肠化或假幽门腺化生的腺体取代,非化生性萎缩则仅有固有腺体减少,可伴有纤维组织增生。

更新的Sydney系统[5-6]提供了慢性胃炎活检的标准化诊断模式。按照其标准,慢性胃炎的显微镜下报告应包括:①部位(胃窦和胃体应分别报告);②各部位均应按以下几点描述:幽门螺杆菌、慢性炎细胞浸润情况、中性粒细胞浸润情况、萎缩和肠化,并分别予以分级(无、轻、中、重);③胃炎的分类,即急性/活动性、慢性或特殊性(为淋巴细胞性、肉芽肿等);④结论性总结,指出原因(如已知)、部位(窦、体或全胃炎)和形态。

【分类】

1. 慢性浅表性/非萎缩性胃炎　病变黏膜充血、发红、水肿,有时并有点状出血或糜烂。黏膜厚度正常。炎症多限于黏膜浅层即腺窝(小凹)水平的固有膜内。固有膜充血水肿,淋巴细胞、浆细胞浸润,有活动性炎时上皮细胞内中性粒细胞浸润。无萎缩及肠化。

2. 慢性萎缩性胃炎　胃黏膜变薄、平滑、皱襞少或消失,胃镜下可清晰见到黏膜下血管。有些伴化生的萎缩黏膜厚度正常。胃黏膜固有腺体减少,可伴或不伴化生。固有膜淋巴细胞、浆细胞浸润和淋巴滤泡形成。同时可有黏膜肌层增厚等反应性改变。也可以伴有活动性炎即上皮内中性粒细胞浸润。

按照病因,常见的慢性胃炎有幽门螺杆菌性胃炎及自身免疫性胃炎。

(1) 幽门螺杆菌性慢性胃炎:最为常见,可表现为慢性非萎缩性胃炎及萎缩性胃炎。典型者有较多淋巴细胞、浆细胞在固有膜内浸润,伴淋巴细胞聚集及淋巴滤泡形成。细菌活动时伴中性粒细胞浸润,并且黏膜表面的黏液内可找到小杆状的细菌。通过免疫组化和特殊染色可以标示出幽门螺杆菌帮助诊断。

(2) 自身免疫性慢性胃炎:患者胃液及血清内抗内因子抗体阳性,抗壁细胞抗体(抗壁细胞管道的微绒毛上一种脂蛋白的特异性抗原)阳性。自身抗体损伤泌酸腺,胃黏膜分泌功能受损,胃酸分泌降低,致维生素 B_{12} 吸收障碍、恶性贫血,以及血清胃泌素水平升高。病变主要累及胃底及胃体,早期淋巴细胞、浆细胞浸润固有膜,侵犯泌酸腺。泌酸腺逐渐被破坏,伴假幽门腺化生及肠化。最终导致泌酸腺完全萎缩,壁细胞破坏消失,终末时炎细胞减少。通常胃窦黏膜正常。

(三) 特殊类型胃炎

1. 慢性肥厚性胃炎　单纯性慢性肥厚性胃炎的大体特点是黏膜皱襞加深变宽呈脑回状。

【光镜】腺体变长但结构正常,固有膜有弥漫性炎细胞浸润。整个黏膜层增厚,慢性肥厚性胃炎可原因不明,或伴消化性溃疡。或是 Zollinger-Ellison 综合征(胃泌素瘤、高胃酸、胃、十二指肠或空肠溃疡、腹泻)的一种表现。

Menetrier 病又名巨大肥厚性胃炎(giant hypertrophic gastritis)或胃皱襞巨肥症(giant hypertrophy of gastric rug),是一种少见的特殊类型的肥厚性胃炎。临床特点为消化不良、呕血、低蛋白血症(蛋白质从不正常的胃黏膜漏出所致)和低胃酸或无胃酸。多见于中年男性。

【大体】胃底胃体部特别是大弯侧黏膜弥漫性肥厚,形成巨大皱襞而呈脑回状,或形成息肉结节状巨块(图3-8),以致影像学常误诊为胃癌。胃窦黏膜一般很少累及。

【光镜】黏膜全层增厚,腺窝变深,腺体变长,腺体中壁

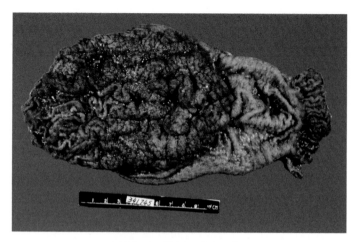

图 3-8　胃 Menétrier 病

细胞和主细胞稍减少而黏液细胞增多。黏膜深部的腺体呈囊性扩张,向下长入或穿透黏膜肌层。可有假幽门腺化生但无肠化。变长的腺体呈分支状。固有膜水肿,有淋巴细胞和浆细胞浸润,Menetrier 病的原因不清楚,由于有些病例合并多发性内分泌腺肿瘤而被认为此病与内分泌失调有关,亦有学者认为这是一种黏膜的错构瘤或自身免疫性改变。

2. 反应性胃病　主要因胆汁反流、药物损伤等化学性刺激造成。黏膜充血、水肿,可糜烂或息肉样隆起。镜下小凹上皮增生、呈皱褶状,上皮黏液减少,细胞核略增大,伴充血及黏膜肌层增生,但炎细胞较少浸润。

3. 淋巴细胞性胃炎(lymphocytic gastritis)　胃黏膜的表面上皮和腺窝上皮内有大量成熟的 T 淋巴细胞。这种胃炎可能代表一种对局部抗原如幽门螺杆菌的不正常的免疫反应。

4. 慢性囊性胃炎　黏膜深部的胃体腺或幽门腺呈不同程度的囊性扩张,被覆扁平上皮细胞。这种胃炎可能是一种变性而不是炎症,亦可能是萎缩性胃炎后期的一种变异。

5. 嗜酸细胞性胃炎　胃壁特别是胃窦部胃壁因显著水肿和大量嗜酸性粒细胞浸润而显著增厚。原因不明,可能与过敏有关,因25%的患者有过敏史,血嗜酸性粒细胞计数和血清 IgE 均升高。由于胃壁显著增厚可出现幽门梗阻症状,如浆膜亦受累可出现嗜酸细胞性腹水。本病可同时累及小肠特别是十二指肠和空肠。

6. 肉芽肿性胃炎

(1) 胃结核:少见。由于吞咽了含结核分枝杆菌的痰而感染。胃结核有两种形态,形成结核性溃疡或大的炎性包块,后者常位于胃窦或小弯。局部淋巴结肿大,有干酪样坏死。

(2) 胃克罗恩病:单独累及胃的克罗恩病少见,但肠道病变同时伴有上消化道病变并不少见。病变处胃黏膜呈颗粒状,可见灶状红斑,或胃壁结节状增厚。可见阿弗他溃疡或较大溃疡。镜下可见非干酪性肉芽肿及"局灶增强性胃炎",即局灶突然出现的小灶淋巴细胞、组织细胞及中性粒

细胞包绕 1 个或几个小凹或腺体。需注意诊断克罗恩病的上消化道受累需除外幽门螺杆菌感染等其他病因导致的胃炎,并且一般有比较典型的下消化道病变。

(3)胃结节病:罕见。只有在肯定除外胃克罗恩病和胃结核之后才能考虑,诊断主要依靠临床有关指标。

【大体】 形态与胃克罗恩病或胃结核相似。

【光镜】 有非干酪样坏死性肉芽肿,肉芽肿形态与其他部位结节病相同。抗酸染色阴性。

(4)胃梅毒:开始时为幽门部糜烂或溃疡,以后胃壁皱襞弥漫性增大和弥漫性纤维化,胃收缩,影像学下可形似皮革胃。

【光镜】 胃壁有大量浆细胞和淋巴细胞浸润以及闭锁性动脉内膜炎及全静脉炎。三期梅毒或先天性梅毒时可找到树胶样肿[7]。

(5)胃霉菌和病毒感染:多种真菌如毛霉菌、曲菌、念珠菌等感染可引起胃霉菌性溃疡或肉芽肿形成。霉菌性溃疡一般较大,底部覆以厚层污苔。

【光镜】 于溃疡底肉芽组织中和周围胃壁内可见真菌菌丝和芽胞。

(6)CMV 感染:胃 CMV 感染见于免疫缺陷患者,多数为全身感染的一部分。受累细胞明显增大,可达 3～4 个淋巴细胞核大小。胞核呈嗜碱性,均匀深染或有云雾状的巨细胞病毒包涵体。有时包涵体略小,周围有明显的空晕,似“鹰眼”,是特征性的形态改变。此外,通过免疫组化可证实 CMV 感染。

(7)胃软斑(malakoplakia):灶性胃黏膜病变。病变处有大量嗜酸性颗粒状胞质的巨噬细胞浸润,胞质内有 PAS 阳性含铁的钙化小球称为 Michaelis-Gutmann 小体。

三、胃 溃 疡

(一)急性胃溃疡

一般来说引起急性胃炎的物理、化学和生物因子都可能引起胃的急性溃疡。急性胃溃疡还易发生于某些严重的内、外科疾病如休克、激素(ACTH 或肾上腺皮质激素)治疗后、严重烧伤、脑疾病(脑肿瘤和脑损伤等)、腹部外伤和大手术等,合并烧伤的急性胃溃疡称为 Curling 溃疡。合并脑疾病的急性胃溃疡又称 Cushing 溃疡。上述这些急性溃疡是患者处于严重应激状态时发生,所以又称急性应激性溃疡(acute stress ulcers)。

【病变】 急性胃溃疡常多发,可发生在胃的任何部位。溃疡一般较表浅,界限清楚。周围黏膜水肿。溃疡底无肉芽组织和瘢痕组织,仅有散在的淋巴细胞和中性粒细胞浸润。致病因子消除后溃疡能很快愈合。

(二)慢性胃溃疡(慢性消化性溃疡)

慢性胃溃疡(慢性消化性溃疡)为胃的常见病之一,慢性消化性溃疡的好发部位以发病率高低为序:十二指肠、胃、食管、胃空肠吻合口的边缘、含异位胃黏膜的 Merkel 憩室,

以及 Z-E 综合征之上段空肠。98%～99% 发生在十二指肠球部、胃小弯以及胃窦。

有关慢性消化性溃疡的发病机制有许多学说,主要有:①胃液消化学说:无胃酸的患者如恶性贫血患者从不发生胃溃疡,这说明胃酸在消化性溃疡的形成过程中起重要作用。由于胃酸过多,激活胃蛋白酶原,使之变成胃蛋白酶。从而产生黏膜的自我消化。②黏膜抵抗力降低:局部黏膜抵抗力降低是由于局部解剖学异常,黏膜血流异常,分泌的黏液不正常和黏膜屏障破坏和细胞更新异常等因素所造成。③胃内内分泌细胞功能失调:分泌生长抑素的 D 细胞减少和分泌胃泌素的 G 细胞增多,破坏了两种细胞的功能平衡亦可导致溃疡形成。④其他:还有胃蠕动不正常、性激素和皮质激素作用、环境、遗传、药物和精神因素等。可能是不同患者由不同因素起主导作用。

总的说来,慢性消化性溃疡反映了酸-胃蛋白酶的侵袭作用和正常胃黏膜保护性机制之间的平衡失调。胃溃疡可能是由于黏膜抵抗力降低,而十二指肠溃疡则是酸-胃蛋白酶分泌过多所致。

【病变】 大多数胃的消化性溃疡发生在小弯和窦部。男性老年人多见。多数为单发,仅 5% 为多发。典型的溃疡呈圆形或卵圆形,直径 0.5～5cm,多数为 1～2cm。边缘呈凿状或轻度潜行。小溃疡常呈漏斗状,稍大的溃疡其贲门端边缘陡峭而幽门端边缘呈坡状。底部覆以白苔,溃疡边缘皱襞呈放射状向溃疡中心集中。消化性溃疡亦可呈线状或巨大,以往认为溃疡直径>3cm 和位于大弯侧者多数为恶性。目前这种观点已被抛弃。良性溃疡亦可很大,恶性溃疡(癌溃疡)亦可很小和位于大弯侧。单凭肉眼观察不能准确地鉴别良恶性溃疡。

【光镜】 溃疡底由四层构成,由表面向深部为炎性渗出物、坏死组织、肉芽组织和瘢痕组织。慢性消化性溃疡一般较深,底部肌层可完全破坏为瘢痕组织代替,瘢痕组织中的中、小动脉显血栓闭锁性动脉内膜炎。这是机体的一种防御机制以防止出血,但血管闭锁后血运障碍亦可影响愈合。溃疡边缘处可见黏膜肌层和肌层融合。溃疡周围的黏膜出现不同程度的炎症、肠上皮化生或假幽门腺化生。溃疡愈合时由边缘的黏膜上皮增生,向溃疡底表面匐行,最终被覆整个溃疡面。日本学者根据溃疡的深度将溃疡分成四级:①U1-1:溃疡底在黏膜层亦即糜烂;②U1-2:溃疡底在黏膜下层;③U1-3:溃疡底在肌层;④U1-4:溃疡底部肌层完全破坏被瘢痕组织代替。

【并发症】

1. 穿孔 多见于十二指肠前壁和胃前壁溃疡。穿孔处周围浆膜充血,被覆纤维素性渗出物,与周围脏器有轻度纤维素性粘连,通常穿孔处已有大网膜覆盖。溃疡位于后壁者亦可穿孔,穿入胰内形成穿通性溃疡。溃疡穿孔如不急诊手术则能导致弥漫性或局限性腹膜炎,局部、盆腔或膈下脓肿形成。

2. 出血　几乎所有的溃疡都有不同程度的出血,所以患者常有呕血或便血症状。虽然溃疡底的血管多数呈血栓闭锁性动脉内膜炎,但有时仍能腐蚀一中型动脉而引起大出血,尤其是老年合并动脉硬化和高血压的患者,血管壁的硬化和周围组织的纤维化使动脉腔不能完全闭锁而造成大出血。有时溃疡破入胰腺后可腐蚀脾动脉的分支而造成致命性出血。

3. 纤维化　位于幽门前区的溃疡和十二指肠溃疡由于瘢痕收缩和括约肌痉挛可引起幽门狭窄。位于胃中部的溃疡如溃疡周围的黏膜下层有显著的纤维化,收缩而使胃变形,成沙漏胃(hour-glass stomach)或葫芦形胃。

4. 食物肉芽肿(food granulomas)　溃疡患者的胃下部和十二指肠第一段的壁内和周围组织中有时可见到由食物残渣引起的异物肉芽肿,这种肉芽肿常常是溃疡穿孔或黏膜破裂使胃肠内容物得以逸入胃肠壁和周围组织引起。镜下食物残渣周围有上皮样细胞和异物巨细胞围绕,中性粒细胞、淋巴细胞和浆细胞浸润,陈旧的肉芽肿可纤维化钙化。

5. 癌变　十二指肠溃疡从不癌变,仅极少数胃溃疡可发展成癌。

四、胃肿瘤及瘤样病变

(一)胃腺瘤和息肉

1. 胃腺瘤(肿瘤性息肉)　多数位于胃窦,体积较大,单个,广基或有蒂(图3-9),来自肠上皮化生的腺上皮。外形像结肠的腺管状腺瘤、绒毛状腺瘤或绒毛腺管状腺瘤。

【光镜】腺瘤上皮显不同级别的异型增生(dysplasia),上皮内有散在的神经内分泌细胞。腺瘤可癌变,特别是高级别异型增生和直径>2cm者易发生癌变,但癌变率较低,仅3.4%。

2. 增生性(再生性)息肉　来自增生的腺窝上皮。体积一般较小,直径1cm左右,常为多发,有蒂或广基,表面光滑,略呈分叶状。多发的增生性息肉常集于胃体胃窦交界处。

【光镜】息肉表面为增生肥大的腺窝上皮构成的大型腺管,中心部为增生的幽门腺或胃体腺,夹杂血管纤维平滑肌组织,深部腺体常呈囊性扩张。增生的腺体上皮无异型性。有些增生性息肉中心可见由表面上皮内褶成洋葱皮样结构。有些病例在增生性息肉的基础上可出现异型增生。

3. 胃底腺息肉　胃底胃体黏膜形成多发性广基息肉状隆起,直径一般<5mm。息肉内有被覆胃底腺上皮即含有壁细胞和主细胞的囊肿,表面腺窝短或缺如。这种息肉表面被覆单层腺窝上皮。

4. 幽门腺息肉　由紧密排列的幽门腺构成,腺上皮立方或短柱状,表达幽门腺黏液(MUC6)。

5. 炎性纤维样息肉(inflammatory fibroid polyps,IFPs)　又名嗜酸细胞肉芽肿性息肉(eosinophilic granulomatous polyps)。这种息肉少见,全消化道可见,但最常见于胃窦部,直径很少超过2cm,常呈广基的息肉样肿物突入胃腔,表面被覆胃黏膜并可有溃疡形成。

【光镜】息肉源于黏膜下层,许多小血管和梭形细胞呈漩涡状生长,梭形细胞形态温良,无坏死或不典型核分裂。息肉内有大量嗜酸性粒细胞和淋巴细胞、浆细胞浸润。梭形细胞结节表面被覆正常厚度的黏膜,也可展开黏膜肌层,伸入黏膜深层,但不累及肌层。炎性纤维样息肉的性质尚有争论,既往多数认为是炎症增生,但近期检测出PDGFRA的12、18号外显子突变,因而提出其肿瘤性的本质。

6. 其他类型息肉和息肉病　有幼年性息肉(juvenile polyps)、黑斑息肉综合征之息肉(Peutz-Jeghers polyps)和息肉病(polyposis)等,幼年性息肉形态常与增生性息肉难以鉴别,诊断需结合临床信息。

(二)胃癌

胃癌是常见的恶性肿瘤之一,在消化道癌中占第一位。主要分布在亚洲、拉丁美洲和中欧,世界范围的高发国有日本、中国、新加坡、智利、哥斯达黎加、委内瑞拉、匈牙利、波

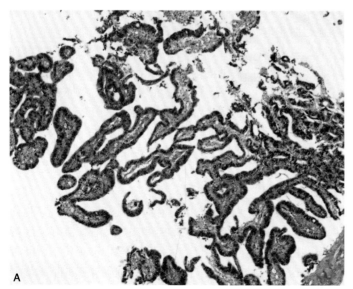

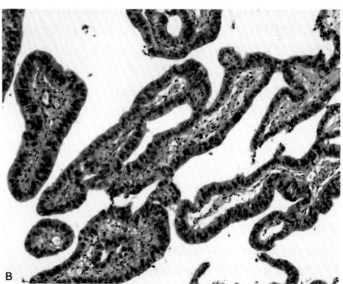

图3-9　胃腺瘤

兰、德国、冰岛、保加利亚、罗马尼亚和马耳他等。我国胃癌发病率很高,主要高发区在西北、东南沿海各省以及东北和西南局部地区。我国胃癌的发病从沿海向内地方向、从东到西和从北到南有逐渐降低的趋势。

已知的胃癌病因有饮食因素、地理条件、种族因素、遗传因素、血型、真菌毒素和化学物质如亚硝胺等。其中饮食因素(如高盐饮食、油煎、熏制和粗糙食物等)、真菌毒素和亚硝胺吸引了大量研究人员的注意力。

【癌前状态和癌前病变】癌前状态(precancerous conditions)是指某种临床状态伴有升高的发生癌的危险性如萎缩性胃炎伴肠化、恶性贫血、残胃和 Menetrier 病。癌前病变(precancerous lesions)是指能发生癌的组织病理学异常如胃黏膜上皮异型增生(dysplasia)和胃腺瘤。

1. 残胃(gastric stump) 因良性病变作胃部分切除后 5 年以上的患者发生残胃癌的危险性要比一般人群高 2 ~ 6 倍,手术后到发生癌的间隔 20 ~ 30 年。大多数癌发生在吻合口附近,亦可发生在残胃的其他部分。残胃癌的发生与手术前胃内病变性质、手术方式等均无关。手术后切口附近的黏膜可发生炎症、萎缩性胃炎、腺体囊性扩张、炎性息肉或增生性息肉。7% ~21% 伴不同程度的异型增生。

2. Menetrier 病和恶性贫血 这两种在我国均很少。国外学者报道,两者均可合并胃癌。

3. 慢性胃溃疡 近年来应用影像学技术和纤维内镜动态地观察胃内病变已证实有溃疡病史者合并癌可从溃疡以外的黏膜发生而不一定来自溃疡本身。癌溃疡和良性溃疡一样可以愈合、瘢痕化和再反复发作,此外癌组织较正常黏膜容易发生糜烂和溃疡,早期胃癌又可较长时期存在而不进展等事实都说明胃溃疡在胃癌的组织发生中不是很重要的病变。目前一致认为胃溃疡可以癌变,但癌变率较低,不超过 5%。

4. 幽门螺杆菌感染 与胃癌的发生有一定的关系。

5. 慢性萎缩性胃炎 作为癌前状态的依据主要是流行病学显示萎缩性胃炎与胃癌关系密切。国内外流行病学资料均表明胃癌高发区萎缩性胃炎的发病率也高,胃癌低发区萎缩性胃炎的发病率也低。临床随诊萎缩性胃炎 10 ~ 20 年后约 8% 病例有胃癌,但还没有动态地观察到从萎缩性胃炎发展成癌的资料。

肠上皮化生实质上是一种半生理现象,因为胃黏膜肠化随年龄增长而增多。目前认为含硫酸黏液的肠化即 Ⅱ b 型肠化与胃癌的关系密切,但与胃癌发生的直接关系还有待进一步证实。

6. 异型增生和上皮内瘤变(dysplasia, intraepithelial neoplasia) 2010 年版 WHO 消化系统肿瘤分类中,应用异型增生或上皮内瘤变(dysplasia/intraepithelial neoplasia)[8] 指能发展为癌的肿瘤性病变,而那些炎症修复或再生上皮的细胞多形性改变可用描述性词语或不典型性来描述。词语"不典型增生"容易引起歧义,在消化道病变中不推荐使用。异型增生可分低级别(low grade)和高级别(high grade)两类

(图 3-10、图 3-11)。国内外资料均表明胃癌形成的潜力与细胞的异型增生的严重程度成正比。低级别异型增生黏膜腺体结构轻度异常,细胞核长型,拥挤,位于基底部,核分裂轻中等量。高级别异型增生,核呈圆或椭圆形,核浆比例失常,细胞和腺体结构明显异常,核分裂多见,极向消失。黏膜内癌是指异型增生腺体或细胞侵入并局限于固有膜。

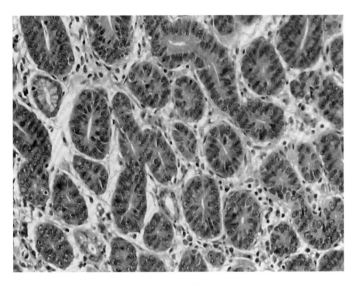

图 3-10 胃低级别异型增生/上皮内瘤变

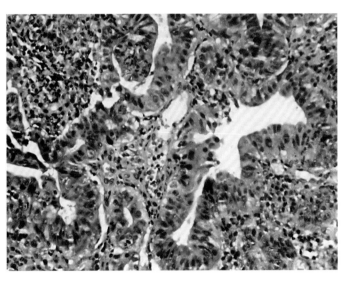

图 3-11 胃高级别异型增生/上皮内瘤变

【病变】胃癌男性多见,胃的任何部位都能发生,好发部位依次为胃窦(包括幽门前区)、小弯、贲门、胃底和胃体。

Borrmann(1926 年)将胃癌大体分成 Ⅰ ~ Ⅳ 型。Ⅰ 型:肿瘤主要向腔内突起形成巨块、息肉或结节,表面可有糜烂,癌呈膨胀性生长,切面与周围胃壁界限清楚;Ⅱ 型:肿瘤向胃壁内生长,中心形成大溃疡,溃疡边缘隆起呈火山口状,呈膨胀性生长,切面与周围胃壁界限清楚;Ⅲ 型:形态与 Ⅱ 型相似但癌的底盘较溃疡大,呈浸润性生长,切面与周围胃壁界限不清;Ⅳ 型:肿瘤在胃壁内弥漫浸润性生长,切面与周围胃壁界限不清,表面可有糜烂或浅溃疡。此型如累及胃的大部或

全部者即为皮革胃。1942年Stout又描述了一型胃癌称为浅表扩散型胃癌(superficial spreading carcinoma)。此型癌的特点是癌组织主要沿黏膜扩散,不形成突向腔内或侵入胃壁的瘤块,癌的面积明显大于浸润深度。大部分癌组织限于黏膜和黏膜下层,灶性地区亦可深入肌层甚至浆膜或浆膜外(图3-12)。

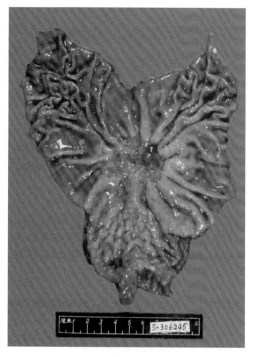

图3-12 浅表扩散型胃癌

F3-12 ER

胃癌绝大部分为腺癌。胃癌的组织学分类种类繁多,主要根据腺体分化程度、间质的量和性质以及分泌黏液的量将胃腺癌分成许多种类型。国内常用的组织学分类为WHO分类:管状腺癌(高分化、中分化、低分化)、乳头状腺癌、黏液腺癌、低黏附性癌、印戒细胞癌和未分化癌等。

1965年Lauren根据1344例手术切除胃癌的组织结构、黏液分泌和生长方式将胃癌分成肠型胃癌和弥漫型胃癌两大类:肠型胃癌来自肠化的上皮,癌细胞形成腺管或腺样结构,黏液分泌主要在腺腔内或细胞外。弥漫型胃癌来自胃上皮,为黏附力差的小圆型细胞,单个分散在胃壁中,大多数细胞分泌黏液而且黏液在胞质内均匀分布,少量在细胞外。肠型和弥漫型胃癌不仅在形态有区别,在患者年龄、性别和流行病学等方面都有明显的不同。肠型胃癌多见于老年人,男性多见、胃癌高发区多见。癌周胃黏膜常伴广泛的萎缩性胃炎,以淋巴道转移为主,预后较好。弥漫型胃癌多见于青壮年,女性多见,胃癌低发区多见,癌周胃黏膜无或仅有小片萎

缩性胃炎,主要扩散方式为弥散浸润,预后差。Lauren分析的1344例中53%为肠型,33%为弥漫型,另有14%不能分类。

【早期胃癌】早期胃癌是指浸润黏膜下层以上的癌。不管其面积多大和有无淋巴结转移。诊断早期胃癌的关键是必须把病变部和其他周围的胃壁,甚至是全部胃标本作连续切块检查以保证所有的病变均在黏膜下层以上。早期胃癌的大体分型都按照日本内镜学会的分型(图3-13)。各型的混合称为复合型如表面凹陷型的中心有溃疡就形成Ⅱc+Ⅲ型。或表面凹陷型边缘又有表面隆起则成Ⅱc+Ⅱa型(图3-14、图3-15)。复合型的命名是把优势的病变写在前面,中间用加号连接。国内外资料都表明早期胃癌以Ⅱc型最多见,其次为Ⅱc+Ⅲ、Ⅲ+Ⅱc型、Ⅱa型和其他复合型,Ⅱb型最少见。

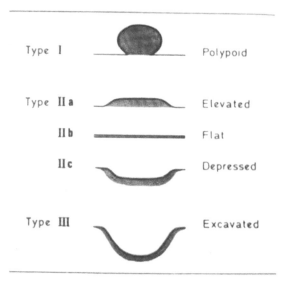

图3-13 早期胃癌大体分型

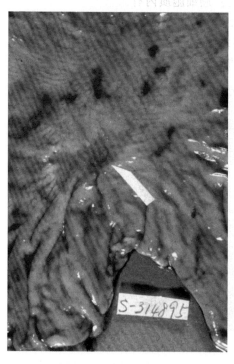

图3-14 早期胃癌大体

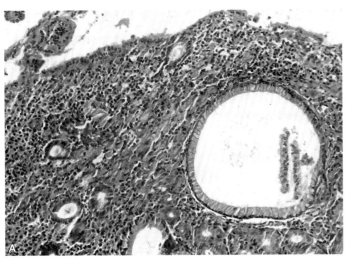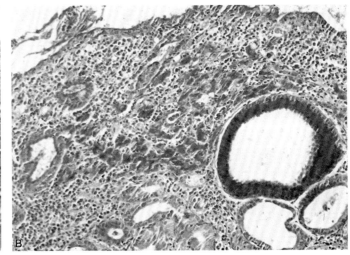

图 3-15　早期胃癌低倍镜下形态
A. HE；B. 黏液卡红染色

早期胃癌的组织学类型与一般胃癌相同。限于黏膜内的癌称黏膜内癌，浸润黏膜下层者称黏膜下层癌。最大径<0.5cm 的癌称微小癌。

【少见的胃癌】

1. 鳞癌和腺鳞癌　纯鳞癌极罕见。腺鳞癌含不同比例的腺癌和鳞癌成分。电镜下可见到一种既含黏液又含张力纤维的中间型细胞。

2. 肝样腺癌（hepatoid adenocarcinoma）　这种癌含腺癌和肝细胞样分化的癌细胞，α-FP 阳性。常长成结节或巨块状。有广泛的静脉瘤栓（图 3-16）。预后差。

3. 壁细胞癌（parietal cell carcinoma）　癌细胞有丰富的嗜酸性颗粒状胞质。

【电镜】癌细胞质内有大量线粒体、管泡、细胞内小管和细胞内腔。

4. 胃绒毛膜癌　胃原发性绒癌多见于老年男性，文献报道的胃绒癌中半数为纯绒癌，形态与子宫绒癌同，半数为合并腺癌的混合型。

【免疫组化】显示 HCG 阳性。

5. 其他　还有癌肉瘤、黏液表皮样癌、恶性横纹肌样瘤等。

【分子病理】近年来通过全基因组测序等技术，从分子角度将胃癌大致分为四型：EBV 感染相关肿瘤、微卫星不稳定（MSI）肿瘤、基因组稳定肿瘤、染色体不稳定肿瘤。EBV 感染相关肿瘤常见多基因甲基化，*PIK3CA* 基因突变，PD-L1/2 过表达，有较强的免疫细胞信号。MSI 肿瘤常见甲基化，错配修复基因 *MLH1* 甲基化失表达导致微卫星不稳定，及许多其他基因的突变。基因组稳定肿瘤常为弥漫型胃癌，常见 *CDH1*、*RHOA* 突变，*CLDN18-ARHGAP* 融合，细胞黏附缺乏。染色体不稳定肿瘤最为常见，约占 50%，多为肠型，常见 *TP53* 突变及 *RTK-RAS* 活化[9]。

【胃癌的扩散】

1. 局部蔓延种植　胃癌侵至浆膜外后可沿腹膜种植，

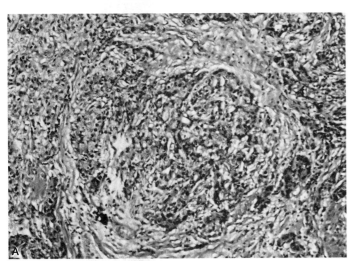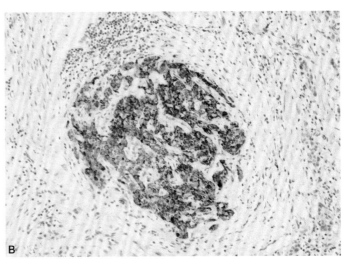

图 3-16　胃肝样腺癌
A. HE；B. AFP

在浆膜下淋巴管内播散,使淋巴管形成白色条纹称为癌性淋巴管炎(lymphangitis carcinomatosa)。癌细胞蔓延侵袭邻近脏器如食管、肝、胰、胆总管、横膈、脾、十二指肠和横结肠,癌细胞可经腹腔或腹膜淋巴管转移至双侧卵巢,称为Krukenberg瘤。

2. 淋巴管转移 胃癌转移至胃周和远处淋巴结的顺序为:①贲门、小弯、大弯、幽门上下和胃左动脉旁;②肝动脉旁、腹腔动脉旁和脾动脉旁;③肝十二指肠韧带内淋巴结;④胰十二指肠后;⑤肠系膜根部;⑥结肠中动脉旁;⑦腹主动脉旁;⑧胸腔和胸导管周围淋巴结;⑨左锁骨上(Virchow淋巴结)。

3. 血行转移 晚期胃癌可经血行转移至全身,常见部位为肝、肺、骨、肾上腺、肾、脑和皮肤等处。

【预后】 早期胃癌预后好,黏膜内癌的5年存活率91%～100%,黏膜下癌5年存活率为80%～90%。侵及肌层的中期胃癌预后较侵至浆膜下或浆膜外的晚期胃癌好,中期胃癌5年存活率为29%～88%,平均70%。晚期胃癌5年存活率仅为25%～30%。影响预后的因素有浸润深度、淋巴结转移、癌间质反应(间质中有大量淋巴细胞、浆细胞或嗜酸性粒细胞者预后较好)、癌组织中Langerhans细胞量(有多量Langerhans细胞者预后较好)、组织学类型(肠型胃癌预后好)、大体类型(呈膨胀性生长的Borrmann Ⅰ和Ⅱ型预后好)和肿瘤大小。

(三)遗传性弥漫性胃癌

遗传性弥漫性胃癌(hereditary diffuse gastric cancer,HDGC)[10]是一种常染色体显性癌-易感综合征,特点是患者患有弥漫性印戒细胞胃癌和乳腺小叶癌。1998年Guilford等[11]首次发现患者有E-cadherin(CDH1)基因种系(germline)突变。1999年国际胃癌联合会(International gastric cancer linkage consortion,IGCLC)提出诊断HDGC的标准为:

1. 在第一代和第二代亲属中有2个或2个以上诊断为HDGC患者,至少有1人是在50岁以前确诊。

2. 第一代和第二代亲属中有3个以上证实为HDGC患者,不管诊断时患者年龄大小,而且女性有小叶癌的危险性增加。

3. 40岁以前确诊为HDGC,无家族史。

4. 诊断为HDGC及乳腺小叶癌家族者至少有1人在50岁之前确诊为乳腺小叶癌或HDGC。

【流行病学】 绝大部分胃癌为散发性,但有1%～3%有遗传倾向性。胃癌发病低的国家CDH1基因种系突变>40%;而胃癌中-高发国家,CDH1基因种系突变约20%。

【部位】 有症状者可与散发性皮革胃相似,无症状CDH1基因携带者可不形成肿块而可以成散在黏膜内印戒细胞癌斑块,并弥散及全胃。因此切缘应包括上至食管,下至十二指肠。内镜下T_1和T_{1a}期癌(早期癌)可<1mm,位于正常黏膜表面上皮下,而且不会扭曲小凹和腺体结构。

【病理】 早期HDGC具CDH1突变者胃内多发T_{1a}灶,表

面黏膜光滑,无淋巴结转移,癌灶位于黏膜内,表面光滑,肉眼看不出肿块。T_{1a}病灶从1个至数百个,大小0.1～10mm,多数<1mm。病灶在黏膜腺顶部的癌细胞小,表面大,无症状。CDH1突变者染色浅,肠化和幽门螺杆菌感染少见。TIS(原位)和T_{1a}(侵至固有膜)背景可有慢性胃炎、肉芽肿性炎和淋巴细胞性胃炎。

【癌前病变】

1. TIS—印戒细胞位于基底膜内,替代正常上皮细胞,一般核染色深而且极向不正常(图3-17)。

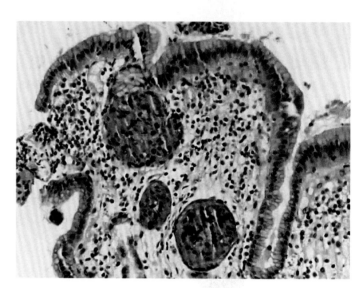

图3-17 胃遗传性弥漫性胃癌(HDGC)/原位印戒细胞癌(TIS)

2. Pagetiod样扩散 T_{1a}的数量远远超过TIS。CDH1基因位于16q22.1,有16个外显子,4.5kb mRNA,编码E-Cadherin。

(四)胃的神经内分泌肿瘤

2010年版WHO[8]为胃肠胰神经内分泌肿瘤制定了统一的诊断标准。按照分化情况分类为:①分化好的神经内分泌瘤NET G1;②分化好的神经内分泌瘤NET G2;③神经内分泌癌NEC(大细胞或小细胞);④混合性腺神经内分泌癌(MANEC)。

分级(grading)是根据核分裂和Ki-67指数[8]:

G1——核分裂<2/10HPF;Ki-67指数≤2%;

G2——核分裂2～20/10HPF;Ki-67指数3%～20%;

G3——核分裂>20/10HPF;Ki-67指数>20%。

核分裂应数50HPF(1HPF=2mm²),Ki-67应在表达最强区域,计数500～2000个肿瘤细胞,再折算。如核分裂数与Ki-67指数不符合,建议取较高分级。

当肿瘤形态分化良好,但Ki-67指数超过20%而不超过60%时,归为高增殖活性的神经内分泌瘤[12]。

分化好的神经内分泌瘤位于黏膜内或黏膜下层(图3-18),切面灰白、黄色或黄灰色,无包膜。瘤细胞大小一致,立方或低柱状,排列成巢、索、花带、腺样或菊形团样。

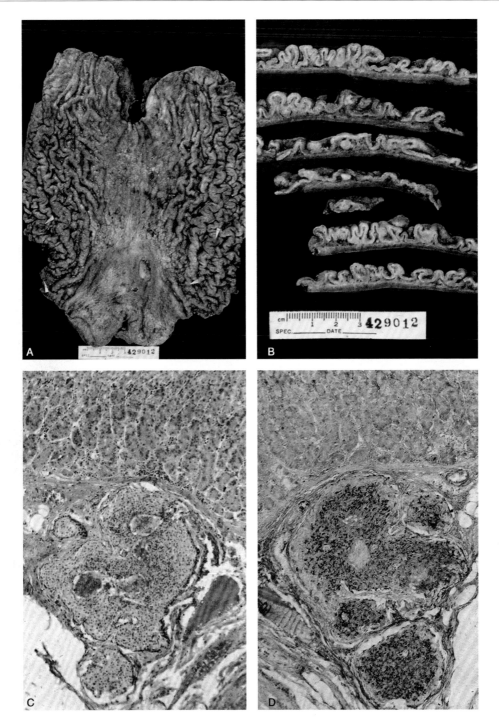

图3-18 胃 NET G1，Gastrinoma   F3-18 ER
A. 胃体皱襞增宽增多；B. 切面见多个白色瘤结节；C. 镜下 HE 染色；D. 胃泌素免疫组化染色

【免疫组化】显示神经内分泌标记如 CgA、Syn、CD56 阳性，并依功能不同可显示多种肽和胺类激素如胃泌素、生长抑素、组织胺(ECL 细胞)、5-HT、VIP、PP 和 ACTH 等。

胃的神经内分泌肿瘤有不同于肠道、胰腺的特点，又可以分为 4 型。Ⅰ型胃 NET 继发于自身免疫性慢性萎缩性胃炎，由于胃酸减少，反馈刺激胃泌素分泌增加，继而刺激内分泌 ECL 细胞增生，肿瘤发生。Ⅰ型胃 NET 好发于胃底胃体，常为多发，分化好，多 G1 级，预后好。Ⅱ型胃 NET 继发于胃泌素瘤。在小肠或胰腺有胃泌素瘤的基础上，高胃泌素刺激

内分泌细胞增生，肿瘤发生。Ⅱ型胃 NET 同样常为多发，多数 G1 或 G2 级，预后好，但应寻找处理胃泌素瘤。Ⅲ型、Ⅳ型胃 NET 的形态、预后则分别与肠道/胰腺的 NET 和 NEC 相同。

（五）胃间充质肿瘤(gastric mesenchymal tumor)

以往都把胃间充质来源的肿瘤归为平滑肌肿瘤。近年来免疫组织化学和电镜研究的结果认为这些肿瘤的组织发生还不清楚，瘤细胞可表现为平滑肌细胞、成纤维细胞、肌成纤维细胞、Schwann 细胞或未分化细胞；因此这些具有梭形

或上皮样细胞的肿瘤不管其良恶性,可能是由向不同方向分化的原始间充质细胞构成。现在已经很清楚,胃间充质来源的肿瘤最多见的是胃肠间质肿瘤。

1. 胃肠间质瘤(gastro-intestinal stromal tumor,GIST)　长期以来被误认为平滑肌组织的肿瘤以及胃肠自主神经来源的肿瘤(GANTs),实质上均为 GIST。现在明确 GIST 向胃肠道自主神经细胞卡哈尔细胞(Cajal cell)分化,大多数病例具有 c-kit 或 PDGFRA 活化突变。免疫组织化学 CD117、Dog-1和(或)CD34 阳性。

【病理】关于 GIST 的大体形态,小者可仅位于胃壁内,稍大可凸向胃腔,表面黏膜光滑,中央有脐形凹陷或溃疡。有的 GIST 可从胃壁向浆膜外生长,与周围脏器(如肝、脾)粘连。

镜下 GIST 多数为梭形细胞肿瘤。梭形细胞可呈编织状排列,或无明显的排列结构。部分 GIST 除梭形细胞外,夹杂片状或灶性上皮样细胞。少部分 GIST 可完全由上皮样细胞构成。上皮样细胞可大小一致或异型性极明显(图 3-19,图 3-20)。多数梭形细胞 GIST 为 CD34 阳性。上皮样细胞型则阳性者少。少数胃 GIST 可以 SMA 甚至 Desmin 或 CK18、S-100 阳性。

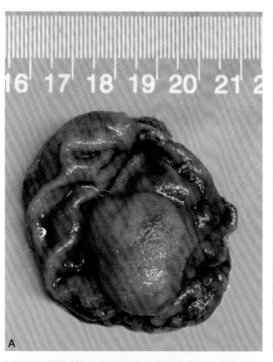

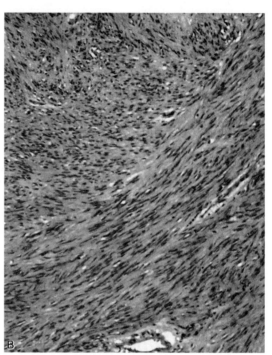

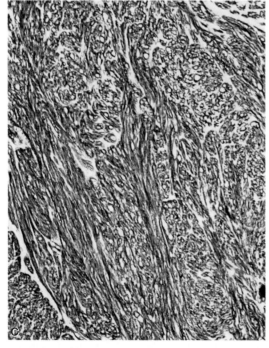

F3-19　ER

图 3-19　胃 GIST,梭形细胞型
A. 大体形态;B. HE;C. CD117

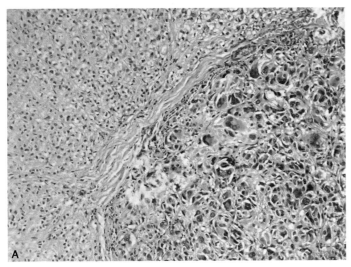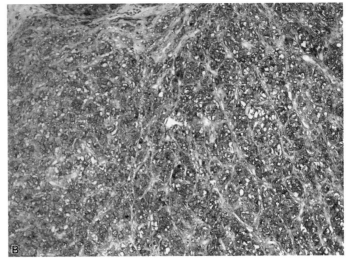

图 3-20 胃 GIST,上皮样细胞型

A. HE;B. CD117

【分子病理】GIST 是由于 *c-kit* 基因或 *PDGFRA* 基因激活性突变而形成,常见的突变位点有 kit 的 11,9,11,13 外显子及 PDGFRA 的 18,12,14 外显子。GIST 的分子检测在协助诊断、提示预后、指导用药等方面都非常重要,越来越成为临床常用的检测。

【生物学行为判断】由于 GIST 的形态和免疫组织化学均很复杂,所以判断良恶性较困难。目前判断预后的主要指标是原发部位、肿瘤大小、核分裂数(个/50HPF)、肿瘤是否破裂。目前通行的判断预后的系统主要有 2 个(表 3-1、表 3-2)。

2. 胃平滑肌肿瘤 胃平滑肌肿瘤好发部位为胃窦。平滑肌瘤直径一般在 5cm 以下。向腔内突起形成黏膜下肿块,或向浆膜外生长,或向腔内和浆膜外生长呈哑铃状。黏膜下肿块的表面黏膜光滑,中心常见 1 个至数个溃疡。切面粉白色编织状。光镜下与其他部位的平滑肌瘤相同。

表 3-1 原发 GIST 切除术后危险度分级[13]

危险度分级	肿瘤大小(cm)	核分裂象(/50HPF)	肿瘤原发部位
极低	≤2	≤5	任何
低	2.1~5.0	≤5	任何
中等	≤2	>5	非胃原发
	2.1~5.0	>5	胃
	5.1~10.0	≤5	胃
高	任何	任何	肿瘤破裂
	>10.0	任何	任何
	任何	>10	任何
	>5.0	>5	任何
	2.1~5.0	>5	非胃原发
	5.1~10.0	≤5	非胃原发

表 3-2 GIST 患者的预后(基于长期随访资料)[14]

预后分组	大小(cm)	核分裂/50HPF	疾病进展(患者百分数)[a]	
			胃 GIST	小肠 GIST
1	≤2	≤5	0	0
2	>2 且 ≤5	≤5	1.9	4.3
3[a]	>5 且 ≤10	≤5	3.6	24
3[b]	>10	≤5	12	52
4	≤2	>5	0b	50b
5	>2 且 ≤5	>5	16	73
6[a]	>5 且 ≤10	>5	55	85
6[b]	>10	>5	86	90

a:基于 AFIP 1784 例患者的研究;b:病例数较少

平滑肌肉瘤体积较大,直径多在 5cm 以上,大者可达 20cm 或更大。切面鱼肉状有出血坏死。分化差的平滑肌肉瘤很容易诊断,但分化好的平滑肌肉瘤与平滑肌瘤很难鉴别。区别良恶性核分裂数各家标准也不一样。一般认为消化道平滑肌肉瘤的诊断标准要比子宫平滑肌肉瘤低,即有少数核分裂(<3/10HPF)[7]和有轻度核异型性就应考虑为恶性。胃平滑肌肉瘤可腹腔广泛种植并经血行转移到肝和肺等脏器。

【免疫组化】SMA(+),Desmin(+)。

3. 胃血管球瘤 胃的血管球瘤(glomus tumor)罕见。常位于胃窦,直径 1~5cm,平均 2cm 左右。胃血管球瘤位于肌层内,可突入黏膜下层形成黏膜下肿块,表面黏膜光滑,亦可有溃疡形成。切面灰红色如胎盘组织。无包膜,由周围肥大玻璃样变的平滑肌形成假包膜,肌纤维由此进入肿瘤,将肿瘤分隔成为不完整的小叶。

【光镜】瘤组织由大小一致的血管球细胞构成(图 3-21),其间有血管丰富的间质,间质可玻璃样变。网织纤维染色可见小簇(2~4 个)瘤细胞或单个瘤细胞周围有网织纤

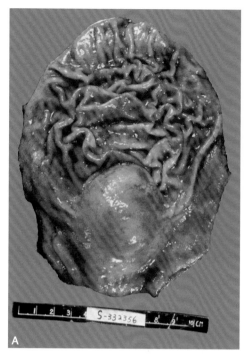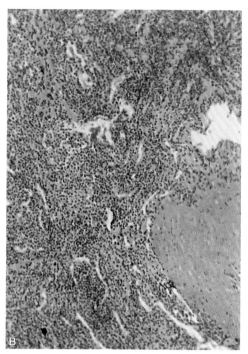

图 3-21 胃血管球瘤
A. 大体形态；B. 镜下 HE 形态

维包绕。

4. 胃神经源肿瘤及其他罕见肿瘤　胃内可发生神经鞘瘤和神经纤维瘤。有时为全身神经纤维瘤病的一部分。肿瘤形态与其他部位的相同，容易出现肿瘤周淋巴细胞聚集包绕，可形成淋巴滤泡。神经鞘瘤和平滑肌瘤因两者都可有栅栏状排列，所以不易鉴别。通常神经鞘瘤有包膜而平滑肌瘤无包膜。可通过免疫组化鉴别：神经鞘瘤 S-100 及 GFAP 阳性，而平滑肌瘤 SMA 和 Desmin 阳性。

胃的其他间充质肿瘤尚有脂肪瘤、恶性纤维组织细胞瘤、炎性肌成纤维细胞瘤、滑膜肉瘤、血管外皮瘤、Kaposi 肉瘤、横纹肌肉瘤和腺泡状软组织肉瘤等。

（六）胃淋巴瘤

25%～50% 非霍奇金淋巴瘤发生于结外，其中胃肠道最多见。在亚洲、北美及欧洲国家，胃肠淋巴瘤占所有非霍奇金淋巴瘤的 4%～20%，中东达 25%。胃肠淋巴瘤中以胃窦最常见（50%～75%），其次为小肠（10%～30%）和大肠（5%～10%）。胃淋巴瘤中主要为黏膜相关淋巴组织淋巴瘤（MALToma），其次为弥漫大 B 细胞淋巴瘤（diffuse large B cell lymphoma，DLBCL）。

流行病学及实验室研究证明胃淋巴瘤的发生与幽门螺杆菌（Hp）密切相关。

1. 黏膜相关淋巴组织淋巴瘤　此瘤形态特点是弥漫小 B 细胞（边缘带细胞，故 MALToma 又称结外边缘带细胞淋巴瘤），有滤泡形成以及瘤细胞侵犯上皮形成淋巴上皮性病变（图 3-22）。

免疫组织化学：CD20、CD79α、Bcl-2 及 Ig-M 均阳性；

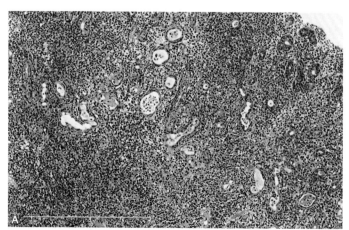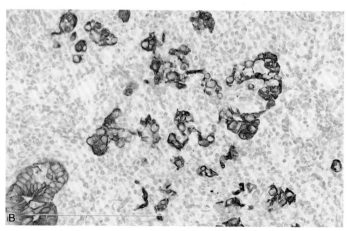

图 3-22 胃 MALToma
A. HE 低倍镜下形态；B. 淋巴上皮病变 AE1/AE3

CD5、CD10、CD23 均阴性，CD43+/−，CD11c+/−。

2. 弥漫大 B 细胞淋巴瘤（DLBCL）　胃原发性弥漫大 B 细胞淋巴瘤（primary gastric diffuse large B cell lymphoma，PG-DLBCL）可原发或由 MALToma 转化而来。组织学与其他部位 DLBCL 相同，但 30%～50% 含 MALToma 成分。区别转化的 DLBCL 和新生长的 DLBCL 没有临床意义。原发胃 DLBCL 由 ABC 或 GCB 发生。

【免疫组化】CD19、CD20、CD22、CD79α 均阳性；而 CD10、Bcl-6 和 IRF4/mum1 表达率各家报道不同。

3. 套细胞淋巴瘤（mantle cell lymphoma）　除肠道多发性息肉状的套细胞淋巴瘤外，胃的套细胞淋巴瘤少见。

【免疫组化】Cyclin-D1 阳性。

4. 胃还可以发生其他淋巴瘤如 T 细胞白血病/淋巴瘤、Burkitt 淋巴瘤、霍奇金淋巴瘤等。

（七）转移瘤

胃的转移瘤多数来自乳腺癌和黑色素瘤，但其他恶性肿瘤亦可转移至胃。

五、胃的其他病变

（一）胃结石

胃结石（bezoar）的结石由异物构成，发球是最常见的一种，其他还有由植物纤维、种子、果皮等构成的植物性结石（phytobezoar）和摄入虫漆（shellac）类物质凝固成的结石，虫漆遇水成黏稠沉淀，易与其他物质粘在一起凝固而成结石。有些结石由毛发和植物性物质混合而成，称毛发植物结石（trichophytobezoar）。毛发结石多见于小儿，特别是喜欢咬嚼头发的儿童，但更多见于慢性精神病患者。

（二）胃扭转

急性或慢性胃扭转（volvulus）常常是继发于胃外疾病如胃大弯附近肿瘤和裂孔疝。胃扭转时胃大弯侧向上，向前和向右扭转，并将横结肠和结肠系膜牵引过去，如此导致贲门和十二指肠第一段梗阻，胃因自身的分泌物潴留而扩张。

（三）胃破裂

成人的胃破裂可以是钝器伤的结果或原因不明，女性较见，常常是沿着小弯的撕裂，而胃本身无病变。

（四）胃黄斑

胃黄斑（xanthoma）亦称脂质小岛（lipid island）。病变处黏膜固有膜内有成堆含脂质的泡沫细胞。90% <3mm，少数可达 1cm。男性老年人多见，好发部位为胃窦和小弯。此为良性病变。

（五）胃动脉瘤

胃动脉瘤（Dieulafoy 病）常为单个，位于小弯侧黏膜下。

【光镜】为一大而弯曲的血管，表面黏膜有缺损，血管可有淀粉样变，如黏膜和血管壁破溃可引起致命的大出血。这是一种畸形而非变性。

（六）胃窦血管扩张

胃窦血管扩张（antral vascular ectasis）亦称西瓜胃（wa-termelon stomach），内镜下胃窦黏膜纵形皱襞的顶部有弯曲的血管和扩张的毛细血管，形成红色条纹。这些皱襞向幽门集中，致使胃表面像西瓜纹。

【光镜】黏膜血管增多扩张伴纤维索性血栓形成和肌纤维肥大。

六、胃镜活检

纤维内镜为胃的各种疾病的诊断和研究提供了良好的条件。胃镜活检的最重要的作用是鉴别良恶性病变特别是胃癌和其他病变的鉴别。活检中典型的良性病变和典型的癌诊断都不困难，困难的是诊断各级异型增生。异型增生上皮的形态为：①低级别异型增生：腺体形态稍不规则，偶有分支，腺体排列较紧密，腺上皮核瘦长呈棍状，假复层排列。核位于细胞的下 2/3，有的可顶到腺腔面。核上部胞质内分泌空泡少或无。杯状细胞显著减少或消失，无 Paneth 细胞。②高级别异型增生：腺体形态不规则，常见分支，与相邻腺体背靠背，腺上皮为高柱状、低柱状或立方形，核呈假复层或单层排列。核圆形或椭圆形，异型性明显，胞质少，核浆比例明显失常，杯状细胞偶见或无，无 Paneth 细胞。异型增生的腺体与周围黏膜腺体界限明显，即界限截然。

胃黏膜活检的诊断还要注意鉴别以下病变：①鉴别胃黏膜黄斑的泡沫细胞和印戒细胞癌细胞：可用黏液染色和免疫组化染色，如黏液和上皮标记、CEA 阳性则为印戒细胞癌；②鉴别淋巴瘤和未分化癌：可用淋巴细胞标记 LCA 和 CD 系列抗体以及 CEA、EMA、cytokeratin 等。

第三节　小　　肠

一、先天性畸形

（一）小肠闭锁和狭窄

可发生在小肠的任何部位，但多见于十二指肠或回肠。这种畸形可多发并合并其他器官的畸形。多数情况下仅累及一小段肠管。闭锁肠管形成一纤维条索，闭锁或狭窄上方的肠管扩张，肠壁肌层肥厚，下方肠管萎缩塌陷。

（二）小肠旋转不良

胚胎 5 周时小肠疝入胚胎外体腔并开始旋转。约 10 周时回到腹腔继续旋转直到转 270°。如肠发育时期小肠旋转不良（malrotation）就能产生种种畸形：①脐部保存疝入的肠管称为腹部肠膨出（intestinal eventration）或脐膨出（ex-omphalos）；②盲肠、阑尾和升结肠左位，小肠位于右半腹腔；③盲肠未能下降到适当位置；④阑尾位于腹膜后。

（三）小肠重复

极少见。常累及一小段肠管，特别是回肠，偶尔亦可累及整个空肠和回肠。重复的肠管成球形或管状，可有它们自己的系膜，但多数是与正常系膜相连。重复肠有正常的黏膜、黏膜下层和内环肌，纵行肌常发育。可有胃腺异位并能继发感染或发生肿瘤。

（四）胰腺异位

最常发生的部位是十二指肠，特别是壶腹区。异位的胰腺导管和腺泡形成小结节位于黏膜下层或更深部，很少含胰岛。异位的胰腺可发生胰腺炎和肿瘤。

（五）胃黏膜异位

形成孤立的小结节或广基息肉，多见于十二指肠。异位黏膜为胃底胃体腺黏膜，含壁细胞和主细胞，可发生增生和肿瘤。

（六）憩室

多数憩室为后天性，常合并吸收不良。小肠最常见的先天性憩室为梅克尔憩室（Merkel's diverticulum）。梅克尔憩室位于回肠的肠系膜对侧，约在回盲瓣上方 1m 处（婴儿约在 30cm 处）。憩室长为 2～8cm，直径与所在肠的直径相同。梅克尔憩室是卵黄肠导管（vitelline-intestinal duct）近端的残留物，憩室的盲端游离，有时可有一纤维索连接脐部；有时憩室直接开口于脐，这时称为梅克尔瘘或回肠脐瘘。如卵黄肠导管的肠端闭锁而脐端开放则形成卵黄窦（vitelline sinus），可分泌少量黏液。另一些情况下导管的两端均闭锁，中段扩张，由于所分泌的黏液的积聚而形成卵黄囊肿（vitelline cyst），亦称肠囊肿（enterocystomas）。偶尔从卵黄窦或囊肿可发生腺癌，这是脐部极罕见的腺癌来源之一，另一些可来自脐尿管残留物（urachalremnant）。梅克尔憩室含正常肠壁四层。黏膜多数为邻近小肠黏膜，亦可是十二指肠或结肠黏膜，黏膜内可有胃黏膜异位，故可发生消化性溃疡；亦可有胰腺异位。憩室可并发急性和慢性憩室炎、套叠、黏液囊肿和良恶性肿瘤。黏液囊肿破裂可导致腹膜假黏液瘤。

十二指肠憩室多为单个，位于第二段，体积可很大而造成肠梗阻性黄疸、胰腺炎、瘘、出血和穿孔。有的憩室突入腔内形成息肉，但多数沿胚胎腹胰和背胰融合线突入胰腺。

空肠憩室多数在上段空肠，位于系膜缘，多发，壁薄。有些是先天性，多数是由于空肠肌层缺陷而形成的后天性憩室。憩室底部可有异位胰腺。憩室可并发出血、穿孔、感染和气囊肿等。

二、炎　症

（一）十二指肠炎和慢性十二指肠溃疡

十二指肠炎的形态从单纯的淋巴细胞、浆细胞增多到绒毛萎缩变形。活动性炎时表面上皮内有中性粒细胞浸润，上皮细胞变性坏死形成糜烂。有时表面上皮成合体细胞样或化生成胃黏膜样，有时黏膜侧的 Brunner 腺增多。十二指肠炎与十二指肠溃疡（消化性溃疡）可能有一定的关系，即在十二指肠炎的基础上加上酸的侵袭就发展成溃疡。近年学者们对幽门螺杆菌的研究结果表明幽门螺杆菌与十二指肠炎有一定关系。正常十二指肠黏膜无幽门螺杆菌，此菌只在胃黏膜化生的十二指肠黏膜上繁殖。在有胃黏膜化生处常可见幽门螺杆菌和中性粒细胞浸润。十二指肠溃疡多见于

球部，前壁较后壁多见，亦可发生在十二指肠第二段。直径一般 1cm 左右。主要合并症为穿孔和幽门梗阻。十二指肠溃疡无癌变倾向。

（二）急性蜂窝织炎性小肠炎

急性蜂窝织炎性小肠炎（acute phlegmonous enteritis）多见于空肠，侵犯十二指肠和回肠较少。由化脓菌特别是链球菌感染引起。病变区由于显著充血水肿而使肠壁明显增厚。

【光镜】 肠壁各层特别是黏膜层有大量中性粒细胞浸润甚至脓肿形成。黏膜可坏死脱落而形成浅溃疡，浆膜面有纤维素渗出，肠系膜亦可有脓肿形成。淋巴结显急性炎，此病常为重症肝病的合并症。

（三）耶尔森小肠结肠炎

耶尔森小肠结肠炎（Yersinia enterocolitis）小肠病变类似伤寒。此菌主要侵犯肠相关的淋巴组织（GALT）。肠壁 B 细胞增生，灶性中性粒细胞浸润，中心坏死。溃疡形成，长圆形，底部淋巴组织增生。亦可有小的鹅口疮样溃疡。耶尔森菌可引起小肠结肠炎、急性阑尾炎和（或）肠系膜淋巴结炎，感染的淋巴结滤泡发生中心坏死，周围有中性粒细胞浸润。

（四）急性非特异性末段回肠炎和非特异性肠系膜淋巴结炎

多数患者是儿童，临床症状像急性阑尾炎，但剖腹探查无急性阑尾炎，仅末段回肠充血水肿，肠系膜和回盲部淋巴结肿大。

【光镜】 淋巴结和末段回肠均为非特异性炎症，有时末段回肠炎较重而导致局限性腹膜炎和纤维素性粘连，病因不明。

（五）伤寒和副伤寒

是一种急性传染病，主要累及末段回肠的淋巴组织。伤寒病原菌为伤寒杆菌（Salmonella typhi）。感染后第 1 周末患者血内出现特异的凝集抗体，其滴定度在第 3 周末达最高峰，临床用此诊断伤寒，称为 Widal 反应，由于抗体的出现，经集合淋巴结再吸收的伤寒杆菌在局部发生抗原抗体反应，从而导致黏膜坏死和溃疡。

【病变】 按病程小肠病变可分为：

（1）髓样肿胀期：末段回肠的孤立淋巴结和集合淋巴结明显肿胀，形成圆形或卵圆形结节，质软，灰红色，表面呈脑回状。

【光镜】 肠壁充血水肿。黏膜淋巴组织和肠壁各层有大量单核细胞浸润，部分单核细胞吞噬有红细胞、淋巴细胞、细胞碎片和伤寒杆菌，这种单核细胞称为伤寒细胞，伤寒细胞聚集成堆称为伤寒小结。除单核细胞外各层尚有淋巴细胞和浆细胞浸润，中性粒细胞极少。

（2）坏死期：黏膜淋巴组织表面的黏膜坏死。

（3）溃疡期：溃疡呈圆形或卵圆形。卵圆形溃疡的长径与肠的长轴平行。

【光镜】 溃疡底的表层为渗出物和坏死组织，其下为薄层肉芽组织。溃疡底和附近的肠壁中有大量伤寒细胞、淋巴

细胞和浆细胞浸润。伤寒的肠溃疡一般较浅,仅及黏膜下层;有时也可深达肌层或浆膜,从而引起肠穿孔或腐蚀血管引起大出血。

（4）愈合期:溃疡由周围黏膜上皮修复愈合,愈合时很少形成瘢痕,因此伤寒性肠狭窄少见。

【合并症】 常见合并症为出血和穿孔,亦是伤寒患者死亡的主要原因。其他有急性伤寒性胆囊炎、肠麻痹、肝脾肿大、心肌炎、腹壁肌肉 Zenker 变性、急性支气管炎、脑膜炎、肾炎、睾丸炎、关节炎和骨炎等,临床恢复后伤寒菌仍可留在胆道(特别是胆囊)和肾内,继续由粪便和尿内排出。这种患者就成为带菌者。

副伤寒由 Salmonella paratyphi 引起,病变与伤寒相同但较轻,限于回肠的一个小区域内,合并症少。

（六）嗜酸粒细胞性肠炎（eosinophilic enteritis）

嗜酸粒细胞性肠炎(eosinophilic enteritis):有时胃肠同时受累称为嗜酸细胞性胃肠病(eosinophilic gastroenteropathy)。小肠的一段或数段肠壁弥漫性增厚、水肿和大量嗜酸性粒细胞浸润。腹膜有纤维素渗出。肠系膜淋巴结肿大,常伴有外周血嗜酸性粒细胞增多。原因不明,可能是对某些食物或寄生虫过敏,因70%患者有个人或家族过敏史。

（七）肠结核

在发达国家,肠结核已很少见,但在第三世界国家,仍较多见。

【大体】 可分溃疡型和增殖型:①溃疡型肠结核:病变起始于黏膜淋巴小结,使之坏死形成溃疡。病变沿肠壁淋巴管向四周扩散,溃疡逐渐增大,因肠壁淋巴管围绕肠管走行,所以结核性溃疡为环形,其长径与肠长轴垂直,边缘参差不齐如鼠咬状。溃疡底的浆膜面可见白色粟粒状结核结节。肠系膜淋巴结肿大,有干酪样坏死。②增殖型肠结核:肠壁纤维组织增生而增厚。黏膜面有多数炎性息肉形成,亦可伴黏膜大小不等的溃疡,疾病后期由于肠壁增生的纤维组织收缩可形成肠狭窄。狭窄呈环形,可单发或多发。

【光镜】 肠壁各层均可见有干酪样坏死或无干酪样坏死的结核结节。结核结节边缘有较厚的淋巴细胞套,结核结节常相互融合成片。肠壁各层纤维组织增生,黏膜下层闭锁或变窄。肌层破坏有瘢痕形成。黏膜下层和肌层神经纤维增生,黏膜可有幽门腺化生。经抗结核治疗后,肠壁结核可萎缩、玻璃样变甚至消失。局部淋巴结的结核病灶不会因抗结核治疗而完全消失。

【合并症】 急性结核性溃疡易穿孔而导致结核性腹膜炎。增殖性肠结核的主要合并症是肠狭窄所引起的肠梗阻。

（八）克罗恩病

1932 年克罗恩及其同事报道此病时作为只发生在末段回肠的一种炎症。以后越来越多的临床和病理实践证明克罗恩病(Crohn's Disease,CD)可发生在消化道的任何部位,从口腔到肛门以及消化道外的部位如皮肤和关节,有时消化道病变不明显而主要病变在消化道外。好发部位为末段回肠和回盲部。Morson 等[7]分析消化道克罗恩病的分布:小肠 66%、大肠 17%,同时累及大小肠者占 17%。北京协和医院资料显示小肠 15%、大肠 7.5%,同时累及回肠、回盲部及大肠者 77.5%[15]。

克罗恩病的病因至今不明,曾研究过的发病因素有遗传、饮食和生活习惯、种族、环境、损伤、精神因子、生物因子(细菌、原虫、病毒、真菌等)等。已发现至少 71 个遗传易感性的基因,包括 16 号染色体上 CARD15(NOD2)基因移码突变,1 号染色体 IL23R 基因的变异等[16]。

克罗恩病多见于北欧斯堪的纳维亚国家、北美和英国、法国、意大利等,非洲、中东、亚洲和南美少见。可发生在任何年龄组,20 ~ 40 岁年轻人好发。男女发病率相近。克罗恩病为反复发作的慢性炎症,属于炎症性肠病(inflammatory bowel disease,IBD)的一种。

克罗恩病为非连续性节段性病变。

【大体】 包括:①黏膜溃疡:早期病变为阿弗他溃疡(Aphthous ulcer),是在黏膜淋巴小结上形成的小溃疡,从针尖大的出血性病灶到小而边缘清楚的浅溃疡,如手术切除缘附近有这种小溃疡则可成为以后复发的病理基础。另一种为纵行溃疡(longitudinal ulcer),与肠管的长轴平行。此外有匍行性溃疡(serpiginous ulcers),不连续,大小不等,形态不规则,边缘清楚,溃疡之间的黏膜正常。早期病变可经过若干年发展成有临床和影像学特征的病变,但克罗恩病的早、晚期病变可在一段肠管内同时存在。②肠狭窄:狭窄区长短不一。单个或多发。最典型的狭窄是末段回肠的长管(hosepipe type)狭窄。这种狭窄的长度从数厘米到数十厘米。狭窄处肠壁弥漫性增厚,管腔狭窄,整段肠如救火用的水管。③黏膜铺路石样改变(cobblestone appearance):约 1/4 病例可见典型的黏膜铺路石样改变。这是由于黏膜裂缝(crevices)和裂隙(fissures)之间的黏膜下层充血水肿而使黏膜隆起所致(图 3-23)。④瘘:克罗恩病易形成瘘或窦道,形成脓肿、累及其他段肠管或脏器。⑤炎性息肉:形态与慢性

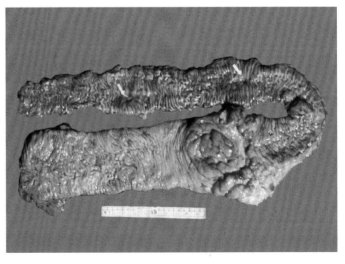

图 3-23　克罗恩病肠大体形态

增殖性肠结核和溃疡性结肠炎的炎性息肉同。有些克罗恩病的肠黏膜面可布满大小不等的炎性息肉。⑥肿块形成:克罗恩病肠的浆膜和肠系膜都有炎症和纤维组织增生,常引起肠祥之间和与邻近脏器粘连,增厚的肠祥因粘连扭曲而形成"肿块",特别是回盲部更常见,这种肿块常使临床和影像学误诊为肿瘤。⑦肠系膜脂肪包绕(creeping fat):肠系膜脂肪粘连、包绕肠管,是 CD 肠管全层炎症、累及浆膜的表现。

以上病变可单独或混合存在,病变的大体特点为跳跃式不连续病变(skip lesions)。病灶之间的肠壁正常。肠周淋巴结多数肿大。

克罗恩病的光镜下特点为不连续的全壁炎、裂隙状溃疡、黏膜下层高度增宽、淋巴细胞聚集和结节病样肉芽肿形成。①全壁炎(transmural inflammation):病变处肠壁全层有淋巴细胞和浆细胞浸润。②裂隙状溃疡(fissuring ulcer):为刀切样狭窄深在的裂隙,深达肌层,有时可达浆膜,这是克罗恩病常并发肠瘘的病理基础。裂隙状溃疡有时可呈分支状,溃疡的内壁为炎性渗出物和肉芽组织(图 3-24)。裂隙状溃疡的横切面即成壁内脓肿(intramural abscess)。裂隙状溃疡对克罗恩病有诊断价值。③淋巴细胞聚集(lymphoid aggregation):肠壁各层特别是黏膜下层和浆膜层有大量淋巴细胞聚集,形成结节并可有生发中心。典型者在肌层内、外整齐地排列成串珠样。④黏膜下层高度增宽:这是由于黏膜下层高度水肿、淋巴管血管扩张、神经纤维及纤维组织增生等使黏膜下层高度增厚,其厚度可数倍于正常。⑤非干酪样坏死性肉芽肿(non-caseating granuloma)。即结节病样肉芽肿。50%~70%的克罗恩病肠壁可找到这种肉芽肿。结节病样

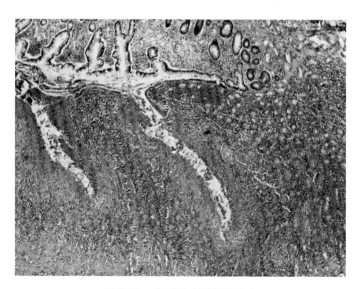

图 3-24 克罗恩病裂隙性溃疡

F3-24 ER

肉芽肿与结核结节的区别在于无干酪样坏死、体积小而孤立、周围淋巴细胞套薄而不显(图 3-25)。肉芽肿的巨细胞胞质内常可找到 Schaumann 小体。小肠和大肠克罗恩病肉芽肿少而直肠肛门克罗恩病肉芽肿较多,病程长者肉芽肿少。⑥黏膜慢性活动性炎症:IBD 为慢性疾病,因此黏膜除有慢性炎细胞浸润,还有炎症慢性损伤及再生的表现,包括隐窝的分支、结构紊乱,幽门腺化生。常见中性粒细胞浸润固有膜及上皮。

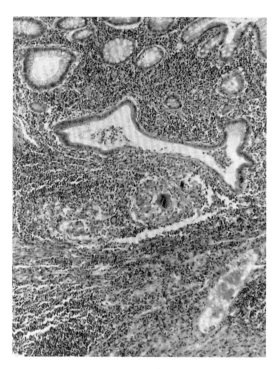

图 3-25 克罗恩病肉芽肿

其他病变有神经纤维瘤样增生、血管炎、黏膜下层和浆膜纤维化、肠系膜炎等。肠周淋巴结显非特异性炎,约 1/4 可找到非干酪性肉芽肿。

【并发症】

1. 肠梗阻 由于肠壁增厚、纤维化、肠管狭窄而导致肠梗阻,多数为缓慢进展的肠梗阻。

2. 肠瘘 有 3 种:肠祥之间的内瘘、肠皮肤瘘和肛门瘘。10%~20% 克罗恩病患者发生内瘘,最常见的是回肠-回肠瘘和回肠-结肠瘘。有时病变肠祥与盆腔腹膜粘连形成慢性盆腔脓肿,脓肿破入直肠而形成回肠-直肠瘘,偶尔亦可见回肠-膀胱瘘或回肠-阴道瘘。肠-皮肤瘘最容易发生的部位是腹部手术切口或手术瘢痕处。肛门瘘可发生在肠病变出现之前、之后或同时。有时因为出现肛门瘘而找出潜在的肠克罗恩病,肛门病变区水肿、灰蓝色。镜下可找到结节病样肉芽肿,无结核分枝杆菌。

3. 吸收不良 由于肠黏膜广泛炎症和溃疡,从而造成对脂肪、维生素 B_{12} 和蛋白质吸收不良。

4. 癌变 克罗恩病小肠癌变的发生率较正常对照高 6~20 倍。大肠克罗恩病癌变率较正常对照高 20 倍。小肠

癌较多发生在远段,年轻人多见。大肠癌则近段较多,多发,亦是年轻人多见,食管和胃克罗恩病亦可癌变但极罕见。

5. 其他少见的并发症　有关节强直性脊椎炎、多关节炎、眼炎、肝硬化、淀粉样变性和皮肤病变。皮肤病变中常见的是会阴皮肤溃疡。这种溃疡能扩展延伸到腹股沟并累及外生殖器,所以称之为扩展性溃疡(spreading ulcers),多见于肛门手术后。扩展性溃疡只是在结肠直肠有广泛病变时才出现。此外,在结肠造瘘口和回肠造瘘口周围皮肤,当克罗恩病复发时亦可出现溃疡,但手术治疗后即消失。远离消化道的皮肤如阴茎、乳房下、前腹壁褶痕处、外阴和腋窝等处亦能出现溃疡,这种溃疡称为转移性皮肤溃疡。诊断克罗恩病皮肤病变必须找到非干酪性肉芽肿。其他合并的皮肤病变还有坏疽性脓皮病、结节性红斑和全身性湿疹等。

【鉴别诊断】克罗恩病主要与溃疡性结肠炎、缺血性肠病和肠结核相鉴别。

(1) 溃疡性结肠炎:为连续性病变。从直肠到回盲部,仅10%累及末段回肠。溃疡浅,通常限于黏膜及黏膜下层。有明显的隐窝脓肿。无结节病样肉芽肿。

(2) 缺血性肠病:病变也为节段性,肠壁肉芽组织和瘢痕组织多,有多量含铁血黄素沉着。

(3) 肠结核:肠结核的黏膜下层变狭窄或闭锁,肌层破坏有瘢痕形成,肠壁有干酪样坏死的结核结节,结核分枝杆菌阳性。结核结节大、融合、周围淋巴细胞套明显。部分淋巴结有干酪样坏死。

【病程和预后】克罗恩病是一种慢性进行性炎症,可反复发作和缓解,病程可持续许多年,有些病例肠病变仅导致轻度临床症状,引起患者就医的却是并发症如肠梗阻、内瘘、肛门瘘或吸收不良等。另一些病例临床症状重,近期并有发作,但手术切除的肠仅有已消退的病变。克罗恩病复发率高,但死亡率不高。

三、小肠缺血和梗死

任何原因影响肠血液循环如肠套叠、肠绞窄、肠扭转和肠系膜血管血栓形成或栓子栓塞都能引起肠梗死。梗死为出血性。早期时病变肠高度充血,呈暗黑色至紫红色,浆膜下和黏膜下有大小不等的出血斑。随着病变的发展,肠壁因充血、出血和水肿而增厚。黏膜坏死形成溃疡,肠壁全层出血,肠腔内含血性液甚至血液。浆膜有纤维素性或纤维素脓性渗出物,使浆膜变混浊和颗粒状。

肠系膜血管急性堵塞时发生肠梗死,慢性或不完全堵塞时肠壁呈慢性缺血状态。缺血肠外观色泽可正常或有斑点状紫红色区,肠腔稍扩张,黏膜出血坏死,形成匐行或纵行溃疡。

【光镜】早期病变呈斑点状分布,有时仅累及绒毛顶端。黏膜下层显著充血水肿及出血。血管内有纤维素性血栓形成。严重病例肌层亦可出血。后期肠壁纤维组织增生。

四、小肠吸收不良

小肠吸收不良(intestinal malabsorption):食物在胃内受

胃酸-胃蛋白酶的作用分解成巨分子营养物,这些营养物进入小肠在胆汁和多种胰酶的作用下分解成氨基酸、单糖和脂肪酸等。这些小分子营养物被小肠黏膜吸收入血液,运送到全身各脏器和组织。小肠黏膜的绒毛使吸收面积很大,而吸收细胞腔面的微绒毛又使吸收面积进一步扩大。食物的消化分解成营养物、营养物的吸收以及营养物的运送这三个环节中任何一个发生障碍就能产生吸收不良综合征。临床特点是脂肪泻(steatorrhea)、食欲缺乏、消瘦和贫血等。

(一) 乳糜泻

乳糜泻(celiac sprue)又名麦胶敏感性小肠病(gluten-sensitive enteropathy)。此病系对麦胶过敏。临床有严重的脂肪泻。乳糜泻的特点:①对营养物均吸收不良;②小肠黏膜有典型的病变;③去除麦胶饮食后临床有明显改善。

【病变】小肠黏膜呈不同程度萎缩,变扁平,绒毛部分或大部分萎缩,大大减少了吸收营养物质的面积。立体显微镜下黏膜绒毛呈桥形、脑回状或扁干镶嵌状。完全萎缩的小肠黏膜形如大肠黏膜。

【光镜】绒毛变短变宽,隐窝底部核分裂增多,Paneth细胞可增多,固有膜淋巴细胞和浆细胞增多,表面上皮细胞变矮甚至立方形。核形态与排列均不规则。上皮内淋巴细胞明显增多,严重者上皮内淋巴细胞数可与上皮细胞数相等或超过。上皮下有一胶原纤维带形成。病变以空肠上段和十二指肠为重,越往远端病变越轻。儿童和成人病变相同。

【电镜】肠细胞的微绒毛显著变形缩短。线粒体大小形态异常,嵴变形,核糖体丰富,肌层有脂褐素沉着。

大量临床随访资料证实乳糜泻易合并恶性肿瘤,特别是淋巴瘤(多数为外周T细胞淋巴瘤)和消化道癌(食管、胃和结肠癌)。从乳糜泻发病到发生恶性肿瘤的时间可长达20～30年,其他合并症有慢性非特异性溃疡性十二指肠空肠炎。

(二) 热带口炎性腹泻

热带口炎性腹泻(tropical sprue)流行于南亚、东南亚、非洲和加勒比海地区,其他热带和亚热带地区亦有散在发病。儿童与成人均能发病,临床特点是脂肪泻和叶酸缺乏性贫血。小肠病变较乳糜泻轻。绒毛部分萎缩,固有膜有多量淋巴细胞和浆细胞浸润。

热带口炎性腹泻原因不明。去除麦胶饮食治疗无效,对抗生素有一定的疗效,因此有人认为是一种细菌感染,也有些患者对叶酸和维生素B_{12}有明显疗效。

(三) Whipple病

1907年Whipple最早描述,是一种较少见的病。多见于中老年男性,男女之比为8:1。临床特点为游走性多关节炎、间歇性慢性腹泻和脂肪泻、吸收不良。病变累及小肠(特别是近端小肠)、肠系膜和主动脉旁淋巴结和全身其他脏器。

【光镜】小肠黏膜固有膜内有大量巨噬细胞,许多巨噬细胞胞质内含颗粒状物。这种颗粒状物脂肪染色阴性,但

PAS 染色阳性。

【电镜】巨噬细胞胞质内 PAS 阳性颗粒状物内有杆菌样小体(bacilliform bodies)。患者经抗生素治疗后这种杆菌样小体消失。小肠黏膜绒毛由于大量巨噬细胞浸润而变钝增粗,病变的小肠黏膜外观像熊毛毡样,上皮细胞扁平,胞质空泡状,小肠壁增厚。浆膜和肠系膜混浊增厚,浆膜面可见细网状的淋巴管网,除小肠外消化道的其他部位、腹腔淋巴结、肝、脾、肾、心、肺、肾上腺、中枢神经系统和横纹肌均可有上述巨噬细胞浸润。心瓣膜可发生非细菌性心内膜炎。

(四) 无 β 脂蛋白血症

无 β 脂蛋白血症(abeta-lipoproteinemia 或 acanthocytosis)是一种常染色体隐性基因遗传病。由于不能合成一种蛋白质——ape-LP-ser,所以肠细胞内甘油三酯不能运送到固有膜淋巴管内。空肠黏膜绒毛形态相对正常,绒毛上 2/3 的肠细胞(enterocyte)胞质呈空泡状,空泡中为中性脂肪。

(五) 小肠淋巴管扩张症

小肠淋巴管扩张症(intestinal lymphangiectasis)是由于小肠固有膜淋巴管扩张,使富含蛋白的液体进入细胞外空间和肠腔,造成蛋白丢失性肠病。

(六) 蓝氏贾第鞭毛虫病

蓝氏贾第鞭毛虫病(Giardiasis)由蓝氏贾第鞭毛虫(Giardia lamblia)感染引起。蓝氏贾第鞭毛虫感染全世界均有散发。患者有腹泻,可持续数日至数月,亦有患者无临床症状。蓝氏贾第鞭毛虫病是患低 γ 球蛋白血症(hypogammaglobulinemia)伴肠症状者的最常见原因。十二指肠活检可找到虫体。蓝氏贾第鞭毛虫常位于黏膜表面或绒毛之间,亦可深入到黏膜内。黏膜绒毛萎缩,上皮扁平,但程度较轻。

五、肿瘤和瘤样病变

小肠各种类型的肿瘤均少见。小肠肿瘤约占消化道肿瘤的 10%,而其中 60% 为良性,消化道良性肿瘤中 25% 发生在小肠,而恶性肿瘤仅 5% 发生在小肠。

(一) 腺瘤和息肉

小肠的腺瘤和息肉均少见。

1. 十二指肠腺腺瘤(Brunner's gland adenomas) 此瘤罕见。好发于十二指肠第一和第二段交界处的十二指肠后壁。单发,呈息肉状,有蒂。大小不等,直径 0.5~6cm。光镜为大量增生而分化成熟的 Brunner 腺,其间间以平滑肌纤维,使腺瘤成小叶状结构(图 3-26)。腺上皮无异型性。Brunner 腺腺瘤男性多见。各种年龄都能发生,可引起黑便或十二指肠梗阻。

2. 炎性纤维样息肉 息肉直径为 2~13cm,平均4.4cm,广基,灰色或蓝色。表面黏膜常有溃疡形成,镜下形态与胃内相应息肉相同。常引起肠套叠。

3. Peutz-Jeghers 息肉(P-J 息肉) Peutz-Jeghers 综合征又称皮肤黏膜黑斑息肉病,为常染色体显性遗传病,包括三

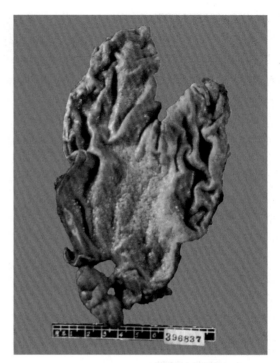

图 3-26　十二指肠 Brunner 腺瘤

个部分:①胃肠道 P-J 息肉;②常染色体显性遗传;③皮肤黏膜黑色素沉着(图 3-27)。男女发病率相等,多见于儿童和青少年。临床特点是唇和口腔黏膜有过多黑色素沉着,有时手指足趾皮肤也有黑色素沉着。息肉最多见于小肠,特别是空肠,其次是胃和大肠。多数患者的息肉为多发性,但少数亦可仅有一个息肉,息肉直径从数毫米到 5cm,小者无蒂,大者有蒂。外形如大肠腺瘤。

【光镜】由黏膜肌层的肌纤维增生形成树枝样结构,其上被覆其所在部位消化道正常黏膜上皮、腺体和固有膜。黏膜与平滑肌核心保持正常的黏膜与黏膜肌层的关系。所以一般认为 P-J 息肉是一种错构瘤,但有少数报道 P-J 息肉发生癌变并转移至局部淋巴结。P-J 息肉可合并消化道其他部位的癌、卵巢环管状性索肿瘤、宫颈高分化腺癌、卵巢黏液性肿瘤和乳腺癌等。

4. 腺瘤 小肠腺瘤可单发或多发,十二指肠和空肠较回肠多见,形态与大肠腺瘤同(详见第五节)。腺瘤的癌变率与腺瘤大小、类型和上皮异型增生的程度有关。大腺瘤、绒毛状腺瘤和伴重度异型增生者易癌变,十二指肠和壶腹区腺瘤易癌变,特别是壶腹区绒毛状腺瘤的癌变率可高达 86%[17]。

(二) 小肠癌

小肠癌的发病率在消化道癌中不足 1%,为什么小肠癌的发病率如此低,原因不清楚。小肠癌的好发部位为十二指肠,上段空肠和下段回肠这些部位的癌与腺瘤恶变、乳糜泻和克罗恩病可能有关。十二指肠癌占小肠癌的 1/4,其中以壶腹区癌多见。

【病变】大体小肠癌常长成环形引起肠腔狭窄,少数可长成乳头、息肉或结节状。组织学类型绝大多数为不同分化

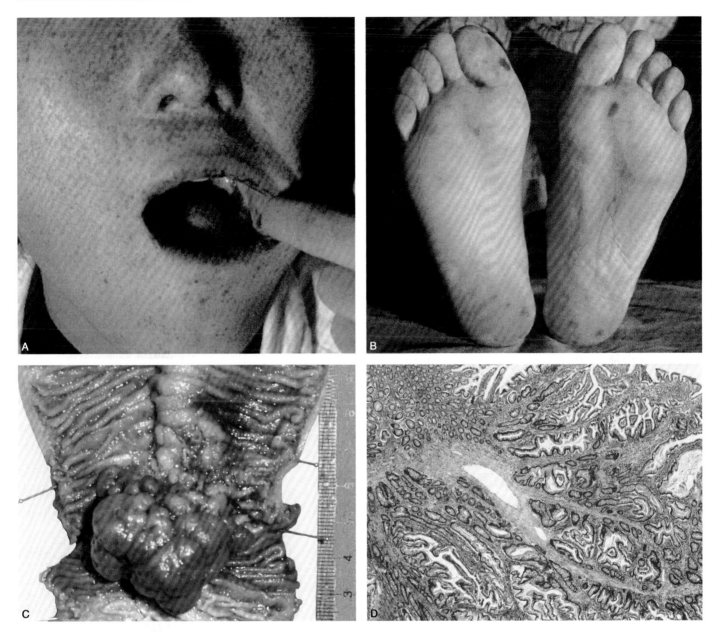

图 3-27 皮肤黏膜黑斑综合征
A. 面部皮肤及口腔黏膜黑斑;B. 足底皮肤黑斑;C. 小肠 P-J 息肉大体形态;D. 小肠 P-J 息肉镜下 HE 形态

F3-27 ER

程度的腺癌。其他少见类型有小细胞癌与腺癌混合型和分化不良型癌(肉瘤样癌)。除转移至淋巴结外可种植至腹膜。5 年存活率约 20%。

【免疫组化】小肠癌 50% CK7(+),40% CK20(+)。

(三)神经内分泌肿瘤

1. 空肠回肠主要为神经内分泌肿瘤(neuroendocrine neoplasm,NET) G1(类癌),分泌 5-羟色胺(5-HT)。多见于老年人,年龄高峰 60 岁 ~ 70 岁。好发部位为回肠下段,70% 回肠,11% 空肠,3% 发生在梅克尔憩室[18]。肿瘤多数为单发,偶尔可多发。生长缓慢,确诊时常常已转移至局部淋巴结和肝。肿瘤所分泌的 5-HT 的作用常在发生肝转移后才充分表现出来,可能是因为逃过了肝脏对分泌产物的分解作用才能引起临床症状,所以类癌综合征(carcinoid syndrome)被视作长期亚临床病程的终末表现。

【病变】NET G1 体积一般较小,13% <1cm,47% <2cm。25% ~ 30% 为多发,位于黏膜深部或黏膜下层向肠壁深部生长;或形成有蒂息肉突向肠腔,表面黏膜坏死而形成溃疡。如局部淋巴结已发生转移,则转移灶常较原发灶大。肿瘤质实,经甲醛固定后常呈亮黄色,而手术时原发瘤和继发瘤均为白色。

【光镜】典型的 NET G1(类癌)为大小一致的多角形细胞或柱状细胞,细胞排列成实性巢或条索,亦可成管状或腺泡样(图 3-28)。细胞巢边缘的细胞为柱状,呈栅栏状排列形如基底细胞癌。HE 染色切片有时可见胞质中红色颗粒。银反应为亲银性(argentaffin),银颗粒位于核下部与基底膜之间。瘤细胞可浸润神经鞘或侵犯淋巴管和血管。肿瘤周围常可见肥大的平滑肌纤维,如瘤组织不及时固定可使 5-羟色胺氧化或弥散到细胞外,这样使银反应呈阴性。间质纤维组织增生。常见淋巴结及肝转移。

【免疫组化】除一般神经内分泌细胞标记如 chromogranin A、synaptophysin 等阳性外,可分泌 5-羟色胺和多种肽类激素。

【电镜】神经分泌颗粒核心电子密度高,形态不规则,大小不一,直径为 300nm 左右。

【临床症状】主要在 NET 发生转移后出现症状所谓“类癌综合征”,表现为哮喘样发作、四肢抽搐、休克、右心功能不全等。颜面的潮红很像绝经后的面部潮红。这种潮红特别鲜艳,其诱因常为感情冲动、进食、饮热的饮料或饮酒。一旦潮红持续长时间后受累处皮肤发生永久性改变即毛细血管持续性扩张,局部发绀和明显的血管扩张,继之玫瑰疹样改变,最后成糙皮病样(pellagra-like)。颜面潮红的机制尚不清楚。心脏病变主要累及肺动脉瓣和三尖瓣,瓣膜狭窄或闭锁不全。常常是肺动脉瓣狭窄而三尖瓣闭锁不全,瓣叶的纤维化导致像愈合的风湿性心内膜样改变。右心房心内膜可有纤维化或弹力纤维增生斑,右心室病变较轻。心内膜病变早期为局灶性黏多糖减少及散在肥大细胞、淋巴细胞、浆细胞浸润,后期纤维组织增生。个别病例亦可累及左心。

2. 十二指肠 NET 好发部位依次为十二指肠第二段、第一段、第三段,好发年龄为 22～84 岁,平均 55 岁[19]。男女发病率差别不大。十二指肠 NET 是很特殊的一种类癌,常合并 Von Recklinghausenn 病、Zollinger-Ellison 综合征和多发性内分泌肿瘤(multiple endocrine neoplasia,MEN)。肿瘤大体形态与空肠回肠类癌相似,但肿瘤为灰白色而不是亮黄色,而且肿瘤体积较小(<2cm),13% 为多发性[20]。光镜瘤细胞主要排列成花带状或腺样。银反应大多数为嗜银性(argyrophilic)。于壶腹区的类癌常有砂粒体形成。

【免疫组化】除一般神经内分泌细胞标记阳性外,可分泌多种肽类激素如生长抑素、胃泌素、降钙素、胰多肽和胰岛素等。

【电镜】分泌颗粒根据所分泌的激素而异。

十二指肠和壶腹底部还可发生杯状细胞类癌(腺类癌)和小细胞神经内分泌癌。杯状细胞类癌又称腺类癌或黏液类癌,其形态特点是散在成簇的杯状细胞内夹杂有内分泌细胞,常常呈嗜银反应阳性。

3. 其他 神经内分泌肿瘤还可引起临床 Zollinger-Ellison 综合征的胃泌素瘤、分泌 Somatostatin 的生长抑素瘤、分泌 VIP 的 VIP 瘤和分泌胰高血糖素的高血糖素瘤,甚至罕见的胰岛素瘤。肿瘤为灰白色而不是亮黄色,形态与上述类癌相似,根据临床症状和免疫组织化学可确定其性质。

【转移和扩散】神经内分泌肿瘤很难从形态判断其良恶性,主要依靠有无转移来决定。神经内分泌肿瘤可经腹膜扩散到腹腔。经血行转移到肝,偶尔可转移至肺、皮肤和骨等。Finn 等[21]报道一例回肠类癌转移至卵巢腺癌。

4. 神经节细胞性副神经节瘤(gangliocytic paraganglioma)亦称副神经节神经瘤(paraganglioneuroma),此瘤多见于十二指肠第二段(壶腹之近端),偶尔见于空肠或回肠,瘤体小、有蒂。位于黏膜下,表面黏膜可破溃出血。

【光镜】像类癌样的瘤细胞排列成巢或小梁,其中有散在的神经节细胞和梭形的 Schwann 细胞和(或)支持细胞(sustenta cular cell)。间质可含淀粉样物质。

【免疫组化】类癌样瘤细胞为胰多肽和(或)生长抑素阳性,神经节细胞为 NSE 或其他神经标记阳性,Schwann 细胞和支持细胞为 S-100 阳性,此瘤为良性。

(四)小肠间充质肿瘤

1. GIST 十二指肠及小肠 GIST 主要发生于成人,临床表现与胃 GIST 相似,但急性并发症常见肠梗阻、肿瘤破裂。小肠 GIST 的生物学行为比胃 GIST 恶,而且腹腔内扩散亦较胃 GIST 多见。

小肠 GIST 可呈小的肠壁内结节到巨大肿瘤,主要部分向壁外突出形成有蒂或哑铃状肿物。大肿瘤可囊性变和出血。

镜下多见的为梭形细胞,低危性肿瘤常含细胞外肮元球,即所谓的“skenoid tubes”,核异型性少见,核分裂象低。上皮型 GIST 常合并高核分裂,反映其高危性质。

【免疫组化】CD117 及 Dog-1 几乎总是阳性,部分肿瘤可呈现 SMA 和(或)S-100 阳性,但 CD34 阳性率低。

【分子病理】小肠 GIST 的 kit 激活性突变是其特点,像胃 GIST 那样,缺失可见,但插入罕见。Kit 外显子 9 中 Ay502-503 重复主要见于小肠 GIST[22]。

与预后密切相关的因素是肿瘤的大小和核分裂数(个/50HPF)。

2. 平滑肌瘤 小肠平滑肌瘤和平滑肌肉瘤不如胃和直肠多见。三段小肠平滑肌瘤的分布:十二指肠 10%,空肠 37%,回肠 53%。起初是壁内肿瘤,以后突向肠腔。表面黏膜光滑,中心有溃疡,可引起便血。镜下形态与胃平滑肌瘤同。

3. 透明细胞肉瘤 多见于小肠,亦可发生于胃及结肠。青年人多见。肿瘤形成壁内肿物(2～5cm 或更大),表面可有溃疡。常转移至淋巴结及肝。镜下为成片圆至轻度梭形胞质透明细胞,可有破骨细胞样多核巨细胞。

【免疫组化】S-100(+),HMB45 和 Melan-A 均阴性。

4. 其他肉瘤有血管肉瘤、炎性肌成纤维细胞瘤、纤维瘤病(desmoid)。

(五)小肠淋巴瘤

1. B 细胞淋巴瘤 小肠 B 细胞性淋巴瘤较胃 B 细胞淋

巴瘤为少见。其中最常见的是弥漫大 B 细胞淋巴瘤（DLBCL）及 MALToma，其次为免疫增生性小肠病（immuno-proliferative small intestinal disease，IPSID）、滤泡性淋巴瘤（follicular lymphoma，FL）、套细胞淋巴瘤和 Burkitt 淋巴瘤。临床表现取决于淋巴瘤类型，如惰性淋巴瘤仅有腹痛、消瘦和肠梗阻，而恶性度高的淋巴瘤如 Burkitt 淋巴瘤，可出现腹腔巨大肿块伴肠穿孔。IPSID 常表现为腹痛，慢性严重的间歇性腹泻、消瘦，腹泻常为脂肪泻和蛋白丢失性肠病，直肠出血少见。Burkitt 淋巴瘤常见于末端回肠或回盲部而导致肠套叠。

【病理】 DLBCL、FL、Burkitt 淋巴瘤病理形态与相应的结内淋巴瘤相同，小肠 MALToma 与胃 MALToma 相同，但淋巴上皮病变不如胃 MALToma 明显。

免疫增生性小肠病（immunoproliferative small intestinal disease，IPSID）是小肠独有的 MALToma，主要发生于中东和地中海区域。IPSID 包括重链病（aHCD），IPSID/aHCD 是小肠 MALToma 的同义词。此瘤中有大量浆细胞分化，IPSID 可分 3 期：①A 期：淋巴浆细胞浸润限于黏膜及肠系膜淋巴结，此期对抗生素治疗有效；②B 期：黏膜结节状浸润，并可至黏膜肌层以下，细胞有轻度异型性，此期抗生素已无效；③C 期：有大的肿块形成，瘤细胞转化成 DLBCL，有许多免疫母细胞和浆母细胞，细胞异型性明显，核分裂增加。

【免疫组化】 显示 α 重链而无轻链合成，分泌 IgA 型，小淋巴细胞表达 CD19、CD20 和 CD138。

胃肠道套细胞淋巴瘤（Mantle cell lymphoma）常表现为多发性息肉，既往称为多发性淋巴瘤样息肉（MLP），息肉大小 0.5～2cm，（图3-28）。免疫组化 Cyclin-D（+）、CD20（+）、CD19（+）。

其他 B 细胞淋巴瘤如小淋巴细胞淋巴瘤、淋巴浆细胞淋巴瘤等也可发生于小肠。

2. T 细胞淋巴瘤 来自上皮内 T 淋巴细胞，分两型：①肠病相关性 T 细胞淋巴瘤（enteropathy-type intestinal T cell lymphoma，EATL）；②CD56+（NCAM1）肠 T 细胞淋巴瘤。

（1）肠病相关小肠 T 淋巴细胞淋巴瘤：亦称 Ⅰ 型 EATL，占小肠 T 细胞淋巴瘤的 80%～90%，肠病主要指乳糜泻，多见于北欧，东方极少见。好发部位为空肠及近段回肠、十二指肠、胃、结肠，胃肠道以外部位亦可发生，但极罕见。临床主要症状为难治性乳糜泻，可出现急腹症症状伴肠穿孔或肠梗阻，或仅显肠溃疡（溃疡性空肠炎）。

【病理】 病变肠显多发性累及，多发溃疡或黏膜肿物，可呈大的外生性肿瘤，多灶性病变之间的肠黏膜可正常或皱襞增厚。

瘤细胞形态变异大，大多病变为中-大转化的淋巴样细胞，其次为异型性明显，并有多核瘤巨细胞。像分化不良大细胞淋巴瘤，瘤组织中有多量炎细胞，为组织细胞、嗜酸性粒细胞。部分肠腺（隐窝）上皮内有瘤细胞浸润（图3-29）。

【免疫组化】 CD56（-）为此型淋巴瘤特点，CD3、CD7、CD103、TIA1、GranzymeB、perforin 均可阳性，部分肿瘤 CD30 阳性。

（2）单型性 CD56+（NCAM1）小肠细胞淋巴瘤：亦称 Ⅱ 型 EATL。占小肠淋巴瘤 10%～20%，合并乳糜泻者少，病因不清。病变部位与 Ⅰ 型同，但可累及下段胃肠道，至回盲部甚至结肠。由小-中圆形和形态单一的瘤细胞构成，弥漫浸润小肠隐窝（肠腺）上皮和肠全壁，部分近肠型可显绒毛

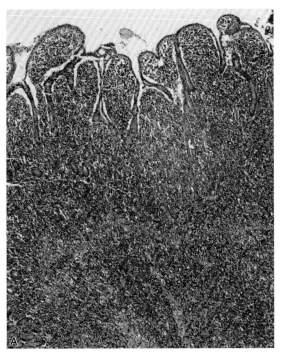
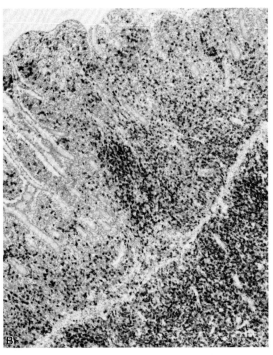

图3-28　小肠 B 细胞淋巴瘤
A. HE；B. CD20

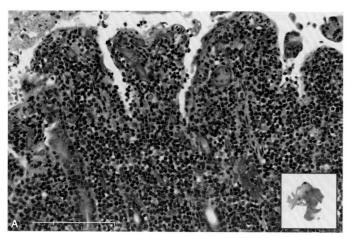

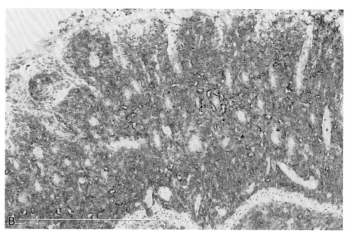

图 3-29 小肠 T 细胞淋巴瘤
A. HE；B. CD3

F3-29 ER

萎缩和隐窝增生伴上皮内淋巴细胞浸润。

【免疫组化】 CD56（＋）为此型特点，CD3、CD8、TCRαβ均阳性，但 EBV（－），有别于鼻型 NK/T 细胞淋巴瘤。

小肠 T 细胞淋巴瘤预后均差，易于肠穿孔、腹膜炎以及早期出现肺转移。

（六）转移瘤

主要来自黑色素瘤、肺癌、乳腺癌和绒癌等。

六、其 他 病 变

（一）小肠气囊肿

婴儿和成人都能发生小肠气囊肿（gas cysts，pneumatosis intestinalis）。男性多见。发病年龄为 30～50 岁。空肠最常累及，但胃及大肠亦能发生，病变弥漫分布或仅累及一段或数段不相连的肠管。气囊肿直径自数毫米至数厘米。多数位于黏膜下层，但亦可在浆膜下，偶尔亦见于肠壁邻近的肠系膜内或淋巴结中。黏膜下层的气囊肿很少超过 1cm，突入肠腔形成息肉状隆起。浆膜下和肠系膜的气囊肿可较大，气囊肿之间互不交通。偶尔黏膜下层气囊肿表面的黏膜可溃烂出血，浆膜下和肠系膜气囊肿可破入腹腔引起气腹。多数情况下气囊肿不引起症状，常为影像学或内镜、剖腹探查甚至尸检时偶然发现。气囊肿内气体 80% 为氮。少部分为氧、二氧化碳，氢和甲烷。

【光镜】气囊肿为薄壁囊肿，无上皮。囊内壁被以扁平细胞、组织细胞和多核巨细胞。

（二）子宫内膜异位

小肠的子宫内膜异位较大肠少见。好发于回肠。主要位于浆膜，亦可见于肌层和黏膜下层。异位的子宫内膜应包括腺体和间质，病灶周围的肠壁常有纤维组织增生，由此而引起肠粘连、肠扭转和导致肠梗死。

（三）棕色肠综合征

棕色肠综合征（brown-bowel syndrome）的小肠（有时亦累及胃）外观为棕色，这是由于肌层、黏膜肌层甚至小动脉壁肌层的平滑肌细胞内含有金黄色的颗粒。这种颗粒直径为 1～2μm，可能是一种脂褐素的混合物。色素沉着处无炎症反应。这是一种由于维生素 E 缺乏的线粒体性肌病。

七、小 肠 活 检

无论是用内镜、Crosby 小囊或其他工具取出的小肠活检，应贴在滤纸上（黏膜面向上）放在生理盐水中经立体显微镜观察绒毛的形态后，连同滤纸固定，常规制片。切片中绒毛和隐窝应垂直于黏膜肌层上，这样才能正确地测量绒毛高度和隐窝高度。绒毛高度（villous height，VH）与隐窝高度（crypt height，CH）的比例是诊断营养不良（吸收不良）性疾病的必要依据。正常人小肠 CH∶VH = 0.43±0.1，热带地区人的绒毛高度和隐窝高度均较低，CH∶VH = 0.45±0.13。乳糜泻患者的绒毛萎缩，黏膜变平，但隐窝上皮增生。严重者绒毛完全萎缩，黏膜表面呈脑回或镶嵌状。小肠黏膜内浸润细胞的性质对一些病的诊断也很重要，如 Whipple 病时绒毛变形，固有膜内有多量巨噬细胞浸润，IgA 缺乏时固有膜浆细胞减少等。

十二指肠和壶腹区腺瘤容易癌变。活检组织有时只有表面的腺瘤，这种病例应要求内镜医师再取腺瘤基底部组织检查，以明确有无病变。

第四节 阑 尾

一、先天性畸形

（一）阑尾重复

阑尾重复是罕见的畸形，常常并发盲肠重复。阑尾重复可呈双筒状包裹在同一肌层内,或形成两个完全分隔的发育好的阑尾,或是一个正常阑尾伴有从盲肠长出的另一个发育不全的阑尾。

(二) 先天性阑尾缺如

阑尾缺如十分罕见。较常见的是阑尾发育不全,仅 1～2cm 长,宽度不超过 3mm。常无黏膜亦无管腔。

二、阑 尾 炎

阑尾炎是常见病。急性发病时有发热、呕吐、白细胞增多和右下腹痛等。任何原因引起阑尾血液循环障碍,使阑尾缺血就能导致阑尾黏膜损伤,这时如继发细菌感染就可造成阑尾炎。引起阑尾血液循环障碍的因素有:①由于蠕动障碍或血管神经失调引起的阑尾肌层痉挛或血管痉挛;②肠腔被肠石、寄生虫(如蛲虫)、异物、肿瘤、肠外纤维带或儿童和青少年的黏膜增生淋巴组织所堵塞。继发感染的细菌可来自粪便、血液或邻近脏器的炎性病灶,致病菌有大肠埃希菌、链球菌和魏氏产气荚膜梭菌(Clostridium Welchii)等。

(一) 急性阑尾炎

1. 单纯性阑尾炎(卡他性阑尾炎) 阑尾表面充血,浆膜稍混浊,黏膜糜烂或形成浅溃疡,腔内有中性粒细胞渗出。肠壁各层有中性粒细胞浸润,血管充血。如浆膜外有白细胞和纤维素渗出即阑尾周围炎。

2. 化脓性阑尾炎 阑尾表面有灰白色脓性渗出物,腔内充满中性粒细胞。各层有大量中性粒细胞浸润及充血水肿。肌层可破坏而导致穿孔和局限性或弥漫性腹膜炎。浆膜外有大量纤维素性脓性渗出物。

3. 坏疽性阑尾炎 常为化脓性阑尾炎继续发展的结果。由于系膜炎症使阑尾静脉血栓形成,从而引起阑尾广泛出血梗死。阑尾呈暗紫红色或发黑,阑尾各层广泛出血坏死和急性炎细胞浸润。肌层出血坏死严重者可引起穿孔。

(二) 亚急性阑尾炎

急性单纯性阑尾炎可转为亚急性。特点是阑尾各层特别是肌层内有嗜酸性粒细胞浸润。

(三) 慢性阑尾炎

由急性或亚急性阑尾炎发展而来,亦可一开始就是慢性炎。主要病变为阑尾各层不同程度纤维化和淋巴细胞、浆细胞浸润。

急性阑尾炎可自然愈合或反复发作成慢性,最后阑尾管腔闭锁,管壁广泛纤维化是阑尾成一纤维条索。阑尾周围炎愈合时亦可形成纤维带,使周围脏器组织粘连或引起肠梗阻。阑尾近端如发生堵塞,阑尾内容物不能排入盲肠,则可引起阑尾积脓、阑尾积气和黏液囊肿。

(四) 特殊类型阑尾炎

1. 阑尾结核、结节病和耶尔森菌感染 阑尾结核可继发于肺结核、腹膜结核或回盲部结核。阑尾壁内有干酪样坏死性结核结节。如果没有干酪样坏死,则应找到结核分枝杆菌才能确诊。结节病亦能累及阑尾,但罕见;耶尔森(Yersinia)菌感染时可形成耶尔森假结核结节,结节中心坏死,形成小脓肿。有少量朗格汉斯巨细胞。

2. 阑尾寄生虫感染 常见的寄生虫感染有蛲虫、血吸虫和粪类圆线虫(Strongyloides stercoralis)等感染。许多切除的阑尾腔内常见蛲虫、蛔虫和鞭虫等虫卵。血吸虫感染后阑尾各层有大量血吸虫虫卵沉积伴嗜酸性粒细胞浸润,嗜酸性脓肿和假结核结节形成。粪类圆线虫感染时有大量嗜酸性粒细胞浸润和伴坏死的肉芽肿形成。

3. 放线菌病 阑尾放线菌病十分罕见。一般呈慢性化脓性炎症,有大量纤维组织形成,并形成窦道通过腹壁开口于皮肤。有些病例在阑尾切除后形成持久的粪瘘,这种病例应考虑有放线菌病的可能。化脓性炎处可找到放线菌。

4. 病毒感染 病毒感染时阑尾淋巴组织可显著增生,固有膜增宽。淋巴细胞和免疫母细胞浸润,后者可像 R-S 细胞,麻疹前驱期可出现阑尾炎,阑尾淋巴组织显著增生并有 Warthin-Finkeldey 型多核巨细胞。

三、肿瘤和瘤样病变

(一) 阑尾黏液囊肿和腹膜假黏液瘤

阑尾腔内充满积存的黏液,使阑尾显著增粗,由炎症、肠石等堵塞近端管腔后远端管腔扩张而形成,为单纯性黏液囊肿。其黏膜萎缩,上皮扁平,无增生或异型增生。

当阑尾上皮异型增生,多伴黏液积聚,形成阑尾黏液上皮性肿瘤。关于这组肿瘤的命名和分类以及与腹膜假黏液瘤的关系,多年来备受争议,本书依据 2010 版 WHO[8] 的分类,即腺瘤/囊腺瘤、低级别阑尾黏液性肿瘤(low grade appendiceal mucinous neoplasm, LAMN)、黏液腺癌。阑尾上皮出现异型增生,类似于大肠腺瘤,可伴较多胞质内黏液,无黏膜肌层侵犯,为腺瘤。当管腔积聚较多黏液,呈囊性扩张时,可称为囊腺瘤。若异型增生的上皮形成推挤性边界,侵犯肌层,甚至突破肌层,形成阑尾周无细胞黏液或黏液湖内漂浮少量低级别异型增生的上皮,归为 LAMN。当黏液湖中漂浮的上皮较多,有高级别异型增生,或者出现促纤维增生间质反应,为黏液腺癌。

腹膜假黏液瘤本身是一个临床用词,指腹腔内的肿瘤性黏液细胞持续产生黏液,造成缓慢但不断增长的黏液,形成胶样腹水。现在认为可来源于阑尾或卵巢。由阑尾 LAMN 造成的腹膜假黏液瘤为低级别,而黏液腺癌导致高级别腹膜假黏液瘤。

对于阑尾腺瘤和限于肌层的 LAMN,阑尾切除术可完整切除肿瘤,预后良好。一旦出现肿瘤突破肌层,形成腹膜假黏液瘤,则非常容易复发,可能需要反复的减瘤手术或化疗。因此,此类肿瘤的阑尾大体检查需仔细查找有无可疑突破管壁之处,取材后镜下评估侵犯情况,指导临床进一步处理。

(二) 息肉和腺瘤

阑尾偶尔发生增生性(化生性)息肉、幼年性息肉和 P-J 息肉,幼年性息肉和 P-J 息肉通常是这两种息肉病(polyposis)

累及阑尾。

阑尾亦可发生腺管状、绒毛状和绒毛腺管状腺瘤,有蒂或广基,但均罕见。腺瘤形态与大肠腺瘤相同。

(三) 神经内分泌肿瘤

阑尾是类癌的好发部位。阑尾类癌占阑尾肿瘤的85%。多见于青年人,发病年龄为 20 ~ 30 岁。男女发病率无差别。最常见的部位是在阑尾的盲端或其邻近。常常是在因阑尾炎切除的阑尾中偶然发现,多数呈局限的结节,70% 直径<1cm。银反应有亲银和嗜银两种,前者呈亮黄色,后者灰白色。

【光镜】 瘤细胞主要排列成实心细胞巢,少数可呈花带、腺样或菊形团样。类癌可侵入肌层,少数可弥漫浸润阑尾壁达浆膜。

【电镜】 可找到神经分泌颗粒。

【免疫组化】 除一般神经内分泌细胞标记阳性外,可显示多种肽类和胺类激素如 so-matostatin、P 物质、PYY、VIP、ACTH、GHRH、enteroglucagon 和 5-HT 等免疫反应性。

阑尾可发生杯状细胞类癌(腺类癌、黏液类癌),成小簇或条索的杯状细胞同时有神经内分泌分化。这种双向分化的类癌免疫组化显示 CEA 阳性,神经内分泌细胞标记亦是阳性。

【电镜】 可见黏液颗粒和神经分泌颗粒。

阑尾类癌很少发生类癌综合征,这可能是由于阑尾类癌常合并阑尾炎而容易被发现,另外也是阑尾类癌很少转移的原因。杯状细胞类癌较一般类癌恶性,15% 可发生转移[23]。

(四) 腺癌

除盲肠癌累及阑尾或阑尾原发性黏液性囊腺癌外,阑尾原发的腺癌很罕见。症状像阑尾炎或为右髂窝包块。手术时常见阑尾已为癌代替,有些癌已破溃入盲肠。

【光镜】 形态与各种类型的大肠腺癌同,黏液性囊腺癌与卵巢的黏液性囊腺癌形态相同。有一种印戒细胞癌需要与杯状细胞类癌相区别,前者像皮革胃,浸润广泛,核异型性明显;后者神经内分泌细胞标记阳性。

(五) 淋巴瘤

常为全身淋巴瘤的一部分。预后远较消化道其他部位的淋巴瘤差。

(六) 其他肿瘤

阑尾平滑肌瘤、脂肪瘤、血管瘤、血管肉瘤、神经纤维瘤(作为单个肿瘤或 VonReck-linghausen 病的一部分)均极少见。阑尾颗粒细胞瘤应与阑尾非肿瘤性平滑肌颗粒细胞变性相区别,后者 PAS 强阳性,前者 PAS 弱阳性。

(七) 转移瘤

阑尾转移瘤主要来自消化道、乳腺和女性生殖器的原发瘤。

四、其 他 病 变

阑尾的其他非肿瘤性病变有胃或食管黏膜异位、子宫内膜异位和蜕膜反应、憩室或憩室病和阑尾淋巴组织增生导致阑尾套叠入盲肠,憩室病一般合并囊性纤维化(黏液黏稠症),由于黏稠的黏液堵塞,使阑尾腔内压力增加而形成多数憩室。憩室可继发炎症即憩室炎。

第五节 大肠和肛门

一、先天性畸形

(一) 肠重复和囊肿

大肠重复和囊肿均极罕见,重复可见于盲肠、横结肠和直肠。重复肠管位于正常肠的系膜侧,有黏膜及黏膜肌层,但肌层不完整。先天性囊肿可能是尾肠(tailgut)的残留物。

(二) Hirschsprung 病

Hirschsprung 病(Hirschsprung's disease)又名先天性巨结肠或结肠神经节细胞缺如症(aganglionosis),是一种少见病,发病率约为 1/5000 活产的新生儿[16]。此病见于婴幼儿和儿童,偶见于成人。男孩常见,男女孩病比例为(3 ~ 4.5):1,男孩常有家族史。婴幼儿症状为便秘、腹部胀气和反复发作的肠梗阻。较大儿童主要症状为持久性便秘。Hirschsprung 病的结肠显著扩张肥大,其下端连接一段狭小的直肠,所以临床检查时肛门正常,而肛管直肠狭小而空虚,直肠以上肠管明显扩张。90% Hirschsprung 病患者的狭窄段长为 3 ~ 40cm 不等。多数仅累及肛管和直肠或直肠和乙状结肠,称为短段(short segment)Hirschsprung 病,少数病例狭窄段可很长,甚至包括大部或全部结肠,称为长段(long segment) Hirschsprung 病,这样的患儿在出生前就死亡。Hirschsprung 病的病理基础是狭窄段肠壁黏膜下和肌内神经丛发育异常,无神经节细胞。由于无神经节细胞,狭窄段长期痉挛收缩,狭窄段以上的肠管扩张。扩张段自降结肠至回盲瓣,肠管直径可达 15 ~ 20cm,形如一长形气球。肠壁一般肥厚,但肠腔极度扩张者,肠壁可变薄。扩张肥厚的肠管内积有大量的气体、粪便或肠石。肠石的长期压迫侵蚀黏膜可引起黏膜炎症和溃疡形成。检查狭窄段肠壁,黏膜下和肌内神经丛中无神经节细胞,伴以致密波浪状的无鞘神经纤维增多,特别是肌内神经丛中神经纤维增生和变性,Schwann 细胞增多。

诊断 Hirschsprung 病通常用切取或吸取活检,活检必须取自肛门上 2 ~ 3cm,应包括肠黏膜、黏膜肌层和至少部分黏膜下层,用组织化学方法染乙酰胆碱酯酶(acetylcholinesterase),固有膜和黏膜肌层此酶活性明显增加,免疫组化 NSE 和 S-100 效果更好,可显示无神经节细胞而且增生肥大的神经纤维。黏膜内分泌细胞减少。假性 Hirschsprung 病是指一组具有此病症状但肠壁尚有一定数量的神经节细胞,神经纤维亦不一定增生肥大。假性 Hirschsprung 病包括少神经节细胞症(hypoganglionosis)、节段性或带状少神经节细胞症(zonal hypoganglionosis)、原因不明性便秘和神经元异型增生(neuronal dysplasia)。神经元异型增生是指黏膜下层和肌层神经节细胞增生,形成巨大神经节,偶尔固有膜内亦能见到神经节细胞。

后天性巨结肠见于慢性器质性肠梗阻如因炎症或肿瘤引起的肠梗阻,由于 CMV 感染或 Chagas 病引起的肠壁神经丛变性,或由于功能性紊乱如患者有精神因素或长期慢性便秘等,后天性巨结肠肠壁神经节细胞正常,肠管的扩张也不如 Hirschsprung 病明显。

(三) 先天性肛门闭锁

75% 先天性肛门闭锁的患儿其直肠为盲端。直肠盲端与体表之间有一很宽的分隔。肛门部仅见一小的皮肤凹陷,肛管和肛门不发育。10% 的患儿肛门发育正常,但直肠下部为盲端,5% 或更少的病例肛门和直肠间有一薄膜分隔(肛门膜),其他都正常。另有 10% 为单纯性肛门狭窄。

二、炎　　症

(一) 溃疡性结肠炎

溃疡性结肠炎(ulcerative colitis)是一种反复发作和缓解的炎症,与克罗恩病一起统称为炎性肠病(inflammatory bowel disease,IBD)。虽经广泛研究,溃疡性结肠炎的病因至今不明,曾考虑过的发病因素有感染、食物因素、免疫缺陷、分泌的黏液异常、基因缺陷和心理性不正常等。

溃疡性结肠炎的发病率以北美和欧洲为高。但全世界均有散发,犹太人易患此病,美国白人比黑人发病率高。年龄高峰为 20~40 岁。成人患者中女性多于男性,而 14 岁以下的儿童则男女发病率相近。

溃疡性结肠炎的病变特点为连续性弥漫性黏膜和黏膜下层炎症。很少累及肌层和浆膜。溃疡性结肠炎病变表浅,不易发生肠狭窄或穿孔。

病变起始于直肠,向近端蔓延,重症可累及整个结肠甚至末段回肠。

【大体】手术切除的肠管浆膜保持其光滑、光泽的外观,血管充血明显。活动期肠管内含大量血性内容物,病变从直肠开始弥漫分布,黏膜弥漫充血、水肿,暗红色颗粒状。很多表浅溃疡沿结肠带分布或呈斑块状分布。黏膜面可出现许多炎性息肉,炎性息肉是由于黏膜全层溃疡后其周围黏膜隆起并突入肠腔所致。时间较长时可出现纤细指状的炎性息肉,导致炎性息肉大小形态各异,并可相互粘连成黏膜桥。重症时可出现大片黏膜缺失。全结肠型可伴有末段回肠炎症病变,称为"倒灌性回肠炎"。静止期黏膜可愈合、平坦,黏膜皱襞消失。长期病例结肠长度缩短。肠管缩短以远段结肠和直肠明显,直肠缩短可造成骶骨-直肠间距离增宽,这是溃疡性结肠炎重要的影像学依据。

【光镜】黏膜和黏膜下层血管高度扩张充血和水肿,有弥漫性急、慢性炎细胞浸润。炎症最初限于黏膜,上皮和腺体受损后炎症可蔓延至黏膜下层。肌层和浆膜一般正常。溃疡较表浅,从黏膜浅糜烂到黏膜全层溃疡。

中性粒细胞浸润上皮是活动性的表现,可出现隐窝内积累中性粒细胞小脓肿,形成隐窝脓肿(图 3-30、图 3-31)。隐窝脓肿亦见于克罗恩病、细菌性结肠炎、阑尾炎和肠癌继发感染时,但在溃疡性结肠炎特别多见。黏膜同时有慢性炎症损伤的表现,包括淋巴细胞、浆细胞浸润、基底浆细胞增多,隐窝不规则分支状,排列紊乱,结肠脾曲后出现潘氏细胞化生,易见炎性息肉(图 3-32)。黏膜杯状细胞减少。显微镜下病变弥漫分布,各视野下改变类似。

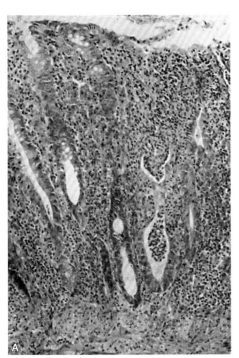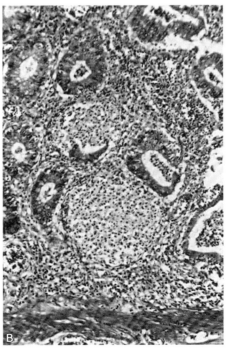

图 3-30　溃疡性结肠炎
A、B. 隐窝脓肿

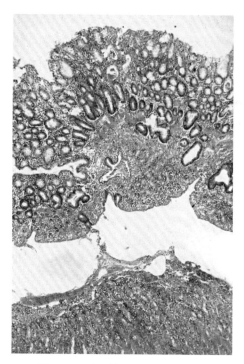

图 3-31 溃疡性结肠炎,浅表溃疡

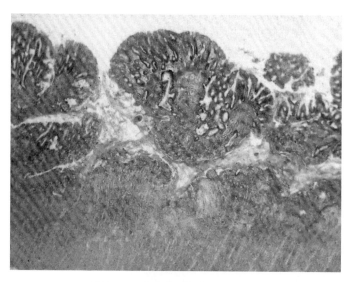

图 3-32 溃疡性结肠炎,炎性息肉

F3-32 ER

静止期溃疡愈合,黏膜萎缩,隐窝底与黏膜肌层之间有一空隙,黏膜肌层增厚。杯状细胞数逐渐恢复正常。

【并发症】

1. 中毒性巨结肠(toxic megacolon) 5%~13%,溃疡性结肠炎呈暴发型。一段结肠(通常是横结肠)呈急性极度扩张,肠壁变薄而脆,像一张沾湿的滤纸,常伴有自发的或手术引起的单个或多发性穿孔伴以纤维素性或纤维素性脓性腹膜炎,黏膜有广泛溃疡甚至完全剥脱暴露肌层。

【光镜】示肠壁全层炎和急性血管炎。中毒性巨结肠如不急症手术可致死,死亡率很高。

2. 癌变 炎性肠病(包括克罗恩病和溃疡性结肠炎)合并肠癌的发病率比正常人群高 5~10 倍,癌变率与病程成正比。病变处黏膜如出现异型增生(或称上皮内瘤变),则癌变的概率更高,异型增生的上皮一般高表达 p53 和核 β-catenin[24]。全结肠炎比仅限于远段的溃疡性结肠炎更易癌变。长期慢性病例比急性反复发作者易癌变。由溃疡性结肠炎发展来的癌有三个特点:①多发性;②病灶呈扁平浸润灶,边缘不清楚;③低分化癌和黏液腺癌多见。

【光镜】可见上皮异型增生到原位癌和浸润癌的不同阶段,呈斑点状分布。因此要多作切片或多作活检以检出那些肉眼看不到的小癌灶。癌变与炎性息肉无关,事实上癌更多的是从扁平萎缩的黏膜发生。

3. 其他并发症 肝病(脂肪肝、慢性肝炎、肝硬化和硬化性胆管炎)、皮肤病(结节性红斑和坏疽性脓皮病)、关节病和眼病等。

（二）克罗恩病

结肠克罗恩病形态与小肠克罗恩病相似。

（三）不确定的结肠炎[25-27]

虽然在临床、影像学和病理形态方面,克罗恩病和溃疡性结肠炎各有特点,但有一些患者的肠炎介于克罗恩病和溃疡性结肠炎之间,例如病变弥漫而浅表,但有较深的溃疡和裂隙状溃疡,又如结肠病变呈弥漫和表浅,但有一长段跳跃式或无炎症区,或直肠无病变等。这种患者的肠病型如 CD 和 UC 杂交型,对于这类患者的活检不要随意诊断为不确定性结肠炎,最好用炎性肠病不能分类(IBD unclassified,IBDU)。对切除的结肠可用不确定型结肠炎(indeterminate colonitis,IC)。这些 IC 或 IBDU 在随后的治疗和随诊过程中,不少可明确诊断为 UC,部分为 CD。104 例最初诊断为 IC 的病例随诊 5 年后,仅有一例仍诊断为 IC,大部分确诊为 UC,部分为 CD,部分为 IBD[25]。Yantuss 称结肠活检用 Dog-1 和 CG3 免疫组化可鉴别这类活检[25]。

（四）非特异性细菌性结肠炎

志贺菌(Shigella)、沙门菌(Salmonella)、弯曲杆菌(Campylobacter)、大肠埃希菌(E. coli)等均能引起结肠炎,形态与早期溃疡性结肠炎相似。黏膜有散在匐行溃疡,表面有黏液脓性渗出物。黏膜及黏膜下层水肿充血和急性炎症反应。溃疡一般较浅,很少引起肠穿孔。志贺菌引起的结肠炎即杆菌痢疾可合并心肌炎、脾炎、肝脓肿和关节积液等。一种暴发型的杆菌痢疾称为中毒性痢疾,患者有全身中毒症状,病情急骤,患者常死于中毒性休克或呼吸循环衰竭。尸检见肠道病变不明显,仅有充血水肿及轻度炎症反应。

（五）阿米巴痢疾

由肠溶组织阿米巴(Entamoeba histolytica)引起。全世界均有发病,热带比温带多见,盲肠和升结肠较多见。5%~

10%发生穿孔。早期病变是黏膜面出现黄色隆起灶,内含半液体状坏死组织,坏死组织中有阿米巴滋养体。这些隆起灶破溃后形成溃疡,阿米巴滋养体继续繁殖并渗入溃疡底和溃疡周围的黏膜下层,从而形成口小底大烧瓶状溃疡。溃疡常呈卵圆形,边缘潜行,底部覆以絮状坏死物质,严重病例溃疡可融合成片,残留的黏膜呈散在孤立的小岛分布在溃疡之间。

【光镜】肠壁充血水肿和白细胞浸润于渗出物中。溃疡周围和溃疡底部坏死组织中可找到阿米巴滋养体,特别是坏死组织和健全组织交界处为多见。肠壁血管内亦能见到阿米巴滋养体。阿米巴滋养体在 HE 染色切片中呈灰蓝色,较巨噬细胞略大,有 1～4 个核,胞质内含有被吞噬的红细胞,滋养体在 PAS 和糖原染色均阳性。

阿米巴滋养体可随静脉血回流至肝,在肝内形成单个和多发性阿米巴性肝脓肿。脓肿可破入腹腔,或与横膈粘连后破入胸腔和肺,肺内形成阿米巴性肺脓肿。亦可随血流至脑、肾、脾等处形成病灶。阿米巴痢疾的其他合并症还有肛门周围阿米巴性溃疡或肉芽肿、多发性关节炎和长期慢性阿米巴痢疾所引起的肠壁纤维化甚至肠狭窄。

（六）假膜性结肠炎

假膜性结肠炎(pseudomembranous colitis)是由厌氧菌难辨梭状芽胞杆菌(*Clostridium difficile*)的毒素引起,患者的大便经特殊培养基培养,可分离出 *C. difficile* 菌及其毒素。病变肠呈暗紫色,肠腔扩张,内含血性内容物。早期病变是黏膜表面有散在黄白色的斑,自针尖大小至直径 1cm 或更大(图 3-33),随着病变的进展,黄白色的斑逐渐扩大融合成片状或桥形的假膜覆盖在黏膜皱襞的表面。

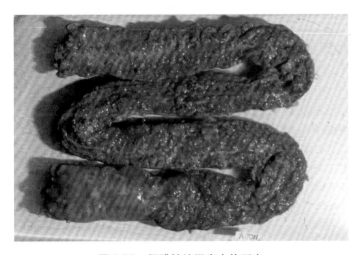

图 3-33　假膜性结肠炎大体形态

【光镜】在黄白色斑下的黏膜隐窝(肠腺)上皮分泌亢进,分泌大量黏液充塞隐窝腔,隐窝腔因黏液和中性粒细胞的浸润而明显扩张。随着病变的发展隐窝上皮变性坏死,随同黏液和中性粒细胞一起排至黏膜表面,形成一蘑菇云样覆盖在病变黏膜的表面,病变后期隐窝上皮完全坏死脱落只剩隐窝的轮廓(鬼影)。病变处黏膜及黏膜下层充血水肿和炎细胞浸润,而病变之间的黏膜正常或显轻度炎症反应(图 3-

34)。炎症限于肌层以上。严重的假膜性结肠炎亦可合并中毒性巨结肠。

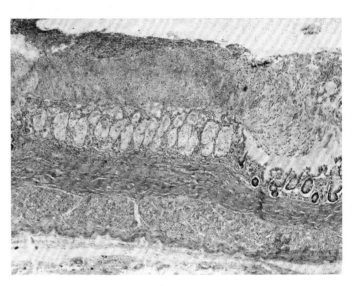

图 3-34　假膜性结肠炎镜下形态

（七）病毒性结肠直肠炎

主要发生在免疫缺陷的患者。巨细胞病毒(CMV)感染的肠黏膜有散在、大小不等的溃疡形成。在隐窝上皮细胞、巨噬细胞、成纤维细胞和血管内皮细胞的核和胞质内可见巨细胞病毒包涵体,可经免疫组化染色证实。单纯性疱疹病毒(HSV)感染主要累及直肠远段 10cm 的直肠,黏膜脆,有溃疡形成。

（八）过敏性结肠直肠炎

这是由于食物过敏特别是牛奶过敏引起的肠炎。婴幼儿多见。主要表现为腹泻和直肠出血。

【光镜】肠壁特别是上皮和固有膜内有大量嗜酸性粒细胞浸润。

（九）胶原性结肠炎和淋巴细胞性结肠炎

淋巴细胞性结肠炎(lymphocytic colitis)和胶原性结肠炎(collagenous colitis)密切相关,两者统称"水样泻结肠炎综合征"。主要症状为持续性或间断性(可持续数周、数月甚至数年)的肠绞痛。并有长期水样泻,但患者无明显消瘦或脱水。影像学及内镜检查基本正常。两者除累及结肠外,亦可累及末端回肠[28-29]。

【光镜】胶原性结肠炎上皮下有明显增厚的胶原纤维带(图 3-35)。正常上皮下的胶原纤维带厚度为 3～7μm,胶原性结肠炎时厚度为 10～70μm,一般均在 15μm 以上,这种胶原纤维带的增厚以隐窝间的表面上皮下为最明显。胶原纤维带为致密的网织纤维丝构成的网,偏光显微镜下为双折光,淀粉样物染色阴性。胶原纤维带中包裹有一些浆细胞、淋巴细胞、组织细胞和成纤维细胞。黏膜固有膜中有淋巴细胞、浆细胞和肥大细胞浸润。上皮内可有淋巴细胞浸润。淋巴细胞性结肠炎是上皮内有大量 T 淋巴细胞、绒毛萎缩、上皮细胞可变性坏死,但上皮下无胶原纤维带。

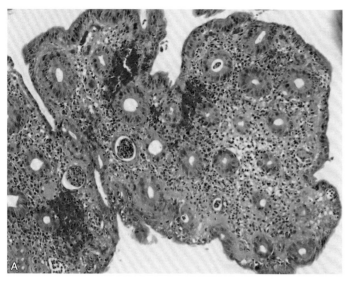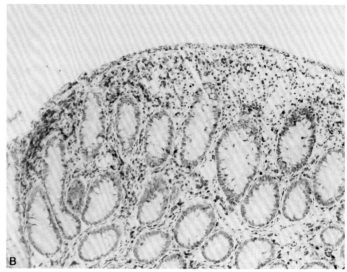

图 3-35　CD3 染色,表面上皮变性,上皮及固有膜内见较多 T 淋巴细胞浸润
A. 胶原性结肠炎;B. 淋巴细胞性结肠炎

【免疫组化】胶原纤维带为 Ⅲ 型胶原强阳性,而正常的基底膜为 Ⅳ 胶原、层素(laminin)和纤维连接蛋白(fibronectin)。诊断胶原性结肠炎应将胶原纤维带的增厚和炎症反应结合考虑,而且标本应避免斜切,这样才能正确测出带的厚度。淋巴细胞性结肠炎上皮内淋巴细胞 CD3、CD8 阳性(图 3-35)。

(十)　白塞病

白塞病(Behcet disease)的大肠和小肠都可出现病变,主要是黏膜溃疡,单个或多发,溃疡限于一段肠管(主要是回盲部)或弥漫分布,溃疡一般较深,50% 可合并穿孔。溃疡之间的黏膜正常(与溃疡性结肠炎不同),也不发生纤维化和肠狭窄(与克罗恩病不同)。除溃疡外还有血管炎,主要为炎细胞浸润血管壁,常见累及血管为静脉和小静脉。

(十一)　血吸虫病

血吸虫病(Schistosomiasis)是由于患者感染血吸虫所致。亚洲流行的血吸虫为日本血吸虫(Schistosoma japonicum),埃及血吸虫(S. hematobium)流行于非洲、中东及埃及,梅氏血吸虫(S. mansoni)流行于非洲和中南美洲。

污染水中的尾蚴穿入皮肤后经血液循环至肝,在肝内变成成虫后移居肠系膜静脉,特别是肠黏膜下层静脉,在该处产卵。肠壁病变主要是虫卵引起,在虫卵周围有大量嗜酸性粒细胞浸润和假结核结节形成。黏膜可有溃疡形成。慢性期黏膜面有多量炎性息肉。肠壁由于肉芽肿形成和纤维化而引起肠狭窄。

(十二)　肠结核

大肠结核比小肠少见,多数发生在回盲部。形态与小肠结核同。增殖性肠结核有时与克罗恩病很难鉴别。诊断肠结核的依据是干酪样坏死和有结核分枝杆菌。肠系膜淋巴结的检查很重要,因有些增殖性结核,肠壁病变可以与克罗恩病完全相同,但肠系膜淋巴结通常有干酪样坏死。

(十三)　耶尔森结肠炎

耶尔森菌可引起末段回肠炎、阑尾炎、肠系膜淋巴结炎和结肠炎。回肠、阑尾和肠系膜淋巴结病变均为淋巴组织细胞增生和中心有小脓肿的上皮样细胞肉芽肿形成,肠黏膜可发生坏死和溃疡形成。耶尔森结肠炎(Yersinia colitis)的结肠病变主要为深浅不一的溃疡形成和非特异性炎症。

三、缺血性结肠炎

缺血性结肠炎(ischemic colitis)多见于 50 岁以上中老年人。常伴有动脉硬化、糖尿病、胶原血管病如硬皮病、类风湿和 Wegener 肉芽肿以及口服避孕药或其他引起血管收缩的药物。病变部位为右半结肠 8%、横结肠 15%、脾曲 23%、降结肠 27%、乙状结肠 23%、直肠 2%。病变常为节段性,上下均有正常的肠管。病变分两个阶段。

1. 急性缺血性坏死　症状为发作性腹痛和便血。影像学见病变肠有典型的指纹症(thumb-priting sign),这是由于黏膜下层出血水肿所致。肠管病变从轻的黏膜水肿、溃疡到严重的梗死样病变。黏膜有鹅卵石样改变。由于坏死,黏膜显著变薄。镜下黏膜表面上皮首先受损,坏死脱落,进而隐窝脱落消失,仅存轮廓。固有膜内常见纤维素样物质沉积。黏膜下层因高度水肿出血而显著增宽。严重者肌层坏死,细胞核消失。仔细检查肠系膜或肠壁血管内有血栓形成。

2. 缺血性狭窄　上述急性期可毫不察觉地进入狭窄期。

【大体】狭窄段肠管呈梭形,长短不一。长的可达数十厘米,短的仅数厘米。狭窄处两端变细。有时肠壁呈不规则的囊性扩张,这是由肌层的灶性纤维化所致。黏膜面有散在纵形和匍形溃疡。肠系膜静脉常有机化血栓。

【光镜】黏膜全层溃疡,黏膜下层有肉芽组织和瘢痕组织形成,炎细胞浸润和多量含铁血黄素沉着。小动脉硬化,管壁增厚,管腔狭窄,溃疡周围血管有时有纤维素样坏死。纤维化可累及黏膜肌层、黏膜下层和浅表肌层。

四、憩室、憩室病和憩室炎

大肠先天性憩室很少见,好发于盲肠和升结肠。先天性憩室具正常肠壁的四层结构。后天性大肠憩室多见于50岁以上老人。欧美和澳大利亚多见,亚洲、非洲和部分南美少见。左半结肠特别是乙状结肠多见,但大肠各段均能发生。后天性憩室主要是一种推出性憩室。憩室壁只含黏膜层,外包以薄层外纵肌、浆膜和脂肪组织。憩室呈球状,与肠腔交通处为一狭窄的颈。后天性憩室很少单发,多数为多发性即憩室病。憩室病80%发生在乙状结肠,其次为降结肠、升结肠和盲肠。偶尔整个结肠均为憩室病。憩室主要位于肠系膜和肠系膜对侧结肠带之间的肠壁,很少发生在肠系膜对侧两个结肠带之间的肠壁。憩室黏膜自肠壁肌层薄弱处突向肠壁外。打开憩室病的肠管,在肠系膜和它对侧的结肠带之间可见两排憩室口,每一憩室有一窄颈,肠内容常滞留在憩室内并形成肠石。肠壁环肌增厚呈波纹状。肌波之间的肠壁膨出,其尖端突入肠周脂肪组织内即成憩室。结肠带增厚,质如软骨。

憩室病的主要合并症是憩室炎、穿孔、出血、肠梗阻和膀胱结肠瘘等。

五、肿瘤和瘤样病变

(一)息肉和息肉病

多发性息肉(polyp)称为息肉病(polyposis)。大肠息肉和息肉病有以下几种:

1. **炎性息肉病**　又称假息肉病,是由于肠黏膜在某些肠炎如溃疡性结肠炎、克罗恩病和肠结核时形成溃疡,溃疡边缘黏膜潜行、隆起并突入肠腔而成。炎性息肉病的息肉可很多。

2. **良性淋巴样息肉和良性淋巴样息肉病**　淋巴样息肉通常为小圆形广基肿物。多见于直肠的下1/3。常为单个,有时亦可有4~5个。男性较多见,发病年龄高峰为20~40岁。无症状,常为体检时偶然发现,直径自数毫米至3cm。表面很少破溃。

【光镜】为增生的淋巴组织,有淋巴滤泡形成,其形态像正常淋巴结但无包膜和淋巴窦。表面黏膜随息肉的增大而呈不同程度萎缩,淋巴样息肉病很少见,结肠和直肠淋巴组织增生,形成息肉。

3. **幼年性息肉和息肉病**　幼年性息肉(juvenile polyp)又名滞留性息肉(retention polyp)。多见于儿童和青少年。约10%可发生在成人。直肠多见,临床特点为便血,有时息肉可自行脱落随粪便排出。

【大体】为球形有蒂肿物,表面光滑,切面有多数囊性扩张区。

【光镜】息肉内腺体呈不同程度囊性扩张,腺上皮分化成熟无增生或异型增生。间质丰富,由大量肉芽组织构成,其中有大量炎症细胞,特别是嗜酸性粒细胞浸润。息肉表面上皮常坏死脱落而形成溃疡面。一般认为幼年性息肉病

(juvenile polyposis)可癌变,单个幼年性息肉不会癌变,但北京协和医院曾遇到一例单个幼年性息肉癌变成印戒细胞癌(图3-36、图3-37)并转移到局部淋巴结。息肉的蒂部和周围肠壁均无癌[30]。幼年性息肉可合并腺瘤,形成混合型。

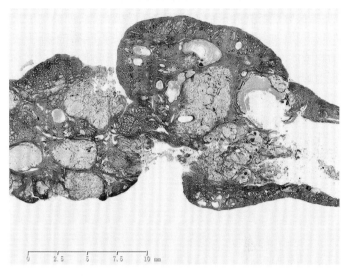

图3-36　幼年性息肉癌变

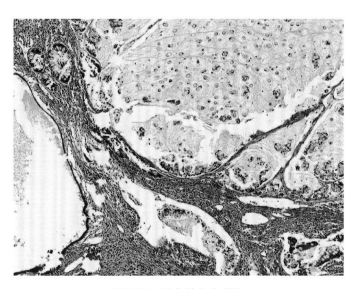

图3-37　幼年性息肉癌变

F3-37　ER

4. **Peutz-Jeghers息肉和息肉病**　与小肠P-J息肉相同。

(二)增生性息肉和锯齿状息肉

2010版WHO将增生性息肉和几种锯齿状病变归为一组,源于近期的发现一些增生性息肉和锯齿状息肉与高微卫星不稳定性(MSI-H)结直肠癌有关。

1. **增生性息肉**　是一种良性、广基、扁平的小息肉。多

见于直肠和左半结肠。亦见于大肠的其他部位甚至阑尾,息肉随年龄增长而增多。增生性息肉直径多数小于0.5cm。有时可自行消退。常常为多发,表面与周围黏膜的色泽相同。

【光镜】增生性息肉的隐窝结构和细胞增生部位正常,隐窝伸长、无分支,基底部尖细。隐窝上部上皮增生、细胞拥挤,呈假复层排列并形成小乳头突入隐窝腔内,使隐窝腔面呈锯齿状(图3-38)。从形态上又分为3种:①微泡型:上皮细胞胞质丰富,内含丰富小泡的黏液,杯状细胞减少。②杯状细胞型:隐窝富于杯状细胞。此型的锯齿状结构可不明显,仅限于近表面的上皮。③少黏液型:胞质嗜酸,黏液减少,杯状细胞消失,细胞核略深染。

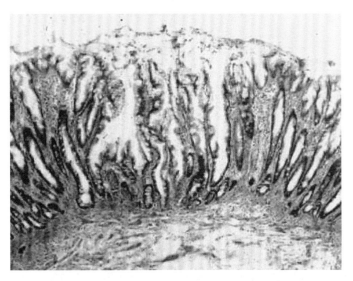

图3-38 结肠增生性息肉

2. 广基锯齿状腺瘤/息肉(sessile serrated adenoma/poly,SSA/P) 好发于右半结肠,常大于0.5cm。内镜下息肉广基,表面光滑,常覆黏液。

【光镜】SSA/P的隐窝结构出现异常,上皮增生区不在隐窝基底,而是在隐窝中上部。增生的细胞堆积于隐窝下部,造成下半隐窝扩张及分支,形成烧瓶状、L形或倒T形。这种异常的隐窝结构是和增生性息肉鉴别之处。上皮细胞类似于增生性息肉,杯状细胞丰富,胞质内黏液丰富。

SSA/P出现异型增生,诊断为SSA/P伴异型增生。异型增生可为传统腺瘤样的异型增生,即细胞核瘦长、拥挤、深染,假复层排列,胞质嗜碱。也可以有类似于传统锯齿状腺瘤(TSA)的"锯齿状"异型增生,表现为细胞核卵圆形或略伸长,染色质浅、细,有明显核仁。细胞核复层,胞质嗜酸。伴腺瘤样"肠型"异型增生者癌变风险增高,类似于腺瘤;伴"锯齿状"异型增生的癌变风险尚无定论。

3. 传统锯齿状腺瘤(traditional serrated adenoma,TSA) 少见,较多见于女性和左半结肠,尤其是乙状结肠和直肠。多数为有蒂的息肉,较大。因其少见,发病机制、生物学行为还不清楚。

【光镜】TSA多数有蒂,呈绒毛状生长。上皮明显锯齿

状,并有典型的锯齿状异型增生。易见异位隐窝,即小的隐窝,基底距离黏膜肌层较远。有时也会伴有腺瘤样异型增生。

（三）腺瘤

腺瘤是大肠最常见的良性肿瘤。目前通用的分类为:腺管状腺瘤、绒毛状腺瘤和绒毛腺管状腺瘤。诊断腺瘤的依据是腺瘤上皮应显不同程度的异型增生。

1. 腺管状腺瘤 初起时为广基圆丘状肿物,以后逐渐长大成球形,有蒂。直径为1~3cm,有时可>5cm。表面光滑,略成分叶状。此型腺瘤最多见。

【光镜】由排列紧密的腺体构成,腺体背靠背,固有膜很少。腺上皮显异型增生。蒂是由正常的黏膜及黏膜下层构成。

2. 绒毛状腺瘤 广基,体积较大,表面粗糙,由无数指状突起构成。腺瘤边界不如腺管状腺瘤清楚,手术不易切净,所以易复发。

【光镜】指状突起中心为黏膜固有膜,表面为增生和异型增生的腺上皮。指状突起与黏膜肌垂直,紧贴在黏膜肌层之上。

3. 绒毛腺管状腺瘤 为腺管状腺瘤和绒毛状腺瘤之间的一系列混合型。

【光镜】具有腺管状腺瘤和绒毛状腺瘤的结构,两者成分均至少占25%。但绒毛较短而宽(图3-49、图3-40)。腺瘤体积大、广基、伴高级别异型增生者易癌变。绒毛状腺瘤易癌变。

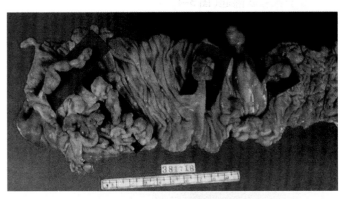

图3-39 结肠腺瘤,腺管状腺瘤

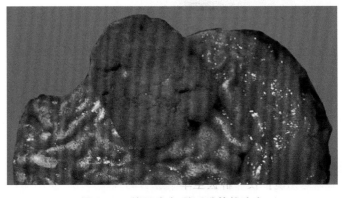

图3-40 结肠腺瘤,绒毛腺管状腺瘤

4. 扁平腺瘤(flat adenoma)　体积小,直径<1cm。

【大体】为广基扁平稍隆起的斑块。

【光镜】40%以上合并高级别异型增生。这种扁平腺瘤可能是小的扁平溃疡型癌的癌前病变。

【假性浸润】腺瘤中异型增生的腺上皮细胞侵入黏膜下层为真正的腺瘤癌变。有时黏膜下层有异型增生的腺体,腺体周围有黏膜固有膜包绕并有含铁血黄素沉着或新鲜出血。黏膜下层这些有固有膜包绕的腺体是由于腺瘤的蒂反复扭转出血后异位到黏膜下层的,所以称为假性浸润(pseudoinvasion)。假性浸润多见于有长蒂并较大的腺瘤,特别是乙状结肠的腺瘤由于该处肠肌蠕动活跃,所以最易发生假性浸润。

（四）家族性腺瘤病

家族性腺瘤病(familial adenomatosis)亦称家族性腺瘤样息肉病(familial adenomatous polyposis)或结肠家族性息肉病(familial polyposis coli),是由显性基因遗传的遗传病。理论上如父母中的一个受累,则子女中的一半都有可能发病。实际上只有上述的8%发病,所以实际数字要比理论数为少。家族性腺瘤病的整个大肠黏膜可布满大小不等形态不一的息肉。数目从150~5000或更多,多数500~2500个,平均1000个。诊断家族性腺瘤病,以100为界,超过100个腺瘤为家族性腺瘤病,少于100个者为多发性腺瘤。腺瘤以直肠为多。家族性腺瘤病不累及小肠,如末段回肠有"息肉"则多半是淋巴样息肉而非真性腺瘤。家族性腺瘤病小的腺瘤仅为黏膜粟粒状隆起（图3-41）。

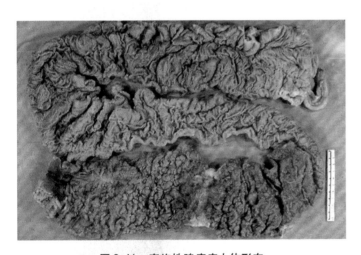

图3-41　家族性腺瘤病大体形态

F3-41　ER

【光镜】仅一群甚至单个腺管的腺瘤样变。大腺瘤形成广基或有蒂的各种类型的腺瘤（图3-42）。

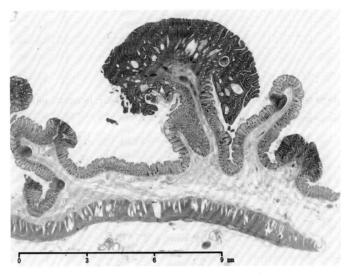

图3-42　家族性腺瘤病镜下形态

家族性腺瘤病很易癌变。患者第一次就诊时常常已有2/3的病例合并癌。癌总是从腺瘤发生,而不从腺瘤之间的黏膜发生。从腺瘤发展到癌一般需10年以上。

（五）与腺瘤或息肉有关的综合征

1. Cronkhite-Canada综合征　包括胃肠息肉病(幼年性息肉病)伴外胚层改变如秃发、皮肤色素过多、指甲萎缩、腹泻、吸收不良、大量蛋白质由肠道丢失和电解质紊乱。

2. Gardner综合征　包括大肠家族性腺瘤病、扁平骨多发性骨瘤、多发性上皮样囊肿、软组织肿瘤和腹腔内纤维瘤病。

3. Turcot综合征　包括大肠家族性腺瘤病和中枢神经系统恶性肿瘤,常为胶母细胞瘤型。

4. Cowden综合征　包括幼年性息肉病、皮肤错构瘤、乳腺和甲状腺增生性病变。

（六）大肠癌

西方国家大肠癌发病率高,仅次于肺癌。北美北欧较南美南欧高,亚洲和非洲国家低。白人发病率比黑人高,城市居民比农村居民高。在美国,此癌是男女性第3种最常见的癌,已成为因癌死亡的第2位。随着生活方式的西方化,我国大肠癌已占消化道癌的第2位。

大肠癌的发生与遗传和环境因素(饮食和社会经济状况)有关。病因有食物中含动物蛋白及脂肪量高、肥胖、家族性腺瘤病、腺瘤和溃疡性结肠炎等。关于发病年龄高峰,在我国为30~50岁,国外报道50~60岁,结肠癌女性较多见,而直肠癌男性较多见。临床症状为腹痛、腹块、便血、便秘或便秘与腹泻交替、大便次数增多、消瘦、贫血和肠梗阻等。

发病部位以直肠最多,向近端逐渐减少,到盲肠又稍增多。1/2的大肠癌发生在直肠和直肠乙状结肠区。乙状结肠癌占1/4,其余1/4分布在盲肠、升结肠、降结肠和横结肠。2.8%~8%大肠癌为多发性。

【病变】大体形态分:①溃疡型;②巨块息肉型;③浸润型。其中溃疡型最常见。浸润型可使肠管局部狭窄,但很少形成像皮革胃那样的弥漫浸润型癌。

【光镜】80%为不同分化程度的腺癌,多数分化较好,10%~15%为黏液腺癌。纯印戒细胞癌和未分化癌少见。其他罕见的癌有微乳头腺癌、梭形细胞癌、未分化癌、腺鳞癌和鳞癌等。年轻患者黏液腺癌和印戒细胞癌较多见。癌组织偶尔可钙化和骨化。钙化灶有时可呈砂粒体样。癌位于黏膜下层以上不管有无局部淋巴结转移均属早期癌范畴。

【免疫组化】CK20(+),CDX2(+),CK7(-),但分化差的大肠癌 CK7 可阳性。大肠癌的黏液为 MUC1、MUC3和 MUC13。

【分子病理】大多数结肠癌由腺瘤发展而来,正常黏膜经 APC 基因的失活(5q 丢失)启动隐窝向异型增生改变。加上 Kras 基因突变形成腺瘤样改变,进一步经染色体不稳定性缺陷,包括18q 丢失和 TP53(17q 丢失)失活等,最终而形成癌。

另有约15%结肠癌是由于错配修复基因(mismatch repair,MMR)突变性失活,或错配修复基因甲基化失活,导致微卫星不稳定(MSI-H)。遗传性 MSI 相关结直肠癌由 MMR 胚系突变导致,既往称非息肉病性结直肠癌 HNPCC,现在归为 Lynch 综合征。散发病例常位于右侧,黏液癌或分化差的多见,有时肿瘤中有较多淋巴细胞浸润(这是提示 MSI 最好的标志)。癌变过程中累及的癌基因有 Kras、BraF、PIK3 和 β-catenin。约40%结肠癌 Kras 突变。预示对抗 EGFR 治疗无效。癌变过程中累及的抑癌基因有 TP53、APC、DPC4/SMAD4、DCC 和 MCC[31-32]。

【影响预后的形态因素】影响预后的形态因素有:癌的分化程度、浸润肠壁的深度和淋巴结转移率。手术切除后一般5年生存率为40%~60%。

高分化的癌淋巴结转移率低,5年存活率高;反之低分化癌如低分化腺癌、印戒细胞和未分化癌淋巴结转移率高,5年存活率低。癌细胞分泌黏液如黏液腺癌和印戒细胞癌预后差。Dukes 根据癌浸润壁的深度和淋巴结有无转移将大肠癌分为三期:①A 期:占手术病例的15%。癌不超过肌层,无淋巴结转移,校正后5年存活率100%。②B 期:占手术病例的25%。癌已侵透肠壁达肠周脂肪组织,但无淋巴结转移,5年存活率为75%。③C 期:占手术病例的50%。癌的范围同 B 期,但已有淋巴结转移,5年存活率仅为35%。

【扩散和转移】主要为局部浸润、腹腔腹膜种植和淋巴管转移至局部淋巴结。晚期可转移至远处淋巴结如锁骨上淋巴结。晚期癌可经血行转移至肝、肺、骨、脑、卵巢、脾、肾、胰、肾上腺、乳腺、甲状腺和皮肤等处。

（七）神经内分泌肿瘤

直肠是消化道神经内分泌肿瘤(NET)好发部位之一,但很少发生类癌综合征。大体上有两种形态:①小而硬的黏膜下结节,直径<1cm,无症状,常常在肛管内诊时发现;②直径>1cm,可形成溃疡、息肉或蕈样肿物,形如恶性肿瘤。

【光镜】由小的低柱状细胞排列成花带、条索或腺样,有时可形成实心细胞巢。细胞核圆而规则,无或很少核分裂。间质含平滑肌纤维。肿瘤浸润黏膜和周围的黏膜下层,很少浸润至肠壁深部,大多数直肠 NET 亲银和嗜银反应均阴性。免疫组织化学染色除神经内分泌细胞标记阳性外,还有多种肽类激素如生长激素抑制素(somatostatin)、胰高血糖素(glucagon)、肽物质(substance P)、PYY、PP、胃泌激素(gastrin)、CCK、降血钙素(calcitonin)、hCG 和 PSAP 等免疫阳性反应(图3-43)。

分化差的神经内分泌癌(NEC),恶性度高,多见于中老年患者,确诊时已有转移。肿瘤体积较大。

【电镜】分泌颗粒直径为90~280nm。

【免疫组化】显示细胞角蛋白(cytokeratin)、EMA、CD56、嗜铬粒细胞(chromogranin A)和突触素(synaptophysin)阳性。预后较腺癌差,死亡率高。有报道表明一组24例中,54%死于肿瘤[33]。

（八）间充质肿瘤

1. GIST 少见,仅占消化道 GIST 的1%,好发于乙状结肠。大体为小的壁内结节到大的盆腔肿物,引起肠梗阻及消化道出血,镜下形态及免疫组化与胃及小肠 GIST 相同。Kit 突变大多在11外显子,少数为13或17外显子。

2. 大肠平滑肌肿瘤 较少见。形态与胃和小肠的平滑肌肿瘤同。平滑肌肉瘤多见于直肠,肿瘤形成结节状隆起,表面有完整的黏膜,中心有溃疡。直肠平滑肌肉瘤的特点是分化好,单凭形态特别是小块活检组织不能鉴别良恶性。直肠平滑肌肉瘤易侵入肠壁血管而转移到肝和肺等处,预后差。

3. 其他 神经鞘瘤、节细胞神经瘤、颗粒细胞瘤及脂肪瘤等。

（九）淋巴瘤

大肠淋巴瘤较小肠淋巴瘤少见。好发部位为盲肠,其次为直肠,因这两处有较丰富的淋巴组织。主要为 B 细胞淋巴瘤,类型与小肠淋巴瘤相同:一般为 DLBCL(图3-44)、Burkitt 淋巴瘤、套细胞淋巴瘤及 MALToma。大肠亦可发生髓外浆细胞瘤。

（十）恶性黑色素瘤

多数黑色素瘤发生在肛管的上部呈息肉状突入直肠下段肠腔或形成黑色圆形浅溃疡突在肛门口,这时可误诊为血栓栓塞或感染的内痔。半数肿瘤内可找到黑色素。无黑色素或黑色素少的肿瘤可作免疫组化,S-100 和 HMB45 呈明显阳性反应。

（十一）肛门区癌

1. 鳞癌 肛门区鳞癌可分为肛门缘鳞癌和肛管鳞癌。

(1) 肛门缘鳞癌:在不发达国较多见,几乎和阴茎癌、外阴癌和宫颈癌一样多见。50岁以上的老年人多见。男性与女性比例为4:1。肛门缘鳞癌多数从肛管下端鳞状上皮黏膜与肛门周围皮肤交界处发生。形态与生物学行为与唇癌相似即生长慢的角化型鳞癌,晚期可转移至腹股沟淋巴结。

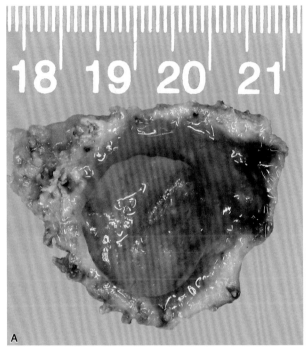
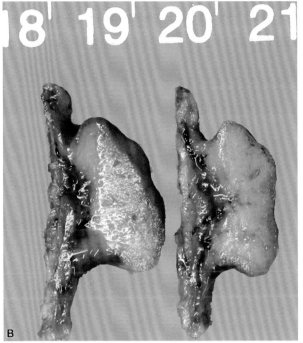
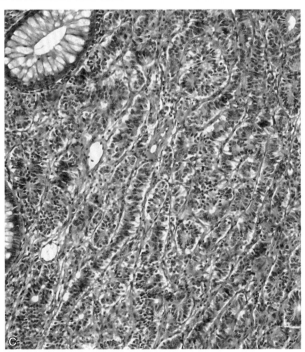

图 3-43 结肠神经内分泌肿瘤(类癌)
A. 大体形态;B. 切面;C. 镜下 HE 形态

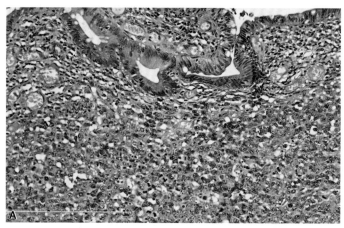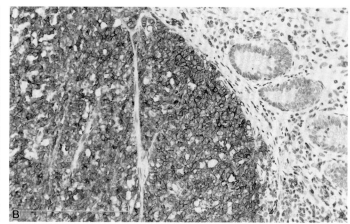

图 3-44　结肠弥漫大 B 细胞淋巴瘤
A. HE；B. CD20

（2）肛管鳞癌：在工业发达国家较肛门缘鳞癌高 3 倍[7]。老年人多见。男女比例为 2：3。肛管鳞癌多数从齿状线以上的移行带发生，仅 1/4 来自肛管下部的鳞状上皮黏膜。肛管鳞癌很易向上侵犯直肠，向下则由于内括约肌和齿状线的屏障而受到限制。

【光镜】肛管鳞癌主要有两种形态：即非角化的大细胞鳞癌和基底细胞样癌（basaloid carcinoma），亦称一穴肛（泄殖腔）原癌（cloacogenic carcinoma）或非角化小细胞鳞癌。位肛管上部。形态像基底细胞癌，有鳞癌分化。在癌巢中有大片嗜酸性坏死。有时可像膀胱的移行细胞癌。肛管鳞癌临床表现为下段直肠癌，淋巴管转移至骶骨部淋巴结。肛管鳞癌预后较肛门缘鳞癌差。

2. 疣状癌　肛周皮肤发生，广基疣状肿物。

【光镜】为粗大外生性乳头状瘤样肿瘤，乳头中心无结缔组织核心。鳞状上皮分化好。癌的底部界限清楚呈膨胀性生长，浸润不明显。生长缓慢，但可转移至腹股沟淋巴结。疣状癌的发生与 HPV 感染有关。

3. 肛管上皮内瘤变（anal canal intraepithelial neoplasia，ACIN）和肛周皮肤上皮内瘤变（perianal skin intraepithelial neoplasia，PSIN）　像宫颈和外阴的上皮内瘤变（CIN，VIN）一样，肛周亦能发生上皮内瘤变（ACIN，PSIN），形态及分级与 CIN 和 VIN 相同。ACIN 和 PSIN 亦与 HPV 感染有关。肛门区湿疣、上皮内瘤变和癌中均检测到 HPV DNA。PSIN 即 Bowen 病，患处皮肤呈红色结痂样扁平斑块，边缘不规则。

【光镜】上皮增生，极向消失，全层为大小不等的异型增生细胞和角化不良细胞，核分裂多见。肛周皮肤的 Bowen 病常为多发中心，易发展成浸润癌。

4. 黏液表皮癌　来自肛管移行上皮，形态与涎腺的黏液表皮癌同。

5. 基底细胞癌　只发生在肛周有毛的皮肤。其临床与病理和其他部位的皮肤基底细胞癌同。多数患者为男性老人。

6. 由肛门瘘发生的腺癌和由肛门腺来的腺癌　均极少

见。前者常为黏液腺癌，后者常为高分化腺癌。

7. Paget 病（原位腺癌）　肛周皮肤的 Paget 病形态与外阴和乳腺 Paget 病相同（图 3-45）。病变处呈红灰色隆起，有脱屑状湿润区。电镜证实 Paget 病的异常细胞来自大汗腺导管上皮。这些异常细胞黏液染色和 CEA 染色阳性，有的还含黑色素。肛周 Paget 病有较长的浸润前期，如果患者能存活较长时间，则在病变处皮下可找到来自大汗腺的浸润癌。

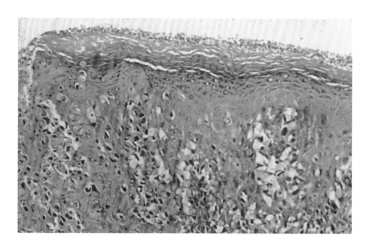

图 3-45　肛门 Paget 病

（十二）转移瘤

大肠和肛门转移瘤主要来自肺、肾和前列腺等处的癌。

六、其 他 病 变

（一）痔

痔（hemorrhoid）是肛门和肛周静脉丛静脉曲张，为常见病，据估计约 5% 的人群患痔。任何能引起持续性静脉充血的病因都能导致痔的发生，其中常见的病因有便秘、妊娠静脉瘀滞和门脉高压等。

【光镜】形态像海绵状血管瘤，可有血栓形成，有的血管平滑肌较多。周围组织有出血、表面黏膜增厚或鳞状上皮化生。痔可合并出血或下垂,出血严重者可导致贫血。痔下垂至肛门外可造成痔绞窄、血栓形成、溃疡和继发感染。肛门皮赘是痔血栓机化的结果。肛管痔亦可发生上皮内瘤变(ACIN),而且78%检出HPV 16,HPV 18[34]。

(二)深在性囊性结肠炎

深在性囊性结肠炎(colitis cystica profunda)好发于直肠。于黏膜下层有异位并囊性扩张的腺体,使黏膜呈息肉状突入肠腔。

【光镜】黏膜下层腺体被以正常大肠腺上皮,囊性扩张的腺体常常无上皮。扩张的腺体或黏液池周围有慢性炎症反应和纤维组织增生。固有膜纤维组织增生并有多量由增厚的黏膜肌层来的平滑肌纤维。此病原因不明。常合并黏膜多发或单发溃疡。多见于年轻人。

(三)肠气囊肿

形态与小肠气囊肿同。

(四)子宫内膜异位

盆腔子宫内膜异位中15%~40%可累及直肠。异位的子宫内膜位于肌层,少数在黏膜下层。异位的内膜周围肌层肥厚,形成结节或息肉状物突入肠腔。

(五)结肠组织细胞增生症

在结肠组织细胞增生症(colonic histiocytosis)的肠活检中常可见到黏膜固有膜内有成堆巨噬细胞,胞质呈泡沫状。PAS和黏液染色阳性。黏膜形态像Whipple病,但电镜下无杆菌样小体。

(六)脂肪赘扭转(torsion of appendices epiploicae)

脂肪赘扭转(torsion of appendices epiploicae):结肠脂肪赘可扭转和梗死,导致急腹症。如不治疗可粘连,形成纤维带或玻璃样变,或脱落形成腹腔游离体。

(七)放射性肠炎

腹腔和盆腔器官照射后(多数是放射治疗癌后)肠黏膜可出现放射性改变,表现为隐窝上皮细胞核奇形怪状,杯状细胞减少,局部嗜酸性粒细胞浸润。放疗停止后1~2个月病变消退。

(八)孤立性盲肠溃疡和孤立性直肠溃疡

孤立性盲肠溃疡(soli-tarycecal-ulcer)为非特异性溃疡,有些可能是单个憩室发生炎症或憩室周围炎的结果。

孤立性直肠溃疡(solitary rectal ulcer)多见于年轻人,溃疡位于直肠前壁或前侧壁,是黏膜脱垂及缺血所致。扁平形、界限清楚表浅和不规则形的黏膜溃疡。直径为0.5~5cm。溃疡周围黏膜成纤维细胞和平滑肌纤维增多,淋巴细胞、浆细胞浸润,黏膜肌层增厚,并可增生至固有膜隐窝之间。隐窝上皮增生,有时呈腺瘤样改变,在病史不清和取材局限时可能误诊为腺瘤。

(九)黏膜软斑

黏膜软斑(malacoplakia)的病变黏膜呈黄色斑块状,周围黏膜充血水肿及炎细胞浸润。软斑由大量巨噬细胞组成,偶尔有多核巨细胞。巨噬细胞有丰富的颗粒状胞质,PAS阳性。巨噬细胞内外可见层状钙化小体,称为Michaelis-Gutman小体。

(十)结肠黑变病

结肠黑变病(melanosis coli)的一段或整个大肠黏膜呈棕黑色。

【大体】黏膜除棕黑色外,其他都正常。

【光镜】固有膜内有吞噬色素的巨噬细胞,电镜及组织化学鉴定这些色素具黑色素和脂褐色的特性。黑变病可能与慢性便秘和不适当地服用泻药有关。

七、大肠活检

大肠活检标本制作时重要的一点是把黏膜定向包埋,这样切片中的黏膜隐窝(肠腺)呈直管平行排列,垂直于黏膜肌层之上即保持大肠黏膜正常的组织学关系。这就要求临床医师取出活检后立即把标本平铺在滤纸上,黏膜下层向下。活检标本连同滤纸一起固定,这样制片时才能保持黏膜正确的方向。

大肠活检的重要意义是鉴别良恶性病变以及鉴别溃疡性结肠炎和克罗恩病等特殊炎性病变。活检标本应仔细寻找有无阿米巴滋养体和寄生虫虫卵等传染性肠炎。

内镜所取的沽检由于术前用过泻药和灌肠,所以正常黏膜亦可出现杯状细胞减少,隐窝上皮增生,核分裂增多和固有膜水肿等的人为改变。

(刘彤华 周炜洵)

参考文献

[1] Gatenby PA, Ramus JR, Caygill CP, et al. Relevance of the detection of intestinal metaplasia in non-dysplastic columnar-lined oesophagus [J]. Scand J Gastroenterol, 2008, 43:524-530.

[2] Riddell R, Jain D. Lewin, Weinstein, and Riddell's gastrointestinal pathology and its clinical implications [M]. 2nd ed. Lippincott Williams and Wilkins. Philadelphia, 2014.

[3] Lagergren J. Adenocarcinoma of oesophagus: what exactly is the size of the problem and who is at risk [J]. Gut, 2005, 54 Suppl 1: 11-15.

[4] Reyes CV, Chejfec G, Jao W, et al. Neuroendocrine carcinomas of the esophagus [J]. Ultrastruct Pathol, 1980, 1:367-376.

[5] Price AB. The Sydney System: histological division [J]. Gastroenterol Hepatol, 1991, 6:209-222.

[6] Dixon MF, Genta RM, Yardley JH, et al. Classification and grading of gastritis: the updated Sydney System. International Workshop on the Histopathology of Gastritis. Houston 1994 [J]. Am J Surg Pathol, 1996, 20:1161-1181.

[7] Morson BC, Dawson IMP, Day DW, et al. Morson and Dawson's Gastrointestinal Pathology [M]. 3rd ed. Oxford London Edinburgh Bostion Melbourne, Blackwell Scientific Publications, 1990.

[8] Bosman FT, Carneiro F, Hruban RH, et al. WHO Classification of Tumors of the Digestive System [M]. International Agency for Research on Cancer, Lyon, 2010.

［9］ The cancer genome atlas research network. Comprehensive molecular characterization of gastric adenocarcinoma.［J］. Nature,2014, 513:202-209.

［10］ Haot J,Bogomoletz WV,Jouret A,et al. Ménétrier's disease with lymphocytic gastritis:an unusual association with possible pathogenic implications［J］. Hum Pathol,1991,22:379-386.

［11］ Guilford P,Hopkins J,Harraway J,et al. E-cadherin germline mutations in familial gastric cancer［J］. Nature,1998,392:402-405.

［12］ 2013 年中国胃肠胰神经内分泌肿瘤病理诊断共识专家组. 中国胃肠胰神经内分泌肿瘤病理诊断共识(2013 版)［J］. 中华病理学杂志,2013,42:691-694.

［13］ CSCO 胃肠间质瘤专家委员会. 中国胃肠间质瘤诊断治疗共识(2013 年版)［J］. 临床肿瘤学杂志,2013,18:1030-1037.

［14］ Miettinen M,Lasota J. Gastrointestinal stromal tumors:review on morphology,molecular pathology,prognosis,and differential diagnosis［J］. Arch Pathol Lab Med,2006,130:1466-1478.

［15］ 刘彤华,潘国宗,陈敏章,等. 克隆病Ⅱ-60 例病理分析［J］. 中华内科杂志,1981,20:85-88.

［16］ Odze RD,Goldblum JR. Surgical Pathology of the GI tract,liver, Biliary tract and Pancreas［M］. 3rd ed. Saunders/Eisevier,Philaderphia,2015.

［17］ Qizilbash AH. Duodenal and peri-ampullary adenomas//Williams GT（ed）:"Gastrointestinal Pathology"（Current Topics in Pathology 81）［M］. Berlin Heidelberg New York London Paris Tokyo Hong Kong,Springer-Verlag,1990.

［18］ Burke AP,Thomas RM,Elsayed AM,et al. Carcinoids of the jejunum and ileum:an immunohistochemical and clinicopathologic study of 167 cases［J］. Cancer,1997,79:1086-1093.

［19］ Burke AP,Federspiel BH,Sobin LH,et al. Carcinoids of the duodenum. A histologic and immunohistochemical study of 65 tumors ［J］. Am J Surg Pathol,1989,13:828-837.

［20］ Burke AP,Sobin LH,Federspiel BH,et al. Carcinoid tumors of the duodenum. A clinicopathologic study of 99 cases［J］. Arch Pathol Lab Med,1990,114:700-704.

［21］ Finn WG,Rao MS. Malignant ileal carcinoid with metastasis to adenocarcinoma of the ovary［J］. Hum Pathol,1991,22:1173-1175.

［22］ Patil DT,Rubin BP. Genetics of gastrointestinal stromal tumors:a heterogeneous family of tumors［J］. Surgical Pathology,2015,8: 515-524.

［23］ Chetty R,Klimstra DS,Henson DE,et al. Combined classical carcinoid and goblet cell carcinoid tumor:a new morphologic variant of carcinoid tumor of the appendix［J］. Am J Surg Pathol,2010, 34:1163-1167.

［24］ Loddenkemper C. Diagnostic standards in the pathology of inflammatory bowel disease［J］. Dig Dis,2009,27:576-583.

［25］ Geboes K,Colombel JF,Greenstein A,et al. Indeterminate colitis:a review of the concept—what's in a name［J］. Inflammatory Bowel Dis,2008,14:850-857.

［26］ Guindi M,Riddell RH. Indeterminate colitis［J］. J Clin Pathol, 2004,57:1233-1244.

［27］ Geboes K,Van Eyken P. Inflammatory bowel disease unclassified and indeterminate colitis:the role of the pathologist［J］. J Clin Pathol,2009,62:201-205.

［28］ Sapp H,Ithamukkala S,Brien TP,et al. The terminal ileum is affected in patients with lymphocytic or collagenous colitis［J］. Am J Surg Pathol,2002,26:1484-1492.

［29］ Padmanabhan V,Callas PW,Li SC,et al. Histopathological features of the terminal ileum in lymphocytic and collagenous colitis:a study of 32 cases and review of literature［J］. Mod Pathol, 2003,16:115-119.

［30］ 刘彤华,陈敏章,曾宪九,等. 结肠幼年性息肉癌变(印戒细胞癌)一例报告［J］. 中华医学杂志,1978,58:282-284.

［31］ Markowitz SD,Bertagnolli MM. Molecular basis of colorectal cancer［J］. N Engl J Med,2009,361:2449-2460.

［32］ Bommer GT,Fearon ER. Molecular abnormalities in colon and rectal cancer［M］//Mendelson J,Howley PM,Israel MA,et al. （eds）:The molecular basis of cancer. 3rd ed,Philadelphia,Saunders,2008.

［33］ Gaffey MJ,Mills SE,Lack EE. Neuroendocrine carcinoma of the colon and rectum. A clinicopathologic,ultrastructural,and immunohistochemical study of 24 cases［J］. Am J Surg Pathol,1990, 14:1010-1023.

［34］ Foust RL,Dean PJ,Stoler MH,et al. Intraepithelial neoplasia of the anal canal in hemorrhoidal tissue:a study of 19 cases［J］. Hum Pathol,1991,22:528-534.

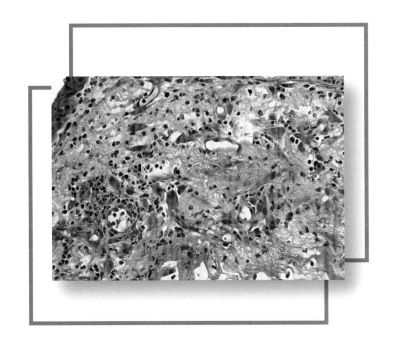

第四章

鼻腔、鼻窦、咽及喉

第四章　鼻腔、鼻窦、咽及喉

第一节　鼻腔、鼻窦

一、炎性及感染性疾病

（一）非特异性感染

包括急性炎症及慢性炎症。

1. 急性鼻炎（acute rhinitis）　主要是指由病毒侵入鼻腔引起的鼻黏膜的化脓性及卡他性炎症，常继发流感杆菌等的细菌感染，不仅是耳鼻咽喉科常见病及多发病，也是慢性鼻炎、鼻窦炎、鼻息肉最主要或直接的病因。

【光镜】可见鼻黏膜充血、水肿、中性粒细胞浸润。

2. 慢性鼻窦炎及鼻息肉（chronic sinusitis and nasal polyps）　两者是耳鼻喉科的一种常见病和多发病，发病率占人

86

口的5%～15%，以青壮年多发，男女性别无明显差异。有文献将慢性鼻窦炎及鼻息肉作为一个疾病单元，认为前者是后者的早期阶段，鼻息肉通常是鼻窦炎反复发作的结果。临床表现为鼻塞、大量脓涕或黏液涕，病史延长则可发生嗅觉障碍、头昏头痛。常伴有患侧面部压痛、黏膜水肿等特征。一般认为症状和体征持续时间在3个月以上者称为慢性鼻窦炎。引起慢性鼻窦炎的病因仍不明确，普遍认为多种因素（包括各种病原体感染、变应性反应、局部解剖结构异常及全身因素等）共同参与其发生、发展。

【病理学特点】肉眼鼻息肉通常光滑、有光泽、半透明、灰粉色。镜下鼻息肉根据其主要组织形态学改变特点可分为5型，即水肿型、纤维增生型、淋巴血管瘤型、腺体增生型及间质异型核细胞型（图4-1）。常见的是水肿型，间质可见较多嗜酸性粒细胞浸润；如在间质中出现较多的异形核肌成纤维细胞则称为间质异形核细胞型鼻息肉。鼻息肉常见黏液潴留囊肿形成，可继发出血、感染，伴发胆固醇性肉芽肿、糜烂、溃疡及炎性肉芽组织形成。被覆的纤毛柱状上皮可以脱落、增生、鳞化及呈小灶状内生性乳头状瘤样增生。鼻息肉内腺体导管也可见鳞化，及在鳞化基础上发生不典型增生，偶可癌变为鳞状细胞癌。原发于上颌窦的息肉向后脱垂至后鼻孔或鼻咽部时称为后鼻孔息肉，后鼻孔息肉质硬不透明，镜下为纤维性，黏膜腺体减少或消失。

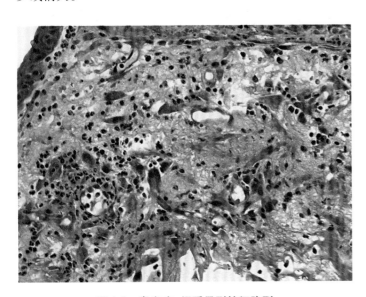

图4-1 鼻息肉，间质异型核细胞型
间质内可见异形核的成纤维细胞增生

【鉴别诊断】慢性鼻窦炎鼻息肉结合病史及临床表现诊断并不困难。应注意间质异形核细胞型勿诊断为肉瘤；当腺体导管出现明显的鳞化及伴有不典型增生时应注意与鳞状细胞癌的鉴别，尤其是老龄患者。鼻窦其他病变，如内翻性乳头状瘤、横纹肌肉瘤及嗅神经母细胞瘤，可伴有鼻窦黏膜的息肉样改变，此时应注意避免遗漏原发肿瘤。

3. 过敏性鼻炎、鼻窦炎（allergic rhinitis, sinusitis）是临床常见疾病，但治疗效果不很理想。主要临床表现为打喷嚏，流涕，鼻痒及黏膜充血。是由IgE介导的鼻黏膜变态反应性炎症。人群平均发病率为10%～20%，其过敏原比较复杂，植物花粉是造成季节性过敏性鼻炎的主要原因，而尘螨、毛发、真菌等则是造成常年过敏性鼻炎的主要原因。40%～50%患者对特定的过敏原皮肤试验阳性或血清IgE升高。过敏性鼻窦炎常常和过敏性鼻炎同时存在。

【光镜】黏膜水肿，黏膜及黏膜表面大量嗜酸性粒细胞浸润和渗出是本病的特点，此外，还有一定数量的淋巴细胞、浆细胞和肥大细胞的浸润。

4. 慢性萎缩性鼻炎（chronic atrophic rhinitis）病因和发病机制不清，一般认为与臭鼻杆菌（Klebsiella ozaena）感染、营养、遗传及手术创伤等因素有关。

【光镜】被覆上皮可见鳞化、固有膜内腺体萎缩、甚至消失，大量慢性炎症细胞浸润，间质纤维化，鼻甲骨质吸收。

5. 干酪性鼻炎（rhinitis caseosa）原因不清，多数人认为是鼻腔或鼻窦阻塞引起的化脓及一系列变质过程而形成干酪样物质。

【光镜】见干酪样物质主要为脓细胞、脱落的上皮细胞、磷酸钙结晶及少量胆固醇结晶。

6. 肌球病（myospherulosis）[1] 是一种医源性异物反应性疾病，罕见。出现于术中填塞医源性油脂、羊毛脂后，其与红细胞、创伤后的脂肪组织相互作用引起。临床可表现为持续性鼻窦炎、面部疼痛和肿胀。影像学可见占位性改变及骨质破坏。

【光镜】在致密的纤维组织中可见薄壁囊状结构，直径为100μm，囊状结构具有非折光性的薄膜，内涵褐色或无色变形的红细胞，但红细胞银染不着色（图4-2）。本病采用保守治疗，有时需要再次手术，再次手术时应避免使用油性填塞物。

【鉴别诊断】包括球孢子菌病（coccidiodomycosis）和鼻孢子虫病（rhinosporidium）。肌球病的囊状结构壁厚约1μm，与球孢子菌和鼻孢子虫厚的双层双折光的囊壁不同。

（二）特异性感染

头颈部的特异性感染症包括有鼻硬结症、真菌病、结核、梅毒和病毒感染等。

1. 鼻硬结症（rhinoscleroma）[2] 是一种慢性进展性上呼吸道肉芽肿性感染性病变，由革兰染色阴性的克雷伯鼻硬结杆菌（Klebsiella rhinoscleromatis，KR）引起，具有低传染性。人类是唯一确定的宿主。男女发病比例为1:13，多为十余至二十余岁的年轻人。可同时累及呼吸道的多个部位，鼻腔、咽及喉受累者多见，单独喉受累者少见；其他受累部位还

肿瘤。

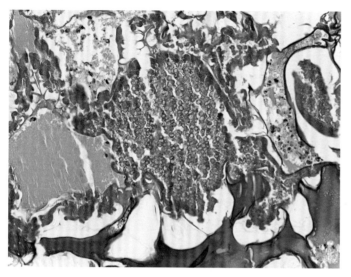

图 4-2 肌球病
（病例，男，51 岁）囊状结构内聚集的红细胞

包括腭、咽鼓管、鼻窦、中耳、口、眼眶、气管及支气管；受累黏膜附近的皮肤例如上唇、鼻背皮肤亦可受累。大体可以表现为息肉样或质硬的溃疡性肿块。

【光镜】可见鳞状上皮化生及"假上皮瘤性增生"，黏膜内可见大量的浆细胞、淋巴细胞及中性粒细胞浸润，可见成群或成簇的胞质空亮的"米库利兹细胞"（Mikuliez cell），直径 10～200μm，内含病原菌，Warthin-Starry（WS）浸银染色中菌体呈黑色短棒状而较明显（图 4-3），Giemsa 染色菌体呈红色。PAS 染色时，细菌呈空心状，各种染色方法观察鼻硬结杆菌均需在油镜下进行。晚期阶段受累组织广泛致密瘢痕化，米库利兹细胞罕见。新老病变交替发展。

【鉴别诊断】包括 NK/T 细胞淋巴瘤、结核、黏膜梅毒、麻风病、组织胞浆菌病、利什曼病、结节病、Wegener 肉芽肿、Rosai-Dorfman 病及 IgG4 相关性疾病等。可根据临床及病理改变、菌体特殊染色及菌体培养的结果综合判断。

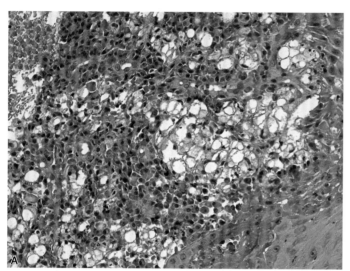

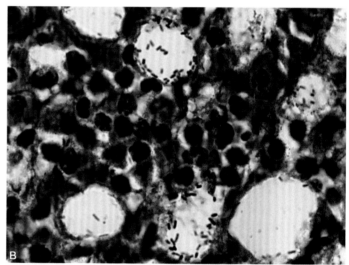

图 4-3 鼻硬结病
A. 肉芽肿期，病变内 Mikulicz 细胞肉芽肿形成，胞质呈空泡状；B. Warthin-Starr 银染色示 Mikulicz 细胞内黑色鼻硬结杆菌

F4-3 ER

2. 真菌性鼻窦炎（fungal sinusitis，FS） 分为两大类型，即非侵袭性和侵袭性。前者包括真菌球和变应性真菌性鼻窦炎，多发生于免疫功能正常的年轻人，后者包括慢性侵袭性真菌性鼻窦炎和急性暴发性真菌性鼻窦炎，多发生于有基础疾病或免疫能力低下的老年人，可侵入眶内或颅内。发生部位以上颌窦更为多见。

（1）真菌球（fungus ball，FB）：肉眼观为黄绿色、棕褐色或黑色不等的质硬易碎的团块。

【光镜】为大量紧紧缠绕在一起的真菌菌丝及孢子，菌丝细胞壁分隔不明显。病灶鼻窦黏膜组织呈慢性炎症反应，黏膜内无真菌侵犯（图 4-4）。

（2）变应性真菌性鼻窦炎（allergic fungal sinusitis，AFS）：青年患者多见，常有特异性体质或哮喘病史。肉眼观为稠厚的分泌物，呈"油灰样"或"花生酱样"。

【光镜】最具诊断意义的是无定形淡嗜酸性或淡嗜碱性的变应性黏蛋白成分，其内散布着大量的嗜酸性粒细胞，并可见较多的夏克莱登晶（Charcot-Leyden 结晶）。夏克莱登结晶大小不一，呈淡橙色，横切面呈六角形，纵切面则呈角锥形或纺锤形。黏膜水肿，黏膜内大量嗜酸性粒细胞和浆细胞浸润（图 4-5）。真菌可见于黏膜外的黏蛋白内，黏膜内无真菌成分。

（3）慢性侵袭性真菌性鼻窦炎（chronic invasive fungal

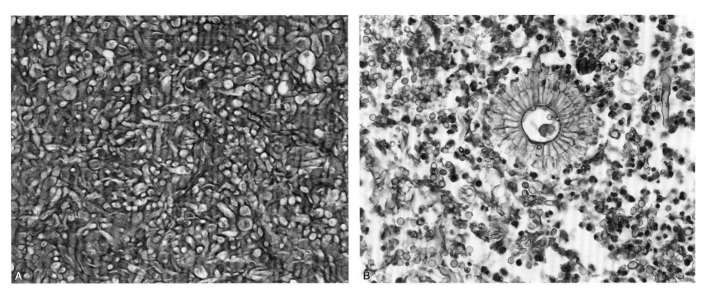

图 4-4 真菌球
A. 紧密缠绕在一起的曲霉菌菌丝；B. 真菌球内可见 1 个大的孢子囊及多量褐色小圆形孢子

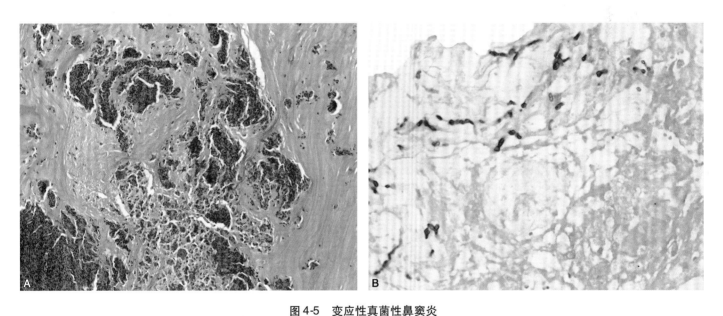

图 4-5 变应性真菌性鼻窦炎
A. 成片的黏液中散布着团簇状聚集的细胞碎片；B. 真菌主要位于阿尔新蓝阳性的酸性黏液内。AB/PAS 染色

sinusitis，CIFS)：缓慢进行性侵犯组织的真菌性鼻窦炎。

【光镜】以黏膜及深部组织的慢性化脓性肉芽肿性炎症为主，常伴有慢性非特异性炎症。肉芽肿内及多核巨细胞内可见真菌菌丝(图 4-6)。

(4) 急性暴发性真菌性鼻窦炎(acute fulminant fungal sinusitis，AFFS)：病程短，发展快(24 小时～1 周)。常伴有某些全身易感因素。

【光镜】以组织的大片凝固性坏死和真菌性血管炎为主，也可伴有化脓性肉芽肿形成。大部分病例在凝固性坏死的组织中容易找到侵袭的真菌菌丝。真菌性血管炎表现为毛霉菌、曲霉菌等菌丝侵犯小静脉及小动脉(图 4-7)，可致管腔闭塞或真菌菌栓栓塞[3]。

3. 麻风(leprosy) 是由麻风分枝杆菌感染引起的主要累及皮肤和外周神经的一种慢性肉芽肿性炎症。鼻部是较易受麻风杆菌侵袭的部位，对麻风病的早期诊断很有意义，侵犯鼻部的麻风以瘤型麻风最多见，其次为结核样型。镜下可见成片的充满空泡状的麻风细胞，其周围往往有上皮样组织细胞和多核巨细胞反应，结核样型麻风上皮样肉芽肿形成较为突出(图 4-8)。抗酸染色胞质内可见大量短棒状的麻风杆菌(图 4-8)。鉴别诊断包括结核病、鼻硬结症等，抗酸杆菌染色可协助诊断。

4. 其他病原菌感染 可见球孢子菌病(pharyngeal coccidioidomycosis)、放线菌病(actinomycosis)、奴卡菌病(nocardiosis)及鼻孢子菌病等。鼻孢子菌病为慢性感染性疾病，多

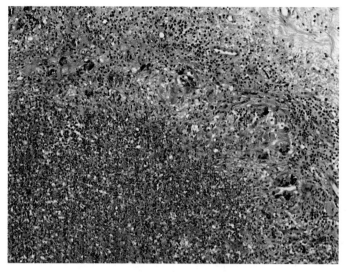

图4-6　慢性侵袭性真菌性鼻窦炎
中心区为化脓性炎症,周围有类上皮细胞、多核巨细胞反应
及淋巴浆细胞浸润

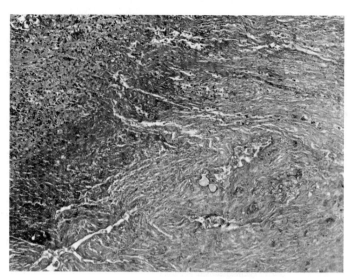

图4-7　急性暴发性真菌性鼻窦炎
黏膜可见大片坏死,坏死组织内可见毛霉菌菌体成分

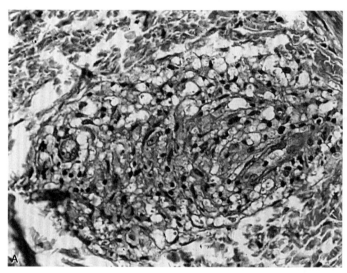

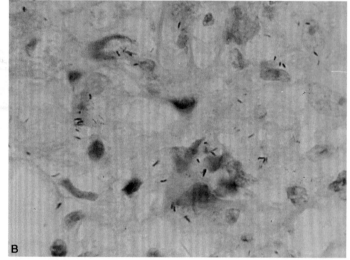

图4-8　麻风性鼻炎
A.成片的空泡状麻风细胞形成肉芽肿;B.胞质内麻风杆菌,抗酸染色

见于20～30岁、年轻女性,常累及鼻腔和球结膜。肉眼呈息肉状,镜下黏膜内可见大量包囊,内含内生孢子。可以HE染色、GMS(Gomori methenamine silver)染色、消化的PAS染色及黏液卡红染色显示包囊囊壁(图4-9)。治疗为外科切除。

(三)Wegener肉芽肿病

Wegener肉芽肿病(Wegener granulomatosis)的病因不十分清楚,多数学者认为是一种自身免疫性疾病。发病年龄多为20～50岁,92%的病例可累及耳鼻咽喉部位,其中以鼻腔作为首发部位最为多见。局部临床表现有鼻塞、流涕、鼻出血,破坏鼻软骨后则形成鞍鼻。上呼吸道和肺的坏死性肉芽肿性血管炎、局限性肾小球肾炎及播散性坏死性小动静脉炎,称为Wegener肉芽肿的三联症。多数Wegener肉芽肿患者血清胞质型抗中性粒细胞胞质抗体(cytoplasmic pattern of

antineutrophil cytoplasmic antibody,C-ANCA)呈阳性反应,对观察Wegener肉芽肿是否活动很有意义,而核周型抗中性粒细胞胞质抗体(perinuclear of antineutrophil cytoplasmic antibody,P-ANCA)呈阳性反应者较少。患者因鼻部活检而诊断时可以无肺及肾的异常改变。

【光镜】无单一特异性的形态学指征。主要病理改变为黏膜内坏死性肉芽肿性小动脉、小静脉及毛细血管炎,血管壁可出现纤维素样坏死,有时坏死不十分明显,血管壁内外可见中性粒细胞呈簇状浸润,管腔内有时形成纤维素性微血栓。有时黏膜内可见小灶状坏死,坏死周围可见上皮样细胞及其他慢性炎症细胞栅栏状排列。组织内中性粒细胞的渗出常形成微小脓肿。病灶内可见散在分布的组织细胞以及夹杂其中的数量不等的中性粒细胞、嗜酸性粒细胞浸润。可见少数多核巨细胞,其分布无一定规律,可呈郎罕样巨细

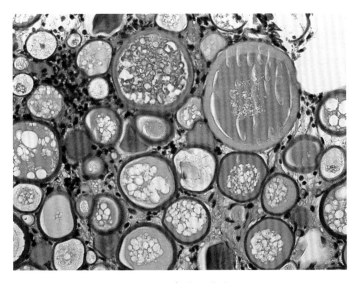

图 4-9 鼻孢子菌病
圆形的孢子囊,其内可见大量内生孢子(病例,女,38 岁,由美国 University of California, Irvine Campus School of Medicine at UC Irvine 的 Beverly Wang 教授提供)

胞或异物巨细胞样、体积较小(图 4-10)。

【鉴别诊断】包括结节性动脉周围炎、过敏性血管炎及恶性淋巴瘤。

(四)嗜酸性血管中心性纤维化[1]

嗜酸性血管中心性纤维化(eosinophilic angiocentric fibrosis)是一种罕见的疾病,病因及发病机制不明。患者以青-中年女性为主。主要发生于上呼吸道,鼻腔多见,可波及上颌窦、眼眶、颞下窝及翼腭窝。

【光镜】病变早期病理特点主要是小血管增生、内皮细胞肿胀,周围有密集的淋巴细胞、浆细胞、各种炎症细胞浸润,其中以嗜酸性粒细胞为多,也可以出现巨噬细胞。如病变进展,其特征性的病变是血管周围的胶原纤维束围绕血管

(图 4-11),呈漩涡状洋葱皮样增生。血管壁不发生纤维素样坏死。有学者报道该病与长期的过敏性鼻炎有关。对组织的损伤主要是组织纤维化引起的上呼吸道狭窄。

【鉴别诊断】主要应与 Wegener 肉芽肿相鉴别,后者主要的镜下特点是坏死性小动脉及小静脉炎,无胶原纤维束围绕血管的洋葱皮样改变。

(五)IgG4 相关硬化性疾病

IgG4 相关硬化性疾病(IgG4-related sclerosing disease, IgG4-SD)在头颈部主要表现为颌下腺的 Küttner 瘤、泪腺和腮腺的 Mikulicz 病等[4]。此外,垂体、眼眶软组织、皮肤、甲状腺等部位亦可受累。Mikulicz 病可同时累及鼻腔鼻窦,镜下表现为黏膜组织显重度慢性炎症,淋巴浆细胞浸润明显,伴纤维化(图 4-12);血清 IgG4 滴度较高(>1350mg/L),通常 IgG4+浆细胞诊断数值>30 个/HPF、IgG4+/IgG+细胞比值>40%。

(六)结外 Rosai-Dorfman 病

结外 Rosai-Dorfman 病(extranodular Rosai-Dorfman disease)以组织细胞胞质内吞噬有淋巴细胞为特征。学者们认为与 EBV 及人疱疹病毒-6(human herpes virus-6, HHV-6)感染等有关。87%的患者都有双侧颈部淋巴结的无痛性肿大,43%的病例会出现结外部位的侵犯。其中最易侵犯的结外部位为头颈部,约占 75%,其中又以上呼吸道最常见,鼻腔鼻窦和喉是较常见的部位。多为年轻人,高峰年龄为 25 岁左右。无明显性别差异。

【光镜】低倍镜下,黏膜上皮下常可见到弥漫的病变区域,表现为特征性的淡染区和暗区交错相间,且伴不同程度的纤维化。高倍镜下,淡染区显示为组织细胞簇状或巢状增生。细胞很大(多为 10μm,有时可以到 50μm),胞质丰富,淡嗜酸性或透明,细胞边界常难辨别。有些组织细胞可见"伸入现象"(emperipolesis),即淋巴细胞出入于吞噬细胞胞质内,淋巴细胞周围有亮晕,被包入的细胞既可以是 T 细胞

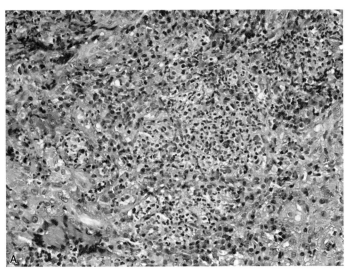

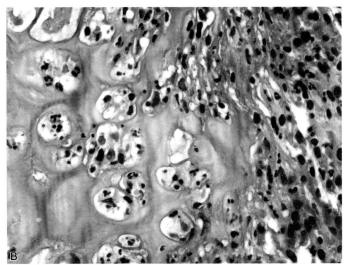

图 4-10 韦格纳肉芽肿
A. 病灶内中性粒细胞浸润明显,伴组织细胞、淋巴细胞及嗜酸性粒细胞浸润,左下可见多核巨细胞反应;B. 活动期软骨损害,中性粒细胞浸至软骨内

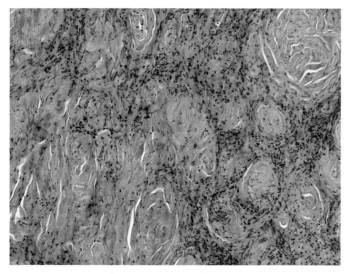

图 4-11　嗜酸性血管中心性纤维化
血管壁纤维组织增生、伴层状纤维化，呈"洋葱皮样"，管腔可见闭塞的血管，其内可见嗜酸性粒细胞浸润

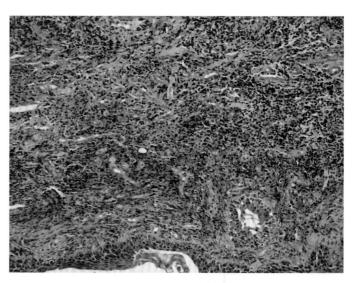

图 4-12　IgG4 相关硬化性疾病
Mikulicz 病累及鼻腔鼻窦，黏膜组织内可见显著淋巴浆细胞浸润，伴纤维化

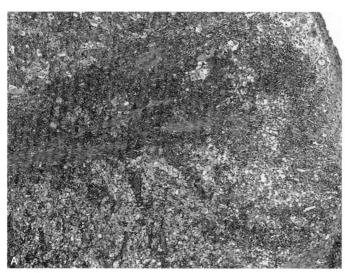

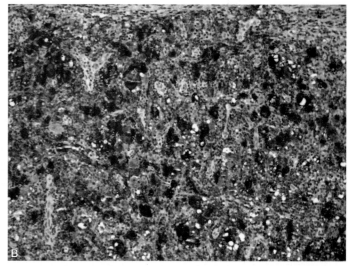

图 4-13　Rosai-Dorfman 病
A. 鼻咽部黏膜内胞质淡染的组织细胞和浆细胞及淋巴细胞相间分布，形成淡染区和深染区；B. S-100 染色显示阳性的组织细胞

也可以是 B 细胞。有时浆细胞、红细胞和嗜酸性粒细胞等也可被吞入。深染区主要为浆细胞、淋巴细胞和中性粒细胞等的炎症细胞浸润。病变纤维化的程度要比结内的严重，有时会很明显（图 4-13）。

【特殊检查】S-100 染色能够清楚地显示组织细胞的轮廓，CD68、溶菌酶及 CD30 等阳性，但是 CD1a、CD21、CD35、CD23、CD20 和 CD45RO 阴性。

【鉴别诊断】

（1）慢性炎症性和感染性疾病：如鼻硬结病、真菌感染、Wegener 肉芽肿和结节病等。这些疾病早期病理组织学特征可能不够明显，或在某种程度上有重叠。应综合考虑到各种疾病的可能，完善各项辅助检查。

（2）Langerhans 细胞组织细胞增生症：本病具有特征性的嗜酸性粒细胞背景、咖啡豆样肿瘤细胞核、CD1a 染色阳性

和电镜下的 Birbeck 颗粒等。

（3）滤泡树突状细胞肉瘤：瘤细胞 S-100 蛋白阴性，CD21 及 CD23 阳性。

（4）淋巴瘤：如霍奇金淋巴瘤和非霍奇金淋巴瘤等。通过形态学、免疫组化染色和电镜检查可以鉴别。

（七）结节病

结节病（sarcoidosis）可累及鼻腔、鼻窦。镜下以非干酪性类上皮细胞肉芽肿为特点，可见异物性多核巨细胞。有时肉芽肿内可见小灶状纤维素样坏死。

二、被覆上皮肿瘤及瘤样病变

（一）良性肿瘤及瘤样病变

1. 假上皮瘤样增生（pseudoepitheliomatous hyperplasia，PEH）　在黏膜有炎症及肿瘤存在时，被覆的鳞状上皮可以

增生，上皮脚下延，形成假上皮瘤样增生，似鳞状细胞癌，此时应注意与鳞状细胞癌的鉴别（图4-14）。鉴别依据是假上皮瘤样增生细胞的异型性不是特别明显，同时有明显的炎症或肿瘤背景，应转换高倍镜仔细观察，勿遗漏淋巴瘤，尤其是鼻腔鼻窦的NK/T细胞淋巴瘤。

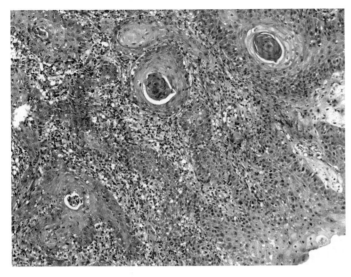

图4-14 鼻腔NK/T细胞淋巴瘤伴假上皮瘤样增生
增生的鳞状上皮似高分化鳞癌，上皮间可见异型淋巴细胞

2. 鳞状细胞乳头状瘤（squamous cell papiloma）　见于鼻孔及鼻前庭处，形态上类似于皮肤的寻常疣。

3. Schneiderian乳头状瘤（Schneiderian papiloma）[1]　发生于鼻腔鼻窦的黏膜（Schneiderian膜），是鼻腔鼻窦最常见的良性肿瘤，与HPV6/11感染有关。包括3种类型。可原发于鼻咽和中耳。

（1）内翻性乳头状瘤（inverted papiloma）：多见于成年人，平均年龄为50岁，男多于女。以单侧鼻腔侧壁发生者最多见。临床根除困难，术后多复发，约10%发生恶变，大多

恶变为鳞状细胞癌[5]。

【光镜】特点为鳞状上皮、呼吸上皮及黏液细胞混合性增生，向上皮下间质内嵌入（图4-15）。表层细胞常为柱状、胞质常见空泡。也常见合并外生性生长。

（2）外生性乳头状瘤（exophtic papiloma）：发病年龄较高，平均为56岁，男多于女。几乎均见于鼻中隔。呈外生性（蕈状）生长。镜下以鳞状上皮增生为主，部分区域以呼吸上皮增生为主，混有黏液细胞。约20%可复发，恶变罕见。

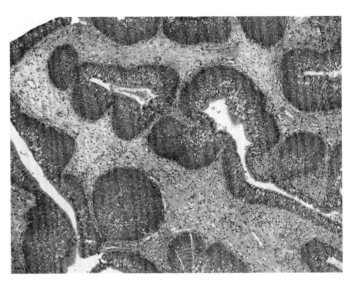

图4-15 内翻性乳头状瘤
肿瘤上皮呈实心性或窦道状向间质内生长

（3）柱状细胞型或嗜酸性细胞型乳头状瘤（cylindrical cell or oncocytic papiloma）：多见于50~60岁人群，男女发病率大致相同，多发生于鼻腔侧壁、上颌窦及筛窦。镜下为呼吸上皮，胞质具有嗜酸性，细胞多层，呈乳头状及叶状增生，夹杂有黏液细胞，并形成小的黏液囊肿，故又称为微囊性乳头状腺瘤（microcystic papillary adenoma）（图4-16），可复发，

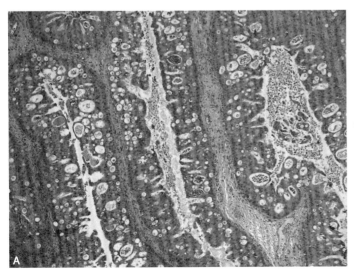

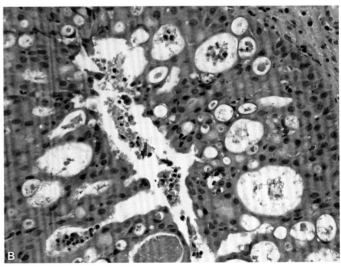

图4-16 嗜酸性细胞型乳头状瘤
A.瘤细胞呈柱状，胞质嗜酸性，乳头状生长，上皮内示多个微囊；B.嗜酸性上皮和微囊结构

但一般不恶变。

（二）癌

1. 鳞状细胞癌（squamous cell carcinoma）　多见于55～65岁，偶可见于年轻人，男：女＝1.5：1，最常见于上颌窦，其次是鼻腔和筛窦，蝶窦与额窦少见，是鼻窦最常见的恶性肿瘤，占鼻窦癌的60%～70%。

【光镜】镜下可分为角化性与非角化性两大类。非角化型又称为柱状细胞型或移行细胞型，常见乳头状生长，但同时向黏膜内浸润，浸润肿瘤细胞巢排列成界限清楚的片状结构，有基底膜样物质包绕，无明显角化，在活检小标本中有时难以判断是否有浸润，与泌尿道的移行细胞癌形态近似（图4-17）。该型可以表现为中分化和低分化两种，低分化者难以诊断为鳞状细胞来源，需和嗅神经母细胞瘤和神经内分泌癌鉴别。

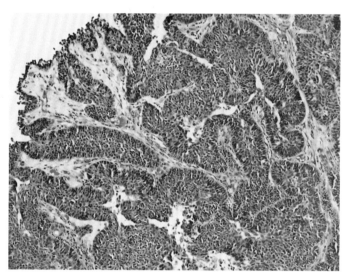

图4-17　非角化性鳞状细胞癌
癌细胞呈乳头状生长，无明显角化，似尿路上皮癌

F4-17　ER

变型有疣状癌、乳头状鳞状细胞癌、基底样鳞状细胞癌、梭形细胞癌、腺鳞癌和棘层松解性鳞状细胞癌，均较少见到。

2. 淋巴上皮癌（lymphoepithelial carcinoma）　是一种低分化的鳞状细胞癌或未分化癌，伴有明显的反应性淋巴细胞及浆细胞的浸润。常见于50～70岁，男：女约为3：1，鼻腔多于鼻窦，与EBV感染有关。镜下改变类似于鼻咽癌，大部分瘤细胞EBER强表达。诊断本病需除外鼻咽癌。

3. 未分化癌（undifferentiated carcinoma）　罕见，具有高度的侵袭性，发病年龄广泛，为20～76岁，多为中老年人。镜下可见巢状、叶状及片状分布，无鳞癌或腺癌分化，核浆比例高，坏死及核分裂象常见。免疫组化染色瘤细胞CK5/6多为阴性，Chg及Syn罕见阳性，Ki-67增殖指数极高。原位杂交EBER阴性。未分化癌和神经内分泌癌的鉴别仍存有争议，它们之间可能存在交叉重叠，目前两者的鉴别对临床治疗没有意义。

4. 中线癌（NUT midline carcinoma，NMC）　是指伴有睾丸核蛋白（nuclear protein in testis，NUT）基因重排的癌，又称伴t(15;19)(q14;p13.1)易位的癌或中线致死性癌。其位于15q14的 NUT 基因的第2号内含子与位于19P13.1的 BRD4 基因的第10号内含子融合，形成 BRD4-NUT 融合基因，几乎整个睾丸核蛋白基因均包含于 BRD4-NUT 融合基因中。NMC的发病率约占上呼吸消化道低分化癌的18%。患者年龄范围为0～78岁，近90%的病例发生于40岁以前，而儿童及青少年占70%左右。没有明显的性别差异。绝大部分发生于膈肌以上的中线器官，如头颈部及胸腺，也有膀胱、髂骨及非中线器官（如腮腺、颌下腺、腹部脏器）的病例报道。发生于鼻腔鼻窦者常伴有颅内浸润[6]。

【光镜】肿物常由片状排列的低分化或未分化肿瘤细胞构成，瘤细胞较其他低分化肿瘤相比，显示单形性（克隆性），而没有多形性，常见大片的凝固性坏死。瘤细胞常有不同程度的鳞状上皮分化，具有特征性的是"鳞状上皮突然分化"现象，即不成熟、分化较差的细胞突然过渡为分化较好的成熟鳞状上皮细胞巢，可有角化物形成，有时会出现类似胸腺小体的结构，而没有出现鳞状上皮层次的逐渐分化（图4-18）。

免疫表型表现为角蛋白阳性或单一的鳞状上皮标记阳性；NUT 抗体标记核阳性（≥50%）；FISH等检测确定有 NUT 基因易位或 BRD-NUT 融合基因。目前发现约有1/3的病例伴有睾丸核蛋白基因与其他基因发生的易位，形成 NUT-variant 融合基因，其中包括少量的位于9q34.2的 BRD3 基因易位，形成 BRD3-NUT 融合基因。

【鉴别诊断】主要是发生于鼻腔鼻窦的低分化鳞状细胞癌、未分化癌、Ewing肉瘤/原始神经外胚叶肿瘤（PNET）、横纹肌肉瘤、恶性黑色素瘤、嗅神经母细胞瘤、淋巴上皮癌、神经内分泌癌、大细胞淋巴瘤等。

（三）神经外胚层上皮来源的肿瘤

神经外胚层上皮来源的肿瘤（neuroectodermal neoplasms）包括以下几种：

1. 嗅神经母细胞瘤（olfactory neuroblastoma，ONB）[1,7]又称为嗅神经上皮瘤，占鼻腔内肿物的3%。发病高峰年龄为50～60岁。男女性别及种族没有显著性差异。嗅神经母细胞瘤好发于嗅黏膜区，可累及邻近的筛窦、上颌窦、蝶窦和额窦，也可向颅内和眼眶侵犯。肉眼瘤组织呈灰红色，富含血管，呈息肉状，质地较软、脆，触之易出血。

【光镜】细胞形态学上兼具有神经上皮瘤和神经母细胞瘤的特征，它们混合存在，且彼此之间可呈移行分布。多数肿瘤细胞大小形态一致，呈小圆形或小梭形，胞质稀少，核膜不清，被明显的纤维血管性间质分隔，呈小叶状结构（图4-19）。间质血管有时增生明显，甚至可呈血管瘤样。可见

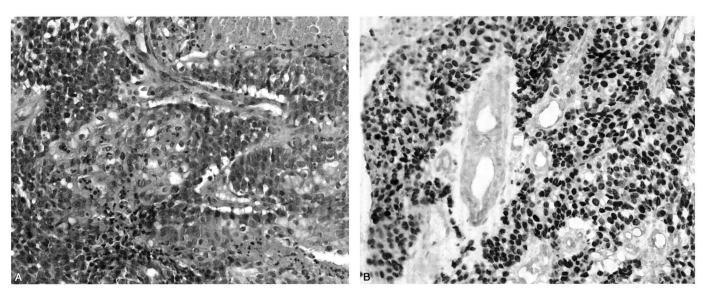

图 4-18　中线癌（左鼻腔）

A.示瘤细胞分化差，伴灶状坏死及"突然角化"特征；B. NUT 抗体染色，>90% 的肿瘤细胞核弥漫阳性

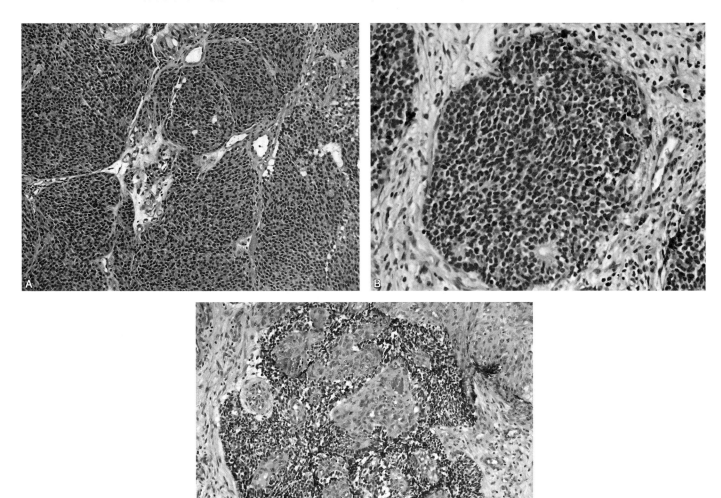

图 4-19　嗅神经母细胞瘤

A.低倍镜下肿瘤被间质纤维及薄壁血管分隔呈分叶状排列；B.高倍镜下肿瘤细胞呈小蓝圆细胞形态，瘤细胞巢右下可见一真菊形团；C.间质血管增生明显，呈血管瘤样改变

Home-Wright 型假菊形团或 Flexner-Wintersteiner 型真菊形团。分化好的病例嗅丝多而明显。可伴鳞状及黏液腺细胞分化，偶有病例可以见到较多的钙化小球。病理学可以分为四级（表4-1）。

表4-1　Hyams 分级系统

分级	镜下形态
1 级	分化最好，其特征为明显的小叶结构，大量的血管基质及神经原纤维矩阵，含有无核分裂的单一核的分化良好的细胞，可见到假菊形团，无坏死
2 级	也有小叶结构、血管基质及神经原纤维矩阵，但有少量的核间变及有丝分裂的活性增加，能见到假菊形团及局部坏死
3 级	有更多的核间变及核分裂活性增加，染色质浓聚，小叶结构及神经原纤维物质较难见到，能见到真菊形团及少量坏死
4 级	肿瘤分化最差，缺乏小叶结构，核间变多，核分裂活性高，无菊形团，坏死常见

【免疫组化染色】肿瘤细胞神经内分泌标记物可呈不同程度的阳性，包括神经元特异性烯醇化酶（neuron-specific enolase，NSE）、嗜铬素 A（CgA）、突触素（Syn）、CD56 和 S-100 蛋白。S-100 蛋白着色于周边的支持细胞及神经丝束。CgA 在分化差的肿瘤细胞阳性表达率低，Syn 的敏感性优于 CgA，且更具特异性。细胞角蛋白通常呈阴性表达，当有鳞状上皮分化时部分细胞呈散在灶状阳性表达。淋巴细胞共同抗原、黑色素瘤标记物、结蛋白、尤文肉瘤标记物及波形蛋白（vimentin）通常呈阴性表达。

【超微结构】肿瘤细胞的一端较尖，有微绒毛状突起，胞核呈圆形，胞质较少，在胞质或胞质突起内可见神经内分泌颗粒，直径为 50～200nm，亦可见神经丝和神经管，细胞间有原始连接。

【鉴别诊断】主要是与可发生于鼻腔鼻窦的各种小圆细胞肿瘤相鉴别[8]。概括如下［部分见表 4-2（摘自 Lester D. R. Thompson, Head and Neck Pathology, 2008）］。有时也需与腺样囊性癌、B 细胞淋巴瘤及鼻窦异位垂体腺瘤等鉴别。

表4-2　鼻窦"小圆细胞恶性肿瘤"的鉴别诊断比较

特征	鳞状细胞癌	鼻道未分化癌	恶性黑色素瘤	嗅神经母细胞瘤	结外 NK/T 细胞淋巴瘤，鼻型	横纹肌肉瘤	尤因肉瘤/PNET
平均年龄	55～65 岁	55～60 岁	40～70 岁	40～45 岁	50～60 岁	<20 岁	<30 岁
部位	鼻腔和（或）鼻窦	通常多个部位	前鼻中隔>上颌窦	鼻腔顶	鼻腔>鼻窦>鼻咽	鼻咽>鼻窦	上颌窦>鼻腔
放射学检查	很少破坏/扩散	显著的破坏/扩散	中央破坏性肿块	"哑铃形"筛板肿块	非特异的早期变化；后有中线破坏	肿瘤大小，范围	肿块，伴骨质浸润
预后	5 年生存率 60%（取决于分期和肿瘤类型）	5 年生存率<20%	5 年生存率为 17%～47%	5 年生存率 60%～80%	5 年生存率 30%～50%，（取决于分期）	5 年生存率 44%～69%（取决于年龄、分期及亚型）	5 年生存率为 60%～70%（分期、大小及 FLI1）
侵及颅神经	不常见	常见	不常见	有时	有时	不常见	有时
排列方式	合胞体的	片状和巢状	变化不定	小叶状	弥散	片状，腺泡状	片状，巢状
细胞学	鳞状细胞分化，角化，不透明细胞质	中等大细胞，核仁不明显	大的多边形，上皮样，杆状，浆细胞样，梭形；色素	盐和胡椒样染色质，小核仁（取决于分级）	多形，小到大，折叠的，有核沟的细胞核	圆形，舌形，梭形，横纹肌母细胞，原始	中等大，圆形细胞，空泡样细胞质，染色质细腻
间变	存在	常见	常见	偶而、局灶	常见	常见	最少
核分裂象	存在	高	高	可变的	高	可变的	常见
坏死	局限	显著	局限	偶而	显著（60%）	局限	常见
脉管浸润	罕见	显著	罕见	偶而	显著（60%）	罕见	罕见
神经纤维间质	无	无	无	常见	无	无	无
假菊形团	无	无	罕见	常见	无	无	无
角蛋白	阳性	>90%	阴性	局部，弱	阴性	阴性	罕见
CK 5/6	可见	阴性	阴性	阴性	阴性	阴性	—
EMA	可见	50%	罕见	阴性	阴性	阴性	—

续表

特征	鳞状细胞癌	鼻道未分化癌	恶性黑色素瘤	嗅神经母细胞瘤	结外NK/T细胞淋巴瘤,鼻型	横纹肌肉瘤	尤因肉瘤/PNET
NSE	阴性	50%	阴性	>90%	阴性	阴性	阳性
S-100蛋白	阴性	<15%	阳性	阳性（支持细胞）	阴性	阴性	罕见
嗜铬素/突触素	阴性	<15%	阴性	>90%（可弱阳性）	阴性	阴性	阳性
HMB45	阴性	阴性	阳性	阴性	阴性	阴性	阴性
CD45RO	阴性	阴性	阴性	阴性	阳性	阴性	阴性
CD56	阴性	阴性	阴性	阳性	阳性	阴性	罕见
CD99	阴性	<10%	阴性	阴性	阴性	罕见	>99%
Vimentin	阴性	阴性	阳性	阴性	阳性	阳性	阳性
Desmin	阴性	阴性	阴性	阴性	阴性	阳性	阴性
EBER原位杂交	无	无	无	无	几乎100%	阴性	阴性
电镜	上皮性连接	连接,罕见神经内分泌颗粒	前黑色素小体,黑素小体	类神经突起,神经丝,神经内分泌颗粒	—	粗、细肌丝,肌节,Z-带,糖原	糖原;原始细胞

a:NK/T细胞淋巴瘤对CD3ε、CD2、CD56、穿孔素、TIA1、粒酶B呈阳性反应,
B:横纹肌肉瘤对结蛋白、肌动蛋白、肌红蛋白、快肌红蛋白、MyoD1和肌浆蛋白呈阳性

2. 恶性黑色素瘤（malignant melanoma,MM） 起源于黏膜黑色素细胞,占鼻腔鼻窦原发性肿瘤的0.57%,约占头颈部恶性肿瘤的9%,头颈部恶黑的4%,好发于40~70岁,男性稍多见。81%发生于鼻腔,其中以鼻甲和鼻中隔前下部最多见,鼻窦中以上颌窦最多见。有18.7%的患者就诊时即存在区域淋巴结转移,16.4%的区域淋巴结转移发生在治疗后。镜下肿瘤组织结构及瘤细胞形态变异大,可见上皮样细胞、梭形细胞、透明细胞、浆细胞样细胞、痣样细胞和多核瘤巨细胞。色素多少不一,出血及坏死常见,有时薄壁血管增生较明显。鉴别诊断同嗅神经母细胞瘤。

3. Ewing肉瘤（Ewing sarcoma,EWS）/原始神经外胚瘤（peripheral primitive neuroectodermal tumor,PNET） 90%的病例发生于5~30岁,最常见于10~15岁,其次是15~20岁。在儿童,大约20%的EWS/PNET发生在头颈部,其中的20%发生于鼻腔鼻窦。男性稍多。鼻腔鼻窦EWS/PNET最常发生于上颌窦和鼻前庭。镜下肿瘤由一致的小到中等的圆形细胞或卵圆形细胞组成,部分肿瘤细胞为梭形。核圆形或不规则,染色质细腻或斑点状,核浆比高,有较多核分裂,凝固性坏死常见。肿瘤细胞或弥漫密集分布,或呈分叶状结构,或形成腺泡状结构,可出现真性或假性菊形团。免疫组织化学染色瘤细胞CD99、vimentin阳性,偶尔vimentin可见阴性,keratin很少表达。其他神经标记物阳性结果不定。PAS染色阳性。PCR或FISH可检测到t(11;22)(q24;q12)或t(21;22)(q22;q12),包括 EWSR1 和 FLI-1 基因。应与其他小圆细胞恶性肿瘤相鉴别。

三、腺上皮肿瘤及瘤样病变

（一）化生及增生

慢性炎症时黏膜内腺体可发生化生及增生（metaplasia and hyperplasia）,包括浆液腺的黏液腺化生、嗜酸细胞化生及鳞状细胞化生。嗜酸性化生并伴有增生时,应与嗜酸细胞腺瘤鉴别;黏膜内腺体导管及腺泡的鳞化时,如坏死性涎腺化生,仍保持腺管、腺泡及腺小叶的结构,细胞巢边界清楚,细胞异型性不明显,可与高分化鳞癌鉴别。

（二）涎腺型肿瘤

鼻腔鼻窦柱状上皮及黏膜内分布的黏液浆液腺属小涎腺,可发生多种涎腺型肿瘤,其组织学类型及改变与口腔小涎腺肿瘤相同,其中恶性者明显多于良性。

1. 良性肿瘤 以多形性腺瘤最多见,男:女=1.2:1,发病年龄范围20~60岁,平均47.0岁,累及部位以鼻中隔最多,其次为鼻腔。偶见肌上皮瘤、嗜酸细胞瘤,其他良性肿瘤均少见。

2. 恶性肿瘤 以腺样囊性癌最多见,女性较多,发病年龄范围为17~78岁,好发年龄为30~69岁,平均48.9岁,上颌窦为最常见的发生部位,其次为筛窦、鼻窦和鼻中隔,可同时累及鼻中隔、鼻腔和其他鼻窦。其他类型恶性肿瘤均少见。镜下病理形态同涎腺同类型肿瘤。

（三）非涎腺型腺癌[1,7]

1. 肠型腺癌（intestinal type adenocarcinoma） 以老年男性多见,好发于筛窦、鼻腔及上颌窦。有人将其分为乳头型

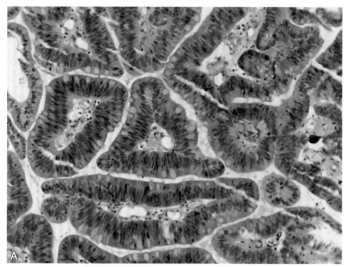
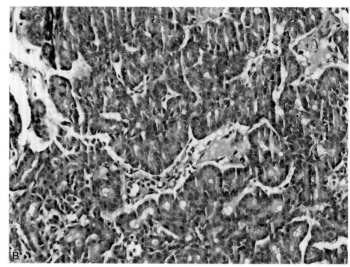

图 4-20　肠型腺癌和非肠型腺癌
A. 肠型腺癌：男，23 岁，鼻腔。镜下可见柱状细胞及黏液细胞；B. 非肠型腺癌：低级别，腺腔形成明显

（高分化）、结肠型（中分化）、实体型（低分化）、黏液型及混合型，也有人将其分为乳头管状柱状细胞型（包括高、中、低分化）、腺泡杯状细胞型、印戒细胞型和过渡型，其总体形态与结肠腺癌近似（图 4-20A）。部分肿瘤内可见小肠型细胞，如 Paneth 细胞和肠的嗜铬细胞及腺体肌部出现平滑肌成分。免疫组化染色：瘤细胞上皮标记物、CDX-2 及 ITACs 阳性，CEA 表达情况不一，另外神经内分泌细胞可见不同程度地表达 Chg-A、激素肽（5-羟色胺、缩胆囊素、胃泌素、生长激素抑制素及脑啡肽）。在诊断该肿瘤为上呼吸道原发之前应排除结肠癌的转移。

2. 非肠型腺癌（non-intestinal type adenocarcinoma）　既非小涎腺来源也无肠型腺癌特征的腺癌。发病年龄广，但老年男性多见。以筛窦和上颌窦多见，也可发生于鼻中隔。镜下分为低级别及高级别两型（图 4-20B）。低级别者因可见分化良好的腺腔，易于诊断；高级别者腺腔结构较少，不明显或呈较小的空泡状。应注意与其他低分化癌鉴别。鉴别要点是可见坏死，细胞分化差，核大异性明显，总能找到小的腺腔样结构；免疫组化染色 CK8/18 阳性程度较强，神经内分泌标记物应该阴性。

（四）呼吸上皮腺瘤样错构瘤

呼吸上皮腺瘤样错构瘤（respiratory epithelial adenomatoid hamartoma，REAH）[1] 多见于中、老年人，男：女 = 7：1，高峰年龄为 50 余岁。多数病例表现为鼻中隔后部或鼻侧壁单侧性肿块，也可见于鼻窦及鼻咽部。肉眼呈息肉样肿块，最大径可达 6cm。镜下为鼻窦黏膜小涎腺的良性过度增生性错构瘤病变，内衬呼吸性纤毛上皮，杂有黏液分泌细胞，细胞层数较多，上皮内可见小腺腔，但腺体结构分化良好，无异型性，部分区域可见与被覆上皮相连，周围可见粉红色增厚的基底膜样物质（图 4-21），偶见软骨及骨的成分。应注意与炎性鼻息肉的鉴别，炎性鼻息肉时缺乏"腺瘤样"成分。

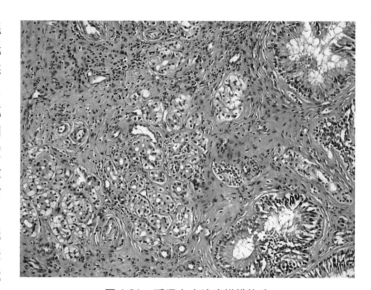

图 4-21　呼吸上皮腺瘤样错构瘤
腺体结构、大小及形态不一，基底膜增厚，间质纤维化

四、软组织肿瘤

（一）良性肿瘤

可见毛细血管瘤、化脓性肉芽肿、海绵状血管瘤、血管平滑肌瘤、平滑肌瘤、黏液瘤、血管纤维瘤、血管球瘤、施万细胞瘤、神经纤维瘤、神经束衣瘤、纤维组织细胞瘤、巨细胞瘤、副神经节瘤、淋巴管瘤、Masson 血管瘤及原发性成釉细胞瘤等。除血管瘤较多见外，其他类型肿瘤发病率均较低。

（二）交界性及潜在低度恶性肿瘤

包括硬纤维瘤病、炎性肌成纤维细胞瘤、鼻腔鼻窦型血管外皮细胞瘤、孤立性纤维性肿瘤及低度恶性肌成纤维细胞肉瘤等。

1. 炎性肌成纤维细胞瘤（inflammatory myofibroblastic tumour，IMT）[7,9,10]　原发于鼻腔鼻窦者少见。发病年龄为 4～68 岁，平均 39 岁，大部分为上颌窦并累及鼻腔，少部分

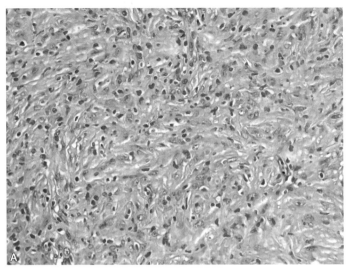
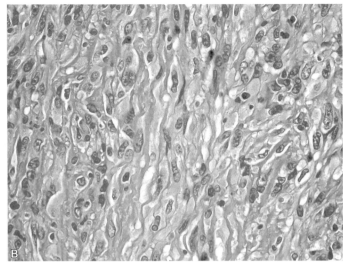
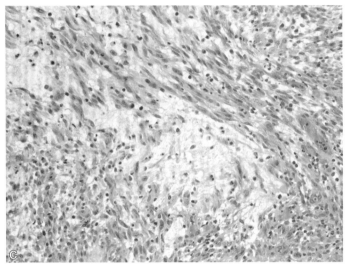

图 4-22　炎性肌成纤维细胞瘤

A. 成纤维细胞、肌成纤维细胞束状交织排列,可见胶原形成,背景中见少数淋巴浆细胞浸润;B. 高倍镜下瘤细胞长梭形,胞质宽,呈上皮样;C. 肿瘤间质可见黏液样变

为位于鼻中隔、鼻前庭的孤立结节。镜下形态同其他部位炎性肌纤维母细胞瘤(图 4-22)。

【鉴别诊断】 包括低度恶性肌纤维母细胞肉瘤、纤维瘤病、血管外皮细胞瘤、炎症性恶性纤维组织细胞瘤、梭形细胞型横纹肌肉瘤、黏膜非特异性慢性炎症、浆细胞瘤及其他梭形细胞肿瘤,如神经鞘瘤及梭形细胞癌。

2. 鼻腔鼻窦型血管外皮细胞瘤(sinonasal hemangiopericytomas)　发病年龄极广,平均发病年龄为 55 岁,男女比例相当。

【光镜】 瘤细胞紧密排列呈短束状、席纹状,其间可见散在裂隙状血管腔,可呈鹿角样结构(图 4-23),管腔周围可见厚的玻璃样变性。肿瘤内常见嗜酸性粒细胞及肥大细胞,有时可见瘤巨细胞、纤维化及黏液变性。当核分裂象 ≥4/10HPF,出现出血坏死时应诊断为恶性血管外皮细胞瘤。瘤细胞可表达 SMA、MSA、ⅩⅢ因子、Vimentin,弱表达 CD34、Bcl-2、F8-RA,不表达 CD99 及 CD117。

【鉴别诊断】 包括多种梭形细胞肿瘤,如孤立性纤维

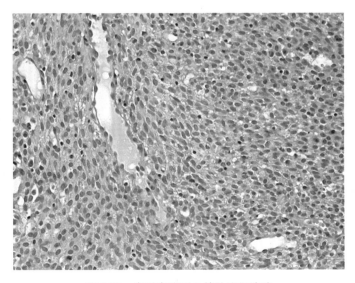

图 4-23　鼻腔鼻窦型血管外皮细胞瘤

短梭形细胞沿着一定的方向密集排列,大小形态较一致,间质可见薄壁血管

瘤、血管球瘤、平滑肌肿瘤、单相型滑膜肉瘤、纤维肉瘤和恶性外周神经鞘瘤。

（三）恶性软组织肿瘤（malignant soft tissue tumors）[10]

1. 横纹肌肉瘤（rhabdomyosarcoma）　常见于儿童或年轻人，是儿童最常见的肉瘤。发病年龄从2个月到69岁，无明显性别差异。鼻咽部多于鼻腔鼻窦。镜下特点及免疫表型同其他部位的横纹肌肉瘤。此处发生者鉴别诊断包括多种小蓝圆细胞肿瘤，如淋巴瘤、绿色瘤、未分化癌、小细胞神经内分泌癌、PNET/Ewing肉瘤、嗅神经母细胞瘤、神经母细胞瘤及黏膜无色素性恶性黑色素瘤。可通过适当的免疫组化染色标记进行排除。

2. 其他　可见纤维肉瘤、恶性纤维组织细胞瘤、血管肉瘤、恶性外周神经鞘瘤、脂肪肉瘤及滑膜肉瘤等。

五、骨及软骨组织肿瘤

头颈部骨和软骨的肿瘤可累及鼻腔鼻窦，其镜下形态同其他部位发生者，诊断常需结合临床和影像学检查所见。在此仅述及相关发病特点及鉴别诊断。

（一）骨组织肿瘤

1. 骨瘤（osteoma）　在颅面部最为常见，通常发生于额窦和筛窦（约75%）。上颌窦和蝶窦较少累及。肿瘤通常发生于40~50岁（范围10~82岁）。

2. 纤维结构不良（fibrous dysplasia，FD）　纤维结构不良好发于颅底，根据累及部位的不同，可出现不同的临床症状。发生于上颌骨者多于下颌骨，也可累及邻近的骨，如蝶骨、额骨、筛骨。

3. 骨母细胞瘤（osteoblastoma，OB）[7,10]　在头颈部，最好发的部位是颌骨，也有颞骨及鼻腔、鼻窦的报道。通常直径大于2cm，好发于30岁左右的成人。

【鉴别诊断】

（1）骨样骨瘤：其病理形态与骨母细胞瘤难以区分，两者的鉴别诊断见表4-3。

表4-3　骨样骨瘤与骨母细胞瘤的鉴别要点

骨样骨瘤	骨母细胞瘤
<2cm	>2cm
骨皮质内	骨腔内或骨表面
疼痛明显，可以被水杨酸药物缓解	疼痛不明显，且不被水杨酸药物缓解

（2）骨化性纤维瘤：其成骨活动远不如骨母细胞瘤活跃，镜下其骨母细胞往往较小，间质为纤维性，而骨母细胞瘤的间质为疏松结缔组织和扩张的薄壁窦状血管，其间质血管成分远比骨化性纤维瘤多。

（3）骨肉瘤：普通型骨母细胞瘤一般无巨型上皮样骨母细胞，无侵袭性生长，细胞核分裂象罕见，其不同程度地含有破骨细胞型巨细胞，巨细胞均呈良性表现。骨肉瘤是由骨

祖细胞发生的肿瘤，具有多向分化的特点，常是成骨、成软骨和成纤维三者并存，骨母细胞性骨肉瘤恶性程度极高，常见肿瘤细胞坏死。

侵袭性骨母细胞瘤的恶性程度远较骨肉瘤为低，与骨肉瘤不同的是其发病年龄偏大，一般均在30岁以上，病程较长，有多次复发病史，肿瘤呈侵袭性生长，体积较大。侵袭性骨母细胞瘤系由定向分化的骨母细胞组成，一般不见肿瘤性软骨组织，很少发生坏死，无明显间变，核分裂不多，无病理性核分裂。

4. 巨细胞瘤（giant cell tumour，GCT）　约5%累及扁骨，2%发生于头颈部。在头颈部，其通常发生在软骨内成骨的颅面骨，如蝶骨、筛骨、颞骨及枕骨。女性略多于男性。发生于头颈部者年龄略高于发生于其他部位者，通常为30~40岁。

【鉴别诊断】

（1）巨细胞修复性肉芽肿：多发生于青少年，好发于颌骨。其发病常与该部位的炎症、创伤等有关。该病是一种形态类似GCT的反应性病变，镜下表现为巨细胞不均匀分布于成纤维细胞中，多位于出血灶周围或成簇分布。巨细胞修复性肉芽肿与骨巨细胞瘤鉴别诊断见表4-4。

表4-4　巨细胞修复性肉芽肿与骨巨细胞瘤的鉴别

巨细胞修复性肉芽肿	骨巨细胞瘤
成纤维细胞的细胞核与巨细胞形态不一致	单核间质细胞核与巨细胞核形态一致
巨细胞出现于出血区附近，相对较少，在低倍镜下，呈现肉芽肿样的病变	巨细胞均匀分布
明显的出血，新鲜的或陈旧的，陈旧性出血中有大量的含铁血黄素沉积	多为新鲜的出血，多在血管周围，含铁血黄素较小及较少
巨细胞通常较小，不规则并且变长，核较少	巨细胞通常较大、较圆，核较多
中心有骨样基质及新骨形成	肿瘤通常不形成骨样基质和新骨

（2）甲状旁腺功能亢进性棕色瘤：起病缓慢，常伴有内分泌紊乱症状。可引起广泛的骨质疏松，血清中甲状旁腺素水平升高，血钙升高，血磷降低及血清碱性磷酸酶升高，部分患者可有多发性病变。X线表现为在骨质疏松基础上出现多发性溶骨性骨质破坏，以手的X线表现最具特征性。颈部影像检查常有甲状旁腺肿大。病变常伴有陈旧性出血和较多含铁血黄素沉积。镜下形态似巨细胞修复性肉芽肿。

（3）软骨母细胞瘤：头颈部的软骨母细胞瘤好发于颞骨，发病年龄偏大。其镜下由软骨母细胞和多核巨细胞构成。软骨母细胞相似于巨细胞瘤中的单核细胞，但细胞胞膜

境界清楚,胞质丰富,可为嗜酸性或透明,多核巨细胞分布不均匀,数量较巨细胞瘤少,体积亦小,核数常在 10 个以下,多集中在出血坏死灶周围,另外,软骨母细胞瘤可见窗格样或花边状钙化。免疫组织化学染色 S-100 阳性。

(4) 骨母细胞瘤:也可出现破骨细胞,但其巨细胞为真正的破骨细胞,数量较少,体积较小,核也少,多位于出血灶周围及骨表面,巨细胞分布不均匀,另外,可见骨母细胞及其产生的骨样组织与骨组织。

5. 骨化性纤维瘤(ossifying fibroma,OF) 传统型骨化性纤维瘤女性好发,大多数在 4～50 岁发病,好发于下颌骨的后方。青少年砂粒体性骨化性纤维瘤主要发生在 20 岁的青年男性,位于鼻窦的骨壁,特别是筛窦常见。已报道的青少年小梁状骨化纤维瘤比青少年砂粒体性骨化性纤维瘤要少很多,青少年小梁状骨化纤维瘤发病年龄更小,为 8.5～12 岁,上颌骨是最常见的部位。

【鉴别诊断】包括骨母细胞瘤、纤维结构不良及砂粒体型脑膜瘤(有脑膜皮细胞)。

6. 骨肉瘤(osteosarcoma) 头颈部的骨肉瘤(普通型)很少见,发生于颌骨,尤其多见于下颌骨。男性略多见。平均年龄比长骨的骨肉瘤大 10～20 年(约为 40 岁)。

(二)软骨组织肿瘤

1. 软骨瘤(chondroma) 软骨瘤在鼻腔鼻窦非常少见,任何发生在头颈部的成软骨性肿瘤直径大于 2cm 的均应考虑为潜在恶性。因为已报道的很多软骨瘤很可能是软骨肉瘤,其发病年龄很难估计。

2. 鼻软骨间叶性错构瘤(nasal chondromesenchymal hamartoma,NCMH) 是发生在鼻腔和(或)鼻窦的膨胀性病变,混有软骨、间质和囊肿,囊肿的组织学形态与胸壁的错构瘤相似。极少见,为良性错构瘤,常见于婴儿,多数发生在 1 岁以内。此病于 1998 年首次命名,在此之前,类似的疾病被描述,并被冠以多种名称,例如软骨样错构瘤、间质瘤和鼻腔错构瘤。现已报道的病例有 26 例。男性好发,男女比例为 19:7。影像学检查尽管是良性病变,但其通常有骨的侵蚀及替代,甚至有时会怀疑其为恶性肿瘤。通常边界不清,且有囊性成分。CT 示高密度肿块,半数病例在 CT 上有钙化。

【光镜】特征为含多种间叶成分的小叶状结构,最显著的是成熟或不成熟的不规则透明软骨岛,软骨岛边界清楚,周围为间叶组织,其为黏液样的背景,有相对温和的紧密排列的梭形细胞(图 4-24)。无病理性核分裂象。另外,反应性成骨、厚壁血管、囊的形成、出血均有报道。

3. 软骨肉瘤(chondrosarcoma) 发生在颅面部的软骨肉瘤较少见,约占头颈部恶性肿瘤的 0.2%。其可发生于颌骨、颞骨、鼻腔、鼻窦(筛窦、蝶窦、上颌窦)和鼻咽部、喉、眼眶及颅底,好发于老年(60～70 岁),男性多见。可见间叶性软骨肉瘤(mesenchymal chondrosarcoma)、去分化软骨肉瘤(dedifferentiated chondrosarcoma)及透明细胞软骨肉瘤(clear cell chondrosarcoma,CCCS)。

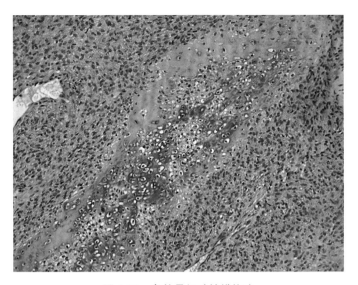

图 4-24 鼻软骨间叶性错构瘤
中间可见不成熟的软骨岛,周围为胖梭形纤维性细胞,伴黏液样背景

4. 脊索瘤(chordoma) 好发于骶尾部及蝶枕部。头颈部的脊索瘤大部分累及颅底、少部分可累及鼻咽部和(或)鼻窦及咽旁。脊索瘤通常累及成人,多见于 40～50 岁,男性好发,儿童也可见到,20%～30% 发生在颅底。软骨样型好发于颅底蝶枕部,发病年龄较小。镜下可见三种组织学类型:传统型、软骨样型和逆分化脊索瘤。免疫组织化学染色所有肿瘤 CK 及 Vimentin(+)、大部分肿瘤 EMA(+),软骨样型脊索瘤软骨成分 S-100 蛋白(+)。此外,α-FP、Leu-7 阳性、NSE 可以阳性,Desmine 部分阳性。

六、淋巴组织增生性疾病

以鼻腔的 NK/T 细胞淋巴瘤最常见,其次为鼻窦的弥漫性大 B 细胞淋巴瘤[7,11]。

(一)鼻腔 NK/T 细胞淋巴瘤

鼻腔 NK/T 细胞淋巴瘤(extranodal NK/T-cell lymphoma,nasal type)曾被称之为"鼻致死性肉芽肿"等。好发于亚洲及南美地区,尤以中国、日本地区多见。发病年龄范围 4～85 岁,以青、中年居多,男:女 = 3:1 左右,中位年龄为 45 岁。而鉴于肺、皮肤、肠等处有同样的淋巴瘤,故 1997 年 WHO 淋巴瘤分类时将其定义为鼻及鼻型(鼻外发生的)NK/T 细胞淋巴瘤。

【发病部位】原发部位最多见于鼻腔,其次为鼻腔周围相邻区域,小于 30 岁者相对多见于鼻腔周围相邻区域,如扁桃体、咽部、喉、上腭及眼眶。

【临床特点】有高热、无痛性鼻腔阻塞、流涕、鼻血。鼻面部皮肤可有肿胀,病变局部表现为进行性破坏,如黏膜溃疡、鼻中隔和硬腭穿孔、息肉样或肉芽样新生物,质脆伴坏死、出血,常覆有干痂或脓痂,伴恶臭,重者常有骨质破坏。晚期可向他处扩散,皮肤和皮下是最常见的继发扩散部位,其他可扩散至消化道、睾丸和中枢神经系统等,但较少累及淋巴结和骨髓。

【光镜】可见几种主要表现形式：①弥漫性异型性明显的淋巴样细胞增生浸润，肿瘤细胞可分为小、中、大三型；以中等大细胞为主型最多，其次为混合细胞为主型。②肿瘤细胞团的凝固性坏死。程度不一，可为多灶状或大片状。③炎症性的背景。坏死明显时，常引起诊断困难（图4-25）。

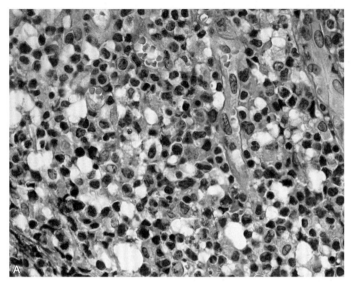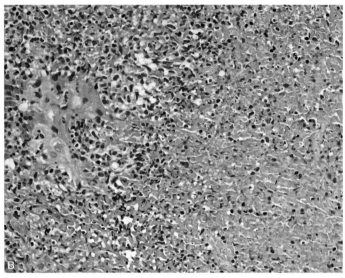

图 4-25　鼻 NK/T 细胞淋巴瘤

A.异型淋巴样细胞增生及浸润，背景中可见胞质透亮的组织细胞；B.肿瘤组织出现大片坏死

F4-25A　ER

【辅助检查】免疫组织化学染色瘤细胞可表达多种抗原，常用配伍如下：胞质型（cCD3）（+）、CD56（+）、CD45RO（+）、CD2（+）、CD20（-）、胞膜型（sCD3）（-）、粒酶 B（granzyme B）（+）、T 细胞限制性中间细胞抗原（T-cell-restricted intracellular antigen-1，TIA-1）（+），Ki-67 增殖指数常达 85% 以上，EBER 原位杂交检测 EBV 的小 mRNA EBER1/2 阳性率可达近 100%。穿孔素（perforin）（+）、TIA-1 较粒酶 B 敏感，表达强度强。

少数病例 CD56 可以阴性表达，此时，cCD3、CD45RO、粒酶 B 及 TIA-1 等细胞毒性颗粒应该有所表达和 EBV+，认为其来源于细胞毒性外周 T 细胞（cytotoxic T cell，CTC）。可疑细胞 CD3ε（-）、CD56（-）、细胞毒性分子（+）、EBV（+），此种情况在 NK/T 细胞淋巴瘤极少见到。当活检组织病变不典型，EBER 原位杂交或粒酶 B 等细胞毒性颗粒也呈阴性表达时诊断应格外慎重。分子遗传学检测瘤细胞 αβ 与 γδTCR（T 细胞受体）及 TCR 基因克隆性重排。

【鉴别诊断】黏膜 NK/T 细胞淋巴瘤有时需要与下列情况鉴别：①黏膜重度炎症、淋巴组织增生、复发性溃疡；②传染性单核细胞增多症累及 Waldeyer 咽环；③鼻硬结症；④Wegener 肉芽肿病；⑤小圆细胞恶性肿瘤（如胚胎性横纹肌肉瘤、尤因肉瘤/PNET、小细胞未分化癌等）等；此外其可与假上皮瘤样增生并存，鼻腔鼻窦的侵袭性真菌性鼻窦炎及鼻息肉等也可出现组织的大片坏死，均应鉴别。

（二）鼻窦弥漫性大 B 细胞淋巴瘤

鼻窦黏膜的 B 细胞淋巴瘤主要为鼻窦弥漫性大 B 细胞淋巴瘤（diffuse large B cell lymphoma，DLBCL），较少见。年龄范围为 6 ~ 78 岁，中位年龄 39.1 岁，女性居多。与 NK/T 细胞淋巴瘤不同，临床上 B 症状多较轻或不明显。镜下表现及免疫表型等特点同其他部位的 DLBCL。

七、异位颅内肿瘤及异位组织瘤样病变

（一）异位垂体腺瘤

异位垂体腺瘤（ectopic pituitary adenoma）是蝶鞍外的良性垂体腺肿瘤，它常独立存在，与鞍内垂体腺无关，又称为鞍外垂体腺瘤，其在垂体腺瘤中发病率仅占 1% ~ 2%。好发于女性，女：男为2:1。主要见于成年人，且已被证实有较大的年龄跨度，16 ~ 84 岁均可发病。平均发病年龄和中位发病年龄分别为 49 岁和 58 岁。最常发生于蝶窦、蝶骨和鼻咽。其他部位见于鼻腔、筛窦和颞骨。镜下与蝶鞍内垂体腺瘤形态一致。鉴别诊断包括慢性蝶窦炎、浆细胞瘤、嗅神经母细胞瘤、类癌、Ewing 肉瘤/PNET、小细胞未分化癌等[12]。

（二）异位中枢神经系统组织

异位中枢神经系统组织（ectopic central nervous system tissue）也称为鼻胶质瘤（nasal glial heterotopia，nasal glioma），异位于鼻内和鼻周的神经胶质性肿块。不是真性肿瘤，属于先天畸形。鼻腔胶质瘤很少见。大部分患者出生时就存在，90% 的患者在 2 岁时确诊。无性别差异。无家族或遗传倾向，不恶变。病变位于鼻梁附近或鼻腔内，也可见于鼻窦、鼻

咽、咽、舌、腭、扁桃体、眼眶。分为鼻外型、鼻内型及混合型。影像学为鼻外或鼻腔上部光滑界线清楚的膨胀性软组织肿块。不伴有颅内肿块或颅前窝颅底骨组织的缺损,向颅内延伸,出现管状、筛状或片状的缺损则否定为本病。若与颅内相连,并出现脑脊液鼻漏应诊断为脑膨出。镜下病变无包膜,由大小不一的神经胶质组织岛和相互交错的血管纤维组织带组成。有时可见脉络丛、室管膜样排列的裂隙、色素性视网膜上皮和脑垂体组织[13]。

（三）脑膜及脑膜脑膨出

脑膜及脑膜脑膨出(meningocele and meningoencephalocele)是指颅腔内组织自颅骨缺损处突出,若仅有脑膜突出称为脑膜膨出,如果同时有脑组织的突出,则称为脑膜脑膨出。两者均多见于儿童,常发生在中线部位,最多见于枕部(75%～80%),经枕骨大孔或枕骨后壁缺损处膨出。颅底部膨出较少见(10%),主要由鼻腔、鼻咽部、翼腭窝内或经筛板处膨出,表现为鼻腔鼻窦内息肉状肿块。也可见于前额部、鼻梁、眼眶。单纯脑膜膨出常无明显症状,脑膜脑膨出可有抽搐、痴呆等。脑膨出可伴骨质缺陷,但胶质异位伴骨质缺陷不常见,这是手术切除时应仔细评估的。影像学检查可见软组织肿块,可伴有颅内肿块或颅前窝底骨组织的缺失。镜下为胶质细胞及其纤维,局灶性纤维化和小血管增生。脑膜组织为致密结缔组织,其内可见不规则的被覆扁平脑膜上皮的裂隙。脑膜脑膨出除了脑膜组织外尚可见脑组织,脑组织可以是发育好的大脑皮质,或为结构紊乱的皮质、神经胶质及纤维血管组织[13]。

（四）原发性脑膜瘤

原发性脑膜瘤(primary meningioma)可见于鼻腔鼻窦,发病年龄为19～50岁,无明显性别差异。颅外脑膜瘤以眼眶多见,鼻腔和鼻窦少见。镜下组织学改变和分型同颅内脑膜瘤。

（五）颅咽管瘤

颅咽管瘤(craniopharngioma)发生在鼻咽部和蝶窦者多见,也可原发在鼻腔和蝶窦,但很少见。多见于20岁以下的青少年和儿童。其形态特征与鞍上颅咽管瘤相似,镜下可见造釉细胞瘤型及乳头状瘤型。偶见病例上皮发生恶变。

八、生殖细胞肿瘤

生殖细胞肿瘤(germ cell tumors)的介绍如下:

1. 畸胎癌肉瘤(tumors of uncertain origin-teratocarcinosarcoma,SNTCS)　是一种罕见的高度恶性、高度侵袭性的肿瘤,又名恶性畸胎瘤、畸胎癌和胚细胞瘤。由源自三个胚层的多种组织成分构成,具有畸胎瘤和癌肉瘤的特点,但缺少胚胎性癌、绒毛膜癌或精原细胞瘤的成分。国内外已报道大约75例。好发于男性,男女比率为8∶1。患者发病年龄为18～79岁(平均60岁),95%以上的患者在35～79岁发病。最常见的原发部位是鼻腔上部、顶部、嗅裂部、筛窦和上颌窦[14]。

【光镜】成分复杂,形态多样,可见三个胚层的成分。各成分以不同的比例、不同的成熟程度组合。是畸胎瘤样成分和癌肉瘤的混合,畸胎瘤样成分包括外胚层幼稚的非角化鳞状细胞巢,内胚层的腺体和腺管状结构、纤毛柱状上皮(图4-26),中胚层的纤维细胞、软骨、骨样基质及成熟的平滑肌组织;癌主要包括腺癌、鳞状细胞癌,肉瘤主要为横纹肌肉瘤、平滑肌肉瘤和纤维肉瘤。另外可见嗅神经母细胞瘤、类癌及原始间叶组织成分。典型的SNTCS组织形态学诊断标准为:①幼稚的非角化透明鳞状细胞巢;②癌肉瘤成分;③神经母细胞瘤成分。虽然幼稚的非角化透明鳞状细胞巢是一个重要的诊断因素,但它不是SNTCS的绝对特征,只要存在:①畸胎瘤样成分;②癌肉瘤成分;③神经母细胞瘤成分,即可诊断。

一个小的活检标本可能无法表现全部的组织学特点。不充分取材可导致错误诊断,常误诊为活检标本中存在的细胞成分。

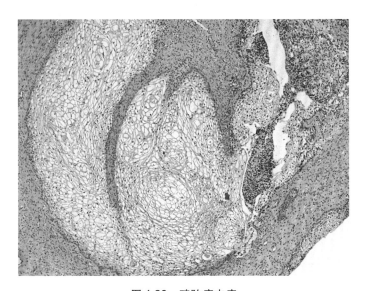

图4-26　畸胎癌肉瘤
可见幼稚的非角化透明鳞状细胞巢,右上角示不成熟的腺样结构,间质梭形细胞分化欠成熟

2. 其他　与发生于其他部位的同类肿瘤形态一致,包括成熟性畸胎瘤、皮样囊肿、未成熟畸胎瘤、畸胎瘤恶变、卵黄囊瘤等,均罕见。

九、神经内分泌癌

鼻腔鼻窦的神经内分泌癌(neuroendocrine carcinoma,NEC)少见[1,15],包括典型类癌(typical carcinoid carcinoid,TC)、不典型类癌(atypical carcinoid,AC)和神经内分泌型小细胞癌。有人也将其区分为对应的高分化、中分化及低分化三型。鼻腔鼻窦的典型类癌(carcinoid tumours)和不典型类癌都很少见,仅有几例报道。发病年龄为13～65岁,镜下形态与其他部位发生者相近,典型类癌其肿瘤构成细胞核一致、浓染,无核分裂象、异型性和坏死。当其细胞异型性增加,伴有小灶状坏死时称为不典型类癌。免疫组化染色瘤细胞EMA、CK、NSE、CD56可阳性,S-100蛋白、5-羟色胺及降钙素等阳性程度不一[1]。

神经内分泌型小细胞癌(small cell carcinoma,neuroendo-crine type,SCCNET)是鼻腔鼻窦 NEC 中最常见的组织学类型。发病年龄 26～77 岁,平均 49 岁。鼻腔是最常累及的部位,其次是筛窦、上颌窦。少数病例可侵犯鼻咽部、颅底、眼眶和大脑。神经内分泌肿瘤(特别是 SCCNET)可产生异位激素,但是头颈部神经内分泌癌很少出现相应临床症状,即副肿瘤综合征。镜下形态学特点与肺小细胞癌相似。免疫组化染色抗体表达不一。绝大部分 CK 阳性,但可有阴性病例,阳性部位是核周复合体灶状阳性。CD56 通常阳性,而对 NSE、S-100、Syn、CD56、Chg-A 表达不一。部分病例可表达 TTF-1。鉴别诊断主要包括鼻腔鼻窦其他小蓝圆细胞肿瘤,如嗅神经母细胞瘤、恶性淋巴瘤、横纹肌肉瘤、未分化癌、原始外周神经外胚叶肿瘤/骨外尤因肉瘤、黏膜恶性黑色素瘤等(表 4-2)。

十、其他部位浸润性及转移性肿瘤

口腔、眶内及颅内等相邻解剖部位的肿瘤均可突破正常解剖间隔侵犯到鼻腔鼻窦,形成口-鼻、眶-鼻及颅-鼻穿通性病变。口腔者以牙源性肿瘤相对常见,如成釉细胞瘤、化牙骨质纤维瘤等;颅内者可见垂体腺瘤、颅咽管瘤、脊索瘤等。

远处恶性肿瘤转移至此者少见,以上颌窦最多见,其次为蝶窦、筛窦、额窦,也可多个窦房同时受累,原发肿瘤包括肾癌、肺癌、乳腺癌、甲状腺癌、前列腺癌、结/直肠腺癌、肝细胞癌等,其形态及免疫组化特点与原发部位者相同。

第二节　咽

一、非特异性炎症

(一)咽炎

急性咽炎(acute pharyngitis)常由溶血性和非溶血性链球菌、流感杆菌和病毒感染引起。镜下黏膜组织充血水肿,以中性粒细胞浸润为主。慢性咽炎(chronic pharyngitis)多见于中年以上患者。临床可见黏膜充血,黏液性分泌物增多,咽扁桃体增大。镜下在黏膜固有层可见淋巴浆细胞浸润,淋巴组织增生。当合并黏膜下结缔组织增生,使黏膜明显增厚时,称其为慢性增生性咽炎。当黏膜固有层有腺体萎缩致黏膜变薄时称其为慢性萎缩性咽炎。

(二)慢性扁桃体炎

慢性扁桃体炎(chronic tonsillitis)为常见病,发病以青少年为主。肉眼扁桃体肿大,表面光滑,隐窝明显,镜下黏膜鳞状上皮增生、角化。黏膜上皮可见乳头状增生,与扁桃体乳头状瘤不同,乳头间质内有淋巴组织。淋巴滤泡增大、增多,滤泡间淋巴组织增生,浆细胞浸润,免疫母细胞增生,可有纤维化。隐窝裂隙病变包括上皮增生,隐窝内有淋巴细胞、中性粒细胞、脱落的鳞状上皮和放线菌等菌落。裂隙腔排出口堵塞,可形成潴留性囊肿。慢性纤维化性扁桃体炎,表现为淋巴组织萎缩,纤维组织增生,多见于成人。

二、特异性炎症

以口咽部梅毒及鼻咽部结核相对多见。

(一)梅毒

梅毒(syphilis)患者是唯一的传染源。性接触传染占 95%,口腔与生殖器的直接接触是其主要发病原因,少数可通过接吻、哺乳等密切接触而传染。咽部是较为常见的发生部位,好发于扁桃体、软腭、舌腭弓、悬雍垂等处,鼻腔及喉部损害少见。可表现为黏膜斑、糜烂和溃疡[16]。

【光镜】活检时多为 Ⅱ 期,特点如下:①鳞状上皮内弥漫性中性粒细胞浸润,微脓肿形成;②固有膜浅层、血管周围大量密集的浆细胞、淋巴细胞及组织细胞浸润,血管周围浆细胞呈袖口状浸润;③血管内皮细胞肿胀,小血管炎,有时小血管闭塞,造成组织坏死、溃疡形成(图 4-27)。用 Wathin-Starry 染色能较好地显示组织内及渗出物涂片中的梅毒螺旋体。用免疫组化法可清楚显示上皮细胞间的梅毒螺旋体。血清学快速血浆反应素环状卡片试验(rapid plasma reagin,RPR)或 TP 筛选及血凝试验(t reponema pallidum hemagglutination assay,TPHA)阳性可明确诊断。

【鉴别诊断】非特异性炎症、浆细胞瘤、鼻硬结症及 Wegener 肉芽肿。

(二)艾滋病

有 30%～84% 的艾滋病(acquired immune deficiency syndrome,AIDS)患者可出现耳鼻咽喉部的临床表现,口咽部迅速发展的念珠菌感染是本病的重要特征,表现为难以愈合的口腔溃疡,慢性扁桃体炎、中耳炎也较常见。其次包括口咽部带状疱疹、口腔及鼻鳞状细胞癌、原因不明的溃疡及伤口延迟愈合等。确诊依靠实验室血清学检查。

三、上皮性肿瘤

(一)良性上皮性肿瘤

1. 乳头状瘤(papilloma)　以鳞状上皮乳头状瘤比较常见,男性多见,各年龄均可发生,口咽部多见。咽上皮乳头状瘤的发生与 HPV 有密切关系,主要是 6 和 11 型,16、18、33 型等也能检出。儿童型多无角化或角化不明显,成人型鳞状上皮有不同程度的角化,上皮层内有散在不全角化细胞。幼年型在临床上有顽固复发的特点,部分病例可以自愈,少数可发生恶变。成人型一般为单发,术后不复发,但癌变者较幼年型为多。此外也可发生呼吸上皮型乳头状瘤,以内翻性的居多。当肿瘤位于鳞状上皮与呼吸上皮交界处时可见有两种上皮的被覆,诊断时应除外鼻咽部乳头状腺癌。

2. 涎腺始基瘤(salivary gland anlage tumour)　涎腺始基瘤是含有胚胎发育早期 4～8 周阶段的唾液腺混合性上皮和间充质成分的良性肿瘤,又名先天性多形性腺瘤,罕见。大部分病例在新生儿期或出生后 6 周时被诊断,男性多见(13:3)。临床检查显示为中线带蒂的红色息肉。肉眼上肿瘤质硬,表面光滑或结节状,最大径为 1.3～3cm。镜下由未角化

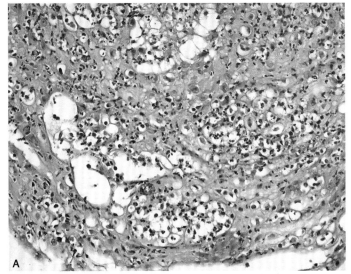
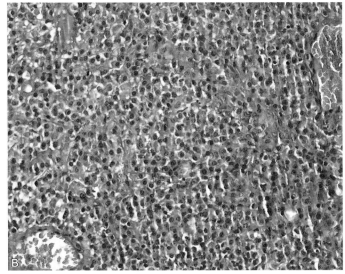
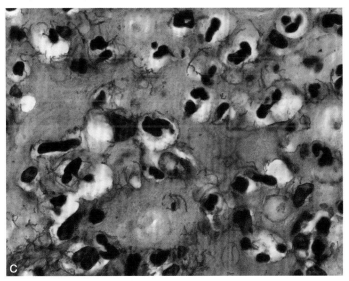

图 4-27 梅毒

A. 黏膜被覆鳞状上皮内大量中性粒细胞浸润、上皮内微脓肿形成；B. 固有膜内密集的浆细胞浸润；C. 上皮细胞间可见螺旋体，WS 染色，×1000

的鳞状上皮被覆多发性的细胞结节。结节由梭形细胞构成，被纤维和黏液性间质分隔，结节内含有丰富的管状结构和实性的或囊状的鳞状上皮巢。管状结构可与表面上皮相连接。梭形细胞胞质呈嗜酸性，细胞界限不清，细胞温和，核分裂少见。间质可见出血，偶见骨质形成。

免疫组化染色梭形细胞对 vimentin、CK 和 actin 均呈阳性表达，S-100 蛋白和 GFAP 通常阴性。管状结构 EMA 阳性。

3. 毛状息肉（hairy polyp）[1] 毛状息肉为一种发育异常，多见于女婴，至今只有 130 余例的报道。虽然发病率极低，但在新生儿鼻咽部肿物中最常见。也有在儿童期或成人中发现的报道。肿物可以突出于口腔内或气管内。常见部位是鼻咽侧壁，软腭靠近鼻咽处。临床表现为息肉，大小为0.5～6cm，表面由毛发和皮脂腺覆盖。镜下毛状息肉由中心的中胚叶和周围的外胚层组成。中心为纤维脂肪组织，可见软骨、肌肉和骨组织，肿物表面被覆成熟的过度角化的复层鳞状上皮，下方可见毛囊、皮脂腺等皮肤附属器。肿物无

内胚层来源的组织。

【鉴别诊断】包括畸胎瘤、错构瘤及皮样囊肿。毛状息肉与畸胎瘤的鉴别点是前者无内胚层组织，无恶性变的报道。畸胎瘤无性别差异，毛状息肉更常见于女婴。错构瘤是多余的组织结构出现在正常的解剖部位。毛状息肉中的复层鳞状上皮在正常的咽部中不应存在。皮样囊肿内不包括中胚层来源的组织成分。

（二）恶性上皮性肿瘤

1. 鼻咽癌（nasopharyngeal carcinoma，NPC）[1,7] 鼻咽癌包括角化型鳞状细胞癌、非角化型癌和基底样鳞状细胞癌。流行于中国南方地区和东南亚地区，占所有癌的 0.5% 左右。NPC 与 EB 病毒、挥发性亚硝酸盐（咸鱼、发酵食品）以及其他吸烟及甲醛等环境因素有密切关系。男性多见（男：女＝3:1），发病年龄广，40～60 岁为发病高峰。好发于鼻咽部的上壁和顶部，其次是侧壁的咽隐窝。最常见的早期症状是颈部淋巴结转移（达 70%），半数以上患者有血性鼻衄、鼻塞。

中耳的常见症状为耳鸣、耳痛、耳溢、继发咽鼓管阻塞而失聪。

【光镜】可分为如下三型：

1) 角化性鳞状细胞癌（keratinizing squamous cell carcinoma）：是一种浸润性癌，光镜下有明显的鳞状细胞分化，大

部分肿瘤有细胞间桥和（或）角化物，形态上与头颈部黏膜角化性鳞癌相似（图4-28），分化程度分高、中、低三类。此亚型对治疗的敏感性差，预后比非角化性癌差。EBER的原位杂交检测可阴性。

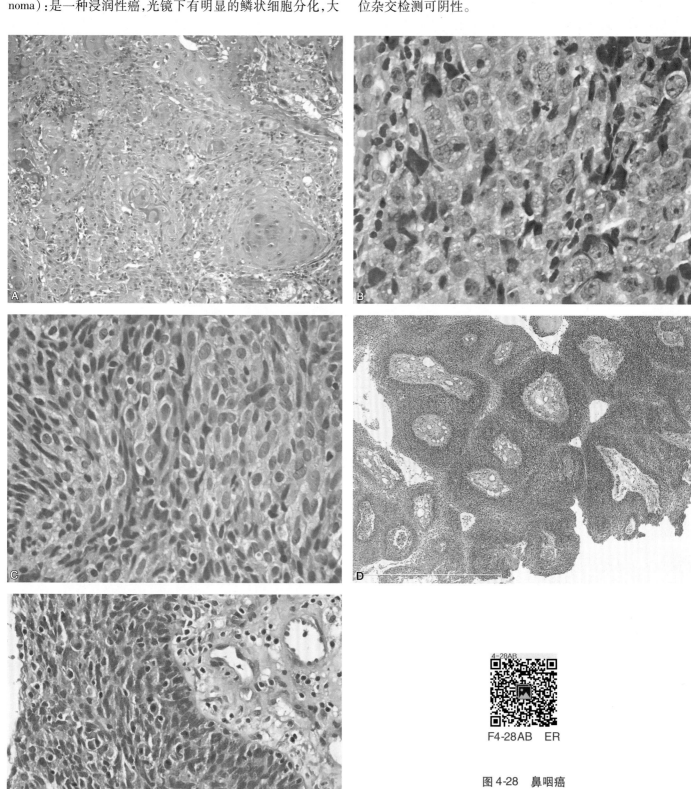

F4-28AB ER

图4-28 鼻咽癌

A. 角化性鳞状细胞癌可见鳞状细胞分化，有细胞间桥和角化物；B. 未分化型，肿瘤细胞呈大的合体样，细胞界限不清，核圆形或椭圆形泡状，大核仁位于中央；C. 分化型，瘤细胞呈铺路石状，细胞界限较清楚；D. 乳头型，瘤细胞可见乳头状生长，低倍；E. 乳头型，瘤细胞可见明显异型性，高倍

2）非角化型鳞状细胞癌（non-keratinizing squamous cell carcinoma）：肿瘤细胞排列为不规则岛状、无黏着性的片状或梁状。癌巢和不同数量的淋巴细胞和浆细胞混在一起。进一步可将其分为分化型和未分化型。未分化型更常见，肿瘤细胞呈大的合体样，细胞界限不清，核圆形或椭圆形泡状，大核仁位于中央。分化型瘤细胞呈复层和铺路石状，呈丛状生长，与膀胱的移行上皮癌相似。瘤细胞界限较清楚，偶见角化细胞。坏死和核分裂常见，纤维组织增生性间质不明显。偶可见乳头型（图 4-28）。在转移性病灶中，淋巴样混合结构与原发病灶相似。

免疫组织化学染色几乎全部肿瘤细胞对全角蛋白（AE1/AE3）和高分子量角蛋白（CK5/6，34BE12）表达强阳性，但对低分子量角蛋白（CAM5.2）等表达弱阳性或小灶状阳性。不表达 CK7、K20。EB 病毒检测结果，不管是种族背景如何，非角化型鼻咽癌病例几乎 100% 阳性。检测 EBV 最简单和可靠的途径是利用原位杂交检测 EBV 编码的早期 RNA（EBER）。EBER 的原位杂交有助于鼻咽癌的诊断，同时提示一个原发灶不明的转移性非角化型癌来自鼻咽部。

3）基底样鳞状细胞癌（basaloid squamous cell carcinoma）：较为少见，形态上与其他部位发生的此类肿瘤相似。

鉴别诊断主要是与免疫母细胞淋巴瘤区别。

2. 鼻咽乳头状腺癌（nasopharyngeal papillary adenocarcinoma）　极少见。发病的年龄范围为 11 ~ 64 岁。鼻咽乳头状腺癌是一种呈叶状乳头状和腺样结构、以外生性生长为特征的低级别腺癌。常发生于鼻咽顶部、侧壁和后壁[17]。

【光镜】肿瘤起源于表面上皮，由微小的树状分支的乳头状小叶和密集的腺体构成。瘤细胞呈柱状或假复层状，核呈圆形、卵圆形、温和、有小核仁，核分裂难见；常见肿瘤细胞呈梭形，似软组织梭形细胞肿瘤。间质可见水肿。肿瘤组织无包膜，呈浸润性生长。有时可见砂粒体结构，类似于甲状腺乳头状癌（图 4-29）。

【免疫组化】对 CK、EMA 等上皮标记物强阳性，TG 和 S100 阴性，与 EBV 无关。

【鉴别诊断】包括呼吸上皮乳头状瘤和甲状腺乳头状癌。应用 TG 免疫组化染色可与甲状腺乳头状癌鉴别开来。

3. 口咽部 HPV 相关癌（HPV-related carcinoma）[18]　多发生在 40 岁或更年轻者。男女比例为 4∶1。以扁桃体和舌根部多见，青年患者中 91% 为扁桃体癌，表现为 HPV16 检测结果阳性。与性传播有关。镜下肿瘤区域呈现无角化、基底细胞的形态特点。淋巴结转移时，肿瘤常出现癌巢中心的大片坏死/粉刺样坏死。免疫组织化学染色特点为弥漫阳性的 p16INK4a（p16）、p53 蛋白阴性或弱阳性及 Ki67 增殖指数高。在预后、总生存率等方面优于 HPV 阴性者。

4. 涎腺型癌（salivary gland-type carcinomas）　较少见。只占全部涎腺肿瘤的 1.1% ~ 3.3%。鼻咽部发病率很低，最常见的是腺样囊腺癌和黏液表皮样癌。组织学形态与其他部位者相同。

（三）异位颅内肿瘤

1. 异位垂体腺瘤（ectopic pituitary adenoma）　上呼吸消化道中异位垂体腺瘤最常发生于蝶骨及鼻咽。可能起源于胚胎时残留在此处的垂体前叶细胞，女性多见，平均发病年龄为 49 岁。约 50% 患者有激素分泌过多的临床表现，如 Cushing 病、指端肥大症、甲亢、闭经、多毛症等。镜下组织学结构与颅内垂体腺瘤相同。诊断时应排除颅内垂体腺瘤从蝶鞍通过蝶骨向下蔓延至鼻咽部[12]。

2. 颅咽管瘤（craniopharyngioma）　罕见，可起源于鼻咽部或起源于鞍上区而向下侵犯鼻咽部。与 Rathke 囊的残迹有关。颅咽管残迹存在于蝶鞍、蝶骨体、沿鼻中隔到软腭。颅咽管瘤可发生于上述径路的任何部位。20 岁左右的年轻人多见。相对常见于鼻咽部。

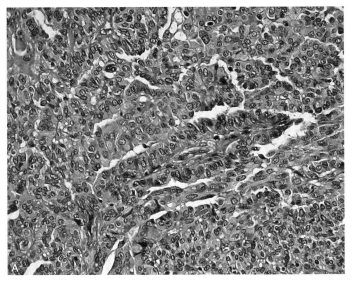
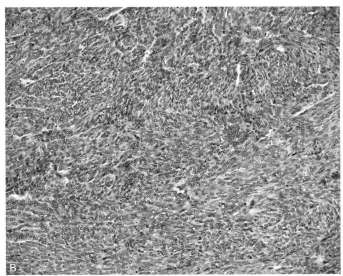

图 4-29　鼻咽部乳头状腺癌
A. 乳头结构，似甲状腺乳头状癌；B. 梭形细胞区

四、软组织肿瘤

（一）良性软组织肿瘤

1. 鼻咽部血管纤维瘤（juvenile nasopharyngeal angiofibroma，JNA）[1,19] 常发生于 10~25 岁青年男性。可原发于鼻咽顶、鼻咽后壁咽腱膜和蝶骨翼板骨外膜等处。临床表现主要是鼻出血、鼻塞；肿瘤侵入翼腭窝、上颌窦后壁和其外方可引起面颊部隆起；压迫咽鼓管咽口引起耳鸣、耳闭、听力下降；侵入翼管引起干眼症，侵入眼眶引起眼球外突运动受限，视力减退或视野受损等症状。该病虽是良性肿瘤，但因可破坏颅底骨质并累及周围软组织结构可导致严重的并发症。

【光镜】 由纤维组织及血管组成，中央区纤维成分多，周边区血管成分多，纤维结缔组织由丰满的梭形、多角形或星形细胞及胶原纤维构成，血管口径不一、薄壁、裂隙状、肌层缺如（图 4-30）。间质细胞可具有多形性，有时出现奇异核，可黏液变。免疫组化特点：血管壁细胞表达 VIM、SMA，间质细胞仅表达 VIM，但在纤维化明显的区域也可局灶表达 SMA。内皮和间质细胞通常表达雄激素，偶可表达孕激素。内皮细胞 FⅧ-R、CD34、CD31 强阳性表达。

【鉴别诊断】 主要和息肉、血管外皮细胞瘤、孤立性纤维性肿瘤及纤维瘤病等鉴别。

（1）息肉有炎细胞，缺乏 JNA 典型的血管排列。

（2）血管外皮细胞瘤肿瘤细胞围血管呈放射状排列，免疫组化 CD34、BCL-2 弱阳性，不表达雄激素。

（3）孤立性纤维性肿瘤细胞成分更丰富，且无 JNA 样血管排列，CD34、BCL-2 和 CD99 强阳性表达，不表达雄激素。

（4）纤维瘤病边缘浸润性生长，无 JNA 典型的血管结构。

2. 其他 可见血管瘤、血管平滑肌脂肪瘤、纤维瘤病、神经节细胞瘤、血管内皮细胞瘤纤维组织细胞瘤、平滑肌瘤、横纹肌瘤、血管外皮细胞瘤、神经鞘瘤、神经纤维瘤、脂肪瘤和错构瘤及骨纤维结构不良及骨瘤。

（二）恶性软组织肿瘤

1. 横纹肌肉瘤（rhabdomyosarcoma） 鼻咽部横纹肌肉瘤占头颈部肿瘤的 3%，是儿童鼻咽部最常见的 3 种恶性肿瘤之一，主要发生于鼻咽部、咽后壁、软腭和舌根。大体上常呈息肉状，组织学上有胚胎性、腺泡状和多形性三型，形态与发生在软组织的横纹肌肉瘤相同。

2. 其他 可见血管肉瘤、滑膜肉瘤、脂肪肉瘤、恶性纤维组织细胞瘤，罕见肿瘤包括脊索瘤、Kaposi 肉瘤、软骨肉瘤、血管肉瘤、恶性神经鞘瘤、纤维肉瘤、平滑肌肉瘤、恶性血管外皮细胞瘤、恶性畸胎瘤等。

五、淋巴组织增生性疾病

主要发生于 Waldeyer 咽环的黏膜淋巴组织，包括腭扁桃体、鼻咽部和舌根。

临床良性反应性增生更常见，远多于恶性淋巴瘤，儿童和成人均可以见到。儿童鼻咽部淋巴组织反应性增生病例临床称为腺样体增生或肥大（adenoid hypertrophy），常伴有腭扁桃体的增生。成人则表现为睡眠呼吸暂停低通气综合征（鼾症）和残余腺样体的增生。

（一）鼻咽部淋巴组织增生

镜下淋巴组织增生，86% 以上的病例可见淋巴滤泡及生发中心，多数病例在黏膜固有层浅层可见浆细胞灶状或带状浸润，99% 的病例可见淋巴细胞浸入被覆的上皮层和（或）黏膜腺体内。应注意与弥漫性大 B 细胞淋巴瘤、MALT 淋巴瘤、B 小淋巴细胞淋巴瘤及髓外粒细胞肉瘤的鉴别[20]。

（二）良性淋巴管内 T 细胞聚集

良性淋巴管内 T 细胞聚集（benign intralymphatic accumulation of T lymphocytes）多见于扁桃体、咽弓及阑尾等处，

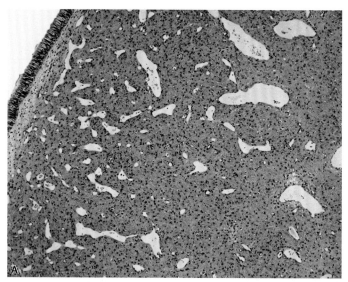
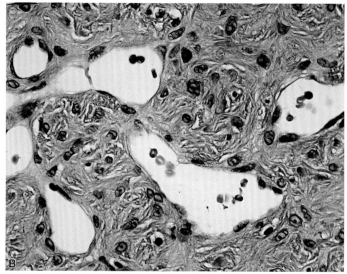

图 4-30 鼻咽血管纤维瘤
A. 上皮下肿瘤由血管及纤维结缔组织构成，血管呈不规则、壁薄；B. 成纤维细胞核有异型性，核分裂象少见，伴胶原成分围绕

发病年龄范围较广（5～64岁）。镜下特征性的表现为薄壁淋巴管扩张,其内可见单一的小或中等大小的淋巴细胞聚集。其与血管内淋巴瘤的不同点如下:①管腔内淋巴细胞多为T细胞标记阳性;②病灶常为单发病灶,肉眼上多呈息肉状突起,无其他部位或器官的累及,随访无复发;③淋巴管明显扩张;④细胞排列拥挤,细胞中等偏小,异型性不明显,核分裂象罕见,Ki-67增殖指数<10%;⑤扩张的淋巴管周围可见较多淋巴细胞和(或)炎性细胞以及明显纤维化(图4-31)。其形成可能是与慢性炎症导致淋巴回流受阻有关。应注意避免误诊为淋巴瘤。

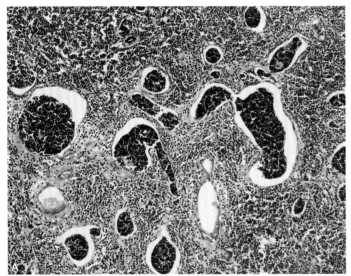
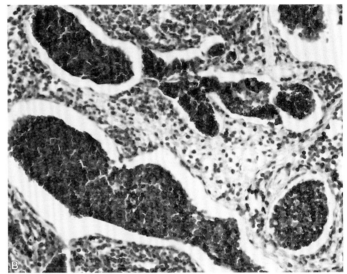

图4-31 良性淋巴管内T细胞聚集

病例,女,5岁,扁桃体。A.扁桃体可见扩张的淋巴管,其内可见淋巴细胞聚集,淋巴管内聚集的淋巴细胞异型性不明显;B.CD3弥漫+

F4-31 ER

(三) 其他

可见传染性单核细胞增多症、嗜伊红淋巴肉芽肿、弥漫性大B细胞淋巴瘤、MALT淋巴瘤、滤泡性淋巴瘤、套细胞淋巴瘤、髓外浆细胞瘤、髓外髓细胞肉瘤、淋巴母细胞淋巴瘤、浆母细胞性淋巴瘤、ALK阳性大B细胞淋巴瘤、伯基特淋巴瘤、外周T细胞淋巴瘤、霍奇金淋巴瘤、嗜伊红肉芽肿及滤泡树突状细胞肉瘤的累及。

六、转移性肿瘤

皮肤恶性黑色素瘤、肾癌、Wilms瘤、肺癌、乳腺癌、结肠癌、宫颈癌、白血病等可转移至咽部。

第三节 喉

一、非特异性炎症性疾病

(一) 喉炎

包括急性喉炎(acute laryngitis)、急性会厌炎(acute epi-glottitis)和慢性喉炎(chronic laryngitis)。急性喉炎常与急性鼻炎、咽炎同时发生。急性会厌炎儿童易患,可以引起窒息死亡。镜下见黏膜充血、水肿,中性粒细胞浸润。慢性喉炎镜下见黏膜内淋巴细胞、浆细胞等慢性炎症细胞浸润。慢性萎缩性喉炎多见于老年人,是长期炎症刺激的结果。临床表现为喉部干燥、不适。镜下见黏膜下纤维组织增生,血管及腺体减少、萎缩,纤毛柱状上皮鳞化。

(二) 声带小结及息肉[1]

在临床上声带小结(nodule)和息肉(vocal cord polyp)不是同义词。小结更多发于年轻女性,与滥用发声有关;而息肉可发生于任何年龄。大体上,小结几乎都是双侧性的、水肿的、胶状的或出血性团块,累及声带中1/3处相对的表面,典型者为数毫米大小。相比之下,息肉通常累及室间隙或单侧声带的任克(Reinke)间隙,表现为软而有弹性、半透明或粉红色的团块。息肉可表现为无蒂或有蒂,质地可为软、有弹性或坚硬,颜色可为白色半透明或红色不等,大小可达数厘米。

【光镜】小结始于水肿,伴黏液性基质,随时间进展发生纤维样变。息肉时可见黏膜固有层水肿、出血、血浆渗出、血管扩张、毛细血管增生,间质黏液样变性、玻璃样变性、纤维化等。可有少量炎症细胞浸润。偶见钙化。依其成分的多少可分为4型:水肿型、血管型、黏液型和纤维型。被覆上皮可发生萎缩、角化或增生。

【鉴别诊断】包括淀粉样变、血管瘤、黏液瘤、神经鞘黏

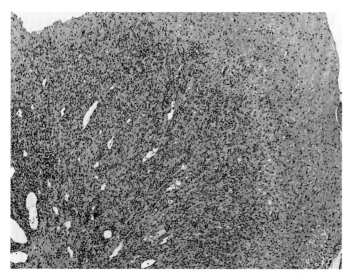

图 4-32　接触性溃疡
表面为溃疡及纤维素性渗出物，深部为炎性肉芽组织

液瘤和鳞状细胞癌等。

（三）　接触性溃疡

接触性溃疡（contact ulcer）又名接触性肉芽肿，是由多种因素引起的发生于喉的慢性炎症性疾病。好发于声带后部。肉眼呈息肉状，常累及双侧声带。组织学表现为炎性肉芽组织增生，表面溃疡形成，被覆纤维素性渗出物和（或）纤维素样坏死物（图 4-32）。常被误诊为化脓性肉芽肿、血管瘤、血管外皮细胞瘤、Kaposi 肉瘤、血管肉瘤、梭形细胞癌及肉芽肿性感染性疾病。

（四）　淀粉样变

喉以原发性局限性淀粉样变（amyloidosis）最常见。镜下黏膜上皮下、小血管周围及腺体周围可见粉染的云絮状、小片状、大片状乃至团块状物质沉积（图 4-33），可伴有炎症细胞浸润及异物巨细胞反应。刚果红染色后呈橘红

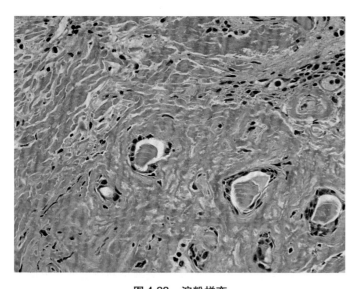

图 4-33　淀粉样变
腺管及血管周围间质可见粉染的云絮状、团块状物质沉积

色，偏振光显微镜下呈绿色双折光。

（五）　类脂质蛋白沉积症

类脂质蛋白沉积症（lipoid proteinosis）[21]是一种罕见的常染色体隐性遗传病，主要临床表现为声音嘶哑、眼睑串珠状半透明丘疹、皮肤黏膜浸润增厚、脱发、牙齿发育不良、复发性腮腺炎等，部分患者因颞叶或海马的钙化灶而产生癫痫等神经系统症状。患者多在出生后不久即出现症状。头颈部病理可见到喉部黏膜及眼睑等活检标本。镜下在病变黏膜内可见类脂质蛋白的大片沉积，HE 染色下表现为均质粉染物质，与淀粉样变淀粉样物质呈云絮状改变不同（图 4-34）。

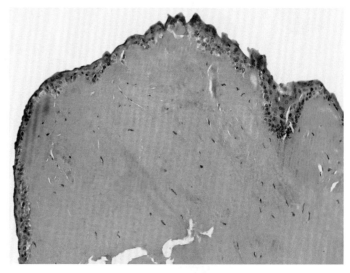

图 4-34　喉类脂质蛋白沉积症
黏膜内可见均质粉染物质沉积

F4-34　ER

二、特异性炎症性疾病

（一）　喉结核

喉结核（laryngeal tuberculosis）约占耳鼻咽喉结核的56%。20%～25% 为肺结核继发感染所致，多发生于 30～50 岁中年男性，男女发病之比为 2∶1。常累及的部位包括声带、室带、会厌、声门及后联合等。查体单侧或双侧声带黏膜溃疡形成，呈鼠咬状，黏膜表面粗糙、结节状隆起、充血水肿。镜下结核病灶常常很小，典型的结核结节者不多见，切片中结核分枝杆菌检查阳性率在 60% 左右，改良的抗酸染色或免疫组化染色可以检测到 L 型菌[22]。

（二）　其他

可见真菌及梅毒等。均少见。

三、上皮性肿瘤及瘤样病变

（一）被覆上皮良性肿瘤及瘤样病变

1. 上皮增生及化生（epithelial proliferation and metaplasia） 在慢性致炎因子作用下，喉部被覆的鳞状上皮可以出现单纯性增生、假上皮瘤样增生、坏死性涎腺上皮化生及喉癌的前驱病变（详见后文）。黏膜的柱状上皮也可出现鳞状上皮化生。

2. 喉角化症（keratosis） 在镜下有不同程度的角化层增厚，表现为过度角化或不全角化（图4-35），可伴有上皮的单纯性增生、各级异型增生甚至原位癌，是喉的一种癌前病变。

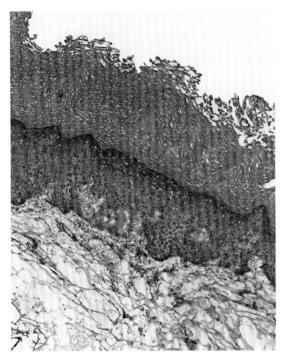

图 4-35 喉角化症
上皮过度角化伴轻度增生，冷冻切片

3. 鳞状细胞乳头状瘤及乳头状瘤病（squamous papilloma, and papillomatosis） 分为幼年型和成人型两型。幼年型见于小儿和入学前儿童，发生于声带和室带，可播散到喉的其他部位并可侵犯气管。与人类乳头状瘤病毒（HPV）-6、11型感染有关。20%～60%患儿的皮肤及外生殖器也可见乳头状瘤，感染途径可能为小儿出生时通过患尖锐湿疣的产妇产道所致。该瘤在临床上有顽固复发的特点，部分病例可以自愈，少数可发生恶变。成人型一般多为单发，术后不复发，但癌变者较幼年型为多。

镜下两型形态一致，均为分化良好的鳞状上皮的乳头状增生，细胞无明显的异型性和浸润性生长。其中儿童型多无角化，而有角化者多见于成人。

（二）被覆上皮恶性肿瘤

1. 鳞状细胞癌（squamous cell carcinoma）

（1）癌前病变（epithelial precursor lesion）：在喉称为上皮异型增生（dysplasia）。好发于成年男性，患者平均年龄为60～70岁。主要累及真声带及其前端；典型表现为单侧病变，但有30%的病例表现为双侧改变。声嘶为最常见症状。病因包括吸烟（最常见）和过度酗酒。

【光镜】包括轻度、中度及重度异型增生和原位癌变。近来有学者提倡将其区分为低级别鳞状上皮内病变（相当于轻度异型增生）和高级别鳞状上皮内病变（相当于中度及重度异型增生和原位癌）两类。上皮表层常见不同程度的角化及不全角化，常见形成上皮突向固有层内深延，造成上皮的基底面不平（图4-36）。已经明确喉的浸润癌可不需要经过全层上皮的异型增生（原位癌）阶段发展而来[23-26]。

（2）早期浸润癌（early invasive carcinoma）：一般是指浸润至基底膜下固有层内的癌，无脉管的浸润。有人限定其浸润深度在2mm以内。

（3）浸润癌（invasive carcinoma）：指突破上皮基底膜向深部组织浸润的癌。约占所有喉癌的95%。

【大体所见】按肿瘤的发生部位，喉鳞癌分为声门上型、声门型、声门下型及跨声门型。跨声门癌（transglottic cancer）是指原发于喉室或以喉室为中心上下发展或向周围扩展的癌。其中声门型最多见，占60%～65%，声门上区占30%～35%；声门下区不到5%；跨声门区占5%以下。

【光镜】分为高分化、中分化、低分化鳞癌。

（4）喉鳞状细胞癌变型/亚型：包括疣状癌、乳头状鳞状细胞癌、基底样鳞状细胞癌、梭形细胞癌（又叫肉瘤样癌）、腺鳞癌及棘层松解性鳞状细胞癌。梭形细胞癌最多见于声门区，肉眼常表现为大小不等的息肉样外观，表面常有溃疡。镜下以恶性梭形细胞为主要成分和少量鳞癌组成的双相结构为特征，酷似肉瘤，鳞癌可表现为原位癌。免疫组织化学可表达上皮和间叶两种标志物。梭形细胞可表达细胞角蛋白（40%的病例阴性表达）、波形蛋白和其他中间丝，如SMA、MSA和desmin。

2. 其他 可见淋巴上皮癌（与鼻咽癌相比EBV检出率低）、巨细胞癌。

（三）涎腺型肿瘤

少见，包括多形性腺瘤、嗜酸性细胞型乳头状囊腺瘤、腺样囊性癌、黏液表皮样癌等。

四、软组织肿瘤

（一）良性肿瘤及瘤样病变

1. 喉膨出（laryngocele） 由于喉室小囊堵塞，喉室黏膜上外侧壁从喉室向声门旁间隙囊状膨出形成。多见于40～70岁，腔内含有气体。镜下囊内被覆呼吸上皮并伴有不同程度的鳞化，间质慢性炎症细胞浸润。

2. 横纹肌瘤（larynx rhabdomyoma） 根据细胞分化及成熟程度分为成人型、少年型及胎儿型。成人型几乎仅发生于40岁以上成人，男性多见，男女比为3:1。镜下肿瘤细胞圆

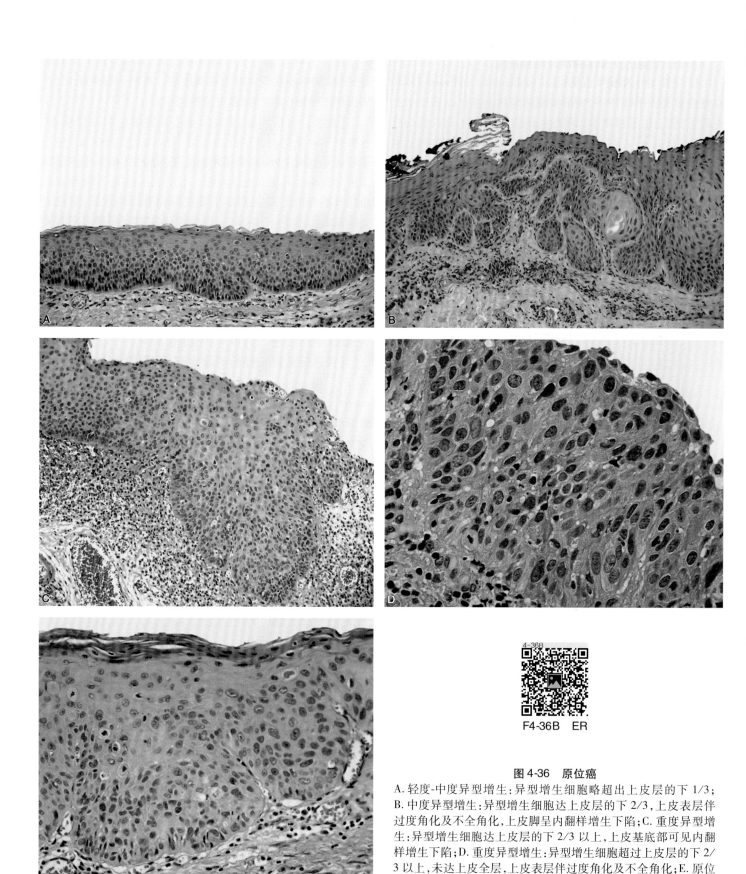

F4-36B ER

图 4-36 原位癌

A. 轻度-中度异型增生：异型增生细胞略超出上皮层的下 1/3；
B. 中度异型增生：异型增生细胞达上皮层的下 2/3，上皮表层伴
过度角化及不全角化，上皮脚呈内翻样增生下陷；C. 重度异型增
生：异型增生细胞达上皮层的下 2/3 以上，上皮基底部可见内翻
样增生下陷；D. 重度异型增生：异型增生细胞超过上皮层的下 2/
3 以上，未达上皮全层，上皮表层伴过度角化及不全角化；E. 原位
癌：异型增生细胞达上皮全层

形、排列紧密、核偏位、胞质嗜酸性，呈空泡状，富含糖原。横纹（近似于成熟横纹肌内的横纹）是特征性表现。几乎不见核分裂象。胎儿型半数诊断时在 15 岁或以上，肿瘤由不成熟的小圆形细胞及梭形细胞构成，间质常黏液变。少年型发病年龄从 5 个月至 58 岁，平均年龄 18 岁，镜下由大量束状的肌细胞组成，常同时可见典型的胎儿型区域。

3. 其他[27-31]　可见颗粒细胞瘤（免疫组化表达 S100 蛋白、烯醇化酶、髓磷脂蛋白 PO 及 P2）、炎性肌纤维母细胞瘤、黏液瘤、平滑肌瘤、血管平滑肌瘤、血管瘤（分为婴儿型及成人型）、淋巴管瘤、神经纤维瘤、乳头状血管内皮细胞增生、脂肪瘤、纤维组织细胞瘤、巨细胞瘤、纤维瘤、纤维瘤病、神经鞘瘤及副神经节瘤等[27]。

（二）恶性肿瘤

1. 软骨肉瘤（chondrosarcoma）　环状软骨是最常见的好发部位，好发年龄为 50~60 岁，男性多见。有时误诊为软骨瘤，喉真正的良性软骨性肿瘤很少见。镜下分为 1~3 级。曾有术后 20 年患者肺部转移的报道[32]。

2. 其他　少见。可见血管肉瘤、滑膜肉瘤、恶性纤维组织细胞瘤、脂肪肉瘤、骨肉瘤、平滑肌肉瘤、横纹肌肉瘤、Kaposi 肉瘤、低度恶性肌纤维母细胞肉瘤等。

五、神经内分泌肿瘤

是喉第二常见肿瘤，包括典型类癌、不典型类癌、神经内分泌型小细胞癌、混合性神经内分泌型小细胞癌。

六、会厌部疾病

发病构成比例最高的前五位疾病依次为囊肿、鳞状细胞癌、非特异性炎症、乳头状瘤及淋巴组织反应性增生。10 岁之前以乳头状瘤最多见，21~60 岁黏液囊肿为最多见，40 岁以上者鳞状细胞癌的发病率明显增高[33]。

七、转移性肿瘤

罕见，有肺癌、肾癌、乳腺癌、甲状腺乳头状癌、恶性黑色素瘤、小细胞神经内分泌癌、结直肠癌、胃癌、前列腺癌等。

（刘红刚　何春燕）

参 考 文 献

[1] Thompson LD, Wenig BM. Diagnostic pathology head and neck [M]. Amirsys Pulishing, Inc, 2011.

[2] Zhong Q, Guo W, Chen X, et al. Rhinoscleroma: a retrospective study of pathologic and clinical features [J]. Otolaryngol Head Neck Surg, 2011, 40(2): 167-174.

[3] 何春燕, 朴颖实, 田澄, 等. 侵袭性曲霉菌性及毛霉菌性鼻-鼻窦炎临床病理学分析[J]. 中华病理学杂志, 2012, 41(10): 662-666.

[4] Piao Y, Wang C, Yu W, et al. Concomitant occurrence of Mikulicz's disease and immunoglobulin G4-related chronic rhinosinusitis: a clinicopathological study of 12 cases[J]. Histopathology,

[5] Mathew PC, Idiculla JJ. Malignant sinonasal papilloma with neck metastasis: a rare report and literature review[J]. Int J Oral Maxillofac Surg, 2011, 41(3): 368-370.

[6] Fang W, French CA, Cameron MJ, et al. Clinicopathological significance of NUT rearrangements in poorly differentiated malignant tumors of the upper respiratory tract[J]. Int J Surg Pathol, 2013, 21(2): 102-110.

[7] Barnes L, Eveson JW, Reichart P, et al. World Health Organization: classification of tumors. Pathology and genetics of Head and Neck tumours[M]. IARC Press, Lyon, 2005.

[8] 刘红刚. 鼻腔鼻窦小圆细胞恶性肿瘤的病理诊断及鉴别诊断[J]. 诊断病理学杂志, 2014, 21(7): 405-409.

[9] He CY, Dong GH, Yang DM, et al. Inflammatory myofibroblastic tumors of the nasal cavity and paranasal sinus: a clinicopathologic study of 25 cases and review of the literature[J]. Eur Arch Otorhinolaryngol, 2015, 272(4): 789-797.

[10] World Health Organization: classification of tumors. Pathology and genetics of tumors of soft tissue and bone, 4th ed[M]. Lyon: IARC Press, 2013.

[11] Zapater E, Bagán JV, Carbonell F, et al. Malignant lymphoma of the head and neck[J]. Oral Dis, 2010, 16(2): 119-128.

[12] Seltzer J, Lucas J, Commins D, et al. Ectopic ACTH-secreting pituitary adenoma of the sphenoid sinus: case report of endoscopic endonasal resection and systematic review of the literature[J]. Neurosurg Focus, 2015, 38(2): E10.

[13] 金玉兰, 田澄, 韩一丁, 等. 鼻胶质瘤和鼻脑膜脑膨出的诊断与鉴别诊断[J]. 诊断病理学杂志, 2011, 18(1): 16-19.

[14] 李雪, 刘红刚, 谢新纪, 等. 鼻腔鼻窦畸胎癌肉瘤与嗅神经母细胞瘤的对比观察[J]. 中华病理学杂志, 2008, 37(7): 458-464.

[15] Shah K, Perez-Ordóñez B. Neuroendocrine Neoplasms of the Sinonasal Tract: Neuroendocrine Carcinomas and Olfactory Neuroblastoma[J]. Head Neck Pathol, 2016, 10(1): 85-94.

[16] 张盛忠, 刘红刚, 李明, 等. 鼻、咽喉黏膜早期梅毒的病理诊断与鉴别诊断[J]. 中华病理学杂志, 2006, 35(7): 403-406.

[17] 吴若晨, 刘红刚. 鼻咽部低级别乳头状腺癌的临床病理学观察[J]. 中华病理学杂志, 2014, 43(9): 613-617.

[18] Gooi Z, Chan JY, Fakhry C. The epidemiology of the human papillomavirus related to oropharyngeal head and neck cancer[J]. Laryngoscope, 2016, 126(4): 894-900.

[19] Chan KH, Gao D, Fernandez PG, et al. Juvenile nasopharyngeal angiofibroma: vascular determinates for operative complications and tumor recurrence[J]. Laryngoscope, 2014, 124(3): 672-677.

[20] 祝亚猛, 李雪, 刘红刚. 鼻咽部淋巴组织增生 209 例临床病理分析[J]. 诊断病理学杂志, 2009, 16(6): 425-428.

[21] Virk JS, Tripathi S, Sandison A, et al. Lipoid proteinosis of the larynx[J]. Ear Nose Throat J, 2015, 94(3): E30-32.

[22] 白玉萍, 刘红刚. 近年喉结核的临床病理特征[J]. 诊断病理学杂志, 2007, 1(5): 329-332.

2016, 68(4): 502-512.

[23] Zhang HK,Liu HG. Is severe dysplasia the same lesion as carcinoma in situ? 10-Year follow-up of laryngeal precancerous lesions[J]. Acta Otolaryngol,2012,132(3):325-328.

[24] 胡艳萍,刘红刚.喉癌前病变的病理诊断差异性及预后分析[J].中华耳鼻咽喉头颈外科杂志,2014,49(12):979-985.

[25] 刘彤华.诊断病理学.第3版[M].北京:人民卫生出版社,2013:106-110.

[26] 刘红刚.头颈部诊断病理学[M].北京:人民卫生出版社,2012:104-116.

[27] Scala WA, Fernandes AM, Duprat Ade C, et al. Granular cell tumour of the larynx:a case report[J]. Braz J Otorhinolaryngol,2008,74(5):780-785.

[28] rer Völker HU,Scheich M,Zettl A, et al. Laryngeal inflammatory myofibroblastic tumors: Different clinical appearance and histomorphologic presentation of one entity[J]. Head Neck,2010,32(11):1573-1578.

[29] Nakamura A,Iguchi H,Kusuki M,et al. Laryngeal myxoma[J]. Acta Otolaryngol,2008,128(1):110-112.

[30] Jun F, Li L, Ning L, et al. Giant laryngeal angioleiomyomas:a case report with review of literature[J]. Am J Otolaryngol,2009,30(3):219-220.

[31] Misono AS,Lin HW,Videira MM,et al. Pathology quiz case 3. Diagnosis:plexiform neurofibroma of the larynx[J]. Arch Otolaryngol Head Neck Surg,2011,137(6):637,640-641.

[32] Wang Q,Chen H,Zhou S. Chondrosarcoma of the larynx:report of two cases and review of the literature[J]. Int J Clin Exp Pathol,2015,8(2):2068-2073.

[33] 张扬,何春燕,杨冬梅,等.会厌部疾病638例临床病理分析[J].临床与实验病理学杂志,2011,27(7):735-738.

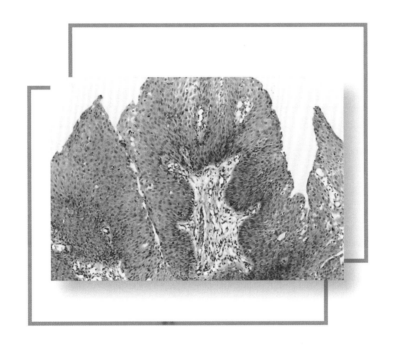

第五章

气管、支气管和肺

第五章 气管、支气管和肺

第一节　上皮组织肿瘤

一、良性上皮性肿瘤

（一）乳头状瘤

1. **鳞状上皮乳头状瘤（squamous cell papilloma）[1]**　此瘤是在支气管黏膜表面上皮发生鳞化的基础上形成的乳头状增生性良性肿瘤，较罕见。多见于支气管主干开口处，有的亦可在叶及段支气管。成人多见，亦可在儿童和年轻人发生（图5-1）。

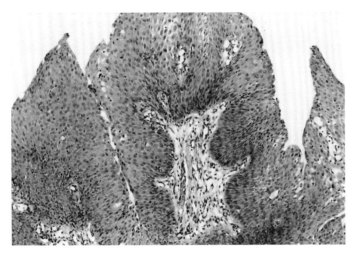

图5-1　鳞状上皮乳头状瘤
瘤组织呈乳头状，由分化好的鳞状上皮构成

此瘤多是由于 HPV 感染所致，可分为孤立性和多发性两种，孤立性者为多，多发性者称为乳头状瘤病（papillomatosis）。

【大体】孤立性者，在支气管腔内呈乳头状生长，通常有广基的蒂与支气管壁相连。多发性者，在气管、支气管黏膜见散在或成簇分布的疣状或菜花状赘生物，突入腔内。也可累及肺，可在内壁光滑的囊腔内有无数小乳头状赘生物或小的实性结节。

【光镜】瘤组织主要由上皮组织构成，呈大小不等的乳头状结构，其轴心为富含血管的疏松纤维性间质。乳头表面被以分化好的非角化鳞状上皮，细胞间桥可见；在部分肿瘤中其鳞状细胞可显示核周透亮，即凹空细胞变（koilocytic change）。核分裂象不常见，但偶见角化不良的不典型细胞或核分裂象。

该瘤可有恶性变的倾向。表现为细胞增生明显，层次增多，有不同程度的异型性，甚至发生原位癌或局灶性浸润性鳞癌。

【鉴别诊断】此瘤主要是和腔内乳头状型早期鳞癌鉴别，后者支气管黏膜上皮常呈原位癌表现，且癌组织常侵及管壁，并向管腔内呈乳头状生长，其细胞分化不成熟，极向紊乱，核分裂象易见。

2. **腺性乳头状瘤（glandular papilloma）**　此瘤较鳞状上皮乳头状瘤少见，是由大支气管黏膜表面的纤毛或无纤毛柱状上皮细胞增生形成，亦可混有不等量的杯状细胞。一般为单发性，突入支气管腔内。亦可多发，扩展至肺实质（图5-2）。

【光镜】瘤组织呈乳头状或绒毛状，大多数病例其表面被以分化好的单层或假复层柱状上皮或立方状上皮，有时亦可被以黏液细胞及柱状上皮细胞或纤毛上皮细胞，其轴心为含有血管的少量纤维组织。

3. **混合性鳞状细胞和腺性乳头状瘤（mixed squamous cell and glandular papilloma）**　支气管乳头状瘤亦可由鳞状上皮和柱状细胞两种成分混合构成，通常为单个的，亦可多发。其鳞状上皮易有不典型增生，并可发展为鳞状细胞癌（图5-3）。

（二）腺瘤

1. **黏液性腺瘤（mucinous adenoma）[2]**　此瘤较少见，是由气管、支气管壁的黏液性腺体增生形成的腺瘤。常见于儿童或青年人，多发生在大支气管，可引起阻塞症状（图5-4）。

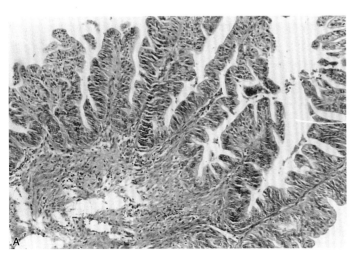

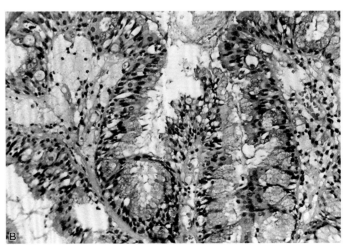

图5-2　腺性乳头状瘤
A.乳头状瘤组织表面衬以立方状上皮，轴心为富含血管的纤维组织；B.乳头状瘤组织表面衬以纤毛柱状上皮及黏液细胞

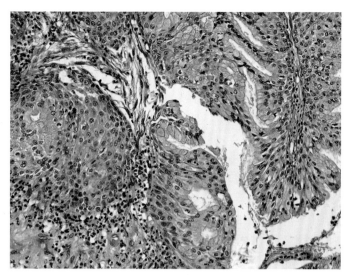

图 5-3　混合性鳞状细胞和腺性乳头状瘤
瘤组织由鳞状上皮、柱状细胞及黏液细胞混合构成

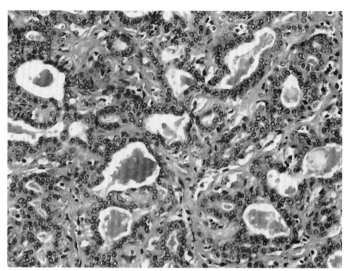

图 5-5　浆液性腺瘤
瘤组织由大小不等的浆液性腺体构成

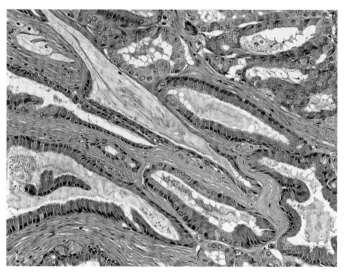

图 5-4　黏液性腺瘤
瘤组织由大小不等的黏液性腺体构成,腺上皮细胞呈柱状
或立方状

F5-4　ER

【大体】通常为中央型单个局限性包块,呈息肉状突入支气管腔内,极少数也可发生于周围肺组织内。

【光镜】瘤体表面通常被以支气管柱状上皮,上皮下瘤组织境界清楚,由大小不等、形状不一、分化成熟的黏液性腺体构成。腺上皮细胞呈柱状或立方状,胞质透亮,核大小一致,位于基底部,腺腔内常充满黏液,间质为少量纤维组织。有的腺体可明显扩张呈囊状,腔内充满黏液。

2. 浆液性腺瘤(serous adenoma)　瘤组织由大小不等、分化好的浆液性腺体构成。腺体上皮细胞呈立方状或柱状,

胞质呈伊红色,核圆形,大小一致,位于细胞中央,腺腔内可充有蛋白性分泌物。有的腺体上皮细胞可见嗜酸性细胞变。间质为少量纤维组织(图 5-5)。

3. 肺泡性腺瘤(alveolar adenoma)[3-4]　此瘤是由肺泡Ⅱ型上皮形成的良性肿瘤,罕见,仅有少数病例报道。多见于老年女性,无症状。

【大体】通常为位于肺外周部的孤立结节,境界清楚,直径大多为 1～2cm,呈灰白色或褐色。

【光镜】此瘤为境界清楚的多囊性包块,由厚度不等的纤维性间隔将扩张的腔隙分隔,中心部的囊腔较大,囊内含嗜酸性颗粒状物质,PAS 染色阳性,有时伴有泡沫状巨噬细胞。囊腔表面衬以钉突状或立方状细胞,如被以扁平细胞,则类似扩张的淋巴管而误为淋巴管瘤。间质为含梭形细胞的黏液样基质。文献中有报道由肺泡Ⅱ型细胞形成的腺瘤,具有嗜酸性细胞的特征。

【免疫组化】囊腔内衬的立方状上皮细胞 CK、表面活性物蛋白(SPA/B)、TTF-1 阳性,CEA 局灶性阳性,而间质细胞 SMA 和 MSA 呈局灶性阳性。

【电镜】这种细胞表面有微绒毛,并有细胞间黏合带连接,胞质内含有板层小体,表明为Ⅱ型肺泡细胞。

4. 乳头状腺瘤(papillary adenoma)[5]　此瘤罕见,近年文献始有少数报道。患者一般无症状,生长缓慢,多在常规 X 线胸片检查时发现,为孤立的钱币样病变(图 5-6)。

【大体】肿瘤常位于肺外周部实质内,亦可位于中央部,为孤立结节,境界清楚,直径大多为 1.0～2.5cm。切面灰白色,呈海绵状或颗粒状。

【光镜】肿瘤在肺实质内境界清楚,瘤组织由分支的乳头状结构组成,其轴心为富含血管的纤维组织。乳头表面被以分化好的单层立方状至柱状上皮细胞,大小一致,胞核圆形或卵圆形,偶见核内嗜酸性包涵体,未见核分裂象、坏死及细胞内黏液。

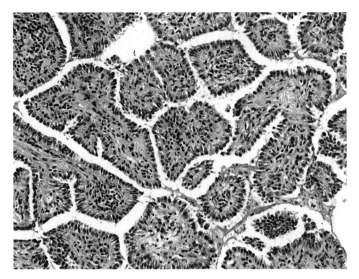

图 5-6　乳头状腺瘤

瘤组织呈乳头状,表面被覆分化良好的单层柱状上皮,轴心为纤维组织

【免疫组化】肿瘤细胞表达 CK、CK7 及 TTF1。

【鉴别诊断】此瘤主要是与乳头状腺癌鉴别。主要的区别是后者无论在组织学还是细胞学上,均具有恶性特征,瘤细胞及其核有一定的异型性,瘤组织常零散地侵及邻近的肺泡腔内,而无清楚分界,可见侵及胸膜或在肺实质的浸润现象。

5. 黏液性囊性腺瘤(mucinous cystadenoma)[6]　此瘤极为少见,是由分化好的黏液上皮构成的单房性囊性肿块,文献中仅有少数病例报道。患者多为 51 ~ 70 岁的人群,大多为吸烟者,在 X 线胸片上为肺的孤立性结节。

【大体】肿瘤常位于胸膜下,为充满黏液的单房性囊肿,直径小于 2cm,与支气管无连接,囊壁薄。

【光镜】典型的囊肿壁由纤维组织构成,内衬高柱状到立方状黏液上皮,核深染,位于基底部。有的病例上皮可有轻度异型性,局部上皮呈假复层,但无侵及周围肺组织现象。有的囊壁可出现明显慢性炎症或纤维化,可导致上皮变扁平或消失,以及对黏液的异物肉芽肿反应。有个例报道表明组织学上呈交界性黏液性囊腺瘤者[7]。

【鉴别诊断】另有学者报道一种叫交界恶性黏液性囊性肿瘤(mucinous cystic tumor of borderline malignancy)[8-10],应与上述囊腺瘤鉴别。后者可为多囊性,其被覆上皮细胞有异型性,表现为胞核呈复层、多形性及深染;或甚至可出现真正的腺癌灶,即柱状上皮细胞核仁明显,并侵及囊壁及周围肺组织呈实性生长,但预后仍良好。

此瘤还需与转移性黏液性囊腺癌相鉴别。结合临床如卵巢等有黏液性囊腺癌病史,不难作出判断。

6. 纤维腺瘤(fibroadenoma)[11-12]　肺的纤维腺瘤亦名腺纤维瘤(adenofibroma),比较少见,国内外文献报道。见图 5-7。

【临床表现】肿物位于肺实质,呈卵圆形,约核桃大,质中等,境界清楚。未见胸腔积液及区域淋巴结肿大。

【大体】肿瘤位于肺实质,灰白色、卵圆形,直径为 3.0cm 左右,质实,与周围肺组织分界清楚。

【光镜】瘤组织由立方状上皮细胞形成的腺管状结构及其间的纤维性梭形细胞构成,其形态与乳腺纤维腺瘤十分相似。上皮细胞及间质细胞均分化良好,未见核分裂象。免疫组化证实,大小不等的腺管上皮细胞为Ⅱ型肺泡上皮,间质的纤维性梭形细胞为成纤维细胞及肌成纤维细胞。部分腺管的上皮细胞增生。

【免疫组化】腺管上皮 CK-L(+)、EMA(+)、TTF-1(+)、ER、PR(+);间质梭形细胞 Vim(+),S-100(-)、SMA(-)、Des(-)、CD34(-)。

（三）涎腺型良性肿瘤

涎腺型良性肿瘤(adenoma of salivary gland type)介绍如下:

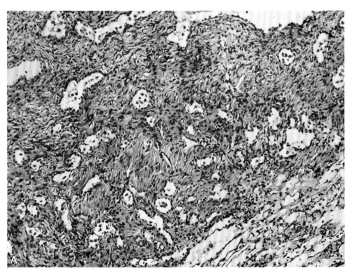
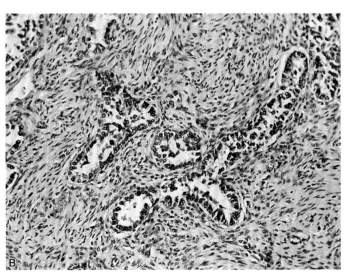

图 5-7　纤维腺瘤

A. 瘤组织由立方状上皮构成的腺样结构及其间的梭形纤维性细胞构成;B. 腺样上皮细胞 TTF-1(+)

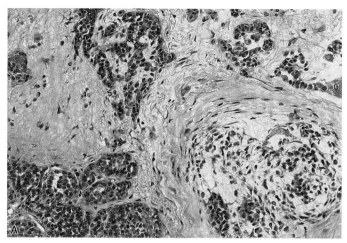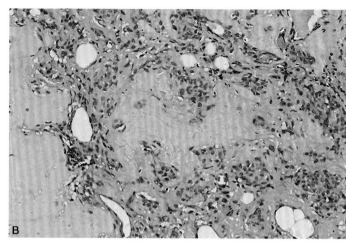

图 5-8　多形性腺瘤
A. 肿瘤性的上皮、肌上皮细胞增生伴黏液的基质；B. 同上例肌上皮细胞增生伴软骨样基质

1. 多形性腺瘤（pleomorphic adenoma）　可见于气管及大支气管，亦有发生在肺外周部的个例报道[13]，均极少见。患者年龄为 35～74 岁，或无症状，在 X 线胸透时偶然发现，或有支气管阻塞的症状。生长缓慢，但有侵袭生长倾向，可局部复发。

【大体】肿瘤多发生在大支气管，在支气管内呈息肉状，或略呈结节状，将其管腔堵塞，直径 1.5～16cm 不等，约 1/3 见于肺外周部而不明显累及支气管，境界清楚，偶尔也可占据一个肺叶。肿瘤呈灰白色，质地软而有弹性，切面呈黏液样。

【光镜】其组织形态与涎腺发生的多形性腺瘤相同，具有双向组织学特征，即在黏液样及黏液软骨样基质或透明变性间质中，见有上皮细胞构成的小腺管、相互吻合的条索、小梁或小岛，其间混杂有多少不一的肌上皮细胞，呈梭形及星芒状（图 5-8）。

【免疫组化】上皮成分 CK 阳性，肌上皮细胞 vimentin、actin、S-100 蛋白及 GFAP 呈阳性反应。

【鉴别诊断】因原发于肺的多形性腺瘤十分少见，主要需与肺外转移性多形性腺瘤鉴别，除了患者既往病史外，CT 影像学检查应有很大帮助，原发肿瘤通常为单发且多为中央型，肺外转移性可多发且常位于肺周围区域。

2. 嗜酸性细胞腺瘤（oncocytic adenoma）　此瘤罕见，是由嗜酸性细胞组成的良性肿瘤，亦称为嗜酸性细胞瘤（oncocytoma），多见于男性吸烟者。有意义的是支气管腺体的嗜酸性细胞化生较常见于老年人（图 5-9）。

【大体】肿瘤多位于大支气管腔内，呈境界清楚的孤立结节，直径 1.0～3.5cm，可致管腔堵塞。

【光镜】肿瘤由具有嗜酸性颗粒状胞质特征的瘤细胞构成，多围绕血管聚集，被纤维性间质分隔呈巢、片状、带状或腺样结构。瘤细胞胞质丰富，核圆形、均一、居中，核仁明显，分裂象及坏死罕见或无。

【鉴别诊断】此瘤应与嗜酸性细胞类癌相鉴别。免疫组化和电镜观察有助于两者的鉴别。后者 NSE、CgA 等阳性，电镜下除见瘤细胞胞质内有大量线粒体外，尚可见神经分泌颗粒。而嗜酸性细胞腺瘤 NSE 及 CgA 阴性，电镜下瘤细胞胞质内仅含有大量线粒体，而无神经分泌颗粒。

3. 肌上皮瘤（myoepithelioma）[14]　罕见。它是由肌上皮细胞构成而无导管上皮成分的一种良性肿瘤。可见于成人，为肺实质内境界清楚的结节，生长缓慢（图 5-10）。

【光镜】肿瘤由梭形及卵圆形细胞形成的片块、结节或相互交织的细胞束构成，未见上皮成分。瘤细胞分化好，可含有糖原而无黏液，有些区可见黏液样或软骨样基质，其中含有星芒状细胞。如瘤组织由腺上皮及肌上皮共同构成，则可见腺管状结构及梭形细胞混杂在一起。此瘤可称为上皮-肌上皮瘤或腺肌上皮瘤（adenomyoepithelioma）。如肿瘤成分出现坏死、核异型及核分裂象增多等恶性指征，则应诊断为肌上皮癌（myoepithelial carcinoma）（图 5-11）。

【免疫组化】肌上皮瘤细胞对 S-100、P63、GFAP 及 SMA 呈阳性反应，角蛋白亦可阳性，而腺上皮 CK 呈阳性。

【鉴别诊断】此瘤要与梭形细胞癌及平滑肌肿瘤相鉴

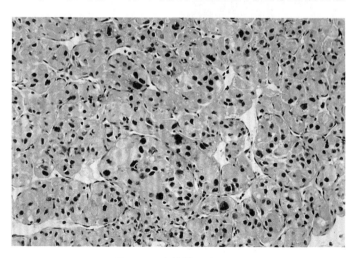

图 5-9　嗜酸性细胞腺瘤
瘤细胞聚集成巢，胞质丰富，呈嗜酸性颗粒状

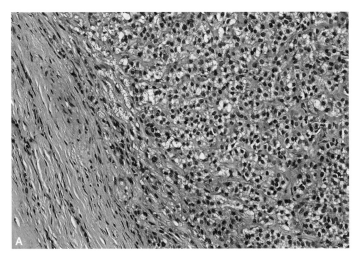

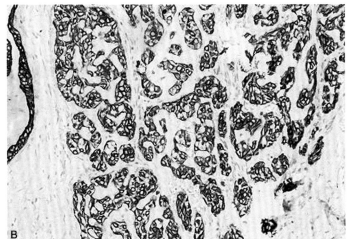

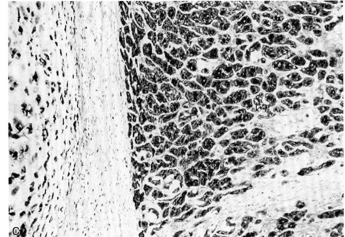

图 5-10 肌上皮瘤

A. 肿瘤组织由胞质透明的肌上皮细胞形成不规则片块;B. 肿瘤细胞 CK 表达阳性;C. 瘤细胞 S100 强阳性表达

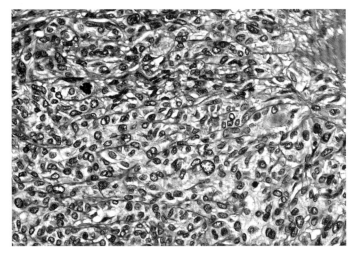

图 5-11 肌上皮癌

肿瘤异型明显,核分裂象较多,有时可见坏死

别。免疫组化染色,角蛋白阴性及弥漫性 S-100 蛋白阳性可与上述两种肿瘤区别。

4. 腺肌上皮瘤(adenomyoepithelioma)[15] 极罕见,是由上皮和肌上皮两种细胞构成的一种良性肿瘤。有一组报道表明,女性为多,年龄为 52~63 岁。肿瘤是从支气管腺体发生,形成局限性单个或多个结节,直径 0.8~2.6cm 不等。

【光镜】瘤组织由良性腺上皮及肌上皮两种成分组成,呈实性巢、腺样及乳头状结构;腺体内层上皮呈立方状,CEA、EMA 呈(+),外层梭形肌上皮 S-100 呈(+)。有些腺体腔内充有胶质样分泌物。瘤组织除上述所见外,还可见由单层上皮构成的腺体,其上皮细胞标记呈阳性外,TTF-1 亦呈阳性表达,显示其具有肺细胞分化表型,被称之为肺细胞性腺肌上皮瘤(pneumocytic adenomyoepithelioma)。

【免疫组化】腺样结构内层立方状上皮 CK-pan、EMA、TTF-1(+),外层梭形肌上皮 CK-HMW、S-100、SMA、Calponin 及 P63 呈(+)。

(四)硬化性肺细胞瘤

自 1956 年 Liebow 首次报道以来,关于硬化性肺细胞瘤(sclerosing pneumocytoma)的组织来源以及命名,经历了较长时间争论,曾多年被命名为硬化性血管瘤,在 1990 年和 2004 年 WHO 分类中归为"其他类型肿瘤",目前认为其来源于原始呼吸道上皮细胞,在 2015 年 WHO 分类中将其归于"腺瘤"并正式称为肺硬化性肺细胞瘤[16]。

【临床表现】患者通常无症状,部分表现为咳嗽,多

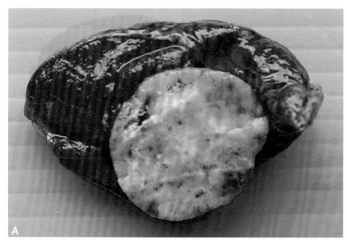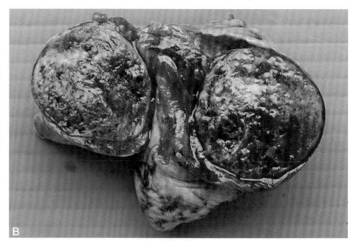

图 5-12 硬化性肺细胞瘤
A. 肿瘤境界清楚,切面实性灰白色;B. 肿瘤切面呈实性及海绵状,部分区域呈暗红色

数是在体检时或其他疾病检查时偶然发现。此瘤多见于青年及中年女性[17],上海市胸科医院 166 例硬化性肺细胞瘤临床分析显示患者年龄为 15～75 岁,平均年龄为55 岁,全部患者中男性 23 例,女性 133 例,男:女比为1:6.3,肿瘤绝大多数表现为一个孤立结节(其中有 3 例表现为双侧肺多发肿瘤,1 例为同侧肺上、下叶多发)。该肿瘤 CT 影像表现为圆形或类圆形阴影,边缘光滑无分叶状改变。

【大体】 此瘤多数是位于肺外周部,肿瘤与周围肺组织境界十分清楚,这一点对诊断该肿瘤有重要的临床意义(图5-12A、B),直径为 0.3～8.0cm,大多<3.0cm,肿瘤切面色泽质地不等,呈实性或海绵状,灰黄或灰白色,伴出血时呈灰褐色或暗红色(图5-12B),如发生在段支气管周围,可长入支气管腔内呈息肉状。

【光镜】 硬化性肺细胞瘤有两种肿瘤细胞:表面立方细胞及间质圆形细胞(图5-13),通常认为形成四种组织结构:乳头状结构、实性结构、出血区及硬化性结构。表面立方细胞显示细支气管上皮和活化的 Ⅱ 型肺泡上皮细胞的形态,它们可以是多核的,或呈透亮、空泡状、泡沫状胞质或核内包涵体。间质圆形细胞体积相对小,有明显的边界,位于中央的细胞核圆形或卵圆形,染色质而分散,缺乏清楚核仁,胞质嗜酸性,可呈现泡沫状或印戒样形态的空泡状。两种细胞都可见从轻度到明显的核异型性。

(1)乳头状增生区:表面被覆肺泡上皮呈立方状或低柱状,在其间质中可见卵圆形瘤细胞(图5-14)。免疫组化及电镜观察证实乳头表面上皮为 Ⅱ 型肺泡上皮。偶见增生的肺泡上皮异型性显著呈不典型增生,或发生透明细胞变,易误为恶性(图5-15)。

(2)实性细胞区:肺间质内实性细胞区大小不等,有的弥漫成片,其中主要是大小一致的上皮样瘤细胞,胞质丰富,淡染或呈嗜酸性,有的胞质透明,胞核圆形或卵圆形,呈泡状,有的可见核仁。此种瘤细胞多镶嵌排列,或呈小巢状,其间常见有多少不等的肥大细胞散在(图5-16)。

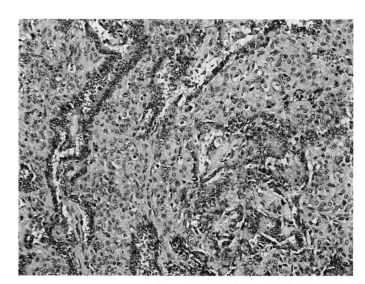

图 5-13 示肿瘤由表面立方细胞及间质圆形细胞构成

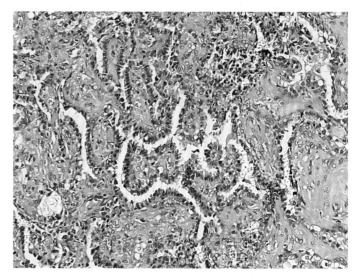

图 5-14 乳头状增生的区域

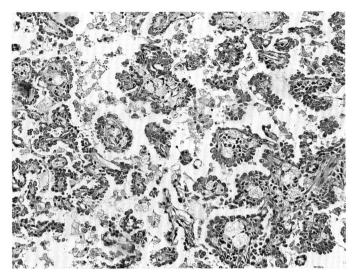

图 5-15　增生的肺泡上皮可有异型性,易误为乳头状腺癌

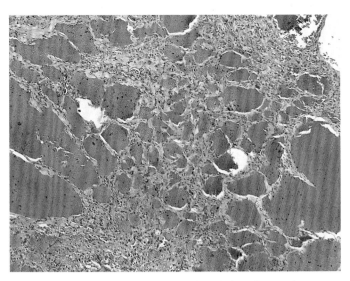

图 5-17　肺泡出血区内扩大的腔隙内充满红细胞,犹如海绵状血管瘤

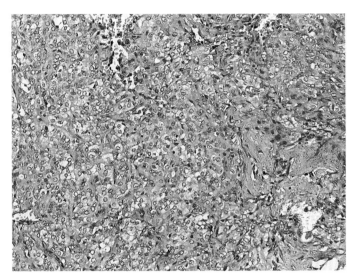

图 5-16　实性细胞区肿瘤细胞大小比较一致,弥漫成片排列

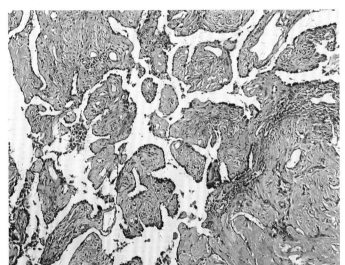

图 5-18　肿瘤组织的硬化区,其中仍可见少数卵圆形瘤细胞

（3）肺泡出血区:有些区可见大的血液湖,即在扩大的腔隙内充满红细胞,犹如海绵状血管瘤。免疫组化证实为肺泡上皮而非内皮细胞。血液湖之间的间质中,亦可见上述瘤细胞存在(图 5-17)。

（4）硬化区:瘤内可见多少不等的透明变性的胶原灶(图 5-18),瘤内可见小血管局灶性增生,血管壁常硬化。

在大多数病例,这 4 种形态常混合存在,也可以某种形态为主。

瘤组织内尚可见其他相伴随的或继发的变化,包括局灶性淋巴细胞浸润、局灶性黄色瘤细胞聚积、含铁血黄素及胆固醇结晶沉着,以及多核巨细胞或局灶性纤维化。个别病例间质中见少量脂肪组织,亦可有肉芽肿形成。

【免疫组化】表面上皮细胞:AE1/AE3、CK-L、CEA(+),EMA、NapsinA、SP-A、B,Clara 抗原、TTF-1(+),vimentin(−)。间质圆形细胞:EMA、TTF-1(+),vimentin(+),而 AE1/AE3、CK-L、SP-A、B,Clara 抗原通常是阴性(图 5-19 ~ 图 5-21),NapsinA 可有弱表达;部分病例圆形瘤细胞可分别表达神经内分泌标记 CgA、Syn、NSE 及 GH、降钙素(CTN)、胃泌素(GT)等[16 ~ 20]。

国内外均有报道极少数肺硬化性肺细胞瘤可发生转移,上海市胸科医院 166 例硬化性肺细胞瘤中仅一例发生局部淋巴结转移。

【鉴别诊断】需要与乳头状腺瘤、乳头状腺癌和类癌相鉴别,重要的是这些肿瘤均无 2 种肿瘤细胞,乳头状腺瘤和腺癌其间质为血管纤维轴心,均无卵圆形瘤细胞;类癌无乳头状的肺泡上皮,故不难鉴别。

【预后】手术切除后预后良好,即使发生了局部淋巴结转移,亦无远距离转移的报道,预后仍良好。

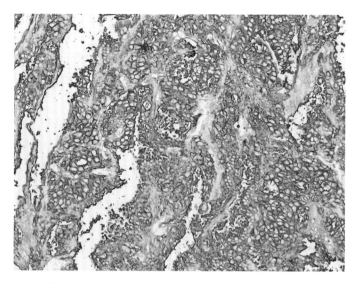

图 5-19　示表面立方细胞及间质圆形细胞均表达 EMA

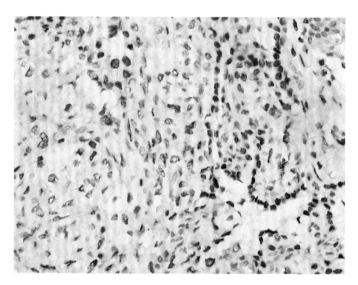

图 5-20　示表面立方细胞及圆形细胞均表达 TTF1,但前者强于后者

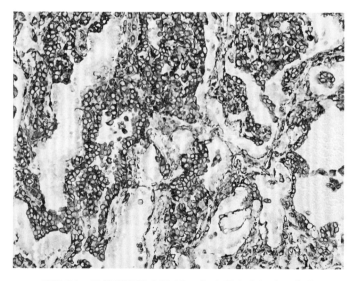

图 5-21　示圆形细胞表达 Vim,但表面立方细胞不表达

二、恶性上皮性肿瘤

（一）概述

肺癌是世界上最常见的恶性肿瘤,每年世界新增肺癌患者 135 万例,目前东欧和北美是发病率和死亡率均最高的地区。肺癌在亚洲的发病率因地区而不同,中国和日本在亚洲地区的发病率最高[21]。肺癌近几年在中国发病率急速上涨,相比中国其他地区而言,肺癌的发病率在北京、上海、天津及江苏、辽宁等省的大城市呈明显上升趋势,目前认为肺癌的高发病率主要与中国的快速工业化发展造成的空气污染及庞大的烟草销售密切相关。

1. 肺癌发生的部位及大体分型[22]　临床和 CT 影像医生主张依据肿瘤发生部位将肺癌分为中心型及周围型两大类,凡是肿瘤发生于总支气管及叶支气管或段支气管开口以上支气管的,定为中心型;发生于段支气管开口以下支气管的肺癌,定为周围型。肺癌分为中心型和外周型两大类对于肺癌普查和临床均有帮助。两类肺癌有各自的病理学基础和临床病理联系。中心型肺癌较易获得阳性细胞学结果,病理巨检多属管内型和管壁浸润型,因而发生肿瘤阻塞支气管,合并肺不张、肺气肿及阻塞性肺炎的可能性较大;由于部位特征,亦认为支气管镜检查更适用于本型。周围型肺癌由于部位分布上的解剖特点,早期阶段往往不伴有症状,因而明确诊断更多的有赖于影像学引导下的经皮穿刺肺活检(percutaneus aspiration lung biopsy,PALB)。晚期肿瘤较易侵犯胸膜,合并胸水,此时胸水的细胞学检查可作为诊断措施之一。

关于肺癌的大体分型,国内外许多学者都做过大量的工作。Liebow(1952)根据肿瘤在支气管中发生的部位将肺癌的大体类型分为:①中心型:肿瘤侵犯总支气管或叶支气管;②中间型:肿瘤侵犯段支气管;③周围型:肿瘤侵犯小的周围支气管,通常肿瘤靠近胸膜;④多发型:来自上述任何一级的多发性肿瘤。

以肿瘤肉眼形态特征来讲,可将肺癌分为五个基本类型,即:①管内型;②管壁浸润型;③球型;④块型;⑤弥漫浸润型等。基本特征如下:

（1）管内型:肿瘤限于支气管腔内,可以有管壁侵犯,但大体检查管壁外的肺组织仍无肿瘤存在。一些病例表现为息肉样或菜花样突入腔内,并可有粗细长短不一的蒂。

（2）管壁浸润型:肿瘤组织明显地破坏支气管并侵入周围肺组织,但在肿瘤切面上仍能清楚地辨认支气管,特别是残留的支气管软骨,显示出支气管的位置在肿瘤中心。

（3）球型:肿瘤呈球形,与周围组织分界清楚,与支气管的关系不明确,边缘可呈小分叶状。肿瘤体积一般较小,但少数也有较大的,若最大直径超过 4cm,则边缘比较平滑,但分界必须清楚才作为球型。

（4）块型:肿块大的较多,形状不规则,与周围肺组织分界有时不清楚,可呈大分叶状,与支气管关系不明确。

(5)弥漫浸润型:肿瘤组织弥漫浸润,并波及肺叶或肺叶的大部分,与大叶性肺炎或融合性支气管肺炎所见到的形态相似。

值得提出的是以上大体分型是针对晚期肺癌,而不适用于早期肺癌特别是早期肺腺癌。

2. 肺癌的病理诊断方法 目前,对肺癌组织学类型及分化表型的诊断,一般采用以下7种方法。

(1)痰细胞学检查:对患者的痰液进行细胞学检查,是肺癌各项诊断手段中最简便易行的一种方法。患者无痛苦,易接受,且可反复进行。它能对80%~90%的中央型肺癌患者作出诊断,阳性率可随痰检次数的增加而提高。一般一次痰检的阳性率为40%~60%,5次可提高到80%。痰细胞学检查可早期发现肺癌,特别是对中央型早期鳞癌的阳性率较高。故应把痰细胞学检查作为可疑肺癌患者特别是中央型肺癌的首选诊断方法。近年来膜式液基薄层细胞学检测技术(thinprep cytological test,TCT)已广泛应用于细胞学检查,该技术通过高精度过滤膜过滤后能够将标本中的杂质分离,制成直径为20mm薄层细胞于载玻片上,可消除黏液的

影响和炎细胞的干扰,细胞单层涂片,背景干净,染色均匀,更易于各类癌细胞的诊断。

痰涂片上的癌细胞,在多数情况下是容易辨认的,特别是分化较好的鳞癌、腺癌、小细胞癌。细胞学和组织学诊断之间的符合率可达70%~90%,但应注意在肺梗死、支气管扩张、病毒性肺炎、真菌病及放射性病变时,肺泡内的巨噬细胞或增生的肺泡上皮细胞可误为癌细胞,作出假阳性诊断。

主要类型肺癌的细胞学特征:

1)鳞癌细胞(图5-22A~C):多单个散在,大小形状不等,可呈圆形、多边形、带状或梭形、纤维状。有的则巨大呈奇异形或蝌蚪状,其特点是胞质一般呈嗜酸性,有的有明显角化;胞核圆形或不规则形,染色质均匀分布,常深染如墨水状,核仁不明显。有时可见癌细胞的封入现象及呈小片的鳞癌细胞。

2)腺癌细胞(图5-23A、B):常聚集成实性团,或有一定排列呈腺样结构,细胞大小较规律,胞质较丰富,多呈嗜碱性,有的可见黏液空泡;胞核多呈圆形,位于细胞中央或偏于一侧,可相互重叠,染色质较细,核膜比较清晰,核仁较显著。

3)小细胞癌细胞(图5-24):多松散聚集成堆,很少形成片块,细胞小,大小、形状稍不一,可呈圆形如淋巴细胞样,

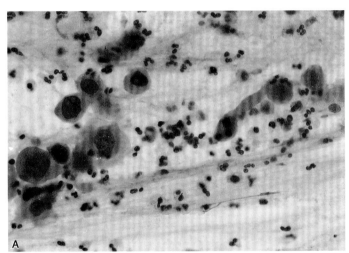

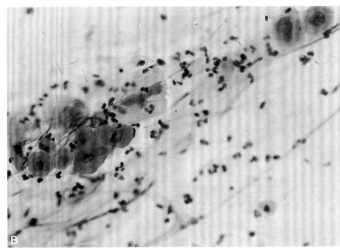

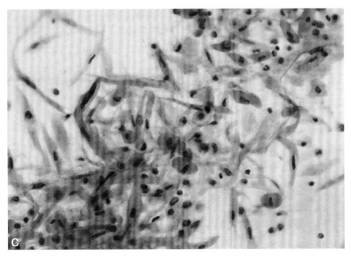

图 5-22　痰涂片中的鳞癌细胞
A. 在黏液及炎细胞的背景上,见有多数单个散在的圆形鳞癌细胞,角化不明显;B. 多个角化明显的圆形鳞癌细胞;C. 多数梭形鳞癌细胞

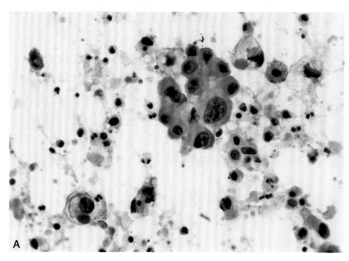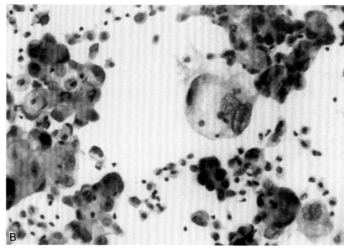

图5-23　痰涂片中的腺癌细胞
A. 癌细胞排列呈腺样结构,胞核大小不一;B. 癌细胞成堆分布,大小不等,核偏位,胞质内见黏液空泡

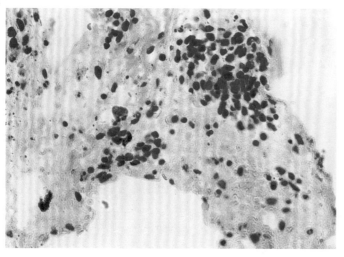

图5-24　痰涂片中的小细胞癌细胞
癌细胞小,大小稍不等,核深染,浆稀少

但较小淋巴细胞大(约为淋巴细胞的两倍),或呈雀麦形,有的呈短梭形或带有棱角,胞质稀少如裸核状,核染色质呈细颗粒状、深染,无核仁。

痰涂片中也可见到具有鳞癌特征也有腺癌特征的腺鳞癌、分化差的鳞癌、腺癌和大细胞癌等几种类型,因细胞形态没有特征性,互相间鉴别困难,通常诊为"非小细胞型"。脱落细胞学分型因涂片的局限性,缺乏组织结构学特征,使癌细胞的分型有一定偏差。

痰细胞学检查对早期肺癌(主要是鳞癌)的诊断只能定性,不能定位。一旦痰液中发现了鳞癌细胞,从影像学上亦不能定位时,还需借助纤维支气管镜活检明确定位。

(2) 纤维支气管镜活检(trans-bronchial lung biopsy,TBB):此种方法适用于发生在气管和大支气管的肿瘤及段支气管以上中央型肺癌的诊断,可从小块支气管黏膜活检组织中确定肿瘤的性质及肺癌的类型,如鳞癌(图5-25A、B)、腺癌(图5-26)、小细胞癌等(图5-27),并可根据活检部位准确定位。故这是一种最可靠的诊断肺癌的重要手段。其缺

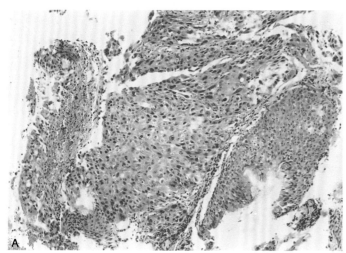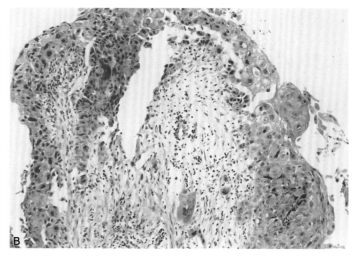

图5-25　鳞癌
A. 左侧见正常支气管黏膜上皮,右侧为鳞化上皮,中间为鳞癌组织;B. 黏膜表面的原位鳞癌组织向下浸润生长

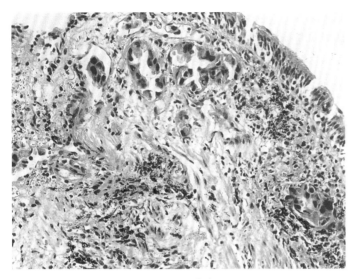

图 5-26 腺癌
支气管正常黏膜上皮下,见有少数腺癌组织

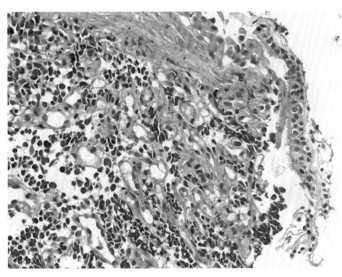

图 5-27 小细胞癌
癌细胞小,多呈圆形,松散分布,核深染,浆稀少,呈裸核状

点是对外周型肺癌因纤维支气管镜难以到达取材部位,常无能为力。

(3)经纤维支气管镜肺活检(transbronchial lung biopsy, TBLB):对位于亚段以远的外周性病灶需行纤维支气管镜肺活检,按胸部 CT 定位所在的叶、段,将活检钳送入病变内获取标本(此方法目前临床上已很少应用)。目前可在磁导航下,对周围性病变进行活检。病灶的大小直接影响阳性率的高低,微小结节肺癌因病变直径≤2cm,诊断阳性率仅为 11%～28%,病变越小,诊断阳性率越低。TBLB 的缺点是获取组织较小。

(4)经支气管针吸活检(transbronchial needle aspiration, TBNA):TBNA 是通过支气管镜的活检通道将一种特制的带有可弯曲导管的穿刺针放置入气道内,穿透气道壁对管壁外的病灶、肿大淋巴结等进行针刺吸引,获取组织标本和细胞,适用于 TBLB 活检钳不能到位的周围型病灶。对于表面较光滑的黏膜下病变及表面有坏死物覆盖的病变,TBNA 可进入病灶

的中心部位获得病变组织,从而提高诊断的阳性率。

(5)支气管内超声下经支气管细针穿刺活检(endobronchial ultrasound-guided transbronchial needle aspiration, EBUS-TBNA)[23]:EBUS-TBNA 是通过气道超声检查仪引导、定位,再在纤维支气管镜下经气道壁穿刺活检,适用于肺门、纵隔淋巴结的探查以及周围型肺癌。对于肺门、纵隔淋巴结,EBUS-TBNA 穿刺活检阳性准确率和阴性准确率分别为 94.6% 和 91.2%;在气管镜不能观察到的周围型肺癌中,>70% 的患者能够通过气道超声探头清楚地显示肿瘤。通过 EBUS-TBNA 取得的标本与 TBNA 类似,多为细胞学标本(图 5-28、图 5-29),制片要求也与之相同。目前也经常采用细胞包埋技术,将所抽吸的细胞学标本固定后离心沉淀,取沉淀物包裹于小片擦镜纸中脱水,然后石蜡包埋。细胞包埋为进一步的免疫组化检查及分子病理检测提供了可能性。

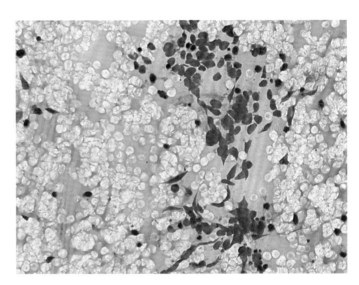

图 5-28 EBUS-TBNA
细胞涂片示小细胞癌,肿瘤细胞小、可见拉丝现象

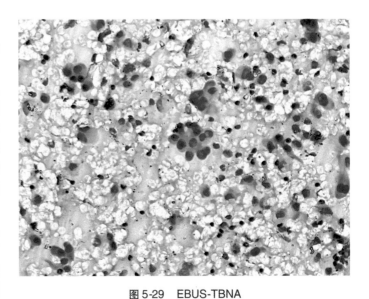

图 5-29 EBUS-TBNA
细胞涂片见异型上皮细胞,细胞成簇,界限不清,核染色质较细腻,提示腺癌

（6）经皮肺穿刺活检：通常采用 B 超引导下经皮肺活检或 CT 引导下经皮肺活检。其中 CT 引导下经皮肺活检适用于肿瘤部位较深，或 X 线、B 超定位困难，或邻近有重要脏器或大血管的肺内直径≤2cm 的小病灶，能够精确分辨出病灶的界限及纵隔大血管和病灶的位置关系，因此穿刺成功率高，气胸、出血等并发症少。目前新出现一种电磁导航系统，把术前 CT 图像的三维图像和微创操作实时相结合，引导操作器械自动寻找病变位置，动态反馈操作进程，指引医生活检的同时，避开正常的神经、血管等结构，因此在最大程度上降低并发症，并且由于精确定位（精确度达±1mm），提高了小病灶穿刺的成功率。

应将穿刺标本及时放入 4% 中性甲醛固定液中送病理科常规脱水、包埋及制片。如果是细针穿刺，一般采用负压抽吸，所得液体可先细胞学涂片，剩余物用 4% 甲醛固定后离心沉淀，取沉淀物脱水、石蜡包埋、制片。

（7）胸腔积液细胞学检查：有些肺癌特别是腺癌患者，可较早发生胸膜转移而出现胸腔积液，如果原发癌部位胸腔积液在影像学上难以定位时，亦可抽吸胸水做细胞学检查，这也有助于肺癌的诊断与鉴别诊断。

胸水中最常见到的肿瘤细胞是腺癌细胞，腺癌细胞在形态上则显示细胞及其胞核的异型性和多形性，核浆比增大，核膜不规则增厚，染色质多少不等，胞质内常见有黏液空泡，将胞核挤向一侧，可呈印戒状。核分裂象易见。癌细胞聚集不规则，亦可形成真正的组织碎片，如实性团、乳头状、腺泡状（图 5-30），或形成增殖球（即较多的癌细胞聚集在一起，形成圆球形细胞团）（图 5-31）。有时可见封入现象，即一个癌细胞的胞质内吞噬有另一个较小的癌细胞。当这些特征明显时，诊断癌细胞阳性并无困难。如细胞的这些特征不甚明显，要特别注意与增生的间皮细胞鉴别。必须经常记住，良性反应性间皮细胞有特别的增生能力，间皮细胞一般较大，胞质丰富，通常为单核呈圆形，当间皮细胞增生时，亦可见双核及核分裂象，多单个散在或呈小堆。常规染色间皮细

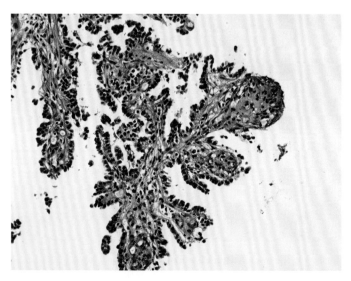

图 5-30　经皮肺穿刺乳头状腺癌，癌细胞排列成乳头样结构

胞胞质常见空泡变性增大，形似黏液，PAS 染色间皮细胞的胞质可呈弥漫性阳性。但如 PAS 染色呈阳性的可疑癌细胞，经淀粉酶消化后仍呈阳性，则认为不是间皮细胞，而是上皮性肿瘤细胞产生的黏液物质，即可诊断为腺癌细胞。另外，有些疾病如结核性胸膜炎，胸水中的细胞成分几乎全为淋巴细胞，而其他细胞不常见。在此种情况，反应性淋巴细胞亦显示活跃增生的表现，甚至胞核不规则，要注意和淋巴增生性疾病相鉴别。胸水液基薄层细胞片中肿瘤细胞染色均匀，细胞结构较为清晰更易于各类癌细胞的诊断（图 5-32A、B，图 5-33）。胸腔积液目前也常采用细胞包埋技术，将胸水离心沉淀石蜡包埋后切片，不仅细胞更为清楚而且还可进一步的免疫组化检查，对腺癌细胞与间皮细胞的鉴别十分重要（图 5-34A、B）。

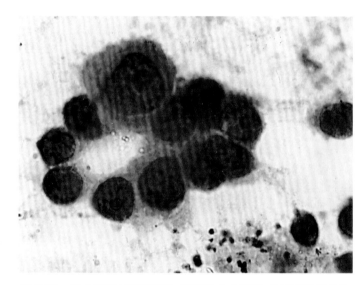

图 5-31　经皮肺穿刺腺癌细胞，癌细胞大小不等，排列成腺样结构

如胸腔积液是由恶性间皮瘤引起的，胸水细胞学检查亦可查见恶性间皮瘤的细胞。常表现为癌细胞多单个散在亦可成堆，大小稍不等，核圆形，居细胞中央，核浆比增大，可见双核及多核癌细胞，并见封入现象。但是仅凭细胞学诊断胸膜来源恶性间皮瘤十分困难，不过通过胸水细胞包埋切片后，再行 FISH 技术检测细胞有否 P16 缺失，可有助于与增生的间皮细胞鉴别。

（8）胸腔镜活检：对周围型肺部小病灶经 TBB、TBNA 及经皮肺穿刺活检不能明确诊断者，可采用胸腔镜活检或开胸活检以获取足够的病变标本。目前，胸腔镜活检因其创伤小、术后疼痛较轻等优点已经广泛代替开胸肺活检。尤其是直径<1cm 的各类小病灶（GGO），可在手术中对病灶探查，经冷冻切片诊断明确为恶性时，可直接行肺段或肺叶切除术。

（二）肺癌的组织学类型

目前世界各国广泛应用的 WHO 肺肿瘤分类是 1967 年首次发布的，以往将肺上皮性恶性肿瘤主要分为鳞状细胞癌、小细胞癌、腺癌、大细胞癌和其他类型五大类。从临床实践来看，由于小细胞肺癌（small cell lung carcinoma，SCLC）更

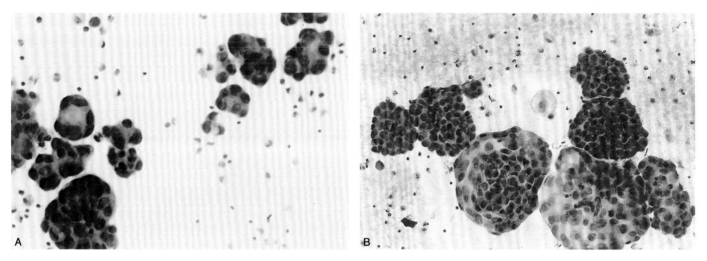

图 5-32　胸水涂片中的腺癌细胞
A. 癌细胞排列呈腺样结构；B. 癌细胞增生，聚集形成多数增殖球

F5-32B　ER

容易早期播散到其他器官，手术治疗的疗效差，而对放射治疗和化学治疗的最初反应率高，又因过去很长一段时间内，鳞状细胞癌、腺癌、大细胞癌等非小细胞肺癌（non-small cell lung carcinoma，NSCLC）对化疗的疗效基本不受组织学类型的影响，因此以往的病理形态学分类最重要的是区分小细胞肺癌和非小细胞肺癌两类。随着对肺癌研究日益深入及临床治疗手段不断进步，这种简单的区分方法很难满足临床实践的需要，尤其 NSCLC 包含了各种组织学类型和亚型，而且由于肺癌的组织学有明显异质性，还常存在混合性组织学类型（光镜下至少 30% 肺癌有明显的组织异质性），它们的临床特点、治疗和预后都不相同，因此，必须了解各种不同类

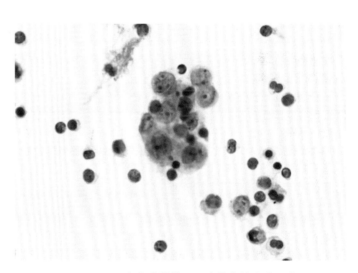

图 5-33　示胸水液基薄层细胞片中的腺癌细胞

型肺癌的病理特点及其与临床相关性。

2015 年初发布的 WHO 肺肿瘤分类[16]，与 2004 版[24]相

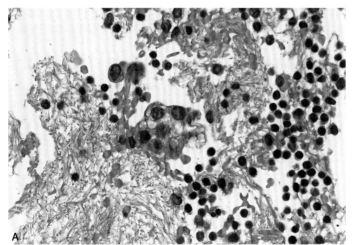

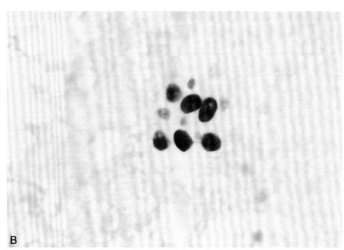

图 5-34　胸水包埋切片
A. 胸水石蜡包埋切片见腺癌细胞；B. 胸水石蜡包埋切片腺癌细胞 TTF1 表达阳性

比,最主要的变化首先是在整个分类中强调了免疫组化技术在诊断中的作用,同时重视遗传学研究,尤其是和进展期肺癌的个体化治疗相关的分子检测研究;其次是提出对于小活检和细胞学标本的诊断与手术切除标本诊断策略完全不同。2015版另一个重要改变是采纳了2011年国际肺癌研究学会(IASLC)、美国胸科学会(ATS)和欧洲呼吸学会(ERS)公布的肺腺癌的国际多学科分类[25],提出一个与2004版有很大不同的肺腺癌分类方法,同时还将小细胞癌、大细胞肺神经内分泌癌、不典型类癌及类癌统一归为肺神经内分泌肿瘤,并对鳞癌、大细胞癌及肉瘤样癌分类做了一定的变更(表5-1)。

表5-1　2015WHO 肺上皮性肿瘤病理组织学分类

腺癌	神经内分泌肿瘤
附壁型腺癌	小细胞癌
腺泡型腺癌	→复合性小细胞癌
乳头型腺癌	大细胞神经内分泌癌
微乳头型腺癌	→复合性大细胞神经内分泌癌
实体型腺癌	
浸润性黏液腺癌	典型类癌
→浸润性黏液及非黏液	不典型类癌
混合型腺癌	
胶样腺癌	浸润前病变
胎儿型腺癌	弥漫性特发性神经内分泌细胞增生
肠型腺癌	大细胞癌
微浸润性腺癌	腺鳞癌
→非黏液型	多形性癌
→黏液型	梭形细胞癌
浸润前病变	巨细胞癌
不典型腺瘤样增生	癌肉瘤
原位腺癌	肺母细胞瘤
→非黏液型	涎腺型肿瘤
→黏液型	黏液表皮样癌
鳞状细胞癌	腺样囊性癌
角化型鳞状细胞癌	上皮肌上皮癌
非角化型鳞状细胞癌	多形性腺瘤
基底细胞样鳞状细胞癌	其他及未分类癌
浸润前病变	淋巴上皮瘤样癌
原位鳞状细胞癌	NUT 癌

1. 鳞状细胞癌(Squamous cell carcinoma,SCC)

(1) 鳞状上皮异型增生和原位癌(Squamous dysplasia and carcinoma in situ):鳞状上皮异型增生和原位癌是起自支气管上皮鳞状细胞癌的前驱病变,此类病变在临床上通常无症状,纤维支气管镜和大体检查所见往往类似黏膜白斑,大多浅表或扁平,黏膜稍增厚,少数表现为结节或息肉状。

组织学上,支气管黏膜上皮在鳞状化生的基础上,鳞化的上皮呈不同程度的细胞层次增多、排列紊乱、极向消失、大小不等、核增大、深染,可见核分裂象等。它是进一步发展为

肺鳞癌最常见的病理组织学基础。根据其异型性的大小,可分为轻度、中度和重度3级。轻度者这些变化轻微,仅基底层细胞增生,占上皮全层的下1/3,核分裂象无或极少;中度者这些变化较轻度者为著,基底层细胞增生更明显,占上皮全层的下2/3,细胞核浆比例增大,核垂直排列,核仁不明显,下1/3可见核分裂象;重度者细胞层次增加明显,细胞大小不等及多形性明显,基底带细胞扩展至上1/3,核浆比例增大,核形带角或有皱襞,染色质粗且分布不均,核仁明显,在下2/3可见核分裂象(图5-35)。当鳞状上皮全层均被显著异型细胞累及,但尚未穿破基底膜,称为原位癌(图5-36)。鳞状上皮异型增生和原位癌可单发性或多灶性。应当注意支气管上皮可有各种增生和化生性改变,包括杯状细胞增生、基底细胞(储备细胞)增生、不成熟鳞状化生和鳞状化生,这些改变可以单独出现,也可伴随异型增生和原位癌出现,如单独出现这些增生和化生,不应视为癌前病变。

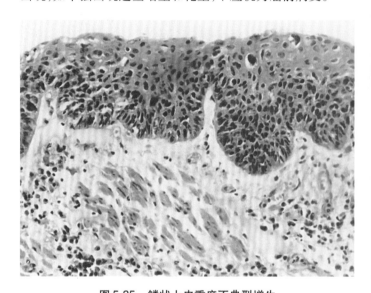

图5-35　鳞状上皮重度不典型增生
支气管表面鳞状上皮全层 2/3 细胞异型明显,大小不等,排列紊乱

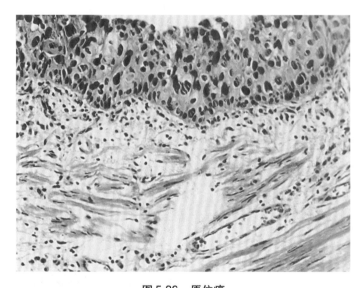

图5-36　原位癌
气管支表面鳞状上皮全层不典型增生,核浆比例增大,极向紊乱

（2）鳞状细胞癌：鳞状细胞癌是一种起自支气管上皮，显示角化和（或）细胞间桥的恶性上皮肿瘤。肿瘤好发于50~70岁男性，男女之比为（6.6~15）∶1,90% 以上患者有长期吸烟史。大多数 SCC 位于中央,起自主支气管、叶或段支气管,约 1/3 肿瘤位于周围。鳞状细胞癌易于局部侵犯,通过直接浸润累及邻近结构。对于中央型鳞状细胞癌,与隆突的距离是决定治疗方式的关键因素,但是这个距离的计算不能仅仅依据肺切除术后的病理检查确定,还需要结合支气管镜、手术所见和（或）影像学数据。

中央型肿瘤形成支气管腔内的息肉状肿块,和（或）浸润支气管壁累及周围组织,完全阻塞或部分阻塞支气管腔而导致分泌物潴留、肺不张、支气管扩张、阻塞性肺炎和感染性支气管肺炎。周围型鳞癌肿瘤可长得很大,1/3 病例因中央坏死形成空洞。

2015 版 WHO 将肺鳞状细胞癌分角化性鳞状细癌、非角化性鳞状细胞癌、基底细胞样癌三个亚型。角化性鳞状细胞癌显示角化、角化珠形成和（或）细胞间桥,肿瘤细胞胞质丰富,染成红色,有折光性;核深染,看不见核仁（图 5-37、图 5-38）。

非角化性鳞状细胞癌肿瘤细胞胞质少、呈空泡状核,核仁明显,通常缺乏角化或仅局灶性区域中可见细胞间桥和个别有明显嗜酸性胞质的角化细胞,由于组织形态上与低分化腺癌细胞有重叠,常需要免疫组化的帮助诊断（图 5-39、图 5-40）。基底样鳞状细胞癌属于差分化 SCC,肿瘤细胞胞质少但界限清楚,核深染、核浆比例高,核仁不明显、核分裂象易见,肿瘤细胞呈实性、结节状或小梁状,外周细胞排列成栅栏状（图 5-41）,缺乏鳞状细胞分化,但局部偶尔可见角化珠,常见粉刺样坏死,约有 1/3 病例可见菊形团样结构。大多基底样鳞状细胞癌有间质的透明变性或黏液样变性,肿瘤可以包含角化性鳞状细胞癌或非角化性鳞状细胞癌成分,但基底样成分要大于 50%。基底样鳞状细胞和大细胞神经内分泌癌,均可见栅栏样和菊形团样结构,但基底样鳞状细胞癌细胞更小,缺乏核仁且神经内分泌标记,CD56、CGA、Syn 通常阴性（但小于 10% 的病例可有一个局灶阳性）。

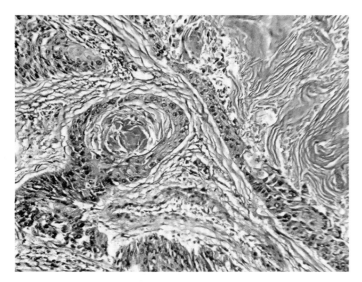

图 5-37　角化性鳞状细胞癌
癌细胞巢内角化显著

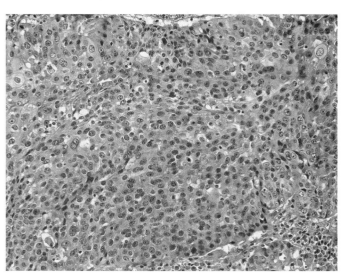

图 5-39　非角化性鳞状细胞癌癌,细胞角化不明显

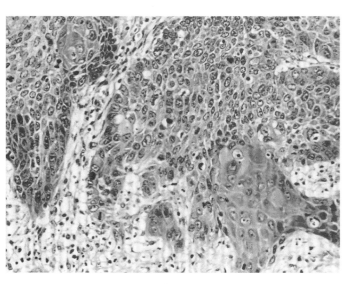

图 5-38　肺鳞状细胞癌,可见局灶性角化癌细胞

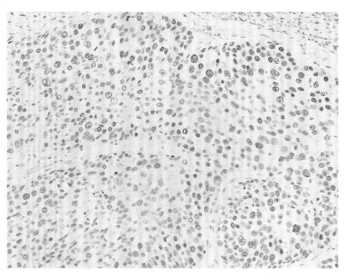

图 5-40　非角化性鳞状癌示肿瘤细胞表达 P40

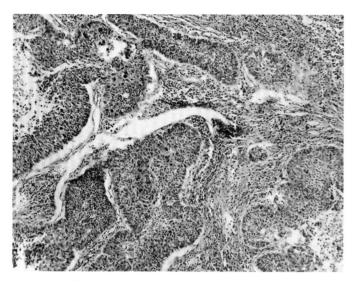

图 5-41　基底样鳞状细胞癌呈实性、结节状或小梁状，外周细胞排列成栅栏状

免疫组化显示鳞状细胞癌表达 P40、P63 和 CK5/6，P40 是鳞状细胞癌最特异指标，通常是弥漫阳性表达。而 TTF1 阴性。

（3）鳞癌的变异型

1）小细胞鳞癌（squamous cell carcinoma，small cell variant）：是一种分化差的鳞癌，癌细胞较小，核浆比例增大，胞质较少，但仍保持非小细胞癌的形态特征，核染色质呈粗颗粒状或泡状，有的癌细胞可见明显核仁。与小细胞癌的不同点是，癌细胞巢与其周围发育成熟的纤维性间质分界清楚，癌巢中心可见鳞状细胞分化灶，坏死不常见。在诊断为小细胞鳞癌之前，应排除复合性小细胞癌/鳞癌的可能，这是鳞癌与真正的小细胞癌的混合。小细胞鳞癌缺乏小细胞癌核的特征性，具有粗颗粒状或泡状染色质及较明显的核仁，多取材或切片可找见角化。免疫组化癌细胞表达 P40、P63，不表达神经内分泌标志（图 5-42 ~ 图 5-44）。

2）梭形细胞鳞癌（spindle cell squamous carcinoma）[26]（图 5-45）：癌组织完全由梭形鳞状细胞构成，或由介于鳞状

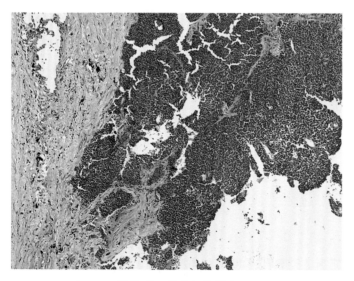

图 5-42　示小细胞鳞癌

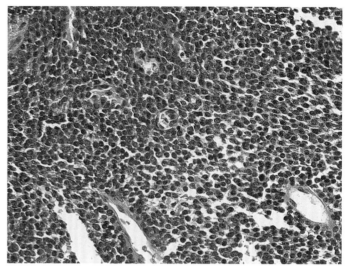

图 5-43　小细胞鳞癌癌细胞较小，核浆比例增大

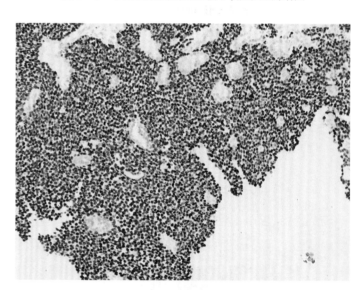

图 5-44　小细胞鳞癌表达 P40

细胞和梭形细胞之间的过渡形细胞构成，或无明确的鳞癌分化特征，或可见不明显的角化细胞及细胞间桥，但癌组织与间质分界尚清楚。免疫组化梭形细胞表达 CK、P40 及 EMA，不表达 vim、actin、desmin。

3）肺泡充填型鳞癌（alveolar space-filling type of squamous carcinoma）[27-28]：发生自肺外周的细小支气管，甚至位于胸膜下。其组织形态特征不同于中央型鳞癌。癌组织在肺细支气管和肺泡腔内呈充填式浸润生长（图 5-46），但通常不破坏肺泡网的组织结构，故在癌细胞巢中或其间常见残存的肺泡（不要把此种现象误为腺鳞癌），这种类型鳞癌十分少见。

2. 腺癌（adenocarcinoma）　近年来肺癌发病的一个特点是腺癌发病明显增多且已逐步取代鳞癌成为肺癌发病最高的类型。2014 年上海交通大学附属胸科医院手术切除的各类肺癌标本病理检查结果显示，肺腺癌已占全部肺癌手术标本的 65%。与其他类型肺癌相比，腺癌以周围型多见，中央型较少见。患者可有吸烟史，但不少患者可无吸烟史，尤其是女性。

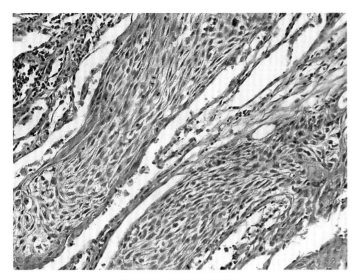

图 5-45 梭形细胞鳞癌
癌细胞呈梭形,可见细胞间桥及角化

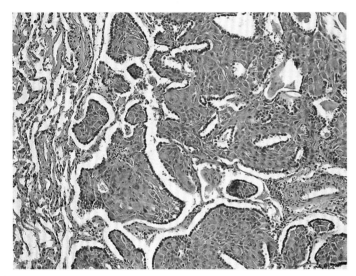

图 5-46 肺泡充填型鳞癌
鳞癌细胞巢几乎被肺泡上皮完全包绕,癌巢内可见残留的肺泡上皮细胞

国际肺癌研究学会(IASLC)、美国胸科学会(ATS)和欧洲呼吸学会(ERS)于 2011 年 2 月在 *Journal of Thoracic Oncology*(JTO)上公布了肺腺癌的国际多学科分类[25]。这一多学科分类一改过去由单一病理学家制定肿瘤组织病理学分类及分型的模式,是由肿瘤学科、胸外科、放射影像、分子生物学、病理学等多个学会和学组推荐出各类专家共同制定,目标是制定一个对患者治疗及预后更有意义的肺腺癌病理分型。2015 版 WHO 肺肿瘤腺癌分类[16]基本采纳了 2011 年多学科肺癌分类,将肺腺癌分为浸润前病变、微浸润性腺癌、浸润性腺癌三大类型。

(1)浸润前病变

1)非典型腺瘤样增生(atypical adenomatous hyperplasia, AAH):AAH 最早是在原发性肺癌,尤其肺腺癌周围肺组织中偶尔发现。而目前国内所常见到的 AAH 是因为 CT 影像

学检查的普及至使肺内微小病灶检出率增高所致。AAH 是最早期的浸润前病变,CT 上改变通常是密度很淡并均匀的单纯磨玻璃影。

【大体】AAH 病灶通常≤0.5cm,但偶尔可达 1cm,病灶常界限不清,灰白灰黄色,单发或多发。

【光镜】AAH 是 Ⅱ 型肺泡上皮细胞或 Clara 细胞沿固有的肺泡壁增生,其细胞形态为圆形、立方形或低柱状,核圆形或卵圆形,有轻至中等异型,细胞在肺泡壁上常是不连续排列的。AAH 与周围正常肺泡是渐续性的转换(图 5-47、图 5-48)。

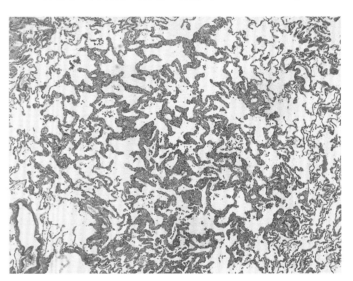

图 5-47 AAH,局灶性肺泡上皮增生伴肺泡壁轻度增厚

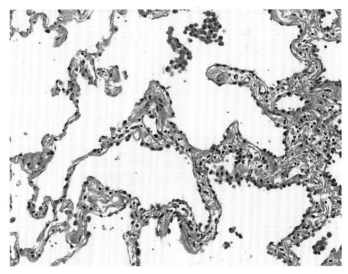

图 5-48 AAH 示 Ⅱ 型肺泡上皮细胞或 Clara 细胞沿固有的肺泡壁非连续增生,与周围正常肺泡是渐续性的转换

【鉴别诊断】WHO 给出的 AAH 诊断标准是在肺浸润腺癌旁发生的,而目前国内所常见到的 AAH 手术标本多是因为 CT 影像学检查的普及找到的肺内孤立性微小病灶。其实两者在组织形态学上是有些差别,比如 WHO 标准中通常 AAH 的肺泡壁间隔无明显增宽更少伴有透明变,而在目前国内手术切除的孤立性的 AAH 常可见上述改变。

AAH 的诊断需结合 CT 影像、组织结构和细胞学特征等多个因素进行综合分析判断。AAH 与肺原位腺癌(adeno-carcinoma in situ,AIS)同属浸润前病变,两者鉴别存在一定困难,AIS 通常更大(>0.5cm),肿瘤细胞更加丰富且 AIS 的细胞异型更大,而且肿瘤性肺泡形态与周围正常肺泡转换更加突然。

2)原位腺癌:由于 AIS 是腺癌发展过程中一个重要的起始点,正确诊断 AIS 十分重要。AIS 分为非黏液型和黏液型两种。

Ⅰ.非黏液型 AIS:影像学上,AIS 的典型表现为纯 GGN,在薄层 CT 上比 AAH 的密度稍高,有时病变为部分实性结节(图 5-49)。

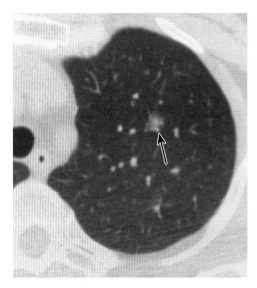

图 5-49　非黏液型 AIS
AIS 多数表现为纯 GGN,CT 表现比 AAH 的密度稍高

【大体】病灶通常在 1cm 左右,很少超过 2cm,但极少数还是可达 3cm(图 5-50)。

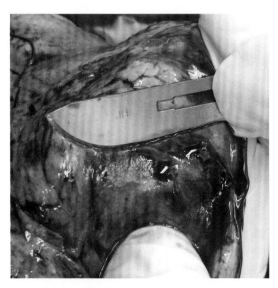

图 5-50　AIS 手术切除标本
肿瘤呈灰白色结节,质软

【光镜】肿瘤细胞(显示向Ⅱ型肺泡上皮细胞或 Clara cell 分化)沿固有的肺泡壁增生[附壁样生长(lepidic growth)],不存在肺间质、血管、胸膜的侵犯,无论在肿瘤内还是在肿瘤周围的正常肺组织中都不存在肺泡内肿瘤细胞(intro-alveolar tumour cells)聚集,也无瘤细胞形成的真正乳头或微乳头生长方式,也无腺泡及实性生长方式的肿瘤成分(图 5-51、图 5-52)。肺泡间隔可增宽伴硬化,这是由于硬化性或弹力纤维增生所致[16,29,30]。有些 AIS 的局部区域肿瘤细胞可明显增殖活跃,表现为瘤细胞核增大、深染、突向肺泡腔,但不见核仁,常可见核内包涵体(图 5-52)。值得注意的是,有时由于切面或制片的关系,可以形成少量的假乳头,不是真正具有二级和三级分支的乳头状结构,不能误诊断为微浸润腺癌。实际上在 AIS 发展过程中,在肿瘤的不同区域常是不同步的,在同一肿瘤的某些区域肿瘤细胞处于缓慢生长或静止甚至退缩状态,肿瘤细胞由于自身的凋亡,细胞数量减少,肺泡张力减低,难以维持肿瘤性肺泡结构,伴随而来的

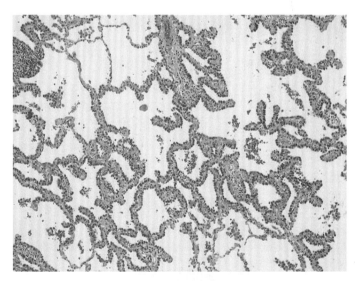

图 5-51　AIS 癌细胞附肺泡壁生长

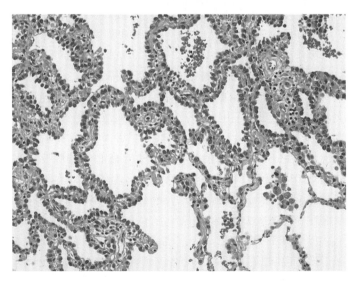

图 5-52　AIS 癌细胞排列紧密,通常无明显间隙

肺间隔纤维组织增生,导致部分原位腺癌的肺泡内陷,可形成假性浸润构象但并非真正地浸润(图5-54),而同一肿瘤的有些区域可表现出生长活跃的状态(图5-53),这就构成了AIS组织形态改变的多态性,造成病理诊断的困难和诊断者之间的差异。

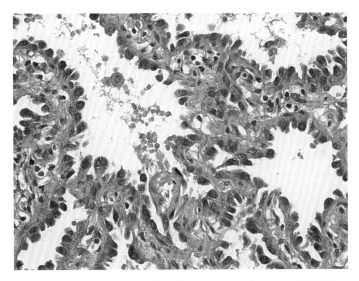

图5-53 AIS局部瘤细胞核可增大深染突向肺泡腔,常可见核内包涵体

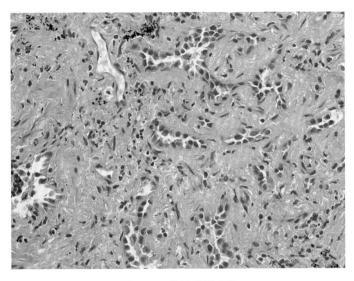

图5-54 非黏液型AIS
由于受到肺泡塌陷,间质纤维化和炎症的影响,局部原位腺癌的肿瘤性肺泡可以内陷,但并非真正地浸润,内陷的肿瘤细胞形态与未内陷的原位腺癌形态一致

【鉴别诊断】 AIS与AAH鉴别主要有3点:①AAH的最大径通常<0.5cm,很少>0.8cm;②AAH的瘤细胞则呈不连续排列,而AIS的瘤细胞在肺泡壁上呈连续排列;③AAH的影像学表现为pGGO。其实AAH与AIS是一个连续进程,在同一病灶中常可同时存在,如遇到这类情况通常选择诊断AIS。AIS与微浸润性腺癌鉴别见微浸润性腺癌有关内容。

Ⅱ. 黏液型AIS:十分少见,通常是肺内孤立性结节(≤3cm);在CT影像学上常表现为实性结节。组织学上肿瘤细胞沿固有的肺泡壁生长,瘤细胞呈高柱状(图5-55、图5-56),胞质含有丰富黏液[偶尔可见杯状细胞(goblet cell)],瘤细胞核位于基底部(几乎没有核不典型性或有轻微核不典型性)。黏液型原位腺癌要与微浸润性黏液腺癌鉴别,详见微浸润性腺癌有关内容。

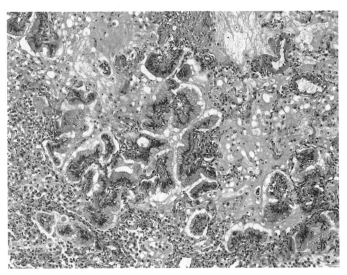

图5-55 黏液型AIS

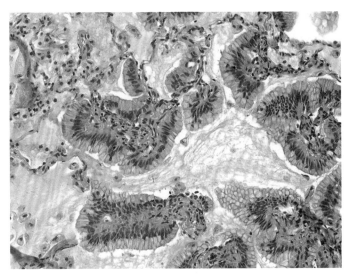

图5-56 黏液型AIS
瘤细胞呈高柱状,胞质含有黏液,瘤细胞核位于基底部

(2) 微浸润性腺癌(minimally invasive adenocarcinoma,MIA):是目前国内早期肺腺癌手术切除标本中所占比例最大的病种。MIA虽是近年来提出一个新的概念,但理解起来并不困难,即在AIS的基础上肿瘤组织发生了微小或区域性浸润性病变,而且这类浸润性病变的范围被限定在≤0.5cm。目前也将MIA分为非黏液性和黏液性两种类型。同样AIS一样,绝大多数MIA为非黏液性,黏液性MIA很少见。CT影像学上,MIA表现不一,非黏液性MIA通常表现为以磨玻璃样成分为主的部分实性结节(图5-57),实性成

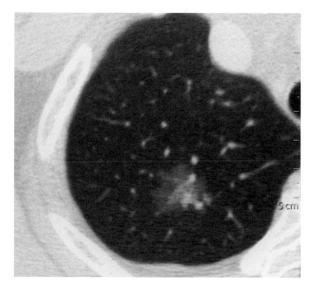

图 5-57　非黏液型 MIA
CT 呈现肿瘤以磨玻璃样成分为主,部分实性结节

分通常≤0.5cm。黏液性 MIA 多数表现为实性结节。

【大体】肿瘤通常≤3cm。

【光镜】非黏液性型 MIA 大部分肿瘤细胞类似原位腺癌沿肺泡壁生长,病变内含有微小浸润腺癌病灶,但最大范围≤0.5cm。如伴有多个≤0.5cm 浸润灶,可采用浸润性病灶的百分比之和乘以肿瘤的最大径,如数值≤0.5cm仍可诊断为 MIA。浸润性结构是指腺泡型、乳头型、实体型和微乳头型腺癌成分(图 5-58、图 5-59),如存在血管淋巴管、胸膜、肺泡内肿瘤细胞、坏死和气道播散等,则不能诊断 MIA,应诊断为浸润性腺癌。绝大多数 MIA 为非黏液性,黏液性 MIA 在黏液性原位腺癌基础上见局灶性浸润性腺癌成分,其组成浸润性腺癌成分最多见是腺泡样腺癌成分,也可是浸润性黏液腺癌成分(图 5-60 ~ 图 5-62)。同原位腺癌一样,MIA 病灶的界线一定要干净,特别是黏液型 MIA,要注意邻近的肺实质内一定没有粟粒状播散结节。2015 版 WHO 肺肿瘤分类中强调肿瘤气道播散(spread through air spaces,STAS)概念,提出无论在肿瘤内还是在肿瘤周围的正常肺组织中都不存在肺泡内肿瘤细胞(intra-alveolar tumour cells),如果发现存在 STAS 现象,应直接诊断为浸润性腺癌(图 5-63)[31]。实际上黏液型 AIS 和 MIA 是十分少见的,更多见的是黏液型浸润性腺癌。对于肿瘤>3cm 的 MIA,如形态完全符合 MIA 的诊断标准,可以作出倾向 MIA 的诊断。

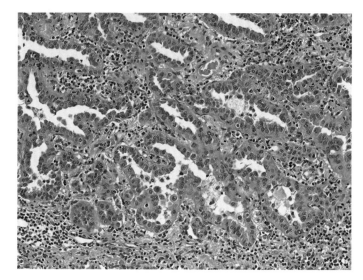

图 5-59　非黏液型 MIA
为图 5-58 放大,示肿瘤浸润灶,主为腺泡型腺癌

F5-59　ER

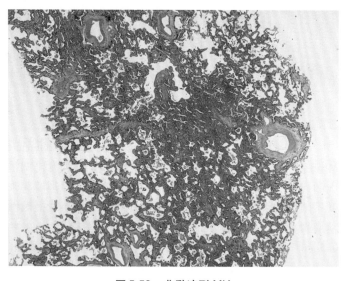

图 5-58　非黏液型 MIA
肿瘤中部为浸润灶,周围由非黏液性原位腺癌组成

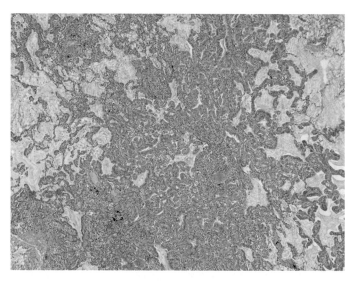

图 5-60　黏液型 MIA 肿瘤中部为浸润灶,周围由黏液性原位腺癌组成

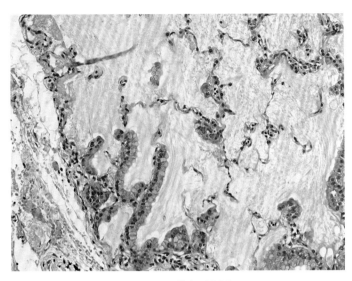

图 5-61　黏液型 MIA
肿瘤黏液性原位腺癌成分

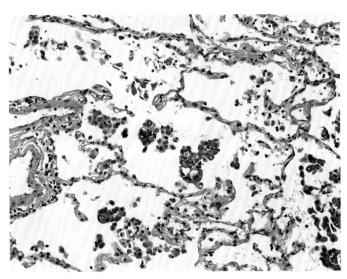

图 5-63　肺腺癌的 STAS 现象
肿瘤周围的肺泡内见腺癌细胞以微小乳头状或实团状甚至单一细胞沿气道播散

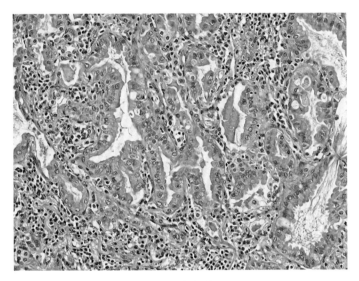

图 5-62　黏液型 MIA
肿瘤浸润性黏液腺癌成分

【鉴别诊断】 AIS 与 MIA 鉴别时有一定困难。经典的 AIS 组织学病理学诊断并不困难。在诊断有复杂组织构象的"非经典 AIS"应注意如下几点[32]，并综合分析后再作出判定。

（1）注意肿瘤组织中原有的肺泡结构是否保留，因为 AIS 的肿瘤细胞应该是沿着原有的肺泡壁增生，大多数区域应保留原有肺泡壁结构，如果肺泡组织结构有广泛破坏并有伴随发生的重建，常会发生局部间质浸润。但在一些处于旺炽样增生状态 AIS，其部分区域可见到立体复杂的肺泡结构，其原有肺泡结构可以不明显或部分重新构建，此时与要根据后面谈到的肿瘤细胞的形态和排列综合分析，判断是否存有浸润发生。

（2）注意观察肿瘤细胞排列形式及密度。AIS 的肿瘤细胞通常是沿肺泡壁无细胞间隔的生长，大部分区域细胞是单层、密度适中，极少出现肿瘤细胞拥挤重叠，如见到肿瘤细胞拥挤重叠并成簇或成堆的向腔内生长，则是浸润性腺癌的特征。

（3）观察肿瘤细胞形态，包括瘤细胞高度、细胞核的形态和染色质及核仁特征等。经典 AIS 应该是形同 II 型肺泡上皮细胞或 Clara 细胞，细胞呈立方形，细胞核中等大小，核染质细腻，细胞无明显异型。但处于旺炽样增生状态 AIS 的瘤细胞核可以增大、深染，并突向肺泡腔，肿瘤细胞因深染，故染色质结构不清，常可见核内包涵体，但不见核仁及核分裂象。浸润性腺癌细胞核相对较大，因染色质淡染核呈空泡状，并可见核仁，或细胞核染色质粗糙、呈凝块状等，此外如果瘤细胞高度明显增加（大于细支气管的正常柱状上皮细胞的高度）并排列拥挤重叠，往往是浸润性腺癌的特征。

（4）观察肿瘤细胞与间质关系，主要是判别真性肿瘤间质浸润与假浸润。假浸润可以是由于 AIS 部分区域肿瘤性肺泡因肿瘤细胞增生数量不足（肿瘤细胞增生活性低），肺泡张力下降，同时又因周围肺间质增生而造成肿瘤肺泡因受到挤压而缩小，形成的假浸润现象，还可以是因取材或制片过程中人为挤压造成原有肺泡组织结构变形造成假浸润现象。两者的鉴别主要是两点，首先是上面第（3）点谈到的注意观察肿瘤细胞形态，因被挤压形成的假浸润肺泡，其构成的瘤细胞形态应于其他非挤压区域肿瘤细胞相似，细胞核有时可以是深染，但一定不是空泡状核也不见核仁，而具有浸润能力的癌细胞细胞核相对较大，染色质可淡染并可见核仁，或细胞核染色质粗糙等。其次有浸润能力的肿瘤腺体常呈锐角侵向间质并可见局灶性间质促结缔组织反应性增生。同样一个临床上常见的问题是，由于目前肺腺癌分类规定，在 AIS 的肺泡腔内应无瘤细胞形成乳头（如有乳头形成考虑是浸润性腺癌特征），但没有详细述说如何与在 AIS 中常见到的附壁细胞乳

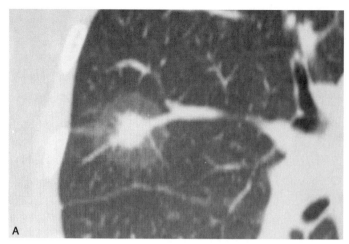
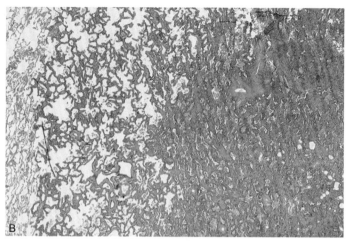

图 5-64　附壁生长型腺癌

A. CT 显示肿瘤中央区域以实性为主,外周显示为磨玻璃样成分;B. 左上部区域癌细胞沿着肺泡壁生长,右下部是浸润性腺癌区且浸润灶范围>0.5cm

头样增生时形成的乳头样结构相鉴别。解决这一问题也还是要通过上述第(2)和第(3)点综合判定。AIS 的瘤细胞乳头样增生时,细胞排列密度适中,不会出现拥挤重叠;同时瘤细胞形态同非乳头样增生区域 AIS 细胞基本相同。而乳头状腺癌细胞排列密度很高,常出现细胞拥挤重叠排列,同时表现出癌细胞异型性明显增加或细胞高度或细胞核长度增加等。

(5)浸润性腺癌:上海交通大学附属上海胸科医院对 2012 年 6 月至 2013 年 5 月期间经手术切除的 2056 例原发性肺腺癌的临床病理资料进行系统分析结果显示[33],浸润性腺癌占全部病例的 86%。男女之比为 1∶1.32;年龄为 17~84 岁,平均 59 岁,女性发病年龄低于男性;肿瘤直径为 0.3~12cm,平均 2.6cm。肿瘤发生在右肺多于左肺;上叶多于下叶。大多发生在肺外周部,亦可为中央型,或甚至位于支气管内。外周型肺腺癌常累及脏层胸膜并可伴有广泛转移。

【大体】多数为境界清楚的包块,肿瘤大小悬殊,可从小至 1cm 到大至占据一整叶。切面呈灰白色,肿瘤大者可坏死或出血。如癌组织有大量黏液分泌,则质软呈黏液样。

【光镜】根据腺癌的细胞、组织结构特征,可分为以下 5 种亚型。

1)附壁生长型腺癌(lepidic adenocarcinoma):这一类型腺癌约占浸润性腺癌 3.9% 左右,相对于浸润性腺癌其他亚型肿瘤平均直径小,是由肺泡Ⅱ型细胞和(或)Clara 细胞组成,肿瘤细胞沿肺泡壁表面生长,形态学相似于上述的 AIS 和 MIA,但浸润灶范围>0.5cm(包括有多个≤0.5cm 浸润灶时,浸润性病灶的百分比之和乘以肿瘤的最大径的数值>0.5cm)时诊断为附壁生长型腺癌(图 5-64A、B)[34]。浸润性结构的定义同 MIA,即除了附壁状生长方式外,还有腺泡状、乳头状、微乳头状和(或)实性生长方式以及肿瘤细胞浸润肌成纤维细胞间质。如有淋巴管、血管和胸膜侵犯以及肿

瘤性坏死,也应诊断为附壁生长型腺癌,而不是 MIA。不同于 MIA,附壁状生长腺癌只能用于以附壁状生长为主的非黏液性腺癌,附壁生长型腺癌与其他类型的浸润性腺癌相比,很少发生淋巴结转移,较少发生胸膜侵犯,这部分患者几乎全部是临床肿瘤分期(TNM)Ⅰ期,其预后较好,患者手术后 5 年生存期>90%。

2)腺泡型腺癌(acinar adenocarcinoma):浸润性肺腺癌中腺泡为型最常见(占 37%),是以立方形或柱状细胞组成腺泡和腺管为特征(图 5-65),此类型腺癌的腺腔内和肿瘤细胞内可有黏液。部分腺泡型腺癌局部区域可见筛孔样结构的腺癌,目前认为有筛孔样结构的腺癌(图 5-66)预后较差[35]。腺泡型易发生胸膜侵犯,其淋巴结转移率及 TNM 分期也相对较高。

3)乳头状腺癌(papillary adenocarcinoma):癌细胞排列衬覆于有纤维血管轴芯的间质表面,可形成的二级和三级分支的乳头状结构,可有或无黏液分泌产物,肿瘤细胞呈立方形或柱状,细胞排列拥挤并有明显异型,细胞核空泡状常可

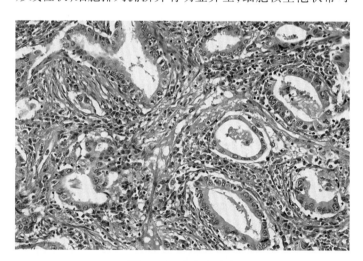

图 5-65　腺泡型腺癌
肿瘤在纤维间质中形成不规则形腺体

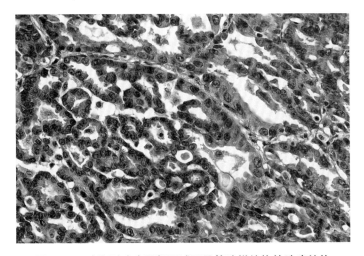

图 5-66 腺泡型腺癌局部区域可见筛孔样结构的腺癌结构

见核仁。乳头状腺癌诊断标准是带有纤维轴芯的乳头状结构(图 5-67A、B)。乳头状型在肺浸润性腺癌中是比较常见的类型,占全部浸润性腺癌 29% 左右。

4)微乳头型腺癌(micropapillary adenocarcinoma):微乳头型腺癌的肿瘤细胞小,立方形,以缺乏纤维血管轴心的乳头簇方式生长,这些微乳头可附着于肺泡壁上或脱落到肺泡腔内(图 5-68A、B)。常有血管和间质侵犯,有时可见到砂粒体。这一组织学亚型在 2015 年 WHO 分类中被列为独立的亚型。近年的研究显示以微乳头型腺癌的腺癌具有较强的侵袭行为,易发生早期转移,与实体型腺癌一样,预后很差。现微乳头型发生比例低,笔者的统计显示占全部手术切除的浸润性腺癌病例的 1.9%。研究还显示[36],即便是临床 I a 期微乳头型腺癌,其 5 年无病生存期(disease free survival,DFS)也仅为 40%,与其他各组织学亚型相比,微乳头型腺癌更易发生胸膜侵犯和淋巴结转移,表现出更强的侵袭性。

5)实体亚型伴黏液分泌(solid adenocarcinoma with mucin production):肿瘤由缺乏腺泡、腺管和乳头结构的排列成团或成巢的多边形细胞所组成(图 5-69),如百分之百为实巢状,应注意与鳞癌和大细胞癌鉴别,因两者均可有少量

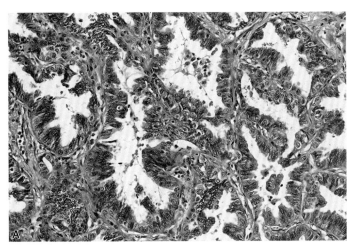

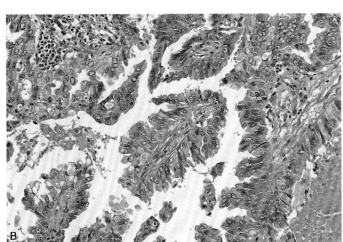

图 5-67 乳头状腺癌
A.肿瘤细胞沿着纤维血管轴心呈复杂的乳头状结构;B.癌细胞乳头状排列,癌细胞排列拥挤,细胞核空泡状并可见核仁

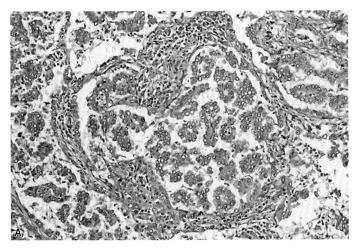

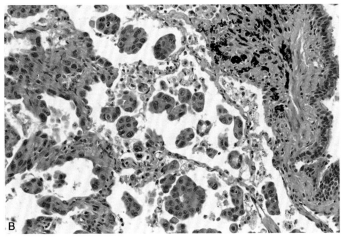

图 5-68 微乳头型腺癌
A.肿瘤细胞呈缺乏纤维血管轴心的乳头簇方式排列;B.肿瘤细胞成簇的脱落到肺泡腔内

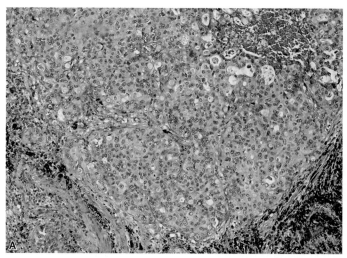

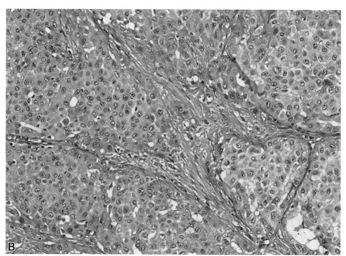

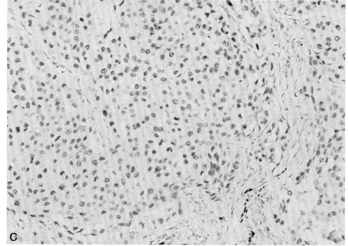

图5-69 实体型腺癌

A.肿瘤细胞呈实性片状排列,少量肿瘤细胞含有细胞内黏液;B.肿瘤组织缺乏明确的腺泡、腺管和乳头结构;C.肿瘤细胞表达 TTF1

肿瘤细胞含有细胞内黏液。实体型腺癌黏液染色(淀粉酶消化后 PAS 染色或奥辛蓝染色)显示含有细胞内黏液的肿瘤细胞比例是≥5/2HPF。我们的研究显示,临床Ⅰa期实体型腺癌 5 年 DFS 为 66.7%[36],提示实体型腺癌分化差,同微乳头型腺癌一样恶性程度高,是影响肺腺癌预后的重要因素。由于腺癌多为混合亚型,因此当肿瘤组织中含有微乳头成分和实体型成分,尽管比例很少,也应在病理报告中标明此类型的存在及所占比例,提示临床医师及时采取积极治疗并密切随访。

【免疫组化】依腺癌的亚型和分化程度而异,绝大多数肺腺癌表达上皮性标记物 AE1/3、CAM5.2、EMA、CEA 和 CK7,部分表达 CK20。目前浸润性腺癌最常用的免疫组化标记是 TTF1 和 NapinA,75% 的肺腺癌表达 TTF1,但值得注意的是 TTF1 在肺小细胞癌、大细胞神经内分泌癌、类癌有表达,其还在甲状腺癌及少数结直肠癌等其他肿瘤中有表达。NapinA 在肺腺癌表达的敏感性与 TTF1 相近似。但NapinA 也在其他肿瘤有表达如肾细胞癌。

【鉴别诊断】要注意与转移性腺癌鉴别,我们的经验在与转移性腺癌鉴别时详细询问病史是最重要的环节。其次

推荐使用 TTF-1 和 NapsinA 联合检测,两者对肺原发性腺癌均有近 80% 的敏感性且有一定互补性,有助于转移性腺癌鉴别。此外转移性腺癌可表达器官特异性标记,如甲状球蛋白(TG)、前列腺特异性抗原(prostate specific antigen,PSA)、前列腺酸性磷酸酶(prostatic acid phosphatase,PAP)及绒毛素(villin),对鉴别转移性甲状腺癌、前列腺癌及胃肠道腺癌有一定帮助。因 ER、PR 几乎仅在乳腺中呈阳性表达,故有一定的鉴别意义。

(6)浸润性腺癌的变异型

1)浸润性黏液性腺癌(invasive mucinous adenocarcinoma)

【大体】肿瘤多见肺外周部,呈分叶状结节,切面呈胶样,黄白色(图5-70)。

【光镜】肿瘤细胞是由柱状细胞和细胞质内含有大量黏液的杯状细胞组成。肿瘤周围的肺泡内常充满黏液。高分化区域分化好的柱状黏液性上皮衬附在增厚的纤维性肺泡壁,低分化区域可见印戒样癌细胞团(图5-71A、B)。黏液细胞也可形成大小、形状不等的腺样结构,腺管上皮细胞呈柱状,胞质较透亮,核位于基底部,有的含有黏液。如果肿瘤

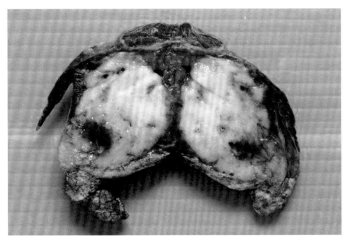

图 5-70　浸润性黏液性腺癌手术切除标本
肿瘤切面灰白半透明状，局部可见囊性变伴有黏液

中混有附壁生长型、腺泡型、乳头型和微乳头型癌等非黏液腺癌成分，而且非黏液腺癌成分≥10%时，则要诊为黏液型和非黏液型混合性浸润性腺癌，并要注明非黏液腺癌成分组织类型（图 5-72A～C）。

【免疫组化】　肿瘤细胞表达 CK7、CK20、HNF4α、TTF1、NapsinA 表达率明显低于非黏液性腺癌。癌组织对 CDX-2 及 MUC2 呈阳性表达浸润性黏液型腺癌 KRAS 突变可达 90%[37-39]；近期的研究还证实有 *NRG1* 融合基因突变[40]。

【鉴别诊断】　鉴别诊断首先要与黏液型 AIS 和 MIA 鉴别（见前述）；其次要与伴有黏液成分的非黏液型浸润性腺癌鉴别，各类非黏液浸润性腺癌可产生黏液，但缺少富有黏液的杯状细胞和柱状细胞（这两种肿瘤细胞形态与腺泡型腺癌细胞不同是两者鉴别的要点）；还要注意与转移性黏液腺癌鉴别（来自胰腺、卵巢、结肠等），胰腺黏液腺癌表达 CK20 和 MUC2[41]；结肠黏液腺癌表达 CK20 和 CDX2，很少表达 CK7，但在极少情况可表达 TTF1[42]。

2）胶样癌（colloid adenocarcinoma）

【大体】　肿瘤位于肺外周部，肿瘤质软，肿瘤境界清楚，有部分纤维性包膜，切面呈胶样可有囊性变并含大量黏液。

【光镜】　肿瘤组织内见大量细胞外黏液并形成黏液池；肿瘤由杯状细胞和柱状细胞组成（图 5-73），细胞常无明显异型，可附壁样生长，也可漂浮在黏液池中（图 5-74）。

【免疫组化】　肿瘤细胞表达 CK20、MUC2 和 CDX2，可弱表达或局灶表达 TTF1、CK7 和 Napsin A。

【鉴别诊断】　同样要注意与消化道、胰腺、卵巢和乳腺转移来的黏液腺癌区别。

3）胎儿型腺癌（fetal adenocarcinoma）：是一种肿瘤组织排列及细胞形态类似胎儿肺的腺癌。发病年龄相对偏低（多数在 40 岁以下），女性相对多发。

【大体】　肿瘤多见肺外周部，通常肿瘤境界清楚，切面呈灰白色，肿瘤大者可坏死或出血。

【光镜】　胎儿型腺癌分为低级别和高级别两种亚型[43]。低级别胎儿腺癌为分枝状腺管结构并被覆假复层柱状上皮，肿瘤细胞呈柱状，细胞核小、相对均匀一致，核可有轻度异型，细胞胞质透亮或轻微嗜酸性，富于糖原，类似于假腺管期胎儿肺被覆上皮，细胞的核下和核上胞质内含糖原空泡，腺体基部常可见鳞状细胞样细胞形成的桑椹体（morule formation），似子宫内膜样腺癌（图 5-75）。高级别胎儿型腺癌肿瘤细胞核明显异型，可见坏死（图 5-76），缺少桑椹样结构，并常混合有其他类型的各类浸润性腺癌成分（但这些成分仅是次要成分）。

【免疫组化】　低级别胎儿型腺癌瘤细胞表达 TTF1、CGA/SYN（90%），同时可出现 β-catenin 和 ERβ 异常的核浆表达[44-46]。低级别胎儿型腺癌有独特的 *CTNNB1* 基因突变驱使，β-catenin 表达认为是与 Wnt 信号通路相关联。高级别胎儿型腺癌肿瘤细胞可表达 CGA/SYN（50%）、α-FP、glypican3 和 SALL4。

【鉴别诊断】　首先要与肺母细胞瘤鉴别，肺母细胞瘤是双向型肿瘤，其包括胚胎性腺癌（典型性低级别）和原始的

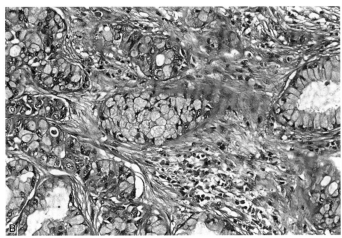

图 5-71　浸润性黏液腺癌
A. 肿瘤细胞是由柱状细胞和杯状细胞组成；B. 浸润性黏液腺癌低分化区域可见印戒样癌细胞团

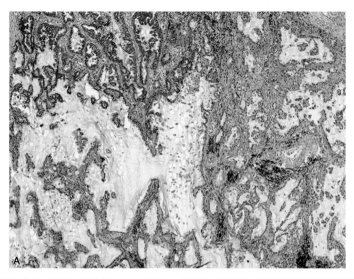

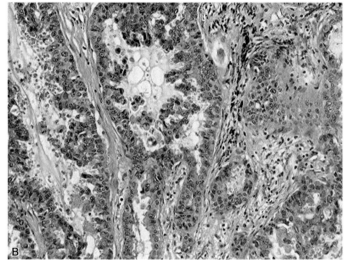

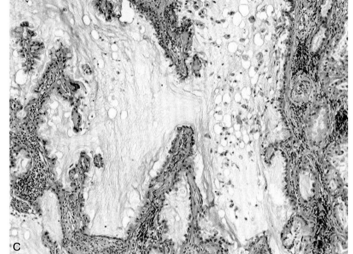

图5-72 黏液型和非黏液型混合性浸润性腺癌
A. 左上部见非黏液型腺癌区域,其他区是浸润性黏液腺癌;B. 非黏液型腺癌区域放大图

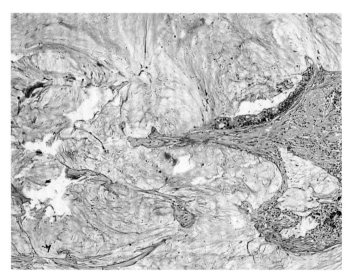

图5-73 胶样癌
肿瘤组织内见大量细胞外黏液并形成黏液池

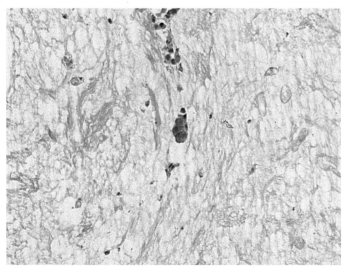

图5-74 胶样癌
肿瘤细胞可漂浮在黏液池中

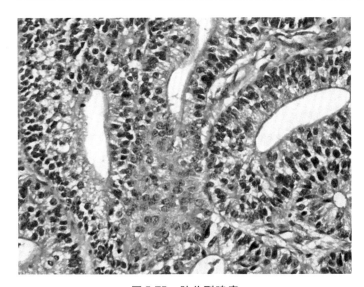

图 5-75　胎儿型腺癌
细胞高柱状,可见核下和核上胞质空泡,中央区域见鳞状细胞样
细胞形成的桑葚体

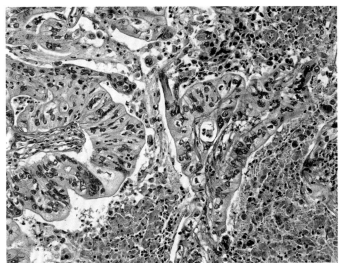

图 5-76　高级别胎儿型腺癌
肿瘤细胞核明显异型,可见坏死,缺少桑葚样结构

间叶源性的间质及局灶的特殊的间叶性分化(骨肉瘤、软骨肉瘤、横纹肌肉瘤)。胎儿型腺癌缺乏原始的间叶源性母细胞成分。还应注意同转移的子宫内膜癌鉴别,胎儿型腺癌常表达 TTF1,子宫内膜癌表达雌孕激素受体(上皮细胞和间质细胞均表达)和 PAX8。

　　4)肠型腺癌(enteric adenocarcinoma):肺的原发性肠型腺癌由具有结直肠腺癌某些形态学和免疫表型特点的成分所组成。

　　【大体】肿瘤多见于肺外周部,肿瘤境界清楚,切面呈灰白色质硬,常可坏死。

　　【光镜】肿瘤细胞高柱状并呈管状或管状绒毛状排列,常可见管腔内坏死等(图 5-77A、B)。诊断肺肠型腺癌时,肠分化癌成分应占肿瘤的 50% 以上。肠型腺癌可有其他肺腺癌组织学亚型成分如沿腺泡型或乳头型腺癌等。

　　【免疫组化】肠型腺癌常可表达一种结直肠癌的标记物(CDX2、CK20 或 MUC2),但部分肠型腺癌仅是组织学形态有肠型腺癌的特征,没有结肠癌的免疫表型。有半数病例可表达 CK7 和 TTF-1(图 5-78A ～ C),有助与转移性结直肠癌区分[47-48]。

　　【鉴别诊断】由于有时肺肠型腺癌的组织学和免疫表型与结肠腺癌无法完全区别(特别是有过结直肠癌病史的患者,因有少数转移性结直肠癌病例可表达 TTF1),故目前多数学者认为只能是在临床和影像学等各类检查排除了结肠腺癌后,才能作出肺肠型腺癌病理诊断。我们通过二代测序技术研究发现在已确定的肺肠型腺癌和已明确为肺转移性结直肠癌其基因突变有明显差异,肠原发癌和肠癌肺转移中能检测到 APC 基因和错配修复(mis-match repair, MMR)系统相关基因突变,而已确诊的肺肠型腺癌中检测到 EGFR 基因突变、ALK 融合基因、ERBB2 基因突变等。因此检测这

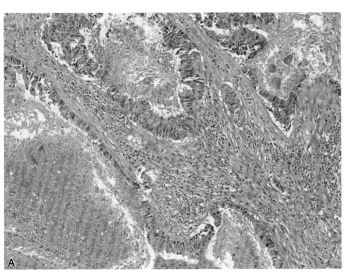

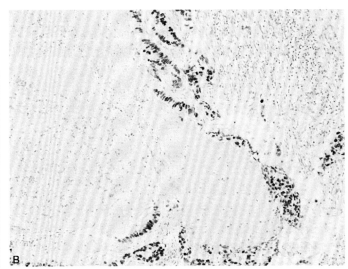

图 5-77　肺肠型腺癌
A. 肿瘤细胞高柱状,管状绒毛状排列,可见管腔内坏死;B. 肿瘤细胞表达 TTF1

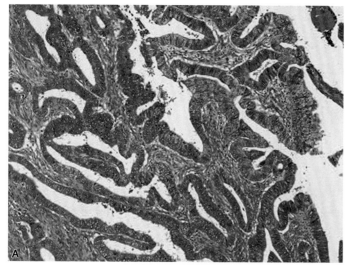
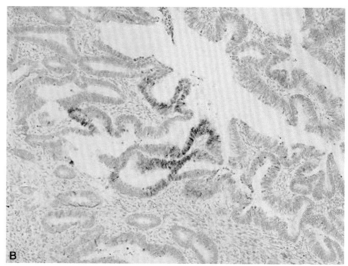
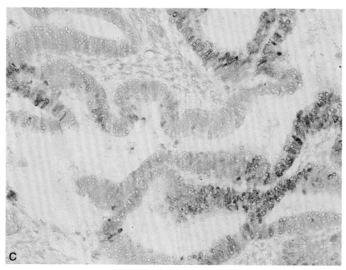

图 5-78　肺转移肠腺癌
A. 肿瘤呈管状或绒毛状排列；B. TTF-1 表达常是局灶性且染色度偏弱；C. B 图的放大图

类型基因突变类型将极有助于肺肠型腺癌与转移性结直肠癌的鉴别。

3. 肺神经内分泌肿瘤

（1）小细胞癌（Small cell carcinoma，SCLC）：即小细胞神经内分泌癌，占肺癌的 10%～20%，以前曾称为燕麦细胞癌、小细胞间变性癌、未分化小细胞癌等。肿瘤大多位肺门或肺门旁，少数位于周围。患者多为中老年，80%以上为男性，85%以上的患者为吸烟者。因肿瘤生长迅速，并早期转移，以及异位激素的产生，胸膜、纵隔受累常见且较广泛，常导致上腔静脉综合征。

【大体】肿瘤大多位于肺门或肺门旁，肿瘤境界清楚，切面呈灰白色质硬，常可坏死。

【光镜】组织学上，小细胞癌瘤细胞的形态一般较均一，其特征是癌细胞较小，规定肿瘤细胞不大于静止状态淋巴细胞的 3 倍，多呈淋巴细胞样或燕麦细胞形，核位于中央，胞质少，细胞边界不清。瘤细胞排列成小巢状或小梁状，周边呈栅状（图 5-79A～D），胞核之间可互相嵌合成铸模形（nuclear molding）。高倍镜下，核常带棱角，染色质细而弥散

呈粉尘状，核仁不清，核分裂象多见，肿瘤内常有广泛坏死，小血管壁可见来自坏死癌细胞的嗜碱性物质沉积（Azzopardi 现象）[49]。

复合性小细胞癌（combined small cell carcinoma）是指 SCLC 中混合 NSCLC 成分，包括鳞状细胞癌、腺癌和大细胞癌（图 5-80），有时可为梭形细胞癌或巨细胞癌，其中 NSCLC 成分应超过 10%，病理报告中应注明 NSCLC 的组织学类型。

【免疫组化】免疫组化显示瘤细胞表达广谱 CK（AE1/3），常是在核旁逗点样或是胞质内弥漫表达；肿瘤细胞表达神经内分泌标记物（Syn、CgA、CD56 和 NSE），SYN 和 CD56 一般为弥漫强阳性，而 CGA 往往为灶性或弱阳性，其中 CD56 最敏感。但约有 10% SCLC 不表达神经内分泌标记物。此外，SCLC 表达 TTF1（～90%）和 CD117（～80%）。>60%的小细胞癌 CD117 阳性。SCLC 肿瘤细胞 Ki-67 指数比较高，通常>50%，平均≥80%。电镜显示约 2/3 病例中存在直径 100～200nm 的有界膜分泌颗粒。

【鉴别诊断】

1）其他神经内分泌癌：SCLC 与大细胞神经内分泌癌

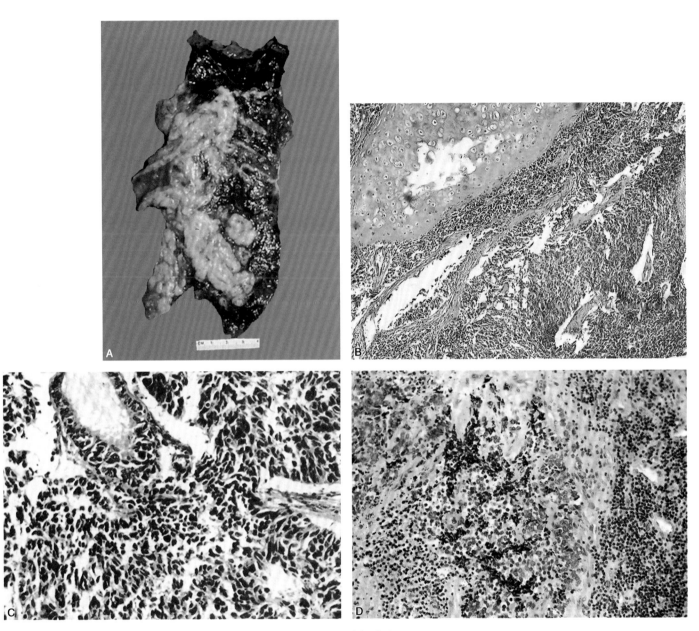

图 5-79 小细胞癌
A. 小细胞癌大体观,癌组织沿支气管生长并扩展;B. 癌组织在支气管壁弥漫浸润,癌细胞小,呈圆形、卵圆形及雀麦形;C. 癌细胞小,多呈小圆形、雀麦形,癌细胞侵至腺上皮;D. 淋巴结转移性小细胞癌,小细胞癌组织旁见残留的淋巴组织

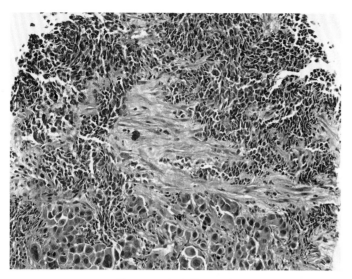

图 5-80 复合性小细胞
图上部区域是小细胞癌,下部区域是低分化腺癌

(large cell neuroendocrine carcinoma, LCNEC) 最重要的鉴别点是细胞大小、核浆比以及核仁是否存在。SCLC 较 LCNEC 核浆比高,而后者瘤细胞常可见核仁。

2) 小细胞鳞状细胞癌:癌细胞小,与小细胞癌难以区别,但其中可见明确的鳞癌灶,有角化现象。同时,免疫组化染色有助于鉴别诊断,此癌神经内分泌标记为阴性。

3) 原始神经外胚叶肿瘤(primitive neuroectodermal tumour, PNET):PNET 肿瘤细胞小,弥漫性增生易于误为 SCLC,但 PNET 通常核分裂象少于 SCLC,而且弥漫性表达 CD99,不表达角蛋白及 TTF1。

4) 促纤维增生性小细胞肿瘤(desmoplastic small cell tumor):此瘤常见于腹腔、盆腔,多见于青少年。发生在肺、纵隔及胸膜者亦有报道。其特点是肿瘤细胞小,呈大小不一的巢状,与小细胞癌难以区别,所不同的是肿瘤间质常呈明显的纤维组织增生,可发生硬化。免疫组化染色显示,瘤细胞表达神经内分泌标记物(CgA、Syn、CD56 和 NSE)及肌标记可呈阳性反应。

(2) 大细胞神经内分泌癌(large cell neuroendocrine carcinoma, LCNEC):LCNEC 被定义为非小细胞癌伴有神经内分泌形态学特征(包括菊形团和栅栏状排列),且表达神经内分泌指标(CD56、CGA、SYN)中一个指标阳性即可,但需>10% 的肿瘤细胞明确阳性。此癌可发生在中央或外周,肿瘤平均大小为 3cm(1.3～10cm),通常为境界清楚的结节状肿块,偶见呈多结节者。其切面呈黄白色或褐色,常有广泛坏死及出血。淋巴结转移常见。

【大体】肿瘤见于肺外周部,肿瘤境界清楚,切面呈灰白色质硬,常可坏死。

【光镜】组织学上,癌细胞大,胞质丰富,核大而空淡,核仁明显,核分裂象多。癌细胞呈器官样巢状、小梁状、菊心团和栅栏状排列,常有大片坏死(图 5-81A～C)。

【免疫组化】免疫组化显示瘤细胞表达 CD56、CgA 和 Syn,三个常用的神经内分泌标志中,CD56 的灵敏性最高,但

CGA、SYN 的特异性更高。LCNEC 常常 P40 阴性,但 P63 可阳性。瘤细胞通常表达广谱 CK(AE1/3),部分表达 TTF1(50%),约有 70% 的病例表达 CD117,Ki-67 指数一般为 40%～80%。电镜下癌细胞胞质内含有神经内分泌颗粒。

【鉴别诊断】主要是与分化差的鳞癌及一般的(非神经内分泌)大细胞癌相鉴别,免疫组化及电镜观察有助于鉴别。如肿瘤形态像不典型类癌,但核分裂>10 个/2mm²(2mm² 相当于 10 个高倍视野),仍需诊断 LCNEC。10%～20% 肺鳞癌、腺癌、大细胞癌在光镜下无神经内分泌形态,但有神经内分泌免疫表型和(或)电镜下的神经内分泌颗粒,建议诊断为非小细胞癌伴神经内分泌分化。这类肿瘤的预后和对化疗的反应目前尚不清楚。对一些组织学及细胞形态类似与大细胞神经内分泌癌,但神经内分泌指标阴性的病例,建议诊断大细胞癌伴神经内分泌形态,归(非神经内分泌)大细胞癌。

复合性大细胞神经内分泌癌(combined LCNEC):LCNEC 伴有腺癌、鳞状细胞癌、巨细胞癌和(或)梭形细胞癌成分。

(3) 类癌和非典型类癌:类癌(carcinoid)亦称典型类癌,来源于支气管黏膜上皮及黏膜下腺体中的神经内分泌细胞。上海交通大学附属胸科医院 2000—2009 年 9345 例肺癌手术切除标本统计分析显示该类肿瘤约占全部手术切除肺癌的 0.67%。该医院手术切除 32 例肺类癌肿瘤标本分析显示:患者男女性别比为 2.2:1;典型类癌平均年龄 43 岁,不典型类癌平均年龄 45 岁;典型类癌平均直径 2.9cm,不典型类癌 3.3cm;绝大多数为I期患者(84.4%,27/32),典型类癌 5 年无进展生存率为 100%;不典型类癌 5 年无进展生存率为 92.9%。

【大体】肿瘤可以是中央型,亦可位于肺外周部,肿瘤境界清楚,切面呈灰白灰黄,质软或中等,通常不见坏死(图 5-82)。

【光镜】类癌癌细胞中等大小,大小与形状十分一致,并呈器官样结构为其显著特征。胞核圆形或卵圆形,位于中央,染色质细而分布均匀,核仁不明显,胞质少至中等量,嗜伊红色,亦可透明(图 5-83A～C)。瘤细胞排列成器官样、小梁状、岛屿状、栅状、假腺样或菊形团样,少数病例瘤细胞可呈梭形样细胞;透明样细胞和印戒样细胞。间质为富于血管的纤维组织。类癌的瘤细胞核通常较规则,但有时可有轻度非典型或多形性,核分裂象少见,典型类癌能参能通常无坏死。依据核分裂数和有无坏死可将类癌分为典型类癌(typical carcinoid, TC)和非典型类癌(atypical carcinoid, AC)两型:TC 的核分裂数<2 个/2mm²(2mm² 相当于 10 个高倍视野),无坏死;AC 的核分裂数 2～10 个/2mm² 和(或)灶性坏死(图 5-84A,B)。瘤细胞核的非典型或多形性不是区别 TC 与 AC 的可靠标准。当核分裂数≥11 个/2mm² 和出现大片坏死,应细胞形态和大小诊断为 SCLC 或 LCNEC[50]。还应注意的是必须在肿瘤生长最活跃的区域计数核分裂,如果核分裂较少,则须观察整张切片。发生在肺周边部的微小类癌,小于 5 毫米,形态学与 TC 相同,称为肺微小瘤(pulmonary tumorlet)。由于病变微小,以往常在肺活检或尸检时偶尔发现,目前因国内肺内小结节手术切除率增高,故也常在肺小结节切除标本中见到此类病变(图 5-85、图 5-86)。本

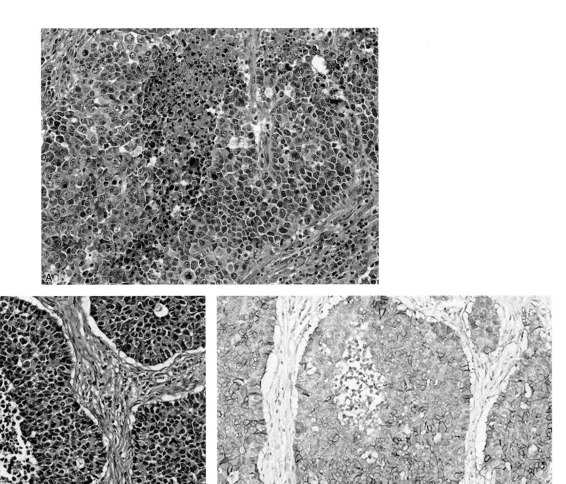

图 5-81 大细胞癌神经内分泌癌
A. 癌细胞大,细胞核仁明显,可见局灶状坏死;B. 呈巢状排列,其周边部细胞呈栅栏状;C. 免疫组化染色,癌细胞 CD56 呈阳性表达

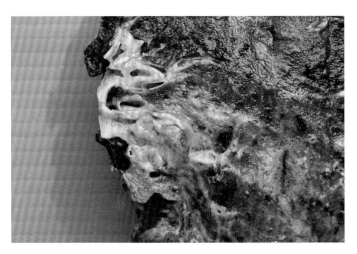

图 5-82 肺类癌
肿瘤位支气管管口,肿瘤质软境界清

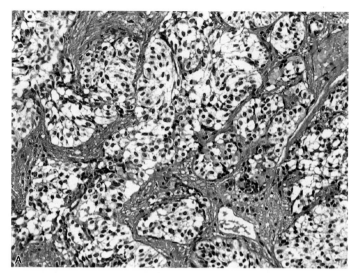

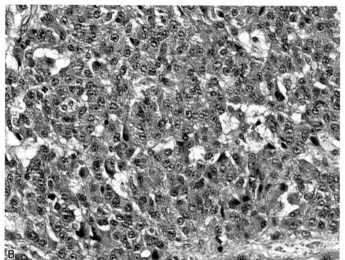

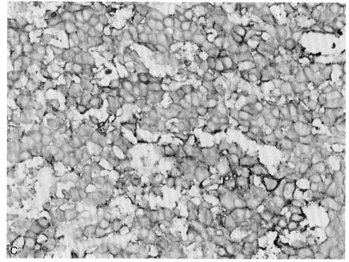

图 5-83 类癌

A. 癌细胞巢状排列,细胞大小一致,核小圆形位于中央,胞质透明;B. 癌细胞中等大小,胞核圆形或卵圆形,染色质细而分布均匀,核仁不明显,核分裂象不见或少见;C. 癌细胞表达 CD56

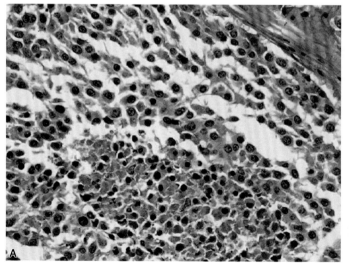

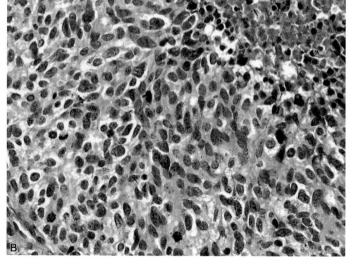

图 5-84 非典型类癌

A. 癌细胞实巢状排列,可见灶状坏死;B. 癌细胞核分裂象易见并见灶状坏死

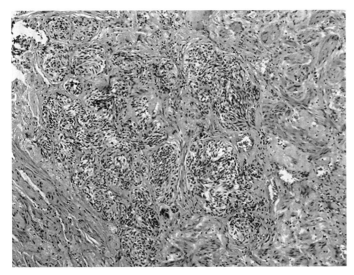

图5-85 微小类癌
小于5毫米肿瘤细胞形态与TC相同

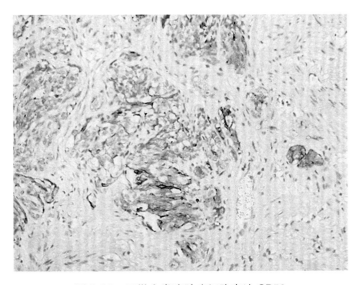

图5-86 示微小类癌肿瘤细胞表达CD56

病部分病例与支气管扩张或炎症性病变导致肺组织瘢痕形成有关。

【免疫组化】免疫组化染色显示瘤细胞大多表达CK，但有时可不表达CK(达20%病例)。CGA、SYN、CD56可不同程度阳性。Ki-67指数在典型类癌和不典型类癌中的表达各不相同，典型类癌Ki-67指数较低，不典型类癌的Ki-67指数偏高。电镜下，瘤细胞胞质内含有直径100~400nm的电子致密核心有界膜分泌颗粒。

【鉴别诊断】类癌和微瘤型类癌的鉴别主要在大小上，后者直径<5mm。在气管镜活检诊断典型类癌时，一定要结合肿瘤的大小，以防止过度诊断。肺类癌和大细胞神经内分泌癌及小细胞癌的鉴别可通过坏死、核仁和核分裂进行鉴别，后两者一般核分裂大于10个/10HPF，如出现大面积坏死不支持不典型类癌。三者的区别在手术标本上一般不存在问题，但对某些存在明显挤压伤的小活检标本需要特别注意，因为发生机械性损伤时，细胞结构和形态看不清楚，尤其是核浆比无法判断。且当无明显的坏死及核分裂时，如果单凭酶标提示

神经内分泌表达，易将肺类癌诊断为小细胞癌。这时须加做Ki-67，如果Ki-67指数偏低，诊断小细胞癌一定要慎重。类癌误诊为小细胞癌的报道亦见诸文献[51]。有报道小细胞癌的Ki-67的指数一般>50%，Ki-67指数<20%则不能轻易诊断小细胞癌。此外，肺原发性类癌也需与转移性类癌和不典型类癌进行鉴别。除有肿瘤病史外，TTF1、CK7和CK20的组合测定亦可用于鉴别胃肠道来源且分化好的转移性神经内分泌肿瘤。既往TTF1在支气管肺类癌中的表达分歧较多，近来Rosa等[52]文献报道肺内的神经内分泌细胞可表达TTF1，部分肺类癌表达TTF1，非肺源的分化好的神经内分泌肿瘤往往TTF1阴性。Du等[53]报道TTF1只在原发性肺类癌中表达且主要表达在周围型病变中。Schmitt等[54]复习了604例胃肠胰肿瘤，发现仅有0.7% TTF1阳性。此外，CK7多数表达在肺肿瘤，而CK20多表达在胃肠道[55]，依据上述指标，基本上已可甄别类癌的原发部位。

(4)弥漫性特发性肺内分泌细胞增生(diffuse idiopathic pulmonary neuroendocrine cell hyperplasia，DIPNECH)：DIPNECH是支气管和细支气管上皮中散在的单个肺神经内分泌细胞呈线性排列或呈小结节样弥漫性增生。肺神经内分泌细胞具有摄入胺前体和脱羧基功能，其大多以单个散在分布于支气管和细支气管黏膜上皮细胞之间或黏膜下腺上皮细胞之间，少数以线性排列或形成圆形小体。DIPNECH好发于40~60岁成人，女性稍多[56-58]。病变常见于气道或肺间质纤维化或支气管扩张等患者，这种病变是否是一种局限性的癌前状态尚未肯定[57,59,60]。

【光镜】病变局限在细支气管黏膜上皮内，表现为增生的神经内分泌细胞数量增多，可从单个散在或呈线样，或在细支气管上皮基底部形成小巢，更甚者可将细支气管上皮由增生的神经内分泌细胞完全取代，可致其管腔狭窄，但不穿透基底膜(图5-87A、B)。神经内分泌细胞较小，排列不整，核形不一、深染。

【鉴别诊断】主要与细支气管上皮的基底细胞不典型增生及肺间隔平滑肌增生相鉴别，细支气管上皮的基底细胞不典型增生基底细胞数量增多，排列较规律，大小、形状较一致，免疫组化神经内分泌标记阴性。肺间隔平滑肌增生免疫组化神经内分泌标记阴性，但SMA等肌源性标记阳性。

4. 大细胞癌(large cell carcinoma，LCC) 肺大细胞癌被定义为是一种未分化的非小细胞肺癌，其在细胞学和组织结构及免疫表型等方面缺少小细胞癌、腺癌及鳞状细胞癌的特征，且必须是手术切除标本才能作出大细胞癌的诊断[61]。目前的资料显示肿瘤好发于老年男性，中位年龄约为60岁。

【大体】影像学上大细胞癌可为中央型或外周型。肿瘤通常较大，直径一般大于3cm，坏死广泛且常见。可侵及胸膜及其邻近的组织。

【光镜】LCC组织学癌组织常呈紧密分布的实性团或片块，或弥漫分布呈大片，无腺泡、鳞癌分化特征。癌细胞较大，胞质中等或丰富、淡染，或呈颗粒状，或略透亮；核圆形或

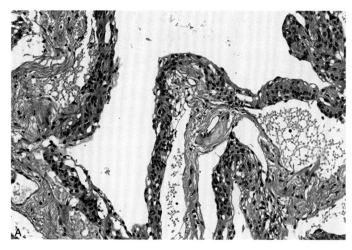
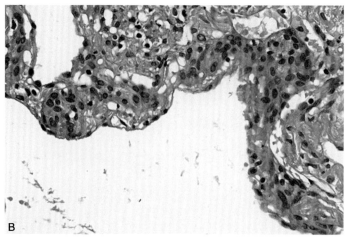

图 5-87　肺神经内分泌细胞增生
A.增生的神经内分泌细胞在细支气管上皮内呈线状增生;B.增生的神经内分泌细胞完全取代将细支气管上皮,但不穿透基底膜

卵圆形、空泡状、核仁明显(图 5-88A、B),核分裂象易见。大细胞癌组织坏死常见,且较广泛。有的大细胞癌可能见少数黏液阳性的细胞。如经黏液染色并淀粉酶消化后,见有丰富的产生黏液的细胞,则应诊断为实性腺癌伴黏液形成。

2015 版 WHO 肺肿瘤分类将旧版的大细胞癌的几个亚型做了较大幅度改变,首先将基底样大细胞癌归为鳞癌一个亚型;将大细胞神经内分泌癌归入神经内分泌癌;将淋巴上皮瘤样癌归入其他和未分类癌的范畴;取消透明细胞大细胞癌和横纹肌样大细胞癌亚型。

【免疫组化】免疫组化和黏液染色在诊断大细胞癌是必要的。诊断大细胞癌先决条件是肺腺癌免疫标志(TTF1/NapsinA)和鳞癌标志[P40/P63(4A4)/Ck5/6]及黏液染色均为阴性。

【鉴别诊断】诊断时需要与腺癌实体亚型[TTF1/NapsinA/黏液染色阳性;P40/P63(4A4)/Ck5/6 阴性]、非角化性鳞癌[TTF1/NapsinA/黏液染色阴性;P40/P63(4A4)/Ck5/6阳性]和腺鳞癌(含有明确的腺癌及鳞癌两种成分,且每一种成分要>10%)鉴别。2015 版 WHO 肺肿瘤分类考虑到世界范围各国及地区经济及卫生技术水平发展不均,大细胞癌可能会有以下三种情况:①大细胞癌,免疫表型为 CK 阳性、肺腺癌免疫标志和鳞癌标志及黏液染色均为阴性;②大细胞癌,免疫表型为 CK 阳性、肺腺癌免疫标志和鳞癌标志表达结果不满意[TTF-1/NapsinA、P40/P63(4A4)/Ck5/6 其中之一有局灶性阳性]、黏液染色为阴性;③大细胞癌,不能提供免疫组化和黏液染色结果。

5. 腺鳞癌(adenosquamous carcinoma)　腺鳞癌是指在同一个肿瘤内有明确的腺癌和鳞癌两种成分并存,其中的一种成分最少要占整个肿瘤的 10%。大多数患者有吸烟史。

【大体】腺鳞癌可以是中央型,亦可位于肺外周部。

【光镜】腺鳞癌含有明确的腺癌及鳞癌两种成分,两者的比例各异,或一种占优势,或两者比例相等,但其中的一种成分至少要占整个肿瘤的 10%,故腺鳞癌的诊断应建立在对手术切除标本进行全面检查的基础上(活检和细胞学标本仅能做出提示性诊断)。其组织形态特征如在鳞癌及腺癌中所述,两者均可表现为高分化、中分化和低分化,但两种成分的分化程度并非一致,多数是两种成分相互分开而无联

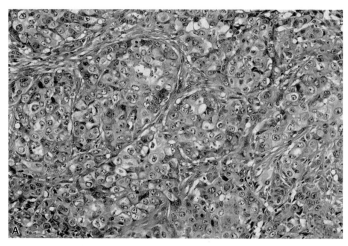
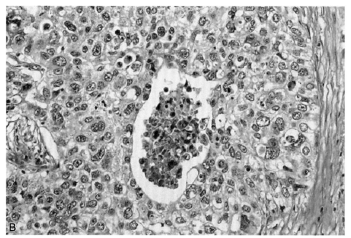

图 5-88　肺大细胞癌
A.癌细胞较大,胞质丰富、核圆形或卵圆形、空泡状、核仁明显易见;B.癌细胞实巢状排列,核分裂象易见,可见灶状坏死

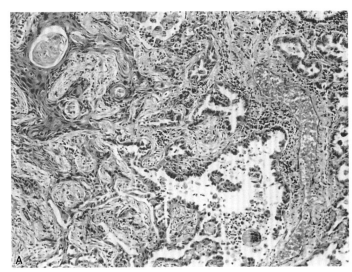 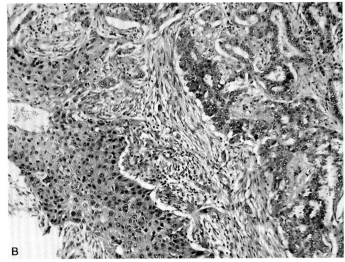

图 5-89 腺鳞癌镜下形态
A. 癌组织包含腺癌及鳞癌两种成分，左上为鳞癌，右为腺癌；B. 癌组织包含两种成分左为鳞癌，右为腺癌

系，少数是相互混杂（图 5-89A、B）。

【免疫组化】免疫组化显示癌细胞表达不同分子量角蛋白（AE1/3、CAM5.2 和 CK7 等），但通常不表达 CK20，鳞癌和腺癌两种成分分别表达 P40 和 TTF1。

【鉴别诊断】包括鳞癌、腺癌伴有上皮鳞化及分化差的黏液表皮样癌。如在鳞癌见到少量腺癌成分时（<10%）应诊断鳞癌伴少量腺癌成分，反之亦然。分化差的黏液表皮样癌与具有分化差成分的腺鳞癌的鉴别时有一定困难，黏液表皮样癌发生在近侧大支气管内，呈外生性，突入腔内，由表皮样细胞及黏液细胞杂乱混合构成，呈不规则片块，或有腔隙形成，杯状细胞通常散布在细胞巢内，而不形成腺管，亦无单个细胞的角化及鳞状细胞珠形成。而腺鳞癌多位于外周部，可形成腺管，亦可找见角化或细胞间桥。腺鳞癌需注意与鳞癌中内陷入的非肿瘤腺体鉴别，后者腺体及细胞无异型，并常被肿瘤成分挤压。

6. 肉瘤样癌（sarcomatoid carcinoma） 原发性肺肉瘤样癌是一类异质性较大的非小细胞癌，比较少见，上海交通大学附属胸科医院 2000—2009 年 9345 例肺癌手术切除标本统计分析显示该类肿瘤约占全部手术切除肺癌的 1.64%。肉瘤样癌包括多形性癌、梭形细胞癌、巨细胞癌、癌肉瘤和肺母细胞瘤共 5 种类型。上海交通大学附属胸科医院 2011—2015 年手术切除 46 例肉瘤样癌中多形性癌发病最高达 39 例，梭形细胞癌 3 例，巨细胞癌 2 例，癌肉瘤和肺母细胞瘤各 1 例。肉瘤样癌好发于老年男性，平均年龄 60 岁，男女之比约为 4:1，肿瘤可位于肺的中央或周边，以周围型居多。临床上，肿瘤进展迅速，常广泛转移，化学治疗和放射治疗的疗效差，预后不良。最近有文献表明在肉瘤样癌中有较高比例的 *MET* 基因第 14 号外显子跳跃突变，而且有突变患者对克唑替尼（crizotinib）的临床试验疗效显著[62]。

（1）多形性癌（pleomorphic carcinoma）

【大体】可以是中央型，亦可位于肺外周部，肿瘤切面呈灰白色质硬，常可见灶状出血及坏死（图 5-90）。

【光镜】肿瘤可以完全由恶性梭形细胞和巨细胞共同组成，亦可以是低分化非小细胞癌，即腺癌、鳞癌、大细胞癌或未分化非小细胞癌中含有 10% 以上的梭形和（或）巨细胞成分（图 5-91A、B），病理诊断多形性癌时，报告中应注明腺癌或鳞癌成分。间质可为纤维性、黏液样或很少有间质，中性粒细胞吞入现象、坏死、出血、血管侵犯常见。

【免疫组化】NSCLC 成分表达 CK 和 EMA，梭形细胞和巨细胞成分表达波形蛋白，偶可局灶性表达 CK、EMA 和 α-SMA。

（2）梭形细胞癌（spindle cell carcinoma）

【大体】常位于肺外周部肿瘤境界清楚，切面呈灰白色质软或中等。

【光镜】肿瘤几乎全部由上皮性的梭形细胞构成（图 5-92A~C），无明确腺癌、鳞癌、大细胞癌或巨细胞癌成分。梭

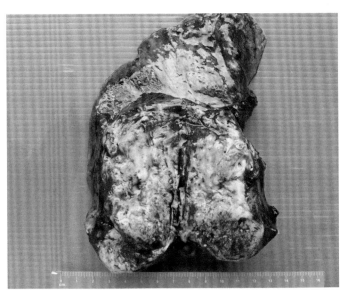

图 5-90 多形性癌手术切除标本
肿瘤境界不清，肿瘤切面呈灰白色质硬，可灶状坏死和坏死

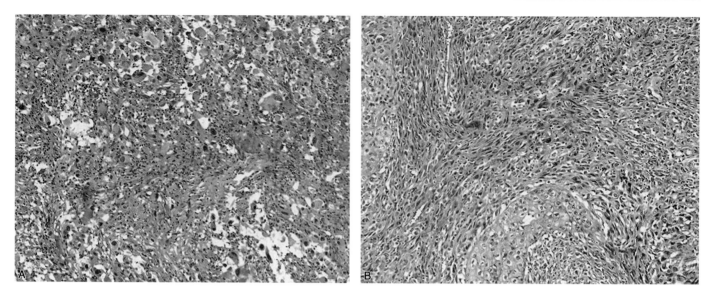

图 5-91　多形性癌

A. 肿瘤由恶性梭形细胞和巨细胞共同组成；B. 肿瘤细胞由恶性梭形细胞和腺癌同组成

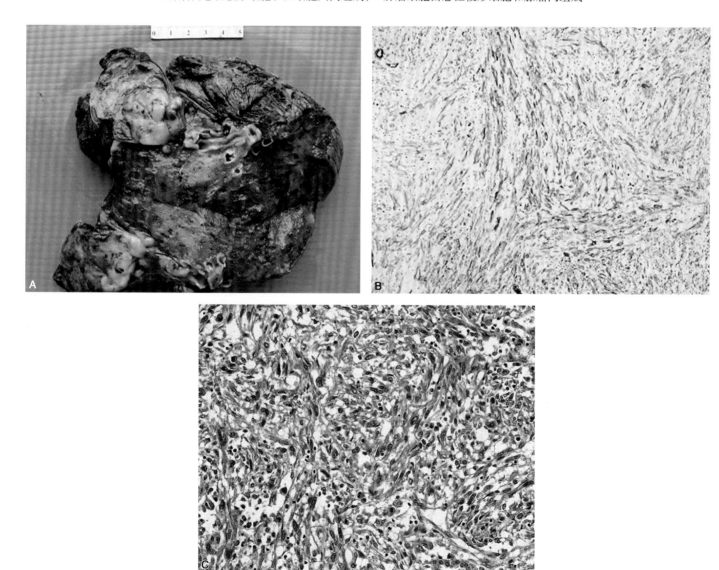

图 5-92　梭形细胞癌

A. 肺梭形细胞癌手术切除标本，肿瘤境界清楚，切面呈灰白色质软；B. 肿瘤由恶性上皮性梭形细胞表达 CK；C. 肿瘤由恶性上皮性的梭形细胞构成

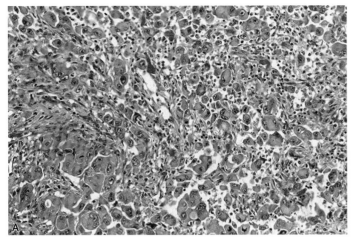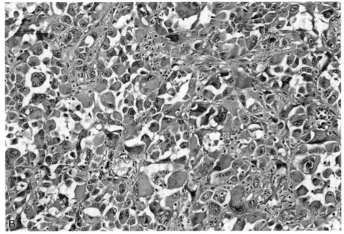

图 5-93　巨细胞癌
A. 癌细胞几乎全部由肿瘤性的巨细胞构成；B. 示肿瘤性的巨细胞（包括多核巨细胞）

形细胞排列成束状和巢状，肿瘤内可有散在的淋巴细胞和浆细胞浸润，当炎症细胞浸润显著时，需与炎性肌成纤维细胞瘤鉴别。

【免疫组化】梭形细胞常可同时表达 CK、CEA、波形蛋白和 TTF1。

（3）巨细胞癌（giant cell carcinoma，GCC）

【大体】常位于肺外周部，肿瘤切面呈灰白色质地中等，常可坏死。

【光镜】几乎全部由肿瘤性的巨细胞（包括多核巨细胞）构成，无分化性癌的成分（图 5-93A、B）。癌细胞相互松散排列，常有大量炎症细胞，尤其中性粒细胞浸润，癌细胞胞质内常可含有炎症细胞。

【免疫组化】GCC 中巨细胞也可同时表达 CK、波形蛋白和 TTF1。

（4）癌肉瘤（carcinosarcoma）：是一种混合性的恶性肿瘤，既包括非小细胞癌（典型的为鳞癌或腺癌），又包括伴有异源性分化的肉瘤（如横纹肌肉瘤、软骨肉瘤、骨肉瘤等）。

【大体】肿瘤境界比较清楚，切面呈灰白色质地中等，可见局灶性坏死。

【光镜】NSCLC 成分中最常见的是鳞癌，其次是腺癌和大细胞癌等；肉瘤样成分，按降序排列，依次为横纹肌肉瘤、软骨肉瘤、骨肉瘤或上述的混合（图 5-94A、B）。分化差的区域可由梭形细胞排列成纤维样、席纹状（storiform）、血管周细胞瘤样的结构。

【免疫组化】NSCLC 成分表达 CK 和 EMA，软骨肉瘤成分表达 S100 蛋白，横纹肌肉瘤成分表达结蛋白、myoD1 和肌细胞生成素（myogenin）。

（5）肺母细胞瘤（pulmonary blastoma）：是一种双向分化型肿瘤，包括胚胎性腺癌（低级别）和原始的间叶源性的间质（图 5-95A、B），可以视为一种特殊类型癌肉瘤。

【大体】多位于肺外周部，肿瘤切面常呈灰白色灰红相兼，质地中等。

【光镜】其上皮成分为低级别的胚胎性腺癌，分支管状腺体；衬覆假复层的柱状细胞；圆形核；透亮或淡嗜伊红的细胞质；柱状细胞富于糖原，像胚胎肺的假腺样期的气道上皮，部分病例局灶可出现多形性，像高级别的胚胎性腺癌或传统

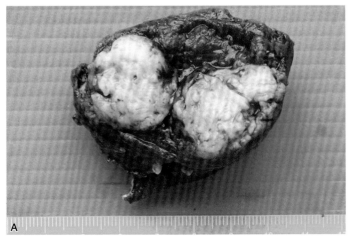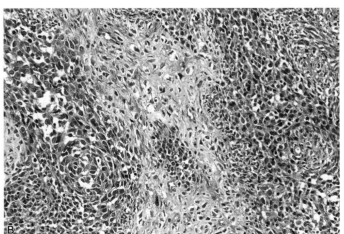

图 5-94　肺癌肉瘤
A. 肺癌肉瘤手术切除标本，肿瘤境界清楚，切面呈灰白色质地较硬；B. 由低分化 NSCLC 和软骨肉瘤（中间区域）构成

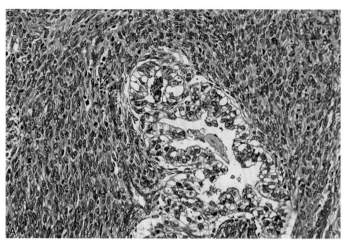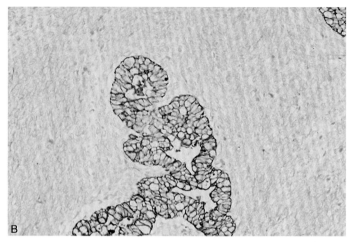

图 5-95 肺母细胞瘤
A.肿瘤中央区域是胚胎性腺癌(低级别),其外周是恶性原始间叶源性梭形细胞;B.示胚胎性腺癌成分表达 CK(AE1/3)

的腺癌。43%~60% 病例中可见桑葚样小体。间叶成分为紧密排列的原始的卵圆形细胞,核浆比高,在黏液样或纤维性背景中有分化成熟的成纤维细胞样细胞的趋势。少数病例可见局灶的特殊的间叶性分化成分(骨肉瘤、软骨肉瘤、横纹肌肉瘤)等,肺母细胞瘤中有罕见成分的报道,如卵黄囊瘤、畸胎瘤、精原细胞瘤、胚胎性癌和恶性黑色素瘤等。

【免疫组化】上皮成分弥漫表达 CK7、AE1/3、34βE12、CEA、EMA、TTF1 等,可局灶表达 CGA、SYN、VIM、激素多肽(calcitonin ACTH serotonin 等)。间叶源性的母细胞成分弥漫表达 VIM、MSA,局灶表达 AE1/3。腺样成分和母细胞成分表达 β-catinin(核/浆);罕见的生殖细胞肿瘤成分表达 AFP、PLAP 等。

【鉴别诊断】诊断肺母细胞瘤需与肺胎儿型腺癌、滑膜肉瘤和胸膜肺母细胞瘤鉴别。肺胎儿型腺癌缺乏母细胞成分;滑膜肉瘤其上皮样成分为非胎儿型腺癌形态,并常有 SS18-SSX 异位;胸膜肺母细胞瘤分为三个亚型:Ⅰ型:发病年龄<2 岁(中位年龄 10 个月),多囊结构,镜下见囊内衬呼吸型上皮,其下为小的原始的恶性细胞形成连续或不连续的形成层样区域,而母细胞成分难以看见。Ⅱ型:发病中位年龄为 35 个月,常呈囊实性,显微镜下除可见的Ⅰ型区域外,其实性区域可见原始性小细胞在肿瘤间隔内成片增生,有时可见梭形细胞肉瘤束;Ⅲ型:发病中位年龄为 41 个月,肉眼见为实性肿瘤,镜下见成片的母细胞和肉瘤样区域(软骨肉瘤样、纤维肉瘤样、横纹肌肉瘤样)的混合;可出现多少不等的出血、坏死、纤维化;该型无肿瘤性上皮成分是与肺母细胞瘤鉴别的要点。

7. 肺涎腺型恶性肿瘤 肺的涎腺型恶性肿瘤(salivary tumorlet)是一组主要起自气管和支气管壁小涎腺的肿瘤,这些肿瘤均较少见,上海交通大学附属胸科医院 2000—2009 年肺癌手术切除标本统计分析显示该类肿瘤约占全部手术切除肺癌的 0.72%。

(1)腺样囊性癌(adenoid cystic carcinoma)[63-64](图 5-96A~C):此癌是发生在下呼吸道最常见的涎液腺型肿瘤之

一,仅发生在气管及大支气管,尤以气管为多。在 X 线胸片上因其位于支气管内且在中央不易定位,而纤维支气管镜活检易获阳性结果。临床上,男、女发病率相同,中年人多发,平均年龄为 45 岁。腺样囊性癌常以局部复发为主,很少远处转移。

【大体】肿瘤常突入支气管腔内呈息肉状生长,最大直径可达数厘米,或呈环形弥漫浸润性结节,直径 0.9~4.0cm,质软,呈灰白色、粉红色或浅褐色,癌组织也可穿过软骨壁扩展至周围肺实质。少数可侵至胸膜或纵隔,形成巨块。

【光镜】癌组织在支气管壁内呈浸润性生长,表面的支气管上皮可发生溃疡或鳞化,其组织形态与唾液腺器官发生的同类肿瘤完全相同。癌细胞较小,核深染,排列呈圆柱状、小梁状、实性条索、由导管上皮及肌上皮双层细胞构成的腺体或小管,常见具有特征性的大小不等的筛状结构片块,其中可见扩张的假囊肿,囊内含有黏液或嗜酸性基底膜样物质。肿瘤间质可有黏液样变性,有时透明变性显著,则压迫上皮性条索呈窄带状。实性巢外周细胞偶呈栅栏状,如基底样构型。瘤组织坏死及核分裂象不常见,可侵及周围肺实质及局部淋巴结,38% 的病例见有侵袭周围神经现象,并常可沿气管或支气管发生跳跃性转移。

【免疫组化】瘤组织对低分子量角蛋白、波形蛋白、肌动蛋白呈强阳性反应,S-100 蛋白呈局灶性阳性,肿瘤细胞还可表达 CD117。

(2)黏液表皮样癌(mucoepidermoid carcinoma)[65]:少见,患者年龄为 4~78 岁,近半数发生在 30 岁以下。此癌亦为侵袭性生长,但大多数生长缓慢,病程较长,转移罕见。

【大体】大多数肿瘤位于大支气管(主支气管、叶支气管和段支气管),呈息肉状突入支气管腔内,引起支气管刺激和阻塞症状。肿瘤最大直径为 0.5~6cm(平均 2.2cm),质软或中等。

【光镜】构成此癌的特征性成分是黏液细胞、表皮样细胞及中间型细胞,组织学上,依据各种癌细胞的比例和异型程度可将该肿瘤分为低级别和高级别两型。低级别型(low-

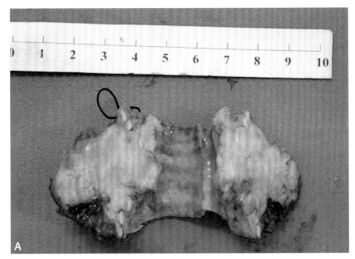
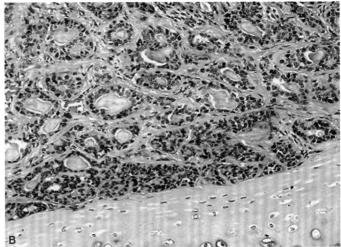
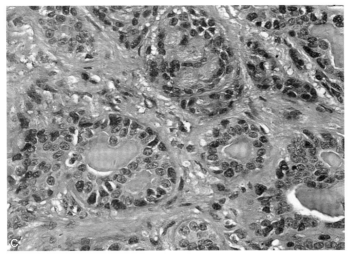

图 5-96　腺样囊性癌
A.腺样囊性癌手术切除标本,肿瘤位于气管,境界不清楚,切面呈灰白色质地较硬;B.癌组织呈
明显筛状结构;C.同上例,见大小不等的筛状结构片块,其中内含有黏液或嗜酸性物质

grade malignancy)(图 5-97A ~ C)以黏液细胞形成含黏液的小腺腔和囊肿为主,混有非角化鳞状细胞和介于上述两种细胞之间的中间型细胞。癌细胞的异型性小,核分裂象很少,通常无坏死。肿瘤局部侵袭,很少发生转移,手术完全切除后预后良好。高级别型(high-grade malignancy)(图 5-98A、B)主由中间型细胞和鳞状细胞组成,混有少量黏液细胞和黏液,癌细胞异型性较大,核深染,核浆比例高,核分裂象多,常伴有明显坏死,有些病例亦可见分化好的低度恶性肿瘤区。肿瘤常侵犯肺实质和转移到肺门淋巴结,手术很难将肿瘤完全切除,预后不良。

【免疫组化】黏液表皮样癌不表达 TTF1 和 Napsin A,这点有助于与肺腺癌的鉴别。可检测到 *MAML2* 基因重排。

【鉴别诊断】低级别黏液表皮样癌因其含有明确的表皮样成分及黏液细胞,不易与其他癌相混淆,而分化差的高级别黏液表皮样癌,则需与腺鳞癌相鉴别。前者通常位于大支气管内呈息肉样,缺少细胞角化和角化珠形成,同时常可找见低度恶性黏液表皮样癌成分;而后者多位于肺外周部,鳞癌成分可显示角化现象。

(3) 上皮-肌上皮癌(epithelial-myoepithelial carcinoma)(图 5-99A、B):此癌罕见,几乎均位于大支气管内,故有气道阻塞症状。

【大体】肿瘤位于支气管腔内,也可侵至周围肺实质,切面呈实性灰白色,有的呈胶冻状。

【光镜】上皮肌上皮癌表现为由内侧的上皮细胞和周边的肌上皮两种细胞构成管状或实性结构,腺管状上皮所占比例不一,其周围的肌上皮细胞,呈梭形或圆形,其胞质呈嗜酸性或透明,核分裂象少见,间质可透明变性。此癌手术切除通常可治愈,但有的也可复发或转移。

【免疫组化】上皮细胞表达 CK,通常 VIM 和 S100 阴性;肌上皮细胞 CK、CD117 及 GFAP 弱阳性,S100、Actin 强阳性,CEA、HMB45 阴性。

(4) 腺泡细胞癌(acinic cell carcinoma):此癌罕见,大多为成人,可发生在大支气管内引起支气管刺激或阻塞症状,或位于肺实质而无症状。

【大体】位于支气管内者呈息肉状,在肺实质内者境界清楚,无包膜。

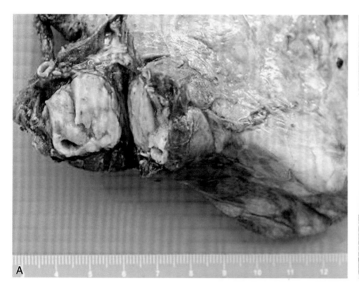
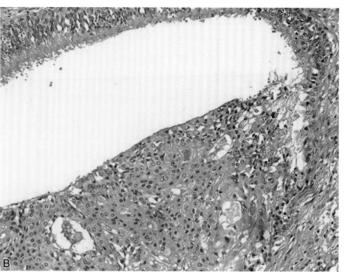
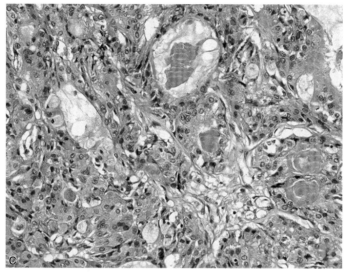

图 5-97　黏液表皮样癌（低级别）

A.手术切除标本,肿瘤位于右肺中叶支气管内,境界比较清楚,切面呈灰白色质地中等;B.癌组织侵犯支气管,由腺体、小管、囊肿及实性区相互混合构成;C.同上例,癌组织以黏液细胞形成含黏液的小腺腔和囊肿为主,混有非角化鳞状细胞和介于上述两种细胞之间的中间型细胞共同构成

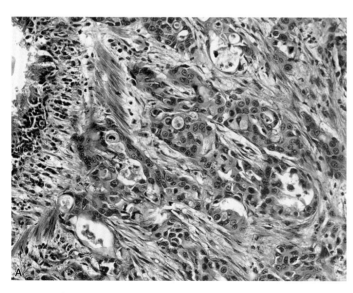
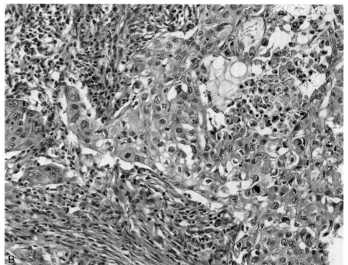

图 5-98　黏液表皮样癌（高级别）

A.癌组织以实性中间型细胞为主,伴有少数黏液细胞形成腺管样或实巢状侵犯细支气管;B.以实性中间型细胞为主其中可见个别黏液细胞,细胞有明显异型,核分裂象易见

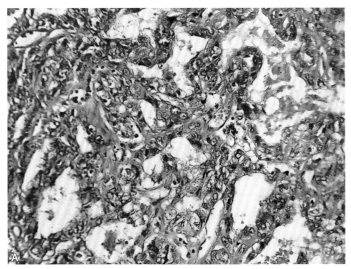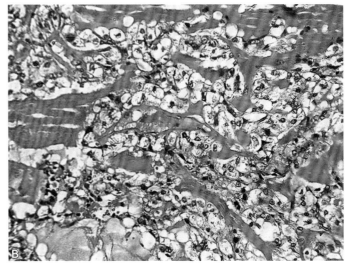

图 5-99　上皮-肌上皮癌
A.上皮性癌细胞形成腺管状,在支气管壁内浸润生长,其间见少量胞质透明的肌上皮细胞;B.同上例,肌上皮细胞胞质透明,呈实性片块,间质透明变性

【光镜】 瘤细胞大小、形状均一,呈圆形、多角形,胞质丰富呈嗜酸性或嗜碱性颗粒状,核居中,通常为小圆形或卵圆形,有时可见泡状核,含有明显核仁。瘤细胞可排列成片块、巢、腺泡、小腺体或管状乳头状,被厚薄不等的纤维组织分隔,有时有丰富的淋巴细胞或淋巴、浆细胞浸润。PAS 染色癌细胞可含抗淀粉酶的阳性颗粒。

【鉴别诊断】 首先要除外转移性唾液腺腺泡细胞癌,如肿瘤为邻近支气管的孤立结节,考虑为原发的。此外,要与嗜酸性细胞类癌、支气管颗粒细胞瘤相鉴别。免疫组化可把类癌区别开来,电镜观察亦有助于鉴别诊断,类癌见神经分泌颗粒,颗粒细胞瘤有丰富的自噬性溶酶体,而腺泡细胞癌无。

（5） 嗜酸性细胞腺癌（oncocytic adenocarcinoma）[66]（图 5-100A、B）:肺的嗜酸性细胞腺癌极罕见,国外文献仅有 8 例报道。2006 年,国内吴继华等报道 1 例 70 岁男性患者,其肿瘤位于左肺上叶外周部,大小为 5cm×5cm×4cm,给予手术切除左肺上叶治疗。

【大体】 左肺上叶支气管腔内有一肿物,大小为 5.8cm× 4.6cm×1.8cm,完全堵塞管腔,呈灰白色,向周围肺组织生长,境界不清。

【光镜】 瘤组织呈梁索状、腺样或实性片块,间质稀少;瘤细胞较大,境界清楚,呈圆形或多边形,胞质丰富,呈嗜酸性颗粒状,并见散在的巨核及多核巨细胞,核染色质细颗粒状,核分裂象多见。瘤组织侵犯支气管软骨、黏液腺及血管,并在肺实质呈浸润性生长,伴大片状坏死。

【免疫组化】 瘤组织 CK(+),EMA、CgA、Syn、S-100 均(−)。

8. 其他未分类癌

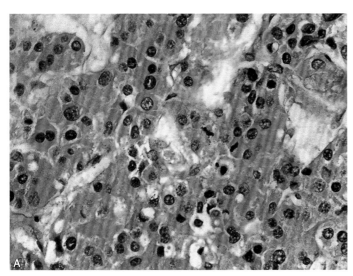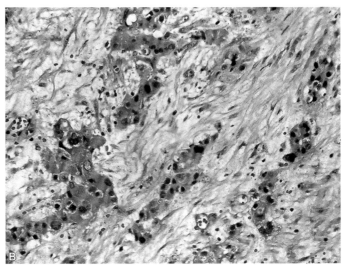

图 5-100　嗜酸性细胞腺癌
A.癌组织呈实性片块,癌细胞较大,呈嗜酸性颗粒状;B.癌组织在支气管壁内浸润生长,间质反应明显

（1）淋巴上皮瘤样癌（lymphoepithelioma-like carcinoma）[67-68]：此癌在多方面与发生在鼻咽部的淋巴上皮癌相同，在西方国家少见，但多见远东地区。

【大体】多见于肺外周部孤立性肿块，肿瘤切面常呈灰白色，质地中等、有弹性（图5-101）。

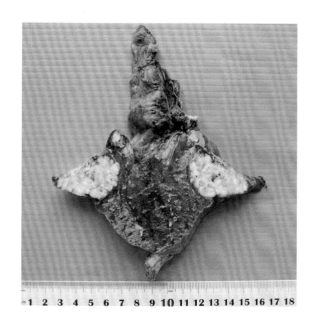

图5-101　淋巴上皮瘤样癌
示左下叶淋巴上皮瘤样癌肿瘤境界比较清楚，切面灰白色，质地中等

【光镜】癌的组织形态与鼻咽部淋巴上皮癌完全相同。肿瘤呈弥漫浸润方式伴有大量淋巴细胞浸润，癌细胞呈合体细胞样生长，细胞核空泡状，有明显的嗜酸性核仁（图5-102A、B），核分裂易见，平均10个/2mm²。癌细胞无腺、鳞分化特征，被有多量淋巴细胞、浆细胞浸润的纤维性间质包绕，癌巢内亦有淋巴细胞浸润。

【免疫组化】肿瘤细胞表达CK（AE1/AE3）、CK5/6、P40、P63，提示鳞状细胞来源。同时伴有混合CD3+T淋巴细胞和CD20+B淋巴细胞浸润，NSE、CgA、Syn少数细胞呈阳性表达。原位杂交法检测EBER1常为阳性，提示EBV在此型肺癌的发病中可能起作用。很少有KRAS和EGFR突变，提示这些基因对该病的发展无明显驱动作用。

【鉴别诊断】需注意与非霍奇金淋巴瘤及转移性鼻咽癌区别。

（2）NUT癌：NUT癌是一种侵袭性、低分化癌，因肿瘤细胞有NUT基因重排而被命名。目前全世界报道少于100例，可发生于任何年龄，但更多见于年轻人和儿童，男女发病比例相当。NUT癌发现时已多为进展期，故手术切除标本例数较少。NUT癌高侵袭性，目前尚未有特别有效的化疗药物，平均生存期仅为7个月。

【大体】肉眼检查见肿块较大，切面黄褐-白色，常见坏死。

【光镜】显微镜下肿瘤由小到中等大小未分化肿瘤细胞组成，呈片状或巢状排列，核不规则，染色质颗粒状或粗糙，常有突然角化现象。

【免疫组化】超过50%NUT癌的肿瘤细胞显示NUT抗体（C52B1）斑点状核阳性（图5-103A、B）。但应注意在精原细胞瘤中可有NUT弱或局灶性表达，多数病例广谱CK阳性，其他上皮标志如EMA、BerEP4、CEA的结果报道不一。大部分病例有p63\p40核表达，提示鳞状细胞来源。CGA、SYN和TTF1偶有表达。NUT癌还可表达CD34。NUT癌细胞伴有染色体易位，15q14上的NUT基因（NUTM1）可与19p13.1上的BRD（70%病例）或9q34.2上的BRD3（6%病例）以及其他未知基因（24%病例）发生易位。

【鉴别诊断】NUT癌易误诊为鳞状细胞癌（特别是基底样鳞癌）、未分化肿瘤、小细胞癌、腺鳞癌、尤因肉瘤、转移性生殖细胞肿瘤、急性淋巴瘤等。诊断NUT癌需要免疫组化证明NUT蛋白表达或有NUT基因重排。

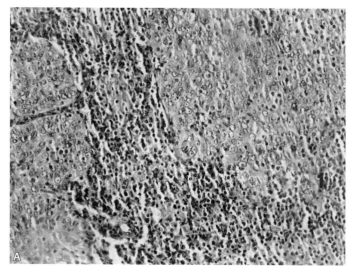

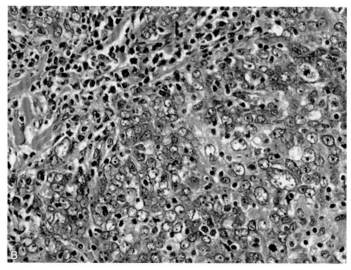

图5-102　淋巴上皮瘤样癌
A.癌巢内及间质中有多量淋巴细胞浸润；B.癌细胞核呈泡状，核仁明显

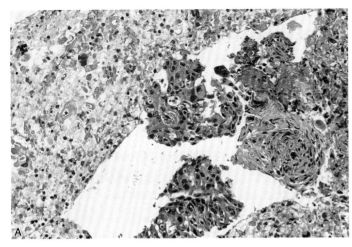
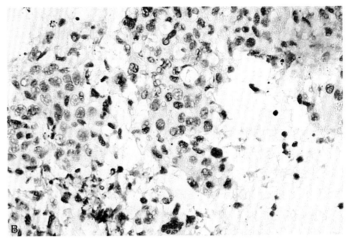

图 5-103 NUT 癌
A.肿瘤细胞中等大小,成片状或巢状的排列,常见坏死;B.肿瘤细胞显示 NUT 抗体核阳性

(三) 肺癌驱动基因临床检测近况及意义

近年来,肺癌的发病率和死亡率居高不下,已经成为危险人类健康和生命的主要恶性肿瘤之一。继传统化疗、放疗之后,针对驱动基因变异的靶向治疗已经逐渐成为肺癌尤其非小细胞肺癌的主要治疗方法,且取得显著疗效。目前主要研究的驱动基因包括 EGFR、ALK、ROS1、KRAS、BRAF、MET 等。

1. 表皮生长因子受体(epidermal growth factor receptor, EGFR) 属于 ErbB 受体家族的一员,该家族包括 EGFR(ErbB-1)、HER2(ErbB-2)、HER3(ErbB-3)、HER4(ErbB-4)。EGFR 属于酪氨酸激酶型受体,被配体激活后形成二聚体,激活其胞内激酶通路,进而激活下游信号通路,包括 PIK3CA/AKT、RAS/RAF/MPAK、JAK/STAT3 等,从而促进细胞的存活和增殖。编码 EGFR 受体的 EGFR 基因的突变或过表达和肿瘤细胞的增殖、肿瘤侵袭、转移及细胞凋亡的抑制等有关。

2004 年 Lynch 等在 The New England Journal of Medicine 发文称发现有 EGFR 基因在酪氨酸激酶区域的序列突变的肺腺癌患者与酪氨酸激酶抑制剂(TKI) 吉非替尼的显著疗效明显相关[69]。EGFR 基因突变主要分布在第 18~21 的 4 个外显子上,突变种类有数十种,且存在两个甚至更多的突变点共存的复合突变。主要的突变类型有 19del、L858R、T790M、G719X、L861Q、20ins、S768I 等,其中 19del 和 L858R 占全部突变类型的 90% 以上。上海市胸科医院 2013 年 2837 例非小细胞肺癌 EGFR 突变率为 44%,其中 19del 和 L858R 分别为 19.92%、20.90%。Mitsudomi 等发现 19del 及 21 号外显子 L858R 的有效率达到了 70% 以上[70]。T790M 是 TKI 原发和继发耐药的主要机制,其他耐药机制包括 MET 基因扩增、PIK3CA 基因突变等。而 T790M 同时也成为第三代 TKI(AZD9291 等)的治疗靶点,据相关研究表明其客观有效率达到 70% 以上,中位无进展生存期(PFS)约为 9 个月。而 C797S 突变又会使第 3 代 TKI 发生耐药[69],驱动基因突变和靶向药物的研发在未来将继续斗智斗勇。

EGFR 的检测方法目前主要有 ARMS、一代测序、高通量测序等。ARMS 方法目前有多种商品化试剂盒,操作简便,检测周期短,检测结果灵敏度、准确性也较高,但只能检测试剂盒所包含的突变类型。一代测序可以检测所有突变类型,但灵敏度相对较低,检测流程较为繁琐,周期长。高通量测序最近两年在肿瘤临床检测中的应用逐渐得到重视,可以同时检测多个基因,但仍有许多实际问题需要解决,亟需建立行业规范。

2. 间变淋巴瘤激酶基因 ALK 间变淋巴瘤激酶基因 ALK 的变异主要为 ALK 基因发生断裂重排和其他基因形成融合基因,其中 EML4-ALK 融合基因是其主要类型。国内研究数据表明,ALK 融合基因在非小细胞肺癌中的发病率为 3%~7%。上海市胸科医院利用 Ventana ALK 免疫组化法在 9889 例非小细胞肺癌中检测出 485 例 ALK 融合蛋白阳性(4.90%),其中腺癌中阳性率为 6.05%[71,72],研究还发现 ALK 融合蛋白更常见于年轻的肺腺癌患者,特别是小于 30 岁的患者;在早期的肺腺癌中罕见 ALK 融合蛋白阳性,浸润性黏液腺癌和实体型浸润性腺癌的阳性率明显高于其他亚型的浸润性腺癌。

ALK 融合基因阳性患者应用克唑替尼(crizotinib)的临床试验疗效显著,明显优于传统化疗[73,74]。产生耐药的病例,使用二代药物赛瑞替尼(ceritinib)同样可取得显著疗效。

ALK 的检测方法主要有 FISH 法、RT-PCR 法、免疫组化法和高通量测序。其中免疫组化法操作简便,可较大批量进行检测,周期短,应用较为广泛,但有些免疫组化法结果判读困难的病例仍需要用 FISH 法和 RT-PCR 法进行验证

3. ROS1 ROS1 基因重排是一种较新的肺癌分子亚型,其变异方式和激活途径与 ALK 类似,且同样适用于克唑替尼(crizotinib)。上海胸科医院的 3357 例非小细胞肺癌中检测到 96 例 ROS1 阳性病例(2.91%),其中腺癌突变率为 3.15%[75]。

ROS1 基因的检测方法有 FISH 法和 RT-PCR 法。

4. **KRAS**　KRAS 基因突变在肺癌中较为常见,在高加索人群非小细胞肺癌中突变率可达 25% 左右,而在我国为 7% 左右。上海市胸科医院在 2332 例非小细胞肺癌中检测出 184 例阳性(7.89%)。一般认为 KRAS 突变和 EGFR 突变及 ALK 融合基因是互斥的。有 KRAS 基因突变的肺癌患者通常 EGFR-TKI 治疗无效,而针对其突变的靶向药物的研究尚无突破性进展。

检测方法为一代测序和 RT-PCR 法。

5. **BRAF**　BRAF 基因突变存在于 1% ~ 3% 的非小细胞肺癌中,且多为 V600E。上海市胸科医院在 1020 例非小细胞肺癌中检测出 12 例 V600E 突变(1.18%)。尽管 *BRAF* 突变在黑色素瘤使用靶向药物有效,针对 *BRAF* 突变的靶向药物在有该基因突变的黑色素瘤患者有较好的治疗效果,但在肺癌中的疗效需进一步评估。检测方法为一代测序和 RT-PCR 法。

6. **MET**　MET 基因第 14 号外显子跳跃突变是最近发现的一个分子亚型[76],该突变和克唑替尼的疗效是相关的。最近研究发现 *MET* 基因第 14 号外显子跳跃突变在肉瘤样癌中有较高发生率,而且有突变患者对克唑替尼(crizotinib)的临床试验疗效显著[62]。而 *MET* 扩增和靶向治疗疗效的关系尚待进一步研究。

7. **其他基因**　目前研究中和肺癌相关的驱动基因还有 *RET* 基因重排、*PIK3CA* 突变以及和肺鳞癌相关的 *PTEN*、*FGFR1*、*PDGFRA* 等。

第二节　非上皮组织肿瘤

一、良性软组织肿瘤

(一) 孤立性纤维性肿瘤

孤立性纤维性肿瘤(solitary fibrous tumor)是与脏层胸膜相连的胸膜下肿瘤。由梭形成纤维细胞组成,瘤细胞有时像周细胞那样围绕纤细的脉管系统,在其周围排列;玻璃样变是其常见特点。以前所谓的胸膜"良性纤维性间皮瘤"及肺的"间皮下纤维瘤"均是此类肿瘤的同义词。大多数孤立性纤维性肿瘤发生于脏层胸膜,3% ~ 38% 的胸膜孤立性纤维性肿瘤可累及肺,但也可发生于肺实质和纵隔。肺内的孤立性纤维性肿瘤和胸膜肿瘤在年龄、性别和临床症状方面几乎无区别。大多数患者是胸部 X 线偶然发现的钱币样病变。

【大体】　一般位于肺内胸膜下,通常是孤立的,也可多个结节。直径一般小于 8cm,为圆形或卵圆形,切面较硬,界限清楚,呈漩涡状和纤维样外观。国内文献有支气管纤维瘤的个例报道,在支气管内形成息肉状肿物。

【光镜】　孤立性纤维性肿瘤由细胞密集区与细胞稀疏区相间组成,瘤细胞呈梭形,核卵圆形,弥漫而细的染色质,胞质少,瘤细胞内可含有糖原。瘤细胞多排列成短束状或杂乱的形式,但也可有局部车辐状或血管周细胞样排列(图 5-104A ~ C)。细胞之间可有不等量的胶原。无细胞不典型性及坏死。核分裂少于 4/10HPF。

【免疫组化】　瘤细胞保留肌成纤维细胞或成纤维细胞的表型[77-78]。表现为:vimentin 强(+),CD34、Bcl-2、CD99 常为(+),keratin 一般阴性。

【鉴别诊断】

(1) 恶性孤立性纤维性肿瘤:胶原纤维少或无,梭形瘤细胞显示异型性,核分裂象易见(通常>4/10HPF),有坏死,呈浸润性生长。其中核分裂象和坏死对良恶性鉴别最有意义。

(2) 炎性肌成纤维细胞肿瘤:炎性肌成纤维细胞肿瘤由成纤维细胞或肌成纤维细胞排列成束排列,其间有各种炎细胞包括淋巴细胞、浆细胞和组织细胞浸润,瘤组织表达 SMA、MSA、Desmin,约 50% 的病例表达 ALK 或 ALK1。

(3) 弥漫性恶性间皮瘤:不同之处在于 keratin 阳性及间皮细胞抗体阳性,表现为累及胸膜的弥漫性生长方式。

(二) 脂肪瘤

肺脂肪瘤(lipoma)少见。此瘤发生在大支气管,呈息肉状突入腔内,而引起阻塞的症状和体征。男性患者多见。发生于周围肺的脂肪瘤更为少见(图 5-105)。

【大体】　支气管内病变常累及近端叶和段支气管,肿瘤可能界限不清而与邻近支气管黏膜混为一体。可能出现纤维化、炎症、淋巴组织、软骨和其他间叶成分。

【光镜】　见肿瘤表面被以正常支气管上皮,其下为分化成熟的脂肪组织,其中有时可见残留的支气管腺体。无包膜,但与周围肺组织分界清楚。

【免疫组化】　与其他部位的脂肪瘤相同,可显示 S-100 蛋白阳性。

【鉴别诊断】

(1) 错构瘤:除分叶状脂肪组织外,尚有衬覆上皮的裂隙、软骨、黏液样基质。

(2) 脏层胸膜的脂肪化生:常见于纤维化的间质性肺疾病,不应与胸膜下脂肪瘤混淆。

(三) 平滑肌瘤及平滑肌瘤病

1. **平滑肌瘤**(leiomyoma)[79-80](图 5-106)　此瘤少见,患者平均年龄 40 岁(范围 5 ~ 67 岁),多见于中年女性。支气管内生长者有阻塞相关的症状,而肺实质的肿块多无症状。

【大体】　发生在主支气管者占 45%,向腔内突出;亦可见于肺外周实质内(占 55%),呈孤立性结节,一般直径为 1.5cm 左右,与周围肺组织分界清楚。平滑肌瘤也可发生于胸膜。

【光镜】　与其他部位的平滑肌瘤相同,位于主支气管者,由成束的平滑肌细胞相互交织构成,其表面被覆假复层纤毛柱状上皮。肺实质内者,瘤组织富含薄壁血管,考虑可能是从血管平滑肌发生的。

【免疫组化】　与其他部位的平滑肌瘤相同,表达 vimentin、

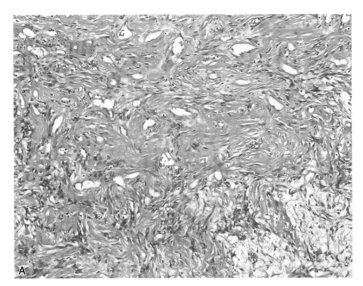

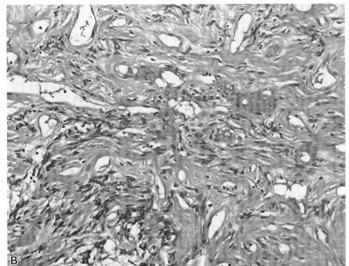

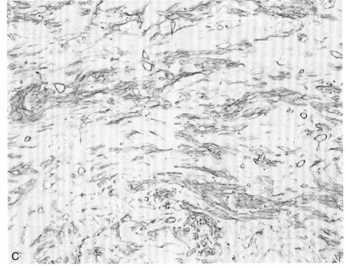

图 5-104　孤立性纤维性肿瘤

A. 肿瘤细胞呈梭形,排列无序,细胞之间见不等量的胶原;B. 图 A 的放大图,肿瘤细胞形态温和,核卵圆形,胞质少;C. 免疫组化 CD34(+)

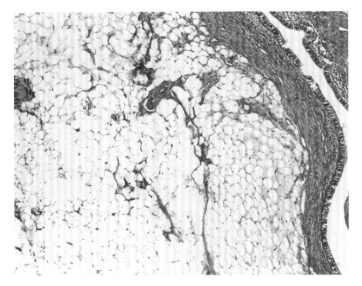

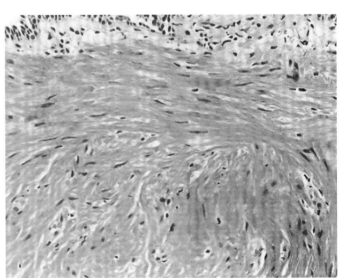

图 5-105　支气管脂肪瘤

支气管壁内瘤组织由分化好的脂肪细胞构成,气管腔受压呈裂隙状

图 5-106　支气管平滑肌瘤

在支气管黏膜上皮下,见瘤组织由分化好的平滑肌细胞构成

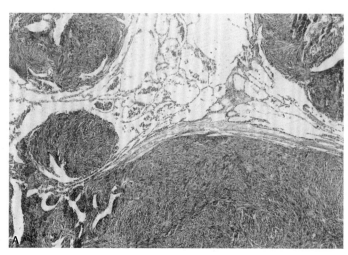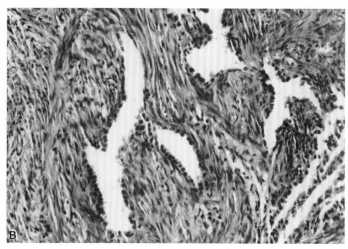

图 5-107 肺平滑肌瘤病

A. 在肺实质内,见多数大小不一的瘤结节,分界清楚;B. 图 A 放大,瘤组织中残留的肺泡形态不规则,肺泡上皮清楚可见

actin、desmin 和平滑肌肌球蛋白。

2. 平滑肌瘤病(leiomyomatosis)(图 5-107A、B) 肺多发性平滑肌瘤亦称平滑肌瘤病或良性转移性平滑肌瘤,是由分化好的平滑肌组成的多发结节。

【临床表现】几乎均为女性,许多患者有子宫平滑肌瘤的病史。平均年龄 47 岁(范围 30~74 岁)。1/3 的患者有咳嗽或呼吸困难等症状。有人认为它是因对雌激素反应而导致的多发性平滑肌原位增生,为良性病变;也有人认为是分化好的子宫平滑肌肉瘤的肺转移,其预后依据组织学分级和个体对激素的反应程度而不同,一些肿瘤进展缓慢,对肺功能影响较小;而另一些随着肿瘤的不断扩展、增大可引起呼吸功能不全。

【大体】多为双肺弥漫受累,单侧肺受累者占 30%。肿瘤结节的大小从粟粒大到 10cm 不等,大者可出现囊性变。

【光镜】在肺实质内见有多个由平滑肌组织形成的瘤结节,呈圆形,大小不等,境界清楚,但无包膜。平滑肌细胞分化良好,未见核分裂象,亦无坏死。在瘤结内尚可见少数残留的肺泡结构,内衬肺泡上皮,清楚可见,有的腔内还含有尘埃细胞。有的病例细胞成分多,偶见核分裂象,但少于 5/50HPF。也有学者报道核分裂象大于 5/50HPF 者,所以有人认为是转移性分化好的平滑肌肉瘤。

【免疫组化】显示平滑肌细胞的免疫组化特征,vimentin、actin、desmin 和平滑肌肌球蛋白阳性。

【鉴别诊断】包括伴有明显的平滑肌成分的错构瘤、原发性平滑肌肉瘤、转移性高分化平滑肌肉瘤,以及淋巴管平滑肌瘤病。

(四) 软骨瘤

软骨瘤(chondroma)非常少见。大多数发生于 Carney 三联症[肺软骨瘤(病)、上皮样平滑肌瘤(病)和肾上腺外副节瘤(病)]的人群。肿瘤可发生于大支气管壁的软骨组织,也可位于肺实质。支气管内者有阻塞症状,肺实质者常无症状。Carney 三联症者的肺内软骨瘤可为单个或多发,且多为年轻

女性;而一些孤立的软骨瘤发生在 50 岁以上(图 5-108)。

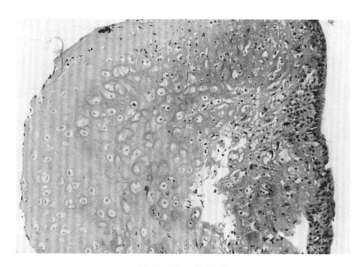

图 5-108 软骨瘤

瘤组织位于支气管上皮下,由分化成熟的软骨组织构成

F5-108 ER

【大体】表现为孤立的、偶尔是多发性的结节。常与支气管软骨环相连接,直径为 1~2cm,略呈分叶状,质较硬,呈灰白色半透明状,可伴有钙化或囊性变。

【光镜】肿瘤由单一的分化成熟的软骨组织构成,可为透明或黏液样透明软骨,纤维软骨或弹力软骨,亦可各种软骨混合存在。有时瘤组织可发生钙化、骨化。肿瘤中细胞量中等,偶可见双核细胞,但无分裂象,小叶周边常为成熟软骨和骨。

【免疫组化】S-100 阳性。

【鉴别诊断】

(1) 错构瘤:肺软骨瘤缺乏软骨样错构瘤中所见到的

被覆上皮的裂隙和混合性间叶成分。

（2）转移性软骨肉瘤：软骨细胞有异型、核分裂象易见及其他部位的软骨肉瘤病史有助于诊断。

（五）肺错构瘤

肺错构瘤（pulmonary hamartoma）较常见，过去认为是肺的正常成分的异常混合，是一种瘤样畸形，故称为错构瘤。现认为是一种真性良性间叶性肿瘤。最常见的是由纤维、软骨及脂肪组织构成，故称为纤维软骨脂肪瘤（fibrochondrolipoma）。此瘤一般发生在成人，儿童少见，高峰年龄在 60 岁。男性发病率为女性的 4 倍。支气管内生长者可产生阻塞性肺炎或肺不张。

【大体】此瘤大多位于肺外周胸膜下实质内，常呈孤立的球形或不规则分叶状，境界十分清楚，直径 1 ~ 7cm（平均2cm），大多小于 4cm；中央支气管也可累及，占 10% ~ 20%，常呈广基的分叶状结节突入腔内。

【光镜】瘤组织由多种间叶成分构成，包括疏松黏液样成分及其分化的富于细胞的结缔组织、脂肪组织、不同成熟阶段的软骨及骨、平滑肌杂乱地混合在一起，但软骨占主要成分。在病变的周边尚可见由纤毛上皮、细支气管肺泡上皮或产生黏液的上皮内衬的不规则裂隙。亦可见软骨发生钙化、骨化。偶尔软骨完全缺如，主要成分为脂肪、原始纤维黏液样间质或平滑肌。支气管内生长者，脂肪可能更丰富，肿瘤表面可有浆液腺，有时软骨可显示细胞和核染色质增多（图 5-109A ~ D）。极少数肺错构瘤是以纤维、平滑肌为主要

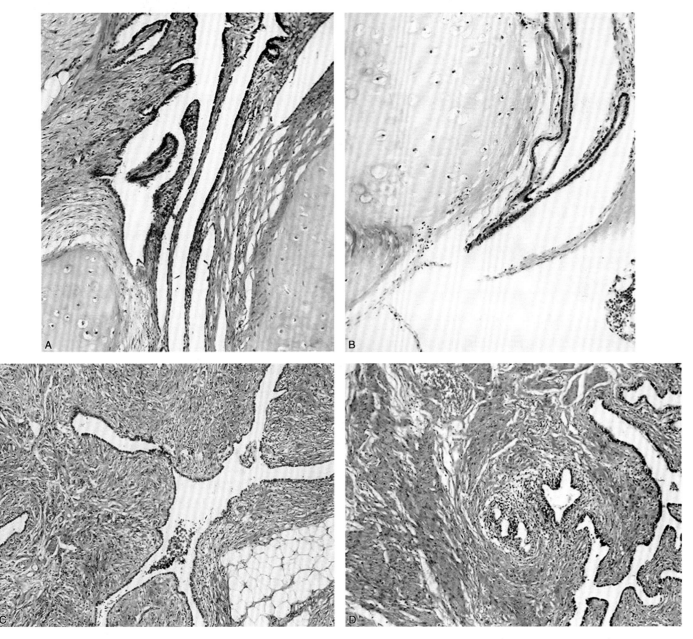

图 5-109　错构瘤

A. 在被覆上皮裂隙间，瘤组织包含软骨、脂肪、纤维及平滑肌组织；B. 同上例，在被覆上皮裂隙间，瘤组织包含软骨、骨及骨髓化生；C、D. 瘤组织主要成分为平滑肌、脂肪和纤维，软骨缺如

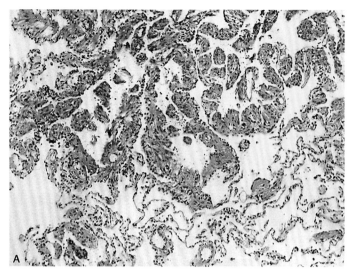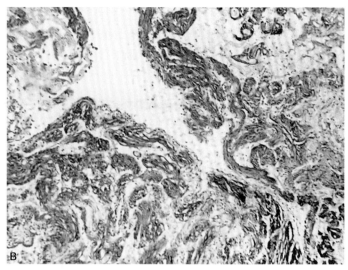

图5-110　淋巴管平滑肌瘤病
A.瘤组织由呈不规则腔隙的淋巴管及其壁上的平滑肌组织构成,并见淋巴细胞聚集;B.瘤组织 SMA 强(+)

F5-110　ER

成分的,同时伴有纤毛上皮、细支气管肺泡上皮成分。

【免疫组化】其内不同组织成分各自显示其不同的免疫组化表型。

【基因组学改变】肺错构瘤在 t(3;12)(q27-28;q14-15)位点有高频率的异位,导致高移动组蛋白基因 *HMGA2* 和 *LPP* 基因融合[81]。

【鉴别诊断】

(1) 软骨瘤:缺乏由纤毛上皮、细支气管上皮或产生黏液的上皮内衬的不规则裂隙和其他间叶性成分。

(2) 平滑肌瘤及平滑肌瘤病:以纤维、平滑肌为主要成分的错构瘤需要与该类疾病鉴别,但错构瘤成分更为多样化,通常还会有脂肪及裂隙样上皮成分。所谓的纤维平滑肌样错构瘤(fibroleiomyomatous hamartoma)还需与来源于子宫的转移性平滑肌瘤或低级别的转移性平滑肌肉瘤相鉴别。

(六) 血管周上皮样细胞肿瘤

均起源于血管周上皮样细胞(PEC),包含两类不同形态的肿瘤,即淋巴管平滑肌瘤病及透明细胞糖瘤[82-85]。

1. 淋巴管肌瘤病(lymphangioleiomyomatosis)　淋巴管肌瘤病罕见,患者绝大多数为女性。多为散发性或发生于有结节性硬化症的女患者,病变累及肺和中线的胸部、腹部和腹膜后的淋巴管及淋巴结。软组织的淋巴管肌瘤和肾的血管平滑肌脂肪瘤也与此病相关。发病的女性绝大多数均在生殖年龄,偶尔可见绝经后女性(多数服用性腺外激素)。

【临床表现】淋巴管肌瘤病患者常有进行性呼吸困难、复发性气胸和乳糜胸。

【大体】淋巴管肌瘤病早期病变显示肺气肿,进展期病变显示类似蜂窝状的弥漫囊性改变,病变可弥漫累及双肺。

【光镜】肺淋巴管肌瘤病的病变位于胸膜下或沿支气管、血管束分布,表现为肺间质中不成熟样的平滑肌细胞的多灶性增生,常有囊腔(图 5-110A、B);部分瘤细胞类似上皮细胞、组织细胞或蜕膜细胞,胞质丰富呈嗜酸性,部分瘤细胞呈小的梭形细胞或卵圆形细胞;有的瘤组织中可见淋巴细胞聚集,累及淋巴结的显示淋巴结实质被平滑肌取代,淋巴结附近的淋巴管显示同样的变化。

【免疫组化】淋巴管肌瘤病的肿瘤细胞具有同时表达 HMB45 和 actin 的特点,瘤组织中异常增生的平滑肌细胞雌、孕激素受体可呈阳性表达,还可表达 β-catenin。

【鉴别诊断】该疾病需要与良性转移性平滑肌瘤鉴别,淋巴管平滑肌瘤病与囊性间隙有关,囊壁内伴有平滑肌束,无大体结节形成;而良性转移性平滑肌瘤却是肺实质内无囊性间隙的结节,但结节内可发生囊性变。

2. 透明细胞肿瘤(clear cell tumour)　透明细胞肿瘤男女发病率无差别,发病年龄为 8～73 岁。

【临床表现】患者常无症状,多偶然发现。

【大体】肿瘤通常位于肺外周部,为境界清楚的孤立性结节,无包膜,直径 1～6.5cm,较大者中心部可发生坏死。

【光镜】透明细胞肿瘤由胞质透亮的大细胞构成,大小较一致,呈多角形、圆形或梭形,胞界清楚,胞质有的呈嗜酸性颗粒状。因其胞质内含有糖原,PAS 染色呈强阳性,对淀粉酶消化敏感。胞核圆形或卵圆形,居中,深染,分裂象无或罕见。瘤细胞多围绕薄壁血管呈片状分布,血管周围间质可有透明变性或钙化灶(图 5-111A、B)。

【免疫组化】肺透明细胞肿瘤大多数表达 HMB45、melan A、MiTF(小眼畸形相关转录因子),S-100 多为阴性或呈局灶阳性,不表达 CK、EMA。

【鉴别诊断】

(1) 转移性肾透明细胞癌:有肾脏肿瘤病史,瘤细胞表达上皮标记,不表达 HMB45 和 malan A。

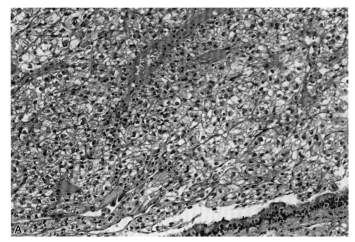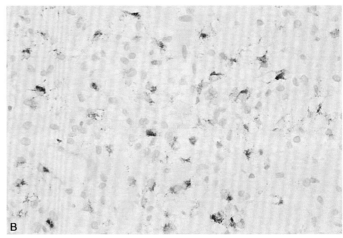

图 5-111　肺透明细胞糖瘤

A. 肿瘤由胞质透亮的大细胞构成,围绕薄壁血管呈片状分布;B. 肿瘤细胞 HMB45(+)

（2）恶性黑色素瘤:免疫组化标记相似,但 PEComa 中的肿瘤细胞异型性不明显,核分裂象罕见,S-100 不表达或仅局灶阳性。

（七）弥漫性肺淋巴管瘤病

弥漫性肺淋巴管瘤病(diffuse pulmonary lymphangiomatosis)是一种特殊的、形态完好的淋巴管、血管的弥漫性增生,可伴有或不伴平滑肌成分,影响肺(胸膜、肺泡间隔、支气管血管束)的淋巴通道。男女患者均可患病,受累的患者一般是患有间质性肺疾病的儿童,也有发生于 40 岁成人的报道。

【临床表现】患者表现为呼吸困难或肺功能不全,咯血也是常见症状,并可有胸膜腔积液及纵隔受累。胸部放射线检查患者肺内无肺气肿样囊肿。大多数患者为进展性疾病,少数病例报道大约半数患者死亡,特别是幼儿。

【大体】由于相互吻合的淋巴管增生而致支气管血管束增厚而明显。

【光镜】主要病变是发育良好的淋巴管在肺及胸膜内呈弥漫性增生,尤以肺间隔及支气管、血管周围间质为著。扩张的淋巴间隙可透过支气管壁或围绕大的肺静脉。病变之间有正常肺组织。瘤组织中可有少量或无平滑肌成分,不见淋巴滤泡。一些管腔内可含有红细胞,邻近的间质内可见含铁血黄素。

【免疫组化】淋巴管瘤内衬上皮表达 D2-40、CD31、F8和 UEA-1,如有平滑肌存在,则免疫组化表达 Vimentin、Desmin、Actin、PR,但 ER、HMB45 为阴性。

【鉴别诊断】本病需要与弥漫性血管瘤病、弥漫性肺淋巴管扩张症、淋巴管平滑肌瘤病、间质性肺气肿、Kaposi 肉瘤、血管肉瘤鉴别。

（八）毛细血管瘤病

肺毛细血管瘤病(capillary hemangiomatosis)[86]罕见,是一种特发性肺疾患。

【临床表现】多见于年轻人,以双肺弥漫性毛细血管增生,导致肺动脉高压为突出特征,可出现呼吸困难,并进行性发展,预后不良。

【光镜】双肺弥漫性毛细血管增生,见于肺泡壁及大血管和气道周围间质;毛细血管的内皮细胞显著增生,层次增多,可称为不典型内皮细胞增生病(endotheliomatosis)。间质平滑肌增生,轻度淋巴细胞浸润,并有出血及肺泡腔内噬含铁血黄素巨噬细胞聚集。有的伴有静脉内膜纤维化,导致继发性静脉闭塞。随着超薄 CT 的出现和普及,肺内小结节检出率明显增多,其中就包含了表现为肺内磨玻璃结节影的肺的毛细血管瘤,其镜下表现为肺间质内局灶性毛细血管瘤样增生(图 5-112,图 5-113A、B)。

（九）炎性肌成纤维细胞肿瘤

炎性肌成纤维细胞肿瘤(inflammatory myofibroblastic tumour)(图 5-114A ~ C)曾被认为是肺的"炎性假瘤"中的一个亚群,大多数发生在年轻人,主要由肌成纤维细胞和成纤维细胞构成。因有的瘤组织中常有明显的浆细胞、淋巴细胞浸润,而成为肿瘤的主要成分,故以往称之为浆细胞肉芽肿。现认为它是儿童最常见的支气管内叶性良性肿瘤。

【光镜】瘤组织中成纤维细胞或肌成纤维细胞排列成束,或呈席纹状结构,梭形细胞胞核卵圆形、细染色质、核仁不明显,核分裂象不常见。其间有各种炎细胞包括淋巴细胞、浆细胞和组织细胞(包括 Touton 型巨细胞)浸润,有的浆细胞可能成为肿瘤的主要成分,将梭形瘤细胞掩盖。组织学特征,包括局部浸润、血管侵犯、细胞成分增加,有奇异巨细胞并出现核分裂象(大于 3/50HPF)和坏死等,可能与预后差有关。

【免疫组化】瘤组织表达 SMA、MSA、Desmin,>30% 的病例表达 CK,约 50% 的病例表达 ALK 或 ALK1。

【基因组学改变】儿童和青少年病例常会出现位于 2p23 上的 *ALK* 基因重排,导致 ALK 与其他基因融合,常见 *TPM3*、*TPM4*、*CLTC* 和 *RANBP2* 等基因,可通过 FISH 探针检测,同样的基因融合也会出现在一些间变性大细胞淋巴瘤中,但在年长病例中则罕见此种改变。最近有报道在 *ALK* 基因无融合的年长病例中可存在 *ROS1* 和 *PDGFRβ* 的融合[87]。

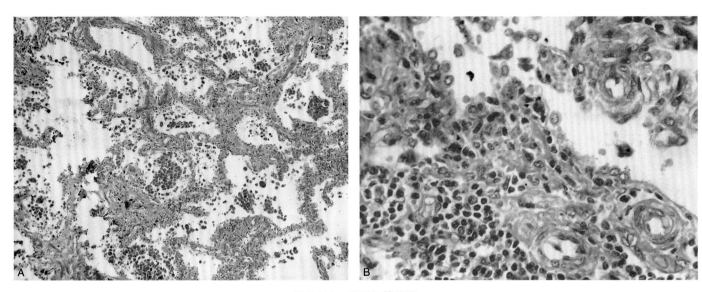

图 5-112　毛细血管瘤病
A. 肺泡壁增厚,毛细血管增生,平滑肌增生;B. 肺泡壁毛细血管的内皮细胞显著增生呈多层,淋巴细胞浸润

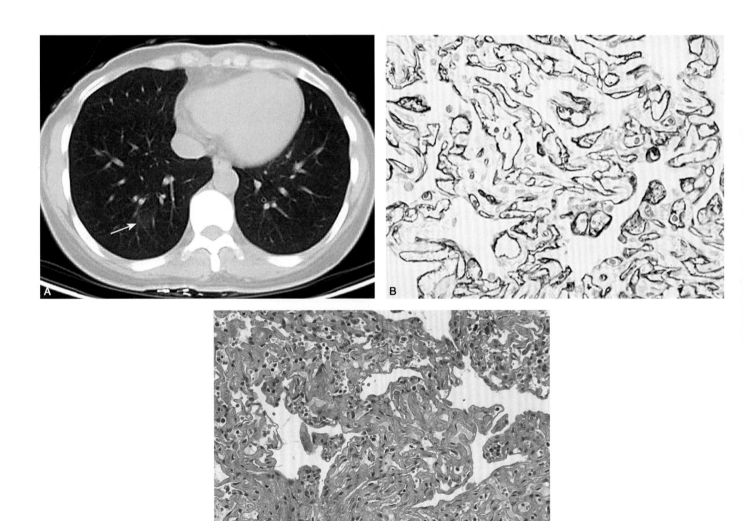

图 5-113　肺毛细胞血管瘤
A. 肺毛细血管瘤的 CT 图像(箭头所示);B. 免疫组化 CD34 阳性;C. 肺间质内毛细血管瘤样增生

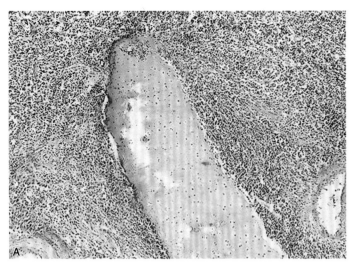

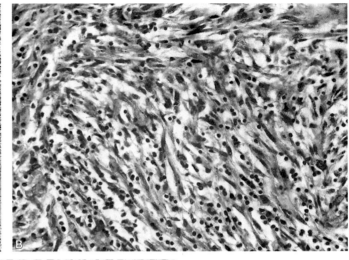

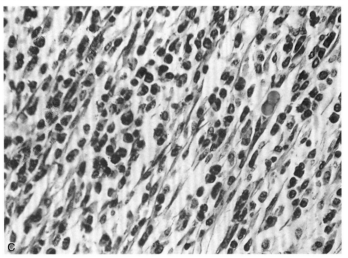

图5-114　炎性肌成纤维细胞瘤

A. 环绕支气管壁软骨的瘤组织弥漫分布；B. 瘤组织由梭形肌成纤维细胞构成，其间有较多淋巴细胞浸润；C. 瘤组织中浆细胞浸润占优势，并见 Russell 小体，梭形细胞稀少

【预后】大多数完全切除的病例，预后良好。少数未能完全切除者，可能有肺外侵袭、复发或转移。

（十）颗粒细胞瘤

颗粒细胞瘤（granular cell tumor）[88]通常发生在皮肤、舌及喉部，亦可见于支气管，较罕见。患者多为中年人，可出现支气管局部阻塞症状。

【大体】肿瘤突入气管或支气管腔内，呈息肉样，亦可多发。阻塞可致远端肺萎陷。

【光镜】瘤细胞较大，呈多角形或梭形，胞质丰富呈嗜酸性颗粒状或泡沫状，胞核小圆形或卵圆形，或轻度多形性（图5-115）。PAS 染色瘤细胞呈阳性反应。

【免疫组化】S-100 蛋白、组织蛋白酶 B、髓鞘相关蛋白和 NSE 染色阳性。

【预后】此瘤预后良好，如切除不完全可复发。

（十一）副节瘤

副节瘤（paraganglioma）[89]亦名化学感受器瘤（化感瘤），少见。在临床上一般无症状。

【大体】此瘤常位于肺外周部，为实性孤立结节，直径

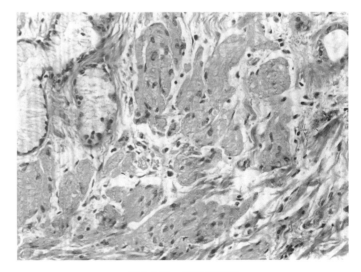

图5-115　颗粒细胞瘤

支气管壁内瘤细胞呈嗜酸性颗粒状

1～4cm，其形态与外周型类癌类似；亦可发生于支气管。但如肿瘤与动脉壁关系密切，则提示此瘤为副节瘤。

【光镜】肿瘤的组织结构及细胞形态与其他部位的副

节瘤如颈动脉体瘤相似，瘤组织呈巢，其间富于血窦（图5-116）；瘤细胞可见胞质空泡及细胞在细胞内的包围现象。在细胞巢周边部有S-100阳性的支持细胞存在。

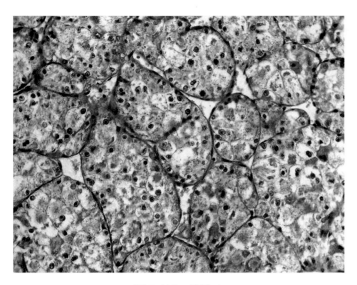

图5-116　副节瘤
瘤组织呈实性巢，瘤细胞胞质丰富，其间富于血窦

【免疫组化】keratin阴性（与类癌不同），神经内分泌标记（NSE、CgA、Syn、降钙素、VIP）及S-100蛋白、GFAP可呈阳性。

【鉴别诊断】首先要排除其他部位无原发性副节瘤，因副节瘤有恶性者，亦可发生转移至肺。此外，主要是与外周型类癌相鉴别。但鉴别较困难，因两者均属神经内分泌肿瘤。应用免疫组化及电镜观察，两者也有相同之处。不过，仔细观察光镜下各自的形态特点，并辅以免疫组化CK染色，还是可以鉴别的。类癌可有小梁状、腺样、菊形团结构，免疫组化CK呈阳性反应；而副节瘤CK阴性，细胞巢周边有S-100阳性的支持细胞存在，而类癌则无。

（十二）脑膜瘤

脑膜瘤（meningioma）[90-91]发生于颅外者罕见，而原发性肺脑膜瘤更为罕见。文献中仅有少数病例报道。患者为年龄较大的成年人或老人，一般表现为无症状的孤立性结节，也有双肺多发性脑膜瘤的报道[92]。

【大体】肿瘤位于肺外周部实质内，为境界清楚的结节，直径2~3cm，呈灰褐色、实性。与支气管、血管及胸膜均无明显联系。

【光镜】瘤组织呈移行型脑膜瘤结构，由梭形及卵圆形细胞混杂排列，有的梭形细胞排列成束，并可见富于细胞的上皮样细胞巢及漩涡状结构，有的伴有砂粒体，其间有少量胶原纤维（图5-117A）。

【免疫组化】肿瘤成分CK、EMA、vimentin（+），ER（-）、PR 58.3%（+）（图5-117B），可作为检测脑膜瘤预后良好的一个因子[93-94]。

（十三）胸腺瘤

原发性肺内胸腺瘤（intrapulmonarythymoma）[95]非常罕见。确诊之前，必须除外原发性纵隔胸腺瘤的存在。文献中仅有少数病例报道，患者年龄为25~77岁，放射影像及手术时，纵隔均无肿物。

【大体】肺的胸腺瘤可分为肺门型和外周型两类。肺门型多见于左肺，外周型多见于右肺。多为单发孤立的结节，直径1.7~12cm（平均3cm），有包膜，亦可多发。肿瘤切面常为分叶状，可局部呈囊性。

【光镜】瘤组织由具有特征性的胸腺瘤细胞成分构成，即由不同比例的上皮细胞和淋巴细胞相混合，被纤维组织带分隔成小叶状（图5-118A）。

【免疫组化】与纵隔的胸腺瘤表达相同，肿瘤的上皮细胞显示keratin（图5-118B）、P63、CK19阳性，神经内分泌标记阴性，淋巴细胞大多TDT、CD1a阳性。

【预后】此瘤生长缓慢，当局限于肺内时，手术切除效果良好，未见复发。侵袭性肺内胸腺瘤，除手术外尚需附加

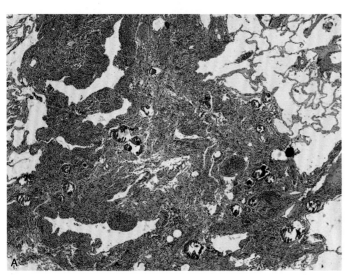
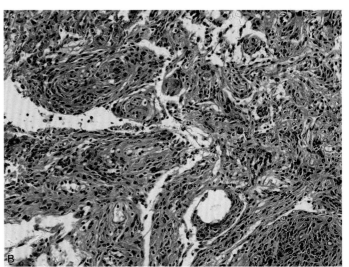

图5-117　脑膜瘤
A.瘤组织位于肺实质，由梭形细胞及漩涡状上皮细胞巢构成伴有砂粒体形成；B.见漩涡状瘤组织，肿瘤细胞大小一致

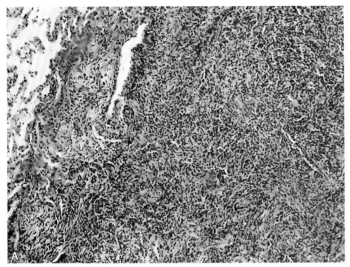
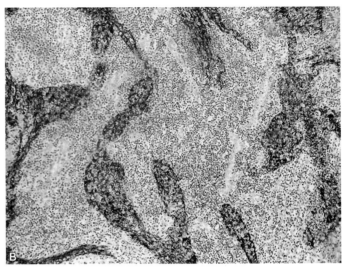

图 5-118　胸腺瘤

A.此瘤位于肺实质内,由不等量的淋巴细胞及上皮细胞构成;B.肿瘤中的上皮性瘤组织 keratin 阳性

放射治疗,以防复发或转移。

(十四)　其他良性肿瘤

其他良性肿瘤如神经鞘瘤、血管球瘤、肌周细胞瘤、黏液瘤等与软组织的肿瘤形态相同,详见软组织章节。

二、恶性软组织肿瘤

(一)　纤维肉瘤

纤维肉瘤(fibrosarcoma)亦甚罕见,多见于成人,年龄为23~69 岁,平均49 岁。它和平滑肌肉瘤基本类似,可发生在支气管内或肺实质内。支气管内者可致咳嗽、呼吸困难及咯血,肺实质者大多无症状。有细针穿刺活检进行诊断的报道[96]。

【大体】支气管内者多在叶支气管或主干支气管内,一般较小,直径 1~3cm,呈灰白色或橘红色息肉状或带蒂肿物,增大时也可累及肺实质;位于肺实质者,大小不一,直径2~23cm,境界清楚但无包膜,切面质硬呈灰白色或黄色,可有出血,有时可见大囊腔。

【光镜】此瘤通常富于细胞,由梭形细胞构成,与平滑肌肉瘤有时区别困难,但纤维肉瘤的瘤细胞排列成人字形或呈宽的束,细胞境界不清,核呈长尖状,分裂象及坏死区可见,细胞之间有多少不一的胶原化间质。如分化较差,则更富于细胞,核分裂象易见,多者可达 8~40/10HPF,胶原纤维稀少。网织纤维染色显示网织纤维丰富,纤细的网织纤维围绕在各个细胞之间(图 5-119A、B)。

如果在纤维肉瘤的背景上,有相当数量的浆细胞及淋巴细胞浸润,既往称为炎性纤维肉瘤,与炎性肌成纤维细胞瘤在形态学上相互重叠,现在认为属于同一瘤谱。

【免疫组化】有助于与其他恶性肿瘤如平滑肌肉瘤、恶性神经鞘瘤相鉴别。纤维肉瘤的瘤细胞只与 vimentin 呈阳性反应,而对平滑肌肉瘤呈阳性反应的 SMA 及对恶性神经鞘瘤呈阳性反应的 S-100 蛋白均为阴性。

【鉴别诊断】

(1) 转移性肉瘤:最重要的一点是,转移性肉瘤远较原

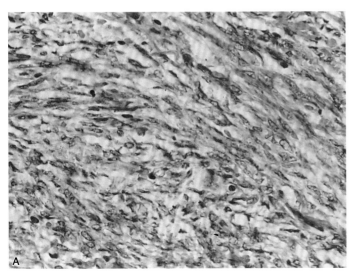
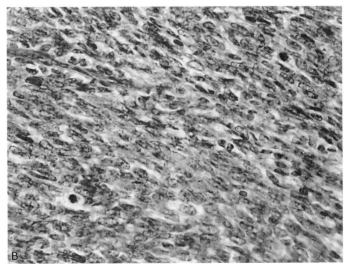

图 5-119　纤维肉瘤

A.肿瘤分化较好部分,由梭形成纤维细胞构成,其间可见胶原纤维;B.同上例,肿瘤分化较差部分,瘤细胞密集,核分裂象多见

发性肉瘤多见。因此在确定纤维肉瘤的诊断前,必须除外其他部位的原发性肉瘤转移的可能性,特别是转移性纤维肉瘤、单相性滑膜肉瘤。单相性滑膜肉瘤的组织学表现与纤维肉瘤相似,如免疫组化 cytokeratin 弥漫强阳性。

(2)原发性肉瘤:包括平滑肌肉瘤、恶性神经鞘瘤,免疫组化有助于把它们区别开来。

(二)平滑肌肉瘤

肺原发性平滑肌肉瘤(leiomyosarcoma)甚少见,平均年龄 50 岁(出生~83 岁),男女比例2.5∶1。多数患者有疼痛、咳嗽、咯血、呼吸困难。手术切除后患者 5 年生存率为50%,而 1/4 患者发病时已不能切除。国内有肺平滑肌肉瘤的个例报道[97]。

【大体】肿瘤多位于肺实质内,呈结节状,直径 2.5~15cm 不等;此瘤也可发生在大支气管,肿瘤可突入腔内呈息肉样,可有囊性变,较大者常伴有出血、坏死,并可侵至肺实质。

【光镜】其组织形态与发生在其他部位的平滑肌肉瘤相同,瘤细胞多呈梭形,胞质红染,核呈卵圆形或长梭形,可见核分裂象。有的肿瘤可发生自血管平滑肌组织,可见瘤细胞主要环绕薄壁血管分布的特征,可称为血管平滑肌肉瘤(图 5-120A、B)。如平滑肌肉瘤的瘤细胞呈多形性,可称为多形性平滑肌肉瘤[98]。如肿瘤直径大于 5cm,又富于细胞,分裂象可达 2~5/10HPF,并伴有出血、坏死,对判断为恶性有重要意义。

【免疫组化】免疫组化与其他部位的平滑肌肉瘤相同,vimentin、actin、SMA、desmin 和平滑肌肌球蛋白可呈阳性表达。

【鉴别诊断】需与转移性平滑肌肉瘤相鉴别。如原发性平滑肌肉瘤的患者为女性,则应首先排除来自生殖道平滑肌肉瘤转移的可能性。

(三)上皮样血管内皮瘤

上皮样血管内皮瘤(epithelioid haemangioendothelioma)[99]多见于青年成人,大多为女性。多数患者临床上表现为胸痛、轻度咳嗽、呼吸困难、胸水及肺出血。肺上皮样血管内皮瘤曾被称为血管内细支气管肺泡肿瘤,后经免疫组化及电镜观察,显示此种肿瘤是一种低-中级别的恶性血管源性肿瘤。>60%的病例影像学表现为多发性结节,并可累及多个部位如肝脏、肺、软组织等,易被误诊为转移性癌或慢性肉芽肿性炎。

【大体】在肺内的典型表现是具有软骨样外观的多发结节,10%~19% 的病例表现为孤立结节。多数肿瘤直径小于 1cm,切面为实性、灰白色似软骨的透明样结节,有的可伴有钙化。

【光镜】病变为界限清楚的嗜酸性结节,中心可见类似淀粉样变或软骨瘤的透明变性或凝固性坏死。结节周围细胞成分较多,排列成短索状或巢状,位于黏液软骨样基质中的细胞团可伸入肺泡腔、细支气管、血管和淋巴管。瘤细胞具有突出的上皮样特征,类似上皮细胞、组织细胞或蜕膜细胞,胞质丰富呈嗜酸性或明显的胞质内空泡。细胞核圆形,偶见单个胞质小泡,被认为是血管腔分化(图 5-121A~C)。有些肿瘤显示中度细胞不典型性、坏死,可见分裂象,这时需要与血管肉瘤及分化差的癌鉴别。有时可见钙化。

【免疫组化】肿瘤细胞 CD34(图 5-121D)、CD31、Fli-1、F8 和 vimentin 阳性,而 cytokeratin 或 EMA 在 25%~30% 的病例中局灶表达。

【鉴别诊断】首先要与一些好发生于肺部的恶性肿瘤相鉴别,如肺腺癌、恶性上皮样胸膜间皮瘤等;其次还需与几类良性病变鉴别如慢性肉芽肿性疾病、硬化性肺细胞瘤、错构瘤、淀粉样结节等。

【基因组学改变】上皮样血管内皮瘤存在特征性的染色体异位,即 t(1;3)(p36.3;q25),导致 WWTR1-CAMTA1 融合基因的形成,可以通过 FISH 探针检测[100]。

(四)恶性孤立性纤维性肿瘤/恶性血管外皮细胞瘤

孤立性纤维性肿瘤中出现不典型区域,形态类似纤维肉

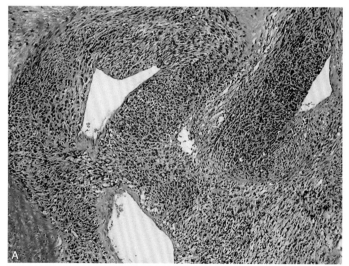

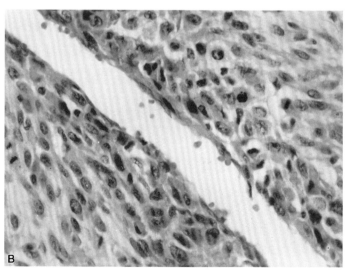

图 5-120　支气管血管平滑肌肉瘤
A.瘤组织在支气管壁内呈环绕血管的现象;B.一条血管内皮细胞下的瘤细胞呈梭形、卵圆形,胞质红染,核分裂象多见

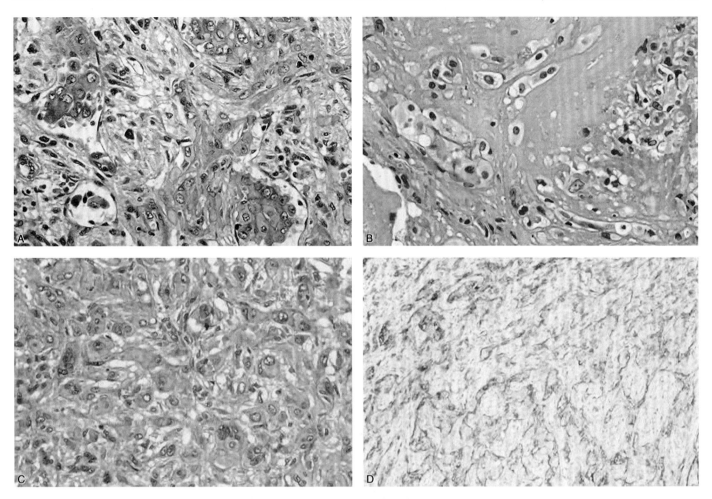

图5-121　上皮样血管内皮瘤
　A. 瘤组织排列成巢状,伸入肺泡腔;B、C. 在黏液软骨样间质中的短索状瘤细胞,胞质丰富,部分有明显的胞质内空泡;D. 免疫组化染色:瘤组织 CD34(+)

类或恶性纤维组织细胞瘤,肿瘤细胞密度增高,核异型性明显,核分裂象≥4/10HPF,出现坏死,则称为恶性孤立性纤维性肿瘤(malignant solitary fibrous tumour)。孤立性纤维性肿瘤中常有明显的血管外皮瘤样结构,即出现丰富的血管网和围绕其周边紧密排列的卵圆形或短梭形肿瘤细胞,血管呈树枝状、鹿角状或裂隙样。近年来认为以前诊断的恶性血管外皮瘤(malignant haemangiopericytoma)多数为孤立性纤维性肿瘤[101](图5-122A~C),从2002版的WHO分类开始,此两种肿瘤已经归为一类放在成纤维细胞/肌成纤维细胞性肿瘤中。此瘤发生在肺亦较罕见,大多数患者为50~69岁,男女性发病相等,常见症性是咯血及胸痛,近半数无症状,常规胸片检查时发现。

【大体】　在肺实质内大多为孤立性包块,一般直径2cm左右,最大者直径可达16cm,可见出血及坏死。有的也可为多数结节。

【光镜】　主要特征是肿瘤内薄壁血管丰富,卵圆形或短梭形瘤细胞围绕血管分布,呈漩涡状或车辐状排列,细胞丰富,异型性明显,偶可见多形性瘤细胞,核分裂象≥4/10HPF,出现灶性出血和坏死。网织纤维染色显示,瘤细胞间网织纤维丰富,且以血管为中心呈放射状分布,有助于诊断。

【免疫组化】　肿瘤细胞表达 vimentin、CD34、Bcl-2 和 CD99,但 actin 和 desmin 阳性者少见,且只呈局部阳性。

【鉴别诊断】　需要与纤维肉瘤、恶性纤维组织细胞瘤、促结缔组织增生性间皮瘤和滑膜肉瘤相鉴别。

(五) 恶性纤维组织细胞瘤

恶性纤维组织细胞瘤(malignant fibrohistiocytic tumour)[102-103](图5-123A、B)是老年人最常见的恶性软组织肿瘤。最常累及四肢、腹膜后、躯干,肺的恶性纤维组织细胞瘤亦甚罕见。

【临床表现】　发病年龄为41~75岁,最常见于60~70岁,男女比例大致相等。2/3患者有咳嗽、胸痛、气短、咯血和体重减轻。60%~70%的患者有复发或转移。

【大体】　肿块一般在肺实质内或胸膜下,为孤立性肿块,直径为2~10cm,常见黄色坏死灶,少数情况出现空洞。

【光镜】　肿瘤可呈分叶状向周围肺组织生长。其组织形态与发生在身体软组织者相似,组织形态多样,呈车辐状、束状、多形性,排列不一。细胞成分有成纤维细胞样的卵圆形和梭形细胞,有不典型性的组织细胞样细胞及不规则形的黄瘤细胞,还有多形性的单核和多核巨细胞。淋巴细胞和浆细胞常散在于瘤细胞之间,中性粒细胞可存在于坏死周围。

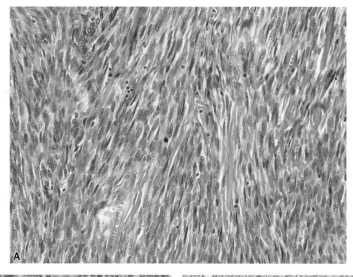

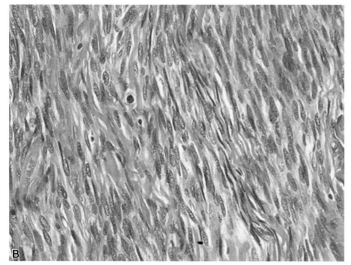

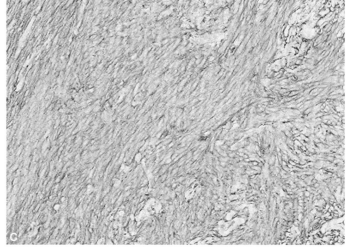

图 5-122 恶性孤立性纤维性肿瘤/恶性血管外皮细胞瘤

A. 肿瘤细胞密度增高;B. 核异型性明显,可见核分裂象;C. 免疫组化 CD34(+)

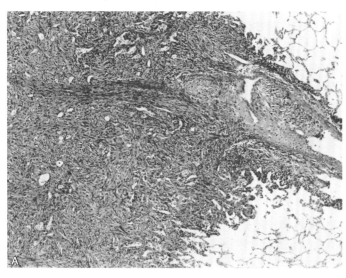

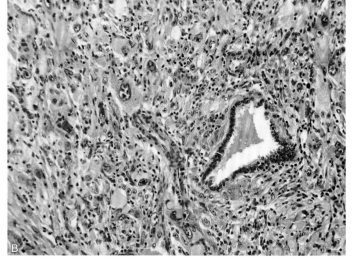

图 5-123 恶性纤维组织细胞瘤

A. 瘤组织在肺实质内浸润性生长,右上见血管内瘤栓;B. 在细支气管周围的瘤组织,可见成纤维细胞、瘤巨细胞及炎细胞浸润

偶尔可见明显的黏液样基质或多量弥漫的中性粒细胞（炎症亚型）。核分裂象易见（可多至48/10HPF），包括不典型核分裂象，广泛坏死常见。

【免疫组化】肿瘤细胞vimentin、α-1-AT和α-1-ACT阳性，而keratin、EMA、CEA、S-100、desmin、myoglobin阴性。

【鉴别诊断】需与转移性恶性纤维组织细胞瘤相鉴别，原发于软组织转移至肺的恶性纤维组织细胞瘤明显多于肺原发性恶性纤维组织细胞瘤，故在诊断时应结合临床病史及相关检查，排除转移性恶性纤维组织细胞瘤的可能。

（六）软骨肉瘤

肺的软骨肉瘤（chondrosarcoma）[104]（图5-124A～C）罕见。1993年Hayashi复习文献共发现13例，男性7例，女性9例，平均年龄为55岁。肿瘤位于主支气管和肺实质者几乎相等。多数患者有非特异性症状，即咳嗽、胸痛及呼吸困难。位于支气管者较早可出现阻塞症状。

【大体】肺原发性软骨肉瘤与发生在其他部位者相似，肉眼观察难以区分其良、恶性。在肺实质者较支气管者为大。此瘤生长缓慢，切除后可局部复发，胸外转移不常见。

【光镜】其组织形态和其他部位者相同，也可见黏液样软骨肉瘤结构。

【鉴别诊断】在确定诊断前应除外转移性软骨肉瘤、软骨瘤、上皮样血管内皮细胞瘤、胸膜肺母细胞瘤伴有软骨肉瘤灶、原发性肺癌肉瘤具有软骨肉瘤成分。

（七）滑膜肉瘤

肺的滑膜肉瘤（synovial sarcoma）[105]（图5-125A、B）罕见，通常发生在青年到中年成人，无性别差异。常见表现是咳嗽，可伴有咯血，其次是胸痛。低度发热和体重减轻少见。

【大体】常为外周型实性肿块，界限清楚，无被膜。直径介于0.6～17cm（平均5.6cm）；少数病例可累及气管支气管树，在支气管内形成肿块。偶尔肿瘤弥漫浸润至胸壁或纵隔。肿瘤切面可显示囊性变和坏死。

【光镜】与发生在软组织的滑膜肉瘤相同，可有双向型和单向型之分。单向型由卵圆形、梭形细胞构成，相互交织、密集成束，可伴以黏液样区，并显示明显的血管周细胞瘤的

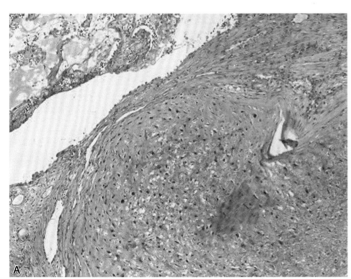
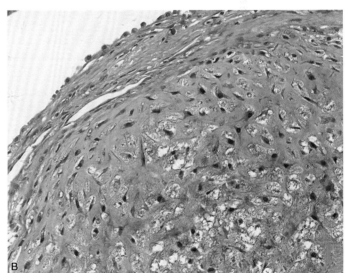
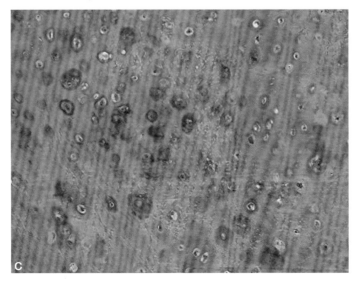

图5-124　软骨肉瘤
A.位于肺实质内的软骨肉瘤，与周边肺组织界限清；B.图A放大，可见肿瘤细胞核异型；C.可见双核、三核肿瘤细胞

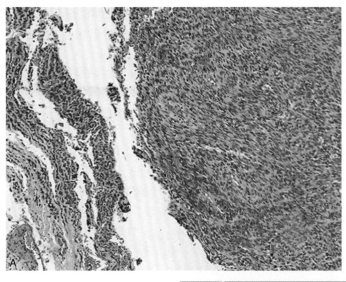
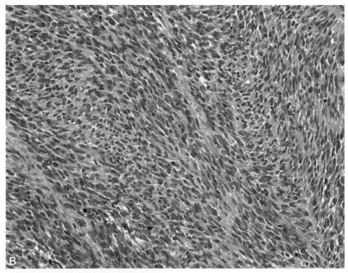
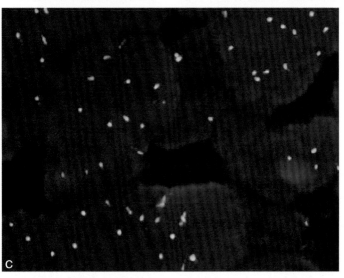

图 5-125 肺滑膜肉瘤
A. 左侧为少量肺组织,肿瘤由密集的梭形细胞构成;B. 图 A 放大,梭形瘤细胞相互交织,密集成束;C. 18 号染色体上的 SYT 基因断裂的 FISH 图像(相应的红绿信号分离)

结构,以及局灶性少量致密透明变的纤维化区。双向型由上皮和梭形细胞成分两者组成。上皮区含有裂隙样的腺样间隙,伴有散在的管状-乳头状分化。细胞呈立方形,胞质中等呈嗜酸性,核圆形,染色质呈颗粒状,偶见核仁,核分裂象多见(5～25/10HPF)。瘤组织大多有局灶性坏死,也可见钙化及肥大细胞浸润。

【免疫组化】大多数双相型滑膜肉瘤表达 CK、EMA,但 EMA 表达比 CK 更常见、更广,上皮细胞比梭形细胞染色强度更显著。在单向型病变中的梭形细胞,可表达 CK7 和 CK19,而在其他类型梭形细胞肉瘤一般为阴性,故在鉴别诊断上特别有用。vimentin 通常在梭形细胞表达,30% 以上的肿瘤亦表达 S-100(核及胞质),有的可灶性表达 calretinin 及 SMA。另外,Bcl-2 及 CD99 通常为阳性,CD34、desmin 阴性。

【基因组学改变】滑膜肉瘤的特征性染色体易位是 t(X;18)(p11.2;q11.2)。这种易位通常导致 18 号染色体上的 SYT 基因与 X 染色体上的 SSX1 基因或者 SSX2 基因融合。90% 以上的滑膜肉瘤都发现有此易位。

【鉴别诊断】首先需除外软组织的滑膜肉瘤转移而来,其次需与肉瘤样癌、恶性胸膜间皮瘤、胸膜肺母细胞瘤、恶性神经鞘膜瘤、原始神经外胚层瘤等肿瘤鉴别,结合临床病史、形态学、免疫组化及基因学检测综合判断。

(八) 肺动脉肉瘤及肺静脉肉瘤

肺动脉肉瘤(pulmonary artery sarcoma)[106](图 5-126A、B)是一种少见肿瘤,只有几百例报道,发病率不清,因许多病例术前被误诊为肺动脉血栓,如果不做组织学检查就仍不能确诊。

【临床表现】诊断时平均年龄为 49.3 岁(范围 13～81岁),性别无差异。最常见的症状是气短,其次为胸背痛、咳嗽、咯血、体重降低、不适、晕厥、发热和罕见的猝死。这些临床表现通常与慢性血栓疾病不能区别。

肺静脉肉瘤远比肺动脉肉瘤少见,已报道病例少于 20例。多在女性发生,年龄范围为 23～67 岁(平均 49 岁)。最

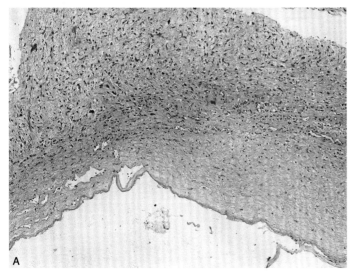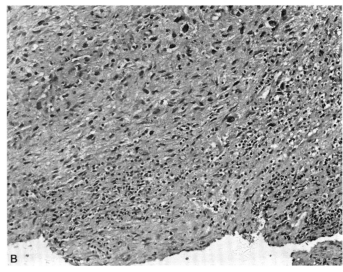

图 5-126 肺动脉肉瘤

A. 在黏液样背景上梭形瘤细胞显著增生;B. 肿瘤组织由异形的梭形细胞构成,呈成纤维细胞分化,细胞间有胶原纤维

常见的表现是呼吸困难、咯血和胸痛。大多数病例的临床印象是发生在左心房或肺的肿瘤。

【大体】 肺动脉肉瘤最常见于右肺动脉、左肺动脉、肺瓣膜,最少见的是右心室流道,但也可双侧肺动脉受累。肿瘤表现为在血管腔内随血管分支呈分支状的黏液样或胶样凝块。肺静脉肉瘤一般呈肉褐色,阻塞受累的肺静脉,大小为 3.0~20.0cm。可侵犯静脉壁而累及其周肺实质。

【光镜】 在组织形态上,肺动脉肉瘤可分为内膜肉瘤(pulmonary artery intimal sarcoma)和管壁肉瘤两型。内膜肉瘤在腔内呈息肉状生长,表现为在黏液样背景上梭形细胞增生与细胞少的胶原化间质相交替,梭形细胞显示成纤维细胞性或肌成纤维细胞性分化;管壁肉瘤则显示较分化的肉瘤灶,可有骨肉瘤、软骨肉瘤或横纹肌肉瘤。大多数肺静脉肉瘤显示平滑肌分化,因此相当于平滑肌肉瘤,可见核分裂象及坏死。

【免疫组化】 肺动脉肉瘤 vimentin 呈强阳性,也可表达 SMA。当显示平滑肌或血管分化时,也可表达 desmin 或内皮细胞标记。肺静脉肉瘤对 vimentin、desmin 和 actin 呈阳性表达。40% 病例可异常表达 keratin。

(九) 肺黏液样肉瘤

肺黏液样肉瘤(pulmonary myxoid sarcoma)是一种原发于呼吸道的肿瘤,1999 年始有第一例文献报道[107],目前总共报道 15 例,年轻女性多发[108-109]。该肿瘤常发生于支气管内,但也会播散到周围肺实质内。

【光镜】 肿瘤呈分叶状结构,梭形、星形或多边形的肿瘤细胞排列成丝带状和条索状,含有丰富的黏液样基质,伴有慢性炎细胞浸润,肿瘤细胞呈轻到中度异型性,大部分区域核分裂象<5/10HFP,偶可见局灶瘤细胞异型性明显,核分裂象增多。50% 的病例可见局灶坏死。阿利新蓝黏液染色显示黏液样基质阳性,但不耐透明质酸酶处理。

【免疫组化】 肿瘤细胞表达 Vim,大部分 EMA 局灶弱阳性,不表达 CK、S-100、SMA、Desmin、CD34 及神经内分泌指标。

【鉴别诊断】 包括骨外间叶性软骨肉瘤、肌上皮瘤、上皮-肌上皮癌、黏液瘤及黏液样脂肪肉瘤等。

【基因组学改变】 实时 RT-PCR 可以检测到特征性的 *EWSR1-CREB1* 基因融合。该融合也存在于血管瘤样纤维组织瘤和透明细胞肉瘤中,但不同的病理形态学特点可以区分这几种肿瘤。

(十) 胸膜肺母细胞瘤

胸膜肺母细胞瘤(pleuropulmonary blastoma)(图 5-127A、B)此瘤是一种发生于婴幼儿的罕见恶性肿瘤,故亦称儿童型肺母细胞瘤,位于胸膜及肺内,呈囊性和(或)实性,囊性成分衬覆幼稚上皮(可以有纤毛)。

【临床表现】 胸膜肺母细胞瘤分为三型,Ⅰ型(多囊型)发病年龄<2 岁(中位年龄 10 个月),Ⅱ型(多囊伴实体型)发病年龄平均为 35 个月,Ⅲ型(实体型)发病年龄平均为 41 个月,男女发病无明显差别[110]。40% 病例有遗传学基础,如同时有 PPB 家族肿瘤/形成不良综合征或 DICER1 综合征[111-112]。Ⅰ型患者临床症状可出现呼吸窘迫,伴有或不伴有气胸,少数无症状;Ⅱ、Ⅲ型患者有呼吸困难、发热、胸痛、咳嗽症状及胸水。

【大体】 此瘤从肉眼及镜下看,为一连续的谱系,一端为薄壁肺内囊肿,上皮下为胚胎性间充质,另一端为胚胎性恶性间充质形成的实性包块,可累及胸膜、纵隔及肺。肿瘤可分为 3 型,即多囊性、多囊伴实体型及实体型。囊性者与肺的良性囊肿性疾病或错构瘤性病变类似。

【光镜】 此瘤与成人的肺母细胞瘤不同,它是由恶性胚胎性间充质构成,或伴有陷入的非肿瘤性上皮。因此,此瘤本质上是一种胚胎性肉瘤而非双相性肿瘤。

(1) Ⅰ型:多囊结构,内衬呼吸型上皮或良性肺泡上皮,其下为小的原始间叶性小细胞,如同葡萄簇肉瘤的形成层样细胞,其中可见局灶性横纹肌母细胞,可见不成熟的软骨,有些病例母细胞缺乏;有时只能在间隔内看见透明间质,

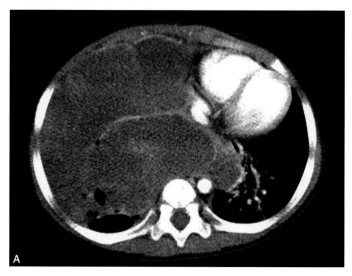
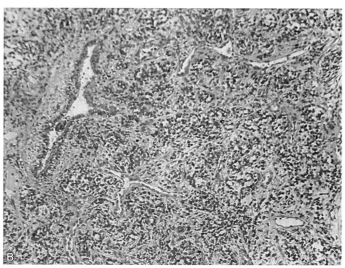

图 5-127 胸膜肺母细胞瘤

A. CT 影像显示右侧胸腔巨大占位,挤压肺和心脏;B. 瘤组织由纤毛柱状上皮腺管及恶性间叶成分构成(复旦大学附属儿科医院病理科陈莲主任提供)

形态学上类似肺先天性囊性腺瘤样畸形。

（2）Ⅱ型:出现结节状实性区,未分化的卵圆形及星芒状细胞成分成片生长,可见局灶胚胎性横纹肌肉瘤分化的区域或梭形细胞肉瘤束,与显微镜下的Ⅰ型区域并存。

（3）Ⅲ型:成片的母细胞和肉瘤样区域(软骨肉瘤样、纤维肉瘤样、横纹肌肉瘤样、间变成分)的混合,可出现多少不等的出血、坏死、纤维化;核分裂象常见,恶性脂肪成分罕见。

【免疫组化】大部分肿瘤细胞表达 VIM,横纹肌肉瘤分化区表达 Desmin,软骨肉瘤分化区表达 S100,囊壁内衬或陷入的非肿瘤性上皮可表达 CK 和 TTF1。

【基因组学改变】有文献报道该肿瘤 8 号染色体三体,9p21-24 和 11p14 缺失以及 DICER1 基因的异常[113]。

【鉴别诊断】

（1）囊性滑膜肉瘤:肿瘤表达 CK、EMA、CD99,而胸膜肺母细胞瘤此三种抗体均不表达;而且滑膜肉瘤有特征性染色体易位 t(X;18)(p11.2;q11.2)。

（2）肺先天性囊性腺瘤样畸形:该病为良性疾病,无母细胞成分,需与Ⅰ型胸膜肺母细胞瘤鉴别;免疫组化 FGF10 在肺先天性囊性腺瘤样畸形的上皮成分中表达,而胸膜肺母细胞瘤不表达[114]。

（3）胎儿肺样的间质性肿瘤(fetal lung interstitial tumor):类似孕 20～24 周的肺,也需与胸膜肺母细胞瘤鉴别[115]。

（十一）恶性黑色素瘤

恶性黑色素瘤(melanoma):肺的原发性黑色素瘤[116]极罕见,国外报道及文献复习共有 20 例,患者均为白种人,无性别差异。故在诊断肺原发性黑色素瘤时要特别慎重,应密切联系临床,首先要排除潜在的皮肤黑色素瘤转移至肺的可能性。肺的黑色素瘤常发生在支气管黏膜,以大支气管为

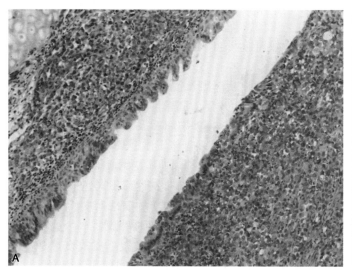
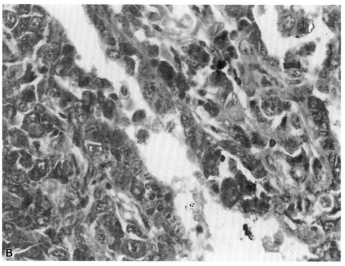

图 5-128 黑色素瘤

A. 肿瘤组织在支气管黏膜上皮下弥漫浸润,左上见支气管软骨;B. 同上例,在支气管上皮下浸润的瘤细胞含有黑色素

多,也可发生在外周小支气管,与近端大支气管没有联系。可来自胚胎期支气管黏膜上皮间迷离的黑色素母细胞。

【光镜】无论中央型还是外周型,均在肺实质形成肿块,与支气管紧密相连。瘤组织在支气管黏膜上皮下浸润生长,并侵至肺实质,充满肺泡腔内。其瘤细胞形态结构与身体常见部位者相同,瘤细胞含黑色素者较少。故应仔细观察,寻找含黑色素的瘤细胞,以便确诊(图5-128A、B)。也可借助免疫组化明确诊断。

【免疫组化】肿瘤组织 HMB45、Melan A、vim 等(+)。

(十二) 其他恶性间叶性肿瘤

如横纹肌肉瘤、血管肉瘤、骨肉瘤、恶性神经鞘膜瘤、脂肪肉瘤等原发于肺者均罕见,需首先除外转移性后再考虑肺原发,且形态学与其他部位相似,详见软组织章节。

第三节　淋巴、组织细胞增生性肿瘤或病变

肺的淋巴、组织细胞增生性疾病类型较多,有的为炎症,有的为瘤样病变,有的为不同类型的肿瘤(主要为淋巴瘤)[117-118]。本节以常见肿瘤为主线,将炎症或瘤样病变放在鉴别诊断中一并叙述。

一、黏膜相关淋巴组织型结外边缘区 B 细胞淋巴瘤

黏膜相关淋巴组织型结外边缘区 B 细胞淋巴瘤[extranodular marginal zone B-cell lymphoma of the mucosa-associated lymphoid tissue(MALT) type][119-120]是发生自支气管相关淋巴组织的一种结外低度恶性淋巴瘤,是原发性肺淋巴瘤中最常见的一种,占70% ~ 90%,但它只占所有原发性肺肿瘤的0.5%以下。

【临床特点】发病年龄范围广,但主要见于中老年人,女性稍多。胸部影像显示单个或多个肺实质肿块,大小不等,有的可致一叶肺实变。通常无症状,或仅有轻微的呼吸道症状。

【大体】肺实质内的肿块,单发或多发,结节状,界尚清。

【光镜】一般表现为淋巴样细胞在肺实质弥漫性浸润,或呈结节状(图5-129A)。淋巴样细胞或为小淋巴细胞样细

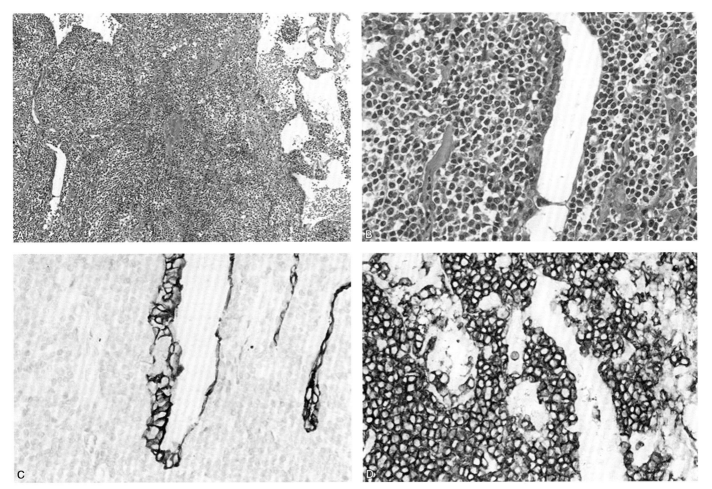

图 5-129　MALT 型结外边缘区 B 细胞淋巴瘤
A. 淋巴样细胞在细支气管周围肺实质浸润呈结节状;B. 同上放大,围绕细支气管浸润的淋巴样细胞;C. CK 染色显示淋巴样细胞浸润至细支气管上皮,形成淋巴上皮病变;D. 瘤组织 CD20(+)

胞,或为中心细胞样细胞,或为单核样 B 细胞,也可伴有少数散在的转化大细胞(中心母细胞和免疫母细胞)(图 5-129B),并常伴有浆细胞分化,可有 Dutcher 小体。淋巴细胞常侵至支气管、细支气管和肺泡上皮细胞之间,形成淋巴上皮病变(图 5-129C)。它具有特征性,但不是特异性的,因为这种现象也可见于非肿瘤性的肺淋巴细胞增生性病变。坏死非常少见,间质可有淀粉样物质沉着。如瘤组织出现片块状转化的大的淋巴细胞,应诊断为弥漫性大 B 细胞淋巴瘤。

【免疫组化】 肿瘤细胞表达 B 细胞标记物,CD20、CD79a 阳性(图 5-129D),其背景有不等量的反应性 T 细胞。Ig 大都有轻链限制性,以 λ 链者为多。Ki-67 阳性率很低,通常<10%,而残留的滤泡显示大量的阳性细胞。

【遗传学】 Ig 基因呈克隆性重排,用 PCR 技术对石蜡切片进行 IgH 基因的扩增可检测到单克隆性片段。T(11;18)(q21;q21)易位是肺 MALT 型边缘区 B 细胞淋巴瘤最常见的基因异常(5%~6% 的病例)。这些均有助于与其他反应性淋巴组织增生鉴别。

【鉴别诊断】

(1) 滤泡性细支气管炎:指淋巴组织增生局限于细支气管壁内,常见有反应性的生发中心,导致管腔受压而狭窄,可被认为是反应性淋巴增生的局限性形式(详见本章第五节)。

(2) 反应性淋巴增生:与滤泡性细支气管炎的组织特征一致,只是淋巴增生除见于细支气管壁外,尚广泛见于肺间质。通常是沿淋巴道,特别是沿小叶间隔的淋巴道分布。

(3) 淋巴细胞间质性肺炎:淋巴细胞也沿支气管周和小叶间隔在肺泡壁浸润,也有反应性滤泡形成,但不及淋巴瘤显著,亦不破坏肺泡结构。免疫组化和基因重排检测,有助于鉴别诊断。

(4) 结节性淋巴细胞增生[121]:无论在临床上还是肉眼所见,两者均非常类似,鉴别主要依赖于镜下观察。本病是

局部肺组织结构被破坏,代之以境界清楚的结节性淋巴组织增生。但病变是由肺间质发生的,因此,在其中心可见残留的肺泡腔,腔面衬附着增生的肺泡上皮;由于属炎症或感染愈复性残余改变,因此炎症和瘢痕是诊断的必需条件。炎细胞成分较杂,主要是成熟的小淋巴细胞,有丰富的反应性生发中心和滤泡间不等量的多克隆浆细胞浸润,可见 Russell 小体,但无 Dutcher 小体(核内嗜酸性包涵体),常伴有滤泡间不同程度的纤维化;有时见上皮样组织细胞,小可见到中性粒细胞和嗜酸性粒细胞。免疫组化有助于鉴别,显示反应性 B 细胞和 T 细胞,滤泡生发中心 CD20(+),但滤泡 Bcl-1 和 Bcl-2 呈(−),滤泡间区淋巴细胞 CD3、CD5、CD43 呈(+),Ig 轻链显示浆细胞为多克隆性。

(5) 特别是小的活检标本,要与其他小 B 细胞淋巴瘤鉴别。CD5 和 Cyclin D1(−),有助于排除套细胞淋巴瘤,CD10 和 Bcl-6(−),有助于排除滤泡性淋巴瘤。CD5 和 CD23(+),提示小淋巴细胞淋巴瘤/慢淋。

【预后】 此瘤预后较其他类型淋巴瘤好,5 年存活率为 84%~94%,死于淋巴瘤者少于 10%;少数患者最终可发展为高度恶性淋巴瘤。

二、淋巴瘤样肉芽肿病

淋巴瘤样肉芽肿病(lymphomatoid granulomatosis,LYG)[122](图 5-130A、B),此病是以血管为中心的血管破坏性及 EBV 相关的 B 淋巴细胞增生性病变。包括 EBV 阳性的不典型的大 B 细胞和大量反应性的 T 细胞的增生以及血管炎和坏死,其中 EBV 阳性的 B 细胞的数量和异型程度决定了病变的分级和预后。

【临床特点】 可能累及多种器官,最常见的是肺,其他器官如皮肤、肾及中枢和外周神经系统亦常受累。患者多为中年人,儿童罕见。男性为女性的两倍。好发于有先天性或后天性免疫缺陷的患者身上。CT 影像学上通常显示双肺的

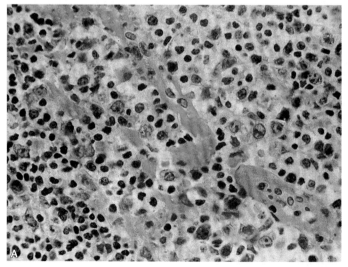
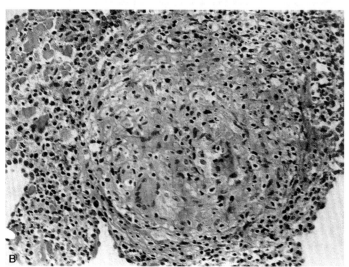

图 5-130　淋巴瘤样肉芽肿病
A. 大小不等的淋巴细胞浸润,其中有活化的大 B 细胞;B. 病变组织中的肉芽肿

结节或肿块,主要累及下叶。

【大体】肺实质内的结节大小、性状不等,小者直径数毫米,大者形成巨块,可达10cm或更大。70%为双侧性,结节常为圆形,但靠近胸膜者呈楔形。较大结节中心可有坏死和空洞形成。

【光镜】本病突出的特点是以血管为中心的多形性淋巴样细胞的浸润,并可见数量不等和异型程度不同的EBV阳性的B细胞。具体为:①肺实质内弥漫性多形性的单核细胞浸润,以小淋巴细胞为主,还有浆细胞、浆细胞样细胞及多少不等的不典型的大的单核淋巴样细胞。大细胞胞质淡染,核呈泡状,有明显核仁,类似免疫母细胞,亦可呈灶性聚集,核分裂象易见;②显著的血管炎,在肌型动脉及静脉的血管壁有上述不典型细胞浸润,使血管壁增厚,管腔狭窄或闭锁,但管壁无坏死;③在淋巴细胞浸润的背景上可有少数由上皮样组织细胞和多核巨细胞构成的肉芽肿;④可伴有片状缺血性坏死。目前主要根据LYG中EBV阳性的B细胞的数量和异型程度将其分为三级,详见相应章节。

【免疫组化】显示其为富于T细胞的B细胞淋巴增生性病变。不典型的大的淋巴样细胞CD20、CD79a阳性,EBV检测可阳性,CD30也可不同程度阳性,但CD15阴性[122]。反应性的细胞主要为CD3阳性的T细胞,且CD4>CD8。

【鉴别诊断】

(1) Wegener肉芽肿:表现为坏死性肉芽肿伴坏死性血管炎,但缺乏LYG所具有的大的异型的CD20阳性的细胞。

(2) 霍奇金淋巴瘤:反应性的背景中见异型的大细胞CD15和(或)CD30阳性,而CD20阴性;但LYG中大的异型的细胞CD20阳性。

(3) 富于T和组织细胞的大B细胞淋巴瘤:同LYG类似的是前者中反应性的小淋巴细胞CD3阳性,异型大细胞CD20阳性,并且前者EBER阴性,且组织细胞丰富。

(4) 外周T细胞淋巴瘤:CD3阳性的表达同时存在于小淋巴细胞和大的异型的淋巴细胞,EBER阴性;而LYG中小淋巴细胞CD3阳性,大的异型细胞CD20、CD79a阳性,CD30和EBER阳性。

(5) 弥漫大B细胞淋巴瘤:血管中心性的分布方式不常见,一般EBV阴性,且一般反应性T细胞较少。

(6) 间变性大细胞淋巴瘤:CD3阳性的表达同时存在于小淋巴细胞和大的异型的淋巴细胞,且异型大细胞CD30阳性,EBER阴性;而LYG中小淋巴细胞CD3阳性,大的异型的细胞CD20、CD79a阳性,CD30和EBER阳性。

(7) 结外NK/T细胞淋巴瘤:血管中心性伴坏死和EBV阳性,但异型的细胞CD3阳性,且CD56、TIA、GrazymeB阳性(而LYG的异型大细胞CD3阴性、CD56、TIA、GrazymeB阴性),且它的坏死可见核碎片(而LYG的坏死是嗜酸性的凝固性坏死)。

(8) 移植后的淋巴组织增生性疾病:移植后病变表现为血管中心性的淋巴组织增生性病变往往提示为移植后的淋巴组织增生性疾病,而非LYG。

(9) 其他:接受过氨甲蝶呤治疗的患者可出现类似LYG的淋巴组织增生性病变。

【预后】不同分级的患者预后各不相同。可自行消退,也可进展至淋巴瘤。

三、原发性弥漫性大B细胞淋巴瘤

原发性弥漫性大B细胞淋巴瘤(primary pulmonary diffuse large B-cell lymphoma,DLBCL)[123](图5-131A~D)是一种肿瘤性大B淋巴样细胞的弥漫性增生,肿瘤显现时局限于肺,占原发性肺淋巴瘤的5%~20%。患者年龄介于50~70岁,与肺MALT型边缘区B细胞淋巴瘤的患者相似,发病无性别差异。

【临床表现】患者几乎总有症状,如咳嗽、咯血和呼吸困难。影像学显示肺外周部实性肿块,常为多发性。

【光镜】在形态学上,肺DLBCL与其他部位的DLBCL相似,肿瘤由弥漫成片的大的、母细胞性淋巴样细胞组成,其大小为正常淋巴细胞的2~4倍,浸润和破坏肺实质(图5-139A、B)。血管浸润和胸膜受累常见,但淋巴上皮病变很少见。坏死常见。

【免疫组化】大B细胞CD20、CD79a呈阳性表达,背景上有数量不等的反应性T细胞。

【鉴别诊断】

(1) 低分化癌:一般CK阳性,CD45和CD20阴性。

(2) 生殖细胞肿瘤:一般SALL4和OCT3/4阳性,而CD45和CD20阴性。

(3) 恶性黑色素瘤:一般MELAN-A和HMB45阳性,CD45和CD20阴性。

(4) 其他淋巴瘤:如LYG(见前述)、纵隔大B细胞淋巴瘤(年轻女性,纵隔肿块侵犯到肺,而非老年男性,单发的周围型肺肿块,且一般CD30和CD20均阳性)、霍奇金淋巴瘤[CD15和(或)CD30阳性,而CD20阴性]、间变性大细胞淋巴瘤(CD30、EMA和ALK,有助于鉴别诊断,但需除外间变型的大B细胞淋巴瘤的可能)等。

四、间变性大细胞淋巴瘤

肺的间变性大细胞淋巴瘤(anaplastic large cell lymphoma,ALCL)[124]极罕见,至今报道仅10余例。患者年龄为27~58岁,无性别差异。

【临床表现】多为肺实质单个结节,亦可是双侧多数结节,结节大小为1.1~5.0cm,有的在支气管内形成息肉状肿块。

【光镜】大淋巴样瘤细胞在肺实质呈浸润性生长,肺泡壁增宽,瘤细胞并在肺泡腔内播散,呈"肿瘤性肺炎"(tumor pneumonia)样,亦可侵犯血管,但无肉芽肿形成。瘤细胞大,间变明显,胞界清楚,胞质嗜酸性或嗜碱性,似上皮细胞,核呈圆形或肾形,核仁显著,亦可见双核及多核瘤细胞。其间

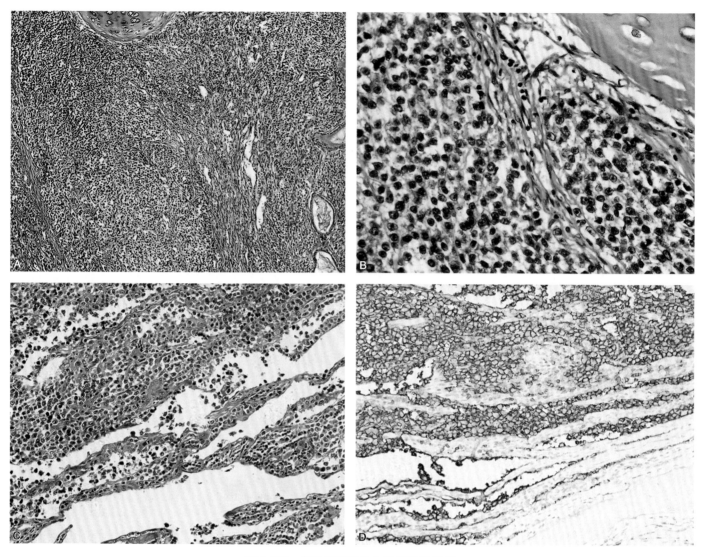

图 5-131　原发性弥漫性大 B 细胞淋巴瘤

A. 弥漫性淋巴样细胞浸润,肺正常结构破坏,残留支气管软骨;B. 在肺实质弥漫浸润的淋巴样细胞大,核仁明显,似中心母细胞;C. 肺组织中见异型的淋巴样细胞弥漫浸润;D. 肿瘤细胞 CD20 阳性

F5-131C　ER

可混杂有多少不等的小淋巴细胞、浆细胞、组织细胞、嗜酸性粒细胞和中性粒细胞。无肉芽肿及血管炎。有的可伴有急性支气管肺炎。

【免疫组化】肿瘤细胞 LCA 大多(+),T 细胞标记 CD3 大多为(+),CD30 100% 强(+)(细胞膜及 Golgi 区),ALK(+),CD20 及 CD15(−)。CK(−),EMA 膜及 Golgi 区(+)。

【遗传学】PCR 检测显示 IgH 及 *TCR-β*、*TCR-γ* 基因重排。

【鉴别诊断】ALCL 形态多变,需要与以下病变鉴别:

(1) 肺的原发性和转移性癌:特别是原发性多形性癌,CK 呈阳性表达,CD30 阴性。

(2) 恶性黑色素瘤:HBM45 和 Melan-A 阳性。

(3) 霍奇金淋巴瘤特别是结节硬化型:可出现成片的瘤细胞,借助免疫组化 CD15(+)、EMA 和 ALK(−)、T 细胞标记阳性,不难鉴别。

(4) 弥漫大 B 细胞淋巴瘤:见前述。

(5) 纵隔大 B 细胞淋巴瘤 CD30 和 B 细胞标记阳性:而 ALCL 的 B 细胞标记阴性,仅有时 PAX5 弱阳性。

(6) 肺的淋巴瘤样肉芽肿病:为富于 T 细胞的 B 细胞增生性疾病,异型的大细胞 CD20 和 EBER 阳性。

五、霍奇金淋巴瘤

原发性肺霍奇金淋巴瘤(Hodgkin lymphoma)(图 5-132A、B)极少见,仅有少数几例报道。

【临床表现】患者以老年女性为多,也可见于青年人。CT 影像学上表现不一,或为肺实质的结节状病灶,或为境界不清的实变样片块,或为均质的浸润性斑块;也可发生于支

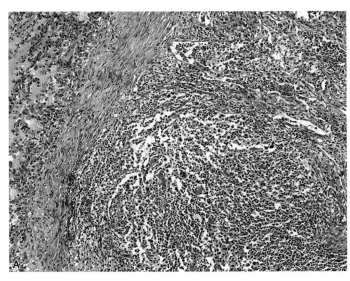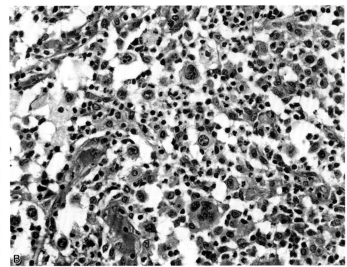

图 5-132 霍奇金淋巴瘤

A. 肺组织中纤维硬化的背景中见淋巴细胞、组织细胞、嗜酸性粒细胞结节状增生,其间见奇异型多核 R-S 细胞;B. A 图的放大

F5-132B ER

气管,呈息肉状肿块。

【光镜】肺的霍奇金淋巴瘤与发生在淋巴结者组织形态相同,可见 HR-S 细胞,具有诊断意义。一般肺实质结构破坏,可有坏死,在病变边缘部分,可见残留的肺泡。

【免疫组化】异型的大细胞一般 CD15 和 CD30 阳性,CD20 阴性。

【预后】霍奇金淋巴瘤累及肺者,中位生存期大约为 2 年。如为结节硬化型,生存期可延长。

六、血管内淋巴瘤病

血管内淋巴瘤病(intravascular lymphomatosis)是淋巴瘤的一种罕见类型,以淋巴瘤细胞在小血管内生长为其特征。

【临床表现】患者多为老年,年龄为 36 ~ 79 岁(平均 59 岁),男性为多。通常因皮肤、中枢神经系统受累及,而有临床症状。尽管尸检时常发现肺受到累及,但呼吸道症状并不常见,可有呼吸困难、咳嗽、发热等。胸部影像可呈弥漫性条索状影和(或)多发结节影。经支气管肺穿活检或开胸活检有助于明确诊断。

【光镜】主要组织学发现是在小血管(毛细血管、小动脉、小静脉)腔内有淋巴瘤细胞生长。大多为 B 细胞性,T 细胞者较少,其预后较差。

七、移植后淋巴增生性病变

移植后淋巴增生性病变(post-transplant lymphoproliferative disorder)不常见,是器官移植的严重并发症,发病率为 10%,

心肺联合移植者危险性加大。可以是患者自体肺和移植肺均受累,亦可是其中一种肺受累及。

【光镜】肺移植后淋巴增生性病变在组织学上无法与淋巴瘤样肉芽肿病(LYG)相鉴别。早期文献中报道的发生于肾移植患者的 LYG,近年均被重新认识为移植后淋巴增生性病变;故在诊断本病时,了解器官移植史很重要。

八、浆细胞瘤

肺的真性浆细胞瘤(plasmacytoma)极罕见,因以往有些病例报道实际上是浆细胞肉芽肿,有的是骨髓浆细胞瘤累及肺部的表现。此瘤以发生在大支气管者为多,肺实质者罕见。患者多为成年人。

【光镜】支气管内者可堵塞管腔,肺实质者从直径 3cm 到大至占据一个肺叶或更大,可有局灶性出血。镜下,肿瘤几乎全由成熟的和不成熟的浆细胞组成。分化差者,以浆母细胞为主,核呈圆形,可见核仁;并见双核及奇异性浆母细胞混杂其间。发生在支气管者,瘤细胞可侵及支气管软骨,将其破坏(图 5-133A ~ D)。瘤组织中有的可见呈结节状的 M 蛋白沉积,呈均一的伊红色。

【免疫组化】此瘤常呈单克隆性,免疫球蛋白的重链和轻链呈单克隆性阳性反应,对确定诊断有意义。肿瘤细胞 CD38、CD138、CD79a、Mum1 阳性,CD56 和 EMA 不同程度阳性,CD19、CD20、CD45、PAX5 阴性。

【鉴别诊断】

(1)小淋巴细胞淋巴瘤、MALT 淋巴瘤及淋巴浆细胞淋巴瘤等伴浆样分化时需与浆细胞瘤鉴别,前三种肿瘤均为克隆性增生,除各自的形态学特点外,上述三种肿瘤细胞 CD20、PAX5、CD45 均阳性,而浆细胞瘤三种抗体均阴性。

(2)IgG4+硬化性疾病:有三个特点:IgG4+的浆细胞增多,storiform 背景的硬化及血栓性静脉炎,且浆细胞为反应

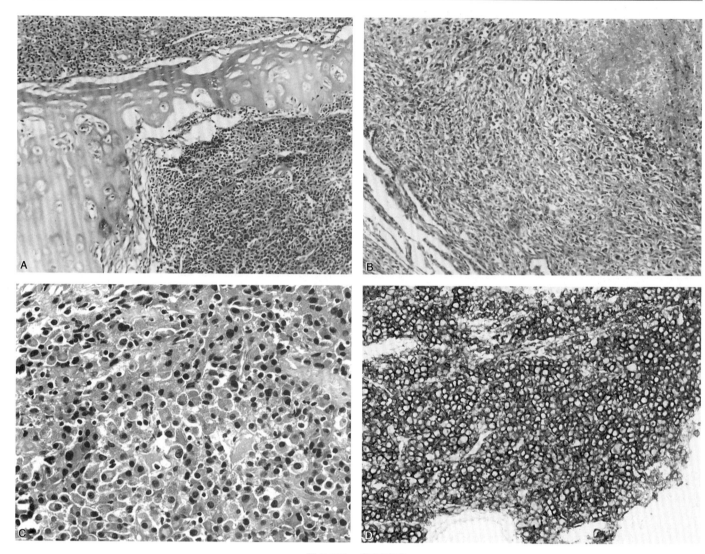

图 5-133　浆细胞瘤

A. 支气管壁内浆细胞弥漫浸润,支气管软骨被弥漫浸润的瘤细胞侵蚀破坏;B. 同上放大,浆细胞分化较好,大小、形状稍不一;C. 肺组织内见浆样的细胞弥漫增生;D. 肿瘤细胞 CD138+

性的。

（3）浆细胞性炎性假瘤:特点为片状的成熟浆细胞的增生和富于细胞的炎性成纤维细胞性的间质,且浆细胞为反应性的。

【预后】 此瘤预后较骨髓浆细胞瘤好,一般对治疗的反应良好。甚至已有播散时也比多发性骨髓瘤的预后好。

九、轻链沉积病

肺的轻链沉积病（light chain deposition disease, LCDD）[125]罕见,它也属淋巴增生性疾病范畴,至 2007 年国外文献有 22 例报道（详见本章第五节）。

十、朗格汉斯组织细胞增生症

朗格汉斯组织细胞增生症（Langerhans cell histiocytosis, LCH）[126-127]（图 5-134A ~ D）亦称嗜酸性肉芽肿（eosinophilic granuloma）,它是全身多系统组织细胞增生症累及肺的表现,或是仅局限于肺的病变。

【临床表现】 患者多为年轻成人,男性为多。可有咳嗽、轻度呼吸困难,并常伴有气胸。放射影像学上,表现为双侧弥漫性网状结节性浸润,结节小而均一,一般不超过 2cm,大多介于数毫米到 1cm。

【光镜】 肺组织广泛受累,早期 Langerhans 组织细胞沿小气道增生,在细支气管周围及肺泡壁的间质形成圆形或星状小结节,大多数直径为 1 ~ 5mm,大者可达 1.5cm;结节无清楚分界,主要是 Langerhans 细胞聚集。Langerhans 细胞胞质丰富,呈浅嗜酸性颗粒状,核大,常有纵行的核沟和明显小核仁,偶见黄色瘤样病变,其间常混有其他炎细胞浸润,如嗜酸性粒细胞、淋巴细胞、浆细胞,亦可见多核巨细胞。有的病例可无嗜酸性粒细胞,或较多聚集成嗜酸性粒细胞池,被反应性组织细胞包围,故被称为嗜酸性肉芽肿。病变也可累及血管壁。随着疾病的进展,肺组织破坏,可出现肺纤维化及多个小囊肿。

【免疫组化】 S-100 蛋白、CD1a 阳性,这对与其他类型的间质性炎性病变的鉴别有重要意义。此外,Langerhans 细胞特异性凝集素（langerin）呈强阳性,其特异性较 S-100 为

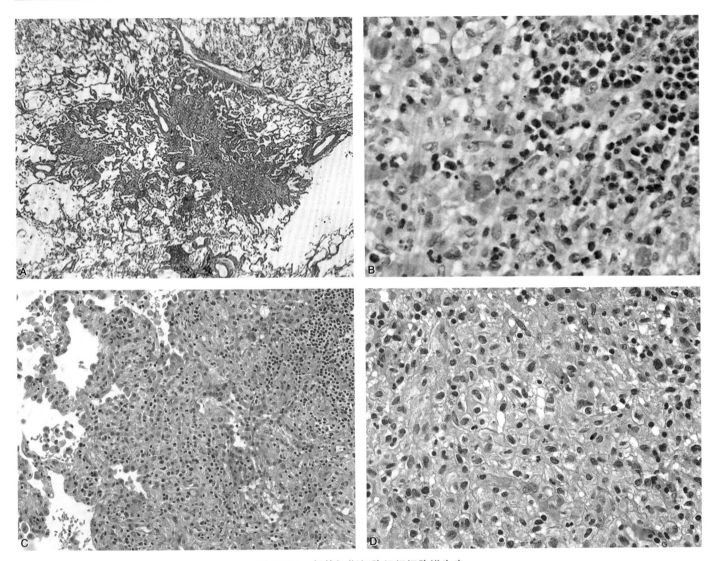

图 5-134　朗格汉斯细胞组织细胞增生症
A. 肺间质见有多个浸润性星状小结节;B. 结节中浸润的 Langerhans 组织细胞和其间的嗜酸性粒细胞浸润;C. 肺组织内见较温和的组织
细胞样细胞增生;D. 肿瘤细胞核可见核沟

好,可作为此病的特异性诊断抗体[128]。

【鉴别诊断】

(1) 普通的组织细胞增生:普通的组织细胞无明显核沟,且 CD68(+),S100(-),CD1a(-)。

(2) Erdheim-Chester 病:见后述。

(3) Rosai-Dorfman 病:增生的组织细胞有吞噬淋巴细胞的现象,且 S100(+)。

【遗传学】 部分 LCH 可有 *BRAF V600* 的突变。

【预后】 大约 15% 的患者为进展性肺疾病,进展可能缓慢,以慢性阻塞性肺疾病的症状为特点,历经数十年。中位生存时间为 12 年,5 年和 10 年的生存率分别为 70% 和 60%,可能最终致死或导致肺移植,但移植后的复发率约为 20%。

十一、Erdheim-Chester 病

Erdheim-Chester 病[129]是一种黄色肉芽肿性的组织细胞增生症,富于脂质的组织细胞增生并浸润骨骼肌和内脏,发生在肺内时病变分布在淋巴管周围,导致肺间质纤维化。

【临床表现】 累及肺时,表现的症状为咳嗽和呼吸困难,也可无症状。

【光镜】 组织细胞的浸润和纤维化是沿着肺的淋巴管(包括脏层胸膜、支气管血管束和小叶间隔)分布的。组织细胞通常为泡沫样,常常可见到杜顿巨细胞,伴有不同密度的纤维化、淋巴细胞、浆细胞和嗜酸性粒细胞的浸润。

【免疫组化】 XⅢa 因子、lysosome、CD68(kp-1)、MAC387 等阳性,S100 不同程度阳性,CD1a 阴性。

【鉴别诊断】

(1) 癌性淋巴管炎:肿瘤细胞 CK 阳性。

(2) 间皮瘤:间皮细胞指标阳性。

(3) 间质性肺疾病:缺乏富于脂质的组织细胞的增生。

(4) 朗格汉斯组织细胞增生症:以支气管为中心,形成结节、囊和星状瘢痕。Langerhans 细胞胞质丰富,呈浅嗜酸性颗粒状,核大,常有纵行核沟和明显小核仁。S100 和 CD1a 和 S100 阳性。

【预后】本病为慢性致死性疾病。

第四节　转移性肿瘤

肺是转移性肿瘤最常见的部位,20%~50%的患者死于肺外实体肿瘤肺转移,有些肿瘤,像恶性黑色素瘤、某些肉瘤(尤因肉瘤、骨肉瘤、横纹肌肉瘤)、肾细胞癌、睾丸肿瘤(生殖细胞肿瘤)、子宫绒毛膜癌、乳腺癌、前列腺癌和甲状腺癌有肺转移的特殊倾向性,因此在肺部发现的恶性肿瘤原则上都要排除转移后再考虑诊断是原发肿瘤,肺原发与转移肿瘤鉴别诊断关键是掌握患者的既往肿瘤病史同时借助于免疫组织化学和分子病理学检测。

一、肺转移性肿瘤大体形态

大多数转移性肿瘤位于肺外周部,其大体形态有:多发性结节(图5-135A~C)、孤立性结节、胸膜转移、支气管腔内转移,其中以多发性结节最为常见。

镜下,还可见血管癌栓,或广泛累及肺淋巴管(即所谓的淋巴管癌病)(图5-136)。转移性肿瘤的生长方式主要是在间质内播散,4%可伴有囊性变;也可沿着肺泡腔表面生长扩散,貌似细支气管肺泡癌结构。

二、组织形态

(一)转移性癌

肺转移癌的组织形态有时与肺原发癌相类似,需要认真鉴别。以下组织细胞学特征可帮助识别肺转移癌。

1.具有鳞癌组织结构的转移癌　肺外(食管、宫颈等)鳞癌转移至肺者较少见,远比腺癌为少。常位于肺外周部,呈单个或多个结节。镜下癌组织形态与原发癌基本相同,有的较原发性鳞癌有较明显的角化,而支气管黏膜上皮无不典型增生或原位癌的表现(图5-137)。肺转移性宫颈鳞癌与女性肺原发性鳞癌(常位于肺外周部)鉴别有一定困难,但前者常表达P16,而后者很少表达P16,而且后者P53的表达率明显高于前者(图5-138A~D)。此外,胸膜发生的鳞癌有时可侵犯肺组织或胸膜,因其有独特的免疫组化标志,肿瘤

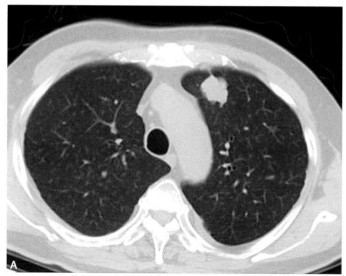

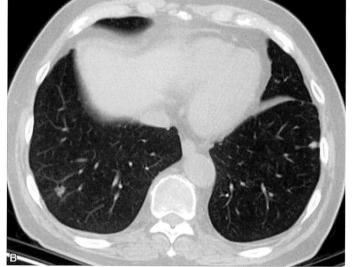

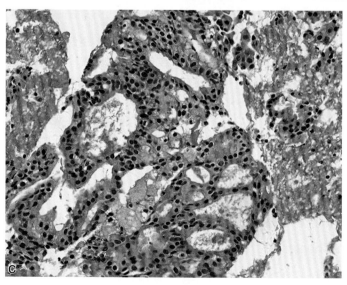

图5-135　转移性前列腺腺癌
A.示左肺上叶实性转移性病灶;B.同一患者双肺转移性病灶;C.肺穿刺活检见转移性前列腺腺癌组织

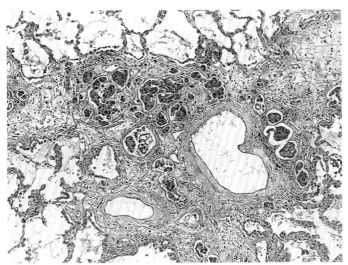

图 5-136 肺淋巴管癌病

肺小动脉周围的淋巴管内,充满转移性癌栓

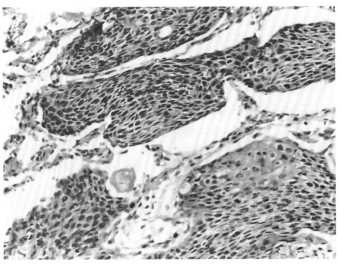

图 5-137 转移性食管鳞癌

癌组织在肺泡内生长,癌细胞多呈梭形,少数有角化

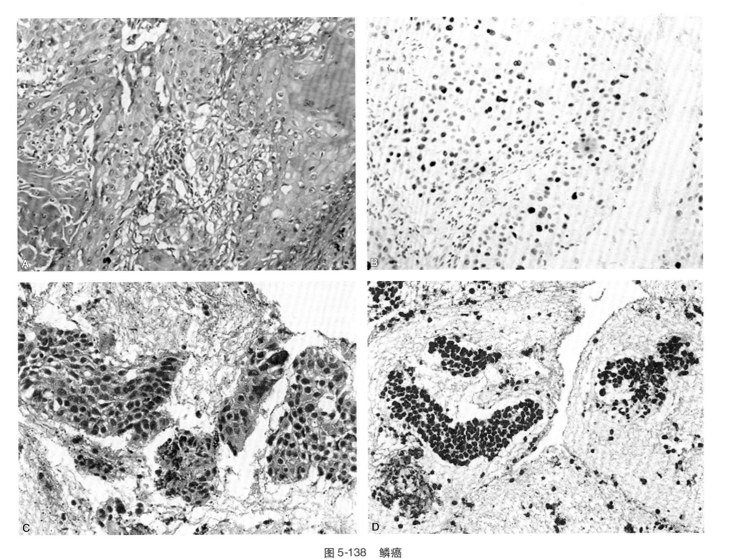

图 5-138 鳞癌

A. 女性肺原发性鳞癌;B. 女性肺原发性鳞癌表达 P53;C. 肺转移性宫颈鳞癌(穿刺活检);D. 同 C 病例,肿瘤细胞表达 P16

细胞表达 CD5 和 CD117,可与肺原发鳞癌鉴别。

2. 具有腺癌组织结构的转移癌　诊断肺转移性腺癌,在临床上,患者多数是有(但应注意,极少数患者可因原发癌尚未发现而无病史)肺外器官的腺癌史。转移性腺癌较常见者有结直肠腺癌、甲状腺癌(图 5-139A～D)、乳腺癌、前列腺癌、胃腺癌、胰腺腺癌、涎腺腺样囊性癌(图 5-141)、子宫内膜腺癌等。这些转移性癌均分别具有与原发性腺癌基本相同的组织形态特点,诊断时应结合临床病史,并复查原发癌切片。此外,在原发性肺腺癌组织中常有炭末沉着,此点有助于与转移性腺癌相鉴别。免疫组化在鉴别诊断中起着重要作用,TTF1 和 NapsinA 是肺原发腺癌的重要标志物,但目前发现 TTF1 和 NapsinA 分别在许多其他器官发生的腺癌均有一定的表达率[47-48],故两者联合使用同时配合检测其他器官发生的腺癌的相关特异性抗体能够有效提高鉴别诊断准确性。如肺转移性甲状腺乳头状腺癌尽管表达 TTF1,但几乎不表达 NapsinA 却表达 TG(甲状腺球蛋白)。肺转移性结直肠腺癌与肺肠型腺癌鉴别比较困难,鉴别要点见肠型腺癌有关内容。

肺转移性乳腺癌尽管较少有 TTF1 表达(图 5-140A～D),但由于一部分肺实性腺癌及大细胞癌缺少 TTF1 表达,故也常需要区别,鉴别要点是前者常表达 GCDFP15、Gata-3 和 HER2 等乳腺癌相对特征性标志,后者则很少有这类标志物的表达。

3. 具有透明细胞组织结构的转移癌　肺原发性透明细胞癌的诊断,首先要排除转移癌的可能。有透明细胞结构的转移癌,首先要考虑肾透明细胞癌,因为 2% 的肾癌患者在未发现原发癌之前即可有孤立的肺转移(图 5-142A～B)。此外,还应考虑甲状腺透明细胞癌、透明细胞肝癌及恶性透明细胞肌上皮瘤的转移。总的来说,原发癌的组织成分常不十分单纯,或多或少伴有鳞癌或腺癌成分。转移癌则各具有不同的组织形态特征,较为单纯,借助免疫组化是可以鉴别的。

4. 其他　肝细胞癌经血道可转移至肺,较多见,约占肝外器官转移的 90%,多表现为肺内小血管的癌栓;如为转移性结节,可弥漫分布于各叶肺,其直径小于 1cm。其镜下形态与原发癌类似,具有肝细胞癌的特征。

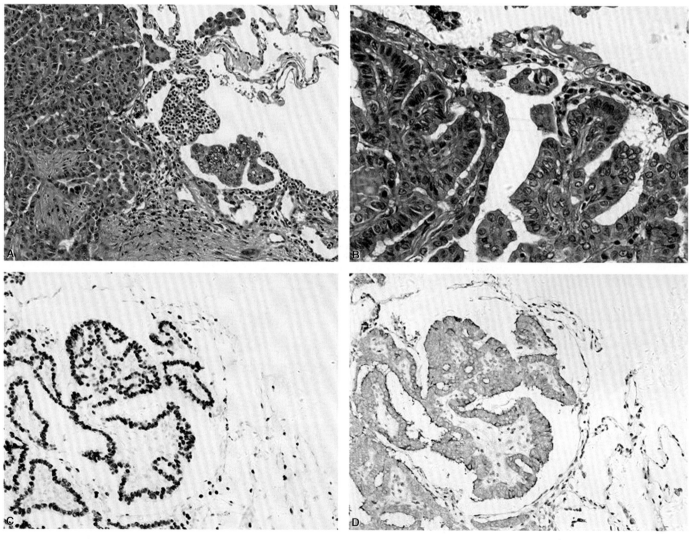

图 5-139　转移性甲状腺癌

A. 癌组织位于肺内,癌细胞呈立方状柱状,构成大小不一的乳头状结构;B. 上例放大图;C. 癌细胞表达 TTF1;D. 癌细胞同时表达 TG

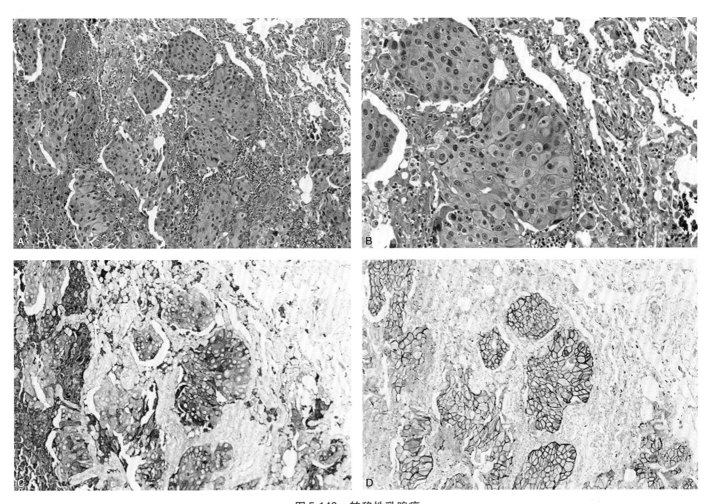

图 5-140　转移性乳腺癌
A. 癌组织位于肺内,癌细胞胞质丰富,呈实巢状;B. 上例放大图;C. 癌细胞表达 GCDFP15;D. 癌细胞同时表达 HER2

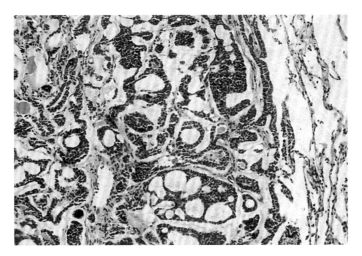

图 5-141　转移性腺样囊性癌
癌组织呈腺样、筛状及条索状

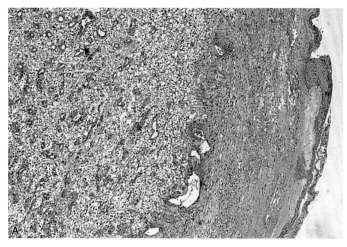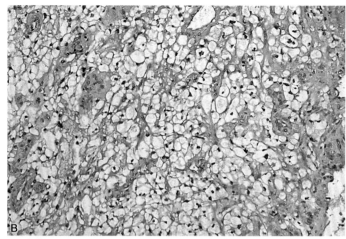

图 5-142 转移性肾透明细胞癌
A. 肿瘤位于支气管黏膜下;B. 肿瘤细胞透明,细胞核小,异型性较小,肿瘤间质血管丰富

F5-142 ER

(二)转移性肉瘤

身体各处软组织及骨、软骨组织发生的肉瘤,常见的是血行转移,故各种肉瘤均可发生肺转移。

1. 转移性软组织肉瘤 较常见的转移性软组织肉瘤有滑膜肉瘤(图 5-143)、平滑肌肉瘤、横纹肌肉瘤、脂肪肉瘤、纤维肉瘤、腺泡状肉瘤等。这些转移性肉瘤的组织形态特点

与原发部位的各种肉瘤基本相同,在诊断时结合临床病史一般并不困难。但要注意与肺的原发性肉瘤相鉴别,因上述这些肉瘤均可原发于肺,只有排除了转移性肉瘤的可能,始可诊断为原发性肉瘤。

2. 转移性骨及软骨肉瘤 特别是骨肉瘤常可早期转移至肺,但也有术后十多年始发生肺转移者(图 5-144)。软骨肉瘤(图 5-145)、骨巨细胞瘤也可转移至肺。

(三)其他转移性肿瘤

肺的其他转移性肿瘤主要有绒癌(图 5-146)、黑色素瘤、胸腺瘤等,其组织形态特点与原发部位的肿瘤相同,结合临床病史,诊断一般并不困难。

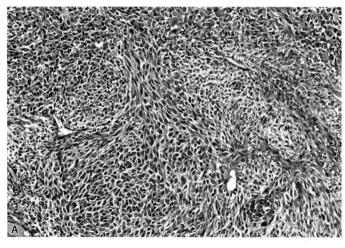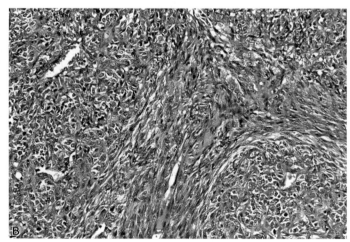

图 5-143 转移性滑膜肉瘤
A. 瘤组织呈上皮及间叶双相分化特征;B. 同例放大图

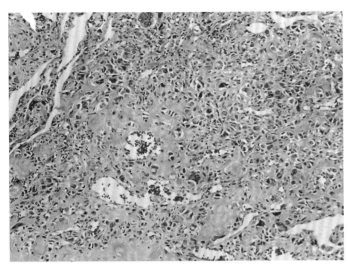

图 5-144　转移性骨肉瘤
患者女性,47 岁,曾患右下肢骨肉瘤,术后 13 年发生肺转移

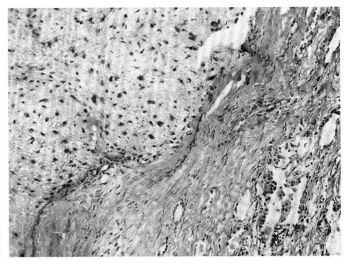

图 5-145　转移性软骨肉瘤
实质中的软骨肉瘤由黏液软骨构成,右下见肺组织

F5-145　ER

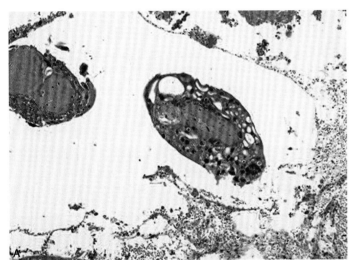

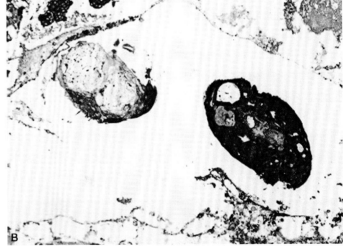

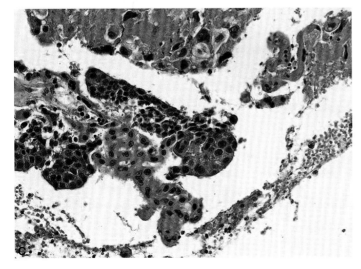

图 5-146　绒癌
A. 肺组织内见成团的滋养细胞;B. 同上图 HCG 表达阳性;
C. 示肿瘤细胞由合体滋养细胞和细胞滋养细胞组成失去了
原来绒毛或葡萄胎的结构,易误诊为鳞癌

第五节　非肿瘤性肺疾病

气管、支气管和肺是呼吸系统的主要组成部分,由于它与外界通连,因此它亦是容易受损伤和罹患非肿瘤性疾病的器官。本节着重对肺的发育异常、感染与非感染性非肿瘤性病变作重点介绍,包括肺先天性和发育性疾病、感染性疾病、小气道疾患、大气道疾病、特发性间质性肺炎、肺尘埃沉着病、肺血管疾病和其他非肿瘤性病变等。

一、先天性和发育异常性疾病

(一) 肺隔离症

肺隔离症(pulmonary sequestration)一般认为系肺先天性发育异常,即胚胎期肺发育过程中部分肺芽组织与支气管树分离而产生,由异常体循环动脉供血,主要来自主动脉或其分支,由一条或数条小动脉供血,静脉汇入奇静脉或肺静脉。在先天性肺部畸形病变中,肺隔离症占 0.15% ~ 6.4%[130]。通常可分为两种类型:叶内型和叶外型。叶外型表面有独立肺膜包绕,呈现为一肺外结节,可见于任何部位。叶内型位于肺组织内,无独立肺膜。

1. 叶外型肺隔离症　好发在婴幼儿,特别是 6 个月以内,可伴有羊水过多[131],或其他先天性异常如同侧先天性膈缺损、膈疝、漏斗状胸、支气管源性囊肿、心血管畸形等。男性较女性患儿多见。

【大体】病变通常呈椎形或圆形或卵圆形,表面有独立肺膜包被,直径 0.5 ~ 15cm 不等。切面:均质粉红或黄褐色,类似正常肺组织,但少见形成较好的支气管。

【光镜】可见细支气管、肺泡管和肺泡结构,扩张的支气管被覆假复层纤毛柱状上皮,周围有纤维肌性管壁,内含软骨板,细支气管呈屈曲状被覆柱状或立方上皮。肺泡管和肺泡扩大,被覆扁平或立方上皮,胞质糖原丰富,与胚胎上皮

细胞相似,在肺膜下淋巴管扩张较明显。

2. 叶内型肺隔离症　可见于儿童或成人[132],男、女发病各占半数。患者主要表现为肺部反复感染、咳嗽、胸痛等。大约 1/3 患者无症状。叶内型肺隔离症多见于左肺下叶,特别是后基底段。其血液供应多来自胸主动脉或其膈部分支。和叶外型肺隔离症不同,它很少伴有其他先天性畸形。

【大体】叶内型肺隔离症病变位于肺实质内,相应病变区实变,内有单个或多个囊性区(图 5-147A),其肺膜表面有来自体循环独立动脉供给血管,要注意观察及取材。

【光镜】常见呈囊性扩张的细支气管,肺组织显慢示性炎并可有纤维化。血管闭塞性改变较明显,有人认为与反复发作的急慢性炎有关,也有人认为是有关供应血管的发育缺陷(图 5-147B)。叶内型肺隔离症可继发感染,如结核、奴卡菌感染或曲菌病[130,133]。

(二) 肺囊肿性病变

1. 支气管源性囊肿(bronchogenic cysts)　为支气管发育障碍,常发生在隆突下方、中纵隔或肺内,偶尔于身体其他部分,如皮肤[134]、皮下组织、胸骨前组织、心包、椎管内及横膈内及腹膜后[135]。支气管源性囊肿可发生在婴幼儿、儿童和年轻人。男女性发病无差异。在新生儿患者主要症状为囊肿压迫引起的症状,甚至可以发生呼吸窘迫。年龄大的患者常为继发症状,如继发感染引起的发热、出血或囊肿破裂引起的症状。约 15% 病例无症状,而是在外科手术或尸检时发现。

【大体】为一平滑或不规则形囊形肿块,直径通常 1 ~ 4cm,偶见可达直径 8 ~ 10cm。切面呈单囊或多囊性,内含清亮的浆液,在继发感染时可含混浊、黏液性或出血性液体。极少与气管支气管树相通联。

【光镜】囊肿壁为纤维结缔组织,或有平滑肌束,内衬

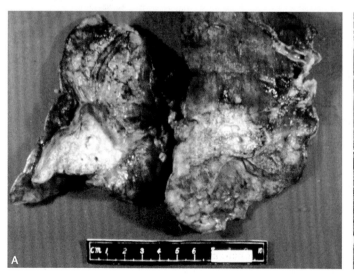
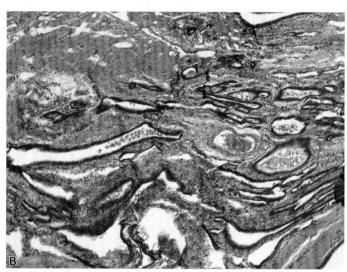

图 5-147　叶内型肺隔离症
A. 叶内型肺隔离症,部分肺实变,内有囊性区;B. 镜下常见呈囊性扩张的细支气管,肺间质显慢性炎

纤毛柱状或假复层柱状上皮,腔内含浆液黏液腺体和软骨板(图5-148)。

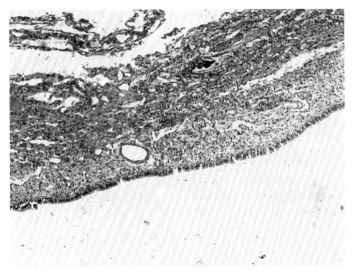

图5-148 支气管源性囊肿
图示囊肿壁内衬以纤毛柱状或假复层柱状上皮,囊壁为纤维结缔组织

2. 先天性支气管扩张(congenital bronchiectasis) 亦称气管支气管软化(tracheobronchomalacia),属于支气管发育不全,它是一种在小气道由于缺乏软骨环或不成熟,而使支气管松弛扩张的疾病[136]。光镜下在小气道特别是细支气管扩张,呈囊性,管壁被覆纤毛柱状上皮,外绕平滑肌,而缺乏软骨。常有继发感染。

3. 先天性囊性腺瘤样畸形(congenital adenomatoid malformation) 此病是胚胎发育异常,首先由我国病理学家秦光煜、唐敏一(1949)报道,发生在流产儿伴有全身水肿的病例[137]。通常发生在呼吸窘迫的新生儿,亦可见于较大的儿童和成人,大约20%的先天性囊性腺瘤样畸形患者伴有其他的异常,如双侧肾发育不全、叶外型肺隔离症、膈疝、心血管畸形等。绝大多数为单侧,病变累及一个肺叶,多为下叶受累。依据囊大小及囊壁结构分为5型[138]。如1型:病变最为常见,为单个或多个相沟通的

囊,囊大,其直径3～10cm。病变周边部分为小的被压扁的囊(图5-149);3型:肉眼观察呈海绵状,囊肿小于0.5cm,或实性,由弯曲的管状或微囊组成,肉眼不易发现。详见表5-2。

(三) 气管食管瘘

气管支气管瘘(tracheoesophageal fistula)属先天发育异常,常见于婴幼儿。常常与食管闭锁(esophageal atresia)并存。最常见的气管食管瘘是在远端食管部位。婴儿表现为口腔、咽分泌过多或闷气、发绀、进食咳嗽症状,常因吸入性肺炎和呼吸窘迫而死亡。但病情轻者往往在成年后才出现症状。支气管或食管碘油造影可以帮助明确瘘管部位与形态。镜下见瘘道一侧被覆食管黏膜上皮,与其相连的另一侧被覆支气管黏膜上皮(图5-150)。

二、肺感染性疾病

(一) 细菌性肺炎

1. 小叶性肺炎(lobular pneumonia) 也称为支气管肺炎(bronchopneumonia),是以肺小叶为单位的急性化脓性炎症,常由多种细菌混合性感染所致。

【大体】双肺散在分布小实变病灶,以双下肺及背侧较多,大小不等,约1mm左右,灰黄灰红,质实。严重者可融合成大片。

【光镜】病灶以细支气管为中心,细支气管及其周围肺组织充血水肿,管腔及肺泡腔内见大量中性粒细胞聚集,伴不同程度浆液性,支气管上皮细胞脱落,伴小脓肿形成。

2. 大叶性肺炎(lobar pneumonia) 主要由肺炎链球菌感染引起的以肺纤维素性渗出为主的炎症。病变始于肺泡,并迅速经肺泡间孔扩散到数个肺段乃至整个肺叶。累及胸膜引起胸膜的渗出性炎症。多发生在青壮年。临床为骤然起病,寒战、高热、胸痛、咳嗽、吐铁锈色痰、呼吸困难。X线示肺实变。血中性粒细胞增高,大约10天体温骤然下降,症状消退。并发症有肺肉质变、肺脓肿、脓胸或脓气胸、败血症、脓毒血症、感染性休克等。

【大体】整个肺叶体积增大,实变,重量增加,呈红色或

表5-2 先天性囊性腺瘤样畸形病理特征*

	0型	1型	2型	3型	4型
发病率(%)	1～3	>65	10～15	8	10～15
囊最大直径(cm)	0.5	10.0	2.5	1.5	7.0
囊被覆上皮	假复层纤毛上皮高柱状伴杯状细胞	假复层纤毛上皮高柱状	纤毛上皮立方或柱状	纤毛上皮立方状	扁平肺泡上皮
囊肌壁厚度(μm)	100～500	100～300	50～100	0～50	25～100
黏液细胞	全部病例有	33%病例有	无	无	无
软骨	全部病例有	5%～10%病例有	无	无	罕见
横纹肌	无	无	5%病例有	无	无

*引自参考文献[138]

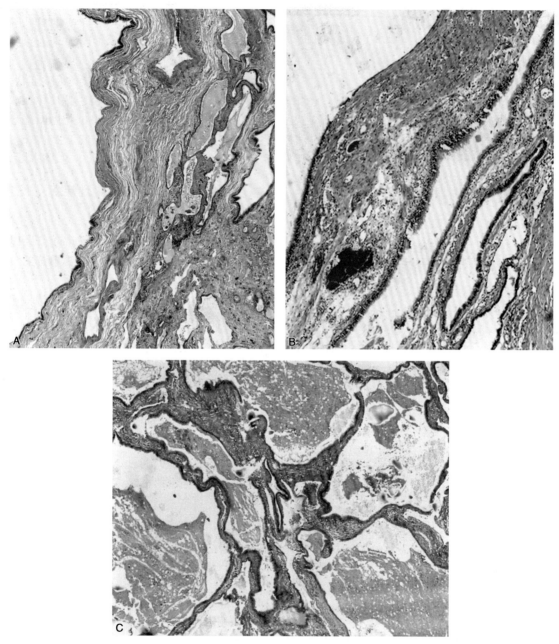

图5-149　先天性囊性腺瘤样畸形

A、B.1型先天性囊性腺瘤样畸形,多个囊腔,直径3～10cm,大囊内被覆假复层纤毛柱状上皮,壁内含平滑肌及弹力组织。大囊周围的小囊被覆纤毛立方或柱状上皮;C.3型先天性囊性腺瘤样畸形,囊壁被覆立方或柱状上皮,呈腺瘤样不规则细支气管样结构

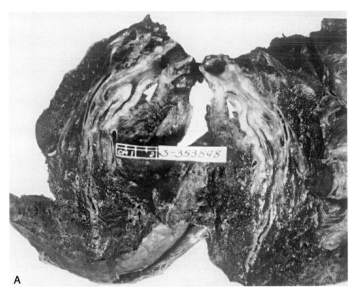
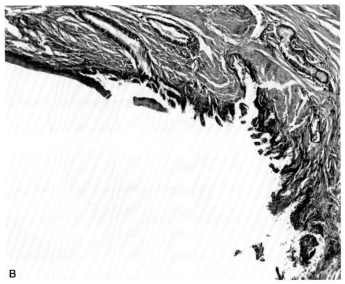

图 5-150　气管食管瘘

A. 左下叶肺背段支气管与相连平行的管状物有一横行通路(箭头示),支气管黏膜粉红色而平行的管腔黏膜粉白色;B. 气管食管瘘道,
　一侧被覆食管黏膜上皮而与其相连的另一侧被覆支气管黏膜上皮

灰白色,肺膜纤维素样渗出。

【光镜】有充血水肿期、红色肝样变期、灰色肝样变期(图 5-151)和溶解消散期改变。整个过程包括肺组织充血水肿、肺泡内浆液纤维素性、红细胞和粒细胞、吞噬细胞渗出,继而蛋白性渗出物溶解,吸收或排出,肺泡重新充气。以上四期改变,往往相互重叠,很难绝对分开。病变消散后肺组织结构完好,不留病变痕迹。若部分肺泡内纤维素吸收不全,成纤维细胞长入形成局限性机化性肺炎。

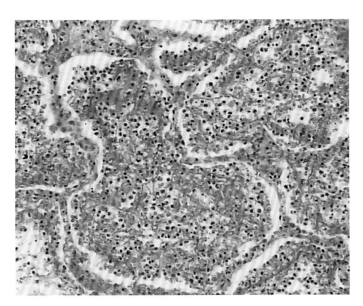

图 5-151　大叶性肺炎灰色肝样变期

F5-151　ER

3. 军团菌性肺炎(legionella pneumonia)　是主要由嗜肺军团杆菌引起的肺部感染性疾病。病原菌可随气雾和气溶胶经呼吸道吸入,或误吸含军团菌的水造成感染。病变蔓延至肺的局部乃至整个肺叶。肺部感染后细菌合成的毒素、酶可沿支气管或淋巴管和血行播散到其他部位。肺外损害主要由毒血症引起,细菌直接侵犯肺外器官的情况少见。

【大体】肺部受累多数是在肺的局部或大叶(图 5-152A),多叶受累较常见,多数病例呈融合性大叶性肺炎。部分病例有脓肿形成。

【光镜】军团菌性肺炎为纤维素性化脓性炎症,可见纤维素渗出及中性粒细胞、单核细胞浸润及较多核碎片(图 5-152B)。偶有报道呈弥漫性肺泡损伤改变[139]。痰和呼吸道标本采用革兰染色、Giemsa 染色或银染色(如 Warthin-Starry 染色)可找到巨噬细胞内或细胞外病原菌(图 5-152C)。

4. 分枝杆菌感染(mycobacteria infection)　结核病是结核分枝杆菌引起的传染性疾病,是我国常见的肺部炎性肉芽肿疾病。肺结核病可为原发性肺结核(包括进展性原发性肺结核)或继发性肺结核。外科病理医生常遇到的是结核瘤(tuberculomas)(图 5-153A)或孤立性(solitary)肉芽肿。患者一般无症状,常见是在影像学检查怀疑恶性,而行手术切除标本以及经支气管肺活检或经皮肺穿刺的活检材料。

【光镜】病变为坏死性肉芽肿性炎,伴有不同数量的非坏死性的肉芽肿。肉芽肿是指上皮样组织细胞、多核巨细胞聚集和增生所形成的结节状病灶,是一种特殊类型的慢性增生性炎症。典型的病变中心可见干酪样坏死,外周有纤维结缔组织及慢性炎细胞浸润(图 5-153B)。诊断结核需要在病

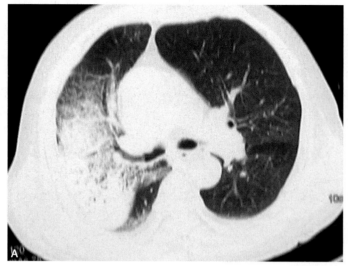
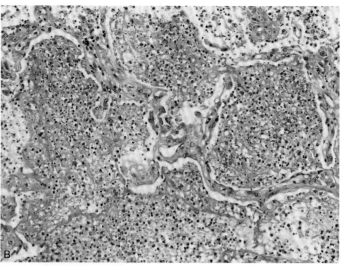
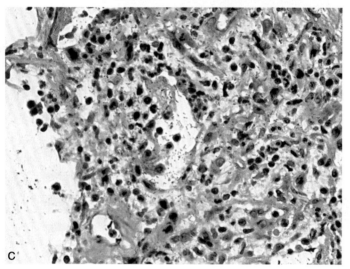

图 5-152　军团菌性肺炎
A. 胸部 CT 显示右肺实变、网格及毛玻璃影；B. 病变肺泡腔内含中性粒细胞、单核细胞、巨噬细胞及纤维素性渗出物；
C. Warthin-Starry 染色巨噬细胞内/外可见棕黄色短杆菌

变区找病原菌。通常用抗酸染色(Ziehl-Neelsen 染色)，结核菌常位于坏死区的中心或坏死区与上皮样肉芽肿交界处。我们的经验是做抗酸染色的石蜡切片要较常规切片厚(6μm 为宜)，并用油镜仔细观察。结核分枝杆菌呈红染的两端钝圆稍弯曲的细杆菌(图 5-153C)。

非结核分枝杆菌(nontuberculous mycobacteria, NTM)是指分枝杆菌属内除结核分枝杆菌复合群(结核分枝杆菌、牛分枝杆菌、非洲分枝杆菌、田鼠分枝杆菌)和麻风分枝杆菌以外的分枝杆菌，其中部分为致病菌或条件致病菌。NTM 是一种环境分枝杆菌，主要源于污水、土壤、气溶胶等。目前已知的种类繁多，常见感染肺脏的有鸟型胞内分枝杆菌(*M. avium-intracellulare*, MAI)、堪萨斯分枝杆菌(*M. kansasii*)、偶然分枝杆菌(*M. fortuitum*)和龟分枝杆菌(*M. chelonae*)。本病多继发于慢性肺脏疾病如支气管扩张、硅肺、肺气肿等。也是人类免疫缺陷病毒(HIV)感染者或获得性免疫缺陷综合征(AIDS)常见的伴发症。此外，少数由于因消毒不严而引起的院内感染亦有发生。

【光镜】肺非结核分枝杆菌感染的病理改变与结核分枝杆菌感染相似，常为坏死性肉芽肿性炎，或由上皮样细胞组成的非坏死性肉芽肿。在免疫缺陷患者能看到非特异性炎症反应，包括组织细胞浸润、急性及慢性炎症、纤维化和机化性肺炎等[140]，个别病例表现为嗜酸性肺炎[141](由于猿猴分枝杆菌感染而死亡的病例)。鸟型分枝杆菌感染，组织细胞内可见大量抗酸染色阳性的分枝杆菌。在 AIDS 患者，分枝杆菌感染可以完全没有炎症反应。NIM 菌体组织化学染色与结核分枝杆菌相似。一些种类的 NTM 菌体较长，具有特征性的弯曲或呈 S 形，确诊需要细菌培养，此外，利用 PCR 技术有助于细菌分型和分类。

(二)真菌感染

肺脏真菌感染常见的有隐球菌、肺曲菌、毛霉菌、组织胞浆菌、芽生菌、球孢子菌等。这些真菌部分在 HE 常规切片可以识别。进一步的识别还要结合特殊染色，六胺银染色(Grocott's Gomori methenamine silver, GMS)染色、过碘酸盐希夫染色(periodic acid-Schiff, PAS)、Fontana-Masson(FM)染

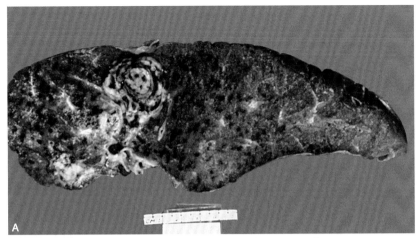

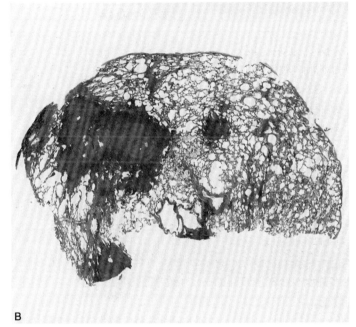

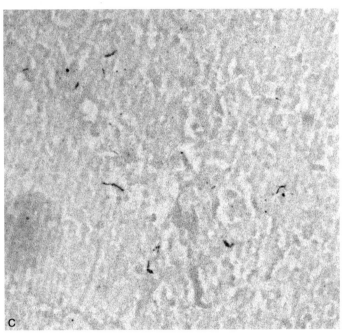

图 5-153 肺结核病

A. 结核瘤,灰黑和灰白相间,呈同心圆排列;B. 低倍镜下见多个结核性肉芽肿,中心为干酪样坏死,有融合,外周有纤维结缔组织及慢性炎细胞浸润;C. 抗酸染色见抗酸杆菌,Ziehl-Neelsen 染色

F5-153　ER

色、黏液卡红染色(mucicarmine)等。

1. 肺隐球菌病(pulmonary cryptococcus) 是由孢子菌属酵母菌样真菌-新型或格特隐球菌引起的系统性感染性疾病,可感染健康的个体,病变主要是肺部,但多数是发生在细胞免疫功能损害或有其他严重疾病的患者,且常表现为播散性隐球菌病,特别是霍奇金淋巴瘤、长期使用激素治疗患者、结节病、糖尿病患者以及 AIDS 和其他被破坏了细胞免疫的个体。该病好发于青壮年,但常发生在 30～50岁,大约 1/3 患者无症状。患者常表现为慢性咳嗽、低度

发热、胸膜性或非胸膜性胸痛、咳黏液痰、身体不适和体重减轻。胸部 X 线表现为肺和间质浸润改变,可有单个或多个结节。肺段和小叶实变,可发生空洞变(10%～15% 发生率),肺门淋巴结肿大和胸水少见。进展性肺隐球菌病,较常见是由肺经血行播散到脑膜,其他器官受累相对较少,但可经肺原发病灶播散到皮肤、骨、关节、淋巴结、肾、前列腺、脾、肝和其他内脏。

【大体】受累肺脏切面可见实性灰黄-棕黄色团块状实变区(图 5-154A),可单个或多发,切面呈黏液样或胶样改变。在播散性感染的肺脏重量较重,有实变。

【光镜】免疫功能正常的患者,隐球菌组织学改变常表现为肉芽肿性炎症反应。由大量的组织细胞、多核巨细胞、上皮样组织细胞聚集,以慢性炎症纤维化为背景构成的肉芽肿。有时还可以见到非特异性的闭塞性细支气管炎以及机化性肺炎的改变。在苏木素-伊红常规染色切片中,隐球菌

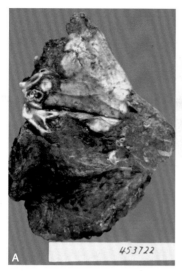
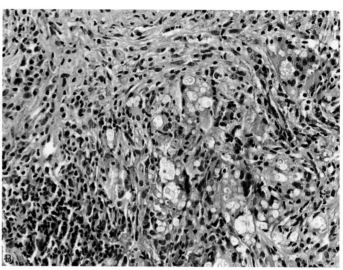
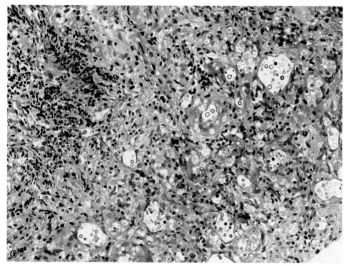
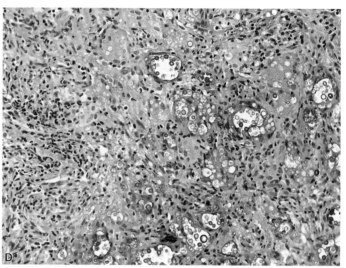

图 5-154 肺隐球菌病

A. 肺脏切面可见实性灰黄-棕黄色团块状实变,肺门淋巴结肿大,灰黄色。镜检证明,隐球菌同时累及肺脏及肺门淋巴结(隐球菌性肺和淋巴结综合征);B. 菌体在多核巨细胞内,菌体淡蓝色,周围可见透明区;C. 六胺银染色菌体呈黑色;D. 黏液卡红染色隐球菌菌体外膜被染成鲜红色

菌体呈圆形,淡蓝或灰色,菌体大小不一,直径 2~15μm。菌体周围形成透明的空隙,这是由于菌体厚层膜收缩而形成的人为改变。菌体若在多核巨细胞内,菌体周围的透明区就更为明显、六胺银及 PAS 均阳性(图 5-154B、C)。隐球菌有一层含黏多糖的厚膜,故黏液卡红染色时,菌体外膜被染成鲜红色(图 5-154D),而在其他真菌无黏多糖膜,因此黏液卡红染色对隐球菌具有特征性诊断意义。播散性隐球菌病常不形成肉芽肿,真菌充满在肺泡腔内以及分布在肺间质和毛细血管内。

2. 肺曲菌病(pulmonary aspergillosis) 肺曲菌病表现为多种不同类型,不同类型可以合并存在或相互转化。

(1) 肺单纯性曲菌球是曲霉菌在肺内定值,常发生在扩张的支气管内(图 5-155A)或已经存在的肺空洞病变内(如:肺结核空洞)。曲菌球大体呈棕黄色,质脆易脱落,与扩张的支气管界限清楚。曲菌球是由曲菌菌丝密集生长的菌团,内含散在孢子。扩张的支气管黏膜上皮为纤毛柱状,黏膜显慢性炎或伴上皮增生(图 5-155B)。一般曲霉菌菌丝不侵犯黏膜。极少数曲球在宿主抵抗力下降的情况下,侵及黏膜引起慢性空洞性肺曲菌病。

(2) 过敏性支气管肺曲菌病:为曲菌引起的 I 型和 III 性变态反应性疾病。病理组织学上,表现为支气管腔内有过敏性黏液嵌塞,黏液样物呈层状,内含大量的嗜酸性粒细胞及其碎片、Charcot-Leyden 结晶及少许曲菌菌丝。

(3) 急性侵袭性曲菌病:是一种死亡率极高的严重感染性疾病,见于免疫力低下及损伤的患者,特别是血液病、系统性恶性肿瘤及异基因骨髓干细胞移植患者的持续性粒细胞缺乏等。病理组织学上表现为曲霉菌侵犯血管,导致坏死性血管炎、真菌性菌栓及血栓形成,引起肺组织大片出血梗死、炎细胞浸润、化脓及脓肿形成。病灶可见真菌菌丝(图 5-155C、D)与孢子。曲菌菌丝粗细较一致。直径 5~7μm。菌丝有许多横膈(分节),菌丝呈锐角(约 45°)分支。且定向排列(毛刷状)。有小圆形孢子。

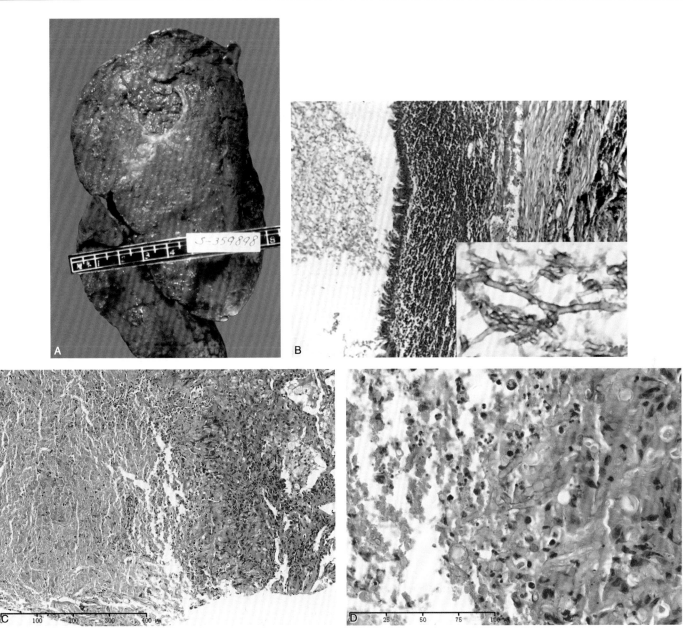

图 5-155　肺曲菌病

A. 曲菌球:扩张的支气管内含棕黄色曲菌团,质脆易脱落;B. 扩张的支气管管腔内含曲菌菌丝,菌丝有锐角分支和分节(分隔);C. 肺侵
袭性曲菌病:组织坏死,中心可见炎性细胞及坏死物,其右侧可见不典型肉芽肿并可见曲菌菌丝;D. 局部放大

　　(4) 气道侵袭性肺曲菌病;病变累及支气管黏膜伴黏膜坏死,溃疡及假膜形成。

　　(5) 慢性坏死性肺曲菌病:也称半侵袭性肺曲菌病,病理组织学上表现为坏死性肉芽肿性肺炎,或支气管肉芽肿性炎伴囊性扩张,腔内可有曲菌球形成,少数情况下表现为支气管中心性肉芽肿病。

　　3. 肺毛霉病(mucomycosis)　毛霉菌是一种少见的条件致病性侵袭性真菌感染。根据感染途径可分为:鼻脑型、肺型、胃肠型、皮肤型及广泛播散型。肺毛霉菌病主要由呼吸道吸入感染。毛霉菌广泛存在于自然界,当机体免疫防御机制受到损害如糖尿病酮症酸中毒、中性粒细胞缺乏、皮质激素和免疫抑制剂治疗、白血病、器官移植、HIV 感染等均可并发毛霉菌感染。

　　【光镜】毛霉菌的组织形态应与曲霉菌相鉴别。毛霉菌菌丝较宽而不规则,一般为 10 ~ 15μm,最宽可达 20μm,少见分隔(分节),分支不规则而无固定角度,菌丝排列无定向(图 5-156A、B),横切面呈囊状,孢子少见。病理组织学上类似侵袭性曲菌感染,肺组织出血、凝固性坏死及以中性粒细胞为主的炎症反应。常侵犯血管导致血栓形成或真菌栓形成,导致肺梗死,空洞形成。

　　4. 肺组织胞浆菌病(pulmonary histoplasmosis)　肺组织胞浆菌病表现形式多样,可分为急性肉芽肿性肺炎、局灶性纤维干酪性肉芽肿或称"组织胞浆菌瘤"(histoplasmoma)、慢性纤维化性肺炎和播散性组织胞浆菌病。

　　【大体】组织胞浆菌病在急性感染可表现为黄白色实性肿块,伴有或不伴有干酪样坏死。局灶性纤维干酪

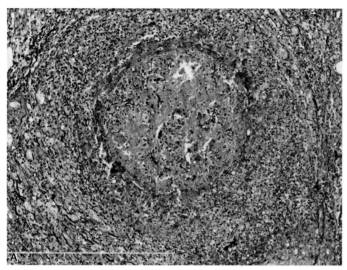
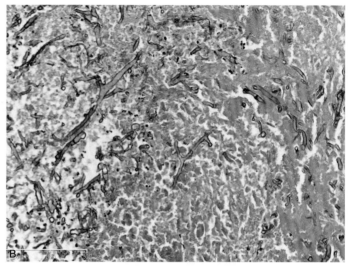

图 5-156 肺毛霉菌病

A. 毛霉菌侵及肺血管,血管内血栓有真菌菌丝;B. 毛霉菌菌丝,菌体宽大,形状不规则,少分节,分支不规则而无固定角度,菌丝排列无定向

性肉芽肿表现为实性较硬的结节,慢性组织胞浆菌病显示融合病变和纤维化、钙化、干酪样坏死及空洞形成。播散性组织胞浆菌病病变弥漫,仅有极少数显示微小粟粒状结节。

【光镜】据患者不同的免疫状态,组织胞浆菌病所发生组织反应亦不同。急性组织胞浆菌肺炎,起初表现为急性纤维素性肺炎,继而形成上皮样细胞肉芽肿和多核巨细胞反应,肉芽肿形成中心可见坏死,似结核样病变。慢性组织胞浆菌病肺组织病变中心有干酪样坏死伴有钙化,其周围有纤维化。菌体通常在细胞内,菌体小(直径为 1~5μm)、卵圆或圆形单个芽生细胞,成簇状在组织中分布。常规 HE 切片中细胞内可以察见菌体(图 5-157A),应用 PAS 染色或六胺银(GMS)染色在细胞内能更清楚地看到菌体,部分菌体可

见暗染圆点(图 5-157B)。播散性组织胞浆菌病通常发生在免疫缺陷患者,一般不形成肉芽肿和组织细胞聚集。它不仅累及肺脏还可累及肝、脾、骨髓、淋巴结、肾上腺等,但很少累及中枢神经系统。在泡沫样吞噬细胞内充满菌体,很少在细胞外。

5. 肺芽生菌病(pulmonary blastomycosis) 临床可有高热、寒战、咳嗽,伴有胸部斑片状浸润病变。一般青壮年发病,男多于女。有些患者无症状,常同时有皮炎病变。影像学变化多样。多数为块状致密结节或者表现为肺实变间质影、粟粒样影,少数病变可形成空洞。

【大体】肺脏病变为黄棕色团块,实变,似肿瘤样。播散性肺芽生菌病大体表现为细小的 1~3mm 大小黄棕色结节。

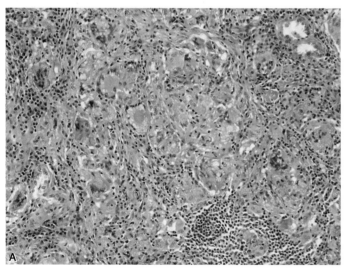
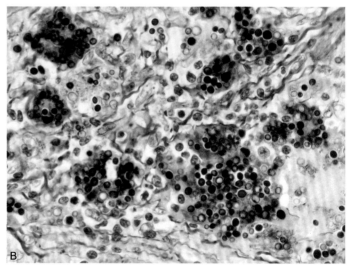

图 5-157 肺组织胞浆菌病

A. 肺肉芽肿性炎,多核巨细胞胞体较大,内有空泡;B. 六胺银染色示多核巨细胞内成簇的球形、卵圆形组织胞浆菌,部分菌体可见暗染圆点

【光镜】芽生菌感染肺脏最初为急性炎细胞浸润及组织细胞反应,其中心为大量中性粒细胞的化脓性坏死,其周围由上皮样组织细胞围绕,形成坏死性肉芽肿。常规 HE 染色在肉芽肿中心和组织细胞内可见真菌。芽生菌形态较单一,大小平均 8~15μm,大者可达 30μm,具有淡棕色厚壁,内含原浆及多个核。菌体 PAS 染色为红色,六胺银(GMS)染色呈黑色。

6. 肺球孢子菌病(pulmonary coccidioides) 球孢子菌存在自然界土壤中,是属于腐物寄生性真菌,发病有地域性,常见于美洲,特别是美国西南部亚利桑那州及加利福尼亚州。吸入球孢子菌可引起肺部感染,可分为原发肺球孢子菌病、持续性原发球孢子菌病、播散性球孢子菌病。原发肺球孢子菌病一般无症状或有轻微症状。通常为自限性,在 2~3 周内消散。影像学表现为斑片状或模糊状浸润改变。偶尔患者出现结节红斑、多形红斑和关节痛。周围血嗜酸性粒细胞增多。持续性原发球孢子菌病,疾病持续时间久,超过 6~8 周,表现为持续性球孢子菌性肺炎和慢性进行性肺炎,持续性孢子菌肺炎患者常伴有发热、胸痛、咳嗽和肺大片浸润改变,可持续发生数月;慢性进行性肺炎少见,其影像学表现为双肺炎、纤维化结节性病变,类似结核,少数为粟粒状肺病变和结节病变(所谓球孢子菌瘤,coccidioidoma);播散性球孢子菌病较少见,它可累及机体任何器官。常见受累部位有皮肤、骨、关节、脑膜和泌尿生殖系统,伴有相应临床表现,但肺是最初首先感染的部位。

【大体】病变通常在胸膜下,多数局限在上叶肺,呈结节状,结节直径为 0.5~3.5cm,实性,25% 可形成空洞,50% 病例病变与支气管相通。

【光镜】球孢子菌感染组织学表现为坏死性肉芽肿性炎,肉芽肿中心部为富于中心粒细胞脓肿,周围有上皮样细胞肉芽肿及多核巨细胞围绕。肺组织内可见不成熟孢子、成熟孢子及内生孢子。其中可见球孢子及内生孢子,球孢子菌呈圆形,体积较大,多数 30~100μm,可达 200μm。成熟孢子包绕 1~2 层厚折光性孢壁,内有内生孢子(2~5μm)(图5-158)。球孢子破裂,内生孢子进入组织。自由内生孢子 HE 着色不明显,但在六胺银(GMS)染色容易见到。偶尔可见球孢子菌丝形态。肺组织内常见较多嗜酸性粒细胞浸润或伴有嗜酸性肺炎、支气管黏液阻塞或支气管中心性肉芽肿病变等。

7. 肺孢子菌肺炎(pneumocystis pneumonia) 过去认为是原虫类(protozoa),后基于核糖体 RNA 测序分析支持是真菌,故称肺孢子菌,但至今组织培养分离尚未成功。

肺孢子菌肺炎通常分为急性和亚急性。主要症状与体征是发热、呼吸困难、干咳,若不治疗甚至发展到呼吸衰竭。X 线显示从肺门向外双侧肺泡和间质浸润性改变,某些病例可显示不典型局部浸润和一些小结节,在上叶浸润类似于结

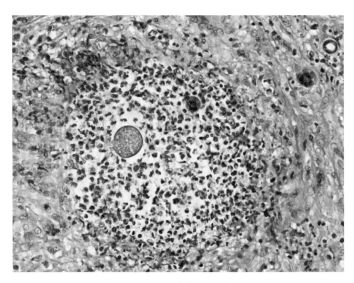

图 5-158 肺球孢子菌病
肺组织内见成熟孢子包绕 1~2 层厚折光性孢壁,PAS 染色阳性,内有较多内生孢子(2~5μm),一侧有破裂

核病。AIDS 伴有肺孢子菌性肺炎的患者常常表现为不典型的 X 线影像,且临床很少为急性,是一个很长时间的临床过程。

【光镜】肺孢子菌的组织形态多种多样,在极度免疫抑制的个体或感染的早期病理改变轻微,仅有肺泡内巨噬细胞轻度增多,以及少量纤维素碎片和间质毛细血管充血。缺乏明显的炎症反应。肺孢子菌性肺炎典型的病理改变是在肺泡腔内有成堆泡沫样肺泡渗出物(包括少量纤维素、泡沫状巨噬细胞及细胞碎片)(图 5-159A),在嗜酸性物质内有透明间隙,在透明间隙内可见极小嗜碱性小点。蓝色点即是肺孢子菌。

肺孢子菌肺炎另一个较常见的病变是弥漫性肺泡损伤病变,可有明显的透明膜形成。它常发生在非 AIDS 患者,典型改变是在透明膜内可见许多肺孢子菌。其他较少见的组织学改变包括肉芽肿性炎、间质性肺炎、纤维化、血管炎、坏死、钙化或灶性肺泡蛋白沉积症样区,以及肺泡内巨噬细胞数量增多等。

肺孢子菌由混合性孢子菌组成,含有囊内小体-滋养体(sporozoites),孢子菌通常为圆形或头盔形,4~6μm 大小。六胺银(GMS)染色显示黑色(图 5-159B)。结晶紫和甲苯胺蓝 O 能显示孢子菌。在冷冻切片和涂片中应用此法可快速显示孢子菌。Giemsa、Wright 染色或 Wright-Giemsa 染色可染 1~2μm 囊内滋养体。也有应用核糖体 RNA 及 DNA 探针利用原位杂交和聚合酶链反应(PCR)技术来检测肺孢子菌的报道。

(三)寄生虫感染

1. 肺血吸虫病(pulmonary schistosomiasis) 血吸虫的尾蚴接触人体侵入皮肤,脱去尾部变为幼虫,幼虫进入小血管和淋巴管,随血流经右心、肺动脉到达肺部毛细血管,而后

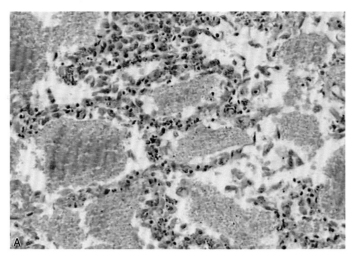
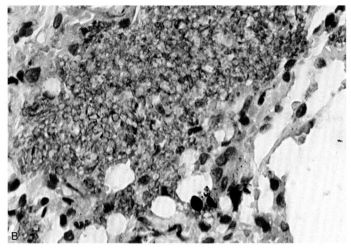

图 5-159 肺孢子菌肺炎
A.肺泡腔内有成堆泡沫样渗出,包括少量纤维素、泡沫状巨噬细胞及细胞碎片;B.肺孢子菌六胺银(GMS)染色显黑色

幼虫到达门脉系统寄生和发育为成虫。由于血吸虫的幼虫、成虫或虫卵在肺内沉积,引起肺脏的炎症、肉芽肿、脓肿而称为肺血吸虫病。

临床主要表现为发热、咳嗽、咳痰、咯血、哮喘或胸痛等症状,严重的可引起闭塞性肺小动脉炎,导致肺动脉高压乃至心力衰竭。

【光镜】幼虫在肺内可引起以肺组织充血、出血和嗜酸性粒细胞浸润为主的渗出性炎症(过敏性肺炎)。虫卵周围有上皮样细胞及胶原围绕,可有纤维化、钙盐沉积。可形成肉芽肿,肉芽肿由上皮样细胞和多核巨细胞构成,与结核结节相似。虫卵寄宿在肺小血管内(图 5-160),可诱发肉芽肿性炎,小动脉内膜增厚引起动脉阻塞或动脉瘤样扩张及丛状动脉病变,可引起肺动脉高压。偶见肺血管腔内成虫虫体。

2. 肺吸虫病(pulmonary distomiasis) 肺吸虫虫卵在水中发育成毛蚴进入螺类(第一中间宿主),在其内发育形成尾蚴,尾蚴侵入蝲蛄、蟹类(第二中间宿主)发育成囊蚴。

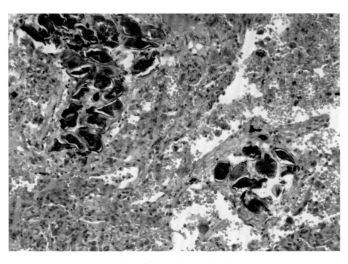

图 5-160 肺血吸虫病
肺小血管内血吸虫虫卵聚集,部分有退变

人生食带囊蚴的蝲蛄或蟹类而感染。囊蚴在人体内经消化囊壁破裂,幼虫穿过肠壁进入腹腔,游走于内脏之间或组织(肝脏),尔后穿过横膈、胸膜腔进入肺脏。虫体侵入人体,潜伏期长短不一,多数在一年内发病,起病缓慢,有轻度发热、盗汗、乏力、咳嗽、咳棕红色果酱样痰、胸痛[142]、血嗜酸性粒细胞升高等。肺吸虫病不仅累及肺脏,亦可累及腹腔脏器(如肝脏)、神经系统、皮肤等,产生相应病变与体征。

【光镜】虫体移行所到肺组织常发生在接近较大细支气管或支气管间质,引起局部组织出血和嗜酸性和中性粒细胞渗出性炎,其中可见虫体。由于虫体穿行可以形成多个囊,直径通常为 1.5cm。囊壁由纤维组织和肉芽组织及嗜酸性粒细胞浸润,中间为坏死组织,有嗜伊红无结构物、Charcot-Leyden 结晶和虫卵(图 5-161A),有时可见幼虫或成虫。囊之间有"隧道"穿通(图 5-161B)。当囊破到细支气管或支气管,内容物可以咳出。其坏死的内容物亦可经气道播散引起支气管肺炎。囊内容物经气道排出,囊壁塌陷,最后成为纤维组织瘢痕。

3. 肺棘球蚴病(paragonimiasis) 是由细粒棘球绦虫或多房棘球绦虫的幼虫,在人肺内寄生而引起的一种人畜共患的寄生虫病。由于人密切接触狗或羊或饮食不洁,误食带虫卵食物而感染,多发生在牧区。本病潜伏期长,常在感染 5年以后发病,有的甚至更长。早期无症状,常由常规查体时发现,一般出现的症状为咳嗽、咳痰、咯血、胸痛等。有的患者有发热、乏力、食欲减退、荨麻疹、哮喘等症状和体征。X线示:肺部单发或多发圆形、椭圆形影,边缘清晰,密度均匀。较大囊肿可呈分叶或为多环状。巨大囊肿可压迫纵隔移位,横膈下移等。

【光镜】囊状体分为内外两层,内层为胚层,又称生发层,能产生育囊、原头(蚴)节(图 5-162)和子囊;外层为角质层,质脆,易破。育囊、原头(蚴)节及子囊可脱落到囊液内,囊破裂原头(蚴)节可到肺泡腔内。

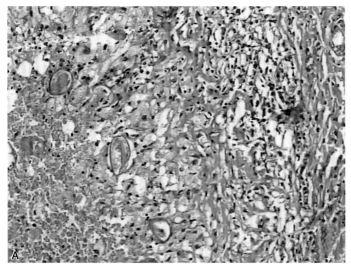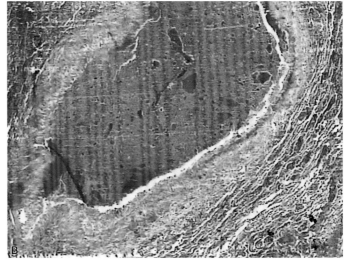

图 5-161 肺吸虫

A.肺吸虫囊壁由纤维组织和肉芽组织构成,可见坏死及肺吸虫虫卵;B.虫体穿行形成的"隧道"样囊腔,囊壁由肉芽组织组成,中心为嗜伊红无结构物的坏死组织

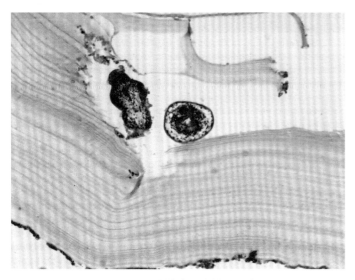

图 5-162 肺棘球蚴病镜下形态

患者女性,26 岁,4 个月前患肝包囊虫病行手术后,胸部 CT 显示有右肺下叶背段团状阴影,无呼吸系统症状。手术切除的膜状囊皮样软组织。图示囊壁(角皮层)内,可见原头(蚴)节

4. **肺蛔虫感染(round worn infection)** 蛔虫幼虫在发育过程中经过血流到达肺部毛细血管,穿过血管壁达肺泡,在肺泡腔内停留,尔后沿细支气管、支气管、气管达咽部随痰咳出或吞咽进入肠道,而在肠内寄生。一般蛔虫感染轻微时,其临床无明显症状。当严重感染时临床表现为支气管炎、哮喘等。如果机体抵抗力下降,感染量大,大量幼虫在体内播散,造成支气管、肺严重损伤,可导致死亡。

【光镜】蛔虫的幼虫、成虫及虫卵在肺中均可引起以嗜酸性粒细胞浸润为主的炎症或肉芽肿形成。肺泡腔及支气管渗出性炎症,以嗜酸性粒细胞浸润为主,支气管腔内大量分泌物,可出现支气管痉挛。幼虫穿过毛细血管、肺泡,除引起炎症反应外,还可引起出血。经细支气管、支气管、咽喉部分,引起相应的支气管炎、气管肺炎、喉炎等。幼虫进入胸

腔可引起胸腔积液和脓胸。

三、小气道疾病

(一)滤泡性细支气管炎

滤泡性细支气管炎(follicular bronchiolitis)是一种支气管相关淋巴组织增生性病变,可伴有胶原血管疾病,如类风湿关节炎、干燥综合征等,以及先天性或获得性免疫缺陷性疾病。

【光镜】滤泡性细支气管炎的特点是围绕细支气管壁及其邻近间质局部淋巴组织增生,有淋巴滤泡形成,管腔受压而狭窄(图 5-163)。

(二)弥漫性泛细支气管炎

弥漫性泛细支气管炎(diffuse panbronchiolitis)最初由日本学者首先描述及报道,我国从 20 世纪 70 年代起也有相关

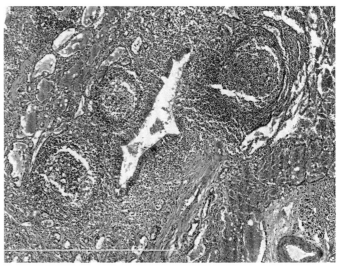

图 5-163 滤泡性细支气管炎

细支气管管壁周围淋巴组织增生,有淋巴滤泡形成

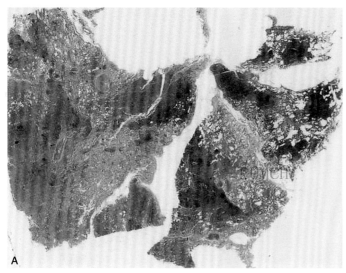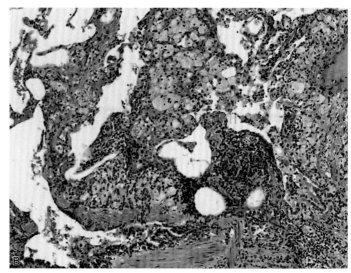

图5-164 弥漫性泛细支气管炎

A.病变主要累及呼吸性细支气管及其周围的肺组织,低倍镜下,病变沿小气道分布;B.呼吸性细支气管壁及周围肺泡囊、肺泡壁间隔增宽,间质内有成片的泡沫细胞及慢性炎细胞浸润

病例报道[143-145]。患者通常发病隐匿,主要症状是慢性咳嗽、咳痰、活动时气短。各年龄组均可发病,年龄为 10~80 岁,发病高峰是在 40 岁以后,胸部 CT 表现为弥漫性小圆结节状和线状阴影,支气管壁增厚,小支气管和细支气管扩张。大约 3/4 患者有慢性鼻窦炎。亦有少数报道患者合并溃疡性结肠炎、过敏性血管炎和肉芽肿病、成人 T 细胞淋巴瘤、成人 T 细胞白血病及非霍奇金淋巴瘤等。笔者所在科室报道 6 例经开胸和胸腔镜下肺活检证实的弥漫性泛细支气管炎,其中 2 例伴胸腺瘤[146]。患者人类白细胞抗原(HLA)BW54 的检出频率高,提示与遗传有关。本病对红霉素治疗有效。

【大体】 可见肺有多个小的灰白-黄色结节,呈弥漫性分布两肺。

【光镜】 主要是以呼吸性细支气管为中心的细支气管炎及细支气管周围炎,呼吸性细支气管壁增厚,有炎细胞浸润,主要为淋巴细胞、浆细胞和组织细胞,在细支气管腔内有黏液和中性粒细胞,因病变累及细支气管壁全层故称为泛细支气管炎。其特征性的病变是呼吸性细支气管壁及其周围肺间质中可见成堆的含脂质的泡沫样组织细胞聚集[147](图5-164A、B)。

（三）呼吸性细支气管炎

呼吸性细支气管炎(respiratory bronchiolitis)由于常在吸烟者因肺癌行肺切除及尸检时发现,因此也称吸烟者细支气管炎(smoker's bronchiolitis)。

【光镜】 病变沿呼吸性细支气管分布,呼吸性细支气管炎的特征是除呼吸性细支气管炎外,在呼吸性细支气管和邻近肺泡管和肺泡腔内,有巨噬细胞聚集,巨噬细胞胞质内含黄色颗粒,普鲁士蓝染色阳性反应。

（四）缩窄性（闭塞性）细支气管炎

缩窄性（闭塞性）细支气管炎(constrictive obliterative bronchiolitis)是闭塞性细支气管炎的一种罕见型。它的特点

是细支气管内有偏心的纤维化而引起管腔狭窄。许多疾病伴有缩窄闭塞性细支气管炎,如同种移植特别是心肺或肺移植的排斥、骨髓移植、青霉胺药物中毒、类风湿关节炎、病毒及支原体感染,以及少数原因不清（特发性）疾病[148]。临床表现为快速进行性呼吸困难伴干咳、肺功能显示气道阻塞,伴有不同程度的限制性肺功能不全。胸部 X 线通常显示肺过度膨胀,而无浸润,而 BOOP 则表现气腔不透明。少数病例仅累及一叶肺,病变小,高透亮区以及缺乏血管的所谓单侧透明肺(unilateral hyperlucent lung,Swyer-James 综合征),临床预后差,激素治疗效果差。

【光镜】 病变沿小气道分布,典型病变是在细支气管腔内有偏心纤维化的组织围绕,管腔狭窄,病变仅累及细支气管并可延伸到肺泡管和肺泡腔,细支气管管壁增厚纤维化导致细支气管闭塞,仅从与细支气管伴行的小动脉及弹力纤维染色显示细支气管残余的弹力纤维围绕在纤维化病变周围,来判断细支气管的存在(图5-165)。此外,病变间可见肺实质,其病变轻微。

值得注意的是肺活检取材标本,直接影响病理组织学检查结果。病变早期由于病变轻微,在常规 HE 染色容易被忽略,被认为非特异性病变。在病变晚期因纤维化甚至难以辨认细支气管,给诊断带来困难,做弹力纤维染色寻找包围在纤维化灶中的残留的细支气管,遇上述情况应结合临床及高分辨 CT 综合考虑其诊断。

（五）过敏性肺炎

过敏性肺炎(hypersensitivity pneumonitis)亦称外源过敏性肺泡炎,是由于吸入各种有机物或无机过敏原而引发的弥漫性肉芽肿性疾病,病变主要沿小气道分布。依据病程和临床表现一般分为急性、亚急性、慢性[149-150]。

【光镜】 急性期一般很少取肺活检,多数是在患者亚急性期甚至慢性期进行肺活检术,送病理检查。亚急性期病变

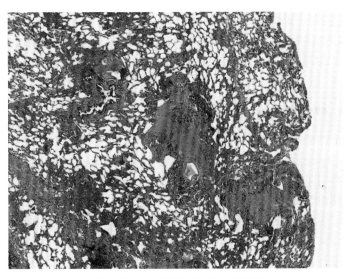

图 5-165　缩窄闭塞性细支气管炎
病变沿小气道分布,图上中偏左侧显示细支气管壁增厚管腔狭窄,图右侧显示细支气管纤维化,仅从与其伴行的小动脉来判断细支气管的存在

主要以细支气管为中心分布,细支气管及其周围间质见较多淋巴细胞、浆细胞浸润。无明显嗜酸性粒细胞和中性粒细胞,纤维化也很轻微。在细支气管周及肺间质局部可见松散的非坏死性肉芽肿,主要由上皮样组织细胞、多核巨细胞和淋巴细胞组成,界限不清(图 5-166)。1/2～2/3 病例可见闭塞性细支气管炎灶或 BOOP 病灶。慢性期伴有间质纤维化,可呈 UIP 样或 NSIP 样纤维化,并常见细支气管周不规则纤维化及细支气管化生[151-152]。

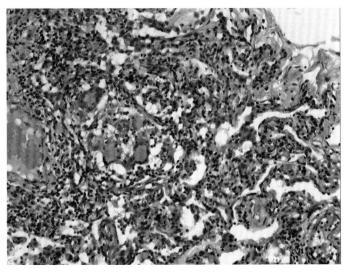

图 5-166　过敏性肺炎
肺间质内见非坏死性松散的肉芽肿结节

四、大气道疾病

(一) 慢性支气管炎

慢性支气管炎(chronic bronchitis)是支气管黏膜及其周围组织的慢性非特异性炎症,临床主要表现为咳嗽、咳痰或伴喘息,上述症状反复发作且每年持续发病 3 个月(冬春季多见)连续 2 年以上,是老年人呼吸系统常见病。

【光镜】支气管壁表现为慢性非特异性炎症。支气管黏膜上皮细胞变性,坏死,脱落甚至形成溃疡,部分上皮层次变薄,部分上皮增生及鳞化;黏膜毛细血管增生,充血,水肿及慢性炎细胞浸润(淋巴细胞、浆细胞);支气管黏膜内腺体肥大增生,分泌旺盛,致使管腔内分泌物黏液增多,有时伴有急性炎细胞。支气管壁平滑肌束可破坏(断裂、萎缩)或平滑肌束增生肥大(哮喘型慢性支气管炎);管壁可纤维化,软骨退化萎缩、钙化、骨化等。

(二) 支气管扩张症

支气管扩张症(bronchiectasis)是指支气管损伤而呈持久性扩张为特征的疾病,常继发化脓性感染,临床上表现为咳嗽、咳大量浓痰及反复咯血等。可为先天性,后天性常是由于支气管反复炎症或堵塞造成支气管壁破坏而引起。另遗传缺陷如黏液-纤毛功能障碍、α1-抗胰蛋白酶缺乏、囊性纤维化(常染色体隐性遗传疾病)等均可引起支气管扩张。

【大体】支气管扩张多发生在双下肺叶,左肺多于右肺,病变部位肺膜增厚。根据支气管扩张的形状,可分为囊泡型、圆柱型及囊柱状型。叶支气管常受累,此外,可累及段及其以下支气管,支气管壁不规则增厚,软骨可钙化。

【光镜】支气管管腔扩张,管壁慢性炎细胞浸润,常伴淋巴滤泡形成。黏膜可见溃疡、肉芽组织形成,上皮鳞化。管壁软骨可有破坏,肌纤维束不完整(可部分消失)或局灶性肥大,黏液腺尚存。管腔内有黏液及中性粒细胞聚集。支气管动脉管壁增厚,扭曲。病变累及周围肺组织,引起周围肺组织炎症及机化性肺炎。有些支气管扩张病例,支气管黏膜可见神经内分泌细胞增生结节,细胞常呈椭圆形或短梭形,神经内分泌标记物(NSE、CgA、Syn 等)可呈阳性表达。

(三) 支气管黏液嵌塞

支气管黏液嵌塞(mucoid impaction of bronchi)是一种特征性临床病理状态,病变支气管及细支气管扩张,其内含黏液栓子,黏液常呈层状(图 5-167),其内可伴有较多嗜酸性粒细胞继嗜酸性颗粒状碎片(即过敏性黏液)。常见于哮喘、慢性支气管炎、囊性纤维化、过敏性支气管肺曲菌病等[64]。胸部 CT 表现为特征性"指套征"。

【大体】黏液嵌塞的支气管扩张,管内充满较韧的灰棕黄色黏液样物质,常呈层状。咳出的支气管黏液样物,形若支气管栓。

【光镜】支气管壁变薄和纤维化以及含萎缩的软骨,被覆上皮被压或有鳞状上皮化生,黏膜下有慢性炎细胞(淋巴细胞、浆细胞)及不等量的嗜酸性粒细胞浸润,嵌塞在支气管腔内的黏液物混有黏液、纤维素、嗜酸性粒细胞、Charcot-Leyden 结晶、中性粒细胞和细胞坏死碎片,在黏液中可见真菌菌丝。

(四) 塑型支气管炎

塑型支气管炎(plastic bronchiolitis)是指咳出大的呈支

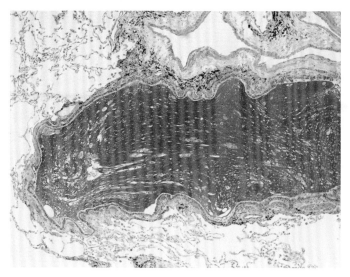

图 5-167　支气管黏液嵌塞
扩张的支气管管内充满黏液样物质,常呈层状

气管管型状的浓缩分泌物的临床现象,也称"纤维素性支气管炎"或"假膜性支气管炎"。患者常为儿童,偶有成人发病的报道[153-154]。临床表现为呼吸困难、喘息、咳嗽、发热和咯血。患者通常咳出大的、分支状浓缩分泌物性支气管管型。在支气管镜下可以看到和取出树枝状管型(图 5-168A)。常见引起和伴随塑型支气管炎的疾病有哮喘、支气管黏液嵌塞(过敏性支气管肺真菌病)、囊性纤维化、支气管扩张、感染(如白喉、流感嗜血杆菌、分枝杆菌)、风湿热、风湿性心脏病、缩窄性心包炎,以及部分无明确原因或伴随疾病。文献中有塑型支气管炎伴发镰状细胞贫血和地中海贫血的报道[155,156]。影像学可表现为肺段、肺大叶或偶见全肺实变或肺不张。

【大体】患者咳出或由支气管镜取出的咳出物呈树枝状分支管型,粉白或灰红色,长度可达数厘米(图 5-168B)。

【镜下】管型由纤维素、黏液和淋巴细胞及组织细胞等炎细胞组成(图 5-168C、D),无嗜酸性细胞和过敏性黏液的特征。管型阻塞区肺组织活检,显示阻塞性肺炎和急性及慢性支气管炎或细支气管炎等改变。

五、特发性间质性肺炎

特发性间质性肺炎(idiopathic interstitial pneumonia)是一组不明原因的弥漫性非肿瘤性肺疾病,主要累及肺间质,可以同时有肺实质、血管及气道损伤,这组疾病在病理组织学上,以纤维化及炎细胞浸润为主,病变相对缺乏特异性,其病理诊断依据病变的组成成分、纤维化时相、分布等特点,需要结合临床、影像和病理综合(C-R-P)诊断。

特发性间质性肺炎是一组疾病,其成员在临床病程,发病机制、病理形态改变、临床治疗及预后上均有明显差别,必须要加以区分[157]。特发性间质性肺炎的研究可追溯到 20 世纪初,早在 1969 年著名病理学家 Liebow 和 Carrington 根据其病理形态特征首次提出了特发性间质性肺炎的分

类[158]。其后,随着胸腔镜肺活检等新技术在临床的应用,特发性间质性肺炎的认识有了长足的进展,众多专家依据他们的发现及认识对以上 Liebow 和 Carrington 的分类进行了修订,比较著名的有 1997 年发表的 Katzenstein 分类[159]。2002 年美国胸科协会/欧洲呼吸协会(ATS/ERS)发表了关于特发性间质性肺炎分类的多学科共识[160]。在此共识中,把特发性间质性肺炎分别按其病理类型和对应的临床名称分为 7 种类型(表 5-3)。共识对各型的临床、影像学及病理特征进行了详尽的描述,强调了 C-R-P 诊断是 IIP 的"金标准"。共识一经发表得到了广泛的认可和应用,文献中对其也进行了多方总结。2013 年 ATS/ERS 发表了修订的特发性间质性肺炎多学科分类(表 5-4)。修订的多学科分类中,主要有以下变化:①把 2002 年共识中的 7 个类型区别为主要类型和少见类型[161];②增加了特发性胸膜肺弹力纤维增生症(idiopathic pleuroparenchymal fibroelastosis, IPPFE)为其少见类型;③特别提出了不能分类的特发性间质性肺炎这一类病例。

表 5-3　2002 年 ATS/ERS 特发性间质性肺炎国际多学科共识

病理类型	临床-影像-病理诊断
寻常型(普通型间质性肺炎)(UIP)	特发性肺纤维化(IPF)/隐源性纤维性肺泡炎(CFA)
非特异性间质性肺炎(NSIP)	非特异性间质性肺炎(NSIP)
机化性肺炎	隐源性机化性肺炎(COP)
弥漫性肺泡损伤(DAD)	急性间质性肺炎(AIP)
呼吸性细支气管炎	呼吸性细支气管炎间质性肺病(RBILD)
脱屑性间质性肺炎(DIP)	脱屑性间质性肺炎(DIP)
淋巴性间质性肺炎(LIP)	淋巴性间质性肺炎(LIP)

表 5-4　2013 年 ATS/ERS 修订的特发性间质性肺炎国际多学科分类

主要类型:
特发性肺纤维化(IPF)
非特异性间质性肺炎(NSIP)
隐源性机化性肺炎(COP)
急性间质性肺炎(AIP)
脱屑性间质性肺炎(DIP)
呼吸性细支气管炎间质性肺病(RBILD)
少见类型:　　淋巴性间质性肺炎(LIP)
特发性胸膜肺弹力纤维增生症(PPFE)
不能分类(unclassifiable)

(一) 特发性肺纤维化

特发性肺纤维化(idiopathic pulmonary fibrosis, IPF)是一种不明原因的进展性慢性纤维化性间质性肺炎[162],见于老

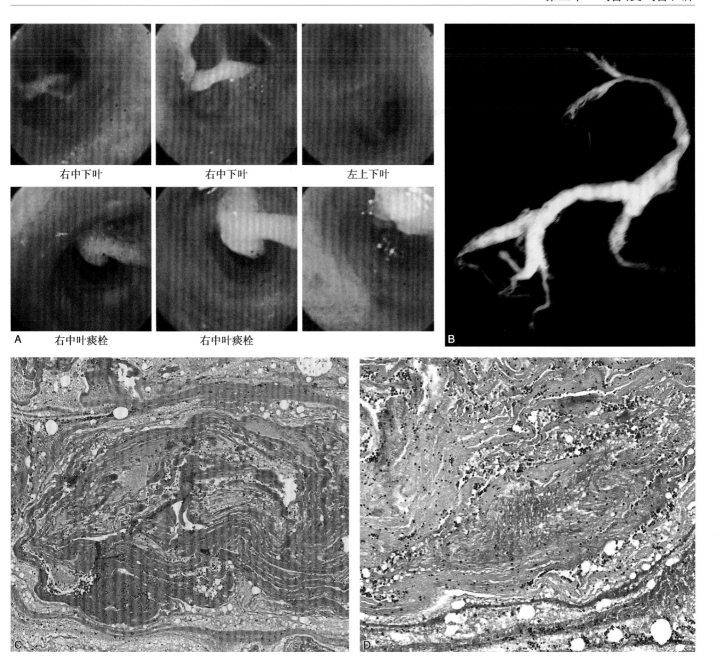

图 5-168　塑型支气管炎

A. 支气管镜检可见黄白色黏稠的痰栓骑跨于右中叶及下叶基底段支气管内；B. 咳出物呈树枝状，灰红灰白色，分支管型（A 及 B 图由北京协和医院呼吸科　黄慧教授提供）；C. 管型由纤维素组成粗细不一的条索，其内散在炎性细胞，纤维素"条索"间可见淡蓝色黏液样物；D. 黏液卡红染色示纤维素"条索"间玫瑰红染的黏液

年人，病变局限于肺部，其 HRCT 及病理组织学表现为普通型间质性肺炎，也称寻常型间质性肺炎（usual interstitial pneumonia，以下简称 UIP）。它是一种常见的特发性间质性肺炎类型，常 50~70 岁发病，男性多见，男女比例为 2∶1。临床上常表现为隐匿起病、慢性进展性气促、咳嗽。近半数可有杵状指。肺功能检查常表现为限制性功能障碍。典型的胸部 HRCT 表现为双肺下叶基底部和周边部条索状阴影，常有牵拉性支气管扩张和蜂窝肺。

【大体】患者双肺体积缩小，重量增加，质地较硬，脏层胸膜有局灶性瘢痕形成，同时有肺气肿乃至形成大小不等的肺大疱突出肺表面（图 5-169A）。切面双肺弥漫性发实区，

但轻重不一，较轻的部分尚存在较正常的肺结构，严重受累处被厚层纤维性囊壁分隔形成多房囊状结构，即"蜂窝肺"改变。

【光镜】IPF 病理组织学表现为 UIP[163]。其大体或肉眼表现为患者双肺体积缩小，重量增加，质地较硬，脏层胸膜有局灶性瘢痕形成。切面：双肺斑片状实变，以双肺下叶周边部和胸膜下为重，病变轻重不一，较轻的部分尚存在较正常的肺结构，严重受累处被厚层纤维性囊壁分隔形成多房囊状结构，即"蜂窝肺"改变。镜下，病变最显著的特点是病变呈斑片状纤维化，分布不一致，常位于双肺周边部或胸膜下，致密的纤维化引起肺结构的重建常伴有"蜂窝肺"形成（图

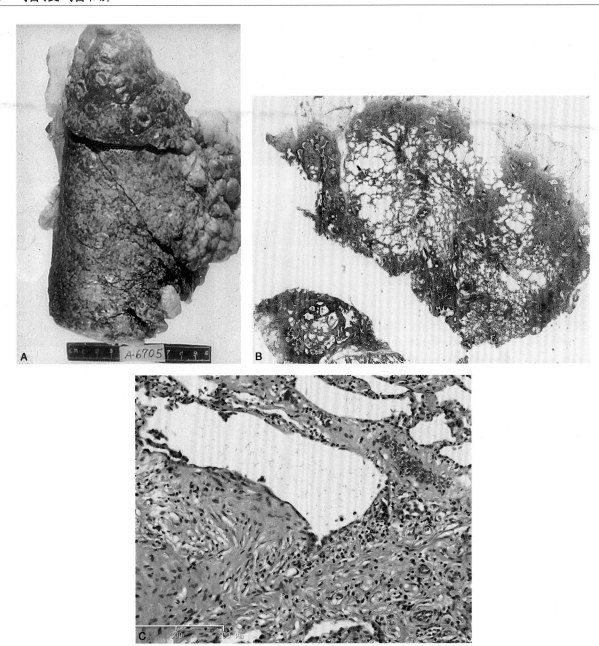

图 5-169　普通型间质性肺炎（UIP）

A. 双肺体积缩小，重量增加，质地较硬，脏层胸膜有局灶性瘢痕形成，表面为大小不等的囊性突起；B. 肺组织纤维化，病变斑片状，轻重不一，分布不一致，以周边部胸膜下分布为主；C. 成纤维细胞灶，沿肺泡间隔长轴平行排列，由成束淡染的成纤维细胞组成

5-169B）。纤维化区可有大量增生的平滑肌束即所谓"肌硬化"。病变时相不一，新老病变并存，病变中既可见大量的胶原纤维沉积，又可见成纤维细胞灶（fibroblast foci）（图 5-169C）。成纤维细胞灶为黏液样蓝染基质内有成束成成纤维细胞，这些细胞与肺泡间隔长轴平行排列。纤维化区与正常肺泡组织交错分布，成纤维细胞灶常位于纤维化与正常肺组织交接处。总之，UIP 的病理组织学特点可归纳为病变斑片状，轻重不一，新老病变并存以及有纤维化母细胞灶和"蜂窝肺"形成。

（二）非特异性间质性肺炎

非特异性间质性肺炎（nonspecific interstitial pneumonia,

NSIP）由 Katzenstein 于 1994 首次提出[164]。Katzenstein 等在研究 IIP 时，发现有一组患者预后好于 IPF，而在病理组织学上无法归入当时已知的 IIP 类型，他首次将这组难于分类的疾病类型称之为非特异性间质性肺炎。在 2002 年 ATS/ERS 关于特发性间质性肺炎分类的多学科共识中，将非特异性间质性肺炎归入了 IIP 中，并注明作为暂时的疾病类型[160]。2008 年 ATS 通过较大样本的研究确定了特发性非特异性间质性肺炎为特发性间质性肺炎的中的一种独立类型[165]。

NSIP 可为特发性或继发性，与 UIP 相比较，NSIP 的继发因素较多且更常见。其常见的继发因素有结缔组织

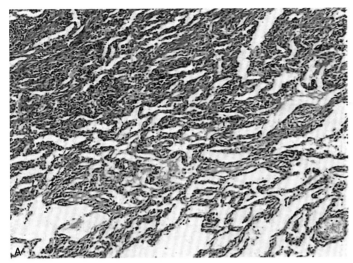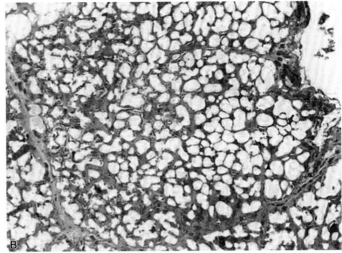

图 5-170 非特异性间质性肺炎

A. 富细胞型:肺泡间隔增宽,间质轻、中度淋巴细胞、浆细胞浸润,病变呈片状或弥漫分布;B. 纤维化型:肺间质纤维化,病变时相一致,保留肺脏结构

疾病(红斑狼疮、多发性肌炎、皮肌炎、硬皮病、干燥综合征、类风湿性关节炎等);药物反应(如胺碘酮);有机粉尘吸入等。

INSIP 临床上常表现为气促、咳嗽,女性多见,多无吸烟史(69%),中位发病年龄为 52 岁。肺功能检查多表现为限制性通气障碍。HRCT 的典型表现为双肺对称性、片状磨玻璃影及条索状影,以双下肺为主,可伴牵张性支气管扩张。

【光镜】病理组织学上,NSIP 分为富细胞型和纤维化型。富细胞型 NSIP 组织学特征:肺泡间隔增宽,间质轻、中度炎细胞浸润(图 5-170A),主要为小淋巴细胞,偶见浆细胞,病变呈片状或弥漫分布。间质淋巴细胞聚集和生发中心形成。肺泡 II 型上皮增生。近半数病例有灶性 BOOP 改变,但在整个病变中,它占的比例很小。NSIP 纤维化型组织学主要特征间质纤维化,病变时相一致,经常保留肺脏结构(图 5-170B),缺乏 UIP 的新老斑病变并存特征。在大约 20% 病例可以找到成纤维细胞灶,但数量较少。

(三) 隐源性机化性肺炎

隐源性机化性肺炎(cryptogenic organizing pneumonia, COP)也曾被称为特发性闭塞性细支气管炎伴机化性肺炎(idiopathic bronchiolar obliterans with organizing pneumonia, IBOOP)[166]。在 2002 年 ATS/ERS 关于特发性间质性肺炎分类的多学科共识中,提倡应用 COP 这一名称[160]。这一方面是由于这一名称更贴近其病理形态改变,同时也是为了避免与缩窄闭塞性细支气管炎(constrictive bronchiolar obliterans)混淆。

临床上,COP 平均发病年龄为 55 岁,男女发病率相仿,与吸烟无明显关系。患者常表现为咳嗽、气短,症状常小于 3 个月。可伴有乏力、体重下降、寒战、发热等全身症状。可

有血沉加快,C 反应蛋白和外周血中性粒细胞升高。一般无杵状指。肺功能主要表现为轻-中度限制性通气障碍。胸部 HRCT 表现为双肺多发胸膜下或支气管周分布的肺泡实变影和磨玻璃影(图 5-171A),常伴有支气管充气症。病变可自发性消退或有游走性。

【光镜】病理组织学上,COP 肺炎表现为肺泡管、肺泡和细支气管内疏松纤维组织息肉样增生[167-168],其疏松纤维组织主要由成纤维细胞和蓝染的黏液样基质构成(图 5-171B)。病变时相均一,保留肺泡结构,间质可有少许炎细胞浸润[38-39]。病变内缺乏明显的间质的纤维化,无明显中性粒细胞和嗜酸性粒细胞浸润,无肉芽肿和血管炎。

COP 需要与其他原因引起的机化性肺炎(继发性)相鉴别。可继发性于:感染性疾病(病毒、细菌或真菌)、有毒物吸入(如:NO$_2$)、药物反应(胺碘酮、硫氮磺胺吡啶等)、结缔组织病(类风湿性关节炎、红斑狼疮、多发性肌炎等),另外阻塞性肺炎、肺肉芽肿、血管炎、肺梗阻、嗜酸性肺炎、过敏性肺组织炎、非特异性间质肺炎等肺部病变中有时存在少量的肺泡腔机化。因此,对任何机化性肺炎的病理诊断,临床医生都必须结合临床和实验室检查区别特发性和继发性,特别是感染后机化性肺炎。

(四) 急性间质性肺炎

急性间质性肺炎(acute interstitial pneumonia, AIP)是一种暴发起病的急性疾病过程,早在 1944 年 Hamman 和 Rich 报道了一组患者,当时将此病命名为肺急性弥漫性间质纤维化(acute diffuse interstitial fibrosis of the lungs),尔后又有报道将此病称为 Hamman-Rich 综合征或 Hamman-Rich 病。1953 年 Peabody 将此综合征归入特发性肺纤维化(idiopathic pulmonary fibrosis, IPF)。由于 IPF 主要包括一些慢性肺纤维化病变,因此该病被称为 IPF 的暴发型。直到 1986 年

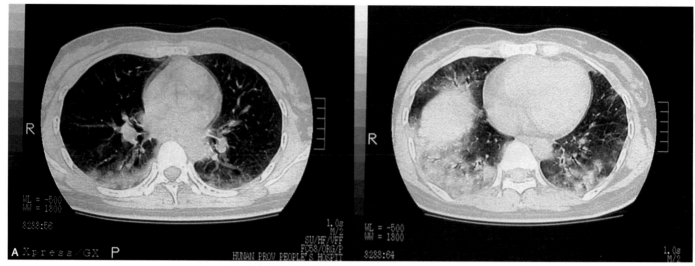

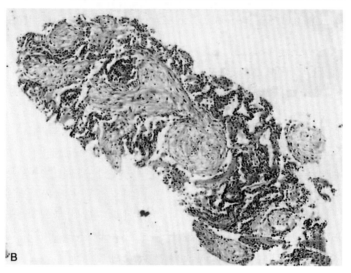

图5-171　隐源性机化性肺炎（COP）
A.胸部CT显示双下肺野实变影；B.病变由成纤维细胞组成的疏松结缔组织构成，沿肺泡管和肺泡腔延伸，病变时相一致

Katzenstein[169]等报道8例与Hamman-Rich综合征相似的病例，这组患者被命名为急性间质性肺炎，取代Hamman-Rich综合征。

临床上，患者先驱症状为流感样综合征，包括肌肉痛、关节痛、发热、发冷、身体不适等。在发病第1~2天表现有严重的呼吸困难，常伴有高热，X线示：两肺呈弥漫性浸润性影，患者快速进展为急性呼吸衰竭。发病年龄范围广，为7~81岁，但好发于青年，平均年龄为28岁，患者发病前健康。病死率高，一般应用糖皮质激素治疗，少数患者经治疗可以幸存。

【大体】两肺呈暗红色，表面皱纹少，外观饱满，发实，肺指压不留压迹。双肺重量增加，肺脏切面暗红色间灰白，实性，含气量较正常肺少。

【光镜】病变弥漫分布，病变时相较一致，病理组织形态类似于弥漫性肺泡损伤的机化期改变。低倍镜下可见肺泡间隔增宽，在增宽的肺泡间隔内有卵圆到梭形的成纤维细胞，即所谓机化性纤维化和散在的淋巴细胞和

浆细胞浸润。在肺泡间隔明显增厚区，有时仅可见残留的、压扁的大小不等的肺泡腔隙。肺泡Ⅱ型上皮细胞增生。细支气管上皮可有鳞状上皮化生。透明膜改变不明显，仅在少数区域可见残留的透明膜。肺小动脉可见透明血栓。无坏死、无肉芽肿和脓肿形成。病变中找不到感染病原体，缺乏明显的嗜酸性粒细胞和中性粒细胞浸润。

（五）呼吸性细支气管炎间质性肺病

当患者有呼吸性细支气管炎，同时伴有间质性肺疾病时，才称为呼吸性细支气管炎间质性肺病（respiratory bronchiolitis-interstitial lung disease，RBILD）[170]。RBILD和呼吸性细支气管炎（RB）一样，同样好发于吸烟者。临床患者有呼吸困难、咳嗽。高分辨CT变现为弥漫性小叶中心性结节或磨玻璃影。肺功能检查有轻度限制性肺功能障碍。

【光镜】病变是小斑片状，以细支气管为中心分布。呼吸细支气管腔内及邻近肺泡内含聚集巨噬细胞，巨噬细胞胞

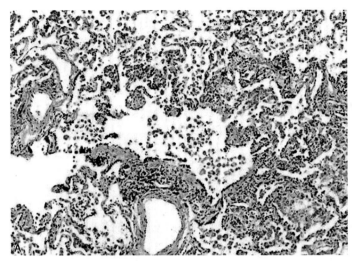
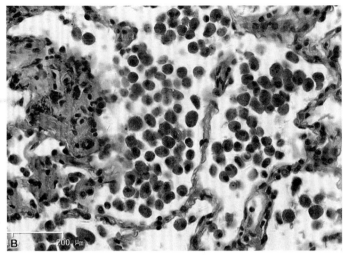

图 5-172 呼吸性细支气管炎间质性肺

A.呼吸细支气管腔及其周围肺泡腔内巨噬细胞聚集,呼吸细支气管管壁有慢性炎细胞浸润;B.巨噬细胞胞质内见吞噬浅棕色细颗粒烟尘——烟尘细胞

质内见吞噬浅棕色细颗粒烟尘——"烟尘细胞"(图 5-172A、B),普鲁士蓝铁染色呈阳性反应。呼吸细支气管壁增厚,可见慢性炎细胞浸润,其周肺泡间隔轻度增宽,纤维组织轻度增生。细支气管之间存在正常肺组织。

(六)脱屑性间质性肺炎

脱屑性间质性肺炎(desquamative interstitial pneumonia)是一种较少见的间质性肺炎类型,临床表现为缓慢渐进性呼吸困难,常伴有咳嗽,平均发病年龄为 42 岁,较 UIP 早 10 年。近 90% 患者是吸烟者。高分辨 CT 表现为双肺多发性磨玻璃样(图 5-173A),或网格状影,周边分布为主。肺功能显示有限制性伴弥散功能障碍。

【光镜】两肺病变分布均匀,时相一致,在肺泡腔内有大量巨噬细胞聚集,细胞胞质丰富,多数为单核,偶见多核(图 5-173B)。早年被误认为是脱落的肺泡上皮细胞故称其为脱屑性间质性肺炎(后经电镜及免疫组化证实,肺泡腔内聚集的细胞大多数为巨噬细胞及少量肺泡上皮细胞)。现今仍沿用此名。DIP 的肺泡间隔呈轻-中度纤维性增厚,可见梭形成纤维细胞,但胶原沉积不明显,无典型成纤维细胞灶,间质炎症轻微,Ⅱ 型肺泡上皮呈立方形增生,增生的肺泡上皮沿着增厚的肺泡间隙分布。缺乏肺结构重建,无明显致密广泛纤维化及平滑肌增生,无蜂窝样纤维化。在一些疾病(如 UIP)中,肺病变的部分区域肺泡腔内亦有聚集的巨噬细胞(非弥漫分布),它是一种非特异性反应,一般称其为 DIP 样反应。

(七)淋巴细胞性间质性肺炎

淋巴细胞性间质性肺炎(lymphoid interstitial pneumonia,LIP)是肺弥漫性淋巴组织增生性疾病,特发性罕见,多为继发性,常继发于类风湿关节炎、干燥综合征、桥本甲状腺炎、恶性贫血、慢性活动性肝炎、系统性红斑狼疮、自身免疫性溶血性贫血、原发性胆汁性硬化、重症肌无力、低 γ-球蛋白血

症和严重 HIV 感染[31]。

特发性 LIP 临床特征不明,常表现为慢性气短、咳嗽,病程常达 3 年或更久,可伴发热、体重下降、胸痛或关节痛。胸部 CT 主要表现为条索状、网格状及磨玻璃样阴影或伴薄壁囊腔。

【光镜】LIP 病理组织学上表现为肺泡间隔显著增宽,有较多成熟的小淋巴细胞、浆细胞和组织细胞浸润(图 5-174),常见淋巴滤泡及生发中心。偶见上皮样组织细胞及多核巨细胞混杂在增生的淋巴细胞、浆细胞中。肺泡 Ⅱ 型上皮增生。

(八)胸膜肺弹力纤维增生症

胸膜肺弹力纤维增生症(pleuroparenchymal fibroelastosis,PPFE)是一种新近认识的特发性间质性肺炎类型。原因不明,部分为特发性,部分患者有骨髓移植及肿瘤化疗史,少数可有家族史[171-174]。临床主要症状为气短、干咳。可有自发性气胸或术后气胸及支气管胸膜瘘。患者肺功能检测可有中-重度阻塞性或弥散功能障碍。胸部 CT 均表现有双肺上叶胸膜增厚。

【光镜】PPFE 显示脏层胸膜显著增厚,特别是肺上叶,胸膜及其下的肺间质内有显著的弹力纤维和胶原纤维增生,弹力纤维染色显示弹力纤维较短,主要呈漩涡状及杂乱排列(图 5-175)。病变时相一致,增厚的胸膜似片状的弹力纤维板,增生的弹力纤维插入紧邻的肺间隔。常伴有轻度的淋巴细胞浸润。病变肺泡间隔与其相邻的正常肺组织界限清楚。部分患者有蜂窝肺。在纤维化与正常肺组织的交接区偶见成纤维细胞灶。

(九)急性纤维素性机化性肺炎

急性纤维素性机化性肺炎(acute fibrinous and organizing pneumonia,AFOP)是一种急性或亚急性弥漫性肺损伤。在 2013 年 TS/ERS 修订的特发性间质性肺炎多学科分类中为

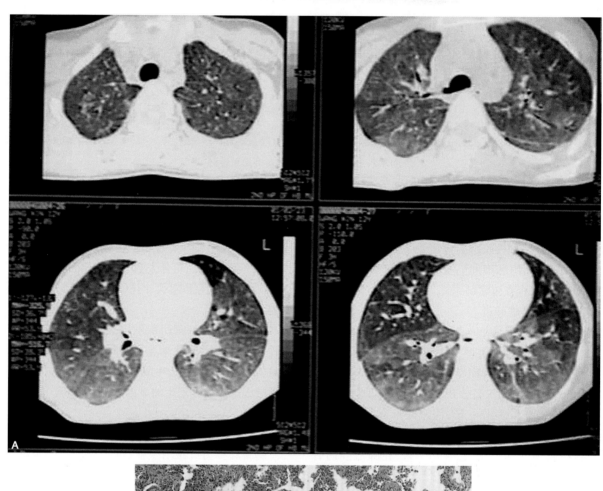

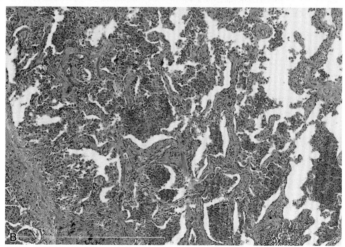

图 5-173 脱屑性间质性肺炎

A. CT 示双肺弥漫性磨玻璃及实变影;B. 镜下弥漫分布,时相一致,肺泡腔内有大量巨噬细胞聚集

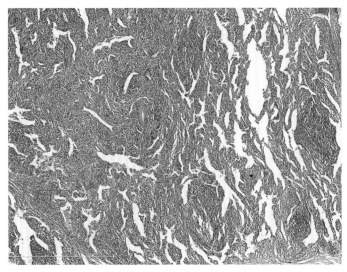

图 5-174　淋巴细胞性间质性肺炎
肺泡间隔显著增宽,其内见较多小淋巴细胞、浆细胞和组织细胞
浸润

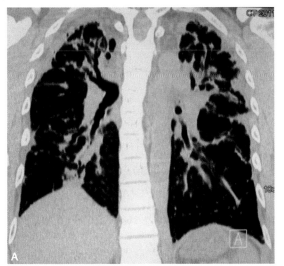

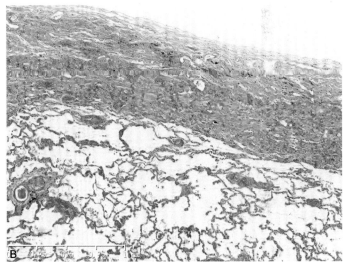

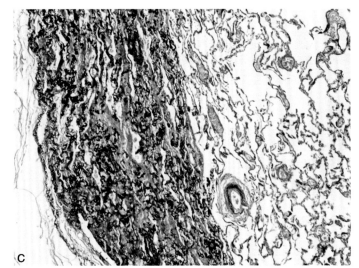

图 5-175　胸膜肺弹力纤维增生症
A. 胸部 CT 显示双上肺胸膜增厚;B. 镜下:胸膜显著增厚,其内弹力纤维显著增生;C. 弹力纤维染色显示
大量染成黑色弹力纤维,呈漩涡状及杂乱排列

罕见的组织学类型，是否为一种独立特发性间质性肺炎类型尚无定论[161]。部分可能与结缔组织病、外源性过敏性肺炎、药物性肺损伤或嗜酸细胞性肺炎相关。最早由Beasley等提出并命名[175]。其病理特征表现为肺泡腔内小团状纤维素样物质及机化性肺炎，无典型透明膜形成（图5-176）。

（十）细支气管中心性间质性肺炎

细支气管中心性间质性肺炎（bronchiole centric patterns of interstitial pneumonia）为一种罕见的间质性肺炎组织学类型。由Churg[176]等2004年首次报道并使用了"气道中心性间质纤维化 airway-centered interstitial fibros"名称。其后，国内外陆续有病例报道[177,178]。其病理组织学表现为膜性和呼吸性细支气管中心性分布的间质纤维化，细支气管管腔常狭窄（图5-177A、B），多数病例间质炎症稀少或有少量淋巴细胞和浆细胞。

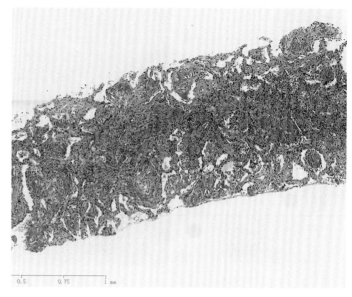

图5-176　急性纤维素性机化性肺炎
肺泡腔内小团状纤维素样物质及机化性肺炎，无典型透明膜形成

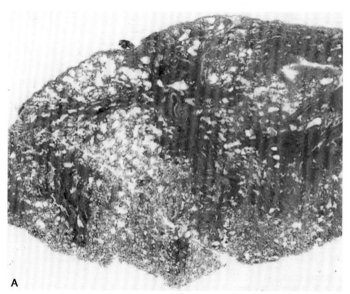

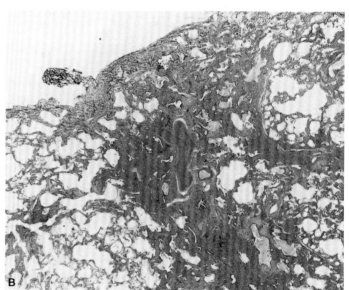

图5-177　肺气道中心性间质纤维化
A.病变沿细支气管分布，细支气管周围间质纤维组织增生；B.分布于细支气管周围间质的纤维组织增生

F5-177　ER

六、肺尘埃沉着病

肺尘埃沉着病（pneumoconiosis）是一组由于长期吸入粉尘而引起，以弥漫性肺纤维化为主要病变的各种肺尘埃沉着症的总称。患者发病与长期暴露在富粉尘的环境及其相关职业有关。正常生理情况下，粉尘吸入呼吸道或经过鼻腔的过滤，或经黏液纤毛系统被排出体外。只有在粉尘颗粒足够小（<2.5μm）和长时间接触粉尘的情况下，粉尘经巨噬细胞吞噬沿淋巴通路"清除"进入肺实质，而使肺脏受损害。按粉尘对肺脏的作用所引起的病理改变的类型，将粉尘分为非致纤维生成粉尘（nonfibrogenic dusts）和致纤维生成粉尘（fibrogenic dusts）两种。非致纤维生成粉尘（如碳、锡、锑、铁等）引起的肺尘埃沉着症，肺泡结构完整，间质胶原沉积及纤维化轻微，病变分布沿淋巴通路走行；致纤维生成粉尘（如硅、石棉）引起病灶纤维组织增生，改变肺组织结构呈弥漫间质纤维化和结节性纤维化，若吸入混合性粉尘，则具有以上两种混合病变，而称为混合性粉肺尘埃沉着症尘埃沉着病。

（一）煤工肺尘埃沉着症

煤工肺尘埃沉着症（coal workers pneumoconiosis）是指在肺内以煤尘为主要粉尘的沉着，而引起肺纤维化病变。由于工人所接触粉尘情况不同,可分为煤肺和煤硅肺。根据 X 线胸片可分为单纯型(我国肺尘埃沉着症分为Ⅰ、Ⅱ期)和复杂型(进行性大块纤维化)。

【大体】煤肺:肺体积增大,质较软,肺膜下布满大小不等圆形或类圆形黑色斑点(煤斑),切面肺呈黑色煤斑(图5-178A),2～3mm 大小,不凸出切面。煤硅肺由于工人同时吸入煤及二氧化硅,因此它兼有煤肺和硅肺的特点。病变肺主要形成煤矽结节,煤矽结节与矽结节相似。

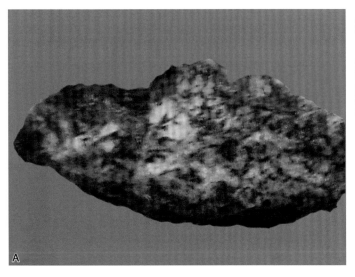
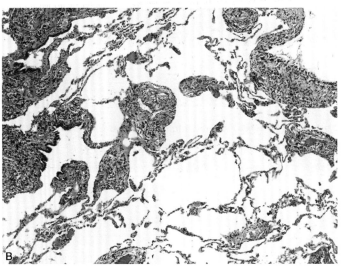

图5-178　煤工肺尘埃沉着病
A. 肺活检切面显示若干黑色煤斑;B. 肺间隔与呼吸性细支气管壁及其周围有大量煤尘及含煤尘的巨噬细胞(煤斑),并可见肺气肿改变

【光镜】呼吸性细支气管壁及其周围有大量煤尘及含煤尘的巨噬细胞。并由较多增生的胶原纤维形成煤尘纤维灶(图5-178B)。由于呼吸性细支气管壁被破坏,管腔扩张形成小叶中心性肺气肿。煤硅肺为胶原纤维形成同心圆状结节,其中心煤尘少,结节外周有大量煤尘沉着和增生的胶原纤维。并可伸向小叶间隔及肺泡间隔,引起肺间质纤维化。一些结节胶原纤维不呈同心圆状排列,而呈不规则排列,与沉积的煤尘交织一起。

如果煤工肺尘埃沉着症的病灶不断发展形成 2cm×2cm×2cm 以上的纤维化块,累及整个肺叶或多个肺叶,使肺形成数个大块纤维化区。肺病变部位较硬,触之砂粒感。切面黑色,有时可见空洞,肺膜增厚。光镜下肺结构破坏,成片状粗大胶原纤维,有玻璃样变和大量煤尘及含尘巨噬细胞,邻近肺组织有卫星病灶及血管、支气管硬化,代偿性肺气肿。

（二）硅肺

硅肺(silicosis)是由于长时间吸入含 SiO_2 粉尘所引起的以肺弥漫性纤维化为主的疾病。其特点是在肺组织内沿肺膜下、肺小叶间、支气管、血管周有大小不等的纤维化的矽结节,重症者一般均有肺膜增厚。

【大体】两肺体积增大,黑色,重量增加,质硬,肺膜增厚。切面双肺布满大小不等黑灰色的矽结节(图5-179A),间质有纤维化,晚期可见矽结节融合成团块。有代偿性肺气肿。支气管及肺内淋巴结增大,变硬,有矽结节病变。

【光镜】在肺膜下,小叶间及支气管、血管周可见大小不等的矽结节,直径2～3mm。典型矽结节由呈同心圆形排列的胶原纤维组成,其中心可见不完整血管,周围有大量尘细胞、成纤维细胞及少量慢性炎细胞(图5-179B)。在偏光显微镜下矽结节中可见折光的硅颗粒(图5-179C)。多个矽结节可以融合成大团块结节,中心可有坏死,以及空洞形成。一些硅肺患者易感染结核。有硅肺和结核病共存者称矽结核病。

（三）石棉肺

石棉肺(asbestosis)是指长期吸入大量石棉粉尘,引起弥漫性肺间质纤维化的疾病。病变严重患者晚期肺间质纤维化,严重损害肺组织结构,损害肺功能。影像学表现有时与 UIP 难以区别。易并发肺部感染。

【大体】病变以两肺下叶明显,严重的病例两肺体积缩小变硬(肺硬化),脏层胸膜增厚纤维化,切面病变区失去正常肺组织结构,增生的纤维组织条索交织及残留支气管扩大与代偿性肺气肿形成蜂窝肺改变。

【光镜】早期表现为石棉纤维沉积在呼吸细支气管及肺泡管、肺泡内,引起细支气管肺泡炎。在细支气管肺泡腔内含大量吞噬石棉粉尘的巨噬细胞聚集及慢性炎细胞、纤维蛋白渗出。肺泡管及肺泡壁胶原沉积,肺泡上皮增生,呼吸细支气管受破坏。病变累及小叶间隔、血管、支气管周及肺膜,可引起弥漫性间质纤维化、气腔囊性扩张及肺结构重建(图5-180A)。诊断石棉肺需在病变肺组织中找石棉小体:石棉小体常在细支气管周肺间质内,它是石棉纤维在肺内被一层铁蛋白和酸性黏多糖包裹形成,呈棕黄棒状、串珠状或哑铃状(图5-180B),长 10～300μm,粗 2～5μm,由于含铁故普鲁士蓝染色呈阳性反应。

（四）铁肺尘埃沉着症

铁肺尘埃沉着症(siderosis)是长期吸入金属铁尘或氧化铁粉(赤铁矿)而引起的铁粉尘沉积和纤维组织增生性病变。

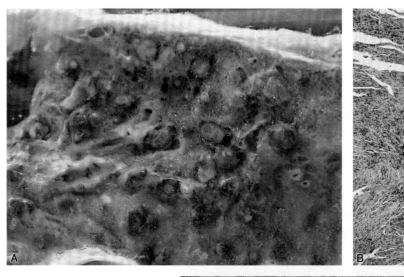

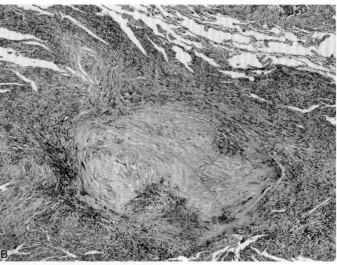

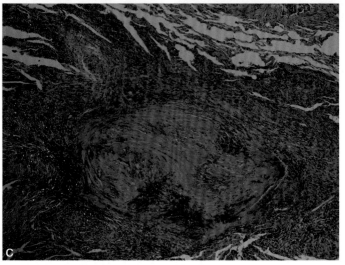

图 5-179 硅肺

A. 肺切面布满大小不等黑灰色的矽结节,肺膜增厚;B.矽结节由呈同心圆形排列的胶原纤维组成,周围有大量尘细胞、成纤维细胞及少量慢性炎细胞;C.偏光显微镜检查,暗视野可见折光的硅颗粒

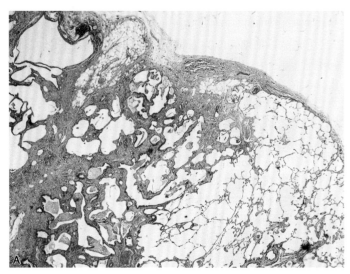

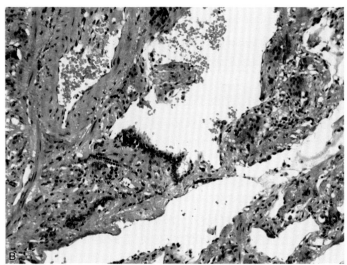

图 5-180 肺石棉沉着病

A. 低倍镜下胸膜增厚,肺组织纤维化,沿细支气管分布,病变区气腔呈囊性扩张,病变间可见肺气肿;B. 细支气管周肺间质内可见串珠状石棉小体

【大体】肺膜有暗黑色或铁锈色病灶,切面尘斑呈散在分布,大小 1mm 左右,质软。病灶常位于扩张的小支气管旁,呈条索状或楔状紧贴于胸膜,并与小叶间隔相连,胸膜下病变较明显。

【光镜】细支气管、肺泡管及肺泡内大量铁尘和含尘巨噬细胞聚集(图 5-181)。末梢细支气管扩张变形,管壁及肺泡和伴随的小血管周有铁尘沉着形成结节,其形态不规则。结节由噬尘巨噬细胞组成,胶原纤维少或缺乏。病灶周有明显气肿。大结节一般较少,呈星芒状,其灶中心可以有胶原纤维。肺间质呈轻度弥漫性纤维组织增生。支气管旁淋巴结可见大量铁尘沉着,淋巴结结构破坏,纤维组织增生。

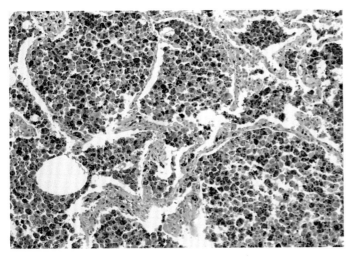

图 5-181　铁肺尘埃沉着症
肺泡内大量铁尘和含尘巨噬细胞聚集

七、肺血管疾病

肺血管系统包括两套循环即肺动脉-肺静脉系统和支气管动脉-静脉系统。肺动脉按照它们的大小和结构分为弹性动脉、肌性动脉和小动脉。从弹性动脉到肌性动脉有一长段移行。在肌性动脉和小动脉之间,横切面上肌层呈螺旋状排列,且逐渐消失,仅一段环绕小动脉周有肌性中膜。肺泡壁内有丰富的毛细血管,肺毛细血管其外径大约 8μm,管内为单层内皮细胞衬覆,外围为基底膜。支气管动脉是来自体循环血管。它具有肌性中膜、厚层内弹力膜和薄的外弹力膜。支气管动脉位于支气管壁,供应支气管血液。它的口径比邻近肺动脉要小,其中膜较肺动脉厚。中膜肌层明显,其管腔较狭窄。有许多丛状小血管分支,从支气管周结缔组织延伸到支气管黏膜层。

(一)肺动静脉畸形

肺动静脉畸形(pulmonary arteriovenous malformation)是一种少见的肺血管异常病变,多为先天性疾病,少数病例可由于感染、创伤或肿瘤引起。可以为单个或多发性。女性常见,当存在左右心分流时,临床有呼吸困难、发绀、咯血等症状,但亦有无症状者。

【光镜】可累及任何肺叶,但以下叶多见。常位于周边肺组织或肺膜下,肺实质内见不规则扩张的血管腔,弹力性血管分布异常,动静脉互相通联,血管壁厚薄不均(图 5-182A、B),在同一个血管的管壁可见静脉血管壁到动脉血管的移行。常伴有含铁血黄色沉积。部分患者可伴有 Osler-Weber-Rendu 病。

(二)原发性肺动脉高血压

肺动脉高压(pulmonary hypertension)是指静止状态下肺动脉压力大于 25mmHg,或运动状态下,肺动脉压力大于 30mmHg 的一种状态。按病因可以分为原发性及继发性。原发性肺动脉高压(primary pulmonary hypertension)病因不明,女性多见,多为散发性,偶见家族性发病。家族性肺动脉高压发病年龄较早,为一种常染色体显性遗传性疾病,在其家族中有 BMPR2 基因突变,此基因位于 2 号染色体长臂 31-32 区带。

临床上,轻度的肺动脉高压患者常无症状,当出现症状时,其肺动脉压力常已经大于 60mmHg,患者可出现气短、无力、晕厥、下肢水肿或不典型胸痛。血清尿酸异常是氧代谢受损的标记,也是预测肺动脉高压患者长期死亡率的独立因素。重度肺动脉高压患者常有高尿酸血症,而且肺动脉高压

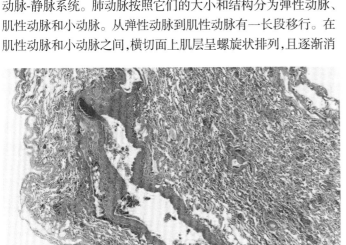

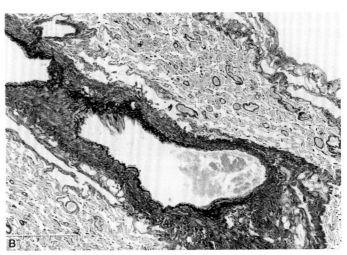

图 5-182　肺动静脉畸形
A.肺野外周见粗大异常厚壁血管,管腔不规则;B.上图弹力纤维染色,见弹力纤维分布不规则,部分区域较厚,部分缺如

的重度与血清尿酸的升高有相关性。

胸部平片上早期可表现正常,严重病例显示肺动脉增宽。当发生肺心病时,右心室增大。胸部 CT 上可以测定肺动脉主干的直径,当肺动脉主干直径大于主动脉直径时,常提示有肺动脉高压的可能性。肺动脉高压时,肺动脉主干直径常大于 29mm。但 CT 上肺动脉主干的直径并不一定与肺动脉程度相一致。一般情况下,根据临床表现及相关辅助检查,即可作出肺动脉高压的诊断。多数情况下并不需要病理组织学检查。

【光镜】肺动脉高压的主要病理组织学改变表现在肺的肌性动脉和细动脉。为了更好地帮助我们观察和分辨以上血管的层次及病变,我们常借助一些特殊染色,如弹力纤维染色就是一种常用的特染方法。镜下,肺动脉高压的血管有以下 6 种病理变化[179]:

(1)小动脉中膜肌层增生:肺组织内小动脉中膜平滑肌增生是肺动脉高压常见的病理改变。而且在轻、中度肺动脉高压情况下,中膜平滑肌增生的程度与肺动脉高压的程度成正比。中膜平滑肌的增生常用中膜面积(或厚度)占血管管腔总面积(或直径)的百分比来表示。不同管径的小动脉,其中膜所占的面积或比例不同。正常情况下,这一比值应小于 10% ~20%。肺腺泡前肌性小动脉中膜占管腔的比例是 1% ~2%,30 ~300μm 的小肌性动脉中膜的比例可高达 5%。

(2)细动脉肌化:细动脉的肌化是另一个肺动脉高压的早期改变,即细动脉管壁出现中膜平滑肌层。细动脉肌化后单纯从形态学上与肺小动脉无法区别,但两者的位置不同,小动脉伴随细支气管走行。因此,细动脉的肌化表现为远离细支气管的肺间质内出现肌性的小动脉样结构。

(3)动脉内膜增生和同心圆状层状纤维化:肺动脉高压时,动脉内膜由于细胞增生及纤维化而增厚,两者常同时存在,内膜显著增厚时,可引起管腔的狭窄和闭塞。

(4)丛状病变:丛状病变常见于中度肺动脉高压。常见于紧邻中膜和内膜增厚而阻塞的肺动脉远端的肌性小动脉,表现为动脉内膜内皮细胞异常增生,有多个不规则的管腔,形成肾小球样的结构。形态似血栓机化,但两者不同,丛状病变时有内弹力膜破坏。

(5)纤维素样坏死及动脉炎:纤维素样坏死和动脉炎常见于中度肺动脉高压。表现为动脉管壁,特别是中膜坏死,弹力膜破坏,及纤维素样物沉积。坏死性动脉炎的血管壁有炎细胞浸润,常为中性粒细胞,偶见淋巴细胞。

(6)血管扩张及血管瘤样病变:表现为肺动脉管腔变薄,扩张,迂曲形成血管瘤样病变。

(三)肺血管炎

肺血管炎(pulmonary vasculitis)是一组以肺组织内血管壁炎症及坏死为主要病理改变的疾病。可为原发性或其他疾病继发,如继发于结缔组织病、淋巴瘤样肉芽肿病、支气管中心性肉芽肿病、坏死性结节病样肉芽肿病、IgG 相关性肺疾病、

肺动脉高压、肺部感染性疾病、药物性损伤及放疗后的肺部改变等;病变可局限于肺部,也可为系统性疾病一部分。肺部有丰富而又复杂的血管分布,几乎所有的系统性血管炎均可累及肺部,只是发病的概率不同,以肉芽肿性多血管炎、嗜酸性肉芽肿病多血管炎、显微镜下多血管炎(简称 MPA)为最常见。

1. 肉芽肿性多血管炎(granulomatosis with polyangiitis, GPA)　过去也称 Wegener 肉芽肿病,是一种原因不明的系统性血管炎性疾病,常累及肺、上呼吸道和肾脏,但亦可影响其他器官如皮肤、关节、中耳、眼和神经系统。临床常表现为发热、身体不适、体重减轻、咳嗽、胸痛和咯血等。患者血清抗中性粒细胞胞浆抗体(antineutrophil cytoplasmic antibodies, ANCA)特别是 C-ANCA 常阳性。X 线通常表现有多发性双侧肺部结节状致密影,常伴有空洞。

【大体】GPA 表现为多发性结节状,边界不规则,切面灰黄色或灰红色,实性,质硬,常伴坏死及空洞形成。少数肺标本表现为弥漫性肺出血,伴斑片状或弥漫性肺实变及间质纤维化。

【光镜】GPA 病理组织学上可见肉芽肿性炎症、坏死和血管炎(三联症)[180-181](图 5-183A、B、C)。

(1)坏死:GPA 典型的为多发嗜碱性地图状坏死、点状坏死及胶原坏死。地图状坏死是指坏死的形状不规则,周边凹凸不平。由于坏死内见较多的中性粒细胞及碎裂的细胞核,因此,在 HE 染色上呈蓝色,也称为嗜碱性坏死。其坏死比较完全,其内看不到肺部结构支架的残影。

(2)肉芽肿:GPA 病变内的多核巨细胞分散存在或排列较松散,组织细胞呈栅栏状排列在坏死的周边部。GPA 中一般不出现紧密排列的结节病样的上皮样细胞肉芽肿结节。其病变中浸润的炎症细胞成分混杂,可见中性粒细胞、淋巴细胞、浆细胞、组织细胞及嗜酸性粒细胞,并常见中性粒细胞聚集形成中性粒细胞微脓肿或称点状坏死。

(3)血管炎:GPA 中的血管炎主要累及小动脉和静脉,有时可见毛细血管炎,甚至以毛细血管炎为主。血管壁有中性粒细胞、慢性炎细胞浸润,坏死性或非坏死性肉芽肿及多核巨细胞,常有纤维素样坏死和管壁破坏,弹力纤维断裂。治疗后的病例血管壁出现纤维化及管腔狭窄或闭塞。

除了以上典型的病理组织学表现外,GPA 可以有特殊或少见类型,如:表现为弥漫性肺出血、机化性肺炎、间质纤维化、脂质性肺炎、显著嗜酸性细胞浸润及淋巴组织增生,有时以上病变为主要改变[182-185]。

2. 嗜酸性肉芽肿病多血管炎(eosinophilic granulomatosis with polyangiitis, EGPA)　过去也称变应性肉芽肿血管炎、过敏性血管炎和肉芽肿病(allergic angitis and granulomatosis)、Churg-Strauss 综合征,是一种以哮喘、外周血嗜酸细胞升高和血管炎三联症为特征的多系统疾病。由 Churg 和 Strauss 于 1951 年首次报道而得名。男女发病率大致相同,中位发病年龄为 50 岁,主要累及上呼吸道、肺、皮肤和周围神经系统,部分患者有心脏和肾脏累及。患者有外周血嗜酸性粒细

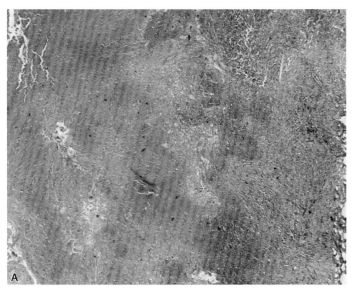
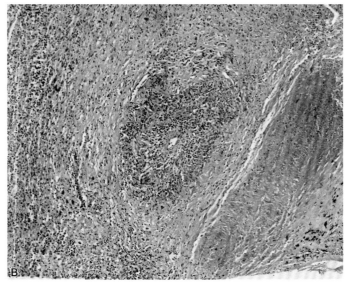
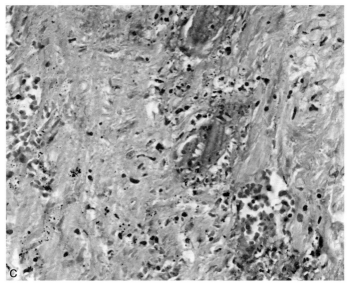

图5-183　肉芽肿性多血管炎
A.地图样坏死：大片凝固性坏死，形状不规则，其内见大量中性粒细胞（嗜碱性）；B.血管
炎病变及坏死区；C.血管壁伴有纤维素样坏死

胞升高，血沉快，血清IgE升高及P-ANCA阳性。目前，绝大多数EGPA通过临床症状和实验室检查可明确诊断，有时经皮肤或神经肌肉活检，一般不需要进行肺活检[186]。

　　EGPA的病程可分三期。前驱症状期主要表现为过敏性鼻炎，哮喘；外周血嗜酸细胞增高及嗜酸细胞浸润性病变。病变进一步进展进入血管期，此期患者出现系统性及血管炎的症状及体征。最后为血管后期，患者有神经病变、高血压、持续性哮喘、过敏性鼻炎，以及心脏、肾和胃肠道累及。

　　【光镜】EGPA的典型病理组织学表现为哮喘性支气管炎、嗜酸细胞性肺炎及血管炎和血管外肉芽肿病变[187-189]。EGPA的血管炎可以累及小动脉、静脉或毛细血管，血管壁可见较多嗜酸性粒细胞、淋巴细胞、上皮样组织细胞及多核巨细胞浸润（图5-184），常见纤维素性坏死。血管外可见栅栏状组织细胞及多核巨细胞组成的肉芽肿病变，肉芽肿的中心部可见坏死，坏死物中见丰富的嗜酸性粒细胞及嗜酸性粒

细胞核碎裂，这种病理改变也称为"过敏性肉芽肿"（allergic granulomatosis）。以上典型的病理改变并不一定在每例患者中均可见到，特别是经过激素治疗的患者。

　　3.显微镜下多血管炎（microscopic polyangiitis，MPA）以前称为显微镜下多动脉炎，是一种病变局限于小动脉、小静脉和毛细血管的系统性血管炎病变。由于其病变不仅累及动脉，还有静脉和毛细血管，因此，显微镜下多血管炎更符合其病理特点。

　　【光镜】MPA在病理组织学表现为肺出血，肺泡腔内含铁血黄素沉着及中性粒细胞血管炎。病变局限于小动脉、小静脉和毛细血管。病变区肺泡间隔增宽，间隔内有较多中性粒细胞聚集，毛细血管有纤维素性坏死和中性粒细胞浸润。

　　4.坏死性结节病样肉芽肿病（necrotizing sarcoid granulomatosis，NSG）是一种少见的主要累及肺部的肉芽肿性疾病。于1973年首次报道，其病理组织学主要表现为结节病样

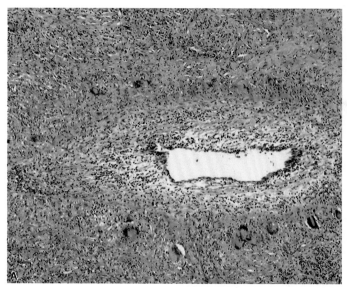
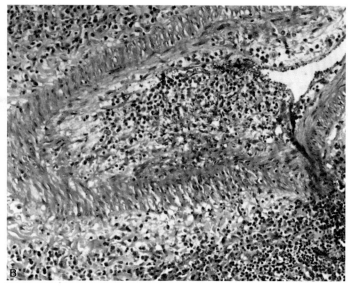
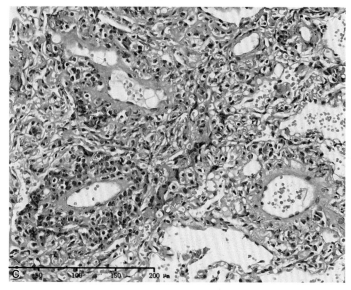

图 5-184 嗜酸性肉芽肿病多血管炎
肺中等大小的肌性动静脉及小血管炎,可见急慢性炎细胞、嗜酸性粒细胞浸润,上皮样组织细胞、多核巨细胞构成肉芽肿性炎

的上皮样细胞肉芽肿、大片坏死和血管炎。NSG 的病因不明,关于 NSG 是一个血管炎性综合征还是结节病的一个特殊类型,亦或是一种特殊感染性疾病,一直存在争议。此病比较罕见,后续报道病例不多,我国仅有个别病例报道[190-191]。

临床上,发病年龄 37 ~ 50 岁,女性多于男性。患者常以轻微咳嗽、低热等症状发病,罕见咯血。肺门淋巴结常可见增大,肺外累及极少见,但有葡萄膜炎、皮肤受累及眶后结节的报道。胸片所见常为双侧多发或单发结节状高密度影,境界清楚,部分病例可见空腔形成,并伴钙化,极少的病例表现为粟粒样弥漫浸润性改变。

【光镜】NSG 镜下表现为丰富的非坏死性上皮样细胞肉芽肿结节,大片凝固性坏死及血管炎(图 5-185A、B、C、D)。NSG 的肉芽肿结节与结节病的肉芽肿结节形态相似,表现为单个非坏死性肉芽肿及并聚集成大片实变病灶。肉芽肿内可有灶状不规则的坏死及大片凝固性坏死。NSG 的

血管炎可为血管壁淋巴细胞浸润或管壁有肉芽肿病变,可压迫并堵塞其管腔。

此外,Takayasu 动脉炎、巨细胞性动脉炎、结节性多动脉炎及 Behet 病[192]也可累及肺部。另一种极少见的情况是巨细胞动脉炎仅累及肺动脉,因此亦称为孤立性肺巨细胞动脉炎[193]。

八、其他非肿瘤性疾病

(一)结节病

结节病(sarcoidosis)是一种原因未明的,可累及多系统的以非坏死性上皮样细胞肉芽肿为特征的疾病。可累及淋巴结、皮肤、上呼吸道、肺、眼、肝、心、神经系统、涎腺、肌肉和骨骼等,而淋巴结、肺、皮肤为较常受累部位。胸部影像显示双侧肺部间质性不透明影及双侧肺门淋巴结对称性增大。任何年龄均可发病,女性略高于男性。呼吸道症状常为渐进性咳嗽、气短,运动时呼吸困难加重,症状可很轻微。

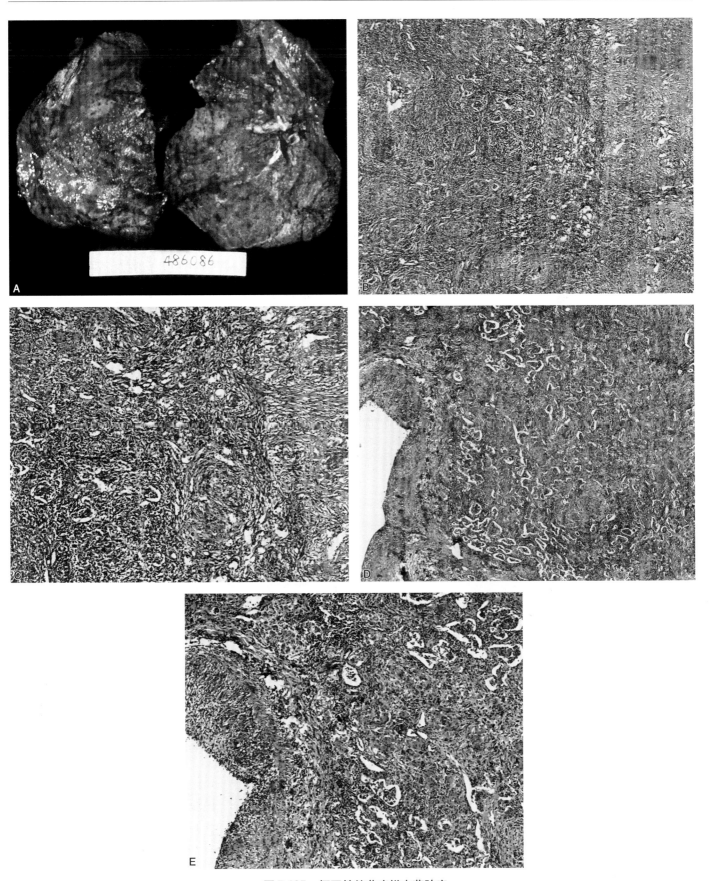

图 5-185 坏死性结节病样肉芽肿病

A.坏死性结节病样肉芽肿病,肺内见多个实变结节;B、C.肉芽肿性肺组织炎由成堆的上皮样组织细胞、多核巨细胞和淋巴细胞组成的,肉芽肿病变相互融合,病变界限不清,有玻璃样变,可见凝固性坏死灶;D、E.较大的动脉血管壁有多核巨细胞、淋巴细胞、组织细胞浸润,形成肉芽肿性血管炎

【光镜】肺组织病变位于胸膜、小叶间隔以及沿支气管血管（沿淋巴道）分布，可见散在由上皮样组织细胞、多核巨细胞、少量淋巴细胞肉芽肿结节，无干酪样坏死，结节大小相近似，各结节很少融合[194]（图 5-186A）。结节内常见显著胶原纤维组织组织，或伴玻璃样变。网织纤维染色可见网织纤维围绕结节。肺结节病病变位于肺间质。肺血管周边肉芽肿结节可压迫血管，偶见血管壁内有肉芽肿病变，但不伴有血管壁坏死。此外，在肉芽肿多核巨细胞内常可找到包涵体，如星状小体（asteroid）（图 5-186B）、绍曼小体（Schaumann bodies）（图 5-186C）等，但它们并非结节病所特有。

（二）肺泡蛋白沉积症

肺泡蛋白沉积症（pulmonary alveolar proteinosis，PAP）又称肺泡脂蛋白沉积症，以肺泡内大量磷脂蛋白样肺泡表面活性物质聚集为特征。根据病因可分为先天性、免疫性及继发性[195-196]，先天性为常染色体隐性遗传性疾病，由于编码肺泡表面活性物质基因突变或粒细胞-巨噬细胞集落刺激因子（GM-CSF）受体基因突变，导致肺泡表面蛋白合成紊乱；免疫性（获得性）PAP 患者体内存在特异性 GM-CSF 抗体，此抗体阻断了巨噬细胞清除表面活性物质，导致肺泡表面活性蛋白堆积；继发性 PAP 可继发于血液系统疾病、自身免疫性疾病、感染或一些无机粉尘吸入等疾病。PAP 任何年龄均可发病，7 个月 ~ 72 岁，常见于 30 ~ 50 岁，男：女 = 3：1。主要症状为进行性气促和低氧血症。胸部高分辨 CT 显示双肺呈磨玻璃影，小叶间隔增厚，呈"铺路石"状。

【大体】病变肺呈灰白色或灰红色实变区，常融合累及整叶肺。

【光镜】肺泡腔充满粉染颗粒状蛋白性物质，其内见针状裂隙及泡沫细胞（图 5-187），偶有板层小体[197]。特染显示 PAS 阳性，淀粉酶消化后 PAS 阳性，黏液卡红阴性。需要注意的是由于糖蛋白和脂蛋白 PAS 均为阳性，诊断 PAP 必须加做淀粉酶消化后 PAS 方可诊断。冷冻切片用油红 O 染色可见针状裂隙为红染结晶。在偏光显微镜下针形结晶有双折光性。免疫性 PAP 肺泡壁及呼吸性细支气管无炎症反应，有时可见少量淋巴细胞及单核细胞。肺泡壁被覆扁平上

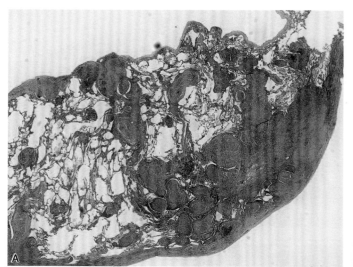

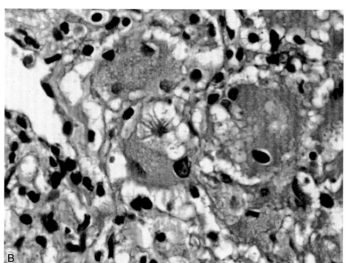

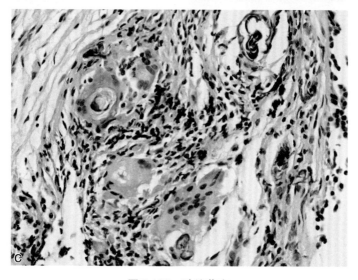

图 5-186　肺结节病
A. 肺组织间质中由上皮样组织细胞、多核巨细胞、少量淋巴细胞和其他炎细胞构成的肉芽肿结节，无干酪样坏死，结节大小相近似，各结节很少融合；B. 多核巨细胞内有星形体；C. 绍曼小体

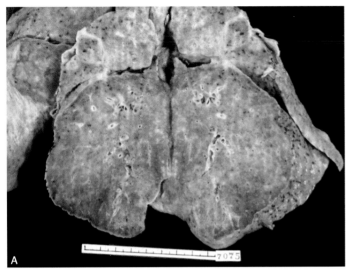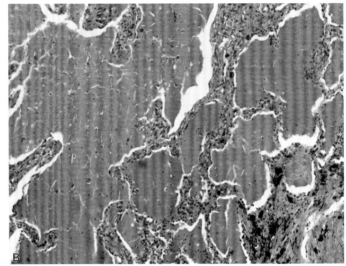

图 5-187　肺泡蛋白沉积症
肺泡腔充满粉染颗粒状或云絮状蛋白性物质，其间有针状裂隙及泡沫细胞

皮细胞或增生的肺泡Ⅱ型上皮细胞，远离病变部位的肺组织有不同程度的代偿性肺气肿。

（三）肺淀粉样物质沉积症

肺淀粉样物质沉积症（amyloidosis）亦称淀粉样变。按病因可分为：原发性（病因不明）和继发性（常继发于慢性疾病如结核、结缔组织疾病、肿瘤和浆细胞骨髓瘤等）[198-200]。按累及器官不同分为系统性淀粉样变（累及多个器官系统）和局限性（仅限单个器官）。肺淀粉样变按照病变分布为以下3种类型：①气管支气管淀粉样变：淀粉样物质沉积在气管支气管黏膜，可伴有钙化、软骨化和骨化，气管支气管壁不规则增厚，隆起突向管腔，管腔狭窄；②局灶性实质性淀粉样变：淀粉样变在肺内呈结节状瘤样肿块，故亦称淀粉样瘤（amyloidomas）；③弥漫性（间质性）淀粉样变：病变呈弥漫性累及肺间质及肺泡间隔毛细血管基底膜，因而使血管及肺泡间隔增厚。

【光镜】淀粉样物质为致密无定形、云絮状红染物质聚集（图5-188A），其周围可见浆细胞和淋巴细胞或有异物巨细胞围绕，有时有钙化、骨化和软骨化等。淀粉样物对结晶紫、甲紫具有异染性，刚果红染色在偏光显微镜下具有双折光性，即：在明视野下为橘红色，在偏光暗视野下，呈苹果绿色（图5-188B、C、D、E）。此外，在刚果红染色前用过锰酸钾处理后，如果淀粉样物质仍具有双折光性，则认为淀粉样物质中含免疫球蛋白轻链，此型常发生在原发性淀粉样变，多数肺淀粉样物质沉积症属于此类。如果过锰酸钾处理后再进行刚果红染色在偏光显微镜下失去双折光性，则此型淀粉样物质中存在单一的蛋白称 AA（amyloid-associated）型，在继发性淀粉样变病例，多数是 AA 型。淀粉样物在电镜下显示由长的管状无分支的中空纤维缠结成团块，纤维直径为75～100（7.5～10nm），长约8000（800nm）。刚果红阴性的肺红染无结构物质沉着见于肺轻链沉积症[201-203]。

（四）肺透明变性肉芽肿

肺透明变性肉芽肿（pulmonary hyalinizing granuloma）是一种少见病。常发生在青年及中年人。临床症状很少或轻微，约25%无症状。主要有咳嗽、疲劳、发热或胸膜性胸痛。X线示多发性双侧肺结节性致密影，偶为孤立性病变。实验室检查在一些病例可发现抗核抗体（ANA）、类风湿因子、抗平滑肌抗体、循环免疫复合物等。Coombs试验阳性和有溶血性贫血。

【光镜】病变呈结节状，由致密、成层的无细胞性嗜酸性胶原束排列而成[204]。致密胶原束呈车辐状或席纹状排列。胶原间可见透明裂隙，有不等量的淋巴细胞和浆细胞浸润。病变常围绕血管呈偏心状分布，偶见累及较大血管呈轻度非坏死性血管炎。血管周围常见炎细胞浸润。病变周边部炎细胞浸润明显，有生发中心形成，但无异物巨细胞肉芽肿、软骨化和骨化。

（五）肺泡微结石病

肺泡微结石病（pulmonary alveolar microlithiasis）较少见，50%有家族史。患者好发于20～30岁年龄段，任何年龄均可发病。可无症状。胸部CT显示：两肺密布粟粒状致密结节影，多在中、下肺野，有时可累及全肺。

【大体】两肺重量增加，刀切砂粒感，灰白-灰黄色。微小结石直径为0.01～0.5mm，最大直径为2.8mm。

【光镜】肺泡腔内满布嗜碱性洋葱皮样环状小体，圆形或不规则形（图5-189），化学成分主要为磷酸钙。过碘酸希夫染色（PAS）和铁染色阳性。病变区可伴有纤维化和慢性炎细胞浸润，偶见骨化。未受累区域肺脏结构正常。扫描电镜观察微小结石切面呈鳞片状结构，透射电镜结石小体呈环状和辐射状条纹与许多小泡和钙化。微小结石应与淀粉小体鉴别，后者较大，圆形，嗜酸性，呈同心圆结构，不含钙盐。其产生原因不清，主要在老年人中发现，可能是一种退变现象。

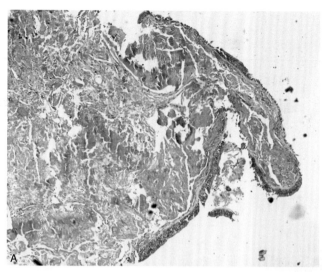

图 5-188 肺淀粉样变
A.支气管黏膜上皮下可见致密无定形嗜酸性物质聚集,伴钙化;B.刚果红染色淀粉样物在偏光显微镜下,明视野呈橘红色;C.在偏光暗视野下,淀粉样物呈苹果绿色;D.弥漫性肺泡-间隔(间质性)淀粉样物质沉积症,淀粉样物质沉积在血管壁及血管周,偏光显微镜下,在明视野下为橘红色;E.在偏光暗视野下,淀粉样物呈苹果绿色

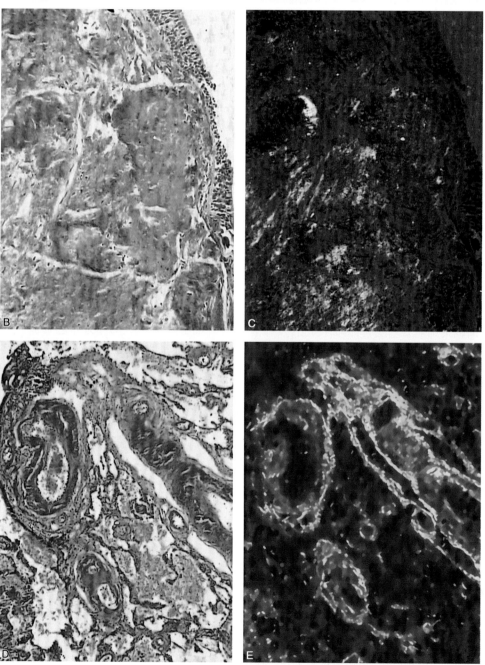

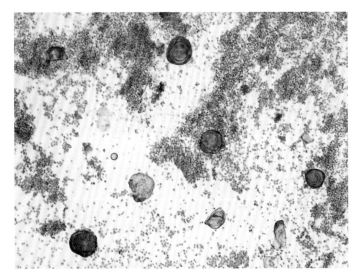

图 5-189　肺泡微结石病
肺泡灌洗液中见圆形或不规则形微小结石,呈洋葱皮样环状结构

（六）支气管结石病

支气管结石病（broncholithiasis）是指在气道内存在钙化物质。较少见,常为多发性砂粒体样钙化物,通常直径小于1cm,偶可重达139g。男女发病率相当。可由于钙化的淋巴结压迫及侵蚀支气管壁、或结核、真菌感染肉芽肿钙化或由于吸入一些体外物质引起炎症钙化等。

（七）肺子宫内膜异位症

肺子宫内膜异位症（pulmonary endometriosis）较少见,多见于生育期女性。主要症状为反复月经周期内咯血。胸部CT 表现为肺内结节及渗出影,可呈囊性。

【光镜】可累及肺、支气管或胸膜,病变内可见子宫内膜腺体及间质,伴出血及囊性变。在妊娠期患者其间质有蜕膜样变。

（八）IgG4 相关性肺疾病

IgG4 相关性疾病（IgG4 related disease）是近年来刚刚被认识的一种炎症及纤维化性系统性疾病,以受累组织纤维化、IgG4 阳性的浆细胞浸润,及血清 IgG4 升高为特征。最早

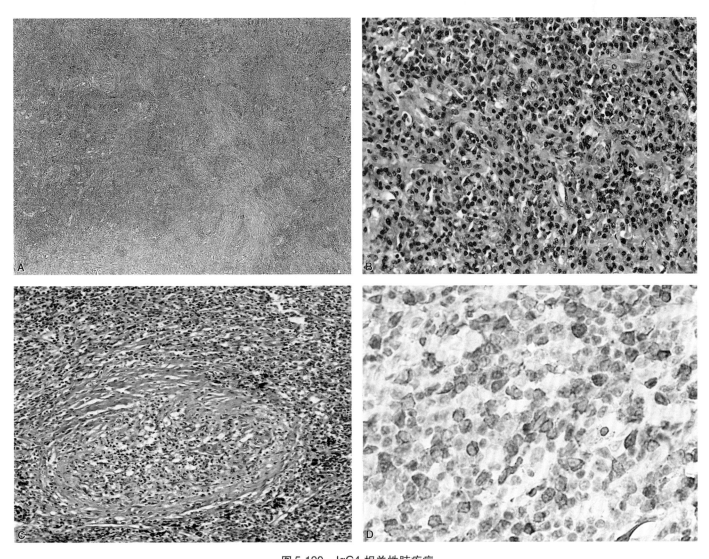

图 5-190　IgG4 相关性肺疾病
A、B.病变组织大量浆细胞浸润伴纤维化;C.可见闭塞性静脉炎;D.免疫组化 IgG4 染色显示较多 IgG4 阳性浆细胞

发现 IgG4 相关性疾病是基于对自家免疫性胰腺炎的研究提出的[205]，病变胰腺组织经免疫组织化学染色后可见大量 IgG4 阳性浆细胞浸润。IgG4 相关性肺疾病胸部 CT 可以表现出多种类型，如炎性假瘤样或弥漫性间质性肺炎样等[206-209]。可单独累及肺部或同时伴有其他器官病变，尤其是当单独累及肺部时，极有可能漏诊或归为其他原因不明疾病，如炎性假瘤、浆细胞肉芽肿或炎性肌成纤维细胞瘤等。

IgG4 相关性肺疾病临床症状缺乏特异性，主要表现为咳嗽（常为干咳）、气短、咯血。抗生素治疗无效。实验室检查：血清 IgG4 常升高，但 30% ~ 40% 患者血清 IgG4 可不升高，血总 IgG、IgE 及其他免疫指标，如 ANA、RF 等也可升高。

【光镜】IgG4 相关性肺疾病可呈单发或多发结节状实变，或弥漫性累及肺组织；镜下：肺间质内较多淋巴细胞、浆细胞浸润（图 5-190A），或伴淋巴滤泡形成，常见不同程度嗜酸性粒细胞浸润；纤维组织增生（纤维化），部分可呈轮辐状排列；可见闭塞性或非闭塞性静脉炎（图 5-190B），偶可累及肺动静脉，病变脉管管壁增厚，管壁内有淋巴细胞、浆细胞浸润。一般无管腔坏死及肉芽肿病变，据此可与系统性血管炎鉴别。

免疫组化显示有较多浆细胞 CD38 阳性（图 5-190C），IgG4 阳性浆细胞数值增高。目前，尚无统一的免疫组化 IgG4 诊断阈值，一般采用 IgG4 阳性浆细胞数值大于 50 个/HPF、IgG4/IgG 大于 40%[210]。

（第一至四节：张杰　李维华　孟宇宏　邵晋晨　朱蕾
第五节：冯瑞娥　刘鸿瑞）

参 考 文 献

[1] Flieder OB, Koss MN, Nichotson A, et al. Solitary pulmonary papillomas in adults：a clinicopathologic and in situ hybridization study of 14 cases combined with 27 cases in the literature[J]. Am J Surg Pathol, 1998, 22:1328-1342.

[2] England DM, Hochholzer L. Truly benign "bronchial adenoma". Report of 10 cases of mucous gland adenoma with immunohistochemical and ultrastructural findings[J]. Am J Surg Pathol, 1995, 19:887-899.

[3] Koppl H, Freudenberg N, Berwanger I, et al. Type Ⅱ pneumocytes differentiation in an alveolar adenoma of the lung. An immunohistochemical study[J]. Pathaloge, 1996, 17:150-153.

[4] Burke LM, Rush WI, Khoor A, et al. Alveolar adenoma：a histochemical, immunohistochemical, and ultrastructural analysis of 17 cases[J]. Hum Pathol, 1999, 30:158-167.

[5] Hegg CA, Flint A, Singh G. Papillary adenoma of the lung[J]. Am J Clin Pathol, 1992, 97:393.

[6] Rosai FJ, Lantuejoul S, Brambilla E, et al. Mucinous cystadenoma of the lung[J]. Cancer, 1995, 76:1540.

[7] 韩安家, 何桥, 熊敏, 等. 肺交界性粘液性囊腺瘤一例[J]. 中华病理学杂志, 2000, 29:77.

[8] Bacha D, Ayadi-Kaddour A, Smati B, et al. A pulmonary mucinous cystic tumour of borderline malignancy[J]. Pathologica, 2008, 100(3):189-191.

[9] Monaghan H, Salter DM, Ferguson T. Pulmonary mucinous cystic tumour of borderline malignancy：a rare variant of adenocarcinoma[J]. J Clin Pathol, 2002, 55(2):156.

[10] Mann GN, Wilczynski SP, Sager K, et al. Recurrence of pulmonary mucinous cystic tumor of borderline malignancy[J]. Ann Thorac Surg, 2001, 71(2):696-697.

[11] Scartt RW, Gowar FJS. Fibroadenoma of the lung[J]. J Pathol Bacterol, 1944, 56:257-258.

[12] Cavazza A, Rossi G, Demarco L, et al. Solitary fibrous tumor of the lung：Pulmonary fibroadenoma and adenofibroma revisited[J]. Pathologica, 2003, 96:162-166.

[13] Saksmoto H, Uda H, Tanaka T, et al. Pleomorphic adenoma in the periphery of the lung：report of a case and review of literature[J]. Arch Pathol Lab Med, 1991, 115:396.

[14] 刘翠云, 王木森, 王全之, 等. 肺良性肌上皮瘤临床病理观察[J]. 诊断病理学杂志, 2006, 13:343-345.

[15] Chang T, Husain AN, Colby T, et al. Pneumocytic adenomyoepithelioma：A distinctive lung tumor with epithelial, myoepithelial, and pneumocytic differentiation[J]. Am J Surg Pathol, 2007, 31:562-568.

[16] Travis WD, Brambila E, Muller. Hcritic Link GK, et al. World Health Organization Classification of tumours. Pathology and genetics of tumour of the lung, pleura, thymus and heart. Lyon[J]. IARC press, 2015.

[17] 汤琪乐, 许励, 徐文娟. 肺硬化性血管瘤的临床病理特点[J]. 诊断病理学杂志, 2001, 8:215-217.

[18] 张建强, 周晓军, 孟奎, 等. 肺硬化性血管瘤组织中甲状腺转录因子（TTF-1）的表达及其组织起源的探讨[J]. 中华病理学杂志, 2002, 31:42-45.

[19] Devouassoux-Shisheboran M, Hayashi T, Linnoila RI, et al. A clinicopathologic study of 1oo cases of Pulmonary Sclerosing hemangioma with immunohistochemical studies：TTF-I is expressed in both round and surface cells, suggesting an origin from primitive respiratory epithelium[J]. Am J Surg Pathol, 2000, 24:906-916.

[20] Xu HM, Li WH, Hou N, et al. Neuroendocrine differentiation in 32 cases of so-called sclerosing hemangioma of the lung：Identified by immunohistochemical and ultrastructural study[J]. Am J Surg Pathol, 1997, 21:1013-1022.

[21] 廖美琳, 周允中. 肺癌[M]. 上海：上海科学技术出版社, 2012:5-6.

[22] 廖美琳, 周允中. 肺癌[M]. 上海：上海科学技术出版社, 2012:29-66.

[23] 韩宝惠, 孙加源. 超声支气管镜技术[M]. 北京：人民卫生出版社. 2012:57-116.

[24] Travis WD, Brambila E, Muller. Hcritic Link GK, et al. World Health Organization Classification of tumours. Pathology and genetics of tumour of the lung, pleura, thymus and heart[M]. Ly-

on:IARC press,2004.

［25］ Travis WD,Brambilla E,Noguchi M,et al. International association for the study of lung cancer/american thoracic society/european respiratory society international multidisciplinary classification of lung adenocarcinoma［J］J Thorac Oncol,2011,6（2）:244-285.

［26］ Roy S. Spindle cell squamous carcinoma of the lung. Surgical-pathology com［online］. November 2009.

［27］ Funai K,Yokose T,Ishii G,et al. Clinicopathologic characteristics of peripheral squamous cell carcinoma of the lung［J］. Am J Surg Pathol,2003,27:978-984.

［28］ Watanabe Y,Yokose T,Sakuma Y,et al. Alveolar space filling ratio as a favorable prognostic factor in small peripheral squamous cell carcinoma of the lung［J］. Lung Cancer,2011,73（2）:217-221.

［29］ Travis WD,Brambilla E,Nicholson,et al. The 2015 World Health Organization classification of lung tumors:impact of genetic,clinical and radiologic advances since the 2004 classification［J］. J Thorac Oncol,2015,10（9）:1243-1260.

［30］ 张杰,邵晋晨,朱蕾. 2015 版 WHO 肺肿瘤分类解读［J］. 中华病理学杂志,2015,10（9）:619-624.

［31］ Kadota K,Nitadori J,Sarkaria IS,et al. Tumor spread through air spaces is an important pattern of invasion and impacts the frequency and lacation of recurrences following limited resection for small stage Ⅰ lung adenocarcinomas［J］. J Thorac Oncol,2015,10（5）:806-814.

［32］ 张杰. 早期肺腺癌病理诊断若干问题［J］. 中华病理学杂志,2016,9（45）:593-597.

［33］ 李娜,赵珩,张杰,等. 2056 例手术切除肺腺癌的临床病理分析［J］. 中华胸心血管外科杂志,2014,30（12）:715-718.

［34］ Kadota K,Villena-Vargas J,Yoshizawa A,et al. Prognostic significance of adenocarcinoma in situ,minimally invasive adenocarcinoma,and nonmucious lepidic predominant invasive adenocarcinoma of lung in patients with stage Ⅰ disease［J］. Am J Surg Pathol,2014,38:448-460.

［35］ Kadota K,Yeh YC,Sima CS,et al. The cribriform pattern identifies a subset of acinar predominant tumors with poor prognosis in patients with stage I lung adenocarcinoma:a conceptual proposal to classify cribriform predominant tumors as a distinct histologic subtype［J］. Mod Pathol,2014,27（5）:690-700.

［36］ Jie Zhang,Jie Wu,Qiang Tan,et al. Why Do Pathological Stage IA Lung Adenocarcinomas Vary from Prognosis?［J］. J Thora Oncol,2013,8（9）:1196-1202.

［37］ Finberg KE,Squuist LV,Joshi VA,et al. Mucinous differentiation correlates with absence of EGFR mutation and presence of KRAS mutation in lung adenocarcinomas with bronchioloalveolar features.［J］. Mol Diagn,2007,9（3）:320-326.

［38］ Hata A,Katakami N,Fujita S,et al. Frequency of EGFR and KRAS mutations in Japanese patients with lung adenocarcinoma with features of the mucinous subtype of bronchioloalveolar carcinoma［J］. Thorac Oncol,2010,5（8）:1197-1200.

［39］ Kakegawa S,Shimizu K,sugano M,et al. Clinicopathological features of lung adenocarcinoma with KRAS mutations［J］. Cancer,2011,117（18）:4257-4266.

［40］ Nakaoku T,Tsuta K,Ichikawa H,et al. Druggable oncogene fusions in invasive mucinous lung adenocarcinoma［J］. Clin Cancer Res,2014,20（12）:3087-3093.

［41］ Chu PG,Schwarz RE,Lau SK,et al. Immunohistochemical staining in the diagnosis of pancreatobiliary and ampulla of Vater adenocarcinoma:application of CDX2,CK17,MUC1,and MUC2［J］. Am J Surg Pathol,2005,29（3）:359-367.

［42］ Remo A,Zanella C,Pancione M,et al. Lung metastasis from TTF-1 positive sigmoid adenocarcinoma. pitfalls and management［J］. Pathologica,2013,105（2）:69-72.

［43］ Nakatani Y,Kitamura H,Inayama Y,et al. Primary signet-ring cell carcinoma of the lung:histochemical and immunohistochemical characterization［J］. Hum Pathol,1999,30（4）:378-383.

［44］ Nakatani Y,Masudo K,Miyagi Y,et al. Aberrant nuclear localization and gene mutation of beta-catenin in low-grade adenocarcinoma of fetal lung type:up-regulation of the Wnt signaling pathway may be a common denominator for the development of tumors that form morules［J］. Mod Pathol,2002,15（6）:617-624.

［45］ Nakatani Y,Masudo K,Nozawa A,et al. Biotin-rich,optically clear nuclei express estrogen receptor-beta:tumors with morules may develop under the influence of estrogen and aberrant beta-catenin expression［J］. Hum Pathol,2004,35（7）:869-874.

［46］ Nakatani Y,Miyagi Y,Takemura T,et al. Aberrant nuclear/cytoplasmic localization and gene mutation of beta-catenin in classic pulmonary blastoma:beta-catenin immunostaining is useful for distinguishing between classic pulmonary blastoma and a blastomatoid variant of carcinosarcoma［J］. Am J Surg Pathol,2004,28（7）:921-927.

［47］ 许雁萍,沈艳莹,殷晓璐. 甲状腺转录因子-1 在肿瘤病理诊断中的应用［J］. 临床与实验病理学杂志,2007,23（6）:690-693.

［48］ 葛晓晓,姜丽岩. 肺癌与 TTF-1 分子标志物研究进展［J］. 中国肺癌杂志,,2014,7（6）:491-495.

［49］ Nichoison SA,Beasley MB,Brambilla E,et al. Small cell lung carcinoma（SCLC）:a clinicopathologic study of 100 cases with surgical specimens［J］. Am J Surg Pathol,2002,26（9）:1184-1197.

［50］ Travis MD,Rush W,Flieder DB,et al. Survival analysis of 200 pulmonary neuroendocrine tumors with clarification of criteria for atypical carcinoid and its separation from typical carcinoid［J］. Am J Surg Patho,1998,22（8）:934-944.

［51］ Pelosi G,Rodriguez J,Viale G,et al. Typical and atypical pulmonary carcinoid tumor overdiagnosed as small-cell carcinoma on biopsy specimens:a major pitfall in the management of lung cancer patients［J］. Am J Surg Patho,2005,29（2）:179-187.

［52］ La Rosa S, Chiaravalli AM, Placidi C, et al. TTF1 expression in normal lung neuroendocrine cells and related tumors：immunohistochemical study comparing two different monoclonal antibodies［J］. Virchows Arch,2010,457(4):497-507.

［53］ Du EZ, Goldstraw P, Zacharias J, et al. TTF-1 expression is specific for lung primary in typical and atypical carcinoids：TTF-1-positive carcinoids are predominantly in peripheral location［J］. Hum Pathol,2004,35(7):825-831.

［54］ Schmitt AM, Blank A, Marinoni I. Histopathology of NET：Current concepts and new developments［J］. Best Pract Res Clin Endocrinol Metab,2016,30(1):33-43.

［55］ den Bakker MA, Thunnissen FB. Neuroendocrine tumours—challenges in the diagnosis and classification of pulmonary neuroendocrine tumours［J］. J Clin Pathol,2013,66(10):862-869.

［56］ Aguayo SM, Miller YE, Waldron JA Jr, et al. Brief report：idiopathic diffuse hyperplasia of pulmonary neuroendocrine cells and airways disease［J］. N Engl J Med,1992,327(18):1285-1288.

［57］ Davies SJ, Gosney JR, Hansell DM, et al. Diffuse idiopathic pulmonary neuroendocrine cell hyperplasia：an under-recognised spectrum of disease［J］. Thorax,2007,62(3):248-252.

［58］ Georgin-Lavialle S, Darmon M, Galicier L, et al. Intravascular lymphoma presenting as a specific pulmonary embolism and acute respiratory failure：a case report［J］. J Med Case Rep, 2009,3:7253.

［59］ Degan S1, Lopez GY, Kevill K, et al. Gastrin-releasing peptide, immune responses, and lung disease［J］. Ann N Y Acad Sci, 2008,1144:136-147.

［60］ Nassar AA, Jaroszewski DE, Helmers RA, et al. Diffuse idiopathic pulmonary neuroendocrine cell hyperplasia：a systematic overview［J］. Am J Respir Crit Care Med,2011,184(1):8-16.

［61］ Rekhtman N, Brandt SM, Sigel CS, et al. Suitability of thoracic cytology for new therapeutic paradigms in non-small cell lung carcinoma：high accuracy of tumor subtyping and feasibility of EGFR and KRAS molecular testing［J］. J Thorac Oncol,2011,6 (3):451-458.

［62］ Lee C1, Usenko D, Frampton GM, et al. MET 14 Deletion in Sarcomatoid Non-Small-Cell Lung Cancer Detected by Next-Generation Sequencing and Successfully Treated with a MET Inhibitor ［J］. J Thorac Oncol,2015,10(12):e113-114.

［63］ Moran CA, Koss MN, Suster S. Primary adenoid cystic carcinoma of the lung. A clinicopatholigic and immunohistochemical study of 16 cases［J］. Cancer,1994,73:1390-1397.

［64］ Kitada W, Ozawa K, Sato K, et al. Adenoid cystic carcinoma of peripheral lung：a case report［J］. World J Surg Oncol,2010,8: 74.

［65］ Yang CS, Kuo KT, Chou TY, et al. Mucoepidermoid tumors of the lung：Analysis of 11 cases［J］. J Chin Med Assoc,2004,67:565-570.

［66］ 吴继华,张建中,陆江阳,等.肺嗜酸性细胞腺癌的临床病理观察［J］.诊断病理杂志,2006,13(2):123-125.

［67］ Butler AE, Colby TV, Weiss L, et al. Lymphoepithelioma-like carcinoma of the lung［J］. Am J Surg Pathol,1989,13:632.

［68］ 韩安家,熊敏,宗永生.肺淋巴上皮瘤样癌与 EB 病毒的相关性［J］.中华病理学杂志,1997,26:222.

［69］ Lynch TJ, Bell DW, Sordella R. et al. Activating mutations in the epidermal growth factor receptor underlying responsiveness of non-small-cell lung cancer to gefitinib［J］. N Engl J Med,2004, 350(21):2129-2139.

［70］ Yoshida K, Yatabe Y, Park JY, et al. Prospective validation for prediction of gefitinib sensitivity by epidermal growth factor receptor gene mutation in patients with non-small cell lung cancer ［J］. J Thorac Oncol,2007,2(1):22-28.

［71］ Chia PL, Do H, Morey A. et al. Temporal changes of EGFR mutations and T790M levels in tumour and plasma DNA following AZD9291 treatment［J］. Lung Cancer,2016,98:29-32.

［72］ 赵瑞英,张杰,朱蕾,等.肺腺癌7371 例间变性淋巴瘤激酶融合蛋白表达及其临床病理特征分析［J］.中华病理学杂志, 2016,45(9):601-605.

［73］ Cui S, Zhao Y, Dong L, et al. Is there a progression-free survival benefit of first-line crizotinib versus standard chemotherapy and second-line crizotinib in ALK-positive advanced lung adenocarcinoma? A retrospective study of Chinese patients［J］. Cancer Med,2016,5(6):1013-1021.

［74］ Blackhall F, Cappuzzo F. Crizotinib：from discovery to accelerated development to front-line treatment［J］. Ann Oncol, 2016, 27 Suppl 3:iii35-iii41.

［75］ 刘尽国,赵瑞英,滕昊骅,等.肺腺癌 ROS1 融合基因的检测及临床病理特征［J］.中华病理学杂志,2015,(6):390-394.

［76］ Mark M. Awad, Geoffrey R. Oxnard, David M. Jackman, et al. MET Exon 14 Mutations in Non-Small-Cell Lung Cancer Are Associated With Advanced Age and Stage-Dependent MET Genomic Amplification and c-Met Overexpression［J］. J Clin Oncol, 2016,34(7):721-730.

［77］ Van de Riin M, Lombard CM, Rosai J. Expression of CD34 by solitary fibrous tumour of the pleura, mediastinum, and lung［J］. Am J Surg Pathol,1994,18:814.

［78］ Flint A, Weiss SW. CD34 and keratin expression distinguishes solitary fibrous fibroma (fibrous mesothelioma) of pleura from desmoplastic mesothelioma［J］. HumPathol,1995,26:428.

［79］ 方绍岐,孙松汉,方绍玲.肺支气管内平滑肌瘤二例［J］.中华病理学杂志,1995,24:214.

［80］ 冯占秋,苗天生,刘颖.肺平滑肌瘤 1 例［J］.诊断病理学杂志,1999,6:J8.

［81］ Von Ahsen I, Rogalla P, Bullerdiek J. Expression patterns of the LPP-HMGA2 fusion transcript in pulmonary chondroid hamartomas with t(3;12)(q27 approximately 28;q14 approximately15) ［J］. Cancer Genet Cytogenet,2005,163:68-70.

［82］ 皋岚湘,丁华野.肺透明细胞瘤［J］.诊断病理学杂志,1996, 3:122.

［83］ 黄松,余克寒,梅金红,等.肺良性透明细胞瘤（糖瘤）2 例

［J］.诊断病理学杂志,1997,4:37.

［84］钟定荣,柏宏伟,李向红.肺的透明细胞瘤一例［J］.中华病理学杂志,2000,29:471.

［85］Gaffey MJ,Mills SE,Zarbo RJ,et al. Clear cell tumour of the lung. Immunohistochemical and ultrastructural evidence of melanogenesis［J］. Am J Surg Pathol,1991,15:644.

［86］Lantuejoul S,Sheppard MN,Corrin B,et al. Pulmonary veno-occlusive disease and pulmonary capillary hemangiomatosis:a clinicopathologic study of 35 cases［J］. AM J Surg Pathol,2006,30:850-857.

［87］Lovly CM,Gupta A,Lipson D,et al. Inflammatory myofibroblastic tumors harbor multiple potentially actionable kinase fusions［J］. Cancer Discovery,2014,4:889-895.

［88］Deavers M,Guinee D,Koss MN,et al. Granular cell tumors of the lung. Clinicopathologic study of 20 cases［J］. Am J Surg Pathol,1995,19:627-635.

［89］郭立新,魏兵,成娘.原发性肺副神经节瘤一例［J］.中华病理学杂志,2000,29:76.

［90］张仁亚,张景玉,宋化著,等.肺原发性脑膜瘤1例并文献复习［J］.临床与实验病理学杂志,2005,20:499-501.

［91］Flynn SD,Yousem SA. Pulmonary meningioma:A report of two cases［J］. Hum Pathol,1991,22:269.

［92］袁琳,王敏,胡宏慧.肺多发性脑膜瘤1例［J］.诊断病理学杂志,2004,11:205.

［93］Drlicek M,Grisold W,Lorber J,et al. Pulmonary meningioma. Immunohistochemical and ultrastructuralfeatures［J］. Am J Surg Pathol,1991,15:455.

［94］Robinson PG. Pulmonary meningioma:report of case with electron microscopic and immunohistochemical finding［J］. Am J Clin Pathol,1992,97:814.

［95］Moran CA,Suster S,Fishback NF,et al. Primary intrapulmonary thymoma:A clinicopathologic and immunohistochemical study of eight cases［J］. Am J Surg Pathol,1995,19:304-312.

［96］Logrono R,Filipowicz EA,Eyzaguirre EJ,et al. Diagnosis of Primary Fibrosarcoma of the Lung by Fine-Needle Aspiration and Core Biopsy. A Case Report and Review of the Literature［J］. Arch Pathol Lab Med,1999,123:731-735.

［97］赖日权,张同全,安建成.肺原发性平滑肌肉瘤一例报告及国内文献复习［J］.中华病理学杂志,1991,20:164.

［98］孙芳印,胡爱祥,许志强,等.肺原发性多形性平滑肌肉瘤一例［J］.中华病理学杂志,1997,26:62.

［99］戴林,郑红芳,宋秋静.肺上皮样血管内皮瘤临床病理观察［J］.诊断病理学杂志,2008,15:294-296.

［100］Errani C,Zhang L,Sung YS,et al. A noval WWWTR1-CAMTA1 gene fusion is a consistent abnormality in epithelioid hemangioendothelioma of different anatomic sites［J］. Genes Chromosomes Cancer,2011,50:644-653.

［101］张效公,孙玉,黄孝迈.原发性肺血管外皮细胞瘤［J］.中华肿瘤学杂志,1993,15:149.

［102］McDonnel T,Kyriakos M,Roper C. Malignant fibrous histiocyto-

ma of the lung［J］. Cancer,1988,61:137.

［103］Kimizuka G. Primary giant cell malignant fibrous histiocytoma of the lung［J］. Pathol Intern,1999,49:342-346.

［104］Hayashi T,Tsuda NB,Iseki M,et al. Primary chondrosarcoma of the lung:a clinicopathologic study［J］. Cancer,1993,72:69.

［105］Dennison S,Weppler E,Giacoppe G. Primary Pulmonary Synovial Sarcoma:A Case Report and Review of Current Diagnostic and Therapeutic Standards［J］. The Oncologist,2004,9:339-342.

［106］Govender O,Pillay SV. Right pulmonary artery sarcoma［J］. Pathology,2001,33:243-245.

［107］Nicholson AG,Baandrup U,Florio R,et al. Malignant myxoid endobronchial tumor:a report of two cases with a unique histological pattern［J］. Histopathology,2004,35:313-318.

［108］Matsukuma S,Hisaoka M,Obara K,et al. Primary pulmonary myxoid sarcoma with EWSR1-CREB1 fusion,resembling extraskeletal myxoid chondrosarcoma:Case report with a review of Literature［J］. Pathol Int,2012,62:817-822.

［109］Thway K,Nicholson AG,Lawson K,et al. Primary pulmonary myxoid sarcoma with EWSR1-CREB1 fusion:a new tumor entity［J］. Am J Surg Pathol,2011,35:1722-1732.

［110］Priest JR,McDermott MB,Bhatia S,et al. Pleuropulmonary blastoma:a clinicopathologic study of 50 cases［J］. Cancer,1997,80:147-161.

［111］Boman F,Hill DA,Williams GM,et al. Familial association of pleuropulmonary blastoma with cystic nephroma and other renal tumors:a report from the International Pleuropulmonary Blastoma Registry［J］. J Pediatr,2006,149:850-854.

［112］Slade I,Bacchelli C,Davies H,et al. DICER1 syndrome:clarifying the diagnosis,clinical features and management implications of a pleiotropic tumor predisposition syndrome［J］. J Med Genet,2011,48:273-278.

［113］de Krijger RR,Claessen SM,van der Ham F,et al. Gain of chromosome 8q is a frequent finding in pleuropulmonary blastoma［J］. Mod Pathol,2007,20:1191-1199.

［114］Lezmi G,Verkarre V,Khen-Dunlop N,et al. FGF10 Signaling differences between type 1 pleuropulmonary blastoma and congential cystic adenomatoid malformation［J］. Orphanet J Rare Dis,2013,8:130.

［115］Dishop MK,McKay EM,Kreiger PA,et al. Fetal lung interstitial tumor(FLIT):A proposed newly recognized lung tumor of infancy to be differentiated from cystic pleuropulmonary blastoma and other developmental pulmonary lesions［J］. Am J Surg Patho,2010,34:1762-1772.

［116］Ost D,Joseph C,Sodeloff H,et al. Primary pulmonary melanoma:case report and literature review.［J］. Mayo Clin Proc,1999,74:62.

［117］Parissis H. Forty years literature review of primary lung lymphoma. Journal of Cardiothoracic Surgery,2011,6:23.

［118］Piña-Oviedo S,Weissferdt A,Kalhor N. et al. Primary Pulmonary Lymphomas[J]. Adv Anat Pathol,2015,22:355-375.

[119] Fiche M,Caprons F,Berger F,et al. Primary pulmonary non-Hodgkin's lymphomas. [J]. Histopathology, 1995, 26: 529-537.

[120] 冯瑞娥,田欣伦,刘鸿瑞,等.肺黏膜相关淋巴组织边缘区 B 细胞淋巴瘤及良性淋巴组织增生性疾病的临床病理分析[J].中华病理学杂志,2008,37:155-159.

[121] 钟定荣,刘彤华,卢朝辉.肺结节性淋巴组织增生一例[J].中华病理学杂志,2006,35:62.

[122] Song J Y,Pittaluga S,Dunleavy K,et al. Lymphomatoid granulomatosis——a single institute experience pathologic findings and clinical correlations[J]. Am J Surg Pathol,2015,39:141-156.

[123] Nicholson AG,Wotherspoon AC,Diss TC,et al. Pulmonary B-cell non-Hodgkin's lymphomas. The value of immunohistochemistry and gene analysis in diagnosis[J]. Histopathology, 1995,26:395-403.

[124] Rush WL,Andriko JAW,Taubenberger JK,et al. Primary anaplastic large cell lymphoma of the lung:A Clinicopathologic study of five patients[J]. Mod Pathol,2000,13:1285-1292.

[125] Bargava P,Rushin JM,Rusnock EJ,et al. Pulmonary light chain deposition disease:report of five case and review of the literature[J]. Am J Surg Pathol,2007,31(2):267-276.

[126] Roden AC,Eunhee SY. Pulmonary Langerhans Cell Histiocytosis An Update From the Pathologists' Perspective[J]. Arch Pathol Lab Med,2016,140:230-240.

[127] Roden AC, Hu X, Kip S, et al. BRAF V600E expression in Langerhans Cell Histiocytosis cinical and immunohistochemical study on 25 pulmonary and 54 extrapulmonary Cases[J]. Am J Surg Pathol,2014,38:548-551.

[128] Sholl LM, Honick JL, Pinkus JL, et al. Immunohistochemical analysis of langerin in Langerhans histiocytosis and pulmonary inflammatory and infectious disease[J]. Am J Surg Pathol, 2007:947-952.

[129] Rush WL, Andriko JA, Galateau-Salle F, et al. Pulmonary pathology of Erdheim-Chester Disease[J]. Mod Pathol, 2000, 13 (6):747-754.

[130] Savic B,Birtel FJ,Tholen W,et al. Lung sequestration:report of seven cases and review of 540 published cases[J]. Thorax, 1979,34(1):96-101.

[131] Stocker JT. Sequestration of the lung[J]. Semin Diagn Pathol, 1986,3:106.

[132] Stocker JT. Congenital and developmental disease. Dail and Hammar's Pulmonary pathology. 3rd ed[M]. New York: Springer,2008:132-190.

[133] 孙雪峰,肖毅.肺隔离症合并肺曲霉菌病七例并文献复习[J].中华内科杂志,2014,53(11):873-875.

[134] 何桥,陈光华.先天性支气管型肺囊肿伴发胸壁异位性支气管肺囊肿一例[J].中华病理学杂志,1997,26:210.

[135] 陈毅德,刘鸿瑞.腹膜后支气管源性肺囊肿一例[J].中华病理学杂志,1997;26:206.

[136] Newman KB,Beam WR. Congenital bronchiectasis in an adult [J]. Am J Med,1990,91:198.

[137] Chin KY, Tang MY. Congenital adenomatoid malformation of one lobe of a lung with general anasarca[J]. Arch Pathol Lab Med,1949,48:221-229.

[138] Stocker JT. Congenital and developmental disease. Dail and Hammar's Pulmonary pathology. 3rd ed[M]. New York: Springer,2008:154-162.

[139] Winn WC Jr,Myerowitz RL. The Pathology of the Legionella Pneumonias. A review of 74 cases and the literature[J]. Hum Pathol,1981,12:401-433.

[140] Snijder J. Histopathology of pulmonary lesions caused by atypical mycobacteria[J]. J Pathol Bacteril,1965,90:65.

[141] Wright JL,Pare PD,Hammond M,et al. Eosinophilic pneumonia and atypical bacterial infection[J]. Am Rev Respir Dis,1983, 127:497.

[142] 王文泽,刘鸿瑞.肺吸虫病临床病理分析[J].中华病理学杂志,2004,3(2):117-119.

[143] 浙江省中医院气管炎小组.慢性弥漫性泛细支气管炎 12 例临床分析[J].中华医学杂志,1976,56:113.

[144] 王厚东,孙铁英,李燕明.弥漫性泛细支气管炎 1 例[J].中华结核和呼吸杂志,1996,19:119.

[145] 刘鸿瑞,刘彤华.弥漫性泛细支气管炎临床病理分析[J].中华病理学杂志,2001,30:325-327.

[146] Xie G,Li L,Liu H,et al. Diffuse panbronchiolitis complicated with thymoma:a report of 2 cases with literature review[J]. Chin Med J (Engl),2003,116(11):1723-1727.

[147] Iwata M,Colby TV,Kitaichi M. Diffuse panbronchiolitis:Diagnosis and distinction from various pulmonary diseases with centrilobular interstitial foam cell accumulation[J]. Human Pathol, 1994,25:357-363.

[148] Schlesinger C,Meyer CA,Veeraraghavan S,et al. Constrictive (obliterative) bronchiolitis:diagnosis, etiology, and a critical review of the literature[J]. Ann Diagn Pathol,1998,2(5):321-334.

[149] Ando M,Suga M,Kohrogi H. A new look at hypersensitivity pneumonitis[J]. Curr Opin Pulm Med,1999,5:299-304.

[150] YI ES. Hypersensitivity pneumonitis[J]. Crit Rev Clin Lab Sci, 2002,39(6):581-629.

[151] Churg A,Myers J,Suarez T,et al. Chronic hypersensitivity pneumonitis[J]. Am J Surg Pathol,2006,30(2):201-208.

[152] 冯瑞娥,施举红,肖雨,等.慢性过敏性肺炎引起弥漫性肺间质纤维化的病理特征[J].中华病理学杂志,2009,38:86-90.

[153] Seear M,Hui H,Magee F,et al. Bronchial casts in children:a proposed classification based on nine cases and a review of the literature[J]. Am J Respir Crit Care Med,1997,155:364-370.

[154] Kana Watanabe,Takashi Ishida,Aya Sugawara,et al. An Adult case of plastic bronchitis[J]. Inter Med,2008,47:1549.

[155] Raghuram N,Pettigsno R,Gal AA,et al. Plastic bronchitis:an

unusual complication associated with sickle cell disease and acute chest pain[J]. Pediatrcs,1997,100:139-142.

[156] Tiago N. Veras,Gustavo M. Lann,Jefferson P. Piva,et al. Plastic bronchitis in a child with thalassemia alpha[J]. J Pediatr, 2005,81:499-502.

[157] Travis WO,Matsui K,Moos J,et al. Idiopathic Nonspecific Interstitial Pneumonia:Prognostic significance of cellular and fibrosing patterns survival comparison with Usual Interstitial Pneumonia and Desquamative Interstitial Pneumonia[J]. Am J Surg Pathol,2000,24:19-33.

[158] Liebow AA,Carrington CB. The interstitial pneumonia. In:Simon M,Potchen EJ,LeMay M,editors. Frontiers of Pulmonary Radiology[M]. New York:Grune and Stratton,1969:102-141.

[159] Katzenstein AA,Myers JL. Idiopathic pulmonary fibrosis—clinical relevance of pathologic classification[J]. Am J Respir Crit Care Med,1998,157:1301.

[160] ATS/ERS Statement. American Thoracic Society/European Respiratory Society International Multidisciplinary Consensus Classification of the Idiopathic Interstitial Pneumonia[J]. Am J Respir crit Care Med,2002,165:277-304.

[161] An Official American Thoracic Society/European Respiratory Society statement:Update of the international multidisciplinary classification of the idiopathic interstitial pneumonias[J]. Am J Respir Crit Care Med,2013,188:733-748.

[162] An Official ATS/ERS/JRS/ALTS Statement. Idiopathic Pulmonary Fibrosis:Evidence-based Guidelines for Diagnosis and Management[J]. Am J Respir Crit Care Med,2011,183:788-824.

[163] 蒋昭实,刘鸿瑞. 普通型间质性肺炎的病理诊断[J]. 中华结核和呼吸杂志,2000,23(1):15.

[164] Katzenstein A,Fiorelli R. Non-specific interstitial pneumonia/fibrosis. Histological patterns and clinical significance[J]. Am J Surg Pathol,1994,18:1.

[165] Travis WD,Hunninghake G,King TE Jr,et al. Idiopathic non-specific interstitial pneumonia:report of an American Thoracic Society project[J]. Am J Respir Crit Care Med,2008,177(12):1338-1347.

[166] Epler GR,Colby TV,Mcloud TC,et al. Bronchiolitis obliterans organizing pneumonia[J]. N Engl J Med,1985,312:152.

[167] 黄蓉,刘鸿瑞,朱元珏. 隐源性机化性肺炎一例报道及文献复习[J]. 中华病理学杂志,2004,33(2):181-182.

[168] Alasaly K,Muller N,Osrtrow DN,et al. Cryptogenic organizing pneumonia. A report of 25 cases and review of the literature[J]. Medicine,1995,74:201.

[169] Katzenstein AA,Myers JL,Mazur MT. Acute interstitial pneumonia. A clinical pathologic,ultrastructural,and cell kinetic study[J]. Am J Surg Pathol,1986,10:256.

[170] Myers JC,Veal Jr CF,Shin MS,et al. Respiratory bronchiolitis causing interstitial lung disease. A clinicopathologic study of six cases[J]. Am Rev Respir Dis,1987,135:880.

[171] Frankel SK,Cool CD,Lynch DA,et al. Idiopathic pleuroparenchymal fibroelastosis:description of a novel clinicopathologic entity[J]. Chest,2004,126(6):2007-2013.

[172] Becker CD,Gil J,Padilla ML. Idiopathic pleuroparenchymal fibroelastosis:an unrecognized or misdiagnosed entity[J]?. Mod pathol,2008,21(6):784-787.

[173] von der Thüsen JH,Hansell DM,Tominaga M,et al. Pleuroparenchymal fibroelastosis in patients with pulmonary disease secondary to bone marrow transplantation[J]. Mod Pathol, 2011,24(12):1633-1639.

[174] 黄慧,李珊,曹剑,等. 特发性胸膜肺弹力纤维增生症一例[J]. 中华结核和呼吸杂志,2014,37(8),617-618.

[175] Beasley MB,Franks TJ,Galvin JR,et al. A histological pattern of lung injury and possible variant of diffuse alveolar damage[J]. Arch Pathol Lab Med,2002,126:1064-1070.

[176] Churg A,Myers J,Suarez T,et al. Airway-centered interstitial fibrosis A distinct form of aggressive diffuse lung disease[J]. Am J Surg Pathol,2004,28(1):62-68.

[177] 徐凌,蔡伯蔷,刘鸿瑞,等. 气道中心性间质纤维化1例报道并文献复习[J]. 中国医学科学院学报,2005,34:99-102.

[178] 易祥华,程晓明,李惠萍. 气道中心性间质纤维化[J]. 中华病理学杂志,2005,34:755-756.

[179] Heath D,Edwards JE. The pathology of hypertensive pulmonary vascular disease:a description of six grades of structural changes in the pulmonary arteries with special reference to congenital cardiac septal defects[J]. Circulation. 1958,18(4 Part 1): 533-547.

[180] Hoffman GS,Kerr GS,Leavitt RY,et al. Wegener's granulomatosis:A prospective analysis of 158 patients[J]. Am Intern Med,1992,116:488-498.

[181] Travis WD,Hoffman GS,Leavitt RY,et al. Surgical pathology of the lung in Wegener's granulomatosis. Review of 87 open lung biopsies from 67 patients[J]. Am J Surg Pathol,1991,15:315-333.

[182] Myers JL,Katzenstein AA. Wegener's granulomatosis presenting with massive pulmonary hemorrhage and capillaritis[J]. Am J Surg Pathol,1987,11:895.

[183] Yousem S,Lomhard C. Eosinophilic variant of wegener's granulomatosis[J]. Hum Pathol,1988,19:682.

[184] Yousem SA. Bronchocentric injury in wegener's granulomatosis:A report of five cases[J]. Hum Pathol,1991,22:535.

[185] Uner AH,Rozum-Slota B,Katzenstein AA. BOOP-like variant of wegener's granulomatosis. A clinicopathologic study of 16 cases[J]. Am J Surg Pathol,1996,20:794.

[186] Masi AT,Hunder GG,Lie JT,et al. The American College of Rheumatology 1990 criteria for the classification of Churg-Strauss syndrome (allergic granulomatosis and angiitis)[J]. Arthritis Rheum,1990,33:1094-1100.

[187] Feng RE,Xu WB,Shi JH,et al. Pathological and High Resolution CT Findings in Churg-Strauss Syndrome[J]. Chin Med Sci

J,2011,26:1-8.

[188] Churg A. Recent advances in the diagnosis of Churg-Strauss syndrome[J]. Mod Pathol,2001,14:1284-1293.

[189] 冯瑞娥,刘鸿瑞,梁智勇,等. Churg-strauss 综合征的肺部病理形态观察[J]. 中华病理学杂志,2008,37:114-117.

[190] Koss MN,Hochholzer L,Feigin DS,et al. Necrotizing sarcoid-like granulomatosis: Clinical pathologic and immunopathologic findings[J]. Hum Pathol,1980,11S:510-519.

[191] 李霁,刘鸿瑞. 坏死性结节病样肉芽肿病一例[J]. 中华病理学杂志,2006,35:509.

[192] Erkana F,Gulb A,Tasalia E. Pulmonary manifestations of Behcet's disease[J]. Thorax,2001,56(7):572-578.

[193] 冯瑞娥,刘鸿瑞,赵大春. 孤立性巨细胞性肺动脉炎一例及文献复习[J]. 中华结核和呼吸杂志,2004,27:105-107.

[194] 刘鸿瑞,刘彤华,任华.26 例结节病活体组织检查的病理分析[J]. 中华结核和呼吸杂志,1987,10:136-139.

[195] Rosen SH,Castleman B,Liebow AA,et al. Pulmonary alveolar proteinosis[J]. N Eng J Med,1958,258:1123.

[196] Dranoff G,Crawford AD,Sadelain M,et al. Involvement of granulocyte-macrophage colony-stimulating factor in pulmonary homeostasis. Science,1994,29,264(5159):713-716.

[197] 孟芝兰,刘鸿瑞,梁智勇,等.肺泡蛋白沉积症的病理学特点与诊断[J]. 中华病理学杂志,2005,34:575-578.

[198] Howard ME,Ireton J,Daniels F,et al. Pulmonary presentation of amyloidosis[J]. Reapirology,2000,6:61.

[199] Lantuejoul S,Moulai N,Quetant S,et al. Unusual cystic presentation of pulmonary nodular amyloidosis associated with MALT-type lymphoma[J]. Eur Respir J,2007,30:589-592.

[200] Adzic TN,Stojsic JM,Radosavlljevic-Asic GD,et al. Multinodular pulmonary amyloidosis in Sjogren's syndrome[J]. Eur J Intern Med,2008,19:97-98.

[201] Randall RE,Williamson WC Jr,Mullinax F,et al. Manifestations of systemic light chain deposition[J]. Am J Med,1976,60:293-299.

[202] Kijner CH,Yousem SA. Systemic light chain deposition disease presenting as multiple pulmonary nodules. A case report and review of the literature[J]. Am J Surg Pathol,1988,12:405-413.

[203] Bhargava P,Rushin JM,Rusnock EJ,et al. Pulmonary Light Chain Deposition Disease Report of Five Cases and Review of the Literature[J]. J Surg Pathol,2007,31:267-276.

[204] 王文泽,刘鸿瑞,郭丽娜. 肺透明变性肉芽肿二例[J]. 中华病理学杂志,2006,35:505-507.

[205] Hamano H,Kawa S,Horiuchi A,et al. High serum IgG4 concentrations in patients with sclerosing pancreatitis[J]. The New England Journal of Medicine,2001,344:732-738.

[206] Zen Y,Kitagawa S,Minato H,et al. IgG4-positive plasma cells in inflammatory pseudotumor (plasma cell granuloma) of the lung[J]. Hum Pathol,2005,36:710-717.

[207] Yamamoto H,Yamaguchi H,Aishima S,et al. Inflammatory myofibroblastic tumor versus IgG4-related sclerosing disease and inflammatory pseudotumor A comparative clinicopathologic study[J]. Am J Surg Pathol,2009,33:1330-1340.

[208] Takato H,Yasui M,Ichikawa Y,et al. Nonspecific interstitial pneumonia with abundant IgG4-positive cells infiltration. which was thought a pulmonary involvement of IgG4-related autoimmune disease[J]. Intern Med,2008,47:291-294.

[209] 张卉,施举红,冯瑞娥,等. IgG4 相关非特异性间质性肺炎四例临床病理分析[J]. 中华结核和呼吸杂志,2012,35(10),747-751.

[210] Deshpande V,Zen Y,Chan JK,et al. Consensus statement on the pathology of IgG4-related disease[J]. Mod Pathol,2012,25(9):1181-1192.

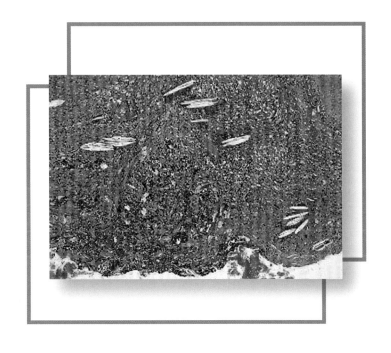

第六章

纵隔、胸膜和心包

第六章　纵隔、胸膜和心包

第一节　纵　　隔

　　纵隔（mediastinum）位于胸腔中部，纵向分隔了胸腔，一般认为是两侧纵隔胸膜间全部器官、结构与结缔组织的总称。纵隔的前界为胸骨，后界为脊柱胸段，上界是胸廓上口，下界为膈。纵隔的形态不规则，呈上窄下宽、前短后长的矢状位。胎儿的纵隔多居中位，出生后由于心脏向左侧偏移，使纵隔大部明显地向左侧凸出。

　　为实际应用，常将纵隔分为数部。最常用的是以心包（或胸骨角平面，相当第 4～5 胸椎体交界处）为界，将纵隔分为上、下两部，即心包以上为上纵隔，以下为下纵隔。下纵隔以心包为界分为前、中、后三部。胸骨和心包之间为前纵隔；心包与脊柱之间为后纵隔；心和心包所占部位为中纵隔。有人在把纵隔分为四部分的基础上，又将上纵隔以气管前壁

为界分为前、后两部。

　　上纵隔含有上段气管、食管、胸腺、主动脉弓及其分支。前纵隔内含有胸腺、脂肪、淋巴等。中纵隔是心包和心脏占据的地方，另有主动脉、气管分叉、主支气管和支气管淋巴结。后纵隔内有食管、降主动脉、交感神经和周围神经[1]。

　　纵隔各器官间的间隙内充满疏松结缔组织，尤以后纵隔处蜂窝组织特别发达，因而能允许各器官自由活动，并适应胸腔容量的改变。纵隔内组织器官较多，其胎生结构来源复杂，胸膜的发育、肺芽的生长、前肠的分化乃至心包腔和胸膜腔的形成，均在纵隔内进行，因为结构复杂及组织成分的多样性，所以在纵隔内发生的肿瘤种类繁多，成分复杂，在诊断上较为困难，但它们基本上有各自的好发部位（表 6-1）然而，有少数另外的情况，同时由于纵隔划区是人为的，其间并没有真正的解剖界线，因此当肿瘤长大时，它可以占据一个以上的区域。例如，位于上纵隔的胸腺瘤就常常延伸至前纵隔。

表 6-1　纵隔肿瘤的好发部位

上纵隔	前纵隔	中纵隔	后纵隔
胸腺瘤	胸腺瘤	淋巴瘤	神经源性肿瘤
淋巴瘤	淋巴瘤		
甲状腺病变	生殖细胞肿瘤		
甲状旁腺腺瘤	甲状腺病变		
	甲状旁腺腺瘤		
	淋巴管瘤		
	血管瘤		

虽然根据部位及影像表现,临床上可以提示为某种肿瘤,但多数情况下即使应用高分辨率的 CT 扫描,许多肿瘤的影像表现仍是相似的,最终要采用开胸探查。一般不提倡术前放疗,因为放疗后可导致病理诊断的困难。纵隔穿刺活检术(mediastinal biopsy)和超声内镜引导下的经支气管针吸活检(EBUS-TBNA)等检查已广泛应用于纵隔肿块的诊断,尤其是前上纵隔肿瘤。

纵隔肿瘤和囊肿患者中有一半左右临床无症状,仅在胸部 X 线检查时被发现,出现症状时常为病变压迫或侵及邻近组织所致,常见的有胸痛、咳嗽、呼吸困难等。如出现上腔静脉阻塞综合征(superior venacaval syndrome,SVCS),常以恶性肿瘤可能性大,主要为肺癌转移、恶性淋巴瘤和胸腺瘤等,偶尔也见于良性病变,如纤维性纵隔炎。

一、炎　性　疾　病

(一) 急性纵隔炎

急性纵隔炎(acute mediastinitis)感染主要位于后纵隔,多由外伤性食管穿孔、肿瘤侵犯引起的穿孔或颈部感染下行而来。病变呈急性炎症,常形成脓肿,需外科行引流治疗。

(二) 慢性纵隔炎

慢性纵隔炎(chronic mediastinitis)又称慢性纤维性肉芽肿性炎症/硬化性纵隔炎/特发性纵隔纤维化,临床上可出现上腔静脉受压而类似恶性肿瘤。主要见于气管分叉之前的前纵隔。组织学上以肉芽肿形成、纤维化或两者并存为主要表现(图 6-1)。有的病例可找到真菌(常为组织胞浆菌)或结核分枝杆菌的病原体。组织胞浆菌感染者纤维性包膜很厚,而分枝杆菌感染者包膜很薄。文献中曾有诺卡菌引起上腔静脉受压综合征的报道。纤维性纵隔炎治疗上以激素治疗为主,亦可行外科手术治疗。

在慢性纵隔炎中有许多病例找不到特异的病原体,组织学上呈慢性纤维性纵隔炎(特发性纵隔纤维化)的表现。有时,纤维性纵隔炎可伴有其他部位的特发性纤维化,尤其是腹膜后纤维化。组织学表现主要是富于细胞的纤维组织增生伴炎细胞浸润,以浆细胞、嗜酸性粒细胞为主,同时见有静脉炎。值得注意的是与霍奇金淋巴瘤鉴别,因为该病好发于纵隔,可以出现广泛的纤维化及慢性炎细胞浸润。

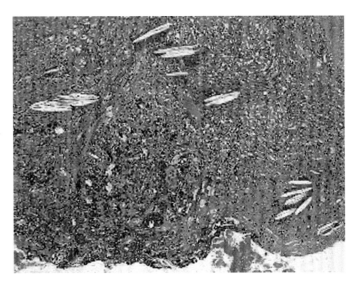

图 6-1　慢性纤维性纵隔炎

肉芽肿形成、纤维化,以巨噬细胞、浆细胞和嗜酸性粒细胞为主的炎细胞浸润,可见类胆固醇结晶

二、非胸腺源性囊肿

(一) 心包囊肿

心包腔是由多个不连接的腔隙融合而成的,如果其中的一个腔隙未能与其他的相连,便可形成心包囊肿。以右心膈角处多见。触之柔软、不分叶,附着于心包或膈肌上,有时也可与心包腔相通。发生在心包上方者少见,有时可遇见多发性者。直径一般为 2~5cm,囊内液体清亮,感染后可变混浊。囊壁由薄层纤维结缔组织构成,内衬单层扁平或立方间皮细胞。

(二) 前肠囊肿

在胚胎发育过程中前肠的一个小芽或憩室脱离下来,随着肺向胸腔内下降而被带入纵隔形成前肠囊肿。此结构中可含有内胚层和中胚层的两种成分。

1. 支气管囊肿　沿气管支气管树发生,好发部位为隆突后,偶见于膈上。X 线平片上不易发现,而吞钡检查则容易发现。囊肿呈球形、壁薄、单房多见,平均直径为 3~4cm;囊内为清亮或胶状液体。镜下:①囊壁类似正常支气管结构,内衬假复层纤毛柱状上皮,可伴有鳞化;②囊壁内可有透明软骨、平滑肌、支气管腺体和神经束组织(图 6-2)。

2. 食管囊肿　可能来自食管发育的实心管阶段小泡的残留,多见于下段食管壁内,与食管腔不相通。内衬鳞状上皮,纤毛柱状上皮或混合性上皮。与支气管囊肿的鉴别困难;如果支气管囊肿也位于食管壁内,鉴别则不可能,唯一鉴别点在于食管囊肿囊壁由两层平滑肌组成。

3. 胃和小肠囊肿　多见于后下纵隔脊柱旁,附于食管壁,甚至埋在食管肌层内。几乎所有病例都伴有脊柱畸形。胃型囊肿其壁如胃,肠型囊肿其壁如小肠,两者混合则称为胃肠囊肿,壁内常有神经节和神经纤维。

此组先天性囊肿不是真性肿瘤,直径一般为 4~6cm,多为单房性。一般不与气管支气管树或食管相通,极少发生恶性变。其临床症状主要依位置和大小而定,如压迫邻近脏

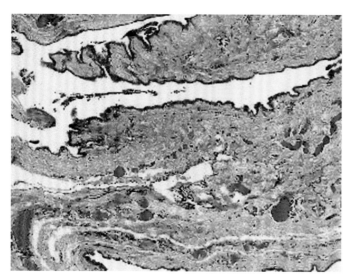

图 6-2　前纵隔支气管囊肿
囊肿壁为支气管组织,内衬假复层纤毛柱状上皮

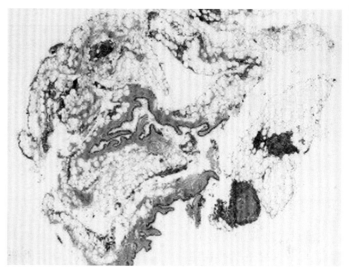

图 6-3　胸腺囊肿
囊肿壁为胸腺及脂肪组织,内衬立方状上皮

器,可出现症状,如咳嗽、反复肺部感染、胸痛、呼吸困难、吞咽困难、咯血等。多数是无症状的,仅在 X 线检查中发现,但其中的胃型和胃肠型囊肿可因胃黏膜分泌液而导致出血、消化性溃疡或穿孔,故多有症状,严重者可危及生命。

（三）其他囊肿

1. 单纯性囊肿（纤维性囊肿）　可见于纵隔各处,单房或多房。直径一般为 3 ~ 18cm,囊内液体清亮、淡黄色,有的含脂性黏稠物。囊壁无内衬上皮和特征性组织,由纤维结缔组织构成。

2. 淋巴管囊肿（囊性淋巴管瘤/囊性水瘤）　多位于前上纵隔。大小不一,体积可巨大,单房或多房性,后者常呈蜂窝状,与周围分界不清;壁薄,内含水样液体。内衬扁平内皮细胞,囊壁内有薄层平滑肌以及散在或成片的淋巴细胞。

3. 甲状旁腺囊肿　位于前上纵隔或下颈部。囊肿呈单房性,直径为 1 ~ 10cm。囊壁内衬嗜酸性细胞和（或）透明细胞。

4. 囊性脑膜膨出　多发生于婴儿后纵隔脊柱旁,常致椎体缺损,并与脑膜相连,充满脑脊液。囊壁含有蛛网膜细胞和神经组织,可有钙化灶形成。

三、胸 腺 疾 病

无论何种原因导致的慢性消耗性疾病均可造成胸腺明显的退化,不要将其看作胸腺的原发性病变。正常人在青春期后胸腺开始萎缩,但不会完全消失。在心包前方的脂肪中,组织学上总可以找到残留的胸腺组织小岛,主要由淋巴细胞组成时可误认为淋巴结,主要由上皮细胞组成时呈小梁状或菊形团样,可被误认为癌或类癌。

（一）非肿瘤性疾病

1. 胸腺囊肿（thymic cyst）　见于颈部至前纵隔胸腺下降沿途的任何部位,识别的唯一标记是镜下在囊壁中见到胸腺组织（图 6-3）。

【病理变化】

（1）肉眼:囊肿可为单房性或多房性,单房性囊肿常位于颈部。囊壁薄,较透明,内含澄清或棕黄色液体。囊肿直径一般为 4 ~ 8cm。

（2）光镜:①囊壁内衬柱状上皮。②囊壁中有胸腺组织。③感染性囊壁可见到胆固醇性肉芽肿形成。④多房性囊肿常伴有炎症和纤维化,囊壁内衬柱状上皮或鳞状上皮,上皮下为致密的结缔组织,分隔囊肿的纤维间隔较厚。偶见内衬上皮增生较明显,呈假上皮瘤样增生,可被误认为伴发了恶性变。实际上,真正从囊肿发生的癌极为罕见。

胸腺囊肿的来源:有的是由胚胎第三鳃囊的残余发展而来,另一些则可能是退变性的,即哈氏小体（胸腺小体）发生囊性扩张所致。大多数在前上纵隔见到的"非特异性囊肿"也可能是胸腺来源。但在诊断胸腺囊肿时首先应排除并不少见的胸腺瘤囊性变以及 Hodgkin 淋巴瘤、非 Hodgkin 淋巴瘤、生殖细胞肿瘤等所致的胸腺继发性囊性变。

2. 原发性免疫缺陷（primary immunodeficiency）　各种类型的原发性免疫缺陷病所致的胸腺形态改变,目前所知甚少,因为尸检时的变化已经是严重感染和消耗后的结果。现已开展的胸腺活检,则可了解免疫缺陷患者的免疫状态与胸腺形态学变化的关系。最主要的是要区别继发性胸腺萎缩与原发性胸腺发育不良之间的不同。在单纯性萎缩中,是以淋巴细胞减少为主,而小叶结构和哈氏小体仍可看到,而胸腺发育不良时,缺乏皮髓质的分化,上皮细胞呈卵圆形或梭形,仅有初步的小管和菊形团出现,而无中央腔隙的形成,淋巴细胞亦缺乏。也有报道认为,原发性发育不良可出现皮髓质的分化以及类似重度继发性萎缩的表现,此时要鉴别原发性和继发性是困难的。

3. 其他非肿瘤性病变

（1）胸腺异位:见于颈部、胸腔。组织学上为正常胸腺（图 6-4）。

（2）其他组织异位到胸腺:包括甲状旁腺和皮脂腺。

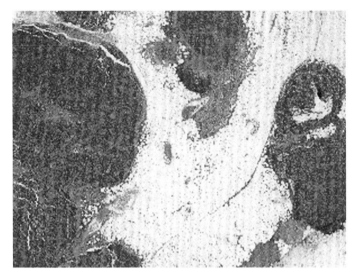

图 6-4 异位胸腺
异位胸腺组织

（3）胸腺退化：胸腺在青春期后出现增龄性退化（age-associated thymic involution），退化胸腺以脂肪组织为主体，胸腺组织散落其中，上皮结构萎缩，胸腺细胞发育停止，T 淋巴细胞处于静止状态。

另一种胸腺退化常见于慢性消耗性疾病。如艾滋病时，胸腺退化很明显，同时皮髓质界限消失，淋巴细胞明显减少，有不同程度的浆细胞浸润和纤维化，哈氏小体缺乏或消失。

（4）真性胸腺增生：一种胸腺的异常增生，最常见于婴儿或儿童，亦可见于成人，还可呈现为继发于肿瘤化疗或激素过量引起的获得性表现，约 1/4 的患者伴有重症肌无力。胸腺结构改变不明显，仅有细胞密度增高，但重量和体积均超过同年龄组的正常上限（根据 Hammar 表的重量值确定或根据容积值确定）（图 6-5）。

【鉴别诊断】

1）胸腺滤泡性增生：大多数胸腺重量在正常值范围

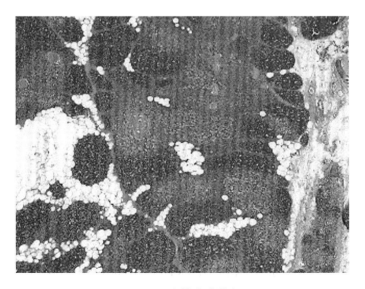

图 6-5 真性胸腺增生
结节状增生的胸腺组织，各层结构存在，细胞密度增高

内，胸腺组织中可见淋巴滤泡，以资鉴别。

2）胸腺瘤：为胸腺上皮的肿瘤性病变，镜下可见肿瘤性上皮细胞和非肿瘤性淋巴细胞以不同比例混合组成，可见由上皮细胞形成的器官样分化的特征，未见正常腺体，且巨检常常可见明显的肿块形成。免疫组化不同类型也具有不同表达。

（5）胸腺滤泡性增生：是指胸腺组织中出现淋巴滤泡，在大多数病例胸腺重量并无明显增加。淋巴滤泡呈反应性增生表现，出现生发中心，主要为 B 淋巴细胞，含有 IgM 和 IgD（图 6-6）。这种病变见于大约 65% 的重症肌无力患者中，也常见于甲状腺功能亢进、Addison 病、红斑狼疮的患者中。早期 HIV 感染患者中也可见到。在婴幼儿期正常胸腺，也可见到少数生发中心的出现，故只有在成人期，胸腺内见到较多的生发中心才能视为显著异常表现。

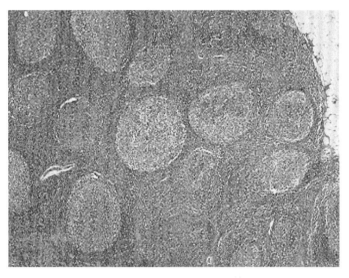

图 6-6 胸腺滤泡性增生
胸腺内见大量增生的淋巴滤泡，滤泡内可见生发中心，滤泡周围可见胸腺小体

（6）组织细胞增生症 X：此症在儿童可出现胸腺包块，单独出现或伴有其他部位的病变。病理组织形态与其他部位者相同，预后良好。重症肌无力患者有伴发本病的报道。

（二）胸腺肿瘤

胸腺部位肿瘤包括：胸腺上皮肿瘤（胸腺瘤，胸腺癌）、生殖细胞肿瘤、淋巴组织肿瘤及间叶源性肿瘤等。本节阐述胸腺上皮肿瘤。

胸腺位于胸腔前纵隔。胚胎后期及初生时，人胸腺重10~15 克，是一生中重量相对最大的时期。随年龄增长，胸腺继续发育，到青春期为 30~40 克。胸腺结构上可分为皮质和髓质部分，主要由胸腺皮质上皮细胞（cortical thymic epithelial cells，cTECs）和髓质上皮细胞（medullary thymic epithelial cells，mTECs）组成。胸腺上皮细胞（thymic epithelial cells，TECs）和非上皮性基质细胞交互排列形成胸腺内高度有序的三维网络结构，其中皮质和髓质包含多种明显表型不同的上皮细胞。

胸腺上皮肿瘤一般发生在成人，很少发生于儿童，发病高峰为 45～55 岁,男女比例为 1.4∶1;最常见的部位是前上纵隔。胸腺上皮肿瘤是胸部实体肿瘤中相对罕见的一个惰性类型,其生物学特性可从具有恶性潜能到恶性。在中国,胸腺上皮肿瘤的发病率约为 3.93/100 万,这大致为肺癌发病率的 1/100,食管癌发病率的 1/25。在北美,胸腺肿瘤在亚裔中的发病率(3.74/100 万)要远高于白人(1.89/100万)。胸腺上皮肿瘤的一个独特的特点是可伴发自身免疫性疾病,尤其是重症肌无力(myasthenia gravis,MG)可见于 22.8% 的患者。2/3 伴有 MG 的胸腺上皮肿瘤患者术后 TNM 分期为 Ⅰ 期和 Ⅱ 期肿瘤;即便是在进展期(Ⅲ 期和 Ⅳ 期)肿瘤中,伴有 MG 患者的组织学类型绝大多数为恶性程度相对较低的胸腺瘤,而非胸腺癌或胸腺类癌[2]。

目前针对胸腺上皮肿瘤的诊治尚存在诸多争议,手术仍然是最常用和有效的治疗方式,完整切除对于胸腺肿瘤的预后至关重要,藉此实现治愈的机会也最大。多个大型单中心的多因素分析和研究表明,肿瘤 TNM 分期、WHO 组织学类型和切除状态均为独立预后因素,而是否合并 MG 或辅助治疗方式则与生存状况的改善无关[3]。中国胸腺肿瘤协作组(Chinese Alliance of Research for Thymomas,ChART)的数据(2500 例胸腺上皮肿瘤)显示,患者的 5 年和 10 年总体生存率(overall survival,OS)分别为 85.3% 和 76.4%[4]。

表 6-2　胸腺上皮肿瘤病理学分类(WHO,2015)[5]

胸腺瘤	胸腺癌
A 型胸腺瘤,包括不典型 A 型 AB 型胸腺病	鳞状细胞癌
B1 型胸腺瘤	基底细胞癌
B2 型胸腺瘤	黏液表皮样癌
B3 型胸腺瘤	淋巴上皮瘤样癌
B3 和癌交界型	透明细胞癌
微结节性胸腺瘤	肉瘤样癌
其他罕见胸腺瘤	腺癌
化生性胸腺瘤	NUT 癌
镜下胸腺瘤	未分化癌
硬化性胸腺瘤	
脂肪纤维腺瘤	
	胸腺神经内分泌肿瘤
	典型类癌
	不典型类癌
	大细胞神经内分泌癌
	小细胞癌
	胸腺癌伴有一种以上组织学类型
	胸腺癌合并胸腺瘤
	其他罕见胸腺癌

1. 胸腺瘤　胸腺瘤是指来源于胸腺上皮的肿瘤。常见部位是前上纵隔,偶见于后纵隔、颈部、甲状腺内、肺门、肺内和胸膜。X 线胸片上,胸腺瘤呈分叶状,可见钙化。CT 及 NMR 有助于诊断。组织学上,胸腺瘤的亚型以往有各种同义词,2015 WHO 分类不推荐在日常诊断中使用同义词。

胸腺瘤的肉眼检查十分重要,首先要看肿瘤是否完整切除,包膜的完整性,包膜外有无瘤组织,是否侵及周围组织;其次要看肿瘤切面状况,质地如何,是否呈分叶状,有无纤维性间隔、有无出血、囊性变及钙化。连续取材并标明次序和位置。

肉眼观察:①肿瘤呈圆形、椭圆形或不规则形,表面结节状,外有纤维包膜,半数以上包膜外附有残存退化的胸腺组织;②肿瘤大小不一,以 5～10cm 多见;③良性者包膜完整,与周围无粘连,切面分叶状,灰白色,颗粒状,可伴有囊性变;④恶性者形状不规则,包膜不完整,表面粗糙或与周围粘连,切面鱼肉状,伴出血坏死;⑤肿瘤外侵最常见的部位是肺、心包和上腔静脉[6]。

(1) A 型胸腺瘤(type A thymoma):由梭形或卵圆形的肿瘤细胞组成的胸腺上皮肿瘤,无异型性,其间可混有少量未成熟的淋巴细胞。此型较少见,占胸腺瘤的 10% 左右。大多包膜完整。宽阔的纤维将肿瘤组织分割成较大小叶状。

【光镜】肿瘤细胞排列方式众多,常见席纹状排列,呈实性片块,无特征性结构,或呈灶性漩涡状、车辐样、花环状或菊形团样结构,可见乳头状结构和腺样微囊形成(较常见于包膜下或叶状分割的纤维旁)。瘤细胞核无异型性,核染色质散在或呈团块状,核仁不明显,没有核沟(图 6-7A～D)。

【免疫组化】肿瘤细胞对不同分子量的 CK 可呈不同程度阳性(CK20 除外)、CK7(+)、CD20(+)、Vim(+),EMA 表达不一,可局灶性阳性,CD5(-);淋巴细胞主要是 CD3 和 CD5 阳性的 T 细胞,少数可表达未成熟 T 细胞的 CD1a 和 CD99。Ki-67<10%。

【鉴别诊断】A 型胸腺瘤和其他类型的胸腺瘤的主要区别在于:以梭形和卵圆形上皮细胞为主(部分细胞 CD20 阳性),生长模式为血管外皮细胞瘤样,仅见毛细血管,无明显血管周围间隙;且肿瘤内未成熟的 TdT⁺ 的 T 细胞很少见,缺乏哈氏小体。

(2) 不典型 A 型胸腺瘤(atypical type A thymoma)

【诊断要点】以血管外皮瘤样生长方式为主;细胞密集、生长活跃,可见核分裂(≥4/2mm²);肿瘤细胞有凝固性坏死;侵袭性强,易形成瘤栓,常见肺转移(图 6-8A～D)。

【鉴别诊断】B3 型胸腺瘤(梭形细胞变异型)梭形肿瘤细胞较大,部分肿瘤细胞呈椭圆形,肿瘤细胞异型性更明显,排列成器官样结构,可见明显的肿瘤细胞围绕血管周隙呈栅栏状排列。

(3) AB 型胸腺瘤(type AB thymoma):此型通常包膜较完整,切面呈大小不等的黄褐色结节状,被白色纤维组织带分隔。

【光镜】呈小叶状生长,由具有 A 型胸腺瘤特征的区域和富有淋巴细胞成分的 B 样区域共同组成,两者的分界可明显,也可相互混合存在。两种成分的比例也有很大差异,有时 A 型成分的肿瘤上皮细胞可很少,甚至几乎看不到。在 A 型区,有时可形成极长的成纤维细胞样的上皮性梭形细胞束。在 B 型区,小多角形的上皮细胞,胞核小圆形、卵圆

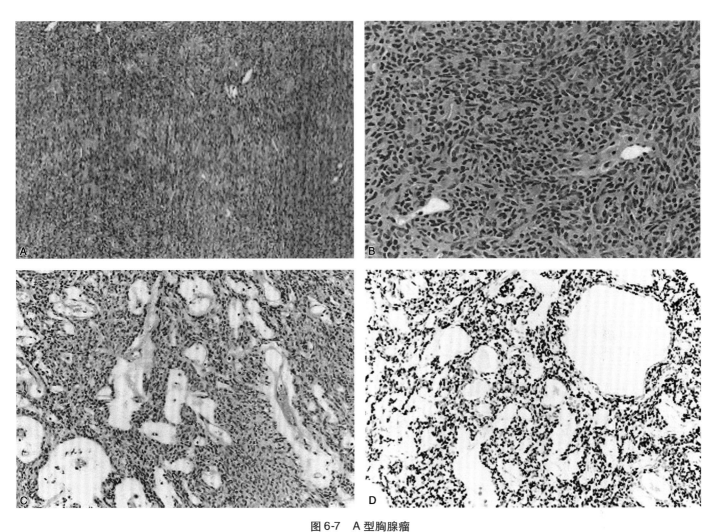

图 6-7　A 型胸腺瘤

A. 瘤组织主由短梭形、卵圆形上皮细胞构成，席纹状排列，仅见少许淋巴细胞；B. 瘤组织呈实性巢，见菊形团结构；C. 腺样微囊；D. 肿瘤细胞 p63 阳性

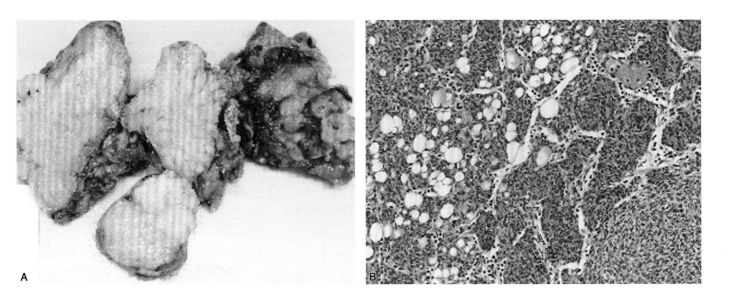

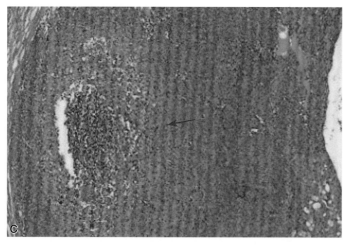

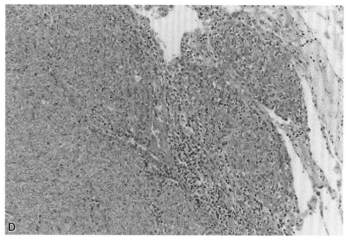

图 6-8　不典型 A 型胸腺瘤
A.肿瘤包膜不完整,侵犯周围脂肪组织,切面灰白色、小结节状;B.血管外皮瘤样生长方式,腺样微囊更常见;C.凝固性(粉刺样)坏死和核分裂象(红色箭头所示);D.肺转移

形或短梭形,淡染,核仁不明显。髓巢和 Hassel 小体通常缺乏(图 6-9A ~ C)。

【免疫组化】类似 A 型胸腺瘤,肿瘤上皮示 CK(+),可部分表达 CD20。其间的淋巴细胞主要是未成熟 TdT+的 T 淋巴细胞。

【鉴别诊断】

1) B 型胸腺瘤和伴有淋巴细胞间质的微结节胸腺瘤可出现在同一肿瘤中。鉴别:AB 型胸腺瘤不包含大量的 CD20 + B 淋巴细胞(部分梭形上皮细胞可呈 CD20+),且淋巴细胞常常和角蛋白阳性的肿瘤上皮细胞混在一起,而伴有淋巴细胞间质的微结节胸腺瘤内的肿瘤上皮细胞呈结节状排列,且多数结节外淋巴细胞间质内缺乏肿瘤上皮细胞(图 6-13E)。

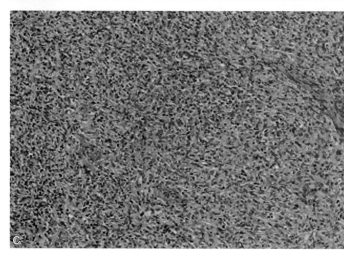

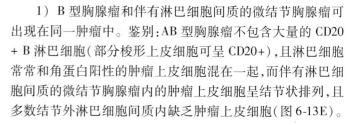

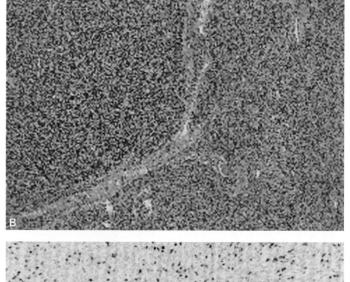

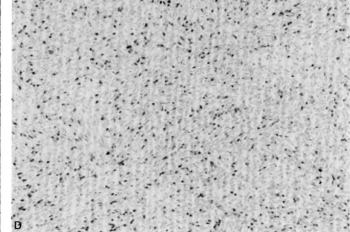

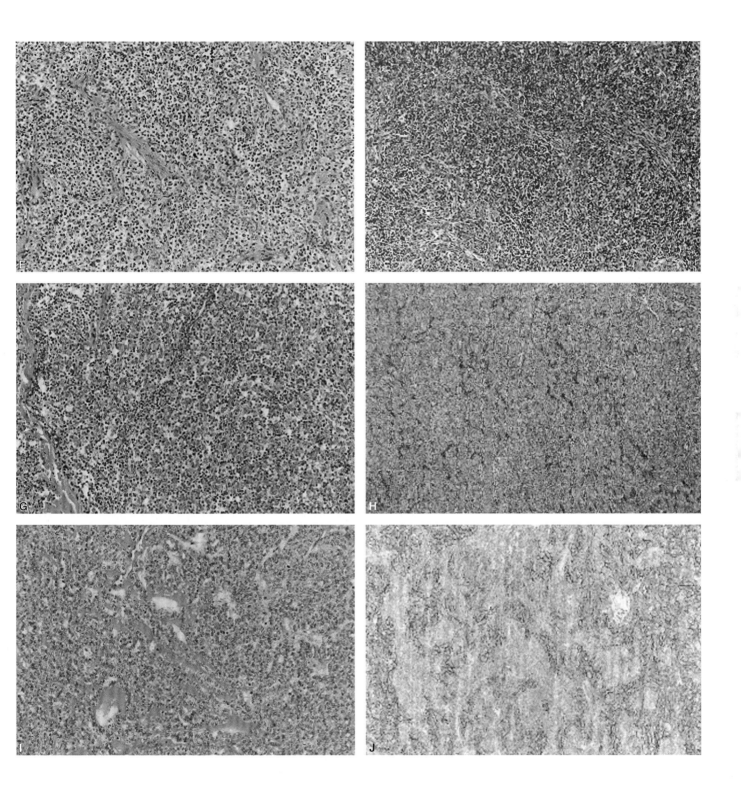

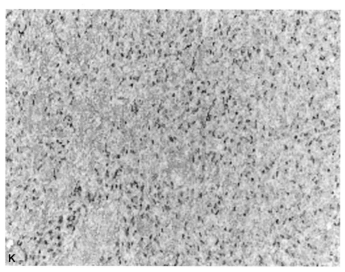
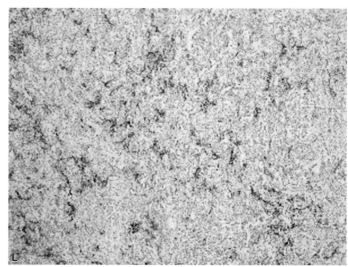

图 6-9　AB 型胸腺瘤

A. 包膜较完整,切面呈大小不等的黄褐色结节状;B. 左侧为富含淋巴细胞的 B 样型区,右侧为富含梭形细胞的 A 型区;C. 淋巴细胞分散在梭形肿瘤细胞之间;D. AB 型胸腺瘤中 TdT 阳性细胞≥10%;E. 有时肿瘤细胞很少,以淋巴细胞增生为主,易被误诊为淋巴瘤;F. 易被误诊为 B1 型胸腺瘤;G. H. 易被误诊为 B2 型胸腺瘤;I. 易被误诊为 B3 型胸腺瘤;J. CK19 染色显示密集的上皮细胞网和无显著的血管周隙;K. p63 可显示肿瘤细胞的数量和排列结构;L. AB 型胸腺瘤的部分梭形肿瘤细胞可呈 CD20 阳性,而 B 型胸腺瘤的肿瘤细胞大多数为非梭形,而且 CD20 为阴性

2) B1、B2、B3 型胸腺瘤:AB 型胸腺瘤有多少不等的梭形肿瘤细胞,部分呈 CD20 阳性;没有"器官样结构"(图 6-9D ~ L)。

(4) B1 型胸腺瘤(type B1 thymoma):此型胸腺瘤界限清楚,有完整包膜,其组织结构与正常胸腺非常相似,难以区分。

【光镜】这一型与正常胸腺很相似,区别主要在于组织结构上的不同:此型肿瘤皮质区域异常大,叶状分隔不明显,髓质样区域为圆形淡染灶,紧贴叶状间隔甚至纤维包膜。瘤组织呈不规则分叶状,小叶大小不一,被无细胞的纤维带分隔。具有近似正常胸腺的"器官样"特征,皮质成分超过髓质成分,皮质占优势。在大量成熟淋巴细胞的背景上,主要

由类似胸腺皮质的上皮细胞组成,以分散的卵圆形细胞出现,不形成细胞团,核呈圆形、泡状,偶见明显小核仁;较小的"髓质分化"区,为圆形淡染灶,相似于生发中心,其中偶见成簇的鳞状上皮细胞或发育完好的胸腺小体。血管周围间隙亦可见到(图 6-10)。

【免疫组织化学】CK19 阳性(AE1/AE3 抗体)的肿瘤上皮细胞散在分布;几乎所有病例都表达 p63 和 PAX8。

【鉴别诊断】

1) B1 型胸腺瘤应该与胸腺小叶增生肥大相鉴别,后者有较厚的纤维囊和纤维膜,皮质区占主导,髓质区紧邻纤维膜。且 Hassall 小体罕见或缺如,包含自身免疫调节阳性的上皮细胞。B1 型胸腺瘤的小叶通常较正常胸腺要大,并且

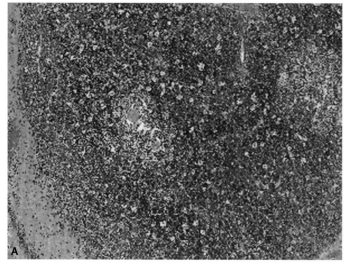
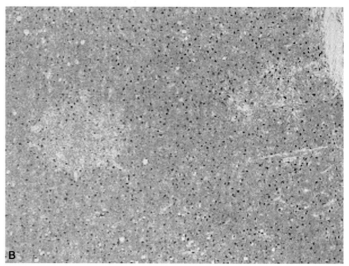

图 6-10　B1 型胸腺瘤

A. 瘤组织呈大小不一的不规则小叶状,淡染的髓质区(没有 Hassall 小体)被周围暗染的皮质区包绕;B. p63 显示被大量淋巴细胞包绕的少数、未成团的上皮细胞散在分布

被富含胶原的隔膜分隔开。常出现界限模糊,淡染的髓样分化(所谓的髓岛)结节。

2)AB 型胸腺瘤:任何出现梭形上皮细胞的区域都提示 AB 型胸腺瘤。

(5)B2 型胸腺瘤(type B2 thymoma):此型胸腺瘤可有包膜,或界限不清,肿瘤可侵犯纵隔脂肪组织或邻近器官。肿瘤切面质软或坚实,亦呈被白色纤维组织分隔的结节状。

【光镜】 B2 型胸腺瘤是富含淋巴细胞的肿瘤,由多边形肿瘤上皮细胞组成,有特征性的"器官样结构",肿瘤细胞围绕血管周隙呈栅栏状排列,周围有大量的未成熟 T 细胞。上皮细胞通常形成小的团块,团块密度较 B1 型胸腺瘤或正常胸腺组织要高。可出现髓质分化。肿瘤小叶大小和形状不规则,被纤维膜包绕。淋巴细胞中散在的肿瘤上皮细胞单一分布或呈团块状分布(≥3 个细胞)。上皮细胞的细胞核呈圆形或卵圆形,染色质松散,核仁小而明显。极少有病例出现间变(通常为病灶)。其他典型的特征是中央静脉周围被富含蛋白的液体或不同种类的淋巴细胞所包绕(图 6-11A ~ E)。

B2 型胸腺瘤与其他类型的胸腺瘤的区别:①多边形(非梭形)的肿瘤上皮细胞常形成团块状,且数量上较正常胸腺上皮和 B1 型胸腺瘤要多;②包含较多不同种类的未成熟 T 细胞。

【鉴别诊断】

1)B1 型胸腺瘤:更接近正常胸腺组织,上皮细胞数量少。其缺乏上皮细胞团块,常可见髓质区。B2 型胸腺瘤的血管周隙较 B1 型胸腺瘤更为典型。

2)B3 型胸腺瘤:由于含有数量不等的少量淋巴细胞和轻度嗜伊红或透亮的上皮细胞成分,肿瘤组织显示"粉色"。B2 型胸腺瘤:由于含有较多的淋巴细胞,HE 染色肿瘤成分显示明显的"蓝色"(图 6-11F)。

(6)B3 型胸腺瘤(type B3 thymoma):此型胸腺瘤通常无包膜,但显示边缘浸润不明显,可侵犯纵隔脂肪或邻近器官。切面呈灰白色结节状,质地硬。

【光镜】 B3 型胸腺瘤是上皮细胞为主导的胸腺上皮肿瘤,肿瘤细胞呈不规则的多边形,形成较大的实性片块或鳞片状生长,其间混杂有未成熟的 T 淋巴细胞。典型生长方式为肿瘤小叶被较宽的纤维间隔分隔成叶状结构,侵袭周围组织;血管周隙明显,肿瘤细胞围绕血管周隙呈栅栏状排列。肿瘤细胞呈中度异型性,圆形或多边形,胞质嗜酸或透亮,可见核仁,有时也可以见到核沟、合体状的巨细胞以及核分裂。在重症肌无力相关肿瘤中可见淋巴滤泡(图 6-12)。

与其他胸腺瘤不同点在于:①多边形上皮细胞明显,可呈片状分布,低倍镜下,HE 染色为粉色;②混合有未成熟的 T 细胞。

典型特征(例如 TdT+T 细胞,血管周隙,小叶生长模式,缺乏 CD5/CD117 表达和结缔组织形成)。B3 型胸腺瘤的罕见肿瘤形态为 CD5 和 CD117 灶状表达,和(或)缺乏 TdT+ T 细胞。

特殊亚型:①梭形细胞变异型:肿瘤细胞呈梭形,异型性较明显,可见肿瘤细胞围绕血管周隙呈栅栏状排列[7];②促纤维组织增生型:淋巴细胞很少,中等大小的多角形肿瘤细胞呈鳞片状排列,如同岛屿状散在于丰富、密集的胶原化纤维组织之中;偶见肿瘤细胞围绕血管周隙呈栅栏状排列[8]。

【免疫组化】 上皮性瘤细胞同上述各型 CK(+)(图 6-8)、EMA 局灶(+);上皮内大部分淋巴细胞 TdT(+)、CD3(+)、CD5(+)、CD99(+)、CD1a(+)。

【鉴别诊断】

1)胸腺鳞状细胞癌(TSQCC):呈小叶生长,向周围浸润,粘连明显,没有血管周隙,核异型性明显,常可见细胞间桥。TSQCC 常表达 CD5 和 CD117(80% 病例),而 B3 型胸腺瘤则不表达。B3 型胸腺瘤中皮质上皮细胞标记物 beta5t 阳性,但 TSQCC 阴性。像 CD5 和 CD117 一样,TSQCC 中 GLUT1 和 MUC1 常表达阳性,而 B3 型胸腺瘤中则很少见其阳性表达。TSQCC 中 TdT+的未成熟细胞缺乏。

2)A 型胸腺瘤与 B3 型胸腺瘤梭形细胞变异型的鉴别:大量明显的血管周隙(PVS)强烈建议诊断为 B3 型胸腺瘤,而核形状相似,大量毛细血管,形成囊腔以及上皮细胞表达 CD20,建议诊断为 A 型胸腺瘤。

3)B3/TC 混合瘤/灰区胸腺瘤(gray zone thymoma):在 H&E 染色中看上去像 B3 型胸腺瘤,但却表达胸腺癌(TC)的两个特征,即 CD5/CD117 表达以及缺乏 TdT+的 T 细胞。

(7)伴有淋巴间质的微结节型胸腺瘤(micronodular thymoma with lymphoid stroma):伴有淋巴间质的微结节胸腺瘤的特点是多个由温和的梭形或圆形肿瘤细胞形成的岛状结节,周围被大量淋巴间质包绕,其中常见淋巴滤泡(可有生发中心)和数量不等的浆细胞(图 6-13A ~ D)。

构成微结节的肿瘤细胞呈短梭形或卵圆形,胞质少,胞核圆形或长条形,染色质均一,核仁不清晰,无或少核分裂象。微结节内可见散在的淋巴细胞。常可见微囊和囊性变,肿瘤细胞可排列成花环样结构和腺体样结构。肿瘤内没有哈氏小体、血管周隙和小叶样结构。与多达 30% 微结节胸腺瘤中可见类似于 A 型胸腺瘤的区域。类似 AB 型胸腺瘤、B2 型胸腺瘤和胸腺癌的组织结构很罕见。如果上皮细胞发生鳞化,则可诊断为伴淋巴间质的微结节胸腺癌,这种情况极为罕见。

【免疫组化】 微结节胸腺瘤中的上皮组分呈角蛋白、CK5/6 和 CK19 阳性,但缺乏 CD20 表达。淋巴成分中没有角蛋白阳性的上皮细胞,却包含有大多数成熟的 CD20+/CD79a+的 B 细胞和 CD3+/TdT 阴性的 T 细胞。

【鉴别诊断】 AB 型胸腺瘤中无论是富含淋巴细胞的区域还是缺乏淋巴细胞的区域内的上皮细胞都呈梭形。不像微结节性胸腺瘤中的淋巴间质,AB 型胸腺瘤中富含淋巴细胞的区域含有大量角蛋白阳性的上皮细胞。

(8)化生型胸腺瘤(metaplastic thymoma):化生型胸腺瘤是双相型胸腺肿瘤,在无异型性的梭形细胞背景中含有上

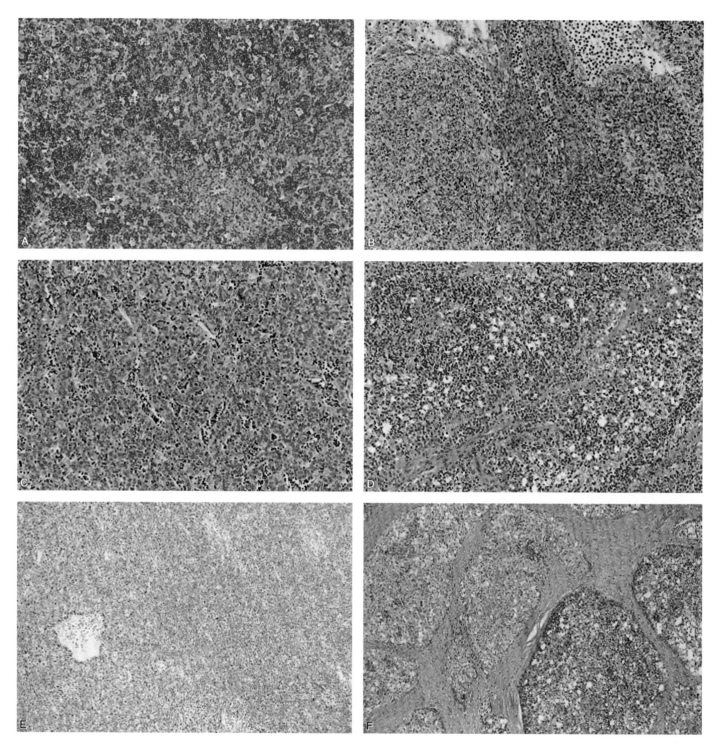

图 6-11 B2 型胸腺瘤

A. 相较 B1 型,其富含上皮细胞呈团块状分布;B. 肿瘤细胞围绕血管周隙呈栅栏状排列,周围有大量的未成熟 T 细胞;C. 特征性的"器官样结构";D. 上皮细胞的细胞核呈圆形或卵圆形,染色质松散,核仁小而明显,部分肿瘤细胞发生间变;E. p63 显示肿瘤细胞明显增多,呈特征性排列,与淋巴细胞数量相当;F. 肿瘤异质性显著,B2 型成分(右侧)呈蓝色,而 B3 型成分(左侧)呈粉色

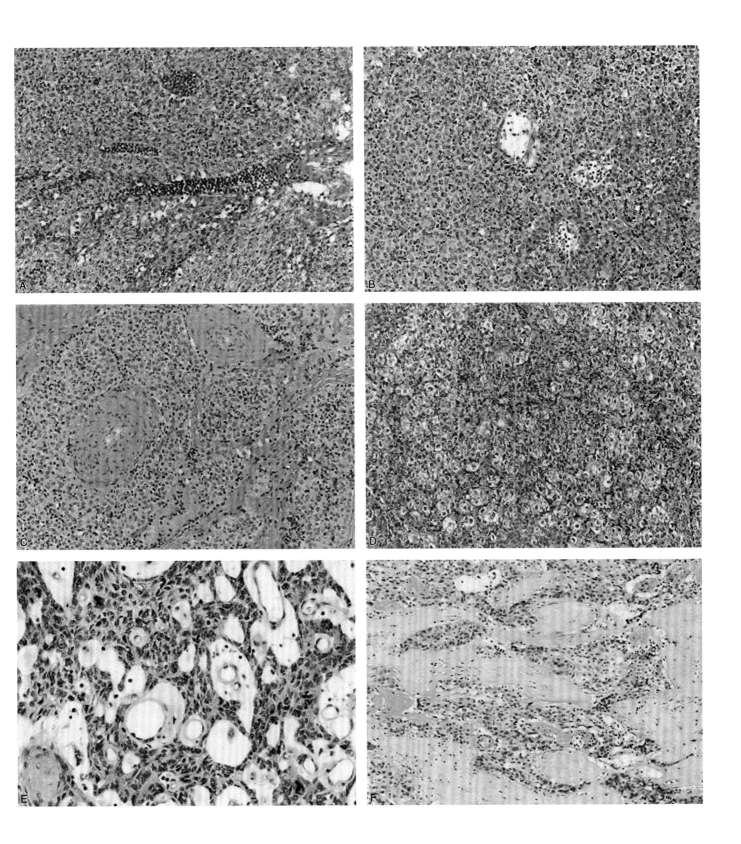

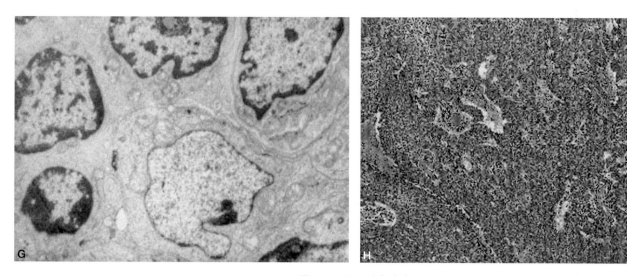

图 6-12　B3 型胸腺瘤
A. 小叶状生长,肿瘤细胞呈片状分布,其间散在着淋巴细胞,血管周隙明显,周围的淋巴细胞数量非常多,肿瘤细胞呈栅栏状排列;B. 肿瘤细胞呈鳞片状排列,但很少见到细胞间桥;C. 肿瘤细胞轻度嗜酸,绝大多数中等大小,轻度异型,核大小不一,圆形或卵圆形,皱缩,核仁小,不明显;D. 合体状的巨细胞,可见核沟,胞质透亮;E. 梭形细胞变异型;F. 促纤维组织增生型;G. 电镜示细胞核形状不规则,有核沟,核仁明显,细胞之间没有桥粒;H. 灰区胸腺瘤(B3+胸腺鳞癌)

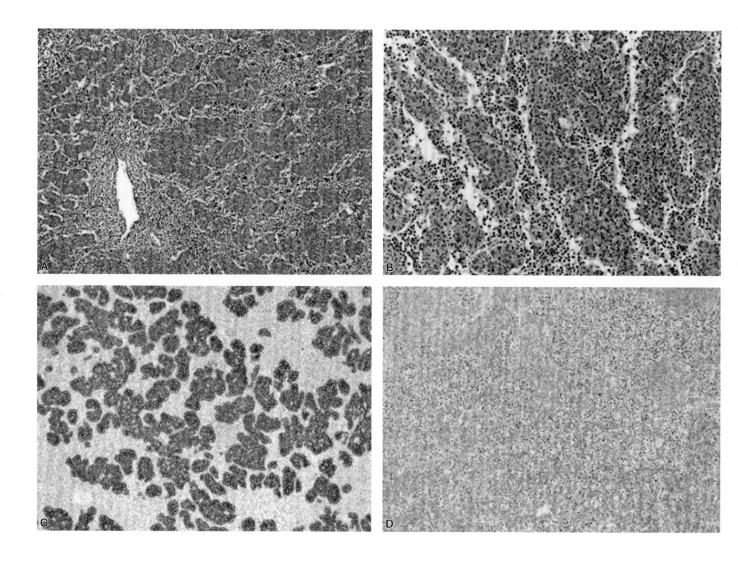

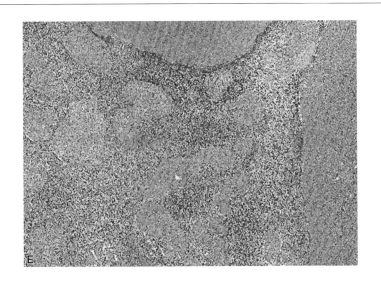

图6-13　伴有淋巴间质的微结节胸腺瘤
A.低倍镜下显示典型的被大量淋巴基质分隔开的微结节,可见初级淋巴滤泡中心;B.高倍镜下显示有略微呈梭形和卵圆形的细胞组成的小的细胞巢;C.肿瘤细胞CK19阳性,但淋巴基质中缺乏上皮细胞;D.肿瘤细胞p63阳性;E.该型可能是AB型胸腺瘤的一种特殊生长方式,右侧为AB型

皮细胞的实性区域,这两种细胞成分之间界限清晰或存在有过渡。通常没有常见于其他类型胸腺瘤中的小叶状生长模式、血管周隙样结构和TdT阳性的未成熟T淋巴细胞(图6-14A～F)。

　　上皮细胞交织呈连绵的岛状或小梁状,可呈鳞片或漩涡状生长。细胞呈卵圆形,多角形或胖梭形,核卵圆或有裂隙,染色质呈颗粒状,核仁小,胞质含量中等、嗜伊红染色。有些细胞有较大的多形性细胞核,可有假包涵体,但通常没有核

分裂象。

　　上皮巢之间通常会穿插细枝状嗜伊红的透明物质。在上皮细胞巢之间,细长的成纤维细胞样的梭形细胞形成短簇或轮辐状排列。细胞形态温和,其拉长的核染色质细腻。有些病例中可见散在的淋巴细胞和浆细胞。偶见有肿瘤性坏死的病例报道。

　　【免疫组化】上皮细胞:角蛋白和p63阳性,EMA不同

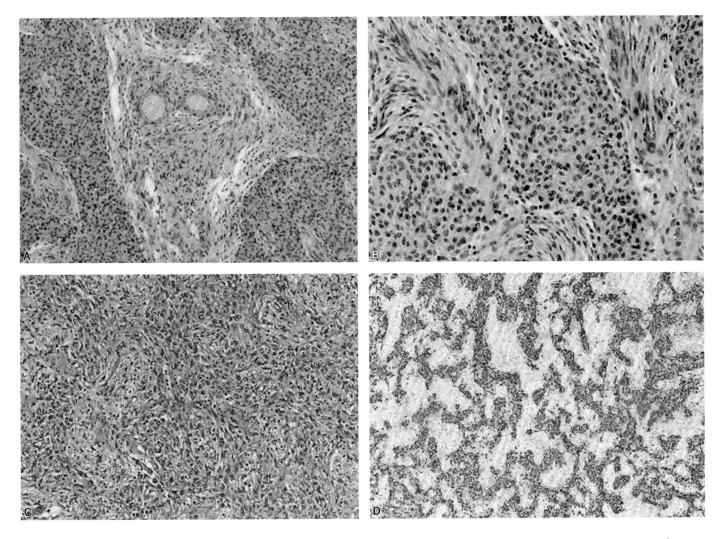

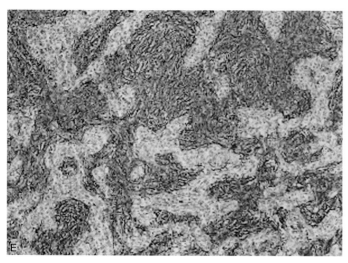

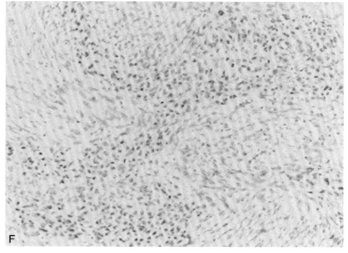

图 6-14　化生型胸腺瘤

A. 梭形细胞背景中含有上皮细胞的实性区域;B. 双相生长模式明显,在梭形细胞背景中肿瘤上皮细胞呈螺旋状排列;C. 这两种细胞成分之间界限清晰或存在有过渡;D. 上皮细胞巢角蛋白强阳性,而梭形细胞染色为阴性;E. 梭形细胞 Vim 强阳性,而上皮细胞巢染色为阴性;F. 上皮细胞中局部 p63 染色阳性,而纤维样梭形细胞中 p63 阴性

程度阳性,Vim 阴性。成纤维细胞样梭形细胞:角蛋白阴性或不同程度阳性,p63 阴性,EMA 和 actin 点状阳性,Vim 阳性。两种组分呈 CD5、CD20、CD34 和 CD117 阴性,Ki-67 指数低(<5%)。

【鉴别诊断】

1) 肉瘤样癌(癌肉瘤):是高度侵袭性的恶性肿瘤,梭形细胞成分显示程度不等的异型性,核异型极为明显,核分裂象和凝固性坏死多见,ki-67 增殖指数通常>10%。

2) 孤立性纤维性肿瘤:是单相性肿瘤,肿瘤细胞之间有粗细不一的胶原纤维索。肿瘤细胞有清晰的免疫表型:CD34 阳性、CD99 阳性、Bcl2 阳性、STAT6 阳性;角蛋白阴性。

3) A 型胸腺瘤:除了梭形细胞,A 型胸腺瘤有不同的组织学模式,包括菊形团、腺体样或肾小球样结构,囊腔内有乳头状突起,或脑膜瘤样漩涡,模拟双相生长模式。常缺乏未成熟 T 细胞。但是,它基本上是单克隆肿瘤,缺乏交织的鳞状上皮岛,且角蛋白强阳性和 CD20 也常阳性。

(9) 镜下胸腺瘤(microscopic thymoma):镜下胸腺瘤通常见于非肿瘤性的重症肌无力患者的胸腺切除标本中(5%左右)。直径小于 1mm,可为多病灶性胸腺上皮增生,没有包膜。病灶常由胖梭形或多边形细胞组成边界清晰的结节,嵌入至髓质、皮质中或周围脂肪组织的边缘。上皮细胞的多形性少见,没有浸润性生长方式(图 6-15)。

【鉴别诊断】 微小胸腺瘤(microthymoma)是指直径小于 1cm 的、传统意义上的胸腺瘤。文献报道其可显示为 AB 型、B1 型和 B2 型胸腺瘤的特征。

(10) 硬化性胸腺瘤(sclerosing thymoma):硬化性胸腺瘤是非常罕见的肿瘤(<胸腺上皮肿瘤的 1%),它有传统胸腺瘤的特征,但有富含胶原的间质。肿瘤包膜完整,平均直径约 8CM,切面呈浅棕色,质地硬。

【光镜】 肿瘤的主体为透明变性、纤维硬化性的间质,

偶尔可见到条索状肿瘤上皮细胞,并无未成熟 T 淋巴细胞。多取材,有时在肿瘤边缘能发现常规的胸腺瘤结构(通常为 B2 或 B3 型胸腺瘤)。此型肿瘤又称退变性胸腺瘤(ancient thymoma),常可见到凝固性坏死、营养不良性钙化、胆固醇肉芽肿和小囊肿等病理变化(图 6-16)。

【鉴别诊断】 硬化性纵隔炎:在纤维硬化性组织中散在有多种炎症细胞浸润以及非肿瘤性胸腺上皮细胞。

(11) 脂肪纤维腺瘤(lipofibroadenoma):极罕见,目前仅有几例文献报道,个别病例伴有 B1 型胸腺瘤。组织结构类似于乳腺的纤维腺瘤。在镜下,纤维性和透明变的间质占据了肿瘤的大部分,肿瘤性上皮细胞无异型性,呈狭窄的条索状并互联成网格状,其间有单个或成簇的脂肪细胞。有时可见哈氏小体和钙化(图 6-17A、B)。

2. 胸腺癌　占胸腺上皮肿瘤的 20% ~ 30%,肿瘤细胞

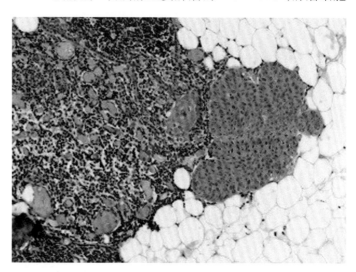

图 6-15　镜下胸腺瘤

细胞形态温和、边界不清的类圆形肿瘤细胞组成无包膜的结节,内部没有淋巴细胞;位于胸腺皮髓质与脂肪组织连接处

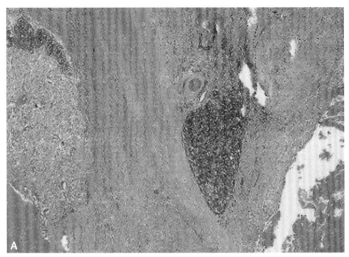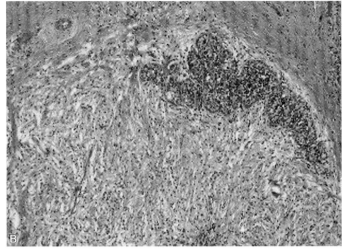

图 6-16 硬化性胸腺瘤
A. 在凝固性坏死的组织边缘，可见残留的肿瘤组织；B. 隐约表现为 B2 型胸腺瘤的形态特点

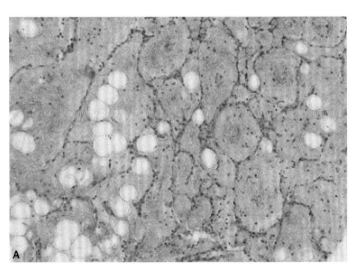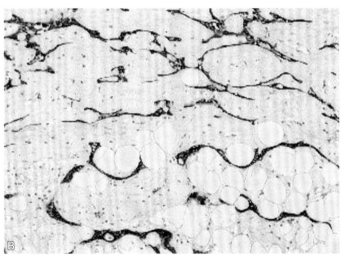

图 6-17 脂肪纤维腺瘤
A. 透明变的纤维脂肪间质将肿瘤细胞分隔成条索状，形似网格；B. 肿瘤上皮细胞呈 CK19 阳性

异型性非常明显，细胞及组织结构特征不再呈与胸腺相似的器官样，而是与其他部位的同类肿瘤相似。肿瘤间质中大多为成熟淋巴细胞，可形成淋巴滤泡，主要为 T、B 淋巴细胞，而且通常伴有浆细胞。临床上呈恶性表现，通常无重症肌无力和其他全身表现。尽管少见，但各具特点，主要有以下 9 种类型。

（1）鳞状细胞癌（thymic squamous cell carcinoma）：占胸腺癌的比例约为 70%。形态上与其他部位发生的鳞癌相同，诊断胸腺鳞癌前应先除外转移性鳞癌的可能（图 6-18A ~ F）。

1）角化型：①一种具有明显细胞异型性和鳞状细胞分化的胸腺癌；②可见细胞间桥和（或）角化珠；③癌细胞排列成明显相互连接的小叶状结构，由轮廓清晰的纤维透明带分割，其中有炎症细胞浸润。可按其他部位鳞状细胞癌分化程度分级。

2）非角化型：①由具有明显细胞异型性的大上皮细胞

组成；②缺乏明显的角化征象；③癌细胞排列无明显或缺乏小叶状结构。此型占胸腺癌的绝大多数。

【免疫组化】在胸腺鳞癌，角蛋白阳性，p63 和 PAX8 大部分阳性（83% 和 75%）[9]。胸腺癌中常表达 CD5、CD117、GLUT1 和 MUC1，但胸腺瘤中却少见。胸腺癌中不表达蛋白酶亚基 beta5t，相反，几乎所有的 B 型胸腺瘤表达 beta5t。几乎所有胸腺瘤都表达 FOXN1 和 CD205（胸腺器官来源的重要上皮标记），而胸腺癌则分别为 68% ~ 76% 和 10% ~ 59%。大约 64% 的胸腺癌有局部的神经内分泌标志阳性。

【鉴别诊断】需与肺鳞癌相鉴别。CD5、CD117、FOXN1 和（或）CD205 阳性可协助诊断，因为这些标记在胸腺外的鳞癌中较少表达。另一方面，GLUT1 和 MUC1 对鉴别诊断没有帮助。

（2）淋巴上皮瘤样癌（lymphoepithelioma-like carcinoma）：形态学上与鼻咽部的淋巴上皮癌相似，原位杂交显示癌细胞亦表达 EBV DNA。

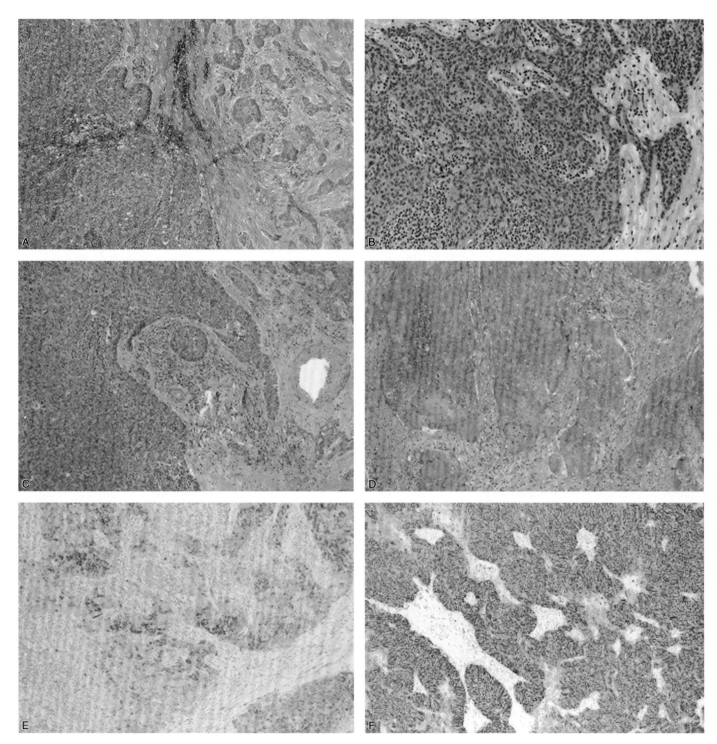

图 6-18　鳞状细胞癌

A. 癌组织小叶结构不明显,呈实性片块状浸润性生长;B. 由具有明显细胞异型性的大上皮细胞组成,无明显角化,癌间质内有淋巴细胞、浆细胞等多种免疫细胞浸润;C. 有时可类似 B3 型胸腺瘤,但胸腺癌缺乏器官样结构;D. 角化型鳞癌;E. 癌细胞 CD117 阳性;F. 梭形细胞鳞癌 CD5 阳性

【光镜】显示：①该肿瘤具有合体型生长特征；部分病例有鳞状分化和凝固性坏死；②癌细胞核大、圆形呈泡状，嗜酸性核仁明显，界限清楚；细胞之间缺乏细胞间桥，无角化现象；③间质有以淋巴细胞和浆细胞为主的炎症细胞浸润，淋巴细胞与癌细胞混杂或呈小簇状分布（图6-19）。

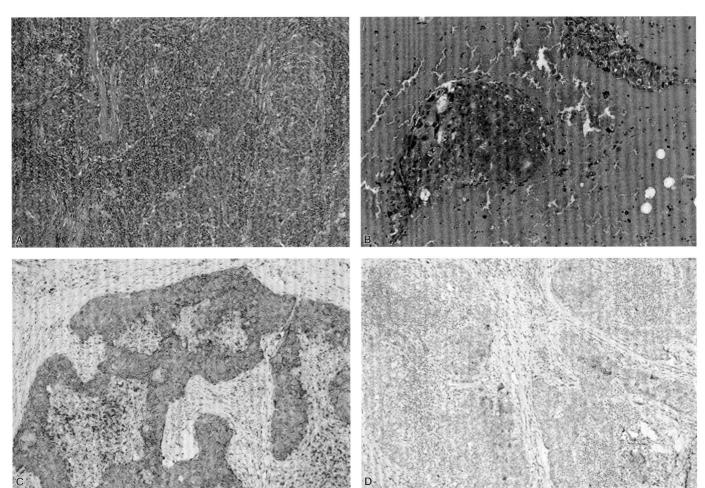

图6-19　淋巴上皮瘤样癌
A. 癌细胞具有合体型生长特征，核大而圆，嗜酸性核仁明显。间质内有大量淋巴细胞、浆细胞、巨噬细胞和嗜酸性粒细胞浸润；B. 纵隔淋巴结穿刺；C. 癌细胞 CD5 阳性；D. 癌细胞 CD117 弱阳性

【免疫组化】癌细胞 CK 广、p63 阳性；CD5、CD117 亦可阳性。CK7、CK20 阴性。

（3）肉瘤样癌（sarcomatoid carcinoma）（癌肉瘤）：占胸腺癌的比例为5%左右。该肿瘤可完全由肉瘤样区域组成，或与伴有灶性癌形态（所谓癌肉瘤）的区域混合而成。瘤细胞可呈特异性间叶分化，如骨骼肌或软骨。癌细胞 CK、CD5 阳性。

（4）透明细胞癌（clear cell carcinoma）：癌组织大部或全部由富于糖原、胞质透亮的癌细胞构成，核异型性明显，呈实性巢状生长，浸润于密集的纤维间质之中（图6-10A、B）。应注意与转移性肾透明细胞癌鉴别。

（5）基底细胞癌（basaloid carcinoma）：囊实性乳头状和巢状混合性生长，细胞中等略小，核浆比高，细胞呈均一嗜碱性染色；周围的基底细胞样肿瘤细胞呈栅栏状排列。核分裂象多少不一（0～>30/2mm²），常见粉刺状灶性坏死，40%病例可见突兀的鳞化。间质纤维化比较明显。有时此癌在大体上表现为鳞状上皮被覆的胸腺囊肿的壁内结节。

（6）黏液表皮样癌（mucoepidermoid carcinoma）：肿瘤具有与唾液腺黏液表皮样癌相同的形态，即癌组织有鳞状细胞和产生黏液的腺上皮细胞，均为高分化性。也可见有过渡性细胞成分。当黏液出现于细胞外时可引起炎性反应。

（7）腺癌（adenocarcinoma）：是胸腺癌的异质性类型，极为罕见。镜下表现为腺样分化和产生黏液。文献表明，乳头状腺癌可伴发于 A 或 AB 型胸腺瘤，甚至于胸腺囊肿。癌细胞表达胸腺来源标志 CD5 和 CD117，CK 和 EMA 通常阳性。由于组织形态与甲状腺乳头状癌非常相似，亦可伴有砂粒体，应注意鉴别。此部位原发腺癌 TG 阴性（图6-20）。

（8）肝样胸腺癌（hepatoid carcinoma）：极罕见，癌细胞较大呈多角形，胞质红染，排列呈片状、小梁状或单个存在，似肝细胞，称为肝样胸腺癌，血清中未检测到 αFP。

（9）NUT 癌（NUT carcinoma）：存在 *NUT* 基因重排的低分化癌。很少见。

【光镜】类似低分化鳞癌或未分化的蓝色小圆细胞肿瘤。癌细胞中等大小，形态比较单一；胞核大小类似，核膜不规则，染色质较粗，核仁较小；胞质呈细颗粒状，可从弱嗜酸

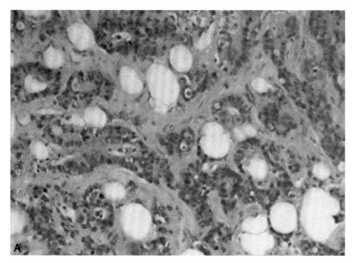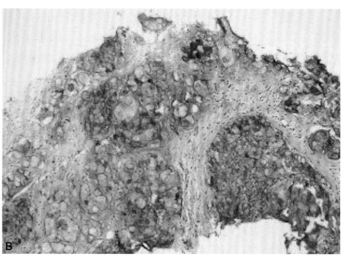

图6-20　胸腺腺癌
A.癌细胞呈腺样、单层排列,部分细胞内有黏液;B.PAS染色阳性

性到嗜碱性。核分裂活跃,常见坏死。癌细胞呈片、巢状生长,常见突现的鳞化灶。

【免疫组化】 NUT蛋白阳性(akaNUTM1);上皮和鳞癌的标志CK、EMA、BerEP4、CEA、p63/p40均可阳性;需要注意的是CD34亦可阳性。

【分子检测】 NUT癌的特异性分子标志是染色体异位与融合,NUT与BRD4—t(15;19)(q14;p13.1)(70%病例),BRD3(15q14;9q34.2)(6%病例),NSD3(8p11.23)或其他未知基因,可用FISH和RT-PCR检测后确诊。

3. 胸腺神经内分泌肿瘤(thymic neuroendocrine tumours) 胸腺神经内分泌肿瘤很少见,占所有胸腺肿瘤的2%~5%。胸腺神经内分泌癌被分为两个主要的亚群:①显示神经内分泌特征性形态和免疫组化特点的低级别典型类癌和中等级别不典型类癌;②缺乏神经内分泌特点的高级别大细胞神经内分泌癌(LCNECs)和小细胞癌。

胸腺的不典型类癌较典型类癌常见。MEN1相关的胸腺神经内分泌肿瘤都是典型类癌,几乎发生于成年男性,平均年龄为44岁(31~36岁)。胸腺类癌具有一定的临床病理特征,是胸腺的神经内分泌细胞来源,其形态特征及生物学行为与身体其他部位的类癌相似,尤其是前肠部位来源的类癌。由于是恶性肿瘤,局部浸润和远处转移常见,有时转移发生很晚。有一组材料中73%出现远处转移。包膜完整者切除后可治愈。胸腺类癌一般无内分泌症状,仅个别病例出现类癌综合征,或伴Cushing综合征。

(1) 类癌

1) 典型类癌(typical carcinoid tumour):胸腺来源的低级别神经内分泌上皮肿瘤。由均一类型的富有嗜双色性颗粒状胞质的多角形细胞组成的高分化肿瘤。瘤细胞呈神经内分泌型的形态(巢状、腺样、带状或菊形团/花边状排列)以及分化特点(神经内分泌标记Chromogranin A、synaptophysin阳性或超微结构显示有神经内分泌颗粒)。核分裂象<2/2mm²,无坏死。在癌巢之间有特征性神经内分泌肿瘤样脉管系统(图6-21A、B)。

2) 非典型类癌(atypical carcinoid):除与典型类癌的形态基本相同外,在癌细胞团的中心见有灶性坏死和钙化,血管增多,常有淋巴管、血管浸润;通常还显示为核的多形性,如可见间变细胞、弥漫性生长或广泛的促纤维结缔组织间质中,单行细胞浸润性生长。瘤细胞胞质呈细颗粒状,染色质稍粗,核分裂象多见,可达2~10/2mm²。而胸腺瘤的特征,如大量淋巴细胞、血管周间隙等则不明显(图6-21C)。

根据瘤细胞及其他不同的形态特征,类癌还有一些亚型,分别称为梭形细胞类癌(由梭形细胞组成的类癌,常呈束状排列)、色素性类癌(瘤细胞含有黑色素)、伴有淀粉样物质的类癌(瘤细胞一般为梭形,间质中有淀粉样物质沉积,如同甲状腺的髓样癌,降钙素阳性)、嗜酸细胞性、黏液性,甚至呈血管瘤样等(图6-21D)。

【免疫组化】 角蛋白阳性(AE1/AE3,CAM5.2),常显示点状分布。神经内分泌标记物,如SYN、CgA和NCAM/CD56,通常强阳性。大多数类癌在过半数的肿瘤细胞中表达超过上述标记物中的两种。TTF1阴性。

【电镜】 可见指突状细胞突起、局灶性基板、很少的连接、无复合桥粒或张力原纤维,胞质内有致密核心的神经分泌颗粒,有时见核周微丝团。

【鉴别诊断】 主要与含梭形细胞(尤其是A型胸腺瘤)的胸腺瘤和副神经节瘤进行鉴别诊断。淀粉样变类癌与甲状腺髓样癌(甲状腺外髓样癌)无法区分。黏液型类癌和胃肠道或乳腺转移而来转移性黏液癌类似。血管瘤样类癌与血管瘤类似,囊腔内充满大量血液,但前者囊腔是由多角形细胞围成,而后者是由内皮细胞围成的。类癌可与胸腺瘤或不同亚型的胸腺癌相混合。

(2) 小细胞癌(small cell carcinoma):组织形态与肺的小细胞癌相似,免疫组化及电镜观察所见亦同,故在诊断时要先排除转移性的可能。

【光镜】 肿瘤细胞小(常3倍小于小淋巴细胞)核圆、卵圆或梭形;染色质为细颗粒状;核仁不明显。可见广泛坏死和高分裂象很多。常见到凋亡小体(图6-21E)。

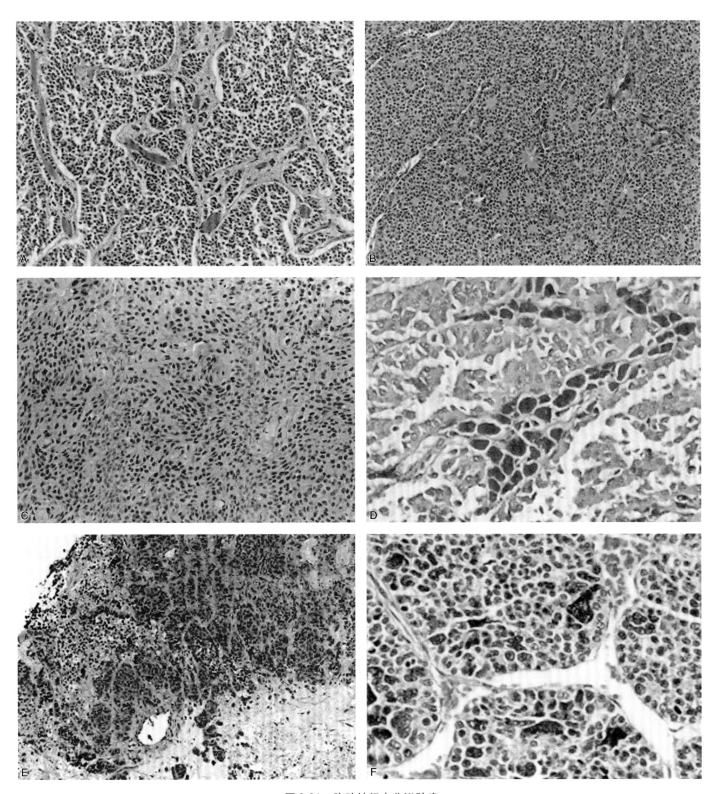

图 6-21　胸腺神经内分泌肿瘤

A.典型类癌,癌细胞核圆、均匀一致,胞质粉红色,呈实性、小叶状生长,细胞排列成条索状;B.癌细胞排列成菊形团;C.典型类癌细胞核有异型性,弥漫性生长,有点状变性坏死;D.类癌细胞含有黑色素;E.小细胞癌,核深染,核仁不明显,胞质很少,有较多核分裂象,伴明显坏死;F.大细胞神经内分泌癌,可见瘤巨细胞,癌巢周围有血窦

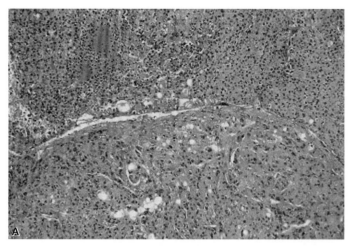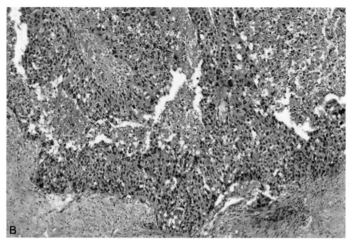

图 6-22　混合性胸腺癌

胸腺鳞状细胞癌和 B3 型胸腺瘤混合。A. 上方为 B3 区域,下方为鳞癌区域;B. 鳞癌区域伴坏死

（3）大细胞神经内分泌癌（large cell neuroendocrine carcinoma,LCNEC）:是高级别肿瘤,组织形态与肺的大细胞神经内分泌癌相同。

【光镜】肿瘤细胞较大,核分裂象 $\geqslant 10/2mm^2$,或更多。常出现广泛坏死。相较不典型类癌,其大的肿瘤细胞（包括异型性巨细胞）较多。一些肿瘤形态与不典型胸腺类癌相似,但核分裂象很多（图 6-21F）。

【免疫组化】大细胞神经内分泌癌对 NSE、CgA、SYN 和 CD56 常强阳性,并且表达角蛋白,如 CAM5.2 或 AE1/AE3,有时在胞质内呈点样分布。个别病例报道表达 CD117。CD5 阴性。

4. 混合性胸腺癌（combined thymic carcinomas）　混合性胸腺癌由至少一种胸腺癌和另外一种胸腺上皮肿瘤混合而成。后者可以是任意类型的胸腺瘤或胸腺癌。癌的成分可以是任何类型的胸腺癌或类癌,但除外小细胞癌和大细胞神经内分泌癌。胸腺瘤成分可以是任意的胸腺瘤亚型。

最常见的混合癌是胸腺鳞状细胞癌和 B3 型胸腺瘤混合（图 6-22A、B）,乳头状腺癌或肉瘤样癌与 A 型胸腺瘤混合。不同成分之间可逐渐移行或呈明显分隔。包含两种胸腺癌成分的混合癌罕见。

诊断报告格式:胸腺癌或类癌（具体指比例和组织学类型）,随后按胸腺瘤成分及其相对比例全部罗列出来,由占主导的胸腺瘤成分开始,依次为次要的成分（应大于 10%）。

5. 胸腺间叶肿瘤

（1）胸腺脂肪瘤（thymolipoma）:此瘤包膜完整,可长得很大（3~30cm）。在 X 线上似心脏增大或隔离肺。绝大多数无症状,少数可伴重症肌无力、再生障碍性贫血和甲状腺功能亢进。大体上与一般脂肪瘤同,但有灶性灰白色区。组织学上为不同比例的成熟脂肪组织和胸腺组织的混合而成（图 6-23）。

（2）胸腺脂肪肉瘤（liposarcoma）:此瘤为高分化型脂肪肉瘤,瘤细胞呈多形性,具有胸腺小叶分布的倾向。文献中也有骨肉瘤的报道。

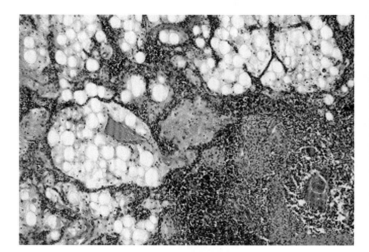

图 6-23　胸腺脂肪瘤

成熟脂肪组织与胸腺组织混合生长

（3）横纹肌样瘤（rhabdoid tumour）:此瘤是由圆形或卵圆形小细胞组成的恶性肿瘤,瘤细胞胞质充满均一嗜酸性物质,将细胞核挤向边缘。其本质是由波形蛋白和（或）角蛋白组成的中间微丝聚集所致。

四、纵隔生殖细胞肿瘤

纵隔生殖细胞肿瘤（germ cell tumours of the mediastinum）占纵隔肿瘤的 10%~20%,占纵隔恶性肿瘤的比例接近 1/3。一般认为其组织发生是生殖细胞的异位,这是因为胚胎发生过程中生殖细胞迁移的范围很广泛,主要位于人体中轴线附近。纵隔的生殖细胞肿瘤常发生在胸腺部位并且在胸腺内,但与胸腺瘤无关。纵隔精原细胞瘤与性腺部位的肿瘤很难区分,任何纵隔生殖细胞肿瘤应先排除睾丸、卵巢原发的生殖细胞肿瘤转移的可能性。有的纵隔生殖细胞肿瘤可伴发 Klinefelter 综合征,其发生率是普通人群的 30~40 倍。另一个现象是纵隔生殖细胞肿瘤与造血系统的恶性病变关系密切。

为了便于治疗,通常将生殖细胞肿瘤分成精原细胞瘤和

表6-3　主要生殖细胞肿瘤的免疫组化谱

病理类型	OCT4	CD117	CD30	AFP	Glypican3	D2-40	SOX2	SOX17
精原细胞瘤	+	+	−	−	−	+	−	+
胚胎性癌	+	±	+	±	−	−	+	−
卵黄囊瘤	−	±	−	+	+	−	−	−

SALI4、LIN28、CK 均为阳性，其中 CK 在精原细胞瘤为点状核旁弱阳性

非精原细胞瘤（nonseminomatous germ cell tumours，NSGCTs）两种类型，后者包括胚胎性癌、卵黄囊瘤、绒毛膜细胞癌、混合性生殖细胞瘤（可包含/或无精原细胞成分）和畸胎瘤。生殖细胞肿瘤的不同类型与性别有一定关系，精原细胞瘤主要见于男性，胚胎性癌、内胚窦瘤、畸胎癌和绒癌也以男性为主，成熟性囊性畸胎瘤男女发病率无差别。

（一）精原细胞瘤

纵隔的精原细胞瘤（seminoma）几乎均发生在胸腺部位，易误认为胸腺瘤。组织学上与睾丸发生者相同。当形态上出现明显的不典型性、核分裂多见时称之为未分化生殖细胞瘤，但其临床意义则不清楚。需要与胸腺瘤/癌和大细胞性淋巴瘤进行鉴别。

【临床要点】

（1）精原细胞瘤是由类似于精原细胞的肿瘤细胞组成的恶性肿瘤。三分之一精原细胞瘤患者中血清β人绒毛膜促性腺激素（βhCG）轻度升高（成人≤100U/L，儿童≤25U/L，正常≤5U/L）。单纯型精原细胞瘤患者甲胎蛋白（AFP）正常。精原细胞瘤患者与非精原细胞瘤患者乳酸脱氢酶都升高。

（2）影像学上，精原细胞瘤肿块均一，无钙化，与淋巴瘤类似，而非精原细胞瘤肿块异质性大，中央稀疏，外周呈小叶样。近40%病例发生转移，好发远处转移的部位依次是淋巴结、肺、胸壁、脑、胸膜、肝脏、肾上腺和骨。淋巴结转移最常发生在颈淋巴结和腹部淋巴结（分别占

25%和8%）。

（3）精原细胞瘤对放疗和铂类为基础的化疗敏感性高，预后好，5年存活率达90%。

【肉眼】大多界限清晰，肿瘤均质，略显小叶状或多结节状，切面灰白或棕褐色。可见点状出血灶和黄色坏死区。肿瘤中位大小为4.6cm（从1cm至20cm）。

【光镜】纵隔精原细胞瘤由均一性的大圆形到多边形细胞组成，排列松散。细胞核居中，类圆形，略呈方形，无重叠，有一个或多个位于中心的大核仁。肿瘤细胞通常富含大量糖原，胞质透明或轻度嗜酸性，胞膜明显。偶尔，肿瘤细胞强嗜酸性或明显的细胞多形性。肿瘤细胞呈融合性成簇的多结节状、片状、条索状或不规则小叶样生长。肿瘤内有纤维间隔将其分隔为小叶，其间常可见到成熟的小淋巴细胞，浆细胞，偶尔可见嗜酸性粒细胞，有时可形成生发中心。淋巴细胞可浸润于肿瘤细胞之间（图6-24），可出现从界限不清的成簇上皮样组织细胞到形成界限明显的伴朗格汉斯巨细胞的上皮样肉芽肿的肉芽肿反应。活跃的炎症和肉芽肿反应和瘢痕形成可以非常广泛，使得精原细胞瘤细胞被隐藏其中而难以发觉。内衬上皮的胸腺囊肿可散在分布于肿瘤之中。

主要生殖细胞肿瘤的免疫组化谱如表6-3所示。

（二）胚胎性癌

胚胎性癌（embryonal carcinoma）是一种浸润性、大量坏死的生殖细胞肿瘤，由上皮细胞表型的大而原始细胞组成，

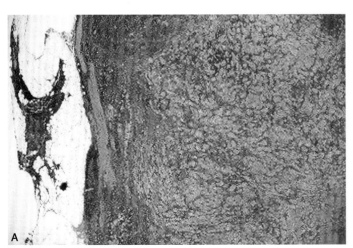

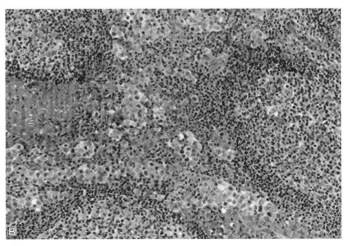

图6-24　精原细胞瘤

A.肿瘤由均一性的大圆形到多边形细胞组成，伴大量淋巴细胞浸润；B.肿瘤细胞为圆形泡状核，核仁大而明显，胞质淡染、丰富，胞膜界限清晰。胞核深染的少量淋巴细胞散在浸润于精原细胞瘤细胞之间

像胚胎生殖细胞。

【临床要点】

（1）胚胎性癌占纵隔生殖细胞肿瘤的 2%，占所有青春期后非精原细胞瘤的 4%。主要以年轻男性好发（男：女比例>10：1）成人中位年龄是 27 岁（从 18 岁到 67 岁不等）儿童胚胎瘤十分罕见，高峰于 1~4 岁（常以混合型生殖细胞瘤形式出现），14 岁以后出现另一个高峰。所有患者血清的 AFP 水平逐渐增加，有些患者血清 β 绒毛膜促性腺激素（βhCG）水平也增高。

（2）成人患者经铂类化疗后的长期生存率约为 50%，儿童的 5 年生存率明显较好，超过 80%。

【肉眼】胚胎性癌体积较大，侵袭周围脏器和结构。切面质软、灰白色或棕红色伴大片坏死和出血。

【光镜】胚胎性癌呈实性片块状、管状和乳头状生长。肿瘤细胞大，多边形或圆柱形，边界不清。核大而圆，常呈空泡状、染色质深染或淡染。肿瘤细胞相互挤压或重叠。常可见嗜酸性核仁，单个或多个。胞质嗜双色，也可嗜碱、嗜酸、淡染或透亮。很多不典型核分裂象。大量凋亡小体和凝固性坏死常见。不同肿瘤区域的基质缺乏，但常见纤维化和退行性变。肉芽肿不常见。在约三分之一病例中，可见散在或成组的合体滋养层细胞（图 6-25）。

【免疫组化】胚胎性癌呈低分子量的角蛋白着色，而上皮膜抗原、癌胚抗原和波形蛋白常阴性。85%~100% 的病例表达 CD30。SOX2 可用来区分胚胎瘤和精原细胞瘤。胚胎生殖细胞转录因子 OCT4（OCT3/4）、SALL4 和 NANOG 都阳性。

（三）卵黄囊瘤

卵黄囊瘤（内胚窦瘤）[yolk sac tumor（endodermal sinus tumor）]为恶性生殖细胞肿瘤，很多特点与卵黄囊、尿囊和胚外胎膜基质结构类似。

【临床要点】

（1）在小于 15 岁的患者中，卵黄囊瘤是第二常见的纵隔生殖细胞肿瘤（仅次于畸胎瘤）和最常见的恶性生殖细胞肿瘤，发病率为 2.5/百万。青春期后，卵黄囊瘤大多发生于男性（极少例外），在 30 岁左右出现高峰，随后下降。患者年龄为 15~59 岁，发病率为每年 0.3/百万。未成年和成年人的卵黄囊瘤是第四常见的生殖细胞肿瘤（仅次于畸胎瘤，精原细胞瘤和混合性生殖细胞瘤），占所有病例的 10%。甲胎蛋白（AFP）水平常升高。

（2）预后和预测因素，小于 15 岁的恶性非精原细胞型生殖细胞瘤的患儿 5 年无事件生存和总体生存率分别为 83% 和 87%。卵黄囊瘤和混合型生殖细胞瘤的生存率无差异。

【病理变化】卵黄囊瘤的组织学类型广泛，有微囊型（网状）、巨囊型、腺-肺泡型、内胚窦型（假乳头）、黏液瘤型、肝型、肠型、多囊型、卵黄型、实体型和梭型；肿瘤常表现出超过一种形态。网状或微囊型是最常见的类型，疏松的网格样囊腔，腔面衬有扁平或立方上皮细胞，胞质少（图 6-26A、B）。

【免疫组化】卵黄囊瘤细胞角蛋白（AE1/AE3）和 glypican 3 以及生殖细胞标记 SALL4 和 LIN28 阳性，而 OCT4、NANOG、SOX2 和 D2-40 则阴性。少数卵黄囊瘤的单个合体滋养层细胞表达人 βhCG。甲胎蛋白（AFP）和胎盘碱性磷酸酶（PLAP）在多达 70% 的卵黄囊瘤中表达，KIT/CD117（弱阳性）在 40% 病例中表达，CD30 在 25% 病例中表达，而上皮膜抗原很少表达（少于 25% 病例可见于其中的少量肿瘤细胞）。

【鉴别诊断】

（1）纵隔精原细胞瘤和卵黄囊瘤类似，在多达 80% 病例中可与抗细胞角蛋白抗体 CAM5.2 反应，却呈点状分布。不同于卵黄囊瘤的是，精原细胞瘤 OCT4 阳性，KIT 阳性，D240 阳性，磷脂酰肌醇聚糖 3（glypican 3）阴性。

（2）胚胎性癌常由大而不典型的肿瘤细胞组成，生长模式单一，缺乏微囊和网状区域以及 Schiller-Duval 小体，典型的免疫染色：CD30 阳性、OCT4 阳性、SOX2 阳性、glypican 3 阴性。

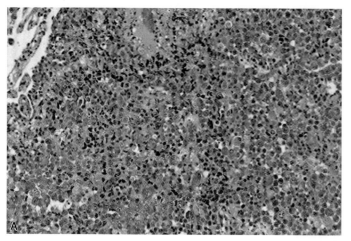
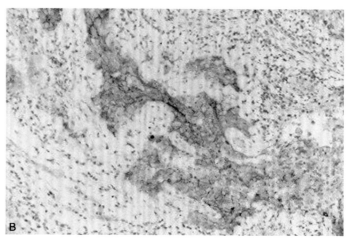

图 6-25　胚胎性癌

A.肿瘤呈实性生长，细胞大，边界不清晰，核拥挤，染色质有空泡，嗜酸大核仁；胞质双染；B.肿瘤细胞膜 CD30 染色阳性

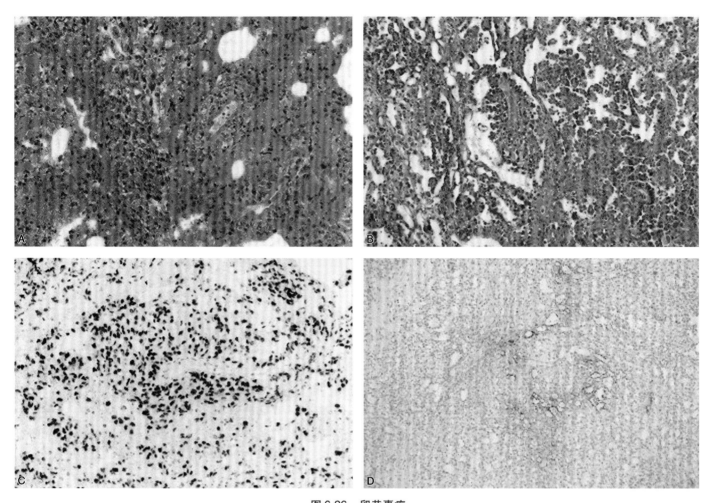

图 6-26 卵黄囊瘤
A. 卵黄囊瘤（内胚窦型）；B. 锁骨上淋巴结转移；C. 肿瘤细胞 SALL4 阳性；D. 肿瘤细胞 AFP 阳性

（3）因为合体滋养层和细胞滋养层混合的复杂的双相生长模式以及 SALL4 和 LIN28 局灶性阳性，故绒毛膜癌与卵黄囊瘤相似。但是，纯粹的卵黄囊瘤缺乏人 βhCG 的免疫反应性。

（4）包含内胚层（包括肝）、神经外胚层和梭形细胞间叶成分的未成熟畸胎瘤可类似卵黄囊瘤多变的的生长模式，可局灶性表达 glypican 3、AFP、SALL4、LIN28、HepPar-1 和 CDX2。但不同于卵黄囊瘤的是，未成熟畸胎瘤有显得胚胎性的神经上皮成分，CD56 阳性和（或）OCT4 以及其他成分有上皮膜抗原阳性表达。

（5）胸腺癌和纵隔卵黄囊瘤的可都有实性生长模式，表达角蛋白和 CD117，缺乏 AFP 表达。但是，胸腺癌常 CD5 阳性，glypican 3、SALL4 和 LIN28 阴性。

（6）纵隔转移癌，包括肺、肠、肝细胞和肝样癌的转移灶可模拟卵黄囊瘤的腺体样、实性或肝样变异型，除了细胞角蛋白阳性之外，同样可有 glypican 3、AFP、CDX2、HepPar-1 表达。但转移癌通常 SALL4 和 LIN28 阴性。然而，例外是可能发生的。无论如何，必须除外性腺或腹膜后卵黄囊瘤或混合型生殖细胞瘤转移到纵隔。

（四）原发性绒癌

原发性绒癌（primary choriocarcinoma）为高度恶性的滋养层肿瘤，包含合体滋养层、细胞滋养层和不同的中间滋养层肿瘤。

【临床要点】

（1）纵隔绒毛膜癌在形态上与性腺或子宫的绒毛膜癌一致。患者几乎均为成年男性患者（17～63 岁），多见于 30 岁左右，其中仅 3% 为单纯的绒毛膜癌。该肿瘤在有 Klinefelter 综合征（先天性睾丸发育不全综合征）的患者中尤为常见。常伴男性乳腺肥大，及血清 HCG 增高，预后差。

（2）纵隔绒毛膜癌是具有高度侵袭性的肿瘤，早期就可出现血液播散。常转移的部位是肺、肝脏、肾脏和脾。在多数病例报道中，患者在诊断后的短期内就死于疾病播散（平均生存时间是 1～2 个月）。

【肉眼】 大多数肿瘤较大（平均大小为 10cm）、质软、脆、广泛出血。大多数肿瘤中有点状坏死。

【光镜】 合体滋养层和细胞滋养层为典型的双层结构或者排列紊乱。合体滋养层细胞大、多核、核有异型性、染色较深，可见明显核仁、胞质嗜酸或嗜双色、胞质内可见缺损。细胞滋养层更加均一、细胞呈多边形、核圆、核仁明显、胞质透亮或嗜酸。常见到不典型核分裂象和细胞异型。绒毛膜癌有着典型的扩张的血管窦。完全或部分替代了血管壁。

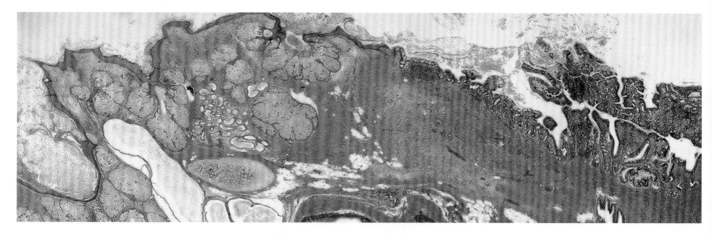

图 6-27 成熟畸胎瘤
可见皮肤及附件、支气管软骨、消化道黏膜上皮等三个胚层的组织

常可见到出血和坏死区。

【免疫组化】绒毛膜癌表达角蛋白、OCT4、PLAP、AFP、CEA、CD30 和波形蛋白。合体滋养层细胞表达 βhCG、glypican 3、α-抑制素，而单核的合体滋养层细胞常表达 SALL4。

（五）畸胎瘤

畸胎瘤（teratoma）是由两个或三个胚层来源（外胚层、内胚层和中胚层）的躯体组织构成的生殖细胞肿瘤。畸胎瘤可进一步分为成熟畸胎瘤和未成熟畸胎瘤，前者由成熟的成人型组织组成，后者则包含未成熟的、胚胎性或胎儿组织，有（或无）成熟组织。

畸胎瘤是罕见的肿瘤，占所有纵隔肿物的比例不到 10%。在青春期前的患者中，单纯的畸胎瘤占所有纵隔生殖细胞肿瘤的 58%，且可发生于 18 周龄的胎儿。在青春期后的患者中，畸胎瘤分别占女性和男性生殖细胞肿瘤患者的 93% 和 35%。单纯的畸胎瘤局部生长，未见肿瘤播散的报道。

1. 成熟畸胎瘤

【肉眼】成熟的纵隔畸胎瘤肿物常呈包膜完整的肿块，平均直径为 10cm（3cm ~ 25cm）。切面颜色斑驳，可见单室或多室囊腔，大小从几毫米至几厘米不等，囊壁常有钙化。囊腔内可含透明液体、黏液样物质、皮脂和角蛋白碎片、毛发、脂肪、软骨和牙齿或骨（罕见）。

【光镜】散乱分布的肿瘤组织中可见由两个或三个生殖层组织形成的成熟组织。囊壁内可见皮肤和皮肤附属器。其他常被发现的组织是支气管黏膜和腺体、胃肠道黏膜、神经和成熟脑组织、平滑肌和脂肪组织。这些成分在约 80% 的肿瘤中可见。次常见的有骨骼肌、骨和软骨，常在肿瘤的实体成分中见到。在高达 60% 的病例中可见胰腺组织，包括外分泌腺体和内分泌腺体。如果瘤内的皮脂成分破出，可引起黄色肉芽肿样炎性反应，甚至穿破气管支气管，患者可咳出皮脂和毛发。在 75% 的成熟畸胎瘤包膜外可见残余的胸腺组织（图 6-27）。

【预后及预测因素】所有年龄段的纵隔成熟畸胎瘤患者，手术完全切除后预后很好。

2. 未成熟畸胎瘤

【肉眼】未成熟畸胎瘤大小与成熟畸胎瘤相似。质软、肉质均一或呈纤维化或软骨化。不同于成熟畸胎瘤的是，未成熟畸胎瘤常可见出血和坏死。

【光镜】一般是在成熟型畸胎瘤中出现未成熟组织，没有胚胎性癌的成分。这些肿瘤由来源于不同生殖层（如高柱状细胞围成的未成熟腺体、胎肺、间质与原始软骨、骨、横纹肌母细胞、胚芽样基质细胞）的胚胎组织构成。最常见的未成熟成分是神经内分泌组织，神经上皮细胞形成管样和菊形团样结构（图 6-28）。未成熟畸胎瘤与成熟组织的混合物占比 20% 到 40% 不等。

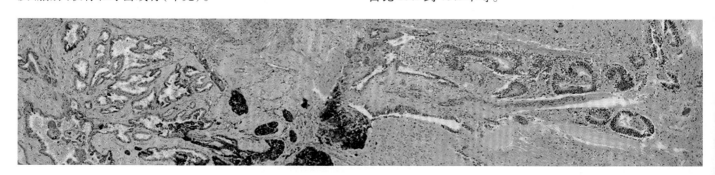

图 6-28 未成熟畸胎瘤
可见幼稚的三个胚层的组织成分，还有黑色素沉着

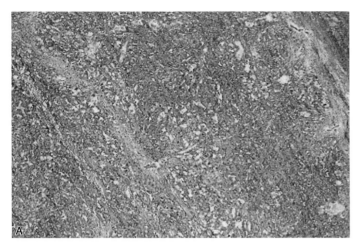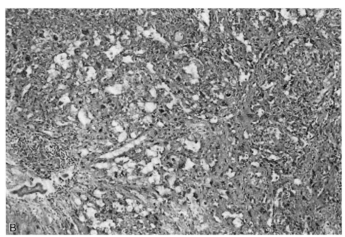

图 6-29　混合性生殖细胞瘤
A. 肿瘤部分区呈实性片状,部分区可见微囊状结构;B. 细胞异型性较大,胞质丰富,嗜碱性,可见较多核分裂象

（六）混合性生殖细胞瘤

混合性生殖细胞瘤（mixed germ cell tumours）是由两个或多个生殖细胞成分混合而成的肿瘤。诊断时应将生殖细胞肿瘤成分及比例列出。

成人中,混合性生殖细胞瘤占所有纵隔生殖细胞瘤的16%（仅次于畸胎瘤和精原细胞瘤）。最常见的混合肿瘤是畸胎瘤（平均占65%,50%~73%）和胚胎性癌（平均占66%,22%~100%）。儿童中,混合性生殖细胞瘤占所有纵隔生殖细胞肿瘤的20%。大多数混合性肿瘤是卵黄囊瘤和畸胎瘤（成熟畸胎瘤或未成熟畸胎瘤）的混合物（图6-29）。

大多数病例（约90%）血清肿瘤标志物水平上升。尽管畸胎瘤的肝样细胞和神经上皮细胞也可产生少量的AFP,但大幅升高的AFP水平（约80%病例）与肿瘤存在卵黄囊瘤成分有很显著的相关。有绒毛膜癌成分或合体滋养层成分的生殖细胞肿瘤中βhCG水平升高（约30%病例）。不同类型的生殖细胞肿瘤可以任何一种组合形式出现,他们在形态上与那些单纯的生殖细胞肿瘤一致。

成人中,混合性生殖细胞瘤的长期生存率为40%~50%,并且,在非精原细胞瘤型生殖细胞瘤中,单纯型与混合型没有显著差异。在儿童中,混合性生殖细胞瘤（畸胎瘤和卵黄囊瘤）与单纯的卵黄囊瘤的预后没有显著差异;以现代的治疗水平,5年总体生存率可大于80%。

五、纵隔恶性淋巴瘤

纵隔淋巴瘤一般是指原发于纵隔淋巴组织的恶性肿瘤,也可以是全身性淋巴瘤的一部分,是纵隔内最常见的肿瘤之一,据统计,在纵隔实性肿瘤中居第二位。儿童前纵隔肿瘤中45%是恶性淋巴瘤,位居第一;而成人前纵隔肿瘤中恶性淋巴瘤位居第二。纵隔恶性淋巴瘤的好发部位依次为前、上、中纵隔,在中纵隔是最多见的肿瘤。在前纵隔常原发于胸腺,在中纵隔多原发于淋巴结,通常侵犯两侧多组纵隔淋巴结,病变倾向于连续播散。常见的临床表现为胸骨后闷胀、多有胸骨后或后背刺痛、呼吸困难、胸腔积液、刺激性干咳、上腔静脉阻塞综合征（SVC）、发热、肝脾肿大、体重下降、瘙痒等。

纵隔恶性淋巴瘤的组织病理学类型主要有霍奇金淋巴瘤（约60%）,其次为淋巴母细胞性淋巴瘤,大细胞淋巴瘤较少见,而黏膜相关淋巴组织淋巴瘤则较为罕见,其他类型均很少见。临床治疗:一般地说患者年龄较轻,生长和播散速度更快,对化疗和放疗的反应敏感。纵隔的结节硬化型霍奇金淋巴瘤预后较好,非霍奇金淋巴瘤预后较差。

（一）霍奇金淋巴瘤

发生在纵隔的在4种主要组织学类型中,结节硬化型最多见,约占90%。

【临床特点】

（1）霍奇金淋巴瘤（Hodgkin's lymphoma,HL）发病的平均年龄为30岁,但有两个发病年龄高峰:第一个是在20~30岁,男女相等,第二个是在50岁左右,男多于女。儿童发病少见,且多为男孩。

（2）颈部淋巴结常同时受累,约50%的患者病变仅局限在纵隔内,其中多为女性,最常被侵犯的器官是肺。

（3）主要出现局部压迫所引起的症状（呼吸困难、咳嗽、胸痛）,也可由X线检查偶然发现。

【肉眼】切面呈由灰白色条索分隔的结节状病灶,分界较清,质地较硬,有时结节内有不同大小的囊腔形成,内含清亮或黏稠液体,因而在大体上有时与囊性胸腺瘤或良性胸腺囊肿难以区别;肿瘤可有包膜,与胸腺瘤不同的是,结节通常为多个,可见胸腺残留。其他肿瘤也可形成囊腔,但最多见于霍奇金淋巴瘤。

【光镜】

（1）胶原化的结缔组织部分或全部地将异常的淋巴组织分隔成孤立的细胞结节。

（2）结节内肿瘤细胞为多形性,具诊断特征的是有R-S细胞和其变异形——陷窝细胞,它们常簇状分布,并

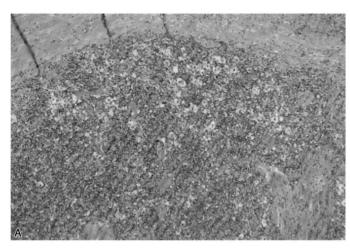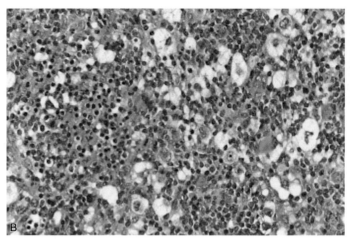

图 6-30　霍奇金淋巴瘤，结节硬化型

A.纤维组织明显增生，分隔弥漫性生长的小-中等大淋巴细胞，其间散在分布胞质透亮的大细胞；B.大细胞核仁明显，胞质淡染，可见双核及多核细胞，伴有嗜酸性粒细胞浸润

伴有小到大的淋巴细胞、浆细胞、嗜酸性粒细胞和组织细胞。

（3）该肿瘤可有大小不一的、由上皮被覆的囊腔形成，囊腔内含有透明液体或黏液性物质（图 6-30）。

其诊断特征的是有 R-S 细胞和其变异形——陷窝细胞，它们常簇状分布。典型的 R-S 细胞为一直径 15～45μm 的巨细胞，细胞质较丰富，嗜双染性，双核，互相形态相似，如同"镜影"；核圆形，染色质稀少，最突出者为各个核均有一个大而红染的包涵体样核仁，边界清晰，其周围有空晕围绕，有时可见核仁两端为平头形，R-S 细胞的双核状如一对鹰眼。陷窝细胞一般大而圆，常成串排列，位于陷窝状空隙内，有透明的或嗜酸性的丰富细胞质，细胞分界清楚，细胞核呈分叶状，染色质细腻，有小核仁。陷窝状空隙是由于甲醛溶液固定所引起的人工假象，用含汞的固定液如 B5 可避免这种情况。有的学者将霍奇金淋巴瘤分为两级：①Grade Ⅰ：少量 R-S cell；②Grade Ⅱ：较多 R-S cell，并认为 Grade Ⅰ 预后较好。

【免疫组化】Leu M1 和 CK 可分别显示其肿瘤成分与反应性上皮成分；R-S 细胞或陷窝细胞 CD15（LeuM1）和 CD30（BerH2）阳性，偶尔它们 CD20（L26）和 CD45RO（UCHL-1）阳性，绝大多数 R-S 细胞具有 IgH 或 IgL 基因重排，提示其来源于 B 淋巴细胞。反应性淋巴细胞主要表达 T 细胞相关抗原。

【鉴别诊断】当出现瘤细胞密集及周围坏死时，会误认为非霍奇金淋巴瘤（NHL）、生殖细胞肿瘤或癌；当 HL 出现明显纤维化及慢性非特异性炎细胞浸润时，可误认为硬化性纵隔炎；当 HL 出现明显淋巴滤泡增生、生发中心形成时，会误认为巨大淋巴结增生。出现上述情况，而临床及 X 线疑为恶性时，应再取活检，尤其是取病变中央部位。从纤维化改变来看，HL 除了宽厚的纤维带外，有纤细的纤维网陷入瘤细胞之间，甚至单个瘤细胞周围，而胸腺瘤则无此表现，大细胞性淋巴瘤有时可有此表现。

（二）非霍奇金淋巴瘤

纵隔内可发生许多类型的原发性非霍奇金淋巴瘤（non-Hodgkin's lymphoma，NHL），但最常见的是弥漫性大细胞淋巴瘤和淋巴母细胞性淋巴瘤，本节侧重介绍这两种类型。原发在纵隔的非霍奇金淋巴瘤最多见于前纵隔，其次为上纵隔和中纵隔。

1. 淋巴母细胞性淋巴瘤　淋巴母细胞性淋巴瘤（lymphoblastic cell lymphoma，LBL）大多来源于前 T 细胞，仅约 20% 来自前 B 细胞，可表达这些细胞在胸腺内分化各阶段的相应表型，有人认为 B-LBL 比 T-LBL 的预后好。胸腺的 LBL 也可出现纤维化和被覆上皮的囊肿形成，但比霍奇金淋巴瘤少得多。

【临床要点】

（1）最常见于青少年，好发于胸腺，男性的发病率为女性的 2～4 倍。

（2）迅速生长的纵隔肿块，患者常因纵隔的巨块而表现为急性呼吸困难，往往导致上腔静脉综合征，发病后不久即可累及骨髓、淋巴结等。

（3）常伴有胸腔积液。

【肉眼】为实性、质软的包块，无包膜形成。早期还保留胸腺轮廓。

【光镜】

（1）呈弥漫浸润性生长，肿瘤细胞中等大小，细胞之间可有较大差异。

（2）部分细胞核异型性明显，核膜表面可有沟样分割或折叠而似分叶状/花瓣样。核膜薄，清晰；染色质细腻，分布均匀似粉尘状，核仁不明显；细胞质少，可有空泡，细胞边界不清。

（3）瘤细胞之间可见许多有吞噬活性的组织细胞，散在分布呈"星空"样。

（4）核分裂指数高，生长迅速的肿瘤细胞可侵及胸腺小叶，围绕哈氏小体，浸润血管壁、纤维小梁、胸腺包膜

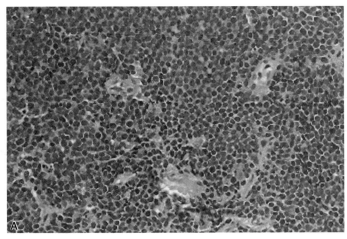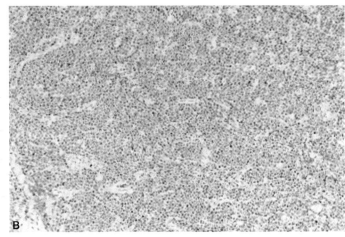

图6-31　淋巴母细胞性淋巴瘤
A.弥漫分布、核深染、幼稚的小淋巴样肿瘤细胞；B.TdT阳性

和脂肪，尤其是浸润侵犯脂肪组织是其重要的组织学特征之一。

（5）在肿瘤的周边部分，瘤细胞成单行纵队状（似"印度兵"排列）浸润在胶原纤维之间。为胸腺实质的浸润，与富于淋巴细胞的胸腺瘤相似，但淋巴细胞不典型（呈母细胞化表现，染色质很细、核扭曲、分裂象多，可见小核仁），常侵及周围脂肪、血管。瘤周有残留胸腺小叶和哈氏小体。有一点值得指出，真正的胸腺瘤极少见于儿童。胸腺的淋巴母细胞性淋巴瘤也可出现纤维化和被覆上皮的囊肿形成，但比Hodgkin病少得多。偶尔见到散在的嗜酸性粒细胞以及局灶性肉芽肿形成，坏死可十分明显，可以是自发性的或放疗后的（图6-31）。

【特殊检查】

（1）免疫组织化学：TdT、CD3、CD34、CD99阳性。

（2）分子遗传学：TCR基因重排。T-LBL的瘤细胞呈酸性磷酸酶（ACP）点状阳性。

【鉴别诊断】B1型胸腺瘤。LBL浸润累及胸腺实质时易与胸腺瘤混淆，在成人，LBL应与淋巴细胞丰富的胸腺瘤鉴别。除了在细胞形态和组织结构有各自的特点之外，LBL增殖活跃，核分裂象多见，肿瘤性淋巴母细胞异型性明显，核呈卷曲状，细胞较大；瘤细胞弥漫性生长，无小叶状结构，无胸腺小体；LCA、T和B细胞标记阳性，CK、EMA阴性。而胸腺瘤极少见于儿童；胸腺瘤常可见血管周隙；细胞异型性不明显，以成熟小淋巴细胞为主，间以上皮样胸腺细胞，其中的胸腺细胞染色质呈凝块状，核分裂不活跃。纤维组织分隔呈小叶结构，可见胸腺小体；LCA、CK、EMA阳性。

2. 大细胞淋巴瘤　大细胞淋巴瘤（large cell lymphoma，LCL）占所有非霍奇金淋巴瘤的3%左右。大细胞淋巴瘤主要分为弥漫性大细胞淋巴瘤伴有硬化和间变性大细胞淋巴瘤。前者属于B细胞系，后者属于T细胞系。

（1）原发纵隔大B细胞淋巴瘤（primary mediastinal large B-cell lymphoma，PMBL）

【临床要点】包括：①主要见于青年女性（20～40岁），男：女约为1：2，男性发病高峰在50岁左右；②呈现为纵隔内的生长迅速的巨大占位（>10cm），常伴有上腔静脉综合征（SVC），侵犯周围器官（心包、胸膜、肺、胸壁等）；③不累及淋巴结；④当疾病播散时，常累及结外其他部位（如肾、肾上腺、肝、皮肤和脑）。

该病预后差，约50%的患者不久即死于肿瘤（中位生存期18个月）；约1/3的患者有B体症（体重减轻、盗汗、发热），累及胸腔外的常见部位有肾、腹部淋巴结、肾上腺、胰腺、肝和卵巢等。治疗：按高度恶性淋巴瘤的化疗方案并辅之以放疗，可明显地降低复发概率。

【肉眼】肿瘤呈实性，肿瘤的最大径常大于10cm。切面呈淡黄色，结节或分叶状有灶性凝固性坏死。

【光镜】包括：①肿瘤细胞大，类似中心母细胞或免疫母细胞，呈弥漫性生长，常伴有大片坏死；②瘤细胞核大，形状不规则，有时呈多核或分叶状核，染色质深染，核仁明显；胞质丰富，淡染或透明；③存在明显的肿瘤细胞血管内皮下浸润；④粗细不一的条索状胶原化纤维结缔组织围绕分隔肿瘤细胞呈簇状，即特征性的"分隔间样"结构，若纤维化很明显，可有透明变性，纤细的纤维将肿瘤细胞分隔成单个；⑤可侵入胸腺内及胸腺周脂肪、血管壁、胸膜、肺等组织（图6-32A、B）。

【免疫组化】

1）免疫组织化学：大部分为B细胞来源，LCA、CD20、CD79α阳性，CD30可阳性，但反应弱，常为局灶性。Bcl-6及CD10呈阳性表达。少数为T细胞性，CD3、CD45RO阳性。若某些肿瘤Ig和CD21阳性，则提示肿瘤可能原发于纵隔淋巴结。根据弥漫性大细胞淋巴瘤的免疫表型与胸腺MALT淋巴瘤很相似，有人认为，部分该型肿瘤可能与分化差、恶性度增高的MALT淋巴瘤有关。

2）分子遗传学：有Ig重链或轻链基因重排，未见有TCRβ链基因、Bcl-2基因重排，个别病例有Bcl-6基因重排（约6%）。在肿瘤相关基因方面，p53基因点突变较为常

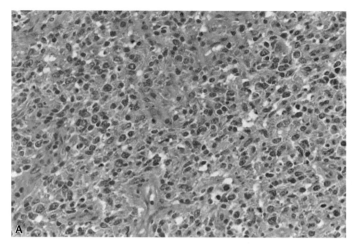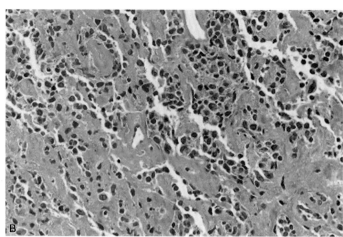

图 6-32　原发纵隔大 B 细胞淋巴瘤
A. 中-大的肿瘤细胞弥漫成片,可见核分裂象;B. 粗细不一的条索状胶原化纤维结缔组织围绕分隔肿瘤细胞呈簇状

见,可见 c-myc 基因异常,尚未发现有 ras 基因突变。

【鉴别诊断】 包括:①霍奇金淋巴瘤;②间变性大细胞淋巴瘤;③胸腺瘤。

(2) 间变性大细胞淋巴瘤:间变性大细胞淋巴瘤(anaplastic large cell lymphoma,ALCL)约占成人非霍奇金淋巴瘤的 3%,占儿童成熟型非霍奇金淋巴瘤的 15%～20%。根据 ALK 基因是否与其他基因异位(最常见的是 NPM1)而分为 ALK 阳性和阴性 ALCL。儿童 ALCL90% 以上 ALK 阳性,成人 ALC 约 50% ALK 阳性。

【病理变化】 包括:①肿瘤为 T 细胞或裸细胞性。②瘤细胞常互相黏附,排列成片状或结节状,有时在淋巴结窦内生长。细胞相当大,多形性和异型性极明显,瘤巨细胞常见。③染色质均匀分布,核仁大而明显,常见核分裂象。细胞核为多形性、双核或多叶核,类似 R-S 细胞,细胞质丰富,中度嗜碱性,边界清晰,细胞膜呈印模样。④瘤细胞间常散在有多量反应性巨噬细胞,可吞噬红细胞;很少有成熟的淋巴细胞、浆细胞浸润。⑤小血管较多(图 6-33)。

【特殊检查】

1) 免疫组织化学染色:LCA、EMA 阳性、ALK-1 阳性定位在细胞核、核膜或胞质,CD30 呈强的膜阳性和核旁点状阳性。

2) 分子遗传学:t(2;5)(p23;q35)。

【鉴别诊断】 癌(CK)、黑色素瘤(S-100)、纵隔大 B 细胞淋巴瘤(CD20)、经典型霍奇金淋巴瘤(CD15);间变性大细胞淋巴瘤(CD3、EMA、ALK)。

大细胞淋巴瘤有多种变异型,可引起误诊。有时见到宽的纤维带,将肿瘤细胞分隔成片,与癌、生殖细胞肿瘤或内分泌细胞肿瘤相似。此肿瘤容易误诊的另一些因素是:当出现血管周围淋巴细胞积聚时,易与胸腺瘤的血管周间隙混淆;由于甲醛溶液固定导致的胞质透亮,会误为胸腺上皮;当出现较多组织细胞浸润时,可误为真性组织细胞性淋巴瘤。

在大细胞淋巴瘤组织中有时可见残存的胸腺上皮细胞被瘤细胞包围呈岛屿状,有时也可见到哈氏小体;残存的胸

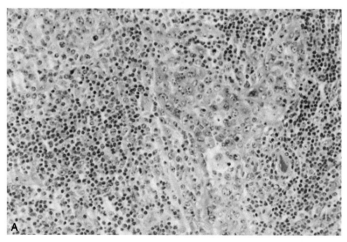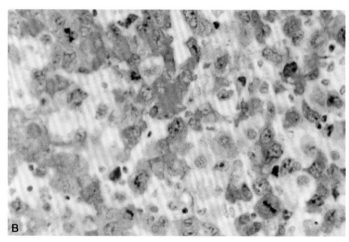

图 6-33　间变性大细胞淋巴瘤
A. 瘤细胞互相黏附,排列成片状或结节状,细胞相当大,多形性和异型性极明显,类似 R-S 细胞;B. ALK1 阳性(照片由复旦大学　李小秋教授提供)

腺上皮可呈现囊性变等退行性改变或增生性改变,这些均为胸腺对肿瘤的反应。此种情况下免疫组化染色就像一把"双刃剑",尤其在小活检时,CK 强阳性可能被理解为倾向诊断为胸腺瘤的证据,需要注意的是淋巴瘤时胸腺上皮 CK 阳性呈拉长的分枝状、成串排列,而胸腺瘤中 CK 阳性则为广泛地散在分布,呈疏松的网状结构。在大细胞淋巴瘤中另一个可观察到的现象是瘤细胞围绕和浸润中、小血管,形成血管中心性特征,类似于血管中心性 T 细胞淋巴瘤。Perrone 等报道了 60 例纵隔大细胞淋巴瘤,几乎均不同程度地存在明显的肿瘤细胞血管内皮下浸润。一般情况下,这种现象占该型肿瘤的 1/4 左右,几乎均为 B 细胞性。一个偶尔可见的相关现象是瘤细胞在淋巴管内形成瘤栓。另一个不多见但很重要的特征是肿瘤性淋巴细胞背景中散在有奇异、多形性、常为多叶、多核的大肿瘤细胞,这种形态极易被误诊为霍奇金淋巴瘤,须依靠免疫组化鉴别:这些 R-S 细胞样瘤细胞 LCA、L26(CD20)阳性,CD30 和 Leu-M1 阴性。

简而言之,纵隔原发性大细胞淋巴瘤在组织学和免疫表型上异质性相当明显。

（3）变异型

1）伴有硬化的弥漫性大细胞淋巴瘤(diffuse large-cell lymphoma with sclerosis):约 25% 的大细胞淋巴瘤可伴有硬化,最容易引起误诊。厚度不一的条索状胶原化纤维结缔组织围绕分隔肿瘤细胞呈簇状,即特征性的"分隔间样"结构,有时可类似上皮性肿瘤的结构。若纤维化很明显,可有透明变性,纤细的纤维将肿瘤细胞分隔成单个。有人认为纤维化明显的病例预后较好。

【鉴别诊断】包括:①HD:宽束纤维结缔组织将瘤细胞分割成结节状,易见陷窝型 R-S 细胞;瘤细胞 CD15(LeuM1)和 CD30 阳性,LCA 阴性;②间变性大细胞淋巴瘤:肿瘤细胞很大,呈高度多形性和异型性,很少有炎细胞浸润;CD15(LeuM1)阴性,CD30、ALK 蛋白、LCA、UCHL1 阳性,可有 TCR 或 NPM/ALK 重排。

2）CD30 阳性的间变性大细胞淋巴瘤(CD30+ anaplastic large-cell lymphoma,ALCL):瘤细胞常互相黏附,排列成片状或结节状。细胞相当大,多形性和异型性极明显,瘤巨细胞常见。染色质均匀分布,核仁大而明显,常见核分裂象。细胞核为多形性、双核或多叶核,类似 R-S 细胞,细胞质丰富,中度嗜碱性,边界清晰,细胞膜呈印模样。瘤细胞间常散在有多量反应性巨噬细胞,可吞噬红细胞;很少成熟淋巴细胞、浆细胞浸润;小血管较多（图 6-34A）。

【免疫组化】ALK 蛋白、LCA 阳性,CD30 呈强的膜阳性和核旁点状阳性（图 6-34B）,约 70% 病例 EMA 也呈类似方式的阳性,大部分肿瘤属 T 细胞性,少数表达 B 细胞抗原或同时 T、B 细胞皆阳性。分子遗传学特征:t(2;5)(p23;q35)。

3）其他少见的变异型

Ⅰ.纵隔透明细胞淋巴瘤(clear cell lymphoma of the mediastinum):少见,约占 10%,以大淋巴样细胞弥漫增生,细胞质丰富,透明,呈淡红色为特征。若伴有纤维化时,须进行免疫组织标记,与转移性透明细胞癌或精原细胞瘤鉴别。后者多见于青年男性,由单一性瘤细胞组成,瘤细胞较大,多边形,边界清晰,细胞质透亮,糖原丰富,PAS 染色阳性;核大而圆,深染,居中,呈不规则缠绕状,核分裂常见。瘤细胞常排列成小巢状或不规则致密的腺泡状,间质为纤细的纤维组织,其内含微细的小血管,有较多成熟的淋巴细胞及浆细胞浸润,甚至形成滤泡样结构,可见上皮样肉芽肿。免疫组化:胎盘碱性磷酸酶、Leu7 阳性,LCA、CK 阴性。

Ⅱ.印戒细胞淋巴瘤(signet-ring-cell lymphoma):肿瘤细胞质内出现空泡或 Ig 包涵体(PAS 阳性)而将核挤向外周,呈印戒样外观（图 6-34C）。此型易与脂肪肉瘤或转移性胃肠道印戒细胞癌混淆,鉴别:肿瘤细胞 LCA、L26 强阳性。

Ⅲ.嗜生发中心的大细胞淋巴瘤(germinotropic large-cell lymphoma):大量淋巴样组织形成滤泡状结构,有明显的生发中心;大而成串的异型淋巴瘤细胞围绕在滤泡的外层并侵犯帽区。瘤细胞核人,呈 B 细胞性。此型易与原发或转移性癌,转移性黑色素瘤或精原细胞瘤混淆。

Ⅳ.多形性大细胞淋巴瘤(pleomorphic large-cell lymphoma):这种肉瘤样肿瘤表现为成片散在的大多形性肿瘤细胞伴大量坏死区域。肿瘤细胞形状不规则,细胞核多形性明显,染色质浓染,有明显嗜酸性的核仁;细胞质有明显的空泡化,类似恶性纤维组织细胞瘤或多形性脂肪肉瘤,肿瘤内常见病理性核分裂。免疫组化:LCA、L26 阳性,CK、EMA、CEA、CD30、HMB45 等均为阴性。

Ⅴ.梭形细胞淋巴瘤(spindle cell lymphoma):由大量梭形瘤细胞组成,核圆或椭圆形,细胞质淡伊红色。纤细的纤维索沿纵轴平行围绕瘤细胞,在一些区域瘤细胞可呈车辐状排列（图 6-34D）。

【免疫组化】LCA、CD20 阳性。上皮、间叶肿瘤标志阴性,T 细胞标志和 CD30 亦阴性。此型易与各种梭形细胞的肉瘤混淆,确诊主要根据常规淋巴瘤圆形瘤细胞的区域以及免疫组化染色。

3. 黏膜相关淋巴组织淋巴瘤(mucosa-associated lymphoid tissue lymphoma,MALT lymphoma)MALT 型淋巴瘤发生在胸腺较罕见。报道病例的 80% 为亚洲人。多为 60 岁 ～80 岁的女性(男:女为 1:3)。

【巨检】肿瘤有包膜,最大径可达 9～12cm,切面淡棕色,散布有充满黏液的囊腔。可有多个囊腔形成,内有黏稠的黏液状物。

【镜下】包括:①囊腔壁衬有单层或多层上皮细胞,形成特征性的淋巴上皮病变(lymphoepithelial lesion);囊腔内为含胆固醇裂隙,其他部分是密集浸润的边缘区 B 细胞(中

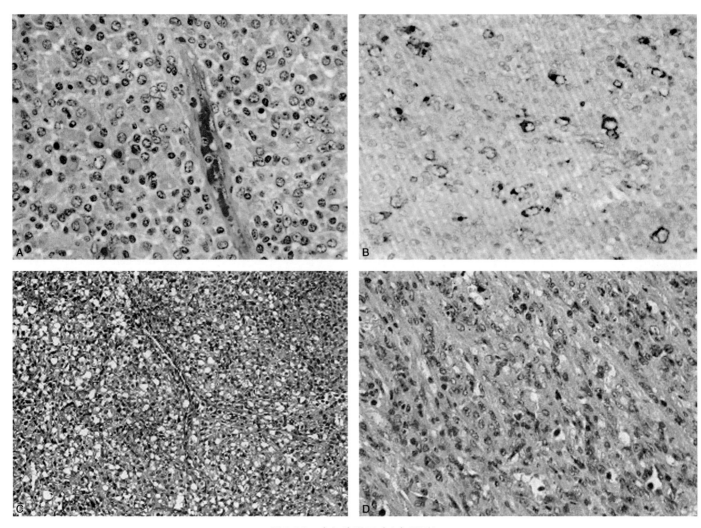

图6-34 大细胞淋巴瘤(变异型)

A. CD30 阳性 ALCL;B. CD30 呈强的膜阳性和核旁点状阳性;C. 印戒细胞淋巴瘤;D. 梭形细胞淋巴瘤(照片 A、B 由复旦大学李小秋教授提供;照片 C 由上海瑞金医院金晓龙教授提供)

心细胞样细胞 centrocyte-like,CCL)呈弥漫性生长,伴有浆细胞和小淋巴细胞浸润。②细胞核形状不规则,相对丰富的细胞质呈细颗粒状,边界清晰;核分裂<1/10HPF。③有些地方有含生发中心的反应性淋巴滤泡形成。④肿瘤组织中有浆细胞和小的成熟淋巴细胞浸润,可见哈氏小体,中央往往角化。瘤细胞往往浸润哈氏小体形成淋巴上皮病变,也可浸润衬覆囊腔壁的上皮细胞之间(图6-35)。

【免疫组化】 中心细胞样瘤细胞呈边缘区细胞标志 IR-TA1 阳性,LCA、L26、CD20、CD79a、bcl-2 阳性,>70% 病例 IgA 阳性;IgD、CD3、CD5、CD23 和 CD10 阴性;少量小淋巴胞 CD3 和 UCHL1 阳性;上皮成分 AE1/AE3 阳性,比 HE 染色时的范围要广,而且呈分枝状。

【分子病理】 有 Ig 重链基因重排、κ 轻链连接区基因和 TCRβ 链基因重排。

【鉴别诊断】 包括:①瘤细胞混有小淋巴细胞,以及分枝状上皮成分易与胸腺瘤混淆。在胸腺瘤,常可见扩大的血管周隙。淋巴细胞成分为成熟的小淋巴细胞,表达 T 细胞表型。而在 MALT 淋巴瘤,为 CCL 细胞、小淋巴细胞、未成熟

细胞和浆细胞,瘤细胞为单克隆性的 B 细胞增生,有 Ig 重链基因重排。②胸腺囊肿、胸腺滤泡增生均为反应性增生,胸腺的小叶状结构保存完好,没有 CD20 阳性的中心细胞样瘤细胞的弥漫性增生。后者常伴有重症肌无力。

一般认为 MALT 淋巴瘤是指瘤细胞较小、恶性程度较低的 MALT 部位的淋巴瘤,而此部位的恶性程度较高的淋巴瘤诊断为弥漫性大 B 细胞淋巴瘤,而不是高度恶性 MALT 淋巴瘤。如果 MALT 淋巴瘤中大细胞成分在 5% ~ 10% (成串大细胞>20 个),可诊断为弥漫性大 B 细胞淋巴瘤伴 MALT 淋巴瘤区域。MALT 淋巴瘤的分级以及与 DLBCL 的关系值得进一步研究。

(三)纵隔组织细胞和树突细胞肿瘤

参与免疫反应的辅助免疫系统细胞(单核细胞及其相关细胞)有两大类。一类是抗原呈递细胞即各种树突状细胞;另一类是抗原处理细胞即吞噬细胞。吞噬细胞胞来源于骨髓干细胞,分化成熟后进入血液称为单核细胞,当其进入淋巴组织和各组织器官,则称为组织细胞、巨噬细胞等。树突细胞主要包括滤泡树突细胞(follicular dendritic cell,

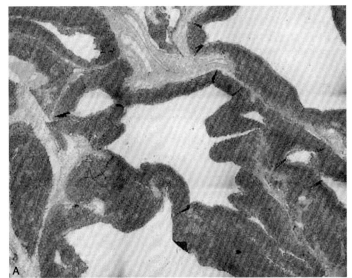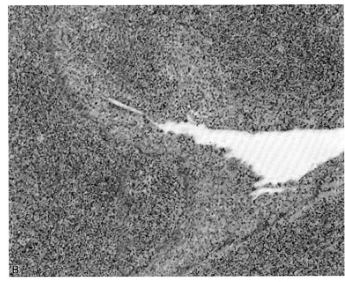

图 6-35 MALT 型淋巴瘤
A. 肿瘤形成囊腔;B. 密集浸润的边缘区 B 细胞呈弥漫性生长,囊腔表面为特征性的淋巴上皮病变

FDC)、指状突树突细胞(interdigitating dendritic cell,IDC)、朗格汉斯细胞(langerhans cell,LC)和成纤维细胞性树突状细胞/成纤维细胞性网状细胞(FRC)。目前认为 FDC 与 FRC 来源于间质干细胞,而 IDC 与 LC 则来源于骨髓造血干细胞。从上述细胞发生的肿瘤较少见,多发生于纵隔淋巴结。由于 EBUS 等技术的发展,在日常诊断工作中需要注意鉴别诊断。

1. 组织细胞肉瘤　组织细胞肉瘤(histiocytic sarcoma,HS)为组织学特点与免疫表型相似于正常组织细胞的恶性肿瘤。瘤细胞大(直径>20μm),核偏位、卵圆形、肾形或脑回状,核分裂象 10~30/10HPF;胞质丰富,嗜酸性,多核瘤巨细胞常见;背景有各种炎细胞。瘤细胞弥漫成片生长 CD163 及 CD68 是较特异的标记抗体。

【鉴别诊断】指状突树突细胞肉瘤:瘤细胞以梭形为主,S-100 阳性;CD68 亦阳性。

2. 滤泡树突细胞肉瘤　滤泡树突细胞肉瘤(follicular dendritic cell sarcoma,FDCS)是发生于淋巴滤泡生发中心树突细胞的低到中度恶性肿瘤。少见,年轻成人多发,无性别差异。以颈淋巴结最多见,常累及纵隔。

【光镜】瘤细胞呈卵圆形或梭形,编织状、漩涡状或席纹状排列;瘤细胞边界不清,异型性不明显;散在少量小淋巴细胞、浆细胞浸润。

【免疫组化】FDCS 标记 CD21、CD23 和 CD35 阳性,部分病例 S-100、CD68 和 EMA 阳性。CK、CD1a、CD34 阴性。

3. 指状突树突细胞　指状突树突细胞肉瘤(interdigitating dendritic cell sarcoma,IDCS)是发生于淋巴组织 T 区 IDC 的中度恶性肿瘤。少见,好发于成年男性的淋巴结。

【光镜】总体上与 FDCS 相似,间质内 CD3 阳性 T 淋巴细胞和浆细胞浸润较多。核分裂象<5/10HPF。

【免疫组化】瘤细胞 S-100 强表达,CD68、CD45 和

Fascin 弱表达。CD21、CD23 和 CD35 阴性(与 FDCS 相反)。

4. 其他少见树突细胞肿瘤(other rare dendritic cell tumors)　笔者曾报道一例 CK 阳性间质网状细胞肿瘤(cytokeratin-positive interstitial reticulum cell tumor),该瘤发生于 FRC 的一个亚型:CK 阳性的间质网状细胞(cytokeratin-positive intestitial reticulum cell,CIRC)。CIRC 主要分布在淋巴结滤泡外的皮质和髓质,特别是沿着血管分布。可能是由于易误诊为转移癌的缘故,目前报道的 CIRC 肿瘤仅 10 例左右,一般位于从颈部到纵隔的多个淋巴结[10]。

【光镜】中-大的卵圆形、梭形的瘤细胞,轻-中度异型性;核仁明显、胞质丰富,核分裂象 2~30/10HPF;排列成界限不清的索状或车辐状,背景有数量不等的炎细胞,可有坏死和多核瘤巨细胞。

【免疫组化】瘤细胞共同表达 CK(CK8,CK18)、Vim、SMA 和 p53,部分表达 CD68。

六、神经源性肿瘤

神经源性肿瘤是后纵隔最常见的肿瘤,但亦可见于纵隔其他区域。主要是交感神经系统和外周神经两类。年龄与肿瘤有一定的关系,1 岁以内多为神经母细胞瘤和节细胞神经母细胞瘤;10 岁以前是交感神经系统肿瘤;20 岁以后是节细胞神经瘤、副节瘤和神经鞘瘤。X 线上,交感神经系统肿瘤呈长形、圆锥形,神经鞘瘤则呈圆形,界限清楚。

(一)交感神经系统肿瘤

发生在纵隔的交感神经系统肿瘤与腹膜后者相比分化要好一些。

1. 神经母细胞瘤(neuroblastoma)　在纵隔不多见,主要见于后纵隔,发病者几乎均为儿童。

【光镜】瘤组织弥漫分布,排列成片,间质很少。有的

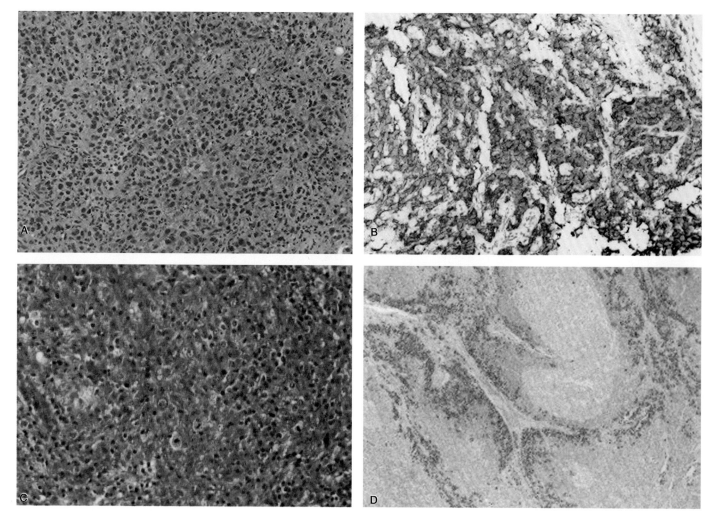

图 6-36　树突细胞肿瘤

A. 滤泡树突细胞肉瘤：编织状、漩涡状或席纹状排列；B. 肿瘤细胞 CD23 阳性；C. CK 阳性间质网状细胞肿瘤：排列成界限不清的索状或车辐状，背景有数量不等的炎细胞；D. CK 阳性肿瘤细胞呈特征性的生长方式，沿淋巴滤泡外浸润

被纤细的纤维将其分隔成小叶状或巢状。瘤细胞分化程度不一，未分化者为小圆形、卵圆形神经母细胞，大小较一致，核染色较深，可见较多分裂象，胞质较少。低分化者，瘤细胞稍大，呈圆形、卵圆形、短梭形，核染色质较淡且分散，可见小核仁。有的可见假菊形团形成，其中央为纤细的神经原纤维。有些细胞如进一步向节细胞分化，则胞体增大，胞质丰富，呈嗜酸性椭圆形或多边形，核亦增大呈卵圆形，染色质呈泡状，核仁明显。瘤细胞之间为纤细的神经原纤维。如瘤组织中节细胞形成较多，亦可称为节细胞神经母细胞瘤（gangglioneuroblastoma）（图 6-37）。

【免疫组化】　神经标记物 NSE、NF、Syn、CgA、PGP9.5 及 VIP 均可表达，以 NSE 最为敏感，GFAP 阴性。

【分子病理】　大约 80% 患者显示，1 号染色体短臂 ip32 和 ipter 之间的缺失和 50% 以上有 N-myc 癌基因扩增。

2. 节细胞神经瘤（ganglion neuroma）　以年长儿童及成人多见，是交感神经系统肿瘤中最常见的。偶尔，可伴有胸腺囊肿（图 6-38）。

【肉眼】　有光滑完整的包膜，触之软，切面灰黄色，可含

有囊性变、脂肪变，但不易见到新鲜坏死。

【光镜】　为成熟的节细胞和梭形细胞混合组成。节细胞常多核、成簇。常见局灶性淋巴细胞积聚，注意不要当作不成熟的神经母细胞。可以是多发性，发生在不同部位，互相间分化程度不一致。

交感神经系统肿瘤的预后与肿瘤分化程度有关，由于胸腔发生者比腹膜后者分化为好，故预后比腹膜后（尤其是肾上腺）好。节细胞神经瘤切除后可治愈，节细胞神经母细胞瘤大部分可以治愈，只有神经母细胞瘤预后不良。

（二）外周神经肿瘤

外周神经肿瘤（peripheral nerve tumors）有三种：神经鞘瘤、神经纤维瘤和恶性神经鞘瘤。与发生在其他部位无包膜的神经纤维瘤相比，纵隔的神经纤维瘤有包膜，这可能是因为纵隔发生者长得较大的缘故，故有无包膜不能作为纵隔神经纤维瘤的鉴别点（图 6-39）。另一个特点是肿瘤发生退变十分明显，如脂肪变、出血、囊腔形成，也可能与肿瘤体积大有关。神经鞘瘤出现明显囊性变和其他退变时称为老化神经鞘瘤（ancient neurilemmoma），意

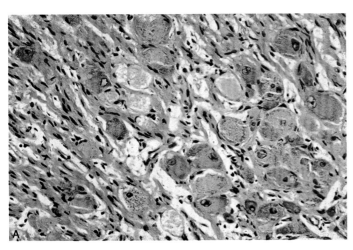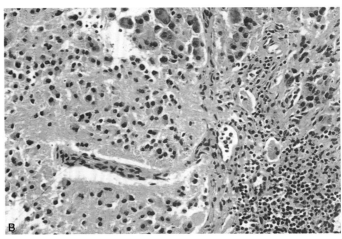

图 6-37　节细胞神经母细胞瘤
A. 瘤组织中分化好的神经节细胞；B. 同上例，瘤组织由少数未分化成熟的节细胞及神经母细胞构成，右下见淋巴细胞浸润

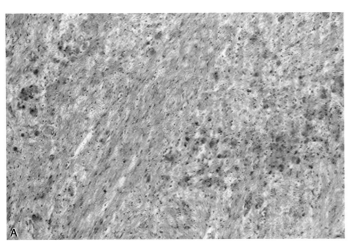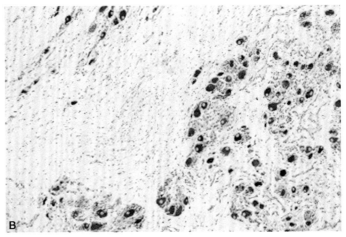

图 6-38　节细胞神经瘤
A. 瘤组织由节细胞和梭形神经纤维构成；B. 节细胞 SHDA 表达阳性

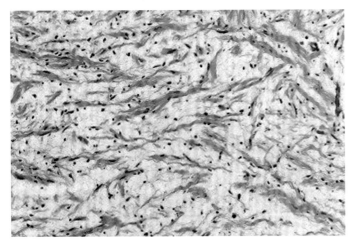

图 6-39　神经纤维瘤
瘤细胞细长梭形，呈波浪状，肿瘤间质疏

指肿瘤已生长很久（图 6-40）。多数良性外周神经肿瘤无症状，而是 X 线检查中偶然发现。当神经鞘瘤细胞丰富时易当作肉瘤，但找不到核分裂是鉴别要点。神经纤维瘤

和神经鞘瘤切除后可治愈。

纵隔恶性神经鞘瘤可以是新发生，但较常见的是由神经纤维瘤病恶变而来。早期恶变时，组织学上仅表现为细胞数稍增多，故不易认作恶性。恶变明显时出现异型性，而又难以辨认原来的良性神经纤维瘤背景，此时主要依靠病史提供从神经纤维瘤恶变而来。恶性神经鞘瘤出现腺管分化或横纹肌母细胞特征（蝾螈瘤）时，预后不良。

七、副神经节瘤

多数纵隔副神经节瘤（paraganglioma）发生于有化学感受器的组织部位，亦称化学感受器瘤（chemodectoma），故以靠近心脏底部的前上纵隔为多。还可见于主动脉的交感神经节而在脊柱旁的后纵隔出现。形态上与其他部位者相同。

大部分副神经节瘤是无功能性的，但有时（尤其是与交感神经关联时）则出现高血压及肾上腺外嗜铬细胞瘤的表现。目前仍将肾上腺髓质发生的副神经节瘤称为嗜铬细胞瘤，无论其有无功能表现。

传统上认为纵隔的副神经节瘤是良性肿瘤，但通过长期

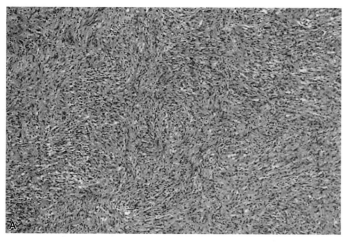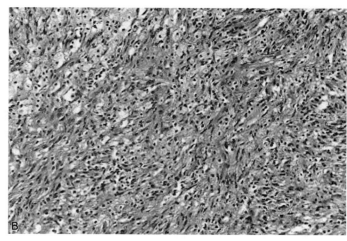

图 6-40 神经鞘瘤

A. 肿瘤组织排列成密集区（Antoni A）及稀疏区（Antoni B）2 种区域，密集区梭形肿瘤细胞呈栅栏状及漩涡状排列；B. 稀疏区瘤组织疏松，含有大量噬脂细胞和扩张的血管丛

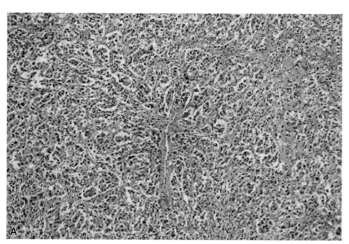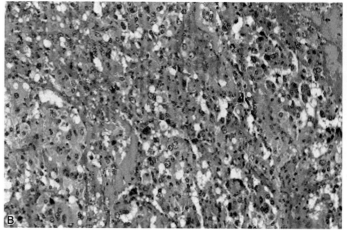

图 6-41 副神经节瘤

A. 瘤细胞排列成腺泡状或团块状，其间为富于血管的纤维组织；B. 细胞较大，核圆，胞质丰富，异型性不明显。S-100 蛋白、MBP 可呈阳性

追随观察，发现有一半患者肿瘤呈侵袭性生长，死亡率高。

八、间叶组织肿瘤

（一）脂肪组织肿瘤

纵隔良性间叶性肿瘤中以脂肪瘤为最多，常位于膈上，长得很大，有时可伸展至两侧胸腔而不能切除彻底。应多取材寻找有无胸腺组织以排除胸腺脂肪瘤。另外，还需与脂肪瘤病鉴别，后者为成熟脂肪组织的弥漫堆积，可见于肥胖、Cushing 病或应用激素。婴儿则需考虑有无脂肪母细胞瘤的可能。纵隔脂肪肉瘤有时与大腿和腹膜后脂肪肉瘤同时发生。如肿瘤中有胸腺组织，应称为胸腺脂肪肉瘤。此外，纵隔亦可发生冬眠瘤。

（二）淋巴管瘤及淋巴管平滑肌瘤

纵隔常见淋巴管瘤（lymphangioma），以儿童多见，几乎都见于女性。而淋巴管平滑肌瘤（lymphangioleiomyoma）少见（图 6-42），多见于育龄女性。两者大多都位于前上纵隔，常与颈部相连。

【光镜】淋巴管平滑肌瘤由不规则裂隙状的淋巴管及其周围成熟的平滑肌组织构成，并常见淋巴细胞聚集。

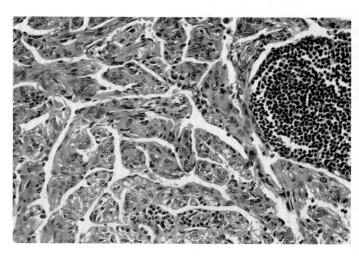

图 6-42 淋巴管平滑肌瘤

见裂隙状淋巴管及平滑肌，并有淋巴细胞聚集

（三）血管源性肿瘤

成人血管瘤以海绵状多见,镜下为扩张的管腔被以扁平的内皮,有纤维间隔,出现灶性血栓形成、钙化和胆固醇性肉芽肿,切除可治愈(图6-43)。儿童的血管瘤则细胞丰富(良性血管内皮细胞瘤)。也可见到血管外皮细胞瘤,但如发生于前上纵隔,则常为胸腺瘤的血管周细胞瘤型。其他还见到组织细胞样(上皮样)血管内皮细胞瘤、血管肉瘤。有的血管肉瘤在恶性生殖细胞肿瘤的基础上发生。

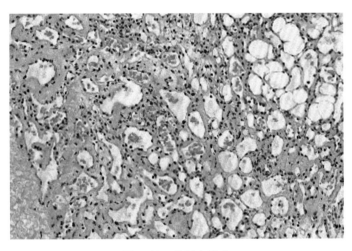

图6-43 纵隔血管瘤
筛孔状排列的扩张血管腔被以扁平的内皮,有纤维间隔

（四）孤立性纤维瘤

纵隔的孤立性纤维瘤(solitary fibroma)与胸膜的孤立性纤维瘤(也称孤立性纤维性间皮瘤)相同,也可能是从纵隔胸膜发生,但也可以是纵隔(包括胸腺)间质原发。组织学及预后与胸膜者相同。纵隔的其他恶性间叶组织肿瘤有平滑肌肉瘤、恶性间叶瘤、恶性纤维组织细胞瘤和滑膜肉瘤等。

九、其他肿瘤和瘤样病变

（一）巨大淋巴结增生

巨大淋巴结增生(giant lymph node hyperplasia)亦名血管滤泡性淋巴组织增生,又名 Castleman 病,好发于 30 ~ 40 岁患者的纵隔淋巴结,常见于前纵隔、肺门、后纵隔及隆突区,偶见于肺裂之间,但也可见于其他部位淋巴结。肉眼呈结节性肿块,大小为 2 ~ 16cm,平均约为 6cm,表面常有富于血管的淡红褐色被膜,质韧,切面呈暗红褐色或淡黄色。

【光镜】 有两种形态:一是血管滤泡型,多见(约占90%),淋巴结结构不完整,出现很多增大的淋巴滤泡样结构,无明显的生发中心,但其中可见一根或数根增生的小动脉,动脉内皮细胞肿胀,管壁增厚、玻璃样变;滤泡周围可见由多层、环心排列的淋巴细胞形成较厚的帽带区;滤泡之间为增生的毛细血管后静脉,其间浸润淋巴细胞、浆细胞及免疫母细胞;二是浆细胞型,少见(约占10%),除滤泡生发中心明显外,常有大量不同分化阶段的浆细胞浸润,并有 Russell 小体形成(图6-44)。

【鉴别诊断】 过去常误诊为胸腺瘤,因将其滤泡中心透明变性误认为哈氏小体。其他还需与反应性滤泡增生、滤泡型淋巴瘤、霍奇金淋巴瘤等鉴别。

（二）髓外造血

髓外造血(extramedullary hematopoiesis)呈现为孤立性纵隔包块,常位于脊柱旁。原发病见于遗传性球形红细胞增多症或地中海贫血。在纤维性的背景中,未成熟的骨髓前体细胞与不典型的巨核细胞混合在一起。

（三）异位组织

1. 异位甲状腺 纵隔内甲状腺大多原发于颈部,以后向下伸展部分落入胸内。多数病例为甲状腺肿,少数为腺瘤,极少数为甲状腺癌。

2. 异位甲状旁腺 有些有蒂与甲状腺相连,另一些位于胸腺内或与胸腺紧密相连。可发生增生和腺瘤。

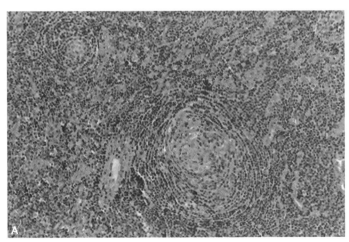

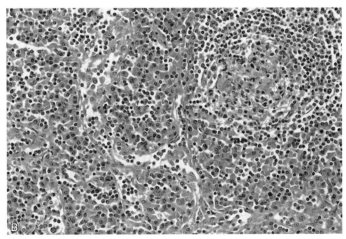

图6-44 巨大淋巴结增生
A. 血管滤泡型:淋巴滤泡明显增生、增大;小血管长入滤泡内,滤泡周边淋巴细胞分层状排列;B. 浆细胞型:淋巴滤泡(右)及大量浆细胞浸润

（四）脑膜瘤

脑膜瘤（meningioma）可见于后纵隔，与交感神经链相关，可能来自星状神经节（stellate ganglion），其形态和颅内脑膜瘤相同。

（五）淀粉样瘤

淀粉样瘤（amyloid tumour）罕见，一般位于前上纵隔。肉眼呈结节状，有包膜，大小为 8～10cm。光镜下为由同质性淡嗜伊红色淀粉样物质组成，可见少量炎症细胞和多核巨细胞。淀粉样物质 PAS 及刚果红染色阳性（偏光镜下呈绿色荧光）。

十、转移性肿瘤

有些转移到纵隔的肿瘤在临床和 X 线上相似于原发性肿瘤，其中最突出的是肺的小细胞癌，可在纵隔表现为巨大肿块而支气管内肿瘤很小，甚至发现不了，它可以直接侵袭至纵隔也可经淋巴结转移到纵隔。其他类型肺癌也见类似表现。

直接浸润到纵隔的还有来自食管、胸膜、胸壁、脊椎和气管的肿瘤。组织学特征与纵隔肿瘤类似的转移性肿瘤可来自乳腺、甲状腺、喉、肾、前列腺、生殖腺及恶性黑色素瘤。转移性肿瘤最初主要累及淋巴结，故以中纵隔为中心（此处淋巴结最多）。

第二节　胸　膜

胸膜的病理诊断主要有两个目的：一是决定胸水的性质，二是决定胸膜包块的诊断。供病理诊断的标本有三种：胸水、穿刺活检及手术切除的组织。

一、非肿瘤性病变

（一）胸膜疝

胸膜疝（pleural hernia）主要见于三个部位：以膈后方的胸腹膜孔为最多，左边多于右边，在胸腔内出现含气的肠袢；其次是膈附着的胸骨和肋骨处出现的胸骨旁疝，可使腹膜的疝囊突入心包囊内；少见的部位是胸膜突入肋间隙形成含有肺组织的胸膜疝。

（二）胸膜炎

肺部的任何炎症都可累及胸膜胸膜炎，导致胸膜炎（pleuritis），而当肺的炎症吸收后可遗留下胸膜两层的融合（粘连）、增厚，可达数厘米之厚，其包绕的肺组织可完全正常，仅是肺膨胀受到限制，当剥去增厚的胸膜后，肺功能获得改善。胸腔穿透伤造成血肿后机化则可致胸膜明显增厚，宜在伤后 3～5 周行剥脱术。镜下为血肿机化，主要是纤维组织，缺乏弹力纤维，说明间皮下的结缔组织未参与机化过程。

（三）结核

结核（tuberculosis）感染途径可有多种，如肺结核的直接累及或血源性感染等。在胸膜纤维性组织中见有结核性肉芽肿，可有或无干酪样坏死。有的可出现胸腔积液。

（四）风湿病

风湿病（rheumatism）偶尔也见于肺和胸膜，导致胸膜炎及胸腔积液。胸膜活检虽无特异性变化，但当围绕纤维素的栅状梭形细胞出现并垂直于胸膜表面时应想到风湿病的可能。胸水中可见上皮样细胞、巨细胞、胆固醇结晶和大量间皮细胞。

（五）子宫内膜异位

胸膜和纵隔可见到子宫内膜异位（endometrosis），以右侧为多，并伴有腹腔内的子宫内膜异位。可继发出血、坏死，由于出血、坏死可有炎症反应及胆固醇性肉芽肿。

（六）淀粉样物质沉着症

全身淀粉样物质沉着症（amyloidosis）可累及胸膜，穿刺活检可获诊断。镜下为同质性淡嗜伊红淀粉样物质，可见少量炎症细胞和多核巨细胞。淀粉样物质 PAS 及刚果红染色阳性。

（七）真菌感染

当机体免疫功能低下，或因大量应用免疫抑制剂时，可出现胸膜的真菌感染（mycotic infection），如隐球菌、曲菌、念珠菌等，可由肺部真菌感染扩散，或血源性播散而来。镜下可见菌体、菌丝或芽胞。可用 PAS 或六胺银染色显示。

（八）石棉沉着症

石棉沉着症（asbestosis）。石棉是一种水化纤维性硅酸盐，主要用于建筑材料。根据石棉的种类、纤维的大小、接触时间等因素，致病后的表现有所不同。引起胸膜的病变主要是胸膜纤维化结节和间皮瘤。

胸膜结节由透明变的纤维组织构成，主要见于壁层胸膜前方及后侧方的肋间处和膈顶。时间长者可钙化。在无石棉接触史中也可见到。长期大量接触石棉的人群中 2%～3%（甚至达 10%）发生间皮瘤，潜伏期达 20 年以上。约 1/3 的间皮瘤无石棉接触史。

（九）胸膜钙化纤维性假瘤

胸膜钙化纤维性假瘤（calcifying fibrous pseudotomor），又称胸膜斑，发生于脏层胸膜。实性扁平斑块，呈蜡烛滴样，边界清楚，灰白色，有光泽。镜下基本为胶原纤维，表面被覆扁平的间皮细胞。可见钙盐沉积，常有砂粒体形成（图 6-45）。

（十）弥漫性胸膜纤维化

弥漫性胸膜纤维化（diffuse pleural fibrosis）常继发于严重的胸膜腔感染，尤其是伴有渗出性胸腔积液时，如结核、类风湿关节炎累及胸膜。石棉和放射性损伤也可以引起此类病变。病变主要为胸膜弥漫性增厚，以纤维化为主，伴有胶原化。治疗：胸膜纤维板剥离术。

二、原发性肿瘤

（一）间皮瘤

胸膜间皮瘤（mesothelioma）是由胸膜表面衬覆的间皮细胞发生的肿瘤，有良、恶性之分。肿瘤分为局限性和弥漫性。

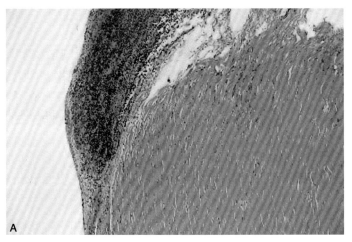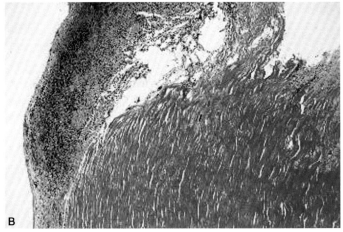

图 6-45 胸膜斑
A. 胶原纤维,表面被覆扁平的间皮细胞;B. Masson 染色,胶原纤维为蓝色

局限性为界限清楚的肿块,弥漫性间皮瘤可广泛累及胸膜脏层和壁层,充满胸腔,而不形成包块。

1. 良性间皮瘤(benign mesothelioma)

(1)局限性纤维性间皮瘤(localized fibrous mesothelioma):此瘤是从间皮下纤维组织发生的良性肿瘤,故亦称间皮下纤维瘤(submesothelial fibroma)或孤立性纤维性肿瘤(solitary fibrous tumor,SFT)(图 6-46)。除胸膜发生外,亦可见于浆膜腔以外部位,如肺、纵隔及上呼吸道等处。任何年龄均可发生此瘤,多见于中、老年人,也可见于小儿。无性别差异。

【肉眼】肿瘤境界清楚,大小不一,平均直径为 6cm,大者可达 30cm,多呈分叶状,黏附于脏层胸膜,亦可见于壁层胸膜、叶间裂。可有蒂或无蒂,后者较易侵及肺组织。切面呈灰白色或杂色,质较硬,有的可见黏液变或出血、坏死。

【光镜】瘤组织由疏密不等的成纤维细胞构成,有些区域胶原和网状纤维丰富,致瘤细胞疏密不等,之间可见裂隙。细胞密集区胞核较大,呈胖梭形,可见核仁。有的瘤细胞呈车辐状排列,或呈血管外皮细胞瘤样结构,易误认为纤维肉瘤。但细胞核缺乏异型性,一般无分裂象,有助于鉴别。瘤组织常见黏液变性及局灶性胶原化,有的可见钙化及骨化灶。

【免疫组化】瘤细胞 CD34、vimentin、Bcl-2、CD99 通常阳性,偶尔 desmin 和 actin 可阳性,S-100、CK、EMA 均阴性。CD34 表达阳性可与促纤维增生性恶性间皮瘤相区别;另外,后者 CK5/6、Calretinin 可呈阳性表达。新标志 STAT6(核阳性),表示 SFT 一个特征性的 NAB2-STAT6 基因融合。

【电镜】瘤细胞大多具有树突状细胞分化的成纤维细胞特征,胞质内粗面内质网丰富,表面有细胞突起,部分瘤细胞胞质内尚可见微丝,直径 8～10nm,并见基板。瘤细胞未见有间皮细胞的特征。

此瘤手术彻底切除可治愈,但也有发生恶性变的报道。WHO 最新分类已将它们命名为孤立性纤维瘤(solitary fibrous tumor),与血管外皮瘤一起归入成纤维细胞性/肌成纤维细胞性肿瘤中,其恶性型也相应被命名为恶性孤立性纤

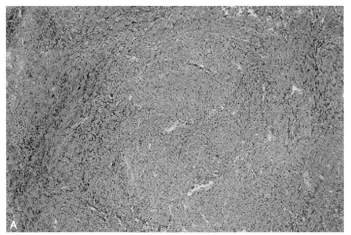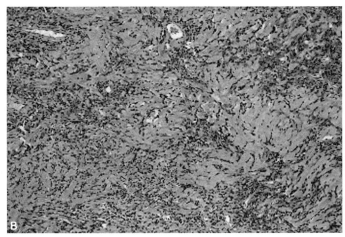

图 6-46 孤立性纤维性肿瘤
A. 低倍镜下可见细胞稀疏区与密集区交错排列,并见鹿角状血管;B. 瘤组织由成束的纤维组织构成,密集区细胞短梭形,呈人字形、席纹状排列,稀疏区大量胶原增生

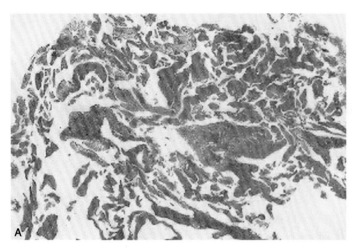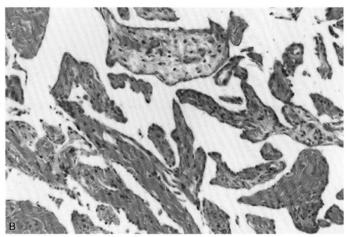

图 6-47 乳头状间皮瘤

A. 肿瘤性乳头状增生,大小不等,有的进一步分支;B. 乳头轴心为黏液样纤维血管轴心,表面为扁平至立方形间皮细胞,排列整齐,分化良好,无异型性和核分裂

维瘤。

（2）分化好的乳头状间皮瘤（well-differentiated papillary mesothelioma,WDPM）:此种间皮瘤好发于腹膜、肠系膜等处,发生在胸膜者罕见。

【肉眼】孤立性或多灶性的局限性结节,沿胸膜表面生长,但无侵袭性。直径为 0.5~2.0cm,在较大结节旁可见极小的乳头状小灶。

【光镜】胸膜表面的间皮细胞以明显的乳头状增生为特征,大小不等,有的进一步分支,乳头轴心为黏液样纤维血管轴心,表面为扁平至立方形间皮细胞,排列整齐,分化良好,核小而圆、大小一致,核仁不明显,无异型性和核分裂。乳头中央可见巨噬细胞（图6-47）。肿瘤倾向于在胸膜表面播散而无深部浸润。这是临床上、形态学上以及预后方面与弥漫性上皮样恶性间皮瘤（乳头型）区分的要点。一般看不到侵袭。极少数伴有表面侵袭的病例应称为 WDPM 伴侵袭灶。

胸膜的 WDPMs 为惰性肿瘤（如果完整切除的话,绝大多数可以是临床良性）,生存期很长。WDPMs 是否能引起恶性间皮瘤仍未知。随访病例中 WDPMs 伴局部浸润是可能复发的基础。

【鉴别诊断】主要是和由炎症引起的反应性间皮细胞增生相鉴别。后者可见于胸膜的炎性病变区,由于间皮细胞增生,在胸膜表面形成小结节。光镜下,胸膜有炎症表现,其表面间皮细胞增生,可成簇,亦可呈乳头状,细胞分化好,无核分裂象。与良性乳头状间皮瘤的区别主要在于间皮细胞增生常伴随炎性病变,且增生的间皮细胞在数量上也不及间皮瘤。

（3）腺瘤样瘤（adenomatoid tumour）:一种体积小、界限清楚的孤立性肿瘤,一般小于 2cm。罕见于胸膜,在巨检时偶然发现。镜检:瘤细胞呈扁平至立方形,胞质嗜酸性,常见明显的空泡,空泡内可含有嗜碱性物质。瘤细胞排列成腺样、小管或腺泡状,伴有丰富的纤维性间质,也

可有平滑肌（图6-48）。电镜下可见细胞腔面有大量微绒毛,表明该肿瘤的间皮细胞源性。肿瘤细胞 CK 和 EMA 阳性。本例部分区域呈乳头状间皮瘤样改变,提示腺瘤样瘤与分化好的乳头状间皮瘤可能是同一种肿瘤的不同生长方式。

2. 恶性间皮瘤 恶性间皮瘤（malignant mesothelioma,MM）起源于间皮细胞,几乎均为弥漫性病变,局限性病变不足1%。在组织病理学上通常分为上皮样、肉瘤样、双相性和促纤维结缔组织增生性四大类,各类还可分出多个形态学变型（有助于病理诊断,并无特别的临床意义）。上皮样间皮瘤最常见,约占一半以上（60%~80%）,常需与肺腺癌作鉴别诊断。淋巴结转移和胸水中最常见的间皮瘤细胞也是上皮型。以下依次为双相性间皮瘤（10%~15%）和肉瘤样间皮瘤（<10%）,而促结缔组织增生性间皮瘤最少见（<2%）。

【临床特点】

（1）恶性间皮瘤主要见于 60 岁以上男性患者,发病高峰年龄为 50~70 岁,儿童少见,男女之比为 4:1。在我国,间皮瘤的发生与长期接触石棉粉尘的关系,远不及国外间皮瘤与石棉的关系密切。大多数患者并无石棉接触史。患者可有胸痛、呼吸困难、肥大性关节病等。胸腔积液最常见。其诊断除借助影像学外,主要依靠病理诊断[11]。

（2）预后因素:恶性间皮瘤患者的长期生存率很低。年龄小,上皮样型（相对于肉瘤样或混合型）和 TNM 分期较早是中位生存期延长的因素,并且能极大程度上影响治疗方案。此外,上皮样间皮瘤的组织学亚型,如间皮瘤伴大量黏液样变,预后更佳。相反,多形性间皮瘤则提示生存率低,混合型间皮瘤生存期适中,增生型间皮瘤预后较差。

【肉眼】多呈弥漫性生长,累及脏层及壁层胸膜,充满胸腔,致胸膜弥漫性增厚,常含有囊腔,质地各异,可较软或坚硬,或呈橡皮样或胶冻状,切面灰白或半透明状,常有出血

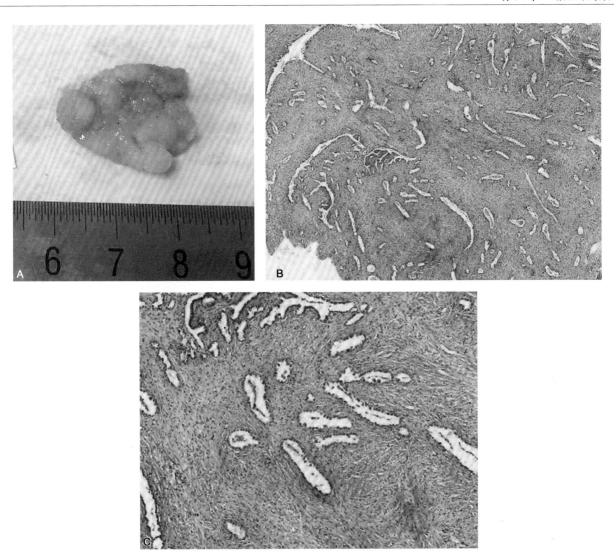

图 6-48 腺瘤样瘤

A. 肿瘤大小为 2cm 左右，类圆形，切面灰黄色，微结节状；B. 肿瘤细胞排列成腺管样结构；C. 腺管表面被覆立方形间皮细胞
（病例由大庆市人民医院总院提供）

及坏死。亦有呈局限性肿块者，直径一般为 3～10cm，大者可达 28cm。其基底部多广泛附着于胸膜，可有纤维性假包膜（图 6-49A、B）。

【光镜】

（1）上皮样间皮瘤（epithelioid mesothelioma）：上皮样间皮瘤是最常见的恶性间皮瘤，形态变化范围广，但大多数瘤细胞异型性较小，偶可有明显异型。因其分化程度的不同，在组织结构上有很大差异，可表现为管状、乳头状、管状乳头状、裂隙状、微囊性、实性巢状、片块状等，其间为丰富的水肿黏液样间质，当黏液样改变明显时，上皮样瘤细胞巢可"漂浮"在基质中。腺管状结构则为胶原所包绕；乳头状结构的轴心为含血管的纤维组织，可伴有砂粒体样钙化（图 6-49C～E）。

上皮样瘤细胞主要有两类：一种为具有中等量嗜酸性胞质的小细胞，核呈圆形或卵圆形，核膜明显，可见小核仁；另一种为嗜酸性或嗜碱性胞质的大细胞，呈低柱状或立方状，核大呈空泡状，核仁明显。这两种细胞可以一种为主，也可

混合或过渡，偶见双核及多核细胞、钙化球或砂粒体，核分裂象少见。瘤组织呈不规则的腺样腔隙伴有乳头形成，可侵及脂肪组织，瘤组织可呈大小悬殊的腺管状，大者呈囊性。分化较差者，多由小圆形或多边形细胞形成实性条索、片块或呈巢状；也可瘤细胞黏合性丧失，游离分散于疏松的黏液样间质中，或漂浮于黏液湖里。

【免疫组化】根据特异性和敏感性，calretinin、D2-40、WT1 和 CK5/6 是支持间皮瘤诊断最好的阳性标志（图 6-49F、G），GATA3 在半数以上的间皮瘤中表达阳性（同时包括上皮型和肉瘤型）；BerEP4 或 MOC31、B72.3、CEA 和 BG8 常用于诊断癌。AE1/AE3 阴性往往提示为其他肿瘤。

【电镜】间皮瘤细胞除具有上皮性细胞的特征如桥粒及不完整的基膜、胞质内张力微丝外，最突出的特征是在细胞表面见有蓬头状细长的微绒毛，其长度超过直径的 10 倍以上（图 6-49H），而腺癌细胞的微绒毛较宽且短，有助于鉴别诊断。

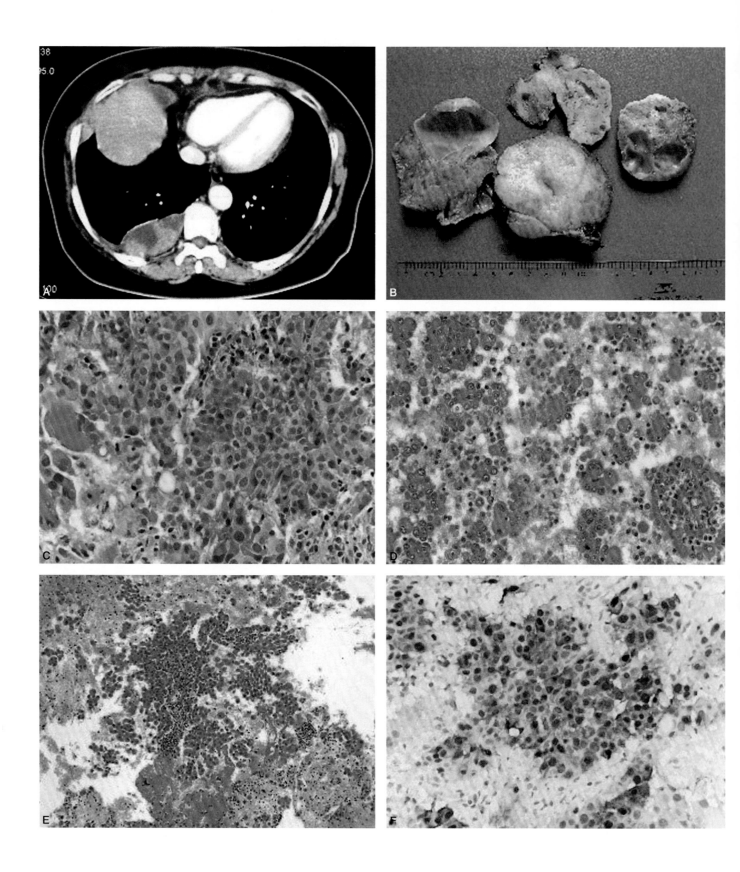

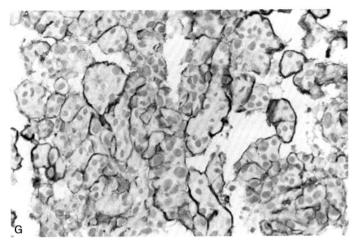

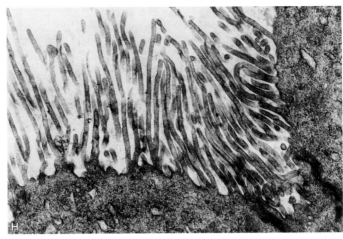

图 6-49 间皮瘤，上皮型

A. CT 示从胸膜生长出来的 2 个广基巨大肿块；B. 肉眼可见肿瘤没有明显包膜，黄白色，有大小不一的囊腔（示不同切面）；C. 肿瘤呈实性巢状生长，细胞呈圆形，较为均匀一致；D. 胸水中的上皮型间皮瘤细胞；E. 上皮型间皮瘤淋巴结转移；F. Calretinin 阳性；G. D2-40 阳性；H. 瘤细胞的超微结构特征是细胞表面有细长的微绒毛×15 000

依据瘤细胞形态、分化程度和生长方式可将上皮样间皮瘤再分为各种形态学变型。最常见的为管状乳头状、腺瘤样（微腺性）和实性片状变型，少见的为小细胞、透明细胞、蜕膜样和多形性变型。

1）管状乳头状变型（tubulopapillary variant）：肿瘤由分支状小管、乳头、裂隙和小梁状结构以不同比例组成（图 6-50A）。乳头含纤维血管轴心，衬覆小管和乳头表面的上皮样细胞扁平或立方形，核空泡状，1～2 个小核仁，胞质较丰富，细胞边界清楚，核分裂象少或无。瘤细胞很少呈柱状，不同于腺癌。间质黏液样或为致密纤维组织，偶见砂粒体（图 6-50B）。

2）腺瘤样变型（adenomatoid variant）：又称微腺性（microglandular）变型。肿瘤显示微囊肿结构，呈网格样、腺样囊性或印戒样表现（signet ring type）。为罕见的上皮型间皮瘤，组织结构类似于腺瘤样瘤。瘤细胞扁平或立方形，可产生黏液，核偏位，大多呈印戒状，有的瘤细胞核位于细胞中央，核周有一透亮区，胞质内有单个或多个空泡，偶见不规则的腔隙样结构，内衬扁平或立方状细胞。核分裂象少见（图

6-50C）。

3）实性变型（solid variant）：大体上呈多结节性生长，镜下由类似组织细胞的大圆形或卵圆形细胞组成，胞质淡嗜伊红，核染色质细致，可见明显核仁。瘤细胞呈片状或巢状排列，弥漫性分布。其间夹杂数量不等淋巴细胞，散在浆细胞和嗜酸性粒细胞（图 6-50D）。肿瘤内通常还可见到典型的肉瘤样间皮瘤区域，称为淋巴组织细胞样变型（lymphohistiocytoid variant）。此型间皮瘤易与非霍奇金淋巴瘤和小细胞癌混淆。

4）小细胞变型（small cell variant）：瘤细胞较小，呈圆形、卵圆形，胞质少，核深染，但核分裂象少见；呈弥漫性生长，可见少量腺管状瘤组织，或呈腔隙样，偶见菊形团样结构。排列成片和小梁状，可相似于肺小细胞癌、类癌、原始神经外胚层瘤或促结缔组织增生性小细胞肿瘤，但肿瘤内可找到典型的间皮瘤区域。肿瘤间质中纤维组织较少（图 6-50E）。

5）透明细胞变型（clear cell variant）：瘤细胞大，胞质透明，排列成片状，小管和乳头状，可与转移性肾透明细胞癌混淆。

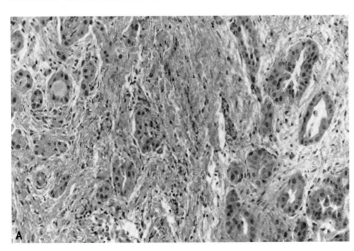

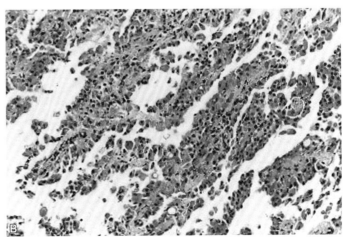

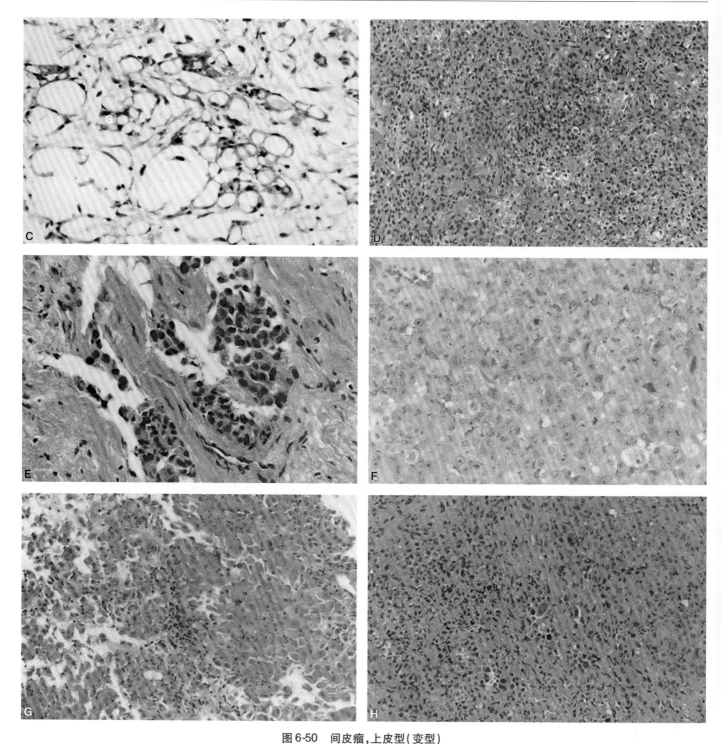

图 6-50 间皮瘤，上皮型（变型）
A. 管状变型；B. 乳头状变型；C. 腺瘤样变型；D. 实性变型；E. 小细胞变型；F. 蜕膜样变型；G. 肌成纤维细胞变型；H. 肌成纤维细胞变型

6）蜕膜样变型（deciduoid variant）：瘤细胞大，胞质非常丰富，嗜伊红色，毛玻璃样，细胞边界清楚，核空泡状，核仁显著，嗜伊红色。瘤细胞轻到中度异型，但核分裂象一般不多。与妊娠时蜕膜细胞非常相似，故称为蜕膜样间皮瘤（图6-50F）。肿瘤好发于年轻女性的腹腔内，偶可位于胸腔或男性精索。

7）多形性变型（pleomorphic variant）：瘤细胞明显异型，核深染，核仁明显，核分裂象易见。可见瘤巨细胞，类似分化

差的间变性癌。

8）黏液样型（myxoid type）：瘤组织的特征是在少量异型腺管或网状结构间，为大量黏液样物质，胶体铁染色呈阳性，经透明质酸酶消化后再染色，则呈阴性，示黏液样物质为透明质酸。

9）肌成纤维细胞型（myofibroblastic type）：瘤细胞呈梭形、短梭形，胞质呈深伊红色，胞核大小稍不等，可见少数分裂象。瘤细胞多平行排列成束，之间可见多少不等的淋巴细

胞、浆细胞浸润。其间亦见有少数上皮样细胞。

【鉴别诊断】

1）与转移癌的鉴别诊断：建议下列组合（表6-4）。其他部位的腺癌转移到胸膜也可引起与胸膜间皮瘤的鉴别诊断问题，除选择上述的标记物外，还可选择一些部位特异性

标记物。例如，甲状腺乳头状癌表达 TTF-1 和甲状腺蛋白（TG），前列腺癌表达 PSA、PSAP 和 P504S，肝细胞癌表达 HepPar1 和 AFP，甲状腺髓样癌表达降钙素，大肠癌、尿路上皮癌和 Merkel 细胞癌表达 CK20，神经内分泌癌表达 CHG-A 和 SY，恶性间皮瘤均不表达上述抗体。

表6-4 间皮瘤免疫组化鉴别诊断常用组合

肿瘤类型		免疫表型
间皮瘤（上皮型）		Vim，AE1/AE，Calretinin，CK5/6，WT1，D2-40，GATA3
	肉瘤样型	Vim，AE1/AE，actin，desmin，S100，Calretinin，CAM5.2，MNF-116，D2-40
	促结缔组织增生型	Vim，AE1/AE
	双相型	Vim，AE1/AE
腺癌		MOC31，BerEP4，BG8（Lewis Y），B72.3，CEA（mab）
	肺腺癌	TTF-1（8G7G3/1），Napsin A
	乳腺癌	ERα，PR，GCDFP15，Mammaglobin，GATA3（ER+）
	胃肠腺癌	CDX2
	肉瘤样癌	TTF1，napsin A，p63/p40
肾细胞癌		PAX8，PAX2，RCC，CD15（LeuM1）
其他肿瘤		AE1/AE3（阴性）

2）反应性间皮增生：鉴别反应性与肿瘤性间皮增生时，需仔细评价临床和影像学特点。在胸腔镜和开胸活检时观察胸膜表面情况非常重要，如胸膜表面存在大片融合结节则强烈提示恶性间皮瘤。光镜下，反应性间皮细胞虽可显示不典型性，但不会非常显著异型，且无小管和乳头形成，后者提示恶性间皮瘤。恶性间皮增生最可靠的形态学标准是间质真正的浸润，尤其胸壁脂肪组织和骨骼肌的浸润，需注意的是反应性增生中间皮细胞可被卷入间质，不要误认为浸润，卷入的间皮细胞一般靠近胸膜表面，与其他脂肪组织分界明显。此外，在被卷入间皮组织的周围常存在慢性炎症细胞浸润和反应性纤维组织增生。免疫组织化学标记 EMA、结蛋白和 p53 等对鉴别反应性与肿瘤性间皮增生也有一定参考价值（表6-5）。FISH 检测 p16 丢失有助于鉴别诊断。

表6-5 反应性和肿瘤性间皮的鉴别诊断

	间皮增生	恶性间皮瘤
显著侵润	-（注意被卷入的间皮）	+（脂肪肌肉/脏器）
细胞增生	与表面有极向	无极向
核异型性	不明显	明显
核分裂象	偶见	易见
坏死	-	+
EMA	-或局灶+	+（膜）
P53	-	+（核）
结蛋白	+	-或局灶+
Ki-67	低	高
BAP1	-	+
p16 FISH	-	+

3）上皮样血管内皮瘤和上皮样血管肉瘤：这两种恶性血管源性肿瘤的瘤细胞呈上皮样，簇状生长，周围绕以致密纤维组织，可与分化差的上皮样间皮瘤或腺癌混淆。但仔细观察可见单个瘤细胞形成空腔，腔内可找见红细胞或可见瘤细胞围成互相吻合的不规则血管腔。免疫组化染色如发现波形蛋白反应强度明显超过 CK 时，应进一步做内皮细胞标记，如 CD31、F8 因子和 UEA-1 阳性，可作出上皮样血管内皮瘤或血管肉瘤的诊断。

（2）肉瘤样间皮瘤（sarcomatoid mesothelioma）：又称纤维性间皮瘤（fibrous mesothelioma），主要由类似成纤维细胞的梭形细胞排列成短束或杂乱分布所组成，生长方式与纤维肉瘤非常相似，如出现局灶性血管外皮瘤样结构，可类似于孤立性纤维肿瘤或血管外皮瘤。瘤细胞常有明显异型性，伴有多核瘤巨细胞，核分裂象多，可排列成席纹状（图6-51），类似恶性纤维组织细胞瘤，即所谓富于细胞的席纹状变型（cellular storiform variant）。有的可伴有致密纤维化及变性、坏死区。此型间皮瘤内亦可见有上皮样细胞区或上皮分化灶。

有时，梭形瘤细胞的胞质较丰富，嗜伊红色，核呈杆状，成束状排列，类似平滑肌肿瘤。有些病例中还可出现类似横纹肌肉瘤、骨肉瘤、软骨肉瘤或其他肉瘤的区域。通常，这些区域范围较小，可见到典型的间皮瘤成分。当这些区域范围较广，可与其他肉瘤混淆，故文献中将肉瘤样间皮瘤的形态学变型命名为肉瘤样恶性间皮瘤伴横纹肌肉瘤分化（mesothelioma with rhabdomyosarcoma differentiation），以及平滑肌样（leiomyoid）、软骨样（chondroid）和骨样（osseous）变型。

【鉴别诊断】肉瘤样间皮瘤可相似于各种原发性或继

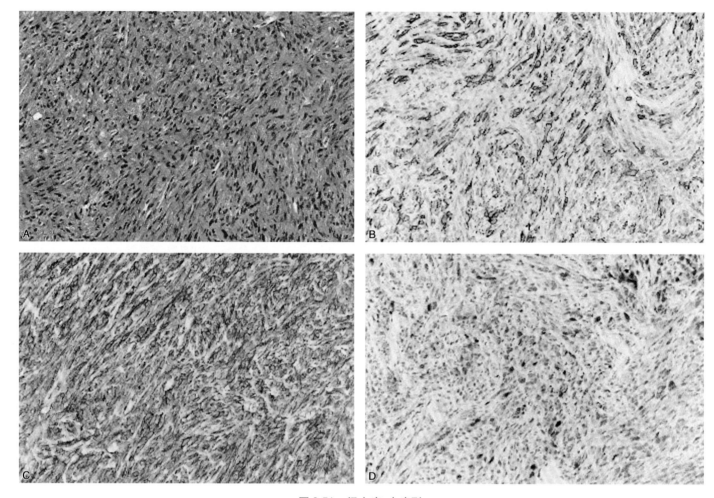

图6-51　间皮瘤，肉瘤型

A. 梭形瘤细胞排列成短束状，胞核有明显异型性，胞质丰富，核分裂象常见，伴有多核瘤巨细胞；B. D2-40 阳性；C. CD99 阳性；D. Gal3 阳性

发性梭形细胞肉瘤，包括纤维肉瘤、孤立性纤维瘤、血管外皮瘤、恶性神经鞘膜瘤、恶性纤维组织细胞瘤和平滑肌肉瘤等。当出现骨和软骨成分时，又可与骨肉瘤和软骨肉瘤混淆。肉瘤样间皮瘤有时不表达钙网膜蛋白和 CK5/CK6，但表达广谱角蛋白 AE1/AE3 和波形蛋白，可与其他肉瘤鉴别。孤立性纤维瘤不表达钙网膜蛋白和 CK，表达 CD34 和 bcl-2，故可与真正的恶性间皮瘤作出鉴别。

肉瘤样间皮瘤与肺的肉瘤样癌累及胸膜或肉瘤样肾细胞癌转移到胸膜作鉴别时非常困难，形态学和免疫组织化学往往无法可靠地作出鉴别，此时需结合临床表现、X 线特点/和大体形态才能作出正确诊断。

（3）促结缔组织增生性间皮瘤（desmoplastic mesothelioma）：促结缔组织增生性间皮瘤以被致密胶原组织分隔的不典型梭形细胞排列成席纹状或"无结构（patternless）"的结构为特征的间皮瘤（图 6-52），这种生长方式至少占肿瘤的50% 以上，其他区域可为典型的肉瘤样间皮瘤成分。过去，此型间皮瘤作为肉瘤样间皮瘤的一个特殊亚型，鉴于肿瘤易与良性的机化性胸膜炎或孤立性纤维瘤混淆，但常侵犯胸壁脂肪组织和骨骼肌，或侵犯肺和远处转移，生物学行为高度

侵袭，故 WHO 分类将促结缔组织增生性间皮瘤单独列出。

【鉴别诊断】

1）机化性胸膜炎：又称纤维性胸膜炎，患者可有肺炎或胸膜慢性损伤病史，有发热、胸腔积液。影像学检查胸膜

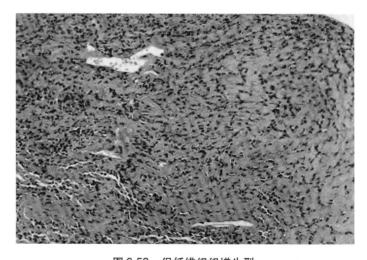

图6-52　促纤维组织增生型

致密胶原间质为主要成分，不典型梭形瘤细胞排列成席纹状或裂隙样

增厚,大体上胸膜增厚,质坚实,硬皮样,灰白色或棕色,镜下见纤维组织显著增生,其间可见 CK 阳性的梭形间皮细胞,可与促结缔组织增生性间皮瘤混淆。但机化性胸膜炎中增生的纤维组织有明显分带现象(a zonation phenomenon),即胸膜表面富于 CK 阳性梭形间皮细胞,深层细胞少,胶原丰富,病变中常有纤维素沉积,慢性炎症细胞浸润和毛细血管增生,这些增生血管常与表面垂直生长,类似肉芽组织。多做切片仔细检查无侵犯脂肪组织、骨骼肌或肺组织,免疫组织化学染色能更清楚显示卷入纤维组织中 CK 阳性梭形细胞仅限于胸膜表层。促结缔组织增生性间皮瘤则必须有明确的浸润方能作出诊断。

2)胸膜斑块(pleural plaque):不同于胸膜纤维化,绝大多数患者有石棉接触史,病变常位于胸腔下部和横膈的壁层胸膜,大体表现境界清楚,直径从数毫米到数厘米,质坚实似软骨样,常有钙化。镜下为细胞非常稀少的致密玻璃样胶原束,互相交叉成网络状。有时可误认为促结缔组织增生性间皮瘤,但胸膜斑块内的梭形细胞 CK 阴性,且无浸润证据。需注意的是恶性间皮瘤可起自胸膜斑块上。

3)纤维瘤病:胸壁纤维瘤病偶可累及壁层胸膜,可与促结缔组织增生性间皮瘤混淆,纤维瘤病中成纤维细胞虽可表达 α-SMA 和结蛋白,但不表达 CK 和 calretinin,可与间皮瘤区别。

(4)双相性间皮瘤(biphasic mesothelioma):又称混合性(mixed)间皮瘤,由上皮样和肉瘤样两种成分混合而成,每种成分至少超过肿瘤的 10%,以不同的比例混合存在,即在上皮性成分之间有密集的恶性梭形细胞分布,有的区域以上皮型间皮瘤为主,有的区域则以肉瘤样型间皮瘤为主,并可见两种成分相互过渡的形态学表现(图 6-53)。如果肿瘤取材越多,越仔细,双相性间皮瘤诊断的比例就会增高。如肿瘤分化较差,则上皮性和肉瘤样形态区分不甚明显,则主要由较肥胖的梭形细胞组成,其间亦可见呈巢状排列的上皮性成分。双相性间皮瘤容易误诊为滑膜肉瘤或癌肉瘤。

【鉴别诊断】

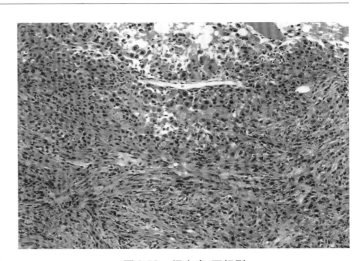

图 6-53 间皮瘤,双相型
上 1/3 以上皮型间皮瘤为主,下 2/3 以肉瘤型间皮瘤为主,并可见两种成分相互过渡的形态学表现

1)滑膜肉瘤:尽管这两种肿瘤都有上皮样和肉瘤样两种成分,但间皮瘤的两种成分容易分清。滑膜肉瘤在免疫组化上虽然亦可表达上皮性及间叶性抗原,但对间皮瘤相关抗原呈阴性反应,常表达 bcl-2、CD99,上皮样成分还可表达 CEA 和 BerEp4。此外,大多数双相性滑膜肉瘤的瘤细胞缺乏细胞内 PAS 阳性黏液,但黏液卡红可阳性;FISH 检查 t(x;18)阳性,故可与恶性间皮瘤作出鉴别。

2)(肺)癌肉瘤:偶可累及胸膜,相似于双相性间皮瘤,但癌肉瘤的两种成分也容易区分开,且表达上皮性抗原,不表达间皮细胞抗原。

(二)局限型恶性间皮瘤

局限型恶性间皮瘤(localized malignant mesothelioma)是罕见的肿瘤,表现为明显的结节样局灶。肉眼见孤立的、局限的、在胸膜上的肿块,紧贴脏层或壁层胸膜,无明显胸膜播散的证据。但镜下有弥漫型恶性间皮瘤的光镜、免疫组化和微观结构的改变。预后,局限型间皮瘤预后较弥散性间皮瘤好,手术可治愈。

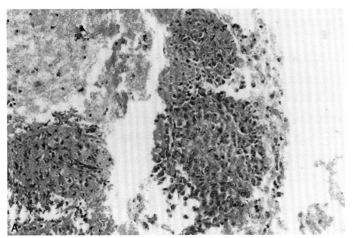

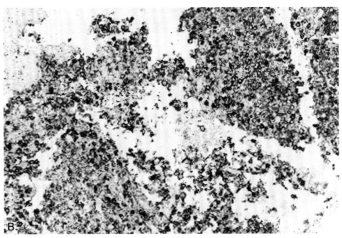

图 6-54 胸膜血管肉瘤
A. 梭形瘤细胞异型性明显,核分裂象易见,伴大量坏死;B. CD34 阳性

（三）其他原发肿瘤

胸膜发生的其他原发肿瘤（other primary tumours）很少见，有血管源性肿瘤，包括上皮样血管内皮细胞瘤（CD31、CD34、ERG、FLI1、WWTR1-CAMTA1）、血管肉瘤（图6-54）。此外，还可见到胸膜的胸腺瘤（图6-55）、恶性淋巴瘤、双相及单相滑膜肉瘤（图6-56）、软骨肉瘤、硬纤维瘤型纤维瘤病（β-catenin、*CTNNB1*基因突变）、促纤维增生性小圆细胞肿瘤等。

三、转移性肿瘤

胸膜的转移性肿瘤（metastatic tumors）中75%为癌。在日常工作中遇到的胸膜恶性肿瘤中以转移癌为最多，间皮瘤仅占转移癌的1/25。转移癌中又以腺癌最多见，主要是外周型肺腺癌（33%），其次是乳腺癌（20.9%）、胃癌（7.3%）。92%的胸膜转移癌是同侧肺、乳腺、卵巢来源，46%的患者以胸水为临床表现。

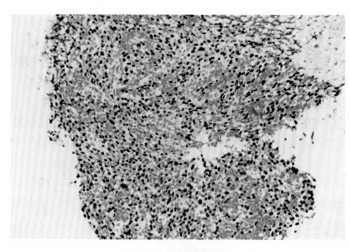

图 6-55　胸膜胸腺瘤
B2 型胸腺瘤，p63 阳性

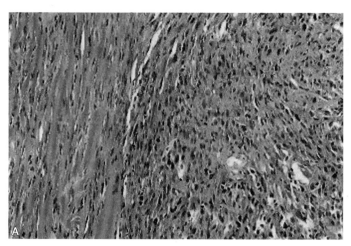

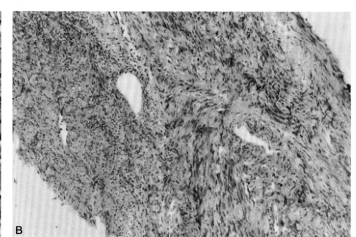

图 6-56　胸膜滑膜肉瘤
双相性滑膜肉瘤，有上皮样（A）和肉瘤样（B）两种成分

第三节　心　包

一、心　包　炎

（一）感染性心包炎

感染性心包炎（infectious pericarditis）：心包受细菌感染后，最初为浆液纤维素性渗出，然后呈化脓性。病原体以葡萄球菌、链球菌、肺炎球菌为主。化脓性心包炎很少完全吸收，常以肉芽组织及瘢痕形成为结局。

结核性心包炎多为邻近的纵隔淋巴结或肺的结核扩散而来，也可为全身粟粒型结核的一部分，开始为急性纤维素性，然后出现干酪样坏死、肉芽肿形成，很少能发现抗酸杆菌。最终可发展为缩窄性心包炎。在所有心包炎中结核性占5%～10%。

急性特发性心包炎可能为病毒感染所致，是心包炎中最多见的，一般在上呼吸道感染后1～3周出现心包炎，偶见于腮腺炎、传染性单核细胞增多症。心包呈纤维素性炎，偶见发展成慢性粘连性心包炎或缩窄性心包炎。

（二）结缔组织病心包炎

急性风湿热时心包几乎均有炎症，为纤维素性，心包表面呈粗颗粒状，光镜下为胶原纤维的纤维素样坏死，可见组织细胞排列出现，相似于心肌中的Anitschkow细胞。

系统性红斑狼疮可导致浆液纤维素性心包炎，心包中出现纤维素样变性，心包液中偶见LE细胞。类风湿关节炎导致的心包炎表现为胶原坏死、肉芽肿形成。

（三）开心手术后及外伤后心包炎

开心手术后或胸非贯通性外伤后几周可出现急性心包炎，可能是机体针对心包、心肌抗原的自身免疫反应。

二、心　包　囊　肿

心包囊肿（pericardia cyst）为浆液性的，被覆单层间皮。典型者见于近膈的肋膈角处，多数无症状，为X线检查发现。手术容易剥除，不复发。所谓的心包憩室实际上是与心包腔相连的囊肿。

三、心包间皮瘤

心包间皮瘤（pericardia mesothelioma）的诊断必须先排除胸膜间皮瘤的存在。心包间皮瘤与石棉无关。组织学上与胸膜间皮瘤相似，也有纤维型、上皮型以及混合型。也可有良性的局限性结节（同前述局限性纤维性间皮瘤/孤立性纤维性肿瘤）（图6-57），也可为弥漫型高度恶性。

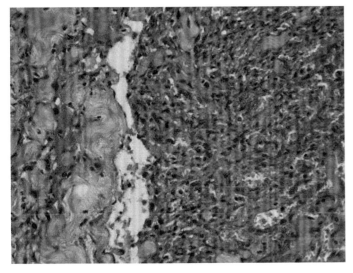

图6-57 心包内孤立性纤维瘤
心包和肿瘤交界处，左侧为心包组织。右侧为梭形肿瘤细胞，细胞之间有粗大的胶原间质

四、转移性肿瘤

转移性肿瘤可见于心包，以乳腺癌、肺癌多见，因为这两种癌的淋巴引流经胸淋巴道。其他还见于恶性淋巴瘤、白血病、恶性黑色素瘤等。

（陈 岗）

参 考 文 献

［1］张朝佑.现代解剖学［M］.北京：人民卫生出版社,1998,8（2）：487-489.

［2］Francoise Galateau-Salle, Andrew Churg, Victor Roggli, et al. The 2015 WHO classification of tumors of the pleura：advances since the 2004 classification［J］. J Thorac Oncol, 2016, 11（2）：142-154.

［3］Chen G, Marx A, Wen-Hu C, et al. New WHO histologic classification predicts prognosis of thymic epithelial tumors：a clinicopathologic study of 200 thymoma cases from China［J］. Cancer, 2002, 95：420-429.

［4］方文涛,傅剑华,沈毅,等（中国胸腺肿瘤协作组成员）.胸腺肿瘤的诊疗：基于中国胸腺肿瘤协作组多中心回顾性研究的共识［J］.中国肺癌杂志,2016,19（7）：414-417.

［5］William D, Travis, Elisabeth Brambilla, et al. WHO classification of tumours of the Lung, Pleura, Thymus and heart［M］. 4th ed. IARC：Lyon,2015.

［6］中华医学会.临床诊疗指南·病理学分册［M］.北京：人民卫生出版社,2009.

［7］Chen G. Spindle cell variant type B3 thymoma has tendentious behavior of lung metastasis［J］. J Thoracic Oncology, 2012, 7（11）：421.

［8］Chen G. Desmoplastic thymoma——a new type of type B3 thymoma［J］. ITMIG, 2011：12.

［9］孙也淇,张莉萍,余辉,等. P63在胸腺瘤亚型诊断中的作用［J］.第二军医大学学报,2013,34（11）：1194-1199.

［10］Chen G, Zhang RX. Mediastinal lymph node cytokeratin-positive interstitial cell（CIRC）sarcoma involving lung［J］. Histopathology, 2008,53（suppl）：224.

［11］廖美琳.恶性间皮瘤［M］.上海：上海科技教育出版社,2005.

第六章增值内容

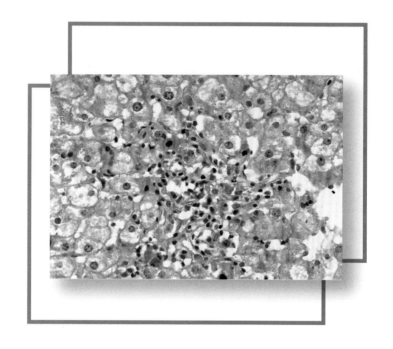

第七章

肝 胆 胰

第七章 肝 胆 胰

第一节　肝　脏

一、急性和慢性肝炎

各种感染性因子均可感染肝脏而引起肝脏的炎症,即急性和慢性肝炎(acute and chronic hepatitis),其中最常见的为肝炎病毒引起的病毒性肝炎,其他病毒如 CMV、EB 病毒等的全身性感染亦可引起不同程度的肝脏改变。

（一）病毒性肝炎

病毒性肝炎(viral hepatitis)一般指的是由肝炎病毒引起的肝实质的弥漫性炎症。根据发病情况、病程、病毒载量、基因型、突变、病毒-宿主之间相互作用及宿主的状态,包括年龄、性别、一般情况、生活习惯及是否饮酒等可出现不同的临床表现,如急性、暴发性、慢性病毒性肝炎和携带者状态。根据肝炎病毒的不同分为甲(A)型、乙(B)型、丙(C)型、丁(D)型、戊(E)型和庚(G)型病毒性肝炎[1]。各型肝炎病毒的致病特点如表 7-1 所示。

表 7-1　各型病毒性肝炎的特点

	甲型 (HAV)	乙型 (HBV)	丙型 (HCV)	丁型 (HDV)	戊型 (HEV)	庚型 (HGV)
病毒特点	无包膜 ssRNA (27nm)	有包膜 dsDNA (42nm)	有包膜 ssRNA (27nm)	有包膜 ssRNA(36nm)	无包膜 ssRNA (27~34nm)	有包膜 ssRNA
传播途径	消化道	非消化道密切接触	非消化道密切接触	非消化道密切接触	水源性	非消化道
潜伏期	2~6 周	4~26 周	2~26 周	4~7 周	2~8 周	尚不清楚
携带者状态	无	有	有	1%~10% 吸毒者或血友病患者	尚不清楚	1%~2% 献血者
慢性肝炎	无	5%~10% 急性可转为慢性	50%以上可变成慢性	与 HBV 复合感染者,<5% 转成慢性;在 HBV 感染基础上,再感染者约 80% 转成慢性	无	与 HBV 或 HCV 复合感染可加速疾病进展
急性重症肝炎	0.1%~0.4%	<1%	罕见	复合感染为 3%~4%	0.3%~3%;妊娠女性为 20%	无
肝细胞肝癌	无	有	有	与 HBV 相似	不清,但可能性不大	与 HBV 或 HCV 复合感染可促进其致癌性

1. 急性病毒性肝炎（acute viral hepatitis）　急性病毒性肝炎是以肝脏炎性损伤为主的全身感染性疾病。临床上主要表现为无力、疲倦、低热、恶心、呕吐,偶有黄疸。主要体征为肝大,实验室检查有肝功能异常。

【大体】肝弥漫肿大、无光泽,切面边缘外翻。

【光镜】典型的急性病毒性肝炎是全小叶的弥漫性病变,不仅局限于汇管区。形态特点为:①肝细胞弥漫性变性,主要以混浊肿胀和水样变性为主。肝细胞的肿胀使肝细胞索排列紊乱,肝窦拥挤。严重的水样变性使肝细胞胀如气球,称气球样变,此时肝细胞胞质透明、核悬在中央。电镜下可见线粒体肿胀、内质网扩张和核糖体脱失。另一种变性形式是肝细胞胞质的浓缩、嗜酸性增强,称嗜酸性变。嗜酸性变的肝细胞进一步浓缩,失去细胞核,形成嗜酸性凋亡小体（Councilman's body）。②点、灶状肝细胞坏死（图 7-1）。随着水样变性的加重,出现单个或几个肝细胞的溶解性坏死、肝细胞消失、网状纤维塌陷。③肝细胞脂肪变。④肝窦库普弗细胞增生,胞质内可见吞噬的细胞碎屑和脂褐素等。⑤汇管区和坏死灶内淋巴细胞、中性粒细胞等炎细胞浸润,并可见吞噬脂褐素和细胞碎屑的巨噬细胞。⑥在有黄疸的病例中,变性的肝细胞和库普弗细胞内可见胆色素颗粒。毛细胆管和小胆管中可见胆栓。水样变性及再生的肝细胞可围成假腺体。⑦随着恢复期的开始,肝细胞再生逐渐明显。肝细胞核增大,可见核分裂或双核肝细胞。急性肝炎时肝细胞损伤和炎症以小叶中心最为明显,严重病例可出现不同小叶间的桥接状坏死或区带状坏死。发生在婴儿的肝炎可见很多多核肝细胞,又称巨细胞肝炎。

依据组织坏死的程度和分布特点可分为:经典型急性病毒性肝炎（如上所述）、伴有桥接状坏死的急性肝炎、伴有全小叶坏死的急性肝炎和伴有汇管区周坏死的急性肝炎。

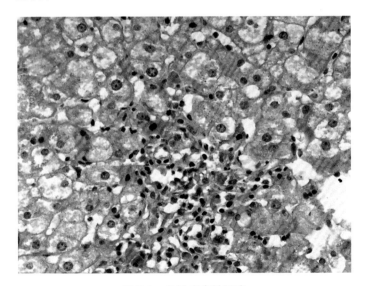

图 7-1　急性病毒性肝炎
肝细胞肿胀,嗜酸性变,点、灶状肝细胞坏死,部分肝细胞内有淤胆

仅从组织学上很难鉴别病变是由哪型肝炎病毒所致。维多利亚蓝、地衣红染色可显示乙肝表面抗原,有助于乙型肝炎的诊断。应用抗各种肝炎病毒抗原的抗体做免疫组织化学和（或）免疫电镜检查,以及透射电镜下病变组织中不同形态、大小的病毒颗粒的检出均有助于判定病毒的类型。应用 DNA 或 RNA 探针进行核酸分子杂交和多聚酶链反应亦可帮助确定感染的病毒类型。但急性肝炎期的特殊染色或免疫组化鉴别病毒型用处有限,因大多数情况下病毒已被清除。血清学检查则更为实用和可靠[1]。

2. 急性重症肝炎（fulminant hepatitis）　约 10% 的急性肝炎表现非常危重,起病急骤,短期可因肝功能衰竭死亡,称为暴发型肝炎。

根据其急骤程度分为亚急性重症肝炎和急性重症肝炎,亦称亚急性重型肝炎和急性重型肝炎。临床表现为亚急性肝功能衰竭（几个月）或急性肝功能衰竭（几天）。

【大体】肝脏变小、包膜皱缩,故有急性或亚急性肝萎缩的称谓。肝脏因明显的出血坏死而呈红色,及不同程度的胆染而呈绿色。

【光镜】亚急性重型肝炎时肝细胞有明显的桥接状坏死、片状融合性坏死（图 7-2）。这些患者或死于肝功能衰竭或发展成坏死后性肝硬化。急性重型肝炎则可见多个小叶的坏死或大块坏死。患者主要表现为急性肝功能衰竭,死亡率高达 50% ~ 90%。存活者通常不发展成慢性肝炎。

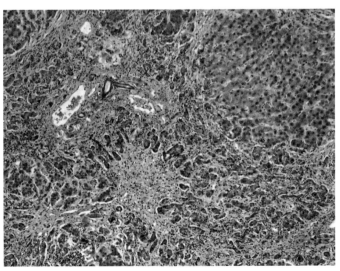

图 7-2　亚急性重型肝炎
肝细胞有明显的桥接状坏死及片状融合性坏死,右上角可见肝细胞结节状再生,小叶内外有炎细胞浸润和纤维组织增生,小叶周边部小胆管增生并可见胆汁淤积

除急性病毒性肝炎外,其他很多原因均可导致广泛的肝细胞坏死,诸如中毒、严重的药物反应和 Wilson 病等。

3. 慢性肝炎（chronic hepatitis）　慢性病毒性肝炎临床上是指出现肝炎表现至少持续 6 个月以上,可无症状,亦可有轻度乏力等症状,可见肝大、掌红斑等体征。肝功能亦有不同程度的改变。

慢性肝炎的原因复杂。在中国,慢性病毒性肝炎为最常见的原因。其他原因包括:自身免疫性肝炎、代谢性疾病(如 Wilson 病、α1-抗胰蛋白酶缺乏症)、药物反应以及原因不明的慢性肝炎(表 7-2)。无论其原因如何,其通常的特点为汇管区的炎症、界面性肝炎、肝实质的炎症、坏死和纤维化。

表 7-2　慢性肝炎的病因学

病毒	HBV、HCV、HDV
复合感染	HBV+HDV
	HBV+HCV
	HCV+HIV
	HCV+HGV
自身免疫	
药物性肝炎	
代谢性疾病	Wilson 病、α1-抗胰蛋白酶缺乏症
隐源性	

汇管区炎症为慢性肝炎时最为典型的形态表现,表现为汇管区的扩大,其内有多少不等的淋巴细胞、浆细胞浸润。有时尚可见散在的中性粒细胞、巨噬细胞、嗜酸性粒细胞。可有淋巴滤泡形成,尤其是丙型肝炎时。汇管区周边可有小胆管增生。界面性肝炎以前亦称碎片状坏死或汇管区周围肝细胞坏死,是慢性肝炎最为重要的特征。此时,位于汇管区附近的肝小叶界板因炎症、肝细胞坏死而导致不规则的破坏。形态表现为小叶周边的肝细胞坏死和明显的淋巴细胞、浆细胞浸润(图 7-3)。

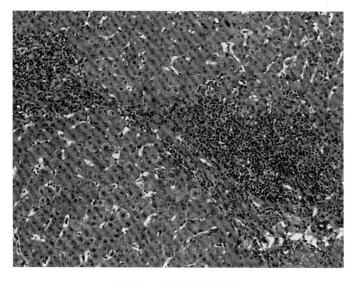

图 7-3　慢性病毒性肝炎
肝小叶界板因炎症、肝细胞坏死而导致不规则的破坏,小叶周边的肝细胞坏死和明显的淋巴细胞、浆细胞浸润

慢性肝炎时小叶内的病变一般较轻,常仅有散在的肝细胞坏死。在小叶周边区常可见较多嗜酸性小体,小叶内亦可见散在的嗜酸性小体。坏死的肝细胞周围常有单核炎症细胞

浸润及库普弗细胞增生。Ⅲ区的肝细胞可有淤胆。肝细胞再生可很明显,常见两层肝细胞形成的肝板或再生肝细胞围成的菊形团。肝细胞界板的炎症、坏死和 Disse 腔内胶原及其他细胞外基质的沉积导致肝窦的毛细血管化。纤维组织增生过程的不断演进,导致汇管区的星状扩张,其纤维条索不断伸入到小叶,形成汇管区—小叶和汇管区—汇管区之间以及小叶—小叶之间的纤维桥,最终形成肝硬化。乙肝病毒感染所致的慢性肝炎时,常见到毛玻璃样肝细胞,该细胞质内增生的滑面内质网内含有丰富的微丝状结构的乙型肝炎病毒表面抗原而呈毛玻璃样,这些毛玻璃样肝细胞在炎症很轻的肝活检中更为明显。但毛玻璃样细胞亦可见于其他情况,如药物导致的滑面内质网肥大、纤维蛋白原储积病、Lofara 病和Ⅳ型糖原储积病等。维多利亚兰、地衣红、醛复红染色或用抗乙肝表面抗原的抗体进行免疫组化染色均可间接或直接显示乙型肝炎表面抗原。肝细胞核内乙型肝炎核心抗原的积聚可使肝细胞核形成沙状,免疫组化亦可显示乙肝病毒核心抗原,其胞质或胞膜阳性常与坏死、炎症的活动关系密切。

D 型病毒性肝炎常同 B 型肝炎病毒复合感染,此时形态上类似 B 型肝炎,可出现类似 B 型肝炎时的沙状核,但坏死、炎症一般较重。

C 型肝炎病毒引起的慢性肝炎病变一般较轻。特点为汇管区密集的淋巴细胞浸润,甚至有淋巴滤泡形成。淋巴细胞可浸润胆管,导致胆管上皮出现空泡、核拥挤、核增大,甚至部分胆管上皮消失。因 HCV 可影响脂肪的降解、分泌并促进脂肪的合成,脂肪变又有利于病毒的复制,故 C 型肝炎病毒引起的慢性肝炎常有脂肪变。40% ~ 80% 的患者出现肝细胞轻到中度脂肪变。脂肪变通常为大泡型,呈局灶分布,常伴有明显的坏死和炎症反应。小部分患者出现非坏死性肉芽肿。个别病例亦可在肝细胞质内见到 Mallory-Denk 小体。约 10% 的病例同时有乙型肝炎病毒感染。此时病变更重,进展更快[2]。

以前的慢性持续性肝炎、慢性活动性肝炎和慢性小叶性肝炎已不提倡使用,而代以在病理报告中注明炎症坏死的程度(分级见表 7-3)、纤维化的程度(分期见表 7-4)、尽可能的病原学的证据,如乙肝、丙肝或其他等。

慢性乙型肝炎或丙型肝炎中的癌前病变:HBV、HCV 感染和肝细胞癌有密切关系。在其所致的纤维化或肝硬化阶段常出现癌前病变。当结节<1mm 时,称为异型增生灶,当结节>1mm 时称为异型增生结节。异型增生灶或异型增生结节由大细胞构成者称为大细胞型(以前称为大细胞异型增生),由小细胞构成者称为小细胞型(以前称为小细胞异型增生),而以小细胞型与肝细胞癌的关系更为密切。

4. 无症状携带者(carrier state)　是指持续病毒血症超过 6 个月、临床无症状、转氨酶正常的个体。组织学上肝硬化很少见。常见的病变有轻度非特异性炎症改变(36%)、轻度慢性肝炎(29%)和肝细胞毛玻璃样变(15%)(图 7-4)、

表7-3　慢性肝炎中炎症和坏死程度的分级

	分级	淋巴细胞碎片状坏死/界面性肝炎	小叶炎症和坏死
仅有汇管区的炎症	0	无	无
轻微病变	1	轻微,小灶性	轻微,偶有点状坏死
轻度病变	2	轻度,累及某些或全部汇管区	轻度,伴轻微肝细胞损伤
中度病变	3	中度,累及所有汇管区	中度,伴肝细胞变性
重度病变	4	重度,桥接性纤维化	重度,可见明显的弥漫性肝细胞损伤

表7-4　慢性肝炎纤维化程度的分期

纤维化程度	分期	特征
无纤维化	0	正常
汇管区纤维化	1	汇管区纤维组织增生使汇管区扩大,但扩大限于汇管区内
汇管区周纤维化	2	汇管区纤维组织增生并伸向汇管区周围,偶见汇管区-汇管区的纤维间隔形成
间隔纤维化	3	肝结构破坏,桥接或间隔纤维化形成,但无明显的肝硬化
肝硬化	4	肝硬化

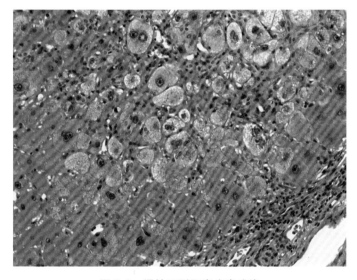

图7-4　慢性乙型肝炎病毒感染
肝细胞胞质均质红染,充满嗜酸性细颗粒状物质,不透明似毛玻璃状,称为毛玻璃样肝细胞

肝脏正常占20%[2]。毛玻璃样变是肝细胞滑面内质网明显增生的结果。电镜下增生的内质网中有HBsAg。因病毒抗原中有二硫键,故能与二硫键结合的地衣红和醛复红染色均可显示HBsAg。形态上表现为单个肝细胞胞质弥漫的染色。这与形成粗大颗粒的铜蛋白复合物的染色不同。免疫组织化学和分子杂交技术,如原位杂交和多聚酶链反应或原位多聚酶链反应均可特异地显示HBsAg或HBV基因的存在,甚至可用石蜡切片做回顾性研究。

(二)肝脏的其他病毒感染

除肝炎病毒外,很多其他病毒均可感染肝脏引起不同程度的肝脏损害。

1. EB病毒(EBV)　EB病毒感染引起的单核细胞增多症90%以上累及肝。临床主要表现为转氨酶升高,少数患者有黄疸,偶见因EB病毒感染而致急性重症肝炎的报道[1]。

【光镜】EB病毒感染的肝脏改变主要为弥漫性肝窦内淋巴细胞浸润,浸润的淋巴细胞常呈单排,似串珠状。偶见异型的淋巴细胞。可见局灶性肝细胞凋亡和脂肪变。库普弗细胞增生可形成小团,偶见散在的非干酪性肉芽肿或纤维环肉芽肿(fibrin-ring granuloma)。

EB病毒感染一般不引起慢性肝炎或肝硬化。确定诊断需血清学、免疫组化和原位杂交等进一步证实。当异型淋巴细胞较多时应注意除外淋巴瘤和白血病。

2. 巨细胞病毒(CMV)　巨细胞病毒在健康人中既使感染也多为自限性,但常为机会性感染的重要病原。巨细胞病毒感染偶尔可表现为单核细胞增多症样综合征。但在免疫抑制的患者中常为多脏器感染的一部分。偶尔可发生急性重症肝炎,但一般不引起慢性肝炎。其中多数为器官移植后的患者,一般巨细胞病毒性肝炎发生在器官移植后2~6周,症状可轻可重,重者可危及生命。

【光镜】肝细胞肿大,含有特征性鹰眼样的包涵体,包涵体可在胞质内,亦可在核内(图7-5),也可在其他细胞内。感染细胞周围常有中性粒细胞微脓肿形成,可有散在肝细胞凋亡或坏死。汇管区和小叶内均有不同程度的淋巴细胞浸润,偶见上皮样肉芽肿或纤维素环肉芽肿。免疫组化可清楚显示CMV。

新生儿的巨细胞病毒感染则表现为肝脏明显肿大和黄疸。肝脏病变明显,包括汇管区炎症、明显淤胆、巨细胞形

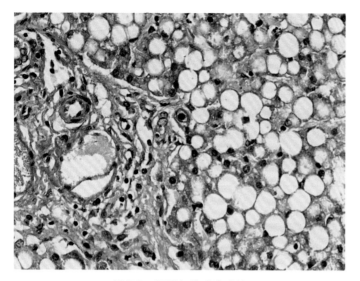

图7-5　肝巨细胞病毒感染

肝细胞肿大,重度脂肪变,正中肝细胞核内可见鹰眼样的包涵体,汇管区内有轻度淋巴细胞浸润

成、局灶性肝细胞坏死和明显的髓外造血。病毒培养、PCR和原位杂交及血清学等检测有助于诊断。

3. 疱疹病毒　单纯疱疹性肝炎通常见于免疫抑制的患者。患者主要有发热、咽痛、头痛、腹痛、无力,伴有口腔或黏膜的疱疹样病变,常有肝大,并常常进展快,死亡率很高。

【光镜】主要表现为肝大及多灶性肝细胞坏死和出血。坏死区可为仅在镜下才能发现的微小坏死灶,亦可为肉眼可见的较大的坏死灶。坏死灶周围有明显的充血、出血。坏死灶周围的肝细胞核内可见典型的病毒包涵体。

4. 肠病毒　此类病毒很少感染肝脏,一旦感染肝脏常导致明显的肝坏死。其中以免疫抑制患者(尤其是儿童)中腺病毒感染相对较多。临床以发热、肝大、转氨酶升高为主要特点。

【大体】肝明显肿大,伴有灶性坏死。

【光镜】可见多灶性肝细胞坏死。病毒包涵体常在坏死灶周围,位于细胞核内,呈暗褐色,均质。

5. 病毒性出血热　病毒性出血热由不同的病毒引起(表7-5)。

肝脏的病变相似,主要以肝细胞坏死为主。炎症较轻,

常有不同程度的脂肪变和淤胆。邻近坏死区的肝细胞常有不同程度的变性,包涵体不易找到。

6. HIV感染的肝病变　HIV感染导致机体免疫功能缺陷。肝常常出现多种病变。大多数为机会性感染、淋巴瘤和Kaposi肉瘤。主要病变为:①非特异性病变:包括轻度汇管区单核细胞浸润、散在的小叶内淋巴细胞浸润和凋亡小体、少量纤维化和小胆管增生以及大泡性脂肪变、肝窦扩张、肝紫癜等。②特殊感染:常为原有慢性病毒性肝炎的再活动,尤其是乙肝、丙肝和丁肝病毒感染可加速进展,甚至肝硬化。③肉芽肿:15%出现肉芽肿性病变,其中部分病例为鸟型结核分枝杆菌所致。其他常见的病原体为巨细胞病毒、组织胞浆菌、疟疾、卡氏肺囊虫、新型隐球菌和利杜氏体等感染。抗酸染色、加淀粉酶处理后的PAS染色、银染等有助于发现病原体。④AIDS相关的胆管病与硬化性胆管炎相似,多因一些微生物的胆道感染所致,例如,胆道上皮的小孢子虫和隐孢子虫的机会性感染等,在肠上皮细胞或胆道上皮细胞内可见到淡折光的孢子。⑤肝门脉硬化特征为不同程度的汇管区纤维化、门静脉分支的硬化和肝窦扩张。肝门脉硬化为HIV感染患者中非肝硬化性门脉高压的原因。⑥肿瘤:2%的患者可出现非霍奇金恶性淋巴瘤,主要为Burkitt和免疫母细胞型恶性淋巴瘤。也可见到Kaposi肉瘤[3]。患者常因反复输血在肝脏可见明显的库普弗细胞内铁沉积。

(三) 细菌性感染

肝的细菌性感染(bacterial infections)多为继发于全身性感染或来自胆道或胃肠道的逆行性感染。其中以化脓性病变为主,如肝脓肿(见肝脓肿)。亦可以肉芽肿病变为主,此类多以分枝杆菌为主要病原体,如结核分枝杆菌、鸟型结核分枝杆菌、麻风分枝杆菌、巴尔通体、布鲁杆菌、立克次体等。结核分枝杆菌所致的肉芽肿为上皮样肉芽肿,常伴有干酪样坏死和巨细胞。肉芽肿一般较小,但可融合形成结节或肿块,中心有坏死。陈旧性病变有纤维化、钙化,偶有淀粉样物沉积。鸟型结核分枝杆菌感染多见于免疫缺陷的患者,尤其是艾滋患者。多发性上皮样肉芽肿由泡沫状组织细胞构成,特殊染色可显示大量分枝杆菌。麻风分枝杆菌感染可累及肝,主要在汇管区和小叶内见到泡沫状组织细胞的积聚,其内有大量麻风分枝杆菌。结核样麻风可见到散在的结核样肉芽肿,通常有巨细胞。巴尔通体为猫抓病的常见病原

表7-5　病毒性出血热

疾病	地域分布	传播途径/宿主	主要症状如体征	死亡率
登革热	非洲、亚洲、热带美洲、加勒比地区	蚊子/人	病毒前驱症状和皮疹	<20%
黄热病	非洲、南美	蚊子/人	病毒前驱症状,呕吐,黄疸,胆红素升高	10%~50%
Lassa热	西非	人-人和体液/鼠	病毒前驱症状,呕吐,咳嗽,腹痛	<25%
Marburg热	中部非洲、南部非洲	尚不清楚	病毒前驱症状,恶心,呕吐,腹泻	约25%
Ebola热	中部非洲	尚不清楚	与Marburg病毒相似	>80%

体。肝脏的猫抓病病变主要为不规则的星状微脓肿,围以栅栏状排列的组织细胞,其外为淋巴细胞,外围为较厚的一层纤维组织。银染可显示小的多形性杆菌。布鲁杆菌感染主要发生在动物,在人类主要为职业接触和经污染的食物感染。通常表现为发热、无力、头痛、关节痛、淋巴结肿大和肝脾肿大。约一半累及肝脏。肝脏病变主要为非干酪性肉芽肿性炎,有时有巨细胞,有些仅为非特异性反应性肝炎。血清检测对诊断最为有用。

其他细菌性感染,包括沙门菌引起的伤寒亦可在肝脏导致伤寒小结。主要由库普弗细胞和散在淋巴细胞构成。偶尔 Whipple 杆菌亦可感染肝脏。杆菌位于库普弗细胞内,PAS 阳性,一般无明显的炎症反应。

(四) 真菌感染

肝的真菌性感染(fungal infections)通常为全身疾病的一部分,并主要见于免疫功能低下的个体。主要为念珠菌属、曲菌属、组织胞浆菌和新型隐球菌等。

1. 念珠菌 为免疫功能低下患者中感染的最常见的真菌,并常常累及肝。

【大体】肝脏可见多发黄白色结节,大小为 1~2cm。

【光镜】典型病变为肉芽肿,中心为化脓性炎症及坏死,偶见巨细胞。周围为栅状排列的组织细胞和纤维组织增生,中心部常可见到病原体。

2. 曲菌 感染通常开始于肺,经血行播散到肝。肝常有坏死。镜下,可见血管因真菌堵塞而导致以血管为中心的结节状梗死。周围有程度不等的炎症反应。病灶内常可见分隔分枝的菌丝。

3. 组织胞浆菌 常累及肝脏,绝大多数肝活检仅见汇管区淋巴细胞、组织细胞浸润和库普弗细胞增生。少部分病例可见散在的肉芽肿和巨细胞。在巨噬细胞和库普弗细胞内可找到小的卵圆形的组织胞浆菌(图 7-6)。在免疫低下的患者,可仅见大量病原体而无组织反应。

4. 新型隐球菌 为艾滋患者中最常见的全身真菌病的病原体。依据患者的免疫状态其炎症反应差别很大,有的可完全无反应,有的则为化脓性、坏死性炎症或有肉芽肿形成。隐球菌为圆形或卵圆形。其包膜的黏多糖为奥辛兰、黏液卡红和胶体铁阳性,Gomori 银染阳性。隐球菌病偶尔亦可累及胆道。

5. 其他 真菌偶尔可累及肝脏,包括肺孢子菌、皮炎芽生菌、巴西芽生菌和球孢子菌。

(五) 其他感染性病变

其他感染性病变(other infectious lesions)包括以下几种:

1. 肝梅毒(syphilis) 先天性和后天性梅毒均可累及肝脏。新生儿的先天性梅毒可表现为肝大、黄疸和胆红素及肝酶升高。组织学改变与新生儿肝炎不易区别,包括肝窦周纤维化和髓外造血,偶尔有小的肉芽肿。某些病例可见到螺旋体,血清学检测有助于诊断。三期梅毒可侵犯肝脏。主要病

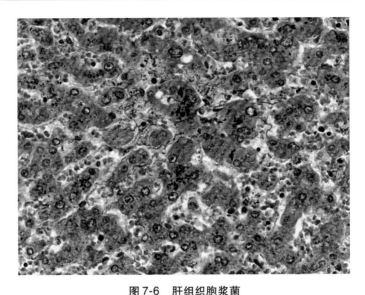

图 7-6 肝组织胞浆菌

AIDS 患者肝活检切片上在肝库普弗细胞内可见小的卵圆形菌丝(六胺银染色),无组织反应

变为梅毒性肉芽肿和树胶肿。梅毒性肉芽肿由上皮样细胞、淋巴细胞、浆细胞和成纤维细胞构成。多核巨细胞少见。纤维细胞可在病灶周围形成放射状的瘢痕。肝树胶肿可单发或多发。由米粒大小到核桃大。

【大体】常与肿瘤混淆。

【光镜】为干酪样坏死,周围为梅毒性肉芽肿。梅毒的干酪样坏死为无结构细颗粒状,通常不发生软化或钙化。弹力纤维染色可辨认原来血管的轮廓。病灶邻近的血管常发生阻塞性血管内膜炎。由于纤维组织增生和瘢痕收缩,使肝被分割而形成梅毒性分叶肝。

其他螺旋体感染可能累及肝脏的有:钩端螺旋体病(Weil 病)和疏螺旋体病,如 Lyme 病和其他反复发热病。这些感染引起非特异性反应性肝炎。银染和免疫组化染色有助于诊断。

2. 肝脓肿(abscess) 多种病原体均可在肝脏形成脓肿。其中以细菌、阿米巴所致的肝脓肿较为多见(见寄生虫性疾病)。某些真菌如放线菌(图 7-7)偶尔也可导致肝脓肿形成。细菌性肝脓肿的病原最多为肠道细菌,其次为金黄色葡萄球菌。感染途径为:①胆道梗阻和感染;②菌血症;③邻近脏器感染直接蔓延至肝;④穿通性或非穿通性外伤;⑤血栓性静脉炎;⑥转移瘤结节的继发感染;⑦罕见的情况下,炎症性肠病、胰腺炎、化疗后和牙齿疾病可合并肝脓肿。肝脓肿可很大,也可为光镜下才能见到的微小病灶。细菌性肝脓肿半数以上为多发性。阿米巴性肝脓肿约 1/4 为多发性。较小的脓肿可由肉芽组织包裹后,脓液浓缩吸收而痊愈。大多数则需手术引流。如处理不及时,脓肿可破入腹腔引起广泛的化脓性腹膜炎或形成膈下脓肿,偶尔可穿通横膈形成胸腔积脓或肺脓肿。

3. 肉芽肿性肝炎(granulomatous hepatitis) 肉芽肿性肝炎是以肝内肉芽肿病变为特征的炎症性疾病。在综合医院

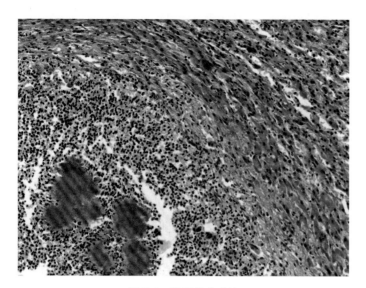

图7-7　肝放线菌感染
示肝液化性坏死,有脓肿形成,周围可见正常肝组织,坏死物中可见放线菌菌落

中,3%～10%[2]的肝活检中有肉芽肿。各种全身性肉芽肿病、很多病原体感染、肝脏本身疾病、药物损伤和肿瘤等均可在肝内出现肉芽肿。大多数疾病中,肉芽肿主要位于汇管区。

肉芽肿性肝炎的最常见原因是结节病、原发性胆汁性肝硬化和结核病。在某些地区,组织胞浆菌病可占很大比例。对于10%～37%的患者,虽经彻底检查,其原因仍不清楚。10%被认为是结核病的病变能检出抗酸杆菌。60%～90%的结节病患者肝脏有肉芽肿,其中大多数无任何肝脏疾病的表现。少数患者可主要表现为门脉高压和肝功能异常。胆汁淤积性肝脏疾病可表现为结节病样肉芽肿和原发性胆汁性肝硬化。当肉芽肿伴有大量嗜酸性细胞时,提示药物性肝损害或寄生虫感染。上皮样细胞肉芽肿应和脂性肉芽肿鉴别。脂性肉芽肿常见于对内源性和外源性脂类反应的肝活检中。除与上皮样细胞肉芽肿鉴别外,其他意义不大。

纤维素环(或面包圈)肉芽肿(fibrin-ring granuloma)可能为肝脏损伤的非特异反应。此时在肉芽肿内或其边缘出现清晰的环状纤维素沉积。肉芽肿有上皮样细胞、巨细胞、中性粒细胞和中心脂肪空泡构成。纤维环肉芽肿最先见于Q热患者,以后逐渐在过敏、巨细胞病毒和E-B病毒感染、利什曼病、弓浆虫病、甲型肝炎、霍奇金淋巴瘤、巨细胞动脉炎和系统性红斑狼疮中均可见到。

二、自身免疫性肝病

自身免疫性肝病(autoimmune liver diseases)主要包括以下几种:

(一) 自身免疫性肝炎

自身免疫性肝炎(autoimmune hepatitis)过去亦称自身免疫性慢性活动性肝炎,其特点为血清学无病毒感染的证据、多克隆高丙种球蛋白血症、血中常常自身抗体阳性,免疫抑制治疗有效[4]。本病以女性多见。HLA-A1、B8,DR3或DR4型的人发病率高。Ⅱa型自身免疫性肝炎常见于儿童,尤以女孩多见,男∶女比约为1∶8,其特点为较高的抗肝、肾和微粒体抗体(抗LKM)。

自身免疫性肝炎的发病是因抑制性T淋巴细胞的缺陷而导致免疫调节的紊乱和自身抗体的产生。有些自身抗体针对肝细胞表面的抗原造成肝细胞的损伤。虽然很多自身抗体并不是自身免疫性肝炎特异的,但在诊断中非常有用。抗核抗体约80%的患者滴度超过1∶40,抗平滑肌抗体70%以上>1∶40。Ⅱa型患者则抗肝、肾、微粒体抗体滴度较高。其他自身抗体如抗可溶性肝抗原(soluble liver antigen,SLA)和唾液糖蛋白受体(asialoglycoprotein receptor,ASGPR)的抗体亦可检出。

【大体】自身免疫性肝炎与其他肝炎无明显区别,随疾病的进展逐渐出现肝硬化。如果有比较广泛的肝细胞坏死,大体上可出现肝萎缩。

【光镜】自身免疫性肝炎与慢性病毒性肝炎相似,其活动期的主要特点为间质和实质交界处肝细胞的界面性肝炎,即过去所称的碎片状坏死。此时,在肝小叶周边的界板周围有较多淋巴细胞的浸润和界板肝细胞的变性和坏死(图7-8A)。病变区通常有明显浆细胞浸润(图7-8B)。小叶的病变亦较明显,主要为肝细胞的变性、嗜酸性小体形成和不同程度的淋巴细胞和浆细胞浸润。通常淤胆和脂肪变不明显。随病变进展,汇管区的纤维化不断向小叶内延伸,形成桥接性纤维化,最终演变成肝硬化。其分级、分期与慢性肝炎相同。IgG和IgM的免疫染色有一定意义。因原发性胆汁性肝硬化时浸润的浆细胞以分泌IgM为主,而其他的自身免疫性肝炎中的浆细胞则多以IgG为主。最近自身免疫性肝炎的IgG4亚型已有报道。有人甚至提出将自身免疫性肝炎分为IgG4相关性和IgG4非相关性两类。IgG4相关性对激素治疗效果好。

自身免疫性肝炎主要以慢性肝炎为主,但亦可有急性肝炎的表现,偶尔亦可表现为急性重症肝炎,此时应注意同病毒性肝炎以及药物中毒或其他病毒引起的肝脏损害鉴别。

(二) 原发性胆汁性肝硬化

原发性胆汁性肝硬化(primary biliary cirrhosis,PBC)为一种慢性胆管破坏性疾病,导致进行性淤胆,并最终演变为肝硬化。虽然确切的发病机制尚不完全清楚,现有证据表明原发性胆汁性肝硬化是针对胆道上皮的自身免疫所致。约90%的患者抗线粒体抗体阳性,尤其是抗线粒体内膜的丙酮酸脱氢酶复合体的M2成分的抗体阳性。自身抗体与胆道上皮中的蛋白可发生交叉反应而导致胆管上皮的破坏和肉芽肿的形成,其中T细胞介导的细胞毒效应起很重要的作用,亦有人认为反转录病毒可能也起一定的

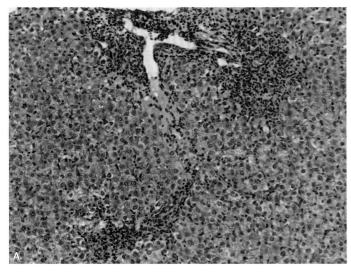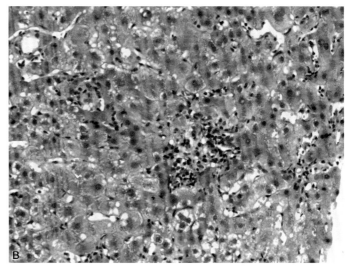

图7-8 自身免疫性肝炎

A.肝小叶周边的界板周围有较多淋巴细胞的浸润和界板肝细胞的变性和坏死,可见肝细胞的变性、嗜酸性小体形成和不同程度的淋巴细胞和浆细胞浸润;B 小叶内病变区可见明显浆细胞浸润

F7-8B ER

作用。

此病常伴有其他的自身免疫性疾病,如类风湿性关节炎、CREST 综合征、系统性红斑狼疮、皮肌炎、间质性肺疾病和自身免疫性甲状腺炎等。

临床上约 90% 为女性,发病高峰年龄为 40~60 岁。早期多无症状,但常有血清碱性磷酸酶及 GGT 的升高、血胆固醇升高。血胆红素一般 <2mg/100ml,晚期才出现明显的黄疸、瘙痒和骨质疏松以及肝硬化的表现。

【大体】早期肝可轻度肿大,随病变进展逐渐形成肝硬化。

【光镜】原发性胆汁性肝硬化的特征性病变为累及小叶间和间隔中胆管的破坏性胆管炎,导致胆管的破坏而继发胆汁性肝硬化,故又称为慢性非化脓性破坏性胆管炎,或称旺炽性胆管病变。因病变常为局灶性,故肝活检时常会遗漏病变。旺炽性胆管病变的特征为汇管区淋巴细胞浸润、以间隔或小叶胆管为中心的上皮样细胞肉芽肿及胆管的破坏。此时,可见胆管上皮基膜破坏,胆管上皮内有淋巴细胞、浆细胞浸润和胆管上皮的空泡变性和再生,浸润的浆细胞多为 IgM+。胆管的破坏为节段性,有时仅累及胆管横切面圆周的一部分。随病变进展,小叶和间隔的胆管消失,仅存小团聚集的淋巴细胞和组织细胞。有时,汇管区的淋巴细胞和浆细胞浸润可蔓延至小叶,形成类似淋巴细胞性碎片状坏死的病变。一般来说,原发性胆汁性肝硬化时小叶内病变不明显,肝细胞排列规则,通常无嗜酸性小体。少数病例肝窦内可见单排的淋巴细胞浸润。小叶内偶见小的非干酪性肉芽肿。

在疾病的早期,接近一半的病例可见到结节性再生性增生。这可能是邻近的肉芽肿造成了门静脉分支的损伤所致。这些患者临床上可能出现门静脉高压。

原发性胆汁性肝硬化在病程上可分为四个阶段:Ⅰ期为汇管区病变期,仅汇管区有淋巴细胞、浆细胞浸润,可伴有或不伴有旺炽性胆管病变,亦称胆管炎期;Ⅱ期为汇管区周围病变期,此期在Ⅰ期病变的基础上有碎片状坏死和汇管区周的纤维化及小胆管增生;Ⅲ期为间隔纤维化期,特征为桥接性坏死或纤维性间隔形成(图 7-9);Ⅳ期为肝硬化期,此时纤维化伴有再生肝细胞结节形成。Ⅲ、Ⅳ期时胆管减少明显,到Ⅳ期时几乎很难看到胆管。旺炽性胆管病变亦大大减少。可能因为胆汁淤积,故汇管区周围的肝细胞发生变性,界板周围出现小胆管的增生,CK7 染色有助于明确小胆管的病变。有人将此称为胆道性碎片状坏死。此种坏死常伴有汇管区周围或间隔旁肝细胞的羽毛状变性、Mallory 小体形成和地衣红阳性的铜-蛋白复合物的沉积。围绕再生肝细胞结节的汇管区周围的结缔组织常有水肿。正常情况下铜与载体蛋白结合从胆汁中排泄。在慢性非化脓性破坏性胆管炎等慢性淤胆中,肝脏有大量铜的潴留。Rhodamine 法(铜组织化学染色法)或 Shikata's orcein 染色(铜-蛋白复合体组织化学染色法)均可把铜显示出来。

有人认为自身免疫性胆管炎(autoimmune cholangitis)是单独一个主要累及胆管的自身免疫病。但比较流行的观点认为,它是抗线粒体抗体阴性的原发性胆汁性肝硬化的亚型或与自身免疫性肝炎有重叠的重叠综合征。

（三）原发性硬化性胆管炎

原发性硬化性胆管炎(primary sclerosing cholangitis,PSC)罕见,发病率约为 1/10 万/年。易导致肝硬化,是需肝移植的重要疾病。原发性硬化性胆管炎可以累及肝内外的

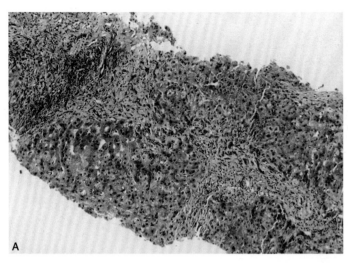
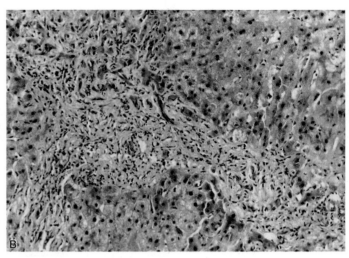

图 7-9 原发性胆汁性肝硬化

A. 汇管区淋巴细胞浸润,肝小叶周围有碎片状坏死和桥接性坏死,汇管区周纤维化及小胆管大量增生;B. 肝小叶界板周围纤维性间隔形成,其中可见小胆管的增生

胆管,包括大胆管及肝内的小胆管。约 6% 仅累及肝内小胆管。此病可累及胆囊。临床上,原发性硬化性胆管炎的患者 70% 伴有慢性溃疡性结肠炎。慢性溃疡性结肠炎的患者约 5% 合并原发性硬化性胆管炎。大多数患者 P-ANCA 阳性。部分患者合并有其他自身免疫性疾病,如甲状腺炎、糖尿病和自身免疫性肝炎。实验室检查以碱性磷酸酶和 GGT 升高为主,亦常有胆固醇的升高。早期肝功能改变不大。但随疾病进展可出现黄疸、血胆红素升高以及肝硬化的表现。此病胆管造影有特征性的节段性多发性狭窄,形成串珠状改变。

原发性硬化性胆管炎的确切发病机制尚不完全清楚,现有证据表明此病是自身免疫性疾病。研究提示囊性纤维化相关基因 *CFTR* 的改变在其发病中可能起重要作用。另外,有毒的胆源性脂类可能引发胆管上皮的损伤,而导致类似动脉硬化的胆管硬化。胆管周的纤维化可能影响胆管上皮和胆管周毛细血管丛之间的液体和营养的交换,引起胆管上皮坏死,最终导致胆管管腔的闭塞。

【大体】 原发性硬化性胆管炎的早期肝可轻度肿大,呈不同程度的胆汁淤积,晚期同原发性胆汁性肝硬化相似,表现为粗结节性肝硬化。肝通常因严重淤胆而呈蓝绿色。常见胆管扩张,偶见胆管脓肿,大的肝内外胆管可表现为明显的节段性狭窄和纤维化。

【光镜】 狭窄段大胆管管壁增厚、纤维化,伴有不同程度的炎细胞浸润。非狭窄段的胆管常有不同程度的扩张,胆管上皮萎缩或消失,腔内含有胆汁、炎细胞和肉芽组织。偶见胆管脓肿形成。

肝脏主要表现为大胆管(肝门附近的肝内和肝外胆管)和(或)小胆管的纤维化和胆管炎。其主要特征为病变的胆管周围有同心圆性的胶原沉积,胆管上皮萎缩,伴有不同程度的炎细胞浸润。病变常为节段性。晚期,因上皮萎缩消失,胆管管腔被纤维化瘢痕取代,形成无管腔的纤维化条索

称为纤维闭塞性胆管炎。

原发性硬化性胆管炎的肝实质表现与原发性胆汁性肝硬化相似。Ⅰ期主要表现为汇管区水肿和炎细胞浸润、胆管增生;Ⅱ期的特征为汇管区周围纤维化和炎症,伴有或不伴有小胆管增生,可见散在淋巴细胞性碎片状坏死;Ⅲ期纤维化间隔穿插于邻近的汇管区,胆管减少更为明显,胆道性碎片状坏死和淤胆也更为明显;Ⅳ期为肝硬化期,不规则花环形再生肝细胞结节形成,伴有明显的胆道性碎片状坏死。

原发性硬化性胆管炎的诊断应非常慎重。应仔细排除胆管结石、肿瘤或外科损伤所致的胆管炎后才可诊断。本病预后不良。症状出现后平均存活期为 6 年。

儿童硬化性胆管炎可分为以下几型:①自身免疫性硬化性胆管炎,其中约一半与自身免疫性肝炎相似;②原发性硬化性胆管炎占儿童硬化性胆管炎的 10%～31%;③新生儿硬化性胆管炎,虽胆管造影有特征,但肝脏的组织学所见与胆道闭锁不能区别;④伴有免疫缺陷的硬化性胆管炎和伴有朗格罕组织细胞增生症的硬化性胆管炎其镜下所见包括汇管区炎症、小导管增生、组织细胞浸润、肉芽肿及肝硬化。

IgG4 相关性硬化性胆管炎为 IgG4 相关系统性硬化性疾病的一部分。IgG4 相关系统性硬化性疾病除胰腺外,可累及胆道、肝、肾、肺及其他组织和器官,IgG4 相关性硬化性胆管炎主要表现为胆管周较多的 IgG4+浆细胞浸润、胆管周纤维化及闭塞性静脉炎。胆管周腺体也常严重受累。免疫组化在受累的胆管周及汇管区可见很多 IgG4+浆细胞和 CD4+/CD25+的调节 T 细胞。通常>10 IgG4+浆细胞/HPF。胆管上皮相对保存较好。IgG4 相关性硬化性胆管炎对激素治疗效果较好。

(四)重叠综合征

原发性胆汁性肝硬化和自身免疫性肝炎或原发性硬化性胆管炎有时可同时或先后发生称重叠综合征(overlap syndrome)。此时无论临床或病理均具有两者或三者的特点,如PBC的淤胆性血清酶类升高、AMA阳性和旺炽性胆管病变。自身免疫性肝炎的血清转氨酶升高、抗核抗体或抗平滑肌抗体滴度升高和肝细胞坏死等。其中最常见的为自身免疫性肝炎和原发性胆汁性肝硬化的重叠综合征,约占成人自身免疫性肝炎或原发性胆汁性肝硬化的10%。而自身免疫性肝炎和原发性硬化性胆管炎的重叠综合征主要发生在儿童、青春期或青年,有报道显示可达原发性硬化性胆管炎的25%。此型预后差。

三、肝淤胆性疾病

肝淤胆性疾病(cholestatic liver diseases)包括以下几种:

(一) 肝细胞缺陷导致的淤胆性疾病

肝细胞缺陷(hepatocellular defect)导致的淤胆性疾病包括以下几种:

1. 进行性家族性肝内淤胆 I 型(progressive familial intrahepatic cholestasis type I,PFIC I) 此病为常染色体隐性遗传性淤胆综合征[5]。主要发生在婴儿和儿童,以严重淤胆、低 γ-GT 为特点,亦称 Byler 病,由编码 P 型 ATP 酶的 ATP8B1 基因突变所致。P 型 ATP 酶可能在胆盐排泄和(或)胆盐的肝肠循环中起重要作用。此型的肝脏改变,初期以轻度淤胆为主,逐渐演变为小叶内纤维化。电镜下,胆小管内的胆栓呈粗颗粒状,即所谓的 Byler 胆栓。其重型称为 Greenland 家族型淤胆,常导致儿童早期死亡。

2. 进行性家族性肝内淤胆 II 型(Progressive familial intrahepatic cholestasis type II,PFIC II) 此型由编码胆小管胆盐输出泵(BSEP)基因突变所致,表现为低 γ-GT 性淤胆。此型肝脏表现为所谓的新生儿肝炎。肝细胞巨细胞变、明显的髓外造血并伴有肝实质的胆汁淤积。晚期可出现发展较快的纤维化、慢性炎症、淤胆性肝细胞变性坏死和肝硬化。电镜下,胆小管的胆栓为丝状型。BSEP 蛋白的缺乏使患肝细胞癌或胆管癌的风险增加,据报道可达 15%。

3. 进行性家族性肝内淤胆 III 型(progressive familial intrahepatic cholestasis type III,PFIC III) 此型由编码胆小管磷脂输出泵的 MDR3 基因突变所致。其肝内改变与 PFIC I 和 II 不同,以汇管区炎细胞浸润、小叶间胆管损伤和小胆管增生为其特征。临床上,血清 γ-GT 升高。

4. 良性复发性肝内淤胆(benign recurrent intrahepatic cholestasis,BRIC) 亦称 Sammerskill-Tygstrup-DeGroote 病。

此病亦由 ATP8B1 和 ABCB11 基因突变所致,但突变的区域与 PFIC-1 不同。BRIC 以反复发作性淤胆为主要表现,一般不出现肝纤维化。光镜下,主要以淤胆为主,发作期的肝细胞、胆小管和库普弗细胞内均可有胆色素沉积。

5. 伴有淤胆的代谢性疾病(metabolic disorders with cholestasis) 包括半乳糖血症和遗传性果糖不能耐受等疾病,肝脏均可有严重的淤胆及脂肪变。早期即可见汇管区周围的小胆管增生,肝细胞可形成假腺样的管状结构。酪氨酸血症可出现同样的肝脏病变。此外常出现肝细胞内的含铁血黄素沉积、髓外造血和结节性肝细胞再生。肝细胞的其他疾病亦可有明显的淤胆,如急性病毒性肝炎、酒精性肝炎和非酒精性脂性肝炎、药物性肝病、妊娠期肝内淤胆和某些术后的淤胆等。肝脏的急性静脉性充血如心力衰竭或 Budd-Chiari 综合征亦可伴有肝内淤胆。

6. 遗传性高胆红素血症 遗传性高胆红素血症(genetic hyperbilirubinemias)包括以下几种:

(1) Gilbert 综合征:本病为常染色体显性遗传病。常见于健康青年,临床上仅有轻度非结合型胆红素增高(一般低于 3mg/100ml)。肝功能和肝活检均无特殊异常。此病患者的肝细胞摄取非结合胆红素有缺陷。遗传性葡萄糖醛酸转移酶部分缺乏和 Y 蛋白的缺乏是造成本病的原因。

(2) Crigler-Najjar 综合征:本病为非溶血性、无胆红素尿性非结合胆红素血症、其原因是由于肝脏的葡萄糖醛酸转移酶缺乏所致。可分为两型:①I 型为常染色体隐性遗传,血清胆红素很高,常超过 20mg/100ml,常因核黄疸而死于婴儿期。②II 型为常染色体显性遗传,严重程度介于 I 型和 Gilbert 综合征之间。血清胆红素一般均在 20mg/100ml 以内,一般不发生核黄疸,亦可活至成年,对苯巴比妥反应良好。

(3) Dubin-Johnson 综合征:又称慢性特发性黄疸,因胆小管有机阴离子转运因子(MRP2)缺乏所致,是一种常染色体隐性遗传性疾病。主要是肝细胞对结合胆红素的分泌功能障碍而导致结合胆红素升高。患者的肝呈黑色。

【光镜】肝组织结构正常,肝小叶中央区肝细胞内有粗大的棕褐色色素颗粒(图 7-10)。这种色素可能是一种脂褐素。电镜色素颗粒位于肝细胞溶酶体内。

(4) Rotor 综合征:又称慢性家族性黄疸,本病与 Dubin-Johnson 综合征相似,也为常染色体隐性遗传。患者终生有

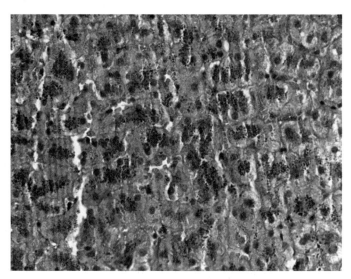

图 7-10 Dubin-Johnson 综合征
肝组织结构正常,肝细胞内有粗大的棕褐色色素颗粒

轻度的波动性高结合性胆红素血症。本病肝细胞内无特殊色素颗粒。

（二）胆管性淤胆

胆管性淤胆（ductular cholestasis）：某些胆汁淤积性疾病以小胆管增生和小胆管淤胆为主要表现。小胆管淤胆时常有胆管的扩张并有或大或小的浓缩胆汁形成的胆栓。小胆管淤胆可见于多种疾病，如急性重型肝炎、败血症或内毒素性休克、肝外胆管闭锁、全胃肠外营养和某些黏液黏稠病（囊性纤维化）的患者。目前认为是小胆管损伤而导致小胆管的完全瘫痪或其正常分泌富有碳酸氢盐液体的功能部分受损的结果。

在内毒素性休克和败血症时小胆管扩张明显，内含浓缩的胆汁并混有 PAS 阳性物质。胆管上皮可发生脱落、坏死并有中性粒细胞浸润。这些扩张的小胆管几乎全都在某些汇管区周边部。

（三）胆管消失性疾病

很多肝淤胆性疾病伴有肝内胆管的进行性炎症性破坏，导致肝内胆管的减少。这类疾病称为胆管消失性疾病（vanishing bile duct diseases）（表 7-6）。胆管消失性疾病的诊断需较大的标本进行定量评估，穿刺标本至少要有 5 个汇管区。在正常儿童和成人，小叶间胆管数和汇管区数的比值为 0.9 和 1.8。新生儿的比值小于 0.5 则定义为胆管减少。自 1975 年以来即使尚未达到小于 0.5 的标准亦可诊断为胆管减少[2]。

表 7-6　胆管消失性疾病

新生儿期
肝外胆管闭锁
小叶间胆管稀少
综合征型
非综合征型
成人期
原发性胆汁性肝硬化（PBC）
自身免疫性肝炎-PBC 重叠综合性
原发性硬化胆管炎（PSC）
自身免疫性肝炎-PSC 重叠综合征
伴有肝内淤胆的结节病
特发性成人胆管减少
慢性肝同种移植排斥反应
慢性移植物抗宿主病
药物引起的胆管减少
组织细胞增多症 X，霍奇金淋巴瘤
黏液黏稠病（囊性纤维化）

1. 小叶间胆管稀少（paucity of interlobular bile duct）分为综合征型和非综合征型两型。综合征型亦称 Alagille 综合征或前肝发育不良。小叶间胆管减少可伴有一组临床特征，包括面部异常以及椎体、心脏、眼和肾的畸形。依这些畸形的有无，而分为完全型或不完全型的综合征。胆管的破坏

大多发生在 3 月龄之后。非综合征型的小叶间胆管减少可为孤立的肝脏异常或某些复杂全身疾病的一部分，如 α_1-抗胰蛋白酶缺乏症、风疹、21 三体、Turner 综合征、Byler 病等。非综合征型为第一个月龄期高结合胆红素血症的最常见的疾病，小叶间胆管的破坏一般较早（3 个月以前），并通常比综合征型进展快。

2. 特发性成人胆管减少（idiopathic adulthood ductopenia）　指发生在成人的淤胆和胆管减少，此病只有在排除了其他可能的原因后方可诊断，家族性或无症状的病例亦有报道。

慢性肝同种移植排斥反应亦可出现胆管减少。药物亦可引起胆管减少，其他引起胆管减少的可能原因包括：结节病、组织细胞增生症 X、霍奇金淋巴瘤和黏液黏稠病（囊性纤维化）。

3. 肝外胆道闭锁（extrahepatic bile duct atresia）　其实此病不仅包括肝外胆道，亦包括肝内胆管，故为累及全胆道的进行性坏死炎症性胆管破坏性疾病。此病可始于宫内或围生期，最初 3~4 周龄的肝活检常见到非特异的淤胆、肝巨细胞和髓外造血。随病情进展，出现汇管区水肿和小胆管增生。小胆管内常有浓缩的胆栓。晚期出现汇管区周围纤维化，最终演变为继发性胆汁性肝硬化。1/4 患者的小叶间胆管形态上仍停留在早期胚胎阶段（所谓的胆管索畸形），表明此病出生前即已开始。其发生涉及胚胎期胆管索的再塑障碍。这种患者在三四个月时就可出现明显的纤维化，称为早重型。

新生儿期大多数机械性胆道梗阻为肝外胆道闭锁所致，表现为从肝门到十二指肠的胆道部分或完全缺如。

（四）大胆管梗阻

很多病变如胆道结石、胆管狭窄和肿瘤均可导致大胆管的完全或不完全梗阻。急性完全性阻塞导致梗阻性黄疸。肝脏明显淤胆，肝细胞内、胆小管内均可见胆汁淤积。胆汁淤积导致肝细胞的变性坏死。库普弗细胞激活以吞噬坏死细胞碎屑和胆汁。汇管区明显水肿。慢性完全性阻塞则在以上病变的基础上在淤胆区域出现淋巴细胞浸润、肝细胞肿胀、淡染、Mallory 小体形成、肝细胞菊形团形成、羽毛状肝细胞变性、肝实质和汇管区内可见吞噬脂质的泡沫细胞和胆汁性梗死。此时肝细胞因严重淤胆而出现坏死。坏死中心有明显的胆汁淤积。梗死区通常逐渐由纤维性瘢痕所取代。长期大胆管梗阻（large duct obstruction）可引起小叶间胆管的破裂使胆汁漏入汇管区结缔组织，诱发异物巨细胞反应和汇管区小胆管增生。大胆管梗阻常伴有逆行性胆管炎，甚至脓肿形成。

病毒性肝炎、酒精性肝炎或药物损伤均可能主要表现为淤胆，故需要同机械性胆道梗阻鉴别。肝细胞损害而引起的黄疸为小叶中心性淤胆，淤胆或在肝细胞内或在胆小管内，然后出现肝实质和汇管区的改变。淤胆型肝炎时，应能见到与淤胆无关的肝炎病变，少量的嗜酸性小体虽可见于肝外胆道梗阻，

但数量很多时,且于淤胆的部位无关,提示非梗阻性黄疸。

(五) 新生儿肝炎

新生儿肝炎(neonatal hepatitis)是一个广义的临床综合征。一般指新生儿的非阻塞性黄疸,也称为巨细胞肝炎。其原因很多,包括特异性感染,如细菌性败血症、单核细胞增多性李斯特感染、弓形虫病、乙型肝炎病毒感染以及巨细胞病毒和单纯疱疹病毒感染等均可导致本病。另外,代谢性疾病如 α_1-抗胰蛋白酶缺乏、半乳糖血症、囊性纤维化、遗传性酪氨酸血症、遗传性果糖耐受不良、进行性家族性肝内淤胆Ⅰ、Ⅱ、Ⅲ型及非经胃肠的营养过度亦可引起新生儿肝炎。

【光镜】肝组织中多核巨肝细胞很多,每个肝细胞内可有数个或数十个核。肝细胞常有水样变性和胆色素沉积

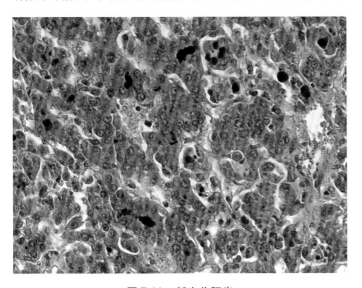

图 7-11　新生儿肝炎
多核肝细胞形成,每个肝细胞内可有数个或数十个核,小叶内淤胆明显

(图 7-11)。随着病程的进展,多核肝细胞逐渐增多,小叶内淤胆也愈明显,肝内结缔组织增生也渐弥漫。常可见肝内造血和肝脾内含铁量增加。新生儿肝炎的预后与病因有关。一般来说预后不良。约30%的患儿或在几个月内死亡或发展成肝硬化。

四、毒物和药物引起的肝脏疾病

毒物和药物引起的肝脏疾病(toxic and drug-induced liver diseases):药物可引起各种各样的肝脏病变。有时一种药物可引起多种病变。病变的轻重与剂量和过敏反应有关。药物导致的肝脏病变常常难以诊断,因为它不仅同其他原因引起的肝损伤病变相似,而且其引起的肝脏病变可非常广泛,可在停药后很长时间才出现,如几周甚至几个月。病变主要有:①肝细胞损伤急性肝细胞损伤可以以细胞溶解为主,形成点状坏死、亚大块坏死甚至大块坏死。也可以淤胆为主,引起淤胆的药物主要为合成类固醇类或避孕药。长期淤胆常会出现肝细胞的羽毛状变性和肝细胞菊形团形成和(或)散在的坏死或凋亡。慢性肝细胞损伤形态上很像自身免疫性肝炎。脂肪肝和脂性肝炎为药物引起的常见病变,尤其与酒精的慢入关系密切(见酒精性肝病)。非酗酒者的脂肪肝和脂性肝炎统称为非酒精性脂性肝炎。其他药物引起的肝细胞损伤包括色素沉积(如脂褐素沉积)、毛玻璃样包涵体、肝细胞核大小不一等。②胆管的损伤有急性胆管炎和慢性胆管炎。③血管的损伤包括血窦的扩张、肝紫癜、肝静脉和门静脉的损伤,甚至肝动脉的损伤等。肝窦内的细胞包括星状细胞、库普弗细胞和巨噬细胞均可发生改变(如磷脂沉积症),此时肝细胞和库普弗细胞均增大,并因磷脂积聚其胞质呈泡沫状。有些药物尚可诱发肉芽肿反应和肝脏肿瘤,如肝腺瘤和血管肉瘤等。药物引起的肝脏病变如表7-7所示。

表 7-7　药物及毒物引起的肝损伤[3]

损伤类型	主要药物
肝细胞	
急性肝细胞损伤	
● 以细胞溶解改变为主	传统药物
	无超敏反应:对乙酰氨基酚、异烟肼、酮康唑、丙戊酸
	有超敏反应:非甾体类抗炎药(几乎所有药物)、磺胺药、几乎所有的抗抑郁药(三环类、异烟酰异丙肼)氟烷及其衍生物
	新的针对病因的药物
	精神药物和神经药物(如羟丙基纤维素片),抗艾滋病药物(如地达诺新、叠氮胸苷),抗真菌药(特比萘芬),细胞因子和生长因子(白介素、G-CSF),抗糖尿病药物(曲格列酮)
	草药
	吡咯里西啶类生物碱(响尾蛇毒素、美狗舌草)
	石蚕属植物、中草药制剂
	违禁化合物
	可卡因、迷药
	赋形剂
	糖钠、聚山梨酯80
	化学制剂
	四氯化碳、三氯乙烯、四氯乙烯、丙二醇、甲苯、二甲基酰胺、氯乙烯

续表

损伤类型	主要药物
• 以胆汁淤积为主	
单纯的胆汁淤积	口服避孕药、雌激素、雌激素阳性的醋竹桃霉素或红霉素、雄激素他莫昔芬、硫唑嘌呤、阿糖胞苷
胆汁淤积+轻度细胞溶解(胆汁淤积性肝炎)	传统药物 　酚噻嗪系、非甾体类抗炎药、大环内酯类、磺胺类药物、β-内酰胺类抗生素、三环抗抑郁药、 　卡马西平、阿莫西林/克拉维酸、氯金钠右丙氧酚 新药 　抗艾滋病药物:地达诺新、叠氮胸苷、司他夫定、利托那韦 　白细胞介素:IL-2、IL-6、IL-12
• 混合型急性肝炎	
慢性肝细胞损伤	
• 慢性肝炎(肝硬化潜能)	丙戊酸、胺碘酮、阿司匹林、苯扎隆、氟烷、异丙烟肼、异烟肼、甲氨蝶呤、甲基多巴、呋喃妥因、罂粟碱、草药(石蚕属植物)
脂肪变性/脂肪性肝炎/磷脂沉积症	
• 小泡性	阿司匹林、四环素、丙戊酸、乙醇、非甾体抗炎药、抗艾滋病药物、非阿尿苷
• 大泡性脂肪变性	乙醇、甲氨蝶呤、皮质激素
• NASH(从脂肪变到肝硬化)	DEAEH、胺碘酮、马来酸哌克昔林、抗艾滋病药物、皮质激素、他莫昔芬
• 磷脂沉积症	DEAEH、胺碘酮、马来酸哌克昔林、全胃肠外营养
混杂的	
• 色素沉着	
脂褐素	吩噻嗪系,氨基比林
含铁血黄素	铁摄入过多,酒精中毒,全胃肠外营养
• 毛玻璃改变	苯巴比妥,苯妥英氨基氰
• 细胞核大小不等	甲氨蝶呤
• 核分裂增多	秋水仙碱,砷
胆管	
急性胆管炎	
• 胆汁淤积+胆管退变,伴/不伴炎症	酚噻嗪系、阿义马林、卡马西平、三环抗抑郁药、大环内酯类、阿莫西林/克拉维酸
慢性胆管炎±胆管减少	
• 原发胆汁性肝硬化样	酚噻嗪系、阿义马林、砷剂衍生物、三环抗抑郁药 大环内酯类、硫苯哒唑、四环素、非诺贝特 草药(石蚕属植物)
• 原发硬化性胆管炎样	动脉输注氟尿苷、甲醛,高渗盐水注射形成水囊,肝动脉血栓形成
• 血窦扩张/紫癜	口服避孕药,雌激素、蛋白同化甾类、硫唑嘌呤、维生素 A、他莫昔芬、达那唑、海洛因
肝静脉病变	
• 肝大静脉血栓:	口服避孕药、达卡巴嗪、辐射、全安泰乐营养
Budd Chiari	
• 小叶内/小叶中央	吡咯里西啶类生物碱、硫唑嘌呤、抗肿瘤制剂、乙醇、海洛因
小静脉:静脉阻塞性疾病	
门静脉病变	
• 肝门静脉硬化	砷剂、硫唑嘌呤、二氧化钍
• 肝结节性再生性增生	西班牙毒油、口服避孕药、硫唑嘌呤
肝动脉病变	

损伤类型	主要药物
• 内膜增生	口服避孕药
血窦细胞	
肝星状细胞	
• 肥大（脂质沉积）	维生素 A、甲氨蝶呤、硫唑嘌呤、6-巯基嘌呤
伴/不伴窦周纤维化	
• 库普弗细胞/巨噬细胞储积	滑石粉、聚乙烯吡咯酮、硅酮、钡
• 磷脂沉积征	胺碘酮
• 肉芽肿性反应	
上皮样肉芽肿	奎尼丁、肼屈嗪、苯妥英
纤维环性肉芽肿	别嘌醇
肉芽肿性肝炎（溶细胞伴/不伴胆汁淤积）	保泰松
脂肪肉芽肿	误食矿物油
脂肪肉芽肿伴黑色素	氯金化钠
异物肉芽肿	滑石粉、手术缝合物
血窦内皮细胞	（参见肝静脉病变）
肿瘤	
良性：肝细胞腺瘤（±瘤内出血、被膜下血肿、破裂）	口服避孕药、蛋白同化甾类/雄激素类激素、雌激素
恶性	
• 血管肉瘤	氯乙烯、二氧化钍
• 肝细胞癌	口服避孕药、蛋白同化甾类/雄激素类激素、二氧化钍
• 肝内胆管细胞癌	二氧化钍

药物导致的肝脏疾病在临床上可主要表现为：

（1）药物性急性肝炎：以肝细胞的变性、坏死及汇管区和肝实质炎症为主，与急性病毒性肝炎很难鉴别。临床上以抗结核药如异烟肼、氟烷、吲哚美辛、磺胺类药为代表。

（2）药物性慢性肝炎：可见于长期用药的患者。组织病理可包含慢性肝炎各个阶段，包括肝硬化的形态。代表性药物为呋喃妥因、苯妥英钠。

（3）药物性脂性肝炎：病变与酒精性或非酒精性肝炎相似。代表性药物为胺碘酮、抗反转录病毒药和胃肠营养药物。

（4）药物性淤胆性肝炎：急性肝炎伴有中-重度淤胆。浸润的炎细胞中可有较多嗜酸性细胞。

（5）药物性肉芽肿性肝炎：以较轻的肝炎伴非干酪性肉芽肿为特征，如有淤胆和嗜酸性细胞浸润则更支持药物性肉芽肿性肝炎。

Reye 综合征：此病主要见于儿童，是以急性肝功能衰竭和脑病为特征的综合征。通常以急性轻度病毒性感冒开始，接着出现呕吐、昏睡和昏迷，约 1/3 死亡。多数与服用水杨酸有关。某些儿童此综合征可能与遗传性线粒体 β-氧化代谢障碍有关，即所谓的原发性线粒体肝病。Reye 综合征的肝脏病变为弥漫性全小叶小泡性脂肪变。小叶中心区以小泡性为主，而外周则出现大泡型脂肪变，汇管区周围可出现肝细胞坏死。电镜特征为肝细胞线粒体增大、基质增宽、致密小体减少。

五、酒精性肝病

酗酒可因乙醇的毒性作用而导致各种肝脏病变，即酒精性肝病（alcoholic liver diseases）。常见为脂肪肝、酒精性肝炎，部分患者可发展成肝硬化。有时可类似于急慢性病毒性肝炎、药物性肝炎或阻塞性黄疸。其程度与饮酒时间长短、营养状况、免疫状况有关。

（一）脂肪肝

脂肪肝（steatosis）为最常见的病变。肝细胞脂肪变是指肝细胞质内有脂质，近来研究表明，沉积的脂质的中心为中性脂质，外周围以单层亲水脂分子，如磷脂、胆固醇和特殊蛋白质。这些蛋白质包括 perilipin/ADRP/TIP47 蛋白质和与脂类代谢相关的蛋白质。在人内脏肥胖时，脂肪组织中含有丰富的巨噬细胞，肠系膜白色脂肪组织中巨噬细胞参与了肥胖患者肝纤维炎性病变的发病过程。轻度发炎的脂肪组织像一个内分泌器官，释放数种蛋白信号肽，其中涉及能量和糖代谢的脂肪因子，如瘦素、脂连素、抵抗素、内脂素等。因此内脏脂肪可能直接参与了肝脏的炎症和纤维化的发病过程。最初脂滴以直径0.1~0.4μm的原始小滴最早出现在微粒体膜处,通过融合而不断增大。

【光镜】肝细胞胞质内出现脂肪滴,早期为微小的脂肪空泡(小泡性脂肪变),并且常常因大量脂滴的积聚而把肝细胞核压向一侧成半月形(大泡性脂肪变)。脂肪变最先出现在中心静脉周围,严重者可累及整个小叶。大体上,肝脏明显肿大、黄、腻、质脆,重量可达4~6kg。一般来说,脂肪肝时无明显的纤维化。如继续酗酒,末梢肝静脉周出现纤维组织增生并蔓延至邻近的肝窦。

(二)酒精性肝炎

【大体】酒精性肝炎(alcoholic hepatitis)的肝脏通常为红色和胆绿色相间,常可见结节。

【光镜】有以下四点特征:①肝细胞浊肿、气球样变和单个或散在肝细胞坏死:肿大的肝细胞胞质CK8/18染色明显减弱,这点与急性肝炎、慢性乙型肝炎和自身免疫性肝炎不同。②Mallory-Denk小体形成:Mallory-Denk小体为位于变性肝细胞质内、核旁的均质嗜酸性包涵体,电镜下由缠绕一起的细胞角蛋白中间丝构成。其中含有泛素化的CK8/18、分子伴侣和sequestosome 1/p62等主要成分。故CK或泛素的免疫组化染色有助于发现Mallory-Denk小体。Mallory-Denk小体为酒精性肝炎的特征性病变,但并非特异的。Mallory-Denk小体也可见于其他情况,如原发性胆汁性肝硬化、Wilson病、印度儿童肝硬化、非酒精性脂性肝炎、肝外胆道阻塞和肝细胞肿瘤等。应注意结合其他特点加以鉴别,如胆汁性肝硬化和Wilson病的肝内铜含量增高等。③以中性粒细胞为主的小叶内炎症:主要在变性的肝细胞周围,尤其有Mallory-Denk小体的肝细胞周围。汇管区亦可有不同程度的淋巴细胞和巨噬细胞浸润,有时亦可蔓延到小叶内。④纤维化:主要见于肝窦和小静脉周围(图7-12)和小叶中心区,严重时可伴有小静脉周坏死。在严重反复酗酒的患者

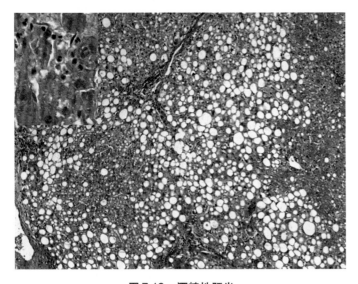

图7-12　酒精性肝炎
肝细胞内有明显脂肪变,及小灶性坏死,肝细胞内可见不规则的嗜酸性团块状物质沉积(Mallory小体)

亦可见汇管区周围的纤维化,纤维组织似蜘蛛状向四周伸展,从而分隔单个或成簇的肝细胞,逐渐演变成肝硬化。在酒精性肝病中,电镜下常见到巨大线粒体等线粒体异常。酗酒者中并不排除患其他肝脏病的可能性,如病毒性肝炎、药物性肝炎、继发于慢性胰腺炎的汇管区纤维化等。此外,某些病例可有淤胆和轻度肝细胞内和库普弗细胞内含铁血黄素沉积。

(三)酒精性肝硬化

酒精性肝硬化(alcoholic cirrhosis)为酒精性肝病的最终病变,此时肝脏变为褐色、皱缩,脂肪含量很少。纤维间隔早期比较纤细,从中心静脉通过肝窦到汇管区或从汇管区到汇管区。残余的肝细胞再生形成比较均匀的细结节。随病变进展,细结节渐变为粗细结节混合的类型,纤维间隔增宽。结节内的肝细胞因缺血而出现坏死。坏死的修复又进一步形成瘢痕而不断分隔肝细胞结节,使结节越来越不规则,并常有淤胆。此时酒精性肝硬化的形态与其他原因所致的肝硬化相似。

六、非酒精性脂性肝炎

非酒精性脂性肝炎(nonalcoholic steatohepatitis, NASH)是指非酗酒者中出现的类似酒精性肝病的临床病理表现。可发生于儿童或成人。大多数与肥胖、高脂血症、高胰岛素血症、胰岛素抵抗、2型糖尿病有关,有学者将此类称为原发性。而空回肠短路手术、胃成形术及肥胖个体明显体重下降者、完全胃肠外营养、肝毒性物质暴露等导致的非酒精性脂性肝炎称为继发性。亦有学者将非酒精性脂性肝炎专指代谢综合征相关疾病,如与肥胖、胰岛素抵抗、2型糖尿病、高血压、高脂血症相关的肝疾病。在美国,非酒精性脂性肝炎在成人可达20%~30%,儿童约为10%,占不明原因慢性肝炎的70%,为隐源性肝硬化的主要原因[6]。非酒精性脂性肝炎在临床和病理上均与酒精性肝病相似。发病机制目前多倾向于多次打击学说,其中包括脂肪肝、氧自由基、炎性因子等导致肝细胞损伤。但一般来说肝细胞变性、坏死和炎症反应较酒精性肝炎要轻。镜下改变与酒精性肝病相同。病变有脂肪肝、有肝细胞变性及Mallory小体的脂性肝炎、中性粒细胞浸润、中心硬化、纤维化以及肝硬化。肝活检的光镜和电镜检查均不易同酒精性肝炎鉴别。

七、与完全胃肠外营养有关的肝脏疾病

完全胃肠外营养(total parenteral nutrition, TPN)现已成为很多疾病的主要治疗手段之一,如早产、吸收不良、肠切除术后、重症炎性疾病以及各种先天性胃肠疾病,如腹裂畸形和肠闭锁等。遗憾的是,至少在新生儿和胃肠切除后的成人患者中,长期TPN的合并症很常见[6]。与完全胃肠外营养有关的肝脏疾病(liver disorders associated with total parenteral nutrition)肝损害的机制尚不完全明了,但似乎有以下几个方面:①胆汁分泌功能的损害;②输入氨基酸的毒性作用;

③肝脏脂蛋白合成增加、分泌减少；④禁食效应以及调节胆汁分泌和肠蠕动的肠道激素分泌到肠腔的减少；⑤败血症。肝脏的组织学改变可很复杂。常见有脂肪变、脂性肝炎、非特异性汇管区炎症、汇管区小胆管增生、汇管区纤维化。晚期可出现细结节性肝硬变。在婴儿，完全胃肠外营养五天后即可出现碱性磷酸酶、转氨酶、胆红素升高。两周时可有脂肪肝，接着出现小胆管淤胆，3个月时可见到中到重度的汇管区纤维化。早期病变在停止完全胃肠外营养后可恢复正常。但轻度淤胆可持续数月。

八、糖尿病的肝脏改变

2型糖尿病的肝脏改变（hepatic changes in diabets）已在非酒精性脂性肝炎及非酒精性肝病中叙述。1型糖尿病时因缺乏胰岛素，患病儿童的肝脏表现为明显的糖原沉积或称糖原性肝病，如果伴有库欣样特征、发育迟缓、青春期滞后可诊断为Mauriac综合征。肝活检可见肝细胞弥漫肿大、淡染，PAS染色可见过多的糖原沉积。在糖尿病成人中，肝亦可因糖原沉积而出现肝大及肝酶异常，亦可见脂肪变。此时鉴别脂肪变和糖原沉积很重要，因脂肪变可进展为纤维化及肝硬化，而糖原沉积则不会。在长期的糖尿患者中可见非肝硬化型肝窦纤维化，此时患者可有微血管并发症，包括视网膜病、肾病和外周神经并发症等。肝活检可见广泛的致密窦周纤维化，免疫组化显示为基底膜成分，称为糖尿病性肝脏硬化（diabetic hepatosclerosis，DHC），为累及肝脏的一种糖尿病性微血管病。电镜下可见基底膜样物质增多。在一组尸检报道中DHC可高达12%，故认为此病并不少见。

九、非特异性反应性肝炎

非特异性反应性肝炎（nonspecific reactive hepatitis）是指肝对各种感染或有毒物质的非特异性反应。可见于发热、炎症和肿瘤等，尤其是老年人。

【光镜】主要为轻度的小叶中心和（或）汇管区炎症，有时伴有轻度的胆管增生和库普弗细胞增生，罕见肝细胞坏死。恢复期的病毒性肝炎与非特异性反应性肝炎不好区别。

十、肝血管性疾病

肝血管性疾病（vascular disorders of the liver）包括以下几种：

（一）肝门脉硬化

肝门脉硬化（hepatoportal sclerosis）亦称非肝硬化性门静脉高压或特发性门静脉高压、闭塞性门静脉病。最初由Mikkelsen提出，指的是某些非肝硬化门静脉高压患者中门静脉或其分支的内膜纤维性增厚。大多数原因不明，少部分患者由毒素、砷剂、氯化乙烯、细胞毒性药物引起。近来，在HIV患者中发现有门脉硬化，推测与抗反转录病毒药引起的肝纤维蛋白原产生的改变或肝内微血栓形成或HIV本身所

致。门脉内皮细胞因TGFb/Smad激活出现内皮-间质转化与特发性门脉高压中门脉狭窄有关，可能为门静脉闭塞的发病机制。肝脏的主要病变为门静脉分枝的血栓形成和硬化以及肝内迷乱的血管。大血管性门静脉病中，门静脉因血栓机化而出现偏心性内膜增厚、中膜平滑肌增生。肝内病变呈灶性分布。小血管性门静脉病中以小的汇管区中的静脉硬化为主。可有新鲜或陈旧的血栓栓子，伴有或不伴有再通现象。静脉可完全消失而仅存纤维瘢痕，周围有数个薄型血管腔围绕。这些薄壁的血管腔可能为再通的增生的小静脉。血管病变常伴有不同程度的汇管区和汇管区周围的纤维化。在汇管区周围区域常可见异常的血管，称为巨型肝窦或汇管区周围血管瘤病或迷乱的肝内血管。这些为扩张的门静脉的终末分支。小叶内亦可见同样的薄壁血管。肝静脉亦可有硬化或扩张。

肝门脉硬化常伴有某种程度的肝细胞结节性再生性增生。两者的发病机制相同。轻到中度的不完全分隔和肝细胞结节的出现使肝门脉硬化的形态与不完全分隔型肝硬化接近，故近来有人认为，肝门脉硬化、肝细胞结节性再生性增生和不完全分隔型肝硬化均为肝血流供应异常所致的疾病。

（二）肝窦扩张

肝窦扩张（sinusoidal dilatation）常呈区带状分布，如小叶中心性、汇管区周围性或不规则的肝窦扩张。其中小叶中心性肝窦扩张最为常见，为静脉流出受阻的结果。常见于某些药物性肝炎、类风湿性关节炎、肉芽肿疾病或恶性肿瘤。汇管区周围性肝窦扩张主要见于长期服用避孕药、先兆子痫或子痫。子痫时常有肝窦的纤维素性血栓和缺血性肝细胞坏死。不规则肝窦扩张可见于很多情况，常常原因不清。在肝内占位性病变如肉芽肿、肿瘤和脓肿的附近常可见到。在肝活检中同时见到阻塞性病变和汇管区周围小胆管增生，应提示是否有占位性病变，应进一步活检。

（三）肝紫癜

肝紫癜（peliosis hepatis）为肝实质的囊性血腔。一般直径小于1mm，偶可达几毫米。分布无规律。囊腔无完全的内皮衬覆。

肝紫癜可见于多种疾病，如消耗性疾病、恶性肿瘤（图7-13）、肝或肾移植激素治疗和抗肿瘤化疗等。也可为偶然发现。偶尔可破裂导致致命的腹腔出血。

（四）静脉流出阻塞

静脉流出阻塞（venous outflow obstruction）依其部位、原因、阻塞的性质不同而异。其病变依阻塞的严重程度和时间的长短亦有所不同。急性静脉回流阻塞的特征为肝窦扩张、充血，主要在小叶中心区。较轻的病例肝板可变薄。严重的病例肝细胞可萎缩消失，仅留其网状支架。严重充血导致出血，甚至血湖形成。慢性静脉流出受阻则导致小叶中心不同程度的纤维化。纤维化区最终可相互连接，形成小叶中心-小叶中心的桥接性纤维化，包绕正常汇管区和其周围的肝实质，最终演变为肝硬化，即所谓的心源性

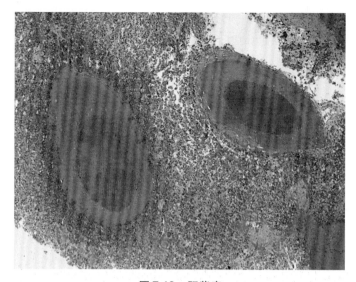

图 7-13 肝紫癜
肝细胞癌中的囊性血腔,囊腔无内皮衬覆

肝硬化。

(五) 布-加综合征

布-加综合征(Budd-Chiari syndrome)定义为肝静脉血栓形成、非心脏性静脉回流受阻或其他原因导致的静脉回流受阻。部分作者则主张此综合征仅限于肝静脉或其主要分枝和下腔静脉的阻塞。它有很多危险因素,其中以骨髓增殖性疾病最为常见。有人将肝静脉血栓或静脉炎导致的布-加综合征称为原发性,而将静脉外的病变,如肿瘤、脓肿、囊肿等压迫或浸润造成的布-加综合征称为继发性。病变主要为血栓形成。镜下小叶中心静脉和小叶静脉可含有新鲜的或机化的血栓。随时间推移,慢性静脉阻塞及纤维化随后出现。实质可出现再生性结节性增生,甚至肝硬化。但肝内病变分布不均。

(六) 静脉闭塞性疾病

静脉闭塞性疾病(venoocclusive disease,VOD)指肝静脉小分支、小叶中心静脉和小叶下静脉的纤维性闭塞。与大多数布-加综合征不同,此病在针吸活检中可见到静脉病变。VOD 的主要原因为食入吡咯里西啶类生物碱(pyrrolizidine alkaloids),其他可见于骨髓、肝、肾移植的患者、肝放射后、砷中毒或吸毒者。酒精性肝病和肝硬化中亦可见到 VOD 的病变。

十一、妊娠期肝脏疾病

妊娠期女性经历着一系列生理改变,有时可有某些肝功能异常或胆红素含量升高。一般肝无明显病变。但有时也可出现病变,即妊娠期肝疾病(liver disease in pregnancy)。其病变可分为三类:①妊娠本身所致的肝脏疾病;②本身与妊娠无关,但在妊娠期复发的疾病;③原有的肝疾病。其中妊娠本身所致的疾病如下:

(一) 妊娠期急性脂肪肝

妊娠期急性脂肪肝(acute fatty liver of pregnancy)通常见于妊娠最后十周,约占孕妇的万分之一,为最严重的妊娠相关疾病,但在过去二十年中预后已大大改善。母婴的死亡率均已明显下降。此病因脂肪酸转运和胎儿的线粒体氧化紊乱所致。原因尚不清楚,尚无任何资料证明此病与感染或遗传代谢性疾病有关。

【大体】 肝脏淡黄、变小、肝脂肪含量增多、肝实质萎缩。

【光镜】 肝细胞内可见大量细小脂肪空泡(micro-vesicular steatosi),呈全小叶分布,偶尔外周带可无病变。因脂肪空泡过小(<1μm)有时常规切片中易误认为是气球样变。偶尔可伴有淋巴细胞、浆细胞浸润和嗜酸性小体。肝窦内偶可见纤维素性血栓。此时脂肪染色对确定诊断非常重要。肝内胆管淤胆、肝细胞坏死、髓外造血和巨大线粒体均偶可见到。终止妊娠和针对肝性脑病和肝外合并症的支持治疗对大多数患者有效。妊娠期急性脂肪肝在再次妊娠时复发非常罕见。

(二) 妊毒症中的肝脏疾病

妊毒症(先兆子痫和子痫)中的肝脏疾病(liver disease in toxemia of pregnancy):①先兆子痫常见于妊娠末期的初产妇,临床特征为高血压、尿蛋白、外周水肿,偶尔有凝血异常。②严重的子痫导致肝功能异常,如血清转氨酶和(或)碱性磷酸酶升高,甚至抽搐和昏迷。轻型患者常误诊为肝炎,重症者可出现弥漫小灶性或融合性肝实质或包膜下出血、梗死或大片梗死。内皮损伤导致血管内凝血。

【光镜】 常见病变为汇管区、血管内或汇管区周肝窦内出现纤维素血栓、肝细胞坏死及出血。其次常见的病变为毛细胆管和小胆管内胆栓、大泡性和小泡性脂肪变和汇管区淋巴细胞、浆细胞浸润。严重的汇管区及其周围的病变可导致肝功衰竭。血管的破裂可导致肝包膜下血肿形成和肝梗死,有时可导致死亡。

HELLP 综合征(hemolysis,elevated levels of liver enzymes and low platelet count,HELLP syndrome) HELLP 为溶血、肝酶升高、血小板降低的英文词缩写。此综合征罕见,主要发生在先兆子痫的女性。特点为汇管区周围出血、肝细胞坏死和纤维素渗出。

(三) 妊娠期肝内淤胆

妊娠期肝内淤胆(intrahepatic cholestasis of pregnancy)是妊娠期仅次于病毒性肝炎的黄疸的主要原因,可见于妊娠的任何时期,尤以妊娠末期最为常见。在欧洲,发病率为 10～150/万妊娠。患者常有瘙痒、黄疸症状,直至分娩。

【光镜】 特点为三区毛细胆管的胆栓形成。此病母亲预后好,但对胎儿的危险较大。母亲胆盐经胎盘影响胎儿可使胎儿围生期死亡率升高 4 倍。严重时可使胎儿窒息、早产和胎儿死亡。肝胆转运蛋白的杂合子突变易于产生妊娠期肝内淤胆,其发生涉及遗传、激素和环境因素,因此是多因素导致的综合征。

十二、寄生虫性疾病

寄生虫性疾病(parasitic diseases)有以下几种:

(一) 阿米巴性肝脓肿

阿米巴性肝脓肿(amebic abscess of the liver)系继发于阿米巴性肠病的肝脏合并症。溶组织阿米巴滋养体侵入肠小静脉后随门静脉血流进入肝脏内繁殖并破坏肝组织而形成脓肿。患者以50岁以下男性多见,其他人群少见。绝大多数患者数周或数月前有阿米巴痢疾病史。阿米巴性肝脓肿常为单发,多位于肝右叶。大小可相差很大。大者可有小儿头大,内壁如棉絮状,腔内充满咖啡样液化坏死组织。脓肿壁的炎细胞反应较轻,脓肿边缘活检常可找到阿米巴滋养体(图7-14)。阿米巴滋养体多为圆形、核小而圆、胞质丰富、常含有空泡或红细胞。

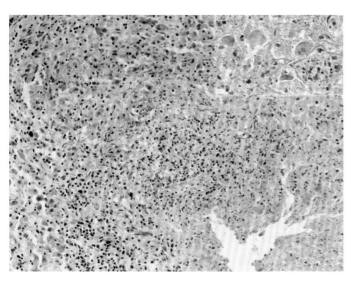

图7-14　阿米巴性肝脓肿
右下角为坏死组织,周围囊肿壁有轻度炎细胞浸润,周围肝组织内可见阿米巴滋养体,右上角滋养体为圆形、核小而圆、胞质丰富

阿米巴肝脓肿若治疗不及时可合并细菌感染或穿透膈肌,引起阿米巴性脓胸、肺脓肿等。偶尔可破入腹腔或心包腔、胆管、肾、纵隔、腹壁等。

(二) 疟疾

疟疾(malaria)为疟原虫感染所致的疾病。肝脏为常常受累的器官之一。疟原虫感染导致红细胞破裂,继而引起肝库普弗细胞肥大和增生,吞噬功能增强。肥大的库普弗细胞含有大量色素及吞噬含疟原虫的红细胞,并常常突入肝窦内。色素为双折光性,PAS阴性,铁染色阳性。其他肝脏改变包括局灶性肝细胞坏死、脂肪变和轻度汇管区单核细胞浸润。临床上有肝大,一般不伴有明显的肝功能异常。

(三) 黑热病

黑热病(kala-azar)为白蛉刺吮而感染 *Leishmania Donovan* 原虫的慢性传染病。像疟疾一样,黑热病时单核-吞噬细胞系统亦明显增生,导致明显的肝大。库普弗细胞及汇管区的巨噬细胞内均可见大量"黑热病小体"(Donovan bodies),汇管区亦常有明显的淋巴细胞和嗜酸性粒细胞浸润。临床上有肝大,可有一定程度的肝功能异常。

(四) 肝蛔虫病

肠道蛔虫可进入胆道引起胆道蛔虫症,当胆道的蛔虫进入肝内胆道时可因其阻塞作用及其大量蛔虫卵的沉积而引起化脓性胆管炎,甚至有肝脓肿形成。蛔虫性肝脓肿多位于肝右叶。脓肿可破入腹腔或胸腔,感染也可蔓延至门静脉系统引起血栓性静脉炎等严重并发症。

【大体】肝脏肿大,可见一个或多个不规则脓肿。有时腔内含部分退变的虫体。

【光镜】脓肿壁为薄厚不一的肉芽组织构成,其间亦可见散在的蛔虫卵。脓肿的外周常有肉芽肿及异物巨细胞反应及嗜酸性粒细胞浸润。

(五) 肝血吸虫病

在我国南方的血吸虫病为日本血吸虫所致,血吸虫的尾蚴是主要的感染形式。尾蚴可经人皮肤进入血流至肺,再经肺到达全身,也可穿出肺,经膈肌直达肝脏而寄生于门静脉系统。血吸虫在肝脏可引起各种病变,即肝血吸虫病(schistosomiasis),其中主要有急性虫卵结节、慢性虫卵结节以及所谓的血吸虫性肝硬化。急性虫卵结节是由含成熟毛蚴的成熟虫卵所引起。围绕虫卵的有很多变性坏死的嗜酸性粒细胞,其中混有多数菱形或多面形屈光的 Charcot-leyden 结晶。外层为新生的肉芽组织,其中有大量嗜酸性粒细胞浸润。周围肝细胞受压萎缩。随着病变的进展,虫卵结节中之毛蚴死亡,坏死物质被组织细胞吸收。组织细胞包绕已死的虫卵,有的形成异物巨细胞,形成类似结核结节样的肉芽肿而变成慢性虫卵结节。死虫卵可钙化,结节最终纤维化。较重的肝脏慢性血吸虫病可因广泛而严重的纤维化使肝脏变硬、缩小而形成所谓的血吸虫性肝硬化。此时,肝脏表面不平,肝脏由增生的纤维组织条索而分隔成不规则的结节。切面见纤维组织沿门脉分枝增生而呈树枝状分布,门静脉壁增厚。

【光镜】小叶间和汇管区有多数散在的慢性虫卵结节和纤维包裹的钙化虫卵(图7-15)。门静脉周围有明显的纤维组织增生、小胆管增生及慢性炎细胞浸润。血吸虫病的患者临床上可出现门静脉高压的表现,严重者可有大量腹水表现。

(六) 肝华支睾吸虫病

肝华支睾吸虫病(clonorchiasis sinensis of liver)多见于我国广州等地,其他各地也有散在报道。华支睾吸虫寄生于肝内胆管中而导致胆管上皮增生及胆管周纤维化。患者一般无明显症状,偶见因肝内胆管内大量华支睾吸虫引起间歇性黄疸者。肝脏切面见胆管扩张。

【光镜】胆管上皮常呈腺瘤样增生,胆管周围有慢性炎细胞浸润。严重感染者可促发肝内胆石形成,也可因肠道细

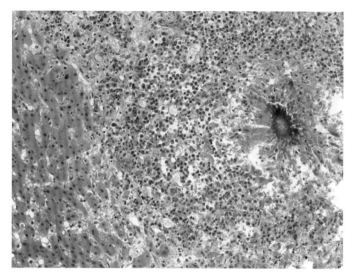

图 7-15 肝血吸虫病之慢性虫卵结节
钙化的虫卵周围可见放射状排列的类上皮细胞,外周可见大量嗜酸性粒细胞

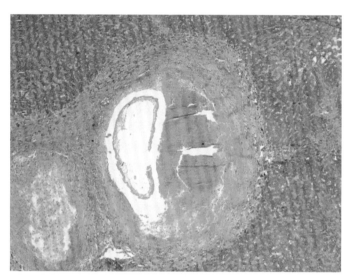

图 7-16 肝华支睾吸虫
肝内胆管内可见华支睾吸虫虫体,胆管周纤维化

菌的继发感染而形成胆管炎甚至脓肿形成(图7-16)。华支睾吸虫的感染是胆管癌的促发因素之一,华支睾吸虫进入胰管可导致慢性胰腺炎。

(七)棘球蚴病

棘球蚴病(hydatid disease)为感染棘球绦虫的幼虫(包虫)所致,棘球绦虫有数种,感染人的主要有细粒棘球蚴和泡状棘球蚴而导致棘球蚴病。

1. **细粒棘球蚴病**(echinococcus granulosus) 此型最常见。细粒棘球绦虫成虫很小,长3~6mm,雌雄同体。成虫寄生于犬和狼的小肠。其妊娠节片或成虫卵随粪便排出,污染水源、蔬菜等,人可因误食虫卵而被感染。虫卵在小肠孵化出六钩蚴,钻入肠壁血管,随血流到达肝、肺等脏器形成棘球蚴病。极少数可通过肺导致全身其他脏器如心、肺、肾、脑等处棘球蚴病。

六钩蚴侵入组织后,可引起周围组织巨噬细胞和嗜酸性粒细胞浸润。大多数六钩蚴会死去,只少数发育成包虫囊。包虫囊生长极为缓慢。包虫囊由内、外两层构成。内层为生发层,厚为22~25μm,由单层或多层生发细胞构成。细胞增生在囊内形成生发囊,生发囊脱落变成子囊,其内壁又可生出5~30个小头节。子囊和母囊结构相同,还可再产生生发囊和子囊。包虫囊外层为角质层,呈白色半透明状,系生发层细胞的分泌物形成的,对包虫起保护和吸收营养的作用。

肝包虫囊肿大部为单发,以右肝为多,偶尔可遍及全肝。

【光镜】 为红染平行的板层结构(图7-17)。包虫囊外层系由宿主形成的纤维膜,囊周可有上皮样细胞、异物巨细胞及嗜酸性粒细胞浸润。包虫囊内容为无色透明液体,可达数千毫升。肝包虫可破入胆囊或经膈进入胸腔和肺。偶尔可破入胆管,引起严重的嗜酸性胆管炎伴肝坏死。包虫囊破入腹腔可导致致命的过敏性休克。包虫可因各种原因退化或死亡,囊液可被吸收、浓缩成胶冻样物,囊壁亦可有钙化。

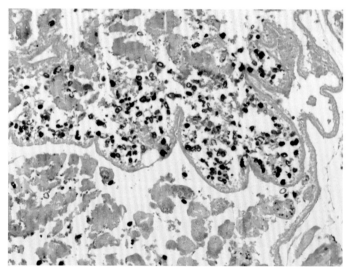

图 7-17 肝细粒棘球蚴
棘球蚴外层为角皮层,内层为生发层(红染的平行的板层结构),并可见生发囊和子囊,子囊内可见原头蚴,部分有钙化

2. **泡状棘球蚴病**(echinococcus alveolaris) 是由泡状棘球蚴所致,又称泡状囊肿病或多房棘球蚴病。成虫主要寄生于狐和犬中,犬为人类的主要传染源。约90%的泡状棘球蚴囊肿见于肝。一般呈单个巨块型,有时为结节型,呈灰白色、质较硬,不形成大囊泡,而由无数小囊聚集而成海绵状,边缘不整,无完整角质膜和纤维包膜。小囊泡内容为胶样液,囊泡周围有嗜酸性粒细胞浸润,伴有结核样肉芽组织形成。囊泡周围组织常发生萎缩、变性和坏死。

十三、遗传性疾病

遗传性疾病(genetic diseases)有以下几种:

（一）α₁-抗胰蛋白酶缺乏症

α₁-抗胰蛋白酶缺乏症（α₁-antitrypsin deficiency）为常染色体隐性遗传病，因血清中抗胰蛋白酶部分或完全缺乏而表现为肺疾病（肺气肿）及肝疾病（新生儿肝炎、肝硬化），其基因位于染色体 14q31-32.3。抗胰蛋白酶是人血清中主要的 α1 球蛋白，在肝内合成，其功能主要是抑制多种蛋白酶（包括胰蛋白酶）的活性，免疫电泳已发现有 70 余种抗胰蛋白酶（称为 pi 系统）。正常人的表型为 MM，当其中一个或两个被 Z 所取代后，变成 piZZ 或 piZO，基因 342 位点的单个氨基酸变化导致蛋白的异常折叠和肝细胞粗面内质网内抗胰蛋白酶的潴留，不能正常分泌，导致血清中的抗胰蛋白酶严重缺乏。piZZ 个体的抗胰蛋白酶含量仅为正常的 10%，这些人由于抗胰蛋白酶缺乏，常发生全小叶性肺气肿和肝硬化。α₁-抗胰蛋白酶缺乏时肝的特征性病变为肝细胞质内出现多数玻璃样嗜酸性颗粒，直径为 2～4μm，在淀粉酶处理后，PAS 呈阳性反应。α₁-抗胰蛋白抗体染色阳性。电镜下可见颗粒位于扩张的粗面内质网中。

在婴儿，α₁-抗胰蛋白酶缺乏引起的肝损害在形态上同其他原因引起的新生儿肝炎无法区别，某些病例巨大肝细胞可很明显。毛细胆管淤胆、小胆管增生和纤维化均很常见。有时可误诊为肝内胆道闭锁。严重者在 2～3 岁时就可出现细结节性肝硬化，有时可至青年才发病。α₁-抗胰蛋白酶缺乏在成人主要表现为肺气肿，肝损害随年龄增长而日渐严重，主要为肝纤维化和肝硬化。α₁-抗胰蛋白酶缺乏的患者中，肝细胞性肝癌的发病率明显增高。

（二）α₁-抗糜蛋白酶缺乏症

亦有少数病例报道，在汇管区周围肝细胞内可见颗粒状的 α₁-抗糜蛋白酶包涵体。

此外抗凝血酶缺乏的患者肝中亦可见嗜酸性 PAS 阳性的小体。

（三）纤维蛋白原贮积病

纤维蛋白原贮积病（无纤维蛋白原血症和低纤维蛋白原血症），可出现毛玻璃样细胞，也可伴有肝细胞内包涵体，包涵体可为大的圆形亦可为小的不规则形，PAS 弱阳性，PTAH 和纤维蛋白原免疫组化染色阳性。某些病例亦可演变为肝硬化。毛玻璃细胞需与其他原因所致的相鉴别。

（四）含铁血黄素沉着症（血色病）

含铁血黄素沉着症（血色病）（hemochromatosis）：正常肝内以铁蛋白的形式储存少量铁。如肝内铁储存量增多时，则形成含铁血黄素。在光镜下可见到黄褐色颗粒，铁反应阳性。肝内含铁血黄素沉积的原因有：①体内红细胞破坏过多，如溶血性贫血及地中海贫血等，形成过多胆红素，同时身体内也因贫血而使造血功能增强、小肠吸收铁增加；②多次输血或长期服用大量铁剂；③慢性肾衰竭；④迟发性皮肤卟啉症；⑤其他。以上又可称为继发性血色病；⑥原发性或特发性血色病（primary/idiopathic hemochromatosis）。

1. 原发性血色病　为常染色体隐性遗传病。常见于

40～60 岁，男性十倍于女性。临床表现主要有肝硬化、糖尿病、皮肤色素沉着和心力衰竭。90% 原发性血色病为 6 号染色体短臂上 HFE 基因的错义突变（C282Y）的纯合子。突变导致肠细胞内环境稳定的调节失常，引起铁的吸收过多。少部分为 H63D 的错位突变，此突变很少引起临床表现。但有 C282Y 和 H63D 的复合型突变者可出现临床疾病。纯合子患者的肝、心、胰腺和其他脏器有进行性铁积聚，积聚的速度即使在同一家族内的纯合子中亦很不同。临床上需结合临床表现、生化、遗传和组织病理所见进行诊断。年轻人中最先出现的异常为汇管区周围肝细胞内铁染色阳性。进而可出现血清生化的改变。这些出现在肝硬化前的改变非常重要，及时治疗可大大延长患者的生命。随着年龄的增长，含铁血黄素的沉积逐渐向小叶中心区延伸。遗传性血色病分为四型：①1 型为 HFE-相关联的血色病。②2 型为非 HFE-相关联的血色病。非 HFE-相关联的血色病是因在铁转运过程中的不同分子中的某一种缺乏所致，亦称为幼年性血色病。此型又分为较为常见的伴有 HJV 突变的 2A 型和较为少见的有 HAMP 突变的 2B 型。③3 型为 TfR-2 相关联的血色病，罕见。此型有 TfR-2 突变，大多数为日本人。④4 型为铁转运蛋白（ferroportin）相关联的铁沉积，或称铁转运蛋白病，为铁转运蛋白基因 SLC40A1 突变所致。经典的 HFE 相关联血色病仍作为与其他各型比较的标准。

2. 经典 HFE-相关性血色病（1 型血色病）　标准的组织病理学改变为肝细胞内铁沉积由汇管区向中心静脉逐渐减低为特征，铁沉积主要以肝细胞溶酶体内（胆小管周）含铁血黄素颗粒形式为主。到疾病晚期，含铁血黄素沉积逐渐向小叶中心区蔓延并在胆管细胞、库普弗细胞、血窦和血管内皮细胞以及汇管区和间隔中的巨噬细胞均可见到。可在铁沉积的肝细胞区域出现灶性肝细胞坏死及巨细胞聚集，形成所谓的含铁性坏死（sideronecrosis）。这些表明铁沉积在遗传性血色病的纤维化形成中起很重要的作用。

【大体】 肝脏肿大、红褐色、呈比较匀细的结节性肝硬化。

【光镜】 肝细胞和胆管上皮内充满铁颗粒、脂褐素增多。疾病晚期，库普弗细胞因吞噬坏死的肝细胞碎片而可见粗大的铁颗粒。在纤维间隔中增生的小胆管和巨噬细胞内亦可见明显的铁沉积。最终，细结节性肝硬化可转变为粗结节性肝硬化。血色病时肝的铁沉积可能同其他原因造成的铁沉积混淆。血色病时汇管区周围铁沉积明显，而继发于血液循环障碍者铁沉积则倾向于在小叶中心区。家族性血色病主要为肝细胞内铁沉积，而网状内皮细胞为主的铁沉积或肝细胞和网状内皮细胞相等的铁沉积则倾向于继发于其他疾病。除铁沉积外，家族性血色病时一般肝细胞正常，有严重气球样变或碎片状坏死则支持其他诊断。

3. 非 HFE 相关联血色病　此组中组织病理学改变不一定能显示与某种特殊突变有关。由 C282YHFE、TfR2 和 hepcidin（HAM）-相关联的突变，在大多数情况下导致小胆管周

的肝细胞内含铁血黄素沉积。相反，由铁转运蛋白突变导致的疾病则以库普弗细胞内铁沉积为主，也可在汇管区周的肝细胞内。

血色病性肝硬化预后不良。约 1/4 最后死于肝性脑病或上消化道出血。这些患者中肝细胞癌的发生率可达 15%。

4. 新生儿（围生期）血色病（新生儿铁过量沉积）　新生儿血色病非常罕见。特点为明显的肝细胞坏死、肝细胞巨细胞变、含铁血黄素沉积和纤维化。在胎儿和围生期就有肝细胞结节形成。病因不清，与遗传性血色病无关，推测为环境因素与胎儿肝脏发育的某些内因共同作用的结果。

（五）肝豆状核变性

肝豆状核变性（Wilson's disease）为常染色体隐性遗传性铜代谢障碍，基因突变位于染色体 13q 14-21，此基因为 *ATP7B*，编码一 7.5kb 的跨膜转运铜的 P 型 ATP 酶，此酶位于肝细胞胆小管膜上，至少已发现有 30 种突变。基因突变导致胆小管膜铜输出 ATP 酶失活，引起肝细胞质内铜的潴留。铜一般贮存在溶酶体里，与铜蓝蛋白结合。当肝贮存铜超过其极限时，铜则被释放出来造成组织损伤。患者每年在肝内储存 10～20mg 从肠道吸收的铜。由于肝可储存比正常多 50 倍以上的铜，所以患者在 6 岁前很少发病，一般到青春期前后铜已超过肝结合铜的最大限度，铜便以游离铜的形式释放入血（通常为常人的 50 倍），再渗入到组织中而损害中枢神经系统、肝、肾等器官。铜若急速入血可引起溶血及肝细胞广泛坏死，脑豆状核可发生对称性坏死。

儿童期肝病变可表现为非特异性改变，包括轻或中度脂肪变、脂褐素沉积、肝细胞核内糖原储积，逐渐发展成轻-重度慢性肝炎。汇管区周围的肝细胞常含有 Mallory-Denk 小体和淤胆，增生的胆管中常有胆栓，偶可见嗜酸性小体。库普弗细胞增大并吞噬溶解的红细胞而含有大量含铁血黄素。肝硬化可发展很快，甚至在儿童期即可出现。在年轻成人中需与酒精性肝病或其他慢性肝炎相鉴别。其中构成 Mallory-Denk 小体的角蛋白、P62 和泛素均可用免疫组化进行检测。铜的毒性可导致蛋白的异常折叠，而 P62 的积聚说明 P62 可在肝细胞氧化损伤的恢复中起重要作用。这些患者中测定血清中铜蓝蛋白含量及测定每克干重肝组织内铜含量可帮助诊断（85%～90% 的 Wilson 患者血清铜蓝蛋白<20mg/dl，每克干重肝组织的铜含量>250mg），Rubeanic acid 或 Rhodanin 等铜组织化学染色可帮助病理诊断。电镜 Wilson 病的肝细胞线粒体增大、扭曲，并有很多空泡，溶酶体亦增大。

（六）肝糖原沉积病

肝糖原沉积病（glycogen storage disease）为少见的常染色体隐性遗传的疾病。因糖代谢过程中某种酶的缺乏而导致脏器的糖原沉积。根据所缺酶的不同分为 O～Ⅻ共 13 型。其中累及肝脏者最多为 Ⅰ 型，其次为 Ⅱ、Ⅲ、Ⅳ、Ⅵ型[5]。

Ⅰ型（Gierke 病）分为 Ⅰa 和 Ⅰb 型。Ⅰa 为葡萄糖-6-磷酸酶缺乏。其基因位于 17 号染色体。Ⅰb 型位于 11 号染

色体 11q23。临床上 Ⅰa 型以低血糖、肝脏肿大为主。如能活到成年，则 100% 有肝大，40% 有身材矮小，75% 有肝细胞腺瘤，并大多数为多发性腺瘤。81% 缺铁，67% 因肾小球硬化而出现蛋白尿，65% 有肾钙化，27% 有骨质减少和骨折。血生化检查 100% 均有高甘油三酯血症，76% 有高胆固醇血症，89% 有高尿酸血症。其他少见的合并症有胰腺炎、心肌梗死、心肌淀粉样变等。Ⅰb 型为跨膜转运蛋白缺乏。此蛋白为葡萄糖-6-磷酸酶的受体。

【光镜】肝细胞因沉积大量糖原而明显肿胀、淡染、肝细胞排列紊乱、肝窦受压（图 7-18）。肝细胞 PAS 染色为强阳性。

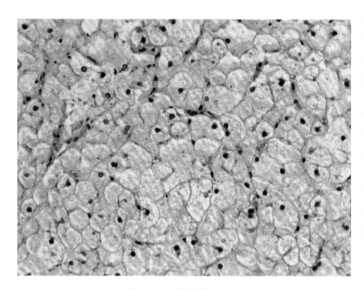

图 7-18　肝糖原贮积病
肝细胞因沉积大量糖原而明显肿胀、淡染、肝细胞排列紊乱、肝窦受压

【电镜】肝细胞质内及核内均有大量糖原颗粒。肝细胞可有不同程度的脂肪变，但通常无纤维化。

Ⅱ型（Pompe 病）为酸性麦芽糖酶缺乏所致。其基因位于染色体 17q25，目前已发现 40 余种突变。此型轻者可在儿童期发病（幼年型），亦可在成人期发病。临床主要表现为虚弱、肌痛，但无横纹肌溶解和血红蛋白尿。幼年型可累及呼吸肌，可因呼吸衰竭死亡。婴儿期发病的重症型，表现为"瘫软的婴儿"，有心脏肥大、巨舌、进行性肌无力、明显肌张力低下。肝大不明显、无低血糖。

【光镜】几乎所有脏器均可见含糖原的空泡细胞。肝细胞轻度肿大，没有脂肪变及纤维化，肝细胞胞质可见局灶性透明区。组织化学和电镜亦证实为溶酶体内糖原沉积所致。此外在横纹肌、平滑肌及心肌中均可见糖原空泡。在肾，糖原主要在集合管和亨利袢。外周血和骨髓中可见空泡性淋巴细胞。

Ⅲ型（Forbe 病）为异淀粉酶缺乏，其基因位于 1p21，基因多发突变可导致本病。Ⅲb 型仅累及肝，Ⅲa 型除累及肝外还可累及肌肉。儿童发病，有严重的肝大。形态上与 Ⅰ 型

相似,但脂肪变较轻,而纤维化明显。成人可进展成肝硬化或合并肝腺瘤,偶尔可发生肝细胞癌。

Ⅳ型(Adersen病)为分支酶缺乏。患儿表现为严重的肝大,4岁时就可因肝硬化而死亡。

【光镜】肿大的肝细胞内可见有分界清楚的类似 α_1-抗胰蛋白酶缺乏症时所见到的PAS阳性包涵物。电镜这些包涵物由原纤维构成。分支酶缺乏导致异常糖原的合成。这些糖原缺少支链、很难被淀粉酶水解。这些异常糖原分子的沉积导致肝大、纤维化,逐渐演变成细结节型乃至粗结节型肝硬化。这种异常糖原也可在心、骨骼肌和脑内沉积,导致充血性心肌病、充血性心力衰竭、肌肉无力和神经症状。

Ⅵ型为相对良性的疾病,预后一般较好。此型为肝磷酸化酶或磷酸化酶激酶缺乏而导致肝糖原积聚。1岁时可出现低血糖和血脂质升高,

随着年龄增长而症状渐少,成人则通常无症状。无肌肉糖原沉积的患者约50%有肌张力下降,92%有肝大,68%有生长迟缓,70%有高甘油三酯血症,56%有转氨酶升高,44%有空腹酮体升高。

糖原沉积病虽可有一定的形态学特点,临床上应主要靠酶学检查确定类型。

除糖原沉积病外,糖尿病时,可因高血糖而导致肝细胞核内糖原沉积,常规HE染色的切片中细胞核呈泡状。肝细胞质内亦可有少量糖原沉积。但无细胞坏死,亦无肝大。

(七)Gaucher病

Gaucher病(Gaucher's disease)是因编码葡萄糖脑苷脂的基因突变导致组织细胞溶酶体内缺少葡萄糖脑苷酯酶而出现葡萄糖脑苷脂沉积于组织细胞或网状内皮细胞内的代谢性疾病。葡萄糖脑苷脂在溶酶体内沉积,使网状内皮细胞增生肥大形成特殊形态的细胞,称为Gaucher细胞。其直径为 $20\sim100\mu m$、胞质淡染。高倍光镜下可见胞质内隐约有葱皮状线纹。电子显微镜下可见溶酶体内充满葡萄糖脑苷酯。这种脂质含糖,故PAS染色阳性。与一般脂质不同,其脂溶性染料着色甚浅。细胞内酸性磷酸酶活性增强。细胞常为单核、核不大、常偏于细胞一侧。肝内的Gaucher细胞均在肝窦内使肝窦变窄。肝细胞常萎缩、肝索排列紊乱。脾、骨髓、淋巴结均有大量Gaucher细胞。临床上常见有肝、脾、淋巴结肿大,尤以脾肿大显著。本病分三型:①Ⅰ型:最常见,约占90%以上。尤其在东欧和犹太人中常见。疾病进展缓慢。细胞内葡萄糖脑苷酯酶显著降低。脑内通常无改变。②Ⅱ型:少见,见于幼儿,病程急,发病早,主要累及中枢神经系统,故临床上以严重的中枢神经系统表现为主。③Ⅲ型:介于Ⅰ和Ⅱ型之间,脑和内脏均有累及。除组织学检查外,外周血细胞、骨髓和羊水细胞内葡萄糖脑苷酯酶含量减少可协助诊断。

(八)Niemann-Pick病

Niemann-Pick病(Niemann-Pick disease)是因细胞内缺乏鞘髓磷脂酶导致神经鞘髓磷脂沉积所致。依生物化学分子改变可分为两类:一类包括A型和B型,特点为原发性酸性神经鞘髓磷脂酶缺乏导致神经鞘磷脂不能分解成酰基鞘氨醇和磷酸胆碱,过多积聚在吞噬细胞和神经元中。另一类为C型,此型为NPC1蛋白突变所致。NPC1蛋白为LDL衍生的胆固醇在细胞内加工和转运的重要蛋白。本病为常染色体隐性遗传。发病早、病程急。肝、脾、骨髓、淋巴结、肺、脑等处有沉积脂质的细胞,称为Niemann-Pick细胞。这种细胞比Gaucher细胞略小,常为单核,胞质呈泡沫状。冷冻切片中脂溶性染料染色可阳性。其脂质主要为磷脂,也有较多的胆固醇,不含糖,故PAS阴性。细胞内酸性磷酸酶活性不高,也无光镜下可见的胞质内条纹,但电镜下可见胞质内细胞膜样结构残余。在一些器官内不仅单核吞噬系统细胞内脂质增多,实质细胞,如肝细胞、脑神经细胞及视网膜细胞等亦可有脂质沉积。临床上可有肝脾肿大、脑萎缩、星形细胞增生、视网膜变性等表现。患儿多在1~3年内死亡。检测白细胞和培养的成纤维细胞内的鞘髓磷脂酶含量有助于诊断及发现携带者,通过酶学分析和DNA探针检查,可进行产前诊断。

(九)囊性纤维化

囊性纤维化(cystic fibrosis)是一种严重的常染色体隐性遗传病,主要见于白人,黑人和东方人罕见。此病为累及外分泌腺的全身性疾病,其原发缺陷为氯离子跨越上皮细胞膜的功能异常。正常情况下氯离子经c-AMP依赖的氯通道或经钙离子调节的途径通过氯离子通道跨越细胞膜。囊性纤维化患者则因基因突变导致氯离子通道失常而使氯离子不能进入外分泌腺的管腔中,导致钠和水的吸收增加,外分泌腺导管内的黏液变得十分黏稠。胰腺、胆道和支气管内分泌物可异常黏稠而造成胰管、胆道和支气管的阻塞,继而形成囊状扩张及胰腺纤维化、肝硬化及肺气肿。约5%的患者出现严重的肝脏病变。新生儿在出生几周即可出现梗阻性黄疸,肝胆管有很多黏稠的胆栓阻塞,有些婴儿可死于肝功能衰竭。如果能活到青春期,很多患者则发展成胆汁性肝硬化。

【光镜】主要为肝细胞大泡性脂肪变、汇管区胆管中有浓缩的颗粒性嗜酸性物质。病变在肝内呈灶性分布。汇管区有慢性炎细胞浸润和胆管增生,汇管区及其周围有胶原沉积,部分可有肝硬化。囊性纤维化尚无有效的治疗办法,肝移植和基因治疗可能为此病的治疗带来希望。

(十)纤维多囊性疾病

肝胆管系统的纤维多囊性疾病(fibropolycystic diseases)包括一系列累及肝内胆管的先天性异常,其中大多数与胚胎胆管板的再塑异常有关。胆管板的进行性再塑最终形成位于汇管区的成熟胆管,再塑的缺乏则导致原始胚胎型胆管的持续存在,称为胆管板畸形(ductal plate malformation,DPM)。

在完全未能再塑的病例,胆管板畸形在横切面上为含有纤维血管轴心的环形腔。不完全再塑则不连续,形成围绕中心纤维血管轴心的不连续的环或在扩张的胆管中有息肉样

突起。DPM 通常伴有门静脉分枝发育的异常,形成很多小的分枝状如剪了尖的柳树一样。有一组 DPM 伴有肝外胆管胆道闭锁,即所谓的早期重症型,另一组有不同程度的肝内胆管扩张伴有或多或少的纤维化。

大多数先天性纤维囊性肝病伴有不同程度的肾囊性疾病。胆管上皮细胞顶端的初级纤毛在发病中起重要作用。突变的基因产物如 fibrocystin、polycystin 1 和 2 为初级纤毛的组成成分。初级纤毛作为感觉触角在维持胆管上皮细胞正常极性方面起一定作用。

1. 婴儿型多囊性疾病(infantile-type polycystic disease) 婴儿型多囊性疾病的基因定位于 6 号染色体 6P21-P12,称为多囊性和肝病 1(PRHD1)。编码一受体样蛋白,称为 fibrocystin/polyductin。此蛋白位于肾曲管上皮细胞和肝内胆管细胞的初级纤毛上,PKHD1 的突变导致胆管板畸形和肾集合管的囊状扩张。肝脏病变相当一致,很少出现肉眼可见的囊肿。镜下,汇管区扩大,内含很多有些扩张的胆管样结构的不完全再塑的胆管索。有时呈不规则的生长方式并伸入到汇管区周围的肝实质。儿童期后肝和肾的病变仍不断进展。胆管上皮不断消失,而纤维化则逐渐增多。

2. 成人型多囊性疾病(adult-type polycystic disease) 多数成人的多囊肝为常染色体显性遗传,常与多囊肾并存,以多发大小不等的肝囊肿为特征。囊肿小者可仅几毫米,大者可十余厘米,可遍布全肝,偶可局限于某个肝叶,囊肿不与胆道系统相通。

【光镜】90% 左右的囊内壁衬覆胆管型立方上皮,其余为扁平上皮或无上皮衬覆(图 7-19),外有纤维性包膜包绕,囊肿位于或邻近汇管区,囊内含无色的液体。

此病常合并有微错构瘤或先天性肝纤维化的病变。临床上,多囊肝常无症状,常因多囊肾的症状而发现多囊肝。

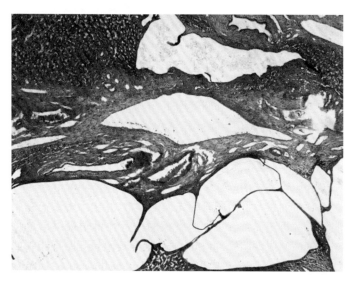

图 7-19 多囊肝
以多发大小不等的肝囊肿为特征,囊肿不与胆道系统相通,囊衬覆扁平上皮,囊壁由大量致密的纤维结缔组织构成

偶有大的肝囊肿压迫胆道引起黄疸的报道,或囊肿破裂和感染引起相应的临床表现。

3. 先天性肝纤维化(congenital hepatic fibrosis) 为常染色体隐性遗传,有人认为其为婴儿型多囊肝的幼年型,它与肝硬化不同。临床表现主要为门脉高压,但可有胆管炎或同时有胆管炎和门静脉高压。严重的先天性肝纤维化与继发性胆汁性肝硬化不易区别。

【大体】肝脏增大,质硬,切面可见细网状纤维化。

【光镜】其特征为由纤维间隔部分或完全包绕正常肝细胞岛。纤维间隔中含有很多类似错构瘤样的胆管,胆管内可有淤胆,但肝实质内很少淤胆。门静脉分支通常发育不良,但肝动脉分支则很明显。一般无炎症、无坏死、亦无肝细胞再生(图 7-20)。

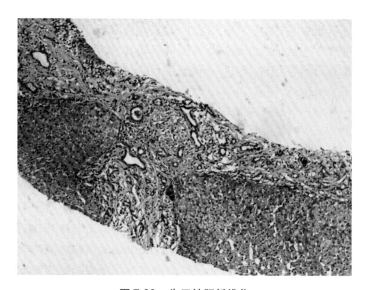

图 7-20 先天性肝纤维化
纤维间隔部分或完全包围肝细胞岛,纤维间隔中含有很多类似错构瘤样的胆管,胆管内可见淤胆

先天性肝纤维化常伴有其他畸形综合征,包括髓质囊性肾病综合征、肾消耗病-先天性肝纤维化综合征、Meckel-Gruber 综合征、Ivemark 综合征、Ellis-van Creveld 综合征等。

4. Caroli 病(Caroli's disease) 亦称先天性肝内胆管扩张或交通型海绵状胆管扩张。一型为单纯型,仅有肝内胆管扩张(Caroli 病)。另一型伴有先天性肝纤维化的病变,称为 Caroli 综合征,此病与多囊肝不同,其特征为很多囊状扩张的胆管与胆道相通。患者有胆管炎的反复发作。此病临床上常与先天性肝纤维化重叠或伴发,故多认为两者为一组疾病的两种不同表现类型。以肝纤维化为主者主要表现为门静脉高压,而以交通型胆道扩张为主则以胆管炎为主要表现。有时为化脓性胆管炎。在先天性肝纤维化和 Caroli 病中,胆管腺癌的发生率较高(1% ~ 7%)。

5. 孤立性(非寄生虫性)囊肿(solitary cyst) 可单发或多发,发生与发育不良有关。囊内衬覆单层扁平立方或柱状上皮,偶可见纤毛或鳞化。

十四、肝　硬　化

肝硬化（cirrhosis）是各种原因所致的肝的终末性病变。其特点为：①弥漫性全肝性的小叶结构的破坏；②弥漫的纤维组织增生；③肝细胞再生形成不具有正常结构的假小叶（图7-21）。纤维组织增生导致肝脏的弥漫纤维化。其形成原因包括肝窦内星状细胞的激活分泌大量胶原，汇管区肌成纤维细胞的激活亦产生大量胶原。此机制可解释为什么大胆管阻塞时可短期内形成肝硬化。肝实质的破坏是肝纤维化的前提。肝实质的破坏主要与血管的阻塞或闭塞有关，包括门静脉系统、肝静脉系统及肝动脉系统。较小的血管主要因炎症而阻塞，而较大血管的阻塞则主要为血栓形成所致。纤维化如能去除病因，在某种程度上可逆转或吸收。血管的重建和改建在肝硬化中是非常重要的。正常肝窦内皮细胞无基底膜，其开窗区占内皮面积的2%～3%。肝硬化时则开窗区逐渐缩小，肝窦内因胶原的沉积使肝细胞和血浆之间的物质交换困难。很多营养血流通过血管短路而未到达肝窦，加之血管内的血栓形成和闭塞，更加重了肝细胞的损伤。再生的肝细胞结节亦压迫血管系统，进一步造成缺血和肝细胞坏死。肝硬化时，再生结节和残存的肝细胞亦无正常肝的功能分区。谷胱甘肽合成酶亦大大减少。这些被认为是肝性脑病发生的重要原因[6]。

肝硬化尚无统一的分类，传统上按病因分类有：酒精性肝硬化、肝炎后肝硬化、坏死后性肝硬化、胆汁性肝硬化、心源性肝硬化及其他原因所致的肝硬化，如血色病性肝硬化、Wilson病时的肝硬化、血吸虫性肝硬化等。有些病因不清称为隐源性肝硬化。形态上分为：细结节型肝硬化、粗结节型肝硬化和粗细结节混合型肝硬化。

（一）细结节型肝硬化

细结节型肝硬化（micronodular cirrhosis）的结节直径一般均小于3mm。纤维间隔很细，一般不足2mm，比较均匀。结节的均一性说明病变经历着一致的病理过程。酒精性硬化和胆汁性肝硬化通常倾向于此型。偶尔结节内可见有汇管区或肝静脉。

（二）粗结节型肝硬化

粗结节型肝硬化（macronodular cirrhosis）的结节大小不一，多数结节直径在3mm以上，甚至2～3cm。纤维间隔粗细不一，有的很细，有的呈粗大的瘢痕。实质结节内可含有汇管区或肝静脉。结节的不规则性说明肝脏损害和实质细胞再生的不规则性。大片肝细胞坏死后或慢性肝炎后多发展成此型。所谓不完全分隔型，实为粗结节性肝硬化的早期改变。此时可见到纤细的纤维间隔从汇管区伸向汇管区、互相连接而分隔肝实质形成较大的结节。有时因穿刺活检取不到足够大的范围而造成诊断困难。

（三）混合型肝硬化

混合型肝硬化（mixed type cirrhosis）是指粗细结节的含量差不多相等。肝硬化通常不是静止的病变，而是炎症、肝细胞变性、坏死、纤维化和肝细胞再生改建原有结构的动态过程，这些变化常常使细结节型肝硬化变成粗结节型肝硬化。纤维间隔和实质结节交界处的坏死（碎片状坏死）为病变进展的重要指征。有时在肝活检中可见到Mallory小体、毛玻璃样肝细胞、过多的铁或铜、透明的PAS阳性滴状物等可提示原来疾病的线索，以利于进行特异的治疗。

肝硬化应注意同结节状再生性增生（肝结节变，nodular transformation）鉴别。后者在大体和镜下均与细结节型肝硬化相似。病变由分布整个肝脏的再生肝细胞小结节构成。与肝硬化不同的是，这些再生的肝细胞结节没有纤维间隔包绕，但结节边缘可见到受压的网状纤维。临床表现为门静脉高压，某些患者可伴有风湿性关节炎、Felty综合征和其他脏器的肿瘤。

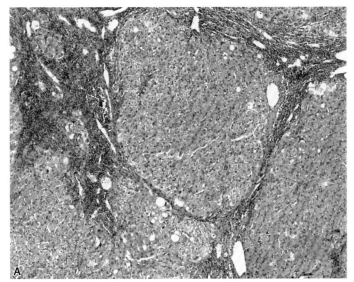

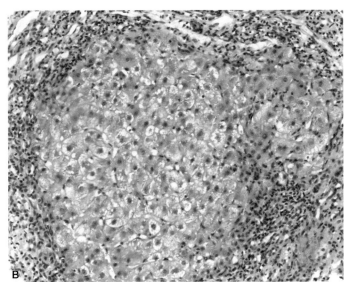

图 7-21　肝硬化
A. 病毒性肝炎后肝硬化：明显的界面性肝炎，小叶间出现纤维间隔；B. 自身免疫性肝炎后肝硬化：界板炎细胞中可见较多浆细胞浸润

十五、肝移植后的排斥反应

肝移植已成为治疗晚期肝病的一种手段。肝移植成功与否取决于肝移植后排斥反应(allograft rejection after liver transplantation)的程度以及是否能有效地控制排斥反应。据统计2/3以上接受肝移植的患者均出现过排斥反应[8]。其中很多患者因肝功能衰竭而不得不再次做肝移植。经皮肝活检是诊断和监测排斥反应以及对免疫抑制剂治疗反应的有效方法。

肝同种移植物排斥反应根据发病情况分为超急性排斥反应、急性排斥反应和慢性排斥反应。

1. 超急性排斥反应(体液或抗体介导的排斥反应)(humoral rejection) 罕见,主要发生在受体与供体ABO血型不合时。抗体与移植肝血管床发生反应,在几小时内导致血管内皮损伤和血栓形成,最终在几天内导致凝固性坏死和出血性坏死。

2. 急性排斥反应(acute rejection) 一般发生在移植后的三周之内,平均发生时间为7~10天。细胞性免疫反应主要针对胆管上皮、门静脉和中心静脉的内皮细胞。

【光镜】包括:①汇管区淋巴细胞和中性粒细胞浸润,有些病例可以嗜酸性粒细胞为主,炎细胞浸润一般仅使汇管区扩大。②胆管损害,胆管有淋巴细胞浸润,胆管上皮变性甚至坏死,脱落。③血管内皮炎症,可见于门静脉和中心静脉,内皮上、下均有淋巴细胞浸润,导致内皮损伤(图7-22),有时可导致小静脉周纤维化和静脉闭塞综合征(VOD)。有时血管内皮炎症不明显,仅有明显的汇管区炎细胞浸润以及广泛的胆管损害。偶尔炎细胞浸润可超过汇管区甚至导致汇管区-汇管区的桥接状坏死。急性排斥反应的分级如表7-8所示。

3. 慢性排斥反应(chronic rejection) 针对移植肝的免疫损伤导致不可逆的胆道、动脉和终末肝静脉的损伤。临床

表7-8 急性排斥反应的分级

分级	特点
未确定	汇管区炎症浸润尚不足以诊断急性排斥反应
Ⅰ级	淋巴细胞等浸润,仅限于少数汇管区,通常较轻
Ⅱ级	淋巴细胞等浸润涉及大多数或全部汇管区
Ⅲ级	淋巴细胞浸润等排斥反应,不仅累及全部汇管区而且进入汇管区周围,出现中到重度的静脉周炎症反应,并蔓延至肝实质,同时有小叶中心肝细胞坏死

上有急性排斥的病史,并出现进行性淤胆者应怀疑是否有慢性排斥反应。最终诊断应结合临床、影像学和组织病理学所见综合判定。组织病理学上最低诊断标准为:①胆管的萎缩或细胞固缩,累及大多数胆管,可伴有或不伴有胆管消失;②可见泡沫细胞闭塞性动脉病;③50%以上汇管区胆管消失。因典型的动脉改变常在肝门区,故活检标本不一定能见到。此时小胆管的改变则很重要。慢性排斥反应的肝脏变化主要为汇管区和小叶中心区。在汇管区,主要为胆管的损伤和消失,以及肝动脉小分枝的损伤。早期胆管的改变为核排列不齐、核增大、染色加深、部分细胞脱失。早期动脉改变为内膜下、中膜及外膜的泡沫细胞积聚。但此病变活检不一定能取到。晚期胆管和动脉的损伤为胆管和动脉的消失。小叶中心区的早期改变为内皮下及中心静脉周的单核炎细胞浸润,伴有小叶中心的肝细胞点状坏死、含色素的巨噬细胞和轻度静脉周纤维化。有时可见到肝炎样病变,同病毒性肝炎不好鉴别。晚期慢性排斥反应可表现为严重的桥接状静脉周纤维化。至少可见到局灶性小叶中心-小叶中心或小叶中心-汇管区的桥接状纤维化。偶尔可见终末肝静脉的闭塞。以上病变不一定在所有的病例中全都出现,如见到胆管消失,不一定见到动脉病变。有严重的小叶中心纤维化,不

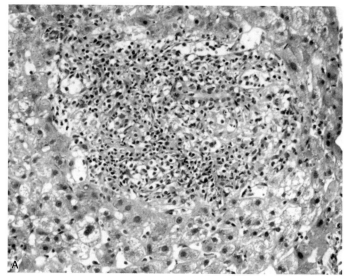
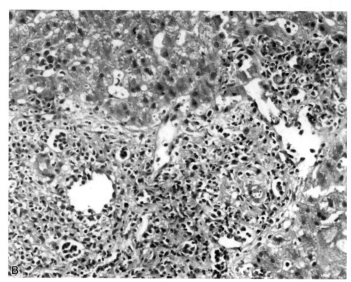

图7-22 肝急性排斥反应
汇管区淋巴细胞和中性粒细胞浸润,可见散在的嗜酸性粒细胞,血管内皮下(A)及胆管周(B)可见淋巴细胞浸润

一定有明显的胆管消失或闭塞性动脉炎。同一个患者可能有胆管消失等胆管损伤的晚期表现而同时有其他早期表现如静脉周纤维化。这些改变常与肝酶的改变不一定吻合。多为常规活检所见。肝移植后的肿瘤以肝细胞癌和移植后淋巴增生性疾病为主，如结内和结外 B 细胞淋巴瘤。其他肿瘤包括皮肤、肺、头颈部和结、直肠的肿瘤均可见到。

其他合并症：①脂肪肝；②胆管狭窄；③肝动脉血栓形成或伴有门静脉血栓形成；④感染：可为细菌、病毒、真菌或寄生虫等感染；⑤药物损伤：包括肝窦充血、小叶中心肝细胞坏死、胆小管淤胆、肝细胞气球样变及胆管上皮细胞空泡变等；⑥复发性疾病：包括复发性乙型肝炎、复合型乙型-丁型肝炎、原发性胆汁性肝硬化、原发性硬化性胆管炎、自身免疫性肝炎及非酒精性脂性肝炎均可见到。

十六、骨髓移植后移植物抗宿主病

骨髓移植后移植物抗宿主病（bone marrow transplantation：graft-versus-host disease）：骨髓移植可引起肝脏的病变，原因可能为移植前的治疗、免疫抑制相关的感染如移植物抗宿主病。肝的移植物抗宿主病与病程有关。

1. 急性移植物抗宿主病　肝脏病变发生在移植后 90 天之内，特征为淤胆和胆管损伤。受累的胆管出现形状不规则、上皮细胞核多形、胞质空泡、细胞坏死和胆管破坏。胆管上皮内有淋巴细胞浸润，但汇管区炎症较轻。35 天之内的早期活检显示胆管损伤较轻而肝细胞凋亡明显，易与丙型肝炎混淆。其他病变包括血管内皮炎、铁质沉积和静脉闭塞病变。

2. 慢性移植物抗宿主病　指出现在移植 3 个月以后的病变。虽可由急性病变演变而来，但约 25% 的病例开始即为慢性。病变与急性相似，但胆管减少明显。汇管区炎症也非常明显，某些病例可蔓延到汇管区周围并出现界面性肝炎。除肝脏淋巴细胞浸润外，在胃肠道和皮肤亦可见淋巴细胞浸润。浸润的淋巴细胞绝大多数为 α/βT 细胞亚群及记忆性 T 细胞亚群（CD45RO+）。小叶内改变包括淤胆和凋亡小体形成。更晚期的慢性移植物抗宿主病以胆管消失、胆汁瘀滞和进行性汇管区周纤维化为主，甚至出现肝硬化。

十七、肝肿瘤和瘤样病变

（一）肝囊肿

肝囊肿（cysts of the liver）包括以下几种：

（1）肝脏的孤立性非寄生虫性囊肿：少见，尸检中有时可发现肝单房性囊肿。可为胆管来源的潴留性囊肿，亦可为先天性囊肿。囊内衬覆单层柱状上皮。孤立性囊肿一般无症状，有时可迅速增大、扭转或破裂，也可阻塞胆道引起阻塞性黄疸。

（2）前肠纤毛囊肿：是由假复层柱状上皮衬覆的一种单房性孤立囊肿，囊壁有丰富的平滑肌。

（3）肝表皮样囊肿：在儿童及成人均有报道。肝内子宫内膜异位囊肿也偶有报道。

（二）肝局灶性结节性增生

肝局灶性结节性增生（focal nodular hyperplasia）是第二常见的肝脏良性结节，继发于血管异常。多见于 20~40 岁的成人[9]，其他年龄的患者偶尔也可见到。大部分患者为女性，推测部分与口服避孕药有关，男性患者与酗酒有关。在我国，男性患者不少见。肝局灶性结节性增生一般为单发，多发者占成人病例的 20%。临床上，80% 无明显症状。多发者常伴有其他改变，如肝血管瘤、颅内病变包括血管畸形、脑膜瘤、星形细胞瘤和大的肌性动脉发育不良。

【大体】大多数为单个，质较硬，分叶状，偶尔可有蒂，直径可达到 15cm。切面灰白，中心为纤维性瘢痕，向外周呈放射状（图 7-23）。

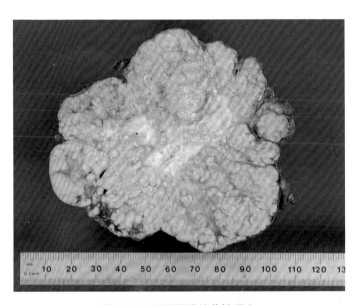

图 7-23　肝局灶性结节性增生
切面示单个结节，表面似被包膜，灰白色，质较硬，分叶状，中心为纤维性瘢痕，向外周呈放射状

F7-23　ER

【光镜】肝细胞局灶性结节性增生具有规则的由动脉供血所界定的结构。纤维间隔中常有厚壁血管。纤维间隔常将病变分成小叶状，很像肝硬化。较大动脉的中膜常有变性，内膜常有偏心性纤维化。纤维间质中常仅见动脉而无汇管区静脉和胆管。结节性增生之肝细胞形态同正常肝细胞无区别（图 7-24）。在纤维间隔和肝细胞之间可见有小胆管增生，增生的小胆管 CK7、CK19 阳性，这有助于诊断。免疫组化染色亦可见由外周肝细胞（仅表达 CK8 和 18）向小叶中心小的肝细胞和增生的小胆管细胞（CK9 和 19 阳性）的过渡。免疫组化显示谷氨酰胺合成酶呈宽的互相吻合的地图样表达。在肝局灶性结节性增生中通常正常肝细胞中不表

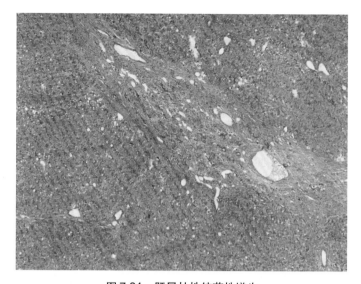

图 7-24　肝局灶性结节性增生
肝细胞正常,可见中心瘢痕,纤细的纤维条索呈放射状向周围延伸,纤维间隔中可见厚壁血管

达的 *Ras* 基因产物 P21 的表达也有报道。某些肝细胞中糖原和脂肪含量增多。很多病例中肝细胞内 α1-抗胰蛋白酶阳性。淤胆和小胆管增生及中性粒细胞浸润可很明显。罕见的毛细血管扩张型局灶性结节性增生的动脉分布与一般病例相似,但可见明显扩张的血窦[7]。

　　肝局灶性结节性增生的发病机制尚有争论,一般推测与肝硬化的增生/再生过程相似。有些同肝硬化的结节也非常相似。

　　此病应同肝细胞腺瘤(表 7-9)和分化好的肝细胞癌以及结节性再生性增生(肝结节变)鉴别。肝结节变时,整个肝脏均呈结节状,结节中心无瘢痕。

表 7-9　肝局灶性结节性增生和肝细胞腺瘤的鉴别

特征	局灶性结节性增生	肝细胞腺瘤
年龄	所有年龄	20 ~ 40 岁多见
性别	85% 女性	几乎全为女性
口服避孕药	偶尔	几乎全有
腹腔出血	极少	约 25%
血管造影	多血管性病变	少血管性病变
血肿形成	罕见	常见
坏死	罕见	常见
包膜	无	部分
星状瘢痕	有	无
其他肝实质	结节状	均质
出血坏死	罕见	常见
肝细胞	形态正常	糖原丰富、空泡状
小胆管	有	无
库普弗细胞	有	无
血管	厚壁大血管	薄壁血窦

　　分子分析显示 50% ~ 100% 的肝局灶性结节性增生是多克隆性病变,提示为肝细胞反应性的增生,而不是真正的肿瘤。

(三) 结节性再生性增生(肝结节变)

　　结节性再生性增生(肝结节变)(nodular regenerative hyperplasia)亦称部分肝结节变。常见于无肝硬化的肝脏,以小的增生结节和无纤维化为特征[8],病变多弥漫累及整个肝脏,亦可局限于肝门周围。结节以汇管区为中心,由 1~2 层肝细胞排列的肝细胞索构成。周围肝细胞萎缩,萎缩的肝细胞变小,排列成纤细的细胞索,血窦扩张,无纤维化(图 7-25)。但很多小门静脉分支可见闭塞性病变,所以目前认为门静脉小分支的改变是导致部分肝细胞供血不足进而萎缩、部分肝细胞再生的原因。结节内偶尔可见到不典型增生的肝细胞,表现为肝细胞增大、核异型和多核肝细胞。肝细胞结节变原因不清,有人推测与口服避孕药或男性激素、肝外胆道感染、肿瘤和慢性炎症有关。临床上近 70% 出现门静脉高压。

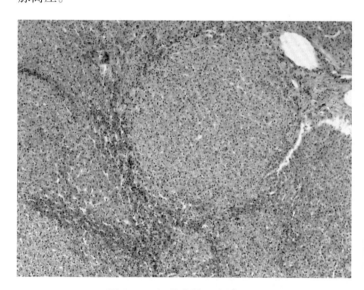

图 7-25　肝结节性再生性增生
镜下可见由 1~2 层肝细胞索构成的结节,结节周围无纤维化,周围肝细胞受压萎缩

(四) 肝细胞腺瘤

　　肝细胞腺瘤(hepatocellular adenoma)少见,常见于 20 ~ 40 岁的女性。推测与口服避孕药有一定关系,也有报道表明与使用男性激素治疗和糖原沉积病有关。70% 肝细胞腺瘤为单发,偶尔有 10 多个肿瘤(肝腺瘤病)的报道[9]。家族性病例为肝细胞核因子 1α(TCF1/HNF1α)基因的生殖细胞突变所致。

　　【大体】球状肿瘤,边界常不清,通常无包膜。质软、黄褐色,常伴有灶性出血、坏死和纤维化(图 7-26)。颜色同周围肝组织不同,但无局灶性结节性增生时的中心瘢痕。背景肝无异常。

　　【光镜】低倍镜下,肝细胞腺瘤和周围的肝组织界限常不清,肿瘤由分化好的肝细胞构成,细胞有丰富的嗜酸性胞

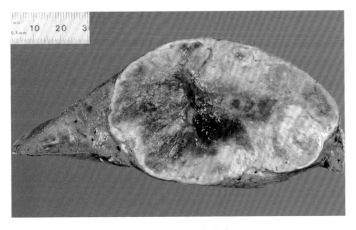

图 7-26　肝细胞腺瘤

肝内单发巨大结节,与周围肝组织界限清楚,结节切面呈实性、黄褐色,有灶性出血及坏死

质,排成 1~2 层肝细胞厚的肝索。大多数情况下,细胞大小形态一致,偶见轻度异型,但无核分裂。肝细胞胞质内常有脂褐素、脂肪和糖原积聚,故常为透明状(图 7-27)。可见出血、梗死、纤维化和肝紫癜样病变。肿瘤内没有汇管区和中心静脉,库普弗细胞的数量和分布正常。有时有大嗜酸颗粒性细胞(oncocytic change)、Mallory 透明小体和继发性肉芽肿反应。腺瘤周围的肝组织一般没有慢性肝炎及肝硬化。

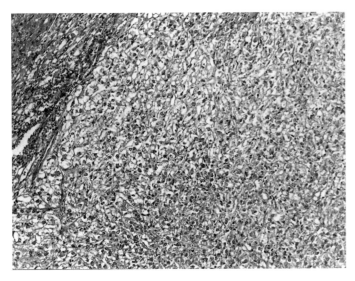

图 7-27　肝细胞腺瘤

肿瘤由分化好的肝细胞构成,排成 1~2 层肝细胞厚的肝索;细胞大小形态一致,胞质透明,无核分裂;肿瘤内没有汇管区和中心静脉

【免疫组化】对肝细胞腺瘤的诊断帮助不大。75% 的病例 ER、PR 阳性,雄激素受体仅 20% 阳性。CD34 局灶阳性。FABP1 编码的肝脂肪酸结合蛋白(L-FABP)、谷氨酰胺合成酶(GS)、血清淀粉酶 A(SAA)、C 反应蛋白(CRP)的不同表达,可有助于下面的分型。

目前依分子改变可将肝细胞腺瘤分为四型:①有 HNF1α 突变,占 30%~50%;特点为 HNF1α 基因的双等位

基因失活突变(均为体细胞性突变或一个为生殖细胞性,一个为体细胞性突变)。形态表现为明显的脂肪变,无细胞的异型性,亦无炎细胞浸润。免疫组化显示 L-FABP 阴性,而周围肝细胞弱阳性表达。②有 CTNNB1 突变,占 10%~15%。特征为 β-catenin 的激活突变,此型有细胞的异型性,并呈假腺样生长,转化成肝细胞肝癌的比率较高。通常没有肝脂肪变性,无炎细胞浸润。免疫组化显示 β-catenin 胞质和胞核着色,谷氨酰胺合成酶常弥漫强阳性表达。③无 HNF1α 或 CTNNB1 突变,但伴有炎症。此型占 35%~50%,女性多见。这些病例常有毛细血管扩张。高表达炎症相关蛋白,如血清淀粉酶 A(SAA)和 C 反应蛋白(CRP)。此型腺瘤约 60% 有 gp130 突变,10% 可有 gp130 和 β-catenin 同时突变。④无 HNF1α 或 CTNNB1 突变,也无特殊征象。此型占 5%~15%。

肝细胞腺瘤同分化好的肝细胞癌有时很难鉴别。临床有口服避孕药或合成类固醇的病史,对诊断腺瘤非常重要。有时肝细胞腺瘤中局灶出现肝细胞变小,有异型性,可诊断不典型腺瘤;有时可隐含肝细胞癌灶,偶尔肝细胞腺瘤和肝细胞癌在同一肝内。可见核分裂、核浆比较高和肝索两层以上细胞厚度应提示为肝细胞癌。肝细胞癌时由于毛细血管化而 CD34 阳性,而腺瘤阴性或仅为局灶弱阳性。应多切片仔细检查有无肝细胞癌的病灶,血管浸润的有无尤为重要。有时需结合临床病程决定良性或恶性。肝细胞腺瘤与局灶性结节性增生不同,临床常有症状,并可出现严重的甚至致命的腹腔出血。

(五) 肝细胞性肝癌

肝细胞性肝癌(hepatocellular carcinoma)为发生于肝脏的常见恶性肿瘤。常见于亚洲和非洲。在东亚男性发病率可高达 20.1/10 万[10]。肝细胞性肝癌多见于 50 岁左右,但也可见于青年人甚至儿童,男性比女性多见。临床上常表现为腹痛、腹水、黄疸和肝脏肿大,有时可有全身表现如低血糖、高胆固醇血症、红细胞增多症、高钙血症、类癌综合征、血脯胺酸羟化酶升高、异位绒毛膜促性腺激素、前列腺素分泌以及低纤维蛋白原血症等。在高发区,75% 以上肝细胞肝癌患者甲胎蛋白阳性,通常要比正常含量高出 100 倍以上[10]。甲胎蛋白在恶性生殖细胞瘤时可为阳性,偶尔在肝转移癌、肝炎和外伤后肝再生时出现阳性,但一般均明显低于肝细胞性肝癌。

1. 肝细胞肝癌的发生与下列因素有关:

(1) 肝硬化:70%~90% 的肝细胞肝癌发生在肝硬化的基础上,绝大多数为粗结节型,继发于酒精性肝病、血色病和胆汁性肝硬化者可为细结节型。

(2) 乙肝病毒:乙肝病毒感染与肝细胞癌的发生关系密切,慢性乙肝病毒感染的人群肝细胞癌的发生率是正常人群的 100 倍。目前认为乙肝病毒 DNA 可整合到肝细胞的染色体 DNA 中,乙肝病毒 X 基因可与 P53 结合并使 P53 功能失活。此外应用乙肝疫苗可有效降低肝细胞癌的发生率,这

些都直接或间接证明乙肝病毒和肝细胞癌发生的密切关系。

（3）丙肝病毒：丙肝病毒与肝细胞癌亦有密切关系。目前认为丙肝病毒突变率较高，至少有6种基因型。某些基因型与肝细胞癌的关系可能更为密切，但目前尚无证据表明丙肝病毒整合到细胞基因组，故认为丙肝病毒可能通过其他途径促进肝细胞癌的发生。

（4）二氧化钍：二氧化钍曾作为肝造影剂使用。用此造影剂的患者中已见到很多肝细胞肝癌，但平均潜伏期约为20年。

（5）雄激素：长期服用雄激素或合成代谢激素可导致肝细胞腺瘤，部分可导致肝细胞肝癌。

（6）孕激素：孕激素与肝细胞腺瘤关系密切，如服用避孕药的女性，亦有发生肝细胞肝癌的报道。

（7）黄曲霉素B1：黄曲霉素B1常出现在发霉的谷物，尤其是花生等。发霉食物中黄曲霉素的含量增高，尤其在慢性乙肝感染的个体中可使肝细胞癌的发生率增高50倍。黄曲霉素B1可引起P53 249密码子G：C到T：A的突变，导致氨基酸序列的改变，影响P53的功能。

（8）遗传学上易感性：几种少见的遗传性代谢性疾病易发生肝细胞性肝癌。

1）糖代谢疾病糖原贮积病：尤其是Ⅰ型，在原来腺瘤性增生的基础上可发生肝细胞癌。糖原贮积病相关性肝细胞癌常为高分化。结节内结节和Mallory小体等不典型病变也常见于糖原贮积病相关的腺瘤，但一般无肝硬化。

2）蛋白代谢性疾病：α₁-抗胰蛋白酶缺乏症中男性纯合子易发生肝细胞癌，甚至无肝硬化。遗传性高酪氨酸血症中有18%～35%发生肝细胞癌。有报道表明约14%成人发作的高瓜氨酸血症发生肝细胞癌[9]。

3）卟啉代谢疾病：在迟发性皮肤卟啉病（porphyria cutanea tarda，PCT）中肝细胞癌的发生率为7%～47%，几乎所有的病例均发生在以前有肝硬化和长期有症状的PCT的50岁以上男性。

4）慢性淤胆综合征：肝细胞癌可合并有肝内胆管的减少、胆道闭锁、先天性肝纤维化和Byler综合征。

5）金属贮积病主要为遗传性血色病，Wilson病仅偶尔发生肝细胞癌。

6）肝血管畸形：肝细胞癌偶尔见于遗传性毛细血管扩张症和共济失调-毛细血管扩张症的患者。

7）其他肝外遗传性疾病：在家族性结肠腺瘤性息肉病、神经纤维瘤病、Soto综合征和内脏异位亦有发生肝细胞癌的报道。

【大体】肝细胞性肝癌可表现为单个巨块状（巨块型）、多发结节状（结节型）或弥漫累及大部分甚至整个肝脏（弥漫型）（图7-28）。偶尔可呈悬垂状，这些患者通常为女性，认为是发生于肝副叶的肿瘤，外科切除后预后较好。肝细胞癌一般质软，常有出血、坏死，偶尔可有淤胆而呈绿色。有的肿瘤可有包膜。肿瘤大小变化很大，一般小于3cm的肿瘤称为小肝癌。肿瘤常常侵入门静脉系统形成门静脉瘤栓。在晚期病例几乎均有门静脉的瘤栓。

【光镜】瘤细胞可排列成小梁状、实性巢状、假腺样或腺泡样结构（图7-29），有时可有乳头状结构。瘤细胞间有丰富的血窦样腔隙，与正常肝窦不同，此血窦样腔隙的内皮细胞CD34和第8因子相关抗原阳性，更像毛细血管，故称毛细血管化。某些窦状隙由瘤细胞衬覆。一般来说，肿瘤间质稀少，偶尔见有间质丰富者，称为硬化性肝细胞性肝癌（图7-30），尤其见于治疗后，个别病例伴有PTH样蛋白的分泌。

2. 肝细胞性肝癌的瘤细胞内常见到以下改变：

（1）脂肪变：弥漫性脂肪变最常见于早期直径小于2cm的肿瘤。随肿瘤增大，脂肪变逐渐减少，到晚期脂肪变已不

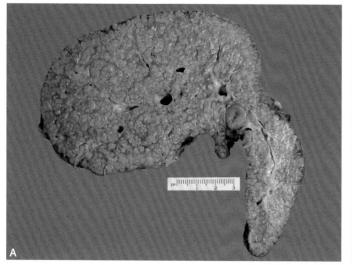
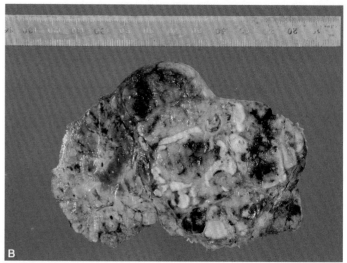

图7-28　肝细胞肝癌（大体）

A. 小肝癌丙肝病毒感染后肝硬化，全肝布满大小均匀一致的小结节，纤维间隔较细，可见一较大结节，镜下为高分化肝癌；B. 单个不规则巨大结节，与周围肝组织界限不清，切面质软有出血坏死

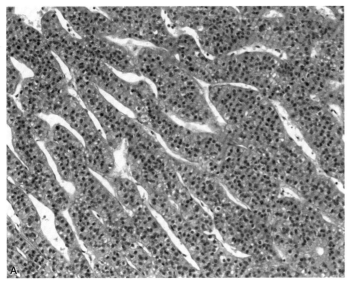

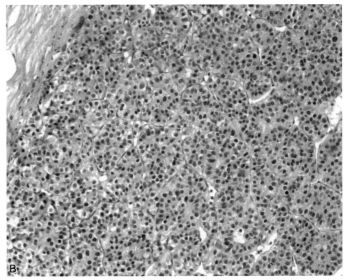

图 7-29　高分化肝细胞肝癌
癌细胞排列成小梁状(A)及腺泡状(B)结构

F7-29　ER

明显。

（2）胆汁产生：偶尔在扩张的胆小管或假腺腔内见到胆栓。

（3）Mallory 小体：肝细胞癌内亦可见到。

（4）小球状透明小体：为位于胞质内的圆形嗜酸性小体(图 7-31)，PAS 阳性，免疫组化 α_1-抗胰蛋白酶阳性。

（5）淡染小体：为胞质内圆形或卵圆形、由无定形嗜酸

性淡染物质构成的小体。位于扩张的内质网内,免疫组化纤维蛋白原阳性。淡染小体最常见于纤维板层型或硬化型。

（6）毛玻璃样包涵体：偶尔见于乙肝表面抗原阳性的肿瘤,改良的地衣红、维多利亚蓝、醛复红和乙肝表面抗原的免疫组化均可显示乙肝表面抗原。

3. 肝细胞癌分型　可分为高分化、中分化、低分化和未分化型。

（1）高分化肝细胞癌：最常见于小的早期肿瘤,通常直径<2cm。细胞多排列成细小梁状并常有假腺样或腺泡状结构。常有脂肪变。如肿瘤大小达 3cm,高分化区域常在肿瘤结节的外周,中心部癌细胞的核浆比例增大,但异型性不大。

（2）中分化肝细胞癌：为直径大于 3cm 的肿瘤中最常见的组织学类型。细胞排列成 3～4 层厚的小梁或细胞索。

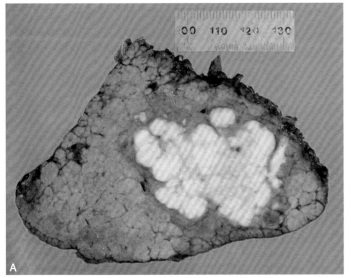

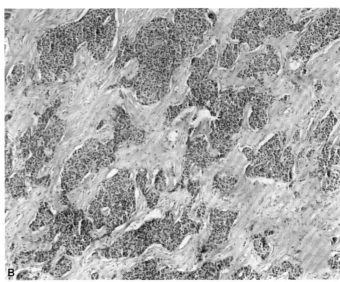

图 7-30　硬化性肝细胞肝癌
A. 大体图,可见一灰白结节,质硬,与周围界限尚清,边缘可见卫星灶;B. 癌细胞巢被富含纤维结缔组织的间质分隔,间质丰富

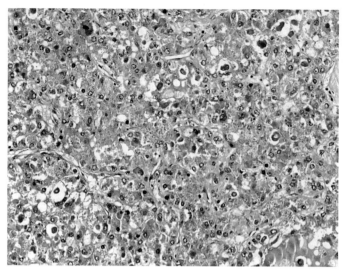

图 7-31　小球状透明小体
位于胞质内的圆形、椭圆形嗜酸性小体

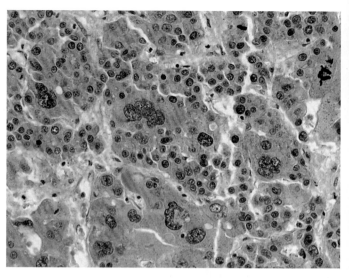

图 7-33　肝多形细胞癌
癌细胞大小不一,形态怪异,可见多核瘤巨细胞

癌细胞胞质丰富、嗜酸性,核圆形,核仁清楚。亦常见假腺样排列,其中常含胆汁或蛋白性液体。

（3）低分化肝细胞癌:主要见于实性生长类型的肝细胞癌,其间很少血窦样腔隙,仅见裂隙样血管。癌细胞核浆比例明显增大,常见明显的异型性。细胞大小不一,形态怪异,包括奇形的瘤巨细胞,染色深浅差别明显,可单核或多核亦称多形细胞癌,偶见破骨细胞样巨细胞（图 7-33）。低分化癌在早期的小肿瘤中极其罕见。

肝细胞癌即使在一个癌结节中亦有不同的分化区域。目前认为,大多数<1cm 的肿瘤均由一致的高分化癌构成。约40% 的 1～3cm 的肿瘤既有高分化癌,又有分化较差的部分,而高分化部分常在结节的外周（图 7-32）。当肿瘤达到3cm 以上时,高分化部分逐渐由分化较差的癌所取代。结节内结节的现象较常见。

多灶性肝细胞癌（multicentric HCC）:符合以下条件可考

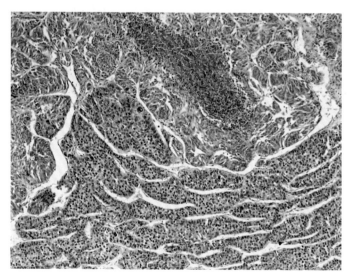

图 7-32　肝细胞癌恶性转化
肿瘤内既有高分化癌的成分,又有分化较差肉瘤样的成分

虑为多灶性肝细胞癌:①多发的、小的早期肝细胞癌;②结节的外周可见有高分化肝细胞癌区域;③不同的结节中癌组织形态不同。多灶性肝细胞癌复发率高,治疗困难,应仔细同肝癌的肝内播散结节鉴别。

【电镜及免疫组化】肝细胞癌的超微结构在某些方面与正常成人肝细胞相似。免疫组化 AFP、CK、EMA、α-抗胰蛋白酶、纤维蛋白原、IgG、转铁蛋白受体、铁蛋白、Mallory 小体抗原、白蛋白、芳香酶、整合蛋白 VLA-α 和 VLA-β、CD15、IGF11、EGFR、绒毛蛋白、C-反应蛋白和 P504S 阳性。HepPar-1 和 Glypican-3,Arginase 为近来报道的抗体,对肝细胞有一定的特异性,尤其是 Glypican-3 在正常肝细胞阴性,而肝细胞癌和高级别异型增生结节阳性。

TTF-1 也常在肝细胞癌细胞质中表达,CEA 通常阴性。细胞角蛋白 CAM5.2 和 CK8 阳性,但 AE1（通常识别角蛋白10、14、15、16 和 19）阴性,CK5/6、18、20 亦阴性。CK7 少数病例可阳性,这表明肝细胞肝癌和胆管细胞癌可能来源于共同的多功能干细胞。

肝细胞癌中的重要特征为在癌细胞间可见小胆管结构,这些结构碱性磷酸酶阳性,胆道糖蛋白的染色如多克隆CEA、CD10、低分子量角蛋白均阳性。肝细胞癌中的血窦为CD34 阳性,这与正常肝细胞的血窦不同。

【分子遗传学】肝细胞癌的发生涉及多个细胞增殖和细胞存活表型有关的基因改变。常见的改变包括染色体的扩增、杂合性缺失、突变、CpG 过甲基化、DNA 低甲基化、微卫星不稳定等。相关的基因包括 *CMYC*、*CCND1*、*AXIN1*、*TP53*、*CDH1* 和 *PTEN*。染色体缺失常出现在 17p、8p、16q、16p、4q、9p、13q、1p 和 6q。染色体增加常出现在 1q、7q、8q和 17q。约 30% 有 *TP53* 突变。其他基因改变为 RAS、Wnt和 mTOR 信号通路的改变。

依据分子改变肝细胞癌可分为六组,其中 1～3 组为染色体不稳定组,4～6 组为染色体稳定组。

第1组:肿瘤有低 HBV 拷贝数,并有胎肝和父母印记控制基因的过表达。

第2组:肿瘤有高 HBV 拷贝数,有 *PIK3CA* 和 *TP53* 的突变。

第3组:肿瘤有 *TP53* 突变,无 HBV 感染,常有 P16 甲基化及控制细胞周期的基因过表达。

第4组:肿瘤包括 TCF1 突变的腺腺和癌。

第5组:肿瘤有 *CTNNB1*(β-catenin)突变导致 Wnt 通路激活。

第6组:肿瘤有 *CTNNB1*(β-catenin)突变导致 Wnt 通路激活;以及卫星结节,较高的 Wnt 通路激活和 E-cadherin 低表达。

这种分组对临床靶向治疗可能有意义,如第1、2组涉及 AKT 通路,第5、6组涉及 Wnt 通路。

还有另一种分子分类:即:S1 为 TGF-β 通路激活,S2 为 Myc 和 AKT 激活,S3 为具有肝细胞样表型并常有 *CTNNB1* 突变。

4. 肝细胞癌的细胞学变型可表现为:

(1) 透明细胞癌:约占肝细胞癌的9%。女性较多,多合并肝硬化。此型特点因癌细胞含糖原或脂肪而胞质透明(图7-34),易与肾细胞癌或肾上腺皮质癌转移到肝混淆。免疫组化 Hep-par-1 和多克隆 CEA 染色阳性和 FISH 检测白蛋白 mRNA 有助于肝细胞癌的诊断。

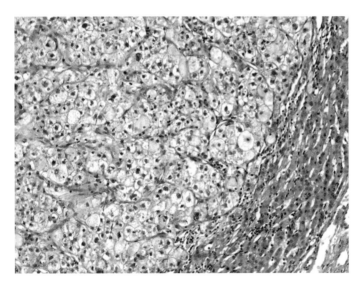

图 7-34　肝透明细胞癌
肿瘤细胞胞质富含糖原而透明淡染

(2) 肉瘤样变:或称肉瘤样(梭形细胞)肝细胞癌。肿瘤细胞可为梭形或畸形的巨细胞(图7-35),有时可有破骨细胞样巨细胞、骨或软骨成分,甚至骨骼肌成分。此时同肉瘤很难鉴别。肉瘤样变最常见于反复化疗或经血管栓塞化疗的患者。

(3) 小细胞型肝细胞癌:由排列成巢片状的小细胞构成(图7-36),低分子量角蛋白和 αFP 阳性。

(4) 淋巴上皮瘤样癌:形态上与发生在鼻咽的淋巴上

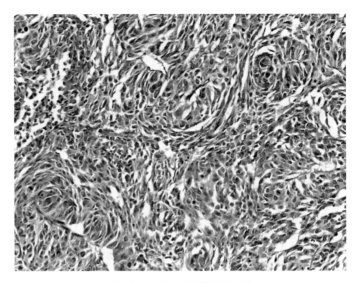

图 7-35　肉瘤样肝细胞肝癌
肿瘤细胞呈梭形,异型性明显伴坏死

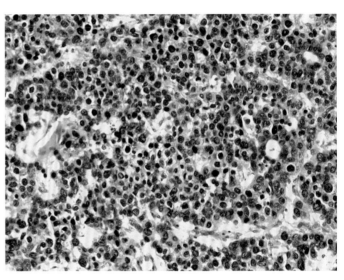

图 7-36　小细胞性肝细胞癌
肿瘤由小细胞构成,呈巢状片状排列

皮癌相似,可能与 E-B 病毒有关,为肝细胞癌具有较多淋巴组织间质。

(5) 纤维层状型肝细胞癌:也称伴有纤维间质的多角细胞型肝细胞癌或大嗜酸颗粒细胞性肝细胞肿瘤。主要见于无肝硬化的年轻人。预后比一般肝细胞癌要好。一半以上均可切除,治愈率达50%以上。

【光镜】肿瘤由大嗜酸颗粒细胞和分隔其间的板层状排列的纤维条索构成(图7-37)。瘤细胞呈多角形、深嗜酸性。其胞质含有大量线粒体及淡染小体。据报道,在肿瘤细胞及相邻癌周肝细胞内可见线粒体 DNA 的缺失,提示弥漫的线粒体损伤可能在发病中起一定作用。某些病例中可见有神经内分泌颗粒及胆小管样结构。有时此型肝细胞癌合并有肝细胞结节状增生,提示两者之间可能有一定关系[9]。

【免疫组化】瘤细胞不仅表达 CK8 和 18,也表达 CK7

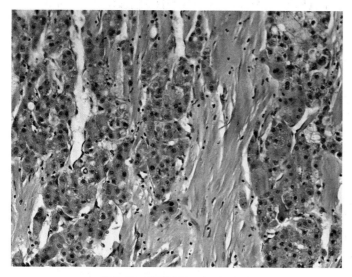

图 7-37　纤维板层型肝细胞癌
肿瘤由大嗜酸颗粒细胞和分隔其间的板层状排列的纤维条索构成,瘤细胞呈多角形、胞质嗜酸性

或 19。Glypican-3、anterior gradient-2、EGFR 亦可过表达。约一半病例可切除,总治愈率约为 50%。

5. 肝细胞癌的治疗与预后　肝细胞癌可经门静脉系统很早播散到肝的其他部位,也可经肝静脉达下腔静脉及右心房。偶尔造成全身血源性播散,如肾上腺和骨转移等,有时病理性骨折可为首发症状,有时肿瘤可侵犯胆管系统或浸润膈肌。

完全切除仍为治疗肝细胞癌的最佳途径,故早期诊断、早期治疗非常重要。一般来说,肝细胞癌的预后不良。主要死亡原因为肝功能衰竭和消化道出血,有时肿瘤的自发破裂和亚大块肝细胞坏死可迅速导致死亡。

肝细胞癌的预后与下列因素有关:①分期:分期越高预后越差;②肿瘤大小:小肿瘤(直径<2~5cm),预后较好;③包膜:有包膜者预后较好;④肿瘤数:单个肿瘤者预后较好;⑤门静脉累及情况:累及门脉者预后较差;⑥镜下类型:纤维板层型预后较好,其他各型的平均存活期为 4 个月;⑦镜下特征:血管浸润、高度核异型性和核分裂多者预后较差;⑧肝硬化:伴有肝硬化的患者预后更差;⑨αFP:含量越高预后较差;⑩病毒血症及有 c-myc 扩增者预后较差。其他如热休克蛋白和 P-糖蛋白与预后亦有一定的关系。

(六) 癌前病变和早期病变

肝细胞肝癌的癌前病变包括:①肝细胞异型增生灶;②异型增生结节;③早期肝细胞癌;④肝细胞腺瘤。肝细胞异型增生灶是指直径在 1mm 以下的点灶状肝细胞异型增生,多在肝硬化结节内发现。肝细胞异型增生结节直径为 2mm 至 2cm 之间,可单发或多发,多发生在肝硬化背景下。

1. 肝细胞异型增生灶 (liver cell dysplasia)　亦称为不典型腺瘤性增生 (atypical adenomatous hyperplasia),包括慢性肝疾病中与癌发生最密切的肝细胞改变,如肝大细胞变、

小细胞变和缺铁灶。病灶内可见 Mallory 透明小体、孤立散在的腺样结构"假腺体"、肝板达 3 个肝细胞厚,边缘不规则。有时异型增生灶呈多发性,有时这些结节内可含有高分化癌灶。

分为大细胞性异型增生 (large cell dysplasia) 和小细胞性异型增生 (small cell dysplasia)。

(1) 大细胞性异型增生:特点为细胞增大、核多形或多核,核仁明显,但核浆比与正常肝细胞相似。这些增生的细胞可成团出现或占据整个结节,此种改变的发生率在正常的肝中仅为 1%,在肝硬化患者中为 7%,在肝硬化同时伴有肝细胞癌的患者的肝中为 65%。大细胞异型增生与血清乙肝表面抗原阳性关系密切,有大细胞性异型增生的患者具有发生肝细胞癌的高度危险,故应密切监测其 αFP 的水平。

(2) 小细胞性异型增生:与大细胞性异型增生不同,其单核、核浆比例增高,其程度介于正常肝和肝癌之间,核仁不明显;小细胞性异型增生倾向于形成圆形病灶,在正常肝内不存在。通过形态学和形态计量学研究,Watanabe 认为,小细胞异型增生在人类是真正的癌前病变。

2. 肝细胞异型增生结节 (dysplastic nodules, DN)　多发生在肝硬化的肝脏内,偶尔也可见于慢性肝疾病的肝内。可单发或多灶发生,大体可见边界清楚或模糊的结节。分为低级别(大细胞)和高级别(小细胞)异型增生结节。显微镜下显示,结节内肝细胞密集,肝板增厚,可达 3 层细胞,偶可见假腺样结构,可见到汇管区。异型增生结节提示患者发生肝细胞癌的危险度明显增高;需要与肝硬化内的大的再生结节鉴别,但仅凭借形态学鉴别困难。

3. 早期肝细胞肝癌　早期肝细胞肝癌是低级别的早期肿瘤,大体显示为境界不清的结节,直径<2cm。显微镜下呈高分化肝细胞肝癌的特点,细胞密度增加,出现不规则的小梁状结构、假腺样结构,有脂肪变性,动脉不匹配,无汇管区等。

4. 肝细胞腺瘤　肝细胞腺瘤向肝细胞肝癌转化非常少见,有编码 β-catenin 的 *CTNNB1* 基因突变者,恶性转化的风险增加。

(七) 肝内胆管癌

肝内胆管癌 (intrahepatic cholangiocarcinoma) 可发生于肝内任何一级胆管,约占原发性肝癌的 20%。一般发生在 60 岁以上的老年人,两性无明显差别。泰国、日本、中国香港等地区因肝寄生虫感染率高而发病率较高。相关的发病因素有:肝寄生虫尤其是华支睾吸虫、肝胆管结石、炎症性肠病、原发性硬化性胆管炎、EB 病毒感染、丙肝病毒感染、二氧化钍和胆管畸形等。临床上主要表现为全身无力、腹痛、消瘦,如肿瘤侵及肝门部胆管,则出现梗阻性黄疸,甚至胆汁性肝硬化。CT、B 型超声等影像学检查在临床发现肿瘤及明确

胆管累及情况具有重要价值。

【大体】肝内胆管癌可累及任何部位的肝内胆管,发生于较小胆管者称为外周型胆管细胞癌。肿瘤通常灰白、实性、硬韧,有时可以向腔内生长为主或突向腔内形成息肉样肿物,但大多数表现为肝内灰白色结节或融合的结节,结节切面常见坏死和瘢痕。累及肝门者(肝门型)主要表现为肝脏明显的淤胆、胆汁性肝硬化和继发性胆道感染,有时胆管内可见结石或寄生虫。

【光镜】肝内胆管癌大多数为分化不同程度的腺癌(图7-38A),像其他部位的腺癌一样,可分为高分化、中分化和低分化。发生于较大胆管者可为乳头状。肿瘤常有丰富的间质反应,甚至出现局部钙化。大多数肿瘤均可见多少不等的黏液,黏液卡红、淀粉酶消化后的 PAS 和奥辛兰染色均可阳性,黏液核心蛋白(MUC)1、2、3 亦可阳性。免疫组化肝内胆管癌不仅 CAM5.2 阳性,CK7、CK19 亦阳性。CEA、上皮膜抗原、血型抗原阳性。肝内胆管癌常为 CK7+/CK20+,而肝外胆管癌多为 CK7+/CK20-。Claudin-4 几乎所有胆管癌阳性,它在正常肝细胞和肝细胞癌中为阴性。癌细胞常侵及汇管区、汇管区血管内或神经周围,可循淋巴引流途径形成肝内转移或转移至局部淋巴结。晚期可循血行转移至肺、骨、肾上腺、肾、脾和胰腺等。胆管癌的治疗以手术为主,预后不良,平均存活率不足 2 年。

胆管细胞癌中可见高频率的 KRAS 突变。其他常见的分子改变为 cyclinD1 和 P21 过表达。常见 DPC4 的失活突变(肝门和肝内的胆管癌为 13%～15%,肝外胆管癌可达 55%)。约 1/3 的病例有 TP53 突变。

除腺癌外,肝内胆管癌亦可有其他组织学类型,如腺鳞癌、鳞癌、黏液癌、印戒细胞癌、梭形细胞癌或称肉瘤样癌、淋巴上皮瘤样癌、透明细胞癌、黏液表皮样癌、伴有破骨细胞样巨细胞癌等。胆管细胞癌与肝细胞性肝癌的鉴别见表 7-10。

表 7-10　肝细胞性肝癌和胆管细胞性肝癌的鉴别

特征	肝细胞性肝癌	胆管细胞性肝癌
细胞起源	肝细胞	胆管细胞
地理分布	东方多	无差别
年龄	比较年轻	老年多见
性别	男性多	无差别
肝硬化	常有	偶尔有
肝细胞不典型增生	可有	无
α-FP	阳性	阴性
产生胆汁	有	无
黏液	无	有
大体形态	质软、出血	灰白硬韧
转移途径	静脉	淋巴道

胆管癌的癌前病变主要包括:①胆管上皮内肿瘤;②胆管内乳头状肿瘤;③黏液性囊性肿瘤。详见第一节十七(十二)、(十三)及第二节 六(四)。

(八)　混合型原发性肝癌

混合型原发性肝癌(mixed primary carcinoma of liver)是指具有肝细胞癌和胆管细胞癌两种成分的肝癌(图 7-38B),此型仅占肝癌的不足 1%。与同时有肝细胞癌和胆管癌的碰撞瘤不同,实际上是肝细胞癌伴有局灶性管状分化。肝细胞癌表达 CK8、CK18 和 Hep-par-1,而胆管癌可用多克隆 CEA 或 CK19 染色证实,黏液染色在胆管癌区域为阳性。管状分化区与肝 Herring 管相似,亦称所谓的小胆管细胞癌。WHO 将其分为两个亚型,即经典型和伴干细胞特征的亚型。有人提示双表型肝细胞癌的本质也是混合型原发性肝癌。

(九)　肝母细胞瘤

肝母细胞瘤(hepatoblastoma)主要发生于 3 岁以下的婴幼儿,较大儿童和成人中偶有报道[9]。此病与很多先天性异

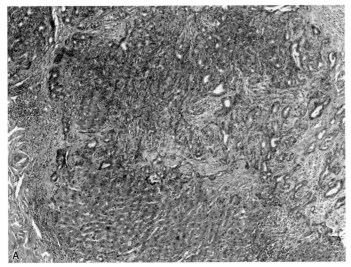

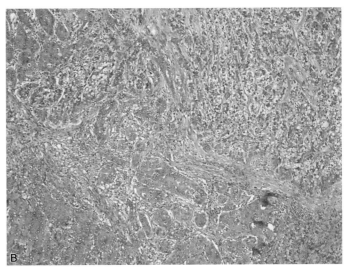

图 7-38　胆管细胞癌和混合型肝癌
A. 胆管细胞癌,部分肿瘤细胞形成大小不等、形状不一、排列不规则的腺样结构,部分呈实性条索状,侵入肝实质内;B. 混合型肝癌,肿瘤由肝细胞癌和胆管细胞癌两种成分构成

常,例如心肾先天畸形、偏身肥大、巨舌症等关系密切。可与肾脏的Wilm瘤及糖原沉积病同时发生[2]。肝母细胞瘤α-FP常常阳性。某些肿瘤可产生异位激素而出现多毛。肝血管造影和CT可较准确地定位肿瘤。

【大体】肿瘤为实性、边界清楚。常为单发、直径可达25cm。

【光镜】大部分肿瘤均由不成熟的肝细胞构成者称为上皮型肝母细胞瘤。依据分化程度分为胎儿型和胚胎型。胎儿型与胎肝相似,由排列不规则的两个肝细胞厚度的肝细胞板构成(图7-39A)。胚胎型分化更低,主要为实性细胞巢,亦可有条带状、菊形团和(或)乳头形成。某些肿瘤可主要由分化不良的小细胞构成。胚胎型中可见有较多核分裂。胎儿型中常有髓外造血灶。产生异位激素的肿瘤中有时可见到多核巨细胞。胎儿型和胚胎型之间常有某些过渡。某些以类似小胆管的管状结构为主,称为胆管母细胞性肝母细胞瘤。偶尔瘤细胞可排成宽条带状,与肝细胞癌相似,两者的鉴别见表7-11。某些原发性恶性肝细胞肿瘤发生在较大的儿童和青年人,形态上介于肝母细胞瘤和肝细胞癌之间,有人将此称为过渡型肝细胞肿瘤(transitional liver cell tumor)[11]。

约1/4肝母细胞瘤由上皮细胞成分和间叶成分混合构成(混合型肝母细胞瘤)。间叶成分可为未分化间叶成分或有骨和软骨形成(图7-39B)。这些提示肝母细胞瘤起源于多能分化的胚芽。

小细胞未分化型肝母细胞瘤完全由类似神经母细胞瘤、尤因肉瘤或淋巴瘤的小细胞构成。约占肝母细胞瘤的3%。瘤细胞多呈实性排列。细胞坏死常见,核分裂多见。

伴有畸胎样特征的混合性肝母细胞瘤除以上间叶成分外,还出现横纹肌、黏液上皮、鳞状上皮和黑色素等畸胎瘤的

成分。此时应注意同真正的畸胎瘤鉴别。畸胎瘤不具有胎儿型或胚胎型上皮性肝母细胞瘤的区域。

【电镜】上皮性瘤细胞具有不成熟肝细胞的特征。

【免疫组化】瘤细胞中细胞角蛋白、EMA、vimentin、多克隆CEA、Hep-par-1、αFP、α1抗胰蛋白酶、CD99、CD56及Delta样蛋白、HCG及转铁蛋白受体阳性。β-catenin为核阳性,Glypican-3在几乎所有病例中均为阳性。TP53常过表达。可见局灶性神经内分泌分化。某些病例可见黑色素细胞或HMB45+细胞。

【细胞遗传学】多数改变为2、8、20染色体三体和1q的重排。约80%的病例可见CTNNB1(β-catenin)基因的体细胞突变。这是免疫组化核异位表达的原因。

表7-11　上皮型肝母细胞瘤和肝细胞癌的形态比较

组织学所见	肝母细胞瘤	肝细胞癌
肿瘤	单个	单个或多个
假包膜	有	通常无
小梁	通常两层细胞厚	通常多层细胞厚
胆小管	有	有
明暗相间	有	无
瘤细胞与正常肝细胞比	小	大
多形性	无或轻微	有
病理细胞与多核瘤细胞	无	有
胆汁产生	有	有
糖原	有	有或无
脂肪	有	有或无
胞质透明或其他包涵体	无	有或无
髓外造血	有	无
肝硬化	无	多数有

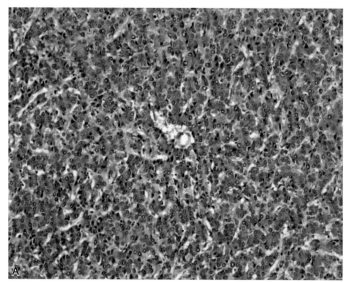
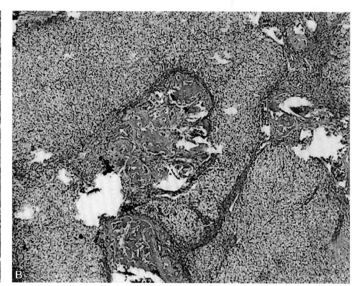

图7-39　肝母细胞瘤
A. 胎儿型,肿瘤由排列成不规则的两个肝细胞厚度的肝板构成;B. 混合型,由上皮细胞成分和间叶成分混合构成。间叶成分中可见骨形成

【流式细胞术】胎儿型多为二倍体,而50%的胚胎型和小细胞未分化型多为异倍体。CGH分析是高频率的X染色体获得。

肝母细胞瘤恶性程度较高,可局部浸润或转移至局部淋巴结、肺、脑等器官。有些患者肾球囊可出现腺瘤样病变,原因尚不清楚。此瘤的治疗以手术切除为主、辅以化疗。预后明显好于肝细胞性肝癌,胎儿型比胚胎型要好,分化不良者预后较差。

(十)胆管错构瘤

胆管错构瘤(bile duct hamartoma)亦称 Von Meyenberg 或 Moschcowitz complex 或胆管板畸形,可发生在正常肝脏或合并先天性肝纤维化、Caroli 病或成人型多囊肝。

【大体】表现为多发性白色结节,散布于整个肝脏。由针尖大至1cm大小,常为1~2mm大小,临床常误诊为转移癌。此病为更小的外周小叶间胆管的胆管索畸形,胆管在汇管区呈秃柳状分枝。

【光镜】结节由局灶性紊乱排列的胆管或小胆管构成,周围有丰富的纤维间质包绕(图7-40),细胞无异型性。原因不清,有人推测是肝脏缺血、炎症或基因异常的结果。在一组报道中,97%的多囊肾患者伴有此病,偶尔有继发胆管细胞癌的报道[10]。

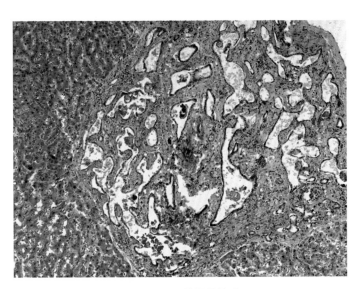

图7-40 胆管微错构瘤
肝汇管区可见局灶性紊乱排列的胆管或小胆管,周围有丰富的纤维间质包绕,细胞无异型性

(十一)胆管腺瘤

胆管腺瘤(bile duct adenoma)为发生在肝内胆管的良性肿瘤。80%以上为单发。有人将它归为良性胆管增生。

【大体】呈分界清楚的楔状白色肿块,有时中心有凹陷,多位于包膜下,直径一般在1cm以下。

【光镜】肿瘤呈小管状结构,管腔很小或无管腔,常伴有炎症和(或)纤维化。类似转移性肾细胞癌的透明细胞型胆管腺瘤亦有报道[11]。有的有明显的纤维间质称为胆

管腺纤维瘤。CEA、EMA和角蛋白免疫组化阳性。偶尔可见到类似于肺微小瘤的神经内分泌成分。约7%有KRAS突变。

(十二)肝脏黏液性囊性肿瘤

囊性上皮性肿瘤,不与胆道相通。常见于肝,其次为肝外胆道系统。过去称为胆管囊腺瘤和囊腺癌。多数发生在成人,女性多见。其发生可能与胆道的先天性畸形有关。治疗以外科切除为主。

【大体】呈多房囊性肿物,内含黏液或透明液体,不与胆管直接相通。

【光镜】根据被覆上皮的异型增生程度和浸润,分为:①黏液性囊性肿瘤伴上皮轻、中、重度异型增生;②浸润性黏液性囊腺癌。轻度异型增生时,囊壁衬覆单层立方或高柱状黏液上皮,重度异型增生多衬覆肠型上皮,包括杯状细胞和潘氏细胞,有明显的结构异常,出现外生乳头,核分裂多见,可出现间质浸润(图7-41A)。无论良性还是恶性,均可见散在内分泌细胞。偶见嗜酸性细胞分化。良恶性区域可同时存在,应多切片仔细检查。偶可见瘤细胞呈梭性假肉瘤样结构。上皮下的间质增生致密,与卵巢的间质相似,不与胆管相通,可与胆管内乳头状肿瘤相鉴别。

【免疫组化】角蛋白、CEA和CA19-9阳性。卵巢样间质为 Vimentin、SMA、激素受体和抑制素阳性。

(十三)胆管内乳头状肿瘤

胆管内乳头状肿瘤(biliary intraductal papillary neoplasms):肝内胆管和(或)肝外胆管多发性乳头状肿瘤,肝内胆管扩张;部分肿瘤可分泌黏液,与胰腺的导管内乳头状黏液肿瘤有相似的病理学特点。

【大体】单房或多房囊性肿物,内含黏液或透明或血性液体,囊壁可见乳头状或息肉样结节;偶尔可为实性结节,周围胆管扩张;有时伴有胆管结石。

【光镜】胆管内上皮乳头状增生,被覆上皮分为胃型、肠型、胰胆管型和嗜酸细胞型。上皮有轻度、中度、重度异型增生(图7-41B),可发生浸润性癌,大部分浸润性癌是胆管腺癌;肠型的胆管内乳头状肿瘤可见到胶样癌。囊性扩张的胆管内乳头状肿瘤需与黏液性囊性肿瘤鉴别,大体检查肿瘤与胆管相通支持胆管内乳头状肿瘤;上皮下见卵巢样间质支持黏液性囊性肿瘤。

【免疫组化】显示 MUC5AC 阳性,肠型上皮细胞 CDX2和MUC2阳性,胰胆管型上皮细胞 MUC1 阳性。

(十四)鳞状细胞癌

鳞状细胞癌(squamous carcinoma)原发于肝脏者非常少见。临床上易与硬化性胆管炎混淆。大多数发生在先天性胆道肿瘤的基础上,或作为畸胎瘤的成分。

(十五)神经内分泌肿瘤

肝脏的神经内分泌肿瘤(neuroendocrine tumor)原称肝脏类癌(carcinoid),多半由胃肠道类癌转移而来。可单发或多发。在排除了胃肠道类癌后才可诊断原发肝类癌。真正

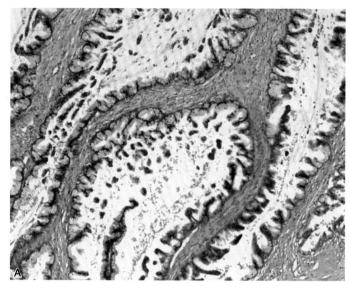
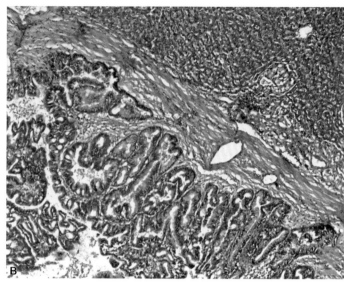

图7-41 胆管囊腺癌
A.肝黏液性囊性肿瘤伴重度异型增生可见肿瘤内衬黏液性上皮,部分上皮细胞排列成复层,上皮下纤维组织增生;B.胆管内乳头状肿瘤可见胆管内上皮乳头状增生,周围为硬化的纤维组织

的肝原发性神经内分泌肿瘤少见,可能来源于胆管的内分泌细胞。

【光镜】 形态与其他部位的神经内分泌肿瘤相似。电镜及免疫组化均可见有 NSE、Serotonin 及其他肠道激素的分泌,如胃泌素或血管活性肠肽,偶尔可伴有 Zollinger-Ellison 综合征。预后明显较其他肝脏恶性肿瘤要好。

(十六) 副神经节瘤

副神经节瘤(paraganglioma)偶见于肝脏,易与肝癌混淆。

(十七) 间叶肿瘤及瘤样病变

间叶肿瘤及瘤样病变(mesenchymal tumors and tumor-like lesions)包括以下几种:

1. 血管性肿瘤(vascular tumors)

(1) 血管瘤(hemangioma):为肝脏最常见的良性肿瘤,小者可无症状,大者可出现明显的肝大,偶尔可破裂出血或导致血小板减少而出现紫癜。

【大体】 肿瘤为分界清楚的肿块,略高于肝表面,偶尔有蒂。切面多为海绵状,暗褐色(图7-42A)。

【光镜】 肿瘤由扩张的血管构成,内衬扁平内皮细胞(图7-42B)。管腔内可见机化的血栓。

淋巴管瘤通常见于婴儿或儿童,肝脏累及常常作为多发性淋巴管瘤或淋巴管瘤病的一部分。

(2) 良性血管内皮细胞瘤(benign hemangioendothelioma):主要发生在儿童,约90%病例在6个月以下。肿瘤单发或多发。多发者常同时伴有其他脏器如皮肤的血管瘤,或为 Beckwith-wiedemann 综合征的一部分。

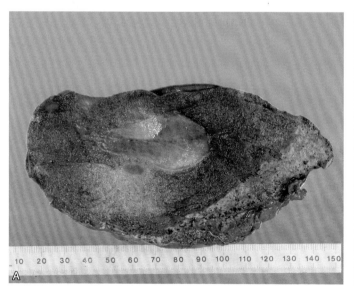
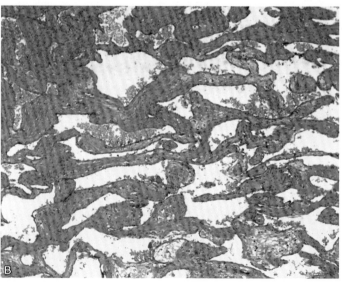

图7-42 肝海绵状血管瘤
A.大体:可见肿瘤灰红,与周围肝组织分界尚清,切面呈海绵状,质软;B.镜下:可见肿瘤由大量厚壁血管构成,内衬扁平的内皮细胞

【光镜和电镜】肿瘤的管腔由一至几层肥大的内皮细胞衬覆,外面有明显的周细胞围绕。管腔一般很小,有时可有海绵状区域,局部可有分叶状结构。免疫组化瘤细胞GLUT-1阳性。患者血清α-FP可升高。常因肝功能衰竭或充血性心力衰竭或高消耗性凝血(Kasabach-Merritt综合征)而导致很高的死亡率。

(3)血管母细胞瘤(hemangioblastoma):肝的血管母细胞瘤可见于von Hippel-Lindau综合征,形态同小脑的血管母细胞瘤相似。

(4)上皮样血管内皮瘤(epitheliod hemangioendothelioma):亦称组织细胞样血管内皮瘤。主要见于成年女性,可能与口服避孕药有关。临床上,表现可与Budd-Chiari综合征相似。

【大体】肿瘤常为多发,并常累及左右两肝。

【光镜】肿瘤性血管内皮细胞浸润肝窦和静脉呈丛状血管内生长或呈纤维血栓性闭塞。瘤细胞大,胞质嗜酸,常呈空泡状。间质丰富,可为黏液样、硬化性甚至可有钙化。免疫组化血管内皮标记阳性,如D2-40。电镜可见到Veibel-palade小体。

此瘤预后较血管肉瘤好得多,文献报道中不足30%发生肝外转移[12]。转移至肺时其形态与原发于肺的上皮样血管内皮瘤相似,以前称为血管内细支气管肺泡瘤,应注意鉴别。

(5)血管肉瘤(恶性血管内皮瘤)(angiosarcoma):主要见于成人,婴幼儿中偶见。一般认为与肝硬化,尤其是粗结节型,特别是血色病性肝硬化有关。与某些致癌物如氯化乙烯、二氧化钍、砷等有密切接触的人群发病率高。长期接触的患者中有1/3伴有肝硬化。据统计在生产氯化乙烯的工人中发生血管肉瘤者的平均接触时间为16.9年[10]。用二氧化钍造影剂者,从出现包膜下和汇管区纤维化、肝窦扩张和内皮增生发展至血管肉瘤的潜伏期为20~40年[10]。某些患者可同时伴有肝细胞癌和(或)胆管细胞癌。

【光镜】特点为散乱而又相互吻合的血管腔,衬覆管腔的内皮细胞通常有明显的异型性(图7-43)。但肿瘤分化程度变异很大。分化好可似肝紫癜症,分化差者则容易同转移至肝的上皮性肿瘤混淆。有些则具有上皮样的特点,瘤细胞有明显的异型性,核分裂常见并可见坏死。免疫组化除分化极差者外,第八因子相关抗原和其他内皮的标记通常阳性。此病预后差。可发生广泛转移。

(6)Kaposi肉瘤(Kaposi sarcoma):胎儿HIV感染的病例中发生的Kaposi肉瘤有时可累及肝脏。通常累及汇管区并可侵入肝实质。

【大体】为散布于整个肝脏不同大小的不规则的红褐色病灶。

【光镜】与发生在其他部位的Kaposi肉瘤相同。肿瘤细胞为梭形,核长形或卵圆、泡状,核仁不明显,胞质内可

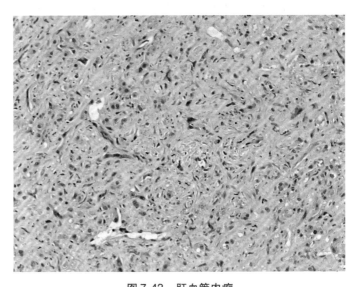

图7-43 肝血管肉瘤
散乱而又相互吻合的血管腔,衬覆管腔的内皮细胞有明显的异型性

见嗜酸性、PAS阳性小球。瘤细胞间为裂隙状的血管腔隙,其中可见成堆含铁血黄素颗粒。梭形细胞CD31、CD34阳性。

2. 淋巴造血系统疾病

(1)恶性淋巴瘤(malignant lymphoma):原发于肝脏者极少见,应除外其他脏器的恶性淋巴瘤转移至肝的可能。原发于肝脏者多为弥漫性大B细胞型淋巴瘤(图7-44)、霍奇金淋巴瘤、外周T细胞淋巴瘤、滤泡中心性淋巴瘤、MALT型边缘区B细胞淋巴瘤。大B细胞淋巴瘤一种亚型——富于T细胞的大B细胞淋巴瘤,因其中有丰富的非瘤性T细胞和组织细胞,容易同肝炎症性疾病混淆,应注意鉴别。某些肝原发性恶性淋巴瘤与丙肝病毒感染有关。

肝脾γ-δT细胞淋巴瘤为一种特殊类型的淋巴瘤。临床特点为年轻男性、肝大、发热、体重减轻、外周血淋巴细胞减

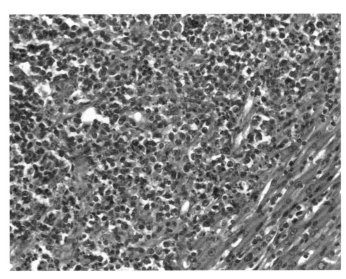

图7-44 肝非霍奇金恶性淋巴瘤(弥漫大B细胞型)
可见大量异型淋巴样细胞,核大,深染

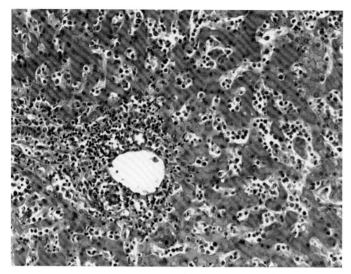

图7-45 肝非霍奇金恶性淋巴瘤（γ-δT细胞淋巴瘤）
汇管区周围和肝窦内有大量淋巴样细胞浸润

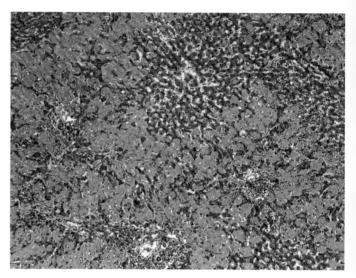

图7-46 肝淀粉样变
均质的嗜酸性淀粉样物沉积在肝窦内皮细胞下，肝索萎缩，肝窦狭窄

少、外周淋巴结不肿大、临床疾病发展迅速。病理特点为脾红髓、肝窦和骨髓窦内有大量淋巴样细胞浸润（图7-45）。α-β型则女性多见，肝脏的淋巴瘤细胞则主要在汇管区周围。

（2）移植后淋巴增殖性疾病：通常为B细胞型并常伴有EB病毒感染，一般在移植后6~17个月出现。霍奇金淋巴瘤累及肝脏常在第Ⅳ期。

（3）滤泡树突状细胞肿瘤：偶可发生于肝脏，易同肝炎性假瘤混淆。此瘤亦以梭形细胞为主，但滤泡树突状细胞的标记，如CD21和CD35阳性可帮助诊断。

（4）Langerhans细胞组织细胞增生症：偶尔可累及肝脏，但多为全身性疾病的一部分。

（5）白血病：白血病常累及肝脏。其中以慢性粒细胞性白血病和慢性淋巴细胞性白血病尤为常见。慢性粒细胞性白血病的瘤细胞主要浸润肝窦。慢性淋巴细胞性白血病主要在汇管区。

（6）淀粉样变和轻链沉积病：虽然全身淀粉样变常常累及肝脏，但肝脏症状很少。淀粉样物为均质嗜酸性细胞外物质，在刚果红染色后偏光显微镜下呈苹果绿色双折光。原发性骨髓瘤相关性淀粉样变（AL）和反应性淀粉样变（AA）单从形态分布上无法区别。高锰酸钾处理后的刚果红染色仅能排除AA。用轻链抗体做免疫组化AL阳性。

淀粉样物通常沉积于肝动脉分枝周围或在肝窦的Disse腔内，导致肝细胞索萎缩、肝窦变窄（图7-46）。偶尔可引起肝内淤胆和门静脉高压。轻链在窦周及汇管区的沉积与淀粉样变一样，免疫组化以κ轻链多见，但刚果红染色阴性，偏光显微镜下亦无苹果绿色的双折光。少数病例中，轻链沉积和淀粉样变可见于同一患者。轻链沉积常有肾脏症状。

3. 其他间叶性肿瘤

（1）间叶错构瘤（mesenchymal hamartoma）：推测为来源于汇管区结缔组织的少见的良性肿瘤，主要见于2岁以内的婴幼儿，成人偶有报道[13]。多数病例无症状，偶尔可出现腹胀或表现为明显的腹部肿块。

【大体】多为单发、圆形、红色、可有囊性区域。

【光镜】主要为血管丰富的成熟结缔组织之中掺杂着分枝状的胆管。结构很像乳腺的纤维腺瘤。电镜下为成纤维细胞样的形态。推测起源于汇管区的结缔组织，可能与缺血有关。但偶可见19号染色体的移位，提示其为肿瘤性，偶可见恶变为未分化肉瘤。

（2）血管肌脂肪瘤（angiomyolipoma）：可发生于肝脏，与发生在肾脏者相似。发病年龄为30~72岁，平均50岁。肿瘤通常单个，60%在肝右叶，30%在肝左叶，20%累及两叶，8%在尾叶。

【大体】分界清楚，但无包膜，均质，淡黄或黄褐色（图7-47）。

【光镜】肿瘤由排列紊乱的厚壁血管、平滑肌和脂肪组织构成（图7-48）。目前认为此瘤属于血管周上皮样细胞增生性病变。其中平滑肌或为梭形或为上皮样，排列成束，部分较大平滑肌细胞核可增大、深染、出现清楚的核仁，易与同平滑肌肉瘤、恶性纤维组织细胞瘤和肝细胞癌混淆。但血管肌脂肪瘤可含有明显的造血成分，并表达HMB45和Melan A、S100、MSA和SMA。肿瘤可有坏死和多形的上皮样平滑肌细胞成分。平滑肌成分可含一定量的黑色素。此瘤一般为良性，偶有恶性肝血管肌脂肪瘤的报道[14]。

（3）平滑肌瘤（leiomyoma）：可在肝脏表现为孤立的结节。需与转移性高分化平滑肌肉瘤鉴别。有些可为多发性，瘤内常有淋巴细胞浸润。某些肝平滑肌肿瘤发生在HIV感

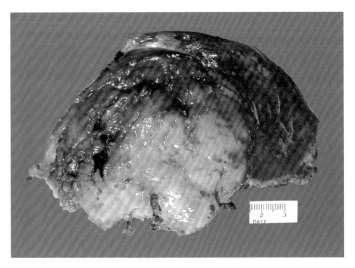

图 7-47　肝血管肌脂肪瘤
肿瘤组织无包膜,边界清,质软,黄色

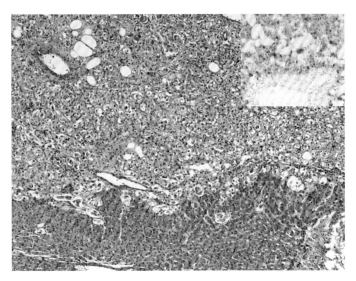

图 7-48　肝血管肌脂肪瘤
可见肝组织内由大量平滑肌细胞和脂肪细胞构成,其中可
见厚壁血管;免疫组化:可见平滑肌细胞 HMB45(+)

染后或器官移植后。

（4）肝血管平滑肌肉瘤:多伴有 Budd-Chiari 综合征。推测起源于肝血管平滑肌组织。

（5）脂肪瘤（lipoma）:表现为圆形黄色肝实质内肿块。应与假性脂肪瘤鉴别。假性脂肪瘤为附着于肝纤维囊的脂肪结节。

（6）孤立性纤维性肿瘤（solitary fibrous tumour）:过去亦称纤维性间皮瘤。病因不清,发病年龄为 32~83 岁,平均57 岁。

【大体】单发结节,大小 2~20cm 不等,切面浅褐色或灰白色、质实,与周围分界清楚,但通常无包膜。

【光镜】可见细胞丰富区和无细胞区交替存在,细胞丰富区由散乱排列或呈车辐状排列的梭形细胞构成,有时可有血管外皮瘤样排列。细胞核较一致,无异型性。相对无细胞区则以大量胶原为主。此瘤通常 CD34、Bcl-2 和 Vimentin 阳

性。孤立性纤维性肿瘤恶变时则出现坏死、明显的细胞异型性,核分裂数达 2-4/10HPF。

（7）炎性假瘤（inflammatory pseudotumor）与炎性肌成纤维细胞瘤（inflammatory myofibroblast tumor,IMT）:有人认为炎性肌成纤维细胞瘤是炎性假瘤的一种亚型,以肌成纤维细胞增生为主。少见,有些可能为肝脓肿愈合的结果,有些可能与 E-B 病毒感染有关。发病年龄很宽,为 3~77 岁,平均 57 岁。约 70% 为男性。81% 为单发。通常位于肝内,偶尔可累及肝门部。

【大体】质实,浅褐、黄白或灰白色（图 7-49）,肿瘤大小可为 1cm 的小结节,也可占据整个肝叶。

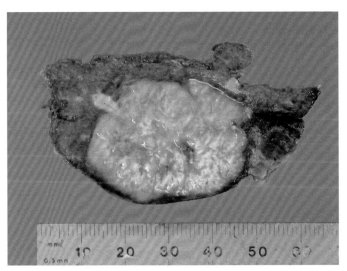

图 7-49　肝炎性假瘤
肿瘤组织边界清,质中,切面灰粉

【光镜】与发生于其他部位的炎性假瘤相同,主要为肌成纤维细胞、成纤维细胞和胶原束。其中有大量炎症细胞浸润,以成熟浆细胞为主,杂有数量不等的淋巴细胞、嗜酸性粒细胞和中性粒细胞、巨噬细胞（图 7-50）。偶见淋巴滤泡形成、肉芽肿和门静脉和肝静脉分支的静脉炎。最近有学者报道 IgG4 相关的炎性假瘤,特征是大量淋巴细胞和浆细胞浸润,伴胆管周围纤维组织明显增生,可见 IgG4 阳性的浆细胞,该型激素治疗有效。

（8）畸胎瘤:肝脏的畸胎瘤（图 7-51）极少见。主要见于儿童。应注意同混合型肝母细胞瘤鉴别。

肝内胚窦瘤和原发性滋养细胞肿瘤也偶有报道。

（9）恶性间叶瘤（malignant mesenchymoma）:亦称未分化肉瘤或胚胎性肉瘤。主要见于儿童,发病年龄一般为 5~20 岁,偶见于中年甚至老年人。病因不清。临床上以腹部膨胀、发热、消瘦和非特异性胃肠道表现为主。偶可见肿瘤侵入右心房而冒似心脏肿瘤。

【大体】肿瘤通常位于肝右叶,大小为 10~20cm。分界清楚,但无包膜,切面颜色混杂、囊实性,常有出血坏死。

【光镜】主要由巢片状或散乱排列的恶性星状或梭形

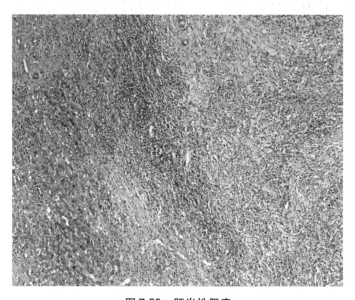

图 7-50 肝炎性假瘤

可见病变组织由大量增生的纤维组织,新生的毛细血管和大量慢性炎细胞构成,周围可见残存的肝细胞索

细胞和黏液样基质构成(图 7-52)。瘤细胞常呈明显的核大小不等和深染,可见瘤巨细胞或多核瘤巨细胞。瘤细胞胞质内可见不同大小的嗜酸性小体为其特征之一,此小体可为多个,淀粉酶消化后 PAS 阳性,α₁-抗胰蛋白酶阳性。肿瘤的外周常可见残存的胆管和肝细胞。超微结构和免疫组织化学研究表明,大多数瘤细胞具有未分化间叶细胞、成纤维细胞和肌成纤维细胞的特征。其他可有向平滑肌、横纹肌或上皮细胞分化的迹象,故可为 Vimentin、α₁-抗胰蛋白酶、α₁-抗糜蛋白酶、溶菌酶、SMA、肌结蛋白和白蛋白阳性。此瘤预后不良,平均存活期不足 1 年。

(10)促纤维增生性巢状梭形细胞肿瘤(desmoplastic nested spindle cell tumor):亦称钙化性巢状间质-上皮性肿瘤(calcifying nested stromal-epithelial tumor)。为新近描述的、主要发生在儿童和青年的原发肝脏肿瘤。

【大体】肿瘤分界清楚,白色分叶状,直径可达 30cm。

【镜下】特点为梭形或上皮样细胞排成巢状或条索状,周围由丰富的纤维性间质包绕。上皮样细胞巢中的细胞像不成熟的、CK8-和上皮膜抗原+的嗜酸性胞质的肝样细胞。这些细胞巢外围以波形蛋白和 SMA+的梭形细胞。常见钙化(砂粒体)或骨化。

【免疫组化】CK、Vimentin、CD57 和 WT1 阳性。一般不表达神经内分泌标志。个别病例有异位 ACTH 分泌而出现 Cushing 综合征。大多数病例手术切除效果好,偶见术后复发者。此肿瘤与混合性肝母细胞瘤可能有一定关系,但现在尚无定论。像肝母细胞瘤一样,肿瘤巢中的上皮样细胞核呈 β-catenin 阳性,提示 β-catenin 基因突变可能在发病中起重要作用。

其他间叶性良、恶性肿瘤如良性多囊性间皮瘤[15]、神经鞘瘤、恶性外周神经鞘瘤、恶性纤维组织细胞瘤、横纹肌肉瘤、纤维肉瘤、破骨细胞样巨细胞瘤、骨肉瘤等也有个别报道。在儿童,胚胎性横纹肌肉瘤和横纹肌样瘤也有报道。

(十八)转移性肿瘤

肝脏的转移瘤比原发瘤常见得多。胃肠道癌、乳腺癌、肺癌、胰腺癌和恶性黑色素瘤为最易形成肝转移的肿瘤。肝转移癌可为单个结节,但多为多发,甚至整个肝脏广泛被转移癌所占据。在一组 8455 例尸检的报道中,39% 有肝转移,其中仅 6% 为单个结节。据报道,肝硬化的肝脏中很少有转移癌。转移瘤形态一般与原发瘤相同,亦可出现某种程度的分化或去分化。临床上常见肝大、体重下降、门静脉高压及消化道出血的表现。胆道的梗阻和肝细胞的严重破坏可出现黄疸。

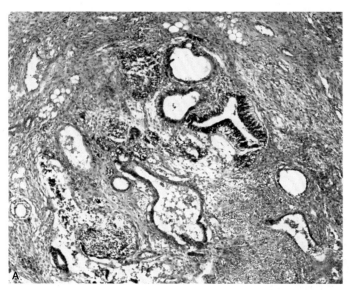
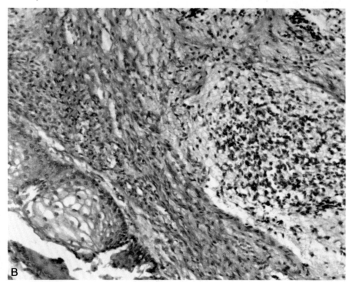

图 7-51 肝脏未成熟畸胎瘤

可见原始神经管(A)和幼稚的神经组织(B),类似神经母细胞瘤样细胞的区域

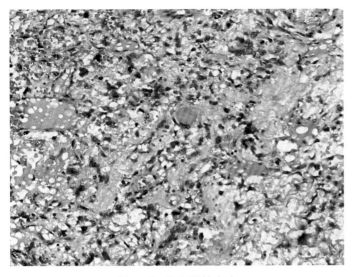

图 7-52 肝胚胎性肉瘤
主要由巢片状或散乱排列的恶性星状或梭形细胞和黏液样基质构成,瘤细胞核大小不等、深染,可见瘤巨细胞或多核瘤巨细胞

第二节 胆囊和肝外胆道疾病

一、先天性发育异常

胆囊和肝外胆道的先天性发育异常(congenital develop-mental abnormality)多种多样,包括缺如、重复胆囊、位置异常以及异位的组织等。很多均无症状,只有少数可引起严重的淤胆,如先天性胆道闭锁、胆道囊肿等。

先天性胆道闭锁(congenital biliary atresia)胆囊和肝外胆道可完全缺如或只有无管腔的纤维条索。肝脏可无大的胆管形成。其病因不清,约20%伴有其他畸形。镜下改变提示肝外胆道系统和肝的损伤可能与病毒感染有关。胆管上皮的损伤引起炎症,进而管腔闭塞和纤维化。肝脏可见肝窦周Ⅳ型胶原的沉积,肝动脉及其分枝常有增生性或肥厚性改变。

胆道囊肿或憩室(biliary cyst or diverticula)在儿童中为梗阻性黄疸的最常见原因,常伴有新生儿肝炎。女性常见。亦可在成年发病。胆道的局限性扩张形成囊肿可导致其他胆道部分的梗阻,甚至十二指肠的梗阻。临床上特征性的表现为腹痛、黄疸和腹部肿块,此病需要手术治疗。

【大体】胆道管壁增厚、纤维化或钙化。囊内可含有1~2升胆汁,远端胆道常常狭窄。

【光镜】依患者的年龄不同而异。婴儿病例常有完整的胆管上皮,炎症很轻。较大的儿童,炎症则很明显。成人病例,炎症更为明显,上皮大部分已破坏消失,常合并慢性胆囊炎。囊壁内偶见有乳头状瘤、腺癌、类癌和胚胎性横纹肌肉瘤的报道[16-17]。

异位组织(heteropic tissues):胆囊中异位的胃肠黏膜、胰腺、肝、肾上腺、甲状腺已有报道,并多伴有胆石症和胆囊炎。表现为分界清楚的壁内结节。异位胃黏膜以胆囊颈部及胆囊管附近多见。

二、胆石症

胆石症(cholelithiasis)是指因胆道系统结石所形成的一系列临床病理改变。常见于多产、肥胖的中年女性,但任何人群均可发生。结石以胆固醇石和色素石最常见。色素石以胆红素钙为主要成分。结石中80%以多种成分混合构成(混合石),如蛋白质、黏多糖、胆酸、脂肪酸和无机盐等。纯粹的胆固醇石仅占约10%。胆石的形成过程一般分为三个阶段,①胆汁饱和或过饱和;②起始核心的形成;③逐渐形成结石。起始核心形成最为关键。胆固醇石的形成从胆固醇结晶析出开始,并与胆囊的功能状态关系密切。色素石以无形的色素颗粒沉淀开始,逐渐形成结石。结石可为细砂状,也可很大充填整个胆囊。胆固醇石通常为圆形、桑葚状、黄白色半透明状。促进其形成的因素有回肠疾病、回肠切除、雌激素治疗、肠短路吻合术、Ⅳ型高脂血症、肥胖、妊娠和糖尿病等。色素石多呈多面体、深绿或黑色。促进其形成的因素为镰状红细胞贫血、溶血性贫血、胆道感染和酒精性肝硬化等。

部分胆石症可长期无症状。大多数胆石均伴有慢性胆囊炎,有的胆囊结石可进入胆囊管或胆总管,造成胆道梗阻,引起梗阻性黄疸和陶土色便。有时胆囊管内嵌顿的结石导致水肿和肝总管的压迫,此时称为 Mirizzi 综合征。胆总管末端结石嵌顿使括约肌舒缩功能障碍,可导致黄疸和急性胰腺炎。有时壶腹乳头的嵌顿可误诊为壶腹癌。结石的局部压迫使局部血液循环发生障碍可出现坏死、溃疡、甚至穿孔。胆囊结石堵塞胆囊管可引起胆囊积水或形成黏液性胆囊。胆石与胆囊癌及胆道癌的关系尚未定论。大多数胆囊癌伴有结石,可能说明结石在胆囊癌发生中具有一定的促进作用。

三、胆囊炎

(一)急性胆囊炎

大多数(90%~95%)急性胆囊炎(acute cholecystitis)均伴有胆囊结石,无结石者可能与败血症、严重外伤、伤寒病和结节性多动脉炎等有关。HIV 感染的患者中常见巨细胞病毒感染导致的胆囊炎。另外,化学性胆囊炎可见于心脏手术、骨髓移植及肝动脉化疗后的患者。一般认为,胆石性胆道梗阻可导致胆囊上皮释放磷脂酶及胰液中的胰蛋白酶均可使卵磷脂水解而释放溶血卵磷脂。溶血卵磷脂对上皮细胞具有很强的毒性作用。浓缩的胆汁中的高胆固醇含量对上皮细胞亦具有毒性作用。而细菌感染则为继发于胆道梗阻的结果。临床上,急性胆囊炎以右上腹痛为主,有的病例有胆绞痛或轻度黄疸,部分病例可扪及肿大的胆囊。

【大体】胆囊表面充血并有纤维素性物质渗出。黏膜明显充血、水肿,呈紫红色。胆囊壁增厚。有细菌继发感染者可见有胆囊积脓。腔内常有数量不等的结石,有时胆囊内容物中可有大量胆固醇结晶。

【光镜】胆囊壁因水肿、充血、出血而明显增厚。继发细菌感染者则胆囊壁有大量炎细胞浸润,胆囊黏膜可出现多灶性糜烂或溃疡。严重的病例可出现广泛的坏死,称为坏疽性胆囊炎。急性胆囊炎可出现穿孔而导致弥漫性胆汁性腹膜炎,或由网膜包裹而形成胆囊周围脓肿。有时胆囊内容物可浸蚀小肠或大肠,而导致胆囊-肠瘘。胆囊上皮可出现明显的反应性增生,应注意不要同异型增生和原位癌混淆。

多数急性胆囊炎的炎症消退后,胆囊壁有一定程度的纤维化。黏膜通过再生修复。但胆囊的浓缩功能均受到一定的损害。胆囊可萎缩,管壁可出现钙化。

(二)慢性胆囊炎

慢性胆囊炎(chronic cholecystitis)为胆囊最常见的疾病,常与胆石同时存在。慢性胆囊炎可由急性胆囊炎反复发作演变而来,也可能是长期胆石形成的慢性刺激和化学损伤的结果。患者常有非特异的腹痛症状或右肋下疼痛。

【大体】胆囊壁增厚、变硬,浆膜面与周围脏器呈纤维性粘连。胆囊腔变小,常含有胆石,约一半患者有继发细菌感染。黏膜萎缩或可见局部溃疡形成。有时胆囊壁可广泛钙化、纤维化而形成葫芦状或花瓶状,称为磁器胆囊。

【光镜】胆囊上皮可正常或萎缩或增生甚至化生。化生可为肠上皮化生和幽门腺化生。前者常有潘氏细胞和内分泌细胞。与胆囊颈的正常腺体不同,化生的腺体含有较多

非硫酸化黏液和中性黏液。肠化时 CDX2 阳性。内分泌细胞可为分泌 5-羟色胺、生长抑素、CCK、胃泌素和胰腺多肽的细胞。胆囊壁明显纤维性增厚,常有淋巴细胞、浆细胞或组织细胞浸润。胆囊黏膜上皮或腺体常深深穿入胆囊壁肌层内形成 Rokitansky-Aschoff 窦(R-A 窦)(图 7-53)。有时穿入囊壁的 R-A 窦可很多,而形成所谓的腺性胆囊炎。有时伴有平滑肌的增生和肥大而使胆囊壁局灶性增厚,形成所谓的腺肌瘤(局灶性)(图 7-54)或腺肌瘤病(弥漫性)。有时因 R-A 窦内胆固醇结晶沉积而诱发异物巨细胞反应,严重时可形成黄色肉芽肿性胆囊炎。此时镜下可见大量慢性炎细胞、泡沫状组织细胞和增生的成纤维细胞构成的肉芽肿(图 7-55),有时可有蜡样质(ceroid)肉芽肿形成。

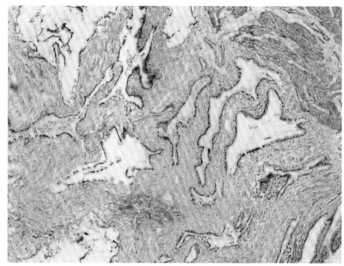

图 7-54 胆囊肌腺症
可见大量 R-A 窦穿入胆囊壁,伴有平滑肌细胞增生和肥大,胆囊壁局灶性增厚

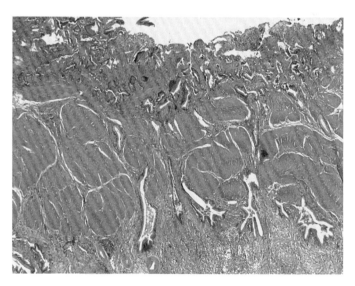

图 7-53 慢性胆囊炎
胆囊上皮萎缩、部分黏液化生,囊壁明显纤维性增厚,有慢性炎细胞浸润,胆囊黏膜腺体穿入胆囊壁肌层内形成 Rokitansky-Aschoff 窦(R-A 窦)

F7-53 ER

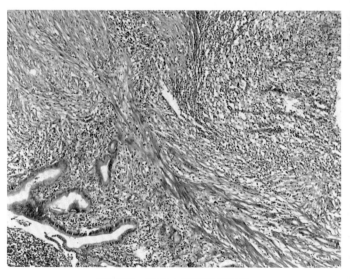

图 7-55 黄色肉芽肿性胆囊炎
胆囊壁内可见大量慢性炎细胞、泡沫状组织细胞和增生的成纤维细胞构成的肉芽肿

胆囊壁可见黄色隆起的条纹或结节。有时可能同恶性间叶性肿瘤尤其是恶性纤维组织细胞瘤混淆。

其他类型的慢性胆囊炎有：

（1）滤泡性胆囊炎：胆囊壁各层均可见散在的淋巴滤泡形成（图7-56）。

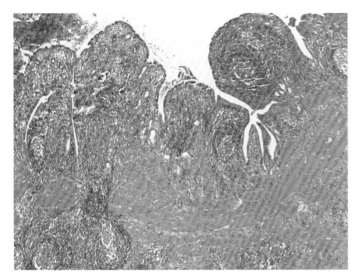

图7-56　滤泡性胆囊炎
胆囊壁黏膜层和肌层内可见散在的淋巴滤泡形成

（2）弥漫性淋巴浆细胞性胆囊炎：胆囊壁内有弥漫的淋巴细胞、浆细胞浸润，常伴有原发性硬化性胆管炎和 IgG4 相关性自身免疫性胰腺炎。

（3）嗜酸性胆囊炎：通常无结石，胆囊壁内有大量成熟嗜酸性粒细胞浸润。

（4）软斑：罕见于胆囊。在组织细胞胞质中可见钙或铁阳性的 Michuelis-Gutmann 小体。

四、胆囊胆固醇沉积症

胆固醇沉积症（cholesterosis）是因胆囊局部胆固醇代谢失衡的结果，与血胆固醇的含量无直接的关系。多见于中年女性。

【大体】胆囊黏膜可见散在黄白色条纹或斑块，故称为草莓胆囊。

【光镜】黏膜皱褶增大，充满泡沫细胞。泡沫细胞的细胞核很小，通常因吞噬大量胆固醇等脂质而被挤到周边。胆囊胆固醇沉积有时可形成胆固醇息肉（见胆囊息肉）。

【电镜】可见巨噬细胞内吞噬的大量胆固醇空泡。

五、原发性硬化性胆管炎

详见本章第一节。

六、胆囊和肝外胆道肿瘤

（一）腺瘤

腺瘤（adenoma）亦称为腺瘤性息肉。女性较多见。小者

可无任何症状，偶尔可合并 Peutz-Jeghers 综合征和 Gardner 综合征。根据其生长类型分为管状腺瘤、乳头状腺瘤及管状乳头状腺瘤三型[18]。依其细胞特点分为幽门腺型、肠型、胃小凹型和胆道型。在胆囊以幽门腺型的管状腺瘤最为常见，在肝外胆道则以肠型管状腺瘤为最常见的类型。

【大体】腺瘤可有蒂或无蒂（图7-57），可见于胆囊、胆管的任何部位。通常为 0.5~2cm 大小，偶尔可见肿瘤超过5cm，甚至充填大部分胆囊腔。肿瘤呈红褐至灰白色。约1/3 为多发性腺瘤。

【光镜】管状腺瘤与结肠的腺管状腺瘤相似，由类似幽门腺的腺体构成。乳头状腺瘤的特征为树枝状结缔组织核心被覆着高柱状上皮细胞（图7-58）。腺瘤中可含有一定数量的内分泌细胞，尤以 5-羟色胺细胞常见，约一半病例 ER阳性。腺瘤上皮可有一定程度的不典型增生甚至原位癌的

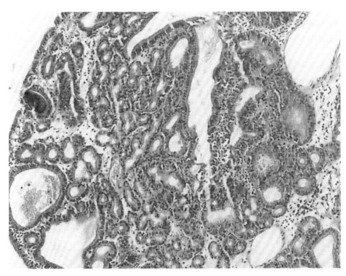

图7-57　胆囊管状腺瘤
管状腺瘤与结肠的腺管状腺瘤相似，由类似幽门腺的腺体构成

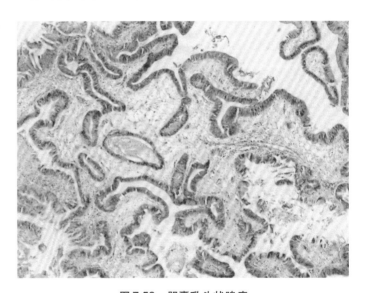

图7-58　胆囊乳头状腺瘤
乳头状腺瘤的特征为树枝状结缔组织核心被覆着高柱状上皮细胞

改变。腺瘤越大，越可能含有恶变的区域。但总体来说，胆囊腺瘤并不一定是胆囊癌的重要的癌前病变。胆囊腺瘤常有 β-catenin 的基因突变而胆囊癌则很少有，胆囊癌中常有 TP53、KRAS 和 P16 的改变，胆囊腺瘤则没有。

在家族性结肠息肉病中，十二指肠壶腹部亦可为结肠外腺瘤的常见部位。据报道 74% 均可见明显的癌前病变。

（二）黏液性囊性肿瘤

罕见。肝外胆道比胆囊常见。组织结构与胰腺黏液性囊腺瘤相似。肿瘤含有特征性的相似卵巢间质的原始间叶组织，亦可见有内分泌细胞。

（三）胆囊内/胆管内乳头状肿瘤

特征为胆囊或胆道的多发性乳头状瘤形成，类似于胆管内乳头状肿瘤和胰腺导管内乳头状黏液性肿瘤。临床上可引起梗阻性黄疸、上腹痛及胆绞痛。在所报道的病例中以男性较为多见。

【大体】为突入胆囊或胆管腔内的多发性息肉样肿物，大多有蒂，部分可为广基性肿物。

【光镜】上皮常有不典型增生，过去低级别病变时可称为乳头状腺瘤；高级别病变时称为非浸润性乳头状癌。伴有间质浸润时，病理报告同腺癌。

（四）胆道上皮内肿瘤（异型增生）

胆道上皮内肿瘤（异型增生）（biliary intraepithelial neoplasia）：发生于胆囊或肝外胆道的上皮内肿瘤可为乳头型和扁平型，以扁平型多见。

乳头型形态特点为，纤维血管轴心短，衬覆异型增生的细胞。这些细胞可为立方、柱状或长形，核呈不同程度的异型性，极性消失，偶见核分裂。细胞多单层排列，可出现假复层。胞质嗜酸性，含非硫酸化和中性黏液，约 1/3 可见杯状细胞，异型增生区同正常上皮分界清楚（图 7-59）。免疫组

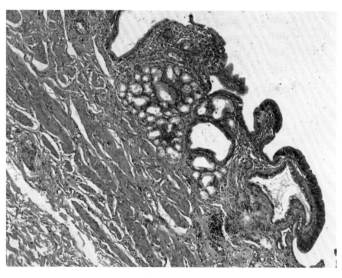

图 7-59　胆囊上皮内肿瘤
胆囊由类似幽门腺的腺体构成，部分腺体扩张，部分胆囊黏膜上皮细胞核深染，拥挤及复层排列

化，上皮内瘤变的细胞 CEA 和 CA19-9 阳性。某些病例 P53 过表达及染色体 5q 杂合子缺失。反应性增生与异型增生不同，其细胞成分多样，可见柱状黏液分泌细胞、矮立方细胞、萎缩的上皮和铅笔样细胞，不像异型增生时那样单一，与正常上皮的过渡也是渐进性的，分界不清。

高级别上皮内肿瘤和原位癌时，细胞具有明显的恶性肿瘤的特点，如频发的核分裂、核拥挤和明显的假复层，极性消失。肿瘤开始于表面上皮逐渐蔓延至 R-A 窦或化生的腺体。有时会使腺体形成背靠背排列。有一型原位癌由杯状细胞、柱状细胞、潘氏细胞和内分泌细胞构成。据说可能是肠型腺癌的原位期。有的原位癌可完全由印戒细胞构成，称原位印戒细胞癌。

（五）胆囊癌

胆囊癌（carcinoma of the gallbladder）为肝外胆道系统中常见的恶性肿瘤。90% 以上为 50 岁以上，女性是男性的 3～4 倍。大多数胆囊癌与胆囊结石及慢性胆囊炎尤其是磁器胆囊关系密切。其他如胆囊肠瘘、溃疡性结肠炎、结肠多发息肉、Gardner 综合征、腺肌瘤病等亦有一定关系。患者多无特异的症状，大多数临床表现与胆石症相似，故很难早期发现。

【大体】肿瘤可表现为巨大息肉样肿块，充填胆囊腔内（图 7-60A），或呈结节状，或弥漫浸润使胆囊壁明显增厚。偶尔可呈环状浸润使胆囊形成哑铃状。胆囊癌以发生胆囊底部多见，但大多数病例因已累及大部分胆囊而很难辨别其起源部位。

【光镜】分型：

1. 腺癌　胆囊癌的 80% 左右均为分化不同程度的腺癌。腺体可分化很好，形成比较规则的腺腔，也可仅有腺腔样分化的倾向。腺体间可有大量纤维间质（图 7-60B）。常可见神经周围浸润。胆囊癌中黏液多少不等，但多为涎腺型黏液，这与正常胆囊及胆囊炎时不同。免疫组化瘤细胞通常为 CK7+/CK20+。其他标志物如 EMA、CEA 可阳性。偶可见 AFP 阳性，部分可见神经内分泌分化。胆囊癌的分子改变涉及多个基因改变的积累过程，包括癌基因、肿瘤抑制基因和 DNA 修复基因等。约 50% 的病例有 TP53 的突变。KRAS 突变率报道的差异很大，从 2% 到 59% 不等。其他常见的改变包括 P16 失活、端粒酶的激活和 FHIT 基因的失活。

2. 其他类型的腺癌

（1）乳头状腺癌：此型可发生在胆囊或肝外胆道的任何部位，但以胆囊较为多见，约 10% 可见有跳跃式病变出现。

【光镜】肿瘤以乳头状结构为主。乳头由立方或柱状上皮衬覆，上皮可有多少不等的黏液。可有一定的肠上皮分化，如杯状细胞、潘氏细胞和内分泌细胞（图 7-61）。

非浸润型可由胆囊切除而治愈，但浸润型则预后较差。

（2）黏液腺癌：与其他部位的黏液腺癌相同，黏液应至

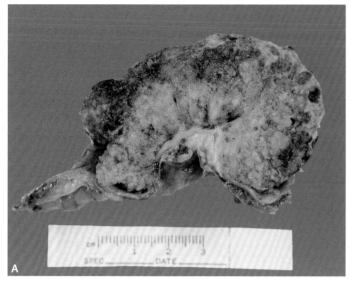

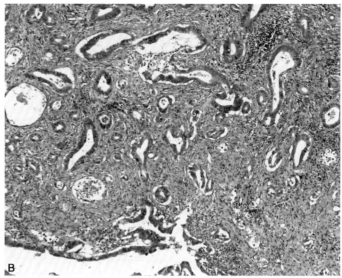

图 7-60　胆囊腺癌

A. 胆囊癌(大体)图:肿瘤呈巨大息肉样肿块,充填胆囊腔内,切面灰白,可见出血及坏死;B. HE 镜下:肿瘤由中-低度分化的腺管状结构构成

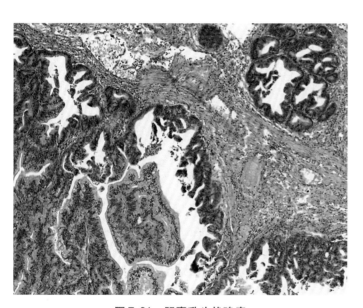

图 7-61　胆囊乳头状腺癌

肿瘤以乳头状结构为主。乳头由立方或柱状肿瘤细胞衬覆,细胞核大深染,复层排列

F7-61　ER

少占肿瘤的 50%。分两型,一型为肿瘤性腺管内含有大量黏液;另一型为黏液背景中有小团肿瘤细胞。

(3) 囊腺癌:多由囊腺瘤恶变而来,主要为黏液性囊腺癌。

(4) 透明细胞腺癌:此型少见。肿瘤主要由糖原丰富的瘤细胞构成。瘤细胞界限清楚、核深染。有些细胞则含有

嗜酸性胞质。瘤细胞可排列成巢状、条索状、小梁状或乳头状,偶见像皮革胃那样的弥漫性浸润。

(5) 腺鳞癌:即肿瘤同时具有鳞癌和腺癌两种成分,占胆囊癌的 2% 左右。

(6) 鳞癌:占胆囊癌的 4%。多为灰白色广泛浸润的肿块。可分为角化型和非角化型(图 7-62)。低分化型可见以梭形细胞为主的区域。免疫组化角蛋白阳性,可同肉瘤鉴别。一般认为起源于胆囊上皮的鳞状上皮化生。

(7) 未分化癌:较多见于胆囊,可占胆囊癌的 5% ~ 20%。可分为三型;

1) 梭形细胞型和巨细胞型:此型形态上酷似肉瘤,亦称多形性梭形细胞和巨细胞癌或肉瘤样癌。肿瘤主要由数

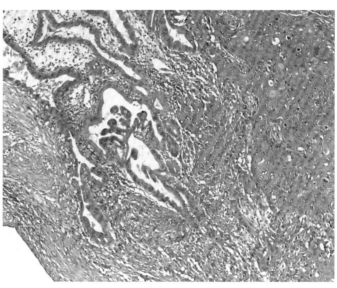

图 7-62　胆囊鳞状细胞癌

可见癌组织由中度分化的鳞状细胞癌灶构成,可见灶性角化

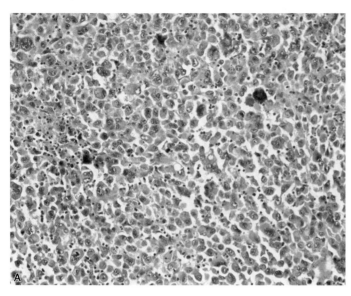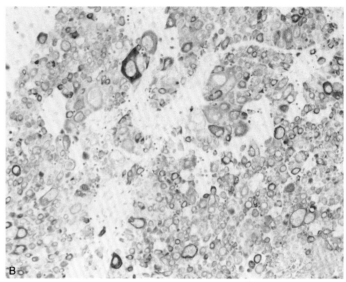

图7-63 胆囊多形性癌

A. 肿瘤细胞排列散乱,可见数量不等的梭形细胞、巨细胞和多角形细胞及病理性核分裂和坏死,无腺样结构;B. 免疫组化:CK7(+)

量不等的梭形细胞、巨细胞和多角形细胞构成(图7-63),偶见分化好的腺癌成分及鳞状分化区。

2) 伴有破骨细胞样巨细胞的未分化癌:此型含单核性肿瘤细胞和大量破骨细胞样巨细胞,形态上酷似骨巨细胞瘤。免疫组化:单核瘤细胞角蛋白和上皮膜抗原阳性,而破骨细胞样巨细胞则CD68阳性。

3) 小细胞型未分化癌:此型由小圆细胞构成,其核呈空泡状,核仁明显,偶见胞质黏液。这些同小细胞癌不同。

(8) 结节型或分叶型未分化癌:肿瘤细胞形成界限清楚的结节或分叶状结构,酷似乳腺癌。

(9) 淋巴上皮样癌:可见于胆囊或肝外胆管,形态与发生于鼻咽的淋巴上皮癌相似(图7-64)。有的与EB病毒感染有关,有的则无关系。

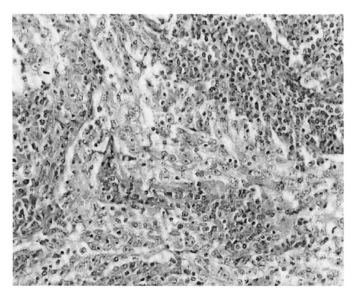

图7-64 胆囊淋巴上皮样癌

镜下形态与发生于鼻咽的淋巴上皮癌相似,淋巴细胞丰富,癌细胞大,核仁清楚

(10) 癌肉瘤:此型肿瘤包含癌和肉瘤两种成分。癌性上皮成分多为腺癌,偶为鳞癌。肉瘤成分以软骨肉瘤、骨肉瘤和横纹肌肉瘤较多(图7-65B)。免疫组化不同成分各有相应的表达。如间叶成分细胞角蛋白和CEA阴性,而只在上皮性成分中表达,这些有助于同肉瘤样癌鉴别。如果仅间叶呈肉瘤成分,而上皮为良性,则称为腺肉瘤(图7-65A)。

胆囊癌的预后与肿瘤类型和分期有关。乳头状癌倾向于形成突向管腔的隆起,预后较好。而巨细胞癌则预后最差。如肿瘤仅限于胆囊,两年存活率可达到45%。

(六)肝外胆管癌

肝外胆管包括左右肝管、肝总管、胆囊管和胆总管。肝外胆管癌(extrahepatic cholangiocarcinoma,ECC)的发生率略少于胆囊癌。50%~75%发生于上1/3,包括肝门部,以胆总管和肝管、胆囊管汇合处多见;10%~25%发生于中1/3;10%~20%发生于下1/3。60岁以上多见。男女发病相当。在溃疡性结肠炎、硬化性胆管炎、华支睾吸虫感染和一些先天性胆管畸形,如先天性胆管扩张、胆管囊肿、Caroli病、先天性肝纤维化、多囊肝和异常胰胆管吻合中发病率增高。临床表现以梗阻性黄疸、体重下降和腹痛为主,亦常因继发性胆道感染而出现发热。

【大体】胆管癌可表现为管壁的局部增厚,或呈突入腔内的息肉样肿物,偶尔可引起管腔的环形狭窄或弥漫浸润而导致胆管壁弥漫增厚。偶尔可呈多中心性,或同时有胆囊癌。上1/3的胆管癌常直接侵及肝脏,远端的胆管癌常侵及胰腺。

【光镜】绝大多数为各种分化程度的腺癌。高分化者可与胆管的腺瘤相似,诊断恶性相当困难。此时同一腺体内的细胞异型性、核浆比增高、核仁明显、间质或神经周围的浸润、围绕肿瘤腺体的同心圆性的间质反应是诊断恶性的重要特征。除此之外,胆管癌细胞通常有黏液和CEA的表达,在

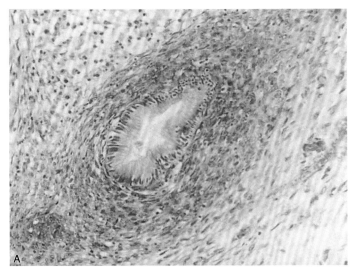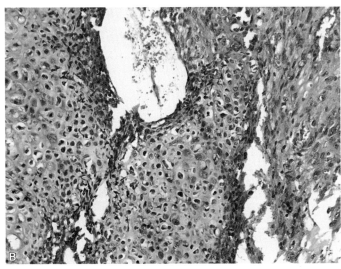

图 7-65　胆囊腺肉瘤
A. 上皮为良性, 间质呈纤维肉瘤样改变; 胆囊癌肉瘤; B. 可见肉瘤成分向软骨肉瘤分化

其周围的上皮常有化生或异型增生, 如鳞状上皮化生和透明细胞变或神经内分泌分化, 甚至出现小细胞神经内分泌癌的改变。偶见分化非常好的腺癌, 类似于胃陷窝上皮构成的腺瘤。

胆管硬化性癌 (Altemeier-Klatskin tumor) 为胆管癌的一种特殊的亚型, 肿瘤起源于肝管汇合处, 可蔓延至很长一段胆管。特征为临床病程长、形态分化好、有明显的纤维化。此型应同硬化性胆管炎鉴别。胆管癌约 94% 有 TP53 的过表达, 而硬化性胆管炎 TP53 阴性。乳头状腺癌可呈息肉样堵塞管腔。肿瘤的坏死脱落可使黄疸波动。与胆囊相似, 在胆管中黏液腺癌、印戒细胞癌、透明细胞型腺癌、鳞癌、腺鳞癌、小细胞癌、未分化癌等均有报道[17]。肝外胆道癌的预后明显比胆囊癌要好。可能因易引起黄疸而发现较早、治疗较早之故, 但肝门部的胆道癌很难切除, 故预后差。

（七）葡萄状胚胎性横纹肌肉瘤

为儿童中肝外胆道最常见的恶性肿瘤, 成人中亦有少数报道。临床通常表现为阻塞性黄疸。

【大体】呈柔软的息肉状, 有时可累及胆囊。镜下在上皮下可见肿瘤细胞带 (cambium layer)。肿瘤由小的未分化的梭形细胞构成。表面上皮通常完好。有的瘤细胞可见到横纹。约 40% 的病例诊断时已有转移。

（八）原发性恶性黑色素瘤

原发性恶性黑色素瘤 (primary malignant melanoma) 可发生在胆囊或肝外胆管, 有些病例与分化不良痣综合征伴发, 大多数诊断时已有转移。诊断应首先除外皮肤或眼部的恶性黑色素瘤。

（九）壶腹部癌

壶腹部是末段胆总管和主胰管汇合并开口于十二指肠之处。由于此处解剖结构复杂, 故壶腹部癌 (ampullary carcinoma) 的来源一直不清。据我们研究表明, 壶腹癌多伴有胆管黏膜上皮的不典型增生。从早期病例的研究中发现壶腹部癌多起源于胆总管。偶尔可见起源于主胰管者, 少数可能起源于壶腹周的十二指肠黏膜。壶腹部癌多发生在 60 岁以上, 男性略多[19]。

【大体】壶腹部癌可生长在壶腹内, 在壶腹部形成圆形隆起 (壶腹内型)（图 7-66A）, 表面十二指肠黏膜光滑, 活检常常阴性; 亦可表现为壶腹区的隆起, 伴有溃疡形成, 或有菜花状肿物形成 (壶腹周型)。有些晚期病例可在胰头-壶腹区形成广泛的浸润, 以至于同胆总管癌和胰头癌很难区别 (混合型), 文献亦称胰-胆管-壶腹区癌 (carcinoma of the pancreato-biliary-ampullary region)。

【光镜】

1. 壶腹部癌亦为腺癌, 常为低分化腺癌, 部分为乳头状腺癌 (图 7-66B)。很多病例表面为类似绒毛状腺瘤或绒毛腺管状腺瘤的形态, 但基底部有浸润癌。其他各种类型的腺癌, 如黏液腺癌、肠型腺癌、透明细胞癌等均可见到。偶尔有鳞癌或腺鳞癌、小细胞癌的报道。壶腹癌常因梗阻性黄疸而较早就医。故预后较胆囊癌要好。

2. 壶腹部也可发生非浸润性腺瘤, 包括肠型腺瘤、胰胆管型乳头状瘤, 及壶腹部的扁平上皮内肿瘤。罕见, 通常有胆管阻塞的症状和体征, 内镜超声有助于判断息肉大小, 以及是否有浸润。大部分壶腹部非浸润性肿瘤为肠型腺瘤, 可发生在壶腹部任何位置, 形态类似结直肠的腺管状腺瘤, 分为管状腺瘤、绒毛状腺瘤和管状绒毛状腺瘤三种, 伴有轻度、中度及重度异型增生。胰胆管型乳头状肿瘤的形态类似胆管和胰管内乳头状肿瘤 (胰胆管型), 乳头复杂分支, 一般伴中-重度异型增生, 甚至出现筛状结构, 更易在基底部发现浸润性癌。当壶腹部上皮病变没有形成息肉时, 称为扁平上皮内肿瘤, 该病变几乎都邻近浸润性癌, 大多是重度异型增生。

（十）神经内分泌肿瘤

胆囊和肝外胆道均有一定数量的内分泌细胞。胆囊

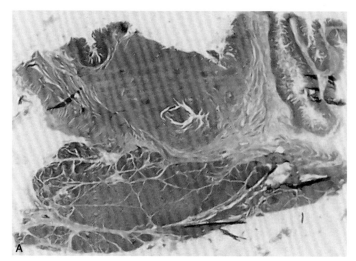
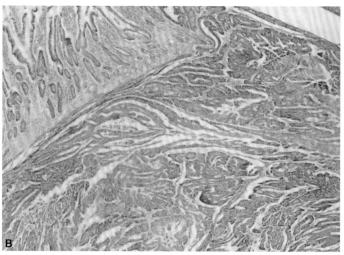

图 7-66　壶腹部腺癌（壶腹内型）
A. 低倍镜下可见壶腹内腺癌，周围十二指肠黏膜光滑，未侵及胰腺；B. 肿瘤由分化较好的腺管构成，在肌层内浸润性生长，一侧可见十二指肠黏膜

和肝外胆道神经内分泌肿瘤（neuroendocrine tumor）也有报道，以肝外胆道和壶腹部较为多见。肝外胆道及壶腹部神经内分泌肿瘤有时可同小肠肿瘤伴发。多见于 60 岁以上。

肝外胆道、胆囊及壶腹部的神经内分泌肿瘤与胃肠胰的神经内分泌肿瘤相同，从临床有无功能可分为功能性和非功能性两类；功能性肿瘤是指因内分泌肿瘤分泌激素过多，引起临床上激素失衡而出现明显的临床表现或综合征的肿瘤，如胃泌素瘤、生长抑素瘤、致腹泻性肿瘤（VIP 瘤）等。偶可见分泌异位 ACTH、甲状旁腺素样激素、生长激素释放激素或 5 羟色胺等的神经内分泌肿瘤。依据 2010 年 WHO 分类，分成分化好的神经内分泌肿瘤（neuroendocrine tumor，NET）、分化差的神经内分泌癌（neuroendocrine carcinoma，NEC）和混合性腺-神经内分泌癌（mixed adenoneuroendocrine carcinoma，MANEC）。

神经内分泌肿瘤可分成三级：①1 级（Grade 1）指肿瘤细胞的核分裂数<2/10 高倍视野（HPF）；和（或）Ki67 指数≤2%；②2 级（Grade 2）为核分裂数在 2 ~ 20/10HPF；③3 级（grade 3）为核分裂数 20/10HPF 和（或）Ki67 指数>20%。数核分裂要求至少要数 50 个高倍视野，Ki67 指数要求在增殖活跃区数 500 ~ 2000 个细胞的基础上，计算 Ki67 阳性细胞数。1 级和 2 级的肿瘤为神经内分泌瘤（NET），而 3 级肿瘤为神经内分泌癌（NEC）。

混合性腺-神经内分泌癌由腺癌和神经内分泌肿瘤混合构成，其中每一种成分至少不少于 30%。其中的腺癌和神经内分泌肿瘤的成分均要进行相应的分级。

【大体】呈灰白色结节，可仅几毫米，也可在胆囊形成较大的肿块侵透胆囊肝床而达肝脏。

【光镜】肿瘤形态与其他部位神经内分泌肿瘤相同，由一致的圆形或小多角细胞构成。瘤细胞可排成巢状、花带状或腺管状，其间有丰富的血窦（图 7-67）。印戒细胞型及透

明细胞型均有报道。有时与 von Hippel-Lindau 病伴发。免疫组织化学、电镜和免疫电镜均已证实多种激素的产生，如ACTH、生长抑素、五羟色胺、胃泌素和胰多肽等。偶有类癌综合征的报道。罕见的情况下，类癌腺癌复合癌可见于肝外胆道系统。

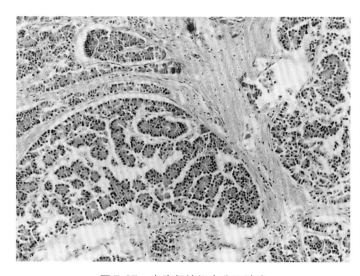

图 7-67　壶腹部神经内分泌肿瘤
癌细胞巢由一致的圆形或小多角细胞构成，瘤细胞排成假菊形团

F7-67　ER

（十一）副神经节瘤

副神经节瘤（paraganglioma）为一种非常少见的良性神经内分泌肿瘤，由排列成巢状的主细胞和支柱细胞构成。纤

细的纤维间隔中有丰富的毛细血管,亲银染色阳性。免疫组化:主细胞 NSE 和嗜铬粒蛋白 A 阳性,支柱细胞 S-100 阳性。电镜下可见神经内分泌颗粒。在胆囊,常为手术中偶然发现,但在肝外胆道可导致胆道梗阻。

(十二) 颗粒性肌母细胞瘤

胆囊和肝外胆道的颗粒性肌母细胞瘤(颗粒细胞瘤)(granular cell tumor)少见。以胆总管和胆囊管较为多见。常见于中年女性。以胆绞痛及腹痛为主要临床表现,偶尔有梗阻性黄疸或胆汁性肝硬化的报道。

【大体】肿瘤呈黄白色质韧的结节。通常位于胆管壁内,也可突入腔内或围绕胆管外生长。一般小于 1 厘米,大者可达 3.5 厘米。包膜不明显。

【光镜】肿瘤由较大的、一致的卵圆形或多角形细胞构成,在瘤巢的周围可见梭形细胞。细胞核很小,胞质丰富呈嗜酸性、颗粒状。淀粉酶处理后 PAS 染色阳性。电镜瘤细胞内可见有质膜包绕的空泡和髓鞘结构。故一般认为此瘤起源于神经外胚层。

(十三) 其他肿瘤

胆外胆道的其他肿瘤:如血管瘤、平滑肌瘤、平滑肌肉瘤、脂肪瘤、脂肪肉瘤、横纹肌瘤、横纹肌肉瘤(尤其是胚胎型横纹肌肉瘤)、恶性淋巴瘤以及 AIDS 患者中的 Kaposi 肉瘤均有报道[20]。其形态与发生于其他部位者相同。

(十四) 瘤样病变

有胆囊及胆道息肉。息肉较多见于胆囊,见于胆囊切除术标本的 1% ~ 10%,依组织形态可分为胆固醇性息肉(50% ~ 90%)、增生和(或)化生性息肉(25%)、肉芽组织性息肉(12% ~ 15%)、纤维性息肉(15%)和淋巴样息肉(<5%)。

(1) 胆固醇性息肉(cholesterol polyp):主要见于 40~50 岁女性。

【大体】息肉呈小桑葚状,黄色,有细的蒂部与胆囊相连,可单发或多发,直径常小于 1cm。尽管体积较小,但在 B 超和 CT 上仍可发现。大多数胆固醇息肉伴有弥漫的胆囊胆固醇沉积,但部分病例可见局灶性胆固醇沉积和胆囊结石。

【光镜】蒂部由血管结缔组织构成。息肉可有数量不等的绒毛突起,内含大量泡沫细胞样巨噬细胞(图 7-68)。

(2) 增生和(或)化生性息肉(hyperplastic/metaplastic polyp):一般直径<0.5cm。常多发,有蒂或无蒂。在胆囊黏膜表面呈局灶性颗粒状或绒毛状突起。

【光镜】多为结节状幽门腺增生或胆囊上皮的乳头状增生,或两者并存。也可伴有肠上皮化生和(或)异型增生。与胆囊腺瘤不同的是,增生/化生性息肉主要由增生的高柱状黏液上皮构成。周边无明显分界和纤维包膜,乳头状结构不如腺瘤明显。体积较小,多有蒂。

(3) 肉芽组织性息肉(granulomatous polyp):又称炎性息肉(inflammatory polyp)。多见于 50 岁以上女性。

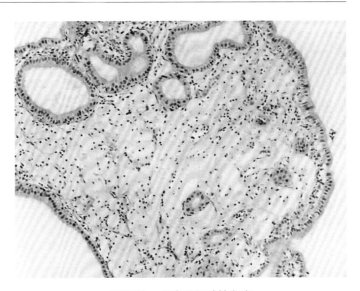

图 7-68 胆囊胆固醇性息肉

可见息肉外围一层胆管上皮细胞,息肉内部可见大量泡沫细胞

【大体】通常有宽蒂与胆囊相连。病灶直径很少超过 1cm。常与急慢性胆囊炎或黄色肉芽肿性胆囊炎及胆囊结石并存。

【光镜】息肉含有丰富的小血管和中性粒细胞、淋巴细胞、嗜酸性粒细胞和浆细胞等炎细胞。

(4) 纤维性息肉(fibrous polyp):亦常见于 50 岁以上女性。通常比肉芽组织性息肉大,多同时伴有胆囊结石和慢性胆囊炎。

【光镜】常呈分叶状结构,与乳腺的叶状肿瘤或纤维腺瘤相似,由散在的腺体或导管样结构与纤维性间质构成。表面被覆胆囊上皮。纤维间质常有不同程度的水肿,其间有散在的淋巴细胞等炎细胞浸润(图 7-69)。

(5) 淋巴样息肉(lymphoid polyp):多见于 50 岁以上的

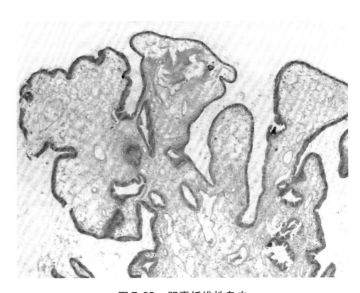

图 7-69 胆囊纤维性息肉

由散在的腺体或导管样结构与纤维性间质构成,表面被覆胆囊上皮,纤维间质水肿,其间有散在的淋巴细胞等炎细胞浸润

女性,平均 65 岁。临床表现以慢性胆囊炎、胆石症为主。可多发或单发,呈突出黏膜的小结节,直径通常为 2~5mm。根部多有蒂,常伴有慢性胆囊炎。

【光镜】息肉由增生的淋巴组织构成。其间常见淋巴滤泡。生发中心可很大。表面覆盖一层正常的胆囊上皮,又称之为假性淋巴瘤。

(6) 混合性息肉(mixed polyp):不同类型的息肉混合存在,直径大者可达 1.5cm。镜下由两种以上成分构成,如增生性息肉合并胆固醇息肉。

胆囊息肉诊断一般不困难,主要应注意检查胆囊黏膜上皮有无异型增生性改变。

除增生/化生性息肉有约 0.2% 的癌变率外,其他息肉极少恶变。

第三节　胰腺疾病

一、先天性异常

(一) 异位胰腺组织

异位胰腺组织(pancreatic heterotopia)包括腺泡和导管、甚至胰岛,很常见。好发部位为十二指肠、胃、空肠、回肠(包括梅克尔憩室)、胆囊、胆囊管、胆总管、肠系膜、网膜及脾,偶尔可见于食管及肺。胃肠道的异位胰腺常位于黏膜下层,可伸展至肌层甚至浆膜。

【大体】一般为无包膜的、直径为 1cm 左右的结节,少数可达 4~5cm。切面黄白色、分叶状,与周围分界清楚。位于黏膜下者,表面黏膜可形成凹陷或溃疡。

【光镜】异位胰腺组织由胰腺腺泡、导管、胰岛、间质甚至十二指肠 Brunner 腺、幽门腺样的黏液腺和平滑肌的不同组合而成。异位胰腺内的胰腺内分泌细胞以胰高血糖素细胞为多。由导管和平滑肌组成的异位胰腺与子宫内膜异位相似,故亦称肌腺病。

发生于胃的异位胰腺应与胃黏膜胰腺化生鉴别。异位胰腺结节一般无症状,但发生在胰腺的所有病变均可见于异位胰腺,包括急性胰腺炎、外分泌和内分泌胰腺肿瘤。发生于脾内异位胰腺的黏液性囊腺瘤也有报道。少数情况下异位胰腺的表面黏膜溃疡可导致消化道出血、幽门梗阻、梗阻性黄疸或引起肠套叠。约有 2% 的胰岛素瘤来自异位胰腺。

(二) 环形胰腺

环形胰腺(annular pancreas)为罕见的胚胎发育异常,胰腺呈环形包绕十二指肠第二段,常见于婴幼儿,尤其是 Down 综合征中易见。有时可与其他畸形伴发,如结肠转位不足、十二指肠闭锁或狭窄、肛门或食管闭锁、梅克尔憩室等。成人病例中常因环形胰腺慢性胰腺炎反复发作而导致十二指肠狭窄,约 30% 病例出现胃和十二指肠的溃疡。镜下环形胰腺含有丰富的 PP 细胞。

(三) 分隔胰腺

为腹胰和背胰未完全融合或完全没有融合所致。胰腺被分为部分或完全分隔的两个部分,偶尔这种畸形可导致局灶性慢性胰腺炎。

(四) 副胰

常见于胰尾部,偶尔亦可整个副胰均埋于胰腺组织中。

二、遗传性疾病

(一) 胰腺的囊性纤维化

胰腺的囊性纤维化(pancreatic disease related to cystic fibrosis)亦称纤维囊肿病或黏液黏稠症,为一种常染色体隐性遗传性疾病。其基因位于 7 号染色体 q31-32。此基因编码氯离子通道蛋白,又称囊性纤维化跨膜引导调节因子(CFTR),基因突变导致此蛋白的功能失常,而出现氯离子跨越上皮细胞膜障碍、各外分泌腺导管内的黏液脱水而变得异常黏稠,堵塞各外分泌腺的导管。此病主要累及全身分泌黏液的器官,如消化道、呼吸道、肝胆系统、胰腺等。25% 杂合子父母的后代可成为纯合子而发病,50% 无症状,25% 为健康人。欧美白人中每 1500~4000 个活产婴儿中可见 1 例。黑人中为 15 000 新生儿中才有 1 例[21]。婴儿出生时胰腺大体所见正常。随着年龄的增长,至 2~3 岁时病变可很明显。临床上主要表现为胰腺功能不全,如脂性腹泻、肺功能不全、胰腺和支气管分泌物黏稠性增高和发育迟缓。

胰腺的病变轻者可仅见胰腺导管扩张,其内有黏液栓。严重者外分泌胰腺萎缩明显。

【大体】胰腺分叶模糊、质硬,有明显的纤维化、导管扩张及囊肿形成。偶尔囊肿直径可达 2~3cm。囊内含有黏稠白色液体。切面,部分呈灰白色,含有很多小囊,部分有黄色脂肪组织沉积。

【光镜】主要由腺泡和小导管内胰腺分泌物浓缩堵塞所引起的改变构成。在新生儿,定量研究即可显示结缔组织含量增多。随年龄的增长,出现小导管和腺泡扩张,内含 PAS 阳性物质。晚期出现广泛的腺泡扩张、小导管囊性变,内含嗜酸性含钙丰富的黏液。腺泡严重萎缩,小叶间出现明显的纤维化和不同程度的脂肪沉积。囊内壁黏液细胞增生,扩张的腺泡和小导管周有轻度炎细胞浸润。胰腺严重受损时胰岛仍残留,故此病患者很少发生糖尿病。

在病程长的病例,整个胰腺像多囊胰。由于外分泌胰腺广泛破坏、胰酶显著减少,而出现消化不良及脂溶性维生素 A、D、E、K 的丢失。其他脏器的改变为肝脂肪变、局灶性胆汁性肝硬化、男性生殖器和女性乳腺发育不良及小涎腺导管扩张。支气管腔内由于黏稠分泌物的堵塞而易合并感染、支气管扩张、局部纤维化和肺气肿。维生素 A、D、E、K 的缺乏亦可导致诸如胰腺、胆囊和支气管上皮的鳞化、横纹肌坏死和内脏平滑肌的蜡样质(ceroid)沉积。偶尔有肺出血或肾上腺坏死的报道。

(二) 血色病的胰腺改变

血色病是机体组织中铁潴留过多的疾病,分原发性和继发性两种。继发性者为已知原因造成的铁沉积,如酒精性肝硬化、慢性溶血性贫血、口服过量铁剂或长期反复输血等。原发性血色病为常染色体隐性遗传性铁代谢障碍。过多的铁积聚在组织中可通过自由基造成脂质过氧化、刺激胶原形成和造成 DNA 损伤而导致组织损伤。临床特征为色素性肝硬化、皮肤呈古铜色和糖尿病。男：女之比为10：1。发病率为 1：10 000 ~ 1：4000。

【大体】胰腺明显变硬，呈褐色或铁锈色。胰腺组织中铁含量可为正常胰腺的 50 ~ 100 倍。继发性血色病一般来说仅有含铁血黄素的沉积而无明显的纤维化。

【光镜】原发性血色病时，胰腺腺泡细胞、导管细胞、胰内分泌细胞胞质中均有大量含铁血黄素沉积。大量含铁血黄素沉积可造成细胞损伤，而导致进行性胰腺实质的萎缩及小叶间的纤维化。胰岛亦可因纤维化而严重受损。

其他脏器的改变主要有：色素性肝硬化、皮肤和汗腺的黑色素沉积、肠黏膜、心肌、胃黏膜、唾液腺和内分泌器官（包括甲状腺、甲状旁腺、肾上腺皮质和脑垂体）均可有铁沉积。睾丸常因继发性垂体功能不足而萎缩。淋巴单核吞噬细胞系统、关节滑膜等亦可有铁沉积。关节滑膜铁沉积可导致骨性关节炎或软骨钙化症甚至焦磷酸钙的沉积。

三、胰　腺　炎

胰腺炎（pancreatitis）一般是指各种原因导致胰腺酶类的异常激活而出现胰腺自我消化所形成的胰腺炎。根据病程分为急性胰腺炎和慢性胰腺炎。

（一）急性胰腺炎

根据病理形态和病变严重程度，急性胰腺炎（acute pancreatitis）分为急性水肿型（或称间质型）胰腺炎和急性出血坏死性胰腺炎。主要发病因素为胆道疾病，尤其是胆道结石和酗酒。有的原因不清，称为特发性急性胰腺炎。其他因素包括妊娠、高脂血症、药物、各种原因造成的胰管阻塞以及内分泌及免疫异常等。近来的研究表明丁基胆碱酯酶、精胺、亚精胺及组织蛋白酶 B 与胰腺炎的发病有密切关系。一般认为：胆道结石和酗酒可影响瓦特壶腹括约肌的舒缩功能而容易形成胆汁和十二指肠液的反流。酗酒亦可增加胰腺的分泌，使胰管内压升高、小胰管破裂、胰液进入组织间隙。胆汁或十二指肠液反流或肠液进入组织间隙均可激活胰蛋白酶，进而激活胰腺其他酶类，如脂肪酶、弹力蛋白酶、磷脂酶 A 和血管舒缓素等。脂肪酶的激活可造成胰腺内外甚至身体其他部位脂肪组织的坏死。弹力蛋白酶的激活可造成血管壁的破坏而出现出血，严重的出血可造成腹腔积血。激活的磷脂酶 A 使卵磷脂转变成溶血卵磷脂，后者对细胞膜具有强烈的破坏作用而引起细胞的坏死。激活的血管舒缓素可影响全身的血管舒缩功能，引起组织水肿，严重时可引起休克等严重并发症。

1. 急性水肿型（间质性）胰腺炎　此型为早期或轻型急性胰腺炎，其特点是间质水肿伴中等量炎细胞浸润，腺泡和

导管基本上正常，间质可有轻度纤维化和轻度脂肪坏死。此型可反复发作。

2. 急性出血坏死性胰腺炎　亦称急性胰腺出血坏死。因胰腺组织广泛的出血坏死及脂肪坏死，胰腺明显肿大、质脆、软、呈暗红或蓝黑色。切面，小叶结构模糊，暗红和黄色相间。胰腺表面、大网膜和肠系膜均有散在灰白色脂肪坏死斑点。

【光镜】胰腺组织中有大片出血坏死，坏死区周围有中性粒细胞及单核细胞浸润。胰腺内外脂肪组织均有脂肪坏死（图 7-70）。

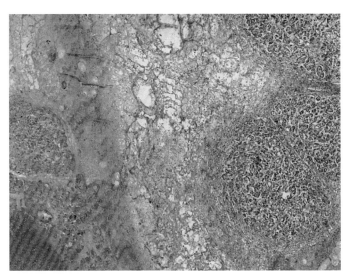

图 7-70　急性胰腺炎
胰腺组织中有大片出血坏死，中间为脂肪坏死区，周围有炎细胞浸润，可见钙盐沉积

急性出血坏死性胰腺炎常有严重的并发症，死亡率很高。其主要合并症有：

（1）休克和肾衰竭：因胰腺广泛坏死和出血、血液和胰液溢入腹腔或邻近组织、加之血管舒缓素的作用，而出现休克。低血压可引起急性肾小管坏死而致急性肾衰竭。

（2）脂肪坏死：由于激活的胰腺脂肪酶进入血液，身体各部位的脂肪组织均可出现脂肪坏死，尤以骨髓、皮下等处脂肪坏死常见。皮下脂肪坏死多见于踝、指、膝和肘部，呈红色压痛结节，与皮肤粘连。有时病灶弥漫像结节性红斑或 Weber-Christian 病。脂肪坏死区有弥漫性炎细胞浸润。坏死的组织液化后可从皮肤流出，这种液化物中含淀粉酶。骨髓内脂肪坏死临床表现为疼痛性溶骨性病变，慢性期可出现骨髓内钙化。脂肪坏死皂化吸收大量钙，临床上可出现低血钙和低钙性抽搐。

（3）出血：血液可沿组织间隙流至肋骨脊椎角，使腰部呈蓝色（Turner 征），或流至脐周使脐部呈蓝色（Culler 征）。胰头炎可使十二指肠黏膜弥漫出血。有时脾静脉内可有血栓形成，导致胃及食管静脉曲张和出血。

（4）假性囊肿形成：胰腺炎时大量的胰液和血液积聚在坏死的胰腺组织内或流入邻近组织和网膜内形成假性囊

肿。囊壁无上皮,由肉芽组织和纤维组织构成。囊内含坏死物质、炎性渗出物、血液及大量胰酶,呈草黄色、棕色或暗红色。囊肿直径为 5 ~ 10cm,大者可达 30cm。偶尔假性囊肿可见于肠系膜、大网膜或腹膜后。胰头部假性囊肿可引起胆总管的阻塞或近端十二指肠的梗阻,大的假性囊肿可压迫下腔静脉引起下肢水肿。

(5) 脓肿:胰腺坏死区常可发生细菌的继发感染而形成脓肿。

(6) 腹水:胰腺炎时常因出血和富含蛋白及脂肪的液体溢入腹腔而形成血性或鸡汤样腹水。腹水可通过横膈淋巴管进入胸腔,引起胸腔积液和肺炎。

(7) 其他合并症:包括小肠麻痹、小肠肠系膜脂肪坏死而导致的小肠梗死,胰腺脓肿或假囊肿腐蚀胃或大肠、小肠壁而造成的消化道出血等。

临床上,急性出血坏死性胰腺炎通常表现为严重的腹痛、甚至休克,血清和尿中脂肪酶和淀粉酶升高。严重病例可有黄疸、高血糖和糖尿。死因常为休克、继发性腹部化脓性感染或成人呼吸窘迫综合征。急性胰腺炎的死亡率为 10% ~20%,当伴发严重出血坏死时可达 50%。

手术后胰腺炎绝大多数为手术直接损伤的结果,内镜括约肌切开术后的乳头狭窄可导致急性复发性胰腺炎。

胰卒中尸检时常可见胰腺广泛出血。出血广泛者整个胰腺呈红褐色。镜下,出血主要限于胰腺间质,出血区及周围胰腺组织无炎症反应。这种出血是临终前苦楚期所发生的现象。胰卒中无临床意义,应与急性出血性胰腺炎鉴别。

(二) 慢性胰腺炎

因慢性胰腺炎(chronic pancreatitis)多以反复发作的轻度炎症、胰腺腺泡组织逐渐由纤维组织所取代为特征,故有人亦称为慢性反复发作性胰腺炎。多见于中年男性。临床上以腹痛为主,严重时可出现外分泌和内分泌不足的表现,如消化不良和糖尿病等。发病原因以酗酒和胰腺导管阻塞(癌或结石)为主要因素。一般认为肿瘤和结石造成胰管的阻塞,酒精刺激胰腺分泌蛋白质丰富的胰液,浓缩后造成胰管的阻塞是慢性胰腺炎发病中的重要因素。其他因素包括甲状旁腺功能亢进、遗传因素、结节性多动脉炎、腮腺感染、结节病、结核病、软斑病、原发性硬化性胆管炎累及胰腺、HIV 感染等。高脂血症、血色病与慢性胰腺炎也有一定关系。除此之外,接近半数的患者无明显的发病因素。发病机制尚不完全清楚。在亚非国家中营养不良亦可能是所谓热带胰腺炎的重要原因。慢性胰腺炎与囊性纤维化基因突变的密切关系提示此基因改变与慢性胰腺炎的发病有关。另外,羧基酯脂肪酶基因(CEL)、胰分泌性胰蛋白酶抑制剂基因(SPINK1)的突变均可能与其发病有关,约 50% 的慢性胰腺炎有 K-ras 的突变。在慢性胰腺炎的导管和腺泡中可见较多酸性和碱性 FGF 的表达,提示可能在发病中起一定作用。

形态上慢性胰腺炎分为阻塞性慢性胰腺炎和非阻塞性慢性胰腺炎两型。阻塞性慢性胰腺炎多为主胰管靠近壶腹 2 ~4cm 处的结石或肿瘤阻塞所致。非阻塞性慢性胰腺炎占慢性胰腺炎的 95% 左右。

【大体】 胰腺呈结节状弥漫性变硬变细。灰白色、质硬韧、有时与周围分界不清。病变可局限于胰头,但通常累及全胰。切面分叶不清,大小导管均呈不同程度的扩张,腔内充满嗜酸性物质——蛋白质丰富的分泌物,可有钙化,当钙化较广泛时,亦称为慢性钙化性胰腺炎。胰腺周可有不同程度的纤维化,有时可导致血管、淋巴管、胆管和肠道的狭窄。

【光镜】 腺泡组织呈不同程度的萎缩,间质弥漫性纤维组织增生和淋巴细胞、浆细胞浸润(图 7-71A)。大小导管均呈不同程度的扩张,内含嗜酸性物质或白色结石。胰管的严重阻塞可形成较大的胰管囊肿。胰管上皮可受压变扁,或有增生或鳞化。内分泌胰腺组织通常不受损害,并常因外分泌胰腺组织的萎缩而呈相对集中的形态,应注意与胰岛增生鉴别。临床上,内分泌胰腺功能可在相当长的时期无失衡现象,严重病例可有胰岛的萎缩,临床上可出现糖尿病。

有时,瘢痕限于胰头和十二指肠之间称为沟部胰腺炎。

慢性胰腺炎的预后与其病因有关。酗酒者若能戒酒则其预后可大大改善,10 年存活率达 80%,如继续酗酒,则 10 年存活率仅为 25% ~60%。慢性胰腺炎的合并症为假囊肿和假动脉瘤形成,假动脉瘤形成有时可造成急性出血。脂肪坏死可见于皮下、纵隔、胸膜、心包、骨髓、关节旁和肝等。

(三) 自身免疫性胰腺炎

自身免疫性胰腺炎(autoimmune pancreatitis)为慢性胰腺炎的一种特殊类型。此病临床上男性稍多于女性,发病高峰为 40 ~60 岁。血清学检查显示 γ-globulin 和 IgG4 升高、出现自身抗体、对类固醇激素治疗有效,提示该病的发生与自身免疫有关[22]。自身免疫性胰腺炎可同时合并其他自身免疫性疾病,如干燥综合征、原发性硬化性胆管炎、原发性胆汁性肝硬化、硬化性涎腺炎、腹膜后纤维化。偶尔合并溃疡性结肠炎、Crohn 病、系统性红斑狼疮、糖尿病或肿瘤等。

自身免疫性胰腺炎有两型,I 型为一种 IgG4 相关的系统性疾病,II 型为 T 辅助细胞和 T 调节细胞介导了大部分自身免疫性胰腺炎的免疫反应。

【大体】 胰头部受累为最常见,其次为胰体尾部。胰腺呈局部或弥漫肿大,胰腺导管可出现局灶性狭窄或硬化。

【光镜】 自身免疫性胰腺炎在组织学上分为两种不同的亚型:I 型又称淋巴浆细胞性硬化性胰腺炎,为系统性疾病,常伴有淋巴浆细胞性慢性胆囊炎和胆道炎。受累器官中有丰富的 IgG4 阳性的浆细胞。胰腺呈显著的纤维化和明显的淋巴、浆细胞浸润(图 7-71B),常伴有淋巴细胞性静脉炎,受累的多为中等或较大的胰腺静脉,导致血管闭塞或血管壁结构破坏。Movat 染色可以清晰显示普通 HE 染色易被忽略的静脉病变。免疫组化显示浸润的炎细胞中有丰富的 IgG4 阳性的浆细胞,每个高倍镜下不少于 10 个 IgG4 阳性的浆细

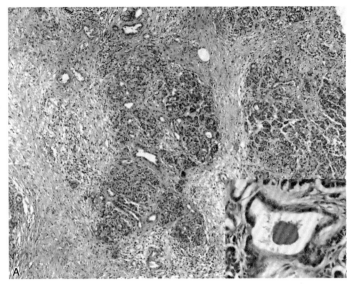
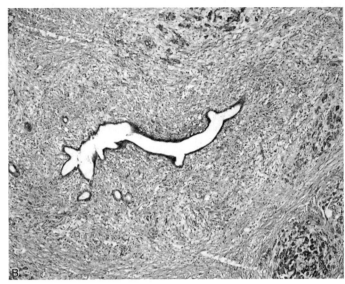

图 7-71 胰腺炎

A. 慢性胰腺炎：腺泡组织呈不同程度的萎缩，间质弥漫性纤维组织增生和淋巴细胞、浆细胞浸润，导管轻度扩张，右下角可见胰管扩张，内有嗜酸性物质；B. 自身免疫性胰腺炎：胰腺组织明显萎缩，伴明显的纤维组织增生及淋巴细胞及浆细胞浸润，其中可见较多的 IgG4+ 的浆细胞浸润

F7-71B ER

胞，有助于自身免疫性胰腺炎的诊断。Ⅱ型又称导管中心型自身免疫性胰腺炎，特征为胰腺导管上皮内中性粒细胞浸润，无系统累及。Ⅱ型患者外周血没有 IgG4 抗体增高。诊断自身免疫性胰腺炎还应除外恶性疾病，如胰腺癌或胆管癌。

自身免疫性胰腺炎的临床表现与普通的慢性胰腺炎相似，有上腹部不适、体重减轻、胆管硬化导致的阻塞性黄疸、糖尿病等。某些病例有胰腺结石形成。皮质类固醇激素治疗非常有效，但在临床上常常被误诊为胰腺癌而行手术切除。因此自身免疫性胰腺炎的诊断最重要的是与胰腺癌鉴别。自身免疫性胰腺炎的诊断依赖于临床、血清学、形态学和组织病理学特征的综合判断。影像学显示主胰管狭窄，胰腺弥漫性肿大或形成局限性肿块，后者易被误诊为胰腺癌。实验室检查显示血清 γ-globulin、IgG 或 IgG4 水平的异常升高（136 ～ 1150mg/dl，平均 600mg/dl），血清胰酶升高或出现自身抗体（如抗核抗体、抗乳肝褐质、抗碳酸苷酶Ⅱ、ACA-Ⅱ抗体或类风湿因子等）。研究表明自身免疫性胰腺炎患者血浆中纤溶酶原结合蛋白抗体阳性率可达 95%，抗乙酰分泌性胰蛋白酶抑制剂的自身抗体也被认为是潜在的有用标志。

（四）嗜酸性胰腺炎

原发性嗜酸性胰腺炎（eosinophilic pancreatitis）极罕见，特征为胰腺实质明显的嗜酸性细胞浸润。全身表现有外周血嗜酸性粒细胞升高、血清 IgE 升高及其他器官的嗜酸性细胞浸润。胰腺可肿大、萎缩或纤维化，可出现嗜酸性静脉炎。病变可导致肿块形成或胆总管阻塞。除原发性外，嗜酸性胰腺炎常见于寄生虫感染、胰腺移植排斥反应及药物、牛奶过敏等。

（五）慢性代谢性胰腺炎

慢性代谢性胰腺炎（chronic metabolic pancreatitis）可发生在某些综合征，如原发性甲状旁腺功能亢进时的高血钙综合征，组织改变与酒精性胰腺炎相似。

（六）慢性热带性胰腺炎

慢性热带性胰腺炎（chronic tropic pancreatitis）为一种主要发生在青年中的非酒精性胰腺炎，主要见于热带国家，如中部非洲、巴西、南亚和印度。疾病的糖尿病期为纤维结石性胰腺病变伴有糖尿病，发病原因尚不清楚。营养不良及食物中氰类毒性、缺乏抗氧化剂及遗传因素均可能与其有关。临床主要表现以腹痛、腹泻及糖尿病、青年发病、胰管内大结石、临床病程进展快及易患胰腺癌为其特点。热带性胰腺炎与胰腺分泌性胰蛋白酶抑制剂基因（PST1/SP1NK1）突变关系密切。最近热带性胰腺炎与组织蛋白酶 B 基因的多型性的关系也有报道。控制糖尿病可使其受益。患者多死于糖尿病合并症和糖尿病性肾病。

病理改变取决于疾病的严重程度和病程的长短，早期可见小叶间纤维化。在疾病晚期，胰腺皱缩、扭曲、结节状，质实，纤维化明显。在整个胰管中可见不同大小、形状各异的结石。镜下主要特征为胰腺的弥漫纤维化及整个胰管的扩张。胰管上皮可脱落或鳞化，腺泡细胞萎缩，导管周常可见淋巴细胞、浆细胞浸润，胰岛亦可萎缩。

（七）遗传性胰腺炎

遗传性胰腺炎（hereditary pancreatitis）为发生于至少两代家族成员中的反复发作的胰腺炎症[23]。在这些患者中无其他病因。此病为常染色体显性遗传。典型患者在 10 岁以内发病,临床表现与其他慢性胰腺炎相同,如上腹痛、恶心、呕吐。常伴有高脂血症、高钙血症、血清免疫球蛋白增高、HLA-B12、B13 和 BW40 频率增高。位于 7 号染色体短臂的阳离子胰蛋白酶原基因(*PRSS1*)突变与此病有密切关系,两种常见的突变位于第 2 外显子(*N291*)和第 3 外显子(*R122H*),其中尤以 *R122H* 突变最为常见。其他基因突变包括囊性纤维化跨膜传导调节子(CRTF)和丝氨酸蛋白酶抑制剂 Kazal Ⅰ 型(SPINK1)均可能与发病有关。病变与酒精性慢性胰腺炎相似,如导管周纤维化。少见情况下亦可见导管内结石或假性囊肿形成。

其他特殊类型的胰腺炎有特发性导管中心性慢性胰腺炎和十二指肠旁胰腺炎,推测为继发于副胰管阻塞所形成的假瘤。

四、胰腺移植

临床上,常因慢性胰腺炎和 1 型糖尿病而行胰腺移植。目前胰腺移植的 1 年存活率可达 90%。两个重要的合并症为移植物胰腺炎(graft pancreatitis)和胰腺血栓形成。两者都主要发生在术后的早期,可能与捐助者因素、保存过程及移植后的管理等有关。晚期的主要合并症为原疾病的复发及排斥反应。胰腺移植物的活检对移植物的状态评估具有重要意义,如血管内皮炎、血管炎和闭塞性动脉内膜炎为组织排斥的重要所见。其他常见的病变为导管周的淋巴细胞或混合性慢性炎细胞浸润、腺泡萎缩、纤维化和血管内膜增厚、管腔狭窄。移植的胰腺常可见胰岛素细胞减少和胰高血糖素细胞增多,偶可见胰岛炎。

五、尿毒症时的胰腺改变

40%~50% 尿毒症患者的胰腺可出现腺泡扩张、导管扩张、内含黏稠分泌物,间质纤维组织增生及少量淋巴细胞浸润等改变。

六、糖尿病时的胰腺改变

糖尿病是一种因胰岛素绝对或相对不足而导致糖、脂肪和蛋白质代谢紊乱的慢性疾病,是一种世界性常见病,分原发性和继发性糖尿病两种。原发性糖尿病又分为胰岛素依赖型(Ⅰ型、幼年发作型)和非胰岛素依赖型(Ⅱ型、成人发作型)。Ⅰ型易出现酮症,Ⅱ型不易出现酮症。继发性糖尿病是指已知原因造成胰腺内分泌功能不足所导致的糖尿病,如炎症、损伤、手术或肿瘤的破坏、血色病、某些内分泌疾病,如肢端肥大症、Cushing 综合征、甲亢、嗜铬细胞瘤和类癌综合征等。原发性糖尿病可能与遗传、病毒感染、自身免疫、营养、妊娠等因素有关。

临床上,糖尿病以高血糖、糖尿、易发生动脉粥样硬化、微血管病、肾脏疾病和神经疾病及视网膜病等为主要特征。

糖尿病患者全身很多组织和器官均可发生病变,主要为肾脏、各类血管、视网膜、神经系统等损害。胰腺的病变一般不很明显,但Ⅰ型病变可较明显,主要病变为:①胰岛数目减少或体积变小。胰岛因正常变异较大,故一般应用形态计量方法测定才能确定胰岛是否减少。②β细胞颗粒脱失。③β细胞空泡变,表现为胞质内大量空泡形成,空泡中糖原染色阳性。④胰岛内炎细胞浸润,主要为淋巴细胞和(或)中性粒细胞,形成胰岛炎。Ⅱ型主要病变为:①胰岛玻璃样变:约40% 糖尿病患者可有此种改变。显微镜下见胰岛毛细血管基膜下有玻璃样变的物质沉着,并逐渐挤压和取代周围的胰岛细胞。②血管病变:糖尿病时胰腺本身小动脉硬化较非糖尿病患者多见,但并非每例都有。血管壁硬化可导致胰岛素释放以及β细胞与毛细血管间代谢产物的交换发生障碍。

七、胰腺肿瘤

胰腺肿瘤可为实性,也可为囊性。手术切除标本中胰腺囊性肿瘤约占 10%。胰腺囊性肿瘤多为良性或低度恶性。目前由于影像学的进步,故较易发现。

(一)浆液性囊腺瘤

浆液性囊腺瘤(serous cystadenoma)亦称微囊性腺瘤(microcystic adenoma),或糖原丰富的腺瘤(glycogen-rich adenoma)。为一种罕见的胰腺良性肿瘤[24]。常发生在胰体尾部,老年女性较为多见。

【大体】肿瘤分界清楚,直径为 1~25cm,平均 10cm。切面呈蜂窝状,由多个 1~2mm 的小囊构成(图 7-72)。纤维间隔可形成特征性的中心瘢痕,偶尔可钙化。囊内含有透明液体,但无或有很少黏液。

【光镜】囊壁由单层立方上皮衬覆(图 7-73A),细胞胞质透明、富含糖原、CEA 阴性。某些病例囊内可见乳头、出血或大囊性变。囊液的 CEA 含量很低。免疫组化瘤细胞低

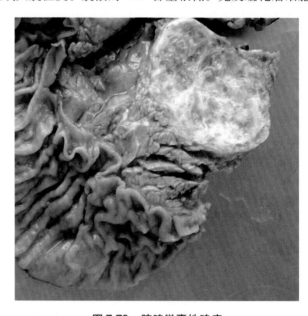

图 7-72 胰腺微囊性腺瘤

肿瘤分界清楚,切面呈蜂窝状,由多个 1~2mm 的小囊构成,囊内含有透明液体,肿瘤中心部可见中心瘢痕

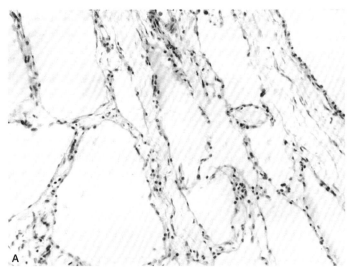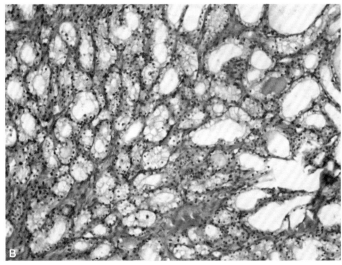

图 7-73 胰腺微囊性腺瘤及胰腺实性浆液性腺瘤镜下形态

A. 胰腺微囊性腺瘤:囊壁由单层立方上皮衬覆,细胞胞质透明;B. 胰腺实性浆液性腺瘤:肿瘤由密集排列的小腺体构成,细胞胞质透明

分子量细胞角蛋白、EMA、抑制素和 MART-1 阳性,HMB45 阴性。MUC6 通常阳性。无 K-ras 和 P53 的突变。

【超微结构】瘤细胞与泡心细胞相似,胞质含有大量糖原颗粒,细胞表面一般无微绒毛。

除微囊性腺瘤外,浆液性囊腺瘤还有其他四型:①当肿瘤由单个或数个大囊构成时称寡囊型腺瘤或大囊型腺瘤;②当肿瘤由同样的细胞构成但排列成实性时称实性浆液性腺瘤(图 7-73B),此时,肿瘤由密集的腺体排列而成;③von Hippel-Lindau(VHL)综合征相关的浆液性囊腺瘤,可弥漫累及整个胰腺,或呈补丁样;④混合型浆液性-神经内分泌肿瘤。

浆液性囊腺瘤一般无症状,故常为偶然发现,部分患者以腹部肿块或腹部不适为主要症状。发生在胰头者偶尔可引起梗阻性黄疸或消化道梗阻。某些患者可合并 von Hippel-Lindau 病,有人认为此病检测到 VHL 肿瘤抑制基因的等位基因缺失和突变。此瘤的恶性型称为浆液性或微囊型腺癌,形态上与微囊型腺瘤相似,但可转移到胃和肝或出现神经周的浸润。

(二)黏液性囊性肿瘤

胰腺的黏液性囊性肿瘤(mucinous cystic neoplasms)多见于女性[25-26],发病年龄高峰为 40~60 岁。多见于胰体尾部,常为大的多囊或偶尔单囊的肿物,肿瘤直径 2~30cm。常有厚的纤维包膜。囊内衬覆上皮一般为高柱状黏液细胞,常形成乳头。伴有杯状细胞的肠型上皮亦可见到。上皮下间质常为细胞丰富的卵巢样间质,此型间质常有 ER、PR 或抑制素的表达,甚至出现黄素化。囊壁常有钙化。囊内含有黏液,某些病例可为水样物。囊内容物的 CEA 含量高,而弹力蛋白酶含量低。囊内的实性区应仔细检查及取材,以避免漏掉浸润性癌。

黏液性囊性肿瘤形态与卵巢的黏液性肿瘤相似,根据衬覆黏液上皮的异型增生程度,可分为黏液性囊性肿瘤伴轻度、中度及重度异型增生,如有浸润,则为黏液性囊性肿瘤相关浸润性癌。2010 版 WHO 消化系统肿瘤分类里,取消了胰腺黏液性囊腺瘤和囊腺癌等命名。

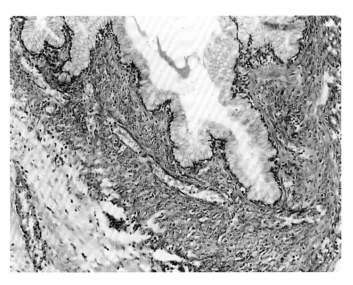

图 7-74 胰腺黏液性囊性肿瘤

上皮为规则的高柱状黏液上皮,乳头不明显,上皮下为细胞丰富的卵巢样间质

【大体】多为大的多房囊性肿物,直径大小不等,平均为 6~10cm,常常有较厚的包膜,囊一般与胰管不相通。囊之间的间隔通常较薄,囊内常有乳头形成,囊内有多少不等的黏液。需要注意观察是否有附壁结节。

【光镜】胰腺的黏液性囊性肿瘤与卵巢相似,有两种成分,囊衬覆上皮和上皮下的卵巢样间质。上皮细胞通常为高柱状黏液上皮,腔缘有丰富的胞质,有些地方可以为立方上皮,此时胞质黏液较少。上皮细胞异型性差异可以很大,从单层黏液上皮,到细胞复层排列,出现乳头,分枝,细胞有明显的异型性、核增大、排列极性消失、出现明显的核仁和不典型核分裂。

当出现间质浸润时则称为黏液性囊性肿瘤伴浸润性癌（MCN with an associated invasive carcinoma），约占此组肿瘤的10%。浸润性癌可以是导管腺癌，也可能是其他亚型，如腺鳞癌、未分化癌等。胰腺的黏液性囊性肿瘤，偶尔可伴有壁内结节，壁内结节可含有巨细胞瘤、多形性肉瘤或分化不良性癌成分。这些成分均可能是肿瘤异常分化的结果。

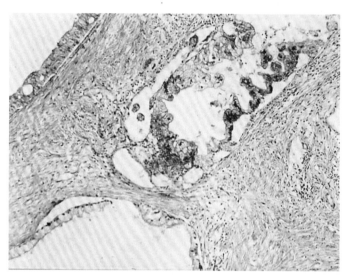

图 7-75 胰腺黏液性囊性肿瘤伴浸润性癌
上皮有明显的异型性、核增大、排列极性消失；有间质浸润

对于黏液性囊性肿瘤的诊断，仔细检查标本和认真取材是非常重要的，因为常常肿瘤的一部分分化很好，而另一部分可出现明显的癌变。甚至出现间质的浸润。曾有学者认为，所有黏液性囊性肿瘤，均具有或多或少的恶性潜能。故应仔细取材以除外恶性。

胰腺的黏液性囊性肿瘤生长缓慢，分界清楚，一般易于切除。偶尔发生转移，即使转移也多限于腹腔，远处转移罕见。免疫组织化学此瘤表达 CEA 和 CA19-9，MUC5AC 呈弥漫表达，MUC2 仅杯状细胞阳性，通常不表达 MUC1，如有也仅限于浸润癌区域，CK20 或 CDX2 通常阴性。黏液性囊腺癌时可表达 P53、HER2/NEU、EGFR。可有 DPC4 的缺失表达。黏液性囊性肿瘤通常为微卫星稳定型。

黏液性囊性肿瘤应注意同导管腺癌伴有扩张的大导管结构以及 IPMN 的分支导管型相鉴别。

（三）胰腺导管内肿瘤

随着影像学技术的提高，胰腺导管内肿瘤（intraductal neoplasm of the pancreas）的诊断和手术治疗增多，主要可分为三类，导管内乳头状黏液肿瘤（IPMN），导管内嗜酸性乳头状肿瘤（IOPN），及导管内管状乳头状肿瘤（ITPN）。IPMN 通常产生多量黏液，以乳头状生长为主，免疫组化 MUC5AC 多阳性；ITPN 黏液很少，以管状结构为主，MUC5AC 多阴性；IOPN 上皮以嗜酸性为主，黏液较少。

1. 导管内乳头状黏液肿瘤（intraductal papillary mucinous neoplasms，IPMN） 导管内乳头状黏液肿瘤的特征为导管内乳头状生长的肿瘤，乳头衬覆黏液细胞，乳头可很小，也可形成较大的结节性肿块。此瘤常伴有导管内大量黏液积聚而导致导管的明显扩张。因此，文献中亦曾称为黏液性导管扩张、黏液过度分泌性肿瘤。因其明显的乳头状生长方式故亦称胰管的绒毛状腺瘤、胰腺导管内乳头状瘤等[27-28]。这组肿瘤占胰腺肿瘤的5%左右，通常发生在60~80岁的老人。某些患者临床上曾有胰腺炎的病史。内镜下从瓦特壶腹处有黏液溢出，影像学上可见明显的胰导管扩张是其特征。

【大体】肿瘤主要位于主胰管（主胰管型）或其主要分支内（分支导管型）。肿瘤可单个，也可为多中心性。严重者可累及整个胰管系统。常伴有明显的胰管扩张。对于此类标本仔细检查是非常必要的，因为35%的病例均可见到局灶浸润性癌。

【光镜】导管内乳头状肿瘤的衬覆上皮为黏液柱状上皮，上皮可分为三型：①肠型占50%，形态与胃肠道的绒毛状腺瘤相似。通常乳头较长，呈绒毛状，核通常长形，依据异型增生的程度可有不同程度的假复层及细胞内黏液。②胃型占35%，细胞形态与胃的陷窝上皮相似，核为单层，位于基底。③胰胆管型占15%，此型乳头分枝更为复杂，常为多分枝状乳头、微乳头，甚至出现筛状排列。细胞核多为单层，但可有不同程度的异型性，甚至出现极性紊乱，核仁明显。

【免疫组化】IPMN 通常表达 CK7、8、18、19、CEA、CA19-9 和 MUC5AC，但各型也有所不同，胰胆管型表达乳腺型黏液 MUC1，而肠型多表达 MUC2[28-29]及其他肠型标志物如 CK20 和 CDX2。导管内乳头状黏液肿瘤常无 DPC4 的改变，K-ras 和 P53 改变亦不像导管腺癌那样高，约25%的病例可见有 Peutz-Jeghers 基因（CTK11/LKB1）的失活。此类肿瘤预后较好，手术切除后5年存活率可达75%。

导管内乳头状黏液腺瘤依据上皮的异型增生程度可分为导管内乳头状黏液肿瘤伴低级别异型增生、导管内乳头状黏液肿瘤伴高级别异型增生和导管内乳头状黏液肿瘤相关浸润性癌。低级别异型增生时上皮排列整齐，无或仅有轻度的细胞异型，此型以胃型多见。高级别异型增生时衬覆上皮多为胰胆管型和肠型，有丰富的乳头（图7-76）。浸润癌可为胶样癌，也可为导管腺癌。

2. 导管内嗜酸性乳头状肿瘤（intraductal eosinophilic papillary neoplasms，IOPN） 导管内嗜酸性乳头状肿瘤是最近才被认识的类型[30]，其很多特征同导管内乳头状黏液腺瘤相似。具有导管内、乳头状生长的特点，但其衬覆上皮为嗜酸性细胞，而非柱状黏液上皮细胞。

【大体】扩张的胰管内可见结节状肿物突向腔内。

【光镜】肿瘤位于胰管内，呈乳头状生长并常伴有多少不等的黏液。其典型的衬覆上皮为嗜酸性立方形细胞，胞质嗜酸性颗粒状，排列成1~5层。核常可见明显的偏心的核

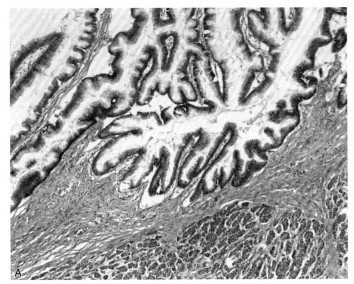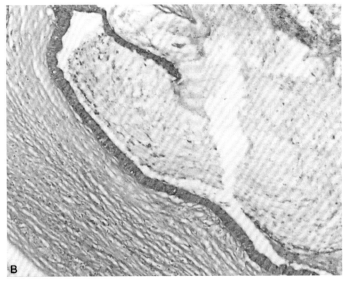

图 7-76　胰腺导管内乳头状黏液肿瘤

A.黏液柱状上皮增生,呈乳头状排列,上皮低级别异型增生;B.导管上皮低级别异型增生,导管内大量黏液积聚而导致导管的明显扩张。文献中亦曾称为黏液性导管扩张、黏液过度分泌性肿瘤

仁,乳头分枝更为复杂,细胞常排列成筛状。

导管内嗜酸性乳头状肿瘤与导管内乳头状黏液肿瘤一样亦分为导管内嗜酸性乳头状肿瘤伴轻-中度异型增生、导管内嗜酸性乳头状肿瘤伴重度异型增生(图7-77)和发生浸润的相关腺癌。发生浸润后癌细胞仍具有非常明显的嗜酸性颗粒状胞质。导管内嗜酸性乳头状腺癌多为非浸润性,故预后较好。

3. 导管内管状乳头状肿瘤(intraductal tubulopapillarly neopalsms,ITPN)　为最近描述的一种胰腺导管内肿瘤[31],因无黏液过度分泌,从IPMN中分离出来。

【大体】扩张的胰管内可见息肉样肿物突向腔内,黏液很少。

【光镜】肿瘤由增生的小腺体背靠背密集排列(图7-78)有时形成筛状,局灶可见粉刺样坏死;很少可见到乳头状结构。肿瘤细胞高级别异型增生,核分裂不少见。部分ITPN可出现浸润性癌的成分,但浸润范围通常比较局限;浸润性癌多为导管腺癌。免疫组化显示瘤细胞MUC5AC多呈阴性表达,不同于IPMN时MUC5AC强阳性表达;MUC1阳性率较高,MUC2阴性。CK7+/CK2-。

导管内乳头状肿瘤主要应同黏液性囊性肿瘤鉴别,后者主要在胰体尾部,主要发生在女性。而导管内乳头状肿瘤主要发生在胰头部。导管内乳头状肿瘤还应同PanIN鉴别,两者均为发生在导管内的病变,但导管内乳头状肿瘤指临床上或大体上可见的病变,而PanIN则指小的(通常小于

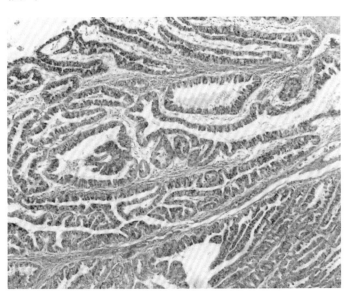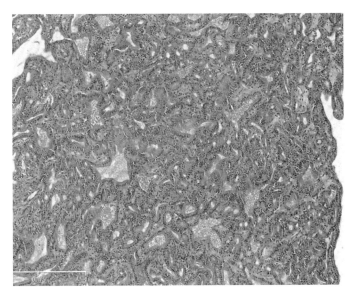

图 7-77　胰腺导管内嗜酸性乳头状肿瘤

肿瘤呈导管内乳头状生长,其典型的衬覆上皮为嗜酸性立方形细胞,胞质嗜酸性颗粒状,排列成多层

图 7-78　胰腺导管内管状乳头状肿瘤

肿瘤由小腺体密集排列,可见粉刺样坏死;细胞高级别异型增生

0.5cm)、大体上见不到的,多为显微镜下才能见到的病变。

(四) 胰腺实性-假乳头瘤

胰腺实性-假乳头瘤(solid-pseudopaplasm of pancreas)亦称乳头状-囊性肿瘤(papillary-cystic tumor)或乳头状上皮性肿瘤或胰腺囊实性肿瘤,为一种少见的胰腺肿瘤。可发生于任何年龄,但多见于青春期及青年女性(男:女比为 1:9,平均年龄为 30 岁)。临床上可无症状或仅有上腹不适。

【大体】多为分界清楚的肿块,直径常达 10cm,多有包膜。黄褐色到红褐色,多质脆、较软(图 7-79)。有些亦可有明显的纤维化和囊变区。囊不规则,内含不规则碎屑。极端囊性变者很像假囊肿。

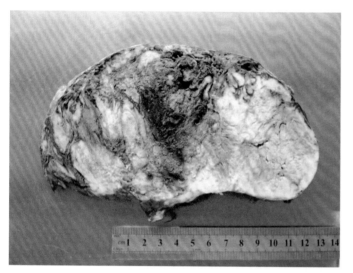

图 7-79　胰腺实性假乳头瘤(大体)
肿瘤为分界清楚的肿块,切面灰黄、灰红,质软,可见出血

【光镜】实性-假乳头瘤的基本结构为细胞丰富的实性巢,其间有丰富的小血管。远离血管的细胞出现退变,而小血管周的细胞围绕小血管形成所谓的假乳头状排列(图 7-80)。虽胞质空泡可很明显,但无真正的腺腔形成。瘤细胞核比较一致,常有纵沟,胞质中等、嗜酸性,典型的瘤细胞质内可见嗜酸性透明小滴。间质常有不同程度的透明变、黏液变或胆固醇沉积及异物巨细胞反应。尽管大体上包膜完整,镜下常向周围胰腺浸润。

胰腺的实性-假乳头瘤的分化方向尚不清楚,某些病例 CD56 阳性,且偶有突触素的表达。有人认为有内分泌分化倾向,但 CgA 总是阴性。腺泡和导管的标志也总为阴性。一半以上的病例也无角蛋白的表达,而波形蛋白和 α_1-抗胰蛋白酶和 α_1-抗糜蛋白酶、β-catenin[32] 和 CD10 常阳性。这些标记物尚不能说明其向什么方向分化。电镜下,可见类似复杂的次级溶酶体的颗粒。免疫组化证实这些颗粒含 α_1-抗胰蛋白酶。肿瘤孕激素受体常阳性。故有人推测其来源于胚胎早期附着于胰腺的生殖脊/卵巢始基细胞。分子生物学研究表明胰腺实性-假乳头瘤常有 β-catenin 的突变。故大

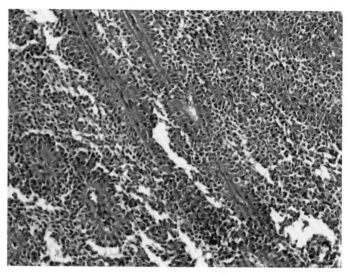

图 7-80　胰腺实性假乳头瘤
可见细胞丰富的实性巢,其间有丰富的小血管,小血管周的细胞围绕小血管形成所谓的假乳头状排列,瘤细胞核比较一致,胞质中等、嗜酸性,偶见瘤细胞质内可见嗜酸性透明小滴

多数肿瘤细胞核免疫组化 β-catenin 染色阳性。约一半病例 CD117 可阳性,但无 c-kit 突变。

胰腺实性-假乳头瘤为低度恶性[33],10%~15% 出现转移。有转移时称实性-假乳头癌(solid pseudopapillary carcinoma)。转移部位主要为肝和腹膜。淋巴结转移少见。若患者就诊时无转移,经完整切除后,一般预后良好。有报道称,即使有转移的病例,亦可存活很多年。

胰腺的实性-假乳头瘤,主要应与胰腺内分泌肿瘤、胰母细胞瘤、腺泡细胞癌等鉴别。免疫组化 CgA 阴性,而波形蛋白弥漫阳性对除外内分泌肿瘤很有帮助。此外,应与肾上腺皮质肿瘤鉴别。肾上腺皮质肿瘤因变性可出现假乳头样的生长类型,免疫组化也为波形蛋白阳性,而角蛋白阴性,此时抑制素染色,肾上腺皮质肿瘤阳性,有助于鉴别。

(五) 胰管上皮内肿瘤

在胰腺导管癌的周围常可见胰管上皮的增生和不典型增生。这些病变在部分慢性胰腺炎中也常见到。我们在 20 世纪 80 年代就曾对此做过比较系统的研究,提出这些病变可能与胰腺导管癌的发生有关。近年引进的胰管上皮内肿瘤(pancreatic ductal intraepithelial neoplasia,Pan IN)的概念把各种胰管上皮增生性变化均收入其内[34]。Pan IN 分成 1A、1B、2、3 四级。Pan IN 1A 为最轻的一种,所包含的有过去称之为黏液细胞化生或称黏液细胞肥大和单纯性增生这样一些导管上皮的增生状态(图 7-81A)。即使这样的早期阶段,部分病例也有 K-ras 的突变。乳头状增生则归为 Pan IN 1B(图 7-81B)。此时上皮可开始有复层。当复层明显,局部出现细胞排列极紊乱,细胞出现异型性时,称为 Pan IN 2(不典型增生)(图 7-81C)。当上皮排列出现明显的高度不典型增生,排列极性消失时,称为 Pan IN 3(图 7-81D)。这些病变同过去的原位癌相当。形态上表现为明显的极性

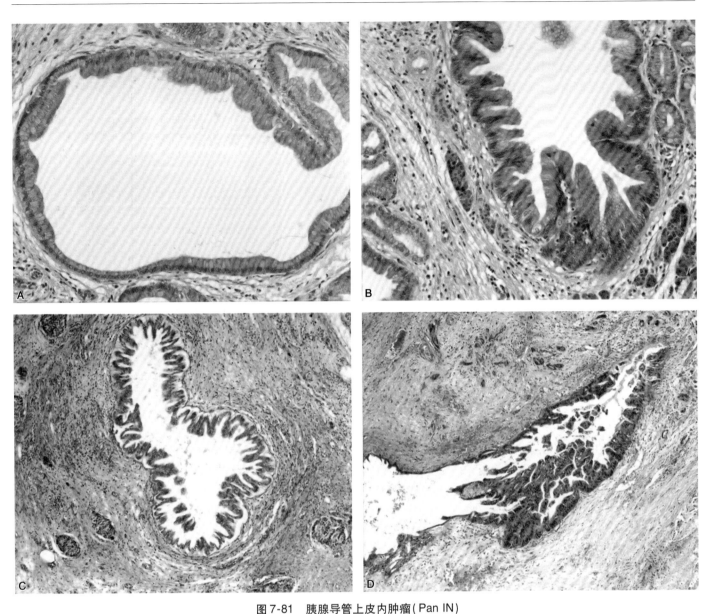

图7-81　胰腺导管上皮内肿瘤(Pan IN)

A. Pan IN 1A:黏液细胞肥大和单纯性增生;B. Pan IN 1B:乳头状增生;C. Pan IN 2:复层明显,局部出现细胞排列极紊乱,细胞出现异型性;D. Pan IN 3:上皮排列出现明显的高度不典型增生,排列极性消失

F7-81　ER

消失,乳头失去纤维轴心,核不规则,核分裂增多。Pan IN 其实很常见,在很多情况下均可见到,但当在胰腺标本中见有 Pan IN 2 和 Pan IN 3 的病变时应注明。

(六)胰腺癌

胰腺癌(pancreatic carcinoma)一般指外分泌胰腺发生的癌。胰腺癌在全世界均呈上升趋势。因其诊治困难,预后不良,在西方国家已跃居恶性肿瘤死亡的第四位。东方国家中的发病率亦明显上升。我国胰腺癌的死亡率已居恶性肿瘤所致死亡的第八位。由于其发病隐匿,很难早期发现和治疗,五年存活率不足 2%。接触某些化学物如 β-萘胺、联苯胺和吸烟为高危因素。据估计约 10% 的胰腺癌具有家族性。其中至少有 5 种家族性综合征与其有关,①有 BRCA-2 生殖细胞突变的家族性乳腺癌;②有 P16 基因生殖细胞突变的家族性非典型性多发性黑色素瘤综合征;③STK11/LKB1 基因生殖细胞突变的 P-J 综合征;④DNA 错配修复基因中生殖细胞突变的遗传性非息肉病性结直肠癌;⑤胰蛋白酶原基因的生殖细胞突变的遗传性胰腺炎。胰腺癌患者中糖尿病的发病率升高,可能为 B 细胞产生过多的淀粉样多肽而导致的继发性糖尿病。虽然胰腺癌可发生于年轻人,但多见于 50 岁以上的人群,男性略多(男女比为 1.6:1)。根据其发生在胰腺的部位分为胰头癌、胰体癌、胰尾癌和全胰癌。其中胰头癌占 60%~70%,胰体癌占 20%~30%,胰尾癌占 5%~10%,全胰癌约占 5%。约 20% 为多灶性。仅约 14% 的胰腺癌可手术切除。临床上胰头癌大多数因累及胆总管而表现为进行性阻塞性黄疸。体尾部癌则更为隐蔽,发现时多已有转移。约1/4患者出现外周静脉血栓。这是因为肿瘤间质中的巨噬细胞分泌 TNF、白介素-1、白介素-6 以及癌细胞本身分泌的促凝血物质共同作用的结果。影像学如 CT、MRI、B 超、PET-CT 等对确定肿瘤具有重要作用。血清 Span-1 和 CA19-9 升高对诊断具有一定的参考意义。

【大体】大多数胰腺癌为一质地硬韧,与周围组织界限不清的肿块(图 7-82)。切面灰白色或黄白色,有时因有出血、囊性变和脂肪坏死而杂有红褐色条纹或斑点,原有胰腺的结构消失。胰头癌体积一般较小,仅见胰头轻度或中度肿大,有时外观可很不明显,触之仅感质地较硬韧和不规则结节感。胰头癌常早期浸润胰内胆总管和胰管,使胆总管和胰管管腔狭窄甚至闭塞。胰管狭窄或闭塞后,远端胰管扩张、胰腺组织萎缩和纤维化。少数胰头癌可穿透十二指肠壁在十二指肠腔内形成菜花样肿物或不规则的溃疡。胰体尾部癌体积较大,形成硬韧而不规则的肿块,常累及门静脉、肠系膜血管或腹腔神经丛而很难完整切除肿瘤。有时肿瘤可累及整个胰体尾部。

【光镜】分型:

1. 导管腺癌(ductal adenocarcinoma)　胰腺癌80% ~ 90%为导管腺癌。肿瘤主要由异型细胞形成不规则,有时是不完整的管状或腺样结构,伴有丰富的纤维间质。高分化导管腺癌主要由分化好的导管样结构构成,内衬高柱状上皮细胞(图 7-83A)、有的为黏液样上皮,有的具有丰富的嗜酸性胞质。这种癌性腺管有时与慢性胰腺炎时残留和增生的导管很难鉴别。胰腺癌的腺管常常不规则、分枝状、上皮呈假复层、癌细胞核极向消失。中分化者由不同分化程度的导管样结构组成,有的与高分化腺癌相似,有的可出现实性癌巢。低分化导管腺癌则仅见少许不规则腺腔样结构,大部分为实性癌巢(图 7-83B)。细胞异型性很大,可从未分化的小细胞到瘤巨细胞,甚至多核瘤巨细胞,有时可见到梭形细胞。在

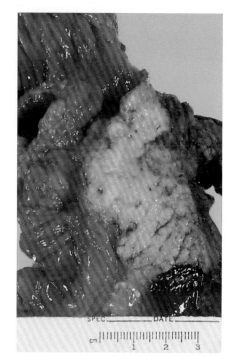

图 7-82　胰头癌
肿瘤切面呈白色,与周围胰腺组织界限不清,部分已侵及十二指肠壁

有腺腔样分化的区域,可有少量黏液。肿瘤的间质含有丰富的 I 和 IV 型胶原以及纤连蛋白(fibronectin)。90%的胰腺导管腺癌可见有神经周浸润。神经周浸润可从胰腺内沿神经到胰腺外神经丛。但要注意的是,胰腺神经可有良性上皮包涵体。慢性胰腺炎时亦可见神经内胰岛成分,应注意鉴别。约半数病例可有血管浸润,尤其是静脉。在 20% ~ 30% 的病例,在癌周胰腺中可见有不同程度的胰腺导管上皮内肿瘤,甚至原位癌。

除以上典型的导管腺癌外,几种特殊的导管腺癌如下:

(1)泡沫腺体型:此型为高分化腺癌,由形成很好的浸

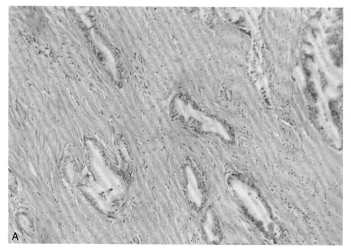

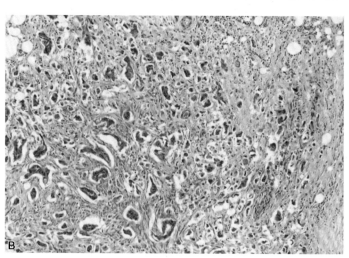

图 7-83　胰腺高分化腺癌
A.肿瘤由分化好的导管样结构构成;胰腺低分化腺癌;B.肿瘤由分化较差的肿瘤性腺体构成,肿瘤细胞呈实性细胞巢样排列,可见单个细胞浸润

润性腺体构成。瘤细胞呈柱状,胞质丰富、淡染。核极性尚可,但核有皱褶。有时特别容易同良性腺体混淆。最特征性的改变为胞质泡沫状呈细小的比较一致的微囊状[35]。在胞质的顶端形成的薄层类似刷状缘的浓染区。虽此浓染的尖端区黏液标记阳性,但微囊状的胞质则阴性,而良性黏液性导管病变 PAS 阳性,TP53 在这些泡沫腺体的细胞核呈阳性。籍此可帮助同良性黏液性导管病变鉴别。

(2)大导管型:偶尔浸润型导管腺癌可因肿瘤腺体的扩张而形成微囊状,尤其是当侵及十二指肠壁时,瘤细胞可分化非常好,应注意同良性扩张的腺体鉴别。此时,成堆的腺体、导管轮廓不规则、反应性增生的间质、腔内坏死性碎屑等有助于癌的诊断。此型预后虽可稍好于普通的导管腺癌但远比黏液性囊腺癌或导管内肿瘤要差。

(3)空泡型:此型中可见腺体套腺体、肿瘤细胞形成筛状的巢,其中有多个大的空泡或微囊。囊中含有细胞碎屑和黏液。这些空泡由多发的胞质内腔融合而成。局灶性的空泡细胞很像脂肪细胞或印戒细胞。

(4)实性巢状型:胰腺导管腺癌可以无明显的腺体形成而为实性巢状排列(图7-84),有些像神经内分泌肿瘤或鳞状细胞癌。但大多数病例均含有导管癌灶。有些病例瘤细胞含有丰富的嗜酸性胞质和单个清楚的核仁,有些病例癌细胞胞质透明,很像肾细胞癌,有人称为透明细胞癌[36]。

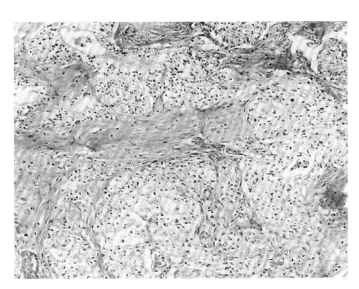

图 7-84 胰腺透明细胞癌
肿瘤组织内无明显的腺体形成而为实性巢状排列,瘤细胞胞质透明

(5)小叶癌样型:偶尔导管腺癌可形成类似乳腺小叶癌的生长类型,癌细胞排列成条索状、靶心状或单个细胞浸润。常可见印戒样细胞,类似胃的弥漫型腺癌。

癌细胞自泌成纤维细胞生长因子(FGF)及转化生长因子 a(TGFa)促进其血管形成和纤维间质增生。胰腺导管腺癌通常表达 CK7、8、18、19 及 CA19-9、CEA 和 B72.3。CK20约25%阳性。某些单克隆抗体如 DU-PAN-2、Ypan-1、Span-1、Tu、DF3 或血型抗原 LE 均在胰腺癌诊断中具有一定意义。但遗憾的是,目前尚无胰腺癌高度特异的标志物。约60%的浸润性导管腺癌 MUC-1 阳性、MUC3、MUC4 和 MUC5AC 阳性。这点与黏液癌、壶腹癌、结直肠癌不同,这些癌常表达 MUC-2。用分子生物学技术检测胰腺癌中癌基因表达和突变,发现90%以上的胰腺癌中 K-ras 癌基因第12密码子均有点突变。这一点可能为从基因水平诊断胰腺癌提供新的思路。c-erbB2 癌基因的表达多出现在浸润性癌组织中,这可能与淋巴结转移的意义相似。约一半的病例有 P53 的突变或异常积聚。95%左右的病例有 p16 失活。DPC4 的失活率约为50%[37]。其他基因分析显示癌组织中可有 fascin、mesothelin、Claudin-4、S100AP、S100A6 和 S100P 的高表达。

2. 与导管腺癌相关的变型

(1)未分化癌(undifferentiated carcinoma):未分化癌又称为多形性癌或分化不良性癌。此型一般无明确的腺管分化,多表现为实性巢片状的生长方式。未分化癌中 K-ras 突变率与导管腺癌相似。

形态上,胰腺的未分化癌可分为:①梭形细胞型(肉瘤样癌):肿瘤主要由梭形细胞构成(图7-85)。②分化不良性巨细胞癌:肿瘤由奇形怪状的单核或多核瘤巨细胞构成(图7-86),有时可有绒癌样细胞。瘤细胞排列成实性巢状或呈肉瘤样排列。组织形态易与绒癌、恶性黑色素瘤、脂肪肉瘤、横纹肌肉瘤、恶性纤维组织细胞瘤混淆,但瘤组织作脂肪、横纹肌、黑色素等特殊染色均阴性。网织染色显示有上皮巢状结构,keratin 染色也提示其上皮性质。这种癌经多切片检查

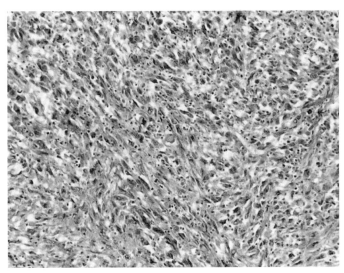

图 7-85 胰腺癌(梭形细胞型)
肿瘤主要由梭形细胞构成,瘤细胞大小不等,核深染

F7-85 ER

常可找到典型的腺癌结构。③癌肉瘤:即上皮及间叶成分均为恶性。④伴有破骨细胞的未分化癌:肿瘤细胞为未分化的恶性上皮细胞,其间散在不同大小的破骨细胞样巨细胞(图7-87),尤其是在出血或骨化或钙化区更多。这些巨细胞确实为组织细胞标志(CD68、溶菌酶等)阳性。而上皮标记阴性。破骨细胞样巨细胞癌亦有 K-ras 的突变。胰腺的未分化癌预后极差。绝大多数患者均在一年内死亡。但伴破骨细胞样巨细胞的未分化癌预后稍好。

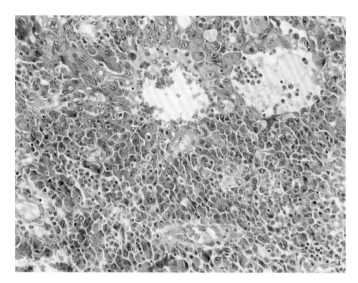

图 7-86　胰腺癌(巨细胞型)
肿瘤由奇形怪状的单核或多核瘤巨细胞构成

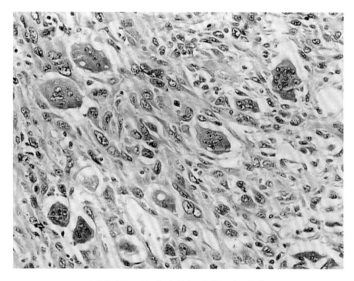

图 7-87　胰腺破骨细胞样巨细胞癌
肿瘤细胞为未分化的恶性上皮细胞,其间散在不同大小的破骨细胞样巨细胞

(2) 胶样癌(colloid carcinoma):亦称黏液性非囊性癌[38],以大量黏液产生为特点。切面可呈胶冻状,故与结肠的胶样癌相似。间质中可产生黏液池,其中可见散在的恶性上皮细胞(图7-88)。这些上皮细胞可呈条索状或筛状排列,亦可形成小管或单个印戒状细胞。胶样癌常常伴有导管

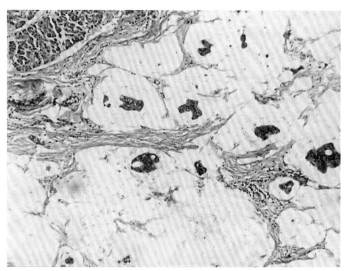

图 7-88　胰腺胶样癌
纤维性间质中可见黏液池,其中可见散在成团的恶性上皮细胞

内乳头状黏液肿瘤或黏液性囊性肿瘤。免疫组化胶样癌与通常的导管腺癌不同,多为肠型表达,如 CK20、MUC2 和 CDX2 阳性。胶样癌中 K-ras 和 P53 的突变率要低于导管腺癌,亦无 DPC4 的缺失。

胶样癌的预后比导管癌要好得多。外科手术后 5 年存活率可达到 55% ,远比导管癌的 12% ~ 15% 要好。有些患者死于血栓栓塞性合并症。

(3) 髓样癌(medullary carcinoma):胰腺的髓样癌偶有报道[39]。像在乳腺和大肠一样,胰腺髓样癌的特征也为推开的边界、合体细胞样分化差的细胞、间质反应很少但常伴有炎症细胞浸润(图7-89)。有关其预后尚知之不多。似乎与通常的导管腺癌无大区别。与通常的导管腺癌不同的是,某些髓样癌常伴有结肠髓样癌中常见的遗传改变,如微卫星不稳定等。但 K-ras 突变率非常低。某些病例有结肠癌的家族史,提示有遗传性癌综合征的可能性。

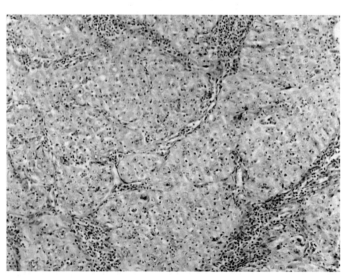

图 7-89　胰腺髓样癌
示分化差的合体细胞样细胞、间质很少但有较多炎症细胞浸润

（4）肝样癌（hepatoid carcinoma）：极罕见,有多角形细胞排列成实性、巢状或小梁状结构,癌细胞胞质嗜酸性颗粒状,核居中,核仁明显,可见胆色素。免疫组化可显示肝细胞分化,如 hepatocyte、paraffin-1、多克隆 CEA 和 CD10 阳性,αFP 也可阳性。此时应注意同腺泡细胞癌和胰母细胞瘤鉴别,因这两个肿瘤也可表达 αFP。

（5）鳞癌（squamous carcinoma）或腺鳞癌（adenosquamous carcinoma）：此型约占胰腺恶性肿瘤的2%,以胰尾部较多。某些病例为腺棘癌。部分可为高分化,有明显角化。部分可为低分化或无角化（图7-90）,甚或基底细胞样。典型的腺鳞癌由腺癌和鳞癌成分混合构成。纯粹的鳞癌非常罕见,如仔细检查,大多数病例均可见多少不等的腺样成分。此型的预后与一般导管腺癌相当或更差。

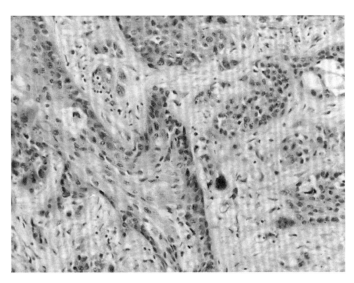

图 7-90　胰腺腺鳞癌
肿瘤由腺癌和鳞癌成分混合构成

（6）大嗜酸颗粒细胞性癌（oncocytic carcinoma of pancreas）：胰腺中此型肿瘤罕见,文献中仅有数例报道。肿瘤可长得很大,可有肝转移。组织学特征为肿瘤细胞具有丰富的嗜酸性颗粒性胞质,核圆形或卵圆形,排列成小巢状,其间有纤维间隔分隔。

【电镜】瘤细胞胞质内充满肥大的线粒体。

（7）黏液表皮样癌（mucoepithelioid carcinoma）和印戒细胞癌（signet ring carcinoma）：在胰腺中偶可见到。

（8）纤毛细胞腺癌（cilia cell carcinoma）：形态与一般导管腺癌相同,其特点是有些细胞有纤毛。

胰腺癌细胞特别容易侵犯神经和神经周围淋巴管。胰头癌远处转移较少而局部浸润早,常早期浸润胆总管、门静脉和转移至局部淋巴结,晚期可转移至肝。而胰体尾部癌易侵入血管,尤其是脾静脉而较易发生广泛的远处转移。常见的转移部位有肝、局部淋巴结、胸腹膜、肾上腺、十二指肠、胃、肾、胆囊、肠、脾、骨、横膈等。少见部位有脑、心、心包、皮肤及皮下组织、卵巢、子宫、膀胱和甲状腺。罕见的部位有睾丸、副睾、前列腺、输尿管、脊髓、食管、肌肉、腮腺、乳腺、脐及肛门等。

胰腺癌临床过程隐匿,不易早期发现,亦无特异症状。主要有体重下降、腹痛、背痛、恶心、呕吐、乏力等表现,胰头癌多数有无痛性进行性黄疸。胰腺癌,尤其是胰体尾部癌易合并有自发性静脉血栓形成和非细菌性血栓性心内膜炎。静脉血栓形成又称为游走性血栓性静脉炎或称 Trousseau 症。近年来影像学技术的进展和细针吸取活检等的应用,已有可能比较早期诊断胰腺癌。

（七）腺泡细胞肿瘤和瘤样病变

1. 腺泡细胞增生（acinar cell hyperplasia）　为一种比较常见的病变,常为偶然发现。低倍镜下,这些增生的结节易与胰岛混淆。腺泡细胞增生可出现不典型增生。有人认为可能为腺泡细胞癌的前驱病变。

2. 腺泡细胞腺瘤（acinar cell adenoma）　为一实性排列的腺泡细胞肿瘤,其性质尚有争论,有人认为是分化好的腺泡细胞癌,在儿童则可能为胰母细胞瘤。

3. 腺泡细胞囊腺瘤（acinar cell cystadenoma）　非常罕见。为单囊或多囊肿物,囊壁衬以分化好的腺泡细胞（图7-91）,囊通常不与胰管相通。此瘤为腺泡细胞囊腺癌的良性型。

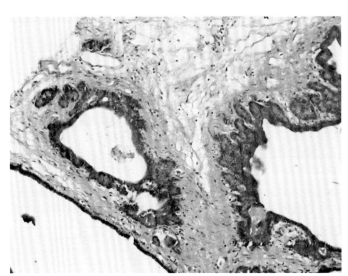

图 7-91　胰腺腺泡细胞囊腺瘤
肿瘤呈多囊状,囊壁衬以分化好的腺泡细胞

4. 腺泡细胞癌（acinar cell carcinoma）　很少见,仅占胰腺癌的1%～2%。常见于60余岁的老人,以男性较多,偶见于儿童。临床无特异症状,黄疸罕见,一部分患者可因脂肪酶的过多分泌而出现皮下脂肪坏死、多关节病或嗜酸细胞增多以及血栓性心内膜炎。

【大体】腺泡细胞癌通常较大,平均直径11cm,实性,分界清楚,包膜完整。常有广泛的坏死和囊性变。因无明显的间质反应,故常质地较软。有时也可长在导管内。

【光镜】腺泡细胞癌细胞密集,呈巢状或片状排列。间质反应轻微,在很多病例中几乎无间质。癌巢中可见腺泡或小腺腔结构,核位于基底。有时可见呈小梁状或实性排列。

瘤细胞胞质中等,有时胞质丰富,尖端胞质为嗜酸性颗粒状。核圆形或卵圆形,异型性不大,但有明显的单个核仁,核分裂多少不等(图7-92)。淀粉酶消化后PAS阳性染色对确诊很有帮助。免疫组化证实胰蛋白酶、脂肪酶、糜蛋白酶的分泌对诊断有重要价值。抗BCL-10(克隆331.1)据称是腺泡细胞及其肿瘤特异且敏感的标志。偶尔,腺泡细胞癌可表达αFP。电镜下找到酶原颗粒和不规则原纤维颗粒对诊断有重要意义。另外,亦常见到多形性含细丝的膜包绕的包涵体。

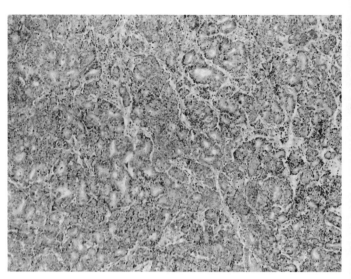

图7-93　胰腺小腺体癌
肿瘤由很多小腺体结构及实性癌巢组成,其间有纤细的纤维间隔。细胞可为立方或柱状,核较为一致,可见小灶性坏死,在小腺体的腔缘可见少量黏液

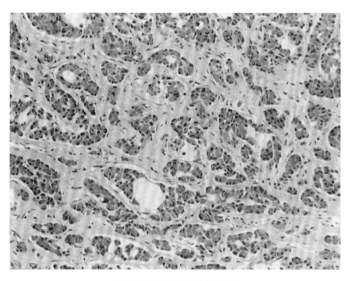

图7-92　胰腺腺泡细胞癌
瘤细胞密集,呈巢状或片状排列,部分为腺泡或小腺腔结构,间质反应轻微。瘤细胞胞质中等丰富,尖端胞质为嗜酸性颗粒状,核圆形或卵圆形,位于基底部,异型性不大

腺泡细胞癌无导管腺癌中常见的*K-ras*、*P53*、*P16*或*DPC4*等改变。但有较高频率的*APC/β-catenin*基因突变和染色体11P的等位基因丢失[40]。腺泡细胞癌易早期转移,最常见转移的部位为局部淋巴结和肝,有些患者可出现远处转移。腺泡细胞癌预后不良,很少病例存活超过5年。个别报道表明其临床病程稍好于导管腺癌。

5. 腺泡细胞囊腺癌

【大体】似微囊型腺瘤,表现为明显的囊性肿物,囊之间的肿瘤细胞同腺泡细胞癌相同。

6. 小腺体癌(microglandular carcinoma)　为少见类型的胰腺癌。胰头部较为多见,肿瘤很大。

【光镜】肿瘤由很多小腺体结构及实性癌巢组成,其间有纤细的纤维间隔。细胞可为立方或柱状,核较为一致,常见小灶性坏死,在小腺体的腔缘可见少量黏液(图7-93)。近来研究表明,此型胰腺癌可能为腺泡细胞和内分泌细胞复合性肿瘤。电镜下可见少许神经内分泌颗粒。

7. 混合性腺泡肿瘤　约40%的腺泡细胞癌中可见散在的内分泌细胞。实际上,如果用抗CEA抗体做免疫组化染色很多病例均可见到少量导管成分。当导管或内分泌成分占到肿瘤30%以上时称混合性癌[31]。混合性癌包括混合性导管-腺泡细胞癌、混合性腺泡-内分泌癌、混合性导管-内分

泌癌或混合性腺泡-内分泌-导管癌。此时需要免疫组化来确定所含的各自成分。多数情况下这些肿瘤均以腺泡细胞癌成分为主。故主张将其视为腺泡细胞癌的一个亚型。

(八) 胰腺神经内分泌肿瘤

内分泌胰腺是弥散神经内分泌系统的重要组成部分,因胰腺的内分泌细胞不仅集中构成大量胰岛,还有不少散在分布在大小胰管上皮内和腺泡内。

胰岛在胰腺内的分布不均匀,以尾部最多,体部次之,头部最少。体尾部的胰岛一般呈圆形或卵圆形,形态较规则;而胰头部的胰岛体积小而且形态不规则。全部胰岛的重量为1～2g,占整个胰腺体积的1%～2%。成人胰岛内主要含4种细胞,即分泌胰岛素的B细胞、分泌高血糖素的A细胞、分泌生长抑素的D细胞和分泌胰多肽的PP细胞。关于第5种细胞(D1细胞),据认为能分泌VIP样活性肽,但并不是所有抗VIP的血清均能染出这种胰岛细胞。除上述外还有极少数分泌生物胺的肠嗜铬细胞(EC细胞)和分泌促胰泌素的S细胞。胚胎和新生儿胰内可能有分泌胃泌素的G细胞。

胰腺神经内分泌肿瘤是指起源于胰腺的具有显著神经内分泌分化的肿瘤。包括高分化(低到中级别/1级和2级)神经内分泌瘤(neuroendocrine tumours,NETs)和低分化(高级别/3级)神经内分泌癌(neuroendocrine carcinomas,NECs)。

2010版WHO分类中神经内分泌瘤及神经内分泌癌的诊断标准主要是根据核分裂数和Ki-67增殖指数确定的,神经内分泌瘤核分裂象<20/10HPF或Ki-67指数<20%(1级核分裂象<2/10HPF,2级核分裂象2～20/10HPF),神经内分泌癌核分裂象>20/10HPF或Ki-67指数>20%[31]。神经内分泌癌分为大细胞神经内分泌癌和小细胞神经内分泌癌两种类型。混合性腺-神经内分泌癌同时具有外分泌和神经内分泌成分,每种成分至少占30%,包括混合性腺泡-神经内分泌癌、混合性导管-神经内分泌癌,以及混合性腺泡-神经

内分泌-导管癌。胰腺神经内分泌肿瘤根据其与激素分泌引起的临床症状相关性分为功能性和无功能性两大类。直径小于0.5cm的无功能性神经内分泌肿瘤称为胰腺神经内分泌微腺瘤。

1. 功能性胰腺内分泌肿瘤 功能性胰腺内分泌肿瘤（胰岛细胞瘤）已知的有6种，即：胰岛素瘤、胃泌素瘤、高血糖素瘤、生长抑素瘤、VIP瘤和PP瘤。这些功能性胰腺内分泌肿瘤在形态上很相似，单纯根据大体或光镜下形态不结合临床症状和激素测定很难确定其类型。大体上这些肿瘤体积一般较小，多数直径为1~5cm。包膜完整或不完整，与周围组织界限清楚。切面粉白至暗红色。一般质软，均质，但如间质纤维化、钙化和（或）砂粒体形成以及淀粉样变明显则质地韧或硬，光镜下瘤细胞与正常胰岛细胞相似，核常显不同程度的异型性，但核分裂罕见。组织学主要有3种类型，高柱状或立方形的瘤细胞排列成：①花带、小梁或脑回状，有丰富的薄壁血窦分隔；②腺泡样、腺样或菊形团样；③实性团块或弥漫成片（图7-94）。有人提出肿瘤的组织形态可反映所分泌的激素种类，如花带、小梁或脑回状多见于胰岛素瘤或高血糖素瘤，而腺泡样、腺样或菊形团样多见于胃泌素瘤或VIP瘤，但多数研究者分析的结果不能证实上述观点。

由于不同功能的胰腺内分泌肿瘤在HE染色切片中的形态相似，所以以往曾试图用组织化学方法来鉴别各种功能性胰腺内分泌肿瘤，如用醛复红染色鉴别B细胞、用Hellerstrom-Hellman染色鉴别D细胞、Fontana-Masson染色鉴别EC细胞和Grimelius染色鉴别A和D1细胞等，但是这些染色都不特异，只有免疫组化才能特异地鉴别出各种功能性胰腺内分泌肿瘤。功能性神经内分泌肿瘤表达广谱神经内分泌标志物（嗜铬素CgA，突触素SYN），CgA常局灶表达，SYN常弥漫阳性，PGP9.5、CD56等也可阳性，但特异性较低，神经内分泌癌CgA及SYN等表达常比分化好的神经内分泌瘤低，尤其是小细胞神经内分泌癌可以不表达神经内分泌标志物。多数胰腺神经内分泌肿瘤还可表达CK8、CK18、CK19、CEA和CA199，也有少数肿瘤表达CD99。在功能性神经内分泌肿瘤中可以检测到相应的肽类激素，但一定要明确的是功能性神经内分泌肿瘤是根据临床症状而不是根据免疫组化染色确定的，没有临床症状的无功能性肿瘤也可检测到激素表达，神经内分泌癌可以不表达肽类激素。神经内分泌癌常表达P53，而神经内分泌瘤则很少表达P53。

电镜在鉴别诊断上有一定价值，但也有一定限制，因只有瘤细胞含像正常细胞那样典型的分泌颗粒时电镜才能起到鉴别的作用。然而大多数功能性胰腺内分泌肿瘤常常只含不典型的分泌颗粒。

目前认为除了胰腺神经内分泌微腺瘤是良性的以外，所有胰腺神经内分泌肿瘤都具有恶性潜能。

（1）胰岛素瘤：由B细胞发生的胰岛素瘤（insulinoma）的临床特点为：①高胰岛素血症和低血糖；②患者发作时出现恍惚、意识障碍甚至昏迷，进食或注射葡萄糖可缓解；③空腹血糖一般低于50mg/dl。胰岛素瘤是最早发现和最常见的功能性胰腺内分泌肿瘤，占胰腺内分泌肿瘤的70%~75%。任何年龄都能发生。无性别差异。胰岛素瘤多数为良性，恶性率<10%。90%为单发，10%为多发性，大多数肿瘤的最大径1cm~2cm。切面像淋巴结（图7-95）。

【电镜】部分肿瘤细胞含典型的B细胞分泌颗粒，即颗粒含电子密度高的晶体状核心和很宽的空晕。另有些胰岛

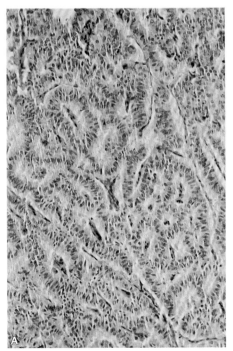
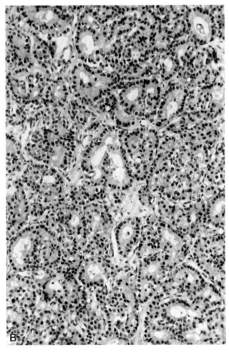
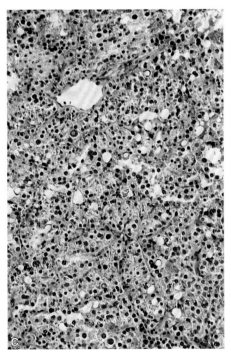

图7-94 胰腺内分泌肿瘤的组织学类型
A. 花带状；B. 腺样；C. 弥漫成片

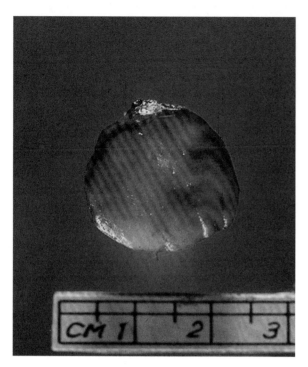

图 7-95　胰岛素瘤
大小及切面像淋巴结

素瘤只含不典型的分泌颗粒。不同肿瘤和不同瘤细胞中分泌颗粒的量和分布变异很大。

【免疫组化】胰岛素瘤中抗胰岛素抗体免疫反应阳性（图 7-96），但阳性的瘤细胞的量和分布不均匀，而且瘤细胞的免疫反应性总是比邻近正常胰岛中的 B 细胞要弱得多。放射免疫测定证实胰岛素瘤中瘤细胞内胰岛素含量较正常

B 细胞少，而患者血清中前胰岛素 proinsulin 较正常为高，50% 左右的胰岛素瘤为多激素分泌[41]。免疫组化显示除 B 细胞外还含不等量的 A、D、PP 和 G 细胞等。有些胰岛素瘤特别是分化差和分泌颗粒少的 CgA 阴性而 Syn 总是阳性。分子生物学技术检测显示大多数肿瘤有 CgA mRNA。

【遗传学】3q 丢失和 15q 增多较多见，9q34 增多，1p36 和 11q 丢失在 <2cm 的胰岛素瘤中已能检测到。胰岛素瘤频发 MEN1 抑癌基因和 22q 的 LOH。虽然 40% 的胰岛素瘤可出现 11q13（MEN1 的位点）丢失，但 MEN1 基因突变罕见。

（2）胃泌素瘤（gastrinoma）（G 细胞瘤）：是第二个常见的功能性胰腺内分泌肿瘤，占胰腺内分泌肿瘤的 20% ~ 25%。男性稍多见。1955 年 Zollinger 和 Ellison 报道 2 例临床有严重的上消化道溃疡病和显著的胃酸分泌过多，胰内有非 B 细胞肿瘤。以后发现胰内肿瘤能释放大量胃泌素，过多胃泌素造成高胃酸和顽固性消化性溃疡。此瘤遂命名为胃泌素瘤。有上述症状、体征和胃泌素瘤者为 Zollinger-Ellison 综合征（ZES）。ZES 患者 75% 的溃疡位于十二指肠近端，其次为胃，少数位于十二指肠第二段以远，甚至空肠。患者除反复发作的消化性溃疡外还可有腹泻、脂肪泻和维生素 B$_{12}$ 吸收不良，少数患者可以只有腹泻的症状而无溃疡。

虽然正常成人胰内没有 G 细胞，但 60% ~ 90% 的胃泌素瘤发生在胰内，约 14% 位于十二指肠。其他少见部位有空肠、胃、肝门、脾门、卵巢、甲状旁腺和淋巴结等。胃泌素瘤侵袭性生长及转移率高（50% ~ 70%），体积小而多发（40% ~ 60% 为多发），所以手术时常常不易切净，一般认为只有肿瘤切除后血清胃泌素水平降至正常才能认为已切除干净。胃泌素瘤虽侵袭性生长及转移率高但预后较好，肿瘤

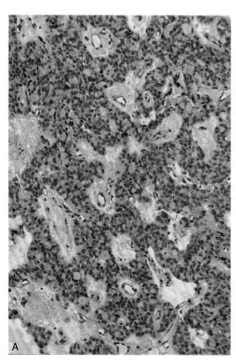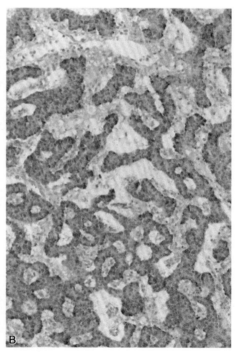

图 7-96　胰岛素瘤
A. 瘤细胞排列成小梁状；B. 胰岛素染色阳性

直径一般<2cm,多发性多见。形态上确诊胃泌素瘤的唯一方法是用免疫组化染色:胃泌素和CgA阳性。

【电镜】部分胃泌素瘤细胞含典型的胃窦G细胞颗粒(G17),这种颗粒直径300nm。核心絮状;部分肿瘤细胞则含小肠G细胞颗粒(G34),这种颗粒直径175nm,核心电子密度高,空晕窄。多数胃泌素瘤的分泌颗粒不典型,所以单靠电镜不能鉴别胃泌素瘤还是其他内分泌肿瘤。

【遗传学】3p和18q21丢失常见,MEN1位点(11q13)丢失和突变发生率可达90%和37%。1q LOH与肿瘤的侵袭性和肝转移密切相关。

(3) 高血糖素瘤(glucagonoma):占胰腺内分泌肿瘤的1%左右。1966年Mc Gavran等报道了第1例分泌高血糖素的A细胞瘤。患者的临床特点为坏死性游走性红斑、血中高血糖素水平高、葡萄糖耐量试验不正常、消瘦、贫血、舌炎、口炎和易患静脉血栓等。此后文献上陆续有此瘤的报道。部分高血糖素瘤临床无症状,只是在血清测出血内高血糖素增高和电镜下瘤细胞含A细胞样分泌颗粒后才得以确诊。80%的高血糖素瘤呈恶性。高血糖素瘤多见于中年人,女性较多见。肿瘤大多数位于胰尾部,一般为单个。免疫组化高血糖素呈不同程度阳性(图7-97)。由前高血糖素(proglucagon)衍生来的多肽如glicentin和glucagon样肽1和2则总是阳性。电镜下瘤细胞的分泌颗粒形态变异大,大小自150~300nm不等。

(4) 生长抑素瘤:生长抑素瘤(somatostatinoma)较少见。1977年Larsson等报道了第1例。临床特点为糖尿病、低胃酸或无胃酸、胆石症、腹泻、脂肪泻、血内生长抑素水平增高等。生长抑素瘤多见于中老年女性。多数呈高侵袭性生长或发生转移。胰内好发部位为胰头,胰外好发于十二指肠和壶腹部,十二指肠生长抑素瘤常含不等量的砂粒体。

【免疫组化】除somatostatin阳性外其他胰腺的肽类激素亦可阳性。

【电镜】分泌颗粒形态与D细胞的颗粒相似。部分肿瘤可分泌其他激素如降钙素、ACTH和胃泌素释放多肽(GRP)等(图7-98,图7-99)。

(5) 致腹泻性肿瘤:致腹泻性肿瘤(VIPoma)占胰内分泌肿瘤的3%~4%,1958年Verner和Morrison描述了另一种综合征。这种患者有严重和顽固性的水样泻、低钾、低胃酸或无胃酸(watery diarrhea,hypokalemia,hypochlorhydria or Achlorhydria,简称WDHH或WDHA),胰内有非B细胞肿瘤。这一综合征称为Verner-Morrison综合征(VMS)。VMS多数由胰内VIP瘤引起,但神经节瘤、神经节神经母细胞瘤以及分泌VIP的嗜铬细胞瘤亦能引起。多数VIP瘤用放射免疫测定和免疫组化可测出VIP,而且患者血清VIP水平也升高。虽然正常成人胰腺内无VIP细胞,但大多数VIP瘤发生于胰腺。50%~75%的肿瘤为恶性。肿瘤体积一般较大,直径2cm~7cm。

【免疫组化】显示VIP和PP阳性。

【电镜】瘤细胞含圆形或不规则形分泌颗粒,直径约150nm,核心电子密度高,空晕极窄。多数肿瘤含不典型分泌颗粒,因此很难根据电镜下结构进行鉴别诊断。

(6) 胰多肽瘤:胰多肽瘤(pancreatic polypeptide tumor,PPoma)少见。这些肿瘤不仅在电镜下和用免疫组化证实瘤细胞主要为PP细胞,而且从患者血内及瘤组织的提取物中可测出高浓度PP,手术后血内PP水平下降。胰多肽瘤所引起

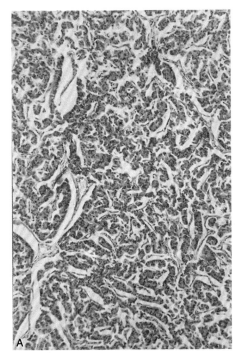
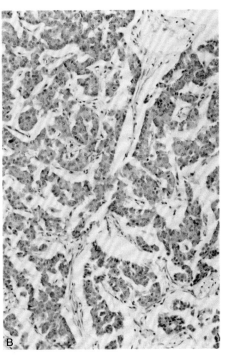

图7-97 胰高血糖素瘤
A.瘤细胞排列成索状;B.高血糖素染色阳性

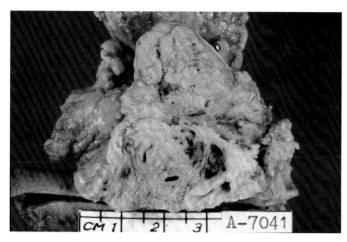

图 7-98　胰体部生长抑素瘤(已转移至肝),肿瘤切面包绕大血管

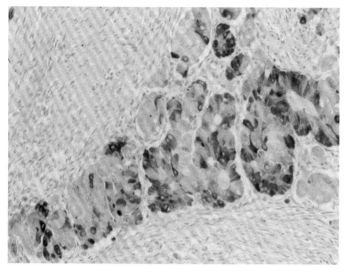

图 7-99　胰体部生长抑素瘤
肿瘤浸润胰周组织,生长抑素染色强阳性

的临床症状不特异,与 VIPoma 症状相似,所以有些学者将此瘤归入 VIPoma。另有一些胰多肽瘤临床功能不明显,因此此类胰多肽瘤被归入无功能胰腺内分泌肿瘤。大多数胰多肽瘤为良性。Tomita 等报道 1 例 26 岁男性患胰多肽瘤发生转移。

(7) 多激素分泌性胰腺内分泌肿瘤:至少有 50% 或更多的功能性胰腺内分泌肿瘤为多激素分泌性。胰多肽是最常见的一种,特别是高血糖素瘤中可含多量胰多肽。其他胺和肽类激素有 5-羟色胺、前列腺素、绒毛膜促性腺激素、神经降压素、ACTH、促黑色素细胞激素(MSH)、降钙素、促胰泌素、VIP、胃泌素、胰岛素、高血糖素和生长抑素等。多激素分泌性肿瘤少则分泌 2 种激素,多则可达 5 种以上,如胃泌素瘤中可测出胰岛素、高血糖素、胰多肽、VIP、促胰泌素、ACTH、MSH、绒毛膜促性腺激素和生长抑素等。

多激素分泌肿瘤在临床上绝大多数只表现为一种激素引起的症状,如胃泌素瘤可含其他激素,但临床大多数只表现为 ZES。很少数肿瘤可同时出现两种或两种以上激素所引起的症状或相继出现不同的综合征,如分泌胰岛素和胃泌

素的肿瘤可同时或相继出现高胰岛素血症和 ZES。

(8) 分泌异位激素的胰腺肿瘤:有的胰腺肿瘤可分泌 ACTH 引起 Cushing 综合征或分泌生长激素释放激素(GHRH)引起肢端巨大症或分泌 PTH 而引起甲旁亢,这种肿瘤多数为恶性,有局部或远处转移。文献报道一组 42 例由胰腺肿瘤引起的 Cushing 综合征,5 年存活率仅 16%。

2. 无功能性胰腺内分泌肿瘤　占胰腺内分泌肿瘤的 15%~20%。多见于青年女性。由于无症状,所以肿瘤体积较大,平均直径可达 10cm。有完整的包膜。切面常显出血、坏死及囊性变。光镜下形态与功能性肿瘤无区别。

近年来由于放射免疫测定和免疫组化等技术的应用已发现不少所谓的无功能性胰腺内分泌肿瘤,实际上含多种内分泌细胞,能分泌多种激素,只是这些激素不产生临床症状而已。一组 26 例无功能胰腺内分泌肿瘤中 88.5% 含 1~4 种肽类激素,69.2%(18/26)含多种(2~4 种)激素,其中 38.8%(7/18)同时分泌 4 种激素。电镜下多数能找到不等量的神经分泌颗粒。一般无功能胰腺内分泌肿瘤免疫组化均显 CgA、NSE 和 Syn 阳性。

【遗传学】CGH 显示无功能胰腺内分泌肿瘤有高频率染色体异常特别是恶性瘤,4p 增多(40%)和 6q 丢失(50%)在直径<2cm 的无功能胰腺内分泌肿瘤中已发现。

3. 胰岛增生　一些具有高胰岛素血症的患者,手术时找不到胰岛肿瘤。这部分患者有些可能是由于胰岛增生(图 7-100)所致。糖尿病产妇的婴儿,有的婴儿胰岛增生,大小形态不一,弥漫分布于外分泌胰腺中。这种胰岛内的 B 细胞增生肥大,功能活跃,称为胰腺内分泌细胞增殖症(nesidioblastosis)。

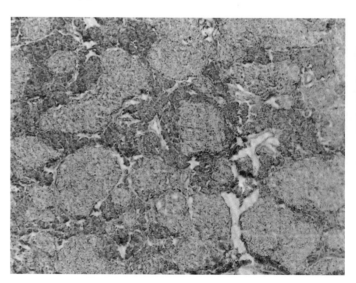

图 7-100　胰岛增生
胰岛密度明显增高胰岛大小形态不等

(九) 胰母细胞瘤

胰母细胞瘤(pancreatoblastoma)在成人罕见。主要见于儿童,尤其 10 岁以下者,平均年龄为 4 岁[31]。故亦称儿童型胰腺癌。男女发病率相近。某些病例为先天性,可伴有

Beckwith-Wiedemann 综合征,偶尔可合并结肠息肉病。

【大体】肿瘤呈分界清楚的肿块,质软。肿瘤一般较大,直径 7~12cm,多累及胰头及胰体。来源于胰头腹胰部分的胰母细胞瘤多有包膜,而来源于背胰部分的肿瘤多无包膜。常有出血坏死。

【光镜】胰母细胞瘤是一种发生于胰腺的上皮性恶性肿瘤,以腺泡分化为主,可有不同程度的内分泌和导管分化,有鳞状小体形成(图 7-101)。肿瘤细胞密集,通常呈分叶状分布。瘤细胞为比较一致的多角形细胞,形成巢状、条索状、管状或腺泡状结构,腺腔内有少许 PAS 阳性物质。瘤细胞巢之间有细胞丰富的间质带。某些病例间质本身亦可为瘤性,有时可有骨或软骨成分。免疫组化可显示腺泡、导管及内分泌分化的迹象。几乎所有的病例均可见到腺泡的分化,无论是免疫组化或电镜均可见到腺泡分化的证据。肿瘤细胞可产生 αFP。鳞状小体是诊断胰母细胞瘤的重要特征。这些小体可由较大梭形细胞松散聚合而成,也可有明显的鳞状上皮分化。鳞状小体的确切性质尚不清楚,其特征性的免疫组化表型为 CK8/CK18/CK19/EMA 阳性,而 CK7 阴性。因 APC 或 β-catenin 基因突变可出现特征性的 β-catenin 的核移位。大多数病例可见染色体 11P 高度印记区的杂合性缺失,这与 Wilm 瘤和肝母细胞瘤相似。内分泌和导管的分化通常只占肿瘤的一小部分。

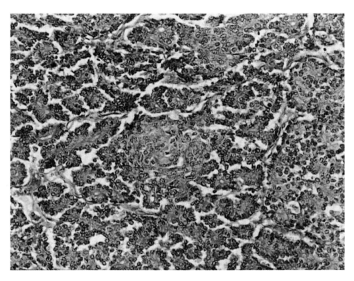

图 7-101　胰母细胞瘤
肿瘤细胞密集,通常呈分叶状分布,瘤细胞为比较一致的多角形细胞,形成巢状、条索状、管状或腺泡状结构,图中央可见鳞状小体

胰母细胞瘤的预后取决于是否有转移。在儿童,如果在转移发生之前完全切除肿瘤,则预后较好,术前化疗反应亦较好。有转移者则预后差。在成人病例,预后均差。

（十）　其他肿瘤和瘤样病变

1. 先天性囊肿(congenital cyst)　多为多发性,常合并肝和肾的先天性囊肿。通常是胰导管发育异常的结果。先天性囊肿的大小自几毫米到直径 3~5cm 不等,内壁光滑,衬覆扁平或低柱状上皮(图 7-102),有时上皮可完全萎缩。囊内含有浆液、黏液或感染出血而形成的混浊液体。胰先天性囊肿合并小脑血管母细胞瘤、视网膜血管瘤和胃先天性囊肿时称为 Von Hippel-Lindau 病,亦称胰腺囊性异型增生(pancreatic cystic dysplasia)。

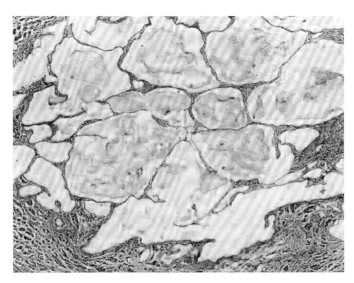

图 7-102　胰腺先天性囊肿
囊内壁衬覆扁平或低柱状上皮,上皮多呈萎缩状态

2. 滞留性囊肿(retention cyst)　是胰管阻塞的结果。这种囊肿的衬覆上皮为一般的导管上皮,但由于伴发的炎症和出血,有时囊壁可无上皮衬覆,囊内亦可含有多种胰酶,使其同假囊肿不易区别。滞留性囊肿多位于胰尾部,大小 1~20cm,囊壁纤维组织中常有不同程度的炎症反应和出血、甚至钙化。

3. 假性囊肿(pseudocyst)　除发生于胰腺炎外,胰腺外伤及手术后均可形成假囊肿。假性囊肿可很大,甚至突出胰腺进入小网膜囊,约 15% 的病例可为多发性。

【大体】假性囊肿壁呈不规则增厚,内面不平,囊内含混浊血性液体。

【光镜】囊壁内面无上皮衬覆(图 7-103)。囊内容物淀粉酶含量高。

假性囊肿的合并症为穿孔和出血。出血多来至脾动脉,有时可引起猝死。

4. 淋巴上皮性囊肿(lymphoepithelial cyst)　胰腺的淋巴上皮性囊肿形态上与头颈部的鳃裂囊肿相似,常为鳞状上皮衬覆的囊肿,壁内有大量淋巴细胞,并常有生发中心形成。有人认为是由于胰腺导管在发育中突入到淋巴结或脾内所致。

5. 黏液性非瘤性囊肿(mucinous non-neoplastic cyst)　可为单囊或多囊,由单层黏液上皮衬覆。它可能为黏液性囊腺瘤最为良性的表现形式。

其他病变如寄生虫性囊肿、局灶性结节性纤维化、表皮样囊肿等亦偶见于胰腺。

6. 间叶性肿瘤　良恶性软组织肿瘤和淋巴瘤在胰腺均

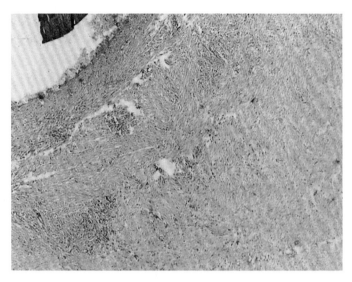

图 7-103　胰腺假性囊肿
囊壁由纤维结缔组织构成,其内有明显的炎细胞浸润,囊内壁无上皮衬覆

很罕见。报道稍多的为平滑肌瘤、横纹肌肉瘤、恶性血管外皮瘤和恶性纤维组织细胞瘤以及其他肉瘤。恶性淋巴瘤可原发于胰腺,但很罕见。淋巴细胞性白血病可累及胰腺,并可形成较大的肿块而与胰腺癌混淆。这些结合临床尤其是骨髓改变应能鉴别。偶有胰腺绒癌、炎性肌成纤维细胞瘤、尤因肉瘤/PNET 的报道。

八、转移性肿瘤

胰腺的转移性肿瘤较为少见,主要见于乳腺癌、肺癌、恶性黑色素瘤和胃癌。胰腺的转移癌有时可诱发急性胰腺炎。

九、胰腺细针吸取细胞学活检

胰腺深居腹膜后,周围结构复杂。胰腺肿瘤,无论是外分泌肿瘤还是内分泌肿瘤均很难定位和确诊。尤其是胰腺癌,早期无特异症状,传统要确诊必须开腹探查作楔形切取活检或粗针穿刺活检。这些方法既给患者带来痛苦,又很容易导致胰瘘、出血及感染等并发症,甚至造成患者的死亡。近年来细针吸取细胞学活检的开展,大大改进了胰腺肿瘤的确诊手段。细针(20~24 号、直径 0.5~0.9mm)吸取可在手术中进行,因细针无造成胰瘘的危险,可向多方向广泛穿刺吸取细胞,比一般活检取材广泛得多,因而大大提高了活检的阳性率。对壶腹部肿瘤及胰腺内分泌肿瘤均可明确诊断。此外在 CT、B 超、PTC、ERCP 等影像学手段的引导下可经皮进行肿物穿刺吸取,也可达到很高的阳性率(50%~85%)。术中穿刺胰腺肿瘤的阳性率则可达到 89%~100%。一般无假阳性,经皮穿刺一方面可在术前即明确诊断,对晚期患者也免去了不必要的开腹探查。细针穿刺吸取细胞学现已广泛用于很多肿瘤的诊断。因针细、穿刺后几乎不留针孔,故出血等合并症罕见,亦极少有肿瘤沿针道种植的危险。因此细针穿刺吸取细胞学是简便易行,安全可靠,并发症极少

和准确性很高的诊断方法,在胰腺癌及胰腺其他肿瘤的诊断中已成为必不可少的手段。

细针穿刺胰胆管细胞学诊断报告,目前采用 Papanicolaou Society of Cytopathology 发布的 2014 版胰胆管细胞学指南中的诊断分类标准[42],包括样本不满意、未见瘤细胞(阴性)、非典型细胞(核异质细胞)、肿瘤(良性,或其他)、找到可疑恶性肿瘤细胞、找到恶性肿瘤细胞等六个诊断;基本涵盖了胰腺的主要病变,提供临床更多信息。

(陈杰　常晓燕)

参 考 文 献

[1] Harris E, Washington K, Lamps LW. Acute and chronic hepatitis//Odze RD, Goldblum JR. . Surgical Pathology of GI tract, liver, biliary tract, and pancreas [M]. Saunders, 2009: 1003-1034.

[2] Desmet VJ. Liver—Non-neoplastic disease//Rosai and Ackerman's Surgical Pathology[M]. 10th ed, Mosby Elsevier 2011, Edinburgh, London. New York: 857-942.

[3] Bioulac-Sage P, Balaband C. Toxic and drug-induced disorders of the liver//Odze RD, Goldblum JR. Surgical Pathology of GI tract, liver, biliary tract, and pancreas [M]. Saunders, 2009, 1059-1086.

[4] Czaja AJ, Carpenter HA. Autoimmune hepatitis//MacSween RNM, et al. Pathology of the liver. 4th ed. Churchill Livingstone, 2002: 415.

[5] Kumar V, Abbas AK, Fauston. Genetic disorders//Kumar V, et al. Robbins and Cotran Pathologic Basis of Disease [M]. 8th ed. Elsevier Saunders. 2010: 135.

[6] Racine-Samson L, Scoazee JY, D'Errico A, et al. The metabolic organization of the adult human liver: A comparative study of normal, fibrotic and cirrhotic liver tissue [J]. Hepatology, 1996, 24: 104-113.

[7] Nguyen BN, Flejou JF, Terris B, et al. focal nodular hyperplasia of the liver: A comprehensive pathologic study of 305 lesions and recognition of histologic forms[J]. Am J Surg Pathol 1999, 23: 1441-1454.

[8] 周炜洵,陈杰. 肝结节性再生性增生的临床病理学观察[J]. 中华病理学杂志,2002,31:34-37.

[9] Bosman FT, Carneiro F, Hruban RH, et al. Tumors of the liver and intrahepatic bile ducts//Bosman FT, et al. WHO Classification of Tumors of the digestive system [M]. IARC Press Lyon, 2010: 195-262.

[10] Rosai J. Tumors and tumor-like conditions//Rosai J. Rosai and Ackerman's Surgical Pathology. 10th ed. Mosby, 2011: 942-980.

[11] Albores-Saavedra J, Hoang MP, Murakata LA, et al. Atypical bile duct adenoma, clear cell type: a previously undescribed tumor of the liver[J]. Am J Surg Pathol, 2001, 25: 956-960.

[12] Makhiouf HR, Ishak KG, Goodman ZD. Epithelioid hemangioendothelioma of the liver. A clinicopathologic study of 137 cases [J]. Cancer, 1999, 85: 562-582.

[13] Cook JR, Pfeifer JD, Dehner LP. Mesenchymal hamartoma of the

liver in adult：association with distinct clinical features and histological changes［J］. Hum Pathol,2002,33：893-898.

［14］ Dalle I,Sciot R,de Vos R,et al. Malignant angiomyolipoma of the liver：a hitherto unreported variant［J］. Histopathology,2000, 36：442-450.

［15］ Flemming P,Becker T,Klempnauer J,et al. Benign cystic mesothelioma of the liver［J］. Int J Surg Pathol,2002,26：1523-1527.

［16］ Rosai J. Gallbladder and extrahepatic bile duct//Rosai J. Rosai and Ackerman's Surgical Pathology［M］. 10th ed. Mosby,2011： 981-1004.

［17］ Bosman FT,Carneiro F,Hruban RH,et al. Tumors of the gallbladder and extrahepatic bile ducts. //Bosman FT,et al. WHO Classification of Tumors of the digestive system［M］. IARC Press Lyon,2010：263-278.

［18］ Adsay NV,Kimstra DS. Benign and malignant tumors of the gallbladder and extrahepatic biliary tract//Odze RD,Goldblum JR. Surgical Pathology of GI tract,liver,biliary tract,and pancreas ［M］. Saunders,2009：845-876.

［19］ Rosai J. Pancreas and ampullary region//Rosai J. Rosai and Ackerman's Surgical Pathology. 10th ed. Mosby 2011,Edinburgh,London：1005-1056.

［20］ Maitra A. Diseases of infancy and childhood//Kumar V,et al. Robbins and Cotran Pathologic Basis of Disease. 8th ed. Elsevier Saunders,2010：447-486.

［21］ Crawford JM,Liu C. Liver and biliary tract//Kumar V,et al. Robbins and Cotran Pathologic Basis of Disease. 8th ed. Elsevier Saunders. 2010：833-890.

［22］ Okazaki K,Chiba T. Autoimmune related pancreatitis［J］. Gut, 2002,51：1-4.

［23］ Whitcomb DC. Hereditary pancreatitis. New insight into acute and chronic pancreatitis［J］. Gut,1999,45：317-322.

［24］ Compton CC. Serous cystic tumors of the pancreas［J］. Semin Diagn Pathol,2000,17：43-56.

［25］ ThompsonLDR,Becker RC,Pryzgodski RM,et al. Mucinous cystic neoplasm（mucinous cystadenocarcinoma of low malignant potential）of the pancreas：A clinicopathologic study of 130 cases ［J］. Am J Surg Pathol,1999,23：1-16.

［26］ Wilentz RE,Albores-Saavedra J,Hruban RH,et al. Mucinous cystic neoplasms of the pancreas［J］. Semin Diagn Pathol,2000, 17：31-43.

［27］ Adsay NV,Conlon KC,Zee SY,et al. Intraductal papillary mucinous neoplasms of the pancreas：an analysis of in-situ and invasive carcinomas associated with 28 cases［J］. Cancer,2002,94： 62-77.

［28］ Klimstra DS,Adsay NV. Tumors of the pancreas and ampulla of Vater//Odze RD,Goldblum JR. Surgical Pathology of GI tract,

liver,biliary tract,and pancreas［M］. Saunders,2009：909-962.

［29］ Adsay NV,Longnecker DS,Klimstra DS. Pancreatic tumors with cystic dilation of the ducts：Intraductal papillary mucinous neoplasms and intraductal oncocytic papillary neoplasms［J］. Semin Diagn Pathol,2000,17：16-30.

［30］ 陈杰,刘彤华. 胰腺导管内嗜酸性乳头状肿瘤：2 例报道及文献复习［J］. 诊断病理学杂志,2001,8：328-329.

［31］ Bosman FT,Carneiro F,Hruban RH,et al. WHO classification of tumors of the digestive system［M］. Lyon：IARC Press,2010.

［32］ Abraham SC,Klimstra DS,Wilentz RE,et al. Solid pseudopapillary tumor of the pancreas are genetically distinct from pancreatic ductal adenocarcinoma and almost always harbor beta-catenin mutations［J］. Am J Pathol,2002,160：1361-1369.

［33］ Klimstra DS,Wenig BM,Heffess CS. Solid pseudopapillary tumor of the pancreas：a typically cystic carcinoma of low malignant potential［J］. Semin Diagn Pathol,2000,17：66-80.

［34］ Hruban RH,Adsay NV,Albores-Saavedra J,et al. pancreatic intraepithelial neoplasia：a new nomenclature and classification system for pancreatic duct lesions［J］. Am J Surg Pathol,2001, 25：579-586.

［35］ Adsay NV,Logani S,Sarkar F,et al. Foamy gland pattern of invasive ductal adenocarcinoma of the pancreas：A deceptively benign appearing variant［J］. Am J Surg Pathol,2000,24：493-504.

［36］ Luttges J,Vogel I,Menke M,et al. Clear cell carcinoma of the pancreas：an adenocarcinoma with ductal phenotype ［J］. Histopathology,1998,32：444-448.

［37］ 谷丽君,陈杰,崔全才,等. DPC4 基因在胰腺癌中的改变［J］. 中华病理学杂志,2001,23：293-295.

［38］ Adsay NV,Pierson C,Sarkar F,et al. Colloid（mucinous noncystic）carcinoma of the pancreas［J］. Am J Surg Pathol,2001,25： 26-42.

［39］ Wilentz RE,Goggins M,Redston M,et al. Genetic,immunohistochemical,and clinical features of medullary carcinoma of the pancreas：a newly described and characterized entity ［J］. Am J Pathol,2001,156：1641-1651.

［40］ Abraham SC,Wu TT,Hruban RH,et al. Genetic and immunohistochemical analysis of pancreatic acinar cell carcinoma. Frequent allelic loss on chromosome 11p and alteration in the APC/beta-catenin pathway［J］. Am J Pathol,2002,160：953-962.

［41］ Liu TH,Tseng HC,Zhu Y,et al. Insulinoma An immunocytochemical and morphological analysis of 95 cases［J］. Cancer, 1985,56：1420-1429.

［42］ Pitman MB,Centeno BA,Ali SZ,et al. Standardized terminology and nomenclature for pancreatobiliary cytology：the papanicolaou society of cytopathology guidelines ［J］. Cytojournal,2014,11 （Suppl 1）：3.

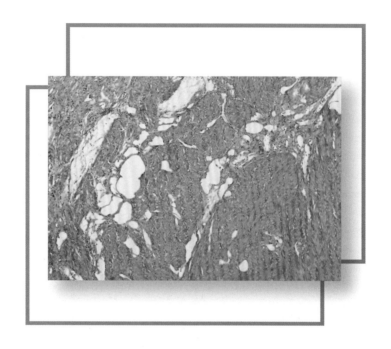

第八章

腹膜、网膜、肠系膜及腹膜后

第一节　腹膜疾病

一、肿　瘤

（一）原发性肿瘤

1. 腺瘤样瘤　腹膜腺瘤样瘤（adenomatoid tumor）为少见的发生于生殖道的局灶性上皮性间皮瘤，好发部位为输卵管近宫角处、子宫底部或附睾等，为良性肿瘤，多为单发，可多发。位于输卵管者，可占据输卵管之大部，直径可达4cm；在子宫底部者直径可达10cm。伴平滑肌增生者大体形态与子宫肌瘤类似，切面实性，质韧，灰黄或灰粉色。很少引起症状，少数病例可发生梗死[1]。

【光镜】肿瘤肉眼边界清楚，但无包膜。镜下由纤维性

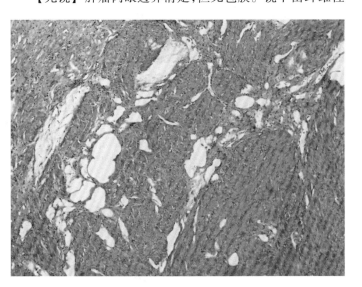

图8-1　子宫腺瘤样瘤

增生的平滑肌中可见腺管样腔隙，腔隙内衬单层扁平间皮。HE

间质及许多小而不规则假腺管样腔隙组成，内衬单层扁平间皮细胞（图8-1）。其超微结构特征属间皮来源[1]。常伴有平滑肌增生。常规 HE 切片易与淋巴管瘤、脂肪瘤样平滑肌瘤及印戒细胞癌混淆。免疫组化表型完全与间皮细胞相同。

2. 间皮瘤　原发于腹膜的间皮瘤，为较少见的疾病。任何年龄（包括儿童）均可发病，但多数患者发生在35岁以后。间皮瘤的发病推测与石棉接触史有关。腹膜间皮瘤可分为腹膜囊性间皮瘤（cystic mesothelioma of the peritoneum）及恶性间皮瘤（malignant mesothelioma）。

（1）腹膜囊性间皮瘤：又称多房性间皮包涵囊肿（multilocular peritoneal inclusion cysts），常发生在年轻成年女性。表现有腹部不适、慢性盆腔疼痛和（或）肿块等症状。有些患者有腹水及与邻近脏器粘连等体征。

【大体】由多发性大小不等（<1～20cm）的薄壁透明囊肿组成，囊内常有稀薄的浆液。

【光镜】肿瘤由多数管状、裂隙状和小囊状结构组成，其管腔、裂隙或囊内被覆立方或扁平上皮，有明显的核，突向腔隙内，在这些囊和小管及裂隙之间为结缔组织间质，可伴有炎细胞反应。本病预后良好，但手术切除后易复发，文献报道术后两年内复发者占50%，有学者认为囊性间皮瘤是界于腹膜腺瘤样瘤和恶性间皮瘤之间的交界型[2]。

【鉴别诊断】囊性淋巴管瘤：常位于肠系膜，囊液可呈乳糜状，有时囊壁内可见平滑肌束，免疫组化 D2-40、CD34阳性。囊性恶性间皮瘤：肿瘤细胞有较大异型性等恶性特征。

（2）恶性间皮瘤：发生于腹膜及胸膜（更多见）的间皮源性恶性肿瘤，男性多于女性，偶有发生在儿童的报道。患者可有与石棉接触的历史，因潜伏期极长很多患者难以追忆起石棉接触史。患病早期表现腹部不适，常被患者忽略，在疾病晚期出现消化道梗阻、腹水、体重减轻、厌食及怠倦无力

等症状。肿瘤可沿浆膜表面播散，并产生腹水，腹水细胞学检查可找到瘤细胞。

弥漫性恶性间皮瘤：

【大体】有两种形态。常见的是脏层腹膜被致密白色的结节和斑块状肿瘤组织覆盖，使脏器变成"冷冻"（frozen）状态。腹腔脏器特别是消化道，由肿瘤组织使其互相粘连成一体，不易分离。另一种罕见情况是，在腹腔脏器腹膜表面有多个结节性肿物呈葡萄状，或弥漫分布于腹腔膈肌腹膜面，后腹膜表面以及网膜、肠系膜、小肠、结肠浆膜面或肝、膀胱表面等。有时多个结节融合成一肿块（图8-2A、B、C），消化道也有不同程度粘连。

【光镜】腹膜间皮瘤组织学形态是多种多样的。归纳起来可分为以下几类：①上皮性：呈管状乳头状、上皮样、腺样，有的为小细胞及印戒细胞间皮瘤成分；②肉瘤样：主要为异型性的梭形细胞；③双相性：肿瘤混有上皮性及纤维性成分；④极少见的未分化型。

上皮性间皮瘤常见，其中管状乳头状结构是腹腔间皮瘤最常见形态。肿瘤由单一类型立方或多角细胞构成，具有圆形核，细胞核居中，由它围成小腺管状或由中央为纤维血管束，构成乳头状结构（图8-2D），其表面被覆立方或多角上皮细胞，细胞核泡状、核仁1～2个、有较丰富嗜酸性胞质。在高分化间皮瘤中核分裂少见，分化差的间皮瘤核分裂多见，可见坏死（图8-2E）。间皮瘤可伴有砂粒体，偶见单个巨核瘤细胞。更为少见的间皮瘤是由单一类型之小圆细胞组成（图8-2F），其细胞小，大小较一致，核偏向一侧，核浆比值高若浆细胞样。肿瘤细胞呈片状或巢状，间质为薄壁血管及其周围的疏松结缔组织[3]。此种类型在常规HE染色很难作出确切诊断，要靠免疫组织化学及电镜检查（图8-2G），方能作出准确诊断。

某些间皮瘤瘤细胞内有空泡，呈印戒细胞形态（图8-2H），以及细胞胞质透明呈腺样和乳头样状排列的透明细胞型间皮瘤（图8-2I）。纤维性间皮瘤的肿瘤细胞主要为梭形

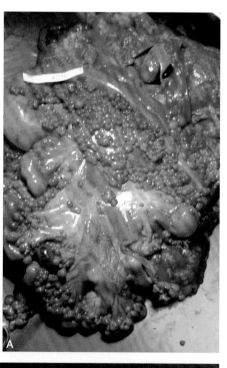

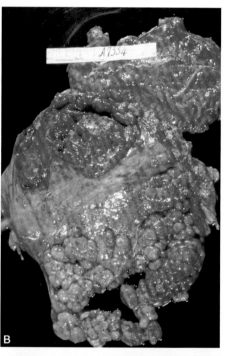

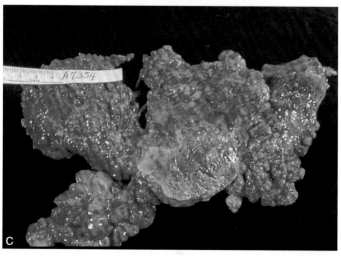

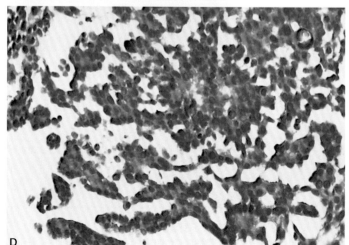

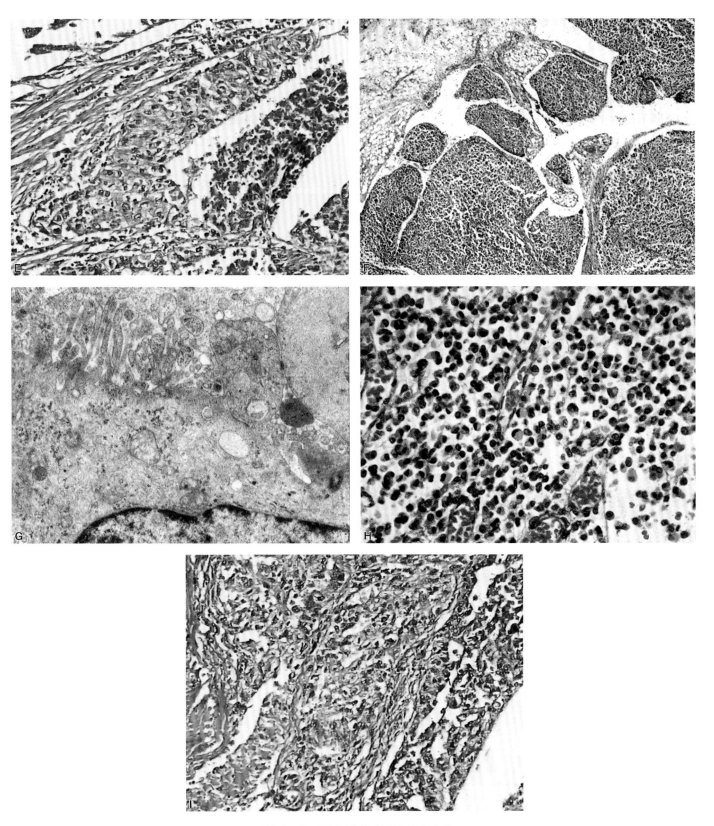

图 8-2　腹膜弥漫小细胞性恶性间皮瘤

A、B、C. 肿瘤呈结节状分布在腹膜、网膜、肠系膜浆膜面,部分融合成肿块;D. 腹膜弥漫性恶性间皮瘤,镜下可见肿瘤细胞排列呈乳头状、腺管样,可见砂粒体;E. 腹膜弥漫性恶性间皮瘤,肿瘤细胞异型性明显,有坏死;F. 小细胞性间皮瘤,肿瘤细胞小,大小一致,间质为薄壁血管及周围结缔组织,肿瘤表面被覆单层扁平上皮(间皮),HE 染色;G. 小细胞性间皮瘤电镜下示,瘤细胞有细长的微绒毛;H. 小细胞性间皮瘤,肿瘤细胞胞质较多,核偏向一侧呈浆细胞样及印戒细胞样;I. 间皮瘤肿瘤细胞胞质呈透明细胞样,HE 染色

细胞成分。硬纤维瘤性间皮瘤的大体形态与其他型间皮瘤很相似。光镜下其形态像纤维瘤。肉瘤样间皮瘤（sarcomatoid mesothelioma）的肿瘤细胞形态类似纤维肉瘤或平滑肌肉瘤或恶性纤维组织细胞瘤。高分化乳头状间皮瘤少见，主要见于女性，间皮细胞较少，立方形，无明确异型性，罕见核分裂，呈乳头状排列。蜕膜样腹膜间皮瘤罕见地发生于年轻女性，肿瘤细胞显著蜕膜样变。

近年来有学者报道一种淋巴组织细胞样间皮瘤（lymphohistiocytoid mesothelioma），它是属于肉瘤样间皮瘤的一种型，临床罕见，经常被误诊非霍奇金淋巴瘤、霍奇金淋巴瘤、癌、肉瘤和反应性间皮增生等[4]。据文献表明，其多发生在胸膜[5-6]，镜下示肿瘤细胞呈上皮样或肉瘤样，由弥漫成片增生的大细胞类似组织细胞组成，细胞卵圆伴嗜酸性胞质，空泡状多形核和明显圆形核仁，伴明显和致密的淋巴细胞和少量浆细胞浸润。免疫组化肿瘤细胞显示 AE1/AE3 及 Calretinin 阳性（100%）；CD30、CD15 或 S100 阴性。淋巴细胞成分 CD3 及 CD8 阳性；CD4、CD20、TdT 均阴性。LMP、EBER-1 阴性。其他上皮与肉瘤标记物如 CEA、TTF-1、CD31、CD34、bcl2 均阴性。目前尚无原发腹膜淋巴组织细胞样间皮瘤的报道，腹膜是否存在此类型间皮瘤值得关注。

双相性间皮瘤（biphasic mesothelioma）：又称混合性间皮瘤（mixed mesothelioma），组织学上有上皮样和肉瘤样两种成分，可见两种成分并存或两种成分的过渡形态。某些恶性间皮瘤有骨与软骨化生[7]。

间皮瘤的超微结构特点：上皮性瘤细胞可见桥粒和细胞连接。在梭形瘤细胞间亦可见到细胞连接。细胞核圆形，偶见核仁，细胞质内含线粒体、粗面内质网、一些中间丝和张力原纤维。具有特征性的是间皮瘤细胞表面有细长的微绒毛（图8-2G），其长径与宽径之比例平均达（10~15）:1，这远远大于腺癌的比例。几个瘤细胞间围绕呈一个窦样，其内有

许多细长的微绒毛交错在一起，在间皮瘤也较常见。而小细胞间皮瘤细胞表面微绒毛较少（图8-2G），但也能够查见，它对诊断小细胞性间皮瘤有帮助。

间皮瘤的免疫组织化学特征如表8-1所示。表8-1列出的各项免疫组化反应，其阳性表达与阴性结果均不是100%。文献报道统计368例间皮瘤中，上皮膜抗原在上皮性间皮瘤有78%呈阳性反应，其他高低分子量角蛋白、癌胚抗原等均有一定参考价值。

【鉴别诊断】腹膜间皮瘤主要需与腹腔及盆腔其他脏器（消化道、胰、泌尿生殖系等）转移癌鉴别，特别是与盆腹腔浆液性癌（卵巢、输卵管及腹膜原发）进行鉴别。Ber-EP4 抗体对腹腔及腹膜后脏器腺癌及腹膜转移性腺癌有百分之百的表达（36/36），而对115例间皮瘤仅有1例表达（占0.87%）[8-9]。腹膜间皮瘤与浆液性癌的免疫组化鉴别诊断[10-12]见表8-2。如果有条件，可作电镜检查进行鉴别诊断。

3. 腹膜浆液性交界性肿瘤　腹膜浆液性交界性肿瘤[13-14]（peritoneal serous borderline tumors）是原发于腹膜的少见病变。肿瘤常发生在女性，任何年龄均可受累，大多数患者在40岁以下。主要症状是腹部或盆腔部疼痛、慢性盆腔炎症状，甚或有肠粘连或闭经现象。

【大体】主要分布在盆腔腹膜、盆腔外腹膜或网膜表面，多处粘连或呈细颗粒状病变（直径为0.5cm左右），散布在腹膜表面，或呈片块状。

【光镜】肿瘤类似卵巢交界性浆液性肿瘤腹膜非侵袭性或促纤维性上皮种植。上皮性病变的特点是细小或宽乳头，表面被覆单层或复层柱状或多角形上皮，核有异型性，常有砂粒体。上皮细胞成分因受致密纤维间质的压迫而变形和扭曲，间质内有慢性炎细胞浸润，偶有中性粒细胞。两种病变的上皮细胞核有轻-中度不典型性（异型性），无核分裂

表8-1　间皮瘤免疫组织化学特征

	Cytokeratin		EMA	Vimentin	CEA	Calretinin	CK5/6
	低分子量	高分子量					
上皮性间皮瘤	+	+	+	−	−	+	+
肉瘤样间皮瘤	+	−	±	+	−	+	+
混合型							
上皮成分	+	+	+	−	−	+	+
肉瘤样成分	+	−	±	+	−	+	−

表8-2　腹膜间皮瘤与浆液性癌的免疫组化鉴别

	Calretinin	CK5/6	D2-40	Ber-EP4	MOC-31	ER	WT-1
间皮瘤	+	+	+	−	−	−	+
浆液性癌	−	−	−	+	+	+	+

CK5/6：cytokeratin 5/6；ER：estrogen receptors；+：几乎全阳性；−：阴性

或核分裂极少(<1/10HPF)。常同时伴有输卵管内膜异位。

【鉴别诊断】卵巢浆液性交界性肿瘤伴卵巢外腹膜种植者占总病例的30%～50%。因此在诊断腹膜浆液性交界性肿瘤前,必须首先除外卵巢肿瘤的腹膜种植。输卵管内膜异位症,是单个圆形或卵圆形腺体,位于间皮下或腹膜表面,腺上皮为柱状或立方状,常可见纤毛柱状上皮,细胞核无异型性。无间质浸润。间皮增生和间皮瘤的细胞为单一立方或扁平细胞,胞质较丰富,缺乏柱状或纤毛柱状上皮。超微结构:增生间皮细胞和间皮瘤细胞具有细长微绒毛,而浆液性上皮细胞具有纤毛和一些微绒毛。腹膜浆液性交界性肿瘤,预后好。

4. 腹膜促结缔组织增生性小圆细胞肿瘤(desmoplastic small round cell tumors) 促结缔组织增生性小圆细胞肿瘤是一种高度恶性肿瘤,相当少见。常累及腹腔和盆腔腹膜,好发于青年男性。Gerald 等 1998[15] 报道一组患者,发病年龄为 6～49 岁(平均 22 岁),男:女 = 4:1。多数患者

有大的腹部和(或)盆腔包块,常广泛腹膜受累伴腹腔膨大、腹痛和便秘。少数报道表明,肿瘤亦可发生在附睾区、卵巢、胸膜、唾液腺、手和中枢神经系统。为高度进展性肿瘤,预后差。

【大体】肿瘤实性,呈大分叶状肿块,切面灰白色,有时可见囊性变及坏死区。

【光镜】肿瘤细胞小,圆形或卵圆形呈不同大小的巢状、小梁状、管样结构,其间为致密纤维结缔组织,界限清楚,肿瘤细胞巢埋在纤维结缔组织中(图 8-3A)。大的肿瘤细胞巢中心部常有坏死(图 8-3B),肿瘤细胞核小,染色质多,核仁不明显,胞质量少,嗜酸性(图 8-3C)。多数病例瘤细胞核为单一类型较一致,但有些肿瘤细胞有核异型性,呈灶性分布。少数肿瘤核异型性明显。Ordonez[16](1998)报道 39 例促结缔组织增生性小圆细胞肿瘤中,2/3 病例呈典型 DSRCT 细胞学特征,1/3 病例有不典型组织学形态。部分肿瘤细胞呈单细胞束排列,周围为致密纤维间质,形似乳腺浸润性小

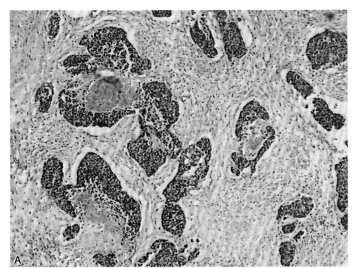
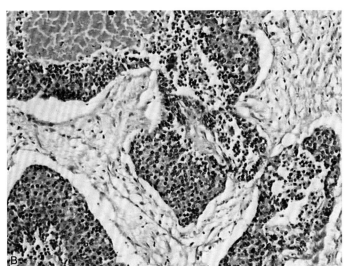
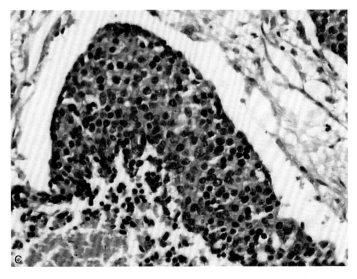

图 8-3 腹膜促结缔组织增生性小圆细胞肿瘤镜下形态

A. 腹膜促结缔组织增生性小圆细胞肿瘤肿瘤细胞小,圆形或卵圆形呈不同大小的巢状,其间为致密纤维结缔组织,瘤细胞巢可见坏死;B、C. 腹膜促结缔组织增生性小圆细胞肿瘤肿瘤细胞核小,染色质多,核仁不明显,胞质量少嗜酸性,瘤细胞巢中心部常有坏死。HE 染色

叶癌结构。偶见肿瘤细胞胞质丰富呈空泡状或印戒样。少数肿瘤细胞有横纹肌样(rhabdoid)细胞灶。

【免疫组化】腹膜促结缔组织增生性小圆细胞肿瘤,肿瘤细胞对上皮、间叶组织和神经有关标记物均有表达,但其表达的强弱程度及表达率不同。2003 年 Zhang 等[17]的研究,细胞角蛋白表达率为 70%;而 CaM5.2 与 Desmin 表达均为 91%;胎盘碱性磷酸酶(placental alkaline phosphatase, PLAP)为 81%;Wilms 肿瘤基因蛋白(WT1)和 CD99 分别为 70% 与 57%;其他表达很少,如 CD117(14%)、Calretinin(19%)、Her2(39%)。1998 年 Ordonez 的研究[18]表明,DSRCT 免疫组化各种标记物阳性表达率分别为细胞角蛋白(91%)、Desmin(91%)、EMA(88%)、Vimentin(84%)、NSE(82%)、CD99(12%)、S-100(18%)、CgA(11%)、NFP(12%),而 CK20、CK5/6 在 DSRCT 呈阴性表达。这两项标记物在 Merkel 细胞瘤 CK20 呈阳性表达;恶性间皮瘤 CK5/6 表达阳性。

促结缔组织增生性小圆细胞肿瘤具有特征性的细胞遗传学异常,t(11;22)(p13;q12)染色体异位和具有融合基因 EWS-WT1(Ewing 瘤基因 22q12 及 Wilms 瘤基因 11p13)。应用分子遗传学技术如反转录多聚酶链反应(RT-PCR)和荧光原位杂交技术可以检测 EWS-WT1[19]。在原始神经外胚叶肿瘤,Wilms 肿瘤,腺泡状横纹肌肉瘤和其他横纹肌肉瘤均检测不到 EWS-WT1。

【诊断与鉴别诊断】促结缔组织增生性小圆细胞肿瘤应与其他恶性小圆细胞肿瘤如骨外尤因肉瘤、PNET、胚胎性横纹肌肉瘤、神经母细胞瘤、淋巴瘤、低分化癌、小细胞癌、Merkel 细胞癌和恶性间皮瘤(尤其是小细胞性恶性间皮瘤)相鉴别。典型的促结缔组织增生性小圆细胞肿瘤的临床病理所见较易鉴别。在鉴别诊断过程中,免疫组化应用 WT1 蛋白,细胞角蛋白 AE1/AE3,Desmin 染色,观察围绕细胞核周胞质呈阳性反应;应用 LCA 及 CD 系列、CK20、CK5/6 与 Calretinin 鉴别淋巴瘤、Merkel 细胞癌和恶性间皮瘤等。对于诊断困难的病例,采用 RT-PCR 及荧光原位杂交方法检测融合基因 EWS/WT1 以明确诊断。

(二)继发性肿瘤

1. 腹膜转移性肿瘤　腹膜转移性恶性肿瘤大多是腹腔及盆腔脏器的恶性肿瘤,累及浆膜,脱落下来的瘤细胞(多为癌)或瘤组织种植在腹膜上播散,随着转移瘤细胞成分及纤维组织量的多少,其大体形态表现为肿瘤呈结节状(界限清楚),或为弥漫性腹膜增厚。

【大体】卵巢乳头状浆液性肿瘤腹膜转移与原发于腹膜的恶性间皮瘤很难区别。

【光镜】腹膜转移性癌一般在常规组织学检查能够鉴别,但对常规染色诊断困难的病例,可应用组织化学、免疫组化及电镜检查等手段进行鉴别。

2. 腹膜假黏液瘤　腹膜假黏液瘤(pseudomyxoma peritonei)临床主要表现为腹部膨胀、腹水及腹腔内肿块。常是由

于阑尾低级别黏液性肿瘤累及,少数为卵巢黏液性囊腺瘤腹膜种植引起。其特点是腹腔内积聚大量胶冻状黏液物质团块,半透明状,其外围被纤维结缔组织包绕。这些团块可小到豌豆大小,大至鸡蛋或更大,或呈大团块状。较小的黏液囊泡自腹膜脱落,可游离于腹水中。

【光镜】肿瘤是由薄层纤维组织壁包绕,其中为黏液池(图 8-4)。壁内有时可见少量分泌黏液之肿瘤细胞。

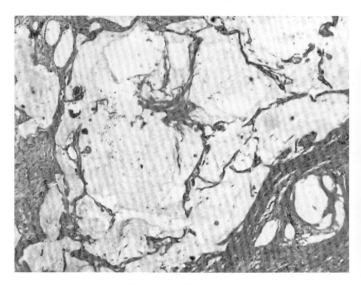

图 8-4　腹膜假黏液瘤
肿瘤由纤维组织及黏液组织构成,纤维间可见黏液池。HE 染色

(三)肿瘤样病变

腹膜播散性平滑肌瘤病(leiomyomatosis peritonealis disseminata)[20]是一种少见的多中心平滑肌肿瘤。它好发于生育年龄女性。患者常无症状,良性临床过程。外科医生在腹腔内发现腹膜播散性平滑肌瘤病会高度怀疑为恶性肿瘤,甚至病理医生进行组织学检查时,易将该病与肉瘤,特别是平滑肌肉瘤相混淆。

【大体】灰白色结节,大小为 0.5~8cm,分散在腹膜上,质地较硬。

【光镜】结节由平滑肌束组成,编织状(图 8-5A),高倍镜下:细胞核肥胖,无核分裂象,结节周围由纤维结缔组织包绕,结节表面被覆单层扁平的间皮(图 8-5B)。

【电镜】细胞具有平滑肌特征,胞质内有少数细胞器、致密体和肌微丝,有饮泡,细胞间有少量胶原纤维。患者常伴有妊娠,有的学者认为它是间皮下结缔组织对激素刺激的异常反应。

二、非肿瘤病变

(一)腹膜炎症

1. 细菌性腹膜炎

(1)局限性腹膜炎:常发生于腹膜腔脏器的急性炎症,最常见的是由急性化脓性阑尾炎引起。

(2)弥漫性腹膜炎:发生在腹腔脏器穿孔引起细菌感染,如大肠埃希菌、链球菌、甚至铜绿假单胞菌、产气荚膜梭

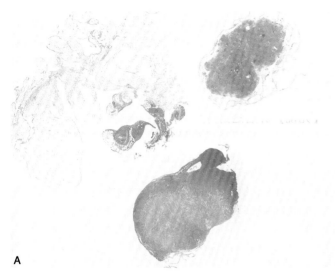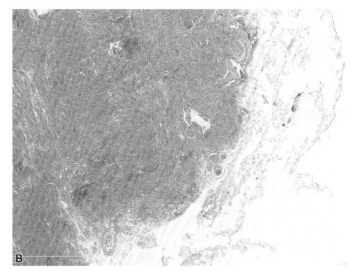

图 8-5 腹膜播散性平滑肌瘤病
A.结节由平滑肌束组成,编织状,结节周围由纤维、血管脂肪组织;B.细胞核肥胖,无核分裂象,细胞轻度异型性

菌、沙门菌感染等。细菌性腹膜炎的病理发展过程:早期,毛细血管扩张充血,腹膜表面失去光泽,间皮细胞脱落,有纤维素性渗出,伴有中性粒细胞浸润;中末期:相邻渗出之表面粘连,中性粒细胞被淋巴细胞替代,表面覆有纤维素性坏死,其下为扩张毛细血管,肉芽组织。

2. 化学性腹膜炎 胃液、胆汁、胰液、硫酸钡等能引起急性或亚急性腹膜炎。它由胃、胆囊、胆管、胰腺、十二指肠等的创伤或疾病引起。胰液引起之腹膜炎,可发生脂肪坏死。大面积坏死形成钙盐沉积,可引起低血钙症。

胎粪性腹膜炎亦可划归为化学性腹膜炎的一种特殊形式,是由于婴儿肠道阻塞,或小肠穿孔引起,需外科手术处理。

【光镜】为一致性的脂肪坏死和围绕在胎粪周围有异物巨细胞反应及反应性纤维组织增生。愈后,在腹膜上散在纤维钙化灶,有时可发生在腹股沟甚或阴囊腹膜反折处,形成一个硬结,外观与睾丸肿瘤相似。

3. 腹膜的异物反应 腹膜对异物的反应是很活跃的。腹腔异物可来自:①外源性:外科医师手套带有滑石粉或淀粉样物质;②患者本身疾病:如卵巢畸胎瘤破裂,油脂、毛发等物质流到腹腔。

【大体】在腹膜上有许多小结节,外科医师开腹探查时,肉眼观察常疑为结核或转移癌结节。

【光镜】为异物性肉芽肿,见有大量多核异物巨细胞。若滑石粉引起,在多核巨细胞中有结晶物质,偏光显微镜下具双折光性;由淀粉(糖类)物质引起,异物巨细胞中物质除有双折光性外,PAS 染色呈阳性反应。有时肉芽肿类似结核,有凝固性坏死,患者可有腹水征。

卵巢囊性畸胎瘤,自发性破裂,大量油脂物质进入腹腔。脂性肉芽肿呈结节状。光镜下除见大量泡沫细胞外,可见异物、异物巨细胞及慢性炎症性改变。

(二) 腹膜囊肿

1. 腹腔假性囊肿 常与腹腔一些脏器炎性疾病伴随发生,如发生在溃疡性结肠炎穿孔或阑尾穿孔后,形成局限性腹膜炎、囊肿形成,光镜下囊壁内没有间皮细胞衬覆。

2. 孤立性囊肿 位于腹腔或下盆腔,囊肿大小为 1 ～6cm,囊内有清亮液体。光镜下囊壁内被覆单层或多层间皮细胞,它可能是一种由于慢性炎症引起的包涵囊肿(图 8-6),应与囊性淋巴管瘤鉴别。

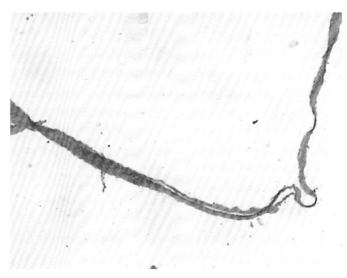

图 8-6 孤立性囊肿
囊壁由纤维组织构成内被覆单层间皮细胞。HE 染色

3. 米勒管来源之囊肿 好发生盆腔、膀胱与直肠之间,它来自米勒管残余,囊肿壁内被覆输卵管类型上皮,上皮偶可发生恶性变。

(三) 增生与化生

1. 增生 腹膜表面之间皮当遇到刺激后有很强的增生能力。腹腔脏器疾病或感染(特别是病毒感染),能引起间

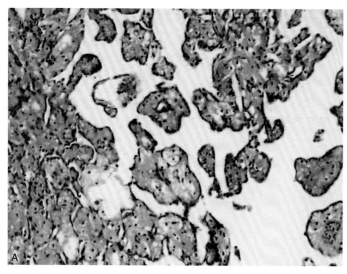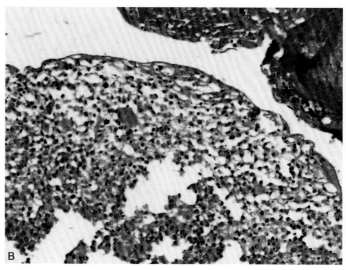

图 8-7 增生
A、B. 反应性间皮增生形态为乳头状(A)、实性巢状结构(B)

皮弥漫性增生或局限性增生。在手术过程中,偶尔会发现在下腹腔或盆腔壁层腹膜有结节或乳头状结节,在大体上易与微小癌瘤腹膜播散,特别是与卵巢乳头状肿瘤腹膜播散相混淆。

【光镜】间皮增生形态为乳头状、实性巢状或小管状结构(图 8-7)。乳头排列规则,中心间质为成熟结缔组织,被覆之间皮为单层或多层扁平或立方状,细胞大小较一致,细胞核无异型性。胞质呈空泡状或透明,间质可见砂粒体。

【鉴别诊断】反应性间皮增生与转移性恶性肿瘤较易鉴别。但间皮增生与间皮瘤鉴别很困难,要从细胞核有否明显异型性,核浆比例及是否有坏死等方面鉴别。一般反应性间皮增生很少有新鲜坏死。Shi M 等报道癌胚蛋白 IMP3(insulin-like growth factor Ⅱ messenger ribonucleic acid-binding protein 3)是一种新的生物标记物,用来区分恶性间皮瘤与反应性间皮增生[21]。作者应用免疫组化方法检测 45 例间皮瘤和 64 例反应性增生间皮细胞,结果间皮瘤 IMP3 73%(33/45)细胞质强阳性表达;而良性反应性间皮增生所有 64 例无一细胞质表达(全部阴性)。

2. 化生 间皮细胞可发生鳞状上皮化生和 Müllerian 上皮化生,后者在女性应除外子宫内膜异位症和输卵管内膜异位症。腹膜有时可见软骨化生。

(四)腹膜子宫内膜异位症

常发生在盆腔腹膜及下腹部脏器浆膜面。如子宫直肠窝、输卵管阔韧带腹膜面、宫骶韧带、宫浆膜面及圆韧带等。临床除有痛经、月经紊乱、不孕等症状外,常有下腹部不适、疼痛等症状。

【大体】通过腹腔镜检查,可见红色或红棕色团块或结节。

【光镜】可见子宫内膜腺体和间质。它们亦受卵巢激素的影响而形态有相应改变。

第二节 网膜、肠系膜及腹膜后疾病

一、肿 瘤

(一)原发性肿瘤

网膜、肠系膜和腹膜后,按原发性肿瘤的发生频率,以腹膜后最多见,肠系膜次之,网膜最少。在这些部位发生的良性及恶性肿瘤,按照组织学发生,将腹膜后、肠系膜与网膜原发性肿瘤分述如下:

1. 脂肪组织肿瘤

(1)脂肪瘤(lipoma):脂肪瘤是人类常见和好发的良性肿瘤。但原发在腹膜后、肠系膜和网膜部位者较少见。

【大体】肿瘤呈球形,分叶状或不规则形,有薄层纤维性包膜。切面黄色有光泽。

【光镜】肿瘤由成熟脂肪细胞组成。肿瘤中因含有纤维组织、黏液样组织和血管组织等,依据所含成分多少与比例不同而称为纤维脂肪瘤、黏液脂肪瘤、纤维黏液脂肪瘤或纤维血管脂肪瘤。

【诊断与鉴别诊断】诊断脂肪瘤多无困难,但在诊断腹膜后脂肪瘤时,首先要排除分化良好的脂肪肉瘤的可能性。因为在腹膜后脂肪肉瘤比脂肪瘤发生率高。其次是,如果不对肿瘤做足够多的切片,很容易将肿瘤的恶性成分漏掉。分化良好的脂肪肉瘤存在多少不等量的脂肪母细胞,它具有异型性,有大的细胞核、富染色质,核边有单个或多个脂肪空泡,细胞核呈压迹状。这样不典型的细胞多半集中在纤维成分多的区域(详见脂肪肉瘤)。免疫组化 MDM2 或 PCR、荧光原位杂交的方式检测 *MDM2* 基因扩增可鉴别诊断不典型脂肪瘤样肿瘤(原不典型脂肪瘤/高分化脂肪肉瘤)。

(2)髓脂肪瘤(myelolipoma):髓脂肪瘤少见。它常发生在肾上腺,但在腹膜后、骶前、肠系膜均有报道[22-24]。笔者也见到发生在后纵隔骨髓脂肪瘤的病例。此外亦有发生在肝及胃的病例报道。

【大体】肿瘤直径常数厘米,可达19cm,重790g,黄红棕色。

【光镜】在成熟脂肪组织中,见散在的灶性造血组织。具有薄层纤维性包膜。

【诊断与鉴别诊断】脂肪组织中有造血组织,其形态与骨髓组织相似。在诊断腹膜后髓脂肪瘤时,应仔细检查除外来自肾上腺的可能性。并应与严重贫血造成髓外造血及骨髓增生性疾病鉴别。

(3)脂肪母细胞瘤(lipoblastoma):本瘤在腹膜后及肠系膜很少发生,仅有个案报道。儿童好发,年龄为7个月至12岁。

【大体】肿瘤有一定界限或界限不清,呈分叶状。

【光镜】肿瘤组织中仅见脂肪母细胞,但缺乏异型脂肪母细胞,这是与不典型脂肪瘤样肿瘤的区别。

(4)冬眠瘤(hibernoma):亦称棕色脂肪瘤(brown fat tumor)。组织学形态特殊,它是相当少见的良性脂肪组织肿瘤(图8-8)。多发生在肾及肾上腺周围和主动脉附近(详见软组织章节)。

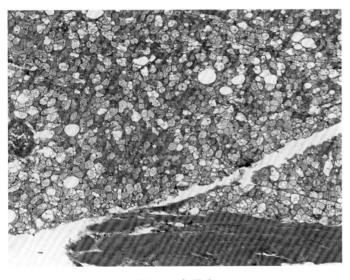

图8-8 冬眠瘤
细胞较小圆形或多角形,含大量深嗜伊红染的胞质。HE染色

(5)淋巴管脂肪瘤(lymphangiolipoma)[25]:是极少见的良性肿瘤,发生在肠系膜。肿瘤由淋巴管和脂肪组织两种成分组成,有包膜。

【大体】切面见脂肪组织中有许多窦状血管样结构,其直径为0.1~3.5cm不等。管内有乳糜状物。

【光镜】肿物由成熟脂肪组织构成,其间有大小不等的淋巴管,管腔内有无细胞性乳糜,大的管壁有平滑肌组织,管周纤维化或有淋巴管阻塞。免疫组化D2-40(Dako小鼠抗

人抗体),在淋巴管内皮细胞阳性表达(血管内皮细胞阴性)。此外应与肠系膜淋巴管瘤鉴别。

(6)脂肪肉瘤(liposarcoma):主要发生在躯干(包括腹膜后、腹股沟、背及胸部)、上下肢及头颈部。文献报道腹膜后脂肪肉瘤发病率为18.6%~27.5%[26](635/2312例),较肠系膜和网膜脂肪肉瘤多见。腹膜后脂肪肉瘤又较腹膜后脂肪瘤常见。多发生在成年人。

【大体】肿瘤体积很大,可达29kg,呈分叶状或结节状,质地软、黄及灰白色。不典型脂肪瘤样肿瘤(atypical lipomatous tumour)大体类似脂肪瘤或纤维脂肪瘤;黏液型脂肪肉瘤(myxoid liposarcoma)在大小不等的小叶状脂肪组织间,杂有黏液胶冻样区,甚至大部分为胶冻样;多形性脂肪肉瘤(pleomorphic liposarcoma)大体灰白色,脑髓状并常见坏死、出血囊性变。腹膜后脂肪肉瘤大部分为不典型脂肪瘤样肿瘤,多发生在肾周脂肪,通常不直接侵犯肾脏。腹膜后脂肪源性肿瘤体积很大时,应特别小心,多取材,细致地进行组织学检查找异型脂肪母细胞避免漏诊。

【光镜】脂肪肉瘤的组织形态学,根据脂肪、纤维、黏液样物质之成分及细胞形态,可分为不典型脂肪瘤样肿瘤、硬化性脂肪肉瘤、炎症性脂肪肉瘤、去分化脂肪肉瘤、黏液样脂肪肉瘤及多形性脂肪肉瘤等(详见软组织肿瘤章节)。

不典型脂肪瘤样肿瘤是在分化良好的脂肪组织中有不等数量的脂肪母细胞,细胞核大,富染色质,核周有单个或多个脂肪空泡,使核周边呈"压迹"样(图8-9A、B)。因为不典型脂肪瘤样肿瘤,体积大而肿瘤大部分表现为脂肪瘤样改变(注意在腹膜后很少有脂肪瘤发生)所以应仔细寻找脂肪母细胞,而脂肪母细胞在肿瘤中分布不均匀,不是随机就能取到,因此要多部位取材,特别是在纤维组织较多的区域,不典型的细胞及脂肪母细胞较为集中。

硬化性脂肪肉瘤的形态学特征是在肿瘤致密纤维间质中有成片或成堆成熟脂肪组织,偶见脂肪母细胞。在纤维间质中可见特征性的、大而多形、富染色质细胞,核大,浓染染色质(图8-9C),核分裂少见。

去分化脂肪肉瘤(dedifferentiated liposarcoma)或称成纤维细胞性脂肪肉瘤(fibroblastic liposarcoma)的形态似纤维组织细胞瘤,但仔细而多做切片检查时,会发现有脂肪肉瘤的特征。所以在显微镜下观察时应注意把去分化脂肪肉瘤,从恶性纤维组织细胞瘤或纤维肉瘤中区分出来。2003年Coindre[27]等对先前诊断的25例腹膜后恶性纤维组织细胞瘤,采用光镜常规检查、免疫组化及分子遗传学等检测方法,进行回顾性分析,结果多数为去分化脂肪肉瘤(17/25);少数为低分化肉瘤/恶性纤维组织细胞瘤(7/25)、低分化肉瘤/恶性孤立性纤维肿瘤(1/25)。

【诊断与鉴别诊断】

1)不典型脂肪瘤样肿瘤(包括脂肪瘤样脂肪肉瘤和硬

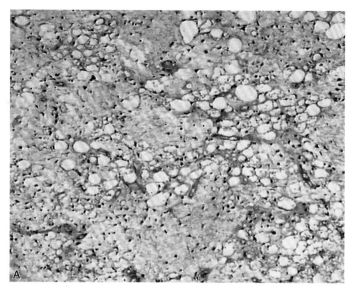
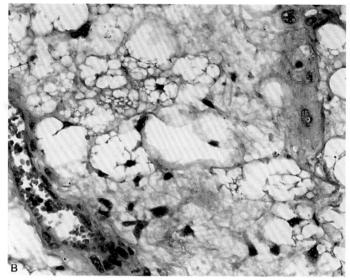
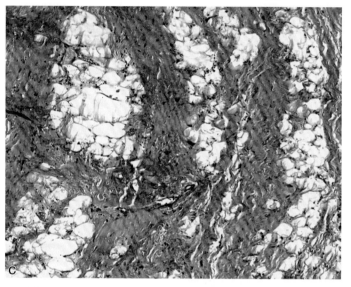

图 8-9　脂肪肉瘤

A、B. 脂肪肉瘤：分化良好的脂肪组织中有不等数量的脂肪母细胞，细胞核大，富染色质，核周有单个或多个脂肪空泡，使核周边呈"压迹"样，HE 染色；C. 硬化性脂肪肉瘤：肿瘤致密纤维间质中有成片或成堆成熟脂肪组织，偶见脂肪母细胞。HE 染色

化性脂肪肉瘤）：①存在脂肪母细胞；②有多形性多核浓染细胞；③肿瘤炎症不明显；④*MDM2* 基因扩增。

2）黏液样脂肪肉瘤：①不存在巨细胞及细胞的多形性和核分裂；②有丛状毛细血管结构；③含黏液有黏液池；④大于 95% 的病例有 *FUS-DDIT3* 基因融合，其余的大多数有 *EWSR1-DDIT3* 融合。

3）多形性脂肪肉瘤：①有细胞性间变的肉瘤间质；②形态更与恶性纤维组织细胞瘤相似，其预后也与其相似。

4）血管平滑肌脂肪瘤：①存在形态正常的脂肪组织；②有平滑肌；③有厚壁血管；④免疫组化 HMB-45 阳性。

5）炎症：①存在退变的空泡细胞；②有炎细胞浸润，泡沫细胞，异物反应，胆固醇结晶及含铁血黄素。

2. 肌肉组织肿瘤

（1）平滑肌瘤（leiomyoma）：发生在腹膜后、肠系膜及网膜的平滑肌瘤均少见，但腹膜后平滑肌瘤较肠系膜及网膜多。女性多于男性和儿童。组织学除少见之上皮样平滑肌瘤外，多数为梭形细胞成分或兼有梭形细胞和上皮样平滑肌瘤成分。

（2）平滑肌肉瘤（leiomyosarcoma）：主要发生在腹膜后，肠系膜及网膜的平滑肌肉瘤少见。腹膜后平滑肌肉瘤，有明显的界线。

【光镜】见肿瘤细胞为中等分化，它是由细长或轻度肥胖细胞组成。细胞核周围可有空泡，有时呈束状生长，排列类似纤维肉瘤（图 8-10A）。偶有平滑肌肉瘤，细胞核呈线样排列类似神经鞘瘤者。核分裂数量变化很大，但 80% 以上腹膜后平滑肌肉瘤每 10 个高倍视野有 5 个或更多核分裂（图 8-10B）。少数腹膜后多形性平滑肌肉瘤，形态与恶性纤维组织细胞瘤相似，含有多形巨细胞，胞质呈深嗜伊红色，混有梭形和圆形细胞成分。但它很少有胶原性间质及炎细胞，

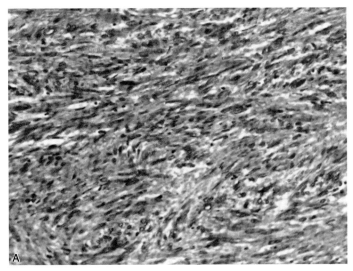
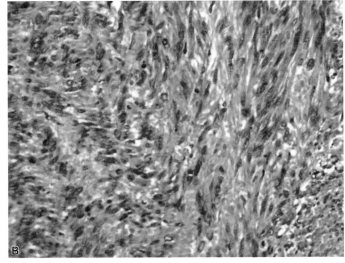

图 8-10 腹膜后平滑肌肉瘤
肿瘤细胞为中等分化,它是由细长或轻度肥胖细胞组成,细胞核两端钝圆,有时周围可见核端空泡,有较多核分裂。HE 染色

F8-10 ER

在肿瘤中能找到肌原性分化成分。坏死、出血和核分裂在多形性平滑肌瘤中常见。

对于子宫的平滑肌肿瘤,局灶或弥漫性中重度核异型性及核分裂达 5~9 个/10HPF 多诊断为恶性潜能未定的子宫平滑肌肿瘤;软组织者如具有这个水平的核分裂,肿瘤可能有转移;腹膜后平滑肌肿瘤细胞达 5 个/10HPF 应考虑为恶性。肿瘤大,有坏死和核分裂在 1~4 个/10HPF 应认为有恶性趋向。过去有组织学良性的腹膜后平滑肌肿瘤,在 30~40 年以后发生转移的报道,以至于有人认为腹膜后平滑肌肿瘤趋于恶性。

【诊断与鉴别诊断】腹膜后恶性平滑肌肿瘤的诊断标准是:核分裂超过 5 个/10HPF;肿瘤直径超过 5cm;肿瘤有坏死;肿瘤细胞的异型性及平滑肌源性特征(包括常规染色、免疫组化及电镜)、肿瘤富细胞性(cellularity)。鉴别诊断时,应与腹膜后纤维肉瘤、恶性神经鞘瘤、恶性纤维组织细胞瘤等区别。

(3)横纹肌肉瘤(rhabdomyosarcoma):腹膜后横纹肌肉瘤约占 7.7%(180/2321),而原发于肠系膜和网膜的横纹肌肉瘤很少见。第 4 版 WHO 软组织肿瘤分类按其组织学特征分为胚胎性、腺泡状、多形性及梭形细胞/硬化型横纹肌肉瘤(见软组织章)。

【鉴别诊断】胚胎性横纹肌肉瘤应与其他小细胞恶性肿瘤鉴别,如神经母细胞瘤、淋巴瘤、骨外尤因肉瘤等。多形性横纹肌肉瘤应与恶性纤维组织细胞瘤、多形性脂肪肉瘤鉴别。腺泡状横纹肌肉瘤,原发在腹膜后较少。它应与血管、淋巴管来源的肉瘤相鉴别,主要是寻找横纹肌母细胞。免疫组化肌源性标记有帮助。

3. 纤维组织肿瘤

(1)纤维瘤病(fibromatosis):主要发生在肠系膜,而在腹膜后和网膜很少见。肿瘤常孤立在一个部位,很少同时累及肠系膜、腹膜后或腹壁瘢痕等。患者常伴有家族性结肠息肉病、Gardner 综合征或先前行过腹部手术,但它亦可与以上疾病无关。盆腔纤维瘤病主要发生在青年女性,累及或压迫盆腔器官或血管。由于纤维瘤病呈浸润性生长,外科根治术困难,手术后具有高复发率。肿瘤无炎细胞成分,肿瘤细胞分化好,无异型性和核分裂。

纤维瘤病的诊断要点:肿瘤无明确界限;肿瘤细胞呈单一类型束状排列;细胞单一,无异型性;核分裂稀少,无不典型核分裂(图 8-11);可伴有 Gardner 综合征。

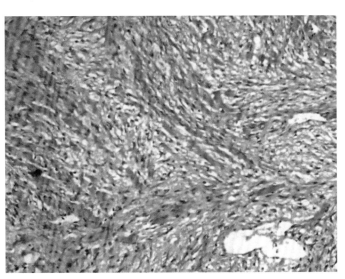

图 8-11 纤维瘤病
肿瘤无明确界限,细胞呈单一类型束状排列,可见宽的胶原纤维束,无异型性。HE 染色

【鉴别诊断】首先与纤维肉瘤鉴别,纤维肉瘤细胞核具有异型性和核浆比例增加,细胞核分裂多,极少伴有其他综合征。另外还应与梭形细胞肿瘤(如恶性神经鞘瘤、平滑肌肉瘤)、恶性纤维组织细胞瘤、去分化脂肪肉瘤和特发性硬化性肠系膜炎相鉴别。近年文献报道80%以上的纤维瘤病Beta-Catenin免疫组化核阳性,有鉴别价值。

【预后】手术切除容易复发,肠系膜纤维瘤病有Gardner综合征者预后差,而病理形态特征不能作为判断预后好坏的指标[28]。

(2)纤维肉瘤(fibrosarcoma):为较少见的恶性肿瘤,好发于肢体、躯干和头颈部。腹膜后纤维肉瘤比其他部位少得多。肿瘤生长较慢,切除易复发,晚期可发生转移,如转移至肺等。

【大体】肿瘤实性,大小为3～10cm或更大,圆形或呈分叶状,质韧中等硬度,切面灰白及淡黄色,鱼肉状,可有坏死及囊性变。

【光镜】多数纤维肉瘤肿瘤细胞颇单一,由成纤维细胞构成。肿瘤细胞为梭形,细胞质界线不明显。常呈束状排列呈鱼骨状(herring bone pattern),核分裂少,肿瘤常形成较多的胶原纤维。但分化差的纤维肉瘤,细胞极丰富,胶原纤维形成少。瘤细胞异型性明显,较单一,呈梭形、圆形或不规则形。核卵圆或圆形,含一个或数个核仁,可见不典型核分裂。某些肠系膜和腹膜后纤维肉瘤很类似炎性假瘤,因此有的学者称其为炎性纤维肉瘤[29]。

【鉴别诊断】

1)平滑肌肉瘤:有时鉴别困难,应仔细观察寻找分化比较成熟的部分,瘤细胞核呈棒状,呈栅栏状排列,无人字形排列结构,亦无丰富胶原纤维。

2)去分化脂肪肉瘤:因存在较为丰富的梭形细胞,易与纤维肉瘤混淆,应注意寻找脂肪母细胞以资鉴别。免疫组织化学和电镜检查有利于以上肿瘤的鉴别。

(3)未分化多形性肉瘤(undifferentiated pleomorphic sarcoma):过去称之为"腹膜后黄色肉芽肿"或"炎症型恶纤组",它是由成片的组织细胞和炎症细胞组成。间质中有玻璃样变和少量胶原,组织细胞呈黄色瘤样,细胞质内有丰富脂质,此外还可见梭形组织细胞;炎性细胞包括急性和慢性炎细胞,以慢性炎细胞为主。一些区域表现为肉芽肿形态,另一些地区可见典型的未分化梭形细胞肉瘤,梭形细胞成分排成席纹状(storiform),存在多核巨细胞、异型的组织细胞等(详见软组织肿瘤章)。

【鉴别诊断】在腹膜后应除外黄色肉芽肿性肾盂肾炎,应检查肾脏除外肾脏病变。黄色肉芽肿肾盂肾炎无细胞的异型性和核分裂,亦无恶性纤维组织细胞瘤形态;腹膜后淋巴细胞衰减型霍奇金病也应与其鉴别,霍奇金病无明显的炎症和梭形细胞区。

4.血管、淋巴管肿瘤　肠系膜、网膜、腹膜后的良性血管瘤较恶性肿瘤更常见。它们的发生率按肠系膜、网膜、腹

膜后的顺序依次减少。淋巴管瘤在以上三个部位均可发生,但更好发于肠系膜。血管瘤和血管内皮瘤在肠系膜或腹膜后可发生,在网膜尚无报道。恶性血管源性肿瘤较良性血管瘤少,血管外皮细胞瘤主要发生在腹膜后,而血管内皮瘤仅发生在肠系膜和腹膜后。血管、淋巴管源性良恶性肿瘤分类及病理形态详见软组织肿瘤章。

(1)淋巴管平滑肌瘤病(lymphangioleiomyomatosis):它是相当少见的疾病。有人认为它是一种淋巴结或淋巴组织中平滑肌错构瘤样增生,最常累及肺、纵隔和腹膜后[30],肿瘤或者单部位发生或者为多部位。好发在育龄女性。

【大体】腹膜后包块,切面呈蜂窝状结构。

【光镜】肿瘤由不规则腺泡样结构,伴有不规则排列呈网状平滑肌束构成,在束之间为中空的腔隙,被覆扁平内皮细胞,腔隙内含有嗜伊红物质。许多肌束内有小动脉、静脉或毛细血管,间质有少数淋巴细胞。无炎症、坏死、血栓,也无核分裂及非典型细胞,特染有助于淋巴管平滑肌瘤病的诊断。

【免疫组化】增生平滑肌束SMA、HMB45均呈阳性表达,雌激素受体(ER)、孕激素受体(PR)有时可见阳性表达。

(2)卡普西样婴幼儿血管内皮瘤(Kaposi-like infantile hemangioendothelioma)[31]即临床上伴有kasabach-Merritt综合征的腹膜后婴幼儿血管内皮瘤。患者除有肿瘤外还伴有阻塞性黄疸、小肠梗阻和血小板减少。

【大体】肿块较大,肉红色或红棕色,有不清楚的分叶,由于肿瘤大而压迫小肠使之梗阻,阻塞性黄疸,有皮肤、心肌、肺、全消化道黏膜和浆膜出血及颅内出血。

【光镜】肿瘤呈浸润性生长,由梭形细胞及血管组成,呈小叶状,部分为薄壁扩张血管,被纤维间隔分开。肿瘤可累及胰腺、十二指肠浆膜和附近淋巴结。血管内有血栓。圆形或卵圆形毛细血管腔内被覆扁平或肥胖内皮细胞。梭形细胞成分,细胞核长形、规则,伴有细染色质和明显核仁,胞质浅嗜伊红或透明状。核分裂<1个/20HPF,肿瘤细胞无嗜伊红透明变球状物。梭形细胞、毛细血管腔内皮细胞免疫组化第Ⅷ因子抗原弱阳性。

【诊断与鉴别诊断】应与Kaposi肉瘤鉴别。本瘤多发生在婴幼儿;组织形态学上,某些区域类似Kaposi肉瘤;梭形细胞束横切面分散在狭窄的血管腔隙间,无PAS染色阳性的透明变球状物存在(Kaposi肉瘤存在PAS染色阳性之透明变球状物,免疫组化、α_1抗胰蛋白酶和α_1抗糜蛋白酶均为阳性[32]);腹膜后婴幼儿血管内皮瘤常伴有kasabach-Merritt综合征。

(3)Kaposi肉瘤:常发生在AIDS患者,为多中心性,首先出现皮肤病变,尔后累及内脏,如消化道等。其组织学形态详见软组织等有关章节。腹膜后淋巴结亦可发生Kaposi肉瘤。

5.其他间叶组织肿瘤

(1)良性间叶瘤(benign mesenchymoma):是指由两种

或两种以上的间叶组织所构成的混合性肿瘤。肿瘤仅发生在腹膜后和肠系膜，前者较后者多发。良性间叶瘤常发生在肾和四肢，腹膜后较少，各年龄组均可发病。女多于男，预后良好，不发生恶变，但术后易复发。

【大体】肿块边界清楚，无包膜，可累及邻近组织，在腹膜后可形成较大肿块。

【光镜】肿瘤由脂肪、血管及平滑肌组织构成，可出现成熟和胚胎性脂肪组织；血管由厚壁毛细血管或不规则状静脉组成，平滑肌数量随肿瘤而异，可多可少；此外还可见血管内皮瘤或血管外皮瘤结构，有时有黏液样组织、软骨、横纹肌及淋巴组织成分。由于肿瘤所含各种成分的多寡不同，在诊断良性间叶瘤时应多取材做切片仔细检查。

（2）恶性间叶瘤（malignant mesenchymoma）：腹膜后恶性间叶瘤各年龄组均可发病，成年人多见。临床出现腹部包块，体重减轻和腹痛症状，生长迅速，手术后易复发，可发生转移。

【大体】肿瘤大，有包膜或部分有包膜，切面质地不均一，有坏死或囊性变。

【光镜】由两种以上恶性间叶组织成分组成，如由横纹肌肉瘤、平滑肌肉瘤、脂肪肉瘤、血管肉瘤、软骨肉瘤、骨肉瘤等不同肉瘤成分组合而成。因含各种成分的多少及分布不均，应对肿瘤进行多部位取材检查。

【鉴别诊断】应与纤维肉瘤和含黏液肉瘤样结构的脂肪肉瘤相鉴别。

（3）黏液瘤（myxoma）：是由丰富的黏液间质和类似原始间叶组织星形细胞构成。常发生在腹膜、肠系膜及网膜。

【大体】肿瘤体积大，切面灰白色半透明胶冻状，浸润到脂肪组织，肿瘤带黄色，质软，纤维组织多者较硬。

【光镜】肿瘤由星形和梭形细胞构成，核圆形或卵圆形，浓染，有细长的胞质突起，细胞成分散在疏松黏液样组织中，肿瘤血管少，有局灶性纤维化。

【鉴别诊断】脂肪肉瘤，横纹肌肉瘤，纤维肉瘤等均可有黏液瘤样成分，故在诊断黏液瘤时，必须首先排除以上肿瘤的可能性，多部位取材，仔细检查。

6. 神经源性肿瘤

（1）神经母细胞瘤（neuroblastoma）：是腹膜后常见的肿瘤，儿童多发。它是除肾上腺外较常受累的部位，腹膜后畸胎瘤中有时会发现有神经母细胞瘤成分。

【大体】肿瘤实性，圆形或分叶状。体积大而质软，切面灰黄或灰白色，可有出血坏死区及钙化。

【光镜】由弥漫性小圆细胞或卵圆形细胞组成。肿瘤细胞大小较一致，胞质少，核浆比例大，核浓染，核分裂多见。在分化较成熟的地区，肿瘤细胞胞质较多，有假菊形团结构。多做切片检查，如发现有节细胞神经瘤成分或神经母细胞瘤与节细胞神经瘤过渡的形态。

【分型】按照国际神经母细胞瘤病理委员会分类分为5型：①未分化神经母细胞瘤（undifferentiated neuroblastoma）：

无节细胞分化、无神经毡、无或很少的施万细胞间质，主要为未分化小圆细胞组成，常需要免疫组化支持；②低分化神经母细胞瘤（poorly differentiated neuroblastoma）：<5%的细胞有节细胞分化，有神经毡背景，无或很少的施万细胞间质；③分化型神经母细胞瘤（differentiating neuroblastoma）：>5%的肿瘤细胞有节细胞分化，常有较多的神经毡背景，常有丰富的施万细胞间质（须<50%）；④结节性节细胞神经母细胞瘤（nodular ganglioneuroblastoma）：肉眼可分辨的结节为神经母细胞瘤，富于间质的成分与缺乏间质的神经母细胞瘤分界清楚，神经母细胞瘤成分周围可形成纤维性假包膜，>50%的施万细胞间质；⑤间杂型节细胞神经母细胞瘤（intermixed ganglioneuroblastoma）：仅显微镜下可见施万细胞间质中有小灶的神经母细胞瘤细胞，>50%的施万细胞间质。注意治疗后手术切除的标本不再分型，诊断"神经母细胞瘤伴治疗后反应"即可。

【鉴别诊断】在儿童，应与小细胞恶性肿瘤如恶性淋巴瘤、骨外尤因肉瘤、胚胎性横纹肌肉瘤等鉴别；在成年人除以上肿瘤外，还应与小细胞癌鉴别。在常规染色，特别是当神经母细胞瘤缺乏假菊形团结构时，诊断就更困难。应用组织化学如过碘酸雪夫反应与骨外尤因肉瘤鉴别。免疫组化、分子病理及电镜检查有助于其鉴别（见软组织章）。

【预后】预后与组织学分型、核分裂指数、患者年龄相关，分化差、核分裂指数高、患者年龄>1.5岁为预后不佳指标。基于组织学分型和 N-myc 基因扩增检测，发现组织学分化型+无 N-myc 扩增患者预后极好，而分化差组织学+无扩增患者预后差，分化差组织学+N-myc 扩增患者预后极差。

（2）神经鞘瘤（schwannoma）和神经纤维瘤（neurofibroma）：两者均常发生在腹膜后。肠系膜和网膜部位好发神经纤维瘤。腹膜后神经纤维瘤病切除后易复发。少见的腹膜后神经鞘瘤具有高血钙症和血浆前列腺素水平升高[33]。富细胞性神经鞘瘤（cellular schwannoma）有时可被误认为恶性肿瘤[34]。

【大体】肿瘤实性，有纤维包膜，与周围组织器官粘连，但无局部浸润，切面肿瘤周边部灰白色，中心部为黄色。

【光镜】肿瘤细胞为梭形，细胞质间界限不明显，无细胞核的多形性或核分裂，有漩涡状排列，但神经鞘瘤典型的栅栏状排列不明显。间质和血管周围有淋巴细胞浸润，血管壁增厚，有透明变性。免疫组化证明其中心为 T 淋巴细胞，周围是 B 淋巴细胞。肿瘤细胞间偶有吞噬细胞，大体标本中的黄色区域，在镜下为富含脂质的吞噬细胞和泡沫细胞。免疫组化 desmin 阴性，S-100 阳性，从而证明是神经鞘瘤[35]。偶尔肿瘤组织中找到核分裂，追随病史往往是与诊断前使用放疗或抗癌化学治疗药物有关。

【鉴别诊断】应与平滑肌肉瘤或纤维组织细胞瘤鉴别，要依靠免疫组化和电镜检查。

（3）恶性外周神经鞘瘤（malignant peripheral nerve sheath tumor）：恶性外周神经鞘瘤主要累及成年人，腹膜后较多见，而肠系膜及网膜罕见。文献个别报道恶性外周神经鞘瘤也可来自节细胞神经瘤或神经母细胞瘤[36]。

【大体】肿瘤圆形或卵圆形，境界清楚，中等硬度，有包膜，切面灰白色呈编织状，间有出血坏死灶和半透明黏液样变区。

【光镜】细胞呈多种形态，其大小形状不一，梭形细胞呈束状，漩涡状排列。细胞核呈栅栏状排列（图8-12），有核分裂，偶见多核巨细胞。间质黏液样变，有出血、坏死和钙化。肿瘤细胞可侵及包膜和周围组织。

【鉴别诊断】组织学上易与纤维肉瘤和平滑肌肉瘤混淆，常规染色诊断困难时，可借助于免疫组化如S-100、NSE和电镜检查。

（4）神经节瘤（ganglioneuroma）：属良性肿瘤，常发生在腹膜后，在肠系膜少见。各年龄组均可发病，但主要见于成年人。多发生在肾上腺外部位如肾旁、腹主动脉前、肠系膜

后、腰椎旁、脊柱与腹主动脉和下腔静脉之间等处。应注意与分化型的节细胞神经母细胞瘤鉴别。

（5）副神经节瘤（paraganglioma）：发生在肠系膜部位者少见，主要在腹膜后。10%～20%腹膜后副神经节瘤在肾上腺外，与交感链有密切关系。发病年龄为30～45岁，恶性腹膜后副神经节瘤平均年龄更年轻，男女比例相当。肿瘤偶有多发者，或伴有其他部位副神经节瘤等。症状是慢性高血压、头痛、背痛。主要体征是扪到包块。

【大体】肿瘤部分有包膜，棕色肿块，有出血。

【光镜】形态类似肾上腺嗜铬细胞瘤，由小的、多角形或短梭形细胞组成，具有嗜中性或嗜酸性胞质，瘤细胞排成实性团，索状，间质富含血窦。可有巨核及多核巨细胞出现。肿瘤细胞巢内经常有出血。少数腹膜后副神经节瘤，细胞具有多形性，呈梭形或多角形，伴有深染嗜伊红胞质和富染色质的核，肿瘤细胞成片状分布，缺乏副神经节细胞形态。所

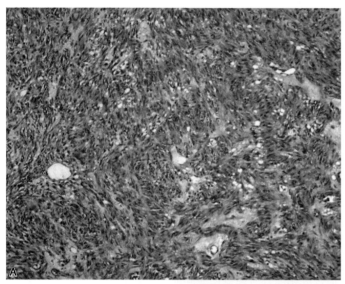
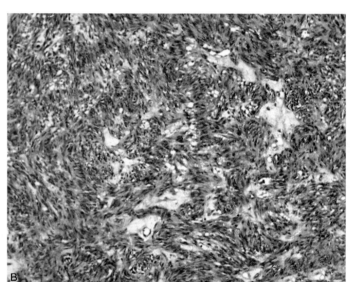
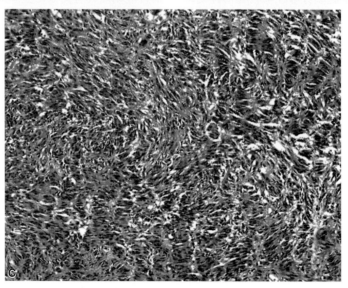

图8-12　恶性外周神经鞘瘤
A、B.肿瘤细胞呈多种形态，其大小形状不一，梭形细胞呈束状，漩涡状排列。细胞核呈栅栏状排列，有核分裂，偶见多核巨细胞（C），间质黏液样变。HE染色

有腹膜后副神经节瘤嗜银染色及免疫组化 CgA、Syn 阳性。

诊断恶性副神经节瘤很困难，目前病理学尚无可靠诊断指标。肿瘤局灶广泛侵犯周围组织或更明确地有远隔转移病灶，才能诊断为恶性副神经节瘤。

7. 生殖细胞肿瘤　生殖腺外的生殖细胞源性肿瘤大多见于前纵隔、腹膜后和骶尾部，偶尔发生在松果体、颅内、鼻咽部、膀胱、前列腺、肠系膜和大网膜等处。其组织发生是人胚胎发育过程中，来自卵黄囊内胚层或生殖嵴原始生殖细胞未完全移位到正常生殖腺位置，而残留在生殖腺外部位，尔后发展成生殖细胞源性肿瘤。也可能是胚胎早期分离出的全能细胞残余发展而来。

（1）畸胎瘤（teratoma）：主要在腹膜后部位，肠系膜[37]和网膜少。网膜囊性畸胎瘤可来自位于大网膜之副卵巢[38]。

腹膜后囊性畸胎瘤多见于婴儿和儿童，成年人少见。女性多于男性。肿瘤位于腹膜后间隙的上部，脊柱附近。临床有腹部包块及腹痛、背痛等症状。

【大体】肿瘤为多房或单房，表面光滑。切面囊壁厚薄不均，囊内含黄色油脂样物和毛发。囊壁内面可见"头结"，其表面有毛发，有时有牙齿和骨组织。

【光镜】和卵巢囊性畸胎瘤组织形态一样，由三个胚层来源的成熟组织构成。多为皮肤及附属器、神经组织、脂肪组织、骨、软骨、平滑肌及淋巴组织，内胚层组织如胃肠、胰及纤毛柱状上皮成分较少。少数腹膜后囊性畸胎瘤可发生恶变，恶变成分多为上皮成分如鳞状细胞癌，腺癌等，并可发生转移。

（2）皮样囊肿（dermoid cyst）：在腹腔皮样囊肿较畸胎瘤多见，以发生在网膜者最多，腹膜后（图 8-13）和肠系膜次之。女性多于男性和儿童。有些皮样囊肿在网膜和卵巢同时发生，因此认为网膜病变是卵巢皮样囊肿的种植，而不是

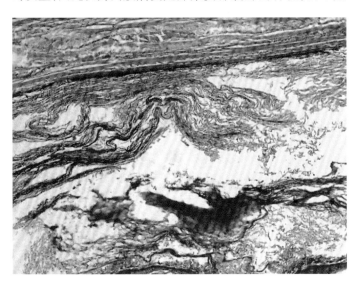

图 8-13　腹膜后右肾上极椭圆形肿物
肿物为 15cm×12cm×8cm，包膜完整，囊性，囊内黄白灰白色豆渣样物，囊壁厚 0.1～0.3cm。镜下示囊内角化物。HE 染色

由生殖细胞残余发育而来。但有些网膜皮样囊肿者，则卵巢正常，因此存在肿瘤来自胚胎发育不全、生殖细胞残余发育而来的可能性。

（3）内胚窦瘤（endodermal sinus tumor）：亦称卵黄囊瘤（yolk sac tumor），少见，发生在儿童的骶尾部。腹膜后、纵隔、盆腔等处更少见。

【大体】肿瘤无明显包膜，有较丰富的血管，可侵及邻近器官或组织。切面，肿瘤囊性或实性，有坏死和出血，部分呈胶冻样。

【光镜】瘤细胞呈多角形，立方状或柱状，排成条索或成团，有乳头状及腺管状结构，并夹有菲薄胞质连成的网状结构或形成大小不等的囊。细胞间隙或囊腔内有大小不等的透明小滴及肾小球样结构，即小囊腔内有乳头状突起，乳头中心为血管，乳头被覆立方或柱状上皮而囊壁侧被覆扁平上皮。肿瘤间质血管丰富。结缔组织有黏液样变。

内胚窦瘤恶性程度高，对放疗不敏感。可广泛转移，预后差。

（4）精原细胞瘤（seminoma）：发生在男性、腹膜后，少见。年龄多为 30～50 岁。确定腹膜后原发精原细胞瘤，首先要排除睾丸精原细胞瘤腹膜后转移，有时睾丸原发肿瘤很小，必须多做切片检查。腹膜后原发精原细胞瘤（图 8-14）多在腹膜后间隙的上部和中部近胰腺和肾脏。少数伴发睾丸管内生殖细胞肿瘤[39]。其组织形态见有关节章描述。

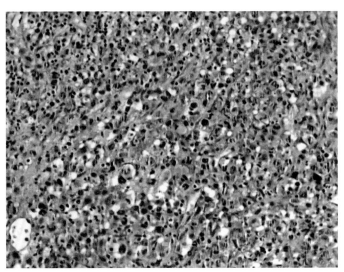

图 8-14　腹膜后原发精原细胞瘤　HE 染色

【鉴别诊断】应与某些原发或转移性小细胞恶性肿瘤鉴别，如恶性淋巴瘤、骨外尤因肉瘤、胚胎性横纹肌肉瘤或转移性小细胞癌等。

8. 其他来源的肿瘤

（1）胃肠道外间质肿瘤（extra-gastrointestinal stromal tumors）：胃肠道外间质肿瘤较胃肠道间质肿瘤少见，多发生在网膜、肠系膜和腹膜后软组织内，约占间质肿瘤的 7%[40]，少数报道发生在颈部、外阴和皮肤[37]。当诊断发生在腹腔

以外的间质肿瘤时,一定要找原发灶除外转移性。

【大体】与胃肠道间质肿瘤不同,发生在网膜和肠系膜的间质肿瘤病变体积较大,多数大于10cm[41]。肿瘤硬、灰红色、缺乏编织状排列方式,在有坏死和出血的情况下可见囊性变。

【光镜】胃肠道外间质肿瘤组织学图像多种多样,但一般细胞形态以梭形细胞为主和上皮样细胞为主两种细胞类型。大约10%的病例两种成分比大约各占一半。上皮样型肿瘤细胞形若平滑肌母细胞,细胞圆形胞质嗜酸性,细胞变化范围大,可见小的单一型细胞到大而多形性细胞(图8-15A、B)。在某些病例肿瘤细胞有多种形态,形如上皮样细胞、印戒样细胞和细胞核位于周边部的多核细胞,在良性间质肿瘤出现多核细胞概率较恶性间质肿瘤多。出现印戒样细胞易误诊为脂肪肉瘤或黏液性癌,间质肿瘤的印戒样细胞胞质内无脂质、黏液物质和糖原,有关特染可以鉴别。事实上"印戒样细胞"细胞胞质空泡改变,是甲醛溶液固定的人为改变,在冷冻切片看不到空泡。上皮样间质肿瘤细胞可排列成巢状或片状,周围有胶原纤维或黏液样物质。在一些间质肿瘤可伴有黏液样变。梭形细胞间质肿瘤细胞,胞质淡染核呈卵圆形位于细胞中央,在HE切片中很难与肌成纤维细胞区分开。梭形细胞间质肿瘤(图8-15C),以细毛发样胶原纤维为背景,肿瘤细胞排列呈栅栏状、"神经鞘瘤"样,大约20%病例血管周可见玻璃样变,若血管外被细胞瘤。肿瘤大小(最大径)和核分裂数是评估该肿瘤复发风险最可靠的指标(参见胃肠道间质肿瘤相关章节)。免疫组化与胃肠道间质肿瘤相同,绝大多数C-kit(CD117)、DOG-1呈阳性表达(图8-15D),而CD34大约50%病例阳性表达。

【诊断与鉴别诊断】诊断胃肠道外间质肿瘤时,应首先除外胃肠道间质肿瘤的胃肠道外转移。其鉴别诊断及免疫组化表型同胃肠道间质肿瘤。

(2) Wilms瘤(Wilms' tumor):肾外Wilms瘤(extra-renal Wilms' tumor)主要在发生于儿童,成年较少见。其诊断标准为肿瘤原发在肾外部位;肿瘤由原始母细胞瘤性梭形或圆形细胞组成;有发育不全或胚胎性腺管状或肾小球样结

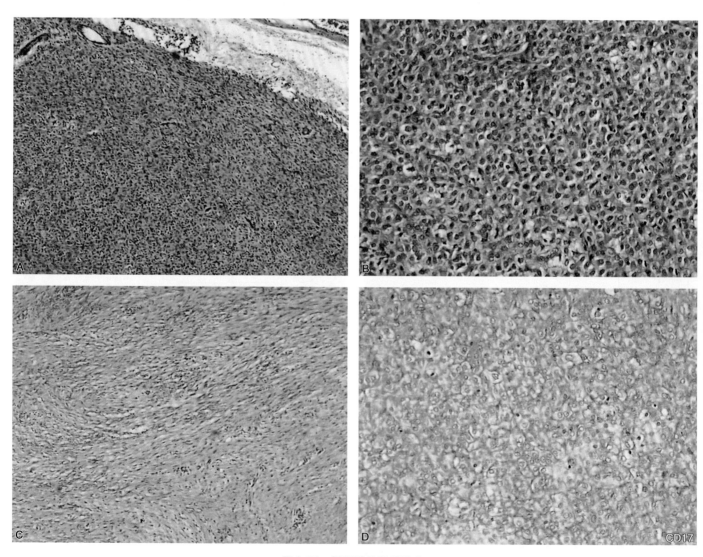

图8-15　胃肠道外间质肿瘤
A、B.肿瘤细胞形若平滑肌母细胞,细胞圆形胞质嗜酸性;C.梭形细胞间质肿瘤细胞。HE;D.免疫组化C-kit(CD117)呈阳性表达

构;肿瘤无肾上腺瘤或畸胎瘤区域;镜下证实有 Wilms 瘤组织学特征。

【鉴别诊断】应除外滑膜肉瘤,具有腺样成分的神经纤维肉瘤以及非精原细胞瘤性生殖细胞肿瘤。

（3）浆液性或黏液性囊腺瘤、囊腺癌[42-43]、癌肉瘤和中肾肿瘤:这些肿瘤可发生在腹膜后,偶可发生在肠系膜[44]。主要见于女性,男性及儿童少见。其组织学来源还不清楚。可能来自异位或副卵巢组织,副肾和中肾组织,或者由胚腔上皮化生而来,即小簇胚腔上皮细胞沿卵巢发育过程中下降途中停留,增生化生导致肿瘤发生。诊断这些肿瘤时,首先应排除转移的可能性。

（4）淋巴组织肿瘤

1）恶性淋巴瘤:包括霍奇金淋巴瘤和非霍奇金淋巴瘤,原发于腹膜后和肠系膜者较少。腹膜后原发恶性淋巴瘤,发病年龄为 20～80 岁,女性较多,大部分为非霍奇金淋巴瘤[45]。原发于腹膜后浆细胞瘤更少。诊断腹膜后原发浆细胞瘤应先除外多发性骨髓瘤[46]。

2）Castleman 病:曾称血管瘤样淋巴样错构瘤、淋巴结错构瘤等,是淋巴结的一种良性病变。多发在纵隔及肺门,其次为颈部。偶尔发生在腹膜后或肠系膜。体积小者数厘米,大者 10 余厘米,为巨大分叶状肿块,边界清楚。切面,灰红色,中等硬度。光镜下有血管玻璃样变型和浆细胞型两种。浆细胞型可引起全身发热、贫血、血清球蛋白增高等。腹膜后主要为透明血管型。

（5）其他少见肿瘤:包括腹膜后骨外尤因肉瘤、间皮瘤、软骨肉瘤、透明细胞肉瘤和滑膜肉瘤。肠系膜骨和纤维软骨瘤、浆细胞肉芽肿、骨肉瘤和类癌。网膜弹力纤维瘤和浆细胞瘤。另外腹膜后可发生颗粒性肌母细胞瘤和腺泡状软组织肿瘤,其组织来源尚不清。

（二）转移性肿瘤

肠系膜和网膜转移性肿瘤一般来自消化道、卵巢、胰腺和胆囊的癌。腹膜后转移肿瘤包括肾细胞癌、肾盂及输尿管癌、肾上腺皮质癌及胰腺癌、结肠、直肠、宫颈、子宫内膜、前列腺等的癌及睾丸的恶性肿瘤均可直接扩散或通过淋巴道转移至此。

二、腹膜后、肠系膜和网膜囊肿

腹膜后、肠系膜和网膜均可发生各种不同类型的囊肿。腹膜后囊肿较肠系膜、网膜囊肿远为少见。它们分为胚胎性或发育性囊肿（淋巴性、肠源性、支气管源性囊肿、尿生殖和皮样囊肿）;创伤性及炎症后囊肿;肿瘤性和感染性（寄生虫性）囊肿。

1. 淋巴囊肿　常由子宫摘除后或手术后摘除淋巴结,使淋巴管断离,淋巴液聚集而成,是假性囊肿。囊壁由纤维组织构成,无被覆上皮,亦无平滑肌,故与淋巴管瘤不同。

2. 肠源性囊肿　多位于肠系膜,偶见于腹膜后,与肠不相通。囊壁内被覆肠黏膜上皮,外周是纤维结缔组织及薄层平滑肌。

3. 支气管源性囊肿　腹膜后支气管源性囊肿很少见。其形态相同于肺及纵隔发生的支气管源性囊肿,囊肿内壁衬覆假复层纤毛柱状上皮,上皮下为纤维结缔组织,可见黏液腺及不规则的软骨片[47]（图 8-16A、B）。

4. 尿生殖源囊肿中肾管源性囊肿多见于女性,囊壁内衬低立方状到柱状上皮,外围是纤维结缔组织。囊壁内有时含原始肾小球或肾小管。米勒管源性囊肿,以男性多见。尤多见位于膀胱、前列腺后侧面,囊壁为纤维结缔组织,内有平滑肌纤维,囊内衬以扁平或低立方上皮,内含红细胞、白细胞、胆固醇和脂滴,但无精子。

5. 单纯性囊肿　一般认为腹部受撞击,肠系膜两叶裂开,淋巴液贮留所致。单房性,囊壁无细胞衬覆。由于外伤,在腹膜后形成血肿,被纤维结缔组织包裹而形成,囊内含巧

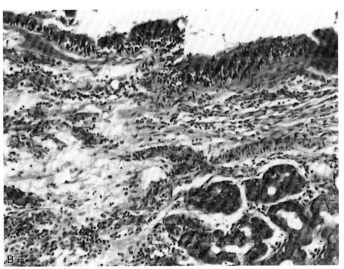

图 8-16　支气管源性囊肿

A. 腹膜后支气管源性囊肿,囊壁衬覆纤毛柱状上皮,上皮下为纤维结缔组织,囊肿壁可见不规则的软骨片,囊肿内有黏液;B. 囊壁衬覆假复层纤毛柱状上皮,可见黏液腺　HE 染色

克力样液体,囊壁无上皮被覆,壁内有含铁血黄素沉积,也可称为腹膜后血囊肿。

6. 寄生虫性囊肿　如包虫性囊肿可发生在腹膜后部位。

三、腹膜后、肠系膜和网膜非肿瘤病变

(一)腹膜后

1. 腹膜后脓肿　继发于邻近器官,病变穿破入腹膜后间隙如阑尾炎、出血性胰腺炎、十二指肠溃疡、胃溃疡和回肠炎等破入腹腔或腹膜后间隙直接扩散,形成脓肿。

2. 腹膜后结核　腰椎结核、肾结核等干酪样坏死灶,破坏骨及肾实质、肾包膜而进入腹膜后形成所谓冷脓肿。

3. 特发性腹膜后纤维化(idiopathic retroperitoneal fibrosis)　本病是原因不清楚的腹膜后瘤样纤维组织增生,比较少见。发病年龄为 40~60 岁,男多于女。症状无特异性,一般与腹膜后器官或组织被纤维组织包裹、压迫和阻塞相关,患者有下腹胀痛、排便不畅等症状。有文献报道[48-49]一些腹膜后纤维化患者血清 IgG4 浓度升高、IgG4 阳性浆细胞浸润,属于 IgG4 相关性疾病。

【大体】在腹膜后出现灰白色纤维性包块,境界清楚,但无包膜。多在腹主动脉下段及髂动脉周围,增生纤维组织包裹胆总管、肝血管累及胰、脾、十二指肠腹膜后部、乙状结肠及其系膜。

【光镜】为多灶性脂肪组织变性坏死,脂肪细胞崩解,间质内出现游离脂肪和胆固醇结晶,淋巴细胞、浆细胞、单核细胞和嗜酸性粒细胞浸润,可见异物巨细胞。影响小血管(主要是小动脉)。引起血管壁纤维素样变性,管壁及其周围有淋巴细胞、单核细胞及少数嗜酸性粒细胞浸润,亦可累及肾动脉。小静脉受累,管壁炎细胞浸润、纤维化而使管腔闭塞。脂肪坏死灶逐渐形成肉芽肿以及机化,大量致密纤维组织形成有玻璃样变及钙化等。在 IgG4 相关性腹膜后纤维化病例,浸润的浆细胞免疫组化 IgG4 和 IgG 均呈阳性表达,Zen 等[48]的研究 IgG4/IgG 阳性浆细胞比例为 35%~76%,平均 76%;而 Yamamoto[50]等研究腹膜后纤维化 IgG4 阳性浆细胞数量较其他 IgG4 相关性疾病要低。

【鉴别诊断】诊断本病应除外腹膜后恶性肿瘤及由于腹膜后脏器炎症引起的非特异性腹膜后纤维化与腹膜后黄色肉芽肿。

腹膜后纤维化并发身体其他部位纤维化,如纵隔纤维化、硬化性胆管炎、缩窄性肠系膜炎、慢性木性甲状腺炎等。当患者兼有两种或更多部位的病变时,称为全身特发性纤维化。

(二)肠系膜与网膜

1. 炎性假瘤　由于细菌或其他病因引起的炎性肉芽肿,可在肠系膜和大网膜上形成非特异性炎性假瘤。光镜下主要由大量增生纤维结缔组织和慢性炎细胞如淋巴细胞、浆细胞及少量组织细胞和泡沫细胞与嗜酸性粒细胞构成。

2. 寄生虫性肉芽肿　严重血吸虫患者其肠系膜、网膜上可有血吸虫卵性肉芽肿。有时在肠系膜上形成较大肿块。切片检查,见肉芽肿内有血吸虫卵。蛔虫病患者伴有小肠疾患,如肠结核溃疡、肠穿孔等,虫卵经破口入腹腔可引起腹膜炎,在网膜和肠系膜表面有蛔虫卵性肉芽肿,其特点是蛔虫卵外的蛋白膜常消失,在虫卵周围形成以上皮样细胞为主的肉芽肿。

3. 特发性缩窄性肠系膜炎(idiopathic retractile mesenteritis)　是一种特发性非肿瘤性的瘤样病变,表现肠系膜增厚和缩短。发病年龄为中年或中年以后,男多于女。

【大体】围绕小肠祥增厚粘连呈块状,较硬。肠与肠系膜连结部位有许多小囊,内含乳白液体,小肠黏膜正常。切面呈橘黄色较硬,无肿瘤结构,而是硬而弯缩的肠系膜。

【光镜】肠系膜脂肪组织由纤维组织分隔而呈分叶状结构。脂肪空隙增大和缺乏细胞核。有成堆泡沫细胞,单个脂肪间隙周有透明胶原纤维,纤维组织中有弹力组织,神经、血管周围有纤维组织、成熟淋巴细胞浸润,偶有淋巴滤泡形成。淋巴结由纤维组织包绕,肠系膜有灶性脂肪退化及钙化和胶原形成。肠系膜动脉管腔狭窄,内膜增厚,内弹力板灶性受损。静脉极度狭窄,由于肌性肥大和弹力纤维增生使管壁增厚。

【鉴别诊断】特发性缩窄性肠系膜炎应与以下疾病鉴别[51-52]:肠系膜脂性营养不良(lipodystrophy)、肠系膜脂膜炎(mesenteric panniculitis)、炎性假瘤、肠系膜纤维瘤病(mesenteric fibromatosis)、特发性腹膜后纤维化、肠系膜原发(硬化性恶性淋巴瘤、脂肪肉瘤)及转移性恶性肿瘤、硬化性腹膜炎、药物引起的硬化性肠系膜炎等。

(卢朝辉)

参 考 文 献

[1] Skinnider BF, Young RH. Infarcted adenomatoid tumor:a report of five cases of a facet of a benign neoplasm that may cause diagnostic difficulty[J]. Am J Surg Pathol,2004,28:77-83.

[2] Jones JP, et al. Pathology of the mesothelioma [M]. Berlin: Springer-Verlag,1987:181.

[3] Magall FG,Gibbs AR. The histology and immunohistochemistry of small cell mesothelioma[J]. Histopathology,1992,20:47-51.

[4] Khalidi HS, Medeiros LJ, Battifora H. Lymphohistiocytoid Mesothelioma anoften misdiagnosed variant of sarcomatoid malignant masothelioma[J]. Am J Clin Pathol,2000,113:649-654.

[5] Galateau-Salle F, Attanoos R, Gibbs AR,et al. Lymphohistiocytoid variant of malignant mesothelioma of the pleura:A series of 22 cases [J]. Am J Surg Pathol,2007,31:711-716.

[6] Kawai T,Hiroi S,Nakanishi K,et al. Lymphohistiocytoid mesothelioma of the pleura [J]. Pathology International,2010,60:566-574.

[7] Yousem SA,et al. Malignant mesothelioma with osseous and cartilaginous differentiation[J]. Arch Pathol Lab Med,1987,111:62-

64.

［8］ Sheibani K,Shin SS,Kezirian J,et al. Ber-EP4 antibody as a dis-
criminant in the differential diagnosis of malignant mesothelioma
versus adenocarcinoma［J］. Am J Surg Pathol,1991,15:779-784.

［9］ Roberts F,Harper CM,Downie I,et al. Immunohistochemical anal-
ysis still has a limited role in the diagnosis of malignant mesotheli-
oma. A study of thirteen antibodies［J］. Am J Clin Pathol,2001,
116(2):253-262.

［10］ Ordonez NG. Value of immunohistochemistry in distinguishing
peritoneal mesothelioma from serous carcinoma of the ovary and
peritoneum:a review and update［J］. Adv Anat Pathol,2006,
13:16-25.

［11］ Chen X,Sheng W,Wang J. Well-differentiated papillary mesothe-
lioma:a clinicopathological and immunohistochemical study of
18 cases with additional observation［J］. Histopathology,2013,
62:805-813.

［12］ Barrow E,Robinson L,Alduaij W,et al. Immunohistochemical
analysis of peritoneal mesothelioma and primary and secondary
serous carcinoma of the peritoneum:antibodies to estrogen and
progesterone receptors are useful［J］. Am J Clin Pathol,2006,
125:67-76.

［13］ Biron-Shental T,Klein Z,Edelstein E,et al. Primary peritoneal
borderline tumor. A case report and review of the literature［J］.
Eur J Gynaecol Oncol,2003,24(1):96-98.

［14］ Mayerson D,Rondini C,Braun H,et al. Serous peritoneal papilla-
ry tumor of low malignancy potential. Report of a case［J］. Rev
Med Chil,2000,128(2):206-210.

［15］ Gerald WL,Ladanyi M,de Alava E,et al. Clinical,pathologic,
and molecular spectrum of tumors associated with t(11;22)
(p13;q12):desmoplastic small round cell tumor and its variants
［J］. J Clin Oncol,1998,16:3028.

［16］ Ordonez NG. Desmoplastic small round cell tumor. I A his-
topathologic study of 39 cases with emphasis on unusual histo-
logic patterns［J］. Am J Surg Pathol,1998,22:1303.

［17］ Zhang PJ,Guldblum JR,Pawel BR,et al. Immunophenotype of
desmoplastic small round cell tumors as detected in cases with
EWS-WT1 gene fusion product［J］. Mod Pathol,2003,16:229-235.

［18］ Ordonez NG. Desmoplastic small round cell tumor. II An Ultras-
truactural and immunohistochemical study with emphasis on new
immunohistochemical markers［J］. Am J Surg Pathol,1998,22:
1314.

［19］ Gerald WL,Haber DA. The EWS-WT1 gene fusion in desmoplas-
tic small round cell tumor［J］. Semin Cancer Biol,2005,15:
197-205.

［20］ 朱力,李宝珠. 腹膜播散性平滑肌瘤病的临床病理分析［J］.
中华病理学杂志,1996,25:270-272.

［21］ Shi M,Fraire AE,Chu P,et al. Oncofetal Protein IMP3,a new di-
agnostic biomarker to distinguish malignant masothelioma from
reactive mesothelial proliferation［J］. Am J Surg Patha,2011,
35:878-882.

［22］ Prahlow JA,Loggie BW,Cappellari JO,et al. Extra-adrenal my-
elolipoma:report of two cases［J］. South Med J,1995,88:639-
643.

［23］ Bryan JA,Sykes CH,Garvin DF. Fine needle aspiration diagnosis
of a mesenteric myelolipoma:a case report［J］. Acta Cytol,
1996,40:592-594.

［24］ Giuliani A,Tocchi A,Caporale A,et al. Presacral myelolipoma in
a patient with colon carcinoma［J］. J Exp Clin Cancer Res,
2001,20:451-454.

［25］ Radivoyevitch MA,et al. Lymphoangiolipoma of the mesentery
［J］. Am J Surg,1989,5:435.

［26］ Enzingger FM,Weiss SW. Soft tissue tumors［M］. 2ed ST CV
Mosby Co,1988:347.

［27］ Coindre JM,Mariani O,Chibon F,et al. Most malignant fibrous
histiocytomas developed in the retroeritoneum are dedifferentiat-
ed liposarcomas:A review of 25 cases initially diagnosed as ma-
lignant fibrous histiocytoma［J］. Mod Pathol,2003,16:256-262.

［28］ Burke AP,Sobin LH,Shekitka KM. Mesenteric fibromatosis. A
follow-up study［J］. Arch Pathol Lab Med,1990,114:832-835.

［29］ Meis JM,Enzinger FM. Inflammatory fibrosarcoma of the mesen-
tery and retroperitoneum. A tumor closely simulating inflammato-
ry pseudotumor［J］. Am J Surg Pathol,1991,15:1146-1156.

［30］ Matsui K,Tatsuguchi A,Valencia J,et al. Extrapulmonary lym-
phangioleiomyomatosis (LAM):clinicopathologic features in 22
cases［J］. Hum Pathol,2000,31:1242-1248.

［31］ Tsang WYW,Chan JK. Kaposi-like infantile hemangioendothelio-
ma. A distinctive vascular neoplasm of the retroperitoneum［J］.
Am J Surg Pathol,1991,15:982.

［32］ Vuletin JC,et al. Primary retroperitoneal angiosarcoma with eosi-
nophikic globules:a combined light microscopic immunochemi-
cal and ultrastructural study［J］. Arch Pathol Lab Med,1990,
114:618.

［33］ Komiya I,Yamaguchi K,Miyake Y,et al. Retroperitoneal
neurilemmoma presenting with humoral hypercalcemia associated
with markedly elevated plasma prostaglandin levels［J］. Cancer,
1991,68:1086.

［34］ Ortiz Rey JA,Alexsandro da Silva E,Rico Gala S,et al. A retro-
peritoneal cellular schwannoma［J］. Actas Urol Esp,1999,23:
455-458.

［35］ Yamamoto K,Miyagawa J,Katsura H,et al. Retroperitoneal cellu-
lar schwannoma:report of a case diagnosed by the presence of S-
100 protein［J］. Jpn JMed,1991,30:487-490.

［36］ Navarro O,Nunez-Santos E,Daneman A,et al. Malignant periph-
eral nerve-sheath tumor arising in a previously irradiated neuro-
blastoma:report of 2 cases and a review of the literature［J］. Pe-
diatr Radiol,2000,30:176-180.

［37］ De J,Banerjee M,Biswas PK. Mature teratoma of the mesentery
［J］. R. J Indian Med Assoc,2002,100:198-199.

［38］ Besser MJ,Posey DM. Cystic teratoma in a supernumerary ovary
of the greater omentum. a case report［J］. J Resp Med,1992,

37:189.

[39] Chen KT,et al. Retroperitoneal seminoma and intralobular germ cell neoplasia[J]. Hum Pathol,1989,20:493.

[40] Emory TS,Sobin LH,Lukes L,et al. Prognosis of gastrointestinal smooth-muscle(stromal)tumors[J]. Am J Surg Pathol,1999,23:82.

[41] Reith J,Goldblum JR,Weiss SW. Extragastrointestinal(soft tissue)stromal tumors:an analysis of 48 cases with emphasis on histologic predictors of outcome[J]. Mod Pathol,2000,13:577.

[42] Subramony C,Habibpour S,Hashimoto LA. Retroperitoneal,mucinous cystadenoma[J]. Arch Pathol Lab Med,2001,125:691-694.

[43] Tamura T,Yamataka A,Murakami T,et al. Primary mucinous cystadenoma arising from behind the posterior peritoneum of the descending colon in a child:a case report[J]. Asian J Surg,2003,26(4):237-239.

[44] Park U,et al. Cystic mucinous tumors of the mesentery retroperitoneal[J]. Gynecal Oncol,1991,42:64.

[45] Pileri SA,Zinzani PL,Ascani S,et al. Diffuse large B-cell lymphoma with primary retroperitoneal presentation:clinico-pathologic study of nine cases[J]. Ann Oncol,2001,12:1445-1453.

[46] Chen TC,Wu JH,Ng KF,et al. Solitary extramedullary plasmacytoma in the retroperitoneum[J]. Am J Hematol,1998,58:235-238.

[47] 陈毅德,刘鸿瑞. 腹膜后支气管源性肺囊肿一例[J]. 中华病理学杂志,1997,26:206.

[48] Zen Y,Onodera M,Inoue D,et al. Retroperitoneal fibrosis:a clinicopathologic study with respect to immunoglobulin G4[J]. Am J Surg Pathol,2009,33:1833-1839.

[49] Yamashita K,Haga H,Mikami Y,et al. Dcgrcc of IgC4+ Plasma cell lnfiltration in retroperitoneal fibrosis with or without multifocal fibrosclerosis[J]. Histopathology,2008,52:404-409.

[50] Yamamoto H,Yamaguchi H,Aishima S,et al. Inflammatory myofibroblastic tumor versus IgG4-related sclerosing disease and inflammatory pseudotumor A comparative clinicopathologic study[J]. Am J Surg Pathol,2009,33:1330-1334.

[51] Kelly JK,Hwang WS. Idiopathic retractile(sclerosing)mesenteritis and its differential diagnosis[J]. Am J Surg Pathol,1989,13(6):513-521.

[52] Isenberg J,Bollmann R,Keller HW. Idiopathic sclerosing mesenteritis. Case report and differential diagnosis of a rare disease picture[J]. Chirurg,2001,72(6):742-745.

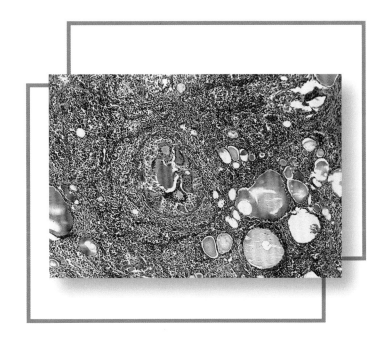

第九章

内分泌系统

第九章　内分泌系统

第一节 垂 体

没有一个器官像垂体那样具有众多重要功能而位于一个很小的空间(蝶鞍内)。成人垂体重约 0.5g,女性稍重。妊娠时可增至 1g 左右。垂体由 2 个解剖组织学和功能完全不同的部分组成腺垂体(即垂体前叶)和神经垂体(垂体后叶)。前叶由许多促激素分泌细胞构成,后叶则为无髓鞘神经纤维构成,其中包含大量膜包绕的分泌颗粒[储存下丘脑分泌的激素催产素(oxytocin)和加压素(vasopressin)]。

一、垂体发育畸形

(一) 垂体不发育/发育不良

垂体不发育/发育不良(agenesis/hypoplasia)罕见。常伴有严重的先天性畸形如独眼、无脑畸形等。前叶不发育或发育不良可导致肾上腺、甲状腺甚至睾丸不发育或发育不良。有些儿童存活 10 年或更长时间,显示生长阻滞、侏儒、智力低下、黏液水肿、低血糖抽搐和外生殖器不发育。

(二) 异位腺垂体组织

胚胎发育过程中垂体是由原始口腔管顶部中线向外突起的颅颊囊(Rathke's pouch)与第三脑室底部向下伸展的漏斗融合而成,颅颊囊形成腺垂体。在颅颊囊向上移行过程中,沿途可有前叶组织异位,蝶窦是最常见的部位,其次是鞍上区。

(三) 空泡蝶鞍

正常情况下蝶鞍上面有一层厚的硬脑膜覆盖成为蝶鞍顶(蝶鞍膈),顶的中央有一孔可容垂体柄通过。如果孔过大或蝶鞍膈不完整,则软脑膜可疝入蝶鞍内,长期的脑脊液的压力可压迫垂体,亦可由于垂体梗死,放射性坏死或手术切除垂体等原因使鞍内空虚称为空泡蝶鞍(empty sella turcica)。空泡蝶鞍一般不影响垂体功能,约 5% 可能有高泌乳素血症,可能是继发于垂体柄的扭曲,偶亦可由于催乳素腺瘤所致。

二、垂体梗死和卒中

(一) Sheehan 综合征

因产后出血或休克造成的低血压导致腺垂体坏死,坏死可灶性或累及前叶的大部分而仅剩余周边一圈活存的前叶组织。如坏死不是很广泛,临床可以无症状,或仅表现为功能不足如促性腺激素缺乏伴以产褥期不能哺乳,TSH 和 ACTH 缺乏可出现甲低和肾上腺皮质功能低下。垂体功能丢失可在垂体坏死后数年才出现,这可能是由于周边活存的前叶细胞逐渐被瘢痕包裹而最终失去功能。

坏死的腺垂体质软、苍白、缺血或出血。随着时间推移,坏死区被瘢痕代替。病程长的患者纤维化的前叶形成一纤维性穗附着于空虚的蝶鞍壁,重量<0.1g。

(二) 垂体卒中

鞍内肿瘤(通常是垂体大腺瘤)发生急性出血性梗死,肿瘤组织快速膨胀而导致颅内压增加称为垂体卒中(pituitary apoplexy)。重者可使患者急性死亡。

三、垂 体 炎 症

(一) 淋巴细胞性垂体炎

淋巴细胞性垂体炎(lymphocytic hypophysitis)常发生于年轻的妊娠或产后女性,男性少见,男女比例为 1:8.5。伴有垂体功能低下,偶有头痛和视力障碍等症状。

【光镜】垂体组织中有大量淋巴细胞和浆细胞浸润,以及一些中性、嗜酸性粒细胞和组织细胞。有时有淋巴滤泡形成。无肉芽肿和多核巨细胞。残存的腺垂体细胞可呈嗜酸细胞变(oncocytic change)。病程长者可出现纤维化。

【免疫组化】淋巴细胞表达 B 和 T 细胞标记。

(二) 巨细胞性肉芽肿

原因不明性巨细胞性肉芽肿(giant cell granuloma)罕见,发生于成年人,临床表现类似垂体腺瘤。

【光镜】为非干酪样坏死性肉芽肿,由上皮样巨噬细胞和多核巨细胞构成,可伴有淋巴细胞、浆细胞浸润,晚期可有广泛的纤维化。微生物学检查找不到病原体。

(三) 黄色瘤样垂体炎

黄色瘤样垂体炎(xanthomatous hypophysitis)于 1998 年由 Folkerth 等[1]首先描述,患者主要为年轻女性,临床症状包括头痛、恶心、月经不规则和尿崩症,多数患者手术前疑为垂体腺瘤。新近的研究表明,部分病例与 Erdheim-Chester 病有重叠[2]。

【光镜】前叶内有多量泡沫状组织细胞和散在淋巴/浆细胞浸润。组织细胞为 CD68(+)、S-100 和 CD1a(-)。

(四) 继发性垂体炎

继发性垂体炎(secondary hypophysitis)时,垂体炎症系全身炎症的一部分,许多感染病因包括真菌、分枝杆菌、布氏杆菌和梅毒螺旋体等均可侵及垂体,造成垂体急性或慢性炎症,偶尔可有脓肿形成。造成继发性垂体炎的其他原因还有结节病、血管炎如 Takayasu 病和 Wegener 肉芽肿、克罗恩病、Whipple 病、颅颊裂囊肿(Rathke's cleft cyst)、坏死的腺瘤和脑膜炎。

四、垂 体 囊 肿

(一) 颅颊裂囊肿

颅颊囊在胚胎发育过程中形成 3 个部分即腺垂体(垂体前叶)、垂体结节部(pars tuberalis)和垂体中叶(pars intermedia),中叶一般在出生后即萎缩。颅颊裂为颅颊囊的中空部分,如残留,此裂分隔前叶和中叶,在中叶残留处形成许多<5mm 的小囊。这些小囊偶可增大形成囊肿。虽然这些囊肿无功能,但可压迫周围组织而出现如垂体功能低下或尿崩症等症状,颅颊裂囊肿(Rathke's cleft cyst)多见于成年人。

【光镜】囊肿被覆纤毛或柱状上皮,偶尔有杯状细胞和鳞状上皮化生灶。

（二）软脑膜囊肿

软脑膜囊肿（arachnoid cyst）由鞍区和鞍旁软脑膜形成，可以是先天性或后天获得性，由于囊肿向鞍上扩张和压迫可出现垂体功能低下和（或）尿崩症。

【大体】囊内含清亮液。

【光镜】囊壁由层状软脑膜结缔组织构成，被覆单层扁平上皮。

（三）皮样和表皮样囊肿

皮样和表皮样囊肿（dermoid and epidermoid cyst）由异位或创伤性种植的上皮细胞发生。可发生在鞍区、鞍上及颅内，特别是小脑桥脑角处。形态与颅外其他部位的皮样和表皮样囊肿同。

五、原发性腺垂体肿瘤

原发性腺垂体肿瘤包括腺瘤、不典型腺瘤和癌，其中腺瘤占绝大部分。

（一）腺瘤

腺垂体腺瘤分类应根据组织学、免疫组化、超微结构、临床内分泌功能、影像学和手术所见综合考虑。腺瘤大小为0.1～10cm。≤1cm者称为微小腺瘤或小腺瘤，>1cm为中等大腺瘤，≥10cm为大腺瘤。腺瘤可位于鞍内或扩张至鞍外（如鞍上、蝶窦、鼻咽、海绵窦）等。一般为膨胀性生长，亦可侵袭性生长，侵犯硬脑膜、骨、神经及脑组织等（侵袭性腺瘤）。手术时所见腺瘤常为紫红色，质软。大腺瘤可有出血、坏死及囊性变。PRL腺瘤可见砂粒体样小钙化灶。

垂体腺瘤分类很多，表9-1为近年常用分类。

表9-1　垂体腺瘤分类

腺瘤类型	亚型
功能性腺瘤	
生长激素细胞腺瘤	1. 多颗粒 2. 少颗粒
催乳素细胞腺瘤	1. 多颗粒 2. 少颗粒
腺瘤具有生长激素和催乳素细胞分化	1. 混合型生长激素，催乳素细胞腺瘤 2. 生长催乳素细胞腺瘤 3. 嗜酸性干细胞腺瘤
促肾上腺皮质激素细胞腺瘤	1. 多颗粒 2. 少颗粒 3. Crooke细胞腺瘤
促甲状腺激素细胞腺瘤	
促性腺激素细胞腺瘤	1. 男性型 2. 女性型
多激素垂体腺瘤	
无功能腺瘤	
不能分类腺瘤	

所有腺瘤形态一致。瘤细胞似正常前叶细胞或稍大，瘤细胞弥漫成片或排成索、巢、假腺或乳头状结构，间质为血管丰富的纤维间质，瘤细胞可有一定的异型性但核分裂罕见。单凭HE形态不能鉴别上述分类中各种类别的腺瘤，只能用免疫组织化学结合临床内分泌功能才能进行正确分类。

1. 生长激素细胞腺瘤（GH cell adenoma）占垂体腺瘤的10%～15%，占手术切除垂体腺瘤的25%～30%。临床表现为肢端巨大症或巨人症。血清GH和胰岛素样生长因子-1（亦称somatomedin C）增高。有些患者血内PRL也可增高。

【病理】大体上这些肿瘤一般界限清楚，位于腺垂体的侧翼。根据电镜下瘤细胞内分泌颗粒的多少，分为多颗粒型（densely granulated）和少颗粒型（sparsely granulated）。多颗粒型主要由以往所称嗜酸细胞构成，免疫组化：胞质GH强阳性（图9-1）。核Pit-1强阳性，核周低分子量CK中度阳性，胞质可不同程度表达α-亚单位。分泌颗粒圆形，150～600nm。少颗粒型由排列成实性片块嫌色细胞构成，核异型性和核仁明显。核旁有中丝构成的球形纤维小体，此小体低分子量CK强阳性。GH灶性弱阳性，核Pit-1阳性，分泌颗粒直径为100～250nm。

2. 催乳素细胞腺瘤（PRL cell adenoma）是垂体腺瘤中最常见的一种，但半数是尸检时偶然发现，手术切除者并不多，占手术切除垂体腺瘤的11%～26%。可能是这种肿瘤常常由内科治疗的缘故。年轻女性多见，男性患者年龄相对较大，女性患者临床表现为泌乳和卵巢功能不正常如无月经和不育等。男性主要表现为性功能低下，偶尔可有泌乳。血清PRL升高（>250ng/ml）。影像学显示女性患者常为小腺瘤而男性多数为大腺瘤并向鞍上伸展。

【病理】小腺瘤最常见于前叶的后侧（posterolateral）部分，大腺瘤可侵入硬脑膜、鼻窦和骨。肿瘤软、红或灰色，质实，如有砂粒体则可显砂粒感。

少颗粒PRL腺瘤是最常见的一种亚型。嫌色细胞排列成乳头、小梁或实性片块，也可围绕血管形成假菊形团，可有钙化和砂粒体形成。免疫组化：PRL强阳性呈核旁（相当于Golgi区）PRL阳性小球，核Pit-1常阳性，ER亦可阳性。分泌颗粒球形，少，大小为150～300nm，分泌颗粒的异位胞吐（misplaced exocytosis）是PRL瘤的电镜诊断标志。多颗粒型PRL腺瘤较少颗粒少见。由嗜酸性细胞构成，胞质弥漫性PRL阳性。分泌颗粒大者可达700nm，异位胞吐也为诊断指标。

3. 腺瘤具有生长激素和催乳素细胞分化

（1）混合型GH-PRL细胞腺瘤：这种腺瘤具有少颗粒型PRL和多颗粒型GH腺瘤的临床表现和病理形态。

（2）生长催乳素细胞腺瘤（mammosomatotroph adenoma）：最常见于巨人症和年轻的肢端巨大患者。

【病理】肿瘤主要由嗜酸性细胞构成，排列成弥漫或实性片块，其中可见散在嫌色细胞。

【免疫组化】同一细胞可显GH和PRL阳性，α-亚单位

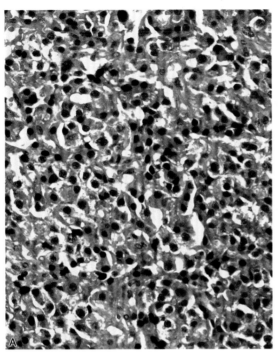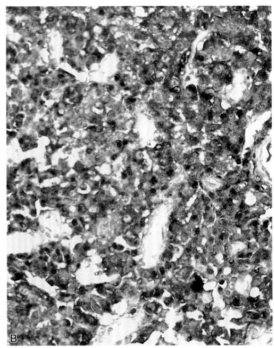

图 9-1 生长激素细胞腺瘤
A. HE 染色:瘤细胞多角形,胞质丰富,强嗜酸性;B. 免疫组化 GH 强阳性

F9-1 ER

可不同程度阳性,低分子量 CK 染色显核周阳性,像多颗粒 GH 瘤,核 Pit-1 强阳性,偶尔 ER 阳性。分泌颗粒核心色泽均匀,颗粒异型性明显,大者可达到 1000nm。可见异位胞吐。

(3) 嗜酸性干细胞腺瘤(acidophil stem cell adenoma):临床上有轻度高 PRL 血症,有或无肢端巨大,通常血清 GH 不高。此瘤多见于女性,生长快,呈浸润性生长。

【病理】由略嗜酸的大细胞形成实性片块,胞质空泡状(相当于巨大线粒体),PRL 强阳性,GH 散在阳性,有些肿瘤甚至检测不出 GH,电镜下胞质内充满大线粒体和巨型线粒体,可见散在含纤维小体或核旁成束 CK(+)中丝的细胞。分泌颗粒少,150~200nm,可找到异位胞吐。

4. 促肾上腺皮质激素细胞腺瘤(corticotroph cell adenoma) 占垂体腺瘤的 10%~15%。临床表现为 Cushing 综合征(垂体依赖性高皮质醇血症)。血浆 ACTH 升高较异位分泌 ACTH 患者的血浆 ACTH 低。

【病理】引起 Cushing 综合征最常见的为垂体嗜碱细胞小腺瘤(由促皮质激素细胞构成,常位前叶的中心部位);而引起 Nelson 综合征者常为大腺瘤而主要是嫌色细胞或少颗粒细胞腺瘤。

多颗粒 ACTH 腺瘤是最常见的 ACTH 瘤亚型,由嗜碱性粒细胞排列呈血窦样结构,免疫组化显示 ACTH、β-内啡肽和其他 POMC 来源的肽阳性。引起 Cushing 综合征的腺瘤可见低分子量 CK(+),而 Nelson 综合征时肿瘤细胞不含角蛋白微丝,分泌颗粒大小形态和核心致密度不等,105~450nm。

少颗粒 ACTH 腺瘤:较多颗粒型少见,光镜下肿瘤由嫌色细胞构成。CK 强阳性而 ACTH 和其他由 POMC 衍生肽弱阳性。电镜下细胞器发育不好,少量分泌颗粒,颗粒的大小、形态和密度变异大。

Nelson 瘤(双侧肾上腺切除后垂体长出的肿瘤)无 CK 阳性微丝。

Crooke 细胞腺瘤:在高皮质醇血症反馈作用下正常垂体 ACTH 细胞可出现核周玻璃样物沉着,称 Crooke 变性。由 Crooke 变性细胞构成的腺瘤罕见,形态像多颗粒 ACTH 腺瘤。电镜下核周有成环状中丝(角蛋白)聚集,分泌颗粒被推致细胞边缘和包裹在高尔基区内,核异型性明显。

5. 促甲状腺激素细胞腺瘤(thyrotroph cell adenoma) 罕见,仅占垂体腺瘤的 1% 左右。临床可表现为甲亢、甲低或甲状腺功能正常。由于大多数 TSH 腺瘤为浸润性大腺瘤,可影响视野。

【病理】大体常为侵袭性和纤维化大腺瘤。光镜下瘤细胞为嫌色细胞,细胞界限不清,核不同程度异型性,间质纤维化较常见,偶尔可见砂粒体(图 9-2)。

【免疫组化】TSH 阳性,分泌颗粒球形,大小为 150~

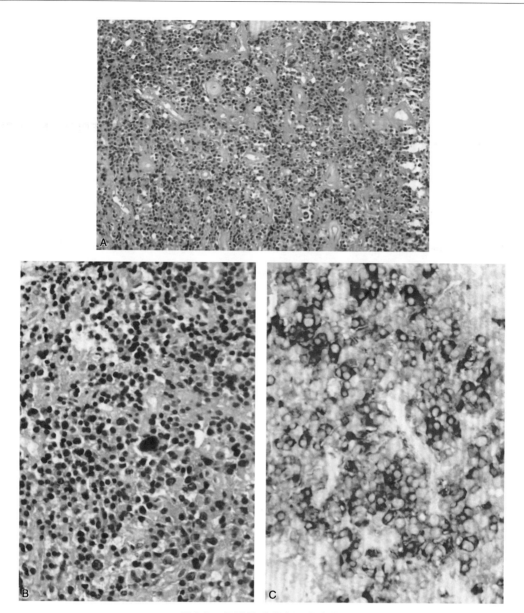

图9-2　促甲状腺激素细胞腺瘤
A. 光镜下为嫌色细胞；B. 砂粒体；C. 免疫组化 TSH 强阳性

250nm，沿胞膜排列。有些颗粒多的细胞，偶尔可见 350nm 的大颗粒。

6. 促性腺激素细胞腺瘤（gonadotroph cell adenoma）　虽然临床上可有性功能失常的表现，但主要临床症状为由于肿瘤造成的头痛、视野影响和脑神经损伤。中年男性多见。发生在绝经前年轻女性可出现原发性卵巢功能衰退的症状。诊断此瘤必须有血清 FSH 或 LH 或两者均升高。一般是 FSH 升高或 FSH 和 LH 均高，单独 LH 升高者罕见。

【病理】分男性型和女性型 2 种，均为嫌色细胞，排列成索、乳头或实性，可有假菊形团形成，灶性细胞嗜酸性变常见。

FSH/LH 男性型电镜下像无功能腺瘤，细胞器很少。FSH/LH 女性型瘤细胞内有丰富的轻度扩张的粗面内质网，高尔基体呈蜂窝状。两型分泌颗粒均很少，<200nm，位于胞膜附近，免疫组化：α-亚单位、β-FSH 和 β-LH 不同程度阳性。

7. 多激素垂体腺瘤（plurihormonal pituitary adenoma）　这种腺瘤可分泌多种激素，最常见为 GH+PRL 或 GH、PRL 和 TSH 等。虽然分泌多种激素，但临床上常常仅表现一种激素的功能。

【病理】形态和免疫组化可显示单一种细胞分泌多种激素或多种细胞分泌多种激素，即单一形态多激素腺瘤（monomorphous plurihormonal adenoma）和多形态多激素腺瘤（plurimorphous plurihormonal adenoma）。

8. 无功能细胞腺瘤（nonfunctioning pituitary adenoma or null cell adenoma）　约占垂体腺瘤的 1/3。无激素亢进症状，主要症状为头痛、视野受损、脑神经损伤，偶尔有海绵窦症状。如瘤细胞广泛坏死出血则可导致垂体功能低下症状或垂体卒中。

【病理】无功能促生长激素细胞腺瘤像少颗粒 GH 腺瘤。无功能催乳素细胞腺瘤和无功能促甲状腺激素细胞腺瘤形态与其相应的功能性腺瘤相似。无功能促皮质激素细胞腺瘤常伴有催乳素血症。此瘤的 I 型（type I silent corticotroph adenoma）像功能性多颗粒 ACTH 瘤，II 型则像少颗粒 ACTH 瘤，无功能促性腺细胞腺瘤形态与其功能性腺瘤同，代表无功能腺瘤的最大一组。嗜酸性细胞瘤（oncocytomas）代表无功能促性腺细胞腺瘤伴广泛嗜酸性变。细胞排列成片或巢，含丰富的嗜酸性颗粒状胞质。

（二）垂体癌

当垂体腺瘤侵犯破坏周围硬脑膜及骨组织时称为侵袭性腺瘤。诊断癌的指标是出现转移。垂体癌一般起始为垂体腺瘤，可引起种种激素异常，或临床上无功能。浸润转移部位有蛛网膜下腔、脑实质、颈淋巴结、骨、肝和肺等。

【病理】形态上无特殊的改变，可出现细胞密集、坏死、出血、核分裂增多、核异型性明显。Ki-67 指数高，可高达 12%，而腺瘤仅 1%，侵袭性腺瘤 4.5%[3]（图9-3）；但亦有的垂体癌 Ki-67 指数在腺瘤范畴内。

【免疫组化】除 NSE、Syn、CgA 阳性外，各种垂体激素亦可阳性。

【遗传学】各种垂体腺瘤和垂体癌均有不同程度的染色体不平衡（chromosomal imbalance），如 GH 腺瘤、PRL 腺瘤

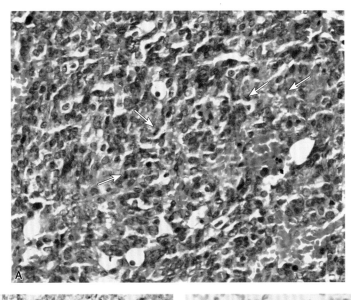

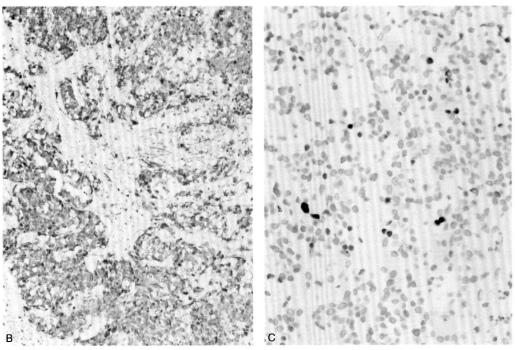

图 9-3　侵袭性腺瘤
A. 瘤细胞核分裂明显增多；B. 本例为 PRL 细胞腺瘤，PRL 阳性；C. Ki-67 指数高

和 ACTH 腺瘤的染色体不平衡为 48% ~ 80%,GH 腺瘤中最常见,为 9、17 增多,18、1、2、11 丢失。PRL 腺瘤中常见的为 4q、5q 增多,1、2、11 和 13 丢失。ACTH 腺瘤中 5、8 和 11 丢失常见,促性腺激素细胞腺瘤中 13q 丢失常见。一般来说染色体不平衡在侵袭/复发腺瘤较腺瘤多见,癌又较侵袭/复发腺瘤多见[3],Nam 等[4]研究结果表明 11q13 和 13q 的 LOH 对预测垂体腺瘤的侵袭性有意义。Rickert 等[5]分析 4 例垂体癌转移,染色体不平衡平均为 8.3(增多 7,丢失 1.3),最常见的增多为 5p、7p 和 14q,他们认为 14q 丢失可能与垂体癌的恶性进展和转移有关。

六、腺垂体增生

腺垂体各种促激素细胞都能增生,而导致相应的临床症状。但单凭形态诊断增生很困难,因垂体内各种促激素细胞分布不均匀,另外,手术切除或吸出的组织常常是破碎和局部的,不能反映垂体的全貌。影像学显示蝶鞍弥漫性扩大,当增生的腺体向鞍上扩张才引起肿块效应如头痛、恶心、呕吐、视野缺损和脑神经麻痹。

【病理】增生可以是弥漫性或局灶性,用网织纤维染色可区分增生和腺瘤,增生时前叶腺泡可扩大但血管网织纤维支架完整,而腺瘤时网织纤维支架破坏。免疫组化显示增生病灶中除主要的增生细胞外还混杂有其他促激素细胞,前叶增生可同时伴有一个腺瘤。

七、垂体后叶和间质肿瘤

（一）垂体后叶肿瘤

垂体后叶肿瘤(tumours of the posterior pituitary)是一组独特的位于鞍区考虑来源于垂体后叶胶质细胞的低度恶性肿瘤,包括垂体细胞瘤、鞍区颗粒细胞瘤、梭形细胞嗜酸细胞瘤、鞍区室管膜瘤。

1. 垂体细胞瘤(pituicytoma)　为一种边界清楚,呈实性、低级别成人梭形细胞胶质肿瘤,起源于神经垂体或漏斗部。其细胞密度中等,由片状或簇状排列的伸长细胞组成,胞质丰富,嗜酸性,无胞质内颗粒及空泡形成。肿瘤细胞核大小一致,有小核仁;没有或罕见核分裂象。肿瘤细胞主要表达波形蛋白(Vimentin)和 S-100 蛋白,胶质纤维酸性蛋白(GFAP)表达多样。

2. 梭形细胞嗜酸性细胞瘤(spindle cell oncocytoma)组织形态学上,肿瘤细胞呈交错的梭形束状排列,胞质丰富,强嗜酸性。细胞核圆形或卵圆形,染色质深,可见小的核仁。肿瘤细胞可呈多形性,细胞核呈现轻 ~ 中度异型性,可见核分裂象。肿瘤间质有淋巴细胞浸润。免疫组化:肿瘤细胞抗线粒体抗体、S-100 蛋白、Vimentin 和 EMA 呈阳性。

3. 颗粒细胞瘤(granular cell tumor)　见于神经垂体和垂体柄,大多数体积小,为尸检偶然发现。手术切除肿瘤都因肿瘤大而引起临床症状。形态与身体其他部位的颗粒细胞瘤相同,肿瘤无包膜但界限清楚,组织化学染色 PAS 阳性。免疫组化:TTF-1、CD68 阳性,但 GFAP 和 S-100 常常阴性。

（二）间质肿瘤

1. 脑膜瘤(meningioma)　女性多见,占脑膜瘤总数的 20%,完全限于鞍区的脑膜瘤罕见。

2. 脊索瘤(chordoma)　发生在蝶鞍的脊索瘤患者年龄 >30 岁,生长缓慢,但有局部侵袭性。形态与其他部位脊索瘤相同。免疫组化:低分子量 CK、EMA 和 S-100 阳性,有时 CEA 亦显阳性。

3. 神经鞘瘤(Schwannoma)　鞍区神经鞘瘤罕见,形态及免疫组化与其他部位神经鞘瘤相同。

八、鞍区其他肿瘤和转移性肿瘤

（一）颅咽管瘤

颅咽管瘤(craniopharyngioma)由颅颊囊残留物发生,占颅内肿瘤的 2% ~ 4%。是儿童最常见的蝶鞍肿瘤,约占儿童中枢神经肿瘤的 10%。颅咽管瘤任何年龄都能发生,高峰为 5 ~ 20 岁,第 2 个高峰为 50 ~ 60 岁。3/4 有肿块效应(头痛和视野缺损)。大多数患者有垂体功能低下,<50% 患者有高催乳素血症,约 25% 患者有尿崩症。儿童可呈侏儒。

影像学多数为囊性病变,仅 10% 为实性。50% 显蝶鞍增大和被腐蚀,>50% 鞍区钙化。肿瘤可浸润下丘脑,甚至第三脑室,由于此瘤的高浸润性,所以手术常切不净,以致术后复发率高,特别是年轻患者,可高达 10% ~ 62%。术后放疗可降低复发率。颅咽管瘤为良性但局部浸润性,仅有个别恶变的报道。

【病理】85% 完全在鞍上,仅 15% 有鞍内成分。大多数肿瘤诊断时 <1cm,界限清楚但不一定有包膜。切面囊性多见,内含黏稠油样液(像黑泥)及胆固醇和钙化,光镜下在疏松的纤维间质中有上皮细胞岛和囊、胆固醇结晶、角化碎屑(成为钙化核心)。组织学类型可分为造釉细胞瘤型和乳头型。乳头型多见于成人,特点是假乳头状鳞状上皮;呈实性或囊状。一般没有纤维化和胆固醇,此型似较造釉细胞瘤型预后好。免疫组化:CK(+),电镜可见张力纤维和细胞间连接,无分泌颗粒。

（二）生殖细胞肿瘤

生殖细胞肿瘤(germ cell tumor)包括生殖细胞瘤(germinomas)、胚胎性癌、畸胎瘤、内胚窦瘤和绒癌,约占成人颅内肿瘤的 <1%,占儿童颅内肿瘤的 6.5%,最常见的部位为松果体,其次为鞍上。鞍区纯的生殖细胞瘤和纯的畸胎瘤最多见,也有混合性生殖细胞瘤。所有生殖细胞肿瘤形态与其他部位同。

（三）Langerhans 细胞组织细胞增生症

Langerhans 细胞组织细胞增生症（Langerhans cell histi-ocytosis，LCH）包括嗜酸性肉芽肿、HSC 症、L-S 病，可累及神经垂体和下丘脑，导致尿崩症，垂体功能低下和高催乳素血症。LCH 很少累及前叶，形态与其他部位同，免疫组化 CD-1a（+），S-100（+）。电镜下可找到 Birbeck 颗粒。

（四）间充质肿瘤

文献报道的有血管瘤、血管球瘤、血管母细胞瘤、脂肪瘤、软骨瘤、软骨肉瘤、软骨黏液样纤维瘤、骨巨细胞瘤、软组织腺泡状肉瘤、骨肉瘤及纤维肉瘤等。形态与其他部位软组织肿瘤同。

（五）转移性肿瘤

由于垂体血运丰富，所以许多恶性肿瘤，如肺、乳腺和胃肠道癌经血行转移到垂体并不少见，有报道转移率可高达 26.7%。累及神经垂体较腺垂体多见。

第二节　甲　状　腺

一、发　育　畸　形

胚胎发育时甲状腺从后舌根部下降到前颈部的过程中发生任何异常均能导致畸形。

（一）甲状腺不发育

甲状腺不发育（agenesis）为罕见的先天性畸形，这种先天性无甲状腺的婴幼儿和儿童生来就患克汀病（cretinism）。

（二）甲状舌管畸形

从舌根到甲状腺之间残留的甲状舌管可形成囊肿、窦道或瘘。偶尔可发生癌，多数为乳头状癌。甲状舌管囊肿是前颈部中线最常见的良性肿物。按其部位可分：①舌骨下，占 65%；②舌骨上，占 20%；③舌骨水平，占 15%。舌骨上的甲状舌管囊肿可位于舌根部盲孔处或盲孔前的舌肌内或在舌骨上。囊肿直径自数毫米至数厘米，多数直径为 2～3cm。表面光滑。内壁被覆鳞状上皮或假复层纤毛柱状上皮或立方上皮，少数可被覆移行上皮。囊壁内淋巴细胞少，这是与位于颈侧的鳃裂囊肿的区别。有的囊肿由于合并感染，囊壁被覆上皮坏死消失而为肉芽组织代替。囊内容很大程度上取决于被覆上皮的类型，一般为黏液或胶样物，亦可为水样或黄色浆糊状物。合并感染者囊内可含脓性和坏死物质。囊肿可穿破皮肤形成窦道或与舌根部相通。5%～62% 的甲状舌管囊肿壁内可找到正常甲状腺组织。

（三）异位甲状腺组织

异位甲状腺组织（ectopic thyroid tissue）可发生在甲状腺下降沿线的任何部位（即从舌根到正常位置的甲状腺之间），有时可发生在纵隔内。异位甲状腺的部位有：舌、舌骨上、舌骨下、甲状舌管残留或囊壁内、气管内、喉内、食管内、主动脉、心包或心内等。90% 的异位甲状腺组织位于舌底，舌甲状腺是由于中线甲状腺原基（median thyroid anlage）移位失败所致。舌甲状腺呈实性或囊性，位于舌底，常造成咽或喉堵塞，亦可发生严重出血。约 2/3 有异位甲状腺组织的患者在正常位置无甲状腺，因此这种异位甲状腺可成为患者唯一的甲状腺组织和甲状腺激素的来源，所以在做异位甲状腺切除之前应先检查正常位置有无甲状腺，否则会造成严重的甲低。

（四）颈侧迷走甲状腺

过去所谓的颈侧迷走甲状腺（lateral aberrant thyroid），现已证实绝大部分为淋巴结转移性乳头状癌，原发灶多数为甲状腺隐形癌（occult carcinoma）。有时在颈侧骨骼肌内混有良性的甲状腺组织。这种情况可能是手术种植或由于结节性甲状腺肿或桥本甲状腺炎的结节移位所致，甲亢时甲状腺组织亦可长入周围骨骼肌内。

二、甲　状　腺　炎

（一）急性甲状腺炎

急性甲状腺炎是少见的一种甲状腺炎，常为急性咽炎和上呼吸道炎的并发症。多数由细菌引起，常见菌种有金黄色葡萄球菌、溶血性链球菌和肺炎双球菌。炎症由局部扩散或血行播散至甲状腺。急性炎时甲状腺肿胀、压痛，但功能影响不大，甲状腺显一般急性炎改变，炎症一般较局限，但亦可扩散至纵隔或破入气管或食管或破至皮肤外。

（二）亚急性肉芽肿性甲状腺炎

亚急性肉芽肿性甲状腺炎有不少名称如假结核性甲状腺炎、亚急性甲状腺炎、肉芽肿性甲状腺炎和 De Quervain 甲状腺炎等。病因不明，一般倾向于病毒感染，但电镜下未能找到病毒颗粒。患者主要为中青年女性。临床表现有发热、甲状腺肿大和压痛等。病变可局限于甲状腺的一部分或累及一侧甲状腺或累及双侧甲状腺。病变甲状腺肿大，结节状。边缘不规则。切面黄白或灰白色，质实，橡皮样。光镜下早期病变炎症活跃。部分滤泡破坏而被中性粒细胞替代，形成微小脓肿。随着病程进展，胶质从破裂滤泡中溢出，其周围有组织细胞和多核巨细胞包绕，形成肉芽肿，但无干酪性坏死（图 9-4）。间质可含多量嗜酸性粒细胞、淋巴细胞和浆细胞。本病为自我限制性，常在数周至数月自然消退。愈合期的特点是滤泡上皮再生和间质纤维化。多核巨细胞和单核细胞逐渐消失。滤泡破坏最严重处有广泛的瘢痕形成。

【鉴别诊断】　主要是与其他肉芽肿性炎鉴别如结核和结节病等。亚急性肉芽肿性甲状腺炎的肉芽肿内有胶样物质，无干酪性坏死亦无抗酸杆菌。

（三）自身免疫性甲状腺炎

1. 桥本甲状腺炎（Hashimoto thyroiditis）　桥本甲状腺炎亦称桥本病，属于自身免疫甲状腺炎。1912 年日本医生 Hashimoto 描述了一种弥漫性甲状腺淋巴细胞浸润，称之为

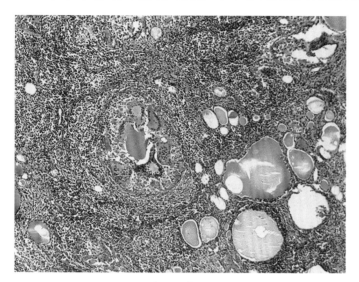

图9-4　亚急性肉芽肿性甲状腺炎
甲状腺内有大量炎细胞浸润,肉芽肿形成,肉芽肿中央可见残留的胶质

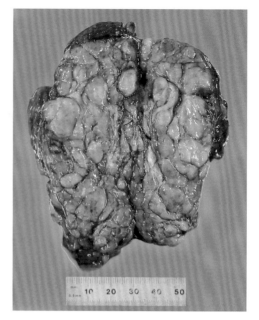

图9-5　多结节性桥本病
甲状腺切面呈大小不等的多结节

淋巴瘤性甲状腺肿(struma lymphomatosa),在他最初报道的4例中有4个基本病理改变:①淋巴细胞浸润伴许多淋巴滤泡形成;②滤泡上皮和滤泡内容的改变即滤泡上皮转化成嗜酸性细胞,,腔内胶质减少和深染;③间质弥漫性淋巴细胞和浆细胞浸润;④广泛纤维组织增生。桥本病多见于中年女性,甲状腺无痛性肿大伴甲低。少数患者在病程中可出现甲亢。

桥本病是一种自身免疫性疾病。患者血内可找到一系列自身抗体如抗TSH受体抗体、抗甲状腺球蛋白抗体、抗滤泡上皮细胞膜抗体以及抗微粒体抗体、抗核抗体和抗线粒体抗体等。桥本病的病因可能是基因决定的抗原特异性抑制T淋巴细胞(T8)的缺乏,导致细胞毒性T淋巴细胞无控制地侵犯滤泡上皮细胞;同时辅助T淋巴细胞(T4)功能活跃,促使B淋巴细胞产生大量的自身抗体。

【大体】典型的桥本病甲状腺双侧对称性肿大,可较正常大4~5倍。表面光滑或结节状,如结节明显而多,则称为多结节性桥本病(图9-5)。病变甲状腺质韧,橡皮样,很少与周围组织粘连。如果正常的甲状腺就不对称,则发生桥本病时其不对称性加剧。切面灰白或灰黄色,分叶明显,无出血变性或坏死。

【光镜】甲状腺组织内有大量淋巴细胞、浆细胞和巨噬细胞浸润,形成许多有生发中心的淋巴滤泡。

滤泡上皮转化为嗜酸性细胞或称许特莱细胞(Hurthle cell)(图9-6~图9-8)。这种细胞有丰富的嗜酸性颗粒状胞质,核异型性明显,但无核分裂。

【电镜】嗜酸性细胞胞浆胞质内充满线粒体和溶酶体。嗜酸性细胞不能分泌T3、T4或甲状腺球蛋白,所以这种细胞可能是一种化生或退化状态。滤泡腔内胶质明显减少而红染,间质可呈不同程度纤维化。亦可有鳞化,部分桥本病可发展成淋巴瘤或合并白血病、淋巴瘤、乳头状癌和Hurthle细

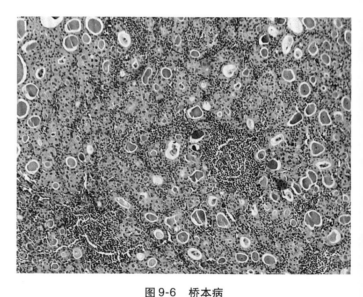

图9-6　桥本病
甲状腺内有大量淋巴细胞和浆细胞浸润和淋巴滤泡形成

胞肿瘤。

桥本病的一种亚型称为纤维型桥本病,此型约占桥本病的10%,患者血内抗甲状腺球蛋白滴度高。特点是肿大的甲状腺内有大量宽带状玻璃样变的纤维组织,淋巴细胞浸润不如上述明显,滤泡萎缩,上皮转化成嗜酸性细胞或显鳞化。

2. 好发于儿童,临床为无症状性甲状腺肿大,病程短。可有一时性甲状腺功能亢进,但放射性碘摄入低。光镜下除滤泡上皮无嗜酸性变外,其余与桥本病同。

(四)　木样甲状腺炎

木样甲状腺炎(Riedel thyroiditis or struma)罕见,约占切除甲状腺的1/2000。男女比例为1:3,年龄为30~60岁。25%~50%伴甲低。病变甲状腺大小正常或稍大,不对称,灰白色,石样硬。包膜与周围组织紧密粘连。甲状腺因粘连而

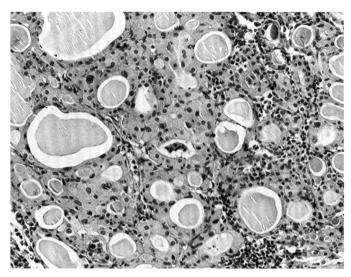

图 9-7 桥本病(高倍)
嗜酸性细胞胞质丰富,核异型性明显

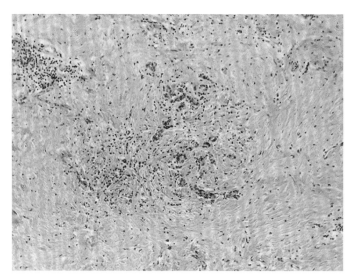

图 9-9 木样甲状腺炎
甲状腺内大量纤维组织增生,少量炎细胞浸润,滤泡萎缩

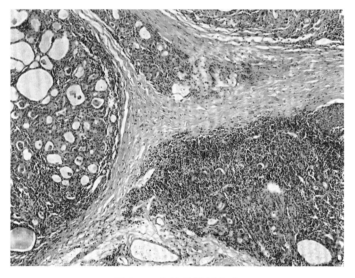

图 9-8 多结节性桥本病
甲状腺内有带状纤维组织将病变甲状腺分割成结节

固定加上质地极硬,致使患者的颈部像戴了一个铁的领圈样。病变甲状腺压迫气管造成呼吸困难。临床上与癌很难鉴别。

【光镜】甲状腺组织呈广泛纤维化,有少量到中等量淋巴细胞浸润。残留的滤泡呈不同程度萎缩和变性(图 9-9)。木样甲状腺炎中增生的纤维组织为增生活跃的纤维组织,这种纤维组织不仅破坏甲状腺实质而且浸润包膜,侵袭邻近组织,造成广泛而紧密的粘连。

纤维型桥本病与木样甲状腺炎的区别为前者的纤维组织为宽的胶原纤维带而且不侵出包膜,后者为增生活跃的纤维组织并能广泛侵袭甲状腺及甲状腺外组织。

木样甲状腺炎发生的原因至今不明,以往认为与桥本病有关,现已知两者无关系。67% 的木样甲状腺炎血内有抗甲状腺抗体,炎性细胞含 B 细胞和 T 细胞。有些木样甲状腺炎的病例可合并特发性纵隔或腹膜后纤维化、硬化性胆管炎和眶内假瘤。表现为这种系统性病变的病例多为 IgG4 相关性

疾病,甲状腺病变可能是这种系统性病变的一部分[6]。近年亦有报道表明,甲状腺同时发生桥本病和木样甲状腺炎的病例,患者的血清学及免疫组织化学改变符合桥本病,但光镜下形态有些为木样甲状腺炎,这是一种独特的临床病理实体,两者同时累及甲状腺可能是巧合[7]。

其他慢性甲状腺炎:结节病和结核均可累及甲状腺,但发病率很低。诊断甲状腺结核一定要找到结核分枝杆菌。

三、辐射性改变

外照射可增加甲状腺乳头状癌的发病率。淋巴瘤或癌的放射治疗可导致纤维化,Hurthle 细胞化生和淋巴细胞浸润。放射性碘治疗甲亢可导致滤泡上皮细胞显著的核异型性而误诊为癌、滤泡萎缩和间质纤维化。

四、甲 状 腺 肿

甲状腺肿(goiter)是指由于增生和胶质储存伴甲状腺激素不正常的分泌而产生的甲状腺肿大。甲状腺激素正常的合成和分泌是通过腺垂体的 TSH 来调节的。如不能维持正常甲状腺激素水平,不管什么原因,滤泡上皮细胞就增生,滤泡腔内胶质增多以应答 TSH 的刺激。

(一) 非毒性甲状腺肿

1. 不伴甲亢的甲状腺肿大称为非毒性甲状腺肿,亦称为结节状增生。可分为地方性和散发性。按 WHO 的标准地方性甲状腺肿是指该地区 10% 以上的人口显弥漫或局限甲状腺肿大。地方性甲状腺肿在世界许多地方均有发生,我国地方性甲状腺肿分布广,多见于内陆山区和半山区。全国各地均可见散发性甲状腺肿病例。结节性甲状腺肿的病因主要为缺碘。

结节性甲状腺肿的发展有 3 个时期:①增生期。②胶质储积的静止期:即弥漫性胶性甲状腺肿,甲状腺显著增大,对称,切面呈胶样。光镜下滤泡大小不等。腔内充满胶质。滤

泡上皮萎缩,呈立方或扁平,但仍可见一些小滤泡内含增生的上皮乳头。③结节期:即结节性甲状腺肿。长时期交替发生的增生和退缩过程使甲状腺内纤维组织增生,小叶或一群充满胶质的滤泡周围有纤维组织包绕,从而形成结节。虽有单个结节的甲状腺肿,但典型的是多发结节不对称地分布在甲状腺内。结节周围的纤维化包膜可影响一些滤泡的血运,造成滤泡的退变坏死、出血、囊性变、瘢痕形成和钙化。这样更加强了甲状腺的结节性。这种甲状腺被称为多结节性甲状腺肿或腺瘤样甲状腺肿。

结节性甲状腺肿体积可很大,重者超过2000g,表面和切面均呈明显的结节状。切面结节大小不等,有的结节包膜不完整,有的结节有厚的纤维包膜。结节内出血、坏死、囊性变常见。部分纤维瘢痕和坏死灶内有不同程度的钙化。结节内滤泡大小不等,含不等量的胶质。滤泡上皮扁平、立方或柱状,一些滤泡因退变而融合成大的胶质囊肿。一些囊肿的被覆上皮可形成乳头样结构(假乳头)。有些乳头被覆柱状上皮,亦可呈分支状并有纤维血管轴心。这种增生性乳头与乳头状癌很难鉴别。

2. 内分泌障碍引起的甲状腺肿(dyshormonogenetic goiter) 由于先天性甲状腺代谢障碍,甲状腺激素量低,导致TSH持续升高和腺体代偿性增生。光镜下形态像结节性甲状腺肿,但结节内细胞丰富,排列成小梁或小滤泡样,亦可形成乳头。胶质少或无,滤泡细胞异型性显著,核增大,深染,奇形怪状,可见多核细胞,结节之间有宽的纤维带分隔。由于富于细胞,核异型性明显,可误诊为癌[7]。

(二) 毒性甲状腺肿

甲状腺功能亢进(简称甲亢)是一种代谢亢进的状态,多见于女性,是由于甲状腺激素 T_3 和 T_4 输出增加所引起的。引起甲亢最常见的原因是弥漫性毒性甲状腺肿和毒性结节性甲状腺肿。甲亢的临床特点为神经质、心悸、脉快、易疲倦、肌肉无力、消瘦、食欲好、腹泻、多汗、皮肤湿润潮红、情绪不稳定、手震颤和月经不正常等。弥漫性毒性甲状腺肿的患者可合并突眼和皮肤局限性水肿。

1. 弥漫性毒性甲状腺肿 又名Graves病,Graves病是一种综合征,它包括:①甲状腺弥漫性增生肿大;②甲亢;③突眼;④足背或胫前皮肤局限性水肿。突眼和皮肤病不一定每一病例都出现,所以诊断主要根据由弥漫性毒性甲状腺肿引起的甲亢。Graves病可发生在任何年龄,高峰为20~40岁,男女比例为1:5。Graves病的病因与桥本病有相似之处,亦为一种自身免疫性疾病。最主要的自身抗体为抗TSH受体抗体。抗TSH受体抗体与滤泡上皮细胞表面的TSH受体结合后具TSH作用,刺激滤泡上皮细胞增生,分泌甲状腺激素。

【大体】病变甲状腺弥漫性对称性增大,为正常的2~4倍。包膜光滑。切面红棕色肌肉样,质实,无结节,但小叶结构较正常明显。术前用碘治疗者因滤泡内胶质增多而无上述典型的大体改变。未经治疗的Graves病的甲状腺组织学特点为弥漫一致性增生。滤泡上皮细胞为高柱状,核位于基

底,可有核分裂,但无不典型性,高柱状上皮形成许多无分支的乳头突入滤泡腔内。滤泡内胶质明显减少,稀薄色浅。胶质周围有许多空泡。间质血管充血,间质内有多量淋巴细胞浸润和具生发中心的淋巴滤泡形成,术前用碘治疗者甲状腺滤泡退缩,胶质储积和充血不明显;用硫脲嘧啶(thiouracil)治疗者则滤泡上皮增生更明显。甲状腺供血更丰富。

伴突眼的患者眼球后结缔组织增多,眼外肌肉透明质酸增多而使肌肉水肿和体积增大,眶内软组织纤维化和淋巴细胞浸润,这些都导致眼球突出。后期因眼外肌肉的纤维化和收缩可造成眼活动不协调、复视和眼肌麻痹等。

皮肤病变表现为胫前或足背皮肤局限性水肿样增厚。病变处呈斑块状或结节样。真皮因透明质酸增多而水肿,胶原纤维分散断裂并有淋巴细胞浸润。

Graves病不仅甲状腺内有大量淋巴细胞浸润,全身淋巴结、胸腺和脾内淋巴组织亦增生。此外,心肌内可有淋巴细胞和嗜酸性粒细胞浸润伴轻度纤维化和脂肪性变,肝明显脂肪性变和急性坏死,以及骨骼肌变性和脂肪组织浸润等。

2. 由于某种原因,结节性甲状腺肿的一个或多个结节的滤泡上皮增生,合成和释放大量甲状腺激素,造成甲亢,这种结节性甲状腺肿即为毒性结节性甲状腺肿。由于这种功能亢进的结节能浓缩多量^{131}I,所以临床称之为"热结节"。毒性结节性甲状腺肿的患者年龄较大,病程长,症状较轻微,一般无突眼和皮肤病变。毒性结节性甲状腺肿中功能亢进结节的形态与Graves病同,毒性结节性甲状腺肿的癌变率较一般结节性甲状腺肿的癌变率高,前者为1%而后者<0.2%。

五、甲状腺肿瘤

(一) 良性肿瘤

1. 甲状腺腺瘤 是常见的甲状腺良性肿瘤。组织学诊断标准为:①有完整的包膜;②腺瘤内滤泡及滤泡上皮细胞大小较一致;③腺瘤与周围甲状腺的实质不同;④压迫周围甲状腺组织。腺瘤与结节性甲状腺肿内单个的结节有时鉴别很困难。一般来说结节性甲状腺肿的结节常显包膜不完整,结节内滤泡大小不等和结节内外滤泡形态较一致。

腺瘤的大体形态为单个有完整包膜的结节,直径一般在4cm以下,灰色或浅棕色,质软,肉样。大腺瘤常有出血、坏死、囊性变、纤维化和钙化。光镜下甲状腺腺瘤可分成滤泡性腺瘤和不典型性腺瘤。

(1) 滤泡性腺瘤:绝大多数腺瘤为滤泡性腺瘤。由于腺瘤的种种组织学形态,曾有许多描述性的名称如胚胎性腺瘤、胎儿性腺瘤、小滤泡性腺瘤和大滤泡性腺瘤等;但多数腺瘤可同时有几种上述组织学形态,加上不同的组织学类型并没有特殊临床意义,所以这些名称已被废弃。在滤泡性腺瘤中唯一有形态和临床特点的亚型是许特莱细胞腺瘤(Hurthle cell adenoma)。许特莱细胞腺瘤(亦称嗜酸性细胞腺瘤)由大的嗜酸性细胞构成,核大,核异型性明显。瘤细胞排列

成小梁状,偶尔可形成小滤泡,内含少量胶质。许特莱细胞腺瘤多数表现为良性,但恶性的比例较一般滤泡性腺瘤为高,所以有些学者认为所有的许特莱细胞腺瘤均应看作潜在恶性。其他少见的亚型有:

1)印戒细胞小滤泡性腺瘤(signet-ring cell microfollicular adenoma):是又一亚型。滤泡性腺瘤中含大量印戒细胞。免疫组织化学证实这些印戒细胞胞质内充满甲状腺球蛋白。少数情况下,这些印戒细胞为黏液染色阳性,这种黏液可能是甲状腺球蛋白降解而衍生的蛋白-多糖复合物。

2)透明细胞滤泡性腺瘤(clear cell follicular adenoma):是一种少见的滤泡性腺瘤,胞质透明或弱嗜酸性,主要由于细胞内糖原、脂类、甲状腺球蛋白沉积或线粒体肿胀所致。免疫组化显示 TTF-1 和 thyroglobulin 阳性,有助于与转移性肾透明细胞癌鉴别。

3)毒性(高功能性)腺瘤[toxic(hyperfunctioning)adenoma]:约占滤泡性腺瘤的 1%,腺瘤产生甲状腺激素,常伴有甲状腺功能亢进症状。形态上滤泡由高细胞组成,并形成乳头突入腔内。核素扫描证实为"热"结节。

4)伴奇形怪状核的腺瘤(adenoma with bizarre nuclei)[3]:腺瘤内有散在或成簇巨大的核奇形怪状并深染的细胞,其余与典型的滤泡性腺瘤同。腺瘤的遗传学 45% 腺瘤有染色体异常,常见的有 7 三体,t(19;2)(q13;p21)[8-9]。少数腺瘤可有 13 丢失。

(2)不典型性腺瘤:腺瘤内细胞丰富,部分为梭形,不形成滤泡,可见核分裂和细胞核的异型性,但无包膜或血管浸润。应与甲状腺髓样癌和甲状腺转移癌鉴别,可作 TTF-1、thyroglobulin、EMA、calcitonin 和 keratin 等免疫组化染色,髓样癌为 calcitonin 阳性,转移癌为 EMA、keratin 等阳性。

大多数甲状腺腺瘤为冷结节,少数可浓聚多量[131]I 并伴甲亢。

2. 甲状腺腺脂肪瘤(adenolipoma) 亦称甲状腺脂肪瘤,为罕见的良性肿瘤。大者直径可达 4.5cm。光镜下为甲状腺腺瘤中含脂肪组织。

3. 玻璃样小梁肿瘤(hyalinizing trabecular tumor,HTT)是一种罕见的滤泡源性的肿瘤,以往归类于滤泡性腺瘤中,有研究表明该肿瘤有一定的恶性潜能,并可能与甲状腺乳头状癌有一定的相似性,鉴于其生物学行为尚不明确,目前WHO 分类中将其单独列为一种肿瘤。好发于中年女性,直径为 0.3~4cm,平均 2.5cm。由多角形、卵圆形或梭形细胞排列成小梁,有些肿瘤瘤细胞可形成实性的细胞团,像副节瘤的细胞球(cell ball),故又称(paraganglioma-like adenoma)。瘤细胞核内可有假包涵体,可见核沟。偶尔可见砂粒体。瘤细胞质内因富含中丝而呈玻璃样。血管周围有玻璃样变的纤维组织包绕。免疫组化显示 TTF-1 和 thyroglobulin 阳性,calcitonin 阴性。还有一个特点就是 MIB-1(Ki-67)为细胞膜阳性。分子遗传:21%~62% HTT 有 *RET/PTC* 基因重排,所有阳性病例均有 *RET/PTC* 融合基因[3]。形态和遗传学方面HTT 与乳头状癌有相似之处,但前者多数为良性。

4. 其他良性肿瘤 有畸胎瘤、皮样囊肿、颗粒细胞瘤、副神经节瘤和血管瘤等。所谓的甲状腺囊肿实质上均为囊性变的腺瘤或结节。

(二)甲状腺癌

1. 乳头状癌 最常见,占甲状腺癌的 60%~70%。多见于儿童和青少年,50%~80% 患者年龄在 40 岁以下。女性较多见,男女比例为 1:3~1:2。不少患者在儿童期有颈部放疗史,剂量 180~6000γ,平均 600γ,潜伏期为 3.6~14年,平均 9 年。乳头状癌生长缓慢,但局部淋巴结转移率高。有时原发灶很小,但颈部淋巴结已广泛转移。年龄对预后影响大,年轻人预后好,很少因肿瘤死亡;随着年龄增长,乳头状癌的恶性度也增加。

乳头状癌的大小变异很大。根据肿瘤的大小和浸润范围可分为:①隐性(occult);②甲状腺内;③甲状腺外三个类型。隐性癌亦称微小乳头状癌或隐性硬化性癌,直径<1cm,平均 5~7mm。隐性癌可单发、多发或伴同侧或对侧甲状腺内大的乳头状癌。

【大体】如小瘢痕,易发生淋巴结转移,少数还可发生血行转移。甲状腺内乳头状癌是指未穿破甲状腺包膜的癌,此型又称包裹性乳头状癌(encapsulated)(图 9-10)。肿瘤平均直径为 3.1cm,确诊时约 1/3 已有颈淋巴结转移。甲状腺乳头状癌中 40%~70% 为甲状腺外型。此型癌确诊时已侵至包膜外并已有广泛颈淋巴结转移。有约 10% 可发生远

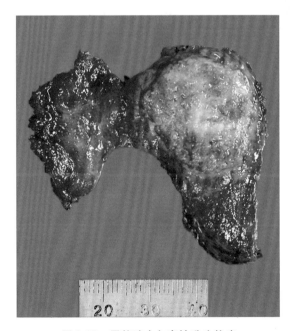

图 9-10 甲状腺内包裹性乳头状癌

F9-10 ER

处如肺、骨等处的转移。典型的乳头状癌为灰白色,质实,常位于甲状腺包膜附近。切面平整或凹陷,中心部分纤维化较明显。大肿瘤常为囊性。肿瘤常为多中心性。组织学可分纯乳头状癌和乳头滤泡混合型。只有少数是纯乳头状癌,半数以上为混合型。经长期随诊证实混合型的生物学行为与纯乳头型相同,而与滤泡癌不同;而且癌中乳头与滤泡的比例并不影响其生物学行为,因此凡有乳头成分(10%以上)的甲状腺癌均应归入乳头状癌。

【光镜】乳头为复杂分支状乳头,含纤维血管轴心(图9-11)。表面被以单层柱状上皮。半数以上的乳头上皮核呈毛玻璃(ground glass)样,有核沟、核内假包涵体,核相互重叠。40%～50%的乳头状癌中有砂粒体。除乳头外癌中还可见到不等量的滤泡和小梁结构以及许特莱细胞、鳞状细胞、梭形细胞和巨细胞。近年对乳头状癌的诊断标准已从乳头转向细胞参数如毛玻璃样细胞核、核沟和相互重叠的核等。只要有这种细胞形态,不管它是否形成乳头或滤泡或呈实性片块或为硬化性均应归入乳头状癌的范畴。

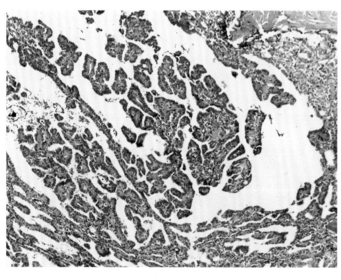

图9-11　甲状腺乳头状癌

乳头为复杂分支状,含纤维血管轴心亚型:近年发现几种乳头状癌的亚型:

(1) 滤泡型:肿瘤主要由滤泡构成,可找到少量形成不良的(abortive)乳头。滤泡较大,核重叠毛玻璃样,可有核沟和核内包涵体(图9-12)。此型可呈弥漫性即整个肿瘤均为,或呈散在多结节性或灶性分布,即在腺瘤或结节中有灶性滤泡型乳头状癌,常位于包膜下,易漏诊。

(2) 弥漫硬化型:癌组织显弥漫性纤维组织增生,硬化,有灶性或弥漫性淋巴细胞浸润,含大量砂粒体,有不典型的乳头形成,可有鳞化。淋巴管瘤栓多见,因此患者确诊时几乎都已有淋巴结转移,25%有肺转移。虽然转移率高但预后与一般乳头状癌差不多。免疫组化显示瘤细胞中有多量S-100阳性的Langerhans细胞。

(3) 柱状细胞癌(columnar cell carcinoma):罕见,恶性

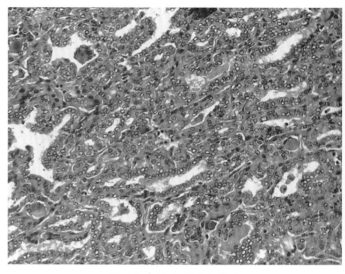

图9-12　滤泡型乳头状癌
瘤细胞核呈毛玻璃样,核重叠,有核沟。有少量形成不良的乳头

度高的肿瘤。乳头被以假复层柱状上皮,可有核上或核下泡浆空泡(图9-13)。有梭形细胞灶和微小滤泡形成,预后差。柱状细胞癌光镜形态像胃肠道或肺的转移癌,但免疫组化显示 TTF-1 和 thyroglobulin 阳性,CEA 或 EMA 阴性。

(4) 高细胞癌(tall cell carcinoma):罕见,乳头被覆高柱状上皮,细胞的高度为宽度的3倍或更多。癌细胞胞质丰富,嗜酸性,核位于基底部。多见于老年人,预后差。诊断此型癌,这种高细胞应占肿瘤的30%以上。免疫组化:除TTF-1、甲状腺球蛋白和 CK19 阳性外,CD115 和 EMA 也阳性。p53 突变率高,染色体 2q 增多。

(5) 嗜酸性细胞乳头状癌(oncocytic papillary neoplasm of thyroid):为罕见的亚型。瘤细胞为嗜酸性滤泡上皮细胞,核具典型的乳头状癌样的特点。生物学行为与典型的乳头状癌同。此型应与乳头状许特莱细胞肿瘤相鉴别,后者无乳头状癌核的特点,预后较乳头状癌差。

(6) Warthin 瘤样肿瘤(Warthin-like tumor):形态像涎腺的 Warthin 瘤,常伴淋巴细胞甲状腺炎。特点是肿瘤中心囊肿形成。乳头被覆嗜酸性细胞,胞质颗粒状,核具乳头状癌核的特点,乳头轴心内有多量淋巴细胞、浆细胞浸润。生物学行为与乳头状癌同。

(7) 伴有结节性筋膜炎样间质的乳头状癌(papillary thyroid carcinoma with nodular fasciitis-like stroma):此型在低倍镜下像乳腺的纤维腺瘤或叶状肿瘤。瘤细胞排列成互相吻合的索、管和乳头。瘤细胞具乳头状癌的特点,间质则像结节性筋膜炎。生物学行为与一般乳头状癌同,但淋巴结转移灶只有癌的成分而无间质成分。

(8) 筛状乳头状癌(cribriform papillary thyroid carcinoma):罕见,所报道的病例均为女性。1%～2%家族性腺瘤样息肉病(familial adenomatous polyposis,FAP)合并此癌。常为多灶性和筛状实性和(或)梭形细胞生长模式。肿瘤亦可形成乳头,核具乳头状癌的特点。约10%可转移至甲状腺

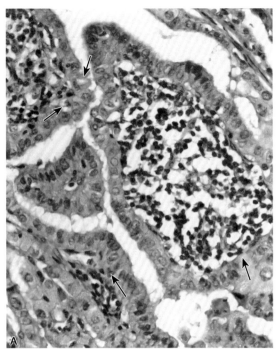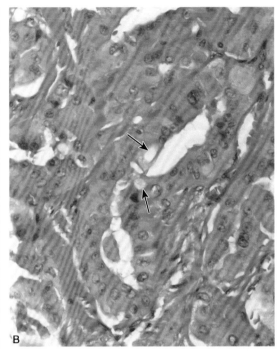

图 9-13　甲状腺柱状细胞癌

A. 癌性乳头被覆上皮为假复层柱状,偶见核上或核下胞质空泡;B. 癌细胞为假复层柱状,偶见胞质空泡,此瘤其他部位为典型乳头状癌

F9-13　ER

外。所有患者均有典型的腺瘤性结肠息肉(adenomatous polyposis coli,APC)种系突变(germ-line mutation),有些有 *RET/PTC* 基因激活。

(9)　透明细胞乳头状癌(clear-cell papillary thyroid carcinoma):罕见,肿瘤主要由透明细胞(>50%)组成,由于胞质内含糖原、脂类、甲状腺球蛋白或肿胀的线粒体所致,细胞核具有显著的乳头状癌细胞核特点。免疫组化显示 TTF-1 阳性,thyroglobulin 弱阳性或局灶阳性。生物学行为与经典性乳头状癌类似。

(10)　实性乳头状癌(solid papillary thyroid carcinoma):占乳头状癌的 1%～3%,肿瘤细胞主要排列成实性、梁状或巢状结构(>50%),细胞核具有明显的乳头状癌的特点,少数病例周围可见一些经典型乳头状结构,偶见砂粒体。此种类型在经过辐射的年轻患者多见,常有 RET/PTC3 重排。

(11)　伴鞋钉或微乳头结构的乳头状癌(papillary thyroid carcinoma with hobnail features or micropapillary pattern):该亚型罕见,女性较常见,易发生转移,病死率高,肿瘤细胞形成微乳头结构或具有"鞋钉"细胞特征,即肿瘤细胞核位于胞质的中上方,突向腔缘,似鞋钉样。研究表明其系上皮间质转化的形态学表现[10]。

(12)　辐射引起的儿童甲状腺癌(radiation-induced pediatric thyroid cancer):头颈部外照射可增加乳头状癌的发生率是早已人所周知,自 Chernobyl 核电站事故后,此概念得到进一步证实。一组 577 例受害后发生甲状腺癌的患者(358 例儿童和 2198 例青年人)中,绝大部分发生的是乳头状癌,其中有滤泡型和实性型。淋巴结转移、侵犯静脉和甲状腺外扩散率均高[11]。

乳头状癌的免疫组化 TTF-1、甲状腺球蛋白、CK19、RET、HMBE-1 和 galectin-3 阳性。

【乳头状癌遗传学】乳头状癌主要的基因改变为 RET/PTC 重排。RET/PTC 分 RET/PTC 1、RET/PTC 2 和 RET/PTC 3。不同的 RET/PTC 与肿瘤的组织学类型有关。RET/PTC 1 重排,常见于微小乳头状癌[12]和典型的乳头状癌,而 RET/PTC 3 则多见于实性和高细胞乳头状癌[13]。

甲状腺乳头状癌的预后好,10 年存活率超过 90%,年轻人可超过 98%。影响预后的因素有侵犯血管、核异型性、肿瘤大、肿瘤侵至甲状腺外以及老年人,老年患者预后差主要是肿瘤大和侵至甲状腺外,柱状细胞和高细胞乳头状癌预后差[4]。

【鉴别诊断】主要与结节性甲状腺肿和腺瘤中的假乳头特别是增生性乳头相鉴别。假乳头常位于扩张的滤泡腔或囊性变区,细胞没有乳头状癌细胞的形态特点如毛玻璃样核和核重叠等。用 CK19 和 RET 免疫组化有一定帮助,乳头状癌 CK19 和 RET 可呈弥漫或灶性阳性。最近包括 24 位病理学家等专家在内的研究组提出了"伴乳头样核的非浸润性滤泡性甲状腺肿瘤"(noninvasive follicular thyroid neoplasm with papillary-like nuclear features，NIFTP）的概念，将既往的包膜内滤泡型乳头状癌从癌中区分出来，认为不需切除全部的甲状腺、不需放射治疗、甚至不需要定期复诊，该诊断尚需在临床病理实践中进一步认识[14]。

2. 滤泡癌 占甲状腺癌的 20%～25%。多数患者在 40 岁以上，女性较男性多 2～3 倍。恶性度较乳头状癌高。血行转移率高，淋巴结转移少。

分两型：①有包膜，但有显微镜下血管和（或）包膜浸润（图 9-14），此型称为包裹性血管浸润型（encapsulated angio-invasive type）；②包膜不完整并明显浸润周围甲状腺组织，此型称为浸润型（invasive type）。包裹性血管浸润型滤泡癌肉眼观察像甲状腺滤泡性腺瘤。浸润型滤泡癌切面灰白色，可侵占大部分甲状腺组织并侵出甲状腺包膜外，与周围组织粘连或侵入周围组织如气管、肌肉、皮肤和颈部大血管并常累及喉返神经。两型均可有出血、坏死、囊性变、纤维化和钙化。

【光镜】从分化极好像正常甲状腺的滤泡结构到明显恶性的癌，其间有种种过渡型。癌细胞排列成滤泡、实性巢索或小梁。滤泡内可含少量胶质。

滤泡癌主要是血行转移至肺及骨等处，淋巴结转移率低。滤泡癌的恶性度较乳头状癌高，其 10 年及 20 年存活率在 30% 以下。滤泡癌中非整倍体可高达 60%，而乳头状癌仅 28%。

【免疫组化】滤泡癌 TTF-1、甲状腺球蛋白、低分子量 CK 和 Bcl-2 阳性，p53（-），cyclin D1 低表达，p27 高表达。Ki-67 指数<10%。

【遗传学】细胞遗传和 CGH 分析滤泡癌的染色体不平衡累及 2，3p，6，7q，8，9，10q，11，13q，17p 和 22。此外，25%～50% 滤泡癌发生 PPAR γ（peroxisome proliferator-activated receptor gamma）重排，从而产生不同的 PPAR γ 融合蛋白，其中癌细胞体积大，胞质嗜酸，核异型性明显，癌旁有一小的卫星结节，最常见的为 PAX8-PPAR γ[15]，此融合蛋白可抑制细胞凋亡和促进增殖，PPAR γ 重排最常见于临床早期（low stage）滤泡癌伴血管浸润[16]和一些灶性侵袭和转移的滤泡癌。

亚型：

（1）许特莱细胞癌：形态与许特莱细胞腺瘤相似，但有包膜、血管和（或）邻近甲状腺实质浸润或有卫星结节形成（图 9-15）。预后较差，5 年存活率为 20%～40%。

（2）透明细胞癌：罕见。肿瘤由具有透明胞质的癌细胞构成。癌细胞界限清楚，胞质内富含糖原（图 9-16），核常中位，亦可偏位。诊断甲状腺透明细胞癌必须先除外转移性肾透明细胞癌和甲状旁腺癌。可用免疫组化染色，甲状腺透明细胞癌为 TTF-1 和 thyroglobulin 阳性。

【鉴别诊断】滤泡癌主要与腺瘤特别是不典型腺瘤相鉴别。滤泡癌有血管或包膜浸润。有说服力的血管浸润是癌细胞穿透血管壁伴血管腔被肿瘤堵塞。瘤栓应附于血管壁上而不是游离在血管腔内。包膜浸润是肿瘤性滤泡穿透和裂开，或破坏包膜的胶原纤维。包膜内有滤泡不能作为浸润的证据，因为在肿瘤发展过程中良性滤泡亦可被包裹在包膜内。对于大的滤泡性肿瘤应通过包膜至少作 10 张切片，以确定有无包膜浸润。细胞核的异型性无鉴别诊断价值。

3. 髓样癌 占甲状腺癌的 5%～10%。年龄高峰为 40～60 岁，亦可见于青少年和儿童。性别差别不大。髓样癌来自甲状腺的 C 细胞，能分泌降钙素（calcitonin）。80%～

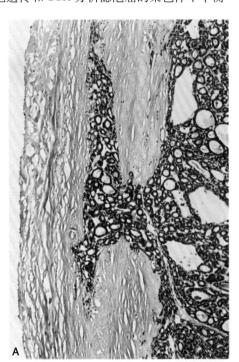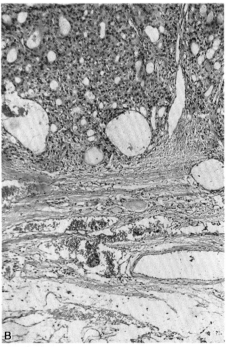

图 9-14 甲状腺滤泡癌
A. 包膜浸润；B. 血管内瘤栓

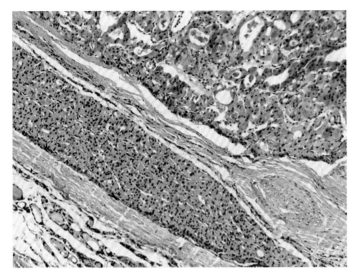

图 9-15 许特莱细胞癌

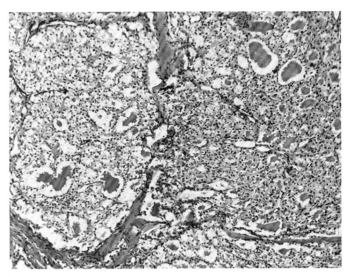

图 9-16 透明细胞癌
癌细胞胞质透明,呈滤泡状排列,部分癌性滤泡腔内可见胶质

90%的髓样癌为散发性,10%～20%为家族性。家族性髓样癌为常染色体显性遗传,常合并其他内分泌腺异常如嗜铬细胞瘤、甲状旁腺增生或腺瘤、黏膜神经瘤等,组成多发性内分泌腺肿瘤 2 型(2A 型和 2B 型)。肿瘤由于分泌过多的降钙素而造成患者严重腹泻。此外,肿瘤还能分泌异位激素如ACTH、5-羟色胺、P 物质和前列腺素等,因此部分患者可合并 Cushing 综合征或类癌综合征。

【大体】包膜可有可无,直径 1～11cm,界限清楚。切面灰白色,质实。散发性髓样癌多为单个结节,体积较大。家族性髓样癌常伴 C 细胞增生,为多结节性。分布在甲状腺两侧叶的中上部。

【光镜】癌细胞呈圆形、多角形或梭形。核圆形或卵圆形,核仁不显,核分裂罕见。肿瘤可呈典型的内分泌肿瘤样结构,或形成实性片块、细胞巢、乳头或滤泡样结构。如滤泡样结构中充有嗜酸性物质则与滤泡癌所含的胶质很难鉴别。梭形细胞常呈漩涡状排列或呈肉瘤样。髓样癌的另一个特点是间质有淀粉样物质沉着。淀粉样物质的形成据认为与降钙素的分泌有关。现在越来越多的材料指出髓样癌的形态可像滤泡癌或乳头状癌而且没有间质淀粉样物质。这种肿瘤应作免疫组化及电镜观察,髓样癌为降钙素 calcitonin 阳性(图 9-17)。

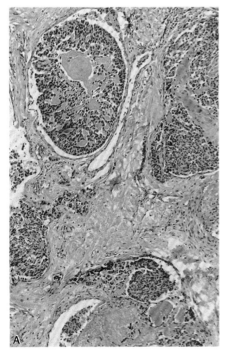
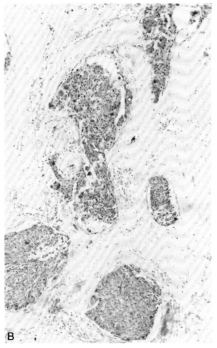

图 9-17 甲状腺髓样癌
A. 癌细胞由小的圆形和卵圆形细胞构成,瘤细胞形成巢,有不等量的纤维组织分隔,
细胞之间和间质内有淀粉样物沉着;B. 降钙素染色强阳性

【电镜】有直径100~300nm的神经分泌颗粒。颗粒大小较一致,核心电子密度较高。分子生物学技术检查显示有calcitonin mRNA和CGRP(calcitonin gene-related peptide)mRNA。

【遗传学】散发性髓样癌常有1p、3p、3q、11p、13q、17p和22q的杂合子丢失(LOH)以及RET基因突变。

约2/3病例手术时已有颈淋巴结转移。其他转移部位有上纵隔、肺、肝、肾上腺和骨等。手术时无淋巴结转移者预后好,10年存活率可达60%~70%;有淋巴结转移者10年存活率为40%左右。癌组织中有坏死、核分裂多和以梭形细胞为主者预后差。

近来学者们发现越来越多的滤泡上皮和C细胞混合型癌,称为髓样-滤泡混合型癌或髓样-乳头混合型癌。光镜下癌细胞排列成小梁或滤泡样或乳头状结构。临床表现恶性度较高。

【鉴别诊断】髓样癌为calcitonin阳性、thyroglobulin阴性。滤泡癌、乳头状癌和未分化癌均为thyroglobulin阳性、calcitonin阴性。髓样-滤泡混合型癌和髓样-乳头混合型癌则thyroglobulin和calcitonin均为阳性。

4. 低分化癌(poorly differentiated carcinoma) 多见于老年人。其生物学行为介于分化好的甲状腺癌(乳头状癌和滤泡癌)与未分化癌之间,细胞大小一致,排列成实性巢或小岛状结构(图9-18),可夹杂有乳头和(或)小滤泡,血管丰富。有不等量的核分裂和凝固性坏死,可误诊为髓样癌,但calcitonin阴性,甲状腺球蛋白和TTF-1阳性,Bcl-2 80%阳性,40%~50%表达TP53。淋巴和血行转移率高,预后差,平均5年存活率为50%,岛状癌可合并其他类型甲状腺癌甚至可出现rhabdoid分化。2004年WHO版"内分泌器官肿瘤分类"中将岛状癌归入低分化癌,低分化甲状腺癌有三种组织学类型即岛状、实性和小梁型。诊断低分化癌需同时基于存在相应的结构特点(岛状、梁状及实性结构)及高级别的细胞特点(较多核分裂象及坏死)[3]。日常诊断中多采用都灵共识的诊断标准进行:①具有甲状腺滤泡源性恶性肿瘤的一般特点且具有岛状、梁状或实性结构;②肿瘤细胞不具有典型的甲状腺乳头状癌的细胞核特点;③至少出现如下3种形态学特征之一:核扭曲、核分裂象≥3/10HPF或坏死[3]。

5. 未分化癌 占甲状腺癌的5%~10%。多见于50岁以上的女性。高度恶性,很早发生转移和浸润周围组织。组

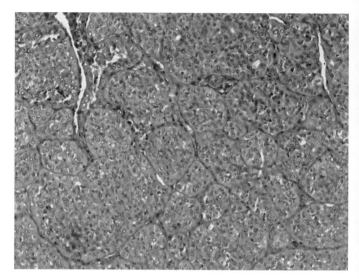

图9-18 甲状腺低分化癌
癌细胞呈实心巢状排列,细胞巢由薄的纤维血管间隔包绕

织学形态变异较多,常见的类型为梭形细胞型、巨细胞型和两者的混合型。有一种小细胞未分化癌,现已证实多数甲状腺所谓的小细胞未分化癌实际上是非霍奇金淋巴瘤,由于瘤组织中包含残存的滤泡而误认为癌。还有一些"小细胞未分化癌"可能是不含淀粉样物质的髓样癌或岛状癌。

未分化癌生长快,很快侵犯周围器官组织,引起呼吸吞咽困难和声音嘶哑。肿瘤体积大,固定,石样硬。切面有出血、囊性变及许多坏死灶。

【光镜】癌细胞分化不良,正常和不正常核分裂多见,梭形细胞型有时很像分化差的肉瘤如恶性纤维组织细胞瘤、骨肉瘤和血管肉瘤等。巨细胞型中奇形怪状的单核和多核瘤巨细胞多见,亦可有破骨细胞样的多核巨细胞(图9-19)。但无论是哪一类型的未分化癌中都能找到分化较好的甲状腺癌如滤泡癌或乳头状癌成分,因此一般认为未分化癌是从已存在的分化较好的甲状腺癌转化而来的。未分化癌的预后极差,一般均在诊断后一年内死亡。

【鉴别诊断】主要与肉瘤、淋巴瘤、甲状腺髓样癌鉴别,未分化癌为thyroglobulin和上皮细胞标记阳性,LCA阴性,calcitonin阴性。电镜亦证实这些癌的细胞为上皮性。分化好的甲状腺癌、低分化甲状腺癌与未分化甲状腺癌的免疫组化和基因改变的比较如表9-2所示。

表9-2 不同分化程度甲状腺癌的免疫组化和分子改变[3]

	免疫组化				分子改变	
	Ki-67指数	Bcl-2	Cyclin D1(表达)	P27(表达)	TP53突变	H-,K-,N-Ras突变
高分化甲状腺癌	<10%	+	低	高	-	10%~20%
低分化甲状腺癌	10%~30%	+	中间	中间	20%~30%	50%
未分化甲状腺癌	>30%	-	高	低	70%~80%	50%

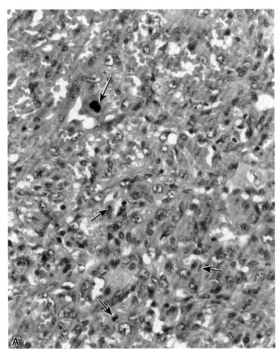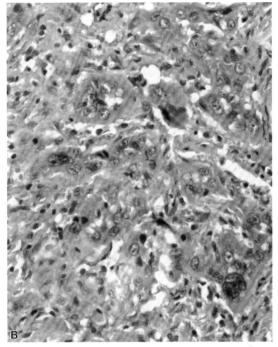

图 9-19　甲状腺未分化癌
A. 核分裂多见；B. 破骨细胞样瘤巨细胞

6. 鳞癌　占甲状腺癌的 1% 以下。年龄高峰为 40～60 岁。患者常有长时期的甲状腺炎史或甲状腺肿史。可能的组织发生为：①甲状舌管残留物；②鳞状上皮化生灶的肿瘤性转化。

鳞癌生长快，体积大者可压迫气管或食管。不管分化如何，预后均差。鳞癌和鳞化灶不应混淆。有些甲状腺疾病如腺瘤样甲状腺肿和慢性甲状腺炎鳞化很常见，滤泡癌中亦可出现良性的鳞化灶。鳞化对预后无影响。

7. 儿童甲状腺癌　大约每 100 例甲状腺癌患者中有 1 例为儿童。甲状腺癌是儿童期常见的癌瘤之一。患儿多数在婴幼儿时期有头颈部放射线照射史。形态与成人甲状腺癌同。最常见的类型是乳头状癌，髓样癌很少见。

8. 其他癌　其他罕见的癌有甲状腺黏液癌、原发性甲状腺黏液表皮癌、硬化性黏液表皮癌伴嗜酸性细胞浸润、梭形细胞肿瘤伴胸腺样分化和胸腺样分化的癌[3]。

（三）肉瘤和转移瘤

1. 淋巴组织肿瘤　非霍奇金淋巴瘤主要为弥漫大 B 细胞淋巴瘤和 MALToma、霍奇金淋巴瘤、浆细胞瘤和 Langerhans 细胞组织细胞增生症等。

2. 间叶组织来源的肿瘤　良性少见，有脂肪瘤、血管瘤、平滑肌瘤、神经鞘瘤和孤立性纤维性肿瘤。肉瘤有平滑肌肉瘤、脂肪肉瘤、纤维肉瘤、MPNST、软骨肉瘤、骨肉瘤和血管肉瘤等。诊断甲状腺肉瘤必须先除外癌，特别是梭形细胞未分化癌。

3. 转移瘤　除转移性肾癌可在甲状腺内形成较大瘤结外，大多数转移瘤都很小，均为显微镜下水平，所以临床很难发现。最常见的转移瘤为来自头颈部的鳞癌，其次为黑色素瘤、乳腺癌和肺癌等。

第三节　甲　状　旁　腺

一、原发性甲状旁腺功能亢进

原发性甲状旁腺功能亢进（简称原发性甲旁亢）是指由甲状旁腺增生、腺瘤或癌引起的甲状旁腺素分泌过多。实验室特点为：高血甲状旁腺素（PTH）、高血钙及低血磷。PTH 分泌过多使钙从骨质吸收至血内、增加肾小管再吸收钙和增加肠对钙的吸收。高血钙造成一系列临床症状和体征如乏力、嗜睡、神经肌肉疼痛和无力、神经官能症、肾结石、肾绞痛、高血压、消化性溃疡、急性和慢性胰腺炎、痛风、胆石症、骨痛、骨折和囊性纤维性骨炎等。

近年来由于诊断技术的改进，这类以结石和骨病变为特点的长期甲旁亢患者已经很少见。大多数患者是以血钙高和（或）血 PTH 增高而入院，因此患者一般无明显的症状或体征。

原发性甲旁亢在西方国家发病率高，我国发病率较低。女性多见。各年龄组均能发生，以 40～50 岁多见。

（一）甲状旁腺腺瘤

1. 典型腺瘤　原发性甲旁亢的患者中 80%～90% 是由甲状旁腺腺瘤，10%～15% 由甲状旁腺增生，1%～5% 由甲状旁腺癌引起。腺瘤一般累及单个腺体，偶尔可同时累及两个腺体。麻省总医院 758 例引起原发性甲旁亢的腺瘤中 750 例为单个腺瘤，8 例为双腺瘤。甲状旁腺腺瘤的部位随胚胎发育时正常甲状旁腺的位置而异，可从颈动脉交叉到心包,从甲状腺的前面到胸骨后(图9-20)或食管后,有时可位于甲状腺包膜内,甚至被结节性甲状腺肿的结节所包裹。

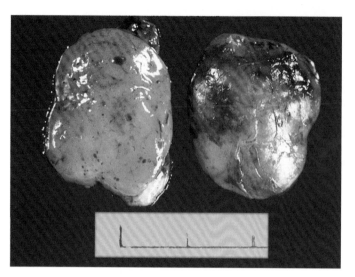

图9-20　胸骨后甲状旁腺腺瘤
表面有薄层包膜,切面均质、粉白色

腺瘤一般较小,平均重0.5~5g,亦有重10~20g者,甚至达100g者。有包膜。腺瘤体积小时呈椭圆形,与正常腺体不同之处在于腺瘤色较暗,柔软性较差和边缘稍钝。大腺瘤可呈卵圆形、球形或泪滴状,纵隔甲状旁腺腺瘤可有一纤维性蒂。腺瘤常呈橘褐色,如腺瘤中含多量嗜酸性细胞则色暗呈巧克力色。质软、柔顺、包膜薄、灰色(图9-21)。腺瘤包膜外常有一圈残留的正常甲状旁腺组织。腺瘤切面均质肉样。橘褐色至红褐色,有灶性出血,囊性变或纤维化区。囊内含无色透明液或巧克力色液。

【光镜】瘤细胞排列成巢、索或片块,亦有形成腺泡或假腺样结构。间质血管丰富。多数腺瘤以增大的主细胞为

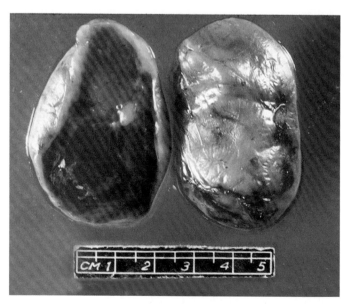

图9-21　甲状旁腺腺瘤
表面有薄层包膜,切面均质,橘褐色

主要成分(图9-22)。瘤细胞核大深染,核异型性较明显。10%的腺瘤可见巨核细胞(直径可达20μm)。核分裂极罕见。瘤细胞胞质略嗜酸,偶尔呈颗粒状或空泡状。瘤细胞中常有散在和成簇的嗜酸性细胞。

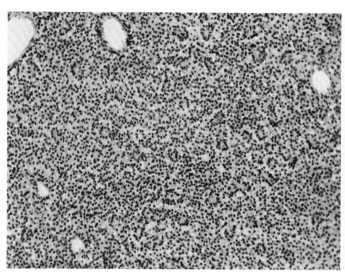

图9-22　甲状旁腺腺瘤

腺瘤由主细胞构成和(或)过渡型嗜酸性细胞。嗜酸性细胞直径为12~20μm,具亮红色颗粒状胞质,核较小。过渡型嗜酸性细胞较嗜酸性细胞小,胞质浅红色。由过渡型嗜酸性细胞构成的功能性腺瘤占3%~5%;而完全由嗜酸性细胞构成的功能性腺瘤(嗜酸性细胞应占腺瘤的90%以上)(图9-23)较少见。由水样清细胞构成的功能性腺瘤极罕见。

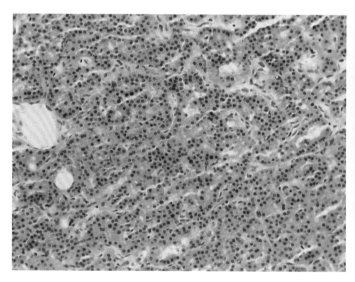

图9-23　甲状旁腺腺瘤
腺瘤由嗜酸性细胞构成

【免疫组化】腺瘤为PTH、CgA、CK8、CK18和CK19阳性。Ki-67指数低,如>5%应考虑恶性的可能性。分子生物学技术检查在PTH染色阳性和阴性的部分均能检出PTH mRNA。

【电镜】瘤细胞核呈圆形或卵圆形,有1~2个小的球

形核仁。细胞膜折叠明显。细胞间有桥粒和桥粒样连接。成腺泡排列的细胞其腔面有丰富的微绒毛和发育好的复合连接器。主细胞都有丰富的功能性细胞器即有丰富的核糖体、多聚核糖体、多量粗面内质网排列成板层状、同心圆或指纹状以及发达的高尔基体。嗜酸性细胞胞质内充满线粒体,部分线粒体嵴排列成晶体状、环形或 C 形。过渡型嗜酸性细胞胞质内除多量线粒体外,尚可见不等量的功能性细胞器。瘤细胞的分泌颗粒大小、形态和分布均不规则,直径 250～300nm,多数呈圆形或卵圆形,有的呈逗点状、棍棒状,甚至哑铃状,核心电子密度较高,空晕窄。部分腺瘤的胞质内可见 7+2 型纤毛和环形层状小体(annular lamella)。这种小体是同心圆层状排列的光面内质网。环形层状小体可能与蛋白质合成有关。正常甲状旁腺中见不到这种小体。环形层状小体多见于功能活跃的腺瘤,亦有学者报道甲状旁腺增生的细胞内亦可见环形层状小体。

【遗传学】 cyclin D1/PRAD1 重排,cyclin D1 高表达及 11q13(MEN1)杂合子丢失等。

2. 不典型腺瘤(atypical adenoma)[17] 是指一些腺瘤有癌的形态,但没有明确的浸润性生长。所谓癌的形态包括与周围组织粘连,有核分裂,纤维化,小梁状生长方式和包膜内有癌细胞,但无明确的包膜、血管或神经浸润,这种肿瘤属恶性潜能不明确的肿瘤。

（二）甲状旁腺癌

占原发性甲旁亢的 2%～4%。诊断甲状旁腺癌的标准为:局部浸润或局部淋巴结转移或远处脏器如肺、肝、骨等转移。

大多数文献报道的甲状旁腺癌累及一个甲状旁腺。体积较小,最大直径为 1.3～6.2cm,平均 3.3cm;重 0.8～42.4g,平均 12g。形态不规则,分叶状或有伪足(pseudopod),常与周围组织如甲状腺、颈部软组织粘连浸润,质地较腺瘤实。

【光镜】 癌组织由纤维条索分隔成小梁,癌细胞体积较大,核染色质粗,核仁明显,有核分裂(图 9-24)。大多数甲状旁腺癌的分化较好,给人以"良性"的错觉。有学者报道 1 例原先诊断为腺瘤、数年后因肺转移而确诊为癌的病例,回顾性复查原发瘤和转移灶的切片,形态上均无癌的指征。癌与腺瘤鉴别的要点是:①癌细胞呈小梁状排列,有厚的纤维条索分隔;②有包膜浸润;③血管侵犯;④有核分裂;⑤淋巴结和(或)其他脏器组织转移(图 9-25)。核分裂在鉴别良恶性上最有价值,因正常甲状旁腺和甲状旁腺腺瘤中无或极少核分裂。癌的组织学形态与预后无关。

【电镜】 癌细胞主要为功能活跃的主细胞,核形不规则,胞质内充满粗面内质网、光面内质网和线粒体。有时高尔基体发达。可见环形层状小体。有的癌细胞有多量分泌颗粒,但临床功能不活跃。可以有无功能甲状旁腺癌(免疫组化能有免疫活性 PTH),鉴别这种癌与甲状腺癌较困难。诊断甲状旁腺癌一般要求有甲旁亢现象。

【遗传学】 13q 丢失和 HRPT2(1q25)突变较常见。Erickson 等[18]用 FISH 检测一组甲状旁腺腺瘤和癌的染色体 1,6,9,11,13,15,17 和 22,结果 67% 腺瘤和 78% 癌染色

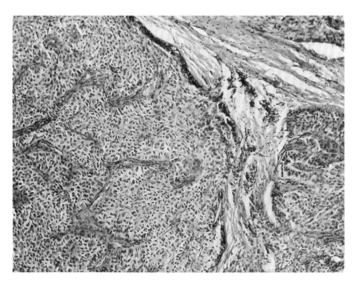

图 9-24 甲状旁腺癌
癌细胞体积较大,有核分裂图

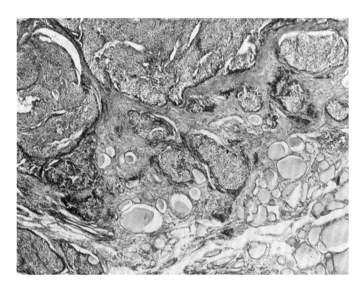

图 9-25 甲状旁腺癌
侵入周围甲状腺组织

F9-25 ER

体增多,73% 腺瘤和 33% 癌染色体丢失。在腺瘤中染色体 11 丢失多见,癌中染色体 11 增多多见。作者认为染色体 11 增多与甲状旁腺肿瘤的侵袭性行为密切相关。

甲状旁腺癌患者的年龄较腺瘤为轻,平均 44 岁。男女发病率相等。67% 患者有典型的骨改变(囊性纤维性骨炎)、尿路结石和肾实质病变等。甲状旁腺癌的生物学行为与甲状腺乳头状癌相似,即 5 年存活率较高。甲旁亢症状的再现预示有复发或转移。死亡常常是由于甲旁亢的并发症如高血钙,而不是由于癌的广泛浸润和转移。

（三）甲状旁腺原发性增生

原发性增生是指不明原因的所有甲状旁腺均增生和功能亢进。甲状旁腺原发性增生约占原发性甲旁亢的 15%，其中主细胞增生约占 12%，水样清细胞（透明细胞）增生约占 3%。

1. 主细胞增生　曾被称为结节性增生、多腺体性腺瘤病（polyglandular adenomatosis）或多腺体性累及（multiglandular involvement）。所有甲状旁腺（4 个或更多）均增大伴部分或全部细胞增生。临床上主细胞增生与腺瘤无区别。41% 主细胞增生者 X 线可见骨病变，5% 有典型的囊性纤维性骨炎，53% 有肾结石。几乎所有的家族性甲旁亢均为主细胞增生。18% 的主细胞增生合并多发性内分泌腺肿瘤（MEN），特别是 1 和 2A 型。

约半数增生的病例的所有腺体相等地增大（图 9-26），另半数中有 1 个腺体明显增大（假腺瘤样增生，pseudoadenomatous hyperplasia），而其余 3 个腺体仅稍大或几乎正常，最大的体积可超过其余 3 个的总和。这种增生称为不对称性增生。病程长的结节明显。腺体总重可达 150mg～10g，亦有报道重 15g 甚至 20g 者。迷走的甲状旁腺亦可增大。增生的腺体呈黄褐色至红褐色，可含大小不等的囊腔，内含草色或棕色液。

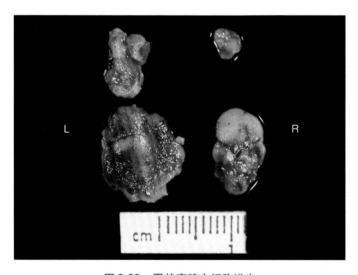

图 9-26　甲状旁腺主细胞增生
右下、左下、左上甲状旁腺增生肿大，右上为部分切除的甲状旁腺（大体）

F9-26　ER

【光镜】增生的主细胞排列成条索、片块或腺泡样结构。间质有散在不等量的脂肪细胞。增生的腺体保存小叶结构（图 9-27）。偶尔增生的腺体完全由嗜酸性细胞构成或由主细胞、嗜酸性细胞和过渡型嗜酸性细胞混合而成（图 9-28）。

【电镜】由功能活跃的细胞构成。高尔基体发达。有

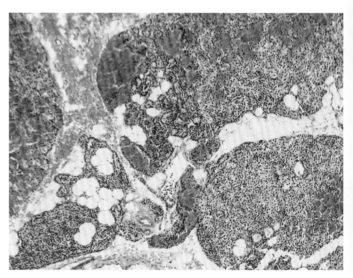

图 9-27　甲状旁腺主细胞增生
增生腺体保存小叶结构，间质有脂肪细胞图

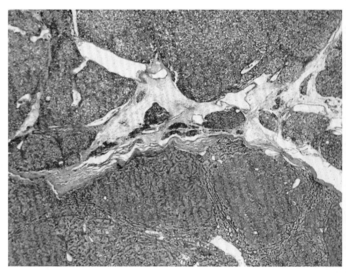

图 9-28　甲状旁腺增生
增生腺体由主细胞和嗜酸性细胞混合而成

丰富的粗面内质网，排列成板层状或成堆。成熟的分泌颗粒量不等，常常位于细胞膜直下，紧靠毛细血管或组织间隙。细胞膜有多量指状突起。

2. 水样清细胞增生（water-clear cell hyperplasia）　水样清细胞（亦称透明细胞）增生与主细胞增生不同，临床上无家族史亦不伴发 MEN。

【大体】观察 4 个腺体均显著增大，总重均超过 1g，可达 65g，亦有报道重达 125g 者。上腺比下腺大，有的病例上腺每一个重 3～50g，而每个下腺仅重 0.1～1g。正常情况下，下腺较上腺为大。增生的腺体有伪足从腺体主体伸出很长距离。腺体质柔软，红褐色至黑棕色，常含大小不等的囊腔。

【光镜】增生细胞体积大，界限清楚，直径为 10～40μm，平均 15～20μm。胞质水样透明（图 9-29），1μm 厚的半薄切片显示胞质内充满小的空泡。核为圆形或卵圆形，直径 6～7μm。核位于细胞的基底部。细胞排列成索、片

块、巢或腺泡状。水样清细胞增生的组织学与肾透明细胞癌相似。增生的腺体内有大小不等的囊腔,囊内壁被覆单层水样清细胞,囊内常含清亮液和脱落的细胞。

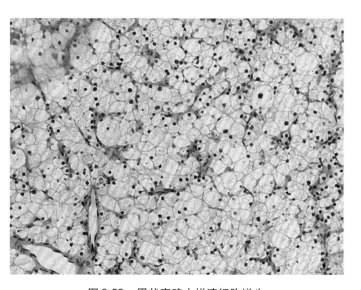

图 9-29　甲状旁腺水样清细胞增生
增生细胞胞质丰富,水样透明,核位于细胞的基底部

【电镜】细胞质的水样清亮不是由于糖原而是由于大量空泡,空泡直径为 $0.2 \sim 2\mu m$,由三层膜包绕。空泡一般中空,少数含无定形物或晶状、针状、颗粒状物。空泡之间为各种细胞器如线粒体、游离核糖体、粗面内质网、高尔基体和分泌颗粒。细胞内脂质少。水样清细胞增生无论从临床、大体、光镜还是电镜形态均与主细胞增生不同,因此一般认为两者没有关联,但亦有认为水样清细胞由主细胞转化而来,两种增生仅为同一疾病的变异而已。

3. 主细胞增生与腺瘤的鉴别　原发性甲旁亢是 4 种病理实体的结果即 1~2 个甲状旁腺的腺瘤、主细胞增生、水样清细胞增生和甲状旁腺癌。甲状旁腺癌的大体和光镜下特点均已足以确诊,而且迄今为止还未见有多腺体累及的报道。水样清细胞增生总是累及所有的甲状旁腺,而且大体和光镜亦很典型。最困难和最常遇到的鉴别诊断问题是主细胞增生和腺瘤。由于 95% 的原发性甲旁亢是由腺瘤和主细胞增生引起,所以两者的鉴别是病理和外科医师最常遇到的问题。从手术范围来说如为腺瘤只需做腺瘤切除,如为增生则应把 3 个甲状旁腺全部切除,第 4 个甲状旁腺做次全切除。经典的鉴别依据是腺瘤周围有一圈正常甲状旁腺,但结节状或假腺瘤样主细胞增生时残留的甲状旁腺组织亦可形成一个圈包绕结节或假腺瘤,特别是遇到不对称性增生时,与腺瘤的鉴别更困难。文献上有许多鉴别正常和不正常甲状旁腺以及鉴别增生和腺瘤的方法,但都成效不大。Lloyd 等[19]发现甲状旁腺增生时 p27 阳性细胞 3 倍于腺瘤,提示 p27 免疫组化可用于区别增生和腺瘤。电镜在鉴别诊断上没有价值。有人认为环形层状小体可作为腺瘤的特异性指标,因为增生细胞中无此小体,但在我们分析的腺瘤和增生的材料中均能找到环形层状小体[20],目前的鉴别方法还是采用光镜下间质有无脂肪细胞、细胞内脂质多寡、与正常甲状旁腺有无移行过程和是否保留小叶结构。腺瘤间质内无脂肪细胞、细胞内脂质少、与正常甲状旁腺无移行过程和无小叶结构。

二、继发性甲状旁腺功能亢进

继发性甲旁亢(secondary hyperparathyroidism)是指任何能导致低血钙的疾病所引起的 PTH 代偿性分泌过多的一种状态。常见的造成低血钙的疾病有慢性肾脏病、佝偻病或骨质疏松和小肠吸收不良综合征等。例如慢性肾脏病时由于磷的排出减少导致磷滞留和高磷血症。高磷血症必然引起低血钙;同时高磷血症又使肾合成 1,25(OH)2D 减少,从而减少肠对钙的吸收,进一步加重低血钙;同时骨骼对 PTH 的耐力增加,使钙从骨骼移至血内的量减少。以上这些都造成严重的低血钙。

低血钙刺激甲状旁腺增生,分泌多量 PTH 以代偿。继发性甲旁亢的大体和镜下形态与原发性甲旁亢的主细胞增生相似。增生细胞常弥漫一致,亦有呈结节状增生。增生的腺体脂肪减少。电镜下大多数主细胞呈功能活跃状态,功能性细胞器增多。过渡型嗜酸性细胞可增多,但典型的嗜酸性细胞少见。

三、三发性甲状旁腺功能亢进

三发性甲旁亢(tertiary hyperparathyroidism)是指在继发性甲旁亢患者的 1 个至多个腺体发生自主性腺瘤或增生[一般为一个自主性腺瘤(autonomous adenoma)]。三发性甲旁亢与原发性甲旁亢的区别是患者曾确诊有低血钙症,由于低血钙刺激甲状旁腺增生导致 PTH 过量分泌即继发性甲旁亢,在此基础上甲状旁腺又发生自主性腺瘤或增生则为三发性甲旁亢。由肾疾病引起的继发性和三发性甲旁亢都伴有高血磷,血内尿素氮增高和肌酸酐清除率降低,而原发性甲旁亢则伴低血磷。

单从甲状旁腺的病理形态很难鉴别原发性、继发性或三发性甲状旁腺腺瘤或增生。

四、异位甲状旁腺功能亢进

异位甲旁亢(ectopic hyperparathyroidism)是指由非甲状旁腺组织所发生的肿瘤引起的高血钙、低血磷和血 PTH 增高,甲状旁腺本身无病变。常见的引起异位甲旁亢的肿瘤有肺鳞癌和肾细胞癌,其他肿瘤有腮腺未分化癌、肾上腺癌、脾淋巴瘤、硬化性血管瘤和间充质瘤等。

五、其他肿瘤和瘤样病变

(一)甲状旁腺囊肿

甲状旁腺囊肿罕见,多数为无功能性。囊肿来源尚有争议,有学者认为来自第三和第四鳃囊残留物,有人则认为是滞留性。80%囊肿位于下颈部,常附着于甲状腺或伸入上纵隔。直径为1~10cm或更大,单房性。囊内含清亮液,液内可测出PTH。囊壁灰白色,质韧。

【光镜】囊内壁被以单层扁平的主细胞或无细胞被覆,壁内可见小簇挤压的甲状旁腺组织、胸腺或鳃囊残留物。

功能性甲状旁腺囊肿可能是功能性腺瘤梗死或退化囊性变的结果。

(二) 脂肪增生

脂肪增生(lipohyperplasia)少见。女性多见。4个甲状旁腺均增大,浅橘红色。切除的甲状旁腺重100~200mg,最大的可达800mg。

【光镜】甲状旁腺中有大量成熟的脂肪细胞,脂肪细胞和实质细胞的比例为1∶1。

(三) 脂肪腺瘤

脂肪腺瘤(lipoadenoma)亦称甲状旁腺错构瘤或甲状旁腺瘤伴黏液性变的间质。肿瘤由大量脂肪细胞、黏液性变的间质和片块状排列的主细胞或嗜酸性细胞构成。部分脂肪腺瘤为功能性。

(四) 无功能性甲状旁腺腺瘤和癌

甲状旁腺内嗜酸性细胞的数量随年龄增长而增多,有时可形成结节。老年人甲状旁腺中嗜酸性细胞结节与腺瘤不易区别。光镜下不能鉴别嗜酸性细胞结节、功能性腺瘤和无功能性腺瘤。由于正常嗜酸性细胞不分泌PTH,所以完全由嗜酸性细胞构成的结节或腺瘤通常是无功能的,电镜下无或极少分泌颗粒。近年来功能性嗜酸性细胞腺瘤的报道越来越多。无功能嗜酸性细胞腺瘤或癌与甲状腺的Hurthle细胞腺瘤或癌很难鉴别。电镜和免疫组化染色PTH和thyroglobulin有一定的帮助。

(五) 转移瘤

甲状旁腺可直接被甲状腺癌侵犯,但由其他脏器组织的原发癌转移到甲状旁腺极为罕见。文献上有报道的甲状旁腺转移癌来自乳腺、肺、肾的癌、白血病以及皮肤的恶性黑色素瘤。

第四节　肾　上　腺

一、肾上腺皮质病理

(一) 异位肾上腺和副肾上腺

异位肾上腺是指在正常部位以外的地方发现肾上腺组织。有学者报道在脑内和肺内发现肾上腺组织。如因先天性发育畸形使肾和肾上腺或肾上腺和肝位于同一包膜内,则不能称之为异位,只不过是包膜缺乏而已。

副肾上腺是由皮质原基分裂出来的组织,通常位于正常肾上腺的邻近如肾区、肝包膜、胆囊壁、脾、腹膜后和生殖器附近。这种副肾上腺组织一般只有皮质,但少数可同时含有皮质和髓质。

(二) 炎症、出血、变性和萎缩

常见的炎症有结核分枝杆菌、真菌感染(组织胞浆菌、念珠菌、球孢子菌、隐球菌和芽生菌等)和病毒感染(如巨细胞病毒),一般均为全身感染的一部分。肾上腺结核和组织胞浆菌病常以大量坏死为特点,细胞反应较少。

双侧肾上腺广泛出血可见于严重外伤、感染如脑膜炎双球菌引起的暴发性脑膜炎、恶性高血压、妊娠毒血症和恶性肿瘤。

严重烧伤、创伤和全身感染的情况下,肾上腺皮质索带细胞除脂质消失外还可出现灶性变性和坏死。全身性淀粉样变性和血红蛋白沉着症时亦可累及肾上腺。淀粉样变性时淀粉样物质主要沉积于索状带和网状带,而血红蛋白沉着症时血红蛋白主要沉积于球状带。

垂体功能减退或长期应用皮质类固醇治疗可导致肾上腺皮质萎缩。一侧肾上腺皮质发生功能性肿瘤时,对侧肾上腺萎缩。有些萎缩的病例原因不明即所谓的特发性肾上腺萎缩。

(三) 肾上腺皮质功能亢进

肾上腺皮质分泌三大类激素,每类激素分泌过多,可导致相应的临床综合征,因此肾上腺皮质功能亢进引起的综合征有:①皮质醇增多症:由皮质醇分泌过多引起;②原发性醛固酮增多症:由醛固酮分泌过多引起;③由性激素分泌过多引起。

1. Cushing综合征　可发生在任何年龄,但以中年女性为多见。男女比例为1∶3。临床特点为长期过多的皮质醇作用的结果。患者呈中心性或躯干性肥胖、满月脸、水牛背、高血压、肌肉无力、皮肤薄易擦伤、皮肤色素增多、腹壁紫纹、闭经、多毛、痤疮、葡萄糖耐量不正常、骨质疏松、心血管病、对感染抵抗力降低和心理性不正常等。

1932年Harvey Cushing报道此综合征时认为病因是垂体嗜碱性细胞腺瘤。以后发现至少有4种情况能引起皮质醇增多症:①医源性:长期应用糖皮质激素的结果。②垂体性:垂体分泌过多的ACTH,可由腺垂体功能性腺瘤或多发微小腺瘤引起,或由垂体促肾上腺皮质细胞增生引起,或是下丘脑-垂体功能失常的结果。垂体性Cushing综合征血内ACTH高,地塞米松(dexamethasone)抑制试验阳性。③肾上腺性:由于肾上腺功能性肿瘤或增生,分泌大量皮质醇的结果,患者血内ACTH低,地塞米松抑制试验阴性。④异位性:由垂体以外的肿瘤分泌过多的ACTH引起,最常见的肿瘤有胸腺和肺类癌[21]、肺小细胞癌,其他有恶性的胸腺瘤和胰岛细胞瘤等。异位Cushing综合征血内ACTH高,地塞米松抑制试验阴性。

(1) 垂体:近年来由于手术技术的改进,学者们发现越来越多的微小腺瘤。不管是大腺瘤还是微小腺瘤,免疫组化和电镜改变均为促肾上腺皮质细胞腺瘤。偶尔亦有促肾上腺皮质细胞多结节性增生的报道。垂体内非肿瘤性促肾上腺皮质细胞由于过量皮质醇的反馈作用而发生Crooke玻璃样变性。偶尔腺瘤细胞亦可发生这种变性。Crooke玻璃样变性在光镜下为核周胞质内玻璃样物沉着。电镜下为成团微丝束。双侧肾上腺切除后由于皮质醇的反馈抑制作用消失,垂体内可发生腺瘤(亦可能是原来的微小腺瘤逐渐长大)。这种患者常有广泛的黏膜和皮肤黑色素沉着,称为 Nelson 综合征。

(2)肾上腺:库欣综合征的肾上腺中 75% ~ 85% 为双侧肾上腺增生,15% ~ 25% 为肾上腺皮质腺瘤或癌。增生中约 70% 为双侧肾上腺皮质弥漫性增生,30% 为皮质结节状(腺瘤样)增生。手术切除的增生的肾上腺每侧重多数 <8g,但尸检肾上腺每侧可>10g。双侧重量基本相等。

1)肾上腺增生:双侧弥漫性增生的肾上腺边缘钝圆,黄色。切面皮质明显增宽,有一条宽而不规则的棕色内带和一边界清楚的黄色脂质帽。光镜下网状带显著增宽,占皮质的内 1/2 或更多(相当于肉眼所见的棕色内带)(图 9-30),外层为稍增宽的索状带(相当于肉眼所见的黄色脂质帽)。索状带中的透明细胞常较正常大,富含脂质。Cushing 综合征的肾上腺皮质改变与 ACTH 作用的时间和量有关。在过多的 ACTH 作用下,与网状带交界处的索状带细胞脂质消失,变成网状带的致密细胞。在长期大量 ACTH 作用下整个皮质除灶性分布的正常球状带外全部为一致的致密细胞。Cushing 综合征尸检的肾上腺常呈这种改变。

双侧结节状(腺瘤样)增生的肾上腺,其表面和切面均可见大小不等的结节(图 9-31),结节直径一般在 1cm 以下。结节由致密细胞和透明细胞构成,结节周围的肾上腺皮质亦呈增生性改变。尸检的肾上腺其结节均为致密细胞。近年报道的原发性肾上腺皮质微小结节不典型增生(micronodular dysplasia)是 Cushing 综合征罕见的病因。结节自主性分泌皮质醇,地塞米松不能抑制。双侧肾上腺含多数无包膜的黄色至黑色的结节,结节由大的嗜酸性或透明细

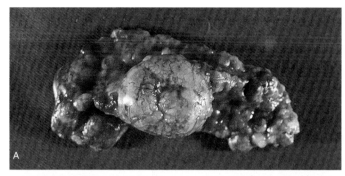

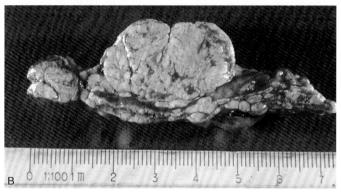

图 9-31 肾上腺皮质结节状增生及腺瘤(Cushing 综合征)
A. 表面:图中央大的为腺瘤,其余表面有大小不等的结节;B. 切面:腺瘤及结节切面均呈黄粉色

F9-31 ER

胞构成,结节间的皮质常萎缩。

由垂体外肿瘤分泌 ACTH 而引起 Cushing 综合征的肾上腺增生要比上述增生严重得多。一侧肾上腺的重量常超过 12g,甚至更重,切面皮质明显增厚,光镜下由肥大的致密细胞构成,致密细胞排列成长索状一直伸展到包膜下。有时可见脂质帽,但更多见的是孤立的大透明细胞小岛散在在致密细胞带中。

2)肾上腺皮质腺瘤和癌:皮质腺瘤重 10 ~ 70g。圆形,有包膜。切面黄色有散在棕红色区(图 9-32),略呈分叶状。光镜为不同比例的透明细胞和致密细胞混合而成(图 9-33)。

一般致密细胞较多,偶尔个别腺瘤完全由致密细胞构成。瘤细胞排列成索、巢或腺泡状,核有轻度异型性但无核分裂。电镜下皮质结节状增生的结节和腺瘤形态相同,特点是毛细血管壁与皮质细胞之间有多量胶原纤维,细胞内有成堆光面内质网排列成板层状、直管或漩涡状。线粒体大小形态不一,基质丰富或空泡状,有成堆管状嵴,基底膜增厚。

腺瘤中如含大量脂褐素则成为黑色腺瘤(black adenoma),腺瘤旁的肾上腺皮质和对侧肾上腺皮质萎缩。

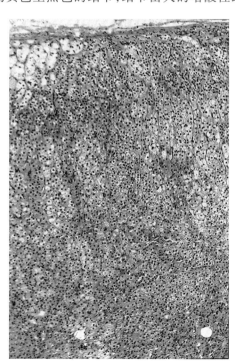

图 9-30 Cushing 综合征的肾上腺皮质增生
皮质网状带显著增宽,仅近包膜下有少量索状带细胞

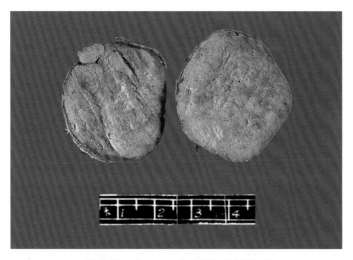

图9-32　Cushing 综合征的皮质腺瘤
切面黄色有散在棕红色区

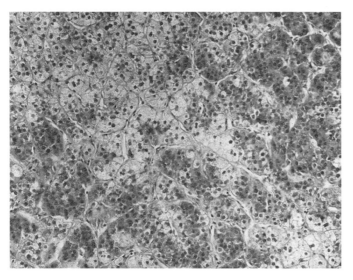

图9-33　Cushing 综合征的皮质腺瘤
腺瘤由不同比例的透明细胞和致密细胞构成

　　肾上腺皮质癌体积一般较大,重量常超过 100g,有的甚至达数千克。表面有不完整的包膜,切面灰白或黄色,有出血、坏死、囊性变和钙化。癌细胞异型性明显,核分裂多寡不等。

　　【电镜】光面内质网较少,有大量形形色色的线粒体。细胞内腔及核内假包涵体多见。基底膜破裂和不完整。癌易侵犯淋巴管和血管,转移至局部淋巴结及远处器官如肺等。

　　2. 原发性醛固酮增多症　1955 年 Conn 描述 1 例,其特点为高血压、神经肌肉症状(肌肉无力、麻痹或抽搐)、肾性钾丢失、血内醛固酮增高和肾上腺皮质肿瘤。此皮质肿瘤自主性地分泌醛固酮,导致钠滞留、细胞间液体增多、高血压和血内肾素低。钠滞留的同时钾从肾排出增多,导致低钾血症、肾性尿崩症、神经肌肉症状和碱中毒等。实验室检查显低钾血症、高钠血症、血 pH 升高、血醛固酮高和血肾素低。患者年龄高峰为 30～50 岁,女性比男性多。

　　原发性醛固酮增多症可由以下原因引起:①分泌醛固酮的肾上腺皮质腺瘤(Conn 综合征),占80%～85%;②双侧肾上腺皮质小结节或大结节性增生(特发性醛固酮增多症),占13%～18%;③分泌醛固酮的肾上腺皮质癌,占2%;④可用糖皮质激素抑制的醛固酮增多症(glucocorticoid-suppressible hyperaldosteronism),少见;⑤由非内分泌肿瘤如卵巢肿瘤引起的醛固酮增多,少见。

　　(1) 皮质腺瘤(醛固酮瘤):为单个,偶尔有双侧单个腺瘤。腺瘤体积小,直径<2cm,重量<4g。发生在左侧肾上腺者多见。从肾上腺的前面或后面向表面突出,或完全埋于腺体内。突至肾上腺表面的部分有包膜,埋在皮质内部分无包膜但界限清楚。切面金黄色或黄棕色(图 9-34)。

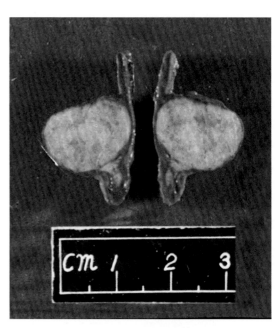

图9-34　醛固酮瘤
肿瘤切面金黄色(固定后成黄棕色)

　　【光镜】由透明细胞、致密细胞和一种杂交细胞混合而成(图9-35),但多数以透明细胞为主。杂交细胞较透明细胞小,核浆比例像球状带细胞,胞质富含脂质。杂交细胞的形态和生化具索状带透明细胞和球状带细胞的特点。瘤细胞排列成短索或腺泡状,间以含毛细血管的纤维组织。核异型性明显但无核分裂。

　　【电镜】瘤细胞胞质内有不等量的脂滴。线粒体可像正常球状带或索状带透明细胞内的线粒体。致密细胞样的瘤细胞内有多量溶酶体和丰富的光面内质网,基底膜完整。间质胶原纤维增多。

　　腺瘤邻近的肾上腺皮质和对侧肾上腺的改变文献报道不一,有的观察到索状带萎缩而球状带增生,有的则认为正常。

　　(2) 罕见皮质癌体积较大,重 500～2000g 不等。有包膜,黄白或灰粉色,有出血坏死(图9-36)。

　　【光镜】癌细胞异型性明显,可有灶性或大片凝固性坏

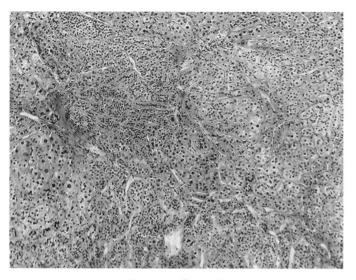

图 9-35　醛固酮瘤
由透明细胞、致密细胞和杂交细胞(介于索状带细胞和球状带细胞之间的一种细胞)构成

F9-35　ER

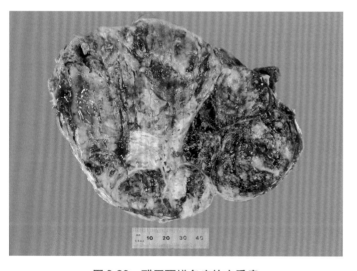

图 9-36　醛固酮增多症的皮质癌
肿瘤重 750g,切面大片出血坏死

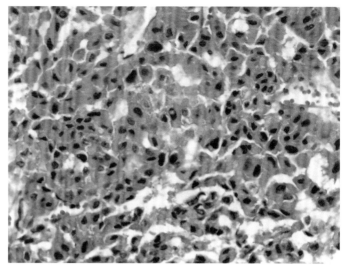

图 9-37　图 9-36 的光镜下形态
癌细胞异型性明显

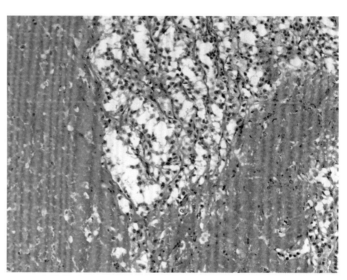

图 9-38　图 9-36 的光镜下形态
癌组织有大片凝固性坏死

死(图 9-37,图 9-38)。易侵犯血管和转移至肝、肺、骨和腹膜后等处。

(3)皮质增生:皮质弥漫性或结节状增生多数为双侧性,偶尔为单侧性。一侧肾上腺重 5~8g。增生的细胞主要为富含脂质的透明细胞,夹杂成堆致密细胞。球状带弥漫性或灶性增宽。电镜下增生细胞内有成堆排列的光面和粗面内质网。线粒体嵴为管泡状。

青少年皮质增生以男性为多见,血压常为恶性高血压。中老年患者则以女性多见,血压较青少年组为低。

3. 肾上腺性激素分泌过多　可由于先天性肾上腺增生(congenital adrenal hyperplasia CAH)或由于肾上腺皮质腺瘤或癌引起。

(1)先天性肾上腺增生:已知至少有 8 种不同的临床综合征,每一种是由于一种特殊的合成肾上腺皮质激素的酶缺乏引起。这些酶的缺乏使糖皮质激素和(或)盐皮质激素合成受阻,导致大量性激素的合成。皮质醇的合成受阻或缺乏反馈作用于垂体,垂体分泌大量 ACTH,导致肾上腺皮质增生。先天性肾上腺增生为常染色体隐性遗传。由21-羟化酶缺乏和 11-羟化酶缺乏所引起的增生占先天性肾上腺增生的 95%~98%。21-羟化酶部分缺乏主要影响皮质醇的合成,导致雄激素分泌过多。临床表现为单纯的多毛和男性化。21-羟化酶严重或完全缺乏,则皮质醇和醛固酮合成均受阻,临床除多毛男性化外还伴低钠血症、高钾血症、脱水和呕吐等。11-羟化酶的缺乏不仅造成雄激素的分泌过多,而且因 11-脱氧皮质酮不能转化为皮质酮,使血内11-脱氧皮质酮过多而出现高血压。17-羟化酶缺乏所引起的先天性肾上腺增生很少见。17-羟化酶缺乏使糖皮质激素及性激素合成均受阻,从而造成盐皮质激素合成过多。临床表现像原发性醛固酮增多症;同时由于雄激素缺乏,男性婴儿因性器官分化不良而出现假两性畸形,女性如不治疗则出现性幼稚(sexual infantilism)。3β-羟类固醇脱氢酶缺乏时三种皮质激素合成均受阻,但由于脱氢表雄烯酮(dehydroepiandrosterone)合成过多,女性患者仍出现男性化。

【大体】先天性肾上腺增生多数发生在婴幼儿和儿童,女性约占80%。肾上腺皮质呈弥漫性或结节状增生。增生的肾上腺一侧平均重15g。肾上腺表面呈脑回状或结节状。切面棕色。

【光镜】形态像 Cushing 综合征的肾上腺。由于血内高水平的 ACTH,索状带和网状带融合成一致密细胞带,此致密细胞带可伸展到球状带之下,但常常总是有薄层索状带与球状带分隔。球状带呈不同程度增生。21-羟化酶部分缺乏的病例球状带可2~4倍于正常。21-羟化酶完全缺乏的病例则球状带厚度变异较大,从增生到完全消失。

(2)皮质腺瘤和癌:可发生在任何年龄,但半数以上为12岁以下的儿童。男女发病率无明显差别。临床表现有性早熟、男性化或女性化,有的则可出现混合型皮质功能亢进症状如同时出现男性化和 Cushing 综合征。

【大体】腺瘤一般重30~300g,大者可重1500g。有包膜。切面红棕色肉样(图9-39)。大肿瘤呈分叶状。出血、坏死和钙化常见。

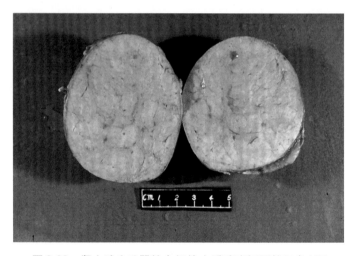

图 9-39 肾上腺生殖器综合征的皮质腺瘤切面棕红色(固定后呈灰红色)

【光镜】大多数瘤细胞像网状带细胞(图9-40),夹杂有少量透明细胞。核显不同程度异型性,核分裂不常见。皮质癌亦常有包膜。大者重量可达3000g,分叶状。切面因出血、坏死、钙化和囊性变而呈粉、黄、棕、红杂色相间。核异型性明显,核分裂常见,甚至可见不正常核分裂。转移部

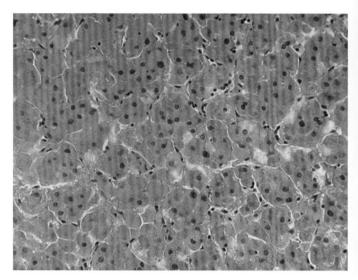

图 9-40 肾上腺生殖器综合征的皮质腺瘤瘤细胞像网状带细胞

位主要为淋巴结、肝、肺和骨等处。

【电镜】腺瘤和癌均以致密细胞为主,线粒体为圆形,有丰富的光面内质网排列成堆或平板状。有散在粗面内质网片段和大量溶酶体。细胞膜指状突发达。

腺瘤和癌的同侧和对侧肾上腺正常。

(四)肾上腺皮质功能减退

肾上腺皮质功能减退可原发于肾上腺皮质结构破坏或代谢失常,亦可继发于下丘脑-垂体的病理或生理功能异常。原发性皮质功能减退常见的临床病理类型有:①原发性慢性肾上腺皮质功能减退(Addison病);②原发性急性肾上腺皮质功能减退(急性肾上腺广泛出血,肾上腺危象);③继发于下丘脑-垂体病变或功能异常的肾上腺萎缩。

Addison病罕见,临床特点为低血压、虚弱、皮肤和口腔黏膜色素沉着、低血糖和电解质紊乱。引起 Addison 病的病因有:特发性(自身免疫性)肾上腺炎/萎缩、结核、淀粉样变性、转移瘤、结节病、血红蛋白沉着病、组织胞浆菌病和其他细菌或真菌感染。这些病因中最主要的是特发性肾上腺炎/萎缩和结核。其他病因因很少能造成皮质90%以上的破坏,所以造成 Addison 病的可能性很小。结核曾一度是引起 Addison 病的主要原因,现已退居于特发性肾上腺炎/萎缩之后。特发性肾上腺炎/萎缩是一种自身免疫性疾病。60%~75%患者血内可找到自身抗体如抗肾上腺皮质细胞微粒体和线粒体抗体。

【大体】肾上腺萎缩变形。整个肾上腺如薄饼样薄。两侧共重仅2.5g或更小。

【光镜】皮质萎缩甚至不连续,代之以散在的皮质细胞小结节,有淋巴细胞浸润甚至有生发中心的淋巴滤泡形成。髓质基本正常。

这种自身免疫性 Addison 病常合并恶性贫血、胰岛素依赖性糖尿病、慢性黏膜皮肤念珠菌病、甲状旁腺功能减退、性功能减退和自身免疫性甲状腺疾病。

（五）无功能性肾上腺皮质肿瘤

1. 大小　自数毫米至数厘米。小者位于包膜内,大者突至包膜外。黄色或橘黄色。

【光镜】主要由透明细胞构成。增生的结节与腺瘤的区别以直径 1cm 为界,≥1cm 者为腺瘤,<1cm 者为结节。结节常为多发性和双侧性,多见于高血压患者,高血压患者皮质结节的检出率可 2～4 倍于正常人群。腺瘤直径为 1～5cm。包膜完整或不完整。有纤维间隔将腺瘤分隔成小叶。大腺瘤常有出血、玻璃样变和黏液性变。

2. 较少见。多数发生于成人。男女比例约 2:1。患者常因腹痛、腹块而就诊。癌体积可很大,大者直径>20cm,重≥1000g。有包膜。切面黄色,常有广泛坏死、出血和囊性变。

【光镜】纤维血管间隔将瘤组织分隔成大小不等的小叶,不同肿瘤甚至同一肿瘤的不同部位瘤细胞分化程度不一,有的分化好形如腺瘤,有的分化差,细胞呈梭形或有多量瘤巨细胞和核分裂。肾上腺皮质癌易侵入肾上腺静脉、下腔静脉和淋巴管。转移至肝、肺、淋巴结和其他脏器。手术后 5 年存活率约为 30%。

【鉴别诊断】腺瘤与癌的鉴别主要根据浸润和转移。其他形态指标如癌常显大片坏死、重量>100g、有宽的纤维带、弥漫性生长、正常和不正常核分裂、血管浸润等,但这些指标无一特异,就以重量来说良性腺瘤重量可>1000g,而癌也可很小,重量仅38g。至于瘤巨细胞和核异型性更无鉴别意义,因这些在腺瘤中均能见到。

功能性和无功能性肾上腺皮质肿瘤单从形态上不能鉴别。鉴别诊断主要依据临床症状、生化和激素测定。皮质

肿瘤免疫组化显示 Syn 和 Melan-A 阳性,有时 α-inhibin 亦可阳性(图 9-41)。

二、肾上腺髓质病理

（一）嗜铬细胞瘤

WHO 2000 年版分类中将肾上腺和肾上腺外嗜铬组织来源的肿瘤统称为交感肾上腺副节瘤,其中包括嗜铬细胞瘤(又称肾上腺髓质副节瘤)、肾上腺外副节瘤和组合性嗜铬细胞瘤[3];WHO 2004 年版中又改为肾上腺髓质肿瘤,其中包括恶性嗜铬细胞瘤、良性嗜铬细胞瘤和组合性嗜铬细胞瘤、副节瘤;而肾上腺外嗜铬组织来源的肿瘤如肾上腺外交感神经节和膀胱等归入肾上腺外副节瘤[4]。为简化起见,本节肾上腺髓质肿瘤仍按传统分类。

嗜铬细胞瘤(pheochromocytoma)是由嗜铬组织发生的较少见的肿瘤。90% 来自肾上腺髓质,10% 来自肾上腺外嗜铬组织。虽然大多数嗜铬细胞瘤为良性,但因它能合成和分泌去甲肾上腺素和(或)肾上腺素,导致阵发性或持续性高血压以及有关并发症而威胁生命。除高血压外其他症状还有高血糖、便秘、消瘦、震颤和易激动等。这些症状是由于儿茶酚胺抑制胰岛素分泌,刺激肝糖原生成,降低胃肠道动力和刺激甲状腺功能亢进引起。嗜铬细胞瘤引起的高血压典型的是阵发性高血压,发作持续数秒至数日,多数在15 分钟以内。发作时除高血压外还伴有出汗、心悸、剧烈头痛、眩晕和视力障碍等。由嗜铬细胞瘤引起的高血压只占高血压患者的1%以下,切除肿瘤即可治愈。少数嗜铬细胞瘤只分泌多巴胺,这种病例临床上无高血压。

嗜铬细胞瘤多见于 20～50 岁。20% 发生于儿童,儿童

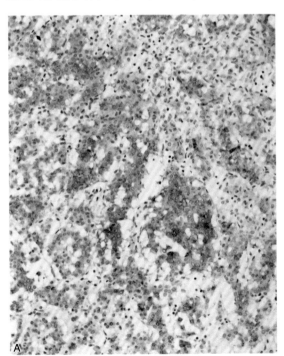 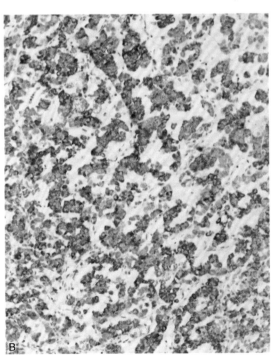

图 9-41　醛固酮增多症的皮质癌
图 9-36 的免疫组化染色结果。A. Syn 阳性;B. Melan A 阳性

患者年龄高峰为 9~14 岁。性别无明显差异。肾上腺嗜铬细胞瘤右侧较多见，家族性嗜铬细胞瘤左侧较多见。约10% 为双侧性或多发性。肾上腺外嗜铬细胞瘤最常见的部位为沿后颈部到盆底的交感神经链，主要是腹膜后和后纵隔，30%~50% 发生于 Zuckerkandl 器（位于从主动脉分叉到下肠系膜动脉根部之间的腹主动脉腹侧面的嗜铬组织），10% 来自膀胱，其他少见部位有肝门、肾门、下腔静脉背侧、肛门、阴道、睾丸和尾骶部等。

【大体】肿瘤重量平均为 100g，直径为 1~10cm，平均 3~5cm。多数肿瘤界限清楚有完整包膜（图 9-42）。位于肾上腺内的小肿瘤有一薄的纤维包膜或由周围被压迫的肾上腺组织构成的假包膜。膀胱的嗜铬细胞瘤位于膀胱肌层内（图 9-43），可突入膀胱腔，界限清楚，但无包膜。切面灰白或粉红色。经甲醛溶液固定后呈棕黄色或棕黑色。大肿瘤切面常有出血、坏死和囊性变，有时有钙化。

【光镜】由包膜发出的纤维条索伸入瘤组织内将瘤组织分隔成分叶状。瘤细胞多数为多角形，少数为梭形或柱状。小的多角形细胞与正常髓质中嗜铬细胞大小相似，而大的多角形细胞可比正常嗜铬细胞大 2~4 倍。瘤细胞胞质丰富，颗粒状、丝状或空泡状。经甲醛溶液固定的组织，瘤细胞胞质嗜碱。瘤细胞核呈圆形或卵圆形，核仁明显，核异型性多见，但核分裂少或无。瘤细胞排列成巢、短索、小梁或腺泡状。有富含血管的纤维组织或薄壁血窦分隔（图9-44）。有些肿瘤中可见到像神经母细胞样的小细胞，有些则可见成熟的神经节细胞。

【电镜】瘤细胞核呈圆形或卵圆形，有的则核形极不规则，有核内假包涵体。核仁明显，呈岩石或线团样。胞质内有丰富的细胞器如大量线粒体、丰富的粗面和光面内质网、核糖体和溶酶体等，高尔基体较发达。胞质内有不等量的神经分泌颗粒，其形态与正常髓质嗜铬细胞的分泌颗粒相似。分泌肾上腺素的颗粒直径为 50~500nm，形态不规则，

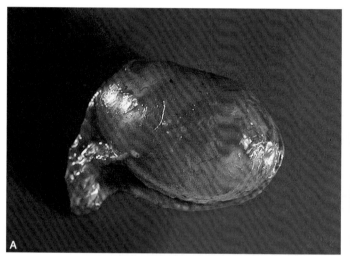
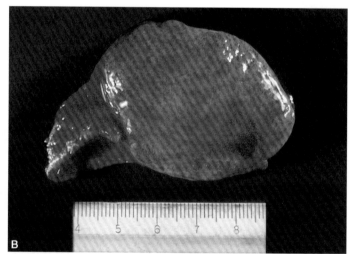

图 9-42　肾上腺嗜铬细胞瘤
A. 表面有包膜；B. 切面棕红色

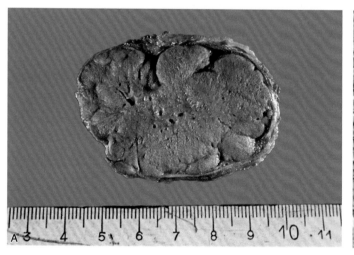
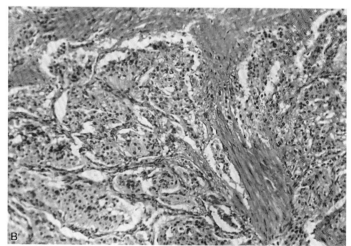

图 9-43　膀胱嗜铬细胞瘤
A. 固定后的大标本切面灰棕色，周围为膀胱肌壁；B. 光镜下瘤细胞浸润于膀胱平滑肌层内

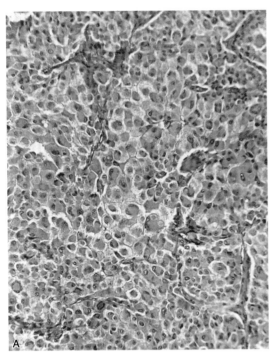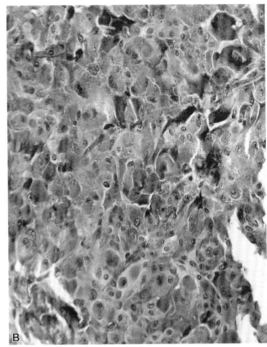

图 9-44　嗜铬细胞瘤（光镜下形态）
A. 瘤细胞为圆形或多角形,胞质丰富;B. 瘤细胞为大多角形核异型性明显

除圆形和卵圆形外还有棍棒形、哑铃形或逗点形等。分泌颗粒核心电子密度高,界膜与核心之间的空晕窄。分泌去甲肾上腺素的颗粒大小较一致,直径为 100～300nm,呈圆形或卵圆形。核心电子密度高,均质或花心状。核心偏位,空晕很宽以致有的颗粒像鸟眼。同时分泌去甲肾上腺素和肾上腺素的嗜铬细胞瘤,上述两种不同的颗粒一般储存在不同的瘤细胞内,但亦有同一瘤细胞内含两种颗粒者。

【免疫组化】 主要是 CgA 强阳性,epinephrine、Syn 也可阳性,其他标记有 NSE、Leu7、Leu-enkephalin、metenkephalin、somatostatin、calcitonin、VIP、ACTH 等,S-100 染色支柱细胞(sustentacular cell)阳性(图 9-45),分子生物学技术检测出 CgA 和 CgB mRNA。

家族性嗜铬细胞瘤发病年龄早,双侧性多见(可高达70%)。每一家族中发生嗜铬细胞瘤的患者的年龄和部位常常相同。这是一种常染色体显性遗传伴很高的外显率(penetrance)。由于有此遗传背景,所以家族性嗜铬细胞瘤常合并一些遗传基因缺陷病如 von Hippel-Lindau病、神经纤维瘤病和脊髓发育异常等,亦合并其他内分泌肿瘤如甲状腺髓样癌、甲状旁腺增生或腺瘤,三者构成 MEN 2 型。

嗜铬细胞瘤的良恶性单从形态上不能鉴别,良性瘤中常可见显著的核异型性、瘤巨细胞,甚至奇形怪状核的细胞。另一些肿瘤的细胞形态规则,核分裂少甚至没有,这种形态上"良性"的肿瘤却可发生转移,至于包膜浸润或侵入血管亦不能成为诊断恶性嗜铬细胞瘤的可靠指标,只有广泛浸润邻近脏器与组织以及在正常没有嗜铬组织的器官或组织内

发生转移瘤才能诊断为恶性嗜铬细胞瘤。近年有不少学者从形态、tenascin、Ki-67 指数、DNA 倍体等多方面探讨,试图找出可鉴别良恶性的指标。如 Salmenkivi 等[22]研究结果显示恶性嗜铬细胞瘤 tenascin 免疫组化中-强阳性,良性则为弱阳性;Elder 等[23]认为 Ki-67 指数和人端粒酶反转录酶(hTERT)表达对鉴别良恶性有意义。研究结果认为 Ki-67 指数>3%,非整倍体,核分裂>1/10HPF 伴或不伴融合性凝固性坏死,这类肿瘤有很高的恶性潜能[24]。由于嗜铬细胞瘤可多发,这些多发瘤可从在体内分布很广的嗜铬组织和副神经节发生,所以要确诊为转移瘤一定要先除外多发瘤。恶性嗜铬细胞瘤的发生率为 10%,但肾上腺外嗜铬细胞瘤的恶性率可高达 30% 或更高。常见的转移部位为淋巴结、肝、肺和骨等。

嗜铬细胞瘤周围的脂肪常呈棕色脂肪性变,即脂肪组织像胚胎或冬眠动物的脂肪组织。据认为这是由于儿茶酚胺的溶脂作用所致。

遗传学:1p,3q,17p 和 22p 丢失在散发性和家族性嗜铬细胞瘤中均较多见,1p 上至少有 3 个对嗜铬细胞瘤发生有关的暂定的抑癌基因位点[25-26]。Dannenberg 等[27]用 CGH 分析 29 例肾上腺和肾上腺外嗜铬细胞瘤,最常见的位点丢失依次为:1p11-p32,3q,6q,3p,17p,11q;最常见的位点增多为:9q 和 17q。6q 和 17p 的丢失与嗜铬细胞瘤的恶性进展密切相关。

【鉴别诊断】 有功能的嗜铬细胞瘤的诊断不困难。有少数功能不明显(只分泌多巴胺的肿瘤)与肾上腺皮质肿瘤、软组织腺泡状肉瘤、肾细胞癌等鉴别会有一定困难。电镜及免疫组化有一定帮助。嗜铬细胞瘤电镜下有典型

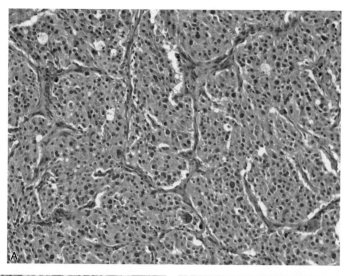

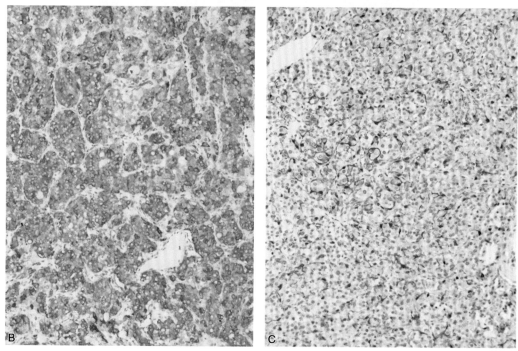

图9-45　嗜铬细胞瘤
A. 光镜下瘤细胞排列成巢状,有薄壁血窦分隔;B. CgA 阳性;C. S-100 阳性的支持细胞

的神经分泌颗粒,免疫组化显示 CgA 强阳性,Syn、NSE、CD15 阳性。皮质肿瘤 Syn、D11、α-inhibin 和 melan A 阳性,NSE 部分阳性;肾细胞癌 CK、EMA 和 Vim 阳性;软组织腺泡状肉瘤 PAS 染色胞质内有晶状体样物,肌源性标记为阳性。

（二）肾上腺髓质增生

正常肾上腺不同部位皮髓质的比例不同(皮髓质之比:头部为 5:1,体部为 15:1,尾部为 ∝:1)。大部分的髓质位于肾上腺的头部和体部,而尾部和体的两翼部几乎完全由皮质构成,所以只有在尾部和翼部出现髓质才能考虑髓质增生。诊断髓质增生需先对切除的肾上腺作面积测量研究。临床考虑髓质增生是患者有嗜铬细胞瘤的症状,血内和尿内儿茶酚胺试验异常,但无嗜铬细胞瘤。髓质增生可见于 MEN2 和 von Hippel-Lindau 病。

髓质增生可单侧或双侧性。肾上腺的重量和外形正常或增大。切面髓质弥漫性扩大,伸入尾部和两翼,可有孤立的小结节。结节直径<1cm 者为髓质结节状增生,如>1cm 应诊断为嗜铬细胞瘤。光镜下髓质嗜铬细胞核肥大,可见多核或巨核细胞,胞质空泡状或颗粒状,胞质内常见玻璃样点滴。免疫组化和电镜形态与嗜铬细胞瘤相同。

（三）副节瘤

副神经节包括颈动脉体(carotid body)、主动脉肺动脉体(aortic-pulmonary)、颈静脉鼓室(jugulotympanic)、迷走神经体(vagal body)、喉(laryngeal)和散在于身体其他部位的副神经节。副神经节与副交感神经系统有密切关系,对血氧和二氧化碳张力的变异起反应,因此参与调节呼吸功能。颈动脉体位于颈总动脉分叉处的颈内动脉远端,通常是一个界限清楚的卵圆形结节,有时可含 2~4 个分散的部分。主动脉肺动脉体的界限不清,可位于动脉导管与主动脉弓之间、沿肺动脉主干、位于无名动脉根部或位于主动脉弓降部的前侧面。颈静脉鼓室副神经节分散在颈静脉球圆顶的外膜内,由数个小球组成。迷走神经体位于迷走神经的外膜内。喉副神经节散在分布于喉附近。各处的副神经节的组织形态相似,以颈动脉体为例,包膜不完整,从包膜发现纤维条索(小梁)将颈动脉体分隔成小叶和细胞巢。细胞为圆形或卵圆形或上皮样。胞质丰富,核圆,染色深,位于细胞中央,纤维小梁中除血管外有丰富的神经纤维。

副神经节发生的肿瘤(副节瘤,paraganglioma)一般均以解剖部位命名如颈动脉体副节瘤。副节瘤一般无症状,约 1% 副节瘤可分泌儿茶酚胺或儿茶酚胺合成酶从而产生嗜铬细胞瘤样的临床症状。

1. 颈动脉体副节瘤(carotid body paraganglioma) 副节瘤中以颈动脉体副节瘤最多见。各年龄段均能发生,最小 3 个月,但多数为 40~50 岁。女性稍多见。散发病例中 3%~8% 为双侧性,而有家庭史的病例中 38% 为双侧性。多数颈动脉体副节瘤最大径为 3~6cm,亦有 >20cm 者。肿瘤界限清楚,可有假包膜(图 9-46)。瘤细胞卵圆或多角形,较正常大。核可有异型性,但核分裂罕见。瘤细胞排列成巢(细胞球)、索或腺泡状。巢索之间有丰富的血窦(图 9-47),间质可硬化或血窦显著扩张而出血。恶性肿瘤发生率为 1%~10% 不等。

2. 颈静脉鼓室副节瘤(jugulotympanic paraganglioma) 位于颅底和中耳,肿瘤体积小。解剖部位较清楚者有时可分为颈静脉副节瘤(位于颅底,与颈静脉外膜紧密相连)和鼓

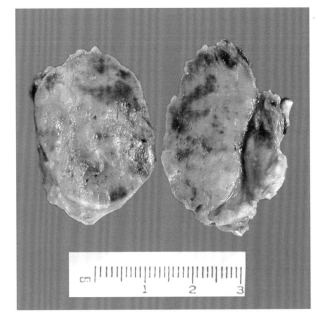

图 9-46 颈动脉体副节瘤
切面灰棕色,有散在出血可转移至淋巴结、骨、肺、肝等。免疫组化示瘤细胞 CgA 强阳性,支持细胞 S-100 阳性

室副节瘤(位于中耳,特别是鼓室岬 promontory)。当肿瘤很大,不能分清解剖部位,则统称为"颈静脉鼓室副节瘤"。肿瘤可沿骨裂缝、裂隙和孔扩散,并侵犯骨质。

3. 迷走副节瘤(vagal paraganglioma) 由位于迷走神经头部(嘴部)的副神经节发生。肿瘤常靠近结状神经节(ganglion nodosum),形态与颈动脉体副节瘤同。

4. 喉副节瘤(laryngeal paraganglioma) 由与喉相关的播散的副神经节发生,形态与颈动脉体副节瘤同。

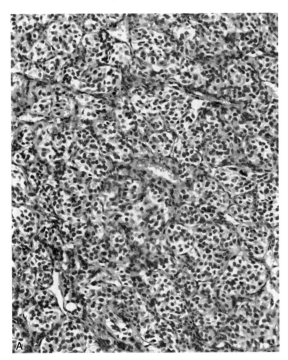

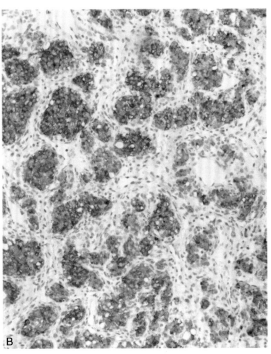

图 9-47 颈动脉体副节瘤
A. 瘤细胞排列成巢(细胞球),有丰富的血窦分隔;B. CgA 阳性

5. 主动脉肺副节瘤(aorticopulmonary paraganglioma) 由位于心底部与大血管相关的播散的副神经节发生。可分为心脏和心外副节瘤。这些肿瘤的相当一部分可功能活跃,分泌过量的儿茶酚胺[3]而产生嗜铬细胞瘤样临床症状,北京协和医院 2003 年及 2004 年成功切除 2 例心脏嗜铬细胞瘤,这些肿瘤可能发生于功能活跃的主动脉肺副神经节。

其他少见部位副节瘤有眼眶、翼状窝、鼻咽、食管、气管、甲状腺、涎腺、口腔等。

【遗传学】 家族型和散发性副节瘤均可检出 11q22-23 和 11q13 LOH。相当部分副节瘤表达 RET,但无 RET 突变。

(四) 神经母细胞瘤和神经节瘤

神经母细胞瘤和神经节瘤(neuroblastoma and ganglioneuroma)是一组来自神经母细胞的肿瘤,包括神经母细胞瘤、节细胞神经母细胞瘤(ganglioneuroblastoma)和神经节瘤,它们与嗜铬细胞瘤均来自交感神经原细胞(sympathogonia)。神经母细胞瘤是这组中最不成熟和最恶性的肿瘤,神经节瘤是分化成熟的良性肿瘤,节细胞神经母细胞瘤则是从神经母细胞瘤向神经节瘤分化过程中的中间阶段。这三种肿瘤都能分泌儿茶酚胺和它的产物如去甲肾上腺素、香草扁桃酸(vanilmandelic acid, VMA)、多巴胺、高香草酸(homovanillic acid, HVA)和多巴。尿内多巴胺和 HVA 排出量的增加是神经母细胞瘤的特征。神经母细胞瘤本身含很小量的儿茶酚胺,而且所分泌的儿茶酚胺在肿瘤内很快代谢,故多数神经母细胞瘤患者无高血压的症状和体征。

1. 好发于婴幼儿,80% 为 5 岁以下,35% 为 2 岁以下。少数亦可发生于青少年或成人。成人年龄高峰为 20 ~ 40 岁,最大者 70 岁以上。年龄与预后有密切关系,1 岁以下的患儿较 1 岁以上者预后好。神经母细胞瘤、Wilms 瘤、胶质瘤和白血病是儿童期主要的肿瘤。部分神经母细胞瘤有家族史。

神经母细胞瘤的好发部位为肾上腺髓质和腹膜后,占 50% ~ 80%;其次为后纵隔脊椎旁、盆腔、颈部和下腹部交感神经链;偶尔亦可见于后颅凹或其他部位。

【大体】 肿瘤软,分叶状,有完整或不完整的包膜。重量多数为 80 ~ 150g,亦有 <10g 者。切面灰红色。大肿瘤常有出血、坏死和(或)钙化。

【光镜】 瘤组织由弥漫成片或片块状排列的淋巴细胞样细胞构成。瘤细胞呈圆形、卵圆形或短梭形。核深染。胞质极少。多数肿瘤中可找到假菊形团(Homer Wright rosette),假菊形团中央为纤细的神经纤维微丝。

【电镜】 瘤细胞细胞器极少。神经分泌颗粒小的直径为 90 ~ 160nm,大的可达 250 ~ 550nm,细胞突起内含微丝和神经小管,有像突触样的结构和连接复合器。假菊形团中央的微丝直径约为 10nm。

神经母细胞瘤的转移发生得早而广泛。除局部浸润和局部淋巴结转移外,主要是由血行转移至肝、肺、骨和骨髓内播散。骨转移可呈溶骨性改变或伴新骨形成,以致 X 线下病变骨呈毛刺状或洋葱皮样。

肾上腺神经母细胞瘤的预后比肾上腺外的差。分子生物学技术检测有 N-myc 癌基因表达者预后差。

一部分神经母细胞瘤及其转移灶可分化成神经节神经母细胞瘤或神经节瘤。1% ~ 2% 的神经母细胞瘤可自行消退。

【鉴别诊断】 主要与其他小细胞恶性肿瘤如淋巴瘤、Ewing/PNET 瘤、小细胞未分化癌和胚胎性横纹肌肉瘤鉴别。

【电镜】 有神经分泌颗粒和神经小管。

【免疫组化】 NF、Syn、NSE 及 CgA 阳性。

2. 神经节神经母细胞瘤 罕见的恶性肿瘤。约 1/3 发生于肾上腺,其余可位于腹膜后、纵隔和其他部位。多见于年龄较大的儿童和成人。镜下特点为由未分化神经母细胞、假菊形团、神经纤维和神经节细胞混合而成。神经节细胞越多预后越好。免疫组织化学 CgA、Syn、NSE、NF 及 S-100 阳性。

3. 神经节瘤 良性肿瘤。儿童和成人都能发生。最常见的部位为后纵隔和腹膜后,其他部位有肾上腺和有交感神经链处,亦可发生于消化道、子宫、卵巢和皮肤。神经节瘤可分泌过量儿茶酚胺而导致高血压。肿瘤为圆形、有包膜、质实。切面灰白色波纹状,可有散在的钙化和黏液性变区。

【光镜】 为无髓鞘的神经纤维中有成片或散在分化成熟的神经节细胞。

【电镜】 神经节细胞核大,核仁明显。胞质内含丰富的细胞器。有大量形态不一的线粒体、粗面内质网和扩张的光面内质网,高尔基体发达。神经分泌颗粒直径为 100 ~ 700nm。

【免疫组化】 S-100 和 NSE 阳性。

(五) 组合性嗜铬细胞瘤/副节瘤

指由嗜铬细胞瘤或副节瘤与神经母细胞瘤系列肿瘤或外周神经鞘瘤组合而成的肿瘤。

三、肾上腺其他肿瘤和瘤样病变

(一) 髓脂肪瘤

髓脂肪瘤(myelolipoma)为肾上腺少见的良性肿瘤,由成熟的脂肪组织和造血组织构成。大部分为无功能性,近年来有少数功能性髓脂肪瘤的报道。症状有气短、腹痛、血尿、性激素分泌过多综合征或 Cushing 综合征等。肿瘤大小差别很大,从显微镜下可见到直径 20cm 或更大。肿瘤呈圆形、质软。常无包膜,但与残留的肾上腺组织界限清楚。切面红黄相间,红色区为造血组织,黄色区为脂肪组织。大肿瘤常有出血、钙化或骨化。

(二) 肾上腺囊肿

少见,体积小。多数为尸检时或手术时偶然发现,偶尔有直径达数厘米因引起症状而手术者。组织学分类有:出血性假囊(囊壁内有含铁血黄素沉着、钙化和肾上腺组织结节)、淋巴管瘤样囊肿、寄生虫性囊肿和上皮性囊肿,后者最少见。

(三) 肾上腺间叶组织肿瘤

间叶组织来源的肿瘤有血管瘤和血管肉瘤、淋巴管瘤、神经纤维瘤、神经鞘瘤、脂肪瘤、平滑肌瘤和平滑肌肉瘤等。

(四) 淋巴瘤

除非洲 Burkitt 淋巴瘤常侵犯肾上腺外,肾上腺的原发和继发的淋巴瘤均罕见,继发淋巴瘤主要为非霍奇金淋巴瘤和浆细胞瘤。

(五) 转移瘤

晚期肿瘤全身播散时可累及肾上腺,常见的转移癌来自肺、乳腺、胃和结肠,其他有皮肤黑色素瘤。肾上腺转移瘤因无症状,多数为尸检时偶然发现;仅少数因发生剧痛而手术。

第五节　多发性内分泌腺肿瘤

多发性内分泌腺肿瘤 (multiple endocrine neoplasia, MEN)是指患者的数个内分泌器官均有病变如增生、腺瘤或癌。MEN 是一独特的临床综合征。研究 MEN 患者及其家族的结果表明,大多数患者家族的其他成员有类似的内分泌腺病变。1954 年 Wermer 提出家族内这类患者聚集是单个染色体基因突变后按显性方式传递的结果。对患者的有关家族进行早期和定期检查,以期在某些癌转移之前,或某些功能性腺瘤产生不良影响之前,发现新的 MEN 家族成员是治疗 MEN 的有效措施。

一、MEN 1 型

MEN 1 型(简称 MEN1)是由 *MEN 1* 基因(11q13)种系突变所致,其主要病变为甲状旁腺增生或腺瘤、胰腺内分泌肿瘤和垂体腺瘤。胰腺和垂体肿瘤可以是功能性或无功能性。除上述外,近来越来越多的患者还发生支气管或十二指肠类癌以及皮下或内脏脂肪瘤。有的患者还合并肾上腺皮质增生或腺瘤,以及甲状腺肿或腺瘤。这些肾上腺皮质和甲状腺病变在常规尸检中亦很常见,因此可能与基因突变无关。MEN 1 各内分泌腺病变的临床表现不一,但总是以甲状旁腺功能亢进为主要症状。一组 122 例 MEN 1 中 97% 主要症状为甲旁亢。

(一) 甲状旁腺功能亢进

10% ~15% 原发性甲旁亢有家族史。这些患者大多数属于 MEN 1 或 MEN 2。许多 MEN 1 家族成员在接受检查时,他们唯一内分泌异常为甲旁亢。MEN 1 中 80% 以上的甲旁亢是由甲状旁腺增生或多发腺瘤引起的。多数学者认为增生(弥漫性或结节性)是 MEN 1 甲旁亢的主要病变,真正腺瘤可能是从增生基础上发生的。

(二) 胰腺内分泌肿瘤

这些肿瘤多数为功能性,主要分泌胃泌素或胰岛素。有

些肿瘤分泌高血糖素或胰多肽,另一些可分泌异位激素如 ACTH 或降钙素等。免疫组化显示多数肿瘤含有多种激素分泌的细胞,但临床症状常以一种激素为主。胰腺内分泌肿瘤为多中心性。

1. 胃泌素瘤　MEN 1 的胰腺内分泌肿瘤中约 2/3 为胃泌素瘤,其临床特点和过程与散发性的胃泌素瘤同。有些经家族普查检出的 MEN 1 患者可有无症状性高胃泌素血症。胃泌素瘤不管是散发性还是 MEN 1 的一个组成,其原发瘤多数为多发性,只是 MEN 1 中胃泌素瘤的多发性频率更高,可达 70%;MEN 1 胃泌素瘤的侵袭性生长及转移率略低于散发性,前者为 40%,后者为 50% ~70%。MEN 1 胃泌素瘤的部位为胰腺或十二指肠壁。胃泌素瘤所引起的反复发作的消化性溃疡的并发症如溃疡穿孔或出血是 MEN 1 患者死亡的主要原因之一。

2. 胰岛素瘤　约占 MEN 1 胰腺内分泌肿瘤的 1/3。大约 10% MEN 1 胰腺内分泌肿瘤同时有胃泌素瘤和胰岛素瘤。临床上可出现高胃泌素血症和高胰岛素血症。这些肿瘤亦可相继发生。75% ~90% MEN 1 患者有多发的胰岛素瘤,而一般散发性胰岛素瘤仅 10% 为多发性。有些患者有弥漫性胰腺 B 细胞增生。MEN 1 胰岛素瘤的恶性率为 5% ~15%,略高于散发性胰岛素瘤。

3. 其他胰腺内分泌肿瘤　虽然不少,MEN 1 患者血中高血糖素水平升高,但仅少数患者有高血糖素瘤。患高血糖素瘤的 MEN 1 患者没有像散发性患者那种典型的皮疹、舌炎或口炎等。一些患者唯一的临床表现为糖尿病。有些患者的高血糖是由于其他原因如生长激素或皮质醇分泌过多引起的,或由于原发性糖尿病。许多 MEN 1 患者血内胰多肽水平升高。胰多肽升高可能是由于 PP 细胞增生而非肿瘤;此外,患胰腺其他功能性肿瘤如胃泌素瘤或胰岛素瘤时血内胰多肽亦可升高。

(三) 垂体腺瘤

MEN 1 中垂体腺瘤的发病率为 50% ~60%,但真正的发病率可能要高得多。MEN 1 垂体腺瘤的症状与散发性同,主要取决于肿瘤大小和分泌状态。MEN 1 垂体腺瘤中以催乳素细胞腺瘤最多见,其次为生长激素细胞腺瘤。促肾上腺皮质激素细胞腺瘤最少见。

(四) 其他内分泌异常

25% ~40% MEN 1 患者有肾上腺皮质增生或腺瘤,但很少出现血内糖皮质激素或盐皮质激素增高。少数 MEN 1 患者出现 Cushing 综合征,综合征是由于垂体分泌过多 ACTH 或由于异位肿瘤分泌 ACTH 的结果,因此 MEN 1 患者的肾上腺病变不是基因突变的结果。

(五) 类癌

5% ~9% MEN 1 患者可发生类癌,主要部位在支气管、胃、十二指肠和胸腺。良恶性均能发生。虽然患者尿内 5-羟吲哚乙酸(5-hydroxyindoleacetic acid,5HIAA)可增高,但很少出现典型的类癌综合征。除 5-羟色胺外,MEN 1 类癌还可分

泌降钙素和 ACTH 等异位激素。

（六）非内分泌肿瘤

许多 MEN 1 患者发生皮下多发性脂肪瘤,偶尔内脏脂肪瘤,多数人认为这亦是基因突变的结果。其他如胃肠道腺瘤等则可能是偶合。

MEN 1 患者死亡的原因除消化性溃疡穿孔出血外尚有甲旁亢危象、低血糖昏迷、垂体瘤、感染和恶病质等。

二、MEN2 型

MEN 2 型分为 2A 和 2B,MEN2 是由 RET 基因(10q11.2)种系突变所致。

（一）MEN 2A 型

主要病变为甲状腺髓样癌、嗜铬细胞瘤和甲状旁腺腺瘤或增生。1961 年 Sipple 发现甲状腺髓样癌患者中嗜铬细胞瘤的发病率较一般人群高 14 倍。1962 年 Cushman 首先注意到此综合征的家族性,他报道一家族患有甲状腺髓样癌和嗜铬细胞瘤。1968 年 Steiner 等提出了 MEN 2 型(MEN 2A)这一名称以区别于 MEN 1 型(MEN 1)。甲状腺髓样癌是 MEN 2A 的标志,所有受累家族均有甲状腺髓样癌。50% 的家族以嗜铬细胞瘤为主要症状。40% ~ 80% 患者进行甲状旁腺探查可查见腺瘤或增生,但仅一小部分出现高钙血症。MEN 2A 的嗜铬细胞瘤、甲状腺髓样癌和甲状旁腺腺瘤多数为多发中心,而且肿瘤发生前有 C 细胞和肾上腺髓质增生。MEN 2A 亦为常染色体显性突变。

1. 甲状腺髓样癌除分泌降钙素外还能分泌其他生物活性物质和酶如 L-多巴脱羧酶、Katacalein(一种从降钙素前身裂解下来的非降钙素肽)、CEA、5-羟色胺、前列腺素、ACTH、组织胺酶和 P 物质等。甲状腺髓样癌引起的死亡主要是肿瘤广泛扩散所致。

2. MEN 2A 患者的嗜铬细胞瘤 60% ~ 70% 为双侧性,肾上腺外嗜铬细胞瘤罕见。MEN 2A 嗜铬细胞瘤发生前常有双侧肾上腺髓质增生,弥漫增生的髓质伸展至肾上腺的体、尾部和两翼,使该处髓质比例下降。MEN 2A 嗜铬细胞瘤所产生的临床症状亦随患者而异,有的症状典型而且严重,有的则很轻甚至无症状。

3. MEN 2A 患者伴甲状旁腺增生者 50% ~ 70% 血钙正常而且血内 PTH 水平亦正常,所以不少 MEN 2A 患者的甲状旁腺病变是在作甲状腺髓样癌手术时才发现。有人认为 MEN 2A 甲状旁腺增生是降钙素刺激的结果,但 MEN 2A 患者亦有只有髓样癌而无甲状旁腺增生或腺瘤者。

（二）MEN 2B 型

MEN 2B 型的主要病变为 Marfanoid 体型和(或)有髓角膜神经纤维(medullated corneal nerve fiber)。患者有典型的脸部和骨骼改变。MEN 2B 虽然亦是常染色体显性遗传,但约半数患者无家族史,这可能代表一种新的突变。

1. 甲状腺髓样癌和嗜铬细胞瘤　MEN 2B 甲状腺髓样癌常在儿童或青少年时发生,而 MEN 2A 甲状腺髓样癌则好

发于中老年。有报道表明 MEN 2B 甲状腺髓样癌年龄最小的患者为 15 个月。一个 3 岁儿童的髓样癌诊断时已发生转移。患者平均年龄为 20 岁。MEN 2B 甲状腺 C 细胞增生较 MEN 2A 少见。MEN 2B 的嗜铬细胞瘤的发病率与 MEN 2A 同。由于 MEN 2B 甲状腺髓样癌恶性度高,所以因嗜铬细胞瘤死亡者少。

2. 黏膜神经瘤和胃肠道神经节瘤　主要累及唇和舌,其他部位有颊、龈、鼻、结合膜和喉黏膜,亦可发生于消化道、胰、阑尾和胆囊等处。肿瘤呈黄白色或粉色结节。患者唇增大、外翻、嘴唇张开,形成典型的 MEN 2B 型脸,睑板的神经瘤使眼睑增厚、结节状和外翻。胃肠道神经节瘤由黏膜下层和肌内神经丛中增生的神经节细胞和施万细胞构成。主要症状为便秘,有时可合并毒性巨结肠和结肠憩室等。如累及食管和胃则可出现吞咽困难、呕吐和胃内容滞留等。

3. 患者可呈 Marfan 样虚弱体型,细长指(趾)、关节松弛、高的弓形腭、臂距增大、鸡胸或凹陷胸、脊柱侧凸、弓形足或畸形足等。

MEN 1 和 MEN 2 可重叠,例如患者有嗜铬细胞瘤或甲状腺髓样癌同时又有类癌,有的患者患垂体腺瘤(肢端巨大症)和嗜铬细胞瘤,有的患垂体腺瘤、嗜铬细胞瘤和甲状旁腺增生。这些重叠病例无常染色体显性遗传的迹象。

近年学者们发现一些患者患嗜铬细胞瘤和无功能胰腺内分泌肿瘤。这类患者有常染色体显性突变迹象,患者都较年轻。嗜铬细胞瘤和胰腺肿瘤都为多发中心,这类患者称 MEN 混合型。

【遗传学】 *MEN 1* 基因位于染色体 11q13。*MEN 1* 基因含 10 个外显子,编码蛋白 menin(610 氨基酸)。Menin 是一个核蛋白,它调节细胞周期。Menin 在细胞内的位置取决于细胞周期,间期时位于核内,细胞分裂后立即转移至胞质内,MEN 1 型患者的大多数肿瘤均有 11q13 的 LOH。MEN 2 是由于 *RET* 原癌基因 10q11.2 种系突变所致,*RET* 基因含 21 个外显子,编码一跨膜受体酪氨酸激酶有 3 个蛋白亚型,分别含 1072、1106 和 1114 氨基酸。大多数 MEN 2A 患者 RET 的细胞外区(域)半胱氨酸基因突变(密码子 609、611、618、620 和 634),并与出现嗜铬细胞瘤和副甲亢密切相关。绝大多数 MEN 2B 伴 RET 细胞内区密码子 918 或 883 突变[4]。

（刘彤华　梁智勇　孙健）

参 考 文 献

[1] Folkerth RD, Price DL, Schwartz M, et al. Xanthomatous hypophysitis[J]. Am J Surg Pathol, 1988, 22:736-741.

[2] Diamond EL, Dagna L, Hyman DM, et al. Consensus guidelines for the diagnosis and clinical management of Erdheim-Chester disease [J]. Blood, 2014, 124:483-492.

[3] DeLellis RA, Lloyd RV, Heitz PU, et al. Pathology and Genetics Tumors of Endocrine Organs WHO Classification of Tumors[M]. Lyon: IARC Press, 2004:10-39, 105, 102, 66, 94-97, 75-76, 136, 194, 216, 20.

［4］ Nam DH,Song SY,Park K,et al. Clinical significance of molecular genetic changes in sporadic invasive pituitary adenoma［J］. Exp Mol Med,2001,33:111-116.

［5］ Rickert CH,Scheithauer BW,Paulus W. Chromosomal aberrations in pituitary carcinoma metastases［J］. Acta Neuropathol,2001,102:117-120.

［6］ Deshpande V,Zen Y,Chan JK,et al. Consensus statement on the pathology of IgG4-related disease［J］. Mod Pathol,2012,25:1181-1192.

［7］ LiVolsi VA,Asa SL. Endocrine Pathology［M］. Health Science Asia:Elsevier Science,2002:67,64-65,313-328.

［8］ Rippe V,Belge G,Meiboom M,et al. A KRAB zinc finger protein gene is the potential target of 19q13 translocation in benign thyroid tumors［J］. Genes Chromosomes Cancer,1999,26:229-231.

［9］ Rippe V,Drieschner N,Meiboom M,et al. Identification of a gene rearranged by 2p21 aberrations in thyroid adenomas［J］. Oncogene,2003,22:6111-6114.

［10］ Cameselle-Teijeiro J M,Rodríguez-Pérez I,Celestino R,et al. Hobnail Variant of Papillary Thyroid Carcinoma:Clinicopathologic and Molecular Evidence of Progression to Undifferentiated Carcinoma in 2 Cases［J］. Am J Surg Pathol,2016,41(6):854-860.

［11］ Tronk MD,Bogdanova TI,Komissarenko IV,et al. Thyroid carcinoma in children and adolescents in Ukraine after the Chernobyl nuclear accident:Statistical data and clinicomorphologic characteristics［J］. Cancer,1999,86:149-156.

［12］ Corvi R,Martinoz-Alfaro M,Harach HR,et al. Frequent RET rearrangement in thyroid papillary microcarcinoma detected by interphase fluorescence in situ hybridization［J］. Lab Invest,2001,81:1639-1645.

［13］ Basolo F,Geannini R,Monaco C,et al. Potent mitogenicity of the RET/PTC 3 oncogene correlated with its prevalence in tall cell variant of papillary thyroid carcinoma［J］. Am J Pathol,2002,160:247-251.

［14］ Nikiforov Y E,Seethala R R,Tallini G,et al. Nomenclature revision for encapsulated follicular variant of papillary thyroid carcinoma:a paradigm shift to reduce overtreatment of indolent tumors［J］. JAMA oncology,2016,2:1023-1029.

［15］ Dwight T,Thoppe SR,Foukakis T,et al. Involvement of PAX8/peroxisome proliferators-activated receptor gamma rearrangement in follicular thyroid tumors［J］. J Clin Endocrinol Metab,2003,88:4440-4445.

［16］ French CA,Alexander EK,Cibas ES,et al. Genetics and biological subgroups of low-stage follicular thyroid cancer［J］. Am J Pathol,2003,162:1053-1060.

［17］ Solcia E,Kloppel G,Sobin LH,et al. Histological Typing of Endocrine Tumors WHO International Histological Classification of Tumors［M］. Berlin,Heidelberg,New York,Barcelona,Hong Kong,London,Milan,Paris,Singapore,Tokyo:Springer,2000:17,51,9,44.

［18］ Erickson LA,Jalal SM,Harwood A,et al. Analysis of parathyroid neoplasms by interphase fluorescence in situ hybridization［J］. Am J Surg Pathol,2004,28:578-584.

［19］ Lloyd RV,Jin L,Qian X,et al. Aberrant p27kip1 expression in endocrine and other tumors［J］. Am J Pathol,1997,150:401-407.

［20］ 刘彤华,李德春,张淑英.原发性甲状旁腺增生与甲状旁腺腺瘤的病理分析［J］.中华病理学杂志,1988,68:36-39.

［21］ Liu TH,Liu HR,Lu ZL,et al. Thoracic ectopic ACTH-producing tumor with Cushing's Syndrome［J］. Zentralbl Pathol,1993,139:131-139.

［22］ Salmenkivi K,Haglund C,Arola J,et al. Increased expression of tenascin in pheochromocytomas correlates with malignancy［J］. Am J Surg Pathol,2001,25:1419-1423.

［23］ Elder EE,Xu D,Hoog A,et al. Ki-67 and hTERT expression can aid in the distinction between malignant and benign pheochromocytoma and paraganglioma［J］. Mod Pathol,2003,16:246-255.

［24］ 刘彤华,陈原稼,武莎斐,等.良性和恶性嗜铬细胞瘤的区别［J］.中华病理学杂志,2004,33:198-202.

［25］ Benn DE,Dwight T,Richardson AL,et al. Sporadic and familial pheochromocytomas are associated with loss of at least two discrete intervals on chromosome 1p［J］. Cancer Res,2000,60:7048-7051.

［26］ Opocher G,Schiavi F,Pampinella VF,et al. Fine analysis of the short arm of chromosome 1 in sporadic and familial pheochromocytoma［J］. Clin Endocrinol,2003,59:705-715.

［27］ Dannenberg H,Speel EJM,Zhao J,et al. Losses of chromosomes 1p and 3q are early genetic events in the development of sporadic pheochromocytomas［J］. Am J Pathol,2000,157:353-359.

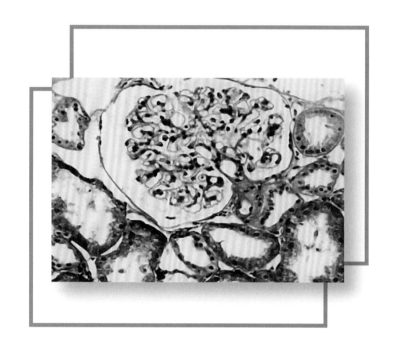

第十章

泌尿系统疾病

第十章　泌尿系统疾病

　　泌尿系统疾病:泌尿系统包括肾、输尿管、膀胱和尿道。肾通过肾小球的血液过滤生成原尿,再经肾小管的浓缩和改造形成终尿,借以完成多种生理功能,如排出体内代谢废物和其他毒物,调节身体的水平衡、酸碱平衡、电解质平衡;并具有一定的内分泌功能,对调节血压、造血等有重要作用。所以肾的结构和功能均较复杂,各类疾病也较多。输尿管、膀胱和尿道是导尿和储尿的器官,结构和功能较肾简单,所患疾病也较单纯。

　　肾疾病:肾是结构和功能很复杂的器官,不但有其特有的疾病,而且全身各种疾病也可波及肾。肾的疾病可从病变部位分为肾小球疾病、肾小管疾病、肾间质疾病和肾血管疾病;从病因发病机制而言,分为炎症性肾病、变性和坏死性肾病、血液循环障碍性肾病、代谢障碍性肾病、遗传性肾病和肾肿瘤等。

第一节　肾的基本结构和功能

　　肾脏的基本功能和结构单位称肾单位(nephron),肾单位由肾小球和其所属的近端肾小管、髓袢和远端肾小管组成(图10-1)。肾小球主要位于肾皮质,通过毛细血管壁的过滤作用,生成原尿,其结构的核心是毛细血管球,毛细血管球

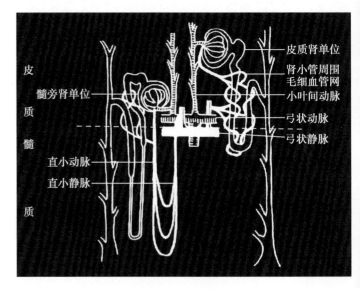

图 10-1　肾单位

的周围是肾小囊，囊壁有壁层上皮细胞和脏层上皮细胞被覆，囊腔是肾小球滤出的原尿必经之处，一端与近端肾小管相连。肾小球的毛细血管来自入球小动脉，再合成出球小动脉离开肾小球。肾小球毛细血管壁的结构较复杂，由内皮细胞、基底膜和上皮细胞（肾小囊脏层上皮细胞）组成，上皮细胞胞质有多数伪足状突起，又称足细胞。毛细血管之间是系膜细胞和系膜基质，所以，肾小球的细胞成分包括内皮细胞、上皮细胞和系膜细胞。入球小动脉处有肾小球旁器，具有分泌肾素的功能，从而可以调节血压（图 10-2、图 10-3）。流经肾小球的血液经过滤而生成原尿时，必须经过内皮细胞、基底膜和上皮细胞，这三层结构称为肾小球的过滤屏障或过滤膜，结构精细，只允许小分子的物质通过，保证了尿的正常。过滤屏障的内皮细胞和上皮细胞表面均有糖蛋白被覆，基底膜也以糖蛋白为主要生化成分，糖蛋白在体内携带负电荷，

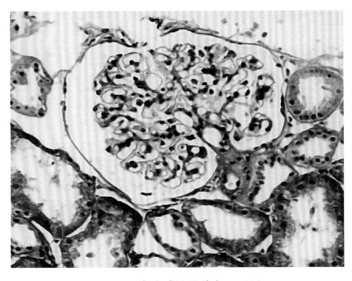

图 10-2　肾小球（HE 染色，×200）

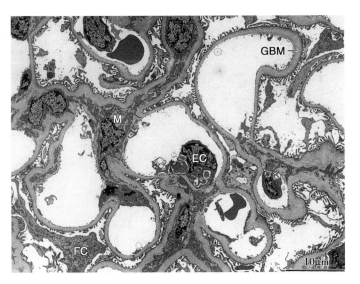

图 10-3　肾小球的超微结构
EC：内皮细胞；GBM：毛细血管基底膜；FC：足细胞；M：系膜（电镜×4000）

故称为电荷屏障，可以阻挡带负电荷的血浆白蛋白滤出，也保证了尿的正常。各段肾小管是由立方上皮细胞和基底膜组成的管道系统，通过吸收、浓缩和分泌将原尿变为终尿。肾间质是肾小球和肾小管之间的疏松结缔组织（成纤维细胞和基质、载脂细胞、血管周细胞等）。肾血管、淋巴管和神经走行于肾间质[1]。

肾的主要功能是通过肾小球的滤过作用、肾小管的分泌和浓缩功能，形成尿液，及时排泄代谢废物，调节水盐的代谢，维持机体的酸碱平衡；此外，肾具有一定的内分泌功能，分泌肾素、红细胞生成素和前列腺素，对小动脉的舒缩、促红细胞的生成有重要作用。肾疾病常导致上述生理功能的紊乱。

第二节　肾疾病的病理学研究方法

肾的病理材料来自肾穿刺活检、外科手术、尸体解剖和动物实验。近 50 年来，由于经皮肾穿刺活体组织检查的开展，极大丰富了肾病理学的内容，不但及时获得了全病程不同时期的病理标本，而且使免疫病理学、超微病理学以及分子病理学的开展成为可能。此外，肾穿刺的应用密切了病理和临床的联系，很多肾疾病的病理诊断构成了肾疾病诊断必不可少的组成成分。目前，急性肾炎、慢性肾炎等疾病名称已不再适应肾脏病学的需要。

肾疾病中，各种变态反应导致的疾病占有很大比重（主要为免疫复合物沉积的Ⅲ型变态反应和部分细胞免疫的Ⅳ型变态反应），因而其病理学研究方法也具有一定特点，光学显微镜（光镜）检查是肾病理研究的基础，但要求切片要薄（以不超过 3 微米为宜），以免厚切片导致细胞重叠而引起误诊；染色方法除常规的 HE 染色外，还必须要求 PAS、Masson 三色染色及六胺银染色（PASM），用以观察肾小球基底膜变化和细胞类型以及免疫复合物的观察；免疫病理学方法（免疫荧光及免疫组织化学）是必不可少的手段，用以确定病因和免疫复合物的类型；电子显微镜（电镜）检查（主要为透射电镜）在肾疾病诊断中，可核查光镜和免疫病理学的诊断，有时则可显示某些肾疾病的唯一病理变化（如微小病变性肾小球病、遗传性肾病等），对诊断起决定的作用。

对于非免疫性肾疾病如肾肿瘤等，病理学的研究方法与其他疾病的病理学研究方法相同。

肾疾病中，以肾小球疾病的病理变化较复杂，一方面要注意主要受累的肾小球的组成部分，如内皮细胞、系膜细胞、基底膜及上皮细胞等，另一方面要注意病变的分布特点，包括：①局灶性病变（focal）：病变肾小球不足全部的 50%；②弥漫性病变（diffuse）：病变肾小球超过全部的 50%；③节段性病变（segmental）：一个肾小球中，受累的毛细血管袢不

足 50% ;④球性病变(globar):一个肾小球中,受累的毛细血管祥超过 50% 。

肾疾病的临床表现和病理变化的联系很密切。一种病理变化可出现不同的临床表现,而相同的临床表现也可对应不同的病理变化。所以肾疾病的病理诊断必须密切结合临床。

第三节　肾小球疾病

主要病变定位于肾小球,称为肾小球疾病(glomerular

disease)。

根据临床和病理表现,基本分类如表 10-1 所示[2]。

一、原发性肾小球肾炎和肾小球病

肾小球病变是体内唯一的或主要的损伤部位;主要由变态反应引起(抗原种类繁多,对临床治疗并不重要,所以一般不明确);而且肾小球的病变呈弥漫单一性。具有上述三个特点者,称为原发性肾小球疾病。

(一)微小病变性肾小球病

微小病变性肾小球病(minimal change glomerulopathy)又

表 10-1　肾小球疾病病理学分类(WHO 1995)

Ⅰ. **原发性肾小球疾病(肾小球肾炎和相应疾病)**	7. 后睾吸虫病
A. 肾小球轻微病变和微小病变	Ⅲ. **血管性疾病导致的肾小球病**
B. 局灶/节段性病变(多数肾小球仅有轻微异常),包括所谓	A. 系统性血管炎
的局灶性肾小球肾炎和局灶节段性肾小球硬化症	B. 血栓性微血管病(溶血性尿毒症综合征、血栓性血小板减
C. 弥漫性肾小球肾炎	少性紫癜等)
1. 膜性肾小球肾炎(膜性肾病)	C. 肾小球血栓病(血管内凝血)
2. 增生性肾小球肾炎	D. 良性肾硬化
a. 系膜增生性肾小球肾炎	E. 恶性肾硬化
b. 毛细血管内增生性肾小球肾炎	F. 硬皮病(系统性硬化症)
c. 系膜毛细血管性肾小球肾炎(膜增生性肾小球肾炎,	Ⅳ. **代谢性疾病导致的肾小球病**
Ⅰ型和Ⅲ型)	A. 糖尿病肾小球病
d. 新月体性(毛细血管外性)和坏死性肾小球肾炎	B. 电子致密物沉积病
3. 硬化性肾小球肾炎	C. 淀粉样变性病
D. 未分类的肾小球肾炎	D. 单克隆免疫球蛋白沉积病
Ⅱ. **系统性疾病导致的或继发性肾小球肾炎**	E. 纤维样肾小球肾炎
A. 狼疮性肾炎	F. 免疫触须样肾小球病
B. IgA 肾病(Berger 病)	G. 巨球蛋白血症
C. 过敏性紫癜性肾炎	H. 冷球蛋白血症
D. 抗基底膜性肾小球肾炎(包括 Goodpasture 综合征)	I. 肝病性肾病
E. 全身感染导致的肾小球病变	J. 镰状细胞病性肾病
1. 败血症	K. 青紫性先天性心脏病和肺动脉高压导致的肾病
2. 感染性心内膜炎	Ⅴ. **遗传性肾病**
3. 分流性肾炎	A. Alport 综合征
4. 梅毒	B. 薄基底膜综合征和良性复发性血尿
5. 免疫缺陷综合征	C. 指甲-髌骨综合征(骨发育不良)
6. 乙型和丙型传染性肝炎	D. 先天性肾病综合征(芬兰型)
7. 衣原体	E. 婴儿肾病综合征(肾小管囊性扩张、弥漫性系膜硬化)和
F. 寄生虫性肾病	Drash 综合征
1. 疟疾肾病(镰状疟、三日疟)	F. Fabry 病、其他脂质沉积病
2. 血吸虫病	Ⅵ. **其他**
3. 黑热病	A. 妊娠肾病
4. 丝虫病	B. 放射性肾病
5. 旋毛虫病	Ⅶ. **终末期肾**
6. 类圆线虫病	Ⅷ. **移植性肾小球病变**

称无病变的肾小球病(nil disease)、肾小球足突病(footprocess disease)、肾小球脏层上皮细胞病(visceral epithelial cell disease)、类脂性肾病(lipoid nephrosis)和原发性肾病综合征(primary nephrotic syndrome)。

疾病早期,肾脏外观无异常,晚期可见肾脏均匀肿胀,质柔软,色苍白,有大白肾之称。

【光镜】可见肾小球正常或几乎正常。有时可见肾小球脏层上皮细胞肿胀和空泡变性,肾小球基底膜空泡变性,系膜细胞轻度节段性增生。由于肾小球毛细血管壁的负电荷减少,胶状铁和 Alcian 蓝染色不易着色。肾小管上皮细胞肿胀,空泡变性和脂肪变性。

【免疫病理】显示阴性,偶见 IgM 或 IgE 弱阳性。

【电镜】主要病变位于肾小球脏层上皮细胞,显示足突广泛融合(fusion),并常有微绒毛变性(microvillus transformation)(图10-4),上皮细胞内易见吞噬泡及脂滴。

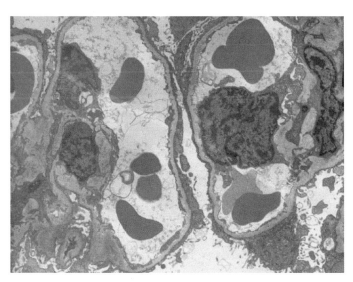

图 10-4　微小病变性肾小球病
上皮细胞足突弥漫融合,无电子致密物(电镜×4000)

微小病变性肾小球病可引起大量蛋白尿和肾病综合征。主要发生于 10~15 岁的儿童和 45 岁以上的老年人,80% 以上的儿童肾病综合征均由微小病变性肾小球病引起。多数对肾上腺皮质激素治疗敏感,预后好。本病的病因发病机制尚不清楚,多数人认为与细胞免疫功能失调有关[3]。

(二)局灶性肾小球肾炎和局灶节段性肾小球硬化症

以局灶性分布(病变肾小球可以是节段性或球性病变)为特点的肾小球肾炎或肾小球病称为局灶性肾小球肾炎(focal glomerulonephritis)或局灶性肾小球肾病(focal glomerulonephropathy)。这一病理命名强调了病变分布特点。以局灶节段性肾小球硬化症为代表。

局灶节段性肾小球硬化症(focal segmental glomerulosclerosis,FSGS)虽然也具有局灶性分布的特点,但因其临床表现和病因发病机制具有特殊性,所以应将其列为一独立疾病。

【光镜】部分肾小球的部分毛细血管袢闭塞,代之以玻璃样均质蛋白物质沉积,所以又称局灶性节段性肾小球玻璃样变性(focal segmental glomerular hyalinosis),病灶内常见泡沫细胞形成,肾小球上皮细胞增生肿胀和空泡变性,病灶周围易出现肾小球囊粘连现象。硬化性病灶最先出现于肾皮质深部或皮髓质交界部位的肾小球,之后再波及其他部位。相应的肾小管出现灶状萎缩,肾间质灶状纤维化。根据病变肾小球的特点,分为五种病理类型:①经典型:硬化部分位于肾小球血管极处;②顶端型:硬化部分位于肾小球尿极处;③细胞型:病变肾小球系膜细胞和(或)内皮细胞弥漫增生,上皮细胞增生、肿胀和空泡变性;④塌陷型:肾小球毛细血管塌陷,上皮细胞增生、肿胀和空泡变性;⑤非特殊型:上述 4 型的病理特点兼而有之,但又无独立的价值(图10-5)[4]。

【免疫病理】IgM 和 C3 在病灶区大块状沉积,但不代表免疫复合物,只是血浆蛋白的非特异沉积。有时全部阴性。

【电镜】在硬化性病灶内,系膜基质增生,上皮细胞变性和剥落,足突弥漫融合。未硬化的肾小球与微小病变性肾小球病相同。

据重复肾穿刺资料分析,局灶节段性肾小球硬化症可继发于肾小球微小病变,可能是微小病变性肾小球病的特殊类型。但也见于其他各种肾小球肾炎的合并病变。后者称继发性局灶性节段性肾小球硬化症。其发病机制虽然尚不明确,但多数人认为肾小球上皮细胞损伤是 FSGS 的启动因素;患者体内有特殊的通透因子,造成肾小球上皮细胞损伤。肾小球血流动力学变化或基底膜损伤,导致肾小球系膜组织超负荷摄取大分子物质,也是造成肾小球硬化的因素。

局灶节段性肾小球硬化症导致患者出现大量蛋白尿或肾病综合征,对激素治疗不敏感,预后较差,可导致肾硬化。

(三)原发性膜性肾病

原发性膜性肾病(primary membranous nephropathy)又称膜性肾小球肾炎(membranous glomerulonephritis)、膜上性肾小球肾炎(epimembranous glomerulonephritis)、膜外性肾小球肾炎(extramembranous glomerulonephritis)和膜周性肾小球肾炎(perimembranous glomerulonephritis)。因其以肾小球毛细血管基底膜弥漫性增厚为特点,故称"膜性",又因缺乏细胞反应,所以目前多称为肾病,而不称其为肾炎。

多种原因均可导致膜性肾病,本节所述的膜性肾病仅指那些病因不明的特发性或原发性膜性肾病。特发性膜性肾病引起患者长期大量蛋白尿或肾病综合征,占原发性肾小球疾病的10%,占成人引起肾病综合征的肾小球疾病的20%~30%,在儿童期少见。

膜性肾病因长期大量蛋白尿可使肾小管上皮细胞弥漫

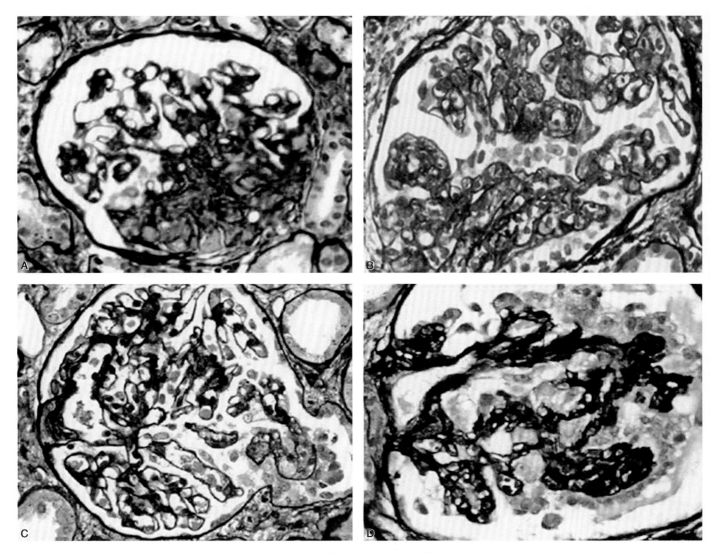

图 10-5 局灶节段性肾小球硬化症
A:经典型;B:细胞型;C:顶端型;D:塌陷型(PASM×400)

性脂肪变性,导致双肾呈"大白肾"的外观。依其病程和病变程度,可分为 5 期[5]:

1. 早期(Ⅰ期) 又称免疫复合物的上皮下沉积期。

【光镜】肾小球结构基本正常,与微小病变性肾小球病不易区别,有时可见肾小球毛细血管基底膜出现广泛的空泡变性(vacuolization,bubbly appearance),在 PASM 染色标本中,基底膜呈现微小的空泡状改变,失去正常的细线状特点。尤以斜切的基底膜更为明显。这是由于基底膜对早期沉积的免疫复合物的反应,以及上皮细胞空泡变性、足突融合造成的。

【电镜】肾小球上皮下仅有少数电子致密物沉积,基底膜无明显病变。上皮细胞的广泛足突融合及绒毛样变性。

2. Ⅱ期 又称钉突形成期。

【光镜】肾小球毛细血管基底膜弥漫增厚,PASM 染色可见基底膜向外侧增生,出现多数钉状突起(spiky projection)。

Masson 染色则见钉突之间镶嵌着排列有序的嗜复红蛋白颗粒。

【电镜】上皮细胞下有多数电子致密物,致密物之间为钉突状增生的基底膜,上皮细胞的广泛足突融合及绒毛样变性。

3. Ⅲ期 也称基底膜内沉积期,免疫复合物连续沉积,基底膜持续增生将免疫复合物包绕起来。

【光镜】PASM 染色使增厚的基底膜呈中空的链环状或双轨征(chainlike thickening)。

【电镜】基底膜明显增厚,基底膜内可见多数电子致密物沉积。上皮细胞的广泛足突融合及绒毛样变性。

4. Ⅳ期 有两种病变均列为Ⅳ期,一种是吸收期,即上述各期(以Ⅰ、Ⅱ期为主)免疫复合物停止沉积,并逐渐吸收,则在原沉积部位出现空白区,电镜下呈现虫噬样病变。另一种是硬化期,即Ⅲ期持续进展,基底膜持续增厚,系膜基质逐渐增多,毛细血管腔闭塞,终致肾小球硬化(图 10-6,图

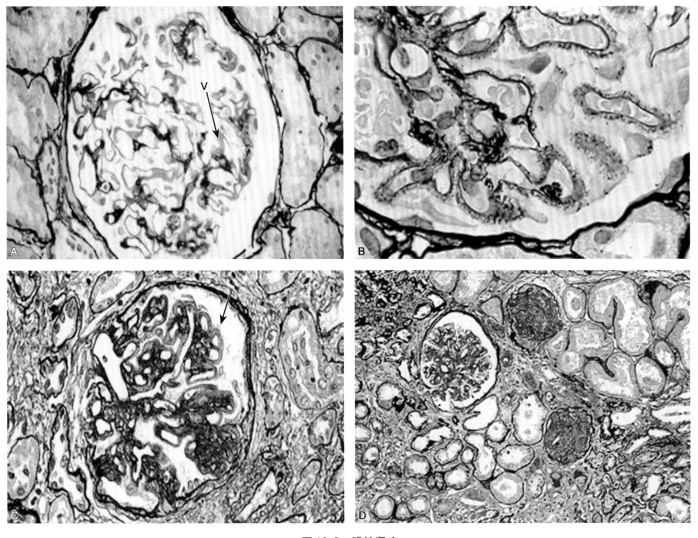

图 10-6 膜性肾病

A. Ⅰ期，V:空泡变性;B. Ⅱ期;C. Ⅲ期,基底膜双轨征(↑);D. Ⅳ期(PASM×400)

F10-6 ER

10-7)。

5. V期 又称恢复期,通过吸收期,增厚的基底膜逐渐恢复正常。

【免疫病理】 免疫球蛋白 IgG、补体 C3 和磷脂酶 A2 受体(PLA2R),其中以 IgG4 为主,沿肾小球毛细血管壁或基底膜呈细颗粒状沉积,Ⅳ期和 V 期则呈弱阳性或阴性(图10-8)。

膜性肾病好发于 40 岁以上的中老年人,青少年的膜性肾病少见,而且多为各种原因引起的继发性膜性肾病。膜性肾病主要引起大量蛋白尿或肾病综合征。虽有部分病例可自发缓解,但多数预后较差。

膜性肾病是一种免疫复合物沉积病,免疫复合物长期、缓慢地沉积于上皮细胞下(又称慢性免疫复合物沉积病),所以不会引起炎症细胞反应,而是通过补体的终末成分 C5b-C9 或称为膜攻击复合物(membrane attack complex, MAC)导致基底膜损伤。膜性肾病的上皮下免疫复合物主要在原位形成,抗原主要为足细胞表面的磷脂酶 A2 受体[6],也可以是脏层上皮细胞表面的糖蛋白(gp330)或事先植入的抗原,与相应抗体在上皮细胞表面形成帽状免疫复合物,进而脱落于基底膜上。另一方面低价抗原及低亲合力的抗体形成的小分子循环免疫复合物沉积于上皮下也是可能的。

(四) 继发性膜性肾病和不典型膜性肾病

据近年来的研究和观察的结果,可将膜性肾病分为三大类:

1. 病因不明的膜性肾病 如上述,称特发性或原发性膜性肾病(primary MN),病理学特点:①免疫病理学表现 IgG(主要为 IgG4)、C3 和 PLA2R 颗粒状沿肾小球毛细血管壁沉积;②光镜下只有肾小球毛细血管基底膜增厚,无明显的细胞增生;③电镜下可见电子致密物只沉积于肾小球上皮下和

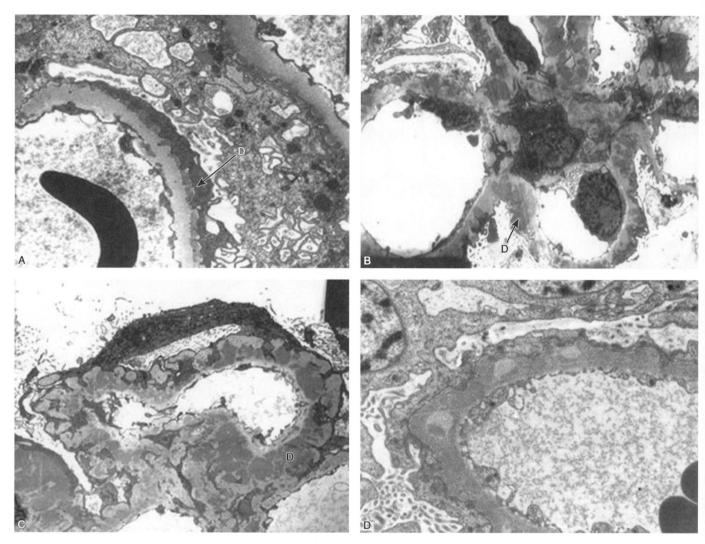

图 10-7 膜性肾病
A. Ⅰ期；B. Ⅱ期；C. Ⅲ期；D. Ⅳ期（电镜×5000）

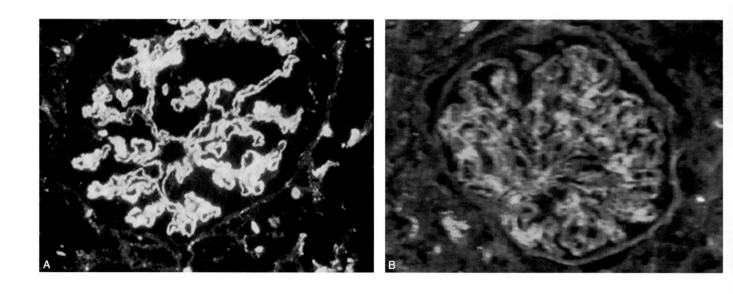

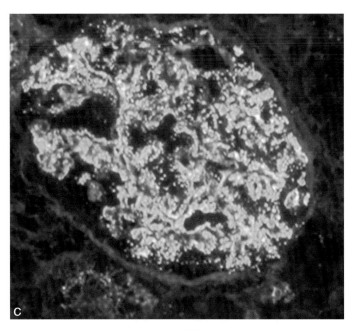

图 10-8　膜性肾病
A. IgG；B. C3；C. PLA2R（荧光×400）

（或）基底膜内。

2. 继发性膜性肾病（secondary MN）　病因明确，如膜型狼疮性肾炎、膜型乙肝病毒相关性肾炎、HIV 相关性膜性肾病、肿瘤相关性膜性肾病等，病理学特点：①免疫病理学表现 IgG（IgG1 ~ 4 均阳性）、IgA、IgM、C3、C1q、FRA 等呈"满堂亮"、颗粒状和团块状在肾小球毛细血管壁和系膜区沉积，而 PLA2R 阴性，IgG1、IgG2、IgG3、IgG4 均可阳性（图 10-9）；②光镜下除肾小球毛细血管基底膜增厚外，系膜细胞和（或）内皮细胞也增生；③电镜下可见电子致密物在肾小球上皮下和（或）基底膜内、内皮下、系膜区多部位沉积（图 10-10）。

3. 不典型膜性肾病（atypical MN）　病理学特点与继发性膜性肾病相同，但病因不明确，可能与病毒感染、空气污染、水和食物污染等因素有关。①免疫病理学表现：IgG（主要为 IgG1、IgG2、IgG3、IgG4）、IgA、IgM、C3、C1q 等呈颗粒状和团块状沿肾小球毛细血管壁和系膜区沉积，特别是 IgA 和 IgM 等，也沿毛细血管壁沉积，而不像 IgA 肾病那样呈团块状沉积于系膜区，而且 IgG1、IgG2、IgG3、IgG4 均可阳性（图 10-9），PLA2R 阴性；②光镜下除肾小球毛细血管基底膜增厚外，尚有系膜细胞和基质等增生；③电镜下可见电子致密物沉积于肾小球上皮下、基膜内、内皮下和系膜区多部位沉积（图 10-10）。

不典型和继发性膜性肾病中沉积的 IgG 与原发性膜性肾病有所不同，前者为 IgG1、IgG2、IgG3 和 IgG4 等，而后者仅为 IgG4。IgG 的重链（γ）有 4 种亚型，与之相应，IgG 可分为：IgG1、IgG2、IgG3 和 IgG4。各自的分子量、等电点、碳水化成分均有不同；绞链的长度不同，依次为：IgG3>IgG4 和 IgG2>IgG1，绞链区位于 IgG 重链的上 1/3 部位，其长度决定了

IgG 的 Fab 段的自由度，即 IgG3 的转动自由度最大，而 IgG1 几乎不能转动，从而使不同的 IgG 亚型与抗原结合的活性不同。多糖类抗原易诱发 IgG1 和 IgG2，蛋白类抗原易诱发 IgG1、IgG3 和 IgG4；这些可能是不典型膜性肾病或继发性膜性肾病在免疫病理方面与原发性膜性肾病表现不同的原因[7]。

（五）毛细血管内增生性肾小球肾炎

毛细血管内增生性肾小球肾炎（endocapillary proliferative glomerulonephritis）又称急性弥漫增生性肾小球肾炎（acute diffuse proliferative glomerulonephritis）。因各种感染，特别是溶血性链球菌感染与本病有关，所以又称链球菌感染后肾小球肾炎（poststreptococcal glomerulonephritis）。

病变肾脏体积肿胀，有时可见点状出血。

【光镜】因病程不同，病理表现可出现一定的差异。发病后一周，病变最明显，肾小球的内皮细胞和系膜细胞弥漫性增生，伴有多少不等的多形核白细胞浸润，使所有肾小球的毛细血管袢内细胞增多，毛细血管球体积增大，毛细血管腔狭窄或闭塞，肾小囊腔狭窄呈裂隙状（图 10-11），肾小球上皮细胞下可见团块状嗜复红蛋白（免疫复合物）沉积。有的反应强烈的病例尚可见局灶节段性坏死、微血栓形成，乃至新月体形成。一般而言，随着病程的延长，渗出成分和浸润的白细胞逐渐减少，疾病后期，增生的内皮细胞也逐渐消失而演变为系膜细胞和基质增生为主的肾小球病变。

【免疫病理】免疫球蛋白 IgG 和补体 C3 呈粗大颗粒状沿肾小球毛细血管壁或基底膜沉积（图 10-12），有时也见于系膜区。

【电镜】肾小球上皮下高密度丘状或驼峰状（hump）

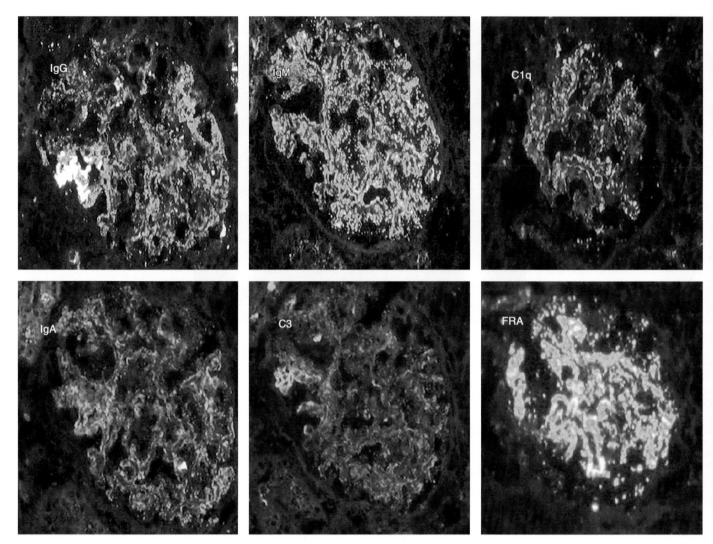

图 10-9 继发性和不典型膜性肾病
IgG、IgA、IgM、C3、C1q 等均沉积于肾小球毛细血管壁和系膜区(免疫荧光×400)

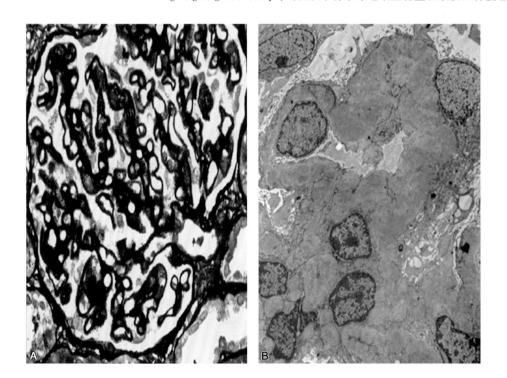

图 10-10 继发性和不典型膜性肾病
A. 肾小球基底膜增厚,系膜细胞和基质增生(PASM×400);B. 肾小球基底膜增厚,电子致密物沉积于基底膜和系膜区(电镜×5000)

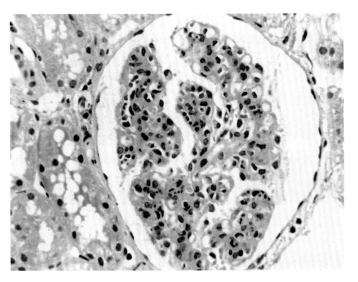

图 10-11　毛细血管内增生性肾小球肾炎
系膜细胞和内皮细胞弥漫增生（HE 染色×400）

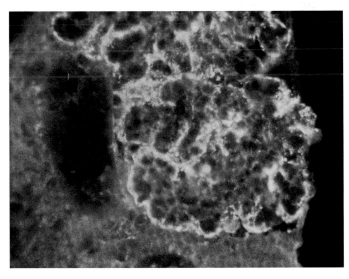

图 10-12　毛细血管内增生性肾小球肾炎
IgG 呈粗颗粒状沉积于毛细血管壁（免疫荧光×400）

电子致密物沉积（图 10-13），偶见内皮下电子致密物沉积，内皮细胞和系膜细胞增生肿胀，上皮细胞足突节段性融合。

毛细血管内增生性肾小球肾炎临床表现为急性肾炎综合征，多发生于 5～14 岁的少年，此型肾炎预后较好，多数在半年内恢复正常，少数迁延为系膜增生性肾小球肾炎。

该型肾小球肾炎属于急性免疫复合物沉积病，是由于短期内大量可溶性低分子免疫复合物自血液循环中沉积所致。较公认的甲种溶血性链球菌之 12 型、3 型、1 型及 49 型的抗原成分可作为外源性抗原。此外葡萄球菌、沙门菌、肠球菌、乃至分枝杆菌、螺旋菌、原虫、病毒等抗原成分均可作为抗原。还有学者认为链球菌的内链球菌素（endostreptosin）可先种植于肾小球内，并形成原位免疫复合物[8]。

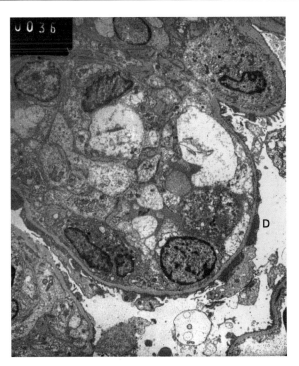

图 10-13　毛细血管内增生性肾小球肾炎
基底膜上皮下驼峰状电子致密物沉积（电镜×5000）

（六）膜增生性肾小球肾炎

膜增生性肾小球肾炎（membranoproliferative glomerulonephritis）又称系膜毛细血管性肾小球肾炎（mesangiocapillary glomerulonephritis）。这是一组以肾小球系膜细胞和系膜基质高度增生、广泛系膜插入和毛细血管壁增厚为主要表现的肾小球肾炎，预后较差。根据病因发病机制、病变特点和预后，分为两型[9]。

病变肾脏早期大体变化不明显，大量蛋白尿或肾病综合征时，表现为大白肾，晚期呈现颗粒性萎缩肾。根据病理特点分为两型。

1. Ⅰ型　该型最多见，占系膜毛细血管性肾小球肾炎的 45% 以上。

【光镜】可见肾小球弥漫性肿胀，系膜细胞和系膜基质弥漫性重度增生，并进而沿毛细血管内皮下间隙向毛细血管壁长入（系膜间位或插入，interposition），使毛细血管壁增厚，血管腔狭窄乃至闭塞。由于插入毛细血管壁的系膜基质与基底膜具有相似的染色特点，使增厚的毛细血管壁有双层或多层的基底膜出现，称为双轨征（double contours，tramtrack）（图 10-14）。疾病后期，系膜基质增生尤为明显，毛细血管腔大部分闭塞，使肾小球结构呈分叶状，称为分叶状肾小球肾炎（lobular glomerulonephritis）。肾小球病变严重时，可伴发肾小管萎缩和肾间质纤维化的改变。

【免疫病理】免疫球蛋白 IgG 和补体 C3 沿肾小球系膜区和毛细血管壁呈弥漫的粗颗粒状沉积，有时亦可见 IgM、C1q 和 C4 呈阳性表现。

【电镜】除系膜增生和系膜插入外，在系膜区和毛细血管内皮下有电子致密物沉积（图 10-15）。

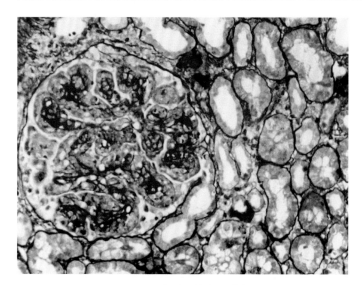

图 10-14 膜增生性肾小球肾炎
系膜细胞和基质增生,广泛插入,基底膜增厚,双轨征形成
(PASM×400)

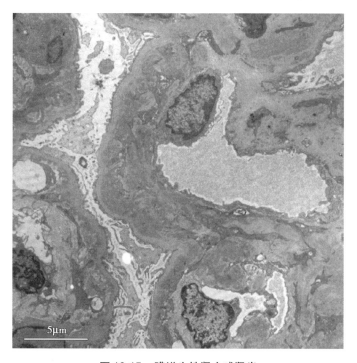

5μm

图 10-15 膜增生性肾小球肾炎
基底膜增厚,内皮下电子致密物沉积,基底膜样物质增生
(电镜×5000)

2. Ⅲ型 约占这一组肾小球病的20%,多见于青年女性。本型的临床表现、病理变化及预后均与Ⅰ型相似,只是在电镜下显示电子致密物同时存在于肾小球毛细血管的内皮下和上皮下,故有混合性系膜毛细血管性肾小球肾炎之称。

Ⅰ型和Ⅲ型系膜毛细血管性肾小球肾炎属于免疫复合物沉积病。大分子难溶性免疫复合物沉积于系膜区,进而使系膜处于超负荷状态,是系膜高度增生并出现系膜插入的主要原因。该两型系膜毛细血管性肾小球肾炎多见于青壮年,60%呈现肾病综合征,20%～30%呈现急性肾炎综合征,常迁延进展并出现肾衰竭。

所谓Ⅱ型膜增生性肾小球肾炎虽然其光镜表现与Ⅰ型相似,但目前认为属于代谢性肾病,已不属于一般的膜增生性肾小球肾炎,归类于C3肾炎。该型很少见,仅占系膜毛细血管性肾小球肾炎的15%。预后最差。

目前,根据免疫病理和病因发病机制,将以膜增生性肾小球肾炎为主要病理表现的肾小球疾病分为三大类:①免疫复合物介导的膜增生肾小球肾炎,上述Ⅰ型和Ⅲ型即属于此;②C3肾小球病,详见第九节,三;③血栓性微血管病,详见第七节。

膜增生性肾小球肾炎应与系膜增生性肾小球肾炎和膜性肾病鉴别。系膜增生性肾小球肾炎仅有系膜组织的增生,不波及基底膜,或仅有局灶节段性系膜插入;膜性肾病只有基底膜增厚,无细胞增生。

（七）新月体性肾小球肾炎

新月体性肾小球肾炎(crescentic glomerulonephritis)又称毛细血管外增生性肾小球肾炎(extracapillary proliferative glomerulonephritis)。是以大量新月体形成为主要特点的肾小球肾炎[10]。

病变肾脏早期的大体表现呈肿胀状态,晚期呈现颗粒性萎缩。

【光镜】最突出的特点是大多数肾小球毛细血管壁严重损伤和断裂,肾小囊出现细胞或其他有形成分充填,形成新月体。本病的病理诊断标准应强调两点:①有新月体形成的肾小球必须超过肾小球总数的50%;②所形成的新月体均为封闭肾小囊腔50%以上的大型或闭塞性新月体。新月体的形成首先应归因于肾小球毛细血管壁的严重损伤和断裂,使血液的细胞成分及纤维蛋白原大量涌入肾小囊,导致肾小囊上皮细胞增生。早期的新月体主要由肾小囊上皮细胞和浸润的单核巨噬细胞、中性粒细胞组成,称为细胞性新月体。继而有成纤维细胞增生,胶原纤维形成,称为细胞纤维性新月体。成纤维细胞可由肾间质通过破坏的肾小囊基底膜长入,也可由肾小囊上皮细胞转化而来。最后由胶原纤维、浸渍的血浆及基底膜样物质共同组成硬化性新月体。硬化性新月体内可出现裂隙并有肾小囊上皮细胞被覆,称为肾小囊的再沟通。组成新月体的各种成分只能充填于肾小球血管极以外的肾小囊,所以只有通过血管极的正切面,才呈现典型的新月体,而错过血管极的切面,仅可见环状体乃至盘状体。肾小球毛细血管襻严重损伤,并被新月体挤压而皱缩于肾小球血管极的一侧。由于多数肾小球损伤严重,导致肾小管多灶状或弥漫性萎缩,肾间质多灶状或弥漫性单个核细胞浸润和纤维化(图10-16)。

【免疫病理】该型肾小球肾炎毛细血管襻严重损伤并导致新月体形成的机制有3种类型:①抗肾小球基底膜抗体导致的抗基底膜性新月体性肾小球肾炎(Ⅰ型新月体性肾小球肾炎):约占新月体性肾小球肾炎的20%,显示免疫球蛋白IgG和补体C3沿毛细血管壁或基底膜呈细线状沉积;②免疫复合物型新月体性肾小球肾炎:是免疫复合物介导的

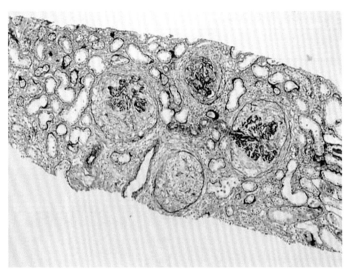

图 10-16 新月体性肾小球肾炎
大量新月体形成（PASM×200）

肾小球肾炎（如毛细血管内增生性肾小球肾炎等）的严重表现（Ⅱ型新月体性肾小球肾炎），约占新月体性肾小球肾炎的40%，显示免疫球蛋白 IgG 或 IgA 或 IgM 及补体 C3 等呈颗粒状沿毛细血管壁和系膜区沉积；③免疫反应阴性（Ⅲ型新月体性肾小球肾炎）：约占新月体性肾小球肾炎的40%，多数由血管炎引起，多数患者血内抗白细胞胞质抗体（ANCA）阳性。此外，有的病例抗基底膜抗体和 ANCA 双阳性；有的病例全阴性。

【电镜】可见毛细血管基底膜断裂和皱缩，纤维素凝聚于肾小囊，上皮细胞、单核细胞及成纤维细胞增生。免疫复合物型新月体性肾小球肾炎可见不同部位的电子致密物沉积。

新月体性肾小球肾炎主要发生于青壮年，血管炎型新月体性肾小球肾炎多见于中老年。临床均表现急进型肾炎综合征，短期内呈现急性肾衰竭，所以又称急速进展性肾小球肾炎（rapidly progressive glomerulonephritis）或恶性肾小球肾炎（malignant glomerulonephritis）。

（八）硬化性肾小球肾炎

硬化性肾小球肾炎（sclerosing glomerulonephritis）是上述各种类型肾小球肾炎和肾小球病持续进展的结果。病理特点是多数（超过全部肾小球的75%）肾小球硬化[11]。临床特点则表现为慢性肾功能不全。肾小球硬化是各种原因引起的肾小球结构损伤，系膜增生导致系膜基质增多，或由于硬化性新月体、肾小球周围乃至增生的系膜组织产生大量胶原纤维，最终使肾小球呈现均质无结构的瘢痕球，有时又称为肾小球玻璃样变性。未硬化或病变较轻的肾小球以及所属的肾小管则呈代偿肥大的变化（图 10-17），形成肉眼可见的颗粒性固缩肾，也称终末期肾（end-stage kidney）。有时全小球硬化、节段性硬化、不同程度的系膜增生混杂存在，但全小球硬化的病变占全部肾小球的50%上下，可称为增生硬化性肾小球肾炎，可视为硬化性肾小球肾炎的前驱阶段。

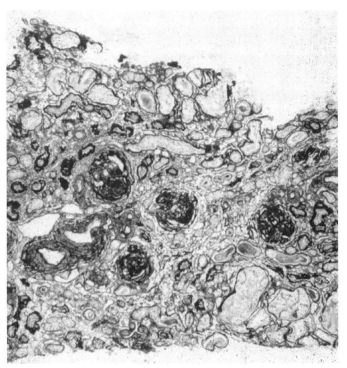

图 10-17 硬化性肾小球肾炎
多数肾小球硬化（PASM×100）

二、继发性肾小球肾炎和肾小球病

全身性疾病累及肾脏而引起的肾小球疾病称为继发性肾小球疾病。这时的肾小球疾病仅作为全身各器官疾病中的一个组成部分，病因明确，若为变态反应引起，抗原也是明确的，并且肾小球的病变不如原发性肾小球病那样具有一致性。

（一）狼疮性肾炎

系统性红斑狼疮是一种常见的自身变态反应性疾病。由于自身抗原和自身抗体相结合的免疫复合物的沉积，导致了全身多系统病变，其中的肾损伤称为狼疮性肾炎（lupus nephritis，LN），其中以肾小球肾炎最常见。根据临床表现，系统性红斑狼疮患者肾受累频率为25%~70%，但根据光镜检查资料，则高达90%，而免疫病理和电镜检查则接近100%。

系统性红斑狼疮患者的自身抗原与自身抗体种类很多（抗双链及单链 DNA 抗体、抗 Sm 抗体、抗 RNA 抗体、抗球蛋白抗体、抗细胞质抗体、抗细胞膜抗体、抗甲状腺球蛋白抗体、抗凝血酶抗体、抗平滑肌抗体等），而且持续时间很长，抗原抗体的比例经常变动，所以形成的免疫复合物特性也较复杂，所形成的免疫复合物沉积性肾小球损伤与原发性肾小球肾炎相比，具有更为复杂的特点。

根据光镜、免疫病理及电镜检查的综合性病理分析，世界卫生组织（WHO）和不同的医学及病理学组织公布了多种狼疮肾炎的病理学分型和分类，其中 2003 年国际肾病学会（International Society of Nephrology，ISN）和肾脏病理学会工作组（Renal Pathology Society Working Group，RPS）的23名专家根据近年的工作经验，将狼疮性肾炎的病理学特点，作了精确分类（表 10-2），为肾脏病和肾病理学家普遍接受（图 10-18）[12]。

表10-2　狼疮性肾炎的病理学分型(ISN/RPS,2003)

Ⅰ型,轻微病变性 LN(Class Ⅰ,minimal mesangial LN)

　　光镜下肾小球正常,但荧光和(或)电镜显示免疫复合物和电子致密物存在

Ⅱ型,系膜增生性 LN(Class Ⅱ,mesangial proliferative LN)

　　单纯系膜细胞轻度的增生或伴有系膜基质增生

　　光镜下可见系膜区轻度增宽,系膜区免疫复合物沉积,荧光和电镜下可有少量的上皮下或内皮下免疫复合物和电子致密物伴同沉积

Ⅲ型,局灶性 LN(Class Ⅲ,focal LN)

　　活动性或非活动性病变,呈局灶性、节段性或球性的肾小球内增生病变,或新月体形成,但受累肾小球少于全部的50%,可见局灶性的内皮下免疫复合物沉积,伴有或无系膜增生

　　Ⅲ(A):活动性病变:局灶增生性 LN[*]

　　Ⅲ(A/C):活动性和慢性病变:局灶增生和硬化性 LN

　　Ⅲ(C):慢性非活动性病变伴有肾小球硬化:局灶性硬化性 LN[**]

　　[*] 应注明活动性和硬化性病变的肾小球的比例

　　[**] 应注明肾小管萎缩、肾间质细胞浸润和纤维化、肾血管硬化和其他病变严重程度(轻度、中度和重度)和比例

Ⅳ型,弥漫性 LN(Class Ⅳ,diffuse LN)

　　活动性或非活动性病变,呈弥漫性节段性或球性的肾小球内增生病变,或新月体性 GN,受累肾小球超过全部的50%,可见弥漫性内皮下免疫复合物沉积,伴有系膜增生。又分两种亚型:(Ⅳ-S)LN:即超过50%的肾小球的节段性病变(Ⅳ-G)LN:即超过50%的肾小球的球性病变

　　即使轻度或无细胞增生的 LN,出现弥漫性白金耳样病变时,也归入Ⅳ型弥漫性 LN

　　Ⅳ-S(A):活动性病变:弥漫性节段性增生性 LN[*]

　　Ⅳ-G(A):活动性病变:弥漫性球性增生性 LN

　　Ⅳ-S(A/C):活动性和慢性病变:弥漫性节段性增生和硬化性 LN

　　Ⅳ-G(A/C):活动性和慢性病变:弥漫性球性增生和硬化性 LN

　　[*] 应注明活动性和硬化性病变的肾小球的比例

　　[**] 应注明肾小管萎缩、肾间质细胞浸润和纤维化、肾血管硬化和其他病变的严重程度(轻度、中度和重度)和比例

Ⅴ型,膜性 LN(Class Ⅴ,membranous LN)

　　肾小球基底膜弥漫增厚,可见球性或节段性上皮下免疫复合物和电子致密物沉积,伴有或无系膜增生。Ⅴ型膜性 LN 可合并Ⅲ型或Ⅳ型病变,则应作出复合性诊断如Ⅲ+Ⅴ,Ⅳ+Ⅴ等,并可进展为Ⅵ型硬化型 LN。

Ⅵ型,严重硬化型 LN(Class Ⅵ,advanced sclerosing LN)

　　超过90%的肾小球呈现球性硬化,不再有活动性病变

　[*] A:活动性病变;C:慢性病变;G:球性病变;S:节段性病变

　[*] 活动性病变:肾小球的毛细血管内增生、中重度系膜增生、膜增生、纤维素样坏死、细胞性和细胞纤维性新月体形成、白细胞浸润、核碎、内皮下大量免疫复合物和电子致密物沉积和白金耳样结构形成、微血栓形成等;肾间质的单个核细胞浸润;肾血管壁的纤维素样坏死

　[**] 非活动性和慢性病变:肾小球基底膜弥漫性增厚、肾小球的节段性或球性硬化、纤维性新月体形成,肾小管萎缩,肾间质纤维化,肾血管硬化

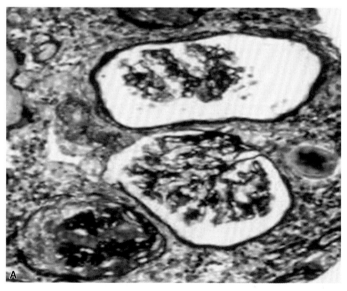
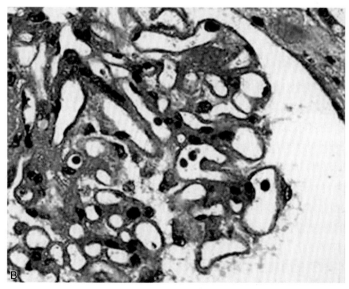

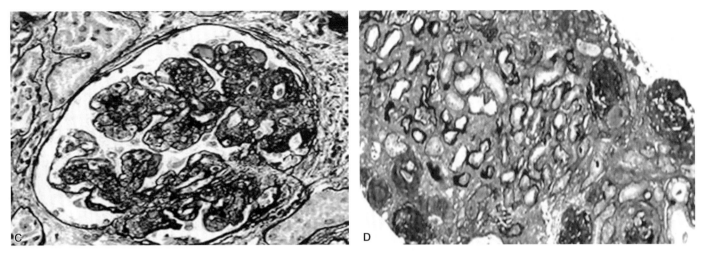

图 10-18 狼疮性肾炎
A. Ⅲ（A/C）型（PASM×100）；B. Ⅴ型（PASM×400）；C. Ⅳ-G（A）型（PASM×400）；D. Ⅵ型（PASM×100）

【免疫病理】由于狼疮性肾炎是一种长期慢性自身免疫性疾病，具有多种自身性抗原，诱发出多种自身性抗体，因之所形成免疫复合物的性状也不单一，参与的免疫球蛋白有 IgG、IgA 和 IgM，且沉积强度均较强，通过经典途径激活补体也是其特点，所以 IgG、IgA、IgM、C3、C4、C1q 和纤维蛋白均可高强度地沉积于系膜区和毛细血管壁，称"满堂亮"现象（full-house）（图 10-19）。

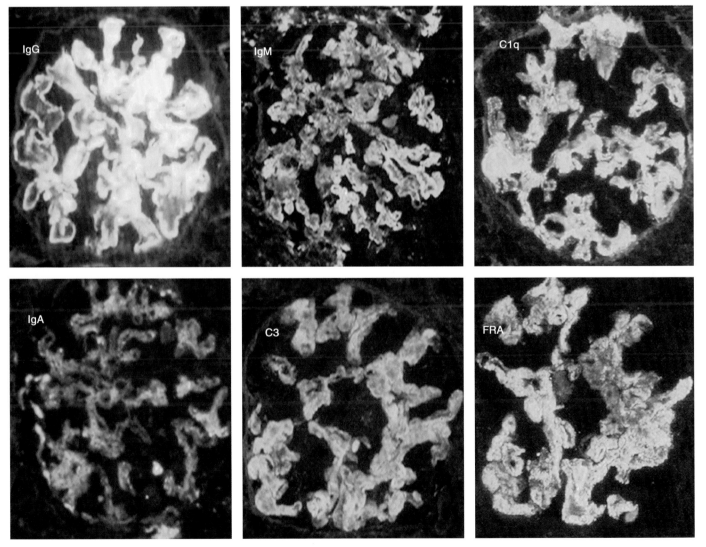

图 10-19 狼疮性肾炎
荧光检查显示"满堂亮"现象（荧光×400）

如果以基底膜增厚为主的Ⅴ型狼疮肾炎均属于继发性膜性肾病,IgG亚型的IgG1、IgG2、IgG3和IgG4都呈阳性,特别是IgG3更易阳性,PLA2R阴性。此外,也可沉积于肾小管基底膜和小动脉壁。

【电镜】各型狼疮性肾炎的肾小球内,均可见多少不等的电子致密物沉积。轻型狼疮性肾炎(Ⅰ型和Ⅱ型)的电子致密物以系膜区沉积为主。而Ⅲ型、Ⅳ型则可见大块高密度电子致密物在系膜区、上皮下、基底膜内和内皮下多部位沉积,甚至肾小球外部位也有沉积(图10-20)。

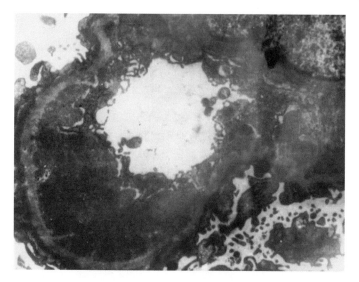

图10-20 狼疮性肾炎
高密度电子致密物沉积于肾小球的上皮下、基膜内、内皮下和系膜区(电镜×5000)

上述各型狼疮性肾炎的肾小球病变与相应的原发性肾小球肾炎相比,病变基本相同,但有如下的病变特点作为鉴别[13]:

1. 病变的多样性 同一病例的不同肾小球,同一肾小球的不同节段,可以出现不同的病变,尽管从总体上它们可以表现为一个基本病理类型,但常在每一病理类型中,又可附加其他病变。

2. 病理类型的非典型性 如系膜增生型狼疮性肾炎中常有明显的节段性插入,弥漫增生型狼疮肾炎中常出现节段性坏死以及硬化,膜型狼疮性肾炎中又常有较明显的系膜增生等,显然与相应的病变单一的原发性肾小球肾炎不同。

狼疮性肾炎的病变的多样性和病理类型的非典型性是系统性红斑狼疮的病程长、免疫复合物的变异较大造成的。

3. 肾小球毛细血管壁因大量免疫复合物沉积,而使之增厚和僵硬,称为白金耳(wire loop)样改变(图10-21)。

4. 因抗核抗体的作用,使细胞核变性、固缩而形成苏木素小体(hematoxyphil bodies)或称组织内的狼疮细胞。

5. 常伴有与肾小球病变程度不相应的严重的肾小球外病变,如肾间质炎、肾小动脉炎等。

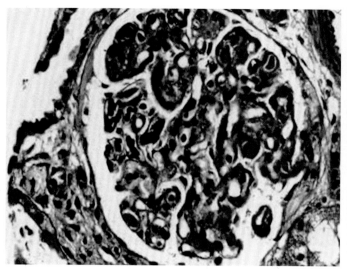

图10-21 狼疮性肾炎
肾小球毛细血管内皮下条带状嗜复红蛋白沉积,"白金耳"状结构形成(Masson×400)

6. 免疫病理检查显示多种免疫球蛋白(IgG、IgA、IgM、IgE等)、多种补体(C3、C4、C1q等)以及纤维蛋白相关性抗体均可同时出现,构成了"满堂亮"(full-house)的特点。在沉积部位方面,多表现为系膜区和毛细血管壁的颗粒状和块状多部位沉积,肾小囊基底膜、肾小管基底膜乃至肾间质也常有阳性表现。

7. 电镜检查显示高密度的电子致密物,可出现于肾小球的多个部位,特别是肾小球内皮细胞下的大块电子致密物有一定的诊断意义。此外,在电子致密物中,尚可发现指纹状(fingerprint)、管泡状(tubulovesicular)以及颗粒状结晶物,有的很像粘病毒颗粒,并与艾滋病时的内皮细胞中特殊结构相似。

8. 上述各点虽可作为狼疮性肾炎的病理诊断参考,但并不特异。因此,患者的临床表现和血内的自身抗体检查具有重要价值,如果临床诊断指标不足,则很难确诊狼疮性肾炎。

狼疮性肾炎的肾小球病变与患者预后有密切关系[14],轻度系膜增生型病变预后较好,弥漫增生型病变预后最差,局灶型和膜型病变预后居两者之中,进行性硬化型病变则属终末期。肾小球坏死性病变、严重的细胞增生、中性粒细胞浸润、微血栓形成、新月体形成、内皮下大块电子致密物形成和毛细血管壁的白金耳样改变、苏木素小体的出现、肾间质单个核细胞浸润以及纤维素样肾小动脉炎均为活动性病变。狼疮性肾炎活动性病变的出现常与严重的临床表现相伴行。肾间质的纤维化和肾小管萎缩的程度,与狼疮性肾炎的慢性化有密切关系。

狼疮性肾炎随着病程的迁延,肾小球病变类型可相互转化,病情恶化,局灶型病变可转化为弥漫性病变,轻微病变可转化为坏死和增生性病变,活动性病变增多。疗效显著而病情好转时,严重病变则可逆转为轻型病变,活动性病变消失。

通过大宗重复肾穿刺检查,病理类型转化高达35%,这也是原发性肾小球肾炎不会出现的。

(二) IgA 肾病和过敏性紫癜性肾炎

IgA 肾病(IgA nephropathy)是一种以肾小球系膜区大量免疫球蛋白 IgA 沉积为主要特点的肾小球肾炎。为 Berger 于 1968 年首先报道,所以又称 Berger 病(Berger's disease)。IgA 分为 IgA1 和 IgA2 两个亚型,与 IgA 肾病有关的主要为 IgA1。IgA1 由骨髓 B 细胞产生,IgA2 由黏膜的 B 细胞产生,称分泌型 IgA。首先,黏膜感染后,生成分泌型 IgA2,是启动因素,进而刺激骨髓产生 IgA1,出现一系列的免疫反应。IgA1 在 IgA 肾病的发生和发展过程中,是中心环节。IgA 肾病患者的 IgA1 绞链区 O-糖链末端半乳糖缺失,易形成 IgA1 的多聚体;多聚 IgA1 易沉积于肾小球系膜区;尚有的报道认为患者的肾小球系膜细胞有特殊的 IgA1 受体;有人则认为循环中单核细胞和中性粒细胞有 IgA1 的 Fc 段 α 受体,它们浸润于肾小球时,起到了载体作用[15]。过敏性紫癜性肾炎(nephritis of anaphylactoid purpura)又称 Henoch-Schonlein 紫癜性肾炎(Henoch-Schonlein purpura nephritis)。过敏性紫癜是对感染、药物、食物等过敏引起的以皮肤紫癜为主,并可合并出血性胃肠炎、关节炎及肾损伤为特点的综合征。约 1/3 的患者出现肾炎,多发生于儿童和青壮年。过敏性紫癜性肾炎主要累及肾小球,属于免疫复合物沉积并通过旁路激活补体而导致的肾小球肾炎。

具有系膜区 IgA 沉积的肾小球疾病很多,如过敏性紫癜性肾炎、狼疮性肾炎、肝病性肾小球病等。本节所述的 IgA 肾病是指无明显全身性疾病的以系膜区大量 IgA 沉积为主的肾小球肾炎,所以有的学者将其列为原发性肾小球肾炎,有的学者注意到其病理特点与过敏性紫癜性肾小球肾炎相似,所以将其列为过敏性紫癜性肾小球肾炎的一个亚型。

IgA 肾病的发生有明显的地区性,我国、日本、新加坡、韩国、法国、意大利、西班牙、澳大利亚为高发区,占全部肾小球疾病中的 11.7%～43.3%,而美国、英国、加拿大、匈牙利、爱尔兰等地,仅占全部肾小球疾病中的 2%～8.5%。

【光镜】病变类型很多[16],包括轻微病变型、轻度系膜增生型、弥漫中重度系膜增生型、局灶增生型、局灶增生硬化型、毛细血管内增生型、膜增生型、新月体型、硬化型等,其中以系膜增生型最多见(图 10-22)。

【免疫病理】各种病理类型的 IgA 肾病的共同特点是在肾小球系膜区有高强度的免疫球蛋白 IgA 和补体 C3 团块状沉积(图 10-23),有时波及毛细血管壁。虽然常有免疫球蛋白 IgG 和 IgM 沉积,但强度较弱。

【电镜】可见肾小球系膜区有高密度电子致密物沉积(图 10-24)。

IgA 肾病和过敏性紫癜肾炎的病理变化与预后有关。严重的弥漫性系膜增生、毛细血管袢纤维素样坏死、肾小球内微血栓形成、肾小球硬化、毛细血管壁的 IgA 沉积、系膜区大块高密度电子致密物的出现、肾小管萎缩及肾间质纤维化等是预后较差的病理学指征。

(三) 抗基底膜肾小球肾炎和 Goodpasture 综合征

Goodpasture 于 1919 年在一次暴发性流感中,首先报道了肾小球损伤合并肺出血的病例,后来证实是由于抗基底膜抗体导致肾小球和肺泡壁的毛细血管基底膜的严重损伤,从而出现了肺与肾的联合病变,称为 Goodpasture 综合征(Goodpasture's syndrome)。以肾小球病变为主者,称抗肾小球基底膜肾小球肾炎(anti-GBM glomerulonephritis)[17]。

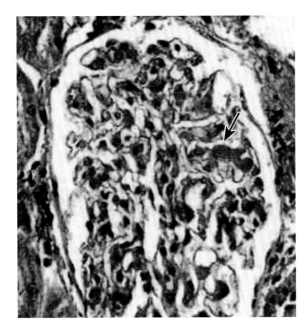
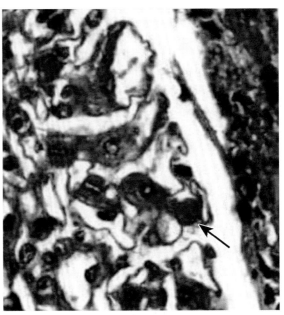

图 10-22　系膜增生型 IgA 肾病或过敏性紫癜性肾炎
肾小球系膜增生,嗜复红蛋白沉积(Masson×400)

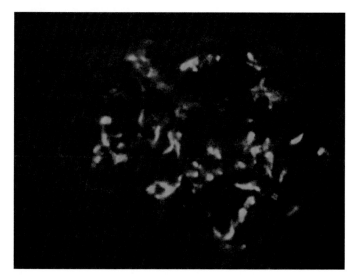

图 10-23　IgA 肾病或过敏性紫癜性肾炎
IgA 沿系膜区团块状沉积（荧光×400）

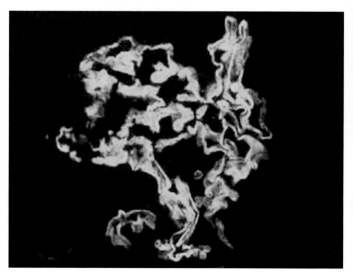

图 10-25　抗肾小球基底膜肾小球肾炎
IgG 沿肾小球毛细血管壁线状沉积（荧光×400）

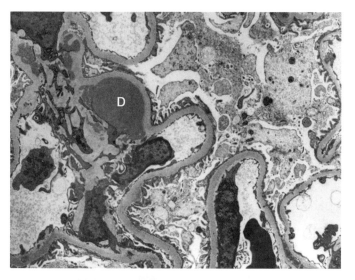

图 10-24　IgA 肾病或过敏性紫癜性肾炎
系膜区高密度电子致密物（D）沉积（电镜×5000）

【光镜】本病的肺表现为出血性肺炎,肺泡内出现大量陈旧和新鲜的出血,单核细胞浸润,含铁血黄素沉积,肺泡壁断裂及纤维化。肾小球则表现为 I 型新月体性肾小球肾炎。

【免疫病理】可见免疫球蛋白 IgG 和补体 C3 沿肺泡和肾小球毛细血管壁呈线状沉积（图 10-25）。

【电镜】肺泡壁和肾小球毛细血管壁断裂,纤维素沉积,单核细胞浸润,上皮细胞和成纤维细胞增生。不能发现电子致密物。

抗基底膜肾小球肾炎和 Goodpasture 综合征多发生于青壮年,表现为急性肾和肺功能衰竭,预后很差。

（四）感染后肾小球肾炎

有明确的病原体感染引起的肾小球肾炎统称为感染后肾小球肾炎（postinfective glomerulonephritis）。病原体并不直接损伤肾小球,而是通过抗原（病原体的抗原成分）抗体的作用,导致肾小球的变态反应性炎症病变。多种病原体可引

起多种肾小球肾炎。

1. 甲种溶血性链球菌感染与毛细血管内增生性肾小球肾炎的关系早在 19 世纪中即被阐明,所以狭义的感染后肾小球肾炎即指链球菌感染引起的肾小球肾炎,其抗原成分可能为细菌胞壁的 M-蛋白或胞质的内链球菌素。其病理变化已在原发性肾小球肾炎的相关章节叙述。

2. 肝炎病毒感染引起的肾炎　甲、乙、丙、丁和戊型肝炎病毒不但引起相应的病毒性肝炎,而且可伴同相应的继发性肾小球肾炎,是通过抗原-抗体结合形成的免疫复合物沉积导致的变态反应性炎症。

甲型肝炎病毒仅引起轻度系膜增生性肾小球肾炎,临床出现微量蛋白尿和血尿,表现为隐匿性肾炎,预后良好。

丁型和戊型肝炎病毒对肾脏的影响,目前尚无肯定的报道。

乙型肝炎病毒引起的肾损伤较常见,历来的研究报道也较多,而且肾内可以发现乙肝病毒抗原和抗体,所以称为乙型肝炎病毒相关性肾炎（hepatitis B virus associated nephritis）。

光镜以膜性肾病和膜增生型肾小球肾炎最常见,系膜增生型、毛细血管内增生型及局灶性肾小球肾炎也可出现。膜型乙型肝炎病毒相关性肾炎的肾小球毛细血管基底膜不规则增厚,呈现假双轨或链环状结构,系膜细胞和系膜基质呈弥漫性轻至中度增生,Masson 染色可见嗜复红蛋白（即免疫复合物）沉积于基底膜内和系膜区（图 10-26）。膜增生型、系膜增生型、毛细血管内增生型乙型肝炎病毒相关性肾炎除免疫病理的特点外,与相应的原发性肾小球肾炎相比,并无太多特点。

【免疫病理】由于乙型肝炎病毒的抗原和抗体成分较复杂,并通过经典途径激活补体,所以,病变肾小球内呈现免疫球蛋白 IgG、IgA、IgM、补体 C3、C4、C1q 和 Fibrin 全部的"满堂亮"样的阳性,这一点与狼疮性肾炎相似。并且在肾

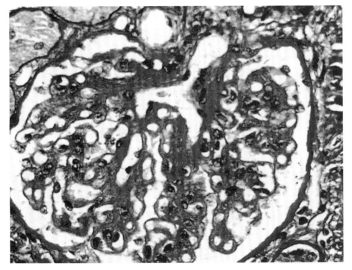

图 10-26　膜型乙肝病毒相关性肾炎
肾小球基底膜增厚,系膜增生,嗜复红蛋白沉积(PASM+Masso×400)

内显示乙型肝炎病毒的核心抗原(HBcAg)、表面抗原(HBsAg)、e 抗原(HBeAg)的部分或全部阳性(图 10-27)。

【电镜】可在肾小球毛细血管壁上皮下、基膜内、内皮下和系膜区的不同部位出现体积和密度均不相同的电子致密物。这也与狼疮性肾炎相似。而且易在病变肾小球内发现乙型肝炎病毒样颗粒。其他类型的乙型肝炎病毒相关性肾炎也具备这些电镜特点。

丙型肝炎病毒常引起膜增生性肾小球肾炎,病变肾小球内有并易出现冷球蛋白沉积症。预后较差,常迁延至肾衰竭(图 10-28、图 10-29)。

总之,下述几点可作为肝炎病毒相关性肾炎的诊断依据:①患者有病毒性肝炎的临床表现和血清学指征;②肾组织内有肝炎病毒或其抗原存在;③非典型膜性肾病或膜增生性肾小球肾炎的病理表现;④免疫病理呈现抗体和补体的"满堂亮"现象;⑤儿童期原发性膜性肾病极少见,所以儿童的膜性肾病多数是乙型肝炎病毒相关性肾炎。

3. 艾滋病毒感染导致的肾病和肾小球肾炎　人类免疫缺陷病毒(human immunodeficiency virus,HIV)是艾滋病感染原,HIV 导致的肾小球损伤称艾滋病毒相关性肾病(HIV-associated nephropathy,HIV-AN)。HIV-AN 患者主要表现为大量蛋白尿、肾病综合征乃至肾衰竭,HIV-AN 出现于严重的艾滋病患者,是生命终结的预兆。艾滋病出现 HIV-AN 的患者以黑人多见,约为白人患者的 12 倍。

艾滋病患者常表现为塌陷型 FSGS,肾小管灶状或多灶状萎缩,管腔扩张,充以蛋白管型。此外,机会性感染的发生率极高,所以除上述典型的塌陷型 FSGS 病变外,还可见免疫复合物介导的肾小球肾炎,来自巴黎的一组病例报告显示,50% 以上的白人患者和 21% 的黑人患者有免疫复合物介导的肾小球肾炎。据统计,75% 为塌陷型 FSGS,10% 为膜增生性肾小球肾炎,6% 为肾小球微小病变,3% 为狼疮样肾炎,2% 为急性感染后肾小球肾炎,2% 为膜性肾病,尚有个别的局灶节段性坏死性肾小球肾炎、血栓性微血管病(HUS/TTP)、IgA 肾病、免疫触须样肾病等。免疫荧光仅见 IgM 和(或)C3 在肾小球系膜区局灶性阳性或弱阳性、呈团块状沉积。电镜下除合并其他肾小球病外,典型的 HIV-CN 无电子致密物,常见肾小球和小血管内皮细胞内的管网状结构,主要位于扩张的滑面内质网内,直径约为 24nm。

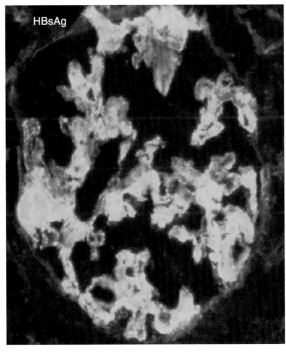
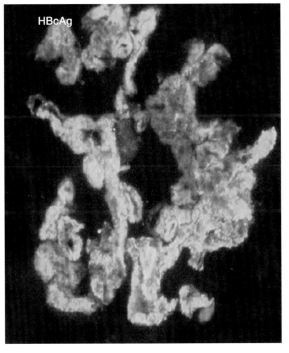

图 10-27　乙肝病毒相关性肾炎
乙肝病毒抗原沉积于肾小球(荧光×400)

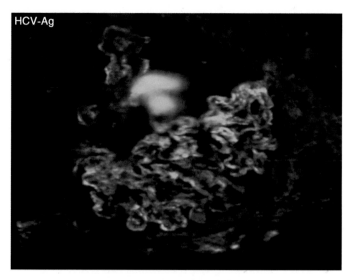

图 10-28　丙肝病毒相关性肾炎
丙肝病毒抗原沉积于肾小球(荧光×400)

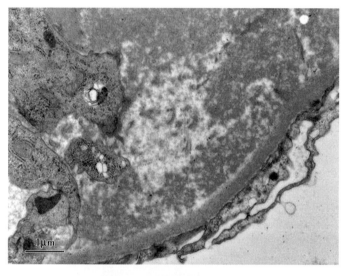

图 10-29　丙肝病毒相关性肾炎
肾小球内皮下冷球蛋白结晶(电镜×30 000)

上述所有 HIV-AN 的病理表现均非其独有的特点,所以患者有 HIV 感染的确切证据是诊断 HIV-AN 的根据。

虽然肾活检标本和动物实验中发现肾脏可有 HIVp24 和 HIVgp120 表现,但尚无证据说明 HIV-AN 由 HIV 直接引起。可能 HIV 所导致的诸多细胞因子和生长因子的变化导致了 HIV-AN,如 TGF-β、TNF、IL-1、IL-6 等。

4. 急性细菌性心内膜炎常由金黄色葡萄球菌引起,虽然可引起系膜和内皮细胞弥漫增生性肾小球肾炎或局灶性肾小球肾炎,但以细菌直接损伤而导致肾的多发性小脓肿最多见。

5. 亚急性细菌性心内膜炎常因草绿色链球菌引起,可引起局灶增生性肾小球肾炎。有时因心瓣膜的血栓脱落而导致多发性肾梗死。

6. 因脑积水而进行脑室心房分流术的患者常伴有白色葡萄球菌感染,进而出现系膜增生性或系膜毛细血管性肾小球肾炎,特称为分流性肾炎(shunt nephritis)。

除上述感染后肾小球肾炎外,尚有微小病毒 B19、麻疹病毒、黄热病病毒、腺病毒、水痘病毒、EB 病毒、SARS 冠状病毒、多瘤病毒、登革热病毒、A 型流感病毒、B 组柯萨基病毒、巨细胞包涵体病毒、汉坦病毒等多种病毒和真菌以及寄生虫等病原体导致的肾小球肾炎和肾疾病[18]。

第四节　肾小管疾病

以肾小管损伤为主的肾疾病称肾小管疾病(tubular disease)。

肾小管对于尿浓缩以及多种物质的吸收、排泄和调节机体的水盐平衡和酸碱平衡均有重要作用。是肾单位的重要组成部分,与肾小球和肾间质共同组成功能和结构的统一整体。肾小管和肾间质的关系尤为密切,两者的病变常互为因果,肾小管病变可继发肾间质病变,同样,肾间质病变也可继发肾小管病变。因此,常将肾小管和肾间质疾病统称肾小管间质疾病。实践证明,肾小管疾病和肾间疾病伤的治疗方法不同,预后也不同,所以,如有可能区分两者原发和继发关系,仍应称肾小管疾病或肾间质疾病,若不能区分两者的因果关系则称之为肾小管间质肾病。

1985 年,WHO 发表了肾小管间质肾病的分类[19](表 10-3)。

一、高渗性肾病

由于短时间大量高渗性液体输入体内,这些高渗的糖类物质易渗入肾小管上皮细胞。导致的肾小管上皮细胞重度空泡变性,称高渗性肾病(osmotic nephropathy or nephrosis)。轻者,无明显的功能变化,去除损伤因素,可很快恢复,重者,可出现急性肾功能损伤[20]。

【光镜】肾小管上皮细胞胞质充满细小的空泡,使细胞透明肿胀,肾小管管腔狭窄。细胞膜完整。细胞核轻度固缩。病变以近端肾小管最严重,有时肾小球上皮细胞也出现空泡变性。

【免疫病理】依原有的肾小球病,肾小球可有或无阳性表现。

【电镜】肾小管上皮细胞质内可见多数空泡,由内质网肿胀演变而来并有较多的吞噬泡。其他细胞器病变不明显。细胞核染色质可出现边集状态。细胞腔面微绒毛可见脱落现象。

二、低钾血症肾病

多种原因可导致血钾过低(<4mmol/L),如慢性胃肠功能性疾病的长期钾摄入不足、胃肠道或肾脏疾病导致的失钾过多以及滥用药物(泻药、利尿剂、皮质激素类药物等)、原发性醛固酮增多症、Liddle 综合征、Bartter 综合征、Gitleman 综合征等失钾性肾病等引起的失钾过多等。血钾过低可导致肾小管损伤,称低钾血症肾病(hypokalemia nephropathy)[21]。

患者主要表现为肾小管浓缩和稀释功能的障碍,后期出现肾小球功能障碍。

表 10-3　肾小管间质疾病的病理学分类（WHO,1985）

急性肾小管损伤和坏死
　　中毒性、缺血性、严重挤压伤、流产、严重烧伤、休克、败血症、血型不符输血和肌红蛋白尿等
感染性肾小管间质肾炎
　　急性感染性肾小管间质肾炎（急性肾盂肾炎）
　　　　急性细菌性、真菌性、病毒性感染
　　系统性感染伴发的急性肾小管间质肾炎
　　　　急性 A 组链球菌、白喉杆菌、弓形虫、军团菌病、布鲁杆菌病、病毒和其他感染
　　慢性感染性肾小管间质肾炎（慢性肾盂肾炎）
　　　　非阻塞性反流性肾盂肾炎、慢性阻塞性肾盂肾炎、黄色肉芽肿性肾盂肾炎、软斑病、巨细胞病毒性间质肾炎和其他感染的慢性肾盂肾炎
　　特殊病原体感染
　　　　结核分枝杆菌、麻风杆菌、梅毒螺旋体、流行性出血热病毒等
药物性肾小管间质肾炎
　　急性药物中毒性肾小管损伤
　　　　直接损伤、间接损伤
　　药物过敏性肾小管间质肾炎
　　慢性药物性肾小管间质肾炎
　　　　镇痛剂肾病、锂中毒肾病、氯乙基环己基亚硝基脲中毒等
免疫性肾小管间质肾炎
　　肾小管抗原抗体反应
　　　　抗肾小球基底膜病或 Goodpasture 综合征伴肾小管损伤
　　　　免疫复合物介导的肾小球肾炎和肾小管损伤
　　药物
　　移植肾
　　特发性
　　肾外性自身免疫性疾病引起的免疫复合物性肾小管间质肾炎
　　　　系统性红斑狼疮
　　　　混合性冷球蛋白血症
　　　　细菌性免疫复合物介导性肾小球肾炎伴肾小管损伤
　　　　干燥综合征
　　　　伴有血管炎的低补体血症性肾小球肾炎伴肾小管损伤
　　　　移植肾
　　细胞免疫反应性肾小管间质肾炎
　　　　细菌、病毒、寄生虫感染，药物，化学物质，移植肾
　　速发型变态反应（IgE 型）肾小管间质肾炎
　　　　药物,寄生虫感染
尿路梗阻性肾小管间质肾炎
　　不伴感染的肾盂积水
　　伴有感染的肾盂积水,肾盂积脓
反流性肾病
伴有肾乳头坏死的肾小管间质肾炎
　　糖尿病肾损伤、尿路梗阻、镇痛剂肾病、镰状细胞病肾病、新生儿出血性肾乳头坏死、血管性肾损伤、结核病等
重金属中毒性肾小管和肾小管间质病变
　　铅中毒肾病、汞中毒肾病、顺铂中毒肾病、镉中毒肾病以及金、银、铜、铁中毒等肾病
代谢异常导致的肾小管和肾小管间质肾病
　　高钙血症肾病、高尿酸血症肾病、高草酸尿肾病、胱氨酸肾病、低钾血症肾病、高渗性肾病、糖原沉积、脂肪变性、玻璃滴状变性、胆色素肾病、铜沉积（Wilson 病）、铁沉积等
先天性和遗传性肾小管间质疾病
　　髓质囊肿病（青少年肾痨）、家族性间质肾炎、Alport 综合征
肿瘤性肾小管间质肾炎
　　浆细胞病（骨髓瘤、单克隆免疫球蛋白肾病）、IgG-IgM 混合性冷球蛋白血症、巨球蛋白血症、白血病和淋巴瘤浸润
肾小球病和血管性疾病导致的肾小管间质病变
　　急性和慢性肾小球疾病、缺血性萎缩、终末性固缩肾
其他疾病导致的肾小管间质病变
　　放射性肾炎、巴尔干肾病、结节病肾病、特发性肾小管间质肾病（急性、肉芽肿性、慢性）

【光镜】肾小管上皮细胞大空泡变性,尤以近端肾小管损伤为重,肾间质水肿。后期呈现肾小管萎缩和肾间质纤维化。

【免疫病理】依原有的肾小球病,肾小球可有或无阳性表现。

【电镜】肾小管上皮细胞基底皱褶重度扩张,空泡形成。在晚期,细胞萎缩,微绒毛消失。

三、肾小管上皮细胞的病毒感染

肾小管上皮细胞的病毒感染常发生于免疫力低下的患者,肾小管上皮细胞易感性较明显,如:巨细胞包涵体病毒、腺病毒、EB 病毒、多瘤病毒、水痘病毒、SARS 病毒、汉坦病毒、登革热病毒、A 型流感病毒、柯萨基病毒等。

病理检查中,不但要有光镜和免疫病理的资料,而且要有原位杂交和电镜观察证实,证明病毒的确在细胞内生长和繁殖,以摒除血清抗体的污染(图 10-30)[22]。

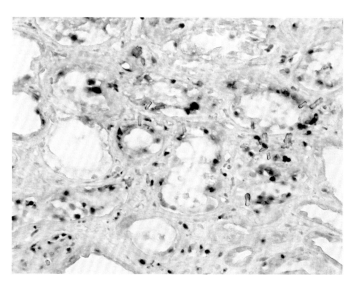

图 10-30 水痘病毒感染性肾病
病毒 DNA 在肾小管上皮细胞核阳性(免疫组化×400)

四、急性肾小管坏死

各种原因的肾缺血和肾毒性物质导致的肾小管凝固性坏死称急性肾小管坏死(acute tubular necrosis)。患者出现急性肾衰竭[23]。多种原因可导致急性肾小管坏死(表 10-4)。

【大体】肾脏体积增大、苍白,切面可见肾皮质增厚苍白,肾髓质淤血呈红紫色。

【光镜】肾小球无明显病变。肾小管上皮细胞常见重度空泡和(或)颗粒变性,刷毛缘脱落,细胞扁平,管腔扩张,在上述严重变性的背景下,可见弥漫性或灶状细胞崩解、脱落,部分肾小管腔内可见细胞碎片或颗粒管型堵塞。肾间质弥漫水肿,伴有灶状淋巴和单核细胞浸润(图 10-31)。有的病例肾小管上皮细胞刷毛缘脱落,细胞扁平,管腔扩张,也属于急性肾小管坏死的范畴,但未见明确的坏死崩解的细胞碎片,病理诊断只能称急性重度肾小管损伤(acute serious tubular damage),崩解的细胞碎片可能已被尿液冲入下肾单

位,有时上皮细胞完全脱落消失,仅余肾小管基底膜,称裸基底膜形成,有的则可见肾小管基底膜断裂,就临床表现、治疗和预后而言,与急性肾小管坏死无异(图 10-32)。

表 10-4 急性肾小管坏死的原因

急性肾缺血
1. 创伤、烧伤及大手术
2. 大出血、严重脱水
3. 血管炎
4. 肾动脉及其主要分支的血栓形成
5. 肾动脉及其主要分支胆固醇栓塞
6. 血栓性微血管病
7. 急性血红蛋白尿
8. 革兰阴性杆菌败血症
9. 败血症性流产、子痫、胎盘早剥、产后急性肾衰竭

急性肾毒性物质损伤
1. 内源性
   (1)尿酸和尿酸盐沉积、草酸盐沉积、胱氨酸沉积
   (2)骨髓瘤管型肾病、肌红蛋白管型、血红蛋白管型、胆色素管型
2. 外源性
   (1)重金属制剂:含汞、铅、镉、铀、铋、金、铂、铬、锂、砷、磷等制剂
   (2)抗生素类:两性霉素、多黏菌素、氨基糖苷类抗生素、头孢菌素类、红霉素、新霉素、卡那霉素、先锋霉素等
   (3)免疫抑制剂:环孢素、FK506 等
   (4)消炎镇痛药:磺胺类、乙酰唑胺、非类固醇消炎药、利福平等
   (5)含马兜铃酸的中草药
   (6)抗凝药物:华法林等
   (7)造影剂
   (8)化学性毒物:有机磷、杀虫剂、除草剂、四氯化碳、氯仿、甘油、乙二醇、苯、酚等
   (9)生物性毒素:蛇毒、生鱼胆、蝎毒、蜂毒、斑蝥毒素、毒蕈等

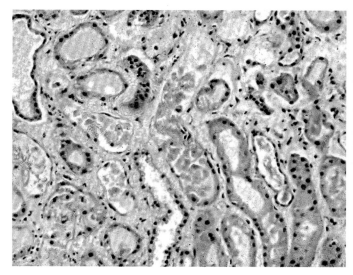

图 10-31 急性肾小管坏死
肾小管上皮细胞崩解坏死(HE×200)

F10-31 ER

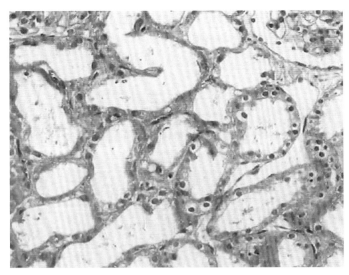

图 10-32 急性肾小管坏死
肾小管上皮细胞刷毛缘脱落,管腔扩张(HE×200)

在后期或恢复期,肾小管上皮细胞出现再生现象:细胞扁平,细胞核染色质增粗浓染,排列紊乱。

【免疫病理】 依原有的肾小球病,肾小球可有或无阳性表现。

【电镜】 依原有的肾小球病,肾小球可有或无电子致密物。肾小管上皮细胞吸收空泡和溶酶体增多,微绒毛脱落,胞质崩解。

五、肾小管萎缩和代偿肥大

长期慢性、较微弱的损伤因素可导致肾小管萎缩。引起急性肾小管坏死的病因去除或终止后,可经过再生修复而恢复正常,严重者可导致萎缩。受损较轻的肾小管则出现代偿和肥大现象,从而起到功能代偿作用。

病理检查可见萎缩的肾小管基底膜增厚、屈曲,上皮细胞体积缩小,细胞核染色质浓缩、深染,细胞质浓染,刷毛缘变窄乃至消失,管腔扩张。严重者,可见肾小管消失,被增生的小圆细胞和结缔组织取代。与萎缩的肾小管相对应,常出现灶状的肾小管代偿肥大,代偿肥大的肾小管上皮细胞体积增大,管径增粗。

第五节 肾间质疾病

病变主要定位于肾间质的肾疾病总称肾间质疾病(renal interstitial disease)。

一、感染性间质性肾炎

(一) 肾盂肾炎

由大肠埃希菌和其他杂菌上行性感染造成的肾盂肾炎(pyelonephritis)较常见。血行造成的细菌感染导致的肾盂肾炎较少见。根据病程和病理变化,分为急性肾盂肾炎和慢性肾盂肾炎。

1. 急性肾盂肾炎

【大体】 肾肿胀充血,有的可见散在的小脓肿,围以红色充血带。切面可见肾盂黏膜充血,附以脓苔。上行性感染导致的肾盂肾炎,病变分布不均匀,可呈单侧性或双侧性损伤,肾乳头及肾髓质病变较肾皮质病变严重,可见黄色条纹及脓肿。

【光镜】 上行性感染导致的肾盂肾炎,肾盂黏膜呈脓性卡它性炎,髓质肾间质充血水肿,伴有大量中性粒细胞浸润,并伴有大小不等的脓肿,侵及肾小管时,管腔内充满大量中性粒细胞和脓球,呈现大体表现的黄色条纹状分布,病变严重时,向肾皮质发展。血行性感染导致的肾盂肾炎呈弥漫多发性小脓肿。

2. 慢性肾盂肾炎 可由于未及时治愈的急性肾盂肾炎转变而来,或因尿路梗阻等诱因未解除,反复发作迁延而成,病变由髓质向皮质逐渐蔓延。

【大体】 肾表面凹凸不平,有不规则的凹陷性瘢痕,切面可见皮髓质界限不清,肾乳头萎缩变平,肾盏和肾盂因瘢痕收缩而变形,肾盂黏膜增厚、粗糙,若有尿路梗阻,则伴有肾盂积尿。

【光镜】 病灶轻重不等,混杂有相对正常的肾组织,严重而陈旧的病灶内,肾组织破坏,有大量纤维组织增生,伴有淋巴细胞、单核细胞和浆细胞浸润,并可见陈旧的厚壁脓肿。间质小血管管壁增厚,管腔狭窄。肾小管萎缩,或呈囊性扩张,充以浓稠的蛋白性物质或管型,有如甲状腺滤泡。肾小球周围纤维化,晚期则出现肾小球的缺血性硬化。肾盂黏膜增厚伴有慢性炎症细胞浸润,上皮细胞可增生为乳头状结构,向下生长呈上皮细胞巢和囊状上皮巢,分布于增生的结缔组织中,称为囊腺性肾盂炎(pyelitis cystica)。

血行性感染导致的间质性肾炎多由金黄色葡萄球菌、铜绿假单胞菌、链球菌以及真菌引起,尤以免疫功能低下者常见。多为全身脓毒败血症的合并症。可见以皮质分布为主的多数小脓肿形成,而肾髓质病变较轻。

黄色肉芽肿性肾盂肾炎和软斑病是慢性肾盂肾炎的特殊类型,大体观察易与肾肿瘤相混,前者详见本章第十三节的肾肿瘤样病变,软斑病详见膀胱疾病章节。

(二) 肾结核病

肾是肺外血源性结核的好发部位。病变开始于皮髓质交界处,初为增生性结核结节,进而扩大而发展为干酪样坏死,破入肾盂后可形成结核性空洞。严重者可将肾组织完全破坏仅剩一被膜包绕的空壳。

二、过敏性间质性肾炎

很多种药物(包括β内酰胺类抗生素、非类固醇抗炎药物、利尿药物等)、病原体感染(流行性出血热等)、免疫复合物沉积(狼疮性肾炎、干燥综合征、抗基底膜抗体等)均可通过过敏反应的途径导致过敏性间质性肾炎。以细胞性免疫为主[24]。

(一) 急性过敏性间质性肾炎

【大体】 急性过敏性间质性肾炎(acute hypersensitive interstitial nephritis)的双侧肾脏弥漫肿胀充血。

【光镜】肾间质水肿,淋巴细胞和单核细胞浸润,并混有多少不等嗜酸性粒细胞。病变分布弥漫。肾小管上皮细胞变性、灶状坏死,管腔扩张,并有白细胞管型及蛋白管型等

(图10-33)。发展为慢性过敏性肾小管间质肾炎时,则间质纤维化明显,肾小管萎缩更为严重,称为慢性肾小管间质肾病。此外,二甲氧苯青霉素和噻嗪类利尿剂尚可引起间质肉芽肿性病变。

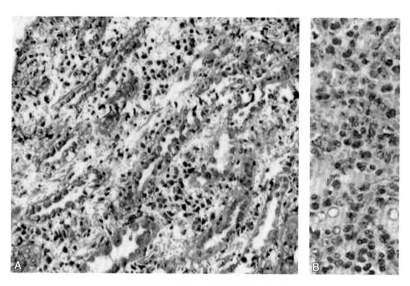

图10-33　急性过敏性间质性肾炎
肾间质水肿,淋巴、单核及嗜酸性粒细胞浸润(A:HE×200,B:HE×400)

(二) 慢性过敏性间质性肾炎

慢性过敏性间质性肾炎(chronic hypersensitive interstitial nephritis)为急性过敏性间质性肾炎长期不愈或反复发作,导致肾间质弥漫性胶原纤维增生(大于总面积的75%),伴有灶状淋巴和单核细胞浸润。肾小管弥漫萎缩(大于总面积的75%),可见灶状代偿性肥大。小动脉管壁增厚,管腔狭窄。肾小球可见缺血性皱缩和缺血性硬化(图10-34)。

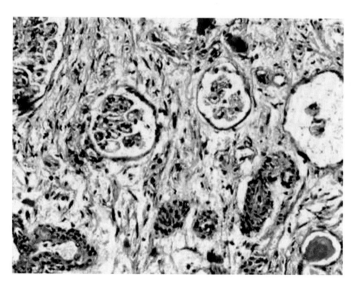

图10-34　慢性过敏性间质性肾炎
肾间质弥漫性纤维化,肾小管萎缩,肾小球缺血性皱缩
(Masson×200)

长期服用非那西汀、阿司匹林、咖啡因、可待因以及它们的衍生物和混合剂可以引起慢性肾小管间质肾病和肾乳头

坏死,称为镇痛剂肾病(analgesic abuse nephropathy)。发病机制尚有争论,可能是这些镇痛药或其代谢产物从肾排出时,引起肾内小血管、肾小管及肾间质的慢性损伤所致[25]。

(三) 亚急性过敏性间质性肾炎

亚急性过敏性间质性肾炎(subacute hypersensitive interstitial nephritis)介于急性和慢性之间,肾间质水肿、细胞浸润和胶原纤维增生混同存在(约占总面积的50%),肾小管萎缩和肾小球缺血性病变不很明显(图10-35)。

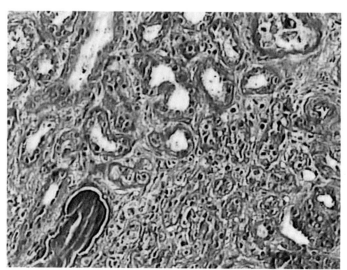

图10-35　亚急性过敏性间质性肾炎
肾间质慢性炎症细胞浸润伴纤维化(Masson×200)

亚急性过敏性间质性肾炎的病变也可见于慢性间质性肾炎的急性发作。

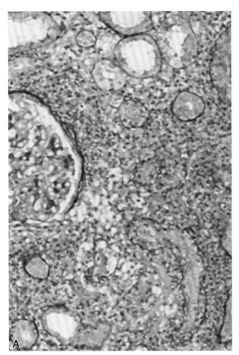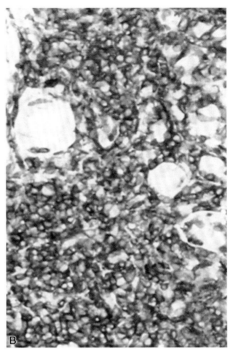

图 10-36 慢性 T 淋巴细胞性白血病肾内浸润
A. HE×200；B. 免疫组化 CD3×400

三、肾综合征出血热肾损伤

流行性出血热(epidemic hemorrhagic fever)一词曾用多年,1982 年世界卫生组织将其定名为肾综合征出血热(hemorrhagic fever with renal syndrome,HFRS)。已经证明是由汉坦病毒(Hantavirus)感染导致的以全身小血管和毛细血管损伤为特征的传染病。临床以发热、低血压、出血和肾损伤为主要表现[26]。我国各地均有流行,以西北、东北和华北地区多见,病原体主要为汉坦病毒Ⅰ型和汉坦病毒Ⅱ型。中间宿主为鼠等啮齿类动物,人类吸入或食入感染动物的排泄物或污染物可导致发病。

【大体】双肾肿胀、充血和出血,以肾髓质最严重。

【光镜】肾间质的小血管和毛细血管高度扩张,进而灶状、片状乃至弥漫性出血。可伴有多少不等的淋巴和单核细胞浸润。重症者可见小血管内皮细胞增生肿胀,微血栓形成,乃至纤维素样坏死。后期肾间质出现轻重不等的纤维化。肾小管上皮细胞空泡和颗粒状变性,刷毛缘脱失,管腔扩张,乃至坏死。进而萎缩。肾小球病变不明显,重症者内皮细胞增生,系膜细胞和基质轻重不等的增生,或有白细胞浸润。

【免疫病理】强弱不等的 IgG 和 IgM 沉积于肾小球系膜区和肾间质毛细血管基底膜。

【电镜】有时可在肾小管上皮细胞内发现病毒样颗粒。肾小球内可见系膜区和内皮下电子致密物沉积,尤以早期明显。

四、淋巴造血系统恶性肿瘤肾内浸润

白血病和淋巴瘤出现转移和全身播散时,常累及肾脏。主要病变是白血病细胞或淋巴瘤细胞弥漫浸润于肾间质(图 10-36)。

第六节　肾小管间质肾病

由于肾小管和肾间质关系密切,肾间质病变必然波及肾小管,肾小管疾病也可继发肾间质病变。当病因和病变明确地显示肾小管损伤为主,是首发的,称肾小管疾病。若肾间质病变是首发的,称肾间质疾病。当两者的因果关系不明确,特别是疾病后期,则笼统地称肾小管间质肾病(tubulointerstitial nephropathy)。

一、马兜铃酸肾病和巴尔干肾病

比利时 Vanherweghem 等于 1993 年报道了一组进行性肾间质纤维化的患者,他们有服用减肥药的历史,这些减肥药来自中国,含有中草药,因此命名为中草肾病(Chinese herbs nephropathy)。实际上,中草药有成百上千种,而含有肾毒性的中草药仅为少数,目前证明,其中的毒性物质为马兜铃酸(aristolochic acid),所以正确名称应为马兜铃酸肾病(aristolochic acid nephropathy)[27]。

含有马兜铃酸的中草药有:关木通、广防己、清木香、仙人藤、寻骨风、朱砂莲等,均属于马兜铃科马兜铃属的药用植物。含有上述植物的中成药有:龙胆泻肝丸、冠心苏合丸、玉露消毒丸、八正散、当归四逆散、耳聋丸、清目丸、分清止淋丸、导赤散、通乳丹、排石合剂等,均可导致肾损伤,其中关木通应用最广,含马兜铃酸最多,毒性最大,因之有人将马兜酸肾病称为关木通肾病。统计证明,多数患者均长期、小剂量

服用,导致慢性肾损伤,少数患者一次大剂量服用,导致急性肾损伤。

马兜铃酸为硝基菲类(nitrophenanthrene carboxylic acid)化合物,是肾小管毒性物质,主要致肾小管上皮细胞变性和坏死,与一般肾毒性药物导致的肾小管坏死不同,多为非少尿性肾损伤,与一般药物导致的过敏性间质性肾炎也不同,无全身过敏现象,尿检变化轻微,贫血出现较晚。多为慢性肾损伤,病理检查属于慢性肾小管间质肾病,而急性肾小管损伤者少见[28]。

【大体】 急性马兜铃酸肾病与急性肾小管坏死相似。慢性期肾脏体积缩小,质硬韧,切面苍白,皮髓质分界不清。

【光镜】 急性马兜铃酸肾病主要表现为肾小管变性坏死,上皮细胞崩解脱落,裸基底膜形成,可见多少不等的细胞碎屑充填于肾小管腔,肾间质水肿,细胞浸润不明显。

慢性马兜铃酸肾病可见肾小管萎缩和消失,肾小管基底膜增厚屈曲,上皮细胞刷毛缘脱落,管腔扩张,甚至细胞完全脱落消失,仅留基底膜,呈裸基底膜状,再生的上皮细胞不显著。受损伤的肾小管上皮细胞可转型为肌成纤维细胞,胶原增生,导致肾间质片状或弥漫性纤维化,单个核细胞浸润不明显,称无细胞性硬化。小动脉管壁增厚,管腔狭窄。肾小球呈现缺血性皱缩和缺血性硬化状态。呈现典型的慢性肾小管间质肾病(图10-37)。

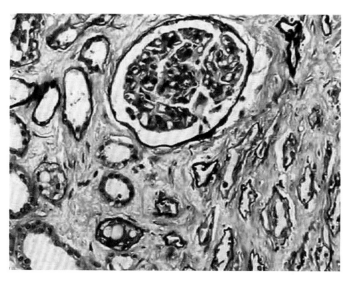

图10-37　慢性马兜铃酸肾病
肾小管萎缩、裸基底膜形成,部分消失,肾间质弥漫性无细胞性硬化(Masson×400)

【免疫病理】 免疫球蛋白和补体阴性或微弱阳性,IgM可呈阳性,易见IgA沉积。受损的肾小管上皮细胞的核增殖抗原(Ki 67)极弱,说明其修复和再生能力极差,肌成成纤维细胞的标记SMA极强,说明受损的肾小管上皮细胞可向纤维细胞转分化。

马兜铃酸具有一定的致癌作用,患者易合并胃癌和泌尿道的尿路上皮癌。

【电镜】 肾小球缺血性皱缩和缺血性硬化,肾小管上皮

细胞崩解脱落和消失,肾间质胶原纤维增生。

巴尔干地方性肾病或巴尔干肾病(Balkan endemic nephropathy,BEN)是1950年见于报道的一组具有地区分布的慢性肾脏疾病。主要分布于欧洲巴尔干半岛,Danube河流域,包括:前南斯拉夫、罗马尼亚和保加利亚的部分地区,以及Basnia和Croat地区。发病年龄高峰为50岁,本土居民均在本地生活20年以上,外来人口在疫区生活15~29年。多年来,对这组特殊的慢性肾脏疾病的病因和发病机制进行了多方面的探讨,有环境污染说、真菌毒素中毒说、基因突变说、重金属中毒(铅、镉、硒等稀有金属)说等。

目前,根据流行病学调查和病理学研究,确定巴尔干肾病即马兜铃酸肾病[29]。

二、IgG4相关性肾小管间质肾炎

血内IgG4升高、受损器官淋巴、单核细胞、浆细胞及多少不等的嗜酸性粒细胞浸润、伴纤维组织增生最早发现于自身免疫性胰腺炎(autoimmune pancreatis),后来陆续有肝胆系统、唾液腺、眼眶、淋巴结、腹膜后、主动脉、纵隔、软组织、皮肤、中枢神经、乳腺、肾、泌尿道、前列腺、肺、消化道等多部位的相同病变,遂总称为IgG4相关性硬化性疾病(IgG4 related sclerosing disease)。IgG4相关性硬化性疾病波及肾脏时,称IgG4相关性肾小管间质肾炎(IgG4-related tubulointerstitial nephritis),或称IgG4相关性肾病(IgG4-related kidney disease)。目前认为属于累及全身的自身免疫性疾病,对免疫抑制剂有较好的治疗反应[30]。

【大体】 早期肾脏体积增大,切面皮髓质分界不清。后期切面可见灶状灰白斑块状病灶,肾盂黏膜增厚。

【光镜和免疫病理】 主要呈现急性或慢性肾小管间质肾炎。肾小管多灶状、片状或弥漫性萎缩和消失,肾间质多灶状、片状或弥漫性淋巴细胞、浆细胞浸润,伴有多少不等的嗜酸性粒细胞浸润,纤维化(图10-38、图10-39)。

【电镜】 肾小球缺血皱缩,肾小管萎缩,肾间质淋巴、单核细胞浸润,易见浆细胞和嗜酸性粒细胞,胶原纤维增生,伴其他类型肾小球病时,可见肾小球不同部位的电子致密物沉积,如膜性肾病时,肾小球基底膜上皮下可见电子致密物。

IgG4相关性肾小管间质肾炎的诊断标准[31]:

(1)出现肾疾病的临床和检验异常乃至肾功能损伤,伴血的IgG和(或)IgE升高,补体下降。

(2)CT检查显示双肾肿大,出现血运低下的密度区,肾盂壁增厚。

(3)血的IgG4升高,超过1.4g/L。

(4)肾的病理学特点:①大量淋巴和浆细胞浸润,浆细胞于每高倍视野超过10个,产生IgG4浆细胞超过40%;②后期出现纤维组织增生。

(5)肾外组织或器官也有类似的病变。

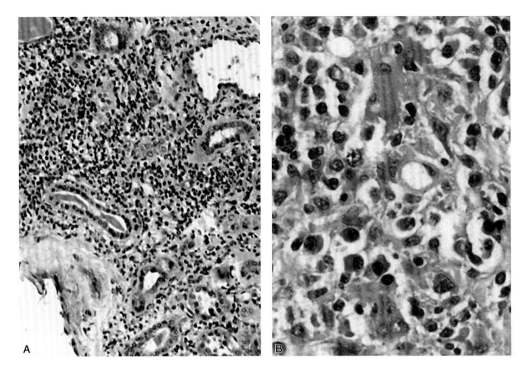

图 10-38　IgG4 相关性肾小管间质肾炎
A. 肾小管萎缩,间质细胞浸润(HE×200);B.间质浸润的浆细胞(HE×400)
浸润的浆细胞主要产生 IgG4(图 10-39),常伴有较弱的其他 IgG 亚型沉积

F10-38　ER

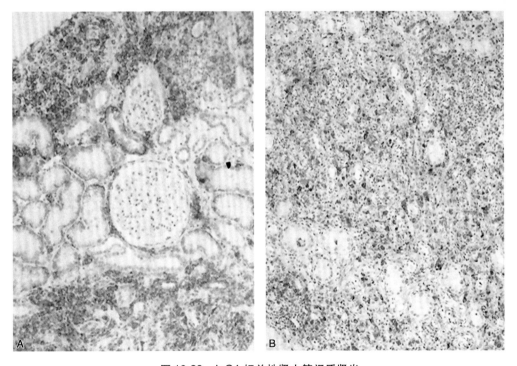

图 10-39　IgG4 相关性肾小管间质肾炎
A. 浸润的 CD138 阳性的浆细胞;B.浸润的浆细胞多数 IgG4 阳性(免疫组化×200)

第七节 肾血管性疾病

肾是血液循环非常丰富的器官,各种血管性疾病必然会导致肾损伤。大动脉和中动脉病变可导致肾缺血乃至肾梗死,小动脉和细动脉病变常引起肾的弥漫性疾病。

一、肾血管疾病的病理学分类

肾活检病理检查中,肾血管病变多数为小叶间动脉和入球小动脉,偶见小静脉。

急性活动性病变为管壁内膜水肿和黏液变性、管壁纤维素样坏死、血栓形成。

慢性病变为管壁内膜纤维性增厚、中膜增厚、管壁玻璃样变性、血栓机化、动脉瘤形成。

小动脉壁增厚的标准:正常小动脉正切面管壁与管腔的比例为2∶1,即血管外径与内径比应为0.5,低于0.5时,则属于管壁增厚。

1987年,WHO发表了肾脏血管性疾病分类[32](表10-5)。

二、高血压病肾损伤

高血压是临床很常见的症状和疾病。主要累及小动脉和细动脉。继发于某个器官病变(包括肾脏)导致高血压称症状性高血压或继发性高血压,见相应的器官疾病,恶性高血压病见下述血栓性微血管病章节。

原发性高血压(essential hypertension)属于血管神经运动障碍性疾病,以体循环动脉血压升高(≥140/90mmHg)为主要临床表现。除损伤肾脏外,心、脑、眼底等器官和部位也受累,可出现轻度蛋白尿。多见于中老年人,常有家族史。后期可导致肾硬化,称良性肾硬化症(benign nephrosclerosis)。肾实质性高血压(renal parenchymal hypertension)是各种肾疾病引起的高血压,占全部高血压的2.5%~5.0%,在继发性高血压则占首位。

表10-5 肾血管疾病的病理学分类(WHO,1987)

1. 高血压性肾疾病	B. 系统性疾病伴发的血管炎
A. 原发性高血压病	1)结缔组织病
1)良性肾硬化症	2)IgG-IgM混合性冷球蛋白血症
2)恶性肾硬化症	3)过敏性紫癜
B. 继发性高血压	4)感染
1)非肾性高血压	5)药物反应
2)弥漫性肾实质性肾损伤导致的高血压	6)其他
2. 肾动脉阻塞	C. 肾小球肾炎伴发的血管炎
A. 动脉粥样硬化症	6. 代谢性疾病导致的血管病变
B. 肾动脉发育异常	A. 糖尿病
C. 其他原因导致的肾动脉阻塞	B. 高脂血症和高胆固醇血症
3. 动脉粥样硬化性肾硬化症	C. 淀粉样变性病
4. 肾脏增生性动脉病和血栓性微血管病	D. Fabry病
A. 血栓性微血管病	7. 血栓,栓塞和梗死
1)溶血性尿毒症综合征	A. 肾动脉血栓
2)血栓性血小板减少性紫癜	B. 肾静脉血栓
3)特发性产后急性肾衰竭	C. 栓塞
4)避孕药介导的微血管病	D. 梗死
5)其他药物介导的微血管病	E. 肾皮质坏死
B. 硬皮病(进行性系统性硬化病)	F. 肾乳头坏死
1)急性	G. 新生儿出血性肾髓质坏死
2)慢性	8. 移植肾的排斥反应
5. 肾脏血管炎	A. 超急排斥反应
A. 特发性系统性血管炎	B. 急性血管性排斥反应
1)结节性多动脉炎	C. 慢性血管性排斥反应
a)经典型	D. 移植性肾小球病
b)显微镜下型	9. 其他
2)小血管炎	A. 放射性肾炎
3)Wegener肉芽肿病	B. Bartter综合征
4)过敏性肉芽肿性血管炎(Churg-Strauss综合征)	C. 神经纤维瘤病(Recklinghausen病)
5)巨细胞性动脉炎	D. 透析后血管硬化
6)高安(Takayasu)动脉炎和川崎(Kawasaki)动脉炎	E. 其他

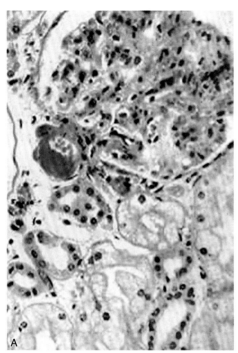
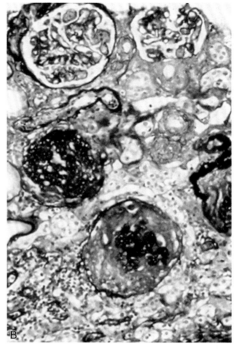

图 10-40 高血压肾损伤
A. 入球小动脉玻璃样变性(HE×400);B. 肾小球缺血性硬化和缺血性皱缩,相邻肾单位代偿性
肥大(PASM×200)

原发性和继发性高血压对肾脏影响和导致的病变相似。

【大体】 早期无明显异常,后期(Ⅲ期高血压病),肾脏体积缩小,皮质变薄,表面呈细颗粒状,称颗粒性萎缩肾或良性肾硬化。

【光镜】 入球小动脉管壁增厚,血浆浸渍,玻璃样变性。部分肾小球毛细血管基底膜缺血性皱缩和缺血性硬化,后期可见部分肾小球代偿性肥大。肾小管上皮细胞空泡及颗粒变性,灶状萎缩,与肾小球的损伤和硬化相对应(图 10-40)。萎缩部位的肾小管常见上皮细胞再生现象。肾间质多灶状淋巴和单核细胞浸润,后期呈纤维化。细动脉管壁玻璃样变,小叶间动脉和弓状动脉分支则见管壁增厚。

【免疫病理】 无明显的特异性表现,有时可见较弱的 IgM 在肾小球和小动脉壁上沉积。

【电镜】 无明显的特异性病变。肾小球基底膜的缺血性皱缩,有时在缺血性硬化部位和血浆浸渍的小血管壁可见电子致密物,这只是血浆蛋白的凝聚的结果,而非免疫复合物。

三、动脉粥样硬化症和缺血性肾病

由于肾动脉或其主要分支的狭窄或梗阻,导致肾脏慢性缺血性病变,称缺血性肾病(ischemic nephropathy)。常由动脉粥样硬化症引起。患者肾小球滤过率下降,肾小管功能下降,严重者可出现肾功能不全,并出现肾性高血压。

【大体】 不同管径的动脉狭窄或建立的侧支循环的阻塞,可导致肾缺血。狭窄的动脉的管径不同,肾缺血的范围也不同。肾动脉主干的狭窄或阻塞,肾脏全部处于缺血状态,肾脏体积缩小,皮质变薄。肾动脉分支阻塞,导致肾局部缺血,形成瘢痕肾。

【光镜】 肾动脉主干或其分支阻塞,多见于动脉粥样硬化症,动脉内膜增厚,有时可见粥样硬化斑块形成,胆固醇沉积,泡沫细胞形成。肾缺血性病变偶见于肌纤维结构不良和大动脉炎。肾弓状动脉分支阻塞时,可导致肾脏大片集中分布的肾小球缺血性硬化(图 10-41)。

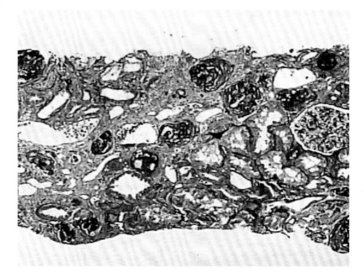

图 10-41 动脉粥样硬化症肾损伤
集中分布的肾小球缺血性硬化(PASM×100)

F10-41 ER

441

四、肾 梗 死

肾动脉的分支突然完全性阻塞而且不能及时建立侧支循环,导致肾脏的局部缺血性坏死,称肾梗死(infarction of kidney)。多见于老年人的动脉粥样硬化症血栓形成、各种血管炎等(如结节性多动脉炎)导致的肾动脉主要分支的阻塞。患者主要临床表现为突发腰痛、血尿及肾功能减退。

【大体】梗死病变与动脉血管分布吻合,立体呈圆锥形,切面呈三角形,尖端朝向肾门,底部朝向被膜,梗死病变呈灰黄色,淤血时,病灶周边有出血带。

【光镜】梗死病灶内的肾小管呈完全性凝固性坏死,早期尚可见核缩、核碎现象,肾小球除坏死病变外,常见淤血和出血,肾间质水肿和出血(图10-42)。

五、肾皮质坏死

由于肾小动脉的急性阻塞或痉挛,导致肾皮质的急性缺血性坏死称肾皮质坏死(renal cortical necrosis)。患者呈现急性肾衰竭[33]。多种原因均可导致肾皮质坏死,包括产科的胎盘早剥、感染性流产、先兆子痫和子痫、溶血性尿毒症综合征和血栓性血小板减少性紫癜(HUS/TTP)、弥散性血管内凝血(DIC),以及损伤血管内皮细胞的感染性疾病等。

动脉急性缺血既可致成肾梗死也可导致肾皮质坏死。与肾脏血液循环特点有关,肾皮质的血液供应来自弓状动脉分出的小叶间动脉,肾髓质的血液供应除了髓旁肾单位的出球小动脉外,尚有弓状动脉的侧支循环,肾缺血时(特别是小动脉痉挛收缩),侧支开放,血流重新分配,使肾皮质缺血更为严重,从而出现肾皮质坏死。若肾动脉的分支突然阻

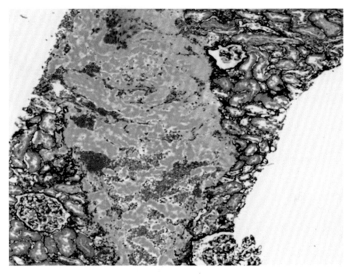

图10-42 肾梗死
梗死灶内肾组织凝固性坏死(PASM×100)

断,侧支循环不能建立,则出现肾梗死。

【大体】病变肾脏肿胀,坏死区苍白,可区分为弥漫性和局灶性两种肾皮质坏死。

【光镜】坏死区肾皮质的肾小管呈弥漫性凝固性坏死。肾间质和小动脉可无明显病变,也可见出血现象。肾小球常表现为淤血和细胞核消失(图10-43)。

六、肾脏的胆固醇栓塞

动脉粥样硬化症是中老人的常见多发病,以动脉内膜胆固醇、脂质沉积和结缔组织增生为主要病变,当局部崩解液化时,形成粥肿,粥肿破裂时,含胆固醇的破碎物质随血流栓

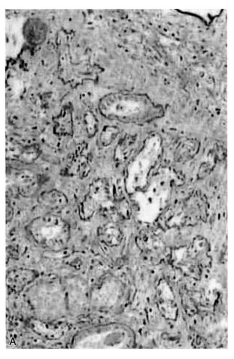
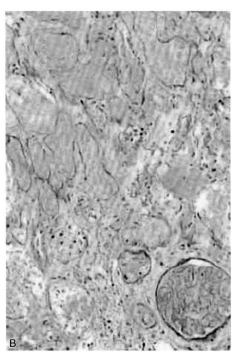

图10-43 肾皮质坏死
A.肾髓质(HE×100);B.凝固性坏死的肾皮质(HE×100)

塞于肾脏。特别是近年来,随着通过导管的血管造影、介入治疗的发展,常见人为地使含胆固醇的破碎物质脱落,导致肾脏的胆固醇栓塞(atherosclerotic emboli)。肾活检标本中可发现肾小动脉内有胆固醇结晶。大量胆固醇栓塞,可出现肾功能减退乃至急性肾衰竭(图10-44)[34]。

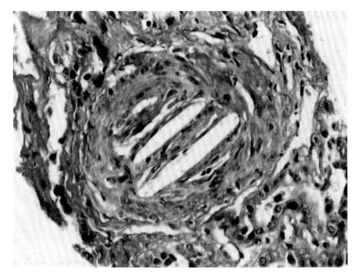

图10-44　肾的小叶间动脉的胆固醇栓子(Masson×100)

脱落于血内的含胆固醇的物质顺流而下,除栓塞于肾动脉分支引起急性肾功能损伤外,尚可栓于足趾的末梢小动脉,导致足趾的血液循环障碍,引起足趾皮肤发红、青紫乃至黑褐色,称紫趾或蓝趾综合征(purple or blue toe syndrome)。及时检查足趾皮肤的小动脉胆固醇栓塞可代表肾动脉的胆固醇栓塞的形成(图10-45、图10-46)。

七、血栓性微血管病

以内皮细胞损伤为主,进而出现肾小球毛细血管、细动脉、小叶间动脉乃至弓状动脉血栓形成、管壁增厚、管腔狭窄

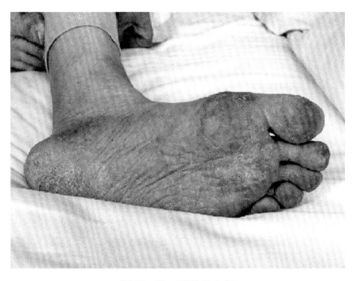

图10-45　紫趾综合征
足趾皮肤呈青紫色

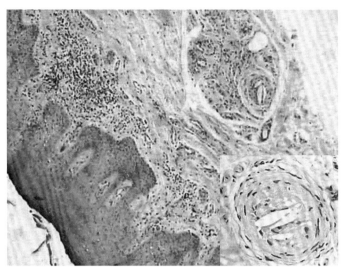

图10-46　紫趾综合征
病变足趾皮下小动脉内可见胆固醇结晶(HE×100,右下×200)

的特殊病理形态,称血栓性微血管病(thrombotic microangiopathy,TMA)。病因不同,可分属不同的临床肾脏疾病(表10-6),共同的病因发病机制是血管内皮损伤。常导致肾性高血压和急性或慢性肾功能障碍[35]。

表10-6　肾脏的血栓性微血管病

溶血性尿毒症综合征(HUS)
血栓性血小板减少性紫癜(TTP)
恶性高血压
系统性硬化症或硬皮病
妊娠相关性血栓性微血管病
先兆性子痫和子痫性肾病
HELLP综合征(syndrome of hemolysis,elevated liver enzymes, and low platelet count)
产后性急性肾衰竭
口服避孕药相关性血栓性微血管病
毛细血管内皮病
抗磷脂抗体相关性血栓性微血管病
系统性红斑狼疮
系统性红斑狼疮样综合征
原发性抗磷脂综合征
抗磷脂抗体阴性的系统性红斑狼疮相关性血栓性微血管病
恶性肿瘤和化疗导致的血栓性微血管病
移植相关性血栓性微血管病
肾移植
复发性溶血性尿毒症综合征
供体肾的溶血性尿毒症综合征
骨髓移植
艾滋病相关性血栓性微血管病

由表10-6可见,血栓性微血管病涵盖了多种疾病实体,但病因发病机制均集中与血管内皮细胞损伤,病理变化常表现为膜增生性肾小球病变,肾小球系膜和血管内皮增生、肿胀,插入,基底膜增厚,双轨征形成,血栓形成,小动脉内膜水肿和纤维组织增生,管腔狭窄和闭塞,相应组织缺血。兹以

溶血性尿毒症综合征和恶性高血压病肾损伤为例。

（一）溶血性尿毒症综合征

溶血性尿毒症综合征（hemolytic uremic syndrome，HUS）由微血管溶血性贫血伴破碎的红细胞、血小板减少和急性肾衰竭组成。以儿童多见。90%的HUS有腹泻的前驱症状，大肠埃希菌O157和志贺痢疾杆菌Ⅰ型为主要致病菌，常呈群体流行性发生，又称腹泻型或经典型HUS（dHUS）。另有10%的HUS无腹泻，常呈散发性，又称非典型HUS（aHUS）。上述细菌通过粪-口途径导致肠道感染，患者出现腹泻，细菌黏附于肠黏膜表面并分泌志贺菌毒素，一旦损伤肠黏膜进入血液循环，可迅速与中性粒细胞结合，进而到达靶器官。志贺菌毒素引起血管内皮细胞损伤是HUS的中心环节，志贺菌毒素由1个亚单位A和5个亚单位B组成，内皮细胞等有其相应的受体，与之结合后，可表达白介素-1、肿瘤坏死因子-α等各种炎症因子，导致内皮细胞损伤[36]。

肾小球、肾细动脉和小动脉均有上述的病变，肾小管和肾间质也出现相应病变。病变可分为三型：①肾皮质坏死型：可呈灶状、多灶状或弥漫分布，其预后与坏死的范围有关；②肾小球病变为主型：肾小球内皮细胞弥漫性增生和肿胀，微血栓形成，基底膜内疏松层增宽，该型多见于有腹泻的儿童，临床上常可自愈，但病理上可遗留肾小球硬化，少数迁延为终末固缩肾；③动脉病变为主型：小动脉血栓形成、内膜葱皮状增厚、管腔狭窄，肾小球病变轻微或伴缺血性病变，基底膜内疏松层增宽，多见于年长的儿童和成年人，预后很差（图10-47）。

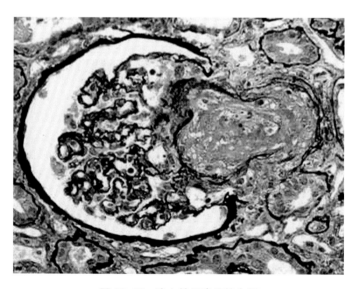

图10-47　溶血性尿毒症综合征
入球小动脉血栓形成，肾小球缺血（PASM×400）

（二）恶性高血压病肾损伤

恶性高血压病肾损伤（malignant hypertension）临床表现为：①严重的高血压，舒张压大于130mmHg；②视网膜出血、絮状渗出物和视乳头水肿；③心功能不全；④高血压脑病乃至脑卒中；⑤肾功能减退，常有蛋白尿和血尿。临床上具备前两条即可诊断。

高血压的机械性损伤、肾素-血管紧张素的损伤和其他血管活性物质的激活及血管内皮细胞的损伤是恶性高血压的发生关键因素。

病变以小叶间动脉内膜增厚、黏液变性、纤维素样坏死，后期变性增厚的小动脉内膜葱皮状纤维化（图10-48）、肾小球缺血最常见，也可出现入球小动脉血栓形成和肾小球节段性纤维素样坏死[37]。

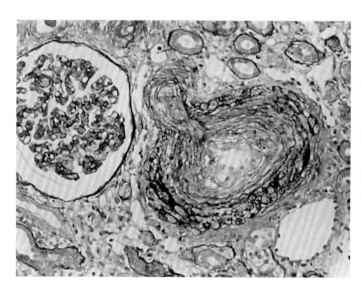

图10-48　恶性高血压肾损伤
小叶间动脉内膜呈葱皮状增厚，肾小球缺血皱缩（PASM×200）

八、血管炎肾损伤

血管炎是常见的累及肾的血管性疾病，近年来，主要根据受损血管的管径和病变特点进行血管炎的病理学分类（表10-7）[38]。

导致肾损伤者，主要是中等动脉和小动脉炎。

（一）结节性多动脉炎

结节性多动脉炎（polyarteritis nodosa）是与变态反应有关的坏死性血管炎，常列入结缔组织病的范畴，与药物或某些致敏原的接触有关。多发生于青壮年。肾累及率高达80%。结节性多动脉炎的病因不清。可能与免疫介导有关，30%～40%的患者的病灶中可检出乙型肝炎病毒抗原[39]。

肾实质的病变主要是缺血性病变，病变动脉有血栓形成，导致动脉的急性阻塞，受其供应的肾实质出现缺血性梗死和硬化。病变动脉坏死甚至管壁断裂，则造成出血甚至形成血肿。慢性期，各种病变均延续为慢性缺血、机化和纤维化的病变。当病变动脉在血压冲击下高度扩张形成动脉瘤时，与血肿不易区分。

结节性多动脉炎的急性期的肾病变可见肾动脉、叶间动脉及小叶间动脉的血管壁水肿、黏液变性、白细胞浸润、纤结节性多动脉炎主要呈现肾动脉主要分支的纤维素样坏死（图10-49）。静止修复期的动脉壁显示结缔组织增生，血管周围有单核巨噬细胞、淋巴样细胞及白细胞（常混有嗜酸性粒细胞）浸润，成纤维细胞增生，血栓机化，管腔扩张及动脉瘤形成。

表 10-7　血管炎分类和命名（国际 Chapei Hill 讨论会，2012）

大血管炎

　高安病（Takayasu arteritis，TAK）

　巨细胞动脉炎（aiant cell arteritis，GCA）

中动脉炎

　结节性多动脉炎（polyarteritis nodosa1，PAN）

　川崎病（Kawasaki disease，KD）

小血管炎

　抗中性粒细胞胞质抗体（ANCA）血管炎（antineutrophil cyto-
　　plasmic antibody associated vasculitis）

　显微镜下型多血管炎（microscopic polyangitis，MPA）

　肉芽肿性多血管炎或 Wegener 多血管炎（granulomatosis with
　　polyangitis，Wegener's，GPA）

　嗜酸性肉芽肿性多血管炎或 Churg-Strauss 多血管炎（eosinophilic
　　granulomatosis with polyangitis，Churg-Strauss，EGPA）

　免疫复合物性小血管炎（immune complex SVV）

　抗肾小球基底膜病（anti glomerular basement disease）

　冷球蛋白血症血管炎（cryoglobulinemic vasculitis，CV）

　IgA 或过敏性紫癜血管炎（IgA vasculitis，Henoch-Schoniein，
　　IgAV）

　低补体血症性荨麻疹性血管炎（hypocomplementemic urticarial
　　vasculitis，HUV，anti-C1q vasculitis）

其他血管炎

　白塞病（Behcet's disease，BD）

　科根综合征（Cogen's syndrome，CS）

单器官血管炎

　皮肤白细胞碎裂性血管炎（Cutaneous leukocytoclastic angiitis）

　皮肤血管炎（cutaneous vasculitis）

　原发性中枢神经系统血管炎（primary central nervous system
　　vasculitis）

　孤立性主动脉炎（isolated aortitis）

　其他

系统性疾病伴发血管炎

　狼疮性血管炎（lupus vasculitis）

　类风湿性血管炎（rheumatoid vasculitis）

　结节病性血管炎（sarcoid vasculitis）

　其他

病因未定的血管炎

　丙型病毒性肝炎伴发冷球蛋白血症性血管炎（Hepatitis C
　　virus-associated cryoglobulinemic vasculitis）

　乙型病毒性肝炎伴发血管炎（Hepatitis B virus-associated vascu-
　　litis）

　梅毒伴发主动脉炎（Syphilis-associated aortitis）

　药物伴发免疫复合物血管炎（drug-associated immune complex
　　vasculitis）

　药物伴发 ANCA 相关性血管炎（drug-associated ANCA-
　　associated vasculitis）

　肿瘤伴发血管炎（cancer-associated vasculitis）

　其他

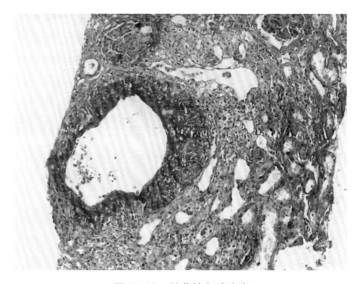

图 10-49　结节性多动脉炎
肾动脉分支管壁纤维素样坏死（Masson×60）

（二）抗中性粒细胞胞质抗体（ANCA）导致的血管炎（AAV）

ANCA 相关系统性血管炎（ANCA associated systemic vas-culitis）是指累及肾的小叶间动脉、入球小动脉和肾小球毛细血管的小血管炎，包括显微镜下型多血管炎、肉芽肿性和嗜酸性肉芽肿性多血管炎等，它们共同的特点是血内有抗中性粒细胞胞质的自身抗体（antineutrophil cytoplasmic autoantibody，ANCA），中老年人好发，因肾小球损伤严重，故常导致肾功能损伤。抗中性粒细胞胞质抗体（ANCA）的产生是导致 ANCA相关系统性血管炎的中心环节。感染（金黄色葡萄球菌、革兰阴性杆菌等）、药物（丙硫氧嘧啶、肼屈嗪等）、硅等过敏粉尘和化学物质等、遗传因素等可作为 ANCA 产生的病因。ANCA 具有明显的致病性，ANCA 的靶细胞是中性粒细胞，可使中性粒细胞脱颗粒，并产生具有致病性的氧自由基、释放中性粒细胞颗粒中的各种蛋白酶，使血管内皮细胞直接暴露于蛋白酶的损伤之下。此外，ANCA 的靶抗原为带正电荷的蛋白分子，它们可与带负电荷的毛细血管和小血管的内皮细胞表面相结合，也有人认为内皮细胞也存在 PR3 等 ANCA 的靶抗原，所以ANCA 损伤内皮细胞，进而导致血管炎的发生。Kessenbrock等发现 ANCA 介导中性粒细胞活化可以产生"中性粒细胞细胞外网罗"（neutrophil extracellular traps，NETs），NETs 可以黏附和损伤内皮细胞，还可激活浆细胞样树突状细胞，进而产生干扰素 α 并激活 B 淋巴细胞产生 ANCA。补体系统被激活在ANCA 相关多血管炎的发生中也有重要作用，中性粒细胞活化过程可旁路激活补体活化，使 C3 转化酶（C3bBb）持续作用，导致膜攻击复合物形成并破坏血管内皮细胞。

1. 显微镜下型多血管炎（microscopic polyangiitis，MPA）又称寡免疫复合物性或Ⅲ型新月体性肾小球肾炎，除肾脏出现寡免疫复合物性或Ⅲ型坏死性或新月体性肾小球肾炎外，尚可出现肺、眼、皮肤、关节、肌肉、消化道和神经等多系统和多部位的血管炎。患者血内 pANCA/抗 MPO 抗体阳性[40]。

肾小球出现节段性纤维素样坏死、大小不等（大新月体和小新月体）和新旧不一（细胞性新月体、细胞纤维性新月体和纤维性新月体）的新月体（图 10-50），肾小囊破坏时，可形成以肾小球为中心的中性粒细胞和单个核细胞灶状浸润，乃至肉芽肿形成。肾小管多灶状乃至弥漫性萎缩。肾间质多灶状或弥漫性中性粒细胞、淋巴和单核细胞浸润和纤维化。小动脉壁增厚，有时可见纤维素样坏死。

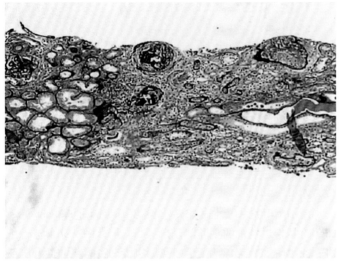

图 10-50　显微镜下型多血管炎
肾小球毛细血管严重破坏，多数新旧不等的新月体形成
（PASM×100）

2. 肉芽肿性多血管炎（granulomatosis with polyangitis, GPA）或 Wegener 肉芽肿性多血管脉炎（Wegener's granulomatosis, WG）　常有上呼吸道和肺以及其他部位的坏死性小血管炎，同时或相继出现肾脏的小血管炎病变，肾间质的单核巨噬细胞浸润较明显，并可形成肉芽肿（图 10-51）。患者血内 cANCA/抗 PR3 抗体阳性，部分患者 pANCA/抗 MPO 抗体阳性[41]。

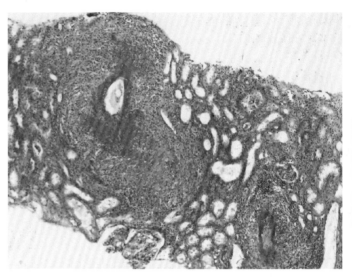

图 10-51　肉芽肿性多血管炎
以坏死性小动脉为中心的肉芽肿形成（PAS×200）

3. 嗜酸性肉芽肿性多动脉炎（eosinophilic granulomatosis with polyangitis, EGPA）或 Churg-Strauss 综合征（CSS）　嗜酸性肉芽肿性多血管炎虽然在 1939 年见于文献，直到 1951 年由 Churg 和 Strauss 做了系统的总结，并得以 CSS 的命名。CSS 有三项标准：①哮喘；②外周血嗜酸性粒细胞增多；③除肺脏以外，尚有两个或多个器官出现血管炎。部分患者 pANCA 阳性，部分阴性。肺脏可见小血管炎，间质可见淋巴、单核细胞和嗜酸性粒细胞浸润，严重者有纤维素渗出。

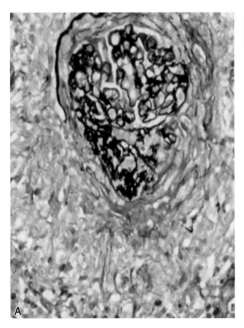
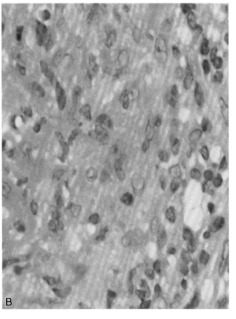

图 10-52　嗜酸性肉芽肿性多血管炎
肾小球新月体形成，周围含嗜酸性粒细胞的肉芽肿
A. PASM×200；B. HE×400

肾脏病变与 MPA、GPA 相似，但多数病例的肾小球病变较轻，可以有节段性纤维素样坏死、部分小新月体或新月体形成、甚至仅有系膜不同程度的增生，受损肾小球周围易见含嗜酸性粒细胞的肉芽肿，肾间质有较多的嗜酸性粒细胞浸润，小叶间动脉或弓状动脉分支纤维素样坏死，周围有肉芽肿形成（图 10-52）[42]。

第八节　浆细胞病和异常球蛋白血症的肾损伤

具有合成免疫球蛋白功能的免疫细胞异常增生，并产生过量的异常免疫球蛋白或免疫球蛋白的一些片段，从而形成异常蛋白血症（dysproteinemia）或副蛋白血症（paraproteinemia），因其主要来自 B 淋巴细胞和浆细胞的恶性增生，故又称浆细胞病（plasma cell discresia）或浆细胞疾患（plasma cell disorder），从免疫学角度，称单克隆免疫球蛋白疾病（monoclonal immunoglobulinopathies）。本病由于合成的免疫球蛋白的重链结构异常，使重链不能与轻链装配，显示重链过多，包括 γ（IgG）、α（IgA）和 μ（IgM），形成重链病；如果只是轻链过盛，仍能与重链装配，则显示单克隆免疫球蛋白和轻链蛋白都增多；如果只合成大量轻链蛋白，包括 κ 和 λ，则在血内和尿内出现大量轻链蛋白，称为轻链病。

病理状态下的 B 淋巴细胞或浆细胞异常增生，并合成和分泌具有相同结构异常单克隆免疫球蛋白或 M 蛋白（monoclonal immunoglobulin，M-Ig），M 蛋白可通过血清免疫固定电泳分析显示，是诊断该类疾病的有用方法。

异常球蛋白可以是单株免疫细胞增生而产生的单克隆球蛋白，如多发性骨髓瘤、巨球蛋白血症等；也可以是多株免疫细胞增生而产生的多克隆球蛋白，如冷球蛋白血症、恶性淋巴瘤、淋巴细胞性白血病、结缔组织病、慢性感染等。这些异常的蛋白可沉积于肾而致病。多数导致大量蛋白尿或肾病综合征，并可影响肾功能。部分患者发现血内出现异常免疫球蛋白，但未出现任何 B 细胞和浆细胞异常增生，也未造成器官损伤，称意义未明的单克隆球蛋白增多症（MGUS）；若 MGUS 同时导致肾损伤，则称意义未明单克隆 γ 球蛋白病肾损伤（monoclonal gammopathy of renal significance，MGRS）。

单克隆免疫球蛋白对肾脏可导致多种损伤[43]，如表 10-8 所示。

一、单克隆免疫球蛋白沉积肾病

根据单克隆免疫球蛋白的特性，单克隆免疫球蛋白沉积肾病（monoclonal globulin deposition NP）包括轻链免疫蛋白沉积肾病（light chain deposition NP）、重链免疫蛋白沉积肾病（heavy chain deposition NP）和轻链重链混合沉积肾病（light and heavy chain deposition NP）。单克隆免疫球蛋白的重链成分包括 γ（IgG）、α（IgA）和 μ（IgM），轻链成分包括 κ 和 λ[44]。

表 10-8　单克隆免疫球蛋白沉积肾病

1. 轻链免疫蛋白沉积肾病（light chain deposition NP，LCDD）
2. 重链免疫蛋白沉积肾病（heavy chain deposition NP，HCDD）
3. 轻链重链混合沉积肾病（light and heavy chain deposition NP，LHCDD）
4. 伴有单克隆 IgG 沉积的增生性肾小球肾炎（PGNMIGD）
5. 轻链淀粉样变性肾病（light chain amyloid NP）
6. 重链淀粉样变性肾病（heavy chain amyloid NP）
7. 轻链重链混合淀粉样变性肾病（light and heavy chain amyloid NP）
8. 单克隆免疫球蛋白沉积肾病伴单克隆免疫球蛋白淀粉样变性肾病（monoclonal Ig deposition NP completed with monoclonal Ig amyloid NP）
9. 纤维样肾小球病（fibrillary GN）
10. 免疫触须样肾小球病（immunotactoid GN）
11. 单克隆免疫球蛋白沉积肾病伴纤维样和（或）免疫触须样肾小球病（monoclonal Ig deposition NP completed with fibrillary/immunotactoid GN）
12. I 型冷球蛋白血症肾小球病（cryoglobulinemic GN，type I）
13. 巨球蛋白血症肾小球病（waldenstrom macroglobulinemic GN）
14. 轻链免疫蛋白管型肾病（light chain cast NP，myeloma kidney）
15. 轻链免疫球蛋白结晶沉积性肾小管病（light chain crystal storage tubulopathy）
16. 轻链蛋白性毒性肾小管病（light chain toxic tubulopathy）

【光镜】肾小球系膜区大量无结构的特殊蛋白沉积，呈系膜结节状硬化（图 10-53），肾小管基底膜和小动脉管壁也可出现特殊蛋白沉积。

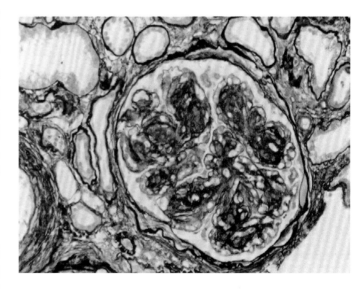

图 10-53　单克隆免疫球蛋白沉积肾小球病
系膜结节状硬化（PASM×400）

【免疫病理】依单克隆免疫球蛋白的类型，显示不同的标记（图 10-54）。

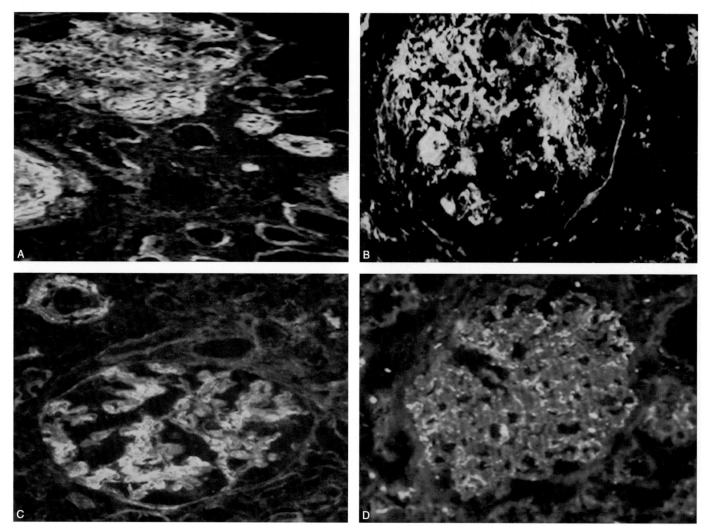

图 10-54　单克隆免疫球蛋白沉积肾小球病
A.轻链沉积,κ 阳性;C.重链沉积,γ 阳性;B(μ)和 D(λ):同一重轻链混合沉积病例(荧光×400)

【电镜】肾小球和肾小管基底膜内侧,砂粒状电子致密颗粒沉积(图 10-55)。

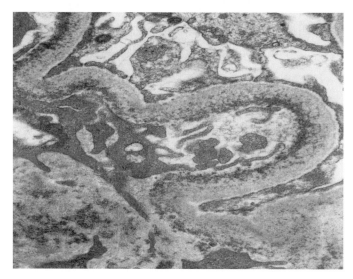

图 10-55　单克隆免疫球蛋白沉积肾小球病
肾小球基底膜内侧砂粒状电子致密颗粒沉积(电镜×25 000)

二、单克隆免疫球蛋白性淀粉样变性肾病

单克隆免疫球蛋白可作为淀粉样前体蛋白而导致淀粉样变性肾病,单克隆免疫球蛋白性淀粉样变性肾病(monoclonal globulin amyloid NP)包括轻链淀粉样变性肾病(light chain amyloid NP)、重链淀粉样变性肾病(heavy chain amyloid NP)和轻链重链混合淀粉样变性肾病(light and heavy chain amyloid NP)[45]。

光镜和电镜表现与 AA 型淀粉样变性肾病相同(详见后述)。

【免疫病理】虽然可与上述单克隆免疫球蛋白沉积肾病相似(图 10-53),但多数显示 λ 轻链蛋白阳性(图 10-56)。

三、单克隆免疫球蛋白沉积肾病伴单克隆免疫球蛋白淀粉样变性肾病

单克隆免疫球蛋白沉积肾病和单克隆免疫球蛋白淀粉样变性肾病在病因和发病机制方面,有相似之处,所以两者可同时出现。这时在电镜下既可见肾小球基底膜内侧有砂

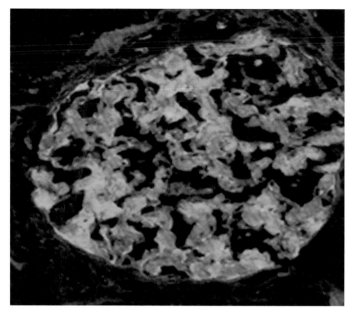

图 10-56 单克隆免疫球蛋白性淀粉样变性肾病
λ 轻链蛋白在肾小球沉积(荧光×400)

粒状电子致密颗粒沉积,又可见系膜区和毛细血管壁出现淀粉样纤维。

四、纤维样肾小球病和免疫触须样肾小球病

纤维样肾小球病(fibrillary glomerulopathy)是指肾小球内存在类似淀粉样纤维样物质,但刚果红染色阴性,不伴有系统性疾病的一类肾小球疾病。有非淀粉样纤维性肾小球病(nonamyloidotic glomerulopathy)、刚果红阴性淀粉样变性肾小球病(Congo-red-negative amyloidosis-like glomerulopathy)

等命名,免疫触须样肾小球病(immunotactoid glomerulopathy)与纤维样肾小球病相似,只是其特殊的纤维呈管状结构,可能为纤维样肾小球病的一个亚型[46]。

纤维样肾小球病和免疫触须样肾小球病的病因发病机制尚不清楚,多数学者认为是血液循环中的免疫球蛋白沉积、聚合并修饰后而形成,有人通过免疫电镜研究认为,IgG、C3 结合淀粉样 P 物质最终形成了上述纤维样物质。

【光镜】病变肾小球主要表现为系膜无细胞性增宽,进而基底膜增厚,终致肾小球硬化。常表现为系膜增生型、不典型膜型或系膜毛细血管型。应用显示淀粉样物质的刚果红等特殊染色均阴性。

【免疫病理】IgG、C3 以及轻链蛋白在肾小球系膜区和基底膜沉积,也可阴性。

【电镜】病变肾小球内遍布直径 15～25nm 的排列紊乱的粗大纤维样物质,较淀粉样纤维粗。免疫触须样肾小球病呈平行的管状排列的纤维样物质(图 10-57)。

五、Ⅰ型冷球蛋白血症肾小球病 (cryoglobulinemic GN,type Ⅰ)

冷球蛋白是指血浆温度降至 4～20℃发生沉淀呈胶冻状态,温度回升到 37℃又恢复溶解状态的一种特殊球蛋白。多见于淋巴-浆细胞增生性疾病、结缔组织疾病和感染等疾病。

冷球蛋白血症可导致蛋白尿、肾病综合征、肾炎综合征和(或)高血压。血内 C4 下降。肾病理可显示膜增生性GN、毛细血管内增生性 GN、系膜增生性 GN 等。免疫荧光检

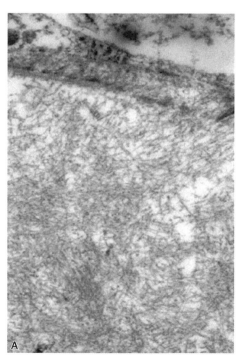
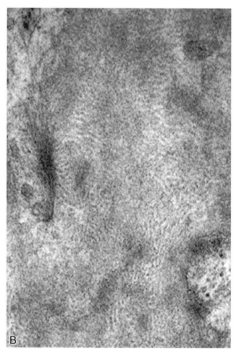

图 10-57 纤维样和免疫触须样肾小球病
A. 粗大的纤维样物质沉积;B. 管状纤维样物质沉积(电镜×30 000)

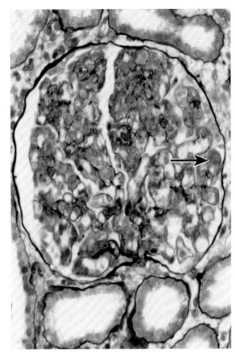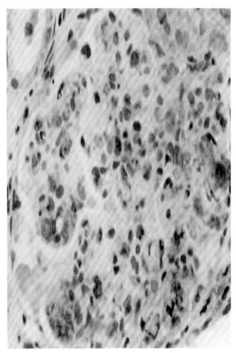

图 10-58　Ⅰ型冷球蛋白血症肾小球病
肾小球内多数 CD68 阳性的单核巨噬细胞浸润（免疫组化×400）

查则依不同类型而有区别。电镜检查可见电子致密物中出现特殊结构冷球蛋白结晶,是较有意义的病理诊断依据。

根据冷球蛋白的化学组成,分为三型[47]:

（1）Ⅰ型:单克隆冷球蛋白型,又称Ⅰ型冷球蛋白血症肾小球病（cryoglobulinemic GN,type Ⅰ）,由单克隆增生的淋巴和浆细胞产生的单克隆重链和（或）轻链组成,常为单克隆 IgG（主要为 IgG1 及 IgG3）,或 IgM（与其重链结合的轻链可为 κ 或 λ）,偶见 IgA。多见于 B 细胞增生性疾病,如:意义未明的单克隆丙种球蛋白病（MGUS）、浆细胞骨髓瘤、巨球蛋白血症、重链病、慢性淋巴性白血病、淋巴瘤等。

（2）Ⅱ型:单克隆多克隆冷球蛋白型,由具有类风湿因子活性的单克隆 IgM（90% 以上为 IgMκ）与多克隆 IgG 形成免疫复合物。

（3）Ⅲ型:多克隆混合性冷球蛋白型,冷球蛋白为具有类风湿因子活性的多克隆 IgM 与多克隆 IgG 形成免疫复合物,常见组合为 IgM-IgG,少见 IgM-IgG-IgA,偶见 IgA-IgG。

Ⅲ型:常为过渡型,可转变为Ⅱ型,即 B 细胞的多克隆扩增转换为单克隆扩增。

【光镜】可表现为膜增生性 GN、毛细血管内增生性 GN、系膜增生性 GN 等。受累肾小球内可见多数 CD68 阳性的单核巨噬细胞浸润（图 10-58）。

【免疫病理】免疫荧光检查则依不同类型而有区别。

【电镜】可见电子致密物中出现特殊结构冷球蛋白结晶,是较有意义的病理特征（图 10-59）。

六、巨球蛋白肾小球病

巨球蛋白血症肾小球病（Waldenstrom macroglobulinemic

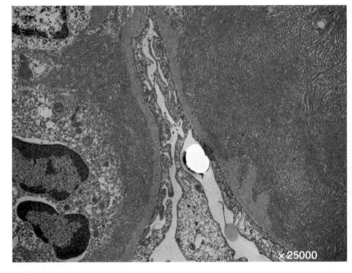

图 10-59　Ⅰ型冷球蛋白血症肾小球病
肾小球电子致密物内冷球蛋白结晶（电镜×25 000）

GN）由华氏巨球蛋白血症（Waldenstrom's macroglobulinemia）引起,多见于恶性淋巴瘤患者。淋巴细胞、浆样淋巴细胞及浆细胞呈肿瘤性增生,并产生大量单克隆免疫球蛋白 IgM[48]。

【光镜】由于血内 IgM 含量过高,血液黏滞性增加,使肾小球毛细血管内被大量 PAS 阳性的蛋白物质充填,形成假血栓（图 10-51）。

【免疫病理】假血栓中含有大量 IgM 可作为抗原,导致免疫复合物形成。

【电镜】肾小球无电子致密物,假血栓内也不见纤维蛋白（图 10-60）。

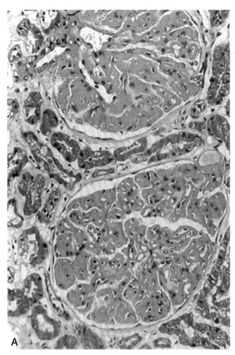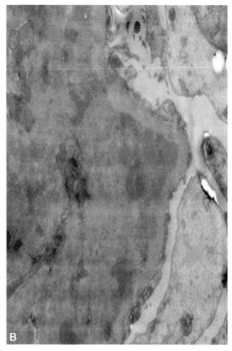

图 10-60　巨球蛋白肾小球病
A. 肾小球毛细血管内和内皮下大量血浆样物质沉积(PAS×400);B. 肾小球毛细血管内血浆沉积(电镜×30 000)

七、轻链免疫蛋白管型肾病

肾小管内富含轻链蛋白管型堵塞,形成轻链免疫蛋白型肾病(light chain cast nephropathy),又称骨髓瘤肾(myeloma kidney)[49]。

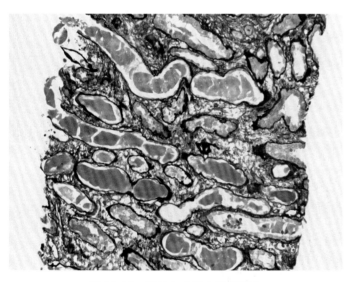

图 10-61　轻链免疫蛋白管型肾病
多数浓稠的蛋白管型阻塞(HE×200)

F10-61　ER

免疫球蛋白分子量较大,不能通过肾小球滤过膜,而轻链蛋白分子量小,可通过肾小球而进入肾小管,称为 Bense-Jones 蛋白,加温 40 ~ 60℃时,可凝固,继续加热煮沸时,则可溶解,冷却至 60℃时,又可凝固,故称凝溶蛋白。Bense-Jones 蛋白在浓缩的酸性小管原尿中,与 Tamm-Horsfall 蛋白相结合,形成浓稠的、难以排出的蛋白管型,并损伤肾小管上皮细胞,导致肾功能损伤。

【光镜】 肾小球病变不明显。主要病变呈现于肾小管,可见较多的不易排出的浓稠蛋白管型,管型中常见裂纹,对肾小管上皮细胞有损伤,严重时,肾小管基底膜破裂,伴多核巨细胞和单个核细胞反应,以髓袢细段、远端肾小管和集合管损伤为主(图 10-61)。

【免疫病理】 可见蛋白管型中含有轻链蛋白。

【电镜】 可见蛋白管型中有形态不一的电子致密物质。其机制是由于骨髓瘤产生的免疫球蛋白的轻链经肾小球滤入肾小管,浓缩并与远端肾小管和集合管的 Tamm-Horsfall 蛋白混合,称 Bence Jones 蛋白管型。并且肾小管上皮细胞大量吸收和沉积轻链蛋白与阻塞的蛋白管型共同导致肾小管损伤。

八、轻链免疫球蛋白结晶沉积性肾小管病

尿液内大量的单克隆免疫球蛋白被肾小管上皮吸收,经溶酶体消化和改造后,形成结晶,称单克隆球蛋白结晶沉积性肾小管病(light chain crystal storage tubulopathy)。损伤肾小管甚至出现范可尼综合征(Fanconi syndrome)[50]。

【光镜】 肾小球无明显病变,仅见系膜细胞和基质轻度增生。肾小管上皮细胞空泡和粗颗粒状变性伴灶状萎缩。

肾间质灶状淋巴和单核细胞浸润伴纤维化。

【免疫病理】肾小球系膜区、毛细血管壁及肾小管上皮细胞轻链蛋白沉积（κ 或 λ）。

【电镜】肾小球无明显病变,肾小管上皮细胞（以近端肾小管上皮最明显）空泡变性、微绒毛崩解脱落、溶酶体增多、其中可见结晶物质（图10-62）。

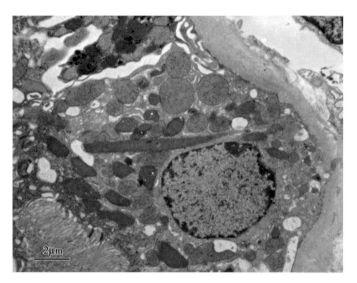

2μm

图 10-62 单克隆免疫球蛋白结晶沉积性肾小管病
肾小管上皮细胞内特殊结晶（电镜,×10 000）

第九节 代谢性疾病所致肾疾病

代谢性疾病常与某些基因异常和先天性疾病有关,常可波及肾脏。部分列入本章第十一节先天性和遗传性肾疾病论述。

一、糖尿病肾病

糖尿病是常见的糖代谢异常的疾病,与遗传因素有关。糖尿病肾病（diabetic nephropathy）是糖尿病严重的并发症,是影响糖尿病患者预后的重要因素。其主要发病机制是:高血糖导致肾血流动力学改变、蛋白非酶糖基化、进入细胞的葡萄糖进行异常的山梨醇代谢途径、葡萄糖转运功能亢进等,均导致多种细胞因子（TGF 等）的增多和活化,使肾小球系膜基质和基底膜样物质等细胞外基质增多。

糖尿病肾小球硬化症（diabetic glomerulosclerosis）是糖尿病肾病的重要组成部分,具有一定的病理学特点[51]。

糖尿病肾小球硬化症的肾脏大体表现为均匀肿大,皮质增厚而苍白。

【光镜】肾小球病变有两种类型。

1. 弥漫性糖尿病肾小球硬化症（diffuse diabetic glomerulosclerosis） 肾小球系膜基质弥漫性增多,毛细血管基底膜弥漫性增厚。

2. 结节性糖尿病肾小球硬化症（nodular diabetic glomerulosclerosis） 肾小球系膜区出现圆形或卵圆形均质嗜伊红的结节,镀银染色呈同心圆层状结构,称为 KW（kimmelstiel-wilson）结节,对周围毛细血管有压迫现象,部分呈小血管瘤样扩张。毛细血管基底膜不规则增厚（图10-63）。

弥漫性硬化与结节状硬化可能是糖尿病肾小球硬化症

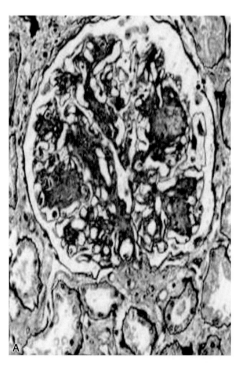
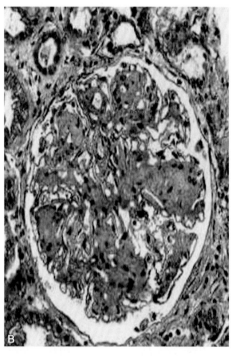

图 10-63 结节型糖尿病肾小球硬化症
肾小球系膜区 KW 结节形成（A. PASM；B. Masson×400）

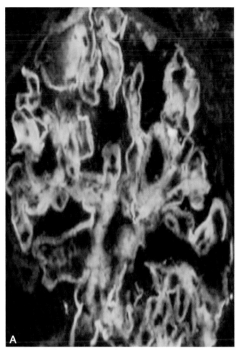
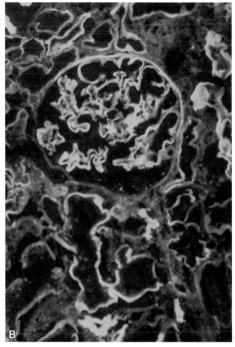

图 10-64　糖尿病肾小球硬化症
A. IgG 沿肾小球毛细血管壁线样沉积（荧光×400）；B. Alb 沿肾小球毛细血管壁和肾小管基底膜线样沉积（荧光×200）

的不同发展阶段。在糖尿病肾小球硬化症病变中，尚可见血浆蛋白漏出并呈滴状沉积于肾小囊基底膜和壁层上皮细胞之间，称肾小囊滴状病变（capsular drop）；纤维素样蛋白物质尚可肾小球毛细血管的内皮下，形成纤维素样帽状病变（fibrin cap）。滴状病变和帽状病变的出现，是糖尿病肾小球硬化症的进展的表现。肾小管基底膜也呈增厚表现，近端肾小管上皮细胞含有大量糖原，使之呈空泡状，称糖原性肾病（glycogen nephrosis）或 AE 病变（Armanni-Ebstein lesion），随着肾小球硬化病变的进展，肾小管出现相应的萎缩、肾间质纤维化及淋巴样细胞浸润。

【免疫病理】IgG 及血浆蛋白沿肾小球毛细血管壁细线状沉积。这是非特异性血浆蛋白在变性的毛细血管壁内沉积的结果，用血浆白蛋白（Alb）作对照，同样在肾小球毛细血管壁和肾小管基底膜呈线样沉积（图 10-64）。与抗基底膜肾小球肾炎相比，因发生机制不同，故尽管免疫病理图像相似，但强度较弱。

【电镜】肾小球毛细血管基底膜弥漫性增厚，上皮细胞足突广泛融合，严重者较正常基底膜厚 5～10 倍，系膜基质增多，并可逐渐取代系膜细胞（图 10-65）。

糖尿病对肾脏的损伤是渐进性的，早期仅表现为肾小球肥大，病程超过 5 年以上，进入糖尿病临床Ⅲ期，便可出现糖尿病肾小球硬化症。患者出现大量蛋白尿或肾病综合征。

糖尿病对肾的影响是多方面的，除糖尿病肾小球硬化症，尚可波及肾血管、肾小管和肾间质。肾血管病变包括肾动脉粥样硬化、小动脉和细动脉硬化。糖尿病易合并肾盂肾炎乃至肾乳头坏死，将在肾间质疾病章节中叙述。

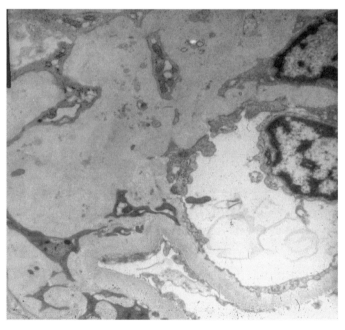

图 10-65　糖尿病肾小球硬化症
基底膜弥漫均质性增厚，系膜基质增生（电镜×6000）

二、非单克隆免疫球蛋白型淀粉样变性肾病

淀粉样变性病是以淀粉样蛋白沉积为特点的全身性疾病。淀粉样蛋白沉积于肾占淀粉样变性病的 90%。淀粉样蛋白的形成是淀粉样变性病发生的关键，有多种淀粉样前体蛋白，如：上述的单克隆免疫球蛋白（AL、AH），此外，淀粉样蛋白 A（AA）、淀粉样 β2 微球蛋白（Aβ2m）、淀粉样转化甲状

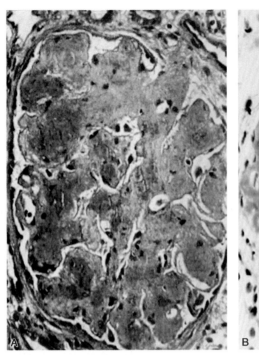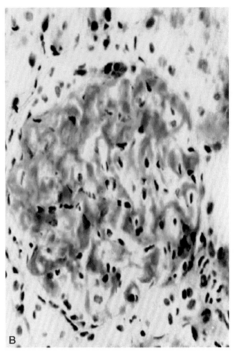

图 10-66　AA 型淀粉样变性肾病

A. 淀粉样蛋白呈结节状沉积于肾小球系膜区（Masson×400）；B. 刚果红染色阳性（刚果红×400）

腺素（ATTR）、β 淀粉样蛋白（Aβ）、胰岛淀粉样多肽（ALAPP）、降钙素（calcitonin）等，淀粉样前体蛋白经过单核巨噬细胞的代谢和组装，形成难溶和不溶的淀粉样蛋白并沉积于组织中，形成多种类型的淀粉样变性病。目前已发现30 种淀粉样前体蛋白。较常见的淀粉样肾病是单克隆免疫球蛋白导致的 AL 和 AH 型淀粉样变性肾病，已在前面的浆细胞病异常球蛋白血症的肾损伤章节中论述，在此仅就与代谢和遗传异常有关的淀粉样变性肾病进行叙述[52]。

（一）AA 型淀粉样变性肾病

AA 型淀粉样变性肾病（amyloid nephropathy，AA type）的肾大体表现为弥漫性肿大，质硬而脆。

【光镜】淀粉样蛋白可沉积于肾的各部分，尤以肾小球受累最严重。嗜伊红细颗粒状的淀粉样蛋白首先沉积于肾小球系膜区，进而毛细血管基底膜弥漫性增厚，毛细血管腔狭窄乃至闭塞。肾小动脉血管壁也常见淀粉样蛋白沉积。严重者导致肾小球荒废。重症者，肾小管基底膜和肾间质也有淀粉样蛋白沉积。多种特殊染色和组织化学方法（变色反应、刚果红染色等）对淀粉样蛋白的确诊有重要作用。尤以刚果红染色最常用，呈砖红色（图 10-66）。

【免疫病理】免疫球蛋白和补体阴性，淀粉样蛋白 A 阳性。

【电镜】淀粉样蛋白具有特殊的超微结构，表现为长30～100nm、宽 8～10nm 的无分支的杂乱排列的淀粉样纤维（图 10-67）。

（二）遗传性淀粉样变性肾病

一些遗传性因素导致基因变异或非遗传性基因突变，进而出现代谢异常，并导致淀粉样变性肾病，称遗传性淀粉样变

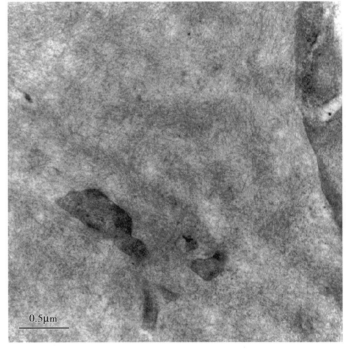

0.5μm

图 10-67　淀粉样变性肾病

淀粉样纤维杂乱排列（电镜×30 000）

性肾病（hereditary amyloid nephropathy），如遗传性纤维蛋白原性淀粉样变性病（fibrinogen）[52]、遗传性载脂蛋白 A1/载脂蛋白 A2 淀粉样变性病（apoA Ⅰ/apoA Ⅱ）、遗传性溶菌酶淀粉样变性病（lysozyme）、芬兰裔淀粉样蛋白（Finnish type amyloid）、遗传性白细胞趋化因子 2（leukocyte chemotactic factor 2，ALECT2）淀粉样变性病（图 10-68）等。

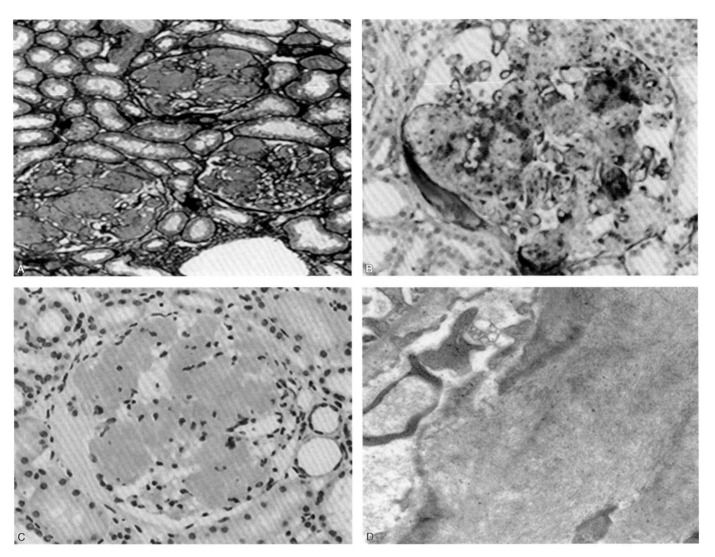

图 10-68　遗传性纤维蛋白原性淀粉样变性肾病

A. 淀粉样蛋白结节状沉积(PASM×200)；B. Fibronogin 阳性(免疫组化×400)；C. 刚果红染色阳性(刚果红×400)；D. 淀粉样纤维杂乱排列(电镜×30 000)

遗传性淀粉样变性肾病的发病年龄较早。

三、C3 肾小球病和电子致密物沉积病

C3 肾小球病肾病(C3 glomerulonephropathhy)或 C3 肾小球肾炎(C3 glomerulonephritis)是 Faknouri 等于 2010 年提出的[53]，定义为免疫荧光检查时，肾小球只有 C3 沉积，免疫球蛋白阴性或弱阳性，病变肾小球的形态呈多样性，包括电子致密物沉积病(DDD)、C3 肾小球病、家族性Ⅲ型膜增生性肾小球肾炎(MPGN)、CFHR5 肾病(factor H related 5 nephropathy)等。

临床表现呈多样性，血内补体 C3 低下，补体代谢调节因子异常。

这一类肾病主要由于补体 C3 代谢异常或基因异常导致的。

补体系统是复杂的生物反应系统，是机体天然免疫防御的重要组成部分，也是体液免疫反应的参与者。补体系统由 30 余种蛋白分子组成，广泛存在于血清、组织液和细胞膜表面，这些蛋白彼此相互作用，并被体内一些蛋白调控。活化的补体是炎症反应发展的重要环节。三种活化途径在 C3 激活后，均可形成 C3 转化酶(C3bBb)和 C5 转化酶(C4b2a3b)，前者可使 C3 持续激活消耗，后者可使 C5 继续往下活化而形成膜攻击复合物(MAC)。但是，体内有一些调节因子可维系平衡，使 C3 和 C5 在完成一定的防御保护功能后，终止活化效应，以免损伤自身的细胞和组织。这些调节因子有的存在于血清(如 C1 抑制物、C4 结合蛋白、H 因子、I 因子、过敏毒素、灭活因子、S 蛋白、膜结合蛋白等)，一旦其中的一个或数个因子含量低下或消失(基因突变、自身抗体形成等)，则可导致补体代谢性疾病或肾疾病。C3 肾小球肾病是典型的补体代谢异常性肾疾病。

(一) 电子致密物沉积病

电子致密物沉积病(dense deposit disease, DDD)又称Ⅱ型膜增生性肾小球肾炎，目前认为本病是由于补体代谢障碍引起的,属于 C3 肾小球病范畴,所以归入本章一并叙述。DDD 多出现于青少年,呈现持续的低补体状态,多数呈现肾病综合征,部分出现急性肾炎综合征,预后较差[54]。

【光镜】病变不一,膜增生样病变占 25%,与Ⅰ型和Ⅲ型膜增生性肾小球肾炎相似,即系膜细胞和系膜基质中重度弥漫增生,沿内皮下插入,但较轻,常常仅有节段性插入,系膜增生样病变占 44%,新月体样病变占 17%,毛细血管内增生样病变占 12%。但均可见基底膜呈带状增厚,尤以 PAS 染色标本显著。

【免疫病理】补体 C3 高强度沿肾小球毛细血管壁呈细颗粒乃至线状沉积,系膜区有团块状沉积。其他免疫球蛋白(IgG、IgA、IgM 等)阴性或少量沉积。

【电镜】有特异性表现,肾小球毛细血管基底膜的致密层中有大块条带电子致密物沉积,系膜区可有多少不等的沉积,足细胞足突广泛融合(图 10-69)。免疫电镜检查证实电子致密物中主要为 C3 沉积。

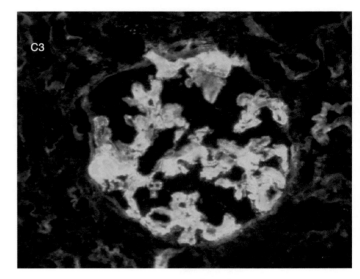

图 10-70　C3 肾小球病
C3 沿肾小球系膜区和毛细血管壁沉积(荧光×400)

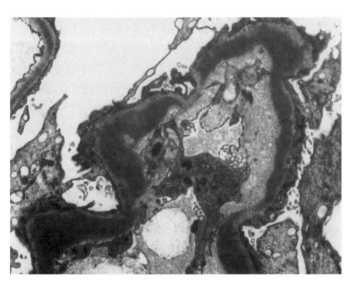

图 10-69　电子致密物沉积病
肾小球基底膜致密层可见致密的条带状致密物(D)沉积
(电镜×12 000)

(二) C3 肾小球病

【光镜】C3 肾小球病[55]的肾小球病变可呈现多种形态,主要为膜增生性肾小球肾炎和系膜增生性肾小球肾炎。

【免疫病理】免疫荧光检查 C3 高强度沉积(图 10-70),其他免疫球蛋白(IgG、IgA、IgM)阴性或轻度沉积。

【电镜】电镜下可见系膜区和(或)内皮下电子致密物沉积(图 10-71),免疫电镜检查证实电子致密物中以 C3 沉积为主。

四、脂蛋白肾小球病

脂蛋白肾小球病(lipoprotein glomerulopathy)是一种脂质代谢障碍导致的一种特殊类型的肾小球病。脂蛋白主要通过受体代谢途径进行代谢,apoE 是主要的载脂蛋白,是受体

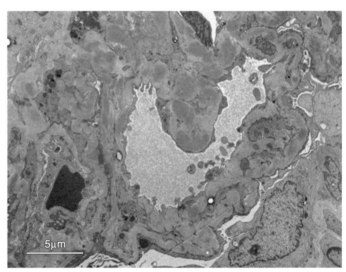

图 10-71　C3 肾小球病
系膜区和内皮下电子致密物沉积(电镜×5000)

识别脂蛋白的信号和标志,患者的 apoE 出现了变异,导致本病。患者临床表现以蛋白尿、肾病综合征伴血尿为主,后期出现肾功能障碍[56]。

光镜下肾小球毛细血管高度扩张,充以含脂质的蛋白物质,形成多数血栓样物质。后期可见系膜细胞和基质增生。以油红 O 作脂肪染色阳性(图 10-72)。

【免疫病理】β 脂蛋白和 apoE 阳性。

【电镜】肾小球毛细血管腔内可见含脂质空泡的蛋白物质充盈。

五、尿 酸 肾 病

尿酸是人类嘌呤类化合物分解代谢的产物。正常人体尿酸的产生和清除维持着动态平衡。尿酸形成过多或排泄障碍均可产生高尿酸血症。血中尿酸过高则出现尿中尿酸过高,进而使尿酸及其盐类沉积于肾,导致尿酸肾病(urie

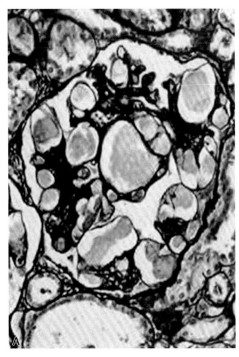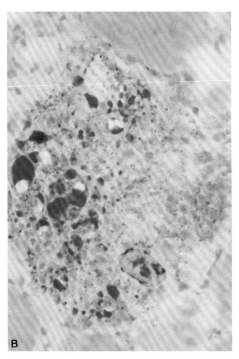

图 10-72 脂蛋白肾小球病
A. 肾小球毛细血管充以血栓样物质(PASM×400);B. 油红 O 染色阳性(油红 O×400)

acid nephropathy)[57]。

高尿酸血症是尿酸肾病的发病基础。高尿酸血症有原发性和继发性之分。原发性高尿酸血症有的原因不明,有的则因先天性酶异常所致。继发性高尿酸血症多数由于核蛋白分解增加而引起,如恶性肿瘤的增生和坏死,以及各种治疗等其他原因引起的大量肿瘤细胞崩解坏死。部分肾小管功能障碍患者也可导致高尿酸血症。

高尿酸血症可造成两种类型的尿酸肾病。①核蛋白大量分解可形成急性尿酸肾病:由于血尿酸突然增多,当大量尿酸从肾排泄时,尿酸结晶在肾小管、集合管、肾盂乃至下尿路急骤沉积,产生肾内和肾外梗阻,使肾小管内压力增高,肾小球滤过率下降,导致急性肾衰竭。②原发性高尿酸血症或肾排泄功能下降时,可导致慢性尿酸肾病或痛风肾(gouty nephropathy):除关节附近产生痛风结节外,尚伴严重肾损伤达 41%,死于肾衰者占 25%,而尸检证实痛风患者 100% 均有肾损伤。③尿酸结石形成是第 3 种尿酸肾病:尿酸盐的溶解度比其他盐类小得多,因此尿酸结石比其他盐类结石形成的机会要多。

尿酸肾病的主要病变为尿酸和尿酸盐结晶在肾小管和肾间质内大量沉积,尤以肾髓质和肾乳头沉积最多,因乳头部钠离子浓度高,所以尿酸钠最易沉积于乳头区。尿酸及尿酸盐的沉积,起初沉积于肾小管,进而肾小管损伤和崩解,引起肾间质的化学性炎症,早期可见单核细胞和淋巴细胞及异物巨细胞在沉积部位浸润,逐渐演变为纤维化(图 10-73)。

六、高钙血症性肾病

由于高血钙和高尿钙而引起的肾损伤称为高钙血症性肾病(hypercalcemic nephropathy)。引起高血钙和高尿钙的原因很多,最常见的是甲状旁腺功能亢进和恶性肿瘤引起的骨破坏,偶见于肾小管转运功能异常。

高钙血症导致的肾病变与高血钙持续的时间有关。早期首先表现为肾小管上皮细胞的肿胀、变性、细胞内钙质沉积及细胞坏死,尤以髓祥、远端肾小管和集合管的改变最明显。进而肾小管基底膜钙化,细胞崩解的碎屑充塞于管腔并出现钙化的管型,形成肾内梗阻。再进展,则出现肾间质钙质沉积,沉积部位出现淋巴细胞和单核细胞浸润,纤维化,乃至钙化的瘢痕形成。肾血管壁的钙化也可达到相当严重的程度。虽然肾髓质病变较严重,后期也可波及肾皮质,影响肾小球,导致肾硬化(图 10-74)[58]。

七、高草酸尿症肾病

高草酸尿症(oxalosis)是泌尿系统结石症的一个原因,也可出现肾脏钙化症。累及肾脏时,称高草酸尿症肾病(hyperoxaluric nephropathy)。高草酸尿症有原发性和继发性两种类型。原发性高草酸尿症多见于青少年,分三型:①Ⅰ型较多见,为常染色体隐性遗传,肝内缺乏丙氨酸乙醛酸氨基转换酶(alanine glyoxylate aminotransferase)导致代谢异常;②Ⅱ型较少见,由于羟基丙酮酸盐(hydroxypyruvate)代谢异常而导致,肾损伤较轻;③Ⅲ型则由于胃肠过吸收草酸和草酸盐所致。继发性高草酸尿症见于草酸摄入过多或排出过少(如慢性肾衰竭、血液透析等),发病无年龄差别。草酸盐与钙结合,在一定的 pH 环境下,析出并沉积[59]。

光镜下肾小管内特别是近端肾小管内出现针状或无定形结晶,肾小管严重损伤、萎缩和破裂,导致肾间质内出现草酸盐结晶和纤维化。并可与钙结合,呈褐色钙化。偏振光显微镜

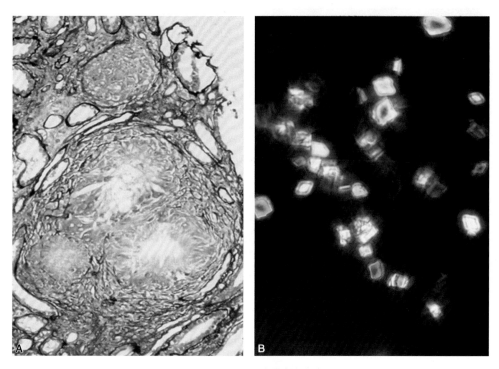

图 10-73　痛风肾

A. 肾间质尿酸盐肉芽肿(PASM×400);B. 尿沉渣中尿酸盐结晶(偏振光×400)

F10-73　ER

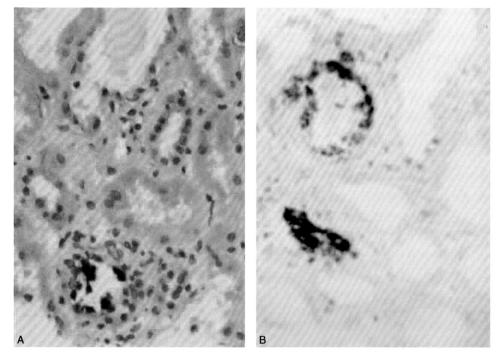

图 10-74　高钙血症性肾病

A. 肾小管腔钙盐沉积(HE×400);B. 管壁和管腔内钙盐沉积(van Kossa×400)

下可呈现浅绿色折光,呈扇形,是诊断的重要依据(图10-75)。

电镜下可见肾小管上皮细胞因吸收草酸和草酸盐,可见细胞内特殊结构的包涵体,进而形成特殊的次级溶酶体,最终出现有棱角结晶状结构。

八、糖原沉积症肾病

糖原沉积症是一组少见的遗传性疾病。多种酶先天性异常,均可导致糖原在全身各实质器官的细胞内沉积,从而影响细胞功能。根据酶缺陷的种类不同,糖原沉积症可分为十种类型,累及肾脏者,称糖原沉积症肾病(glycogenosis nephropathy)。糖原沉积症是由于酶缺陷造成的,根据酶缺陷的种类,有十种之多,如葡萄糖-6-磷酸酶缺陷可引起1型糖原沉积症[60]。

【光镜】肾小管上皮细胞,特别是下肾单位肾小管上皮细胞呈严重的细小空泡变性,肾小球上皮细胞也有类似变化。糖原染色呈强阳性。

【电镜】肾小管和肾小球上皮浆内可见大量糖原颗粒沉积(图10-76)。

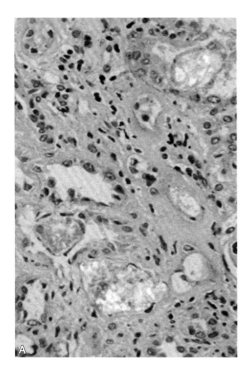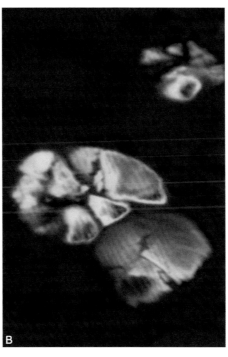

图10-75 高草酸尿症肾病
A.肾小管扩张、萎缩,草酸盐结晶阻塞(HE×400);B.草酸盐结晶(偏振光×400)

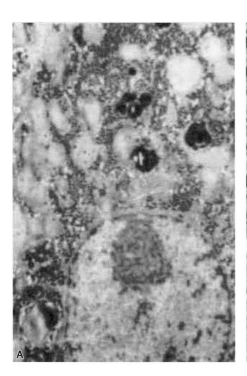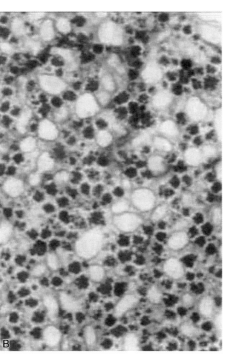

图10-76 糖原沉积症肾病
肾小管上皮多数糖原颗粒沉积 电镜,×8000(A),×20 000(B)

第十节 肾钙化症和肾结石病

钙质在肾实质内沉积称为肾钙化症(nephrocalcinosis)。已如前述,主要表现是肾小管基底膜和肾间质的钙化及磷酸钙及草酸钙沉积,相应的病变有肾小管萎缩、肾间质纤维化、肾小球周围纤维化及多少不等的肾小球硬化。见于甲状旁腺功能亢进、结节病、过量摄取维生素D、多发性骨髓瘤以及肾小管酸中毒的状态。

肾盏和肾盂内形成不同形状的含钙的固体物质,称肾结石病(nephrolithiasis)。肾结石病有原因不明的原发性结石,有因慢性肾盂肾炎和代谢异常导致的继发性结石。结石形成的机制虽然众说纷纭,但结石核心(nidus)是形成结石的关键,黏蛋白、脱落上皮、异物以及磷酸钙是常见的结石核心成分。肾乳头的钙化斑并相继向肾盂脱落,又常常是结石核心的前趋病变。肾钙化病与肾结石有密切关系。通过化学分析,约65%的肾结石以磷酸钙和草酸钙为主,前者灰白,质地松脆,表面是颗粒状,后者棕褐,质坚硬,表面粗糙有刺。20%的肾结石以尿酸盐(黄色,质硬,表面光滑)、黄嘌呤及胱胺酸盐为主(黄白色,质柔软如蜡样,表面光滑),15%的肾结石以磷酸铵镁盐为主(灰白色,质地松脆,表面光滑)。多数肾结石为上述各成分混合存在。肾结石的存在,可造成尿路阻塞,导致肾盂扩张和积尿,诱发和加重肾盂肾炎,并可使肾盂黏膜鳞状上皮化生,演变为鳞状上皮癌。

第十一节 先天性和遗传性肾疾病

先天性肾疾病有的具有遗传因素,有的则因受精卵在发育过程中受到损伤而致,后者不应属于遗传性肾疾病,只应称先天性肾疾病。遗传性肾疾病具有一定的遗传基础,按一定方式在上下代之间垂直传递。遗传性肾疾病虽然常具有家族性发病特点,但部分呈家族性发病的肾疾病由非遗传因素(如环境因子等)引起。

先天性和遗传性肾疾病种类繁多(表10-9)[61]。

对于肾活检病理而言,有的先天性和遗传性肾疾病可以作出明确诊断。有的属于功能性变化则不能作出明确诊断,一旦出现了形态学变化,已属晚期,临床出现肾功能障碍,病理形态表现为肾单位萎缩和肾间质纤维化。有的先天性和遗传性肾疾病已在以前相应章节作了介绍。以下将介绍肾活检病理检查有诊断价值的几种先天性和遗传性肾疾病。

一、Alport 综合征

Alport 综合征(Alport's syndrome)又称遗传性进行性肾炎(hereditary progressive glomerulonephritis)。典型的 Alport 综合征以血尿、进行性肾功能减退、感音性神经性耳聋和眼的前锥形晶状体为特点。儿童期常见,男女均可发病,以男性多见。1/3～2/3 的患者有家族史。

表 10-9 遗传性肾疾病

(一)原发性(肾脏损伤为主要的或唯一的表现)
1. 肾小球疾病
 (1)先天性肾病综合征
   芬兰型:先天性小囊性肾病综合征
   法国型:弥漫性系膜硬化
 (2)肾小球基底膜的遗传性肾病
   Alport 综合征
   薄基底膜肾病或家族性良性血尿
 (3)甲髌综合征
 (4)Ⅲ型胶原肾小球病
 (5)纤连蛋白肾小球病
 (6)遗传性免疫性肾炎
 (7)家族性小叶性肾小球病
2. 功能性肾小管病
3. 肾间质病
4. 肾囊性病
5. 肾发育不良与畸形
(二)继发性
1. 继发于遗传性代谢性疾病
 (1)Fabry 病肾病
 (2)卵磷脂、胆固醇转酰酶缺乏
 (3)戈谢病或高雪病
 (4)Niemann-Pick 病
 (5)糖尿病肾损伤▲
 (6)家族性淀粉样变性肾病▲
 (7)脂蛋白肾小球病▲
 (8)高尿酸血症肾病▲
 (9)草酸贮积症
 (10)Wilson 病
 (11)青春期型胱氨酸病※
 (12)溶酶体病
 (13)镰状细胞病肾病
 (14)遗传性补体缺陷病
 (15)α-抗胰蛋白酶不足
 (16)Alagille 综合征
 (17)家族性青少年性巨细胞贫血
 (18)尿黑酸褐黄病肾损伤※
 (19)糖原沉积症▲
2. 并发于非遗传性代谢性疾病
 (1)遗传性肢端骨质溶解
 (2)线粒体病
 (3)家族性自主神经功能异常
 (4)Barter 和 Gitleman 综合征

▲、※:请参阅相应章节

Alport 综合征属于基底膜(GBM)Ⅳ型胶原(COL4)的基因突变导致的遗传性疾病。Ⅳ型胶原是一种非纤维性基底膜胶原,是由三条 α 链相互缠绕而形成的三股螺旋结构的分子,Alport 综合征的遗传方式常见有三种:①X 连锁显性遗传型 Alport 综合征,$COL4A5$ 基因突变。②X 连锁隐性遗传型 Alport 综合征,$COL4A5/COL4A6$ 基因突变。以上两种

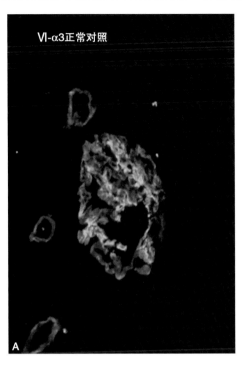

图 10-77 Alport 综合征
肾小球基底膜Ⅳ型胶原 α3 链检测。A. 正常对照;B. 患者(荧光×400)

约占全部 Alport 综合征的 85% 以上,由于女性性染色体为 XX,男性为 XY,当 X 链出现突变时,女性的另一条 X 链可与突变 X 链互补,所以女性 Alport 综合征患者症状较轻,可终生无肾衰竭的症状。③常染色体隐性遗传 Alport 综合征,COL4A3、COL4A4 基因突变,约占全部 Alport 综合征的 15%。由于Ⅳ型胶原的基因突变,导致了肾小球和肾小管基底膜的病变[62]。

Alport 综合征的大体和光镜检查无特殊诊断价值。

【免疫病理】多数呈阴性。有的可见 IgM 呈强度不等的阳性。进行肾活检标本的Ⅳ型胶原 α 链(α3 和 α5)的免疫荧光或免疫组化有重要诊断意义,患者阴性或弱阳性,正常人强阳性(图 10-77)。

【电镜】透射电镜检查是诊断 Alport 综合征的主要的手段。肾小球基底膜显示弥漫增厚或薄厚不均,致密层增厚,充以多数无特殊排列的微细的纤维样结构,使之呈撕裂状(splitting or lamellation)和蛛网状(basket-weave),其中常混有微小的电子致密颗粒(图 10-78)。上述特殊的变性结构也见于肾小管基底膜。肾小球上皮细胞足突节段性融合。早期肾小管、肾间质和小动脉无特异性病变。后期肾小管萎缩,肾间质纤维化。

二、薄基底膜肾病

薄基底膜肾病(thin basement membrane nephropathy, TBMN)曾有薄基底膜病(thin basement membrane disease)、薄膜肾病(thin membrane nephropathy)、薄基底膜综合征(thin basement membrane syndrome)、良性家族性血尿(benigen familial hematuria)的命名。以持续性镜下血尿为主

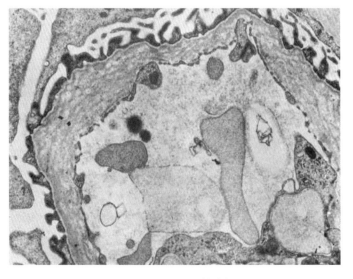

图 10-78 Alport 综合征
肾小球基底膜撕裂(电镜×10 000)

要临床表现,多数有家族史。有 9% ~38% 的患者有发作性肉眼血尿,常与上呼吸道感染或剧烈运动有关。尚有少数患者可出现蛋白尿。多为儿童和青少年发病,因平时无严重症状,所以有时到成年乃至中老年方可发现。

多数属于常染色体显性遗传性肾小球病。为肾小球基底膜Ⅳ型胶原 α3 和 α4 链异常,遗传学图谱定位于第 2 号常染色体 COL4A3/COL4A4 基因区域异常[63]。

薄基底膜肾病的大体和光镜检查无特殊诊断意义。

【电镜】可见肾小球毛细血管基底膜弥漫性菲薄,与同龄人相比,仅相当于其 1/3 ~1/2(图 10-79),正常国人成人

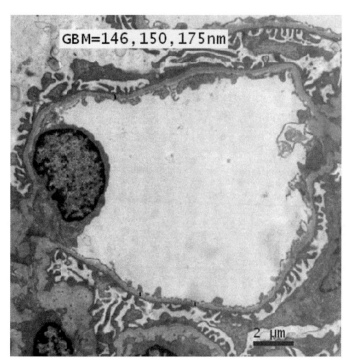

图 10-79 薄基底膜肾病
肾小球基底膜菲薄,厚度仅为 150nm(电镜×10 000)

肾小球基底膜约为 360nm,薄基底膜肾病的诊断标准应为 <270nm。

三、Ⅲ型胶原肾小球病

Ⅲ型胶原肾小球病(collagen Ⅲ glomerulopathy)是近年来新发现的少见的肾小球病。由 Arakawa 于 1979 年首先报道,又称胶原纤维性肾小球肾病(collagenefibrotic glomerulonephropathy)、大量胶原纤维形成的基底膜病(peculiar changes in the basement membrane characterized by abundant collagen formation)、胶原纤维沉积性肾病(collagen fibers deposit nephropathy),因其与甲髌综合征极相似,故又称甲髌综合征样肾病(nail patella-like renal lesion)。30~50 岁的中老年男性好发,以蛋白尿和肾病综合征为主要临床表现。预后较差,最终出现肾衰竭。截至目前,文献报道不足 50 例[64]。

本病为常染色体隐性遗传。Ⅲ型胶原是由三个相同的 α1 链构成的同源三聚体,由 *COL3α1* 基因编码,该基因位于 2 号染色体长臂(2q24.3-2q31),该基因突变则导致本病。

【光镜】肾小球毛细血管基底膜为Ⅳ型胶原,Ⅲ型胶原为肾间质胶原。本病可见肾小球毛细血管基底膜弥漫性不规则增厚,系膜基质增生,Masson 染色,增厚的基底膜与肾间质Ⅲ型胶原同样呈蓝色或绿色(图 10-80)。随着病程延长,系膜基质逐渐增多,肾小球硬化。继发性肾小管萎缩,肾间质纤维化。

【免疫病理】属于非免疫复合物介导的肾疾病,各种免疫球蛋白和补体均阴性。应用Ⅲ型胶原的特异性抗体标记,肾间质、肾小球毛细血管基底膜和系膜区Ⅲ型胶原阳性(图 10-81)。

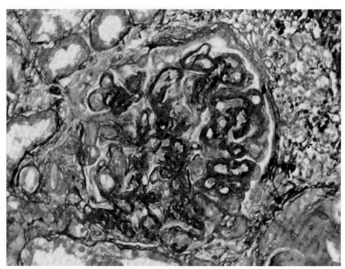

图 10-80 Ⅲ型胶原肾小球病
肾小球系膜区和基底膜呈间质Ⅲ型胶原蓝绿色(Masson×400)

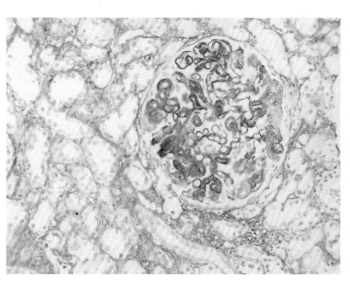

图 10-81 Ⅲ型胶原肾小球病
肾间质、肾小球基底膜和系膜区Ⅲ型胶原阳性(免疫组化×400)

【电镜】肾小球基底膜和系膜区显示大量有一定排列的Ⅲ型胶原纤维(图 10-82)。

四、Fabry 病肾病

Fabry 病肾病(nephropathy of Fabry disease)也称弥漫性血管角皮瘤病(angiokeratoma corporis diffusum)。Fabry 和 Anderson 于 1898 年首先报道了本病,故称 Fabry 病、Anderson-Fabry 病、α-半乳糖苷酶缺乏症等。本病自青少年开始发病,呈多系统性损伤,皮肤表现为泛发性血管角皮瘤,神经系统表现为周围神经受累,眼部表现为结膜和视网膜血管瘤样扩张,内脏因缺血性和出血性血管病变而受累。肾脏受累的临床表现出现较晚,多在 20 岁以后出现,始为蛋白尿和(或)血尿,进而肾病综合征,并迁延为肾功能不全。

本病为 X 染色体连锁隐性遗传,属于单基因遗传病。细胞溶酶体内的 α-半乳糖苷酶 A(α-galactosidase A,α-Gal

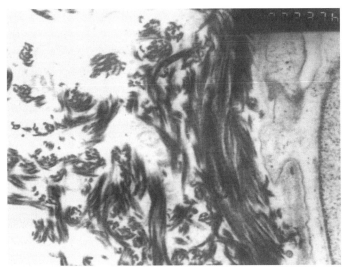

图 10-82 Ⅲ型胶原肾小球病
肾小球基底膜胶原纤维增生（电镜×20 000）

A）基因突变，导致该酶活性部分或全部丧失，造成其代谢底物三己糖酰基鞘脂醇（globotriaosylceramide，GL3）和相关的鞘糖脂在各器官贮积而致病。α-Gal A 基因位于 Xq22.1，包括 12 000 碱基对，目前已发现 400 种突变类型，多为错义突变或无义突变[65-66]。

【大体】患者皮肤血管角皮瘤呈红色或红紫色斑丘疹，主要分布于下腹部、臀部及会阴部，显微镜下显示皮肤血管角皮瘤：真皮层毛细血管瘤样扩张，表皮角质增生。肾脏在疾病早期呈肿胀而苍白，后期萎缩硬韧。

【光镜】肾小球上皮细胞或足细胞明显肿胀和空泡变性，使之形成泡沫状细胞，空泡主要是细胞内大量神经糖鞘脂（glycosphingolipid）堆积造成的，在石蜡切片制作过程中，多种有机溶媒将脂质溶解而形成空泡状，冷冻切片经特殊脂肪染色（苏丹黑、油红 O 等）呈阳性。环氧树脂包埋半薄切片甲苯胺蓝染色可见肾小球足细胞、内皮细胞、系膜细胞、肾小管上皮细胞及小动脉壁和内皮细胞等嗜甲苯胺蓝颗粒（图 10-83）。疾病后期肾小球基底膜增厚，系膜基质增多，出现肾小球硬化。肾小管在疾病初期仅见上皮细胞空泡变性，后期出现萎缩和间质纤维化。

【电镜】可见本病具有诊断意义的病变。光镜下的泡沫状细胞胞质内次级溶酶体增多，大量呈分层的环状的髓磷样小体（myelin figure）（图 10-84）和斑马小体（zebra bodies），分布于肾小球足细胞、内皮细胞、系膜细胞、肾小管上皮细胞、小动脉内皮细胞、小动脉管壁平滑肌细胞等。

五、肾脏囊肿病

肾脏囊肿病（renal cystic disease）是指肾脏出现单个或多个囊肿的一组肾疾病，根据是否与遗传有关分为遗传性和非遗传性两大类，遗传性者又分为常染色体显性、隐性和 X-连锁遗传，非遗传性者分为先天发育异常和获得性肾囊肿病（表 10-10）[67]。

（一）常染色体显性多囊肾或成人型多囊肾

常染色体显性遗传性多囊肾（autosomal dominant polycystic kidney disease，ADPKD），是较常见的遗传性多囊肾，多在成年期出现症状，故又称成人型多囊肾（adult polycystic kidney）。发生率为活产新生儿的 1/1000～2/1000，虽然病变于生后即已存在，但多数于 40～50 岁方出现症状，主要表现为腰痛、高血压、尿路感染、血尿及肾结石。此外，常

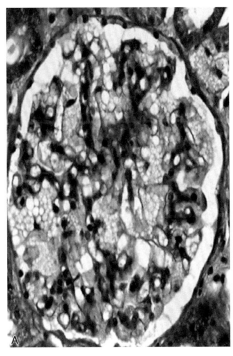
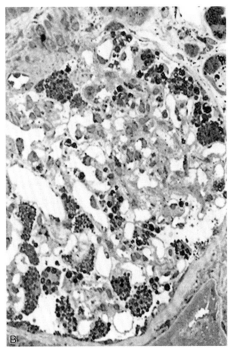

图 10-83 Fabry 病肾病
A. 肾小球足细胞空泡变性，Masson×400；B. 环氧树脂包埋半薄切片甲苯胺蓝染色×400

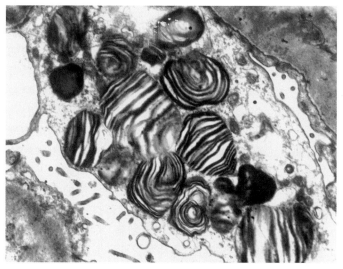

图 10-84 Fabry 病肾病
肾小球足细胞内大量髓磷样小体形成（电镜×25 000）

表 10-10 肾脏囊肿病

遗传性	非遗传性
常染色体显性遗传	**先天性发育异常**
常染色体显性遗传性多囊肾	髓质海绵肾
Von Hipple-Lindau 病	囊肿性肾发育不良
结节硬化症	多囊性肾发育不良
成人型髓质囊肿病	囊性肾发育不良伴
	下尿路梗阻
	广泛囊性肾发育不良
常染色体隐性遗传	肾小球囊肿病
常染色体隐性遗传性多囊肾	**获得性**
少年型肾消耗病	单纯性肾囊肿
其他伴肾囊肿的综合征	低钾血症相关性肾囊肿
X-连锁显性遗传	获得性肾囊肿（晚期肾衰竭等）
口-面-指综合征 I 型	

合并肝、胰、脾、松果体、精囊、肺等肾外的多器官囊肿[58]。

　　本病为常染色体显性遗传病，约 60% 的患者有家族遗传史，*ADPKD* 致病基因主要有两个：①PKD1：位于第 16 号染色体的短臂（16p13.3）；②PKD2：位于第 4 号染色体长臂（4q21）。PKD1 和 PKD2 的蛋白表达产物分别称多囊蛋白 1 和多囊蛋白 2，前者是一种细胞膜上的糖蛋白，主要分布于肾小管上皮细胞的腔面侧、细胞连接和基底膜局灶黏附部位，参与细胞-细胞、细胞-细胞外基质的相互作用。后者也是一种膜蛋白，分布于 PKD1 相似，还分布于细胞内质网膜上，主要作为钙离子通道参与信号通路调节。有的学者提出了"二次，三次打击学说"，即在感染、中毒等各种后天的损伤因素影响下（二次打击），方可使突变基因发挥作用[68]。

　　【大体】肾脏肿胀，表面可见多数囊状隆起，切面遍布大小不等的囊腔，充以清亮的液体，继发感染时，充以混浊液体甚至脓液（图 10-85）。

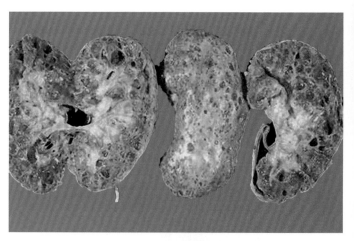

图 10-85 常染色体显性遗传性多囊肾

F10-85　ER

　　【光镜】肾实质内的囊肿内面被覆单层立方上皮，有的呈乳头状增生，囊壁薄厚不等，继发感染时，囊壁纤维组织增生。囊肿之间可见发育正常的肾单位，有的出现压迫性萎缩。小动脉管壁增厚（图 10-86）。

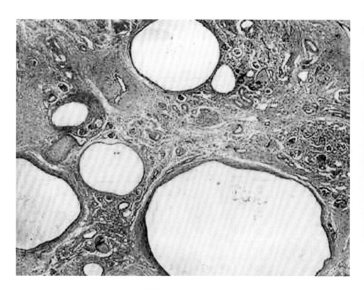

图 10-86 常染色体显性遗传性多囊肾
肾小管囊性扩张，肾间质纤维化，囊间肾单位萎缩（HE×100）

（二）常染色体隐性遗传性多囊肾或婴儿型多囊肾

　　常染色体隐性遗传性多囊肾（autosomal recessive polycystic kidney disease，ARPKD）较少见，初生儿发病，故又称婴儿型多囊肾（infantile polycystic kidney），是一种少见的遗传性肾脏囊肿病，占出生儿的 1/55 000～1/6000。患儿的肾脏和肝脏可同时受累，肝脏呈现先天性肝纤维化和不同程度的胆道系统的发育不良，多数不能存活。

　　本病为常染色体隐性遗传性疾病，但确切的致病基因尚无定论,近年学者们通过研究认为与 *NPHS1 ~ NPHS3* 三个基因位点突变有关,三者均位于第 6 号染色体短臂(6p21)。父母双方均携带遗传基因时,子女才可发病,发病概率为25%,基因传递率为50%。免疫组化研究证实,扩张的小囊腔为扩张的集合管[69]。

【大体】患儿肾脏极度对称性肿大,可占据新生儿的腹腔的大部分。切面密布的圆形或柱状裂隙,自肾髓质向肾表面呈放射状分布(图 10-87)。

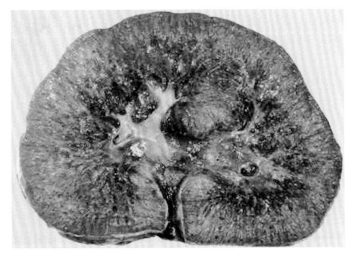

图 10-87　常染色体隐性遗传性多囊肾

【光镜】大体所见的密集扩张的管状结构为集合管,被覆立方或扁平的上皮,部分可见乳头状增生。肾小球无明显异常。扩张的集合管之间,无正常的肾组织(图 10-88)。

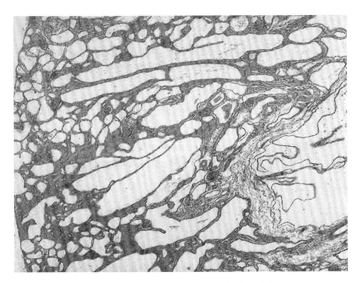

图 10-88　常染色体隐性遗传性多囊肾
集合管弥漫性扩张(HE ×10)

F10-88　ER

(三) 肾消耗病

肾消耗病(nephronophthisis,NPH)又称幼年肾单位肾痨-髓质囊肿病(juvenil nephronophthisis,JNPH-medullary cystic disease,MCD)。本病为常染色体隐性遗传性疾病。多数为婴幼儿发病,4 岁左右出现症状,开始有血尿和蛋白尿,5 年之内进展为肾衰竭。部分患儿有多饮、多尿、遗尿、尿比重下降、贫血和智力迟钝。成年发病者无智力障碍和贫血。有的患者有眼色素膜炎、肝纤维化、骨骼发育异常和中枢神经系统的缺陷[70]。

【大体】肾脏体积无明显变化,切面在皮髓质交界处可见多数小囊肿(图 10-89)。

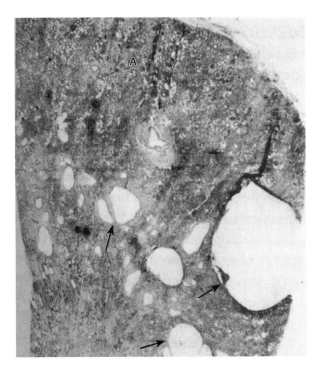

图 10-89　肾消耗病
皮髓质交界处囊肿形成(↑)

【光镜】肾脏皮髓质交界部位可见肾小管囊性扩张,特别是髓袢部分,相邻部位的肾间质纤维化,肾小管基底膜增厚、分层,后期其他部位也呈现萎缩和纤维化。

(四) 髓质海绵肾

髓质海绵肾(medullary sponge kidney)出生时就已存在,但无症状,尿液检查及肾功能均正常。其临床表现的异常主要由并发症引起,如肾结石和泌尿系感染等。囊肿广泛者,可有尿浓缩功能和酸化功能减退及尿钙排泄增加等。预后良好,部分患者出现肾功能障碍。多数患者通过放射影像检查发现。发生率约为1/5000。

多数患者为散发,无家族史,应属于先天性发育异常肾脏疾病[71]。

【大体】肾脏切面可见髓质锥体部集合管扩张,呈海绵状。

【光镜】肾髓质集合管呈囊性和柱状扩张,其中常充以胶状液体或小结石。肾皮质无明显病变(图10-90)。

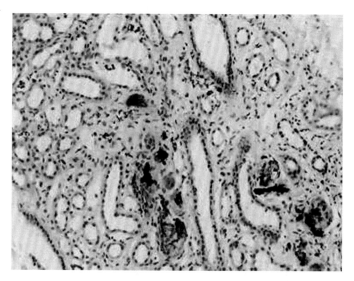

图 10-90　髓质海绵肾
肾髓质肾小管扩张,小结石形成(HE×100)

(五)囊肿性肾发育不良

囊肿性肾发育不良(cystic renal dysplasia)是由于形成后肾的生肾组织和输尿管芽在胚胎发育过程中形成的异常表现。可以双肾受累,常在婴儿期死亡,可以表现为单肾乃至部分肾受累,不影响肾功能。

来源于生后肾组织和输尿管芽的发育异常,可见肾小囊扩张的发育不成熟的肾小球,大小不等的囊性扩张的管状结构,被覆立方和柱状上皮细胞,其间为幼稚的结缔组织、有时可见化生的软骨。来源于输尿管芽的发育异常则不见肾小球,仅有立方、柱状乃至钉头状细胞被覆的管状和囊状组织,间以幼稚结缔组织,也可有化生的软骨组织(图10-91)[72]。

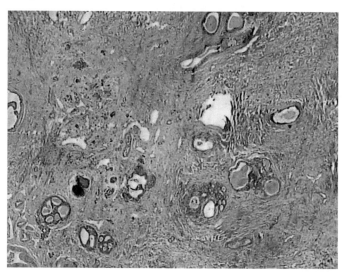

图 10-91　囊性肾发育不良
结缔组织中散在囊性扩张的肾小管(HE×100)

第十二节　肾移植病理学

肾移植是治疗慢性肾衰竭的有效方法。肾移植是各种器官移植中开展较早、成活率较高的一种,HLA完全相同的同卵双胞胎之间的肾移植一年存活率高达90%~95%,HLA相同的尸体肾移植一年存活率达85%。这与肾移植的技术日臻成熟和有效的抗排斥措施以及肾脏位置的独特性(肾动脉、肾静脉和输尿管各一条)有关。肾移植的研究始于1902年,1950年应用于临床,我国1960年开始临床肾移植,1976年后,各地相继开展。

肾移植的关键问题有两个,一是手术技能,二是长期存活。前者较易解决,后者的关键是消除和减弱排斥反应。

一、肾移植的排斥反应

肾移植的排斥反应(rejection)是一种特殊的免疫反应。当前,主要是同种异体的肾移植。受者的免疫系统常对移植物发生排斥反应,既有体液免疫反应,又有细胞免疫反应。其主要的抗原是移植物的MHC或HLA抗原,既可激活T淋巴细胞,又可诱发特异性抗体。MHC或HLA具有多态性,等位基因已证实近300个。除单卵孪生者外,两个个体间的MHC或HLA系统总是存在着一定的差异,所以移植后的排斥反应总是不可避免的[73]。

肾移植的排斥反应的病理诊断与其他肾疾病的肾活检一样,对于肾小球、肾小管、肾间质和小动脉,必须全面观察。

世界肾病学家、器官移植学家、肾脏病理学家在加拿大Banff举行会议,于1991年、1993年、1997年、2003年、2005年、2007年、2010年、2013年多次发表分类方案,每次分类均结合最新资料的积累和新技术的应用进行改进,2013年分类不但详列了移植肾各种排斥反应的病理变化,而且进行了量化(表10-11、表10-12)[74]。

上述肾移植的排斥反应分类是临床和病理的一个提纲,详细的病理变化如下:

结合临床的实际应用,本书仍将排斥反应分为超急排斥反应、急性加速排斥反应、急性排斥反应和慢性排斥反应。在发生机制中,采用了近年的研究成果,作为临床治疗排斥反应的参考。因针对供肾的特异性抗体滴度较低,一般的免疫荧光和免疫组化不易显现,而C4是体液免疫反应中经典途径激活的补体成分,激活的C4可经过水解形成较稳定的C4d,成为局部体液免疫反应的的一个间接指征。所以2007年、2010年和2013年Banff移植肾会议已将C4d定为了抗体介导的排斥反应的诊断依据。

(一)超急排斥反应

超急排斥反应(hyperacute rejection)常发生于移植肾与受者血液循环接通后即刻或数分钟后。偶见于移植后1~2天,称迟发性超急排斥反应(delayed hyperacute rejection)。相当于Banff 2013年分类的急性/活动性抗体介导的排斥反应。

表 10-11　移植肾病变量化评分(Banff,2013)

C4d 评分(C4d 阳性区域/5 个高倍视野)

C4d0:阴性,0

C4d1:轻微,1% ~10% 区域 C4d 阳性

C4d2:局灶阳性,10% ~50% 区域 C4d 阳性

C4d3:弥漫阳性,>50% 区域 C4d 阳性

肾小球肾炎(g)

g0:无肾小球炎

g1:肾小球炎累及<25% 的肾小球

g2:节段性或球性肾小球炎累及 25% ~50% 的肾小球

g3:肾小球炎(大部分是球性)累及超过 50% 的肾小球

肾小球系膜基质增多(mm)

mm0:无系膜基质增多

mm1:最多 25% 的非硬化的肾小球系膜基质增多(至少为中度增生)

mm2:26% ~50% 的非硬化的肾小球系膜基质增多(至少为中度增生)

mm3:>50% 的非硬化的肾小球系膜基质增多(至少为中度增生)

移植性肾小球病(cg)

cg0:光镜/电镜下无肾小球病基底膜双层化

cg1a:光镜下无基底膜增厚,电镜下 ≥3 个毛细血管袢基底膜部分或全部双层化,伴内皮细胞肿胀和(或)内皮下电子致密物沉积

cg1b:光镜下 ≥1 个毛细血管袢基底膜增厚和双层化,必要时做电镜证实

cg2:26% ~50% 的毛细血管基底膜双层化

cg3:>50% 的毛细血管基底膜双层化

管周毛细血管炎(ptc)

Ptc0:<10% 的肾皮质可见管周毛细血管炎

Ptc1:≥10% 的肾皮质可见管周毛细血管炎,毛细血管腔内最多 3 ~4 个炎细胞

Ptc2:≥10% 的肾皮质可见管周毛细血管炎,毛细血管腔内最多 5 ~10 个炎细胞

Ptc3:≥10% 的肾皮质可见管周毛细血管炎,毛细血管腔内多于 10 个炎细胞

肾小管炎(t)

t0:肾小管正常,管壁无单个核细胞

t1:整张切片或 10 个肾小管壁浸润的细胞数为 1 ~4 个

t2:10 个肾小管壁内浸润的细胞数为 5 ~10 个

t3:肾小管壁>10 个浸润细胞,或至少 2 个肾小管基底膜损伤,并伴有 ti2/ti3 和 t2

肾小管萎缩(ct)

ct0:无肾小管萎缩

ct1:≥25% 的肾皮质的肾小管萎缩

ct2:26% ~50% 的肾皮质肾小管萎缩

ct3:>50% 的肾皮质小管萎缩

肾间质单个核细胞浸润(ti)

ti0:无或极少数单个细胞浸润(<10%)

ti1:10% ~25% 肾间质单个细胞浸润

ti2:26% ~50% 肾间质单个细胞浸润

ti3:>50% 的肾间质单个核细胞浸润

浸润的细胞中,嗜酸性粒细胞、中性粒细胞和(或)浆细胞,且超过浸润细胞总数的 10% ,均应注明

肾间质纤维化(ci)

ci0:肾皮质的间质纤维化≤5%

ci1:肾皮质的间质纤维化占 6% ~25%

ci2:肾皮质的间质纤维化占 26% ~50%

ci3:肾皮质的间质纤维化>50%

肾动脉炎(v)

v0:无动脉炎

v1:至少一支动脉分支横截面可见轻-中度动脉内膜炎

v2:至少一支动脉分支横截面可见重度动脉内膜炎,至少 25% 的动脉管腔狭窄

v3:透壁性动脉炎,中膜平滑肌坏死,或动脉壁纤维素样坏死

肾活检标本内小动脉数量,病变动脉数量,有无梗死、出血、慢性移植物动脉病变(cv)

动脉内膜病变(cv)

cv0:无动脉内膜病变

cv1:<25% 的动脉管腔由于内膜纤维性增厚而狭窄,或伴动脉内弹力膜损伤,内膜炎细胞浸润,泡沫细胞形成

cv2:26% ~50% 因内膜纤维性增厚而导致动脉管腔狭窄

cv3:严重的动脉内膜纤维性增厚导致多数管腔狭窄(超过 50%)

动脉玻璃样增厚(aah)

aah0:无 PAS 阳性的玻璃样增厚

aah1:仅一个小动脉有轻到中度 PAS 阳性的玻璃样增厚,不伴周围组织损伤

aah2:超过一个小动脉有中到重度 PAS 阳性的玻璃样增厚,不伴周围组织损伤

aah3:很多小动脉有重度 PAS 阳性的玻璃样增厚,伴周围组织损伤

表 10-12　移植肾排斥反应的病理学分类(Banff,2013)

一、正常

二、抗体介导的排斥反应,可与(三)(四)(五)(六)共存

　(一)急性/活动性抗体介导的排斥反应(应具备以下至少 3 种)

　　1.急性组织损伤(包括以下 1 个或数个)

　　　(1)微血管炎[g >0 和(或)ptc >0]

　　　(2)内膜或透壁性动脉炎(v>0)

　　　(3)急性微血栓性血管病(排除其他病因)

    （4）急性肾小管损伤（排除其他病因）

  2. 当前/近期存在抗体与血管内皮细胞相互作用的证据（包括以下至少一种，C4d 沉积必不可少）

    （1）管周毛细血管壁（ptc）C4d 线状沉积（免疫荧光 C4d2/C4d3 阳性，免疫组化 C4d 阳性）

    （2）毛细血管和（或）中等以上血管炎（g+ptc≥2）

    （3）内皮细胞转录因子增加

  3. 供体特异性抗体的血清学证据（HLA 或其他抗原）

（二）慢性/活动性抗体介导的排斥反应（应具备以下至少 3 种）

  1. 慢性组织损伤病变（包括以下至少 1 种）

    （1）移植性肾小球病（cg≥0），无慢性血栓性微血管病

    （2）电镜下管周毛细血管基底膜多层化

    （3）排除其他原因导致的动脉内膜纤维化

  2. 当前/近期抗体与血管内皮细胞相互作用（包括以下至少 1 种）

    （1）管周毛细血管壁（ptc）C4d 线状沉积（免疫荧光 C4d2/C4d3 阳性，免疫组化 C4d 阳性）

    （2）中度以上微血管炎（g+ptc≥2）

    （3）内皮细胞转录因子增加

  3. 供体特异性抗体的血请学证据（HLA 或其他抗原）

（三）无排斥反应的 C4d 沉积（包括以下 3 点）

  1. 肾小管周毛细血管壁（ptc）C4d 线状沉积（免疫荧光 C4d2/C4d3 阳性，免疫组化 C4d 阳性）

  2. 光镜和电镜下 g=0，ptc=0，cg=0，v=0；无血栓性微血管病，无 Ptc 基底膜多层化，无肾小球急性损伤

  3. 无 T 细胞介导的排斥反应或临界性病变

三、临界性病变，指"可疑"T 细胞介导的急性排斥反应，可与（二）（五）（六）共存

  无动脉内膜炎（v0），可有灶状肾小管炎（t1、t2、或 t3）伴轻度间质炎（i0 或 i1），或间质炎（i2 或 i3）

四、T 细胞介导的排斥反应，可与（二）（五）（六）共存

（一）急性活动性 T 细胞介导的排斥反应

  ⅠA，间质显著的炎细胞浸润（>肾皮质的 25%，i2 或 i3），灶状中度肾小管炎（t2）

  ⅠB，间质显著的炎细胞浸润（>肾皮质的 25%，i2 或 i3），灶状重度肾小管炎（t3）

  ⅡA，轻～中度动脉内膜炎（v1）

  ⅡB，重度动脉内膜炎（v2）

  Ⅲ，"透壁性"动脉炎和（或）动脉壁纤维素样坏死及中膜平滑肌坏死伴淋巴细胞浸润（v3）

（二）慢性活动性 T 细胞介导的排斥反应

  慢性移植物动脉病变（动脉内膜纤维化伴单核细胞浸润，新内膜形成）

五、肾小管萎缩-间质纤维化（非特异性），可包括非特异性血管硬化和肾小球硬化，但仅根据肾小管-间质病变分级

  Ⅰ级，轻度肾小管萎缩-间质纤维化（<肾皮质的 25%）

  Ⅱ级，中度肾小管萎缩-间质纤维化（约占肾皮质的 26%～50%）

  Ⅲ级，重度肾小管萎缩-间质纤维化（>肾皮质的 50%）

六、其他：与排斥反应无关的病变，单独出现 g、cg 或 cv 病变，可与二、三、四、五类病变并存

    超急排斥反应（hyperacute rejection）属于体液免疫反应，受者血液内存在高滴度的抗移植肾血管内皮细胞的特异的 MHC 抗体（因输血、妊娠或流产等诱发），受者的体液免疫系统被供者特异抗原致敏。可见移植肾体积迅速肿胀、青紫和出血，原已排出的尿流突然终止。免疫病理检查可见 IgG 和 C3 沿肾小球和小动脉内膜呈细颗粒状沉积，C4d 则沉积于肾小管周围的毛细血管壁。光镜可见肾小球毛细血管和小动脉内膜水肿，内皮细胞肿胀、变性和脱落，管腔有多形核粒细胞浸润，广泛血栓形成，肾间质出血，进而肾实质坏死，若不及时摘除移植肾，将出现大块坏死甚至肾破裂。C4d 沿肾

小球和肾小管周围毛细血管壁沉积是较特异的指征（图 10-92）[75]。

（二）急性加速排斥反应

    常发生于移植后数天，移植肾排尿急剧减少，肾功能急剧下降。

    急性加速排斥反应（acute accelerated rejection）属于体液免疫反应，受者血液内存在抗移植肾血管内皮细胞或抗组织相容性抗原的特异抗体[76]。相当于 Banff2013 年分类的急性/活动性抗体介导的排斥反应。

    移植肾肿胀，点片状出血。免疫荧光和光镜检查与超急

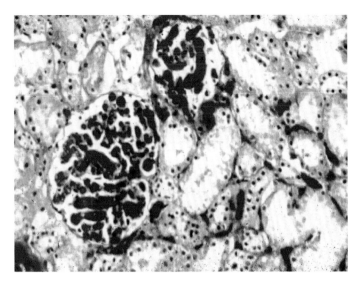

图 10-92　超急排斥反应
肾小球和肾间质小血管弥漫性血栓形成（HE×200）

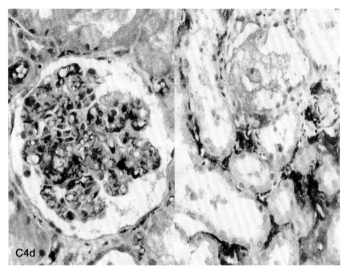

图 10-93　急性抗体介导的排斥反应
C4d 沿肾小球毛细血管壁和肾小管周毛细血管壁沉积（免疫组化×400）

排斥反应相似，可见 IgG 和 C3、C4d 沿肾小球、小动脉内膜和肾小管周围小血管呈细颗粒状沉积。光镜可见严重的血管和毛细血管病变：内膜水肿、内皮细胞变性脱落、弥漫性微血栓形成，与超急排斥反应相似，只是肾小管、肾间质和小动脉出现了萎缩和单个核细胞浸润。

（三）急性抗体介导的排斥反应

急性抗体介导的排斥反应（acute antibody-mediated rejection）强调了体液免疫或抗体反应在其发生中的主要作用，但细胞性免疫反应也有参与，因其血管病变较明显，所以仍常称其为急性血管性排斥反应。

急性抗体介导的排斥反应多见于移植后三周至三个月。很早发生者，即急性加速排斥反应，较晚发生者，则进入慢性排斥反应之列。

该型排斥反应的主要发生机制是体液或抗体免疫反应。靶细胞为移植肾血管内皮细胞。抑制剂治疗反应差，预后差，常于一年内移植功能丧失。

MHC 或 HLA 位于人类第 6 号染色体的短臂，有 HLA Ⅰ、HLA Ⅱ 和 HLA Ⅲ 三个亚区，调控排斥反应的主要是 HLA Ⅰ 和 HLA Ⅱ，其可作为移植肾的特异性抗原（donors specialantigen，DSA），诱发受者的特异性抗体，以 IgG 和 IgM 为主。移植肾的血管内皮细胞是接触受者免疫物质的最早的细胞，除单核巨噬细胞和树状突细胞外，内皮细胞也是一种抗原呈递细胞，对多种细胞因子有高度的亲和力，同时也可表达与淋巴细胞配体相互作用的多种因子，所以血管内皮细胞是抗体排斥反应的重要靶细胞。虽然作用于移植肾的特异性抗体为 IgG 或 IgM，但是除超急排斥反应和急性加速排斥反应等严重的抗体排斥反应外，其余的抗体排斥反应的特异性抗体在移植肾内，低于常规的免疫荧光或免疫组化的检测水平，因此，只可应用 C4d 的阳性与否作为抗体性排斥反应的标记（图 10-93）[77]。

光镜检查可见肾小球毛细血管和肾小管周围毛细血管

内淋巴和单核细胞浸润（图 10-94），小动脉内膜水肿，淋巴细胞和单核细胞聚积和浸润，有时可见单核细胞源性泡沫细胞，内皮细胞肿胀、变性和脱落，严重者可出现动脉壁的纤维素样坏死，血栓形成乃至肾梗死（图 10-95）。

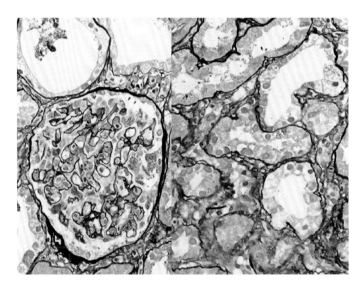

图 10-94　急性抗体介导的排斥反应
肾小球和肾小管周围小血管内淋巴和单核细胞浸润（PASM×400）

F10-94　ER

（四）慢性活动性抗体介导的排斥反应

慢性活动性抗体介导的排斥反应（chronic active antibody-

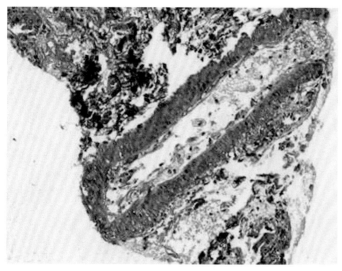

图 10-95　急性抗体介导的排斥反应
肾小动脉内皮细胞肿胀、泡沫样变性和脱落（Masson×200）

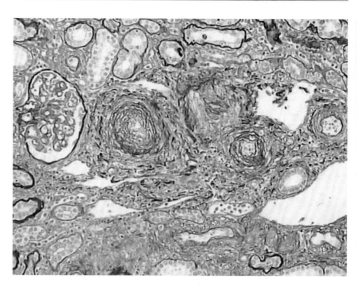

图 10-97　慢性活动性抗体介导的排斥反应
小叶间动脉内膜葱皮状增厚，管腔狭窄（PASM×200）

mediated rejection）主要表现为肾小球基底膜不规则增厚，双层和多层化，小动脉内膜增厚，相当于过去称谓的慢性移植性肾小球病（transplant glomerulopathy）和慢性血管性排斥反应[78]。

免疫荧光或免疫组化显示肾小管周围毛细血管壁 C4d 沉积。光镜检查显示肾小球基底膜弥漫增厚，双层和多层结构形成，系膜细胞和基质乃至内皮细胞轻重不等的增生（图10-96）；肾小管多灶状和大片状萎缩；肾间质多灶状和大片状纤维化；小动脉内膜增厚，乃至葱皮状增生，管腔狭窄（图10-97）。电镜下可见肾小球基底膜弥漫增厚，上皮细胞足突弥漫融合，无电子致密物；肾小管周围毛细血管基底膜多层撕裂。

（五）急性 T 细胞介导的排斥反应

急性 T 细胞介导的排斥反应（acute T-cell-mediated re-

jection）曾称为急性细胞性排斥反应，主要显示了其细胞性免疫反应的特点。从形态学角度看来，其主要形态特点是肾间质大量炎症细胞浸润，肾小管损伤，所以，又称为急性肾小管间质性排斥反应[79]。

常发生于移植后 1 周，但有时出现于数月乃至 1 年后，肾功能减退。急性 T 细胞介导的排斥反应属于细胞性免疫反应。对免疫抑制剂治疗敏感。

光镜检查可见肾间质水肿，局灶状、多灶状、大片状或弥漫性淋巴和单核细胞浸润，常以小血管和肾小球周围为重。免疫组化显示浸润的细胞以 CD8 阳性的杀伤性淋巴细胞为主，伴有单核细胞，有时混有一些中性粒细胞和嗜酸性粒细胞。肾小管管壁可见淋巴细胞浸润，称肾小管炎（tubulitis）（图10-98）。有时合并小动脉炎。

（六）慢性活动性 T 细胞介导的排斥反应

慢性活动性 T 细胞介导的排斥反应（chronic active T-cell-mediated rejection）除肾间质淋巴和单核细胞浸润外，尚有纤维化和肾小管萎缩，特别是肾小动脉管壁有淋巴和单核细胞浸润，内膜重度增厚，管腔狭窄。相当于过去称谓的慢性血管性排斥反应。

肾小球缺血性硬化和缺血性皱缩，肾小管多灶状和大片状萎缩，肾间质多灶状和大片状淋巴和单核细胞浸润伴纤维化，小动脉管壁增厚，内膜增生，伴有多少不等的淋巴和单核细胞浸润（图10-99）。

（七）肾间质纤维化和肾小管萎缩（非特异性病变）

这型病变可能为抗体介导的或 T 细胞介导的排斥反应的晚期阶段，已失去了治疗价值。过去将其称为慢性排斥反应的一型。光镜检查显示重度肾间质纤维化伴肾小管萎缩和消失（图10-100）。尚可以出现非特异性血管壁增厚和肾小球硬化。

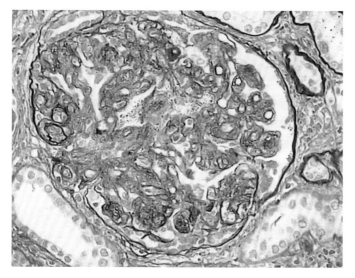

图 10-96　慢性活动性抗体介导的排斥反应
肾小球毛细血管基底膜弥漫增厚，双轨征形成（PASM×400）

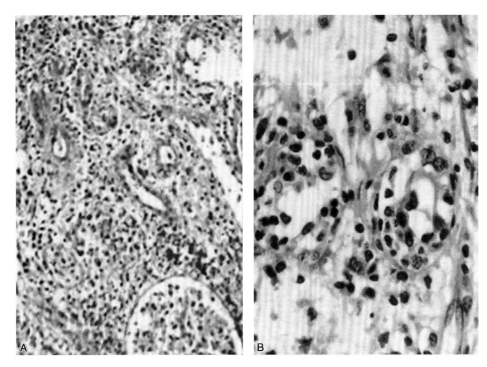

图10-98 急性T细胞介导的排斥反应
A.肾间质淋巴细胞浸润(HE×100);B.肾小管炎(HE×400)

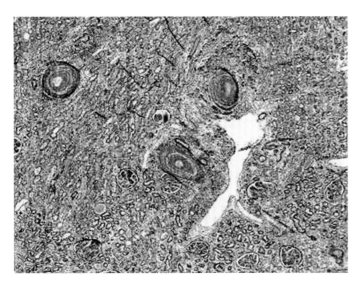

图10-99 慢性活动性T细胞介导的排斥反应
小叶间动脉管壁增厚,内膜葱皮状增生,管腔狭窄,肾小管萎缩,肾间质淋巴细胞浸润(PASM×100)

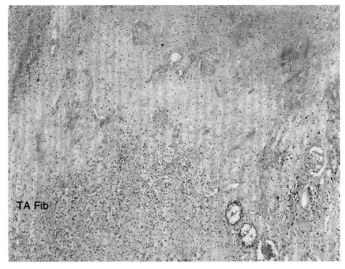

图10-100 肾间质纤维化和肾小管萎缩
肾间质多灶状纤维化伴肾小管多灶状萎缩,肾间质灶状淋巴和单核细胞浸润(HE×200)

第十三节 肾脏的肿瘤及瘤样病变

肾脏的炎症性疾病已如前述,肾脏肿瘤以来源于肾小管上皮细胞的原发肿瘤最多见,多见于中老年患者。肾脏血运丰富,来自其他器官的转移性肿瘤也不少见。儿童的肾脏肿瘤少见,多数与胚胎残留组织有关。

根据世界卫生组织2016年公布的有关肾肿瘤和肿瘤样病变分类(表10-13)[80],总结如下:

一、肾脏肿瘤的基因检测和免疫组织化学检查

近年来,对各种肿瘤的基因异常和突变的研究较多,对来源于各段肾小管上皮细胞的肾脏肿瘤也是如此,世界卫生组织2016年公布的有关肾肿瘤和肿瘤样病变分类中,有关基因的分析与描述,较往年的分类增加了很大篇幅,但有定论的不多,所以,距应用于临床尚有相当长的距离。以常见的透明细胞肾细胞癌为例,各家报道不一,包括3P-/VHL突变/失活;TCEB1突变;组蛋白修饰基因和染色质重构基因突变:

表 10-13　肾脏肿瘤组织学分类（WHO,2016）

肾细胞肿瘤	主要见于儿童的间叶性肿瘤
透明细胞肾细胞癌（clear cell renal cell carcinoma）	透明细胞肉瘤（clear cell sarcoma）
低度恶性的多灶囊性肾肿瘤（multilocular cystic renal neoplasm of low malignant protential）	横纹肌样瘤（rhabdoid tumour）
	先天性间叶母细胞性肾瘤（congenital mesoblastic nephroma）
乳头状肾细胞癌（papillary renal cell carcinoma）	儿童骨化性肾肿瘤（ossifying renal tumour of infancy）
先天性平滑肌瘤病和肾细胞癌,或伴有肾细胞癌（heditary leiomyomatosis and renal cell carcinoma-associated renal cell carcinoma）	主要见于成年的间叶性肿瘤
	平滑肌肉瘤包括肾静脉平滑肌肉瘤（leiomyosarcoma including renal vein leiomyosarcoma）
嫌色性肾细胞癌（chromophobe renal cell carcinoma）	血管肉瘤（angiosarcoma）
集合管癌（collecting duct carcinoma）	横纹肌肉瘤（rhabdomyosarcoma）
肾髓质癌（renal medullary carcinoma）	骨肉瘤（osteosarcoma）
MALATI 1-TFEB 基因易位家族性肾细胞癌（MiT family translocation renal cell carcinoma）	滑膜肉瘤（synovial sarcoma）
	尤因肉瘤（Ewing sarcoma）
琥珀酸脱氢酶缺乏性肾细胞癌（succinate dehydrogenase-deficient renal cell carcinoma）	血管平滑肌脂肪瘤（angiomyolipoma）
	上皮样血管平滑肌脂肪瘤（epithelioid angiomyolipoma）
黏液性管状梭形细胞癌（mucinous tubular and spindle cell carcinoma）	平滑肌瘤（leiomyoma）
	血管瘤（haemangioma）
管状囊性肾细胞癌（tubulocystic renal cell carcinoma）	淋巴管瘤（lymphangioma）
获得性囊肿病伴肾细胞癌（acquired cystic disease-associated renal cell carcinoma）	血管母细胞瘤（haemangioblastoma）
	球旁细胞肿瘤（juxtaglomerular cell tumour）
透明细胞乳头状肾细胞癌（clear cell papillary renal cell carcinoma）	肾髓质间质细胞瘤（renomedullary interstitial cell tumour）
	施旺细胞瘤（schwannoma）
未分类肾细胞癌（Unclassified renal cell carcinoma）	孤立性纤维瘤（solitary fibrous tumour）
乳头状腺瘤（papillary adenoma）	家族性上皮和间质混合性肿瘤
嗜酸性细胞腺瘤（瘤样细胞瘤）（oncocytoma）	成年性囊性肾瘤（adult cystic nephroma）
后肾肿瘤	混合性上皮和间质肿瘤（mixed epithelial and stromal tumour）
后肾腺瘤（metanephric adenoma）	神经内分泌肿瘤
后肾腺纤维瘤（metanephric adenofibroma）	高分化神经内分泌肿瘤（well-differentiated neuroendocrine tumour）
后肾间质瘤（metanephric stromal tumour）	大细胞神经内分泌癌（large cell neuroendocrine carcinoma）
主要见于儿童的肾母性和囊肿性肿瘤	小细胞神经内分泌癌（small cell neuroendocrine carcinoma）
肾源性残余（nephrogenic rests）	副节瘤（paraganglioma）
肾母细胞瘤（Nephroblastoma）	少见肿瘤
囊性分化的肾母细胞瘤（cystic partially differentiated nephroblastoma）	肾造血性肿瘤性增生（renal haematopoietic neoplasms）
	干细胞肿瘤（germ cell tumours）
儿童囊性肾瘤（paediatric cystic nephroma）	转移性肿瘤

PBRM1、*SETD2*、*BAP1* 和 *KDM5C*;其他基因的丢失或获得等。

　　针对肿瘤细胞的特异性和较特异的抗体的出现,对肾脏肿瘤的病理诊断和鉴别诊断,已广泛应用于病理学诊断。

　　对于肾脏肿瘤而言,核蛋白转录因子 PAX8 和 PAX2、碳酸酐酶Ⅸ（CA-Ⅸ）、CD 系列,特别是 CD10、CD117、CD57 等较常用、不同分子量 CK 常用、Vimentin 常用。此外,甲基酰基辅酶 A 消旋酶（AMACR）、TFE3/TFEB、HMB45、Melanin-A、小眼转录因子（MITF）等,偶尔应用。

二、肾脏上皮性肿瘤

（一）良性肿瘤

　　1. 肾皮质腺瘤（cortical adenoma）　肾皮质腺瘤是来源于肾脏近曲小管上皮细胞的良性肿瘤。又称肾皮质管状腺瘤（cortical tubular adenoma）或乳头状/管状腺瘤（papilary/tubulopapilary adenoma）,多见于老年人。各种晚期肾脏疾病的硬化肾,特别是长期的透析肾多见。患者无症状,高精度的影像学检查（CT、磁共振等）可发现[81]。

　　【大体】肾皮质可见直径 15mm 以下的球形结节,灰白色,与周围分界清楚。

　　【光镜】肉眼观察虽然肿瘤与周围分界清楚,但镜下无包膜。瘤细胞形态一致,细胞核染色质细腻,核仁不明显,有中等量的胞质,嗜酸性,无病理性核分裂象及坏死。瘤细胞呈管状、腺泡状或乳头状排列（图 10-101）。

　　【免疫组化】低分子量的 CK（+）,CD10（+）,PAX8/

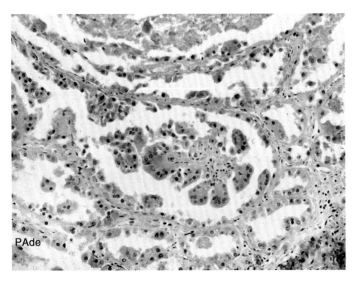

图 10-101 肾皮质腺瘤
形态一致的瘤细胞呈管状和乳头状排列（HE×100）

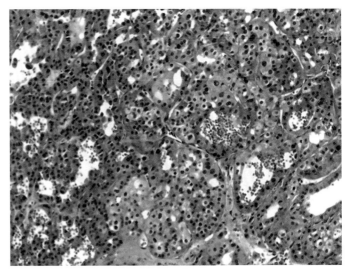

图 10-102 嗜酸性细胞腺瘤
富含嗜酸胞质瘤细胞呈实性巢索状排列（HE×200）

PAX2(+)。

【鉴别诊断】

（1）与高分化肾细胞癌的区别：后者瘤体直径大于 15mm；出现透明细胞；出血坏死。

（2）与肾小管局灶性结节状增生的区别：肉眼不形成肿瘤；增生肥大的肾小管属于代偿肥大，必与萎缩病变相伴随。

2. 嗜酸性细胞腺瘤（eosinophilic cell adenoma） 肾的嗜酸性细胞腺瘤是来源于肾脏集合管上皮细胞的良性肿瘤，又称嗜酸细胞性腺瘤（oncocytic adenoma）、嗜酸细胞瘤（oncocytoma）[82]。约占肾脏肿瘤的 5%。多见于老年人，平均年龄为 62 岁。多数无临床症状，有的出现腰痛或血尿。多数通过影像学检查发现。

【大体】肿瘤与周围分界清楚，体积较大，平均直径为 6cm。切面均匀致密，红褐色，中心部位可出现水肿、玻璃样变或瘢痕形成。

【光镜】瘤细胞具有丰富的嗜酸性胞质，小圆形泡状细胞核，常见小核仁。偶见大而深染的怪异细胞核，无病理性核分裂象。瘤细胞呈实性巢索状排列，可混有管状和微囊状结构（图 10-102）。

【免疫组化】高分子量的 CK(+)，CD117(+)，Vimentin(-)，PAX8/PAX2(-)。

【电镜】瘤细胞内大量拥挤的大的线粒体，其他细胞器很少（图 10-103）。

【鉴别诊断】

（1）与颗粒性透明细胞肾细胞癌的区别：前者以实性巢状结构为主，后者以管状或乳头状结构为主；前者无坏死，后者常见出血坏死；前者瘤细胞形态较一致，后者多形性较明显，且常混有透明癌细胞；前者的瘤细胞以大量线粒体为超微结构特点；后者 Vimentin 阳性，前者阴性。

（2）与嫌色细胞癌的区别：前者瘤体切面呈红褐色，后

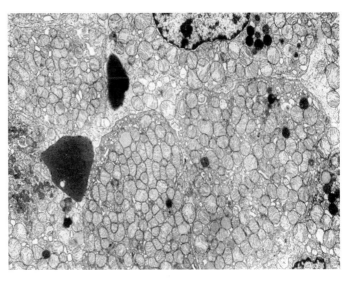

图 10-103 嗜酸性细胞腺瘤
瘤细胞质内充满线粒体（电镜×5000）

者为棕黄色；前者的瘤细胞胞质呈嗜酸性颗粒性，后者为毛玻璃状；后者的细胞膜厚，呈植物细胞样，核周晕明显，前者 Hale 胶状铁染色阴性，后者阳性；大量线粒体为前者的超微结构特点，后者则可见多数微泡。

（3）后肾腺瘤（metanephric adenoma）、后肾腺纤维瘤（Metanephric adenofibroma）和后肾间质瘤（metanephric stromal tumour）：后肾肿瘤是与后肾组织相似的良性肿瘤，又称胚胎性腺瘤（embryonal adenoma）、肾源性肾瘤（nephrogenic nephroma）。多见于青壮年，女性多见，男女比例约为 1:2[83]。患者无症状，依据高精度的影像学检查（CT、磁共振等）可发现。根据其组织形态分为后肾腺瘤、后肾腺纤维瘤和后肾纤维瘤。

【大体】肾实质可见直径平均为 4cm 的球形肿物，灰白色，与周围分界清楚。

【光镜】　肉眼观察虽然肿瘤与周围分界清楚,但镜下无包膜。瘤细胞形态一致,细胞核染色质细腻,核仁不明显,有少量嗜酸性胞质,无病理性核分裂象。瘤细胞呈管状、腺泡状排列。间质呈无细胞的水肿样、黏液样或玻璃样变的状态(图10-104)。无坏死。

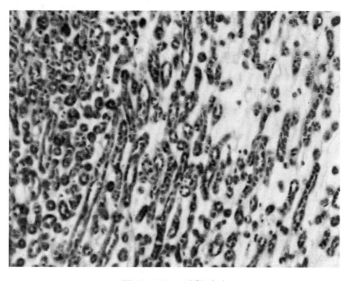

图 10-104　后肾腺瘤
体积较小的瘤细胞呈管状排列,间质水肿和黏液变性(HE×200)

后肾腺纤维瘤可见与后肾腺瘤相似的上皮样结构,伴有梭形细胞(图10-105)。后肾纤维瘤又称后肾间质瘤(metanephric stromal tumour),形态与胃肠间质瘤相似。

【免疫组化】　PAX8/PAX2(+),CD10(+),Vimentin 和 WT-1 阳性。

【鉴别诊断】

(1) 与黏液性管状和梭形细胞癌的区别:后者是近年来报道的低度恶性的肾肿瘤,具有明显的黏液形成和梭形细胞出现。

(2) 与肾集合管癌的区别:集合管癌虽然呈管状排列,但异型性非常明显;癌间质为丰富的伴有血管的纤维结缔组织;免疫组化高分子量 CK、植物血凝素阳性。

(3) 与肾母细胞瘤的区别:肾母细胞瘤为肾胚芽成分、上皮样成分和间胚叶成分共同构成的恶性肿瘤,异型性明显。

(4) 与乳头状肾细胞癌的区别:乳头状肾细胞癌的癌细胞有一定的异型性;以真乳头状排列为主;间质为富于血管的纤维组织。

(二) 恶性肿瘤

1. 透明细胞肾细胞癌(clear cell renal cell carcinoma)　透明细胞肾细胞癌是来源于近曲肾小管上皮的恶性肿瘤,又称肾腺癌(adenocarcinoma of kidney)、肾上腺样癌(hypernephroid carcinoma)、经典性肾细胞癌(conventional renal cell carcinoma),是肾脏最常见的恶性肿瘤,占肾脏肿瘤的 65%~70%。多见于老年人,平均 61 岁。男性多见,男女之比为(1.6~2):1。常见的临床表现为血尿、肾区疼痛和肾区肿块;影像学检查显示肾实质肿物[84]。

【大体】　肾实质可见直径平均为 8cm(1.8~21cm)的球形肿物,与周围分界清楚。切面呈黄色,易见出血、坏死及囊性变,10%~15% 的病例可见钙化和骨化,使之呈多彩样。

【光镜】　肉眼观察虽然肿瘤与周围分界清楚,但镜下无包膜。癌细胞体积较大,呈立方形,有时呈柱状或楔形。胞

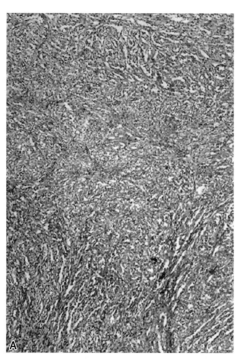
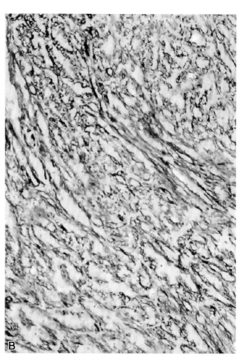

图 10-105　后肾腺纤维瘤
瘤细胞呈管状排列(A. HE×100),伴 Vimentin 阳性的梭形细胞(B. 免疫组化×200)

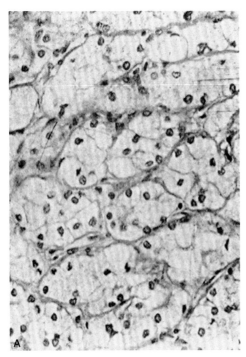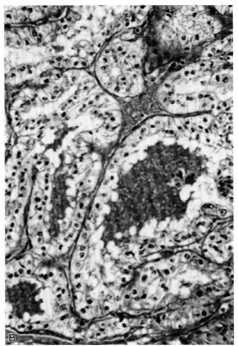

图 10-106　透明细胞肾细胞癌
癌细胞胞质透明呈巢索状排列（A. HE×200），部分称腺样排列（B. HE×200）

F10-106　ER

质内含有大量糖原和脂类物质，使之呈透明状，有的可见嗜酸性颗粒状胞质。细胞核染色质细腻或粗颗粒状，圆形、卵圆形或怪异形，核仁可大可小。病理性核分裂象不常见。癌细胞多呈实性巢索状排列，部分呈管状、腺泡状或乳头状排列。间质有丰富的毛细血管（图 10-106）。

【免疫组化】PAX8/PAX2（＋）。EMA（＋），CD10（＋），CK18 和 AE1/AE3（＋），Vimentin（＋）（图 10-107）[85]。

【电镜】癌细胞表面可见微绒毛，胞质内多数脂质空泡和糖原。

恶性程度分级：Fuhrman 根据癌细胞核的形态特点，将肾细胞癌分为 4 级，已得到广泛采用。Ⅰ级：细胞核呈均匀一致的圆形，直径<10μm，核仁不明显；Ⅱ级：细胞核增大，略显不规则，直径达 15μm，核仁明显；Ⅲ级：细胞核很不规则，直径达 20μm，可见大核仁；Ⅳ级：细胞核呈怪异状，直径达 20μm 或更大，可见大核仁，易见梭形癌细胞，核染色质呈凝块状（图 10-108）[86]。

【鉴别诊断】分子遗传学分析显示，透明性肾细胞癌时，3 号染色体的短臂缺失，TCEB1 突变，组蛋白修饰基因和染色质重构基因突变：PBRM1、SETD2、BAP1 和 KDM5C；其他基因的丢失或获得有别于其他肾脏肿瘤。

（1）与嫌色细胞癌的区别：嫌色性肾细胞癌呈单一的实性巢状排列。癌细胞胞膜较厚，呈植物细胞状。胞质呈毛玻璃状或细颗粒状，核周晕明显，Hale 胶状铁染色阳性。免疫组化显示高分子量 CK 和植物血凝素阳性。电镜下可见细胞内多数 150~300nm 的空泡。

（2）与经典的肾脏透明细胞肉瘤的区别：透明细胞肉瘤发生于儿童，预后很差，早期骨转移。免疫组化 CK（－），Vimentin（＋）。

（3）与呈透明细胞表现的乳头状肾细胞癌、囊性肾细胞癌的区别：依主要的肿瘤组织结构进行鉴别。

（4）与上皮型肾血管平滑肌脂肪瘤的区别：后者上皮性抗原（CK、EMA 等）阴性。而显示黑色素的 HMB45 阳性。

（5）与浸润的或转移的具有透明细胞特点的其他肿瘤的区别：肾上腺皮质癌：肾上腺有原发癌；免疫组化 CK 阴性。软组织透明细胞肉瘤：呈肉瘤样结构，癌巢不明显；免疫组化 CK（－），S-100（＋），HMB45（＋）。前列腺癌：免疫组化 PSA（＋）。

2. 囊肿伴肾细胞癌（cyst-associated renal cell carcinoma）这型肾细胞癌属于透明性肾细胞癌的一个特殊类型。约占透明性肾细胞癌的 3.5%。主要发生于成年人，平均年龄为 51 岁。一般无侵袭性，预后较好[87]。

根据其发生特点可分为两型：

（1）原发于肾囊肿的肾细胞癌（renal cell carcinoma originating in a cyst）：在孤立性或多发性肾囊肿的基础上，恶变或发生的肾细胞癌。长期血液透析的肾脏发病率较高。

【大体】肾实质内出现边界清楚的囊性瘤样肿块。有时可见囊内出血。

【光镜】肿瘤周围可见较厚的纤维组织包膜，囊肿壁由

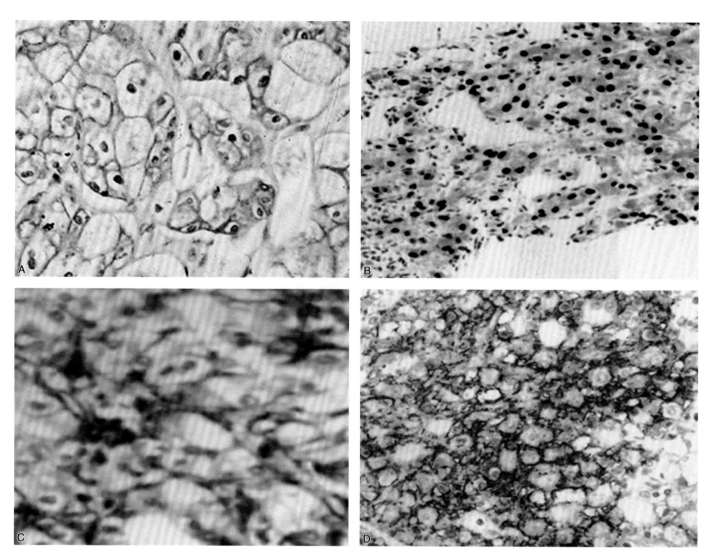

图 10-107 透明细胞肾细胞癌
A. CD10；B. PAX8；C. EMA；D. Vimentin（免疫组化×200）

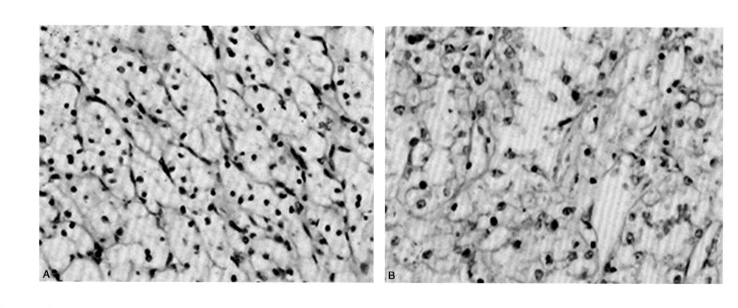

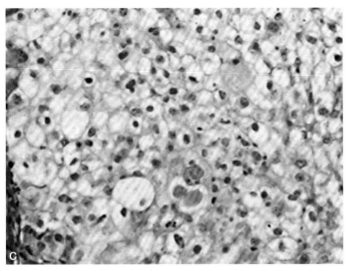

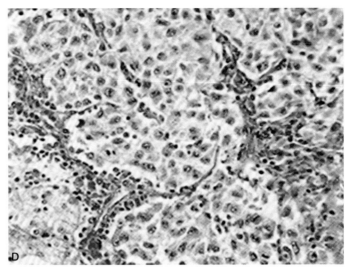

图 10-108　透明细胞肾细胞癌
Fuhrman 分级,A. Ⅰ级;B. Ⅱ级;C. Ⅲ级;D. Ⅳ级(HE×200)

衬覆单层立方上皮。上皮细胞具有嗜酸性胞质。有时上皮细胞呈重层或乳头状结构,这是肾囊肿的特点。当部分囊壁出现透明的癌细胞或透明细胞小岛时,可诊为癌变或原发于肾囊肿的肾细胞癌。

【免疫组化与电镜】与透明细胞肾细胞癌相同。

(2) 低度恶性的多灶囊性肾肿瘤(multilocular cystic renal neoplasm of low malignant protential):具有囊肿样特征的肾细胞癌[88]。

【大体】肿瘤呈现囊性表现。

【光镜】囊壁内侧由具有透明性肾细胞癌的肿瘤细胞被覆(图 10-109)。

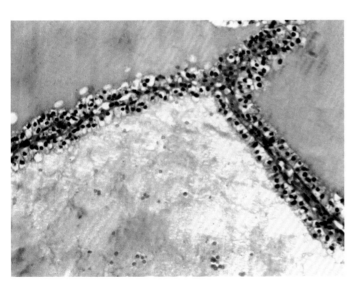

图 10-109　多灶囊性肾肿瘤
囊壁被覆透明的癌细胞(HE×200)

【免疫组化与电镜】与透明细胞肾细胞癌相同。

【鉴别诊断】

(1) 与透明细胞肾细胞癌囊性变的区别:后者是实性肿瘤的背景下,出血坏死的基础上,有囊性病变。缺乏真正的囊壁。

(2) 与囊肿壁伴有泡沫细胞反应的区别:真正的泡沫细胞由单核巨噬细胞衍变而成,CK 阴性,CD68 阳性,缺乏真正的癌巢,而且常伴有其他炎症细胞浸润。

3. 乳头状肾细胞癌(papillary renal cell carcinoma)　乳头状肾细胞癌是来源于近曲肾小管上皮细胞的恶性肿瘤。占肾脏原发的上皮性肿瘤的 7% ~14%。60 ~70 年龄段的老年人好发,尤多见于男性,男女比例为(2 ~3.9)∶1。临床表现无特异性。预后较透明性肾细胞癌好,较嫌色性肾细胞癌差。

【大体】肾实质内界限清楚的球形肿块,平均直径为6.4cm。切面可见纤维性假包膜,呈黄、红、白等多彩状。常见坏死和囊性变。

【光镜】癌细胞呈立方状或多边状,可见较丰富的胞质,一种呈嗜酸性,另一种嗜碱性,或呈混合性,嗜碱性乳头状肾细胞癌较嗜酸性者预后差。癌细胞胞核较小,富含染色质。癌细胞排列成乳头状、乳头小梁状或乳头实体状,乳头有纤维血管性轴心,轴心内易见富含类脂的泡沫细胞。肿瘤无包膜,呈浸润性生长。根据被覆于乳头的上皮特点,分为两型:①Ⅰ型:上皮呈小立方形,单层排列,预后较好(图 10-110);②Ⅱ型:上皮细胞核较大,富有嗜酸性胞质,多层排列,预后较差(图 10-111)[89]。

【免疫组化与电镜】与透明细胞肾细胞癌相同。

【鉴别诊断】细胞遗传学显示 7、16、17 号染色体呈现三倍体,Y 染色体缺失。

应与有乳头样结构的透明性肾细胞癌和集合管癌鉴别。有乳头样结构的透明性肾细胞癌仅在实体结构的基础上,有少数乳头样构,而且以透明的癌细胞为主。集合管癌以管状结构为主,纤维性肿瘤间质丰富。

4. 透明细胞乳头状肾细胞癌(clear cell papillary renal cell carcinoma)　该肿瘤是一种独立类型的肾脏肿瘤。来源

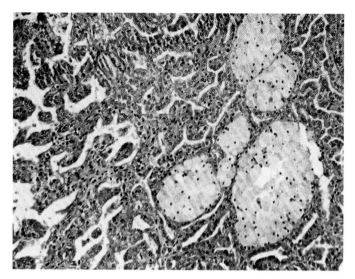

图 10-110　乳头状肾细胞肿瘤，Ⅰ型
癌细胞呈小立方形，乳头状排列，轴心可见泡沫细胞（HE×200）

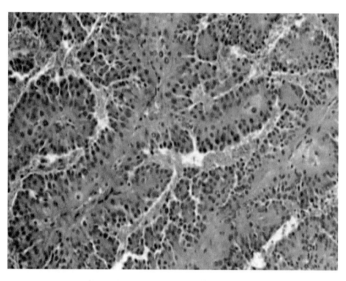

图 10-111　乳头状肾细胞肿瘤，Ⅱ型
癌细胞核大，胞质丰富，多层乳头状排列（HE×200）

尚无定论。其恶性程度尚有争论[90]。

【大体】　肿瘤呈囊性和囊实性结构，边界清楚，有假包膜。

【光镜】　癌细胞体积较小，具有透明的胞质，呈纤细乳头状排列（图 10-112）。

【免疫组化】　CK7（+），CD10（-），AMACR（-），34βE12（+）。

【电镜】　与透明细胞肾细胞癌相同。

【鉴别诊断】　与透明细胞肾细胞癌的鉴别：虽然两者均有透明的癌细胞，但细胞排列方式不同，后者 CD10（+）；与乳头状肾细胞癌的鉴别：癌细胞形态不同，免疫组化也不同[91]。

5. 嫌色性肾细胞癌（chromophobe renal cell carcinoma）　嫌色性肾细胞癌是来源于集合管上皮细胞的恶性肿瘤。约占肾脏肿瘤的 6%。平均发病年龄为 59 岁。多数无症状，

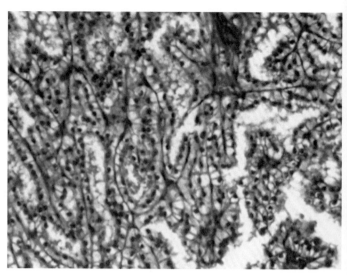

图 10-112　透明细胞乳头状肾细胞癌
透明的癌细胞呈乳头状排列（HE×200）

部分患者可触到肿块，部分有血尿。预后较透明细胞肾细胞癌好[92]。

【大体】　是体积较大的肾脏肿瘤，平均直径为 9.0cm（2.0~23cm）。呈分叶状，无包膜。切面呈均质黄棕色。部分病例有中心瘢痕、出血和坏死，囊性变罕见。

【光镜】　癌细胞呈大圆形或多边形，胞膜较厚，细胞界限清楚，有如植物细胞。有丰富的毛玻璃状的胞质，透明的核周晕明显，形成了嫌色性肾细胞癌的特点。有时约 30% 的病例有细颗粒状胞质，但透明的核周晕明显，称嗜酸性嫌色性肾细胞癌。癌细胞多数呈实性巢索状排列（图 10-113），部分有灶状的管状和小梁状排列。少数病例呈肉瘤样结构。约 40% 的病例出现玻璃样变的间质。Hale 胶状铁染色阳性。

【免疫组化】　CD117（+），Baf47（+），CK7（+/-）。

【电镜】　胞质内多数 150~300nm 的空泡。

【鉴别诊断】　嫌色性肾细胞癌的分子遗传学特点是：1 号染色体或 Y 染色体缺失，或混合性缺失。

（1）与透明性肾细胞癌的区别：后者的胞质更透明，前者的胞质呈毛玻璃状，细胞膜厚。两者的免疫组化、Hale 胶状铁染色和电镜表现均不同。

（2）嗜酸性嫌色性肾细胞癌与肾的嗜酸性细胞腺瘤和颗粒性肾细胞癌的区别：前者的核周晕明显，详见嗜酸性细胞腺瘤项下[93]。

6. 集合管癌（collecting-duct carcinoma）　集合管癌是来源于集合管上皮细胞的恶性肿瘤，又称 Bellini 导管癌，占肾脏原发的上皮性肿瘤的 1% 以下。可见于任何年龄，总的发病年龄较轻，平均为 34 岁（13~83 岁）。临床表现无特异性。预后较透明性肾细胞癌差，多数患者首诊时已有转移[94]。

【大体】　肿瘤位于肾髓质，增大时可波及肾皮质、肾窦乃至肾门脂肪组织。切面灰白实性，硬韧，可有出血、坏死及囊性变。

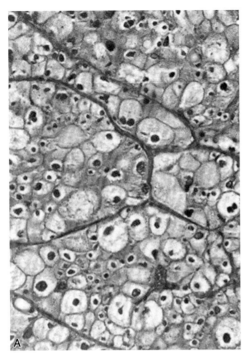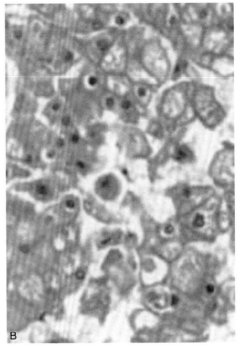

图 10-113　嫌色性肾细胞癌

A.癌细胞胞膜厚,有核周晕,呈巢索状排列(HE×400);B. Hale 胶状铁染色阳性×400

【光镜】癌细胞立方状,胞质嗜酸性,有的嗜碱或嫌色,细胞核大,核仁明显,高恶性分级。癌细胞呈小管状或乳头状排列,少数呈肉瘤样结构。纤维性和胶原性间质较多(图10-114)肿瘤周围的肾小管上皮细胞常显示轻重不等的异型性。

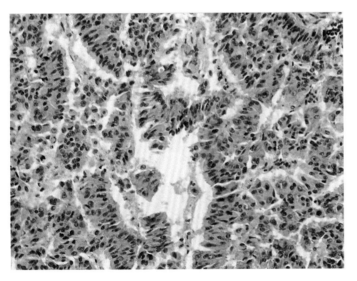

图 10-114　集合管癌

癌细胞异型性明显,呈不规则管状结构(HE×200)

【免疫组化与电镜】Baf47、高分子量 CK、植物血凝素阳性。

【电镜】癌细胞的线粒体较多,细胞表面可见少数粗大微绒毛,细胞间有桥粒。

【鉴别诊断】细胞遗传学显示 1、6、14、15 和 22 号染色体呈单体表现。

(1)与乳头状肾细胞癌的区别:乳头状肾细胞癌以乳头状结构为主,乳头轴心常见泡沫细胞,肿瘤间质较少。

(2)与肾髓质癌的区别:肾髓质癌少见,癌细胞的恶性分级较高,主要呈索状或网状排列,肿瘤的纤维性间质非常明显,CK 阴性。

(3)与伴有腺样结构的肾盂移行细胞癌的区别:伴有腺样结构的肾盂移行细胞癌应注意肾盂黏膜的病变,常可见肾盂内的菜花状或乳头状肿物,有移行上皮非典型增生和与肿瘤的移行状态;而且移行细胞癌常有全尿路(肾盂、输尿管、膀胱)多灶发生的特点。

7. 肾髓质癌(renal medullary carcinoma) 肾髓质癌是来自肾髓质,与肾盏或肾乳头结构有关的恶性肿瘤。发病年龄为 11～40 岁,以青年好发,男性为女性的 2 倍。常与镰状细胞病伴发。病情进展快,预后差,发现肿瘤时,常已有转移,平均存活期仅为 15 周[95]。

【大体】肿瘤主要位于肾髓质,肾皮质和肾盂周围可出现卫星结节。

【光镜】癌细胞嗜碱性,细胞核染色质细腻,核仁明显。癌细胞呈腺网状排列,有不规则的腺腔形成,尚可见管状、梁状、乳头状乃至卵黄囊瘤样结构。纤维性间质明显,而且常有水肿和黏液变(图10-115)。

【免疫组化与电镜】肾髓质癌主要来自肾髓质,与肾盏或肾乳头结构有关,CK 阴性。

【电镜】具有上皮源性的特点。

【鉴别诊断】

(1)与肾盂腺癌的肾髓质浸润的区别:肾盂黏膜的原

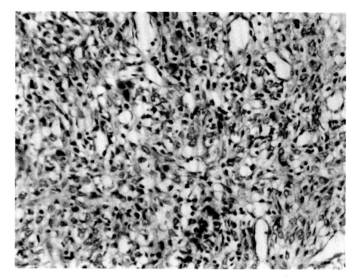

图 10-115　肾髓质癌
癌细胞呈不规则管状、囊状结构,间质明显胶原纤维增生
(HE×200)

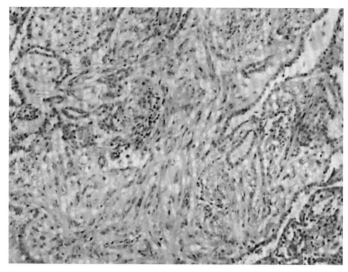

图 10-116　黏液性管状梭形细胞癌
纤细的小管结构伴梭形细胞和黏液样间质(HE×200)

发病灶乃至移行状态是肾盂腺癌的诊断依据。而且呈典型的腺管状或腺样排列。

(2)与肾集合管癌的区别:集合管癌的细胞异型性较明显。癌细胞主要呈管状或腺样排列。

8. 黏液性管状梭形细胞癌(mucinous tubular and spindle cell carcinoma)　黏液性管状梭形细胞癌可能来自集合管。无明显的年龄差异。女性较男性多见(4:1)。生长较慢,属于低度恶性的肾细胞癌[96]。

【大体】呈边界清楚的肿瘤结节,切面灰白湿润。

【光镜】肿瘤实质可见小而细长的小管状结构,小管间为淡染的黏液样间质,伴有梭形细胞(图 10-116)。

【免疫组化与电镜】高分子量 CK(+)。

【电镜】可见集合管上皮的特点。

【鉴别诊断】与后肾腺瘤的区别:后者仅有规则的腺管结构和黏液样间质,免疫组化也较复杂(PAX8/PAX2(+),CD10(+),Vimentin 和 WT-1 阳性)[97]。

9. 管状囊性肾细胞癌(tubulocystic renal cell carcinoma)　管状囊性肾细胞癌可能来自集合管上皮细胞。病例较少,生长和预后尚无定论[98]。

【大体】肾实质内的边界清楚的瘤块。

【光镜】癌细胞呈圆形或立方形,核染色质细腻,伴嗜酸性胞质,呈不规则的管状和囊状排列,有较丰富的纤维性间质(图 10-117)。

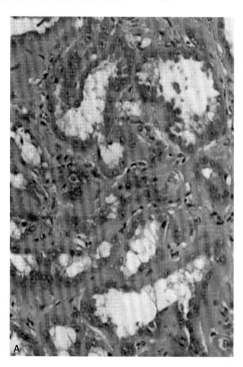
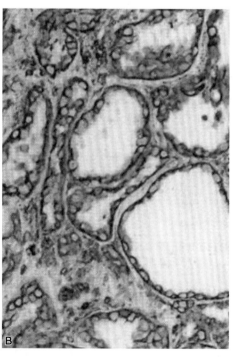

图 10-117　管状囊性肾细胞癌
A. 癌细胞呈不规则的管状排列,纤维性间质丰富(HE×400);B. 癌细胞呈管状和囊性排列(HE×400)

【免疫组化与电镜】高分子量 CK(+)。

【电镜】可见集合管上皮的特点。

【鉴别诊断】与具有管状排列的各种肾细胞癌鉴别,其他伴管状排列的肾细胞癌均可见多少不等实性结构。而且免疫组化也其特点。

10. 肉瘤样肾细胞癌(sarcomatoid renal cell carcinoma) 肉瘤样肾细胞癌是恶性度较高的肾细胞癌,又称梭形肾细胞癌(spindle cell carcinoma)。较少见,约占肾脏肿瘤的1.5%。平均发病年龄为60岁。多数患者有血尿、可触到肿块、体重下降等症状。预后很差[99]。可见于各种生长较快、恶性度较高的肾细胞癌,并非一种独立的组织学类型。

11. 家族性和遗传性肾细胞癌(familial and hereditary renal cell carcinoma) 一些遗传性癌症综合征常累及肾脏,大多数有癌基因和抑癌基因参与,并有基因突变[100]。

包括 Von-Hippel-Lindau 综合征,染色体 3p25 异常,*VHL*、*pVHL* 基因突变,可出现双肾多灶透明细胞肾细胞癌;遗传性乳头状肾细胞癌,染色体 7q1 异常,*c-MET*、*HGF-H* 基因突变,可出现双肾多灶乳头状肾细胞癌;遗传性平滑肌瘤病,染色体 1q42-43 异常,*FH* 基因突变,可出现双肾多灶乳头状肾细胞癌;Birt-Hogg Dubbe 综合征,染色体 17p11.2 异常,*BHD*、*Folliculin* 基因突变,可出现双肾多灶嫌色性肾细胞癌、透明细胞肾细胞癌、嗜酸性细胞瘤、乳头状肾细胞癌等;结节性硬化症,染色体 9q34、16p13 异常,*TSC1*、*Hamartin*、*TSC2*、*Tuberin* 基因突变,可出现双肾多灶血管平滑肌脂肪瘤;以及 *MALATI 1-TFEB* 基因易位家族性肾细胞癌、琥珀酸脱氢酶缺乏性肾细胞癌等。

家族性和遗传性肾细胞癌的病理形态与一般的各种肾细胞癌相同,但发病年龄较轻,多见于儿童,呈双肾多灶状发生,基因检测有一定的规律。

三、主要见于儿童的肾母性和囊肿性肿瘤

(一)肾母细胞瘤

肾母细胞瘤(nephroblastoma)是来源于肾胚芽组织的恶性肿瘤,又称 Wilmu 瘤(Wilms tumor)、胚胎瘤(embryoma)、腺肉瘤(adenosarcoma)、腺肌肉瘤(adenomyosarcoma)等。多见于 6 岁以前的儿童,偶见于成人[101]。临床常首先发现腹部包块,偶见血尿和疼痛。

【大体】肾内巨大瘤块,平均达 550g,呈球形,边界清楚,切面鱼肉状,易见出血、坏死及囊性变。以囊肿为肿瘤的主体者,称囊性肾母细胞瘤。

【光镜】肿瘤主要由三种基本成分构成:未分化的胚芽组织、间胚叶性间质和上皮样成分。多数肾母细胞瘤均由上述三种成分构成(图 10-118),但各自比例不同。

有的则由一种成分或由一种成分为主构成的肾母细胞瘤[102],如下:

1. 胚芽细胞型(blastoma patterns) 瘤细胞呈小圆形,胞质极少,胞核染色质粗糙,核仁不明显。少量黏液样间质。

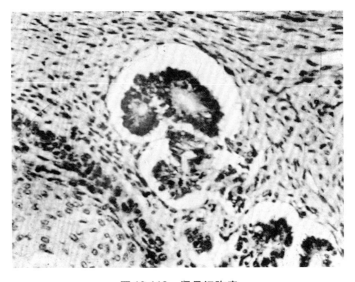

图 10-118 肾母细胞瘤
肿瘤由胚芽组织、间胚叶性间质和上皮样成分组成(HE×200)

可呈弥漫性分布,称弥漫性胚芽细胞型(diffuse blastoma patterns),浸润性明显,预后差。也可呈结节分布,称器官样胚芽细胞型(organoid blastoma patterns),浸润性不明显,预后较好。

2. 间胚叶性间质型(stromal patterns) 以幼稚的黏液样细胞和梭形细胞为主,也可出现脂肪组织、平滑肌组织、横纹肌组织、骨和软骨组织,它们的分化成熟程度差别可以很大。

3. 上皮样型(epithelial patterns) 瘤细胞可呈小管状、肾小球状、乳头状、移行细胞状、基底细胞状排列,也可见柱状细胞、鳞状细胞、神经和神经内分泌分化。

4. 肾母细胞瘤的间变成分 异型性明显、病理核分裂象是肾母细胞瘤恶性程度的重要指征,可局灶性存在或弥漫性分布,弥漫分布者预后最差,称间变性肾母细胞瘤(anaplastic nephroblastoma)。

【免疫组化与电镜】对肾母细胞瘤的诊断无帮助。但可作为鉴别诊断的手段。

【鉴别诊断】肾母细胞瘤与畸胎瘤、胚芽细胞型与小细胞性恶性肿瘤、间胚叶性间质型与相应的肉瘤、上皮样型与各型肾细胞癌容易相混。而未分化的胚芽组织、间胚叶性间质和上皮样成分是肾母细胞瘤的主要诊断依据,即使单形态的肾母细胞瘤也只是以其中一种成分为主,多部位取材,总可以发现另外成分的存在。

(二)肾源性残余

肾内出现灶状胚性肾组织成分,称为肾源性残余(nephrogenic rests)。具有发展为肾母细胞瘤的潜能。3 岁以下的婴儿,肾源性残余的出现率约为 1%。40% 的肾母细胞瘤患者的肾内可见肾源性残余[103]。

【大体】肾内出现点片状灰白色小结节。据其存在的部位,分为肾被膜下的叶周型和肾实质深部的叶内型。

【光镜】肾源性残余由原始的肾小管样结构造成,分化

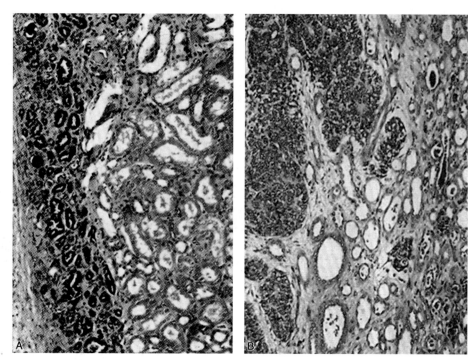

图 10-119 肾源性残余
A. 叶周型；B. 叶内型（HE×200）

较好，无肾胚芽组织，叶周型和叶内型只是存在部位不同，而组织形态相似（图 10-119）。据其发展和形态，分为初发性肾源性残余、静止性肾源性残余和浸润性肾源性残余，静止性者最终被纤维组织取代，浸润性者将发展为肾母细胞瘤。初发性者既可发展为静止性，也可发展为浸润性。

【鉴别诊断】 与肾母细胞瘤的区别：肾源性残余体积小，结构单纯。

（三）肾母细胞瘤病

浸润性肾源性残余和不成熟的肾胚芽组织弥漫性或多灶状分布于肾实质内时，称肾母细胞瘤病（nephroblastomatosis）。

（四）囊性分化的肾母细胞瘤

囊性分化的肾母细胞瘤（cystic partially differentiated nephroblastoma）可呈部分或弥漫分布（图 10-120）。囊壁被覆立方或柱状上皮细胞，可有乳头状结构。囊肿间质中可见多少不等的幼稚的胚芽组织和间胚叶性间质（图 10-121）。与肾母细胞瘤囊性变和囊性肾瘤不同。预后较好，所以将其单独列出。

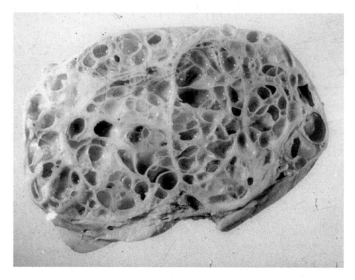

图 10-120 囊性分化的肾母细胞瘤
肿瘤呈弥漫性囊性分布

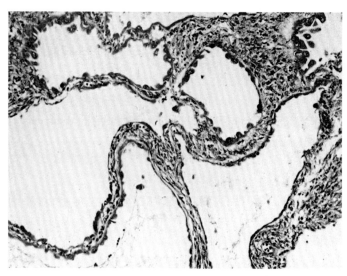

图 10-121 囊性分化的肾母细胞瘤
囊壁被覆单层立方、柱状上皮细胞，可见钉状细胞，间质内可见高分化的肾母细胞瘤成分（HE×200）

（五）儿童囊性肾瘤

囊性肾瘤（paediatric cystic nephroma）是以囊肿表现为

特点的肾实质肿瘤,与肾囊肿性疾病不同,又称多囊性肾瘤(polycystic nephroma)。与肾母细胞瘤来源相同,只是分化良好。该肿瘤与囊性分化的肾母细胞瘤不同,前者仅有被覆上皮细胞的囊肿样结构,而后者尚有肾母细胞瘤的成分。虽然各年龄均可发生,但婴幼儿最多见。

四、主要见于儿童的肾间叶性肿瘤

(一) 肾透明细胞肉瘤

肾透明细胞肉瘤(clear cell sarcoma)的组织来源尚不清楚。发病高峰为 2 岁左右,占儿童肾脏恶性肿瘤的 4%。容易出现骨转移[104]。

【大体】肾髓质或肾中央出现球形肿块,界限清楚,切面鱼肉状,黏液样。

【光镜】瘤细胞呈多边形,核染色质细腻,核仁不明显,胞质含有多数透明的空泡。瘤细胞呈巢索状排列,肿瘤间质可见网状毛细血管(图 10-122)。此外,瘤细胞形态和排列尚有多种形式:上皮样型、梭形细胞型、硬化型、黏液样型、囊肿型、血管周细胞瘤型、栅栏排列型以及多形细胞型等。

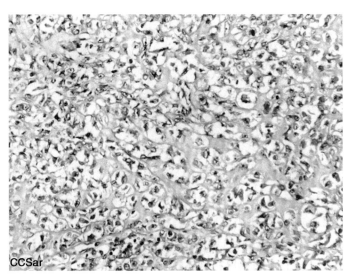

图 10-122 肾透明细胞肉瘤
瘤细胞胞质透明状,呈实性片块状排列(HE×200)

【免疫组化】vimentin 阳性。

【电镜】瘤细胞的细胞器稀少。

【鉴别诊断】

(1) 与透明性肾细胞癌的区别:后者多见于老年人;免疫组化 CK 阳性;透明细胞肉瘤的细胞形态和排列呈多样性。

(2) 与肾母细胞瘤和间胚叶母细胞肾瘤的区别:见相应项下。

(二) 肾横纹肌样瘤

肾横纹肌样瘤(rhabdoid tumour)的组织来源尚不清楚。好发于婴幼儿的高度恶性的肿瘤,发病高峰为 1.5 岁左右。占儿童肾脏恶性肿瘤的 2%。15%的病例合并颅内的神经外胚叶恶性肿瘤。常合并高钙血症[105]。

【大体】肾内边界不清的实性瘤块,常见浸润和转移的卫星结节。

【光镜】瘤细胞核呈圆形或卵圆形,细胞核核仁明显,胞质丰富,具有嗜酸性颗粒,常见大的圆形或椭圆形的嗜酸性包涵体。瘤细胞无排列特点,呈弥漫性分布(图 10-123)。有时呈上皮样型、纺锤样细胞型、硬化型、淋巴瘤样型等排列特点。

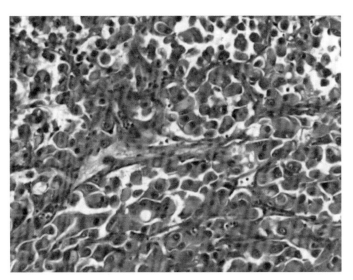

图 10-123 肾横纹肌样瘤
瘤细胞胞质丰富,嗜酸性,弥漫片块状排列(HE×200)

F10-123 ER

【免疫组化】vimentin 阳性,INI 1 阴性。

【电镜】可见胞质内特殊的缠绕状的中间丝。

【鉴别诊断】

(1) 与颗粒性肾细胞癌的区别:后者为成年人发病,呈癌巢、腺样或乳头状排列,CK 阳性。

(2) 与肾母细胞瘤的区别:后者可见或多或少的肾胚芽细胞、中胚叶成分和上皮样成分的存在。

(3) 与肾透明细胞肉瘤的区别:后者可见透明细胞的存在。

(4) 与间胚叶母细胞肾瘤的区别:后者以梭形的纤维细胞为主,在肾实质内穿插生长。

(三) 先天性间胚叶母细胞肾瘤

先天性间胚叶母细胞肾瘤(congenital mesoblastic nephroma)是一种与生肾组织有关的以梭形细胞增生为主的良性肿瘤。又称婴儿间胚叶肾瘤(fetal mesoblastic nephroma)或婴儿平滑肌样错构瘤(fetal leiomyomatous hamartoma)。多见于 6 个月以前的婴儿[106]。

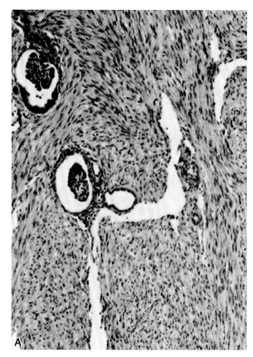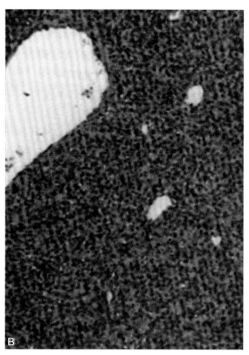

图 10-124　先天性间胚叶母细胞肾瘤
A. 间胚叶母细胞肾瘤；B. 非典型间胚叶母细胞肾瘤（HE×200）

【大体】肾内的球形肿物，边界清楚，切面灰白，有编织样结构。

【光镜】瘤细胞表现为梭形，呈纵横交错的束状排列，有如子宫平滑肌瘤。束状排列的瘤细胞穿插于残存的肾小球和肾小管间。瘤细胞与成纤维细胞、肌成纤维细胞和平滑肌细胞相似。肿瘤细胞密集、核分裂增多、具有浸润特点时，称细胞性或非典型间胚叶母细胞肾瘤。较以纤维为主的经典性间胚叶母细胞肾瘤生长快（图 10-124）。

【免疫组化】vimentin、fibronectin 和 actin 阳性。

【鉴别诊断】

（1）与肾母细胞瘤的区别：间胚叶母细胞肾瘤结构单纯，肾母细胞瘤由三种成分或一种以上成分组成。

（2）与肾透明细胞肉瘤的区别：后者为实体性肿瘤，肿瘤内不会遗留残存的肾组织；梭形细胞型的透明细胞肉瘤呈梭形，胞质浅染透明，间质黏液样物质明显。

（3）与肾横纹肌样瘤的区别：后者为实体性肿瘤，肿瘤内不会遗留残存的肾组织；多以圆形或椭圆为主，胞质红染颗粒状，电镜下可见特殊缠绕存在的中间丝。

五、非上皮性肿瘤

肾脏可发生多种良性非上皮性肿瘤，如：平滑肌瘤、脂肪瘤、血管瘤、淋巴管瘤等，与其他部位的相应肿瘤相比，并无特异性，本节仅就几种特异性的肾脏良性和恶性非上皮肿瘤叙述如下：

（一）血管平滑肌脂肪瘤和上皮样血管平滑肌脂肪瘤

肾脏血管平滑肌脂肪瘤（angiomyolipoma）和上皮样血管平滑肌脂肪瘤（epithelioid angiomyolipoma）曾被认为是一种良性的错构瘤。近年来，通过分子生物学研究证实本病是一种单克隆性肿瘤，属于血管周细胞（PEC）来源的肿瘤，列为血管周细胞瘤家族的一员（PEComas）。伴随影像诊断学的发展，发现该肿瘤并非少见。约 1/3 的患者与累及脑和皮肤的结节性硬化症合并发生。无性别差异，发病年龄较轻（25～35 岁），不伴结节性硬化的患者，女性较多，男女比例为 1:4，发病年龄为 45～55 岁。患者常有腰痛和腹部包块的症状，有时出现腹膜后出血。当脂肪成分明显时，影像学检查显示一定的特征[107]。

【大体】表现为边界清楚的球形肿块，但无包膜，有的可长入肾被膜，甚至向肾外生长，切面依肿瘤的组织成分不同而有区别，脂肪组织多，呈黄色，平滑肌多，灰白质韧，血管多则呈红褐色。可伴有出血。

【光镜】可见肿瘤由三部分组成：缺乏弹力膜的厚壁扭曲的血管，以血管为中心的杂乱排列的平滑肌，分化良好的脂肪组织（图 10-125）。增生的血管平滑肌有时表现为细胞核增多、细胞核怪异且染色质增粗、核分裂象增多，但不能作为恶性的指征。有时平滑肌细胞含有较多的糖原，呈现上皮样细胞的特点，易与肾细胞癌混淆。

【免疫组化】增生的上皮样平滑肌细胞显示 HMB45 阳性（图 10-125）。

当肿瘤以增生的上皮样细胞为主时，称上皮样血管平滑肌脂肪瘤，这时便具有了恶性潜能，有时可出现淋巴结或远隔转移[108]。

【电镜】平滑肌成分内的结晶状的黑色素前体。

【鉴别诊断】

（1）与间胚叶母细胞肾瘤的区别：后者主要发生于婴

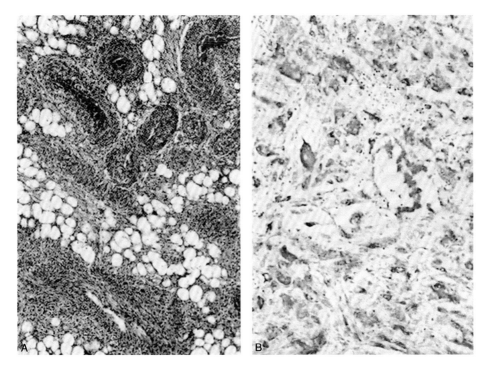

图 10-125　血管平滑肌脂肪瘤

A. 肿瘤由畸形血管、管周平滑肌细胞和脂肪细胞组成(HE×200)；B. 平滑肌样细胞 HMB45 阳性(免疫组化×400)

F10-125　ER

幼儿,成分单一,与肾小球和肾小管混杂存在。

（2）与肾的平滑肌瘤、脂肪瘤或血管瘤的区别:后者成分单一。

（3）当平滑肌成分出现异型性时,应与平滑肌肉瘤或横纹肌肉瘤鉴别,应多取材,发现多成分的组合,免疫组化 HMB45 阳性,有助于确诊。

（二）肾髓质间质细胞瘤

肾髓质间质细胞瘤(renomedullary interstitial cell tumour) 又称肾髓质纤维瘤(renal medullary fibroma)。是发生于肾髓质的良性肿瘤。多见于成年人。约50%的尸体解剖病例可发现该肿瘤。约50%的病例呈多发性。瘤细胞可分泌前列腺素,具有调解肾内血压和对抗高血压的功能[109]。

【大体】位于肾髓质的灰白色、边界清楚的小结节,直径多为0.3cm左右。可多发。

【光镜】瘤细胞呈星形或多边形,泡状核,松散透明的胞质,杂乱分布于疏松的间质中。偶见玻璃样变和淀粉样变。组织化学研究发现,瘤细胞含有中性脂肪、磷脂和酸性黏多糖。

【电镜】瘤细胞内有多数含脂类物质的电子致密颗粒。

【鉴别诊断】应与肾的纤维瘤鉴别,后者瘤体较大,纤维细胞呈紧密的束状排列。

（三）肾小球旁器细胞瘤

肾小球旁器细胞瘤(juxtaglomerular cell tumour) 又称肾素瘤(reninoma)。为来源于肾小球旁器细胞的良性肿瘤。多见于成年人。患者表现持续性顽固的高血压,血浆内含有高水平的肾素[110]。

【大体】位于肾皮质的灰黄色、边界清楚的小结节,直径小于3cm。

【光镜】瘤细胞小圆形,胞核染色质细腻,胞质透明,含少数嗜酸性颗粒。胞质颗粒 PAS 或 Bowen 染色阳性。瘤细胞呈实性巢索排列,有时出现管状或乳头状结构,间质毛细血管和血窦丰富。

【免疫组化】瘤细胞显示肾素阳性。

【电镜】可见胞质内的含肾素的内分泌颗粒。

【鉴别诊断】应与肾的血管瘤和血管周细胞瘤鉴别,后者瘤体较大,缺乏小圆形的瘤细胞,无肾小球旁器细胞瘤特有的临床症状。

（四）混合性上皮和间质肿瘤

混合性上皮和间质肿瘤(mixed epithelial and stromal tumour) 为上皮成分和间质成分混合的良性肿瘤。多见于成年女性。又称为成人型中胚叶细胞肾瘤、肾盂囊性错构瘤、成人成熟性肾母细胞瘤等[111]。

镜下上皮成分排列成腺管、微囊和囊状结构,被覆上皮可呈扁平状、立方状、柱状及复层移行上皮状等,胞质透明或淡染或嗜酸性,偶见鞋钉状的米勒管上皮形态。上皮可呈乳头状增生。间质以梭形细胞为主,纤维细胞和平滑肌细胞均

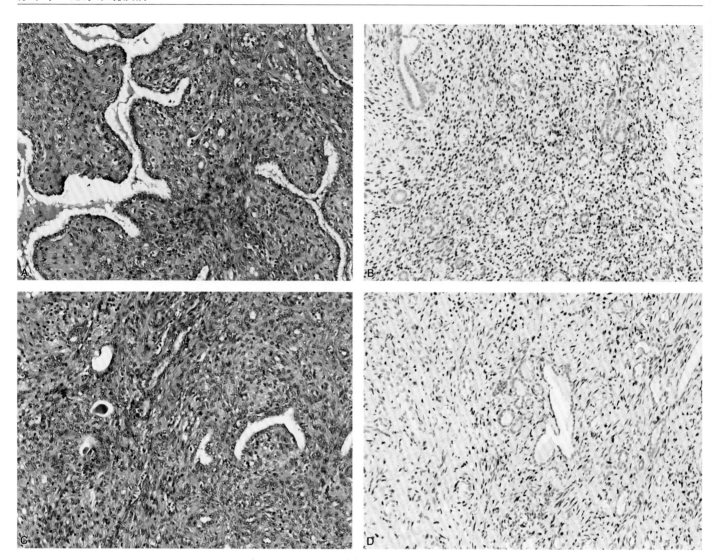

图 10-126 混合性上皮和间质肿瘤
A、C.肿瘤由上皮和间质成分组成(HE×200);B.ER 阳性;D.PR 阳性(免疫组化×200)

可出现,有时呈卵巢间质样,有时混有黏液、脂肪等。细胞核的异型性和核分裂象不明显。

免疫病理学检查可见上皮成分 CK 阳性,间质成分 Vimentin 和 SMA 阳性。ER 和 PR 也可阳性(图 10-126)。

肾的恶性软组织肿瘤以平滑肌肉瘤多见,但应首先除外具有异型性平滑肌细胞的血管平滑肌脂肪瘤。其次是血管周细胞瘤、血管肉瘤、横纹肌肉瘤等。与其他部位的相应肉瘤无明显差异。淋巴造血系统肿瘤常浸润于肾内。

六、肿瘤样病变

(一)黄色肉芽肿性肾盂肾炎

黄色肉芽肿性肾盂肾炎(xanthogranulomatous pyelonephritis)属于特殊类型的亚急性和慢性肾盂肾炎。多见于 40~60 岁的女性。患者有或曾有过下尿路感染的临床症状。

【大体】肾髓质可见界限不清的肿块,有时可波及肾皮质;切面黄色;与肾细胞癌相似。

【光镜】瘤块中央可见坏死组织,有时出现小脓肿,周围为大量组织细胞、泡沫细胞和多少不等的多核巨细胞,最

外层为浆细胞、淋巴细胞和肉芽组织(图 10-127)。

【鉴别诊断】泡沫细胞较多的部位,应与透明性肾细胞

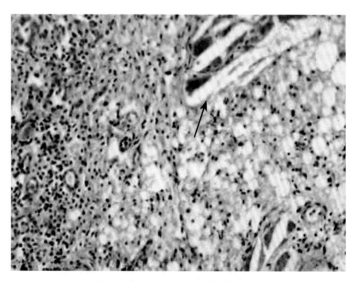

图 10-127 黄色肉芽肿性肾盂肾炎
病变由淋巴、单核和泡沫细胞组成,并可见胆固醇结晶(HE×200)

癌鉴别,应多取材以显示其组织结构的多样性。必要时,作免疫组化,前者 CK 阴性,CD68 阳性,而后者恰相反[112]。

(二) 肾的软斑病

肾的软斑病(malakoplakia)也属于特殊类型的亚急性和慢性肾盂肾炎。详见膀胱肿瘤的相应章节。

(三) 肾的炎性假瘤

肾的炎性假瘤(inflammatory pseudotumour)较少见,由大量胶原、肌成纤维细胞和炎症细胞组成的瘤样病变。与其他部位的炎性假瘤无明显差别。

第十四节　肾盂疾病

肾盂是由尿路上皮和周围结缔组织构成的腔洞样结构。接收肾乳头管导入的尿液。

常见的良性上皮性肿瘤有尿路上皮乳头状瘤(transitional cell papilloma)、尿路上皮内翻性乳头状瘤(inverted papilloma)、尿路上皮癌(transitional cell carcinoma)、鳞状细胞癌(squamouscell carcinoma)和肾盂腺癌(adenocarcinoma of renal pelvis)等,病理特点与膀胱的相应肿瘤相同,详见膀胱肿瘤章节。当肾盂癌浸润于肾髓质时,应与肾癌相鉴别,这时,发现肾盂黏膜的原发性病灶,是诊断肾盂腺癌重要依据。肾盂结石是尿路结石症的一部分。急性和慢性肾盂炎常构成肾盂肾炎的一部分,与其他黏膜炎症相似。

第十五节　输尿管疾病

输尿管与肾盂相连。是由尿路上皮和平滑肌组成的管道器官。

一、输尿管先天性畸形

输尿管来自胚胎时期的输尿管芽,输尿管芽的发育异常,导致输尿管的异常。包括:输尿管缺失:多为单侧缺失,常与肾缺失合并存在;双输尿管:常与双肾盂或多肾盂合并发生,多数为上段分离而下段合一,呈 Y 形而进入膀胱;先天性输尿管梗阻:好发于肾盂和输尿管连接部,输尿管下段也可发生,常见的原因包括输尿管血液供应异常、输尿管周围粘连、输尿管壁平滑肌发育异常以及输尿管黏膜活瓣状增生等;输尿管憩室:由于输尿管壁部分平滑肌发育异常致成;输尿管疝(ureterocele):由于输尿管末段和膀胱壁段管壁发育异常,使之局部高度膨胀,在膀胱内形成球状囊腔,衬以移行上皮,有较薄的平滑肌包绕;输尿管异位:常与异位肾合并存在。

二、输尿管肿瘤

与肾盂和膀胱的肿瘤相似。

第十六节　膀胱疾病

一、先天性发育异常

(一) 脐尿管残留及脐尿管病变

脐尿管(urachus)是膀胱顶部和脐部之间的 5~6cm 的管道,胚胎时期连接膀胱和尿囊,出生后退化,仅存一条索状纤维性组织。但是通过尸体解剖资料分析,脐尿管残留者并不罕见。残留的脐尿管多数位于膀胱壁,并可与膀胱腔通连。接近膀胱部位被覆尿路上皮,上段被覆柱状上皮。

完全残留的脐尿管可导致脐部漏尿,部分残留者,在膀胱壁或膀胱与脐之间形成囊肿,并可形成脐部的慢性炎或肉芽肿性炎。残留脐尿管可以发生肿瘤,主要位于膀胱壁或脐尿管走行部位,常见腺癌,也可出现乳头状腺瘤、纤维腺瘤、尿路上皮癌和鳞癌等。

(二) 膀胱外翻

膀胱外翻(bladder exstrophy)是由于胚胎时期尿殖腔发育异常造成的。膀胱前壁和下腹壁缺失,使膀胱腔外露。膀胱外翻易合并腺癌和鳞癌。

(三) 膀胱憩室

膀胱壁局限性膨出称为膀胱憩室(bladder diverticulum)。膀胱憩室的形成与膀胱壁局部肌层发育薄弱有关,但后天的尿道和膀胱颈部梗阻是一个重要诱发因素。膀胱憩室的好发部位见于膀胱后壁原脐尿管所在部位和膀胱三角区的输尿管口附近。憩室的体积多数为乒乓球大,憩室壁由纤维结缔组织及少量平滑肌组成,内衬疝入的膀胱黏膜。膀胱憩室极易合并急性和慢性炎症、鳞状上皮化生、结石,并可发生不易为临床发现的尿路上皮癌和鳞状细胞癌。

二、膀胱结石症

膀胱结石是尿路结石的一部分,在尿路结石症中,最常见。多发于老年男性,以单发为主。主要为磷酸盐结石。膀胱黏膜在结石的长期刺激下,可出现非特异性炎症,并可有非典型增生、鳞状上皮化生乃至出现尿路上皮癌和鳞癌。

三、膀胱的炎症性疾病

多种原因均可引起膀胱炎(cystitis),如细菌、真菌、寄生虫的感染、化学性、物理性、机械性损伤等。尤以大肠埃希菌和链球菌感染最常见。各种原因导致的下尿路梗阻是膀胱炎的诱发因素,并可促使病变加重和迁延。由于女性尿道较短,所以女性膀胱炎多于男性。

(一) 急性膀胱炎

轻度急性膀胱炎仅见膀胱黏膜充血以及分布不均的灶状水肿和中性粒细胞浸润。严重的急性膀胱炎则见黏膜的严重充血和水肿,尿路上皮增生并可伴有溃疡,中性粒细胞弥漫浸润,可深达肌层,小血管壁水肿增厚,内皮细胞增生。有的可见小脓肿形成。有的充血与出血很严重,称为出血性膀胱炎,有时可见脓性纤维素性渗出物在黏膜表面形成假膜,称假膜性膀胱炎。当严重的感染、化学性损伤以及放射性损伤累及膀胱血管导致血液循环障碍时,在严重的炎症病变基础上,又有广泛组织坏死,称为坏疽性膀胱炎。

(二) 慢性膀胱炎

多由急性膀胱炎迁延或反复发作演变而来。尿路上皮不规则增生,或有炎性息肉形成。并常有鳞状上皮化生。黏膜下层充血,弥漫的或多灶的淋巴细胞、单核细胞、浆细胞及多少不等的嗜中性和嗜酸性粒细胞浸润,同时有多少不等的纤维结缔组织增生,血管壁增厚。上述病变可波及肌层,严重者导致膀胱壁增厚、挛缩。有时浸润的淋巴细胞聚集形成多数淋巴滤泡,使黏膜呈颗粒状,称为滤泡性膀胱炎(follicularcystitis)。溃疡明显者,称为溃疡性膀胱炎。有时出现病原不能确定的肉芽肿,称为肉芽肿性膀胱炎。大疱性膀胱炎(bullous cystitis)是另一种少见的非特异性慢性膀胱炎,黏膜和黏膜下层出现严重的局限性水肿和出血,使膀胱黏膜呈现多数葡萄状隆起,大体表现与葡萄状肉瘤相似。

除上述非特异性膀胱炎外,在活检及尸检中,还可以遇到形态或病原特异的特殊类型膀胱炎:

1. 气肿性膀胱炎(emphysematous cystitis) 是由于具有产气功能细菌感染引起的慢性膀胱炎。在黏膜下层出现多数含气的囊腔,囊壁无上皮被覆,常见多核巨细胞。约50%的患者伴有糖尿病。

2. 嗜酸细胞性膀胱炎(eosinophilic cystitis) 膀胱镜下可见膀胱黏膜弥漫性水肿伴有点片状出血。光镜下可见黏膜及黏膜下层有大量嗜酸性粒细胞浸润,伴有纤维化和平滑肌变性、萎缩。病因不明,部分患者伴有嗜酸性粒细胞增多症。有时长期留置导尿管的患者,膀胱壁活检术后以及血吸虫病患者,也可有局灶性嗜酸性粒细胞浸润与弥漫分布的嗜酸细胞性膀胱炎不同。

3. 间质性膀胱炎(interstitial cystitis) 本病病因不详,有内分泌失调、感染及淋巴循环阻塞多种学说,近年来的研究证明为自身免疫性疾病。中老年女性多见。大体可见膀胱壁充血及点片状出血,可呈弥漫性或灶状分布,病灶僵硬并呈收缩状,切面灰白硬韧,与恶性肿瘤不易区别。光镜下可见黏膜充血或伴有出血、糜烂及溃疡,黏膜下层明显增厚,结缔组织增生,淋巴细胞、浆细胞以及少量中性粒细胞和嗜酸性粒细胞弥漫性浸润,增生的结缔组织和浸润的炎症细胞可向深部肌间隙发展,严重者遍及膀胱壁全层,并逐渐取代肌纤维。小血管管壁增厚。

4. 黄色肉芽肿性膀胱炎 病源不清,可能与间质性膀胱炎相似。大体可见膀胱黏膜下有单发或多发的黄色肿瘤

样结节。光镜下可见病灶由淋巴细胞、浆细胞、单核巨噬细胞和少数多核巨细胞组成,其中可见多数假黄瘤细胞。周围可见多少不等的成纤维细胞。

5. 皮革性膀胱炎(encrusted cystitis) 大体可见膀胱壁硬韧、灰白,有时可见斑块状隆起。光镜下可见尿路上皮增生或有溃疡形成,其下有钙盐沉积,并可出现异物巨细胞反应。本病的主要原因是在膀胱壁损伤的基础上(放射性损伤、热疗性损伤等)合并能使尿素分解的病原体感染。主要的沉积成分为磷酸钙和磷酸镁。

6. 放射性膀胱炎(irradiation cystitis) 本病由于放射性损伤造成。早期病变为黏膜充血、出血、水肿以及水泡形成,进而出现坏死性小动脉炎及轻重不等的炎细胞浸润。黏膜坏死脱落乃至形成坏疽性膀胱炎。晚期病变主要为轻重不等的闭塞性小动脉炎,黏膜下层及肌间隙大量结缔组织增生。严重者出现膀胱挛缩,黏膜出现慢性溃疡及非典型增生。

7. 结核性膀胱炎及BCG导致的肉芽肿性膀胱炎 膀胱结核多由肾结核蔓延而来,部分继发于前列腺结核。多数膀胱结核的首发病灶位于膀胱三角区,尤以输尿管开口的周围最常见。早期病灶为黏膜表浅的小型干酪样病灶,周围有充血带。病变进展,则出现多灶状干酪样溃疡,并产生较多的纤维组织,其间混有上皮样细胞和淋巴样细胞以及少数朗格汉斯巨细胞。典型的结核结节并不多见。严重的病变可波及肌层,导致挛缩性膀胱。

膀胱癌的综合性免疫治疗中,可将卡介苗(BCG)进行腔内注射,有时继发结核性膀胱炎的病变。

8. 血吸虫性膀胱炎 由埃及血吸虫(schistosoma haematobium)引起。成虫寄生于膀胱静脉内,虫卵逆流进入膀胱黏膜下,形成虫卵结节。急性虫卵结节以成堆的虫卵为中心,周围有较多的嗜酸性粒细胞和多少不等的肉芽组织。慢性虫卵结节除虫卵外,周围有较多的上皮样细胞、异物巨细胞和淋巴样细胞。陈旧的虫卵结节以纤维组织为主,中心可见钙化的虫卵。埃及血吸虫卵较日本血吸虫卵小。

四、膀胱肿瘤和瘤样病变

本节主要根据2016年世界卫生组织公布的膀胱肿瘤的组织学分类(表10-14)进行叙述和讨论[113]。

(一) 上皮性肿瘤

1. 良性肿瘤

(1) 尿路上皮乳头状瘤(urothelial cell papilloma):尿路上皮乳头状瘤是尿路最常见的良性肿瘤,又称外生性乳头状瘤(exophytic papilloma)、典型的乳头状瘤(typical papilloma)。青壮年男性好发。常见的症状是间断性无痛性血尿。容易复发[114]。

【大体】呈柔软的具有细蒂的伸出性肿物,乳头纤细。

表 10-14　泌尿管道肿瘤组织学分类(WHO,2016)

尿路上皮肿瘤 　浸润性尿路上皮癌(infiltrating urothelial carcinoma) 　　亚型： 　　　巢状尿路上皮癌(nested,including large nested) 　　　微囊型尿路上皮癌(microcystic) 　　　微乳头型尿路上皮癌(micropapillary) 　　　淋巴上皮瘤样型尿路上皮癌(lymphoepithelioma-like) 　　　弥漫浆细胞样/印戒细胞样尿路上皮癌(plasmacytoid/ 　　　　signet ring cell/diffuse) 　　　肉瘤样尿路上皮癌(sarcomatoid) 　　　巨细胞型尿路上皮癌(giant cell) 　　　分化差的尿路上皮癌(poorly differentiated) 　　　富脂性尿路上皮癌(lipid-rich) 　　　透明细胞型尿路上皮癌(clear cell) 　非侵袭性尿路上皮病变(non-invasive urothelial lesions) 　　尿路上皮原位癌(urothelial carcinoma in situ) 　　非浸润性低级别尿路上皮乳头状癌(non-invasive papillary 　　　urothelial carcinoma low-grade) 　　非浸润性高级别尿路上皮乳头状癌(non-invasive papillary 　　　urothelial carcinoma high-grade) 　　低度恶性潜能的尿路上皮肿瘤(papillary urothelial neoplasm of 　　　low malignant potential) 　　尿路上皮乳头状瘤(urothelial papilloma) 　　内翻性尿路上皮乳头状瘤(inverted urothelial papilloma) 　　可能具有恶性潜能的尿路上皮增生(urothelial proliferation of 　　　uncertain malignant potential) 　　尿路上皮异型增生(urothelial dysplasia) 鳞状细胞肿瘤(squamous cell neoplasms) 　鳞状细胞癌(pure squamous carcinoma) 　疣状癌(verrucous carcinoma) 　鳞状细胞乳头状瘤(squamous cell papilloma) 腺样肿瘤(glandular neoplasms) 　非特殊性腺癌(adenocarcinoma,NOS) 　肠型腺癌(enteric) 　黏液性腺癌(Mucinous) 　混合性腺癌(mixed) 　绒毛状腺瘤(villous adenoma)	脐尿管癌(urachal carcinoma) 米勒管型肿瘤(tumours of Mullerian type) 　透明细胞癌(clear cell carcinoma) 　子宫内膜样癌(endometrioid carcinoma) 神经内分泌肿瘤(neuroendocrine tumours) 　小细胞神经内分泌癌(small cell neuroendocrine carcinoma) 　高分化神经内分泌肿瘤(well-differentiated neuroendocrine 　　tumours) 　副神经节瘤(paragangliomas) 黑色素细胞肿瘤(melanocytic tumours) 　恶性黑色素瘤(malignant melanoma) 　痣(naevus) 　黑色素病(melanosis) 间叶性肿瘤(mesenchymal tumours) 　横纹肌肉瘤(rhabdomyosarcoma) 　平滑肌肉瘤(leiomyosarcoma) 　血管肉瘤(angiosarcoma) 　炎性肌成纤维细胞瘤(inflammatory myofibroblastic tumour) 　血管周上皮样细胞瘤(perivascular epithelioid cell tumour) 　　良性(benign) 　　恶性(malignant) 　孤立性纤维性肿瘤(solitary fibrous tumour) 　平滑肌瘤(leiomyoma) 　血管瘤(haemangioma) 　颗粒细胞瘤(granular cell tumour) 　神经纤维瘤(neurofibroma) 尿路造血和淋巴肿瘤(urothelial tract haematopoietic and lymphoid 　tumours) 少见的肿瘤(miscellaneous tumours) 　Skene,Cowper 和 Littre 腺癌(carcinoma of Skene,Cowper and 　　Littre glands) 　转移性肿瘤(metastatic tumours and tumours extending from 　　other organs) 　上尿路上皮性肿瘤(epithelial tumours of the upper urinary 　　tract) 　膀胱憩室肿瘤(tumours arising in a bladder diverticulum) 　尿道尿路肿瘤(urothelial tumours of the urethra)

【光镜】该肿瘤的突出特点是具有精细的乳头状结构，有纤维血管组成的轴心。被覆尿路上皮细胞，细胞形态和排列与正常的尿路上皮相似，异型性极小(图 10-128)。无浸润现象。

【鉴别诊断】与尿路上皮乳头状增生的区别：后者是无轴心的假乳头。

(2) 低度恶性潜能的尿路上皮乳头状肿瘤(papillary urothelial neoplasm of low malignant potential)：肿瘤呈乳头状外生性生长，被覆的尿路上皮层次增多，具有轻度异型性，称低度恶性潜能的尿路上皮肿瘤。男性多见(约为女性的 5

倍)。多见于输尿管口附近。见的症状是间断性无痛性血尿。容易复发[115]。

【大体】呈柔软的伸出性乳头状肿物，直径多为 1~2cm。

【光镜】该肿瘤具有乳头状结构，有纤维血管组成的轴心。被覆尿路上皮细胞，较真正的尿路上皮乳头状瘤相比，细胞层次增多，极排列虽然存在，但可见灶状轻度紊乱，异型性不明显(图 10-129)。无浸润现象。

【鉴别诊断】根据被覆的尿路上皮的层次和排列，可与真正的乳头状瘤鉴别。

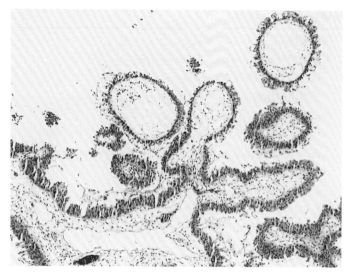

图 10-128　尿路上皮乳头状瘤
瘤细胞呈纤细乳头状排列（HE×100）

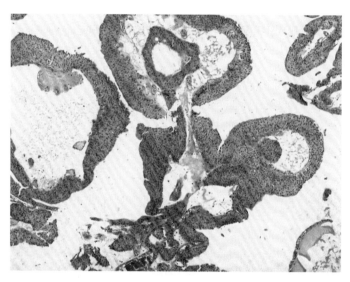

图 10-129　低度恶性潜能的尿路上皮肿瘤
被覆于乳头的尿路上皮细胞层次增多，具有轻度异型性
（HE×100）

F10-129　ER

（3）内翻性尿路上皮乳头状瘤（inverted urothelial cell papilloma）：内翻性尿路上皮乳头状瘤又称 Brunnian 腺瘤（Brunnian adenoma）。中老年男性好发，多见于膀胱三角区和膀胱颈。常见的症状是间断性无痛性血尿，尿路梗阻。

【大体】呈柔软的半球状外生性肿物，表面光滑，或略呈分叶状，有时呈息肉状。

【光镜】表面可见较正常的尿路上皮被覆。分化好的尿路上皮细胞巢索向黏膜下呈推进式生长，巢索中央为胞

质丰富的表层尿路上皮细胞，边缘为胞质极少的基底细胞，有如密集的 Brunn 巢（图 10-130）。有的细胞巢呈腺样化生，上皮呈柱状，并可见存有黏液的腺腔，以腺性结构为主时，称腺性内翻性尿路上皮乳头状瘤。有的细胞巢呈鳞状上皮化生，以鳞状细胞巢为主时，称鳞状尿路上皮内翻性乳头状瘤。

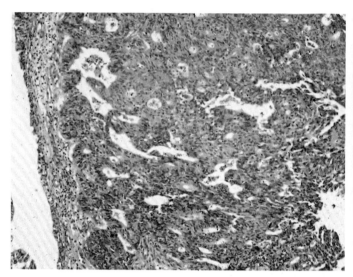

图 10-130　内翻性尿路上皮乳头状瘤
尿路上皮呈尿翻性向膀胱内膜下生长（HE×200）

【鉴别诊断】

1）与腺性膀胱炎或囊腺性膀胱炎的区别：后者虽然可见尿路上皮呈 Brunn 巢和囊腺样 Brunn 巢在黏膜下增生，但与黏膜下水肿及多少不等的炎症细胞混合存在，弥漫分布，不形成瘤块。

2）与尿路上皮癌的区别：尿路上皮癌的癌细胞有一定的异型性，并可见条索状或斑片状向深部浸润的现象。

3）与尿路上皮腺癌的区别：泌尿道的腺癌表现为单层细胞排列、具有一定的异型性，并有一定浸润性生长的特点，而内翻性尿路上皮乳头状瘤中的腺样结构均在密集的 Brunn 巢样结构的基础上出现，分化好[116]。

（4）鳞状细胞乳头状瘤（squamous cell papilloma）：膀胱的尿路上皮受人类乳头瘤病毒感染时，出现鳞状细胞化生并呈尖锐湿疣样的变化，所以，膀胱鳞状细胞乳头状瘤可以认为是膀胱的尖锐湿疣。常与外阴尖锐湿疣伴同存在[117]。

（5）绒毛状腺瘤（villous adenoma）：膀胱绒毛状腺瘤是一种少见的乳头状良性肿瘤，被覆柱状上皮。多见于 40 ~ 60 岁的男性。以血尿或尿内黏液为主要临床表现。好发于膀胱顶部，故有人认为来自脐尿管，也有人认为属于尿路上皮的肠上皮化生[118]。

【大体】宽蒂或半球状乳头状隆起。好发于膀胱顶部。

【光镜】单层柱状上皮被覆于乳头表面。或呈腺样和囊性排列。与大肠绒毛状腺瘤相似（图 10-131）。

【鉴别诊断】与膀胱黏液腺癌的区别：后者细胞异型性

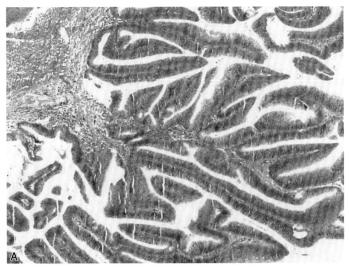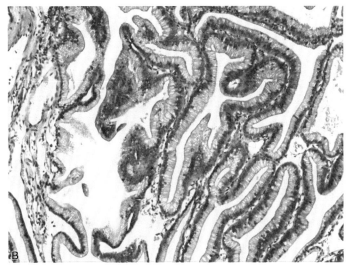

图 10-131 膀胱绒毛状腺瘤

A.肿瘤呈腺样乳头状外生性生长(HE×100);B.瘤细胞为黏液柱状上皮细胞(HE×200)

明显,排列紊乱,浸润性生长。

2. 恶性肿瘤

(1)尿路上皮癌(urothelial carcinoma):尿路上皮癌是膀胱最常见的恶性肿瘤,占90%。具有多灶状发生和易复发的特点。根据癌细胞的异型性、结构特点和浸润程度分为如下各型。

1)尿路上皮原位癌(urothelial carcinoma in situ):原发性尿路上皮原位癌少见,不足膀胱上皮癌的1%,而伴随浸润性尿路上皮癌者,则很常见。尿路上皮原位癌具有多灶状发生的特点[119]。患者的常见症状是血尿和下腹部疼痛。

【大体】膀胱黏膜面无明显的肿块,仅有出血和糜烂。

【光镜】尿路上皮全层或大部分(>全层的2/3)被排列紊乱的异型细胞取代,无浸润现象(图10-132)。

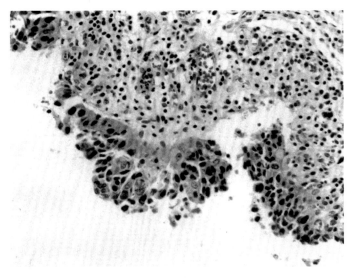

图 10-132 尿路上皮原位癌

癌细胞位于基底膜以上(HE×400)

2)非浸润性低级别尿路上皮乳头状癌(non-invasive papillary urothelial carcinoma low-grade):肿瘤仍呈乳头状,但被覆的尿路上皮的层次和异型性,较低度恶性潜能的尿路上皮肿瘤明显。男性多于女性3倍,输尿管口附近易见。常有血尿[120]。

【大体】膀胱黏膜面可见簇状乳头状肿物。

【光镜】肿瘤被覆的尿路上皮层次增多,部分排列紊乱,细胞核异型性略明显(图10-133)。

【鉴别诊断】根据肿瘤被覆的尿路上皮的增生程度和异型性,可与尿路上皮乳头状瘤、低度恶性潜能的乳头状瘤鉴别。

3)非浸润性高级别尿路上皮乳头状癌(non-invasive papillary urothelial carcinoma high-grade):肿瘤仍呈乳头状,但部分有融合现象,被覆的尿路上皮的层次增多、排列紊乱和异型性较明显。常有血尿[121]。

【大体】膀胱黏膜面可见宽蒂或无蒂的乳头状肿物。

【光镜】肿瘤的乳头状结构出现融合现象,被覆的尿路上皮层次增多,排列紊乱,细胞呈多形性,细胞核染色质增多,核仁明显,核分裂象易见(图10-134)。

【鉴别诊断】根据肿瘤被覆的尿路上皮的增生程度和异型性,可与尿路上皮乳头状瘤、低度恶性潜能的乳头状瘤和非浸润性低级别尿路上皮乳头状癌鉴别。

4)浸润性尿路上皮癌(infiltrating urothelial carcinoma):浸润性尿路上皮癌又称移行上皮癌。是尿路常见的恶性肿瘤。男性多见,约为女性的3.5倍。与吸烟、职业接触苯胺类化学物质等致癌物、应用非那西汀等治疗药物有关。

【大体】癌组织呈实性包块状或伴有粗大乳头状浸润性生长于黏膜下或肌层。

【光镜】可见乳头状结构,或不明显,或完全失去乳头状结构,细胞失去了排列的极向,细胞的异型性明显,核分裂

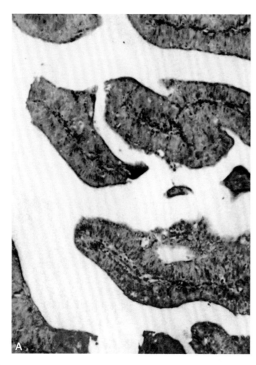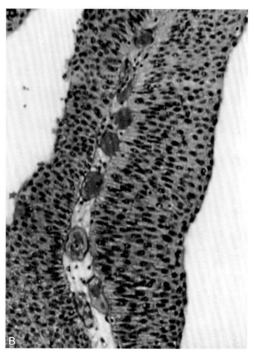

图 10-133 非浸润性低级别尿路上皮乳头状癌
乳头被覆的尿路上皮层次增多,排列紊乱,可见异型性表现
A. HE×100;B. HE×200

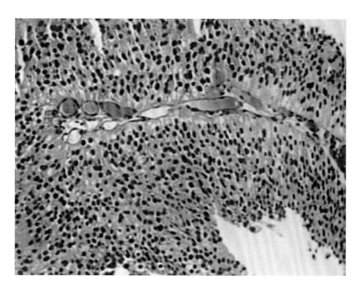

图 10-134 非浸润性高级别尿路上皮乳头状癌
乳头被覆的尿路上皮层次增多,排列紊乱,异型性明显(HE×200)

F10-134 ER

象多,浸润明显(图 10-135)。免疫组化显示 CK 阳性。

除上述的常见形态结构者外,尚可见下列亚型:巢状尿路上皮癌(nested,including large nested)、微囊型尿路上皮癌(microcystic)、微乳头型尿路上皮癌(micropapillary)、淋巴上皮瘤样型尿路上皮癌(lymphoepithelioma-like)、弥漫浆细胞样/印戒细胞样尿路上皮癌(plasmacytoid/signet ring cell/diffuse)、肉瘤样尿路上皮癌(sarcomatoid)、巨细胞型尿路上皮癌(giant cell)、低分化尿路上皮癌(poorly differentiated)、富脂性尿路上皮癌(lipid-rich)、透明细胞型尿路上皮癌(clear cell)等[122]。

【鉴别诊断】应与各种低分化癌的浸润或转移相鉴别:①应多取材,寻找与泌尿道被覆上皮的关系;②各种亚型移行细胞癌应与相应的肿瘤相鉴别;③掌握各自的免疫组化的标记。

(2) 膀胱鳞状细胞癌(bladder squamous cell carcinoma):膀胱的鳞状细胞癌占该部位恶性肿瘤的 5%。好发于老年人,女性多于男性。多见于泌尿道结石、膀胱血吸虫病、长期留置导尿管、膀胱憩室等长期慢性刺激的患者[123]。膀胱的鳞状细胞癌较尿路上皮癌预后差。

【大体】膀胱腔面呈现实性肿块,常有坏死和溃疡。

【光镜】与子宫颈或食管的鳞状细胞癌相似,多表现为高分化和中分化。呈伸出性生长而浸润不明显的高分化的鳞状细胞癌又称膀胱的疣状癌。

【鉴别诊断】应与伴有鳞状上皮化生的尿路上皮癌鉴别,后者的主要成分是尿路上皮癌,化生的鳞状上皮分化好。

(3) 膀胱腺癌(bladdder adenocarcinoma):膀胱的腺癌占该部位恶性肿瘤的 2%。好发于中老年人。来源于尿路上皮的腺性化生或腺性膀胱炎,部分来自脐尿管[124]。膀胱的腺癌较尿路上皮癌预后差。

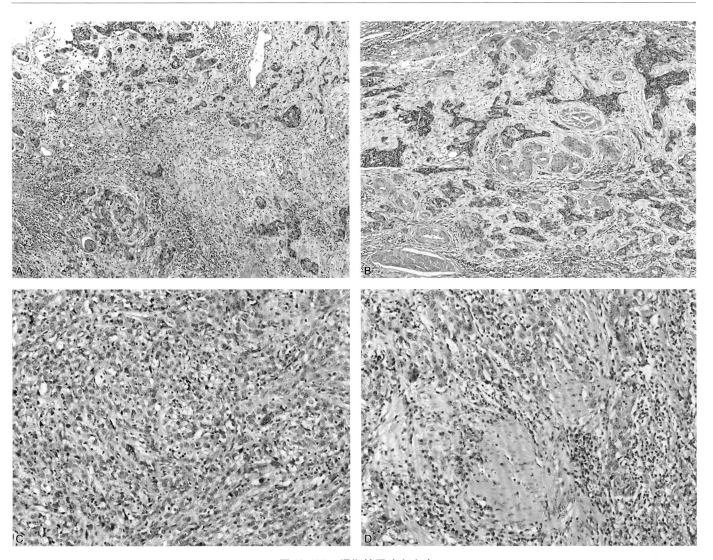

图 10-135　浸润性尿路上皮癌
A、B. 癌组织呈团块状生长,浸润于黏膜下(HE×100);C. 癌细胞异型性明显(HE×200);D. 癌组织浸润于肌层(HE×200)

【大体】膀胱腔面呈现实性肿块,常有坏死和溃疡,表面常见黏液。

【光镜】与大肠的腺癌相似。有时可呈黏液癌和印戒细胞癌结构。

【鉴别诊断】

1) 应与伴有腺上皮化生的尿路上皮癌鉴别:后者的主要成分是尿路上皮癌,化生的腺上皮分化好。

2) 与大肠腺癌的膀胱壁浸润的区别:后者原发于大肠,自膀胱壁深层向黏膜方向浸润生长。

(4) 脐尿管癌(urachal carcinoma):脐尿管癌是位于膀胱顶部的来源于脐尿管残余的高度恶性的肿瘤[125]。

【大体】膀胱顶部深在的富于黏液的实性肿块。

【光镜】80%以上的脐尿管癌为黏液癌,少部分为腺癌或鳞状细胞癌。癌组织散布于膀胱壁深层或全层,甚至腹壁。

【鉴别诊断】

1) 有别于常见的膀胱腺癌,后者以黏膜固有层和浅肌层为主,非癌黏膜常见腺性膀胱炎等腺性化生病变。

2) 应注意除外大肠腺癌的膀胱浸润,后者可发现大肠的原发癌灶。

(5) 膀胱透明细胞腺癌(clear cell adenocarcinoma):透明细胞腺癌又称中肾癌(mesonephric carcinoma)。为一种少见的膀胱恶性肿瘤。以女性多见。好发于中老年女性。可能来自米勒管[126]。

【大体】膀胱壁的实性肿块。

【光镜】癌细胞含有大量糖原,使之呈透明状,常见鞋钉状细胞混于透明细胞间。可见少量黏液分泌。癌细胞呈巢索状、小管状、腺样、微囊状、乳头状排列,但无基底膜。部分病例显示前列腺特异抗原阳性。

【鉴别诊断】

1) 与透明细胞型移行细胞癌的区别:后者结构单一,无管状、腺样或乳头状等排列。

2) 与转移的透明性肾细胞癌区别:后者血管和血窦丰富,无黏液。

（6）膀胱复合性癌：膀胱尿路上皮癌、原位癌、鳞状细胞癌及腺癌，在组织发生上有同源性密切关系，所以，各种组织类型的癌可同时出现于同一病例，称复合性癌。尤以低分化的尿路上皮癌最常见。

（二）非上皮性肿瘤

膀胱的软组织肿瘤与发生于其他部位的相应肿瘤相似。较有特点的如下：

1. 膀胱软组织肿瘤　膀胱可发生与其他部位相似的软组织肿瘤，如血管瘤、平滑肌瘤、纤维瘤或间质细胞瘤等。较有特色的是膀胱的横纹肌肉瘤，多见于男婴的膀胱，呈息肉状生长。切面灰白富于黏液，故称葡萄状肉瘤（botryoid sarcoma）。瘤细胞呈梭形，有宽大的带状粉染胞质，间质富含黏液。免疫组化显示肌原性标记阳性[127]。

2. 膀胱副神经节瘤（paraganglioma）　膀胱的副神经节瘤为良性肿瘤。又称膀胱的嗜铬细胞瘤（pheochromocytoma）。占膀胱肿瘤的0.1%。好发于青壮年，女性多于男性。患者可出现高血压症状，尤以膀胱充盈或收缩时常见[128]。

【大体】多数为膀胱壁内的直径1cm瘤结节，有的病例瘤体较大甚至呈多灶发生。切面发黄，甲醛浸泡后，呈棕色。

【光镜】瘤细胞呈多边形，胞核染色质细腻，胞质丰富透明或细颗粒状。瘤细胞呈簇状或巢状排列，间质薄壁血管和血窦丰富。

【免疫组化】显示神经内分泌的特点，特别是嗜铬素标记阳性。

【电镜】可见胞质内大量神经内分泌颗粒。

3. 膀胱恶性黑色素瘤（malignant melanoma）　与发生于其他部位的恶性黑色素瘤相似。应与转移性恶性黑色素瘤鉴别，后者有原发部位，而且多位于膀胱壁的肌层。

（三）瘤样病变

1. 腺性和囊腺性膀胱炎（cystitis glandularis and cystica）腺性和囊腺性膀胱炎属于慢性和增生性膀胱炎的一种类型。尿路长期慢性刺激（结石、长期留置导尿管等）易导致本病[129]。

【大体】膀胱黏膜表面灶状隆起，可呈多灶状，可呈息肉状或乳头状增生。

【光镜】膀胱黏膜固有层多数Brunn巢聚集增生，伴有多少不等的慢性炎症细胞浸润。部分Brunn巢呈腺样结构，细胞呈重层排列，外层基底细胞样，内层柱状，腔内可见黏液（图10-136）。

【鉴别诊断】应与浸润性尿路上皮癌鉴别，后者虽然可有Brunn巢出现，但多数表现为不规则巢索状，细胞异型性明显。与膀胱内翻性尿路上皮乳头状瘤鉴别，后者可见瘤样结节。

2. 肾源性腺瘤（nephrogenic adenoma）　肾源性腺瘤又称肾源性化生（nephrogenic metaplasia）。是尿路上皮的特殊类型的化生，而非真性肿瘤。特别多见于膀胱憩室。多发生于慢性炎症刺激、放射治疗或手术后。

【大体】膀胱黏膜表面灶状隆起，可呈多灶状，可呈息肉状或乳头状增生。

【光镜】膀胱黏膜表面和固有膜可见乳头状、息肉状或腺管状结构。乳头或小管被覆形状一致的立方细胞，无或很少异型性，有明显的基底膜，与肾小管上皮细胞相似。乳头或小管间可见慢性炎症细胞浸润。

【鉴别诊断】

（1）与尿路腺癌的区别：后者虽有乳头和腺管状结构，

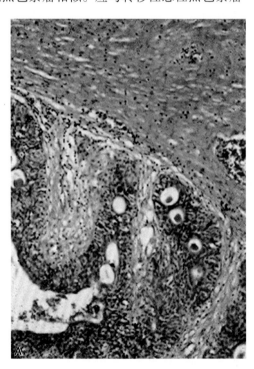
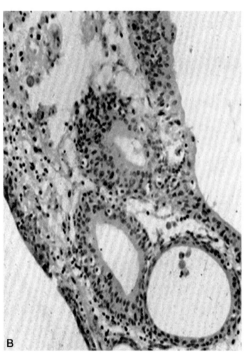

图 10-136　腺性和囊腺性膀胱炎
A. 膀胱内膜下层多数 Brunn 巢聚集；B. 膀胱内膜下层多数 Brunn 巢囊性变（HE×200）

但无清楚的基底膜,细胞异型性明显。

（2）与转移浸润的前列腺癌的区别:后者异型性明显,前列腺特异抗原阳性。

3. 乳头状和息肉状膀胱炎（papillary and polypoid cystitis）

【大体】膀胱黏膜呈灶状或多灶状隆起。

【光镜】黏膜固有层水肿,少量炎症细胞浸润,呈假乳头状或息肉状增生。被覆的尿路上皮可出现轻度非典型增生。

【鉴别诊断】与移行细胞癌鉴别:后者有真性乳头增生,异型性和浸润性明显。

4. 鳞状上皮化生 多见于慢性膀胱炎、膀胱结石症的慢性刺激。膀胱憩室内常见鳞状上皮化生,而且演变为鳞状细胞癌的概率较高。雌激素的刺激也可导致鳞状上皮化生,而且化生的鳞状上皮细胞胞质呈透明状。化生的鳞状上皮出现角化以及角化不全时,称为白斑病（leukoplasia）,癌变率较高。

5. 膀胱炎性假瘤（inflammatory pseudotumor） 膀胱炎性假瘤为瘤样增生的特殊的慢性炎症。又称肌成纤维细胞样瘤（myofibroblastic tumours）。成年人好发,主要症状为血尿[130]。

【大体】膀胱壁的实性肿块。

【光镜】慢性炎症的背景。间质水肿和黏液变。其中可见多数梭形具有带状嗜酸性胞质的怪异细胞。

【鉴别诊断】应与横纹肌肉瘤或平滑肌肉瘤鉴别:后者细胞成分较单一,免疫组化肌源性标记阳性。

6. 膀胱手术后梭形细胞结节（postoperative spindle cell nodule） 膀胱外科手术后 1～3 个月,手术断段形成肿块。镜下形态与炎性假瘤相似,常伴肉芽组织增生（图 10-137）[131]。

7. 膀胱淀粉样变性病（amyloidosis） 膀胱淀粉样变性病多见于老年人,常为全身性淀粉样变性病的一部分。

【大体】膀胱壁出现质硬的斑块。

【光镜】黏膜下或肌间可见均质粉染的特殊蛋白沉积,周围组织压迫性萎缩。刚果红染色阳性。

8. 膀胱软斑病（malacoplakia） 膀胱软斑病是膀胱的一种特殊的慢性炎症病变,因全身或局部抵抗力下降时,病原菌（以大肠埃希菌多见）不能被及时清除和分解,导致特殊的炎性肉芽结构形成。被组织细胞或单核巨噬细胞吞噬后,其溶酶体功能不健全,所以形成了细胞内包涵体[132]。

【大体】可见膀胱黏膜和黏膜下层有多发的灰黄色结节状斑块,尤以膀胱三角区多见。

【光镜】可见病变主要由组织细胞聚积而成,组织细胞有嗜酸性颗粒状胞质,在一些细胞内可见同心圆状包涵体,称为 MG（Michaelis-Gutmann）小体或钙化小体（calcospherites）,嗜碱性,PAS 染色、铁及钙染色均呈阳性反应（图 10-138）。

【电镜及免疫组化】观察证明这些组织细胞内含有细菌,主要为革兰阴性的大肠埃希菌。在细菌、类脂性包涵物及 MG 小体之间有过渡移行的现象,因而证明 MG 小体是细菌在溶酶体内变性崩解的产物。患行的巨噬细胞对细菌的反应失调可能为其病变发生机制。

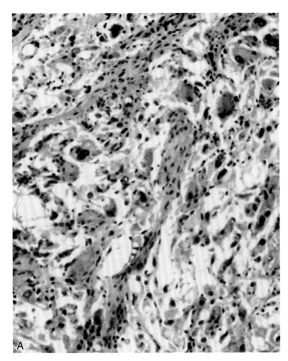
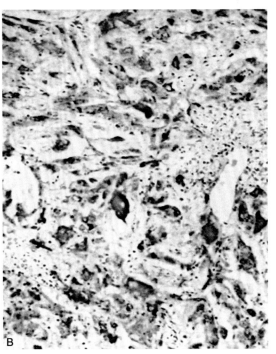

图 10-137 膀胱手术后梭形细胞结节
A. 淋巴和单核细胞浸润,梭形细胞增生,多核细胞形成（HE×200）;B. 梭形细胞和多核细胞 SMA 阳性（免疫组化×200）

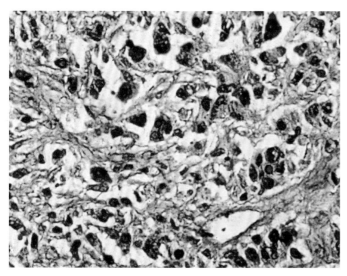

图 10-138　膀胱软斑病
淋巴和组织细胞聚集,MG 细胞形成(PAS×200)

第十七节　尿 道 疾 病

一、先天性异常

尿道可出现多种先天性发育异常,如尿道狭窄、尿道闭锁、尿道瓣膜、尿道憩室、尿道囊肿、尿道上裂、尿道下裂、重复尿道、尿道开口异常以及泄殖腔永存等。与病理检查有关的包括:

1. 尿道瓣膜　是在发育过程中尿道黏膜皱襞所形成的,多见于男性,在尿道前列腺部出现由移行上皮和黏膜下结缔组织组成的瓣膜。

2. 尿道憩室　在发育过程中,尿道壁各层向一侧膨出而形成憩室,有时因创伤、炎症等原因,使尿道壁破坏,特别是肌层损伤和缺损,也可形成憩室。称为后天性或假性憩室,以女性多见。

3. 尿道囊肿　主要由于尿道旁腺、尿道球腺及前列腺腺体发育异常,腺体导管梗阻,囊肿形成,囊肿衬以移行上皮或扁平上皮、立方上皮乃至柱状上皮。尿道炎症病变时,也可使腺体导管阻塞,形成后天尿道囊肿,囊肿壁纤维组织增生,伴有淋巴细胞和浆细胞浸润,被衬的上皮常破坏脱落或有鳞状上皮化生。

二、炎症性疾病

大肠埃希菌、链球菌、葡萄球菌以及淋病奈瑟菌均可引起尿道及尿道周围腺体的化脓性炎症。结核性尿道炎常继发于泌尿生殖道的结核性病变,尿道壁出现结核性肉芽肿、干酪样坏死及溃疡形成,病程较长者则可因纤维化而导致尿道狭窄。尖锐性湿疣是由乳头瘤病毒引起的,导致尿道外口出现多数成簇的乳头瘤病变,鳞状上皮乳头状增生,并有一定的非典型增生改变,详见女性生殖系统章节。

三、尿道肿瘤和肿瘤样病变

1. 良性肿瘤

(1) 尿道乳头状瘤:多发生于尿道远端,常与病毒(乳头瘤病毒等)感染有关,为鳞状上皮或尿路上皮的乳头状增生,而非真性肿瘤。

(2) 尿道内翻性乳头状瘤:与膀胱内翻性乳头状瘤相似。

(3) 尿道肉阜(urethral caruncle):易发生于女性。

【大体】可见在尿道口内或口外出现小丘状结节,直径 0.1 ~ 3cm,红润质软,触之易出血。有时可多发。

【光镜】分为 3 种组织学类型:①乳头瘤样型:呈乳头状或分叶状增生,表面被覆移行上皮或鳞状上皮,上皮脚延长,上皮下为疏松纤维结缔组织,可伴有多少不等的炎症细胞浸润;②血管瘤样型:被覆上皮的结缔组织中,有大量增生扩张的毛细血管;③肉芽肿型:被覆的上皮下,可见大量肉芽组织及浸润的炎细胞。

尿道尚可出现腺瘤、纤维瘤、平滑肌瘤及血管瘤等,与其他部位者相似。

2. 恶性肿瘤　尿道的上皮性恶性肿瘤包括鳞状细胞癌、移行细胞癌和腺癌,以鳞状细胞癌最多见。尿道偶见泄殖腔源性癌,此癌来源于泄殖腔胚胎性残余,呈基底细胞癌样,与肛门部位的一穴肛癌相似。

尿道肉瘤包括纤维肉瘤、平滑肌肉瘤、恶性纤维性组织细胞瘤,均少见,与其他部位者相似。尿道可以出现黑色素瘤,常在尿道远端发生,老年人多见。

第十八节　尿液脱落细胞的病理诊断

泌尿系统的肿瘤,特别是肾盂、输尿管、膀胱和尿道的肿瘤,瘤细胞可脱落于尿液内,同时,相应部位的炎症性疾病也可导致尿内脱落细胞增多。可以从自然排出的尿内检查异常细胞。通过涂片、染色(可用 HE 染色或巴氏染色),光镜下即可作出诊断。必须是在肾实质肿瘤侵及肾盂时,方可在尿内发现肿瘤细胞,因而检出率很低,而肾盂、输尿管、膀胱和尿道的上皮性肿瘤检出率高达85.1%。所以尿脱落细胞学是检查泌尿系统肿瘤的一个非创伤性、行之有效的方法。

尿脱落细胞学的诊断标准与其他系统的细胞学诊断标准相似。主要依据脱落细胞的多少和形态变化确定。可分为下述几种情况[133]:

1. 未见肿瘤细胞　相当于巴氏 I、II 级。尿内仅见少量移行上皮细胞和鳞状上皮细胞。

2. 可疑肿瘤细胞　相当于巴氏 III 级。尿内可见多数尿路上皮细胞和鳞状上皮细胞,底层细胞多见,并混有多少不等的炎症细胞,上皮细胞出现一定的核异质现象,多见于泌尿系感染和结石。

3. 可见肿瘤细胞　相当于巴氏 IV、V 级。上皮细胞数量增多,细胞体积和形状有轻重不等的多形性,细胞核增大,核仁明显;核膜增厚染色质增多,并呈分布不均匀的粗颗粒状。又可分为:

(1) 低度多形性肿瘤细胞:细胞核虽然增大,核浆比例失调,但相互间的形态差异较小,多见于尿路上皮乳头状瘤、原位癌和非浸润性尿路上皮癌(图10-139)。

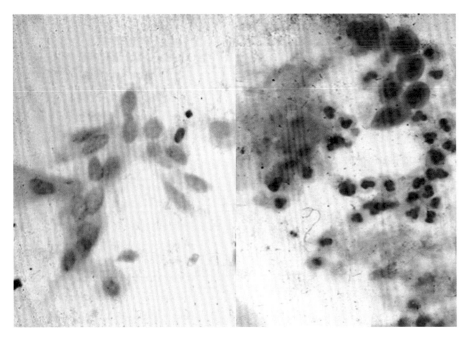

图 10-139 尿的低度多形性肿瘤细胞（HE×400）

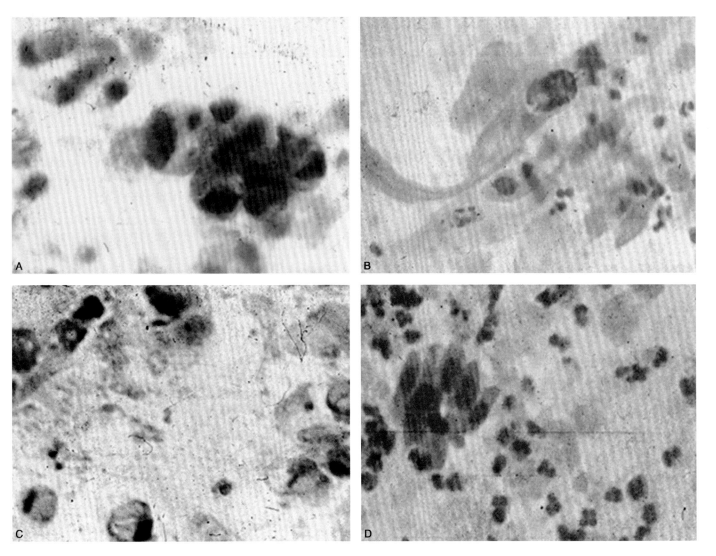

图 10-140 尿的高度多形性肿瘤细胞
A. 浸润性尿路上皮癌；B. 鳞癌；C. 腺癌；D. 复合癌（HE×400）

（2）高度多形性肿瘤细胞：癌细胞数量较多，相互间的形态差异非常明显，多见于浸润性尿路上皮癌以及复合癌。鳞癌的细胞可见丰富的嗜伊红胞质，并有蝌蚪状怪异细胞。腺癌的细胞可见胞质内有黏液滴，甚至出现印戒细胞，并且易呈团簇状结构（图10-140）。

（邹万忠）

参 考 文 献

［1］邹万忠.肾活检病理学第四版［M］.北京：北京大学医学出版社,2017：10-23.

［2］Word Health Organization. Section 1. Classification of Glomerular Diseases. Glossary of Terms//Churg J, Bernstein J, Glassock RJ. Renal disease classification and atlas of glomerular diseases. 2nd ed［M］. Tokyo：Igaku-Shoin,1995：3-26.

［3］解元元.微小病变型肾病免疫发病机制进展［J］.肾脏病与透析肾移植杂志,2003,12：73-77.

［4］王素霞,邹万忠,王海燕.局灶节段性肾小球硬化症的病理诊断及分型［J］.中华肾脏病杂志,2005,21：55-58.

［5］Fogo AB, Kashgarian M. Membranous glomerulonephropathy//Fogo AB, Kashgarian M. Diagnostic Atlas of Renal Pathology. Ethel Cathers, Elsevier Saunders,2005：49-53.

［6］Beck LH Jr, Bonegio RG, Lambeau G, et al. M-type phospholipase A2 receptor as target antigen in idiopathic membranous nephropathyN Engl［J］. J Med,2009,361：11-21.

［7］Junichi H, Shigeo H, Yoshifumi U, et al. Distribution of IgG subclasses in a biopsy specimen showing membranous nephropathy with anti-glomerular basement membrane glomerulonephritis：An uncharacteristically good outcome with corticosteroid therapy［J］. Am J of Kidney Dis,2005. 45：e67-e72.

［8］Bernardo R I. Postinfections glomerulonephritis. Am J Kidney Dis,2000,35：1151-1153.

［9］韩敏,余冲.膜增生性肾小球肾炎的分类及发病机制研究进展［J］.临床肾脏病杂志,2013,13：535-537.

［10］Jennette JC. Rapidly progressive crescentic glomerulinephritis. Kidney Int,2003,63：1164-1177.

［11］Heptinstall RH. End-stage ranal disease//Heptinstall RH. Pathology of the kidney. 4th Ed. Boston, Little Browen,1993：713.

［12］邹万忠,王海燕.狼疮肾炎病理学分类的演变和现状［J］.中华肾脏病杂志,2004,20：377-379.

［13］邹万忠,等.狼疮性肾炎临床与病理的关系［J］.中华内科杂志,1989,28：542.

［14］Bates WD, Halland AM, Tribe RD, et al. Lupus nephritis,Part Ⅰ, Histopathological classification, activity and chronicity scores. S Afr med J,1991,79：256-259.

［15］赵明辉.当前IgA肾病临床和基础研究的几点认识［J］.中华肾脏病杂志,2007,23：275-277.

［16］邹万忠.肾活检病理学.第4版［M］.北京：北京大学医学出版社,2017,132-150.

［17］Pusey CD. Anti glomerular basement membrane disease［J］.Kidney Int,2003,64：1535-1550.

［18］邹古明,谌贻璞,董鸿瑞.病毒性肾病［J］.中华病理学杂志,2010,39：130-132.

［19］Churg J, Cotran RS, Sinniah R, et al. World Health Organization（WHO）Monograph. Renal Disease：Classification and Atlas of Tubulo-Interstitial Diseases. Igaku-Shoin, Tokyo,1985.

［20］Markowutz GS, Perazella MA. Drug-induced renal failure：a focus on tubulointerstitial disease［J］. Clin Chim Acta,2005,45：804-807.

［21］Gullner HG, Bartter FC, Gill JR, et al. A sibship with hypokalemic alkalosis and proximal tubulopathy［J］. Arch Intern Med,1983,143：1534-1542.

［22］Singh HK, Nickeleit V. Kidney disease caused by viral infections［J］. Current Diagnostic Pathology,2004,10：11-21.

［23］Olsen S, Solez K. Acute renal failure in man：pathogenesis in light of new morphological data［J］. Clin Nephrol,1987,27：271-277.

［24］Alexopoulos E. Drug-induced acute interstitial nephritis Renal Failure 1998,20：806-819.

［25］Sabatini S. Analgesic-induced papillary necrosi［J］. Semin Nephrol,1988,8：41-54.

［26］陈惠萍,张景红,黎磊石.流行性出血热肾组织学特点及与临床的联系［J］.中华肾脏病杂志,1993,9：329-332.

［27］王海燕.肾脏病学.第3版［M］.北京：人民卫生出版社,2008：1228-1244.

［28］曾又佳,阳晓,余学清.马兜铃酸肾病研究进展［J］.中华肾脏病杂志,2010,26：144-146.

［29］Grollman AP, Shibutani S, Moriya M, et al. Aristolochic acid and the etiology of endemic（Balkan）nephropathy［J］. National Academy of Sciences of USA,2007,104：12 129-12 134.

［30］郑可,李雪梅,蔡建芳,等.IgG4相关性疾病泌尿系统损害分析［J］.中华肾脏病杂志,2012,28：937-942.

［31］Mitsuhiro K, Takato s, Hitoshi N, et al. Proposal for diagnostic criteria for IgG4-related kidney disease［J］. Clin Exp Nephrol,2011,15：615-626.

［32］Churg J, Heptinstall RH, Olsen TS, et al. World Health Organization（WHO）Monograph. Renal Disease：Classification and Atlas. Vascular Diseases and Development and Hereditary Diseases. Igaku-Shoin, Tokyo,1987.

［33］Kim HJ. Bilateral renal cortical necrosis with the changes in clinicopathologic lectures［J］. J Korean Med Sci,1995,10：132-141.

［34］Scolari F, Tardanico R, Zani R, et al. Cholesterol crystal embolism：A recognizable couse of renal disease［J］. Am J Kidney Dis,2000,36：1089-1108.

［35］Churg J, Strauss L. Renal involvement in thrombotic microangiopathies Seminars in Nephrology,1985,5：46-56.

［36］Bitzan M, Schaefer F, Reymond D. Treatment of typical（enteropathic）hemolytic uremic syndrome［J］. Semin Thromb Hemost,2010,36：594-610.

［37］周福德,刘玉春,邹万忠,等.以肾脏受累为表现的恶性高血压的临床不良分析［J］.中华内科杂志,2001,40：165-168.

［38］Jennette JC, Falk RJ, Basu N, et al. 2012 revised International Chapel Hill Consensus Conference Nomenclature of vasculitides

Arthritis & Rheumatism,2013,65:1-11.

[39] Bonsib SM. Polyarteritis nodosa[J]. Semin Diagn Pathol,2001, 18:14-23.

[40] Falk RJ,Jennette JC. ANCA small vessel vasculitis[J]. J Am Soc Nephrol,1997,8:314-322.

[41] 中华医学会风湿病学分会.韦格纳肉芽肿病诊断和治疗指南 [J].中华风湿病学杂志,2011,15:194-196.

[42] Sinico RA,Di Toma L,Maggiore U,et al. Renal involvement in Churg-Strauss syndrome[J]. Am J Kidney Dis,2006,47:770-779.

[43] Lin J,Markowittz GS,Valeri AM,et al. Renal monoclonal immunoglobulin depositiondisease:the disease spectrum[J]. J Am Soci Nephro,200,12:1482-1492.

[44] Buxbaum JN,Chuba JV,Hellman GC,et al. Monoclonal immunoglobulin deposition disease:Light chain and light and heavy chain deposition diseases and their relation to light chain amyloidosis[J]. Ann Intern Med,1990,112:455-464.

[45] Buxbaum J. Mechanisms of disease:Monoclonal immunoglobulin deposition. Amyloidosis,light chain deposition disease and light and heavy chain deposition disease[J]. Hematol Oncol Clin North Am,1992,6:323-346.

[46] Frank B,Valerie H,Olivier C,et al. Fibrillary glomerulonephritis and immunotactoid (microtubular) glomerulopathy are associated with distinct immunologic features[J]. Kidney Int,2002,62:1764-1775.

[47] 谌贻璞.亟待提高冷球蛋白血症肾炎的诊治水平[J].临床肾脏病杂志,2016,16:4-7.

[48] Fonsecar RH,Yaman. Waldenstrom's macroglobulinaemia[J]. Br J Haematol,2007,138:700-720.

[49] Start DA,Silva FG,David LD,et al. Myeloma cast nephropathy:immunohistochemical and lectin studies[J]. Mod Pathol,1988, 1:336-347.

[50] Cai G,Sidhu GS,Wieczoreck R,et al. Plasma cell dyscrasia with kappa light chain crystals in proximal tubular cells:a histological,immunofluorescence and ultrastructural study [J]. Ultrastruct Pathol,2006,30:315-319.

[51] 李学旺,李航.应重视对 2 型糖尿病患者肾脏损害临床与病理相关性的研究[J].中华肾脏病杂志,2008,24:301-303.

[52] 谌贻璞,肾内科学[M].北京:人民卫生出版社,2015:131-141.

[53] Faknouri F,Fremeaux-Bacch V,Noel LH,et al. C3 glomerulopathy:a new classification [J]. Nat Rev Nephrology,2010,6:494-499.

[54] 王梅,林晓明,王素霞,等.电子致密物沉积病的临床及病理研究[J].中华肾脏病杂志,2001,17:16-19.

[55] 喻小娟,刘刚,赵明辉.12 例 C3 肾小球肾炎的临床病理特点及其血浆补体活化分析[J].中华肾脏病杂志,2011,27:797-801.

[56] 姜傲,邹万忠.脂蛋白肾病:一种新型的与脂类代谢相关的肾小球疾病[J].中华肾脏病杂志,1997,13:179-182.

[57] 陈香美,吴镝.尿酸性肾病[J].中华内科杂志,2005,44:231-233.

[58] Rosen S,Greenfeld Z,Bernheim J,et al:Hypercalcemic nephropathy:chronic and predominant medullary inner stripe injury [J]. Kidney Int,1990,37:1067-107.

[59] Leumann E,Hoppe B,Neuhous T. Management of primary hyperoxaluria[J]. Pediatr Nephrol,1993,7:207-211.

[60] Chen Y-T. Type Ⅰ glycogen storage disease:kidney involvement,pathogenesis,and its treatment[J]. Pediatr Nephrol,1991,5:71-79.

[61] 杨霁云,白克敏.小儿肾脏病[M].北京:人民卫生出版社, 2000:328-350.

[62] Ding J,Kashtan CE,Fan WW,et al. A monoclonal antibody marker for Alport syndrome identifies the Alport antigen as the alpha 5 chain of type Ⅳ collagen [J]. Kidney Int, 1994, 45: 1504-1506.

[63] Badenas C,Praga M,Tazon B,et al. Mutations in the COL4A4 and COL4A3 genes cause familial benign hematuria[J]. J Am Soci Nephrol,2002,13:1248-1254.

[64] 刘海静,陈剑,张燕,等.Ⅲ型胶原肾小球病的临床病理学特点[J].中华病理学杂志,2014,43:732-735.

[65] 陈佳韵,潘晓霞,吕铁伦,等.11 个 Fabry 病家系的 α-半乳糖苷酶 A 活性及 GLA 基因检测[J].中华肾脏病杂志,2007, 23:302-307.

[66] 王朝晖,潘晓霞,陈楠.提高对法布里病临床表现和实验室新指标的认识[J].诊断学理论与实践,2014,13:20-22.

[67] Bisceglia M,Galliani CA,Senger,et al. Renal cystic diseases [J]. a review Adv Anat Pathol,2006,13:26-56.

[68] Qian F,Germino FJ,Cai T,et al. The molecular basis of focal cyst formation in human autosomal dominant polycystic kidney disease type Ⅰ Cell,1996,87:979-987.

[69] Ward CJ,Hogan MC,Rossetti S,et al. The gene mutated in Autosomal recessive polycystic kidney disease encodes a large[J]. receptor-like protein Nat Genet,2002,30:259-269.

[70] 王素霞,章友康,周福德,等.肾单位肾痨-髓质囊肿病[J].中华肾脏病杂志,2008,24:461-465.

[71] Patriquin HB,O'Regan S. Medullary sponge kidney in childhood [J]. AJR Am J Roentgenol,1985,145:315-319.

[72] Roos A. Polycystic kidney:Report of cystic renal dysplasia and study by reconstruction[J]. Am J Dis Child,1941,61,116-127.

[73] Colvin RB,Nickeleit V:Renal transplantation//Heptinstall' Pathology of kidney. 6th ed. Little, Brown, Boston, 2007:1347-1490.

[74] Haas M,Sis B,Racusen LC,et al. Banff 2013 meeting report:inclusion of C4d-negative antibody-mediated rejection and antibody-associated arterial lesions [J]. Am J Transplant,2014,14:272-283.

[75] 陈惠萍,杨俊伟,朱茂艳.移植肾超急性排斥反应[J].肾脏病与透析肾移植杂志,1999,8:288-289.

[76] Pardo-Mindan FJ,Salinas-Madrigal L,Idoate M,et al. Pathology of renal transplantation [J]. Semin Diagn Pathol,1992,9:185-199.

［77］ Colvin RB. Antibody-mediated renal allograft rejection：diagnosis and pathogenesis［J］. J Am Soc Nephrol,2007,18：1046-1056.

［78］ 季曙明.移植肾慢性排斥反应的某些进展［J］.肾脏病与透析肾移植杂志,1999,8：477-483.

［79］ Sayegh MH,Turka LA. The role of T-cell costimulatory activation pathways in transplant［J］. Rejection N Engl J Med,1998,338：1813-1821.

［80］ Moch H,Amin MB,Argani P,et al. Renal cell tumours∥Moch H, Humphrey PA,Ulbright TM,et al,WHO classification of tumours of the urinary system and male genital organs. 4th Edition. International Agency for Research on Cancer,France,2016：12-76.

［81］ Dal Cin P,Gaeta J,Li FP,et al. Renal cortical tumors. Cytogenetic characterization［J］. Am J Clin Pathol,1989,92：408-414.

［82］ Perez-Ordonez B,Hamed G,Campbel S,et al. Renal oncocytoma： a Clinicopathologic study of 70 cases［J］. Am J Surg Pathol, 1997,21：871-883.

［83］ Hartman DJ,Naclennan GT. Renal metanephric adenoma［J］. Urol,2007,178（3 Pt1）：1058-1060.

［84］ Hakimi AA,Pham CG,Hsieh JJ. A clear picture of renal cell carcinoma［J］. Nat Genet,2013,45：849-850.

［85］ Ozcan A,Zhai J,Hamiton C,et al. PAX-2 in the diagnosis of primary renal tumor［J］. Am J Clin Pathol,2009,131：393-404.

［86］ Fuhrman SA,Lasky LC,Limas C. Prognostic significance of morphologic parameters in renal cell carcinoma［J］. Am J Surg Pathol,1982,6：655-663.

［87］ Mazzucchelli R,Scarpelli M,Montironi R,et al. Multilocular cystic renal neoplasms of low malignant potential［J］. Anal Quant Cytopathol Histpathol,2012,34：235-238.

［88］ 余永伟,候建国,陈海棠,等.多房性囊性肾细胞癌的临床病理特征和分子遗传学观察［J］.中华病理学杂志,2008,37：721-725.

［89］ Sanders ME,Mick R,Romzszewski JE,et al. Unique patterns of allelic imbalance distinguish type 1 from type 2 sporadic papillary renal cell carcinoma［J］. Am J Pathol,2002,161：997-1005.

［90］ Diolombi ML,Cheng L,Argani P,et al. Do clear cell papillary renal cell carcinoma have malignant potential［J］? Am J Surg Pathol,2015,39：1621-1634.

［91］ Williamson SR,Eble JN,Cheng L,et al. Clear cell papillary renal carcinoma：differential diagnosis and extended immunohistochemical profile［J］. Mod Pathol,2013,26：697-708.

［92］ Thoenes W,Storkel S,Rumpelt HJ. Human chromophobe cell renal carcinoma［J］. Virchws Arch Cell Pathol,1985,48：207-217.

［93］ 杨敏,吴继锋.嫌色性肾细胞癌和肾嗜酸细胞腺瘤中 CK7、Claudin-7、Epcam、vimentin 的表达及临床意义［J］.临床与实验病理学杂志,2016,32：45-48.

［94］ Fleming S,Lewi HJE. Collecting duct carcinoma of the kidney ［J］. Histopathology,1986,10：1131-114.

［95］ Davis CJ Jr,Mostofi FK,Sesterhenn IA. Renal medullary carcinoma. The seventh sickle cell nephropathy［J］. Am J Surg Pathol, 1995,19：1-11.

［96］ Lima MS,Barros-Silva GE,Pereira RA,et al. The imaging and pathologic features of a mucinous tubular and spindle cell carcinoma of the kidney［J］. World J Sueg Oncol,2013,11：34-36.

［97］ 宋红杰,马捷.肾粘液样小管状和梭形细胞癌的研究进展［J］.临床与实验病理学杂志,2012,28：70-72.

［98］ Kuroda N,Matsumoto H,Ohe C,et al. Review of tubulocystic carcinoma of the kidney with focus on clinical and pathlogical aspects［J］. Pol J Pathol,2013,64：233-237.

［99］ Ro JY,Ayala AG,Sella A,et al. Sarcomatoid renal cell carcinoma ［J］. Clinicopathologic study of 42 cases,Cancer,1987,59：516-526.

［100］ Bodmer D,van den Hurk W,van Groningen JJ. Understanding familial and non-familial renal cell cancer［J］. Hum Mol Genet, 2002,11：2489-2498.

［101］ Huszno J,Starzyczny-Slota D,Jawoska M,et al. Adult Wilms tumor：diagnosis and current therapy［J］. Cent European J Urol, 2013,66：39-44.

［102］ Beckwith JB. Precursor leasions of Wilms tumor,Clinical and biological implications［J］. Med Pediatr Oncol,1993,21：158-168.

［103］ Beckwith JB. Nephrogenic rests and the pathogenesis of Wilms tumor：development and clinical considerations［J］. Am J Med Genet,1998,79：268-273.

［104］ Oda H,Shiga J,Machinami R. Clear cell sarcoma［J］. Cancer, 1993,71：2286-2291.

［105］ Berry PJ,Vujanic GM. Malignant rhabdoid tumour［J］. Histopathology,1992,20：189-193.

［106］ 王文军,张帆,徐国祥,等.先天性中胚层肾瘤的临床病理观察［J］.诊断病理学杂志,2008,15：300-303.

［107］ Ashfaq R,Weinberg AG,Albores-Saavedra J. Renal angiomyolipomas and HMB-45 reactivity［J］. Cancer,1993,71：3091-3097.

［108］ 孟宇宏,裴斐,路平,等.肾脏上皮样血管平滑肌脂肪瘤的病理观察［J］.中华病理学杂志,2007,36：183-185.

［109］ Glover SD,Buck AC. Renal medullary fibroma：a case report ［J］. J Urol,1982,127：758-760.

［110］ 任国平,余心如,黎永祥,等.肾球旁细胞瘤五例临床病理分析［J］.中华病理学杂志,2003,32：511-515.

［111］ 徐艳,周晓军,石群立,等.肾混合性上皮间质肿瘤［J］.临床与实验病理学杂志,2005,21：532-535.

［112］ Antonakoloulos GN,Chpple CR,Newman J,et al. Xanthogranulomatous pyelonephritis［J］. Arch Pathol Lab Med,1988,112：275-281.

［113］ MostofiHolger M,Peter AH,Thomas MU,et al. Tumours of the urinary tract∥Moch H,Humphrey PA,Ulbright TM,et al. WHO classification of tumours of the urinary system and male genital organs. 4th Ed. International Agency for Research on Cancer, France,2016：77-133.

［114］ Magi-Galluzzi C,Epstein JI. Urothelial papilloma of the bladder： a review of 34 de novo cases［J］. Am J Surg Pathpl 2004,28：1615-1620.

［115］ Camppbell PA,Conrad RJ,Camppbel CM,et al. Papillary

urothelial neoplasm of low malignant potential: reliability of diagnosis and outcome[J]. BJU Int, 2004, 93:1228-1231.

[116] Fine SW, Epstein JI. Inverted urothelial papillomas with foamy or vacuolated cytoplasm[J]. Hum Pathol, 2006, 37:1577-1582.

[117] Cheng L, Leibovich BC, Cheville JC, et al. Squamous papilloma of the urinary tract is related to condiloma acuminate[J]. Cancer, 2000, 88:1679-1686.

[118] Miller DC, Gang DL, Gavris V, et al. Villous adenoma of the urinary bladder[J]. Am J Clin Pathol, 1983, 79:728-731.

[119] Farrow GM. Pathology of carcinoma in situ of the urinary bladder and related lesions[J]. J Cell Biochem Suppl, 1992, 161:39-43.

[120] Pich A, Chiusa L, Formiconi A, et al. Biologic differences between noninvasive papillary urothelial neoplasms of low malignant potential and low grade papillary carcinoma of bladder[J]. Am J Surg Pathol, 2001, 25:1528-1533.

[121] Hansel DE, Amin MB, Comperat E, et al. A contemporary update on pathology standards for bladder cancer: transurethral resection and radical cystectomy specimens[J]. Eur Urol, 2013, 63:321-332.

[122] Greene LF, Page DL, Fleming D, et al. American Joint Committee on Cancer (AJCC), Cancer Staging Manual, 6th edition, Spinger-Verlag, New York.

[123] Sharfi AR, el Sir S, Beleil O. Squamous cell carcinoma of the urinary bladder[J]. Br J Urol, 1992, 69:369-371.

[124] Grignon DJ, Ro JY, Ayala AG, et al. Primary adenocarcinoma of the urinary bladder[J]. Am J Clin Pathol, 1991, 95:13-20.

[125] Wnght JL, Porter MP, Li Cl Lange PH, et al. Differences in survival among patients with urachal and nonurachal adenocarcinomas of the bladder[J]. Cancer, 2006, 107:721-728.

[126] Herawi M, Drew PA, Pan CC. Clear cell adenocarcinoma of the bladder and urethra: cases diffusely mimicking nephrogenic adenoma[J]. Hum Pathol, 2010, 41:694-601.

[127] 程亮,黄文斌. 膀胱良性软组织肿瘤的病理诊断[J]. 中华病理学杂志, 2008, 37:780-784.

[128] 余春开,宋志刚. 膀胱副神经节瘤 12 例临床病理分析[J]. 诊断病理学杂志, 2015, 22:744-748.

[129] Walther MM, Campbell WG jr, O' Brien DP, et al. Cystitis cystica[J]. J Urol, 1987, 137:764-768.

[130] Lundgren L, Aldenborg F, Angerval L, et al. Pseudomalignant spindle cell proliferations of the urinary bladder[J]. Hum Pathol, 1994, 25:181-191.

[131] Zhou J, Ping H, Xing N. Postoperative spindle cell of the bladder: a case report and the literature[J]. Oncol Lett, 2014, 7:1507-1510.

[132] Lambrid PA, Yardley JH. Urinary tract malakoplakia[J]. Johns Hopkins Med, 1970, 126:1-14.

[133] 刘树范,阚秀. 细胞病理学[M], 北京:中国协和医科大学出版社, 2011:335-345.

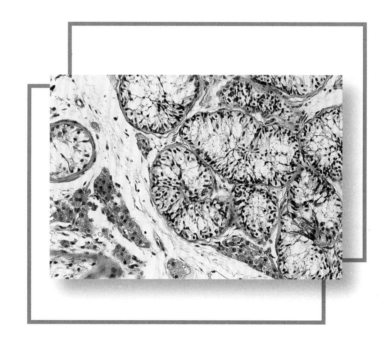

第十一章

男性生殖系统

第十一章 男性生殖系统

第一节　睾丸和附件

一、睾丸发育异常

（一）单睾丸和无睾丸

单睾丸和无睾丸（monorchism and anorchism）：仅有单侧睾丸者称单睾症，双侧均无睾丸者称无睾症。通常在"隐睾"患者外科探查手术取组织病理检查没有发现睾丸组织（排除外科医生没有找到）而确诊，约占此种探查手术患者的3%。约在妊娠16周时，在Wolff管系统诱导下性腺和外生殖器形成后由于多种原因，如内源性性腺紊乱、生前雄激素产生过量、感染、创伤或扭转等使性腺退化消失。如退化发生在生精小管和间质细胞形成之前，会出现Wolff管系统缺失，而Müller管系统不退化[1]。

【大体】结节状不整形软组织，其内可见或不见输精管、附睾。

【光镜】纤维结缔组织、神经纤维和平滑肌，灶性增生的纤维组织中，可见含铁血黄素沉着、钙化灶或间质细胞，提示组织取自睾丸退化部位。部分病例见结构完整或不完整的输精管及附睾。送检组织中不见睾丸时不能除外腹腔内有分离的睾丸。

（二）多睾症

多睾症（polyorchidism）是一种罕见的发育异常，常在超声检查中偶然发现。一侧有两个或两个以上睾丸，多余的睾丸可定位于阴囊内、腹股沟管或腹腔内。每一睾丸可有附睾、输精管，远端融合；或两个睾丸有一个附睾、一条输精管。多睾症伴发肿瘤者少见。

（三）睾丸-脾融合

睾丸-脾融合（gonadal splenic fusion）发育异常罕见，仅发生在左侧睾丸，发病年龄从婴儿到69岁，多数患者是儿童或十余岁的少年。该病常伴有先天性小下颌或四肢发育畸形，部分患者伴有隐睾。该病分两型，连续型：一条索状组织连接着腹腔内的脾脏和阴囊内异位脾组织，此条索可为纯粹多结节状脾组织、纤维组织或两者兼有；不连续型：腹腔内脾脏和阴囊内异位脾组织之间无条索性连接。异位的脾组织几乎总是和睾丸的上极或睾丸的头部融合。异位的脾组织在肉眼上和组织学上均为正常脾组织。睾丸可有萎缩、纤维化，靠近脾组织的生精小管局部生殖细胞不发育或增殖低下。

（四）隐睾（cryptorchidism）

约10%的男孩出生时睾丸未下到阴囊内而停留在腹股沟部或腹腔内，生后一岁时大多数睾丸下降到阴囊内。约

1%的男子有一个睾丸永久位于阴囊外，这称之为隐睾症（cryptorchidism）。80%的隐睾症为单侧。如2~3岁睾丸还未自行进入阴囊，应行睾丸固定术。5岁以前行睾丸固定术者50%病例具有生育力。未下降的睾丸中，发生不同类型的生殖细胞肿瘤的概率都增高，其发病率是下降睾丸的5.2~7.2倍，有人报道的更高[2,3]。腹腔内睾丸肿瘤发生率高于腹股沟部睾丸。其中精原细胞瘤最为常见，只有精母细胞性生殖细胞瘤在未下降的睾丸中未见报道。5岁后，特别是成年后再做睾丸固定术预防睾丸肿瘤发生的意义不明显。曾有报道，两例隐睾患者分别于22岁和20岁时进行了睾丸固定术，术后6年和20年睾丸发生了精原细胞瘤。青春中期后隐睾，特别是高位隐睾，通常主张手术切除[4]。睾丸下降不良的原因至今没有定论。其发生可能与精索或精索动脉过短、腹股沟或阴囊发育不良、前腹膜完整性、腹股沟管外环未发育以及下丘脑-垂体-睾丸内分泌轴异常等有关。

【病理改变】青春期前隐睾与同龄儿童的睾丸形态学无明显差异。青春期后隐睾比正常睾丸小，质稍硬，切面呈棕色。镜下生精小管萎缩，基底膜明显增厚，玻璃样变，间质纤维组织增生，间质（Leydig）细胞明显。支持（Sertoli）细胞增生，常呈结节状，似支持细胞瘤（图11-1）。支持细胞也可嗜酸性变、空泡变及有吞噬现象。生精小管内精原细胞不发育，生精细胞稀少或没有。2%~8%隐睾中见管内生殖细胞肿瘤，非典型生殖细胞免疫组化染色胎盘碱性磷酸酶阳性[5-6]。对切除的未下降睾丸应仔细检查生精小管内或小管外有无肿瘤，有无瘢痕和梗死灶，它们有可能是肿瘤的退变部位。未下降的睾丸生精能力低下，Nistal等人观察未下降

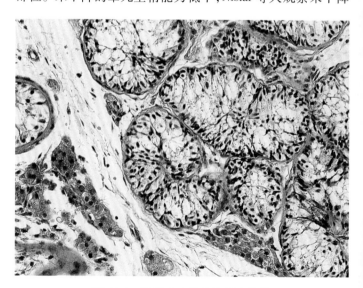

图11-1　隐睾中支持细胞增生结节
生精小管仅被覆增生的支持细胞

睾丸生精小管直径、小管-生育指数（tubular-fertility index，TFI：有生精细胞的小管数）、支持细胞指数（Sertoli cell index，SCI：每个小管横断面支持细胞数）和生精小管平均直径（mean tubular diameter，MTD），将青春期前未下降睾丸分成4组，受累严重者表现为TFI和SCI降低及MTD减小，并认为睾丸固定术仅能改善病变轻微者的生育机会，病变严重者将发展为青春后期精子发生低下、成熟阻滞和生殖细胞不发育[7]。下降不全的睾丸也容易发生扭转和梗死。

（五）睾丸发育不全

睾丸发育不全（testicular hypoplasia）有以下几种：

1. 家族性或遗传性无睾症（Laurence-Moon-Bardet-Biedl综合征） 常为染色体隐性遗传，由于视丘下部或垂体的变性萎缩引起继发性睾丸萎缩、肥胖、色素性视网膜炎、智力障碍、多指（趾）畸形等。由于垂体促性腺激素分泌减少而使睾丸不发育。光镜下生精小管基底膜增厚、玻璃样变，间质细胞、支持细胞数量减少。

2. 核型异常（karyotypic abnormalities） 已被认识清楚的核型异常是Klinefelter综合征。其表现为47XXY核型，部分患者表现无睾症体形，体毛和阴毛减少，40%～80%病例有男性乳腺发育，血清滤泡刺激激素（FSH）增高，一些病例血清黄体生成素（LH）增高[8]。生后睾丸结构可正常，但生精小管内生殖细胞减少。部分病例青春期前生精小管仅含有支持细胞。青春期后睾丸结构明显改变：生精小管基底膜增厚、硬化，间质细胞结节状增生，部分病例完全无精子发生，部分病例精子发生低下，精液中见少量精子不影响Klinefelter综合征的诊断。该病的乳腺癌发生率增高，少数病例发生睾丸生殖细胞肿瘤及颅内生殖细胞瘤[9-10]。

3. 青春期前促性腺激素缺乏（prepubertal gonadotropin deficiency） 睾丸的发育依靠下丘脑-垂体-睾丸轴的完整性和促性腺激素、FSH和LH的释放。青春期前当某些原因使上述激素分泌不足或缺乏时，会引起睾丸发育不全。Laurence-Moon-Biedl、Prader-Willi和Kallmann综合征患者常有肥胖、智力低下、多指（趾）畸形、腭裂及唇裂等多种先天性畸形，常有因促性腺激素缺乏而引起的睾丸发育不良。睾丸结构与青春期前睾丸结构不同，生精小管小，一般无管腔，支持细胞成团聚集，其内可见散在精原细胞，间质结缔组织疏松，没有可辨认的睾丸间质细胞。

二、男性不孕症的睾丸病理

男性不孕原因有多种，大致归为3类：睾丸前、睾丸和睾丸后。睾丸前原因为性腺外内分泌紊乱，通常来源于垂体或肾上腺。睾丸原因为原发疾病，目前尚无法治疗。睾丸后原因主要是先天性、炎症或创伤（包括手术）引起的睾丸输出管的梗阻。对男性不孕患者的评估包括精液分析、精液中白细胞的定量、检测抗精子的抗体、超声波检查、静脉造影及睾丸活检等。组织学检查睾丸活检的正确结论必须依据一定的定量标准，其中一种方法是至少计算30个生精小管横切

面并确定生殖细胞与支持细胞的比率。健康青年这一比率约为13∶1。每一小管横切面上平均有12个支持细胞则认为是正常，约一半左右的生殖细胞成分应处于精子细胞阶段。

（一）精子发生低下

生精小管内生殖细胞数量减少，细胞层次变薄。根据小管受累数量判断精子发生低下（hypospermatogenesis）的程度；小管固有膜增厚，部分小管内只有支持细胞聚集，生殖细胞完全缺乏；部分患者睾丸活检见生精小管和间质广泛纤维化。活检组织较大时判断间质（Leydig）细胞减少或缺如才较准确。上述改变不能提示病变的原因。接触毒物、精索静脉曲张及甲状腺功能低下等均可引起精子发生低下。

（二）成熟阻滞

生精小管内生殖细胞成熟到某一阶段时不再向成熟方向发展，小管内精母细胞相对多，核分裂多，部分细胞核致密，可能是变性的精母细胞，或为精细胞。根据有无精细胞、精子，分为完全性和不完全性成熟阻滞（maturation arrest）。前者精子计数为零，后者为精子量少，小管内见少量精细胞和精子。小管直径一般都减小，管壁通常不增厚。间质细胞一般无异常。组织学改变不能提示成熟阻滞的病因。引起精子发生低下的原因也可导致成熟阻滞。另外青春期后促性腺激素不足或缺乏、烷化剂治疗和放疗的损伤等可引起成熟阻滞。

（三）生殖细胞不发育和生殖细胞不发育伴局灶性精子发生

生殖细胞不发育和生殖细胞不发育伴局灶性精子发生（germinal cell aplasia，germinal cell aplasia and focal spermatogenesis）又称只有支持细胞综合征。患者为表型正常的男性，青春期后第二性征正常，睾丸小且软。镜下生精小管直径变小，仅被覆支持细胞，而无生殖细胞。个别小管中见少量散在精原细胞，表明生殖细胞增生低下。间质细胞数量和形态正常。

另一些患者睾丸活检呈现两种生精小管：较小者只被覆支持细胞，无生殖细胞，较大的小管中有生殖细胞并有精子发生，通常呈生精能力低下状态。此种情况为生殖细胞不发育伴局灶性精子发生（图11-2）。

如患者双侧睾丸活检，一侧呈生殖细胞不发育，而另一侧可能呈生殖细胞不发育伴局灶性精子发生。

（四）小管硬化和间质纤维化

睾丸生精小管硬化和间质纤维化（tubular sclerosis and interstitial fibrosis）可见于隐睾、核型异常患者、继发于获得性促性腺激素缺乏以及慢性睾丸炎和睾丸缺血等。儿童期病例生精小管内生殖细胞减少，青春期后的病例则显示小管硬化、间质纤维化及间质细胞缺失、完全没有精子发生或显示一定程度精子发生，但明显低下。

（五）输出管阻塞

睾丸输出管、附睾管和输精管阻塞可以是先天性的，也可是获得性的，后者包括感染、精子肉芽肿、腹股沟修补术或

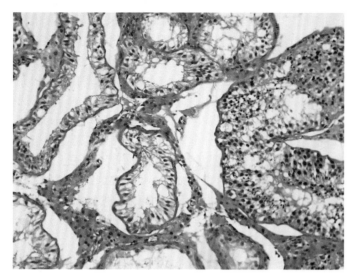

图 11-2 生殖细胞不发育伴局灶性精子发生
多数生精小管仅被覆支持细胞,无生殖细胞,右侧为少数较正常生精小管中见精子发生

精索静脉结扎术中损伤输精管及绝育术结扎输精管等。睾丸活检呈现精子发生活跃,而精液精子计数无精子或明显减少,提示输出管阻塞(excurrent duct obstruction)。活检示生精小管横切面积增加、基底膜增厚、间质轻度纤维化及血管壁增厚等。

三、睾丸扭转和梗死

所谓睾丸扭转确切的是指精索扭转。精索扭转分鞘膜内和鞘膜外扭转,以前者为多见,这是由于鞘膜在精索上包裹过高,睾丸不能附着在阴囊后壁上。

精索扭转多发于青少年。精索扭转引起睾丸供血不足、淤血、出血和梗死。病变程度取决于扭转程度和出血的时间长短。一般认为扭转小于 6 小时不会发生梗死,持续 24 小时以上者几乎均发生睾丸出血性梗死、凝固性坏死,伴中性粒细胞浸润。扭转持续 6 小时以内者睾丸组织有静脉淤血和间质出血。扭转持续 9.5 小时,有弥漫性重度间质出血,毛细血管壁有中性粒细胞浸润,但组织无明显梗死。扭转持续 10 小时以上并做了睾丸固定术,4 年后有 50% 患者睾丸体积减小。

四、睾丸和附件炎症

(一)非特异性肉芽肿性睾丸炎和软斑病

非特异性肉芽肿性睾丸炎病因不清楚,可能是感染。部分病例有睾丸损伤病史。发病年龄为 40 ~ 80 岁,以中年男性多见,有疼痛及下坠感,单侧睾丸内有一质硬、有触痛的肿块。少数病例为双侧[11]。

【大体】睾丸肿大,大小不一,切面见弥漫性或局限性灰白色或浅褐色浸润破坏性病变,质硬,睾丸结构不清楚。

【光镜】大量淋巴细胞、浆细胞围绕生精小管或管内浸润,组织细胞、上皮样细胞及多核巨细胞增生,形成肉芽肿病变。生精小管壁增厚,生殖细胞、支持细胞破坏,或支持细胞

增生。晚期病变纤维化,局部仍能见到肉芽肿病变(图 11-3)。睾丸白膜纤维性增厚。部分病例病变累及附睾及鞘膜。

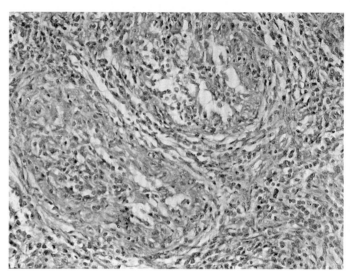

图 11-3 非特异性肉芽肿性睾丸炎

睾丸软斑病是一种细菌性炎症,部分病例临床表现、大体所见以及组织学上与非特异性肉芽肿性睾丸炎相似。睾丸肿大,切面呈黄色、棕褐色,有时见脓肿。镜下睾丸间质内有成片的嗜酸性组织细胞及一定量的淋巴细胞、浆细胞浸润。可见层状钙化 Michaelis-Gutmann 小体,直径 2 ~ 5μm,大的可达 40 ~ 50μm。脓肿中可见革兰阴性杆菌。电镜下组织细胞的溶酶体内可见细菌。

【鉴别诊断】主要应与睾丸结核鉴别,单独的睾丸结核很少见,常为附睾结核同时累及睾丸。肉芽肿性睾丸炎和睾丸软斑病虽然呈肉芽肿样改变,但无明显干酪样坏死。

(二)精子囊肿和精子肉芽肿

急性或慢性附睾炎、输精管切除术及外伤所致输精管阻塞常是精子囊肿和精子肉芽肿(spermatic cyst, spermatic granuloma)的发生病因。发病年龄为 18 ~ 74 岁,半数以上患者在 30 岁以下。

【大体】病变多发于附睾头部,精子囊肿呈单房或多房性,囊腔大小不等。精子肉芽肿为境界不清的硬结,直径为 3mm ~ 3cm,灰白色或棕黄色。

【镜下】精子囊肿为睾丸网、输出小管或附睾头部附睾管囊肿样扩张,腔内见精子、吞噬精子及棕色色素的组织细胞。囊壁由纤维肌性组织构成,内衬以扁平、立方或假复层上皮,有处不见被覆上皮。附睾管破裂,精子进入间质内,初期引起以中性粒细胞为主的炎症反应,继而单核细胞浸润,吞噬精子及棕色色素的组织细胞增生。也可见上皮样细胞、多核巨细胞增生,毛细血管、成纤维细胞增生,形成精子肉芽肿。病灶中央可见坏死组织碎屑和退变精子(图 11-4)。陈旧性病变为纤维化病灶伴玻璃样变性及钙化。病灶外周可见扩张的附睾管,内充以精子。

【鉴别诊断】精子囊肿应与附睾囊肿鉴别,后者常较

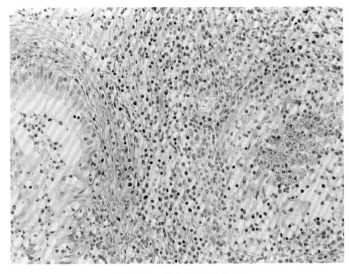

图 11-4　附睾精子肉芽肿
右侧为一肉芽肿病灶,中心为坏死组织碎屑及退变精子;左侧为一扩张的附睾管,部分管壁破坏

大,直径达数厘米,壁薄如纸,内含清亮液体,不见精子。精子肉芽肿中不见外溢精子时应与附睾结核鉴别。后者病灶多位于附睾尾部,上皮样细胞呈结节状分布,中央见粉染颗粒状干酪样坏死物。必要时做抗酸染色,寻找结核分枝杆菌。

(三) 睾丸、附睾结核

睾丸、附睾结核(testicular、epididymal tuberculosis):附睾结核多累及附睾尾部,常由前列腺或精囊结核蔓延所致,也可由血源感染引起,而睾丸结核则大部分由附睾结核直接蔓延而来。可发生在任何年龄,但以 20～40 岁多见,患者常有肺结核、泌尿生殖道结核史。临床表现为阴部肿胀、疼痛,检查附睾部有硬结。部分病例病变可累及阴囊形成窦道。

【大体】 可见附睾、睾丸肿大,切面病灶中心部可见干酪样坏死。如果输精管受累,输精管增粗,呈串珠状结节。

【光镜】 同其他部位结核病变(图 11-5)。

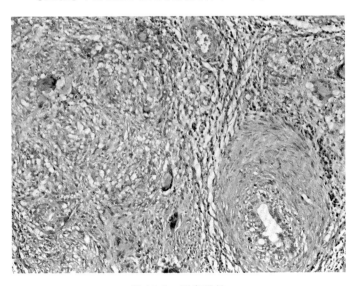

图 11-5　附睾结核
上皮样细胞和朗格汉斯巨细胞构成的结核结节,右下为一残存的附睾管

(四) 艾滋病时睾丸病变

艾滋病死亡病例尸解中发现睾丸表现为生殖细胞不发育,成熟阻滞,精子明显减少。生精小管壁纤维性增厚、玻璃样变。间质细胞减少,间质水肿、纤维化等。上述改变是体质性改变或病毒引起的改变尚无定论。AIDS 病患者免疫力低下,睾丸弓形体、结核分枝杆菌、鸟型细胞内分枝杆菌、念珠菌和巨细胞病毒等机会性感染的病例均有报道。Kaposi 肉瘤很少见于 AIDS 病患者的睾丸和附睾。应用 PCR 原位杂交检测方法,发现生殖细胞和支持细胞中有 HIV DNA,表明 AIDS 患者生殖细胞是 HIV 播散源之一[12]。

(五) 流行性腮腺炎性睾丸炎

青春期前儿童流行性腮腺炎一般不并发睾丸炎,约 20% 的青春期后患者伴发睾丸炎,即流行性腮腺炎性睾丸炎(mumps orchitis)。其中部分病例有小管萎缩,但仅有不足 2% 的患者不育。急性期白膜和间质水肿、充血,有淋巴细胞、中性粒细胞和少量组织细胞浸润,生精小管壁和腔内也有炎细胞浸润。生殖细胞不同程度坏死,病变严重处只有支持细胞残留。痊愈后见睾丸灶性小管硬化,生殖细胞减少和残存的支持细胞,无炎症细胞浸润(图 11-6)。仅少数病例睾丸弥漫性纤维化,体积缩小。

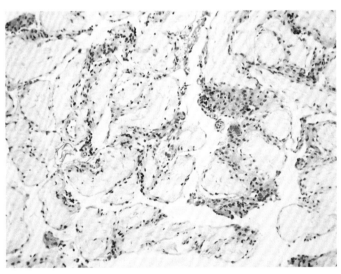

图 11-6　流行性腮腺炎性睾丸炎痊愈后病变
患者 19 岁时患流行性腮腺炎,双侧睾丸肿痛,婚后不育。睾丸活检显示生精小管弥漫性萎缩硬化,腔内不见生殖细胞

(六) 睾丸梅毒

睾丸梅毒(syphilis)可分为先天性和后天性两个类型。先天性睾丸梅毒可使睾丸发育不成熟、隐睾或出生后两侧睾丸肿大。光镜下见弥漫性淋巴细胞和浆细胞浸润,继而出现灶性或弥漫性纤维化。

后天性梅毒在第Ⅲ期时可累及睾丸,病变有树胶样肿和纤维瘤型两个类型,两种病变可同时见于同一睾丸中。

树胶样肿睾丸呈进行性无痛性肿大,病灶直径为 1～3cm,切面为黄色或灰黄色不规则坏死灶,周围包以厚层纤维组织。

【光镜】凝固性坏死,可见到原有组织结构的轮廓,周围纤维组织中有较多的淋巴细胞和浆细胞浸润及少量多核巨细胞,可见闭塞性动脉内膜炎。经 Steiner 染色可发现梅毒螺旋体。

纤维瘤型初期睾丸明显肿大,无疼痛,切面灰白色,睾丸结构不清楚。

【光镜】生精小管周围大量淋巴细胞、浆细胞浸润,小管变小,生殖细胞数量减少,后期小管周围纤维组织增生,瘢痕形成。此型通常检查不到螺旋体。

五、睾丸肿瘤

睾丸实质主要由生精小管构成,生精小管内含各级生殖细胞和支持细胞,睾丸间质含睾丸间质细胞(Leydig cell)、血管、淋巴管、纤维细胞、平滑肌细胞、淋巴细胞和浆细胞等;睾丸门部主要由直细精管和睾丸网及间质构成。睾丸白膜由纤维组织和间皮细胞构成。睾丸的组织学结构决定了睾丸肿瘤绝大多数是生殖细胞性肿瘤,占睾丸肿瘤的90%,甚至95%以上。其次是性索性腺间质肿瘤,占成人睾丸肿瘤的4%~6%,占婴儿和儿童睾丸肿瘤的30%。睾丸杂类肿瘤,如类癌、类似卵巢上皮型肿瘤、集合管和睾丸网肿瘤及淋巴造血组织肿瘤等,约占睾丸肿瘤的1%。睾丸肿瘤发病率(常以生殖细胞肿瘤的发病率为代表)在世界范围内有明显差别,发病率高者为8~10/10万世界标准人口,低者约2/10万。中国是属于发病率低的地区[1,13]。

(一) 标本肉眼检查

绝大多数睾丸原发肿瘤是生殖细胞源性,其中半数以上肿瘤含有一种以上的组织类型。Sesterhenn 等人报道一组459例睾丸恶性肿瘤,转移瘤与原发瘤组织学成分相吻合的为88%,其中35例不吻合,这可能由于原发肿瘤漏检了某些组织成分。也可能由于生殖细胞多潜能分化,在转移瘤中分化出其他组织学成分[14]。病理医师提供的肿瘤中所有组织学成分的信息是泌尿外科和肿瘤科医师判断预后和制订进一步治疗方案的重要依据。因此,对大体标本认真检查、详尽描述和规范性取材十分必要。

睾丸根治术标本通常包括睾丸、附睾、鞘膜和不同长度的精索。先称标本重量,测量标本体积及精索长度。睾丸肿瘤常富含细胞,质地较脆,如在充分固定前盲目剖开睾丸肿瘤,可导致肿瘤细胞人为地种植在精索断端标本表面或间隙,甚至脉管腔内,致使组织学难以判断肿瘤侵及范围。血管腔内疏松"漂浮"的瘤细胞应视为制片过程所致的人为假象[13]。为此,剖开睾丸前先检查取材精索,包括精索断端;检查鞘膜,如有硬结,壁层不光滑处要取材。打开鞘膜腔时要注意腔内液体情况。打开鞘膜充分暴露睾丸表面,再测量睾丸体积,检查睾丸白膜是否完整,有无肿瘤侵及。然后在睾丸门部平面(包括附睾头部),沿睾丸长轴将睾丸一剖为二,再每隔2~3mm行数个水平切面,此时可拍照、为电镜和

其他特殊检查(如流式细胞检查和细胞遗传学检查)取材,并妥善处理取材标本。将剖开的标本投入4%中性甲醛溶液中固定。标本固定后再观察描述肿瘤大小、质地、肿瘤与白膜和睾丸门部的关系。外观不同的区域,如出血、坏死区和瘢痕区以及可疑侵及白膜及睾丸网处都要取材。非肿瘤性睾丸实质至少取一块组织。

检查附睾:自附睾头部到尾部剖开,附睾头部及异常区取材。手术标本应该在临床医师认为病理诊断与患者临床表现相符合后才可丢弃。如果不一致,如精原细胞瘤,患者血清中 AFP(甲胎蛋白),hCG 升高,应对标本再更多的取材制片,以免第一次取材漏检了胚胎癌、卵黄囊瘤或滋养叶细胞成分。一份完整的病理报告应包括睾丸肿瘤标本大体所见、肿瘤组织学类型。对于一种组织类型以上的生殖细胞肿瘤,要列出所有组织学成分、它们的含量比例、肿瘤侵及范围,以及有无血管和淋巴管浸润。

(二) 睾丸生殖细胞肿瘤的组织学发生

目前认为睾丸的两类主要生殖细胞肿瘤-精原细胞瘤、胚胎性癌均由原位生殖细胞肿瘤演化而成。原位生殖细胞肿瘤是除精母细胞性肿瘤、儿童型卵黄囊瘤和儿童型畸胎瘤以外大多数生殖细胞肿瘤共同的前身病变。原位生殖细胞肿瘤经生精小管内精原细胞瘤或生精小管内非精原细胞瘤阶段,继而发生浸润后形成精原细胞瘤或其他类型生殖细胞肿瘤。

(三) WHO 睾丸肿瘤组织学分型

2016 年世界卫生组织肿瘤分类-泌尿系统及男性生殖器官肿瘤病理学见表 11-1[13]。

(四) 睾丸生殖细胞肿瘤

绝大多数睾丸肿瘤是生殖细胞起源,其发病率为2/10万~10/10万。虽然儿童期是一个高峰发病期,但15~50岁最常见。性腺发育不全、隐睾、雄激素不敏感综合征患者、精子减少性不育症患者发病率增高。约10%睾丸生殖细胞肿瘤患者有隐睾史(已矫正)或正患隐睾,睾丸下降不全者是正常位置睾丸肿瘤发病率的5.2~7.5倍。睾丸生殖细胞肿瘤切除后,2%~5%患者对侧睾丸发生肿瘤。睾丸生殖细胞肿瘤有家族发生的倾向,并且有8%~14%的患者双侧睾丸发生肿瘤。肿瘤组织学类型与年龄有明确关系,儿童精原细胞瘤罕见,而畸胎瘤、卵黄囊瘤常见。

1. 原位生殖细胞肿瘤(Germ cell neoplasia in situ, GCNIS) 原位生殖细胞肿瘤由生殖母细胞样细胞构成,细胞胞质透明,细胞核大、成角状,染色质呈粗块状,沿生精小管的基底侧排列,胚胎性生殖细胞标志阳性。原位生殖细胞肿瘤常见于生殖细胞肿瘤,包括精原细胞瘤或胚胎性癌和内胚窦瘤等非精原细胞瘤性肿瘤旁的睾丸实质,在单侧睾丸生殖细胞肿瘤患者的对侧睾丸,2%~6% 可发现有此病变。约一半性腺外生殖细胞肿瘤患者的睾丸内可见原位生殖细胞肿瘤,其中在腹膜后肿瘤中的频率比纵隔肿瘤要高。性发育疾病的患者中其发生原位生殖细胞肿瘤的风险最高,睾丸

表 11-1　WHO 睾丸肿瘤组织学分型

起源于原位生殖细胞的生殖细胞肿瘤	卵泡膜瘤/纤维瘤类肿瘤
非浸润性生殖细胞肿瘤	混合的和未分类的性索/性腺间质肿瘤
原位生殖细胞肿瘤（GCNIS）	混合的性索/性腺间质肿瘤
特殊类型小管内生殖细胞肿瘤	未分类的性索/性腺间质肿瘤
生精小管内精原细胞瘤	含有生殖细胞和性索/性腺间质成分肿瘤
生精小管内非精原细胞瘤	性腺母细胞瘤
单一组织类型的肿瘤（单一形式）	**睾丸杂类肿瘤**
精原细胞瘤	卵巢上皮型肿瘤
伴有合体滋养层细胞的精原细胞瘤	浆液性囊腺瘤
非精原细胞性生殖细胞肿瘤	交界性浆液性肿瘤
胚胎性癌	浆液性囊腺瘤
卵黄囊瘤	黏液性囊腺瘤
滋养层细胞肿瘤	交界性黏液性肿瘤
绒毛膜上皮癌	黏液性囊腺瘤
非绒癌性滋养细胞肿瘤	子宫内膜样腺癌
胎盘部位滋养细胞肿瘤	透明细胞腺癌
上皮样滋养细胞肿瘤	Brenner 肿瘤
囊性滋养细胞肿瘤	幼年性黄色肉芽肿
畸胎瘤，青春期后型	血管瘤
伴有体细胞恶性成分的畸胎瘤	**淋巴造血组织肿瘤**
一种组织类型以上的非精原细胞性生殖细胞肿瘤	弥漫大 B 细胞淋巴瘤
混合性生殖细胞肿瘤	滤泡性淋巴瘤，非特指
未知类型的生殖细胞肿瘤	结外 NK/T 细胞淋巴瘤，鼻型
退化的生殖细胞肿瘤	浆细胞瘤
与原位生殖细胞肿瘤无关的生殖细胞肿瘤	髓样肉瘤
精母细胞瘤	Rosai-Dorfman 病
畸胎瘤，青春期前型	**集合管和睾丸网肿瘤**
皮样囊肿	腺瘤
表皮样囊肿	腺癌
高分化神经内内分泌肿瘤（单胚层畸胎瘤）	**睾丸附件组织肿瘤**
混合性畸胎瘤和卵黄囊瘤	腺瘤样瘤
青春期前型	间皮瘤
卵黄囊瘤，青春期前型	分化好的乳头状间皮瘤
性索/性腺间质肿瘤	附睾肿瘤
单一型	附睾囊腺瘤
间质细胞瘤	附睾乳头状囊腺瘤
恶性间质细胞瘤	附睾腺癌
支持细胞瘤	鳞状细胞瘤
恶性支持细胞瘤	色素性神经外胚叶肿瘤
大细胞钙化型支持细胞瘤	肾母细胞瘤
管内大细胞透明变型支持细胞瘤	副神经节瘤
颗粒细胞瘤	**精索和睾丸附件的间叶肿瘤**
成人颗粒细胞瘤	**继发性睾丸肿瘤**
幼年颗粒细胞瘤	

发育不良综合征的患者，包括隐睾、尿道下裂和某些类型的不孕患者中可高达 70%。

在成人睾丸，原位生殖细胞肿瘤位于生精小管的内面，最初位于生精细胞龛的基底膜和支持细胞之间（图 11-7）。在幼儿的睾丸中，某些原位生殖细胞肿瘤的细胞可从基底膜脱落下来。在成人，原位生殖细胞肿瘤倾向于呈小片状分布于整个睾丸，受累的生精小管可从数个到 100%，其典型分布为位于生精细胞龛内，呈单层排列，大多无生精现象。在低倍镜下，原位生殖细胞肿瘤细胞穿插于比较一致的呈线状排列支持细胞之间，因其核较大，而支持细胞核较小，故呈串珠状。其后，原位生殖细胞肿瘤的细胞可堆成几层，出现在管腔中。随精子发生，原位生殖细胞肿瘤细胞沿基底膜在生

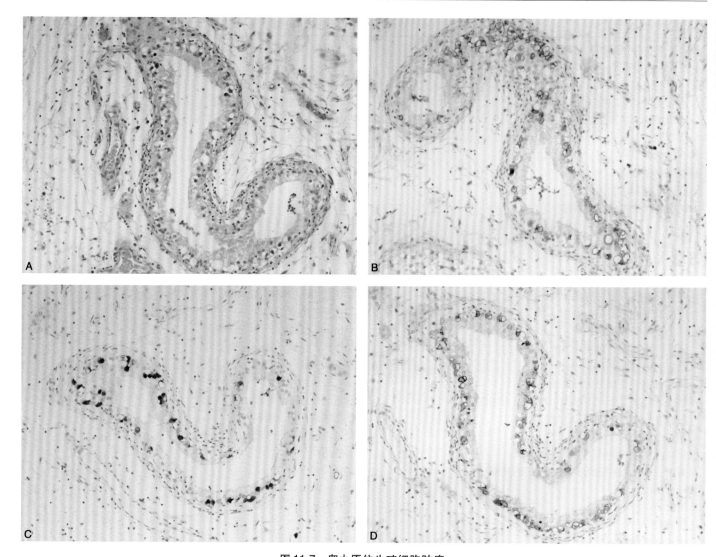

图 11-7　睾丸原位生殖细胞肿瘤
A. 原位生殖细胞肿瘤细胞较大,位于支持细胞之间,呈串珠状(HE);B. 免疫组化 CD117 阳性;C. 免疫组化 DCT3/4 阳性;D. 免疫组化 PLAP 阳性

精小管内呈派杰样蔓延,其间可见正常精子。派杰样蔓延可至睾丸网,瘤细胞可从远端生精小管脱落,释放到精液中。邻近原位生殖细胞肿瘤的睾丸实质形态上可正常,但通常表现为睾丸发育不良的形态,包括有未分化支持细胞的发育很差的生精小管簇、仅有支持细胞、生精小管内微石和分枝状生精小管。在邻近精原细胞瘤的睾丸实质,有原位生殖细胞肿瘤的萎缩的生精小管可有淋巴细胞围绕,在这些小管中,多达 20% 可见有滋养细胞性巨细胞,这些几乎均同伴有滋养细胞巨细胞的精原细胞瘤一起出现。

原位生殖细胞肿瘤的免疫表型大部分同胚胎性生殖细胞肿瘤或精原细胞瘤相似,临床上常用的为胎盘碱性磷酸酶、OCT3/4、NANOG、LIN28 和 Podoplanin。

在青春期前性发育疾病患者的睾丸中,原位生殖细胞肿瘤应同成熟迟缓的生殖母细胞区别,原位生殖细胞肿瘤为位于小管基底侧、并呈斑片状分布,而成熟迟缓的生殖母细胞则更为弥漫、位于小管中央。某些原位生殖细胞肿瘤细胞核增大、染色质粗块状。

约 50% 的原位生殖细胞肿瘤在 5 年内转变成浸润性生殖细胞肿瘤,至少 70% 在 7 年内转变成浸润性肿瘤。

2. 特殊类型的生精小管内生殖细胞肿瘤(specific forms of intratubular germ cell neoplasia)　虽然至今为止,原位生殖细胞肿瘤是最常见且也被广泛接受的与睾丸生殖细胞肿瘤相关的生精小管内增殖性病变,除此之外,其他病变,如生精小管内精原细胞瘤和生精小管内非精原细胞瘤也不容忽视。这些病变几乎总是伴随着原位生殖细胞肿瘤和侵袭性生殖细胞肿瘤。它们大多数介于原位生殖细胞肿瘤和侵袭性精原细胞瘤和非精原细胞瘤之间,在某些情况下,也可能为侵袭性肿瘤继发累及生精小管的结果。

(1) 生精小管内精原细胞瘤(intratubular seminoma):该种病变同义词有生精小管内恶性生殖细胞瘤、原位癌、生精小管内浸润前肿瘤、睾丸上皮内肿瘤、生精小管内不典型生殖细胞等。

显微镜下肿瘤细胞完全取代各级生精细胞和支持细胞,充满管腔(图 11-8)。受累的生精小管内或周围可有淋巴细胞。在约 30% 精原细胞瘤旁或 15% 的非精原细胞瘤旁可见到生精小管内精原细胞瘤病变。PAS 染色多数肿瘤细胞胞质阳性。免疫组化染色：PLAP（胎盘碱性磷酸酶）阳性。CD117、43-9F、CK、M2A、AFP 和 hCG 等其他标记物在生精小管内精原细胞瘤可有不同程度的表达。

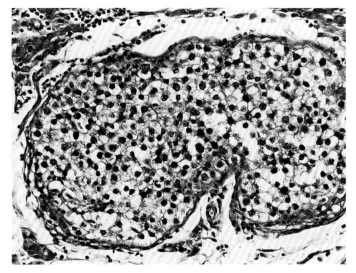

图 11-8　生精小管内生殖细胞肿瘤
显示一生精小管内充满肿瘤细胞，完全取代各级生精细胞和支持细胞

【鉴别诊断】生精小管内恶性生殖细胞沿着生精小管进入睾丸网，易误诊为睾丸网癌。后者胞质双嗜性；免疫组化 CK 阳性，PLAP 阴性。

（2）生精小管内非精原细胞瘤（intratubular non-seminoma）：生精小管内非精原细胞瘤主要为胚胎性癌。目前认为，胚胎性癌为来源于生精小管微环境下原位生殖细胞肿瘤再编程所演变的结果。大多数病例均显示生精小管的扭曲、扩大，其内的肿瘤细胞常有坏死和钙化，这种高级别的浸润前病变与乳腺的导管原位癌相似。肿瘤细胞比原位生殖细胞肿瘤的细胞更为多形，像在浸润性胚胎性癌所见到一样，拥挤、重叠。

生精小管内非精原细胞瘤仅见于非精原细胞瘤的周边，发生率约为 15%，通常见于小肿瘤的附近，这也提示大肿瘤可能破坏了小管内的病变，而很难发现。当生精小管内非精原细胞瘤发生浸润时，通常向非精原细胞的方向分化。免疫组化 OCT3/4 阳性，不像原位生殖细胞肿瘤，此时 CD30 阳性，CD117 阴性。应注意的是，CD30 对诊断胚胎性癌很有用，但不特异，不成熟的支持细胞也阳性。在精原细胞瘤相关的生精小管中，偶尔也可见到合体滋养细胞性巨细胞和原位生殖细胞肿瘤，尤其在其浸润性肿瘤中也含有合体滋养细胞性巨细胞更是如此。这些细胞 βHCG 阳性。生精小管内卵黄囊瘤和畸胎瘤虽有报道，但均极为罕见。

3. 精原细胞瘤（seminoma）　精原细胞瘤是睾丸最常见的肿瘤，占睾丸生殖细胞肿的 50%，其中 80% ~ 90% 为经典型精原细胞瘤，其余为伴有合体细胞滋养层细胞的精原细胞瘤。多数发生于 30 ~ 49 岁。平均年龄约为 40 岁，比其他生殖细胞肿瘤晚 5 ~ 10 年。超过 50 岁者和儿童少见。隐睾和免疫缺陷的患者发病率高。绝大多数患者临床表现为睾丸肿大，少数伴睾丸疼痛。约 3% 的患者首发症状是转移导致的症状，最初转移是转移至腹膜后腹主动脉旁淋巴结，之后转移至纵隔和锁骨上淋巴结，故可出现下背部痛。晚期可出现肝和肺转移。有转移的患者通常其睾丸肿瘤较小，而转移瘤可较大。尽管精原细胞瘤以淋巴道转移为主，精原细胞瘤还是睾丸生殖细胞肿瘤中最常发生骨转移的肿瘤。部分患者可出现副肿瘤综合征，如高钙血症、红细胞增多症、自身免疫性贫血、突眼、脑干脑病和膜性肾小球肾炎。约 10% 的 I 期精原细胞瘤患者和 25% 的已发生肿瘤转移者血清 hCG 增高，但一般不超过 1000mU/ml，这与肿瘤中含有滋养层细胞有关。晚期患者约 80% 血清乳酸脱氢酶升高。

【大体】受累睾丸多数增大，鞘膜腔可有少量积液，部分睾丸可为正常大小或比正常还小。切面肿瘤常为实性，境界清楚，均质，常呈分叶状，灰白色或粉红色，局灶不规则黄色坏死区。囊性变和出血不常见。有的大体肿瘤不明显，仅见瘢痕样区域。

【光镜】瘤细胞较大，大小一致。核大圆形，中央位，核膜清楚，核内含有一两个核仁，核分裂常见。胞质丰富，多数透明，部分可嗜酸性或双嗜性。肿瘤细胞呈片状、巢状及条索状排列，也可见局灶腺管状结构或微囊状排列，甚至出现印戒细胞样改变。间质中有数量不等的淋巴细胞（主要是 T 细胞）浸润（图 11-9）。肿瘤间质不同区域多少不一，肿瘤退变、坏死区-燃尽区可形成大的瘢痕组织灶，常伴钙化。部分

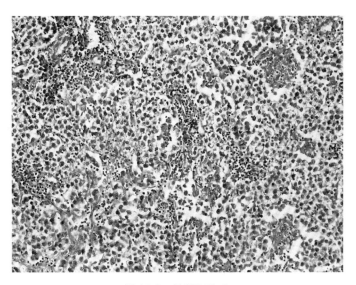

图 11-9　精原细胞瘤
间质中灶性淋巴细胞浸润

F11-9　ER

病例伴或不伴朗格罕巨细胞的肉芽肿性间质（图 11-10）。肿瘤边缘有时可见到生精小管内精原细胞瘤，在残余的生精小管，85%～90% 可见到原位生殖细胞肿瘤。免疫组化染色：PLAP（86%～95%）瘤细胞弥漫膜着色或核周点状着色，OCT3/4（100%）核阳性，SALL4（100%）核阳性，SOX7（95%）核阳性，podoplanin（100%）胞质和胞膜阳性，CD117（90%～100%）胞质和胞膜阳性，Vimentin 阳性。AFP 阴性，广谱细胞角蛋白（Cam5.2 和 AE1AE3）和 CD30 多数肿瘤细胞阴性，仅灶性少数细胞阳性，这些与胚胎性癌不同。

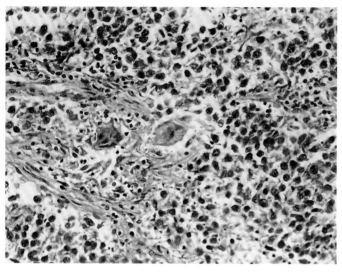

图 11-10 精原细胞瘤
伴肉芽肿性间质

伴有大量核分裂的精原细胞瘤（seminoma with high mitotic rate）也称间变型精原细胞瘤。该类型占精原细胞瘤的 5%～15%，临床上和大体上同经典型精原细胞。镜下瘤细胞异型性明显，核分裂增多，每个高倍视野 3 个或更多（图 11-11）。有研究表明：核分裂 S 期比例高，肿瘤体积大于精原细胞

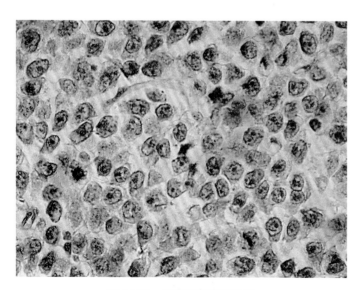

图 11-11 间变型精原细胞瘤
肿瘤细胞异型性明显，核分裂象多

瘤平均体积和异倍体者预后差，转移率高。上述特征的意义尚有争议，所以现在多数学者主张不应将其看作一独立类型[13,15]。

伴有合体滋养层细胞的精原细胞瘤（seminoma with syncytiotrophoblastic cells）10%～20% 的经典型精原细胞瘤有合体滋养层细胞。合体滋养层细胞多核，核聚集呈桑葚样，胞质丰富淡嗜碱性，胞质内可见陷窝。这些细胞多散在分布于精原细胞瘤细胞之间或聚集成簇，常位于毛细血管周围或与出血灶密切相关，但不伴有细胞滋养层细胞，不能将其误诊为生殖细胞肿瘤中绒毛膜上皮癌的成分。这些细胞免疫组化 hCG 阳性，这样的病例血清中 hCG 也升高。精原细胞瘤中见合体滋养层细胞或血清中 hCG 升高没有预后差的意义。

【预后】精原细胞瘤的预后较好，原发瘤的大小、坏死、血管和被膜浸润等是肿瘤临床分期的重要指标，预后与临床分期关系最密切。精原细胞瘤对放疗和化疗很敏感。多数作者主张对临床 I 期患者睾丸切除后，行同侧腹股沟、髂淋巴结、及腹主动脉旁淋巴结区放疗，可获得 95%～98% 的 5 年生存率。对切除睾丸时已发生腹膜后转移，但转移灶较小者行放疗，治愈率可达 90%～96%[16,17]。

【鉴别诊断】

（1）与胚胎性癌鉴别：当精原细胞瘤出现腺样、巢样和条索状排列时易误诊为胚胎性癌，胚胎性癌细胞异型性更明显，免疫组化精原细胞瘤 PLAP、podoplanin、SOX17 和 CD117 阳性，胚胎性癌 CD30 阳性。

（2）与卵黄囊瘤的鉴别：实性区域卵黄囊瘤可能同精原细胞瘤混淆，卵黄囊瘤总能看到其他分化的特征，淋巴细胞间质也很少，无纤维间隔，OCT3/4 阴性，而 AFP 和 glypican3 阳性，AE1/AE3 强阳性，这些均与精原细胞瘤不同。

（3）与绒癌的鉴别：在某些精原细胞瘤中，合体滋养细胞可较多，易被误诊为绒癌，此时无单核的滋养细胞。

（4）有些肿瘤可能被误诊为经典型精原细胞瘤，如精母细胞性肿瘤，间质细胞瘤，支持细胞瘤，转移性恶性黑色素瘤及恶性淋巴瘤等，这些肿瘤不见原位生殖细胞肿瘤和精原细胞瘤的免疫表型。

4. 精母细胞性肿瘤（spermatocytic tumor） 精母细胞性肿瘤是来源于青春期后型生殖细胞的生殖细胞肿瘤。瘤细胞与生精细胞相似，如精原细胞或早期初级精母细胞。少见，约占睾丸生殖细胞肿瘤的 1%。发病年龄分布很广，19～92 岁，但好发于 50 岁以上，中位发病年龄为 52～59 岁。9% 的患者双侧睾丸受累，一般是两侧先后受累。不伴隐睾。发生于睾丸以外部位的病例未见报道。精母细胞性肿瘤不伴有原位生殖细胞肿瘤，也不与其他生殖细胞肿瘤混合存在。临床上睾丸无痛性肿大，进展较慢，预后较好。肿瘤可去分化而形成肉瘤，此时则转移率很高，至少 50%。临床上表现为长期生长缓慢的睾丸肿块，突然近期生长迅速。肿瘤转移最初到腹膜后淋巴结，继而可到肺。有肉瘤成分的肿瘤则以血行转移为主，最常见转移的部位是肺。

【大体】瘤体大小 3～15cm，境界清楚，通常呈多结节

状,质软,切面灰白色、棕黄色、胶冻样。可有出血、坏死和囊性变,可侵及附睾,睾丸外浸润少见。

【光镜】 肿瘤细胞弥漫排列或称结节状,间以水肿的区域,有时在瘤巢中心由于液体积聚可形成假腺样结构。囊性变常见。肿瘤由 3 种大小不同的细胞构成:大细胞或称巨细胞(50~100μm)为单核或多核,核圆形,核仁明显,可见丝球状染色质,胞质丰富,嗜酸性;中等大小细胞(10~20μm)量最多,核圆形,染色质细颗粒状,并见丝状或丝球状染色质,似精母细胞核染色质,部分细胞核仁明显,胞质较丰富,淡染至嗜酸性,含糖原量少;小淋巴样肿瘤细胞(6~8μm)核圆形深染,胞质窄,嗜酸性(图 11-12)。核分裂多见,可见不典型核分裂。可见大量凋亡的肿瘤细胞。可见生精小管内生长,但不同于原位生殖细胞肿瘤,间质少,常呈水肿或黏液样。缺乏明显纤维血管性间质和肉芽肿性间质,间质中淋巴细胞浸润也少见。一些病例由相对单一的中等大小的肿瘤细胞构成。核仁明显,核分裂多,多处取材可发现特征性精母细胞性肿瘤区域。可见肿瘤浸润血管、被膜及附睾。该肿瘤不与其他生殖细胞肿瘤成分混合存在,但部分肿瘤含高恶性的肉瘤成分。

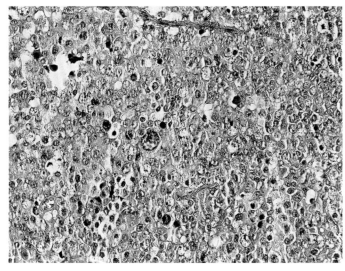

图 11-12 精母细胞性肿瘤
显示三种大小不同的肿瘤细胞

【免疫组化】 很多胚胎性生殖细胞标记均阴性,OCT3/4、PLAP、AFP、B-HCG、CD30 和 AP-2γ 均阴性,但精原细胞表达的蛋白阳性,如 MAGEA4、CD117、滑膜肉瘤 X 断裂蛋白、SAGE1、DMRT1、SALL4 和 OCT2 阳性。

【遗传学所见】 精母细胞性肿瘤可为二倍体、多倍体、或异倍体。比较基因组杂交显示常有染色体 9 获得,其次为染色体 1 和 20 的获得及染色体 22 的部分缺失。染色体 9 的获得与 *DMRT1* 基因的额外拷贝相关。在少数患者中可见 *FGFR3* 和 *HRAS* 基因的激活突变。另外不同程度的 DNA 甲基化也很常见。

【鉴别诊断】 主要应与经典型精原细胞瘤鉴别,后者细胞大小较一致,纤维性间质、肉芽肿性间质、淋巴细胞浸润明

显,PAS 阳性,PLAP 阳性,可见原位生殖细胞肿瘤成分。

【预后】 精母细胞性肿瘤很少转移,故预后较好,伴有肉瘤者则预后差。

有肉瘤成分的精母细胞性肿瘤(spermatocytic tumor with sarcoma)精母细胞性肿瘤伴有分化或未分化的肉瘤在文献中仅有 10 多例报道[18-19]。发病年龄为 34~68 岁。临床表现常为缓慢生长的睾丸肿瘤,近期迅速增大,50%的患者在诊断时已有转移。大体上瘤体较大,切面斑驳状、漩涡状、出血、坏死和灶性黏液变区常见。肉瘤成分与精母细胞性肿瘤成分或有分界或混杂分布。肉瘤成分常表现为横纹肌肉瘤或未分化的梭形细胞或多形性肉瘤,常有坏死和很多核分裂。

【鉴别诊断】 主要需与睾丸肉瘤样变的生殖细胞肿瘤鉴别,没有畸胎瘤和精母细胞性肿瘤成分可除外此种可能性。另外需与睾丸原发性肉瘤、睾丸周围肉瘤累及睾丸及睾丸转移性肉瘤和肉瘤样癌相鉴别,这些情况肿瘤中不含确切的精母细胞性肿瘤成分。

【预后】 肉瘤成分可广泛转移,多数患者死于转移,平均生存期为 1 年。

5. 胚胎性癌(embryonal carcinoma) 胚胎性癌是由未分化的类似于胚胎干细胞的上皮细胞组成的睾丸恶性肿瘤,是除精原细胞瘤外最常见的睾丸生殖细胞肿瘤。作为混合性生殖细胞肿瘤的一部分,可占所有生殖细胞肿瘤的 40%,占非精原细胞肿瘤的 87%。作为睾丸单一组织类型的肿瘤,仅占生殖细胞肿瘤 2%~16%。常见于 20~30 岁,婴儿和儿童不发生该肿瘤,50 岁以上的病例极罕见。临床表现为睾丸无痛性肿大,多为单侧。约 10% 胚胎性癌或胚胎性癌为主要成分的患者初次就诊时已有主动脉旁淋巴结、肺或肝转移。Mostofi 等研究中表明原一组胚胎性癌占睾丸生殖细胞肿瘤 20%,经仔细检查、免疫组化染色,部分病例、部分肿瘤细胞 AFP 阳性。其他学者通过免疫组化或血清学方法检测到 hCG、LDH、PLAP 水平升高,表明部分胚胎性癌病例有向卵黄囊瘤、滋养叶细胞和畸胎瘤等分化的成分,认为不含其他成分"单纯性"胚胎性癌只占 2%[20]。然而,一些学者主张除非肿瘤中确有卵黄囊瘤、绒癌等组织学特征,免疫组化或血清学检查上述一些表达物水平增高或部分细胞阳性仍诊断胚胎性癌。

【大体】 瘤体大小不一,平均直径为 4.0cm,是睾丸生殖细胞肿瘤平均体积最小者。切面肿瘤与睾丸组织境界不清,肿瘤质软,颗粒状,灰白、灰粉或灰褐色,常有出血、坏死灶,偶尔有纤维间隔、界限不清的囊腔或裂隙。肿瘤可侵及睾丸网及附睾,约 20% 的病例肿瘤扩展到睾丸外。

【光镜】 肿瘤细胞大,呈多角形或柱状,细胞核大,不规则,染色质颗粒状,分布不均匀,多数细胞核淡染呈空泡状,部分核深染,有一个或多个不规则的大核仁,核膜清楚。胞质丰富,细颗粒状,胞质嗜碱、双嗜性或嗜酸性,部分细胞胞质透明,胞质境界不清楚,细胞拥挤,细胞核常互相重叠。可见较多凋亡小体。核分裂多见,可见异常核分裂。肿瘤细胞

排列结构多样,主要呈实性巢片状,含或不含纤维血管性间质的乳头结构和裂隙或腺样结构(图11-13),也可呈微乳头状、假乳头状、筛状和胚泡样结构。胚泡样结构由含有嗜酸性液体的囊泡样腔隙围以一层受压的胚胎性癌细胞构成。以上几种形态常混合出现,多数为两种以上。也可有多胚瘤样或弥漫胚瘤样结构,这些多出现在伴有卵黄囊瘤成分的混合性生殖细胞肿瘤。实性区常有明显的坏死。胚胎性癌形成的腺样结构为圆形或长圆形,大多由立方、多形细胞构成,约20%的腺样胚胎性癌可见柱状细胞,并可有核下胞质空泡,很像内膜样癌。乳头状胚胎性癌为癌细胞围绕纤维血管轴心排列,乳头的横切可出现假内胚窦的形态。偶尔合体滋养层细胞单个或呈簇状分布于肿瘤细胞中。肿瘤中有多少不等的纤维间质,或多或少的淋巴细胞浸润。肉芽肿性间质罕见。近肿瘤睾丸组织中可见生精小管内胚胎性癌,常伴坏死和钙化。肿瘤常浸润血管和淋巴管,脉管腔内肿瘤细胞排列紧密,细胞团外形与管腔形状一致,或通过血栓样物质与管壁黏附。这是多数人认同的肿瘤浸润脉管的形态学。脉管腔内疏松"漂浮"的肿瘤细胞应视为制片过程所致人为假象。

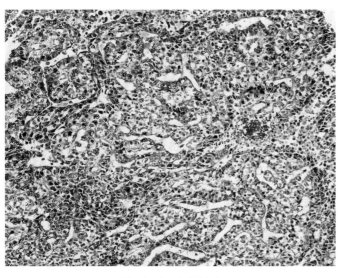

图11-13　胚胎性癌
癌细胞呈实性巢和腺泡状排列

上皮成分以外原始不分化的肿瘤性间充质少量出现时不影响胚胎性癌诊断。如不分化的间充质成分较多,并有向软骨或肌肉方向分化,应将这类肿瘤归入混合性生殖细胞肿瘤,如胚胎性癌和未成熟性畸胎瘤的混合性肿瘤。

【特殊检查】区别胚胎性癌和其他生殖细胞肿瘤最有用的免疫组化为CD30、OCT3/4和SOX2,其中CD30最有用,胚胎性癌一般均阳性,但在化疗后可为阴性。SALL4和AE1/AE3通常阳性。SOX17、glypican3、CD117、EMA、CEA、podoplanin和Vimentin阴性。约50%P53强阳性。hCG合体滋养层细胞阳性表达,而胚胎性癌细胞不表达。睾丸外转移性胚胎性癌与非生殖细胞性未分化癌的鉴别是困难的,PLAP、CD30阳性,而EMA阴性支持胚胎性癌的诊断。在大

多数胚胎性癌中,可见等臂染色体12p和12p拷贝数增多,这在鉴别胚胎性癌和其他非生殖细胞性分化差的恶性肿瘤时很有价值。

【预后】胚胎性癌的预后与其临床分期密切相关,单纯性胚胎性癌或胚胎性癌为主,不伴有畸胎瘤,伴血管和(或)淋巴管浸润者,以及浸润睾丸网和睾丸外者预后差。通常肿瘤经淋巴管首先转移到腹膜后淋巴结,再到纵隔淋巴结。经血道可转移到肺或其他部位。睾丸切除后一般需进行化疗或化疗加腹膜后淋巴结清扫。

【鉴别诊断】

(1)精原细胞瘤:纤维性间质多处瘤细胞可呈索状、巢状排列,易与胚胎性癌相混淆,但精原细胞瘤形态单一,细胞体积较大,包膜清楚,免疫组化仅个别类型角蛋白,如CK8和18局灶性阳性,而胚胎性癌广谱CK普遍阳性,CD30阳性。

(2)卵黄囊瘤:两者典型者鉴别不困难。卵黄囊瘤组织学结构更加多样性,特别是蜂窝状、网状和内胚窦样结构、细胞间质基底膜样物质和细胞内外嗜酸性小体很有特征性。免疫组化AFP弥漫性阳性,胚胎性癌仅局灶阳性。

6.青春期后型卵黄囊瘤(yolk sac tumor, postpubertal-type)　该肿瘤是一种向卵黄囊、尿囊和胚外中胚层分化的生殖细胞肿瘤。此型卵黄囊瘤为原位生殖细胞肿瘤相关性肿瘤,并最常作为混合性生殖细胞肿瘤的一种成分。在这个年龄组,44%的非精原细胞性混合性肿瘤中可见卵黄囊瘤。相反,纯的卵黄囊瘤在这个年龄组仅占睾丸生殖细胞肿瘤的约0.6%。大多数患者为15~40岁,罕见于年龄更大者,文献中最老的患者为86岁。

临床上多以睾丸无痛性肿块就医,约40%在就诊时为Ⅰ期,少数有出血或急性疼痛史,少数患者以转移肿瘤有关症状或男性乳腺发育就医。肿瘤可通过淋巴道扩散到腹膜后,更倾向于血道转移。血清AFP与卵黄囊瘤成分有密切关系,高达98%以上患者血清AFP水平增高,这对诊断、检验疗效和监测肿瘤复发有意义。

【大体】睾丸肿瘤实性到部分囊性,肿瘤切面灰白、灰黄或棕褐色。肿瘤直径为2~6cm,常见微囊区、黏液样区,出血、坏死常见。

【光镜】肿瘤组织多有几种不同的结构混合存在,有时可能以某结构形式为主。主要组织学类型如下:①微囊或网状结构"鞋钉样"细胞构成蜂窝状、网眼状结构,细胞小,核小,核分裂多见。胞质嗜酸性,或空泡状分泌物推移胞核,透明小体常见(图11-14)。②实性结构细胞中等大小,多角形,胞质透明,核圆形,核分裂多见,有的细胞多形性明显,细胞呈实性片状分布,周围常伴微囊结构。③腺管-腺泡结构:不规则腺泡、腺管状结构,被覆扁平、立方或多角形细胞,有时与黏液瘤样组织相混杂(图11-15)。④内胚窦结构含薄壁血管的结缔组织轴心,被覆单层立方、柱状上皮细胞,细胞质透明,核明显,核分裂常见,此结构以腔隙围绕,称为Schiller-Duval小体或"肾小球结构"(图11-16)。⑤乳头状

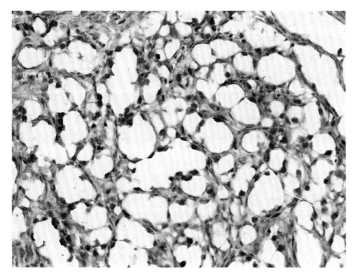

图 11-14　卵黄囊瘤
网状和微囊结构,衬覆"鞋钉样"细胞

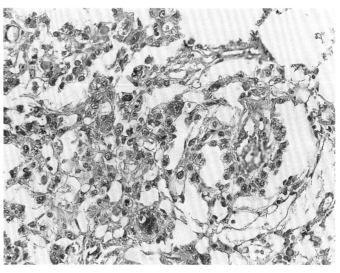

图 11-16　卵黄囊瘤
显示 Schiller-Duval 小体和透明小体

F11-16　ER

膜(基底膜),此结构见于绝大多卵黄囊瘤网状、实性和内胚窦等多种结构中。卵黄囊瘤常见到透明小体,此小体呈均质红染,大小不一,直径 1～50μm,PAS 阳性,多见于肿瘤细胞外,也可见于肿瘤细胞胞质内(图 11-16)。

【免疫组化】约 80% 的卵黄囊瘤肿瘤细胞胞质 AFP 阳性,阳性细胞弥漫分布,但可为灶性分布。Glypican3 更为敏感,几乎所有病例均阳性,CD117 至少 60% 局灶阳性,SALL4 与广谱细胞角蛋白通常阳性,OCT3/4 和 CD30 阴性。EMA 和 CK7 通常阴性或仅局灶阳性。

【预后】临床分期和 AFP 水平有预后意义。成年患者在转移瘤中如含有卵黄囊瘤成分预后通常较差。成人单纯性卵黄囊瘤很少见,其生物学行为尚无充分材料证实。

【鉴别诊断】

(1) 与精原细胞瘤鉴别:实性型卵黄囊瘤需与精原细胞瘤鉴别,多做切片仔细观察,如发现微囊结构、透明小体和细胞间基底膜样物质等有助于诊断卵黄囊瘤。免疫组化染色卵黄囊瘤 CK 和 AFP 通常弥漫阳性,而精原细胞瘤为阴性。

(2) 与胚胎性癌鉴别:胚胎性癌细胞异型性明显,核大,核膜厚,缺乏卵黄囊瘤特征性结构。如确定胚胎性癌和卵黄囊瘤并存,应诊断为混合性生殖细胞肿瘤。

(3) 与幼年性型颗粒细胞瘤鉴别:两者均可呈实性或囊性结构,细胞异型性较明显时两者需要鉴别。幼年性颗粒细胞瘤组织结构较单一,免疫组化 AFP 阴性,Vimentin 瘤细胞阳性,而卵黄囊瘤 AFP 弥漫阳性,Vimentin 间质阳性。

7. 青春期前型卵黄囊瘤(yolk sac tumor, prepubertal-type) 是一种向相似于卵黄囊、尿囊和胚外中胚层分化的

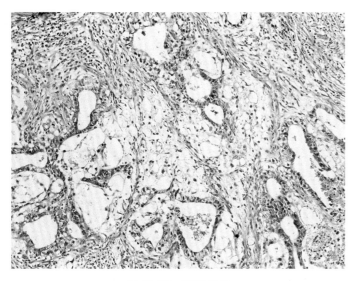

图 11-15　卵黄囊瘤
腺管-腺泡状结构,黏液瘤样组织

结构由大量纤细的乳头构成,含有纤维血管轴心,轴心常疏松,水肿状,乳头被覆上皮,核大。有的患者乳头中心有宽广实性红染基底膜样物质沉着。⑥黏液瘤样结构:黏液瘤样组织中含细条索状排列的细胞,核分裂多,有时此型可演变呈肉瘤样或梭形细胞结构。⑦多囊泡卵黄囊样结构:大小不等的囊泡,由水肿状或致密结缔组织包绕,囊泡被覆柱状、扁平细胞。⑧肝样结构:细胞呈多角形,胞质嗜酸性,核圆形,空泡状,核仁明显。肝样细胞呈片状、小梁状或巢状排列。约 20% 的卵黄囊瘤中可见灶性分布的肝样细胞分化,多见于青春期后的患者,肝样细胞区域免疫组化染色 AFP 呈强阳性,有时见大量透明小体。⑨肠型结构:不成熟腺体单个或簇状分布,被覆柱状上皮似原始小肠上皮、胚胎尿囊被覆上皮或子宫内膜腺上皮。可见多量透明小体。⑩壁层(基底膜)样结构:肿瘤细胞间常见明显的基底膜样结构,呈囊状或带状分布的嗜酸性均质物质,其形态似于卵黄囊的壁层 Reicher

生殖细胞肿瘤。与青春期后型卵黄囊瘤不同,此型卵黄囊瘤与原位生殖细胞肿瘤不相关,也与隐睾无关。此瘤罕见,约每百万6岁以下儿童2~3例/年。此型卵黄囊瘤发生在3个月至8岁的儿童,中位年龄为16~20个月,6岁以上则比较罕见。95%以上的病例血清AFP增高,约80%的病例在就诊时为Ⅰ期,此型常以纯卵黄囊瘤的形式出现,在文献的大宗统计中,占儿童睾丸卵黄囊瘤的48%~62%。其血行转移的倾向高于青春后型。

【大体】 肿瘤以实性为主,比较均质,黄至褐色,结节状,可有囊性变,出血坏死不常见。

【光镜】 组织学上同青春期后型相似,主要在此型卵黄囊瘤的周边的睾丸组织中见不到原位生殖细胞肿瘤和退行性改变。罕见的情况下,肿瘤可同畸胎瘤混合。

【鉴别诊断】 主要应同幼年性颗粒细胞瘤鉴别。幼年性颗粒细胞瘤通常发病更年轻(通常在6个月以下),常为先天性。肿瘤不产生AFP,但应注意,在新生儿血清AFP可升高,故有时单凭血清AFP很难鉴别。幼年性颗粒细胞瘤通常在大体为囊性,呈结节状生长,可见含有液体的滤泡样结构,滤泡样结构由几层多角性瘤细胞衬覆。小叶间可见多少不等的纤维肌性间质。免疫组化AFP阴性,α-inhibin阳性。

【遗传学】 青春期前型睾丸卵黄囊瘤属于Ⅰ型生殖细胞肿瘤,染色体异常,包括1号、4号染色体短臂和6号染色体长臂的缺失,1号、20号染色体长臂和22号整个染色体的获得。没有青春期后型卵黄囊瘤所出现的染色体12p的获得。青春期前型睾丸卵黄囊瘤患者大多数就医时肿瘤处于临床Ⅰ期,即使有转移也可进行有效的化疗,故可达到100%的存活。与转移有关的病理指标为:肿瘤大于4.5cm、睾丸网或附睾的浸润和坏死。大于2岁的患者倾向于在就诊时期别较晚。所有的患者均应行睾丸切除,临床Ⅰ期的患者睾丸根治术后密切观察,不进行化、放疗,5年生存率可达91%[21-22]。复发和转移的患者化疗效果也很好。

8. 绒毛膜上皮癌(choriocarcinoma) 是向类似于胚外绒毛,包括细胞滋养细胞、中间型滋养细胞和合体滋养细胞分化的恶性生殖细胞肿瘤。睾丸单纯性绒毛膜上皮癌罕见,仅占睾丸生殖细胞肿瘤的0.3%,6.4%~17.8%的混合性生殖细胞肿瘤中绒癌为其成分之一。上述两种情况在睾丸癌高发国家的发病率仅为0.8/10万个男性[13]。睾丸绒毛膜上皮癌好发于年轻人,平均年龄为25~30岁。最常见症状是转移部位出血,如咯血、呕血、黑便,有的患者可有中枢神经系统异常、低血压、呼吸困难和贫血等症状。罕见情况下,皮下结节为首发症状。血中HCG可很高,常>50 000U/L。约10%的患者有男性乳腺发育和甲状腺功能亢进,某些患者可发生绒癌综合征,表现为快速进展的多器官出血性转移伴有高水平的血HCG。个别患者已发生广泛转移,而睾丸没发现肿块,因为原发肿瘤很小,甚至完全退化。

【大体】 睾丸大小正常或略小,切面见结节状肿瘤灶伴中心部出血和坏死,结节周边部呈灰白色或褐色,一些病例肿瘤组织明显退变,为灰白色的瘢痕组织代替。

【光镜】 肿瘤由合体滋养层、细胞滋养层和中间型滋养层细胞构成,在广泛出血和坏死的背景中,这些细胞形成不同的排列结构,细胞滋养层细胞排列成巢,合体滋养层细胞似"帽"带围绕巢的周围(图11-17),大多数情况下各种肿瘤细胞混杂存在于中心出血和坏死灶的周围。有时细胞滋养层细胞和中间型滋养层细胞增生为主,合体滋养层细胞不明显。合体滋养层细胞有数个大而不规则、深染、境界不清的核。胞质嗜酸性或嗜碱性,胞质内常见陷窝,含粉色分泌物或红细胞。在肿瘤的边缘,合体滋养细胞可为梭形或长形。细胞滋养层细胞胞质淡染或透明,胞膜清楚,核圆形,常不规则,有1~2个核仁。中间型滋养层细胞与细胞滋养层细胞相似,但胞体比较大。如没有免疫组化染色两者难以辨别[23]。瘤灶中心出血、坏死常见,血管浸润常见,因高水平HCG,故常有间质细胞增生。

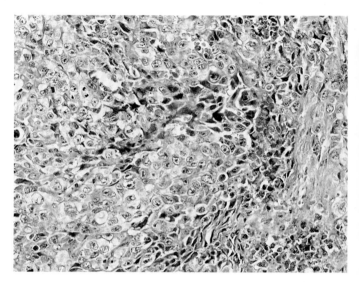

图11-17 胚胎性癌
局灶性细胞滋养层和合体滋养层细胞相结合,呈绒毛膜上皮癌结构

【免疫组化】 几乎所有病例hCG阳性,主要是合体滋养层细胞阳性,合体滋养层细胞α-inhibin和glypican3也阳性,细胞滋养细胞表达SALL4、GDF3、p63和GATA3。中间型滋养层细胞表达人胎盘催乳素,约50%病例PLAP阳性,所有种类细胞CK7、8、18和19阳性,约半数病例EMA阳性,主要是合体滋养层细胞。

【预后】 该肿瘤有浸润血管的倾向,因此诊断时肿瘤常已扩散,患者已为肿瘤晚期,预后差。血清HCG滴度较高者(>50 000U/L)和混合性生殖细胞肿瘤中直接观察到绒毛膜上皮癌或滋养层细胞成分者预后较差[24-25]。最常转移的部位是肺、肝、胃肠道、脑、脾和肾上腺。联合化疗3年生存率仅约为21%。

【鉴别诊断】

(1) 含有合体滋养层细胞的其他生殖细胞肿瘤:此种肿瘤合体滋养层细胞分散分布,缺乏细胞滋养层细胞,出血坏死不显著或没有。

（2）睾丸出血性坏死：常由睾丸扭转、创伤和凝血障碍引起，睾丸痛性肿大，镜下为睾丸组织凝固性坏死，可见睾丸组织影像；而睾丸绒癌病灶较小，睾丸常不肿大，无疼痛，镜下出血坏死病灶中不见睾丸组织影像，如能发现原位生殖细胞肿瘤和 HCG 免疫组化染色阳性细胞有助于绒癌的诊断。

9. 非绒毛膜上皮癌的滋养细胞肿瘤（non-choriocarcinomatous trophoblastic tumors） 非绒毛膜上皮癌的滋养细胞肿瘤是除绒癌和含合体滋养细胞的非滋养细胞肿瘤外，向滋养细胞分化的生殖细胞肿瘤。包括胎盘部位滋养细胞肿瘤（placental site trophoblastic tumor，PSTT）、上皮样滋养细胞瘤（epithelial trophoblastic tumors，ETTs）和囊性滋养细胞肿瘤（cystic trophoblastic tumors，CTTs）。均极为罕见，胎盘部位滋养细胞肿瘤仅有 4 例报道，患者年龄从 16 个月到 39 岁不等，2 例在睾丸，2 例在混合型生殖细胞肿瘤的成人化疗后的转移部位。上皮样滋养细胞肿瘤仅见到 5 例报道，2 例作为睾丸混合性生殖细胞瘤的成分，3 例为接受化疗的睾丸生殖细胞肿瘤。囊性滋养细胞肿瘤更常见于化疗后腹膜后淋巴结的残余病变，也可见于未治疗的睾丸肿瘤。胎盘部位滋养细胞肿瘤和上皮样滋养细胞肿瘤可有血清 HCG 的增高，但远不如绒癌时高，囊性滋养细胞肿瘤时血清 HCG 仅有轻度升高。转移灶中的 PSTT、ETT 和 CTT，睾丸的相应原发肿瘤可为绒癌。

【大体】 肿瘤多为混合性生殖细胞肿瘤的一小部分，故其大体形态尚无明确的描述。

【光镜】 胎盘部位滋养细胞肿瘤由浸润性单个或松散黏附的植入型中间型滋养细胞构成。细胞胞质丰富、嗜酸性或局灶空泡状，核不规则。肿瘤常侵及有纤维素样变的肌性血管壁。上皮样滋养细胞肿瘤由鳞状上皮样绒毛型中间型滋养细胞构成，瘤细胞胞质嗜酸、或透明，细胞界限清楚，伴有透明变的基质。血管浸润则不常见。常见到含有嗜碱性凋亡的核碎片的细胞外和细胞内嗜酸性小体。囊性滋养细胞肿瘤瘤灶由小囊组成，衬覆不同厚度的看似退变的单核滋养层细胞，核染色质模糊，胞质丰富嗜酸性，常见到胞质内陷窝。核分裂不多见。

【免疫组化】 这些病变通常滋养细胞的标记阳性，包括 3-β-羟类固醇、inhibin、GATA3 和 CK18。胎盘部位滋养细胞肿瘤 HPL 阳性，p63 阴性；而上皮样滋养细胞肿瘤 HPL 阴性或仅局灶阳性，p63 和 cyclin E 阳性。囊性滋养细胞肿瘤仅少数细胞 hCG 阳性。

【预后】 有关这些肿瘤的预后资料非常有限。个别报道表明睾丸的胎盘部位滋养细胞肿瘤睾丸切除后长期随访未复发。囊性滋养细胞肿瘤在化疗后，未见有明显的疾病进展。

10. 睾丸畸胎瘤（testicular teratoma） 2016 年版 WHO 睾丸肿瘤组织学分类，畸胎瘤主要分为：青春期后型、青春期前型和混合性青春期前型卵黄囊瘤和畸胎瘤的混合性肿瘤。青春期前型包括皮样囊肿、表皮样囊肿、单胚层畸胎瘤（如

高分化神经内分泌瘤）或伴有其他畸胎瘤成分的肿瘤。

（1）青春期后型畸胎瘤（teratoma，postpubertal-type）：青春期后型睾丸畸胎瘤是一种恶性生殖细胞肿瘤，由一层以上胚层（内胚层、中胚层、外胚层）的组织构成。它可以完全由分化好的成熟组织构成，或由不成熟的、胚胎型组织构成，可含有合体滋养细胞性巨细胞。大多数见于年轻的成人，纯的畸胎瘤仅占睾丸生殖细胞肿瘤的 2% ~7%，但作为混合性生殖细胞肿瘤的一部分则可见于 47% ~50% 的病例。大多数患者表现为睾丸不规则肿块，常伴有转移。影像学上，通常为界限清楚的肿块，有囊性区则表明有畸胎瘤的成分。这些肿瘤转移时其播散途径与睾丸其他生殖细胞肿瘤相似，故其 TNM 分期与睾丸生殖细胞肿瘤相同。

【大体】 肿瘤呈结节状，质硬。切面肿瘤界限清楚，呈囊性或实性，囊内充满胶样或黏液样物质。可见软骨、骨和黑色素沉着区域。

【光镜】 实际上，任何上皮或间叶组织和神经组织均可见到。器官样排列的皮肤、呼吸道、胃肠道和泌尿生殖道等结构也可见到，但不如青春期前型畸胎瘤那样常见。上皮成分出现不同程度的异型性则不少见，如成熟的腺体可出现高级别异型增生或原位癌，软骨也可与软骨肉瘤相似。在此型畸胎瘤中常见到原始的细胞丰富的核分裂很多的间质围绕腺体。可见不成熟胚胎样组织，包括外胚层、内胚层和（或）间叶组织（图 11-18），与早期胚胎神经组织相似的不成熟神经外胚层结构尤其常见（图 11-19）。与青春期前型畸胎瘤中的表皮样囊肿和皮样囊肿不同，青春期后型畸胎瘤常含有由腺上皮或鳞状上皮衬覆的多个小囊、神经外胚层组织、非囊性腺体、脂肪组织和软骨等间叶组织。畸胎瘤可浸润睾丸附属组织和睾丸内或睾丸外的血管。与其他恶性生殖细胞肿瘤相似，典型的青春期后型畸胎瘤周围的睾丸组织有睾丸萎缩和生精障碍。未累及的睾丸也可含有微石，在约 90% 的病例，可见到原位生殖细胞肿瘤的病变。在混合型生殖细

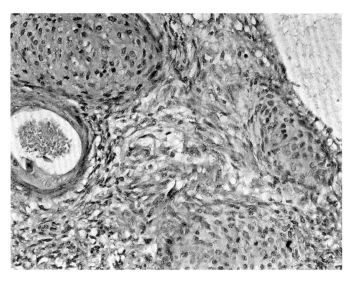

图 11-18 畸胎瘤
显示未成熟软骨、间充质和成熟鳞状上皮、柱状上皮混杂分布

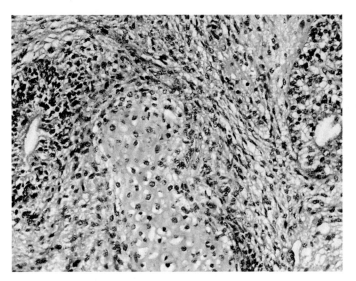

图 11-19　畸胎瘤显示神经管结构（左侧）、未成熟软骨组织（中部）和未成熟鳞状细胞巢（右上）

胞肿瘤中，畸胎瘤常与卵黄囊瘤或胚胎性癌混合出现。在睾丸原发瘤含有畸胎瘤成分的病例，化疗后淋巴结转移灶中也常有畸胎瘤。在睾丸原发瘤和在化疗后淋巴结转移标本中，与畸胎瘤邻近的间质细胞常有与畸胎瘤一致的遗传学改变，表明间质也来源于生殖细胞，而不仅仅是反应性的纤维化。

【免疫组化】分化成熟的上皮、间充质成分表达各自的特异性抗体，肠上皮和肝细胞分化区域部分 AFP 阳性，合体滋养层细胞 hCG 阳性。腺样结构也可 PLAP 阳性。胚胎样神经组织神经胶质纤维酸性蛋白（GFAP）、神经元特异性烯醇化酶（NSE）及 S-100 阳性。

【遗传学】青春期后型畸胎瘤为低三倍体。

【预后】青春期后型畸胎瘤，无论何种组织学形式，有 22%～37% 的病例可发生转移，有报道表明成人畸胎瘤经睾丸切除和腹膜后淋巴结清扫术 5 年生存率为 100%[26]。通常转移瘤和原发瘤组织形态一致，但有些病例前驱细胞浸润脉管并在转移区进一步分化，转移瘤的成分和原发瘤不同。

（2）伴有体细胞恶性成分的畸胎瘤（teratoma with somatic-type malignancies）：伴有体细胞恶性成分的畸胎瘤定义为睾丸畸胎瘤含有一种典型的发生于其他组织和器官的恶性成分，如肉瘤或癌。少见，占睾丸生殖细胞肿瘤的 3%～6%。此种情况可见于睾丸，但更常见于铂类治疗后的转移灶内，腹膜后淋巴结为最常见的部位。从诊断生殖细胞肿瘤到发现转移灶内的伴有体细胞恶性成分的畸胎瘤的间隔长短不同，有报道可达 30 年，伴有癌的平均间隔为 108 个月，而伴有肉瘤的则仅为 20 个月。此种肿瘤仅见于青春期后的患者，年龄范围为 15～68 岁。大多数患者有畸胎瘤型生殖细胞肿瘤，偶尔，伴有体细胞恶性成分的畸胎瘤可发生在非畸胎瘤型生殖细胞肿瘤的基础上，如卵黄囊瘤或精原母细胞性肿瘤。

【光镜】体细胞恶性成分表现为浸润性生长，肿瘤细胞高度异型性，应有一明确肿瘤结节，结节大小应充满一个 4 倍视野[13-14]。最常见的恶性成分是肉瘤，约 50% 是横纹肌肉瘤，其次为平滑肌肉瘤、血管肉瘤或其他肉瘤。最常见的癌为腺癌，鳞癌、神经内分泌癌和低分化癌也可见到。恶性成分也可以是神经外胚叶肿瘤（PNETs），相似于神经母细胞瘤、髓上皮瘤、外周神经上皮瘤或室管膜母细胞瘤等。应注意不要把化疗引起的细胞异型性改变误认为体细胞恶性成分，如某些化疗后的肉瘤样肿瘤可能为肉瘤样卵黄囊瘤。也不应将畸胎瘤弥漫的、散在的多个小结节性未成熟成分误认为体细胞恶性成分。偶尔，畸胎瘤中也可见到肾母细胞瘤。

【免疫组化】体细胞恶性成分的免疫组化特点与发生在其他器官的相同。通常缺少 PLAP、OCT3/4 和 AFP 的表达，可能还有不同程度的 SALL4 的表达。

手术切除是通常的治疗选择。畸胎瘤伴体细胞恶性成分仅限于睾丸内不影响预后，而转移肿瘤伴体细胞恶性成分者预后差。

（3）青春期前型畸胎瘤（teratoma, prepubertal-type）：青春期前型畸胎瘤是通常见于青春期前儿童睾丸的畸胎瘤，由相似于一个以上胚层（内胚层、中胚层、外胚层）衍生的组织构成。青春期前型畸胎瘤不伴有原位生殖细胞肿瘤、发育不良的实质变化、瘢痕或染色体 12p 的扩增。青春期前型畸胎瘤最常发生在 6 岁以内，也可见于其他年龄，最长者为 59 岁。有人认为发生在成人的青春期前型畸胎瘤在儿童期既已存在，只不过在成人时才被发现。尚无种族、地域或特殊物质暴露与其发生有关的报道。临床上，大多数由其父母或患者自己发现或经影像学检查发现睾丸肿物。在超声检查中，大多数为囊性病变，但可为实性。2016 年版 WHO 分类中把皮样囊肿、表皮样囊肿、高分化神经内分泌肿瘤（单胚层畸胎瘤），单纯型或伴有其他畸胎瘤成分包括在内。

【大体】肿瘤可为实性或有不同程度的囊性成分，其中充满角化性或黏液样物质，可有钙化或软骨、骨形成。在皮样囊肿时，可见毛发。这在青春期后性畸胎瘤中是见不到的。

【光镜】三个胚层组织混杂分布，包括角化或非角化鳞状上皮、消化道和呼吸上皮、脑膜上皮、骨、软骨、肌肉组织等。器官样结构，如皮肤、呼吸道、胃肠道和泌尿生殖道等结构也可见到，相似于涎腺或胰腺的分叶状腺体簇也可见到。所有成分通常均无明显的异型性。与青春期后畸胎瘤不同的是，青春期前畸胎瘤不伴有原位生殖细胞肿瘤，故应仔细检查肿瘤的实质，以除外有原位生殖细胞肿瘤衍生而来的畸胎瘤或已退变的青春期后性畸胎瘤。

故应无生精小管的萎缩、睾丸实质的瘢痕、生精小管内微石、坏死或精子发生的障碍。在困难病例，应做染色体 12p 获得的分子检测帮助鉴别。

睾丸皮样囊肿（testicular dermoid cyst）为青春期前型畸胎瘤的特殊亚型，主要由类似皮肤的结构构成，与卵巢的类似病变相似。囊壁被覆角化复层鳞状上皮，囊壁纤维组织中见皮脂腺、毛囊等皮肤附属器，囊内充满毛发和角化物。囊壁中可见脂质性异物肉芽肿形成。像其他青春期前型畸胎瘤一样，无原位生殖细胞肿瘤、实质瘢痕或退化性生精小管的病变。这类睾丸畸胎瘤罕见，多发生于年轻男性或儿童。该肿瘤为良性，无转移的报道，睾丸切除可治愈。睾丸皮样囊肿在 WHO 睾丸肿瘤组织学分类中作为一独立类型分出来，在病理诊断中不应将其笼统地称为成熟性畸胎瘤。

表皮样囊肿（epidermoid cyst）为单囊的、含有黄白色角化物的囊肿，角化物常呈同心圆样平行排列。镜下为鳞状上皮衬覆的囊肿，但无皮肤附属器或其他成分。在其周围的睾丸实质中，无原位生殖细胞肿瘤。表皮样囊肿为良性，完全切除可治愈。

高分化神经内分泌肿瘤（单胚层畸胎瘤），单纯型或伴有其他畸胎瘤成分［well-differentiated neuroendocrine tumour（monodermal teratoma），pure or with other teratoma elements］高分化神经内分泌肿瘤（类癌）罕见，可发生在儿童和成人，约占所有睾丸肿瘤的不足 1%。有几种形式：单纯的原发类癌、原发类癌伴畸胎瘤、原发类癌伴表皮样囊肿或皮样囊肿、来源于睾丸外（最常见来源于回肠）类癌的睾丸转移性类癌。临床上，大多数原发性睾丸类癌表现为无痛性睾丸占位或肿胀，约不足 10% 的患者有特殊的症状。65%～78% 在组织学上为纯的类癌，通常为实性褐色或黄色结节，如有畸胎瘤的成分，则可有囊肿。形态学与中肠的类癌相似，瘤细胞排列成实性巢和腺泡状，细胞胞质颗粒状嗜酸至淡染，核圆形，染色质呈椒盐状，细胞巢之间有明显纤维性间质。瘤周无原位生殖细胞肿瘤。文献中报道约 16% 表现为恶性行为，如出现转移。这个数字有可能过高，有研究表明，转移的病例多为不典型类癌，即有坏死和（或）核分裂 2～10/10HPF。在睾丸类癌中仅有轻度的细胞异型性不足以诊断为不典型类癌。大多数报道的睾丸类癌伴畸胎瘤的病例均为青春期后的男性。15 例伴有成熟畸胎瘤的病例，2 例有转移。6 例做过 12p 同源染色体研究，4 例有 12p 同源染色体。大多数睾丸类癌不管是否伴有畸胎瘤或皮样囊肿/表皮样囊肿在临床上呈良性过程，但具有不典型类癌形态者可偶尔出现转移。

【预后】青春期前睾丸畸胎瘤为良性，睾丸类癌为低度恶性肿瘤，转移率约为 15%，转移者可能多为不典型类癌。

青春期前型混合性畸胎瘤和卵黄囊瘤（mixed teratoma and York sac tumour，prepubertal-type）：青春期前型混合性畸胎瘤和卵黄囊瘤是由青春期前型畸胎瘤和青春期前型卵黄囊瘤混合而成的一种生殖细胞肿瘤。不伴有原位生殖细胞肿瘤，也无 12p 染色体扩增。通常见于青春期前的睾丸。此瘤少见，估计不足青春期前卵黄囊瘤的十分之一，比青春期前畸胎瘤还要少见，发病率为（2～3）/1 千万 0～5 岁儿童。临床特征与青春期前型畸胎瘤和青春期前型卵黄囊瘤相似，即使仅见到显微镜下的卵黄囊瘤灶，也应诊断为混合性青春期前型生殖细胞肿瘤，临床上应按卵黄囊瘤处理。一个组织学诊断为青春期前型畸胎瘤，但 AFP 明显高于该年龄的正常值，在临床应考虑为混合性青春期前型生殖细胞肿瘤，因小灶卵黄囊瘤很可能漏检。

【大体】因卵黄囊瘤成分通常较少，大多数病例大体同青春期前型畸胎瘤。

【光镜】肿瘤具有青春期前型畸胎瘤和青春期前型卵黄囊瘤的组织学特征。与不成熟畸胎瘤形态相近的形态可能不容易看出卵黄囊瘤的成分，如怀疑有卵黄囊瘤的成分，应做 AFP 染色。

【预后】混合性青春期前型生殖细胞肿瘤像青春期前型卵黄囊瘤一样，如果卵黄囊瘤成分能准确诊断和正确处理的话，存活率可达到 100%。

11. 一种组织类型以上的非精原细胞性生殖细胞肿瘤（non-seminomatous germ cell tumours of more than one histological type），混合性生殖细胞肿瘤（mixed germ cell tumours）　肿瘤由两种或更多类型的生殖细胞肿瘤组成。不管有无精原细胞瘤的成分，临床上均称为非-精原细胞瘤性肿瘤。应指出单一型生殖细胞肿瘤，如精原细胞瘤、胚胎性癌等含有合体滋养层细胞成分及含肉瘤结构的精母细胞性肿瘤不应看作混合性生殖细胞肿瘤。在以前的文献中曾用"畸胎癌"这一术语诊断胚胎性癌伴畸胎瘤、卵黄囊瘤伴畸胎瘤、胚胎性癌和卵黄囊瘤伴畸胎瘤、胚胎性癌和精原细胞瘤伴畸胎瘤等。目前已摒弃了"畸胎癌"这个术语，将上述多种肿瘤成分的肿瘤均归入混合型生殖细胞肿瘤。在病理诊断报告中应指明肿瘤中含有的所有不同的生殖细胞肿瘤成分及含量，有利于判断预后和指导治疗。该类肿瘤占睾丸非精原细胞瘤性生殖细胞肿瘤的 69%。最常见的组合为胚胎性癌和畸胎瘤、精原细胞瘤、或卵黄囊瘤。常常以两种以上成分同时出现。发病年龄为 20～40 岁男性，如肿瘤中有精原细胞瘤成分，其发病年龄范围介于精原细胞瘤和单纯非精原细胞瘤之间；如无精原细胞瘤成分，发病年龄与单纯非精原细胞瘤相同，以胚胎性癌为主要成分的肿瘤患者年龄稍年轻些（平均为 28 岁），该类肿瘤在青春期前的儿童极罕见。血清标记物的升高常可反映某些特定成分的存在，如 AFP 和 HCG 的升高分别表明肿瘤有卵黄囊瘤成分和滋养细胞成分。

【大体】瘤体常较大，界限不清，常完全取代睾丸组织。肿瘤因含有不同的成分而有不同的质地、颜色，灰白色实性常代表精原细胞瘤成分，而非精原细胞瘤成分的区域常有出血、坏死和囊性变。

【光镜】低倍镜下即可辨认出不同类型生殖细胞肿瘤组织混杂分布。最常见的混合性成分是胚胎性癌和卵黄囊瘤。区别绒癌和含有合体滋养细胞的精原细胞瘤很重要，因两者治疗和预后均不同，免疫组化 OCT3/4 在鉴别很有用。CD30 在确认胚胎性癌成分时也很有用。其他较常见的混合形式是：胚胎性癌和畸胎瘤、畸胎瘤和精原细胞瘤、绒毛膜上皮癌和畸胎瘤、胚胎性癌等（图 11-20）。据统计，47% 的患者含有胚胎性癌和畸胎瘤，41% 有卵黄囊瘤，40% 有合体细胞滋养层细胞[13]。转移瘤中成分约 88% 与原发瘤相同。

在混合性生殖细胞肿瘤中，两种比较特殊的形态如下：

（1）多胚瘤（polyembryoma）：在单一型生殖细胞瘤中不常见，在混合型生殖细胞瘤中却比较常见（图 11-21）。这是

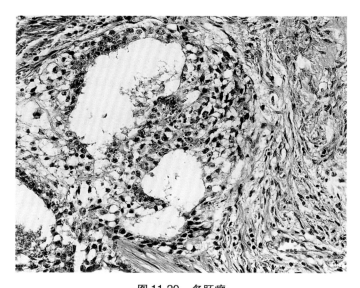

图 11-20　多胚瘤
显示一胚胎样小体,中心部横行细胞致密区似胚板,两侧各有一个囊腔,似羊膜腔和卵黄囊

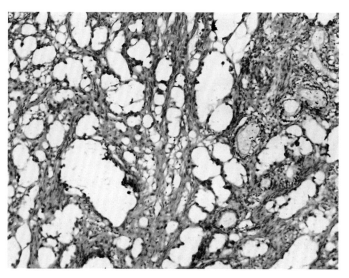

图 11-21　混合型生殖细胞肿瘤
显示卵黄囊瘤和畸胎瘤(右上)成分相混合

由胚胎性癌和卵黄囊瘤构成的特殊类型,排列成相似于体节前胚胎的结构。镜下可见散在较多所谓的胚胎样小体(embryoid bodies),小体由三部分结构组成:①立方到柱状胚胎性癌细胞形成的中心胚盘;②由扁平上皮衬覆的背侧羊膜样腔;③由网状黏液瘤型卵黄囊瘤细胞构成的腹侧卵黄囊样腔。这些小体周围由黏液样、胚胎型间质围绕。多胚瘤灶仅为混合性肿瘤的一部分,尚无纯的多胚瘤的报道。如果诊断多胚瘤,所相伴的混合性生殖细胞肿瘤也应注明,并应列出所见的成分。

(2)弥漫性胚瘤(diffuse embryoma):此瘤以大约等量的有序排列的胚胎性癌和卵黄囊瘤成分混合而成,少量其他生殖细胞成分也可见到,如滋养细胞和畸胎瘤的成分。卵黄囊瘤成分通常以一层扁平的上皮形式与胚胎性癌细胞平行排列,如花环一样内衬或包绕呈环状排列的胚胎性癌细胞,这

种排列被形容为项链状。扁平细胞层通常 glypican3 和 AFP 阳性,表明其为卵黄囊瘤细胞。如果诊断弥漫性胚瘤,所相伴的混合性生殖细胞肿瘤也应注明,并应列出所见的成分。

【免疫组化】混合型生殖细胞肿瘤中精原细胞瘤、胚胎性癌、畸胎瘤等相应抗原阳性表达。多数卵黄囊瘤成分,畸胎瘤中的腺上皮和肝样细胞表达 AFP,合体滋养层细胞或绒毛膜上皮癌 hCG、妊娠特异性 β1 糖蛋白、人胎盘催乳素和胎盘碱性磷酸酶阳性。

【预后】混合型生殖细胞肿瘤的预后首先取决于手术时肿瘤是否扩展至精索,是否浸润血管以及腹膜后淋巴结有无肿瘤转移,即与肿瘤所处的临床期别有关。其次与肿瘤中非精原细胞瘤成分有关,恶性度比较高的成分有绒毛膜上皮癌、胚胎性癌和卵黄囊瘤等。有材料证明含有胚胎性癌和畸胎瘤者比单纯性胚胎性癌预后好,含有卵黄囊瘤成分的混合型生殖细胞肿瘤的预后也较好[27-28]。

【鉴别诊断】多处取材,仔细镜下观察,MGCTS 诊断并不困难。当精原细胞瘤和畸胎瘤占绝大部分时,胚胎性癌、卵黄囊瘤和绒癌成分少时不要漏诊,这些成分恶性度较高。必要时可作 AFP、hCG、CD30 和 CK 等免疫组化染色,对确定这些成分的存在有重要参考意义。

12. 退变性生殖细胞肿瘤(regressed germ cell tumours)也称"燃尽"的生殖细胞肿瘤(burned out germ cell tumour),是生殖细胞肿瘤经部分或完全退化,仅在睾丸中留下分界清楚的结节性瘢痕或纤维化。占睾丸生殖细胞肿瘤的不足 5%。生殖细胞肿瘤的自发性退变常常首先表现为转移,最常见的症状为腹膜后占位所引起的背痛,常伴有生殖细胞肿瘤标记物的升高,其次的临床表现依次为睾丸肿大、血清标记物升高和睾丸疼痛。很多退变性生殖细胞肿瘤有腹膜后转移,曾一度认为是原发性生殖细胞肿瘤,但后续的研究表明,对于大多数病例,均可在其睾丸发现有退变的肿瘤。

【光镜】尤其是绒毛膜上皮癌,睾丸原发肿瘤镜下完全退变和坏死,仅见增生的纤维组织构成的瘢痕组织,内见苏木精小体、钙化灶、吞噬含铁血黄素的巨噬细胞及慢性炎性细胞。瘢痕中可见残留的生精小管,腔内钙化,也可见生精小管内恶性生殖细胞瘤(IGCNU),残留少量肿瘤组织,如畸胎瘤组织。睾丸原发肿瘤组织几乎不存在,用"燃尽"形容之。转移肿瘤的组织成分常与睾丸残留的肿瘤不同。

(五)性索/性腺间质肿瘤

睾丸性索/性腺间质肿瘤(sex cord-gonadal stromal tumours)是睾丸第二大类肿瘤,但仅占成人睾丸肿瘤的 2%~5%,约占婴儿和儿童睾丸肿瘤的 25%。包括间质细胞瘤、支持细胞瘤、大细胞钙化性支持细胞瘤、小管内大细胞透明变支持细胞瘤、成人型颗粒细胞瘤、幼年性颗粒细胞瘤、卵泡膜瘤、纤维瘤、混合性和未分类的性索间质肿瘤及新近出现的肌样性腺间质肿瘤等。大多数为无功能性,少数患者可伴有女性化或同性性早熟。绝大多数临床上呈良性经过,约 5% 为恶性。

1. 间质细胞瘤(Leydig cell tumor)　是睾丸最常见的性

索间质肿瘤,占睾丸肿瘤的 1%～2%,在婴儿和儿童约占 3%,个别病例可伴有 Klinefelter 综合征,偶尔可伴有因胚系 FH 突变而发生的遗传性平滑肌瘤病和肾细胞癌。5%～10% 的患者有隐睾病史。20～50 岁最常见,5～10 岁也有一较小的发病高峰。最常见的症状是睾丸无痛性增大,15% 的患者有男性乳腺发育,性欲和性功能可能受损。在儿童青春期性早熟也常见。常有血清中睾酮、雄烷二酮、脱氢表雄酮升高,雌激素和雌二醇也有可能升高。约 3% 患者肿瘤累及双侧睾丸[29]。约 5% 成年患者呈恶性临床经过,出现转移,儿童患者未见恶性病例报道。

【大体】肿瘤呈实性结节,直径为 0.5～10cm,多数为 2～5cm,切面肿瘤界限清楚,质地软而均一,呈黄色、棕色、灰白色,可见纤维性条索,约 25% 的病例见出血坏死灶,10%～15% 的病例肿瘤侵至睾丸外。

【光镜】肿瘤细胞多数呈中等至大的多角形,胞质丰富嗜酸性,胞界清楚。胞质含多少不等的脂质,至使细胞透明、空泡状或泡沫状,30%～40% 的病例见 Reinke 结晶,多位于胞质内,也见于核内和间质中,嗜酸性,纵切呈棒状,横切呈圆形。约 15% 的病例瘤细胞胞质内见脂褐素。部分瘤细胞呈梭形,胞质窄,如梭形细胞占肿瘤的大部分区域,别称为未分类间质肿瘤。有些病例中见灶性或弥漫性脂肪细胞,与肿瘤细胞相移行,这是脂肪化生。细胞核圆形、椭圆形,大小较一致,核仁明显,可见双核及多核细胞,一些核有轻度异型性。核分裂罕见。肿瘤细胞以弥散片状分布为主,也有小巢状、缎带状和条索状结构。肿瘤间质少,多为毛细血管网、血窦和纤细的纤维组织(图 11-22)。偶尔间质水肿,可见砂粒体。

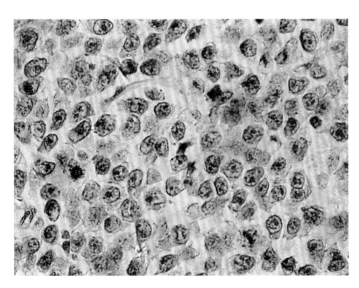

图 11-22　睾丸间质细胞瘤
瘤细胞胞质丰富,嗜酸性,呈弥散片状分布

【免疫组化】肿瘤细胞 calretinin、SF1、CD99、melanA、α-inhibin 阳性,CgA、SYN 和细胞角蛋白可不同程度表达,不足 10% 的病例 S100 阳性。少部分细胞 PLAP 阳性。

【预后】良性睾丸间质细胞瘤行睾丸切除后预后良好。

约 5% 的病例呈恶性经过,但在无转移的证据时,组织病理判断恶性的标准不完全可靠,因此,对术后患者定期观察是必要的。青春期前儿童恶性间质细胞瘤未见报道。

【鉴别诊断】

(1) 结节状 Leydig 细胞增生:在隐睾或其他情况,如 Klnefelter 综合征(睾丸小、体毛、阴毛少,47XXY 核型,生精小管纤维化等),睾丸内见 Leydig 细胞结节状增生,常是多灶性,病变较小,不破坏生精小管,而间质细胞瘤常为单一性瘤结节,直径超过 0.5cm。

(2) 肾上腺生殖器综合征的睾丸病变(testicular lesions in adrenogenital syndrome):该综合征患者由于 21-羟化酶缺失,所以又称失盐型肾上腺生殖器综合征。患者睾丸内见肾上腺皮质细胞样细胞弥散性或结节状增生,常为双侧,位于睾丸局部,形成瘤样结节。增生细胞胞质丰富,嗜酸性,胞质中含有大量脂褐素,致使病灶大体上呈绿色或黑绿色。常伴有透明变性的纤维性间质,增生间质细胞中不见 Reinke 结晶。

2. 恶性间质细胞瘤(malignant Leydig cell tumours)　约 5% 的睾丸间质细胞瘤为恶性,恶性的特点包括:瘤体常较大(直径>5cm),细胞异型性明显,核分裂多(>3 个核分裂/10 高倍视野),有坏死,肿瘤边缘呈浸润性生长和浸润血管。诊断恶性间质细胞瘤应满足以上两项以上指标。恶性间质细胞瘤的 DNA 为异倍体,MIB-1 增生活性高,而良性者 DNA 为整倍体,MIB-1 增生活性低。治疗方法通常行睾丸根治术和腹膜后淋巴结切除。此肿瘤对放疗、化疗不敏感,患者生存期短,多数死于肿瘤转移[30]。

3. 支持细胞瘤

(1) 普通型支持细胞瘤(Sertoli cell tumour, not otherwise specified):睾丸支持细胞瘤少见,约占所有睾丸肿瘤的 1%,发病年龄为 15～80 岁,平均年龄 45 岁。多数患者以睾丸肿大就诊。多数为单侧,也可双侧受累。少数肿瘤产生雌性激素,患者有男性乳腺发育和阳痿,多数为散发,少数与遗传综合征有关,如雄性激素不敏感综合征,Carney 综合征和 Peutz-Jeghers 综合征。

【大体】肿瘤呈实性结节状或分叶状,大多数直径为 2～5cm,平均 3.5cm。有明显硬化的肿瘤一般较小,平均 1.7cm。切面多数肿瘤界限清楚,质地均匀,较硬、灰褐、灰黄或灰白色,极少数呈囊性,出血坏死不常见。

【光镜】瘤细胞圆形或柱形,核圆、椭圆或长形,可见核沟和核内胞质包涵体,核仁中等大小。胞质内含脂质大空泡或多个小空泡,有时胞质明显嗜酸性。核分裂不常见,多数病例<5 个/10HPF,约 15% 的病例>5 个/10HPF,但仅凭这一点并不表明为恶性。肿瘤细胞呈管状排列,中心实性或有腔,也可呈条索状、网状排列,管状结构周和条索旁见基底膜样物质。一些肿瘤主要呈实性片状和结节状,但仍可见分化好的小管结构。肿瘤间质中等量,为无细胞纤维或透明变性组织,可见扩张的血管和水肿状间质(图 11-23、图 11-24),约 10% 的病例见钙化。

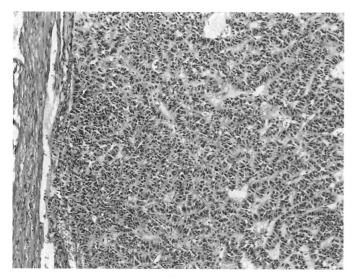

图 11-23 睾丸普通型支持细胞瘤
瘤细胞呈小管状、条索状排列

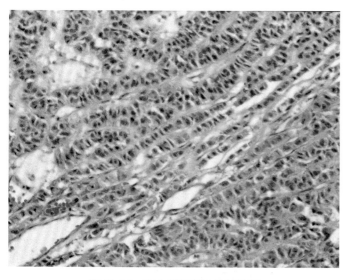

图 11-24 睾丸普通型支持细胞瘤
瘤细胞呈条索状排列,其旁见红染基底膜样物质

【特殊检查】 免疫组化 90% 病例 Vimentin 阳性,80% 病例 CK 阳性,50% 病例 α-inhibin 阳性,60%~70% 病例 β-catenin 核阳性,Calretinin、SF1、CD99、melanA 和 WT-1 也阳性,CgA、SYN 和 AE1/AE3 也常阳性,EMA 阳性程度不一,但在一组恶性支持细胞瘤中为阳性。肿瘤也表达 vimentin 和 S-100。在大多数病例中,SOX9 核阳性。电镜下典型表现为发育好的高尔基器、脂滴和晚期桥粒。

【鉴别诊断】

1) 与间质细胞瘤鉴别:间质细胞瘤瘤细胞主要呈弥漫分布,瘤细胞内见 Reinke 结晶和脂褐素,不见钙化。

2) 与支持细胞结节鉴别:后者常较小,由被覆不成熟支持细胞小管聚集而成,有明显基底膜结构。

【预后】大多数支持细胞瘤为良性,约 5% 可发生转移(见恶性支持细胞瘤)。

(2) 富有脂质的支持细胞瘤(lipid-rich Sertoli cell tumour):肿瘤细胞胞质中含有多量脂质,胞质宽广呈空泡状。细胞呈小管状,部分呈实性小管排列。2004 年版 WHO 睾丸肿瘤组织学分类目录中将此类型列出,但正文中指出"尚没有足够的证据来确定是否把'富于脂质'和伴有'异源性肉瘤成分'的支持细胞瘤从非特殊类型中划分出来"[13]。尽管是否将"富有脂质的支持细胞瘤"作为一独立类型划分出来还无定论,在实际工作中应认识这一类肿瘤,不要将其误诊为其他肿瘤。

(3) 大细胞钙化型支持细胞瘤(large cell calcifying Sertoli cell tumours):该类型支持细胞瘤少见,文献中仅有 50 余例报道。常发生于年轻人,最小年龄为 2 岁,平均年龄为 16 岁[13,31]。约 60% 患者为散发,约 40% 患者伴遗传性综合征(如 Carney 和 Peutz-Jeghers 综合征)和内分泌异常(如性早熟和男性乳腺发育)。大多数为良性,20% 的病例为恶性,其发病年龄较大,平均年龄为 39 岁。40% 的患者双侧发生,而且常为多灶性。

【大体】肿瘤直径为 1~15cm,平均良性肿瘤为 1.4cm,恶性肿瘤为 5.4cm。与 Carney 综合征有关者通常为散在的小肿瘤和双侧。肿瘤常为分叶状,境界清楚,大部分或全部为实性,黄褐色。恶性者可见有坏死和出血。

【光镜】瘤细胞大,多角形,立方,柱状,胞质丰富,嗜酸性或双嗜性,部分细胞内含小脂滴或大的脂质空泡。细胞核大,圆形,空泡状,核仁明显,核分裂罕见。瘤细呈实性巢、条索或腺管状排列。间质为疏松黏液样或胶原纤维组织,间质中常伴大量中性粒细胞和大小不等的钙化灶,呈波纹状、层状、砂粒体样或斑片状。部分病例缺乏钙化。约 40% 的病例可见生精小管内肿瘤。电镜下可见由纤维丝组成的 Char-cot-Böttcher 结晶。

【免疫组化】Inhibin、S100 和 SF1 阳性。与很多支持细胞瘤不同,β-catenin 细胞核阴性。

【预后】恶性行为不常见。如有如下两项以上可视为恶性:肿瘤>4cm、>3 核分裂/10HPF、明显的异型性、淋巴管-血管浸润和睾丸外生长。

【鉴别诊断】与睾丸间质细胞瘤鉴别:间质细胞瘤常一侧睾丸发生,无间质钙化灶,无生精小管内扩散,瘤细胞胞质内见 Reinke 结晶和脂褐素。

(4) 小管内大细胞透明变性支持细胞瘤(intratubular large cell hyalinizing Sertoli cell neoplasia):为发生在 Peutz-Jeghers 综合征患者中的生精小管内大的支持细胞肿瘤性增殖伴有明显的基底膜沉积。组织学上同大细胞钙化型支持细胞瘤有重叠,但在临床表现、基因改变和小管内生长均有不同。导致 Peutz-Jeghers 综合征的 STK11 基因胚系突变在其发生上起重要作用。临床上,患者通常为青春期前男性出现男性乳腺发育,这是因为肿瘤产生芳香酶,可将雄激素转换成雌激素。体检或影像学检查可发现睾丸病变,通常较小(1~3mm)。组织学上,睾丸内可见散在扩张的生精小管内充满大的淡染或嗜酸性胞质的支持细胞,细胞核圆形或卵圆形,染色质细,可见小核仁。核分裂不明显,小管周围有明显增厚的基底膜围绕,基底膜可突入管腔形成球状嗜酸性沉淀。在此基础上可有钙化。少见情况下,肿瘤可侵及间质。瘤细胞 inhibin、芳香酶和 AE1/AE3 阳性。此瘤临床上均为良性,推荐用芳香酶抑制剂进行保守治疗。

(5) 硬化性支持细胞瘤(sclerosing Sertoli cell tumours): Zukerberg 等人首先描述了间质硬化性支持细胞瘤,现已将其作为支持细胞瘤的一亚型划分出,至今文献中不足 20 例报道[13,32]。发生于成年人,平均年龄为 35 岁。患者多因睾丸无痛性肿大就医。多数瘤体相对较小,直径为 0.4 ~ 1.5cm。切面肿瘤呈灰白、棕黄色至黄色,境界清楚,质硬。镜下瘤细胞呈立方形或柱状,细胞核小而深染,部分核大呈空泡状。胞质淡染,部分细胞含有脂质空泡。多数病例细胞异型性不明显,少数病例细胞异型性明显,核分裂易见。瘤细胞呈实性巢状、小管状和条索状排列。间质为致密硬化性纤维组织。肿瘤中见内陷的非肿瘤性生精小管,也是结构的特征。

(6) 恶性支持细胞瘤(malignant Sertoli cell tumours):普通类型(非特殊类型)支持细胞瘤中恶性者罕见,至今报道的病例不到 50 例[13,33]。发病年龄与良性者相同,从儿童到老人均可见临床上多为睾丸无痛性肿大,一些患者以腹股沟、腹膜后和(或)锁骨上淋巴结转移为首发症状,约 13 例患者有男性乳腺发育,但这不是恶性者特殊的症状。

【大体】肿体常比良性型大,直径常大于 5cm,切面肿瘤常境界不清、出血和坏死灶常见。

【光镜】肿瘤细胞形态和生长方式与良性型相似,形态结构更多样化,瘤细胞实性片状排列最突出。细胞核多形性,见一个或多个核仁,核分裂多,常大于 5 个/10HPF。见出血和坏死灶,可见浸润血管和淋巴管。纤维性间质,透明变性和黏液样间质不常见。

【免疫组化】免疫组化染色有助于确定支持细胞瘤,但对鉴别良恶性无帮助。肿瘤细胞 CK、Vimentin 和 EMA 阳性,α-inhibin 和 S-100 弱阳性,PLAP 和 CEA 阴性。

【鉴别诊断】

(1) 与普通型支持细胞瘤鉴别:细胞核异型性明显,核分裂多,出血和坏死灶及脉管浸润等是恶性型诊断的重要指标,同时具有上述指标中的三项诊断恶性更可靠。

(2) 与精母细胞型精原细胞瘤鉴别:后者常见生精小管内生长,肿瘤由三种不同大小细胞构成。

4. 颗粒细胞瘤(granulosa cell tumour)　睾丸颗粒细胞瘤罕见,形态上与卵巢颗粒细胞瘤相似,分为成年型和幼年型两种组织学类型。

(1) 成年型颗粒细胞瘤(adult type granulosa cell tumours):发病年龄为 16 ~ 76 岁,平均年龄 44 岁。约半数病例有男性乳腺发育。血清中 inhibin 和 müllerian-抑制激素升高。

【大体】肿瘤直径为 1 ~ 13cm,切面肿瘤境界清楚,有的有包膜,质硬,呈淡黄色或黄色,实性,可见小囊腔。

【光镜】肿瘤细胞小,圆形,多边形,胞质少。细胞核相对较大,圆形或椭圆形,部分可见核沟(咖啡豆样核),1 ~ 2

个偏位的大核仁。异型细胞和核分裂不常见,细胞呈小滤泡、大滤泡、岛状、小梁状、环状、实性片状和假肉瘤样结构。小滤泡结构最常见,细胞围绕着嗜酸性物质栅栏状排列(Call-Exner 小体)。局部细胞梭形,呈卵泡膜细胞分化,肿瘤细胞与生精小管混合分布,或浸润到白膜。罕见情况下,瘤细胞可黄素化,可见坏死和出血。免疫组化染色:瘤细胞 Vimentin、inhibin、calretinin 和 CD99 阳性,melanA、FOXL2、SMA、S100 也可阳性,低分子 CK 可呈不同程度的阳性(通常为核旁,呈点状),EMA 阴性,缺乏 β-catenin 核阳性。睾丸成人型颗粒细胞瘤若瘤体较大(直径>4cm),有出血、坏死或浸润脉管,应考虑恶性[34]。20% 以上患者可发生转移。

(2) 幼年型颗粒细胞瘤(juvenile type granulosa cell tumour):该肿瘤多数发生在 1 岁以内婴儿,1 岁以后者罕见,约 30% 的患者发生于腹腔内隐睾,20% 的患者有外生殖器两性畸形,这些患者核型异常,呈 45,X46,XY 嵌合体或 Y 染色体结构异常。临床上多为阴囊或腹腔内的无痛性包块,多发生在左侧。生物学行为良性。

【大体】肿瘤常为囊性,伴实性区,肿瘤大小为 0.8 ~ 5cm,囊壁薄,囊内含有黏稠液体,实性区呈灰白或灰黄色。

【光镜】囊壁衬以不同层次的卵巢颗粒样细胞,肿瘤细胞圆形,多角形,胞质少,空泡状或嗜酸性,部分细胞呈短梭形似卵泡膜细胞。细胞核圆形,淡染,核仁不清楚,核分裂少见。肿瘤实性区内可见结节状或片状分布的肿瘤细胞,间质为增生的纤维组织伴明显的玻璃样变性。偶见 Call-Exner 小体。囊腔内含粉染的液体及黏液。免疫组化染色,瘤细胞 Vimentin、SOX9、inhibin、calretinin 和 CD99 阳性 Vimentin、CK 和 SMA 也可阳性。

【鉴别诊断】主要应与卵黄囊瘤鉴别,后者一般发生于年龄稍大的幼儿,平均年龄为 16 ~ 17 个月,组织学结构复杂,微囊、网状及内胚窦样结构常见,免疫组化染色 AFP 阳性,而幼年型颗粒细胞瘤阴性。

5. 卵泡膜瘤纤维瘤(tumours of thecoma-fibroma group)该类肿瘤与卵巢卵泡膜纤维性肿瘤相似,文献中报道的睾丸"卵泡膜瘤"多数为性腺间质来源的纤维瘤,是良性肿瘤,由梭形细胞和不同含量的胶原成分构成。在睾丸罕见。患者年龄从青春期儿童到老年均有,平均为 45 岁。表现为睾丸无痛性肿物,几乎总是单侧。不伴内分泌症状,无复发和转移[35]。

【大体】肿瘤结节质硬,境界清楚,无包膜,直径为 0.5 ~ 8cm,黄白色或白色,无出血和坏死。可位于睾丸中心,但常邻近白膜或睾丸网。

【光镜】梭形细胞呈束状或漩涡状排列,细胞密度和胶原纤维数量可以有变化,细胞异型性不明显,核分裂少见,个别病例核分裂可多至 5 个/10HPF。间质中含较多小血管,生精小管可陷于肿瘤中。肿瘤中不含支持细胞和颗粒细胞。

【特殊检查】免疫组化染色肿瘤细胞 Vimentin 和 SMA 阳性,少数细胞 desmin、S-100 和 CK 阳性,inhibin、calretinin、CD34、Bcl-2 也可不同程度阳性。电镜肿瘤细胞显示成纤维细胞和肌成纤维细胞的特点。

【鉴别诊断】

（1）与平滑肌瘤鉴别：睾丸平滑肌瘤非常罕见，肿瘤细胞明显呈平滑肌分化，相应免疫组化染色有助于鉴别。

（2）与纤维肉瘤鉴别：后者罕见于睾丸，细胞异型性明显。

6. 混合型和未分类型性索/间质肿瘤（mixed and unclassified sex cord-stromal tumours）　该肿瘤由分化良好的性索性腺间质细胞混合构成，常见支持细胞、间质细胞和颗粒细胞。该类肿瘤常见于中老年男性，常见症状是睾丸肿大。

【大体】肿瘤大小变化较大，大者可取代整个睾丸。肿瘤境界清楚，灰白或淡黄色。

【光镜】未分类的肿瘤由性索型上皮细胞的不同成分构成，但很难分到支持细胞瘤或颗粒细胞瘤中。常有明显的纤维间质。细胞的异型性和核分裂多少不一。混合型肿瘤由分化好的性索-间质不同形式，不同比例的组合，具有卵巢支持-间质细胞瘤组织学特征的肿瘤在卵巢常见，而在睾丸罕见，支持细胞呈空心或实性小管状排列，其间见片状增生的睾丸间质（Leydig）细胞（图11-25）。有些肿瘤中可见颗粒细胞和卵泡膜细胞分化。该肿瘤绝大多数为良性，但每种成分可出现恶性，但恶性报道不多[36-37]。分化好的不同成分表达相应抗原，未分化的成分 S-100、SMA、desmin 和 CK 阳性。

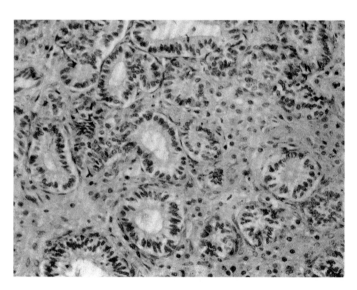

图 11-25　睾丸支持间质细胞瘤

7. 肌样性腺间质肿瘤（myoid gonadal stromal tumour）　这是新近提出的一种特殊类型，肿瘤由具有平滑肌和性腺间质特征的梭形细胞构成。此瘤罕见，文献报道不足 10 例。患者年龄为 4～59 岁，以中年男性为主，中位年龄为 41 岁。患者无激素失衡的症状，多表现为睾丸肿块。

【大体】肿瘤大小为 1.2～3.5cm，多邻近睾丸网。界限清楚，但无包膜。

【光镜】比较一致的梭形细胞交织密集短束状排列，之间可见明显的胶原沉积。细胞核呈圆锥形，染色细腻，核仁不明显或仅有小核仁。偶见核分裂。细胞质少，常为淡染或弱嗜酸性。偶可见扩张的血管。

【免疫组化】瘤细胞同时表达 SMA 和 S100，FOXL2 和 SF1 也可阳性，但 SOX9、h-caldesmon 和 calretinin 阴性，inhibin 常呈弱及局灶阳性。

【鉴别诊断】同纤维瘤的鉴别主要根据免疫组化，纤维瘤 S100 阴性，通常 SOX9、inhibin 和 calretinin 阳性。平滑肌瘤胞质更嗜酸，核较圆钝，S100 阴性。未分类的性索-间质肿瘤则有性索成分，网织纤维染色可显示围绕性索细胞团，间质细胞则有网状纤维分别包绕。

（六）含有生殖细胞和性索-间质成分的肿瘤

含有生殖细胞和性索-间质成分的肿瘤（tumours containing both germ cell and sex cord-stromal elements）：性腺母细胞瘤（gonadoblastoma）主要由两种细胞构成：大的类似于原位生殖细胞肿瘤细胞的生殖细胞，较小的细胞类似于不成熟的颗粒细胞。此瘤罕见，约 50% 见于某种类型的性腺发育不全的个体。发生于性发育疾病个体中的性腺母细胞瘤有时有遗传性。这些性发育疾病是由生理男性发育（46，XY）途径所必需的基因突变或缺失所致，由 SRY 始，然后为 SOX9/WT1、SF1 等，而导致性腺发育不良。常常多个基因受累。性腺组织中一段含有 Y 染色体的 GBY 区段，包括编码睾丸特异性 Y-编码蛋白的候选基因。这条通路表达的紊乱导致相似于颗粒细胞而非支持细胞的不成熟性索细胞的出现。在低男性化的情况下，胚胎生殖细胞的成熟延迟提供了一个胚胎基因和早期分化基因（尤其是编码 OCT3/4 的 POU5F1 和 TSPY）共表达的窗口，加之 KIT/KIT 配体信号的增强，促进了生殖细胞向原位生殖细胞肿瘤样细胞的肿瘤性转化。大多数患者（70%）因模棱两可的外生殖器而就诊于新生儿期。45X/46/46 嵌合体的患者可有 Tuner 综合征的特点。外表为女性的患者可表现为无月经。罕见情况下，性腺母细胞瘤可见于胎儿睾丸。性腺母细胞瘤可发生在位于腹腔、腹股沟或阴囊的发育不良的睾丸内。如为条索状性腺，则在腹腔内。约 40% 为双侧。

对于染色体组型和 Y 染色体物质的患者，其性腺母细胞瘤发生率为 15%～25%。80% 的患者表型为女性，20% 为男性，无论性别表型如何，几乎都有一 Y 染色体。罕见基因型和表型均为男性者。大部分患者小于 20 岁，约 1/3 患者累及双侧睾丸。多数性腺母细胞瘤是良性，10%～15% 病例伴有浸润性生殖细胞肿瘤，以精原细胞瘤多见，也可以为胚胎性癌、卵黄囊瘤、绒癌和畸胎瘤等[38-39]。

【大体】肿瘤大小不一，微小至 8cm。切面实性，灰黄色或灰白色结节，伴砂粒样钙化。约 20% 伴有发育不良的睾丸，20% 伴有条索状性腺，其余整个性腺被性腺母细胞瘤或浸润性生殖细胞肿瘤所取代。

【光镜】肿瘤由胞质丰富、大圆形生殖细胞样细胞（似精原细胞瘤细胞）和小的性索细胞两种细胞构成。肿瘤常见三种生长方式：①肿瘤细胞组成圆形或不规则的细胞巢，巢中性索细胞包绕圆形透明变性的基底膜样结节，结节可钙化，可融合成大的钙化灶，性索细胞胞质透明；②性索细胞围绕着大的生殖细胞;③生殖细胞位于细胞巢的中心,性索细胞在外周呈规则的环状排列。增生的颗粒样细胞巢中可见 Call-Exner 小体。与间质(Leydig)细胞相似的肿瘤细胞呈多角形,胞质丰富,嗜酸性,但不见 Reinke 结晶。约 50% 的性腺母细胞瘤中有生殖细胞瘤,主要是精原细胞瘤,8% 的病例有其他类型生殖细胞肿瘤。可见生精小管内原位生殖细胞肿瘤。

【特殊检查】 免疫组化染色:肿瘤细胞 VASA 蛋白、TSPY 和 P53 阳性;间质细胞样细胞 inhibin 和 Wilms 阳性;生精小管内恶性细胞 PLAP 和 C-Kit 阳性。遗传学检查:性腺母细胞瘤中的生殖细胞是异倍体。FISH 检测该肿瘤含 Y 染色体物质。

【预后】 单一型性腺母细胞瘤患者预后较好。含有精原细胞瘤样细胞的病例预后尚可。含有其他恶性生殖细胞成分的患者预后差,睾丸切除后需要进一步放疗或化疗,性腺母细胞瘤发生于不能生育的患者,双侧睾丸受累概率较高,对侧睾丸异常或为隐睾时也应切除。

【鉴别诊断】 应与支持细胞瘤、间质细胞瘤和颗粒瘤鉴别,这些肿瘤不含生殖细胞样大细胞。也应与含生殖细胞的支持细胞增生结节相鉴别,性腺母细胞瘤很少发生于正常男性,这类肿瘤中可见生精小管内原位生殖细胞肿瘤。

(七) 睾丸其他肿瘤

卵巢上皮型肿瘤(tumours of ovarian epithelial types):睾丸同卵巢一样表面被覆间皮细胞(生发上皮),但睾丸良性、交界性和恶性浆液性、黏液性肿瘤、Brenner 肿瘤、子宫内膜样癌和透明细胞癌罕见,而卵巢生发上皮型肿瘤是第一大组肿瘤,这可能与睾丸不像卵巢那样在生育年龄期经常排卵,卵巢表面破损,生发上皮下陷有关。睾丸该肿瘤的发生可能是在间皮细胞苗勒性上皮化生基础上发展而来,也可能起源于睾丸实质中胚胎性间皮包涵囊肿。多发生于年轻男性,发病年龄为 14~68 岁。主要症状是阴囊增大。

【大体】 肿瘤大体表现因肿瘤类型的不同而不同,囊性病变多为交界性浆液性肿瘤,也可能是黏液性肿瘤,实性病变多为癌。

【光镜】 文献中这类肿瘤多数为交界性(低度恶性)浆液性囊腺瘤,组织学结构与卵巢相应肿瘤相同,呈分枝乳头结构,被覆多层浆液型上皮,上皮细胞芽状突起,乳头轴心为纤维血管组织。浆液性腺癌呈明显间质浸润性生长,并见纤维组织增生和砂粒体。少数病例为子宫内膜样癌,良性、交界和恶性黏液性肿瘤,组织学结构同相应的卵巢肿瘤。

睾丸和睾丸周围区 Brenner 肿瘤患者的平均年龄为57.7 岁。大体上呈实性或囊性。镜下囊腔被覆移行上皮,实性区见移行上皮细胞巢和丰富的梭形细胞间质。多数为良性,文献中仅报道 1 例浸润性生长并发生淋巴结转移[40]。

【鉴别诊断】 交界性浆液性肿瘤应与间皮瘤鉴别,前者乳头粗大,上皮细胞芽状突起和复层化明显,并见较多砂粒体。免疫组化染色也有助于鉴别,乳头状浆液性肿瘤通常B72.3、PLAP、Leu-M 和 CA125 阳性。

(八) 睾丸和睾丸周围组织的淋巴瘤和浆细胞瘤

1. 睾丸淋巴瘤和浆细胞瘤(lymphoma and plasmacytoma of testis) 睾丸原发淋巴瘤占睾丸所有肿瘤的 2%,部分睾丸淋巴瘤是由其他部位淋巴瘤播散而来。原发的淋巴瘤占所有睾丸淋巴瘤的 40%~60%,睾丸淋巴瘤主要见于老年人,平均发病年龄为 60 岁左右,淋巴瘤占 60 岁以上老年睾丸肿瘤病例的一半[41-43]。常见症状是睾丸无痛性肿大,可伴发热、体重下降等,大约 20% 的病例双侧睾丸先后受累。

【大体】 睾丸及其周围弥漫性增大,切面肿瘤界限不清,呈灰白色或灰褐色,质地细腻呈鱼肉状,有出血和坏死。肿瘤常扩散至睾丸外,累及附睾或精索。

【光镜】 肿瘤细胞在睾丸间质中弥漫性浸润性生长,生精小管仍存在,中心部生精小管被破坏。肿瘤细胞常侵入脉管、白膜及扩散至附睾、精索和睾丸旁组织。90% 睾丸淋巴瘤是 B 细胞型,且大多数是弥漫性大 B 细胞性淋巴瘤(图11-26)。原发性黏膜相关淋巴瘤、滤泡型淋巴瘤、T 细胞淋巴瘤、Ki-1 阳性间变型大细胞淋巴瘤及鼻型 N/KT 淋巴瘤和粒细胞肉瘤等均少见[13,44]。儿童睾丸的淋巴瘤主要继发于Burkitt 淋巴瘤、弥漫大 B 细胞性淋巴瘤和淋巴母细胞淋巴瘤。青春期前的儿童睾丸原发的滤泡型淋巴瘤,由于典型的Ⅲ级滤泡型淋巴瘤的形态特征(+/-弥漫性大 B 细胞区域),免疫组化染色不同的 CD10 阳性和 bcl-6 阳性;遗传学特点是不表现 t(14;18)易位,bcl-2 重排和 TP53 异常,这表明儿童睾丸原发的滤泡型淋巴瘤可能是一个特有疾病类型[13]。

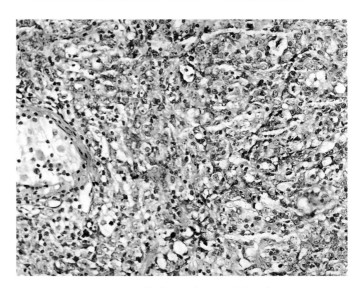

图 11-26 睾丸弥漫大 B 细胞淋巴瘤
细胞核大、核仁明显的肿瘤细胞弥漫性浸润,左侧见一残存的生精小管

睾丸浆细胞瘤比淋巴瘤少见,多是多发性骨髓瘤累及睾丸,罕见病例为原发性浆细胞瘤。平均年龄为 55 岁。常先后双侧睾丸受累。异型的浆细胞结节状分布于生精小管间,浸润和破坏生精小管,也可侵及血管和白膜。行单克隆抗体免疫组化染色,若免疫球蛋白 κ 或 λ 轻链限制性阳性,可确诊。Rosai-Dorfman 病偶尔会累及睾丸。

2. 睾丸周围组织淋巴瘤和浆细胞瘤（lymphoma and plasmacytoma of paratesticular tissues） 局限于睾丸周围的淋巴瘤中，滤泡型淋巴瘤（Ⅱ级和Ⅲ级）和低级别的黏膜相关淋巴瘤主要见于20~30岁年轻患者，而弥漫性大B细胞性淋巴瘤和血管内T细胞大细胞淋巴瘤主要见于老年患者。睾丸周围浆细胞瘤绝大多数伴有睾丸浆细胞瘤或浆细胞骨髓瘤[13]。

（九）集合管和睾丸网肿瘤

在组织学上睾丸生精小管和附睾管之间由直精小管（tubulus rectus）、睾丸网（rete testis）和输出小管（efferent duct）连接，无集合管（收集管）之名称的管段[45]。而WHO睾丸和睾丸周围组织肿瘤分类中一直有集合管和睾丸网肿瘤（tumours of collecting ducts and rete）条目[13]。由此看来，输出小管可以称为集合管（收集管）。来源于这些管道上皮的肿瘤统称为集合管和睾丸网肿瘤。

1. 腺瘤（adenoma） 该部位良性腺瘤罕见，发病年龄为30~74岁。位于睾丸门部，呈囊实性。光镜下由小管构成的息肉状结节突入睾丸网扩张的腔内，小管被覆立方或柱状上皮细胞，似支持细胞，细胞无异型性。在切除的睾丸标本中可偶然发现睾丸网上皮反应性增生，似腺瘤。

2. 腺癌（adenocarcinoma） 睾丸网腺癌的诊断标准是：无组织学上相似的阴囊外原发性肿瘤；肿瘤中心位于睾丸门部，没有传统的生殖细胞或非生殖细胞肿瘤，即可除外上述肿瘤累及睾丸网；镜下肿瘤细胞与睾丸网正常上皮细胞相移行[13]。发病年龄为31~79岁，多见于60岁以上男性。常见症状为阴囊肿物，伴疼痛或触痛，也可表现鞘膜积液、附睾炎等症状。

【大体】 肿物位于睾丸门部，无包膜，质硬韧，界限不清，灰白色，肿瘤最大径为1.0~10.0cm。部分病例肿瘤呈结节状镶嵌于鞘膜和精索内。有时在鞘膜上见孤立性结节。

【光镜】 癌细胞在睾丸网扩张的腔隙之间浸润性生长，呈筛状、实性片状排列，在扩张的睾丸网腔内癌细胞呈乳头状结构（图11-27）。寻找到癌细胞与睾丸网上皮相移行是诊断睾丸网腺癌的最可靠的证据。腺癌浸润睾丸实质，在生精小管之间生长，生精小管萎缩。癌组织也可直接侵至附睾和睾丸周围组织。

【预后】 预后差，可转移到主动脉、髂骨旁和其他处淋巴结，也可扩散到各个内脏和骨。切除睾丸并做腹膜后淋巴结清扫可一定程度上改善预后[46-47]。

【鉴别诊断】

（1）与恶性间皮瘤鉴别：间皮瘤肿瘤细胞呈立方形，顶部呈圆顶状，少数细胞呈柱状，而腺癌主要呈柱状；高分化上皮性间皮瘤在细胞表面可见一圆圈形"刷状缘"，电镜下为丰富的微绒毛，免疫组化HBME-1细胞表面"刷状缘"阳性。而腺癌细胞很少有"刷状缘"，因此也没有相应电镜和免疫组化特征，有大组免疫组化染色研究表明：100%的间皮瘤calretinin、CK5/6、mesothelin阳性，而肺腺癌100% MOC-31、Ber-Ep4、EMA阳性[48]。在睾丸网腺癌和恶性间皮瘤相鉴别时，可试用这一免疫组化染色方案。

（2）与转移性腺癌鉴别：全面查体，详细了解病史在鉴别中有重要意义；详细观察切片如发现睾丸网正常上皮、增生上皮与腺癌细胞有移行现象，则支持原发性腺癌的诊断。

（十）睾丸周围组织肿瘤

1. 腺瘤样瘤（adenomatoid tumour） 良性肿瘤，由具有间皮特点的细胞构成腺腔、小管和细胞索。最常发生于附睾，还见于精索、白膜及睾丸实质。发病年龄范围较广，19~79岁，平均年龄为36岁[49]。多数患者症状为阴囊内无痛性小肿物，肿瘤多年不长大。

【大体】 肿瘤呈实性结节状，直径≤2.0cm，圆形或椭圆形，界限清楚，灰白至棕黄色。

【光镜】 瘤细胞呈立方或扁平状，胞质丰富，嗜酸性，部分细胞胞质中见空泡，一些细胞呈印戒状。细胞核呈圆形、椭圆形、空泡状，可见小核仁。瘤细胞呈扩张的小管、实性小巢及条索状排列。纤维性间质，也可有多量平滑肌成分（图11-28）。电镜表现和免疫表型支持瘤细胞间皮来源，CK、AE1AE3、EMA阳性，而第Ⅷ因子、CD34和荆豆凝集素Ⅰ阴性。

【预后】 良性经过，完全切除肿瘤可以治愈。

【鉴别诊断】

（1）上皮样血管瘤：主要为毛细血管，管腔被覆上皮样内皮细胞，呈墓碑状突向管腔。毛细血管常呈小叶状结构。间质常有黏液变性及各类炎性细胞浸润。血管瘤内皮细胞第Ⅷ因子抗原和CD34阳性，而不具有腺瘤样瘤间皮细胞免疫组化特点。

（2）腺癌：腺瘤样瘤呈腺样结构，而且没有包膜，需与腺癌鉴别，腺癌细胞的异型性明显，常有坏死和浸润脉管。

2. 恶性间皮瘤（malignant mesothelioma） 发生于睾丸鞘膜或白膜的间皮源性恶性肿瘤。罕见，日本统计来自胸膜、腹膜、心包等处的1785例恶性间皮瘤中仅6例发生于睾丸鞘膜[13]。发病年龄为6~91岁，最常见于55~75岁。

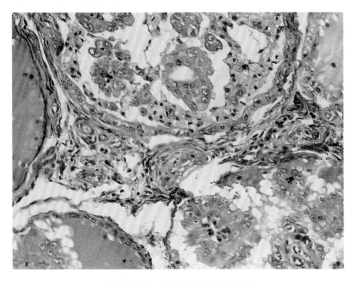

图11-27 睾丸网乳头状腺癌
癌细胞立方、柱状，呈乳头状排列，左侧见残留睾丸网结构

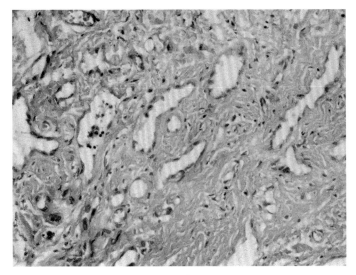

图 11-28　附睾腺瘤样瘤
腺样结构被覆扁平、立方上皮细胞

主要症状为阴囊内局部肿胀或疼痛,也有行疝修补术和鞘膜积水手术时偶尔发现。不同小组样本统计表明,鞘膜间皮瘤患者中23%～50%的人有石棉接触史[13]。

【大体】睾丸鞘膜增厚,表面见多个毛刺状或乳头状结节,肿瘤结节也可位于白膜,肿瘤组织质硬、脆、灰白色。鞘膜腔内见透明或血性积液。肿瘤可浸润至睾丸门部、睾丸周围、附睾或精索。

【光镜】75%的病例为单纯上皮型,其他病例肿瘤双向分化,肉瘤成分多少不等。上皮型肿瘤细胞多为圆形、立方形,也可呈矮柱状或扁平状,胞质嗜酸性,宽窄不等。细胞核卵圆形,空泡状,核异型性明显,核仁明显,上皮型细胞呈乳头状、小管乳头状及实性巢状排列。肉瘤样梭形细胞多形性明显,可见奇异形细胞,呈簇状、编织状排列,有的似恶性纤维组织细胞瘤。免疫组化染色 calretinin、CK5/6 和 mesothelin 阳性,CEA、B72.3、Leum1 和 Ber-Ep4 阴性。

【预后】肿瘤可复发,多发生在术后两年内,如在手术瘢痕和邻近的皮肤、精囊、附睾和精索肿瘤累及可发生腹股沟、腹膜后淋巴结、腹膜、肺、纵隔、骨和脑转移。有报道表明,胸膜、腹膜和鞘膜同时发生间皮瘤,也有阴囊内间皮瘤早于其他部位间皮瘤的报道[13]。这是间皮瘤同时或异时多灶性发生,抑或肿瘤扩散有待进一步研究。

【鉴别诊断】

(1) 与腺癌鉴别:详见前述睾丸肿瘤(九)中睾丸网腺癌与恶性间皮瘤的鉴别诊断。

(2) 与良性间皮瘤及疝囊的间皮结节性增生鉴别:恶性间皮瘤细胞非典型性更明显,常有坏死及深部浸润。后者特点见下文描述。

3. 良性间皮瘤(benign mesothelioma)　为囊性间皮瘤和高分化乳头状间皮瘤,与腹膜良性间皮瘤相似。大多数发生在11～29岁的年轻男性,主要症状是阴囊肿胀,呈良性经过。高分化乳头状间皮瘤可见在鞘膜积液囊腔表面单个或多个结节,呈细颗粒状。光镜下扁平或立方形间皮细胞单层被覆于有纤维血管轴心的乳头表面。囊性间皮瘤囊腔衬以扁平或立方形间皮细胞,细胞无异型性。免疫组化染色被覆细胞均呈间皮细胞特征。有些病变有浸润间皮细胞下浅层组织的生长方式,但细胞异型性不明显,被认为是交界性病变[13]。

4. 结节性间皮增生(nodular mesothelial hyperplasia)　疝囊内面间皮细胞结节状增生罕见,800～1000个疝囊标本中显微镜下发现1例结节性间皮增生。70%患者年龄<10岁,男性多于女性,因为腹股沟疝主要发生在男性儿童,其发生原因是疝囊嵌顿和炎症时间皮细胞反应性增生。单个或多个结节附着于疝囊表面,增生的间皮细胞呈多角形、立方形,构成腺样或乳头结构,脱落的间皮细胞漂浮在疝囊腔内。增生间皮细胞无异型性或中等异型性。疝囊壁可见纤维素附着和炎性细胞浸润。增生的细胞是间皮细胞,还是组织细胞有待免疫表型进一步研究。

5. 附睾乳头状囊腺瘤(papillary cystadenoma of epididymis)　附睾管上皮发生的良性乳头状上皮型肿瘤,不常见。发病年龄为16～81岁,平均年龄36岁。约17%的男性 Von Hipple-Lindau 综合征患者发生附睾乳头状囊腺瘤[50]。30%～40%病例是双侧性,常为附睾头部无症状性结节,多年不增大。大体:肿瘤大小为1.6～6.0cm,实性或囊性,包膜完整,切面多为囊性,腔内含胶样液,灰白、灰黄色。镜下:见睾丸输出管扩张,微囊形成,内衬立方或柱状上皮,胞质透明或空泡状,可形成分支乳头,乳头轴心为纤维血管组织,有的乳头充满囊腔,上皮细胞无异型性。免疫组化染色上皮细胞Cam5.2、AE1/AE3 和 EMA 阳性。定位在染色体 3p25-26 区 *VHL* 基因突变在附睾乳头状囊腺瘤散发病例和 Von Hipple-Lindau 综合征患者中可检测到。

6. 附睾腺癌(adenocarcinoma of epididymis)　来源于附睾管上皮的癌很罕见,发病年龄为27～82岁,平均年龄67岁。常见症状是可触及阴囊内肿块,睾丸疼痛及鞘膜积液。肿瘤位于附睾,肿瘤直径为1.0～7.0cm,切面呈灰白色或灰褐色,可见出血坏死灶。癌细胞呈柱状或立方形。呈小管状、管乳头状或囊腺状结构。免疫组化染色 AE1/AE3 和 EMA 阳性。少数随访病例显示恶性度高,病程短,可转移至腹膜后淋巴结和肺,确诊后1年内死亡[51]。在诊断中首先应除外转移癌和睾丸网癌累及附睾。

7. 黑色素性神经外胚叶肿瘤(melanotic neuroectodermal tumour)　该肿瘤又称视网膜原基瘤、黑色素性错构瘤、黑色素性突变瘤。典型病例累及面部和颅骨,发生在附睾和睾丸者罕见[52]。发病年龄3个月～8岁,平均年龄7个月,主要症状是阴囊肿大、睾丸疼痛,并常见鞘膜积液。

【大体】肿瘤中心位于附睾,肿瘤直径<4cm,切面灰白色,局部呈黑色,肿瘤界限清楚,呈圆形或椭圆形,质硬。

【光镜】肿瘤由大小两种细胞构成,较大的上皮样细胞立方形或柱状,细胞核大,空泡状,有小核仁,胞质丰富,嗜酸性,其内含黑色素颗粒。细胞呈巢状、条索和腺样排列。另一种小细胞似神经母细胞,细胞小,核圆形,卵圆形,胞质极少,可见核分裂。两种细胞以不同比例混杂分布,纤维性间质可伴玻璃样变性。

【特殊检查】 免疫组化染色:上皮样大细胞 CK、HMB-45 阳性,NSE、Syn、GFAP 和 desmin 也可阳性,大小细胞 S-100 均阳性,电镜表现:小的神经母细胞有胞质突起和微管,偶见致密核心颗粒,大细胞胞质内见前黑色素小体和成熟的黑色素小体,细胞间有桥粒连接。

【预后】 该肿瘤具有恶性潜能,多数病例完整切除肿瘤后预后良好,但可局部复发,少数出现腹股沟或腹膜后淋巴结转移[52]。

8. 促纤维性小圆细胞肿瘤(desmoplastic small round cell tumour) 浆膜相关的恶性小圆细胞肿瘤,最常见于盆腔和腹腔,其次是睾丸周围。发病年龄为 5~37 岁。主要症状是伴或不伴鞘膜积液的阴囊肿块。

【大体】 肿瘤平均直径为 3~4cm,可见多个大小不等的结节,质硬,切面灰白色至棕黄色。

【光镜】 肿瘤由小圆形细胞巢、相吻合的细胞索和明显增生的纤维组织构成。小圆形细胞核圆形,椭圆或长形,细而分散的染色质,有者见核沟,有 1~2 个核仁。胞质少,弱嗜酸性,可含糖原,细胞界境清楚,核分裂常见。偶见鳞化、腺样或小管状结构,常见单个细胞坏死和粉刺样坏死。

【特殊检查】 免疫组化显示小圆形细胞双向分化,CK 和 desmin 阳性,NSE、EMA 和 Vimentin 也阳性。遗传学:该肿瘤有特异性染色体 t(11,22)、(p13;q12) 异常,这种易位导致 22q12 上的 Ewing 肉瘤基因(EWS)和 11p13 上的 wilms 瘤基因(WT1)发生融合。EWS-WT1 基因融合和嵌合转录子的检测可作为促纤维性小圆细胞肿瘤特异的标记物检测。在诊断和鉴别诊断中有重要意义[13]。

【预后】 大多数患者 2 年内病变发展到腹膜和腹膜后,可转移到肝和肺,在 3~4 年内死于肿瘤。

【鉴别诊断】 应与胚胎性横纹肌肉瘤和淋巴瘤鉴别:后者不表现有促纤维间质增生和小圆形细胞巢结构,免疫组化染色有助于鉴别。

（十一） 阴囊、精索和睾丸附件的间叶肿瘤

阴囊、精索和睾丸附件的间叶肿瘤不常见,可发生脂肪瘤、平滑肌瘤、神经纤维瘤、颗粒细胞瘤、男性血管肌成纤维细胞样瘤(富于细胞的血管纤维瘤)、钙化纤维假瘤、婴儿纤维错构瘤、脂肪肉瘤、血管平滑肌肉瘤、恶性纤维组织细胞瘤和横纹肌肉瘤等。这些肿瘤组织学生物学行为和其他部位的同类肿瘤相同。以下简述该部位几种有特征的肿瘤:

1. 血管角质瘤(angiokeratoma) 好发于阴囊皮肤,又称 Fordyce 血管角质瘤,真皮浅层毛细血管,伴表皮角化亢进,血管似突入表皮内,增生表皮环抱增生扩张的血管。

2. 男性血管肌成纤维细胞瘤样肿瘤(male angiomyofi-broblastoma like tumour) 老年男性阴囊或腹股沟部位良性肿瘤,界境清楚,分叶状,质软或韧的肿块。镜下见较大血管,其周围有纤维素沉积和透明变性,血管间或稀疏或密集的梭形细胞(肌成纤维细胞),局部细胞核栅栏状排列,并见脂肪成分。免疫组化染色 desmin、actin、CD34、ER 和 PR 阳性。

3. 脂肪肉瘤(liposarcoma) 阴囊内和精索旁脂肪肉瘤好发于老年,诊断时 75% 患者在 50~80 岁。多数肿瘤分化较好,由脂肪瘤样和硬化型混合组成,核异型性具有决定性诊断意义,多泡状脂母细胞可见,但不是诊断的必需条件。去分化"纤维肉瘤样"或多形性"恶性纤维组织细胞瘤样"在睾丸周围部分脂肪肉瘤中可见到。肿瘤中去分化成分可发生转移。

4. 横纹肌肉瘤(rhabdomyosarcoma) 精索和睾丸旁是横纹肌肉瘤的好发部位。发病年龄高峰在 9 岁左右,也可见于年长的患者。肿瘤直径为 4~6cm,切面质地细腻鱼肉状,呈灰白色至粉红色。多数为胚胎性横纹肌肉瘤,细胞小,核深染,胞质稀少,少量分化的横纹肌母细胞,胞质嗜酸性,有的细胞略长,拖着胞质"尾巴",少数肿瘤主要由梭形细胞构成,呈束状排列,似平滑肌肉瘤,这是一种罕见的胚胎性横纹肌肉瘤的变异型。腺泡型横纹肌肉瘤较少见。在梭形和横纹肌母细胞型肿瘤细胞胞质中见纵横交错分布的条纹,通常不将其作为横纹肌肉瘤诊断的依据,确诊需做免疫组化染色,desmin 和 HHF35 阳性,多数病例 MRP(肌源性调节蛋白)阳性。

（十二） 继发性肿瘤

睾丸继发性肿瘤定义为不是原发于睾丸的睾丸肿瘤,也不包括邻近阴囊区肿瘤直接扩展到睾丸的肿瘤。睾丸继发性肿瘤占睾丸肿瘤的 2.4%~3.6%。多数患者年龄>50 岁,平均 55~57 岁,但约 13% 的患者年龄<40 岁。绝大多数转移瘤在原发肿瘤发现之后出现,因此诊断并不困难。Haupt 等对睾丸转移瘤总结发现前列腺癌和肺癌占睾丸转移瘤的一半以上,其他有黑色素瘤(9%)、结肠癌(9%)、肾癌(7%)[53,54]。转移性前列腺癌多见与前列腺癌常进行治疗性切除睾丸有关。15%~20% 的病例双侧睾丸受累。大体上多呈多结节性,也可单结节性或弥漫浸润。光镜下睾丸间质内转移性肿瘤弥漫性浸润,生精小管被破坏,可见残存的小管,常伴有广泛的淋巴管血管浸润,个别病例可表现为转移性肿瘤生精小管内浸润性生长。转移性肿瘤有相应原发肿瘤的腺癌、黏液腺癌、鳞状细胞癌和肾细胞癌等特殊分化。少数病例原发肿瘤不清楚,转移癌需与睾丸原发性生殖细胞肿瘤鉴别,转移性不伴 IGCNU,生殖细胞肿瘤免疫组化 PLAP 阳性 EMA 阴性,而转移瘤则相反。为确诊转移瘤的来源,可行所怀疑的原发肿瘤较特异性抗原检测,如怀疑前列腺癌可做免疫组化检测 PSA,肾细胞癌可做低分子量 CK 和 Vimentin 检测。

（十三） 肿瘤样病变

1. 未成熟生精小管结节(nodules of immature tubule) 由被覆不成熟支持细胞密集生精小管构成。此种病变多见于

隐睾中,也可见于20%的睾丸肿瘤非肿瘤区,解剖材料阴囊内睾丸也可见此种病变,随着年龄的增长发病率降低[55]。小管内偶见精母细胞,小管基底膜常增厚。增生结节无包膜,周边部常与生精小管相移行,这与支持细胞瘤不同。

2. 肾上腺生殖腺综合征的睾丸病变(testicular lesions of adrenogenital syndrome) 肾上腺生殖腺综合征又称先天性肾上腺增生综合征,是肾上腺类固醇生物合成中一系列常染色体隐性酶缺陷引起的。临床上常表现发育异常、盐消耗、高血压或急性肾上腺功能不全等。该综合征部分患者睾丸中异位的肾上腺皮质细胞或对 ACTH 敏感的间质细胞受ACTH 刺激而增生。该综合征时睾丸瘤样病变在成年人可触及睾丸肿物,儿童病变通常较小,为偶然发现,常双侧睾丸受累[56-57]。

【大体】肿物常位于睾丸门部,大小不等,最大者直径可达10cm,实性,分叶状,境界清楚,呈暗褐色。

【光镜】增生细胞较大,弥漫或结节状排列,纤维性间质较宽广。增生的睾丸间质细胞胞质宽广,嗜酸性,内含脂褐素,不见 Reinke 结晶。细胞核圆形,中央位,核仁明显。灶性细胞核异型性,可见核分裂,双核细胞易见。如临床上认识到这种病变是肾上腺综合征的一部分,可实验性皮质激素治疗,一般可让肿块消失,从而避免睾丸切除。

3. 雄性激素不敏感综合征的睾丸病变(testicular lesion in androgen insensitivity syndrome) 病分为完全性和不完全性雄性激素不敏感综合征(androgen insensitivity syndrome, AIS)。完全性 AIS 又称睾丸女性化,是男性假两性畸形的最常见原因。典型患者呈女性表型,体高大,乳房发育完好,阴毛和腋毛稀少或无。因没有 Müller 管发育参与而阴道短。患者有双侧隐睾,睾丸位于腹腔内、腹股沟或大阴唇处,常没有 Wolff 管和 Müller 管的分化组织。睾丸切面实质呈棕褐色,多个大小不等的结节(直径几个毫米至24cm)。睾丸旁可有 Wolff 管或 Müller 管源性囊肿。镜下见生精小管细小,被覆不成熟的支持细胞,呈支持细胞腺瘤样结构。精原细胞稀少,也可见到精母细胞。睾丸间质细胞明显增生。多数病例见到卵巢型间质。

完全性 AIS 隐睾可发生肿瘤,最常见的是生殖细胞肿瘤,以精原细胞瘤最常见。发生率随年龄增加而增加,到50岁恶性肿瘤的发生率估计可达30%[58]。也可发生双侧间质细胞瘤。

不完全 AIS 也称 Reifenstein 综合征。患者表现为生殖器发育不全,少数患者为正常男性表型,但有不育症。患者有不同程度的 Wolff 管发育,睾丸可以是隐睾。大体和镜下所见基本同完全性 AIS。部分生精小管内见成熟的生殖细胞。恶性生殖细胞肿瘤发生率无增多的证据。

4. 纤维瘤样睾丸周围炎(fibromatous periorchitis) 该病又称结节性和弥漫性纤维组织增生、慢性增生性睾丸鞘膜炎和炎性假瘤等。此病发病年龄较广,20~30岁多见。部分患者有创伤和感染史。多数患者以阴囊肿物就诊。大体上睾丸周围组织弥漫性、多发性或孤立性纤维组织增生结节,质韧,灰白色,境界不清。常合并鞘膜积液或积血。光镜下纤维组织增生,成纤维细胞弥漫分布,炎性细胞浸润。病变早期细胞成分较丰富,部分细胞具成肌纤维细胞特点。病变晚期增生的纤维组织明显胶原化,玻璃样变性、黏液变性及灶性钙化。此种病变单纯切除即可治愈。

5. 胎粪性鞘膜炎残余(residue of meconium peritonitis) 该种病变发生于睾丸周围时也称为胎粪性睾丸周围炎或胎粪性鞘膜炎。多数患儿在婴儿早期以阴囊肿物就诊。该病由胎儿期胎粪性腹膜炎引起。肠穿孔,胎粪漏入腹腔,并通过未闭的鞘突进入阴囊,黏附在睾丸膜上或鞘膜上。大体上为黏附在白膜或鞘膜上的黄绿色肿物,境界不清。镜下病变呈异物性肉芽肿改变,其内含较多吞噬色素的巨噬细胞,仔细观察可见鳞状细胞碎屑和胎毛,有黏液样间质和增生纤维组织,可见钙化。

6. 肾上腺皮质残余(adrenal cortical rests) 有报道4%~15%的男性在睾丸、睾丸周围、附睾内和精索内可见肾上腺皮质残余[1]。肉眼上肾上腺皮质残余为小的圆形黄色组织灶,可单发,也可多发。镜下为肾上腺皮质组织,不见肾上腺髓质组织。细胞质透明或嗜酸性,组织学上与睾丸间质细胞肿瘤相似,但细胞质内不见 Reinke 结晶。

7. 其他肿瘤样病变 睾丸、附睾及周围组织其他肿瘤样病变,如非特异性肉芽性睾丸炎、精子肉芽肿及睾丸-脾融合及肾上腺皮质残余等在前面已有描述。其他罕见的肿瘤样病变,如睾丸结节性早熟、中肾残留、子宫内膜异位、睾丸囊性发育不良和间皮囊肿等不再一一赘述。

(十四) 睾丸、附睾囊肿

其他囊肿(other cysts)和胚胎残余(embryo remnants):睾丸、附睾和精索常发生囊肿,以往一些著作中多以部位诊断这些囊肿,如睾丸旁、附睾旁及精索旁囊肿。实际上,这些囊肿病变多是中肾管(Wolff)和副中肾管(Müller)的胚胎残留基础上发生的。这些囊肿的组织学共同特点是内衬单层立方柱状上皮(有或无纤毛),囊壁由完整平滑肌和纤维组织构成。

(1) 精索囊肿:鞘膜突残余与腹膜腔及睾丸鞘膜囊不通,形成囊肿,亦称精索鞘膜积液。囊肿位于精索旁或腹股沟管内,呈圆形、卵圆形。纤维性囊壁,内含清亮液体。有时可伴发阴囊鞘膜积液。

(2) 睾丸附件(Morgagni 囊):位于附睾头部下白膜上,有时呈带蒂的扇形结构物。镜下在疏松结缔组织中见被覆立方或柱状上皮的小管,管壁见薄层平滑肌肌壁。相应于输卵管伞端 Müller 管残余。

(3) 附睾附件:又称附睾囊肿,位于附睾前上端,有蒂的囊性肿物,表面为光滑的浆膜。镜下囊壁由纤维和平滑肌组织构成,内衬纤毛柱状上皮。此病变为 Wolff 管残余。

(4) 旁睾(Giraldes 器):于睾丸头部旁结缔组织中见被覆立方上皮的小管。此病变也称为 Wolff 管残余。

（5）迷走管（Haller 器）：在睾丸和附睾之间结缔组织中,镜下见被覆立方上皮的小管。也称为 Wolff 管残余。

第二节　前　列　腺

一、前 列 腺 炎

在成年男性前列腺中,常见少量急、慢性炎细胞灶性浸润,一般无临床意义。只有当炎细胞浸润广泛、数量也多,或临床上出现明显症状时,诊断前列腺炎才是恰当的。前列腺炎有多种多样原因引起,表现各异,形态改变亦不尽相同。

（一）急性细菌性前列腺炎 [59-60]

突发寒战、发热,排尿刺激症状,下背部、肛门、外阴部疼痛。肛门手指检查:前列腺肿大、硬韧,有压痛。前列腺炎多由泌尿道感染蔓延而来,如尿道炎、膀胱炎及肾盂肾炎。通过尿液培养,可确定致病菌,主要为大肠埃希菌,其他菌有肠球菌、克雷伯菌、沙霉菌、假单胞菌,还有淋病奈瑟菌。一般不作活检,因有酿成败血症的潜在危险。

【光镜】前列腺腺泡周围多量中性粒细胞浸润,并渗入腺泡腔内,呈腺泡炎表现。腺泡常遭破坏,形成许多细胞碎屑,偶可形成小脓肿,见于接受免疫抑制剂治疗的患者。

（二）慢性前列腺炎 [59,61,62]

可由细菌或非细菌引起。慢性非细菌性前列腺炎比细菌性前列腺炎更常见。慢性细菌性前列腺炎常由泌尿路感染反复发作所致,大肠埃希菌是主要致病菌。前列腺结石及结节状良性增生可压迫尿道引起细菌侵入。慢性非细菌性前列腺炎的病因不清,在尿液培养及前列腺分泌物中常找不到细菌,起病隐匿,常反复发作。血清 PSA 的水平不定。

【光镜】前列腺导管及腺泡周围慢性炎细胞浸润,以淋巴细胞、单核细胞为主,常见浆细胞。腺泡上皮可萎缩、化生或增生,可伴纤维结缔组织增生。

慢性前列腺炎出现化生或修复性再生时,上皮可出现非典型性改变,会误认为前列腺上皮内瘤。

（三）肉芽肿型前列腺炎

肉芽肿型前列腺炎（granulomatous prostatitis）[59,63-66]为形态上以肉芽肿为特点的慢性前列腺炎。此病变可以是感染性的,也可以是由治疗措施所引起,或是全身性疾病的局部表现。感染性的病因包括结核分枝杆菌、梅毒螺旋体等;真菌有隐球菌、组织胞浆菌、芽生菌等;寄生虫有血吸虫、包囊虫等。属于医源性的有手术后、放射治疗后及卡介苗（BCG）灌注后。属于全身性肉芽肿病的有类风湿病、结节病、Wegener 肉芽肿、结节性动脉周围炎、Churg-strauss 血管炎等,还有软斑病以及特发性或非特异性肉芽肿性前列腺炎。肉芽肿性前列腺炎较少见,约占前列腺良性病变的0.8%,发病年龄多为 50~70 岁,发病前多有尿路感染史,出现尿路刺激症状、发热、寒战等,尿液化验常示脓尿或血尿。肛指检查:前列腺质地硬韧、呈弥漫性或结节性,临床上可疑为癌瘤。

1. 非特异性肉芽肿性前列腺炎（nonspecific granulomatous prostatitis）　是肉芽肿性前列腺炎中最常见的类型。病因不明,可能由不同原因导致前列腺腺泡-导管阻塞,分泌物潴留,腺泡上皮破坏,而致细胞碎屑、分泌物、细菌毒素、甚至精液溢入间质,引起局部灶性肉芽肿性反应。

【光镜】肉芽肿由上皮样细胞、中性粒细胞、嗜酸性粒细胞、淋巴细胞、浆细胞以及巨细胞组成,中央见较多的泡沫样细胞,无干酪样坏死,结节状结构常不明显,多核巨细胞少见（图 11-29）。炎细胞浸润常绕上皮已遭破坏而脱落的腺泡周围,在陈旧的病变中,腺泡可因炎性破坏而已闭塞,发生广泛纤维化。

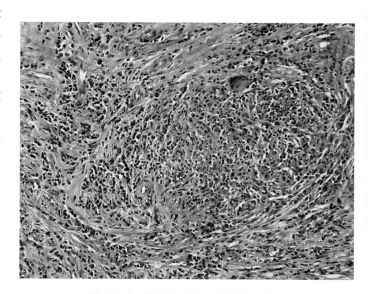

图 11-29　非特异性肉芽肿性前列腺炎
肉芽肿由上皮样细胞、炎细胞及多核巨细胞组成。HE 低倍

有时炎症反应很重,其中腺泡结构变形,甚至破残而不清楚,上皮细胞可有非典型性,核深染及大小不等,可能会误认为癌。此种情况有报道约占前列腺炎的 4%,这在穿刺活检中比在前列腺切除标本或经尿道切除的标本中更值得注意。因在大标本中,更易看清楚炎症中的腺泡结构,而在穿刺活检中,有时根本看不到腺泡或导管结构。与前列腺癌的鉴别要点还在于:癌具癌细胞的细胞学特点,而炎症中浸润细胞是炎细胞属性、出现巨细胞以及纤维化。炎症灶用免疫组化检测前列腺上皮,若无上皮细胞,也有助于炎症的诊断[66]。

2. 结核性前列腺炎　常继发于患肺结核或泌尿生殖系其他部位结核的患者。孤立发生于前列腺的结核罕见。在前列腺实质内,形成 1~2mm 的干酪样坏死结节,为黄色的小灶或条纹。其组织学所见,同其他部位的结核,请参阅传染病章。

3. 真菌性前列腺炎　由深部真菌病的真菌血症引起,是深部真菌病的局部表现。致病真菌有孢子菌、组织胞浆菌、曲菌及隐球菌等。常形成坏死性或非坏死性肉芽肿,可通过确认病变中的病原体而获得诊断。真菌病原体在组织切片中的形态特点,请参阅传染病章。

在国内,前列腺的真菌病常是念珠菌,由局部感染引起,是唯一伴急性炎的真菌性炎。从前列腺液中可检测到念珠菌,为成群孢子体及细长的假菌丝。

4. 手术后、或穿刺活检后的肉芽性前列腺炎(postoperative or postneedle biopsy granulomatous prostatitis)[69,70] 发生于近期经尿道前列腺切除手术或前列腺穿刺活检之后。

【光镜】此肉芽肿的中央为纤维素样坏死区,周围绕有栅栏状排列的上皮样细胞,以及多核巨细胞、淋巴细胞、浆细胞及嗜酸性粒细胞,常呈特殊的匍匐状形态。后者的特点并结合其先前的手术操作病史,有助于与感染性肉芽肿性炎鉴别。手术后时隔不久引起的肉芽肿,常有较多的嗜酸性粒细胞出现在肉芽肿的周围,此时应与以过敏为发病基础的肉芽肿性炎,如类风湿结节相区别。后者炎细胞浸润的特点是弥漫性的,不同于手术后肉芽肿性炎的围绕肉芽肿周围浸润。本病不需治疗。

5. 前列腺 Wegener 肉芽肿病(Wegener's granulomatosis) Wegener 肉芽肿病是一种累及多器官的坏死性肉芽肿性血管炎,好发于上呼吸道、肺及肾。累及前列腺者占 Wegener 肉芽肿病的 7.4%,常引起尿路梗阻、感染、血尿及急性尿滞留。

【光镜】前列腺内肉芽肿性病变呈星状或地图样分布。主要病变为化脓性及凝固性坏死,周边有组织细胞浸润带,并有淋巴细胞、浆细胞,偶见多核巨细胞。破坏性血管炎常累及小动脉及小静脉。坏死灶的改变有点像经尿路切除前列腺后的变化。Wegener 肉芽肿形成的结节,一般不如结核病或结节病那样明显。

6. 前列腺软斑(malacoplakia) 软斑病偶尔可单独发生于前列腺,更常同时伴有消化道及泌尿生殖系多器官的软斑病。临床上,前列腺弥漫性肿大,质硬韧,易误认为癌。

【光镜】前列腺间质中,见多量胞质嗜酸性的巨噬细胞聚集,并有淋巴细胞、浆细胞浸润。这些组织细胞的胞质内有诊断性的 Michaelis-Gutmann 包涵体,该包涵体是境界清楚的、直径 5~8μm 的球形小体,具有靶心样或牛眼样形态,应用 von kossa 钙特染或 PAS 染色,呈阳性反应。

在软斑的早期,有胞质嗜酸性的成片组织细胞,可像 Gleason4 级癌。但前者中常混有炎细胞浸润,没有小的前列腺腺泡,可见 Michaelis-Gutmann 小体,组织细胞标志物 CD68(+)、角蛋白(-);而后者中,恰恰相反,CD68(-),角蛋白(+)可资鉴别。

7. 黄色肉芽肿型前列腺炎(xanthogranulomatous prostatitis) 又称黄色瘤(xanthoma),见于老年患者,偶可打到前列腺内病变,呈结节状,但多数病例是经尿道切除的前列腺标本或活检组织的意外发现。病变为成簇、成片的含脂质的、胞质呈泡沫状的组织细胞,常混有浸润的炎细胞(图11-30)。黄色瘤样细胞 CD68(+)、CK(-)。

若病灶中缺乏炎细胞浸润,有时需与"肾上腺样型"前列腺癌鉴别。但后者中可见明显的核仁,常有腺泡性分化,以及 PSA 免疫组化染色阳性,均有别于黄色瘤。

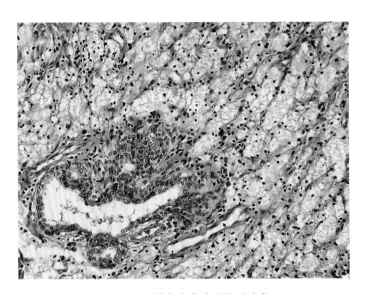

图 11-30 黄色肉芽肿型前列腺炎
病灶由黄色瘤样组织细胞组成,其中混有浸润的炎细胞。HE 低倍

8. 其他类型的肉芽肿性前列腺炎 有因治疗措施如应用 BCG 诱发的、Teflon 诱发的肉芽肿性前列腺炎,还有全身性肉芽肿性疾病在前列腺的表现,如过敏性前列腺炎,前列腺结节病,类风湿肉芽肿等。

二、良性前列腺增生

良性前列腺增生(benign prostatic hyperplasia,BPH)是广泛应用的临床术语,在组织学上,绝大多数是前列腺结节状增生。但广义上讲,良性前列腺增生还应包括其他良性增生性病变,如萎缩后增生、基底细胞增生、透明细胞筛状增生、精阜腺性增生、中肾管残迹增生等,甚至还包括了一些化生,如尿路上皮化生、筛状上皮化生、黏液上皮化生以及硬化性腺病等。由于在临床上大多数良性前列腺增生的病例就是良性结节状增生,因此习惯上把良性结节状增生就当作良性前列腺增生。在此仅阐述良性结节状前列腺增生,其他类型的良性前列腺增生见后。

结节状前列腺增生(nodular prostatic hyperplasia)[64]是由前列腺上皮和间质成分过度增生而引起的结节状前列腺增大。该病是老年性疾病,其发病率随年龄增高而递增,60~69 岁为发病的高峰年龄,80 岁以上的男子约有 75% 发生不同程度的前列腺增生。主要累及移行区,偶可来自邻近膀胱颈部的前列腺尿道周围组织,该处形成的结节可突入膀胱腔形成所谓"中叶增生"。累及外周区者少见[71-72]。主要临床表现是尿频、尿急、尿流变细及尿流中断等排尿困难症状,更严重者,可引起双侧肾盂积水,并伴有前列腺肿大。可引起血清 PSA 水平的升高。前列腺结节状增生的原因可能与老年人性激素代谢失衡有关。

【大体】送检的标本往往为经尿道切除的肿大的前列腺增生组织之碎片,很难确定它来自移行区;这不同于根治性前列腺切除的标本,此时可见移行区明显的结节状增生。病变由大小不等的结节组成,结节小到几毫米,大到数厘米。此类结节质稍韧,如橡皮。若以上皮增生为主,则腺腔扩张呈海绵状,可见乳汁样液从中溢出。若以纤维肌性间质增生为主,则结节呈灰白色,编织状。有时呈弥漫性增生,结节形成不明显。结节退变可出现钙化或梗死。因增生的结节向内推压尿道,使尿道变形致尿流不畅。少数前列腺结节性增生发生于外周区。在外周区,增生的结节与正常组织交界面形成了所谓的外科包膜(surgical capsule),手术时,使前列腺增生结节容易核出。

【光镜】前列腺的固有上皮(包括分泌细胞及基底细胞)以及间质(包括原始的间叶、成纤维细胞及平滑肌细胞成分)均能增生,形成结节。因结节组成成分的不同而有多种形态,可分为:①纤维肌腺瘤样型:最常见。腺体、平滑肌和纤维组织同时增生,为上皮和间质的混合性增生结节。②腺瘤样型:是以腺体增生为特点的上皮增生性结节和以间质成分增生为特点的间质性结节。③纤维肌型:以纤维组织和平滑肌增生为主。④肌型:以平滑肌增生为主,不见腺体,可被误为平滑肌瘤(图 11-31)。⑤纤维血管型:以纤维组织和小血管增生为主。上述各型增生中,均不见弹力纤维[73]。

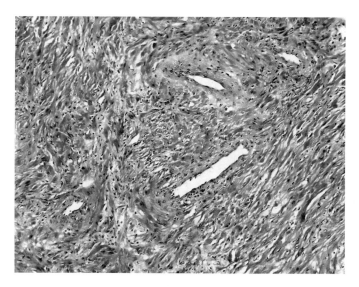

图 11-31　前列腺结节状增生
肌型间质结节。HE 低倍

增生的上皮可为高柱状,有分泌现象,形成乳头,突入腺腔;也可为低矮的立方细胞,像青春期前的前列腺上皮,形成乳头少,腺腔内可见淀粉样小体,上述各型结节可在同一病例中混合存在。

增生性结节可同时伴发基底细胞增生、筛状增生、萎缩后增生、腺瘤样增生、硬化性腺病等。这些病变虽均属前列腺良性增生性病变,因其常需与癌鉴别而列入瘤样病变,将分述于后。

在经尿道切除的前列腺标本中,有时从肉眼观察就能作出结节状增生的诊断,但在穿刺活检中病理医师有时看到的仅是正常的外周区组织,凭此就诊断为结节状增生,这是不正确的。因在常规穿刺活检中,不太会穿刺到移行区,除非泌尿医师有意瞄准移行区,或结节状增生的病灶长得很大并压迫外周区。在穿刺活检中诊断结节性增生至少要见到部分结节,因见到整个结节几乎不大可能。

良性结节状增生的继发病变　在结节增生病变中,可出现灶性钙化。增生上皮也可发生嗜酸性细胞或黏液细胞或尿路上皮化生,腺腔扩大或呈囊性变,上皮变扁,常伴炎细胞浸润。由于导管破裂、内容物外溢、甚至出现肉芽肿性改变。可出现灶性基底细胞增生。在大的结节中,约有25%出现梗死。在周边常呈鳞状上皮化生。还有,在因良性结节经尿道切除的前列腺标本中,约有10%的病例可检出前列腺偶发癌。

上述的各种上皮性、间质性及上皮-间质混合性增生结节中,在临床上,并无不同的意义。但有人认为间质性结节是增生结节的原始病变,随后,诱导上皮增生,参与其中,形成混合性结节,此乃间质-上皮相互作用的结果。

【免疫组化】前列腺良性结节状增生中的分泌细胞与正常前列腺的分泌细胞一样,前列腺特异性抗原(PSA)及前列腺酸性磷酸酶(PAP)呈胞质弥漫性强阳性,CEA 在分泌细胞腔端或沿腔缘有阳性表达。

广谱 CK 及低分子量 CK 在分泌细胞及基底细胞均呈阳性表达,而高分子量角蛋白(CK34βE12)在基底细胞的胞质呈特异性阳性,P63 基底细胞的胞核呈阳性反应(图 11-32)。Vimentin 在分泌细胞的核旁有时呈灶性阳性。

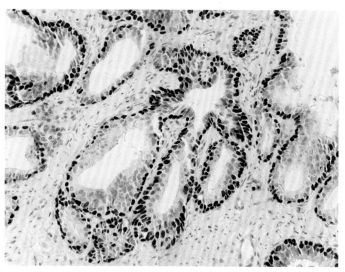

图 11-32　前列腺结节状增生
基底细胞胞核 P63 阳性着色。P63 免疫组化,SP 法低倍

【鉴别诊断】结节状增生伴随上述各型上皮增生时,会引起鉴别诊断问题,最需与各型前列腺癌鉴别[74],其区别要点,详见本节瘤样病变。

前列腺增生时所产生的新腺泡,其基底细胞层往往不完整,甚至少数腺泡的基底细胞层完全缺如;在囊性扩展的腺体,有时基底细胞层也不明显,但仅凭这些改变不能诊断为癌,因其缺乏癌的细胞学特征。

间质型结节中,有时出现细胞的非典型性,需与间质性肿瘤鉴别。

三、前列腺癌的癌前病变

在 2004 年版的前列腺肿瘤组织学分类中将前列腺上皮内瘤作为癌前病变。但在 2016 版的新分类[75]中,强调仅有高级别的前列腺上皮内瘤具有癌前病变的特性。

前列腺上皮内瘤(prostatic intraepithelial neoplasm,PIN)或称前列腺上皮内瘤变。前列腺上皮内瘤曾有许多名称,如腺泡-导管不典型增生、腺泡异型增生、导管内异型增生等,后经国际会议统一命名为 PIN,是指前列腺导管或腺泡的被覆上皮发生瘤变,此瘤变局限于上皮层,其含义类似于宫颈的 CIN。并根据其病变的严重程度分为Ⅰ～Ⅲ级,后又进一步改进,分为 2 个级别,即低级别(相当于 PIN Ⅰ)及高级别 HGPIN(相当于 PIN Ⅱ及Ⅲ)。PIN Ⅰ的结构和细胞学的病变较轻,常见于炎症及修复性再生,且难与正常增生的病变相鉴别,其临床重要性也远不如高级别 PIN,一般在病理报告中无需体现。高级别 PIN 常与癌伴发,并也见于血清 PSA 升高患者的活检中,被认为是浸润癌的前驱病变。HGPIN 的定义为固有腺泡或导管内被覆着核增大的大细胞,此种细胞含一个或多个大核仁,基底细胞层连续或断续。HGPIN 是一种重要的病变,这种病变常与腺癌伴发,在经尿道切除的前列腺标本中,HGPIN 检出率为 2.5% 和 2.8%,穿刺活检中占 4%～6%,在根治性前列腺切除标本中,HGPIN 的检出率为 85%～100%。对于首次活检中仅检出 HGPIN 的病例,应在 3～6 个月内再次作穿刺活检,再次活检中前列腺癌的检出率高达 30%。因在后继的活检中,检出前列腺癌的危险性很高,因此,在穿刺标本中若发现 HGPIN,则应补充深切蜡块,作不同层面的观察,以除外有癌伴发。若为经尿道切除的标本,应将组织块全部包埋,作切片观察。

【病变】HGPIN 常见于外周区,偶尔也见于移行区,多灶性,常伴发前列腺癌。HGPIN 常发生于固有腺泡的基础上,有 4 种结构形式,按其出现的频度依次为:簇状型、微乳头型、筛状型及平坦型[76]。此结构分型无临床意义,仅为了便于辨认此病变。

(1) 簇状型:分泌上皮复层化,可多达 5 层,突入腺腔,成簇生长,其中无间质(图 11-33)。

(2) 微乳头型:有细长的上皮性乳头,突入腺腔,其长短不一,可有纤维血管轴心,有时看不到。

(3) 筛状型:增生的分泌上皮在腺腔内形成复杂的筛状结构,筛腔常不规则,从圆形到长形,不像筛状癌那样圆整,筛腔周边细胞向筛腔中心部细胞有逐渐成熟倾向,几乎看不到坏死(图 11-34)。

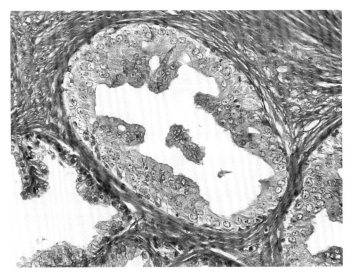

图 11-33　前列腺上皮内瘤变,簇状型
异型分泌上皮增生,簇状生长,突入腺腔,图下方有个正常腺泡。HE 中倍

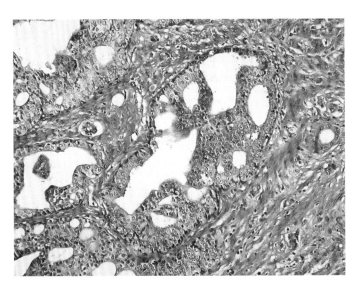

图 11-34　前列腺上皮内瘤变,筛状型
异型分泌上皮呈筛状结构,周围绕有基底细胞层。HE 中倍

(4) 平坦型:特点是分泌上皮的层次仅 1～2 层,缺乏复层化,但细胞有非典型性,腔内缘平坦。

除上述各型的结构外,偶尔还可见到上皮弧、"罗马桥"等现象。上述各种结构常混合存在。

HGPIN 细胞核的特点[77]尽管结构不同,HGPIN 的共同细胞学特点是核的改变,表现为核的增大,染色质不规则而染色过深,核浆透亮,核膜不整齐,以及核仁增大。增大的核仁呈紫红色,非常显眼,其形状可不规则,且常有多个核仁。因增生的分泌上皮有从周边向中央逐渐成熟的倾向,故检查上皮的非典型性时,首先要观察靠近基底细胞层的周边部。

HGPIN 的细胞偶尔为黏液细胞、泡沫细胞、透明细胞、印戒细胞以及小的神经内分泌细胞。

HGPIN 的其他组织学特点　PIN 的基底层可连续,但常断续。这在常规切片中,就能观察到,若不能确定时,可用显示基底细胞的特异抗体（CK34βE12 或 P63）的染色来加以证实。PIN 常伴随腺癌,紧贴于腺癌腺泡旁,偶尔可见腺癌与 PIN 腺泡的过渡,表现为 PIN 的腺泡出芽而成的小腺泡,出现断续的基底细胞,由此演变为基底细胞层完全缺如的浸润性腺泡腺癌[78]。

【免疫组化】除细胞的异型性外,在诊断上最具意义的发现是基底细胞层的存在,后者可用 CK34βE12（图 11-35）或 P63 来检测[79],表明 HGPIN 是一种非浸润性的癌前病变。在 PIN 中,NSE、chromogranin 及 synaptophysin 可呈阳性,证实有灶性神经内分泌细胞的存在[80]。增生腺泡的 PSA 及 PAP 均为阳性。

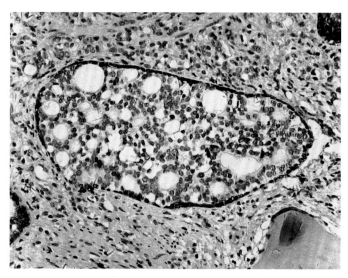

图 11-35　前列腺上皮内瘤变,高级别
基底细胞存在。CK34βE12 免疫组化。SP 法中倍

【鉴别诊断】这里指的是与 HGPIN 的鉴别诊断;与前列腺中央区腺泡的鉴别:正常前列腺中央区腺泡不仅形体大,而且结构较复杂,可出现细长的乳头,甚至乳头搭桥,会与乳头型 PIN 混淆,但前者缺乏 PIN 核的异型性变化,是其要点[81]。

与精囊/射精管上皮的鉴别:上述组织中的黏膜皱襞呈复杂的乳头-腺状型结构,加之老年患者中易出现退变型非典型性细胞,好像 PIN。但精囊与射精管上皮的细胞缺乏 PIN 所具有核的异型性变化,特别是巨大而明显的核仁。精囊和射精管上皮中出现的异型核,常是散的,位于正常细胞之间,其核内染色质结构模糊,核膜不规则呈退变状,此有别于 PIN 中巨大核仁、染色质粗而不规则、核浆透亮的核。再者精囊及射精管上皮中,脂褐素的量比 PIN 中多,其颗粒也大,不时还会发现精子[82]。

靠近炎症或梗死灶的导管-腺泡上皮可出现核的非典型性,包括增大的核仁,此时应特别注意与 HGPIN 的鉴别。梗死灶的邻近,有炎症或梗死的存在,受累腺上皮出现非典型性,但不具 PIN 簇状、微乳头或筛状的结构,为其特点。

前列腺接受放射治疗后,分泌上皮出现非典型性,其与 PIN 的区别:放疗后病变在结构上缺乏 PIN 上皮腔内增生的复杂生长方式、清晰的染色质结构、明显的核仁,也无单一的异型形态;核染色质结构模糊、呈退变状,核浆比例低,胞质内出现退变性空泡,基底细胞层明显,常伴鳞化,加之萎缩性背景等,加之放疗引起的其他间质改变,以及临床的放疗病史,有助于获得正确的诊断[83,84]。

尿路上皮化生也可呈簇状或微乳头状,低倍镜下像 PIN。但它没有 PIN 核的异型性变化,即无大核仁,染色质也不多,核染色也不深;核形不同,尿路上皮的核呈椭圆或长形,至少在局部视野可见核沟[85]。

鳞状上皮化生与 PIN 的区别并不困难,但若出现于梗死灶周围时,可出现核的非典型性及核仁增大。但鳞状上皮巢的实性结构,多角形、嗜酸性胞质、胞界清楚、并有棘突的鳞状细胞特点,均有助诊断。

基底细胞增生明显,而仍保留腺腔（即不完全基底细胞增生）,并出现核仁时,特别是大核仁及实性巢时（完全型基底细胞增生）,可能会误认为 PIN。区别的要点在于确认这些有核仁的异常细胞属基底细胞、而非分泌细胞,可用高分子量角蛋白的染色（CK34βE12 或 P63）来特异性地显示基底细胞,PIN 时大核仁细胞不着色,其外层的基底细胞层可整层或断续存在。一般而言,基底细胞增生常由小型到中型大小的腺泡或细胞巢组成,而 PIN 则常累及中型或大型腺泡。另外,基底细胞增生有时可伴有黏液样间质,此不见于 PIN。

结节状增生中的乳头状及筛状增生常累及中型或大型导管及腺泡,在低倍镜下,看来结构复杂,就会引起与 PIN 鉴别的关注。但高倍镜下,在增生的上皮细胞内见不到作为 PIN 特点的核的变化。

具筛状结构的 HGPIN 最需与具筛状结构的前列腺癌鉴别[86-87]。若筛状结构中有灶性坏死,可确定为 Gleason 5 级前列腺癌。若无坏死,则需与 Gleason 4 级的前列腺癌鉴别。一般讲来,前列腺癌细胞的核的异型性分布广泛,形态较一致,不像 HGPIN 中,位于腺泡周边部的细胞向中央部有成熟倾向;若筛状结节互相融合,这是癌浸润间质的表现;筛状结构若包绕神经,可除外 HGPIN,因这是前列腺癌中常见的神经周围浸润。最重要的区别是确定是否存在基底细胞层,在筛状型前列腺癌中,基底细胞层完全缺如,CK34βE12 不表达。在 HGPIN 中,则具筛状结构的基底细胞均呈阳性表达。但有时,筛状癌在导管或腺泡内蔓延时,其固有的基底细胞可残留,而其分泌细胞却被筛状癌所代替。若标本取材量有限,这种病变与 PIN 很难鉴别。

HGPIN 与前列腺导管内癌的鉴别:前列腺导管内癌具有 HGPIN 的部分特征,即基底细胞至少部分保存,但分泌上皮的细胞异型性明显较 HGPIN 显著。多数导管内癌呈筛状或实性结构,一般没有微乳头或簇状的结构。更重要的是导管内癌通常伴发于高级别（Gleason 4 级或 5 级）前列腺癌,而 HGPIN 更常见伴发于 Gleason 3 级的腺癌。

前列腺导管腺癌会与微乳头型及筛状型 HGPIN 混淆[88]，特别是导管腺癌侵犯到外周区时。导管腺癌一般累及尿道前列腺部、精阜、并侵入尿道周围的导管，乳头状及筛状结构比 HGPIN 更广泛，更不规则，这在前列腺根治或经尿道切除的标本中，诊断比较明确，但在活检取材中，诊断就会出现问题。除参考上述标准外，应注意导管腺癌中核的多型性更明显，且有明显的大核仁，再者核分裂很多，且有纤维血管轴心，后两者在 HGPIN 的多数病例中见不到。

累及前列腺导管和腺泡的尿路上皮（或移行细胞）癌低倍镜下可像 HGPIN。其实，肿瘤处的导管-腺泡上皮已被非典型性明显的、核分裂象易见的实性瘤细胞巢所代替，且中心部常有坏死，显然是癌的表现。尿路上皮癌的瘤细胞比 HGPIN 的多形性更明显，核更不规则。胞质更嗜酸性、浓稠、像鳞状细胞样。尿路细胞癌一般没有 HGPIN 中常见的簇状、筛状结构，且 PSA 及 PAP 为阴性，而高分子量角蛋白 CK34βE12（或 P63）染色阳性，这种免疫组化的结果与 PIN 完全不同；后者 PSA 及 PAP 分泌上皮阳性而 CK34βE12 及 P63 基底细胞阳性。

四、前列腺癌

根据 WTO 泌尿及男性生殖系统肿瘤分类（2016 版）中有关前列腺癌的分类如表 11-2[75]。现分述之。

表 11-2　WTO 泌尿及男性生殖系统肿瘤分类（2016 版）中有关前列腺癌的分类

腺泡腺癌
高级别前列腺上皮内瘤
导管内癌
导管腺癌
尿路上皮（移行细胞）癌
鳞状上皮肿瘤
　腺鳞癌
　鳞状细胞癌
基底细胞癌
神经内分泌肿瘤
　普通前列腺腺癌伴神经内分泌分化
　腺癌伴潘氏细胞样神经内分泌分化
　分化好的神经内分泌肿瘤（类癌）
　小细胞神经内分泌癌
　大细胞神经内分泌癌

（一）前列腺腺泡腺癌

前列腺腺泡腺癌（prostatic acinar adenocarcinoma）就是一般所说的前列腺癌，是前列腺最常见的恶性肿瘤。多见于老年人，好发于前列腺的外周区。前列腺腺泡癌的临床表现为下尿路梗阻症状，肛指检查可扪及肿块。有时肿瘤的局部症状不明显，而先出现淋巴结或骨的转移。根据不同的临床表现，可分为以下类型。潜伏癌：无症状，常在尸检中发现，病灶小，多为高分化癌；隐匿癌：以转移癌为首发症状，瘤体

小，无明显局部症状；偶发癌：临床表现为前列腺结节状增生等良性病变，为此而做手术的切除标本中，发现伴发的前列腺癌；临床癌：具典型前列腺癌的临床表现，临床血清 PSA 检测常升高。

目前诊断前列腺癌的方法有肛门手指检查、血清 PSA 检测、超声等影像学检查，以及穿刺活检。其中穿刺活检对确定诊断尤为重要，目前的常规方法就是经直肠超声引导下的空心针穿刺组织活检。标准的穿刺部位推荐至少 10~12 点穿刺，即分别在前列腺两侧叶的尖部、中部及基底部进行多点穿刺取样。在临床持续怀疑前列腺癌，但活检阴性的情况下也可以采用饱和穿刺，即穿刺部位可以多达 20 个点以上，以增加穿刺的阳性检出率。

【大体】病灶大多数位于前列腺外周区，为单个灰白色或灰黄色境界不清的结节，质硬。瘤体大小不一，由直径小于 5mm 直到侵占整个前列腺，无包膜。约 25% 的前列腺癌发生于移行区，可侵犯外周区或向前侵袭纤维肌性间质区域。发生于中央区的前列腺癌少见。很多前列腺癌呈多灶性，有的癌灶肉眼很难辨认。前列腺癌可见侵犯精囊腺和周围软组织，如脂肪、前列腺周围的疏松结缔组织和神经血管束。由于前列腺没有真正组织学被膜，所以很难确定腺体边界，因此在病理检查取材时，于手术标本的外周切缘，应涂以墨汁，以便于镜下确定肿瘤是否侵犯外科手术切缘。

【光镜】前列腺癌是前列腺分泌细胞来源的侵袭性恶性上皮性肿瘤。此癌可呈现多种不同的细胞特征、不同程度的间变和分化、不同的免疫组化反应及不同的生长方式，并且有侵袭性特点。因此对癌的诊断要综合病变的多项特征，而不是仅仅依赖于某一项指标。

核的特征[89-90]前列腺癌中前列腺导管-腺泡分泌细胞核的变化，主要表现为核增大，核浆比例增高，核形不规则，核染色质增粗且靠近核膜排列，出现一个或多个大而明显的核仁（图 11-36）。在良性增生性病变中，无论是分泌细胞还是基底细胞中，均可出现核仁，一般小于 1μm，不如癌细胞中那样大而明显，后者常大于 1.2μm，甚至超过 1.5μm。在实际工作中，确定核及核仁的大小，一般不用直接测量的方法，而往往是通过与周围的或良性病变的腺泡细胞核的对比来确定。发现大而明显的核仁是诊断前列腺癌最重要的指标。应该指出，在前列腺癌的同一张切片中，也不是所有癌细胞均有大核仁，往往也见到另一种间变的核，表现为核大、染色质增多、结构模糊、核深染、呈煤球样。前列腺癌细胞中可见核分裂，但往往出现在高级别的癌中，在 Gleason3 级的腺泡癌中往往见不到核分裂，因此不能作为分化好的前列腺癌和良性病变的鉴别指标。

腺体结构异常指浸润性癌性腺体的大小及轮廓不规则。一般而言，癌性腺泡较正常腺泡小，腔内缘缺乏正常腺泡的乳头状结构，腺泡轮廓成角而不圆整，腺泡间质含量不等，因此，其间距不均。癌性腺泡结构的最大特点是缺乏基底细胞层。CK34βE12 或 P63 抗体染色不能显示基底细胞层的存

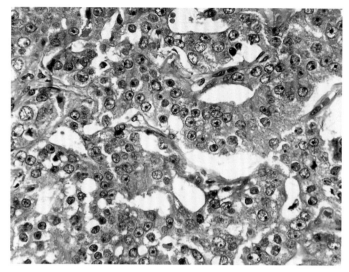

图 11-36　前列腺癌
核间变,表现为核增大,核浆比例增高,并出现大而明显的核仁。无基底细胞层。HE 中倍

在。但若细胞缺乏异型性,在细胞学上腺泡不怀疑为癌,则仅凭 1~2 个腺泡缺乏基底细胞层是不能诊断为癌的,因为这种现象也可见于良性病变中。除了特征性的小腺泡结构,前列腺癌中还可看到其他一些腺体的结构异常,如:腺体融合、筛状、实片状生长等,这些特征也是前列腺腺泡腺癌 Gleason 分级的主要依据。

细胞学特征:前列腺癌细胞可以呈透明细胞样(胞质淡染或泡沫状);暗细胞样(胞质轻度嗜碱性);胞质颗粒状、嗜酸性改变或空泡状形态。约 10% 的前列腺癌出现神经内分泌细胞分化。

间质侵袭是癌性腺泡侵袭性生长方式的表现。有多种形式,最常见的是间质内及平滑肌束内的浸润及侵袭(图 11-37),容易辨认。如为血管或淋巴管侵袭,应把它们与组织固定后腺体周围出现的人工收缩假象相鉴别。若为脉管

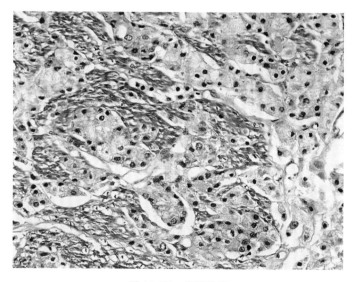

图 11-37　前列腺癌
平滑肌束内浸润。HE 中倍

受侵袭,腔面应覆有内皮细胞、或腔内混有红细胞或淋巴细胞。神经周围间隙癌性侵袭常见(图 11-38),应与良性腺泡贴近神经束相鉴别,癌性侵袭必须是环绕神经束的四周而不仅是见于一侧。当然前列腺外侵袭可认定为癌,但其前提是病变腺泡必须位于前列腺之外,这在高分化癌的穿刺活检中应该引起特别注意,因正常前列腺腺泡可位于前列腺周围的脂肪组织中,横纹肌内的腺泡也不一定是前列腺外侵袭,因前列腺的前面和侧面就存在着横纹肌,其中分布正常腺泡。在这些情况下,确认侵袭,还要结合细胞学的癌性特点。

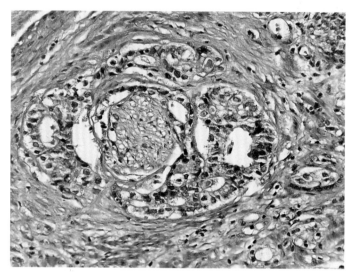

图 11-38　前列腺癌
神经周围浸润。HE 中倍

还有一些变化虽非诊断性,但对癌的诊断也有参考意义[91-93],如:①腔内黏液:腺癌腺腔内见酸性黏液(阿辛兰 pH 2.5),而正常腺泡腔内为中性黏液(PAS 染色阳性),为均质性丝状物,轻度嗜碱性。但这种黏液也见于 PIN、非典型腺瘤样增生(AAH)及硬化性腺病。②类结晶:为轮廓清楚的嗜酸性针状或柱状类结晶(图 11-39),常见于高、中分化癌的腺腔内,但也见于 PIN、AAH 及前列腺良性病变中。

前列腺腺泡腺癌中有一些非常特异的癌的特征,从未在良性病变中观察到,包括:①胶原小结(collagenous micronodule)[59,93]:为无细胞的、嗜酸性、间质性细纤维团块,呈结节状,由腺泡周围间质突入腺腔内,这一特殊结构常见于产生黏液的腺癌,可能是酸性黏液外渗入间质的结果,出现于 13% 的腺癌中,而不见于良性增生及 PIN。这种小结并不常见,但对诊断癌是重要的线索,在穿刺活检中更值得注意。②肾小球样小体(glomeruloid bodies):是增大的腺泡腔内有癌细胞聚集,呈筛状,常附着于腺泡腔的一侧,宛似肾小球,故命名为肾小球样小体。此种结构在前列腺癌少见,但具独立的诊断意义[59]。③神经周围侵犯:是指肿瘤细胞沿着神经束或包绕着神经束侵袭性生长。在良性病变中有时也会看到良性腺体对神经周围的挤压现象,可能会造成诊断上的陷阱,因此要重视受累神经周围腺体的癌性特征,包括单层

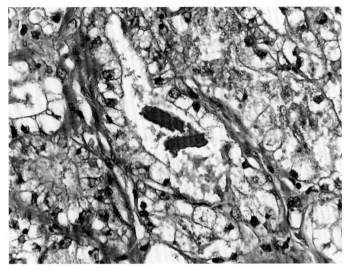

图 11-39　前列腺癌
腺泡内出现红染的柱状类结晶。HE 高倍

的上皮、显著的核仁等。上述 3 项诊断癌的指标可同时出现，其中任何一项指标都是癌的表现形式，因此只要标本中确认有一项存在，就可诊断为癌。但在实际工作中，不要仅凭一项指标行事，而要尽可能详细观察其他癌性特征，寻找更多的依据综合考虑，根据诊断要点（表 11-3）做出癌的诊断。

在穿刺活检中，常会碰到病变范围很小的情况，如仅于一个组织条中<5% 或<1%，从而涉及诊断癌的最小病变范围问题。一般认为对微小癌的诊断应持谨慎态度，其指标为[94]拥挤紧密排列的新生小腺泡，呈浸润性生长，其细胞核增大，染色质过深，且有明显核仁，胞质淡染或双染性，腺泡腔内可见蓝色黏液或类结晶体，腺泡腔内缘圆整，而无不规则凹凸，其旁的间质一般无改变，免疫组化检测表明基底细胞缺失。更有作者提出：至少应有 3 个异常腺泡（包括核的异常改变、基底细胞层缺如及浸润性生长）；此外，还需邻近无良性增生病变、萎缩、炎性病变，年龄大于 60 岁，血清前列腺特异性抗原升高。否则，若条件不全具备，则宜诊断为不典型小腺泡增生（atypical small acinar proliferation，ASAP），该名词并非独立的疾病实体，其含义是疑为前列腺癌，但不能确定，建议 3~6 个月随访复查。

前列腺腺泡腺癌的变异型：上面所述的是典型前列腺腺泡癌的一般特点和形态，但前列腺腺泡癌的形态是多种多样的，还有一些类型的形态很像良性病变，如萎缩、结节性增生、非侵袭性 PIN 或炎性改变。虽这些类型的病变常与典型的前列腺腺泡癌伴发，但在穿刺活检中，可能仅看到这些改变，因此，正确的诊断实属必要。现将主要的变异型分述如下[59,75]：

1. 萎缩亚型（atrophic variant）　低倍镜下，此型癌的腺泡被覆上皮的胞质少，很像萎缩的腺泡。其鉴别点在于：细胞学上核的异型性，表现为多数癌细胞有大而明显的核仁；结构上，癌细胞呈浸润性生长，癌细胞或癌组织与正常前列

腺腺泡掺杂，呈不规则的浸润，这不同于萎缩性改变。萎缩性改变常呈小叶状分布，且前者为萎缩后增生的形态，即中心为萎缩而扩张的腺管，而周边部常为增生成簇的腺体围绕。此外，萎缩性病变通常伴有增生性间质反应，而在萎缩型癌中一般见不到。最后可用免疫组化检测其是否存在基底细胞来确认。癌中完全缺如，萎缩性病变中存在，常常是部分缺失，不完整地围绕腺泡。萎缩型形态不具有预后意义，也不改变相应的 Gleason 分级。

表 11-3　前列腺癌诊断要点[65]

1. 结构特点（低倍-中倍镜下观察） 　结构异常 　　小腺泡，排列紧密；形态较均一；与周围良性腺泡不同；腺泡周 　　　围常见人工裂隙 　侵袭现象 　　小腺泡浸润于良性腺泡之间；腺体融合，单个瘤细胞或细胞 　　　索；瘤细胞分裂平滑肌纤维；神经周围间隙浸润；前列腺外 　　　播散；脉管内出现腺泡
2. 病变腺泡的基底细胞层缺如（高分子量角蛋白或 P63 的染色 　阴性）
3. 细胞学变化（中、高倍镜下观察） 　细胞核（与良性腺泡相比） 　核增大 　染色质过多 　核膜不规则 　核浆透亮 　见核分裂象 　核仁 　大而明显（樱红色到紫色） 　多个 　偏位
4. 胞质 　与邻近良性腺泡细胞胞质着色相比很不一样，双染性胞质 　很透亮或淡染胞质
5. 腺腔内容 　浅蓝染黏液 　絮状红颗粒状物 　类结晶 　坏死物
6. 间质反应 　通常腺泡型腺癌虽属浸润性，但一般不伴增生性或黏液性间 　　质反应，典型的前列腺浸润癌也无炎性间质反应。
7. 其他特点 　胶原小结（可位于腺泡腔内或腔旁） 　肾小球样小体 　神经周围侵犯 　标本其他处见 HGPIN 病变

2. 假增生亚型（pseudohyperplastic variant）　此亚型癌为排列紧密的大腺泡结构，内覆灶性内折乳头状或外突的上皮，细胞呈柱状，胞质丰富，类似结节性增生，故命名之。癌

与增生性病变最重要的不同是癌具核的非典型性,即大而明显的核仁,且缺乏基底细胞,以及(AMACR)P504S 阳性。此时病变常与 Gleason3 级或 4 级经典型腺泡癌并存,并呈浸润性生长,可见精囊浸润。假增生亚型腺泡癌 Gleason 分级为 3 级。

3. 微囊亚型(microcystic variant)[95]　是 2016 WHO 分类中新增加的亚型,肿瘤性腺体呈中等程度的囊性扩张,囊的平均直径是经典腺泡癌中小腺泡的 10 倍左右。囊腔圆形,衬覆的上皮扁平,呈萎缩性改变,类似前列腺的囊性萎缩,但免疫组化表达 P504S(AMACR),基底层细胞完全缺失。Gleason 分级为 3 级。

4. 黏液亚型(mucinous variant)[96]　又称胶样癌(colloid carcinoma)。在典型的腺泡腺癌中,至少有 1/3 的病例有黏液分泌,但不能诊断为黏液癌。要诊断黏液癌,细胞外黏液的含量至少要达 25%,单纯的黏液癌是少见的。临床表现与典型腺泡型相似,在发病年龄、血清 PSA 浓度及转移方式方面无大差别,对内分泌治疗或放疗的效果欠佳,最近的研究表明和经典腺泡腺癌的存活率相似[97]。光镜下,含多量细胞外黏液,由悬浮于黏液中的癌细胞巢或细胞团组成,很像较常见的乳腺黏液癌。在活检中,偶尔只见黏液湖,而不见肯定的瘤细胞,此时,不能轻易否定此诊断,应将蜡块深切,做不同深度的切面,往往能发现肿瘤细胞。黏液癌的细胞核增大,呈程度不同的异型。在某些低级别的癌中,核仁不明显,但一旦他们出现在黏液湖中,就非常有诊断意义。黏液癌中,一般不见含胞质内黏液的印戒细胞。可见胶原小体,后者为无细胞的嗜酸性间质性细纤维团块,呈结节状,由腺泡周围间质突入腺腔内,可能是酸性黏液外渗入间质的结果。胶原小体的出现提示黏液癌的可能性,但无预后意义。黏液亚型前列腺癌的 Gleason 分级忽略黏液的存在,一般为 3 级或 4 级。黏液癌含酸性黏液及 PSA、PAP,但不产生 CEA,这些特点有利于与来自直肠、膀胱的黏液腺癌及 Cowper 腺癌鉴别,这种鉴别诊断很重要,因为他们的治疗方法与预后不同。鉴别要点是采用免疫组化检测到癌细胞表达 PSA 及 PAP,从而确定前列腺来源。

5. 印戒细胞样亚型(signet cell-like variant)　部分腺泡腺癌的癌细胞会呈现空泡样结构,类似消化道的印戒细胞癌,但其胞质内空泡并非黏液,因此称为印戒样细胞,肿瘤中至少 25% 由印戒样细胞组成,才能诊断为此亚型癌。其临床表现与经典腺泡腺癌相似,但属于高度侵袭性的肿瘤,预后较差。主要的鉴别诊断是消化道(图 11-40)和泌尿道的转移性印戒细胞癌,通过印戒细胞样亚型前列腺癌表达 PSA,细胞内黏液染色阴性可以鉴别。

6. 泡沫样腺体亚型(foamy gland variant)　其特点为具泡沫状丰富胞质的多角形或柱状肿瘤细胞,核浆比小,核小,常无明显核仁。泡沫状胞质,并非类脂,而为微小的空泡,腺泡腔中含粉红色分泌物。此型癌的诊断除特殊形态的胞质外,有赖于密集的腺体,呈浸润性的生长方式,以及缺乏基底

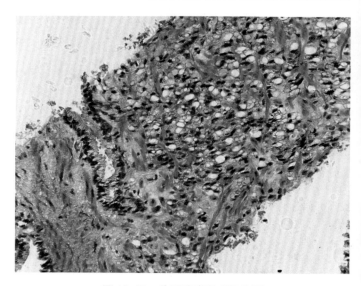

图 11-40　前列腺癌印戒细胞型
组织学上与消化道同名肿瘤相似,但多数病例的胞质内不含黏液。HE 中倍

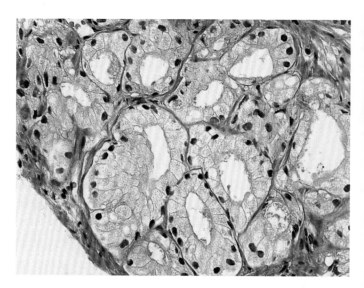

图 11-41　前列腺癌泡沫样腺体亚型
具泡沫状丰富胞质的柱状瘤细胞,腺体密集呈浸润性生长。HE 高倍

细胞层(图 11-41)。此型癌常与经典型腺癌并存,泡沫样腺体亚型的 Gleason 分级忽略细胞的特点,仍然主要依据结构特征,大多数癌为 Gleason 3~4 级,属中级别的前列腺癌。主要的鉴别是和黄色肉芽肿型前列腺炎,后者间质内可以有大量的泡沫样组织细胞聚集,免疫组化 CD68 阳性,而泡沫样腺体亚型前列腺癌免疫组化 PSA(+),P504S(+),P63 标记基底细胞缺失,对确诊有帮助。

7. 肉瘤样亚型(sarcomatoid variant,carcinosarcoma)　肉瘤样癌与癌肉瘤两者的临床病理特征相似,预后都很差,最近的分子研究也证实两种成分具有相同的克隆起源[98],WHO 分类因此将其看作同一疾病。此型肿瘤罕见,由恶性的上皮成分和恶性的梭形细胞和(或)恶性间叶性成分组成。其上皮成分典型者常为腺癌,其 Gleason 分级高。其肉

瘤样成分可为恶性的梭形细胞组成,亦可为特异性的恶性间叶性成分,如骨肉瘤、横纹肌肉瘤、平滑肌肉瘤、脂肪肉瘤或血管肉瘤。此种具有基质的骨或软骨肉瘤成分应与一些癌瘤间质中的骨或软骨的良性化生相鉴别。免疫组化,其中癌性成分 PSA 和(或)CK AE1/AE3(+)。大多数病例,血清 PSA 不增高,此型癌浸润性强,常发生淋巴结及远处转移,5年生存率<40%。

8. 多形性巨细胞亚型(pleomorphic giant cell variant)[99-100]也是在新版(2016)WHO 分类中明确提出的,是非常少见的亚型,侵袭性很强。部分患者有经典腺泡腺癌内分泌治疗或放疗后的病史。形态特点是可见具有多形性核特征的瘤巨细胞、怪异核细胞和间变肿瘤细胞,但缺乏梭形细胞的成分。可以和经典型腺泡腺癌共存,但通常是 Gleason 评分 9 分以上的肿瘤。偶然的情况下也可以合并出现小细胞癌、鳞状细胞癌等其他成分。免疫组化表达上皮标记物 CK、CAM5.2等,但只有约一半的病例表达 PSA。

(二) 前列腺导管内癌

前列腺导管内癌(intraductal carcinoma)[101]的概念是腺泡内和(或)导管内上皮的肿瘤性增生,具有部分高级别 PIN 的特征,但较之细胞学异型性更显著,通常和高级别高分期的前列腺癌相关。2016 版 WHO 分类中将导管内癌作为一种前列腺癌的组织学亚型单独列出。导管内癌的组织学特征类似于高级别 PIN,肿瘤细胞局限于腺泡内或导管内,并可沿着导管腺泡播散,基底细胞层至少要部分保存。但细胞的异型性较高级别 PIN 更加明显,核仁显著,呈现出高级别腺泡腺癌的核特征。导管内癌最常见的结构是致密的筛状结构和实性结构,并常常伴发于 Gleason 4 级或 5 级的前列腺腺癌,有研究也显示其分子特征类似高级别的腺癌,因此可以作为一种独立的预后因素。值得注意的是前列腺导管内癌概念的内涵和乳腺导管内癌是完全不同的,后者属于早期非浸润性病变,但前者理解为高级别的癌累及腺泡和导管更为恰当。辨别导管内癌在小活检标本中具有重要意义,尤其是如果仅在活检标本中见到导管内癌的成分,要提示临床,必要时重复活检除外浸润性癌的可能性。导管内癌本身不给予 Gleason 评分。

(三) 前列腺导管腺癌

前列腺导管腺癌(prostatic duct adenocarcinoma)[102]或称具子宫内膜样特点的腺癌、乳头状癌和子宫内膜样癌。大约占前列腺癌的 3.2%,是前列腺腺癌的一种亚型。往往和前列腺腺泡腺癌共存,纯的导管腺癌很少见。

临床表现与典型的腺泡腺癌相似。膀胱镜下为息肉状、质脆的肿物,从位于精阜尖部的前列腺囊开口处或其邻近的导管内,向外突出。前列腺常增大,在大多数病例能扪到硬结。确诊时,血清 PSA 的浓度可正常。前列腺导管腺癌具有侵袭性,5 年生存率低,为 15%～43%。有 25%～40% 的病例在诊断时已有转移,可转移到肺、肝、骨及阴茎等。

【光镜】导管癌常累及尿道周围的前列腺大导管,呈乳头状生长,或广泛累及外周区的腺泡、呈弥漫浸润性生长,常引起增殖性间质反应。典型有三种结构:乳头状、筛状型及实性型。乳头状结构往往分支复杂,被覆单层或假复层高柱状上皮,细胞质呈嗜酸性,双染性,核形长,位于基底,核仁明显,染色质不规则,核分裂常见(图 11-42);筛状型者为导管内复杂的腺性(筛状)(图 11-43)或实性结构,中心部常有坏死灶,像粉刺癌。此种结构的癌常位于前列腺实质内。此外还有一种单个的、非融合筛状的、类似上皮内瘤变的结构,被称为上皮内瘤变样导管腺癌(prostatic intraepithelial neoplasia-

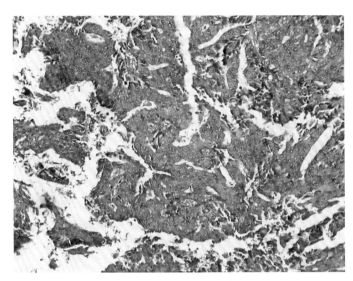

图 11-42　前列腺癌,导管型
呈乳头状结构。HE 高倍

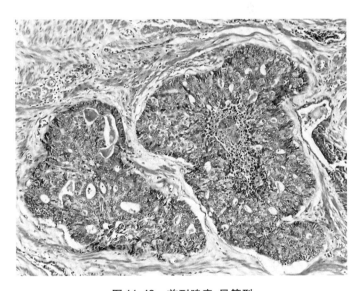

图 11-43　前列腺癌,导管型
呈筛状结构。HE 高倍

F11-43　ER

like ductal adenocarcinoma)[103]，与上皮内瘤变不同的是衬覆的上皮更加拥挤，呈假复层样，伴有囊性扩张，基底层细胞完全缺失。上述几类结构常同时并存，并有过渡。有时可与发生于该处的尿路上皮癌混淆。乳头状、筛状型导管腺癌常为Gleason 4级，如果实性型伴有坏死，被认为是Gleason 5级。而单纯的上皮内瘤变样导管腺癌预后较好，相当于Gleason 3级。导管腺癌的癌细胞表达PSA及PAP，CK34βE12或P63阴性（显示基底细胞缺失）。有时少量细胞CK34βE12阳性，可能为导管癌在导管内蔓延、原导管的残留基底细胞或为癌细胞的表型转化。

【免疫组化】在前列腺癌的诊断和鉴别诊断中，常用的免疫组化是检测显示基底细胞的高分子量角蛋白（CK34βE12）及P63以及显示分泌细胞的前列腺特异性抗原（prostatic specific antigen，PSA）及前列腺酸性磷酸酶（prostatic acid phosphatase，PAP）。因前列腺是由导管-腺泡内层分泌上皮组成的恶性肿瘤，在诊断中，最需与腺泡上皮增生或基底细胞增生性病变相鉴别。其鉴别的要点是前列腺癌完全由分泌细胞组成，基底细胞层缺如；而腺上皮及基底细胞的增生性病变均含有完整的或间断的基底细胞层。因此，基底细胞层的存在与否是鉴别癌与非癌病变的重要指标之一。但在光镜下，区别分泌细胞与基底细胞有时很困难。此时，应用免疫组化染色特异性显示分泌细胞与基底细胞就很必要。高分子量角蛋白的抗体能特异性地标记前列腺基底细胞。克隆编号CK34βE12的单克隆抗体对前列腺的基底细胞最具选择性，而得到广泛采用。一般认为，不论病灶大小，若CK34βE12免疫组化染色明确阳性，证实有基底细胞的存在，都应诊断为良性或非癌性病变；反之，CK34βE12阴性，表明基底细胞缺如，则可能是癌。但近来有人发现在少数前列腺癌的原发灶及转移灶中，特别是导管腺癌，存在CK34βE12的阳性细胞，认为可能是恶性细胞向基底细胞方向分化或表型转化、或癌细胞在固有导管内浸润的结果。即使如此，可以认为CK34βE12的检测对前列腺的腺泡性增生与前列腺癌的鉴别是很有意义的。近来，建议联合用P63来显示前列腺基底细胞，因P63染色是基底细胞的胞核阳性着色，这个特点有助于区别是基底细胞阳性着色还是腺泡周围细胞的非特异性着色。

PSA和PAP均由前列腺分泌上皮所产生，具器官特异性。PSA定位于前列腺各分区的腺体分泌上皮的胞质内，而在基底细胞、精囊腺上皮及射精管上皮及移行细胞中不表达。前列腺癌时，癌细胞仍保持能产生这两种物质的功能，用免疫组化法可清楚地显示它们的存在（图11-44、图11-45）。因此，检测PSA或PAP可明确穿刺标本中腺癌的前列腺属性，而将侵入前列腺的继发性腺癌等区别开来，因其PSA或PAP为阴性。也可因骨或淋巴结等转移瘤癌细胞PSA阳性而断定其前列腺来源。但据报道，少数高级别前列腺癌不表达PSA。在一些非前列腺组织中，PSA有时呈阳性，这些组织包括尿道及尿道周围腺体（男性及女性）。尿路上皮腺性化

生（腺性及囊性膀胱炎）、肛门腺体（男性）、脐尿管残余及中性粒细胞。对于一些非前列腺源性肿瘤，有时PSA也可呈阳性，包括尿道/尿道周围腺癌（女性）、膀胱腺癌、阴茎的Paget病、男性涎腺肿瘤（多形性腺瘤、黏液表皮样癌、腺样囊性癌、涎腺导管癌）、乳腺癌、成熟性畸胎瘤及某些肾源性腺瘤。关于PAP的特异性，据报道亦有一些非前列腺组织的PAP阳性者，这些组织有胰岛细胞、肝细胞、胃的壁细胞、某些肾小管上皮细胞及中性粒细胞。有报道表明，一些非前列腺源性肿瘤中亦有PAP阳性者，例如：某些神经内分泌肿瘤（胰岛细胞瘤，胃肠道类癌），乳腺癌，泌尿道腺癌，肛门的一些肛源性癌，涎腺肿瘤（男性）及成熟性畸胎瘤。上述资料表明，在根据PSA及PAP检测结果确定肿瘤的前列腺来源时，应结合临床表现和组织学特点做全面考虑。

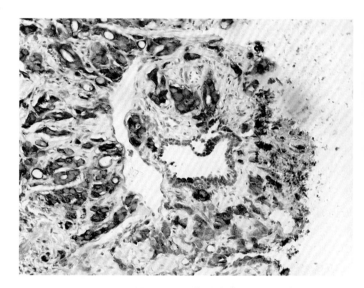

图11-44　前列腺癌
浸润的癌细胞及正常腺泡的分泌上皮PSA呈阳性着色。PSA免疫组化。SP法中倍

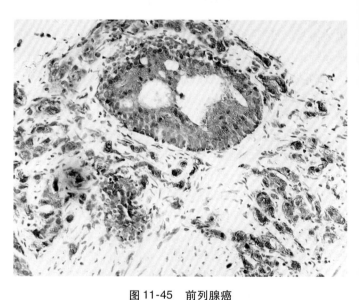

图11-45　前列腺癌
浸润的癌细胞及腺泡的分泌上皮细胞PAP呈阳性着色。PAP免疫组化。SP法中倍

2001年,提出了一个新的前列腺癌标记物,即P504S。P504S是一种胞质内α-甲酰基辅酶A消旋酶(α-methylacyl-COA racemase,AMACR)。P504S是前列腺癌较敏感的标记物(敏感度达82%~100%)(图11-46),在正常前列腺组织不表达[104-105]。但P504S并非前列腺特异性标记物,因在高级别PIN、AAH、ASAP等增生性病变中,也可有不同程度的表达。在一些非前列腺源性肿瘤中,如尿路上皮癌及结肠腺癌中亦有表达。因此,此抗体染色除有助于确定前列腺癌的诊断外,亦能发现需与癌鉴别的增生性病变。目前P504S与CK34βE12或P63及PSA联合应用,已经在临床病理诊断中发挥着重要作用。

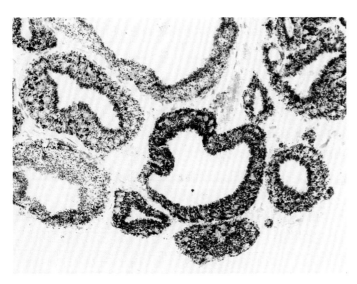

图11-46　前列腺癌
癌细胞P504s表达阳性,表现为胞质中粗大的棕色颗粒,其旁正常腺泡完全不着色(不包括在图内)。P504s免疫组化。SP法高倍

【鉴别诊断】 前列腺癌应与癌前病变和与癌相似的良性或其他病变相鉴别。常见的需鉴别的病变包括PIN、非典型腺瘤样增生、非典型小腺泡增生、萎缩后增生、基底细胞增生及硬化性腺病等[102]。

大腺泡型及筛状型癌(Gleason 3、4级癌)与前列腺上皮内瘤鉴别,后者在腺泡周围有基底细胞层,前者完全缺如;必要时可借助于检测CK34βE12或P63以显示基底细胞的存在。另外大腺泡癌或筛状癌亦常伴有小腺泡癌区域,这种小腺泡除细胞学异常外,常具浸润性生长的特点。

胞质透明的前列腺癌与透明细胞良性病变灶的鉴别:许多前列腺癌都含胞质透明的细胞成分,包括来自移行区的癌,其中透明细胞更多见于高级别的癌(Gleason 4级或5级)。而许多良性病变亦可出现透明的细胞,去雄激素治疗亦可导致良性腺泡胞质透明性变,还有成堆的组织细胞,胞质泡状的平滑肌母细胞,及腺泡上皮化生细胞、透明细胞筛状增生等。两类不同性质的病变会出现鉴别问题。其鉴别要点有三:一是癌细胞具细胞学特点,特别是核的变化及出现明显的大核仁,在良性病变不会出现此类改变;二是良性

腺泡的上皮性病变均具基底细胞层,而癌性腺泡则完全缺如,没有CK34βE12或P63阳性的细胞;三是若为间质性透明细胞,必要时可用免疫组化确定其间质属性,而与癌的上皮性属性相区别。

小腺泡前列腺癌与非典型腺瘤样增生[106]:非典型腺瘤样增生为前列腺灶性的小腺泡增生,是一群密集的、新生的小腺泡,其结构像癌,特别像高分化小腺泡癌。其区别是前者的增生细胞无明显的大核仁,腔中没有嗜碱性黏液,更主要的是存在断续的基底细胞层,非典型腺瘤样增生好发于结节状增生灶旁,且与周围的大腺泡有过渡形态,这不同于小腺泡癌。后者,与增生结节在部位上互不相干,也无过渡现象。

萎缩亚型前列腺癌与萎缩后增生:纯的萎缩亚型前列腺癌少见,一般都伴有数量不等的经典型腺泡腺癌,但若在组织含量很少的穿刺活检中,见到呈萎缩改变的恶性腺泡,需与萎缩后增生相鉴别。萎缩亚型癌的腺泡扩张,被覆低矮的上皮,但至少部分肿瘤细胞的核增大,核仁明显,呈现癌细胞的特点,腺腔内含蓝染黏液,这些都不见于萎缩后增生,且后者含基底细胞层。

前列腺癌与硬化性腺病:硬化性腺病的变化与乳腺硬化性腺病相似。常见于结节状增生灶旁,为排列不规则的小腺泡,被增生明显的纤维性间质挤压,使腺泡不圆整,会误认为是间质增殖性反应的小腺泡癌,但腺上皮无大核仁及有保存完好的基底细胞层,是辨认硬化性腺病的要点。有时用S-100抗体可发现腺泡中有肌上皮细胞出现,后者在正常腺泡中不存在,这是基底细胞化生的结果;而小腺泡癌既无基底细胞,也无肌上皮细胞。

前列腺癌与正常精囊、射精管组织:正常精囊组织见于20%的良性前列腺增生的活检标本中。在老年患者,精囊上皮细胞可显现明显异常(图11-47),表现核大、染色质多而

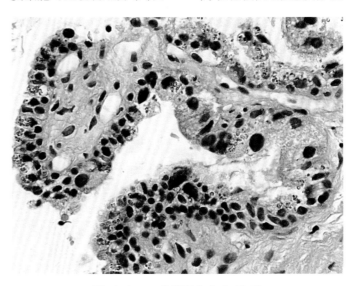

图11-47　正常精囊上皮畸形细胞
上皮内散在核大、不整形、浓染的假恶性细胞,胞质内有多量粗大的脂褐色颗粒。HE高倍

染色深,大核仁,核形不规则,有时可见核内胞质及环型核,这种改变可能是反应性激素减弱的退行性变化,因为它几乎不见于 20 岁以前的男性。这种假恶性的非典型细胞在穿刺活检中,若不熟悉,特别易误诊为癌。但细胞胞质丰富、含粗大的棕褐色色素颗粒,以及无 PSA、PAP 的表达,均有助于精囊上皮的正确辨认。精囊周围部排列紧密的腺样结构,有时也需与前列腺癌浸润精囊鉴别。因在精囊的这个部位不具纤维血管轴心的复杂皱襞结构,也无精囊上皮中常见假恶性细胞,特别在穿刺活检,不能一眼就看出是精囊结构,其与腺泡癌浸润的鉴别主要靠癌细胞的细胞学改变,必要时,可借助于免疫组化,标记前列腺腺泡标记物(PSA 及 PAS 阳性)、及标记基底细胞。若为癌浸润,则 PSA(+),PAP(+)而 CK34βE12(−),或 P63(−)。若为精囊腺体,则腺上皮 PSA(−),PAP(−)而 PAX-8(+),基底细胞 CK34βE12(+)或 P63(+)。

【前列腺癌的分级】Gleason 分级系统前列腺癌的分级系统有多种,其中 Gleason 分级系统是由 WHO 及国际泌尿病理学会(ISUP)推荐的,目前国内外、临床和病理上应用最广泛的分级系统。此系统由 Gleason 于 1966 年提出,后经1974 年、1977 年两次修订。其根据是通过对 2911 例前列腺癌患者的长期随访,发现 Gleason 分级评分与前列腺癌患者死亡之间呈良好线性关系,表明 Gleason 分级能较好的预测患者的预后。Gleason 分级是根据前列腺癌的生长方式,即腺体的分化程度来划分的,而不考虑细胞学的改变。根据腺体的分化程度,从好到差,共分为 5 个等级(1~5 级),1 级分化最好,5 级分化最差。该分级系统也考虑到前列腺癌生长方式的多样性,兼容了不同区域癌瘤结构的变异,即包括主

要和次要两种生长方式。主要生长方式是指最占优势面积的生长方式;次要生长方式是指不占主要面积,但至少占5% 以上面积的生长方式。若肿瘤结构均一,则可看作主要生长方式和次要生长方式相同。Gleason 分级总分是将两种生长方式评分相加而得的和,以此作为判断预后的基准。所以,Gleason 分级的特点是:1 个分级原则(生长方式),2 个方面(主要和次要生长方式),5 级制(腺体分化程度 1~5 分级),10 分计(分化最差者为 5+5 = 10)的分级系统。Gleason 分级系统最近的两次修订分别发生在 2005[107] 年和 2014 年。2014 年的 ISUP 共识会议提出了新的修订的 Gleason 系统[108],也被 2016 版的 WHO 分类所采用。这次修订变化较大的是 3 级和 4 级,严格了 3 级的定义,扩大了 4 级的范围。

Gleason 分级的具体标准和前列腺癌组织学分级(2014年 ISUP 推荐的新模式图)如图 11-48 所示。

1 级少见。它是由单纯圆形腺泡组成的团块,境界清楚,无浸润周围正常腺体的现象。癌性腺泡形态均一,轮廓及腔面圆整,腺泡间距均匀,一般少于一个腺泡的直径。癌细胞的胞膜清楚,胞质淡染或透亮,核及核仁中等增大,腺腔中酸性黏液量少,类结晶约见于半数病例。

2 级与 1 级很相似,但瘤灶稍不规整,只有很轻微的浸润,单个瘤细胞的特点与 1 级癌无法区别(图 11-49)。

由于在活检标本中无法判断病灶的准确边界,因此2014 年 ISUP 共识会议认为 Gleason 评分 2~5 分不适用于穿刺活检标本,在其他类型标本中也不推荐使用。

3 级是前列腺癌最常见的生长方式,最大的特点是单个腺泡的生长方式,腺泡的大小、形状、和腺泡间距可有明显差

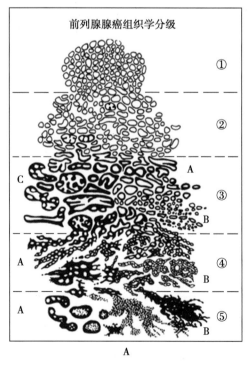
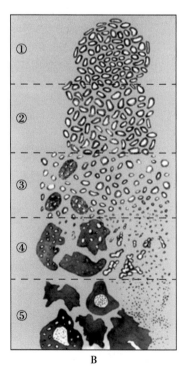
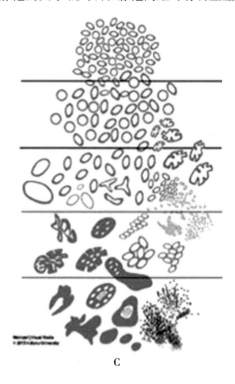

图 11-48　前列腺腺癌 Gleason 分级系统
A. 原先前列腺腺癌的 Gleason 分级系统图解;B. 2005 年修订版;C. 2014 年(ISUP/WHO)共识会议修订的 Gleason 分级系统图解

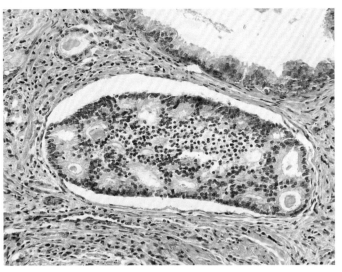

图 11-51 前列腺癌

Gleason 分级 4 级,呈筛状结构,与固有正常腺泡大小相似,周围轮廓平滑,圆整。HE 低倍

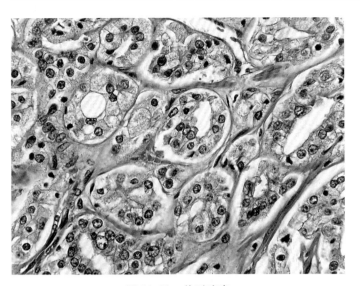

图 11-49 前列腺癌

Gleason 分级 2 级,为均匀分布,大小一致的小腺泡,取材自穿刺活检。HE 高倍

F11-49 ER

异。单个肿瘤性腺泡常常穿插在正常腺泡之间,腺泡可以有分支,但不融合(图 11-50)。与 2005 年的标准不同的是新修订的标准中认为所有的筛状腺体,无论其大小和轮廓是否规则,均定义为 4 级(图 11-51)。

4 级其最主要特点是腺泡融合,肿瘤边缘有浸润条、索,而不整齐。最主要的生长方式是呈筛状或腺腔形成差的腺体,也可以见到肾小球样的腺体,但取消了 2005 年标准中的超肾样结构(图 11-52)。

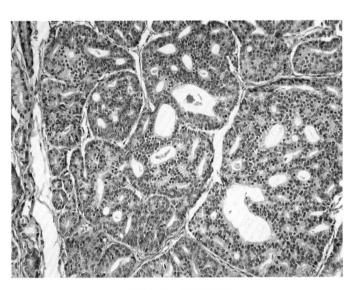

图 11-52 前列腺癌

Gleason 分级 4 级,呈融合性筛状结构,远比正常腺泡大,周围轮廓不规则。HE 低倍

F11-52 ER

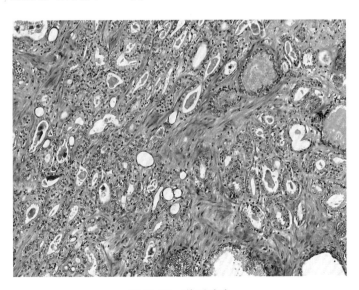

图 11-50 前列腺癌

Gleason 分级 3 级,腺泡大小不等,形状不一,腺泡间距明显差异

5 级其特点是腺泡融合成片、不形成腺腔;或癌细胞呈实性片状/巢状排列,肿瘤边缘似破布状,很不整齐;也可呈条索状、单个细胞;另外,任何的筛状结构伴坏死都被归为 5 级(图 11-53)。

对前列腺癌亚型的 Gleason 分级,一般不考虑细胞学特点,如泡沫状腺体,又如灶性黏液或胶原小体,而只依据其基本结构评分。如假增生亚型属于 3 级,导管腺癌是 4 级,黏液癌忽略黏液间质,根据细胞巢的结构诊断 3 级或 4 级。前

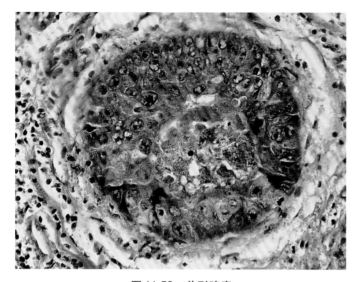

图 11-53　前列腺癌

Gleason 分级 5 级,很像乳腺粉刺癌,其中心区有坏死。HE 高倍

列腺癌的神经内分泌癌、尿路上皮癌、鳞癌以及转移性部位的前列腺癌以及激素或放疗后的前列腺癌不进行分级评分。

根据 2014ISUP 共识,针对不同的手术标本,在病理报告中运用 Gleason 分级系统的原则有些许不同:

在前列腺穿刺的标本中,即使仅见小灶的癌组织,也应进行 Gleason 评分,报告其总分。即使只有一种 Gleason 分级的小灶前列腺癌,也应报告其 Gleason 评级的总分。

在穿刺活检中,次要生长方式肿瘤成分的含量若<5%时,不计入评分。但若次要生长方式的评级高于主要生长方式者,则不管其含量多少,均需要报告其评级。

在穿刺活检中,出现第三种生长方式时,如兼有 3、4 及 5 级,对其最终评分应反映其主要生长方式及最高级的生长方式。

在前列腺根治切除标本中,如果出现两种生长方式,次要的成分是低级别,且含量<5%时,则可以忽略;如果次要成分是较高的级别,且含量<5%时,则建议使用报告第三种生长方式的形式。例如:GS 评分可以报告为 3+3 = 6,伴第三种成分 G4。

在根治标本中,出现三种生长方式时,如最少的成分不是最高级别,则可以忽略;如最少的成分是最高级别,且含量≥5%,则 GS 评分是最多的成分+最高级别的成分;如最少的成分是最高级别,且含量<5%,则 GS 评分是反映其主要和次要生长方式,并说明第 3 种生长方式的含量。

在新的共识中,还强调,无论在穿刺还是在根治标本中,评分为 7 分的诊断均应报告其中 G4 级成分所占的比例,因为其与患者的治疗方案的选择有关。

新版 WHO 分类还采纳了 2014 ISUP 共识中的一种新的分级系统,称为分级分组系统(grading groups),该系统依据 Gleason 总分和疾病的危险程度的不同,分为 5 个级别:①分级分组 1 组:Gleason 评分≤6;②分级分组 2 组:Gleason 评分3+4 = 7;③分级分组 3 组:Gleason 评分 4+3 = 7;④分级分组 4 组:Gleason 评分 = 8 分;⑤分级分组 5 组:Gleason 评分 = 9 或 10 分。这种更精确的分组可以准确反映生物学行为;另外,分成 1～5 级,其中 1 级对应 Gleason 评分 3+3 = 6,也有利于缓解高分化癌患者的焦虑,同时避免过度治疗。

【前列腺癌分期】　现已证实与前列腺癌预后有关的重要因素,包括术前血清 PSA 水平、组织学 Gleason 评分、TNM 分期以及手术切缘情况[59,75]。诊断前列腺癌时的血清 PSA 水平可作为评定预后的一项指标;可据此将患者分为不同的预后类别。治疗后血清 PSA 水平亦是监测患者肿瘤复发的重要指标。

根治性前列腺切除标本的 Gleason 分级评分是术后预示前列腺癌预后的最重要指标之一,前列腺癌穿刺活检标本的 Gleason 评分与前列腺腺癌放疗后的预后密切相关。

手术切缘的情况是手术后重要的预后参数,手术切缘阳性代表肿瘤未被完全切除,根治性前列腺切除标本中切缘可分为 3 类,不肯定、局限性及广泛阳性,其预后也依次变差。

前列腺癌的分期与预后密切相关。目前被泌尿外科及病理科医师广泛采用的是 TNM(2010)的分期系统[109]:T_1 及 T_2 期是前列腺内的腺癌,T_3 期是伴前列腺癌外侵袭的腺癌,T_4 期是侵犯膀胱或直肠的前列腺癌。T_1 及 T_2 期癌瘤只局限于前列腺内,临床上不明显,肛门指检摸不到,是因前列腺良性疾病而做经尿道前列腺切除的标本中发现的(T_{1a} 及 T_{1b}),或由于血清 PSA 升高,肛指检查摸不到,而通过穿刺活检发现的前列腺癌(T_{1c})。而 T_{2a}、T_{2b} 及 T_{2c} 则为在临床上已显现,且已由肛指检查证实。按 TNM 分期,T_1 期癌组织的含量少于前列腺标本总量 5% 者为 T_{1a},大于 5% 者为 T_{1b} 期。T_{1a} 期前列腺癌与 T_{1b} 期前列腺癌相比,除体积较小外,Gleason 分级较低,进展为临床前列腺癌的概率较低。T_{1b} 期前列腺癌可已侵入周边区,有 25% 的病例已侵入前列腺包膜(PT_3 期)。T_{1c} 期前列腺癌的分级各不相同,侵入包膜的概率更高,虽然肛诊摸不到肿瘤,实际上大多数已是临床癌了。T_{1a}、T_{1b} 和 T_{1c} 期前列腺癌的存活率依次递减。

所有前列腺癌(T_1、T_2 及 T_3 期)的 75% 源自外周区,20% 发生于移行区,偶尔发生于中央区。发生于外周区的前列腺癌向内可侵犯移行区或中央区,或沿包膜向下扩散,直到前列腺尖部。偶尔可向前侵犯含肌性成分的部分。癌瘤若局限于一侧(一叶),定为 PT_{2a} 或 PT_{2b}。若小于一叶的一半或一半,为 PT_{2a};若大于一叶之一半,为 PT_{2b};若肿瘤累及两叶则为 PT_{2c}。

侵犯包膜,只要不穿透包膜以及侵犯前列腺尖部均属 PT_2 而非 PT_3,PT_2 常见神经周围浸润。

前列腺癌向外扩展为 PT_3。前列腺癌侵透前列腺包膜,扩展至周围软组织为 PT_{3a},侵犯到精囊为 PT_{3b},外周区癌的进展常位于后外侧及前列腺尖部。移行区癌进展常发生在前肌性区,此区无明显包膜,有时难以确定有无前列腺外侵犯。显微镜下的膀胱颈累及属于PT$_{3a}$。

前列腺外侵犯常通过神经周围浸润累及前列腺外,有时呈局灶性,有时甚为广泛。

前列腺外侵犯常侵及精囊。癌瘤浸润精囊壁,才是真正的精囊侵犯,若仅侵犯精囊周围的软组织不算侵犯精囊(PT$_{3b}$)。

前列腺外侵犯常见阳性手术切缘,此种病例定为PT$_3$+。

PT$_4$为前列腺癌侵犯前列腺周围除精囊腺以外的结构,如外括约肌、肛提肌、膀胱、直肠或盆壁等。

五、前列腺其他类型的癌及其他肿瘤

前列腺其他类型的癌少见,占前列腺各种类型癌的5%~10%,此类肿瘤的预后一般较差,它们的鉴别诊断也不同于经典的前列腺癌。

(一)尿路上皮癌

尿路上皮癌[110]可原发于前列腺,来自尿道前列腺部与前列腺远端导管的移行部或前列腺导管的远端,因该处均被覆移行上皮。而更常见是继发的,在浸润性膀胱癌病例中,肿瘤累及前列腺者高达45%。由膀胱尿路上皮癌的直接侵袭或沿尿道、前列腺导管扩散而来。原发于前列腺导管的尿路上皮癌的组织学同膀胱尿路上皮癌。绝大多数为高级别肿瘤,且伴有原位癌,可见单个癌细胞在上皮层内呈Paget病样扩散,进而癌细胞充满前列腺导管,并发生粉刺样坏死。肿瘤侵袭间质时,可见肿瘤细胞呈不规则的小巢状、条索状或单个癌细胞浸润,并引起显著的增生性间质反应。浸润性尿路上皮癌中,常见鳞化和腺性分化,并侵犯淋巴管。偶尔尿路上皮癌可伴发腺泡腺癌。侵至前列腺的膀胱低分化尿路上皮癌,有时与低分化前列腺癌不易区分。除形态差别外,免疫组化有助于鉴别。低分化尿路上皮癌p63、GATA3常阳性,而低分化前列腺癌的PSA及PSAP常阳性。凡前列腺的尿路上皮癌侵犯前列腺间质者,其预后差。

(二)鳞状细胞癌与腺鳞癌

鳞状细胞癌与腺鳞癌[111]少见。多数来自于尿道周围的尿道周围腺体或前列腺腺泡,可能源于腺泡周围基底细胞的鳞化,其临床表现与典型腺泡腺癌相似,但血清PSA、PAP的浓度即使有转移时也可不升高。大约一半的病例有放疗或内分泌治疗的病史,也有伴发血吸虫病者,预后差,对去势治疗无反应。

【光镜】组织学与发生在其他器官的同型肿瘤相同,由不规则的呈条索状排列的恶性细胞组成,伴角化或鳞状分化。若癌巢中出现腺泡结构,应诊断为腺鳞癌。其腺泡成分的PSA(+),而鳞状细胞成分的PSA可(+)或(−),CK34βE12和p63可为(+)。此癌应与起源于尿路上皮而侵犯前列腺的鳞癌相区别,也应与梗死、放疗或内分泌治疗引起的腺泡的鳞状细胞化生鉴别。

(三)基底细胞癌

基底细胞癌[112]又称囊性腺样基底细胞癌。为来源于前列腺基底细胞的肿瘤,少见。血清PSA浓度不升高,具有潜在的侵袭性,呈浸润性生长,转移不少见。

【光镜】基底细胞癌有两种结构:囊性腺样和基底细胞样。前者为轮廓圆整的基底细胞团,其中有许多圆形小窗孔,窗孔中可见黏液。很像涎腺的同型肿瘤。基底细胞型则由大小不等的基底细胞巢组成;周边部呈栅栏状排列,这两种结构常同时共存,此瘤常有神经周围浸润。此瘤之免疫组化检测:CK34βE12(+),有的阳性着色于腔面细胞,有的位于基底部细胞。目前的研究显示基底细胞癌可以出现较强的HER2染色阳性,尤其是肿瘤巢的内层细胞,而腺泡腺癌是阴性的,也可用于鉴别[113]。基底细胞癌bcl-2及Ki-67均呈强阳性,有助于与基底细胞增生鉴别。

(四)神经内分泌肿瘤

2016版的前列腺肿瘤分类中对神经内分泌肿瘤分类进行一些更新,新分类中的神经内分泌肿瘤包括了普通前列腺癌伴神经内分泌分化、腺癌伴潘氏细胞样神经内分泌分化、类癌、小细胞神经内分泌癌和大细胞神经内分泌癌。其临床表现与典型前列腺癌一样,但在部分病例,可出现特殊的内分泌症状,如Cushing综合征、重症肌无力等。

【光镜】相当数量的普通前列腺腺泡腺癌中可以伴有散在的神经内分泌细胞(图11-54),在HE切片上不易观察,可以通过免疫组化CgA、syn、CD56来证实。多数研究显示是否伴有神经内分泌分化不影响预后,因此不建议对普通腺癌常规使用神经内分泌标记物标记。潘氏细胞样神经内分泌分化为首次提出,显著特征是细胞质内强嗜酸性颗粒,类似小肠的潘氏细胞,并表达神经内分泌标记物。可以见于各种分化程度的前列腺腺癌。类癌、小细胞神经内分泌癌[114]和大细胞神经内分泌癌镜下形态相似于肺及其他部位的同型肿瘤,在许多病例中,常伴发典型的前列腺腺泡腺癌,并见其过渡形态。一半左右的小细胞癌有腺泡腺癌的治疗史,而前列腺的大细胞神经内分泌癌更为罕见[115],目前报道的病

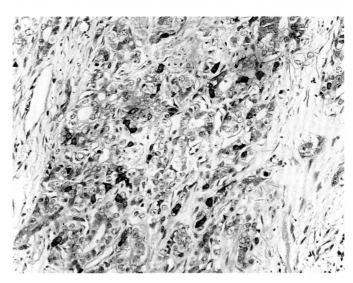

图11-54 前列腺癌的神经内分泌细胞分化
少数癌细胞突触素表达阳性。Syn免疫组化阳性。SP法高倍

例几乎均出现在前列腺腺癌雄激素治疗抵抗之后。小细胞癌和大细胞神经内分泌癌具有高度侵袭性,预后差。

前列腺的神经内分泌癌应与膀胱低分化癌、促成纤维细胞增生性小圆形细胞肿瘤侵犯前列腺及恶性淋巴瘤等小细胞肿瘤鉴别。瘤细胞 CgA(+)、Syn(+)、CD56(+)有助于神经内分泌癌的诊断。

(五)其他原发肿瘤[116-117]

前列腺乳头状腺瘤(prostatic papillary adenoma)为发生于前列腺尿道部的良性肿瘤,少见,为樱桃色乳头状病变,突入尿道腔内。病变由纤维血管轴心的乳头状叶片组成,表面被覆良性前列腺分泌上皮,核分裂罕见,很像结肠的腺瘤(图 11-55)。其与乳头状息肉的区别在于后者具丰富、宽广的纤维性间质。其与尿道乳头状腺癌的区别,应注意腺瘤基底部有无浸润。若有局灶性浸润应警惕为腺癌。

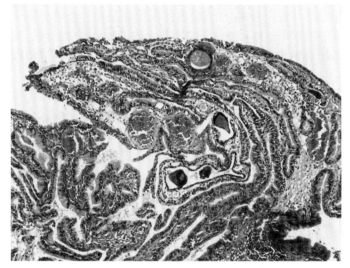

图 11-55 前列腺乳头状腺瘤
发生于前列腺部尿道,突入尿道内。HE 低倍

前列腺囊腺瘤又称巨大多房性囊腺瘤。是原发于前列腺罕见的良性上皮型肿瘤,发病年龄为 28~80 岁。可位于前列腺内或带蒂位于前列腺外,临床上常出现排尿困难。为多房性肿物,大小可达十几厘米,囊腔表面被覆前列腺性上皮,呈 PSA、PAP 免疫反应阳性,当肿瘤全部位于前列腺内时,和良性的前列腺囊性结节状增生很难鉴别。

前列腺特异性间质肿瘤(tumours of specialised prostatic stroma)是来源于前列腺特异性间质的肉瘤和相关的增生性病变,少见。1998 年将这些增生性病变分为:前列腺间质肉瘤及恶性潜能不定的前列腺间质肿瘤(stromal tumous of uncertain malignant potential,STUMP)两类[59,75]。

STUMP 的间质增生是肿瘤性的,有多种形式,共同的特点是特异性间质呈不同程度的增生。富于细胞的间质中,部分细胞有非典型性,同时混杂有良性的前列腺腺体。还有一种形式是局灶性间质增生明显,挤压并拉长前列腺腺管,形成像乳腺叶状肿瘤的形态。在 STUMP 中,间质细胞常无或

仅有少数核分裂,不见坏死。若叶状肿瘤中,间质细胞普遍呈恶性形态,细胞多形性明显,核分裂象多见,则为恶性,即前列腺特异性间质肉瘤(图 11-56)。

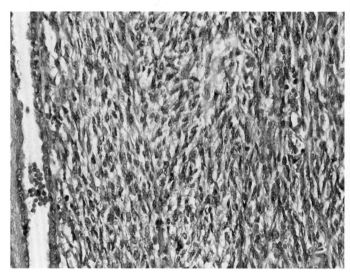

图 11-56 前列腺恶性叶状肿瘤
左侧为伸长的前列腺腺管,间质性肿瘤成分排列致密,增生活跃,有多数核分裂,宛似乳腺叶状肿瘤。HE 低倍

STUMP 及间质肉瘤中,CD34 均为阳性,藉此与其他非特异性间质肉瘤(如平滑肌肉瘤、横纹肌肉瘤)相鉴别。STUMP 及间质肉瘤均表达 PR。STUMP 对 Actin 呈阳性反应,而间质肉瘤为阴性反应。STUMP 是肿瘤性病变,可弥漫浸润前列腺,且常复发,但有的 STUMP 呈局灶性,临床上不进展也不复发,所以定为恶性潜能不肯定。

平滑肌瘤:真正的平滑肌瘤少见,要与前列腺良性增生时的间质平滑肌增生结节相区别。肿瘤结节直径至少 1cm,境界清楚,与周围间质无过渡,才可看作是平滑肌瘤。平滑肌瘤样结节中可见核深染、畸形的细胞,但不见核分裂,很像子宫的奇异型平滑肌瘤(图 11-57)。更严格的标准则认为前列腺平滑肌瘤只见于患前列腺结节状增生前的年轻患者,常为孤立性,不复发,其组织学同子宫平滑肌瘤。

其他良性肿瘤包括血管瘤、神经纤维瘤、孤立性纤维瘤、软骨瘤、颗粒细胞瘤、节细胞神经瘤、横纹肌瘤、纤维黏液瘤等,其组织学所见分别参阅软组织疾病、周围神经系统疾病及骨和软骨疾病章节。

其他恶性肿瘤包括平滑肌肉瘤(图 11-58)、横纹肌肉瘤、纤维肉瘤、血管肉瘤、软骨肉瘤、恶性纤维组织细胞瘤、血管周细胞瘤、滑膜肉瘤、恶性外周神经鞘瘤、骨肉瘤、恶性横纹肌样瘤、恶性间叶瘤、胃肠道间质瘤、副节瘤、恶性淋巴瘤及白血病、恶性黑色素瘤及卵黄囊瘤、精原细胞瘤等生殖细胞肿瘤等。

(六)转移性肿瘤

前列腺周围器官发生的肿瘤,如直肠和膀胱的恶性肿瘤,可通过直接侵袭方式累及前列腺。远隔脏器的恶性肿瘤

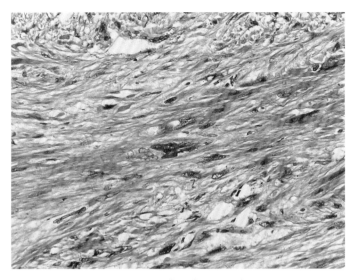

图 11-57　前列腺平滑肌瘤
散在核大深染的畸异细胞，未见核分裂，貌似子宫的畸异型
平滑肌瘤。HE 中倍

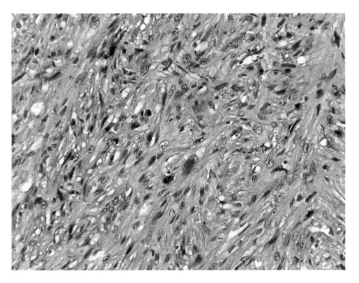

图 11-58　前列腺平滑肌肉瘤
束状排列的瘤细胞，细胞异型性明显，核分裂多见。HE
中倍

转移到前列腺的非常罕见，有肺的鳞状细胞癌、皮肤恶性黑
色素瘤及肾细胞癌等。

六、上皮异常及瘤样病变

（一）鳞状上皮化生

为腺泡和导管上皮被鳞状上皮代替。可见于炎症、梗死
灶周围、放疗及去势后，也常发生于保留导尿管患者的尿道
前列腺部。

【光镜】腺泡或导管的柱状上皮转化为鳞状上皮，于腺
泡或导管内见鳞状细胞团。鳞状化生的细胞，其胞质呈嗜酸
性或富含糖原而透明，胞核常皱缩而深染（图 11-59）。除梗
死灶周围及急性炎时，鳞状上皮很少角化。

此病变应与鳞癌或腺鳞癌相鉴别。在梗死灶周围发生
的鳞化，细胞生长活跃，应与鳞癌相鉴别。但前者无明显的

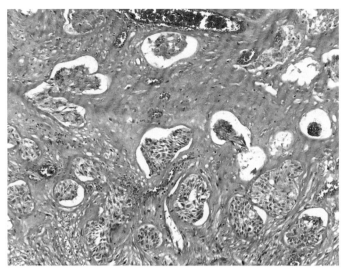

图 11-59　前列腺鳞状上皮化生
位于梗死灶旁。HE 低倍

细胞非典型性及无浸润生长的特点，且鳞癌一般不伴梗
死灶。

（二）尿路上皮化生

尿路上皮化生[118]指前列腺腺泡及中、小导管的柱状
上皮被尿路上皮（移行上皮）所代替。正常时，尿路上皮被
覆于尿道前列腺部并延伸到前列腺的较大导管，经中、小
导管移行为单层柱状分泌上皮，而后者是腺泡的被覆上
皮。尿路上皮与柱状上皮的交界部位不恒定。前列腺活
检中，约 1/3 病例出现尿路上皮化生，也多见于梗死灶周围。
尿路上皮化生常为镜下的偶然发现，除有时需与癌鉴别外，
无临床意义。

【光镜】可累及单个或数个腺泡。为多层上皮，细胞含
胞质较多，嗜酸或透亮，核呈长梭形，可见核沟，有时其表面
仍保留正常的单层前列腺分泌上皮。此不同于基底细胞化
生，后者的细胞较小，胞质少，核圆且无核沟。

化生的尿路上皮可呈增生状态，应与累及前列腺的尿路
上皮癌相区别，但前者不会出现明显的核异型性。与 HGPIN
的区别在于后者常有微乳头状、筛状等复杂结构，且细胞有
明显的异型性，可见大核仁，但不见纵行核沟。

（三）黏液上皮化生

黏液上皮化生（mucinous metaplasia）指腺泡表面的分泌
细胞被分泌黏液的细胞代替，在前列腺标本中，其发现率为
1%～8%，可伴有基底细胞的增生和萎缩。

黏液上皮化生的特点是富含细胞内黏液的柱状细胞代
替腺泡固有的分泌细胞，其核小，位于基底部，但基底细胞保
存。黏液染色化生细胞 PAS 及 AB-PAS（+）。但 PSA 及
PSAP（-）。黏液细胞化生需与 Cowper 腺及黏液型、泡沫细
胞亚型前列腺癌鉴别。

（四）前列腺萎缩及萎缩后增生[119]

前列腺萎缩无特异症状，发病率随年老而逐渐升高，好
发于外周区。

【光镜】萎缩的小叶结构表现为间质硬化及腺腔扩张。萎缩的囊性扩张的腺泡及导管的被覆上皮变扁,胞质少,核浓缩,核仁小而不明显,基底细胞仍保存,但可能不连续。前列腺萎缩与前列腺癌的鉴别诊断是前列腺病理诊断中的一个常见的陷阱,尤其是在小的穿刺活检标本上。尤其是部分性萎缩时,表现为小腺泡结构、淡染的胞质和增大的核仁更容易和 Gleason 3 的小腺泡腺癌混淆。而部分性萎缩的腺上皮有时也会出现 P504S 弱或中等程度的阳性,而基底细胞的标记物 P63、34βE12 也常常表现为断续或部分丢失。反之,萎缩亚型的前列腺腺泡癌表现出萎缩和微囊的特点,要与良性萎缩鉴别,注意到其显著增大的核仁和完全缺失的基底细胞是鉴别的关键。总之,在诊断时将各项指标综合考虑,必要时结合免疫组化,可以使大多数病例得到明确诊断。

萎缩后增生常伴发于前列腺萎缩的病例,发生于萎缩的基础上,此病变能见于各区,但好发于外周区。见于 2% ~ 3% 的前列腺活检中。

【光镜】见间质硬化的前列腺萎缩小叶的轮廓。其中有一个或几个萎缩的囊性扩张导管,萎缩小叶的周边多为簇状增生的腺泡(图 11-60)。增生的腺泡上皮细胞含中等量胞质,腔面有顶浆分泌小簇,其胞核增大,偶见较大核仁。腺泡基底细胞层断续存在。应与高分化前列腺癌鉴别:前者具良性的细胞学特点,没有大核仁,腺泡无浸润性生长或融合的生长方式,还有基底细胞层的存在。光镜下不能确定时,免疫组化染色可以显示基底细胞的存在而确定其增生的良性本质。

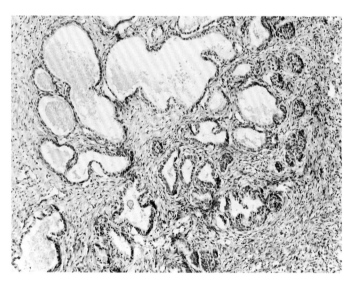

图 11-60 前列腺萎缩后增生
上方为几个扩张的萎缩腺管,小叶周边部为簇状增生的腺泡。HE 低倍

(五) 非典型腺瘤样增生

非典型腺瘤样增生(atypical adenomatous hyperplasia, AAH)[120-121]又名小腺泡增生(microacinar hyperplasia)。曾有人认为是癌前病变,但未被公认。好发生于移行区,常伴发良性结节状增生,或看作是结节状增生的一种病变,可多灶发生。

【光镜】为一群新生的、排列紧密的小腺泡,膨胀性生长,呈结节状,常位于结节状增生的周边或累及整个结节,可见与周围固有大腺泡移行。增生的腺泡被覆单层柱状或立方的胞质透亮的分泌上皮,细胞中缺乏大核仁(图 11-61)。仍有不连续的基底细胞层存在,必要时,可应用 CK34βE12 或 P63 抗体显示基底细胞的存在。

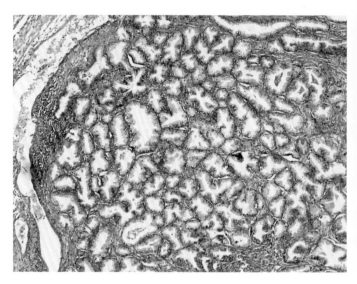

图 11-61 前列腺非典型腺瘤样增生(小腺泡增生)
为结节状增生的小腺泡,细胞中缺乏大核仁,仍有不完整的基底细胞层。HE 低倍

此病变应与前列腺萎缩后增生、硬化性腺病、特别是小腺泡前列腺癌鉴别。后者癌细胞内有大核仁,但无基底细胞层。

(六) 非典型小腺泡增生

非典型小腺泡增生(atypical small acinar proliferation, ASAP)[122]或称非典型腺体(atypical glands)。应该强调指出的是这个名称不是疾病分类学名词或一个独立的疾病实体,而是在前列腺穿刺活检中用来作为诊断的一个术语,包含了一组可疑为癌的增生性小腺泡,但因质或量的原因尚不足以诊断为癌的病变。归纳起来,ASAP 可包括下列情况:虽腺泡形态和核形态像癌,但病变腺泡数量太少,往往不超过 2 ~ 3 个;腺泡形态像癌,数量也不少,但细胞形态缺乏恶性特征,如大核仁;腺泡结构和细胞形态不像癌,但缺乏基底细胞;少数腺泡的结构和细胞形态像癌,但深切做免疫组化的病灶消失;腺泡形态和细胞形态像癌,但组织挤压变形,看不清细胞结构。

在穿刺活检中,增生性小腺泡集落常见,但不能将增生的小腺泡病灶均诊断为 AAH,只有看到整个或至少部分的增生的腺性病灶并伴有结节状增生时,才能诊断为 AAH,以免过多诊断 AAH 而漏掉腺癌。若少数或一堆增生性腺泡,怀疑有浸润，或核不规则但不严重，有核仁但不够大而明显时，不能确定为腺癌，但有可疑，可诊断为 ASAP，或诊断为 ASAP，疑为癌（图 11-62）。

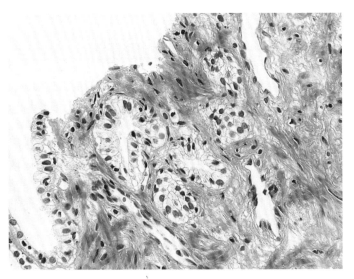

图 11-62　非典型小腺泡增生（ASAP，疑为癌）
4～5 个增生的小腺泡集落，腺泡只被覆一层分泌上皮，疑无基底细胞层，但免疫组化检测未做成。HE 中倍

（七）筛状增生（cribriform hyperplasia）

筛状增生（cribriform hyperplasia）[123] 或称透明细胞筛状增生（clear cell cribriform hyperplasia），少见，常与前列腺结节状增生伴发，好发于移行区。

【光镜】病变呈灶性或结节状，为较大腺泡内分泌上皮的增生，以形成筛状或窗孔样结构为特征，增生细胞胞质透明，故曾名为透明细胞筛状增生（图 11-63）。增生细胞完全呈良性形态，腺泡的基底细胞层完整。

【免疫组化】内层增生细胞的 PSA(+)，PAP(+)，外层基底细胞 CK34βE12(+) 或 P63(+)。

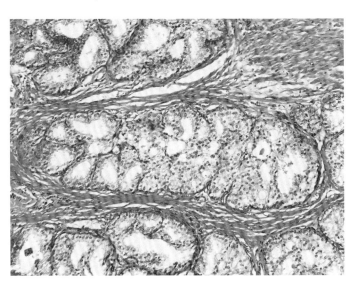

图 11-63　透明细胞筛状增生
较大腺泡的分泌上皮呈筛状增生，增生细胞胞质透明。HE 中倍

与具筛状结构的 HGPIN 鉴别，后者有明显的异型性。与具筛状结构的 Gleason 3 级或 4 级癌的鉴别，后者基底细胞层完全缺如，增生细胞有恶性的细胞学特征，特别是核大及大而明显的核仁。

（八）基底细胞增生

基底细胞增生（basal cell hyperplasia）[124] 不少见，好发于 60～80 岁，常伴发于良性结节状增生，好发于移行区。

【光镜】此病变可累及少数腺泡或整个小叶，甚至更大范围。表现为腺泡结构复层化，增生的基底细胞至少两层。基底细胞为大小一致的小细胞，胞质少，有小核仁，罕见核分裂。可为灶性偏心性或环绕四周，其腔面仍见分泌上皮（不完全性基底细胞增生）（图 11-64），增生明显时，可不见分泌上皮，呈筛状，此时，增生细胞常发生胞质透亮改变，有的甚至无腺泡结构，呈实性巢（完全性基底细胞增生），在增生病变周围，间质常有纤维组织增生或硬化。

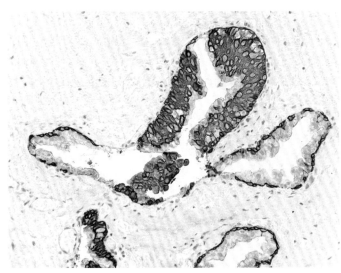

图 11-64　基底细胞增生
CK34βE12 免疫组化染色特异性地显示腺泡基底细胞，后者增生呈多层，其表层为不着色的分泌细胞。HE 中倍

筛状或实性基底细胞增生会与 Gleason 3 级筛状前列腺癌或筛状 PIN 混淆。筛状基底细胞增生，细胞无异型性，增生的细胞显示 CK34βE12(+)、P63(+)；而筛状癌则为 CK34βE12(-)、P63(-)；筛状 PIN 仅外周基底细胞 CK34βE12(+)；且癌及 HGPIN 还有明显的大核仁等细胞异型性。

（九）硬化性腺病

硬化性腺病[125] 常为经尿道前列腺切除标本的偶然发现，偶见于穿刺标本中，为间质增生结节，其中不规则分布着小腺体。

【光镜】单灶或多灶性病变，病灶一般不超过两毫米，为境界清楚的结节状病变，见排列拥挤的小腺泡位于增生的纤维-平滑肌间质中，中等大小的腺泡周围环绕有增厚的基底膜，宛似乳腺的硬化性腺病，故命名之。有时小腺泡腔扩张,腺泡上皮变扁,位于纤维交织的间质中,宛似腺瘤样瘤。有时,腺泡被增生的间质挤压变形,成索状、小簇状,甚至单个细胞,像浸润性前列腺癌。但腺病时,细胞核无异型,无大核仁,腺泡有外层细胞存在(伴有肌上皮分化的基底细胞),后者可能不明显,可用免疫组化法显示,S-100 阳性可证实肌上皮分化的存在,同时其分泌细胞 PSA(+)、PAP(+)。硬化性腺病是前列腺的上皮增生性良性病变中唯一显示基底细胞伴肌上皮分化的一种病变,要与小腺泡型的前列腺癌鉴别。

(十) 肾源性腺瘤

肾源性腺瘤(nephrogenic adenoma)[126]或称肾源性化生(nephrogenic metaplasia),最常见于膀胱,也可发生于被覆尿路上皮的其他部位,如肾盂及尿道。发生于前列腺者,实起自尿道前列腺部或尿道上皮直下,偶尔可长入前列腺,可在经尿道切除的标本和活检中见到。成年患者以男性为主,儿童中以女孩多见。病者常有先前手术、尿路外伤、感染及结石病史。症状无特异性,常为血尿、尿痛、尿频、尿急及耻骨上痛。过去曾认为是真性肿瘤,实为非肿瘤性上皮病变,由立方细胞和小管组成。大多数呈外生性生长,呈乳头或息肉状,有蒂或无蒂。

【光镜】尿路表面的移行上皮被单层立方细胞代替,继而增生深入尿路上皮下,呈小管状,比腺泡还小;有时呈小囊;内覆立方细胞、鞋钉样细胞,以及含黏液的印戒细胞,相邻间质常有炎细胞浸润,伴多量淋巴细胞及浆细胞。

应与小腺泡型前列腺癌鉴别,其小管比腺泡还小,且常有微囊,后者衬以鞋钉样细胞,此均不同于前列腺癌之腺泡,再者其表达肾源性标记物 PAX-8、PAX-2,不表达 PSA 和 PAP,不同于前列腺癌分泌上皮属性的表现。P504S 在前列腺癌中表达率高,但在肾源性化生中,其阳性率也达80%,故在两者鉴别上无帮助。

(十一) 前列腺米勒管囊肿

前列腺米勒管囊肿(prostatic mullerian duct cysts)[127]为真性囊肿,属先天性,来自米勒管残留,位于前列腺的背部,在前列腺与膀胱之间,是中线囊肿。常与膀胱壁、精索、附睾的米勒管囊肿多灶同时发生。

【光镜】囊壁被覆扁平或矮立方上皮,上皮下有胶原纤维,囊内充以清亮或巧克力色液体。有时难与后天性前列腺潴留囊肿相区别,后者发生于前列腺萎缩或良性增生时,可多发,体积小,被覆前列腺分泌上皮。

(十二) 乳头状增生

乳头状增生(papillary hyperplasia)[128]又称为前列腺尿道息肉,为前列腺分泌上皮的乳头状增生,突入精阜部尿道,好发于30～40岁。常出现血精、血尿,是年轻人血尿的常见原因。

【光镜】呈乳头状,息肉间质中有腺样结构深入,后者被覆着前列腺分泌上皮,或兼有前列腺上皮和尿路上皮。腺样结构有两层上皮,内层上皮与前列腺分泌上皮相似,以及位于周围的扁平的基底细胞层。呈良性形态特征,这一点与

常生长于相同部位的息肉状前列腺导管腺癌鉴别时很重要。也不同于发生该部的乳头状腺瘤,后者具纤细的纤维血管轴心,不像息肉中含大量间质,且呈大小不等的息肉状或乳头状外形。

(十三) 蓝痣和黑色素沉着症

蓝痣和黑色素沉着症[129]主要临床表现为尿路梗阻,临床上一般疑为前列腺良性增生。

【大体】蓝痣在前列腺切面上为界限不清的黑色灶。

【光镜】相似于皮肤的蓝痣,痣细胞为增生的梭形细胞,具树突状的长突起,胞质中有黑色素颗粒,这些色素颗粒有时也见于细胞外。此种色素颗粒组化染色(Fontana-Masson 染色)阳性,免疫组化 S-100 阳性,电镜下看见不同期黑色素小体。

黑色素沉着症或黑变病为黑色素沉着于前列腺分泌上皮内,可伴有或不伴有黑色素在前列腺间质的沉着。

(十四) 手术后梭形细胞结节

手术后梭形细胞结节(postoperative spindle cell nodules)[130]为梭形的肌成纤维细胞增生性病变,常见于泌尿道或女性生殖道手术部位,大多发生在术后三个月内。

【光镜】增生的梭形细胞,交叉成束,核分裂多见,像肉瘤,但细胞缺乏明显的非典型性,且富于血管,多量急慢性炎细胞浸润。小的出血灶,轻到中度水肿,间质灶性黏液水肿,有时还见到过去手术的遗迹,病灶中心为纤维素样坏死及坏死的上皮碎屑及间质成分。类似的病变也见于穿刺活检后,表现为不规则形或匍匐状组织缺损,周围绕以肉芽或纤维化,并有含铁血黄素沉着。增生的梭形细胞具有肌成纤维细胞的免疫组化及超微结构特点。

【免疫组化】CK(+),Vimentin(+),SMA(+),S-100(−)。

最需与平滑肌肉瘤相鉴别,后者细胞非典型性更明显,有坏死,浸润性生长,缺乏梭形细胞结节中丰富的血管网,最主要的是,患者无近期手术史将有助于肉瘤的诊断。

(十五) 前列腺癌的内分泌治疗及放射治疗效应

前列腺癌患者常接受抗雄激素和(或)放射治疗,通过对癌细胞的杀伤作用而收到疗效。上述治疗措施能引起癌组织明显的结构及细胞核的改变,从而引发癌的诊断和鉴别诊断问题。

抗雄激素治疗能使肿瘤性腺泡萎缩、变小。癌细胞胞质内出现小泡,后者融合形成大而肿胀的气球样细胞或黄瘤样细胞。核常偏位、固缩而深染(图 11-65)。发生这种变化的癌细胞脱落到恶性腺泡的腺腔中,很像组织细胞和淋巴细胞。腺泡间质细胞也可出现小空泡,间质发生黏液变,还可出现腺体鳞化。抗雄激素治疗也可引起非肿瘤性腺体的萎缩和基底细胞增生。

放疗后,短期内癌瘤并不消退,所以一般建议要间隔6个月或12～18个月后才取活检,观察其疗效。放疗后多数肿瘤的主要变化是肿瘤性腺泡数目减少、萎缩、皱缩和变形。瘤细胞的核染色质浓缩、消失、深染,核大小不一,核形不整

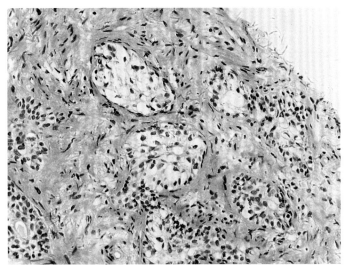

图 11-65　内分泌治疗对前列腺癌的效应
前列腺癌细胞胞质透明、肿胀，呈气球样，核浓缩，间质细胞出现小空泡。HE 中倍

齐，核仁常消失，胞质空泡变（图 11-66）。另可见基底细胞增生及鳞化、间质纤维化及血管硬化[92-93]。放疗后瘤细胞 PSA 及 PSAP 均（+），这对硬化间质中识别包括单个残存的瘤细胞很有用。

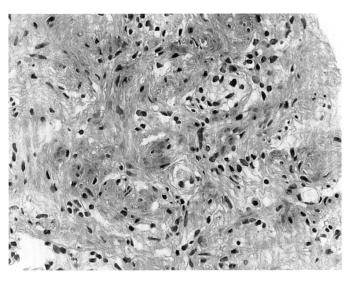

图 11-66　放射治疗对前列腺癌的效应
前列腺癌性腺泡萎缩、变形，癌细胞核浓染、大小不一，核形不整齐。HE 中倍

一般认为，对内分泌治疗及放疗后的前列腺癌不再进行分级。

第三节　精囊及尿道球腺

一、炎　　症

精囊及尿道球腺的急性和慢性炎症多继发于尿道炎和前列腺炎，常为化脓性，可形成小脓肿。可因尿道或流出道

梗塞而形成潴留性继发性囊肿，后者常为单房，可达数厘米，外绕纤维性囊壁，内含琥珀色液或血性液，囊壁被覆多层立方上皮，上皮可完全脱失。

精囊可发生结石和结核。

二、先天性囊肿

先天性精囊囊肿，因中肾管发育异常所致，常与精囊腔或输精管腔相通，常伴发同侧肾、膀胱、输尿管发育障碍[131]。常见于三十岁左右的年轻人，出现会阴痛、尿频或便秘。

【大体】常为单侧、单房，偶可为多房。囊肿常较小，但亦可达数厘米。囊壁薄，内含琥珀色液体。

【光镜】囊肿表面被覆扁平、立方上皮，相似于精囊的上皮，其壁较薄，为纤维肌性组织，腔内常含精子。

常需与发生邻近部位的前列腺囊肿和米勒囊肿鉴别。

三、肿　　瘤

（一）精囊囊腺瘤

精囊囊腺瘤[132]为上皮性肿瘤，但切除不净可复发。多见于中年男性，可出现血精或耻骨上痛，有的是肛门指检时偶然发现。

【大体】为多房性病变，大者可达十余厘米，囊腔内含清亮至棕黄色胶状液体。

【光镜】囊壁有良性扁平或立方上皮被覆，囊壁由纤维肌组织组成，囊内含黏液，被覆上皮含脂褐素，相同于正常的精囊上皮。

应与纤维腺瘤以及由发育异常引起的先天性多房性囊肿相鉴别。

（二）精囊腺癌

原发性精囊腺癌[133]罕见，常出现尿路梗阻症状，偶尔可出现血尿、会阴疼痛及血精。肛门指检发现无痛性肿块，位于前列腺上方或与之相连。预后差。就诊时，大多数患者已有转移，诊断后存活往往不到 3 年。

【大体】为较大的不规则肿块，质韧，坏死常见。

【光镜】典型者为管状乳头状癌，但可为实性巢或条索状的低分化腺癌，也有产生细胞外黏液的胶样癌，还有透明细胞及鞋钉样细胞组成的管状乳头状腺癌。癌细胞中有时有棕色的颗粒。此癌的免疫组化为 PSA（-）和 PAP（-）；但 CEA（+）和 CA125（+），与源于米勒管囊肿的表达不同；CK7（+）与许多前列腺癌表达不同及 CK20（-）与膀胱及直肠癌不同。

此癌应与来自邻近器官（如前列腺、膀胱及结直肠）的腺癌相鉴别。若精囊腺和前列腺同时被累及，则很可能来自前列腺。仅有乳头状结构或肿瘤内有脂褐素不宜作为精囊癌的依据，因前列腺癌同样可出现脂褐素，有些报道的精囊癌实际上为前列腺癌。

（三）精囊其他肿瘤

其他少见的恶性上皮性肿瘤有小细胞神经内分泌癌、鳞

状细胞癌及类癌。

原发的精囊间质肿瘤罕见,有平滑肌瘤、孤立性纤维瘤、恶性纤维组织细胞瘤、血管肉瘤、平滑肌肉瘤、血管外周细胞瘤等。

转移性肿瘤:继发性累及精囊的癌,大多是前列腺癌、膀胱癌、直肠癌的直接蔓延,真正的转移到精囊的肿瘤更少见,有报道来自睾丸的畸胎瘤、肾细胞癌、腹腔内的类癌。

(四)尿道球腺腺癌

尿道球腺腺癌[134]发生于尿道球腺(Cowper腺),罕见。见于老年人,患者有会阴部疼痛和尿路阻塞,肛门指诊可于前列腺下端摸及肿块,可浸润至会阴皮肤,引起溃疡。

【大体】肿块较小,一般不会超过5cm,质硬,灰白色,有钙化、坏死及囊性变。

【光镜】呈乳头状腺癌、腺样囊性癌,或腺泡型、小管状腺癌结构,多局部浸润。沿淋巴道转移,可达盆腔淋巴结,血道转移可到肺、骨及皮肤。

第四节　阴　茎

一、炎　症

(一)龟头-包皮炎

龟头-包皮炎(balanitis-posthitis-balanoposthitis)是阴茎常见的一种炎性病变,可累及阴茎龟头或包皮,或两者。在多数病例找不到特殊的病原菌,是一种化脓性炎症。一般不做活检,只有产生溃疡或临床怀疑恶性病变时才作活检。

(二)尖锐湿疣

由人类乳头瘤病毒引起的炎性病变,在阴茎的好发部位依次是龟头、包皮、尿道口及阴茎体。

【大体】早期的病变呈小斑状,典型者为乳头状或菜花状赘生物。

【光镜】与女性生殖道的湿疣相同,表现为角化亢进及角化不全、乳头状瘤病、成簇的挖空细胞、双核细胞及炎细胞浸润(图11-67)。有一种湿疣长得特别巨大——巨大尖锐湿疣,又称Bushke-lowenstein瘤,见于年龄较大的患者,病变存在较久,病灶一般大于5cm,其镜下所见除与一般尖锐湿疣相似外,上皮增生性乳头状瘤改变特别严重,且对上皮下间质的球状扩张也特别明显。有些病例存在混合的组织学形态,在良性湿疣区域混存有灶性非典型上皮细胞甚至高分化原位癌,并且观察到在混合性肿瘤病变中,良性湿疣、湿疣样癌和基底样细胞癌或典型鳞癌,由一种形态向另一种形态过渡的特点。虽过去认为巨大湿疣是一种湿疣性癌或疣状癌[135],但目前确信巨大湿疣与疣状鳞癌是不同的病变[59,75],正确的诊断需要多处活检。

【免疫组化】原位杂交及PCR检测,大多数病例HPV 6和11型阳性(图11-68)。

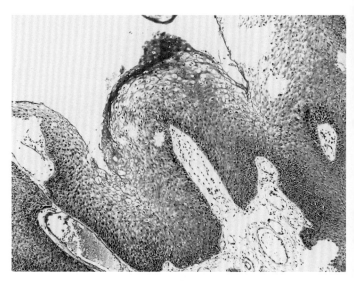

图11-67　阴茎尖锐湿疣
位于龟头,见多量挖空细胞。HE 低倍

F11-67　ER

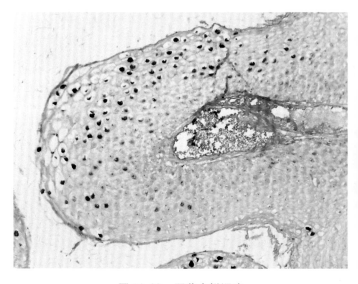

图11-68　阴茎尖锐湿疣
挖空细胞中存在HPV的DNA。原位杂交:HPV 6,11型+,低倍

(三)梅毒及其他性病

1. 梅毒　阴茎是梅毒初期感染灶即硬性下疳的常见部位,可位于龟头、包皮或冠状沟处,偶可发生于尿道内或阴茎体上;第二期梅毒疹也可见于阴茎,第三期的梅毒的树胶样肿发生于阴茎者极少见。

硬性下疳为单个、圆形、无痛性溃疡,边缘整齐,与周围黏膜或皮肤境界清楚,基底硬韧,以溃疡渗出物作涂片,用Warthin-starry银染法可发现多量梅毒螺旋体。

【光镜】是一种以渗出和增殖为主的炎症。渗出的成分中以浆细胞为主,还散在一些淋巴细胞和单核细胞。增殖性变化主要表现为小血管内皮肿胀,纤维细胞增生,致使管壁增厚,管腔狭窄,呈闭塞性血管炎改变。以浆细胞浸润为主的炎症及闭塞性血管炎,结合患者冶游史或渗出物中找见梅毒螺旋体,可作硬下疳的诊断。

2. 其他性病 有淋菌性尿道炎、花柳性淋巴肉芽肿、软下疳、生殖器疱疹等。

（四）干燥性闭塞性龟头炎

干燥性闭塞性龟头炎(balanitis xerotica obliterans)[136]又名硬化性及萎缩性苔藓(lichen sclerosis and atrophicus),近来后者有取代以前名称的趋势。主要累及包皮或龟头,相当于女阴的硬化性或萎缩性苔藓,可引起包皮退缩困难,伴包皮开口或尿道口狭窄。

【大体】在包皮或龟头特别在尿道口周围有灰白色、不规则的萎缩灶,病变严重者,包皮的黏膜皱襞消失,因该处的弹力纤维被纤维组织所代替。

【光镜】表皮明显萎缩伴角化亢进,基底细胞空泡变,其特征性改变是固有层的广泛纤维化,致密的胶原纤维嗜酸性变,伴非特异性淋巴细胞浸润。病变位置较浅,不超过3~4mm深,常不累及白膜及阴茎海绵体。

（五）阴茎纤维性海绵体炎

阴茎纤维性海绵体炎(fibrous cavernitis)[137]又称Peyronie病或阴茎纤维性硬结症。患者多见于20岁以上,平均年龄53岁。阴茎勃起时疼痛或向背侧弯曲。阴茎松软时,病变可不明显,但勃起时在阴茎背侧有一个2~4cm的硬性斑片区,可疑似肿瘤,实为阴茎白膜的纤维瘤病。

【光镜】初期病变累及白膜下,继而深入海绵体中隔,形成局灶性致密的纤维增生性结节,与身体其他部位的浅部纤维瘤病相似,但含细胞成分更少,硬化程度更明显。早期时血管周围可伴淋巴细胞浸润。偶尔见钙化及骨化。

（六）特发性阴茎坏死

特发性阴茎坏死[138]又称Fournier坏疽及Corbus病。Fournier坏疽的特点是以男性生殖区为中心的坏死性筋膜炎,可扩延及邻近皮肤及前腹壁。病因不明,或伴发于多种虚弱的病况或HIV感染。病变最常累及阴囊,但也可累及阴茎,呈现坏疽性或坏死性龟头炎,后者又称Corbus病。这在临床上可很明显,有时可疑为肿瘤性坏死,但在镜下即可除外。

【光镜】可见龟头完全坏死,并累及尿道。并见Buck筋膜出血,符合坏死过程由筋膜扩散的形态改变。

二、癌前病变

阴茎上皮内瘤变(penile intraepithelial neoplasia, PeIN)[139-141]是癌前病变的组织谱,与女生殖道的外阴、宫颈的同名病变相对应,表现为上皮成熟障碍、细胞极性异常及核的非典型性。过去曾名为轻、中、重度异型增生,及原位癌;或者阴茎上皮内瘤变Ⅰ、Ⅱ、Ⅲ。在最新的2016版WHO阴茎肿瘤分类中认为PeIN是明确的癌前病变,因此无需再分级。但却根据和HPV感染是否相关,分为HPV相关性PeIN和非HPV相关性PeIN。非HPV相关性PeIN是分化型PeIN,HPV相关性PeIN包括了基底样型和湿疣样型。Queyrat红斑、Bowen病属于临床诊断,病理上均对应着PeIN。Queyrat红斑临床上常用于龟头及包皮,而Bowen病常用于阴茎体。鳞状上皮内病变之近旁常伴有浸润性鳞癌。Queyrat红斑及Bowen病有5%~10%将演变为浸润性鳞状细胞癌。WHO把巨大湿疣看作阴茎癌前病变。

【大体】Queyrat红斑是湿润红色的;Bowen病呈红色或白色。病变为孤立的疹或为斑片状病损,大小为0.5~1.0cm;若病变弥漫,境界不整齐,可为多灶性。若病变较轻时(低、中度鳞状上皮内瘤变),临床上病变可不明显,或为白斑。

【光镜】分化型PeIN:最主要的特征是上皮层增厚,上皮脚下延,基底层细胞有异型性,从基底到表面,瘤细胞有逐渐成熟倾向并出现角化不全细胞,与其邻旁的浸润性鳞癌的形态相当。总的来讲,由于分化型PeIN的异型性不太显著,有时和鳞状上皮的反应性增生、假上皮瘤样增生和硬化性苔藓不易鉴别。分化型PeIN通常HPV阴性。基底细胞样型:鳞状上皮的角化层较薄,上皮主要由体积较小的不成熟的非典型基底细胞组成,表面平坦,基底部上皮脚向下增生,与见于女阴者相似,60%伴浸润性基底细胞样鳞癌。常常HPV16阳性。疣状型:表面常呈角化不全或角化亢进,伴明显的核的多形性、异常核分裂、不典型的挖空细胞,表面常呈乳头状,病变基底部常示上皮脚增宽,HPV阳性,可以检测到多种病毒亚型。除以上三种常见类型,还有一些少见的PeIN类型,包括多形性、梭形、透明细胞型和pagetoid样型。需要注意的是在同一病例中,可同时出现不同类型的PeIN。

三、肿　瘤

阴茎恶性肿瘤中,以鳞状细胞癌为最常见,占阴茎恶性肿瘤的绝大多数,新版WHO分类中将HPV感染明确作为了阴茎鳞状细胞癌的重要病因,并据此将其分为非HPV相关性鳞状细胞癌和HPV相关性鳞状细胞癌两类。按照组织学分类,非HPV相关性鳞状细胞癌中包括了普通型、假增生性癌、假腺性癌、疣状癌、隧道样癌、乳头状癌、腺鳞癌、肉瘤样癌等类型。该组肿瘤常p53蛋白表达,但p16蛋白阴性。HPV相关性鳞状细胞癌包括了基底样型、湿疣样型、湿疣-基底样型、乳头-基底样型、透明细胞鳞状细胞癌、淋巴上皮瘤样癌等。常常p53蛋白不表达,但p16过表达。

【大体】发生部位依次为:阴茎龟头(80%)、包皮黏膜(15%)及冠状沟黏膜(5%)的鳞状上皮。发生于包皮及阴茎体皮肤者罕见。发生于包皮黏膜者,预后最好,在形态上恶性度较低,且侵犯阴茎浅部结构。发生于冠状沟者最易发生转移,因为早期侵犯纤维血管组成的Buck筋膜。

鳞状细胞癌有不同的生长方式:表浅播散型约占三分之一,瘤灶扁平,沿水平扩展,侵犯阴茎浅层结构,常为高、中分化的癌。垂直生长型约占20%,肿瘤向深部作垂直方向生长,常为分化差的癌,淋巴结转移率高。疣状型占25%,表面呈疣状,包括疣状癌、湿疣样癌及乳头状癌,均为高分化的癌,淋巴结转移率低。其余为混合型占10%～15%,为上述三型之混合,见于同一瘤灶。

【肿瘤扩散】阴茎癌可循淋巴或血运扩散,发生转移。淋巴结转移最初局限于腹股沟后内象限的浅表腹股沟淋巴结,这是其前哨淋巴结,然后转移到深部腹股沟和骨盆淋巴结,最后到达腹膜后淋巴结。血行转移发生较晚,常累及肝、胸部、肺和骨。

【预后】影响转移的因素有:肿瘤大小、原发灶的部位、生长方式、组织学分级,以及侵袭深度等。疣状型癌的预后最好。浅表生长者的预后中等。垂直侵袭性生长者的预后差。

(一) 非HPV相关性鳞状细胞癌

普通型鳞状细胞癌[142]除外了其他的组织学亚型,可见不同程度的分化。

【光镜】大多数属高、中分化的癌。高分化者约占三分之二,中分化者约占三分之一,仅个别实性的非角化型病例属低分化。有的癌细胞因富含糖原而胞质透亮,癌旁常见异型增生及原位癌。早期浸润癌时,癌细胞从异型增生的上皮层向固有层作出芽性生长,常伴慢性炎细胞浸润的间质反应。继而不规则的角化或非角化的癌巢向周围或深部浸润,癌巢多不规则,基底细胞层不明确(图11-69)。有的癌巢出现假腺样结构,即癌巢中央出现腔隙,宛似腺腔。腔隙中或空虚或为角化物或炎细胞或坏死碎屑,腔隙周围被覆扁平状的鳞状细胞。肿瘤浸润固有层或尿道海绵体,可以是单个细胞,小的细胞巢或大片侵入,侵及阴茎海绵体者少见。浅部的浸润常是高分化成分,深部浸润常呈低分化。

此型癌最需与阴茎假上皮瘤性增生相鉴别,后者增生的棘细胞层形成细长的上皮脚,互相融合,搭连成桥,在切面上宛似上皮巢的间质浸润,但这种上皮巢排列规则,形态良性,巢周围细胞常具栅栏状排列,而周围间质缺乏增殖性间质反应及炎细胞浸润。

假增生性癌[143]是一种多灶的,分化非常好的鳞状细胞癌,常见于老年患者。

【光镜】可见向下延伸的不规则的鳞状上皮巢,分化很好,边界清楚,且间质反应不明显,类似于假上皮瘤样增生,常常周围伴发硬化型苔藓改变。

该肿瘤通常表浅,侵犯深度很少超过包皮的内膜。尚未见有脉管和神经侵犯的报道。

假腺样癌[144]特征是形成假腺样的腔隙,伴有明显的皮肤棘层松解,是一种侵袭性肿瘤。

【光镜】典型的呈现"蜂巢状"表现,腺样的腔隙衬覆异型性的柱状或立方上皮,腔内见坏死物。周围多伴有分化差

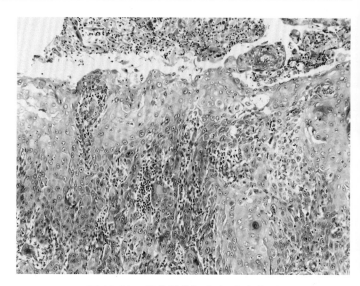

图11-69 阴茎鳞状细胞癌,非角化型
浸润深部组织。HE 低倍

F11-69 ER

的鳞癌结构。

该肿瘤侵袭性较强,具有较强的淋巴结转移率和死亡率。

疣状癌[145]为分化很好的外生性乳头状肿瘤,一般瘤体>3cm,常见于龟头,也可累及包皮及冠状沟。常为单灶性。

【光镜】乳头状瘤性增生,棘细胞层肥厚及角化亢进很明显,乳头内几无或仅含纤细的纤维血管轴心,表层可见空泡细胞,此细胞不同于湿疣样癌的挖空细胞,瘤细胞分化好,细胞间桥明显,几无非典型性,基底部也罕见核分裂象,肿瘤基底较宽,向固有层作推挤式侵袭性生长,其前缘呈球形,与固有层的界面整齐,在分界面可有致密的炎细胞浸润。

此癌生长缓慢,可局部复发,主要原因为原发灶切除不彻底所致,不发生所属淋巴结及远处转移。

应与湿疣状癌及乳头状鳞癌鉴别,因三者多呈乳头状生长,其区别要点是,疣状癌无湿疣样癌那样的非典型挖空细胞及无参差不齐的浸润性生长前沿;与乳头状癌的区别在于后者有明显的浸润性生长,而非推挤式整齐的前缘。

隧道样癌[146]是疣状癌的一个亚型,特征性的迷宫样生长方式,好发于70岁以上的老年男性。

大体特征即很显著,疣状外生性肿瘤,切面很有特点,可以见到一些不规则的、狭长的肿瘤性窦道形成迷宫样结构。镜下,肿瘤的组织学特征类似于疣状癌,但显著的呈现内生性生长方式,向四周推挤,没有空泡样细胞,可伴有灶状浸润性鳞癌。

属于分化好的鳞癌,不伴有脉管、神经侵犯,没有转移的

报道。

乳头型鳞状细胞癌[147]亦称非特殊型乳头状癌(papillary carcinoma,not otherwise specified),是乳头状生长的外生性鳞状细胞癌,与HPV感染无关,是阴茎最常见的乳头状生长的癌。好发于60岁左右,5年存活率近90%。

【大体】瘤体较大的菜花状肿瘤,好发于龟头和包皮,偶尔单独发生于冠状沟。切面,肿瘤基底部不整齐,可见侵入白膜、阴茎海绵体,偶尔侵入尿道海绵体及包皮,侵入尿道者罕见。

【光镜】为高分化或中分化的乳头状鳞癌,伴棘层肥厚及角化亢进。乳头可长可短,其顶端可尖可钝,常有纤维血管轴心。在相邻乳头间常见广泛角化(角化湖)。肿瘤基底部不整齐,见肿瘤侵入其下的间质。若乳头的基底呈球状出芽生长时,不应认为是真性浸润。前者细胞巢境界清楚,周边部细胞栅栏状排列,巢中央常有角化,而无间质反应;侵袭性癌巢则轮廓不整形,细胞学具非典型性,且有间质反应。

应与疣状癌与湿疣样癌鉴别,湿疣样癌有明显的HPV感染的细胞学改变,疣状癌细胞分化好,基底部向间质呈挤压式生长,与乳头状癌不同,后者与间质交界面参差不齐。

腺鳞癌:鳞状细胞癌伴有黏液或腺样特征。非常少见,临床特征无特殊,常见发生于龟头、冠状沟和包皮。

【光镜】鳞状细胞癌和腺癌成分混杂生长,腺癌区域可以有黏液性上皮,黏液性成分免疫组化可以CEA阳性。

肉瘤样鳞状细胞癌(梭形细胞癌)好发于龟头部,伴深部浸润及淋巴结转移,以及远处血行转移,预后差。

【光镜】为高级别鳞癌,常伴有未分化的非典型的梭形细胞,形似纤维肉瘤或平滑肌肉瘤,梭形细胞成分中有异源性分化潜能,有报道出现骨肉瘤者。免疫组化对与肉瘤和梭形细胞恶性黑色素瘤的鉴别有帮助。

混合性癌:大约1/4的阴茎癌由多种类型的癌混合组成。在典型的疣状癌可有中-高分化的鳞癌存在(即混合性疣状癌),此癌具转移潜能。湿疣状-基底样癌中,腹股沟淋巴结转移率高。其他已知的混合性癌有:腺癌和基底样细胞的腺基底样细胞癌及鳞状细胞、神经内分泌癌。

(二)HPV相关性鳞状细胞癌

基底样鳞状细胞癌(basaloid carcinoma)[148]是与HPV感染相关性的鳞癌,占阴茎癌的5%～10%,瘤体大,长于龟头,继而扩及冠状沟、包皮,偶尔累及阴茎体的皮肤,三分之二的患者在就诊时就有腹股沟淋巴结转移,预后较差。

【光镜】癌组织呈实性巢或片状,由排列致密的未分化基底细胞样小细胞组成,有的癌巢中央有坏死,像粉刺癌,癌巢与周围间质间常出现人工收缩的空白带,巢周围细胞排列不明显,巢中常见角化。常向深部作垂直生长,侵犯阴茎及尿道海绵体。常见神经周围浸润及血管受侵。

基底细胞样鳞癌不同于基底细胞癌,后者发生于阴茎体部而非龟头部,巢周围细胞栅栏状排列常见。与尿路上皮癌的区别,在于后者瘤细胞有纵形核沟,瘤细胞异型性更明显,

且在尿道常有乳头状结构或原位癌。

乳头-基底样鳞状细胞癌属于基底样鳞癌的乳头状亚型,呈外生性或外生内生性共存的乳头状生长方式。乳头有纤维血管轴心,被覆体积小的基底样细胞。p16蛋白常弥漫强阳性,HPV16是最常见的病毒亚型。

湿疣样鳞状细胞癌(warty/condylomatous carcinoma):为低度恶性的阴茎肿物,与HPV感染相关,呈乳头状生长,具癌的细胞学及结构特点。此癌生长慢,约占阴茎癌的6%,占疣状肿瘤的20%～35%,最常见于龟头,常多发,腹股沟淋巴结转移少见。

【大体】呈菜花状外生性肿物,瘤体大,切面常呈乳头状生长,其底部境界虽清楚,但参差不齐。常累及阴茎海绵体,但很少累及尿道海绵状。

【光镜】为具纤维血管轴心的乳头状肿物,兼有外生性生长及内生性生长,向阴茎固有层及海绵体浸润。乳头尖部伴有与湿疣相似的病变,表现为明显的角化亢进及角化不全,最显著的特征是出现挖空细胞及其核的多形性,核增大、皱缩、染色质过多,双核或多核以及核周空晕,这种形态也见于深部浸润灶。但此种改变不见于其他呈疣状生长的癌。此种细胞的形态改变与HPV感染所致的非典型性挖空细胞一致,并可检测到HPV16或其他一些病毒高危亚型。

此型癌应与疣状癌和乳头状癌鉴别,其要点是后两者无HPV感染相关性病变。

透明细胞鳞状细胞癌是一种HPV相关的侵袭性的肿瘤,以显著的细胞透明变性为特点。

大体上是灰白色、体积较大的实性肿块。镜下呈实性巢状或条索状,可以见到粉刺状或地图状坏死;肿瘤细胞胞质透亮,核仁明显。p16蛋白强阳性表达。

透明细胞鳞癌是侵袭性较高的肿瘤,常伴有大片坏死和脉管和神经侵犯。多数患者出现区域淋巴结转移。

淋巴上皮瘤样鳞状细胞癌是一种分化较差的鳞癌类型,形态类似于鼻咽的淋巴上皮样癌。

大体上灰白实性,主要累及龟头。镜下肿瘤细胞呈合体样生长方式,排列成巢状、条索状、小梁状等,伴有丰富的淋巴浆细胞和嗜酸性粒细胞间质,可以见到很小灶的细胞角化现象。免疫组化p63、p16阳性表达。

(三)其他原发肿瘤

阴茎头冠乳头状瘤病(papillomatosis of corona)是一种鳞状上皮增生的少见形式,但在男性成人中不少见,有人认为不一定是肿瘤性病变,可能与性活动活跃有关。

【大体】常为多发性,无症状,珍珠色丘疹样小结节病变,位于阴茎头冠背侧,排列呈2～3排,偶尔也覆盖龟头大部分。

【光镜】鳞状上皮呈低乳头状生长,棘层肥厚,角化亢进,细胞无非典型性,也无挖空细胞。乳头具纤维血管轴心,基底部间质无炎性反应。

应与HPV感染性病变鉴别,根据临床特点,即病变大小均匀、成排分布于阴茎头冠背侧,也无HPV感染的细胞学变

化相鉴别。

阴茎的其他原发肿瘤还有平滑肌瘤、血管瘤、神经鞘瘤、颗粒细胞瘤、肌内膜瘤、基底细胞癌、Paget 病、恶性黑色素瘤、腺鳞癌、Merkel 细胞癌、神经内分泌型小细胞癌、皮脂腺癌、透明细胞癌、Kaposi 肉瘤、平滑肌肉瘤、横纹肌肉瘤、纤维肉瘤、恶性纤维组织细胞瘤、透明细胞肉瘤、Ewing 肉瘤、淋巴瘤、白血病等。

（四）继发性肿瘤

少见，主要来自泌尿生殖系，膀胱和前列腺来源的约占70%，可来自肾，偶尔来自睾丸，其他的可来自胃肠道。

（五）瘤样病变

有表皮样囊肿、结节病、Crohn 病、幼年型黄色肉芽肿、淀粉样变性等。

第五节 阴 囊

一、炎症及瘤样病变

发生于皮肤的炎症疾病及常见皮肤病一般均能发生于阴囊，包括多种感染，如疖、痈、蜂窝织炎、疥疮、丹毒、放线菌病、梅毒及多种真菌感染。还有多种皮肤病，如牛皮癣、湿疹等。阴囊的炎性及瘤样病变中，其中比较特殊的有脂性肉芽肿及特发性钙质沉着及婴儿纤维性错构瘤。

（一）脂性肉芽肿

脂性肉芽肿（lipogranuloma）为局部注射石蜡或矽化物引起的一种异物性反应，多见于成人的阴茎，累及邻近的阴囊、会阴等处。可形成肿块，达数厘米大小，质韧，有压痛，切面富含油脂。

【光镜】见有许多大小不等的空泡以及一些较大的囊腔，为脂性物，被有多量炎细胞浸润的硬化间质所分隔，常见异物巨细胞反应，囊腔无被覆上皮，因间质常纤维化，故又称硬化性脂性肉芽肿。空泡及囊腔的脂肪染色呈阳性反应。

应与腺瘤样瘤、淋巴管瘤及脂肪肉瘤鉴别，本病的空泡与囊腔，与腺瘤样瘤的相比在大小方面差别更大，也不被覆间皮细胞，而脂肪染色阳性。淋巴管瘤被覆内皮细胞，且无异物反应。硬化性脂肪肉瘤中具脂母细胞，一般也无炎性反应，也不同于脂性肉芽肿。

（二）特发性钙质沉着症

阴囊皮肤可发生原因不明的钙盐沉着，即特发性钙质沉着症（idiopathic calcinosis），很可能是皮脂性囊肿破裂钙盐沉积的结果，常发生于年轻人。

【大体】病变可单发，但常多发，触之为硬结。若破溃可有白垩样物流出。病变广泛者，阴囊皮肤呈硬壳状。于真皮及皮下组织内见颗粒状钙盐沉着，呈灶性或大的团块，沉着物周围有异物性肉芽肿反应（图 11-70）。钙盐在 HE 下为浅蓝色无定形、均质性或颗粒状物，von kossa 特染呈黑色。

血钙代谢障碍、甲状旁腺功能亢进及一些胶原结缔组织

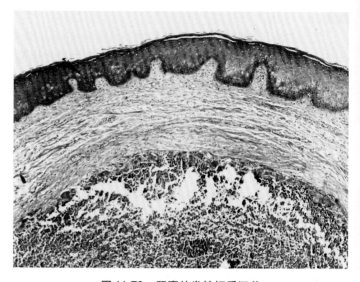

图 11-70 阴囊特发性钙质沉着
表皮下大团块状钙质沉着，周围有异物肉芽肿性反应。HE 低倍

F11-70 ER

病，也可引起钙盐沉着，但往往是系统性的，常累及多部位、多器官，不一定限于阴囊。

（三）婴儿纤维性错构瘤

婴儿纤维性错构瘤（fibrous harmatoma of infancy）[59] 是婴儿的肌成纤维细胞的特殊增生性病变，常位于上臂、颈部，偶见于婴儿的阴囊部，可达 10cm 大小，以男婴为主，多发生于 2 岁以前，病变极韧，灰白色间黄色脂肪区，无境界。

镜下，由成熟脂肪的小叶组成，其间由致密纤维性组织间隔，局部混有原始的黏液样间叶组织及梭形的肌成纤维细胞。免疫组化 Vimentin、desmin 及 CD68 均为（+），病变向邻近正常组织作浸润性生长，除此之外，无细胞学及组织学的恶性特征，无恶性报道。

二、睾丸鞘膜积液

睾丸鞘膜积液（hydrocele testis）指睾丸鞘膜囊中过多液体积聚。若睾丸的腹膜鞘突出生后未闭合，使睾丸鞘膜囊与腹膜腔相通，就形成交通性积水，这是先天性鞘膜积液的基础。常见的是后天性鞘膜积液，发生于闭合的腹膜鞘或鞘膜囊内。积液多为黏稠黄色透明或富含蛋白的液体，有时含胆固醇结晶，若积液过多且持续时间长久，鞘膜囊壁可增厚。

三、肿 瘤

（一）良性肿瘤

常见的有疣状黄色瘤、单纯性皮脂瘤、脂肪瘤、血管瘤、

角化棘皮瘤、淋巴管瘤、平滑肌瘤等。

（二）恶性肿瘤

恶性肿瘤有鳞状细胞癌、基底细胞癌、恶性黑色素瘤、Paget病、平滑肌肉瘤、精索横纹肌肉瘤等多种肉瘤，还有恶性淋巴瘤等。

鳞状细胞癌是阴囊最常见的恶性肿瘤，是有名的"扫烟囱者的癌"，其组织像与其他部位的同型肿瘤相同，都为中-高分化鳞癌。以局部浸润为主，但很少侵及阴囊内容物，出现腹股沟淋巴结转移者也不少见。

基底细胞癌好发于头颈，局部呈侵袭性生长，很少发生淋巴结及远处转移，此癌偶尔发生于阴茎皮肤，但也有淋巴结及肺转移的报道，对其生物学行为还了解不多。

镜下与脸面部发生者相同，源自表皮的基底细胞的癌巢向下面的真皮浸润，癌巢及癌索的周边部呈典型的栅栏状排列，巢索的中央部可发生微囊或鳞化。

Paget病是乳腺外皮肤的Paget病，阴囊是后者的好发部位。外观呈湿疹样。镜下：以阴囊表皮及皮肤附属器基底膜上的上皮内，出现单个或成簇的大而浅染的空泡状恶性肿瘤细胞为特点（图11-71）。与乳腺的Paget病不同，阴囊者多数不伴有皮下腺癌。瘤细胞黏液染色（+）。免疫组化：EMA、CEA（+），低分子量角蛋白（+），有的病例GCDFP-15（一种大汗腺上皮标记物）和CK7（+），而S-100（-）、HMB45（-）及Malen-A（-），后者有助于与黑色素瘤鉴别。Paget病的瘤细胞有腺上皮分化的特点，一般认为起源于汗腺的表皮内部分或具有腺样分化潜能的原始基底细胞。

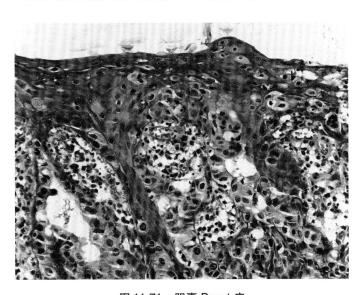

图 11-71　阴囊 Paget 病
表皮棘层内出现多量成簇的大而淡染的恶性上皮性肿瘤细胞。HE 中倍

F11-71　ER

（三）阴囊转移瘤

少见。主要来自阴茎、睾丸、尿道肿瘤的直接蔓延及扩展。来自肺、胃、前列腺亦有报道。

（陈杰　黄受方　张长淮）

参 考 文 献

［1］ 回允中，译.诊断外科病理学//徐维胜，译.非肿瘤性睾丸疾病［M］.北京：北京大学出版社，2003：1943-1968.

［2］ Swerdiow AJ，Higgins CD，Pike MC. Risk of testicular cancer in cohort of boys with cryptorchidism［J］. BMJ，1997，314：1507-1511.

［3］ Prener A，Engholm G，Jensen OM. Genital anomalies and risk for testicular cancer in Dannish men［J］. Epidemiology，1996，7：14-19.

［4］ Fonkalsrud EW. Current management of the undescended testis［J］. Semin Pediaty Surg，1996，5：2-7.

［5］ Giwercman A，Muler J，Skakkebaek NE. Carcinoma in situ of the undescended testis［J］. Semin Urol，1988，6：110-119.

［6］ Giwercman A，Bruun E，Frimodt-Mollerc，et al. Prevalence of carcinoma-in-situ and other histopathologic abnormalities in testis of men with a history of cryptorchidism［J］. J Urol，1989，142：998-1002.

［7］ Nistal M，Paniagua R，Diey-Pardo TA. Histologic classification of undoscended testes［J］. Hum Pathol，1980，16：666.

［8］ Tournaye H，Staessen C，Liebaers，et al. Testicular sperm recovery in nine 47，XXY Klinefelter patients［J］. Hum Reprod，1996，11：1644-1649.

［9］ Evans DB，Crichlow RW. Carcinoma of the male breast and Klinefelter's syndrome：is there an association［J］？ CA Cancer J Clin，1987，37：246-251.

［10］ Prall JA，Mc Gavran L，Greffe BS，et al. Intracranial malignant germ cell tumor and the Klineflter syndrome：case report and review of the literature［J］. Pediatr Neurosurg，1995，23：219-224.

［11］ Wegner HE，LoyV，Dieckmann KP. Granulomatous orchitisan analysis of clinical presentation，pathological anatomic features and possible etiologic factors［J］. Eur Urol，1994，26（1）：56-60.

［12］ Nuovo GJ，Becker J，simsir A，et al. HIV-1 nucleic acids localize to thespermatogonia and their progeny：a study by polymerase chain reaction in situ hybridization［J］. Am J Pathol，1994，144（6）：1142-1148.

［13］ 冯晓莉，何群，陆敏，等.译.世界卫生组织肿瘤分类及诊断标准系列：泌尿系统及男性生殖器官肿瘤病理学和遗传学［M］.北京：人民卫生出版社，2006：242-315.

［14］ Sesterhenn IA，Weiss RB，Mostofi FK，et al. Prognosis and other clinical correlated of pathologc review in stage and testicular carcinoma：a report from the testicular cancer intergrogup study［J］. J Clinical Oncol，1992，10：69-78.

［15］ Mostofi FK，Sesterhenn IA. Pathology of germ cell tumors of testis［J］. Prog Clin Biol Res，1985，203：1-34.

[16] Evensen JF, Fossä SD, Kjellevold k, et al. Testicular seminoma: histological findings and their prognosis significance for stage II disease [J]. J Sure Oncol, 1987, 36: 166-169.

[17] Vallis KA, Howard GC, Duncan W, et al. Radiotherapy for stages I and II testicular seminoma: results and morbidity in 238 patients [J]. Br J Radiol, 1995, 68: 400-405.

[18] Albores-Saavedra J, Haffman H, Alvarado-Cabrero I, et al. Anaplastic variant of spermatocytic seminoma [J]. Hum Pathol, 1996, 27: 650-655.

[19] Bruke AP, Mostofi FK. Spermatocytic seminoma: a clinicopathologic study of 79 cases [J]. J Urol pathol, 1993, 1: 21-32.

[20] Mostofi FK, Sesterhenn IA, David CJ. Developments in histopathology of testicular germ cell tumor [J]. Semin Urol, 1988, 6: 171-188.

[21] Ross JH, Rybicki L, Kay R. Clinical behavior and a contemporary management algorithm for prepubertal testis tumors: a summary of the prepubertal testis tumor registry [J]. J Urol, 2002, 168: 1675-1678.

[22] Hawkins EP, Finegold MJ, Hawkins, et al. Nongerminomatous malignant germ cell tumors in children: a review of 89 cases from the Pediatric Oncology Group. 1971-1984 [J]. Cancer, 1986, 58: 2579-2584.

[23] Ulbright TM, Young RH, Scully RE. Trophoblastic tumors of the testis other than classic choriocarcinoma: "monophasic" choriocarcinoma and placental site trophoblastic tumor: a report of two cases [J]. Am J Surg Pathol, 1997, 21: 181-188.

[24] Vaeth M, Schultz HP, Von der Maasen, et al. Prognostic factors in testicular germ cell tumors: experiences with 1058 consecutive cases [J]. Acta Radiol Oncol, 1984, 23: 271-285.

[25] Bosl GJ, Geller NL, Cirrincione C, et al. Multivariate analysis of prognostic variables in patients with metastatic testicular cancer [J]. Cancer Res, 1983, 43: 3403-3407.

[26] Johnson DE, Bracken RB, Blight EM. Prognosis for pathologic stage non-seminomatous germ cell tumors of the testis managed by retroperitoneal lymphadenectomy [J]. J Urol, 1976, 116: 63-68.

[27] Brawn PN. The characteristics of embryonal carcinoma cells in teratocarcinomas [J]. Cancer, 1987, 59: 2042-2046.

[28] Freedman LS, Parkinson MC, Jones WG, et al. Histopathology in the prediction of relapse of patients with stage I testicular teratoma treated by orchidectomy alone [J]. Lancet, 1987, 2: 294-298.

[29] Kim I, Young RH, Scully RE. Leydig cell tumors of the testis A clinicopathological analysis of 40 cases and review of the literature [J]. Am J Surg Pathol, 1985, 9: 177-192.

[30] Grem JI, Robins HI, Wilson KS, et al. Metastatic Leydig cell tumor of the testis: report of three cases and review of the literature [J]. Cancer, 1986, 58: 2116-2119.

[31] Kratzer SS, Ulbright TM, Talerman A, et al. Large cell calcifying Sertoli call tumor of the Testis: contrasting features of six malignant and six benign tumors and a review of the literature [J]. Am J Surg Pathol, 1997, 21: 1271-1280.

[32] Zukerberg LR, Young RH, Scully RE. Sclerosing Sertoli cell tumor of the testis: a of 10 cases [J]. AM J Surg Pathol, 1991, 15: 829-834.

[33] Jacobsen GK. Malignant Sertoli cell tumors of the testis [J]. J Urol Pathol, 1993, 1: 233-255.

[34] Matoska J, Ondrus L, Talerman A. Malignant granulosa cell tumor of the testis associated gynecomastia and long survival [J]. Caner, 1992, 69: 1769-1722.

[35] Jones MA, Young RH, Sully RE. Benign fibromatous tumors of the testis and paratesticular region: a report of 9 cases with a proposed classification of fibromatous tumors and tumor-like lesions [J]. Am J Surg Pathol, 1997, 21: 2296-2305.

[36] Oosterhuis JW, Castedo SM, de jong B, et al. A malignant mixed gonadal stromal tumor of the testis with heterologous components and i(12p) in one of its metestases [J]. Cancer Geret Cytogent, 1989, 41: 105-114.

[37] Gohji K, Higuchi A, Fujii A, et al. Malignant gonadal stromal tumor [J]. Urology, 1994, 43: 244-247.

[38] Scully RE. Gonadoblastoma: a review of 74 cases [J]. Cancer, 1970, 25: 1340-1356.

[39] Cortez JC, Kaplan GW. Gonadal seromal tumors, gonadoblastoma, epidermoid cysts, and secondary tumors of the testis in children [J]. Urol Clin North Am, 1993, 20: 15-26.

[40] Caccamo D, Socias M, Truchet C. Malignant Brenner tumor of the testis and epididymis [J]. Arch Pathol Lab Med, 1991, 115: 524-527.

[41] Young RH, Talerman A. Testicular tumors other than germ cell tumors [J]. Semin Diagn Pathol, 1987, 4: 342-360.

[42] Wilkins BS, Williamson JM, Obrien CJ. Morphological and immunohistological study lymphomas [J]. Histopathology, 1989, 15: 147-156.

[43] Ferry JA, Harris NL, Young RH, et al. Malignant lymphoma of the testis, epididymis, and spermatic cord. A clinicopathologic study of 69 cases with immunophenotypic analysis [J]. Am J Surg Panhol, 1994, 18: 376-390.

[44] Ferry JA, Ulbright TM, Young RH. Anaplastic large cell lymphoma presenting in the testis [J]. J Urol Pathol, 1997, 5: 139-147.

[45] 邹仲之. 组织学与胚胎学 [M]. 北京: 人民卫生出版社, 2001: 202-210.

[46] Nochomovitz LE, Orenstein JM. Adenocarcinoma of the rete testis: review and regrouping of reported cases and a consideration of miscellaneous entities [J]. J Urogenit pathol, 1991, 1: 11-40.

[47] Sanchez-Chapade M, Angulo JC, Haas GP. Adenocarcinoma of the rete testis [J]. Urology, 1995, 46: 468-475.

[48] Ordonez NG. The immunohistochemical diagnosis of mesothelioma: a comparative study of epithelioid mesothelioma and lung adenocarcinoma [J]. Am J Pathol, 2002, 27: 1301-1351.

[49] Srigley JR, Hartwick RWJ. Tumors and cysts of the paratesticular region [J]. Pathol Annu, 1990, 25: 51-108.

[50] Lamiell JM, salazar FG, Hsia YE. Von Hippel-Lindau disease affecting 43 members of a single kindred [J]. Medicine, 1989, 68:

1-29.

［51］ Salm R. Papillary carcinoma of the epididymis ［J］. J Pathol, 1969,97:253-259.

［52］ Pettinato G, Manivel JC, d'Amore ES, et al. Melanotic neuroectodermal tumor of infancy. A reexamination of a histogenetic problem based on immunohistochemical, flow cytometric, and ultrastructural study of 10 cases［J］. Am J Surg Pathol,1991,15:233-245.

［53］ Haupt HM, Mann RB, Trump DL, et al. Metastatic carcinoma involving the testis: clinical and pathologic distinctinon from primary testicular neoplasms［J］. Cancer,1984,54:709-714.

［54］ Almagro UA, Merastatic tumors involving testis［J］. Urology, 1988,32:357-360.

［55］ Hedinger CE, Huber R, weber E. Frequency of so-called hypoplastic or dysgenetic zones in scrotal and otherwise normal human testes［J］. Virchows Arch［A］,1967,342:165-168.

［56］ Knudsen JL, Savage A, Mobb GE. The testicular "tumour" of adrenogenital syndrome-a persistent diagnostic pitfall［J］. Histopatology,1991,19:468-470.

［57］ Rutgers JL, Young RH, Scully RE. The testicular "tumor" of the adrenogenital syndrome: a report of six cases and review of the literature on testicular masses in patients with adrenocortical disorders［J］. Am J Surg Pathol,1988,12:503-513.

［58］ Rutgers JL, Scully RE. Pathology of the testis in intersex syndromes ［J］. Semin Diagn Pathol,1987,4:275-291.

［59］ Petersen RD, Sesterhem IA, Davis CJ. Urologic Pathology［M］. 3rd ed. New York: Lippcottco Williams and Wilkins. 2009:461-465.

［60］ Jacobsen JD, Kvist E. Prostatic abscess. A review of literature and a presentation of 5 cases［J］. Scand J Urol Nephrol,1993,27(2):281-284.

［61］ Roberts RO, Lieber MM, Bostwick DG, et al. A review of clinical and pathological prostatitis syndromes ［J］. Urology,1997,49(6):809-821.

［62］ Okada K, Kojima M, Naya Y, et al. Correlation of histological inflammation in needle biopsy specimens with serum prostate-specific antigen levels in men with negative biopsy for prostate cancer［J］. Urology,2000,55(6):892-898.

［63］ Oppenheimer JR, Kahane H, Epstein JI. Granulomatous prostatitis on needle biopsy［J］. Arch Path Lab Med,1997,121:724-729.

［64］ Bostwick DG, Dundore PA. Biopsy Pathology of the Prostate［M］. New York: Chapman and Hall Medical,1997:27-41.

［65］ Young RH, Srigley JR, Amin MB, et al. Atlas of Tumour Pathology, Tumors of the Prostate Gland, Seminal Vesicles, Male Urethra, and Penis. AFIP,2000.

［66］ Presti B, Weidner N. Granulomatous prostatitis and poorly differentiated prostate carcinoma. Their distinction with the use of immunohistochemical methods ［J］. Am J Clin Pathol,1991,95:330-334.

［67］ Eyre RC, Aaronson AG, Weistein BJ. Palisading granulomas of the prostate associated with prior prostatic sugery［J］. J Urol,

1986,136:121-122.

［68］ Bostwiek DG, Vonk J, Picado A. Pathologic Changes in the prostate following contemporary 18-gauge needle biopsy: no apparent risk of focal cancer seeding［J］. J Urol Pathol,1994,2:203-212.

［69］ McNeal JE. Normal histology of the prostate ［J］. Am J Surg Pathol,1988,12:619-633.

［70］ McNeal JE. Origin and evolution of benign Prostatic enlargement ［J］. Invest Urol,1978,15:340-345.

［71］ Young RH, Srigley JR, Amin MB, et al. Atlas of Tumour Pathology, Tumors of the Prostate Gland, Seminal Vesicles, Male Urethra, and Penis［J］. AFIP,2000:31-68.

［72］ Gleason DF. Atypical hyperplasia, benign hyperplasia and well-differentiated adenocarcinoma of the prostate ［J］. Am J Surg Pathol,1985,9:53-67.

［73］ Moch H, Humphrey PA, Ulbright TM, et al. Classification of Tumours of the Urinary System and Male Genital Organs ［M］. Lyon: International Agency for Research on Cancer (IARC) Press,2016.

［74］ Bostwick DG, Amin MB, Dundore P, et al. Architectural patterns of high grade prostate intraepithelial neoplasia ［J］. Haman Pathol,1993,24:293-310.

［75］ Bostwick DG, Qian J, Frankel K. The incidence of high grade prostatic intraepithelial neoplasia in needle biopsies［J］. J Urol 1995,154:1791-1794.

［76］ Bostwick DG, Brawer MK. Prostatic intraepithelial neoplasia and early invasion in prostate cancer,1987,59:788-794.

［77］ Shah IA, Schlageter MO, Stinnett P, et al. Cytokeratin immunohistochemistry as a diagnostic tool for distinguishing malignant from benign epithelial lesions of the prostate［J］. Mod Pathol,1991,4:220-224.

［78］ Bostwick DG, Dousa MK, Crawford BG, et al. Neuroendocrine differentiation in prostatic intraepithelial neoplasia and adenocarcinoma［J］. Am J Surg Pathal,1994,18:1240-1246.

［79］ 马骏,黄受方,张长淮,等. 50 例正常中青年前列腺组织学观察—对临床病理诊断的含义［J］. 中华病理学杂志,1999,28(2):93.

［80］ 黄受方. 前列腺正常组织学与前列腺癌的诊断和鉴别诊断［J］. 中华病理学杂志,1999,28(1):64.

［81］ Sheaff MT, Baithan SI. Effects of radiation on the normal prostate gland［J］. Histopathology,1997,30:341-348.

［82］ Cheng L, Cheville JC, Bostwick DG. Diagnosis of prostate cancer in needle biopsies after radiation therapy［J］. Am J Surg Pathol, 1999,23:1173-1183.

［83］ Yantiss RK, Young RH. Transitional cell "metaplasia" in the prostate gland. A survey of its frequeney and features based on 100 consecutive prostatic biopsy specimens ［J］. J UrolPathol, 1997,7:71-80.

［84］ Amin MB, Schultz DS, Zarbo RJ. Analysis of cribriform morphology in prostatic neoplasia using antibody to high-molecular-weight cytokeratins［J］Arch Pathol Lab Med,1994,118:260-264.

［85］ Ayala AG, Srigley JR, RoJY, et al. Clearcell cribriform hyperplasia of prostate. Report of 10 cases[J]. Am J Surg Pathol,1986,10:665-667.

[86] Weinstein MH,Epstein JL. Significance of high-grade prostatic intraepithelial neoplasia on needle biopsy[J] Human Pathol,1993,24:624-629.

[87] 蒋智铭,张惠箴,陈洁晴,等.穿刺活检100例前列腺癌的形态学观察[J].中华病理学杂志,2000,29(4):272-273.

[88] Thorson P,Vollmer RT,Areangeli C,et al. Minimal carcinoma in prostate needle biopsy specimens:diagnostic features and radical prostatectomy follow-up[J]. Mod Pathol,1998,11:543-551.

[89] Mostofi FK,Davis CT,Jr Sesterhern IA. Pathology of carcinoma of the prostate[J]. Cancer,1992,70:235.

[90] 马乃绪,孔祥田,邹万忠.前列腺癌的病理诊断[J].诊断病理学杂志,1996,3(1):40.

[91] Bostwick DG,Wollan P,Adlakha K. Collagenous micronodules in prostate cancer:a specific but infrequent diagnostic finding[J]. Arch Pathol Lab Med,1995,119:444-447.

[92] Bostwick DG,Dundore PA. Biopsy Pathology of the Prostate[M]. New York:Chapman and Hall Medical,1997:122-123.

[93] Yaskiv O,Cao D,Humphrey PA. Microcystic adenocarcinoma of the prostate:a variant of pseudohyperplastic and atrophic patterns [J]. Am J Surg Pathol,2010,34:556-561.

[94] Van de Voorde W,Poppel HV,Haastermans K,et al. Mucin-secreting adenocarcinoma of the prostate with neuroendocrine differentiation and paneth-like ealls[J]. Am J Surg Pahol,1994,18:200-207.

[95] Marcus DM,Goodman M,Jani AB,et al. A comprehensive review of incidence and survival in patients with rare histological variants of prostate cancer in the United States from 1973 to 2008 [J]. Prostate Cancer Prostatic Dis,2012,15:283-288.

[96] Ray ME,Wojno KJ,Goldstein NS,et al A. Clonality of sarcomatous and carcinomatous elements in sarcomatoid carcinoma of the prostate[J]. Urology,2006,67:423. e5-8.

[97] Lopez-Beltran A,Eble JN,Bostwick DG. Pleomorphic giant cell carcinoma of the prostate[J]. Arch Pathol Lab Med,2005,129:683-685.

[98] Parwani AV,Herawi M,Epstein JI. Pleomorphic giant cell adenocarcinoma of the prostate:report of 6 cases[J]. Am J Surg Pathol,2006,30:1254-1259.

[99] Guo CC,Epstein JI. Intraductal carcinoma of the prostate on needle biopsy:Histologic features and clinical significance[J]. Mod Pathol,2006,19:1528-1535.

[100] Lee SS. Endometrioid adenocarcinoma of the prostate. A clinic pathologic immunohistochemical study[J]. J Surg Oncol,1994,55:235-238.

[101] Hameed O,Humphrey PA. Stratified epithelium in prostatic adenocarcinoma:a mimic of high-grade prostatic intraepithelial neoplasia[J]. Mod Pathol,2006,19:899-906.

[102] Xu J,Stolk JA,Zhang X,et al. Identification of differentially expressed genes in human prostate cancer using subtraction and microarry[J]. Cancer Res,2000,60:1677-1682.

[103] Jing Z,Woda BA,Rock KL,et al. P504S:a new molecular marker for the detection of prostate carcinoma[J]. Am J Surg Pathol,2001,25:1397-1404.

[104] 黄受方.前列腺癌的诊断及误诊原因分析[J].中华病理学杂志,2001:273-279.

[105] Epstein JI,Allsbrook WC Jr,Amin MB,et al. ISUP Grading Committee. The 2005 International Society of Urological Pathology (ISUP) Consensus Conference on Gleason Grading of Prostatic Carcinoma[J]. Am J Surg Pathol,2005,29(9):1228-1242.

[106] Epstein JI,Egevad L,Amin MB,et al. The 2014 International Society of Urological Pathology(ISUP) consensus conference on Gleason grading of prostatic carcinoma:Definition of grading patterns and proposal for a new grading system[J]. Am J Surg Pathol,2015,40(2):244-52.

[107] Sobin LH,Gospodarowicz MK,Wittekind C,et al. TNM Classification of Malignant Tumours. 7th ed. Hoboken(NJ):Wiley-Blackwell,2009.

[108] Cheville JC,Dundore PA,Bostwick DG,et al. Transitional cell carcinoma of the prostate. Clinicopathologic study of 50 cases [J]. Cancer,1998,82:703-707.

[109] Gattuso P,Carson HJ,Candle A,et al. Adenosquamous carcinoma of the prostate[J]. Human Pathol,1995,26:123-126.

[110] Denholm SW,Webb JN,Howard GC,et al. Basaloid carcinoma of the prostate gland:histogenesis and review of the literature [J]. Histopathology,1992,20:151-155.

[111] Lczkowski KA,Montironi R. Adenoid cystic/basal cell carcinoma of the prostate strongly expresses HER-2/neu[J]. J Clin Pathol,2006,59:1327-1330.

[112] Oesterling JE,Haugeur CG,Farrow GM. Small cell anaplastic carcinoma of the prostate:a clinical,pathological immunohistological study of 27 patients[J]. JUrol,1992,147:804-807.

[113] Evans AJ,Humphrey PA,Belani J,et al. Large cell neuroendocrine carcinoma of prostate:a clinicopathologic summary of 7 cases of a rare manifestation of advanced prostate cancer[J]. Am J Surg Pathol,2006,30:684-693.

[114] 马骏,黄受方,张长淮.前列腺非上皮性肿瘤及瘤样病变的病理观察[J].中华病理学杂志,2001,4:264.

[115] Egan AJ,Lopez-Belthan A,Bostwick DG. Prostatic adenocarcinoma with atrophic features:malignancy mimicking a benign process[J]. Am J Surg pathol,1997,21:931-935.

[116] Young RH,Srigley JR,Amin MB,et al. Atlas of Tumour Pathology,Tumors of the Prostate Gland,Seminal Vesicles,Male Urethra,and Penis[J]. AFIP,2000:301-305.

[117] Amin MB,Tamboli P,Varma M,et al. Postatrophic hyperplasia of the prostate gland:a detailed analysis of its morphology in needle biopsy specimens[J]. Am J Surg Pathol,1999,8:925-939.

[118] 邓仲端.前列腺不典型腺瘤样增生和前列腺上皮内瘤的诊断和鉴别诊断[J].中华病理学杂志,2001,6:410.

[119] 蒋智铭,张惠箴,陈清晴,等.前列腺上皮内新生物和非典型

腺瘤样增生与腺癌的关系及鉴别[J]. 中华病理学杂志, 2001,1:51.

[120] Dundore PA. Atypical Small acinar proliferations (ASAP) suspicious for malignancy in prostate needle biopsies[J]. J Urol Pathol,1998,8:21-29.

[121] Frauenhoffer EE, RoJY, EL-Naggar AK, et al. Clear cell cribriform hyperplasia of the prostate, Immunohistochemical and DNA flow cytometric Study[J]. Am J Clin Pathol, 1991, 95: 446-453.

[122] Cleary KR, Choi HY, Ayala AG. Basal cell hyperplasia of the prostate[J]. Am J Clin Pathol,1983,80:850-854.

[123] Jones EC, Clement PB, Young RH. Sclerosing adenosis of the prostate gland. A clinicopathological immunohistochemical study [J]. Am J Surg Pathol,1991,15:383-391.

[124] Malpica A, Ro JY, Troncoso, et al. Nephrogenic adenoma of the prostatic urethra involving the prostate gland: a clinicopathologic immunohistochemical study of eight cases[J]. Human Pathol, 1994;25:390-395.

[125] Hendny WF, Pryor JP. Mullerian duct (prostatic utricle) cyst: diagnosis and treatment in subfertile male[J]. Br J Urol,1992, 69:79-82.

[126] Glaney RJ, Gaman AJ, Rippey. Polys and papillary leasions of the prostatic urethra[J]. Pathology,1983,15:153-157.

[127] Ro JY, Grignon DJ, Ayala AG, et al. Blue nevus and melanosis of the prostate. Electron-microscopic and immunohistochemcal studies [J]. Am J Clin Pathol,1988,90:530-535.

[128] Huang WL, Ro JY, Grignon DJ, et al. Postoperative spindle cell nodules of the prostate and bladder[J]. J Urol 1990,143:824-826.

[129] Roehborn CG, Schneider HJ, Rugendoff W, et al. Embryological diagnostic aspects of seminal Vesicle cysts associated with upper urinary tract malformation[J]. J Urol,1986,135:1029-1032.

[130] Peker KR, Hellman BH Jr, Mc Cammon, et al. Cystadenoma of the seminal vesicle: a case report with review of the literature [J]. J Urol Pathol,1997,6:213-221.

[131] Ormsby AH, Haskell R, Jones D, et al. Primary seminal Vesicle carcinoma: an immunohistochemical analysis of four ceases[J]. Mod Pathol,2000,13:46-51.

[132] Small JD, Albertsen PC, Graydon RJ, et al. Adenoid cystic adenocarcinoma of Cowper's gland[J]. J Urol, 1992, 147:699-701.

[133] Ananthakrishnan N, Ravindran R, Veliath AJ, et al. Lowenstein-Buschke tumor of Penis-a carcinoma mimic. A report of 24 cases with review of the literature[J]. Br J Urol,1981,53:460-465.

[134] Garat JM, Chechile G, Algabaf, et al. Balantitis xerotica obliter-

aus in Children[J]. J Urol,1986,136:436-437.

[135] Davis CJ Jr. The microscopic pathology of Peyronie's disease [J]. J Urol,1997,157:282-284.

[136] Gerber GS, Guss SP, Pielet RW. Fournier's gangrene secondary to intra-abdominal process[J]. Urology,1994,44:779-782.

[137] Aynaud O, Ionesco M, Barrasso R, et al. Penile intraepithelial neoplasia: specific clinical features correlate with histologic and virologicfinding[J]. Caneer,1994,74:1762-1767.

[138] Young RH, Srigley JR, Amin MB, et al. Atlas of Tumour Pathology, Tumors of the Prostate Gland, Seminal Vesicles, Male Urethra, and Penis[J]. AFIP,2000:308-322.

[139] Kayev, Zhang G, Dehner LP, et al. Carcinoma in situ of Penis. Is distinction between erythroplasia of Queyrat and Bowen's disease relevant [J]? Urology,1990,36:479-482.

[140] Hoppmann HJ, Fraley EE. Squamous cell carcinoma of the penis [J]. J Urol,1978,12:393-398.

[141] Cubilla AL, Velazquez EF, Young RH. Pseudohyperplastic squamous cell carcinoma of the penis associated with lichen sclerosus. An extremely well-differentiated, nonverruciform neoplasm that preferentially affects the foreskin and is frequently misdiagnosed: a report of 10 cases of a distinctive clinicopathologic entity. [J]. Am J Surg Pathol,2004,28:895-900.

[142] Colecchia M, Insabato L. Pseudoglandular (adenoid, acantholytic) penile squamous cell carcinoma [J]. Am J Surg Pathol, 2009,33:1421-1422.

[143] Seisas AL, Ornellas AA, Marota A, et al. Verrucous carcinoma of the penis: retrospective analysis of 32 cases[J]. J Urol,1994, 152:1478-1478.

[144] Aird I, Johnson HD, Lennox B, et al. Epithelioma cuniculatum: a variety of squamous carcinoma peculiar to the foot [J]. Br J Surg,1954,42:245-250.

[145] Young RH, Srigley JR, Amin MB, et al. Atlas of Tumour Pathology, Tumors of the Prostate Gland, Seminal Vesicles, Male Urethra, and Penis[J]. AFIP,2000:335.

[146] Cubilla AL, Reuter V, Auala G, et al. Basaloid squamous cell carcinoma of the penis: a distinctive human papilloma virus-related penile neoplasm[J]. Am J Surg Pathol, 1998, 22:755-761.

[147] Cubilla AL, Valagqueg EF, Realer VE, et al. Warty (condylomatous) squamous cell carcinoma of the penis. A report of 11 cases and proposed classification of "verruciform penile tumors[J]. Am J Surg Pathol,2000,24:505-512.

[148] Vesper JL, Messuna J, Glass LF, et al, Profound proliferating pearly penile papules[J]. Int J Dermatol,1995,34:425-426.

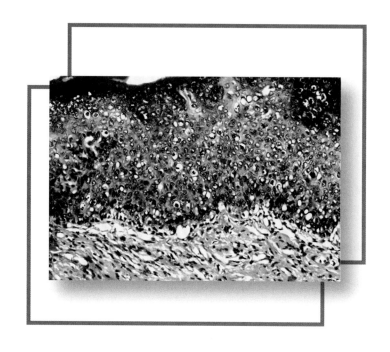

第十二章

女性生殖系统

第十二章　女性生殖系统

第一节　外　阴

一、炎　症

（一）梅毒

外阴可发生Ⅰ期、Ⅱ期或Ⅲ期梅毒（primary syphilis）。

Ⅰ期梅毒病变称为软性下疳（chancre），病变常位于小阴唇或阴道入口，为无痛性、单发性、硬性丘疹或结节，表面有溃疡。直径约为1cm，常伴腹股沟淋巴结肿大。一般3~6周自愈。炎性渗出物中可找到梅毒螺旋体。皮肤病变在组织学上显示局部溃疡形成，溃疡底或其周有少量中性粒细胞浸润，较深层病变主要是以浆细胞、淋巴细胞及单核组织细胞浸润为主的非特异性慢性炎。有两点相对突出的病变：①浆细胞较一般慢性炎突出；②小血管内皮细胞增生肿胀，呈闭塞性脉管炎改变。Ⅰ期梅毒除外阴外，也可发生于阴道、宫颈、乳头、舌及口唇等部位。

Ⅱ期梅毒在上述病变的基础上，增加了表皮增生。常在Ⅰ期之后3~6周出现，表现为湿疣样（condyloma lata）多发性结节或丘疹性病变，可累及邻近的会阴、肛周及大腿内侧。镜下除血管内膜炎及血管周浆细胞及淋巴细胞浸润外，还有假上皮瘤样增生和上皮内中性粒细胞浸润；需要与人乳头瘤病毒感染所致的下生殖道湿疣鉴别。

Ⅲ期外阴梅毒的特征性病变为树胶肿（gumma），除了有大量浆细胞浸润及增生闭塞性动脉内膜炎外，主要特点为形成中央有坏死的结核样肉芽肿，并有不同数量的巨细胞和明显纤维化。

（二）腹股沟肉芽肿

腹股沟肉芽肿（granuloma inguinale）是由一种革兰阴性肉芽肿性荚膜杆菌（Calymmato-bacterium granulomatous）引起的慢性疾病。病变为单发或多发的无痛性丘疹，表面有糜烂或呈边缘匍行的溃疡。在组织学上与梅毒性病变有如下不同：①溃疡周上皮常有较明显假上皮瘤样增生，可误诊为癌；②有散在小脓肿形成，小脓肿常在增生的上皮脚间；③在组织细胞内可见Donovan小体，此小体呈短棒状或椭圆形，是Giemsa染色阳性的荚膜杆菌。Donovan小体也可见于细胞外，含有这些小体的组织细胞常呈空泡状。

（三）性病性淋巴肉芽肿

性病性淋巴肉芽肿（lymphogranuloma venereum）是由一种称为Chlamydia trachomatis的衣原体引起的性传播疾病。最初是外阴皮肤或黏膜的小丘疹或溃疡，病变轻微。数周后出现腹股沟淋巴结肿大，镜下有特征性但并非特异性的病变是星芒状坏死，周围是栅栏状排列的上皮样细胞。肉芽肿周为非特异性慢性炎，常见较明显纤维化及淋巴管扩张。由于广泛纤维化瘢痕形成，常导致尿道、阴道及肛门的瘘管形成和狭窄。应用电镜、免疫组化和PCR技术可检测组织中的病原体。

（四）湿疣

外阴湿疣（condyloma）是人乳头瘤病毒（human papillomavirus，HPV）的6型、11型引起的一种性传播疾病，也可以通过非性接触的间接感染而致病（如通过产道传给婴儿）。病变常累及下生殖道和肛周的皮肤及黏膜，呈多部位发生，以外生性多见。

【大体】病变可分三型：①细颗粒型：常为早期病变。表面粗糙呈细颗粒状。②斑块型：为稍隆起的扁平斑块或丘疹。③乳头或菜花型：常为较晚期病变。有时呈现较大的结节菜花状，称为巨大尖锐湿疣（buschke-loewenstein）。晚期病例三型常混合存在。外阴等多部位、多灶性损害及三型病变混合存在是尖锐湿疣的大体特点。

【光镜】

（1）表皮呈外生或内翻性乳头状增生。

（2）被覆的鳞状上皮棘层和旁基底细胞增生明显，表层有过度角化、不全角化及上皮内不良角化。

（3）凹空细胞（koilocytosis）：此细胞具有诊断意义。形态有以下特点：①位于表皮中层或表层，散在或成簇分布；②核增大，不规则，可双核；③核周有空晕。

【鉴别诊断】

1. 假性湿疣　这是一种可能由真菌感染引起的伴有颗

粒状或小疣状表皮增生的慢性炎症疾病。它的特点为：①病变主要局限于小阴唇；②大体上呈均匀一致的细颗粒状或珍珠样；③表皮呈单纯疣状增生而无凹空细胞，但常有空泡变性细胞。它与凹空细胞不同，常为单个散在，核不增大，无异型性。

2. 寻常疣　常有疣状突起及假上皮瘤样增生，易与尖锐湿疣混淆。此疣特点：①表皮脚常呈环抱状增生；②角化过度，角质层明显肥厚，可有点状角化不全，但细胞核无异型性；③颗粒层明显肥厚且有明显空泡变，颗粒层内可见核内或胞质内包涵体形成；④无凹空细胞；⑤基底层无明显增生。

3. 乳头状瘤　此肿瘤特点：①常为单发，有蒂；②上皮明显分支，乳头状增生；③表皮角化过度，无角化不全；④基底层及棘细胞层无明显增生肥厚；⑤无典型的挖空细胞。

4. 表皮内肿瘤（vulvar intraepithelial neoplasma, VIN）常呈扁平斑片状生长，细胞异型性更明显。湿疣可合并有VIN病变（warty VIN）。

（五）肉芽肿性外阴炎

除性病外，结核、真菌感染及 Crohn 病等均可引起肉芽肿性外阴炎（granulomatous vulvitis）。结核病变特点是有干酪样坏死的肉芽肿。真菌性肉芽肿是化脓性肉芽肿，即上皮样细胞肉芽肿中心有小脓肿形成。病因不明的肉芽肿性外阴炎主要包括与肉芽肿性唇炎（cheilitis granulomatosa）相关的外阴肉芽肿（Miescher-Melkersson-Rosenthal syndrome）和 Crohn 病，镜下有明显淋巴组织增生，可有非干酪性坏死性肉芽肿，常伴有肠道及肛管病变（参看第三章）。

（六）白塞综合征

白塞综合征是一种血管炎性疾病。典型的临床表现是出现外阴和口腔溃疡、眼的虹膜炎和葡萄膜炎等三联症，还可伴随关节、胃肠、皮肤及神经系统等损害。外阴表现为多发性溃疡或结节。组织学较特异性病变是非特异炎症灶中有以损害小动脉血管为主的坏死性血管炎。白塞综合征（Behcet's syndrome）与结节性多动脉炎等血管炎常有重叠。血管炎病变可呈多样性（坏死性或增生闭塞性）、多系统性多器官损害或局限性。故外阴组织学显示为典型的血管炎而无系统性损害时，可称为孤立性外阴血管炎（isolated vasculitis of the vulva）。

二、囊肿及其他良性病变

外阴囊肿有多种类型。一般体积较小，可单发或多发。主要根据它们的部位、内容物和被覆上皮类型来诊断。囊肿与圆韧带一起下行附着于大阴唇上侧，内含清亮液，衬以单层扁平或矮立方间皮的是腹股沟管残件源性浆膜囊肿，又称 Nuck 管囊肿（cyst of the canal of Nuck）。位于前庭部或小阴唇内侧，由于前庭小黏液腺导管阻塞所致的黏液性囊肿（mucinous cyst）内壁为柱状或立方含黏液的腺上皮，核位于

基底部，可有灶性鳞化。子宫内膜异位囊肿不常见，常有局部手术创伤史。表皮样囊肿（keratinous cysts）可以是多发性，位于大阴唇前部，内含干酪样角化物，有的也有外伤或手术史。位于小阴唇外侧或阴蒂旁，被覆矮立方上皮呈鞋钉状排列的中肾管囊肿（mesonephric-like cyst），囊壁有少量平滑肌。位于尿道周，被覆移行或鳞状上皮的尿道旁腺囊肿（skene gland cyst），体积较小，囊壁内有残余的尿道旁腺腺体。外阴囊肿中最多见是前庭部的 Bartholin 腺囊肿，又称前庭大腺囊肿（cyst of greater vestibular gland）。此种囊肿可以是炎症性或潴留性，前者被覆上皮可部分或大部被破坏，但囊壁能找到残存的 Bartholin 腺泡或小导管；潴留性者含稀薄的黏液，被覆矮立方、移行或鳞状上皮，也可见黏液柱状上皮。两者囊壁的上皮均可有不同程度的增生或形成囊内乳头状瘤，偶有癌变的病例报告。Bartholin 腺囊肿破裂，黏液进入间质，也可引起与口腔部所见相似的黏液囊肿（mucocele）。

各种皮肤病变，包括表皮、毛囊、汗腺、皮脂腺以及乳腺的病变均可累及外阴。外阴的皮脂腺增生常在大、小阴唇形成光滑柔软的皮肤小结节，一般直径不超过 1.5cm。小前庭腺结节状增生则质地软而韧，直径在 2cm 内。外阴的良性色素性病变包括雀斑样痣（lentigo）和色素细胞痣（melanocytic naevus），前者少见，常为多发性。发生在年轻女性的外阴的非典型交界痣或复合痣可以很像黑色素瘤，区别是前者的痣细胞分化好，在表皮基底层呈明显巢状而不是散在分布于表皮各层，并显示出从表皮到真皮的逐渐成熟分化。外阴色素沉着又称黑变病（melanosis），临床也很像黑色素瘤，镜下显示基底细胞色素沉着和真皮乳头层有较多嗜色素细胞，无痣细胞增生。

三、非肿瘤性表皮病变及表皮内肿瘤

国际外阴疾病研究协会（International Society for the Study of Vulvar Disease, ISSVD）1989 年将外阴非肿瘤性表皮病变分类为：硬化性苔藓、鳞状上皮增生及其他皮肤病变[1]。1994 年至今，关于外阴非肿瘤性疾病的 WHO 分类仍保留了此方案。由于外阴癌的癌前病变远不及宫颈癌明了，此分类方案的沿用实为无奈之举。关于外阴癌的癌前病变，WHO（2014）沿用了宫颈高、低级别鳞状上皮内病变（LSIL/HSIL）的诊断名词，并增加了分化型外阴上皮内肿瘤（differentiated-type vulvar intraepithelial neoplasia, DVIN）[2]。

（一）硬化性苔藓

硬化性苔藓（lichen sclerosus, LS）见于各种年龄组，以生育年龄和老年女性多见。

【大体】病变可发生在外阴的任何部位，也可累及肛周及大腿内侧。常呈多发、双侧对称性分布。早期为粉白或淡红色小斑片，随着病变发展逐渐变硬发白而光亮，因搔抓常

发生皲裂或溃疡。晚期外阴结构发生改变,大小阴唇及阴蒂萎缩、融合、变僵硬。

【光镜】随病程不同,有多种动态的组织学改变。特征性的病变是表皮下的硬化带。表皮的变化主要是角化过度、萎缩变薄、上皮脚消失和(或)上皮层不规则增生肥厚,基底细胞水肿、液化、色素脱失。早期病变真皮浅层水肿,下方有炎细胞浸润;晚期真皮萎缩,形成玻璃样变的硬化带,带下为淋巴单核细胞为主的慢性炎细胞浸润。

伴有上皮增生的硬化性苔藓,即所谓混合性营养不良或慢性单纯性苔藓(lichen simplex chronicus)发生或合并上皮内肿瘤或癌变的几率增高[3]。

(二) 鳞状上皮增生

鳞状上皮增生(squamous cell hyperplasia)是指不能归属于某种明确皮肤疾病的原发性表皮增生,曾被称作增生性营养不良,近年又被称作慢性单纯性苔藓(lichen simplex chronicus),病因尚不清楚。此病变常见于外阴鳞癌,尤其是角化型鳞癌的周围。临床以瘙痒为主要症状。

【大体】表现为散在红色或白色斑片,常伴有隆起或结痂。

【光镜】主要是棘层增生,上皮脚延长、增粗、可有融合,表层有不同程度的角化过度,真皮无明显纤维化或炎细胞浸润。增生的细胞虽然有明显的核仁,但仍保留有各层的分化极向,细胞无异型性。诊断需首先除外其他因素如各种感染继发的上皮增生,并注意与表皮内肿瘤鉴别。

(三) 表皮内肿瘤

又称外阴鳞状上皮内病变(vulvar squamous intraepithelial lesion, SIL)或外阴表皮内肿瘤(vulvar intraepithelial neoplasia, VIN),是指外阴鳞状上皮不典型增生-原位癌病变的系列连续过程,包括了以往的“鲍温病”“Queyrat红斑”及“单纯型原位鳞癌”病变。目前分为2组:①与HPV相关的普通型外阴鳞状上皮病变:组织形态特点是表皮的极向消失,细胞核有异型性,发生于表皮的不同层面。按病变层面不同,从下向上分为低级别、高级别鳞状上皮病变(LSIL/HSIL; VIN1/VIN2-3)。②与HPV不相关的病变:称作分化型外阴上皮内肿瘤(differentiated VIN, DVIN)。上述各病变均可以累及皮肤附属器,DVIN发展或合并浸润癌的几率高[4]。

【光镜】外阴鳞状上皮内病变表现为不同组织学亚型。普通型,即与HPV感染相关的鳞状上皮病变主要表现为:基底样型(basaloid type)(图12-1)、湿疣样型(warty type)(图12-2),少数病变可在上皮内呈佩吉特病样分布(pagetoid),或病变的上皮区域内同时伴有柱状分化(with columnar differentiation)[3],这些不同亚型可以重叠存在。与之相对应的是与HPV不相关的,即分化型VIN(differentiated type, DVIN),特点是细胞分化好,有细胞间桥;基底或基底旁细胞

胞质丰富,有不良角化,常在上皮脚内出现角化珠(图12-3);虽然核的大小较均匀,但染色质较粗或有明显核仁 p16 阴性,基底细胞 p53 表达强度和比例增多。此型 VIN 可见于角化型鳞癌的癌旁上皮。

20%～30%的外阴癌周围可见高级别鳞状上皮内病变(HSIL/VIN2-3),其恶性潜能与组织类型有关。与HPV相关的普通型鳞状上皮内病变,尤其是鲍温样型,患者年龄较轻,病变范围较小,常呈多发性丘疹样损害,棕红或紫色,有色素沉着;可反复发生或自愈,癌变率仅为3%～4%。湿疣(condyloma)和“鲍温样丘疹病”(Bowenoid papulosis)被归类为低级别鳞状上皮内病变(LSIL/VIN1)。而与HPV不相关的“分化型”的病变(DVIN)则恶性变几率明显高[5]。

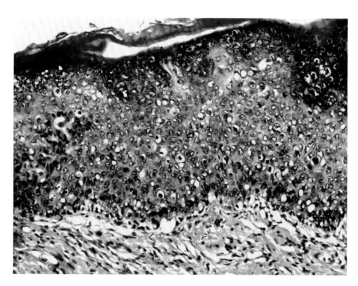

图 12-1　外阴高级别鳞状上皮内病变(基底细胞样型,HSIL)
由异型的基底或旁基底细胞向上扩展形成(HE)

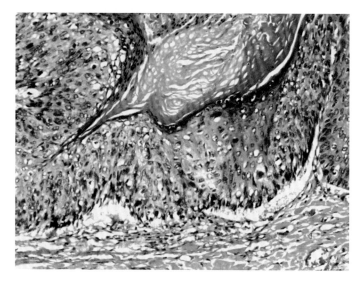

图 12-2　外阴高级别鳞状上皮内病变(湿疣样型,HSIL)
异型的基底或旁基底细胞向上扩展的同时,表皮有挖空细胞(HE)

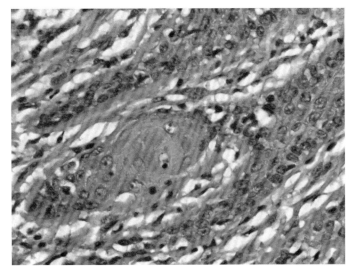

图 12-3 分化型外阴表皮内肿瘤(DVIN)
特点是细胞分化好,有不良角化,可在上皮脚内出现角化珠
(HE)

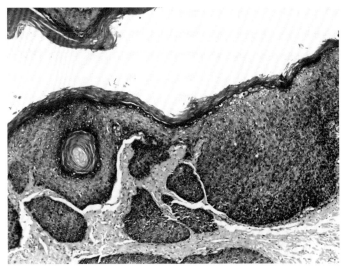

图 12-4 外阴基底细胞样癌
由异型的基底或旁基底细胞构成(HE)

四、恶 性 肿 瘤

(一) 鳞状细胞癌

鳞状细胞癌占外阴恶性肿瘤的 80% ~ 90%,可由上皮内肿瘤发展而来,但多数是直接发生。最常见的症状是局部瘙痒,多位于大阴唇,也可在小阴唇、会阴、阴阜,约 10% 发生在阴蒂。大多数外阴鳞癌病因不明,多见于老年女性(平均 63.3 岁),组织学为典型鳞癌。少数外阴鳞癌(35%)与 HPV 感染有关,又被称作 HPV 相关外阴鳞癌。后者见于较年轻女性(平均 47.8 岁),癌旁常伴有 VIN 病变,有的可同时或先后伴有下生殖道其他部位的鳞状上皮肿瘤;手术治疗后复发率较高(4/13 例),但淋巴结转移率低(0/13 例),再次手术后效果较好[5];组织学类型主要为基底细胞样癌、湿疣样癌。

1. **典型鳞癌(squamous cell carcinoma,NOS)** 又称作角化鳞癌(keratinizing squamous cell carcinoma),最常见,分为高、中、低分化。高分化者以大小不等的鳞状细胞巢为特点,表面常覆以大致正常的鳞状上皮。细胞巢略呈圆形,常可见桥粒结构;巢中心有角化株,有时呈洋葱皮样,几乎取代整个细胞巢。中分化者的细胞巢内角化物较少,细胞分化略不成熟。低分化肿瘤的细胞呈实性片状、梁索状、小簇状分布,异型性明显,角化很少。

2. **基底细胞样癌(basaloid carcinoma)** 以带状、片状和成巢的不成熟鳞状上皮为特征。细胞形态似基底或旁基底细胞(图 12-4),呈卵圆形,大小较一致,胞质少;核卵圆,染色质较粗,核仁不明显。细胞巢中心可有明显角化。

3. **湿疣样癌(warty carcinoma)** 肿瘤表面为钝圆或毛刺样突起的乳头结构,乳头由角化过度的鳞状上皮和纤维血管轴心构成(图 12-5)。瘤细胞巢内常见单细胞角化、角化株或大的轮状角化物;细胞异型性明显,有挖空细胞、双核或多核细胞。肿瘤基底部不规则地插入周围组织。

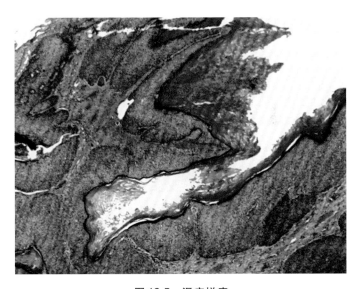

图 12-5 湿疣样癌
毛刺状突起的乳头由角化过度的鳞状上皮和纤维血管轴心构成(HE)

(二) 疣状癌

疣状癌(verrucous carcinoma)的外阴鳞癌多见于绝经后女性,阴道、宫颈及子宫也可发生,是一种与 HPV 不相关的高分化、非转移性鳞癌。大体上肿瘤体积较大,呈菜花样,不同于尖锐湿疣之处在于基底较固定,乳头圆钝且纤维轴心不明显,表面常有溃疡。镜下可见鳞状上皮呈宽带状延伸并形成乳头状生长,乳头的表面有角化过度和角化不全,纤维血管轴心无或纤细。鳞状上皮分化成

熟,缺乏挖空细胞,棘层明显增厚,仅基底部可有轻微异型性。上皮脚粗大,呈球状或棍棒样挤压、推入上皮下间质(图12-6)。小活检取材浅表,诊断需结合临床大体所见。

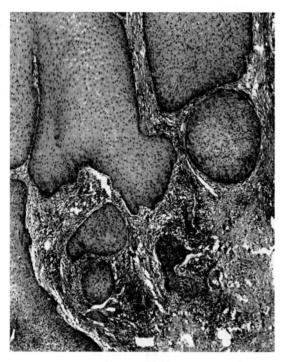

图12-6　疣状癌
细胞分化成熟,上皮脚粗大,呈球状或棍棒样挤压或推入间质(HE)

F12-6　ER

【鉴别诊断】主要与尖锐湿疣或湿疣样鳞癌鉴别:①体积较大,为孤立结节,表面有坏死及溃疡;湿疣体积小,常多发;②乳头的血管结缔组织轴心较纤细;③上皮分化成熟,仅基底部有轻微异型性;湿疣的表层挖空细胞易见,而湿疣样鳞癌有明确的异型性;④上皮脚向下呈推移性生长,而湿疣样鳞癌是基底部插入性浸润。临床上的所谓的“巨大湿疣”,病理形态则可能为较大的尖锐湿疣、疣状癌或湿疣样鳞癌。

慢性非特异性炎或其他原因引起的假上皮瘤样增生,表面无明显疣状及乳头状突起,上皮内炎症水肿明显;高分化鳞癌,上皮脚不呈球状,而呈小团状、舌状或条索状浸润,异型性更明显。

(三) 基底细胞癌

基底细胞癌(basal cell carcinoma)见于中老年女性,生长缓慢,切除不彻底可复发,但极少转移。镜下特征是瘤细胞巢边缘细胞呈栅栏状排列,形态同其他部位皮肤基底细胞癌。若出现鳞状分化,则称“鳞状基底细胞癌”;若出现腺样结构,就称“腺样基底细胞癌”,这些都是其亚型;若为明确的鳞癌或腺癌成分,则称作混合性癌。

(四) 腺癌

外阴的原发性腺癌(adenocarcinoma of the vulva)罕见,可以来源于皮肤附件、乳腺样组织、小前庭腺、尿道旁腺、巴氏腺或其他异位组织如子宫内膜异位或泄殖腔残余等。诊断时要结合肿瘤的部位,并注意除外转移性。

1. 前庭大腺癌　又称巴氏腺癌(Bartholin gland carcinoma)。临床表现为大阴唇后部的深在肿块,但有局部手术或外伤史的患者肿瘤部位可以不典型。组织学类型可以是腺癌、鳞癌、腺样囊性癌、移行细胞癌、混合型癌、未分化癌等,其中主要是腺癌和鳞癌。肿瘤内常有残留的巴氏腺导管或腺泡,亦或在原有巴氏腺瘤的背景上发生。

2. 其他类型腺癌　包括乳腺、汗腺、小前庭腺等来源的腺癌。

(五) Paget 病

外阴 Paget 病又称乳腺外 Paget 病,与乳腺 Paget 病不同的是,其下方不常伴有浸润性腺癌。可以分为3种类型。Ⅰ型:最常见,是原发于皮肤的一型特殊外阴表皮内肿瘤或称表皮内腺癌,肿瘤细胞(Paget 细胞)来自皮肤附属腺,沿导管到达表皮;由于肉眼不易识别病变的边缘,可导致手术切除不完整而复发,临床完整切除病变(包括边缘和皮下组织)预后好。Ⅱ型:外阴表皮内腺癌(即Ⅰ型)伴有浸润。Ⅲ型:同时伴有原发性外阴皮肤或非皮肤腺癌,如原位/浸润性直肠-肛门腺癌、宫颈腺癌或泌尿上皮肿瘤。各型 Paget 病的皮肤的镜下形态与乳腺 Paget 病相似,伴有浸润的病变,尤其是深度超过 1~3mm 者,可转移至淋巴结。Paget 细胞吞噬黑色素时应注意与佩吉特样黑色素瘤鉴别,来源于泌尿上皮癌的 Paget 样细胞胞质不含黏液,免疫组化有助于鉴别(表12-1)。外阴 Paget 病还可与 VIN 伴随发生,可能来源于多潜能的表皮基底细胞。对病变的进一步组织学分型是提供临床选择合理治疗方案和预后估价的重要依据。

(六) 黑色素瘤

外阴黑色素瘤(melanoma of the vulva)是继鳞癌之后的第二常见恶性肿瘤。多见于阴蒂、小阴唇、大阴唇。可以继发于色素痣恶变,也可直接发生。病理特点及分型同皮肤黑色素瘤(略)。

表 12-1　各型 Paget 病和黑色素瘤的免疫组化鉴别[6-7]

Melan-A	CK7	CK20	GCDFP-15	S100 HMB45 CEA
原发皮肤型 Paget 病	+	−	+	+	−
直肠癌相关型 Paget 病	+	+	−	+	−
泌尿癌相关型 Paget 病	+	−/+	−	−	−
黑色素瘤	−	−	−	−	+

五、其 他 肿 瘤

较常见的是息肉和各种间叶肿瘤,少见的是神经内分泌肿瘤,包括 Merkel cell tumor 和神经外胚层肿瘤(PNET)。这些肿瘤的诊断在系统病理中均有详细论述。

(一)纤维上皮性息肉

纤维上皮性息肉(fibroepithelial polyp)发生在外阴皮肤,也可见于小阴唇或阴道。形态同皮赘,纤维间质内有时可见核大、不规则,偶见核染色深的异型成纤维细胞,不要误认为恶性肿瘤。

(二)乳头状瘤

乳头状瘤(micro-papilloma labialis)多见于育龄女性。位于外阴前庭黏膜,直径 1~2mm,不超过 5mm,单发或多发。镜下是由被覆鳞状上皮的纤维血管轴所构成的良性乳头状病变。

(三)血管肌成纤维细胞瘤

血管肌成纤维细胞瘤(angiomyofibroblastoma)肿瘤边界清楚,质地柔软或稍韧,切面棕粉黄色。

【光镜】由细胞稀少的水肿间质和富细胞区域混合存在。丰富但不规则分布的毛细血管样薄壁小血管,周围有疏松的间质细胞包绕(图 12-7);间质细胞核短梭形,胞质嗜酸,似上皮或浆细胞样,有的呈双核或多核细胞。异型性轻微,核分裂罕见。肿瘤切除后无复发,有学者报道有 1 例伴肉瘤变(angiomyofibrosarcoma)[8]。

(四)侵袭性血管黏液瘤

侵袭性血管黏液瘤(aggressive angiomyxoma)多见于年轻女性,也有发生在儿童的报道,主要位于外阴、阴道、会阴、腹股沟和盆腔软组织。

【大体】肿瘤通常体积较大,直径常在 10cm 以上,切面呈胶冻状质软或灰白色质韧。

【光镜】成片的疏松黏液样间质内有散在星芒状或小梭形细胞和少量胶原纤维(图 12-8);其中有少量散在及成群分布、直径大小不等、管壁厚薄不一的血管。

【免疫组化】显示黏液中的小间质细胞 SMA、MSA、Vimentin 阳性,CD34、ER、PR 也常阳性。肿瘤无坏死、异型性、核分裂。

由于生长缓慢并呈局部侵袭性,体积大且位置深者,切除不彻底容易复发,复发率可高达 72%;术后有必要长期随诊,偶有转移或致死的个例报道[9-10]。

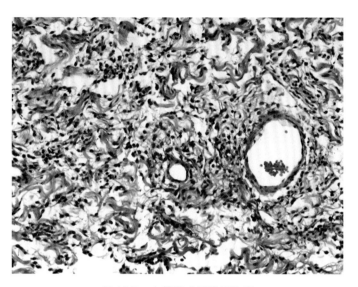

图 12-7　血管肌成纤维细胞瘤
血管周围有疏松的间质细胞包绕(HE)

F12-7　ER

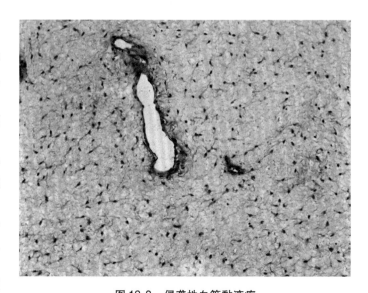

图 12-8　侵袭性血管黏液瘤
成片的黏液样间质内有散在星芒状或小梭形细胞,其中有少量血管(HE)

【鉴别诊断】

（1）血管肌成纤维细胞瘤边界清楚,细胞较丰富,肿瘤内血管为薄壁的毛细血管样小血管,血管周有较多上皮样的间质细胞。免疫组化(包括 ER、PR)没有鉴别意义。

（2）黏液样神经纤维瘤有黏液样成分,但缺乏相应的血管成分,S100 阳性。

（3）各型黏液性软组织肿瘤,如肌肉内黏液瘤,多位于大腿或股部,缺乏血管特征;黏液性纤维组织细胞瘤的异型性更明显等。

（五）平滑肌肉瘤

目前采取的标准是[2,11]具有以下指标 3 项以上者可诊断肌肉瘤,2 项为非典型肌瘤,1 项以下为良性:①直径≤5cm;②核分裂数>5/10HPF;③边缘浸润性生长;④细胞异型性中-重度。

六、转移性肿瘤

发生率约占外阴肿瘤的 8%,主要来源于泌尿生殖道,如宫颈、子宫、卵巢、膀胱、尿道、消化道和乳腺等。腹膜后或盆腔的恶性肿瘤也可转移至外阴。

第二节　阴　道

一、炎　症

虽然外阴的病变以炎症为主,但由于临床诊断并不仅依赖于组织病理,故在日常外检中并不常见。阴道炎包括感染性和非感染性,大多数同时伴随有外阴炎存在,常被称作外阴-阴道炎,形态学变化可参考本章第一节。

气囊肿性阴道炎(emphysematous vaginitis)是一种较为特殊的、原因尚不清楚的疾病,多见于妊娠期或生育年龄。

【大体】阴道或宫颈外口表面有稍隆起,从针头大到直径约 2cm 大的泡或囊,其内充以气体。

【光镜】黏膜上皮和上皮下间质有多发性、大小不等的囊腔和少量淋巴单核细胞、浆细胞浸润及多核巨细胞反应。

二、瘤样病变及良性肿瘤

（一）囊肿

阴道囊肿相对少见,可以是炎症性或腺体潴留性的,也可以是鳞状上皮包含性的。最常见是鳞状上皮包含囊肿(squamous inclusion cyst),常位于阴道前或后壁,一般临床无症状。它们的发生可能与外伤有关,也可能是发育畸形。此囊肿也可称为表皮样囊肿,囊内充满角化物质,被覆分化很好的鳞状上皮。其次是 Wolffian 管残件囊肿(mesonephric cyst),也称 Gartner 囊肿,位于阴道前侧壁或侧壁。常为单发、较小,最大直径约为 2cm。囊壁被覆矮立方或柱状无黏

液分泌上皮,有时部分上皮可发生鳞状上皮化生。此外,阴道尚可见 Bartholin 腺囊肿和 Müllerian 囊肿等。

（二）创伤或手术后病变

1. 手术后梭形细胞结节(postoperative spindle cell nodule)　发生于子宫切除术后 1～3 个月内,在阴道残端,呈息肉样,但界限不很清楚。镜下以束状的梭形肌成纤维细胞和网状小血管为特征,常伴新旧出血、黏膜溃疡和炎症反应。由于结节中的梭形细胞较肥大、核分裂多见(有时可多达 25/10HPF),而且病变的边缘并不很清楚,常需要与肉瘤相鉴别,了解近期有无手术史很重要。结节切除后没有局部复发的报道。

2. 阴道残端肉芽组织(vaginal vault granulation tissue)　常在子宫切除后 6 个月左右发生。肉眼呈单个或多个小红色结节或息肉状病变,临床上易误诊为肿瘤再发或转移。镜下为肉芽组织。

3. 放射性坏死(radionecrosis)　经术后放疗的阴道残端可以形成结节或息肉样病变,临床很像肿瘤复发。镜下的纤维肉芽组织可有异型性,表层黏膜上皮可因手术切除卵巢而萎缩。肉芽组织中增生的小血管闭塞,血管内皮细胞肿胀,核呈空泡状,很像浸润性癌,常需结合免疫组化鉴别。此外,萎缩的黏膜上皮仅保留基底和旁基底层细胞,需注意不要误认为上皮内肿瘤。

4. 阴道脱垂(vaginal prolapse)　多次经阴道分娩后,可以形成阴道壁的膀胱、直肠膨出和阴道脱垂。局部黏膜上皮出现程度不等的棘上皮增生、角化及不全角化。

5. 输卵管脱垂(fallopian tube prolapse)　手术切除子宫,特别是经阴道切除子宫手术后,有时见输卵管组织自阴道残端脱出。临床触诊时异常疼痛。镜下除水肿、肉芽和炎症外,可见输卵管结构。注意勿将输卵管伞和皱襞的乳头结构诊断为腺癌。

（三）阴道腺病

阴道腺病(adenosis)发生于中青年女性,临床上常无症状或有阴道黏液分泌物增多症状。虽然阴道壁各处均可发生,但较多见于前壁上 1/3 段,阴道镜下黏膜呈红色颗粒或斑块状。组织学上以阴道固有膜腺体为特征(图 12-9),有时累及被覆上皮;腺体为各种 Müllerian 上皮分化分别或混合存在,可伴有鳞化。所谓不典型腺病是指腺体结构更加复杂(图 12-10),细胞有异型性;常见于阴道透明细胞癌周围。

（四）阴道纤维上皮性息肉

阴道纤维上皮性息肉(vaginal fibroepithelial polyp)主要见于成年人,儿童也可发病。可能是激素诱导的局部疏松结缔组织增生,也可能是病毒性阴道炎的一种间质慢性炎症性继发病变,简称为阴道息肉。常位于阴道下段侧壁,呈多发息肉状、指状和脑回状,直径为 0.5～4.0cm。镜下为水肿的纤维血管间质,表面被覆鳞状上皮。有时,特别是妊娠时,息

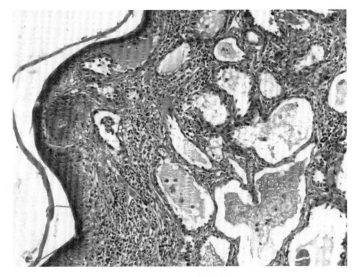

图 12-9　阴道腺病

上皮下的腺体结构（HE）

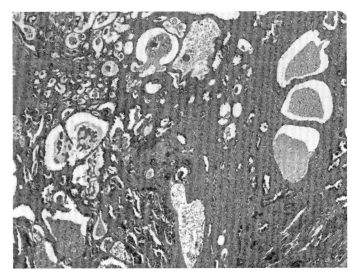

图 12-10　阴道不典型腺病的腺体结构复杂，细胞有异型性（HE）

F12-10　ER

肉间质成纤维细胞有异型性，可见核较大、深染、不规则的巨成纤维细胞，有时可见多核巨细胞，需注意与葡萄状肉瘤区别。鉴别点是：无生发层（cambium layer），异型性主要表现为个别成纤维细胞样细胞，无明显幼稚的间叶组织及横纹肌分化；临床发病年龄较大，妊娠终止后或单纯切除后病变消失。形态上还需注意与一种亚型称作富细胞性假肉瘤样纤维上皮间质息肉（cellular pseudosarcomatous fibroepithelial

stromal polyps）鉴别[12]。

（五）子宫内膜异位灶

阴道子宫内膜异位灶（endometriosis of vagina）并不少见。在表浅黏膜或深部间质如阴道直肠隔均可发生，组织形态与其他部位的内膜异位灶相同。

（六）乳头状瘤

阴道乳头状瘤有两型：鳞状上皮乳头状瘤（squamous papilloma）和米勒乳头状瘤（Müllerian papilloma）。前者多位于下段近处女膜，与湿疣的主要区别是缺乏典型的挖空细胞（koilocytosis）；后者常位于阴道上段，镜下为分支的纤维血管轴心被覆矮柱状-立方上皮。

（七）其他良性或上皮内肿瘤

阴道尚有其他少见的良性或上皮内肿瘤，如肌成纤维细胞瘤、绒毛状管状腺瘤（相似于结肠直肠病变）、平滑肌瘤、横纹肌瘤、血管瘤、良性混合瘤（似涎腺混合瘤，由分化成熟的鳞状上皮、黏液腺体及小型间质细胞组成）等。阴道是良性横纹肌瘤较常见的部位，发病年龄较大（平均 42 岁）。肉眼呈孤立的结节或息肉样，通常小于 3cm，被覆完整的黏膜上皮。镜下的横纹肌细胞可以是成人型，也可以是胚胎型。诊断此类肿瘤时要注意与横纹肌肉瘤鉴别，前者分化良好，无明显异型性、核分裂少见，无病理核分裂[2]。

三、恶　性　肿　瘤

阴道原发性恶性肿瘤较少见，大多为其他器官转移或直接浸润的继发性恶性肿瘤。例如阴道鳞癌，大多为宫颈鳞状细胞癌直接扩散或转移的。阴道常见的原发性恶性肿瘤主要为鳞癌、腺癌、内胚窦瘤、恶性黑色素瘤、葡萄状肉瘤、平滑肌肉瘤及血管肉瘤等。

（一）阴道鳞癌

发生在阴道的鳞癌比宫颈少见，大约占女性恶性肿瘤的 2%。大体及光镜形态与宫颈或其他部位发生的鳞癌相似。镜下显示为不同分化的典型鳞状细胞癌。5 年存活率为 40%～50%。它的预后主要与临床分期有关（表 12-2），而与癌的分化程度关系不大。早期鳞癌常无自觉症状，主要依靠中老年女性的定期体检作细胞学及活检诊断。阴道鳞癌经典的发展模式为：鳞状上皮内肿瘤→早期浸润癌→浸润性鳞癌（Ⅰ、Ⅱ、Ⅲ及Ⅳ期鳞癌）。

表 12-2　阴道癌的分期（FIGO）

0	上皮内肿瘤
Ⅰ	肿瘤限于阴道壁
Ⅱ	肿瘤侵及阴道旁组织，但未侵及盆壁
Ⅲ	侵及盆壁
Ⅳ	侵及盆腔以外或膀胱/直肠黏膜
Ⅳa	盆腔器官浸润
Ⅳb	远处器官浸润

（二）疣状癌

疣状癌（verrucous carcinoma of the vagina）是鳞癌的一个亚型，也是发生在阴道的一种高分化的癌。大体呈明显外生性结节状、乳头状或蕈伞样。镜下特点为分化好的鳞状细胞，基底部压向并侵入间质。疣状癌手术切除后可局部复发，但很少淋巴结转移。形态上合并有典型鳞癌时则侵袭性强，应归类为阴道鳞癌。

（三）小细胞癌

阴道小细胞癌（small cell carcinoma of the vagina）很少见。它可以呈现为单一的神经内分泌性小细胞癌，似肺的小细胞癌。免疫组化及电镜观察这类肿瘤细胞内有神经分泌颗粒及神经内分泌的标记，故将它列属于阴道神经内分泌肿瘤。有的病例除小细胞癌结构外，尚可见腺癌或鳞状细胞癌的分化，具有此种组织学结构的肿瘤，也可称为复合性小细胞癌。阴道的神经内分泌肿瘤，除小细胞癌及复合性小细胞癌外，也可表现为各型经典的类癌及不典型的类癌结构。

（四）腺癌

阴道腺癌（adenocarcinoma of the vagina）较少见。根据它的临床病理特点可以分为以下四型：

1. 黏液腺癌 镜下与宫颈腺癌相似，有的病例在组织学上表现为肠型上皮，即肠型黏液上皮癌。多见于中老年人。

2. 透明细胞癌 光镜形态与子宫或卵巢的同类型癌相似。较早的文献称之为中肾样癌（mesonephric carcinoma），现在已公认它是起源于 Müllerian 上皮。免疫组化及电镜显示与发生子宫及卵巢的透明细胞癌相似。患者青年居多，平均年龄为 17 岁，12 岁前及 30 岁后很少。肿瘤位于阴道的任何部位和（或）宫颈，60% 位于阴道，多在上段前及侧壁；临床预后通常较好，小的病变可以手术治愈，浸润深度 3mm 以上者复发转移率增高。患者常有接触雌激素（DES）的历史，故提示这类型腺癌可能与DES 或有关药物有关。

诊断时要注意与阴道腺病的微小腺体增生（microglandular hyperplasia）和 Arias-Stella（A-S）反应鉴别。两者均可发生在宫颈，也可见于阴道腺病。微小腺体增生时的腺体大小较一致，无明显癌性间质反应，细胞无明显异型性，透明细胞黏液染色强阳性等特点可与之鉴别；A-S 反应则以细胞核的退变为特征。

3. 中肾管源性腺癌 常位于阴道侧壁，来源于中肾管残件。组织学呈现为分化较好的腺癌，通常在中肾管增生的背景上发生。

4. 子宫内膜样腺癌 常位于阴道直肠间隔，早期常无阴道或直肠黏膜侵及。它可以起源于异位子宫内膜，部分病例可见异位子宫内膜组织并存。

以上各型阴道癌与预后有关的诸因素中，最重要的是肿瘤的浸润转移状况。显示癌浸润转移状况的最重要标志是癌的分期，表 12-2 是一直以来沿用的阴道癌的 FIGO（1978分期）。

（五）葡萄状肉瘤

葡萄状肉瘤（sarcoma botryoides）或称胚胎性横纹肌肉瘤是阴道较少见的恶性度较高的肿瘤。其主要特点：①绝大多数为 5 岁以下幼儿，平均年龄 2 岁以下；②主要位于阴道前壁，大体呈多结节或息肉状互相融合的突起，紫红色，形似葡萄（图 12-11），因此而得名；③临床上主要症状为阴道出血，检查时葡萄状肿物充满阴道，有时可突出阴道外口；④光镜下特点为胚胎性横纹肌肉瘤的结构和上皮下的"生发层"（cambium layer）（图 12-12）。结节或息肉状突起表面衬覆鳞状上皮，可有糜烂或溃疡形成。间质为疏松水肿样富于黏液的幼稚的间叶组织。上皮下主要细胞为淋巴细胞样或成纤维细胞样的幼稚的间叶细胞和少量不成熟的横纹肌母细胞，形态上或为圆形胞质较宽、透明富于糖原的无明显肌性分化的幼稚肌母细胞，或似单核细胞样，或短带状突起的胞质强嗜酸性，或红颗粒状示有肌性分化的肌母细胞。在这些幼稚的间叶细胞及肌母细胞之间常可见分化较好横纹肌母细胞，它们具有明显的长短不一的带状胞质，有纵纹或横纹分化。在肿瘤细胞间可见呈蝌蚪样或网球拍样的多核细胞，这些多核巨细胞胞质较红，也可见纵纹或横纹分化。带状或网球拍样细胞是较典型横纹肌分化细胞。有时肿瘤分化较低，无明显肌性分化细胞，则需借助于免疫组化 MyoD1、Desmin 或电镜检查诊断。有的肿瘤有灶性软骨岛，通常患者的年龄相对较大，预后相对较好。

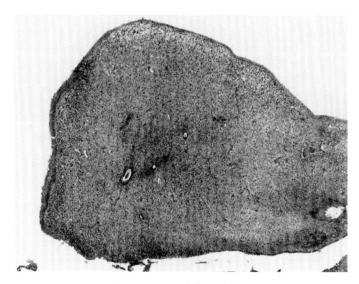

图 12-11 阴道葡萄状肉瘤
低倍镜下形似葡萄（HE）

F12-11 ER

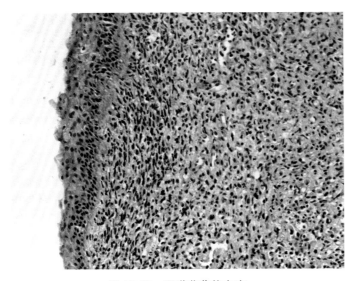

图 12-12　阴道葡萄状肉瘤

上皮下的生发层为淋巴细胞样或成纤维细胞样的幼稚的间叶细胞和少量不成熟的横纹肌母细胞（HE）

F12-12　ER

阴道葡萄状肉瘤最主要特点是：婴幼儿阴道葡萄状肿物，肿物主要由富于黏液的幼稚的间叶组织构成，有横纹肌分化即可诊断。

【鉴别诊断】

（1）良性横纹肌瘤：此瘤大体可呈结节或息肉，但无明显葡萄状外观，婴幼儿少见；组织学上分化好，主要特点为排列较规则的正常胚性横纹肌，或似正常成人成熟的横纹肌，无多量幼稚的间叶细胞或不成熟的肌纤维母细胞及黏液性间质。

（2）阴道息肉：常为单发，无葡萄状外观，间质只有少数核大深染的异常细胞，无多量幼稚间叶细胞及横纹肌分化的细胞。

（3）阴道内胚窦瘤：发生在婴幼儿，可呈结节或息肉，富于黏液性间质，可与葡萄状肉瘤部分相似。但组织学内胚窦瘤除黏液性间质外，都可找见各种上皮性分化，组织学上鉴别并不困难。

（六）其他

阴道原发性恶性肿瘤除上述各型外，尚可见平滑肌肉瘤、基底细胞癌、恶性黑色素瘤、恶性米勒混合瘤、腺泡状软组织肉瘤、滑膜肉瘤、恶性神经纤维瘤及恶性纤维组织细胞瘤等。

阴道癌以转移性多见，可高达 90% 以上[3]。多源于生殖道、泌尿道、结直肠或乳腺。

第三节　宫　颈

一、炎　症

（一）非特异性宫颈炎

又称慢性宫颈炎（cervicitis），是成年已婚女性最常见妇科疾病。慢性宫颈炎常是感染、损伤、激素紊乱以及局部血液循环障碍等多种因素综合作用的结果。绝大多数病例临床上无明显症状，但有的慢性宫颈炎与宫颈化生、非典型（异型）性化生、增生以及癌有一定关系而受到重视。

【大体】局部黏膜可见红润充血、水肿、粗糙、糜烂、溃疡以及分泌物增多等变化。

【光镜】主要有两个方面变化：①非特异性慢性炎症细胞浸润；②宫颈上皮损伤及修复性变化：上皮细胞变性、坏死、糜烂、溃疡形成及被覆上皮修复性化生、增生。有时炎症已消退，而以这种修复性增生病变为其主要特点。

慢性宫颈炎可继发以下几种病变：

（1）Nabothian 囊肿（Nabothian cyst）：由于炎症、黏液腺分泌亢进或腺管口不畅而致黏液潴留性腺体囊性扩张，有时可以陷入宫颈壁深处。大体及镜下均可见潴留性囊性结构，腺上皮变扁平，甚至萎缩消失。

（2）上皮化生（epithelial metaplasia）：包括鳞状上皮、移行上皮、卵管上皮和子宫内膜上皮化生。鳞状上皮化生根据成熟程度可分为成熟型及未成熟型。后者常显示细胞较紧密、胞质稍少、染色较深（图 12-13）。但细胞大小较一致，排列规则，核无明显异型性等可与上皮内肿瘤及分化性鳞癌鉴别。化生时所伴有的异性增生，与子宫内膜伴异性增生的化生生物学意义类似。

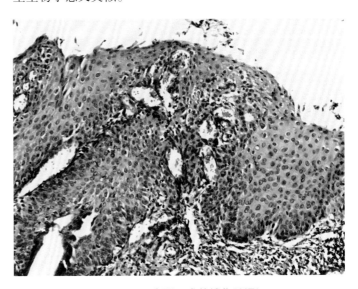

图 12-13　宫颈不成熟鳞化（HE）

（3）上皮再生性增生（reactive atypia）：长期严重感染和损伤可引起宫颈鳞状或柱状上皮再生性增生。增生的上皮极向紊乱，胞质嗜酸性，细胞核增大、有异型性，常有明显突出的核仁，很容易误认为上皮内肿瘤（图12-14）。

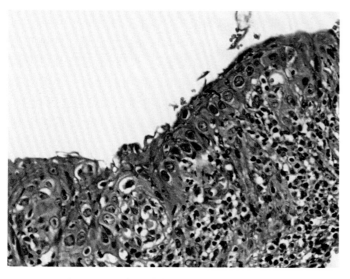

图12-14　宫颈鳞状上皮再生性增生（HE）

F12-14　ER

（4）慢性淋巴滤泡性宫颈炎（follicular cervicitis）：淋巴细胞增生明显，如有多数淋巴滤泡形成时，称为慢性淋巴滤泡性宫颈炎；有时形成所谓淋巴瘤样病变（lymphoma-like lesion）又称假性淋巴瘤（pseudolymphoma），增生的淋巴组织在上皮下呈带状，活检时很难与淋巴瘤鉴别。宫颈淋巴瘤罕见，肉眼形成肿块或结节，浸润深度达宫颈内膜腺体深部以远，以弥漫幼稚的大B淋巴细胞为主。

（二）肉芽肿性宫颈炎

肉芽肿性宫颈炎（granulomatous cervicitis）：以结核性最常见，常继发于输卵管等其他器官结核。其他诸如异物、梅毒、腹股沟肉芽肿以及性病性淋巴肉芽肿等亦可引起肉芽肿性宫颈炎。

二、鳞状上皮内病变

在各种致癌因素包括人乳头状瘤病毒（HPV）感染因素作用下，宫颈上皮在修复的过程中发生化生-非典型化生-上皮内肿瘤。在此连续发展过程中，细胞核逐渐增大、不规则、大小不一、染色深，细胞排列不规则；病变常累及柱状上皮与宫颈外口鳞状上皮交界处（移行区），较少发生于颈管化生的鳞状上皮及阴道部的成熟鳞状上皮。以往根据细胞核非典型性的程度及其所累及表皮的范围分为轻、中、重度非典型性增生及原位癌（四级），之后将此系列病变以宫颈上皮内肿瘤（cervical intraepithelial neoplasia，CIN）取代。近年又以宫颈鳞状上皮内病变（cervical squamous intraepithelial lesion，SIL）命名，并分类为低级别鳞状上皮内病变（low-grade cervical squamous intraepithelial lesion，LSIL）和高级别鳞状上皮内病变（high-grade cervical squamous intraepithelial lesion，HSIL）[13]。简述如下：

（一）低级别鳞状上皮内病变

包括宫颈湿疣和传统的CIN1病变，以生育年龄女性为主，与HPV高危或低危亚型相关。发生于宫颈外口的成熟鳞状上皮的湿疣表现为典型湿疣图像，有典型的挖空细胞；而见于移行区或内口的常为不成熟湿疣，很少见挖空细胞（湿疣的主要基本病变见本章第一节）。低级别病变的细胞异型性性限于表皮基底层以上的下1/3；也有人称为早期交界性病变。这类病变与化生的不成熟鳞状上皮的鉴别要点是：①核染色较深，染色质较粗；②核浆比较大，胞质较少，且嗜碱性增强；③核大小不一致；④细胞极向紊乱。

发生于宫颈外口的LSIL进展为HSIL的几率低于发生于移行区者，多数病变可自行退缩[3]。

（二）高级别鳞状上皮内病变

包括传统的CIN2~3病变，以生育年龄女性为主，与HPV高危亚型相关。镜下细胞异型性更明显且所占比例增加（图12-15）。年轻女性（<25岁）的CIN2病例，部分（40%~60%）可以自行退缩，对这类病例可以观察6个月再次活检观察。高级别病变进展为癌的几率为5%~12%[3]。

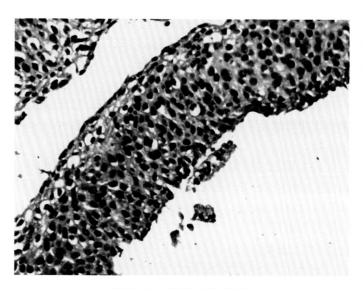

图12-15　宫颈HSIL（HE）

病变累及腺体时，简称HSIL累腺。各级SIL均可以累及部分腺体即部分为正常柱状腺上皮，部分为基底膜完好的SIL；也可是整个腺体都被累及，但中心部位，即腔面仍为腺体柱状上皮被覆。SIL累腺需要与腺体鳞状上皮化生鉴别，后者腺体轮廓常无明显扩大，细胞层次较少，可呈现鳞状上皮各层次分化，细胞无明显异型性以及细胞极向规则等。原位癌累及腺体可随腺体分支伸延，呈现团状。此时要除外合并早期浸润癌，后者分支尖锐，呈指状或锯齿状突起或呈不规则巢状膨胀挤压，破坏基底膜，周围常有较明显炎症反应。网织纤维或PAS染色有助于观察基底膜是否完整，或两个累及腺体的原位癌巢互相融合，中间间质不完整断续残存，则高度警惕浸润性病变。一种假性累腺亚型的浸润癌（pseudocyst involvement）需要鉴别，病变的轮廓膨胀扩展、大而圆或不规则，周边伴间质反应；原位癌累腺则保留原有的管泡状轮廓，呈圆顶状或分叶状突起，基底膜完好。

三、浸润性鳞癌

宫颈鳞癌根据浸润扩散程度可以分为原位癌、浅表浸润癌及浸润癌。主要组织学类型见表12-3[13]。

表12-3　宫颈鳞癌的主要组织学类型（WHO,2014）

角化型	keratinizing
非角化型	Non-keratinizing
乳头状	papillary
基底样	basaloid
湿疣样	warty
疣状	verrucous
鳞状移行	squamotransitional
淋巴上皮样癌	lymphoepithelioma-like

（一）浅表浸润癌

关于浅表浸润癌（superficially invasive carcinoma）的定义尚有争论。目前较公认的意见是，所谓微小浸润是指早期间质浸润即 I A₁ 期。浸润间质的深度从发生浸润的表皮基底膜向下测量，按浸润程度分期（表12-4）。微小浸润癌大多无血管癌栓形成及淋巴结转移，预后较好。但少数也有血管癌栓形成，甚至有淋巴结转移。浸润方式分两型：第一型为"发芽"或"喷枪"，即不规则（插入性）浸润式，这种浸润式的肿瘤易有血管癌栓形成，易发生转移，局部容易再发；另外一型为推进式（膨胀性）浸润，这型预后较好。目前认为至少要注意两个因素的测定即浸润的深度及广度，也有人认为应当注意三维，即肿瘤体积的测定是微小浸润癌预后的最好指标。多点浸润不累加。需要指出的是，微小浸润癌的诊断需完整切除病变并经规范取材后才能确立，而宫颈活检材料不能诊断。确立浅表浸润癌的意义是对需要保留生育功能的患者，可以采取保守的手术治疗。

表12-4　宫颈癌分期（FIGO,1995）

0 期	原位癌
I 期	限于宫颈
I A	浸润深度5mm、宽度7mm以内
I A₁	浸润深度3mm、宽度7mm以内
I A₂	浸润深度3~5mm、宽度7mm以内
I B	病变限于宫颈，大于 I A 期
I B₁	病变小于4cm
I B₂	病变大于4cm
II 期	扩散到宫外但未达盆腔侧壁
	限于阴道上2/3
III 期	扩散到盆腔侧壁和（或）阴道下1/3
IV 期	累及膀胱或直肠或骨盆外

（二）浸润性鳞癌

浸润性鳞癌（invasive squamous cell carcinoma），简称为宫颈鳞癌，是女性器官中最常见的恶性肿瘤，绝大多数为中老年女性，平均年龄在40岁以上。

【大体】宫颈鳞癌大体上可分为三型：①外生结节型；②溃疡型；③管壁浸润型。后者肿瘤不形成明显结节状突起，主要往宫颈管壁及周围组织浸润。

【光镜】可分为三型：①非角化型；②角化型；③小细胞型，此型似基底细胞癌，但比皮肤基底细胞癌分化差，异型性较明显。以上三型中小细胞型预后最差。但也有人认为预后与组织学分型无关。

宫颈鳞癌的扩散与转移宫颈鳞癌可直接扩散到宫体、阴道、子宫旁组织、卵巢以及盆腔器官如下部输尿管、膀胱、直肠以及阔韧带等。晚期癌瘤浸润并互相融合粘连，形成冷冻样团块，称为冷冻骨盆。

宫颈鳞癌的转移常通过淋巴道，转移可起始于直接扩散之前，但大多发生在有不同程度的直接扩散中，淋巴道转移中常按以下途径转移：子宫旁淋巴结，然后经髂内、髂外、闭孔、腹下及骶部等淋巴结，也可达腹股沟、髂总、主动脉旁以及主动脉淋巴结等。有的病例不按常规途径，而是跳跃式转移。

宫颈鳞癌很少发生血行转移，少数病例可发生肺（约9%）及骨（约4%）的血行转移。

（三）鳞癌的少见组织学亚型

具有一定组织学特点的宫颈鳞癌亚型，虽然少见，但生物学行为可能与经典鳞癌有所不同。

1. 伴间质嗜酸性粒细胞浸润的界限性癌（circumscribed carcinoma with stromal eosinophilia）　这型癌呈膨胀性生长，边界清楚。镜下略有鳞状分化，癌细胞较大，胞质较丰富，核也较大，核仁较明显，核分裂较多。间质有大量淋巴细胞和嗜酸性粒细胞浸润。5 年生存率为 97%（一般鳞癌为 79%），淋巴结转移率也较一般鳞癌低。

2. 淋巴上皮瘤样癌（lymphoepithelioma-like carcinoma） 此型癌很像鼻咽部淋巴上皮癌（图 12-16），肉眼见肿瘤也呈团块状生长，很像淋巴瘤，有些肿瘤细胞似低分化淋巴细胞，但免疫组化示淋巴细胞标记阴性；而上皮性标记阳性。肿瘤细胞中尚可见较大胞质嗜酸性或嗜碱及嗜酸双染性的有鳞状细胞分化的细胞。预后较一般鳞癌好。

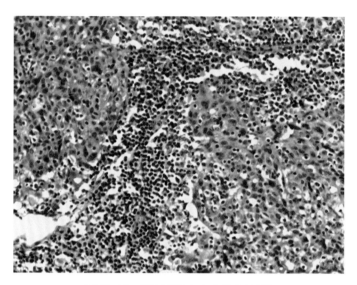

图 12-16　宫颈淋巴上皮瘤样癌（HE）

3. 乳头状鳞癌（papillary squamous carcinoma） 此型癌外观呈乳头或疣状。镜下为乳头状原位癌或浸润性鳞癌，活检组织表浅时，常是完整病变切除才见浸润。有明显真性乳头形成，即乳头中心有明显血管结缔组织轴心，并有分支。与尖锐湿疣的鉴别是，后者乳头分支不明显，细胞异型性较轻，有诊断性"挖空细胞"。

4. 梭形细胞鳞癌（spindle cell squamous cell carcinoma） 组织结构似食管的梭形细胞癌。梭形细胞区很似肉瘤，但仔细观察或多切片可见鳞状上皮分化的上皮性癌巢，甚至有典型角化。有时可见单核或多核的巨细胞。

5. 疣状癌（verrucous carcinoma） 病理及临床特点与外阴的疣状癌相似，体积大，高分化，预后好。

6. 腺样基底细胞癌（adenoid basal cell carcinoma） 罕见。由基底细胞样细胞巢构成，这些细胞巢有局部腺样分化，也可有鳞状分化。Brainard 等[14]报道 12 例并复习 27 例有随诊资料的病例，此型肿瘤手术治疗后不复发或转移，临床过程良性，提出修改命名为"腺样基底上皮瘤"（adenoid basal epithelioma）。需要强调的是，此型肿瘤常伴有上皮内肿瘤，甚至经典的早期浸润性癌，诊断时不要忽略。

7. 毛玻璃细胞癌（glassy cell carcinoma） 是一种分化差的腺鳞癌。癌细胞有丰富的毛玻璃样或颗粒状胞质，细胞界限清楚，细胞核大并有突出的核仁，核分裂多见。间质有丰富的炎症细胞。仔细观察有少量腺样或鳞状分化。肿瘤对放、化疗不敏感，预后较一般鳞癌差。

四、腺体增生、上皮内肿瘤及腺癌

（一）腺体增生

1. 隧道簇（tunnel clusters） 多为手术标本中的偶然发现，有时累及宫颈壁深层，肉眼很像肿瘤。临床一般无症状，较多见于 30 岁以上多产的女性，有的患者合并妊娠。组织学上宫颈内膜腺体呈管道状扩张，扩张的腺体密集，大小形态相近，呈囊管状小叶性或簇状分布；腺管间仅见少量宫颈间质。虽然腺管扩张常伸延得较深，有时有异型性，但仍保留小叶状结构分布，不浸润间质。

2. 微腺体增生（microglandular hyperplasia，MGH） 多见于育龄女性的宫颈管腺上皮。可能与口服避孕药或妊娠有关，但也可见于绝经后女性，可能与炎症刺激有关。组织学上的特点是宫颈腺体的储备细胞增生。腺体呈团状或丛状增生，增生的腺体大小较一致，腺腔较小，上皮呈矮立方状，常有鳞化和核下空泡。若细胞有灶性轻-中度异型性称不典型微腺体增生，常伴明显的炎症反应。有异型性的 MGH 易误诊为腺癌。以下几点可与腺癌鉴别[15]：①询问有关病史，绝经后女性诊断 MGH 要谨慎；②混有典型微腺体增生结构；无乳头状结构；细胞异型性较轻，无病理核分裂；③增生腺体局限于黏膜层，无浸润现象；④临床检查宫颈无明显增厚及变硬现象；⑤胞质含黏液而不是糖原，免疫组化 CEA 阴性。

3. 中肾管增生（mesonephric hyperplasia） 残留的中肾管为小圆形腺管，上皮为立方或矮柱状，无纤毛，不含黏液或糖原。腺管扩张时腔内有 PAS 染色阳性的嗜酸性透明物质。残留的中肾管增生时常累及子宫下段或宫颈深部，增生的小管密集成簇（叶状）或散在弥漫分布，有时增生的腺管形成乳头或网状、裂隙状结构，但无细胞异型性或核分裂；伴有不典型增生时可有异型性和核分裂，但结构不复杂，需注意与中肾管癌或宫颈腺癌鉴别。中肾管癌常在增生的背景中，腺管更密集复杂，核分裂和异型性更突出，间质缺失提示有间质浸润。囊性中肾管增生时还需与管状囊性透明细胞癌鉴别，前者细胞异型性不突出，胞质不含糖原，没有透明细胞癌的实性片状和鞋钉状（hobnail）结构。

4. 叶状宫颈内膜腺体增生（lobular endocervical glandular hyperplasia，LEGH） 见于生育年龄女性，分病例临床有症状，在大体上形成含大小囊的结节，通常限于宫颈壁内 1/2。镜下呈小叶状结构，小叶内为增生的中-小型腺体，中央有一较大的腺体。腺上皮为高柱状黏液上皮，分化好。与微偏离腺癌的区别是保留小叶结构和无浸润性生长。

5. 弥漫层状宫颈内膜腺体增生（diffuse laminar endocervical glandular hyperplasia） 增生的腺体限于宫颈壁的内 1/3 层，呈层状，与其下的间质分界清楚。腺体弥漫分布，常伴有明显炎症反应和上皮的反应性增生。

（二）宫颈腺上皮内肿瘤及腺癌

理论上宫颈腺体恶变过程如鳞状上皮一样,腺上皮的非典型性增生-原位癌-浸润癌也可能是一个连续过程,即从宫颈腺体上皮内肿瘤(cervical glandular intraepithelial neoplasia,CGIN)发展为浸润性癌的过程。但宫颈腺癌的癌前病变远不如鳞癌的癌前病变那样已被肯定并得到公认,由于缺乏充分的随访研究,宫颈腺体的非典型增生目前尚无统一明确的形态学诊断标准;目前应用的 CGIN 的病理诊断名词是原位腺癌,发生部位多在移行区,部分为多灶性,常伴有鳞状上皮病变。浸润癌也可分为微小浸润癌及浸润性癌,定义与鳞癌相同,但通常由于测量困难,目前多以肿瘤的厚度和宽度取代。

1. 原位腺癌(adenocarcinoma in situ,AIS)　远较原位鳞癌少见,但常伴有鳞状上皮内病变。形态学定义是:具有恶性细胞特征,有时可见腺腔内简单乳头或筛状结构。细胞呈柱状,黏液或嗜酸性;拥挤、复层、出芽,染色质增粗,可见核分裂,常见位于上皮底部的凋亡小体和腺腔缘的核分裂。

与原位鳞癌一样,活检标本的原位癌,需要通过子宫全切或宫颈锥切标本充分取材、全面检查方能作出最后的诊断。下列几点可作为宫颈腺体原位癌的组织学诊断指标:①腺体的轮廓平滑,局限于原有的小叶结构内,相似于乳腺原位癌;②病变的腺体位于内膜内,深度不超过原有的内膜厚度;③与正常腺上皮同存在于一个腺体结构单位内即同一基底膜内,两者界限截然,无移行(图 12-17);④增生的腺小叶体积增大,细胞有异型性;⑤可以腺腔内筛状或简单乳头结构;⑥无明显间质反应(包括水肿、炎症细胞浸润及纤维化等)。以上几点中最主要的是小叶增生扩大,有异型性,可见核分裂,但无明确的浸润迹象。

宫颈腺体原位癌组织学主要分四型:宫颈腺型、子宫内膜型、胃型、肠型,以及一些少见的其他分类(如浆液性、透明细胞性和腺鳞癌等),常伴有鳞状上皮内肿瘤;其中肠型的细胞异型性不明显。认识这些不同组织学类型的原位腺癌的形态特点,易于工作中的判断,但其临床意义尚有待于进一步探讨。

2. 微浸润性腺癌(micro-invasive adenocarcinoma,MIA)又称早期(浅表)浸润腺癌,其定义与早期浸润鳞癌趋于一致即深度<5mm,宽度<7mm。但由于管泡状的宫颈腺体结构特点,原位癌的终点与浸润的起始点常很难确定,特别是原位癌的膨胀性浸润,使得浸润深度的测量很难达成共识。实际工作中,有时以测量病变的厚度取代。

浸润的细胞和结构的形态学特点与其他腺癌浸润类似,即亦可形成膨胀性和(或)插入性浸润图像,特征为:①腺体出芽或间质内有明确恶性细胞特点的单个细胞或不完整的腺体碎片;浸润的癌细胞胞质丰富,嗜酸性,核大而空,常有核仁;②周围有间质反应的恶性腺体;③腺体结构复杂分支或成簇融合的小腺体;④腺腔内无间质的恶性上皮呈筛状结

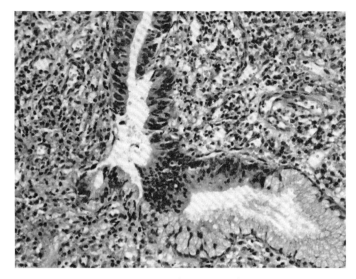

图 12-17　宫颈原位腺癌
与正常腺上皮同存在于一个腺体结构单位内即同一基底膜内,二者界限截然(HE)

F12-17　ER

构充填伴有周围间质反应;⑤位于正常腺体深层[16]。实际工作中,10%~15%的病例在病理上明确微浸润很困难,可以用肿瘤的厚度取代。若病变累及活检组织的边缘或病变表面有溃疡形成时,作出微浸润的诊断应慎重[17]。

3. 浸润性腺癌(invasive adenocarcinoma)　较少见,只占宫颈所有上皮性恶性肿瘤的约5%。临床主要症状是宫颈出血(>75%)。

【大体】可呈结节、息肉状或形成溃疡等,约15%的病例在大体上无明显异常,或仅有宫颈肥厚(图 12-18),稍粗糙等变化。

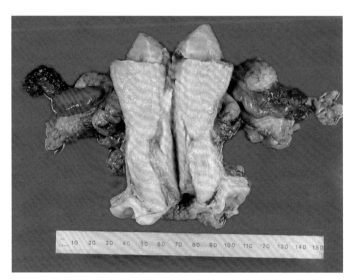

图 12-18　宫颈浸润性腺癌大体上仅有宫颈管壁肥厚(HE)

【光镜】宫颈腺癌的组织学类型是多种多样的,它可以呈现相似于 Müllerian 上皮的各型上皮的腺癌。组织学分型主要为普通型宫颈腺癌,部分为黏液腺上皮型、子宫内膜样型、透明细胞腺癌或腺鳞癌等(表 12-5)[18],还有少量罕见的特殊类型,如腺样囊性癌、腺样基底细胞癌和微囊性腺癌等;不同亚型可混合存在。宫颈原发性浆液性癌少见,常同时伴有典型的宫颈腺癌,否则需除外输卵管来源的转移癌,特别是年长的患者[19]。

表 12-5　宫颈腺癌的主要组织学类型(WHO,2014)[18]

宫颈内膜腺癌,普通型	endocervical adenocarcinoma,usual type
黏液性癌,非特殊型	mucinous carcinoma,NOS
胃型	gastric type
肠型	intestinal type
印戒细胞型	signet-ring cell type
绒毛腺管状癌	villoglandular carcinoma
子宫内膜样癌	endometrioid carcinoma
透明细胞癌	clear cell carcinoma
浆液性癌	serous carcinoma
中肾管癌	mesonephric carcinoma
腺癌合并神经内分泌癌	adenocarcinoma admixed with neuroendocrine carcinoma

宫颈内膜腺癌普通型(endocervical adenocarcinoma,usual type)患病的平均年龄为 40 岁,多数与高危 HPV 亚型的感染相关。病变常伴有原位腺癌,包括普通型或其他各亚型原位腺癌。浸润的方式包括插入性、膨胀性和外生性,常重叠混合存在。绒毛腺管状癌(villoglandular carcinoma)发病亦与高危 HPV 亚型的感染相关,形态类似子宫内膜癌的绒毛管状亚型,以丛状外生结构为特点,活检材料通常不见浸润。透明细胞癌(clear cell carcinoma)的发病平均年龄为 40~50岁,也可见于儿童或少女。形态同子宫的透明细胞癌。

【鉴别诊断】典型的宫颈腺癌诊断并不困难。主要注意与转移到宫颈的腺癌和宫颈腺体的良性病变鉴别。由于子宫内膜、输卵管及卵巢癌的组织类型可以与宫颈腺癌相似,故诊断宫颈原发性腺癌,特别是晚期宫颈腺癌时要注意除外转移性。组织学上难以鉴别时,免疫组化染色 CEA 阳性有助于宫颈腺癌的诊断,而 ER、PR 和 Vimentin 阳性有助于子宫内膜癌的诊断;WT1 阳性的浆液性癌多数源于输卵管;还要依靠大体标本的观察、取材、详细病史及临床上全面检查鉴别。

组织学上高分化的腺癌,特别是高分化的黏液腺癌伴有炎症较明显时,易误诊为炎症性增生。腺癌的以下特点可作为与增生的鉴别:①呈结节状或不规则增生,超出原有正常叶状结构单位,即不局限于小叶内,原有的结构消失;②腺腔明显大小不一,结构不规则;仔细检查,特别是多切片时常可见不规则索条状或具有较明显异型性、不完整腺腔状结构;③增生腺体有较深层组织浸润;④虽然细胞可呈单层,但核常增大,深染,形状不规则,染色质较粗大等,有时可见病理核分裂;⑤有时可有异型性核上移,极向紊乱,凋亡的核碎片;⑥有明显炎细胞、水肿及纤维间质等间质反应。不一定每一个视野都有间质反应,但仔细检查都可见上述间质反应。

妊娠期宫颈上皮可有明显 Arias-Stella(A-S)反应,细胞核增大,胞质透明,但以下几点可与宫颈透明细胞腺癌鉴别:①妊娠发生的 A-S 反应,虽然核可增大,深染,但无核分裂活性,更无病理核分裂;②腺体较规则,无明显囊性扩张,也无实性索状增生;③无癌性纤维性间质反应;④无深部组织的浸润等。

五、宫颈其他恶性肿瘤

除以上各型外,宫颈尚可见少数其他恶性肿瘤如黏液表皮样癌、神经内分泌癌、类癌、未分化癌、恶性黑色素瘤、淋巴造血组织肿瘤(包括淋巴瘤、白血病浸润及颗粒细胞肉瘤)、原发绒癌、横纹肌肉瘤(包括葡萄状肉瘤)、平滑肌肉瘤、恶性腺纤维瘤以及癌肉瘤等(略)。

六、宫颈良性肿瘤及瘤样病变

(一)宫颈息肉

宫颈息肉(endocervical polyp)是最常见的病变。凡是突出宫颈内膜表面带蒂状肿物均称为息肉,一般是单发,也可数个。小者几毫米,也可达 2~3cm 直径大小,甚至更大。组织学上可以分为以下类型:炎症型(炎症性肉芽性间质增生为主)、宫颈腺性增生型(以宫颈黏液腺增生为主,增生腺体可有囊性扩张)、纤维型(较成熟纤维组织增生为主)、血管型(肉芽性血管瘤样增生为主)、宫颈与子宫内膜型腺混合增生型、假蜕膜型(间质明显蜕膜变)以及假肉瘤型(间质为疏松的结缔组织并有少数核深染的巨成纤维细胞。最后一型要注意与葡萄状肉瘤鉴别,其中前者特点为:①异型巨细胞核深染,结构不清;②息肉内无幼稚的间质细胞;③无"生发层"和横纹肌肉瘤细胞。

宫颈息肉内的腺体或间质均可以发生各种类型的增生,也可恶性变,例如表面上皮和腺上皮均可鳞化也可发生非典型性增生,甚至发生原位或浸润性癌。同样,有的腺癌或肉瘤也可形成息肉样外观。所谓"不典型宫颈内膜息"(atypical endocervical polyp)是指没有达到腺肉瘤指标的息肉,又称"腺肉瘤样息肉"(adenosarcoma-like polyp),息肉的部分区域呈乳腺叶状肿瘤样特点,间质细胞的"围管"图像不突出[19]。

(二)鳞状上皮包含囊肿

鳞状上皮包含囊肿(inclusion cyst)或称表皮样囊肿。可单或多囊性,囊壁被衬以成熟的鳞状上皮。

（三）宫颈蓝痣

宫颈蓝痣（blue nevi）与皮肤蓝痣相似，主要由梭形、分支状含有明显色素的痣细胞组成。

（四）子宫内膜异位灶

子宫内膜异位灶（endometriosis）形态与其他部位子宫内膜异位相似。

（五）中肾管残件

中肾管残件（mesonephric remnants）发生于宫颈两侧。上皮为矮立方或柱状无纤毛，大小规则，分化良好，成管状或小囊状，细胞较透明，但不含糖原及黏液，管腔内可见 PAS 阳性分泌物。

（六）前列腺、软骨或神经胶质异位

异位的前列腺可能是化生性病变，表现为宫颈间质可见前列腺导管结构，腔内常伴有鳞状化生；免疫组化 PSA 染色可以证实。异位或化生的软骨或神经胶质可形成结节，因只有单一软骨或神经胶质成分，故易与畸胎瘤鉴别。

（七）其他少见良性肿瘤

子宫颈可见平滑肌瘤、腺肌瘤、神经纤维瘤、乳头状腺纤维瘤以及纤维腺瘤等。

第四节　子　宫

一、子　宫　内　膜

子宫内膜刮出物的病理诊断在临床外检中很常见，主要是为临床提供宫腔妊娠的证据和内膜的功能以及增生状态。

（一）宫腔妊娠

临床上宫内孕或宫外孕的诊断有时需要通过刮宫来进行鉴别。当送检物有绒毛、胚胎或含滋养细胞时，诊断并不困难。然而在实际工作中，有的患者在刮宫前胎囊已经流失，甚至在极少数情况下，输卵管异位妊娠的个别绒毛，可以反流入宫腔。这些都会直接影响对宫内孕或宫外孕的正确判断。组织学上，宫内孕的最直接证据是对刮宫物中"胎盘床（placental site）"的确认，在刮宫物不含胎囊时，仍可明确诊断宫内孕[20]。"胎盘床"的形态特点是由扩张的血管、纤维素样物及中间型滋养细胞构成，中间型滋养细胞由大而深染的细胞核、嗜伊红的纤维素样物和明显的迂曲扩张的血管使其在低倍镜下呈多样杂色的图像。高倍镜下，确认铺砖状蜕膜细胞间有散在中间型滋养细胞是诊断的关键（图 12-19）。有时退变的蜕膜细胞或子宫内膜腺上皮的细胞核皱缩而深染，很像滋养细胞，但通常细胞的体积较小，胞膜更清楚；免疫组化染色中间型滋养细胞 CK 和 hPL 均阳性（图 12-20）可与前两者鉴别。其他改变如：腺体 A-S 征、腺上皮毛玻璃核、间质广泛蜕膜样变等，尽管形态上有特征性，但对宫内孕并不具有诊断意义。这些变化只是患者体内激素状态的表达，同样可发生在宫外孕、体内激素不平衡或服用孕激素等。

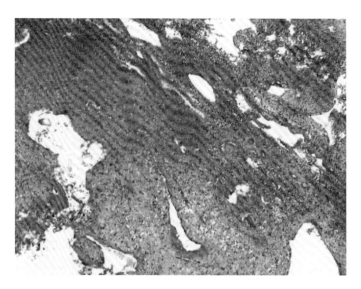

图 12-19　胎盘床的杂色图像（HE）

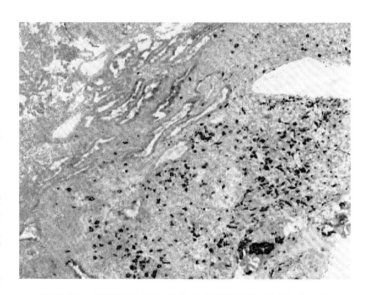

图 12-20　蜕膜细胞间有散在中间型滋养细胞（免疫组化 hPL 染色）

（二）子宫内膜腺体与间质比例和腺体结构的异常

观察子宫内膜的腺体与间质比例和腺体的结构，是明确内膜有无病变及其病变性质的最基本和重要指标。

1. 正常内膜　正常周期的内膜及大多数功能性病变的内膜，其腺体与间质的比例大约是 1∶1。腺体比例的增多常见于内膜增生或癌，有时也见于分泌旺盛的或间质崩解的内膜。间质比例的增多见于蜕膜样变、间质增生或肿瘤以及有些萎缩的内膜。正常的子宫内膜腺体是呈"排笔状"排列的、弯曲的、无分支的管状腺结构；分泌期的内膜腺体盘卷弯曲更明显，管腔扩张，尤其是晚泌期的腺体可扩张呈花苞状

或锯齿状,腺体与间质的比例增大。子宫下段和基底层子宫内膜无周期性变化,不能用来评估周期。当子宫内膜的腺体与间质的比例和结构变化超出正常范围时,应认真观察细胞核的形态,警惕内膜病变。在实际工作中以下情况应引起注意:

(1) 观察腺体结构的极向应寻找具有表面上皮的组织,而横切的或基底层的内膜组织没有极向。基底层内膜的特点是腺体轮廓不规则,呈微弱的增殖期改变,间质较致密,有少数厚壁小血管。

(2) 子宫下段内膜可有腺体轮廓不规则,特点是间质纤维化明显。

(3) 组织破碎崩解时可形成腺体密集的假象,此时应注意观察组织碎片中常同时有间质崩解,否则应警惕子宫内膜病变。

(4) 刮宫,尤其是吸宫时的人为改变,如:腺体中断、小灶性腺体拥挤和轮廓扭曲或腺体之间的腔隙结构等,可导致腺体拥挤的假象。

2. 异常腺体结构的形态特点常表现为以下一种或多种形式。

(1) 囊性扩张正常内膜没有扩张的圆形腺体,但在绝经前女性的正常内膜可偶见。囊性扩张常见于老年性囊性萎缩、单纯性增生和子宫内膜息肉。

(2) 排列拥挤密集的腺体使单位面积内腺体的比例较正常内膜明显增多,是子宫内膜增生和癌的特点之一,此时应认真观察细胞核的形态。

(3) 轮廓不规则腺体轮廓的变化超出正常内膜的周期性改变,出现过度的扭曲,形成乳头、出芽或分支乳头的复杂结构。子宫内膜是激素的靶器官,受内源性或外源性激素的影响,可以出现腺体退缩呈小管状(如孕激素作用的子宫内膜),或扩张呈花苞状,有腺腔内出芽或乳头(如妊娠时腺体的 A-S 反应),或真性乳头形成。子宫内膜的病变,尤其是各种肿瘤性病变,不论是上皮性或间叶性的,也都常具有种种腺体轮廓不规则的腺体。

3. 子宫内膜腺体与间质比例异常、腺体结构异常的常见情况 在很多病理的和生理的情况下,都可伴有以上的形态改变(表12-6)[20]。

表12-6 有异常腺体结构的情况[20]

功能性改变和药物性作用
妊娠反应(宫内或宫外)
老年性萎缩
子宫内膜息肉
子宫内膜增生
子宫内膜癌
上皮-间质混合性肿瘤

(1) 功能性改变(functional disorders):生育年龄女性的子宫内膜受机体激素水平的影响发生周期性增生、分化和脱落。在有排卵的周期,黄体期是 14 天,滤泡期为 10～20 天,正常排卵月经周期的长短有一定的变动范围,主要决定于滤泡期的长短。月经初潮时,常周期较长而不规则,一般 5～7 年后月经规律,一直持续到绝经前,周期又渐渐延长而最终停经。由于卵巢滤泡的生长和维持依赖于机体下丘脑-垂体-卵巢轴的正常功能,当其紊乱时可引起内分泌失衡,发生子宫不规则出血和(或)不孕。

临床上可引起子宫出血的常见病因有:子宫内膜息肉、腺肌瘤、肌瘤、宫内避孕器、流产、异位妊娠、增生/恶性肿瘤、妊娠性滋养细胞疾病、恶性血液系统疾病、严重肝肾疾病等。而"功能性出血"则是指非器质性的且无明确病因的、由激素功能的作用引起的子宫出血,其中以生育年龄女性的无排卵月经、黄体不足或延长最为多见,老年女性则以子宫内膜萎缩、崩解最为常见。

无排卵周期(anovulatory cycle:无排卵的周期是指卵巢有 1 个或多个滤泡发育但并无黄体形成,子宫内膜受滤泡合成的雌素作用增生,但缺乏黄体合成的孕激素作用,不能进一步分化形成分泌期。卵巢滤泡可以持续发育而不断地合成雌激素从而维持子宫内膜的增生状态,也可退缩闭锁从而中止雌激素的形成,这种激素状态也可由外源性的药物人为造成;当体内雌激素水平下降到不能维持子宫内膜的增生状态时,则出现无排卵月经。出血的状况与雌激素刺激的水平相关,相对微弱的刺激导致延长、断续的出血,持续高水平的刺激多引起闭经后大出血。两者均属雌激素突破性出血。

由于刮宫时的出血量和时期不同,送检组织的量多少不一,组织增生的程度也与所受刺激的时间长短有关。持续长达数月数年的可发展为化生-增生-癌,若雌激素在这一过程中受限,内膜可呈碎片状,腺体结构紊乱,需认真观察这些腺体的特征,避免造成低诊断或过诊断。无排卵月经的内膜形态上类似于增殖期内膜的碎片,含有不完整的腺体和间质;由于背景塌陷,间质细胞可形成紧密、深染、裸核的细胞巢;由于腺体结构萎陷,腺体呈杂乱的碎片状,周围常无间质包绕,上皮胞质内常含有核碎片。这种在增殖期背景上的腺体和间质崩解提示无排卵月经(图12-21)。较长雌激素作用的内膜碎片状崩解不突出,若伴有灶性腺体扩张、不规则或分支、出芽则分类为不规则增殖期子宫内膜。无排卵月经还常伴有上皮乳头状合体细胞变(化生)、嗜酸性变、鳞化和间质含纤维素性血栓的薄壁小静脉,但螺旋动脉的发育和间质蜕膜样变不明显。

刮宫时可造成人为的腺体明显拥挤,同时退变的细胞核肿大,可以很像增生或癌,但无排卵月经的腺体多数结构正常,没有突出的复层、异型性和核分裂;有时鉴别很困难需请临床再送检。与经期内膜的区别是后者有间质蜕膜样变和较明显的腺腔内分泌物。

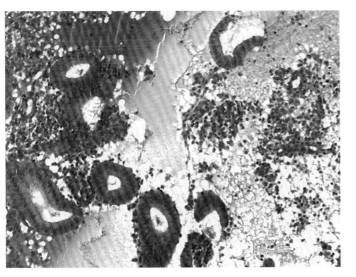

图 12-21 在增殖期背景上的腺体和间质崩解提示无排卵月经（HE）

黄体不足（Inadequate luteal phase）：由于黄体分泌产生的孕激素不充足，临床常表现为不孕、不规则出血或早期自然流产。诊断的确立需有 2~3 个周期的形态异常，并结合基础体温测定和血中的激素水平综合判断。其发病机制目前尚不明确，可能是卵巢黄体的发育不充分或成熟前退缩，也可能是滤泡期的滤泡生成素（TSH）和中期的黄体素（LH）水平不足，从而影响滤泡发育和颗粒细胞黄素化，还有可能是机体的激素水平正常而终末器官受体有缺陷，即与子宫内膜的孕激素减少有关。

目前尚无明确的形态学诊断标准。子宫内膜与正常分泌期相似，但结合基础体温和月经周期比预测的日期提前2天以上（如第 26 天呈现第 24 天的内膜图像）；或出现异常的分泌期图像，如腺体有分泌但弯曲不好（图 12-22）、间质的变化与腺体不同步等。

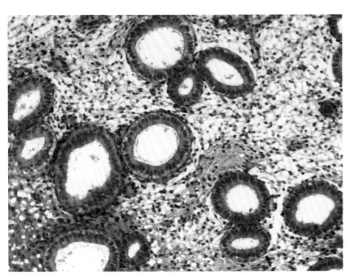

图 12-22 黄体不足的内膜腺体有分泌但呈小管状，弯曲不好（HE）

不规则脱落（Irregular shedding）临床表现为月经期延长而量大，有时可延续 2 周以上。正常月经出血 4~5 天后内膜的分泌期改变消失，若出血 5 天以上在刮宫物中仍发现有分泌期内膜混合在增殖期内膜的图像即可诊断。

子宫内膜混有不规则的分泌期和增殖期腺体。在增殖期的腺体周围间质细胞致密深染，在分泌期的腺体周围间质水肿、蜕膜样变，并伴有间质崩解。与黄体不足的区别是后者并无增殖期内膜混合。由于其他如：流产后、息肉或慢性子宫内膜炎也可发生不规则出血和相类似的组织学图像，一般在病理上仅做描述性诊断，由临床医师结合临床进行判断。

（2）子宫内膜息肉（endometrial polyp）：由局灶性子宫内膜，通常是基底层内膜的过度生长并突入宫腔而形成。临床常见于 40 岁以上女性，表现为经间出血、月经过多或绝经后出血。近年分子病理的研究证实[21]，子宫内膜息肉为同源性增生并常含有染色体 6 异常。

送检的刮宫物在组织切片中辨认息肉有时较困难，应注意不要误认为局灶性增生或癌。息肉的形态学特点是：①组织周边至少三侧有表面上皮，这在刮出物中如为部分息肉或组织破碎有时不易见到；②扩张的厚壁血管，形态似螺旋动脉（图 12-23）；③间质有不同程度的纤维化，而不是活跃的小间质细胞。息肉常伴有腺体结构的改变，与周围正常内膜的腺上皮周期不同步，并常伴有化生。

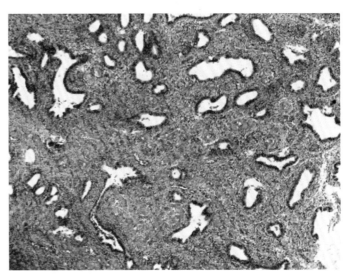

图 12-23 子宫内膜息肉内弯曲的厚壁血管（HE）

【鉴别诊断】正常分泌期的子宫内膜可以形成息肉样的外观，但镜下无以上结构特点。子宫内膜腺纤维瘤也具有息肉样外观，但镜下为长的、裂隙状腺体插入间质或在囊性扩张的腺腔形成乳头结构，而子宫内膜息肉不具有这种结构。与非典型腺肌瘤性息肉的鉴别是后者有腺上皮的异型性，且通常伴有鳞化。需要强调的是，若在子宫内膜息肉内出现腺体拥挤、细胞核异常和（或）间质高度密集，应注意警惕合并增生、癌和(或)腺肉瘤、癌肉瘤的可能性,其发生率大约占息肉的5%。近几年有学者报道的子宫内膜浆液性腺癌中,少数病例在早期大体上可呈息肉样,肿瘤仅累及息肉的部分表层上皮,但同时可伴有腹膜浆液性癌[22-23];由于对这种病例需进行正规的手术分期,活检时应尽量避免漏诊。此外,息肉样子宫内膜样癌与息肉的鉴别是前者除了具有恶性的腺上皮外,通常没有息肉的厚壁血管结构和纤维性间质成分。

(三) 子宫内膜化生

子宫内膜化生(metaplasia)的发生原因主要与组织的局部损伤和机体的激素状态有关,临床上多见于接受外源性激素的绝经前后女性、原发不孕或持续无排卵的生育年龄女性以及子宫内膜息肉、创伤后、炎症和维生素 A 缺乏的女性,更常见于增生或癌的病变中。化生的形式包括腺体和间质的化生,可转化为子宫内膜以外其他米勒系统上皮和间叶组织。形态上,激素的刺激不但可引起子宫内膜腺体结构和细胞核的改变,还可引起细胞胞质的改变,主要表现为胞质嗜酸性(包括合体状)、有纤毛(输卵管状)、鳞状、分泌/透明(图 12-24)和黏液性分化,这些细胞质的分化通常被统称作化生,其本身并无临床治疗意义。由于种种化生可存在于正常的或各种不分泌的子宫内膜(如:萎缩的、微弱增殖期的、不规则增殖期的),更常见于药物作用的,以及各种增生性或癌的子宫内膜中,认识其存在的可能性和形态的特点(表 12-7),可减少在诊断时的困惑和盲目性,避免过度诊断和误诊。

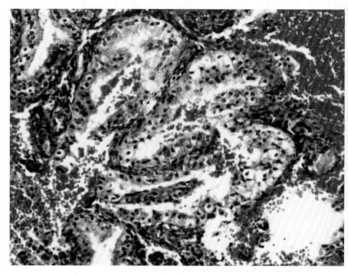

图 12-24　子宫内膜腺体透明细胞化生(HE)

表 12-7　常见子宫内膜化生的类型和形态特点[20]

类型	相关因素	形态特点
鳞状上皮	高雌状态,炎症、异物	成熟型:上皮极向存在;细胞界限清楚,有间桥;可角化;不成熟型:细胞成团片状;界限不清;可有中心坏死
黏液性	绝经后多见	似宫颈或肠黏液上皮
合体细胞	上皮再生:刮宫、内膜崩解、出血后	累及表面上皮或表层腺体;胞质嗜酸性、界限不清;形成出芽或无间质的乳头;上皮内炎症和核碎片
乳头状	上皮再生	有结缔组织轴心的短乳头腺腔内微乳头
嗜酸性	无拮抗的雌激素	胞质丰富、嗜酸,无纤毛
纤毛细胞	无拮抗的雌激素	上皮缘有纤毛;胞质常嗜酸;复层、分支或出芽图像
鞋钉样	刮宫或流产后	细胞呈梨形跳入腺腔,核在顶端;胞质常嗜酸性、单层排列
透明细胞	流产后	胞质丰富透明,单层排列

以上各种上皮的化生可以单独存在,但更多见的是混合存在或形态上有重叠移行[24-25]。其中鳞状、合体状、乳头状、嗜酸性和纤毛状化生都可出现胞质的嗜酸性变。

化生的范围通常较小,但也可呈弥漫性(如子宫积脓时的鳞化)。有时刮宫物为成片的鳞状上皮,几乎没有腺体结构,尽管这种情况在切宫时常常发现合并癌,但并不意味着这种成片的鳞状上皮在刮宫时即可直接诊断为癌,因为无论萎缩、增生或癌均可伴有广泛的鳞化;若出现成片的鳞状上皮而无间质成分时,应注意有无细胞核异型性和间质的促纤维反应以除外恶性。同样,黏液性上皮伴有复杂的乳头结构时需警惕分化好的黏液腺癌。微乳头状化生所形成的乳头可以很像浆液性乳头状癌,但缺乏突出的细胞异型性(图12-25)。嗜酸性化生可以很像不典型增生,但缺乏克隆性腺体拥挤和间质减少。另外,化生的上皮非常罕见核分裂,所形成的腺体结构通常不复杂。

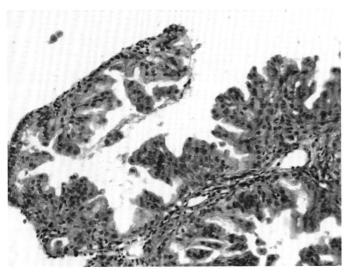

图12-25　子宫内膜乳头状化生(HE)

关于子宫内膜化生与癌的关系目前尚不十分明确。形态上,大约50%的子宫内膜样癌和癌周的子宫内膜伴有不同程度的化生,伴化生的内膜癌患者通常较年轻,肿瘤分化较好[24-25]。像异位的子宫内膜一样[26-27],近年来有学者[28-29]观察到在位子宫内膜也存在着化生-增生-癌的移行现象,并提出所谓非典型化生是高雌状态下上皮的非肿瘤性增生,但可发展为不典型增生或癌。还有学者[30-31]对子宫内膜化生和癌的P53表达进行了比较研究,结果显示:两者均可呈阳性表达,但化生上皮呈弱阳性、散在、不均一表达;而内膜癌,特别是非子宫内膜样分化的内膜癌,则呈强阳性、弥漫表达。

另外,子宫内膜的间质也可发生诸如钙化、骨化、脂肪化生以及肌成纤维细胞或平滑肌的化生。在刮宫物中,平滑肌化生很容易误诊为癌的肌层浸润,尤其是在伴有腺上皮异型性时。这种肌成纤维细胞或平滑肌化生与子宫壁的平滑肌不同,前者细胞较丰富,排列较乱,细胞核略大。

(四) 子宫内膜增生与上皮内肿瘤

按WHO(2014)标准[32]将子宫内膜腺体增生性病变分为功能性和肿瘤性二类:多克隆性增生被命名为"无异型性的增生",是机体对(内源性或外源性)高雌状态的生理反应;单克隆性增生有发展为癌的可能性,被称作"子宫内膜上皮内肿瘤"(endometrial intraepithelial neoplasia,EIN)[33-35]。由于这组疾病对雌激素有依赖性,生育年龄女性的子宫内膜增生性病变经刮宫及孕激素类药物治疗后,多数病变可退缩,少数病变持续,极少数可缓慢发展为分化较好的子宫内膜样癌[36]。

1. 无异型性的增生(hyperplasia without atypia)　即子宫内膜的良性增生包含了旧版分类中的单纯增生(simple hyperplasia)和小部分复合增生(complex hyperplasia),是子宫内膜对机体高雌状态的生理性反应。

【大体】病变的子宫体积可稍增大,内膜明显、弥漫性增厚,有时呈弥漫息肉状。刮宫物的量较大,可以混有红色光滑的息肉样组织。

镜下病变弥漫累及内膜的功能层和基底层。增生的腺体轮廓不规则,疏密不一,随机分布。或由于间质同时增生而不表现出腺体拥挤(图12-26),或由于腺体的轮廓不规则,密度增高或拥挤,可以"背靠背",间质明显减少但仍存在。特点是无论疏密区域,其腺体细胞的形态相同。增生的腺体常伴有上述各型化生。

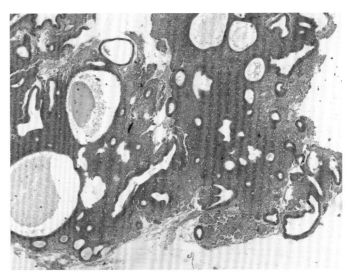

图12-26　子宫内膜无异型性的增生
腺体结构不规则,随机分布,由于间质成分也增多,腺体不拥挤(HE)

2. 子宫内膜上皮内肿瘤(endometrial intraepithelial neoplasia,EIN)　即雌激素依赖型增高内膜癌的前驱病变,包含了旧版分类中的子宫内膜不典型增生(atypical hyperplasia)及部分复合增生(complex hyperplasia)。

【大体】内膜可以增厚或很薄,也可呈息肉或斑块状。

【光镜】刮宫物的量可多可少,病变呈局灶、多灶性或弥漫分布。病变区腺体成分增多,间质比例少于腺体,但仍存在;在腺体密集的同时伴有腺上皮细胞的变化,这种细胞的变化以病变周边的背景腺体为参照,是因人而异而不必具备旧版中经典的腺上皮异型性的形态学诊断标准即虽然常常但不必须具有细胞的极向紊乱或消失;不规则复层排列;细胞核增大变圆,不规则,核仁明显(图12-27)。这组雌激素依赖的内膜病变的共性是都常伴有各型化生,EIN也随之形成各种化生亚型,如黏液型、分泌型、乳头型等,同相应的子宫内膜样癌的各亚型。灶性病变的最大径需大于1mm有诊断意义,病灶之间可有正常、萎缩或增生的子宫内膜腺体。按病变的程度不同,分为灶性、多灶性、弥漫性EIN,相当于轻、中、重三度;因为弥漫性EIN合并内膜癌的概率增高,对于保守治疗的患者需要密切观察。

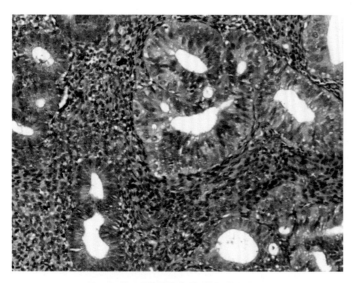

图12-27　EIN/子宫内膜不典型增生
腺体拥挤区域与周边的背景对比(HE)

刮宫材料中的小簇状、伴有细胞改变的腺体密集,形态(病灶直径或腺体密度)不能达到EIN指标的病例,需要在

诊断中加以描述并提示临床随诊。有学者对143例这类病例的刮宫随诊进行研究,其中23%之后随诊发现肿瘤性病变包括27例EIN和6例内膜癌,其中半数(55%)发生在之后的1年内(包括4例内膜癌),提示临床随诊的必要性[37]。

不同类型的增生性病变,甚至与子宫内膜样癌,均可以同时混合存在。我们在1993年对增高内膜增生病例的研究中[37],曾观察到这种现象。无异型性的增生与EIN界限截然,而EIN与内膜癌则有移行。在因弥漫EIN而切宫的标本中,合并癌的几率可高达25%[38]。

关于病变区域的癌基因表达,受到激素等多种因素影响,在临床工作中意义有限。少数EIN病变,甚至进展为癌的病变,抑癌基因并无缺失,可能还存在有其他未知的基因改变有待研究;目前EIN的诊断仍以组织形态评估[39]。

【鉴别诊断】无异型性的增生/EIN的鉴别不难,但伴撤退性出血的间质崩解可以造成腺体密集的假象,加之细胞修复性改变可能误认为EIN。

EIN/分化好的癌有时很难鉴别,尤其是在刮宫物诊断时前两者的鉴别主要依据腺上皮有无浸润性的改变,即形态上腺体结构的是否保留有正常子宫内膜的管状结构,以腺体复杂性和有无间质反应为重要的依据,目前尚无其他特异性标记检测方法鉴别。间质浸润的形态学特征主要为:①腺体结构呈筛状(图12-28A)、迷宫样连续的腺腔(图12-28B)、融合的腺体或分支乳头、实性片状,或伴有间质反应的僵硬腺体或鳞状结构,面积大约2.1mm²以上;②间质消失或水肿、坏死或纤维化,由梭形成纤维细胞或肌成纤维细胞取代正常的子宫内膜短梭形小间质细胞。但若出现明显异型的上皮细胞呈紊乱或片状的堆积,则无须强调腺体的复杂结构和间质浸润的面积而直接诊断为中或低分化癌或高级别癌。

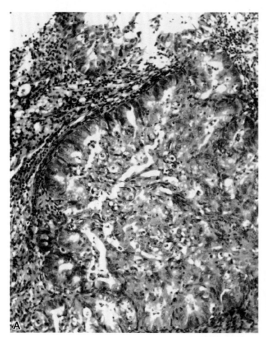
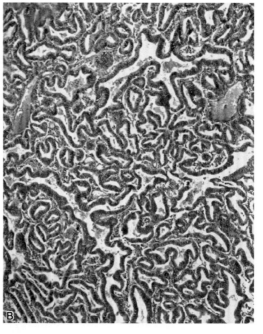

F12-28　ER

图12-28　子宫内膜癌
A.子宫内膜癌,腺体结构呈筛状(HE);B.子宫内膜癌,迷宫样连续的腺腔结构(HE)

(五) 非典型息肉样腺肌纤维瘤

非典型息肉样腺肌纤维瘤(atypical polypoid adenomyofibroma,APA)又称非典型息肉样腺肌瘤(atypical polypoid adenomyoma)或腺肌瘤样息肉。由 Marur(1981)首先报道并命名的一种少见的子宫局灶性息肉样病变,目前认为其发病因素与I型子宫内膜癌相似。多见于生育年龄女性,平均年龄为39岁[40],偶见于 Turner 综合征服用雌素治疗的患者。

【大体】 呈孤立的息肉样,常位于宫底、子宫下段或宫颈。

【镜下】 以混合双向存在的腺体和间质增生为特征,间质成分包括平滑肌、纤维组织和子宫内膜间质。上皮和间质成分所占的比例从宽带状富细胞的肌成纤维细胞的间质中仅见散在成簇的腺体到密集繁复分支的腺体之间仅存纤细的纤维肌束。腺体的结构与复合增生相似,同时有细胞的异型性(图12-29),几乎都伴随明显的成熟或不成熟的鳞化;间质成分 actin 和(或)desmin 阳性。

在 Longacre 等[40]研究的55例临床病理资料中:25例腺体结构高度复杂,形态类似于分化好的癌,其中4例经保守治疗后妊娠并正常生育,12例切宫后2例发现有浅肌层浸润;而腺体结构低度复杂的27例中,21例切宫后均未见肌层受累;从而提出将具有高度复杂的腺体结构、占病变的面积达30%以上的 APA 称作"有低度恶性潜能的非典型息肉样腺肌纤维瘤(atypical polypoid adenomyofibroma of low ma-lignant potential,APA-LMP)",以提示病变有局部侵袭性和复发的可能性。但临床病程进展缓和,经随诊(平均25.2个月)所有病例均健在;虽然治疗不彻底可病变持续或复发,目前尚未见发展为深肌层或子宫外病变的报道。对希望保留生育的女性可以保守治疗和随诊观察。

【鉴别诊断】 本病在切除子宫的标本诊断并不困难,但在刮宫物中,由于组织块中有较多肌纤维成分,应注意不要误诊为肌层浸润性癌。鉴别的要点是:与子宫壁细长的平滑肌束不同,本病的肌成纤维细胞为短梭形,排列紊乱无序,细胞核较活跃,胞质较少且嗜酸性不如正常平滑肌明显。另外,宫颈内膜腺癌也含丰富的纤维间质,在伴有子宫内膜样分化时可以很像 APA,但一般不伴有明显鳞化。

(六) 子宫内膜癌

子宫内膜癌(carcinoma of the endometrium)是指具有浸润肌层和远处扩散的潜能的、原发于子宫内膜的上皮性肿瘤。从病因学上主要分两大类(表12-8)[41]:绝大多数(80%~85%)为雌激素依赖的、预后较好的子宫内膜样癌(endometrioid carcinoma),又常被称作普通型子宫内膜样癌(endometrioid usual carcinoma);少数(10%~15%)为非雌激素依赖的、侵袭性较强的癌,又称特殊亚型癌(special variant carcinoma)。形态学上,前者具有不同程度的子宫内膜样分化,后者则表现为与除子宫内膜以外的其他米勒管组织(卵管、宫颈及阴道上段)相类似的上皮分化。

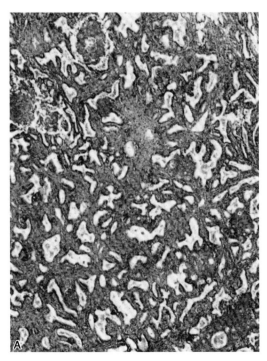
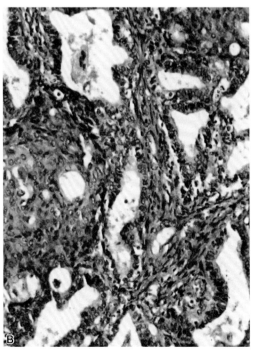

图 12-29 非典型子宫息肉样腺肌纤维瘤镜下形态
A. 非典型子宫息肉样腺肌纤维瘤的双向成分(HE);B. 高倍镜下腺上皮有异型性(HE)

表 12-8 子宫内膜癌的病因学分型[41]

	Ⅰ型	Ⅱ型
无拮抗雌素	有	无
月经状态	前/围绝经	绝经后
前期病变	不典型增生	上皮内癌
肿瘤级别	低	高
肌层浸润	常较表浅	常深层
组织学分型	子宫内膜样/黏液性	浆液性/透明细胞
生物学行为	进展较慢	侵袭性强
基因改变	PTEN 突变	P53 突变
	微卫星不稳定	
	K-ras 突变	

日常病理的诊断工作直接关系到临床的手术范围、术后治疗和对预后的估价。对术前刮宫确诊为高级别或高危亚型的子宫内膜癌,无论是否合并肌层浸润,治疗上均直接采用规范的临床分期手术;而对分化较好的癌则需通过术中冷冻了解肌层浸润的情况,进一步决定手术范围;最后的病理诊断应包括肿瘤的组织学类型、分化程度、侵袭范围(包括肌壁深度、是否累及子宫下段或宫颈、有无血管瘤栓、附件和淋巴结状况、腹腔冲洗液的细胞学检查)、瘤周内膜的状态和其他与预后相关的指数(包括激素受体状况、DNA 倍体、肿瘤基因表达和增生指数等),为术后治疗提供可靠依据。

1. 组织学分型(histological type) 2014 年 WHO 关于子宫内膜癌的组织学分类见表 12-9[42]。

表 12-9 子宫内膜癌的分类(WHO,2014)

子宫内膜样癌
    伴鳞状上皮分化
    绒毛腺管状
    分泌型
    黏液性癌
浆液性上皮内癌
浆液性癌
透明细胞癌
神经内分泌肿瘤
    低级别神经内分泌肿瘤
        类癌
    高级别神经内分泌癌
        小细胞神经内分泌癌
        大细胞神经内分泌癌
混合细胞腺癌
未分化癌
去分化癌

组织形态学上,子宫内膜样癌常伴有其他变异成分或鳞状上皮分化而形成各种亚型,这些组织学上的伴随特征对预后一般无直接影响,均归为Ⅰ型癌。少数子宫内膜癌表现为非子宫内膜的其他米勒管上皮分化,这些类型的内膜癌多数侵袭性较强,复发率可高达 60% 以上,又被称作Ⅱ型癌[43]。很少见情况下,这两型癌可以同时存在。认识到这些对诊断和指导临床治疗很有必要。

(1)子宫内膜样癌(endometrioid carcinoma):由子宫内膜样腺体构成。肿瘤分化好时需要与 EIN/不典型增生鉴别,分化差与肉瘤或未分化癌难鉴别,特征性的图像是出现腺管或绒毛腺管状结构,被覆的是复层柱状上皮。分化好时与 EIN 的鉴别是间质消失和腺体的结构改变包括融合、实性、筛状、迷路和绒毛腺管状等。同时伴有突出的腺体结构改变以及种种上皮的化生-增生-癌时则形成各种亚型包括鳞化型、绒毛腺管型、分泌型等,这些亚型并无特殊的生物学意义,其分化程度仍按腺体结构分级。

(2)黏液性癌(mucinous carcinoma):普通子宫内膜样癌常伴有灶性黏液样上皮分化,当这种黏液分化的肿瘤成分所占比例大于 50% 时,则分类为黏液性癌。组织学图像同宫颈黏液腺癌。

【鉴别诊断】应注意与原发宫颈内膜的腺癌区分,因两者的手术范围不同。刮宫诊断时采取分段刮宫方法,注意观察肿瘤周围的正常组织和分化方向,是否混合有更典型的内膜分化图像等常可提示发病部位;此外,免疫组化 p16、CEA、Vimtin、ER、PR 和组织化学 AB/PAS 染色也能有所帮助。子宫内膜黏液性癌还需注意与黏液化生鉴别,特别是刮宫物的诊断。前者虽然常常分化较好,但无论是腺体结构还是细胞核,仍具有恶性特点;而黏液化生不具有复杂的腺体结构。对不能确诊的病例,特别是绝经后女性,可切除子宫以除外黏液性癌。微腺体型(microglandular variant)黏液性癌多发生在子宫下段,通常免疫组化 p16 阳性/PAX2 阴性表达[44]。在刮宫时容易误诊为宫颈小腺体增生或宫颈腺癌,若在刮宫的内膜中混有较多的小黏液腺体,需引起警惕。

(3)浆液性子宫内膜上皮内癌(serous endometrial intraepithelial carcinoma):又称子宫内膜上皮内癌(endometrial Intraepithelial carcinoma, EIC)或子宫表层癌(uterine surface carcinoma)。近年来被明确定义为非雌激素依赖型子宫内膜癌的早期病变。少数早期病例,病变仅限于内膜内,手术切除的标本并没找到明确的肌层浸润,但却同时已有或手术后数年发现有盆腔的 SPC,其发生的机制可能与卵巢浆液性肿瘤合并的腹膜病变相同[41,45,46]。

【大体】内膜可以增厚或很薄,常呈息肉或斑块状。

【光镜】在萎缩的子宫内膜背景中,局部表面上皮和腺体衬以恶性肿瘤细胞(图 12-30)。瘤细胞的形态同浆液性癌,常形成小乳头或鞋钉样;细胞核增大,核染色质粗或空泡状核,核仁增大嗜酸,核分裂多见。

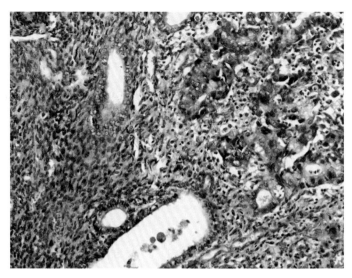

图 12-30　子宫内膜上皮内癌（HE）

【鉴别诊断】EIC 与浸润性浆液性癌的鉴别是病变小于 1cm，没有融合的腺体或明确的间质浸润。如果形态上有融合的腺体或明确的间质浸润，但病变不足 1cm，可称微小浆液性癌。应强调指出的是，没有明确浸润的子宫 EIC 也可发现腹腔或生殖道其他部位的转移性浆液性癌，可能是源于输卵管隐匿癌。输卵管癌播散而来的浆液性癌通常免疫组化 WT1 阳性表达[23,41,45-46]。

EIC 还需与子宫内膜的良性化生鉴别。嗜酸性和鞋钉样变的细胞有时可有增大深染的细胞核但缺乏明显的核仁；有时虽有明显的核仁，但核大小一致，染色质匀细，核膜光滑，无核分裂。输卵管上皮化生时也可见增大深染的细胞核，但同时还混杂有其他如纤毛细胞等细胞，核仁不明显。这些良性病变的 p53 阴性表达和 Ki67 低增生指数均可与 EIC 鉴别。

（4）浆液性癌（serous carcinoma）：又称浆液性乳头状癌或子宫乳头状浆液性癌（serous papillary carcinoma，SPC or uterine papillary serous carcinoma，UPSC），属Ⅱ型内膜癌，侵袭性强。有学者观察到[47]，在与普通型子宫内膜样癌混合存在时，其所占比例 25% 以上者，生物学行为则为浆液性腺癌；故而提出，在刮宫物中若发现浆液性腺癌成分，即使仅为灶性，亦应在诊断中作出说明。

病变的子宫内膜有时肉眼正常或仅作息肉状（图 12-31），甚至萎缩，瘤组织的肌层浸润和子宫外播散肉眼亦不明显，需要仔细观察并广泛取材，以免不恰当的分期。肿瘤具有侵袭淋巴管的倾向[45,47]，70% ~87% 的病例诊断时已有肌层的浸润或淋巴管内瘤栓，临床Ⅰ期的病例中，50% 手术时已有盆、腹腔的播散。

【鉴别诊断】浆液性癌在形态上应与绒毛腺管状子宫内膜样腺癌（villoglandular variant of endometrioid adenocarcinoma）区别。虽然同样具有乳头状结构，前者与卵巢的浆液性乳头状癌相似（图 12-32），乳头较短粗，被覆的上皮异型性明显，细胞核大而圆，常有嗜酸性核仁，部分病例可见砂粒体；乳头表面成簇的上皮细胞"出芽"和散在及成团的游离细胞具有特征性；免疫组化 p16、p53 弥漫阳性表达。后者与结肠的绒毛腺管状腺瘤相似，乳头结构细长平滑，呈绒毛状（图 12-33），表面被覆的复层柱状上皮，分化较好。两种乳头结构的鉴别对指导临床手术范围有重要意义。1994 年报道的 9 例浆液性癌和 10 例绒毛腺管状子宫内膜样癌的临床病理对照分析显示[48]：两组术前均为临床Ⅰ期病例，但前者术后病理证实肌层浸润达 8/9 例，侵及宫颈 4/9 例，部分（6/9 例）甚至播散至卵巢、输卵管、盆壁、大网膜、淋巴结及肝内；而后者无一例发现子宫外播散，仅有 3 例浅肌层和 1 例深肌层浸润；说明浆液性癌的侵袭性强。

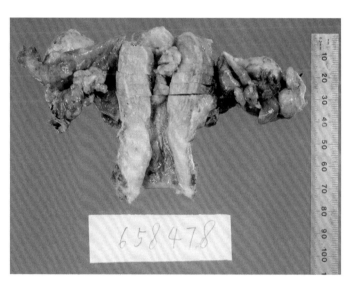

图 12-31　子宫浆液性腺癌在宫腔内呈息肉状生长

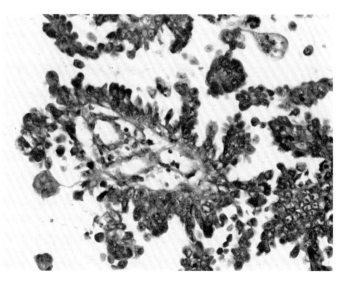

图 12-32　子宫浆液性癌的短粗乳头（HE）

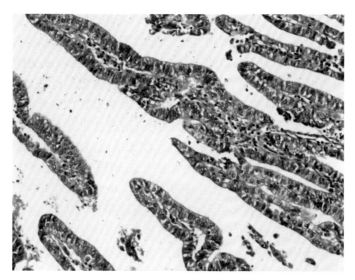

图 12-33 子宫绒毛腺管状癌的细长平滑乳头(HE)

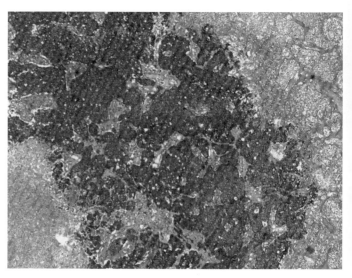

图 12-34 子宫内膜小细胞神经内分泌癌
患者 60 岁,术后 1 年腹壁肿瘤复发(HE)

刮宫标本中,浆液性癌还需注意与良性的乳头或微乳头状化生鉴别,后者一般发生在子宫内膜表面上皮或开口于表面上皮的上皮下腺体,成簇的细胞性乳头常伴有炎细胞的浸润和不同程度的退行性变;免疫组化 p53 和 ki67 指数也可协助评估。此外,透明细胞癌(clear-cell carcinoma)的组织学特征与浆液性癌有重叠,两者的乳头结构相似;若同时混有管状-囊性图像、明显的透明细胞和"鞋钉样"细胞或突出的淋巴细胞浸润提示为透明细胞癌。浆液性癌的治疗原则是进行正规的肿瘤分期手术和术后化疗,尽管化疗的疗效尚有待于进一步证实。近年也有学者研究对分期手术后明确为肿瘤小于 1cm、没有肌层或血管浸润的微小癌进行单纯性手术治疗[49]。

(5) 透明细胞癌(clear cell carcinoma)是另一种 Ⅱ 型子宫内膜癌,形态上以富于糖原、胞质透明的细胞和 hobnail 细胞所形成的片状、管状、迷宫样和乳头状图像为特征。虽然称谓为"透明细胞癌",其诊断却是以特有的上述多种组织图像,而不是胞质的透明为指标。与富于糖原的子宫内膜样癌不同,透明细胞癌的异型性更明显,组织图像与卵巢的透明细胞癌相同。虽然此型癌的预后较差,但局限于子宫的透明细胞癌要好于同期的浆液性癌。

(6) 神经内分泌肿瘤(neuroendocrine tumors):少见,发生率不足内膜癌的 1%。以小细胞神经内分泌癌(small cell neuroendocrine carcinoma)相对常见,其形态及诊断标准均同肺小细胞癌,免疫组化染色可以证实其神经内分泌分化,常与腺癌同时存在,多伴有瘤栓(图 12-34)。

(7) 混合型腺癌(mixed adenocarcinoma):是指 Ⅰ 型和 Ⅱ 型内膜癌混合存在,多见于子宫内膜样癌与浆液性癌混合,后者比例至少占 5%。诊断报告中要注明比例,一般认为 Ⅱ 型内膜癌的比例占 25% 以上提示预后不良。

(8) 未分化癌和去分化癌(undifferentiated and dedifferentiated carcinoma):前者指缺乏明确上述各型分化包括 < 10% 的神经内分泌分化、细胞形态一致的癌,有时伴有瘤巨细胞或肉瘤样图像;大约 40% 未分化癌同时伴有分化较好的子宫内膜样癌成分,又被称作去分化癌。

(9) 少见的子宫内膜癌:包括鳞状细胞癌[50]、肝样癌[51]、印戒细胞癌[52]、内膜癌合并绒癌分化等均有个例报道。后者源于体细胞而不是生殖细胞,有少数文献报道,见于绝经后女性,临床血 HCG 增高。我们曾报道一例子宫内膜癌合并卵黄囊瘤病例[53]。文献还有子宫内膜癌肉瘤合并绒癌的病例报道[54]。

2. 组织学分级(histologic grade) 为了进一步评估肿瘤的恶性程度,指导临床预后判断和选择合理的治疗方案,应对子宫内膜癌,主要是 Ⅰ 型内膜样癌进行分级。刮宫标本可由于组织破碎或取材局限而影响分级效果,但仍应据此作出初步分级,有益于进一步选择治疗方案。

目前采用的是 WHO(2003)三级分法,主要是针对腺体的结构分级:

G1(高分化):以腺样结构为主,实性区≤5%。

G2(中分化):实性区占 6% ~ 50%。

G3(低分化):实性区>50%。

除了上述结构指标外,还需结合细胞的异型性和其他参考指标如:

(1) 腺癌伴鳞状上皮分化不属于实性区,应按腺体成分分级。

(2) 细胞异型性明显与其结构分级不相称时,则将肿瘤升高一级,如结构为 G1、G2 的肿瘤升高为 G2、G3。

(3) 高度异型核多见于 Ⅱ 型子宫内膜癌。

近几年有学者提出相对简单的子宫内膜样癌二级分类

方案[55]。该方案以实性/乳头状结构>50%、高度异型性、核分裂>5/10HPF 为 3 项指标，具备 2 项以上者为"高级别子宫内膜样癌"（high-grade endometrioid carcinoma），余者为"低级别子宫内膜样癌"（low-grade endometrioid carcinoma）。

3. 侵袭范围（extent of disease）　又称病理分期（pathologic stage），目前沿用的是 FIGO（2009）的分期方案（表 12-10）。

表 12-10　子宫内膜癌的分期[32]

Ⅰ 肿瘤局限在子宫
A 限于内膜内或浸润肌壁<1/2
B 浸润肌壁≥1/2
Ⅱ 浸润宫颈间质
Ⅲ A 浸润子宫浆膜或附件
B 阴道或宫旁受累
C1 盆腔淋巴结阳性
C2 腹主动脉旁淋巴结阳性
Ⅳ A 浸润膀胱/肠黏膜
B 远处转移（包括腹腔或腹股沟淋巴结）

（1）肌层浸润深度：随肿瘤浸润深度的增加，侵入淋巴管和淋巴结的概率增高，死亡率随之增加。肌层浸润深度的确定需仔细观察大体标本，在子宫壁浸润最深的部位从内至浆膜作全层取材测定；对于以外生性、突入宫腔为主的癌，则需要在病变与正常交界处全层肌壁取材，以观察到肌壁浸润的深度（而不是测量肿瘤的厚度）。

由于子宫内膜与肌层的交界不是截然的，两者之间可互相伸入；又由于子宫内膜的基底层和肌层内异位的内膜组织也可与内膜同时发生增生或癌，其发生率可占子宫内膜癌的 21% ~23%[56]，而预后同内膜内癌；如何正确掌握肌层浸润的形态学诊断标准是日常外检中常遇到的问题。形态上，累及内膜与肌层交界处的"舌状"内膜组织或腺肌症中"岛状"分布的内膜组织，一般轮廓较平滑，周围有正常的内膜间质或腺体；而真性的浸润呈宽带推进式或条索状不规则插入肌层，常伴有局部组织反应。Jacques 等[56]研究的 23 例累及腺肌病的子宫内膜癌中，15 例位于浅肌层，6 例位于中肌层，2例位于深肌层；随诊 10 年以上，存活率为 100%。Longacre 等[57]研究的 10 例累及深肌层腺肌症的子宫内膜癌，术后随诊 5 年以上均无复发。由此可见，肌层浸润的正确判断，可以避免不必要的临床治疗。

（2）瘤栓分化差的、侵袭性强肿瘤常有脉管播散，提示预后不良。Ⅰ期肿瘤伴有和不伴有淋巴管浸润的 5 年生存率分别为 33% ~40% 和 94% ~100%[20]。需注意不要将肿瘤周围人为的组织收缩间隙误认为淋巴管，诊断时管腔要有明确的内皮细胞衬覆，必要时可用内皮细胞标记证实。另

外，仅见瘤栓的存在并不改变 FIGO 分期[58]。

（3）累及宫颈和子宫下段子宫内膜癌累及宫颈有 2 种方式：一是直接蔓延，二是瘤栓经淋巴管播散。肿瘤浸润宫颈间质而不是仅取代其表面上皮，才具有预后意义。前者 5 年生存率降低到 52%，而后者则与Ⅰ期癌相似[20]。宫颈管刮出物的诊断需注意，若仅有癌组织或癌与正常宫颈组织完全分离均不能确立是否有宫颈受累，需见到癌组织明确浸润宫颈间质才能诊断[39]。经刮宫诊断后切除的子宫标本，偶尔有可能将癌组织种植在宫颈；此刻的癌组织位于宫颈浅层，周围常有肉芽组织和炎症反应，与宫腔的瘤体不延续但组织图像一致。此外还应注意不要将宫颈的子宫内膜异位症和子宫内膜化生误认为癌。发生在或侵及子宫下段的内膜癌的预后与浸润宫颈相同，均为Ⅱ期肿瘤，外检时应注意取材。

（4）侵及子宫外子宫内膜癌可通过淋巴管和输卵管向子宫外播散，形成Ⅲ期肿瘤；少数也可与子宫外包括卵巢、腹膜、输卵管等部位同时发生组织类型相同的癌，又称双癌。多部位发生时，明确原发灶有时很困难，特别是晚期病变几乎不可能。一般以原发肿瘤较大和浸润途径为线索，若卵巢肿瘤大，又有子宫浆膜的侵犯，考虑卵巢原发的可能性较大；若主瘤位于子宫，又有明显的肌层和血管浸润，则子宫原发的可能性大；若两者的肿瘤都不大，分化好，肌层也无浸润，可诊断为双Ⅰ期肿瘤，预后明显好。

另外，子宫内膜癌伴有输卵管腔内游离的癌组织，未见直接浸润图像时，若为低级别癌无预后意义，但若为高级别癌，则可能增加播散的机会，且原发输卵管癌播散至子宫的概率更高[58]。

少数情况下，在卵巢或腹膜表面可形成角化肉芽肿（keratin granuloma），这些角化物和鳞状上皮影（ghost squamous cells）常有组织细胞和异物巨细胞包绕，可能是子宫内膜样癌的鳞状上皮化生成分通过输卵管播散所致，对临床的预后影响不大。还要注意勿将非典型子宫内膜异位灶误认为转移癌，前者有明确的子宫内膜间质存在，并可与典型子宫内膜异位移行。

淋巴结的转移容易诊断，但也要注意细胞的分化，除外米勒管包含囊肿（Müllerian inclusions）的可能性。

4. 癌周内膜的状态（status of the adjacent endometrium）癌周内膜的状态有助于理解肿瘤是否对激素有依赖，合并增生是提示预后好的指标之一。

5. 其他与预后相关的指数（other special parameters of prognostic importance）　目前主要是激素受体状况（hormone receptor status）和肿瘤基因表达（oncogene expression）富含雌/孕激素受体的肿瘤预后较好。某些侵袭性强的内膜癌在病变早期检测激素受体阴性，可提示预后不佳。一些研究表明 erb-2、c-myc、K-ras 及 p53 基因改变均提示预后差。

二、子宫体间叶性肿瘤

子宫体间叶性肿瘤主要包括平滑肌肿瘤和子宫内膜间质肿瘤等,绝大多数这类肿瘤通过结合肉眼大体所见及观察镜下的综合信息不难作出病理诊断。但确有少数肿瘤由于:①大体形态罕见、怪异;②有些良性肿瘤可以大体上呈恶性特点,或镜下异型性突出,或核分裂多见;③有些罕见的恶性肿瘤又可以肉眼或镜下似为良性;④有些肿瘤的组织分化方向不易判断等因素,均可给诊断带来困难和误区。

大体观察:子宫体间叶性肿瘤多位于肌壁呈结节状,但也可原发在内膜,呈息肉状突入宫腔或脱出宫颈外口。子宫肌层内的结节最常见的是平滑肌瘤,但也可以是子宫内膜间质结节、低度恶性子宫内膜间质肉瘤、平滑肌肉瘤、腺瘤样瘤或炎性假瘤。大体检查应注意观察肿瘤的质地、色泽和边缘与肌壁的关系等。多数平滑肌瘤呈灰白色结节,质韧,编织状,但腺瘤样瘤、炎性假瘤和少数平化肌肉瘤也可有同样的肉眼所见。子宫内膜间质肿瘤和平滑肌肉瘤通常呈棕黄色,细腻、质软,但有些肌瘤(如细胞性和上皮样平滑肌瘤)也可呈类似的外观。合并妊娠及口服激素时的肌瘤常有出血和(或)退变,切面呈深红色。肿瘤退变时呈白色半透明状,有坏死时为界限清楚的黄色区。切面黏液样的肿瘤需多取材除外黏液样平滑肌肉瘤。边缘浸润性生长的肿瘤可以是肉瘤,但也可以是腺瘤样瘤、分割性平滑肌瘤或静脉内平滑肌瘤病。肉瘤通常细腻,常有出血坏死(图 12-35)。低度恶性子宫内膜间质肉瘤似蠕虫团样(bag of worms),边缘匍行生长,界限不清。静脉内平滑肌瘤病在宫壁、宫旁,甚至附件、盆腔和大静脉内可见灰白质韧的结节或条索状组织在血管内伸延(图 12-41)。这些大体特点均为病理诊断和鉴别诊断提供重要的信息,任何大体上不具备典型平滑肌瘤外观的肿瘤都应充分取材(按肿瘤最大径数字,1 块/cm)[59]。

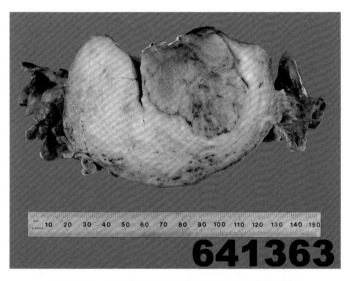

图 12-35　子宫平滑肌肉瘤质地匀细,有出血坏死

组织分化:子宫间叶性肿瘤有多种分化图像(表 12-11),甚至同一肿瘤内也可有不同的分化图像。由于肿瘤的图像变化较多,又由于典型的梭形平滑肌肿瘤与其他亚型的平滑肌肿瘤及内膜间质肿瘤的良恶性诊断标准不同,认识肿瘤细胞的各种分化图像和明确分化方向是正确诊断的前提。

表 12-11　子宫间叶性肿瘤的分化图像

成束状梭形细胞
子宫内膜间质样细胞
上皮样细胞
伴性索样图像
分化不良细胞
异源性成分(脂肪、软骨骨、肌肉)
伴子宫内膜样腺管

1. 成束的梭形细胞最常见于平滑肌肿瘤,但也可见于恶性米勒混合瘤和腺肉瘤的肉瘤成分。典型的平滑肌纤维有丰富、嗜酸性、纤维样胞质,细胞核两端钝圆。有时胞质很少,似裸核样,排列紧密,很像子宫内膜间质,但缺乏螺旋动脉。免疫组化染色平滑肌细胞 caldesmon、SMA 和 Desmin 均弥漫强阳性,而子宫内膜间质细胞并不表达,但若合并有平滑肌分化则也可出现灶性表达。有时平滑肌也可 CK 阳性,但 EMA 阴性。

2. 子宫内膜间质分化见于子宫内膜间质结节和低度子宫内膜间质肉瘤,有时可同时伴索样分化。子宫内膜间质的分化提示临床可选择孕激素治疗。形态上至少需具备:①似增殖期子宫内膜间质;②规则、分支网状的螺旋动脉。有时细胞呈短梭形,胶原增多,但一般不成束排列。间质常玻璃样变,少数可见出血、钙化、蜕膜样变、泡沫细胞、子宫内膜腺体或异源性成分等。免疫组化染色 Vimentin 在间质细胞的表达明显强于平滑肌,也可 CK 阳性。

3. 平滑肌肿瘤和子宫内膜间质肿瘤都可出现圆形和多角形上皮样细胞分化,胞质增多、透明或嗜酸性,也可呈印戒状,免疫组化 CK 阳性。若为平滑肌肿瘤则与梭形平滑肌细胞有移行,免疫组化 EMA、CK7、Caldesmon 和 CD10 可协助判断。

4. 性索样图像似颗粒和支持细胞肿瘤,细胞呈分支的索状、小梁状、实性或狭窄的小管状、巢状分布,又被称作"似卵巢性索瘤的子宫平滑肌或子宫内膜间质肿瘤"。免疫组化 CK 和 Inhibin 均阳性。

5. 未分化或分化不良图像仅见于分化差的平滑肌肉瘤、高度恶性子宫肉瘤、子宫癌肉瘤的肉瘤成分和某些罕见的原发肉瘤。

6. 异源性间叶成分见于子宫的间叶性和混合性肿瘤,由于米勒混合性肿瘤相对多见,诊断子宫异源性肉瘤时需注意除外合并有上皮成分。

核分裂计数:是区别子宫间叶或上皮-间叶混合性肿瘤良恶性的重要指标之一,但其计数受到肿瘤细胞的密度(如黏液性平滑肌肿瘤的计数较低)和体内激素影响(如孕激素可使其增多),诊断时需要综合评估。计数以10个高倍视野的核分裂数表达。首先需掌握核分裂的形态标准[42]:①核分裂中期、后期或末期;②胞质明显但核膜消失;③除外淋巴细胞、肥大细胞、核固缩、退化和苏木素沉渣。不典型核分裂象在平滑肌肉瘤中多见,可以与奇异性平滑肌瘤的碳化核相似。

目前用的核分裂计数方法如下[60]:

(1) 标本需充分固定。

(2) 大体上不典型的平滑肌瘤应充分取材:至少按肿瘤直径1块/cm。

(3) 切片厚度在5μm以下。

(4) 确认核分裂时避免将退化固缩的细胞核计入。

(5) 用40倍物镜和10倍或15倍目镜观察。

(6) 选择核分裂最活跃的区域,从有核分裂的视野开始,移动9个连续视野,计数10个高倍视野的核分裂总数。

(7) 重复4次,取平均数字。

核异型性:无异型性的平滑肌细胞核长而两端钝圆,染色质匀细,呈空泡状,核膜平滑规则,虽然比周围肌壁的细胞核大且密集,但形态一致;有异型性时核大小不一,染色质粗,核膜不规则,核仁增大、明显。轻微或可疑的异型性没有意义,而有意义的细胞异型性是限定在低倍(×60 ~ ×150)镜下就能观察到的细胞核深染及细胞多形性,否则视为无意义的或无异型性[61,69]。如果不很明确或有可疑,再用高倍镜观察比较。异型性的范围可分为弥漫性、局灶性和多灶性,如果在大部分视野可见称弥漫性,偶尔可见称局灶性,若两处及多处异性细胞灶,且之间相距1个低倍视野以上者称为多灶性。恶性肿瘤常可见弥漫而有意义的核异型性。

坏死:形态上有无坏死和识别坏死的类型是诊断的重要指标。平滑肌肿瘤的坏死主要有3型:①瘤细胞凝固性坏死:以异型细胞"鬼影"和核碎片为特征,坏死与存活细胞的界限清楚,通常不伴炎症反应,面积较大时仅在血管周呈套袖样残留少量存活的瘤细胞。②透明状坏死:又称梗死,与瘤细胞凝固性坏死不同,肌瘤的变性坏死区与存活区之间常有明显的嗜酸性胶原带,类似于肉芽组织的机化(特染 Masson,网织纤维可以协助评估),周边炎细胞浸润较明显而不见异型的细胞"鬼影";病变区域内的血管同时退变,而不见完好的血管及其周围存活的肿瘤细胞。但在坏死早期,肉芽组织和胶原带的形成均不明显,Masson 染色呈蓝色可提示其存在。这种坏死最常见合并于妊娠的子宫肌瘤。③溃疡型坏死:以炎细胞浸润及修复性变化为特征,常见于黏膜下平滑肌瘤。上述3种坏死,尤其是前2者,可以同时存在,有时鉴别困难。还有在肌瘤伴有出血时,肌细胞被冲散而发生退变,虽然出血区周围可出现核分裂活跃的细胞密集带,亦

可伴有轻度细胞异型性,但一般无典型的恶性肿瘤细胞或不正常核分裂。

(一) 子宫平滑肌肿瘤

按组织学图像和生长方式分为普通(经典)组织图像、特殊组织图像和特殊生长方式三大类,各类中均含有良性、恶性潜能不确定和恶性的肿瘤[59,62-63],关于平滑肌肿瘤的分类,目前推出的是 WHO(2014)方案(表 12-12)[62]。

表 12-12　子宫平滑肌肿瘤的分类[62]

平滑肌瘤,经典型
富细胞性平滑肌瘤
伴奇异核的平滑肌瘤
核分裂活跃的平滑肌瘤
水肿性平滑肌瘤
卒中(出血)性平滑肌瘤
脂肪平滑肌瘤
上皮样平滑肌瘤
黏液样平滑肌瘤
分割性平滑肌瘤
弥漫性平滑肌瘤病
静脉内平滑肌瘤病
转移性平滑肌瘤
不确定恶性潜能的平滑肌肿瘤
平滑肌肉瘤,经典型
上皮样亚型
黏液样亚型

尽管典型子宫平滑肌肿瘤的诊断并不困难,但有少数则很难划分良恶性,即使是工作多年的病理医生有时也很难作出评估。这些少数肿瘤有的是临床良性,但在形态上具有某些恶性指标,或大体上边界不清楚,或镜下核分裂增多,或核异型性明显;有的是临床恶性,但又具备某些形态上良性指标,如大体形态似良性,或镜下核分裂并不多;也有的肿瘤平滑肌的分化并不明显,需要与间质性肿瘤鉴别。大体上,多数肉瘤的边缘呈浸润性生长,但也有的肌瘤边缘不规则,甚至向周围肌壁伸延;多数肉瘤质地柔软细腻,有出血坏死,但也有的肌瘤质软匀细,编织状结构不突出,也有的伴退变、出血、坏死或囊性变。对不典型的平滑肌瘤的诊断现代病理技术尚无肯定的作用,主要还是依靠多年传承的结合临床、术中及大体所见,以及相应的镜下指标和肿瘤的生长方式,包括患者对生育的要求等,综合评估。

镜下观察首先要明确肿瘤是否为平滑肌性分化。有些平滑肌肿瘤可似上皮样或内膜间质样,多取材常能找到与典型平滑肌的移行,免疫组化 caldesmon、desmin、SMA 弥漫阳性表达可证实平滑肌分化。平滑肌细胞可以缺少典型的嗜酸性、纤维样胞质,形态上很像内膜间质细胞,尤其是有浸润性边缘和(或)血管内生长时,需注意富细胞性平滑肌瘤、血管内平滑肌瘤病和内膜间质结节、低度间质肉瘤的区别。富细胞性平滑肌肿瘤中有较大的厚壁血管,肿瘤细胞核梭形,成束排列,局部边缘与肌壁有移行,常有较大的人为裂隙(图12-36);而间质分化则有网状、丛状薄壁血管,瘤细胞核卵圆、散在分布、desmin 阴性,有时可见泡沫细胞。应强调 desmin 弥漫强阳性才能证实平滑肌分化。典型的内膜间质肿瘤可有灶性明确的平滑肌分化或平滑肌肿瘤有内膜间质肿瘤分化,这种混合性肿瘤若有浸润性边缘,则诊断为内膜间质肉瘤[59,63]。

1. 经典平滑肌肿瘤是最常见的,或称梭形细胞子宫平滑肌肿瘤(spindle cell smooth muscle tumor),诊断标准目前采用的是组织结构和细胞改变的多项综合(Stanford)指标(表 12-13 ~ 表 12-15)[61,64-65]。

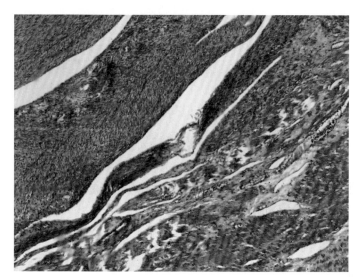

图 12-36　富细胞性平滑肌肿瘤细胞核梭形,成束排列,常有较大的人为裂隙(HE)

表 12-13　子宫梭形细胞平滑肌肿瘤的恶性潜能指标[61]
(Bell and Kempson,1994)

		瘤细胞凝固性坏死	
		无	有
弥漫性显著异型性	无	良性	MI≥10 恶性 MI<10 有低度恶性潜能的平滑肌肿瘤
	有	MI≥10 恶性 MI<10 有低复发率的不典型肌瘤	恶性

MI:核分裂数/10HPF

表 12-14　子宫平滑肌肿瘤的综合诊断指标[65](Blaustein's book,2011)

瘤细胞凝固性坏死	中-重度异型性	核分裂数/10HPF	诊断
+	弥漫	任意	肌肉瘤
+	–	≥10	肌肉瘤
+	弥漫	≥10	肌肉瘤
+	–	<10	STUMP
–	弥漫	5 ~ 9	STUMP
–	局灶	≥5	STUMP
–	弥漫	<5	低复发风险的不典型肌瘤
–	局灶	<5	不典型肌瘤
–	–	<5	肌瘤
–	–	≥5	核分裂活跃的肌瘤

表 12-15　不确定恶性潜能的子宫梭形细胞平滑肌肿瘤[62]

肿瘤细胞坏死	中-重度异型性	核分裂/10HPF	复发率（例）
无	局灶/多灶	<10	13.6%（3/22）
	弥漫	<10	10.4%（7/67）
有	无	<10	26.7%（4/15）
无	无	≥15	0%（0/39）#

3 例核分裂≥20/10HPF,部分为 10～14/10HPF

表 12-13 标准强调瘤细胞凝固性坏死具恶性意义。在 Bell 的材料中,核分裂≥10/10HPF,有弥漫显著异型性和瘤细胞凝固性坏死的肿瘤 90% 临床恶性;而虽有显著异型性却无瘤细胞凝固性坏死的肿瘤仅 40% 临床恶性。Bell 提出,若镜下仅见瘤细胞凝固性坏死而无其他恶性指标,应补充取材除外恶性;若同时伴有明显异型性,则可不必计数核分裂直接诊断肉瘤。但也有少数临床恶性的肿瘤不具备瘤细胞凝固性坏死这一形态特征。表中所谓"有低度复发率的不典型平滑肌瘤"（atypical leiomyomas with a low risk of recurrence）用于提示一个肿瘤有明确肯定的（尽管是很低限度的）转移和复发危险性,可称作低级别平滑肌肉瘤。镜下肿瘤有弥漫的中～重度异型性,无瘤细胞凝固性坏死,核分裂<10/10HPF。

在 Bell 等的研究[61]中特别提及的是关于核分裂指数的意义。多年来,核分裂数一直是平滑肌肿瘤区别良恶性的重要指标,甚至是唯一的重要指标;但越来越多的材料证实这并不是绝对的指标。Bell 在总结共近 200 例仅有核分裂 5～19/10HPF 单项指标并临床随诊的平滑肌肿瘤后,提出肿瘤核分裂可高达 19/10HPF 仍是临床良性;≥20/10HPF 而不具备其他恶性指标的平滑肌肿瘤很少见,Bell 称其为"核分裂增多但缺乏经验的平滑肌瘤"（leiomyoma with increased mitotic index, but experience limited）。在 Dgani 等（1998年）[66]报道并复习的 162 例核分裂 5～19/10HPF 单项指标的肿瘤中无 1 例复发,其中报道的 20 例材料中,4 例经保守治疗,1 例妊娠并生育;提示对渴望生育的此类肿瘤患者,在充分取材确立诊断后可保留子宫。目前多数学者将核分裂 10～20/10HPF 的肿瘤称作"核分裂活跃的平滑肌瘤"（mitotically active leiomyomas）,并明确提出这一诊断名词不能用于同时伴有细胞中～重度异型性、病理性核分裂或瘤细胞凝固性坏死的肿瘤。这类肿瘤多见于生育年龄女性,部分病例合并妊娠、口服孕激素或切除肿瘤时子宫内膜的周期正在分泌期,可能核分裂的增多与机体的激素状态有关。这型肿瘤大体上约 60% 位于黏膜下,40% 质地柔软匀细,20% 有出血囊性变。在我们分析的协和医院材料中[68],也有 2 例核分裂>15/10HPF 而无其他恶性指标,经随诊 5 年以上均健在;其中 1 例肿瘤直径 8cm,突入宫腔达宫颈外口,表面有坏死和溃疡,核分裂为 20/10HPF,在 8 张肿瘤的切片中均未见瘤细胞凝固性坏死,其中 1 张切片内可见灶性中度细胞异型性,已术后随诊 7 年仍健在。Bell 等[61]的 213 例病例中也有 5 例类似病例,核分裂可达 20/10HPF,有灶性中度异型性,无坏死、边缘浸润或血管内生长,切宫后随诊 31～94 个月（平均 59 个月）无一例复发。

我们曾对协和医院有完整随诊资料的 42 例不典型平滑肌肿瘤进行了形态学研究,并按 Bell 标准（1994）重新分类。结果显示[68]:42 例中,28 例为肌瘤,14 例为肌肉瘤。与肌瘤组对照,肌肉瘤组 71.4% 核分裂≥10/10HPF、92.9% 有中～重度异型性、71.4% 有瘤细胞凝固性坏死,其中 4 例虽然核分裂≤4/10HPF,但均在术后盆腔复发或脑或肺转移;在肌瘤组中则有 7 例核分裂≥5/10HPF（图 12-37）,均健在,已平均存活 10.5 年。说明综合的组织学诊断方法可明显提高诊断的正确率。目前采用的是在上述 Bell 标准基础上细化的综合指标（表 12-14）[65]。此标准为高级别肉瘤指标,低级别肉瘤是存在的,但诊断指标尚有待探讨。

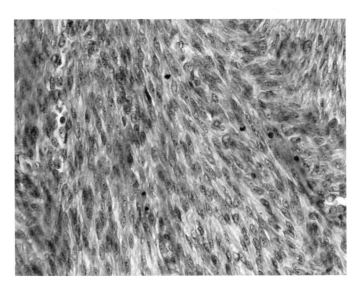

图 12-37　核分裂活跃的平滑肌瘤（HE）

关于低度或不能确定恶性潜能的平滑肌肿瘤（smooth muscle tumors of low or uncertain malignant potential）是指临床有复发倾向或低度恶性的肿瘤和一些按目前指标尚不能明确肯定良恶性的肿瘤,部分复发或转移的病例经积极治疗仍可无病生存多年,但少数的复发或转移瘤恶性程度增高,甚至呈典型的肉瘤形态。Clement 将其分为低度恶性和不能确定恶性潜能两组平滑肌肿瘤[63],随诊病例的积累,对这类肿瘤的形态学更指标趋于细化[62,68-69]。

（1）低度恶性组可分 4 种情况,部分为低级别肉瘤:①经验有限的不典型平滑肌瘤（atypical leiomyoma but experience limited）:肿瘤核分裂≤10/10HPF,有灶性或多灶性中、重度异型性,但无瘤细胞凝固性坏死。Bell 等的 5 例这组病例切除子宫后随诊 31～94 个月（平均 59 个月）均无复发,但由于病例数太少,尚不能估价预后。②低度恶性潜能平滑肌肿瘤

（smooth muscle tumor of low malignant potential）：是指有肿瘤细胞凝固性坏死或不能确定类型的坏死，核分裂计数≤10/10HPF 且无明显细胞异型性的肿瘤。肿瘤坏死的类型有时很难鉴别，是此诊断存在的前提。Bell 等的 4 例中，1 例核分裂计数 3/10HPF，在肌瘤剔除后 60 个月子宫内复发，84 个月网膜复发。我院的材料中[67]也有 1 例这类病例，肿瘤有明确的瘤细胞凝固性坏死，但细胞异型性轻微，核分裂=7/10HPF，患者术后 6 年肿瘤盆腔复发死亡。③低度复发危险的不典型平滑肌瘤（atypical leiomyomas with low risk of recurrence）：肿瘤弥漫中、重度异型性，但核分裂≤10/10HPF，无瘤细胞凝固性坏死；Bell 的 46 例这组病例中仅 1 例术后 2 年盆腔复发，再次手术后带瘤存活 60 个月。④经验有限的核分裂活跃的平滑肌瘤（mitotically active leiomyoma,limited experience）：核分裂计数≥20/10HPF，无细胞异型性及肿瘤细胞凝固性坏死。特征是仅有核分裂计数增多，且为小而且正常的核分裂象。至今文献仅有 3 例报道，随访 24～206 个月未出现复发或转移。笔者所在医院的 1 例此型肿瘤患者 41 岁，肌瘤的核分裂计数为 26/10HPF，单纯切除子宫后 2 年影像学检查发现局部有一个直径约 1cm 的索状阴影，随诊已 38 个月，仍在随诊观察中。

（2）不能确定恶性潜能的平滑肌肿瘤（smooth muscle tumor of uncertain malignant potential,SMTUMP）：随着认识的深入，综合评估患者的年龄和大体及镜下包括肿瘤大小、质地、边界及其生长方式，以及上述各项镜下指标，这类肿瘤的诊断率会越来越低[61,68-69]。总观 Bell 与 Kempson 的 213 例和我们的 42 例诊断困难的平滑肌肿瘤中没有 1 例属于 SMTUMP。这组肿瘤包括以下几种情况：①肿瘤异型性轻微，核分裂数低，但组织分化不明确（如：梭形或黏液性？梭形或上皮样？）；②梭形细胞核异型性突出但核分裂数低，或瘤细胞凝固性坏死形态不典型，不能肯定；③核异型性明显，但核分裂数由于制片或组固定等因素不能明确计数。另外，肿瘤的边缘应注意观察和取材，几乎所有的平滑肌肉瘤都呈浸润性生长，如果一个镜下不典型的平滑肌瘤也呈浸润性生长，则应归类为 SMTUMP。所谓浸润性生长是指瘤组织插入周围肌层达 3mm 以上，或将正常平滑肌包裹成游离的结节[70-71]。

近年 WHO 总结归纳了 143 例这类肿瘤的镜下形态学指标和随诊结果（表 12-15）[62]。

对上述肿瘤的临床治疗原则是切除子宫并随诊，但对于希望保留生育的女性仍可切除肌瘤和少量瘤周肌壁后，在紧密随诊下保留子宫。

2. 上皮样平滑肌肿瘤（epithelioid smooth muscle tumors）肿瘤细胞形态以上皮样为主，当胞质丰富嗜酸性时常被称作平滑肌母细胞瘤（leiomyoblastoma），当胞质透明时又被称作透明细胞平滑肌瘤（clear-cell leiomyoma），实际上，这两种细胞常以某种为主而同时存在。

大体上，多数为单发，直径 6～7cm；切面与典型肌瘤相似，但有些则界限不很清楚，灰黄色，质地较细软，缺乏编织状结构，有的有出血坏死[72]。丛状平滑肌细胞肿瘤（plexiform smooth muscle tumor）的特征是网状分支的条索状生长方式，也属于上皮样平滑肌肿瘤。所谓丛状微小瘤（plexiform tumorlets）通常是体积小（<1cm），仅镜下可见；多在肌层内呈多发性，或在内膜-肌层交界处偶然被发现。上皮样肌肉瘤通常为典型的肉瘤大体特征。这类肿瘤的细胞形态为圆形或多角形而不是梭形，核较大而圆，位于中央；细胞成簇或索状分布（图 12-38），常能找到与梭形平滑肌细胞的移行现象；有时细胞核靠近核膜侧，很像印戒状细胞。免疫组化和电镜可证实其为肌原性。上皮样平滑肌肿瘤还可伴有奇形怪状核、静脉内生长或脂肪成分。

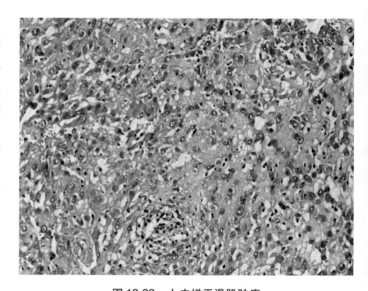

图 12-38　上皮样平滑肌肿瘤
细胞为圆形或多角形而不是梭形，核较大而圆，位于中央；
细胞成簇或索状分布（HE）

由于对这类少见肿瘤的经验有限，很难对其临床过程和生物学行为明确估价。良性肿瘤一般体积较小，边界清楚，肿瘤细胞胞质透明，可以弥漫的玻璃样变。临床恶性的肿瘤占 12%～40%[71]，估价预后也用综合指标。与梭形细胞者相似，临床恶性的肿瘤常细胞密集，核异型性，核分裂增多，多有瘤细胞坏死。但核分裂数指标较低，通常 3～4/10HPF；异型性有时仅为灶性[但不包括奇形怪状核（bizarre"）]；因此对这种少见肿瘤常需广泛取材诊断。子宫的恶性上皮样平滑肌肿瘤的临床病程较典型平滑肌肉瘤缓和，文献报道的有转移的病例虽然术后复发，但仍可带瘤存活数年至十余年。Prayson 等[72]（1997 年）报道的 18 例中有 2 例伴奇形怪状核（bizarre）细胞，随诊 135、203 个月均无复发；另 2 例上皮样静脉内平滑肌瘤病异型性不明显，核分裂 1～3/10HPF，无瘤细胞凝固性坏死，随诊 4、5 个月也未见复发；后者需注意不要与上皮样平滑肌肉瘤侵入血管混淆。Kurman and Norris[73]曾总结 26 例上皮样平滑肌肿瘤，提出临床预后较好的肿瘤通常呈膨胀性生长,胞质透明,有广泛玻璃样变而无坏死;但由于恶性病例仅3例,并未能提出可信的恶性指标。

【鉴别诊断】应包括子宫原发或转移性癌、原发或转移性恶性黑色素瘤(无色素型)、胎盘床滋养细胞肿瘤或上皮样滋养细胞肿瘤。前者多能找到典型的腺管或鳞状分化,后两者均有特异的免疫组化表达,以及滋养细胞在肌束间的浸润性生长等。另外,多发性微小丛状瘤还需与分化好的内膜间质肉瘤鉴别。虽然后者也可伴丛状生长图像,但瘤细胞卵圆形,胞质少,免疫组化 desmin 阴性,并侵入血管内生长。

任何具有肿瘤细胞凝固性坏死,或不具有这种坏死但弥漫性异型性+核分裂>3~5/10HPF 者,均可诊断上皮样平滑肌肉瘤。

不确定恶性潜能的上皮样平滑肌肿瘤(epithelioid STUMP)的诊断是:核分裂<5/10HPF+局灶或弥漫中-重度细胞异型性,或核分裂>5/10HPF,没有中-重度细胞异型性,也没有坏死。

3. 奇异核平滑肌瘤(leiomyoma with bizarre nuclei)少数平滑肌瘤以较多或很多奇形怪状的(bizarre)、多分叶或多核的、深染的细胞核,有时核内可见嗜酸性假包涵体的瘤巨细胞为特征(图12-39),又被称作多形性(pleo-morphic)、不典型(atypical)或共质体(symplastic)肌瘤。多见于生育年龄女性,绝经后女性少见。在 Downes 和 Croce 分别报道的 24 例和 59 例材料中,平均年龄分别40.7岁和45岁[74-75];由于奇异核的肿瘤细胞不是退化细胞而是增生细胞,但其基因谱系则与肌瘤更相近,故归属于肌瘤的亚型之一[75]。

【大体】肿瘤通常较小,多数为4~7cm,大者可达29cm;有的伴有典型肌瘤。切面多数与典型的肌瘤相似,肿瘤边界清楚,无血管内生长;富细胞的肿瘤质地较软,略呈棕黄色;少数可有出血、水肿、缺血性坏死或囊性变。

【光镜】高度异型的细胞很像肌肉瘤(图12-39),呈灶性、多灶性或弥漫分布;与肉瘤不同的是这些高度异型的细胞散布于正常细胞的背景上,这一特点可与肉瘤鉴别。核分裂少,无凝固性坏死。有的肿瘤内可见鹿角状和纤维素样变性的血管,认为具有特征性。

Downes[74]的24例材料中,核分裂多数为2~5/10HPF,1例高达7/10HPF,3例无核分裂,3例有个别异常核分裂;Croce1[75]的59例中核分裂数0~7/10HPF,37例(63%)<2/10HPF,19例(32%)2~5/10HPF。绝大多数肿瘤都可见细胞核碳化/凋亡,有时很像病理性核分裂。通常肉瘤是病理性的核分裂与正常核分裂同时存在,若仅见病理性核分裂,应注意细胞核碳化/凋亡的可能性。可有缺血性坏死(ischemic necrosis)或透明坏死(hyaline necrosis),无瘤细胞凝固性坏死。在坏死的类型难以确定时,细胞的形态特点和核分裂状态是重要的形态指标。

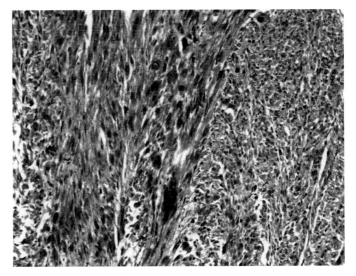

图 12-39　多形性平滑肌瘤(HE)

F12-39　ER

近年,结合分子检测和形态学特点将肿瘤分为2型。Ⅰ型:可能是携带 FH 基因突变的肿瘤,又称遗传性平滑肌瘤病和肾细胞癌综合征(指由于 fumarate 水合酶基因缺陷而导致的家族性平滑肌瘤病和肾细胞癌的发病风险增高);肿瘤的 p16、p53、PTEN、HMGA2 和 MED12 基因改变几率低或无;形态上异型核稀疏弥漫分布,核圆光滑,核膜清晰,核仁大,有核周空晕,常见透明小球和鹿角状血管。Ⅱ型:可能是起源于普通肌瘤,继而获得了附加性基因改变,是一类介于肌瘤与肌肉瘤间的中间型肿瘤;肿瘤的上述基因改变几率较高;形态上常与普通肌瘤并存,异型核密度高,灶状分布,核梭形拉长,核膜不规则,核仁小,染色质深,碳染。

基于100余例病例的临床病理资料的积累,这类肿瘤被归类为良性平滑肌瘤的亚型之一[62]。但在 Bell 研究的病例中,有1例(2%)临床恶性,作者将其命名为"具有低度复发率的非典型平滑肌瘤";若核分裂>5/10HPF,有不正常核分裂或浸润性边缘,最好归属交界性肿瘤[59,61]。诊断肉瘤的标准是同时伴有核分裂>10/10HPF 或瘤细胞凝固性坏死。

4. 黏液样平滑肌肿瘤(myxoid smooth muscle tumors)不常见。肿瘤富于黏液,半透明状,细胞成分少。瘤细胞呈星网状、双极的或裸核,胞质很少;在细胞较丰富的区域寻找到成束的、有嗜酸性胞质的、典型梭形平滑肌细胞具有诊断意义。黏液样肌瘤(myxoid leiomyoma)的体积较小,边界清楚,镜下常有典型的平滑肌瘤区域,细胞小而一致,无核分裂及异型性。细胞核空泡状伴有 ALK 阳性的肿瘤,需要考虑炎性肌成纤维细胞肿瘤[76]。黏液样平滑肌肉瘤(myxoid leiomyosarcoma)切面呈胶冻状(图12-40),肉眼上似乎境界较清楚,但镜下瘤组织呈岛状、舌状侵入肌壁或肌层血管内。肿瘤组织以成片弱嗜碱或嗜酸的黏液中有散布的星网状瘤细胞为特点,很像软组织黏液样恶性纤维组织细胞瘤;有细胞核异型,核分裂 0~2/10HPF。肿瘤常含有少量非黏液区,核异型和核分裂较明显,有梭形平滑肌肿瘤的细胞和结构特点。有学者曾总结分析此肿瘤的临床病理特点,患者的平均患病年龄为 51.5 岁,肿瘤平均直径为 10.8cm;与预后相关的形态学指标主要是核分裂数,死亡患者的核分裂 >10/10HPFs。在随诊 5 年以上的患者中,生存率为 11.1%[76]。

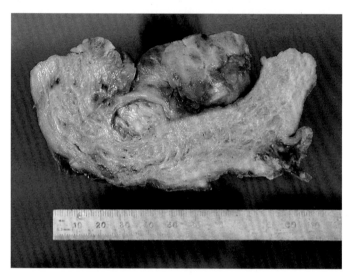

图 12-40　子宫黏液样平滑肌肉瘤
肿瘤呈息肉样突入宫腔并浸润局部肌壁,瘤组织呈胶冻状,质软

任何黏液性平滑肌肿瘤,首先要边缘充分取材。有明确浸润性生长时,应诊断恶性;边界清楚的肿瘤,但可见坏死,或无坏死,核分裂 >2/10HPF 仍倾向恶性(经验有限)。若边界清楚,无坏死,可见异型性,核分裂 <2/10HPF,可以诊断恶性潜能不确定的肿瘤;没有异型性、核分裂 <2/10HPF、无坏死,诊断肌瘤[76]。

【鉴别诊断】形态上需与平滑肌瘤较常见的水样变性(hydropic degeneration)、较少见(3%~13%)的黏液样变性(mucoid degeneration)、黏液样子宫内膜间质肿瘤(myxoid endometrial stromal tumors)、炎性肌成纤维细胞肿瘤(inflammatory myofibroblastic tumor)以及其他伴黏液成分的软组织肿瘤鉴别。前者在水肿的结缔组织中有索状、丛状的平滑肌细胞和管壁增厚和玻璃样变的大小血管而不是星网状幼稚间叶细胞,细胞形态温和,奥辛兰(Alcian blue)黏液染色阴性;水样变性延伸入周围肌壁不要误认为黏液性平滑肌肉瘤的浸润。平滑肌瘤的黏液变性多为局部黏液样物中有温和纤细的瘤细胞稀疏其间,缺乏细胞异型性和浸润性生长。与黏液样子宫内膜间质肿瘤的鉴别主要是后者仍保留有特征性的小血管网和免疫组化 Caldesmon 阴性。发生于子宫的炎性肌成纤维细胞肿瘤(inflammatory myofibroblastic tumor of the uterus)罕见,形态以黏液样、成束状和硬化区域为主,束状区域细胞核空泡状伴有 ALK 阳性;此类肿瘤视为中间型

肿瘤,体积大、浸润性生长、黏液区域多及坏死者复发转移几率增加[77]。极少数黏液性肿瘤,现有技术难以明确分类,可诊断"黏液瘤样肿瘤(myxomatous tumor, not otherwise specified)",这些分类不明确的黏液性中应视为低度恶性或恶性潜能不确定,需要长期随诊。

5. 明显血管内生长的间叶肿瘤(mesenchymal tumors with prominent intravascular growth) 主要包括静脉内平滑肌瘤病(intravenous leiomyomatosis)、低度子宫内膜间质肉瘤(low-grade endometrial stromal sarcoma)、和罕见的米勒管腺肉瘤(Müllerian adenofibroma)。非肿瘤性病变如:腺肌症和经期内膜组织也可偶见于血管内。

组织学上呈多发的圆形、多角形或匐行的瘤组织在肌层内由血管腔形成的裂隙包绕,腔隙衬有内皮细胞,肿瘤局部可与血管壁相连。须注意勿将切片的人为裂隙、肌瘤结节周的水样变性和肿瘤压迫的周围血管错认为在血管内生长。肿瘤分化程度的评估标准与非血管内生长者相同。

(1)静脉内平滑肌瘤病(intravenous leiomyomatosis):以多发性良性的平滑肌瘤在肌层或宫旁静脉内生长为特征(图 12-41),常伴有平滑肌瘤。组织来源于子宫的静脉血管壁或子宫平滑肌瘤向静脉内生长。当血管内生长的瘤组织微小时称"血管内平滑肌瘤"(intravenous leiomyoma)为宜。除了血管内生长外,肿瘤还可弥漫增生与受累的血管肌壁融合[78],并常见玻璃样变和水肿;有时形成丰富的厚壁血管和不规则扩张的管腔,呈血管瘤样图像。平滑肌瘤的各种亚型图像均可在静脉内平滑肌瘤病出现。可侵入大静脉和心脏(图 12-42),有时转移至肺,此时可称"良性转移性平滑肌瘤或低度平滑肌肉瘤"(benign metastasizing leiomyoma or low-grade leiomyosarcoma)。治疗原则是切除子宫、双附件和子宫外肿瘤,不能彻底摘除者并用对抗雌激素治疗。临床预后较好,但有些病例在手术时或术后多年又发现子宫外肿瘤,偶见肿瘤累及心脏死亡的报道。与平滑肌肉瘤侵入血管的区别是用最严格的核分裂标准。若核分裂 >5/10HPF,尽管无坏死和异型性也属恶性潜能未确定的肿瘤;若同时有明确的异型性或坏死则可诊断肉瘤。

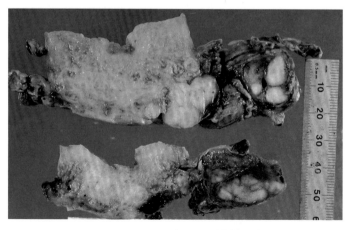

图 12-41　子宫静脉内平滑肌瘤病
第一次手术切除子宫见沿宫旁血管盘卷的瘤组织

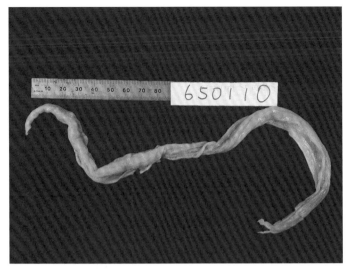

图 12-42　子宫静脉内平滑肌瘤病
第二次手术取出沿下腔静脉延伸的瘤组织

（2）低度子宫内膜间质肉瘤（low-grade endometrial stromal sarcoma）：侵入血管的肿瘤组织与静脉内平滑肌瘤病不同，瘤细胞呈一致的卵圆形，胞质少，弥漫分布而不成束；还有特征性螺旋动脉样血管，免疫组化一般没有肌性表达。对分化不十分明确的病例，由于静脉内平滑肌瘤病相对少见，最好归入低度子宫内膜间质肉瘤。

（3）米勒腺纤维瘤（Müllerian adenofibroma）：也可偶见在静脉内生长，但肿瘤有明确的腺管结构。少数腺肌症（adenomyosis）可累及局部血管，但周围肌层有典型腺肌症的改变。

6. 其他罕见平滑肌肿瘤　少数平滑肌肿瘤可含异源性成分，如脂肪、骨骼肌、软骨或骨等。平滑肌肿瘤还可含丰富的淋巴细胞、嗜酸性粒细胞、造血细胞、组织细胞或破骨样巨细胞。有的平滑肌肉瘤中有黄色瘤细胞。以下主要介绍几种具有少见生长方式的平滑肌肿瘤。

（1）弥漫性平滑肌瘤病（diffuse leiomyomatosis）：是罕见的良性肿瘤，临床主要表现为阴道出血。形态上以子宫弥漫性增大，大量小平滑肌瘤结节取代整个肌壁为特征。结节的边界不清，以小于 1cm 为主，大者可达 3cm；增大的子宫重量可达 1000g。镜下为无数融合的、典型的、细胞丰富的良性平滑肌结节，不要误认为浸润性生长；有时结节或肌层内见血管周平滑肌增生。诊断时需注意与淋巴管平滑肌瘤病（lymphangiomyomatosis）鉴别，后者多见于结节状硬化（tuberous sclerosis）患者[79]，常伴肾血管脂肪平滑肌瘤；病变的子宫肌层外观正常，但镜下有多数界限不清的平滑肌结节包绕并突入淋巴管，免疫组化 HMB-45 阳性。

（2）良性转移性平滑肌瘤（benign metastasizing leiomyoma）：是非常少见的形态学良性但可转移的平滑肌肿瘤。临床上以子宫肌瘤术后数年发现双肺多发小结节为特征，也有累及后腹膜、纵隔淋巴结、软组织或骨的病例报道。形态上，子宫的肿瘤是典型的良性平滑肌瘤，少数可伴侵

及血管和静脉内平滑肌瘤病，所谓"良性转移性平滑肌瘤"是发现转移灶后，并除外有其他部位（如消化道等）平滑肌肿瘤后才被诊断的。转移瘤的形态与子宫肿瘤相同。肺的肿瘤一般体积较小，呈多发实性或囊实性；临床有激素依赖性，妊娠期体积可缩小，切除卵巢或激素治疗后肿瘤停止生长或退缩。1996 年 Takemura 等[80]曾报道 1 例 44 岁日本女性，因乏力、查体发现心脏杂音就诊。CT 检查双肺多发小结节。手术见右心室有分叶状平滑肌瘤附着并几乎阻塞肺动脉主干。患者 5 年前曾因子宫平滑肌瘤切除子宫。摘除的心腔内肿瘤和肺结节活检，以及原子宫的肿瘤镜下均为典型平滑肌肿瘤，组织学上没有恶性证据。2000 年 Tietze 等[81]对 1 例 42 岁女性的子宫肌瘤和术后 4 年双肺小结节剔除的肌瘤进行的对照性基因和染色体研究证实两处肿瘤为单克隆来源，提示并不是所有的平滑肌肿瘤在组织学水平都能提示预后。

另一个可在子宫外生长的良性平滑肌肿瘤是静脉内平滑肌瘤病，后者在仅静脉内生长并可延伸入右心，一旦发生脏器的转移则称之为良性转移性平滑肌瘤。

（3）分割状平滑肌瘤（dissecting leiomyomas）：少数子宫平滑肌瘤肉眼似恶性，但组织学和临床过程良性，因大体上呈分割状伸入肌层，肿瘤的边界不规则，界限不清楚，又被称作"浸润性平滑肌瘤"。镜下肿瘤分化好，高度水肿、变性，并呈指状伸入周围肌层或阔韧带。所谓"胎盘子叶样叶状平滑肌瘤"（cotyledon dissecting leiomyoma or "Sternberg tumor"）是分割状平滑肌瘤的一个亚型[82-84]，因大体上子宫的充血外生性肿物延伸入阔韧带和盆腔，外观很像胎盘样的特征而得名。分割状平滑肌瘤也可表现各种平滑肌瘤的细胞形态，如：富细胞性、上皮样等，前者弥漫的 desmin 阳性可与间质肉瘤鉴别，上皮样分化者则归类为不能确定恶性潜能的平滑肌瘤。水肿的多结节状平滑肌瘤和静脉内平滑肌瘤病的血管外肌瘤成分也可出现类似的生长方式。

（4）子宫血管周围上皮样细胞肿瘤（perivascular epithelioid cell tumor，PEComa）：是近年发现的一组由 HMB45 阳性的、HE 染色呈透明或嗜酸性颗粒状胞质的上皮样细胞构成的肿瘤的家族成员之一，这组肿瘤家族还包括血管平滑肌脂肪瘤、淋巴管平滑肌瘤病和透明细胞"糖"瘤，常发生在肾、肺和肝脏，部分病例伴有结节状硬化。当肿瘤绝大部分为上皮样细胞成分时称作血管周围上皮样细胞肿瘤，其中少数临床恶性。在 Vang 等[85]报道的 8 例中，发病年龄为 40～70 岁（平均 54 岁），多数表现为不正常的子宫出血和发现子宫肿瘤。按形态和免疫组化表达可将肿瘤分为 A、B 两型，A 型以透明细胞为主，边缘呈舌状伸入肌层，很像分化好的内膜间质肉瘤，HMB45 弥漫阳性而肌肉标记散在阳性表达；B 型以上皮样、嗜酸性粒细胞为主，边缘舌状生长不明显，但 1 例有血管内生长，HMB45 阳性细胞少而肌肉标记阳性细胞多，其中 1 例临床合并结节状硬化。有的作者[86-88]观察到肿瘤的形态和免疫组化表达均与肾的血管平滑肌脂肪瘤极其相

似。Vang 等[85]还发现肿瘤的组织学形态与子宫上皮样平滑肌肿瘤有移行过程,进一步提出应对所有子宫上皮样分化的间叶性肿瘤检测 HMB45 表达,并认为"PEComa"应视为恶性潜能不确定的肿瘤,其与结节性硬化和上皮样平滑肌肿瘤的关系仍有待于进一步探讨。恶性者具有以下指标中 4 项以上:体积>5cm,高级别异型性,核分裂>1/50HPFs,坏死,脉管侵犯。

(二)子宫内膜间质肿瘤

子宫内膜间质肿瘤(endometrial stromal tumors)少见。绝大多数来源于子宫,极少数可在子宫外原发,可能来自异位的子宫内膜。这类肿瘤分类为子宫内膜间质结节(endometrial stromal nodules)、子宫内膜间质肉瘤(endometrial stromal sarcomas,ESS)和未分化子宫肉瘤(undifferentiated uterine sarcoma)[89]。间质结节和未分化子宫肉瘤均少见,占间质肿瘤不足 1/4。子宫内膜间质肉瘤分为低级别(LGESS)和高级别(HGESS),两者可先后或同时存在;部分 HGESS 与 YWHAE-FAM22 融合有相关性(表 12-16)。

表 12-16　子宫内膜间质肿瘤的分类

子宫内膜间质结节

子宫内膜间质肉瘤

　低级别

　高级别

　　YWHAE-FAM22 相关性

　　非 YWHAE-FAM22 相关性

未分化子宫肉瘤

1. 子宫内膜间质结节(endometrial stromal nodules)　临床上 75% 为绝经前女性,平均年龄为 47 岁。临床主要表现为阴道出血,约 10% 的患者无症状而因其他原因切除子宫时偶然发现。

【大体】间质结节呈膨胀性生长,通常体积较小,4～5cm,但也可达 15cm;肿瘤可位于内膜也可在肌层,呈息肉或界限清楚的结节状;切面棕黄色,实性,偶见多发性或囊性;边缘也可略不规整,是挤压而不是侵入肌层;很少累及宫颈。

【光镜】形态似增殖期子宫内膜间质。有时细胞可呈上皮样或性索样排列,极少数可有蜕膜样变、成簇泡沫细胞、微囊结构或小灶性坏死钙化,大约 10% 有小灶性平滑肌分化。

【鉴别诊断】间质肉瘤与间质结节的区别是边缘浸润,这在刮宫物诊断时是不能区别的。确立诊断需要切除子宫,在肿瘤与肌层交界处充分取材证实。对希望保留生育的女性,可经宫腔镜局部切除肿瘤,但要剔除少量周围内膜或肌

壁组织证实诊断。有的肿瘤边缘不规则,直径<3mm,不伴有血管受累,可诊断为"伴有限浸润的子宫内膜间质肿瘤",通常预后较好。

2. 子宫内膜间质肉瘤(endometrial stromal sarcomas,ESS)　发生率占子宫肉瘤的 20%,但发病年龄早于其他子宫恶性肿瘤,50% 以上为绝经前女性,少数见于年轻或未婚的女性。有的患者有接受过放疗或因乳腺癌用三苯氧胺的病史。临床主要表现为阴道出血,少数是在检查时发现肿物已从宫颈口脱出,极少数就诊时已有腹腔或肺转移。

间质肉瘤的特点是浸润性生长,大体表现为 3 个主要方式:①肌层弥漫增厚,没有明确的瘤块;②棕-橘黄色、质软的瘤结节;③也是最常见的,多数融合成团、界限不清的条索和小结节;分化较差时呈柔软细腻的息肉状突入并充满宫腔,常有出血坏死。

子宫内膜间质肉瘤以低级别(LGESS)多见,与高级别间质肉瘤(HGESS)的鉴别很重要。前者病程缓和,对孕激素治疗敏感;而后者侵袭性较强,对激素治疗无反应。形态上,低级别子宫内膜间质肉瘤保留子宫内膜间质细胞的分化和特征性的小血管(图 12-43),而高级别的肉瘤不具有这些内膜间质的特点(图 12-44),细胞增大变圆,异型性增加;尽管后者的核分裂数通常较高,但核分裂计数对两者的鉴别并无决定性意义;个别高级别肿瘤可见外周原始神经外胚层肿瘤分化图像。少数肿瘤介于这两者之间,即细胞形态似子宫内膜的小间质细胞但缺乏小螺旋动脉样血管或细胞异型性突出;多见于老年患者,临床预后也介于两者之间。

部分 HGESS 与 YWHAE-FAM22 融合有相关性。形态上,肿瘤同时伴有低级别梭形细胞区域,高级别区域免疫组化 CD10,ER,PR 均阴性,cyclin D1 或 c-Kit 弥漫阳性,低级别区域反之。

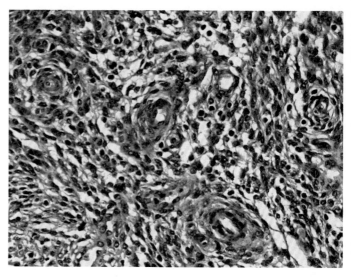

图 12-43　低级别子宫内膜间质肉瘤保留子宫内膜间质细胞分化和特征性小血管(HE)

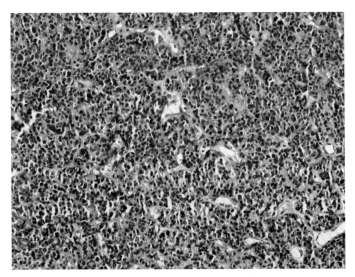

图 12-44 高级别子宫内膜间质肉瘤（HE）

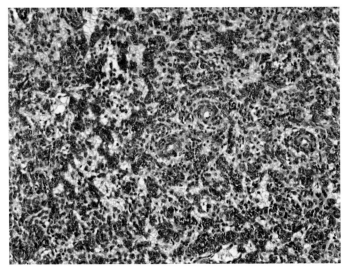

图 12-45 子宫内膜间质细胞可呈上皮样分化（HE）

F12-45 ER

【鉴别诊断】 应注意有些腺肌症,特别是绝经后的女性,腺体成分很少,镜下很像分化好的子宫内膜间质肉瘤,但肉眼没有明确的肿块,多取材切片通常能找到萎缩的腺体。转移性小细胞肿瘤如:淋巴瘤、白血病、乳腺小叶癌等也可累及子宫,这些肿瘤呈更弥漫性浸润,细胞异型性更明显,而没有小螺旋动脉结构,不难与子宫内膜间质肉瘤区别;而与未分化的子宫间质肉瘤的鉴别常需特异的免疫组化标记协助确诊。

分化好的子宫内膜间质肿瘤细胞无论在光镜、电镜或免疫组化表达上均与增殖期子宫内膜相似。肿瘤有时含透明粉染的骨样胶原基质,这种基质丰富成片时很像玻璃样变的肌瘤;少数子宫内膜间质肉瘤含有灶性泡沫细胞、蜕膜样变、透明细胞变、纤维黏液样、横纹肌样（rhabdoid）或平滑肌分化;还可有灶性或广泛的上皮（图 12-45）或性索样分化,形成梁索状和小管状结构,免疫组化呈上皮-肌样表达（epithelial-myogenic phenotype）,如 actin、CD99、inhibin、keratin 均可呈阳性[90]。有时肿瘤内还可偶见子宫内膜样腺体,甚至有异型性;当腺体增多、管腔扩张、腺管周围出现密集的"间质细胞套"时则称腺肉瘤;若异型的腺体成分明显增多时则称癌肉瘤。

3. 未分化子宫肉瘤（undifferentiated uterine sarcoma） 又称未分化内膜肉瘤（undifferentiated endometrial sarcoma）,罕见。肿瘤通常体积大（>10cm）,伴出血坏死。镜下,肿瘤细胞片状分布,异型性突出,缺乏间质肿瘤特点。有学者曾研究高级别子宫内膜间质肉瘤与未分化子宫肉瘤的分子遗传学特征,结果提示仅高级别的间质肉瘤保留了子宫内膜间质的分化[91]。

我们曾收集了北京协和医院的 56 例子宫内膜间质肉瘤[92],由于肿瘤具有不同程度分化重叠的特点,我们按占最大比例的细胞形态将各病例划分病理类型。最常见的病理类型为低级别间质肉瘤（约占 71.4%）,其次为高级别间质肉瘤（约占 15.8%）及未分化肉瘤（约占 12.3%）;各组肿瘤的复发率分别为 50%、83.3%、66.7%,并无显著统计学差异。但死亡率有显著差异,有随诊的 41 例材料中,31 例 LGESS 型无死亡病例,而 6 例 HGESS 及 4 例未分化肉瘤分别各有 2 例死亡。值得注意的是,HGESS 的 2 例死亡病例均有局灶未分化区域。4 例死亡病例均核分裂明显增高（最高计数均>30/10HPF,最低计数亦>10/10HPF）;肿瘤大小、坏死、宫旁侵犯及肌层脉管瘤栓、螺旋小动脉样结构及多种方向的分化均对肿瘤预后无显著影响。LGESS 虽然复发率高,但即使多次复发,仍可长期存活。例如我们的一例 LGESS 型的病例,镜下完全是 LGESS 的形态,复发高达 5 次,随访了 30 年仍然存活。

（三）子宫内膜间质-平滑肌肿瘤

子宫内膜间质-平滑肌肿瘤（endometrial stromal-smooth muscle tumor）很少见,以往又称间质肌瘤（stromomyoma）。诊断要求两种成分的比例均占 30% 以上,因为这两种肿瘤可有少量彼此相互分化。近年 Oliva 等[93]报道的 15 例这类肿瘤病例中,7 例患者随诊 1 年以上,6 例临床良性,1 例浸润性生长的肿瘤术后 4 年复发为典型的间质肉瘤。而在 Schammel 等[94]38 例的病例报道中,16 例为浸润性生长,其中 3 例术中见子宫外扩散和（或）术后复发,其复发瘤的成分为平滑肌、间质或仍为两者混合分化。目前多数学者认为[61,90,92],为了更好地指导临床治疗,应将浸润性生长的肿瘤命名为子宫间质肉瘤伴平滑肌分化。

（四）其他子宫间叶性肿瘤

其中相对常见的是腺瘤样瘤（adenomatoid tumour），通常是切除子宫时偶然发现，位于子宫浆膜或肌层内，很像平滑肌瘤，多数体积较小，偶有巨大或囊性的病例报道。横纹肌肉瘤包括发生在青年的胚胎型横纹肌肉瘤、发生在中老年的多形性横纹肌肉瘤和少数腺泡状横纹肌肉瘤。此外，炎性肌成纤维细胞瘤、恶性纤维组织细胞瘤、血管肉瘤、脂肪肉瘤、骨及软骨肉瘤、腺泡状软组织肉瘤和外周原始神经外胚层肿瘤等，均有个案报道。

三、子宫体上皮-间叶混合性肿瘤

子宫体上皮-间叶混合性肿瘤（mixed epithelial-mesenchymal tumors）含上皮和间叶两种成分，分类为腺纤维瘤（adenofibroma）、腺肉瘤（adenosarcoma）、癌纤维瘤（carcinofibroma）和恶性中胚叶混合瘤（malignant mesodermal mixed tumor，MMMT）；后者又称米勒癌肉瘤（Müllerian carcinosarcoma），近年的研究认为是一种高级别的子宫内膜癌，又称作肉瘤样癌或化生性癌。大体上，几乎所有子宫上皮-间叶混合性肿瘤都是在宫腔形成息肉样的肿块，米勒腺纤维瘤（Müllerian adenofibroma）和腺肉瘤通常实性、光泽，含裂隙和囊腔；恶性米勒混合瘤（malignant mixed Müllerian tumor，MMMT）则质脆、出血、坏死，有时含砂粒或半透明区域，切片为骨或软骨成分，常浸润性生长。这类肿瘤可以混合存在，有时刮宫材料并不能表达肿瘤的全貌，需切除子宫充分取材后确诊。具体的主要临床特征和诊断标准见表12-17。子宫癌纤维瘤仅有个例报道[95]。

（一）米勒腺纤维瘤和腺肉瘤

米勒腺纤维瘤和腺肉瘤（Müllerian adenofibroma and adenosarcoma）可发生在任何年龄，以绝经后女性多见。临床常表现为阴道出血。

【大体】肿瘤主要位于内膜，呈息肉样突入宫腔，有时累及宫颈或肌层。腺肉瘤的17%～50%呈宽叶状侵入浅肌层[20]，腺纤维瘤也有侵入肌层和血管的个例报道[78]。

【光镜】肿瘤的镜下特点见表12-18。

【鉴别诊断】腺纤维瘤与腺肉瘤的鉴别目前以核分裂2/10HPF为界[96-97]，但也有的临床恶性的肿瘤仅有细胞异型性而核分裂并不明显。由于腺肉瘤的典型肉瘤区域可以仅呈灶性分布，诊断腺纤维瘤必须充分取材才能除外肉瘤。

腺肉瘤需与子宫内膜样息肉相鉴别。良性的息肉有时可见间质细胞较丰富或有异型性；但任何子宫息肉，若有密集的间质伴核分裂、腺体周围的间质"袖套"，或形成有叶状图像的腺腔内间质乳头，则应诊断腺肉瘤。

腺肉瘤与MMMT的鉴别也很重要。MMMT的上皮成分细胞和结构的异型性均很明显，弥漫分布，常伴鳞化，而腺肉瘤的腺体为良性或仅有灶性异型性；MMMT的间质成分通常分化更差。

表 12-17　子宫体上皮-间叶混合性肿瘤的临床特征和病理诊断

	临床特征	诊断标准
米勒腺纤维瘤	发生率：腺肉瘤：腺纤维瘤=（10～20）：1 年龄：通常绝经后，1/3绝经前或年轻 症状：腹痛，阴道出血 几乎均为临床Ⅰ期	腺体良性，叶状图像 间质良性，核分裂<2/10HPF
米勒腺肉瘤	预后：腺纤维瘤良性，但有些可复发 腺肉瘤：25%晚期局部复发 <5%血行播散	腺体良性或有异型，叶状图像 间质细胞丰富，有异型性和腺体周围密集
米勒腺肉瘤伴肉瘤过度生长	临床特征同上 侵袭性、早期复发和血行播散	肉瘤灶性过度生长（>25%） 多数分化差，浸润深
腺肌瘤	子宫内膜息肉样病变	良性子宫内膜腺体 良性平滑肌
非典型息肉样腺肌瘤	年龄：通常绝经前 症状：不正常阴道出血 预后：良性，切除不彻底可持续	腺体复杂，细胞异型，常有鳞化 紊乱的平滑肌在腺体之间
恶性米勒混合瘤	年龄：几乎均为绝经后 症状：腹痛，阴道出血 50%有子宫外扩散 高度恶性，5年生存率15%～40%	恶性上皮形成腺管或鳞状岛 恶性间叶，异源成分包括：横纹肌、脂肪、软骨、骨

表 12-18　米勒管腺纤维瘤和腺肉瘤的上皮和间质
成分的形态变化[20]

	上皮成分	间质成分
腺纤维瘤	增殖期子宫内膜腺体(常见) 分泌期腺体 化生性	成纤维细胞或子宫内膜间质样(核分裂<2/10HPF)
腺肉瘤		子宫内膜间质样(核分裂>2/10HPF) 纤维肉瘤样 继发性出血、边性、炎症 平滑肌(梭形或上皮样) 异源性成分:横纹肌、脂肪、软骨 性索样分化 泡沫细胞 破骨样巨细胞 血管肉瘤样或神经上皮样(罕见)

腺肉瘤还需与子宫内膜间质肉瘤和子宫肉瘤鉴别。后两者浸润内膜时,少量残留的腺体很像混合性米勒肿瘤,但腺体仅在肿瘤的周边分布,腺管周围也没有密集的肿瘤细胞套。

腺肉瘤发生复发转移的高危因素包括深肌层浸润、子宫外扩散和肉瘤成分过度生长。肿瘤的血管内瘤栓并不多见,若其存在常提示预后不良。由于肿瘤进展较为缓慢,大约1/4患者在肿瘤切除手术5年以后死亡,临床应长期随诊。复发的形态可同原发瘤或分化差的肉瘤,极少为MMMT。

所谓米勒腺肉瘤伴肉瘤过度生长(Müllerian adenosarcoma with sarcomatous overgrowth)是指腺肉瘤中没有上皮的纯肉瘤成分所占的比例>25%[20],镜下通常细胞异型性和核分裂更明显,约1/4伴有异源性成分(常为横纹肌分化);伴肉瘤过度生长的发生率大约占腺肉瘤的10%,临床预后较差。肿瘤的良性成分腺体多呈裂隙状,很像乳腺的叶状肿瘤;也可呈乳头状或大小不等的囊状结构,约10%的腺肉瘤的腺体成分可不规则分支;肿瘤的恶性成分中,腺肉瘤特征性的腺体周围间质的"套袖状"图像有时并不明显,而出现腺体周围的水肿带,细胞成分反而减少;这些腺体和间质形态上的亚型见表12-18。

(二) 恶性米勒混合瘤

恶性米勒混合瘤(malignant mixed Müllerian tumor,MMMT)发生率约占子宫恶性肿瘤的5%。目前世界卫生组织将其命名为子宫癌肉瘤(carcinosarcoma of uterus),但由于肿瘤可有异源性成分,习惯上仍称恶性米勒混合瘤。肿瘤的临床特征见表12-17。预后主要与肿瘤的分期相关。尽管MMMT传统上归类于子宫肉瘤,其本质是化生性癌。肿瘤的上皮和间叶成分均有Cytokeratin和Vimentin表达,免疫表

型证实两者为同克隆来源;而且发病因素和转移的方式也与子宫内膜癌相似,通常是经过淋巴道转移至淋巴结而不像子宫肉瘤血行播散。因此,是肿瘤上皮的分化程度决定着其生物学行为,若肿瘤为高度恶性,如浆液性或透明细胞性癌,则转移率较高;而与肉瘤的分化及其是否合并有异源性成分无直接关系[98],尽管大多数MMMT的癌性和肉瘤性成分均分化较差。

【大体】肿瘤呈息肉样充满宫腔,多伴有肌层浸润,但也有的肿瘤仅限于息肉内;约1/4的病例肿瘤伸入颈管或自宫颈外口脱出。

【光镜】为混合分布的恶性上皮和间叶成分。癌性成分多为子宫内膜样或浆液性分化,但也有黏液性、透明细胞、鳞状分化或混合性;肉瘤性成分多为梭形细胞,异源性分化包括横纹肌肉瘤、软骨肉瘤、骨肉瘤或脂肪肉瘤。转移的肿瘤多数以上皮成分为主,有时癌与肉瘤混合存在,非常罕见纯肉瘤成分。免疫组化表达:上皮成分CK、EMA弥漫强阳性和程度不等的Vimentin阳性;间叶成分Vimentin弥漫阳性,有时伴MSA、SMA阳性和灶性CK、EMA阳性。为了指导术后治疗,病理报告应包括:肿瘤的大小、部位、浸润肌层深度、是否累及宫颈、有无血管瘤栓和组织的切缘情况等;尤其是肿瘤癌性成分的组织学类型和分化程度,可为临床估计预后提供组织学依据。

第五节　输　卵　管

一、炎　　症

(一) 急性输卵管炎

急性输卵管炎(acute salpingitis)常由淋病奈瑟菌、葡萄球菌及链球菌等化脓性细菌引起,其中淋病奈瑟菌感染为性传播疾病,其他各种病原体引起的化脓性炎并无特异性。急性化脓性输卵管炎常波及卵巢或盆腔其他器官组织,引起卵管、盆腔积脓,或卵管-卵巢脓肿形成。淋病性急性输卵管炎时黏膜只显充血、水肿以及大量嗜中性白细胞浸润等,化脓性破坏常不明显。

(二) 慢性输卵管炎

慢性输卵管炎(chronic salpingitis)大多由急性输卵管炎转化而来。常有以下几种类型:

1. 输卵管积脓　大部分为淋病奈瑟菌感染所致,表现为卵管慢性非特异性炎及节段性积脓或较大卵管脓肿形成。脓肿较大时脓液吸收后,可导致输卵管积水。

2. 输卵管-卵巢脓肿　输卵管炎症累及卵巢后与之互相粘连形成炎症性输卵管-卵巢包块或脓肿,脓液吸收后可导致输卵管-卵巢囊肿。

3. 输卵管积水及滤泡性输卵管炎　绝大多数病例是由于输卵管积脓的结果。慢性化脓性炎伴积脓,等脓液逐渐吸收后,脓腔内积留清亮液体,就形成输卵管积水。脓腔较大

而形成的积水,可占据全部卵管,末端常闭锁或与卵巢或盆腔粘连;积水也可成局限性。管壁常残留慢性炎症。

慢性输卵管炎有时继发黏膜皱襞粘连,增生,间质纤维化并有慢性炎症细胞浸润。由于皱襞粘连可形成多房性积脓或积水,多房性结构似腺滤泡,故称为滤泡性输卵管炎。

4. 慢性间质性输卵管炎　卵管各层慢性炎症细胞浸润,管壁增厚,常有不同程度增大,伞端常有不同程度粘连闭塞。间质及黏膜上皮增生及化生,较陈旧病例间质常有较明显纤维肌组织增生,上皮也增生,构成腺肌瘤样结构。部分增生的腺体可突入肌层甚至浆膜层,易误诊为恶性,但慢性炎症病变明显,间质纤维肌组织增生,无癌性间质反应,上皮无明显异型性。

(三) 肉芽肿性输卵管炎

肉芽肿性输卵管炎(granulomatous salpingitis)中输卵管结核是最常见,病变常为双侧性。输卵管常有炎症性破坏、变形、粘连及闭塞等病变。病变特点:①慢性非特异性炎;②干酪性坏死,或干酪性结核性肉芽肿形成,有时干酪性坏死不明显,但可见结核性肉芽肿;③黏膜上皮常伴发腺瘤样增生,这种腺瘤样增生有一定异型性,且可以嵌入肌层内,故易误诊为腺癌。但前者虽然有一定异型性,然而在异型性方面不如癌明显,肌层中腺体周常为肌纤维组织增生,不是癌性纤维性间质。增生腺体周有明显炎症及结核性病变。当增生腺体有子宫内膜样化生时要与子宫内膜异位区别。前者尚有其他型上皮,间质有明显肌纤维组织增生,炎症弥漫各层,无子宫内膜间质及出血。当输卵管有结核病变时,不要轻易诊断为输卵管癌。有时输卵管呈腺瘤样增生,只显示为非特异性慢性炎,甚至炎症不甚明显,全面检查多取材经常可找见典型性结核病变。

输卵管肉芽肿性炎除了结核外,尚可见血吸虫、真菌感染、Crohn 病以及结节病等。

(四) 输卵管孤立性血管炎

输卵管血管炎较少见,可以是全身系统性血管炎的一部分;也可是输卵管孤立性病变,血管病变可显示为坏死性血管炎、巨细胞性动脉炎或增生闭塞性血管炎,除了血管炎病变外,有非特异性急性或慢性炎。

二、输卵管妊娠

输卵管妊娠是宫外孕较常见部位。在未流产以前,常由于滋养细胞浸润破坏血管引起输卵管出血及积血,但早期妊娠或卵管积血常无临床症状。有时这种血肿较大,取材不全时较难判断是输卵管妊娠所致。输卵管血管破裂出血可流入盆腔刺激腹膜引起炎症、吸收性肉芽及反应性浆膜增生。有时这种局部浆膜可呈腺样增生,易误为转移癌。增生间皮中也可有砂粒体形成。由于卵管较薄,难以承受胚胎的发育至成熟,常在 2 个月末发生输卵管破裂流产。此时常伴有大出血。妊娠的诊断依靠查见输卵管壁有胎盘绒毛或滋养细胞浸润,有时出血坏死较严重,要多取材才能查见绒毛或滋

养细胞或胎囊组织而确诊。

三、良性肿瘤及肿瘤样病变

(一) Walthard 细胞巢

在输卵管浆膜面可见单发,偶为多发的小结节状病变,有时临床误诊为转移性瘤结节。结节由扁平到立方样复层细胞构成,有时似复层上皮巢。一般无角化及明显细胞间桥分化。有时上皮巢中有柱状上皮被覆腺腔样结构,似 Brenner 上皮巢。

(二) 峡部结节状输卵管炎

峡部结节状输卵管炎(salpingitis isthmica nodosa)是一型特殊的慢性输卵管炎,临床可伴有不孕或异位妊娠。常为双侧性病变,在子宫角卵管峡部有界限清楚结节状肿瘤样病变形成。光镜下间质纤维肌组织增生,肌纤维组织之间为小囊状扩张腺样增生上皮。炎症常不明显,似腺肌瘤结节。要注意与子宫角中肾管残件增生鉴别,后者与卵管无关,无明显肌纤维组织增生,腺体无明显小囊状扩张。

(三) 结节状蜕膜反应

常在其他原因摘除输卵管时偶然发现,由异位蜕膜形成结节状病变,可见于卵管黏膜或浆膜。这种蜕膜结节可由于妊娠异位反应或药物引起。

(四) 异位组织

异位子宫内膜可位于卵管黏膜或肌层内、浆膜或系膜内,在系膜内异位者常有平滑肌增生,形成卵管样结构或腺肌瘤样结节。也可继发出血或出血坏死结节,或胆固醇性肉芽肿。卵管系膜还可有肾上腺异位。

(五) 化生性乳头状肿瘤

化生性乳头状肿瘤(metaplastic papillary tumour)不常见,典型的病变是产后做绝育术时偶然发现。病变累及部分输卵管皱襞,镜下很像浆液性交界瘤,乳头被覆细胞的胞质嗜酸性,有异型性和细胞出芽,但核分裂少见。有的为黏液上皮,分化很好。

(六) 乳头状瘤、囊腺瘤和囊腺纤维瘤

乳头状瘤、囊腺瘤和囊腺纤维瘤(papilloma, cystadenoma and cystadenofibroma)多数为浆液性上皮,发生率远较卵巢少见。

(七) 输卵管平滑肌瘤

很少见,与子宫平滑肌瘤相似。

输卵管尚可见腺瘤样瘤、腺纤维瘤及血管瘤等其他良性肿瘤。

四、交界性上皮性肿瘤

卵管的交界瘤少见,组织类型和诊断标准同卵巢。有学者报道卵管还可发生交界性腺纤维瘤,影像学上很像输卵管妊娠,组织类型以子宫内膜样上皮为主。

五、输　卵　管　癌

少见,绝大部分患者为绝经后女性,临床上主要表现为

下腹痛、阴道分泌物增多或流血及盆腔可触性包块。由于输卵管癌，即使只是原位癌，易于早期播散至盆腔（包括卵巢、腹膜及淋巴结）、宫腔或宫颈，仅少数在局部形成包块，故输卵管癌的实际发病几率要比统计的数字高很多。

【大体】肿瘤大多是单侧性，也可双侧。输卵管肿大，可与周围粘连，早期很像慢性卵管炎（图 12-46）。切面呈灰白色实性或小囊性结节或乳头状。肿瘤可充满管腔，有出血及坏死。

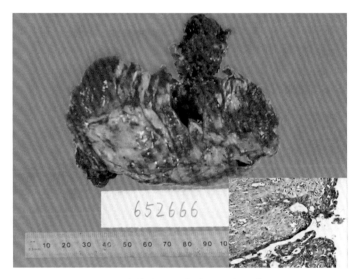

图 12-46　早期输卵管癌的卵管肿大很像卵管炎，镜下异型的肿瘤细胞而炎细胞不明显（HE）

【光镜】所有卵巢癌的组织学类型均可在输卵管发生，其中以浆液性最为常见，分为高、低级别浆液性癌（镜下形态见卵巢浆液性癌）；其次为子宫内膜样、未分化癌等。少数也可见其他如鳞癌、腺鳞癌、淋巴上皮样癌等。

输卵管上皮异型增生及上皮内癌，尤其重度异型增生与原位癌难鉴别，这两者的临床处理原则也是相似的，故实在难以鉴别时，可以不鉴别。可作出重度非典型性增生、可疑原位癌变的报告。原位癌与浸润癌的鉴别主要根据管壁的浸润，有浸润即为浸润癌。

输卵管浆液性上皮内癌：近年有学者研究提出形态学与免疫组化结合的诊断方案。形态学指标包括：细胞核增大（>2 倍，与周围正常黏膜无纤毛细胞比较）和（或）变圆；明显多形性；染色质异常（增粗或空泡核伴核仁突出）；≥1 核分裂（正常或不正常）；上皮复层（>2 层）；细胞核模铸（molding）；凋亡小体。这些形态学指标中具备 2 项以上，并在数量上>10 个无纤毛细胞，且免疫组化 p53 阳性>75%，同时 Ki67 指数>10% 者就可以诊断为上皮内癌[99-100]。

六、上皮-间叶混合型肿瘤

（一）腺肉瘤

很少见，诊断标准见子宫。

（二）癌肉瘤

这类肿瘤很少发生在输卵管。患者多为绝经后女性，表现为腹部不适或阴道出血。形态学诊断标准见子宫。

七、妊娠滋养细胞疾病

病变的发生远较子宫少见，大约 4% 的绒癌发生在卵管。发生在卵管的胎盘床滋养细胞肿瘤仅有个例报道。

八、其他少见肿瘤

主要为腺瘤样瘤、消化道外的间质瘤（GIST）、生殖细胞肿瘤、软组织肿瘤、恶性淋巴瘤/白血病和转移性肿瘤。卵管的转移癌见于结肠癌（35%）或乳腺癌（15%），也有来自和盆腔外包括胆囊的个例报道；有时与原发癌很难鉴别[101]。

第六节　胎　　盘

一、胎盘粘连或植入性胎盘

由于底蜕膜完全或部分缺损，绒毛与子宫壁直接粘连。多见于前置胎盘或有刮宫、剖宫产史者。

【大体】胎盘母体面不完整，有缺损。

【镜下】底蜕膜完全或部分缺损，代之以薄层纤维素；绒毛侵入扩张的静脉内，伴有多量中间型滋养细胞，提示蜕膜对其侵蚀性的调控减弱。粘连或附着于子宫肌层称为粘连性胎盘（placenta accreta）；绒毛侵入子宫肌层称为嵌入性胎盘（placenta increta）；绒毛穿透肌层称为穿透性胎盘（placenta percreta）。植入或粘连可较局限，也可较广泛。穿透性胎盘产妇和胎儿的死亡率均较高。

二、感　　染

常由于通过母体阴道上行性感染，也可通过母体血源性感染。一些化脓菌感染可引起非特异性急性或慢性化脓性炎。也可发生结核、梅毒及真菌等特殊病原的感染，引起相关的特异性炎症。

三、梗　　死

胎盘梗死是较常见病变。

【大体】暗红色或灰白质硬的三角形或半球形结节状病变。镜下与一般梗死相似。妊娠晚期常见一些微小梗死，可不作诊断，这可能是生理变化。较大梗死可引起胎儿宫内窒息、低体重儿以及胎死宫内等。梗死的原因可能由母体与胎盘之间的局部的血液循环障碍有关，也可能与胎儿胎盘内动脉血栓形成等病变有关。

四、滋养细胞疾病

妊娠滋养细胞疾病（gestational trophoblastic disease，

GTD）包括妊娠滋养细胞肿瘤和葡萄胎等。其组织学分类见表12-19[102]。

表 12-19 妊娠滋养细胞疾病的组织学分类（WHO,2014）

肿瘤

　　绒毛膜上皮癌

　　胎盘床滋养细胞肿瘤

　　上皮样滋养细胞肿瘤

非肿瘤性病变

　　超常胎盘床

　　胎盘床结节或斑块

葡萄胎

　　完全性

　　部分性

　　侵袭性

异常绒毛（非葡萄胎）病变

（一）肿瘤

包括妊娠绒癌、胎盘床滋养细胞瘤和上皮样滋养细胞瘤，主要见于子宫。

1. **妊娠绒癌（gestational choriocarcinoma）** 是滋养细胞恶性肿瘤，多数病变边界清楚，由高度异型的、成片的滋养细胞构成，无绒毛结构。由于滋养细胞的浸润破坏血管的能力，这类肿瘤具有较强的局部浸润、破坏及侵入血管发生早期血行转移的能力。虽然它恶性度高，但化疗效果较好，故及时诊断，正确治疗预后较好。高峰年龄为35~40岁，大约50%患者有葡萄胎史，也可以源于未发生葡萄胎的妊娠者，如继发于流产（25%）、异位妊娠（2.5%）或正常妊娠（22.5%）等。由于对葡萄胎患者的有效监测，目前继发于正常妊娠的绒癌比例明显升高（可达50%）。少数绒癌与妊娠无关，称非妊娠性或原发性绒癌，归类为生殖细胞肿瘤，见于性腺及纵隔等部位。

【大体】 常见于子宫的不同部位，偶见于胎盘内。肿瘤的特点是明显出血坏死的结节，似血肿样或呈海绵状血管瘤样；结节的界限清楚或不清，无包膜。结节大小与转移状况及恶性度无关。

【光镜】 肿瘤由合体滋养细胞、细胞滋养细胞和中间型滋养细胞构成，分化好的肿瘤通常有突出的合体细胞成分，反之则仅见散在少数合体细胞，有时可能很难找到合体细胞[103]。肿瘤有突出的出血坏死和血管浸润，常见血管内癌栓。癌细胞聚集成团或索状，细胞混杂或有极向排列即外层为合体细胞覆盖，保留细胞滋养细胞与合体细胞的双向分

化，但无绒毛结构。细胞团索之间充满血块或被浸润组织，无肿瘤性间质。有时肿瘤几乎全部为出血坏死，癌细胞只残存于边缘部。免疫组化合体滋养细胞 βHCG 强阳性，hPL 弱阳性，中间型滋养细胞则反之。

需要提出的是不仅绒癌可分泌促性腺激素（HCG），其他肿瘤诸如卵巢及睾丸一些生殖细胞肿瘤、子宫内膜癌、恶性黑色素瘤、食管、胃、胰腺、膀胱、肾、肺、肾上腺以及乳腺的一些肿瘤也可伴有滋养细胞分化并表达 HCG，但无绒癌的双向分化，不能将含有 HCG 的肿瘤均诊断为绒癌。

【鉴别诊断】 根据刮宫材料诊断绒癌较困难，因为片状有一定异型性的滋养细胞不一定都是绒癌；即使刮宫物中没有绒毛也不一定就是绒癌。绒癌的诊断必须根据以下几点综合判断：①临床资料显示血或尿中 HCG 水平高；②肺等有转移瘤结节；③肿瘤明显出血坏死及血管浸润；④肿瘤细胞为具有明显异型性的两种以上滋养细胞；⑤无绒毛结构；⑥肿瘤无明显血管及结缔组织间质。

绒癌需与早期妊娠的滋养细胞增生鉴别：在妊娠早期的刮宫组织中有时可见片状增生的滋养细胞，但这种滋养细胞呈小灶状，细胞较小，无明显异型性及出血坏死以及临床 HCG 水平较低。妊娠葡萄胎有水肿的绒毛结构而无明显出血坏死可与绒癌鉴别。

在子宫摘除标本中，虽然有结节性病灶，组织学上没有混杂的异型滋养细胞，而且血管浸润不突出或滋养细胞主要侵及于子宫壁肌肉间呈小片状或单个存在，则需注意与滋养细胞的其他良性或潜在恶性病变鉴别。有时在转移性绒癌中，病灶较小又无明显出血坏死，易将合体细胞误认为角化性鳞癌细胞，将细胞滋养细胞误认为低分化鳞癌细胞。但转移性绒癌有以下几点可与之鉴别：①子宫或其他部位有原发性绒癌；②血或尿中 HCG 水平较高（其他癌可有异位激素但一般水平较低）；③肿瘤细胞无细胞间桥；④免疫组化显示 β-HCG 强阳性；⑤临床资料提示有葡萄胎或妊娠病史。

2. **胎盘床滋养细胞瘤（placental site trophoblastic tumour, PSTT）** 少见。肿瘤由较为单一的中间型和细胞型滋养细胞构成（图12-47），缺乏足够量的合体型滋养细胞。瘤细胞的分布似早期妊娠胎盘床的滋养细胞样浸润子宫肌壁，没有上皮样的生长图像。除以上细胞成分和分布图像的特点外，血管壁也可见瘤细胞浸润以及具特征性的、似胎盘床血管样的纤维素沉积。肿瘤的出血坏死不如绒癌突出。有的 PSTT 还可与绒癌或上皮样滋养细胞瘤分别同时存在[104]。肿瘤细胞免疫组化 hPL 弥漫强阳性，βHCG 散在阳性，p63 阴性，ki67 指数>10%。PSTT 的生物学行为很难预测，核分裂少（<2/10HPF）、病变限于子宫的病例通常手术可以治愈，而核分裂多（>5/HPF）、出血坏死多、临床Ⅱ、Ⅲ期的病例一般预后较差。

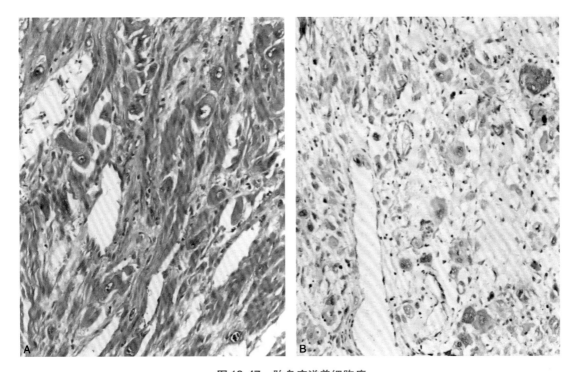

图 12-47　胎盘床滋养细胞瘤
A. 胎盘床滋养细胞肿瘤由较为单一的滋养细胞构成（HE）；B. 免疫组化染色证实为中间型滋养细胞（hPL）

3. 上皮样滋养细胞瘤（epithelioid trophoblastic tumour, ETT）很少见，由类似于平滑绒毛膜（chorion leave）的中间型滋养细胞构成。瘤细胞形态相对一致，呈巢或片块状分布，常有广泛出血坏死（图 12-48）没有绒癌的双向混杂结构

和 PSTT 的散在浸润性生长方式，形态上很像鳞癌（图 12-49）；位于宫颈的肿瘤需注意与宫颈鳞癌鉴别。免疫组化 p63 和 α-inhibin 阳性，β-HCG 和 hPL 散在或灶性阳性。生物学行为介于绒癌与 PSTT 之间。

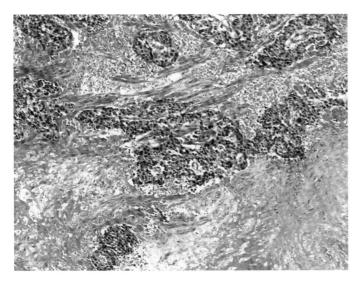

图 12-48　上皮样滋养细胞肿瘤
瘤细胞形态相对一致，呈巢或片块状分布（HE）

F12-48　ER

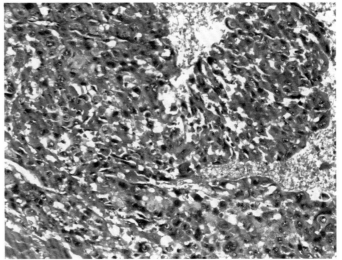

图 12-49　上皮样滋养细胞肿瘤形态上很像鳞癌（HE）

（二）非肿瘤性病变

1. 胎盘床超常（exaggerated placental site）　过去被称作合体细胞性子宫内膜炎，与正常妊娠、流产或葡萄胎有关。镜下有绒毛或蜕膜，虽然有广泛的滋养细胞浸润，但无结构的破坏，不形成坏死或融合的包块，核分裂罕见。

2. 胎盘床结节或斑块（placental site nodule or plaque）在清宫术中意外发现，病变但发或多发，界限清楚，由丰富的玻璃样变间质和散在浸润的中间型滋养细胞构成（图12-50）。

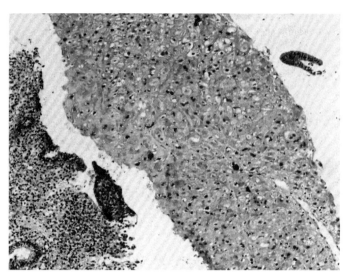

图 12-50　刮宫中发现的胎盘床结节
由丰富的玻璃样变间质和散在浸润的中间型滋养细胞构成（HE）

（三）葡萄胎

按绒毛水肿和滋养细胞增生的程度和浸润的程度不同，分为完全性、部分性和侵蚀性。

1. 完全性葡萄胎（complete hydatidiform mole）　大多数绒毛水肿，中央池形成，表面环绕以增生的滋养细胞，不见胚胎成分，通常为二倍体核型。这些典型形态见于妊娠中期（14 周左右），早期妊娠（8～12 周）葡萄胎的形态常不典型，绒毛间质细胞较丰富，呈黏液样，通常不形成很好的中央池，绒毛的轮廓呈趾状和球样突起，滋养细胞有异型性[105]。免疫组化 p57 在绒毛间质和绒毛细胞滋养细胞失表达（伴有 11 号染色体三体的完全性葡萄胎除外）。

2. 部分性葡萄胎（partial hydatidiform mole）　发生率占葡萄胎的 15%～35%。由不同比例的正常绒毛和水肿并伴有增生滋养细胞的绒毛构成，并可辨认出胚胎成分，通常为三倍体核型。由于水肿绒毛的轮廓不规则呈扇贝样，间质常可见内陷的滋养细胞；中央池的发育不良呈迷宫样；滋养细胞的增生轻微。镜下胚胎成分的证据为胚囊、胚胎组织及绒毛间质的有核红细胞。流产物中的绒毛退变水肿不伴有滋养细胞增生，若仅为镜下的绒毛水肿，最好经基因型分析证实才能诊断部分性葡萄胎。

3. 侵蚀性葡萄胎（invasive hydatidiform mole）　指水肿的绒毛位于肌层或血管腔内。多数继发于完全性葡萄胎。肿瘤常早期转移至肺。

（四）异常绒毛（非葡萄胎）病变

是指形态学类似部分性葡萄胎的非葡萄胎病变，主要是非葡萄胎三倍体妊娠、三体综合征、水肿性流产等，发生持续性滋养细胞病变的几率极低。形态上，绒毛大小和轮廓略不规则，滋养细胞不增生，基因分析可以证实。

第七节　卵　巢

一、炎　症

卵巢的炎性疾病较少见，大多继发于输卵管炎，少数可继发于肠道或血源性感染。

（一）急性卵巢炎

大多继发于急性输卵管炎，少数继发于阑尾或肠道急性炎症。由于输卵管或卵巢的急性炎症很少采取手术治疗，故外科病理上很少见急性卵巢炎，病理上为非特异性急性炎症，可有脓性渗出或脓肿形成。常有卵巢周围炎。

（二）慢性卵巢炎

常为急性炎症治疗不彻底或反复感染而致。卵巢可肿大，常与周围粘连，结构破坏。镜下为非特异性慢性炎。卵巢表面间皮细胞可成腺瘤样或乳头状增生，也可有子宫内膜或宫颈上皮化生。增生较轻者可有 Walthard 巢形成。慢性卵巢炎常与慢性输卵管炎合并形成输卵管卵巢炎性包块、积脓或积水，形成曲颈瓶样输卵管卵巢囊肿。

（三）卵巢结核

常继发于腹腔及输卵管结核，单独卵巢结核很少见。卵巢常与输卵管或周围器官或组织粘连，大体或镜下有干酪性坏死，也可形成结核性卵巢脓肿或囊肿，在脓肿或囊肿壁或周围组织中可见结核性肉芽组织或结核结节，较陈旧性病变，可钙化、甚至骨化。

二、肿　瘤

（一）概述

卵巢肿瘤是妇科常见疾病，流行病学的资料显示，发病率在欧洲呈平稳上升而在亚洲则有明确的增高趋势。由于卵巢肿瘤的来源及结构较为复杂，故卵巢肿瘤的诊断及鉴别诊断也是外科病理中的难题之一。

1. 临床分期　目前认为卵巢肿瘤的预后主要取决于临床病理分期。一般采用的是国际妇产科协会（FIGO，2014）分期（表 12-20）[106]。

表 12-20　卵巢肿瘤的临床病理分期

FIGO 分期	肿瘤状况
Ⅰ 期	肿瘤局限于卵巢
Ⅰa	肿瘤局限于一侧卵巢（被膜完整），腹水瘤细胞阴性
Ⅰb	肿瘤局限于双侧卵巢（被膜完整），腹水瘤细胞阴性
Ⅰc	肿瘤局限于一侧或双侧卵巢但有以下任一情况： c1 术中包膜破裂；c2 术前破裂或表面有肿瘤；c3 腹水阳性
Ⅱ 期	肿瘤位于卵巢，已有盆腔蔓延或原发腹膜癌
Ⅱa	肿瘤转移到子宫或卵管
Ⅱb	其他盆腔腹膜已被侵及
Ⅲ 期	肿瘤已累及盆腔以外器官和（或）腹膜后淋巴结
Ⅳ 期	肿瘤已有远处器官转移

2. 组织学分类　卵巢肿瘤的组织学分类目前按 WHO（2014 年）的分类方案[106]（表 12-21），此方案基本表达了当前的认知水平。虽然有关病理专家对此方案的某些方面存有异议,随着经验的积累还会进一步修改,但为了便于学术交流,仍推广使用这一方案。

表 12-21　卵巢肿瘤组织学分型（WHO,2014）

一、上皮性肿瘤

（一）浆液性肿瘤

1. 良性

（1）浆液性囊腺瘤

（2）浆液性腺纤维瘤

（3）浆液性表面乳头状瘤

2. 交界性

（1）浆液性交界瘤/不典型增生性浆液性肿瘤

（2）浆液性交界瘤-微乳头亚型/非浸润性低级别浆液性癌

3. 恶性

（1）低级别浆液性癌

（2）高级别浆液性癌

（二）黏液性肿瘤

1. 良性

（1）黏液性囊腺瘤

（2）黏液性腺纤维瘤

2. 交界性

黏液性交界瘤/不典型增生性黏液性肿瘤

3. 恶性

黏液性癌

（三）子宫内膜样肿瘤

1. 良性

（1）子宫内膜样性囊肿

（2）子宫内膜样囊腺瘤

（3）子宫内膜样腺纤维瘤

2. 交界性

子宫内膜样交界瘤/不典型增生性子宫内膜样肿瘤

3. 恶性

子宫内膜样癌

（四）透明细胞肿瘤

1. 良性

（1）透明细胞囊腺瘤

（2）透明细胞腺纤维瘤

2. 交界性

透明细胞交界瘤/不典型增生性透明细胞肿瘤

3. 恶性

透明细胞癌

（五）Brenner 瘤

1. 良性

Brenner 瘤

2. 交界性

交界性 Brenner 瘤/不典型增生性 Brenner 瘤

3. 恶性

恶性 Brenner 瘤

（六）浆黏液性肿瘤

1. 良性

（1）浆黏液性囊腺瘤

（2）浆黏液性腺纤维瘤

2. 交界性

浆黏液性交界瘤/不典型增生性浆黏液性肿瘤

3. 恶性

浆黏液性癌

（七）未分化癌

二、间叶性肿瘤

（一）低级别子宫内膜样间质肉瘤

（二）高级别子宫内膜样间质肉瘤

三、混合性上皮-间质和间叶性肿瘤

（1）腺肉瘤

（2）癌肉瘤

四、性索-间质肿瘤

（一）间质肿瘤

（1）纤维瘤

（2）富细胞纤维瘤

（3）泡膜细胞瘤

（4）黄素化泡膜细胞瘤合并硬化性腹膜炎

（5）纤维肉瘤

（6）硬化性间质瘤

（7）印戒细胞间质瘤

（8）微囊型间质瘤

（9）Leydig 细胞瘤

（10）类固醇细胞瘤

（11）恶性类固醇细胞瘤

（二）性索肿瘤

（1）成人型颗粒细胞瘤

（2）幼年型颗粒细胞瘤

（3）支持细胞瘤

（4）环管状性索瘤

五、混合型性索-间质肿瘤

（一）支持-Leydig 细胞瘤

高分化

中分化

伴异源性成分

低分化

伴异源性成分

网状型

伴异源性成分

（二）性索-间质肿瘤,非特指型

六、生殖细胞肿瘤

（一）无性细胞瘤

（二）卵黄囊瘤

（三）胚胎性癌

（四）非妊娠绒癌

（五）绒癌

（六）成熟性畸胎瘤

（七）未成熟性畸胎瘤

（八）混合型生殖细胞瘤

七、单胚层畸胎瘤和源于皮样囊肿的体细胞型肿瘤

（一）卵巢甲状腺肿,良性

（二）卵巢甲状腺肿,恶性

（三）类癌

（1）甲状腺肿类癌

（2）黏液型类癌

（四）神经外胚层肿瘤

（五）皮脂腺肿瘤

（1）腺瘤

（2）腺癌

（六）其他少见单胚层型畸胎瘤

（七）癌

（1）鳞癌

（2）其他癌

八、生殖细胞-性索-间质性肿瘤

（一）性腺母细胞瘤,包括伴恶性生殖细胞瘤的性腺母细胞瘤

（二）混合型生殖细胞-性索-间质瘤,未分类

九、杂类肿瘤

（一）卵巢网肿瘤

（二）吴菲氏管瘤

（三）小细胞癌,高血钙型

（四）小细胞癌,肺型

（五）Wilms 瘤

（六）副节瘤

（七）实性假乳头状瘤

十、间皮肿瘤

（一）腺瘤样瘤

（二）间皮瘤

十一、软组织肿瘤

（一）黏液瘤

（二）其他

十二、瘤样病变

（一）滤泡囊肿

（二）黄体囊肿

（三）巨大孤立性黄素化滤泡囊肿

（四）高反应黄体

（五）妊娠黄体瘤

（六）间质细胞增生

（七）间质泡膜细胞增生

（八）纤维瘤病

（九）巨大水肿

（十）Leydig 细胞增生

（十一）其他

十三、淋巴瘤和髓系肿瘤

（一）淋巴瘤

（二）浆细胞瘤

十四、转移性肿瘤

　　卵巢肿瘤中最常见的是上皮性、生殖细胞源性及性索间质三大类肿瘤,在外检中卵巢的转移瘤和各种瘤样病变也不少见常见。卵巢癌大部分可依组织结构和细胞形态的异型程度分为高、中、低分化或高、低级别癌,作为术后治疗的参数。这里仅选择常见病变分别介绍。

（二）上皮性肿瘤

1. 概述

（1）组织发生和分类:卵巢表面上皮又称体腔上皮或 Müllerian 上皮,也称生发上皮,是与腹膜连续的特异化间皮。卵巢与睾丸的被覆上皮都源于体腔上皮,但卵巢的结构有以下特点:①无结缔组织白膜将之与卵巢实质分隔开,故又被称作皮质性腺;②卵巢被覆上皮在胚胎时期以及生后常呈周期性增生,排卵后增生较活跃;上皮无明显基底膜,与卵巢实质无明显界限,并常有凹陷,形成包涵性腺样及囊性结构,这些包涵性上皮和其下的间质成分被认为是上皮性卵巢肿瘤发生的基础之一。近年分子水平的研究提示上皮性卵巢肿瘤是一组异源性肿瘤,例如浆液性肿瘤是来源于输卵管上皮种植,子宫内膜样和透明细胞肿瘤是源于子宫内膜异位症,黏液性和移行细胞肿瘤是来源于输卵管表面的"Brenner"细胞巢等[107]。

　　肿瘤的命名分类主要是依据肿瘤的组织学类型、形态特点和生物学行为,如:①细胞类型:浆液,黏液,子宫内膜样,透明细胞,鳞状,混合上皮,未分化等;②生长方式:表面性及卵巢内;囊性及实性或囊实性;③分化程度:主要基于组织结构和细胞的异型性程度分为良性、交界性及恶性。有些肿瘤,瘤细胞在分子水平已具有癌的改变,但形态上尚未见侵袭性生长(上皮内癌),或仅具备有限的侵袭性(微浸润性癌),出于临床治疗的目的,目前仍旧归类为交界瘤的范畴之内。由于 Müllerian 上皮在胚胎演化过程中有诱导周围间叶组织发生平滑肌组织或纤维肌组织分化的潜能,故上皮性卵巢肿瘤常伴有纤维或肌纤维成分,呈弥漫性或结节性分布;较明显时就称为"上皮-纤维性肿瘤"。各型上皮性肿瘤有时是混合分化的即多种上皮或上皮与间质混合存在,但必须是由确切的两种类型上皮或上皮与间质成分构成、而且不同类型的成分必须占 10% 以上比例时,才能诊断混合型肿瘤,否则按优势原则分类。诊断中最常见的、需注意的问题是与转移瘤的鉴别[108]。

　　由于近年对此类肿瘤病因学的认识,随之输卵管和腹膜癌的发生率增多而卵巢癌略有下降。结合组织类型与分子病理的卵巢癌二元模式见表12-22[109]。

表 12-22　卵巢癌二元模式：癌前与分子特点

	癌前病变	常见突变	染色体不稳定
Ⅰ型癌			
低级别浆液性癌	交界瘤，非浸润微乳头癌	KRAS,BRAF	低
低级别子宫内膜样癌	子宫内膜异位灶	CTNNB1,PTEN	低
透明细胞癌*	子宫内膜异位灶	PIK3CA	低
黏液性癌	交界瘤	KRAS	低
Ⅱ型癌			
高级别浆液性癌	不明确#	TP53	高
高级别子宫内膜样癌	不明确	TP53	高
未分化癌	不明确	不明确	不明确
癌肉瘤	不明确	TP53	不明确

*Ⅰ型或Ⅱ型不确定
#部分可能伴有输卵管上皮内癌

胚胎期 Müllerian 上皮与卵巢被覆上皮都源于体腔上皮，这种同源性使得腹膜，特别是盆腔腹膜的病变与上皮性卵巢肿瘤的关联性已经得到普遍认同（腹膜肿瘤详见第八章）。

（2）交界性肿瘤：以往曾用各种命名如"proliferating""of low malignant potential""with atypical proliferation"，近年 WHO 又将高危亚型的浆液性交界瘤称作"非浸润性低级别浆液性癌"。不同组织类型的交界性肿瘤各有其形态学和生物学行为特点，但又有一定的共性。归纳其共同特点：①细胞有中度异型性；②乳头状生长者，其分支复杂；③上皮层次增多，出芽；④核分裂<5/10HPF，一般为 0~3，无病理核分裂；⑤浆液性交界瘤可有腹膜和淋巴结种植，也可有腹水；⑥肿瘤被膜、卵巢实质或乳头间质无破坏性浸润，但涵盖了上皮内癌，并可有微浸润。

（3）间质浸润的诊断：传统上，有无间质浸润是交界瘤和癌的重要鉴别点。间质浸润的图像分为两型：①膨胀型：融合、密集的高度异型的腺体或囊壁乳头，直径大于 3mm；②插入型：肿瘤细胞呈腺管、细胞索或簇不规则侵入间质。

（4）微浸润与微浸润性癌：以上各型上皮的交界性肿瘤均可有，限定于 5mm 范围内，可多发性。在浆液性交界瘤中的发生率为 10%~15%，其中 28% 为妊娠女性。微浸润与微浸润性癌的区别在于浸润的肿瘤细胞是否具有癌的形态学改变。同下生殖道的微浸润癌一样，目前多数学者的研究结果认为，其有限的侵袭性对于希望保留生育者可行保守的手术治疗。确立诊断需要充分取材除外明确的破坏性浸润。

2. 浆液性肿瘤（serous tumors）　多见，占上皮性肿瘤的

46%，以良性为主。临床病理上有以下特点：①输卵管上皮性肿瘤，分化好时有纤毛；②可双侧卵巢同时发生；③可在卵巢内和（或）卵巢表面生长；④乳头图像：良性瘤结构简单；交界瘤分支复杂但发育好；恶性者发育不好，常以腺管和弥漫图像为主；⑤交界瘤可伴有微浸润，或伴有卵巢外及淋巴结种植，甚至罕见的远处转移；⑥微乳头亚型交界瘤即上皮内癌；⑦伴有砂粒体或形成砂粒体癌；⑧恶性者分为高、低级别癌。

（1）良性：大体多为单或多囊性，表面光滑，囊内壁常有乳头，故常称为浆液性乳头状囊腺瘤。囊内充以清亮浆液，但有时也可混有黏液。若表现为全部卵巢表面乳头状生长，形成一种特殊亚型，即卵巢表面浆液性乳头状瘤（surface papilloma），其他型上皮无此亚型。镜下浆液上皮呈矮柱状或立方型，可有纤毛，形态类似卵管上皮或增生的间皮。乳头结构较宽，上皮为单层。细胞可有轻度异型性。有的病例纤维间质增生较明显，形成结节状纤维性团块，有时以乳头间质内纤维间质增生为主，就构成浆液性腺纤维瘤或囊性腺纤维瘤。有的病例腺腔内或乳头间质内可见少数砂粒体，其形成对判断肿瘤的良恶性无意义。

（2）交界性：较常见。大体多为囊实性，与癌相比，通常缺乏出血坏死。肿瘤组织学符合上述交界性肿瘤特点，而上皮主要为浆液性上皮即诊断为交界性浆液性肿瘤（图 12-51）。当纤维增生明显时可诊断为交界性浆液性腺纤维瘤和囊腺纤维瘤，若以卵巢表面乳头为特征则可称作表面乳头状浆液性交界瘤。目前的研究结果表明，浆液性交界瘤（serous bordezline tumors，SBTs）是一个独立的实体，仅少数远期发展为低度恶性的癌[110]。

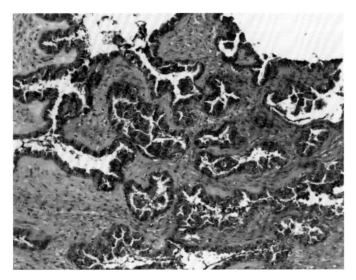

图 12-51　卵巢浆液性交界瘤
上皮有复层、乳头和出芽（HE）

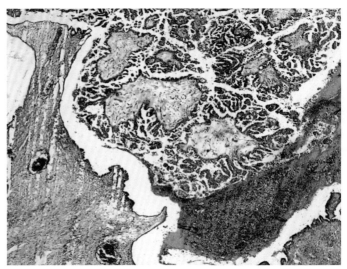

图 12-52　浆液性微乳头结构，粗短乳头表面直接伸延的纤细、无间质的细胞性微乳头结构和几乎呈实性的增生细胞，而不具有经典交界瘤的逐级分支乳头图像（HE）

1）微乳头结构：浆液性交界性肿瘤可合并微乳头状图像（microcapillary pattern），有学者称之为微小乳头状浆液性癌（microcapillary serous carcinoma，MPSC）[111]，发生率在浆液性交界瘤中占 5%～10%。MPSC 的形态特点是：囊壁或粗短乳头表面直接伸延的纤细、无间质的细胞性微乳头结构或筛状结构；有的区域细胞几乎呈实性或巢状分布，细胞核一致、有小核仁的细胞，而不具有经典交界瘤的逐级分支乳头图像和细胞的多形性（图 12-52）。Smith Sehdev 等[111]分析观察 135 例具有微乳头结构特点的浸润和非浸润性浆液性肿瘤，发现非浸润微乳头组中 3/4 合并有 SBTs，浸润性微乳头组中 62% 合并有非浸润微乳头和 SBTs；这些结构不但混合存在，而且互相移行；形态学上存在着 SBTs-非浸润性微乳头结构-浸润性微乳头状癌的发展谱系；这一转化过程为 8～10 年。作者提出，微乳头结构本身虽然并不是浸润图像，但却是 SBTs 向恶性转化过程中的形态学指标（即上皮内、非浸润性低级别癌）。WHO（2014）修订的诊断名词是"浆液性交界瘤-微乳头亚型/非浸润性低级别浆液性癌"。

2）腹膜种植：浆液性交界瘤虽然不是恶性肿瘤，但常伴有卵巢外扩散，仅 50% 左右局限在卵巢；最常见的扩散部位是盆、腹腔的腹膜及淋巴结[110]；由于其临床过程比较良性，大多数预后都很好，WHO 将这种扩散现象命名为种植（implants）。

种植的分型及组织发生：种植的形态多数与卵巢原发瘤相同即交界性或良性，仅个别少数为恶性。1996 年报道的 31 例伴腹膜种植的卵巢浆液性交界瘤，8 例为"良性种植"，22 例为"非浸润性种植"，仅 1 例为"浸润性种植"[112]。腹腔淋巴结的种植灶也以非浸润性和良性为主。种植最常见的部位是大网膜，不同类型的种植可以同时混合存在，外检中应注意尽量充分取材。这些腹膜和（或）淋巴结的多灶性病变，可以与卵巢肿瘤同时发生，亦可独立存在，诊断中按形态直接分为良性、非浸润性种植灶或低级别癌。

种植的形态："浸润性种植"即低级别浆液性癌，以不规则插入性浸润和腔隙内的微乳头结构为特点（图 12-53）；极少数可伴有高级别癌转化。"非浸润性种植"则以增生的图像为特点（图 12-54、图 12-55），有的附着在腹膜表面，有的形成间皮下囊腔内的乳头，很像浆液性交界瘤，常有砂粒体。"良性种植"相当于化生性病变。上述这些化生、增生或良恶性肿瘤性病变常混合存在。

种植类型与预后的关系：卵巢交界瘤的临床预后主要取决于其是否合并种植及种植的类型，伴有种植的病例临床复发率可达 30%[110]。①良性种植：报道的 8 例合并良性种植的病例随诊 5～22 年，无一例复发或死于肿瘤。②非浸润性种植：部分病例术后复发，报道复发率是 40.9%（9/22 例），发生在原发瘤切除术后 8～10 年；多数复发瘤仍为非浸润性

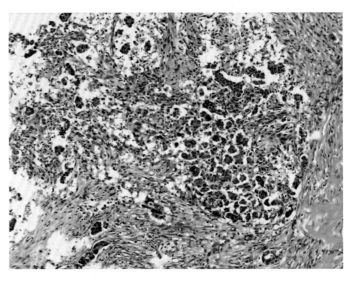

图 12-53　浆液性交界瘤伴浸润性种植
细胞的形态相当于低级别浆液性癌（HE）

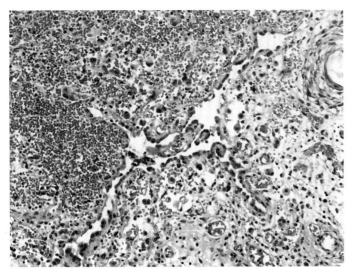

图 12-54 浆液性交界瘤伴非浸润性种植
以间皮的化生和增生为特点(HE)

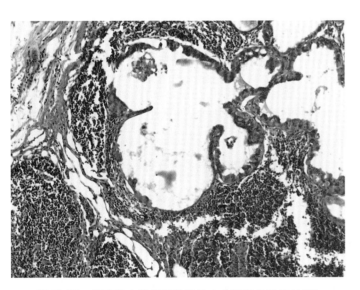

图 12-55 浆液性交界瘤伴淋巴结内非浸润性种植(HE)

病变,经再次手术治疗效果仍较好;少数死于术后过分治疗导致的肠梗阻或远期(10~20年)癌变[112];癌变率为0~19%[113]。③浸润性种植:很少见,复发率达50%,5年、10年存活率分别为55%、45%[111,114]。我们的1例术后3年5个月死于肿瘤。

3)远处转移:罕见的情况下,卵巢交界瘤还可累及盆、腹腔外脏器或组织如:颈淋巴结、胸膜、纵隔、肺、脊柱和乳腺等部位。我们曾治疗观察1例这类临床Ⅲ期的浆液性交界瘤:初次手术后14年发现胸壁皮肤复发瘤,再行手术切除,其病理形态仍为交界性;第2次手术后5年又发现胃-横膈之间复发瘤,又行第3次手术,术中见肿瘤挤压并侵入胃及肠壁,镜下肿瘤仍以交界性为主,局部有低级别癌变;术后又存活2年,以后失访[110]。Malpica 和 Silva 等报道[115]在19年间遇到的12例,并复习文献中的4例交界瘤发生远处转

移的病例共16例。这些病例从原发瘤到发现远处转移的间隔时间为3个月~20年不等;其中15例随诊4个月~18年,7例发现转移后2~8年死亡,8例转移后4个月~18年仍健在。作者观察了其12例远处转移灶的病理特点,发现10例为低级别浆液性癌,2例为交界性病变;有的还合并良性病变。但对其原发瘤和盆腹腔种植灶的观察并未发现可以提示发生远处转移的病理迹象。对于这一现象的解释,作者提出可能是循环中留有休眠状态的肿瘤细胞,或者是由盆、腹腔外部位直接形成的独立病变。对这类病变仍应是积极的手术治疗,明确病变性质。

(3)恶性:大约2/3为双侧肿瘤。绝大多数为高级别癌,低级别癌很少见,高、低级别癌的发生几率约为11:1;两者的近期生存率有差异,但远期生存率差别并不大(5年生存率:43.9% vs 62.3%;10年生存率:22.7% vs 21.2%)[116]。

大体上,低级别浆液性癌常呈囊实性,囊内或表面有柔软而融合的乳头;少数肿瘤为表面乳头性。高级别肿瘤多为实性、质脆、出血坏死、多结节状。镜下典型的高级别浆液性癌呈乳头和裂隙样结构,细胞异型性突出,诊断并不困难;但部分肿瘤形态不典型,呈所谓"SET"(solid,endometrioid-like,and transitional,SET)图像。与经典型癌比较,后者患病相对年轻,对化疗敏感;常(50%)有 BRAC1/2 胚系突变,部分(25%)为散发浆液性癌伴 BRAC1/2 体系突变[117]。低级别癌通常伴随交界瘤,与交界瘤的区别是可见明确的破坏性间质或被膜的浸润。浸润性图像主要是微乳头、筛状、腺样、中型乳头、长乳头、实性片状、大乳头或单细胞图像,这些图像通常混合存在,部分伴有促纤维反应。有的肿瘤形成大量砂粒体又称砂粒体癌(图 12-56),其生物学行为同低级别浆液性癌。日常工作中,免疫组化 p53 的表达状态对浆液性癌的高、低鉴别评估有重要意义。P53 突变型为弥漫连续(>60%)的肿瘤细胞核强阳性或全阴(<5%)表达,野生型为强弱不等的散在核阳性。

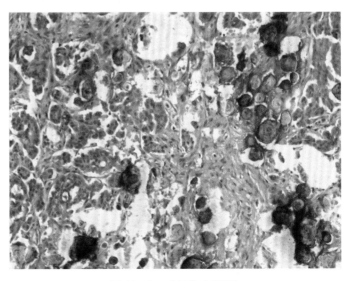

图 12-56 砂粒体癌(HE)

目前认为低级别癌的发生路径与结肠腺瘤-癌的模式相似,通过卵巢的输卵管异位灶或包含囊肿-良性或交界性腺瘤进展而成。高级别癌则是通过输卵管远端黏膜上皮分泌细胞的 p53 印迹-异型增生-上皮内癌的谱系性改变扩散而来;仅有少数是由低级别癌转化而来。部分病例则可能为输卵管与卵巢多中心性分别发生的肿瘤。

3. 黏液性肿瘤(mucinous tumors)　是胃肠型上皮肿瘤,大多数(76%)为良性或交界性肿瘤。有以下临床病理特点:①多为单侧发生,表面光滑;②肿瘤体积常较大;③组织分化不均一,需要认真观察取材,尤其是冷冻诊断时;④上皮内癌和膨胀性浸润的肿瘤应充分取材除外插入性浸润和包膜浸润;⑤与转移性癌鉴别;⑥附壁结节;⑦关于腹膜黏液瘤。

(1) 良性:体积通常较大,单侧发生;可为单房或多房,外表光滑无乳头;3%～5%可合并有皮样囊肿。囊壁被覆单层柱状黏液上皮,细胞核位于基底部,有杯状细胞和潘氏细胞似小肠上皮。可有轻微细胞复层和异型性。有的肿瘤富于间质,呈黏液性纤维腺瘤,有时黏液溢入间质,形成黏液肉芽肿;少数肿瘤伴有表皮样囊肿或 Brenner 瘤。乳头底部有隐窝腺(crypts)或子囊(daughter cysts),注意不要误认为浸润。

(2) 交界性:大体常呈多房囊性,有的有细乳头结构。乳头的轮廓很像小肠绒毛(图 12-57),上皮层次增多,可呈筛状,细胞轻-中度异型性,无间质及被膜浸润。肿瘤的分化的不均一性使得在同一标本,甚至同一切片内良性-交界-恶性成分,可混合存在。诊断时注重大体观察,选择实性、乳头基底部及包膜粗糙处取材,尽量避免疏漏浸润性病变,尤其是在冷冻诊断时。

1) 伴上皮内癌:局灶区域上皮有明确恶性的细胞特征,称作"交界瘤合并上皮内癌"。

2) 伴微浸润或微浸润性癌:指限于<5mm 的浸润灶。浸润的细胞异型性轻-中度时称作"交界瘤伴微浸润",无生物学意义;若是伴随上皮内癌旁的异型性明显的浸润灶,则称"微浸润性癌"[118]。

3) 附壁结节:少数黏液性肿瘤的囊壁有一个或多个结节,粉黄或红色,常伴有出血坏死,最大结节可达 12cm。结节的性质可以是恶性(分化不良癌、肉瘤、癌肉瘤)也可是良性(肉瘤样),不同类型的结节可同时存在。分化不良癌通常有丰富的嗜酸性胞质,细胞核高度恶性,CK 弥漫强阳性。肉瘤通常为纤维肉瘤或横纹肌肉瘤。良性的肉瘤样结节则通常边界清楚,由梭形细胞、破骨样细胞和急慢性炎细胞构成,有灶性出血坏死。

4) 腹膜假黏液瘤:这是用于一个描述盆腹腔内大量黏液或胶样物质(图 12-58)的临床术语,若仅少量黏液且无上皮成分则不用此称谓。黏液内仅漂浮有小条黏液性上皮(图 12-59),需特别注意上皮的异型性(良性、交界性、恶

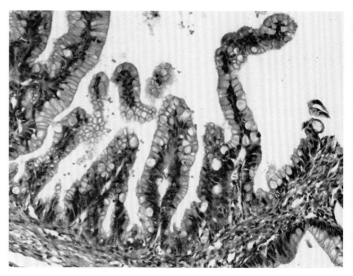

图 12-57　卵巢黏液性交界瘤囊壁被覆的上皮很像小肠绒毛(HE)

F12-57　ER

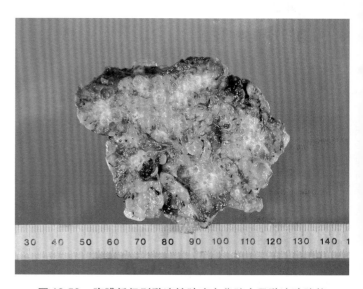

图 12-58　腹膜低级别黏液性肿瘤在盆腔内呈黏液胶胨状

性):良性或交界性者又被称作"播散性腹膜黏液腺病"(disseminated peritoneal adenomucinosis)或"腹膜低级别黏液性肿瘤/癌"(low-grade mucinous tumor/carcinoma peritonei),临床呈良性或拖延的病程;上皮恶性者则直称其为"腹膜黏液性癌"(peritoneal mucinous carcinomatosis),临床预后不良。合并腹膜假黏液瘤的卵巢黏液性肿瘤与原发的卵巢黏液性肿瘤不同:上皮通常为良性或肠性交界性,漂浮在黏液中;黏液常伸入间质,形成"卵巢黏液瘤"(pseudomyxoma ovarii)。合并腹膜假黏液瘤的阑尾的肿瘤一般不如卵巢明显,或与盆腔肿瘤融合不易辨认,也有时因病变小而被肉眼忽略;因此,

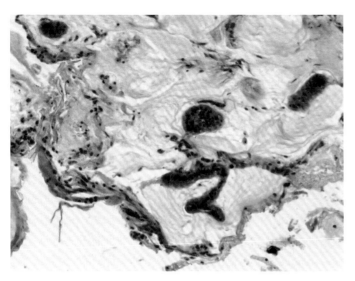

图 12-59 上述黏液池中漂浮有小条黏液性上皮（HE）

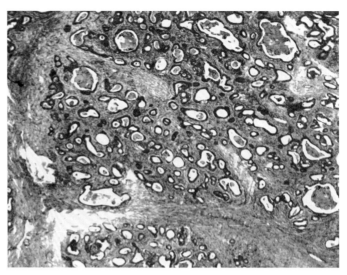

图 12-60 卵巢子宫内膜样腺纤维瘤（HE）

在诊断合并腹膜假黏液瘤的卵巢黏液性肿瘤时一定要同时认真检查阑尾并充分取材。如果阑尾认真检查后仍未发现肿瘤，或卵巢黏液性肿瘤伴有表皮样囊肿而并无阑尾病变，则为卵巢原发生殖细胞源性肿瘤。除阑尾和卵巢之外，还可来源于其他组织和器官，包括结、直肠、胃、胆道、胰腺、脐尿管残件囊肿等。

（3）黏液性癌：体积大，单侧，表面光滑。约 5% 双侧性。切面多房或单房囊性，常有出血坏死、乳头和实性区，也可以实性为主。镜下，肿瘤以细胞和结构的高度异型性为特点，常与良性及交界性病变移行。肿瘤的浸润图像有 2 种，通常同时存在。"膨胀性"浸润常见，以拥挤密集的腺体和"迷路"样或筛状结构为特点，间质成分缺失；"插入性"浸润较少见，常位于膨胀性浸润周边，以伴有间质反应的恶性细胞或不规则腺体为特点。若肿瘤以插入性浸润图像为主，则需要注意除外转移性癌。由于肿瘤分化的不均一特点，必须强调任何肉眼可疑的区域都要充分取材。浸润范围大于 5mm 诊断为黏液性癌。

诊断时需要注意的是与转移性癌鉴别，主要是与来自消化道包括胰腺、胆道及阑尾的肿瘤鉴别，有的转移瘤原发病灶隐匿，组织形态上分化很好，似交界性，免疫组化的鉴别作用有限，需要依靠临床排查。双侧肿瘤、肉眼可见糟脆坏死、肿瘤体积较小、累及卵巢表面、多变的或结状浸润图像、血管内瘤栓、免疫组化 CK7 阴性等，均提示转移性。

4. 子宫内膜样肿瘤（endometrioid tumors） 肿瘤的形态与子宫内膜［上皮和（或）间质］相似。良性和交界性病变主要是见于生育年龄女性，肿瘤常有明显的纤维间质，呈腺纤维瘤（图 12-60）或囊腺纤维瘤结构，与子宫内膜异位症或囊肿的区别是不具有明显突出的子宫内膜间质成分，与不典型子宫内膜异位症或囊肿的区别是腺体呈膨胀性结构。

交界性子宫内膜样肿瘤不多见，多为单侧性，大小 2 ~ 40cm，多为实性或囊实性，棕色至灰白色，肿瘤大时可有出血坏死。镜下肿瘤呈囊内乳头或腺纤维瘤样结构，上皮成分有轻-中度异型性，常伴有筛状结构和鳞化，结构复杂时类似于低级别子宫内膜样癌；若异型性突出则称作"上皮内癌"；若伴有融合成片的乳头或腺体，上皮膨胀性取代间质或插入性浸润，但直径<5mm，则称作交界瘤伴"微浸润"，通常并无生物学意义[119]。

（1）卵巢子宫内膜样癌：同侧卵巢或盆腔其他部位合并内膜异位的病例可高达 42%，15% ~ 20% 的病例可同时合并子宫体的子宫内膜样癌。肿瘤的发生与子宫内膜异位症相关，伴有异位症的患者通常比不伴有者年轻；约 5% 合并 Lynch 综合征[120]。

【大体】肿瘤多为实性、柔软、质脆；或为囊性，内有实性肿物突入囊腔。28% 为双侧性。

【光镜】以片状膨胀性浸润的子宫内膜样癌为主，少数在其周边伴有插入性浸润。有的肿瘤呈实性微腺管状图像，很像成人型颗粒细胞瘤；有时灶性或弥漫区域很像支持-Leydig 细胞瘤，尤其是当肿瘤伴有间质黄素化和临床出现内分泌异常时，免疫组化 CK、Vimentin、EMA、ER、PR 阳性；a-Inhibin 阴性有助于鉴别。分化较差难以确定的肿瘤还可根据有灶状分化较好或伴有鳞状上皮化分化而辩认。子宫内膜样癌常合并细胞透明化，不等同于透明细胞癌。

卵巢与子宫同时合并子宫内膜样癌时，两者同时分别单发还是一处为转移性，主要依据临床分期、肿瘤的大小、组织类型、分化、有无血管、输卵管和子宫壁浸润、是否合并内膜增生、卵巢的子宫内膜异位灶或腺纤维瘤样结构等综合分析。

（2）恶性 Müllerian 混合瘤：又称恶性中胚叶混合瘤、癌肉瘤或化生性癌，高度恶性。大体上，肿瘤通常体积较大，囊实性,有出血坏死;90%为双侧性,75%手术时已有卵巢外扩散。镜下特点见子宫的相应内容。

(3)腺肉瘤:由良性或增生的 Müllerian 上皮和肉瘤样间叶成分构成。多数低度恶性,病理特点见子宫的相应内容。

(4)子宫内膜间质肉瘤和未分化肉瘤:前者具有子宫内膜间质的分化,分为高、低级别;后者的发生率仅占10%,肿瘤分化差,失去子宫内膜间质分化的特点,很像纤维肉瘤或肌肉瘤。诊断卵巢子宫内膜样间质肉瘤需仔细检查子宫,除外转移性。

5. 透明细胞肿瘤(clear cell tumors) 卵巢透明细胞性良性及交界性肿瘤更少见。卵巢透明细胞腺纤维瘤多是在明显纤维间质中呈腺纤维瘤图像(图12-61)。如果其中的上皮有中到重度异型性,但无间质浸润,则诊断为交界性透明细胞腺纤维瘤。大体取材时要注意观察,勿疏漏恶性区域。

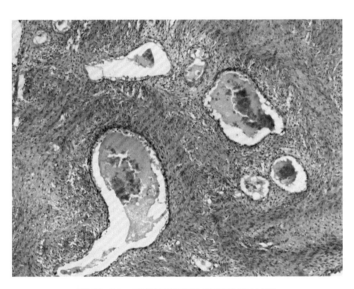

图 12-61 卵巢透明细胞腺纤维瘤(HE)

卵巢透明细胞癌:发病与子宫内膜异位症相关,平均年龄约为50岁。

【大体】大多为单侧性,大小约为15cm,呈实性或囊性。囊性者或为单房,囊壁较厚伴有多结节状突起;或为多房,含清亮或黏液样液体,伴异位症者则含棕色巧克力糊样物质。

【光镜】肿瘤呈囊管状、乳头状和实性混合图像,肿瘤细胞较亮且透明,胞质内含有丰富糖原,有时不同程度嗜酸性;这种细胞比其他器官发生的透明细胞癌异型性明显。实性细胞团索之间常有较薄的纤维血性间隔;小囊管状结构内衬扁平及立方样上皮,核染色较深常有突出的核仁,可见靴钉样细胞;乳头结构通常伴有玻璃样变的轴心。有时可见砂粒体或透明小体。此型癌的诊断指标是其多种混合或以某单一为主常的组织图像,因为具有透明细胞胞质的肿瘤很多如子宫内膜样或浆液性癌。

目前没有对透明细胞癌组织学的明确分级系统,但伴随子宫内膜异位囊肿发生的、以囊腺及乳头结构为主的肿瘤通常预后好。

6. Brenner 肿瘤(Brenner tumors) 少见。按分化程度分为良性、交界性、恶性;多数为良性,恶性 Brenner 瘤所占的比例<5%。少数患者有雌激素增高症状,如子宫内膜增生、阴道出血等。

(1)良性 Brenner 瘤:多数是单侧、偶然发现。多数肿瘤体积较小,灰白或灰黄色、实性,可有钙化;有的结节较大(直径可达20cm);也有的以囊性为主。约1/3合并有其他肿瘤,最多见的是合并黏液性囊腺瘤或畸胎瘤。镜下肿瘤由致密的纤维间质及散在的上皮巢组成,故又称其为纤维上皮瘤。上皮巢大小不一,呈实性、小囊和索状分布,界限清楚,相形于移行上皮或复层上皮。细胞质嗜酸性或透明,有核沟。上皮巢中有小腔隙,内衬黏液柱状或矮立方上皮,有时有纤毛;有时囊腔较大,衬覆黏液柱状上皮。

(2)交界性 Brenner 瘤:少见。肿瘤的体积较大,囊腔结构较明显,并有表面衬覆移行上皮的宽乳头,移行上皮的表面黏液柱状上皮消失,而且上皮细胞层次增多,有不同程度异型性,与膀胱低级别非浸润性尿路上皮癌相似(图12-62),伴有高级别癌分化时可称作交界瘤伴上皮内癌。无明确间质浸润。肿瘤细胞免疫组化 uroplakin、p63、GATA3 阳性,CK20、WT1 阴性。

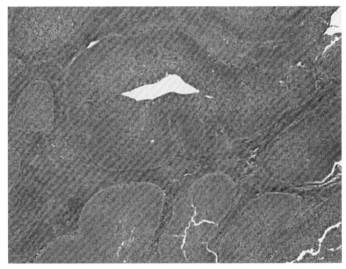

图 12-62 卵巢交界性 Brenner 瘤(HE)

(3)恶性 Brenner 瘤:罕见,常为单侧、少数为双侧性;囊实性肿物,常有钙化。镜下肿瘤在良性、交界性 Brenner 瘤的背景上,细胞密集且异型性突出伴浸润性生长,恶性成分组织类型通常为移行细胞癌、鳞癌或未分化癌等。

7. 浆黏液性肿瘤(seromucinous tumors) 又称混合型米勒管上皮肿瘤,包括混合型米勒管囊腺瘤、交界瘤及癌。肿瘤的发生与子宫内膜异位症相关,部分表现为子宫内膜异位囊肿的亚型。肿瘤的上皮以浆液和宫颈黏液性上皮混合为多,有时伴有内膜样上皮,或有透明细胞、移行细胞、鳞状上皮分化。组织学上含有 2 种以上上皮,且每种的比例均在 10% 以上,列入此类。

此型交界瘤曾被称为卵巢黏液性交界瘤的宫颈内膜样亚型(endocervical-like type),患者的发病年龄较轻(平均 34 ~ 44 岁),较多见有双侧性和(或)卵巢外包括淋巴结种植灶。虽然可有盆腔复发,但临床过程缓慢,不伴有腹膜黏液瘤。此型交界瘤可伴有上皮内癌或微浸润,但恶性很少。

8. 未分化癌(undifferentiated carcinoma) 罕见。肿瘤细胞不具有上述各型米勒管上皮分化,呈实性片状生长,高度恶性。

(三)性索-间质肿瘤

性索-间质肿瘤(sex cord-stromal tumors)发生率大约占卵巢肿瘤的 8%,由卵巢颗粒细胞、泡膜细胞、支持细胞、Leydig 细胞和成纤维细胞单独或混合构成。临床常表现有(62.8%)内分泌功能[121]。

1. 颗粒-间质细胞肿瘤(granulosa-stromal cell tumors) 包括由颗粒、泡膜或类似于间质成纤维细胞成分的细胞所构成的一组卵巢型性索-间质肿瘤。其中颗粒细胞瘤分为成人型和幼年型;泡膜-纤维组分类为泡膜细胞瘤、纤维瘤、纤维肉瘤、伴少量性索成分的间质肿瘤、硬化性间质瘤和印戒间质瘤等。

(1)颗粒细胞瘤:肿瘤由颗粒细胞或在纤维泡膜瘤的背景上,颗粒细胞成分占 10% 以上者均归类为颗粒细胞瘤。发病年龄从幼年到老者,青春期前占 5%,绝经后者则几乎占 60%。有研究表明不孕和诱导排卵的患者发病率增高[122]。

成人型颗粒细胞瘤(adult granulose cell tumour, AGCT)多发生在中年或绝经后女性。部分病例有阴道出血,少数合并有子宫内膜增生或癌。

【大体】常为单侧、表面光滑的肿物;切面囊实性或实性(图 12-63),肿瘤的质地依纤维成分的多少软硬不一,颜色也从黄色至粉白色中间灶性黄色斑片不等;较大的肿瘤常有出血,但坏死不常见,为灶性。少数肿瘤为单或多房囊性,临床多为青中年且伴有男性化。

在团索排列的肿瘤细胞中有腺样或花环样腔隙,其中有粉染蛋白样物质及固缩核,相似于正常滤泡分化,这种特殊的结构,称为 Call-Exer 小体(HE)。

【光镜】肿瘤细胞大小较一致,一般细胞较小,圆形或椭圆形。核膜显示有皱褶或核沟即所谓咖啡豆样核为特点。细胞成团或索状排列,也可呈肉瘤样图像;分化好的肿瘤在团索排列的肿瘤细胞中有腺样或花环样腔隙,其中有粉染蛋白样物质及 1 ~ 2 个固缩核,相似于滤泡,这种特殊的结构,被称为 Call-Exer 小体(图 12-64);与低分化上皮性肿瘤的腺样分化不同,前者细胞大小较一致,腺样结构细胞与周围细胞相似,分界不清,腔缘胞质边界不清,腔内无明显黏液,免疫组化 CK7、EMA 阴性,α-Inhibin、CD99、calretinin 阳性等特

点可与腺癌鉴别。伴随的不典型的组织图像有:①肿瘤以梭形间质成分为主时,找到局灶典型的颗粒细胞巢图像,网织染色可以协助评估;②囊性颗粒细胞瘤,需要充分取材除外囊性滤泡;③伴有局部奇异核,不伴有明确核分裂,无论成年型或幼年型颗粒细胞瘤,均无生物学意义;④黄素化的颗粒细胞瘤,胞质嗜酸性,核沟不明显;⑤肿瘤可以伴有支持细胞瘤样索状、花带状及腺泡结构等[123]。这些不典型图像通与典型图像混合存在,分子检测 FOXL2 基因突变有诊断意义。

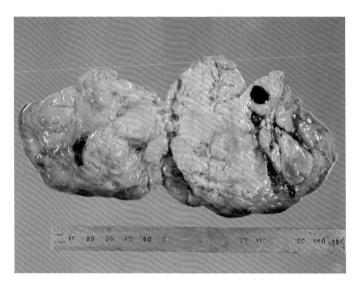

图 12-63 卵巢成人型颗粒细胞瘤的切面实性,黄色,质软

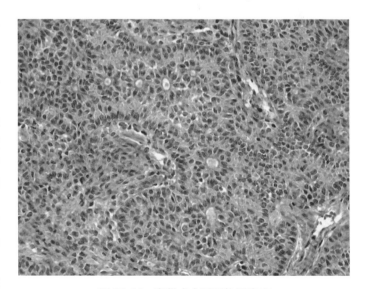

图 12-64 卵巢成人型颗粒细胞瘤

F12-64　ER

此肿瘤是低度恶性肿瘤,复发率为10%~50%,有的可发生在20~30年后。最重要的预后因素是临床分期,Ⅱ期以上的5年生存率约为40%。临床大约90%的病例手术时为Ⅰ期,5年及10年生存率可达90%以上;对这组病例的预后评估很困难,需长期随诊。有研究认为提示临床Ⅰ期预后不良的因素包括:年龄>40岁、肿瘤>5cm、肿瘤破裂、双侧性、核分裂和异型性;而良性肿瘤中最主要的特点是体积小,包膜完整[124]。

幼年型颗粒细胞瘤(juvenile granulosa cell tumour,JGCT)约占颗粒细胞瘤的5%,多见于30岁以前的女性。约80%临床伴有内分泌症状。

【大体】肿瘤一般较大,多数为囊实性;约5%双侧性,2%术中已伴有卵巢外播散[125]。

【光镜】组织形态有如下特点:肿瘤细胞为弥漫性或结节性分布,其中有大小、形态不一的、幼稚的滤泡结构(图12-65),滤泡内常有黏液染色阳性物质;瘤细胞成片状黄素化,核幼稚无核沟,有一定异型性,且核分裂较多(高者可>5/10HPF);间质有不同量卵泡膜细胞和成纤维细胞成分,黄素化和水肿明显。

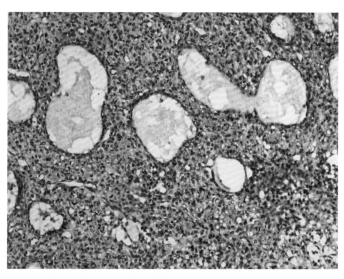

图 12-65　卵巢幼年型颗粒细胞瘤
肿瘤细胞弥漫性分布,其中有大小、形态不一的、幼稚的滤泡结构(HE)

【鉴别诊断】主要是与发生于青年女性的、伴有高血钙的卵巢小细胞癌鉴别。后者20%诊断时已有卵巢外扩散,临床不伴高雌状态;肿瘤细胞小而更幼稚,常混有嗜酸性胞质的空泡核大细胞,核分裂和坏死更多,a-Inhibin阴性;分子检测SMARCA4(BRG1)突变可以证实诊断。此外,形态上更幼稚的瘤细胞、滤泡的形态多样化及广泛的黄素化可以与成人型颗粒细胞瘤鉴别。偶尔,幼年型可以与成人型颗粒细胞瘤并存[126]。

多数病例(95%)预后好,但肿瘤破裂或有卵巢外扩散者预后差[125]。

（2）卵泡膜细胞瘤(thecoma):由类似于卵泡内泡膜细胞和成纤维细胞构成,由于多数伴有不同程度的纤维成分,常称作卵泡膜纤维瘤(thecoma-fibroma)。发生率相当于颗粒细胞瘤的1/3,绝大多数为绝经后女性,平均年龄59岁。部分病例有阴道出血或绝经后出血,少数伴有子宫内膜的肿瘤。黄素化的肿瘤可伴有男性化。少数发生于年轻女性的黄素化泡膜细胞瘤,常为双侧性并伴有硬化性腹膜炎,临床有腹水和肠梗阻症状。

【大体】绝大多数肿瘤为单侧性,体积较小或中等;切面实性或囊实性,灰黄色或浅黄色;偶见囊性或出血坏死。

【光镜】肿瘤由结节状、片状及成束的梭形细胞构成。肿瘤细胞为成纤维细胞样梭形细胞,核位于中心,胞质较浅,嗜酸性,可有小空泡。细胞之间常有较明显胶原纤维,可有玻璃样变和钙化。免疫组化a-Inhibin和calretinin阳性。

（3）硬化性间质瘤(slerosing stromal tumour):约80%发生于20~30岁的年轻女性,少数有内分泌症状,临床为良性。

【大体】与卵泡膜细胞瘤或纤维瘤无区别(图12-66),有的可伴有黏液样变或囊性变。

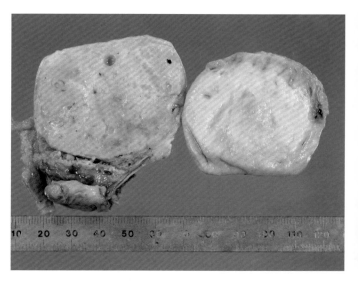

图 12-66　卵巢硬化性间质瘤呈光滑实性,切面黄白相间

【光镜】特点为:肿瘤呈分叶状结构,叶间为有明显胶原纤维的纤维组织,小叶内或小叶间血管较丰富,常有窦样扩张;小叶内的细胞较大,呈圆形或类圆形,胞质浅或透明,含有丰富脂类物质(图12-67);这些细胞也可呈印戒状或呈索状上皮样结构[126],有时可见核分裂。小叶内大的透明细胞之间混有多少不等的纤维细胞及胶原纤维,要注意与Krukenberg瘤鉴别,后者印戒细胞有异型性,间质常有黏液物质,EMA或者CEA阳性,细胞内黏液染色阳性等可以鉴别。

（4）纤维瘤(fibroma):由产生胶原的间质细胞构成,发生率占卵巢肿瘤的4%。多数临床无症状,大于10cm的肿瘤可伴有腹水,约1%可伴有Meigs征。

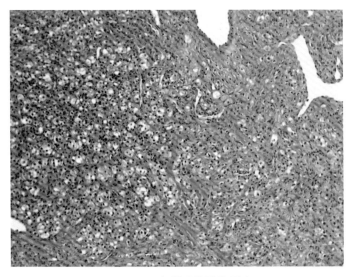

图 12-67 卵巢硬化性间质瘤
小叶内或小叶间血管较丰富,常有窦样扩张(右上),小叶内的细胞较大,呈圆形或类圆形,胞质浅或透明,含有丰富脂类物质(HE)

【大体】肿瘤灰白、实性、坚硬,可有钙化;水肿时则质地较软,常有囊性变,很少有出血坏死(除非肿瘤扭转)。

【光镜】为经典的纤维瘤。约 10% 为富细胞型纤维瘤(cellular fibroma),细胞密集,胶原成分很少;有轻度异型性,核分裂>4/10HPF,可称作核分裂活跃的富细胞型纤维瘤;少数这类肿瘤可以术后复发,尤其是伴有粘连、破裂者,应视为低度恶性。

(5)纤维肉瘤(fibrosarcoma)指细胞有异型性,核分裂>4/10HPF 的成纤维细胞性肿瘤。肿瘤体积较大,常有出血坏死。镜下细胞密集,异型性明显,核分裂>4/10HPF,常又不正常核分裂和坏死。

(6)印戒细胞间质瘤(signet-ring stromal tumour):见于成人,临床无内分泌功能。瘤细胞呈印戒状(图 12-68),黏液染色阴性。

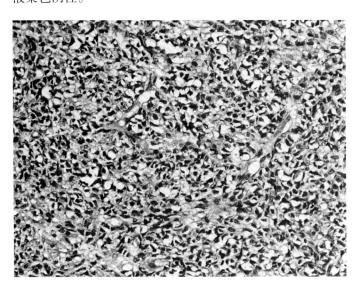

图 12-68 卵巢印戒细胞间质瘤
瘤细胞呈印戒状(HE)

2. 支持-间质细胞肿瘤(Sertoli-stromal cell tumors):一组由支持细胞、睾丸网样上皮、成纤维细胞、Leydig 细胞单独或混合构成的一组睾丸型性索-间质肿瘤,包括支持-Leydig 细胞瘤、支持细胞瘤和间质-Leydig 细胞瘤。

(1)支持-Leydig 细胞瘤(sertoli-Leydig cell tumour):在卵巢肿瘤中的发生率<0.5%,以中-低分化型为主,有的含有原始的性腺间质或异源性成分。临床有男性化或女性化表现,大约半数患者临床无特殊表现,约 4% 患者可有腹水。

【大体】肿瘤呈实性或囊实性(图 12-69),少数为囊性。分化差的肿瘤体积常较大。肿瘤常有出血坏死。

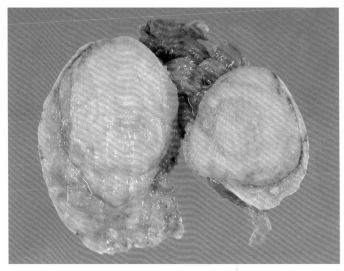

图 12-69 卵巢高分化型支持-Leydig 细胞瘤
肿瘤体积较小,实性

【光镜】组织学上按支持细胞呈管状分化的程度、原始性腺所占的比例、Leydig 细胞的多少以及是否伴有异源性成分,分为以下若干亚型:

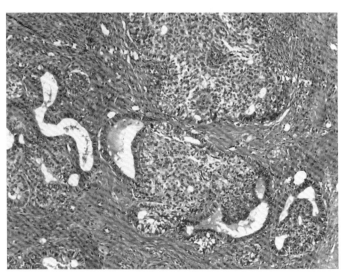

图 12-70 卵巢高分化支持-Leydig 细胞瘤
支持细胞分化好,成片和柱状上皮性分化并构成的管状结构;之间为纤维间质,可见散在于其中的、胞质宽而均匀嗜酸性的 Leydig 细胞(HE)

高分化:支持细胞分化好,呈柱状上皮性分化,由这类细胞构成中空或实性管状结构。管状结构之间为纤细的纤维间质及散在其中的、胞质宽而均匀嗜酸性的 Leydig 细胞簇(图 12-70)。

中分化:这型较多见,特点是分叶结节状图像。细胞性结节是由梭形的性腺间质细胞和水肿的胶原间质构成,并与其中的、呈索状排列、分化较差的支持细胞移行,偶见腺管样结构;细胞巢索或结节之间有散在的、分化好的 Leydig 细胞。

低分化:由类似于原始性腺间质(primitive gonadal stroma)的肉瘤样成分构成,与中间型的区别是不具有分叶结节状图像。肿瘤细胞大多为梭形,有异型性,核分裂明显增多。根据有些区域可见巢索状结构的性索成分分化(图 12-71)和少数 Leydig 细胞而诊断。

以上三型主要结合肿瘤的临床分期、肿瘤分化程度和是否破裂评估预后,有研究证实:临床恶性者在中间型组占 11%,低分化组占 59%。

伴异源性成分的支持-Leydig 细胞瘤(sertoli-Leydig tumour with heterogenous elements):大约 20% 支持-Leydig 细胞瘤伴有异源性成分,仅见于中间型、低分化和网状型。肿瘤含有非性索间质范畴的成分如上皮成分(多为黏液性)和(或)间叶组织(多为软骨、横纹肌母细胞)及其所衍生的肿瘤。大体上的囊性区域可能有黏液性上皮,而异源性的间叶成分则在肉眼上不能识别。镜下这些成分可以孤立存在,也可与性索区域混合。黏液上皮通常为良性的肠或胃型上皮,有时为交界或恶性(图 12-72)。有时可见肝细胞性分化[127]。这些异源性成分的预后意义目前尚不明确,有研究表明上皮性异源性成分并不影响临床预后,而间叶性异源性成分常提示预后较差[128]。

网状型支持-Leydig 细胞瘤和具有网状成分的亚型(retiform sertoli-Leydig cell tumour and variant with retiform elements)网状成分是指类似于睾丸样的迂曲裂隙状结构,这种成分占肿瘤 90% 以上时称网状型支持-Leydig 细胞瘤,占 10%~90% 者称具有网状成分的中-低分化型支持-Leydig 细胞瘤。此型临床发病较年轻,男性化表现不明显。肿瘤肉眼可见乳头或息肉样结构。镜下裂隙或微囊内衬覆扁平、立方或支持样细胞,腔内为嗜酸性胶样物。所合并的支持-Leydig 细胞瘤常伴有异源性成分,为中-低分化。出现原始的性索间质、异源性成分、Leydig 细胞和免疫组化 a-Inhibin 阳性是诊断指标。

(2)支持细胞瘤(sertoli cell tumour):肿瘤细胞的基本成分为分化较好的支持细胞,可有少量不明显的 Leydig 细胞。

【大体】肿瘤呈单侧、光滑、实性结节,切面湿润光泽、黄-棕色,较大肿瘤可有出血囊性变;少数肿瘤呈完全囊性或实性,有时伴有纤维化和骨化。

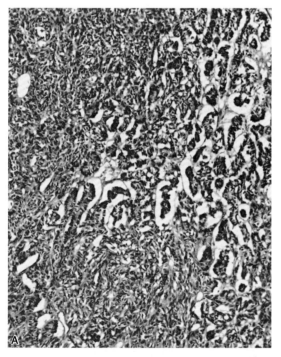
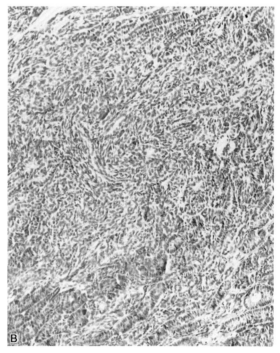

图 12-71　卵巢低分化支持-Leydig 细胞瘤
A. 由类似于原始性腺间质的肉瘤样成分构成,肿瘤细胞大多为梭形,有异型性,核分裂明显增多,有些区域可见巢索状结构的性索成分分化(HE);B. 免疫组化 α-Inhabin 染色,仅在分化较好的区域表达(a-Inhabin)

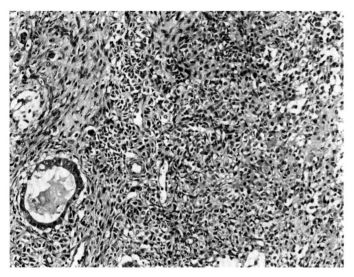

图 12-72　伴有异源性(类癌)成分的卵巢支持-Leydig 细胞瘤(HE)

【光镜】为管状排列的支持细胞。核分裂通常很少(<1/10HPF),但年轻患者的肿瘤可达 9/10HPF。肿瘤可含有少量 Leydig 细胞,但无原始性腺间质成分。免疫组化 CK、vimentin、a-Inhibin、CD99、calretinin 支持细胞呈不同程度阳性表达,EMA 阴性。

临床绝大多数为良性,少数伴有突出异型性和核分裂的肿瘤有卵巢外扩散。

(3) 环管状性索瘤(sex cord tumour with annular tubules):性索(支持)细胞排列成简单或复杂的环管状结构,又称环管状支持细胞瘤。大约 1/3 伴有 Peutz-Jeghers syndrome(PJS),肿瘤常为多发性,体积小,多为偶然发现;镜下环管状结构的瘤组织散在卵巢间质中,不形成明确的瘤块。非 PJS 患者为单侧实性肿物,切面黄色,可有钙化及囊性变。

所有伴随 PJS 的肿瘤均为良性。非 PJS 中约 25% 临床恶性,浸润性生长和核分裂>3～4/10HPF 提示可能复发。

3. 类固醇细胞肿瘤(steroid cell tumors)　这是一组来源不甚清楚的肿瘤,由类似于分泌类固醇激素的细胞构成,以往曾被称作"脂质细胞瘤"(lipid cell tumour)。这组肿瘤主要包括非特异性类固醇细胞瘤和 Leydig 细胞瘤。

(1) 非特异性类固醇细胞瘤(steroid cell tumour, not otherwise specified):指不能归类为间质黄体瘤和 Leydig 细胞瘤的类固醇细胞肿瘤,其中有些病例可能是未找到明确 Reinke 结晶的 Leydig 细胞瘤,有些则可能是体积较大的间质黄体瘤。临床常伴发男性化,少数为女性化,也有的表现为孕激素作用、Cushing 综合征或其他副肿瘤综合征。

【大体】肿瘤为体积较大的界限清楚结节,少数为双侧性。切面为棕黄或黑色,肿瘤较大时常伴出血坏死。

【光镜】肿瘤细胞胞质较宽,颗粒状或嗜酸性,或透明空泡状似肾上腺皮质结构(图 12-73),也有的肿瘤细胞含丰富脂质呈印戒状。细胞之间有薄的纤维血管间质。肿瘤细胞 a-Inhibin 强阳性。

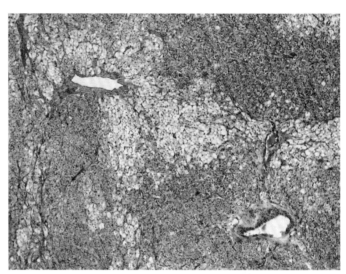

图 12-73　卵巢非特异性类固醇细胞瘤
肿瘤细胞胞质较宽,颗粒状或嗜酸性,或透明空泡状似肾上腺皮质结构(HE)

约 1/3 临床恶性,这些肿瘤的体积通常较大(>7cm),有出血坏死、核异型性、核分裂 2/10HPF 以上,也有的肿瘤并没有提示恶性的形态学指标。

(2) Leydig 细胞瘤:多为单侧,肿瘤由含有和不含有 Reinke 结晶的 Leydig 细胞构成(图 12-74)。典型病例见于绝经后女性,但也发生于年轻、妊娠女性或女童,临床常有男性化表现。所谓门细胞瘤(hilus cell tumour)是指肿瘤位于卵巢门部,与髓质分离;肿瘤常伴有非肿瘤性门细胞增生,若位置典型,找不到 Reinke 结晶也可诊断。而非门型肿瘤一般认为是由卵巢间质细胞转化而来,较少见,通常埋在髓质内,多伴有间质黄素化细胞增生。此类肿瘤目前未见有术后临床复发或转移的病例报道。

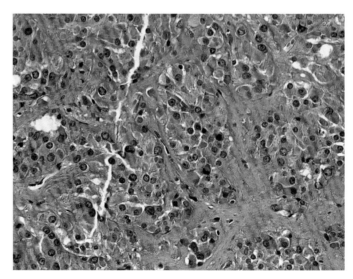

图 12-74　由含有 Reinke 结晶的 Leydig 细胞构成的卵巢 Leydig 细胞瘤(HE)

4. 未分类的性索-间质中瘤(sex cord-stromal tumors of unclassified cell types)　指没有明确卵巢型或睾丸型分化证据的性索-间质肿瘤。发生率占性索-间质肿瘤的5% ~ 10%。生物学行为相当于中分化而不是低分化的肿瘤。

两性母细胞瘤(gynandroblastoma):罕见,临床有性激素异常表现。组织学上有典型支持及间质细胞瘤和颗粒及卵泡膜细胞瘤的结构,这两种分化好的性索间质瘤组织占一定比例(至少10%)混合存在[129]。文献报道均为临床良性(部分学者认为此病变为错构而非肿瘤性,WHO 2014版已不被包括在肿瘤分类中)。

(四) 生殖细胞肿瘤

生殖细胞肿瘤(germ cell tumors)来源于不同阶段分化的卵巢生殖细胞,临床大多数患者较年轻。由于原始的生殖细胞具有多种分化潜能,这组肿瘤的特点是结构成分复杂,各种成分常有不同程度的混合,其具体分类见表12-20。这组肿瘤占卵巢原发瘤的20% ~ 30%,绝大多数为成熟型畸胎瘤。恶性生殖细胞肿瘤是幼女和青年女性最常见的卵巢恶性肿瘤。

1. 无性细胞瘤(dysgerminoma)　也称卵巢的精原细胞瘤。

【大体】肿瘤较大,常为实性,表面常呈结节状或脑回状。质地较软,呈灰白或灰黄色,可有出血、坏死、囊性变或钙化。

【光镜】肿瘤细胞较大,大小较一致,呈圆形或类圆形,胞质浅或透明。核膜较清楚,核位于中心,染色质较粗,核浆稀,有小核仁,肿瘤细胞免疫组化染色:PLAP、CD10阳性,相似于胚胎性腺的生殖细胞;瘤细胞成团或索状排列,团索之间有较薄的纤维间质(图12-75)。在间质内或肿瘤细胞团内常有散在或灶状淋巴样细胞浸润,间质内有时可见干酪样坏死,或结核样肉芽肿。无经验者易误诊为结核。约5%无性细胞瘤镜下可偶见有滋养细胞的分化,但除血中βHCG略增高外,一般对预后并无影响。

无性细胞瘤10% ~ 15%是双侧性,对放疗敏感。5年存活率可达70% ~ 95%。诊断应充分取材除外合并其他混合成分。

2. 卵黄囊瘤(yolk sac tumor)　是原始生殖细胞肿瘤,极少数源于体细胞(如子宫内膜样上皮性肿瘤)的逆向分化。形态上包括各种原始内胚层样结构包括原肠、胚体外分化如卵黄囊泡以及胚体内胚层如小肠、肺、肝等分化。源于生殖细胞的肿瘤发病年龄的中位数是19岁,而源于体细胞的肿瘤多为年长患者,且常发生于卵巢外如子宫内膜或外阴等。

【大体】肿瘤的体积通常较大,平均直径约为15cm;切面质地软,灰黄色,常有出血坏死,微囊结构呈蜂窝状,极少数呈单囊性改变。

【光镜】结构多样:①微小囊状结构,囊被覆扁平或立方上皮;②内胚窦样结构,肿瘤细胞围绕厚壁血管,呈极向紊乱的乳头状,乳头外为球囊样结构(图12-76);③实性结构,幼稚胚胎性实性上皮团索状;④腺泡或腺管样结构;⑤多囊状卵黄囊样结构;⑥间质疏松黏液样;⑦乳头状;⑧大囊状;⑨原始内胚层结构包括似甲状腺、肺、肝样或肠型上皮分化。这些结构混合存在,常以2 ~ 3种结构为主要成分。镜下还有一种较为特殊成分,即HE常规切片中显示滴状红染,PAS阳性的蛋白性小体。免疫组化SALL4弥漫阳性,GATA3经典原始型阳性,AFP局灶阳性;内胚层器官样分化区域可以相应表达TTF1、CDX2、Hep Par 1等;源于体细胞的肿瘤同时伴有体细胞癌及相应的免疫组化表达[130-131]。

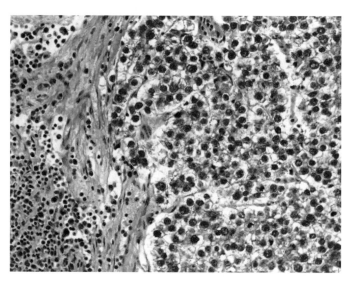

图12-75　卵巢无性细胞瘤
肿瘤细胞较大一致,呈圆形或类圆形;核位于中心,核膜较清楚,有小核仁;瘤细胞团索之间有较薄的纤维间质,其中有散在淋巴样细胞(HE)

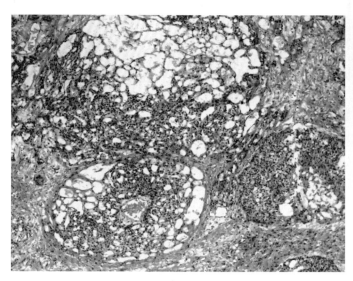

图12-76　卵黄囊瘤的微囊结构(上)和内胚窦样结构(下)(HE)

肿瘤对化疗敏感,预后较好。以胚体内胚层如肝、肠等分化为主的肿瘤,化疗敏感性相对较差;合并体细胞癌的肿瘤可能需要上皮及生殖细胞肿瘤的综合化疗方案。

3. 胚胎性癌和多胚瘤（embryonal carcinoma and polyembryoma） 由类似于胚盘的上皮细胞形成的腺样、管状、乳头和实性图像构成。所谓多胚瘤则是由早期胚芽样图像构成，很少见。这些少见肿瘤来源于原始阶段、具有多种分化潜能的干细胞，多是同其他生殖细胞肿瘤混合存在。临床常常表现有内分泌异常。

【光镜】胚胎性癌为片状分布的原始大细胞，免疫组化 AFP 和 CD30 阳性。有时形成乳头或裂隙状，还可伴有合体滋养细胞以及早期畸胎样如鳞状、柱状、黏液或纤毛上皮分化。多胚瘤的特点为羊膜囊样、胚盘和卵黄囊样结构构成的胚样体和其周围包绕的原始疏松间质，有时可伴有内胚层如小肠或肝的分化和滋养细胞。

4. 非妊娠绒癌（non-gestational choriocarcinoma） 形态同妊娠绒癌（略），常伴有其他生殖细胞肿瘤成分。

5. 畸胎瘤（teratomas） 是来源于生殖细胞具有内、外及中胚层分化的良性及恶性肿瘤。大多数为良性，少数可以恶性变，也可以一起始即为恶性。多见于青少年，约占儿童卵巢肿瘤的 50%。畸胎瘤分类为未成熟型、成熟型和单胚层型。

（1）未成熟型：发病率在卵巢畸胎瘤中占 3%，特点是肿瘤含有不等量不成熟的胚胎性组织。传统上按不成熟的神经上皮（图12-77）面积进行组织学分级：少于 1 个 40 倍视野为 I 级，良性，但具有恶性潜能；占 1~3 个 40 倍视野为 II

级，低度恶性；占 3 个以上 40 倍视野为 III 级，恶性。也有学者提出二级分类方法即：II 级、III 级为高度恶性（high grade），术后需要化疗；I 级为低度恶性（low grade），术后无需化疗。临床预后取决于原发瘤的分级和分期，以及种植瘤的分级。种植瘤为完全成熟神经组织被称作"腹膜胶质瘤病"，组织学分级为 0 级，不影响预后。

（2）成熟型：是生殖细胞肿瘤中最常见的一型肿瘤，由完全成熟的 2~3 个胚层组织构成。少数可伴随未成熟畸胎瘤或恶性原始生殖细胞肿瘤发生。约 1% 的病例可发生自发性或创伤性肿瘤破裂，内容物流入腹腔可导致化学性腹膜炎、肉芽肿、腹膜胶质瘤病（gliomatosis peritonei）或腹膜黑变病（peritoneal melanosis）。

成熟型畸胎瘤可以伴有各胚层成分的增生，或良、恶性肿瘤，少见；发病以绝经后女性相对多见，应注意充分取材避免疏漏。畸胎瘤的恶变，以上皮性，特别是鳞癌最多见，约占 80%；其次为腺癌、腺鳞癌、未分化癌、恶性黑色素瘤等。畸胎瘤还可发生肉瘤变，患者的年龄较鳞癌变者稍年轻，主要是平滑肌肉瘤、血管肉瘤和骨肉瘤等。这些恶性成分浸润囊壁可导致肿瘤破裂或与周围粘连，也有的呈晚期卵巢癌样生长方式。临床预后差。

（3）单胚层型：是指由一个胚层的某种单一组织为主发育形成的肿瘤，主要包括卵巢甲状腺肿（struma ovarii）、类癌（carcinoid）、神经外胚层肿瘤（neuroectodermal tumors）、皮脂腺肿瘤（sebaceous tumors）、黑色素细胞肿瘤（melanocytic tumors）等。

1）卵巢甲状腺肿：主要表现为正常或各种甲状腺腺瘤的形式，肿瘤破裂可引起腹膜种植，被称作腹膜甲状腺肿（strumatosis）。少数表现为甲状腺乳头状癌或滤泡癌，常与良性成分混合存在，又称恶性卵巢甲状腺肿。卵巢甲状腺肿，尤其是恶性甲状腺肿，其预后因素主要取决于肿瘤的大小和分期，包括肿瘤累及包膜或伴有粘连等。

2）类癌：是一组由多种神经内分泌细胞构成的肿瘤，以类似于胃肠道的类癌为主。组织学上分为岛状型、小梁型、黏液型和甲状腺肿样类癌。

岛状型类似于肠管类癌的中肠型，肿瘤细胞巢状分布，常伴有腺泡或筛状结构。通常来源于成熟型畸胎瘤的胃肠或呼吸上皮。肿瘤生长缓慢，偶见发生转移，由于主要发生于老年女性，根治性手术和随诊是主要的治疗方式。

小梁型则类似于后肠或前肠型类癌，瘤细胞呈柱状，小梁或花带样排列。此型肿瘤几乎不发生转移，术后预后好。

黏液型很少见，形态上类似于阑尾的杯状细胞类癌。肿瘤的侵袭性较前两型强，尤其是合并有腺癌同时存在时，淋巴结的转移率明显增高。治疗原则是根治性手术加化疗。

甲状腺肿样类癌是有不同比例的甲状腺肿和类癌构成，后者多呈花带或小梁状图像。绝大多数为临床I期病例，预后好。

3）神经外胚层肿瘤：类似于不同分化阶段的神经系统肿瘤，主要包括分化好的室管膜瘤、分化差的原始神经外胚

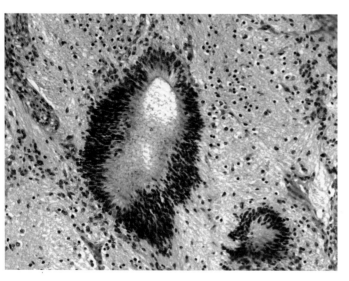

图 12-77 卵巢未成熟型畸胎瘤的幼稚神经上皮成分（HE）

F12-77 ER

层肿瘤和髓上皮瘤以及分化不良的多形性胶质母细胞瘤。

4）皮脂腺肿瘤：几乎总是发生在皮样囊肿壁上，与各种皮脂腺的肿瘤形态相似。

5）黑色素细胞肿瘤：包括伴随表皮样囊肿的各种类型黑色素细胞痣，很少见，首先要除外转移性恶性黑色素瘤。

6）其他：主要包括垂体型肿瘤、视网膜原基肿瘤和其他间叶性肿瘤等。

（五）生殖细胞-性索-间质混合性肿瘤

生殖细胞-性索-间质混合性肿瘤（germ cell-sex cord-stromal tumors）是一组由生殖细胞和性索-间质成分混合构成的良性肿瘤，少数合并恶性生殖细胞成分。

1. 性母细胞瘤（gonadoblastoma） 由生殖细胞和不成熟的性索成分构成，间质常有黄素化或缺乏 Reinke 结晶的 Leydig 样细胞。肿瘤几乎都发生于发育不全的性腺，90% 以上含有 Y 染色体。右侧比左侧多见，约 38% 为双侧性；由于有的肿瘤仅为镜下微小瘤，实际上双侧发生的比例还要更高，可能几乎均为双侧性[132]。临床主要为表型女性的男性化患者，少数为表型男性的女性化患者；常伴有内、外生殖器异常。

【大体】肿瘤的体积通常较小，合并其他生殖细胞肿瘤则体积较大；常伴有颗粒样钙化或完全钙化。

【光镜】肿瘤细胞呈巢分布，环绕以纤维间质。细胞巢内为生殖细胞和幼稚的支持或颗粒细胞（图 12-78）：前者细胞大而圆，核仁明显，有核分裂，散在或簇状分布；后者细胞的体积较小，核卵圆或胡萝卜样，无核分裂，在细胞巢周围或围绕着生殖细胞排列，有的环绕形成含有嗜酸性透明物的腔，似 Call-Exner 小体样结构；以上两种细胞成分呈不同比例的混合存在。细胞巢周围的间质成分多少不一，常含有黄素化或缺乏 Reinke 结晶的 Leydig 样细胞。

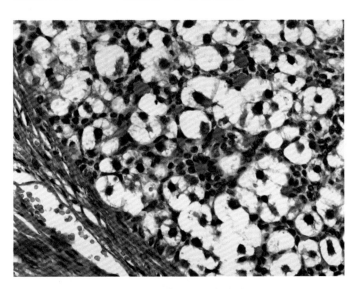

图 12-78 卵巢性母细胞瘤

肿瘤细胞呈巢分布，环绕以纤维间质。细胞巢内为生殖细胞和幼稚的支持或颗粒细胞：前者细胞大而圆，核仁明显；后者细胞的体积较小，核卵圆或胡萝卜样，无核分裂，在细胞巢周围或围绕着生殖细胞排列（HE）

单纯性母细胞瘤的临床治疗主要是切除双侧性腺，由于雌激素对子宫内膜的致癌作用，通常在手术中同时切除子宫。伴有生殖细胞成分过度生长的肿瘤有的可能发生转移，但预后要比原发无性细胞瘤好；伴有其他恶性生殖细胞肿瘤则发生转移的几率明显增加，应进行规范分期手术和化疗。

2. 非性母细胞瘤型生殖细胞-性索-间质混合性肿瘤（germ cell-sex cord-stromal tumour of non-gonadoblastoma type） 发生于表型、基因和解剖结构均正常的女性。临床多见于 10 岁以下的幼女或儿童，有性早熟的表现和发现盆腔肿瘤。

【大体】肿瘤的体积相对较大，通常为单侧性，对侧卵巢正常；切面为灰粉-黄色、实性或囊实性，无钙化或坏死。

【光镜】两种瘤细胞混合形成索状、实性管状，或在多量呈巢的性索细胞中有个别或成簇的生殖细胞；两种细胞成分所占的比例不一，可以某一成分为主。

合并恶性生殖细胞肿瘤的几率比性母细胞瘤少，约为 10%。单纯型非性母细胞瘤型生殖细胞-性索-间质混合性肿瘤多为良性，仅少数伴有转移或复发的报道，年轻女性可以保留生育功能；合并恶性生殖细胞肿瘤者应行规范分期手术和化疗。

（六）起源未定肿瘤

1. 小细胞癌（small cell carcinoma） 包括高血钙型（hypercalcaemia type）和肺型（pulmonary type）。

（1）高血钙型：是指常具有旁分泌高血钙的小细胞未分化癌，主要发生于年轻女性。有学者认为是卵巢上皮性肿瘤的一个未分化的亚型，也可能是幼稚的未分化间叶性肿瘤。

【大体】肿瘤通常为右侧，体积较大，实性，灰白色，常伴有出血、坏死和囊性变；多数病例（约 50%）手术时已有卵巢外扩散。

【光镜】肿瘤细胞呈弥漫分布，核分裂多见；有时形成岛状或梁索状，有时形成含有嗜酸性液体的滤泡样图像（图 12-79）。部分瘤细胞小，胞质少；约半数病例肿瘤的部分细胞有较丰富、嗜酸性胞质（图 12-80）。10%～15% 可见良性或恶性的黏液上皮灶。

【鉴别诊断】由于患者年轻，镜下又有滤泡样结构，需与幼年性颗粒细胞瘤鉴别；免疫组化表达肿瘤细胞 EMA 阳性，a-Inhibin 阴性，可用于与颗粒细胞瘤鉴别。肿瘤侵袭性强，多数预后不良。

（2）肺型：是卵巢的神经内分泌癌，类似于肺小细胞神经内分泌癌，多见于绝经后女性。肿瘤的体积大，实性或囊实性。组织形态和免疫组化表达均与肺小细胞神经内分泌癌相似。部分病例伴有卵巢上皮性肿瘤如子宫内膜样癌、Brenner 瘤或黏液上皮分化。

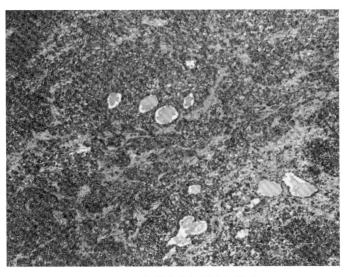

图 12-79　卵巢高血钙型小细胞癌

患者 24 岁,右卵巢肿瘤直径 12cm,临床血钙增高,肿瘤细胞小,呈弥漫分布,局部形成滤泡样结构(HE)

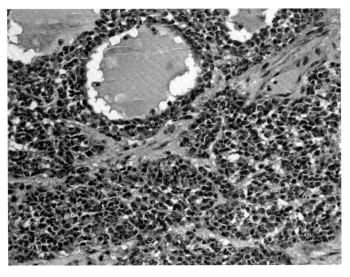

图 12-80　上图高倍镜下部分肿瘤细胞有较丰富、嗜酸性胞质(HE)

2. 实性假乳头状肿瘤(solid pseudopapillary neoplasm) 形态同胰腺的同类肿瘤。

3. 其他(others) 主要包括 Wilms 瘤、副节瘤、黏液瘤、吴菲管瘤、间皮瘤等。

(七) 瘤样病变

1. 妊娠黄体瘤(luteoma of pregnancy) 是在妊娠终末期由黄体细胞构成的卵巢单发、多发性结节。一般见于 30~40 岁的经产妇,常是在剖宫产时偶然发现,部分患者临床有男性化表现和血清睾酮升高。此病变为良性、自限性,产后开始退缩,直至数周完全消失。

【大体】实性、光泽的棕红色结节,约半数为多发或双侧发生。

【光镜】为弥漫分布的多角形、嗜酸性细胞,核圆,核仁明显,核分裂易见。有时围绕淡染液体形成滤泡样结构或排成梁索状,也有的细胞空泡变性呈气球样,有时还可见嗜酸性透明小体(hyaline bodies)。

【鉴别诊断】病变为多发结节时,形态上需要与转移性黑色素瘤鉴别,免疫组化染色黄体瘤 a-Inhibin 阳性而 HMB45 阴性。单发结节则需要与卵巢黄素化的颗粒细胞瘤、泡膜细胞瘤、类固醇细胞瘤和妊娠性黄体区别,后者围成中央的腔隙,边缘呈花边状,由黄素化的颗粒和泡膜细胞构成,也可有透明小体。

2. 间质泡膜细胞增生(stromal hyperthecosis) 指卵巢增生的间质中有小簇黄素化的间质细胞。临床双侧卵巢增大,最大可达 7cm;较年轻的女性常表现有男性化,老年女性常为雌激素高、肥胖、高血压等症状。镜下若缺乏成簇的黄素化细胞则称作卵巢间质增生(stromal hyperplasia)。

3. 纤维瘤病(fibromatosis) 是卵巢间质非肿瘤性胶原增生。临床患者较年轻,平均年龄为 21 岁;典型的症状是月经不规则、稀发、不孕或男性化。卵巢体积增大,部分为偶然发现,约 80% 双侧性。镜下卵巢皮质增厚但结构保留,间质成纤维细胞增生、胶原增多并包绕正常滤泡,有时有灶性黄素化和水肿。而卵巢纤维瘤的特点是发生于老年女性,没有内分泌症状。

4. 巨大卵巢水肿(massive ovarian oedema) 一侧或双侧卵巢水肿形成肿瘤样外观。大多为年轻女性,部分有内分泌症状。大体上卵巢呈弥漫性肿大,直径可达 6~35cm。切面有水肿液溢出。镜下组织稀疏水肿,卵巢结构保留,常见皮质增厚和纤维化;有内分泌症状者常可见黄素化细胞。双侧水肿,卵巢体积又较大时要注意 krukenberg 瘤鉴别。后者卵巢内有不同程度的纤维化间质反应,可见散在癌细胞,间质可充以较明显黏液,AB/PAS 黏液染色阳性。

5. 妊娠伴随的其他瘤样病变 包括卵巢妊娠、妊娠和产褥期巨大孤立性黄素化滤泡囊肿(large solitary luteinized follicle cyst of pregnancy and puerperium)、妊娠颗粒细胞增生、妊娠门细胞增生和异位蜕膜(ectopic decidua)(图 12-81)等。

6. 其他瘤样病变 主要包括滤泡囊肿、黄体囊肿、多囊卵巢、子宫内膜异位灶及"巧克力"囊肿、卵巢间质化生或钙化等。

(八) 转移性肿瘤

卵巢转移性肿瘤(ovarian metastatic tumors)占卵巢恶性肿瘤的 1%~6%。提示转移性肿瘤的基本特点包括:①双侧性;②体积较小的表浅、多结节性;③血管浸润;④促纤维反应;⑤伴有广泛卵巢外播散;⑥特殊的临床病史提示。转移癌的原发部位常见于乳腺(32%~38%)、结直肠(28%~35%)、生殖道(16%)及淋巴瘤或白血病等。

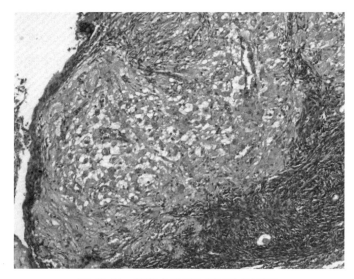

图 12-81　卵巢皮质异位蜕膜结节(HE)

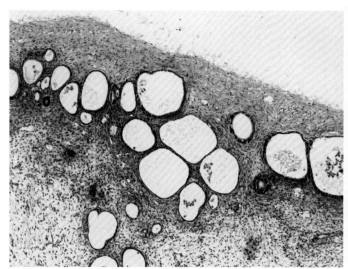

图 12-83　卵巢转移性胆管癌
腺上皮似乎分化很好(HE)

　　具特征性的是常来自胃肠道的黏液细胞癌即所谓 krukenberg 瘤:常为双侧或单侧卵巢弥漫性增大(图 12-82)。切面上卵巢呈黏液水肿样,可以有小囊腔形成,囊内充以黏液。镜下典型者有如下特点:①不同分化的印戒细胞弥漫浸润,其中可见典型印戒细胞;②有较明显纤维间质反应,肿瘤细胞弥漫浸润于原有卵巢组织及反应性纤维结缔组织中;③肿瘤细胞之间以及间质细胞之间充满黏液,也可形成黏液池;④AB/PAS 染色瘤细胞内或细胞外可检出中性、酸性或混合性黏液。分化较低的肿瘤不含明显黏液,呈淋巴或单核细胞样。后者胞质红染,但细胞核有一定异型性。这种转移性印戒细胞癌也偶见来源于乳腺、阑尾、胰腺、胆道等。需要强调的是,卵巢的转移性癌可以分化的很好,来自上消化道包括胰胆的癌,有时异型性轻微,免疫组化的辅助作用有限,需要结合临床(图 12-83)。

　　来自子宫或生殖道以外的肉瘤也可转移至卵巢,较为常见的是子宫内膜间质肉瘤、平滑肌肉瘤、淋巴瘤或白血病。

　　转移性肿瘤特别是结肠的转移癌可以刺激卵巢间质增生或分泌男性或女性激素,可伴发相应内分泌紊乱。肿瘤转移至卵巢属临床晚期,预后差。

(郭丽娜)

参 考 文 献

[1] Ridley CM, Frankman O, Jones ISC, et al. New nomenclature for vulvar disease: International Society for the Study of Vulvar Disease[J]. Hum Pathol, 1989, 20:495-496.

[2] Crum CP, Herrington CS, McCluggage WG, et al. Epithelial tumours//Kurman RJ, Carcangiu ML, Herringyon CS, et al. WHO Classification of Tumours of Female Reproductive Organs[M]. Lyons: IARC Press, 2014:232-241.

[3] Lower Anogenital Tract//Crum CP, et al. Gynecologic and Obstetric Pathology: High-Yield Pathology[M]. Philadephia: Elsevier, Inc, 2016:3-231.

[4] Sykes P, Smith N, McCormik P, et al. High-grade vulval intraepithelial neoplasia (VIN3): a retrospective analysis of patient characteristics, management outcome and relationship to squamous cell carcinoma of the vulva 1989-1999[J]. Aust N Z J Obstet Gynaecol, 2002, 42:69-74.

[5] 郭丽娜, 张蕾, 连利娟, 等. 与人乳头状瘤病毒相关外阴鳞癌的临床及病理学特征[J]. 中华妇产科杂志, 1996, 31(9):551-554.

[6] Malik SN, Wilkinson EJ. Pseudo-Paget disease of the vulva: a case report[J]. J Lower Genital Tract Dis, 1999, 3:201-203.

[7] Wilkinson EJ, Brown HM. Vulvar Paget disease of urothelial origin: a report of three cases and a proposed classification of vulvar Paget disease[J]. Hum Pathol, 2002, 33:549-554.

[8] Nielsen GP, Young RH, Dickersin GR, et al. Angiomyofibroblastoma of the vulva with sarcomatous transformation ("angiomyofi-

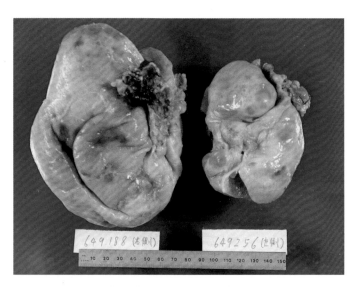

图 12-82　卵巢转移性胃印戒细胞癌(Krukenberg)
呈双侧弥漫增大

brousarcoma"）［J］. Am J Surg Pathol,1997,21:1104-1108.

［9］ Fetch JF,Zakin WB,Lefkowite M,et al. Aggressive angiomyxoma:a clinicopathologic study of 29 female patients［J］. Cancer,1996,78:79-90.

［10］ Blandamura S,Crur J,Vergara LF,et al. Aggressive angiomyxoma:a second case of metastasis with patient's death［J］. Hum Pathol,2003,34:1072-1074.

［11］ Wilkinson EJ. Premalignant and malignant tumours of the vulva//Kurman RJed. Blaustein's pathology of the Female Genital Tract［M］. 5th ed. New York:Springer-Verlag,2001:99-149.

［12］ Nucci M,Young R,Fletcher C. cellular pseudosarcomatous fibroepithelial stromal polyps of the lower female genital tract:an unrecognized lesion often misdiagnosed as sarcoma［J］. Am J Surg Pathol,2000,24:231-240.

［13］ Stoler M,Bergeron C,Colgan TJ,et al. Squamous cell tumours and precursors//Kurman RJ,Carcangiu ML,Herringyon CS,et al. WHO Classification of Tumours of Female Reproductive Organs［M］. Lyons:IARC Press,2014:170-182.

［14］ Brainard JA. Hart WR. Adenoid basal epitheliomas of the uterine cervix［J］. Am J Surg Pathol,1998,22:965-975.

［15］ Nucci MR. Symposium part Ⅲ:tumor-like glandular lesions of the uterine cervix［J］. Int J Gyn Pathol,2002,2:347-359.

［16］ Zaino RJ. Symposium part Ⅰ:adenocarcinoma In Situ,glandular dysplasia,and early invasive adenocarcinoma of the uterine cervix［J］. Int J Gynecol Pathol,2002,21:314-326.

［17］ McCluggage WG. Endocervical glandular lesions:controversialaspects and ancillary techniques［J］. J Clin Pathol,2003,56:164-173.

［18］ Wilbur DC,Colgan TJ,Ferenczy AS,et al. Glandular tumours and precursors//Kurman RJ,Carcangiu ML,Herringyon CS,et al. WHO Classification of Tumours of Female Reproductive Organs［M］. Lyons:IARC Press,2014:183-194.

［19］ Cervix//Crum CP,et al. Gynecologic and Obstetric Pathology:High-Yield Pathology［M］. Philadephia:Elsevier,Inc,2016:235-336.

［20］ Chan JKC,Tsang WYW. Uterus and fallopian tubes//Weidner N. The difficult diagnosis in surgical pathology［M］. Philadelphia:Saunders,1996:465-533.

［21］ Tallini G,Vanni R,Manfioletti G,et al. HMGI-C and HMGI(Y) immunoreactivity correlates with cytogenetic abnormalities in lipomas,pulmonary chondroid hamartomas,endometrial polyps,and uterine leiomyomas and is compatible with rearrangement of the HMGI-C and HMGI(Y) genes［J］. Lab Invest,2000,80:359-369.

［22］ Wheeler DT,Bell KA,Kurman RJ,et al. Minimal uterine serous carcinoma:diagnosis and clinicopathologic correlation［J］. Am J Surg Pathol,2000,24:797-806.

［23］ Soslow RA,Pirog E,Isacson C. Endometrial intraepithelial carcinoma with associated peritoneal carcinomatosis［J］. Am J Surg Pathol,2000,24:726-732.

［24］ Gopalan R,Simsir A. Metaplasia of the endometrium［J］. Pathol Cases Reviews,2000,5:153-157.

［25］ 郭丽娜,刘彤华. 子宫内膜增生的病理//连利娟,林巧稚妇科肿瘤学. 第3版. 北京:人民卫生出版社,2000:329-334.

［26］ 郭丽娜,刘彤华,郎景和. 非典型子宫内膜异位症的恶性潜能研究［J］. 中华病理杂志,2001,30:132-169.

［27］ Fukunage M,Ushigome S. Epithelial metaplastic changes in ovarian endometriosis［J］. Med Pathol,1998,11:784-788.

［28］ Lehman MB,Hart WR. Simple and complex hyperplastic papillary proliferations of the endometrium［J］. Am J Surg Pathol,2001,25:1345-1347.

［29］ Nucci MR,Prasad CJ,Crum CP,et al. Mucinouse endometrial epithelial proliferations:a morphologic spectrum of changes with diverse clinical significance［J］. Mod Pathol,1999,12:1137-1147.

［30］ Silver SA,Cheung ANY,Tavassoli FA. Oncocytic metaplsia and carcinoma of the endometrium:an immunohistochemical and ultrastructural study［J］. Int J Gynecol Pathol,1999,18:12-19.

［31］ Quddus MR,Sung CJ,Zheng W,et al. P53 immunoreactivity in endometrial metaplasia with dysfunctional uterine bleeding［J］. Histopathology,1999,35:44-49.

［32］ Zaino R,Carinelli S,Ellenson L,et al. Epithelial tumours and precursors//Kurman RJ,Carcangiu ML,Herringyon CS,et al. WHO Classification of Tumours of Female Reproductive Organs［M］. Lyons:IARC Press,2014:125-135.

［33］ Mutter GL,The EIN Working Group. Endometrial neoplsia（EIN）:will it bring order to chaos?［J］. Gynecol Oncol,2000,76:287-290.

［34］ Kurman RJ. Introduction to the ISGYP symposium on endometrial hyperplasia［J］. Int J Gynecol Pathol,2000,19:299-330.

［35］ Zaino R. Endometrial hyperplasia:is it time for a quantum leap to a new classification［J］? Int J Gynecol Pathol,2000,19:314-321.

［36］ 郭丽娜,连利娟,刘彤华. 生育年龄妇女子宫内膜不典型增生与复合增生的诊断及预后［J］. 中华妇产科杂志,1993,23:725-727.

［37］ Huang EC,Mutter GL,Crum CP,et al. Clinical outcome in diagnostically ambiguous foci of 'gland crowding' in the endometrium［J］. Mod Pathol,2010,23:1486-1491.

［38］ David O,Yocom J,Bitterman P. Female genital tract//Haber MH,et al. Eds. Differential diagnosis in surgical pathology［M］. W. B. Saunders company,2002:247-362.

［39］ Joiner AK,Quick CM,Jeffus SK. Pas2 expression in simultaneously diagnosed WHO and EIN classification systems［J］. Int J Gynecol Pathol,2014,34:40-46.

［40］ Longacre TA,Chung MH,Rouse RV,et al. Atypical polypoid adenomyofibromas（atypical polypoid adenomyomas）of the uterus. A clinicopathologic study of 55 cases［J］. Am J Surg Pathol,1996,20:1-20.

［41］ Baergen RN,Warren CD,Isacson C,et al. Early uterine serous carcinoma:clonal origin of extrauterine disease［J］. Int J Gynecol

Pathol,2001,20;214-219.

［42］ Zaino R,Carinelli S,Ellenson L,et al. Epithelial tumours and precursors//Kurman RJ,Carcangiu ML,Herringyon CS,et al. WHO Classification of Tumours of Female Reproductive Organs ［M］. Lyons;IARC Press,2014;125-135.

［43］ 郭丽娜,刘彤华. 子宫内膜癌的病理//连利娟. 林巧稚妇科肿瘤学. 第 3 版. 北京;人民卫生出版社,2000;345-355.

［44］ Stewart C,Crook M. PAX2 and Cyclin D1 expression in the distinction between cervical microglandular hyperplasia and endometrial microglandular-like carcinoma;a comparison with p16,Vimentin,and ki67 ［J］. Int J Gynecol Pathol,2014,34;90-100.

［45］ Jia L,Yuan Z,Wang Y,et al. Primary sources of pelvic serous cancer in patients with endometrial intraepithelial carcinoma ［J］. Mod Pathol,2015,28;118-127.

［46］ Singh N,Gilks C,Wilkinson N,et al. Assignment of primary site in high-grade serous tubal,ovarian and peritoneal carcinoma;a proposal ［J］. Histopathology,2014,65;149-154.

［47］ Scully RE,Bonfiglio TA,Kurman RJ,et al. Histologic typing of the female genital tract tumours;International histological classification of tumours［M］. 2nd ed. Springer,Berlin,1994.

［48］ 郭丽娜,刘彤华. 子宫内膜浆液性腺癌［J］. 中华病理杂志, 1994,23;23-25.

［49］ Wheeler DT,Bell KA,Kurman RJ,et al. Minimal uterine serous carcinoma;diagnosis and clinicopatholgic correlation［J］. Am J Surg Pathol,2000,24;797-806.

［50］ Rodolakis A,Papaspyrou I,Sotiropoulou M,et al. Primary squamous cell carcinoma of the endometrium. A report of 3 cases ［J］. Eur J Gynaecol Oncol,2001,22;143-146.

［51］ Hoshida Y,Nagakawa T,Mano S,et al. Hepatoid adenocarcinoma of the endometrium associated with alph-fetoprotein production ［J］. Int J Gynecol Pathol,1996,15;266-269.

［52］ Chebib I,Chu P,Duggan MA,et al. Primary Signet-ring cell adenocarcinoma of the endometrium;case report and review of the literature ［J］. Int J Gynecol Pathol,2010,29;269-272.

［53］ Ji ML,Lu Y,Guo LN,et al. Endometrial carcinoma with yolk sac tumor-like differentiation and elevated serum B-hCG;a case report and literature reciew［J］. Onco Targets and Therapy,2013, 6;1515-1522.

［54］ Khuu HM,Gisco CP,Kilgorel,et al. Carcinosarcoma of the uterus associated with a nongestational choriocarcinoma［J］. South Med J,2000,93;226-231.

［55］ Conlon N,Leitao M,Abu-Rustum N,et al. Grading uterine endometrioid carcinoma［J］. Am J Surg Pathol,2014,38;1583-1587.

［56］ Jacques SM,Lawcence WD. Endometrial adenocarcinoma with variable level myometrial involvement limited to adenomyosis;A clinicopathologic study of 23 cases［J］. Gynaecol Oncol,1990, 37;401-407.

［57］ Longacre TA,Hendrickson MR. Diffusely infiltrative endometrial adenocarcinoma［J］. Am J Surg Pathol,1999,23;69-72.

［58］ Hirschowitz L,Nucci M,Zaino RJ. Problematic issues in the staging of endometrial, cervical and vulval carcinomas ［J］. Histopath,2013,62;176-202.

［59］ Kempson RL,Hendrickson MR. Smooth muscle,endometrial stromal,and mixed Müllerian tumors of the uterus［J］. Mod Pathol, 2000,13(3);328-342.

［60］ O'Leary TJ,Steffes MW. Can you count on the mitotic index ［J］? Hum Pathol,1996,27;147-153.

［61］ Bell1 SW,Kempson RL,Hendrickson MR. Problematic uterine smooth muscle neoplasms;clinicopathologic study of 213 cases ［J］. Am J Surg Pathol,1994,18;535-558.

［62］ Oliva E,Carcangiu ML,Carinelli SG,et al. Mesenchymical tumours//Kurman RJ,Carcangiu ML,Herringyon CS,et al. WHO Classification of Tumours of Female Reproductive Organs［M］. Lyons;IARC Press, 2014;135-154.

［63］ Clement PB. The pathology of uterine smooth muscle tumors and mixed endometrial stromal-smooth muscle tumors;a selective review with emphasis on recent advances ［J］. Int J Gynecol Pathol,2000,19;39-55.

［64］ 刘彤华. 提高对子宫平滑肌肿瘤的认识［J］. 中华病理学杂志,1996,25;259-261.

［65］ Zaloudek CJ,Hendrickson MR,Soslow RA. Mesenchymal tumors of the uterus//Kurman RJ,et al. Blaustein's Pathology of the Female Genital Tract ［M］. 6th ed. New York;Springer-Verlag, 2011;455-516.

［66］ Dgani R,Piura B,Ben-Baruch G,et al. Clinical-pathological study of uterine leiomyomas with high mitotic activity［J］. Acta Obstet Gynecol Scand,1998,77;74-77.

［67］ 郭丽娜,刘彤华,黄惠芳,等. 子宫平滑肌肉瘤病理诊断标准的再探讨［J］. 中华病理学杂志,1996,25;266-269.

［68］ 邓志娟,郭丽娜. 子宫恶性潜能不能确定性平滑肌肿瘤的临床病理研究进展［J］. 中华病理学杂志,2011,40;573-576.

［69］ Ip PPc,Cheung ANY,Clement PB. Uterine smooth muscle tumor of uncertain malignant potential (STUMP) ［J］. Am J Surg Pathol,2009,33;992-1005.

［70］ Prayson RA,Hart WR. Pathologic considerations of uterine smooth muscle tumors［J］. Obstet Gynecol Clinics North Am,1995,22;637-657.

［71］ Oliva E,Young RH,Clement PB,et al. Cellular benign mesenchymal tumors of the uterus. A comparative morphologic and immunohistochemical analysis of 33 highly cellular leiomyomas and six endometrial stromal nodules,two frequently confused tumors ［J］. Am J Surg Pathol,1995,19;757-768.

［72］ Prayson RA,Goldblum JR,Hart ER. Epithelioid smooth muscle tumors of the uterus［J］. Am J Surg Pathol,1997,21;383-391.

［73］ Kurman RJ,Norris HJ. Mesenchymal tumors of the uterus Ⅵ. Epithelioid smooth muscle tumors including leiomyoblastoma and clear-cell leiomyoma;a clinical and pathologic analysis of 26 cases［J］. Cancer,1976,37;1853-1865.

［74］ Downes KA,Hart WR. Bizarre leiomyoma of the uterus;a comprehensive pathologic study of 24 cases with long-term follow up

［J］. Am J Surg Pathol,1997,21:1261-1270.

［75］ Croce S,Young RH,Oliva E. Uterine leiomyomas with bizarre nuclei［J］. Am J Surg Pathol,2014,38:1330-1339.

［76］ Parra-Herran C,Schoolmeester JK,Yuan L,et al. Myxoid leiomyosarcoma of the uterus:a clinicopathologic analysis of 30 cases and review of the literature with reappraisal of its distinction from other uterine myxoid mesenchymal neoplasms ［J］. Am J Surg Pathol,2016,40:285-301.

［77］ Parra-Herran C,Quick CM,Howitt BE,et al. Inflammatory myofibroblastic tumor of the uterus ［J］. Am J Surg Pathol,2015,39:157-168.

［78］ 周全,郭丽娜,刘彤华. 子宫静脉内平滑肌瘤一例［J］. 中华病理杂志,2004,33(5):492-493.

［79］ Gyure KA,Hart WR,Kennedy AW. Lymphangiomyomatosis of the uterus associated with tuberous sclerosis and malignant neoplasia of the female genital tract. A report of two cases［J］. Int J Gynecol Pathol,1995,14:344-351.

［80］ Takemura G,Takatsu Y,Kaitani H,et al. Metastasizing uterine leiomyoma［J］. Path Res Pract,1996,192:622-629.

［81］ Tietze L,Gunther K,Horbe A,et al. Benign metastasizing leiomyoma:a cytogenetically balanced but clonal disease［J］. Hum Pathol,2000,31:126-128.

［82］ Fukunaga M,Ushigome S. Dessecting leiomyoma of the uterus with extrauterine extension［J］. Histopathol,1998,32:160-164.

［83］ Menolascino-Bratta F,Barriola VG,Gomez MN,et al. Cotyledonoid dissecting leiomyoma (Sternberg tumor):an unusual form of leiomyoma［J］. Pathol Res pract,1999,195:435-438.

［84］ Roth LM,Reed RJ. Dissecting leiomyomas of the uterus other than cotyledonoid dissecting leiomyomas［J］. Am J Surg Pathol,1999,23(9):1032-1039.

［85］ Vang R,Kempson RL. Perivascular epithelioid cell tumor ('PEComa') of the uterus. a subset of HMB-45-positive epithelioid mesenchymal neoplasms with an uncertain relationship to pure smooth muscle tumors［J］. Am J Surg Pathol,2002,26:1-13.

［86］ Bonetti F,Martignoni G,Colato,et al. Abdominopelvic sarcoma of perivascular epithelioid cells:report of four cases in young women,one with tuberous sclerosis［J］. Mod Pathol,2001,14:563-368.

［87］ L'Hostis H,Deminiere C,Ferriere JM,et al. Renal angiomyolipoma:a clinicopathologic,immunohistochemical,and follow-up study of 46 cases［J］. Am J Surg Pathol,1999,23:1011-1020.

［88］ Tsui WM,Colombari R,Portmann BC,et al. Hepatic angiomyolipoma:a clinicopathologic study of 30 cases and delineation of unusual morphologic variants［J］. Am J Surg Pathol,1999,23:34-48.

［89］ Oliva E,Carcangiu ML,Carinelli SG,et L. Mesenchymal tumours//Kurman RJ,Carcangiu ML,Herringyon CS,et al. WHO Classification of Tumours of Female Reproductive Organs［M］. Lyons:IARC Press,2014:135-154.

［90］ Baker RJ,Hildebrandt RH,Rouse RV,et al. Inhibin and CD99 (Mic2) expression in uterine stromal neoplasms with sex cord-like elements［J］. Hum Pathol,1999,30:671-679.

［91］ Kurihara S,Oda Yoshinao,Ohishi Y,et al. Endometrial stromal sarcomas and related high-grade sarcomas:immunohistochemical and molecular genetic study of 31 cases［J］. Am J Surg Pathol,2008,32(8):1228-1238.

［92］ 史景丽,成宁海,郭丽娜,等. 子宫内膜间质肉瘤 55 例临床病理特点和预后分析［J］. 中华病理学杂志,2011,40:517-522.

［93］ Oliva E,Clement PB,Young RH,et al. Mixed endometrial stromal and smooth muscle tumors of the uterus:a clinicopathological study of 15cases［J］. Am J Surg Pathol,1998,22:997-1005.

［94］ Schammel DP,Silver SA,Tavassoli FA. Combined endometrial stromal/smooth muscle neoplasms of the uterus:a clinicopathological study of 38 cases［J］. Mod Pathol,1999,12:124A.

［95］ Imai H,Kitamura H,Nananura T,et al. Müllerian carcinofibroma of the uterus. A case report［J］. Acta Cytol,1999,43:667-674.

［96］ Kaku T,Silverberg SG,Major FJ,et al. Adenosarcoma of the uterus:A Gynecology Ocology Group clinicopathologic study of 31 cases［J］. Int J Gyncol Pathol,1992,11:75-88.

［97］ Clement PB,Scully RE. Müllerian adenosarcoma of the uterus:A clinicopathological analysis of 100 cases with a review of the literture［J］. Hum Pathol,1990,21:363-672.

［98］ George E,Lillemoe TJ,Twiggs LB,et al. Malignant mixed Müllerian tumor versus high-grade endometrial carcinoma and aggressive variants of endometrial carcinoma:A comparative analysis of survival ［J］. Int J Gynecol Pathol,1995,14:39-44.

［99］ Kala V,RussellV,Patricia S,et al. Diagnosis of serous tubal intraepithelial carcinoma based on morphologic and immunohistochemical features:a reproducibility study［J］. Am J Surg Pathol,2011,35:1766-1775.

［100］ Tang SG,Onuma K,Deb P,et al. Frequency of serous tubal intraepithelial carcinoma in various gynecological malignancie:a study of 300 consecutive cases［J］. Int J Gynecol Pathol,2012,31(2):103-110.

［101］ Rabban JT,Vohra P,Zaloudek CJ,et al. Nongynecologic metastases to Fallopian tube mucosa:a potential mimic of tubal high-grade serous carcinoma and benign tubal mucinous metaplasia or nonmucimous hyperplasia［J］. Am J Surg Pathol,2015,39:35-51.

［102］ Hui P,Baergen R,Cheung A. N. Y,et al. Gestational trophoblastic disease//Kurman RJ,Carcangiu ML,Herringyon CS,et al. WHO Classification of Tumours of Female Reproductive Organs［M］. Lyons:IARC Press,2014:156-167.

［103］ Zhen Huo,Lina Guo,Xirun Wan,et al. Unusual pathologic form of malignant gestational trophoblastic neoplasms with low serum B-hCG levels (Corresponding author) ［J］. Int J Chlin Exp Pathol,2016,9(5):6297-6706.

［104］ 郭丽娜. 滋养细胞肿瘤的病理//向阳. 宋鸿钊滋养细胞肿瘤学. 第 3 版. 北京:人民卫生出版社,2011:44-54.

［105］ Complete hydatidiform mole//Crum CP,et al. Gynecologic and

Obstetric Pathology：High-Yield Pathology［M］. Philadephia：Elsevier,Inc. ,2016：741-743.

［106］ WHO Classification of Tumours of Female Reproductive Organs//Kurman RJ, Carcangiu ML, Herringyon CS, et al. Lyons：IARC Press,2014：12-14.

［107］ Kurman RT,Shih I-M. The origin and pathogenesis of epithelial ovarian cancer：a proposed unifying theory［J］. Am J Surg Pathol,2010,34(3)：433-443.

［108］ Soslow RA. Common diagnostic discrepancies//Soslow RA,Tornos C. Diagnostic Pathology of Ovarian Tumors［M］. New York：Springer-Verlag,2011：11-14.

［109］ Seidman JD,Russell P,Kurman RJ. Surface epithelial tumors of the ovary//Kurman RJ. Blaustein's Pathology of the Female Genital Tract［M］. 6th ed. New York：Springer-Verlag, 2011：679-784.

［110］ 郭丽娜,连利娟. 卵巢浆液性交界瘤高危病例的病理特点［J］. 生殖医学杂志,2004,13(3)：179-181.

［111］ Smith Sehdev AE,Sehdev PS,Kurman RJ. Noninvasive and invasive micropapillary (low-grade) serous carcinoma of theovary［J］. Am J Surg Pathol,2003,27：725-736.

［112］ 郭丽娜,连利娟,刘彤华. 卵巢浆液性交界性肿瘤腹膜种植的临床与病理学研究［J］. 中华妇产科杂志,1996,31：287.

［113］ 连利娟. 卵巢上皮性癌与交界性瘤的临床//连利娟. 林巧稚妇科肿瘤学［M］. 第3版. 北京：人民卫生出版社,2000：440-475.

［114］ Bell KA,Sehdev AES,Kurman RJ. Refined diagnostic criteria fir implants associated with ovarian atypical proliferative serous tumors (borderline)and micropapillary serous carcinomas［J］. Am J Surg Pathol,2001,25：419-432.

［115］ Malpica A,Deavers MT,Gershenson D,et al. Serous tumors involving extra-abdominal/extra-pelvic sites after the diagnosis of an ovarian serous neoplasim of low malignant potential［J］. Am J Surg Pathol,2001,25：988-996.

［116］ Okoya E,Euscher ED,Malpica AM. Ovarian low-grade serous carcinoma. A clinicopathologic study of 33 cases with with primary surgery performed ar a single institution［J］. Am J Surg Pathol,2016,40：627-635.

［117］ Howitt BE. High-grade serous carcinoma with "SET" pattern//Crum CP, et al. Gynecologic and Obstetric Pathology：High-Yield Pathology［M］. Philadephia：Elsevier, Inc, 2016：588-589.

［118］ Longacre TA,Bell DA,Malpica A,et al. mucinous tumours//Kurman RJ,Carcangiu ML,Herringyon CS,et al. WHO Classification of Tumours of Female Reproductive Organs［M］. Lyons：IARC

Press,2014：25-28.

［119］ Ellenson LH, carinelli SG, Cho KR, et al. endometrioid//Kurman RJ,Carcangiu ML, Herringyon CS,et al. WHO Classification of Tumours of Female Reproductive Organs［M］. Lyons：IARC Press,2014：29-32.

［120］ Crum CP, et al. Gynecologic and Obstetric Pathology：High-Yield Pathology［M］. Philadephia：Elsevier Inc. ,2016：617-619.

［121］ 郭丽娜,刘彤华,孙爱军,等. 具有内分泌功能的卵巢肿瘤［J］. 中华病理杂志,2004,33(3)：217-220.

［122］ Unkila-Kallio L,Tiitinen A,Wahhlstrom T,et al. Reproductive features in women developing ovarian granulosa cell tumour at a fertile age［J］. Hum Reprod,2000,15：589-593.

［123］ Crum CP,et al. Gynecologic and Obstetric Pathology：High-Yield Pathology［M］. Philadephia：Elsevier Inc. ,2016：687-689.

［124］ Fox H. Pathologic prognostic factors in early stage adult-type granulosa cell tumors of the ovary［J］. Int J Gyn Cancer,2003,13：1-4.

［125］ Young RH, Dickersin GR, Scully RE. Juvenile granulosa cell tumour of the ovary. A clinicopathological analysis of 125 cases［J］. Am J Surg Pathol,1984,8：575-596.

［126］ Zaloudek CJ, Mooney EE, Staats PN, et al. Sex cord-stromal tumours-pure sex cord tumours//Kurman RJ, Carcangiu ML, Herringyon CS,et al. WHO Classification of Tumours of Female Reproductive Organs［M］. Lyons：IARC Press,2014：50-51.

［127］ Mooney EE, Nogales FF, Tavassoli FA. Hepatocytic differentiation in retiform Sertoli-Leydig cell tumors：distinguishing a heterologous element from Leydig cell［J］. Hum Pathol,1999,30：611-617.

［128］ Li-na Guo,Tong-hua Liu. Gynandroblastoma of the ovary：review of literature and report of a case［J］. Int J Surg Pathol,1995,3(2)：137-140.

［129］ Shojaei H, Hong H, Redline RW. High-level expression of divergent endodermal lineage markers in gonadal and extra-gonadal yolk sac tumors［J］. Mod Path,2016,29：1278-1288.

［130］ Ravishankan S,Malpica A,Ramalingam P,et al. Yolk sac tumor in extragonadal pelvic sites［J］. Am J Surg Pathol,2017,41：1-11.

［131］ Russell Vang TA. Germ cell tumors of the ovary//Kurman RJ. Blaustein's Pathology of the Female Genital Tract［M］. 6th ed. New York：Springer-Verlag,2011：847-909.

［132］ Fahiminiya S, Witkowski L, Nadaf J, et al. Molecular analyses reveal close similarities between small cell carcinoma of the ovary,hypercalcemic type and atypical teratoid/rhabdoid tumor［J］. Oncotaget,2015,7(2)：1732-1740.

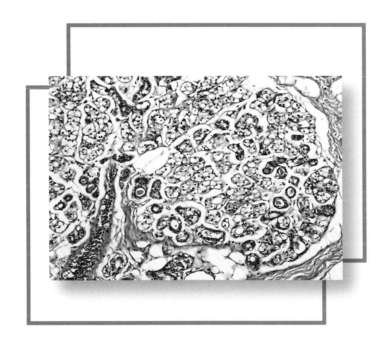

第十三章

乳　　腺

第十三章 乳 腺

第一节　乳腺发育异常

一、副乳腺及异位乳腺组织

副乳腺（accessory breast）指沿乳线走行的非乳房区的乳腺组织，从胸壁、腋下到外阴都可出现。根据乳腺发育状况分为完全发育型及不完全发育型，前者少见，有乳头、乳晕和腺体，后者多见，乳头、乳晕和腺体不完全组合，常无乳头和乳晕。副乳腺同样受内分泌激素的影响有周期性变化[1,2]。

异位乳腺组织（ectopic breast tissue）是指胚胎期乳线以外的乳腺组织，为胚胎发育过程中相关细胞异位所致，可见于肩胛区、大腿、头面部和直肠等处，只有腺体，无乳头及乳晕。

【光镜】完全发育型副乳腺有正常乳腺组织，包括各级导管及小叶，间质纤维组织常有增生。异位乳腺组织有导管及小叶结构，但不如副乳腺完善。可发生乳腺的各种良、恶性疾病。

【鉴别诊断】

（1）转移癌：有原发病灶，具有恶性细胞学及免疫组织化学表型特征。

（2）汗腺肿瘤：通常部位比较表浅，没有典型的乳腺小叶结构。

（3）软组织肿瘤：需与副乳腺化生性癌区别（见化生性癌）。

（4）其他：需要和副乳腺囊肿、纤维腺瘤、乳头状瘤等鉴别的病变（见相应病变）。

二、乳腺肥大

（一）女性乳腺肥大

1. 早熟性乳腺肥大（precocial mammary hypertrophy）原发性多在8～12岁，无其他性征发育异常。随着性发育成熟，肿块可消失。继发性多在4～8岁，双侧乳腺肥大，外阴明显发育，可出现腋毛和月经来潮。常发现有产生性腺激素的肿瘤（如卵巢粒层细胞瘤、绒癌、肾上腺皮质肿瘤、畸胎瘤和垂体瘤等），肿瘤切除，乳腺恢复正常。

【光镜】病变和青春期乳腺肥大类同。

2. 青春期乳腺肥大（adolescent mammary hypertrophy）多在10～20岁，多数为单侧性，常有过多阴毛、腋毛和其他性早熟现象。少数可形成巨乳症（macromastia）。

【大体】全乳腺弥漫性增生，无肿块形成。巨乳症乳腺可重达数十公斤，皮肤表面可见曲张静脉，可破溃和感染。

【光镜】导管增生，分支少，形态相对正常，缺乏正常小叶结构。上皮可呈旺炽性增生和出现异型性，纤维和脂肪组织过度增生，少数有假血管瘤样间质增生。极少数可伴发乳腺癌。

【鉴别诊断】

（1）幼年性纤维腺瘤：有分支状腺管，上皮和间质都显著增生，有包膜。

（2）错构瘤：见错构瘤内容。

3. 妊娠期巨乳症（gravid macromastia）　妊娠2～3个月后乳腺开始较快增大，可形成巨乳症。亦可伴发热、胀痛和出现静脉曲张或破溃。

【光镜】见高度增生分泌的乳腺腺体，有明显增生的纤维脂肪组织，可伴假血管瘤样间质增生。

【鉴别诊断】特别是在冷冻诊断时容易误诊。

（1）分泌性癌：没有小叶结构，缺乏肌上皮，黏液阳性。

（2）妊娠期癌：有明确癌成分。

（3）乳腺癌伴假泌乳性增生：分泌性改变为灶性，和妊娠无关。

（二）男性乳腺肥大

男性乳腺肥大（gynecomastia）又称男性乳腺发育症。生理性通常为双侧，于乳晕下形成盘状肿块。病理性常和服用某些药物（如雌激素、洋地黄、海洛因、某些抗结核药、抗真菌和肿瘤化疗药物等）、患有某些肿瘤（如睾丸间质细胞肿瘤和肾上腺肿瘤等）、全身性疾病（如慢性肝脏、消耗性疾病、甲亢、肾衰、心脏病、高血压病、糖尿病、结核病、麻风病和风湿病等）或性功能低下有关，也可无明确原因。

【大体】局限型：形成圆形或盘状肿块，界限清楚，有弹性。弥漫型：没有肿块，边界不清，较软。

【光镜】随病变持续时间不同而变化，贯穿全程的病变是导管数量及分支增多，并可有导管扩张，通常没有小叶结构，缺乏腺泡，少数情况可有流产的小叶。

（1）早期（6个月内）：导管上皮可具有柱状上皮特点，上皮增生形成微乳头样细胞丛突入管腔，也可形成乳头状、筛状或实性结构，甚至出现异型性。管腔内可见蛋白性分泌物和脱落的上皮。腺管周围间质呈疏松或黏液水肿状，血管丰富，可富于细胞伴多少不等的淋巴浆细胞浸润。少数可见脂肪或间质。

（2）后期（1年以上）：导管周围水肿黏液区消失。间质纤维化透明变更为明显,导管扩张,上皮萎缩。

（3）中期（1 年以内）：具有早期及后期两者的病变特点。病变中亦可有局灶性鳞化（更常见于早期）、大汗腺化生及假血管瘤样间质增生（常见于早、中期），极少数可伴发乳腺癌。

【鉴别诊断】

（1）导管原位癌：在乳腺发育中诊断导管原位癌应有更为严格的标准,增生的上皮更为一致和器官化,可出现坏死,具有导管原位癌的免疫组织化学表型特征（见导管增生性病变）。

（2）间质肉瘤变：细胞更为密集,有更明显的多形性和异型性,核分裂更多。

（3）错构瘤：见错构瘤内容。

第二节　乳腺化生性病变

乳腺疾病中常见有化生,包括上皮性及间叶性化生两大类,传统化生的概念是从组织细胞水平定义的,是指疾病中同类成熟型细胞的转化,如乳腺固有腺上皮转化为鳞状上皮。现今,特别是肿瘤化生的概念有了更宽泛的含义,细胞的化学成分发生了转变（如胞质内出现了原来没有的黏液、神经内分泌成分等）,以及肿瘤细胞特征发生了跨组织类别的转化（如上皮细胞具有间叶细胞的某些特点）,都可以归入化生（异向分化）的范畴[3-5]。

一、上皮性化生

（一）透明细胞化生

透明细胞化生（clear cell metaplasia）又称透明细胞变,其原因尚不清楚。

【光镜】发生在终末导管小叶单位腺上皮,呈灶状分布,腺上皮胞质透明或淡染。细胞核小、圆形和深染,常向中央移位,核仁不明显,一般无核分裂。常有腺腔,腔内可有分泌物。肌上皮常不明显（图 13-1）。

【特染免疫组化】奥辛兰和黏液卡红阴性。CK 和 S100蛋白阳性,GCDFP-15、肌上皮标记和 α-乳球蛋白阴性。

【鉴别诊断】

（1）透明细胞型小叶原位癌：腺泡明显膨大,界限清楚,无腺腔。核稍大,可有小核仁,奥辛兰可阳性,E-cadherin阴性。

（2）妊娠样改变：有时细胞质呈透明,但有明显分泌性改变,腺腔面存有"脱落性"分泌。

（3）胞质透明的大汗腺化生：细胞质可呈淡染泡沫到透明,其透明细胞只是局部表现,其他区域具有大汗腺化生的典型特征,GCDFP-15 阳性。

（4）肌上皮腺病：肌上皮可增生而且胞质透明,其位于腺上皮和基膜之间,有时腺管腔狭小闭塞,腺上皮不易辨认。肌上皮 p63、calponin、SMA 等肌上皮标记物阳性。

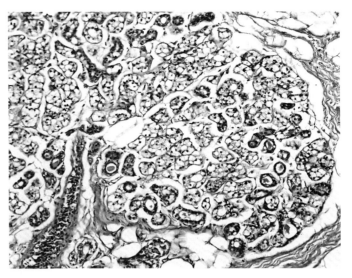

图 13-1　透明细胞化生

小叶腺泡膨大不明显,部分腺泡有腺腔,细胞质透明,核小,深染

（二）泌乳细胞化生

泌乳细胞化生（lactating cell metaplasia）又称假泌乳性增生及妊娠样变。发生在非妊娠和哺乳期的女性。

【光镜】累及终末导管小叶单位,通常为灶性分布。其腺泡呈妊娠/哺乳期乳腺改变。增生时上皮层数增多,可呈簇状、乳头状或实性。亦可发生不典型增生,细胞形态和组织结构出现不典型性。可伴有囊性高分泌性增生[1-8]（图 13-2）。

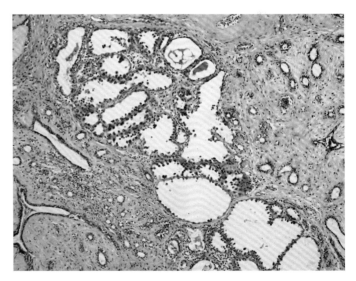

图 13-2　泌乳细胞化生

纤维腺瘤内有局灶性泌乳腺改变,腺腔内衬细胞呈"鞋钉"状,部分细胞核有多形和不典型性,胞质内有分泌空泡,腔内有分泌物

【特染免疫组化】奥辛兰和黏液卡红阴性。a-乳球蛋白和 S-100 蛋白阳性。

【鉴别诊断】泌乳细胞化生增生在冷冻切片常可见较

多印戒样细胞,特别是在有不典型增生时容易误诊。

（1）妊娠和哺乳期乳腺:有妊娠和哺乳史,弥漫性分泌性增生改变。

（2）复旧不全:小叶变形、不规则,上皮扁平或消失,基膜增厚呈锯齿状,周围通常无乳腺增生症改变。

（3）分泌型癌:缺乏小叶和腺泡状结构及分泌性增生的特点,呈浸润性生长,没有肌上皮,黏液染色阳性。

（4）小叶原位癌:腺泡高度实性扩大变形,缺乏典型分泌性改变,黏液染色常阳性。

（三）柱状细胞化生

柱状细胞化生（columnar cell metaplasia）又称柱状细胞变,是柱状细胞病变谱系的一种,柱状细胞病变还包括柱状细胞增生、平坦上皮不典型增生及黏附性导管内癌（见导管内增生性病变）。乳腺许多良恶性病变都可具有柱状细胞特点。近年其检出率日益增多,引起了关注。

【光镜】终末导管小叶单位增大,腺管有程度不同的扩张,形状不规则,被覆 1~2 层柱状上皮细胞,扩张明显的腺管内衬立方-扁平化上皮,细胞大小一致,核呈卵圆-长圆形,排列规则有极向,核仁不明显,核分裂象罕见,腔缘可见胞突,核可在胞突内,腺腔内常有絮状分泌物,也可伴有腔内钙化。肌上皮层通常清晰可见（图 13-3）。可伴有其他上皮增生性病变。柱状细胞化生增生伴轻度不典型性时称平坦上皮不典型性,在平坦上皮不典型的基础上和出现复杂结构时称不典型导管增生[3-8]。

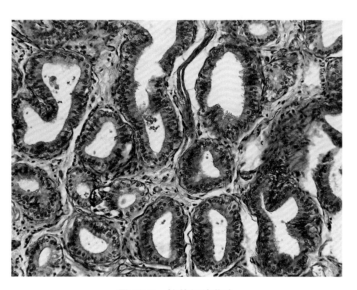

图 13-3　柱状细胞化生
柱状细胞化生,囊状扩大的腺腔被覆单层柱状上皮,可见顶浆分泌型胞突

F13-3　ER

【免疫组化】bcl-2 及 ER 阳性,CK5/6 通常阴性。

【鉴别诊断】柱状细胞化生经常和其他病变共存,它的存在并不影响对其他病变的诊断。

（1）平坦上皮不典型性:见导管内增生性病变。

（2）囊性高分泌增生:腺管的囊状扩张更显著,腔内充满匀质甲状腺胶质样分泌物,钙化少见。

（3）大汗腺囊肿:衬覆细胞的胞质呈嗜酸性颗粒状,于腔面更为突出,核圆中位,核仁明显。bcl-2 及 ER 通常阴性。

（4）黏液囊肿样病变:囊腔内为黏液,缺乏柱状上皮和胞突,常有间质黏液湖,其内缺乏漂浮的上皮细胞。

（四）大汗腺化生

大汗腺化生（apocrine metaplasia）是指组织细胞水平的一种细胞类型的改变,形态上具有大汗腺细胞的所有特征:胞质丰富、呈嗜酸性颗粒状,可有胞突;泡状核、中等-大,核膜厚、核仁明显。在乳腺疾病中十分常见。大汗腺化生是大汗腺病变谱系的一种,其他还包括大汗腺增生、大汗腺不典型增生、大汗腺型导管原位癌及浸润性大汗腺癌[9]。

【光镜】

（1）细胞呈柱状、锥形或立方形,于基底侧呈单层排列,细胞间有黏附性,均匀分布。

（2）细胞质丰富、均匀,呈嗜酸性颗粒状,于腔缘侧浓集,常有胞突。偶有较大核上空泡。有时胞质淡染-透明,呈泡沫颗粒状或小空泡状（和皮脂样细胞类似）（常出现在不典型大汗腺病变中）。

（3）细胞核增大、一致、呈圆-卵圆形泡状、染色质呈均匀颗粒状,核膜增厚光滑,有明显一致的核仁。少数情况核可较小深染、核仁不明显。

（4）细胞无坏死,核分裂象罕见。

【特染免疫组化】黏液卡红局灶阳性,奥辛兰阴性。AR、AE1/AE3、EMA、CEA、催乳素（prolactin）和大囊肿病液体蛋白-15（GCDFP-15）阳性,ER（ER 的 β 亚型部分阳性）、PR、CK5/6、a-乳球蛋白、bcl-2 和 S-100 蛋白阴性。

【鉴别诊断】

（1）具有嗜酸性颗粒状胞质的非大汗细胞:某些导管内衬细胞及导管内癌细胞可具有嗜酸性颗粒状胞质,但缺乏大汗腺细胞核的基本特征（核大、淡染,染色质块状,核仁明显）。

（2）柱状细胞化生:柱状细胞常有大汗腺细胞样胞突,但不具有大汗腺细胞的全部特点,其核小深染,染色质细,核仁不明显,也无明显嗜酸性颗粒状胞质。

（3）斜切假象:组织细胞斜切可造成人为假象,上皮细胞丰富、折叠,貌似复层排列,细胞核呈假复层排列,貌似核不在基底侧。也可使乳头（有纤维血管轴心）看似细胞团（无纤维血管轴心）,产生大汗腺细胞增生/不典型增生的错觉。

（4）不典型大汗腺腺病:见不典型大汗腺腺病。

（5）大汗腺细胞不典型性增生/低级大汗腺型导管内

癌:两者的鉴别尚无标准可循,有时十分困难(见导管内增生性病变)。

(6)"大汗腺样异型性":十分少见,可能是上皮增生的退变现象,出现在终末导管小叶单位,通常为小群奇异细胞,邻近管腔,界限不清,核大、不规则折叠状、染色质深染模糊,胞质宽红染。

(五)鳞状细胞化生

鳞状细胞化生(squamous cell metaplasia)远较大汗腺细胞化生少见,亦可见于乳腺各种病变,包括某些炎症反应(如医源性病变)和增生性病变、良恶性肿瘤等。

【光镜】伴随其他病变,通常为局灶性,少数病变比较广泛。常为成熟性的鳞状上皮,可有不同程度的角化,亦可出现不典型改变。

【免疫组化】CK5/6、p63 等阳性。

【鉴别诊断】病变广泛时要想到是否有鳞状细胞癌可能。

(1)鳞状细胞癌:鳞状细胞化生可有不典型性(如导管内鳞化、乳晕下脓肿等),亦可分布在反应性或胶原化的间质中,呈假浸润图像(如硬化型导管内乳头状瘤伴鳞化等),特别是在冷冻切片容易和鳞状细胞癌混淆。后者呈浸润性生长,细胞有更明显的异型性和反应性间质,亦可出现肿瘤性坏死。

(2)梭形细胞癌:低级别梭形细胞癌的梭形细胞比较温和,而且常有鳞化,容易和反应性纤维肉芽组织伴鳞化等病变混淆,特别是后者增生十分显著且有不典型性时,两者的鉴别可能会遇到困难。免疫组织化学染色前者梭形细胞 AE1/AE3 和 p63 阳性,后者阴性。

(3)低度恶性腺鳞癌:肿瘤由拉长或不规则的腺样结构(类似于汗管)组成,细胞分化好,常有不同程度的鳞化和角囊肿形成,在乳腺实质内浸润性生长,常有较明显间质反应。此癌容易误诊为良性增生性病变。

(六)其他化生病变

包括皮脂腺细胞化生(sebaceous cell metaplasia)、黏液细胞化生(mucous cell metaplasia)及神经内分泌细胞化生(neuroendocrine cell metaplasia),均很少见。

【光镜】

(1)皮脂腺细胞化生:化生细胞类似皮脂腺细胞,常伴有鳞化,可见于腺肌上皮肿瘤、导管内乳头状瘤、皮脂样癌等。

(2)黏液细胞化生:一般病变局限,腺管衬覆细胞质内出现黏液,核受压靠边,细胞呈印戒样,可见于导管内乳头状肿瘤、叶状肿瘤、实体型乳头状癌等。

(3)神经内分泌细胞化生:通常没有细胞学的明显改变,但细胞质化学成分发生了改变,出现了神经内分泌颗粒,可见实体型乳头状癌、神经内分泌癌等。

【特染免疫组化】

(1)皮脂腺细胞化生:AB/PAS 阴性。EMA 不同程度

阳性,CK5/6/7/14、GCDFP-15、p63 阴性。

(2)黏液细胞化生:黏液卡红、奥辛兰阳性,CK5/6 常阴性。

(3)神经内分泌细胞化生:神经内分泌标记物阳性,CK5/6 常阴性。

【鉴别诊断】

(1)黏液细胞化生:乳腺正常和增生的导管-腺泡上皮缺乏细胞内黏液。如果观察到增生细胞内出现含有黏液的印戒样细胞、细胞质内空泡(特别是大空泡或空泡内有小红球)和(或)黏液染色阳性,均提示病变有恶性转化,这时需要仔细观察黏液细胞的范围及其他细胞和组织学特征,来判断是单纯性黏液细胞化生还是肿瘤性改变(不典型增生或原位癌),如果含有黏液的细胞很局限且细胞和组织学特征均支持普通导管增生,一定不要轻易作出癌的诊断。

(2)神经内分泌细胞化生:正常乳腺和良性增生性上皮病变通常缺乏神经内分泌分化细胞。如果证实增生细胞有比较明显的神经内分泌分化细胞,就要警惕病变是否有恶性转化。提示有神经内分泌分化的形态学改变有,呈实性乳头状,细胞一致而温和,出现梭形细胞,含有黏液的细胞及胞质呈嗜酸性颗粒状的细胞,细胞围绕间质轴心排列整齐呈栅栏状等。

二、间叶性化生

间叶性化生(mesenchymal metaplasia)是指间质中出现了异源性间叶成分,如平滑肌、脂肪、骨和软骨等。乳腺疾病中的间叶性化生和上皮性化生相比十分少见,良性化生主要发现在纤维腺瘤、导管内乳头状瘤、管状腺瘤和肌成纤维细胞瘤和叶状肿瘤等。恶性叶状肿瘤中的肉瘤性异源性成分(如脂肪肉瘤、横纹肌肉瘤、骨软骨肉瘤等)也是化生现象。伴有间叶性化生的肿瘤需与肉瘤、化生性癌鉴别。乳腺化生性癌常出现肉瘤样成分,这些间叶样成分和上皮成分有同样的克隆性,而且可具有上皮性免疫表型,一般认为是癌跨胚层化生的结果,所以在诊断肉瘤前,必须排除化生性癌的可能性[10]。

第三节 乳腺炎症性病变

乳腺炎分急性、慢性,以及感染和非感染性炎。慢性非感染性乳腺炎(如肉芽肿性小叶性乳腺炎、浆细胞性乳腺炎等)近年来引起人们的关注。

一、急性化脓性乳腺炎

急性化脓性乳腺炎多因吮吸乳头导致细菌感染所致,常见于哺乳期女性,也可见于男女亲昵后的女性等。表现为乳房区红、肿、热、痛,局部和腋下淋巴结可肿大。可转变为慢性。

【光镜】为急性化脓性炎,可伴有脓肿形成、组织坏死

及肉芽组织形成(图13-7)。转变为慢性者病变内有多少不等的淋巴细胞和浆细胞。

【鉴别诊断】

(1) 浆细胞性乳腺炎:以浆细胞和淋巴细胞为主,可见导管扩张症背景。

(2) 肉芽肿性小叶性乳腺炎:病变小叶性分布,肉芽肿内小脓肿。

(3) 乳晕下脓肿(Zuska病):为非哺乳期病变,有显著鳞化。

二、乳晕下脓肿

乳晕下脓肿又称Zuska病、输乳管鳞状上皮化生、乳腺导管瘘。主要发生在非哺乳期女性,可能与吸烟有关。大多数出现乳晕区肿胀或肿块,有乳头溢液,乳头内翻及输乳管瘘形成,黏稠排出物具有恶臭。常被临床误诊为一般脓肿,抗生素治疗和(或)切开引流通常无效,病情反复发作,经久不愈。

【光镜】主要为一个或多个输乳管上皮明显鳞状上皮化生角化,上皮及角化物脱落充塞管腔,导致输乳管破裂,角蛋白进入周围间质并继发感染,引起急慢性炎症,形成以输乳管为中心的乳晕下脓肿及异物巨细胞反应(图13-4)。

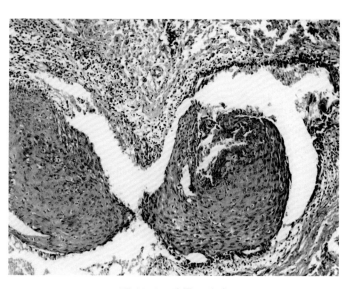

图13-4　乳晕下脓肿
乳晕下脓肿,输乳管上皮明显鳞化角化,充塞管腔,管内外有急慢性炎细胞浸润

【鉴别诊断】

(1) 脓肿:此病常被临床误诊为脓肿,因此开始总是被切开引流,由于取出送检组织有限,仅常表现为化脓性炎及异物巨细胞反应。结合临床,需要排除本病,必须仔细进行组织学检查,寻找角化物及伴有鳞状上皮化生和(或)含有角蛋白的导管。必要时需提醒临床医生切除更多的标本送检。

(2) 导管原发性鳞状细胞癌:细胞异型性明显,常伴有导管周围的浸润。

(3) 起源于主输乳管的乳头状汗腺囊腺瘤样肿瘤:除

有鳞状上皮分化伴角化性外,仍可见被覆两层上皮(内层柱状、外层立方状)的乳头状结构。

(4) 其他良性病变的鳞状上皮化生:可以见到其他病变的典型形态学改变,如导管内乳头状瘤,虽有鳞状上皮化生,但可见到乳头状瘤的典型改变。

【预后及预测因素】需手术彻底清除病灶,甚至要楔形切除乳头,方能治愈。

三、肉芽肿性小叶性乳腺炎

肉芽肿性小叶性乳腺炎(granulomatous lobular mastitis)又称为特发性肉芽肿性乳腺炎,是一种少见原因不明的慢性非感染性炎症性疾病,有较明显的临床病理特征。

【临床表现】临床上多发生于较为年轻的经产妇(平均33岁),大多数与近期妊娠(平均3年)有关,发病就诊时间平均3个月,患者常单侧乳腺受累,乳腺肿块初起多位于乳房的外周部,逐渐向乳晕区发展(周围向中央),病变区先有疼痛,然后出现红肿(先痛后红肿),可有皮肤溃破及窦道形成。临床容易误诊为乳腺癌。抗生素和(或)抗结核治疗效果不明显,用激素治疗病情可有一定缓解。病变切开引流或破溃后,伤口常难以愈合,肉芽组织增生、伤口外翻可似火山口样。另外,上、下肢皮肤可出现结节性红斑,无生育史的患者中,大多数有服用抗精神病类药物史。

【大体】切面有灰白色病变区,界限清楚或不清楚,大小为1.5~6cm,其内可见黄色粟粒样病灶,质硬韧,有砂粒感,严重者有更大的脓腔,亦可见扩张的导管。

【光镜】以乳腺终末导管小叶单位为中心的化脓性肉芽肿性炎为特点。肉芽肿中央常有中性粒细胞聚集,甚至形成小脓肿,其中常见有吸收空泡,病变的不同时期,小叶内、外常有程度不同的淋巴细胞和(或)浆细胞浸润,亦可出现较多嗜酸性粒细胞(图13-5、图13-6),终末导管可有不同程度的扩张,间质内常见有小血管周围炎及小肉芽肿,部分病例可有局部大导管扩张或伴发导管扩张症。病变融合者,小叶结构消失,常见有肉芽肿构成的隧道样结构及弥漫性化脓性肉芽肿性炎,累及皮肤者可引起溃破形成窦道,某些病例鳞状上皮可深部组织内的移位埋陷增生,窦道也可鳞状上皮化生、增生,而且可以出现异物性肉芽肿。病变中通常(一般方法)查不出病原菌[11]。

【病因】本病的病因尚不清楚,一般认为是非感染性化脓性肉芽肿性炎,可能与自身免疫因素、血清泌乳素血症、服用抗精神病类药物等有关。是否与感染因素有关,一直是人们关注的问题。有文献报道[12],在40%左右的形态学表现为囊性中性粒细胞性肉芽肿性小叶炎(cystic neutrophilic granulomatous mastitis)的患者病变中发现有棒状杆菌,其病变组织形态学改变为以小叶为中心的肉芽肿及混合性炎细胞浸润,肉芽肿内有囊泡形成(直径<1mm),囊泡衬以中性粒细胞,囊泡内可见革兰染色阳性的棒状杆菌。亦有文献报道,棒状杆菌阳性的病变组织,细菌培养均为阴性。上述文

献报道表明棒状杆菌的病变非常类似于肉芽肿性小叶性乳腺炎,笔者的研究也观察到[13-14],在许多诊断为肉芽肿性小叶性乳腺炎的病变中存在革兰染色阳性的棒状杆菌。棒状杆菌与肉芽肿性小叶性乳腺炎有何关系,值得进一步深入研究。

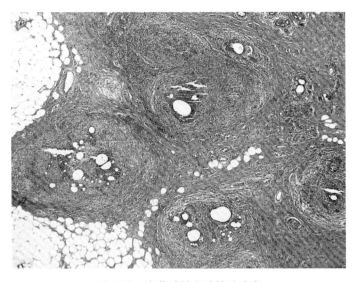

图 13-5 肉芽肿性小叶性乳腺炎
肉芽肿性炎性病变沿乳腺小叶分布,部分病变融合,小叶内腺管减少或消失,可见大小不等的吸收空泡

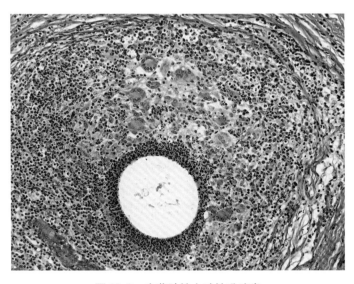

图 13-6 肉芽肿性小叶性乳腺炎
小叶内吸收空泡周围有以中性粒细胞为主的多种炎细胞浸润及肉芽肿,亦见有小脓肿形成,小叶内腺管萎缩消失

F13-6 ER

【鉴别诊断】

(1)导管扩张症(浆细胞乳腺炎):年龄大,始发常为乳晕区肿物,病变逐渐向外周扩展(中央向外周),表现为大导管扩张,管腔内分泌物潴留,管壁纤维性增厚,管周淋巴细胞、浆细胞浸润,可有异物性肉芽肿,缺乏以小叶为中心的化脓性肉芽肿改变。部分病例两者可同时伴发。

(2)肉芽肿性血管脂膜炎:是非坏死性肉芽肿和淋巴细胞性血管炎,通常不累及小叶或导管。

(3)感染性肉芽肿(如分枝杆菌、真菌及寄生虫):病变缺乏沿小叶分布的特点,为坏死或非坏死性肉芽肿,可找到病原菌。

(4)乳腺脓肿:常和哺乳有关,病变没有沿小叶分布的特点,缺乏化脓性肉芽肿的特点。

(5)脂肪坏死和异物反应:病变不以小叶为中心,为脂性肉芽肿和异物性肉芽肿。

(6)结节病:小叶内和小叶间非坏死性肉芽肿,缺乏化脓性肉芽肿的特点。

【预后及预测因素】 目前,对本病的治疗还缺乏共识。如治疗不当(如按一般炎症切开引流、单纯抗生素或抗结核治疗等),伤口可长期不愈,形成窦道,病变可反复发作,患者十分痛苦。手术治疗曾经是首选的治疗方法,皮质激素治疗有一定疗效。但现今更强调综合性治疗,辅以中医治疗能获得更好的结果。需加强病因学研究,以便获得更针对性的治疗。

四、硬化性淋巴细胞性小叶炎

硬化性淋巴细胞性小叶炎(lymphocytic lobulitis)即淋巴细胞性乳腺病及硬化性淋巴细胞性乳腺炎,有人认为是一种自身免疫性疾病。部分患者有1型糖尿病,又可称糖尿病性乳腺病(diabetic mastopathy)。多见于年轻和中年女性,乳腺有质硬、不规则、可活动的疼痛性肿块。常反复发作,部分病例有自限倾向。临床上往往考虑为恶性肿瘤。

【大体】病变区直径2～6cm,灰白色,质韧硬,界限相对清楚。

【光镜】乳腺小叶内及其周围有大量成熟淋巴细胞(主要为B淋巴细胞)、浆细胞浸润,腺泡及导管上皮层内亦可有淋巴细胞浸润。晚期腺泡可萎缩或消失。间质明显纤维化透明变,伴有多少不等的上皮样细胞和(或)巨细胞(肌成纤维细胞),小血管周围亦可有明显的淋巴细胞浸润(图13-7、图13-8)。

【鉴别诊断】

(1)淋巴瘤:为肿瘤性淋巴细胞(具有淋巴瘤的形态学、免疫组织化学及分子表型),弥漫性浸润乳腺实质和血管(侵蚀性血管炎)。

(2)假性淋巴瘤:有生发中心形成,伴混合性炎细胞和较明显的血管增生。不具有沿乳腺小叶和小血管分布的特点。

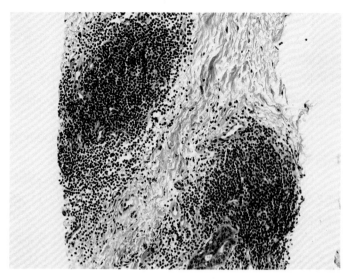

图 13-7　硬化性淋巴细胞性小叶炎

病变沿乳腺小叶分布，小叶内有大量淋巴细胞，间质呈硬化性改变

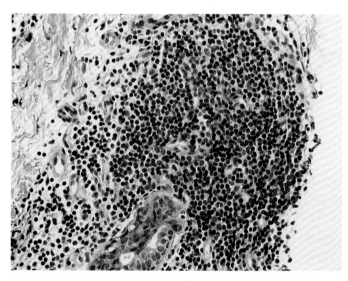

图 13-8　硬化性淋巴细胞性小叶炎

小叶内有淋巴浆细胞浸润，小叶内腺管萎缩消失，可见终末小导管

（3）乳腺癌（原位或浸润）伴淋巴浆细胞浸润：有明确的癌组织。

（4）硬化性淋巴细胞性小叶炎伴乳腺癌：常有结节性病灶，有明确的癌组织。

（5）硬化性淋巴细胞性小叶炎伴淋巴瘤：有硬化性淋巴细胞性小叶炎的背景，出现一致性肿瘤性淋巴细胞，可浸润小叶周围组织和脂肪组织，亦可出现比较大的结节性病变。

（6）淋巴上皮瘤样癌：常有结节性病灶，有明确的癌组织。

【预后及预测因素】部分病例有自愈倾向，约有 1/3 的患者手术切除可复发。极少数可合并乳腺癌或淋巴瘤。

五、IgG4 相关硬化性乳腺炎

IgG4 相关性硬化性病变是最近认识的一种综合征[4,15]，可以在各种器官中形成肿块性病变，其特征为致密的淋巴细胞和浆细胞浸润伴间质硬化，外周血 IgG4 升高和组织中表达 IgG4 的浆细胞增多为特征。IgG4 相关硬化性乳腺炎（IgG4-related sclerosing mastitis）亦有文献报道。发病年龄为 37～54 岁（平均年龄 47.5 岁），单侧或同时双侧乳腺可触及包块，可以伴有全身淋巴结肿大、眼皮肿胀等。有报道表明，病理上可伴有窦组织细胞增生伴巨淋巴结病、硬化性淋巴细胞性小叶炎、肉芽肿性小叶性乳腺炎样病变。

【光镜】病变特点为淋巴浆细胞呈结节性弥漫浸润，伴有间质硬化和乳腺小叶缺失。①浸润的淋巴样组织由小淋巴细胞和浆细胞组成，其间可见反应性的淋巴滤泡。大多数淋巴滤泡形态正常，但有些呈哑铃形、套区较薄，小淋巴细胞浸入到生发中心，可见到玻璃样变性的血管穿透生发中心。淋巴浆细胞不以导管或小叶为中心累及。②有不同程度的间质硬化，在淋巴浆细胞结节周围常有明显的间质硬化，形成宽大的纤维带或包膜样纤维圆环。硬化性间质呈同质透明变，其中可见少量成纤维细胞。③在重度炎细胞浸润区，小叶腺泡缺少，在病变的外周可见少许残留的导管，其导管周围有纤维化。没有淋巴上皮病变和肉芽肿结构。偶尔可见静脉炎。

【免疫组化】CD20 和 CD3 均见较多阳性，大部分浆细胞表达 IgG4（≥50 个/HPF），IgG4/IgG>40%，浆细胞呈多克隆性（无轻链限制）。

【鉴别诊断】

（1）黏膜相关淋巴组织结外边缘区 B 细胞淋巴瘤：存在弥漫成片的 B 细胞浸润，有淋巴上皮病变。

（2）透明血管型 Castlemen 病：缺乏大量混合性淋巴细胞和浆细胞浸润，只有少数细胞表达 IgG4。

（3）硬化性淋巴细胞性小叶炎或糖尿病性乳腺病：常发生在糖尿病或自身免疫性疾病的患者，纤维化没有 IgG4 相关性硬化性乳腺炎明显，硬化带围绕小叶单位和血管周围，浆细胞很少。

（4）肉芽肿性小叶性乳腺炎：常发生在年轻女性，近期有妊娠史，其组织学特点是以小叶为中心的化脓性肉芽肿、中性粒细胞浸润及微脓肿形成，亦有泡沫组织细胞和淋巴细胞。

（5）浆细胞性乳腺炎：大导管扩张，腔内有浓缩分泌物，导管周围有显著的浆细胞浸润及泡沫状组织细胞。

【预后及预测因素】类固醇激素治疗有效，首选药物为泼尼松龙。本病预后较好，没有切除后复发的报道。

六、嗜酸性粒细胞性乳腺炎

据报道与外周血嗜酸性粒细胞增多、高嗜酸性粒细胞综合征、Churg-Strauss 综合征及过敏性疾病有关。临床可触及乳腺肿物。

【光镜】导管和小叶周围有大量嗜酸性粒细胞浸润,可混杂有淋巴细胞及浆细胞。炎性区导管和小叶上皮可呈反应性改变。

【鉴别诊断】乳腺某些炎症性疾病的不同时期均会有不同程度的嗜酸性粒细胞浸润,但都存在本身病变的特征。如某些肉芽肿性小叶性乳腺炎的局部可有明显嗜酸性粒细胞浸润,但仍存在化脓性肉芽肿的特征。

七、结核性乳腺炎

原发性结核性乳腺炎(tuberculous mastitis)极为少见。临床可触及局限或弥漫性肿块。皮肤可有溃疡或形成窦道,也可出现乳房变形、皮肤橘皮样变、乳头凹陷和腋下淋巴结肿大。容易误诊为乳腺癌。

【光镜】病变分布没有一定的规律性,通常可见比较典型的结核性肉芽肿。有时仅在浸润的炎细胞中见有上皮样细胞及不典型的干酪样坏死。抗酸染色可有结核分枝杆菌。

【鉴别诊断】如病变不典型,病原学证据不足,无乳腺外结核病变,诊断乳腺结核一定要慎重。

(1) 乳腺癌伴反应性肉芽肿:在有乳腺癌时,诊断乳腺或引流区淋巴结结核要特别小心,因为乳腺癌组织旁边可有反应性类结核样肉芽肿改变,甚至会出现干酪样坏死。在引流区淋巴结内没有发现转移癌细胞时,肉芽肿和多核巨细胞的出现往往提示淋巴结内可能有转移癌,要多切片仔细寻找,必要时进行免疫组化染色寻找癌细胞。

(2) 肉芽肿性小叶性乳腺炎:(见肉芽肿性小叶性乳腺炎)。

(3) 脂肪坏死:围绕脂肪坏死形成脂质性肉芽肿,有大量泡沫状细胞,具有脂肪坏死的特殊形态。

(4) 其他肉芽肿病:包括结节病和其他感染性肉芽肿(见相关章节)。

八、霉菌和寄生虫性乳腺炎

霉菌和寄生虫性乳腺炎(mycotic and parasitic mastitis)偶有报道。包括曲菌、毛霉菌、芽生菌、隐球菌、孢子丝菌和组织胞质菌病等,以及丝虫、包虫、裂头蚴、肺吸虫、猪囊尾蚴和旋毛虫病等(参见其他章节相关病变)。

九、其他感染性炎

包括猫抓病、放线菌病、布鲁杆菌病、伤寒、麻风、梅毒性乳腺炎等均有报道,但十分罕见(参见其他章节相关病变)。

十、结　节　病

乳腺结节病(sarcoidosis)罕见,通常为全身结节病的局部表现(参见其他章节相关病变)。

十一、隆乳性病变

隆乳性病变(lesion associated with breast augmentation)是指由于隆乳材料(石蜡、硅胶、水溶性聚丙烯酰胺凝胶制品和自体颗粒脂肪等)植入乳腺的继发性病变。乳腺植入处可形成结节、肿块,也可引起乳房硬化变形。亦可出现同侧胸壁、上臂或腋下淋巴结病变。

【光镜】急性炎症:有中性粒细胞和嗜酸性粒细胞浸润。异物肉芽肿性炎:有淋巴浆细胞、泡沫细胞、异物巨细胞。可有脂肪、肌肉组织坏死。可有肉芽组织、纤维组织增生及胶原纤维化,亦可出现化生性病变:如鳞状上皮或滑膜细胞化生。病变组织及吞噬细胞内可见半透明折光性异物。少数可伴有上皮不典型增生(图13-9)、浸润性癌(如鳞状细胞癌)和恶性淋巴瘤等。自体脂肪组织隆乳者发生脂肪坏死(包括膜状脂肪坏死)(图13-10)。部分病例腋下、胸壁、上臂、腹壁、腹股沟和骨髓等处可出现异物肉芽肿或脂肪坏死性病变[4,16,17]。

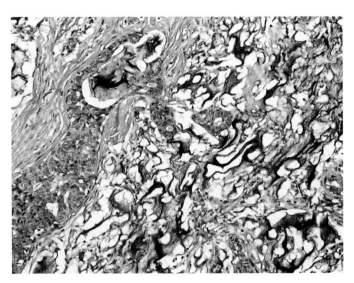

图13-9　水溶性聚丙烯酰胺凝胶性肉芽肿
小叶结构破坏,间质及增生导内有大量蓝色黏液样异物和多核巨细胞

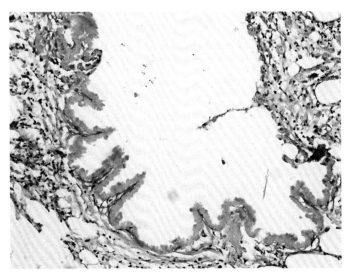

图13-10　自体脂肪隆乳后膜状脂肪坏死
脂肪坏死囊腔表面衬覆均质嗜酸性膜状物,有假乳头形成,周围有炎症反应

【鉴别诊断】

（1）其他异物性肉芽肿：无隆乳史，具有其他异物的形态特点。

（2）感染性/其他肉芽肿病变：无隆乳史，具有感染性/其他肉芽肿病变的形态改变。

（3）浸润性癌/转移癌（特别是黏液癌）：主要是在冷冻切片易误诊，观察到异物、黏液染色和有隆乳病史有助鉴别。少数病例可有异型增生或癌变需仔细观察鉴别。

（4）囊肿性病变：无组织坏死和异物性肉芽肿改变，无隆乳史。

（5）导管原位癌：导管旺炽性增生时需鉴别。

十二、异物性肉芽肿

任何异物植入/误入乳腺都能引起异物性肉芽肿（foreign body granuloma）病变。除用于人体的医源性材料（隆乳剂、充填物、敷料、缝线）外，还有毛发、虫胶、丝棉制品、玻璃丝、环氧树脂、油灰、油脂、聚乙二醇和聚脲烷等。

十三、肉芽肿性血管脂膜炎

肉芽肿性血管脂膜炎（granulomatous angiopanniculitis）只有少数报道。有局限性乳房区肿块，质硬，界限不清，有触痛。表面皮肤发硬呈红斑状改变。可误诊为癌[18]。

【大体】病变主要位于乳房区皮下脂肪，也可累及乳腺组织。病变区硬，界限不清。

【光镜】主要为皮下脂肪组织内的结节状非坏死性肉芽肿病变，伴淋巴细胞、组织细胞、浆细胞浸润，小血管和毛细血管炎及周围有袖套状淋巴细胞浸润，可有局限性脂肪坏死。部分病例有乳腺累及，小叶间有淋巴细胞浸润（图13-11、图13-12）。无异物和病原体。

【鉴别诊断】

（1）肉芽肿性小叶性乳腺炎：病变以累及小叶为特点，常有化脓性改变。

（2）结节病：其表面皮肤无明显变化，缺乏血管炎和脂肪坏死。

（3）巨细胞性动脉炎和Wegener肉芽肿病：主要累及中小动脉，常伴有血管壁坏死和血栓形成，Wegener肉芽肿病有坏死性肉芽肿。

（4）回归热性非化脓性脂膜炎：缺乏结节性肉芽肿改变，有发热、关节痛等临床表现。

（5）脂肪坏死：缺乏结节性肉芽肿和血管炎。

（6）感染性肉芽肿：常为坏死性肉芽肿，有病原体。

十四、Mondor病

Mondor病（Mondor disease）是一个临床名词，是指发生

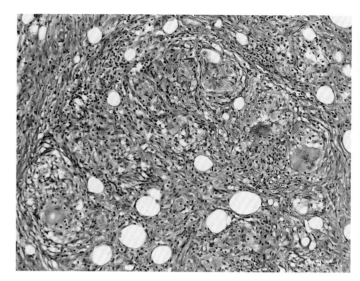

图13-11　肉芽肿性血管脂膜炎
脂肪组织内见有结节状非坏死性肉芽肿

F13-11　ER

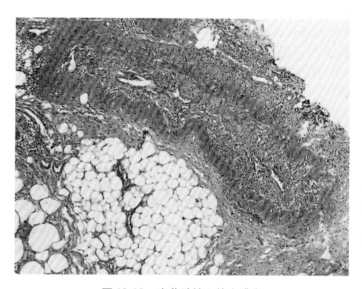

图13-12　肉芽肿性血管脂膜炎
肌性小血管内及周围有淋巴细胞浸润，管腔闭塞

在乳腺及相邻胸壁处的血栓性静脉炎。女性多见，多见于乳腺外上限和邻近胸壁。通常发生在胸部或乳腺创伤、物理性压迫或手术后，也可见于吸毒癖（常于乳腺注射海洛因者）。临床上皮下出现条索状结节，表面皮肤凹陷，可伴有疼痛或触痛。病损常为一处，也可多处或两侧分布，消退后留下纤维性硬块。此病被认为具有自限性，几周到数月后，可自行缓解消退，不复发[18]。

【光镜】皮下血栓性静脉炎，可伴有血栓形成、机化、再通、静脉纤维化的病理过程。

十五、Rosai-Dorfman 病

Rosai-Dorfman 病（Rosai Dorfman disease）又称伴巨大淋巴结病窦组织细胞增生症，发生于乳腺者非常罕见，可为原发于结外的独立病变，也可同时伴有淋巴结受累。本病好发于中老年女性，局部常出现缓慢生长的无痛性肿块，质硬、边界清，临床常不能明确诊断。其病因尚不明确，部分病例可自愈，手术切除后可复发。

【光镜】低倍镜病变由交错的淡染区和深染带组成。深染带穿插、包绕在淡染区之间，主要由增生淋巴细胞、浆细胞组成，可有淋巴滤泡形成。淡染区为合体样梭形细胞及多边形体积宽大的组织细胞构成，其胞质丰富，透明或呈淡嗜伊红着色，其内常见有完整的淋巴细胞（淋巴细胞伸入现象），其细胞核大，圆形或卵圆形，染色质呈空泡状，可见清晰核仁，核分裂罕见，周围常有浆细胞、淋巴细胞、中性粒细胞和红细胞。

【免疫组化】组织细胞 S-100 蛋白核和胞质强阳性，α_1-抗糜蛋白酶、α_1-抗胰蛋白酶、溶菌酶、Mac387、CD68 也呈阳性。

【鉴别诊断】

（1）在乳腺本病主要是和炎症及反应性病变鉴别，这些病变都会有混合性炎细胞浸润，出现多少不等的各种形态的组织细胞，他们除具有各自的临床病理特征外，其组织细胞与 Rosai-Dorfman 病的组织细胞明显不同，其体积较少，缺乏胞质中完整的淋巴细胞，且免疫组化染色 S-100 蛋白阴性。

（2）术中冷冻切片诊断应注意与乳腺癌区别。

【预后及预测因素】本病是一种自限性疾病，可以自行消退。对于孤立型的 Rosai-Dorfman 病，局部手术切除多可治愈，但部分病例有局部复发。

十六、Erdeim-Chester 病

Erdeim-Chester 病（Erdeim Chester disease）是一种罕见的非朗格汉斯组织细胞增生症，多发生在中老年人，常为多发性系统性病变，最常见同时有长骨受累，累及乳腺者十分罕见，临床及病理均易误诊。其病因尚不明确，有报道在本病病变组织及外周血单核细胞中都检测到 BRAF V600E 突变，提示 *BRAF* 基因突变对疾病的发生和发展有重要作用。

【光镜】病变呈结节状，界限不清，其内纤维-肌成纤维细胞增生，其间有大量泡沫状组织细胞、淋巴细胞、浆细胞，亦可见 Touton 型巨细胞。

【免疫组化】泡沫状组织细胞 CD68、CD163、p16 阳性，S-100 及 CD1a 阴性。

【基因测序】可检测到 BRAF V600E 点突变。

【鉴别诊断】

（1）脂肪坏死：乳房局限性肿物，脂肪坏死性肉芽肿伴泡沫状组织细胞。

（2）乳腺炎症性疾病：乳腺许多炎症性疾病均可出现大量泡沫状组织细胞伴混合性炎细胞浸润及多核巨细胞，其病变局限在乳房部位，缺乏全身多系统性病变，而且各有自身病变的特点（如肉芽肿性小叶性乳腺炎以小叶分布的化脓性肉芽肿为特征），泡沫状组织细胞的免疫组化及基因表型不同。

（3）颗粒细胞瘤：细胞大，胞质更丰富，呈嗜酸性颗粒状，S-100 蛋白阳性。

（4）组织细胞样癌：核有异型性，胞质可有黏液空泡，CK 阳性。

（5）Rosai-Dorfman 病：组织细胞巨大，胞质丰富而淡染，有淋巴细胞伸入现象，S-100 蛋白阳性。

【预后及预测因素】全身广泛受累者愈后比较差。

十七、结缔组织血管性疾病

乳腺结缔组织血管性疾病（connective-vascular disease）包括红斑狼疮、硬皮病、皮肌炎、类风湿病、巨细胞动脉炎、结节性多动脉炎、Wegener 肉芽肿病等，通常为全身疾病的局部表现，少数病例首先在乳腺发现病变（参见其他章节相关病变）。

第四节 乳腺反应性和瘤样病变

一、导管扩张症

导管扩张症（duct ectasia）又称导管周围性乳腺炎（periductal mastitis），是一组以导管扩张为基础的乳腺慢性炎症，在疾病发展的不同阶段各有不同的临床表现及病理特点，包括浆细胞性乳腺炎（plasma cell mastitis）、阻塞性乳腺炎、化学性乳腺炎及粉刺性乳腺炎等。

临床多见于中、老年女性，常累及一侧乳腺。早期可有疼痛、乳头溢液，为浆液性、血性或脓性，病程可持续数年。晚期乳晕下可触及肿块，可出现乳头凹陷或偏斜，溃破瘘管形成，亦可有腋下淋巴结肿大。常与乳腺癌难以鉴别。影像学检查可有钙化，与导管原位癌类似。

【大体】乳头及乳晕下肿块，质地较硬，界限不清，直径多为 1～3cm，可见多少不等扩张的导管或小囊，内含棕黄色黏稠物，管周有灰白色厚壁，与粉刺型导管原位癌类似。

【光镜】早期病变局限于乳晕下输乳管及大导管，后期可累及乳腺区段导管。导管有不同程度扩张，内衬上皮呈扁平、立方状或消失。管腔内有脱落上皮、脂质性分泌物、胆固醇结晶和（或）钙化物，以及泡沫状组织细胞，亦可累及导管上皮。管壁及其周围不同程度纤维化和多少不等的浆细胞、淋巴细胞、嗜酸性粒细胞浸润及泡沫状组织细胞。部分病例可见到含有脂褐素的组织细胞（褐黄细胞）、黄瘤样和（或）肉芽肿改变，也可有脂肪坏死。少数情况可见急性炎症细胞浸润，并可形成融合性病变，有脓肿和（或）溃破形成瘘管。

晚期导管周围纤维化可十分明显,可导致纤维化性管腔闭塞,其周围常可见一圈或几个被覆上皮的小管。部分病例和肉芽肿性小叶性乳腺炎伴发。

【鉴别诊断】　在因其他原因手术切除的 50 岁以上女性乳腺标本中,常可见到小叶外导管有不同程度的扩张,此种情况不足以诊断为乳腺导管扩张症。

(1) 原位癌/浸润性癌:管腔内容物及残留或脱落的上皮细胞有时和肿瘤性坏死和癌细胞不好区分。浆细胞可聚积成堆或呈条索状排列,特别是冷冻切片,其核浆结构不清,容易和浸润癌混淆。两者的核浆比例、核形态及背景不同。

(2) 肉芽肿性小叶性乳腺炎:可伴有导管扩张症,病变主要围绕小叶,以化脓性肉芽肿为特点。少数融合性病变不易区别。

(3) 结核性乳腺炎:肉芽肿伴干酪样坏死,可查见结核分枝杆菌。

(4) 脂肪坏死:缺乏沿输乳管、大导管分布特点。

(5) 乳汁潴留性囊肿:通常见于哺乳期,囊肿内为乳汁,周围常有泌乳性腺泡。

(6) 囊肿病:位于终末导管小叶单位,常有上皮增生、化生性改变,浆细胞浸润不是特点,缺乏弹力纤维(弹力纤维染色)。

【预后及预测因素】　手术既有利于明确诊断,同时也是重要的治疗手段。但若手术时机和方式选择不正确,可能导致手术后局部复发,皮肤窦道或瘘管形成,伤口长期不愈合,严重者最后不得不行单纯乳房切除。

二、脂　肪　坏　死

脂肪坏死(fat necrosis)最常发生于物理性损伤(如外伤、手术、细针穿刺、放疗等),但约一半病例没有明确的损伤史。多发生在成年人,一侧乳腺多见,早期乳房区皮下肿块,直径为 2~5cm,边界不清,质地硬。晚期肿块可与皮肤粘连,皮肤下陷和(或)乳头变形。也可有乳头溢液和腋下淋巴结肿大。

【大体】　取决于病变持续时间。脂肪组织内圆形硬块,边界不清,质韧,黄白间暗红色,有时可有小囊腔,内含黄白黏稠或血性液体。晚期形成界限较清楚的硬性结节或放射状瘢痕。

【光镜】　脂肪细胞变性坏死,融合成大小不等的空泡。空泡周围成纤维细胞、脂母细胞和上皮样细胞增生及单核细胞、淋巴细胞和浆细胞浸润,亦可见泡沫状噬脂细胞。后期形成肉芽肿(脂性肉芽肿)和纤维化伴胆固醇结晶和钙盐沉着。少数病例可有鳞状上皮化生。

膜状脂肪坏死:主要为大小不等的囊腔,囊腔有纤维性囊壁,腔面被覆嗜酸性均质膜状物,可出现假乳头状结构,油红 O、PAS 染色阳性(图 13-10)。

【鉴别诊断】　脂肪坏死临床与影像学检查非常类似于乳腺癌,临床往往会选择术中冷冻切片检查,其肉眼观常呈放射状,组织质硬,有黄色坏死条纹亦和癌类似,而且脂肪多的组织常难以获得满意的冷冻切片,冷冻切片中可出现许多印戒样及不典型细胞,容易和癌混淆。

(1) 浸润性癌(富脂细胞癌和组织细胞样癌等):特别是冷冻切片,区别两者有时是很困难的,注意其临床病史及组织学背景特点有助鉴别。HE 切片,经验不足者易误诊,黏液染色及免疫组化染色(包括 CK、CD68、GCDFP-15 等)有助区别。

(2) 寄生虫病(如猪囊虫病等)和膜状脂肪坏死:前者有寄生虫的结构特点。

(3) 颗粒细胞瘤:细胞大,胞质宽,呈嗜酸性颗粒状,缺乏炎细胞及多核巨细胞,S-100 阳性,CD68 阴性。

(4) 感染性肉芽肿病:可查见病原体和典型病变。

(5) 其他肉芽肿病变:脂肪坏死是伴发病变,有其他病变的特点。

三、乳汁潴留性囊肿

乳汁潴留性囊肿(galactocele)又称积乳囊肿和乳汁淤积症等。多见于哺乳期或哺乳后女性,多位于乳晕下区,常出现单侧囊性肿块,圆形-椭圆形,界限清楚,与皮肤无粘连。

【大体】　囊性肿块圆形-椭圆形,表面光滑,界限清楚,直径为 1~2cm,切面为单房或多房,内容为稀薄乳汁或黏稠炼乳样物。

【光镜】　囊肿壁由薄层纤维组织构成,内衬扁平上皮。囊内容为红染无定形物质和泡沫状细胞。囊肿周围有多少不等的单核细胞、淋巴细胞、浆细胞、上皮样细胞和异物型多核巨细胞。可见扩张的小导管和泌乳期小叶。急性感染可形成急性炎症或脓肿。

【鉴别诊断】

(1) 导管扩张症:见导管扩张症。

(2) 单纯性囊肿:和哺乳无关,无分泌改变。

(3) 其他肉芽肿病变:无乳汁潴留性囊肿。

(4) 囊性高分泌增生/癌:囊内为甲状腺样胶质分泌物。

四、乳腺梗死及出血性坏死

乳腺梗死(infarct)及出血性坏死(hemorrhagic necrosis)多见于妊娠、哺乳期女性和未婚女青年,常伴有良性肿瘤(如:导管内乳头状瘤、纤维腺瘤等),也可发生在恶性肿瘤(如浸润癌等)。少数有引流淋巴结肿大。乳腺广泛出血性坏死极少见,通常发生在抗凝治疗后。

【光镜】　梗死通常为较一致的凝固性坏死,坏死区常见有核残影,亦常有出血和(或)含铁血黄素沉着。边缘可有程度不同的肉芽组织长入、炎细胞浸润和纤维化,可有鳞状上皮化生。亦可见原发病变组织(如泌乳腺、导管内乳头状瘤、纤维腺瘤、浸润癌等)。梗死区残留细胞(如泌乳腺细胞)可出现排列紊乱、细胞不典型性和核分裂象增多。出血性坏死有广泛出血和组织细胞坏死,可见急性坏死性血管炎(小-中血管)和多发性血栓。

【鉴别诊断】良性病变的梗死远较恶性病变常见。

(1) 恶性肿瘤的梗死/坏死:有残留的肿瘤细胞。少数病例几乎完全梗死,此时癌的诊断较为困难,网织染色可显现癌的结构特点。

(2) 肿瘤性坏死:有核和胞质的碎片。

(3) 梭形细胞癌:可类似梗死后机化的肉芽组织,两者的鉴别可出现困难,梭形细胞癌上皮性标记物阳性。

(4) 导管内癌:常有肿瘤性坏死,具有恶性细胞学特点。

五、错 构 瘤

错构瘤(hamartoma)是一种乳腺发育异常性疾病,表现为新生成熟乳腺组织不成比例的生长,常出现异源性组织。肿物圆形或椭圆形,通常有包膜,一般直径为2~8cm,质软,可推动。临床容易误诊为纤维腺瘤和乳腺囊性增生等。

【大体】肿瘤圆形或椭圆形,直径可达20cm以上,有薄而完整的包膜,质地较软。切面根据纤维和脂肪组织的多少,呈灰白到黄色。

【光镜】成熟乳腺组织紊乱排列,可有发育不好的小叶结构,特化、非特化性间质不分,常出现异源性成分,最常见的组织学类型是透明变性的纤维结缔组织分隔导管和小叶,而且混有不同数量的脂肪。有时可以出现透明软骨、平滑肌等组织等。根据出现成分的不同可分为以下类型:①腺脂肪瘤(adenolipoma):脂肪组织占绝大部分(图13-13);②软骨脂肪瘤(chondro-lipoma):脂肪组织内有岛状透明软骨,腺体成分少;③平滑肌错构瘤(leiomyo-hamartoma):有明显的平滑肌成分。

【鉴别诊断】

(1) 正常青春期乳腺:有正常乳腺结构和成分。

(2) 纤维腺瘤:特发性间质和腺管均质增生,非特发间质卷入,腺管受压,通常无脂肪组织。

(3) 青春期乳腺肥大:无包膜,间质较腺管增生明显,导管多分支状,小叶不明显,缺乏异源性成分。

(4) 男性乳腺发育:无包膜,管周有黏液水肿带,导管上皮呈微乳头状增生。

(5) 腺病:一般没有包膜及大量脂肪组织,软骨化生亦少见。

(6) 良性叶状肿瘤:特发间质和腺管增生紊乱,主要是间质增生、腺体扩张、分支和不规则,间质异源性改变,导管上皮可有不同程度的增生。

六、淀 粉 样 瘤

淀粉样瘤(amyloid tumor)多发生在45~79岁女性,右侧乳腺多见,通常为孤立性肿块,质地比较硬。病变表浅者

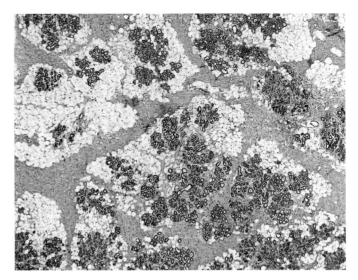

图 13-13 腺脂肪瘤
肿瘤主要由乳腺小叶和大量纤维脂肪组织构成

F13-13　ER

可出现皮肤皱缩。临床容易误诊为癌(参见其他章节相关病变)。

七、褐 黄 病

乳腺褐黄病(ochronosis)只有个例报道。是一种尿黑酸氧化酶缺乏的遗传性疾病,表现为尿黑酸尿和软组织中色素沉积的临床综合征,可有其他部位(如耳、鼻、指甲等)黑变或有家族史。患者有乳腺内肿物。

【大体】肿物切面呈棕黑色。

【光镜】上皮萎缩,间质纤维化,间质细胞、平滑肌细胞、血管内皮细胞及其周围组织内有大量黄棕色细颗粒状色素沉着。此色素可能是细胞酪氨酸代谢产物,和黑色素类似。

第五节　乳腺良性增生性疾病

乳腺良性增生性疾病包括一大类发生在终末导管小叶单位(terminal duct-lobular units,TDLUs)的良性增生性病变,主要表现为上皮和间质的增生和化生性改变。由于这类病变的组织形态学变化多样,故诊断名称繁多,目前尚未完全统一[1-2,19]。

一、囊　肿

囊肿(cyst)是一种潴留性囊肿性病变,不是真正意义上

的增生性病变。其起源于终末导管小叶单位,腺泡扩张融合形成镜下或肉眼可见的大小不等充满分泌物的囊腔。临床可触及囊性肿物。

【光镜】大小不等、圆形-卵圆形、形充满伊红色蛋白分泌物的囊肿,部分有终末导管小叶单位的轮廓,囊壁被覆上皮、肌上皮两层细胞,部分囊肿被覆的细胞扁平或消失,也可有大汗腺化生,囊内可有不同类型的钙化(磷酸盐、草酸盐等)。

【鉴别诊断】

(1)导管扩张症:为大导管扩张,周围有弹力纤维,一般不累及小叶。

(2)柱状细胞病变:柱状细胞增生/平坦上皮不典型性累及终末导管小叶单位,腺泡扩张,腺腔内常含有絮状分泌及钙化,低倍镜下类似于小囊肿。高倍镜下两者被覆上皮不同,前者为增生的柱状上皮/轻度不典型增生的柱状上皮,后者被覆的上皮稀疏,呈立方-扁平状成有大汗腺化生。前者扩大的腺泡形状不规则,囊内分泌物呈絮状常伴钙化,而后者为圆形-卵圆形,囊内有伊红均匀细颗状蛋白性分泌物。

(3)囊性高分泌性增生癌:囊状扩张的导管,被覆不同状态上皮,囊内充满甲状腺胶质样分泌物。

(4)黏液囊肿样病变:囊腔内黏液性分泌物,常有间质黏液湖。

二、囊 肿 病

囊肿病(cystic disease)又称囊性增生症、纤维囊性病、慢性囊性乳腺炎等。成年女性多见。一侧或双侧乳腺单发或多发囊性肿物。

【大体】单发或多发性囊肿,通常1~3cm,顶部呈蓝色,切开囊内容为淡黄色清亮或血性液体。

【光镜】病变主要有囊肿、大汗腺化生、上皮增生及间质纤维化,不同的患者其占优势的病变不同。

(1)囊肿:为单发或多发性、大小不等的囊肿,内衬扁平、立方或柱状上皮,周围有肌上皮,囊腔内有伊红色分泌物和泡沫状上皮/组织细胞,也可见钙化物。常伴大汗腺化生,可见厚的囊壁,其内容物溢出可引起炎细胞浸润及泡沫状组织细胞聚积,显著者可呈黄瘤样改变,亦可出现胆固醇结晶沉积。

(2)大汗腺化生:囊肿常出现大汗腺化生,衬覆大汗腺细胞,此时可称为大汗腺囊肿。大汗腺细胞呈立方-柱状,局部可形成细胞簇,亦可呈乳头状大汗腺化生增生,囊腔内有乳头状结构,乳头轴心表面被覆单层柱状大汗腺细胞(见第二节大汗腺化生)。

(3)上皮增生:可有不同程度的上皮有增生和(或)乳头状增生,亦可伴有不典型增生。

(4)腺病:可有硬化型腺病、盲管型腺病及腺肌上皮型腺病等。

(5)纤维化:早期表现为小叶内间质的纤维化,逐渐和

小叶间间质融合,间质透明变,腺管萎缩、消失。囊肿破裂的修复性改变也可引起局部纤维化。

(6)病变内可有程度不同的慢性炎细胞浸润及钙化,亦可有纤维腺瘤样改变(图13-14、图13-15)。

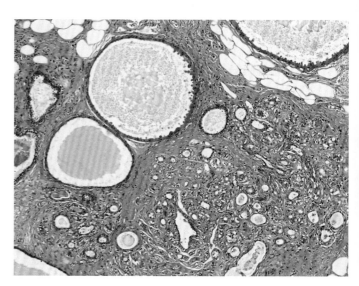

图13-14 囊肿病
见有大小不等的大汗腺囊肿及腺病

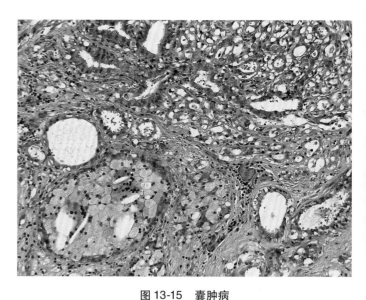

图13-15 囊肿病
示腺病,肌上皮增生,局部见平坦上皮不典型性,扩大的腺管内有泡沫状组织细胞及胆固醇结晶

F13-15 ER

【鉴别诊断】

(1)导管扩张症:发生在中-大导管,周围可有弹力纤维,内衬上皮常为柱状,虽扩大但不形成真正的囊肿。有时

和孤立性囊肿区别困难,残留大汗腺细胞有助囊肿病的诊断。

（2）积乳囊肿:多为哺乳期或哺乳后女性,发生在中-大导管,通常为单发,囊内为乳汁。

（3）黏液囊肿样病变:常与囊肿病同时存在,囊内为黏液性分泌物,常有间质黏液湖。

（4）囊性高分泌性增生/癌:囊腔内为甲状腺胶质样分泌物,被覆不同状态上皮。

（5）平坦上皮不典型增生（见平坦上皮不典型增生）。

（6）膜状脂肪坏死:囊腔无被覆上皮,表面为均质伊红色膜状物。

（7）上皮增生病变的鉴别（见导管增生性病变）。

三、黏液囊肿样病变

黏液囊肿样病变(mucocele-like lesion)又称黏液囊肿样肿瘤,是否是一种独立性病变还有争论,但目前倾向认为是一种良性黏液性导管增生性疾病。

【大体】病变界限不明囊肿显,呈多囊性,切面黏稠胶冻样。

【光镜】终末小导管腺泡扩张,被覆扁平、立方或低柱状上皮,类似正常导管细胞,可有局灶性不明显的复层结构。细胞形态温和、均匀一致,核小染色质细颗粒状,核仁不明显或可有小核仁,外层有肌上皮。囊腔内充满无定形淡蓝色黏液性分泌物,可有程度不同的钙化。黏液物质可穿破囊肿壁进入间质形成黏液湖,其内缺乏漂浮的上皮细胞。病变通常没有乳头状增生,亦缺乏结构及细胞的异型性。周围可有其他增生性病变[20]。

【鉴别诊断】以往对本病不认识时,易将其误诊为黏液癌。随着对本病有了更多的了解,却更容易将黏液癌误诊为黏液囊肿样病变。两者的鉴别常很困难,因此,一定要多切片和小心仔细地观察,诊断思路是排除黏液癌后方可诊断黏液囊肿样病变,而且有必要对患者进行定期随访。

（1）黏液癌:黏液癌患者的年龄通常比较高,多在60岁以上,而黏液囊肿样病变的平均发病年龄为30~40岁,因此,在出现黏液囊肿样病变样改变时,年龄大者不要轻易诊断为黏液囊肿样病变,而较为年轻者诊断为黏液癌时应慎重。影像学检查黏液囊肿样病变可有钙化和癌类似,病理肉眼检查也与癌不好区别,镜下乳腺黏液癌细胞常比较温和(假良性形态),间质黏液湖内也可缺乏漂浮细胞,两者的鉴别会遇到困难。黏液癌虽然局部黏液湖内查不见漂浮细胞,但周边黏液湖内总会有具有结构的漂浮细胞(呈实性巢、腺泡状、乳头状),而且缺乏肌上皮,黏液分割破坏纤维胶原间质。原位癌的出现有助于黏液癌的诊断。黏液囊肿样病变的囊肿有肌上皮,间质黏液湖常为推挤性边缘。

（2）黏液型导管内癌:其管腔明显扩大时,衬覆上皮层数不多,被黏液压迫后的细胞形态更趋温和,黏液可外溢局部形成黏液湖,其内缺少漂浮细胞,容易误诊为黏液囊肿样

病变。需多取材,仔细观察全部切片,如其旁边有肿瘤性病变(不典型导管增生-导管原位癌),一定不要轻易诊断黏液囊肿样病变,排除癌后方可考虑。黏液囊肿样病变是增生性良性病变,细胞及组织结构不具有肿瘤性病变的特点。

（3）囊肿病:囊内通常为非黏液性蛋白性液体,可有上皮增生和大汗腺化生,缺乏间质黏液湖。

（4）囊性高分泌增生/癌:囊状扩大的腺腔内有甲状腺胶质样分泌物,缺乏间质黏液湖。

（5）平坦上皮不典型增生:黏液囊肿样病变的形态学可能与柱状细变有类似之处,以往的诊断可能也包括了某些平坦上皮不典型增生,但平坦上皮不典型增生是肿瘤性病变,细胞呈高柱状且有异型性,所以不应归入黏液囊肿样病变(见平坦上皮不典型增生)。

四、腺　　病

腺病(adenosis)是一组以乳腺小叶为基础的良性增生病变,其共同特点是腺体的增生,保持上皮和肌上皮正常排列的结构[8]。部分表现为小叶腺泡数量的增加,而无小叶内间质及小叶结构的改变(如单纯性腺病),部分则伴有间质增生,挤压增生腺体使之变形及排列异常(如硬化性腺病),另外情况,增生的腺体呈杂乱无章排列,呈"浸润"性生长(如微腺型腺病、腺管型腺病)。除微腺型腺病外均有上皮、肌上皮两层细胞。

多发生于20~40岁的女性,通常无临床和肉眼肿块形成,常伴有周期性疼痛。硬化性腺病发病年龄稍大。结节性腺病/腺病瘤有临床及肉眼肿块,肿物界限清楚,质硬。

（一）单纯性腺病

单纯性腺病(simple adenosis)又称小叶增生,是指小叶的数目和体积增加。

【光镜】小叶数目(每个低倍视野可见>5个小叶)和(或)小叶内腺管增多(每个小叶腺管数>30个),小叶扩大。小叶内间质及小叶结构没有明显改变。

（二）盲管腺病

盲管腺病(blunt dust adenosis)是一种具有流产性小叶结构的终末导管增生性病变。

【光镜】病变呈器官样结构,终末导管有不同程度的囊状扩张,形态不规则,侧面及顶端轮廓钝圆,有时可有分支呈小叶雏形。管腔内常有分泌物。腺管有腺上皮及肌上皮细胞,腺上皮细胞呈立方-柱状,常伴顶浆分泌型胞突。肌上皮增生或不明显。可伴有上皮增生和大汗腺化生,也可有不典型增生。

【鉴别诊断】

（1）小叶内肿瘤:盲管腺病偶有扩张的终末导管出芽,芽内细胞较多,类似于小叶肿瘤,钝形扩张的导管背景有助鉴别。

（2）平坦上皮不典型增生(见平坦上皮不典型增生)。

（3）生理周期改变:月经黄体晚期,小叶腺泡衬覆细胞

可有比较明显的顶浆分泌,常有核分裂及凋亡细胞,管腔内有分泌物,小叶内间质疏松、水肿、血管充血。

(三) 小管状腺病

小管状腺病(tubular adenosis)是以细长小腺管在间质及脂肪组织内无序性生长为特点的腺病。

【光镜】 通常无小叶结构。拉长或分支状小腺管弥漫性增生,相互交错在间质无序分布,可延展伸入脂肪织。纵切面小腺管细长,许多小腺管管腔狭小甚或管腔不明显。横切面上小腺管呈圆形、长圆形、分支状或囊状,管腔内常有分泌物和微钙化。小腺管有上皮和肌上皮两层细胞和基膜,腺上皮立方状,核圆-卵圆形,无胞突,肌上皮扁平,核小深染(图13-16)。间质可纤维化或水肿样改变。可伴有上皮增生、不典型增生及导管原位癌,亦可在腺病的小腺管内浸润,极似浸润性导管癌。

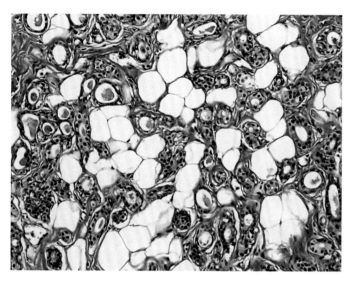

图 13-16 小管状腺病
大小比较一致的小腺管弥漫性增生,部分管腔内常有分泌物

【鉴别诊断】

(1) 微腺型腺病:小腺管相对一致,圆形、管腔开放,无肌上皮,S-100 阳性,EMA 阴性。

(2) 硬化性腺病:有向心性弧形或以小叶为中心漩涡状排列特点。

(3) 腺瘤:有包膜,腺管一致,圆形或卵圆形,开放,可同时有纤维腺瘤。

(4) 腺病内原位癌伴腺管癌化与浸润性癌:后者无肌上皮。

(四) 旺炽性腺病

旺炽性腺病(florid adenosis)以腺上皮及肌上皮明显增生为特点。Rosai 认为"旺炽性腺病"一词适用于非常富于细胞、增生特别明显的结节性腺病和硬化性腺病,不属特殊类型及无特殊意义。

【光镜】 小叶变形,结构常不明显,亦可融合。小腺管明显增多,不规则、拥挤、扭曲、盘绕,横切和纵切面管腔呈复

杂增生图像。腺上皮细胞核可增大、淡染,常可见小核仁,亦可出现多形性和不典型性,有时核分裂增多。肌上皮增生或不明显。可有神经和(或)血管浸润及小灶性坏死。间质增生不明显。

【免疫组化】 Ki67 指数可增高。

【鉴别诊断】 包括:①导管原位癌(见导管增生性病变);②浸润小管癌(见浸润性小管癌)。

(五) 大汗腺性腺病

大汗腺性腺病(apocrine adenosis)又称腺病伴大汗腺化生和硬化性大汗腺腺病,是指腺病(特别是硬化性腺病)中有显著大汗腺化生/增生,至少占病变的50%。

【光镜】 腺病(特别是硬化性腺病)背景。增生腺管不规则,内衬细胞具有大汗腺细胞的形态特点:细胞呈柱状或多边形,细胞大界限清楚,胞质丰富呈嗜酸性颗粒状,腔面侧嗜酸性颗粒浓集,亦可见胞突。核圆形或卵圆形,(平均直径为 6~8μm),可见小而深染核仁(平均直径<3μm),边缘平滑。管腔内常有嗜酸性颗粒状分泌物。

不典型大汗腺腺病(atypical apocrine adenosis):病变范围通常<4mm。病变区内出现增多受挤压、密集的腺体。导管上皮没有明显增生,缺乏结构上的不典型性。大汗腺细胞出现不典型增生(其界定尚无统一的标准),主要表现为细胞体积及核增大(核面积较正常大 3 倍),核形不规则,核仁增大或有多个核仁,罕见有核分裂及坏死。胞质透明化或空泡化,胞质嗜酸颗粒分布杂乱无章,腺腔可扩张(图 13-17)。可伴有大汗型导管原位癌。

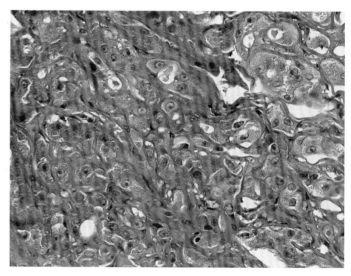

图 13-17 不典型大汗腺腺病
腺体密集排列,细胞核显著增大(正常 3 倍),核仁明显

【鉴别诊断】

(1) 大汗型导管原位癌:两者的鉴别缺乏统一的标准,鉴别遇到困难时,诊断不典型大汗腺腺病可能是明智的选择。大汗型导管原位癌腺管膨大,腺腔扩张,不典型细胞复层化,出现结构异型性。核多形性和异型性更明显,细胞黏

附性差,出现核分裂及肿瘤性坏死,Ki67 指数>10%。

（2）浸润性大汗腺癌:异型性更明显,缺乏肌上皮。

（3）分泌型癌:虽可形成胞质内微囊,癌细胞质可红染或空淡,与不典型大汗腺腺病有类似之处,但细胞缺乏大汗腺的形态及免疫组化表型特点,黏液染色阳性。其核亦不具有大汗腺细胞的特点,缺乏肌上皮。

（4）微囊性复旧不全:常缺乏上皮、基膜厚。

（六）微腺性腺病

微腺性腺病(microglandular adenosis)是一种少见的缺乏肌上皮层的小腺体增生,大多数为呈惰性临床过程,少数可发生癌变。临床可触及肿物,也可表现为影像学中致密影或镜下发现。

【光镜】病变由规则一致的小圆形腺管组成,散布于纤维胶原性间质和(或)脂肪组织中。腺管圆形、管腔开放,不成角、不被间质挤压,腔内常有 PAS 阳性(抗淀粉酶消化)的嗜酸性分泌物,可见微钙化。腺管内衬单层立方状上皮,细胞温和较一致,核圆形,核仁不明显,胞质可呈双嗜性、透明或呈明显嗜酸性粗大颗粒状,没有胞突。腺管缺乏肌上皮层,但有基膜(HE 染色常不明显,电镜及免疫组织化学证实)(图 13-18)。可伴有其他良性增生性病变,也可和某些乳腺癌的少见类型(如腺样囊性癌、分泌型癌、化生性癌)伴发,WHO 将其称之伴发癌的微腺性腺病。

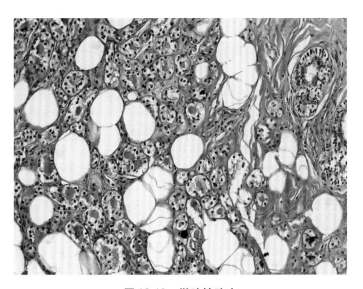

图 13-18　微腺性腺病

纤维脂肪组织中有小而一致的腺管浸润性生长,腺管圆-卵圆形,管腔开放,内衬单层立方状上皮,腔内有嗜酸性分泌物(S100 强阳性)

不典型微腺性腺病:在微腺性腺病的基础上细胞和结构出现了不典型性,上皮复层化,形成实性腺体或呈微小筛孔状,腔内分泌物消失,细胞出现了不典型增生,但仍保持微腺性腺病的部分潜在特征,如腺泡状生长方式,胞质透明,以及免疫组织化学表型。

微腺性腺病癌变:不典型微腺性腺病与癌变的形态学改变有重叠,癌变时有更明显细胞及结构上的异型性。

微腺性腺病相关癌:是指微腺性腺病和(或)不典型微腺性腺病成分与"导管内癌"和(或)浸润癌成分共存的病变,并见前后两种成分之间有移行过渡现象。浸润性癌可为浸润性导管癌、多形性浸润性小叶癌、大汗腺样癌、化生性癌(包括产生软骨黏液样基质的癌)、腺样囊性癌等。

【免疫组化】laminin、Ⅳ胶原染色有基膜,S-100 及组织蛋白酶(cathepsin D)强阳性,AE1/AE3 弱阳性。EMA、肌上皮标记物(如 SMA、p63)、ER、PR 及 HER2 阴性。微腺性腺病相关癌的免疫组化染色结果与微腺性腺病相比可能会有某些变化,某些病例 EMA 可转变为弱阳性或阳性,S100 蛋白的表达可减弱,并可表达 P53。有研究显示,Ki67 和 P53 的阳性指数在微腺性腺病均小于 3%,不典型微腺性腺病为 5% ~10%,微腺性腺病相关癌均大于 30%,并提出 Ki67 和 P53 的阳性指数可作为区分微腺性腺病谱系的重要诊断依据之一。

【鉴别诊断】

（1）小管癌:开放性小管杂乱无章分布,常呈角状或泪滴状。腔内空虚缺乏分泌物。内衬细胞有嗜酸性胞质和常有胞突。缺乏肌上皮和基膜。有反应性纤维-硬化性间质。常伴有导管内癌和(或)平坦上皮不典型增生。EMA、ER 阳性。S100 及肌上皮标记物阳性。

（2）小管状腺病(见小管状腺病)。

（3）分泌型腺病:有肌上皮,腺上皮 S100 阴性。

（4）小腺管型浸润性大汗腺癌:少数浸润性大汗腺癌可呈小管状(部分是胞质内的囊状空泡),其大小、形状不规则,细胞具有大汗腺的形态及免疫组化表型特点,无肌上皮,S100 阴性,EMA 阳性。

（5）微腺型腺病"导管原位癌变"与微腺型腺病相关浸润癌:因为微腺型腺病无肌上皮,所以两者的鉴别困难,如果出现腺体融合扩张,伴实性生长及高核级,更加支持浸润性癌的诊断。

【预后及预测因素】目前尚不清楚微腺性腺病是一种真正的良性增生,还是一种惰性的癌前期病变。其预后不明局确,是否需要完整切除病变仍有争议,如果粗针穿刺活检中有此类病变,则需要切除活检。

（七）硬化性腺病

硬化性腺病(sclerosing adenosis)多发生在中年女性,通常临床无肿块形成,可触及小结节,偶有疼痛。多数是影像学检查异常或其他原因行活检时被发现。

【光镜】常为呈结节状,小叶膨大但结构存在,界限清楚,也可有小叶融合和结构紊乱。腺体增生排列紊乱,但常有极向感,呈平行走向、向心性弧形或以小叶为中心漩涡状排列,有上皮和肌上皮两种细胞。经典的病变构型是漩涡状小叶中心性模式,中央区纤维结缔组织有不同程度增生,常有透明变,弹力纤维增多,挤压腺体使之变形、腺腔狭小、拉长或闭塞,甚至为单排梭形细胞条索。肌上皮可显著增生形成梭形细胞区域,围绕小叶中心呈漩涡状排列。外周区腺管可囊性扩张,呈花束状。常伴有上皮增生、大汗腺化生和腺腔内微钙化。有些病变,增生小腺管可"浸润"邻近的间质和(或)脂肪组织内。亦可累及神经及血管。少数可有不典型增生和(或)原位癌(导管型或小叶型),亦可发生腺管内扩散,与浸润性癌不好鉴别。

【鉴别诊断】

(1) 真假间质浸润的鉴别:特别是冷冻切片,腺病(尤其是硬化性腺病)的假浸润容易误诊为浸润性癌[19]。需先低倍镜下观察,硬化性腺病呈结节状分布,有小叶结构,腺体密集,排列方向显示一致性或向心性排列,管腔受压闭塞,有肌上皮。细胞明显挤压呈梭形,与胶原纤维平行,无脂肪内浸润,间质胶原按一定方向平行排列。真浸润性癌巢,腺管间距疏密不等,无方向性,无肌上皮。癌细胞很少有挤压,间质胶原纤维被癌细胞切割呈无定向排列,亦不如假浸润深染。

(2) 真假外周神经浸润的鉴别:硬化性腺病、旺炽性上皮增生、囊肿病、导管内乳头状瘤等可出现假神经浸润现象,假浸润的腺管(可变形)通常累及小外围神经束,在神经束膜外呈推挤式压迫神经,也可进入神经束膜间隙内,但罕见在神经实质内浸润[19]。细胞缺乏明显的异型性和核分裂象,有肌上皮(必要时行免疫组化证实)。

(3) 小管癌:开放性小管杂乱无章分布,常呈角状。腔内缺乏分泌物。内衬细胞有嗜酸性胞质和常有胞突。缺乏肌上皮和基膜。有反应性纤维-硬化性间质。常伴有导管内癌。

(4) 浸润性小叶癌:常为一致的小而圆细胞,常有细胞内黏液,呈单列线、腺泡状等浸润类型。缺乏小叶结构和肌上皮(多为梭形)。有的癌细胞少量散布在纤维性间质中,容易误诊,需行免疫组化和特殊染色(如黏液染色)进行鉴别。浸润性小叶癌黏液染色常阳性。

(5) 腺病导管/小叶癌变:有明确的原位癌特点(见导管增生性变)。

(6) 浸润性导管癌(包括腺管状浸润性导管癌):低倍镜下观察很重要。浸润性癌巢/腺管分布杂乱无章,无小叶结构,细胞异型性明显。无肌上皮和基膜。

(7) 梭形细胞癌(见梭形细胞癌)。

(八) 分泌型腺病

【光镜】 分泌型腺病(secretory adenosis)的小腺管在乳腺纤维脂肪组织内呈浸润性生长,小管开放,有腺上皮及肌上皮两层细胞,腔内有伊红色致密分泌物。

【鉴别诊断】 包括:①微腺型腺病:无肌上皮;②小管癌(见浸润性小管癌)。

(九) 结节性腺病和腺病瘤

结节性腺病(nodose adenosis)和腺病瘤(adenosis tumor)其影像学检查为肿物或临床触及肿块。

【大体】 可见界限清楚结节,无包膜。

【光镜】 病变和周围组织常有界限。多为旺炽型硬化性腺病的组织形态学改变,也可是其他类型腺病图像,或为多种腺病类型的复合改变。

(十) 腺肌上皮型腺病

腺肌上皮型腺病(adenomyoepithelial adenosis)见肌上皮病变。

(十一) 纤维硬化病

是乳腺增生病的晚期表现,通常认为是在硬化性腺病的基础上发展而来。

【光镜】 病变主要为间质纤维化,导管和小叶萎缩或消失;残存导管可呈裂隙状,其周围可有淋巴细胞浸润。

五、纤维腺瘤变型乳腺增生病

约有30%的乳腺增生症常伴有纤维腺瘤形成。

【光镜】 病变界限不清、无包膜或包膜不完全。有不同类型的增生性病变,局部可见纤维腺瘤样改变,两者之间相互交错移行。

【鉴别诊断】

(1) 结节性腺病/腺病瘤:界限清楚,无纤维腺瘤的形态特点。

(2) 纤维腺瘤:通常有完整包膜。

(3) 复合性纤维腺瘤:纤维腺瘤内有腺病等乳腺增生症的改变。

六、导管内乳头状瘤病型乳腺增生病

某些所谓导管内乳头状瘤病亦为此类型,常伴有不典型增生,可以癌变。

【光镜】 其特点是在乳腺增生病背景中有明显广泛的乳头状瘤病样增生:①真性乳头状增生:乳头有纤维血管轴心被覆单层立方-柱状上皮,有肌上皮细胞;②卷席样乳头状增生:增生细胞排列成带状、弯折蜷曲或形成叶状,纤维血管轴心不明显,有肌上皮细胞;③搭桥样增生:增生上皮与对侧呈搭桥样连接在一起,增生细胞沿细胞桥长轴排列,可呈流水状,有肌上皮细胞;④有乳腺增生病的各种表现。

【鉴别诊断】

(1) 导管内乳头状瘤病:WHO(2003年)[7]将其归入外周型导管内乳头状瘤或导管内乳头状瘤病型乳腺增生病中。

(2) 不典型导管增生:见不典型导管增生。

(3) 导管内癌:见导管内癌。

七、放射状瘢痕/复杂硬化性病变

放射状瘢痕/复杂硬化性病变(radial scar/complex sclerosing lesion)又称放射状硬化性病变(radial sclerosing lesion)、复杂硬化性增生、硬化性乳头状病变、浸润性上皮病等,是一种乳腺增生异常性疾病,由于间质增生、弹力纤维变性硬化,挤压增生的终末小叶单位,使之结构破坏,其典型病变影像学、肉眼和低倍镜下形态呈放射状(星状)改变,酷似

浸润性癌。放射状瘢痕通常是指镜下为星状结构小的病变,而复杂硬化性病变是指肉眼可见有更加复杂结构的较大病变[8,21-22]。

【大体】病变直径通常<1cm,质硬。切面常呈星形或结节状,中央为白色,周围有灰白色放射状条纹。

【光镜】放射状瘢痕通常指镜下病变,复杂硬化性病变指肉眼可见的病变。

(1)典型病变呈分区改变,中央为纤维弹力瘢痕组织,其内埋陷少量变形扭曲增生的腺管、小管和(或)细胞簇,通常有肌上皮(亦可不明显)。周围为不同增生状态的导管和腺泡,常围绕中央瘢痕区呈放射性排列,外周呈“花瓣状”。增生性病变包括各种腺病、柱状细胞病变、囊肿病、导管上皮乳头状、旺炽性增生及大汗腺化生,亦可出现小灶性坏死。

(2)不典型病变缺乏上述分区性改变,呈增生纤维瘢痕组织与变型扭曲增生的导管小叶相互交错的复杂形态改变,常有更明显的旺炽性导管上皮增生,更多的坏死及粉刺样坏死,亦可有神经浸润(图13-19~图13-21)。

(3)可伴有不典型导管增生、导管原位癌,亦可伴有小叶性肿瘤。

【免疫组化】旺炽性增生的上皮CK5/6通常阳性,中央瘢痕区内假浸润的变形腺管/小管一般CK5/6和肌上皮标记物(p63、SMMHC等)阳性,但某些病例可表达不满意或缺失。

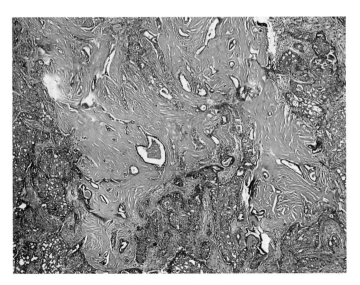

图13-19 复杂硬化性病变

病变呈分区改变,中央为纤维瘢痕组织,其内见有变形扭曲的腺管/小管,周围是密集旺炽性增生的导管

F13-19 ER

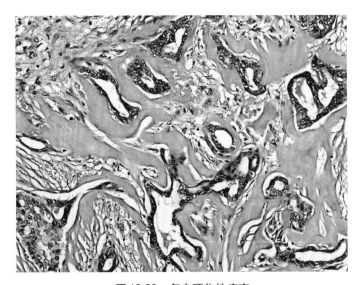

图13-20 复杂硬化性病变

中央纤维瘢痕区内变形扭曲的腺管/小管,其周围有透明变的胶原,肌上皮不明显(类似于浸润性癌)

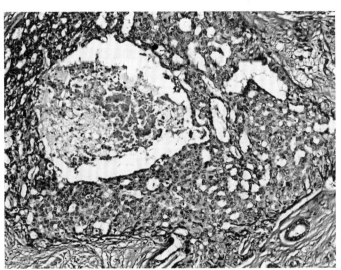

图13-21 复杂硬化性病变

中央纤维瘢痕区周围旺炽性增生的导管,其中央有坏死(类似于导管内癌)

【鉴别诊断】本病临床及影像学检查常考虑为癌,病理诊断也常出现困难,特别是冷冻切片及粗针穿刺活检诊断更易误诊为癌。其主要原因有:普通导管增生中出现坏死、增生上皮细胞伴有“异型性”、中央瘢痕区组织中有假浸润的变形腺管或小管,而且CK5/6及肌上皮标记物免疫组化染色呈阴性。如果认识到基础病变是复杂硬化性增生,对出现上述情况应采取保守的诊断方法。

(1)坏死:其坏死一般局限在少数导管,范围较小且位于导管中央,坏死周围有数层增生细胞,其形态和周围没有坏死的普通导管增生细胞一致。

(2)细胞“异型性”:其普通导管增生细胞可出现不典型改变,细胞分布较一致,界限较清楚,核有增大、核膜光滑,染色质较细腻、有小核仁,核分裂亦可增多,给人一种细胞有"异型性"的感觉。这种细胞学异常并不提示肿瘤性增生,很可能是一种反应性改变,仍具有普通导管增生的某些细胞学特点。

（3）假浸润:其经典型,变形扭曲的腺管和(或)小管通常只局限于中央瘢痕区内,不会出现在增生区的间质内。不典型病变缺乏分区特点,瘢痕区和增生的导管/小叶相互交错,形成复的杂紊乱结构,此时,瘢痕区内的变形扭曲腺管和(或)小管可延伸到增生的导管/小叶周围,亦可出现在病变之外,貌似浸润性癌,但大多数病例缺乏浸润性癌的反应性间质,不破坏胶原纤维方向。

（4）免疫组化:其中央瘢痕区内的变形扭曲腺管和(或)小管通常 CK5/6 阳性和有肌上皮,但某些病例 CK5/6 可阴性和缺少肌上皮。

（5）不典型导管增生/低级别导管原位癌(其鉴别详见导管增生性病变):如果出现明确形态一致、与增生细胞分离的异形细胞集群,明显的结构异型性及异形细胞蔓延累及病变外导管匀提示有肿瘤性导管增生性病变。

（6）粗针穿刺及术中冷冻诊断:粗针穿刺提供的组织标本有限,当主要示瘢痕区内的变型扭曲腺管和(或)小管、旺炽性导管增生中的坏死等形态时,极容易出现误诊。另外,穿刺造成的医源性改变(如上皮移位埋陷、坏死、间质反应等)会对后续病理评估带来不利影响。术中冷冻诊断风险更大。能想到此病,无确切诊断癌的把握,采取保守的诊断可能是明智的选择。

【预后及预测因素】放射状硬化性病变是良性病变,但以后发展为乳腺癌的风险增加了 2 倍,特别是病变较大(>2cm),年龄大于 50 岁的患者。伴有不典型增生时发生癌的危险性增高。

第六节　乳腺腺瘤

腺瘤(adenoma)好发于育龄女性,常为单发,肿块可活动,无痛性,边界清楚有包膜。亦可发生在腋下、外阴等处的副乳腺或异位乳腺组织。所有的腺瘤经适当切除不会复发,也没有癌变倾向[1,2,7-8]。

一、小管状腺瘤

小管状腺瘤(tubular adenoma)是否为一个独立疾病,还是以上皮成分为主的纤维腺瘤,尚有争议。多发在年轻女性,很少发生于月经初潮前或绝经后。

【光镜】病变呈结节状,界限清楚。镜下由密集排列、大小较一致的圆形-椭圆形小腺管/小管组成,其间穿插少量纤维间质。腺管有 2 层上皮,腺上皮核常较大,泡状有核仁,肌上皮细胞常不明显,形态与正常静止期乳腺相似。通常缺乏导管。可伴有纤维腺瘤。间质内可有淋巴细胞(图13-22)。

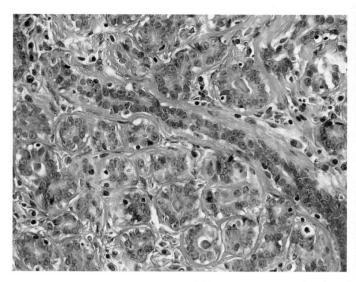

图 13-22　小管状腺瘤

肿瘤由密集排列、大小较一致的圆形-椭圆形小腺管组成,其间穿插少量纤维间质腺;管有 2 层上皮,肌上皮细胞不明显,腺上皮泡状核有核仁

F13-22　ER

【鉴别诊断】

（1）小管型腺病:常无小叶结构或小叶结构不清。大小比较一致的腺管弥漫性增生。

（2）纤维腺瘤:明显的间质增生,腺管大且大小不等,呈拉长和受压状。

（3）小管癌:小管有锐角,浸润性生长,无肌上皮,有反应性硬化性间质。

二、泌乳型腺瘤

泌乳型腺瘤(lactating adenoma)主要见于妊娠期或哺乳期女性。

【光镜】纤维腺瘤或小管状腺瘤的背景,上皮呈广泛的分泌改变。可伴梗死或坏死。然而,大多数称之为"泌乳腺瘤"的病变所代表的是伴分泌或泌乳改变的增生性小叶结节。

【鉴别诊断】

（1）分泌乳腺:弥漫性,有小叶结构,有导管,无包膜。

（2）假分泌性增生:见泌乳细胞化生。

（3）小管状腺瘤及纤维腺瘤:缺乏分泌性改变。

三、大汗腺型腺瘤

大汗腺型腺瘤(apocrine adenoma)又称结节性大汗腺腺病。男女均可发生,发病年龄广泛。

【光镜】病变呈结节状,具有大汗腺特征的腺体及囊肿广泛分布,可有乳头状增生,亦可出现不典型性,可继发出血和梗死。

【鉴别诊断】

(1) 不典型大汗腺病变变及大汗腺癌:见大汗腺化生和大汗腺癌。

(2) 分泌型癌:见分泌性癌。

(3) 腺病瘤:有界限,形态多样。

四、导管腺瘤

导管腺瘤(ductal adenoma)可能是导管内乳头状瘤的一种变异型。多见于中年女性。

【光镜】病变全部或部分位于导管腔内,由密集的圆形或椭圆腺管组成。腺管衬覆腺上皮和肌上皮两种细胞,腔内有伊红色分泌物。可有上皮、肌上皮增生,大汗腺、鳞状上皮化生,亦可有核异型性,但核分裂象少见。病变周围或中心可有程度不等的纤维化、硬化透明变,常有弹力纤维碎片,偶见钙化灶和骨及软骨化生,亦可有炎细胞浸润。因导管壁纤维化使腺管扭曲呈假浸润图像。有时可见坏死。

【鉴别诊断】

(1) 化生性癌:可有导管内癌或浸润癌(见化生性乳腺癌)。

(2) 小管癌:小管有锐角,浸润性生长,无肌上皮,有反应性硬化性间质。

(3) 腺型浸润性导管癌:腺管有结构和细胞异型性,松散、分布不均,无肌上皮。

(4) 腺肌上皮肿瘤:见腺肌上皮瘤。

第七节 良性肌上皮增生性病变

乳腺增生腺体肌上皮细胞的衍化过程是由干细胞、中间型肌上皮到终端肌上皮细胞。一般情况干细胞只表达CK5/6,中间型肌上皮细胞同时表达CK5/6和肌上皮标记物(如p63、calponin、SMMHC等),而终端肌上皮细胞只表达肌上皮标记物。小叶泡肌上皮细胞的肌丝发育不如导管的肌上皮,故两者的免疫组化染色表型也可能不同。良性增生性病变中增生肌上皮细胞可能具有不同于正常肌上皮细胞的免疫组化表型特征,其对各种肌上皮标记物的敏感性也有所不同,同样,正常肌上皮细胞和肿瘤性病变中的肌上皮细胞也具有不同抗体的敏感性。常用于诊断及鉴别诊断的肌上皮标记物有p63、SMMHC、calponin等,在实际应用中通常选用包括p63在内的一组肌上皮标记物。

一、肌上皮细胞增生

肌上皮细胞(肌上皮)增生(myoepithelial cell hyperplasia)见于许多乳腺良增生性病变,如腺病、囊肿病、复杂硬化性增生和导管内乳头状瘤等。

【光镜】肌上皮数目增多,胞体增大,呈圆形-卵圆或短梭形,胞质透明或嗜酸性。核卵圆形或梭形,深染或空淡。当肌上皮和腺上皮均呈单层增生时,细胞密度增加,腺管清楚地呈现双层细胞图像,单纯肌上皮明显增生时,腺管可狭小,腺上皮不明显或残留少数细胞。

二、肌上皮增生病

又称腺肌上皮瘤病。

【光镜】多灶性病变,梭形-立方状肌上皮沿腺管外/内增生。

(1) 管内增生:增生的梭形肌上皮呈明显栅栏状排列,立方状肌上皮可有纵形核沟(类似于移行细胞),通常缺乏不典型性和核分裂。

(2) 管周增生:腺管周围的肌上皮(不同表型)有不同程度增生,常伴有间质硬化或硬化性腺病。增生肌上皮可有不典型性(不典型肌上皮增生病,关于不典型肌上皮细胞增生文献中没有更多的报道及诊断标准)。

三、腺肌上皮型腺病

【光镜】圆形或不规则的小腺管弥漫分布,腺管被覆立方-柱状腺上皮。腺管周围的肌上皮明显增生,可具有透明性胞质。增生细胞缺乏不典型性和核分裂。可有鳞状上皮改变和大汗腺化生。亦可伴有腺肌上皮瘤。

【鉴别诊断】

(1) 微腺型腺病:无肌上皮。

(2) 肌上皮增生病:局限性病变,单纯性肌上皮增生。

(3) 腺肌上皮瘤:为界限清楚的肿物,肌上皮呈片状显著增生。

(4) 小叶透明细胞变:肌上皮不明显。

(5) 透明细胞腺泡型浸润性小叶癌:无小叶结构和肌上皮,浸润性生长。

四、腺肌上皮瘤

腺肌上皮瘤(adenomyoepithelioma)老年女性多见,常为单发、界线清楚的无痛性肿块,多发生在乳腺外周部。切除不净可复发。

【大体】肿瘤界限清楚,质硬。呈分叶状或结节状,平均直径为1~2.5cm,可见小的囊腔。

【光镜】多数是导管内乳头状瘤的变型,少数来自小叶增生。典型病变呈多结节、分叶状,其基本结构是腺管外周有明显增生的肌上皮,腺管圆-卵圆形,内衬的腺上皮呈立方-低柱状,其周围的肌上皮呈梭形或多边形,胞质透亮、嗜酸性或呈肌样细胞,在腺体间呈多层、片状、索梁状和(或)巢状分布,被基膜及纤维血管间质隔开。腺上皮深染胞质与肌上皮淡染胞质形为鲜明对比。

(1) 梭形细胞型:以梭形肌上皮增生为主,呈巢片状分布,其中加杂少量腺腔。

（2）小腺管型：主要为外绕肌上皮内衬腺上皮大小不等的小腺管组成，肌上皮可不明显，腺上皮胞质可淡染或有嗜酸性颗粒。

（3）小叶型：周围的纤维组织向肌上皮结节内生长，将肿瘤分隔成小叶状。增生肌上皮核分裂罕见，通常≤3个/10HFP。可有大汗腺、皮脂腺和鳞状化生。结节状病变的纤维间隔可有透明变、黏液样变或梗死，其周围可有卫星病灶。小管状病变可有浸润性边缘。少数可完全位于扩大的囊腔内（图13-23、图13-24）。

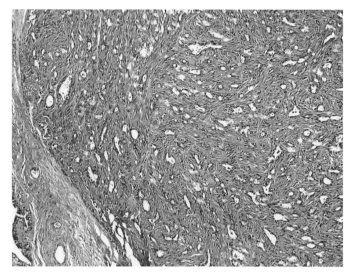

图13-23　腺肌上皮瘤
病变呈结节状，上皮和肌上皮均明显增生，肌上皮增生更显著

F13-23　ER

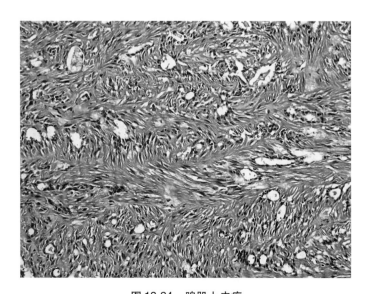

图13-24　腺肌上皮瘤
肌上皮细胞围绕上皮细胞呈片状增生，胞质嗜酸性，呈肌样细胞

【免疫组化】肌上皮 p63、calponin、SMMHC 等肌上皮标记物阳性，HCK 可有阳性，LCK、ER、PR、desmin 和 HER2 通常阴性，LCK 腺上皮成分阳性。

【鉴别诊断】乳腺腺肌上皮瘤在一定程度上与导管内乳头状瘤、导管腺瘤、小管型腺病存在相似之处，前者是以肌上皮增生为主，后者仅为局灶性肌上皮增生。

（1）恶性腺肌上皮瘤：腺肌上皮肿瘤绝大多数为良性，恶性极罕见。如肿瘤呈浸润性生长，瘤细胞异型明显，核分裂象>3~5/10HPF，Ki67 指数高，肿瘤内出现坏死及远处转移等，要综合分析考虑是否有恶性。

（2）小管型腺肌上皮瘤和小管型腺瘤的鉴别：后者有包膜，有明显的腺上皮，肌上皮增生不明显。

（3）小叶型或梭形细胞型腺肌上皮瘤与多形性腺瘤的鉴别：后者常有明显的黏液、软骨、骨样化生，胶原化间质及鳞化。

（4）腺病：多有小叶结构，病变呈多样性，常有乳腺增生病的其他改变。

（5）导管内乳头状瘤：上皮呈乳头状增生，有明显的轴心，增生肌上皮<50%。

（6）腺瘤：形态单一，无复层结构。

（7）化生性癌：没有良性腺性成分，肌上皮分化不是主要成分。

（8）透明细胞癌：有癌的特点和免疫组化表型。

五、肌上皮瘤

乳腺肌上皮瘤（myoepithelioma）极罕见，仅有几例报道。通常采用扩大切除。

【大体】肿瘤通常界限清楚，边缘不规则，质硬，可有灶性出血。

【光镜】主要由梭形肌上皮组成，也可有上皮样、浆样细胞，细胞界限不清，胞质透亮或呈嗜酸性，细胞核圆-卵圆形，核仁常明显，可呈束状、席纹状、漩涡状或栅状排列。肌上皮细胞可增生充满于扩张的导管内。细胞之间可出现基膜样物质。肿瘤中央常有明显的胶原化和透明变。

【免疫组化】肌上皮标记物（如 p63、calponin、SMMHC 等）阳性，CK5、CK5/6、CK14 和 CK17 也可有表达。

【鉴别诊断】

（1）恶性肌上皮瘤：恶性比良性多见，区分两者十分必要，因为良性者仅需局部扩大切除，而恶性者需行根治性乳腺切除加淋巴结清扫，并辅以术后放化疗。如果出现明显的细胞异型性和多形性，核分裂象>5/10HPF 和 Ki67 指数>10%，并出现坏死时，则应考虑恶性肌上皮瘤的诊断。

（2）多形性腺瘤：两者可能是一组相似的肿瘤，前者有腺管状结构、黏液软骨样基质，及与其相过渡的肌上皮。

（3）梭形细胞癌：常有鳞状上皮化生（乳腺肌上皮癌尚

未见有鳞化的报道),细胞一般比较温和,有时可见典型乳腺癌的结构,actin、p63 阳性细胞通常散在或灶状分布。

(4)纤维瘤病:通常无结节状病灶,呈束状或交错状排列,细胞温和,浸润性生长,周围有正常的小叶结构,免疫组化染色 keratin 和 S100 阴性,actin 少数细胞阳性,β-catenin 核阳性(异位表达)。

(5)肌成纤维细胞瘤:瘤组织内常有宽大透明变的胶原束,瘤细胞为成纤维细胞样,相对比较温和,免疫组化染色 desmin 和 CD34 阳性。SMA 可阳性。keratin、calponin、SMMHC(平滑肌肌球蛋重链)、p63 和 CD10 通常阴性。

(6)其他梭形细胞软组织肿瘤:主要靠免疫组化,p63 阴性。

(7)梭形细胞无色素性恶性黑色素瘤:转移性恶性黑色素瘤常有原发部位或与乳房皮肤有关,瘤细胞异型性更明显,keratin 和 actin 阴性,HMB45 阳性。

(8)透明细胞癌:肌上标记物阴性。

六、多形型腺瘤

多形型腺瘤(pleomorphic adenoma)在乳腺罕见,主要见于老年女性。约 26% 的多形型腺瘤伴有导管内乳头状瘤。少数病例可有复发。

【光镜及免疫组化】参见唾腺多形型腺瘤。

【鉴别诊断】乳腺多形型腺瘤影像学易误诊为恶性肿瘤,少数为多结节或局部具有浸润性边缘,特别是在冷冻切片容易误诊为浸润性癌。

(1)化生性癌:诊断多形型腺瘤必须首先排除化生性癌的可能性。两者鉴别有时比较困难,化生性癌中的软骨黏液样成分和癌组织可有移行过渡,缺乏被覆两层上皮的导管或小管状结构。产生软骨黏液样基质的化生性癌通常缺少混合瘤中常见的梭形细胞区。

(2)腺样囊性癌:见腺样囊性癌。

(3)黏液癌:缺乏肌上皮。

(4)腺肌上皮瘤/肌上皮瘤:见腺肌上皮瘤。

(5)叶状肿瘤:有叶状结构和过度增生的间质。

(6)胶原小体病:为镜下腺管内病变,有特殊结构。

(7)纤维腺瘤:有管内、管周型形态特点。

七、胶原小体病

胶原小体病(collagenous spherulosis)是一种由于导管和(或)腺泡上皮肌上皮细胞增生,产生丰富的基膜样物质,形成的特殊形态学图像[5,23]。

【光镜】腺管上皮呈筛状增生,筛孔中间有界限清楚无细胞性的球形小体(20～100μm),小体嗜酸性或双嗜性,呈细丝状、同心圆、分层状或放射状构型,有的呈基膜样。小体周围肌上皮和腺上皮细胞增生。小体可出现退

行性改变,如结构模糊、皱褶和出现微囊性腔隙等(图13-25)。其周围常可见有纤维囊性病变、硬化性腺病、放射性瘢痕或导管内乳头状瘤等良性增生性病变。可伴有小叶原位癌(图 13-26)、浸润性导管癌或低度恶性的叶状肿瘤。

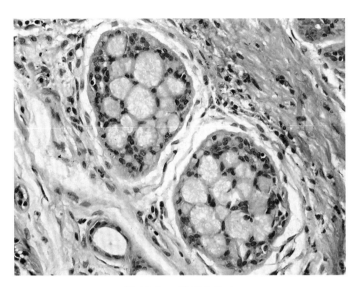

图 13-25 胶原小体病
导管筛状增生,筛孔内容为淡蓝-粉色小体,呈放射状、细丝状,有的可见基膜样物质

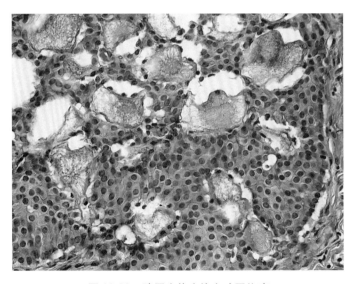

图 13-26 胶原小体病伴小叶原位癌
双嗜性有构型的胶原小体,部分出现微囊(上部),亦可见小叶原位癌,细胞一致(E-cadherin 阴性,p120 胞质阳性)

F13-26 ER

【特染及免疫组化】AB/PAS 染色,小体有不同程度阳性。导管周围有完整的肌上皮。球形小体Ⅳ型胶原、laminin 不同程度阳性,小体围边细胞肌上皮标记物(p63、calponin、CD10 等)、CK5/6 阳性,E-cadherin 及 p120 膜阳性。

【鉴别诊断】

(1) 腺样囊性癌:有肉眼肿块,囊腺样结构,浸润性生长,腔内分泌物黏液阳性,缺乏细丝状结构。免疫组化 CD117 阳性。胶原小体病通常为镜下导管内病变,其小体具有结构特点及含有胶原。

(2) 小叶原位癌:细胞一致性,常有细胞内黏液。胶原小体病伴有小叶原位癌时,容易忽略小叶原位癌的成分。小叶原位癌 E-cadherin 膜阳性,p120 胞质阳性,CK5/6 阴性。

(3) 低级别筛状型导管原位癌:当小叶性肿瘤与胶原小体病共存时,更易混淆。其筛孔通常中空,偶有脱落的癌细胞或细胞碎屑、蛋白或黏液性分泌物,与胶原小体病的具结构特点的基质物不同。另外其筛孔外是具有极性的癌细胞,没有肌上皮细胞。导管原位癌细胞有黏附性,而小叶性肿瘤细胞缺乏黏附性。小叶内肿瘤与导管原位癌 E-cadherin 及 p120 表达模式不同。

第八节　涎腺/皮肤附属器型肿瘤

涎腺/皮肤附属器肿瘤(salivary gland/skin adnexal type tumour)是 2012 年 WHO 新加入分类的良性肿瘤,包括乳腺圆柱瘤和透明细胞汗腺瘤,在乳腺极为罕见,均发生在成年或老年女性。其特征和皮肤附属器同名肿瘤相似[8]。

一、圆　柱　瘤

【光镜】呈多结节小叶状,结界界限清楚,周围有嗜酸性、均一的基底膜样物质包绕。结节可排列在一起好似七巧板。小叶内由两种细胞构成:一种为小的未分化基底细胞,核偏位、小而深染,胞质少;另一种细胞较大,胞质淡染,核居中呈卵圆形、空泡状。可见较多反应性 Langerhans 细胞。

【特殊染色和免疫组化】基底膜样物质 PAS 染色阳性。PAS 和黏液卡红染色黏液阳性。CK 上皮细胞阳性,SMA 和 p63 小叶周边细胞阳性。肿瘤细胞不表达 ER、PR 和 GCDFP-15。

【预后】单纯切除即可治愈,无复发和转移。

二、透明细胞汗腺瘤

【光镜】由多种细胞构成;有立方上皮和透明细胞,透明细胞常占多数,也可见到颗粒状胞质的黏液性大细胞和柱状细胞,没有肌上皮细胞。偶尔可见单层立方上皮和柱状上皮构成的腺腔,腔内含有黏液。间质通常硬化、出现玻璃样变。

第九节　导管内增生性病变

导管内增生性病变(intraductal proliferative lesions)是一组主要发生在终末导管小叶单位,细胞学和组织结构呈多样性的上皮增生性病变。其传统和 2003 年、2012 年 WHO 乳腺肿瘤分类应用的诊断名称见表 13-1[7-8]。2003 年 WHO 乳腺肿瘤学及遗传学编写组的某些成员建议用导管上皮内肿瘤(DIN)代替传统的诊断名称,但大部分成员认为,应该沿用传统的诊断名称,如果应用 DIN 诊断系统,应该注明相应的传统诊断名称[7]。2012 年 WHO 乳腺肿瘤分类编写组建议使用传统的诊断名称,不提倡使用 DIN 诊断系统,在分类里新增加了柱状细胞变、增生,导管内癌的诊断更强调核级,低级别导管内癌可以有坏死,而且指出诊断贴壁型导内癌必须是高核级[8]。笔者认为在导管内增生性病变中,大汗腺化生增生性病变也是一类很常见的病变,故在本节中一并论述。

表 13-1　导管内增生性病变的分类比较

WHO 2003	AFIP 2009	WHO 2012	边缘阳性是否扩切
普通导管增生	UDH 低危型	普通导管增生	不需要
		柱状细胞变、增生	不需要
平坦上皮不典型性 DIN 1A	DIN1 平坦型	平坦上皮不典型性	不需要
不典型导管增生 DIN 1B	DIN1≤2mm	不典型导管增生	需要
低级别导管原位癌 DIN 1C	DIN1>2mm	导管原位癌、低核级	需要
中级别导管原位癌 DIN 2	DIN2 注明范围	导管原位癌、中核级	需要
高级别导管原位癌 DIN 3	DIN3 注明范围	导管原位癌、高核级	需要

DIN:导管上皮内肿瘤;边缘阳性:指粗针穿刺或活检标本切片上的组织边缘有病变组织;* 不少学者认为,平坦上皮不典型性边缘/切缘阳性者,需要扩大切除病变进一步评估

导管内增生性病变的诊断及鉴别诊断是一个难点问题,其形态学特征由几个相互影响的基本要素构成,只有全面理解以下几个基本概念,才能更好地掌握上皮增生性病变的组织细胞学及免疫表型特征,建立正确的诊断思路。

1. 上皮细胞增生(cellular proliferation)　绝大多数乳腺上皮细胞增生病变发生于终末导管小叶单位的终末导管和小管内,少数发生在大和(或)中等导管。上皮细胞增生主要有两种不同模式。上皮细胞增生的通常模式是,细胞层次增多,出芽桥接,细胞团充填腺腔,腺体膨胀扩大(图13-27)。另一种是平坦模式:细胞为柱状,单层或少数几层排列,并不堆积形成腺腔内细胞团,但腺管体积增大、腺腔扩张,形似小囊肿(图13-28)。另外,还有大汗腺细胞的化生与增生,其增生模式类似于普通导管上皮增生,但细胞形态不同。存在细胞增生是诊断导管上皮增生性病变的先决条件。

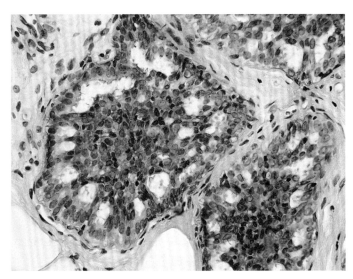

图 13-27　导管上皮细胞增生(通常模式)
细胞层次增多,出芽桥接,中央形成细胞团,腺体膨胀扩大

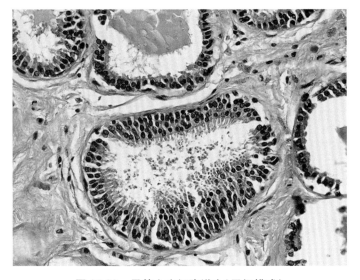

图 13-28　导管上皮细胞增生(平坦模式)
细胞为柱状,单层或几层排列,腺腔扩张、体积增大,形似小囊肿

传统认为终末导管小叶单位衬覆腺上皮及肌上皮2种细胞。近年研究提示,终末导管小叶单位衬覆定向干细胞(仅表达CK5/6、CK14)、中间型腺上皮细胞(既表达CK5/6、CK14,也表达CK8/18)、终端型腺上皮细胞(仅表达CK8/18)、中间型肌上皮细胞(既表达CK5/6、CK14,也表达肌上皮标记物)及终端型肌上皮细胞(仅表达肌上皮标记物)5种细胞。普通性导管增生是一种定向干细胞病变,增生细胞中包含有各分化阶段的细胞(有大量的干细胞),CK5/6常呈拼花状表达,CK8/18阳性、肌上皮标记物(如p63、calponin等)也可阳性,CK5/6呈拼花状表达。大汗腺化生、柱状细胞变、透明细胞变、微腺性腺病及分泌性小叶的腺上皮,均属终端型腺上皮细胞,故不表达CK5/6,仅表达CK8/18。大多数乳腺癌(>80%)由终端型腺上皮细胞发展而来,故CK8/18阳性、CK5/6阴性,少数乳腺癌是由干细胞和(或)中间型细胞衍生而来,所以CK5/6阳性、CK8/18也可表达。平坦型上皮不典型增生、不典型导管增生、小叶内肿瘤和低级别导管原位癌CK5/6阴性、CK8/18阳性,与终端型腺上皮细胞免疫表型类似。少数高级别导管原位癌(基底样亚型)CK5/6阳性。

2. 细胞间黏附性(cohesion)　是指细胞之间相互黏附的能力。上皮增生性病变的某些形态学特征可归因于细胞黏附性的不同。普通型(良性)导管增生细胞黏附性强,形态学表现为:细胞排列紧密界限不清,分布无规律,细胞相互挤压、形状各异,细胞核重叠、形状大小不一致,腺腔内缺乏散离脱落细胞。而肿瘤性(恶性)增生细胞黏附性较差或缺乏黏附性,形态学表现为:细胞松散界限清楚,细胞核无挤压重叠、形态大小均匀一致、排列规则,常相互分离散落于管腔内。

3. 细胞极化(cellular polarization)　又称为细胞极性或细胞极向,是一种腺腔形成的能力,腺细胞处于有序排列的组织状态。形态学表示为:腺腔圆而整齐,腺细胞核位于远离腔面侧,呈放射状排列,细胞质聚集于腺腔侧。所有正常腺上皮细胞都存有极性,低级别导管原位癌细胞也常有极性(图13-29)。而普通型导管增生和小叶性肿均缺乏极性(图13-30)。因此,从这种意义讲,存在极性不能作为区别肿瘤细胞与正常细胞的依据,而极性消失也不是区别良恶性细胞的依据。但日常乳腺疾病的病理诊断中,我们经常遇到的问题是普通型导管增生、不典型导管增生和低级别导管原位癌之间的鉴别,普通型导管增生常缺乏极性,而不典型导管增生和低级别导管原位癌常有极性,在此种情况下,分析细胞极性是否存在,仍然能为确定导管增生性病变的性质提供重要的信息。

4. 细胞异型性(cytologic atypia)　是肿瘤细胞不同于正常细胞的形态学差异。常指出现在恶性细胞、而不出现在正常细胞的细胞形态学改变。普通型(良性)导管增生细胞形态温和缺乏异型性,肿瘤性(恶性)增生细胞有不同程度的异型性。细胞异型性的一个共同特征是细胞体积增大。其

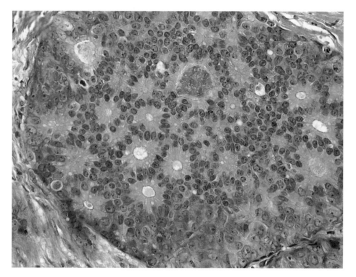

图 13-29　导管原位癌
示腺腔形成,圆形整齐,细胞一致整齐,远离腺腔缘呈放射状排列

F13-29　ER

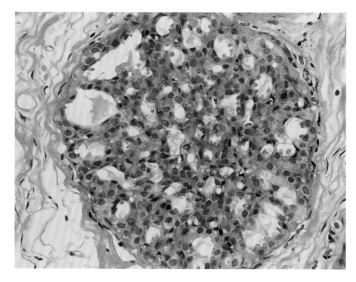

图 13-30　普通型导管增生
示不规则腔隙,细胞排列紊乱,紧贴腔缘平行分布,可见细胞核内嗜酸性包涵体

主要原因是细胞核增大、出现异型性,而在一些低级别导管原位癌中,细胞质增多则是细胞体积增大的唯一原因。根据细胞异型的程度,可分为低、中、高 3 个级别。低度异型:细胞较正常细胞稍有增大,外形平滑,核卵圆形-圆形,大小一致,染色质细颗粒状,分布均匀,核仁不明显,细胞质丰富、呈嗜酸性(图 13-31)。高度

异型:细胞明显增大;细胞核亦增大,大小不等且形状不规则,多形性明显。核染色质通常呈凝块状和粗颗粒状,常有 1 个或多个突出不规则的核仁。高度异型细胞的细胞质增多,但是细胞核增大常常更明显,而掩盖细胞质的改变(图 13-32)。中度异型:细胞介于低、高两者之间,其形态特征变化较大。典型者核增大,形状规则或不规则,核轮廓光滑或锯齿状,染色质可淡染也可深染、呈粗颗粒状或者细腻,核仁可小可大(图 13-33)。在分析导管增生性病变的诸多形态学表现中,细胞异型性是最重要的鉴别指标,如果没有细胞异型性,就不能把导管增生性病变诊断为不典型导管增生或导管原位癌。

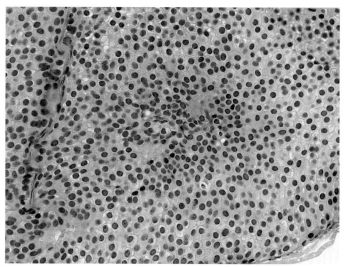

图 13-31　低级别导管原位癌
细胞较正常稍有增大,核卵圆形-圆形,大小一致,细胞质丰富,界限清楚,染色质细颗粒状,分布均匀,核仁不明显

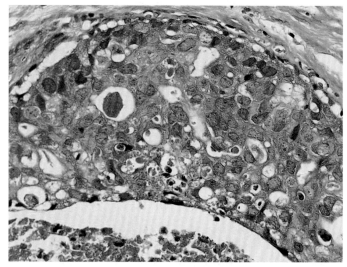

图 13-32　高级别导管原位癌
细胞明显增大,大小不等且形状不规则,核多形性异型性明显,核显著增大,染色质粗大,见有 1 个或多个核仁,亦有坏死

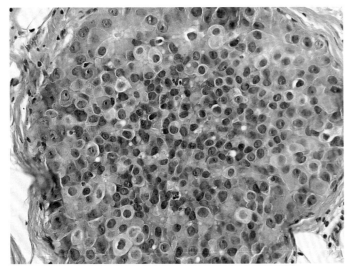

图 13-33 中级别导管原位癌
细胞介于低、高两者之间，核大，核轮廓光滑，染色质淡染，核仁可见

5. 结构异型性（architectural atypia） 是指肿瘤组织结构与相应的正常组织之间的差异，即不同于正常乳腺上皮双层结构的改变。广义上理解，结构异型性即是出现不同于普通型导管增生构形的结构。导管增生性病变导致不同的结构模式（structural pattern），根据细胞增生程度、细胞黏附性和细胞极性可分为不同类型。普通型（良性）导管增生：细胞有黏附性、缺乏极性，所产生的结构模式称为典型结构（一般或普通结构），如细胞的多样性和不一致性，柔性细胞桥，不规则状裂隙样及边窗样腔隙等（图 13-30、图 13-34、图 13-35）。肿瘤性（恶性）导管增生：细胞缺乏黏附性、极性存在，所形成的结构称为不典型结构（异型结构），如细胞单一性均匀分布，钢性细胞桥，整齐的筛孔状，菊形团样，车辐状、梁带状，石拱桥状及微乳头状等（图 13-29、图 13-36～图 13-38）。导管增生性病变出现不典型结构就可认定为有结构异型性。

鉴于对以上论述的理解，导管内增生性病变的诊断思路是：首先评估增生程度，然后再分析细胞学（主要是核级）及结构特征。如果细胞有明显异型性（高核级），不论其他形

态学表现（如结构和范围等）如何，即便是一个导管，也可诊断高级别导管原位癌。如果细胞仅有低度异型性（低核级），那么必须评估其组织结构特征。几何形筛孔状、僵直小梁状及罗马样桥结构，以及细胞均匀一致性分布等，均为结构异型性的证据。细胞有低度异型性（低核级）加上充分发育成形的结构异型性时，应考虑诊断为低级别导管原位癌（需结合病变范围）。如果细胞呈中核级（中度异型性），此时的形态变化比较大，笔者的意见，慎重起见，靠近低核级的病例最好结合结构特征诊断，而靠近高核级的无需兼顾结构特征。如果增生细胞的形态学改变达不到诊断低级别导管

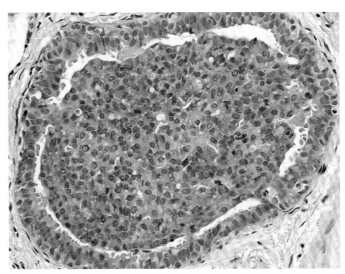

图 13-35 普通型导管增生
形成边窗样腔隙，增生细胞排列紊乱、拥挤，形状不规则，见嗜酸性核内包涵体

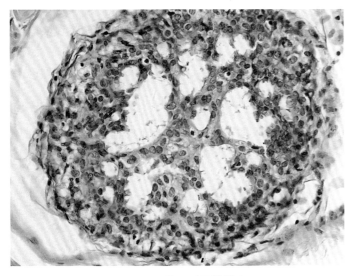

图 13-34 普通型导管增生
增生细胞大小不等，排列紊乱，形成柔性细胞桥

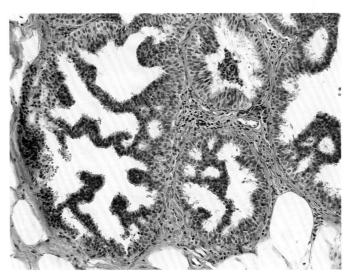

图 13-36 导管原位癌
索、带状钢性细胞桥，细胞垂直于桥排列

F13-36 ER

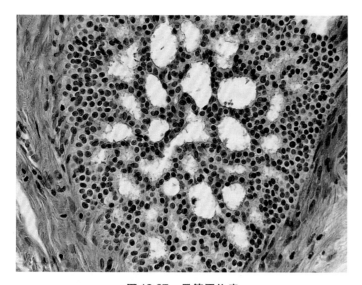

图 13-37 导管原位癌

整齐的筛孔状极性排列

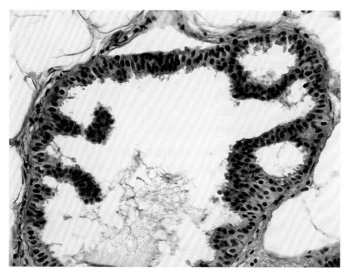

图 13-38 导管原位癌

呈茎块状、微乳头状及拱桥样结构

内癌的全部特征(如部分细胞仅有低度异型性,而缺乏明确的结构异型性,又如细胞具有低级别导管内癌的特征,但仍可见普通增生细胞等),常归入不典型导管增生。呈平坦型生长的细胞(柱状细胞)出现低度异型性,可分类为平坦型上皮不典型增生。普通型导管增生应该是指那些不具有细胞及结构异型性的导管内增生性病变(细胞黏附性强、缺乏极向排列、无细胞及结核异型性)。建立诊断思路是重要的,但是每个病例的形态学改变不会完全相同,所以必须结合所有形态学信息全面分析,必要时辅以免疫组织化学染色综合判断。大汗腺型导管增生性病变的诊断目前尚无统一标准,其参照细胞是大汗细胞,诊断思路可参考以上内容随之加以修改。

一、普通型导管增生

1. 普通型导管增生(usual ductal hyperplasia) 又称导管内增生、导管型增生、上皮病、单纯型导管增生等。是一种良性导管型增生性病变(或一种定向干细胞病变)。WHO(2003 年)认为是一种非肿瘤性增生,因而没有归入导管上皮内肿瘤谱系,而 AFIP(2009 年)则认为是导管上皮内肿瘤(DIN)低危型。其演变为浸润性癌的危险性为正常的 1.5~2 倍。WHO(2012 年)不推荐使用 DIN 诊断系统。

【光镜】增生细胞黏附性强,缺乏极性、细胞异型性及结构异型性。

(1)柔性细胞桥:增生细胞成复层、小丘状突起、条带状相互连接,形成跨越管腔纤细弯曲的细胞桥索(图 13-27、图 13-30、图 13-34)。

(2)不规则窗孔及边窗:导管内增生细胞常呈"肾小球"样细胞团,其内形成大小不等、形状不规则的网孔状或裂隙状腔隙,腔面不整齐,其周围常有新月形边窗样裂隙(图 13-30、图 13-34、图 13-35、图 13-39)。

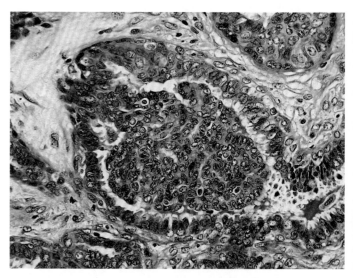

图 13-39 普通型导管增生

导管内增生细胞呈"肾小球"样细胞团,细胞核有核沟,亦见裂隙样边窗

(3)流水状排列:部分增生细胞核呈短梭形-梭形,常于局部呈流水样或漩涡状排列,或沿细胞桥或腔隙周围平行排列(图 13-40)。

(4)成熟现象:导管基膜侧细胞体积大,排列较松散胞质丰富淡染,核大空淡核仁明显,可有核分裂象。中央细胞较小,排列紧密,胞质少嗜酸性,核不规则、小而深染(图 13-41)。

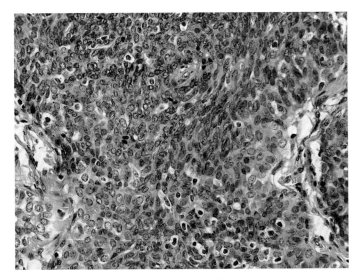

图 13-40　普通型导管增生
增生细胞核呈短梭形-梭形,呈流水样或漩涡状排列,细胞核
有核沟

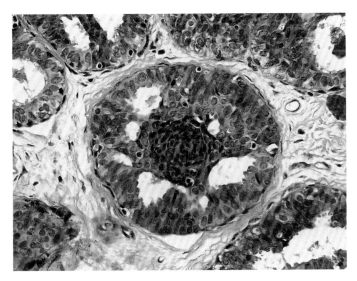

图 13-41　普通型导管增生
成熟现象,即导管基膜侧细胞体积大,胞质丰富淡染,核大
空淡、核仁明显,有核分裂象;中央细胞较小,排列紧密(线
盘样),核小而深染

(5)异质性细胞增生:增生细胞拥挤、界限不清,呈合体细胞样外观,细胞形状、大小各异,胞质均质嗜伊红性,缺乏异型性(图 13-27、图 13-30、图 13-35)。

(6)细胞核多样性:核卵圆形、肾形、梭形或不规则形,互相重叠,染色质颗粒状,常可见核折叠、凹陷及核沟及核内嗜酸性包涵体,核仁易见,核分裂象罕见(图 13-30、图 13-35、图 13-39、图 13-40)。

(7)其他特点:可有大汗腺细胞化生、柱状细胞变及泡沫状组织细胞等。钙化少见,偶见有坏死。

根据其增生程度可轻度、中度和重度(旺炽性增生)三个等级。轻度:上皮增生不超过 4 层。中度:上皮增生超过

4 层,可形成乳头和细胞桥。重度(旺炽性增生):管腔明显扩大,充满增生的细胞。

【免疫组化】ER 呈多克隆性表达,CK5/6 呈镶嵌样阳性表达(柱状细胞、大汗腺细胞及不成熟增生细胞阴性),Ki67 指数通常低。E-cadherin 阳性。

2. 大汗腺化生增生(apocrine metaplasia hyperplasia)在乳腺良性病变中十分常见。在大汗化生的基础上出现增生。

【光镜】常与普通型导管内增生伴发,其细胞具有大汗腺细胞的典型特征,从细胞层数增多、微乳头-乳头状增生到旺炽性增生。乳头状增生常出现囊肿性病变,表现为单纯性病变,缺乏复杂融合性乳头,亦可为片状实性增生,常与普通型增生相互混杂在一起。

【免疫组化】GCDFP-15 及 AR 阳性。ER(ER 的 β 亚单位可部分阳性)、PR、CK5/6、bcl-2 及 S-100 蛋白通常均为明性。

【鉴别诊断】

(1)低级别导管原位癌(见导管原位癌)。

(2)中级别导管原位癌:两者在细胞学和(或)结构特征上有重叠,中级别导管原位癌:细胞可排列拥挤、缺乏极向,核的形状可不规则、染色质呈颗粒状,亦可有小的核仁,与普通型导管增生细胞相似,普通型导管增生细胞的排列可较为松散,核可比较大,也可呈泡状,染色质粗,核仁明显,类似于中级别导管内癌的细胞。但中级别导管原位癌细胞及细胞核均较普通型导管增生细胞大,其多形性及不规则性更明显,可有坏死和更多的核分裂象。免疫组化染色 CK5/6 通常阴性。

(3)不典型导管增生:具有普通型增生和低级别导管内癌两种细胞形态和结构,不典型增生细胞 CK5/6 阴性(对模棱两可病例通常倾向保守性诊断)。

(4)平坦上皮不典型性:可单独存在,也可和普通导管增生并存(不典型增生)。

(5)不典型大汗腺型导管增生:出现具有不典型性的大汗腺细胞,其核增大 3 倍,核仁增大突出,出现多个不规则小核仁,胞质泡沫-空泡化等。其结构异型性常不典型,如出现融合性复杂乳头、不典型细胞桥及筛状结构等,达不到诊断导管原位癌的全部标准[24-26]。

【预后及预测因素】目前,尚未发现可靠能预测不典型导管增生发展为浸润性癌的预后因素。

二、柱状细胞增生和平坦上皮不典型性

柱状细胞病变是谱系性导管增生性病变,主要包括柱状细胞变(见化生性病变)、柱状细胞增生(2012 年 WHO 分类包括在导管内增生性病变中)和平坦上皮不典型性,广义上讲还包括黏附型导管原位癌(见导管原位癌)。

1. 柱状细胞增生(columnar cell hyperplasia)　是除普通型导管增生外的另一种良性导管增生,与普通导管增生模式

不同,柱状细胞增生主要表现为腺管的扩张,柱状细胞增多超过2层(1~2层为柱状细胞变),拥挤、核复层化。

【光镜】包括:①终末导管-小叶单位增大,腺泡不同程度扩张且外形不规则;②腺管内衬无异型性的柱状细胞,细胞拥挤,核卵圆-细长,呈复层化(>2层),大部分垂直于基膜排列(极向),也可有部分紊乱(图13-28);③局部细胞核过染、拥挤和重叠,增生柱状细胞可呈小丘状、簇状或流产型微乳头状;④腔缘常有明显的大汗腺顶浆分泌样胞突,部分细胞呈鞋钉状,细胞核可游离在管腔内;⑤腔缘表面常见少数扁平细胞,常呈平坦生长和复层生长构型混合出现;⑥管腔内常见有丰富的絮状分泌物和钙化,有时可见砂粒体样钙化(图13-42);⑦亦可伴有其他上皮增生性病变。

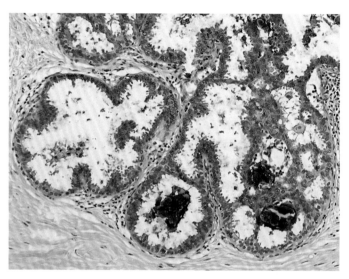

图13-42 柱状细胞增生
腺腔不规则扩大,被覆1~2层柱状上皮,有顶浆分泌样胞突,局部上皮增生呈丘状、簇状和流产型微乳头状管腔内絮状分泌物及有钙化

2. 平坦上皮不典型性(flat epithelial atypia) 是一种肿瘤性导管增生性病变,呈平坦型生长模式,细胞有轻度不典型性。曾称单形性黏附型导管原位癌、不典型性囊性小叶、A型不典型小叶、不典型柱状细胞变。

【光镜】包括:①终末导管小叶单位的腺管不同程度扩张(明显扩张的腺体的最大直径常达1~2mm),扩张的腺体状不规则,腔内常有多少不等的絮状分泌物;②扩张的腺腔被覆单层立方-柱状(其高度常是宽度的数倍)-假复层(核位于细胞内不同的位置)上皮,常有较明显顶浆分泌型胞突,失极向或有极向排列;③增生细胞一致,有轻度异型性,胞质可呈嗜酸性颗粒状或均质嗜酸性,核轻度增大,圆形-卵圆形,核浆比轻度增加,核染色质均匀深染或呈颗粒状或凝聚边集,核仁不清或有核仁(甚或明显),可见核分裂象;④可有小丘、簇状或流产型微乳头状增生,缺乏复杂结构(图13-43);⑤肌上皮细胞相对减少;⑥扩大的腺腔内常有程度不同的钙化,部分呈砂砾体样钙化。间质内亦可见钙化及多少不等的淋巴细胞浸润;⑦出现复杂结构(如微乳头状、梁带

状、筛状)即为不典型导管增生;⑧可伴有导管原位癌和某些类型的浸润性癌(特别是小管癌)。

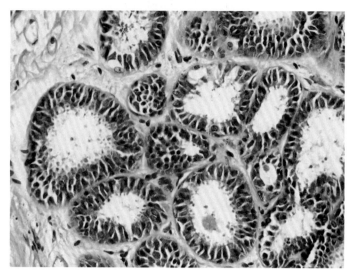

图13-43 平坦上皮不典型性
增生柱状细胞排列紊乱,有轻度异型性,核轻度增大、染色质深染,核仁不清,肌上皮不明显

【免疫组化】CK8/18、ER、PR及Bcl-2阳性,CK5/6阴性,Ki67低增殖指数,腺管周围有肌上皮。

【分子遗传学】50%在染色体11q有杂合子丢失。

【鉴别诊断】在出现平坦上皮不典型性时,一定要多切片,不要遗漏了不典型导管增生,特别是导管原位癌成分。

(1)柱状细胞变/增生(包括盲管腺病):柱状细胞变/增生细胞表面常见少数扁平细胞,平坦生长和复层生长构型混合出现,细胞核与普通导管增生相似,形状不规则拥挤,极向不一致,染色质颗粒状,常有小核仁,缺乏异型性。平坦上皮不典型性增生细胞规则,间隔均匀,细胞核有轻度异型性,缺乏平坦生长和复层生长构型混合出见的模式。

(2)不典型导管增生和低级别导管内癌:出现结构的不典型性时(如乳头状、筛状)应考虑不典型导管增生或低级别导管内癌的诊断。不典型导管增生具有增生和导管内癌两种细胞形态学特点,而低级别导管内癌必须具备导管内癌的全部特点,累及2个以上甚至更多的导管(>2mm)。

(3)多形性黏附型导管原位癌:具有高级别核级,多形性和异型性更明显。先前诊断的单形性黏附型导管原位癌和平坦上皮不典型性的鉴别十分困难,WHO(2003年)乳腺肿瘤病理与遗传学分类中视平坦上皮不典型性与单形性黏附性癌为同一类病变。

(4)囊性高分泌增生/癌:见柱状细胞化生。可见有其他类型的导管内癌。

(5)小叶性肿瘤:传统的不典型小叶增生具有普通增生和小叶原位癌两种细胞形态。小叶原位癌缺乏腺泡囊性扩大和衬覆柱状细胞的特点。

(6)小叶癌化(具有顶浆分泌胞突):细胞多形性和异

型明显,核染色质粗糙,核仁明显,核膜增厚不规则。

（7）假分泌增生伴囊性高分泌增生:见柱状细胞化生。

（8）黏液囊肿样病变:见柱状细胞化生。

（9）大汗腺病变:大汗腺细胞较柱状细胞更富于嗜酸性颗粒状胞质,核更大、圆而且有明显的核仁。鞋钉样细胞及超乎寻常的长胞突可见于平坦上皮不典型性,而在大汗腺病变缺乏。平坦上皮不典型增生细胞 ER、bcl2 阳性,大汗腺细胞阴性。

（10）纤维囊肿病中的微囊:微囊肿被覆的上皮呈稀疏立方状或为大汗腺上皮,而且没有不典型性。

【预后及预测因素】柱状细胞变及增生发生乳腺癌的风险性增加 1.5~2 倍(低风险性)。有限资料提示,在粗针穿刺标本中遇到柱状细胞变或柱状细胞增生时,无需进一步扩大切除病变。然而,对于粗针穿刺标本内及切取活检组织切缘存在平坦上皮不典型增生病变时,是否需要进一步切除病变进行全面评估的意见并不一致,仍需要广泛深入研究。目前有学者提出,平坦上皮不典型增生与某些导管原位癌(微乳头及筛状亚型等)及浸润性小管癌有较密切关系,而且有可能是它们的前期改变(虽然还没有充分证实)。最近有资料显示,粗针穿刺标本中发现平坦上皮不典型增生者,有 1/4~1/3 的病例在随后切除的标本中,发现更加严重的病变,鉴于此种情况,应推荐手术切除病变作为常规治疗措施。笔者认为,目前国内对平坦上皮不典型增生的认识还不够深入,鉴别诊断也时常遇到困难,而且平坦上皮不典型增生常与导管/小叶原位癌及浸润小管癌伴发。所以,如果粗针穿刺标本中存在平坦上皮不典型增生,或切除活检标本切缘阳性时,有必要扩大切除病变进一步病理评估。

三、不典型导管增生

1. 不典型导管增生(atypical ductal hyperplasia) 是一种肿瘤性导管内增生性病变,增生细胞与低级别的导管原位癌细胞相似,但范围和(或)程度上达不到诊断导管原位癌的全部标准。以后发生癌的危险增加 3~5 倍。

【光镜】具有低级别导管原位癌及普通型导管增生 2 种细胞学及构型特点:①部分增生细胞形似低级别导管原位癌,增生细胞缺乏黏附性,存有极性、细胞异型性及结构异型性。呈低乳头状、簇状、棒状、拱形、僵硬桥状、筛状、实性和(或)腺样排列。细胞较小,形态单一,边界清楚,胞质淡染,可见胞质内空泡,细胞核常为圆形,均匀分布,染色质细,核仁不清,核分裂少见。②部分呈普通型导管增生改变,增生细胞黏附性强,缺乏极性、细胞异型性及结构异型性(见普通型导管增生),或残留正常上皮(图 13-44)。③多少不等的钙化。

有人将具有低级别导管内癌全部特征但范围局限的病变也包括在不典型导管增生中,用病变大小区分两者(图 13-45):认为诊断不典型导管增生的定量标准是:①1 个或多个完全受累及的导管或小管横切面的合计长度≤2mm(有

人建议 2~3mm);或②只有 2 个以下导管或小管在完全具备低级别导管内癌的特征,超过 2mm 或 2 个独立腺管的病变诊断为低级别导管内癌。2012 年 WHO 工作小组不推荐也不否定上述哪一种定量方法,并建议采取保守的诊断策略。笔者更认同主要依据质的标准,结合量的标准对不典型导管增生和导管原位癌进行鉴别诊断。要有足够的取材,必要时要观察更多的切面进行评估。

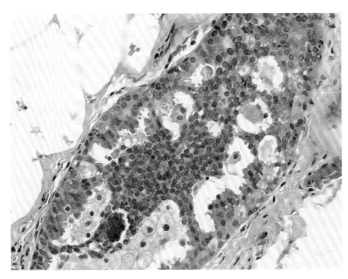

图 13-44 不典型导管增生
可见普通导管增生(导管周围),亦可见低级别导管原位癌细胞形态及结构(细胞单一型,均匀分布),质上达不到诊断导管原位癌标准

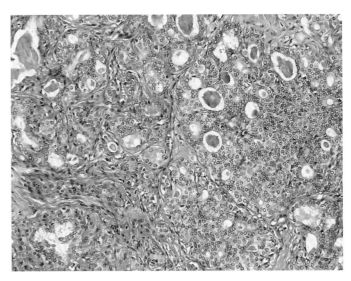

图 13-45 不典型导管增生
为硬化性腺病,局部(右侧)可见低级别导管原位癌(细胞一致、筛状和极性排列,大小约 1mm),量上达不到诊断导管原位癌标准

【免疫组化】不典型增生细胞 ER 单呈克隆性表达,Ki67 指数较低,CK5/6、HER2、p53 通常阴性。多数肌上皮存在,少数可缺失。

【分子遗传学】50%的病例与浸润性导管癌相同,在16q、17p和11q13有杂合子丢失。

2. 不典型大汗腺型导管增生(atypical apocrine ductal hyperplasia)　良性增生的大汗腺细胞的特性与普通型导管增生细胞并不十分相同,由于缺乏明显的黏附性,因此,良性大汗腺病变并不形成流水状排列和梭形细胞桥。肿瘤性大汗腺细胞缺乏极性,所以与不典型导管增生-低级别导管原位癌不同,一般不会出现典型结构上的异型性(如筛孔状、条带状和拱形结构)。大汗腺肿瘤性增生的结构异型性表现为:细胞拥挤、复层排列以及形成疏松的微乳头状细胞簇,亦可形成细胞小梁和腔隙,但腔隙周围的细胞无明显极性(和腔缘接触)。细胞异型性表现为:细胞变圆、位置异常,核增大3倍,染色分布紊乱,核仁增大,细胞质泡沫化,出现空泡(图13-46)。此外,管腔内出现明显脱落散离的细胞、坏死及核分裂象增多(特别是在有结构异型性时),都可能是肿瘤性增生的证据。除注意大汗腺细胞增生细胞的结构及细胞异型性外,某些时候还必须考虑到病变的范围,虽然并没有公认的阈值范围(2mm还是4mm)。如小灶性轻微不典型病变,也许可以忽略不计。对于那些有明显细胞增生的较大病灶,可能要考虑不典型大汗腺型导管增生的诊断。另外,不典型大汗腺增生常伴有不典型导管增生和不典型小叶增生,一旦发现不典型大汗腺病变,就应仔细寻找其他类型不典型增生[24]。

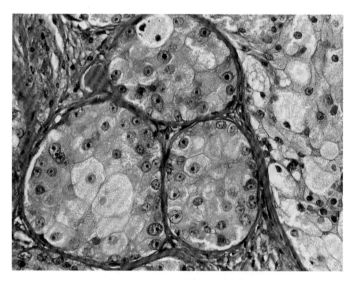

图13-46　不典型大汗腺型导管增生
大汗腺细胞体积明显增大,胞质嗜酸性颗粒分布不均匀,出现泡沫化胞质,核增大3倍,核膜粗糙,核仁显著

【鉴别诊断】
(1) 低级别导管原位癌:见导管原位癌。
(2) 普通型导管增生:没有导管原位癌的结构特点,为多种细胞混杂,排列拥挤紊乱,流水状排列,可见周边开窗腔隙,常有大汗腺化生。
(3) 乳腺发育的导管增生:具有乳腺发育的其他特点。

(4) 细胞性纤维腺瘤的导管增生:具有细胞性纤维腺瘤的其他特点。
(5) 不典型泌乳样增生:通常无复杂结构,有泌乳性改变。
(6) 不典型大汗腺型导管增生与低级别大汗腺型导管原位癌:两者的形态学改变有重叠,其鉴别也没有公认的标准,诊断常出现困难,O'Malley等[25]主张主要依细胞核的特征及病变范围(>4mm)诊断低级别大汗腺导管原位癌;而Tavassoli等[26]认为应根据细胞核及结构特征,结合病变范围(>2mm)进行诊断。笔者认为,低级别大汗腺导管原位癌的诊断在注重细胞学特征外,有必要结合其结构异型性,因为不典型大汗腺细胞定为核增大3倍,而低级别大汗腺导管原位癌细胞的核级为1~2级(1级为核增大1~2倍),在低核级时,其结构异型就显得十分重要(可参考通常低级别导管原位癌的诊断标准),如果有1个或多个足以诊断导管原位癌的结构特征,应考虑低级别大汗腺型导管原位癌的诊断。但是,低级别大汗腺导管原位癌的结构异型常不典型或不明显(如筛孔不圆、梁索不钢性等),细胞的排列常缺乏极向(如细胞与筛孔及梁索平行排列等),所以观察低级别大汗腺导管原位癌的结构异型既要结合通常的标准,又要有另外一种思考方式,建立新的指标。

【预后及预测因素】有研究显示,近60%粗针穿刺活检诊断为不典型导管增生的患者,有高达15%的病例在之后手术切除的病变标本中证实有癌(导管原位癌常见,可是浸润性癌),粗针穿刺活检中发现有不典型导管增生,需切除全部病变进一步病理评估。再有粗针穿刺取材有限且常为碎块,切片中常出现不完整的导管。因此,在使用定量标准评估这些标本时,更要慎重思考,尽量避免在小标本上过诊断,在没有充分理由诊断导管原位癌时,诊断不典型导管增生已足以促使外科医生行病变切除。如为手术切除及麦默通旋切标本,需充分取材,甚至全部取材,以排除导管原位癌等更严重的病变。手术切缘阳性,需扩切。

四、导管原位癌

导管原位癌(ductal carcinoma in situ,DCIS)又称导管内癌,是局限于乳腺终末导管小叶单位内(未突破基膜)的导管型肿瘤性增生。传统上导管原位癌主要按病变结构分为5种主要类型:粉刺型、筛状型、实体型、微乳头型及乳头型。其发展为浸润性癌的危险性为正常的8~11倍。通常可采取保守性手术治疗(完全性局部切除)。

【大体】切面可有不太明显的实性、小结节状或颗粒状区,粉刺型可见管腔内淡黄色坏死,挤压有粉刺样溢出物。

【光镜】终末导管小叶单位明显扩张,原有的腺上皮被肿瘤细胞取代。增生细胞通常缺乏黏附性,常存有极性,有程度不同的细胞异型性及核级(低、中、高),及具有不同及结构异型性,排列成不同的组织学构型,可有或无坏死。可腺管内浸润(佩吉特样)式完全替代小叶腺泡衬覆细胞(小叶癌化)。肌上皮层存在或部分甚至完全缺失。基膜保存或偶有灶性不连续。导管周围可有不同程度毛细血管增生、纤维化及炎细胞浸润。间质内无癌细胞浸润。传统分为：①粉刺型：各种构型(多见于高级别实体型)的导管原位癌的中央带有明显的凝固性坏死(可有鬼影细胞及核碎片)，常有无定形坏死性钙化。坏死面积通常超过病变导管的50%，也可只残存1~2层癌细胞。瘤细胞有明显多形性和异型性，常为级高核级，核分裂象多见。常有小叶癌化和(或)微小浸润。②筛状型：导管原位癌中有大量整齐极性排列的腺腔(筛孔)，筛孔多呈圆形，腔缘平滑(或可有小的胞突)，呈"冲凿(pauched-out)"样。变异型筛孔亦可呈车辐状、罗马桥状、梁状等。瘤细胞形态一致，有轻-中度异型性，细胞核常与腔缘(或梁或桥长轴)垂直。可有灶状坏死及钙化。③实体型：导管呈实性膨大，常由形态单一、界限清楚同核级的瘤细胞组成，核通常为轻-中度异型性。中央坏死可见。④微乳头状：瘤细胞沿导管壁呈微乳头状(无纤维血管轴心)生长，可为短粗的小丘状、茎状、指状、仙人掌或细长棕榈叶状。细胞有不同程度的异型性及核级(图13-47)。⑤乳头状型(见导管内乳头状癌)。

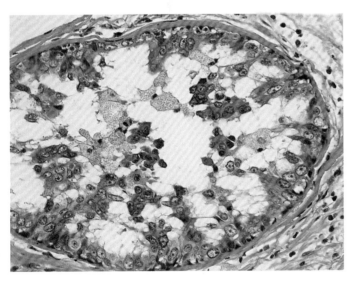

图13-47　高级别微乳头型导管原位癌
癌细胞呈微乳头状，核呈高级别核级，核仁易见

【组织学分类和分级】目前,尚无普遍接受的导管原位癌分类系统,近年有学者提出主要根据核级别和(或)坏死进行分类,将导管原位癌分为低、中和高三个级别。笔者赞同主要根据核级别对导管原位癌进行分类,同时也应注明病变大小/范围,其组织结构类型、是否存在粉刺样坏死、钙化情况及手术边缘的状态等信息。

1. 核级别

(1) 低核级：细胞核的形态单一,常为圆形、卵圆形。核大小一致,略有增大(正常红细胞或导管上皮细胞核的1.5~2.0倍)。核染色质细,分布均匀,核仁及核分裂象罕见。无瘤细胞坏死。常有细胞极向化现象(图13-31、图13-36~图13-38)。

(2) 高核级：细胞核呈明显多形性,分布不规则。核显著增大(正常红细胞或导管上皮细胞核2.5倍)。核染色质呈块状或泡状,核仁大或多个,核分裂象易见。常见瘤细胞坏死。无细胞极向化现象(图13-32、图13-47)。

(3) 中核级：界于低核级和高核级之间。细胞核有轻-中度多形性,大小略有差异,核染色质粗,核仁及核分裂象可见。可有瘤细胞坏死。偶见细胞极向化现象(图13-29、图13-33)。

2. 坏死　可分为：

(1) 粉刺性坏死：导管中央带坏死(坏死面积占50%以上),纵切面为线形模式。

(2) 斑点状坏死：非带状坏死,纵切面为非线形模式。

根据肿瘤细胞的核级别和坏死,将导管原位癌分为低、中和高级别导管原位癌。

(1) 低级别导管原位癌(DCIS of low grade)：①瘤细胞具低级别核的特征;②可呈筛状型、微乳头型、实体型等构型(图13-31、图13-36~图13-38);③常有瘤细胞极向化现象;④通常无坏死,罕见粉刺性坏死;⑤常有钙化。免疫组化染色：ER、PR弥漫阳性,Ki67低增殖指数,HER2、CK5/6阴性。

(2) 中级别导管原位癌(DCIS of intermediate grade)：①瘤细胞具中间级核的特征;②多呈实体型、筛状型、微乳头型及粉刺型等构型(图13-29、图13-33);③可有细胞极向化现象;④可无坏死,或有点状坏死及粉刺性坏死;⑤常有钙化。免疫组化染色：ER、PR及HER2,不同轻度阳性,Ki67指数界于中间,CK5/6阴性。

(3) 高级别导管原位癌(DCIS of high grade)：①瘤细胞具高级别核的特征;②多呈粉刺型、实体型,亦可为微乳头型、筛状型、贴壁型及基底(细胞)样(图13-32、图13-47);③常缺乏细胞极向化现象;④常见广泛的粉刺性坏死,但也可无坏死;⑤常有钙化、管周纤维化和炎细胞浸润(图13-32、图13-47)。免疫组化染色：ER、PR常阴性,也可阳性,Ki67高增殖指数,HER2常阳性,CK5/6可阳性。

【组织学亚型】一些少见类型的导管原位癌具有独特的特征,不能仅以核级别来进行分类。①梭形细胞型：瘤细胞主要呈梭形、短梭形,形态较温和,核级常为低-中级别,通常实性排列,坏死少(图13-48)。②神经内分泌型：50%以上的瘤细胞具有神经内分泌分化。细胞呈多边形、卵圆形或梭形,胞质嗜酸性颗粒状或淡染,可有胞质黏液,通常为低-中级别核级,呈实性乳头状、实性,可有微腺腔或菊形团,可有程度不同的坏死。免疫组化染色：CgA、Syn、CD56阳性(图13-49、图13-50)。③黏液/印戒细胞型：前者扩大的导管腔内充满黏液,瘤细胞呈单层、复层或乳头状。印戒细胞型主要由印戒样瘤细胞组成,胞质含有黏液,通常为中级别核级(图13-51)。AB/PAS组化染色阳性,由于浸润性印戒细胞癌侵袭强,因此一般将印戒细胞型视为高级别导管原位癌。④透明细胞型：基本由胞质透明的细胞构成,界限清楚,核级不一致,呈实体或筛状构型,可见中央型坏死(图13-52)。糖原组化染色可阳性。一般认为,此型宜归入中间级导管原位癌。⑤囊性高分泌型：含多数囊样结构，被覆不同增生状态的上皮细胞，局灶性筛状或微乳头状排列，囊内充满形似甲状腺胶质的嗜酸性分泌物（图13-53）。⑥多形性（高核级）平坦型（黏附型）：管壁附着1~4层明显多形、异型瘤细胞，具有高级别核级，腔内有或无坏死（图13-54）。一般认为此型为高级别导管原位癌。⑦鳞状细胞型：由鳞癌细胞构成，核级中-高级别，呈实性可有明显角化，偶见中央性坏死（图13-55）。⑧基底样（细胞）型：常为高级别导管原位癌，核级高，多数是粉刺型，亦可是实体型、微乳头型，可有粉刺样坏死（图13-56、图13-57）。免疫组化染色：ER、PR、HER-2阴性，CK5/6、EGFR阳性，Ki-67高增殖指数。⑨分泌型：导管内成分呈分泌性改变，有明显细胞内外分泌物。⑩小细胞型：通常为实性导管内癌，细胞小而一致。

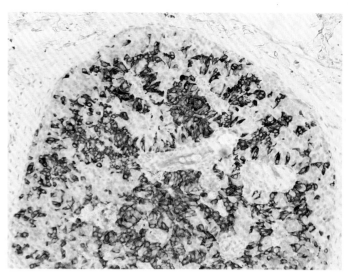

图13-50　神经内分泌型导管原位癌（低级别）
>50%的瘤细胞Syn阳性

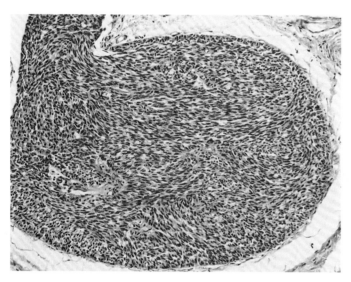

图13-48　梭形细胞型导管原位癌（低级别）
导管实性增生，细胞呈短梭形或梭形，形态比较温和一致，核低级别

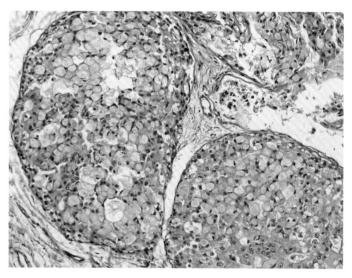

图13-51　印戒细胞型导管原位癌（中级别）
由实性增生的印戒样细胞组成，胞质含有黏液，有的呈印戒样，中级别核级

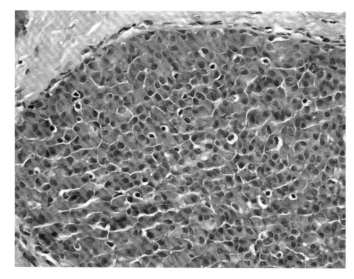

图13-49　神经内分泌型导管原位癌（低级别）
导管内增生细胞形态温和，胞质均匀嗜酸性，核深染偏位（类似浆样细胞），核低级别

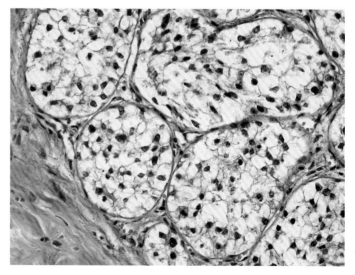

图13-52　透明细胞型导管原位癌（中级别）
由胞质透明的细胞构成，界限清楚，呈实体性，中级别核级

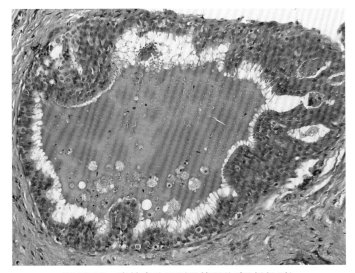

图 13-53 囊性高分泌型导管原位癌(低级别)
导管腔明显扩张呈囊状,其内充满甲状腺胶质样的分泌物,
被覆上皮有一定异型性,低级别核级

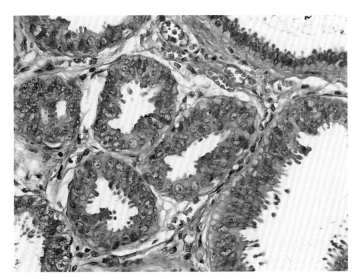

图 13-54 平坦型(黏附型)导管原位癌(高级别)
扩大的导管贴附 1~2 层有较明显多形性及异型性的细胞,
有胞突,高核级

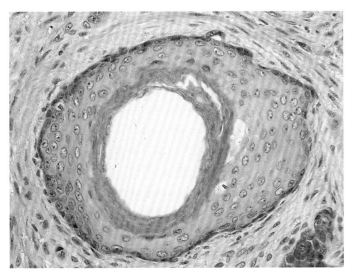

图 13-55 鳞状细胞型导管原位癌(中级别)
由鳞状细胞组成,中间角化,核为中级别

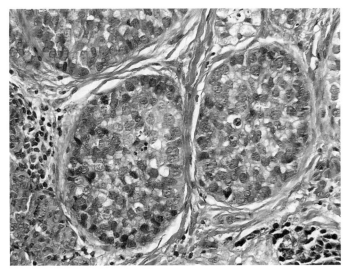

图 13-56 基底样(细胞)型导管原位癌(高级别)
实体型,高级别核级

F13-56 ER

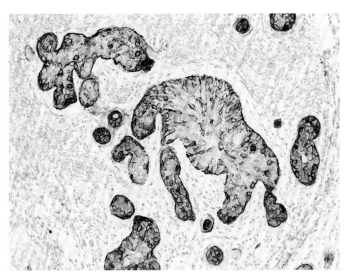

图 13-57 基底样(细胞)型导管原位癌(高级别)
瘤细胞 CK5/6 阳性

大汗腺型导管原位癌(apocrine ductal carcinoma in situ):由具有大汗腺特征的细胞构成,排列成微乳头状、筛状、实性或粉刺状,可以出现不同程度的坏死(点状或粉刺状)及钙化(图 13-58)。因为大汗腺细胞本身具有与众不同的特点(核大、核仁明显),所以,大汗腺型导管原位癌核级的划分与其他导管原位癌不完全相同,依据大汗腺型导管原位癌细胞核的特征(与"正常"大汗腺细胞比较),将核的改变划分为 3 个级别,具体见表 13-2。

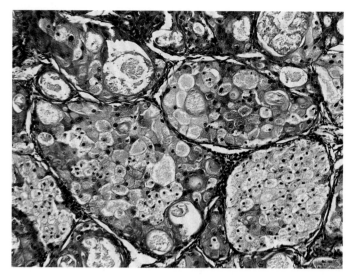

图13-58 大汗腺型导管原位癌(中级别)

导管内实性增生细胞为大汗腺样细胞,细胞胞质丰富,嗜酸性颗粒状或淡染泡沫状,亦可见两者的过度细胞,核较大、空泡状,有核仁,中级别核级

表13-2 大汗腺型导管原位癌细胞核的分级

	核的大小	多形性	核仁
1级	小-中	不明显	单个,显著
2级	小-中	中等	多个,显著
3级	中-大	显著	多个,显著

注:细胞核大小(与"正常"大汗腺细胞相比):小:1~2倍,中:3~4倍,大:5倍以上;偶见3级核或多核细胞,而总体为1~2级核,则只能为2级核。

大汗腺导管原位癌分为低、中或高级别。低级别:细胞核1~2级,无坏死;中级别:细胞核2级有坏死,3级无坏死;高级别:细胞核3级,有坏死。

特别是低级别大汗腺型导管原位癌,其核级为1级时,细胞异型性不明显,常需结合结构异型性,但肿瘤性大汗腺细胞常缺乏细胞黏附性及极向排列,接一般标准进行诊断常会遇到困难,所以需建立与普通型导管增生性病变不同的诊断方法及评估标准。

【分子遗传学】50%~80%在染色体16q、17p和17q有杂合子丢失。约30%的病例FISH检测有*HER2*癌基因扩增。

【鉴别诊断】

(1)低级别DCIS与高级别DCIS的鉴别:见前组织学分级。

(2)低级别导管原位癌与不典型导管增生性的鉴别:两者的鉴别常遇到困难,免疫组化的鉴别价值也不大。目前比较公认的鉴别诊断标准如下:①质的标准:有良性导管增生和低级别导管原位癌两种细胞形态和结构特点诊断为不典型导管增生[1-2,4-5,7-8]。②量的标准:必须在2个以上的导管内具有低级别导管内癌的全部特征时,才能诊断为导管原

位癌。否则诊断为不典型导管增性。有人认为≤2mm的导管内癌也应划入不典型导管增性[1-2,4-5,7-8]。

(3)低、中级别导管原位癌与普通型导管增生的鉴别:比较多的问题是中级别导管原位癌与普通型导管增生的区别,两者在细胞学及结构特征上有重叠。普通型导管增生的结构呈多样性而且杂乱,腔隙呈不规则的裂隙状,腔面粗糙,常有流水状排列的梭形细胞,胞核和细胞桥长轴平行。增生细胞呈异质性,细胞拥挤界限不清,可有局灶性大汗腺化生。通常缺乏坏死(少数可出现坏死)。管周纤维化和炎细胞浸润通常不明显。免疫组化染色CK5/6阳性(少数高级别导管原位癌可阳性)。

(4)微浸润癌:有时确定有无导管基膜外的微小(早期)浸润是十分困难的。高级别导管原位癌(特别是病灶大和伴有淋巴结转移者)更要多切片仔细寻找浸润癌灶。导管原位癌周围常有大量淋巴细胞浸润也是造成诊断困难的原因之一。免疫组化肌上皮标记物(如p63、SMMHC、calponin)染色阴性,有助于确定微小浸润性癌灶。

(5)导管原位癌与导管内癌样浸润性癌的鉴别:某些浸润性癌(如浸润性筛状癌、腺样囊性癌)及呈膨胀性浸润的癌(如浸润性乳头状癌、导管内癌样癌)可呈现导管原位癌的生长模式。某些导管原位癌(如筛状型)周围的纤维组织可显著增生,胶原瘢痕化,致使导管明显变形,而类似于浸润性癌。浸润性癌细胞巢密集,形状多样而不规则,免疫组化染周边缺乏肌上皮和基膜。导管原位癌累及小叶及硬化性病变(如腺病及复杂硬化性增生)可貌似浸润性导管癌,通常需免疫组化肌上皮标记物(如p63、SMMHC、calponin)染色,瘤细胞巢周边有肌上皮支持导管原位癌的诊断,而缺少肌上皮则是浸润性癌。

(6)实性导管原位癌和小叶原位癌的鉴别(见小叶原位癌)。

(7)囊性高分泌癌和囊性高分泌增生、假泌乳样增生、黏液囊肿样病变的鉴别:后三者内衬细胞缺乏多形性和异型性,没有导管内癌的各种形态,亦无浸润性病变。假泌乳样增生有泌乳改变。黏液囊肿样病变囊内(导管内)的分泌物为黏液,常破入间质形成黏液湖。

(8)筛状型导管原位癌和胶原小体病的鉴别:后者亦呈筛状,但缺乏极性排列,筛孔内为有结构的基膜样物质,周围有肌上皮细胞。免疫组化肌上皮标记物(如p63、SMMHC)染色阳性。

(9)导管原位癌和脉管内癌栓的鉴别:脉管内癌栓可形成充满管腔界限清楚的细胞巢,类似于导管原位癌。细胞巢内如出现粉刺型坏死,就更增加了诊断的困难。低倍镜下病变的分布呈脉管的分布特征(如位于导管周围,与其他脉管结构有有),相关区域内见有良性导管。免疫组化脉管(如CD34)及肌上皮(如p63、SMMHC)标记物染色有助于确定诊断。

(10)青少年导管原位癌:青春期乳腺生长发育活跃

（国内不乏少男少女乳腺发育者），上皮细胞拥挤、甚至出现复层排列及微乳头-乳头状增生，细胞核的特征可类似于中年女性的不典型导管增生细胞，但增生的微乳头呈锥形，细胞核的形状及排列呈异质性。另外，由于腺体结构较小，组织切片时容易出现斜切现象，从而貌似结构异型性。所以，必须十分严格掌握青少年患者的导管原位癌诊断标准，必须观察到病变完全具有可靠的上皮增生，确定无疑的细胞异型性及结构异型性才能诊断。

【预后及预测因素】有文献报道，14%～60%的女性低级别导管原位癌可进展为浸润性乳腺癌。导管原位癌的治疗目的是完全切除病灶。最常报道的局部复发的因素有：年龄小于45岁、病灶大、高核级、有粉刺样坏死及手术切缘阳性。手术切缘状况是最重要的因素，如手术切缘阳性，一般认为需扩切呈阴性。

第十节 小叶瘤变

小叶瘤变（lobular neoplasia）于2003年由WHO提出，2012年WHO沿用此诊断名称，包括传统的不典型小叶增生及小叶原位癌，是指发生在终末导管小叶单位腺小叶型肿瘤性增生的系列性病变，增生细胞常以经典小叶型肿瘤细胞为特征（细胞小而黏附性差），有或无终末导管的Paget样累及。有研究表明，不典型小叶增生及小叶原位癌的特征没有预后意义，采用小叶瘤变这一诊断名称的优点是把"癌"字从原位性病变中剔除，强调其非浸润的本质，进而去避免临床的过治疗。也避免了病理医生从形态学上区分不典型小叶增生和小叶原位癌（两者常难以区分），从而减少了风险。但也有人认为，应用小叶瘤变这一诊断术语的主要缺点是把不同患癌风险的2组病变（不典型小叶增生及小叶原位癌）合并成一种病变类型，不典型小叶增生发展为浸润性癌的危险性只有小叶原位癌的一半，因此，区分不典型小叶增生及小叶原位癌仍具有临床意义[4-5,8]。小叶瘤变是发生浸润性癌的危险因素，呈少一部分病例是浸润性癌前驱病变。有小叶瘤变的患者随后发展为浸润性癌（导管或小叶型浸润性癌）的危险性是没有小叶瘤变的4～12倍。笔者认为，因为目前小叶瘤变的名称并未得到公认，而且小叶原位癌发展为浸润性癌的危险性比不典型小叶增生要高得多，是浸润性癌前驱病变，所以采用小叶瘤变的诊断系统时，应同时注明是不典型小叶增生还是小叶原位癌。

一、不典型小叶增生

不典型小叶增生（atypical lobular hyperplasia）是一种小叶型肿瘤性增生，往往只是单个小叶单位受累，有小叶原位癌的某些形态特点，但又不具备足以诊断小叶原位癌的全部标准。有人认为，小叶原位癌样改变达不到1个小叶的50%～75%时诊断不典型小叶增生[2,8]，或累及1个小叶的

所有腺泡，但腺泡无明显膨大时诊断不典型小叶增生。

【光镜】

（1）早期：结构改变不明显，小叶单位没有明显膨大，许多腺泡的腺腔仍存在。随病变发展，某些增生的腺泡的上皮被类似于小叶原位癌的异常细胞所替代（图13-59、图13-60）。

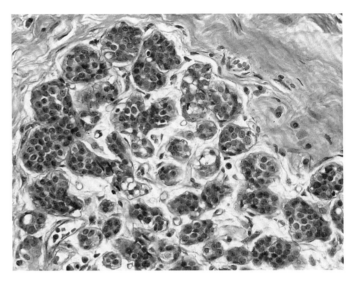

图 13-59 不典型小叶增生

具有正常的小叶结构，腺泡上皮细胞肿瘤性增生，部分腺泡稍有扩大，无显著膨大

F13-59 ER

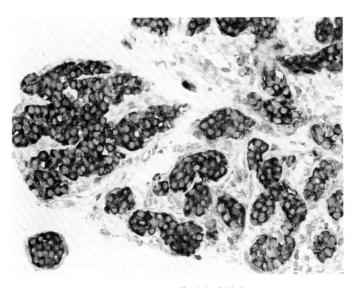

图 13-60 不典型小叶增生

增生细胞 P120 胞质阳性

（2）晚期：腺泡膨胀扩大，呈圆-卵圆形。腺泡内充满一致的圆-多边形细胞，细胞界限不清，核温和，胞质少。腺泡及小叶内导管的界限不清。有时病变可累及终末导管，上皮下可有佩吉特样细胞浸润，纵切面呈苜蓿叶样。

二、小叶原位癌

小叶原位癌（lobular carcinoma in situ，LCIS）是一种在程度上比不典型小叶增生更为严重的小叶型肿瘤性增生，更广泛地累及终末导管小叶单位。最常发生在绝经前的女性。30%为多灶性（一个以上小叶原位癌发生于同一象限），70%~80%为多中心性（一个以上小叶原位癌发生于不同象限），30%~67%有双侧乳腺受累。患者多无自觉症状，常缺乏阳性体征和影像学表现。

【光镜】经典型（实体型）（classic LCIS）：①病变位于1个或多个终末导管小叶单位内；小叶结构型存在或大致保存。②腺泡有不同程度扩张；增生的细胞均匀分布，充塞管腔，不形成微腺管或其他构型。③可伴有终末导管的Paget样浸润（图13-61、图13-62）。④增生的细胞可分为A型和B型，亦可混杂存在。A型：细胞较小，多为圆形（亦可多角形），呈单形性，胞界欠清，排列松散、甚至分离（缺乏黏附性）。胞质少，嗜酸或淡染，胞质内常见有小腔（腔内常有黏液性小红球）。核圆形，形态一致，染色质细分布均匀，核仁不明显，核分裂象少见（图13-61、图13-62）。B型：细胞较大，轻度大小不一。偶见较多颗粒状嗜伊红染胞质。核形轻度不一致，核体积较大，染色质分布欠均匀，可见核仁（图13-63）。⑤肌上皮层通常保存。坏死罕见。

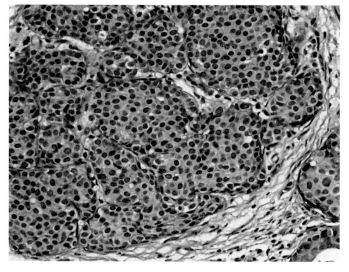

图13-61 小叶原位癌（经典型）
A型细胞：小叶扩大变形，腺泡呈实性明显膨大，细胞比较小，温和而一致，可见胞质内空泡，核染色质细，核仁不明显

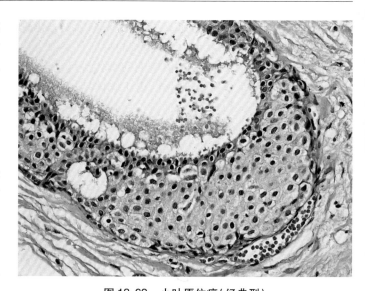

图13-62 小叶原位癌（经典型）
呈佩吉特样浸润：在导管上皮和肌上皮之间见小叶型癌细胞浸润

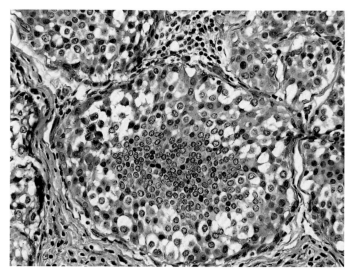

图13-63 小叶原位癌（经典型）
B型细胞，圆中央膨大腺泡周围细胞及邻近腺泡增生细胞较大，轻度大小不一，胞质嗜酸性或空泡状，有的核偏位（小肌样细胞），核染色质呈颗粒状，可见核仁。中央为A型细胞

【组织学亚型】
（1）旺炽型（巨腺泡型）：在实体型基础上，腺泡极度膨大，常见数个巨大实体性腺泡紧密贴近。可有中央坏死和钙化（低倍镜类似于低级别实体性导管原位癌）（图13-64）。

（2）多形型（pleomorphic LCIS）：组织学特征与经典型类似。瘤细胞有明显多形性异型性（类似于高级别导管原位癌）[27]可见瘤细胞坏死，钙化少见（图13-65、图13-66）。伴有大汗腺特征的多形型小叶原位癌已有报道。

（3）透明细胞型（clear LCIS）：由胞质透明的瘤细胞构成。

（4）印戒细胞型（signet ring cells）：组织学特征与经典性类同。瘤细胞呈印戒状，胞质内有黏液物质聚集。

（5）坏死型：实性膨大的小叶性肿瘤内出现粉刺型坏死。钙化常见（易与中间级导管原位癌混淆）。

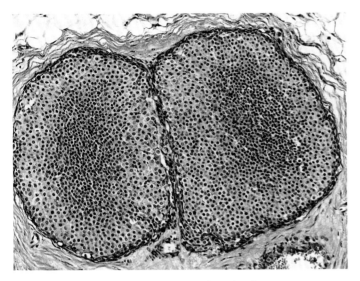

图 13-64 小叶原位癌（旺炽型）
2 个巨大实体性腺泡紧密贴近，类似实体型导管原位癌

F13-64　ER

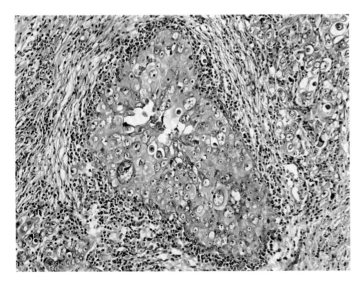

图 13-65 小叶原位癌（多形型）
瘤细胞有明显多形性及异型，胞质丰富嗜酸性，核大泡状，
可见巨核细胞，核仁显著（类似导管型癌细胞）

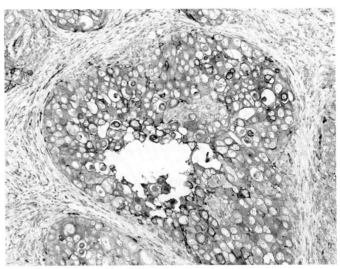

图 13-66 小叶原位癌（多形型）
p120 主要为胞质阳性

（6）复合型导管小叶原位癌（mixed type）：在彼此分离的不同终末导管小叶单位内，同时有导管原位癌及小叶原位癌。

（7）导管-小叶原位癌：导管原位癌及小叶原位癌见于同一个终末导管小叶单位内。

【特染和免疫组化】 AB/PAS 常阳性。ER、PR 阳性；p120 胞质阳性，Ki67 低增殖指数，E-cadherin、β-catenin、α-cantenin、CK5/6（极少数阳性）、HER2 和 P53 通常阴性。有10%～16% 的病例异常表达 E-cadherin，不能据此一项指标而作为导管癌的诊断。多形型小叶原位癌 Ki67 增殖指数高，ER 阴性（特别是伴有大汗腺化生者），HER2 和 P53 常阳性。

【分子遗传学】 常发生杂合性缺失（LOH），如 11q13、16q、17p 和 17q，以及 CCND1 基因位点的 11q3 高水平扩增。多形性小叶癌具有更多的基因组不稳定性，如 8p、16p 和17q 的基因拷贝数的增加。因具有 16q22 上的 E-cadherin 基因缺失，可作为小叶癌的诊断依据。

【鉴别诊断】

（1）人为变化：如组织没处理好等，可造成细胞缩小、胞质空化/嗜酸化、黏附性不佳、有不典型性等假象，可导致过诊断为小叶原位癌（或不典型小叶增生）。导管原位癌也可类似小叶原位癌。

（2）导管原位癌：特别是实性小叶原位癌与实性小细胞型导管原位癌的区别、多形性小叶原位癌与高级别导管原位癌的区别、坏死型小叶原位癌与粉刺型导管原位癌的区别常遇到困难。注意小叶癌细胞具有黏附性差、多见胞质内空泡及结构上缺乏极性腺腔的特点。辅以免疫组化染色，绝大多数可以加以区分。小叶原位癌通常 E-cadherin 阴性（少数不同程度阳性），p120 胞质阳性。导管原位癌通常 E-cadherin 及 p120 胞膜阳性。有些病例即使经过仔细的组织学观察及免疫组化染色仍不能明确区分是小叶原位癌还是导管原位癌,可诊断为"原位癌伴导管和小叶特征"或"原位癌伴不确定特征"。有人认为,对这些伴有不确定特征的原位癌,考虑为导管原位癌可能是一个比较合适的选择,因为两者有不同的风险和临床治疗方法。

(3) 不典型小叶增生:两者细胞学特征相同,其鉴别主要依靠判断累及终末导管小叶单位的程度及范围。对于经典型小叶原位癌来说,如果具有小叶原位癌形态的腺泡数量达不到1个小叶的50%,或1个小叶的腺泡均受累,但没有明显膨大时,宜诊为小叶不典型增生。

(4) 小叶癌化(导管原位癌累及小叶腺泡):腺泡内为导管型细胞,细胞大,细胞界限清楚,黏着性强,核多形性异型性明显。E-cadherin及p120胞膜阳性。腺管周反应性纤维组织和炎细胞常比较明显,小叶周围可见导管原位癌。

(5) 浸润性小叶癌:一种情况是将小叶原位癌考虑为不典型小叶增生,从而忽略了对微浸润癌的检查。第二种情况是浸润性小叶癌的癌细胞少、温和、散布在间质中,容易被认为是炎细胞、成纤维细胞、血管内皮等。免疫组化CK和GCDFP-15阳性,有助于确定诊断。另一种情况是小叶原位癌累及硬化性腺病、复杂硬化性增生等时,可类似于腺泡型浸润性小叶癌。p63及SMMHC阳性,有助鉴别。

(6) 透明细胞化生:见透明细胞化生。

(7) 妊娠样增生(假泌乳性增生):具有分泌乳腺的典型特点,如上皮肿胀、胞质内空泡、腺腔内分泌物等。缺乏实性膨大的腺管。AB染色阴性。

(8) 放射性小叶不典型增生:小叶硬化和萎缩,腺泡基膜增厚,上皮虽有不典型性,但具有退变的特点。

(9) 小叶原位癌累及胶原小体病与筛状型导管原位癌:前者筛孔无极向,内为有特殊结构的基膜样物及黏液样物。周围有形态一致的小叶型瘤细胞。免疫组化染色显示筛孔周围有肌上皮细胞,瘤细胞E-cadherin阴性,p120胞质阳性。

(10) Paget样导管原位癌:管原位癌也可呈Paget样累及导管,与小叶原位癌的Paget样浸润的鉴别可出现困难。导管癌细胞有黏附性及常有中-高级别核级,E-cadherin及p120胞膜阳性。小叶癌细胞黏附性差和胞质内常有空泡,E-cadherin阴性(少数不同程度阳性),p120胞质阳性[8]。良性细胞的假Paget样浸润:有时腺管的肌上皮可呈上皮样形态,富于淡染-透亮的胞质和明显的圆形细胞核,类似于小叶原位癌的Paget样浸润。但肌上皮缺乏小叶原位癌细胞黏附不佳的变化及胞质内空泡。p63、SMMHC阴性。上皮内的反应性组织细胞可和小叶原位癌的Paget样浸润类似。组织细胞具有泡沫状-颗粒状胞质,缺乏胞质内空泡,核小深染。CK阴性(少数可阳性),CD68阳性。

【预后及预测因素】2012年WHO乳腺肿瘤分类工作小组的意见指出,粗针穿刺活检诊断为不典型小叶增生或经典型小叶原位癌患者的处理方式,尚存在不同意见,如果病变

完全是在镜下偶然发现,可结合临床及影像学的评估,决定下一步的处理方式。在临床上存在具有切除适应证的病灶,或病理诊断与影像学检查结果不符,或病理诊断为多形性和坏死型小叶原位癌时,应手术切除病变进一步病理评估。工作小组不推荐对经典型小叶原位癌病例的手术切缘进行评估,对于多形小叶原位癌,有必要保持手术切缘干净,已经完成切除的多形小叶原位癌,即便手术切缘上存有经典型小叶原位癌也无需报告(无需进一步扩切)。至于手术切缘有坏死型(粉刺型)小叶原位癌时,需进行仔细的病理学检查,并与临床医生深入沟通,决定后续的治疗[8]。

第十一节 导管内乳头状肿瘤

导管内乳头状肿瘤能发生在乳腺整个导管系统(乳头到终末导管小叶单位)的任何部位,包括一组异质性肿瘤性病变,其共同特征源于导管壁,导管内生长,具有乳头状、树枝状生长模式,其中央为纤维血管轴心,表面被覆不同增生状态的上皮,有或无肌上皮层。

一、导管内乳头状瘤

严格说来,导管内乳头状瘤(intraductal papilloma)是指导管内生长,呈具有纤维血管轴心的乳头状、树枝状、被覆上皮和肌上皮两型细胞的良性肿瘤。不包括没有纤维血管轴心的开窗式的导管增生和微乳头状增生。可分为两类:①中央型(单发):发生在大导管,通常位于乳晕下,不累及终末导管小叶单位;②周围型(多发):发生在终末导管小叶单位,可延伸到周围的大导管。WHO(2003年)专家小组建议应该避免使用"乳头状瘤病"的诊断名称,类似病变可归入普通型导管增生(如腺病)或多发性乳头状瘤。

(一) 中央型导管内乳头状瘤

中央型导管内乳头状瘤(central intraductal papillomas)又称大导管内乳头状瘤、主导管内乳头状瘤、孤立性导管内乳头状瘤。其直径通常<1cm,也可较大。多发生在中年女性。大多数患者有血性或浆液性乳头溢液。较少触及肿物。少数可在乳晕区扪及肿块。影像学可有异常图像。发展成乳腺癌的风险与普通乳腺增生病相似(约为2倍)。需手术切除病变。

【大体】大导管扩张呈囊状,内含清亮或血性液体,肿瘤位于导管内,呈绒毛乳头状,一般小于1cm,常有蒂与导管壁相连,瘤组织软脆,红色或褐色。

【光镜】单纯型表现为:大导管囊状扩大,上皮呈乳头状增生,其外形宽而钝圆,中间有丰富、疏松纤维血管轴心,形成树枝状复杂结构。乳头表面衬以立方/柱状腺上皮和肌上皮(通常不明显)两层细胞,扩张的导管周围有肌上皮及基膜。有时肌上皮可有增生,细胞大,呈上皮样或梭形,胞质通常透明,亦可红染(可呈腺肌上皮瘤样)。常伴有大汗腺、鳞状上皮和(或)柱状细胞化生,少数情况可出现黏液、透明

细胞和皮脂腺化生。通常核分裂少见（少数可增多）及缺乏钙化（图13-67、图13-68）。

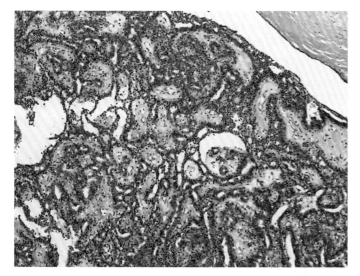

图13-67　中央性导管内乳头状瘤
导管囊状扩大，上皮呈乳头状增生，外形宽而钝圆，中间有丰富、疏松纤维血管轴心，形成分树枝状复杂结构

F13-67　ER

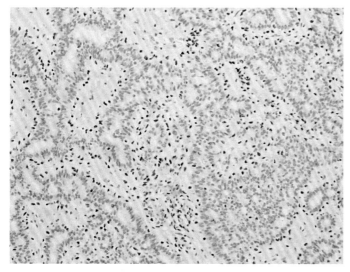

图13-68　中央性导管内乳头状瘤
肌上皮 P63 阳性

【组织学亚型】

（1）复杂型：在单纯型基础上出现乳腺增生病的改变，主要是柱状上皮增生（Ⅰ型）及普通型导管增生（Ⅱ型）。前者肿瘤树枝状乳头状结构仍然明显，被覆的腺上皮柱状细胞变及增生，细胞核明显复层化，亦可形成簇状细胞突起。后者乳头表面细胞及轴心内的腺管上皮增生，形成普通导管增生的各种表现（如乳头状、旺炽性增生等），且常伴有大汗腺的化生增生，形成树枝状乳头状结不清楚的复杂结构（图13-69、图13-70）。

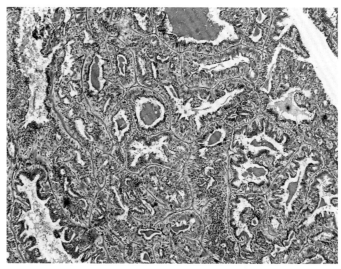

图13-69　中央型导管内乳头状瘤（复杂型）
乳头状瘤中见有导管增生，呈复杂结构

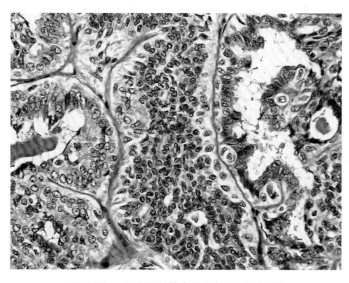

图13-70　中央型导管内乳头状瘤（复杂型）
示旺炽性导管增生，肌上皮亦有增生

（2）硬化型：乳头状结构常不明显，间质（包括乳头的纤维血管轴心、导管壁及周围的间质）发生明显纤维化/透明变，使腺管埋在纤维组织内，受压扭曲变形，呈硬化性病变改变，形成假性浸润图像。

（3）出血梗死型：医源性梗死常由穿刺引起。出血水肿可造成纤维血管轴心宽大变形，梗死样退变坏死使细胞组织结构崩解消失。其周边腺腔内可集聚坏死物，衬覆细胞可排列紊乱、形态扭曲。部分病例梗死后可有明显机化性反应改变，以至间质纤维硬化，其中可埋陷有变形腺体及细胞可伴有明显鳞状上皮化生。另外，梗死后可造成普通型增生细胞核固缩,呈现一致化假象(类似于肿瘤性增生)。

【免疫组化】乳头、硬化区内的腺体及导管周围肌上皮p63、calponin、SMMHC、SMA、CD10等阳性。CK5/6普通型导管增生细胞阳性,柱状细胞及大汗腺细胞阴性。ER、PR柱状细胞弥漫阳性,普通型导管增生细胞非克隆性阳性。

(二) 外周性导管内乳头状瘤

外周性导管内乳头状瘤(peripheral intraductal papillomas)又称镜下乳头状瘤,常呈多发性。比较实用的观点是,至少在2个非连续性的蜡块中出现5个或更多的导管内乳头状瘤。多见中年女性。通常无肿块和乳头溢液。影像学可有微钙化。较中央型似乎有较高的复发及进展到乳腺癌的风险。需完全手术切除和进行随访。

【光镜】起源于终末导管小叶单位,通常为多发性病变,可延伸到较大导管。其组织学改变基本和中央型类同。乳头状结构更多样性和不规则化,乳头大小不等,长短不一,亦可为腺型或假腺性乳头状及伴有原胶小体病。而且较中央型更常伴有导管/小叶增生、平坦上皮不典型性、不典型导管/小叶增生、导管/小叶原位癌和浸润癌以及硬化性腺病、放射状瘢痕等增生性病变。

【免疫组化】同中央型导管内乳头状瘤。

(三) 导管内乳头状瘤伴不典型增生

导管内乳头状瘤伴不典型增生(intraductal papilloma with ADH)又称不典型导管内乳头状瘤,是指导管内乳头状瘤的局部出现了不典型增生-低级别导管原位癌的形态改变,局部肌上皮细胞缺失。

【光镜】不典型增生主要表现为两种形式:①一种形态改变与平坦上皮的不典型性类似,表现为柱状细胞的不典型增生,细胞复层化、排列不规则,细胞核出现一定程度的异型性,核分裂可见,乳头状-树枝状结构常比较清楚(Ⅰ型)。②第二种形态改变类似于不典型导管增生,由单形一致的类似于低级别导管原位癌的细胞构成,常为筛状、实体及微乳头状结构(Ⅱ型)。③另一种情况是,化生增生的大汗腺细胞出现细胞及结构的不典型,细胞核增大,核仁更为突出,一个或多个。上述几种改变可混合存在。

关于诊断的定量标准,一般是根据大导管上述第2种情况(Ⅱ型)制定的,目前尚有争议。2003年WHO提出,如果不典型增生-低级别导管原位癌区域小于导管内乳头状肿瘤的10%,可诊断伴有灶状不典型性的导管内乳头状瘤,如果≥10%、<1/3,或肌上皮缺失<1/3,则可诊断为不典型导管内乳头状瘤[7]。2012年WHO采用以病变本身的大小为标准,不典型增生-低级别导管原位癌的区域小于3mm时,诊断为导管内乳头状瘤伴不典型导管增生[8]。

【免疫组化】p63、calponin、SMMHC等肌上皮标记物的表达有局部缺失,不典型增生细胞CK5/6阴性,ER单克隆性表达。

(四) 导管内乳头状瘤伴导管原位癌

导管内乳头状瘤伴导管原位癌(intraductal papilloma with DCIS)是指导管内乳头状瘤的局部出现导管原位癌。

2003年WHO提出,不典型增生-低级别导管原位癌区域≥1/3、<90%,或肌上皮缺失<90%,可诊断导管内乳头状瘤伴导管原位癌(低级别)[7]。2012年WHO推荐不典型增生-低级别导管原位癌的区域大于或等于3mm时,诊断为导管内乳头状瘤伴导管原位癌(低级别)。当增生的上皮具有中-高级别核级时,诊断导管内乳头状瘤伴导管原位癌不需要考虑大小和范围[8]。

【光镜】导管内乳头状瘤的部分区域具有低、中、高级别导管内癌的全部特征。

【免疫组化】p63、calponin、SMMHC等肌上皮标记物的表达广泛缺失。低级别导管内癌区CK5/6阴性,ER单克隆性表达,导管周围有肌上皮。

有人认为,导管内乳腺乳头状肿瘤表现出Ⅰ型(柱状上皮变增生模式)、Ⅱ型(普通型导管增生模式)结构模式,其诊断标准各有所侧重。3mm范围标准对于Ⅱ型中央型导管内乳头状肿瘤的诊断至关重要,但对Ⅰ型乳头状肿瘤似乎并不合适。此外,3mm范围标准不适用于某些发生于外周型导管内乳头状肿瘤,该型肿瘤中单个肿瘤性导管的最大径可以小于3mm。亦有人认为,具有不典型导管增生或/低级别导管内癌特征的区域一旦出现(不管大小如何),均应诊断为导管内乳头状瘤伴导管原位癌。也有人认为,如果不典型导管增生状瘤中出现肿瘤性坏死(导管内乳头状瘤内极少出现坏死),就应该诊断为导管内乳头状瘤伴导管原位癌。也有人持保守态度,认为应尽量避免诊断导管内乳头状瘤伴导管原位癌,这样即可简化病理医生的工作,又能满足临床需要[4]。

【预后及预测因素】中央型和外周型导管内乳头瘤发生浸润性癌的风险分别增加2倍和3倍,而不典型中央型和外周型导管内乳头状瘤则分别增加5倍和7倍。其周围如有不典型导管增生/导管原位癌,则与继发浸润癌及局部复发风险的关系更为密切。

(五) 幼年性导管内乳头状瘤病

幼年性乳头状瘤病(juvenile papillomatosis)又称瑞士干酪病(因病变切面有大量大小不等的囊腔,形似瑞士干酪而得名)。常见于25岁以下的年轻女性。多为孤立性肿块,活动,质硬。部分病例有乳腺癌家族史。10%～15%的病例伴有乳腺癌。应手术完全切除病变及密切随访。

【光镜】扩张的导管和囊腔,其内有浓缩分泌物及泡沫状组织细胞。上皮常呈明显旺炽性增生,可呈筛状、乳头状,可有不典型增生和局灶性坏死。可有大汗腺化生和硬化性腺病等增生性病变。也可伴有导管癌、小叶癌或分泌型癌等。

(六) 导管内乳头状瘤的鉴别诊断

1. 中央型导管内乳头状瘤与外周型导管内乳头状瘤结合部位、大小及数量多数不难区别。基于以下原因,部分病例不容易截然划分两者,中央型少数可多发,某些时候不太容易判断其与终末导管小叶单位的关系,而且两型可同时发生。外周型导管内乳头状瘤常保留固有小叶间质,导管壁缺少弹力纤维。中央型导管壁存有弹力纤维,更常见乳头及管壁的胶原化透明变及假浸润现象。

2. 外周型导管内乳头状瘤与乳头状瘤病型乳腺增生症 后者有显著的乳腺增生症的表现。

3. 导管内乳头状瘤与导管内乳头状瘤伴不典型导管增生/导管原位癌 导管内乳头状瘤的乳头表面上皮的旺炽性增生,外层细胞小,核皱缩,胞质嗜酸性,少数细胞相互分离、脱落于腺腔内,有退行性改变(过度成熟现象)。有时腔内可见松散排列的细胞,胞质丰富嗜酸性,常有胞质空泡,有时出现色素。核外形及核膜不规则,核仁显著,常有双核(可能是大汗腺细胞的一种退变表现)。这些缺乏黏附性的细胞不要误认为癌细胞。乳头轴心腺管的增生,形成非常拥挤的腺泡结构和细胞团,生长活跃的细胞通常表现为细胞体积增大,细胞核略微增大,给人"细胞不典型性"的感觉,而且,乳头状瘤的结构复杂,很容易出现增生腺体的斜切面假象,形成筛孔样结构,形成细胞和组织结构异型性的假象,容易误诊为癌。诊断低级别导管原位癌,必须观察到大片完全没有间质的腺体增生,还必须找到细胞及组织结构异型性的确凿证据。另外,确定导管内乳头状瘤内的不典型增生/低级别导管内癌区域的大小并非容易事。由于取材、切面及测量方法及判断指标等原因,常不能准确地估算其大小。

4. 外围型导管内乳头状瘤与貌似导管内乳头状瘤的增生性病变 有时乳腺增生病小叶外层腺泡扩张融合,形成类似小导管的腺腔,中间腺管背靠背紧密排列,小叶间质陷入其中,形成分支状结构,貌似导管内乳头状瘤的纤维血管轴心。其纤细的间质像是导管内乳头状瘤的轴心。

5. 幼年性乳头状瘤病与乳头状导管增生 后者无明显的囊腔、腔内分泌物及大汗腺化生等。

6. 导管内乳头状瘤与导管内乳头状瘤 见导管内乳头状瘤。

7. 导管内乳头状瘤假浸润与浸润性癌 乳腺病理诊断中最容易出现误诊的情况是将导管内乳头状瘤(特别是在伴不典型增生/原位癌及硬化型时)硬化区内的假浸润腺体诊断为浸润性癌(见导管内乳头状瘤)。

二、导管内乳头状癌

导管内乳头状癌(intraductal papillary carcinoma)又称乳头状导管原位癌,是指导管内恶性乳头状病变,纤维血管轴心被覆恶性腺上皮细胞,缺乏肌上皮。理论上讲此诊断名称是指纯导管内乳头状癌,与起源于导管内乳头状瘤的癌是不同的概念,因为其没有残存导管内乳头状瘤成分。

【光镜】病变位于有不同程度扩大的导管内,①Ⅰ型:≥90%的肿瘤性乳头缺乏肌上皮,不论是否见明显的上皮增

生。其乳头较导管内乳头状瘤更纤细,有清晰的树枝样结构或呈管状腺瘤样生长模式。被覆1至数层柱状上皮,可有胞突。细胞核多数为低-中级别,少数为高级别(图13-71、图13-72)。②Ⅱ型:≥90%的区域表现为低级别导管内癌的形态改变,不管是何种组织学构型。乳头之间可充实有形态明显一致的增生细胞,排列呈实性、筛状或微乳头状(图13-73、图13-74)。③两种类型改变可同时出现。④可存在有双态性肿瘤细胞,第2种细胞胞质丰富、淡染,位于基底部。

【免疫组化】根据其不同的构型模式,肌上皮可完全缺乏和有少数存在,肌上皮标记物(如 p63、calponin、SMMHC、SMA、CD10)染色乳头内的肌上皮全部缺失或有少数散在阳性,导管周围有肌上皮,CK5/6、CK14 阴性,ER 单克隆性表达。

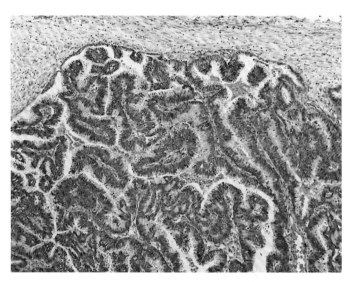

图 13-71　导管内乳头状癌 Ⅰ 型
乳头纤细,有清晰的树枝样结构,被覆 1 至数层柱状上皮

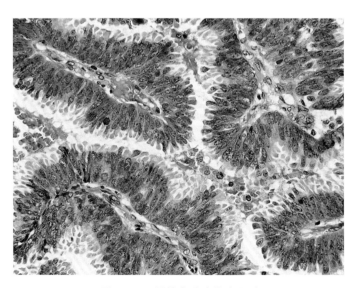

图 13-72　导管内乳头状癌 Ⅰ 型
细胞密集有胞突,细胞核复层、为中-高级别,无肌上皮

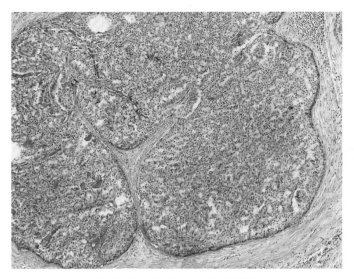

图 13-73　导管内乳头状癌Ⅱ型
乳头之间充满形态一致的增生细胞,排列呈实性、筛状和微乳头状(导管原位癌图像)

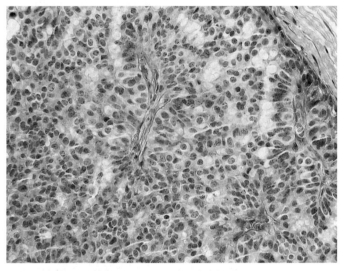

图 13-74　导管内乳头状癌Ⅱ型
导管原位癌,中级别核级

【鉴别诊断】

(1) 导管内乳头状肿瘤的真假浸润:一般说来,只有导管内乳头状癌的诊断成立,才能考虑周围硬化病灶中的变扭曲腺体是真浸润性病变。绝不能根据硬化病灶中有变形扭曲的腺体来推断此导管内乳头病变是导管内乳头状癌。导管内乳头状瘤的假浸润现象表现为两种情况:瘤周假浸润和瘤内假浸润。瘤周假浸润多见于中央型导管内乳头状瘤,周围型导管内乳头状瘤亦可见假浸润现象,但常常因为病灶小而被忽略。对于瘤周假浸润,导管内乳头状肿瘤主体呈良性、假浸润病灶局限在导管壁及附近区域,陷落的腺体受挤压、轮廓光滑,细胞呈良性改变,外周常可见肌上皮,周围间质透明变,其排列方向与纤维胶原束平行,围绕导管壁呈

"流水样"分布。在纤维化明显的病例,腺体可明显变形扭曲,呈紊乱排列,细胞也可有"异型性"及鳞状化生,亦可缺乏周边的肌上皮层,出现促纤维增生性间质。假浸润腺体通常不会出现在硬化区以外的远处间质和(或)脂肪组织内。免疫组化染色时,偶可遇到硬化区内的假浸润腺体出现肌上皮层缺失和 CK5/6 阴性的情况,此时,更要结合所有信息谨慎判断,避免过诊断造成过治疗,必要时寻求专科病理会诊。真浸润癌细胞具有恶性细胞学特征,缺乏肌上皮,毁损性浸润破坏纤维胶原束,缺乏平行排列的特征,常有周围更远处的正常组织的浸润。免疫组化 CK5/6 及肌上皮染色对鉴别两者有帮助。

(2) 导管内乳头状癌和导管内乳头状瘤:前者直径常>3cm。纤维血管轴心少、细、疏松或缺乏,肌上皮缺失或残留少量肌上皮。上皮呈复层,核拉长深染,与导管腔垂直,核分裂象增多。局部可有实性、网状、筛状、微乳头状导管原位癌改变。缺乏大汗腺化生,常见坏死。

(3) 导管/小叶原位癌在导管内乳头状瘤中的 Paget 样浸润:导管内乳头状瘤周围可有导管或小叶原位癌,癌细胞可在乳头状瘤腺上皮下 Paget 样扩散。另一种情况,导管内乳头状瘤肌上皮可增生活跃,细胞增大形成明显细胞层,甚至聚集成细胞团,其胞质丰富透明,细胞核居中,有明显核仁。这些细胞出现在上皮细胞下方,类似于原位癌 Paget 样累及导管内乳头状瘤。通常需要免疫组化染色进行区别。

(4) 伴大汗腺/鳞状细胞癌变的乳头状瘤和伴有化生改变的乳头状瘤的鉴别:乳头状瘤中的大汗腺/鳞状细胞化生增生癌变极罕见,其鉴别也更加困难。不典型大汗腺细胞>1/3 区域,肌上皮缺失,特别是出现间质或血管浸润时是癌的特点。有广泛鳞化时要考虑是否有癌变。

(5) 导管内乳头状癌样浸润性癌:两者非常类似。如果一个"导管内乳头状癌"病变呈比较大的结节状,缺乏终末导管小叶单位的结构特征(如缺乏小叶特发性间质、小叶癌化等),形状不规则且有融合等,一定要行免疫组化肌上皮标记物染色,排除导管内乳头状癌样浸润性癌。

【病理与临床联系】 导管内乳头状肿瘤的鉴别经常遇到困难,是乳腺病理诊断难点之一。首先,一般认为导管内乳头状肿瘤不应做冷冻切片检查(特别是病变较小时),因为冷冻切片良、恶性鉴别更加困难,很容易误诊。如行冷冻诊断,建议采取保守态度,且因为冷冻后石蜡切片常很难区别良、恶性,至少应先留出一半组织做石蜡切片。第二,对怀疑有导管内乳头状肿瘤的标本要采用正确的取材方法(沿病变导管纵向剪开,暴露出整个肿瘤),切勿随意切割标本,而且应要求外科医生在最接近肿瘤的一侧受累导管末端做缝线标记(或亚甲蓝标记导管走向)。第三,要判断肌上皮是否存在及分布情况是导管内乳头状病变正确诊断的最有帮助的特征之一,必须紧密结合 HE 组织学形态正确的判断

染色结果。第四,粗针穿刺活检诊断。有学者认为,特别是影像学检查与粗针穿刺活检诊断一致的良性导管内乳头状瘤的患者,不需要进一步手术切除。鉴于国内状况,笔者赞同一些学者的意见,因其所获标本有限,不一定代表全貌。另外,导管内乳头状病变的诊断在大标本上就常遇到困难,小标本上就更困难。所以,即便粗针穿刺活检诊断为良性,也需要完全切除病变进一步全面评估。

三、实乳头状癌

实性乳头状癌(solid papillary carcinoma)以往又称实性导管内乳头状癌,因常有梭形细胞和神经内分泌分化,又称梭形细胞型导管原位癌和神经内分泌型导管原位癌。2012年WHO更名为实性乳头状癌,包括原位型(有肌上皮)和浸润型(无肌上皮)2种类型,前者就是一种特殊类型的导管原位癌,后者是膨胀浸润性癌。本病好发于老年女性(60~70岁),可有血性乳头溢液,惰性临床过程。

【光镜】病变为结节状,导管明显膨胀性扩大,呈圆性、卵圆形或地图样不规则形。瘤细胞呈实性增生,其中有纤维血管轴心(呈实性乳头状结构),其周围细胞常呈栅状排列或呈假菊形团。细胞较温和,呈圆形、卵圆形、梭形(流水状排列)或印戒样,胞质嗜酸性颗粒状、淡染或有黏液,核低-中级别,染色质细腻,可见小核仁。细胞外黏液多少不等(图13-75、图13-76)。原位型的形态与导管原位癌类似,亦可出现小叶癌化。浸润型的肿瘤细胞团巢更密集,常呈地图样不规则形,边缘常呈锯齿状。其周围可有黏液癌、神经内分泌癌等浸润性癌。

【免疫组化】原位型的肿瘤细胞团巢周围p63、calponin、SMMHC等肌上皮标记物阳性,浸润型的肿瘤细胞团巢呈阴性。肿瘤内的纤维血管轴心可有肌上皮标记物表达。一半以上的病例肿瘤细胞神经内分泌标记物(如Syn、CgA等)阳性,ER、PR呈单克隆性表达,CK5/6、HER2阴性,Ki67低增殖活性。AB/PAS染色常见有多少不等的阳性细胞。

【鉴别诊断】

(1)实性乳头状癌原位型及浸润(膨胀浸润)型的区别:2012年WHO分类中,实体性乳头状癌包括原位、浸润两类。对于组织学呈"原位癌"且所有肿瘤团巢周缘均存在完整肌上皮层的病例,其原位癌性质无争议;对于组织学呈"原位癌"但肿瘤团巢周缘的肌上皮不同程度减少的病例,诊断原位癌是合理的选择;对于组织学呈"原位癌"但部分或所有肿瘤团巢周缘完全缺乏肌上皮的病例,将其归入"原位癌"还是"浸润癌"仍存争议。2012年WHO分类指出,基于分期的目的,此类肿瘤应被视为原位癌。鉴于周缘肌上皮的状态存在上述变异,病理诊断原位型实性乳头状癌后,最好在报告中注明肿瘤团巢周缘的肌上皮情况供临床参考。

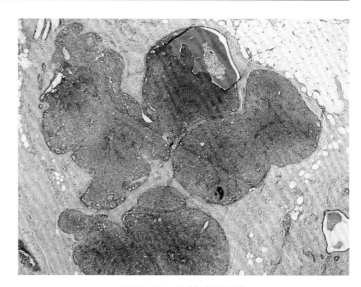

图13-75 实性乳头状癌

病变为结节状,导管明显膨胀性扩大,呈圆形、卵圆形或不规则形

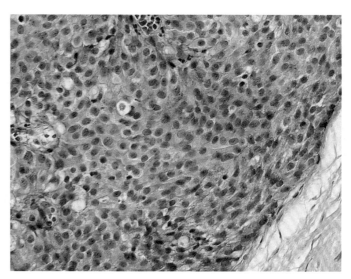

图13-76 实性乳头状癌

瘤细胞呈实性增生,其中有纤维血管轴心网,其周围细胞栅状排列,细胞较温和,呈圆-卵圆形,胞质嗜酸性颗粒状,核低-中级别,染色质细腻,可见小核仁

(2)普通旺炽性导管增生:实体型导管内乳头状癌细胞形态一致,常见器官样排列,常有细胞内外黏液及神经内分泌分化(CgA、Syn等阳性),CK5/6阴性,ER、PR单克隆性表达。旺炽性导管增生缺乏上述形态学改变。

(3)复杂型导管内乳头状癌:纤维血管轴心及增生上皮周围有肌上皮,CK5/6相嵌式阳性,神经内分泌标记阳性(CgA、Syn)阴性。

(4)导管内乳头状癌:中央性导管内乳头状癌可以出现实体性增生,但常同时出现筛状结构,且肿瘤一般不表达神经内分泌标记。

(5)包裹性乳头状癌:见表13-3。

表 13-3 乳头状病变的组织病理学特征

	导管内乳头状瘤	导管内乳头状瘤伴非典型增生或导管原位癌	乳头状导管原位癌	包裹性乳头状癌	实性乳头状癌
表现	单发(中央型)或多发(外周型)	单发(中央型)或多发(外周型)	多发病变	单发病变	单发或多发病变
结构	乳头宽大、钝圆	乳头宽大、钝圆	乳头纤细,常有分支	乳头纤细,常有分支	实性,纤维血管间隔不明显
肌上皮细胞	内部及周围均存在	多数病例内部及周围均存在;非典型增生或导管原位癌肌上皮受压	乳头内缺乏;导管周围存在受压的肌上皮	内部及周围通常无	实性区没有肌上皮,结节边缘可存在或不存在
上皮细胞	异质性非肿瘤细胞群: – 腺腔细胞 – 肌上皮细胞 – 普通型导管增生 – 大汗腺化生和增生	局灶区域具有非典型增生或导管原位癌(低级别)的组织学特征,背景为异质性非肿瘤细胞群	整个病变由一种细胞组成,组织学特征符合低、中或个别高核级导管原位癌	整个病变由一种细胞组成,组织学特征符合低、中或个别高核级导管原位癌,可存在筛状和实性形态	整个病变由一种细胞组成,组织学特征符合低核级导管原位癌; 梭形细胞成分;常见神经内分泌分化;可见细胞内、外黏液
P63	阳性	乳头状瘤阳性;非典型增生和导管原位癌稀少	阴性	阴性	实性乳头状区阴性
高分子角蛋白(CK5/6,14)	阳性: – 肌上皮细胞 – 普通型导管增生(不均一) 阴性: – 大汗腺化生	阳性: – 肌上皮细胞 – 普通型导管增生(不均一) 阴性: – 大汗腺化生 – 导管非典型增生/原位癌	阴性: – 肿瘤细胞群	阴性: – 肿瘤细胞群	阴性
ER、PR	阳性(斑片状) – 腺腔细胞 – 普通型导管增生(不均一) 阴性: – 大汗腺化生	阳性(斑片状): – 腺腔细胞 – 普通型导管增生(不均一) 阴性: – 大汗腺化生	弥漫强阳性: – 肿瘤细胞群	弥漫强阳性: – 肿瘤细胞群	弥漫强阳性

(6) 腺肌上皮瘤:两者的鉴别一般不容易想到。腺肌上皮瘤可呈导管内生长模式,肌上皮有高度增生,形态呈多样性,常表现为梭形细胞或浆样细胞;实性乳头状癌也容易表现为梭形细胞或浆样细胞,两者形态学改变重叠,特别是术中冷冻切片诊断时,区别两者十分困难。支持实性乳头状癌的依据包括细胞内外黏液,多边形细胞,胞质丰富呈细颗粒状,或有纤维血管轴心周的栅栏状排列,菊心团样结构,缺乏典型的双层结构区域,免疫组化 ER、神经内分泌标记物阳性,缺少肌上皮。支持腺肌上皮瘤的依据,至少局灶出现明显的腺肌双层结构形态,出现胞质透亮的肌上皮样细胞,免疫组化肌上皮标记物阳性,ER、神经内分泌标记物阴性。

【预后及预测因素】应把不伴有明确浸润性癌的实性乳头状癌视为一种原位癌,预后好,偶见局部复发。当伴有浸润癌时,其范围大小、分级及分期决定预后。

四、包裹性乳头状癌

包裹性乳头状癌(encapsulated papillary carcinoma)以前又称之为囊内乳头状癌(intracystic carcinoma),认为是导管内乳头状癌的变型,其主要特征是纤维性囊壁包裹着界限清楚的乳头状癌结节。本病多见于老年人(平均 65 岁),常表现为乳晕下界限清楚的肿块,伴或不伴有乳头溢液。

【大体】囊腔内乳头状或圆形易碎肿物(0.4~10cm,平均 2cm),基底常广泛附着于囊壁。

【光镜】囊腔内乳头状肿瘤,形态改变表现为导管内乳头状癌的任何特征(见导管内乳头状癌),亦可排列呈实性或筛状。某些病例乳头被覆鳞状细胞,亦可呈鳞状-移行细胞(尿路上皮)样。极少数情,复杂乳头被覆的细胞具有明显核下空泡(类似于早泌期的宫内膜)。癌细胞还可呈双

(形)态性改变(貌似肌上皮分化的特点,但肌上皮标记物染色阴性)。可有细胞内和(或)外黏液。囊壁通常为厚层纤维性组织,缺少内衬上皮及肌上皮。囊壁纤维组织内可有埋陷上皮巢(类似于浸润性癌)。周围常见低级别导管原位癌(筛状、微乳头型)。可伴有浸润性癌(最常为浸润性导管癌)。可有出血及反应性改变(图13-77、图13-78)。

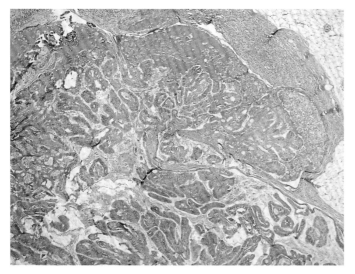

图 13-77　包裹性乳头状癌
大囊内有真性乳头状肿物,有囊内积血

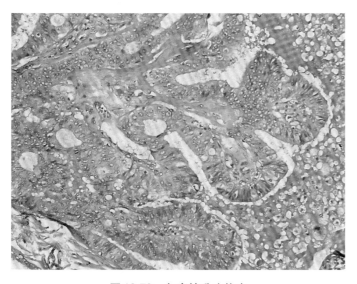

图 13-78　包裹性乳头状癌
癌细胞呈双态性改变(具有上皮、肌上皮分化的特点),有细胞内和外黏液

【免疫组化】肿瘤细胞及囊壁通常缺乏肌上皮(如 p63、calponin、SMMHC、SMA 等阴性)。CK5/6 亦阴性。

【鉴别诊断】

(1) 包裹性乳头状癌伴浸润性癌与假浸润改变:包裹性乳头状癌的纤维被膜(囊壁)内陷入肿瘤细胞的情况并不少见,为了避免与陷入的上皮混淆,浸润性癌灶应明确地出现于病变的纤维囊壁之外的组织内,才能判断为真浸润。另

外,也需注意与穿刺后上皮细胞移位埋陷鉴别。

(2) 浸润性乳头状癌:因包裹性乳头状癌预后很好,所以应避免将这类病变诊为浸润性乳头状癌。虽然浸润性乳头状癌的界限常比较清楚,但具有浸润性边缘,核级较高和有坏死,缺乏纤维囊壁样结构。如果包裹性乳头状癌周围有浸润性乳头状癌,此病例应诊断为浸润性乳头状癌。

(3) 导管内乳头状癌(表13-3)。

(4) 实体型乳头状癌(表13-3)。

【预后及预测因素】如周围没有导管原位癌和浸润性癌,临床处置类似于导管原位癌。2012 年 WHO 的共识认为其分期为 Tis。包裹性乳头状癌周围组织内出现导管原位癌及浸润性癌与局部复发及转移率增高有关,应按浸润性癌的大小进行分期(仍缺乏共识)。

第十二节　微小浸润性乳腺癌

乳腺微小浸润性癌(microinvasive carcinoma)又称早期浸润癌,是指癌细胞突破导管/小叶原位癌的基膜,于间质内形成单个或多个显微镜下的浸润灶,浸润灶的最大直径≤0.1cm(多灶性浸润,以最大病灶为准)。以往的定义为微小浸润癌的癌细胞要侵犯非特化间质内,目前认为,根据可靠的形态学即可诊断微小浸润癌,而不强调一定要累及非特化间质。

【光镜】常见于病变范围较大的高级别导管原位癌(腺管基膜和肌上皮可不完整),但也可见于任何级别的导管或小叶原位癌周围的间质内。高级别导管原位癌伴小叶癌化及癌性导管周围有间质纤维化和淋巴细胞浸润时要高度怀疑微浸润性癌的可能。间质内浸润的癌细胞与紧邻的导管/小叶原位癌细胞形态类似,可为单个细胞、带角的小簇状细胞团、巢状或腺样,没有肌上皮围绕。间质可有水肿、淋巴细胞浸润和(或)纤维组织及小血管反应性增生。

【免疫组化】肌上皮标记物(如 p63、calponin、SMMHC)浸润癌阴性(判断常会遇到困难)。细胞角蛋白有助于识别微小浸润灶。基底膜成分(层粘连蛋白和Ⅳ型胶原)免疫染色作用不大,原位癌常基底膜缺失,而微小浸润灶也可保留部分基底膜。应常规检测 ER、PR、HER2 和 Ki67。如标记切片上找不到微小浸润病灶,应报告相对应部位原位癌的染色结果(其可反映出微小浸润灶的免疫表型),以供诊断医生参考。

【鉴别诊断】微小浸润癌更常与高级别导管原位癌伴随,当发现 1 个浸润灶时,要更为仔细地去寻找更多的浸润灶。

(1) 提示存有微小浸润癌的形态学改变有:病变范围大(>2cm)、多灶性病变,为高核级、粉刺型、微乳头型导管原位癌,有广泛的小叶癌化及腺病腺管内扩散、导管周围间质纤维化、明显慢性炎细胞浸润或有反应性改变,导管周围间质出现黏液湖,有脉管、神经浸润和(或)淋巴结内转移,

HER2(3+)等。

（2）过诊断的原因包括：小叶癌化使小叶形状结构紊乱,病变导管分支出芽,管周纤维化及炎细胞浸润导致导管或腺泡扭曲、结构不清,导管原位癌细胞大部-全部坏死与周围组织融合,医源性因素所致假象（如组织挤压、烧灼、上皮间质或脂肪内移位埋陷等）,导管原位癌累及良性硬化性病变（如复杂性硬化性增生和硬化性腺病等）。

（3）低诊断的因素有：病灶小在低倍镜下易被遗漏,管周炎细胞内呈单个或小簇状分布的癌细胞与增生的血管内皮及反性细胞非常类似,微浸润性癌分布于密集排列的导管内癌之间,容易被认为是导管内癌的出芽样改变或小叶癌,组织挤压、灼烧等医源性改变掩盖了真实病变等。

【预后及预测因素】2012年WHO工作小组认为,因为以往对微小浸润癌的定义不一致,常会出现过诊断现象,文献回顾显示的数据很难准确判断此类病变前哨淋巴结的转移率。如果采用严格的定义,患者的预后会非常好,不同大小、级别的导管原位癌之间没有显著差别,因此,可采用与高级别导管原位癌相同的临床处理[8]。有人认为,实际工作中取材有限会导致低诊断,因此,对于病变范围大的导管原位癌,不管伴或不伴微小浸润癌,均应行前哨淋巴结活检。病理诊断要严格诊断标准,经组织多取材（多切片）,甚至全部取材和（或）经免疫组织化学染色,如果不明确或可疑区域不复存在,应诊断为没有明确浸润或浸润证据的原位癌病变。

第十三节　浸润性乳腺癌

浸润性乳腺癌（invasive breast carcinoma）是一组异质性恶性上皮性肿瘤,主要起源于终末导管小叶单位,绝大多数为腺癌,以浸润性生长及有远处转移倾向为特点,根据其生长方式及细胞学特征,传统分为"导管癌"和"小叶癌"。2003年WHO提出了浸润性导管癌非特殊型的概念,主要是要强调与特殊类型浸润癌加以区别。2012年WHO使用非特殊型浸润性癌的诊断名称,是为了强调这类癌不是起源于导管上皮。浸润性乳腺癌中,浸润性导管癌（非特殊型浸润性癌）占50%~80%,其余为特殊类型浸润性癌。目前,虽然组织学仍是浸润性乳腺癌分类的基础,然而,根据乳腺癌基因表达谱的研究,已经确定了几种乳腺癌分子亚型,主要有管腔A型、管腔B型、HER2型及基底样亚型。由于越来越多的临床医生根据这些分子亚型制订治疗方案,病理医师必须熟悉这些诊断术语及内容[8]。

一、浸润性导管癌（非特殊型浸润性癌）

浸润性导管癌（invasive ductal carcinoma）是浸润性乳腺癌中最常见的类型（占50%~80%）,包括一组组织学特征及临床预后均不相同的异质性浸润性癌,其没有达到归入特殊类型癌的足够特征。临床上乳腺内可触及外形不规则、质

硬韧的肿块,常不同程度地固定于周围组织（如深部肌层或表面皮肤等）,另外,乳腺影像学出现异常（如肿块周边呈毛刺状,可有微小钙化）。

【大体】不规则或结节状,切面常凹陷,可见黄、白色条纹,可有砂粒感。

【光镜】具有高度异质性：①有不同的结构：排列呈索、梁状、团块状、腺管状、实性片状等；②有不同的细胞形态：细胞常比较大,呈不同形状,黏附性强,常有丰富的嗜酸性胞质；③有不同的核级：核从规则到有明显多形性,核仁常明显,可有多个核仁,核分裂象多少不等,偶有巨核和（或）多核癌巨细胞；④有不同的间质成分：包括（肌）成纤维细胞、胶原纤维（透明变）、弹力纤维、浸润的淋巴浆细胞、坏死和钙化等；⑤有不同的浸润方式和程度：浸润脂肪、肌组织,累及脉管和（或）神经等；⑥常有不同级别导管内癌成分。

【组织学亚型】

（1）混合型癌：诊断浸润性导管癌（非特殊型浸润性癌）,其浸润性导管癌成分必须超过50%,如果浸润性导管癌仅占10%~49%,其他50%以上为特殊类型癌,称为混合型癌,包括混合性浸润性导管癌-小叶癌、混合性浸润性导管癌-特殊型癌。

（2）多形性癌：是一种高级别浸润性导管癌,指在腺癌或者腺癌伴有梭形和鳞状细胞分化背景中,具有多形性奇异核和多核瘤巨细胞占50%以上者（图13-79）,可伴有高级别导管内癌,常有腋窝淋巴结转移。

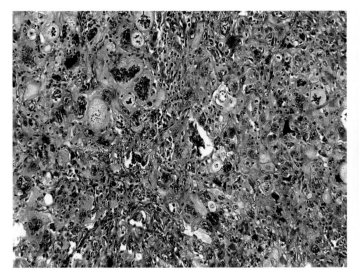

图13-79　多形性癌
见大量多形性异型明显的瘤巨细胞

（3）伴破骨细胞样巨细胞的癌[38]：浸润癌间质中有破骨细胞样巨细胞。最常见于高-中分化的浸润性导管癌。也可见于特殊类型癌,如浸润性筛状癌和乳头状癌等。亦可出现在有癌转移的淋巴结中。破骨细胞样巨细胞CD68阳性。

（4）伴有绒癌特征的癌：浸润性导管癌中有明显绒癌分化的特征,β-HCG可阳性。血清β-HCG亦可升高。

（5）伴有黑色素特征的癌：浸润性导管癌中有明显恶性黑色素瘤分化，具有癌和黑色素瘤双重免疫组化表型。肿瘤细胞克隆性同源，都在同一个染色体有杂合性丢失。

（6）富于淋巴细胞的浸润性导管癌：又称不典型髓样癌。通常为高级别浸润性癌，具有髓样癌某些组织和细胞学特点，如有合体样细胞，有比较多的淋巴细胞浸润等，通常有浸润性边缘，预后较髓样癌差。

（7）导管内癌为主的浸润性导管癌：以导管原位癌成分为主要成分，浸润性癌成分小于10%。

【组织学分级】组织学分级：WHO推荐的分级系统是Elston和Ellis改良后的Bloom-Richardson半定量分级方法，即根据腺管的多少、核多形性异型性及核分裂数定量计分确定组织学级别[7]。腺管的多少以浸润成分的总体面积为基数（有足够的切片数），核的多形性异型性以肿瘤内异型性最明显区为检测部位，核分裂象计数在肿瘤核分裂最活跃区进行，而且要根据高倍视野的直径或面积而确定数值。本系统原则上讲可用于所有浸润性乳腺癌，但实际上对大多数特殊类型乳腺癌（如小管癌、浸润性筛状癌、黏液癌、髓样癌和浸润性小叶癌等）并不适用。

表13-4　改良Bloom-Richardson半定量组织学分级

特征			计分
腺管形成			
>75%			1分
10%~75%			2分
<10%			3分
核多形性、异型性			
相当于正常导管上皮，规则，一致			1分
中间大小，中度多形和异型			2分
大于正常导管上皮2.5倍，明显多形和异型			3分
核分裂象计数（个/10HPF）			
视野直径（mm）	0.44	0.59	0.63
视野面积（mm²）	0.152	0.274	0.312
	0~5	0~9	0~11	1分
	6~10	10~19	12~22	2分
	>11	>20	>23	3分
组织学分级			
Ⅰ级，分化好			3~5分
Ⅱ级，中分化			6~7分
Ⅲ级，差分化			8~9分

【免疫组化】常规行ER、PR、HER2及Ki67检测。ER和PR阳性（70%~80%），HER2阳性（15%~30%），E-cad-herin及p120常细胞膜阳性，Ki67指数不同，p53、S-100、CEA、vimetin和GCDFP-15不同程度阳性。

【鉴别诊断】

（1）硬化性腺病：良性增生，残留小叶结构，有肌上皮，缺乏脂肪组织浸润。

（2）复杂硬化性增生：分区改变，变形扭曲的腺管或小管在中央瘢痕区内，有肌上皮。免疫组化染色CK5/6及肌上皮标记物（如p63、calponin、SMMHC）通常阳性。

（3）浸润性小叶癌：两者形态学改变可重叠，某些浸润性导管癌可具有浸润性小叶癌的特征，相反，浸润性小叶癌也可矣浸润性导管癌样改变。区别困难的病例可行p120及E-cadherin联合免疫组化染色，浸润性导管癌两者均细胞膜阳性，浸润性小叶癌p120胞质阳性，E-cadherin阴性。

（4）原发/转移恶性淋巴瘤：特别是冷冻切片两者容易混淆。弥漫一致的淋巴样细胞浸润性生长，具有淋巴细胞的免疫组化表型。LCA及CD系列相关标记物阳性。

（5）转移/原发恶性黑色素瘤：排除伴有黑色素特征的癌后才能考虑。有导管原位癌和（或）典型的浸润性乳腺癌时，应该首先想到是癌。免疫组化对鉴别两者有帮助，黑色素瘤CK、EMA阴性。转移性黑色素瘤有可能存在皮肤等部位的原发病灶。

（6）伴脂褐素沉积的浸润性癌：两者的区别在于对色素性质的辨认，脂褐素呈棕褐色，更为细小而均匀，PAS阳性，有强的自发荧光，HMB45和A130阴性。

（7）具有髓样癌特征的浸润性癌（髓样癌）：诊断髓样癌要严格标准（见髓样癌）。

（8）化生性癌：具有异源性化生成分。

【预后和预测因素】预后与组织学分级、肿瘤转移、淋巴结转移及血管浸润等有关。治疗反应也受ER、PR、Ki67和HER2等状态的影响。

二、浸润性小叶癌

浸润性小叶癌（invasive lobular carcinoma）是一种常伴有小叶原位癌，细胞缺乏黏附性、散布在纤维性间质内或呈单列线样浸润的癌。占浸润性乳腺癌的5%~15%[7,8,27-29]。临床上大多数出现界限不清的肿块，影像学检查敏感性低，有较高假阴性率。双侧乳腺癌的几率较浸润性导管癌高。

【大体】肿物常为不规则形，没有明显的界限。切面多呈灰色或白色。部分病例无明显肉眼改变。

【光镜】经典型：①癌细胞散在分布，排列呈单行串珠状（列兵式，单列线样），或围绕残留导管呈同心圆或靶环状浸润。②癌细胞较小，细胞界限清楚，黏附性差。胞质少，嗜酸性或淡染，常有胞质内小空泡，甚至呈印戒细胞样，胞质空泡内常可见嗜酸性包涵体样小球（AB/PAS阳性）。核圆-卵圆形、核仁不明显，多数病例缺乏核分裂象，坏死少见。③间质常有硬化或透明变，促纤维增生性反应常不明显，可有程度不同的炎症反应。④常有小叶原位癌（图13-80、图13-81）。

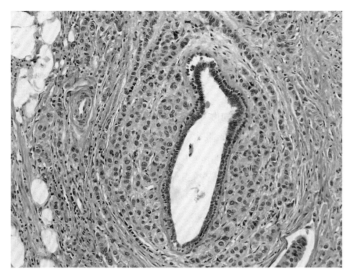

图 13-80　浸润性小叶癌（经典型）
癌细胞散在分布，围绕导管呈靶样浸润

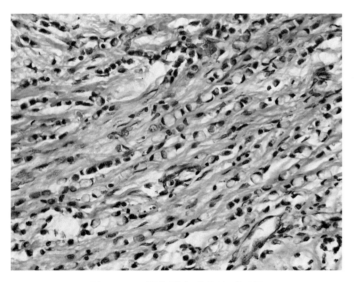

图 13-81　浸润性小叶癌（经典型）
浸润癌细胞在间质硬化呈列兵样排列，可见印戒样细胞，胞质内有黏液空泡

F13-81　ER

【组织学亚型】具有经典型浸润性小叶癌的浸润方式和（或）细胞形态的某些特点。免疫组化染色癌细胞 E-cad-herin 阴性，p120 胞质阳性[28]。各种类型的典型图像必须占优势[27,29]。①腺泡型：浸润癌细胞排列呈腺泡状。②实性型（弥漫型）：癌细胞呈弥漫片状或实性巢状分布，细胞缺乏黏附性，小到中等大小，一致，也可有明显的多形性和较多的

核分裂。间质成分少。③多形型：又称组织细胞样和（或）肌母细胞样癌，癌细胞比较大，多形性和异型性均比较明显，核级高。可有大汗腺细胞的特点。亦可见胞质内空泡及印戒样细胞。常有多形型小叶原位癌（图 13-82～图 13-84）[4-5]。④硬化型：间质广泛纤维硬化透明变，癌细胞少，散在或呈分支小血管状。⑤印戒细胞型：癌细胞呈印戒样。⑥混合型：经典型和上述 1 个或多个类型同时存在。

【组织学分级】浸润性小叶癌是否需要进行组织学分级存有争议，一般认为无需进行组织学分级，但有人认为组织学分级有临床意义，特别是核分裂指数高与不良预后有关。

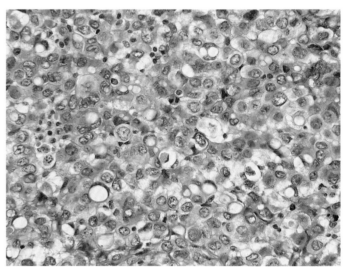

图 13-82　浸润性小叶癌（多形型）
浸润癌细胞多形性及异型性明显，胞质红染或有黏液空泡，高级别核级

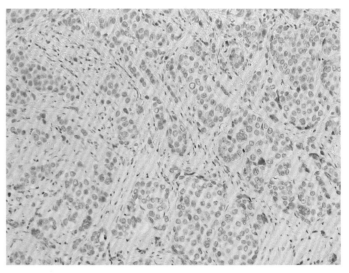

图 13-83　浸润性小叶癌（多形型）
瘤细胞 E-cadherin 阴性

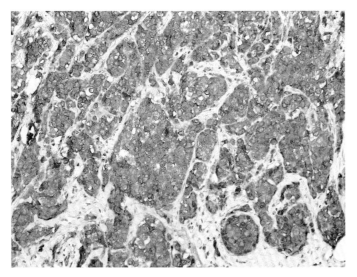

图 13-84　浸润性小叶癌（多形型）
瘤细胞 p120 胞质阳性

【特染和免疫组化】AB/PAS 常阳性。E-cadherin 通常阴性（少数可膜阳性），p120 胞质阳性，34βE12 核周胞质强阳性[29]。ER（75%～95%）和 PR（60%～70%）阳性，经典型和腺泡亚型几乎全部表达 ER，多形型者阳性率低（10%）。AR 可阳性。HER2、p53 多阴性，多形型者可阳性。Ki67 指数较低，多形型者较高。多形型（组织细胞样型）常GCDFP-15 阳性。

【分子遗传学】最常见的基因改变是染色体 16q 缺失，16q22 位点上的 E-cadherin 基因缺失。

【鉴别诊断】

（1）乳腺炎症：特别是在冷冻切片，两者容易混淆。某些浸润性小叶癌肉眼检查没有明显的肿物，有些病例甚至看不出异常，用手触之只是稍硬，有揉面或砂粒感，大体标本检查给人一种良性病变的印象。再加上镜下浸润性小叶癌的细胞形态一般比较温和，广泛散布于貌似正常的乳腺间质内，以隐匿的方式浸润乳腺间质和脂肪组织，常无明显的促纤维反应，低倍镜下容易漏诊或误认为浸润的炎细胞、间质细胞，或是间质内的小血管分支。特别是取材位于肿瘤的边缘和出现较多淋巴细胞、浆细胞和组织细胞时，就更易误诊为炎症。相反，某些炎症性病变临床上很像乳腺癌，肉眼大体标本也难以区别两者，镜下病变有间质成分的反应性增生，炎细胞可在腺管周围呈同心圆样分布，特别是出现较多的浆细胞时，浆细胞可排列成索条状，甚至是单列线样浸润，胞质丰富、核偏位，给人一种有异型性的感觉，容易误诊为癌。此外，多形型组织细胞癌与反应性组织细胞（包括脂肪坏死等）的鉴别常遇到困难。反应性泡沫状组织细胞冷冻切片可呈印戒样，可误诊为印戒细胞型浸润性小叶癌。免疫组化 CK 及 CD68 染色有助鉴别。

（2）硬化性腺病：一般可见小叶轮廓，假浸润的腺体明显受压，仍可见有两种细胞，亦有梭形细胞，缺乏真正的单列

线状浸润，无胞质内黏液阳性空泡和包涵体样小红球，缺乏脂肪内浸润。免疫组化 CK5/6 及肌上皮标记物（p63、calpo-nin、SMMHC 等）染色有助鉴别。

（3）浸润性导管癌：某些浸润性导管癌可有浸润性小叶癌的形态改变。其细胞一般较大，多形性和异型性比较明显，黏附性强。缺乏间断性单列线状和靶样浸润及多灶性跳跃式分布的特点，也较少见到癌灶内残留终末导管小叶单位。且坏死明显，核分裂象多见。常有导管原位癌。E-cad-herin、p120 通常膜阳性，而浸润性小叶癌 E-cadherin 阴性、p120 胞质阳性。约有 15% 的浸润性小叶癌可 E-cadherin 膜阳性，如果一个具有典型形态的浸润性小叶癌出现E-cadherin 膜阳性，不能诊断为浸润性导管癌，仍应诊断为浸润性小叶癌。

（4）淋巴造血组织肿瘤（包括淋巴瘤、浆细胞瘤、粒细胞肉瘤）：实性弥漫性浸润性小叶癌的细胞一致，缺乏黏附性，常有小的核裂，也可缺少典型浸润性小叶癌的浸润形式，容易和乳腺淋巴瘤、浆细胞瘤及粒细胞肉瘤混淆。某些经典型浸润性小叶癌也可类似硬化性淋巴瘤。上述淋巴造血肿瘤也可出现单列线样和靶样排列，或出现上皮内病变样图像（可误为是浸润性小叶癌的 Paget 样浸润）。白血病细胞在腺泡上皮内浸润，也可类似小叶原位癌。由于乳腺淋巴造血肿瘤罕见，在诊断时往往想不到，所以许多时候两者易发生混淆，以下几点有助于鉴别：浸润性小叶癌多少会有经典型的细胞特点和浸润方式，胞质常会出现黏液性空泡，有时可见空泡内的嗜酸性红球，实性型浸润性小叶癌往往会有一个比较明确的镜下界限，周边有时可以见到原位癌和非典型增生。CK 及 ER 阳性。粒细胞肉瘤可以找到原始嗜酸性粒细胞。出现淋巴上皮病变支持淋巴瘤。免疫组化染色，部分 T 细胞淋巴瘤（如小细胞型 Ki-1 阳性的 T 细胞淋巴瘤）和浆细胞瘤可有 EMA 表达，有时甚至阳性程度很强，而 LCA 不一定阳性，给鉴别诊断带来一定的困难。

（5）颗粒细胞瘤：缺乏单列线样浸润方式。胞质虽可出现空泡，但缺乏黏液及空泡内小红球。AB 染色阴性。S100 阳性，CK 和 EMA 阴性。

（6）转移性肿瘤：许多恶性肿瘤转移到乳腺后，可出现和浸润性小叶癌相似的组织学改变，两者的鉴别常遇到困难。例如：乳腺转移性胃黏液细胞癌，可在小叶内浸润，甚至出现单列线样和靶样排列。转移性透明细胞型黑色素瘤，可呈腺泡状，核比较一致，与透明细胞腺泡型浸润性小叶癌类似。转移性肺小细胞癌、淋巴瘤等可类似于实性浸润性小叶癌。乳腺转移性肿瘤一般都是晚期事件，通常都会有原发部位肿瘤，紧密联系临床查有原发灶，对鉴别两者会很有帮助。另外，常需免疫组化染色辅助诊断。常用的标记物有 CK7、CK20、villin、ER、PR、GCDFP-15、GATA3、mammaglobin（乳球蛋白）、TTF1 和 P120 等。

【预后和预测因素】淋巴结转移率比浸润性导管癌低，预后较好些。经典型的预后比其他变异型预后好，其中多形

型小叶癌预后差。小叶癌的转移方式有别浸润性导管癌,更常转移至骨、胃肠道、子宫、脑膜、卵巢及浆膜(弥漫性)。

三、具有导管和小叶特征的浸润性癌

少数浸润性乳腺癌(约5%)从形态学改变及免疫组化表型上具有导管和小叶的特点,都不能明确归入是浸润性导管癌还是浸润性小叶癌。小管小叶癌就是这样一种类型浸润性癌,其组织形态学同时有浸润性小叶癌和小管癌两种成分,部分癌细胞具有小叶癌典型的浸润方式,部分呈圆形-卵圆形的小管状,这些小管比小管癌的小管要小且成角不明显。最初认为小管小叶癌是浸润性小叶癌的一种亚型,也有人认为是小管癌的变异型。近年来有人观察到,尽管小管小叶癌具有小叶癌的生长模式,但肿瘤内的两种成分均共同表达E-cadherin,所以认为把小管小叶癌归为浸润性导管癌的小管小叶亚型更好。然而,部分E-cadherin膜阳性的细胞具有典型浸润性小叶癌的细胞形态及生长方式,故有人认为表达E-cadherin也不足以诊断浸润性导管癌,将此种类型的癌称为具有导管和小叶特征的浸润癌可能更合适。其生物学行为似乎比小管癌更具侵袭性,更易出现淋巴结转移,其预后介于单纯型小管癌和浸润性小叶癌之间。

四、小　管　癌

小管癌(tubular carcinoma)由分化好、开放性、内衬单层上皮的小管构成的浸润性癌。全部或绝大多数(>90%)的癌组织具有小管状结构为单纯型小管癌[1-2,7-8,30-31]。

【大体】肿块直径为0.2~2cm,大多数≤1cm,境界不清,质硬或韧,切面癌灶收缩似瘢痕,灰白或浅黄色。

【光镜】包括:①低倍镜下,肿瘤常呈星芒状,界限不清,浸润性生长,亦可浸润在小叶间和(或)小叶内(类似于腺病)。肿瘤由小的腺管组成,杂乱无章分布,常呈圆形、卵圆形,管径大小相对一致,也可见形状不规则形成棱角或拉长的腺管,腺腔开放,腔内分泌物少。腺管周围缺乏肌上皮细胞和基膜。②腺管由单层腺上皮细胞构成,细胞形态温和,相对一致,呈立方状或低柱状。胞质常呈嗜酸性,偶尔呈透明状,常有顶浆分泌胞突。细胞核呈圆形-卵圆形,深染,没有明显的异型性或仅有轻度的异型性,核仁不明显,核分裂象罕见。③间质富于为成纤维细胞,也可出现致密的胶原纤维束、丰富的弹力纤维或黏液样改变。④可同时伴有柱状细胞病变及小叶内肿瘤(三联症)(图13-85)。⑤周边亦可见不同程度的导管增生、导管原位癌(通常为微乳头型或筛状型)。⑥肿瘤坏死及神经浸润少见,亦可见有钙化。

混合型小管癌:小管癌的诊断标准尚未统一。有些学者认为只有肿瘤全部(100%)具有小管结构时才能诊断小管癌,也有人提出75%或90%作为诊断小管标准。2012年WHO推荐小管状结构达90%作为诊断单纯小管癌的标准。当小管成分为50%~90%同时,诊断为混合性小管癌。如小管成分低于50%时,则按其他类型浸润性癌诊断。

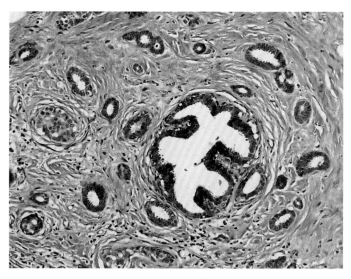

图13-85　小管癌
纤维化间质内有小腺管浸润,管腔开放,呈圆-卵圆形或不规则形,常形成锐角,内衬单层上皮细胞。其中可见小叶内肿瘤(左和下)及柱状细胞病变(中)

【免疫组化】ER、PR阳性、HER2、EGFR、p53和高分子量CK阴性,Ki67指数低,小腺管周围无肌上皮(p63、SMMHC等阴性),S100阴性。

【分子遗传学】基因表达谱属于管腔A型。染色体改变主要位于16q和8p(缺失)、1q(增加),以及3p FHIT和11q ATM基因位点。

【鉴别诊断】

(1) 硬化性腺病:其增生模式为小叶状,低倍镜下几乎总能见到小叶结构和(或)融合性小叶结构,小管癌缺乏这种小叶中心性的模式。高倍镜下,硬化性腺病是由致密的、螺旋状的、挤压拉长的腺体构成,伴有交织状的梭形肌上皮细胞,肌上皮细胞常有不同程度的增生,而小管癌则缺乏这种特点。免疫组化CK5/6及肌上皮标记物(p63、calponin、SMMHC等)染色有助两者鉴别。

(2) 微腺型腺病:其腺管小圆而规则,弥漫浸润性的生长。内衬皮细胞没有异型性,缺乏胞突,腔内常有胶质样分泌物,有基膜(HE切片常不明显),间质细胞成分少,免疫组化染色,S-100蛋白弥漫强阳性,EMA阴性,AE1/AE3弱阳性。导管原位内癌的存在支持小管癌的诊断。

(3) 腺管型浸润性导管癌:其腺管大小形状更不规则,常被覆2层或多层细胞,有更明显异型性,核级较小管癌高。有高核级的导管内癌(特别是粉刺型)存在时,不要轻易下小管癌的诊断。

(4) 腺管型腺病:无小叶结构,可浸润脂肪。腺管弥漫散在交错分布,可见分支状腺管,有肌上皮。

(5) 放射状瘢痕:典型者有放射状分区结构,小腺管位于中央纤维瘢痕区内,无腺管增生区间麻及周围脂肪组织浸润。腺管有上皮及肌上皮2层上皮。免疫组化CK5/6及肌

上皮标记物(p63、calponin、SMMHC等)染色通常阳性(可表达欠佳或缺失)。

(6)乳头腺瘤:极少数情况可伴有小管癌,常与乳头腺瘤不好区别。乳头腺瘤中的小管缺乏深部组织的浸润,有上皮肌上皮2种细胞,如出规Paget病支持小管癌的诊断。

【预后和预测因素】 单纯型小管癌预后好,肿瘤完整切除后很少复发,有人认为保乳手术后,没有必要进行辅助放疗。其淋巴结的转移率低,有研究表明,即使有腋窝淋巴结转移,预后仍然很好,没有必要进行全身辅助治疗及腋窝淋巴结清扫。

五、浸润性筛状癌

筛状癌(cribriform carcinoma)是具有明显筛状结构的浸润癌。>90%的癌组织具有筛状结构诊断单纯型浸润性筛状癌。若浸润癌有明显筛状排列,同时伴有的小管癌成分<50%时,仍可诊断为浸润性筛状癌,或伴有小管癌成分的浸润性筛状癌。当其他癌成分(小管癌除外)占10%~40%时应诊断为浸润性导管癌的混合型癌。

【光镜】 包括:①癌细胞巢呈不规则岛状,具有典型的筛孔状结构,筛孔缘侧可有顶浆分泌胞突,其内常有嗜伊红分泌物;②癌细胞小而形态单一,胞质较少、可有顶浆分泌胞突,核小而圆、低-中度多形和异型性,核分裂象少见;③间质常有明显成纤维细胞增生(促纤维反应),少数可出现破骨细胞样巨细胞(图13-86);④常有低级别筛状导管原位癌;⑤可伴有小管癌成分。

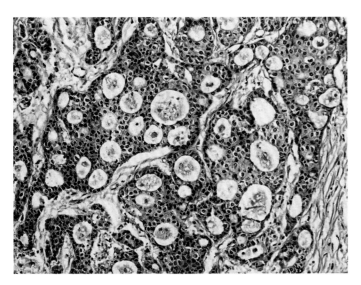

图13-86 浸润性筛状癌
间质内浸润的癌细胞呈筛状,筛孔内有分泌物

【免疫组化】 ER阳性、PR多数阳性、HER2阴性,Ki67指数低,肌皮标记(p63、SMMHC等)阴性。

【鉴别诊断】

(1)腺样囊性癌:有腺上皮和肌上皮2种细胞、囊腔内为黏液和(或)基膜样物。免疫组化染色ER阴性,CD117阳性。

(2)筛状导管原位癌:虽然间质增生可使部分导管变形,但扩大的导管通常缺乏棱角,具有光滑、圆形轮廓。其筛孔分布及形状更整齐,周围有肌上皮和基膜。而浸润性筛状癌细胞岛且分布杂乱、外形不规则,可呈尖角状,常有促纤维反应性间质。细胞岛外围缺乏肌上皮。

【预后和预测因素】 单纯性浸润性筛状癌预后好,10年生存期为90%~100%。

六、髓样癌及具有髓样特征的癌

髓样癌(medullary carcinoma)很罕见,其病理诊断不同观察者差异很大。具有部分髓样癌特征的癌又称为不典型髓样癌、浸润癌伴髓样特征、浸润性导管癌伴髓样特征等多种术语。由于诊断标准重复性差,2012年WHO建议将上述诊断术语统称为具有髓样特征的癌(carcinoma with medullary features)。

【大体】 肿块边界清楚,结节或分叶状,质软,切面呈灰白色髓样,常见出血、坏死。

【光镜】 通常情况,下列标准用来诊断髓样癌:①低镜下肿瘤边界清楚(挤压式边缘)。②>75%的癌细胞为合体型细胞生长方式,实性大片状分布。③瘤细胞具有中-高级别核级,核呈空泡状、明显多形、异型,核仁1至多个,核分裂象易见。④间质内有大量密集的淋巴细胞、浆细胞浸润。⑤缺乏腺管状结构。可见奇异型多核巨细胞,可有鳞状细胞、梭形细胞、骨或软骨化生。缺乏导管原位癌如图13-87、图13-88所示。

缺少上述1个或几个形态学特征的肿瘤,可称为"不典型髓样癌"或具有髓样癌特征的浸润性导管癌。

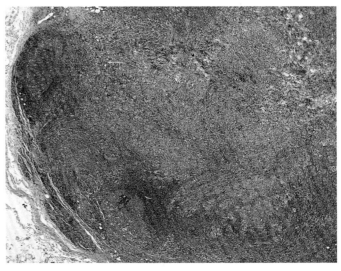

图13-87 髓样癌
肿瘤边界清楚,癌细胞呈实性片状,其内外有密集淋巴细胞浸润,可现淋巴滤泡

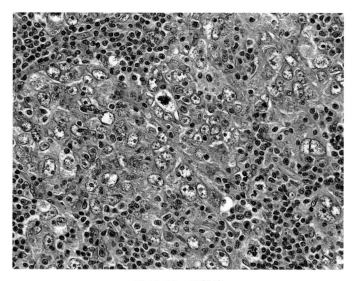

图 13-88　髓样癌
癌细胞分化差,呈合体型细胞,泡状核,核仁明显,癌灶内外
淋巴细胞浸润

【免疫组化】 ER、PR、HER2 和 EBV 通常阴性。Ki67 高增殖活性。不同程度表达 CK56、CK14、EGFR 和 p53。浸润性的淋巴细胞多为 CD3 阳性的 T 淋巴细胞,其中主要为 CD8 阳性的细胞毒性 T 细胞。

【分子遗传学】 髓样癌在 *BRCA1* 基因种系突变的人群中的发病率较高,在 BRCA1 基因相关乳腺癌中占 7.8% ~ 13%。在 BRCA1 基因携带者中,35% ~ 60% 的肿瘤组织中可以见到具有髓样癌特征的形态学改变。此外,11% 的髓样癌患者存在 BRCA1 基因的突变。此外,p53 基因突变率较高,其中 39% ~ 100% 的髓样癌中可见体细胞突变,61% ~ 87% 存在 p53 蛋白的聚积。

【鉴别诊断】 由于髓样癌的诊断重复性差,而且髓样癌、不典型髓样癌及具有髓样癌特征的浸润性导管癌在组织学特征、生物学标记物表达、遗传学改变以及分子分型上均存在重叠,因此,逐渐形成不需要区别这些肿瘤的趋势。2012 年 WHO 也建议,将这些肿瘤视为一类,不再需要区分。

(1) 富于淋巴细胞的浸润性导管癌:具有浸润性边缘,缺乏合体细胞的形态特点及生长方式,常有胶原化硬化性间质,宽大淋巴浆细胞浸润带分隔肿瘤细胞巢。

(2) 化生性癌:部分髓样癌病例可出现鳞状细胞化生及瘤巨细胞,和化生性癌有某些类似之处。但化生性癌缺乏髓样癌的全部诊断标准,有更明显的异源性成分。

(3) 淋巴上皮瘤样癌:此型癌通常为浸润性边缘,常有胶原硬化性间质,浸润淋巴细胞中埋有散在或小巢状癌细胞,合体型细胞生长方式少见,更是缺乏成片排列的合体细胞。

(4) 淋巴瘤:特别是在冷冻切片及组织固定不良、切片质量不佳时两者需要鉴别。淋巴瘤缺乏合体细胞及巢状生长方式,两者的免疫组化表型不同。

(5) 淋巴结转移癌:罕见情况下髓样癌组织内和(或)肿瘤周围,淋巴细胞浸润可出现生发中心。如果肿瘤位置偏腋窝,需要和淋巴结转移癌鉴别。髓样癌缺乏淋巴结的结构。

【预后和预测因素】 不同观察者差异大,关于患者预后的资料缺乏说服力。

七、产生黏液的癌

是指癌细胞内和(或)外生成黏液的癌,包括:①黏液癌(胶样癌);②黏液样囊腺癌和杜状细胞黏液癌;③印戒细胞癌。

(一) 黏液癌

黏液癌(mucinous carcinoma):又称胶样癌,是由细胞学相对温和的肿瘤细胞团巢漂浮于细胞外黏液湖中形成的癌。全部为黏液癌成分者称为单纯型黏液癌;含有其他类型癌(主要是浸润性导管癌)的黏液癌称为混合型黏液癌,诊断时应注明类型[7-8]。

【大体】 肿块呈圆形或分叶状,境界清楚,切面胶样感。

【光镜】 单纯型:黏液癌至少占 90% 以上(有些学者认为应 100%)。①癌细胞聚成大小、形状不等的团巢状、梁带状、管状或筛状、微乳头状,像小岛屿样漂浮于黏液池中。少数病例很难找到细胞成分。②癌细胞中等大小,圆形或多边形,胞质较少嗜酸性,一般缺少胞质内黏液。核圆形、卵圆形、深染或泡状,核级多为低-中级别,多形性异型常不明显,核分裂象罕见。③大量细胞外黏液,被纤维组织分隔形成大小不等的黏液湖/池,其内可见纤细破碎的纤维血管分隔。④部分病例的癌细胞呈神经内分泌分化。⑤偶有钙化和砂粒体。⑥周边常见导管原位癌成分。

WHO(2003 年)将单纯型黏液分为少细胞型及富于细胞型,后者常伴有神经内分泌分化。近年来,有人认为,神经内分泌分化细胞>50% 者可称为黏液型神经内分泌癌,其预后比较差,不同于预后好的少细胞型单纯性黏液癌,应该将两者加以区分,并认为单纯性黏液癌只是指少细胞型。

1. 少细胞型　黏液湖内肿瘤细胞稀少,胞质黏液少,少有神经内分泌分化。

2. 富于细胞型　更多见于老年女性,黏液湖内富于肿瘤细胞,可有丰富的细胞内黏液,亦可印戒样细胞,可有神经内分泌分化。

3. 微乳头型　黏液湖中漂浮有大小不等的微乳头状细胞团,外缘呈锯齿状,部分有中央腔隙,与周围黏液之间常有间隙。其核级不同,常为低核级,少数为中-高核级(此型的归属尚无明确意见,和浸润性微乳头状癌的关系罕见有报道)(图 13-89、图 13-90)。笔者通过观察认为,虽然微乳头型黏液癌的归属及和浸润性微乳头状癌的关系尚无明确,但已有研究表明,高核级微乳头型黏液癌更具侵袭性,在病理报告时应注明微乳头的核级,并作相应的提示[32]。

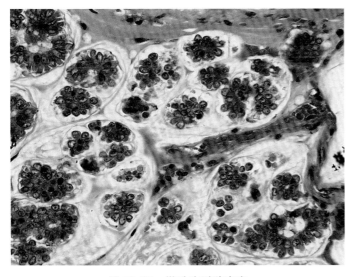

图 13-89 微乳头型黏液癌
黏液湖内漂浮的癌细胞呈微乳头状、中-高核级，外缘呈锯齿状，有的与周围黏液间有空隙

F13-89 ER

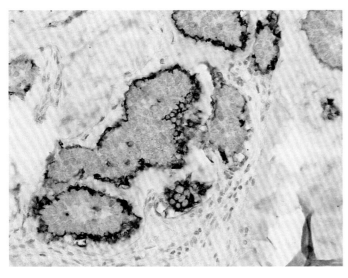

图 13-90 微乳头型黏液癌
EMA 于微乳头外侧缘阳性

4. 混合型 有多少不等其他类型的浸润癌（多为浸润性导管癌）。

【组化及免疫组化】 AB、PAS 及黏液卡红染色阳性。ER 通常阳性，PR 多数阳性，HER2 通常阴性（高核级微乳头型可阳性）、Ki67 指数低。内分泌标记物（如 Syn、CgA 等）可阳性。EMA 于微乳头外侧缘阳性。WT1 可阳性。

【鉴别诊断】 乳腺黏液癌通常发生在老年女性，所以年

轻女性不要轻易诊断黏液癌。少细胞型黏液癌偶尔镜下几乎完全是黏液，很难找到细胞成分，必须广泛取材和切片仔细寻找癌细胞簇。与黏液外溢相关的微浸润/早期浸润性黏液癌的诊断常会遇到困难。黏液型导管内癌导管内的黏液外溢进入间质形成黏液湖，如果连续切片或多处取材后均未发现黏液湖中有癌细胞，一般不能诊断为浸润性黏液癌。另外，还需要和乳腺穿刺等导致的肿瘤细胞移位埋陷相鉴别。笔者认为，没有"发现"癌细胞不等于没有癌细胞，特别是粗针穿刺活检标本或在老年女性患者，间质黏液湖内即便是没有发现明确的癌细胞，也不要轻易排除浸润性黏液癌的诊断，此时可采用不肯定报告，如是粗针穿刺活检标本，需建议临床肿物切除，以进一步评估。另外，微乳头型黏液癌在诊断时需注明细胞的核级，有研究表明高核级者可能预后较差。

（1）黏液囊肿样病变：其特征是多发性、充满黏液的扩张导管形成囊肿结构，囊壁被覆不同状态的良性上皮，呈扁平、立方状，可有不同程度的增生。囊内黏液可破入间质形成黏液湖，湖内缺乏漂浮细胞。某些病例导管上皮可脱落游离在黏液中（很难与黏液癌鉴别），常呈线样结构和有肌上皮（详见乳腺黏液囊肿样病变章节）。

（2）伴有间质黏液变性的纤维上皮性肿瘤：纤维腺瘤和叶状肿瘤中的间质发生黏液变性和明显水肿时可以被误诊为黏液癌，特别是在术中冷冻切片和粗针穿刺活检中，或上皮有明显增生时。纤维上皮性肿瘤中特有的管内型生长模式、上皮细胞和肌上皮细胞形成的双层结构以及缺乏黏液癌黏液湖中见到的纤维血管间隔等有助于鉴别。

（3）隆乳术后黏液样异物性病变：隆乳填充物（如硅胶及水溶性聚丙烯酰胺凝胶）可在乳腺间质形成强嗜碱性、半透明、有或无折光性的胶样湖。异物性胶样湖内多缺乏漂浮细胞，可见异物肉芽肿反应。临床隆乳术历史有助于鉴别诊断。

（4）其他伴黏液分泌或黏液样变的疾病：乳腺有诸多疾病均可出现局灶或广泛的黏液分泌或黏液样变（如黏液瘤、产基质的化生性癌等），在粗针穿刺活检日益增多的情况下，可能需要与黏液癌进行鉴别。

【预后和预测因素】 单纯型年龄大预后好。

（二）黏液性囊腺癌和柱状细胞黏液癌

乳腺黏液性囊腺癌（cystadenocarcinoma）是由胞质富含黏液的肿瘤性柱状细胞衬覆囊肿壁形成的恶性病变，类似卵巢或胰腺的黏液型囊腺癌。柱状细胞黏液癌（columnar cell mucinous carcinoma）是由胞质内含有黏液的柱状细胞构成的实体性癌，肿瘤细胞形成腺性结构，呈浸润性生长。

【大体】 肿瘤切面呈囊性或实性，切面有黏液感。

【光镜】 癌细胞呈高柱状，细胞形态相对温和，具有丰富的细胞内黏液，核位于基底部，核分裂象罕见。①黏液性囊腺癌：有大小不等的囊腔，腔内充满黏液，可形成大小不等的乳头，局部柱状黏液上皮可有较明显异型性和局部间质内

浸润。②柱状细胞黏液癌:由疏密排列不等的圆-卵圆形腺管组成。周围可有导管原位癌。

【免疫组化】　CK7 弥漫阳性,CK20 阴性或灶状阳性。ER、PR 通常阴性,Ki67 指数不等。肌上皮标记物(如 p63、SMMHC 等)阴性。组化 AB、PAS 及黏液卡红染色阳性。

【鉴别诊断】

(1) 转移性黏液性囊腺癌:乳腺原发性黏液性囊腺癌十分罕见,排除转移性黏液性囊腺癌(卵巢、胰腺等)后才能考虑原发。由于乳腺并非卵巢等黏液性囊腺癌的早期转移部位,因此在乳腺出现转移病灶以前,患者应出现原发病灶和其他好发转移部位的临床表现。导管原位肿瘤的出现提示病变属于乳腺原发。CK7 和 CK20 的免疫组化染色可以辅助鉴别诊断:多数卵巢和胰腺的黏液性癌呈 CK7 阳性、CK20 阳性;多数肠道肿瘤则为 CK7 阴性、CK20 阳性。

(2) 黏液癌及印戒细胞癌。

(三) 印戒细胞癌

印戒细胞癌(signet ring cell carcinoma)是指主要或全部由印戒细胞(含有胞质内黏液)构成的浸润性乳腺癌。多为浸润性小叶癌,也见于浸润性导管癌。在 2012 年版 WHO 中将其称为伴印戒细胞分化的癌(carcinoma with signet-ring-cell differentiation)。

【光镜】　有两种类型:①小叶癌型:呈经典小叶癌的浸润方式,细胞核被压于一侧,胞质内有较大的空腔,腔内常有嗜酸性小红球;②导管癌型:形态与胃印戒细胞癌类似,偏位核,胞质内充满嗜酸黏液物质(图 13-91)。

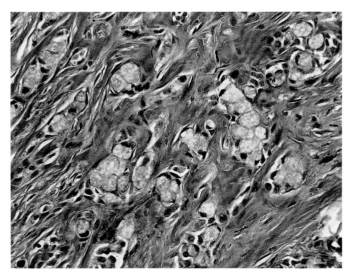

图 13-91　印戒细胞癌
癌细胞呈印戒样,胞质充满黏液

【免疫组化】　CK7 阳性,CK20 阴性。ER、PR 阳性,Ki67 指数不等。GCDFP-15 及 MG(乳球蛋白)可阳性,组化 AB、PAS 及黏液卡红染色阳性。

【鉴别诊断】

(1) 转移性印戒细胞癌:多来源于消化道(特别是胃),

两者鉴别常遇到困难(特别是在冷冻切片和粗针穿刺诊断),常需要进行免疫组化染色。乳腺印戒细胞癌 CK7、GC-DFP-15、MG、TAGA3 ER 和 PR 阳性,CK20 通常阴性,而消化道来源的印戒细胞癌 CK20 通常阳性,其他阴性。

(2) 噬黏液性组织细胞、噬脂性组织细胞及印戒样组织细胞:乳腺各种反应性病变(包括医源性病变),组织细胞可吞噬黏液、脂质、硅胶(隆乳材料)及手术充物等均可类似于印戒细胞。引流淋巴结内也可出现上述组织细胞和印戒样组织细胞,与转移性乳腺癌(特别是小叶癌)不好区别。需仔细观察全部病变特点。免疫组化染色癌细胞 CK 阳性、CD68 阴性,组织细胞相反。

(3) 黏液癌:黏液癌和印戒细胞癌的混合型在乳腺非常少见。黏液癌虽然可见到印戒细胞,但大部分黏液位于细胞外。

(4) 有胞质内空泡或空腔的非印戒细胞癌:缺乏胞质内黏液,黏液染色有助于鉴别。

【预后和预测因素】　其预后尚不清楚。

八、具有神经内分泌特征的癌

具有神经内分泌特征的癌(carcinoma with neuroendocrine features)又称神经内分泌癌,是一类组织学、组织化学、免疫组织化学及电镜下具有神经内分泌特征的癌。至少有一种神经内分泌标记物(如 CgA、Syn、CD56 等)阳性细胞大于 50% 才能诊断,否则诊为伴神经内分泌分化的浸润性癌。形态与胃肠道和肺神经内分泌肿瘤类似,多发生在老年女性[33]。

【大体】　浸润或膨胀性生长。产生黏液的肿瘤质软和有黏液样外观。

【光镜】　包括:①组织结构各异,可呈实性片状、大小不等的巢状、腺泡状、索梁状(缎带样、性索样),细胞巢索周边瘤细胞可呈栅栏状排列,也可出现类癌样结构,亦可为浸润性导管癌的各种形态。②细胞形态多样、分化程度各异,常多种类型细胞混合存在。细胞中等大小,圆-卵圆形,多边形或浆细胞样,也可呈短梭-梭形。胞质嗜酸性颗粒状,也可淡染-透明,有时可见细胞内黏液空泡。核级通常为低-中级别。某些病例细胞多形性异型性比较明显,核分裂增多。③肿瘤的间质多少不等,片状分布的肿瘤细胞内及紧密排列的瘤细胞巢之间有纤细的纤维血管间质,某些病例瘤细胞巢之间有宽的硬化性间质,有时可有细胞外黏液,甚至形成间质黏液湖。④常见有导管原位癌成分,亦可是导管内实性乳头状癌[8,33-35]。

1. 高分化神经内分泌肿瘤(类癌型)　和其他脏器类癌有相似的形态学特点(图 13-92、图 13-93),大多数是低级别和中级别。

2. 梭形细胞型　由一致的梭形细胞构成,形态相对温和,界限不清,胞质嗜酸或淡染,部分胞质内见有小空泡,有的呈印戒细胞样。核级低,呈短-长梭形,染色质细,核仁不明显,核分裂多少不等(图 13-94、图 13-95)。

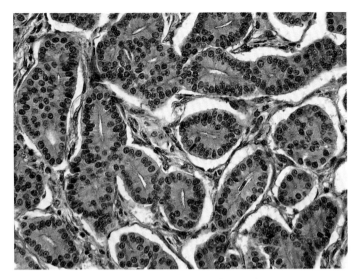

图 13-92　类癌型神经内分泌癌
癌细胞呈菊形团样排列,细胞温和

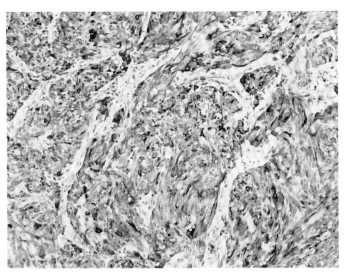

图 13-95　梭形神经内分泌癌
癌细胞 Syn 阳性

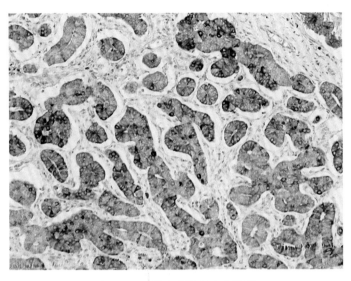

图 13-93　类癌型神经内分泌癌
癌细胞 Syn 阳性

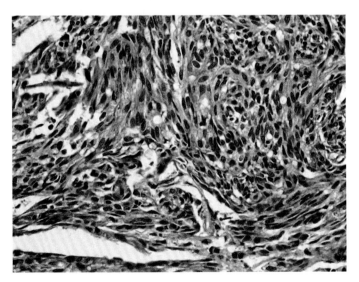

图 13-94　梭形神经内分泌癌
浸润性癌细胞呈短梭-梭形

3. 低分化神经内分泌癌/小细胞癌[7]　在组织学和免疫组化特征上与肺的小细胞癌类同。可存在相同细胞特征的原位癌成分。很少见到含有固缩浓染核的肿瘤坏死区。

4. 大细胞型[7]　肿瘤由密集的大细胞团块组成,肿瘤细胞有中度或丰富的胞质,核级高,核分裂多,常有灶状坏死。

5. 伴神经内分泌分化的浸润性癌　约有 30% 的浸润性导管癌和某些特殊型癌可有神经内分泌分化。

【免疫组化】CgA、Syn、CD56 和 NSE 可不同程度阳性。中-低分化腺泡型神经内分泌癌,CgA 通常阳性。约 50% 高或中分化神经内分泌癌 CgB 和 CgA 阳性,只有 16% Syn 阳性,且常有 GCDFP-15 的表达。小细胞癌 100% NSE 阳性,约 50% CgA 和 Syn 阳性;有 20% 病例表达 TTF1 和 100% 表达 E-cadherin;CK7、Cam5.2 和 CK19 可阳性,CK20 阴性。绝大多数分化好的神经内分泌癌和 >50% 的小细胞癌 ER 和 PR 阳性。约有 33% 左右的神经内分泌癌表达 HER2。

【电镜】有神经内分泌颗粒。

【鉴别诊断】

(1) 转移性神经内分泌癌:乳腺小细胞癌 CK7 阳性,CK20 阴性。肺小细胞癌 CK7 和 CK20 均阴性。乳腺中-高分化的神经内分泌癌常有 ER、PR、GCDFP-15 表达。导管内癌的细胞形态和浸润性神经内分泌癌类似,支持是乳腺原发。

(2) 嗜酸性粒细胞癌:CgA 和 Syn 阴性,缺乏神经内分泌颗粒(两者 HE 切片上常很难区别)。

(3) 浸润性小叶癌:E-cadherin 阴性,小细胞癌阳性。

(4) 伴神经内分泌分化的癌:神经内分泌标志物阳性的细胞少于 50%。

(5) 大汗腺癌:通常多形性和异型性更明显,缺乏神经内分泌肿瘤的排列方式,CgA、Syn 阴性,无神经内分泌颗粒,

GCDFP-15 阳性。

（6）其他类型的浸润性癌：神经内分泌标志物阴性（图13-64）。

【预后和预测因素】组织学分级和分期是重要的预后因素，可以采用浸润性导管癌的分级方式。小细胞癌预后不好。

九、浸润性乳头状癌

浸润性乳头状癌（invasive papillary carcinoma）从概念上讲是一种表现为乳头状结构（有纤维血管轴心）的浸润癌。文献中很少有报道，缺乏对此类癌的详细描述，也没有诊断标准。笔者曾报道过25例单纯型浸润性乳头状癌[36]。

【光镜】包括：①常呈膨胀浸润性结节状，具有浸润性边缘。②腺体密集，呈具有纤维血管轴心的分支状乳头状，也可呈微乳头、簇状乳头、网状乳头状。③细胞学改变与导管内乳头状癌类似，细胞呈柱状-复层柱状或多边形，界限不清或相对清楚，具有无定形胞质，嗜酸性也可淡染，常有胞突。少数为被覆鳞状上皮乳头。核多为中级别核级，呈中度异型和多形性，核分裂象多少不等，也可为高核级。④肿瘤内部的间质常比较少，边缘常有明显的纤维组织带，其内有多少不等的炎细胞浸润及含铁血黄素沉着。⑤常见有乳头型、微乳头型和筛状型导管原位癌。⑥混合型可见其他类型的浸润性癌。

【免疫组化】ER、PR通常阳性，HER2可阳性，Ki67指数不等。

【鉴别诊断】

（1）导管内乳头状癌及包裹性乳头状癌：区别导管原位癌样及结节浸润性乳头状癌与导管内乳头状癌、包裹性乳头状癌可能是非常困难的。事实上，至少他们的一部分实际上可能就是浸润性乳头状癌（见导管内乳头状癌及包裹性乳头状癌）。免疫组化肌上皮标记物（p63、calponin、SMMHC等）染色可能会有一定的帮助。

（2）转移性乳头状癌：主要是和源自卵巢乳头状癌鉴别。其鉴别主要靠临床有原发灶，免疫组化染色，卵巢乳头状癌CA125、WT1通常阳性，GCDFP-15、乳球蛋白阴性；乳腺乳头状癌CA125、WT1一般阴性，GCDFP-15、乳球蛋白常阳性。

【预后和预测因素】预后相对比较好。

十、浸润性微乳头状癌

浸润性微乳头状癌（invasive microcapillary carcinoma）指在类似于脉管的间质裂隙中肿瘤细胞成小簇状排列的浸润性癌，形态和微乳头型导管内癌类似。单纯型极少见[8,37-38]。

【大体】单纯型浸润性微乳头状癌呈分叶状，界限清楚。

【光镜】包括：①类似扩张的脉管腔隙内有癌细胞团，细胞团与周围间质之间留有多少不等的中空间隙，低倍镜形

似微小乳头，但缺乏纤维血管轴心。腔隙内癌细胞团排列呈簇状或桑葚状，极向翻转，肿瘤细胞的顶端面对间隙空腔，其外缘常呈锯齿和（或）毛刺状（图13-96）。②癌细胞呈立方或柱状，胞质较丰富，呈细颗粒状或均质红染。核常为中级别，也可为高级别，核较大，圆形-卵圆形，有1个或多个核仁，核分裂通常不活跃。③间质多少不等，可见淋巴细胞浸润、微小钙化或砂粒体。④常浸润淋巴管、血管（癌栓）。⑤常伴有导管内癌（常为微乳头或筛状型）。

1. 假腺管型 主要表现为微乳头中央有呈微囊样扩张的假腺腔，类似于扩张的腺管（图13-97）。

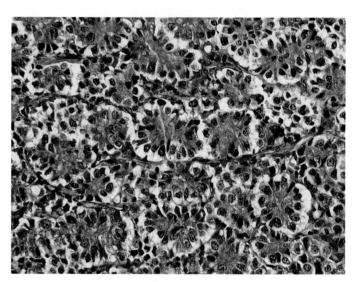

图13-96 浸润性微乳头状癌
微乳头外缘呈锯齿，与纤维间质之间有腔隙

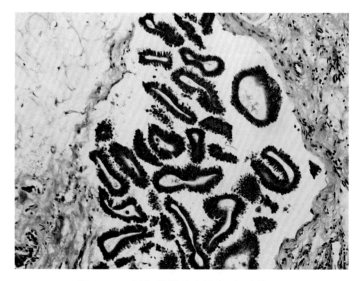

图13-97 浸润性微乳头状癌（假腺管型）
微乳头状细胞团中央有呈微囊样扩张的假腺腔

2. 黏液型 微乳头之间为黏液湖（图13-89、图13-90）。

3. 大汗腺型 具有大汗腺细胞特点，呈微乳头状。

4. 混合型 其他类型癌（多为浸润性导管癌）的局部有

微乳头状癌成分(注明其占比率)。

【免疫组化】EMA 微乳头外缘阳性,E-cadherin 及 p120 微乳头外缘阴性。ER 多数阳性,PR 近半数阳性。HER2 近 1/3 阳性。Ki67 指数高。

【鉴别诊断】

(1) 人为现象:因为制片过程(如固定、脱水等)的某个环节有缺陷,造成癌细胞巢和周围纤维间质分离,形成细胞巢周围的腔隙,给人一种微乳头状癌的假象,这时的癌细胞巢呈更明显的大小不等,有的核异型更显著,其外缘缺乏锯齿或毛刺状的形态,免疫组化染色也没有 EMA 外缘阳性、E-cadherin 表达缺失的特点。浸润性微乳头状癌细胞簇周围的腔隙在制片过程良好时仍会出现,微乳头状结构相对比较一致,其腔隙面呈锯齿或毛刺状,细胞簇中央常可见微囊样扩张的假腺腔。免疫组化染色,EMA 癌细胞簇外缘阳性、E-cadherin 及 p120 表达缺失。

(2) 具有微乳头状结构的转移性性乳头状癌:卵巢浆液有原发灶,无导管内癌,免疫表型不同。

(3) 脉管内癌栓:脉管之间的距离常比较大,其内癌栓一般没有规则的形状。免疫组化脉管内皮(如 CD34、D2-40)染色有助鉴别。

【预后】75% 的浸润性微乳头状癌患者初次就诊时已有腋下淋巴结转移。不管微乳头成分多少,其淋巴结转移率基本相同,且明显高于不伴有微乳头状癌成分的病例,容易出现淋巴-血管侵犯。笔者认为,对寻找微乳头状癌成分要有足够的重视,一旦发现微乳头状癌的蛛丝马迹,应该对标本充分地取材切片,更加仔细地寻找淋巴结,对某些有怀疑的病例进行免疫组化染色,确定是否存在微乳头状癌的存在。不管微乳头状癌成分多少,都应在报告中注明。

十一、伴大汗腺分化的癌

伴大汗腺分化的癌(carcinomas with apocrine differentation)包括具有大汗腺特征的任何类型癌,局灶性大汗腺分化较常见于浸润性导管癌和某些特殊型癌,约有 4% 的乳腺癌可有较广泛的大汗腺分化,只有不到 1% 的浸润性乳腺癌表现为广泛单纯性大汗腺特征,又称浸润性大汗腺癌。

【光镜】包括:①表现为浸润性癌的各种构型,如巢状-片状,甚至腺管状、微乳头状等。②瘤细胞具有大汗腺细胞的典型特征,细胞大,界限清楚,形状不规则。胞质丰富,呈明显嗜酸性颗状,亦可呈泡沫状和(或)有大小不等的空泡(可类似小的腺腔),可有顶浆分泌型胞突。③核通常为中-高级别,核大(大于正常核的 3 倍以上)、呈球形或多形空泡状(少数可深染),染色质粗,核仁显著,1 个或多个,核分裂多少不等(图 13-98)。间变型大汗腺癌有更明显的多形性和异型性,有时出现多形肉瘤的形态。可不同程度的坏死。可伴发大汗腺型小叶性肿瘤或导管原位癌。

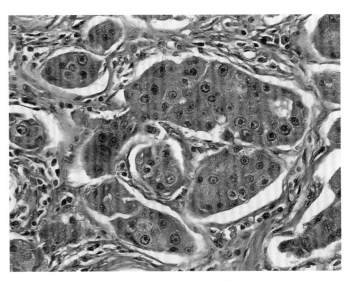

图 13-98　浸润性大汗腺癌
癌细胞胞质丰富,呈嗜酸性颗粒状,泡状核、核仁显著(GCD-FP-15 胞质阳性,及 AR 核阳性)

【特染及免疫组化】d-PAS 染色阳性,AB 染色部分可阳性。AE1/AE3、GCDFP-15 及 AR 阳性,ER、PR 常阴性,HER2 约半数阳性。BCL-2 和 CK5/6 阴性。

【鉴别诊断】

(1) 大汗腺腺病及非典型大汗腺腺病:两者的鉴别常有困难,不要轻易诊断恶性。腺病可见小叶结构,不典型病变为局灶性,有肌上皮。浸润性大汗腺癌有更大的异型性及多形性,无肌上皮。

(2) 大汗腺型导管原位癌累及腺病:常有乳腺小叶轮廓,有肌上皮存在。可见导管原位癌。

(3) 嗜酸性粒细胞癌:细胞形态更为一致,GCDFP-15 阴性,线粒体标记物弥漫阳性。

(4) 分泌型癌:见分泌型癌。

(5) 富脂细胞癌:见富脂细胞癌。

(6) 非典型假分泌性增生:有泌乳改变,GCDFP-15 阴性,α-乳球蛋白阳性。

(7) 皮脂样癌:见皮脂样癌。

(8) 颗粒细胞瘤:不伴有其他类型的癌及良性增生性病变。CK、EMA、ER、PR 和 GCDFP-15 阴性、S-100 强阳性。

(9) 富于糖原的透明细胞癌:>90% 的癌细胞胞质透明且富于糖原。缺乏胞质嗜酸的大汗腺样细胞。

(10) 转移性肾癌:某些透明细胞大汗腺癌组织内有显著淋巴细胞或淋巴浆细胞浸润,容易误诊为淋巴结转移性肾癌。

【预后和预测因素】预后和非大汗腺癌类似。

十二、化 生 性 癌

化生性癌(metaplastic carcinoma)包括一组有异源性成分的癌,其特点是肿瘤性上皮向鳞状细胞和(或)间叶成分

（梭形细胞、骨、软骨及横纹肌等）分化。肿瘤可以完全由化生成分构成，也可以是癌与化生成分混合组成[4-5,7-8]。

（一）鳞状细胞癌

鳞状细胞癌（squamous cell carcinoma）完全或绝大部分（>90%）由鳞状细胞癌构成的浸润性癌。

【光镜】常表现为囊性病变，囊腔衬覆角化和（或）非角化鳞状细胞，可形成大乳头状，细胞具有程度不同的多形性和异型性。肿瘤细胞呈片状、条索状和巢浸润至周围间质内，其前沿部分常出现鳞状梭形细胞。棘细胞松解型鳞状细胞癌表现为不规则腔隙周围排列有不典型鳞状细胞，呈假腺管或假血管肉瘤样改变（图13-99）。常有明显间质反应及炎细胞浸润。

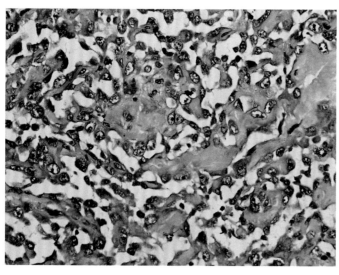

图13-99　鳞状细胞癌（棘细胞松解型）
癌组织呈血管肉瘤样改变（CK5/6 及 p63 阳性）

【免疫组化】ER、PR、HER2 通常阴性。CK5/6、CK14、HCK 及 p63 阳性。EGFR 可阳性。

【鉴别诊断】

（1）乳房区皮肤及其附属器鳞癌及转移的鳞状细胞癌：诊断乳腺原发性鳞状细胞癌需要首先排除乳房区（包括乳头、乳晕）（特别是表皮样囊肿）起源和转移的鳞状细胞癌。乳腺浸润性鳞癌累及皮肤时常很难与原发于皮肤的鳞癌相鉴别，如果肿瘤主体位于乳腺内，而且临床病史提示乳腺肿块先于皮肤溃疡出现，可以考虑为乳腺原发性鳞癌。导管内鳞癌或囊性成分中有原位鳞癌，对确定是乳腺原发性鳞癌非常有帮助。乳腺转移性鳞癌最常见的来源是肺、食管等，一般都会有原发病灶。

（2）鳞状细胞化生：见鳞状细胞化生。鳞化广泛显著时要考虑鳞癌。粗针穿刺活检诊断时需要更加小心。

（3）血管肉瘤：棘细胞溶解型鳞状细胞癌又称为假血管肉瘤样癌。这种类似于血管肉瘤的形态提示具有上皮特点，是由于鳞状上皮成分变性而形成互相吻合的假血管样腔

隙所致，腔隙衬覆细胞 CK 和其他上皮标记物阳性，F-8、CD31 或 CD34 阴性，可见到典型鳞癌区，有角化细胞。

（4）低分化鳞状细胞癌与低分化浸润性导管癌：低分化鳞状细胞癌细胞界限清楚，可出现细胞间桥和少量角化细胞。CK5/6、CK14、p63 阳性，者 CK7/8、18 阴性。

（5）低分化鳞状细胞癌与髓样癌：髓样癌细胞可呈多边形、梭形，核空，核仁常明显，且可伴有鳞化，与磷癌有相似之处。但髓样癌由合体状细胞组成，缺乏细胞间桥、推挤式肿瘤边缘及有明显淋巴细胞浸润。

（6）鳞状细胞癌与黏液表皮样癌：见黏液表皮样癌。

（二）腺鳞癌

腺鳞癌（adenosquamous carcinoma）具有腺癌（常见有腺/管状结构）和鳞状细胞癌的浸润性癌。只有局灶性鳞状细胞分化不属于此类癌。此类型包括黏液表皮样癌（见黏液表皮样癌）。

【光镜及免疫组化】具有腺癌和鳞癌的形态学特征及免疫组化变型。

【鉴别诊断】

（1）乳腺癌伴鳞化和鳞状细胞癌及腺鳞癌：各型乳腺癌中如有少量局灶性磷化区，应诊断为乳腺癌伴鳞化（鳞状细胞分化），若癌组织大部分为鳞癌（超过50%时），则应诊断为鳞状细胞癌、腺鳞癌或鳞癌伴某型癌分化。

（2）鳞状细胞癌、腺鳞癌与多形性癌：后者可以有鳞癌和腺鳞癌的形态，但伴有大量的奇异型肿瘤性巨细胞。鉴别的重要意义在于后者比鳞癌和腺鳞癌更具有侵袭性。

（三）低级别腺鳞癌

低级别腺鳞癌（low-grade adenosquamous carcinoma）又称汗腺样鳞状细胞肿瘤、浸润性汗腺样腺瘤。是一种和皮肤汗腺肿瘤形态类似的低级别化生性癌。

【光镜】

（1）肿瘤由具有鳞状上皮特点的腺管和实性上皮细胞巢组成，由浸润性生长、在小叶间和（或）小叶内杂乱无章地分布排列。

（2）小腺管分化好，呈不规则形、逗号样和蝌蚪状，常有程度不同的鳞状上皮化性。实性细胞巢有更明显鳞状细胞特征，细胞无明显异型性，可见角化珠或者形成鳞状上皮囊腔。

（3）小腺管周围常有"纤维瘤病"、"洋葱皮"样间质增生，富于温和的梭形细胞，或为胶原性玻璃样变，偶尔有骨化钙化灶，可有多少不等的炎细胞（图13-100、图13-101）。可伴有硬化性病度（如复杂硬化性增生）、腺肌上皮瘤及导管原位癌等。

【免疫组化】HCK 及 p63（常见外层细胞）阳性。ER、PR、HER2、p53 通常阴性，Ki67 指数低。

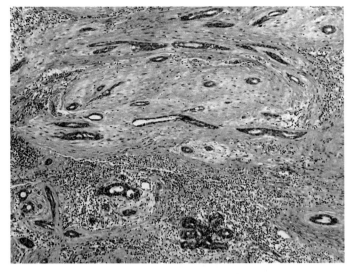

图 13-100　低级别腺鳞癌

拉长或有尖角的小腺管在小叶间和小叶内浸润性生长、小腺管周围的间质纤维化,局部有较多炎细胞浸润

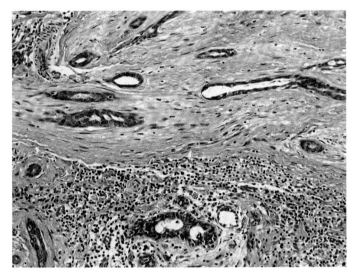

图 13-101　低级别腺鳞癌

腺管呈不规则形,拉长或有尖角,被覆 1~2 层基底样细胞,形态温和,其周围有"纤维瘤病"样间质,浸润的炎细胞以淋巴细胞为主

【鉴别诊断】

(1) 乳头浸润性汗管瘤性腺瘤:两者形态及生长方式类似,主要从部位上鉴别。前者发生在乳头乳晕区。虽有时可累及近乳头/乳晕区的乳腺小叶,但一般不浸润乳腺深部组织。后者发生在乳腺实质,主要在乳腺小叶间和小叶内浸润。

(2) 腺病:低级别腺鳞癌可在小叶间和(或)小叶内浸润,腺管分化好,免疫组化有相似之处(CK5/6 及 p63 可阳性)容易与腺病混淆(国内罕见有有报道)。但其腺管不规则,常拉长,紧逗号样和蝌蚪状,且常有程度不同的鳞状上皮化生和有角囊肿,周围间质呈纤维瘤病样。SMA、calponin 阴性(无肌上皮)。

(3) 小管癌:两者都呈小管状,均可有成角的小腺管,亦可出现促纤维反应性间质,形态学上有相似之处。小管癌的小腺管常比较密集,常出现带尖角的小腺管,低级别腺鳞癌的小腺管常拉长,呈逗号样和蝌蚪状;小管癌的小腺管呈开放性,衬覆单层上皮细胞,且具有柱状细胞特点,常有胞突,低级别腺鳞癌的小腺管常有 2 层或多于 2 层的细胞,亦可呈实性小管,具有小汗腺伴鳞化的特点;免疫组化染色,小管癌 CK5/6 及 p63 阴性,低级别腺鳞癌 CK5/6 及 p63 阳性。小管癌周围常伴有平坦上皮不典型增生、导管内癌或小叶性肿瘤,而低级别腺鳞癌可伴有间质增生或硬化性病变等。

【预后和预测因素】局部切除后可复发,很少转移。

(四) 梭形细胞癌

梭形细胞癌(spindle cell carcinoma)是一种中-高级别以非典型梭形细为特征的浸润性癌。

【光镜】

(1) 肿瘤有显著的梭形细胞成分,排列呈片状、束状、编织状。

(2) 梭形细胞密集,有中-重度多形性及异型性。

(3) 局部可见上皮样细胞或鳞状化生细胞。

(4) 缺乏其他间叶性异源性成分,常有程度不同的炎细胞浸润。

【免疫组化】梭形细胞 AE1/AE3、CK5/6、CK14 及 p63 常阳性。CD10 及 SMA 可阳性。ER、PR、HER2 通常阴性,Ki67 指数不等。

【鉴别诊断】2010 年 WHO 指出本组肿瘤形态谱系一端可能是梭形细胞鳞癌,另一端是肌上皮癌,它们之间没有可以区分的明确标准[8]。笔者认为,梭形细胞癌中可以有梭形细胞鳞癌及肌上皮癌的某些形态及免疫组化表型。

(1) 恶性叶状肿瘤:特别是复发性恶性叶状肿瘤缺乏上皮成分或穿刺标本没有穿到上皮的时候,诊断会遇到困难。恶性叶状肿瘤也会有局灶性 CK 及 p63 阳性应注意。

(2) 肉瘤:乳腺原发性肉瘤极为罕见,只有完全排除梭形细胞癌及恶性叶状肿瘤后才能考虑。

(五) 纤维瘤样及其他低级别梭形细胞癌

纤维瘤病样化生性癌(carcinoma)是一种低级别梭形细胞化生性癌,以温和的梭形细胞为特点,形态与纤维瘤病非常类似。其他低级别的梭形细胞化生性癌还包括结节性筋膜炎样、反应性肉芽组织样、瘢痕组织样等多种形态。

【光镜】

(1) 纤维瘤病样化生性癌:形态类似于软组织的纤维瘤病,大于 95% 的肿瘤组织是由温和的梭形细胞组成,间质不同程度的胶原化,梭形细胞常呈波浪状、交错束状,呈指突状延伸浸润乳腺组织。梭形细胞质淡嗜酸性,与周围界限不清,细胞核长梭形,无明显异型性,染色质细小而弥漫分布,核分裂罕见。局部常见有短梭形上皮样细胞丛状聚集(类似于血脊管分布)(图 13-102、图 13-103)。

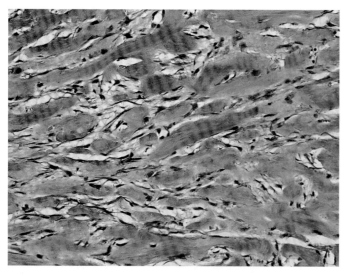

图 13-102　纤维瘤病样梭形细胞癌

粗大胶原束之间有梭形细胞,形态温和,呈纤维瘤病样

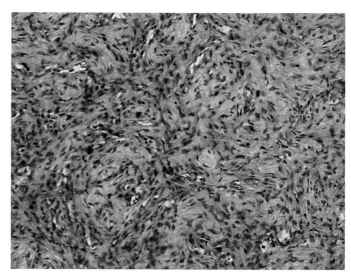

图 13-104　结节筋膜炎样梭形细胞癌

癌细胞呈梭形,形态温和,交错分布,间质黏液变,呈结节筋膜炎样(此例 AE1/AE3、vimentin 阳性)

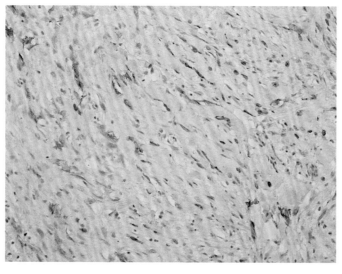

图 13-103　纤维瘤病样梭形细胞癌

梭形瘤细胞 AE1/AE3 阳性

（2）其他低级别梭形细胞化生性癌:有占优势的梭形细胞区,常排列比较疏松,可呈交错束状、波浪状、羽毛状、车辐状及毛细血管样结构,可围绕残留腺管呈环状或同心圆样浸润。梭形细胞温和,异型性不明显,核分裂多少不等,常有鳞化和肌上皮分化。常缺少明确的癌成分。间质常有透明变或黏液样改变。可类似于结节性筋膜炎、反应性肉芽组织、瘢痕组织及低级别的软组织肿瘤等的各种组织形态改变(图 13-104)。

（3）可有灶状上皮化分和(或)导管原位癌。

【免疫组化】需用一组 CK 标记物。AE1/AE3、CK5/6、34βE12、vimentin、p63、SMA 阳性,p53、S100、CD117、bcl-2 少数阳性,ki67 指数低,ER、PR、c-erbB-2、CK7、EMA、CAM5.2、E-cadherin、desmin、CD34、CD68、HMB45 通常阴性。

【鉴别诊断】乳腺低级别梭形细胞化生性癌的诊断是乳腺病理诊断的一个难点和陷阱,容易被误诊(特别是冷冻和粗针穿刺活检)。其诊断思路是乳腺占位性梭形细胞病变,不管细胞多么温和(肉芽组织样、瘢痕样、结节筋膜炎样、纤维瘤病样、假血管瘤样间质增生样、炎性假瘤样及低级别的软组织肉瘤样等)都要想到低级别梭形细胞化生性癌的可能,在诊断任何软组织梭形细胞病变和肿瘤(包括叶状肿瘤)之前,必须排除低级别形细胞化生性癌。对怀疑的病例多取材仔细寻找上皮分化的证据和进行免疫组化染色(CK、p63 阳性是低级别梭形细胞化生性癌的特点)。

（1）乳腺纤维瘤病:具有和其他部位的纤维瘤病类似的形态和浸润性生长的特点,呈指状浸润邻近的乳腺实质,缺乏簇状分布的上皮样细胞巢。免疫组化 β-catenin 核阳性(异位表达),SMA 也可灶性阳性,CK、p63、ER、PR 阴性。

（2）结节性筋膜炎:乳房区的结节性筋膜炎通常部位表浅,虽可累及乳腺,但极少发生在乳腺实质内。乳腺结节性筋膜炎和其他部位的有类似的形态,呈蟹足状浸润周围组织,常见有核分裂象。SMA 阳性,CK 阴性。

（3）手术/穿刺后反应性肉芽组织和梭形细胞结节:通常有手术、穿刺或外伤史,常有比较多的血管和炎细胞。SMA 阳性,CK 阴性。

（4）间质假血管瘤样增生:有纤维瘢痕性间质背景,梭形细胞通常被覆在裂隙状腔隙上,上皮性标记物阴性。

（5）肌成纤维细胞瘤/炎性肌成纤维细胞瘤:肌成纤维细胞瘤主要发生在男性。肉眼和镜下肿瘤界限一般清楚。CK、p63、calponin、SMMHC 阴性,desmin、actin 阳性,ER、PR 多有表达,CD34、bcl-2、CD99 少有表达。炎性肌成纤维细胞瘤有更多的炎细胞,ALK 通常阳性。

（6）腺肌上皮瘤:以两层细胞结构的腺管为特点,内衬上皮细胞,周围有明显增生的肌上皮细胞,肌上皮呈梭形和(或)多边形上皮样,胞质透明,也可红染呈肌样细胞。有些病例增生的肌上皮融合呈片状。CK8/18、p63、calponin、SMMHC 阳性。

（7）伴有梭形细胞及鳞化的良性病变:某些医源性病变(如穿刺)可有明显反应性梭形细胞增生伴鳞化,导管内乳头状瘤梗死机化过程也可伴显著梭形细胞及伴鳞化,这类病变均可类似于梭形细胞癌,但他们具有其他相应病变的特点,梭形细胞 CK、p63 阴性。

（8）促纤维增生性乳腺癌:有明显浸润性癌成分,间质增生的梭形细胞一般比较局限,间质梭形细胞 CK 及 p63 阴性。

（9）肌上皮癌(梭形细胞型):梭形细胞癌常伴有肌上皮分化(SMA、p63 等阳性),因缺少明确的上皮成分,两者的鉴别常遇到困难。肌上皮癌的肌上皮标记物弥漫阳性,其周围常有肌上皮明显增生的导管,鳞化少见。梭形细胞癌有更广泛的 CK 阳性。

（10）低级别梭形细胞肉瘤(包括纤维瘤肉瘤、肌成纤维细胞肿瘤、纤维组织细胞肿瘤、平滑肌肉瘤、神经源性肉瘤、滤泡树突细胞肉瘤等):乳腺原发性肉瘤十分罕见,在诊断低级别梭形细胞肉瘤之前,必须排除低级别梭形细胞化生性癌及叶状肿瘤。上述低级别肉瘤有形态温和的梭形细胞,易与乳腺低级别梭形细胞化生性癌混淆。免疫表型上,某些肉瘤也会出现局灶上皮和间叶双表达,如纤维组织细胞肿瘤、肌成纤维细胞肿瘤、平滑肌瘤肉瘤,树突细胞肉瘤等可同时有 CK 表达,使鉴别有更大的困难。间叶性肿瘤缺乏像纤维瘤病样化生性癌的"上皮样"细胞团。部分 CK 虽可阳性,但阳性程度有限而且局限,p63 通常阴性。相反,相应间叶性标记物却有更强和弥漫的阳性。

（11）低级别叶状肿瘤:有良性上皮成分,梭形细胞 CK、p63 阴性。

（12）导管周间质肿瘤:包括导管周间质增生和低级别导管周间质肉瘤,有特殊的组织结构特点,腺管周围有"袖套"状梭形细胞浸润,CD34 和 CD117 可阳性,CK、p63 阴性。

【预后和预测因素】具有纤维瘤病、结节性筋膜炎样形态的低级别梭形细胞化生性癌较其他化生性癌有较好的预后,通常只会出现局部复发,而罕见有转移[39]。

（六）伴间叶分化的化生性癌

伴间叶分化的化生性癌(mesenchymal metaplastic carcinoma)又称上皮/间叶混合型化生性癌、产生基质的癌及癌肉瘤等。肿瘤通常由间叶成分(包括骨、软骨、横纹肌等)和癌组织滤混合组成。

【光镜】

（1）具有浸润性癌灶,同时见异源性间叶成分,上皮与肉瘤样成分间可有移行过渡。上皮成分只占肿瘤的少部分或几乎找不到上皮成分。

（2）上皮成分多为浸润性导管癌,也可为黏液癌、鳞癌

等。间叶成分呈多样性,从形态较温和的梭形细胞、软骨和骨组织,到呈明显恶性的骨-软骨肉瘤、纤维肉瘤、恶性纤维组织细胞瘤、平滑肌肉瘤、血管肉瘤等肉瘤样改变。可有一种以上肉瘤样成分混合。

（3）产生基质的化生性癌细胞周围有软骨黏液样基质,间质内可出现破骨细胞样巨细胞(图 13-105、图 13-106)。

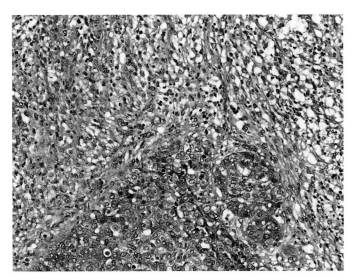

图 13-105　癌肉瘤型化生性癌
见癌细胞巢及肉瘤样(恶性纤维组织细胞瘤样)成分

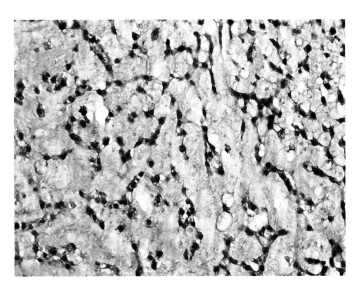

图 13-106　产生基质的化生性癌
癌细胞周围有软骨黏液样基质

【免疫组化】上皮和间叶成分均可 vimentin 阳性。间叶成分 AE1/AE3、HCK 及 p63 常阳性(可为灶性)。软骨样成分 S-100 常阳性,CK 可阳性。间叶成分 ER、PR、HER2 通常阴性,Ki67 指数不等。明显恶性的间叶成分可无任何上皮性标记物阳性,S-100、actin、p63 可阳性[40]。

【鉴别诊断】

（1）乳腺原发性肉瘤：比化生性癌更为罕见。其和化生性癌的肉瘤样成分非常类似，单从形态上区别两者十分困难。此类型的化生性癌可以出现各种各样肉瘤样改变，同一例中可以出现多种肉瘤样图像，某些病例甚至找不到上皮成分，其上皮和肉瘤样成分并不是都表达上皮性标记物，而某些间叶性肉瘤有时也可有上皮性标记物的表达，不管免疫组化染色结果如何，当乳腺出现一个"癌肉瘤样"或"肉瘤样"图像时，首先应该考虑的诊断是化生性癌，排除化生性癌及恶性叶状肿瘤后才能考虑肉瘤的诊断。乳腺化生性癌中的肉瘤样成分的免疫表型亦呈多样性，同一病例可有多种间叶性标记物（如 vimentin、S-100、actin）的表达。必要时多取材，仔细寻找上皮成分、上皮和肉瘤样成分的移行过渡区、导管内癌，对诊断化生性癌都有帮助。腋下淋巴结有转移是癌特点。

（2）多形性腺瘤：文献中不断见有乳腺良、恶性多形性腺瘤的报道，有人认为其中一些病例实际上是化生性乳腺癌，对两者进行鉴别有时比较困难。诊断多形性腺瘤必须首先排除化生性癌的可能性。多形性腺瘤没有各种形态的癌成分，且常出现被覆2层上皮导管或小管状结构及相移行的梭形细胞肌上皮区，化生性癌缺少。

（3）恶性叶状肿瘤：特别是取材局限和复发的病例，上皮成分少的时候需要鉴别。恶性叶状肿瘤的上皮通常为良性（也可为肿瘤性增生），可有拉长裂隙样腺体。脂肪肉瘤的出现更多地提示为恶性叶状肿瘤。恶性叶状肿瘤的间叶成分 CD34 及 bcl2 常阳性，虽然亦可表达 CK 及 p63，但往往是局灶性的。

（4）促纤维增生性乳腺癌：部分浸润性乳腺癌（包括某些术前穿刺、麦默通、肿物切除活检和复发的病例）间质纤维组织明显增生，细胞密集，甚至可以出现多形性、异型性及核分裂增多等假肉瘤样图像，也可有坏死，容易被误诊为肉瘤样癌。但其间质的增生一般比较局限，多形性和异型性也不如肉瘤样癌明显，亦无异常核分裂和肿瘤性坏死，癌和间叶成分之间没有移行过渡，局部有时可见到异物性巨细胞。

（5）伴有破骨细胞样巨细胞的化生性癌与伴有破骨细胞样巨细胞的非化生性癌：非化生性癌间质内也可有出血、含铁血黄素沉着及血管增多和出现破骨细胞样巨细胞，其和化生性癌的区别主要是缺乏化生性成分，如梭形细胞，肉瘤样或骨及软骨样组织等，再有，破骨细胞样巨细胞和癌成分分离。

（6）真性癌肉瘤：在 WHO 乳腺肿瘤组织学分类（2003年）中，将癌肉瘤作为乳腺化生性癌的一个类型的诊断名词，是指间叶成分明显为恶性的化生性癌，也就是说这里的"癌肉瘤"是指癌肉瘤型的化生性癌，并不是真正（理论上）的癌肉瘤。见诸国内外文献，大部分诊断癌肉瘤实际上就是肉瘤样/化生性癌。乳腺真正癌肉瘤极为罕见，从理论上讲是指癌和肉瘤分别起源于乳腺上皮和间叶组织的肿瘤，间叶成分不表达上皮性标记物，其包括恶性叶状肿瘤上皮恶变、纤维腺瘤上皮及间质均恶变等。其形态存有原来疾病的背景，癌和肉瘤成分界限分明，缺乏移行过渡形态，上皮和间叶性成分分别表达上皮或间叶性标记物。

【预后和预测因素】有证据显示，与其他三阴乳腺癌相比，化生性乳腺癌对常规辅助化疗反应不敏感，临床结局差。

十三、富脂细胞癌

富脂细胞癌（lipid-rich carcinoma）又称脂质分泌性癌（lipid-secreting carcinoma）。绝大多数（约90%）瘤细胞的胞质内有丰富的中性脂肪。

【光镜】包括：①肿瘤常排列成片状或条索状。②癌细胞大，胞质丰富，呈透明、空泡或泡沫状（为中性脂肪，缺乏黏液）。常有高级别核，细胞核深染，也可有明显核仁。大多数富脂癌组织学分级为3级。③多少不等纤维性间质。④可有导管或小叶原位癌。

【特染和免疫组化】胞质苏丹Ⅲ或油红O染色阳性，AB、黏液卡红及 PAS 通常阴性。α-乳清蛋白、乳铁蛋白、CEA、EMA 和 adipophlin 阳性，而 ER、PR 阴性。Actin、S-100 及 GCDFP-15 阴性。

【电镜】有发育好的 Golgi 体和大小不等的脂滴。

【鉴别诊断】

（1）富糖原透明细胞癌：癌细胞界限清楚，胞质空化呈水样透明，糖原染色阳性，脂质阴性。

（2）组织细胞样癌：可出现比较多的泡沫状细胞，有的病例以泡沫状细胞为主，瘤细胞胞质内常含有黏液样空泡，AB/PAS 染色阳性，亦常有大汗腺样分化，胞质红染匀质或颗粒状，GCDFP-15 可阳性，脂质阴性。

（3）脂肪坏死：特别是在快速冷冻切片诊断时容易和富于脂质癌混淆。脂肪坏死的泡沫状细胞无异型性，有其他炎细胞及异物型多核巨细胞肉芽肿。免疫组化泡沫状细胞缺乏上皮性标记物的表达。

（4）大汗腺癌：有时富于脂质癌可出现比较多的具有嗜酸性胞质的细胞，和大汗腺癌有相似之处。大汗腺癌通常有较为典型的大汗腺样细胞，细胞大多异型性更明显，核大、核仁突出，胞质丰富呈嗜酸性颗粒状。PAS 阳性，GCDFP-15 弥漫阳性。

（5）皮脂腺癌：过去两者常视为同一种类型的癌。皮脂腺样癌具有皮脂腺细胞的特点，常会出现皮脂腺小叶样结构及小圆形、梭形细胞和鳞化。

（6）转移性癌：特别是肾癌。

【预后和预测因素】常有淋巴结转移，易发生远处转移。

十四、分 泌 性 癌

分泌性癌（secretory carcinoma）是一种细胞内外微囊内含有丰富分泌物的癌。以往又称少/幼年性癌。更多的发生在成年人。

【大体】肿块直径通常<2cm,境界清楚。

【光镜】

(1) 组织结构主要有 3 种类型:微囊型:细胞内、外有大小不等的微囊,微囊内均有丰富的嗜酸性分泌物,可类似于甲状腺滤泡(图 13-107)。实性型:瘤细胞紧密排列成实性,胞质内可有小泡/微囊。小管型:由大量小管组成,管腔内含有分泌物。也可成乳头状、不规则的小梁状及有较大的囊腔。

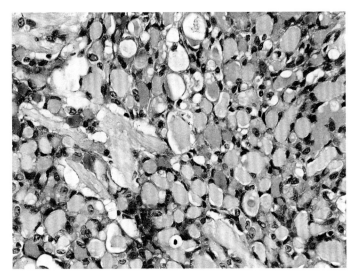

图 13-107 分泌性癌(微囊型)
细胞内、外有大小不等的微囊,充满分泌物

F13-107 ER

(2) 细胞学改变常有 2 种类型细胞:一种细胞胞质淡染-透明、粉染-无定形,内有大小不等的空泡,空泡可融合成微囊性腔隙,腔隙内充以丰富红染的分泌物,有的细胞核被分泌物挤压呈印戒样,也可为泡沫状胞质,这类细胞核圆,小-中等大小,可有小核仁,异型性不明显。另一种比较少见,细胞有丰富嗜酸性颗粒状胞质,圆形核具有明显的核仁。

(3) 间质多少不等,常见有纤维化和透明变。坏死罕见或无。

(4) 可见分泌型或低级别导管内癌[7-8,41]。

【特染和免疫组化】分泌物黏液卡红、AB/PAS(抗淀粉酶)染色阳性。EMA、α-乳白蛋白、S-100 蛋白(多克隆)通常阳性,GCDFP-15 阳性或弱阳性,ER、PR、HER2 和 p63 通常阴性,可表达 E-cadherin/CK8/18、CD117 和 SMA。

【鉴别诊断】

(1) 分泌乳腺:见妊娠或哺乳期,有小叶结构,呈弥漫性改变。

(2) 假分泌性增生:呈局灶性小叶状分布,分泌型腺泡结构清楚,有肌上皮和基膜。不典型性假分泌性增生,腺上皮增生可呈簇状、乳头状或实性,细胞核大而不规则,有明显多形性和一定异型性,核可固缩、模糊不清,但罕见核分裂象,黏液染色阴性。

(3) 妊娠或哺乳期乳腺癌:有妊娠和哺乳史,小叶呈分泌性增生改变,有明确的乳腺癌组织。

(4) 囊性高分泌增生/癌:分泌型癌也可呈大囊变,囊内分泌物也可红染,但总能见到分泌型癌的典型特点,囊外没有肌上皮。囊性高分泌增生/癌是导管高度扩张,充有甲状腺胶质样分泌物,管周常有肌上皮,细胞缺乏微囊性改变,囊性高分泌癌细胞有更明显的异型性。

(5) 富脂细胞癌:有泡沫状或空泡状胞质,黏液阴性,脂质阳性。

(6) 非典型大汗腺腺病/大汗腺癌:细胞异型性明显,界限清楚,有明显核仁,核分裂易见,没有细胞内外的微囊改变,GCDFP-15 阳性、α-乳球蛋白阴性。预后差。

(7) 泌乳性腺瘤:典型者在妊娠或哺乳期。有清楚界限,肌上皮层存在。

【预后和预测因素】呈低度恶性的临床过程,尤其是在儿童和小于 20 岁的青年患者的预后好,但老年患者肿瘤的侵袭性高。

十五、嗜酸性细胞癌

嗜酸性细胞癌(oncocytic carcinoma)是指主要(>70%)由嗜酸性细胞(富含线粒体)组成的浸润性乳腺癌。又称恶性嗜酸性细胞瘤[4-5,42-43]。

【大体】肿块直径 1.5~3cm,质实,可有假包膜。

【光镜】

(1) 癌细胞排列呈实性巢状、筛状、腺管状或乳头状。

(2) 癌细胞大,圆形或多角形,胞界清楚,细胞质丰富,有大量弥漫均匀分布的嗜伊红染的颗粒,无顶浆分泌突起。核中等大,比较一致,圆-卵圆形,核仁明显,核分裂象少见(图 13-108)。

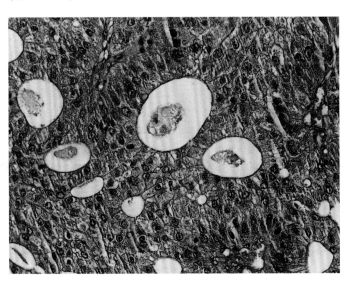

图 13-108 嗜酸性细胞癌
癌细胞排列呈筛状,胞质丰富,明显嗜酸性颗粒状

（3）可有致密促纤维性间质及假包膜。

【免疫组化】抗线粒体抗体弥漫强阳性，EMA、CK7、ER、PR 常阳性，GCDFP-15 及 HER2 可阳性，CgA 阴性。

【电镜】癌细胞胞质内有大量线粒体，弥漫分布。缺乏内、外分泌颗粒、嗜铌酸颗粒及其他细胞器。

【鉴别诊断】

（1）大汗腺癌：其嗜酸性颗粒分布不均匀[42]，常于核周或胞质的某一局部聚积，胞质常呈毛玻璃样或空泡状，可有胞突。癌细胞多形性及异型性均比较明显，核分裂较多。免疫组化 GCDFP-15 阳性。

（2）嗜酸性神经内分泌癌[43]：有神经内分泌肿瘤的排列方式，2 种以上神经内分泌标记物阳性表达，电镜有神经内分泌颗粒。

（3）颗粒细胞瘤：一般呈大巢状或片状分布，缺乏浸润性乳头状癌、筛状癌和导管内癌的成分，S-100 蛋白弥漫阳性，上皮性和神经内分泌标志物阴性。

（4）嗜酸性肌上皮肿瘤：排列方式不同，有梭形细胞区，肌上皮标记物阳性。

十六、腺样囊性癌

乳腺腺样囊性癌（adenoid cystic carcinoma）是一种组织学类似于腮腺腺样囊性癌的浸润性癌，常误诊为其他类型的癌。通常发生在年龄大的女性，近一半于乳晕发现肿物。

【光镜】包括：①常见有筛状、梁-管状和实体分布构型，常混合存在呈囊腺样改变，也可呈实性片状排列；②可见多种细胞形态，但通常主要由腺上皮、基底样细胞及肌上皮细胞 3 种细胞组成。此外可有鳞状、皮脂腺细胞化生；③间质多少不等，可是嗜酸基膜样改变，也可呈纤维胶原样、促纤维性或疏松黏液样改变。

1. 筛状（腺样）型　是最有特征性的改变，有 2 种类型，一是假腺腔型：其形状大小各异，通常为类圆形，由肿瘤的间质内折/内陷形成，可和周围间质相通。假腺腔内可以是嗜酸性基膜样物，也可以是带有毛细血管的胶原，或是黏液样变的间质。衬覆假腺腔的为基底样细胞，胞质少，核圆形、卵圆形，有小核仁。基底样细胞周围有肌上皮分化细胞，胞质双嗜性或透明，核可不规则。二是真腺型：病变中比较少见，为真性分泌性腺腔，腺腔通常较小，腺腔内常含有嗜酸/嗜碱性分泌物。真腺腔衬覆立方状腺上皮细胞，胞质较多呈嗜酸性，核圆形，可有小核仁（图 13-109）。间质可有促纤维结缔组织增生，黏液样变，软骨样改变，也可出现脂肪组织。

2. 梁-管状型　由基底样细胞构成上皮条索，更易见到假性腺腔和间质相通，真性腺腔也更明显，内层为腺上皮，外层为基底样细胞/肌上皮。周围间质纤维性透明变，可将小管挤压成小梁状。

3. 实体型　肿瘤绝大部分呈实性分布，可有局灶性筛状、管状结构。细胞更丰富且有更大的异型性，核分裂较其他两型更多见。肿瘤内常见有坏死。某些具有基底细胞

样特点，巢内细胞一致，无明显异型性，核分裂少见，周边细胞以呈柱状栅栏样排列[44]。

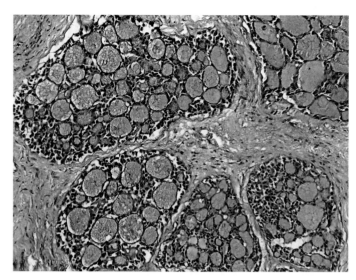

图 13-109　腺样囊性癌
呈囊腺样，腔内充满黏液（CD117 及 P63 阳性）

上述 3 种结构常混合存在，特别是筛状型和梁-管状型常相伴存。见诸文献，乳腺腺样囊性癌可伴有微腺型腺病/不典型微腺型腺病、腺肌上皮肿瘤及低度恶性腺鳞癌/汗腺样肿瘤等。而且都具有肌上皮表型的某些特点。

【组织学分级】有人认为筛状结构是分化较好的表型，实性排列是分化不好的表型。根据实性区的多少分为 Ⅲ 级：Ⅰ 级没有实性区，Ⅱ 级实性区<30%，Ⅲ 级实性区>30%。

【免疫组化】CK7 及 CK8/18 腺腔细胞阳性，CK5/6、CK14、SMA、calpolnin、p63 肌上皮及基底样细胞不同程度阳性，CD117 常阳性。Laminin、Ⅳ 胶原基膜样物阳性。ER、PR、HER2、CD10 通常阴性。部分病例表达 EGFR。

【鉴别诊断】

（1）胶原小体病：通常为镜下伴发病变，位于终末导管小叶单位的腺管内。腺样囊性癌有肉眼肿物，是独立的浸润性病变。两者的筛孔内小体其形态有类似之处，也都有基膜样物质，胶原小体病的小体具有特殊的结构特点，呈细丝状、放射状、线团状。腺样囊性癌筛孔内容是间质或黏液成分，缺乏结构特点。

（2）浸润性筛状癌：具有明显筛状结构，有时和腺样囊性癌非常相似，但筛状细胞巢更不规则，而且常伴有小管癌，筛孔衬覆细胞缺乏基底样细胞和肌上皮表达，筛孔内不是间质成分，是蛋白黏液性分泌物和坏死组织，细胞巢周围及筛孔内没有嗜酸性基膜样物。ER、PR 常阳性，SMA、p63、CD117 通常阴性。

（3）筛状导管原位癌：为导管内病变，癌细胞一致呈腺上皮特点，ER、PR 常呈弥漫阳性（腺样囊性癌常阴性），腺腔间缺乏基底样细胞，亦无肌上皮，管周肌上皮阳性。其腔内分泌物和腺样囊性癌假腺腔内容不同。

（4）腺样浸润性导管癌：细胞多形性异型性更明显，有更显著的泡状核和更丰富的胞质，缺乏肌上皮，细胞外黏液不明显。

（5）小管癌：可和浸润性筛状癌伴发，为分离的小管，常有角，衬覆单层上皮，无肌上皮，常有胞突。

（6）实性型腺样囊性癌需和原发/转移性小细胞癌、实性乳头状癌及淋巴瘤区别。

【预后和预测因素】通常认为是低度恶性的肿瘤，单纯乳腺切除一般可治愈。

十七、腺泡细胞癌

腺泡细胞癌（acinic cell carcinoma）是一种与腮腺腺泡细胞癌相似，呈腺泡细胞（浆液性）分化的浸润性癌[8,45-46]。

【光镜】

（1）呈实性巢状、腺泡状，也可呈微腺/微囊（腔内常有嗜酸性分泌物）状构型。

（2）癌细胞通常具有丰富的双嗜性颗粒状胞质，也可为泡沫-空泡或透明状胞质。详见涎腺腺样囊性癌，圆形或不规则形，常见单个核仁，核分裂象多少不等。

（3）间质常有纤维组织增生，可见较多炎细胞浸润。

【免疫组化】淀粉酶、溶菌酶和糜蛋白酶、EMA 和 S-100 阳性。HER2 可阳性。GCDFP-15、ER 和 PR 阴性。

【电镜】胞质充满溶酶体样颗粒。

【鉴别诊断】

（1）微腺型腺病：腺型腺泡细胞癌有被覆单层上皮的小圆形腺体，在纤维间质或脂肪组织内浸润，和微腺型腺病类似。微腺型腺病上皮细胞胞质淡染/透明，淀粉酶、EMA 阴性，基膜阳性；而腺型腺泡细胞癌细胞胞质呈双嗜性颗粒状，淀粉酶、EMA 阳性，基膜阴性。

（2）分泌型癌：最近有人基于腺泡细胞癌和分泌型癌临床预后类似，特别是两者都表达淀粉酶、溶菌酶和糜蛋白酶，所以认为两者为同一类型肿瘤。分泌型癌分泌现象更加明显。

（3）大汗腺癌：癌细胞具有嗜酸性颗粒状-泡沫状胞质，和腺泡细胞癌类似。大汗腺癌细胞多形及异型性更明显，常呈顶浆分泌。GCDFP-15 阳性，淀粉酶阴性。电镜下可见大量大小不等的线粒体和嗜锇酸性分泌颗粒。

（4）嗜酸性细胞癌：癌细胞胞质为深嗜酸性颗粒状，易与腺泡细胞癌混淆。嗜酸性细胞癌缺乏腺泡和小管状排列，线粒体抗体染色阳性，淀粉酶阴性。电镜下胞质内有弥漫分布、大小较为均匀的线粒体，没有分泌颗粒。

（5）富于糖原透明细胞癌：胞质透明，PAS 染色阳性（淀粉酶消化后转阴），电镜下没有电子致密颗粒。

（6）神经内分泌癌：CgA 和 Syn 阳性，淀粉酶阴性。电镜下有神经内分泌颗粒。

（7）其他浸润性癌：没有腺泡细胞癌典型组织细胞学特点，GCDFP-15、ER 和 PR 常阳性，淀粉酶阴性。

（8）转移性腺泡细胞癌：两者从形态上区别困难，要排除转移性腺泡细胞癌（涎腺或胰腺等）等后，才能诊断乳腺原发腺泡细胞样癌。胰腺腺泡细胞癌通常胰淀粉酶阳性。

（9）转移性肾癌：片状排列，血管丰富，可查见原发灶，低分子量 CK（如 CK8/18）、RCC（肾细胞癌抗原）、CD10 通常阳性，低分子量 CK（如 CK5/6/14）通常阴性。

【预后和预测因素】预后相对比较好。

十八、黏液表皮样癌

黏液表皮样癌（mucoepidermoid carcinoma）是形态和生物学行为与涎腺黏液表皮样癌类似的乳腺浸润性癌。同时具有基底样、中间型、上皮样和黏液性细胞。

【光镜】形态和腮腺黏液表皮样癌类似[8,47-48]。

【免疫组化】表皮样细胞和中间细胞高分子量 CK（如 CK5/6/14、34βE12）、p63 阳性。黏液细胞 CK7 阳性，p63、CK20 通常阴性。S-100、PR、ER 也可阳性。肌上皮标记物（如 SMA、calponin）一般阴性。中间型细胞可表达 EGFR。

【鉴别诊断】

（1）鳞状细胞癌/腺鳞癌：黏液表皮样癌通常有 3 种细胞，即表皮样细胞、液细胞和中间型细胞，细胞异型性不如鳞癌/腺鳞癌显著，鳞癌无黏液分泌。

（2）鳞状上皮化生：通常为局灶性，缺乏细胞内、外黏液和中间型细胞。

（3）浸润性导管癌：缺乏广泛鳞状上皮分化伴有黏液分泌细胞、细胞外黏液及存在中间型细胞的形态特点。

（4）黏液癌/混合型黏液癌：混合型黏液癌多是和浸润性导管癌混合存在，虽然可见成片分布的细胞，部分细胞胞质呈空泡状甚或透明，也可见到细胞外黏液，和黏液表皮样癌有相似之处，但黏液癌的细胞比较一致，缺乏 3 种细胞成分，黏液湖内常可见漂浮的细胞。混合型常可见到典型的浸润性导管癌。

（5）腺样囊性癌：特别是实性腺样囊性癌，可有局灶性筛状、管状结构及黏液分泌，和黏液表皮样癌有类似的地方。腺样囊性癌实性区由基底样细胞组成，可有肌上皮分化，缺乏中间型细胞，SMA 阳性。

（6）腺肌上皮肿瘤：见腺肌上皮肿瘤。

（7）混合瘤：见混合瘤。

【预后和预测因素】低级别预后相对比较好。

十九、多　形　态　癌

乳腺多形态癌（polymorphous carcinoma）是近年新报道的病变，文献仅有几例，其组织学形态与涎腺的多形性低级别腺癌类似[8]。

【光镜】肿瘤形态呈多样性，实性巢状，周围可见排列成腺泡状、筛状、小梁状以及单列的肿瘤细胞。组织形态多样性，但细胞形态一致，细胞小-中等，核呈圆形或卵圆形，核分裂多。

【免疫组化】BCL2 阳性,CK7 和 E-cadherin 弱阳性。不表达 EMA、ER、PR、CK14、HER2、SMA 和 CD117。

【预后和预测因素】乳腺多形态癌的形态学特征及生物学行为属于高级别癌,似与涎腺的多形态癌不同。

二十、富于糖原的透明细胞癌

富于糖原的透明细胞癌(glycogen-rich clear cell carcinoma)是一种>90%的肿瘤细胞胞质透明,含有丰富糖原的癌的浸润性癌[8,49]。

【光镜】

(1)具润性导管(或小叶)癌的构型。

(2)>90%的癌细胞呈多边形或柱状,胞界清楚,胞质水样透明,少数可呈淡染-嗜酸颗粒状。核常为高级别,核仁明显,核分裂象多少不等(图 13-110)。

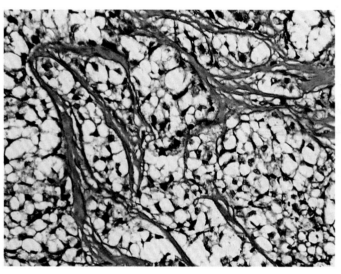

图 13-110 富于糖原的透明细胞癌
癌细胞胞质透明(糖原染色阳性)

(3)间质纤维化硬化,可有多少不等的炎细胞浸润。可有程度不同的坏死。

【特染和免疫组化】糖原染色弥漫阳性,AB、黏液卡红、油红 O 均阴性。近一半病例 ER 阳性,PR 通常阴性。肌上皮标记物(如 SMA、p63 等),GCDFP-15 阴性。有 HER2 阳性病例报道。

【电镜】胞质内有大量 β 糖原颗粒。

【鉴别诊断】

(1)富脂质癌:细胞质内含脂质呈泡沫状、糖原染色阴性、脂质染色阳性。

(2)分泌型癌:细胞质呈泡沫状/空泡/颗粒状,形成细胞内外微囊-微腺结构,含有黏液性分泌物,AB-PAS 阳性。

(3)组织细胞样癌:细胞具有组织细胞样特点,胞质呈泡沫状或嗜酸性,糖原染色阴性,黏液染色可阳性。

(4)大汗腺癌:除具有空染/空泡状胞质的细胞外,还有胞质嗜酸性的细胞。

(5)透明细胞汗腺瘤:部位表浅,有腺上皮-肌上皮两种细胞的形态和鳞状上皮分化。

(6)腺肌上皮瘤:有上皮肌上皮两种细胞。肌上皮标记物(如 SMA、p63 等)阳性。

(7)转移性透明细胞癌:特别是肾癌转移。通常可查到原发病灶。缺乏导管/小叶原位癌,肾透明细胞癌糖原染色阴性,低分子量 CK(如 CK8/18)、RCC(肾细胞癌抗原)、CD10 通常阳性,低分子量 CK(如 CK5/6/14)通常阴性。

(8)透明细胞瘤(糖瘤):肿瘤缺乏浸润性病变。瘤细胞温和,缺乏核分裂象。间质富于薄壁毛细血管。HMB45 弥漫阳性。

【预后和预测因素】其侵袭性及淋巴结转移率较浸润性导管癌高。

二十一、皮 脂 腺 癌

乳腺皮脂腺癌(sebaceous carcinoma)是指乳腺原发的(和皮肤皮脂腺无关)具有皮脂样分化的浸润性癌。皮脂腺分化细胞必须占优势(超过 59%)才能诊断。

【光镜】

(1)肿瘤呈叶状或巢状分布。两种细胞排列呈皮脂腺小体样构型。

(2)皮脂样细胞界限清楚,胞质丰富,透明-泡沫状。其外周有小的卵圆-梭形细胞,胞质少呈嗜酸性,没有空泡。细胞核不规则形至圆形,呈泡状,0~2 个核仁。核分裂数稀少,但局部核可异型性明显,核分裂多见。可有灶状桑葚样的鳞状细胞化生。

(3)小叶及细胞巢间有多少不等的纤维血管间质。

【免疫组化】AE1/AE3 阳性,ER、PR、AR 和 HER2 通常阳性。Vimentin、S100 蛋白、CEA、GCDFP-15 阴性。

【鉴别诊断】

(1)大汗腺癌:除有胞质呈空泡/网格泡沫状的细胞外,还有嗜酸性颗粒状典型的大汗腺样细胞。呈腺管/泡状分布的大汗腺样细胞可有明显的胞突。缺乏皮脂腺小叶样结构免疫组化染色 GCDFP-15 阳性。

(2)富脂细胞癌:其胞质淡薄,呈更为细小的空泡状/泡沫状。缺乏皮脂腺小叶样结构及小圆-梭形细胞和鳞化,以及叶状分布的特点。

(3)富于糖原的透明细胞癌:胞质透明,糖原染色阳性,脂质阴性,缺乏皮脂腺分化的结构特点。

(4)转移/侵袭性皮肤皮脂腺:形态上鉴别两者有一定困难。其主要病变位于皮肤,有和皮肤附件移行的病灶。缺乏和乳腺腺管相移行的病变及导管腺泡内病变。

(5)脂肪肉瘤。

二十二、组织细胞样癌

组织细胞样癌(histiocytoid carcinoma)是一种类似于组织细胞的浸润性癌。可能是乳腺大汗腺癌的一个亚型[50]。

【光镜】包括:①多具有浸润性小叶癌的组织结构及浸润方式,也可具有浸润性导管癌构型特点;②肿瘤细胞呈组织细胞样,通常有丰富的毛玻璃样胞质,胞质内可见含有黏液的空泡,也可呈泡沫状或嗜酸性颗粒状,泡状核或深染,常偏位呈圆-卵圆形,也可肾形,可有核仁,部分可有比较明显多形性及异型性;③间质通常为纤维硬化间质,可有较多淋巴浆细胞浸润;④可见到原位癌灶。

1. 肌母细胞样组织细胞样癌 细胞大、界限不清、具有多形性,胞质丰富呈明显嗜酸性颗粒状,类似于肌母细胞瘤细胞,有时可见胞质内空泡(图13-111)。

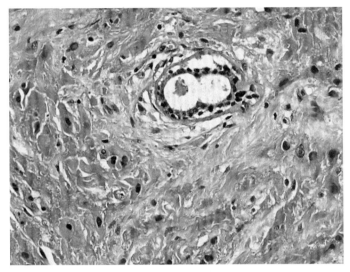

图13-111 肌母细胞样组织细胞样癌
细胞大、界限不清,胞质丰富,呈明显嗜酸性颗粒状,核深染或呈泡状,类似于肌母细胞瘤细胞(GCDFP-15及CK7阳性)

2. 黄瘤样组织细胞样癌 细胞呈泡沫状,细胞大小不等,呈圆-卵圆形,胞质丰富、淡染透明,呈网格泡沫状或颗粒泡沫状,可有程度不同的淋巴细胞浸润,和反应性泡沫状组织细胞非常类似。有的病例可见双核和(或)多核泡沫状细胞,呈黄色瘤样改变[51]。

【特染和免疫组化】AB/PA阳性,脂质阴性。AE1/AE3阳性,GCDFP-15、CD68、vimentin可呈不同程度的阳性。S100阴性。

【鉴别诊断】

(1) 反应性泡沫状组织细胞:包括脂肪坏死、炎症(包括无菌性炎症:如导管扩张症、乳腺增生性病变等)和医源性病变(如穿刺、化疗反应)等。脂肪坏死临床经常误诊为癌,组织学上常出现大量成片分布的泡沫状组织细胞,穿刺等医源性病可引起组织坏死及大量泡沫状组织细胞,和黄瘤样组织细胞样癌类似(特别是冷冻快速诊断时),容易过诊断。黄瘤样癌虽然通常形态温和,但细胞也可出现明显的核仁,且具有浸润性小叶癌或导管癌的某些形态特点。脂肪坏死还具有脂肪坏死的其他特点,穿刺有针道及反应性改变。反应性泡沫状组织细胞,细胞形态更为温和,炎细胞常更为

明显,呈片状或灶性分布,甚至出现小脓肿,缺乏浸润癌的分布、浸润和转移的特点。AB/PAS染色组织细胞样癌常可见细胞内黏液,反应性泡沫状组织细胞通常缺乏。免疫组化染色,组织细胞样癌通常AE1/AE3、GCDFP-15阳性,反应性组织细胞通常CD68阳性。但有时两者均会出现CK和CD68的双表达,这时可增加GCDFP-15、CEA、ER、PR、S-100(通常在乳腺癌阳性率高)等染色综合分析。

(2) 富脂细胞癌:其细胞大,胞质丰富,呈细小泡沫状或透明样,含有脂质,脂肪染色阳性,黏液染色阴性。组织细胞样癌除泡沫状细胞外,还有细颗粒状胞质浆的细胞。

(3) 纤维组织细胞病变(包括黄色瘤):有比较明显的梭形细胞,可有成纤维细胞到组织细胞的过渡形态,其分布和免疫表型亦不相同。黄色瘤通常界限清楚,泡沫状细胞一般弥漫分布,缺乏巢状、腺泡状、索条状排列的特点,上皮性标记物通常阴性。

(4) 转移性肾透明细胞癌:瘤细胞有更明显的异型性,胞质透明并非泡沫状,肿瘤内血管更丰富。通常可查见肾原发病灶。低分子量CK(如CK8/18)、RCC(肾细胞癌抗原)、CD10通常阳性,低分子量CK(如CK5/6/14)通常阴性。

(5) 颗粒细胞瘤:胞质嗜酸性颗粒感更强,缺乏典型浸润性癌的组织形态,没有导管内癌成分。CK、EMA、GCDFP-15阴性,S100强阳性。

(6) 特殊形态的组织细胞:包括噬黏液性组织细胞、噬脂性组织细胞、噬硅酮性组织细胞和印戒样组织细胞等。这些细胞可能是对损伤(包括医源性病变)的反应,亦可出现在引流淋巴结。其CK阴性,CD68阳性,可和组织细胞样癌鉴别。

二十三、伴反应性肉芽肿的浸润性癌

伴反应性肉芽肿的浸润性癌(invasive carcinoma with reactive granuloma)是一种间质内(约0.3%)有反应性肉芽肿的浸润性癌。反应性肉芽肿可能没有预后意义,而只是一个形态问题[52]。

【光镜】

(1) 多为高级别的浸润性导管癌,也可是其他类型的癌。癌组织内可见散在分布的肉芽肿。引流淋巴结内也可出现多核巨细胞和(或)肉芽肿。

(2) 肉芽肿的特点:紧邻导管/小叶原位癌或浸润性癌巢,坏死灶内外缺乏。肉芽肿内通常没有坏死(少数有坏死)。肉芽肿一般较小,其内和周围一般没有纤维化,缺少融合性肉芽肿,周围淋巴细胞浸润不明显。无病原菌检出。

【鉴别诊断】

(1) 伴有结核的乳腺癌:十分罕见,排除反应性肉芽肿也能诊断。结核性肉芽肿的分布没有一定的规律,常有融合性肉芽肿,肉芽肿常有干酪样坏死和的淋巴细胞浸润,病变中可查出结核分枝杆菌。

(2) 伴有结节病的乳腺癌:十分罕见,排除反应性肉芽

肿也能诊断。结节病常多器官系统受累,病变比较弥漫,肉芽肿常远离癌巢分布,肉芽肿内可见星状或 Schaumann 小体,肉芽肿周围常有纤维化。

（3）肉芽肿性小叶性乳腺炎:此病可引起小叶单位的破坏变形,上皮亦可出现明显的增生,而且可以形成肉芽肿,但是病变的特点是以小叶为中心,而且有大量中性粒细胞浸润,可形成微脓肿。

（4）乳腺癌伴有脂肪坏死(脂性肉芽肿):病变通常为比较大的融合性病变,有脂肪组织、噬脂性多核巨细胞等。

（5）伴破骨细胞样巨细胞的癌:间质内为散在或成堆的破骨细胞样巨细胞,缺乏真正的肉芽肿结构。

二十四、中心坏死性浸润性癌

中心坏死性浸润性癌(centrally necrotizing invasive carcinoma)是一种肿瘤大部坏死或纤维化透明变,周边只有少量癌组织的浸润性癌。Jimenez(2001 年)[53] 报道了 34 例,认为它除具有特征性病理及临床特点,应作为一种特殊类型的乳腺癌。目前倾向是一种基底细胞样癌。

【大体】肉眼观察切片,结节中心有显著的无细胞区,周围呈环状富于肿瘤细胞区。

【光镜】

（1）常呈结节状,中央(大部分,>70%)为凝固性坏死组织,可有程度不同的纤维化或透明变,其中仍可见"鬼影"状坏死细胞。坏死组织周围有分化差的癌细胞,呈狭窄环带状构型(图 13-112)。

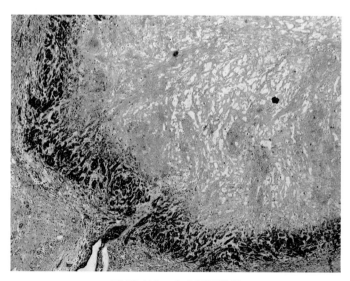

图 13-112　中心坏死性癌
病变呈结节状,中央为坏死、纤维化组织,其周围有呈狭窄环带状分布的癌细胞(此例为分化差的浸润性导管癌,ER、PR、HER2 阴性,CK5/6 阳性,Ki67 高增殖指数)

（2）肿瘤通常是Ⅲ级浸润性导管癌,癌细胞异型性、多形性明显,具有高级别核级,核分裂易见。某些病例有梭形细胞分化和鳞状细胞化生。

（3）间质内通常无明显的炎细胞浸润。

（4）多伴有导管内癌。

【免疫组化】ER、PR、HER2 通常阴性,CK5/6、CK14、EGFR 常阳性,Ki67 指数高。

【鉴别诊断】此型癌具有特殊的形态学改变,诊断一般没有困难。

复杂硬化性增生伴癌变:呈分区状结构,其中央瘢痕区大时,低倍镜下两者可有相似之处,但存在复杂硬化性增生的改变。

【预后和预测因素】临床上进展快,复发率转移率高,预后差。

二十五、富于肌上皮细胞的浸润性癌

富于肌上皮细胞的浸润性癌(myoepithelial cell rich invasive carcinoma)是癌发生过程中异向分化(肌上皮细胞化生)的结果[54-55]。此癌是化生性癌或恶性腺肌上皮瘤的一种亚型,还是一种独立的类型,值得进一步探讨。

【光镜】

（1）由两种类型的细胞构成,呈巢片状分布,或混杂在一起。

（2）浸润性导管癌细胞,具有高核级,异型性和多形性明显。梭形瘤细胞,可胞质透明,核仁明显,核分裂象多见。

（3）有多少不等硬化或反应性间质。

（4）少数局部可出现类似腺肌上皮瘤的区域。

【免疫组化】浸润性导管癌细胞 EMA 和 CK(低分子量)阳性,SMA 阴性。梭形细胞 SMA、S100 蛋白和 CK14 阳性,EMA 和 CK(低分子量)部分细胞阳性。

【电镜】肿瘤有腺上皮和肌上皮两种特征的细胞。

【鉴别诊断】

（1）普通浸润性导管癌:癌细胞间可掺杂少数肌上皮样细胞,没有大片肌上皮细胞区。

（2）肉瘤样癌:间叶样成分内常有肌上皮样细胞分化,但以多样化的间叶样成分为主,有更明显广泛上皮性标记物呈阳性。

（3）恶性腺肌上皮瘤:很少数的腺肌上皮瘤可以发生癌变,其基本背景图像是腺肌上皮瘤,和富于肌上皮细胞的癌不同。

（4）肌上皮癌:起源于肌上皮,具有肌上皮的免疫表型,没有腺上皮及腺管样分化。

二十六、伴横纹肌样瘤分化的浸润性癌

伴有横纹肌样瘤分化癌的浸润性癌(invasive carcinoma with rhabdoid tumor differentiation)曾由乐美兆(1999 年)报道 4 例[56],是否有临床预后意义,尚不清楚。

【光镜】

（1）均为浸润性导管癌,排列为腺样、巢状或索条状。均有类似横纹肌样瘤的区域。

（2）瘤细胞呈多边形,胞质丰富嗜酸性,细胞核圆形或不规则形,呈空泡状,位于中央或偏位,核仁明显,部分瘤细胞胞质内有圆形-卵圆形嗜酸性包涵体。

（3）间质多少不等。

【免疫组化】vimentin 阳性，actin 阴性。

【电镜】胞质内有大量中间丝（8～10nm），常围绕胞核或位于胞核一侧呈球状（嗜酸性包涵体），未见密体、密斑及肌节。

【鉴别诊断】

（1）恶性横纹肌样瘤：发生在乳腺者未见报道。没有浸润性癌的其他形态学特点。

（2）伴有横纹肌样瘤分化的其他肿瘤：许多恶性肿瘤都可以出现横纹肌瘤样形态，乳腺癌伴有横纹肌样瘤分化时，还可见有乳腺癌的典型形态。

（3）肌上皮癌：其浆细胞样细胞和横纹肌样瘤的细胞类似，但免疫组化染色 actin 阳性。电镜下胞质内的中间丝分布比较整齐，可见到密体和密斑、细胞外基膜和吞饮小泡。

二十七、淋巴上皮瘤样癌

淋巴上皮瘤样癌（lymphoepitheliom-like carcinoma）是一种在显著增生淋巴组织中有散在癌细胞的浸润性癌。是否是独立的病理实体尚不明确。

【光镜】

（1）结节状或弥散分布的淋巴组织中有散在分化差的癌细胞。

（2）肿瘤细胞体积大，圆形或多边形，胞质丰富、淡染或略呈嗜酸性，有突出的圆形泡状核，核仁明显，呈双嗜性，亦可见双核或多核细胞（类似于 H-RS 细胞）。核分裂多少不等。

1）Regaud 型：肿瘤细胞比较多，表现为片状、巢状或条索状分布的上皮细胞，与周围的淋巴细胞的分界清楚。

2）Schminke 型：肿瘤细胞比较少，在密集的淋巴细胞中呈单个散在或独立的小簇（2～3 细胞）状分布。

这两种类型常同时存在（图 13-113）。

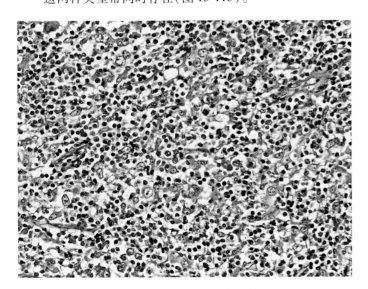

图 13-113　淋巴上皮瘤样癌
增生淋巴细胞内散布泡状核癌细胞（此例泡状核细胞 AE1/AE3 阳性）

（3）间质内有弥漫淋巴组织增生浸润，可有淋巴滤泡或淋巴滤泡样结节形成及血管内皮细胞增生。中间有多少不等的纤维组织，有的病例有宽大的透明变的纤维束。

（4）可见残存的腺管，亦见有淋巴上皮病变，腺管上皮细胞内/间有淋巴细胞浸润[57]。

【免疫组化】ER、PR、HER2、E-cadherin 等染色结果报告不一。CK5/6、CK8/18 可阳性。背景淋巴细胞 CD20 与 CD3 表达呈多克隆表型。

【鉴别诊断】

（1）淋巴瘤：在淋巴上皮瘤样癌，癌细胞散布于弥漫浸润的淋巴细胞中，HE 切片常很难和淋巴瘤区别。相反，结节硬化型霍奇金淋巴瘤表现为由纤维条带分隔的呈结节状病灶，在大量密集的淋巴细胞中见有明显的 RS 细胞，RS 细胞与淋巴上皮瘤样癌分散在淋巴细胞中的癌细胞很类似。霍奇金淋巴瘤的 RS 细胞和大细胞间变性淋巴瘤细胞 CD30 与 CD15 阳性，CK 阴性，而淋巴上皮样瘤癌的癌细胞则相反，CK 阳性，CD30 与 CD15 阴性。如发现小叶的不典型增生或原位癌都是诊断癌的证据。

（2）富于淋巴细胞的浸润性导管癌及小叶癌：可有大量淋巴细胞浸润，甚至伴有淋巴滤泡形成，但通常不如淋巴上皮瘤样癌那样显著弥漫，而且具有浸润性导管癌或小叶癌的典型结构（腺管状、筛状、片状、列兵状等）和细胞学特点，间质有更明显的硬化。淋巴上皮样癌缺乏腺管、大片状、典型的列兵状结构，而呈单个细胞、几个细胞、小巢片状分布，细胞大，胞质丰富、淡染或嗜酸性，泡状核，核仁明显、呈嗜酸性或双嗜性。

（3）乳腺炎症：如硬化性淋巴细胞性小叶炎，表现为以小叶为中心的小叶内、小叶周围大量淋巴细胞浸润，低倍镜下呈结节状，小叶内的腺管上皮可增生和出现不典型性，增生亦可被淋巴细胞打乱，少数病例淋巴上皮样癌也具有淋巴细胞小叶炎的背景，周围也有淋巴细胞小叶炎存在。一般情况鉴别两者没有困难，两者整体病变特点不同，淋巴细胞性小叶炎有明显小叶轮廓，周围有明显硬化带，淋巴浆细胞围绕在小血管周围，其中缺乏具有泡状核的恶性上皮细胞。

二十八、类似于甲状腺乳头状癌的浸润性癌

与甲状腺乳头状癌（高细胞亚型）类似的浸润性癌（invasive carcinoma resembling the tall cell variant of papillary thyroid carcinoma）是指形态学上和甲状腺乳头状癌有相似之处的乳腺癌。此种类型乳腺癌的提出更多的是强调形态学及和甲状腺乳头状癌鉴别诊断的问题。文献中只有 5 例报道（2003 年，Eusebi 等）[58]。

【光镜】肿瘤细胞排列呈实性-乳头状，部分类似于甲状腺滤泡结构，某些区域的乳头紧密排列，致使呈实性或小梁状。亦可见由真腺腔组或乳头围绕成的筛状结构。腺和滤泡样结构内充满具有扇贝体样吸收空泡的无定形嗜酸性物质。部分病例腺腔和增生上皮内可见大量砂粒体和颗粒状

钙化。肿瘤细胞呈柱状-立方状,胞质嗜酸颗粒状,核呈卵圆形及有中度多形性,沿乳头基膜极向排列,可见明显的核沟,少数病例核内嗜酸性假包涵体。

【免疫组化】肿瘤细胞 mitochondria 和 CK7 弥漫阳性,EMA 局灶阳性,GCDFP-15 少数病例阳性,CK19、AR 少数病例少数细胞阳性,TTF1、thyroglobulin、ER、PR 阴性。

【鉴别诊断】

转移性甲状腺乳头状癌:甲状腺乳头状癌乳腺转移通常都是晚期事件,转移至乳腺者更为罕见,甲状腺先前一般都会发现肿物,TTF1、thyroglobulin,CK19 阳性。乳腺癌可有导管/小叶的瘤变,有更多混杂的组织细胞改变,乳球蛋白、GCDFP-15、mitochondria 和 CK7 阳性。

二十九、恶性腺肌上皮瘤

恶性腺肌上皮瘤(malignant adenomyoepithelioma)是由上皮和肌上皮两种细胞组成的双向分化的浸润性恶性肿瘤,又称腺肌上皮癌。2012 年 WHO 称之为伴有癌的腺肌上皮瘤,有 3 种情况,即腺上皮来源的癌、肌上皮来源的癌和上皮、肌上皮同时来源的癌。大部分是腺上皮或肌上皮一种成分的恶变,腺上皮恶变居多。上皮和肌上皮同时恶变的很少见。

【光镜】腺肌上皮瘤恶性转化的形态学改变包括:肿瘤呈浸润性和破坏性生长,可见到肿瘤成分在周围小叶中穿插生长,破坏乳腺结构,或者在脂肪组织中弥漫性浸润。上皮细胞或(和)肌上皮细胞有显著多形性和异型性,细胞核大,不规则,可见核仁,核分裂易见(>3 个/10HPF)。出现坏死。

(1)组织结构上保留其腺肌上皮瘤的背景,上皮细胞恶变多为浸润性导管癌的构型。肌上皮细胞恶变是形成梭形“间叶”样细胞结节,呈复杂交错排列,也可呈席纹状和车辐状排列。上皮和肌上皮细胞同时恶性变者常呈结节状分布,中央常有坏死(图 13-114)。

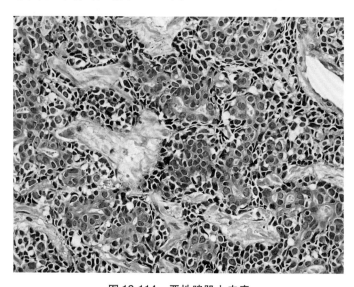

图 13-114 恶性腺肌上皮瘤
肌上皮和肌上皮都恶变,腺上皮有腺腔形成,胞质丰富,核大、圆性或卵圆形,可见核仁,肌上皮围绕腺上皮,胞质少空淡,核短梭形深染

(2)细胞学上有浸润性导管癌的细胞学改变,肌上皮具有上皮样和浆细胞样特点。也可呈透明细胞样和嗜伊红胞质的平滑肌样细胞。

(3)间质常有黏液变,可有程度不同的玻璃样变,或有基膜样基质包埋肿瘤细胞[59]。

【免疫组化】肿瘤肌上皮标记物(SMA、calponin、p63、CD10 及 SMMHC)和上皮标记物(CK7/8/18/19)双向表达(图 13-115,图 13-116)。绝大多数以梭形细胞为主的肿瘤至少有少许腺型 CK 阳性细胞。也可表达 CK5/6、CK14 和 34βE12。vimentin、CD117 也可以出现弱反应。

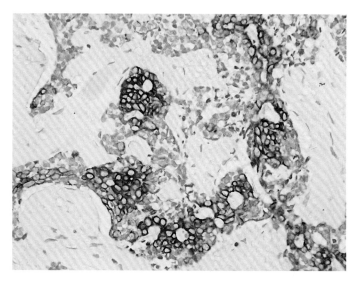

图 13-115 恶性腺肌上皮瘤
CK8/18 中央腺上皮阳性

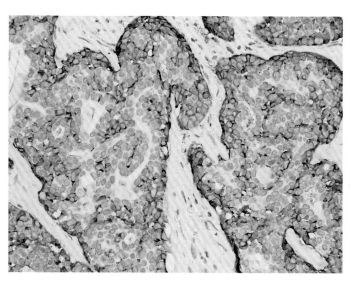

图 13-116 恶性腺肌上皮瘤
CD10 外周肌上皮阳性

【鉴别诊断】

(1)化生性癌:恶性腺肌上皮瘤可表现为以梭形细胞为主,亦可出现肉瘤成分,但总可见到腺肌上皮肿瘤双相分

化的结构特点。梭形细胞型或癌肉瘤型化生癌也可具有双向分化形态改变及免疫表型特征,缺乏腺肌上皮肿瘤双相分化的结构特点(特别是良性腺体成分),有更广泛上皮性表记物表达。肌上皮分化不是的主要成分。

(2) 腺样囊性癌:也具有上皮和肌上皮双向分化特点。但该肿瘤常表现筛孔样结构,并具有两型黏液(酸性间质黏液样物和中性黏液分泌物)。

(3) 恶性叶状肿瘤:当恶性腺肌上皮瘤梭形成分为主和发生肉瘤分化时,需要与恶性叶状肿瘤鉴别。恶性叶状肿瘤常有叶状结构及间叶性肉瘤成分,p63 阴性。

(4) 富于肌上皮的浸润性癌:常为分化差的浸润性导管癌,缺乏腺肌上皮肿瘤双相分化的结构特点,肌上皮分化不是主要成分。

(5) 腺肌上皮瘤:两者是谱系病变,进行区别常非常困难。有淋巴结及远处脏器转移是诊断恶性的最可靠指标(见腺肌上皮瘤)。

【预后和预测因素】恶性腺肌上皮瘤为侵袭性肿瘤,常出现复发,甚至多次复发,约有 40% 的病例发生远处(包括肺、骨、肝、脑。)转移。少有淋巴结转移。复发和转移灶与原发肿瘤有类似的双向或单向结构特点。

三十、恶性肌上皮瘤

乳腺恶性肌上皮瘤(malignant myoepithelioma)是一种完全由肌上皮细胞构成的浸润性恶性肿瘤,又称肌上皮癌。极为罕见,仅有几例报道。2012 年 WHO 把肌上皮癌视为梭形细胞癌谱系的一部分,两者形态学上无法区分,临床上区分也无意义。

【光镜】

(1) 主要由梭形肌上皮细胞组成,呈浸润性生长,常呈束状、席纹状、漩涡状或栅状排列。亦可导管腔内生长。

(2) 梭形细胞较肥硕,也可出现多边形细胞,有较明显异型性,胞质嗜酸,核呈空泡状,核仁明显,核分裂易见(但一般不超过 3 ~ 4 个/10HFP)。少数可完全由透明细胞组成,细胞胞质内富于糖原。

(3) 肿瘤中央常有明显的胶原化和透明变,细胞之间可出现基膜样物质。

【免疫组化】肌上皮标记物(SMA、p63、CD10、calponin、SMMHC)阳性。CK5/6、CK14、CK17 和 CK34βE12 及 Cam5.2 可阳性。vimentin 和 S100 常阳性。CK8/18/19 和 desmin、ER、PR、HER2 通常阴性。

【电镜】典型的肌上皮细胞中存在胞饮小囊和肌原纤维,可见斑片状基膜物质及张力微丝。张力微丝数量的多少由肌上皮向上皮分化的程度来决定。紧密连接和桥粒偶见。

【鉴别诊断】

(1) 梭形细胞软组织肉瘤:主要靠免疫组化,恶性肌上皮瘤 CK(主要为高分子量)、肌上皮标记物(SMA、calponin、SMMHC、p63 和 CD10)阳性,可与平滑肌肉瘤、纤维肉瘤、恶

性外周神经鞘瘤、恶性纤维组织细胞瘤等区别。

(2) 肌成纤维细胞肿瘤:瘤组织内常有宽大透明变的胶原束,瘤细胞为成纤维细胞样,相对比较温和。desmin 和 CD34 阳性。calponin、SMMHC(平滑肌肌球蛋白重链)、p63 和 CD10 阴性。

(3) 透明细胞癌:主要与透明细胞型肌上皮癌鉴别,CK 阳性,肌上标记物阴性。

【预后和预测因素】常复发和远处(肺、脑、骨)转移,少有腋下淋巴结转移。

三十一、炎 症 性 癌

炎症性癌(inflammatory carcinoma)是一种由于真皮脉管内(特别是淋巴管)有广泛的癌栓,阻塞淋巴管引起淋巴回流障碍,导致受累乳房红、肿、热、痛及皮肤广泛水肿的乳腺癌(图 13-117)。有真皮脉管侵犯,但不伴有上述特征性临床表现的乳腺癌,不能诊断为炎症型癌。此癌不是一个炎症性病变,也与炎细胞浸润的程度无关。可以是原发或复发肿瘤。

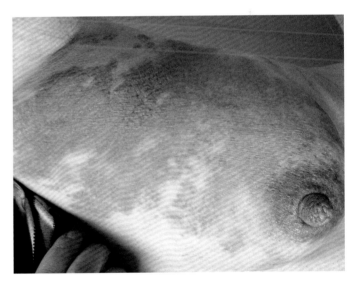

图 13-117 炎症性癌
乳房广泛红肿

【光镜】

(1) 常为 3 级浸润性导管癌,也可为其他型癌。真皮内常有广泛性淋巴管和血管内癌栓。

(2) 脉管内癌细胞通常具有高级别核,异型性明显。

(3) 间质内常有明显的淋巴、浆细胞浸润及组织水肿等(图 13-118)。

【免疫组化】CD34 及 D2-40 癌细胞在脉管内(图 13-119)。多数 ER、PR、ERBB2 阴性。

【鉴别诊断】

(1) 所谓"隐性"炎症型癌:部分病例临床表现为炎症性乳腺癌,但病变区的标本找不到真皮脉管内癌栓,而在病变外的皮肤内有脉管内癌栓。这种临床上缺乏特殊性表现

的"炎症型癌",可以理解为病理概念中的炎症性乳腺癌。但实际工作中不能诊断为炎症型癌。

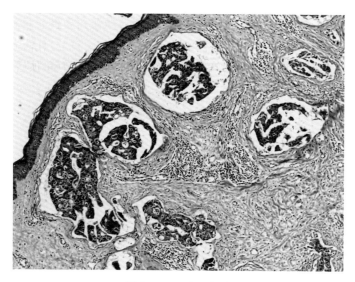

图 13-118　炎症性癌
癌细胞位于真皮脉管内

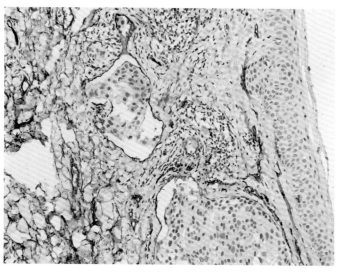

图 13-119　炎症性癌
CD34 脉管阳性(此例 D2-40 脉管亦阳性)

(2)以侵犯脉管为主要表现的癌:其主要形态学改变是脉管内广泛性癌栓,但临床上乳房缺乏症性表现,真皮亦缺少脉管累及。

(3)临床上乳房有炎症表现的病变:包括乳房区真正的炎症性病变(如哺乳期的急性化脓性乳腺炎、肉芽肿小叶性乳腺炎等)、血管源性肿瘤(如血管肉瘤)及淋巴造血肿瘤(如淋巴瘤或白血病)等。病理区别一般不困难。

【预后和预测因素】　常有腋窝淋巴结转移,并易发生骨、肺、胸膜、肝、脑等部位远处转移。预后差。

三十二、双侧乳腺癌

双侧乳腺癌(bilateral breast carcinoma)是指双侧乳腺同时发生或非同时发生的原发性癌。同时性双侧乳腺癌是指在第一个原发肿瘤被发现 2 个月内(WHO 2003 年)另一侧乳腺又发现了乳腺癌。异时性双侧乳腺癌是指发生间隔大于 2 个月的双侧乳腺癌。

【光镜】　组织学上可以是各种类型乳腺癌,即:①两侧乳腺组织中分别找到原位癌成分(如导管癌、小叶癌等);②两侧乳腺癌病理组织类型不同;③两侧乳腺癌病理组织类型相同,而先发侧无局部复发、淋巴转移及其他远处转移。

【鉴别诊断】　区分第二侧乳腺癌是原发性还是转移性在临床病理上是一个难点。要点在于:①生长部位:原发乳癌多位于乳腺的外上象限,而转移性乳癌一般位于内侧象限或近胸正中线的脂肪组织中;②生长方式:原发癌灶经常为单发,浸润性生长,边缘为毛刺状,而转移癌灶常为多发的,呈膨胀性生长,周边界限较清楚;③组织学类型:双侧乳腺癌的组织类型完全不同是原发性乳癌的特点。

三十三、隐匿性乳腺癌

隐匿性乳腺癌(occult breast carcinoma)是指腋窝淋巴结肿大,病理证实为转移性腺癌,其组织学高度考虑乳腺癌转移,而临床和放射影像学均查不到乳腺病变,别处也无肿瘤证据。又称隐性乳腺癌。

【光镜】　淋巴结有不同分化的转移性腺癌,形态多类似于乳腺浸润性导管癌。

【免疫组化】　CK7、ER、PR、MG 及 GCDFP-15 不同程度阳性。CK20、Villin 通常阴性。

【鉴别诊断】　常靠查到原发病灶及免疫组化染色进行鉴别。需要鉴别诊断的有:①其他部位的转移癌;②转移性恶性黑色素瘤;③淋巴瘤。

【预后和预测因素】　隐匿性乳腺癌行同侧乳腺切除及随后的放、化疗是必要的。行乳房切除(72.7%)与未行乳房切除(35.7%)两者五年生存率截然不同,两者复发或转移率分别为 36% 和 81%。

三十四、多灶性乳腺癌

多灶性乳腺癌(multifocal breast cancer)是指在同侧乳腺内多个独立、互不连续(间隔正常乳腺组织 2~5cm)、组织学类型相同或不同的原发癌灶。组织学上相互间不存在沿乳腺导管、淋巴管、血管扩散或直接侵犯的证据。有分子生物学研究结果显示,多灶性和多中心性乳腺癌均有可能是多中心起源或单一癌灶的乳腺内扩散,国外文献主张将同侧乳腺内的多个癌灶统称为多灶性乳腺癌。

【光镜】　累及多个乳腺象限,病灶大小不等。主癌灶多见于外上象限,以浸润性导管癌多见,也可是其他类型癌。浸润继小叶癌更容易出现多中心性和双侧乳腺累及。不同癌灶可以是相同的组织学类型,也可为不同组织学类型。

【预后和预测因素】其淋巴结转移率较高,预后较普通乳腺癌差。主癌灶的大小是影响预后的主要因素。

三十五、副乳腺癌

副乳腺癌(accessory breast cancer)是指副乳腺组织发生的癌。见诸文献,发生在副乳腺的病变中,恶性肿瘤的发病率高于良性,乳腺癌占到一半以上。异位乳腺组织亦可发生乳腺癌,但更为罕见。

【光镜】其组织学类型与乳腺原发癌类同,主要是浸润性导管癌,也可以是其他类型的癌。常有残留乳腺组织。

【鉴别诊断】发生在腋窝部的副乳腺癌需与乳腺腋尾部癌、以淋巴结转移为首发症状的隐匿性乳腺癌、乳腺癌淋巴结转移以及来源于其他组织的癌相鉴别。病理诊断应注意以下几点:①癌组织与乳房的正常乳腺组织无关联;②肿块组织诊断为癌时,必须在癌组织周围见到乳腺小叶结构或导管内癌成分以排除转移而来的乳腺癌;③肿块组织学检查为癌时,癌旁乳腺组织中见大导管可除外乳腺腋尾部癌,因为乳腺腋尾部不具此结构;④组织学检查排除来源于其他组织的癌(如大汗腺癌等)。

三十六、乳腺癌的分子分型

乳腺癌在 WHO 分类中至少有 22 种独立的组织类型,每一种类型都能显示不同的生物学行为,包括转移潜能和对药物治疗的反应,因此需要更多的信息来指导治疗。通过国际上大量的研究,现以按基因组将乳腺癌分层为与临床治疗相关的亚型。主要分为:管腔 A 型、管腔 B 型、HER2 型、基底样型和正常样亚型[60~69]。

管腔 A 型:高表达 ER 和(或)PR,HER2 阴性,ki67 阳性率低,<14%。该类型一般组织学分级低(1 或 2 级),有较好的预后。常见的组织学类型包括:浸润性导管癌(非特指型)、小管癌、黏液性癌、伴神经内分泌特征的癌、筛状癌。

管腔 B 型:表达 ER 和(或)PR,HER2 阴性/ki67 指数≥14%,或 HER2 阳性。该类型组织学分级通常较高(2~3级),预后较管腔 A 型差。常见的组织学类型有浸润性导管癌(非特指型),浸润性微乳头状癌。

HER2 型:HER2 阳性,ER 和 PR 阴性,ki67 指数高。组织学分级较高(2~3 级),预后较差。常见的组织学类型包括:浸润性导管癌(非特指型),伴大汗腺分化的癌,浸润性微乳头状癌,多形性小叶癌。

基底样型:ER 和 PR 阴性,HER2 阴性,表达基底样标记物(CK5/6,CK14,p63)、基底膜标记物(Ⅳ型胶原,层粘连蛋白)和 EGFR,高 ki67 指数。组织学分级高(3级)。基底样型癌在组织形态上常表现为推挤性边缘,

实性结构,无管腔形成,核分级高,核分裂多,间质淋巴细胞浸润,中心带坏死和(或)纤维化,无或较少伴有导管内癌成分(图 13-120 ~ 图 13-122)。还有一些特殊组织学类型的癌与基底样癌表型一致,包括髓样癌,化生癌、腺样囊性癌和分泌性癌。单纯用这种分子亚型难以解释这些异源性的组织形态,因为它们的生物学行为和预后不同,髓样癌、腺样囊性癌和分泌性癌预后较好,而化生癌预后较差。进一步研究发现它们在错配基因修复、染色体移位等诸多基因学方面表现不同。

正常样亚型:ER/PR/HER2 均阴性,不表达基底样标记物和 EGFR。这种亚型的基因表达与脂肪组织相关,因此这种亚型曾被认为是肿瘤标本人工假象造成的,但最近研究资料显示它确实是一个基因分子亚型。

此外,最新提出的基因表达谱亚型还有:claudin-low型、分子大汗腺型和干扰素型。①claudin-low 型低或缺乏腺腔分化表型和缺乏 E-cadherin 表达,表现出很强的间质和乳腺干细胞信号特征,不表达 ER/PR,低或缺乏 HER2表达,Ki67 指数高,预后较差,生物学行为与基底样型、HER2 型和管腔 B 型相似。组织学分级 3 级。常见的组织学类型包括浸润性导管癌(非特殊型)、髓样癌和化生癌。②分子大汗腺型特征性的表达雄激素受体(AR)和 AR 相关基因,在浸润性乳腺癌中占 10% ~ 15%,包括一些 ER阴性又不属于基底样型范畴的病例。HER2 阴性,Ki67 指数高,组织学分级 2 ~ 3 级。常见的类型有浸润性导管癌(非特殊型),伴大汗腺分化的癌和多形性小叶癌。③干扰素型具有干扰素相关的基因(如 STAT1),然而,这种亚型的意义还不十分清楚。该亚型 ER/PR 阴性,不表达HER2,Ki67 指数高,组织学分级 3 级。常见的类型有浸润性导管癌(非特殊型)和髓样癌。

基因表达谱已经被用于如何去精准分类乳腺肿瘤,这种分子分层乳腺癌正在开展,新的范畴将继续被认识。

三十七、遗传性乳腺癌的病理特征

5% ~ 10% 的乳腺癌由高外显率乳腺癌易感基因突变引起。具有 BRCA1 基因突变女性的乳腺癌多为非特殊类型浸润性导管癌,具有髓样癌特征的浸润癌较 BRCA2 基因突变者常见。其组织学特征包括:肿瘤常有推挤性边缘,呈实性片状分布、地图状坏死及明显淋巴细胞浸润,肿瘤细胞常为高核级、核分裂指数高,组织学分级高。免疫组化染色常为ER、PR 及 HER2 阴性,并可有 CK5/6 和 EGFR 阳性。某些研究提示,BRCA2 基因突变者发生的乳腺癌主要是高级别浸润性导管癌。

具有发生乳腺癌风险增加的其他遗传性疾病有 Li-Fraumeni 综合征、共济失调毛细血管扩张征和 Cowden 综合征等,但均没有发现可重复的组织学特征。

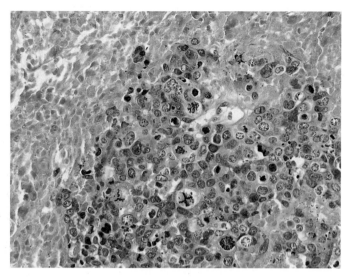

图 13-120 基底(细胞)样癌
癌细胞分化差,异型性大,核分裂多,核级高,坏死明显(此例 ER、PR、HER2 阴性)

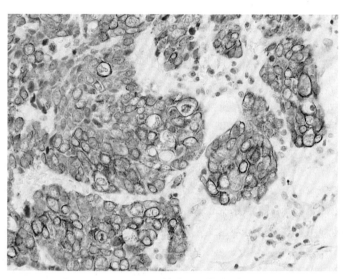

图 13-121 基底(细胞)样癌
CK5/6 癌细胞阳性

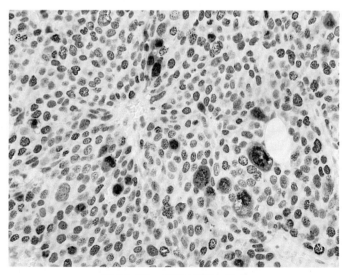

图 13-122 基底(细胞)样癌
Ki67 高增殖指数

三十八、预后与预测因素

乳腺癌是一种多基因参与的异质性恶性肿瘤,同时可存在多种分子异常改变。临床和病理形态相同的浸润性乳腺癌,对同一化疗方案会有不同的反应,用同样的治疗方法预后可能截然不同。因此,在现代医学进入个体化治疗的今天,病理诊断需要提供更多的有关乳腺癌患者危险度和个体化治疗的依据。笔者认为,所有浸润性乳腺癌都应该常规至少检测 ER、PR、HER2 及 Ki67 四项指标。

1. 雌激素受体(ER)和孕激素受体(PR)状态 ER 和 PR 对乳腺癌的预后意义较小,但却是预测乳腺癌对内分泌治疗反应的最好指标。因此,浸润性乳腺癌都应该常规检测 ER 和 PR。对于 ER、PR 阳性的原位癌,内分泌治疗患者也能受益,所以也有必要进行 ER、PR 检测。绝大多数乳腺癌(75% 以上)ER 和(或)PR 阳性[70]。目前检查乳腺癌实体瘤中 ER 和 PR 的状态主要依赖于病理免疫组织化学方法,其明确表达于肿瘤的细胞核。2000 年 NIH 达成的共识认为,ER 或 PR 核阳性≥1% 阳性即为阳性[71-73]。笔者认为,不管采用什么方法,其底线应在报告中注明 ER 阳性指数(阳性率/阳性率范围),而不要只报告阴性和阳性。如 ER(+,约为 50%),也可在此基础上加上染色强度,如 ER(强阳性,约为 50%)。因为注明 ER 阳性指数对预测化疗反应可能有价值。尽管 ER 和 PR 表达密切相关,但并非每例对应,形成 4 种不同的表型组合,每种组合对激素治疗的缓解率显著不同,仅单独检查 ER 或 PR 是不合适的。ER+/PR+表型最常见(70%),缓解率也最高(60%);ER-/PR-表型居次(25%),对激素治疗基本没有反应;其余两种不和谐的表型缓解率居中。ER 阳性、PR 阴性的乳腺癌可能预示对三苯氧胺的耐药,其内分泌治疗效果通常比 ER、PR 均阳性的肿瘤差。理论上讲 PR 阳性的肿瘤都应该 ER 阳性,ER 阴性、PR 阳性的病例十分罕见(仅占 1% ~2%)。如实际工作中 PR 阳性率过高,应反省检测程序及所用抗体。对于不可能是阴性结果者(例如小管癌及组织学低级别癌)必须要重新验证,要实施全面的质量保证体系。

2. HER2 蛋白表达和基因扩增 HER2 是所有浸润性乳腺癌患者的一项重要预后因素(有 HER2 蛋白过表达和基因的扩增预示其预后差),也是某些化疗和内分泌药物反应的预测因素(有 HER2 蛋白过表达和基因的扩增预示对化疗不敏感)。另一方面,HER2 状况是临床确定患者是否适合靶向(赫赛汀)治疗很重要的因素。因此,所有浸润性乳腺癌均应进行 HER2 检测。HER2 是病理报告中不可缺少的项目。目前,免疫组化检测 HER2 蛋白表达及荧光原位杂交(FISH)评价 *HER2* 基因扩增是最常应用的方法。但仍有许多问题尚待规范统一。

离体标本应迅速进入中性甲醛溶液进行固定,切除活检标本固定 6 ~48 小时,粗针穿刺活检标本固定 1 ~6 小时。免疫组化染色评估需要有阳性和阴性对照,与肿瘤共同存在的任何良性上皮应该为阴性。HER2 蛋白表达,其阳性信号位于肿瘤细胞膜上。HER2 计数的标准为[74]:3+为完全、均匀、强膜阳性的浸润性癌细胞>10%;2+为>10% 的肿瘤细胞呈现不完全和(或)弱至中等强度的膜阳性,或者≤10% 的肿瘤细胞呈强的、完整的胞膜阳性;1+为>10% 的肿瘤细胞有弱的或不完整的膜阳性;0 为无着色或≤10% 的细胞膜阳性。3+者为阳性,可行靶向治疗。2+者为不确定阳性,需要进一步 FISH 检测,确定是否有 HER2 基因扩增,有扩增者可行靶向治疗。1+或 0 为阴性结果。对 ER、PR 阴性伴 HER2 0 或 1+者也可以进一步做 FISH 检测,其中约有 3% 的病例可能有 HER2 扩增。FISH 检测阳性结果是 HER2/CEP17 比率>2.2[75]。

3. 细胞增殖指数　已公认肿瘤细胞增殖指数增加是影响乳腺癌患者预后的重要因素。最广泛使用的增殖标记物是 Ki-67,其指数用于预示对乳腺癌患者辅助化疗、新辅助化疗和 ER+肿瘤内分泌治疗的反应。有人[76]应用 Ki-67 可将 ER+/HER2-的肿瘤分成 2 个亚型:Ki-67 低表达(≤14%)和高表达(>14%),也有人认为 20% 或 30%。目前,尚没有一个公认的阈值来确定 Ki67 低表达和高表达病例,但一般认为 Ki67 指数高者尽管进行了系统化疗,预后仍可能较差。

第十四节　纤维上皮性肿瘤

纤维上皮性肿瘤是一类起源于终末导管小叶单位特化性间质,由上皮和间质两种成分组成异源性肿瘤,两种成分均可有良性和恶性,形成不同的组合形式,主要有纤维腺瘤和叶状肿瘤两大类。

一、纤维腺瘤

纤维腺瘤(fibroadenoma)由上皮和间质有规律的增生构成的良性肿瘤。是女性最常见的良性肿瘤。

【临床表现】见任何年龄,最常见于年轻女性。多为孤立无痛性肿块,多数肿物小于 3cm,界限清楚、质硬、活动。少数情况也可多发,并可累及双侧乳腺。

【大体】肿瘤界限清楚或有包膜,切面实性、膨胀性、质韧,略呈分叶状和裂隙样,少数肿瘤有黏液样变性,无坏死,可有钙化。

【光镜】界限清楚或有薄层纤维包膜。①特化性间质及腺管有序增生,卷入非特化性间质,比例均匀,分布规律(图 13-123),有 2 种生长方式:管内型(间质增生呈叶状压迫导管)及管周型(间质增生围绕开放的导管)。前者增生的腺管受挤压拉长、弯曲,呈串珠或裂隙状,后者腺管呈开放式圆-卵圆形。腺管被覆上皮、肌上皮 2 层细胞。②间质为疏松结缔组织(富于酸性黏多糖),也可部分或全部为致密纤维结缔组织(缺乏弹力纤维),梭形细胞分布均匀、密度相对一致。亦可有不同程度的黏液样变或透明变,可有营养不

良性钙化(特别是在绝经后的女性);偶有间质巨细胞,软骨、骨、脂肪、平滑肌化生。③上皮细胞呈扁平-立方-柱状,少有导管上皮的增生及大汗腺化生,鳞化更为少见。肌上皮亦可有不同程度的增生。间质细胞呈梭形,形态温和,核分裂罕见。偶见胞质内包涵体(为 actin 细丝)。④偶有小叶性肿瘤或导管原位癌。

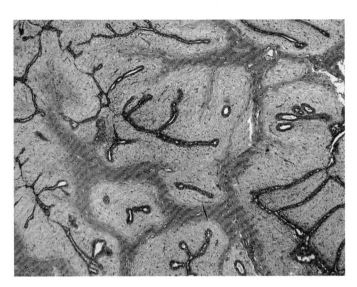

图 13-123　纤维腺瘤
特化性间质、非特化性间质及拉长的腺管分布规律,比例均匀

F13-123　ER

【组织学亚型】

(1) 囊内型:纤维腺瘤位于高度囊状扩张的导管内,囊壁衬覆立方上皮或柱状上皮。

(2) 复杂型:可伴有乳腺增生病的各种表现,如纤维囊肿病(包括见到>3mm 的囊)、硬化性腺病、乳头状大汗腺化生、上皮钙化及肌上皮增生等(图 13-124)。

(3) 幼年性(细胞性):多发于 20 岁以下的女性,特别是青春期少女。也可见于其他年龄。肿瘤生长快,体积常较大。通常为胶原性间质,富于细胞,呈管周型生长式。上皮和(或)肌上皮常旺炽性增生,呈实性、筛状及乳头状等。可见核分裂象,坏死少见(图 13-125、图 13-126)。肿瘤体积非常大者可称之为“巨大纤维腺瘤”。

(4) 黏液样变型:间质有广泛显著黏液样变,可有成纤维细胞增生。

(5) 梗死型:伴出血和梗死性坏死,可有不同程度机化。

(6) 硬化型:肿瘤纤维胶原化、透明变钙化,可残存裂隙样扁平上皮。

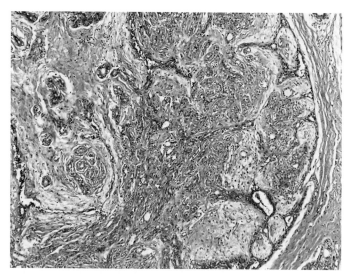

图 13-124　复杂型纤维腺瘤
纤维腺瘤内见呈腺病样增生的腺体

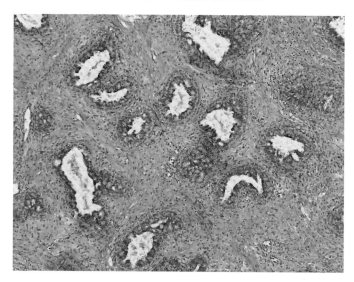

图 13-125　幼年性(细胞性)纤维腺瘤
间质与上皮均增生,分布规律,间质为纤维性,围绕增生的腺管呈管周型改变

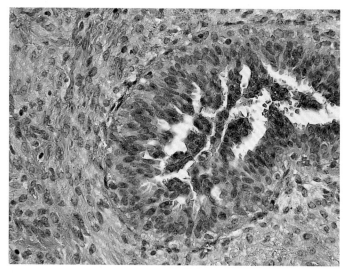

图 13-126　幼年性(细胞性)纤维腺瘤
间质富于细胞,无异型性,腺管上皮旺炽性微乳头状增生

（7）纤维腺瘤病:界限不清,肿瘤周围有腺病、囊肿病等,两者移行。

（8）黏液样纤维腺瘤:有人认为黏液样纤维腺瘤发病年龄较大(50~60岁),系特化间质内的间质细胞分泌的黏液样基质积聚渗透非特化间质形成肿块所致,其内仅有少量间质细胞。肿块的内在结构缺乏规律性,腺体结构与普通型纤维腺瘤类似。另外,常混有脂肪组织及常见有大汗腺化生。

【纤维腺瘤恶变】

（1）纤维腺瘤内癌:原发于纤维腺瘤内癌非常少见,多为其周围导管/小叶原位癌累及纤维腺瘤,以小叶原位癌多见,也可是导管原位癌。极少情况下伴有浸润性癌(图 13-127)。

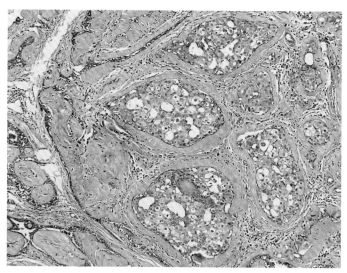

图 13-127　纤维腺瘤内导管原位癌
部分纤维腺瘤的腺管上皮被导管型癌细胞代替

（2）纤维腺瘤间质肉瘤变:在纤维腺瘤基础上,局部间质细胞出现明显多形性异型性,核分裂象多,呈肉瘤样改变。

（3）纤维腺瘤上皮和间质均恶变:极为罕见。

后两种情况可视为恶性叶状肿瘤变。

【免疫组化】上皮细胞表达 ERα,间质细胞表达 ERβ,PR 在两者均可表达。

【鉴别诊断】纤维腺瘤源于特化间质内的成纤维细胞的肿瘤性增生,并形成肿块,腺体和非特化间质陷入肿块内,间质与腺体两者协调一致,分布规则,缺乏异质性,形成有序的内部结构(不同区域的间质特征和腺体密度一致)。间质从纤维胶原化到黏液样变,其内成纤维细胞形态温和,腺体呈特征串珠样改变,被覆上皮细胞无明显增生。病变如果出现:内部结构紊乱,间质与腺体分布不协调、间质细胞密度增加、分布不均,有明显异质性改变,腺管明显扩张、分支和不规则,导管增生性病变,出现完整或复杂的小叶结构、大量脂肪组织及有浸润性边缘时,应考虑到叶状肿瘤的诊断。

（1）叶状肿瘤(见表 13-5):特别是幼年性(细胞性)纤维腺瘤与良性叶状肿瘤的鉴别常出现困难。叶状肿瘤年龄

表 13-5 纤维腺瘤及良性、交界性和恶性叶状肿瘤的组织学特征

组织学特征	纤维腺瘤	叶状肿瘤		
		良性	交界性	恶性
肿瘤边缘	清楚	清楚	清楚,局灶可浸润性	浸润性
间质细胞丰富程度	不一,从稀疏到异常丰富,均匀分布	轻度丰富,可不均匀或弥漫性分布	中度,不均匀或弥漫性分布	显著丰富,弥漫
间质异型性	无	轻度或无	中度或无	显著
核分裂活性	常无,罕见低	常少	较多见	丰富
		(<5/10HPF)	(5~9/10HPF)	(≥10/HPF)
间质过度生长	无	无	无或非常局限	常有
恶性异源成分	无	无	无	可以有
总体发生频率	常见	不常见	罕见	罕见
占叶状肿瘤比例		60%~75%	15%~20%	10%~20%

注:虽然这些特征常同时存在,但也可不同时存在,有恶性异源性成分,即可诊断为恶性叶状肿瘤,而不需要结合其他组织学特征

大者多见,肿瘤内部结构紊乱,呈明显异源性改变,常有浸润性边缘,间质的过增生及叶状结构,细胞有不同程度的不典型性,核分裂增加,可有坏死。有广泛间质假血管瘤样间质增生时应考虑叶状肿瘤。幼年性(细胞性)纤维腺瘤为纤维性间质,腺体与间质的分布有序,缺乏异质性、叶状结构及间质过度增生。黏液样变型纤维腺瘤腺体间质分布规律,间质黏液内缺乏细胞或分及异型性。

(2)小管癌:小管比较一致,浸润性生长,无肌上皮,有硬化性间质。

(3)腺管型腺瘤:由形状大小比较一致小管组成。两者有一定关系,形态学可互相重叠。

(4)黏液腺癌:特别是在冷冻切片及粗针穿刺诊断时,区别两者有一定困难。黏液腺癌呈浸润性生长,无肌上皮。

(5)Carney综合征:有家族史,乳腺小叶和结节状黏液变,伴内分泌亢进、心脏黏液瘤、皮肤色素病。

(6)错构瘤:常有小叶样结构及脂肪组织,无增生弯曲拉长的腺管。

(7)青春期乳腺肥大:乳腺弥漫性增生扩大。

(8)浸润性癌(包括化生性癌):有浸润癌的典型特点。

(9)纤维腺瘤内原位癌与普通增生的鉴别(见导管增生性病变)。

【预后及预测因素】大多数纤维腺瘤完全切除后不复发。青春期患者可能在邻近先前肿瘤切除的部位或其他部位出现新的病灶。复杂型纤维腺瘤发展为浸润性癌危险性轻度增加。

二、叶状肿瘤

叶状肿瘤(phyllodes tumor)可原发,也可继发于纤维腺瘤,表现为间质及上皮紊乱性增生,间质常有过度增生,可形成叶状结构,具有局部复发潜能。以往恶性叶状肿瘤又称叶状囊肉瘤。

【临床表现】在西方国家,叶状肿瘤占所有乳腺原发肿瘤的0.3%~1%,纤维上皮肿瘤的2.5%,好发于中年女性(平均年龄为40~50岁,较纤维腺瘤大15~20岁)。在亚洲国家,叶状肿瘤的发病年龄较早(平均年龄25~30岁),在乳腺原发性肿瘤中所占比例也较高。恶性比良性的发病年龄稍大。多为单侧质硬、无痛性肿块,先前肿瘤体积一般都比较大,目前更常见直径2~3cm的肿瘤,但平均大小仍为4~5cm。肿瘤在短期内可生长较快。较大肿块可有皮肤变薄,表面静脉曲张。

【大体】肿瘤常比较大,边界清楚,但无明确包膜。表面呈结节状。切面实性分叶状,常见弯曲裂隙及囊腔。可有出血,坏死或出血性梗死。

【光镜】其组织学特征是:形态改变的异质性,内部结构排列的紊乱性,间质相对腺体过度生长,形成叶状结构及有浸润性边缘。

(1)结构特点:在病变的不同区域,间质和腺体之间的关系及组织学特征均不相同,表现出明显的异质性。部分区域与纤维腺瘤相似,在其他更多区域,肿瘤性间质增生破坏原有纤维腺瘤的有序结构,并侵犯邻近乳腺组织,致使变形的小叶和脂肪组织杂乱分布于叶状肿瘤内。肿瘤性间质增生刺激陷入的腺体无序生长,形成不规则的导管分支及扭曲变形的小叶,导致出现间质和腺体结构的紊乱和无序分布(图13-128、图13-129)。形成叶状结构是叶状肿瘤的一个特点(图13-130),但许多真正的叶状肿瘤的叶状结构并不明显,而某些可缺乏叶状结构。

（2）间质特点：间质过度增生是叶状肿瘤最重要的特征。间质增生（包括细胞及细胞外基质）具有异质性，其范围及细胞密度差异很大，多数间质增生均同时含有富细胞区

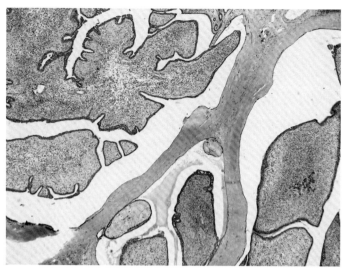

图 13-130　叶状肿瘤
示叶状结构，腺腔明显扩张，间质增生突进腺腔内呈"叶状"，其间质细胞更为密集

和少细胞区，并且两种区域相互混杂。少数间质细胞稀少（其密度较纤维腺瘤还要低）。常见有近腺管区细胞更为密集，形成"袖套"样结构。细胞外基质的特性在肿瘤的不同区域亦常呈异质性。其间质细胞可呈任何类型良或恶性的间叶分化，最常表现为成纤维细胞性或肌成纤维细胞性分化，及其形成的假血管瘤样间质增生改变（图 13-131 ～ 图 13-134）。还可呈脂肪瘤样、软骨样、骨样和血管样分化。核分裂率不同病例、同一病例不同区域之间变化很大，某些病例确实很少查见核分裂象。通常核分裂象易见于近腺管处间质增生细胞，但查见远离腺管的间质细胞出现核分裂象及异常核分裂象更有诊断意义。

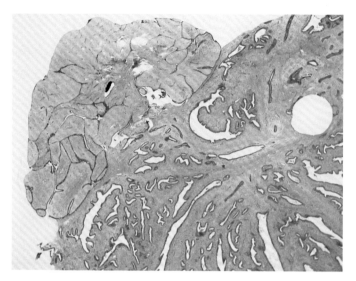

图 13-128　叶状肿瘤
部分为纤维腺瘤（左上）、部分为叶状肿瘤，其结构紊乱，腺管囊性扩大，形状不规则

F13-128　　ER

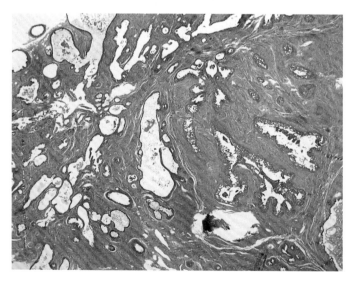

图 13-129　叶状肿瘤
肿瘤内部结构紊乱，见扩张不规则腺体无序分布，间质与腺体比例失调，部分导管上皮增生

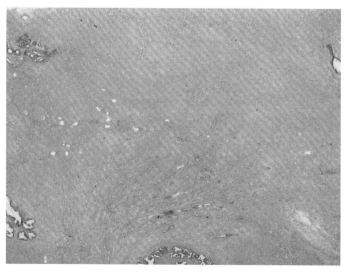

图 13-131　叶状肿瘤
间质过度增生，4×10 倍视野范围无腺体成分

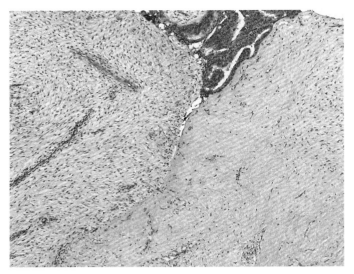

图 13-132 叶状肿瘤
间质呈异质性,部分富于细胞,部分细胞稀少

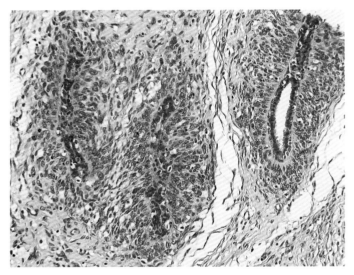

图 13-133 叶状肿瘤
"袖套"状结构,腺管周围细胞密集,有异型性

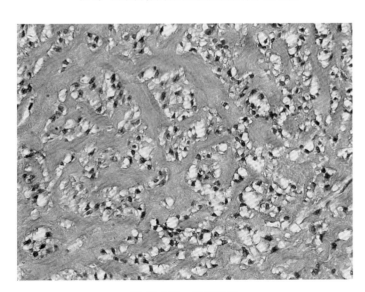

图 13-134 叶状肿瘤
示假血管瘤样间质增生

（3）腺体特点:其腺管的构型和上皮细胞形态的变化各异。常以管内型生长方式显现,腺管拉长、不同程度扩张和分支增多,其结构复杂紊乱,形状不规则。腺管被覆上皮、肌上皮2层细胞,腺上皮细胞常较大(与纤维腺瘤比较),胞质更为丰富,细胞核及核仁也较突出,更容易见到核分裂象。另外,腺上皮常有明显的柱状上皮变。亦可见到导管内增生性病变的各种改变(柱状细胞增生、旺炽性导管增生,平坦上皮不典型性、不典型导管增生及导管原位癌)、小叶瘤变(不典型小叶增生及小叶原位癌)及反应性细胞的"异型性"(图13-135~图13-137)。亦可见鳞状上皮及大汗腺化生(较纤维腺瘤更常见)。肿瘤浸润破坏小叶,致使小导管和腺泡相互散离,腺管扭曲。

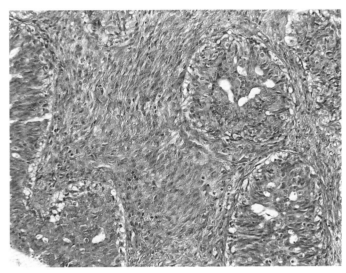

图 13-135 叶状肿瘤
图示旺炽性导管增生

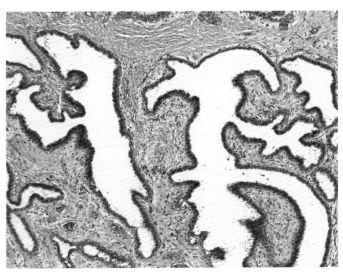

图 13-136 叶状肿瘤
腺管扩张、分支不规则

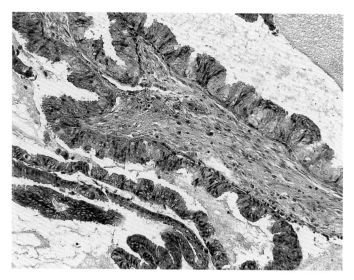

图 13-137 叶状肿瘤
腺管扩张、内衬上皮明显柱状上皮化

（4）常浸润周围乳腺组织及脂肪,可有不同程度的坏死。

【组织学分级】2012 年 WHO 指出[8],虽然有几种分级方法,但最常用的是根据肿瘤边缘情况、间质细胞丰富程度、间质细胞异型性、间质细胞核分裂活性、间质过度生长和恶性异源性成分,将乳腺叶状肿瘤分为良性、交界性和恶性 3 个级别（表 13-5）。为了避免过诊断,诊断时要综合分析,不能过分强调某一项指标（特别是核分裂指数）而确立恶性诊断。为了使分级准确,必须观察足够的切片（按肿瘤最大直径切开,至少每 1cm 切 1 个蜡块）,而且需要根据细胞最丰富的区域及最旺炽的结构改变进行分级。间质过度生长是指至少 1 个低倍视野（4 倍物镜×10 倍目镜,视野面积 0.19mm²）下只有间质,看不到上皮成分。2012 年 WHO 工作小组还指出,某一叶状肿瘤出现分类/分级表中一个以上的特征者并不少见,对这些病例进行分类/分级可能困难和带有主观性。此外,虽然没有一项可一致性地将叶分状肿瘤定为恶性,但只要存在恶性异源性成分就足以诊断恶性叶状肿瘤,即使缺乏其他恶性病变的特征。

1. 良性 通常为膨胀性生长,界限清楚,间质无过度增生,间质细胞数量轻度增多,密度相对一致,腺管和裂隙周围常见局灶性间质细胞密度增加,间质细胞无或有轻度异型,核分裂少（<1~4 个/10HPF）,可有良性异源性间质成分（如脂肪、骨、软骨及横纹肌等）,通常无出血和坏死。

2. 交界性 肿瘤边缘尚清楚,常有局部浸润,通常无间质过度增生或非常局限,间质中度富于细胞,其密度常不一致（部分区域较纤维腺瘤稀疏）,间质细胞轻-中度异型性,核分裂常见（5~9 个/10HPF）,无恶性异源性间质成分,出血和坏死不明显。

3. 恶性 肿瘤边界不清,呈浸润性生长,常见灶状-广

泛间质过度生长,间质高度富于细胞,有中-重度细胞多形性及异型性;核分裂明显增多（>10 个/10HPF）,类似于纤维肉瘤的间质改变最常见,亦可有脂肪肉瘤、软骨-骨肉瘤和肌源性肉瘤等异源性间质成分,常有出血坏死明显（图 13-138、图 13-139）。

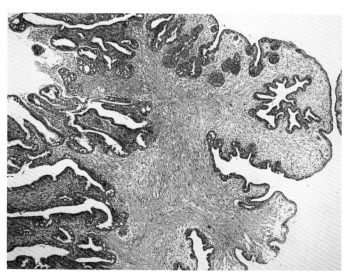

图 13-138 恶性叶状肿瘤
其结构紊乱,腺管囊性扩大,形状不规则,间质增生呈叶状突入管腔,上皮明显增生,间质富于细胞,部分呈假血管瘤样间质增生

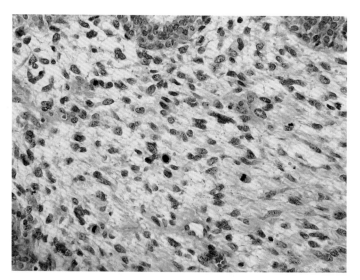

图 13-139 恶性叶状肿瘤
间质细胞有较明显异型性,核分裂易见

2016 年乳腺分叶状肿瘤专家共识进一步强调[77],分级时应该更关注病变中细胞最丰富的区域,而且提出了鉴别间质富于细胞及细胞异型程度的诊断标准:①间质富于细胞:轻度为缺乏间质细胞核的重叠,中度为部分间质细胞核重叠,高度为很多间质细胞核重叠;②间质细胞异型性:轻度为细胞核大小有轻度差异,染色质均匀,细胞核轮廓规则;中度为细胞核大小差异增大,细胞核膜不规则;重度为细胞核显著多形性,染色质深,细胞核轮廓不规则。

部分学者认为,乳腺叶状肿瘤的生物学行为难以预测,即便是组织学良性的叶状肿瘤也可能复发,甚至复发成恶性叶状肿瘤和梭形细胞化生癌[77-78]。所以主张最好使用低级别叶状肿瘤(强调有复发潜能)及高级别(恶性)叶状肿瘤2级分类法,避免在乳腺叶状肿瘤的诊断中使用"良性"一词。鉴于目前仍无法通过组织形态学改变来准确预测其生物学行为,故有人建议将叶状肿瘤分为低级别或高级别两类,而避免诊断良性叶状肿瘤。

【叶状肿瘤内癌】是指叶状肿瘤内(多见于恶性叶状肿瘤)存在恶性上皮性肿瘤成分,比纤维腺瘤更为常见(因为叶状肿瘤增生的间质细胞与纤维腺瘤不同,可刺激上皮增生)。包括原位癌(导管或小叶)及浸润性癌(多为浸润性导管癌)(图13-140、图13-141)[79]。

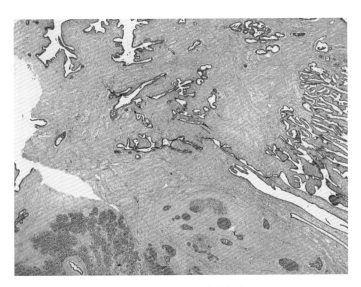

图 13-140 叶状肿瘤内癌
叶状肿瘤局部(下方)可见癌组织

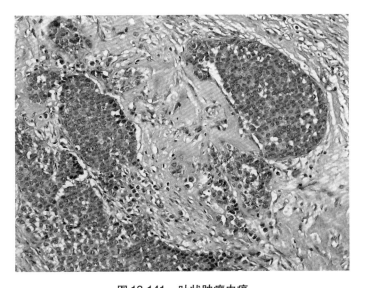

图 13-141 叶状肿瘤内癌
见小叶原位癌,其周围有浸润性小叶癌细胞(E-cadherin 阴性,p120 胞质阳性)

【免疫组化】间质细胞 SMA、CD34、bcl2 及 CD10 不同程度阳性。恶性叶状肿瘤的间质细胞 p63/p40 及 CK 可有阳性,但常为局灶性,良性及交界性一般阴性。

【鉴别诊断】最重要的应将恶性叶状肿瘤明确无误地诊断出来。至于幼年性纤维腺瘤(细胞性纤维腺瘤)与良性叶状肿瘤(特别是早期)的鉴别常遇到困难,对于这类病例,实在难以区分时,没有必要强求作出明确的诊断。当纤维上皮性肿瘤间质过度生长,间质细胞密度不一致,富细胞区和少细胞区相混杂出现时,或出现充分发育成形的叶状结构时,几乎总是叶状肿瘤。间质出现异源性成分,有明显假血管瘤样间质增生,间质细胞有较明显异型性,核分裂象增多,特别是远离腺体的间质细胞出现核分裂象时,强烈提示叶状肿瘤的可能。当纤维上皮性肿瘤中间质和腺体的比例出现明显的区域性差异时,或出现腺分布体结构紊乱,腺管扩大,小叶构型扭曲,导管上皮增生性病变,广泛大汗腺和(或)鳞状上皮化生时,首先要考虑叶状肿瘤。当有浸润性边缘,浸润破坏周围乳腺组织时,要高度怀疑叶状肿瘤。

(1)"叶状结构"的诊断问题:叶状结构的出现是诊断叶状肿瘤的重要指标之一,但并非必须条件。乳腺其他病变一般不会出现充分发育成形的叶状结构,但许多真正的叶状肿瘤,其叶状结构并不明显,而有些叶状肿瘤根本没有叶状结构。因而,不能仅依据叶状结构来诊断叶状肿瘤。叶状结构必须具有以下特征:体积较大,呈膨胀性构型,边缘形状不同于其周围囊腔,其间质常具有异质性。纤维腺瘤中小导管轻度扩张可能产生叶状结构突入囊腔内的假象,但其外形与其周围腔隙一致。也不要将纤维腺瘤内出现的间质小结节误认为叶状结构。另外,由于制片等原因,致使纤维腺瘤(特别是管内型)散离,亦可类似叶状结构。

(2)间质过度增生的诊断问题:间质过度常伴随着细胞密度增加,是诊断叶状肿瘤的重要指标之一,亦并非必需条件。由于取材等原因也有可能会遗漏间质过度增生的部分。某些叶状肿瘤根本就缺乏间质过度增生。另外,叶状肿瘤的不同部位,其间质细胞的密度及形态差别相当大,有的区域甚至比典型的纤维腺瘤还"良性",而其他部分就明显恶性。

(3)幼年型(细胞性)纤维腺瘤:两者形态上有重叠,即便是乳腺病理专家按 WHO 标准进行诊断,也只有少数病例能达到完全一致的意见。幼年型(细胞性)纤维腺瘤内在结构分布有序,为纤维性间质,缺乏异质性。无间质过度生长、叶状结构及拉长扩张的腺管及周围有间质细胞密集区。虽然间质富于细胞,但缺乏多形性和异型性,缺乏异源性间叶成分和广泛鳞化,大多数病例核分裂象罕见(少数可有增多),一般无浸润性边缘。鉴别十分困难的病例,可谨慎采用"良性纤维上皮性肿瘤"这个诊断术语。

(4)化生性癌:缺乏拉长裂隙样或扩张的腺管周围有间质细胞密集区及叶状结构的特点,通常无脂肪肉瘤样成分,上皮性标记物及 p63 阳性可与良性和交界性叶状肿瘤鉴别,但恶性叶状肿瘤的间质细胞也可有 CK 和 p63 的表达,但往往是灶性。

(5)原发或转移性肉瘤:排除叶状肿瘤和癌后才能诊断。无上皮细胞成分,转移者有原发病灶。

(6)囊内纤维腺瘤和显著黏液变的纤维腺瘤:缺乏间质过度增生、叶状结构及拉长裂隙样或扩张腺管周围有间质细胞密集区的特点,间质细胞无异型性,核分裂罕见。

(7)叶状肿瘤内原位癌与普通增生的鉴别:叶状肿瘤中的导管增生可能特别旺炽并可有反应性异型性,因此,除非具有极其明确的组织学证据表明低级别导管原位癌的存在,否则原则上应避免诊断为低级别导管原位癌累及叶状肿瘤(见导管增生性病变)。

【临床与病理联系】　由于叶状肿瘤是异质性肿瘤,肿瘤不同区域的变化差异很大,特别是诊断不典型的病例,必须按要求(大的肿瘤需按最大面切开每 1cm 取 1 块)有足够的取材,而且一定要取到肿瘤的交界部位,有时需要取更多的块数。由于粗针穿刺所获得的材料有限,常不能代表病变的全貌,常难以区别具有管内型结构的细胞型纤维腺瘤、富于细胞的纤维腺瘤与叶状肿瘤[80]。粗针穿刺标本中的纤维腺瘤片段可类似叶状结构,叶状肿瘤局部亦可类似纤维腺瘤。粗针穿刺标本中如果显示为纤维上皮性病变,对于其间质富于细胞者(特别是管内型结构者)、间质细胞有较明显异型者、间质细胞核分裂增多者、上皮显著增生者及病变边缘不规则者,都应警惕叶状肿瘤,并建议手术切除全部病变。即使没有发现良性上皮成分,也要考虑到叶状肿瘤的可能性。没有确切的把握,可采取保守的报告形式(如:纤维上皮肿瘤,不能排除为叶状肿瘤。又如:纤维上皮肿瘤,考虑为叶状肿瘤,不能确定良恶性。又如:梭形细胞病变,叶状肿瘤待排除),并建议手术切除病变进一步诊断。

【预后及预测因素】　所有叶状肿瘤均可复发,良性、交界性和恶性的局部复发率分别为 10% ~ 17%、14% ~ 25% 和23% ~30%,在预测肿瘤复发的病理组织学特征中,手术切缘状态最为有价值。有人认为,复发风险的主要决定于切除范围,局部广泛性切除肿瘤,复发的风险降低。复发性叶状常较原发肿瘤更具侵袭性,镜下间质成分更显著(上皮成分少甚至缺如),形态学可出现去分化特征,异型性更明显。远处转移基本仅见于恶性叶状肿瘤,最常见转移部位为肺和骨。虽然 Ki67、P53、CD117、EGFR、VEGF、P16、HOXB13 等的表达与叶状肿瘤的分级有关,但尚没有发现哪一种生物学标记物具有足够的预后预测价值。

三、低度恶性导管周间质肉瘤

低度恶性导管周间质肉瘤(periductal stroma sarcoma,low grade)是一种低级别双相性肿瘤,其特征为导管周围间质增生,形成"袖套"状结构[81]。一般认为,此瘤不是一个独立性病变,可能是叶状肿瘤谱系的一部分,可复发。

【光镜】

(1)肿瘤界限不清,呈非融合的多结节状,结节中央为开放扩张的腺管,腺管周围有多层梭形细胞,呈"袖套"状浸润,亦可围绕乳腺小叶或在小叶内生长,但导管和小叶没有明显破坏。

(2)腺管有上皮、肌上皮两层细胞,周围的梭形细胞疏密不等,有不同程度的异型性,核分裂平均为 4.7 ~ 6.2 个/10HPF。

(3)梭形细胞常浸润周围的脂肪组织。

【免疫组化】　CD34、vimentin 阳性。CD117 可阳性,ER、PR、SMA 阴性。

四、癌肉瘤

乳腺真正的癌肉瘤(carcinosarcoma)极为罕见,早年诊断的"癌肉瘤"基本都是癌肉瘤型的化生性癌。2003 年 WHO 乳腺肿瘤分类将有明显恶性间叶成分的化生性癌称为癌肉瘤,2012 年 WHO 乳腺肿瘤分类不再使用"癌肉瘤"这个诊断名称,将具有浸润性癌和间叶成分混合构成的癌定义为伴有间叶分化的化生性癌。从理论上讲,癌肉瘤还是存在的,是指浸润性癌和肉瘤成分分别起源于乳腺上皮和间叶组织上的恶性肿瘤,其间叶成分通常不表达任何上皮性标志物,如恶性叶状肿瘤内原发有浸润性癌,但目前并没有实际命名。恶性叶状肿瘤上皮成分发生导管/小叶原位癌变应该不属于癌肉瘤的范畴。

【光镜】　见癌及肉瘤 2 种成分,两者有明确的界限,无过渡。癌的成分最常见的是浸润性导管癌,肉瘤的成分以纤维肉瘤、恶性纤维组织细胞瘤等多见,亦可有软骨、骨化生及其他异源性成分。可见恶性叶状肿瘤的形态改变。

【鉴别诊断】

(1)恶性叶状肿瘤导管上皮不典型增生和(或)原位癌变:没有明确的浸润性癌。

(2)原发或转移性肉瘤:没有上皮成分。

(3)纤维上皮性肿瘤伴上皮和间质显著增生:有纤维上皮性肿瘤的背景,增生的上皮和间质达不到诊断癌和肉瘤的标准。

第十五节　间叶性肿瘤及瘤样病变

乳腺原发性良、恶性间叶性肿瘤均十分少见或罕见。肉瘤较癌发展慢,且很少发生淋巴结转移。两者的治疗也不一样,乳腺癌的化疗方案对肉瘤不实用。故区别两者十分重要。粗针穿刺活检因取材局限,常遇到诊断问题,往往需要切除肿物全面评估。术中冷冻快速诊断在确定组织学型及性质上均会遇到困难。在诊断间叶性肿瘤前,必须首先排除化生性癌及叶状肿瘤。

一、乳腺肌成纤维细胞肿瘤及瘤样病变

乳腺纤维母细胞-肌成纤维细胞增生性病变,包括一组

谱系性病变,其共同特点是有温和的梭形细胞。诊断前必须排除梭形细胞癌。

（一）乳腺结节性/增生性筋膜炎

乳腺结节性/增生性筋膜炎（breast nodular fasciitis/proliferative fasciitis）累及乳腺（包括乳房区皮下和乳腺实质内的病变）的结节性/增生性筋膜炎只有少数报道。因其临床、影像学及组织学均易误诊为恶性,所以认识该病有重要意义。

【光镜】镜下改变和其他部位的结节性筋膜炎类似。可累及乳腺实质。

【免疫组化】SMA 阳性,也可仅为局灶阳性,偶有 desmin 阳性,CK 阴性。极易和梭形细胞癌等混淆。

【鉴别诊断】

（1）结节性筋膜炎样梭形细胞癌:CK 及 p63 阳性。

（2）肉瘤:见软组织结节性筋膜炎。

（3）纤维瘤病:呈宽而长的束状排列和浸润乳腺组织, β-catenin 核阳性（异位表达）。

（二）乳腺反应性梭形细胞结节

乳腺反应性梭形细胞结节（reactive spindle cell nodules of breast）通常发生在乳腺病变针吸或细/粗针穿刺诊断后[82]。

【光镜】

（1）病变呈结节状,局部可有浸润性边缘。纤维-肌成纤维细胞明显增生,密集片状、束状排列,可见车辐状结构。

（2）增生细胞呈梭形-胖梭形,胞质不等,界限清楚或不清楚,核空泡状、卵圆或长形,可见核仁,有一定的多形性,有时可见较多核分裂象。

（3）中间杂有薄壁血管和纤细的胶原纤维间质。病变内常有混合性炎细胞浸润,主要为巨噬细胞、淋巴细胞和浆细胞,许多病例可见吞噬含铁血黄素的巨噬细胞和泡沫状细胞。

（4）部分病例可见埋陷的腺体或瘤细胞（穿刺所致）。

【免疫组化】SMA 阳性,CK 阴性。需要和梭形细胞癌和肉瘤等鉴别。

【鉴别诊断】

（1）梭形细胞癌:形态学上鉴别两者有时十分困难。梭形细胞结节通常有穿刺或活检历史,梭形细胞内可有埋陷的上皮。常需做免疫组化染色,梭形细胞癌有时可以找到比较明确的癌成分,而且 AE1/AE3、p63 阳性。

（2）结节性筋膜炎:无穿刺病史。一般病变表浅,发现时间短,生长迅速,虽可累及乳腺,却极少发生在乳腺实质,常有融液样背景,细胞缺乏异型性。

（3）低级别肉瘤:无穿刺病史。病变大,细胞异型性明显,明显浸润性生长,核分裂象多见,可见异常核分裂。

（4）炎症性肌成纤维细胞瘤:两者的组织形态和免疫表型相互重叠,炎症性肌成纤维细胞瘤有更明显的炎细胞浸润。反应性梭形细胞结节通常有穿刺史和继发病变。

（三）乳腺间质巨细胞

乳腺间质巨细胞（breast stromal giant cells）可以出现在许多情况的乳腺间质中,如纤维腺瘤、叶状肿瘤、糖尿病性乳腺病（硬化性淋巴细胞性小叶炎）及化疗后等[83]。

【光镜】

（1）巨细胞在间质内散在、灶性或片状密集分布。有时可见上皮样、花环状和（或）小腺管样结构。

（2）巨细胞可为单核也可以是多核,核拥挤重叠、浓染、结构不清或是空泡状,可具有清楚的包涵体样核仁,核分裂偶见。胞质较丰富,呈伊红色或嗜双色性,与周围界限不清。胞质少时,细胞呈裸核状。

（3）一般为纤维硬化性间质。化疗后可有不同反应性改变（图 13-142）。

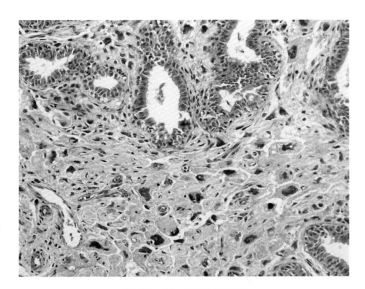

图 13-142　间质巨细胞
纤维上皮肿瘤间质内有弥漫散在单核、多核巨细胞,胞质宽大,核重叠结构不清,有的呈小腺管样结构

【免疫组化】SMA 可阳性,CK 阴性。需和浸润性癌及间质肉瘤变等鉴别。

【鉴别诊断】

（1）浸润性乳腺癌:间质巨细胞密集排列或出现花环状和（或）小腺管样结构时,和浸润性癌类似。浸润性癌更具上皮样特点,有更明显异型性,上皮性标记物阳性。

（2）新辅助化疗后残存的癌细胞:化疗可使癌细胞变性、坏死消失,也可引起间质纤维化及反应性间质巨细胞,特别是残留的少量散在癌细胞需要和间质巨细胞鉴别,有时不太容易区别。残留的癌细胞失去结构特点,细胞肿大不规则,胞质比较丰富,红染颗粒状,核深染结构不清,CK 阳性。

（3）间质肉瘤变:纤维腺瘤或其他病变内的间质巨细胞广泛密集分布时,可误为肉瘤变。间质巨细胞可以有多形性和一定的异型性,但核的结构往往不清楚,核分裂象也罕见,而且也缺乏梭形细胞。间质肉瘤变有更明显的异型性及核分裂活性,而且常有异型梭形细胞。

（4）叶状肿瘤：良性叶状肿瘤内的间质巨细胞需要和恶性叶状肿瘤的间质肉瘤细胞区别（见叶状肿瘤）。

（四）乳腺假血管瘤样间质增生

乳腺假血管瘤样间质增生（pseudoangiomatous stromal hyperplasia of breast）是一种由间质肌成纤维细胞增生的良性病变，其定义的提出是为了强调此病变不是血管形成或增生性病变，但容易误诊为血管肿瘤。如果病变不完全切除，可以复发。

【临床表现】 男、女均可发生，多见于绝经前女性。常与其他病变（如纤维上皮肿瘤、男性乳腺发育、柱状细胞病变等）伴随出现，亦可发生在副乳及移位乳腺组织。结节性假血管瘤样间质增生临床可触及肿物，或影像学检查发现界限清楚的病变。

【大体】 结节性假血管瘤样间质增生，表现为界限清楚、无包膜的分叶状结节，大小为 1~12cm（平均 6cm），切面黄白色到棕粉色，质地均一，硬或韧。

【光镜】

（1）纤维瘢痕样组织内有不规则、大小不等的裂隙样腔隙（其内通常无内容物及红细胞），分布在小叶内、小叶间或围绕腺管分布。腔隙被覆不连续的梭形细胞（与内皮细胞相似）。某些病例梭形细胞呈束-片状分布，缺乏腔隙（富于细胞型）。

（2）梭形细胞缺乏异型性（可有轻度不典型性），染色质细，核分裂罕见。

（3）间质内通常缺乏炎细胞（图 13-143）。

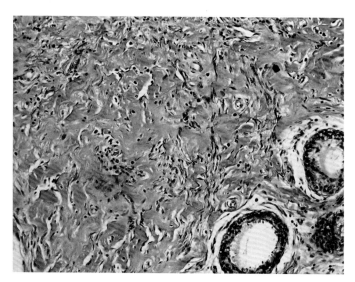

图 13-143 假血管瘤样间质增生
瘢痕样纤维组织内有不规则大小不等的裂隙样腔隙，内衬细胞呈长梭形，形态温和，裂隙缺乏红细胞，部分梭形细胞呈小片状分布（此例梭形细胞 SMA 及 bcl-2 阳性）

【免疫组化】 vimentin、CD34 阳性，SMA、desmin、calponin 可阳性，CK 阴性。PR 通常阳性，ER 阴性，CD31、FⅧ阴性。

【鉴别诊断】

（1）高分化血管肉瘤：形成真性血管腔（衬覆内皮细胞），以丛状、吻合分支状的血管弥漫性浸润为特点，破坏乳腺结构，CD31、FⅧ阳性。

（2）梭形细胞癌：假血管瘤样间质增生可呈片状分布，细胞也可呈上皮样，CD34 阳性，CK 及 p63 阴性。梭形细胞癌也可出现假血管瘤样间质增生样改变，CK 及 p63 阳性。

（3）纤维上皮病变等：纤维腺瘤可出现局灶性假血管瘤样间质增生。叶状肿瘤的假血管瘤样间质增生常可呈弥漫性，富于细胞型可细胞密集和出现不典型性，但假血管瘤样间质增生缺乏叶状肿瘤腺体的变化。

（4）纤维瘤病：当富于细胞型细胞呈长束状排列，缺乏"假血管样"典型区域时，可类似于纤维瘤病。纤维瘤病呈浸润性生长，β-catenin 阴性。

（五）乳腺韧带样型纤维瘤病

乳腺纤维瘤病（breast desmoid-type fibromatosis）是来源于乳腺实质内的纤维-肌成纤维细胞的具有局部侵袭性瘤样病变。临床及影像学可误诊为癌[84]。不完全切除，有 20%~30% 的病例可复发。

【光镜】 镜下和其他部位的纤维瘤病类似。比较特征性浸润性改变是呈"指突样"突入埋陷的乳腺导管和周围的小叶内[85]（图 13-144）。如果主要为肌成纤维细胞可称为肌纤维瘤病。

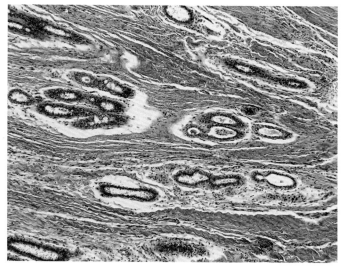

图 13-144 纤维瘤病
瘤样纤维组织增生，浸润乳腺组织

F13-144 ER

【免疫组化】 免疫组化染色，SMA 阳性，大多数 β-catenin 核阳性（异位表达）。desmin、S100 可阳性（局灶性），CD34、p63、CK 阴性。

【鉴别诊断】

（1）纤维瘤病样梭形细胞癌：有效线索是寻找上皮样细胞及有 CK、p63 阳性细胞（可局灶或不明显），β-catenin 可有表达。

（2）瘢痕组织：缺乏束状排列及无埋陷的小叶和导管，可有含铁血黄素沉积、反应性组织细胞等。β-catenin 阴性。

（3）脂肪瘤性肌成纤维细胞瘤：可见梭形肌成纤维细胞穿插于脂肪小叶之间，似纤维瘤病，通常 CD34 阳性，而纤维瘤病阴性。

（4）结节性筋膜炎：两者的形态改变偶有重叠，结节性筋膜炎常为快速增大有触痛的皮下结节，常有黏液样变及渗血。β-catenin 阴性。

（5）纤维肉瘤：在乳腺十分罕见，细胞更丰富，细胞异型性及核分裂活性更明显。

（6）以间质为主的叶状肿瘤：穿刺活检时可类似于纤维瘤病，但常存在裂隙状腺体，细胞 CD34 阳性。β-catenin 可有表达。

【遗传学】多为散发，少数与 Gardner 综合征、家族性腺瘤性息肉病或家族性多发性纤维瘤病有关。据文献报道，约 45% 的纤维瘤病存有 β-catenin 基因的激活突变，33% 存在家族性腺瘤性息肉病基因的突变或 5q 染色体的缺失。

（六）乳腺炎症性肌成纤维细胞瘤

乳腺炎症性肌成纤维细胞瘤（inflammatory myofibroblastic tumour）WHO（2003 年）定义为由梭形肌成纤维细胞组成的低度恶性肿瘤，常伴有浆细胞、淋巴细胞和嗜酸性粒细胞浸润。只有几例报道。患者均为女性，多数为 30 岁以下。在一侧乳腺内可触及质硬、界限较清楚的可活动的肿块[86]。

【光镜】和其他部位的病变类似。

（1）可破坏乳腺结构，呈肉芽组织/结节性筋膜炎样、纤维瘤病/纤维组织细胞瘤样和（或）瘢痕/硬化样。

（2）梭形-星芒状细胞具有成纤维-肌成纤维细胞的特点，没有明显异型性，核圆-卵圆形，有小核仁，核分裂可见。

（3）间质可黏液水肿样，或不同程度的纤维胶原化，伴有明显浆细胞[84]和其他混合性炎细胞（淋巴浆细胞、组织细胞、中性粒细胞及嗜酸性粒细胞）浸润。

【免疫组化】 Vimentin 和 SMA 阳性，ALK、ER、PR 和 Bcl-2 常阳性，S-100 常局灶阳性，CD34、desmin、CD10、calponin、actin 不同程度阳性（差异较大），CK 或 FⅧ 通常阴性。

【鉴别诊断】

（1）炎性假瘤：以往的炎性假瘤涵盖了炎症性肌成纤维细胞瘤，现认为炎症性肌成纤维细胞瘤是肿瘤性病变，浸润性生长，可复发，与炎性假瘤性质不同。炎性假瘤多数是由脂肪坏死或导管扩张症（浆细胞乳腺炎）发展而来，也可以是某些损伤（如医源性穿刺、隆乳等）后反应性改变。病变以肌成纤维细胞增生伴明显浆细胞、组织细胞和淋巴细胞浸润为特点，在乳腺局部形成结节性假瘤样病变。两者的鉴

别十分困难，而且没有明确的界定和诊断标准。诊断乳腺炎性假瘤时要留有余地（如：形态符合炎性假瘤，但不能完全排除炎症性肌成纤维细胞瘤）。多数炎症性肌成纤维细胞瘤 ALK 阳性，炎性假瘤一般阴性。

（2）梭形细胞癌：癌细胞为梭形，形态比较温和，而且常有肌上皮分化及鳞状上皮化生，通常缺少明显炎细胞浸润（可有比较多的炎细胞），有时可以找到典型的乳腺浸润癌成分，CK 及 p63 阳性。只有排除梭形细胞癌后才能诊断乳腺炎症性肌成纤维细胞瘤。

（3）结节性筋膜炎、纤维瘤病、肌成纤维细胞瘤及纤维组织细胞瘤等：没有足够诊断这些病变的证据。通常缺乏明显混合性炎细胞浸润，ALK 一般阴性。

（七）乳腺孤立性纤维性肿瘤/血管外皮瘤

乳腺孤立性纤维性肿瘤/血管外皮瘤（solitary fibrous tumor/hemangiopericytoma）只有几例报道。有学者[87]认为是肌成纤维细胞瘤的变异型。

【光镜】与其他部位的孤立性纤维性肿瘤类似。

（1）富于细胞区：裂隙样、鹿角状血管周围细胞紧密排列，呈血管外皮瘤样。疏细胞区：细胞间有粗细不等透明变的绳状胶原纤维，细胞呈席纹状、条索状、鱼骨状、波浪状排列。多数病例兼具两种构型。

（2）细胞呈圆-卵圆形或短梭形，形态温和，胞质少或不清，核染色均匀，核分裂罕见。

（3）富于细胞区只有纤细纤维血管间质，少细胞区间质丰富，透明变，于细胞间呈绳索状。

【免疫组化】免疫组化染色，CD34 弥漫强阳性，但有些为局灶性阳性；Vimentin 阳性，bcl-2 和 CD99 大多阳性；STAT6 细胞核强阳性[84]；S-100、EMA、CK 和 desmin 几乎均为阴性。

【鉴别诊断】

（1）化生性癌：具有上皮（癌）分化的特点及免疫表型（CK 及 p63 阳性）。

（2）血管肉瘤：血管丰富，呈吻合、分支网状，腔内衬覆的内皮细胞有异型，CD31 及 FⅧ阳性。

（3）肌成纤维细胞瘤（见乳腺型肌成纤维细胞瘤）。

（4）其他软组织肿瘤。

（八）乳腺肌成纤维细胞瘤

乳腺肌成纤维细胞瘤（breast myofibroblastoma）是纤维母-肌成纤维细胞增生形成的乳腺间质良性肿瘤。男、女性均可发生，多数见于男性，偶与男性乳腺发育有关。一般年龄比较大。通常为单侧乳腺孤立性肿块。

【光镜】有多种组织学类型：①经典型：肿瘤界限清楚，有假包膜，细胞呈梭形，排列呈片状或宽束状，形态温和、均匀一致，核分裂少见或缺乏（0～2 个/10HPF）。宽大透明变的胶原束分布在其中，可有比较多的肥大细胞及脂肪组织，血管周围常有淋巴浆细胞浸润（图 13-145）。②胶原化型（纤维型）：梭形细胞分布在胶原化的间质中。缺乏经典型

中的宽大透明变的胶原束。可出现类似于假血管瘤样间质增生的裂隙状结构。③上皮样型：多边形或上皮样细胞占优势，排列呈巢状，也可和梭形细胞相混杂。具有硬化性间质时，上皮样细胞可呈"线"状排列，和浸润性小叶癌类似。④富于细胞型：富于梭形细胞，缺乏胶原束，可有浸润性边缘。⑤浸润型：纤维间质里有梭形、卵圆形或上皮样肿瘤细胞，浸润周围脂肪组织和乳腺组织。⑥肌样型：瘤细胞类似于分化好的平滑肌细胞，可有软骨分化。⑦黏液型：间质有明显的黏液变性。⑧脂肪瘤性肌成纤维细胞瘤：形态、免疫组化表型及遗传学上类似于梭形细胞脂肪瘤。⑨不典型型：有多形性不典型细胞。

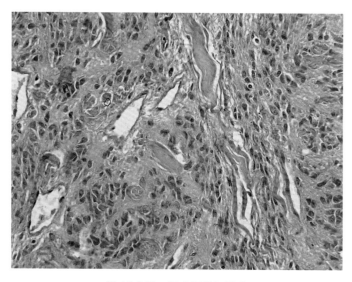

图 13-145　肌成纤维细胞瘤
瘤细胞排列呈片状或宽束状，间质黏液变，其间有宽大透明变的胶原束，瘤细胞呈胖梭形，胞质较丰富红染

【免疫组化】CD34、desmin 阳性，ER、PR、Bcl-2、SMA 和 CD10 常阳性，CK 阴性。

【鉴别诊断】

（1）梭形细胞化生性癌：最有帮助的区别点是低倍镜下边界不清，呈浸润性生长。免疫组化染色 AE1/AE3 和 EMA 阳性，CD34 阴性。

（2）平滑肌瘤/肉瘤：平滑肌瘤通常发生乳头区，更富肌样细胞的特点，细胞核两头钝圆，缺乏宽大透明变的胶原束。免疫组化染色 SMMHC、CD10 和 calponin 阳性，S100 蛋白、CD34 阴性。电镜具有平滑肌细胞的特点。肉瘤明显浸润性生长，异型性明显，核分裂多。

（3）纤维瘤病：浸润性生长，有丰富的长、波浪束状胶原，梭形细胞排列呈宽带状，而不是短束状。

（4）梭形细胞脂肪瘤：也多见于男性，有明显的边界，CD34 也常阳性，光镜下两者组织学特征重叠（且具有相同的遗传学异常），常不易区别。但此肿瘤主要发生在肩背或颈后部，比较表浅，脂肪组织更为丰富，乳房区罕见，desmin 通常阴性。

（5）梭形细胞肌上皮瘤/癌：更富肌样细胞的特点，间质内可见不规则分布的基膜样物质，缺乏宽大透明变的胶原束。免疫组化染色 p63、SMMHC 阳性。电镜具有肌上皮的特点。

（6）浸润性导管癌/小叶癌：有癌典型特点的区域。免疫组化染色 AE1/AE3 和 EMA 阳性，CD34 阴性。

（7）炎症性肌成纤维细胞瘤：有明显的炎细胞浸润。

（8）外周神经鞘瘤：可有神经鞘瘤的典型形态，S-100蛋白阳性，CD34、desmin、actin 一般阴性。

（9）结节性筋膜炎：呈浸润性生长，具有黏液间质，可见肥硕的肌样细胞和炎细胞。

（10）假血管瘤样间质增生（见假血管瘤样间质增生）。

（九）乳腺型肌成纤维细胞瘤

乳腺型肌成纤维细胞瘤是 WHO 软组织肿瘤病理遗传学分类（2003 年）中新列出的肿瘤，是一种乳腺外的肌成纤维细胞瘤，可能起源于副乳腺或移位乳腺组织。软组织乳腺型肌成纤维细胞瘤只有 11 例报道（国内报道 1 例[88]），男性8 例，女性 3 例，年龄为 36～80 岁，位于腹股沟会阴区，阴道后壁、臀部、前腹壁、耻骨上方和中背部各 1 例。

【光镜】组织形态完全和乳腺肌成纤维细胞瘤类似[89]。

【免疫组化】免疫表型和乳腺肌成纤维细胞瘤类似，可表达 CD34、desmin、SMA、ER、PR、CD99、bcl-2 和 CD10[89]。

【鉴别诊断】

（1）细胞性血管纤维瘤：常有丰富的中-大血管，血管壁常有明显的透明变。梭形细胞 vimentin 阳性，CD34 少数阳性，desmin 和 SMA/MSA 阴性。

（2）孤立性纤维性肿瘤：有血管外皮瘤样富于细胞区，亦有疏细胞区，梭形细胞间有粗细不等的"绳索"样胶原束。CD34 阳性，SMA/MSA 和 desmin 通常阴性。

（3）神经束膜瘤：EMA 和 vimentin 阳性，CD34、SMA/MSA 和 desmin 通常阴性。

（4）血管肌成纤维细胞瘤：起源于血管周围未分化多潜能细胞。肿瘤血管丰富，大多数为薄壁小血管或毛细血管，也可有海绵状血管。

（5）梭形细胞脂肪瘤：形态学和遗传学上两者均有相似之处（如都含有梭形细胞和脂肪、CD34 阳性和染色体 13q部分缺失等）[90]，但后者主要发生在肩背或颈后部，以脂肪为主要成分，SMA/MSA 和 desmin 通常阴性。

（十）乳腺肌纤维肉瘤

乳腺肌纤维肉瘤（breast myofibrosarcoma）只有少数报道，又称肌成纤维细胞肉瘤、低度恶性肌成纤维细胞肉瘤和具有肌成纤维细胞分化的梭形细胞肉瘤等。此瘤恶性程度比较低，但可复发转移。

【光镜】

（1）镜下组织形态学改变表现出肌成纤维细胞的分化谱系[91-92]，从筋膜炎样到肉瘤性改变。

（2）细胞有程度不同的异型性，核分裂增多，局部坏死亦常见。在复发性病变,更富于细胞,多形性和异型更明显,亦可见有多核巨细胞,核分裂更多。

(3) 有纤维-硬化性间质。

【免疫组化】具有肌成纤维细胞的免疫表型。

【鉴别诊断】

(1) 化生性癌:首先要排除化生性癌,多切片寻找癌的蛛丝马迹,CK 及 p63 阳性。

(2) 叶状肿瘤:需仔细寻找具有叶状肿瘤特征的上皮成分。如有倾向诊断为恶性叶状肿瘤。

(3) 转移性梭形细胞肿瘤(包括肉瘤样癌、梭形细胞恶性黑色素瘤等):要想到有转移瘤的可能,常有原发病灶,免疫表型不同。

二、血管组织肿瘤

乳腺血管来源的肿瘤绝大多数为血管肉瘤,良性者少见。故诊断乳腺良性血管瘤时应特别慎重,因为貌似良性血管瘤,实际多是血管肉瘤的组织学假象,此时必须多取材,除外恶性。

(一) 良性血管肿瘤

认识良性血管病变的重要意义在于和血管肉瘤鉴别。一般而言,良性血管病变界限清楚,缺乏血管肉瘤特有的相互吻合的血管腔、内皮细胞增生和非典型性。然而,一些血管肉瘤会有分化极好的区域,与良性血管病变相似。相反,一些良性血管病变可有细胞或结构的非典型性。两者的鉴别常遇到困难。特别是粗针穿刺活检标本,可能无法区分良性血管病变和低级别血管肉瘤。

1. 小叶周血管瘤(perilobular hemangioma) 是乳腺最常见的血管病变,通常为镜下病变。小叶内、外间质均可累。多数界限清楚,少数病例有浸润性边缘,扩展到邻近的脂肪组织和纤维间质中。

(1) 典型病变:为丛状分布的毛细血管和发育不好的海绵状血管,有时可见有吻合性薄而细的血管,没有平滑肌层,在血管腔隙中常含红细胞。间质中通常没有淋巴细胞浸润(图 13-146)。

(2) 不典型病变:内皮细胞出现不典型性,核大深染,并可见吻合性的管腔。但内皮细胞没有乳头状增生、核分裂不多,也没有广泛的吻合分支性血管。

2. 血管瘤 包括毛细血管瘤、海绵状血管瘤(更常见)。其血管成分常和周围的乳腺实质混合在一起。瘤组织常围绕腺管结构或长入小叶内。

(1) 典型病变:见软组织血管瘤。

(2) 不典型病变:是一种良性血管瘤。形态学上具有低度恶性血管肉瘤的某些特点,容易引起过诊断。其内吻合性血管比较多见,甚至很明显。血管内皮细胞增生,局部可呈有乳头状,细胞具有不典型性,核仁明显,染色质增多,部分病例有浸润性边缘。

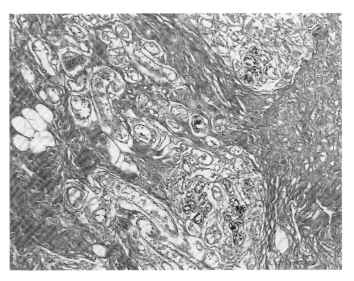

图 13-146　小叶周血管瘤
小叶间及小叶内见丛状分布、充有红细胞的毛细血管

【鉴别诊断】鉴别良恶性血管瘤时,常常把吻合性分支状血管作为诊断血管肉瘤的标准,但是不能过分地强调这一点,因为血管瘤中的吻合性血管也并非罕见,特别是在肿瘤小于 2cm 时,对吻合性血管作出判断更要小心。另外,也不要将内皮细胞增生(尤其是具有不典型性)、血栓机化、穿刺或活检造成的出血坏死以及内皮细胞的乳头状增生和梭形细胞增生等误为血管肉瘤的证据。

(1) 低度恶性的血管肉瘤:不典型性血管瘤与之比较,前者一般小于 2cm,后者一般大于 2cm;吻合性分支状血管后者比前者更为明显广泛;前者可有浸润性边缘,而后者广泛性浸润生长;前者一般不破坏小叶,后者小叶常有破坏。

(2) 乳头状血管内皮增生症(Masson 病):不典型性血管瘤的管腔内常有血栓和机化的各种表现,也可有乳头状增生,需要和乳头状血管内皮增生症鉴别,后者为血管内病变,增生乳头有纤维性和(或)透明变的轴心,可残留机化血栓。

(3) 血管脂肪瘤:有时血管脂肪瘤的血管丰富细胞密集,类似于不典型性血管瘤。血管脂肪瘤一般发生在皮肤,比较表浅,而不在乳腺实质内,血管腔内无透明血栓,肿瘤边缘一般没有瘤性血管。

(4) 不典型性小叶周血管瘤:仅见于镜下,主要沿小叶周分布,可长入小叶内。

3. 静脉性血管瘤 亦称静脉畸形。类似于软组织中发生的同类肿瘤(见软组织静脉性血管瘤)。

(二) 血管瘤病

十分罕见,大部分为女性。需完整切除病变。

【光镜】不同大小、相互吻合的良性血管,在乳腺实质中弥漫性生长,围绕导管和小叶或取代小叶,但不破坏小叶。血管扩张、壁薄,被覆内皮细胞无异型性,血管腔内充满红细胞或无红细胞(图 13-147)。

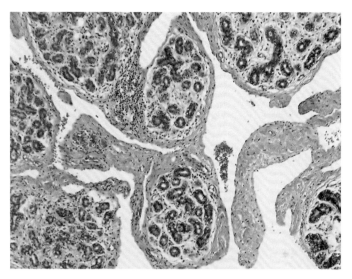

图 13-147　血管瘤病
小叶间及小叶内见丛状分布、充有红细胞的毛细血管

F13-147　ER

【鉴别诊断】血管瘤病与低度恶性的血管肉瘤鉴别困难,尤其是在粗针穿刺活检标本。两者都可出现空腔和含红细胞的吻合分支状血管,以下几点可以鉴别:①血管瘤病的血管分布均匀,形态变化较少,而分化好的血管肉瘤可见到不同类型的血管,且分布不均匀。②在低度恶性的血管肉瘤外周,其毛细血管大小的瘤性血管渐渐消失;而在血管瘤病的这种血管在外周并不减少。③血管肉瘤侵袭到小叶内,使小叶出现明显的破坏。而血管瘤病增生的血管围绕小叶,而不在小叶内生长。④血管瘤病的内皮细胞核正常,或者很难发现内皮细胞。血管肉瘤的内皮细胞核肿胀且有异型性。

(三) 不典型血管病变

是指乳腺癌患者保乳手术加放射治疗后,皮肤发生的血管增生性病变。通常于治疗后 6 年发生,其患者照射野皮肤有棕色、红色或粉红色丘疹或斑丘疹。

【光镜】真皮内聚集有大小不同扩张的脉管,边界通常局限,脉管腔可形成吻合并呈复杂的分支状,局灶性病变可穿插于真皮胶原之间。脉管通常被覆肥胖的单层内皮细胞,可有不典型性,表现为细胞核显著,但无明显核仁,而且核分裂少见。某些扩大的脉管腔内含有细小的间质突起,表面衬覆内皮细胞,腔内缺乏红细胞。另外,间质没有红细胞渗入,常见慢性炎细胞浸润。有学者分两型:①淋巴管型(多见):主要是由真皮浅层相互吻合的薄壁淋巴管组成,可累及真皮深层及皮下组织。②血管型(少见):由不规律分布的毛细血管大小的血管构成,腔内充满红细胞,内皮细胞显著,可有不典型性,小血管周围有周细胞包绕。累及真皮浅层或

深层。

【鉴别诊断】血管肉瘤:常为浸润性生长,穿插破坏真皮胶原,有明显吻合性血管,可出现血湖,缺乏间质突进血管现象,常有乳头状内皮细胞增生,有不同程度的异型性,核仁显著,核分裂增多。不典型血管病变则界限常较清楚,缺乏或只有局部病变穿插真皮胶,可有吻合性血管,但不如血管肉瘤显著,通常无血湖,可有间质突进血管现象,缺乏乳头状内皮细胞增生,通常无或有轻度细胞异型性,缺乏明显核仁及核分裂。

【预后及预测因素】目前报道的多为良性病程,但有复发的可能,极少数继发血管肉瘤。应对有乳腺癌手术史和放疗的患者进行密切随访,并对皮肤异常及时活检。

(四) 原发性血管肉瘤

即原发于乳腺实质显示内皮细胞分化的恶性肿瘤,又称淋巴管肉瘤。原发性血管肉瘤虽然罕见,但在乳腺却是仅次于恶性叶状肿瘤,是第二常见的恶性间叶性肿瘤。常被误诊为良性病变,因而在病理诊断中十分重要。

【临床表现】主要发生在 35～40 岁女性,多为单侧乳腺深部组织有无痛性肿物,部分表现为乳房弥漫性增大,当累及皮肤时,皮肤颜色呈红蓝相间。

【光镜】边界不清,在乳腺实质内呈浸润破坏性生长。组织形态学和其他部位的类似(见软组织血管肉瘤)。互相吻合的分支状血管,衬以不同状态的不典型内皮细胞(图13-148)。根据组织学特征,分为低、中和高 3 级,在特定的病变的不同区域肿瘤的级别可有不同:

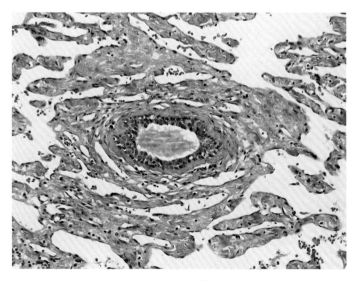

图 13-148　血管肉瘤
乳腺组织中见有浸润性、吻合性血管,内皮细胞有异型性

(1) 低级别:血管腔完好并相互吻合,腔内含有数量不等的红细胞,内皮细胞核深染,核分裂少或无,无乳头状内皮细胞簇和实性区。某些由毛细血管样血管组成。可呈假良性的形态学表现(易误认为良性血管病变)。

(2) 中级别:细胞密度增加,伴有内皮细胞簇和乳头形

成,和(或)出现实性梭形细胞灶(无血管腔),可有核分核裂增多。

(3) 高级别:具有显著内皮细胞簇和乳头状结构,内皮细胞具有明显异型性,核分核裂易见,常见有实性梭形细胞区域(无血管腔),可见间质出血灶(血湖)及坏死。某些增生的血管内皮可呈上皮样(与癌非常类似)。

(五) 上皮样血管内皮瘤

上皮样血管内皮瘤(epithelioid hemangioendothelioma)发生于乳腺的上皮样血管内皮瘤罕见,见诸文献,迄今报道不足10例。其组织形态学及免疫表型及遗传学特征和其他部位的上皮样血管内皮瘤类似。

【免疫组化】Ⅷ因子、CD31、CD34和D2-40分化好的区域常阳性,在低分化区域常呈弱阳性或阴性。CK可阳性。电镜肿瘤内皮细胞中可见到WP小体。

【鉴别诊断】

(1) 血管瘤:特别是和不典型血管瘤的鉴别常遇到困难。乳腺血管肉瘤常可见到假良性区域,血管瘤也可出现类似血管肉瘤的不典型图像,需多取材,谨慎诊断(见血管瘤)。

(2) 假血管瘤样间质增生:见假血管瘤样间质增生。

(3) 假血管肉瘤样癌/梭形细胞癌:常有癌的典型区域,血管内皮标志物阴性,上皮性标志物阳性。

(4) 浸润性导管癌:形态有时和上皮样血管肉瘤相似。有原位癌和(或)其他类型的浸润癌,上皮性标志物阳性,ER、PR亦可阳性,血管内皮标志物阴性。

(5) 乳头状血管内皮增生:特别是在组织小的情况下(如穿刺),和高分化血管肉瘤的鉴别常遇到困难。乳头状血管内皮增生为血管内病变,增生乳头有纤维和(或)透明变轴心,可有血栓、血凝块成分。

(6) 反应机化性病变:如穿刺后组织反应,梗死后机化等,血管内皮细胞可密集增生,而且可有细胞不典型,核分裂增多,但缺乏吻合性血管及浸润性生长。

(7) 乳腺肥大:青春期乳腺肥大症的间质血管可明显增生和扩张,有时可误诊血管肉瘤。注意乳腺肥大症的其他病变,不难鉴别。

(8) 不典型血管病:见不典型血管病。

(9) 血管脂肪瘤。

(六) 继发性血管肉瘤

是指皮肤、胸壁的血管肉瘤累及乳腺,或乳腺癌根治术后/乳腺癌手术加放疗后乳腺实质发生的血管肉瘤。近年来发病率有所增加,可能和乳腺癌保乳手术加术后放疗增多有关。

1. 乳腺癌根治术后血管肉瘤　是一种继发于乳腺癌根治性手术后的并发症,指来自上肢淋巴水肿区的脉管肉瘤,又称淋巴管肉瘤和慢性淋巴水肿(Stewar-Treves综合征)。多见老年人,大多发生在乳癌根治术后10年左右。形态表现为高度恶性血管肉瘤[93]。

2. 放射治疗后血管肉瘤　可发生在胸壁和乳腺实质,更常累及皮肤。组织学改变上皮样低分化血管肉瘤的比例稍有增高。其他类似于乳腺原发血管肉瘤。

【鉴别诊断】

(1) 放射后血管肉瘤与不典型血管病变:两者鉴别有困难,后者内皮细胞虽有不典型性,但范围局限,达不到诊断血管肉瘤的标准。

(2) Kaposi肉瘤:常遇到困难,通常不如血管肉瘤的多形性和异型性明显。

(3) 淋巴水肿伴反应性血管增生:缺乏多形性和异型性,核分裂罕见。

三、脂肪组织肿瘤

乳腺脂肪组织肿瘤(lipomatous tumour)良、恶性均可发生,但非常罕见。其组织形态学及免疫表型及遗传学特征和其他部位的脂肪瘤和脂肪肉瘤类似。应该和乳房皮肤脂肪瘤、错构瘤及叶状肿瘤区别。乳腺许多病变都可能出现空泡状细胞,有时易与脂肪母细胞混淆。某些病变也可有脂肪化生,应注意鉴别。血管脂肪瘤中血管可有明显增生,局部出现吻合状血管,也可出现梭形细胞,亦可有血栓形成及血管内皮细胞增生,需与血管肉瘤鉴别(特别是在粗针穿刺活检)。

四、平滑肌组织肿瘤

平滑肌瘤多发生在乳头-乳晕区,而平滑肌肉瘤主要在乳腺实质内。其组织形态学及免疫表型及遗传学特征和其他部位的平滑肌瘤和平滑肌肉瘤类似。乳腺平滑肌肿瘤只有在排除其他具有良或恶性伴平滑肌分化的病变时才能诊断,如纤维上皮性肿瘤、肌性错构瘤和硬化性腺病等。有颗粒状胞质的平滑肌瘤还需和颗粒细胞瘤区别。平滑肌肉瘤需与梭形细胞肌上皮肿瘤和化生性癌区别。

五、骨及软骨组织肿瘤

骨及软骨组织肿瘤(chondro-osseous tumour)的组织形态学、免疫表型及遗传学特征和其他部位的良恶性骨软骨肿瘤类似。良恶性骨及软骨成分也可出现在其他良恶性病变中,如肌成纤维细胞瘤、错构瘤、多形性腺瘤、血管瘤、纤维腺瘤、化生性癌及叶状肿瘤等。某些恶性叶状肿瘤,骨肉瘤成分可占间质的75%以上,广泛取材才能明确诊断。同样情况也可发生在化生性癌,癌组织仅在局部出现。遇到类似的肿瘤,排除恶性叶状肿瘤和化生性癌后,才能考虑骨软骨肉瘤的诊断。

六、周围神经肿瘤

(一) 颗粒细胞瘤

颗粒细胞瘤(granular cell tumor)是一种起源于外周神经,肿瘤细胞胞质富含嗜酸颗粒的肿瘤。绝大多数为良性。

【临床表现】女性多见,年龄广泛(17~75岁)。通常为单侧。临床上表现为不规则实性肿物,可出现乳头内陷及皮肤皱缩。影像学呈界限不清或毛刺状肿物。

【光镜】组织形态学、免疫表型及遗传学特征和其他部位的颗粒细胞瘤类似(图13-149)。提示恶变的形态学特征包括:肿瘤体积大(大于5cm)、细胞丰富、核呈多形性、核仁明显、核分裂增多、存在坏死及局部复发。

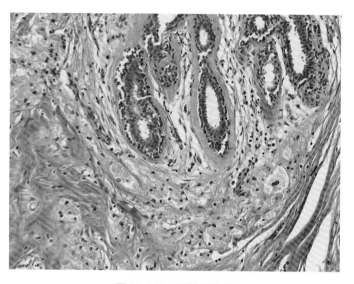

图13-149　颗粒细胞瘤
腺管周围瘤细胞片状分布,胞质丰富,明显嗜酸性颗粒状,核相对小、深染

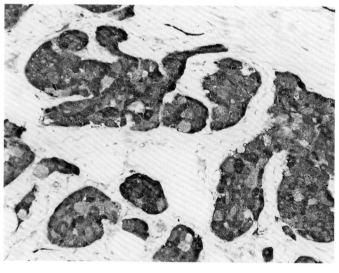

图13-150　颗粒细胞瘤
S100肿瘤细胞强阳性

【免疫组化】S100、PGP9.5和CD68弥漫强阳性(图13-139),灶状表达CEA和vimentin,溶菌酶、CK、ER、PR阴性。Ki67指数通常较低。

【鉴别诊断】

(1)大汗腺癌:异型性多形性大,可有导管内成分,CK、GCDFP-15阳性。

(2)组织细胞样/肌母细胞样癌:细胞大小形状不一致,胞质红染但缺乏明显的颗粒感,CK、EMA、GCDFP-15阳性、黏液亦可阳性。

(3)反应性组织细胞:某些医源性病变(如穿刺后反应)、脂肪坏死、导管扩张症等都会出现反应组织细胞增生,胞质可红染颗粒状,也可吞噬异物(如手术充填物等)类似于颗粒细胞瘤。其S-100阴性,CD68阳性。

(4)浸润性小叶癌(硬癌型):颗粒细胞瘤细胞可以出现明显的核仁,如果有显著的胶原化间质,特别是在冷冻切片时,容易和硬癌型浸润性小叶癌混淆。浸润性小叶癌细胞散布在胶原化的间质中,可有列兵状排列,胞质空泡内可见小红球等。

(5)嗜酸性神经内分泌癌:见神经内分泌癌。

(6)转移性肾癌:有原发灶,CK、vimentin阳性。

(7)恶性黑色素瘤:HMB45阳性。

(8)腺泡状软组织肉瘤:腺泡状排列,myoglobin阳性。

(9)转移性恶性颗粒细胞瘤:排除多发性颗粒细胞瘤后才能诊断。

【预后及预测因素】治疗的方法为局部扩大切除,如切除不完全,肿瘤可复发。

(二)良、恶性神经鞘肿瘤

发生于乳腺实质的十分罕见,可为良性或恶性。其组织形态学、免疫表型及遗传学特征和其他部位的良、恶性外周神经鞘瘤类似。神经纤维瘤病亦可累及乳房皮肤及皮下组织。此类病变需要与化生性癌、叶状肿瘤及梭形细胞软组织病变/肿瘤鉴别。

七、纤维肉瘤/恶性纤维组织细胞瘤

以往诊断的纤维肉瘤(fibrosarcoma)及恶性纤维组织细胞瘤(malignant fibrous histiocytoma)占乳腺肉瘤的60%,是乳腺最常见的肉瘤。纤维肉瘤/恶性纤维组织细胞瘤样改变是化生性癌及恶性叶状肿瘤最常见的成分,所以必须排除化生性癌后才能诊断纤维肉瘤/恶性纤维组织细胞瘤(未分化肉瘤)。此外,还需和其他软组织良、恶性病变鉴别。

八、横纹肌肉瘤

虽然乳腺原发性横纹肌肉瘤(rhabdomyosarcoma)也有报道,但多数为转移性,原发性极为罕见,主要见于儿童。在老年女性,横纹肌肉瘤样分化可是叶状肿瘤或化生性癌的异源性成分。另外,也应注意和小细胞癌、粒细胞肉瘤及淋巴瘤鉴别。

九、乳腺CD10阳性的非特殊类型肉瘤

CD10阳性的非特殊类型肉瘤(sarcoma, not otherwise specified type, with CD10 expression)非常罕见,由Leibl等(2006年)首先提出,国内有3例报道[94]。其最大特点是稳定表达CD10,而形态上和其他肉瘤相比没有特殊性。

【光镜】

(1) 梭形细胞呈交织束状排列成,其间夹杂多少不等的胶原纤维。

(2) 瘤细胞胞质呈嗜酸或双嗜性,细胞核明显多形异型性,浓染或呈泡状核,染色质颗粒粗。核分裂多见。

(3) 可出现破骨细胞样巨细胞。

【免疫组化】 CD10、Vimentin 阳性, CD29、SMA、P63、Calponin 及 EGFR 常阳性。CK、maspin、S-100、SMMHC、GFAP、caldesmon、desmin、ER、PR、AR 阴性。

【鉴别诊断】

(1) 化生性癌:化生性癌形态多变,其免疫表型与 CD10 阳性的非特殊类型肉瘤有相似之处。但总会表达 CK, S-100、maspin、14δ-3-3 等有不同程度的阳性。

(2) 叶状肿瘤:在缺乏上皮成分时需要鉴别,叶状肿瘤间质细胞 CD34 一般阳性,CD10 仅会出现局灶阳性,p63 通常阴性。而 CD10 阳性的非特殊类型肉瘤 CD34 通常阴性,CD10 弥漫阳性,p63 亦可阳性。

(3) 其他肉瘤:多数肉瘤具有特殊形态,辅之以免疫组化,鉴别并不困难。CD10 阳性的非特殊类型肉瘤细胞胞质可明显嗜酸性,细胞核卵圆形、两端钝圆,与平滑肌肉瘤相似。平滑肌肉瘤一般不表达或仅局灶表达 CD10,而肌源性标志物(如 desmin、h-caldemon 等)常阳性。

十、透明细胞瘤

透明细胞瘤(clear cell tumor)又称"糖瘤",是一种血管周细胞肿瘤。乳腺只有 1 例报道[95],患者为女性,16 岁,右乳外上象限包块,肿块直径为 7cm,质硬,活动。

【光镜】 肿瘤界限清楚,呈片状、巢状排列。瘤细胞圆-多边形,胞质丰富透明,界限清楚。核圆-卵圆形,核多形性不明显,染色质细,可有小核仁,缺乏核分裂象。间质富于薄壁毛细血管,偶见管壁透明变的大血管。

【特染及免疫组化】 黏液阴性,糖原阳性。HMB45、PR、vimentin 阳性,上皮、肌、血管及神经内分泌等标记物阴性,Ki-67 指数<1%。

【电镜】 胞质内有大量糖原和比较多的线粒体。

【鉴别诊断】

(1) 富于糖原的透明细胞癌:导管型透明细胞癌多形、异型性明显。小叶型透明细胞癌细胞比较均匀一致,异型性亦可不显著,但呈浸润性生长,具有反应性间质,CK 阳性,HMB45 阴性。

(2) 富脂癌:异型性明显,CK 阳性,HMB45 阴性。

(3) 透明细胞腺肌上皮瘤:两种细胞,透明肌上皮围绕压迫腺上皮,CK 和 actin 阳性,HMB45 阴性。

(4) 透明细胞肌上皮瘤:CK 和 actin 阳性,HMB45 阴性。

(5) 转移性透明细胞肾癌:CK 阳性,HMB45 阴性。

(6) 透明细胞恶性黑色素瘤:有异型性,S100 蛋白弥漫阳性。

(7) 透明细胞淋巴瘤:LCA 阳性。

(8) 神经内分泌肿瘤:神经内分泌标记物阳性。

十一、黏液瘤

具有黏液样特征的良性间叶性肿瘤,罕见发生在乳腺。其临床重要性在于它和 Carney 综合征相关。粗针穿刺活检诊断可能存在困难,其鉴别主要包括黏液癌、黏液囊肿样病变、间质黏液样变的纤维上皮性肿瘤及化生性癌等。

十二、放疗后肿瘤

放射后肉瘤除血管肉瘤外,还可为纤维肉瘤、恶性纤维组织细胞瘤(未分化肉瘤)、骨源性肉瘤等。诊断标准如下:①病变部位必须在放疗野范围内;②患者接受过足够的照射剂量;③放疗到发生肉瘤最少要间隔 3~5 年;④继发性肉瘤和原发性肿瘤是不同类型的肿瘤。

十三、其他肿瘤

乳腺原发性腺泡状软组织肉瘤、恶性间叶瘤等也有报道。

第十六节　乳头肿瘤

一、乳头腺瘤

乳头腺瘤(nipple adenoma)又称乳头导管腺瘤、乳头状腺瘤、侵袭性腺瘤病、旺炽性乳头状瘤病、乳头状瘤病、乳晕下导管内乳头状瘤病。最多见于 40~50 岁的女性。临床可见单侧乳头溢液,乳头增粗、变硬、糜烂、结痂等。病变切除不完全可以复发。少数可伴发癌。

【大体】 乳头表面糜烂、溃疡。肿瘤位于乳晕下,为质硬的小结节,直径很少超过 1.5cm。切面实性,可见小囊。

【光镜】 病变位于乳头集合导管区(图 13-151),病变界限相对清楚。主要有 3 种组织学类型[96-97],常混合存在:①腺病型(最常见类型):集合管周围腺管增生,集合管受压和(或)囊性扩张,发芽增生的腺管具有腺上皮和肌上皮两型细胞。形成腺病、硬化性腺病的图像。间质呈黏液样,可见粗大胶原束或弹力纤维增生。②上皮增生型(乳头状瘤病型):集合管和增生腺管的上皮呈旺炽性增生,常呈实性、复杂乳头状。可伴有不典型增生、坏死和出现核分裂象(图 13-152)。增生腺上皮可延伸至乳头表面,替代鳞状上皮(临床上为糜烂,类似于 Paget 病)。鳞状上皮内 Toker 细胞(一种具有透明胞质的细胞,可能是来源于表皮内的乳腺导上皮细胞)增生(形态和 Paget 细胞类似)。③硬化假浸润型:间质纤维化硬化,挤压增生腺管,使之扭曲变形,呈假浸润改变(类似于浸润性癌)(图 13-153)。④可有鳞状上皮化生、大汗腺化生、囊肿等。⑤偶有导管内癌、浸润性导管癌或浸润性小叶癌。

【免疫组化】增生上皮 CK5/6 阳性,腺管及假浸润上皮巢周围有肌上皮(p63、calponin 等阳性),p53、HER2 阴性,Ki67 指数近表面高。

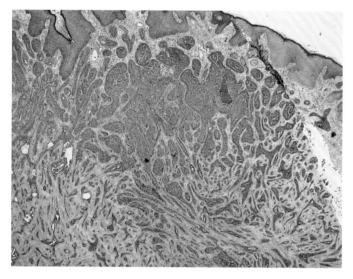

图 13-151 乳头腺瘤

乳头集合-大导管及小管显著增生,近表皮侧导管旺炽性增生,见一导管有坏死,肿瘤深部呈假浸润改变

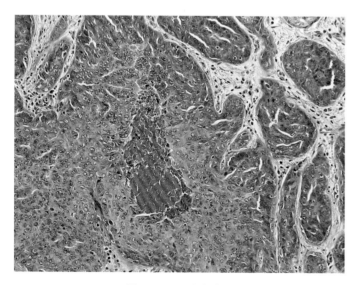

图 13-152 乳头腺瘤

导管上皮呈旺炽性增生,局部中央有坏死(类似导管原位癌)

F13-152 ER

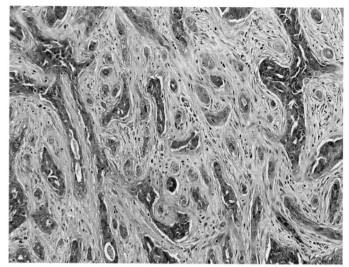

图 13-153 乳头腺瘤

纤维性组织内有变形扭曲的腺管、小管及细胞簇(类似浸润性癌)

F13-153 ER

【鉴别诊断】乳头腺瘤形态复杂呈多样性,旺炽性增生的上皮细胞核可增大,泡状或过染,有明显核仁,核质比率增加,核分裂增多(可能是一种反应性改变),亦可以出现坏死及假浸润现象,免疫组化的帮助常有限,旺炽性增生的上皮细胞 CK5/6 表达可不明显,假浸润的上皮巢/小管周围可缺少肌上皮(p63、calponin 等阴性),容易过诊断。乳头腺瘤发生高级别导管原位癌及伴发浸润性癌的几率很低,在考虑恶性诊断时,没有确切把握,一定要采用保守的诊断方式。

(1)导管原位癌:可采用普通导管增生与导管原位癌的鉴别标准。乳头腺瘤增生上皮核大,有明显核仁,核质比率增加,核分裂增多,旺炽性增生的导管中央出现坏死,均不能作为诊断恶性的依据。乳头腺瘤导管内的坏死通常位于近表皮区,范围少且程度轻,坏死周围有数层普通增生的上皮(与旁边没有坏死的普通导管增生的上皮类似)。导管原位癌的坏死范围广程度重,坏死周围是癌细胞,某些导管只有 1~2 层细胞。可伴有乳头 Paget 病。

(2)浸润性:很少发生在乳头大导管开口处,缺乏乳头湿疹样或结痂性改变。弥漫浸润性生长,细胞异型性明显,无肌上皮,常有明显促纤维性间质及坏死。乳头腺瘤假浸润只局限在病变内,其底部可能界限不清,但通常不会累及更远的组织。腺管及细胞巢内上皮类似于普通导管增生上皮,有肌上皮,周围间质常呈硬化性改变。

(3)乳头 Paget 癌(Paget 病):临床容易误诊,组织学表皮内有 Paget 细胞是其特点。绝大多数乳头佩吉特癌都有导管内癌存在,所以,在那些导管内增生病变不易确定良恶性时,Paget 癌的存在有助于去考虑导管内癌的诊断。Paget 细胞需和乳头腺瘤增生 Toker 细胞有鉴别。Toker 细胞分布在表皮的棘细胞层内,基底层细胞内罕见,细胞较 Paget 细胞小,胞质透明,可含有黑色素,核温和,圆形规则。Paget 细胞表皮各层均可分布,基底层常明显,细胞大,核不规则,有异型性。

(4)导管内乳头状肿瘤:乳头腺瘤如有明显的乳头状增生伴显著的导管扩张,必须与中央型导管内乳头状瘤鉴别,后者局限于单一扩张的输乳管或近乳头的大导管中,形成复杂的树枝乳头状结构,有纤维血管性轴心,周围缺乏出芽增生的小腺管。而乳头腺瘤常累及多个输乳管,周围小腺管增生,缺乏复杂树枝乳头状结构和血管轴心。

(5)乳晕区的硬化导管增生:组织学形态学上有类似之处,但两者是不同的疾病,其病变部位在乳晕区,是纤维组织及腺管增生性病变,有更明显的纤维硬化区,中央往往有瘢痕硬化及弹力纤维变性区。治疗通常保留乳头,与乳头腺瘤切除乳头不同。

(6)乳头汗腺瘤样腺瘤:以汗腺样小管或细胞条索浸润性生长为特点。缺乏腺病样腺管增生、上皮旺炽性增生及大导管内的乳头状增生病变,无腺上皮向乳头皮肤表面延伸。

二、乳头汗管瘤性腺瘤

乳头汗管瘤性腺瘤(syringomatous adenoma of nipple)又称浸润性乳头汗管瘤性腺瘤(infiltrating syringomatous adenoma of the nipple)、软骨样汗管瘤样腺瘤。发生在乳头/乳晕区,有汗腺样分化的良性肿瘤,局部呈浸润性生长,常复发但不转移。多发生于 40 岁左右女性,在乳头内或乳晕下触及散在的硬结。最佳的治疗方法是肿瘤扩大切除。

【光镜】

(1)大小一致的汗腺样小管或细胞条索呈浸润性生长,可浸润真皮、平滑肌、神经及乳晕下乳腺实质。小腺管排列杂乱,常常成角,呈逗点状、泪滴状。

(2)小腺管由两层或多层细胞组成、也可形成实性小腺管和细胞条索,细胞形态温和,呈基底细胞样,胞质少,核小而一致,核分裂象罕见,缺乏肌上皮。

(3)间质富于细胞、硬化或呈水肿状,可有黏液样变。

(4)可见比较广泛鳞状上皮分化及角化性囊肿形成。表皮可呈假上皮瘤样增生及角化过度[98-99](图 13-154、图 13-155)。

【免疫组化】CK5/6、CK14、34bE12 阳性,P63(特别是外层细胞与鳞化上皮)阳性,Calponin、SMA、ER、RP、GCDFP-15、HER2 均阴性。

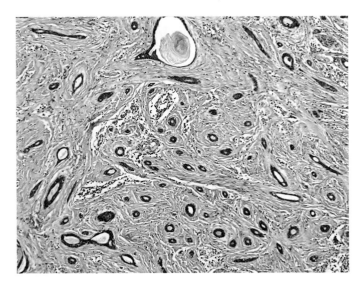

图 13-154　乳头汗管瘤性腺瘤

乳头真皮内有大小一致的汗腺样小管浸润性生长,可见角囊肿(上方)

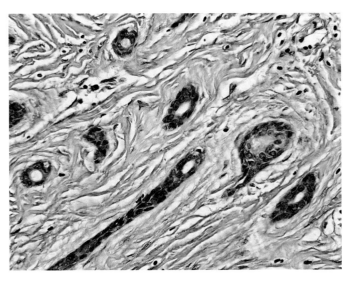

图 13-155　乳头汗管瘤性腺瘤

小管拉长、成角或呈逗点状,小腺管由两层或多层细胞组成,或实性小腺管和细胞条索,细胞呈基底细胞样

【鉴别诊断】

(1)乳头腺瘤:临床常有乳头糜烂和溢液,病变以大导管的乳头状增生为主,缺乏逗点状小腺管,鳞化见于浅表处,腺管有肌上皮,间质少。

(2)低度恶性腺鳞癌:两者形态类似,但发生部位不同。乳头汗管瘤性腺瘤发生在乳头,可累及乳晕下乳腺组织。低度恶性腺鳞癌在乳腺实质内浸润,而很少见乳晕下乳腺组织及乳头。

(3)小管癌:常有导管内癌成分,为具有柱状细胞特点的开放性小管,缺乏基底样细胞、鳞化、角囊肿。CK5/6、P63 阴性。

三、乳头 Paget 病

乳头 Paget 病（Paget disease of the nipple）是指乳头的鳞状上皮内出现恶性腺上皮细胞（佩吉特细胞），病变可蔓延至乳晕及其周围皮肤。常与癌伴发（非特殊类型浸润性导管癌和导管原位癌）。

【大体】乳头糜烂，湿疹样，表面可有痂，亦可有溃疡形成。乳晕区及实质内可能触及肿块。

【光镜】可分为经典型、鲍温样型及天疱疮样型。

（1）表皮内弥漫分布单个或成群的恶性细胞（Paget 细胞），通常在基底部数量更多，细胞数量可以很少，也可多至取代表皮内的大部分角朊细胞。罕见形成管状结构。可侵犯附属器上皮。

（2）Paget 细胞体积大，圆形或卵圆形，胞界清楚，细胞周围常有空晕（制片细胞收缩所效）。胞质丰富，淡染、透明或双嗜性，常含有黏蛋白（约 40%），也可含有黑色素。核大，圆形，染色质细胞颗粒状，核仁清楚，核分裂象易见（图13-156）。

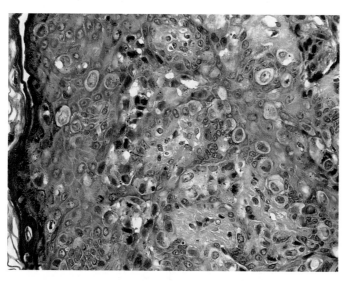

图 13-156　乳头 Paget 病
Paget 细胞体积大，圆形或卵圆形，胞界清楚，胞质丰富，淡染，核大，卵圆形，染色质细胞颗粒状，核仁清楚（CK7/8/18、EMA、HER2 阳性）

（3）真皮内有不同程度的毛细血管扩张和慢性炎症。

（4）常见病变深部的导管原位癌，约 1/3 有浸润性癌。

【免疫组化】如 CK7/8/18、CAM5.2、HER2 阳性。CEA、EMA、p53、ER、PR、AR、GCDFP-15、S-100 可阳性，CK20 通常阴性。组织化学染色：AB、PAS 和糖原染色可能阳性。

【鉴别诊断】

（1）表浅浸润性恶性黑色素瘤：没有导管内癌和浸润性癌。黏液阴性，HMB45 阳性。CEA、CK、EMA、HER2、ER、PR 通常阴性。

（2）Bowen 病：没有导管内癌和浸润性癌，黏液阴性，

CK7、HER2、ER、PR 阴性。

（3）角朊细胞透明变：细胞大、核小，胞质空泡状，黏液阴性。

（4）Toker 细胞（见乳头腺瘤）：Paget 细胞和 Toker 细胞在免疫表型上有诸多相似之处，有人认为 Toker 细胞可能是那些不伴癌的 Paget 病的起源细胞。

（5）乳头湿疹：具有湿疹的病变特点，无原位癌和浸润癌。

（6）乳头腺瘤：临床相似，病理鉴别不困难。

第十七节　乳腺淋巴造血肿瘤及瘤样病变

乳腺可以发生原发或继发性淋巴造血组织肿瘤，包括恶性淋巴瘤、浆细胞瘤和粒细胞肉瘤等，原发性非常少见。术前被正确诊断者罕见。粗针穿刺活检诊断往往遇到困难。

一、淋 巴 瘤

诊断乳腺原发性淋巴瘤（primary lymphoma of the breast）有以下条件：①有足够的病变组织提供检查。②肿瘤内有乳腺组织或肿瘤邻近乳腺组织。③除同侧腋下淋巴结受累外，没有其他淋巴结病变。④无其他器官或组织的淋巴瘤史。必须排除淋巴瘤累及乳腺。

患者多数为绝经后女性，也有年轻患者和男性患者的报道。常表现为无痛性包块，可为多结节性，约 10% 为双侧发病。少数无任何症状、在影像学检查时发现。50% 以上的病例累及区域淋巴结。原发乳腺淋巴瘤大多数为非特指型弥漫大 B 细胞淋巴瘤，少数为 Burkitt 淋巴瘤、MALT 淋巴瘤、滤泡型淋巴瘤、B 或 T 淋巴母细胞性淋巴瘤、外周 T 细胞淋巴瘤和乳房植入相关的 ALK 阴性间变性大细胞淋巴瘤（ALCL）等。各类型的淋巴瘤其组织形态学及免疫表型和其他部位的淋巴瘤类似。弥漫大 B 细胞淋巴瘤常累及小叶结构而表现为结节状或假滤泡样结构，周围乳腺组织可有淋巴细胞性乳腺病的改变。Burkitt 淋巴瘤患者多为妊娠期或哺乳期女性，也有青春期发病者，常表现为双乳腺肿大。乳腺 ALK 阴性的 ALCL 常表现为组织内有肿瘤样的血清汇集，周围有纤维性囊壁，也叫血清肿（seroma），肿瘤细胞位于血清肿的腔内，穿破纤维囊壁浸润乳腺实质罕见，因而称之为血清肿相关性 ALCL。乳腺 MALT 淋巴瘤通常缺乏淋巴上皮病变，即使存在也不如其他部位的 MALT 淋巴瘤明显。在疾病的晚期，MALT 淋巴瘤细胞蔓延并植入到反应性增生的滤泡中，很像滤泡性淋巴瘤。

【鉴别诊断】HE 切片（特别是冷冻切片）诊断淋巴瘤常遇到困难，而且容易误诊。以下形态特点常提示有淋巴瘤的

可能:瘤细胞大小、核形一致,黏附性差,弥漫杂乱无章排列,围绕小叶、导管或浸润小叶内,有上皮内浸润,小叶常呈萎缩改变、缺乏上皮不典型增生和原位癌。常需要免疫组化进一步证实。

(1) 浸润性小叶癌:少数情况可有明显淋巴细胞浸润,实性浸润性小叶癌细胞一致,缺乏黏附性,弥漫分布,和淋巴瘤不好区分。淋巴瘤可浸润到导管上皮细胞内,类似于小叶性肿瘤。淋巴瘤可有硬化性间质、亦可呈单列线、靶样、腺泡样排列,也可出现印戒样细胞,和浸润性小叶癌类似。浸润性小叶癌可见小叶原位癌和有胞质内空泡及小红球(黏液染色阳性)等其他典型的形态特点。浸润性小叶癌淋巴结内弥漫转移可类似淋巴瘤。两者的鉴别常需借助黏液及免疫组化染色。

(2) 淋巴上皮瘤样癌和其他伴有明显淋巴细胞浸润的癌:淋巴上皮瘤样癌有明显淋巴细胞浸润,癌细胞散落在其中,极易误诊为淋巴瘤。大细胞淋巴瘤(包括间变性大细胞淋巴瘤)可出现和癌类似的特点。癌有典型区域,上皮性标记物阳性。

(3) 假性淋巴瘤和淋巴组织反应性增生:常有生发中心,混合性细胞,淋巴细胞呈多克隆性。

(4) 小细胞癌及未分化癌:上皮性标记物阳性,小细胞癌神经内分泌标记物阳性,LCA 阴性。

(5) 淋巴细胞性小叶炎:病变以小叶为中心,淋巴细胞为多克隆性。

(6) 导管内癌:血管内淋巴瘤可累及乳腺,瘤细胞充塞血管腔,中央可出现坏死,和导管内癌有相似之处。

(7) 窦组织细胞增生伴巨淋巴结病。

(8) 粒细胞肉瘤。

(9) 浆细胞瘤:见相关章节。

二、浆 细 胞 瘤

只有少数报道。可是累及乳腺的多发性骨髓瘤,也可是乳腺孤立性浆细胞瘤(plasmacytoma),其组织形态学及免疫表型和其他部位的浆细胞瘤类似。EMA 可阳性,容易误诊。

【鉴别诊断】

(1) 浆细胞性乳腺炎:沿扩张的导管周围分布,浆细胞成熟,有其他炎细胞混杂。

(2) 浆细胞性肉芽肿(炎性假瘤):混合性炎细胞浸润伴肌成纤维细胞增生,浆细胞呈多克隆。

(3) 淀粉样瘤:病变主要为淀粉样变,浆细胞成熟,可有异物性肉芽肿。

(4) 浸润性小叶癌(弥漫型):可有小叶原位癌,细胞内黏液常阳性,CK 阳性。

(5) 恶性淋巴瘤:见相关章节。

三、粒细胞肉瘤

粒细胞肉瘤(granulocytic sarcoma)的组织形态学及免疫表型和粒细胞白血病类似。主要需和浸润性癌,特别是浸润性小叶癌(弥漫型)及恶性淋巴瘤鉴别。除免疫组化和组化染色外,HE 切片查见不成熟嗜酸性粒细胞有助粒细胞肉瘤的诊断(图 13-157、图 13-158)。

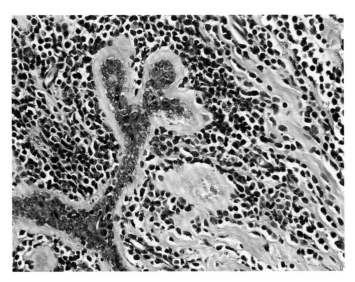

图 13-157 粒细胞肉瘤
浸润的原始髓细胞中见幼稚嗜酸性粒细胞

F13-157 ER

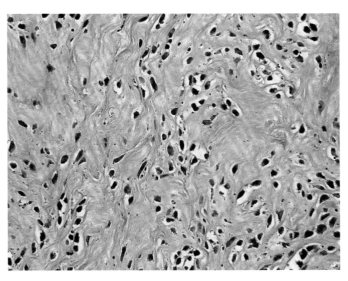

图 13-158 粒细胞肉瘤
原始髓细胞在硬间质内散布,类似于浸润性小叶癌

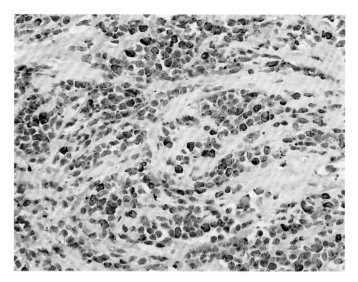

图 13-159 粒细胞肉瘤
免疫组化染色 MPO 阳性

四、滤泡树突细胞瘤

乳腺滤泡树突细胞瘤(follicular dendritic cell tumor)非常罕见,通常认为是低度恶性肉瘤,只有个例报道。需和梭形细胞癌及其他形态温和的梭形细胞肿瘤(如炎症性肌成纤维细胞瘤)和病变鉴别。

五、假性淋巴瘤

假性淋巴瘤(pseudolymphoma)在乳腺可出现肿块,通常无系统性疾病和淋巴结肿大。

【光镜】 为成熟淋巴组织和血管增生,常有生发中心,见少量嗜酸性粒细胞、浆细胞和组织细胞,小叶结构大部分存在,淋巴细胞呈多克隆性。需和恶性淋巴瘤及淋巴细胞性小叶炎等鉴别。

六、窦组织细胞增生伴巨淋巴结病

窦组织细胞增生伴巨淋巴结病(sinus histiocytosis with massive lymphadenopathy)大多数为乳腺孤立性肿块,少数伴有淋巴结肿大或全身性病变。其组织形态学与免疫表型和淋巴结及其他部位窦组织细胞增生伴巨淋巴结病类似。

【鉴别诊断】

(1) 肉芽肿性小叶性乳腺炎及感染性肉芽肿:有明显肉芽肿结构。

(2) 多形性浸润性小叶癌(组织细胞样癌):有浸润性小叶癌的典型改变和免疫表型。

(3) 朗格汉斯细胞组织细胞增生症:瘤细胞有明显核沟,吞噬活性不明显。

(4) 纤维组织细胞性肿瘤:S-100 通常阴性,瘤细胞无吞噬活性。

(5) 恶性黑色素瘤:异型性和核分裂活性更明显。

(6) Erdheim-Chester 病:为肉芽肿性炎,S-100 阴性。

(7) 恶性淋巴瘤:见相关章节。

七、骨 髓 化 生

骨髓化生(myeloid metaplasia)主要发生在老年女性,通常伴有骨髓纤维化。亦有报道表明,新辅助化疗也可引起乳腺髓外造血。骨髓化生常是多部位病变的一部分,少数仅为乳腺肿块。其组织形态学与免疫表型和其他部位骨髓化生类似。主要需和炎症性成纤维细胞瘤、淋巴瘤,粒细胞白血病浸润、炎症、间质巨细胞及化生性癌区别。乳腺间质的髓外造血是胎儿期乳腺的特征,可维持至出生后 4 个月。

第十八节 乳腺转移性肿瘤

乳腺转移性肿瘤(metastatic tumors of breast)罕见,而且往往是肿瘤的晚期事件(可查到原发灶)。有 25% 的患者首先在乳腺出现症状和体征。除乳腺癌的对侧乳腺转移外,乳腺外最常见的转移瘤是黑色素瘤、肺癌、卵巢癌、胃癌(图 13-160、图 13-161)和宫颈癌。男性最常见的是前列腺癌。儿童和青年人最多的是横纹肌肉瘤。乳腺淋巴造血组织肿瘤绝大多数为继发性。转移瘤大多位于乳腺的外上象限,而且比较表浅。双侧乳腺转移者占 8% ~ 25%,约 85% 为单发病灶,10% 为多发病灶,5% 为弥漫性。转移瘤块一般界限清楚,位置较表浅者,常形成与皮肤粘连的多个结节。25% ~ 48% 患者有同侧腋窝淋巴结转移。特别是在诊断一个特殊少见类型癌时(如鳞癌、黏液癌、黏液表皮样癌、透明细胞癌、梭形细胞癌等)和组织形态不典型时要考虑到有转移癌的可能。原位癌的存在支持原发癌。钙化在原发性乳腺癌中很常见,但在转移癌中罕见(除卵巢浆液性乳头状癌外)。免疫组化在鉴别诊断中能提供一定的帮助,但常是很有限的。ER、PR、MG、GCFDP-15、CK7、GATA3 阳性、CK20、villin 阴性是乳腺原发癌的特点[4-5,100-103]。

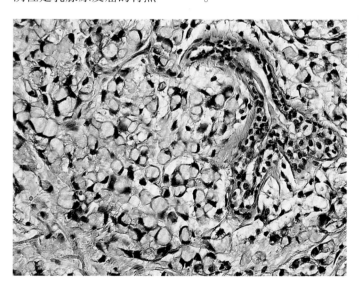

图 13-160 乳腺转移性胃印戒细胞癌
腺管周围有转移的胃印戒细胞癌浸润

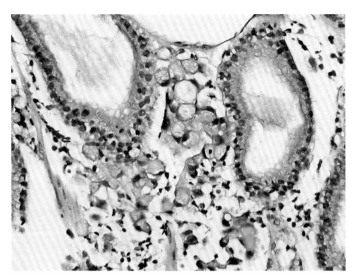

图 13-161　胃印戒细胞癌

胃固有层内有印戒细胞癌浸润

F13-161　ER

【鉴别诊断】

（1）转移性胃印戒细胞癌：ER、MG、GCDFP-15、GATA3 和 CK7 通常阴性，CK20、CDX2 常阳性。

（2）转移性卵巢癌：特别是转移性浆液性乳头状癌与乳腺浸润性乳头状癌及微乳头状癌进行鉴别。浆液性乳头状癌 WT1（95%）、CA125（90%）通常阳性，MG、GCDFP-15 一般阴性。乳腺浸润性微乳头状癌 WT1（大于 90%）、CA125（80%~90%）通常阴性，MG、GCDFP-15 可阳性。两者 EMA 的表达方式不同，乳腺浸润性微乳头状癌细胞簇周围阳性。两者均可 ER、CK7 阳性、CK20 阴性，没有鉴别意义。

（3）转移性肺癌：肺小细胞癌及腺癌 TTF1 通常阳性，ER、MG、GCDFP-15、GATA3 一般阴性。

（4）转移性肾透明细胞：乳腺组织细胞样癌、富于脂质的癌、大汗腺癌、富于糖原的透明细胞癌均可具有泡沫-透明胞质，与转移性肾透明细胞癌有类似之处，但一般缺乏肾透明细胞癌的毛细血管纤维性间质，MG、GCDFP-15、GATA3、CK7 阳性，CD10（大于 95%）阴性。

（5）恶性黑色素瘤：多数乳腺癌 S100 阳性，少数可具恶性黑色素瘤的某些形态学特点，胞质内亦可出现脂褐素颗粒。恶性黑色素瘤 HMB45 阳性。CK 阴性。

第十九节　男性乳腺肿瘤和瘤样病变

与女性相比，男性的乳腺上皮主要由分支状导管和终末小导管组成，腺泡结构稀少或缺如。男性乳腺最常见的病变是男性乳腺发育、癌和转移癌。其他良恶性病变也可发生，但非常罕见。

一、男性乳腺发育症

见男性乳腺肥大。

二、男性乳腺癌

男性乳腺癌（carcinoma of the male breast）极为罕见，占所有乳腺癌的<1%。其组织学类型和女性相同。

1. 浸润性癌　通常为单侧，常在左乳。最常见体征是有乳晕下肿块。其组织学类型及分级和女性相同。浸润性乳头状癌比女性多见，浸润性小叶癌非常罕见。ER、PR 多数阳性，约 95% 的病例表达雄激素受体（AR），HER2 阳性率较女性低（见浸润性癌）。

2. 原位癌　组织学特点和女性类似，乳头型导管原位癌是最常见类型，而粉刺型罕见。小叶性肿瘤极为罕见。Paget 病较女性相对常见（由于男性导管系统短）（见原位癌）。

3. 转移癌　常见的是前列腺癌、结肠腺癌、膀胱癌、恶性黑色素瘤和淋巴瘤。转移性前列腺癌和乳腺原发癌的鉴别有时是很困难的，两者形态有相似，抗雄激素或雌激素治疗，可引起终末导管小叶单位上皮增生，转移的前列腺癌细胞亦可进入乳腺腺管内增殖，类似于原位癌。转移癌常出现在原发前列腺癌治疗后，常为双侧或多灶性病变，PSA（部分乳腺癌也可阳性）和前列腺酸性磷酸酶阳性。此外，激素治疗前列腺癌可引起乳腺癌，此时再有前列腺癌转移，两者的鉴别也会出现困难。

三、其 他 肿 瘤

所有发生在女性的肿瘤（如乳头状瘤、纤维腺瘤、叶状肿瘤、血管瘤、肌成纤维细胞瘤、导管扩张症、淋巴细胞性小叶炎等）均能发生在男性，但是极为罕见。组织学表现与女性类似（见相关章节）。

第二十节　腋下及乳腺内淋巴结病变

乳腺癌常会有腋下淋巴结转移，乳腺和其他部位的许多病变也会累及腋下淋巴结，淋巴结本身也会发生某些肿瘤和出现反应性改变。有时会遇到诊断问题。

一、淋巴结血管病变

血管瘤是腋下淋巴结最常见的良性肿瘤，多为毛细血管瘤，也可是海绵状血管瘤。淋巴结原发性 Kaposi 肉瘤可累及腋下淋巴结。淋巴窦血管转化病（结内血管瘤病）也偶有发生。其病理组织学特点及免疫组化表型和其他部位的类似。

二、淋巴结内上皮(腺体)异位或移位

(一)上皮异位

腋下淋巴结内可以出现多种良性上皮,但极为罕见。主要来源于乳腺、皮肤附件及米勒型上皮。根据组织学特征,有3种情况,即全为腺体结构、均为鳞状上皮衬覆的囊肿和兼有腺样-鳞状上皮。常分布在淋巴结被膜内或周围,甚至出现在淋巴结实质内。

1. 乳腺上皮型　可出现囊肿、大汗腺、皮脂腺化生及增生性改变(如普通型导管增生、导管内乳头状瘤),通常有肌上皮存在。

2. 米勒型上皮型　由衬覆立方-柱状上皮的小腺体组成,部分有纤毛,无肌上皮层,常伴有钙化。

3. 鳞状上皮型　角化囊肿被覆良性鳞状上皮,更靠近淋巴结中央。

(二)上皮移位

良、恶性乳腺上皮可因机械性作用而移位,进入淋巴结。主要见于针吸细胞学检查及粗针穿刺活检,也可见于乳房按摩之后。移位的上皮可是正常乳腺和良性上皮增生性病变(如导管内乳头状瘤),也可是浸润性癌和导管原位癌。移位上皮细胞通常表现为被膜窦内孤立性细胞或小团细胞。与转移癌的鉴别常出现困难。

(三)鉴别诊断

主要需和转移癌(特别是乳腺癌)鉴别。由于乳腺癌患者的腋窝淋巴结内的上皮成分极有可能是转移癌,而不是良性上皮异位及良、恶性上皮移位,淋巴结上皮异位及移位的诊断应视为排除性诊断。所以,浸润性乳腺癌患者腋下淋巴结内出现上皮或腺体,最好考虑为转移性癌,除非有十分可靠的不是转移癌的形态学证据。转移癌多位于淋巴结实质内(特别是窦内),也见于被膜内/下淋巴间隙内,腺管没有肌上皮和基膜,细胞有异型性。乳腺良性病变穿刺后,腋窝淋巴结出现具有良性形态特征的上皮,一般不会考虑转移癌。

三、淋巴结内痣细胞

淋巴结内痣细胞(nevus cell in lymph nodes)绝大多数位于淋巴结被膜内,有些可在小梁内,少数位于皮质或髓质、淋巴结周围等处。其主要需和转移癌(特别是乳腺浸润性小叶癌)鉴别。转移癌主要在淋巴结实质内(也可位于被膜的纤维组织或淋巴管内),特别是窦内,CK、EMA、GCDFP-15及黏液阳性有助转移癌的诊断。两者也可存在于同一淋巴结内。其次也需和转移性黑色素瘤鉴别,其有原发灶,异型性明显,主要在淋巴结实质内分布。

四、淋巴结窦组织细胞增生

乳腺腋下淋巴结内的窦组织细胞常出现明显增生,可以出现泡沫状组织细胞、印戒样组织细胞[104]、噬黏液性组织细胞[105]、噬脂质性组织细胞和噬硅酮性组织细胞(硅胶隆乳所致。胞质透明或空泡状,吞噬有硅颗粒)等(图 13-162),它们与淋巴结转移性癌(特别是浸润性小叶癌)的区别有时是很困难的(尤其是癌细胞较少时),常需要进行特染(如AB)和免疫组化染色(CK、EMA、GCDFP-15、CD68 等)鉴别。淋巴结内的某些网状组织细胞也会出现 CK 阳性表达[106](图 13-163),某些淋巴细胞、浆细胞和单核吞噬细胞也常EMA 阳性,在和转移癌鉴别及检测前哨淋巴结中的微转移癌灶时,应注意这些问题。

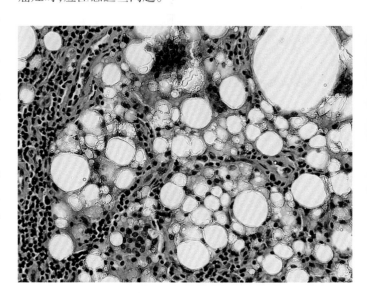

图 13-162　硅酮性淋巴结病
淋巴窦内组织细胞吞噬硅酮(折光),呈脂肪或印戒细胞样

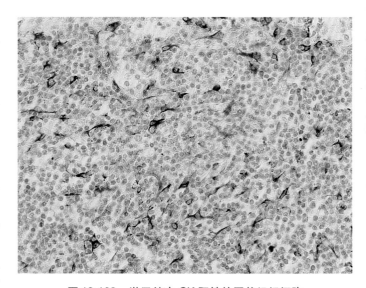

图 13-163　淋巴结内 CK 阳性的网状组织细胞
AE1/AE3 淋巴细胞之间网状组织细胞阳性

五、淋巴结内色素沉着

腋下和乳房内的淋巴结内可出现多种色素沉着和被组织细胞吞噬,包括炭末、黑色素、含铁血黄素、脂褐素、钙色

素、金色素(金制剂治疗类风湿病)和甲醛溶液色素等。

六、淋巴结内血小板巨核细胞

淋巴结内巨核细胞(megakaryocytes)见于骨髓纤维化及乳腺癌化疗后的患者。在淋巴窦内散在分布,与骨髓血小板巨核细胞形态类似(图13-164)。CD61、CD31及Ⅷ因子阳性。因其体积大,核大而不规则,容易被误诊为恶性细胞[107]。

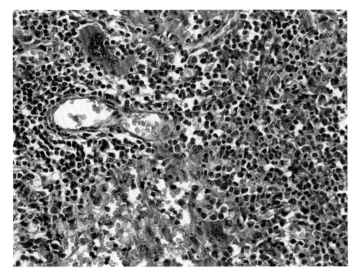

图13-164　淋巴结内血小板巨核细胞
淋巴结内可见体积巨大、界清楚、胞质红染的细胞,核大、多个重叠,染色质粗(CD61阳性)

F13-164　ER

七、淋巴结内肉芽肿

乳腺引流淋巴结可以出现肉芽肿性病变,常是全身性肉芽肿性疾病的局部表现。有2种反应性肉芽肿应注意:一是乳腺浸润性癌患者,淋巴结内出现肉芽肿,提示可能有转移癌存在,需要多切片仔细寻找。二是化疗后淋巴结可出现反应性泡沫状组织细胞及多核巨细胞,需要与转移癌鉴别。

八、乳房内淋巴结

乳房内淋巴结(intramammary lymph nodes)多见于女性,也可发生在男性[108]。多位于一侧乳腺外象限深处,通常是在乳腺影像学或乳腺根治标本检查时发现,少数临床可触及结节状肿物。和腋下淋巴结一样,可发生各种各样的病变。引起淋巴结肿大。腋下淋巴结遇到的诊断问题也会发生在乳房内淋巴结。特别是不要把伴有淋巴细胞性小叶炎的小叶癌化或浸润癌,以及伴有明显淋巴细胞的癌误为是乳内淋巴结转移。针吸及细针穿刺检查容易误诊为淋巴瘤。

第二十一节　乳房区皮肤肿瘤

凡是身体不同部位发生的皮肤病变及良性和恶性肿瘤均可见于乳房区的皮肤和皮下组织,包括恶性黑色素瘤、乳头基底细胞癌、皮肤汗腺肿瘤、乳头和乳晕角化过度病、乳头和乳晕湿疹等(参见皮肤疾病)。

第二十二节　乳腺医源性病变/改变

乳腺医源性病变/改变主要见以下几个方面[109]:

一、放射治疗所致改变

长期照射或剂量过大可引起乳房硬度增加或硬化。照射区皮肤萎缩,甚至造成放射性溃疡。

【光镜】非肿瘤组织的病变主要在终末导管小叶单位。小叶纤维化,腺管上皮萎缩或消失,基膜增厚,残留上皮和肌上皮出现不同程度的不典型性,细胞核增大、深染,核仁清楚,胞质嗜酸性并有空泡。间质内可有不典型成纤维细胞。纤维化严重者压迫腺管呈假浸润图像。植入放射或增强放射治疗,可出现脂肪坏死和更多的不典型细胞。血管改变包括小血管硬化、平滑肌增生和内皮细胞肿胀及出现不典型性。放射性溃疡和普通溃疡不同的是没有炎性反应带,不容易愈合,甚至会癌变。

【鉴别诊断】放射治疗后,患者可因乳腺肿物再次就诊。因为放射原因乳腺上皮细胞、血管内皮细胞和成纤维细胞都能出现不典型性,特别是针吸细胞学及粗针穿刺活检容易过诊断为恶性肿瘤。

残留复发的乳腺癌(特别是原位癌):原位癌是腺管增生膨大,细胞核一致具有异型性,常有核分裂象,也可出现坏死。放疗后改变是小叶萎缩,细胞核可有不典型性或上皮细胞缺失,但通常保留细胞极性及黏附性,而缺乏增生性改变(如细胞层化、极性丧失和核分裂活性等),染色质弥漫均匀地增加,核仁通常小或不清楚,缺乏坏死。

二、化疗所致改变

目前全身化疗不仅用于术后治疗,也用于术前化疗(新辅助化疗)。识别化疗引起的形态学改变的一个重要任务就是进行新辅助化疗效果的评估。这项工作包括:大体病理识别、残余肿瘤的定位、如何病理评估治疗反应、如何评价残余肿瘤组织和穿刺活检肿瘤组织生物学标志物(ER、PR和HER2等)表达不一致等问题,这比普通切除乳腺肿瘤标本的病理检查和报告更为复杂[110]。

1. 非肿瘤组织的改变　化疗所致非肿瘤组织的改变基本和放射后改变相似,但相对比较轻且缺乏一致性。间质有不同程度硬化及炎症反应,亦可出现间质巨细胞。乳腺小叶萎缩,腺泡变小,衬覆上皮变薄,亦可出现核增大、不规则及核深染等,肌上皮相对明显。引流淋巴结亦可有纤维化及泡沫状组织细胞。

2. 肿瘤组织的改变　为准确评估新辅助化疗后的肿瘤反应,首先需充分取材(必要时标本全部取材)和确定瘤床(常需临床、影像学及病理医生协作完成)。然后,病理医生必须全力识别残留肿瘤。

【光镜】

(1)瘤床:表现为纤维性或纤维黏液样间质,伴多少不等的泡沫状组织细胞、淋巴浆细胞和多核巨细胞浸润,可见血管增生、血管炎,也可有含铁血黄素沉积及胆固醇结晶。缺乏正常乳腺腺体成分。

(2)残留癌细胞:瘤床内可有多少不等散在单个或簇-巢状分布的癌细胞。其胞质嗜酸性增强、混浊肿胀,可出现胞质内空泡或泡沫化,细胞核增大、不规则,可有单核或多核瘤巨细胞,核结构不清,染色质浓集或呈空泡状。某些病例,癌细胞很难找到或完全消失,常需行 CK 及 CD68 免疫组化染色和组织细胞鉴别,而确定是否存在残存的癌细胞。

(3)淋巴结状态:改变同乳腺组织。

【鉴别诊断】

(1)判断是否残留癌细胞、残留多少癌细胞,对病理医生来说是一个具有挑战性的工作。残留散在、单个癌细胞往往分布在有明显纤维、血管组织增生及炎细胞浸润的组织内,而残存的癌细胞常有化疗引起的改变,可类似于不典型的间质细胞(如间质巨细胞)、组织细胞(如泡沫状组织细胞、噬黏液性组织细胞、噬脂性组织细胞)、多核巨细胞及增生的血管内皮细胞,不容易辨认。残存的癌细胞一般都有明显多形性及异型性,但常需行 CK 及 CD68 等免疫组化染色鉴别。

(2)正常乳腺导管上皮反应与导管原位癌:正常乳腺组织有时也会对化疗发生反应,偶尔见到导管上皮出现具有大核的非典型细胞及核的多形性,易误认为导管原位癌,但这种改变常是单个细胞而不是一组或连续的细胞群,并且与原位癌不同的是它远离瘤床。而导管原位癌位于在肿瘤床内或仅靠肿瘤床的周边,不会远离浸润性癌。高级别导管原位癌 HER2 阳性,而化疗后反应性的正常导管上皮 HER2 阴性。

三、化疗病理反应的评价系统

新辅助化疗的病理学反应是一项重要的预后指标,必须准确评价。病理学完全缓解的患者(10%～30%)预后最好,而没有病理学反应者(10%～15%)预后最差。目前,文献至少提出 8 个评估系统,而 Miller-Payne 评价系统使用最广泛(表 13-6),其依据肿瘤细胞比治疗前减少的比例,将病理学反应分为 5 个级别[111]。其缺点是没有评估腋窝淋巴结的反应程度(淋巴结内是否残留肿瘤似乎是更重要的预后因素)。而 Sataloff 提出的评估淋巴结反应程度的 4 级分类法(表 13-7)可作为一种补充。

表 13-6　乳腺癌新辅助化疗病理反应的 Miller-Payne 评价系统

1 级:浸润性癌组织数量无变化
2 级:浸润性癌组织有所减少(<30%)
3 级:浸润性癌组织大幅减少(30%～90%)
4 级:浸润性癌组织显著减少(>90%),仅有少数残存癌细胞散在分布
5 级(完全缓解):所有切片均无浸润性癌组织残留,可有导管原位癌成分

表 13-7　Sataloff 淋巴结评估分级

1 级:有治疗反应,无转移
2 级:无治疗反应,无转移
3 级:有治疗反应,有转移
4 级:无治疗反应

四、其他医源性改变

乳腺疾病诊治过程中的某些医疗活动(如钼靶检查、纤维乳导管镜检查、穿刺活检、病变切取/切除活检、麦默通真空旋刀手术、热刀手术、隆乳、术中"生物性"充填物及敷料的应用等)均可引起正常乳腺组织的形态学改变。近年来,上述医源性病变逐渐增多,因其可干扰或完全掩盖对原发病变的诊断,需引起病理医师的注意[112-113]。

【光镜】上述物理性因素对乳腺组织所造成的损伤主要有以下方面:①出血、变性坏死:有程度不同的充血、水肿、出血、变性、坏死,有的可以发生梗死。②炎细胞浸润:出现不同程度的炎细胞浸润,通常是混合性炎细胞,可以有中性粒细胞、嗜酸性粒细胞,也可有淋巴细胞、浆细胞和泡沫状组织细胞。③纤维组织增生:有程度不同的肉芽组织、纤维母细胞-肌成纤维细胞增生及纤维化,可以有比较多的核分裂,但没有异常核分裂,少数可形成炎性假瘤样病变。血管内皮细胞也可增生,类似于上皮细胞巢。④上皮成分的移位埋陷:穿刺、切取活检等可造成不同增生状态的上皮成分沿针道移位埋陷,导管内增生性病变的增生细胞也可移位到周围间质及脉管腔内,引流淋巴结内也可出现移位的上皮细胞团(图 13-165、图 13-166)。⑤异物:可有隆乳材料(如硅胶)、"生物性"充填物及敷料渣等(图 13-167)。组织细胞可吞噬异物类似于含有黏液的癌细胞。⑥其他伴发病变:病变周边腺体的构型及上皮细胞也可出现某些不典型性。引流淋巴亦可出现上述类似病变。

【鉴别诊断】病理医师不但要了解医源性改变,更重要的是要知道由此而带来的鉴别诊断问题。

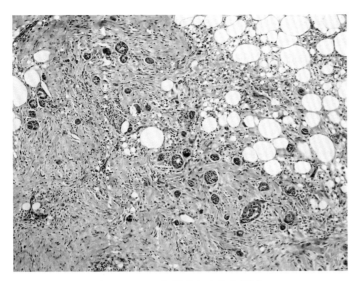

图 13-165 穿刺后上皮移位埋陷
针道有炎症反应及纤维组织增生,其内散布大小不等的细胞团

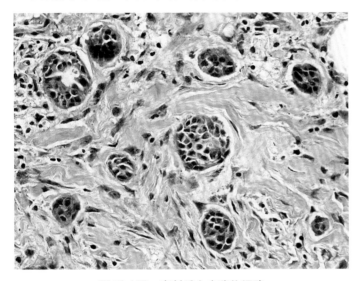

图 13-166 穿刺后上皮移位埋陷
细胞团外缘光滑,形态温和,反应性间质类似于浸润癌的间质反应(和浸润癌类似)

(1) 良性病变的医源性退变坏死,再加上腺体和上皮出现不典型性,特别是在冷冻切片诊断时,容易和癌混淆。

(2) 医源性坏死组织机化及纤维组织增生可引起纤维母细胞-肌纤维母细胞明显增生,梭形细胞密集,而且可有不典型性和核分裂象增多和乳腺梭形细胞癌或良性-低度恶性软组织肿瘤不好区别。

(3) 脂肪坏死需要和组织细胞样癌、富于脂质的癌等鉴别。

(4) 导管内增生性病变的上皮可埋陷移位至间质和(或)脉管内,造成浸润性癌和脉管内癌栓或淋巴结转移的假象。

(5) 电刀等的热损伤使组织细胞变形、退变、坏死,特别对导管内增生性病变的诊断及鉴别影响到比较大。也可导致无法判断切缘状况,增加了冷冻诊断的难度(图 13-168)。

(6) 组织细胞吞噬硅胶、"生物性"敷料、脂质、黏液等可呈印戒细胞样,容易误诊为印戒细胞癌细胞。

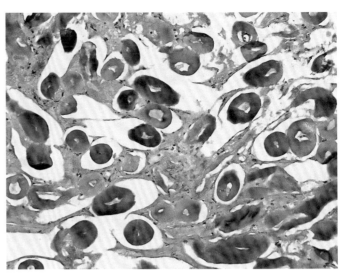

图 13-167 "生物性"纱布
示异物呈蓝色、匀质环状改变

F13-167 ER

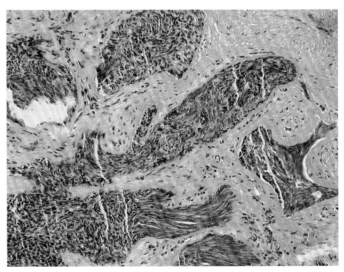

图 13-168 电刀所致组织损伤
导管内增生性病变,组织结构不清,细胞退变

(丁华野 皋岚湘)

参 考 文 献

[1] Millis RR, Hanby MM, Oberman HA. The breast. //Sternberg SS. Diagnostic surgical pathology. 3rd ed[M]. Philadelphia: Lippincott Williams Wilkins,1999:319-385.

[2] Rosen PP. Rosen's breast pathology. 2nd ed[M]. Philadelphia: Lippincott Williams Wilkins,2001,15-19:483-495.

[3] 丁华野,皋岚湘.乳腺良性化生性上皮病变[J].中华病理学杂

志,2003,10(4):580-582.

[4] 丁华野.乳腺病理诊断病例精选[M].北京:人民卫生出版社,2015.

[5] 丁华野.乳腺病理诊断和鉴别诊断[M].北京:人民卫生出版社,2014.

[6] 皋岚湘,丁华野,李琳.妊娠相关性乳腺癌和伴妊娠样改变的乳腺癌[J].临床与实验病理学杂志,2004,20(1):29-34.

[7] Tavassoli FA,Devilee P. WHO classification of tumours. Pathology & genetics. Tumours of the breast and female genital organs[M]. Lyon:IARCPress,2003,19,63-67.

[8] Lankhani SR,Ellis IO,Schnitt SJ,et al. WHO Classification of tumours of the breast[M]. IARC:Lyon,2012.

[9] 蔺会云,皋岚湘,丁华野.乳腺大汗腺病变的研究进展[J].诊断病理学杂志,2010,17(4):302-304.

[10] 丁华野,廖松林.癌肉瘤和肉瘤样癌[J].诊断病理学杂志,1999,6(1):56-57.

[11] 程涓,杜玉堂,丁华野.肉芽肿性小叶性乳腺炎临床病理观察[J].中华病理学杂志,2010,39(10):678-680.

[12] D'Alfonso TM,Moo TA,Arleo EK,et al. Cystic neutrophilic granulomatous mastitis:Further characterization of a distinctive histopathologic entity not always demonstrably attribruable to corynebacerium infection[J]. Am J Surg Pathol. 2015,39:1440-1447.

[13] 程涓,丁华野,杜玉堂.肉芽肿性小叶性乳腺炎伴乳腺导管扩张症临床病理观察[J].中华病理学杂志,2013,42(10):678-680.

[14] 程涓,杜玉堂,丁华野.肉芽肿性小叶性乳腺炎的临床病理诊断及鉴别诊断[J].中华病理学杂志,2016,45(8):507-512.

[15] Cheuk W,Chan ALC,Lam WL,et al. IgG4-related sclerosing mastitis:description of a new member of the IgG4-related sclerosing diseases[J]. Am J Surg Pathol,2009,33:1058-1064.

[16] 皋岚湘,丁华野.隆乳术引起凝胶肉芽肿1例伴文献复习[J].诊断病理学杂志,2002,9(3):162-163.

[17] 张景丽,张红英,步宏.隆胸术后腋窝淋巴结聚硅酮性淋巴结病1例[J].中华病理学杂志,2002,31(4):366-367.

[18] 丁华野,皋岚湘.乳腺少见的炎症性病变[J].临床与实验病理学杂志,1998,14(6):584-586.

[19] Cerlli LA,Fechner RE. Benign intraneural epithelium in the breast[J]. Arch Pathol Lab Med,2000,124(3):465.

[20] 丁华野,杨光之.乳腺黏液囊肿样病变临床病理特征分析[J].中华病理学杂志,2008,37(1):31-34.

[21] 张小丽,杨光之,丁华野.乳腺放射硬化性病变的病理形态学观察[J].中华病理学杂志,2010,39(1):10-13.

[22] 丁华野,杨光之.乳腺放射硬化性病变[J].临床与实验病理学杂志,2009,25(3):229-231.

[23] 李静,丁华野.乳腺胶原小体病临床病理分折[J].诊断病理学杂志,2006,13(3):211-213.

[24] 丁华野.不典型大汗腺增生性病变[J].临床与实验病理学杂志,2014,30(3):237-240.

[25] O'Malley FP,Bane A. An update on apocrine lesions of the

breast. Histopathology,2008,52:3-10.

[26] Tavassoli FA,Norris HJ. Intraductal apocrine carcinoma:a clinicopathologic study of 37 cases[J]. Mod Pathol,1994,7:813-818.

[27] Bentz JS,Yassa N,Clayton F. Pleomorphic lobular carcinoma of the breast:Clinicopathologic features of 12 cases[J]. Mod Pathol,1998,11:814-822.

[28] 杨光之,张小丽,李静,等.上皮钙粘附蛋白、p120catenin 和34BE12 在乳腺浸润性小叶癌中的表达及诊断意义[J].中华病理学杂志,2011,40(11):741-744.

[29] 丁华野,杨光之.乳腺浸润性小叶癌的新认识[J].中华病理学杂志,2009,38(6):363-365.

[30] 丁华野,皋岚湘.特殊类型乳腺癌(二)[J].诊断病理学杂志,2000,7(3):166-169.

[31] 李静,杨光之,丁华野.乳腺小管癌29 例病理形态学观察[J].临床与实验病理学杂志,2010,26,(1):32-34.

[32] 蔺会云,皋岚湘,全木兰,等.以微乳头状结构为特征的乳腺单纯性黏液癌临床病理观察[J].中华病理学杂志,2012,41(9):613-617.

[33] 皋岚湘,丁华野,李琳,等.乳腺神经内分泌癌的临床病理学特点[J].临床与实验病理学杂志,2003,19(3):236-237.

[34] 皋岚湘,刘光,李琳,等.乳腺神经内分泌癌的病理形态和亚型[J].中华病理学杂志,2011,40(9):604-609.

[35] 丁华野,皋岚湘.伴神经内分泌分化的乳腺梭形细胞癌[J].中华病理学杂志,2006,35(1):13-17.

[36] 杨光之,李静,全华,等.乳腺表现为扩张性侵袭的乳头状癌[J].中华病理学杂志,2013,42(2):81-85.

[37] Zekioglu O,Erhan Y,Ciris M,et al. Invasive micropapillary carcinoma of the breast:high incidence of lymph node metastasis with extranodal extension and its immunohistochemical profile compared with invasive ductal carcinoma[J]. Histopathology,2004,44(1):18-23.

[38] Nassar H,Wallis T,Andea A,et al. Clinicopathologic analysis of invasive micropapillary differentiation in breast carcinoma[J]. Mod Pathol,2001,14(9):836-841.

[39] Sneige N,Yazizi H,Mandavilli SR,et al. Low-grade(fibromatosis-like)spindle cell carcinoma of the breast[J]. Am J Surg Pathol,2001,25(8):1009-1016.

[40] Reis-Filho TS,Schmktt FC. p63 expression in sarcomatoid/metaplastic carcinomas of the breast[J]. Histopathology,2003,42(1):94-95.

[41] Hirokawa M,Sugihara K,Sai T,et al. Secretory carcinoma of the breast:A tumour analogous to salivary gland acinic cell carcinoma[J]. Histopathology,2002,40(2):223-229.

[42] 丁华野,皋岚湘.有嗜酸性颗粒状胞质的乳腺肿瘤(一)[J].诊断病理学杂志,2002,9(5):262-264.

[43] 丁华野,皋岚湘.有嗜酸性颗粒状胞质的乳腺肿瘤(二)[J].诊断病理学杂志,2002,9(6):321-323.

[44] Shin Sj,Rosen PP. Solid variant of mammary adenoid cystic carcinoma with basaloid features. A study of nine cases[J]. Am J

Surg Pathol,2002,26(4):413-420.

[45] Kahn R,Holtveg H,Nissen F,et al. Are acinic cell carcinoma and microglandular carcinoma of the breast related lesions?[J]. Histopathology,2003,42(2):194.

[46] Roncaroli F,Lamovec J,Zidar A,et al. Acinic cell-like carcinoma of the breast[J]. Virchow Arch A,1996,429:69-74.

[47] 丁华野,皋岚湘.特殊类型乳腺癌(三)[J].诊断病理学杂志,2001,8(2):65-70.

[48] 刘光,丁华野,皋岚湘.乳腺黏液表皮样癌临床病理学观察[J].诊断病理学杂志,2007,14(3):202.

[49] Ma X,Han Y,Fan Y,et al. Clinicopathologic characteristics and prognosis of glycogen-rich clear cell carcinoma of the breast[J]. The breast Jounal,2014,20(2):166-173.

[50] Eusebi V,Foschini MP,Bussolati G,et al. Myoblastomatoid (histiocytoid) carcinoma of the breast. A type of apocrine carcinoma[J]. Am J Surg Pathol,1995,19(5):553-562.

[51] 丁华野,丁彦青.乳腺黄瘤样癌[J].临床与实验病理学杂志,2007,23,(2):143-146.

[52] 丁华野,皋岚湘.伴反应性肉芽肿的乳腺癌[J].临床与实验病理学杂志,2001,17(1):5-8.

[53] Jimenez RE,Wallis T,Visscher DW. Centrally necrotizing carcinomas of the breast. A distinct histologic subtype with aggressive clinical behavior[J]. Am J Surg Pathol,2001,25(3):331-337.

[54] Damiani S,Riccioni L,Pasquinelli G,et al. Poorly differentiated myoepithelial cell rich carcinoma of the breast[J]. Histopathology,1997,30(6):542-548.

[55] Tsuda H,Takarabe T,Hasegawa T,et al. Myoepithelial differentiation in high-grade invasive ductal carcinomas with large central acellular zones[J]. Hum Pathol,1999,30(10):1134-1139.

[56] 乐美兆,张佃乾,李祥周,等.伴恶性横纹肌样瘤特征的乳腺癌[J].安徽医科大学学报,1999,34:339-341.

[57] 杨光之,李静,丁华野.乳腺淋巴上皮瘤样癌3例临床病理分析[J].诊断病理学杂志,2009,16(4):261-264.

[58] Eusebi V,Damian S,Elles IO,et al. Breast tumor resembling the tall cell variant of papillary thyroid carcinoma:repot of 5 cases[J]. Am J Surg Pathol,2003,27:1114-1118.

[59] 杨光之,李静,丁华野.乳腺恶性腺肌上皮瘤临床病理观察[J].诊断病理学杂志,2009,16(3):177-180.

[60] Stuart J,Laura C Clooins.乳腺病理活检解读.第2版.薛德彬,黄文斌.译[M].北京:北京科学技术出版社,2014,303-305.

[61] 皋岚湘,杨光之,丁华野.基底细胞样型浸润性乳腺癌病理形态学观察[J].中华病理学杂志,2008,37(2):83-87.

[62] Finak G,Sadekova S,Pepin F,et al. Gene expression signatures of morphological normal breast tissue identify basal-like tumors[J]. Breast cancer research,2006,8(5):R58.

[63] Tsuda H,Takarabe T,Hasegawa T,et al. Myoepithelial differentiation in high-grade invasive ductal carcinomas with large central acellular zones[J]. Hum Pathol,1999,30(10):1134-1139.

[64] Perou CM,Sorlie T,Eisen MB,et al. Molecular portraits of human breast tumours[J]. Nature,2000,406(6797):747-752.

[65] Sorlie T,Perou CM,Tibshirani R,et al. Gene expression patterns of breast carcinomas distinguish tumor subclasses with clinical implications[J]. Proc Natl Acad Sci U S A,2001,98(19):10 869-10 874.

[66] Michelle Alizart,Jodi Saunus,Margaret Cummings,et al. Molecular classification of breast carcinoma[J]. Diagnostic Histopathology,2012,18(3):97-103.

[67] Sorlie T,Tibshirani R,Parker J,et al. Repeated observation of breast tumor subtypes in independent gene expression data sets[J]. Proc Natl Acad Sci U S A,2003,100(14):8418-8423.

[68] Simpson PT,Reis-Fiho JS,Gale T,et al. Molecular evolution of breast cancer[J]. J Pathol,2005,248:254.

[69] Alizadeh AA,Ross DT,Perou CM,et al. Towards a novel classification of human malignancies based on gene expression patterns[J]. J Pathol,2001,195:41-45.

[70] Anderson WF,Chatterjee N,Ershler WB,et al. Estrogen receptor breast cancer phenotypes in the Surveillance,Epidemiology,and End Results database[J]. Breast Cancer Treat,2002,76:27-36.

[71] Rakha EA,EI-Sayed ME,Green AR,et al. Biologic and clinical characteristics of breast cancer with single hormone receptor positive phenotype[J]. J Clin Oncol,2007,25(30):4772-4778.

[72] Rakha EA,Ellis IO. Does estrogen receptor-negative/progesterone receptor-positive breast carcinoma exist? In reply[J]. J Clin Oncol,26:335-340.

[73] Hammond ME,Hayes DF,Dowsett M,et al. American Society of Clinical oncology/College of American pathologists guideline recommendations for immunohistochemical testing of estrogen and progesterone receptors in brest cancer[J]. J Clin Oncol,2010,28,2784-2795.

[74] 步宏,杨文涛.以标准化的乳腺癌HER2检测带动病理诊断质量的提高[J].中华病理学杂志,2014,41(1):217-218.

[75] 乳腺癌HER2检测指南(2014版)[J].中华病理学杂志,2014,41(4):262-267.

[76] Goldhirsch A,Wood WC,Coates AS,et al. Strategies for subtypes-dealing with the diversity of breast cancer:highlights of the St. Gallen International Expert Consensus on the primary therapy of early breast 2011[J]. Ann Oncol,2011,22(8):1436-1747.

[77] Tan BY,Acs G,Apple SK,et al. Phyllodes tumours of the breast:a consensus[J]. Histopathology,2016,68:5-21.

[78] Muller KE,Tafe LJ,de Abreu FB,et al. Benign phyllodes tumor of the breast recurring as a malignant phyllodes tumor and spindle cell metaplastic carcinoma[J]. Human Pathology,2015,46:327-333.

[79] 杨光之,郭莉,金华,等.乳腺纤维上皮性肿瘤内癌临床病理观察[J].中华病理学杂志,2014,43(7):437-441.

[80] Yasir S,Gamez R,JenkinsS,et al. Significant histologic feature differentiation cellular fibroadenoma from phyllodes tumor on care needle biopsy specimens[J]. Am J Clin Pathol,2014,142(9):362-369.

[81] Burga AM,Tavassoli FA. Periductal stromal tumor. A rare lesion

with low-grade sarcomatous behavior[J]. Am J Surg Pathol, 2003,27(3):343-348.

[82] Gobbi H,Tse G,Page DL,et al. Reactive spindle cell nodules of the breast after core biopsy or fine-needle aspiration[J]. Am J Clin Pathol,2000,113(2):288-294.

[83] 杨光之,李静,丁华野.乳腺间质巨细胞病理学观察[J].临床与实验病理学杂志,2010,26,(3):286-288.

[84] Rakha EA,Aleskandarany MA,Lee AHS,et al. An approach to the diagnosis of spindle cell lesiongs of the breast[J]. Histopathology,2016,68(1):33-44.

[85] 刘忠,张慧玲.乳腺纤维瘤病1例[J].诊断病理学杂志,2003,10(5):288.

[86] Cook JR,Dehner LP,Collins MH,et al. Anaplastic lymphoma kinase(ALK)expression in the inflammatory myofibroblastic tumor:A comparative immunohistochemical study[J]. Am J Surg Pathol 2001,25(11):1364-1371.

[87] Magro G,Sidoni A,Bisceglia M. Solitary fibrous tumour of the breast:distinction from myofibroblastoma[J]. Histopathology,2000,37(2):189-191.

[88] 朱延波,金晓龙.外阴乳腺型肌成纤维细胞瘤伴小汗腺癌1例报道及文献复习[J].诊断病理学杂志,2003,10(4):245-247.

[89] 丁华野,皋岚湘.乳腺肌成纤维细胞增生及肿瘤性病变[J].中华病理学杂志,2004,33(4):378-380.

[90] McMenamin ME,Fletcher CD. Mammary-type myofibroblastoma of soft tissue. A tumor closely related to spindle cell lipoma[J]. Histopathology,2001,25(8):1022-1029.

[91] Rubin BP. Cytogenetic and molecular aspect of fibroblastic and myofibroblastic neoplasms[J]. Pathol Case Reviews,2002,7(4):163-169.

[92] Fisher C. Myofibrosarcoma[J]. Pathol Case Reviews,2002,7(4):153-158.

[93] Billings SD,McKenney JK,Folpe AL,et al. Cutaneous angiosarcoma following breast-conserving surgery and radiation. An analysis of 27 cases[J]. Am J Surg,2004,28(6):781-788.

[94] 杨光之,蔺会云,李静,等.表达CD10的非特殊类型乳腺肉瘤3例报道并文献复习[J].临床与实验病理学杂志,2009,25(3):249-252.

[95] Govender D,Sabaratnam RM,Essa AS. Clear cell 'Sugar' tumor of the breast. Another extrapulmonary site and review of the literature[J]. Am J Surg Pathol,2002,20(5):670-675.

[96] 丁华野,杨光之.乳头腺瘤的诊断及鉴别诊断[J].临床与实验病理学杂志,2010,26,(1):7-9.

[97] 杨光之,李静,丁华野.乳头部腺瘤的临床病理观察[J].中华病理学杂志,2009,38(9):614-616.

[98] 黄曙光,严晓昱,欧阳俊,等.乳头浸润性汗管瘤样腺瘤临床病理观察[J].诊断病理学杂志,2008,15(1):19-22.

[99] 杨光之,李静,金华,等.乳腺低级别腺鳞癌与乳头汗管瘤样腺瘤的病理诊断及鉴别诊断[J].中华病理学杂志,2012,41(5):301-304.

[100] Dabbs DJ. Diagnostic immunohistochemistry[M]. Philadelhia:Churchill Livingstone,2002:536-552.

[101] Haber MJ,et al. Differential diagnosis in surgical pathology[M]. Philadelphia:W. B. Saunders Company,2002:608-612.

[102] Gown AM,Fulton RS,Kandalaft P. Marker of metastatic carcinoma of breast origin[J]. Histopathology,2016,68:86-95.

[103] Asch-Kendrick R,Cimina-Mathews A. The role of GATA3 in breast carcinomas:a review[J]. Human Pathology,2016,48:37-47.

[104] Guerrero-Medrano J,Delgado R,Albores-Saavedra J. Signet-ring sinus histiocytosis. A reactive disorder that mimics metastatic adenocarcinoma[J]. Cancer,1997,80(2):277-285.

[105] De petris G,Lev R,Siew S. Peritumoral and nodal muciphages[J]. Am J Surg Pathol,1998,22(5):545-549.

[106] Chan ACJ,Serrano-Olmo J,Erlandson RA,et al. Cytokeratin-positive malignant tumors with reticulum cell morphology. A subtype of fibroblastic reticulum cell neoplasm?[J]. Am J Surg Pathol,2000,24(1):107-116.

[107] 蔺会云,皋岚湘,丁华野.乳腺癌腋窝淋巴结内巨核细胞的形态及意义[J].诊断病理学杂志,2011,18(4):261-262.

[108] Aql HM. Ai-Senan W,Collier DSJ. Intramammary lymph nodes as a cause of bilateral breast enlargement in a man[J]. Histopathology,1999,35(6):579-585.

[109] 张祥盛,丁华野.关注乳腺的医源性病变/改变[J].中华病理学杂志,2014,43(4):221-225.

[110] Pinder SE,Rakha EA,Purdie CA,et al. Macroscopic handling and reporting of breast cancer specimens pre-and post-neoadjuvant chemotherapy treatment:review of pathological issues and suggested approaches[J]. Histopathology,2015,67(3):279-293.

[111] Ogston KN,Miller ID,Payne S,et al. A new histological grading system to assess response of breast cancers to prmary chemotherapy:prognostic significance and survival[J]. Breast,2003,12:320-327.

[112] 丁华野,薛卫成.应关注乳腺疾病病理诊断中的新问题[J].中华病理学杂志,2008,37(2):75-78.

[113] 皋岚湘,丁华野,杨光之,等.乳腺粗针穿刺活检219例病理诊断分析、问题及对策[J].诊断病理学杂志,2009,16(3):166-170.

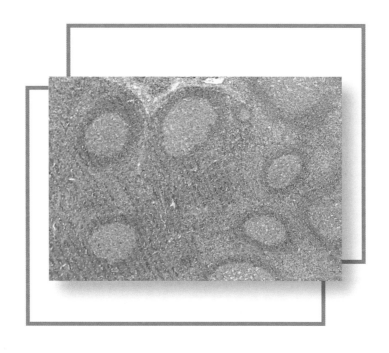

第十四章

淋巴结、骨髓及脾脏

第一节　淋　巴　结

一、概　　论

（一）淋巴结结构、细胞成分及其免疫表型

根据淋巴细胞的分化阶段及细胞功能的相互作用可将淋巴组织（lymphoid tissue）分为两个主要部分，一是中央或初级淋巴组织，包括骨髓和胸腺；二是周围或次级淋巴组织，包括淋巴结、脾脏和散布于身体各处的结外淋巴组织[1-2]。淋巴结是人体内数量最多的器官，深部淋巴结主要沿动脉走行分布，而浅表淋巴结主要沿静脉走行分布。淋巴结是机体免疫系统的重要组成成分。

淋巴结为卵圆形或肾形，表面有纤维组织被膜包绕，与周围组织分隔开，纤维组织向结内延伸而形成淋巴结的组织架构。根据淋巴结内各细胞成分分布的不同，可将淋巴结分为三个部分，即皮质区、副皮质区和髓质区（图14-1）。皮质区也称 B 细胞区，主要是淋巴滤泡；副皮质区也称 T 细胞区，主要是 T 细胞和 T 细胞抗原递呈细胞成分；髓索内有 B 细胞、T 细胞、浆细胞、巨噬细胞和树突状细胞成分[2-3]。

（1）皮质区主要由淋巴滤泡构成，有初级淋巴滤泡（primary follicle）和次级淋巴滤泡（secondary follicle）。初级淋巴滤泡体积较小，主要由未接受过抗原刺激的小淋巴细胞（naive）组成，细胞核深染，胞质少，缺乏生发中心。初级滤泡内的淋巴细胞表达 B 细胞抗原、IgM、IgD、CD21 和 CD23。次级淋巴滤泡因接受了抗原刺激，其中淋巴细胞发生转化而形成生发中心（germinal center，GC），CD21 和 CD23 染色示致密的滤泡树突状细胞（follicular dendritic cell，FDC）网；另外，因滤泡生发中心的形成，原初级滤泡中的小淋巴细胞被推挤到生发中心的周边区域而形成套区，因此，套区细胞与初级滤泡的淋巴细胞有相同的免疫表型。

B 细胞在 GC 增生与分化，伴随着 naive 细胞在受到抗原刺激后发生转化，其细胞表面免疫球蛋白由 IgM 和 IgD 转为 IgG、IgA 或 IgE。早期的 GC 主要由中心母细胞（centroblast，CB）构成，细胞中等大小或大，细胞核为圆形或卵圆形，核染色质空，可见 1~3 个小核仁，近核膜分布。经若干小时或数天后，GC 发生极向分化，分为暗区和明区。暗区主要有中心母细胞，易见核分裂，也可见密集分布的中心细胞（centrocyte，CC），CC 体积小或大，核形不规则，有核沟，染色质致密而深染，核仁不明显，胞质少。还见胞质内有异嗜体的组织细胞（tingible body macrophage）。明区主要有中心细胞，也见 FDC 网。FDC 在 GC 和 T 细胞依赖性免疫反应中起主要作用，它表达一系列分子，吸引 B、T 细胞，并促进抗原递呈过程。FDC 表达 CXCL13，也表达 CD23、CD21 和 CD35。GC 细胞的免疫表型：①CB 和 CC 都表达 B 细胞抗原，如 CD19、CD20、CD22 和 CD79a，以及 GC 标记，如 CD10、BCL6、LMO2 和 HGAL。因 GC 细胞的 IG 基因经历了体细胞超突变

及 IG 类别转换而不表达或低水平表达 sIg。GC 细胞也不表达 BCL2 蛋白。②GC 中的滤泡辅助 T 细胞表达 CD4、CD57、ICOS、CXCL13、PD1（CD279）和 CXCR5。③GC 中的调节 T 细胞表达 CD4、CD25 和 FOXP3。

边缘区（marginal zone）位于滤泡周边区，该区的淋巴细胞形似中心细胞，但胞质略丰富，与 naive 细胞和记忆 B 细胞相间分布。有时还可见单核样 B 细胞。

（2）副皮质区是 T 细胞分化和增生之地，主要有 T 细胞和指突状树突细胞成分，以 CD4+T 细胞为主，也有部分 CD8+T 细胞，以及调节 T 细胞。指突状树突细胞表达 S100、MHC Ⅱ、CD80、CD86 和 CD40，而不表达 CD1a、CD21 和 CD35。滤泡间区内也可见少数散在分布的免疫母细胞样 B 细胞，表达 B 细胞抗原和 CD40，但不表达 GC 标记和 CD27。

副皮质区有高柱状内皮血管（high endothelial venules，HEVs），T 和 B 淋巴细胞通过 HEV 从外周血进入淋巴结，内皮细胞表达黏附分子，可锚定循环的淋巴细胞，同时也作为组织特异性识别分子与淋巴细胞表面的特异性分子相结合（称归家受体），如 E-selectin、P-selectin、VCAM-1、ICAM-1、ICAM-2、外周淋巴结 addressin 和 MAdCAMs 等。在未受到炎性介质刺激时，在其他组织中的 PEV 不表达淋巴细胞黏附分子。在 HEV 管腔内、内皮细胞间和基底膜处常有淋巴细胞。

有时在副皮质区内可见浆细胞样树突状细胞聚集，多在髓索连接处。该细胞中等大小，核染色质散在分布，有小核仁。有时还见凋亡小体和组织细胞，易误认为是小的 GC。该细胞产生大量 interferon-α，具有调节 T 细胞反应的功能。免疫表型检测：该细胞表达 CD4、CD68、granzyme B、CD123、TCL1 和 BDCA2。

（3）髓质区由髓索及髓窦构成。髓索（medullary cord）是相互连接的索条状淋巴组织，其中主要有 B 细胞和浆细胞，还有巨噬细胞、肥大细胞和嗜酸性粒细胞等。髓窦（medullary sinus）与皮质淋巴窦的结构相同，腔内有较多巨噬细胞，故具有较强的过滤功能。

（4）淋巴结的血管及淋巴引流系统淋巴结的血管系统利于结内淋巴液、血液和各类细胞之间的相互作用。动脉由淋巴结门区进入，逐级分支进入被膜下及副皮质区内，并与 HEV 吻合；淋巴液经位输入淋巴管进入被膜下窦，再经小梁和髓索至门区的输出淋巴管。被膜下窦内的巨噬细胞捕获大的抗原、免疫复合物和病毒，并将其递呈给附近皮质区的 B 细胞。小的可溶性抗原可经窦弥散至皮质区。淋巴结的引流系统将淋巴窦和血管联系在一起，特别是副皮质区的 HEV，使得小的抗原和细胞因子迅速从输入淋巴管到淋巴结的实质并与淋巴细胞相遇。淋巴结内的引流管道由 Ⅰ 型和 Ⅲ 型胶原纤维组成，并与纤调蛋白（fibromodulin）和饰胶蛋白（decorin）的微原纤维（microfibrils）交联，又被基底膜包绕，基底膜由层粘连蛋白 laminin 和 Ⅳ 型胶原构成。其外是成纤维细胞性网状细胞，后者表达 Vimentin、SMA、Desmin、

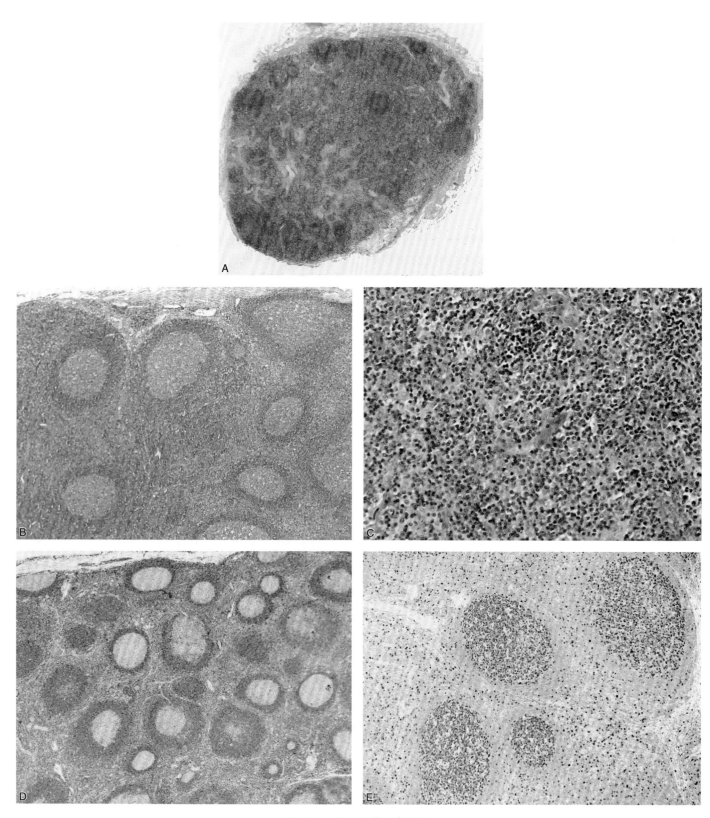

图 14-1　淋巴结的正常结构
A. 淋巴结；B. 皮质区；C. 副皮质区；D. 示滤泡生发中心细胞 BCL2 阴性；E. Ki-67

CK8/18，也表达 CCL19/CCL21，与表达 CCR7 受体的 B 和 T 细胞的归家机制相关[2-3]。

（二）淋巴组织增生性疾病的样本类型及其特点

1. 淋巴组织增生性疾病的样本的类型　有淋巴结活检样本、结外器官、组织切除/切取样本或钳夹/空芯针穿刺活检样本、穿刺细胞学样本、体液细胞学样本，以及新鲜或冷冻样本等。

（1）淋巴结活检样本：50%～70% 的淋巴组织增生性疾病是通过淋巴结活检来进行的。淋巴结活检样本的质量直接关系到疾病或肿瘤的诊断与分型，与临床治疗密切相关。原则上宜行淋巴结完整切除或部分切取活检。应选择有代表性的淋巴结进行活检。有多处淋巴结肿大者，宜优先选择颈部及腋下淋巴结活检。宜根据检测项目对淋巴结活检样本进行适当的切分、使用与保存，并分别用于组织病理检查，以及相关辅助诊断技术，供参考的淋巴结切除活检样本处理流程见图 14-2。

（2）结外器官、组织切除/切取样本：可参照相应器官、组织样本的取材与处理原则进行。

（3）淋巴结或结外器官、组织空芯针穿刺活检样本：不推荐使用空芯针穿刺活检样本作为淋巴增生性疾病的诊断和分型的首选方法。穿刺活检样本疑淋巴组织肿瘤时应及时建议患者行病变组织切除/切取活检。难以行手术切除活检的病例应结合辅助检查结果进行综合分析与判断。

（4）穿刺细胞学和浆膜腔积液细胞学样本：细胞学样本不适用于淋巴组织肿瘤的病理诊断与组织学分型。有明显体腔积液或以体腔积液为首发表现的患者，细胞涂片检查可提示淋巴增生性疾病之可能。对于富含细胞的体液样本宜制备细胞块，利用细胞块进行免疫表型和基因重排检测，结合形态学观察可确诊部分淋巴组织肿瘤并分类。

（5）手术中冷冻检查样本：不应采用手术中冷冻切片病理检查进行淋巴组织增生性疾病的诊断，以及淋巴组织肿瘤的病理诊断与分型。若手术冷冻切片病理检查考虑为淋巴增生性疾病，应及时告知临床医生，并建议临床再取适量组织用于常规病理检查与诊断。

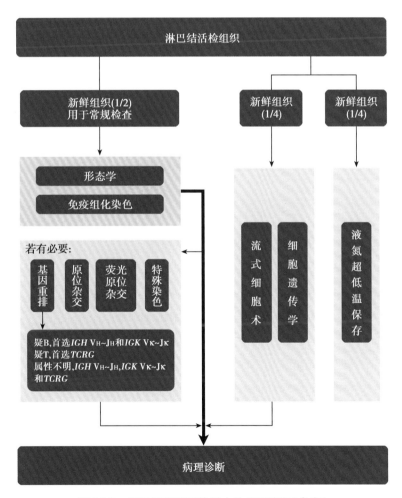

图 14-2　淋巴结切除活检样本的处理流程（参考）

1. 以上流程适用于较大的切除活检淋巴结。若送检新鲜组织较小或送检为 4% 中性甲醛溶液固定组织，则送检组织全部进行石蜡包埋；2. 淋巴结穿刺活检适用于淋巴结转移性肿瘤及感染性疾病的诊断，不适用于淋巴造血组织肿瘤的诊断和分型。穿刺组织长度>12mm 为宜，若可能宜多穿几条，4% 中性甲醛溶液固定，石蜡包埋

2. 组织固定与制片　淋巴组织增生性疾病的样本应采用 4% 的中性缓冲甲醛溶液,溶液体积应为样本的体积的 4~10 倍。样本离体后应尽快固定,样本的固定时间应为 6~48 小时。因淋巴组织样本富含细胞成分,故其组织切片宜薄,3μm 厚为宜。

(三) 淋巴组织疾病诊断的主要技术方法及其应用

1. 免疫表型检测

(1) 免疫组织化学(immunohistochemistry,IHC):该技术已成为淋巴组织疾病的病理诊断中不可或缺的重要辅助检查手段。主要应用:①明确增生细胞的属性,如 B、T 或 NK 细胞、组织细胞、髓系细胞等,参与肿瘤的诊断与分型;②了解靶细胞所处的分化阶段,如淋巴母细胞表达 TdT,不成熟髓系细胞常表达 CD34,浆细胞常不表达 CD20 等;③检测某些具有特征性遗传学改变肿瘤相关的蛋白表达,如套细胞淋巴瘤表达 cyclin D1;④有助于区别淋巴瘤与反应性淋巴增生,BCL2 在滤泡淋巴瘤的表达;⑤用于指导靶向治疗及预后评估,如 CD20 单克隆抗体(美罗华)治疗;B 细胞淋巴瘤 C-MYC 和 BCL2 蛋白表达等。应注意的问题:①应根据形态学观察所提供的线索选择相关的抗体,宜选择一组抗体,涉及诊断和鉴别诊断相关内容;②需了解各抗体的表达谱及其信号定位;③应结合形态学表现来解读 IHC 染色结果;④应规范免疫组织化学染色的技术与流程,质量控制,以保证免疫组化染色结果准确。淋巴组织增生性疾病免疫组化染色部分抗体见表 14-1。

表 14-1　淋巴组织增生性疾病免疫组化染色部分抗体、应用及信号定位

名称	克隆号	应用	信号定位
ALK-1	5A4	ALCL,t (2;5)	细胞质/核
Anti-Bartonella henselae(CSD) Ab	H2A10	汗赛巴尔通菌,猫抓病	菌体
BCL2	124	滤泡型淋巴瘤	细胞
BCL6	LN22	滤泡中心细胞	细胞核
BOB1	C20	B 淋巴细胞	细胞核
CCR5	N1N2	滤泡辅助 T 细胞	细胞膜
CD2	2CO2	T 淋巴细胞	细胞膜
CD3	SP7/2GV6	T 淋巴细胞	细胞膜
CD3ε*	—	T 细胞、NK 细胞	细胞质
CD4	SP35	辅助/诱导 T 细胞	细胞膜
CD5	SP19	T 淋巴细胞	细胞膜
CD7	7CO3	T 淋巴细胞	细胞膜
CD8	C8/114B	细胞毒性 T 细胞	细胞膜
CD10	56C6	淋巴母细胞;部分 B 细胞	细胞膜
CD15	MMA/Carb-3	R-S 细胞、髓细胞	细胞质/膜
CD16	SP175	NK 细胞	细胞膜
CD19	LE-CD19	B 淋巴细胞	细胞膜
CD20	L26	B 淋巴细胞	细胞膜
CD21	1F8/2G9	滤泡树突状细胞	细胞膜
CD23	1B12/SP23	T 细胞;滤泡树突状细胞	细胞膜
CD25	IR-2R.1	肥大细胞增生症部分病例	细胞膜
CD30	Ber-H2	ALCL、R-S 细胞、部分 T、B 和 NK 细胞	细胞膜/质
CD34	QBEnd10	内皮细胞、造血干细胞	细胞质
CD38	38C03	浆细胞;部分淋巴细胞	细胞膜
CD43	MT1/DF-T1	T 淋巴细胞;部分髓细胞	细胞膜

续表

名称	克隆号	应用	信号定位
CD45/LCA	PD7/26	淋巴细胞、髓细胞、巨噬细胞	细胞膜
CD56	123C3	NK 相关抗原	细胞膜
CD57（Leu7）	NK-1	NK 样细胞、神经源性肿瘤	细胞膜/质（LC）
CD61	2f2	巨核细胞	细胞膜
CD68	KP1	粒细胞/单核细胞	细胞质
CD68	PG-M1	单核细胞	细胞质
CD79a	HM47/A9	前 B 细胞-浆细胞	细胞质
CD99	O13	Ewing 肉瘤/PNET、淋巴母细胞	细胞膜
CD117	YR145	粒细胞;肥大细胞	细胞膜
CD123	BR4MS	浆母细胞样树突状细胞	细胞膜
CD138	B-B4	浆细胞及其肿瘤	细胞质/膜
CD163	10D6	组织细胞	细胞膜
CD235a	JC159	红细胞	细胞膜
Clasterin	SP34-2	滤泡树突细胞、成纤维细胞性网状细胞	细胞质
CXCL13*	—	滤泡辅助 T 细胞	细胞质
Cyclin D1	SP4-R	套细胞淋巴瘤,部分浆细胞	细胞核
C-Myc	EP21	C-Myc 蛋白	细胞核
EBV	CS1-4	EB 病毒蛋白	细胞核
EMA	E29	上皮细胞,部分 ALCL,部分浆细胞瘤	细胞膜/质
Factor-Ⅷ	F8/86	内皮细胞、巨核细胞	细胞质
Granzyme B	GZB01	细胞毒性 T、NK 细胞	细胞质
GCET2/HGAL	EPR14333	滤泡生发中心细胞	细胞质
HHV8	13B10	Castleman 病,浆细胞型	细胞核
ICOS	SP98	滤泡辅助 T 细胞	细胞膜
IgA*	—	IgA 重链	细胞质
IgM	R1/69	IgM 重链	细胞质
IgD	RM123	IgD 重链	细胞质
IgG	A57H	IgG 重链	细胞质
IgG4	HP6025	IgG4 相关硬化性疾病	细胞质
Ig-Kappa*	—	浆细胞、部分 B 细胞	细胞质
Ig-Lambda*	—	浆细胞、部分 B 细胞	细胞质
Ki-67	MIB-1	增殖细胞标记	细胞核
Langerin	12D6	Langerhans 细胞	细胞膜
LEF1	EP2030Y	CLL/SLL,特异性 92%	细胞核
LMO2	1A9-1/SP51	滤泡生发中心细胞	细胞核
MPO*	59A5	粒细胞	细胞质

续表

名称	克隆号	应用	信号定位
MUM1	MUM1p	浆细胞、B细胞	细胞核
OCT2*	—	B淋巴细胞	细胞核
PAX5*	—	转录因子,B细胞	细胞核
PC	VS 38C	浆细胞	细胞质
PD-1	NAT	滤泡辅助T细胞;AITL	细胞质
S100	4C4.9	Langerhans细胞;指状突树突状细胞	细胞核/浆
SMA	1A4	成纤维细胞;肌成纤维细胞	细胞质
TIA-1	TIA-1	细胞毒性T、NK细胞	细胞质
TCRβF1	8A3	αβ型T淋巴细胞	
TCR-γδ	5A6.E9	γσ型T淋巴细胞	细胞膜
TdT	SEN28	淋巴母细胞	细胞核
TP	N/A	梅毒螺旋体	菌体
TRAP	8A9	抗酒石酸酸性磷酸酶;毛细胞白血病	细胞膜
Tryptase	AA1	肥大细胞	细胞质

*多克隆抗体

（2）流式细胞术（flow cytometry,FCM）:可用于淋巴造血组织肿瘤的诊断与分型、判定预后,以及疗效评估。FCM尤其适用于血液、体液,以及骨髓和淋巴结穿刺样本的免疫表型分析,且可进行微量样本的分析,如治疗后微小残余病灶的检查,有效监控疾病的演进情况。实体瘤FCM检测结合组织形态学及免疫组化染色等,对淋巴组织肿瘤的诊断和分型是一个补充,尤其在是在小的组织样本或体液细胞学样本的淋巴增生性疾病的诊断与分型,以及小B细胞淋巴瘤的诊断与鉴别诊断中有重要的参考价值。FCM还可进行淋巴细胞的分选,以及细胞倍体分析等。

（3）原位杂交:可采用原位杂交技术检测免疫球蛋白轻链限制性表达。

2. 分子诊断检测

（1）免疫球蛋白和T细胞受体基因重排分析:免疫球蛋白和T细胞抗原受体基因重排用于检测淋巴细胞的克隆性。正常情况下淋巴细胞在其分化过程中发生抗原受体基因重排,其结果是每个淋巴细胞都有各自独特的基因型,DNA电泳为涂层(smear),提示多克隆性增生;淋巴瘤是淋巴细胞分化阻断在其细胞分化的某一阶段并发生增殖,这些细胞具有相同的基因编码,扩增的片段长度相同,其DNA电泳为单一条带,提示单克隆性增生。

淋巴细胞克隆性分析的指征:①疑为淋巴组织肿瘤的小组织活检样本,如腔镜或穿刺活检,局部钳夹活检等;②混合性淋巴细胞增生性病变,经形态学观察和免疫表型分析仍然不能确定病变性质者;③皮肤的淋巴组织增生性病变;④疑为黏膜相关淋巴组织结外边缘区淋巴瘤的病例;⑤经免疫表型检测仍不能明确细胞属性(裸细胞)的病例。日常工作中有15%~20%的病例需行克隆性分析协助病变性质的判定。

克隆性分析有助于淋巴增生性疾病的性质判定,但应结合形态学和免疫表型检测结果进行综合分析与判断。需注意的问题有:①Ig和TCR基因重排并非仅限于B或T细胞谱系,有时会有交叉,单一Ig或TCR重排可提示肿瘤细胞系;Ig和TCR同时有重排时,只说明有淋巴细胞克隆性增生,不能提示细胞谱系;②基因重排检测结果需结合组织病理学特征进行解读与评价,PCR技术高度敏感,在标本量少或高负荷B细胞淋巴瘤中含少量反应性T细胞的情况下,因无足量的细胞产生多克隆背景,少量反应性细胞可产生类似克隆或寡克隆的PCR产物;③规范抗原受体基因重排检测的技术与流程,质量控制,以保证检测结果的准确性。

（2）基因异常的检测进行单基因检测,以及基于二代测序(NGS)技术的多基因检测。100%毛细胞白血病及约50%的Langerhans细胞组织细胞增生症之肿瘤细胞存在BRAF V600E突变;90%以上的淋巴浆细胞淋巴瘤/华氏巨球蛋白血症(LPL/WM)存在MYD88突变,有一定的诊断与鉴别诊断价值。同时NGS用于淋巴组织造血组织肿瘤的研究还发现与一些肿瘤的分子分型、临床危险度分层、影响预后,以及预测肿瘤复发和演进的一些基因,部分已用于临床病理诊断与肿瘤的分型中[1-3]。

3. 细胞遗传学检测

（1）荧光原位杂交:FISH检测材料包括细胞涂片、培养细胞爬片、石蜡包埋组织切片,以及分裂中期染色体滴片等。

FISH 技术在淋巴组织增生性疾病诊断中的应用如下：①协助确诊具有特征性遗传学改变的淋巴瘤类型，如 Burkitt 淋巴瘤、滤泡淋巴瘤、套细胞淋巴瘤、间变大细胞淋巴瘤等；②协助诊断高级别 B 细胞淋巴瘤，如高级别 B 细胞淋巴瘤伴有 MYC、BCL2 和（或）BCL6 易位（WHO，2016 修订）；③淋巴组织肿瘤治疗或预后相关基因异常的检测，为临床提供了肿瘤生物学行为、对治疗反应及预后相关的重要信息，如 CLL/SLL 套餐（p53/ATM/D13S319/13q34/CEP12）检测，浆细胞瘤的套餐（CDKN2C/IGH-CCND1/IGH-FGFR3/IGH-MAF）。

（2）实体瘤细胞遗传学检测：需采用新鲜组织进行实体瘤染色体核型分析或染色体倍体分析。

4. 病原学检测　对于某些病原微生物相关淋巴组织增生性疾病/肿瘤应进行相关病原微生物的检测。最常用的是 EB 病毒感染的检测，采用的方法有免疫组化染色检测 EBV-LMP-1 蛋白；原位杂交检测 EB 病毒编码的小分子 mRNA，即 EBER；以及基于 PCR 的方法检测 EBV-DNA 等，其中 EBER 原位杂交被公认为是"金标准"。对于胃的淋巴组织增生性疾病进行幽门螺杆菌（Hp）的观察（HE 切片）或免疫组化染色检测。HBV 和 HCV 感染的检测，可用免疫组化和原位杂交的方法。对空肠弯曲菌（C. jejuni）和鹦鹉热衣原体（C. psittaci）的血清学检测等。新鲜组织还可行部分病原微生物培养。

特殊染色用于病原学检测，如抗酸染色、六胺银染色、PAS 染色用于抗酸阳性杆菌和真菌的检查；Giemsa 染色用于利什曼原虫的检查；Warthin Starry 用于梅毒螺旋体、猫抓病相关汉塞巴尔通菌的检查等[2-3]。

5. 电镜检查　用于一些特殊的亚细胞结构的识别，如 Langerhans 细胞组织细胞增生症之肿瘤细胞胞质内 Birbeck 小体，以及一些病原体的检查，如布氏杆菌及某些特殊类型的真菌的辨识等。

（四）淋巴组织疾病的病理诊断

淋巴组织疾病/肿瘤的病理诊断中应注意的问题：①淋巴组织疾病/肿瘤病理诊断应采用并用好"四结合"的原则，即病理形态学、免疫表型、分子/细胞遗传学和临床表现相结合进行综合分析。②淋巴组织肿瘤的分类宜采用国内外公认的标准。③与病理诊断相关的各种辅助检查结果应整合到淋巴组织肿瘤的病理诊断中。包括特殊染色、免疫组织化学染色、原位杂交、荧光原位杂交、抗原受体基因重排检测、与疾病的诊断和（或）分型相关的其他分子或基因检测等。④对于不具备相关辅助检查条件的机构，对于疑难病例宜选择院外会诊，并提供尽可能详尽的临床及实验室检查资料和充分的病理检查材料（蜡块或打底白片等），以满足会诊所需。

二、淋巴结反应性增生、淋巴结炎及淋巴结病

淋巴结是人体内数量最多、分布最广的器官，浅表淋巴结是机体重要的免疫器官，多种因素包括各类病原微生物感染、化学药物、外来的毒物、异物、机体自身的代谢产物或某些药物的作用等均可引起淋巴结内的细胞成分，主要是淋巴细胞、组织细胞和树突状细胞的增生而致受累的淋巴结肿大，此时，淋巴结内各种细胞成分的增生是机体抗损伤的免疫反应的体现。根据病变累及淋巴结区域的不同，淋巴结肿大可表现为四种增生模式，即淋巴滤泡增生；滤泡间区增生；窦组织细胞增生，以及混合性增生。根据病因、组织病理学改变及临床表现，有非特异性淋巴结炎（non-specific lymphadenitis），也称反应性淋巴增生（reactive lymphoid hyperplasia）、病毒性淋巴结炎、细菌性淋巴结炎、分枝杆菌性淋巴结炎、真菌性淋巴结炎、原虫性淋巴结炎，以及一些原因或发病机制尚不清楚的一些淋巴结炎或淋巴结病，如组织细胞坏死性淋巴结炎、巨淋巴结增殖症（Castleman disease，CD），伴巨大淋巴结病的窦组织细胞增生症，也称 Rosai-Dorfman 病（Rosai-Dorfman disease，RDD）、嗜酸性淋巴肉芽肿等（Kimura disease）和 IgG4 相关疾病（IgG4 related disease）的淋巴结病变等[2,4-5]。

（一）非特异性淋巴结炎/反应性淋巴增生

非特异性淋巴结炎是淋巴结最常见的良性淋巴增生性疾病，多种因素可致淋巴结反应性增生，而其病理表现又缺乏特异性，故称其为非特异性淋巴结炎。根据起病急缓和临床病理表现的不同，可将其分为急性和慢性非特异性淋巴结炎两类。

1. 急性非特异性淋巴结炎　急性非特异性淋巴结炎常见于颈部，病原体可由发生感染的牙齿或扁桃体被引流入至颈部淋巴结，或四肢的感染引流至腋窝或腹股沟区淋巴结。急性阑尾炎患者常伴有肠系膜淋巴结急性炎改变。系统性病毒感染和菌血症常可导致急性全身淋巴结肿大。

【临床表现】因炎细胞浸润和水肿而致病变淋巴结肿大。因淋巴结肿大致其被膜受牵拉，患者会感觉局部疼痛。有脓肿形成时，可有波动感，被覆的皮肤会有发红，有时可穿破皮肤而形成窦道，特别是淋巴结有脓性坏死时。

【组织病理学】肉眼观：受累的淋巴结多为轻度肿大，直径为 1～2cm 不等，灰红色。组织学所见淋巴结结构常保存，淋巴滤泡增生，生发中心扩大，易见核分裂。在散布于滤泡生发中心的组织细胞胞质内含有细胞核碎片。在感染不太严重时，可见一些中性粒细胞在滤泡周围或淋巴窦内浸润，窦内皮细胞增生。当感染是由化脓性病原微生物所致时，滤泡生发中心可发生坏死，甚至整个淋巴结形成脓性肿块，此时需要与以渗出为主的结核和一些真菌感染所致的化脓性炎相鉴别。抗酸染色和六胺银染色有助于相关病原体的识别。

2. 慢性非特异性淋巴结炎

【临床表现】因病变淋巴结的肿大是逐渐或缓慢发生的，故患者常无明显感觉。慢性淋巴结炎常见于腹股沟和腋

淋巴结。一般而言,淋巴结反应性增生不需特殊治疗,临床上行淋巴结活检的主要目的是为了排除淋巴结的各种淋巴组织肿瘤或转移性肿瘤,以及特殊感染等疾病。

【组织病理学】慢性非特异性淋巴结炎的病理改变因病因而异,可表现为淋巴滤泡增生、副皮质区淋巴增生和窦组织细胞增生等。

(1)淋巴滤泡增生:常由活跃的体液免疫反应的刺激而致。表现为受累淋巴结的淋巴滤泡数量的增加,而其大小和形状差异大。滤泡生发中心明显扩大,见不等量的中心母细胞和中心细胞,含有核碎片的组织细胞散在分布于其中。在类风湿关节炎、弓形虫病,以及人类免疫缺陷病毒感染的早期常有明显的淋巴滤泡增生。在形态学上,淋巴滤泡增生有时易与滤泡淋巴瘤相混淆。

(2)副皮质区淋巴增生:常因导致细胞免疫反应的各种刺激所引起,其特征是淋巴结的滤泡间区,即T细胞区的增生,其中可见活化的T细胞(免疫母细胞),这些细胞的体积是静止淋巴细胞的3~4倍,核圆形,染色质细腻,有数个核仁,以及中等量淡染的细胞质。可见淋巴窦和血管内皮细胞增生。副皮质区淋巴增生常见于活跃的病毒感染,特别是

传染性单核细胞增多症、某些药物,特别是大伦丁所致的免疫反应,以及某些抗病毒性疾病的疫苗接种后产生的免疫反应等。

(3)窦组织细胞增生:表现为窦扩张,窦组织细胞数量明显增加,窦组织细胞体积增大等。多见于肿瘤(如乳腺癌、胃癌等)引流区的淋巴结。有研究表明,在一定程度上窦组织细胞增生反映了机体对抗肿瘤及其产物的免疫反应(图14-3)。

(二)病毒性淋巴结炎

1.传染性单核细胞增多症

【定义】传染性单核细胞增多症(infectious mononucleosis,IM)是由EB病毒感染所致的急性淋巴结炎。

【临床表现】患者多为儿童或青年,病程短,主要表现有咽炎、发热、颈淋巴结肿大,称该疾病的"三联症",患者还有扁桃体肿大、脾脏肿大、外周血淋巴细胞数量增加,以及存在嗜异性小体等表现。EB病毒血清学检查:疾病早期示VCA-IgM滴度升高,后期VCA-IgG滴度升高。根据患者的临床表现就可以确诊IM,而淋巴结活检的主要目的是排除淋巴组织肿瘤。该疾病患者多表现为淋巴结轻或中度肿大,

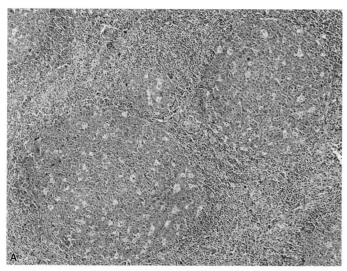

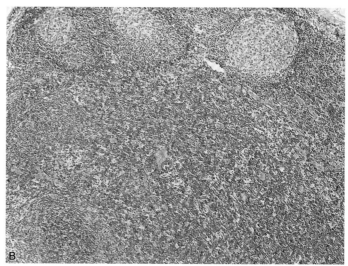

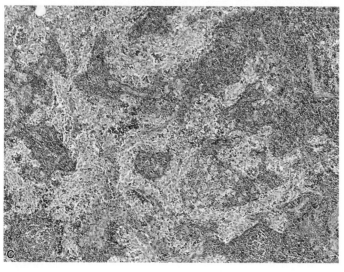

F14-3　ER

图14-3　淋巴结的正常结构
A.淋巴结;B.皮质区;C.副皮质区

质地软,无痛或有微痛。

【组织病理学】 淋巴结结构可有扰乱,但无结构破坏。淋巴滤泡、滤泡间区和淋巴窦均有病变,其组织病理学改变因病程而异。早期表现为淋巴滤泡增生,单核样 B 细胞聚集和上皮样组织细胞反应,似弓形虫病性淋巴结样改变。滤泡间区增生,在小或中等大小淋巴细胞和浆细胞的背景上见一些免疫母细胞散在分布,呈斑驳构象(mottled pattern)。有时可见 R-S 样细胞。窦开放,其中见单核样 B 细胞、小淋巴细胞和免疫母细胞等(图 14-4)。

【免疫表型及遗传学】 滤泡间区的免疫母细胞多表达 B 细胞标记,背景中的小淋巴细胞中 CD8+细胞多于 CD4+细胞。免疫母细胞,包括 R-S 样细胞常表达 CD30,但不表达 CD15 抗原。一般无存在免疫球蛋白或 T 细胞受体基因的克隆性重排。

【EB 病毒检测】 EBER-1/2 原位杂交示滤泡间区的大多数免疫母细胞为核阳性(图 14-4)。

【鉴别诊断】

(1) 其他病毒感染所致传染性单核细胞增生症样淋巴结病变:如巨细胞病毒(CMV)、单纯疱疹病毒(HSV),相关的病原学检查十分重要,另外,临床及病理检查缺乏 EBV 感染征象、嗜异性凝集试验阴性等,可排除 IM。

(2) 弓形虫病性淋巴结炎:以反应性滤泡增生、窦内单核样 B 细胞聚集以及簇状或单个上皮样组织细胞侵占或浸润滤泡生发中心为其形态学特征,而滤泡间区累及则少见。弓形虫的血清学检查有助于该病的确诊。

(3) 大细胞性非霍奇金淋巴瘤,包括弥漫大 B 细胞淋巴瘤(DLBCL)、间变大细胞淋巴瘤(ALCL)等,免疫表型、免疫球蛋白或 T 细胞受体基因重排检测有助于相关的区别诊断。

(4) 霍奇金淋巴瘤:包括经典型霍奇金淋巴瘤以及结节性淋巴细胞为主型霍奇金淋巴瘤(参见本章相关内容)[2,5,6]。

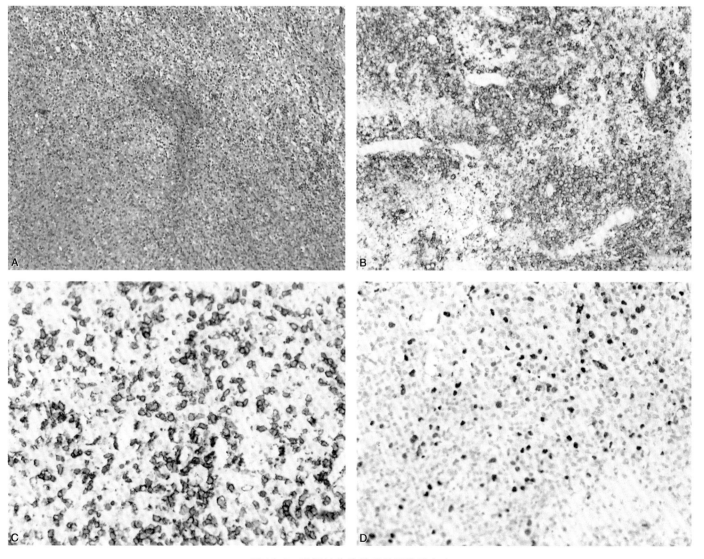

图 14-4　淋巴结传染性单核细胞增多症
A. 淋巴结滤泡间区增生;B. CD20;C. CD8;D. EBER

2. 人类免疫缺陷病毒(HIV)性淋巴结炎

【定义】　由人类免疫缺陷病毒感染而引起的淋巴结炎,也称 HIV 淋巴结炎。

【临床表现】　根据 HIV 感染的时期(急性期、慢性期和终末期)的不同,患者的临床表现有差异,且缺乏特异性。急性期患者可有发热、咽痛、淋巴结肿大和乏力等表现,有的患者有皮疹;慢性期及以后常有多个部位淋巴结肿大,除此之外,患者可无任何不适。终末期患者常伴发各类条件致病微生物(细菌、真菌)和寄生虫(如弓形虫等)感染,及一些淋巴瘤。

【组织病理学】　HIV 淋巴结炎的组织学表现缺乏特异性,据临床临床感染时期的不同可表现为三种模式:

(1) 模式 A:急性不典型淋巴结炎的一般表现,如淋巴结明显肿大、淋巴滤泡增生、生发中心扩大、明显凋亡及组织细胞吞噬核碎片现象。套区淋巴细胞数量减少或几乎消失,生发中心内见小淋巴细胞聚集灶。滤泡间区见灶性出血,在血管和淋巴窦周围见单核样 B 细胞聚集,还可见中性粒细胞,有时可见 Warthin-Finkeldey 型多核巨细胞。

(2) 模式 B:形态学介于模式 A 和 C 之间,主要表现有淋巴滤泡病变,有滤泡 FDC 网破坏和生发中心受累。滤泡内及其周围可见淋巴细胞减少、浆细胞聚集及小血管增生等,提示 HIV 感染的进展。

(3) 模式 C:表现为淋巴结萎缩、滤泡"烧光"(burn-out)和广泛而弥漫性血管增生,以及 PAS 阳性物质沉着而形成的所谓"棒棒糖"(lollipop)样滤泡,最终滤泡纤维化。滤泡间区淋巴细胞明显减少,广泛血管化,并见浆细胞及纤维化改变。最终淋巴结成为"废墟"(wasteland,图 14-5)。

【免疫组织化学】　存在 HIV 感染的淋巴结可表达各种 HIV 抗原,特别是 p24 壳蛋白,滤泡生发中心树突状细胞突起表达 p24 蛋白,类似于病毒样颗粒。分离的滤泡树突状细胞也可表达 p15、p17 和 gp41 蛋白。也可通过原位杂交和

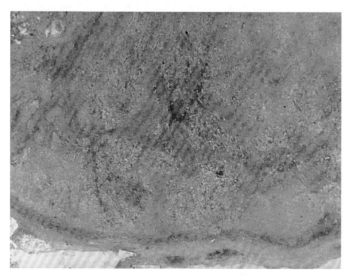

图 14-5　人类免疫缺陷病毒(HIV)性淋巴结炎
示淋巴结内淋巴细胞明显减少,滤泡消失

PCR 技术检测 HIV 核酸。

【鉴别诊断】　急性期(模式 A)的淋巴结病变需要与传染性单核细胞增多症、巨细胞病毒及麻疹病毒性淋巴结炎相区别。慢性期(模式 B)需要与巨淋巴结增殖症(Castleman 病)和其他自身免疫性疾病相关淋巴结炎相区别。终末期需要与其他原因所致淋巴结纤维化疾病相区别[2,5-6]。

3. 其他病毒性淋巴结炎　麻疹病毒、巨细胞病毒、单纯疱疹病毒以及其他一些病毒感染均可致淋巴结肿大及淋巴结炎改变。麻疹性淋巴结炎患者常有麻疹疫苗接种史,淋巴结滤泡间区增生,常见 Warthin-Finkeldey 型多核巨细胞,但后者也可见于其他一些反应性淋巴组织增生及非霍奇金淋巴瘤病变组织中。巨细胞病毒包涵体的存在是诊断巨细胞病毒淋巴结炎的重要依据。疱疹病毒性淋巴结炎表现可类似于传染性单核细胞增多症,借助于 EBER 原位杂交和相关病毒血清学检查可鉴别。

(三) 细菌性淋巴结炎

1. 猫抓病

【定义】　淋巴结猫抓病(cat-scratch disease,CSD)是由革兰阴性的汉塞巴尔通菌(*Bartonella henselae*)感染而引起的淋巴结的化脓性肉芽肿性炎,猫是该致病菌的携带者,多数患者有被猫抓、咬或舔的历史,病原菌经皮肤而进入人体。猫抓病常是一种自限性疾病。

【临床表现】　临床上表现为猫抓伤处引流区淋巴结肿大,常见腋下、肘部及颈淋巴结肿大,下肢被抓伤时,可表现为腹股沟或腘窝淋巴结肿大,肿大的淋巴结可伴有疼痛。

【组织病理学】　淋巴结滤泡间区增生、单核样 B 细胞增生以及化脓性肉芽肿病变,即上皮样细胞肉芽肿伴坏死及微脓肿形成(图 14-6),其病变中央主要是中性粒细胞,周围的上皮样组织细胞呈栅栏状排列而呈典型的星形肉芽肿,罕见多核巨细胞。上述形态学表现有一定的特征性,但不具特异性。

【病原学检查】　Warthin Starry 银染色,在脓肿中可见到黑色的棒状杆菌呈簇状或散在分布(图 14-6)。采用抗 *henselae* 抗体行免疫组织化学染色,也可应用 PCR 技术对石蜡包埋组织样本病原菌 DNA 检测。

【病理诊断与鉴别诊断】　星形化脓性肉芽肿、特殊染色病原学检测,并结合病史可考虑该疾病的诊断。需要进行鉴别的疾病有:①多种细菌感染所致的淋巴结化脓性炎;②淋巴结结核;③真菌性淋巴结炎;④性病性淋巴肉芽肿,该疾病常累及腹股沟淋巴结;⑤组织细胞坏死性淋巴结炎等[2,5]。

2. 梅毒性淋巴结炎

【定义】　梅毒性淋巴结炎(syphilitic lymphadenitis)多发生于在梅毒的病程中,由于梅毒螺旋体(*Treponema pallidum*)的感染而引起的引流区淋巴结的慢性炎症。近年来,该疾病在我国呈明显上升趋势,故需要我们病理医生能够认识,并

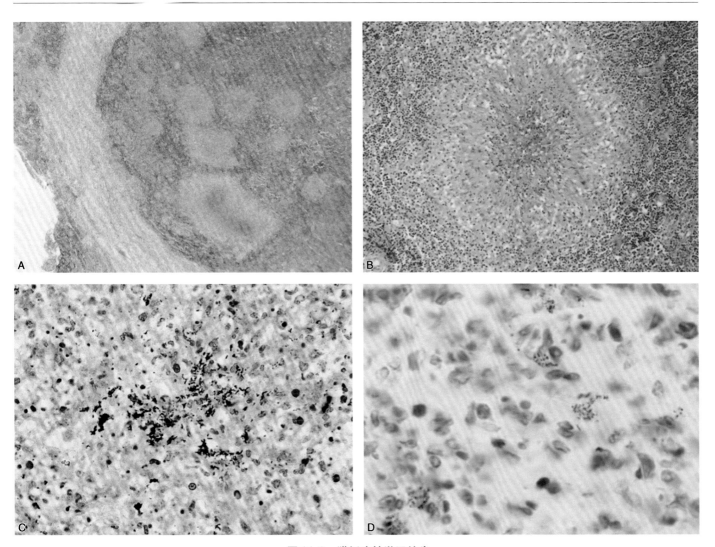

图 14-6 猫抓病性淋巴结炎
A. 示淋巴结滤泡间区灶性坏死;B. 微脓肿;C. 示微脓肿中的汉塞巴尔通菌;D. Bh-mAB 染色示汉塞巴尔通菌

及时而准确地诊断该疾病。

【临床表现】 梅毒性淋巴结炎常伴随着原发性或继发性梅毒,也可能是隐性或三期梅毒的早期而存在。腹股沟淋巴结是最常见的受累部位,尤其是在原发性梅毒患者;股部、肱骨内上髁、颈部及腋窝淋巴结也可累及,继发性梅毒患者可表现为全身淋巴结肿大。由于口腔是梅毒的第二常见结外病变处,故扁桃体和颈淋巴结可能累及。

【病理改变】 梅毒性淋巴结炎的病变淋巴结呈轻度肿大,其组织病理形态学改变有一定的特征性,主要表现有:①淋巴滤泡明显增生,滤泡生发中心扩大,其中见散在分布的组织细胞;②淋巴结被膜明显增厚伴慢性炎细胞浸润及不同程度的纤维化改变;③血管炎,可见被膜内、被膜周及滤泡间区的小动脉炎及小静脉炎,表现为血管内皮细胞的明显增生,突向管腔而致管腔狭窄,血管周为见浆细胞及淋巴细胞的套袖样浸润,并浸润到血管壁内(图 14-7);④浆细胞明显增生,主要在髓质区,有时见成片的浆细胞。其他形态学表现还有滤泡间区变宽,有较多免疫母细胞;非干酪样坏死性上皮样细胞肉芽肿,以及单个多核巨细胞(裸巨细胞)散在

分布等。

【病原学检测】 梅毒螺旋体主要分布于淋巴结的实质内,特别是在毛细血管后静脉壁上,以及淋巴结被膜的血管壁上,常散在或三、五条呈簇分布。目前常用的可在组织或细胞样本上检测梅毒螺旋体感染的方法有:①Warthin-Starry(W-S)银染色技术,需要用油镜来观察染色结果。在油镜下,梅毒螺旋体呈黑色丝状螺旋结构,长 5 ~ 15μm,宽或厚约 0.2μm,不折光。②暗视野检查是最古老也是最简单的观察梅毒螺旋体的方法,可用于病变区渗出物或病变淋巴结的印片检查。③免疫组织化学染色,采用商品化的抗 *T. pallidum* 抗体,在普通的光学显微镜下可清楚地显示梅毒螺旋体(图 14-7),该方法简便,实用性强,且具有很高的敏感性与特异性。④PCR 技术,扩增 *T. pallidum* DNA 序列,该方法的敏感性高,但需注意避免污染。另外,临床上常用的有梅毒螺旋体的血清学检查,它具有较高敏感性与特异性,也是临床上确诊该疾病的主要手段。

【鉴别诊断】

(1) 淋巴结结核:常见干酪样坏死,并可查见抗酸阳性

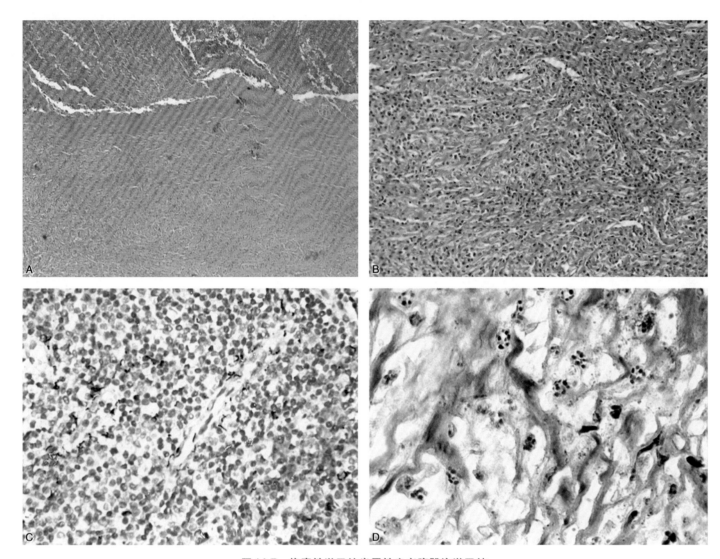

图 14-7 梅毒性淋巴结炎男性患者腹股沟淋巴结
A. 淋巴结被膜明显增厚;B. 淋巴结被膜血管炎及浆细胞浸润;C. 示梅毒螺旋体;D. 示梅毒螺旋体(WS 染色,油镜)

杆菌,而不见血管炎和梅毒螺旋体。

(2) 结节病:缺乏血管炎和明显的浆细胞浸润,以肉芽肿病变为主,且其肉芽肿的境界清楚。

(3) 结节性多动脉炎:缺乏滤泡增生和梅毒螺旋体。

(4) 淋巴组织肿瘤,包括霍奇金淋巴瘤和滤泡淋巴瘤等[2,5]。

3. 性病性淋巴肉芽肿

【定义】性病性淋巴肉芽肿(lymphogranuloma venereum lymphadenitis, LGV)是通过性传播的一种细菌性淋巴结炎,致病菌是沙眼衣原体(chlamydia trachomatis),也称 Nicolas-Faver 病。

【临床表现】该病潜伏期为 7~12 天,表现为生殖器的无痛性疱疹、糜烂和溃疡形成,可自愈而不留瘢痕。多表现为单侧性腹股沟淋巴结肿大,约 1/3 患者可表现为双侧性淋巴结肿大。在女性可表现为产道或盆腔深部引流区淋巴结肿大。

【组织病理学及病原学】早期表现为中性粒细胞聚集

及小灶性坏死,随后在坏死灶周围出现小淋巴细胞和浆细胞聚集浸润而形成 LGV 典型的星形脓肿。LGV 的典型脓肿中心为坏死及中性粒细胞聚集性浸润,周围见栅栏状排列的上皮样细胞、巨噬细胞和多核巨细胞。诊断性巨噬细胞直径大于 40μm,胞质内有空泡,位于坏死或化脓区。空泡内 C. trachomatis 的直径为 0.2~2μm,呈淡蓝色;Gimsa 染色也为淡蓝色;革兰染色呈红色或紫红色(革兰阴性);Warthin-Starry 染色为黑色。没有病变的淋巴结实质结构存在。

【鉴别诊断】LGV 与淋巴结猫抓病和土拉菌病的不良病理形态学表现相似,需鉴别。相关病史及病变部位,病原学检查等有助鉴别诊断[2,5]。

(四) 分枝杆菌性淋巴结炎

1. 结核分枝杆菌性淋巴结炎

【定义】淋巴结结核,也称结核性淋巴结炎(tuberculous lymphadenitis),是由结核分枝杆菌感染引起的淋巴结炎症。结核性淋巴结炎是淋巴结最常见的特殊感染。

【临床表现】淋巴结结核可发生在任何年龄组的人群，可单独存在，也可能与肺结核同时存在或作为全身播散性结核的一部分而出现。临床上常表现为一组淋巴结肿大，颈部淋巴结多见，病变较重者，局部多数性肿大的淋巴结可彼此融合成块，也可穿破皮肤形成经久不愈的窦道，有液化的干酪样坏死物流出。

【组织病理学】特征性组织学表现是结核结节（tubercles），主要由上皮样细胞及朗格汉斯巨细胞（Langhans giant cell）构成，典型的结核结节中央可见干酪样坏死，周围可见不等量的小淋巴细胞和浆细胞浸润（图 14-8）；有的病例样本中见大片干酪样坏死，而肉芽肿病变相对少。

【病原学检查】抗酸（acid fast）染色是最常用的方法，在高倍镜或油镜下仔细检查可能找到染成紫红色的杆菌（图 14-8），相比麻风分枝杆菌而言，其菌丝细长。还可用免疫组织化学染色，以及聚合酶链反应（PCR）技术检查结核分枝杆菌 DNA。

【病理诊断与鉴别诊断】典型的结核结节，以及查见抗酸阳性的杆菌，可确诊结核。淋巴结结核需要与其他原因所致的肉芽肿性炎相区别：①结节病：后者常表现为非干酪样坏死性肉芽肿，抗酸染色多为阴性；患者常有肺和肾脏病变等，抗结核治疗无效，结节病的诊断是排除性诊断；②其他分枝杆菌的感染：抗酸阳性的杆菌不一定是结核分枝杆菌，如在免疫缺陷患者可发生不典型分枝杆菌感染，麻风患者病变引流区淋巴结的病变等，行抗酸染色可查见不等量的抗酸阳性杆菌，在鉴别诊断中，应结合临床及实验室检查结果进行综合分析与判断；③其他细菌或真菌感染所致的肉芽肿性炎等[2,5]。

2. 麻风性淋巴结炎

【定义】由麻风分枝杆菌（Mycobacterium leprae）感染而引起的淋巴结炎。

【临床表现】患者往往有皮肤麻风病史，多表现为皮肤病变引流区淋巴结肿大。

【组织病理学】淋巴结病理改变因患者是瘤型或结核样型麻风而异。在瘤型麻风性淋巴结炎，淋巴结肿大较明显，淋巴结滤泡间区扩大，淋巴细胞数量相对减少，为成片增生的组织细胞/泡沫细胞所取代，胞质内有大量抗酸染色阳性的分枝杆菌（图 14-9）。在结核样型麻风性淋巴结炎，淋巴结肿大多不明显，滤泡生发中心欠清楚，见非干酪样坏死性肉芽肿，由上皮样细胞及多核巨细胞组成，形似结节病所见的肉芽肿。难觅抗酸阳性分枝杆菌。鉴别诊断包括各类肉芽肿性炎[2,5]。

3. 非结核分枝杆菌性淋巴结炎

【定义】由非结核分枝杆菌感染所引起的淋巴结炎，也称不典型分枝杆菌性淋巴结炎。尽管该杆菌为抗酸阳性，但与结核分枝杆菌有不同的培养特征，即抗链霉素和异烟肼（isoniazid）。非结核分枝杆菌为条件致病菌，至今已分离并鉴定的有 80 余种，其中偶发分枝杆菌（Mycobacterium fortuitum）感染常见于 AIDS 患者。

【组织病理学】在儿童常表现为化脓性炎。该类感染也可表现为干酪样坏死性上皮样细胞/多核巨细胞肉芽肿，或脓肿及肉芽肿病变共存。在 AIDS 患者淋巴结的非结核分枝杆菌感染可表现为类似瘤型麻风分枝杆菌性淋巴结炎，组织细胞内见大量抗酸染色阳性的分枝杆菌（图 14-10）。鉴别诊断包括各类肉芽肿性炎[2,5]。

（五）真菌性淋巴结炎

【定义】由真菌感染而引起的淋巴结炎，称真菌性淋巴结炎（fungal lymphnoditis）。

【临床表现】真菌多为条件致病菌，真菌感染好发于儿童和老人，因各种原因而长期、大量使用广谱抗生素者，以及先、后天免疫缺陷者。临床上常表现为系统性病变，如发热、全身淋巴结肿大，或有肝脾肿大、浆膜腔积液等。真菌感染常作为机体全身感染的一部分而存在的，各种真菌感染均可

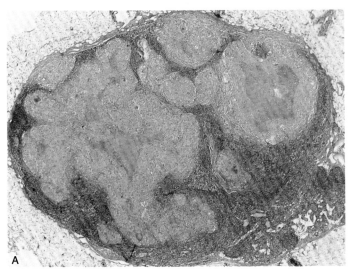
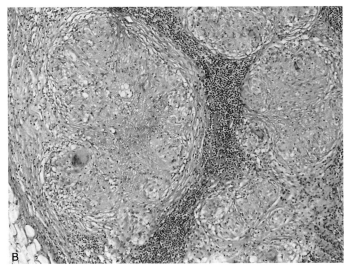

图 14-8 结核性淋巴结炎
图示淋巴结内结核结节，中央为干酪样坏死，周围见上皮样细胞/多核巨细胞，外层为淋巴细胞。A. HE，低倍放大；B. HE，中倍放大

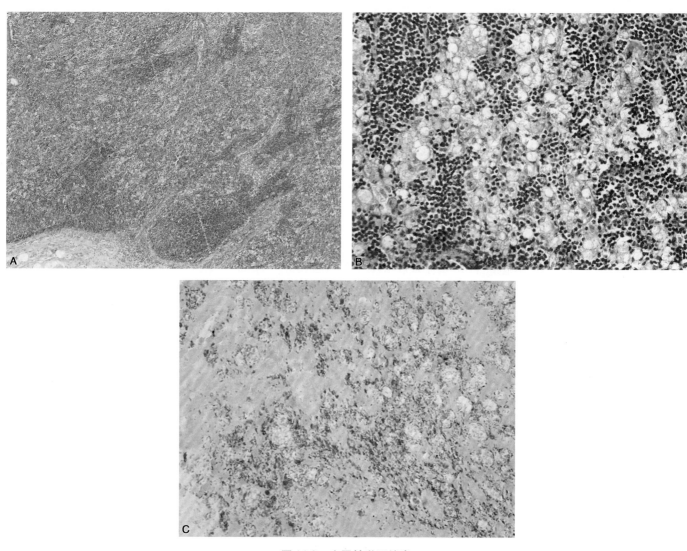

图 14-9 麻风性淋巴结炎
A. 示淋巴结滤泡间区扩大；B. 示泡沫细胞；C. 示病变组织中的抗酸阳性杆菌

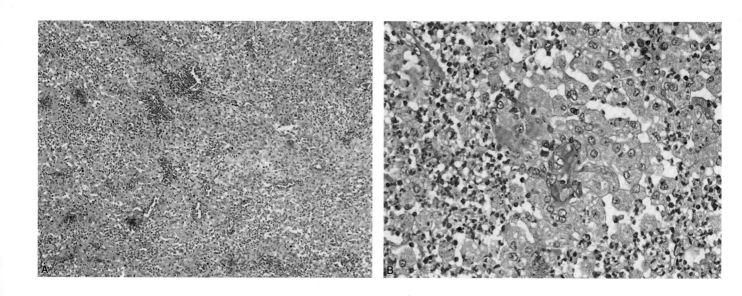

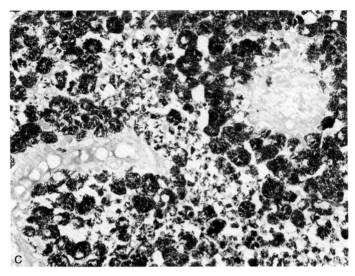

图 14-10　不典型分枝杆菌性淋巴结炎（免疫缺陷患儿腋下淋巴结活检）
A. 示淋巴结内淋巴细胞几乎消失；B. 示淋巴结内的组织细胞；C. 示组织细胞质内抗酸阳性杆菌（抗酸染色）

累及淋巴结，其中较为常见的真菌感染是曲菌、新型隐球菌（图14-11）、组织胞浆菌，以及白色念珠菌，免疫缺陷病患者还可发生一些较少见的真菌感染，如马尔尼菲青霉菌等。对于淋巴结的各种真菌感染，一经确诊需进行相关的抗真菌治

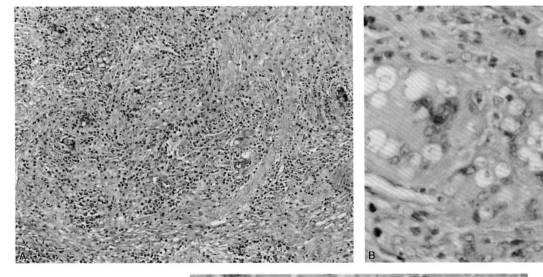

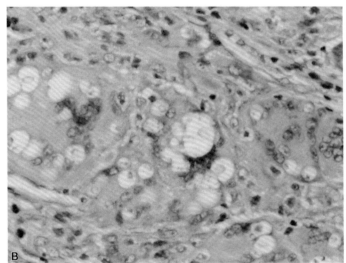

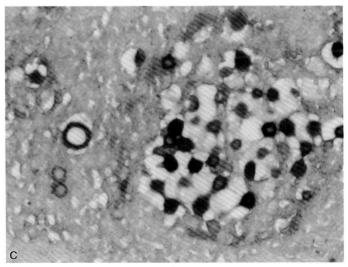

图 14-11　新型隐球菌性淋巴结炎
图示多核巨细胞内的病原体。A. HE；B. 黏液卡红染色

疗,漏诊、误诊和治疗上的延误均可能导致患者死亡。

【组织病理学】不同种类的真菌感染其形态学表现有异,但主要表现为化脓性炎或肉芽肿性炎,如曲菌感染的基本病变是化脓性炎及脓肿形成,而新型隐球菌感染则常表现为肉芽肿性炎。

【病原学检查】一些特殊染色有助于真菌的识别,常用的有六胺银和 PAS 染色,可清楚地显示多种真菌的菌丝和(或)孢子。黏液卡红染色可清楚地显示新型隐球菌的荚膜(图 14-11)。

【病理诊断与鉴别诊断】通过病原学检查,在病变组织发现真菌是病理确诊真菌感染的必需条件。尽管病理检查可以确诊真菌感染,但对于真菌的类型判定仍需结合临床和实验室检查结果进行[2,5]。

(六) 原虫感染性淋巴结炎

1. 弓浆虫性淋巴结炎

【定义】由弓浆虫(protozoan toxoplasmas gondii)感染引起的淋巴结炎,也称 Piringer-Kuchinka 淋巴疾病,是最常见的寄生虫病。

【临床表现】临床上,弓浆虫病有三种综合征,一是在普通人群发生的弓浆虫性淋巴结炎;二是在免疫缺陷人群发生的系统性弓浆虫病;三是经胎盘感染的致死性弓浆虫病。弓浆虫性淋巴结炎最常见,在正常成年人,占原因不明淋巴结炎的 15%～20%。临床上常表现为颈后淋巴结无痛性肿大,直径为 0.5～3cm 不等。

【组织病理学】弓浆虫性淋巴结炎常表现为淋巴滤泡增生、生发中心扩大、上皮样细胞簇,以及单核样细胞聚集,即是该疾病的病理"三联症"(图 14-12)。不到 1% 的病例可见到弓浆虫滋养体,难觅弓浆虫包囊。因此,在实际工作中可根据病理"三联症"考虑该疾病的诊断,但最终确诊仍需弓浆虫特异性血清学检查,包括经典 Sabin-Feldman dye 试验、间接免疫荧光检测、补体固定课题法和间接血红细胞凝集试验等。

【鉴别诊断】包括结节病、皮病性淋巴结炎、传染性单核细胞增多症、红斑狼疮性淋巴结炎、利什曼病、HIV 淋巴结

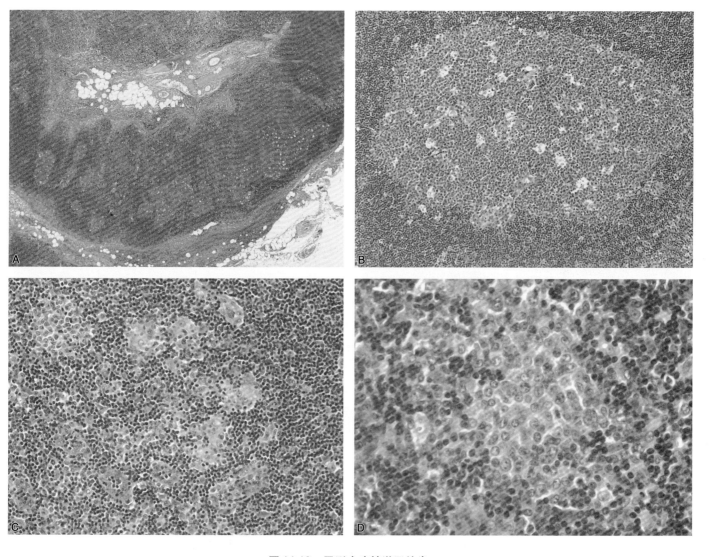

图 14-12　弓形虫病性淋巴结炎
A. 淋巴结结构存在,淋巴滤泡明显增生;B. 淋巴滤泡增生,生发中心扩大;C. 滤泡间区上皮样细胞簇;D. 单核样 B 细胞

炎(模式 A)、伴巨淋巴结病的窦组织细胞增生症、表现有上皮样细胞簇的一些非霍奇金淋巴瘤、肿瘤反应性淋巴疾病和富于淋巴细胞的经典型霍奇金淋巴瘤等。需要结合病史、组织病理学、免疫表型及病原学检查等综合分析[2,5]。

2. 利什曼病性淋巴结炎

【定义】 由利什曼(*Leishmania donovani*)原虫感染引起的淋巴结炎。

【临床表现】 利什曼病有一个临床疾病谱系,包括了从皮肤病变到致死性内脏器官疾病,皮肤和内脏器官的利什曼病可伴局部淋巴结肿大,部分患者也可表现为孤立性淋巴结肿大而缺乏皮肤与内脏的病变。常为局部淋巴结轻度肿大。

【组织病理学】 淋巴结病变表现为淋巴滤泡增生,生发中心扩大,在淋巴结的皮质及髓质区见组织细胞或上皮样细胞簇散在分布,常累及淋巴滤泡,形似弓浆虫性淋巴结炎所见。也可见组织细胞大量聚集、上皮样细胞肉芽肿,以及少数多核巨细胞等。偶见肉芽肿中心区坏死,苏木精染色阳性小体(死亡的病原体)。组织细胞胞质内见小的(直径 1 ~ 2μm)嗜碱性病原体,即利什曼小体(图 14-13)。

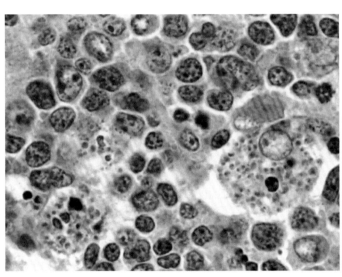

图 14-13 利什曼病性淋巴结炎
示淋巴结滤泡间区的组织组织细胞胞质内利什曼原虫

【病原学检测】 组织切片或细胞涂片上行 Giemsa 染色示利什曼原虫的动基体呈深蓝色(图 14-13)。采用针对利什曼原虫抗原的抗体进行免疫组织化学或免疫细胞化学染色也可协助诊断。

【鉴别诊断】 包括弓浆虫性淋巴结炎,以及一些孢子真菌感染性淋巴结炎等,如组织胞浆菌、马尔尼菲青霉菌等。相关病史、弓浆虫特异性血清学试验、Giemsa 和六胺银染色等均有助于鉴别[2,5]。

(七)组织细胞坏死性淋巴结炎

【定义】 组织细胞坏死性淋巴结炎(histiocytic necrotizing lymphadenitis)是局部淋巴结的亚急性坏死性炎。1972 年,由 Kikuchi 和 Fujimoto 首先描述该病变,又称菊池(Kikuchi)

病或 Kikuchi-Fujimoto 淋巴结炎,该疾病患者的临床表现和病理形态学改变提示病毒感染的可能,但至今病因仍不明了。

【临床表现】 年轻女性患者多见,年龄多在 20 余岁,大多数患者表现为局部淋巴结的无痛性肿大,以颈部淋巴结受累多见,也可发生于腋下或腹股沟淋巴结,但深部淋巴结发病或结外受累者罕见。部分患者有中度发热、畏寒、肌痛等表现。该疾病是自限性的,一般在数周至 2 个月内自愈。

【组织病理学】 疾病的早期主要表现为副皮质区见一些免疫母细胞、大单核细胞,以及浆细胞样树突状细胞增生和浸润,镜下难以区分这些细胞成分。典型病变是副皮质区及淋巴结被膜下灶性或片状坏死,其中可见大量核碎片,但几乎不见中性粒细胞,也鲜有浆细胞。坏死区周边可见一些组织细胞,特别是星月形组织细胞,以及浆细胞样树突状细胞,后者虽形似浆细胞,但不见核旁空晕,易见核分裂(图 14-14)。也有根据组织学表现将其分为三或四个亚型,如淋巴组织细胞型、吞噬细胞型、坏死型和泡沫细胞型等,这仅有助于病理医生了解疾病不同程期病理的改变,但在病理诊断报告中则不必分型。

【免疫表型】 浸润的组织细胞表达 CD68 抗原;浸润的淋巴细胞主要表达 T 细胞分化抗原,CD8+细胞多于 CD4+细胞;浆细胞样树突状细胞表达 CD68、CD43、CD123 和 MPO(图 14-14)。少有 B 淋巴细胞。Ki-67 指数较高。

【鉴别诊断】

(1)狼疮性淋巴结炎:广泛坏死、苏木素小体、浆细胞及中性粒细胞的存在等提示狼疮性淋巴结炎之可能,建议结合临床及实验室检查结果考虑。系统性红斑狼疮患者淋巴结活检所见的组织细胞坏死性淋巴结样病变应考虑狼疮性淋巴结炎。

(2)大细胞性非霍奇金淋巴瘤:由于病变组织中有大量免疫母细胞,易误诊为淋巴瘤,但淋巴结的部分累及、混合性细胞成分、星月形组织细胞以及大量核碎片的存在等均提示 Kikuchi 病之可能。免疫母细胞不表达 B 细胞抗原,也不存在 B 或 T 细胞受体基因重排更支持 Kikuchi 病[2,5]。

(八)伴巨淋巴结病的窦组织细胞增生症

【定义】 伴巨淋巴结病的窦组织细胞增生症(sinus histiocytosis with massive lymphadenopathy,SHML),也称 Rosai-Dorfman 病(Rosai-Dorfman disease,RDD)是一种原因不明的良性组织细胞增生性疾病,其特征性的形态学表现是组织细胞增生伴淋巴细胞伸入(emperipolesis),且强阳性表达 S100 抗原。该疾病由 Azoury 和 Reed 在 1966 年首先描述;Rosai 和 Dorfman 在 1969 年对该病进行了临床病理研究,以后便以两人的名字命名了该病。该疾病主要累及淋巴结,也可发生于结外组织,后者称结外 RDD。

【临床表现】 该病患者的年龄跨度大,但平均年龄为 20.6 岁,男性多见。大多数患者以局部淋巴结无痛性肿大为主要或唯一表现而就诊,常表现为双侧颈淋巴结肿大,病程长(数年),病情进展缓慢,患者的一般情况好。约 1/3 的

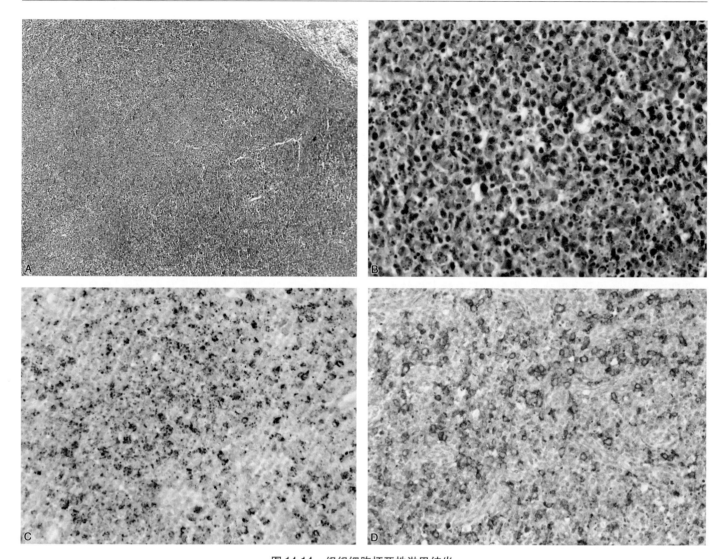

图 14-14　组织细胞坏死性淋巴结炎
A. 示淋巴结滤泡间区或被膜下灶性坏死；B. 示坏死区内的细胞及凋亡小体；C. MPO 染色；D. CD123 染色

病例有淋巴结外一些器官和组织受累，少见的部位有软组织、皮肤、上呼吸道、胃肠道、乳腺、骨、眼眶和中枢神经系统等。少数患者有发热、贫血、血沉增高和高 γ 球蛋白血症等。该疾病病因不明，可自发消退，少数可复发。据文献报道，少数患者呈侵袭性临床过程，有全身淋巴结肿大、炎性关节病、肾小球肾炎以及存在自身抗体等，死亡原因与免疫功能异常有关。

【巨检】病变淋巴结常明显肿大，多个淋巴结可相互融合成巨块。淋巴结被膜增厚及纤维化。切面呈灰黄色结节状或均一，质中。

【组织病理学】早期淋巴结结构存在，淋巴结被膜增厚及纤维化，并累及结外软组织。因淋巴窦明显扩张致淋巴结结构紊乱，窦内充满了淋巴液以及混合性细胞成分，有淋巴细胞、浆细胞和组织细胞等，其特征性表现是可见体积大的、细胞质内含有较多小淋巴细胞的组织细胞，即淋巴细胞伸入或穿入（emperipolesis）（图 14-15）。这种特殊形态的组织细胞体积大，形态不规则，细胞核为圆形或卵圆形，呈空泡状，可见清楚的中位核仁；细胞质丰富，嗜酸性，有的可见胞质内

空泡，"伸入"的细胞通常是淋巴细胞、浆细胞和红细胞，还可见核碎片和脂质等。罕见核分裂。罕见嗜酸性粒细胞，一般无坏死。随疾病的进展，淋巴结结构部分或完全被增生的组织细胞所取代，最终发生纤维化。

【免疫表型】这种具有特殊组织细胞呈 S100 蛋白强阳性（核+胞质）（图 14-15），还表达多种单核细胞/巨噬细胞相关抗原，如 CD68/KP1、CD68/PGM-1、CD163 等，多数病例表达 AAT 和 ACT，还表达 DRC-1，少数病例可表达 CD4 和 CD30。不表达 CD1a 和 Langerin。伸入的淋巴细胞有 T 和 B 细胞。

【病理诊断与鉴别诊断】

（1）反应性窦组织细胞增生：有时可见窦内聚集的组织细胞吞噬红细胞或细胞碎片现象，但不见淋巴细胞伸入现象；免疫组化染色仅见个别 S100+细胞散在分布。无明显淋巴结被膜的增厚和纤维化。

（2）Langerhans 细胞组织细胞增生症（LCH）的淋巴结病变：病变主要在淋巴结的副皮质区，而非窦性浸润；瘤细胞中等大小，形态较一致，细胞核呈咖啡豆样，单核或多核巨细

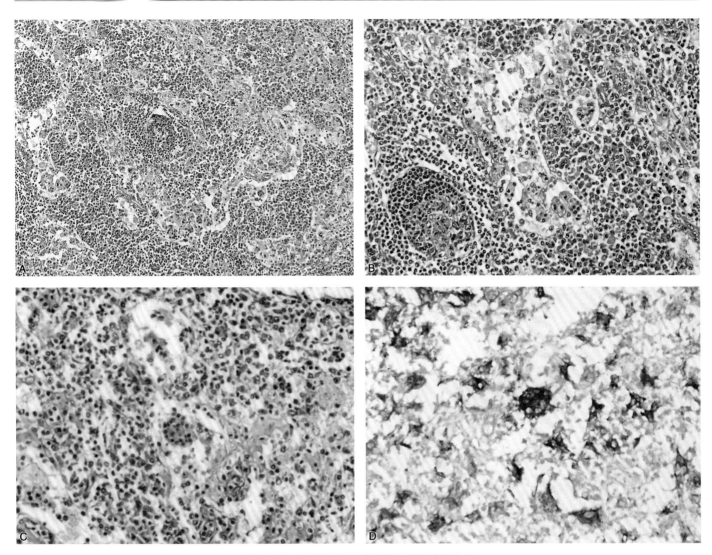

图 14-15 伴巨淋巴结病的窦组织细胞增生症
A. 示淋巴结内淋巴窦扩张,窦组织细胞增生;B、C. 示淋巴细胞"深入"组织细胞;D. S100 染色

胞数量少,也不见淋巴细胞伸入现象;免疫表型检测:其肿瘤细胞除了表达 S100 蛋白外还表达 CD1a 和 Langerin。

(3) 恶性黑色素瘤转移:瘤细胞的异型性,易见核分裂。免疫表型检测,瘤细胞除了常呈 S100 蛋白强阳性表达外,还表达 HMB-45 和 MART-1,而不表达组织细胞抗原[2,5]。

(九) 嗜酸性淋巴肉芽肿

【定义】 嗜酸性淋巴肉芽肿,也称木村(Kimura)病,是一种原因不明的慢性炎性疾病,由中国的金显宅等在 1937 年首先报道,日本的 Kimura 在 1948 年也描述了该病变。因该疾病以淋巴增生,以及明显嗜酸性粒细胞浸润为特征,曾称之为嗜酸性淋巴肉芽肿(eosinophilic lymphogranuloma)。

【临床表现】 该疾病以亚洲人为多,中年男性患者多见。好发生于头颈部,病变常累及头颈部皮下组织、软组织、涎腺,以及局部淋巴结等,表现为局部肿物,而头颈部以外的区域鲜有发病。淋巴结病变表现为单个或多个淋巴结的无痛性肿大。实验室检查示外周血嗜酸性粒细胞增多,嗜酸性粒细胞计数常高于 10%,以及血清 IgE 和嗜酸性粒细胞阳离

子蛋白水平升高。自限性疾病,可复发。抗生素治疗无效,服用激素或局部小剂量放射治疗有效。

【组织病理学】 淋巴结结构存在,主要表现为淋巴滤泡旺炽性增生,其中可见红染无结构物质沉积(IgE);滤泡间区扩大,嗜酸性粒细胞数量增加,呈簇状分布,以及嗜酸性脓肿形成(图 14-16);嗜酸性粒细胞浸润累及淋巴滤泡呈所谓"虫蚀"(moth-eating)样或滤泡溶解(folliculolysis)表现;常见细胞内外 Charcot-Leyden 晶体,有时见 Warthin-Finkeldey 型巨细胞;滤泡间区高内皮血管数量增加,以及混合细胞浸润等。结外病变的形态学表现与淋巴结病变相似。

【鉴别诊断】

(1) 上皮样血管瘤:是一种内皮呈上皮样的良性血管肿瘤。目前还有使用的诊断术语是血管淋巴增生伴嗜酸性粒细胞增多(angiolymphoid hyperplasia with eosinophilia, AL-HE)。该肿瘤西方女性相对多见,也好发于头颈部软组织,多表现为单发性皮下结节或暗红色丘疹样病变,直径小于 1cm,不累及淋巴结。病理表现为真皮或皮下组织中毛细血管型小血管呈簇状增生,内皮细胞呈上皮样,可见胞质内空

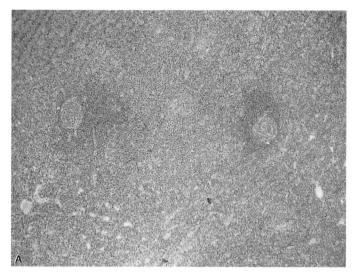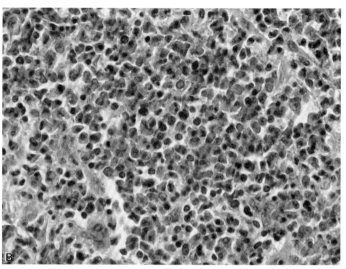

图 14-16　嗜酸性淋巴肉芽肿
A. 示淋巴结滤泡间区扩大；B. 大量嗜酸性粒细胞浸润

F14-16　ER

泡,肿瘤间质内可见少量混合性炎细胞浸润,但无淋巴滤泡;免疫表型检测:肿瘤细胞表达 CD31、CD34 和 FⅧ等内皮标记,可以区别。

（2）霍奇金淋巴瘤:特别是经典型霍奇金淋巴瘤,混合细胞型,详见本章相关内容。

（3）巨淋巴结增殖症:见本节相关内容。

（4）寄生虫病、药物反应等:其病变组织中可见不等量的嗜酸性粒细胞浸润,甚至嗜酸性脓肿形成[2,5]。

（十）淋巴结梗死

【定义】淋巴结梗死(lymph node infarction)淋巴结广泛凝固性坏死或仅见少量残留的淋巴结被膜下组织的情况。

【临床表现】淋巴结梗死可发生于任何年龄及性别人群,患者常有不同程度地发热及局部疼痛。也有患者仅表现为局部淋巴结肿大而无其他不适。在实际临床工作中很难区别究竟是淋巴结梗死,还是淋巴瘤病变所致组织坏死。淋巴组织肿瘤常伴有坏死,因此,对于病理报告为淋巴结广泛坏死的患者至少应随诊 2 年,以除外淋巴组织恶性肿瘤之可能。

【组织病理学】淋巴结广泛凝固性坏死,有的病例在淋巴结被膜下可见一圈残留的组织(图 14-17)。坏死区内可见组织结构轮廓及细胞影,据此可对影细胞的排列方式,影细胞的大小及其一致性程度等进行评估。

【免疫组织化学】即便是影细胞,也可根据其细胞形态与排列方式,选择性地进行少数免疫组化染色,如 Pan CK、CD45、CD20 和 CD3 等,影细胞优势表达 CD20 在一定程度

上提示 B 细胞肿瘤之可能,而影细胞表达部分表达 CD20 和 CD3 在一定程度上提示反应性病变之可能。为疾病的诊断提供一些线索。

【鉴别诊断】包括组织细胞坏死性淋巴结炎、各类病原微生物(细菌、真菌、分枝杆菌、汉塞巴尔通菌等)感染所致坏死性肉芽肿病变、梅毒伴坏死、过敏所致坏死,以及淋巴造血组织肿瘤所致的坏死等[2,5]。

（十一）巨淋巴结增殖症

【概述】巨淋巴结增殖症(giant lymphadenopathy)也称 Castleman 病(Castleman disease,CD)是一类原因不明的良性淋巴增生性疾病/病变。Castleman 在 50 年前首先描述了该病变。临床上,根据病变累及的范围及表现,可分为局限性和系统性 CD 两类,前者多发生在年轻人,以纵隔和颈淋巴结发病多见,而后者多见于老年人,常呈系统性表现。根据组织病理学改变,可分为透明血管型(hyaline vascular variant,HV-CD)和浆细胞型(plasma cell variant,PC-CD)两个组织学亚型,前者多见。

【临床表现】

（1）透明血管型 CD:临床上多为局限性 CD,80% ~ 90% 的 CD 为此型。患者的年龄跨度大,无性别差异。常表现为一组多个淋巴结或多组淋巴结的无痛性、缓慢进行性肿大,常累及纵隔淋巴结和颈淋巴结,少数可累及腹膜后及腹腔淋巴结。病情进展缓慢,患者的一般情况较好。一般抗生素治疗无效;激素或小剂量放射治疗有效,停止治疗后会复发,但预后良好。

（2）浆细胞型 CD:临床上多为系统性或多中心性 CD,占 10% ~ 20%。患者的年龄多大于 HV-CD 患者,常有多器官、系统受累,患者常有发热、盗汗、体重减轻、贫血、乏力、高 γ 球蛋白血症、肝脾肿大及皮疹,以及神经病变等。患者常出现多神经病变、器官肿大、内分泌病变、M 蛋白和皮肤病变(polyneuropathy, organomegaly, endocrinopathy, M protein, skin

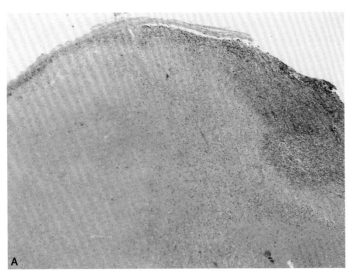
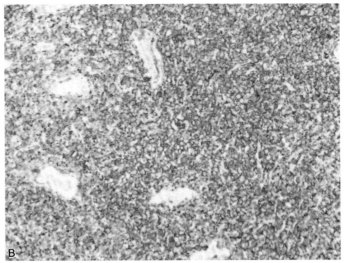
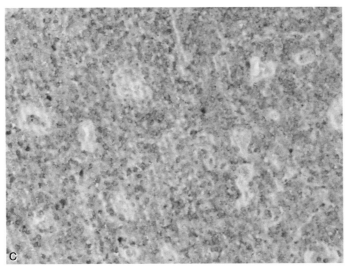

图 14-17 淋巴结凝固性坏死
淋巴结广泛凝固性坏死,淋巴结被膜下可见薄层残留淋巴组织(HE,低倍放大)。B. CD20 染色;C. CD3ε 染色

change,POEMS),即 POEMS 综合征,HIV 患者的多中心性 CD 常伴 HHV8 感染。该型 CD 预后不良。约 20% 的病例可发展为淋巴瘤。

【巨检】肿大的淋巴结直径在 2～15cm 不等,圆形或卵圆形,切面灰白、均一、质地中等。

【组织病理学】

(1) 透明血管型:淋巴结结构无破坏,但淋巴窦部分或全部消失。主要是体积小的退行性转化的生发中心,其周围套区淋巴细胞增生呈同心圆状排列,似"洋葱皮"(onionskin)。在退行性转化的生发中心内主要是滤泡树突状细胞(FDC)和内皮细胞。滤泡间区的小血管呈直角长入生发中心,形成所谓"棒棒糖"(lollipop)样滤泡(图 14-18)。滤泡间区内高内皮血管数量增加,以及不等量的小淋巴细胞。血管壁玻璃样变。有助于诊断的病理表现是存在单一套区包绕着不止一个萎缩的生发中心的现象。偶见浆细胞样树突状细胞簇。在富于间质的 HV-CD 变型的病变组织中,其间质细胞由短梭形的血管肌样细胞组成,并表达肌动蛋白(actin)。

(2) 浆细胞型:该型的主要组织学特征是滤泡增生伴滤泡间区有大量成熟浆细胞浸润,易见到 Russell 小体。另外,在滤泡间区仍可见玻璃样变的小血管。上述形态学表现并非特征性的。有时可见透明血管型滤泡存在,支持 CD 的诊断。

【免疫表型与遗传学】HV-CD 的免疫表型类似于反应性的滤泡。CD21 和 CD35 染色示 DRC 呈同心圆样增生,并可见单一扩张的 FDC 网内见多个生发中心。浆细胞样树突状细胞表达 CD123、CD68 和 CD43 抗原。约 50% 的 PC-CD 亚型病例呈 HHV8 阳性。浆细胞表达 Igκ 和 Igλ,提示多克隆性增生,但部分病例可检出浆细胞的轻链限制性表达。

【鉴别诊断】HV-CD 的形态学表现并非特异性的,区别诊断有:①IgG4 相关疾病之淋巴结病变:这是首先需要鉴别的疾病,在淋巴结主要表现是 IgG4 阳性细胞数量增加,>100 个/高倍视野(0.5mm²);血清 IgG4 水平检测对该病的诊断也有帮助;②HIV 相关淋巴结病晚期病变;③血管免疫母细胞性 T 细胞淋巴瘤的早期病变;④滤泡淋巴瘤和套细胞淋巴瘤:见本章相关内容;⑤非特异性/反应性淋巴增生:如类风

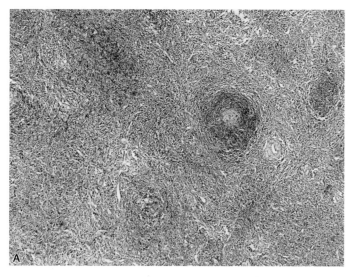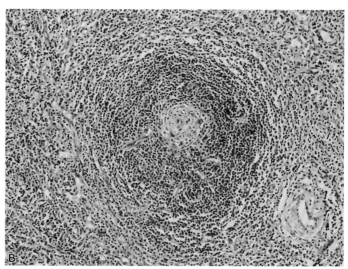

图 14-18　巨淋巴结增殖症,透明血管型
A.淋巴结结构可见,淋巴结滤泡萎缩;B.示套区淋巴细胞增生呈同心圆状排列,小血管长入生发中心

湿关节炎之淋巴结病变等[2,5]。

（十二）　IgG4 相关疾病的淋巴结病变

【定义】IgG4 相关疾病（IgG4 related disease）曾称 IgG4 相关硬化性疾病,是一组原因不明的临床综合征。多发生于中老年人,病变可累及身体多处器官和组织,且常表现为局部占位性病变。组织学特征是大量浆细胞及淋巴细胞浸润,纤维组织增生、纤维化及玻璃样变,以及闭塞性静脉炎;临床实验室检查示血清 IgG 水平升高。患者对激素治疗有效。

【临床表现】患者多发生于中老年人,平均年龄为 62～65 岁,病变可累及身体多处器官和组织,以结外病变常见,主要有胰腺、肝胆管、涎腺、眼眶、淋巴结、腹膜后、大动脉、纵隔、软组织、皮肤、中枢神经系统、乳腺、肾脏、前列腺、上消化道、肺和甲状腺等,多表现为局部占位性病变。淋巴结常有累及,以纵隔、腹腔和腋窝淋巴结受累相对多见。表现为局部淋巴结肿大。

【组织病理学】淋巴结病变有五种不同的组织学表现,部分有重叠。

（1）Ⅰ型:多中心性 Castleman 病样,形态学表现似多中心性 Castleman 病或自身免疫新疾病相关淋巴结病,淋巴结结构存在淋巴滤泡明显增生与退变共存,可见高柱状内皮血管长入滤泡生发中心而成"棒棒糖"样,滤泡间区内见大量浆细胞及散在嗜酸性粒细胞（图 14-19）。

（2）Ⅱ型:滤泡增生,表现为滤泡增生,滤泡间浆细胞浸润,生发中心内也可见浆细胞,类似于类风湿关节炎及其他自身免疫性疾病之淋巴结病变。

（3）Ⅲ型:滤泡间区扩张,可见小血管长入滤泡,滤泡间区明显扩张,其中可见成熟浆细胞、浆母细胞、免疫母细胞和嗜酸性粒细胞,形似血管免疫母细胞性 T 细胞淋巴瘤的组织构象,但细胞缺乏异型性,缺乏异常表型,没有血管周围 CD21+FDC 网。

（4）Ⅳ型:生发中心进行性转化（progressive transformation

of germinal centers,PTGC）,淋巴结结构存在,见反应性滤泡,以及 PTGC,PTGC 可为反应性滤泡的 3～4 倍,其内见不同转化阶段的细胞浸润,从增厚的套区到生发中心,至生发中心被"切分"或替代,还可见浆细胞和嗜酸性粒细胞浸润。

（5）Ⅴ型:炎性假瘤样,该型最少见,表现为胶原纤维增生,排列成漩涡状,伴浆细胞和淋巴细胞浸润,类似该疾病结外浸润的表现。

【免疫表型与遗传学】浆细胞表达 CD38、CD138、PC 和 MUM1 等抗原,缺乏免疫球蛋白轻链限制性,一般也不表达 CD20、CD56 和 cyclin D1。上述各型均有 IgG4＋细胞＞100 个/HPF 或 IgG4/IgG＞40％。由于 IgG 染色不稳定,评估困难且重复性差,故目前更推荐使用 IgG4＋细胞计数评估的方法。不能检出免疫球蛋白基因的克隆性重排。

【实验室检查】血清 IgG4 的正常值是＜1350mg/L,IgG4 血清学检查被认为是诊断该疾病的重要指标,一些炎症或肿瘤性疾病样本中可见 IgG4＋细胞数量增加,但患者血清 IgG4 水平并不增加。

【鉴别诊断】IgG4 相关疾病的诊断应结合临床、影像学、实验室检查结果与病理学表现综合评估与诊断。需要提出鉴别的疾病:①多中心性 Castleman 病-浆细胞型;②自身免疫性疾病相关淋巴结病,滤泡间区内见大量浆细胞浸润时;③浆细胞肿瘤累及,详见本章节相关内容[2,5]。

（十三）　异物性淋巴结病

【定义】一些外源性或内源性异物通过局部淋巴管引流而进入淋巴结所致的一组淋巴结病变,病变常累及皮质淋巴窦,并常伴组织细胞吞噬异物现象。

【临床及病理表现】根据病因及异物的类型,患者的临床表现及淋巴结病变各异。

（1）蛋白质性淋巴结病:17％～37％ 的原发或继发性淀粉样变可累及淋巴结。比淀粉样变更多见的是在非肿瘤或肿瘤性病变组织中所见的蛋白质物质沉着现象,如长期的

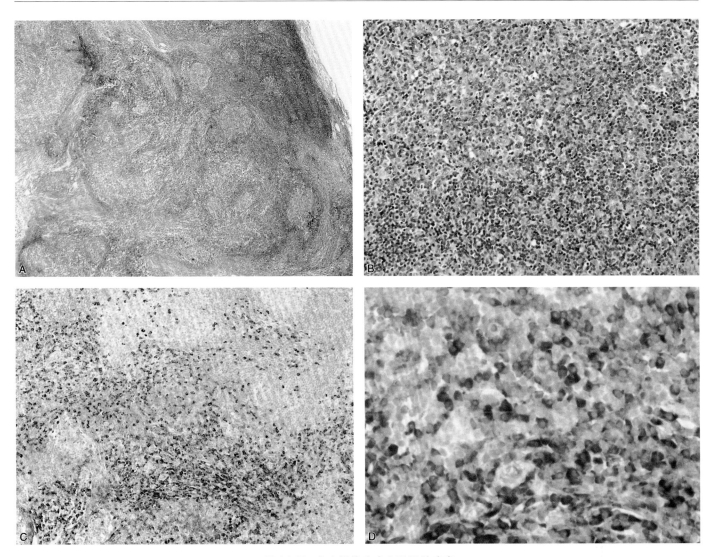

图 14-19　Ig4 相关疾病之淋巴结病变
A. 淋巴结结构存在；B. 滤泡间区内见大量浆细胞浸润；C. IgG4 染色；D. IgG4 染色

类风湿关节炎、一些小 B 细胞肿瘤、血管免疫母细胞性 T 细胞淋巴瘤和霍奇金淋巴瘤等。这些蛋白质物质绝大多数都是免疫球蛋白（IG），它们经 X 线衍射而形成 β 折叠结构，经刚果红染色在偏光显微镜下观察呈苹果绿色（图 14-20）。在具有 β 折叠结构的蛋白质中，来自 IG 轻链的蛋白命名为 *AL*，因为有两种轻链，故有 *Aκ* 和 *Aλ*。第二组淀粉样变蛋白为 *AA*，常伴随反应性或继发性淀粉样变而存在。糖蛋白呈抗消化 PAS 强阳性反应。

受累淋巴结中度肿大，结构扰乱或不清，被一些无定形的嗜酸性物质所替代，其中偶见萎缩的淋巴滤泡。有时见淀粉样物质其围绕血管呈同心圆分布，也可见异物肉芽肿，以及不同程度纤维组织增生及玻璃样变[2,5]。

（2）脂性淋巴结病：淋巴结对内源或外源性脂质而发生的异物反应，可表现为脂性肉芽肿或脂性肉芽肿病。常见于老年人、肥胖者、糖尿病及高脂血症患者。脂质通过淋巴引流进入淋巴结被膜下窦或髓窦，组织细胞或异物性多核巨细胞围绕脂质而形成脂性肉芽肿，组织细胞因吞噬脂质在其

胞质内形成脂滴空泡。在高脂血症患者，其脂性肉芽肿由泡沫细胞和 Touton 型巨细胞构成。最终淋巴结萎缩及脂肪替代。

需要与脂性淋巴结病相鉴别的有 Whipple 病、真菌感染、分枝杆菌感染，结节病和硅酮性淋巴结病等。

（3）硅酮性淋巴结病：硅酮物质经淋巴引流进入淋巴结而引起的淋巴结病。最常见于以往接受了硅酮植体隆胸手术的女性，因硅酮物质外溢，经区域淋巴引流至腋窝淋巴结继发硅酮性淋巴结病。硅酮性淋巴结病在中国呈上升趋势。

硅酮性淋巴结病的主要病理学表现是围绕着硅酮物质而形成的典型的非坏死性上皮样细胞和异物型巨细胞性肉芽肿（图 14-21）。无细胞核异型性，无核分裂，无坏死和无纤维化。硅酮物质 HE 染色不着色，也无折光性。

需提出鉴别的有脂性肉芽肿、脂肪坏死伴异物巨细胞反应、转移性乳腺小叶癌、转移性印戒细胞癌、转移性肾细胞癌，以及瘤细胞呈印戒样的非霍奇金淋巴瘤等[2,5]。

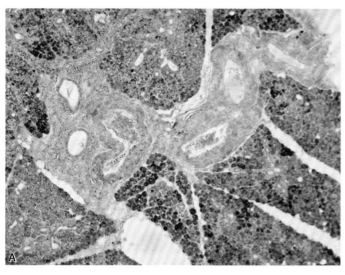
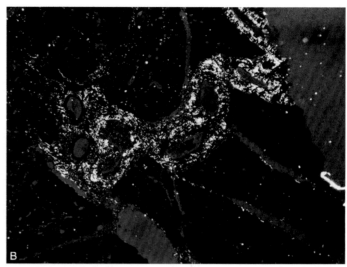

图 14-20　淀粉样变(浆细胞骨髓瘤患者胰腺组织)
A. 示血管壁红染无定形物质(刚果红);B. 偏光显微镜下观察呈"苹果绿"色

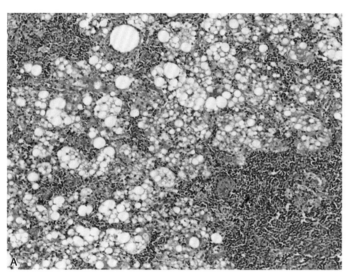
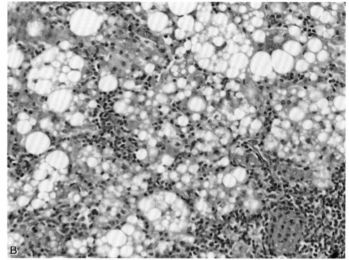

图 14-21　硅酮性淋巴结炎
A. 淋巴结滤泡间区内大量胞质空亮的组织细胞;B. HE,高倍放大

(十四) 淋巴结内包含成分

【定义】因发育异位而致淋巴结内出现非肿瘤性鳞状上皮细胞团巢、腺上皮细胞团巢或痣细胞团巢的现象。

【临床表现】因多为偶然发现,往往缺乏临床表现。

【组织病理学】根据病变部位及包含成分的不同,组织病理学表现有异。颈上部淋巴结可见涎腺腺泡及导管包含(图 14-22),不伴有淋巴上皮病变;颈下部淋巴结可见含胶样物的甲状腺滤泡包涵;腋下淋巴结被膜下见乳腺导管结构,并见肌上皮细胞成分;纵隔淋巴结被膜下可见由单层柱状上皮细胞构成的腺样结构,并见基底膜,提示为间皮包涵;肠系膜淋巴结内可见良性的结肠腺体包含;儿童 Wilm 瘤患者的肾门淋巴结内可见含有 Tamm-Horsfall 蛋白的肾小管包含;在盆腔和主动脉周围淋巴结内可见良性腺体包涵。

【鉴别诊断】因多数患者往往因局部器官或组织的占位性病变行手术治疗或活检的过程中发现局部淋巴结病变,

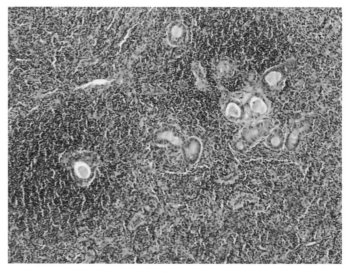

图 14-22　颈淋巴结内涎腺腺体包涵
示淋巴结内分化良好的涎腺腺体,具有双层结构

最重要的是其病变性质相关的区别诊断,即究竟是非肿瘤包含成分,还是转移性肿瘤,包含的腺体或细胞缺乏异型性有助于区别诊断[2,5]。

三、淋巴组织肿瘤

(一)概述

【概念】淋巴瘤(lymphoma)是淋巴细胞及其前体细胞克隆性增生而形成的一类肿瘤。淋巴瘤可原发于淋巴结和结外淋巴组织。由于淋巴细胞是机体免疫系统的主要成分,故淋巴瘤也是机体免疫系统的免疫细胞发生的一类肿瘤,发生肿瘤性增殖的细胞有淋巴细胞[B细胞、T细胞和自然杀伤(natural killer,NK)细胞]及其前体细胞等。淋巴细胞白血病(lymphocytic leukemia)指病变广泛累及骨髓和外周血的情况。实际上,某些类型淋巴瘤患者在就诊时就有白血病征象,而在多数淋巴瘤的病程中出现外周血和骨髓累及的情况也常见。淋巴瘤与淋巴细胞白血病有重叠,两者为同一疾病的不同发展阶段,形成一个连续的谱系。因此,在针对某一具体类型的淋巴组织肿瘤时,淋巴瘤和白血病的诊断术语所反映的仅仅是其病变的分布特征而已。

淋巴瘤在我国占所有恶性肿瘤的3%~4%。近年来淋巴组织肿瘤的发病在国内外均呈上升趋势,原因有三:一是人均寿命的延长,随着年龄的增长,机体的免疫力和对疾病的抵抗力逐渐降低;二是艾滋病(获得性免疫缺陷综合征,AIDS)的流行;三是各种器官移植的开展,以及治疗性的免疫抑制剂的长期、大量使用。

【淋巴细胞的分化与淋巴瘤】正常B和T细胞在分化过程中发生抗原受体基因重排,以确保每一个分化成熟的淋巴细胞具有独一无二的抗原受体。正常的免疫反应即为多克隆性(polyclonal),参与免疫反应的各种淋巴细胞表达多种不同的抗原受体。对于多数淋巴组织肿瘤而言,抗原受体基因的重排先于淋巴细胞转化,故由肿瘤性祖细胞产生的所有子细胞都具有相同的抗原受体基因构型和序列,并合成相同类型的抗原受体蛋白(免疫球蛋白或T细胞受体),即单克隆性(monoclonal)。因此,进行抗原受体基因及其蛋白产物的分析可用于区别反应性(多克隆性)和肿瘤性(单克隆性)淋巴增生。80%~85%的淋巴组织肿瘤是B细胞来源的,其余的多为T细胞来源,而NK细胞肿瘤罕见。由于肿瘤性增生的淋巴细胞在形态学、免疫表型和生物学特性上都不同程度相似于其相应分化阶段的正常淋巴细胞。因此,可以从形态学、免疫表型和基因水平上来判定肿瘤细胞属性(cell lineage),这也是淋巴组织肿瘤的形态学和免疫表型分类,以及病理诊断的基础。

【WHO关于淋巴组织肿瘤的分类】WHO关于淋巴瘤分类以细胞系为线索,是一个集淋巴细胞、髓细胞(含肥大细胞)、组织细胞与树突状细胞肿瘤于一体的分类,同时还融入了世界卫生组织-欧洲肿瘤治疗与研究机构(WHO-EORTC)关于皮肤淋巴瘤的分类,使其成为至今为止比较完整而全面的、国际认同率较高的淋巴造血组织肿瘤的分类。WHO淋巴造血组织分类(2008,第四版)仍然强调淋巴瘤病理诊断的"四结合"(组织病理学、免疫学表型、遗传学改变和临床表现)原则。淡化以往对淋巴瘤的恶性程度的截然分级理念,根据肿瘤的病变范围及其生物学行为,部分使用了惰性(indolent)、侵袭性(aggressive)和高侵袭性(highly aggressive)淋巴瘤的术语,易为临床和病理医生所理解,在全世界各地得到了广泛的应用。2016年,对淋巴造血组织肿瘤WHO分类2008版予以了修订(表14-2)[1,7-9]。

表 14-2 淋巴组织肿瘤的 WHO 分类(2016 修订)

前体淋巴样肿瘤	◆ Gamma 重链病
● B淋巴母细胞白血病/淋巴瘤,非特指	◆ Alpha 重链病
● B淋巴母细胞白血病/淋巴瘤,伴有频发遗传学异常	◆ 浆细胞肿瘤
● T淋巴母细胞白血病/淋巴瘤	◆ 意义不明的单克隆非 IgM γ 球蛋白病(MGUS)
◆ 早期T细胞前体淋巴母细胞白血病	◆ 浆细胞骨髓瘤
NK淋巴母细胞白血病/淋巴瘤	◆ 浆细胞骨髓瘤变型
成熟B细胞肿瘤	■ 冒烟型(无症状)浆细胞骨髓瘤
● 慢性淋巴细胞白血病/小淋巴细胞性淋巴瘤	■ 非分泌型骨髓瘤
◆ 单克隆B淋巴细胞增多症*	■ 浆细胞白血病
● B细胞前淋巴细胞白血病	◆ 浆细胞瘤
● 脾脏边缘区淋巴瘤	■ 骨孤立性浆细胞瘤
● 毛细胞白血病	■ 骨外浆细胞瘤
● 脾脏B细胞淋巴瘤/白血病,未定类	◆ 单克隆性免疫球蛋白沉着病*
◆ 脾脏弥漫红髓浸润小B细胞淋巴瘤	■ 原发性淀粉样变性
◆ 毛细胞白血病,变型	■ 轻链和重链沉积症
● 淋巴浆细胞性淋巴瘤	◆ 副肿瘤综合征相关浆细胞肿瘤*
◆ Waldenström 巨球蛋白血症	■ POEMS 综合征
● 意义不明的单克隆 γ 球蛋白病(MGUS),IgM*	■ TEMPI 综合征
◆ Mu 重链病	黏膜相关淋巴组织结外边缘区淋巴瘤(MALT淋巴瘤)

- ◆ 淋巴结边缘区淋巴瘤
  - ■ 儿童淋巴结边缘区淋巴瘤
- 滤泡淋巴瘤
  - ◆ 睾丸滤泡淋巴瘤*
  - ◆ 原位滤泡肿瘤*
  - ◆ 十二指肠型滤泡淋巴瘤*
- 儿童型滤泡淋巴瘤*
- 大 B 细胞淋巴瘤伴 IRF4 重排*
- 原发皮肤滤泡中心淋巴瘤
- 套细胞淋巴瘤
  - ◆ 白血病性非结内套细胞淋巴瘤*
  - ◆ 原位套细胞肿瘤*
- 弥漫大 B 细胞淋巴瘤（DLBCL），非特指
- 富于 T 细胞/组织细胞的大 B 细胞淋巴瘤
- 原发中枢神经系统弥漫大 B 细胞淋巴瘤
- 原发皮肤弥漫大 B 细胞淋巴瘤，腿型
- EB 病毒阳性弥漫大 B 细胞淋巴瘤，非特指*
- EB 病毒阳性黏膜皮肤溃疡*
- 伴慢性炎的弥漫大 B 细胞淋巴瘤
- 淋巴瘤样肉芽肿病
- 原发纵隔（胸腺）大 B 细胞淋巴瘤
- 血管内大 B 细胞淋巴瘤
- ALK+大 B 细胞淋巴瘤
- 浆母细胞淋巴瘤
- 原发渗出性淋巴瘤
- HHV8 相关淋巴增生性疾病*
  - ◆ 多中心 Castleman 病
  - ◆ HHV8 阳性弥漫大 B 细胞淋巴瘤，非特指*
  - ◆ HHV8 阳性生发中心淋巴增生性疾病
- Burkitt 淋巴瘤
- Burkitt 样淋巴瘤伴 11q 异常*
- 高级别 B 细胞淋巴瘤
  - ◆ 高级别 B 细胞淋巴瘤伴 MYC、BCL2 和（或）BCL6 易位*
  - ◆ 高级别 B 细胞淋巴瘤，非特指*
- 具有介于弥漫大 B 细胞淋巴瘤和经典型霍奇金淋巴瘤之间特征的不能分类 B 细胞淋巴瘤

成熟 T 细胞/NK 细胞肿瘤
- T 细胞性前淋巴细胞白血病
- T 细胞性大颗粒淋巴细胞白血病
- 慢性 NK 细胞淋巴增生性疾病
- 侵袭性 NK 细胞白血病
- 儿童 EB 病毒阳性 T 细胞和 NK 细胞淋巴增生性疾病
  - ◆ 儿童系统性 EBV+ T 细胞淋巴瘤*
  - ◆ 慢性活动性 T 和 NK 细胞型 EB 病毒感染，系统性
  - ◆ 种痘水疱病样淋巴增生性疾病*
  - ◆ 重症蚊虫叮咬过敏
- 成人 T 细胞淋巴瘤/白血病
- 结外 NK/T 细胞淋巴瘤，鼻型
- 肠病 T 细胞淋巴瘤
  - ◆ 肠病相关 T 细胞淋巴瘤
  - ◆ 单形性嗜上皮性肠道 T 细胞淋巴瘤*

- ◆ 胃肠道惰性 T 细胞淋巴增生性疾病*
- 肝脾 T 细胞淋巴瘤
- 皮下脂膜炎样 T 细胞淋巴瘤
- 蕈样肉芽肿
- Sézary 综合征
- 原发皮肤 CD30+T 细胞淋巴增生性疾病
  - ◆ 淋巴瘤样丘疹病
  - ◆ 原发皮肤间变大细胞淋巴瘤
- 原发皮肤外周 T 细胞淋巴瘤，少见亚型
  - ◆ 原发皮肤 γδT 细胞淋巴瘤
  - ◆ 原发皮肤 CD8+侵袭性亲表皮细胞毒性 T 细胞淋巴瘤
  - ◆ 原发皮肤肢端 CD8 阳性 T 细胞淋巴瘤*
  - ◆ 原发皮肤 CD4 阳性小/中等大小 T 细胞淋巴增生性疾病*
- 外周 T 细胞淋巴瘤，非特指
- 血管免疫母细胞性 T 细胞淋巴瘤和其他滤泡辅助 T 细胞（TFH）源性结内淋巴瘤
  - ◆ 血管免疫母细胞性 T 细胞淋巴瘤
  - ◆ 滤泡 T 细胞淋巴瘤*
  - ◆ 具滤泡辅助 T 细胞（TFH）表型的结内外周 T 细胞淋巴瘤*
- 间变大细胞淋巴瘤，ALK 阳性
- 间变大细胞淋巴瘤，ALK 阴性*
- 乳腺植体相关 ALK 阴性间变大细胞淋巴瘤*

霍奇金淋巴瘤
- 结节性淋巴细胞为主型霍奇金淋巴瘤
- 经典型霍奇金淋巴瘤
  - ◆ 结节硬化型经典型霍奇金淋巴瘤
  - ◆ 富于淋巴细胞型经典型霍奇金淋巴瘤
  - ◆ 混合细胞型经典型霍奇金淋巴瘤
  - ◆ 淋巴细胞消减型经典型霍奇金淋巴瘤

免疫缺陷相关淋巴增生性疾病
- 移植后淋巴增生性疾病（PTLD）
- 非破坏性 PTLD
  - ◆ 浆细胞增生性 PTLD
  - ◆ 传染性单核细胞增多症性 PTLD
  - ◆ 旺炽性滤泡增生性 PTLD*
- 多形性 PTLD
- 单形性 PTLD（B 细胞和 T/NK 细胞型）
- 经典型霍奇金淋巴瘤性 PTLD

组织细胞和树突状细胞肿瘤
- 组织细胞肉瘤
- Langerhans 细胞组织细胞增生症
- Langerhans 细胞肉瘤
- 不确定的树突细胞肿瘤
- 指突状树突细胞肉瘤
- 滤泡树突状细胞肉瘤
  - ◆ 炎性假瘤样滤泡/成纤维细胞性树突状细胞肉瘤
- 成纤维细胞性网状细胞肿瘤
- 播散性幼年性黄色肉芽肿
- Erdheim/Chester 病（Erdheim/Chester disease，ECD）

注：* 为新增加分类

WHO 分类根据肿瘤细胞的属性,将淋巴瘤分为前体淋巴样肿瘤、成熟 B 细胞肿瘤、成熟 T 和 NK 细胞肿瘤以及霍奇金淋巴瘤(Hodgkin lymphoma,HL);并单列出免疫缺陷相关淋巴增生性疾病,以及组织细胞和树突状细胞肿瘤。一方面,HL 具有特征性的病理形态学改变,其临床表现、治疗及预后等方面均有别于其他类型的淋巴组织肿瘤。另一方面,人们一直以来将除了 HL 之外的所有淋巴组织肿瘤统称为非霍奇金淋巴瘤(non-Hodgkin lymphoma,NHL)。

WHO(2016)修订分类定义了一些淋巴组织肿瘤的早期事件,如单克隆 B 淋巴细胞增生、原位滤泡肿瘤、原位套细胞肿瘤、不明意义的单克隆免疫球蛋白增多和十二指肠型滤泡淋巴瘤(duodenal-type FL)。该组病变的遗传学和表型符合已认知的淋巴瘤、但尚不能满足相应淋巴瘤的诊断标准;如慢性淋巴细胞白血病、多发性骨髓瘤、滤泡淋巴瘤、套细胞淋巴瘤和结外边缘区淋巴瘤。另外,还有数种惰性或临床意义不明的克隆性淋巴组织增生性病变,如胃肠道惰性 T 细胞增生性疾病、原发性皮肤肢端 CD8 阳性 T 细胞淋巴瘤、原发皮肤 CD4 阳性小/中等大小 T 细胞淋巴增生性疾病和儿童型滤泡淋巴瘤。

相比小 B 细胞淋巴瘤而言,WHO(2016)修订分类对侵袭性 B 细胞肿瘤提出了较多的明确定义。保留了具有介于弥漫大 B 细胞淋巴瘤和经典型霍奇金淋巴瘤特征的不能分类的 B 细胞淋巴瘤。明确 EB 病毒阳性大 B 细胞淋巴瘤,非特指;不再区分年龄组,并且与 EB 病毒相关皮肤黏膜溃疡、移植后淋巴组织增生性病变、慢性炎症相关弥漫大 B 细胞淋巴瘤区分开来。根据遗传学改变,单列了 Burkitt 样淋巴瘤伴 11q 异常、高级别 B 细胞淋巴瘤伴 MYC、BCL2 和(或)BCL6 易位、高级别 B 细胞淋巴瘤,非特指等病种。

对于成熟 T 和 NK 细胞肿瘤,WHO(2016)修订分类将具有滤泡辅助 T 细胞(TFH 表型的非特指外周 T 细胞淋巴瘤单独列出,包括滤泡 T 细胞淋巴瘤、血管免疫母细胞性 T 细胞淋巴瘤和具有滤泡辅助 T 细胞(T_{FH})表型的淋巴结外周 T 细胞淋巴瘤(nodal PTCL with a T FH phenotype)。定义肠病相关性 T 细胞淋巴瘤仅限于北美人群,与乳糜泻(celiac disease)相关,而曾经的 II 型肠病相关性 T 细胞淋巴瘤则被列为单形性嗜上皮性肠道 T 细胞淋巴瘤。至于 EB 病毒相关 T 和 NK 细胞增生性疾病,尚需积累更多的病例进行研究、总结。

【临床表现与分期】尽管各种类型淋巴瘤的临床表现与其病变部位关系密切,但是几乎所有 HL 和大多数 NHL 患者会出现局部或全身性的无痛性、进行性淋巴结肿大,肿大淋巴结的直径常大于 2cm。由于淋巴瘤是免疫细胞来源的,因此,该类肿瘤患者常会出现各种免疫功能异常的表现,如因防御性免疫的丧失而致对感染的敏感性增加;或因免疫耐受的崩溃而出现自身免疫反应等。在淋巴细胞性白血病患者,因肿瘤细胞在骨髓内增生和浸润致造血功能障碍而导致患者出现贫血和出血等表现。此外,一些淋巴组织肿瘤的临床表现还与其肿瘤细胞所产生或分泌的物质或细胞因子有关,如浆细胞肿瘤患者,因其肿瘤细胞产生过量的免疫球蛋白而致继发性肾脏损害或因继发心肌淀粉样变出现心功能受损等;HL 患者常有发热,则是因其肿瘤细胞产生的细胞因子所致。

关于淋巴瘤的临床分期,目前仍使用的是 1971 年在 Ann Arbor 召开的关于 HL 的临床治疗工作会议上制定的、Costwolds(1989)修改的临床分期(表 14-3),Ann Arbor 分期系统也同样适用于 NHL。不同器官的淋巴瘤可有不同的临床分期系统,如胃淋巴瘤的修订 Ann Arbor 分期(表 14-4)[10]。进行淋巴组织肿瘤的临床分期需行全面体检和一些实验室检查,如外周血、血液生物化学检查、血清乳酸脱氢酶(LDH)水平、骨髓活检以及全身影像学检查(PET-CT)等。

表 14-3　淋巴瘤的临床分期(Ann Arbor,1971)

分期	肿瘤累及范围
I 期	病变局限于一组淋巴结(I)或一个结外器官或部位(I E)
II 期	病变局限于膈肌同侧的两组或两组以上的淋巴结(II)或直接蔓延至一个结外器官或部位(II E)
III 期	累及膈肌两侧的淋巴结(III)或再累及一个结外器官或部位(III E)或脾脏(III S)或两者(III SE)
IV 期	弥漫或播散性累及一个或多个结外器官。如骨髓和胃肠道等

E:结外(extranodal)

表 14-4　胃淋巴瘤的修订 Ann Arbor 分期

分期	肿瘤累及范围
E I 期	局限于胃
E I 1 期	局限于胃黏膜和黏膜下层
E I 2 期	超过胃黏膜
E II 期	累及胃和区域淋巴结
E II 1 期	累及胃引流区连续淋巴结
E II 2 期	累及膈下非连续淋巴结
E III 期	累及膈肌两侧的淋巴结
E IV 期	播散累及远处器官

E:结外(extranodal)

【病理诊断】对于任何在临床上怀疑为淋巴瘤者,病变淋巴结活检或受累器官、组织的活检是确诊淋巴组织肿瘤的唯一方法,且首选手术切除活检。对于一些特殊患者(年老体弱、儿童等)或深在部位(纵隔、腹膜后等)病变,B 超或 CT 引导下的空芯针穿刺活检结合免疫表型检测、克隆性分析和必要的遗传学检测可以得到正确的病理诊断。

免疫表型检测是淋巴组织肿瘤进行组织/免疫学分型必

不可少的手段。其应用在于明确肿瘤细胞的属性(B细胞、T细胞、组织细胞或髓系细胞);了解肿瘤的细胞所处的分化阶段,结合形态学及相关的免疫表型检测结果来判断细胞所处的发育阶段,进而确定肿瘤的具体类型;了解特征性的遗传学改变,检测肿瘤独特的遗传学改变所导致的蛋白异常高表达;有助于区别淋巴瘤与反应性淋巴增生;指导分子靶向治疗与预后评估(如抗CD20、抗CD30、抗ALK单抗等);有助于临床治疗和预后评估。免疫球蛋白和T细胞受体基因重排分析通过分析淋巴细胞的克隆性在淋巴增生性病变的性质判定上发挥着重要的作用。分子遗传学检测不仅帮助确诊具有特征性遗传学改变的淋巴瘤类型(如Burkitt淋巴瘤、滤泡淋巴瘤、套细胞淋巴瘤、间变大细胞淋巴瘤等)、协助诊断一些特殊类型淋巴瘤[高级别B细胞淋巴瘤伴有MYC、BCL2和(或)BCL6易位],而且通过检测治疗或预后相关基因异常为临床提供了肿瘤生物学行为、对治疗反应及预后相关的重要信息。

【流行病学与病因学】 在世界范围内,大多数淋巴瘤都是成熟B细胞肿瘤,约占每年新发癌症的4%。在北美和西欧地区,约90%的淋巴瘤是B细胞肿瘤,其中最常见的淋巴瘤是弥漫大B细胞淋巴瘤和滤泡淋巴瘤,约占除霍奇金淋巴瘤及浆细胞骨髓瘤外所有淋巴瘤的60%以上;其他相对常见的B细胞淋巴瘤依次为淋巴结外边缘区黏膜相关淋巴组织(mucosa associated lymphoid tissue,MALT)淋巴瘤、套细胞淋巴瘤和B细胞性慢性淋巴细胞白血病/小B细胞淋巴瘤;在中国,不同地区的分析资料显示B细胞淋巴瘤也是最常见的淋巴瘤,占所有淋巴组织肿瘤的75%~80%,最常见类型也与国外报道相似,比例有所不同[11]。地方性Burkitt淋巴瘤在赤道非洲地区流行,是该地区儿童最常见的恶性肿瘤;而非地方性Burkitt淋巴瘤在世界各地散发,占所有淋巴瘤的1%~2%。

机体免疫系统功能异常与成熟B细胞淋巴瘤的发病关系较为密切。如先天性免疫缺陷病、人类免疫缺陷病毒(HIV)感染者、或因器官移植而长期、大量使用免疫抑制剂者以及自身免疫性疾病(干燥综合征、桥本甲状腺炎等)患者人群,发生淋巴瘤特别是B细胞淋巴瘤的几率明显高于常人。丙型肝炎病毒感染与某些B细胞淋巴瘤的发病的有关,如淋巴浆细胞淋巴瘤、脾边缘区淋巴瘤、淋巴结边缘区淋巴瘤和弥漫大B细胞淋巴瘤等,但其作用机制尚未明了。细菌或对细菌抗原的免疫反应也参与MALT淋巴瘤的发生。如幽门螺杆菌(H. pylori)感染与胃MALT淋巴瘤,B. burgdorferi感染与皮肤MALT淋巴瘤,一些地区鹦鹉热衣原体(Chlamydia psittaci)、肺炎支原体C(C. pneumoniae)和沙眼衣原体C(C. trachomatis)感染与眼及其附属器的MALT淋巴瘤,以及空肠弯曲杆菌感染与α重链病相关小肠MALT淋巴瘤等(表14-5)。某些环境因素的作用可致发生淋巴瘤的风险性增加,如流行病学的研究表明,除草剂和杀虫剂的使用与滤泡淋巴瘤和弥漫大B细胞淋巴瘤发生有关。

表14-5 MALT淋巴瘤的可能病因

解剖部位	病因学
胃	幽门螺杆菌(H. pylori)
皮肤	博氏疏螺旋体(Borrelia. burgdorferi)
眼及其附属器	鹦鹉热衣原体(Chlamydia psittaci) 肺炎支原体C(C. pneumoniae) 沙眼衣原体C(C. trachomatis)
唾液腺	干燥综合征(Sjogren综合征)
甲状腺	桥本甲状腺炎(Hashimoto甲状腺炎)
小肠	空肠弯曲杆菌,IPSID*

* IPSID:immunoproliferative small intestinal disease,免疫增生性小肠病

成熟T细胞和NK细胞淋巴瘤相对少见,但其发病率随地区、种族的不同而存在着显著差异。一来自国际淋巴瘤研究组的资料显示:T和NK细胞肿瘤约占所有NHL的12%,其中常见是非特指外周T细胞淋巴瘤,(25.9%)和血管免疫母细胞淋巴瘤(18.5%)。来自中国的分析资料表明:成熟T细胞和NK细胞淋巴瘤占20%~30%,其中最常见的是结外鼻型NK/T细胞淋巴瘤(17%);其次是非特指外周T细胞淋巴瘤(4%)、间变大细胞淋巴瘤(4%),以及血管免疫母细胞淋巴瘤(3%)。在亚洲地区,EBV相关的NK和T细胞淋巴瘤,如结外鼻型NK/T细胞淋巴瘤、儿童EBV+T细胞淋巴增生性疾病等明显较其他地区多见。在日本和加勒比海沿岸国家,报道较多的是成人T细胞淋巴瘤/白血病,该肿瘤的发生与HTLV-I感染密切相关。肠病相关T细胞淋巴瘤在欧洲地区,特别是在威尔士和爱尔兰后裔较常见,该肿瘤患者均有HLA单倍体,致发生麦胶蛋白变态反应及麦谷蛋白敏感性肠病的风险增加。

(二) 前体淋巴细胞肿瘤

【定义】 前体淋巴细胞肿瘤(precursor lymphoid neoplasms)是由前体淋巴细胞(淋巴母细胞)来源的一类高侵袭性淋巴瘤。包括:①非特指B淋巴母细胞白血病/淋巴瘤(B lymphoblastic leukemia/lymphoma, not otherwise specified,B-ALL/LBL,NOS);②有频发遗传学异常的B淋巴母细胞白血病/淋巴瘤;③T淋巴母细胞白血病/淋巴瘤;④NK淋巴母细胞白血病/淋巴瘤,是儿童和青少年较为常见的淋巴瘤。

【临床表现】 多数患者为15岁以下的儿童及青少年。B细胞性淋巴母细胞白血病/淋巴瘤患者的中位年龄为20岁,68%为男性;临床上常表现为白血病征象,即有广泛骨髓累及和外周血白细胞数量增加,90%病例有结外累及,以皮肤、骨和软组织多见,罕见纵隔肿块。T细胞性淋巴母细胞淋巴瘤青少年患者的中位年龄为17岁、成人患者的中位年龄为25岁,70%为男性;常在数日或数周内发病,病情进展迅速。约75%的T细胞性淋巴母细胞淋巴瘤患者有纵隔肿块,可致纵隔内的大血管和气道受压。部分患者有头痛、呕

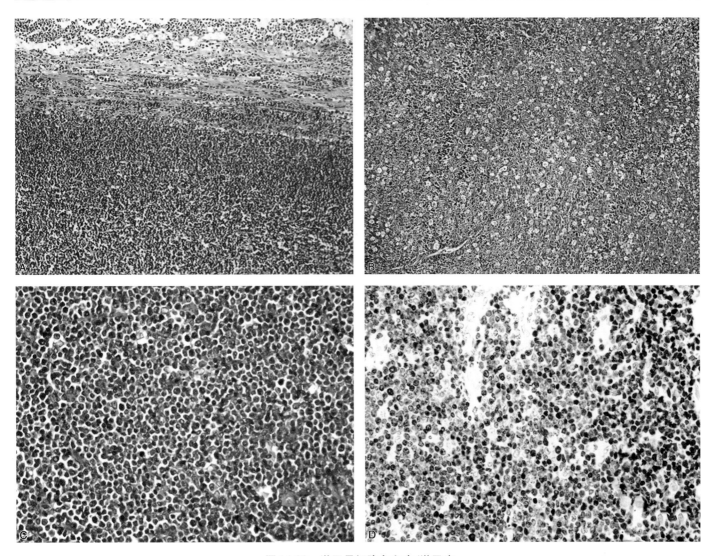

图 14-23　淋巴母细胞白血病/淋巴瘤

A. 肿瘤性母细胞样淋巴细胞弥漫浸润,累及淋巴结被膜呈条索样或列兵样排列(HE,中倍放大);B. 反应性巨噬细胞散在分布于瘤细胞间呈"星空"现象(HE,中倍放大);C. 瘤细胞较小,胞质少;胞核圆形,核染色质细腻;核分裂多见(HE,高倍放大);D. 瘤细胞特异性表达 TdT(IHC,高倍放大)

F14-23　ER

吐、神经麻痹中等中枢神经系统受累表现。T-LBL 患者也常同时存在骨髓和外周血的累及。尽管如此,B-ALL 和 T-ALL 在临床表现上仍有相当的重叠。由于骨髓内肿瘤细胞的增生抑制了正常造血功能,患者可有贫血、粒细胞和血小板减少、出血和继发感染等。常有淋巴结和脾脏肿大。该肿瘤对治疗反应很敏感,90% 的患者经强力化疗可获完全缓解。B-ALL 较 T-ALL 预后更好,特别是儿童患者。影响预后的因素有某些类型的遗传学改变、患者的年龄,以及外周血白细胞数量等。如存在 $t(9;22)(q34;q11.2)$ 和 $t(v;11q23)$、*MLL* 基因重排患者的预后较差;而 $t(12;21)(p13;q22)$、*TEL-AML-1* 易位患者的预后则较好。外周血白细胞 $>10\times10^9/L$ 者预后不良。

【组织病理学】 B 和 T 细胞 ALL/LBL 的组织病理学改变相似,表现为淋巴结结构不同程度的破坏,为弥漫性增生的肿瘤性淋巴母细胞所取代,肿瘤细胞还浸润淋巴结被膜和周围软组织(图 14-23A)。一些反应性的胞质淡染的巨噬细胞散在分布于肿瘤细胞之间而呈"星空"(starry sky)现象(图 14-23B)。瘤细胞的体积较小淋巴细胞略大,细胞质少。细胞核为圆形或卵圆形,核染色质细腻或呈点彩状均匀分布,多不见核仁或核仁不清楚。也可见瘤细胞核扭曲或呈脑回状。核分裂象多见(图 14-23C)。病变累及骨髓时,肿瘤细胞弥漫性增生和浸润,取代骨髓造血和脂肪组织。肿瘤还可累及其他器官和组织,特别是肝脏、脾脏等。在肝脏,肿瘤细胞主要在汇管区及其周围肝窦内浸润;在脾脏,肿瘤细胞主要浸润红髓。

【免疫表型及遗传学】 约 95% 的病例之大多数瘤细胞

特异性地表达末端脱氧核苷酸转移酶(terminal deoxynucle-otidyl transferase,TdT)(图 14-23D)。多数病例还表达 CD99 和 CD10,可表达 CD1a。Ki-67 阳性率多高于 90%。对于 B-ALL/LBL,其瘤细胞表达 PAX-5 的几率高于 CD20。可检出免疫球蛋白基因克隆性重排。对于 T-ALL/LBL,瘤细胞可表达多种 T 细胞抗原,如 CD3、CD3ε、CD2、CD5、CD7 和 CD43 等,其中以 CD3ε 表达几率最高,也常有抗原丢失;可检出克隆性 T 细胞受体基因重排。

WHO 2016 修订分类单列了 7 种有频发遗传学异常以及伴有超二倍体或亚二倍体的 B-ALL/LBL,提示这部分淋巴瘤发病的分子机制与众不同,甚至影响肿瘤治疗及预后。其余的 B 细胞性淋巴母细胞淋巴瘤则归入非特指项下。对于 T 细胞性淋巴母细胞淋巴瘤,尚未发现特征性或经常出现的细胞遗传学改变。

【鉴别诊断】

(1) 髓系肿瘤/髓肉瘤:最常见的是急性髓细胞白血病浸润/髓肉瘤,瘤细胞表达 MPO、CD117、CD68KP1、CD99、CD43,约 25% 的病例还表达 CD34;CD68PG-M1-;少数可表达 TdT,但不表达淋巴细胞分化抗原。Ki-67 阳性率多少不一,多在 60% 左右。

(2) 套细胞淋巴瘤(母细胞型):患者多为中、老年人;免疫表型检测:瘤细胞除了表达 B 细胞分化抗原和 CD43 外,还特征性表达 CyclinD1 和 CD5,Ki-67 阳性率较高。存在 Ig 受体基因重排。

(3) Burkitt 淋巴瘤(BL):也以儿童和青少年患者为多,但多为结外发病,如头颈部、肠道及肠系膜是好发部位,少有外周血和骨髓累及。瘤细胞具有生发中心 B 细胞的表型,表达 CD10 和 BCL6,多不表达 BCL2。Ki-67 阳性率几乎为 100%。约 20% 的散发型 BL 可检出 EBV 感染。*MYC* 基因易位几率高,最常见的是 *t*(8;14)(表 14-9)。

(4) 母细胞性浆细胞样树突状细胞肿瘤:常以皮肤病变首发,表现为躯干及四肢的多发性红斑结节性皮损,病情进展迅速,常呈系统性疾病过程,常有骨髓和外周血累及;瘤细胞表达 CD4、CD56、CD123+,可表达 TdT,Ki-67 阳性率高;不存在 T 细胞受体基因克隆性重排。

(5) 非淋巴造血组织来源的小细胞恶性肿瘤:Ewing 肉瘤/原始神经外胚叶肿瘤(ES/PNET)、神经母细胞瘤、胚胎性横纹肌肉瘤、髓母细胞瘤,以及低分化滑膜肉瘤等。根据病变部位、免疫表型检测,必要时行相关分子遗传学检测可以区别。

(三) 成熟 B 细胞肿瘤

1. 慢性淋巴细胞白血病/小淋巴细胞性淋巴瘤

【定义】 慢性淋巴细胞白血病/小淋巴细胞淋巴瘤(chronic lymphocytic leukemia/small lymphocytic lymphoma,CLL/SLL)是成熟 B 细胞来源的一组异质性肿瘤。肿瘤常累及外周血、骨髓、脾脏和淋巴结等器官。对于 CLL,其诊断要求外周血淋巴细胞绝对计数大于或等于 5×10⁹/L,并持续 3

个月以上。对于仅表现为淋巴结肿大而缺乏白血病征象的病例则可诊断为 SLL。免疫学及分子生物学研究支持两者是同一疾病的不同表现形式。

【临床表现】 在欧美国家,CLL 是成人最常见的白血病类型,年发病率(2~6)/100 000;老年患者多见,平均诊断年龄为 65~70 岁,大于 65 岁人群的年发病率增至 12.8/100 000。男女比为 2:1。而 SLL 只占所有 NHL 的 4%。近年研究表明,年轻患者并不少见,远东人群的发病率也并非如过去所报道的那样低于西方国家的 5 倍。CLL/SLL 患者直系亲属发病率较普通人群高 3 倍。高达 70% 患者可为亚临床表现。常见的临床症状有外周血淋巴细胞增多、肝脾肿大、自身免疫性血细胞减少、全身症状(体重减轻、盗汗)和(或)血细胞减少相关症状(乏力、出血)。还可出现低丙种球蛋白血症和自身免疫异常等。CLL/SLL 是一组异质性肿瘤,临床上预后差异极大,部分患者终身无需治疗、部分初始进展缓慢、部分则发病即呈侵袭性,需即刻治疗。根据免疫球蛋白重链可变区的突变状态,可将 CLL/SLL 分为两类:即 IgHV 未突变组和 IgHV 突变组,提示其瘤细胞的两个来源,前者来自 Naive B 细胞,其侵袭性较强,预后较差;而后者来自生发中心后记忆 B 细胞,其临床进展较缓慢,表现为惰性过程[12]。患者平均生存期为 7.5 年,5 年生存率为 79%。低肿瘤负荷患者生存期可达 10 年或更长。另外,组织学出现大(超过 20x 视野)、融合的或者增殖指数高的增殖中心(proliferation center,PC)、表达 ZAP-70 蛋白、有 11q 和 17p 缺失、缺乏体细胞突变等提示预后不良。CLL 患者外周血白细胞常明显增多,可达(30~100)×10⁹/L,绝大多数为成熟的小淋巴细胞。SLL 患者外周血白细胞可正常。随着病程的进展,CLL 可表现为淋巴结和骨髓的肿瘤细胞体积增大、增殖活性增高和增殖中心的融合,并且与外周血中前淋巴细胞增多相关。但极少转化为 B 细胞前淋巴细胞白血病。2%~8% 的患者可转化为弥漫大 B 细胞淋巴瘤、不到 1% 的患者转化为经典型霍奇金淋巴瘤、极少数转化为外周 T 细胞淋巴瘤或 B 淋巴母细胞淋巴瘤,这些在 CLL/SLL 背景上发生侵袭性淋巴瘤,即称为 Richter 综合征。CLL/SLL 发生转化后,患者预后不良,中位生存期为 20~30 个月。

【组织病理学】

(1) 淋巴结:结构破坏为成片增生的肿瘤细胞所取代,瘤细胞直径为 6~12μm,细胞核为圆形或略不规则,染色质浓密,胞质少。背景 T 淋巴细胞(大多数为 CD40L+CD4+)、间质细胞和 soluble 因子的刺激前淋巴细胞(prolymphocyte)和副免疫母细胞(paraimmunoblast)散在小灶性聚集性分布,形成增殖中心(proliferation center,PC),也称"假滤泡"(pseudo follicle)(图 14-24A,B)。PC 对 CLL/SLL 具有一定的诊断意义。少数病例可见 CLL 背景中散在的 EB 病毒阳性或阴性的 R-S 细胞(并非转化为经典型霍奇金淋巴瘤)。

(2) 骨髓:所有 CLL 及多数 SLL 都有骨髓累及,可表现为间质性多个小灶性、结节状或散在浸润,弥漫性以及混合

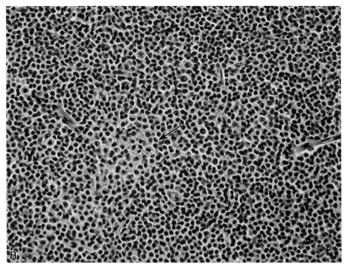

图 14-24　慢性淋巴细胞白血病/小淋巴细胞淋巴瘤的组织学

A. 病变弥漫,可见淡染的散在分布的增殖中心/"假滤泡"(HE,低倍放大);B. 肿瘤性淋巴样细胞小,核圆形或略不规则、染色质浓密,胞质少。体积较大的前淋巴细胞和副免疫母细胞构成增殖中心(箭头所示,HE,高倍放大)

浸润模式相对少见;浸润模式与病情及骨髓累及的程度有关,肿瘤细胞常占骨髓有核细胞的 30% 以上。

(3)脾脏:肿瘤累及常表现为脾脏均匀性肿大,切面见均匀分布的无数粟粒大小的灰白色结节。镜下见最初病变主要分布于白髓,瘤细胞的形态同淋巴结病变所见,但少有前淋巴细胞和副免疫母细胞,不见增殖中心。病变常累及动脉鞘周围、脾小梁及红髓区。

(4)肝脏:肿瘤细胞主要分布于汇管区。该肿瘤变型有形态学不典型 CLL、免疫表型不典型 CLL、伴浆细胞样分化 CLL、出现 R-S 细胞(EBV 多数阳性,也可阴性)CLL 等。

【免疫表型及遗传学】CLL 和 SLL 有独特的免疫表型,瘤细胞表达 B 细胞分化抗原 CD19 和 CD20,同时还表达 CD5 和 CD23(图 14-25A-C)。瘤细胞还低水平表达表面 Ig(多为 IgM 或 IgM 和 IgD),以及 κ 或 λ 轻链。30% 病例可见增殖中心表达 CylinD1 和 MYC 蛋白。ZAP-70 的表达直接与 IgHV 未突变相关,提示预后不良;CD38 的表达则与患者对治疗反应、肿瘤的演进,以及结局等有关。两者均为独立的预后因素。该肿瘤常见的遗传学改变有染色体 13q14 缺失(图 14-25D)、11q22-q23 缺失、17p13 缺失,以及 12 号染色体三体等,而罕见染色体易位。半数以上患者存在 13q14 缺失,无论是否存在 IgHV 突变,有 13q14 缺失患者的预后优于正常核型者及存在其他遗传学异常者;位于该区的 mir-15a 和 mir-16-1 与肿瘤的发生发展有关。11q22-q23(ATM 基因)缺失与肿瘤的演进和明显淋巴结肿大有关。17p13 缺失及 TP53 突变均为独立的预后不良因素,患者的生存期短于有其他遗传学改变的患者。

【鉴别诊断】

(1)非肿瘤性淋巴细胞增多症。

(2)一组不同组织学类型的小 B 细胞肿瘤:包括 B-前淋巴细胞白血病、滤泡淋巴瘤、套细胞淋巴瘤、淋巴浆细胞淋巴瘤、边缘区淋巴瘤和毛细胞白血病等(表 14-6)。

2. 单克隆 B 淋巴细胞增多症　鉴于 3.5% 的 40 岁以上健康人群中可检测到单克隆或寡克隆的 B 细胞增生,故将周围血中循环单克隆性 B 细胞计数小于 5×10⁹/L、持续至少 3 个月、无临床症状定义为单克隆 B 淋巴细胞增多症(monoclonal B-cell lymphocytosis,MBL)。视其免疫表型分为三种:①CD5+MBL:即 CLL 样 MBL(CLL-like MBL),该亚型最常见,克隆性增生的 B 细胞低水平表达 CD20;②不典型 CLL 样 MBL(atypical-CLL-like MBL):克隆性增生的 B 细胞高水平表达 CD20;③CD5-MBL:即 non-CLL MBL,其他 B 细胞肿瘤也可能出现类似的免疫表型。

WHO 分类(2016 修订)将 MBL 分为高计数单克隆 B 淋巴细胞增多(high-count MBL)和低计数单克隆 B 淋巴细胞增多(low-count MBL)。前者指周围血中循环单克隆性 B 细胞计数为(0.5~5)×10⁹/L,与 Rai 0 期 CLL 的表型和遗传学/分子学特征相似,IgHV 突变更常见,以每年 1%~2% 的速度进展为 CLL,建议每年定期做流式细胞术检测;后者指周围血中循环单克隆性 B 细胞计数<0.5×10⁹/L,且无进展为 CLL 的危险。此外,根据形态学和免疫表型组织病理改变满足小淋巴细胞性淋巴瘤诊断、但 CT 等影像学检查显示淋巴结直径<1.5cm,则定义为基于组织的单克隆 B 淋巴细胞增多(tissue based MBL),又称不明意义的 CLL/SLL 样细胞累及(involvement by CLL/SLL-like cells of uncertain significance)。

3. B 细胞前淋巴细胞白血病

【定义】B 细胞前淋巴细胞白血病(B-cell prolymphocytic leukemia,,B-PLL)是累及外周血、骨髓和脾脏的 B 前淋巴细胞肿瘤。外周血中前淋巴细胞必须超过 55% 的淋巴样细胞。不包括转化的慢性淋巴细胞白血病(CLL)、伴有前淋巴细胞增多的 CLL 以及形态学类似但携带 t(11;14)(q13;q32)的淋巴增生性疾病。该病实为排除性诊断。

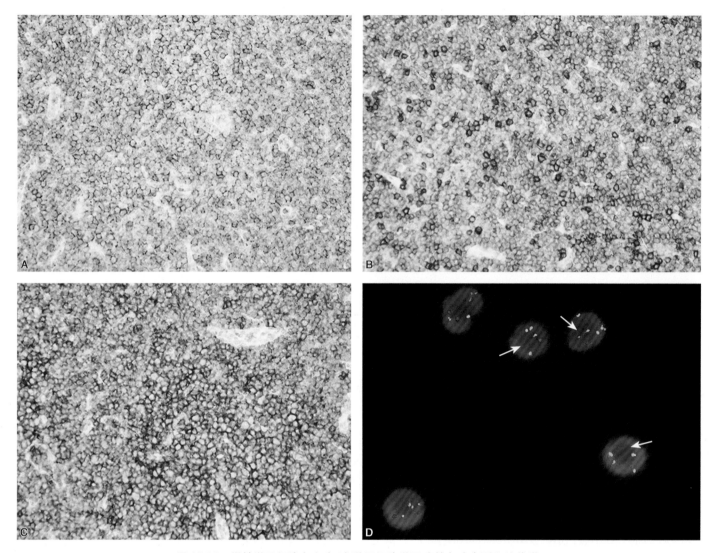

图 14-25 慢性淋巴细胞白血病/小淋巴细胞淋巴瘤的免疫表型和遗传学
肿瘤细胞呈 CD20+(A)、CD5+(B)、CD23+(C)(IHC,高倍放大);D:患者染色体 13q14 缺失(外周血间期 FISH;红色信号丢失,箭头所示)

表 14-6 小 B 细胞肿瘤的免疫表型比较(组织 IHC 染色)

抗体	CLL/SLL	FL	MCL	S-MZL	LPL	HCL
CD20	+	+	+	+	+	+
CD5	+	−	+	−	−	−
CD10	−	+	−	−	−	−
CD23	+	+	−	−	−	−
CD43	+	−	+	−	−/+	−
BCL2	+	+	+	−	−	−
BCL6	−		−			−
Cyclin D1	−	−	+	−	−	+/−
MUM1	−/+PC	+;−	+;−	−	+PC	−
sIg	+,−/+	−	−	+;−/+	+/−;+	+;−
CD103	−		−			+
ANXA1	−	−	−	−	−	+

注:CLL/SLL:chronic lymphocytic leukemia/small lymphocytic lymphoma 慢性淋巴细胞性白血病/小淋巴细胞淋巴瘤;
FL:follicular lymphoma 滤泡淋巴瘤;
MCL:mantle cell lymphoma 套细胞淋巴瘤;
S-MZL:splenic marginal zone lymphoma 脾边缘区淋巴瘤;
LPL:lymphoblastic lymphoma 淋巴浆细胞淋巴瘤;
HCL:hairy cell leukemia 毛细胞白血病

【临床表现】 大多数患者表现为 B 症状、巨脾,但淋巴结肿大不明显。外周血淋巴细胞计数迅速上升,可达 $100 \times 10^9/L$ 以上。50% 患者可出现贫血和血小板减少。

【组织病理学】 外周血和骨髓:55% 以上(常常是 90% 以上)的外周血液循环细胞为前淋巴细胞。细胞为两倍于淋巴细胞的中等大小,核染色质中等致密,单个清楚的中位核仁,胞质相对较少,呈弱嗜碱性骨髓表现为骨小梁间有核细胞的间质性或结节状浸润。髓外组织:鉴于过去将伴有 t(11;14)的套细胞淋巴瘤的白血病病例纳入进行总结,故对 B-PLL 的组织形态学认识并不准确。脾脏常常表现为白髓结节的扩大和红髓浸润,细胞中等大小或为大细胞,胞质丰富,核圆或不规则,可见中位嗜酸性核仁。淋巴结则表现为类似的细胞呈弥漫性或模糊结节状浸润,增殖中心(假滤泡)不可见。

【免疫表型及遗传学】 B-PLL 细胞强表达 IgM+/-IgD 和 B 细胞抗原(CD19、CD20、CD22、CD79a 和 CD79b、FMC7)。CD5 和 CD23 仅见于 20% ~ 30% 和 10% ~ 20% 病例。ZAP-70 和 CD38 的表达分别见于 57% 和 46% 病例,且与免疫球蛋白的突变状态无关。半数病例可见伴有非突变重链的免疫球蛋白基因克隆性重排。常见复杂核型。半数病例检测出 del(17p)且伴有 *TP53* 基因突变,提示病程进展和相对治疗抵抗。FISH 检测在 27% 病例中检出 del(13q14)。12-三体并不多见。过去报道高达 20% 的 B-PLL 出现 t(11;14)(q13;q32),现被视为套细胞淋巴瘤的白血病亚型。基因表达谱分析将 B-PLL 分为三种明确的亚型:①伴有 t(11;14)的 B-PLL:与 MCL 高度相似;②类似于 CLL;③与淋巴结 MCL 相似,且预后较前两者差。故目前认为 B-PLL 是一组异质性的 MCL 亚型,包括 CLL 样 B-PLL、白血病型 MCL 样 B-PLL 和淋巴结 MCL 样 B-PLL。

【鉴别诊断】

(1) 母细胞型套细胞淋巴瘤。

(2) 脾边缘区淋巴瘤。

(3) 伴有前淋巴细胞增多的 CLL。

4. 淋巴浆细胞性淋巴瘤/Waldenstrom 巨球蛋白血症 见"骨髓"部分。

5. 浆细胞肿瘤 见"骨髓"部分。

6. 黏膜相关淋巴组织结外边缘区淋巴瘤(MALT 淋巴瘤)

【定义】 黏膜相关淋巴组织结外边缘区淋巴瘤(extranodal marginal zone lymphoma of mucosa-associated lymphoid tissue, MALT lymphoma, MALT 淋巴瘤)是最常见的结外 B 细胞淋巴瘤,占所有 B 细胞淋巴瘤的 7% ~ 8%。形态学具有异质性,部分病例有浆细胞分化。其中一种发生在中东的特殊亚型,过去被称为 alpha 重链病,现称为免疫增生性小肠病(immunoproliferative small intestinal disease, IPSID)。

【临床特征】 多发生于成人,中位年龄为 61 岁,女性较多见。最常累及胃肠道,几乎为原发淋巴瘤的一半;其他累及部位有涎腺、肺、头颈部、眼附属器(图 14-26)、皮肤、甲状腺和乳腺。在不同部位则与慢性炎症或自身免疫疾病等前驱病变相关(表 14-7)。大多数患者表现为 I 期或 II 期疾病,不到 20% 的患者发生骨髓受累。骨髓受累在胃部病变较为少见,而原发于肺和眼附属器者则较多见骨髓累及。少数病例一开始即为多结外部位受累,特别是双侧器官(如涎腺)和多器官系统(如胃肠道、皮肤)。1/3 的病例因浆细胞分化出现血清 M 蛋白;IPSID 则可在外周血中检出异常的 alpha 重链。MALT 淋巴瘤的自然病程为惰性,可能转化成弥漫大 B 细胞淋巴瘤。

【组织病理学】 肿瘤细胞浸润反应性淋巴滤泡的套区、边缘区,或成片破坏部分/整个淋巴滤泡,即滤泡"殖民化"。3 个以上的肿瘤细胞侵犯黏膜上皮形成所谓"淋巴上皮病变"特征性病变(图 14-27A)。病变由边缘区细胞(中心细胞样细胞)、单核细胞样细胞、小淋巴细胞和散在分布的免疫母细胞、

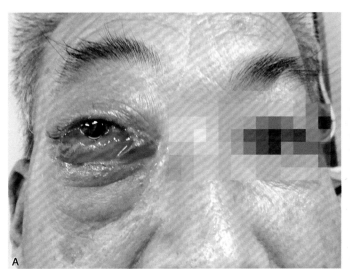
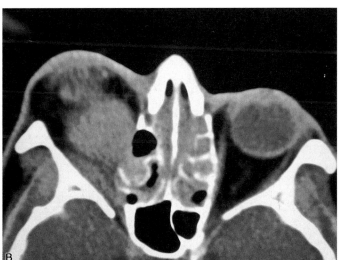

图 14-26 黏膜相关淋巴组织结外边缘区淋巴瘤的临床表现
A. 患者右眼下睑结膜新生物;B. CT 检查见眼球前份软组织肿块,无包膜,与眼眶内脂肪和眼球分界不清

中心母细胞样细胞等多种细胞组分构成。典型的边缘区B细胞小到中等大小,核略不规则,核染色质中等致密,核仁不明显,类似于中心细胞。胞质相对丰富、淡染,致单核细胞样形态(图14-27B)。肿瘤细胞呈浆细胞分化见于1/3的胃MALT淋巴瘤(图14-27C),相对易见于皮肤MALT淋巴瘤,最多见的还是甲状腺病例。皮肤浆细胞瘤即诊断为MALT淋巴瘤。

表14-7 不同部位MALT淋巴瘤的遗传学改变

解剖部位	t(11;18)(q21;q21)检出率(%)	t(14;18)(p14;q32)检出率(%)	t(3;14)(p22;q32)检出率(%)	t(1;14)(p22;q32)检出率(%)	+3检出率(%)	+18检出率(%)
胃	6~26	0	0	0~5	11	6
肠	12~56	0	0	0~13	75	25
眼附属器	0~10	0~25	0~20	0	38	13
唾液腺	0~5	0~16	0	0~2	55	19
肺	31~53	6~10	0	2~7	20	7
皮肤	0~8	0~14	0~10	0	20	4
甲状腺	0~17	0	0~50	0	17	4

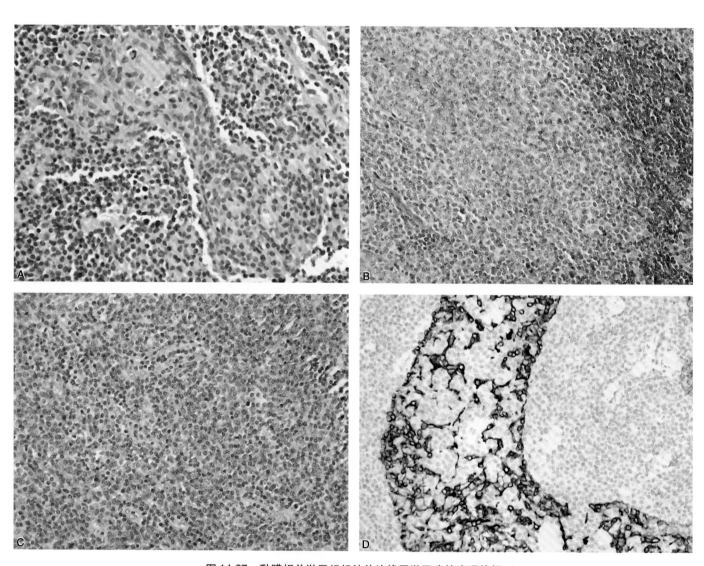

图14-27 黏膜相关淋巴组织结外边缘区淋巴瘤的病理特征

A.肿瘤细胞侵犯黏膜上皮形成"淋巴上皮病变"(HE,低倍放大)。肿瘤细胞呈单核细胞样形态(B)或浆细胞样分化(C)(HE,高倍放大);D."淋巴上皮病变"的上皮细胞呈细胞角蛋白CK阳性(免疫组化染色,高倍放大)

【免疫表型及遗传学】 缺乏特征性免疫表型。肿瘤细胞呈 CD20+、CD79a+、CD5−、CD10−、CD23−、CD43+/−。经典表达 IgM，限制性表达免疫球蛋白轻链。上皮标记 CK 可清楚显示"淋巴上皮病变"（图 14-27D）。免疫球蛋白轻链限制性表达及抗原受体基因克隆性重排分析有助于诊断。不同解剖部位的 MALT 淋巴瘤遗传学改变不同（表 14-7）[13]。其中 t(11;18)(q21;q21) 主要见于肺和胃，且胃 MALT 淋巴瘤发生 t(11;18)(q21;q21) 转位者对常规抗幽门螺杆菌治疗抵抗。

【鉴别诊断】

（1）反应性病变：包括淋巴细胞性胃炎、涎腺淋巴上皮病变、Hashimoto 甲状腺炎。

（2）其他小 B 细胞淋巴瘤：如滤泡淋巴瘤、套细胞淋巴瘤和小淋巴细胞淋巴瘤（表 14-7）。

（3）浆细胞瘤：结外浆细胞瘤与 MALT 淋巴瘤关系密切，浆细胞瘤患者复发时可以表现为 MALT 淋巴瘤；反之，MALT 淋巴瘤患者复发也可表现为浆细胞瘤。鉴别要点在于有无肿瘤性或单克隆性 B 淋巴细胞。浆细胞瘤常常为 IgA(+) 或 IgG(+)。

7. 淋巴结边缘区淋巴瘤

【定义】 淋巴结边缘区淋巴瘤（nodal marginal zone lymphoma）是原发于淋巴结的 B 细胞肿瘤，其形态学类似于结外边缘区淋巴瘤或脾脏边缘区淋巴瘤累及淋巴结的表现，但缺乏结外或脾脏淋巴瘤病变。

【临床表现】 少见，约占 2% 的非霍奇金淋巴瘤。多数患者为成年人，平均年龄为 60 岁，但也可发生于儿童。约 1/4 的患者存在丙型肝炎病毒感染。主要表现为局部或全身淋巴结的无症状性肿大。不同的研究报道 30%～60% 发生骨髓累及，外周白细胞升高则少见。该肿瘤的儿童变型，即儿童的淋巴结边缘区淋巴瘤，患者中位年龄 16 岁，男性患者明显多于女性（男女比为 20:1），绝大多数病例就诊时常无症状，处于临床 I 期。主要累及头颈部。

【组织病理学】 淋巴结部分或完全被累及。肿瘤细胞围绕着反应性滤泡增生及浸润，并累及滤泡间区。肿瘤细胞有中心细胞样细胞（单核样 B 细胞）、浆细胞样淋巴细胞、浆细胞，以及散在分布的少数转化 B 细胞。部分病例浆细胞分化较明显，难于与淋巴浆细胞淋巴瘤或淋巴结浆细胞瘤相区别。残存的淋巴滤泡常常表现为活跃的生发中心、大量的可染小体巨噬细胞，可见滤泡殖民地化表现。儿童的淋巴结边缘区淋巴瘤的形态学表现基本同成人病例所见，但常见生发中心进行性转化（PTGC）样的边缘区扩大、滤泡间区明显扩大。

【免疫表型与遗传学】 瘤细胞表达 B 细胞分化抗原，约半数病例表达 CD43，常表达 BCL2，不表达 CD5、CD10、CD23、BCL6 和 cyclin D1。可表达 IgM，多不表达 IgD。存在免疫球蛋白受体基因重排。目前尚未发现特征性的遗传学改变，20% 儿童病例 3 号、7 号和 18 号染色体 3 体等细胞遗传学异常。

【鉴别诊断】

（1）反应性单核样 B 细胞或边缘区 B 细胞增生，如某些病毒或弓形虫感染等。

（2）各种小 B 细胞淋巴瘤（表 14-5）。

（3）外周 T 细胞淋巴瘤：呈滤泡间区生长时，但肿瘤细胞表达 T 细胞标记，可见丰富的嗜酸性粒细胞或组织细胞背景、T 细胞受体基因重排为单克隆。

8. 滤泡淋巴瘤

【定义】 滤泡淋巴瘤（follicular lymphoma，FL）是淋巴滤泡生发中心 B 细胞（中心细胞和中心母细胞/转化细胞）来源的肿瘤。FL 是西欧及北美地区最常见的淋巴瘤，约占 NHL 的 20%。在中国，约占 NHL 的 10%。WHO（2008）第四版将原发皮肤滤泡中心淋巴瘤单独列出；2016 修订版又单列了儿童型滤泡淋巴瘤（pediatric-type follicular lymphoma，PFL），而经典 FL 包括原位滤泡肿瘤（in situ follicular neoplasia，ISFN）和十二指肠型滤泡淋巴瘤（duodenal-type follicular lymphoma）两种亚型，以及睾丸滤泡淋巴瘤（testicularfollicular lymphoma）变异型。后三者预后极好，无需治疗，以随访观察为佳。另有报道几种临床病理特征不尽相同的滤泡淋巴瘤亚型（表 14-8）[14]。其中伴有 1p36 缺失的滤泡淋巴瘤主要呈弥漫性生长方式，男女均可，常常表现为腹股沟 5cm 以上的淋巴结肿大；大多数患者为 I 期或 II 期，组织形态学为低级别（1 级或 2 级）；肿瘤细胞呈 CD10+、BCL6+、CD23+，但 BCL2 的蛋白表达不定；遗传学检测缺乏 t(14;18)，而呈 1p36 缺失；临床预后非常好。

【临床表现】 欧美第二常见的非霍奇金淋巴瘤（约占 20%）。FL 见于中老年人，中位年龄 59 岁，18 岁以下患者罕见，男女比为 1:1.7。主要表现为局部或全身淋巴结无痛性肿大，常累及浅部淋巴结及纵隔和腹膜后淋巴结群，以颈部和腹股沟较为常见。可累及骨髓、肝、脾、外周血和 Weldeyer 环。结外原发少见，可发生于胃肠道、软组织、眼附属器、乳腺和睾丸等。部分患者有发热和乏力等，就诊时约有 2/3 的患者处于临床 III 或 IV 期。40%～70% 的病例有骨髓受累。部分病例外周血中可见瘤细胞，约 10% 的病例可表现为白血病征象。影响预后的因素有：①病变的范围及临床分期，特别是 FL 临床预后指数，是很重要的预后评价指标。②组织学分级：低级别 FL（1～2 级）为惰性的，而高级别 FL（3 级）在临床上更具侵袭性；③遗传学异常：6q23-26 缺失、17p 缺失、TP53 突变、有 6 个以上染色体断裂或复杂的核型与预后不良相关。滤泡淋巴瘤国际预后指数 2（Follicular lymphoma international prognositic index 2，FLIPI 2）归纳的预后不良因素包括高水平的血清 β2 微球蛋白、肿大的淋巴结大于 6cm、骨髓累及、血红蛋白低于 12g/dl、年龄大于 60 岁。25%～35% 的病例会演进或转化为高级别淋巴瘤，常是弥漫大 B 细胞淋巴瘤，少数转化病例其表现介于 Burkitt 淋巴瘤和 DLBCL，并存在涉及 c-MYC 基因的染色体易位。该肿瘤对化疗不敏感。

表 14-8 不同临床病理特征的滤泡淋巴瘤亚型

	经典滤泡淋巴瘤，1~3A级	淋巴瘤3B级	儿童型滤泡淋巴瘤（结内）	Waldeyer环滤泡淋巴瘤	睾丸滤泡淋巴瘤	del1p36，腹股沟滤泡淋巴瘤	原发肠道滤泡淋巴瘤	原发皮肤滤泡淋巴瘤
t(14;18) BCL2 重排	常常 （早期事件）	-	-	-	-	-	+	大多数阴性
免疫组化染色								
CD20	+	+	+	+	+	+	+	+
CD10	+	-	+	+	+	+	+	滤泡型阳性,弥漫型阴性
BCL2	+	-	-	+	-	+,弥漫区	+	弱阳性/阴性较常见
MUM1	-	+,常常	-	+	-	?	-	-
分级	1~3	3	高	高	高	低	多样	多样
分期	常见骨髓受累	多样	低	低	低	低	低	低
部位	外周淋巴结	任何部位	头颈	Waldeyer 环	睾丸	腹股沟区或腋窝	十二指肠	头部或躯干
预后	惰性	侵袭性	惰性	惰性	惰性	惰性	惰性	惰性
其他遗传学改变	del（1p36）常见且提示预后不良,BCL6 重排	常见 BCL6 异常	TNFRSF14 缺失或突变	IRF4 重排	-	del(1p36)	-	-

【组织病理学与分级】

（1）淋巴结：该肿瘤的组织学特征是在低倍镜下肿瘤细胞增生呈大小较为一致的结节，结节排列紧密形成"背靠背"构象，套区不明显（图14-28A），可见"挤压"人工假象。肿瘤性滤泡或结节内不见含可染小体的组织细胞（tingible body macrophages），主要由中心细胞（centrocyte，CC）和中心母细胞（centroblast，CB）以不同比例组成，无极向排列（图14-28B）。中心细胞的细胞核形态不规则或扭曲、有裂沟，核仁不明显，胞质稀少；中心母细胞的体积是正常淋巴细胞的3~4倍，核圆形或分叶状，染色质呈斑块状近核膜分布，有1~3个近核膜的核仁；核分裂不常见。在多数FL，主要的肿瘤细胞是中心细胞，随着病程的进展，中心母细胞数量逐渐

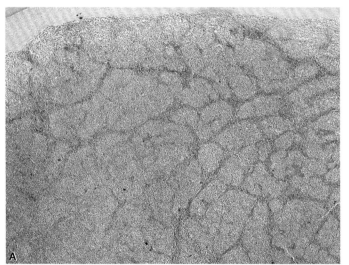
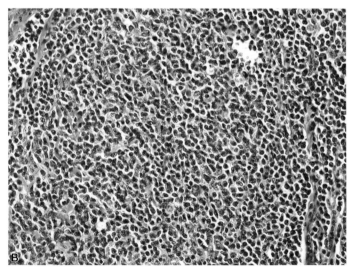

图 14-28 滤泡淋巴瘤（低级别）的组织学
A. 病变呈背靠背滤泡模式（HE，低倍放大）；B. 肿瘤性滤泡由较为一致的中心细胞样细胞构成（HE，高倍放大）

增多。肿瘤性结节间也见瘤细胞浸润。生长方式从滤泡型发展成弥漫型,提示肿瘤侵袭性增高;肠系膜和腹膜后淋巴结较易见弥漫性区域;病理诊断报告中应告知弥漫浸润区所占的比例。5%～10%病例在肿瘤性滤泡周边可见散在的边缘区或单核样B淋巴细胞灶。不常见的形态学变异型包括:套区淋巴细胞渗入肿瘤性滤泡呈旺炽性变异型以及浆细胞分化和边缘区分化变异型。约10%患者因外周血受累而致白细胞总数升高(常低于 $20×10^9/L$),肿瘤细胞核沟明显。

(2)骨髓:可表现为弥漫性浸润及旁小梁浸润模式,后者具有一定的特征性,而少有结节形成。

(3)脾脏白髓区和肝脏汇管区也常见肿瘤细胞浸润。

WHO关于FL的组织学分级是根据肿瘤结节内CB数量来界定。计数10个高倍视野,再除以10。低级别FL(1～2级)的CB为0～15个/高倍视野;高级别FL(3级)的CB为>15个/高倍视野,若其中还可见中心细胞为3A,若中心母细胞呈实性片状分布、缺乏中心细胞则为3B。近期研究提示3B级FL的临床及生物学特征均与其他级别FL不同,诊断时需单独注明。10%～20%的高级别FL出现骨髓呈低级别FL表现,与预后不相关。

【免疫表型与遗传学】肿瘤细胞具有正常生发中心细胞的免疫表型,表达CD19、CD20、CD10、BCL6和单克隆性表面Ig(图14-29A～C)。85%～90%的低级别FL之瘤细胞表达BCL2,在高级别FL,仅有约50%的病例表达BCL2,而正常滤泡生发中心B细胞不表达BCL2,故BCL2是区别反应性增生的滤泡和FL肿瘤性滤泡的一个十分有用的癌基因蛋白(图14-29D、E)。瘤细胞不表达CD5和CD43。CD21和CD23染色可显示滤泡树突状细胞网(图14-29F),而肿瘤弥漫浸润区则为CD21/CD23阴性。低级别FL的Ki-67指数多小于20%,而高级别FL的Ki-67指数常大于40%;约20%的低级别FL具有较高的增殖活性,其临床进程亦呈类似高级别的侵袭性表现。FL的特征性遗传学改变是t(14;18)(q32;q21)和 BCL2 基因重排,其结果是14号染色体上的 IgH 基因和18号染色体上的 BCL2 基因拼接,导致 BCL2 基因的活化,以及 BCL2 蛋白的高表达。因 BCL2 蛋白的致瘤作用在于抑制细胞凋亡、促使瘤细胞永生化,从而解释FL肿瘤性滤泡中凋亡细胞数量少这一现象。少数FL缺乏t(14;18)易位。另外,伴随着FL向大B细胞淋巴瘤的转化可能出现其他的遗传学异常,特别是 MYC 易位、同时存在 BCL2 和 MYC 重排等,与肿瘤的侵袭性关系密切。现有的基因表达谱分析表明宿主的免疫反应与预后相关:表达T淋巴细胞和巨噬细胞相关基因者预后较好,而表达单核细胞和树突状细胞相关基因者则预后较差。

【鉴别诊断】包括:①反应性滤泡增生;②生发中心进行性转化(progressive transformation of germinal center,PTGC):是淋巴结的一种良性反应模式,其组织学特征为在一个结节内含有套区B细胞围绕的大小不等的一个或多个生发中心结构,可见于淋巴结反应性滤泡增生,也可出现于淋巴瘤(如结节性淋巴细胞为主型霍奇金淋巴瘤、儿童淋巴结边缘区淋巴瘤);③儿童型滤泡淋巴瘤(pediatric-type follicular lymphoma,PFL);④大B细胞淋巴瘤伴 IRF4 重排(large B-cell lymphoma with IRF4 rearrangement);⑤结节性淋巴细胞为主型霍奇金淋巴瘤:大的模糊结节;结节内为小淋巴细胞,其间散在"爆米花"样细胞;"爆米花"样细胞呈CD20(+),肿瘤结节内为反应性B淋巴细胞,CD4(+)、CD57(+)的小淋巴细胞呈玫瑰花结样围绕"爆米花"样细胞;⑥富于淋巴细胞的经典型霍奇金淋巴瘤:大的模糊结节;结节内为小淋巴细胞混以R-S细胞和霍奇金细胞,R-S细胞和霍奇金细胞呈CD45(-)、CD30(+)、CD15(+);⑦其他不同组织学类型的小B细胞肿瘤:包括B-前淋巴细胞白血病、套细胞淋巴瘤、淋巴浆细胞淋巴瘤、脾边缘区淋巴瘤和毛细胞白血病等。

9. 儿童型滤泡淋巴瘤　儿童型滤泡淋巴瘤(pediatric-type follicular lymphoma,PFL)发生于儿童或成人。几乎仅见于颈部淋巴结。以生发中心明显扩大的滤泡增生为组织学特征,无弥漫区域;增生的滤泡生发中心由突出的母细胞样滤泡生发中心细胞所构成,而不是经典的中心母细胞或中心细胞(图14-30)。组织学形态更似经典滤泡淋巴瘤的3级而非1、2级,但鉴于PFL的惰性生物学行为,故诊断时不需分级,以避免不必要的过度治疗。肿瘤细胞可以部分表达 BCL2 蛋白,但缺乏 BCL2 、 BCL6 和 MYC 基因重排。有观点认为PFL可能是滤泡中心B细胞具有低度恶性潜能的良性克隆性增生。因PFL可以发生于成人,故必须与高级别经典型滤泡淋巴瘤区分开。

10. 大B细胞淋巴瘤伴 IRF4 重排　大B细胞淋巴瘤伴 IRF4 重排(large B-cell lymphoma with IRF4 rearrangement)好发于儿童和年轻人。最常见的发生部位是Waldeyer环和(或)颈部淋巴结。临床分期早。组织学形态类似于滤泡淋巴瘤3B或弥漫大B细胞淋巴瘤,呈滤泡样、滤泡和弥漫性、单纯弥漫性增生模式(图14-31)。肿瘤细胞强表达IRF4/MUM1、BCL6,且增殖指数高(图14-32A～E);超过一半病例表达 BCL2 和CD10,少数为CD5+。基因表达谱(GEP)分析其多为生发中心B细胞型。绝大多数病例具有 IG/IRF4 重排(图14-32F),有时伴有 BCL6 重排,但缺乏 BCL2 重排。有病例即使缺乏 IRF4 重排,仍然强表达IRF4/MUM1。该亚型较儿童型滤泡淋巴瘤侵袭性强,但经过治疗后预后仍然很好。鉴别诊断:发生于老年人的CD10-IRF4/MUM1+的滤泡淋巴瘤。

11. 套细胞淋巴瘤

【定义】套细胞淋巴瘤(mantle cell lymphoma,MCL)是一组源自初级淋巴滤泡和次级淋巴滤泡套区淋巴细胞的小B细胞淋巴瘤,主要由单形性小到中等大小的、核形不规则

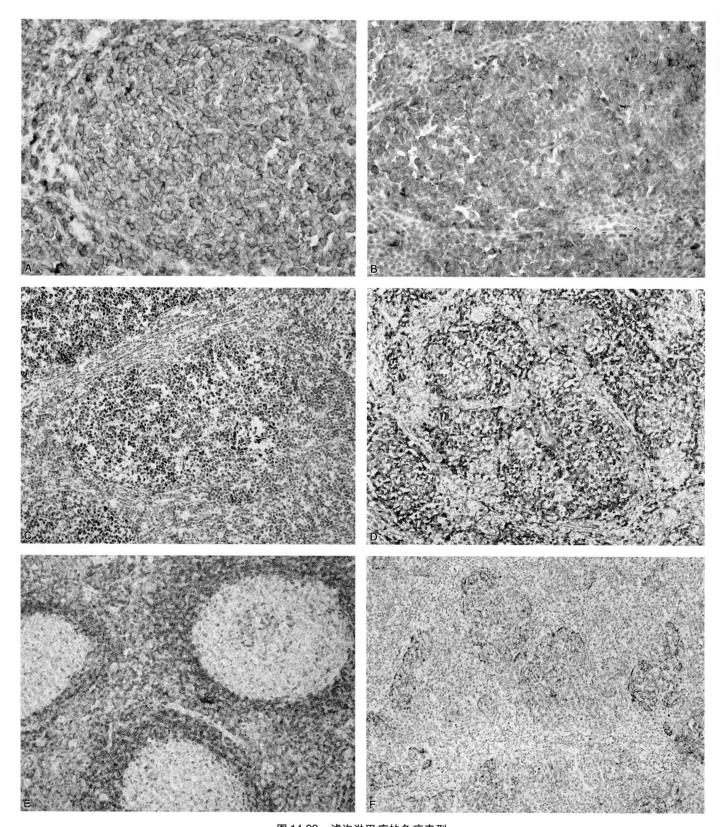

图 14-29　滤泡淋巴瘤的免疫表型
肿瘤细胞表达 CD20(A)、CD10(B)、BCL6(C)和 BCL2 阳性；反应性滤泡为 BCL2 阴性(E)；CD21+滤泡树突状细胞网稀疏(IHC,高倍放大)

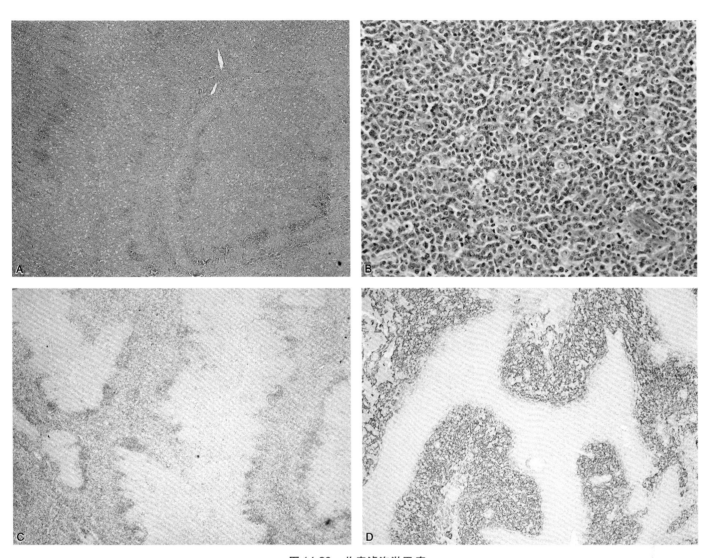

图 14-30 儿童滤泡淋巴瘤
A. 淋巴滤泡增生、生发中心明显扩大（HE，低倍放大）；B. 增生的滤泡生发中心由母细胞样滤泡生发中心细胞组成（HE，高倍放大）；C. 肿瘤细胞不表达 BCL2（IHC，中倍放大）；D. CD21+滤泡树突状细胞网存在（IHC，中倍放大）

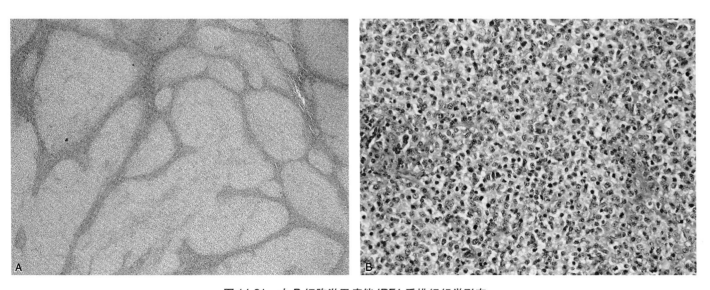

图 14-31 大 B 细胞淋巴瘤伴 IRF4 重排组织学形态
A. 病变呈滤泡模式（HE，低倍放大）；B. 肿瘤细胞为中等大小母细胞样细胞（HE，高倍放大）

F14-31 ER

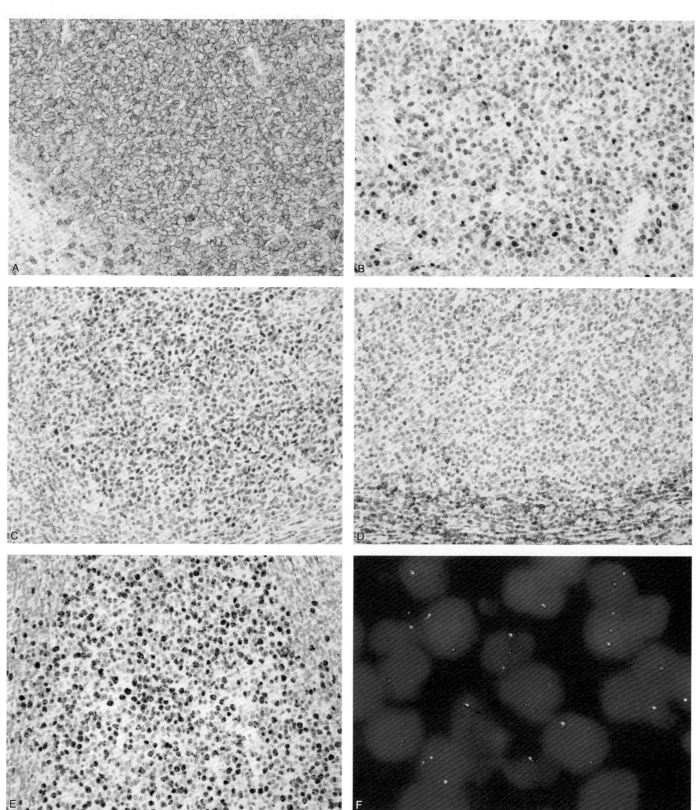

图 14-32 大 B 细胞淋巴瘤伴 IRF4 重排免疫表型及遗传学

肿瘤细胞呈 CD20+(A)、IRF4/MUM1+(B)、BCL6+(C)、BCL2-(D)、Ki-67 指数高(E);F. 间期 FISH 示 IRF4 基因易位(双色分离探针)

的淋巴细胞构成,大多数病例有 $t(11;14)(q13;q32)$,以及高表达 cyclin D1 蛋白。MCL 占所有 NHL 的 3% ~ 10%。目前认为 MCL 是一组生物学、形态学、免疫表型、临床进程异质性肿瘤,包括白血病性非结内性 MCL(leukemic non-nodal MCL)和原位套细胞肿瘤(in situ mantle cell neoplasia,ISMCN)亚型。

【临床表现】患者多为老年人,平均年龄为 63 岁。40 岁以下者少见,30 岁以下者罕见。多数患者就诊时已是临床Ⅲ或Ⅳ期,有淋巴结、肝脾肿大和骨髓累及。40% ~ 50% 的患者有系统性症状,如体重减轻,但少有盗汗和发热。结外病变常见,特别是胃肠道,常表现为多发性息肉,称之为淋巴瘤样息肉病(lymphomatoid polyposis),而患者多无明显症状。临床多呈侵袭性,中位总体生存期(overall survival,OS)和无复发生存期(failure-free survival,FFS)分别为 38 个月和 12 个月。惰性白血病样非结内性 MCL 患者常常表现为外周血淋巴细胞轻度增多、脾大、骨髓和(或)胃肠道受累,缺乏明显的淋巴结肿大,易被误诊为脾脏边缘区淋巴瘤或 CLL/SLL,生物学行为呈惰性,部分患者甚至不接受化疗而存活 10 年以上。白血病性非结内性 MCL 有 IGHV 突变、SOX11−,若出现继发性分子遗传学异常(常为 TP53 异常),则极具侵袭性。

【病理改变】经典型 MCL 主要表现为三种生长模式,即模糊结节状、套区增生和弥漫浸润模式(图 14-33A)。瘤细胞中等偏小,细胞质少,细胞核形态不规则,核染色质细颗粒状分布,核仁不明显,形似中心细胞(图 14-33B)。少见核分裂。可见小血管增生、透明变性。裸露的生发中心和散在分布单个上皮样组织细胞。MCL 形态学变异型包括侵袭性更强的母细胞型/间变型和多形性型,以及意义尚不清的浆细胞分化型。白血病性非结内性 MCL 病例的骨髓受累不同于

经典型 MCLⅣ期的骨髓表现,常为 cyclin D1+的淋巴样细胞单个或散在间质浸润,少于 5% 的细胞成分。

【免疫表型与遗传学】肿瘤细胞表达 B 细胞抗原 CD19 和 CD20,表达 BCL2、CD43、sIgM+、FMC7,多数病例弱表达 CD5(图 14-34A);特征性表达 cyclin D1(图 14-34B),呈细胞核强阳性;基本不表达 CD23。40% 以上的 MCL 表达至少一种生发中心或生发中心后淋巴细胞表型(MUM1、BCL6、CD10),也可见 IGVH 基因突变;具有浆细胞分化的 MCL 表达 CD38 和 IRF4/MUM1;提示尚有部分 MCL 起源于抗原刺激后 B 淋巴细胞。12% MCL 呈 CD5−,8% MCL 呈 CD10+,CD5−/CD10+者多见于母细胞型 MCL。多达 21% ~ 45% 的 MCL 为 CD23+,预后相对较好。值得一提的是单纯的 cyclin D1 异常并不足以诱导肿瘤发生;也存在 cyclin D1−的 MCL,可通过检测 cyclin D2 或 D3 予以证实。近年发现的神经转录因子 SOX11 特异性地表达于 MCL,可协助诊断 MCL 各种变型(图 14-34C)。Ki-67 指数为 1% ~ 70%,中位数为 16.8%;经典型 Ki-67 指数较低,而母细胞型和多形性变型可达 40% 以上。

MCL 的特征性遗传学改变是 $t(11;14)$(图 14-34D),导致 cyclin D1 蛋白过表达,尽管其生物学意义尚不明了,但却有助于该肿瘤的诊断。MCL 发生的遗传学改变,如 INK4a 与 ARF 所在的 CDKN2/p16 位点(9q21)纯合性缺失、ATM、和 p53 突变,均提示不良预后;具有 IGVH 高频突变的 MCL 常表现为非结节性,患者可长期带病存活;部分会进展为侵袭性 MCL,预后较差。

【鉴别诊断】包括:①反应性淋巴滤泡套区增生:以脾白髓最为常见;②其他各种类型的小 B 细胞淋巴瘤:包括 CLL/SLL、滤泡淋巴瘤、边缘区淋巴瘤、淋巴浆细胞淋巴瘤等;③淋巴母细胞淋巴瘤:可与经典的 MCL 母细胞变异型混

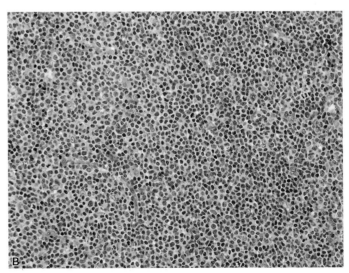

图 14-33　套细胞淋巴瘤组织学

A.病变弥漫,部分区域略呈模糊结节状(HE,低倍放大);B.瘤细胞中等偏小,细胞质少,细胞核形态不规则,核染色质细颗粒状分布,核仁不明显(HE,低倍放大)

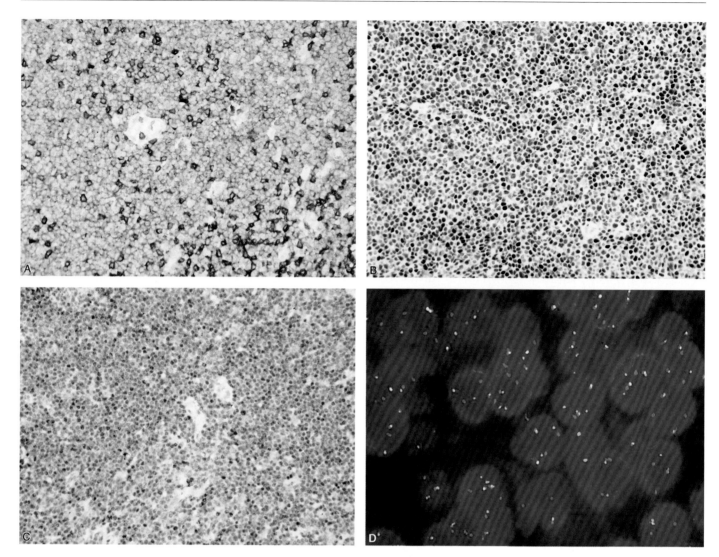

图 14-34 套细胞淋巴瘤的免疫表型和遗传学

肿瘤细胞呈 CD5+（A）、cyclin D1+（B）、SOX11+（C）（IHC，高倍放大）；D. 间期 FISH 检测示 *CCND1/IgH* 基因融合（双色双融合探针）

浒、TdT（+）、cyclin D1（−）；④弥漫性大 B 细胞淋巴瘤：与多形性 MCL、母细胞变异型混淆，CD5（−）、cyclin D1（−）（表14-9）；⑤Castleman 病，透明血管型：年轻人，淋巴结结构存在，较为特征性的形态学改变，即透明血管化的淋巴滤泡，围绕生发中心的套区呈同心圆状、洋葱皮样增生。

12. 弥漫性大 B 细胞淋巴瘤，非特指

【定义】弥漫性大 B 细胞淋巴瘤（diffuse large B-cell lymphoma，DLBCL）是大 B 细胞的肿瘤，其瘤细胞核等于或大于正常的巨噬细胞的核，或两倍于正常的淋巴细胞，常呈弥漫性生长。60%～70% 的侵袭性淋巴组织肿瘤为 DL-BCL，约 5% 的儿童淋巴瘤亦为 DLBCL。弥漫性大 B 细胞淋巴瘤，非特指（DLBCL, not otherwise specified，DLBCL-NOS）由第四版 WHO（2008）首次提出，是最常见的一类 NHL，占所有 NHL 的 30%～40%；也是一组临床、病理、免疫学与遗传学改变，以及治疗反应具有异质性的 B 细胞肿瘤。

【临床表现】患者常在短期内出现淋巴结或结外单发或多发性肿物，生长迅速。约 40% 的病例为表现为结外原发病变，可发生于身体的任何部位，最常见的是胃肠道，特别是胃和回盲部，其他结外病变有骨、睾丸、脾脏、Waldeyer 环、涎腺、甲状腺、肝、肾和肾上腺等器官。11%～27% 的病例有骨髓累及（较低级别 B 细胞淋巴瘤不常见），至少 1/3 的患者就诊时处于临床Ⅳ期，多数患者缺乏症状，且临床表现与病变部位相关。本病属侵袭性生物学行为，若不治疗，患者会在短期内死亡。采用加强联合化疗，60%～80% 的患者可获完全缓解。抗 CD20 单克隆抗体与传统 CHOP 方案的联合使用（R-CHOP）明显地改善了 DLBCL 患者的预后。提示不良预后的指标有患者的年龄大于 60 岁，体能状态不良（ECOG>2），高临床分期，结外累及多于两个解剖部位，以及血清 LDH 水平升高等。基因表达谱研究结果提示生发中心来源的 DLBCL 的预后较活化 B 细胞来源的 DLBCL 的预后好。

表 14-9　各种侵袭性 B 细胞淋巴瘤的诊断与鉴别诊断

	B 淋巴母细胞淋巴瘤	高级别 B 细胞淋巴瘤,非特指	Burkitt 淋巴瘤	高级别 B 细胞淋巴瘤,伴 MYC 和 BCL2 和(或)BCL6 易位	弥漫大 B 细胞淋巴瘤,非特指	EB 病毒阳性大 B 细胞淋巴瘤	母细胞型套细胞淋巴瘤	浆母细胞淋巴瘤
形态学	母细胞样	母细胞样,介于 Burkitt 淋巴瘤样和弥漫大 B 细胞淋巴瘤之间的特征	Burkitt 淋巴瘤样	母细胞样,Burkitt 淋巴瘤样,介于 Burkitt 淋巴瘤和弥漫大 B 细胞淋巴瘤之间的特征,弥漫大 B 细胞淋巴瘤样	弥漫大 B 细胞淋巴瘤样(中心母细胞,免疫母细胞,间变)	弥漫大 B 细胞淋巴瘤样	母细胞样,多形性,大细胞样	浆母细胞,免疫母细胞
免疫表型	TdT+	TdT−cyclin D1−	IgM+CD10+,BCL6+,BCL2−TdT−		全 B 细胞	全 B 细胞 MUM1+	cyclinD1+Sox11+CD5+	
EB 病毒检测	−	−	+/−	−	−	+(Ⅲ型潜伏感染)	−	+
分子细胞遗传学	IgH 基因重排(近100%),TCR 基因重排(70%)PAX5 易位(32%);超二倍体;t(9;22)(q34;q11.2),t(12;21)(p12;q22),t(v;11q23),t(1;19)(q23;p13.3)	IgH 基因重排	IgH 基因重排,MYC 易位	IgH 基因重排,MYC 易位	IgH 基因重排	IgH 基因重排	IgH 基因重排 CC-NDI/IGH 融合 P53,P21,P16,MYC 基因异常	IgH 基因重排
基因表达谱	GCB 型 ABC 型	GCB 型 ABC 型	高表达:MYC 及其靶基因 低表达:NF-κB 和 MHCC I	GCB 型 ABC 型	GCB 型 ABC 型	ABC 型		

GCB:germinal center B-cell,生发中心 B 细胞;ABC:activated　B-cell,活化 B 细胞

【病理改变】淋巴结结构破坏或部分破坏,大的肿瘤性淋巴细胞弥漫性增生,并常浸润淋巴结被膜及结外软组织(图14-35A)。根据瘤细胞的形态,可分为常见形态学变型和罕见形态学变型。前者包括:①中心母细胞变型(图14-35B):最常见,瘤细胞中等大小或大(直径10~14μm),细胞核为卵圆形或圆形,有2~4个贴近核膜的核仁,胞质少,嗜双染到嗜碱性,有的病例表现为单形性,即90%以上的瘤细胞是中心母细胞样细胞,而多数病例表现为中心母细胞样细胞与免疫母细胞样细胞混合存在的多形性;少数病例中可见多分叶核瘤细胞,特别是骨和其他结外病变者;②免疫母细胞变型(图14-35C):约90%的瘤细胞为免疫母细胞样细胞,瘤细胞有一大的中位核仁,较为丰富的嗜碱性胞质,可见浆细胞分化;③间变变型(图14-35D):此型的特征是其病变组织中可见大的或很大的异形淋巴样细胞,细胞为圆形、卵圆形或多角形,具有明显间变的多形性细胞核,部分形似霍奇金细胞和(或)R-S细胞,亦或形似间变大细胞淋

巴瘤的瘤细胞,可表现为窦性浸润及黏附性生长模式等。罕见形态学变型:表现为黏液样或纤维性间质,极少数病例还见假菊形团形成;偶见瘤细胞呈梭形或印戒样;还有的可见胞质颗粒、微绒毛,以及细胞间连接等。这些组织学变型尚无肯定的临床意义。该肿瘤发生于结外者较易见间质硬化。

【免疫表型与遗传学】肿瘤细胞表达B细胞分化抗原CD19、CD20(图14-36A)、CD22和CD79a,而有时会表现为其中一种或多种抗原丢失,多数病例表达表面免疫球蛋白(IgM>IgG>IgA),而不表达TdT。可表达CD30,特别是间变型者;并可作为新的抗体治疗靶点选择。约10%的病例可异常表达CD5,且提示预后相对较差。Ki-67指数常大于40%,部分可超过90%。就细胞起源(cell-of-origin,COO)而言,基于基因表达谱(gene expression profile,GEP)分析将DLBCL分为生发中心样(germinal center-like,GCB)和非生发中心样(non-germinal center-like,non-GCB)两种分子亚型,两

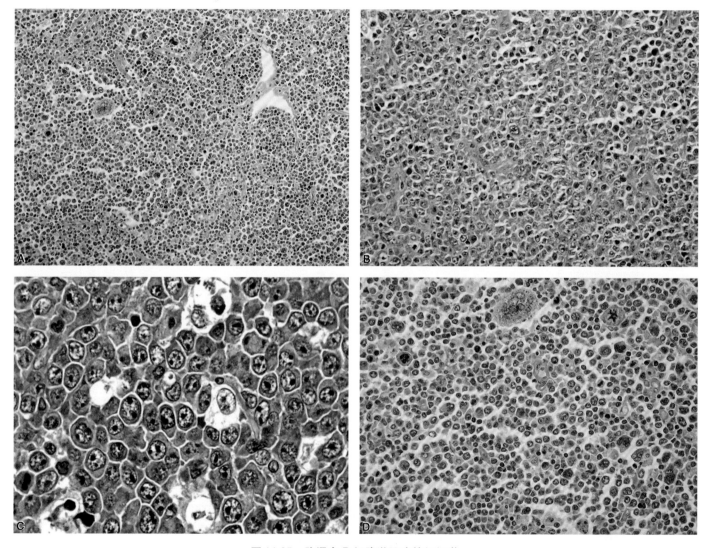

图14-35　弥漫大B细胞淋巴瘤的组织学
A.肿瘤细胞弥漫性增生,并浸润小血管(HE染色,中倍放大);瘤细胞呈中心母细胞样(B)、免疫母细胞样(C)或具有间变特点(D)(HE染色,高倍放大)

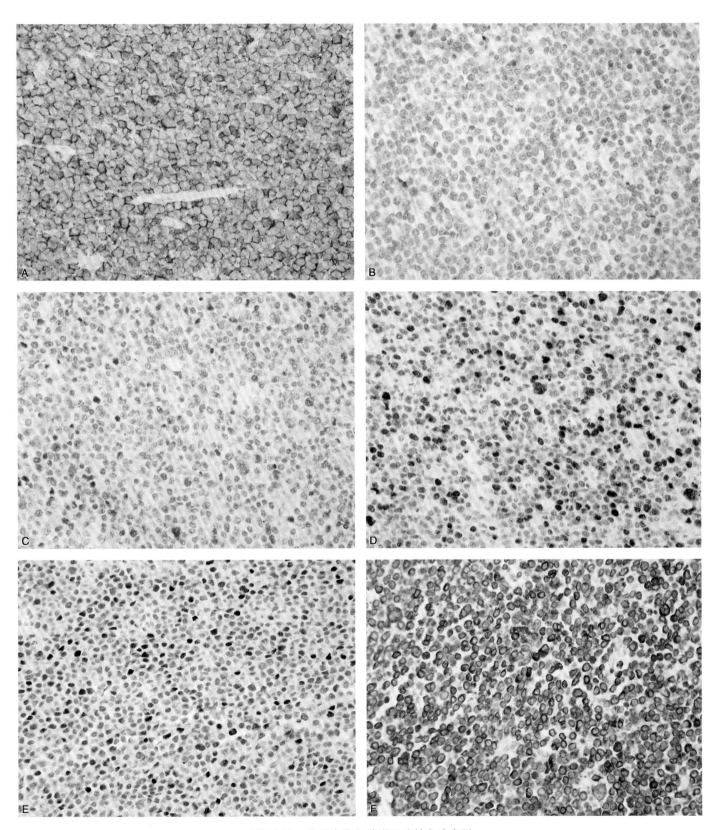

图 14-36　弥漫大 B 细胞淋巴瘤的免疫表型
肿瘤细胞表达 CD20（A），呈 CD10−（B）BCL6−（C）MUM1+（D）non-GCB 型免疫表型，双表达 C-MYC（E）和 BCL2（F）

者在染色体改变、信号通路激活和临床预后等方面均不同。与之相对应的是 WHO(2016)认可的基于免疫表型的 Hans 分型,即根据 CD10、BCL6 和 MUM1 的免疫组织化学染色结果,将大于 30% 的肿瘤细胞表达 CD10 或 CD10-/BCL6+/MUM1-表型被认为是 GCB 型;而其他的表型均为非 GCB 型 (图 14-36B ~ D)[15]。其他研究报道的 Choi 和 Tally 等分型,尚未广泛被采用。

该肿瘤存在免疫球蛋白重链和轻链的克隆性重排。约 50% 的病例有复杂多样的体细胞超突变。30% 以上的病例有 BCL6 基因易位,这是该肿瘤最常见的染色体易位。20% ~ 30% 的病例有 BCL2 基因易位,约 10% 的病例有 MYC 重排。约 20% 的有 MYC 易位的病例还同时有 IGH-BCL2 易位和(或)BCL6 易位,亦或两者同时存在[16]。肿瘤细胞增殖活性高,Ki-67 指数常大于 90%,WHO(2016)将其诊断为高级别 B 细胞淋巴瘤,伴有和不伴有 MYC 和 BCL2 或 BCL6 易位 (high-grade B-cell lymphomas,with and without MYC and BCL2 or BCL6 translocation)(表 14-8)[1,7]。

30% ~ 35% 病例表达 MYC 蛋白,且其中的 20% ~ 35% 同时表达 BCL2。这部分肿瘤往往没有 MYC/BCL2 染色体改变,被称为"双表达淋巴瘤"(double-expressor lymphoma,DEL)(图 14-36E,F)。MYC 和 BCL2 蛋白表达的截断值 (cut-off)分别为 40% 和 50%。DEL 的预后较 DLBCL,NOS 差,但好于高级别 B 细胞淋巴瘤,伴有和不伴有 MYC 和 BCL2 或 BCL6 易位(表 14-9)[7]。

【鉴别诊断】包括:①以中等大小的瘤细胞为主的 DLBCL 需要与髓外白血病浸润、高级别滤泡淋巴瘤(3B)、Burkitt 淋巴瘤以及母细胞型套细胞淋巴瘤相区别;②免疫母细胞变型伴浆细胞分化的病例需要与浆母细胞淋巴瘤或不成熟的浆细胞骨髓瘤的髓外浸润相区别,临床表现与免疫表型有助于其鉴别;③CD5+的 DLBCL 需要与母细胞型套细胞淋巴瘤相区别(表 14-9);④转移性肿瘤(鼻咽癌、神经内分泌癌、精原细胞瘤和黑色素瘤等)。

13. 富于 T 细胞/组织细胞的大 B 细胞淋巴瘤

【定义】富于 T 细胞/组织细胞的大 B 细胞淋巴瘤(T-cell/histiocyte-rich large B-cell lymphoma)以富含 T 细胞和组织细胞背景中散在少数(不足 10% 的细胞总数)大的、不典型 B 细胞为特征。该亚型少见。

【临床表现】患者主要为青年和中年男性。侵犯淋巴结,也可累及骨髓、肝和脾。临床表现为发热、乏力、脾大和(或)肝大。超过半数的患者为进展期,IPI 指数较高,需化疗。

【组织病理学】淋巴结结构被破坏。病变弥漫或呈模糊结节样。背景为丰富的小 T 淋巴细胞和不等量的组织细胞,单个、大的、不典型 B 细胞散在其中。肿瘤性的大 B 淋巴细胞散在、不成簇、不成片。肿瘤细胞形态类似于结节性淋巴细胞为主型霍奇金淋巴瘤的肿瘤细胞,但细胞大

小不一,可为中心母细胞样,也可似 R-S 细胞或霍奇金细胞。背景的组织细胞常常为形态温和、难以识别的非上皮样细胞,此为该亚型的形态学特征。也有病例可以缺乏组织细胞。浆细胞和嗜酸性粒细胞不可见。肝脏侵犯多为门管区灶性浸润,而脾脏受累则表现为白髓多灶性和小灶性累及。

【免疫表型及遗传学】大的、不典型的肿瘤性淋巴 B 细胞表达全 B 细胞标记和 BCL6,不同程度表达 BCL2 和 EMA,不表达 CD15、CD30 和 CD138。背景淋巴细胞为 CD3+CD5+之 T 淋巴细胞和 CD68+之组织细胞。小 T 淋巴细胞围绕肿瘤性 B 细胞的"玫瑰花结"现象、滤泡树突状细胞丛状增生、残存的 B 细胞滤泡和小 B 细胞簇等特征均不可见。

【鉴别诊断】包括:①经典型霍奇金淋巴瘤:肿瘤性的大细胞呈 CD45(-)、CD20(-)、CD79a(-),但 CD30(+)、CD15(+);②结节性淋巴细胞为主型霍奇金淋巴瘤:两者的肿瘤细胞均为大的、不典型 B 细胞,但背景细胞可资甄别(表 14-10);③血管免疫母细胞性 T 细胞淋巴瘤:是一种富含多形性背景细胞的 T 细胞淋巴瘤,有明显的高内皮小血管和滤泡树突状细胞增生,肿瘤性 T 细胞呈 CD10(+)、BCL6(+)、CXCL13(+)或 PD-1(+),散在 EBV 阳性的大 B 细胞为反应性成分。

表 14-10　富于 T 细胞/组织细胞的大 B 细胞淋巴瘤与结节性淋巴细胞为主型霍奇金淋巴瘤的不同背景细胞

背景细胞	富于 T 细胞/组织细胞的大 B 细胞淋巴瘤	结节性淋巴细胞为主型霍奇金淋巴瘤
小 B 细胞	-/+	+
细胞毒性 TIA-1(+)T 细胞	+	-/+
粒酶 B(+)T 细胞	+	-/+
CD4(+)玫瑰花结 T 细胞	-	+
CD8(+)玫瑰花结 T 细胞	-	+
CD57(+)玫瑰花结 T 细胞	-	-/+
MUM1/IRF4(+)玫瑰花结 T 细胞	-	+
滤泡树突状细胞	-	+

14. EBV 阳性大 B 细胞淋巴瘤,非特指*

【定义】2008 版 WHO 将患者年龄超过 50 岁(中位年龄 71 岁)、不伴有免疫缺陷或之前无淋巴瘤病史的、与 EBV 相关的 B 细胞的克隆性增殖定义为老年人 EBV 阳性 DLBCL(Epstein-Barr virus-positivediffuselarge B-cell lymphoma of the elderly),作为非特指 DLBCL 的一个变异型单独列出。EBV 阳性细胞数的诊断截断值为 20% 或 50%。近年的研究发现 EBV 阳性 DLBCL 也见于年轻人,且临床病理特征与年龄分组不相关。故 WHO(2016)将其修订为 EBV 阳性 DLBCL,非

特指（Epstein-Barr virus-positivediffuselarge B-cell lymphoma，not otherwise specified，EBV+DLBCL，NOS）[1,7]。

【临床表现】最初认识的老年人 EBV 阳性的 DLBCL 中位年龄 71 岁，男女比例为 1.4∶1，可伴有 B 症状（发热、盗汗、体重减轻）；血清学可有乳酸脱氢酶（LDH）和 EBV 抗体滴度升高；一半以上的患者有较高的国际预后指数（international prognostic index，IPI）评分较高，确诊时常为 AnnArbor stage Ⅲ 或 Ⅳ 期。对各组年龄患者的观察后认为临床预后较初期的认识有所改善，中位生存期为 2 年。具有 B 症状和年龄大于 70 岁者预后较差。

【组织病理学】EBV+DLBCL，NOS 除累及淋巴结外，也常见结外累及（如：胃、肺、扁桃体、皮肤等）。形态学表现多样，受累淋巴结或结外组织结构被破坏，炎细胞背景中非典型大淋巴样细胞或免疫母细胞弥漫性分布，可见散在的霍奇金/Reed-Sternberg（HRS）样巨细胞，核分裂和凋亡常见，可伴随可染小体的巨噬细胞。部分病例见地图状坏死（图 14-37A）。可分为常见的多形性亚型和大细胞亚型（单形性）。多形性亚型为不同分化成熟阶段的 B 细胞混杂不同比例的浆细胞、小淋巴细胞、组织细胞、上皮样细胞，似经典型霍奇金淋巴瘤或富于 T 细胞/组织细胞的大 B 细胞淋巴瘤；而单形性亚型则为相对一致的大转化淋巴样细胞。两者应为同一疾病谱系的不同阶段，并无临床和预后差异。

【免疫表型及遗传学】肿瘤性的非典型大淋巴样细胞表达 B 细胞标记 CD20/CD79a、PAX-5，浆细胞样分化明显时可不表达 CD20；常常为 CD10、BCL6 阴性而 MUM1 阳性，不同程度表达 CD30 和 BCL-2，不表达 CD15。EB 病毒的检测采用 EBER 原位杂交（图 14-37B）。EB 病毒的潜伏膜蛋白（LMP-1）阳性表达率可超过 90%；EB 病毒核抗原 2（EBNA2）可以有 15%～30% 的表达；Ki-67 增殖指数高。

【鉴别诊断】

（1）反应性病变，如老年人 EBV 再活化引起的传染性单核细胞增多症：组织结构破坏不明显，常常为扩张的滤泡间区伴小血管增生。滤泡间区小到中等大小的淋巴细胞、浆细胞、免疫母细胞混合浸润，可出现类似 R-S 细胞样的免疫母细胞；克隆性分析呈多克隆增生。

（2）Burkitt 淋巴瘤：主要的鉴别要点是肿瘤细胞表达 CD10、BCL6，不表达 BCL2；伴有 MYC 基因易位。

（3）经典型霍奇金淋巴瘤：50% 以上的 R-S 样细胞、表达 B 细胞特异性转录因子 OCT2 和 BOB.1；超过 30% 的背景小淋巴细胞为细胞毒性 T 细胞。

（4）淋巴瘤样肉芽肿病：具有免疫缺陷的临床背景，90% 累及肺，其他常见部位包括脑、肾、肝和皮肤，罕见淋巴结或脾脏首发。

（5）浆母细胞淋巴瘤：大多数病例继发于免疫缺陷；主要表现为结外病变，且典型病变局限于口腔；口腔外可原发于鼻腔、胃、肠、肝、肺、睾丸、骨等；瘤细胞呈浆母细胞样或中心母细胞样；免疫表型为终末期分化 B 细胞、浆细胞表型。与老年人 EBV 阳性的 DLBCL 不同的是，肿瘤细胞通常是不表达 CD20、CD45，表达 MUM1、CD138、CD38（表 14-9）。

（6）血管免疫母细胞性 T 细胞淋巴瘤：小到中等大小的肿瘤性淋 T 细胞与多形性背景细胞混合，高内皮小血管和滤泡树突状细胞增生明显，肿瘤性 T 细胞呈 CD10（+）、BCL6（+）、CXCL13（+）或 PD-1（+），反应性的 EBV 阳性大 B 细胞可以较多，且发展成为大 B 细胞淋巴瘤。

15. EBV 阳性黏膜皮肤溃疡*　EBV 阳性黏膜皮肤溃疡（EBV positive mucocutaneous ulcer，EBVMCU）由 Elaine S. Jaffe 报道（2010），是 EB 病毒阳性的境界清楚的溃疡性病变，发生于口腔、皮肤和胃肠道。多见于老年人，男女无明显

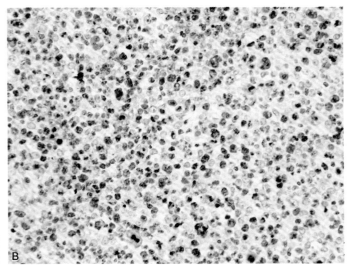

图 14-37　EB 病毒阳性弥漫大 B 细胞淋巴瘤
A. 病变弥漫，见地图状坏死（HE，低倍放大）；B. 肿瘤细胞呈 EBER 阳性（ISH，高倍放大）

差别。与各种免疫抑制（包括使用硫唑嘌呤、甲氨蝶呤、环孢素 A 等医源性免疫抑制）相关。组织学改变以多形性细胞浸润为特征，不典型的大 B 细胞呈 R-S 细胞或霍奇金细胞样。这些大 B 细胞不同程度表达 CD20、CD79a、PAX5 和 OCT2，呈 CD30 强阳性和 EBER 原位杂交阳性，部分表达 CD15。背景为丰富的 CD8+T 细胞。不同程度检测出 IgH 和 T 细胞受体基因的克隆性重排。目前认为该组病变为自限性病程，临床上宜保守处理。鉴别诊断包括：EB 病毒阳性的大 B 细胞淋巴瘤、经典型霍奇金淋巴瘤和淋巴瘤样肉芽肿。

16. 慢性炎症相关性弥漫性大 B 细胞淋巴瘤

【定义】　慢性炎症相关性弥漫性大 B 细胞淋巴瘤（diffuse large B-cell lymphoma associated with chronic inflammation, DLBCL-CI）是在长期慢性炎症疾病背景上发生的淋巴样肿瘤，且与 EB 病毒相关。大多数发生于体腔和狭窄腔道。90% 为过去所谓的发生于长期脓胸背景上的胸腔脓胸相关淋巴瘤（pyothorax-associated lymphoma, PAL），其他少见的原因包括骨/关节金属植入体、外科手术圈套性植入体、长期积液以及慢性骨髓炎、脾脏假性囊肿、心房黏液瘤刺激等。

【临床表现】　少见，大多数病例来自日本，西方国家罕见报道。从慢性炎症到淋巴瘤发生的时长一般在 10 年以上。PAL 发生于经人工气胸治疗肺结核或胸膜结核导致脓胸后 20～64 年（中位时长 37 年），诊断时患者年龄为 50～80 岁，中位年龄为 65～70 岁。男女比为 12:3。大多数 PAL 见于日本，西方也有报道。慢性炎症相关性 DLBCL 最常见的病变部位是胸腔（PAL）、骨（特别是股骨）、关节和关节周围软组织。80% 的 PAL 肿瘤大于 5cm，超过一半达 10cm 以上，肿瘤可侵犯邻近结构，但常常局限于胸腔，故 70% 患者的临床分期为 I / II 期。PAL 患者表现为胸痛、背痛、发热、胸壁肿胀，或咳嗽、咯血、呼吸困难等呼吸系统症状。影像学检查可见胸膜、胸膜和肺以及近胸膜处肺肿块。血清乳酸脱氢酶（LDH）水平升高。骨、关节和关节周围软组织、皮肤的淋巴瘤基于多年的骨髓炎、骨或关节金属植入体的嵌入，或慢性静脉性溃疡，表现为疼痛和肿块。影像学可呈溶骨性病变。约 50% 患者有 B 症状。临床病程为侵袭性。PAL 的五年总体生存率为 20%～35%。

【组织病理学】　类似于 DLBCL, NOS。肿瘤细胞呈中心母细胞或免疫母细胞形态。可见大片坏死或血管中心性生长。

【免疫表型及遗传学】　大部分病例肿瘤细胞表达 CD20 和 CD79a。部分病例因肿瘤细胞呈浆细胞分化而丢失 CD20 和（或）CD79a，表达 IRF4/MUM1 和 CD138。可有 CD30 表达。偶尔可见肿瘤细胞尚同时表达一个或多个 T 细胞标记［如 CD2、CD3、CD4 和（或）CD7］。原位杂交示 EBER 阳性，呈 EB 病毒 III 型潜伏感染模式（LMP-1+/EBNA-2+）。遗传学检测示免疫球蛋白基因呈克隆性重排且高突变。70% 可见

TP53 突变。PAL 的基因表达谱与 DLBCL 各异。

【鉴别诊断】　包括：①原发性渗出淋巴瘤；②系统性淋巴瘤累及体腔；③EB 病毒阳性大 B 细胞淋巴瘤；④类风湿关节炎发生的关节 EB 病毒阴性 DLBCL；⑤淋巴瘤样肉芽肿病。

17. 淋巴瘤样肉芽肿病

【定义】　淋巴瘤样肉芽肿病（lymphomatoid granulomatosis, LYG）是一种血管中心和血管损坏性的淋巴增生性疾病，累及结外部位，由 EBV+ 的 B 细胞混合多量反应性 T 细胞（常很明显）。因 EBV+ 大 B 细胞的比例不同而呈不同的组织学分级及不同侵袭性的生物学行为。

【临床表现】　该病罕见，西方国家较东方常见。多见于成年男性，特征性累及肺，表现为双肺多发周围性、大小不一结节，有时可呈孤立结节，或弥漫性浸润，20% 病例的大结节可出现空洞，双肺下叶较为多见。患者出现咳嗽、呼吸困难和胸痛等症状。另外可累及皮肤、CNS、肾和肝。淋巴结和脾脏极少受累。疾病早期（ I 或 II 期）可消退或干扰素治疗有效，约 25% 病变可自发消退；III 期具侵袭性，采用化疗加利妥昔单抗治疗。

【组织病理学】　组织学以血管中心和血管损坏性的多形性淋巴样细胞浸润为特征。呈所谓三联症：①多形性淋巴细胞浸润，即在小淋巴细胞、浆细胞和组织细胞组成的炎性背景上见 EBV 阳性的不典型淋巴样细胞，多数为免疫母细胞样，少数似霍奇金细胞；②因肿瘤浸润血管壁所致的淋巴细胞性血管炎；③地图样坏死。典型的肉芽肿改变并不能见于肺和大多数结外病变，但可见于皮肤病变的皮下组织。LYG 的组织学分级是根据 EBV 阳性的 B 细胞相对于背景小淋巴细胞的比例来进行的。1 级指没有明显异型性的多形性淋巴样细胞浸润，无大的转化淋巴细胞，坏死不明显或灶性，EBER 原位杂交示阳性细胞<5 个/HPF。2 级指在多形性淋巴细胞浸润的背景中可见散在大的淋巴样细胞或免疫母细胞，坏死常见，EBER 原位杂交示阳性细胞数为 5～20 个/HPF。3 级指炎性背景中有大的不典型的 B 淋巴细胞，多形性明显，常见霍奇金细胞样细胞，坏死广泛，EBER 原位杂交示阳性细胞>50 个/HPF。需将 3 级与 1、2 级区分开来，因后两者对干扰素治疗有效。

【免疫表型及遗传学】　EBV 阳性的 B 细胞表达 CD20，不同程度表达 CD30，但不表达 CD15，EBV 潜在膜蛋白 1（LMP1）阳性，背景 CD3+小 T 细胞和组织细胞增生。大多数 2 级和 3 级病变可有免疫球蛋白基因克隆性重排。

【鉴别诊断】　包括：①真菌或分枝杆菌感染；②Wegener 肉芽肿病；③坏死性结节病；④DLBCL；⑤经典型霍奇金淋巴瘤；⑥外周 T 细胞淋巴瘤；⑦结外 NK/T 细胞淋巴瘤，鼻型。

18. 原发纵隔（胸腺）大 B 细胞淋巴瘤

【定义】　原发纵隔（胸腺）大 B 细胞淋巴瘤［primary mediastinal (thymic) large B-cell lymphoma, PMBL］是发生于纵

隔胸腺 B 淋巴细胞的大 B 细胞淋巴瘤。具有独特的临床、免疫表型和基因特征。

【临床表现】PMBL 少见,占所有 NHL 的 2%～4%。年轻人(多为 20～35 岁)及女性多见。临床表现纵隔肿块,75% 患者的肿块直径大于 10cm。肿瘤侵犯相邻肺、胸膜和心包,可出现上腔静脉阻塞综合征和呼吸困难。20%～30% 患者有 B 症状。病变可扩散至颈部和锁骨上淋巴结,但不侵犯其他淋巴结和骨髓。多数患者表现 Ⅰ／Ⅱ 期疾病。临床经过呈侵袭性,经强有力化疗 +/- 放疗干预,预后较好,60%～70% 患者可治愈。

【组织病理学】PMBL 的组织形态学变异大。病理组织学上成片中等到大淋巴样细胞增生,细胞透明胞质,圆形、卵圆形或不规则,有时似结节硬化型经典型霍奇金淋巴瘤的"陷窝细胞",也可见似 R-S 细胞样多叶核大细胞。常有不同程度间质纤维组织增生和硬化(图 14-38)。

【免疫表型及遗传学】肿瘤细胞表达 CD19、CD20、CD22 和 CD79a 等 B 细胞标记(图 14-38C),缺乏表面和细胞质免疫球蛋白表达,80% 病例表达 CD30,但染色较弱;CD23 和 MUM1 常阳性(图 14-38D);BCL2 不定,BCL6 和 CD10 常阴性。免疫球蛋白基因克隆性重排,并具有体细胞高突变,缺乏 *BCL2*、*BCL6* 或 *MYC* 基因重排。

【鉴别诊断】包括:①霍奇金淋巴瘤,特别是结节硬化型经典型霍奇金淋巴瘤;②具有介于 DLBCL 和 CHL 之间特征的不能分类 B 细胞淋巴瘤:男性多见;部分区域类似于 DLBCL 的成片多形性大细胞,也有区域可见类似于霍奇金淋巴瘤的散在的 R-S 细胞;呈 DLBCL 和 CHL 混合的免疫表型;③DLBCL,NOS;④T 淋巴母细胞性白血病/淋巴瘤。

19. 血管内大 B 细胞淋巴瘤

【定义】血管内大 B 细胞淋巴瘤(intravascular large B-cell lymphoma,IVLBCL)是一种罕见的大 B 细胞淋巴瘤,其特征为多灶性、毛细血管(而非大动脉和静脉)腔内选择性生

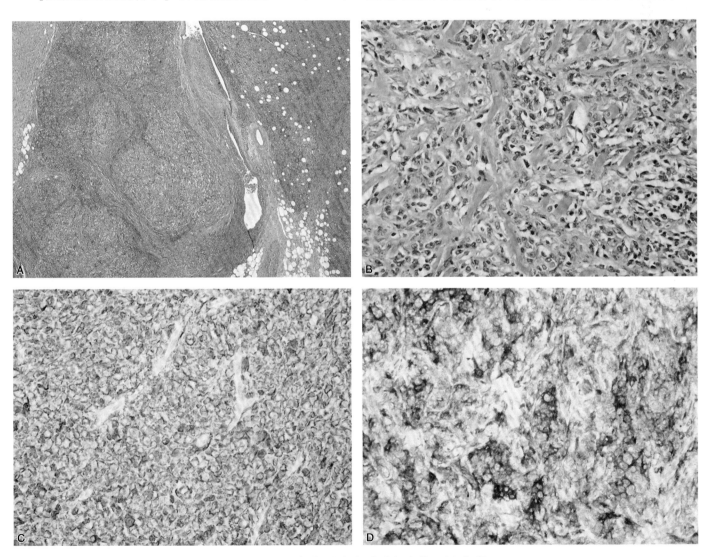

图 14-38 原发纵隔(胸腺)大 B 细胞淋巴瘤组织学
A. 间质不同程度纤维组织增生和硬化,病变呈大小不一结节(HE,低倍放大);B. 肿瘤性大淋巴样细胞成片增生(HE,高倍放大);瘤细胞表达 CD20(C)和 CD23(D)(IHC,高倍放大)

长。但通常无循环性淋巴瘤细胞。

【临床表现】中位发病年龄为 67 岁(34 ~ 85 岁),男女无明显差异。患者表现为体重下降、不明原因发热、全身不适,症状和体征与阻塞小血管的器官有关。可累及任何器官,通常播散性累及骨髓、CNS、皮肤等,但常不累及淋巴结。皮肤病变表现为触痛性红斑结节、肿块、毛细血管扩张(图 14-39)、蜂窝织炎、淋巴水肿。神经症状与累及浸润部位密切相关,包括梗死、痴呆、多神经病、肌痛。55% ~ 76% 患者可见 B 症状。临床表现主要分为两种亚型:一种为经典型(西方国家多见),以病变主要累及器官相关症状为表现,主要为神经和皮肤症状;另一种为亚洲变型(嗜血细胞综合征相关),患者表现为多器官功能衰竭、肝脾肿大和全血减少。临床病程呈侵袭性,对化疗反应差。尚有报道西方女性患者局限于皮肤的病变具有较好预后。

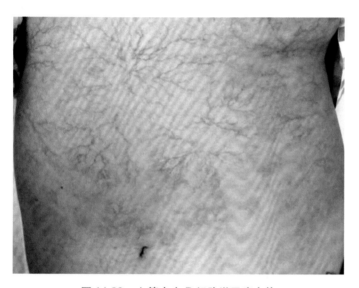

图 14-39 血管内大 B 细胞淋巴瘤大体
皮肤病变表现为毛细血管扩张

【组织病理学】肿瘤细胞主要充填于多个器官的小到中等大小的血管管腔(图 14-40A),可伴有纤维素性血栓、出血和坏死。肿瘤细胞体积大、核仁明显。由于肿瘤细胞存在于血管中而不形成肿块,因此易被忽略,尤其是在骨髓活检时。肝、脾和骨髓可见窦性浸润。

【免疫表型及遗传学】多数病例表达 CD20 等全 B 细胞标记(图 14-40B),不同程度表达 CD5、CD10,CD10-者表达 MUM1。少数病例表达 BCL6,而 CD23、cyclin D1 常阴性。

【鉴别诊断】主要是和具有血管浸润或窦性浸润模式的淋巴瘤相鉴别,包括:①具有血管内生长模式的外周 T 或 NK 细胞淋巴瘤(包括 NK/T 细胞淋巴瘤、ALK 阴性间变性大细胞淋巴瘤);②肝脾 T 细胞淋巴瘤;③T 细胞大颗粒淋巴细胞白血病;④侵袭性 NK 细胞白血病/淋巴瘤;⑤脾 B 细胞边缘区淋巴瘤;⑥DLBCL,NOS。

20. ALK 阳性大 B 细胞淋巴瘤

【定义】ALK 阳性大 B 细胞淋巴瘤(ALK positive large B-cell lymphoma,ALK+LBCL)是一种 ALK 阳性的单形性大的免疫母细胞样 B 细胞肿瘤,常呈浆细胞表型。

【临床表现】非常少见,<1% 的 DLBCL。多见于成年男性,但可发生于包括儿童在内的广泛年龄组(9 ~ 70 岁),中位年龄约 40 岁,男女比约 5:1。多数为淋巴结或纵隔病变,约 25% 发生于骨髓,也可见于鼻炎、舌、胃、脾、卵巢、骨、软组织、硬脑膜和脑等其他结外部位。患者常见 B 症状,大多数为临床Ⅲ/Ⅳ期,中位生存期 11 个月,一半的患者 1 年内死亡。儿童患者预后相对较好。

【组织病理学】形态学为成片一致性免疫母细胞样大 B 细胞窦性生长(图 14-41A)。细胞核圆、染色浅淡,核仁中位、大,核分裂易见;胞质丰富。可有浆母细胞分化,或不典型的多叶核瘤巨细胞(图 14-41B)。可见灶性坏死。骨髓等结外病变中,窦性浸润模式则不明显。

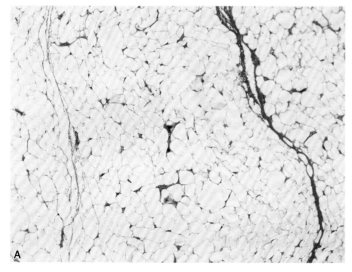
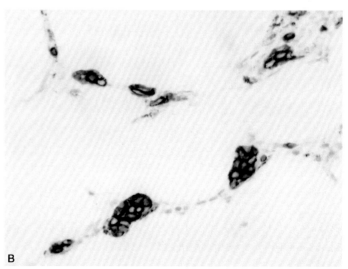

图 14-40 血管内大 B 细胞淋巴瘤
肿瘤细胞充填于小血管管腔,呈脂膜炎样改变(A)(HE,低倍放大),CD20+(B)(IHC,中倍放大)

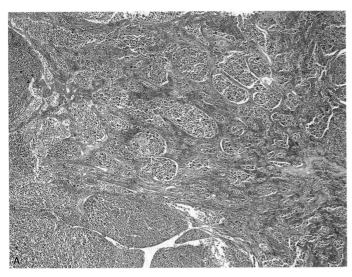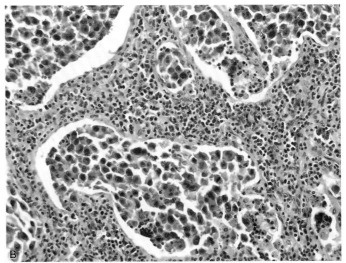

图 14-41 ALK 阳性大 B 细胞淋巴瘤组织学

A.肿瘤细胞呈窦性生长(HE,低倍放大);B.瘤细胞为免疫母细胞样大细胞(HE,高倍放大)

F14-41 ER

【免疫表型及遗传学】 肿瘤细胞呈 ALK 蛋白强阳性(图 14-42A),但仅限于与 t(2;17)(p23;q23)易位相关的 CLTC-ALK 融合蛋白的胞质颗粒状阳性,少数呈 t(2;5)(p23;q35)易位相关 NPM-ALK 融合蛋白的胞质、胞核和核仁染色。常表达 CD45(图 14-42B)和 EMA(图 14-42C)、浆细胞标记(CD138、CD38、PC)(图 14-42D、E)和免疫球蛋白(多为 IgA,罕见 IgG)(图 14-42F),CD30、CD45 弱阳性或阴性,可表达 CD4、CD57 和 IRF4/MUM1,偶尔表达 CK,不表达 CD3、CD20 和 CD79a 等细胞属性相关抗原以及细胞毒性颗粒蛋白。

【EB 病毒检测】 阴性。

【鉴别诊断】 包括:①ALK+间变性大细胞淋巴瘤;②窦性生长的大 B 细胞淋巴瘤;③浆母细胞瘤;④低分化癌。

21.浆母细胞淋巴瘤

【定义】 浆母细胞淋巴瘤(plasmablastic lymphoma,PBL)为 B 免疫母细胞样或浆母细胞样的肿瘤细胞弥漫性增生,呈浆细胞表型、不表达 CD20。

【临床表现】 PBL 少见,不到 1% 的 NHL。与 HIV 感染等免疫缺陷或医源性免疫抑制(移植、自身免疫性疾病)高度相关。患者多为成年男性,男女比为 7:1,中位年龄为 50 岁左右。偶见伴有免疫缺陷的儿童病例。也可见于无免疫缺陷的老年患者。最初报道为口腔发生,后发现可发生于其他部位,尤其是黏膜等结外部位(鼻窦、眼眶、骨、软组织和胃肠道等)。故分为口腔型和非口腔型两组。口腔型者 90% 为 HIV(+),60% 诊断时仅为 I 期;非口腔型者少见 HIV 感染,诊断时多数为 IV 期。PBL 临床进程呈高度侵袭性,大

多数患者在诊断后一年内死亡。

【组织病理学】 组织形态学为弥漫的、黏附性的生长方式,增生的细胞谱系从免疫母细胞样细胞到明显的浆细胞分化细胞。核分裂常见,可见凋亡细胞和可染小体巨噬细胞。相对而言,单形性浆母细胞样的细胞形态最常见于 HIV 感染和口腔、鼻、鼻旁区域,即"口腔型";而浆细胞分化更常见于其他结外部位,也包括淋巴结。

【免疫表型及遗传学】 肿瘤细胞呈浆细胞表型(表达 CD138、CD38、IRF4/MUM1),CD45、CD20、PAX5 阴性或弱表达,50% ~85% 表达 CD79a,50% ~70% 表达胞质免疫球蛋白(IgG)。EMA 和 CD30 常常阳性。口腔型为 CD56 阴性,而浆细胞分化明显者可以 CD56 阳性。60% ~75% 为 EBV(EBER 原位杂交)阳性,而口腔型则均为 EBER 阳性。HHV8 阴性。

【鉴别诊断】 包括:①间变性或浆母细胞性浆细胞骨髓瘤:也可 CD56(+),但常常有血清学异常,HIV 阳性较为多见;②HHV-8 阳性淋巴瘤;③ALK(+)大 B 细胞淋巴瘤。

22.原发性渗出淋巴瘤

【定义】 原发性渗出淋巴瘤(primary effusion lymphoma,PEL)是以浆液渗出而无肿块形成为表现的大 B 细胞淋巴瘤。与人类疱疹病毒 8(human herpesvirus 8,HHV-8)相关。

【临床表现】 罕见,占 HIV 相关淋巴瘤的 4%。大部分患者为伴有 HIV 感染的年轻或中年的同性恋或双性恋男性。重叠感染 EB 病毒。也有实体器官移植受体发生 PEL。也可见于无免疫缺陷的老年人。最常见部位为胸腔、心包腔和腹腔。常单腔受累。少数与 PEL 不能区别的 HHV-8+的淋巴瘤呈实体瘤,称为胸腔外 PEL(实体变型)。见于胃肠道、皮肤、肺、神经系统,以及淋巴结。仅一半患者既往或可能发展 Kaposi 肉瘤,偶尔与多中心性 Castleman 病相关。预后很差,中位生存期不到 6 个月。

【组织病理学】 渗出液细胞离心涂片见细胞呈大免疫母细胞、浆母细胞、间变细胞等多种形态。细胞核大,圆形或

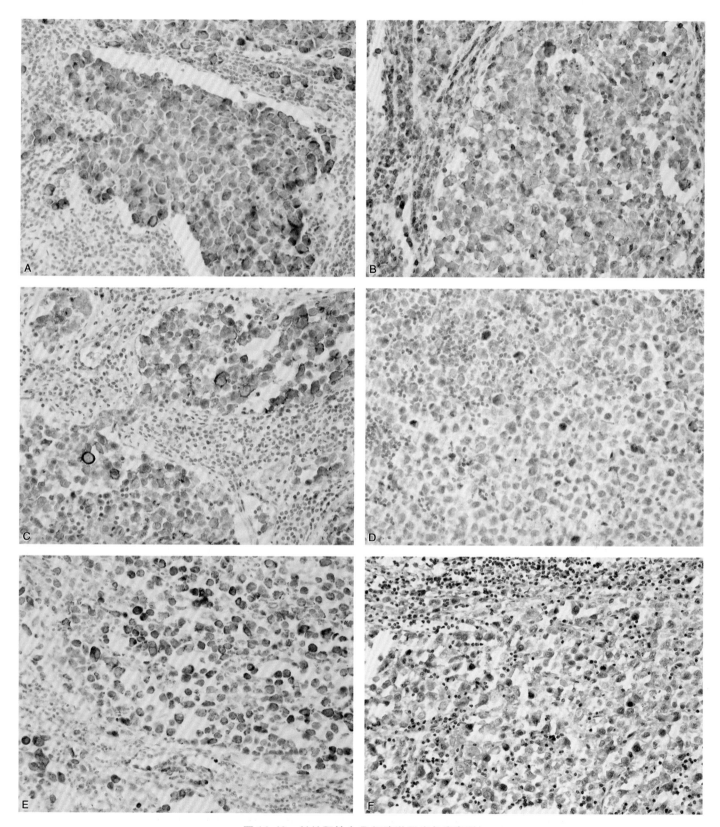

图 14-42 ALK 阳性大 B 细胞淋巴瘤免疫表型
肿瘤细胞呈 ALK 蛋白强阳性(A),表达 CD45(B)、EMA(C)和浆细胞标记 CD138(D)、PC(E),IGA+(F)(IHC,高倍放大)

不规则,核仁突出;胞质丰富,强嗜碱性,偶见胞质空泡,也可见浆细胞分化的核旁空晕。可见 R-S 样细胞。

【免疫表型及遗传学】肿瘤细胞表达 CD45,但缺乏全 B 细胞标记、表面和胞质内免疫球蛋白以及 BCL6;常表达 EMA、CD30 和浆细胞相关抗原(CD138、CD38)。偶见异常表达 T 细胞分化抗原。HHV-8 相关潜伏蛋白 LANA1 核阳性。可有 EBER 原位杂交阳性,但 EB 病毒潜伏膜蛋白 LMP1 阴性。

【鉴别诊断】包括:①HHV-8 阳性大 B 细胞淋巴瘤;②DLBCL-NOS 累及体腔;③慢性炎症相关性大 B 细胞淋巴瘤(脓胸相关淋巴瘤);④浆母细胞淋巴瘤。

23. HHV8 阳性弥漫大 B 细胞淋巴瘤,非特指 HHV8 阳性弥漫大 B 细胞淋巴瘤,非特指(HHV8+DLBCL,NOS)即发生于人类疱疹病毒8(human herpes virus 8,HHV-8)相关多中心性 Castleman 病的 LBCL,为 HHV-8 感染的、类似于表达 IGM 的浆母细胞样淋巴细胞单克隆性增生,并发生于多中心性 Castleman 病患者。通常与 HIV 感染相关,常常合并 Kaposi 肉瘤。肿瘤发生与 IL-6 通路活化相关。肿瘤细胞形态似浆细胞、具有丰富胞质免疫球蛋白、而呈浆母细胞形态。常累及淋巴结和脾脏,可通过血液循环播散到其他内脏,但少有发生白血病。几乎不原发于结外。临床进程为侵袭性,预后差,多数 1 年内死亡。

HHV-8 相关多中心性 Castleman 病的淋巴结和脾脏组织学改变为淋巴滤泡生发中心呈不同程度的透明变性、套区明显增生并植入生发中心。在增生的套区可见数量不一的浆母细胞;滤泡间区见小血管增生和丰富的浆细胞,常见 Russell 小体和晶体样物等反应浆细胞分泌状态的组织学特征。随着病程进展,浆母细胞数量逐渐增加、成簇/灶,所谓的"微淋巴瘤"(microlymphoma)形成。进一步扩大成片,取代正常淋巴结和脾脏结构,浆母细胞样或免疫母细胞样细胞弥漫增生,呈浆母细胞淋巴瘤组织学形态。病变也可播散至肝脏、肺、胃肠道等。肿瘤性的浆母细胞呈 HHV-8 病毒标记 LANA1+,CD20+/-,CD79a-,CD138-,CD38-/+,CD27-。EBER 原位杂交阴性。需要与发生于口腔和其他结外部位的浆母细胞性淋巴瘤、原发性渗出淋巴瘤、浆细胞瘤鉴别。

24. Burkitt 淋巴瘤

【定义】Burkitt 淋巴瘤(Burkitt lymphoma,BL)是淋巴滤泡生发中心细胞发生的倍增时间极短(约 25 个小时)的高侵袭性 B 细胞肿瘤。由形态单一的中等大小淋巴样细胞组成。以 MYC 基因易位为特征。

【临床表现】BL 多见于儿童和青年人,成人患者的中位年龄 30 岁。常发生于淋巴结外的器官和组织,或呈急性白血病表现。BL 有三种临床类型:一是非洲人的(地方性)BL,二是散发性(非地方性)BL,三是 HIV 感染者发生的免疫缺陷相关性 BL。这三种 BL 的组织学改变相同,但在某些临床表现、基因型和病毒学特征等方面有所不同。地方性 BL 常表现为颌面部巨大肿块(图 14-43),以及腹腔脏器的受累,特别是肾脏、卵巢和肾上腺等;有时累及骨髓,但没有

外周血白血病表现。散发性 BL 常表现为腹腔内巨大占位性病变,常累及回盲部和肠系膜,而颌面部肿块极少见;肾脏、卵巢、双侧乳腺受累同样较为常见;淋巴结受累更多见于成人而非儿童;Waldeyer 环和纵隔则罕见受累。免疫缺陷相关性 BL 则易发生淋巴结和骨髓病变。三种亚型均易发生中枢神经系统受累。BL 患者肿瘤负荷高,可以同时具有白血病表现(急性淋巴细胞性白血病 FAB 分类的 L3 型)。但极少患者仅仅表现骨髓和外周血受累的白血病相。BL 临床病程短、分期高。虽属高侵袭性肿瘤,但对大剂量、短疗程的化疗反应好。治疗过程中可见肿瘤溶解综合征。儿童和年轻患者的预后优于年长患者。

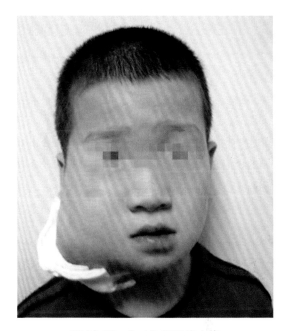

图 14-43　Burkitt 淋巴瘤大体

【病理改变】BL 的组织学特点是中等大小、形态一致的淋巴细胞弥漫性增生及浸润,瘤细胞呈黏附性排列,因细胞质收缩而成方块形边界。瘤细胞核为圆形,核染色质呈丛状或散在分布,可见数个小的嗜碱性核仁。细胞质强嗜碱性,可见胞质内脂性空泡。核分裂多见,高增殖指数和明显凋亡是该肿瘤特征性的表现。瘤细胞间散在分布着吞噬有核碎片的巨噬细胞,而形成所谓"星空"图像(图 14-44A、B)。少数病例还可见上皮样细胞肉芽肿病变。

【免疫表型与遗传学】瘤细胞表达成熟 B 细胞分化抗原,如 CD19、CD20 和 CD79a,表达滤泡生发中心细胞标记 BCL6 和 CD10 等。表达表面免疫球蛋白 IgM;表达单一 Ig 轻链蛋白。一般不表达 BCL2,也不表达 TdT。Ki-67 增殖指数几乎为 100%。大多数 BL 都存在与第 8 号染色体上 c-MYC 基因有关的易位,最常见的(约 80%)是 t(8;14),还可发生 t(2;8)或 t(8;22),约占 20%。5%~10% 的 BL 病例 FISH 检测不到上述染色体易位。另一方面,MYC 易位也并非 BL 特异性的。BL 患者的核型改变较其他类型的高级别 B 细胞淋巴瘤简单。

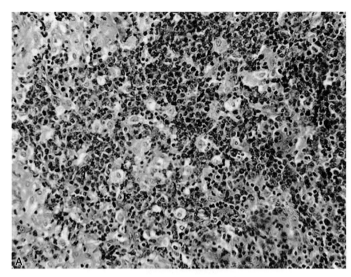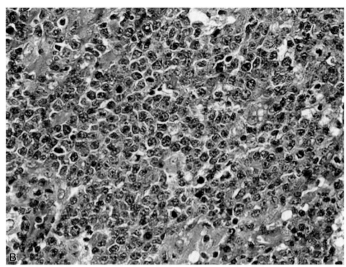

图 14-44 Burkitt 淋巴瘤组织学

A. 形态一致的中等大小淋巴细胞弥漫性增生（HE，低倍放大）；B. 核分裂多见、凋亡明显，形成"星空"图像（HE，中倍放大）

【病毒病因学】几乎所有的地方性 BL 都存在 EB 病毒潜伏感染，30% ~ 40% 的免疫缺陷相关 BL 和 10% ~ 20% 的散发性 BL 也伴有 EB 病毒感染。分子生物学分析表明：在单一病例的所有肿瘤细胞有相同的重复 EBV-DNA 构型，提示 EB 病毒感染先于细胞的转化。EB 病毒感染是地方性 BL 的直接病因。

【鉴别诊断】包括：①BL 需要与可出现"星空"现象的一些淋巴造血组织肿瘤相区别，包括 DLBCL、母细胞型套细胞淋巴瘤、急性淋巴母细胞白血病/淋巴母细胞淋巴瘤以及髓系肿瘤浸润等（表 14-9）；②BL 还需要与其他的非造血组织来源的小细胞恶性肿瘤相区别，包括 Ewing 肉瘤/原始神经外胚叶肿瘤、神经母细胞瘤、胚胎性横纹肌肉瘤，以及小细胞癌、Merkel 细胞癌等。

25. 11q 异常的 Burkitt 样淋巴瘤　伴 11q 异常的 Burkitt 样淋巴瘤（Burkitt-like lymphoma with 11q aberrations）指具有 Burkitt 淋巴瘤形态学特征，遗传学上缺乏 MYC 基因改变，而以 11q 近端获得和末端丢失为特征，常表现为 11q12/q13-q23/q24 获得或扩增、和余下部分（11q23/q24-qter）的丢失。需要注意的是，这一独特的遗传学改变尽管包含 has-mir-34b 位点，但不同于另外一种少见的 Burkitt 淋巴瘤。后者为具有 Burkitt 淋巴瘤基因表达谱特征，但 FISH、核型分析或 PCR 检测均不能检出 MYC 基因异常，其遗传学改变为 IG 隐性插入 MYC 位点，或 8q24 的 5'端、3'端隐匿断裂，而 MYC 蛋白过表达源自位于 11q 的 has-mir-34b 特异性下调所致。

伴 11q 异常的 Burkitt 样淋巴瘤常见于免疫缺陷患者，多表现为淋巴结病变。较经典 Burkitt 淋巴瘤核型复杂，MYC 基因的 RNA 和蛋白表达均较低。因此，当所有临床病理特征满足、仅仅缺乏 IG/MYC 融合时，仍然可以考虑诊断 Burkitt 淋巴瘤。

26. 高级别 B 细胞淋巴瘤伴 MYC、BCL2 和（或）BCL6 易位

【定义】高级别 B 细胞淋巴瘤伴 MYC、BCL2 和（或）BCL6 易位（high-grade B-cell lymphoma with MYC and BCL2 and/or BCL6 rearrangements），又称高级别 B 细胞淋巴瘤-双重/三重打击（high-grade B-cell lymphoma-double/triple hit，HGBL-DH/TH）。其定义严格指 MYC、BCL2 和（或）BCL6 基因的断裂、重排。因此，发生这些基因的突变、低水平的拷贝数增加或高水平的扩增则不能归入该亚型。近一半的患者有滤泡淋巴瘤的病史或诊断依据，则应诊断为"高级别 B 细胞淋巴瘤伴 MYC，BCL2 和（或）BCL6 易位，由滤泡淋巴瘤转化而来"。

【临床表现】老年人，乳酸脱氢酶高水平，Ann Arbor 分期 Ⅲ/Ⅳ 期，常常骨髓受累，临床进程侵袭性更强。并不常见于 Burkitt 淋巴瘤好发的回盲部。

【组织病理学】组织学表现多样。可呈弥漫性病变（图 14-45A），可见滤泡样区域或"星空现象"。肿瘤细胞大或中等大小，可以似弥漫大 B 细胞淋巴瘤的中心母细胞或免疫母细胞样，也可以兼具 Burkitt 淋巴瘤和弥漫大 B 细胞淋巴瘤的瘤细胞特征，也可更为多形性、核不规则性。核分裂多少不一（图 14-45B）。少数病例形态学似母细胞样套细胞淋巴瘤（可表达 cyclin D1）、B 细胞淋巴母细胞淋巴瘤/白血病（TdT+、CD20-）。

【免疫表型及遗传学】肿瘤细胞表达全 B 细胞标记（图 14-46A）。FISH 和核型检测其特征性的 MYC、BCL2 和（或）BCL6 易位遗传学改变（图 14-46E、F）。MYC 和 BCL2 双打击者呈 CD10 阳性、BCL6 阳性和 BCL2 强阳性（图 14-46B、C），一半病例同时为 IRF4/MUM1 阳性；而 MYC 和 BCL6 双打击者呈 CD10 阴性、BCL6 阳性和 BCL2 阴性或弱阳性，即活化 B 细胞（ABC）表型，常表达 IRF4/MUM1。大多数 MYC 蛋白阳性>30%。Ki-67 指数不定，甚至可低于 50%（图 14-46D）。遗传学改变为 8q24 附加 18q21 或 3q27 缺失，60% 病例可见 t（8；14）或类似遗传学变异，35% ~ 40% 为非 IG/

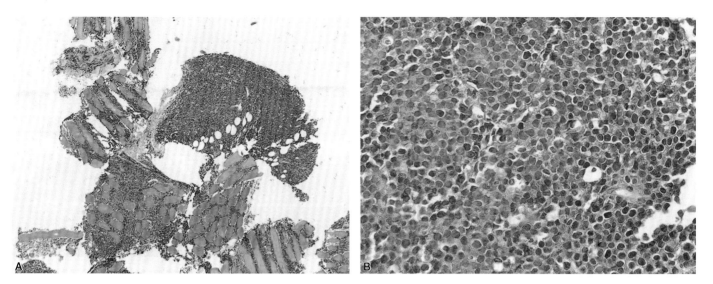

图 14-45　高级别 B 细胞淋巴瘤伴 *MYC*、*BCL2* 和（或）*BCL6* 易位组织学
A. 胸壁骨骼肌纤维之间见肿瘤性淋巴细胞弥漫浸润（HE，低倍放大）；B. 肿瘤细胞似中心母细胞样（HE，高倍放大）

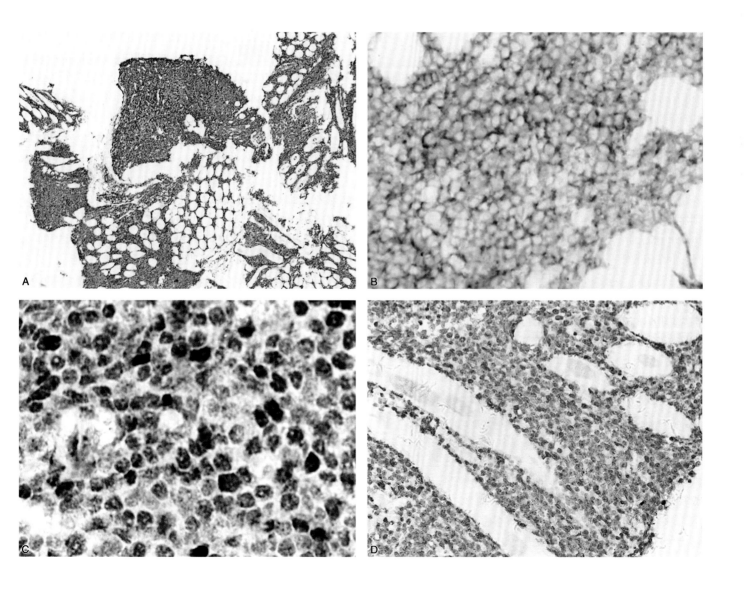

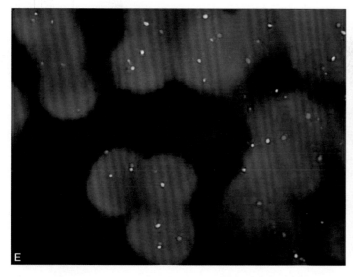
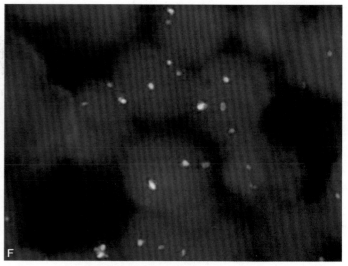

图 14-46 高级别 B 细胞淋巴瘤伴 *MYC*、*BCL2* 和(或)*BCL6* 易位免疫表型和遗传学

肿瘤细胞呈 CD20+(A)、CD10+(B)、BCL6+(C),Ki-67 增殖指数高(D)(IHC,高倍放大)。间期 FISH 检测 *MYC* 基因易位(E)和 *BCL6* 基因易位(F)(分离探针)

MYC 遗传学改变,如 t(8;9)(q24;p13)和 t(3;8)(q27;q24)。*MYC* 和 *BCL2* 双打击者和母细胞型常常可见 TP53 突变。

27. 高级别 B 细胞淋巴瘤,非特指

【定义】 高级别 B 细胞淋巴瘤,非特指(high-grade B-cell lymphoma,not otherwise specified)是一类罕见的异质性的侵袭性成熟 B 细胞肿瘤。具有弥漫大 B 细胞淋巴瘤(非特指)、Burkitt 淋巴瘤的部分形态学、免疫表型和遗传学特征,可具有 *MYC* 基因重排、但不伴有 *BCL2* 和(或)*BCL6* 基因易位;也包括母细胞样的成熟 B 细胞淋巴瘤。但是,需除外母细胞型套细胞淋巴瘤、伴有 *MYC* 基因易位的弥漫大 B 细胞淋巴瘤(非特指)、具有 *MYC* 基因重排的儿童不典型 Burkitt 淋巴瘤。

【临床表现】 多为老年人,并不常见于 Burkitt 淋巴瘤好发的回盲部。实验室检查见乳酸脱氢酶水平升高。常常骨髓受累,Ann Arbor 分期 Ⅲ/Ⅳ 期,临床进程侵袭性更强。

【组织病理学】 组织学呈弥漫性病变,也可见滤泡样区域或"星空现象"。肿瘤细胞大或中等大小,可以似 Burkitt 淋巴瘤,也可以兼具 Burkitt 淋巴瘤和弥漫大 B 细胞淋巴瘤的瘤细胞特征,呈母细胞样;但不同于弥漫大 B 细胞淋巴瘤。核分裂多少不一。

【免疫表型及遗传学】 肿瘤细胞表达全 B 细胞标记。CD10、BCL6 和 BCL2 的表达不定,IRF4/MUM1 强阳性,MYC 蛋白表达尚不得而知。Ki-67 指数多少不一。遗传学改变缺乏 MYC 和 BCL2/BCL6 双打击,可以有 8q24、3q27、18q21 或其他位点的断裂,也可伴有获得或扩增。

28. 具有介于弥漫大 B 细胞淋巴瘤和经典型霍奇金淋巴瘤之间特征的不能分类 B 细胞淋巴瘤 具有介于弥漫大 B 细胞淋巴瘤和经典型霍奇金淋巴瘤之间特征的不能分类 B 细胞淋巴瘤(B-cell lymphoma,unclassifiable,with features intermediate between DLBCL and classical Hodgkin lymphoma)是具有 CHL 和 DLBCL 形态学、临床和(或)免疫表型重叠特征的 B 细胞淋巴瘤,尤其是与原发纵隔(胸腺)大 B 细胞淋巴瘤(PMBL)很相似,又称纵隔灰区淋巴瘤(mediastinal gray-zone lymphoma,MGZL)。非纵隔部位的病变则称为灰区淋巴瘤(gray-zone lymphoma,GZL)。PMBL 和 CHL 具有相似的基因表达谱,认为两者均来自胸腺 B 淋巴细胞。

和 CHL、PMBCL 不同的是,MGZL 多见于年轻(20~40岁)男性。该肿瘤好发于纵隔,表现为巨大肿块,较常累及上腔静脉周围淋巴结并播散至肺。可累及肝、脾脏、骨髓。临床经过较 CHL 和 PMBCL 更为侵袭。MGZL 包括:①形态学为 CHL 结节硬化型,但肿瘤细胞表达 CD45、CD20、CD79a,以及转录因子 BOB.1 和 OCT2,不同程度表达 BCL6、CD15-;背景反应性的混合细胞浸润或硬化不明显。②弥漫性的大细胞增生,不仅表达 CD20,还高表达 CD30、CD15 和 EBV。该肿瘤的诊断需与 CHL 和 PMBCL 组合性淋巴瘤或同时性/异时性淋巴瘤鉴别。

(四) 成熟 T 细胞和 NK 细胞肿瘤[1-2]

1. T 细胞性前淋巴细胞白血病

【定义】 T 细胞性前淋巴细胞白血病(T-cell prolymphocytic leukemia,T-PLL)是一种侵袭性 T 细胞白血病,特征为小到中等大小、具有成熟胸腺后 T 细胞表型的前淋巴细胞增生,可累及外周血、骨髓、淋巴结、肝脾和皮肤。

【临床表现】 T-PLL 为 T 细胞淋巴瘤的 2%~3%,但占具有白血病形式的成熟 T 细胞淋巴瘤的 1/3。主要发生在老年男性,具有共济失调毛细血管扩张症的患者发生 T-PLL 几率增加且较年轻。大部分患者有出汗、发热,体重下降等全身症状,大部分患者白细胞数增加及明显的淋巴细胞增多(100×10⁹/L)。部分表现为肝、脾和全身淋巴结肿大,约 20% 的患者可见皮肤浸润,少数患者有浆液性渗出(主要累及胸膜腔），中枢系统受累少见。临床呈侵袭性，中位生存时间通常<1 年，通常在诊断的时候已经全身播散，但也有呈慢性过程的病例报道。

【组织病理学】诊断主要由外周血细胞学涂片确定，呈小到中等大小淋巴细胞伴核浆比明显增加，胞质嗜碱性，无颗粒，核圆形或不规则，可见核仁；淋巴结呈弥漫性累及，以副皮质区为主，有时可不累及淋巴滤泡，肿瘤细胞中等大小，呈单一性，核仁明显，胞质丰富，核分裂象易见，ki-67 指数高（常为 30%～60%）；皮肤累及时常侵犯真皮层，并向皮下脂肪层浸润；脾脏常累及红髓伴结构破坏。

【免疫表型及遗传学】肿瘤细胞免疫表型为 CD2+、CD5+、CD7 强+、CD3+/-、CD4+/-、CD8-/+、TCL1+、TdT-、CD1a-，25% 的患者为 CD4 和 CD8 双表达，不表达细胞毒性蛋白。最常见的遗传学异常是 14 号染色体倒置，断裂点位于长臂 q11 和 q32；12p13 的缺失也是一个特点。

【鉴别诊断】包括：①B 细胞性前淋巴细胞白血病（B-PLL）；②急性淋巴母细胞性淋巴瘤/白血病；③与其他成熟 T 细胞淋巴瘤/白血病鉴别较困难（如：ATLL、蕈样肉芽肿、大颗粒淋巴细胞白血病、肝脾 T 细胞淋巴瘤等），需综合分析；④母细胞性浆细胞样树突状细胞肿瘤。

2. T 细胞大颗粒淋巴细胞白血病

【定义】T 细胞大颗粒淋巴细胞白血病（T-cell large granular lymphocytic leukemia，T-LGL）是一种以外周血中大颗粒淋巴细胞持续（>6 个月）增多 [通常在（2～20）×10⁹/L] 为特征的疾病，原因不明。

【临床表现】多为中老年人，大多数病例呈惰性的临床过程，累及外周血、骨髓、肝脾等，淋巴结累及罕见。常见伴或不伴有贫血的严重中性粒细胞减少；淋巴细胞增多 [（2～20）×10⁹/L]。脾中度肿大，风湿性关节炎、可出现自身抗体和循环性免疫复合物，高 γ 蛋白血症也很常见。

【组织病理学】血和骨髓涂片的主要淋巴细胞是大颗粒淋巴细胞，有中等至多量胞质，内有细腻或粗块状的嗜苯胺蓝颗粒。

【免疫表型及遗传学】肿瘤细胞表达 CD3、CD8 和 Tαβ，常见 CD5 和 CD7 的表达或异常丢失，75% 的细胞表达 CD16 和 CD57，表达细胞毒性蛋白 TIA-1 和粒酶 B。通常有 TCR 受体基因克隆性重排。没有独特的核型异常，少数病例报道有染色体数量和结构异常。可见 STAT3 和 STAT5b 基因突变，后者突变临床更具侵袭性。

【鉴别诊断】包括：①反应性的细胞毒性 T 细胞增生；②侵袭性 T 细胞淋巴瘤累及外周血，如肝脾 T 细胞淋巴瘤。

3. NK 细胞慢性淋巴增生性疾病

【定义】NK 细胞慢性淋巴增生性疾病（chronic lymphoproliferative disorder of NK cells，CLPD-NK）的特点是不明原因的外周血中 NK 细胞持续增高（通常 ≥2×10⁹/L，>6 个月），很难区别它们是反应性还是肿瘤性改变，是一种具有慢性临床过程的 NK 细胞增殖疾患。

【临床表现】主要发生在成年人，中位年龄为 60 岁，没有性别差异。大多数患者没有症状，部分患者有全身症状，和（或）血细胞减少（主要是中性粒细胞减少和贫血）。主要累及骨髓和外周血。淋巴结肿大、肝脾肿大和皮肤病变均不常见，它的发生可能与其他疾病有关，如实体瘤、血源性肿瘤、血管炎、脾切除、神经病和自身免疫性疾病等。大多数患者表现为长期的惰性临床经过，部分病例出现疾病进展，表现为淋巴细胞增多症和血细胞减少。

【组织病理学】外周血中 NK 细胞的典型特征是中等大小，核圆形，染色质致密，胞质中等略嗜碱性，含粗细不一的嗜甲苯胺蓝颗粒。骨髓活检的特点是窦内和间质中有核不规则、胞质中等淡染的小细胞浸润，如果没有免疫组化，很难辨认出这些细胞。

【免疫表型及遗传学】肿瘤细胞胞质 CD3 经常阳性，膜 CD3 阴性，CD16 阳性，CD56 经常弱阳性，细胞毒性标记阳性。CD2、CD7、CD57 表达可能减少或丢失，也可以见到同时异常表达 CD5 以及 CD8。大多数病例核型正常，没有 Ig 和 TCR 受体基因重排。

【鉴别诊断】包括：①反应性 NK 细胞增生；②侵袭性 NK 细胞肿瘤瘤累及外周血，如结外鼻型 NK/T 细胞淋巴瘤；③侵袭性 NK 细胞白血病。

4. 侵袭性 NK 细胞白血病[18]

【定义】侵袭性 NK 细胞白血病（aggressive NK cell leukemia，ANKL）是系统性的 NK 细胞肿瘤，呈侵袭性/暴发性的临床过程，与 EBV 感染密切相关。与其他白血病不同，外周血和骨髓中的肿瘤细胞可以很少或散在分布。与结外鼻型 NK/T 细胞淋巴瘤累及多器官之间存在交叉，但又有其独自的特点，目前两者关系尚不清楚。

【临床表现】常发生在亚洲，多为中、青年患者，暴发性临床过程，病情进展迅速，预后很差。可累及任何器官，常累及外周血、骨髓、肝和脾，可累及淋巴结，但皮肤累及不常见。常有发热，全身症状及白血病征象，血清中乳酸脱氢酶水平明显升高，可伴凝血障碍、嗜血综合征及多器官功能衰竭等。

【组织病理学】

（1）外周血病变：形态不一，从类似正常的大颗粒淋巴细胞到核大、不规则、核仁明显的异型细胞。

（2）骨髓病变：不等量的肿瘤细胞可呈片状、灶性或散在浸润，在瘤细胞数量较少的情况下，仅凭形态学表现难以识别，需借助于免疫组化染色（CD3ε、CD56 和细胞毒性蛋白）以及 EBER 原位杂交检测进行判断。

（3）淋巴结病变：淋巴结结构弥漫破坏或以滤泡间区浸润为主，肿瘤细胞形态相对一致，细胞体积中等大小，圆形核或核形不规则，易见核分裂和凋亡，部分病例可伴组织坏死（图 14-47A）。

（4）肝脏：肿瘤细胞在汇管区及周围肝窦内呈聚集性及窦性浸润或散在分布。

（5）脾脏：肿瘤细胞在脾窦内及围绕脾动脉鞘周围

浸润。

【免疫表型及遗传学】　肿瘤细胞的免疫组化表型与结外鼻型 NK/T 细胞淋巴瘤的表型相似,即 CD20-、膜 CD3-、CD3p+、CD56+、细胞毒性蛋白+、TCRβF1-、CD30+/-、Ki-67 较高(常>60%);部分病例可表达 CD16、CD11b,但 CD57-。原位杂交 EBER 50% 阳性(图 14-47B ~ D)。一般不能检出 TCR 受体基因重排。已报道有多种克隆性细胞遗传学异常,但无确切特征性改变。

【鉴别诊断】

(1) 结外鼻型 NK/T 细胞淋巴瘤,特别是临床分期Ⅲ ~ Ⅳ期的 ENKTCL:鉴别困难,发病部位及临床过程是诊断的重要依据。

(2) 儿童系统性 EBV+ T 细胞淋巴瘤(systemic EBV+ T-cell lymphoma of childhood*):免疫组化、流式细胞术检查以及 TCR 基因重排检测有助鉴别诊断。

(3) 传染性单核细胞增多症(infectious mononucleosis, IM):多发生于青少年,临床"三联症"为咽痛、发热和淋巴结肿大,尤其是颈淋巴结肿大。分别有 50% 和 10% 的患者有脾脏和肝脏肿大。淋巴结活检示滤泡和间区均增生,淋巴细胞大小不等,免疫母细胞增生,单核样 B 细胞增生及窦性分布。免疫表型检测常表现为 T 和 B 细胞混合性增生,病变组织中的大、小淋巴细胞均表达 EBER,缺乏 T 细胞的克隆性。病程具有自限性,多在 1 ~ 2 月内痊愈等可以区别。

(4) 慢性 NK 细胞淋巴增生性疾病(chronic lymphoproliferative disorder of NK cells,CLPD-NK):外周血中出现成熟 NK 细胞的慢性扩增,临床上常无明显的症状和体征,呈惰性临床经过。当外周血中 CD3-、CD56+/-,CD16+NK 细胞>2×10⁹/L,并持续至少 6 个月时可作出诊断。临床上患者不出现肝、脾或淋巴结肿大,与 EB 病毒无关。

5. 儿童系统性 EBV+ T 细胞淋巴瘤*

【概述】　儿童系统性 EBV+ T 细胞淋巴瘤(systemic EBV+ T-cell Lymphoma of childhood)曾命名为"儿童系统性 EBV 阳

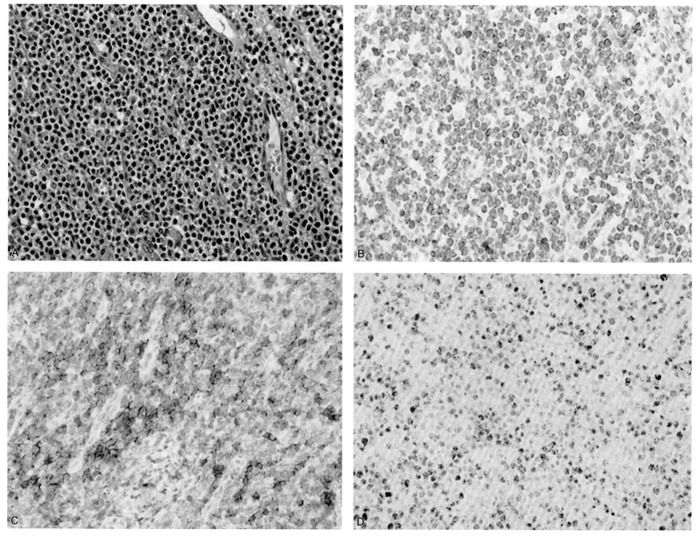

图 14-47　侵袭性 NK 细胞白血病
A. 肿瘤细胞形态相对一致,细胞体积中等大小,圆形核或核形不规则(HE,中倍放大);B. 肿瘤细胞 CD3p(+)(IHC,中倍放大);
C. 肿瘤细胞 CD56(+)(IHC,中倍放大);D. 肿瘤细胞 EBER1/2(+)(ISH,中倍放大)

性 T 淋巴细胞增殖性疾病（systemic EBV-positive T-cell lymphoproliferative disease of childhood）"，是一种致死性系统性 EBV+ 的 T 细胞淋巴瘤，它由感染了 EBV 的细胞毒性 T 细胞的克隆性增生所致。该肿瘤可在原发急性 EBV 感染之后短期内发生，或在慢性活动性 EBV 感染（CAEBV）的基础上发生。由于其暴发性的临床过程并常常伴有嗜血综合征，故 2016 版 WHO 新分类将其命名为"儿童系统性 EBV+ T 细胞淋巴瘤（systemic EBV+ T-cell lymphoma of childhood）"。

【临床表现】该肿瘤以亚洲地区相对多见，以儿童和青少年患病为主，与 EBV 感染相关；常呈暴发性临床过程（数日或数周），起病急，进展快，病情重；呈系统性病变，出现发热、全血减少、多器官功能损害/衰竭、脓毒血症、嗜血综合征，预后极差；常累及肝脏和脾脏，其他依次为淋巴结、骨髓、皮肤和肺等。目前对本病治疗尚缺乏有效手段。

【组织病理学】淋巴结结构尚保存或破坏，滤泡间区淋巴细胞增生，细胞或体积小、异型性不明显或表现为不同程度的多形性，也可表现为形态较一致的中等大小的淋巴细胞成片增生及浸润（图 14-48A、B）；核分裂不多见，淋巴窦开放，可见窦组织细胞增生及吞噬红细胞现象；病变在其他器官的分布情况：①脾脏：红髓区累及，窦性浸润，白髓萎缩；②肝脏：汇管区和肝窦内浸润；③骨髓：组织细胞增生伴吞噬红细胞现象。

【免疫表型及遗传学】典型表型为 CD2+、CD3+、CD56+/−、TIA-1+；继发于原发急性 EBV 感染之后发病者多为 CD8+ 表型；在 CAEBV 的基础上发生者则为 CD4+ 表型，少数病例 CD4 和 CD8 共同阳性。原位杂交 EBER1/2 阳性（图 14-48C、D），可检出 TCR 基因受体克隆性重排；所有病例可检出 EBV 的克隆性增生（a clonal episomal form of EBV），尚无明确的染色体异常。

【鉴别诊断】

（1）侵袭性 NK 细胞白血病：有时难以区别，免疫组化、流式细胞术检查以及 TCR 基因重排检测有助鉴别诊断。

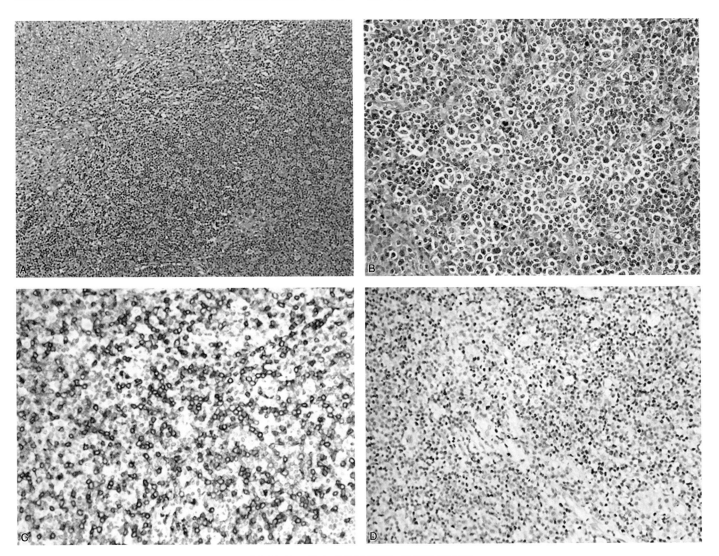

图 14-48 儿童系统性 EBV+ T 细胞淋巴瘤

A、B. 肿瘤细胞在淋巴结滤泡间区弥漫浸润，细胞体积中等偏小、异型性不明显，灶区可见坏死（HE，低倍和中倍放大）；C. 肿瘤细胞 CD3p（+）（IHC，中倍放大）；D. 肿瘤细胞 EBER1/2（+）（ISH，低倍放大）

（2）肝脾T细胞淋巴瘤：EBER-。

（3）急性T淋巴母细胞性淋巴瘤/白血病：TdT+，EBER-。

（4）传染性单核细胞增多症：多发生于青少年，临床"三联症"为咽痛、发热和淋巴结肿大，尤其是颈淋巴结肿大。分别有50%和10%的患者有脾脏和肝脏肿大。淋巴结活检示滤泡和间区均增生，淋巴细胞大小不等，免疫母细胞增生，单核样B细胞增生及窦性分布。免疫表型检测常表现为T和B细胞混合性增生，病变组织中的大、小淋巴细胞均表达EBER，缺乏T细胞的克隆性。病程具有自限性，多在1~2个月内痊愈等可以区别。

（5）慢性活动性EB病毒感染：好发于儿童，有传染性单核细胞增多症样的表现持续至少6个月。可表现多器官受累。随着疾病进展，部分患者可发展成恶性淋巴瘤，表现为寡克隆或单克隆性T淋巴细胞增殖。

6. 种痘水疱病样淋巴增生性疾病*

【定义】种痘水疱病样淋巴增生性疾病*（hydroa vac-ciniforme-like lymphoproliferative disorder*）是一种EBV相关的皮肤T淋巴细胞增生性病变，好发生于儿童，常伴有对蚊虫叮咬过敏和日光过敏反应。曾命名为"种痘水疱病样淋巴瘤（hydroa vacciniforme-like lymphoma）"，由于其与慢性活动性EBV感染有关且呈谱系发展的临床过程，2016版WHO新命名为"种痘水疱病样淋巴增生性疾病（hydroa vacciniforme-like lymphoproliferative disorder）"。

【临床表现】亚洲地区的儿童和青年患者相对多见；主要发生于皮肤暴露部位，特别是面部，常表现为多发性皮损，水疱样丘疹-溃疡-瘢痕形成（图14-49A）；部分患者有系统性病变，如发热、消瘦，以及肝脾、淋巴结肿大等，以疾病的后期为甚。仅有皮肤病变者，其病情多进展缓慢，预后较好；伴系统性病变者，多表现为侵袭性生物学行为。

【组织病理学】淋巴细胞在表皮至皮下组织内广泛浸润，有组织坏死，血管中心性及血管破坏性浸润，被覆上皮常有水疱或溃疡形成。浸润淋巴细胞体积小或中等大小，细胞

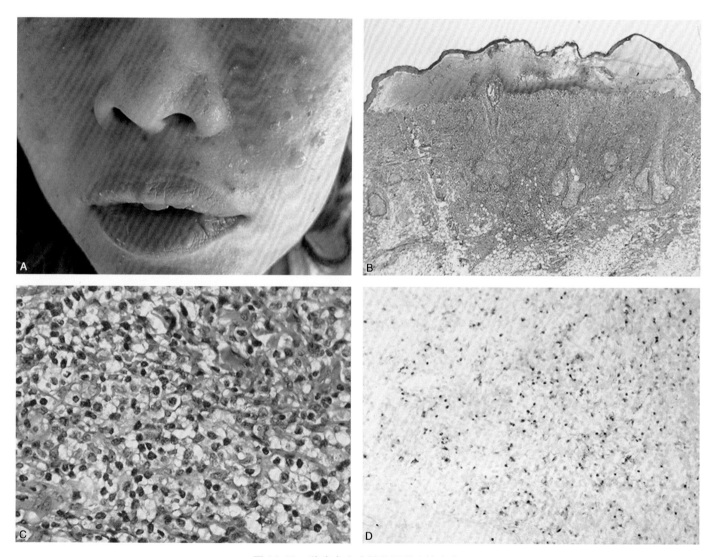

图14-49　种痘水疱病样淋巴增生性疾病

A. 患者面部多发性皮损，以水疱样丘疹为主；B. 淋巴细胞在表皮至皮下组织内广泛浸润，表皮可见水疱形成（HE，低倍放大）；C. 浸润淋巴细胞体积小或中等大小，细胞异型性不明显（HE，高倍放大）；D. 淋巴细胞EBER1/2（+）（ISH，中倍放大）

异型性不明显(图 14-49B、C)。

【免疫表型及遗传学】多数浸润淋巴细胞为细胞毒性 T 细胞表型,表达 CD2+、CD3+ 和细胞毒性颗粒蛋白;多数于之前有急性原发性 EBV 感染者 CD8+;而少数慢性活动性 EBV 感染者则为 CD4+;少数病例可为 NK 细胞表型,表达 CD56。原位杂交 EBER1/2 阳性(图 14-49D),大部分病例可检出 TCR 基因克隆性重排。

【鉴别诊断】包括:①皮肤的 NK/T 细胞淋巴瘤,鼻型;②皮下脂膜炎样 T 细胞淋巴瘤;③母细胞性浆细胞样树突状细胞肿瘤;④T 淋巴母细胞性淋巴瘤/白血病的皮肤累及;⑤急性髓系白血病皮肤浸润。通过形态学、免疫组化以及基因重排等检测可以鉴别。

7. 成人 T 细胞淋巴瘤/白血病

【定义】成人 T 细胞淋巴瘤/白血病(adult T-cell leuke-mia/lymphoma,ATLL)是与 I 型人类 T 细胞白血病病毒(human T-cell leukemia virus,type 1,HTLV-1)感染密切相关的一种外周 T 细胞肿瘤。

【临床表现】 ATLL 主要流行于日本、加勒比海和中非的部分地区,其发病与 HTLV-1 感染的流行病学分布密切相关。该肿瘤的潜伏期较长,病毒可通过哺乳、血液或接触被污染的血液制品而传播。患者的年龄跨度较大,男女性别比约为 1.5∶1。除累及淋巴结外,还累及皮肤、脾脏、外周血、肺、肝、胃肠道等结外部位。患者的表现与其临床亚型有关,该肿瘤有四个临床亚型,即急性型、慢性型、隐匿型(smolde-ring)和淋巴瘤型。以急性型最常见,患者表现为多器官、系统累及,常有明显的白细胞数目增多、皮疹和全身淋巴结肿大,肝脾肿大,高钙血症和(或)血清 LDH 水平升高等。慢性型和隐匿型患者的病程及生存期均较长,但其可向急性型转化。该肿瘤的预后与患者的年龄、临床表现及其亚型、血钙和 LDH 水平等因素有关,急性型和淋巴瘤型患者的预后很差;死亡原因是继发条件致病微生物感染(卡氏肺囊虫、新型隐球菌和疱疹病毒等)和高钙血症等。

【组织病理学】该肿瘤的淋巴结病变常表现为淋巴结结构不同程度地破坏,瘤细胞在副皮质区弥漫性增生和浸润,亦或在髓窦内浸润。其瘤细胞谱系宽泛,多数病例之瘤细胞中等大小或大,细胞核的多形性明显,核染色质呈斑块状,常可见清楚的核仁。有的可见少量母细胞样细胞,以及核扭曲或呈脑回状的瘤巨细胞。极少数病例其主要细胞成分为小的异型淋巴细胞,其细胞核的多形性亦明显。细胞大小与临床过程无关。患者的外周血中可见形似花瓣的分叶核瘤细胞。骨髓病变呈灶性分布。有皮肤累及者,在急性型或淋巴瘤样型,其瘤细胞主要在真皮层内浸润,常可见表皮内 pautrier 样微脓肿;而在慢性型和隐匿型 ATLL,其瘤细胞常在真皮层内散在浸润,其被覆上皮有角化过度。

【免疫表型及遗传学】瘤细胞表达 T 细胞分化抗原,如 CD2、CD3 和 CD5,常不表达 CD7。多数为 CD4+/CD8- 表型;少数为 CD4-/CD8+ 或 CD4+/CD8+ 表型。几乎所有病例都

表达 CD25,转化的大细胞可表达 CD30,但不表达 ALK,也不表达细胞毒性蛋白,如 TIA-1 和粒酶 B 等。背景可见 EBV+ 的 B 淋巴细胞。存在 T 细胞受体基因重排以及 HTLV-1 的克隆性整合。TAX 基因在肿瘤发生发展中起主要作用。

【鉴别诊断】 对于 ATLL 的诊断,流行病学分布和病原学检查十分重要;选择恰当的抗体组合,EBER1/2-ISH,以及 T 细胞受体基因重排检测等均有助于该肿瘤的诊断和鉴别诊断。该肿瘤需与多种淋巴结原发或继发的淋巴造血组织肿瘤相区别,如:①血管免疫母细胞性 T 细胞淋巴瘤;②非特指外周 T 细胞淋巴瘤;③间变大细胞淋巴瘤;④蕈样肉芽肿的淋巴结累及;⑤霍奇金淋巴瘤;⑥淋巴母细胞淋巴瘤等相区别。

8. 结外 NK/T 细胞淋巴瘤,鼻型[19]

【概述】 结外 NK/T 细胞淋巴瘤,鼻型(extranodal NK/T-cell lymphoma,nasal type,ENKTCL-N)是主要发生于淋巴结外的、有较宽的形态学谱系的一类淋巴瘤。该肿瘤以组织坏死、血管浸润和破坏,细胞毒性细胞表型,以及伴 EB 病毒感染为特征。之所以冠以"NK/T",是因为其多数病例被认为是 NK 细胞的肿瘤;而某些病例具有细胞毒性 T 细胞表型。另外,尽管该肿瘤的主要病变部位是鼻部,但具有相似的形态学、免疫表型和临床表现的淋巴瘤也可发生在淋巴结外的其他器官和组织,故用"结外 NK/T 细胞淋巴瘤,鼻型"涵盖此类肿瘤。

【临床表现】该肿瘤在亚洲及南美洲发病率较高,西欧和北美地区少见。在中国,该肿瘤占所有 NHL 的 15%~28%,是淋巴结外最常见的非 B 细胞淋巴瘤。据统计,该肿瘤在所有淋巴瘤中所占的比率因地区而异,如西方国家为 0.17%、中国香港为 13%、中国内地为 7%~15%。据杨等对 6382 例淋巴组织肿瘤的构成分析,近 30% 的结外淋巴瘤为 ENKTCL-N;该肿瘤在所有 T 细胞和 NK 细胞肿瘤中约占 56%。患者常见于成年人,平均年龄和中位年龄均为 53 岁,男女性别比为(3~4)∶1,约 85% 的患者病变在鼻部,主要是鼻腔,常累及鼻副窦,其次是腭部。主要症状为持续性且进行性加重的鼻堵、鼻出血和分泌物增多,常有奇异的臭味,常有鼻、面部红肿。主要体征为溃疡性新生物形成,且溃疡表面常有干痂或脓痂覆盖,部分患者有鼻中隔或硬腭穿孔(图 14-50A)。10%~15% 的病例以鼻外病变为首发表现,如胃肠道、皮肤、睾丸、软组织、脾脏、上呼吸道和中枢神经系统等,部分病例可累及颈淋巴结及骨髓,以皮肤和胃肠道相对多见[称之为鼻外(非鼻)NK/T 细胞淋巴瘤];亦或累及骨髓和外周血,与侵袭性 NK 细胞白血病有重叠。相当一部分肿瘤患者伴嗜血综合征。该肿瘤的预后与临床分期关系密切。临床 I~II 期患者的五年生存率为 70%,临床 III~IV 期为 17%~50%。已有研究表明:鼻外 NK/T 细胞淋巴瘤的预后较鼻 NK/T 细胞淋巴瘤差,侵袭性 NK 细胞白血病的预后最差。放射治疗仍然是临床 I、II 期患者首选的治疗方法,近期疗效好,但易复发。病变局部的放射治疗,配合化学药物

治疗,可减少或延缓复发。

【组织病理学】该肿瘤的基本病理改变是在凝固性坏死和多种炎细胞混合浸润的背景上,具有明显多形性的肿瘤细胞散或呈灶性分布;部分病例见肿瘤细胞弥漫性分布,其中不见或少见非肿瘤性细胞成分(图14-50B)。几乎所有病例都存在不同程度和范围的凝固性坏死,其中常可见细菌团。近坏死区有较多中性粒细胞浸润,坏死组织的深面可见有小淋巴细胞、组织细胞、浆细胞和嗜酸性粒细胞等构成的多种炎细胞混合浸润的背景。有时被覆上皮可发生显著的假上皮瘤样增生。根据肿瘤细胞的大小可分为大、中、小或间变细胞。在不同的病例,各种类型瘤细胞以不同数量和比例而混合存在,但以中等大小的瘤细胞浸润最为常见,极少数病例还可见巨型肿瘤细胞。易见核分裂及病理性核分裂。肿瘤细胞核形不规则,核仁通常不明显或为小核仁,胞质中等量,淡染至透亮。约20%的病例可见肿瘤细胞浸润小动、静脉现象,肿瘤细胞在小血管内膜下和管壁内浸润,并致血管腔狭窄或闭塞,以及继发血栓形成,即所谓肿瘤细胞的血

管中心性和血管破坏性浸润。特别是在病变深部取活检的组织标本中更易见到。

【免疫表型及遗传学】肿瘤细胞表达部分T细胞分化抗原,如CD2、胞浆型CD3(CD3ε)、CD45RO和CD43等,多不表达膜型CD3和CD5;表达NK相关抗原CD56(图14-50C),少表达CD16;表达细胞毒颗粒相关抗原,如TIA-1、粒酶B和穿孔素等;不表达B细胞和组织细胞抗原。部分瘤细胞常表达CD30抗原,可能与预后相关。肿瘤细胞EBER原位杂交呈核阳性(图14-50D),这也是确诊该肿瘤的重要手段之一。若胞质CD3p+、CD56-,但细胞毒蛋白及EBV两者均阳性时,也诊断为此类型。但若EBV阴性时应谨慎。T细胞受体基因重排检测多呈胚系构型,少数为细胞毒性T细胞表型的病例可检出T细胞受体基因克隆性重排。绝大多数病例可检出EB病毒DNA的克隆性整合。目前尚未发现特征性的遗传学改变,del(6)(q21q25)的检出率较高。

【鉴别诊断】根据典型的形态学表现,借助于免疫表型(CD3ε/CD45RO、CD56、TIA-1/粒酶B)及EBER原位杂交检

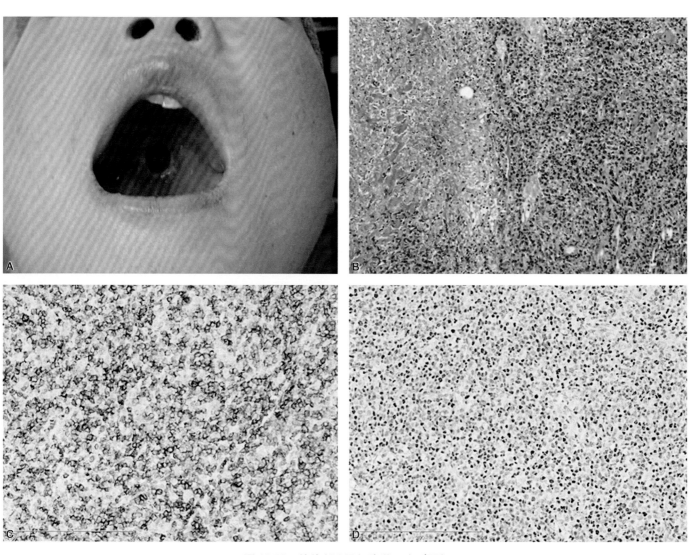

图14-50　结外NK/T细胞淋巴瘤,鼻型

A. 患者硬腭穿孔;B. 肿瘤细胞在凝固性坏死和多种炎细胞混合的背景上浸润(HE,低倍放大);C. 肿瘤细胞CD56(+)(IHC,中倍放大);D. 肿瘤细胞EBER1/2(+)(ISH,低倍放大)

测,大多数该肿瘤可确诊。需注意的问题有:①良好的活检取材是保证其正确诊断的前提;②对鼻、面部的活检,当有明显的坏死及淋巴组织增生时,应考虑到该肿瘤之可能;当患者有局部骨破坏时,该肿瘤的可能性很大,勿轻易放过。需提出与该肿瘤鉴别的疾病有:①反应性淋巴组织增生,特别是在活检组织小,病变不典型,或浸润的肿瘤细胞体积小时,难与反应性淋巴增生相区别;②一些特殊病原微生物的感染,如结核和真菌等:借助于特殊染色剂相关病原学的检测可进行鉴别;③EB 病毒相关淋巴组织增生性病变,如慢性活动性 EB 病毒感染、传染性单核细胞增多症、儿童系统性 EBV+ T 细胞淋巴瘤、种痘水疱病样淋巴增生性疾病、侵袭性 NK 细胞白血病等:需结合临床表现、形态学和免疫组化、T 细胞受体基因重排等综合鉴别;④其他淋巴造血组织肿瘤,如非特指外周 T 细胞淋巴瘤浸润、急性髓系白血病或淋巴母细胞性白血病浸润等;⑤低分化癌、恶性黑色素瘤和胚胎性横纹肌肉瘤等。

9. 肠病相关 T 细胞淋巴瘤

【定义】 肠病相关 T 细胞淋巴瘤(enteropathy-associated T-cell lymphoma,EATL)即 2008 版 WHO 中指的 I 型 EATL,是来自肠道上皮内 T 细胞的肿瘤,周围小肠绒毛常萎缩,隐窝增生。临床上表现为脂泻病。

【临床表现】 该病多发在北欧等脂泻病高发地区,在亚洲等有散发病例。多发于空、回肠。部分患者有难治性肠病的前驱过程(5~10 年),有时伴有肠溃疡、肠肿块形成。通常表现为腹痛,常发生穿孔,有些患者有 B 症状。

【组织病理学】 病变肠段常呈多发溃疡性肿物。肿瘤细胞形态广泛,但多呈形态相对单一,中到大细胞,圆形泡状核,核仁明显,丰富的淡染细胞质,背景多有炎性细胞浸润。有些病例核异型性明显。周围小肠绒毛常有肠病改变,包括绒毛萎缩,隐窝增生,固有层中淋巴细胞和浆细胞增生,上皮内淋巴细胞增多。

【免疫表型及遗传学】 表型为 CD3+、CD5−、CD8−/+、CD4−、CD56−、TCRβ+/−、细胞毒蛋白+。这些表型与周围上皮内 T 淋巴细胞一致。大多数病例表达 TCRαβ,但也存在表达 TCRγδ 的病例。EB 病毒检测为阴性,常呈 TCR 基因克隆性重排。大多数 EATL 病例有 9q31.3qter 染色体区域复杂片段的扩增,或者显示 16q12.1 的缺失,常有 1q 和 5q 的获得。

【鉴别诊断】 结合肠病病史、组织形态学以及免疫表型等可诊断该淋巴瘤,同时需与以下淋巴瘤相鉴别:①单形性亲上皮性肠道 T 细胞淋巴瘤:无肠病病史;②消化管(GI)惰性 T 细胞淋巴增生性疾病;③结外 NK/T 细胞淋巴瘤,鼻型:EBER1/2+;④间变大细胞淋巴瘤,ALK 阴性:CD30 弥漫强阳性;⑤外周 T 细胞淋巴瘤,非特指:多为 CD4+,无细胞毒性蛋白表达。

10. 单形性亲上皮性肠道 T 细胞淋巴瘤[20]

【定义】 单形性亲上皮性肠道 T 细胞淋巴瘤(monomorphic epitheliotropic intestinal T-cell lymphoma,MEITL)即 2008 版 WHO 分类中的 II 型 EATL,呈散发性,大多数患者无肠病的证据。

【临床表现】 亚洲人和西班牙裔人群的发病率较高,年龄中位数为 62 岁。大多数有小肠穿孔,没有吸收不良史。临床过程是侵袭性的,多数患者 1 年内死于疾病进展或并发症。

【组织病理学】 组织学特征为肿瘤中心有溃疡伴有或无穿孔,以小-中等大的单一形态淋巴细胞透壁性的浸润为主,很少混以炎症细胞,没有凝固性坏死。溃疡周围区可见明显的连续或不连续的上皮内淋巴细胞浸润(图 14-51A、B)。

【免疫表型及遗传学】 常见的肿瘤细胞表型是 CD3+、CD5−、CD4−、CD8+、CD56+、TIA1+、CD30−,少数有 CD20 异常表达(图 14-51C~F)。EB 病毒检测为阴性,这些病例中 MYC 染色体 8q24 的扩增比较常见。许多 MEITL 是来自 γδT 细胞,但存在例外。

【鉴别诊断】 包括:①肠病相关 T 细胞淋巴瘤:有肠病病史;②消化管(GI)惰性 T 细胞淋巴增生性疾病;③结外 NK/T 细胞淋巴瘤,鼻型:EBER1/2+;④间变大细胞淋巴瘤,ALK 阴性:CD30 弥漫强阳性;⑤外周 T 细胞淋巴瘤,非特指:多为 CD4+,无细胞毒性蛋白表达。

11. 消化管(GI)惰性 T 细胞淋巴增生性疾病[21]

【概述】 消化管(GI)惰性 T 细胞淋巴增生性疾病(indolent T-cell lymphoproliferative disorder of the GI tract)可累及胃肠道的多部位,临床进展缓慢,最佳的临床处理尚未确定。

【临床表现】 平均年龄为 48 岁(15~77 岁),表现为腹痛、腹泻、呕吐、食物不耐受和消化不良。病变累及口腔、食管、胃、小肠、结肠。

【组织病理学】 异型淋巴细胞为小而单形性的成熟淋巴样细胞,呈致密而非破坏性的浸润。主要在固有层浸润,少数可累及黏膜肌和黏膜下层。

【免疫表型及遗传学】 异型淋巴细胞表达 CD2、CD3、CD5、TIA-1 和 TCR-βF1,CD7 有丢失,表型多为 CD4−/CD8+,少数为 CD4+/CD8− 及 CD4−/CD8−,不表达 CD56 和 TCR 蛋白,ki-67 低,EBER1/2−。TCR 基因受体重排为克隆性,没有证据表明 STAT3 SH2 结构域的突变或激活。

【鉴别诊断】 包括:①肠病相关 T 细胞淋巴瘤;②单形性亲上皮性肠道 T 细胞淋巴瘤;③结外 NK/T 细胞淋巴瘤,鼻型;④间变大细胞淋巴瘤;⑤炎性病变。

12. 皮下脂膜炎样 T 细胞淋巴瘤

【定义】 皮下脂膜炎样 T 细胞淋巴瘤(subcutaneous panniculitis-like T-cell lymphoma)是具有细胞毒性的 αβ 表型 T 淋巴细胞选择性侵犯皮下组织而形成的 T 细胞淋巴瘤,常伴明显的肿瘤坏死和核碎片形成。

【临床表现】 发病率低,男女发病机会均等,年龄范围宽泛,多数病例发生在成人,但也有两岁以下的病例报道。

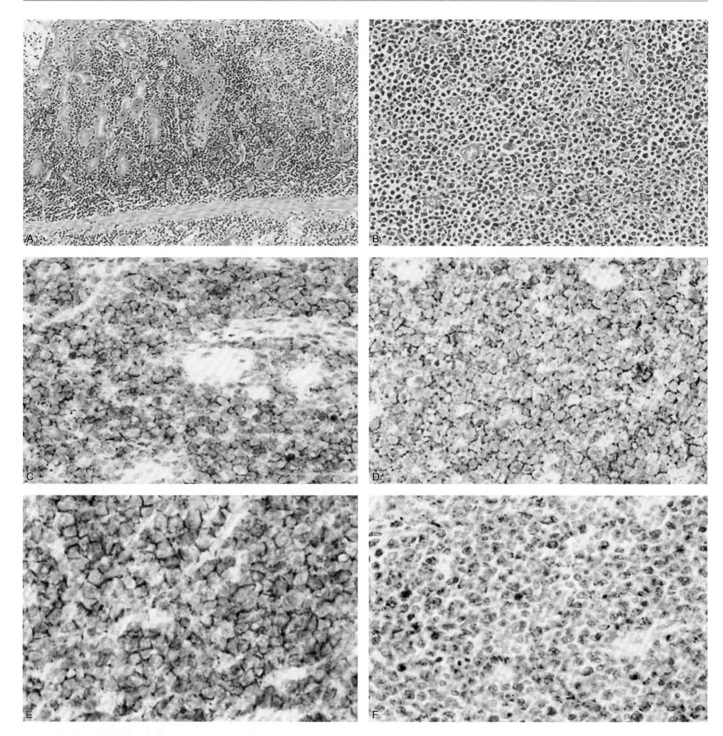

图 14-51 单形性亲上皮性肠道 T 细胞淋巴瘤
A. 肿瘤中心弥漫浸润,没有凝固性坏死(HE,低倍放大);B. 肿瘤细胞以小-中等大的单一形态淋巴细胞为主,很少混以炎症细胞
(HE,中倍放大)(HE,中倍放大);C ~ F. 肿瘤细胞依次表达 CD3、CD8、CD56 和 TIA-1(IHC,中倍放大)

20%的患者有自身免疫性疾病,最常见的是系统性红斑狼疮(SLE)。患者常表现为单发或多发皮下结节,最常见的部位是四肢与躯干,以下肢多见。临床症状主要与皮下结节有关,大小不一,大结节可以出现坏死,但是很少形成皮肤溃疡。常有系统性症状,包括发热、疲劳和体重下降。该肿瘤较为惰性,少数可并发噬血细胞综合征且出现侵袭性临床表现,肝脾肿大,但淋巴结一般不受累。

【组织病理学】肿瘤细胞弥漫浸润皮下组织,通常不累

及真皮和表皮,此特征可用于区分累及皮肤和皮下组织的其他淋巴瘤(图 14-52A)。肿瘤细胞大小不一,异型性从较小到明显。诊断特征之一是肿瘤细胞围绕单个的脂肪细胞排列形成环状(图 14-52B),常常混杂有反应性组织细胞伴吞噬坏死碎片,尤其是在脂肪受累和破坏区域。缺乏其他炎细胞浸润,特别是浆细胞。常见血管侵犯,这可能与坏死有关,但不常见血管中心性浸润现象。

【免疫表型及遗传学】SPTCL 起源于具有细胞毒性的

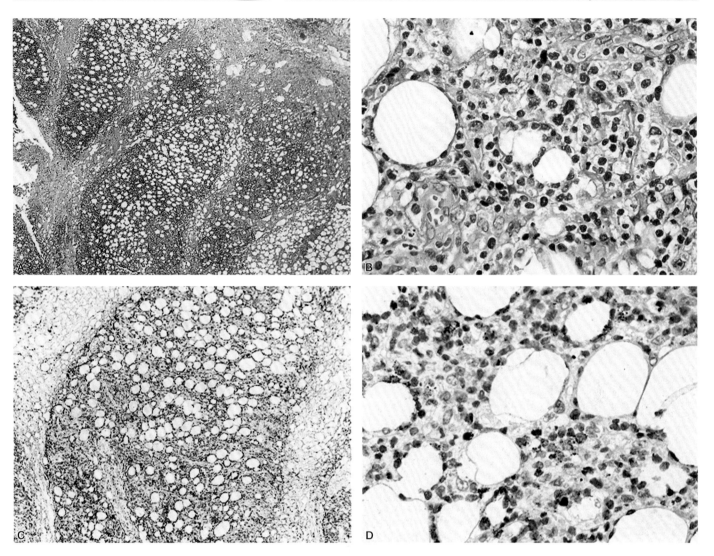

图 14-52　皮下脂膜炎样 T 细胞淋巴瘤
A. 肿瘤细胞弥漫浸润皮下组织(HE, 低倍放大);B. 肿瘤细胞围绕单个的脂肪细胞排列形成环状,大小不一,有一定异型性(HE, 高倍放大);C. 肿瘤细胞 CD3(+)(IHC, 低倍放大);D. 肿瘤细胞粒酶 B(+)(IHC, 高倍放大)

αβ 表型 T 细胞。主要表型为 CD3 +、CD8 +,CD4 - 和 βF1,可出现 T 细胞抗原的异常表达(图 14-52C)。细胞毒蛋白颗粒酶 B、TIA-1 和穿孔素常阳性(图 14-52D)。肿瘤细胞少表达 CD56 或 CD30。很少病例共表达 CD4 和 CD8 或 CD4 和 CD8 双阴。CD4 和 CD8 双阴常提示为皮肤 γδT 细胞淋巴瘤。肿瘤细胞显示 T 细胞受体基因重排,没有 EB 病毒感染。

【鉴别诊断】包括:①皮肤 γδT 细胞淋巴瘤:可以具有脂膜炎样成分,常合并有表皮和真皮受累,表皮可形成溃疡,表达 γδT 表型;②狼疮性脂膜炎和其他小叶性脂膜炎:可能会有生发中心形成,T、B 表型混合存在,CD4(+) 和 CD8(+)T 淋巴细胞混合存在,T 细胞不表达细胞毒性蛋白,无 T 细胞受体基因重排;③结外 NK/T 细胞淋巴瘤,鼻型:EBER1/2 +;④MF 累及皮下脂肪组织:MF 累及表皮和真皮;⑤原发皮肤 CD30+T 细胞淋巴增生性疾病:一般不见淋巴细胞围绕单个的脂肪细胞形成环状,CD30 弥漫强阳性。

13. 蕈样肉芽肿

【定义】蕈样肉芽肿(granuloma fungoides),又称蕈样霉菌病(mycosis fungoides, MF),病变早期即可见亲表皮性的原发性皮肤 T 细胞淋巴瘤,是皮肤淋巴瘤最常见的类型。

【临床表现】常发生在中老年人,也可见于儿童和青少年。可累及皮肤任何部位,临床表现为惰性,逐渐进展,依次表现为斑片、斑块及肿瘤结节(图 14-53A、B)。斑片是局限性病变,可见褪色,有时略呈鳞片状,没有可触及的皮肤浸润。进而发展为斑块,表现为可触及的不同程度的浸润(薄斑块和厚斑块)。最后形成肿块,多为外生型,可伴溃疡形成,常与斑片和斑块同时存在,可以此区别于其他皮肤淋巴瘤。晚期病变可播散皮肤以外的组织。

【组织病理学】斑片期,特别是早期,细胞与正常淋巴细胞形态学很相似,缺乏特异性。所以诊断常要注意浸润的方式("条带样"或"苔藓样"浸润方式),而不是细胞的异型性。蕈样肉芽肿的早期重要的特征是淋巴细胞进入表皮

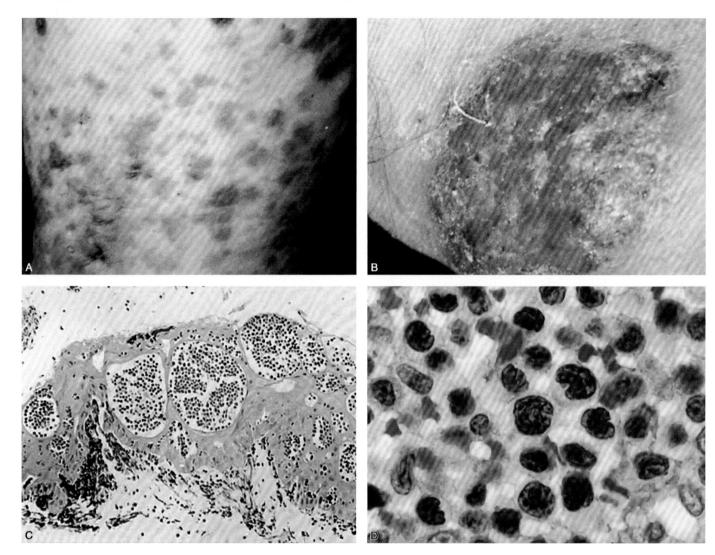

图 14-53 蕈样肉芽肿

A、B. 患者皮肤呈斑片、斑块及肿瘤结节改变；C. 表皮内 Pautrier 微脓肿形成（HE，低倍放大）；D. 肿瘤细胞具有圆形或略呈脑回状的细胞核（HE，高倍放大）

（亲表皮性）时会引起表皮的轻度水肿，在表皮内形成"单个"或"线样"有空晕的淋巴细胞。大多数细胞是小的分化淋巴细胞，具有圆形或略呈脑回状的细胞核（图 14-53D）。斑块期典型表现为脑回状细胞致密的、表皮下带状浸润，亲表皮性更明显，形成表皮内脑回状淋巴细胞小团灶聚集，称为 Pautrier 微脓肿（图 14-53C），是重要的诊断依据。进展成斑块期，真皮浸润更加弥漫，亲表皮现象可以消失，肿瘤细胞的大小和数量都有增加，可发生转化（体积为正常淋巴细胞四倍大小且数量超过 25% 以上或形成结节），伴有嗜酸性粒细胞的减少和浆细胞减少。

【免疫表型及遗传学】 肿瘤细胞多数为成熟的辅助 T 细胞标记，主要是 CD2 +、CD3 +、CD4 +、CD5 +、CD8 −、βF1 +、CD30 −。可以丢失部分 T 细胞标记或部分具有细胞毒性表型，母细胞也可以表达 CD30。有 T 细胞基因受体克隆性重排。

【鉴别诊断】 MF 的诊断临床情况非常重要，需与以下疾病进行鉴别：①皮肤炎性病变，药物反应；②外周 T 细胞淋巴瘤，非特指累及皮肤；③原发皮肤间变大细胞淋巴瘤（ALCL）；

④原发皮肤 CD4 阳性小/中等大小 T 细胞淋巴增生性疾病；⑤原发皮肤 γδT 细胞淋巴瘤；⑥淋巴瘤样丘疹病（B 型）；⑦原发皮肤 CD8+侵袭性亲表皮性细胞毒性 T 细胞淋巴瘤。

14. Sézary 综合征

【概述】 Sézary 综合征（Sézary syndrome）曾被认为是蕈样肉芽肿的白血病阶段，但是现在更多的研究表明这两种疾病具有不同的分子表型，所以可能是不同的疾病。经典的 Sézary 综合征包括皮肤、淋巴结和外周血中出现 Sézary 细胞（具有脑回状细胞核的异常淋巴细胞）、红皮病和淋巴结肿大。由于仅凭光镜观察 Sézary 细胞有一定的局限性。所以现在 Sézary 综合征的诊断标准包括检测出外周血中有 T 细胞单克隆增生，CD4 与 CD8 的比值大于 10，检出 T 细胞抗原异常表达或 30% 以上的淋巴细胞丢失 CD26 等，常可采用流式细胞术进行诊断。

【临床表现】 Sézary 综合征常发生在中老年，病因不明。Sézary 综合征的临床三联症是瘙痒、红皮病和淋巴结肿大，是侵袭性淋巴瘤，5 年总体生存率为 10% ~ 20% 。

【组织病理学】组织形态学与 MF 相似,皮肤活检可见一些特征性改变,可见淋巴细胞呈密集的带状浸润,一些病例可见嗜表皮性。然而由于有海绵状水肿,皮肤活检常失败。因此没有皮肤活检诊断,也不能完全排除 Sézary 综合征。

【免疫表型及遗传学】典型的 Sézary 细胞为成熟辅助性 T 细胞,呈 CD3+、CD4+、CD8-、CD7-,与蕈样肉芽肿的表型相似,特别是在外周血中检出上述表型的克隆性 T 细胞更具有诊断意义。但是皮肤活检中需注意,CD4/CD8 比值增高没有特异性,由于皮肤活检检出 T 细胞基因受体克隆性重排的阳性率低,所以外周血中检出 T 细胞基因受体克隆性重排更具有诊断意义。Sézary 综合征中没有特异性的染色体异常。

【鉴别诊断】鉴别诊断应当包括能引起红皮病的各种原因,例如湿疹、银屑病、药物等以及其他累及皮肤及外周血的 T 细胞淋巴瘤。

15. 原发皮肤 CD30+T 细胞淋巴细胞增生性疾病

【概念】原发皮肤 CD30 阳性淋巴细胞增生性疾病(pri-mary cutaneous CD30-positive T-cell lymphoproliferative disor-ders)是一个疾病谱系,包括了病变局限于皮肤,并有自发消退倾向的、组织学上以 CD30+的大淋巴样细胞增生和浸润为特征的由良性淋巴增生到淋巴瘤的一组疾病。包括原发皮肤间变大细胞淋巴瘤、淋巴瘤样丘疹病和交界性病变。本部分主要介绍前面两者。

(1) 原发皮肤间变大细胞淋巴瘤

【定义】原发皮肤间变大细胞淋巴瘤(primary cutaneous anaplastic large cell lymphoma,C-ALCL)是第二常见的原发于皮肤的一种外周 T 淋巴瘤。至少在发病 6 个月内无皮肤以外身体其他部位淋巴瘤的征象。组织学上以体积大而核形怪异的淋巴样细胞在真皮和皮下组织内增生和浸润,且大多数表达 CD30 抗原为特征。

【临床表现】患者多为中、老年,男性多见。大多数患者表现为面部、四肢或躯干的孤立性或局限性皮损,多为包块或结节(图 14-54A),少数为斑丘疹样病损。皮损的直径为 2~4cm 不等,常有溃疡形成。少数病例为多中心性皮肤

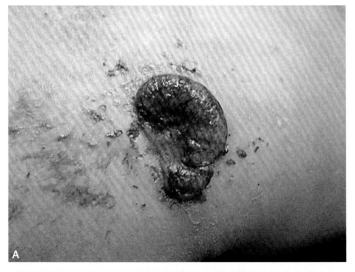
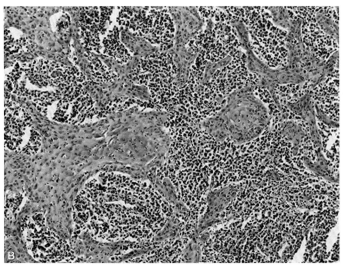
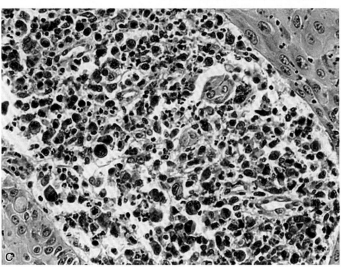
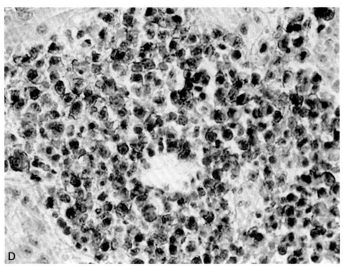

图 14-54　原发皮肤间变大细胞淋巴瘤

A. 患者皮肤孤立性肿块;B. 肿瘤细胞在皮肤组织中弥漫性浸润(HE,低倍放大);C. 肿瘤细胞异型性大,可见多核瘤巨细胞、R-S 样细胞及标志性细胞(HE,中倍放大);D. 肿瘤细胞 CD30(+)(IHC,中倍放大)

病变。皮损可部分或完全自行缓解,但常复发。约10%的患者可发生皮肤以外的播散,以局部引流区淋巴结受累多见。该肿瘤预后良好,五年生存率达90%。伴皮肤以外器官、组织受累者,预后不良。

【组织病理学】瘤细胞在真皮浅层、深层和皮下组织中弥漫性浸润,并可向表皮浸润,形成溃疡(图14-54B)。瘤细胞的形态与系统原发性ALCL基本相似,但细胞的异型性更大,多形性更明显,多核瘤巨细胞和R-S样细胞数量更多。易见到标志性细胞。少数病例间变性不明显。背景中可有少或中等量的炎细胞成分(图14-54C)。

【免疫表型及遗传学】75%以上的瘤细胞表达CD30抗原,呈细胞膜阳性和细胞质内高尔基器区的点状阳性反应(图14-54D)。瘤细胞表达一种或数种T细胞分化抗原,如CD45RO、CD4和CD43等,同时有部分T细胞分化抗原丢失,如CD2、CD3和CD5,部分病例呈所谓"无标记"细胞(null cell)表型。多数病例表达细胞毒颗粒相关蛋白TIA-1

和粒酶B。大部分病例之瘤细胞表达LCA,可表达CD56,但不表达EMA与ALK,这与系统性ALCL不同。TCR基因克隆性重排呈克隆性。未发现有t(2;5)等细胞遗传学异常现象。

【鉴别诊断】包括:①系统性ALK-间变大细胞淋巴瘤累及皮肤:需结合临床情况,预后差;②其他可表达CD30抗原的大细胞淋巴瘤相区别,如PTCL、DLBCL以及霍奇金淋巴瘤等;③淋巴瘤样丘疹病(C型):需结合临床情况;④蕈样肉芽肿大细胞转化:具有典型的皮损表型;⑤其他发生在皮肤的T细胞淋巴瘤。

(2)淋巴瘤样丘疹病

【概述】淋巴瘤样丘疹病(lymphomatoid papulosis,LyP)是一种少见的、慢性、复发性、自愈性的非典型性皮肤淋巴增生性疾病。

【临床表现】患者多为成年人,男性略多。皮肤多发性丘疹或结节性皮损,病变大小不等,主要分布于四肢和躯干,一般在3~12周内自行消退(图14-55A)。皮肤局部病变消

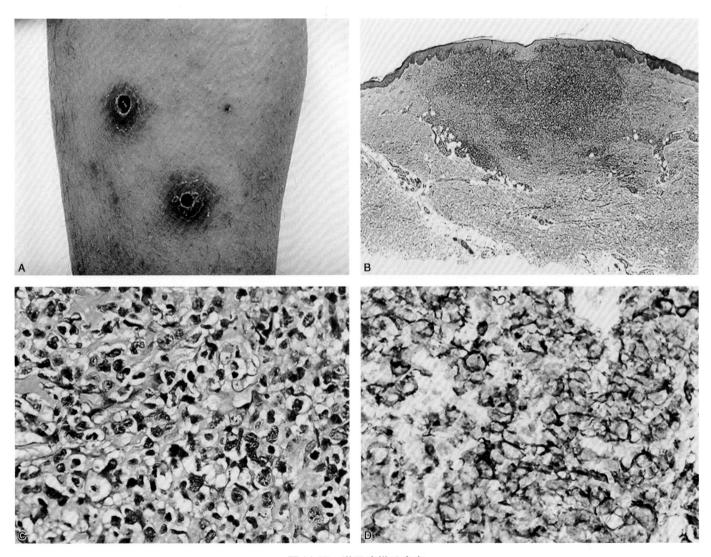

图14-55　淋巴瘤样丘疹病
A.患者下肢皮肤呈多发性结节性皮损;B.异型淋巴细胞在真皮内楔形浸润(HE,低倍放大);C.示体积较大的异型淋巴细胞(HE,高倍放大);D.异型淋巴细胞CD30(+)(IHC,高倍放大)

退后,常有色素沉着。新旧皮损共存。淋巴瘤样丘疹在临床上表现为良性病变过程,病程长。有 10%～20% 的患者伴发淋巴瘤,如蕈样肉芽肿、C-ALCL 和霍奇金淋巴瘤等。

【组织病理学】典型浸润模式为真皮内楔形浸润(图14-55B)。根据异型淋巴样细胞的形态,可将淋巴瘤样丘疹病分为 5 个亚型,A 型的病变组织中主要是体积较大的异型淋巴样细胞,形似 R-S 细胞,表达 CD30,并与大量炎细胞混合存在(图 14-55C);B 型的病变组织中主要是体积较小的脑回样细胞,形似蕈样肉芽肿之肿瘤细胞,可见嗜表皮现象,背景中的炎细胞成分较少,表达 CD4;C 型为大的单形性异型细胞弥漫浸润,炎细胞成分少;D 型为形态似 B 型,但表达CD8;E 型常有肿瘤血管浸润,表达 CD8,易导致坏死和焦痂样溃疡形成。

【免疫表型及遗传学】异型淋巴样细胞表达部分 T 细胞分化抗原,同时又有部分抗原丢失,常表达 CD4 和 CD30(大细胞)(图 14-55D)。D 型和 E 型常表达 CD8,而 B 型浸润细胞呈 CD30-。多数病例表达细胞毒颗粒相关蛋白 TIA-1 和粒酶 B。ALK 阴性,没有 EB 病毒感染。部分病例可检出 TCR克隆性重排。未发现有 $t(2;5)$ 等细胞遗传学异常现象。

【鉴别诊断】诊断一定要结合临床情况,需与以下病变和肿瘤进行鉴别:①原发皮肤间变大细胞淋巴瘤;②系统性ALCL 累及皮肤;③其他可表达 CD30 抗原的大细胞淋巴瘤相区别,如 PTCL、DLBCL 以及霍奇金淋巴瘤等;④蕈样肉芽肿;⑤其他发生在皮肤的 T 细胞淋巴瘤;⑥其他炎性病变:如苔藓样糠疹、蚊虫叮咬、疥疮、病毒感染、药物反应等。

16. 原发皮肤 γσT 细胞淋巴瘤

【定义】原发皮肤 γσT 细胞淋巴瘤(primary cutaneous gamma-delta T-cell lymphoma)是指特异性累及皮肤的细胞毒性 γσT 细胞淋巴瘤。

【临床表现】罕见,常发生在成人,儿童也有报道,性别无明显差异。临床表现为局限或全身斑片、斑块以及肿块,常有溃疡形成,B 症状常见,LDH 可以升高。临床上与进展期 MF 不易区别。常累及下肢及黏膜,一般不累及淋巴结、肝脾和骨髓。可伴发嗜血综合征,预后差。

【组织病理学】肿瘤淋巴细胞弥漫性浸润,有三种浸润模式:嗜表皮、累及真皮及累及皮下组织。肿瘤细胞可以为小、中及大细胞,与预后无关,可见肿瘤细胞围绕单个的脂肪细胞形成环状。凋亡和坏死常见,常见血管中心性浸润和血管的破坏。

【免疫表型及遗传学】肿瘤细胞为 TCRγ+、TCRδ+、βF1-、CD3+、CD4-、CD8-/+、CD56+、CD57-,可有 T 细胞标记的丢失,表达细胞毒性蛋白。EBV 检测阴性。TCR 受体基因重排为克隆性。

【鉴别诊断】包括:①皮下脂膜炎样 T 细胞淋巴瘤:惰性病程,主要累及皮下组织,免疫表型不同;②蕈样肉芽肿:βF1+;③结外 NK/T 淋巴瘤,鼻型累及皮肤:EBER1/2+;④原发皮肤间变大细胞淋巴瘤:细胞呈间变形态,CD30+弥

漫强阳性;⑤外周 T 细胞淋巴瘤,非特指:通常 βF1+。

17. 原发皮肤 CD8+侵袭性亲表皮性细胞毒性 T 细胞淋巴瘤

【定义】原发皮肤 CD8+侵袭性亲表皮性细胞毒性 T 细胞淋巴瘤(primary cutaneous CD8 positive aggressive epidermotropic cytotoxic T-cell lymphoma)是一种暂定的独立的 T 细胞淋巴瘤,特点为肿瘤性的 T 细胞嗜表皮性且表达 CD8 及细胞毒性蛋白,临床过程呈侵袭性。

【临床表现】罕见,主要发生在成人,无明显性别差异。病因不清。多数患者表现为全身皮肤病变,也可为局限性改变。病变特点为斑片、斑块和肿瘤形成,常常伴有不同程度的溃疡,常累及黏膜。在诊断此病之前,应首先排除 MF 和淋巴瘤样丘疹病。常呈侵袭性的临床过程。

【组织病理学】形态学表现差异很大,淋巴细胞可呈片样、结节样或是弥漫浸润,并伴有显著的嗜表皮性(所谓的佩吉特样的浸润)。但是在一些病例中嗜表皮性可能不明显。因此没有嗜表皮性,也不能完全排除此诊断。可见海绵样改变或表皮内、表皮下的水泡形成,也可见皮肤附件的浸润和破坏。但是血管中心浸润和破坏不常见。肿瘤细胞为小到中等或中等至大细胞,核呈多形性或母细胞性。

【免疫表型及遗传学】肿瘤细胞免疫表型是 βF1+、CD3+、CD8+、粒酶 B+、穿孔素+、TIA-1+、CD2-/+、CD4-、CD5-/+、CD7+/-、CD30-、CD56-。肿瘤性 T 细胞显示 TCR 受体基因克隆性重排,尚无特异性基因异常,EBV 检测为阴性。

【鉴别诊断】包括:①CD8+的蕈样肉芽肿;②淋巴瘤样丘疹病 D 型;③原发皮肤 γσT 细胞淋巴瘤。

18. 原发肢端皮肤 CD8 阳性 T 细胞淋巴瘤*

【概述】原发肢端皮肤 CD8 阳性 T 细胞淋巴瘤(primary cutaneous acral CD8+ T-cell lymphoma*)是 2016 版 WHO 分类中新提出的,2007 年首次在耳部报道的 CD8+的惰性 T 细胞淋巴瘤。

【临床表现】该肿瘤常发生在头颈部,其他部位也有报道。病变的分布和临床表现与原发皮肤 CD4 阳性小/中 T 细胞淋巴增生性疾病的孤立病变相似。

【组织病理学】肿瘤细胞主要在真皮层浸润,有时会累及皮下脂肪组织,但表皮不受累。形态学特点也与原发皮肤CD4 阳性小/中 T 细胞淋巴增生性疾病相似,但更为单形性。

【免疫表型及遗传学】肿瘤细胞表达 T 细胞标记,表达CD8 和细胞毒性蛋白。肿瘤性 T 细胞显示克隆性 TCR 受体基因重排。

【鉴别诊断】包括:①原发皮肤 CD8+侵袭性亲表皮性细胞毒性 T 细胞淋巴瘤;②原发皮肤 CD4 阳性小/中等大小T 细胞淋巴增生性疾病。

19. 原发皮肤 CD4 阳性小/中 T 细胞淋巴增生性疾病*

【定义】原发皮肤 CD4 阳性小/中 T 细胞淋巴增生性疾病(primary cutaneous CD4 positive small/medium T-cell lymphoproliferative disorder)是指真皮层内小到中等大的辅助 T

细胞的浸润。关于此类淋巴增生性疾病的定义和性质目前仍具有争议。

【临床表现】常见于成年人和老年人。病因不详。多为头颈部及躯干上部孤立的肿块，预后很好。无蕈样肉芽肿中典型的斑片和斑块。多发性肿块或发生在腿部的病变提示有侵袭性。

【组织病理学】真皮全层致密的，结节状或弥漫的淋巴细胞浸润，可累及皮下脂肪浅层，没有/局灶嗜表皮性。以小到中等大的淋巴细胞浸润为主，核形不规则，大细胞不能超过30%，可混有炎症细胞，有时见肉芽肿反应。

【免疫表型及遗传学】呈αβ辅助T细胞表型，表达CD3、CD4、CD5和βF1，不表达CD8、CD30。有时会丢失全T细胞抗原。不表达细胞毒性蛋白。可表达PD1和其他辅助T细胞标记。大部分病例TCR受体基因重排为克隆性。

【鉴别诊断】包括：①原发皮肤CD8+侵袭性亲表皮性细胞毒性T细胞淋巴瘤；②原发肢端皮肤CD8阳性T细胞淋巴瘤；③炎性病变。

20. 外周T细胞淋巴瘤，非特指

【概念】外周T细胞淋巴瘤，非特指（peripheral T-cell lymphoma,NOS,PTCL,NOS）是胸腺后发生于淋巴结或结外成熟T细胞来源的肿瘤。在新版WHO关于淋巴组织肿瘤的分类中，除了已单独命名的、有独特的临床病理表现的淋巴瘤以外的所有外周（成熟）T细胞淋巴瘤均归于此项下。因此，PTCL,NOS是一组细胞学和免疫表型明显异质性的侵袭性肿瘤，其特点是形态学表现各异，病理诊断的重复性较差，缺乏特征性的临床表现。用这一疾病名称，也显示了现今人们对其认识的局限性。该肿瘤的诊断是在排除了其他各种组织学类型的T细胞肿瘤的基础上进行的。PTCL,NOS约占所有淋巴瘤的7.6%，占所有外周T细胞淋巴瘤的50%。

【临床表现】中老年男性患者相对多见，发病高峰年龄为60~70岁。临床表现复杂多样，多数患者有全身淋巴结肿大，伴有B症状，有的患者还伴有嗜酸性粒细胞增多、皮肤瘙痒等表现。部分患者有自身免疫性疾病史，如SLE、类风湿关节炎和桥本甲状腺炎等。可同时或仅有结外病变，结外主要累及皮肤和胃肠道，也可累及骨髓、肝、脾和周围血。多数患者就诊时已处于临床Ⅲ~Ⅳ期。该肿瘤属侵袭性淋巴瘤，预后不良，5年总体生存率低（20%~30%）。分期、IPI评分以及是否有骨髓累及可能与预后相关。伴嗜血综合征者预后极差，患者多在6~12个月内死亡。

【组织病理学】PTCL,NOS的组织病理表现多样。淋巴结结构多有不同程度的破坏，肿瘤细胞在副皮质区浸润或呈弥漫性浸润，高内皮血管增多（图14-56A）。背景中可见不等量的反应细胞成分，如嗜酸性粒细胞、浆细胞、B淋巴细胞、巨噬细胞和上皮样细胞等。瘤细胞的大小和形态各异，细胞核形态从多形性到单形性，多数细胞体积中至大，核扭曲或呈多分叶状，核染色质呈粗颗粒状，部分瘤细胞有明显

核仁，可见到R-S样细胞，易见核分裂；胞质可透明、淡染、嗜酸性、嗜中性或嗜碱性（图14-56B）。有些病例可出现纤维化。目前主要有两个亚型：①淋巴上皮样淋巴瘤，预后优于其他类型的PTCL,NOS；②结内原发EB病毒阳性T细胞或NK细胞淋巴瘤。

【免疫表型及遗传学】瘤细胞表达T细胞分化抗原，如CD2、CD3、CD5、CD7，以及αβ型或γδT细胞受体等（图14-56C），某些肿瘤也表达辅助T细胞标记CD4或抑制T细胞标记CD8，一般CD4+的肿瘤细胞多于CD8+细胞，也可CD4+/CD8+或CD4-/CD8-。约80%的病例有部分T细胞抗原丢失，如CD5和CD7。部分病例还表达HLA-DR和CD25。大细胞为主者，多数瘤细胞呈CD30+，但CD15-。某些病例中瘤细胞还表达细胞毒颗粒相关蛋白，特别是发生于结外的该肿瘤。多数病例表达αβ-TCR（βF1+），部分病例表达γδ-TCR,Ki-67指数多较高（图14-56D）。偶尔见CD20异常表达。不表达滤泡辅助T细胞表型（CD10、BCL6、CXCL13、PD1等）。EBER原位杂交检测，肿瘤细胞一般为阴性，有时组织中部分转化的B细胞呈阳性反应。大多数病例存在TCR基因克隆性重排。基因表达谱分析（GEP）研究显示PTCL接近激活T淋巴细胞。核型复杂，GEP结果证实至少有三个亚型：分别为GATA3、TBX21和细胞毒性基因的过度表达，并可表达免疫组织化学（包含IHC）能检测的分子。这些亚型与不同的临床行为和对治疗的反应相关，其中GATA3亚型预后差。这些研究已经确定的突变有：参与表观遗传的基因（KMT2D［MLL2］、TET2、KDM6A、ARID1B、DNMT3A、CREBBP、MLL和ARID2），基因信号通路（TN-FAIP3APC、CHD8、ZAP70、NF1、TNFRSF14、TRAF3）和肿瘤抑制（TP53、FOXO1、BCORL1、ATM）。

【鉴别诊断】包括：①淋巴结T区反应性增生：常表现为局部淋巴结肿大，患者一般情况好。淋巴结结构存在，缺乏T细胞受体基因重排；②肉芽肿性淋巴结炎：缺乏异常T淋巴细胞及T细胞受体基因重排；③血管免疫母细胞性T细胞淋巴瘤：表达滤泡辅助T细胞表型（CD10、BCL6、CXCL13、PD1等）；④经典型霍奇金淋巴瘤：免疫表型及T细胞受体基因重排可以鉴别；⑤富于T细胞和组织细胞的大B细胞淋巴瘤：B及T细胞受体基因重排可以协助诊断；⑥ALK（+）间变大细胞淋巴瘤：常发生在年轻人，以窦性浸润为主，ALK（+）；⑦ALK（-）间变大细胞淋巴瘤：有时难与PTCL,NOS鉴别，窦性浸润及间变的细胞形态更支持ALCL；⑧MF累及淋巴结：临床情况很重要。

21. 具有滤泡辅助T细胞（TFH）表型的结内T细胞淋巴瘤

【概念】具有滤泡辅助T细胞（TFH）表型的结内T细胞淋巴瘤［nodal T-cell lymphomas with T follicular helper（TFH）phenotype］，包括血管免疫母细胞性T细胞淋巴瘤（angioimmunoblastic T-cell lymphoma, AITL）、滤泡T细胞淋巴瘤（follicular T-cell lymphoma）和具有滤泡辅助T细胞

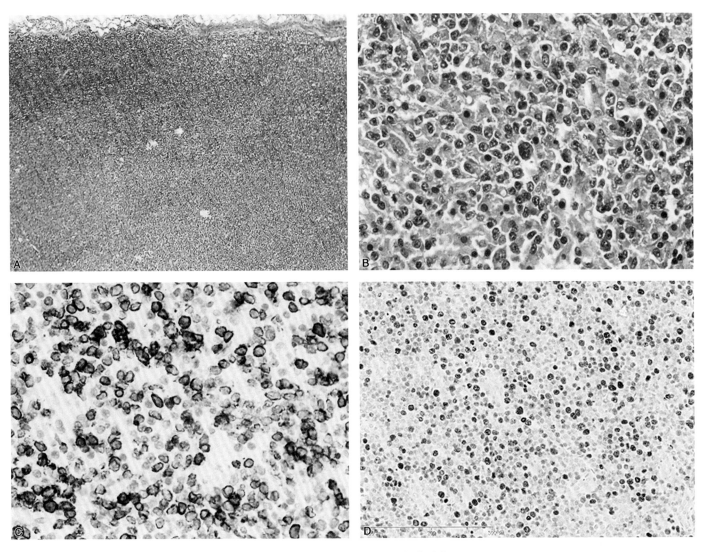

图 14-56 外周 T 细胞淋巴瘤,非特指

A. 肿瘤细胞呈弥漫性浸润(HE,低倍放大);B. 肿瘤细胞的大小和形态各异,核扭曲或呈多分叶状,核染色质呈粗颗粒状,部分瘤细胞有明显核仁,背景中可见不等量的反应细胞成分(HE,高倍放大);C. 肿瘤细胞 CD3(+)(IHC,高倍放大);D. 肿瘤细胞 Ki-67 增殖指数高(IHC,中倍放大)

(FTH)表型的结内外周 T 细胞淋巴瘤(nodal peripheral T-cell lymphoma with TFH phenotype),该类肿瘤应该表达至少 2 个或 3 个 TFH 相关抗原:包括 PD1、CD10、BCL6、CXCL13、ICOS、SAP 和 CCR5。常见的基因异常包括 *TET2 IDH2*、*DN-MT3A RHOA* 和 CD28 突变,以及 *ITK-SYK* 或 *CTLA4-CD28* 等基因融合。尽管它们有 TFH 的表型以及一些相同的遗传学改变,但是仍有不同的临床和病理学改变,所以应将它们进一步分类。本部分内容主要介绍 AITL。

血管免疫母细胞性 T 细胞淋巴瘤

【定义】血管免疫母细胞性 T 细胞淋巴瘤(angioimmu-noblastic T-cell lymphoma,AITL)是一种起源于滤泡辅助 T 细胞的外周 T 淋巴细胞肿瘤。临床上呈系统性疾病过程,全身多器官、组织受累,以瘤细胞的多形性,高内皮血管和树突状网状细胞的明显增生为组织病理学特征。AITL 占所有 NHL 的 1% ~2%,占所有外周 T 细胞肿瘤的 15% ~20%。

【临床表现】患者多为中老年人,平均年龄为 64 岁。

主要临床表现有全身淋巴结肿大、肝脾肿大、贫血、皮肤瘙痒和多浆膜腔积液等,常伴 B 症状。实验室检查可有多克隆高 γ 球蛋白血症、血清 LDH 水平升高、自身免疫性溶血性贫血、循环免疫复合物和自身抗体的存在等。约 90% 的患者就诊时已处于临床Ⅲ或Ⅳ期。不同的患者,该肿瘤的临床过程、预后及对治疗的反应差异较大,50% 的患者用泼尼松治疗可达完全缓解,约 30% 的患者可获长期无病生存,但平均生存期少于 3 年。

【组织病理学】病变的早期淋巴滤泡常增生,随着肿瘤的进展,淋巴结结构不同程度地被破坏,但被膜下窦常见。滤泡间区增生,高内皮血管呈树枝状增生,遍布于病变的淋巴结(图 14-57A)。淋巴滤泡套区细胞消失,仅见少量滤泡中心细胞和增生的树突状网状细胞,即所谓生发中心"烧光"(burn out)现象。可见不等量的嗜酸性无结构物质沉着。多数瘤细胞体积小或中等大小,胞质淡染或透明,细胞核为圆形、卵圆形或不规则形,核染色质细腻而均匀分布

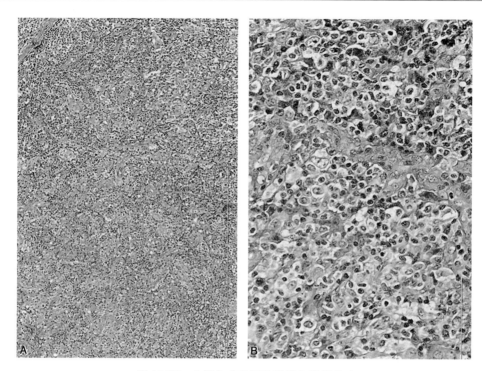

图 14-57 血管免疫母细胞性 T 细胞淋巴瘤
A. 滤泡间区增生,高内皮血管呈树枝状增生(HE,低倍放大);B. 肿瘤细胞体积小或中等大
小,胞质淡染或透明,细胞核为圆形、卵圆形或不规则形,沿增生血管分布(HE,高倍放大)

(图 14-57B)。瘤细胞多呈小簇状分布,沿增生血管分布,在低、中倍镜下呈特征性的斑驳样图像。常可见一些胞质嗜碱性的免疫母细胞呈簇状分布或存在于血管内。可见 R-S 样细胞(免疫表型检测呈 CD30+、CD15+、CD20+/−、EBER+)。易见核分裂象。随着肿瘤的进展,瘤细胞的数量逐渐增加,成片分布。该肿瘤的形态学特征之一是滤泡外高内皮血管周围树突状细胞增生而形成粉染的细胞稀疏(hypocellular)区。背景中还可见不等量的浆细胞、嗜酸性粒细胞和组织细胞散在分布,部分病例可见上皮样细胞簇或肉芽肿。可见 B 免疫母细胞增生伴 EBV 阳性,甚至继发大 B 细胞淋巴瘤等。形态学可分为三种模式:第一种模式为肿瘤细胞围绕增生的滤泡(有生发中心,但缺乏套区),此型与反应性增生鉴别困难;第二种模式为可见缩小的残存滤泡,在扩大的滤泡间区中,肿瘤细胞容易被识别;第三种模式为淋巴结结构完全或大部分被破坏,仅能在皮质区边缘看到残存的生发中心。

【免疫表型及遗传学】瘤细胞表达 T 细胞分化抗原,如 CD2、CD3 和 CD5(图 14-58A)。多数病例之瘤细胞为 CD4+。其肿瘤细胞特征性地表达滤泡辅助 T 细胞标记,如 CXCL13、CD10、BCL6 和 PD-1 等(图 14-58C ~ E)。CD21 及 CD23 染色显示滤泡外树突状网状细胞主要沿高内皮血管呈丛状增生,并勾勒出生发中心的轮廓(图 14-58B)。Ki-67 指数较高。病变组织中增生的 B 免疫母细胞表达 CD20 抗原,且常为 EBER 阳性(图 14-58F)。约 90% 的病例可检出 T 细胞受体基因的克隆性重排。20% 左右的病例存在免疫球蛋白基因的克隆性重排。常见的突变发生在基因 *TET2*、*RHOA*、*IDH2* 和 *DNMT3A*。常见的细胞遗传学异常是 3 号染色体三

体(trisomy 3)、5 号染色体三体(trisomy 5)和外加一 X 染色体。

【鉴别诊断】AITL 的临床和病理形态学表现均有一定的特点,加之其瘤细胞表达滤泡辅助 T 细胞抗原(CXCL13、PD-1 和 CD10),存在特征性增生的高内皮血管及滤泡外树突状网状细胞网,有 T 细胞受体基因重排,可与以下淋巴组织肿瘤及增生性病变进行鉴别:①富于 T 细胞和(或)组织细胞的大 B 细胞淋巴瘤;②经典型霍奇金淋巴瘤;③非特指外周 T 细胞淋巴瘤;④淋巴结不典型 T 区增生,如病毒感染、自身免疫性疾病或药物相关,需密切结合临床。

22. 间变大细胞淋巴瘤,ALK+

【概述】间变大细胞淋巴瘤,ALK+(anaplastic large cell lymphoma, ALK positive, ALCL, ALK+)是原发于淋巴结或结外器官或组织的外周 T 细胞淋巴瘤。其组织病理特征为肿瘤细胞体积大,胞质丰富,细胞核呈明显多形性。其免疫表型特征为肿瘤细胞表达 CD30 抗原以及间变性大细胞淋巴瘤激酶蛋白(anaplastic large cell lymphoma kinase, ALK);多数病例还表达细胞毒颗粒蛋白。

【临床表现】ALCL,ALK+多发生在儿童和年轻人,约占成人 NHL 的 3%,占儿童 NHL 的 10% ~ 20%,以 30 岁以下的男性多见,淋巴结和结外均可发病。ALCL,ALK+常以淋巴结为首发,并呈系统扩散趋势,可累及全身多器官、组织。常见的结外受累部位有皮肤、骨、软组织、肺和肝等。累及胃肠道和中枢神经系统者罕见。纵隔受累的几率低于经典型霍奇金淋巴瘤,近 30% 的患者有骨髓累及。多数患者就诊时处于临床Ⅲ期或Ⅳ期,常有浅表和腹腔淋巴结肿

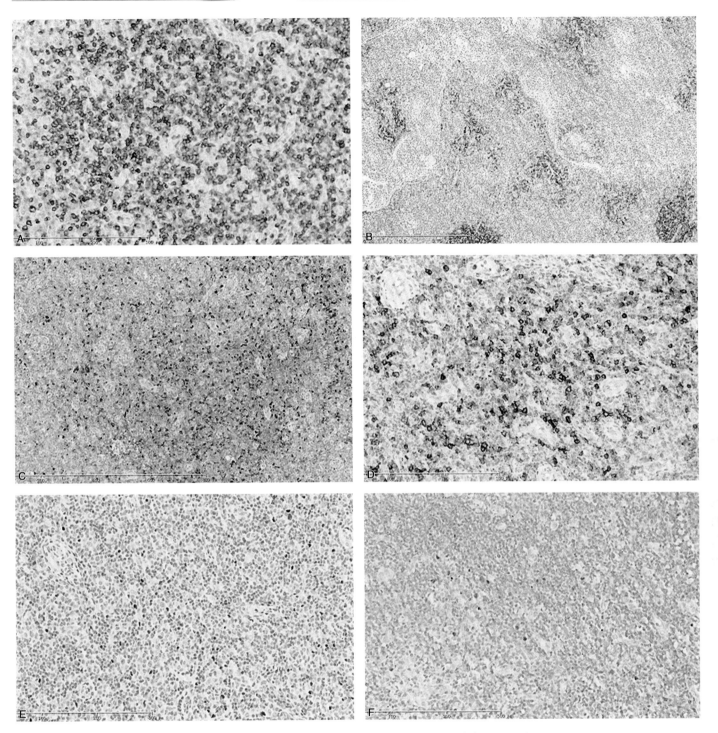

图 14-58 血管免疫母细胞性 T 细胞淋巴瘤免疫表型

A. 肿瘤细胞 CD3(+)(IHC,中倍放大);B. CD21 示滤泡外树突状网状细胞(IHC,低倍放大);C ~ E. 肿瘤细胞依次表达滤泡辅助 T 细胞标记 CXCL13、PD-1 和 BCL6(IHC,中倍放大);F. 增生的 B 免疫母细胞 EBER1/2(+)(IHC,中倍放大)

大,结外及骨髓受累等,多数患者有 B 症状,特别是高热。该肿瘤对化学药物治疗敏感,该肿瘤的预后优于 ALCL,ALK- 以及非特指外周 T 细胞淋巴瘤的患者,五年生存率为 70% ~ 80%。

【组织病理学】 ALCL,ALK+淋巴结结构部分或完全破坏,被膜纤维化明显,瘤细胞呈镶嵌状排列,呈窦内浸润或滤泡间区弥漫性浸润(图 14-59A)。形态学谱系较宽,肿瘤细胞可从小细胞到大细胞,典型的标志性肿瘤细胞(hallmark

cells)体积大,细胞核形态怪异且呈明显多形性,可为圆形、卵圆形、肾形、胚胎样、马蹄形或分叶状,核染色质细腻或呈斑块状散布于核内,常可见数个嗜碱性的小核仁。瘤细胞胞质丰富,透明、嗜碱性或嗜酸性,常可见核旁的局限性嗜酸性区。另外,还可见 R-S 样细胞和多核瘤巨细胞,后者之细胞核排列呈花冠状(图 14-59B)。由于切片原因,可出现核内假包涵体改变。背景中有不等量的中性粒细胞、小淋巴细胞、浆细胞、组织细胞和嗜酸性粒细胞等。部分 ALCL 的病变组织中会出现大量中性粒细胞,易漏诊。ALCL 有五种组织学变型,即普通型(common pattern)、淋巴组织细胞型(lymphohistiocytic pattern)、小细胞型(small cell pattern)、霍奇金样型(Hodgkin-like pattern)、组合型(composite pattern)和其他组织学类型(other histological pattern)。

(1) 普通型:最常见,约 60% 的该肿瘤为此型。主要由具有明显多形性的、体积大的标志性细胞构成。若淋巴结结构为部分破坏,常见肿瘤细胞呈窦性浸润。

(2) 淋巴组织细胞型:约占 10%。以病变组织中有大量反应性的组织细胞为其组织学特征,而瘤细胞的数量较少,常呈簇状分布于血管周围。瘤细胞的体积也较普通型者为小。偶见组织细胞吞噬红细胞现象。

(3) 小细胞型:占该肿瘤的 5%~10%。病变组织中以体积小到中等大小的肿瘤细胞为主,胞质淡染,细胞核居中,核形不规则,呈所谓"煎蛋样细胞"(fried egg cells);而少数标志性肿瘤细胞主要分布于血管周围。前述体积小到中等

大小的肿瘤细胞常表达 T 细胞抗原,但常呈 CD30 阴性反应或弱阳性;而分布于血管周围的标志性肿瘤细胞则呈 CD30 强阳性反应。此型 ALCL 常被误诊为非特指外周 T 细胞淋巴瘤。

(4) 霍奇金样型:此型少见,常易与结节硬化型的经典型霍奇金淋巴瘤相混淆。

(5) 组合型:同一淋巴结中可见一种以上组织学变型,或者复发病例的变型与原发时不同。

(6) 其他组织学类型:瘤细胞可主要有形态较为一致的圆形核细胞所组成,亦或混有多形性细胞成分,如含有大量的多核瘤巨细胞,或呈肉瘤样、间质黏液变或水肿等。

【免疫表型及遗传学】病变组织中 80% 以上的瘤细胞表达 CD30 抗原,大细胞免疫染色最强,呈细胞膜的线形阳性和细胞质高尔基区的点状阳性反应(图 14-59C)。瘤细胞还表达 ALK 蛋白,多数呈细胞核/胞质阳性反应(图 14-59D);少数为细胞膜和(或)胞质阳性反应。瘤细胞可表达

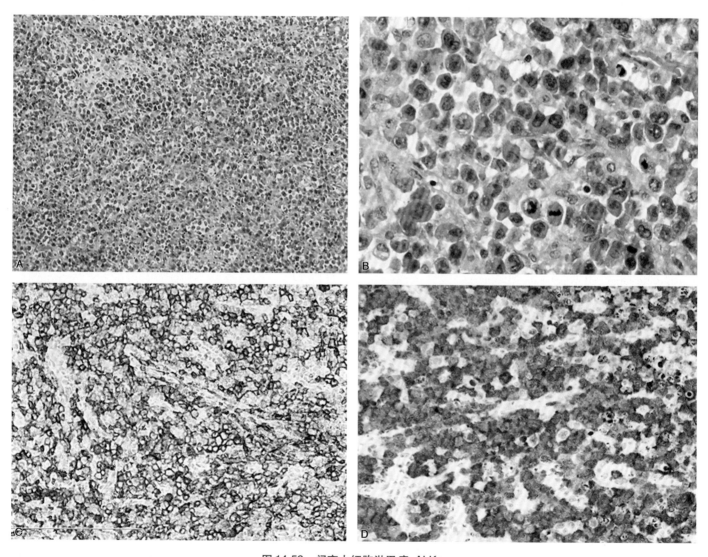

图 14-59　间变大细胞淋巴瘤,ALK+
A. 肿瘤细胞呈镶嵌状排列,呈窦内浸润(HE,中倍放大);B. 肿瘤细胞体积大,细胞核形态怪异且呈明显多形性,核分裂易见(HE,高倍放大);C. 肿瘤细胞 CD30(+)(IHC,中倍放大);D. 肿瘤细胞 ALK 蛋白呈细胞核及胞质阳性反应(IHC,高倍放大)

一或数种 T 细胞抗原,如 CD2、CD5、CD4 和 CD43 等,而多不表达 CD3 和 BCL-2。因部分病例之瘤细胞不表达常用的 T 细胞抗原,而呈所谓"无标记"细胞(null cell)表型,但 *TCR* 基因克隆性重排证明其 T 细胞属性。多数病例表达细胞毒性蛋白,如 TIA-1 和粒酶 B 等。部分病例表达 CD45 和 EMA。EBER-ISH 阴性。Ki-67 指数高。无论瘤细胞是否表达 T 细胞分化抗原,约 90% 以上的病例可检出 T 细胞受体基因的克隆性重排。该肿瘤的遗传学特征是存在 *ALK* 基因的易位,最常见的是 t(2;5),即位于 2 号染色体的 *ALK* 基因与位于 5 号染色体的 *NPM*(nucleophosmin)基因发生融合,而形成 *NPM-ALK* 融合基因,并导致其蛋白产物 ALK 过表达,其阳性反应模式为胞核和胞质共表达;部分病例是 t(1;2)、t(2;3)或 Inv2,其 ALK 蛋白的阳性反应模式为胞质表达;少数病例是 t(2;17),瘤细胞呈细胞质的颗粒状阳性反应。一方面,由于 ALK 蛋白的表达与否是一个重要的预后因素,另一方面,ALK 蛋白的表达模式又与细胞遗传学的改变有关,因此,如果可能,对每一例 ALCL 均应进行 ALK 蛋白表达的检测。

【鉴别诊断】包括:①皮肤 CD30 阳性淋巴增生性疾病:需结合临床情况、组织形态学及免疫表型综合分析。皮肤 ALCL 不表达 ALK 蛋白及 EMA。②ALCL,ALK-。③非特指外周 T 细胞淋巴瘤:窦内浸润不常见。④经典型霍奇金淋巴瘤:形态学及免疫组化可以帮助鉴别。⑤表达 CD30 抗原的 B 细胞肿瘤:免疫组化可以帮助鉴别。⑥ALK+大 B 细胞淋巴瘤:CD30-,ALK 蛋白胞质颗粒着色。⑦转移性癌和黑色素瘤。⑧真性组织细胞淋巴瘤。⑨淋巴结 T 区的反应性增生。⑩表达 ALK 的软组织肿瘤,如炎性肌成纤维细胞肿瘤、横纹肌肉瘤等,组织形态学不同,CD30 和 EMA 均为阴性。

23. 间变大细胞淋巴瘤(ALCL),ALK 阴性

【定义】 间变大细胞淋巴瘤(ALCL),ALK 阴性(anaplastic large cell lymphoma,ALK negative)为 CD30 阳性的 T 细胞肿瘤,与 ALCL,ALK+有相似的形态学表现和免疫表型特征,但不表达 ALK 蛋白。该肿瘤与 PTCL,NOS 的区别有一定的难度或存在争议。

【临床表现】 与 ALCL,ALK+不同的是该肿瘤多见于中老年人,患者的高峰年龄范围是 40~65 岁;以淋巴结病变为主,结外病变发生的几率相对低,可累及骨、软组织和皮肤。多数患者就诊时处于临床Ⅲ或Ⅳ期,多有 B 症状。该肿瘤的预后较 ALCL,ALK-1+差,但是比 PTCL,NOS 预后好。

【组织病理学】 该肿瘤与 ALCL,ALK+的组织形态学表现相似,细胞形态间变性比 ALCL,ALK+更明显(图 14-60A、B)。

【免疫表型及遗传学】 病变组织中 80% 以上的瘤细胞强阳性表达 CD30 抗原,呈细胞膜线形阳性和细胞质内高尔基区的点状阳性反应(图 14-60C);也可呈胞质弥漫性阳性反应。瘤细胞不表达 ALK 蛋白(图 14-60D)。近半数的病例表达一种或数种 T 细胞抗原,如 CD2 和 CD3,常表达 CD43,少数表达 CD5。多数病例表达细胞毒性蛋白,如 TIA-

1 和粒酶 B 等。少数病例表达 EMA,BCL2 及 CD15。EBER-ISH 阴性。90% 以上的病例可检出 T 细胞受体基因的克隆性重排。一部分病例染色体 6p25 中具有 *DUSP22* 和 *IRF4* 基因重排,细胞形态相对单一,常缺乏细胞毒性颗粒,预后好。但具有 *TP63* 基因重排的病例具有侵袭性。最近的研究提示 ALK 阴性 ALCL 的遗传学显示突变和激酶融合可导致 JAK/STAT3 信号通路活化。

【鉴别诊断】包括:①皮肤 CD30 阳性淋巴增生性疾病:需结合临床情况、组织形态学及免疫表型综合分析。皮肤 ALCL 不表达 EMA。②ALCL,ALK+。③非特指外周 T 细胞淋巴瘤:hallmark 细胞不常见,CD30 常灶性阳性。④经典型霍奇金淋巴瘤。⑤表达 CD30 抗原的 B 细胞肿瘤等。⑥转移性癌和黑色素瘤。⑦真性组织细胞淋巴瘤。⑧淋巴结 T 区的反应性增生。

24. 乳腺植体相关 ALK 阴性 ALCL[22-23]

【概述】 乳腺植体相关 ALK 阴性 ALCL(breast implant-associated anaplastic large cell lymphoma)于 1997 首次描述,它通常表现为假体和周围纤维囊之间积累的浆液。与生理盐水和硅胶填充的假体都有关,从植入时间到发展为淋巴瘤的中位时间约为 10 年。

【临床表现】 在大多数情况下,肿瘤细胞局限于浆液中,无包膜浸润,预后好。在这种情况下,推荐保守处理,去除假体和被膜。如果有包膜浸润,就有淋巴结累及和全身扩散的风险,需要系统性化疗。目前导致肿瘤进展的因素还不确定。

【组织病理学】 文献报道有两种临床表现(渗出为主和渗出较少的肿块形式)与不同的组织病理学特征相关:原位 i-ALCL(间变细胞局限在纤维囊)和浸润性 i-ALCL(多形性细胞主要浸润邻近组织伴有嗜酸性粒细胞,有时可见 R-S 细胞,与霍奇金淋巴瘤相似)。肿瘤细胞可出现在渗出液中或纤维包膜上。肿瘤细胞大且多形性,胞质丰富嗜酸或透亮,可见肾形核,核分裂易见。背景炎性细胞较少,可见异物巨细胞反应。

【免疫表型及遗传学】 肿瘤细胞 CD30 阳性,EMA 不同程度阳性、ALK 阴性。大多数情况下,呈细胞毒性 T 细胞表型伴有一种或数种 T 细胞抗原的丢失,pSTAT3 核表达。EBER-ISH 阴性。可检出 T 细胞基因受体克隆性重排。

【鉴别诊断】 通过假体植入病史、临床表现、组织形态学及免疫组化与以下肿瘤进行鉴别:①皮肤 CD30 阳性淋巴增生性疾病;②ALCL,ALK-;③非特指外周 T 细胞淋巴瘤;④经典型霍奇金淋巴瘤;⑤表达 CD30 抗原的 B 细胞肿瘤等;⑥转移性癌和黑色素瘤;⑦真性组织细胞淋巴瘤。

(五)霍奇金淋巴瘤

【概念】 霍奇金淋巴瘤(Hodgkin lymphoma,HL),曾称霍奇金病(Hodgkin disease,HD),是一个独特的淋巴瘤类型,占所有淋巴瘤的 15%~25%。一百多年前由 Thomas Hodgkin 首先认识并描述了该肿瘤,之后以他的名字命名了

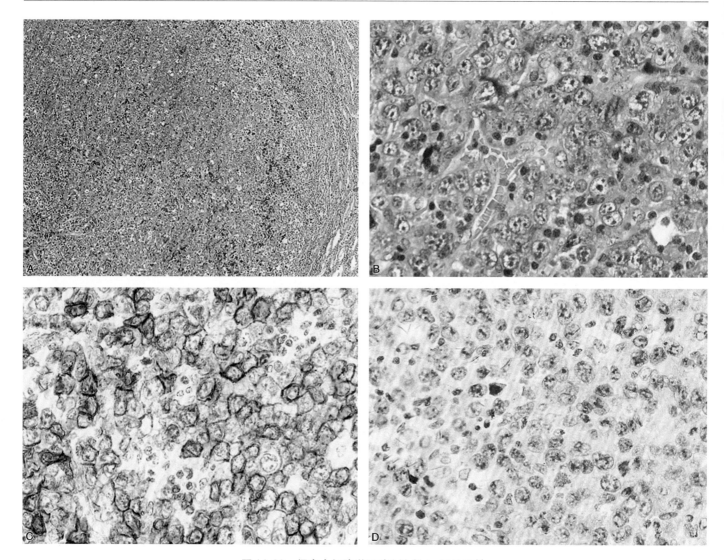

图 14-60 间变大细胞淋巴瘤（ALCL），ALK 阴性

A. 肿瘤细胞呈镶嵌状排列（HE，低倍放大）；B. 肿瘤细胞体积大，异型性明显（HE，高倍放大）；C. 肿瘤细胞 CD30（+）（IHC，高倍放大）；D. 肿瘤细胞 ALK 蛋白阴性（IHC，高倍放大）

该肿瘤并一直沿用至今。在发达国家和地区，HL 发病呈双峰现象，一是在 15～35 岁，患者的平均年龄为 32 岁；二是在 55 岁以后人群。HL 有以下特点：①该肿瘤原发于淋巴结，病变往往从一个或一组淋巴结开始，逐渐由近及远地向其周围的淋巴结扩散，故 HL 的分期对于指导治疗很重要；②HL 的肿瘤细胞是一种独特的瘤巨细胞，分别由 Sternberg（1898）和 Reed（1902）首先描述，即 Reed-Sternberg 细胞（Reed-Sternberg cell，R-S 细胞），瘤细胞在病变组织仅占其所有细胞成分的 0.2%～2%，且 R-S 细胞在不同病例的肿瘤组织或同一病例不同病变时期的组织中所占的数量和比例各异；③HL 病变组织中常有不等量的各种非肿瘤性的、反应性细胞成分；④约 10% 的病例可出现骨髓累及，但不发生白血病转化[1-3]。

【病因与发病机制】

1. R-S 细胞的属性 在 20 世纪 90 年代，人们采用显微切割技术对 HL 病变组织中的单个肿瘤性 R-S 细胞及其变异型细胞成分进行遗传学分析，发现在大多数病例中的 R-S 细胞的 Ig 基因均有 V（D）J 重排和体细胞超突变，相关的研究也应证了 CHL 是生发中心 B 细胞克隆性增生而形成的肿瘤的理论。CHL 是 B 细胞来源的肿瘤，但其肿瘤细胞丢失或下调了大多数 B 细胞特异性转录因子或转录蛋白，其机制可能与 B 细胞特异性主体转录因子启动子甲基化有关。另外 T 细胞分化相关基因（如 NOTCH1 和 GATA3）的异常表达也与 B 细胞识别标志的丢失有关。这一生物学的重要特征有助于 HL 于其他 B 细胞肿瘤的区别诊断[3]。

2. EB 病毒感染与 HL NF-κB 是一种在淋巴细胞活化中起重要作用的转录因子。在 CHL，NF-κB 的活化是一常见事件。EB 病毒（Epstein-Barr virus，EBV）感染或某些其他机制均可致 NF-κB 的活化。一方面，在多数 CHL 的 R-S 细胞中可检测到 EB 病毒 DNA，而且在同一病例的所有肿瘤细胞有相同的 EBV-DNA 构型。该结果提示 EBV 感染发生在细胞转化之前。另一方面，EBV 阳性的肿瘤细胞表达潜伏膜蛋白-1（latent membrane protein-1，LMP-1），而 LMP-1 是一种由 EB 病毒基因组编码的具有转化活性的蛋白。LMP-1 传导信号，使 NF-κB 表达上调，进而促进淋巴细胞的生存和增殖。假设因 BEV 感染或其他机制导致了 NF-κB 的活化，拯救了那些不表达 Ig 而行将凋亡的生发中心 B 细胞，并为获得其他未知的突变奠定了基础，两者的协同作用而产生了 R-S 细胞。关于 R-S 细胞及其变异型的形态学基础尚不明了，但是人们观察到在传染性单核细胞增多症患者的病变淋巴结中的 EBV 感染的 B 细胞形似 R-S 细胞，这强烈提示 BEV 编码的蛋白在 B 细胞发生明显变形而成为 R-S 细胞的过程中起到作用。EB 病毒感染常见于儿童和老年患者，以及 HIV 感染者。约 75% 的 CHL 存在 EBV 感染[3]。

3. R-S 细胞与反应性细胞的关系　R-S 细胞分泌许多细胞因子（IL-5、IL-10、IL-13 和 TGF-β）和趋化因子（TARC、MDC、IP-10 和 CCL28），在这些细胞因子的作用下，致 HL 病变组织中有大量反应性细胞成分存在，后者又通过产生一些细胞因子而支持 R-S 细胞的生长和生存。R-S 细胞是非整倍体，常有各种克隆性染色体异常。c-REL 促癌基因所在的染色体 2p 拷贝数的捕获尤为常见，可能与 NF-κB 活性的增加有关[3]。

【大体表现】HL 多发生于颈部和锁骨上淋巴结，其次是腋下、纵隔、腹膜后和主动脉旁淋巴结等（图 14-61）。受累淋巴结肿大，早期可活动，随着病程进展，相邻的肿大淋巴彼此粘连、融合而形成大包块，其直径可达 10cm 以上，不活动。颈淋巴结受累者，可形成包绕颈部的巨大肿块。随着纤维化程度的增加，肿块质地由软变硬。肿块常呈结节状，切面呈灰白色、鱼肉样，可有不同程度的坏死。HL 还可累及脾、肝和骨髓等器官，以脾脏受累最多见，有

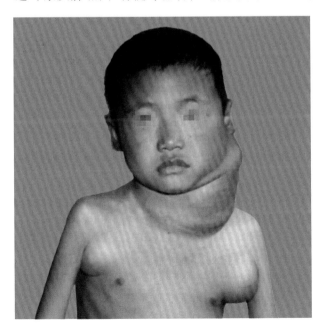

图 14-61　经典型霍奇金淋巴瘤
示患儿颈部及腋下淋巴结肿大并融合成巨大肿块

研究表明，30%~40% 的患者在就诊时已有脾脏累及。HL 累及脾脏的典型表现是所谓"斑岩脾"（porphyry spleen）（图 14-62）。

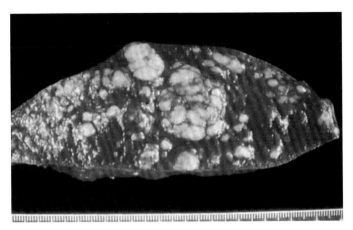

图 14-62　霍奇金淋巴瘤累及脾脏
示脾脏肿大，切面见灰白色结节，即所谓"斑岩脾"

【R-S 细胞及其变型】

（1）经典型 R-S 细胞：是一种直径 20~50μm 的双核或分叶核的瘤巨细胞。瘤细胞呈圆形或椭圆形，胞质丰富，略嗜酸或嗜碱性，细胞核圆形或椭圆形，双核或多核。染色质粗，沿核膜聚集呈块状，核膜厚而清楚。核内有一大而醒目的、直径与红细胞相当的、嗜酸性的中位核仁，形似包含体，核仁周围有空晕。典型 R-S 细胞的双核呈面对面排列，彼此对称，形成所谓"镜影细胞"（mirror image cell）（图 14-63）。

（2）霍奇金细胞（Hodgkin cell）：具有 R-S 细胞形态学特征的单核型瘤细胞（图 14-63）。

（3）陷窝细胞（lacunar cells）：瘤细胞体积大，直径为 40~50μm，胞质宽而空亮，核呈分叶状，有皱褶，核膜薄，染色质稀疏，有一个或多个较小的嗜碱性核仁（图 14-63）。胞质空亮是由于甲醛固定后胞质收缩至核膜附近所致。陷窝细胞常见于结节硬化型 CHL。

（4）淋巴组织细胞变型（lymphohistocytic variant，L&H）：也称"爆米花"细胞（popcorn cells），瘤细胞的体积大，多分叶状细胞核，染色质细腻，有多个小的嗜碱性核仁，胞质淡染（图 14-63）。L&H 细胞常见于结节性淋巴细胞为主型 HL。

（5）多核瘤巨细胞：瘤细胞体积巨大，形态极不规则，多形性明显。细胞核大，形态不规则，染色质粗，常可见大而明显的、嗜酸性的包涵体样核仁。核分裂象多见，常见多极核分裂（图 14-63）。

（6）木乃伊细胞（mummified cells）：R-S 细胞的死亡方式是凋亡，细胞皱缩，核固缩，即所谓木乃伊化（图 14-63）。

【组织病理学与分型】

2016 修订 WHO 分类仍将 HL 分为经典型霍奇金淋巴瘤（classical Hodgkin lymphoma，CHL）和结节性淋巴细胞为主型霍奇金淋巴瘤（nodular lymphocyte predominance Hodgkin

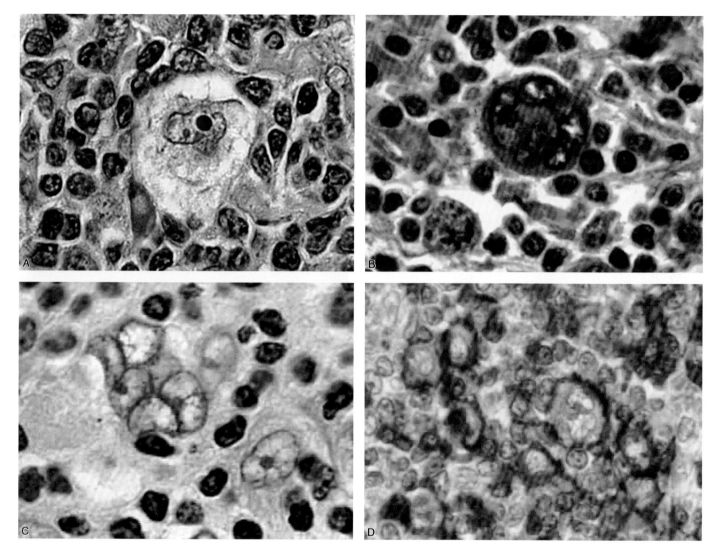

图 14-63　霍奇金淋巴瘤的细胞学

示经典 R-S 细胞及其变异型细胞。A. 陷窝细胞;B. 多核型瘤巨细胞;C."爆米花"细胞(吉姆萨);D."爆米花"细胞呈 CD20 阳性

lymphoma,NLPHL)两大类。CHL 约占所有 HL 的 95%,根据病变组织中肿瘤细胞和淋巴细胞的数量和比例,以及组织构象特征等,又将 CHL 分为四个组织学亚型,即结节硬化型、混合细胞型、富于淋巴细胞型和淋巴细胞消减型。下面分别介绍各亚型的主要临床病理特点。

1. 结节性淋巴细胞为主型霍奇金淋巴瘤

【临床表现】 NLPHL 少见,约占所有 HL 的 5%。以中、青年男性患者多见,中位年龄为 35 岁。多为颈部、腋下和腹股沟淋巴结受累,而纵隔和骨髓受累者极少见。约 80% 患者就诊时处于临床 Ⅰ 或 Ⅱ 期。有 B 症状者不到 10%。该肿瘤预后好,10 年生存率可达 80%。约 20% 的患者有复发或扩散,3% ~5% 的病例可转化为 DLBCL。

【病理形态学】 病变淋巴结完全或部分性被替代,呈结节状构象、结节与弥漫构象,或为弥漫性构象。在小淋巴胞、组织细胞、上皮样细胞与 L&H 细胞相间分布。Fan 等总结归纳为 6 种生长模式:模式 A 为典型的富于 B 细胞结节;模式 B 为匍行结节;模式 C 为结节伴明显结节外 LP 细胞;模式 D 为富于 T 细胞的结节;模式 E 为富于 T 细胞、组织细胞的大 B 细胞淋巴瘤样;模式 F 弥漫性富于 B 细胞。以模式 A 为例,病变淋巴结表现为深染的模糊不清的结节状构象,由大量小 B 淋巴细胞和一些组织细胞相间分布,呈所谓"虫蚀"(moth-eaten)样改变(图 14-64)。结节内常见多分叶核的"爆米花"细胞,即 L&H 细胞散在分布(图 14-64),难觅典型 R-S 细胞。其他细胞成分,如嗜酸性粒细胞、中性粒细胞和浆细胞也少见,几乎无坏死和纤维化改变。少数病例可表现为弥漫性增生构象。

【免疫组织化学与 EBV 感染检测】 肿瘤细胞表达 CD45、CD20、CD22、CD79a、BCL6、PAX5、BOB2 和 OCT2;不表达 CD30、CD15、EBV 和 BCL2。背景中主要是 B 淋巴细胞。CD21 染色示形态不规则的 FDC 网,勾勒出模糊结节构象(图 14-64)。缺乏 EB 病毒感染,EBER-ISH 阴性。

【鉴别诊断】 包括富于淋巴细胞型 CHL、富于 T 细胞、组织细胞的大 B 细胞淋巴瘤、生发中心进行性转化(PTGC)和结节硬化型 CHL[1,2,3,7]。详见本章节相关内容。

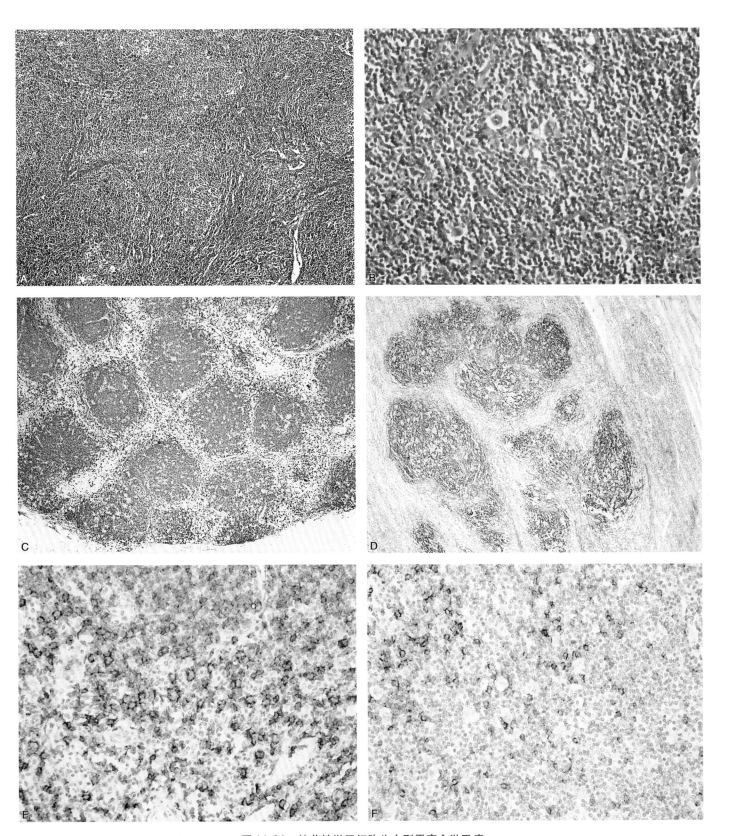

图 14-64 结节性淋巴细胞为主型霍奇金淋巴瘤
A. 病变淋巴结内模糊结节状构象；B. 结节内散在分布的 L&H 细胞；C. 结节内背景中的淋巴细胞呈 CD20+；D. CD21 染色示结节状构象；E. 结节内的 L&H 细胞呈 CD20+；F. CD57+细胞围绕 L&H 细胞分布

2. 经典霍奇金淋巴瘤

【临床表现】约90%的CHL发生于淋巴结,颈淋巴结最常见(75%),其次为腋下及腹股沟淋巴结,表现为局部淋巴结缓慢而无痛性、进行性肿大。纵隔占位为首发表现者早期无明显表现,因影像学检查偶然发现或因上腔静脉综合征而就诊。常有腹膜后淋巴结肿大和脾脏肿大。中轴线以外的淋巴结则少有受累。骨髓累及者少见,约占5%,有膈肌两侧病变及B症状的患者发生骨髓累及的几率较高。30%~40%的患者有B症状。患者的临床表现与CHL的组织学亚型有一定关系,如结节硬化型CHL以年轻女性患者多见,病变常累及颈下部、锁骨上及纵隔淋巴结等,约50%的患者表现为纵隔巨大包块,脾脏和骨髓受累几率分别为10%和3%。混合细胞型CHL患者常表现为高临床分期及B症状,脾脏和骨髓受累几率分别为30%和10%,而少有纵隔占位。富于淋巴细胞型CHL的临床表现与NLPHL相似,患者的平均年龄为43岁。70%的患者临床分期低,少有巨大包块及B症状。淋巴细胞减少型CHL常发生于老年人,高临床分期,有腹部器官和骨髓累及。HIV感染者发生的CHL常表现为侵袭性临床过程,少见部位受累,骨髓病变几率较高,或以骨髓病变为首发表现。实验室检查缺乏特异性,可有白细胞升高、红细胞沉降率升高,以及LDH水平升高等。少数患者有白细胞降低或嗜酸性瘤细胞增加等。CHL结外病变主要见于脾脏、骨髓和肝脏,且常伴随淋巴结病变而存在,此外,纵隔的CHL常累及胸腺和肺。发生于胃肠道、皮肤和咽部的CHL样病变则应与EBV+黏膜皮肤溃疡相区别。

【组织学亚型与病理形态学】根据病变淋巴结的组织学构象、瘤细胞的形态学以及反应性细胞成分的特点等,可将CHL分为四个组织学亚型,其中以结节硬化型和混合细胞型CHL最常见。

(1) 结节硬化型经典霍奇金淋巴瘤:结节硬化型经典型霍奇金淋巴瘤(nodular sclerosis classical Hodgkin lymphoma,

NSCHL),在西方国家是最常见的CHL亚型,占50%~80%,在中国仅次于混合细胞型CHL。该肿瘤以明显纤维化为特征,病变淋巴结质地硬,切面呈灰白或灰黄色,结节状。组织学特征是:粗大的胶原纤维分隔病变的淋巴结为大小不等的结节(图14-65),其胶原纤维在偏光镜下观察具有双折光性。结节形态不规则,其中见陷窝细胞(图14-65),少见典型R-S细胞,背景中常见嗜酸性粒细胞、中性粒细胞、CD4+T细胞和巨噬细胞,常见坏死及微脓肿形成。有15%~25%的病例其结节内可见大量奇异的间变形态的R-S细胞成分,或肿瘤细胞成片分布常伴坏死,既合体细胞型NSCHL,此时需要与间变大细胞淋巴瘤、兼有CHL和DLBCL组织学特征的不能分类的大B细胞淋巴瘤,以及非淋巴组织肿瘤相鉴别,如癌、恶性黑色素瘤和生殖细胞肿瘤等。

肿瘤细胞常表达CD30、CD15、MUM1和PAX5,一般不表达CD45、CD20和CD3,多数病例不表达EBV,15%~20%的病例可检出EBV感染[1-2]。

(2) 混合细胞型经典霍奇金淋巴瘤:混合细胞型经典型霍奇金淋巴瘤(mixed cellularity classical Hodgkin lymphoma,MCCHL)是中国最常见的CHL亚型,在欧、美国家占所有CHL的20%~30%。受累淋巴结结构常有不同程度破坏,早期病变可表现为滤泡间区或部分淋巴结累及,以及滤泡萎缩等。病变组织中常见经典型R-S细胞及其变异型细胞,易于识别。背景中常见小淋巴细胞、嗜酸性粒细胞、浆细胞和组织细胞等。组织细胞呈簇状分布(图14-66),有的病例中还可见上皮样细胞/多核巨细胞肉芽肿病变,易误诊为结核或其他肉芽肿性疾病。该肿瘤需要与外周T细胞淋巴瘤、富于组织细胞的非霍奇金淋巴瘤、NSCHL,以及具有肉芽肿表现的炎性疾病相区别,详见本章节相关内容[1-2]。

肿瘤细胞常表达CD30、CD15、MUM1和PAX5,一般不表达CD45、CD20和CD3;70%以上的病例有EBV感染(图14-66),肿瘤细胞表达EBV-LMP1,EBER1/2原位杂交阳性。

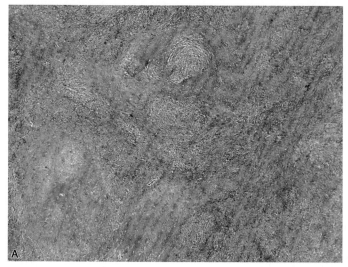
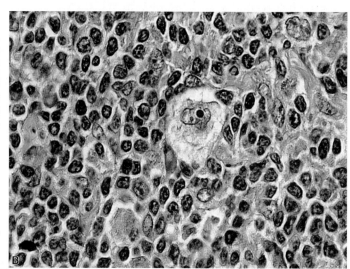

图14-65　结节硬化型经典型霍奇金淋巴瘤
A.示粗大的胶原纤维分隔病变淋巴结为大小不等的结节;B.示结节内的陷窝细胞及其背景细胞成分

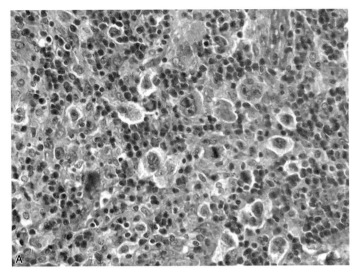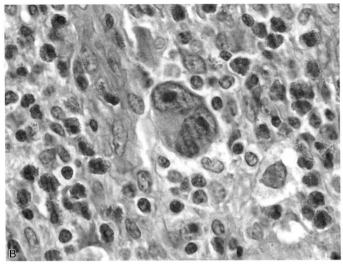

图 14-66 混合细胞型经典霍奇金淋巴瘤
A. 在混合性细胞的背景上见 R-S 细胞及其变异型细胞散在分布;B. 示 R-S 细胞

（3）富于淋巴细胞型经典霍奇金淋巴瘤:富于淋巴细胞型经典霍奇金淋巴瘤(lymphocyte-rich classical Hodgkin lymphoma):是 CHL 中新近定义的一个亚型,其特征是在小淋巴细胞的背景上见少数 HRS 细胞分布。根据 ETFL(the European Task Force on Lymphoma) 的描述有两种组织学构象,一是结节变型,较多见;二是弥漫变型,较少见。结节内主要是 B 细胞,见退化的淋巴滤泡及偏位的生发中心,有时似 Castleman 病后期的表现。可见上皮样细胞,少见 PTGC 和其他炎细胞,如嗜酸性粒细胞等。肿瘤细胞多散布于扩张的套区内,少呈簇分布,也称所谓"滤泡性 CHL"(图 14-67)。肿瘤细胞可主要是 R-S 细胞,也可为 LP 细胞,形似 NLPHL。病变组织中有大量反应性淋巴细胞存在,而肿瘤细胞数量较少。多数病例之淋巴结呈弥漫性累及,背景中主要是 T 淋巴细胞。有时可见残存的淋巴滤泡。弥漫变型病变呈滤泡间区或弥漫性构象,也称所谓"滤泡间 CHL"。需要鉴别的是 NLPHL、CHL 的其他亚型,如 MCCHL 和 NSCHL 等。

肿瘤细胞表达 CD30、CD15、MUM1 和 PAX5,一般不表达 CD45、CD20 和 CD3;背景中的小淋巴细胞表达 CD3,而不表达 CD57 和 PD-1。结节变型的病例 CD21 或 CD23 染色示扩张的 FDC 网并勾勒出结节状构象。约 40% 的病例伴 EB 病毒感染[1-2]。

（4）淋巴细胞减少型经典霍奇金淋巴瘤:淋巴细胞减少型经典型霍奇金淋巴瘤(lymphocyte-depleted classical Hodgkin lymphoma, LDCHL)是最少见的 CHL 亚型,占所有 CHL 的不到 1%。好发于老年人,临床分期高,常有系统症状,预后不良。病变组织中有极少量的淋巴细胞和大量 R-S 细胞或其多形性变异型(图 14-68)。需要区别诊断的有间变大细胞淋巴瘤和 NSCHL-Ⅱ型。

肿瘤细胞具有 CHL 的典型免疫表型,常有 EBV 感染[1-2]。

另外还有不能分类的 CHL,用于诊断那些不能纳入上述四个亚型的 CHL,包括小活检,结外病变活检、淋巴结部分受

累,少见的组织学表现和质量欠佳的免疫表型检测结果等。对于治疗后活检、复发病例或结外累及的 CHL,其分型均应参照最初淋巴结活检的组织学分型。

【临床分期和预后】 霍奇金淋巴瘤的临床分期仍采用的是 Ann Arbor(1971)临床分期系统(表 14-2)。由于 HL 的扩散是可预知的,首先是局部淋巴结肿大,然后是脾脏、肝脏,最终是骨髓累及和淋巴结外病变。基于这一共同的扩散方式,HL 的临床分期在估计预后和治疗方案的选择上均有重要意义。

目前,CHL 的总体治愈率已达 80% ~ 90%。CHL 对放疗敏感,中等剂量放疗可使绝大多数早期患者可获完全缓解。对于进展期的 CHL 采用 ABVD 或其他新方案治疗是首选。对于早期复发及难治性 CHL 采用大剂量联合化疗及自体造血干细胞移植可获疗效。对于难治性 CHL,采用抗 CD30 抗体联合 brentuximab vedotin 治疗开创了 CHL 靶向治疗的新纪元。CHL 的组织学亚型与预后相关,CD20、CD15 和 BCL2 的表达,以及 EBV 感染等均与预后相关。影响 CHL 预后的临床因素有年龄、男性、巨大纵隔肿物、肝脏累及、贫血、白细胞增多、淋巴细胞减少、低白蛋白血症和 LDH 水平升高等。可溶性 CD30、cytokines 或 Galectin-1 增加也与预后相关。新近的研究还表明背景中活化 T 细胞数量的增加与 CHL 不良预后有关[1-2]。

（六）移植后淋巴组织增生性疾病

【定义与分类】 移植后淋巴组织增生性疾病(posttransplant lymphoproliferatve disorders, PTLD) 是指在接受了实体器官、骨髓或造血干细胞移植之后的免疫抑制人群发生的淋巴细胞和浆细胞增生性疾病。修订 2016WHO 关于淋巴组织肿瘤的分类中,PTLD 有以下四类:①非损毁性 PTLD(non destructive PTLD),包括浆细胞增生、传染性单核细胞增生症和旺炽性滤泡增生;②多形性 PTLD;③单形性 PTLD,包括 B 细胞肿瘤,有 DLBCL,非特指;Burkitt 淋巴瘤、浆细胞骨髓

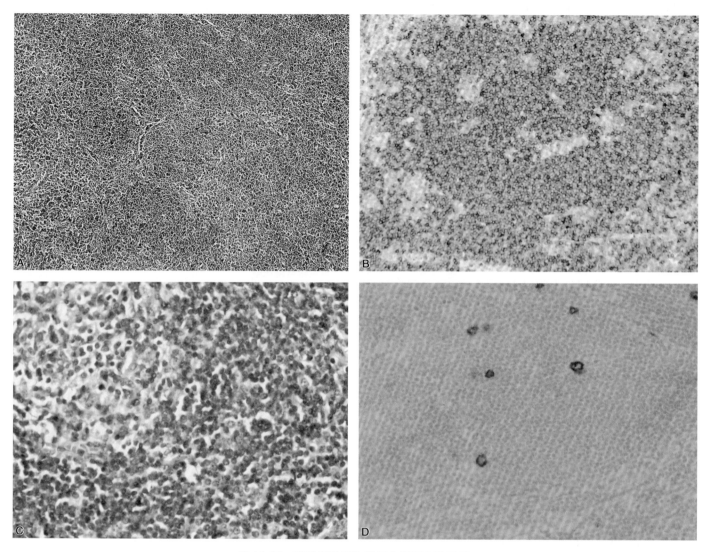

图 14-67 富于淋巴细胞型经典霍奇金淋巴瘤
A. 病变淋巴结内见境界欠清的结节；B. 背景中主要是 CD20+淋巴细胞；C. 淋巴滤泡套区内的肿瘤细胞；D. 滤泡套区内的肿瘤细胞 CD30+

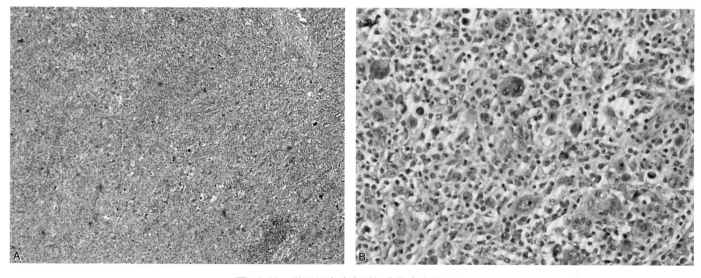

图 14-68 淋巴细胞减少型经典霍奇金淋巴瘤
A. 病变淋巴结内中淋巴细胞明显减少和较多肿瘤细胞；B. R-S 细胞及其变异型细胞

瘤、浆细胞瘤及其他肿瘤;T 细胞肿瘤有外周 T 细胞淋巴瘤,非特指、肝脾 T 细胞淋巴瘤及其他肿瘤等;还有 NK 细胞肿瘤;④经典型霍奇金淋巴瘤性 PTLD。

【流行病学与病因】 PTLD 的发生可能与人种、移植器官的类型及其所使用免疫抑制剂的不同有关。接受肾脏移植,以及外周血、干细胞和同种骨髓移植者发生 PTLD 的几率<1%,接受心、肺或肠移植者发生 PTLD 的几率>5%;儿童 PTLD 发病率更高,且常伴移植后初发 EB 病毒感染。

PTLD 是一个疾病谱系,约 70% 的患者有 EB 病毒感染,且多为 A 型感染。EBV 感染是淋巴组织增生的驱动因素;余 30%EBV 阴性病例患者多为成人,发生 PTLD 的时间较晚,且多表现为单形性 PTLD 病变,发病机制尚不清楚,可能存在 EB 病毒感染但未能检出;或其他病毒感染,或来自供体的慢性抗原刺激等。90% 以上发生与实体器官受者的 PTLD 都来自受者本身;绝大多数的同种骨髓移植受者的 PTLD 都是来自受者;而在接受了肝和肺移植者的 PTLD 部分可能来自供者。

【临床表现】 PTLD 主要累及胃肠道、淋巴结、肺和肝脏等。接受多器官移植者可能发生 CNS 的 PTLD。目前,大多数接受实体器官移植者需用环孢素(cyclosporine)和他克莫司(tacrolimus),这类患者多在接受移植后 1 年内发病。EBV 阴性或 T/NK 细胞性 PTLD 多在移植后 4~6 年后发病;大多数接受同种骨髓移植的患者多在移植后半年内发病。PTLD 患者的临床表现各异,可为非特异性表现,如乏力、嗜睡、体重减轻和发热等,常有淋巴结肿大及器官功能衰竭。也有扁桃体肿大等。

1. 非损毁性 PTLD　以往称为早期 PTLD,可表现为 IM 样综合征,如发热、咽痛和淋巴结肿大等,部分 IM 样 PTLD 可能是致死性的,常发生于之前无 EBV 感染者。早期 PTLD 也可表现为旺炽性淋巴滤泡增生,或浆细胞增生。停用免疫抑制剂后,症状可自行消失。部分早期 PTLD 可演进为多形性或单形性 PTLD。

【组织病理、免疫表型与遗传学】 非损毁性 PTLD 中的 IM 样型具有典型 IM 的病理表现,如滤泡间区扩大,在小淋巴细胞和浆细胞的背景上见大量免疫母细胞;有的表现为淋巴滤泡的旺炽性增生,或滤泡间区内大量成熟浆细胞分布。免疫表型检测示混合性淋巴细胞浸润,包括单克隆性 B 细胞、浆细胞和 T 细胞等,浸润的细胞缺乏异型性,且异常抗原表达。是否有器官或骨髓移植以及免疫抑制剂的使用是重要的区别诊断线索。在浆细胞增生和滤泡旺炽性增生的病例都不能检出 B 细胞克隆性;少部分 IM 样病例可检出寡克隆或小的克隆条带[1-2]。

2. 多形性 PTLD　病变的淋巴结或结外组织有结构破坏,浸润细胞形态多样,可见免疫母细胞、浆细胞、小或中等大小的淋巴细胞等,且其形态学表现不满足任一型别淋巴瘤的诊断条件。该 PTLD 的发病率各报道不一,为儿童最常见的 PTLD,常伴原发 EBV 感染。停用免疫抑制剂后,症状可自行消失。部分可演进为淋巴瘤,需治疗。

【组织病理、免疫表型与遗传学】 受累淋巴结或结外组织结构破坏,浸润的型别形态多样,可见不同分化阶段的 B 细胞,如免疫母细胞、浆细胞、小或中等大小的淋巴细胞等,可见地图样坏死和 R-S 样细胞,较多核分裂;有的病例还见灶区单形性细胞分布。有的呈霍奇金样表现。免疫表型检测:B 细胞为多克隆性增生;DLBCL 样 PTLD 有明显多形性或伴有明显浆细胞分化。病变组织中的 R-S 样细胞常表达 CD20 和 CD30,而一般不表达 CD15,常检测到 EB 病毒感染(LMP-1+或 EBER+)。该类病例可检出 IG 克隆性重排;EBV 阳性的病例采用 EBV 末端重复序列分析可检测出 EBV 克隆性。

3. 单形性 PTLD　该类可满足任一组织学类型的 B 细胞、T 细胞或 NK 细胞淋巴瘤的病理诊断条件,唯有在诊断中应首先冠以 PTLD,再根据不同组织学类型淋巴瘤的诊断标准进行诊断与分型即可。

4. 经典型霍奇金样 PTLD　该型较少见,主要发生于肾移植患者,常伴 EBV 感染,并满足 CHL 的病理诊断条件,尽管如此,其病理诊断仍应结合形态学和免疫组化染色结果进行。

（七）组织细胞和树突状细胞肿瘤

组织细胞与树突状细胞肿瘤来源于单核吞噬细胞(巨噬细胞和树突状细胞)和组织细胞。该组肿瘤有:组织细胞肉瘤(histiocytic sarcoma)、树突状细胞肉瘤(dendritic cell sarcoma)、来自 Langerhans 细胞的肿瘤、指状树突状细胞肉瘤(interdigitating dendritic cell sarcoma)、滤泡树突状细胞肉瘤(follicular dendritic cell sarcoma)、其他罕见的树突状细胞肿瘤,以及播散性幼年性黄色肉芽肿(disseminated juvenile xanthogranuloma)等。该组肿瘤中最常见的是来自 Langerhans 细胞的肿瘤,而其他类型肿瘤则少见或罕见[1-2,9]。

1. Langerhans 细胞肿瘤　Langerhans 细胞是一种树突状细胞,正常情况下,散在分布于皮肤、口腔、阴道和食管黏膜,也存在于淋巴结、胸腺和脾脏等处。Langerhans 细胞直径约为 $12\mu m$,胞质丰富,核形不规则,有切迹或分叶状。免疫表型检测,Langerhans 细胞表达 Langerin、CD1a、S100 和 HLA-DR 抗原,其中 Langerin 是 Langerhans 细胞及其肿瘤的特异性抗原标记。电镜观察,在其细胞质内可见特征性的小体,称 Birbeck 小体。Birbeck 颗粒是一种呈杆状的管状小体,其中央有一纵行条纹和平行排列的重复性条纹,形似拉链。有时一端呈泡状膨大似网球拍状。Langerhans 细胞来源的肿瘤有其特征性的免疫表型与亚细胞结构特点。根据其肿瘤细胞的异型性程度及其临床侵袭性的不同,可将该类肿瘤分为两种,一是 Langerhans 细胞组织细胞增生症(Langerhans cell histiocytosis, LCH),二是 Langerhans 细胞肉瘤(Langerhans cell sarcoma)[1-2]。

（1）Langerhans 细胞组织细胞增生症

【定义】 Langerhans 细胞组织细胞增生症是 Langerhans 细胞的克隆性增生而形成的恶性肿瘤,过去曾称组织细胞增生症 X。

【临床表现、治疗与预后】临床上，根据病变部位及累及范围可将该肿瘤分为三型：①多系统、多病灶（Letterer-Siwe 病）；②单系统、单一病灶（骨的嗜酸性肉芽肿）；③单系统、多病灶（Hand-Schuller-Christian 病）。

1）多系统、多病灶 Langerhans 细胞组织细胞增生症：也称 Letterer-Siwe 病，多见于两岁以下的儿童，偶见于成年人。主要表现为皮肤损害，皮损为脂溢性皮疹，主要分布在躯干前后和头皮等处。多数患者有肝、脾和淋巴结肿大，肺病变，以及溶骨性骨质破坏。淋巴结病变表现为滤泡间区增生，见中等大小的形态较一致的细胞灶性或片状分布，细胞核为圆形或卵圆形，可见核沟，细胞质中等量，嗜酸性，可见多核巨细胞，部分病例可见较多的多核巨细胞，背景中常见不等量的嗜酸性粒细胞（图 14-69）。骨髓的广泛浸润可致贫血、血小板减少，以及反复感染，如中耳炎和中耳乳突炎等。未经治疗者的病程是快速致死性的，但采用强力化疗，五年生存率可达 50%。

2）单系统、单一病灶 Langerhans 细胞组织细胞增生症：也称"骨的嗜酸性肉芽肿"，常表现为骨髓腔内病变，以膨胀性、侵蚀性骨病变为特征。肿瘤细胞与不等量的各种细胞成分混合存在，有嗜酸性粒细胞、淋巴细胞、浆细胞和中性粒细胞等。常见明显的嗜酸性粒细胞的浸润，但也有仅少数嗜酸性粒细胞浸润的病例。所有骨骼均可受累，最常见的部位有颅骨、肋骨和股骨，少数病例也可发生于皮肤、肺和胃等器官。单发性病变主要见于年长儿童和成年人，主要是骨骼系统病变，患者可无任何不适，或有局部疼痛和触痛，可发生病理性骨折。该疾病表现为惰性，可自愈，也可经局部切除或放疗而治愈。

3）单系统、多病灶 Langerhans 细胞组织细胞增生症：常发生于年龄较小的儿童，表现为多发溶骨性占位病变，可侵及周围软组织。约 50% 的患者因有下丘脑和垂体后叶的累及而发生尿崩症（diabetes insipidus）。颅骨病变、尿崩症和眼球突出等表现共存时，也称 Hand-Schuller-christian 综合征。部分患者可自行消退，其余患者对化疗反应也较好。

LCH 的治疗原则是用副作用最小的药物或方法来治愈或尽可能获得最大程度的健康状态。根据病变范围及部位选择适当的治疗。对于单发或孤立性病灶多行手术治疗；皮肤病变以局部氮芥治疗效果较好；小剂量的类固醇激素治疗，以及病灶局部的放射治疗也是可选择的治疗手段。对于慢性复发性、急性顽固性、进展性病例，以及伴中枢神经系统、肝和肺受累的慢性病例，化学药物治疗是相对常用的手段。

临床病程与诊断时累及的器官数量有关。单一病灶者的总生存率>95%，多器官受累者生存率明显下降。出现多器官累及时，有骨受累者生存率优于无骨受累者；有肺、肝、脾及骨髓受累者预后较差。多病灶、多器官累及者，对初次化疗反应良好者预后较好。

【免疫表型与遗传学】LCH 的肿瘤细胞表达 CD1a、Langerin 和 S100 蛋白（图 14-69），还表达 Vimentin、CD68 和 HLA-DR。部分表达 CD45 和溶菌酶。不表达 T 和 B 细胞抗原。Ki-67 指数变化不定。X 连锁雄激素受体基因方法（HUMARA）用于评价其瘤细胞的克隆性，但该方法只能用于女性患者。DNA 配体分析大多数病例为二倍体。近期的研究表明，在 LCH、组织细胞肉瘤、播散性幼年性黄色肉芽肿、Erdheim-Cherster 病，以及少数 FDCS 可检出 BRAF V600E 突变，且在 LCH 和组织细胞肉瘤的检出率较高，可能具有协助诊断与提示预后的价值。

【病理诊断与鉴别诊断】Langerhans 细胞组织细胞增生症的确诊依赖于病理活检。病理诊断的关键是对 Langerhans 细胞的正确识别。免疫组织化学染色对诊断的确立有很重要的作用。所有病理均表达组织细胞标记，如 CD68KP1 和 CD68PG-M1，90% 以上病例之肿瘤细胞表达 langerin、CD1a 和 S-100 蛋白。对于疑难病例还可采用电镜检查，Birbeck 小体是 Langerhans 细胞的特征性亚细胞结构。需要与该肿瘤相鉴别的疾病有：①Langerhans 细胞肉瘤：细胞异型性大，细胞间变，但仍可见部分肿瘤细胞或多或少地显示 Langerhans 细胞的形态学特征，核分裂多见。免疫组化染色结果显示，其瘤细胞不同程度地表达 Langerhans 细胞相关抗原；②滤泡树突状细胞肉瘤及指状突细胞肉瘤：形态学特征及免疫表型有助于两类肿瘤的区别；③LCH 局灶性窦性浸润时需要与恶性黑色素瘤，以及其他色素沉着等情况相区别，免疫组化染色有助于它们的区别。少数病例存在 BRAF V600E 突变。

（2）Langerhans 细胞肉瘤

【定义】Langerhans 细胞肉瘤（LCS）是一种高级别的肿瘤，其瘤细胞具有恶性肿瘤的细胞形态学特征及 Langerhans 细胞的表型。该肿瘤罕见。

【临床表现】患者多为中青年人，中位年龄约为 40 岁，男女性别比约为 2:1。病变常累及皮肤及其下方的软组织，可有多器官的扩散，包括淋巴结、肺、肝、脾脏和骨等。约 40% 以上的患者就诊时处于临床Ⅲ或Ⅳ期，有 20% 左右是原发于淋巴结，部分患者有肝脾肿大和全血细胞减少等表现。

【病理改变】不同于 LCH 的最重要之处就是瘤细胞的明显异型性和多形性，核染色质呈斑块状，核仁明显，某些瘤细胞可见复杂的核沟，提示 Langerhans 细胞之可能。多见核分裂，常大于 50 个/10HPF。背景中的嗜酸性粒细胞极少见到。电镜检查：在肿瘤细胞质内可查见 Birbeck 小体，但缺乏桥粒和细胞连接。

【免疫表型】该肿瘤的免疫表型与 LCH 相同，只是阳性细胞的常呈灶性或散在分布。Ki-67 指数高。

【病理诊断与鉴别诊断】由于其瘤细胞的多形性和明显异型性，几乎难觅 Langerhans 细胞的形态学特点，LCS 的病理诊断比较困难，必须借助于免疫表型检测和（或）电镜

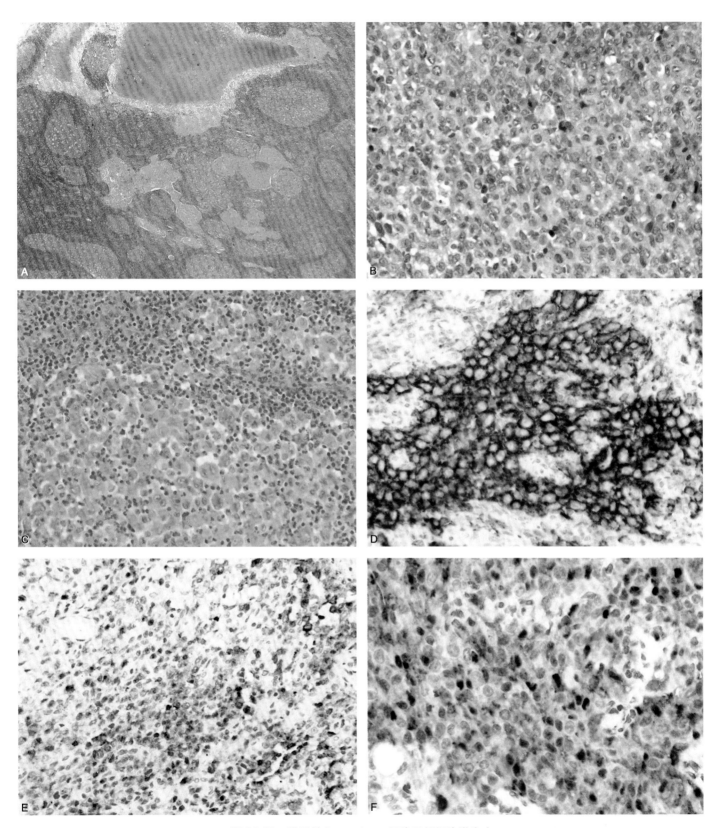

图 14-69 淋巴结 Langerhans 细胞组织细胞增生症
A. 示淋巴结内灶性坏死及窦性增生模式;B. 肿瘤细胞中等大小,形态较一致,部分细胞见核沟;C. 示肿瘤细胞呈组织细胞样形态,少数细胞为双核;D. 瘤细胞 S100+;E. 瘤细胞 Langerin+;F. 瘤细胞 CD1a+

观察。需要鉴别的疾病有：①LCH；②其他高级别的或不能分类的肉瘤，同样需要免疫表型检测和(或)电镜观察助诊。

2. 滤泡树突状细胞肉瘤

【定义】 滤泡树突状细胞肉瘤(follicular dendritic cell sarcoma，FDCS)是滤泡树突状细胞的克隆性增生而形成的肿瘤。1986年有Monday及其同事首先描述了该肿瘤，其曾用名有网状细胞肉瘤/肿瘤、树突状网状细胞肉瘤/肿瘤等。

【临床表现】 该肿瘤比较少见，以中年患者为多(41~55岁)，以局部淋巴结的无痛性进行性肿大为首发及主要表现，颈淋巴结发病者多，也见于锁骨上、腋下、肠系膜及腹膜后淋巴结等，还可发生于扁桃体、纵隔(图14-70)和皮肤等处，少有系统病变。肿瘤大小不等，瘤体直径可为1~20cm，平均直径5cm。10%~20%的患者同时有巨淋巴结增殖症，后者以透明血管型者多见。有人认为巨淋巴结增殖症是该肿瘤的前驱病变。有少数报道该肿瘤晚期可发生远处器官的转移，有肺、肝、胰腺和淋巴结等，而骨髓转移者罕见。

【病理改变】 肿瘤包膜清楚，切面实性、呈灰褐色，较大的肿瘤可见坏死和出血。淋巴结病变常表现为淋巴结结构不同程度地破坏，瘤细胞呈束状、轮辐状或漩涡状排列，瘤细胞多为梭形和卵圆形，有中等量的嗜酸性细胞质，细胞界限不清；细胞核体积较大，核染色质拉空或细腻均匀分布，核仁清楚(图14-71)；有时可见核内假包含体；偶见多核瘤巨细胞。核分裂象少，一般在1~10个/10个高倍视野。

【电镜】 特征性表现是细胞有大量长而细的胞质突起和桥粒连接；不见Birbeck小体，溶酶体也少见。

【免疫表型与遗传学】 肿瘤细胞与正常的FDC有相同的免疫表型，表达FDC相关抗原CD21、CD23和CD35；约90%的病例其瘤细胞常表达clasterin、vimentin、fascin、EGFR、HLA-DR和EMA，但缺乏特异性；瘤细胞还可表达S100、CD68和CD45；瘤细胞不表达其他T或B抗原、MPO、CD30、CK和HMB-45等；不能检出免疫球蛋白和T细胞受体基因

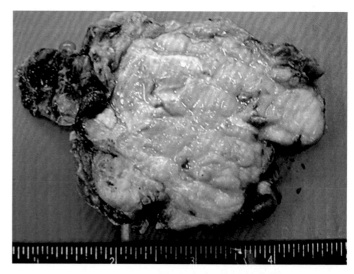

图14-70 纵隔的滤泡树突状细胞肉瘤
示肿瘤边界较清楚，切面灰白色，分叶状

克隆性重排。少数病例可检出*BRAF* V600E突变。

【鉴别诊断】 包括：①淋巴结的炎性假瘤病变，梭形细胞增生，缺乏异型性；混合性炎细胞浸润，常见一些浆细胞；加之免疫表型检测等可以进行区别；②异位脑膜瘤：瘤细胞可灶性表达Vim和EMA，但表达FDC相关抗原；③指突状树突状细胞肉瘤：该肿瘤罕见，形态学表现与FDCS不能区别，免疫组化染色：该肿瘤细胞强阳性表达S100蛋白，约1/2病例表达CD45，而不表达CD21和CD35，也不表达CD1a和Langerin，可以进行区别；④大细胞性淋巴瘤：特别是肿瘤细胞以卵圆形细胞为主时，免疫表型检测有助于彼此的区别；⑤CHL，淋巴细胞减少型：R-S细胞的存在，以及免疫表型检测可以区别；⑥淋巴结转移性肿瘤：转移性梭形细胞鳞癌和恶性黑色素瘤；转移性肉瘤，如恶性纤维组织细胞瘤、纤维肉瘤和恶性外周神经鞘膜瘤等，免疫表型检测和临床表现相结合进行判断；⑦其他梭形细胞肉瘤，如纤维肉瘤，恶性外周神

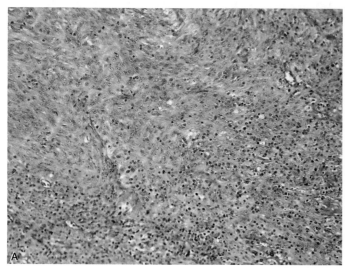

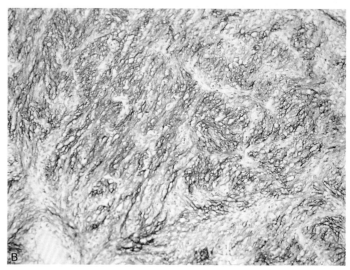

图14-71 滤泡树突状细胞肉瘤
A. 示瘤细胞为梭形，呈束状、漩涡状排列，细胞质中等量，嗜酸性，细胞界限不清，背景中见一些淋巴细胞浸润；B. 瘤细胞呈CD21+

经鞘膜瘤(MPNST)和血管肉瘤等,形态学结合免疫组化染色有助于彼此的鉴别。

3. 指状突细胞肉瘤

【定义】 指突状细胞肉瘤(interdigitating dendritic cell sarcoma,IDCS)是一种梭形或卵圆形细胞的肿瘤性增生,并具有类似指突状细胞表型。IDC 来源于骨髓 CD34+ 的前体造血细胞,成熟分化并定居于正常淋巴组织的 T 细胞区,如淋巴结和扁桃体的滤泡间区、脾动脉鞘周围淋巴组织、以及胸腺髓质等处。

【临床表现】 多数患者表现为局部缓慢生长的肿物,多无明显临床表现,以颈淋巴结病变多见,结外病变可发生在鼻咽部、扁桃体、涎腺、胸壁、脊柱旁、肝、脾、胃肠道和睾丸等处。约 20% 的患者有骨髓累及。病程不定,但比 FDCS 的侵袭性强。有学者通过报道称,近半数的患者在确诊后一年内发生广泛扩散及死亡。目前尚缺乏规范的治疗手段。该肿瘤患者有较高的几率发生第二种肿瘤,常见的有 CLL/SLL、滤泡淋巴瘤、淋巴母细胞性淋巴瘤,以及来自乳腺、胃、肝和结肠的各种癌等。

【病理改变】 该肿瘤的体积较 FDCS 小,直径为 1~6cm 不等,发生于脾脏的肿瘤体积会较大。肿瘤呈分叶状,切面呈实性,灰白色,可有灶性坏死和出血改变。当该肿瘤发生于淋巴结时可致淋巴结结构部分或完全破坏。淋巴结部分累及时,肿瘤在滤泡间区。肿瘤的构象多样,可成片状、漩涡状、车辐状、巢状或为混合性构象。瘤细胞呈梭形或上皮样,细胞质嗜酸性;细胞核为长形或卵圆形,核形不规则或有折叠。核仁不明显或清楚,常见多核瘤细胞。细胞异型性程度不一。常见纤维化及炎细胞背景,有小淋巴细胞、不等量的嗜酸性粒细胞和浆细胞等。

【免疫表型与遗传学】 该肿瘤细胞强阳性表达 S100 蛋白,还表达 CD11c、HLA-DR、vimentin 和 fascin。半数以上的病例见灶性及弱表达 CD45,可表达 CD68 和 CD4;不表达 Langerhans 细胞的标记 CD1a 和 Langerin,不表达 FDCS 的标记 CD21、CD23 和 CD35;也不表达淋巴细胞、髓系细胞、上皮细胞及其他间叶细胞的标记。HUMARA 检测少数病例显示单克隆性。缺乏特征性的遗传学改变。

【鉴别诊断】 包括:①组织细胞肉瘤;②Langerhans 细胞肉瘤;③转移性黑色素瘤。

4. 组织细胞肉瘤

【定义】 组织细胞肉瘤(histiocytic sarcoma,HS),真性组织细胞的恶性肿瘤性增生,其增生的组织细胞具有成熟组织细胞的形态学与免疫表型特征。不包括单核母细胞白血病的髓外浸润,以及树突状细胞肿瘤。HS 罕见,约占所有淋巴造血组织肿瘤的不到 1%。

【临床表现】 该肿瘤罕见,患者的中位年龄为 51 岁。结外发病多见,表现为局部无痛性肿物。根据病变部位的不同,患者表现各异。可有发热、乏力、体重减轻和虚弱等。查体常有淋巴结肿大,有的患者有肝脾肿大或皮损,后者可表现为躯干和四肢皮肤单发肿瘤或多数性皮肤病变。可有溶骨性改变和 CNS 累及的表现等。该肿瘤呈侵袭性,对治疗反应不良,预后差。

【组织病理学】 受累淋巴结可部分或完全被破坏,由肿瘤细胞所取代。核分裂与细胞的多形性有关。瘤细胞体积大,细胞核为卵圆形,偏位,核染色质拉空,可见一明显而不规则的核仁,有的可见核沟。瘤细胞胞质丰富,嗜酸性,也可泡沫状或空泡状。可见多核瘤巨细胞。罕见瘤细胞吞噬红细胞现象。有的病例可见梭形细胞肉瘤样区域。背景中可见小淋巴细胞、浆细胞、组织细胞和少数嗜酸性瘤细胞等(图 14-72)。

【免疫表型及遗传学】 瘤细胞表达组织细胞抗原,如 CD163、CD68、CD14、CD4、CD11c、溶菌酶和 α-ATT 等,其中 CD163 是较为特异的组织细胞标记(图 14-72)。溶菌酶染色呈高尔基区点状阳性提示组织细胞肉瘤之可能,而在其他细胞则常为胞质内弥漫阳性表现。瘤细胞也常表达 CD45、CD45RO、CD4 和 HLA-DR。少数病例可表达 S100 蛋白,弱表达 CD15,个别表达 CD56。瘤细胞不表达 T 和 B 细胞、FDC 细胞和 Langerhans 细胞标记,也不表达 MPO、CD34、CD30、HMB-45、EMA 和 CK。Ki-67 指数 10%~90%。无 EB 病毒感染征象。63% 的 HS 有 BRAF 突变。

【鉴别诊断】 需要与该肿瘤相鉴别的有:单核细胞/髓肉瘤、Langerhans 细胞组织细胞增生症 Rosai-Dorfman 病、间变大细胞淋巴瘤、经典型霍奇金淋巴瘤、转移性肉瘤或癌,以及嗜血淋巴组织细胞增生症等[1-2,9]。

四、淋巴结髓外造血及髓系肿瘤累及

(一) 淋巴结髓外造血

【定义】 髓外造血(extramedullary hematopoiesis,EMH)指在骨髓以外的器官或组织中出现反应性或代偿性骨髓造血细胞增生的情况。髓外造血最常见的部位是脾脏,而淋巴结及其他部位则较少发生。尽管多种原因可致 EMH,但常见的还是因造血组织疾病而导致 EMH 发生。

【临床特点】 淋巴结的 EMH 多发生于儿童,可伴有或不伴有造血组织疾病。另一方面,与脾脏髓外造血类似,淋巴结的 EMH 可继发于各种骨髓增生性疾病,特别是肿瘤性增生性疾病,如特发性骨髓纤维化等。临床上患者所出现的各种临床表现均与其造血组织的原发疾病或并发症有关。同时出现体表或深部淋巴结的轻度肿大,肿大的淋巴结活动、质中,无粘连或融合。

【组织病理学】 巨检:肿大的淋巴结切面多为灰红色,呈出血样。镜检:淋巴结结构存在,各类造血细胞主要分布于滤泡间区或窦内。常见有核红细胞呈簇状分布,不同分化阶段的粒细胞,以及不等量的巨核细胞散在分布(图 14-73)。较多幼稚细胞出现则提示肿瘤的可能大,而不是 EMH。

【免疫表型】 免疫表型检测常用的抗原标记有:红细胞

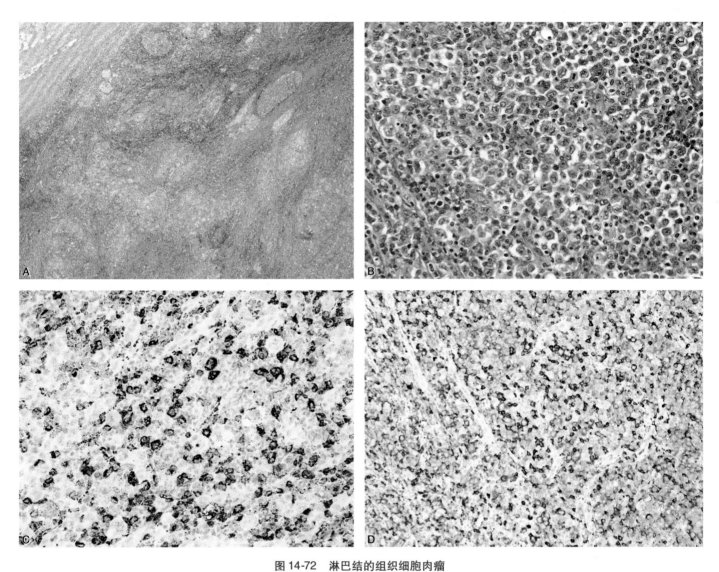

图 14-72　淋巴结的组织细胞肉瘤
A. 示淋巴结滤泡间区增生，模糊结节构象；B. 示瘤细胞形态；C. 肿瘤细胞呈 CD68/PGM-1+；D. 肿瘤细胞呈 CD163+

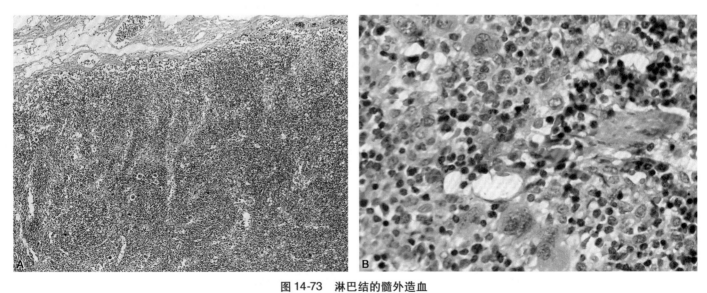

图 14-73　淋巴结的髓外造血
A. 淋巴结结构存在，髓质区内见散在分布的大细胞；B. 示有核红细胞呈簇状分布，不成熟粒细胞，以及巨核细胞

标记有血型蛋白 A(glycophorin A),粒细胞的标记有 MPO、CD68/KP1,巨核细胞的标记有 CD61 和 Ⅷ 因子。CD34 和 CD117 用以识别不成熟的造血细胞成分。

【鉴别诊断】淋巴结的髓外造血需要与肿瘤性髓系增生性疾病相区别,如急性髓系白血病/髓肉瘤,表现为淋巴结副皮质区变宽,其中见中等大小、形态较为一致的幼稚细胞弥漫性浸润,一般不见巨核细胞和有核红细胞;免疫表型检测其肿瘤细胞呈弥漫性 MPO 阳性等,可与淋巴结的髓外造血相区别。由三系造血细胞的前体细胞构成的髓肉瘤则十分罕见,若遇到相关的情况,应注意结合临床病史,骨髓和脾脏的病变,以及肿瘤细胞的异型性,特别是巨核细胞的异型性等进行诊断和鉴别诊断[2,5-6]。

(二) 髓系肿瘤浸润/髓肉瘤

【定义】2016 修订 WHO 分类定义髓肉瘤(myeloid sarcoma)是由可伴或不伴有成熟分化的原始或幼稚髓系细胞在骨髓以外的解剖部位形成的肿块[1]。髓肉瘤可为急性髓系白血病的首发表现或发生于急性髓系白血病治疗缓解后。在急性髓系白血病病程中,存在着的肿瘤性白细胞在髓外其他器官或组织中弥漫性浸润而不形成肿块的情况不诊断髓肉瘤。该肿瘤也可发生于骨髓增生性肿瘤(MPN)、骨髓异常增生综合征(MDS),以及 MPN/MDS 的患者。约 96% 的髓肉瘤是粒细胞肉瘤(granulocytic sarcoma),少数为单核母细胞肉瘤,而其他细胞系来源者则罕见。由于粒细胞肉瘤的新鲜组织肉眼观常呈淡绿色,而当暴露于日光后,绿色迅速消退,但若用还原剂(过氧化氢或亚硫酸钠)可使其绿色重现,故也称其为绿色瘤(chloroma)。

【临床表现】髓肉瘤可发生于各年龄组人群,并可累及全身各部位,有骨骼(主要是扁骨和不规则骨,如颅骨、鼻窦、胸骨、肋骨和盆骨等)、牙龈、皮肤、淋巴结(图 14-74)、乳腺、软组织、前列腺和鼻腔等处。其他相对少见的部位有胃肠道、睾丸、附睾、阴道和子宫等。婴儿和儿童以眼眶最为常见。慢性粒细胞白血病患者发生髓肉瘤的几率约为急性髓系细胞白血病患者的两倍,且常提示病变进入加速期;在骨髓异常增生综合征(MDS)患者发生髓系肉瘤亦提示其母细胞转化与疾病进展。

发生于淋巴结的髓肉瘤常表现为受累淋巴结常不同程度肿大,并可融合成大的肿块;发生于骨骼、皮肤、实质器官及软组织的髓肉瘤常表现为局限性肿块,并不同程度地浸润和破坏周围组织,导致相应的症状和体征,如发生于椎骨者,可引起肢体运动和感觉神经功能障碍,甚至偏瘫。发生于腔道器官,如鼻腔和胃肠道者常形成息肉样新生物。

【病理改变】髓肉瘤可发生于淋巴结及结外组织,淋巴结病变其结构破坏多不明显,肿瘤细胞主要在淋巴窦内和副皮质区浸润,常可见到残存的淋巴滤泡(图 14-74)。当瘤细胞在淋巴结被膜内浸润时常呈单行排列(列兵样)。发生于身体其他部位的髓肉瘤,其组织学特征为形态一致的肿瘤细胞的弥漫性浸润。粒细胞肉瘤主要由原粒细胞(myeloblast)

构成,可有或无早幼粒细胞(promyelocyte)的特征,以及中性粒细胞的成熟分化表现。部分病例中可见少数幼稚(不成熟)嗜酸性粒细胞散在分布。少数情况下,可见髓肉瘤主要由髓多核细胞或纯的单核母细胞构成,在形态上与粒细胞肉瘤无法区别。由三系造血细胞组成(或以红系或巨核系前体细胞为主)的髓肉瘤罕见,常与骨髓增生性肿瘤相伴行。对于怀疑髓肉瘤的病例,仔细寻找和识别病变组织中的不成熟的嗜酸性粒细胞对相当部分髓肉瘤的形态学诊断的确立是有力的正面依据。

【免疫表型与遗传学】免疫表型检测对髓肉瘤的诊断和鉴别诊断十分重要。粒细胞肉瘤常特异性表达 MPO 抗原(图 14-74),也表达 CD68/KP1,还表达其他抗原,其表达几率依次为 CD117、CD99、CD34、TdT、CD56、CD61/LAT/von Willebrand antigen、CD30、glycophrin 和 CD4。肿瘤成分主要是单核母细胞时常表达 CD68/PG-M1、CD68/KP1、lysozyme,而不表达 MPO。绝大多数髓肉瘤都表达 CD43,而不表达 T 和 B 淋巴细胞分化抗原。酶组织化学染色结果显示,粒细胞肉瘤呈氯醋酸酯酶(CAE)阳性,单核细胞肿瘤呈非特异性酯酶(NSE)阳性。

【病理诊断与鉴别诊断】髓肉瘤的诊断不适用于白血病患者有髓外浸润而不形成肿块的情况。髓肉瘤需要与各种淋巴造血组织来源及非淋巴造血组织来源的小细胞肿瘤相区别,包括:①淋巴母细胞淋巴瘤/急性淋巴细胞白血病;②Burkitt 淋巴瘤;③弥漫大 B 细胞淋巴瘤;④小细胞型的 ALCL;⑤母细胞性浆细胞样树突状细胞肿瘤;⑥其他非淋巴造血组织的小圆细胞肿瘤,如未分化癌、Ewing 肉瘤/原始神经外胚叶肿瘤(PNET)和胚胎性横纹肌肉瘤等。

五、淋巴结转移性肿瘤

淋巴结转移性恶性肿瘤的诊断是病理医疗工作中最常见的内容之一,如手术中冷冻切片病理诊断中了解肿瘤的淋巴结转移情况直接帮助临床医生确定手术方式。恶性肿瘤根治标本中淋巴结转移的数量及其分组对肿瘤的 TNM 分期十分重要,而对于绝大多数恶性肿瘤而言,肿瘤的 TNM 分期一直以来都是选择并确定治疗方案和评估患者预后的重要因素。一些非淋巴造血组织的恶性肿瘤患者以淋巴结肿大为首发症状而就诊,并经淋巴结活检确诊,并可能提示肿瘤的来源。理论上讲,所有恶性肿瘤都可能经淋巴引流而转移到淋巴结,但上皮源性肿瘤发生淋巴结转移的几率明显高于肉瘤的淋巴结转移。

恶性肿瘤的淋巴道转移是经输入淋巴管而至淋巴结,首先出现在淋巴结的被膜下窦,进而经髓质淋巴窦进入淋巴结的髓质和皮质区,最终导致整个淋巴结被肿瘤所替代。同时,在淋巴结内,肿瘤细胞也可引起一些反应性的改变,如反应性滤泡增生、窦组织细胞增生、血管增生,以及异物肉芽肿反应等。放射治疗和化学药物治疗能够杀死肿瘤细胞,同时也会导致受累的淋巴结发生一些不寻常的组织形态学改变。

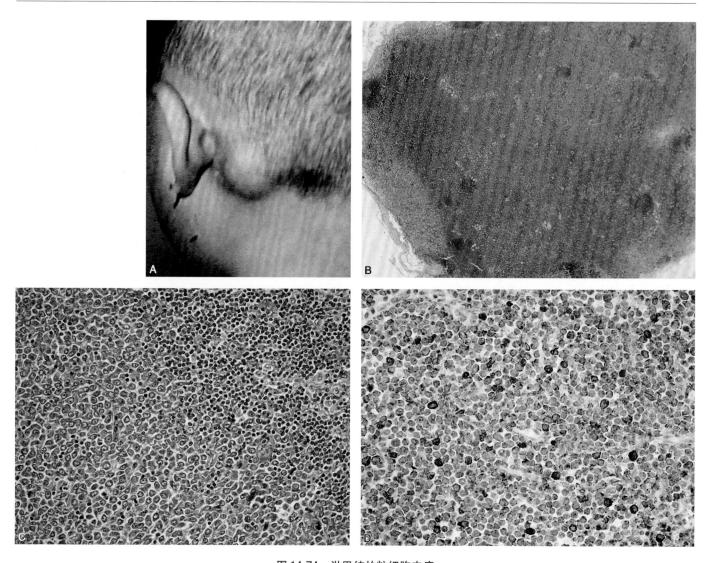

图 14-74　淋巴结的粒细胞肉瘤
A. 耳后淋巴结肿大；B. 淋巴结滤泡间区增生；C. 形态较一致的不成熟细胞在淋巴结滤泡间区内浸润；D. 瘤细胞呈 MPO+

恶性肿瘤淋巴结转移的解剖部位分布与肿瘤的来源密切相关，区域淋巴结的肿瘤转移与其可能的原发肿瘤的来源见表 14-11。需要注意的尽管在大多数情况下，不同解剖部位的肿瘤经淋巴道转移有其通常的路径，但肿瘤细胞侵入淋巴管后可致淋巴引流受阻，并可能发生逆向流动及分流，故交叉性转移、对侧淋巴结转移以及深部肿瘤发生浅表淋巴结转移的情况均可能发生。因此，在淋巴结转移性肿瘤的诊断中，除了首先考虑病变淋巴结区域引流相关器官和组织来源的可能性外，所有其他解剖部位原发瘤的可能性也应顾及。

一般而言，恶性肿瘤的体积与其发生转移的几率有统计学的关系，但在实际工作中，我们会遇到一些意外的情况，如原发瘤的体积很大但并未发生转移；而某些体积很小的肿瘤却发生了广泛扩散。肿瘤的转移能力与肿瘤细胞的分化有关，在肿瘤的演进过程中，瘤细胞的转移扩散能力可能发生改变。在每个肿瘤中，由于基因组的不稳定性和频繁的突变，可能会出现一些具有更强的转移潜质的新的肿瘤细胞群，其结果是原发瘤很小，甚至不能察觉时却发生了淋巴结

表 14-11　区域淋巴结的肿瘤转移及其可能的肿瘤来源

淋巴结转移瘤	原发瘤的来源
颈上及颈后区	头颈（鼻咽部、扁桃体、舌、口底、甲状腺）
颈下（左侧三角区）	喉、面部皮肤、头皮
左锁骨上区	腹腔肿瘤（胃）
右锁骨上区	肺等
腋窝	乳腺、上肢、躯干
腹股沟	下肢、阴道、宫颈、宫内膜、卵巢、阴茎、前列腺、直肠、肛门
骨盆区	前列腺、睾丸、女性生殖道、下肢

的转移，即所谓隐匿性原发瘤的淋巴结转移。在临床实践工作中我们就不时地会遇到这样的情况：患者应局部淋巴结肿大而就诊，淋巴结活检示转移性肿瘤，但经全面的临床检查仍无法找到原发病灶。据统计，这种发现了转移性肿瘤而找

不到原发瘤的情况占所有癌症患者的 5% ~ 7%。有学者对 300 余例来源不明的淋巴结转移癌病例进行了尸体解剖分析,其中有 50% 的病例明确了原发瘤,而有 16% 的病例仍然找不到原发瘤。鼻咽和口咽的癌可以颈淋巴结转移为首发病变,而其原发瘤却缺乏明显表现;在女性患者,腋窝淋巴结发生的不明原发灶的转移性癌多来自乳腺;在腹股沟和盆腔淋巴结发现不明原发灶的转移性肿瘤中,以精原细胞瘤、前列腺癌和恶性黑色素瘤相对多。尽管目前先进的影像技术为临床搜寻原发瘤提供了丰富的资料,但最终的确诊仍需病理检查。

【病理改变】 淋巴结转移性肿瘤的形态学谱系很宽,不仅与肿瘤的来源有关,同时,肿瘤的形态学变异也会导致对其可能的器官或组织来源判断的困难。在淋巴结转移性肿瘤的诊断中应考虑三个问题:一是恶性肿瘤所致的异常形态学表现或是反应性增生? 二是淋巴结原发肿瘤或是转移性肿瘤? 三是若为转移瘤,其可能的来源为何? 瘤细胞的分布与其诊断和鉴别诊断关系密切:①肿瘤的淋巴结转移,特别是在早期或部分累及时,瘤细胞主要分布于淋巴窦内,需要与反应性的窦组织细胞增生,以及以窦性浸润为特征的非霍奇金淋巴瘤,如间变性大细胞淋巴瘤相区别;②低分化或未分化癌的病例,其瘤细胞多成片分布,弥漫性浸润,需要与大细胞淋巴瘤相区别,网状纤维染色有助两者的区别;③转移瘤的组织形态学表现(组织构象和细胞形态等)对其可能的原发瘤的提示作用,如腺样结构与含黏液的细胞、角化珠与细胞连接、菊形团结构与神经丝、器官样结构与丰富的血窦、砂粒体、黑色素等;④形似淋巴瘤的一些转移性淋巴结肿瘤,如小细胞癌、乳腺小叶癌、鼻咽癌、精原细胞瘤、神经母细胞瘤、Ewing 肉瘤、腺泡状横纹肌肉瘤,以及恶性黑色素瘤。

【电镜检查】 电镜检查在一些低分化或未分化肿瘤的诊断中有一定的作用。通过观察细胞连接,张力丝,神经内分泌颗粒,胞质中各种细胞器及其形态变化等有助于细胞属性的判断。

【免疫组织化学】 免疫组织化学染色技术在病理诊断中的广泛应用,以及日益增多的商品化抗体,特别是一些器官或组织特异性的抗体的应用,可为大多数转移瘤的来源提示方向,也解决了一些来源不明肿瘤的诊断问题。目前,组织特异性抗体的数量很少,且其中大多数是相对特异性的,另外,在使用和评价这些特异性抗体在恶性肿瘤的诊断中的作用时需面临的问题有:①在肿瘤去分化的过程中是否还继续表达其所来源细胞的抗原? ②是否转移性的肿瘤保持了原发瘤的免疫表型? 在实际工作中我们观察到大多数转移性肿瘤都保留了其所来源细胞的免疫表型,但是在一部分肿瘤的演进过程中,其抗原表型发生了不同程度的改变,甚至可能是明显的改变,这将导致对转移性肿瘤来源判断的困难,如某些癌可能会表达神经内分泌标记;某些淋巴瘤可能表达上皮细胞的标记;一些梭形细胞癌常同时表达细胞角蛋白和 Vimentin,而其转移瘤则可能只表达其中一种抗原标记。因此,在病理诊断中,需要根据具体病例的形态学表现,以及诊断者本人的思路与经验选择一组抗体,其中应包括了相关肿瘤或疾病的诊断与鉴别诊断信息,才可能最大限度地发挥免疫组织化学染色在疾病的病理诊断与鉴别诊断中的作用。对于腹股沟淋巴结的转移性肿瘤,疑为黑色素瘤的病例可选用 HMB-45、MALT-1、S100 和 PCK 等组合[2,5]。PCK 与 EBER-ISH 组合对于鼻咽癌及其转移病灶的确诊十分有用(图 14-75)。

细胞角蛋白(cytokeratin, CK)系列抗体表达的类型,特别是 CK7 和 CK20 在一些不同器官来源的上皮源性肿瘤的区别诊断中起到比较重要的作用。如对于右侧锁骨上淋巴结的转移性低分化癌,倾向腺癌的病例可选用 CK7、CD20、TTF-1 和 CDX-2 等抗体组合,CK7+、CK20-、TTF-1+、CDX-2- 表型提示肺腺癌;而 CK7-、CK20+、TTF-1-、CDX-2+表型则提示肠腺癌。肝细胞癌常呈 CK19-、CAM5.2+。CK 的表达模式对肿瘤类型的判断也有帮助,如小细胞癌和 Merkel 细胞癌的 PanCK 染色常呈特征性的细胞质点状阳性,见表 14-12。

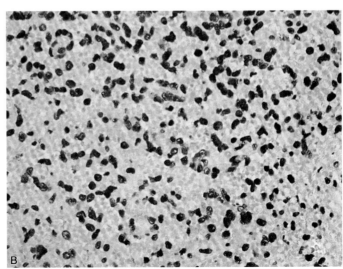

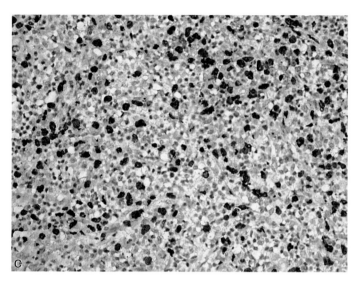

图 14-75　淋巴结转移性非角化型癌

A. 肿瘤细胞在淋巴结内浸润,细胞核呈泡状,可见核仁(HE,中倍放大);B. 瘤
细胞呈 p63+(IHC,高倍放大);C. 瘤细胞呈 EBER+(ISH,中倍放大)

表 14-12　部分器官、组织、细胞或肿瘤相关抗原标记

抗体	特异性	抗体	特异性
β-catenin	胃肠道、卵巢	OCT4	睾丸精原细胞瘤和胚胎癌
CDX-2	胃肠道	PLAP	生殖细胞肿瘤
STAB2	肠;骨母细胞	SALL4	生殖细胞肿瘤
Villin	胃肠道(刷状缘)	PSA	前列腺
chromogranin A	神经内分泌标记	PSAP	前列腺
Synaptophysin	神经内分泌肿瘤	RCC	肾细胞癌
D2-40	Kaposi 肉瘤,淋巴管	CD45	淋巴造血细胞
HepPar-1	肝细胞	Surfactant A	肺腺癌
Arginase	肝细胞	Napsin A	肺腺癌
HMB-45	黑色素瘤、血管周细胞瘤	Thyroglobulin	甲状腺球蛋白
Langerin	Langerhans 细胞	TTF-1	肺和甲状腺
Uroplakin	尿路上皮	calcitonin	甲状腺髓样癌
GATA3	乳腺、膀胱及尿路上皮	PAX-8	女性生殖道
DOG-1	GIST;涎腺细胞及其肿瘤	STAT6	孤立性纤维性肿瘤

第二节　骨　髓

一、骨　髓　检　查

(一)骨髓检查的定义与检查指征

骨髓检查(bone marrow examination)包括骨髓穿刺细胞学检查和骨髓环锯活检(trephine biopsy),两者互为补充,常进行细胞遗传学检查和流式细胞术检查;对于临床疑为造血或淋巴组织肿瘤的病例还需进行分子检测(基于 PCR、基于 FISH 或新一代测序等);一些病原微生物(细菌、真菌)培养用于感染性疾病的诊断与分型。

骨髓检查的指征:①疾病/肿瘤的诊断:包括不明原因的血细胞减少或增加、淋巴造血组织肿瘤的诊断、外周血中不明原因的母细胞其其他异常细胞成分提示骨髓病变之可能、不明原因的发热或脾脏肿大、高 γ 球蛋白血症,以及对肥大细胞增生症、淀粉样变和代谢性疾病的评估,发现一些感染性疾病及恶性肿瘤的骨髓侵犯等;②恶性肿瘤的分期:包括淋巴瘤的分期,检查转移性肿瘤,尤其是儿童的小细胞肿瘤;③监测一些肿瘤:肿瘤治疗效果的随诊观察、淋巴瘤治疗后再分期、造血干细胞移植后监测、再生障碍性贫血、骨髓衰竭综合征原因,以及抗肿瘤药物的疗效及毒性作用评估等[2]。

（二）骨髓检查的方法

骨髓检查的基本方法有骨髓穿刺细胞学检查和骨髓活检。

1. 骨髓穿刺细胞学检查　骨髓穿刺及活检的取材部位多为髂后上棘，也可根据临床病变的情况进行其他部分的骨髓活检。用于骨髓细胞学观察的样本量应不少于1ml。若需进行其他免疫或分子遗传学检测等则应根据具体情况再多取骨髓。用于细胞形态学和电镜观察的骨髓样本无需抗凝血处理。常用 EDTA 固定（1mg EDTA 可用于 1～2ml 骨髓）。涂片6～8张，形态学观察常用 Wright-Giemsa 染色，同时进行 Dacie 铁染色，细胞化学染色，必要时可进行免疫细胞化学染色等[2]。

2. 骨髓活检　骨髓活检不仅是对骨髓穿刺细胞学检查的补充，还可直接诊断一些感染性肿瘤性疾病，并参与代谢性疾病的诊断与评估；可准确评价骨髓造血组织的增生程度或状态以及骨髓纤维化程度。骨髓活检取材的质量直接影响骨髓病理诊断的质量。理想的骨髓活检样本长度为1.6～2.0cm。可采用中性缓冲甲醛溶液固定，不影响后继的免疫表型检测等，固定时间为18～24小时；也可用其固定

液，如 B5 固定液（固定 2 小时）；Zenker 固定液（至少固定3～4小时）。B5 和 Zenker 固定液处理的样本的形态学好，细胞细节清楚，但会影响免疫组化及原位杂交等检测。样本还需脱钙处理。切片厚度以 3 微米为宜，常规 HE 染色切片可提供良好的形态学观察。其他检测可根据各实验室的具体情况等进行组合或选择，需行网状纤维染色，宜同时进行 MPO 免疫组化染色。中性缓冲甲醛溶液固定、石蜡包埋的骨髓活检样本可进行免疫组化染色、多种特殊染色、明场原位杂交、Sanger 测序，以及新一代测序技术（NGS）等检测[2]。

3. 其他技术方法　骨髓检查还包括流式细胞术、染色体核型分析、荧光原位杂交、明场原位杂交、基于 PCR 的基因检测，以及新一代测序技术等。骨髓培养也是选用的方法之一。

（三）骨髓检查的相关数据

骨髓由造血组织和脂肪组织构成，在不同年龄人群，其造血与脂肪组织的比例有不同程度的差异，在婴幼儿骨髓中以造血组织为多，随着年龄的增长，造血组织的数量逐渐减少，而脂肪组织逐渐增多；正常成人及儿童骨髓成分及细胞构成数据见表 14-13～表 14-15 所示[2]。

表 14-13　年龄相关的骨髓细胞成分数据

年龄	总细胞百分比%	粒细胞百分比%	红细胞百分比%	淋巴细胞百分比%
新生儿	80～100	50	40	10
1～3 个月婴儿	80～100	50～60	5～10	30～50
儿童	60～80	50～60	20	20～30
成人	40～70	50～70	20～25	10～15

表 14-14　正常成人骨髓细胞分类计数值

细胞类型	正常值区间（%）
原粒细胞	0～3
早幼粒细胞	2～8
粒细胞	10～13
晚幼粒细胞	10～15
杆状/中性粒细胞	25～40
嗜酸性粒细胞及其前体细胞	1～3
嗜碱性粒细胞及其前体细胞	0～1
单核细胞	0～1
原红细胞	0～2
其他红细胞成分	15～25
淋巴细胞	10～15
浆细胞	0～1

表 14-15　骨髓纤维化的分级

纤维化级别	描述
0 级	灶区见纤细的网状纤维，几乎无交织
1 级	弥漫性细的网状纤维网，散在粗纤维
2 级	弥漫性粗纤维网，不伴胶原化改变
3 级	弥漫性纤维网，伴胶原化改变

改良 Manoharan et al.,1979

（四）骨髓检查的报告

骨髓检查结果的评估需要复习临床及实验室检查情况，外周血、骨髓穿刺和骨髓活检的发现进行综合分析与评估。仅凭骨髓穿刺细胞学检查的错误诊断率为 30%；仅凭骨髓活检的错误诊断率为 9%。因此，骨髓穿刺与活检结合进行骨髓病变的评估是保证骨髓检查诊断质量的关键。

骨髓活检报告的内容：①患者的基本信息。②取材部位。③样本类型，以及样本的质量（如体积与完整性等）。④组织学检查与描述：全面了解骨髓切片的情况，包括切片的质量、

是否存在人工现象、皮质骨和骨小梁、脂肪组织、细胞数量与各细胞成分的构成或比例,以及浸润模式等。⑤辅助检查结果,如网状纤维染色、PAS染色、免疫组化染色、原位杂交,以及基因重排等。⑥病理诊断:可为疾病或病变的诊断、描述性诊断、临床病理联系,以及建议等。⑦评论:对于罕、少见疾病或病变,以及其他一些需要说明的问题等,可进行简明扼要地评论。并非每个病例所必需。⑧参考文献或书籍:必要时可附。

小梁骨的检查包括小梁的结构、类骨质、骨母细胞和骨细胞、破骨细胞和原始骨等;造血的检查包括红细胞、巨核细胞和粒细胞系的增生及其构成情况,是否存在不典型母细胞成分等;骨髓基质的检查包括血管、巨核细胞、浆细胞、淋巴细胞与淋巴细胞结节、肥大细胞、纤维、铁含量及肉芽肿病变等;恶性肿瘤浸润的检查包括增生细胞的类型与细胞属性(细胞系)、生长方式、肿瘤细胞负荷、间质反应和骨髓改变等[2]。

二、骨髓非肿瘤性疾病与病变

(一)贫血、白细胞减少与血小板减少

临床上,结合全血细胞计数(complete blood count,

CBC)、外周血/骨髓涂片细胞学检查,以及患者的表现综合分析,进行各类贫血、白细胞减少和血小板减少的诊断与评估。骨髓活检能对骨髓的增生程度进行准确评估,协助相关疾病或病变的诊断(图14-76)。

1. 贫血(anemia)　是指在女性其血红蛋白浓度低于12g/dl;在男性其血红蛋白浓度低于13g/dl的情况。根据平均细胞体积(mean cell volume,MCV)可将贫血分为小细胞性、正常细胞性及大细胞性贫血三类。

(1)小细胞性贫血:红细胞MCV<80fl。小细胞低色素性贫血常见于缺铁性贫血、α-地中海贫血、β-地中海贫血、慢性疾病贫血及铁粒幼细胞性贫血等。

(2)正常细胞性贫血:红细胞CMV 80~99fl。正常细胞正色素性贫血有纯红细胞性贫血,包括病毒感染药物或特发性急性一过性贫血和多种原因所致的慢性贫血、再生障碍性贫血、骨髓衰竭性贫血、慢性肾衰竭性贫血、出血后贫血,以及溶血性贫血等。

(3)巨细胞性贫血:红细胞MCV>99fl。巨细胞性贫血较少见,有巨幼红细胞性贫血、Diamond-Blackfan综合征,以

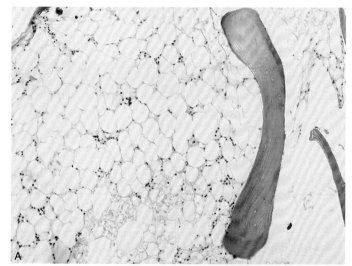
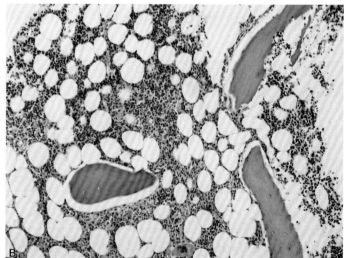
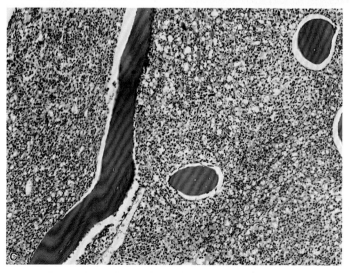

图14-76　成年人骨髓活检组织中有核细胞增生程度
A.有核细胞增生明显低下;B.有核细胞增生明显低下;C.有核细胞增生明显活跃

及先天性骨髓病性贫血（CDAs）等。

2. 白细胞减少（leukopenia） 中性粒细胞是人类循环血液中主要的白细胞成分，故中性粒细胞减少（neutropenia）也是致白细胞减少的最常见因素。不同年龄、性别和种族人群的白细胞总数有异。中性粒细胞减少是指在新生儿中性粒细胞计数<$0.7×10^9$/L；在婴儿中性粒细胞计数<$2.5×10^9$/L；在儿童和成人中性粒细胞计数<$1.5×10^9$/L。婴儿和儿童的获得性中性粒细胞减少很常见，且多为一过性、慢性或自限性的，多因感染或免疫因素所致。成人的获得性中性粒细胞减少原因很多，可分为药物引起的中性粒细胞减少、原发或继发性免疫介导的中性粒细胞减少，以及非免疫介导的中性粒细胞减少。先天性中性粒细胞减少因基因异常致中性粒细胞成熟前凋亡以及中性粒细胞无效造血，患儿反复感染。

3. 淋巴细胞减少（lymphocytopenia） 是指在成人其外周血淋巴细胞绝对计数<$1.5×10^9$/L；在儿童其外周血淋巴细胞绝对计数<$2.0×10^9$/L的情况。淋巴细胞减少可独立存在或作为白细胞减少的一部分而出现。根据受累细胞类型的不同，淋巴细胞减少又可分为B细胞、T细胞或NK细胞减少。导致淋巴细胞减少的因素很多，包括各种感染（病毒、细菌和结核分枝杆菌等）、自身免疫性疾病（类风湿关节炎、系统性红斑狼疮、克罗恩病和血管炎）、治疗相关因素（激素类、放射治疗、抗生素、免疫抑制剂等）以及先天性因素（SCID）等。

4. 血小板减少（thrombocytopenia） 是指外周血液循环血小板计数少于$100×10^9$/L的情况。导致血小板减少的原因有血小板生成减少、破坏或需求增加，以及血小板分布异常。伴有骨髓巨核细胞减少的血小板减少有先天性无巨核细胞性血小板减少、先天性病毒感染，骨髓衰竭综合征；免疫、药物或毒物所致血小板破坏、营养不良、骨髓异常增生综合征和再生障碍性贫血等。巨核细胞正常或增加的获得性血小板减少主要有两类，一是血小板破坏或需求增加因素，如免疫性和血栓微血管病性因素等；二是骨髓巨核细胞无效造血与分布异常，如HIV和CMV感染、脾脏肿大脾功能亢进等。巨核细胞正常或增加的体质性血小板减少，如血小板黏附缺陷、血小板分泌缺陷、肌球蛋白重链9（myosin heavy-chain 9，MYH9）基因相关疾病等[2]。

（二）炎性和感染性疾病的骨髓病变

1. 反应性中性粒细胞增多（reactive neutrophilia） 指外周血中性粒细胞计数>$50×10^9$/L的情况。循环血中常有不成熟中性粒细胞，即"核左移"。骨髓涂片细胞学检查可见毒性颗粒、胞质空泡及Döhle小体等。骨髓活检见细胞成分增加、粒红比增加，以及不成熟粒细胞数量增加。引起反应性中性粒细胞增多的原因很多，包括感染、自身免疫性疾病、恶性肿瘤、外源性生长因子治疗、机体应激状态、肥胖和吸烟等。需提出鉴别的是骨髓增生性肿瘤，尤其是慢性髓系白血病[2]。

2. 反应性淋巴细胞增多（reactive lymphocytosis） 正常情况下，在儿童，外周血淋巴细胞比率可达35%；在成人为6%～25%。很多原因可致反应性淋巴细胞增多，最常见的是病毒感染，如EBV、CMV、HHV8和HIV等，其次是药物反应。骨髓反

应性淋巴细胞增多可与外周血淋巴细胞增多伴行或独立存在，表现为形态善良的小淋巴样细胞数量增加，间质性分布或为淋巴细胞聚集灶，后者也称反应性淋巴细胞聚集（图14-77）。在少数接受了化疗的儿童和成人可见骨髓中前体B淋巴细胞增加，需要与急性淋巴细胞白血病浸润相区别。持续性多克隆B细胞增多症少见，以吸烟的中青年女性多见，无症状。实验室检查有外周血淋巴细胞数量增多、双叶（bilobed）淋巴细胞、多克隆性血清IgM升高、多数有BCL2/IGH基因重排、记忆B细胞具多克隆免疫表型、HLA-DR7频率增加，以及i(3q)等[2]。

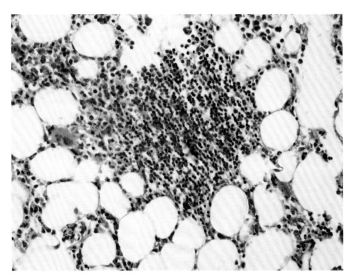

图14-77 骨髓内反应性淋巴细胞聚集
骨髓组织内淋巴细胞聚集灶（HE，中倍放大）

3. 反应性嗜酸性粒细胞增多（reactive eosinophilia） 骨髓涂片中嗜酸性粒细胞及其前体细胞的比率超过有核细胞总数的5%。轻度嗜酸性粒细胞增多常见于过敏反应；中度嗜酸性粒细胞增多常见于淋巴瘤、类风湿关节炎和非淋巴组织恶性肿瘤；重度嗜酸性粒细胞增多常见于寄生虫感染、肺嗜酸性粒细胞增多症，以及嗜酸性粒细胞克隆性增生性疾病。骨髓活检示嗜酸性粒细胞及其前体细胞数量弥漫性增加，也可表现为病灶周聚集性分布，后者见于霍奇金淋巴瘤、一些非霍奇金淋巴瘤、良性淋巴细胞聚集系统性肥大细胞增生症、Langerhans细胞组织细胞增生症等，且多不伴有外周血嗜酸性粒细胞增加[2]。

4. 反应性嗜碱性粒细胞增多（reactive basophilia） 指外周血嗜碱性粒细胞绝对计数>$0.2×10^9$/L，骨髓涂片中嗜碱性粒细胞及其前体细胞数量>2%的情况。引起嗜碱性粒细胞增多的常见原因有过敏、癌、慢性炎症、淋巴瘤、浆细胞骨髓瘤、放射及肾衰竭等[2]。

5. 反应性单核细胞增多（reactive monocytosis） 指外周血单核细胞计数>$1×10^9$/L，骨髓穿刺涂片检测单核细胞>3%的情况。常见的原因有急性感染、慢性感染、自身免疫性疾病、急性心肌梗死、癌、甲状腺功能亢进和脾大等[2]。

6. 感染性疾病的骨髓病变 骨髓活检可见各类感染性病变，常为系统性感染的一部分。如粟粒性结核、不典型分

枝杆菌感染,抗酸染色可证实;一些真菌感染,如组织胞浆菌、新型隐球菌、马尔尼菲青霉菌等,六胺银或 PAS 染色可显示;病毒感染,如巨细胞病毒(CMV)、EB 病毒、乙型肝炎病毒（HBV）和丙型肝炎病毒(HCV),免疫组化染色或原位杂交检测相关蛋白或核酸分子进行诊断;原虫感染,如利什曼病,Giemsa 染色可显示利什曼原虫的动基体(图 14-78)[2]。

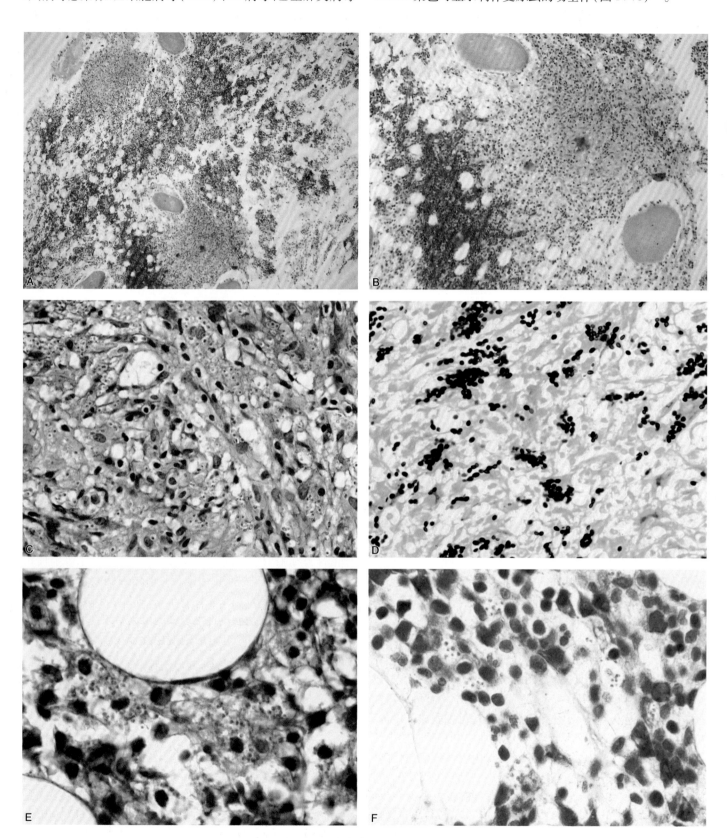

图 14-78　感染性疾病的骨髓病变
A. 骨髓组织中见两处肉芽肿性病变;B. 示肉芽肿病变;C. 骨髓组织中的孢子真菌;D. 六胺银染色示孢子真菌;E. 示骨髓组织细胞胞质内的利什曼原虫;F. 吉姆萨染色示利什曼原虫动基体

7. 骨髓的非感染性肉芽肿病变　很多原因可致骨髓发生非感染性肉芽肿病变,如无论是否存在骨髓累及,有约

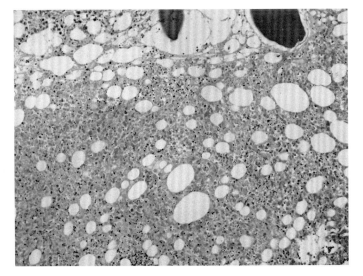

图 14-79　骨髓坏死
示骨髓组织凝固性坏死

5% 的霍奇金淋巴瘤和 2% 的非霍奇金淋巴瘤患者骨髓中可见肉芽肿病变。其他还有非造血组织恶性肿瘤、结节病、药物反应,以及各种自身免疫性疾病等。肉芽肿性肝炎患者的骨髓中可见非干酪样坏死性肉芽肿。移植后患者的骨髓中也可见小的非干酪样坏死性肉芽肿。约 13% 的肉芽肿病变患者其原因是不清楚的。在临床及病理诊断中最重要的是除外各类特殊感染性疾病所致肉芽肿之可能。

8. 骨髓坏死(bone marrow necrosis)　活检所见为骨髓组织灶性或片状凝固性坏死,不影响骨皮质及骨小梁(图 14-79)。坏死区内见"鬼影"细胞,细胞核消失。骨髓坏死常见于重症感染、血红蛋白病和弥散性血管内凝血(DIC)等。实际上,骨髓造血组织的肿瘤及一些转移性肿瘤常有不同程度的骨髓坏死改变。患者多有剧烈的骨痛,临床称之为"骨髓坏死综合征"[2]。

三、骨髓造血组织肿瘤

2016 修订 WHO 将肥大细胞增多症从髓系肿瘤中移出并单列[1](表 14-16)。

表 14-16　WHO 关于髓系肿瘤和急性白血病分类(2016 修订)

骨髓增殖性肿瘤(MPN)
- 慢性髓系白血病(CML),*BCR-ABL1* 阳性
- 慢性中性粒细胞白血病(CNL)
- 真性红细胞增多症(PV)
- 原发性骨髓纤维化(PMF)
  - 原发性骨髓纤维化,纤维化前/早期
  - 原发性骨髓纤维化,明显纤维化期
- 特发性血小板增多症(ET)
- 慢性嗜酸粒细胞性白血病,非特指型
- 骨髓增殖性肿瘤,无法分类(MPN,U)
- 肥大细胞增多症

伴嗜酸性粒细胞增多和 PDGFRA,PDGFRB 或 FGFR1 异常,或伴 PCM1-JAK2 的髓系或淋系肿瘤
- 伴 PDGFRA 重排的髓系或淋系肿瘤
- 伴 PDGFRB 重排的髓系或淋系肿瘤
- 伴 FGFR1 重排的髓系或淋系肿瘤
- 临时病种:伴 PCM1-JAK2 的髓系或淋系肿瘤

骨髓增生异常/骨髓增殖性肿瘤(MDS/MPN)
- 慢性粒单细胞白血病(CMML)
- 不典型慢性粒细胞白血病(aCML),BCR-ABL1 阴性
- 幼年型粒单细胞白血病(JMML)
- 伴环形铁粒幼细胞和血小板增多的 MDS/MPN(MDS/MPN-RS-T)
- MDS/MPN,无法分类

骨髓增生异常综合征(MDS)
- 伴单系病态造血的 MDS
- 伴环形铁粒幼细胞的 MDS(MDS-RS)
  - 单系病态造血 MDS-RS
  - 多系病态造血 MDS-RS
- 伴多系病态造血 MDS

- 伴原始细胞过多 MDS
- 伴孤立 5q-MDS
- MDS,不能分类
- 临时病种:儿童期难治性血细胞减少症
- 伴胚系易感性髓系肿瘤

急性髓系白血病(AML)和相关肿瘤
- 伴重现性遗传学异常急性髓系白血病
  - AML 伴 t(8;21)(q22;122.1);RUNX1-RUNX1T1
  - AML 伴 inv(16)(p13.1q22) 或 t(16;16)(p13.1;22);CBFB-MYH11
  - APL 伴 PML-RARA
  - AML 伴 t(9;11)(p21.3;q23.3);MLLT3-KMT
  - AML 伴 t(6;9)(p23;q34.1);DEK-NUP214
  - AML 伴 inv(3)(q21.3q26.2) 或 t(3;3)(q21.3;q26.2);GATA2,MECOM
  - AML(原始巨核细胞)伴 t(1;22)(p13.3;q13.3);RBM15-MKL1
  - 临时病种:AML 伴 BCR-ABL1
  - AML 伴 NPM1 突变
  - AML 伴 CEBPA 双等位基因突变
  - 临时病种:AML 伴 RUNX1 突变
- 伴骨髓增生异常相关改变 AML
- 治疗相关髓系肿瘤
- 急性髓系白血病,非特指型(AML,NOS)
  - AML 微分化型
  - AML 不伴成熟型
  - AML 伴成熟型
  - 急性粒单细胞白血病(AMML)
  - 急性原始单核细胞和单核细胞白血病
  - 纯红系白血病

◆ 急性原始巨核细胞白血病

◆ 急性嗜碱性粒细胞白血病

◆ 急性全髓增殖伴骨髓纤维化

● 髓系肿瘤

● 唐氏综合征相关髓系增生

◆ 暂时异常的髓系造血（TAM）

◆ 唐氏综合征相关髓系白血病

母细胞性浆细胞样树突细胞肿瘤

系列未明急性白血病

● 急性未分化型白血病

● 混合表型急性白血病（MPAL）伴 t（9；22）（q34.1；q11.2）；BCR-ABL1

● MPAL 伴 t（v；11q23.3）；KMT2A 重排

● MPAL，B/髓系，非特指

● MPAL，T/髓系，非特指

B 原始淋巴细胞白血病/淋巴瘤

● B 淋巴母细胞性白血病/淋巴瘤，非特指型

● B 淋巴母细胞性白血病/淋巴瘤伴重现性遗传学异常

● B 淋巴母细胞性白血病/淋巴瘤伴 t（9；22）（q34.1；111.2）；BCR-ABL1

● B 淋巴母细胞性白血病/淋巴瘤伴 t（v；11q23.3）；KMT 重排

● B 淋巴母细胞性白血病/淋巴瘤伴 t（12；21）（p13.2；q22.1）；ETV6-RUNX1

● B 淋巴母细胞性白血病/淋巴瘤伴超二倍体

● B 淋巴母细胞性白血病/淋巴瘤伴低二倍体

● B 淋巴母细胞性白血病/淋巴瘤伴 t（5；14）（q31.1；q32.3）IL3-IGH

● B 淋巴母细胞性白血病/淋巴瘤伴 t（1；19）（q23；p13.3）；TCF3-PBX1

● 临时病种：B 淋巴母细胞性白血病/淋巴瘤，BCR-ABL1 样

● 临时病种：B 淋巴母细胞性白血病/淋巴瘤伴 iAMP21

T 淋巴母细胞性白血病/淋巴瘤

● 临时病种：早期 T 细胞前提淋巴母细胞性白血病

● 临时病种：自然杀伤（NK）细胞淋巴母细胞性白血病/淋巴瘤

（一）急性髓系白血病

【定义与分类】急性髓系白血病（acute myeloid leukemia，AML）是一组异质性的疾病，为骨髓来源的非淋巴细胞性造血细胞克隆性增生性疾病，主要累及骨髓和外周血，也常浸润髓外器官和组织。若不治疗，AML 呈侵袭性临床过程。

2016 修订的 WHO 关于 AML 分类中有七类：①急性髓系白血病伴重现性遗传学异常；②急性髓系白血病伴基因突变；③急性髓系白血病伴骨髓异常增生相关病变；④治疗相关的髓系肿瘤；⑤急性髓系白血病，非特指；⑥髓肉瘤；⑦髓系增生相关 Down 综合征[1]。

【临床特征与预后】AML 患者常有贫血、血小板减少、乏力和出血，以及白细胞功能衰竭相关表现，如感染；也可有肿瘤髓外浸润表现，特别是在儿童 AML 患者。AML 的 5 年生存率为 20%～25%，与肿瘤的具体类型有关。

【病理形态学】AML 的病变特点是：①原始造血细胞在骨髓内弥漫性增生，取代原骨髓组织（图 14-80），在全身各器官、组织内广泛浸润，一般不形成肿块；②外周血白细胞质和量的变化，即白细胞总数升高，可达 $100×10^9/L$ 以上，以原始造血细胞为主，但约 50% 的病例在 $10×10^9/L$ 以下，偶尔见外周血涂片中不含任何母细胞，即非白血性（aleukemic）白血病表现，此时，必须行骨髓活检；③骨髓涂片吉姆萨染色见胞质内棒状小体（Auer rods）是髓系细胞特异性的；④AML 脏器浸润特点是：肿瘤细胞主要在淋巴结的副皮质区及窦内浸润，在脾脏红髓浸润，以及肝脏的肝窦内浸润。在有单核细胞的肿瘤（M4 或 M5）可见肿瘤细胞浸润皮肤和牙龈现象。

【免疫表型】多参数的流式细胞术检查，用 CD45 设门是临床血液病理常用的方法，也适用于治疗后微小残留病灶的检测。骨髓活检样本或疑为 AML 髓外浸润病变的诊断，其肿瘤细胞常表达 CD45、MPO、CD117、CD15、CD68/KP1、CD99 和 CD43，部分表达 CD34、CD56 和 TdT，Ki-67 阳性率多为 50%～80%。

【遗传学检查】染色体核型分析对于 AML 是基本的，在 AML 的分型中起到重要作用。一组基因突变检测有助于了解许多类型肿瘤的预后。大多数 AML 应进行 FLT3 突变检测，多数 AML 也有必要进行 NPM1、CEBPA 和 RUNX1 基因突变检测，特别前两种最常见而其核型正常 AML。KIT 突变的检测对于 AML 伴 t（8；21）（q22；q22.1）（RUNX1-RUNX1T1）和 AML 伴 inv（16）（p13.1q22）或 t（16；16）（p13.1；q22）（CBFB-MYH11）有价值。许多其他基因突变的检测对不同类型 AML 预后评估有意义。目前已可利用新一代测序（NGS）同时进行一组基因的检测。

【病理诊断与鉴别诊断】白血病的诊断主要依靠实验室检查，而不依赖于病理活检。通过对骨髓穿刺和周围血涂片中白细胞质和量的变化的观察，以及流式细胞术和分子细胞遗传学分析，即可对 AML 进行诊断与分型。白血病的诊断标准是骨髓中的原始造血细胞的数量超过 20%。需指出的是白血病髓外浸润的诊断必须依靠病理活检。骨髓活检也是对白血病患者骨髓增生程度的估计、疗效的观察和化疗后残余病灶检查的重要手段，并可协助临床进行白血病的分类。急性髓系白血病的器官浸润的鉴别诊断：①淋巴造血组织来源的肿瘤，包括淋巴母细胞淋巴瘤、一些小 B 细胞肿瘤、母细胞性浆细胞样树突状细胞肿瘤、Burkitt 淋巴瘤等；②非淋巴造血组织来源的小细胞肿瘤：根据患者的年龄、病变部位及病理改变的情况考虑不同疾病的鉴别诊断，包括神经母细胞瘤、Ewing 肉瘤、胚胎性横纹肌肉瘤、从纤维增生性小圆细胞肿瘤等[1-2]。

（二）骨髓增生性肿瘤

【定义与分类】骨髓增生性肿瘤（myeloproliferative ne-

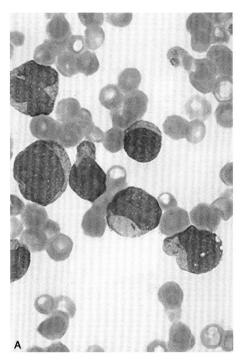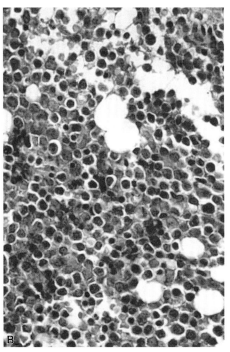

图 14-80　急性粒细胞白血病
A. 患者外周血涂片；B. 骨髓活检，有核细胞增生明显活跃，均为幼稚粒细胞

F14-80　ER

oplasms，MPN）是骨髓造血细胞克隆性增生性疾病，以一系或多系（粒细胞、红细胞和巨核细胞）细胞增生为特征。最初为有效增生（造血）及血细胞成熟分化，致外周血中成熟粒细胞、红细胞和血小板数量增加，常伴肝脾肿大和髓外造血。MPN 是一个肿瘤谱系，尽管发病隐匿，但各型 MPN 最终可因骨髓纤维化、无效造血和母细胞转化等因素的作用而演进为骨髓衰竭，且疾病的进展常伴有遗传学的演变。

WHO 关于 MPN 的分类中有以下七种类型：①慢性髓系白血病，BCR/ABL-1 阳性（chronic myelogenous leukemia，BCR/ABL-1 positive，CML，CP）；②慢性中性粒细胞白血病（chronic neutrophilic leukemia，CNL）；③真性红细胞增多症（polycythaemia vera，PV）；④原发性骨髓纤维化（primary my-elofibrosis，PMF）；⑤特发性血小板增多症（essential thrombo-cythaemia，ET）；⑥慢性嗜酸性粒细胞白血病，非特指（chronic eosinophilic leukemia，not otherwise specified，CEL，NOS）；⑦不能分类的 MPN（MPN，unclassifiable，MPN-U）。

【病因与发病机制】大多数 MPN 的病因不明，多数病例为散发性，但有遗传易感性因素的作用。Nowell 和 Hun-gerford（1960）发现并描述 CML 患者存在染色体异常，即费城染色体。之后的研究发现几乎所有 CML 都存在 t（9；22）

（q34；q11），它导致位于 9 号染色体上的 ABL 基因和位于 22 号染色体上 BCR 的基因发生拼接，而形成 *BCR-ABL* 融合基因，而该融合基因定位于费城染色体（Ph）。该融合基因的蛋白产物是 210kD 的具有酪氨酸激酶活性的蛋白。t（9；22）（q34；q11）和 *BCR-ABL* 融合基因与 CML 发病密切相关，认为 BCR-ABL 融合基因是 CML 发病的驱动基因。正常情况下，配体介导的二聚体通过多条下游路径来调节酪氨酸激酶活性，后者控制了细胞生存和增生。BCR 提供了可促使 BCR-ABL 融合基因自身联系的二聚体结构域，致 BCR-ABL 自身磷酸化及其下游路径的活化，如 JAK/STAT、PI3K/AKT、RAS/MEK、mTOR、Src kinase 和 BCL2/BCL-XL 等通路的活化，进而促进细胞分裂、抑制细胞凋亡和自噬，以及细胞黏附缺陷，最终导致髓性增生失控而形成 CML。不同类型 MPN 的遗传学异常及发生频率见表 14-17。此外，全外显子组及全基因组测序以及还发现了一些 MPN 相关基因异常，尽管可能是非特异性的，但有的可能与肿瘤的亚型的区别或与不同亚型肿瘤的预后有关。其中较重要的是表观遗传学调节基因（*TET2*、*ASXL1*、*EZH2*、*IDH1*、*IDH2*、*DNMT3A*）；RNA 剪切基因（*SF3B1*、*SRSF2*、*SETBP1*、*SF3B1*），以及转录机制相关基因（*TP53*、*IKZF1*、*NFE2*、*CUX1*）等[1-2]。

1. 慢性髓性白血病，BCR-ABL-1 阳性

【定义】BCR-ABL-1 阳性的 CML 是最常见的一种 MPN，是骨髓造血干细胞的异常增生，以 t（9；22）（q34.1；q11.2）染色体易位、费城染色体 *BCR-ABL-1* 融合基因的形成为特征，该如何基因编码了异常肿瘤蛋白 BCR-ABL1，后者激活了酪氨酸激酶（TK）的活性，导致了 CML。

表 14-17　不同类型 MPN 的遗传学异常及发生频率*

异常	染色体	CML,CP (%)	PV (%)	ET (%)	PMF (%)	CNL (%)
Ph 染色体	t(9;22)(q34.1;q11.2)	95	0	0	0	0
BCR-ABL1	t(9;22)(q34.1;q11.2)	100	0	0	0	0
JAK2 V617F	9p24	0	95~97	56~60	55~60	罕见
JAK2 exon 12 突变	9p24	0	2~3	罕见	罕见	0
CALR exon 9 突变	19p13.2	0	罕见	25	25	0
MPL exon 10 突变	1p34	0	罕见	3~5	5~10	0
CSF3R T6181	1p35	0	0	0	0	80

Jaffe ES,Arber DA,Campo E,et al. Hematopathology,2nd ed. SAUNDERS ELSEVIER,2017.

【临床表现】任何年龄人群均可发病,患者的平均年龄是 65 岁。CML 起病隐匿,约 50% 的患者缺乏临床表现,因偶然发现外周血白细胞增高而就诊。有的患者因脾脏极度肿大而致不适或因脾破裂而致突发性左上腹疼痛为首发表现而就诊。未治疗的 CML 可表现为双相或三相性,即慢性期(chronic phase,CP)、加速期(accelerated phase,AP)和母细胞期(blast phase,BP)或有重叠。临床上,多数患者为慢性期表现,可有轻度至中度贫血、易倦、虚弱、体重下降和食欲缺乏等,CML 进展缓慢,即使不治疗,其平均生存期约为 3 年。3 年后,约 50% 的患者进入加速期。此时,贫血和血小板减少等加重,有的患者可出现明显外周血嗜碱性粒细胞增多。6~12 个月以后,肿瘤进入母细胞期,呈急性白血病表现。约 5% 的患者发病时就呈加速期或母细胞期表现。约 70% 的母细胞期患者,其瘤细胞为原始粒细胞;其余为淋巴母细胞,后者表达 TdT,绝大多数为 B 细胞表型,极少数为 T 细胞表型,这也进一步印证了 CML 肿瘤细胞的多向分化干细胞起源的学说。

【病理形态学】

(1)骨髓:骨髓有核细胞增生明显活跃,取代脂肪组织。可见各分化阶段的粒细胞,以分叶核和杆状核粒细胞为主,不成熟粒细胞<5%~10%。若不成熟粒细胞数量增加则提示加速期改变。巨核细胞数量增加,红系细胞数量正常或减少(图 14-81)。还可见散在分布的泡沫细胞。随着疾病的进展,会发生不同程度纤维化改变。

(2)外周血:外周血白细胞计数明显增加,常高于 $100×10^9/L$,循环的细胞以中、晚幼粒细胞为主,原始粒细胞少于 10%。常有嗜酸性粒细胞和嗜碱性粒细胞增多。肿瘤的早期,约 50% 的患者有血小板增多。

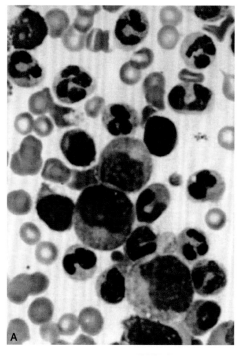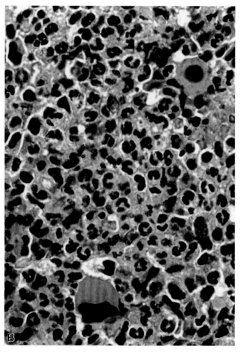

图 14-81　慢性粒细胞白血病
A.患者外周血涂片;B.骨髓活检,有核细胞增生明显活跃,均见不同分化阶段的粒细胞共存

（3）脾脏:因髓外造血而致患者的脾脏明显肿大,即所谓"巨脾"。组织学表现为肿瘤细胞主要在脾脏的红髓区内浸润。

（4）其他器官组织病变:髓外造血也可发生与肝脏和淋巴结,但病变多较轻微[1-2]。

【免疫表型与遗传学】肿瘤性粒细胞表达粒细胞分化抗原,如 MPO、CD68/KP1、溶菌酶、CD15 和 CD117 等,幼稚粒细胞的表型同髓肉瘤。采用细胞遗传学的方法,通过核型分析来检测 Ph1 染色体。也可采用荧光原位杂交（FISH）或聚合酶链式反应（PCR）技术来检测 *BCR-ABL* 融合基因,以确诊该肿瘤。

【诊断与鉴别诊断】该肿瘤的诊断并不依赖组织病理检查。血象、骨髓穿刺细胞学,以及 Ph1 染色体或 *BCR-ABL* 检查就可确诊该肿瘤。组织病理检查的意义:①当存在明显的骨髓纤维化改变,骨髓穿刺常呈"空抽"时,骨髓活检有助于该肿瘤的确诊;②了解骨髓病变的程度;③参与肿瘤治疗效果的评估;④白血病髓外浸润的诊断。

鉴别诊断:

（1）类白血病反应（leukemoid reaction）:通常因严重感染、恶性肿瘤、药物中毒、大量出血和溶血反应等刺激造血组织而产生的异常反应。表现为周围血中白细胞数量的明显增多（可达 $50×10^9/L$ 以上）,并有幼稚细胞出现。类白血病反应与粒细胞白血病有本质的不同。一般根据病史、临床表现和细胞形态可以与白血病鉴别,但有时比较困难。类白血病反应有以下特点可协助鉴别:①引起类白血病反应的原因去除后,血象恢复正常;②一般无明显贫血和血小板减少;③粒细胞有严重中毒性改变,如胞质内有中毒性颗粒和空泡等;④嗜性粒细胞的碱性磷酸酶活性和糖原皆明显增高,而粒细胞白血病时,两者均显著降低;⑤慢性粒细胞白血病时可出现特征性的 Ph1 染色体,类白血病反应时则无。

（2）该肿瘤加速期改变需与急性髓系白血病相区别,结合病史、实验室检查结果,以及遗传学检查等综合考虑。

（3）骨髓异常增生综合征:见下面相关内容。

【治疗、监测与预后】酪氨酸激酶抑制剂（TKI）用于CML 靶向治疗明显延长了患者的生存时间,也提高了患者的生存质量。据 2015 年的资料,采用 TKI 治疗的患者,5 年生存率为 90%,10 年生存率为 80%。现在,对于新确诊的CML 患者,若接受 TKI 治疗,其期望寿命基本与常人相似。TKI 治疗成功的关键是定期而持续性评估血液学、细胞遗传学和分子基因的状态,及时发现治疗无效或耐药。耐药或因其他原因未能使用 TKI 的患者可采用联合化疗,异基因组学干细胞移植等治疗[1-2]。

2. 慢性中性粒细胞白血病

【概念】慢性中性粒细胞白血病（CNL）罕见,以外周血持续性中性粒细胞增多和骨髓中性粒细胞增生及成熟分化为特征。因瘤细胞髓外浸润,患者常有肝脾肿大。近来发现

大多数 CNL 病例存在 CSF3R（exon 14）点突变,该基因编码克隆刺激因子 3 受体蛋白。CSF3R 突变导致 JAK/STAT 信号通路的激活,驱动了异常粒细胞的增生。检测 CSF3R 突变有助于区别反应性白细胞增多。该肿瘤无费城染色体或*BCR-ABL1* 基因。

WHO 关于 CNL 的诊断标准:①外周血白细胞计数 ≥25 $×10^9/L$;分叶及杆状和中性粒细胞超过白细胞总数的 80%;不成熟粒细胞<10%;②存在 CSF3R T6181 突变或其他活化 *CSF3R* 基因突变;③高增生骨髓象,中性粒细胞的数量和比率均高且表现为成熟分化;④不满足 WHO 关于其他髓系肿瘤的诊断要求[1-2]。

3. 真性红细胞增多症

【概念】真性红细胞增多症（PV）是以红细胞的产生不依赖于红细胞造血的正常调节机制为特征的疾病。几乎所有 PV 患者都有 *Janus 2 kinase* 基因、JAK2 V617F 功能基因的获得性体细胞捕获（gain）,少数 *JAK2* 基因突变。临床上 PV 主要有两个时期:一是多血期（polycythemic phase）伴血红蛋白、红细胞容积（hematocrit）和红细胞数量的增加;二是消耗期/多血后骨髓纤维化期伴血细胞减少,包括贫血、无效造血、骨髓纤维化,且常有骨硬化改变。PV 患者多为老年人,主要临床表现与红细胞增加所致的血管病变,如高血压、血栓形成和出血等,常有肝脾肿大。极少数患者最终演进为MDS 样/急性白血病期。

WHO 关于 PV 诊断标准的主要标准有:①在男性,血红蛋白 > 16.5g/dl,红细胞容积 >49%;在女性,血红蛋白 >16.0g/dl;或红细胞容积 >48%。②骨髓活检示有核细胞明显增生,红细胞系、粒细胞系和巨核细胞系均明显增生,并伴巨核细胞多形性及成熟分化。③存在 JAK2 V617F 或 JAK2 exon 12 突变。次要标准:血浆红细胞生成素水平异常。PV 的诊断需满足三条主要标准,或两条主要标准及一条次要标准。

WHO 关于 PV 多血后骨髓纤维化期的诊断标准:

（1）必要条件:①前述 WHO 定义 PV 的诊断要求;②骨髓纤维化 2~3 级（基于 0~3 评分系统）。

（2）补充条件:①贫血,持续性红细胞减少（在未采用细胞减少治疗时）或在因红细胞增多而需要细胞减少治疗时;②外周血涂片上见红白血病母细胞（leukoerythroblastic）;③脾脏肿大程度加重;④出现 B 症状:6 个月内体重下降>10%;盗汗和不明原因的发热（>37.5℃）,至少有其中两项[1-2]。

4. 原发性骨髓纤维化

【概念】原发性骨髓纤维化（PMF）以骨髓内粒细胞和巨核细胞增生为主,并伴逐渐增加的网状纤维、胶原纤维及纤维化为特征;因骨髓纤维化而致脾、肝和其他器官发生髓外造血改变。尽管粒细胞和巨核细胞是主要的增生细胞成分,实际上病变骨髓中所有髓系细胞、B 细胞有时还有 T 细胞都来自于肿瘤细胞克隆,而成纤维细胞是非克隆性的,故

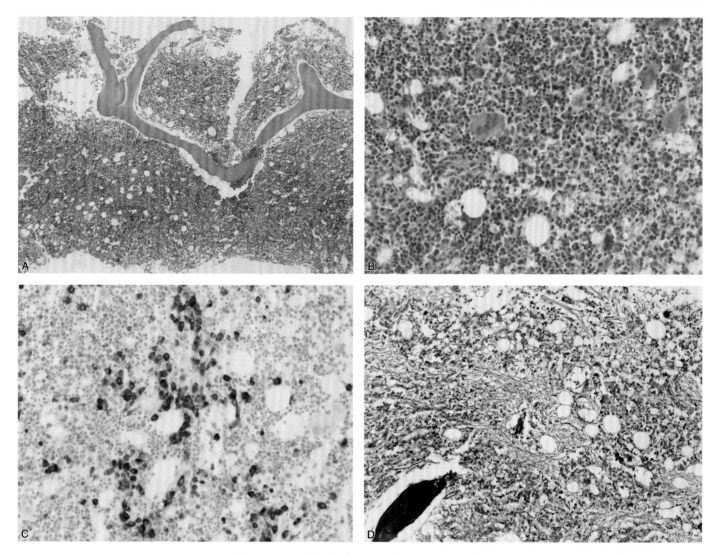

图 14-82 真性红细胞增多症多血期之骨髓病变

A. 骨髓活检示有核细胞明显增生,取代脂肪组织;B. 示红细胞系、粒细胞系和巨核细胞系均明显增生,并伴巨核细胞多形性及成熟分化;C. 粒细胞表达 MPO;D. 骨髓组织中网状纤维增加(Foot)

骨髓纤维化和骨硬化是生长因子和纤维细胞生成性细胞因子等异常释放的继发改变,还有 PDGF 和 TGF-β,这些有异常巨核细胞和血小板合成、储存和释放的细胞因子的参与。因血浆 VEGF 水平升高致骨髓和脾脏有明显血管生成。在PMF,巨噬细胞炎性蛋白 1β,金属蛋白酶组织抑制因子、胰岛素样生长附着因子和 TNFα1 也增加。因此,PMF 的临床表现不仅与骨髓中肿瘤细胞造血效能有关,还与多种炎性细胞因子释放有关。约 50% 的 PMF 伴 JAK2V617F 突变;30%伴 CALR 突变;5% ~ 10% 伴 MPL 突变。对于驱动基因突变尚不清楚的病例称之为三阴 PMF。

【临床表现】 临床上,PMF 可分为两期,一是纤维化前期(prePMF),以外周血血小板数量明显增多,以及骨髓粒细胞和异常巨核细胞增生为特征,缺乏或仅有轻度网状纤维化表现,无或仅有轻度髓外造血;二是纤维化期,以骨髓造血细胞的种类和数量各异,而网状纤维增加或胶原增加及纤维化为特征,常伴骨硬化因髓外造血致肝脾明显肿大,外周血中见不成熟白细胞和红细胞,由纤维化前期到纤维化期是一个逐渐演进的过程。髓外造血还可发生于肾脏、乳腺、肾上腺、淋巴结、硬脑膜和软组织。

【诊断】 WHO 关于 prePMF 的诊断标准,主要标准:①巨核细胞增生并具异型性,无网状纤维>1 级;骨髓有核细胞增生明显,以粒细胞系增生为甚,且常有红细胞增生低下;②不符合 WHO 关于 BCR-ABL1 +CML、PV、ET、MDS 或其他髓系肿瘤的诊断标准;③存在 JAK2、CALR 或 MPL 突变,或缺乏前述基因突变,但存在其他克隆标记,或缺乏轻微的反应性骨髓网状纤维性纤维化。次要标准(至少满足下列 1项,并经两次连续性检测):①贫血,缺乏其他消耗性因素;②白细胞增多,≥11.0×10⁹/L;③可扪及脾脏肿大;④LDH水平高于正常值的上限。prePMF 的诊断需满足所有三条主要标准,以及至少一条次要标准。

WHO 关于明显 PMF 的诊断标准:①巨核细胞增生并具异型性,伴网状纤维或胶原纤维化(图 14-83),2 ~ 3 级;②不符合 WHO 关于 BCR-ABL1 +CML、PV、ET、MDS 或其他髓系肿瘤的诊断标准;③存在 JAK2、CALR 或 MPL 突变,或缺乏前

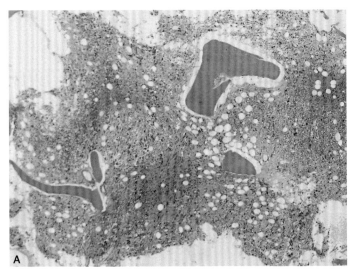
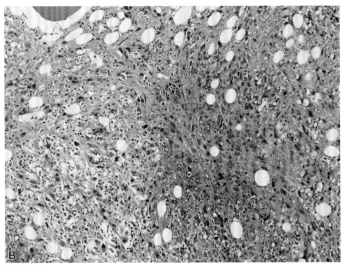

图 14-83　原发性骨髓纤维化之骨髓病变
A. 示骨髓广泛纤维组织增生,灶区有核细胞增生活跃;B. 示纤维组织呈席纹状,并见三系造血细胞增生

述基因突变,但存在其他克隆标记,或缺乏轻微的反应性骨髓网状纤维性纤维化。次要标准(至少满足下列 1 项,并经两次连续性检测):①贫血,缺乏其他消耗性因素;②白细胞增多,≥11.0×10⁹/L;③可扪及脾脏肿大;④LDH 水平高于正常值的上限;⑤成白红细胞增多症(leukoerythroblastosis)。PMF 的诊断需满足所有三条主要标准,以及至少一条次要标准[1-2]。骨髓纤维化的半定量分级见表 14-15。

5. 特发性血小板增多症

【概念】特发性血小板增多症(ET)是 MPN 的一种,主要累及巨核细胞系,以持续性外周血的血小板增多>450×10⁹/L、骨髓中大的成熟巨核细胞数量增加,以及血栓形成和出血为特征。50% ~ 60% 的患者有 JAK2 V617F 突变;25% ~ 30% 的患者有 CALR 突变,3% ~ 5% 的患者有 MPL W515 突变。这些突变相互排斥并导致相关通路的活化,刺激巨核细胞增生及血细胞生成。5% ~ 10% 的 ET 的驱动基

因尚不清楚。ET 少见,多为老年人发病,但也可见于 30 岁左右的女性。30% ~ 50% 的患者缺乏临床表现,偶有因检查发现血小板升高而就诊。若有症状则多表现为血栓形成及其继发表现,如脑卒中、心肌梗死和深静脉及周围静脉血栓形成等,以及微循环功能障碍表现。少数患者可有消化道出血。

【诊断】WHO 关于明显 ET 的诊断标准:主要条件:①血小板计数>450×10⁹/L;②骨髓活检示有核细胞增生,主要是巨核细胞系增生,见多分叶核的大的成熟巨核细胞(图 14-84),无明显中性粒细胞增生和红细胞增生及核左移征象,无或有轻度网状纤维增加(1 级);③不符合 WHO 关于 BCR-ABL1+CML、PV、ET、MDS 或其他髓系肿瘤的诊断标准;④存在 AK2、CALR 或 MPL 突变。次要条件:存在克隆性标记或缺乏反应性巨核细胞增多的证据。ET 的诊断需满足所有四个主要条件,或满足三个主要条件和次要

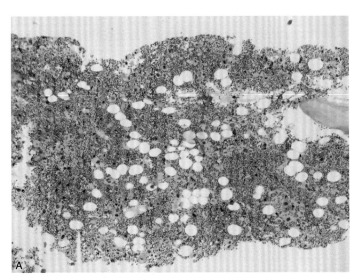
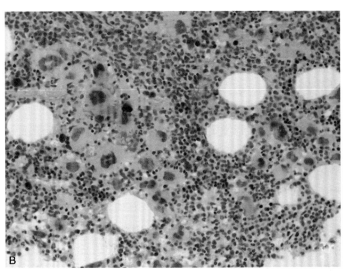

图 14-84　原发性血小板增多症之骨髓病变
A. 骨髓活检示有核细胞增生,以巨核细胞增生为主;B. 示多分叶核的大的成熟巨核细胞

条件。

一些感染、炎症性疾病、非造血组织肿瘤及造血组织肿瘤，MPN 中的 PV 和 PMT 等均可致血小板增多。ET 需要与这些可引起血小板增多的疾病或肿瘤进行鉴别[1-2]。

6. 慢性嗜酸性粒细胞白血病，非特指

【概念】　慢性嗜酸性粒细胞白血病，非特指（CEL，NOS）是一组异质性的疾病，是骨髓中具有多向分化潜能的干细胞发生的肿瘤。CEL，NOS 具有白血病的特征，在外周血和骨髓中不成熟嗜酸性粒细胞数量增加（外周血中>2%；骨髓中>5%）或检出髓细胞克隆性。患者有脾脏肿大。患者多为成年人，有白血病的共性临床表现以及嗜酸性粒细胞所致组织损害表现，如心肌损伤。形态学：外周血嗜酸性粒细胞计数>1.5×10⁹/L，但无单核细胞明显增加及不成熟的中性粒细胞。外周血和骨髓中均可见不成熟的嗜酸性粒细胞。可通过检测 X 染色体基因异常表达、RAS 或 JAK2 V617F 癌基因突变，以及证实克隆性细胞遗传学异常伴或不伴有融合基因等来了解其肿瘤细胞的克隆性。那些存在 PDGFRA、PDGFRB 或 FGFR1 重排的病例，以及有 PCM1-JAK2、ETV6-JAK2 或 BCR-JAK2 突变的病例不在 CEL，NOS 之列。

【诊断】　WHO 关于 CEL，NOS 的诊断条件：①嗜酸性粒细胞增多（嗜酸性粒细胞计数>1.5×10⁹/L）；②无费城染色体或 BCR/ABL 融合基因；无其他 MPN（PV、ET 和 PMF）和 MDS/MPN（CMML、aCML）；③无 t（5;12）（q31-35;p13）或其他 PDGFRB 重排；④无 FIP1L1-PDGFRA 或其他 PDGFRA 重排；⑤无 FGFR1 重排；⑥外周血和骨髓内母细胞的数量<20%，且无 inv（16）（p13q22）或 t（16;16）（p13;q22）或其他 AML 的诊断特征；⑦存在克隆性细胞遗传学或分子遗传学异常，外周血中母细胞数量>2%；骨髓中母细胞数量>5%[1-2]。

7. 不能分类的 MPN

【概念】　MPN-U 的诊断只能用于那些根据临床表现、实验室检查以及形态学表现可确诊为 MPN，但又不能满足任一单列类型 MPN 的病例。多数病例见于三种类型的 MPN，包括早期的 PV、PMF 和 ET 病例，其临床、实验室和形态学表现不典型；进展期的 MPN，骨髓纤维化、骨硬化及其向更具侵袭性演进掩盖了疾病本身的一些特征；还有 MPN 患者同时存在炎症、代谢性或肿瘤性疾病而掩盖了诊断性的临床和形态学分型。MPN-U 也不能用于那些未进行必要的实验室检查或检查不充分的病例，骨髓样本不能满足诊断需要的病例，以及之前曾接受过生长因子或细胞毒性药物治疗的病例。因此，MPN-U 是排除诊断。

【诊断】　WHO 关于 MPN-U 的诊断标准：①具有 MPN 的特征；②不能满足 WHO 关于 MDS、MDS/MPN 和 BCR-ABL1 阳性 CML 的诊断要求；③存在 MPN 特征性的 JAK2、CALR 或 MPL 突变；或缺乏前述基因突变，但存在其他克隆标记；或缺乏克隆性标记，也没有因其他疾病或肿瘤而致骨髓纤维化的证据，如感染、自身免疫性疾病、其他慢性炎症、毛细胞白血病、其他淋巴组织肿瘤、转移性恶性肿瘤或中毒性骨髓疾病等[1-2]。

（三）骨髓增生异常综合征

【概念】　骨髓增生异常综合征（myelodysplastic syndorme，MDS）是一组克隆性造血干细胞疾病，其特征是造血细胞的增生与凋亡并存，骨髓活检呈正常或增生性骨髓象，而外周血细胞减少、一系或多系髓细胞发育异常、无效造血等，MDS 进展为急性髓系白血病的几率增高，可伴有原始粒细胞增多，但其数量少于 20%。

【临床表现】　MDS 主要见于老年人，平均年龄为 70 岁。多数患者的临床表现与贫血有关，并依赖于输血。少数患者表现为中性粒细胞减少或血小板减少。一般无器官肿大。

【病理改变】　MDS 的病理形态学改变与外周血和骨髓组织中母细胞的存在，细胞异型性的类型与程度，以及环铁幼粒细胞等有关。要确定骨髓组织中母细胞的百分比，推荐至少对骨髓穿刺或活检标本中的 500 个有核细胞或外周血样本中的 200 个有核细胞进行分类计数。评价细胞异型性程度与制片和染色的质量有密切关系。

MDS 的主要类型有：①难治性贫血伴单一系细胞发育异常；②难治性贫血伴环铁粒幼细胞；③难治性贫血伴多系细胞发育异常；④难治性贫血伴母细胞增多-1（RAEB-1）；⑤难治性贫血伴母细胞增多-2（RAEB-2）；⑥MDS，不能分类；⑦MDS 伴 5q 缺失。

细胞发育异常的特征有：①细胞核的变化，如细胞核出芽（budding）、核间桥、核固缩、多核性，以及巨幼样变等；②细胞质的变化：有环铁粒幼细胞、胞质内空泡，以及弥漫性或颗粒状 PAS 阳性；③粒细胞形态异常：核分叶少（假性 Pelger-Huet）或核分叶过多，胞质内颗粒少，假性 Chediak-Higashi 颗粒；④巨核细胞形态异常：微巨核细胞、大小不等的非分叶核巨核细胞，以及多分叶或极不规则分叶细胞核。MDS 的组织病理学：MDS 的骨髓常表现为高增生状态，也可为正常增生状态，而外周血细胞减少是无效造血所致。在侵袭性 MDS，如 RAEB，常见母细胞聚集（3～5 个）或呈簇状（>5 个）分布于骨髓间质中，CD34 的免疫组织化学染色有助于这类母细胞的识别。在疾病的后期常有不同程度的纤维组织增生及纤维化改变。

【免疫表型与遗传学】　MPO、CD117、glycophorin A 和 F-8 免疫组织化学染色有助于识别粒细胞、红细胞和巨核细胞，特别是在三系细胞存在异型性时；CD34 染色有助于母细胞的识别，特别是有明显纤维化改变时。

细胞遗传学和分子检测对 MDS 诊断、预后评估，瘤细胞克隆性分析，以及认识形态学，细胞遗传学和临床的关系等均十分重要。约 50% 的 MDS 患者观察到有克隆性细胞遗传学异常，且 MDS 的细胞遗传学改变也比较复杂。Del（5q）常见于女性患者，其特征是这类 MDS 患者常有巨核细胞的低分叶或不分叶，难治性大细胞性贫血，血小板计数正常或增加,预后较好,在第四版 WHO 分类中被认为是一种特殊类型的 MDS。17p 缺失常见于 MDS 或 AML 伴有假 Pelger-Huët 异常,体积小而胞质内有空泡的中性粒细胞,*TP53* 突变和不良的临床过程,这是最常见的治疗相关的 MDS。复杂的核型(常大于或等于三种核型异常)常与不良的临床过程有关。还有的细胞遗传学异常与某些特征性的形态学特征有关,如 del(20q)与红细胞和巨核细胞的形态异常有关;而 3 号染色体的异常常与 MDS 和 AML 病例中异常形态的巨核细胞数量的增加有关。也有一些克隆性细胞遗传学的异常的意义尚不清楚。

【诊断与鉴别诊断】

(1) MDS 与 MDS 样病变:在不了解患者的临床表现和用药史时不能诊断 MDS;患者在使用生长素时不能对 MDS 进行分类;有血细胞减少但缺乏细胞异型性时不能用 MDS 来解释。

(2) MDS 与急性髓系白血病:MDS 与急性髓系白血病的鉴别在临床上具有挑战性,尽管外周血过骨髓白血病计数 <20% 是 MDS 区别于急性髓系白血病的重要指标,但其他因素在两者的区别诊断中也起到作用,如患者的年龄和既往的 MDS 病史等[1-2]。

(四) 系统性肥大细胞增生症

【概念与分类】肥大细胞增生症(mastocytosis)是肥大细胞的克隆性增生,并以异常形态的肥大细胞多灶性或簇状聚集性分布和浸润为特征的一组异质性疾病,可累及一个或多个器官与系统。根据病变部位和范围,该类疾病可分为皮肤肥大细胞增生症(cutaneous mastocytosis,CM)和系统性肥大细胞增生症(systemic mastocytosis,SM),约 80% 的病例仅有或伴皮肤病变。SM 指除皮肤和骨髓之外其他器官或系统亦有病变的情况。修订 2016 WHO 关于肥大细胞增生症的分类见表 14-18[1]。本节仅就系统性肥大细胞增生症(systemic mastocytosis,SM)进行简要介绍。

表 14-18　WHO 关于肥大细胞增生症的分类(2016 修订)

1. 皮肤肥大细胞增生症(CM)
2. 系统性肥大细胞增生症
   a. 惰性系统性肥大细胞增生症(ISM)
   b. 冒烟型系统性肥大细胞增生症(SSM)
   c. 系统性肥大细胞增生症伴相关系造血系统肿瘤(SM-AHM)
   d. 侵袭性系统性肥大细胞增生症(ASM)
   e. 肥大细胞白血病(MCL)
3. 皮肤外肥大细胞瘤(MCS)

【临床表现】皮肤肥大细胞增生症约占 80%,以儿童和青年相对多见;系统性肥大细胞增生症仅占 10%~20%,后者的发病年龄在 30 岁左右,无明显性别差异。骨髓累及常见,因此,临床上常借助于骨髓活检来诊断 SM。其他容易受累的器官有脾脏、淋巴结、肝脏和胃肠道等。外周血中常难以发现肥大细胞。约 50% 的 SM 患者有皮损,而有皮损的

SM 提示其临床上多呈惰性过程。SM 的临床表现可分为四类:①一般症状,如乏力、体重下降、发热和出汗等;②皮肤表现,如皮肤瘙痒、皮肤激惹症状、皮肤颜色变深等;③化学介质相关表现,如腹痛、胃肠痉挛、面色潮红、晕厥、血压升高、头痛、低血压、心动过速和呼吸道症状等;④骨骼累及症状,如骨痛、骨折和关节痛等。大多数 SM 患者有血液学异常表现,如贫血、白细胞增多或减少、血小板减少或血小板增多症、嗜酸性粒细胞增多症等,约 20% 的患者可伴有非肥大细胞性、克隆性造血细胞疾病,此类患者多预后不良。血清总类胰蛋白酶检测有助于该病的诊断。在无其他骨髓增生性疾病的情况下,血清总类胰蛋白酶(tryptase)高于 20ng/ml 时提示 SM 之可能。在单纯性 CM,血清总类胰蛋白酶多在 <1~150ng/ml。肥大细胞增生症属不治之症,预后与疾病的类型有关。伴有皮肤病变的 SM,其预后优于不伴皮肤病变的 SM。肥大细胞白血病和肥大细胞肉瘤属高恶性肿瘤,预后差。

【病理改变】HE 染色切片上,正常的肥大细胞呈圆形或多角形,细胞质较丰富,充满了细小而略嗜酸性的颗粒;细胞核为圆形或卵圆形,核染色质呈斑块状,核仁不明显,核浆比低。在 SM,增生细胞的形态可类似正常的肥大细胞,但在多数情况下,至少其中的部分细胞有不同程度的异型性表现,如细胞呈梭形、核呈肾形、胞质丰富而淡染、胞质内颗粒稀少等,形似组织细胞。有时可见双核或多分叶核细胞。在肥大细胞白血病,其肿瘤细胞呈所谓母细胞样。核分裂象不常见。

(1) 皮肤:增生的肥大细胞主要分布于真皮层内,皮肤附件周围及胶原纤维之间。增生及浸润的肥大细胞的形态较一致,少见核分裂。有时可见少数嗜酸性粒细胞散在分布(图 14-85)。

(2) 骨髓:在骨髓活检样本上可见肥大细胞呈多灶性增生,形成境界较清楚的病灶,主要分布于小梁旁或血管周围,其中有不等量的肥大细胞、淋巴细胞、嗜酸性粒细胞和成纤维细胞。常见的是其中心为淋巴细胞,再围绕着肥大细胞,病灶的周围有反应性嗜酸性粒细胞。有时可见一些梭形的肥大细胞沿骨小梁分布或弥漫性浸润,常有明显纤维化和骨小梁变宽等(图 14-86)。骨髓可呈增生活跃表现,以中性粒细胞和嗜酸性粒细胞为主,或与其他的骨髓的肿瘤性增生性疾病共存,如急性髓系白血病、骨髓增生性肿瘤、骨髓异常增生症或淋巴增生性疾病等。极少数患者表现为肥大细胞白血病。当骨髓穿刺之肥大细胞计数多于 20% 时,应考虑到肥大细胞白血病之可能,其病理诊断的确立基于符合 SM 的基本诊断标准,以及骨髓活检和穿刺细胞学结果。典型的肥大细胞白血病患者外周血肥大细胞计数至少应达到 10%。

(3) 淋巴结:异常肥大细胞在淋巴结内的浸润可以表现为副皮质区的灶性浸润或呈弥漫性浸润而致淋巴结结构不同程度地破坏(图 14-87)。有时可见滤泡生发中心增生、

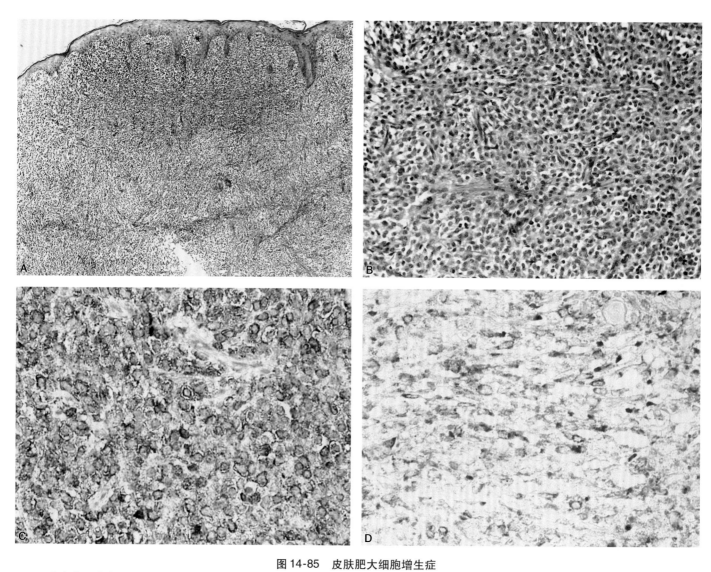

图 14-85　皮肤肥大细胞增生症

A. 病变位于真皮层；B. 异型肥大细胞为短梭形，细胞形态较一致，排列密集；C. 肥大细胞表达类胰蛋白酶（tryptase）；D. 肥大细胞呈阳性（甲苯胺蓝）

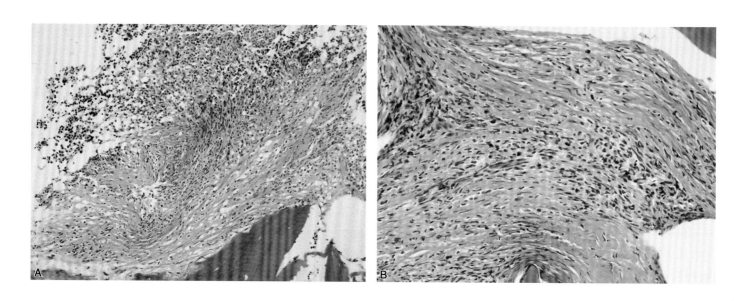

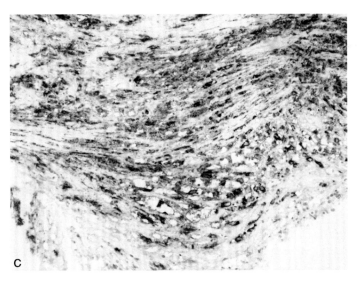

图 14-86 肥大细胞增生症之骨髓病变

A. 骨髓中肿瘤细胞增生，替代原骨髓组织并伴纤维化；B. 肿瘤细胞的形态；C. 肥大细胞表达类胰蛋白酶（tryptase）

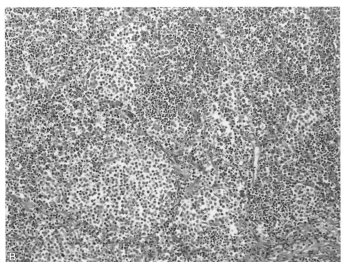

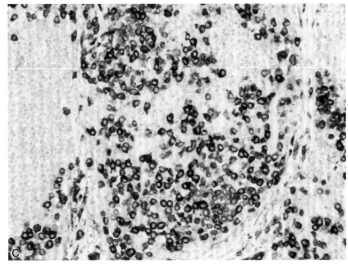

F14-87　ER

图 14-87 肥大细胞增生症之淋巴结病变

A. 淋巴结滤泡间区增生；B. 肿瘤细胞的形态；C. 肿瘤细胞表达 tryptase

小血管增生、浆细胞和嗜酸性粒细胞增多,以及纤维化等改变。

(4)脾脏:受累脾脏的体积常不同程度肿大,被膜常因纤维组织增生及玻璃样变而不均匀增厚,异常肥大细胞呈灶性浸润,分布于小梁旁、脾小体旁或脾小体中,也可表现为弥漫性红髓浸润(图14-88)。可见浆细胞和嗜酸性粒细胞增多,以及不同程度的纤维化等改变。

(5)肝脏:在肝窦和(或)汇管区内见异常形态的肥大细胞呈灶性浸润,部分病例可见纤维化改变。

(6)骨骼:最常见的是骨硬化病变,亦可表现为溶骨性病变,或两者并存。

【特殊染色、免疫表型和遗传学】 在甲苯胺蓝(Toluidine blue)或吉姆萨(Giemsa)染色切片上,肥大细胞呈异染性,即细胞质呈紫红色细颗粒状。类胰蛋白酶(tryptase)是肥大细胞特异性标记。萘酚 ASD 氯醋酸酯酶(CAE)和 CD117 也是肥大细胞的标记,但不具特异性。与正常肥大细胞不同的是其肿瘤细胞常表达 CD2 和 CD25。肥大细胞增生症患者常见的遗传学改变是 *KIT* 基因的点突变,*KIT* 是一原癌基因,它编码酪氨酸激酶受体,后者可与干细胞因子或肥大细胞生长因子相结合。最常见的突变是在密码子 816 的 Asp 被 Val 所取代,其结果是导致 KIT 蛋白的自然活化。这一突变存在与大多数成人的 SM,在极少数儿童的 CM 也可检出。

【病理诊断与鉴别诊断】 肥大细胞增生症的诊断需在病变组织中见到肥大细胞的多灶性增生或聚集性浸润,需采用甲苯胺蓝、吉姆萨染色或肥大细胞类胰蛋白酶的免疫组织化学染色,以明确其增生细胞的肥大细胞属性。SM 的诊断标准见表14-19。鉴别诊断:①首先是四种 SM 之间的鉴别诊断;②多种良/恶性骨髓增生性疾病伴肥大细胞的反应性增生;③Langerhans 细胞组织细胞增生症;④骨髓增生性肿瘤之脾脏和淋巴结的继发病变(包括髓外造血);⑤脾脏的其他梭形细胞肿瘤[1-2]。

(五) 母细胞性浆细胞样树突状细胞肿瘤

【定义】 母细胞性浆细胞样树突状细胞肿瘤(blastic

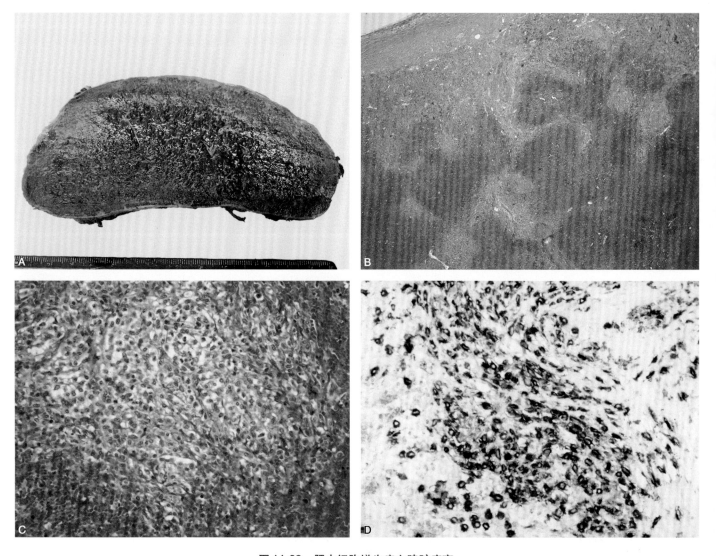

图 14-88 肥大细胞增生症之脾脏病变
A. 示脾脏均匀肿大,切面见被膜增厚;B. 脾脏红髓区扩大伴充血及纤维组织增生;C. 示异常肥大细胞呈灶性增生

plasmacytoid dendritic cell neoplasm, BPDC)是前体浆细胞样树突状细胞(又称 1 型干扰素分泌细胞或浆细胞样单核细胞)来源的一种侵袭性肿瘤。该肿瘤常累及皮肤和骨髓,并呈白血病性播散。

表 14-19　系统性肥大细胞增生症的诊断标准

主要标准	骨髓和(或)皮肤以外其他器官、组织切片上见多灶性、密集的肥大细胞浸润(≥ 15 个),并经 tryptase 免疫组化染色或特殊染色证实
次要标准	a. 骨髓和(或)皮肤以外其他器官、组织切片上见约 25% 的浸润的肥大细胞呈梭形或有异型性;或在骨髓穿刺涂片所见的肥大细胞中有约 25% 为不成熟或有异型性; b. 在骨髓、外周血或皮肤以外其他器官中检测到 *KIT* 基因的 816 密码子上的点突变。 c. 在骨髓、外周血或皮肤以外其他器官中浸润的肥大细胞呈 CD117 +/CD2 + 或 CD117 +/CD2 +/CD5 +。 d. 血清总类胰蛋白酶(tryptase)持续高于 20ng/ml (注:当有其他骨髓增生性疾病存在时,该项无意义)
SM 的诊断	①主要标准+1 项次要标准 ②同时满足三项次要标准

【临床特点】　老年患者相对多见,100% 的患者有皮肤病变,其次是骨髓和外周血,以及淋巴结的累及;无症状性的孤立性或多发性皮损,表现多样(结节,斑块或擦伤样病变、图 14-89);血细胞减少,特别是血小板减少;少数甚至发生骨髓衰竭;多数患者最终会发展为暴发性白血病象,预后差。

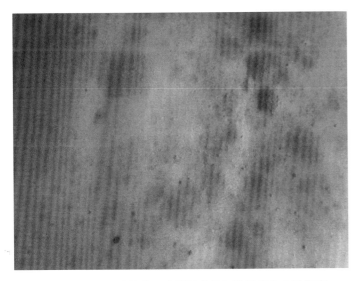

图 14-89　母细胞性浆细胞样树突状细胞肿瘤之皮肤病变
示患者背部皮肤多发性红斑结节状皮损

【病理改变】

(1) 皮肤病变:单一形态的、中等大小的母细胞样肿瘤细胞在真皮层内弥漫性浸润,病变可累及皮下组织,但少累及表皮;表皮下常可见无细胞浸润带(Grenz 带);瘤细胞核形不规则,核染色质细腻,可见 1 至数个小核仁;细胞质少;核分裂象数量不等,但少见大量核分裂存在;缺乏凝固性坏死和血管浸润(图 14-90)。

(2) 淋巴结病变:弥漫性滤泡间区和髓质累及,类似于急性髓系白血病的淋巴结浸润表现。

(3) 骨髓病变:形态学上难以察觉轻微的间质浸润,需借助于免疫表型检测才可能诊断,以及髓内弥漫性浸润;残存的造血细胞形态异常(dysplastic),特别是巨核细胞的形态异常。

【免疫表型与遗传学】　瘤细胞的表型:CD4 +、CD56 +、CD123 +、CD43 +、CD68 +/ -、TdT - /+、CD20 -、CD3 -、CD8 -、CD30 -、MPO -、EBER -;不能检出 *TCR* 基因重排。

【鉴别诊断】　包括:①皮肤 NK/T 细胞淋巴瘤,鼻型;②皮下脂膜炎样 T 细胞淋巴瘤;③原发皮肤 γδT 细胞淋巴瘤;④T 淋巴母细胞性淋巴瘤/白血病的皮肤累及;⑤急性髓系白血病皮肤浸润[1-2]。

四、骨髓淋巴瘤

骨髓检查在淋巴瘤诊治中的意义:①对已确诊淋巴瘤患者进行临床分期、疗效和复发的评估,如骨髓是否有累及以及累及的范围和程度;②部分淋巴瘤的诊断与分型;部分患者表现为不明原因的发热、器官肿大,以及机体深部组织占位而难以进行活检;③骨髓良性/反应性淋巴细胞浸润与淋巴瘤累及的鉴别诊断;④了解不同组织学类型的淋巴瘤骨髓累及的特点,并与首发病变进行比较与评价;⑤伴随病变:如造血细胞增生情况的变化、纤维化存在与否及其程度、骨髓坏死和继发感染等。

需注意的问题有:①骨髓活检对淋巴瘤分型是有限的,一方面需掌握不同类型淋巴瘤的组织学特征并结合一些辅助检测技术进行综合分析;另一方面,因骨髓检材有限,需进行髓外病变的活检来完成淋巴瘤的组织学分型;②淋巴瘤骨髓累及病变的分布是不均一的,对于临床怀疑有骨髓累及而骨髓检查为阴性的病例宜建议再活检以及变更部位活检;③尽管骨髓活检可为淋巴瘤的骨髓浸润提供最多的信息,但外周血涂片、骨髓穿刺涂片、骨髓活检样本印片、骨髓凝块切片等还可提供一些补充信息,有助于淋巴瘤骨髓累及的诊断;④在淋巴瘤骨髓累及的诊断与评估中还应恰当使用其他辅助检查手段,如流式细胞术免疫表型检测、免疫组化、细胞遗传学和相关的分子检测技术等。

下面将对骨髓良性/反应性淋巴细胞浸润与淋巴瘤浸润的区别,以及不同组织学类型淋巴瘤骨髓累及的特点进行简要总结与比较,并对几种骨髓病变为主体的淋巴组织肿瘤进行介绍。

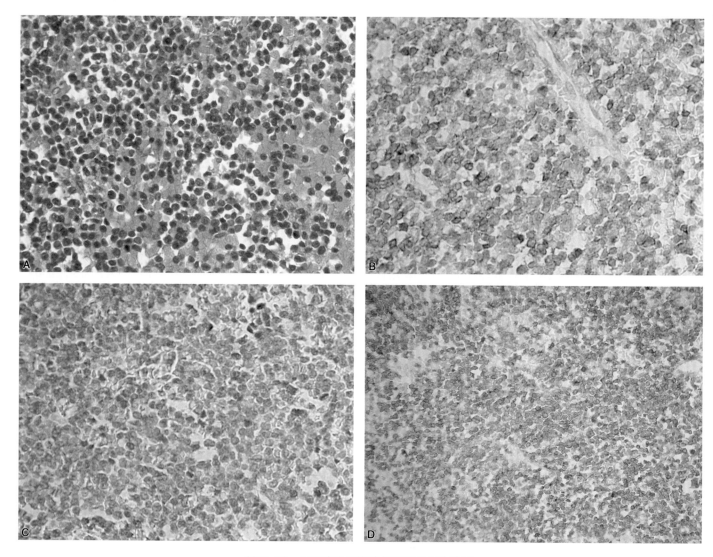

图 14-90　母细胞性浆细胞样树突状细胞肿瘤
A. 单一形态的、中等大小的母细胞样肿瘤细胞在真皮层内弥漫性浸润；B. 肿瘤细胞表达 CD4；C. 表达 CD56；D. 表达 CD123

（一）骨髓良性淋巴细胞聚集与淋巴瘤的骨髓累及

骨髓良性淋巴细胞聚集与淋巴瘤骨髓累及的主要区别见表 14-20。需注意的是经抗 CD20 抗体治疗患者，因其 B 细胞常有 CD20 抗原的丢失，浸润的淋巴细胞多为 T 表型细胞，此时需结合既往病史与所患淋巴瘤的类型，以及流式细胞术及相关的分子检测等综合分析淋巴细胞聚集病变的性质。少数系统性多克隆性免疫母细胞增生，以及反应性多形性淋巴细胞浸润病例需要与大细胞淋巴瘤及霍奇金淋巴瘤的骨髓浸润相鉴别[2]。

（二）非霍奇金淋巴瘤的骨髓浸润

【发病情况】根据 Ann Arbor 分期，淋巴瘤累及骨髓即为临床Ⅳ期。尽管淋巴瘤累及骨髓的总体比率为 35% ~ 50%，但在不同类型的淋巴瘤存较大差异。一般而言，高侵袭性淋巴瘤及大多数外周 T 细胞淋巴瘤累及骨髓的频率相对较高，如滤泡淋巴瘤 60%、CLL/SLL 85%、套细胞淋巴瘤 90%、Burkitt 淋巴瘤 30% ~ 60%、弥漫大 B 细胞淋巴瘤 20% ~ 30%、血管免疫母细胞性 T 细胞淋巴瘤 70%、间变大细胞淋巴瘤 10% ~ 30%、ENKTCL 10% ~ 20%，以及高临床分期的蕈样肉芽肿 22%[2]。

【组织学特征】非霍奇金淋巴瘤骨髓浸润的模式与肿瘤的类型有关，但有重叠。非霍奇金淋巴瘤的骨髓浸润有五种模式：①灶性或结节状浸润，随机分布；②灶性或结节状浸润，小梁旁分布；③骨髓间质浸润；④弥漫性浸润；⑤窦内浸润。以灶性浸润模式最常见，常伴造血细胞减少，但多无骨髓结构的破坏与替代。在弥漫性浸润模式，肿瘤细胞在骨小梁见弥漫性增生及浸润，完全替代正常造血组织与脂肪组织。窦性浸润的肿瘤细胞聚集于窦内，有时不易察觉而易被忽略，借助于免疫组化染色能得以清楚地显示（图 14-91）。

部分 B 细胞淋巴瘤的骨髓浸润特征比较见表 14-21。部分体细胞和 NK 细胞淋巴瘤的骨髓浸润特征比较见表 14-22。

表 14-20　骨髓良性淋巴细胞聚集和淋巴瘤骨髓累及的主要区别

项目	骨髓良性淋巴细胞聚集	淋巴瘤骨髓累及
人群	老年人;自身免疫性疾病患者	淋巴瘤患者
数量	单个或少数几个	多少不等,可能较多
分布	随机分布	可见小梁旁分布
形态	圆形或卵圆形,边界清楚;直径多<1mm	形态多不规则,边界不清楚
良性生发中心	有时可见	多不见;边缘区淋巴瘤累及时可能有
细胞成分	多样,B,T,PC,HC	单形性
窦性浸润	无	可有
血管增生	可有	不明显;AITL 浸润时可有
细胞异型性	无	有
免疫表型检测	混合性,B 和 T 细胞,多以 T 细胞为主,缺乏抗原异常表达	B 或 T 细胞优势增生;常有缺乏抗原异常表达
IG/TCR 基因重排	缺乏	有

注:PC:浆细胞;HC:组织细胞

Jaffe ES,Arber DA,Campo E,et al. Hematopathology. 2nd ed. SAUNDERS ELSEVIER,2017.

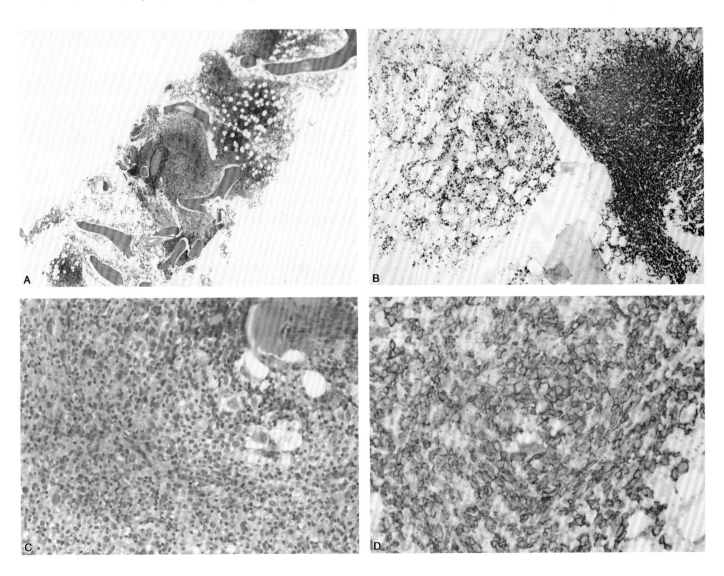

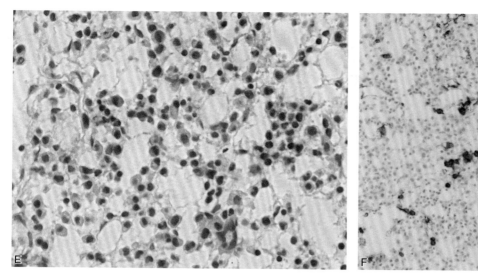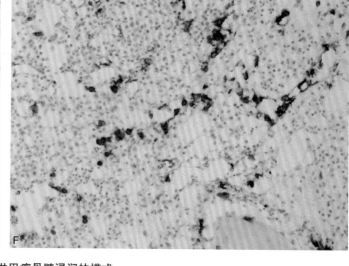

图 14-91　非霍奇金淋巴瘤骨髓浸润的模式

A. 惰性小 B 细胞肿瘤小梁旁及间质浸润；B. 瘤细胞表达 CD20；C. 大 B 细胞淋巴瘤细胞在骨髓间质内浸润；D. 瘤细胞表达 CD20；
E. 血管内大 B 细胞淋巴瘤瘤细胞在小血管腔内；F. 血管腔内的肿瘤细胞表达 CD20

表 14-21　部分 B 细胞淋巴瘤的骨髓浸润发生率及病理特征

淋巴瘤类型	发生率	浸润模式	主要细胞形态	说明
小淋巴细胞性淋巴瘤 慢性淋巴细胞性白血病	85 100	随机灶性；弥漫性；间质性	小淋巴细胞，成熟	无旁小梁浸润；LEF1+
淋巴浆细胞性淋巴瘤	80～100	随机灶性；旁小梁；弥漫性；间质性	小淋巴细胞-浆细胞谱系；常见 Dutcher 小体；肥大细胞增加	可有旁小梁浸润；大多数病例存在 MYD88 L265P 突变
套细胞性淋巴瘤	60～90	随机灶性；间质性弥漫性；旁小梁；窦性浸润罕见	小淋巴细胞，核不规则；有母细胞样	可有旁小梁浸润；BCL1 +，SOX11+
滤泡淋巴瘤-低级 滤泡淋巴瘤-高级	50～70 15～20	旁小梁；随机灶性；弥漫性；间质性	中心细胞为主 中心母细胞为主	旁小梁浸润淋巴瘤的鉴别；CD10+；BCL6+
脾边缘区淋巴瘤	100	窦性；间区性；随机灶性；弥漫性	小淋巴细胞，核深染，轻度不规则，胞质中等量	常见窦性浸润；可见生发中心；血涂片可见"绒毛淋巴细胞"
边缘区淋巴瘤-低	5～44	随机灶性；旁小梁；间质性；窦性	小淋巴细胞，核深染，胞质少或中等；偶见散在大细胞	少有广泛骨髓累及和明显血液累及
结边缘区淋巴瘤	30～50	随机灶性；间质性；旁小梁	小淋巴细胞，核深染，胞质少或中等	
Burkitt 淋巴瘤	30～60	间质性；随机灶性	中等大小淋巴细胞，核染色质网状，多数小核仁，胞质嗜碱性，有胞质空泡	有 MYC 重排，"星空"现象，易见核分裂和坏死
弥漫大 B 细胞淋巴瘤	20～40	随机灶性；旁小梁；弥漫性	中心母细胞样细胞，CB 样免疫母细胞样细胞，IB 样	不同的组织学类型
高级别 DLBCL	40～90		CB 样；IB 样；母细胞样等	需行 MYC，BCL2 和 BCL6 易位检测

Jaffe ES，Arber DA，Campo E，et al. Hematopathology. 2nd ed. SAUNDERS ELSEVIER，2017.

表 14-22　部分 T 细胞和 NK 细胞淋巴瘤骨髓浸润发生率及病理特征

淋巴瘤类型	发生率	浸润模式	细胞形态	说明
外周 T 细胞淋巴瘤，非特指	20～40	随机灶性；弥漫性	多形性异形淋巴细胞，核形不规则，核染色质丰富；混合较多反应性细胞成分	血管增生及网状纤维增加
间变性大细胞淋巴瘤	10～30	随机灶性；间质性散在浸润；弥漫性；窦性；间质性	具有马蹄形核及丰富胞质的大细胞（标志性细胞）	免疫组化检测 CD30 和 ALK 等
肝脾 T 细胞淋巴瘤	100	窦性；间质性浸润	中等大小的异形淋巴细胞，核染色质呈点状	淋巴细胞浸润可能不明显，免疫组化染色有助识别
血管免疫母细胞性 T 细胞淋巴瘤	50～80	随机灶性	细胞大小不定，多形性异形淋巴细胞浸润，透明细胞少见	FTH 细胞来源，但骨髓中的瘤细胞不常表达 Bcl-6 和 CLXL13，故仅凭骨髓活检诊断该肿瘤需审慎
结外 NK/T 细胞淋巴瘤，鼻型	10～20	间质性浸润，常为散在浸润	细胞大小不等，小、中或大的异形淋巴细胞，或混合存在	肿瘤细胞少时难以辨识，EBER-ISH 检测有助于识别

Jaffe ES, Arber DA, Campo E, et al. Hematopathology. 2nd ed. SAUNDERS ELSEVIER, 2017

（三）淋巴浆细胞性淋巴瘤

【定义】淋巴浆细胞性淋巴瘤（lymphoplasmacytic lymphoma, LPL）是一种由小 B 淋巴细胞、浆细胞样淋巴细胞和浆细胞构成的肿瘤。该肿瘤主要累及骨髓，也可有外周血、淋巴结和脾脏累及。常伴 IgM 型 γ 球蛋白血症，但并非都有。Waldenström 巨球蛋白血症（Waldenstrom macroglobulinemia, WM）是一个临床综合征，定义为 LPL 伴血清单克隆性 IgM 水平升高。该肿瘤约占所有非霍奇金淋巴瘤的 2%，近年的研究表明，约 90% 的 LPL/WM 存在 *MYD88 L265P* 突变[1,2]。

【临床表现】患者多为老年人，发病年龄多在 63～71 岁。临床上呈惰性过程，约 1/4 的患者确诊时缺乏明显症状。由于肿瘤细胞在骨髓内弥漫性浸润而取代了造血组织，患者常有贫血，少数患者有轻度淋巴结肿大或和肝脾肿大。LPL/WM 患者还会出现因高 γ 球蛋白血症，以及 M 蛋白在某些器官、组织内沉积所致的异常表现，如血液高凝状态及血栓形成、出血倾向、肾功能异常、腹泻，以及神经系统功能异常表现等。对于 LPL 和 WM，IgM 水平升高并非特异性的，其他淋巴组织肿瘤也可能引起。该肿瘤的周围生存时间为 5～10 年。

【组织病理学】

（1）骨髓：该肿瘤主要累及骨髓，浸润的瘤细胞主要是形态一致的小淋巴细胞、不等量的浆细胞，及浆细胞样淋巴细胞，浸润的模式可为结节性、旁小梁性、弥漫性或间质浸润，但无窦性浸润；常有肥大细胞和组织细胞数量增加（图 12-92）。

（2）淋巴结：可部分累及副皮质区或髓索周围，亦或呈结节状增生或弥漫性浸润。浸润的瘤细胞主要是形态一致的小淋巴细胞、浆细胞样淋巴细胞和浆细胞，浆细胞呈簇状或与小淋巴细胞混合存在，易见 Dutcher 小体。可有少数中

心母细胞或免疫母细胞性大淋巴细胞散在分布。少见核分裂。不见"假滤泡"，重要的是缺乏单核样细胞或边缘区淋巴瘤的细胞学特征。常见肥大细胞。少数病例可见较多上皮样组织细胞或间质嗜伊红物质沉着。

（3）肝脾：该肿瘤的脾脏累及主要表现为瘤细胞在白髓区浸润，也常有红髓的灶性浸润。少有肝脏累及，若有病变则重要分布在汇管区。

【免疫表型与遗传学】瘤细胞表达表面及胞质免疫球蛋白，主要是 IgM，也有 IgG，少有 IgA，不表达 IgD。表达 B 细胞分化抗原，如 CD19、CD20 和 CD79a 等；不表达 CD5、CD10、CD23、CD103 和 cyclin D1。浆细胞表达 CD38、CD138 和 MUM1 等。存在免疫球蛋白基因的克隆性重排。近年的研究表明，在 90% LPL、WM 和不明原因的高丙种球蛋白血症-IGM 型病例中存在 *MYD88 L265P* 突变，而在其他类型的小 B 细胞肿瘤、大 B 细胞淋巴瘤及浆细胞瘤中则少见或为阴性[1-2]。目前，*MYD88 L265P* 突变检测已用于相关疾病的诊断中（图 14-92）。

【鉴别诊断】

（1）各种小 B 细胞淋巴瘤，特别是与脾脏边缘区淋巴瘤的骨髓累及的区别，后者少有较多淋巴浆细胞成分，在骨髓可为窦性浸润，不伴有肥大细胞增加，鲜有淋巴结累及，一般无 *MYD88 L265P* 突变等可区别。

（2）浆细胞骨髓瘤：极少有淋巴结累及，瘤细胞多为形态一致的分化成熟或较成熟的浆细胞；瘤细胞表达浆细胞分化抗原多数为 IgG 表型，少数为 IgM 表型（其他参见本章节相关内容）。

（3）反应性淋巴增生：自身免疫性疾病及一些感染均可致淋巴结和骨髓出现明显的浆细胞增多，结合临床表现，以及缺乏 B 细胞和浆细胞的克隆性增生可以区别。

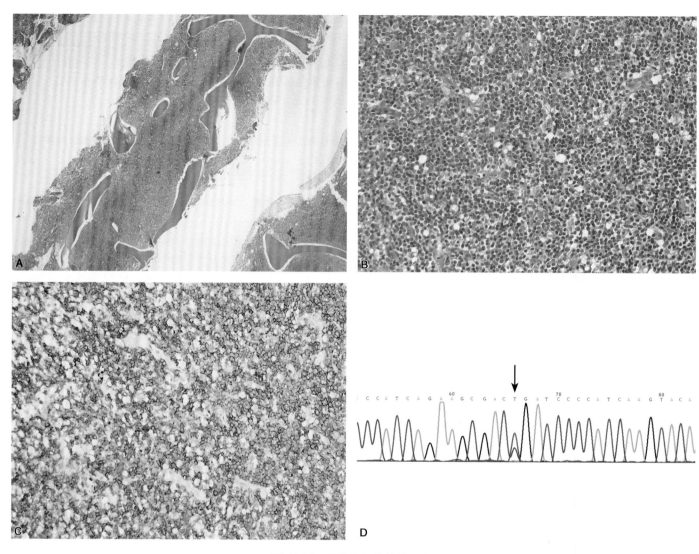

图 14-92　淋巴浆细胞性淋巴瘤
A. 骨髓有核细胞增生极度活跃；B. 形态较一致的中等偏小的淋巴细胞弥漫性浸润，替代原骨髓组织；C. 肿瘤细胞表达 CD20；
D. PCR+Sanger 测序检测示 MYD88 点突变

（四）浆细胞肿瘤

浆细胞肿瘤（plasma cell neoplasm）包括意义不明的单克隆 γ 球蛋白病（monoclonal gammapathy of undetermined significance，MGUS）、浆细胞骨髓瘤、骨孤立性浆细胞瘤、骨外浆细胞瘤、免疫球蛋白沉积病，以及骨硬化性浆细胞瘤（POEMS 综合征）等。下面将介绍浆细胞骨髓瘤、骨孤立性浆细胞瘤和骨外浆细胞瘤。

1. 浆细胞骨髓瘤　浆细胞骨髓瘤（plasma cell myeloma），曾用名是多发性骨髓瘤（multiple myeloma，MM），是浆细胞的恶性肿瘤，以多发性骨骼受累为特征，同时可播散到淋巴结和结外器官或组织。

【临床表现】浆细胞骨髓瘤的发病年龄在 50～60 岁，临床表现与以下三方面因素有关：①肿瘤性浆细胞的器官浸润，尤其是骨的浸润；②具有异常理化特性的 Ig 的产生；③正常体液免疫抑制。骨质吸收常导致病理性骨折和慢性疼痛，高钙血症可致神经系统表现，如神志恍惚、虚弱、淡漠

（lethargy）、便秘和多尿等。正常 Ig 产生的减少导致频发的细菌感染，广泛骨髓受累可致贫血、白细胞和血小板减少。继发感染和肾衰竭是致死的主要原因。致肾衰竭的原因很多，其中单一性最重要因素是 Bence Jones 蛋白尿，过量的轻链对肾小管上皮细胞产生毒性作用。某些轻链（特别是 λ6 和 λ3 家族）被证实可致 AL 型淀粉样变，而后者可加速肾脏的损伤。浆细胞骨髓瘤患者的细胞免疫功能相对不受影响。

实验室检查，99% 的浆细胞骨髓瘤患者都有外周血 Ig 水平升高和（或）尿中 Bence Jones 蛋白。大多数患者，其血清 Ig 水平>3g/dl 或尿中 Bence Jones 蛋白>6g/dl。最常见的血清 M 蛋白是 IgG，约占 55%，其次是 IgA 或 IgM 蛋白，约占 25%。约 7% 的患者因大量 M 蛋白的产生而发生高黏滞度血症，这多见于分泌 IgA 和 IgG3 者。70% 的病例可同时检出 Bence Jones 蛋白和血清 M 蛋白，约 20% 的患者 Bence Jones 蛋白尿是唯一的发现。约 1% 的浆细胞骨髓瘤是非分泌性的，故缺乏血清和尿 M 蛋白也不能排除浆细胞骨髓瘤

之可能。

浆细胞骨髓瘤的诊断依赖于影像学和实验室检查发现。当有特殊的影像学改变时,强烈提示该肿瘤之可能,但需行骨髓检查确诊。浆细胞骨髓瘤的预后差别较大,有多发性骨损害者,若不治疗,其生存期仅为 6 ~ 12 个月。采用烷化剂治疗,50% ~ 70% 的患者可获缓解,但中位生存期仅为 3 年。

【病理改变】 浆细胞骨髓瘤的特征性病理改变是全身骨骼系统的多发性溶骨性病变(图 14-93)。肿瘤常累及机体中线部位的骨骼,根据发病几率的高低依次为脊柱、肋骨、颅骨、盆骨、股骨、锁骨和肩胛骨等。病变从髓腔开始,侵蚀松质骨,逐渐破坏骨皮质,常致病理性骨折。影像学检查表现为敲凿性骨缺损(punch-out defects),病灶的直径为 1 ~ 4cm 不等。肉眼观:肿瘤呈红色胶冻样、质软。组织学表现多为分化良好的浆细胞的弥漫性增生和浸润,取代正常组织(图 14-94)。由于肿瘤细胞合成和分泌 Ig 功能的紊乱,在瘤组织中还可见一些相关的病变,如因 Ig 在浆细胞胞质内聚而形成 Russell 小体;存在于细胞核内即 Dutcher 小体等。随着疾病的进展,在脾、肝、肾、肺、淋巴结和其他部位的软组织中可见到浆细胞浸润,常见因免疫球蛋白沉着所至的淀粉

样变。

【免疫表型与遗传学】 浆细胞骨髓瘤之瘤细胞表达 CD38、MUM1 和 CD138 等浆细胞分化抗原(图 14-94),表达 B 细胞分化抗原 CD79a,但多不表达 CD19 和 CD20;选择性表达 Ig 重链蛋白,以 IgG 和 IgA 多见。有 Ig 轻链限制性表达。存在 Ig 基因受体的克隆性重排。骨髓瘤细胞的增生和生存依赖于一些细胞因子,其中最著名的是 IL-6。IL-6 是浆细胞的一个重要的生长因子,由肿瘤细胞自身或骨髓的间质细胞产生。活动性疾病患者可见高水平血清 IL-6,且与不良预后有关。借助于 FISH 技术的应用,发现 90% 以上的浆细胞瘤都存在染色体异常,涉及染色体的数量和结构异常,包括染色体三体、整个或部分染色体缺失、易位,以及复杂的细胞遗传学异常表现等。55% ~ 70% 的患者存在影响 14q32 上 IGHα 的易位。FISH 检测约 50% 的浆细胞骨髓瘤病例有 13 号染色体单体或部分缺失(13q14),这是该肿瘤发病的另一早期事件。其他频发于超二倍体和非超二倍体肿瘤的且与肿瘤演进相关的遗传学改变有继发 IGHα 或 IGL 易位;TP53(17p13)缺失和(或)突变;影响 MYC 的易位、1q 获得、1p 缺失,基因突变导致 NF-Kappa B 途径的活化等。

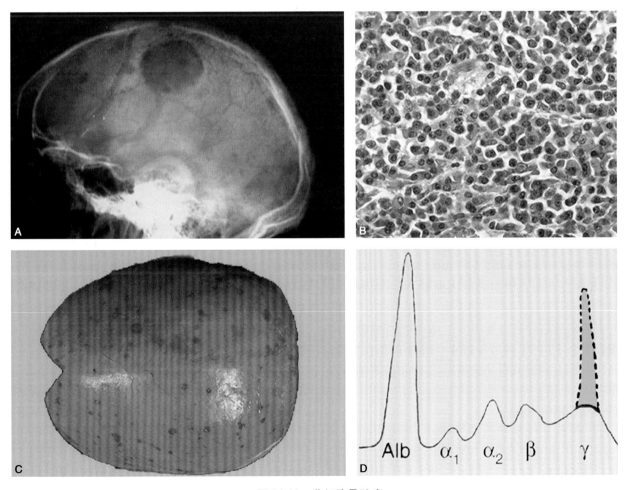

图 14-93 浆细胞骨髓瘤
A. X 线检查示颅骨多灶性低密度区;B. 肿瘤性浆细胞弥漫性浸润;C. 颅骨表面见多个大小不等的敲凿性缺损区;D. 患者的血清蛋白电泳图,示异常单克隆 γ 球蛋白(M 蛋白峰,绿色)

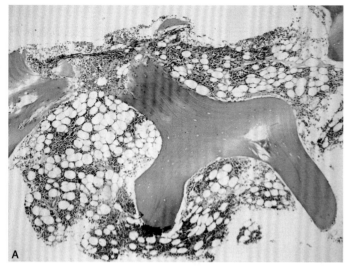
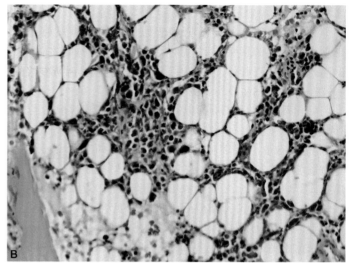
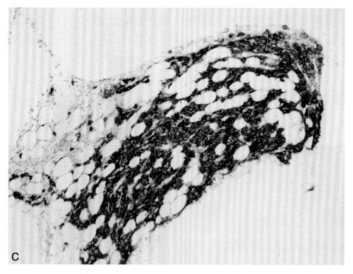

图14-94　浆细胞骨髓瘤之骨髓病变
A.70岁男性患者,骨髓有核细胞增生尚活跃;B.肿瘤细胞呈灶性分布;C.肿瘤细胞表达CD138

【鉴别诊断】

(1) 不明意义的单克隆γ球蛋白病(MGUS):患者血清M蛋白水平<3g/dl(IgG)或<2g/dl(IgA),尿中无或仅有少量蛋白,骨髓中的浆细胞低于10%,无贫血、高钙血症、肾衰竭和多发性溶性骨损害等表现等,可与浆细胞瘤相区别。

(2) 骨髓的反应性浆细胞增多:一些情况可致骨髓中的浆细胞数量高于10%,如病毒感染、对药物的免疫反应、自身免疫性疾病,以及获得性免疫缺陷等,增生的浆细胞为多克隆性[1-2]。

2. 骨孤立性浆细胞瘤

【定义】 骨孤立性浆细胞瘤(solitary plasmacytoma of bone)肿瘤位于骨,由单克隆性浆细胞构成,全身性骨扫描检查未发现其他部位病变,患者缺乏浆细胞骨髓瘤的临床表现,也缺乏骨髓浆细胞增多征象。该肿瘤较少见,占所有浆细胞肿瘤的3%~5%。

【临床表现】 以中老年男性患者多见,平均年龄为55岁。主要累及不规则骨,如椎骨(胸椎多见)、肋骨、颅骨、盆骨、锁骨和肩胛骨,也可累及股骨。主要临床表现是局部骨痛及病理性骨折。椎体病变可出现脊神经压迫症状。若病变侵犯周围软组织可扪及局部肿物。24%~72%的患者由血清或尿M蛋白,多数为多克隆性,且在正常范围内。患者无贫血、高钙血症和肾衰竭表现。临床多采用局部放射治疗,需随诊观察,有约2/3的患者最终将演进为浆细胞骨髓瘤。

【组织病理、免疫组化及遗传学】 肿瘤的形态学、免疫表型和遗传学均与浆细胞骨髓瘤相似,主要由形态学较一致的成熟浆细胞构成,难觅核分裂,可见血湖。瘤细胞表达浆细胞相关抗原,病理诊断中宜进行免疫球蛋白轻链检测。细胞增殖程度不等,多数较低。少数病例之瘤细胞间变时需要与大细胞淋巴瘤、低分化癌和黑色素瘤相区别。近年的观察发现部分浆细胞肿瘤伴有EB病毒感染,其临床意义有待大样本病例观察。鉴别诊断中最重要的是除外浆细胞骨髓瘤[1-2]。

3. 骨外浆细胞瘤

【定义】 骨外浆细胞瘤(extraosseous plasmacytoma, EOP)发生于骨外的浆细胞肿瘤,也称髓外浆细胞瘤(extramedullary plasmacytoma, EMP)。该肿瘤较少见,占所有浆细胞肿瘤的3%～5%。

【临床表现】 以中老年男性患者多见,平均年龄为55岁。主要病变部位是上呼吸道,如口咽、鼻咽、鼻副窦和喉等,也可见于胃肠道、淋巴结、膀胱、中枢神经系统、乳腺、甲状腺、睾丸、腮腺和皮肤等(图14-95)。临床表现与病变部位相关。影像学检查缺乏骨髓累及征象。少数患者有低水平M蛋白,主要是IgA。缺乏浆细胞骨髓瘤的临床表现。临床多采用手术切除加局部放射治疗,局部复发率约为25%,约15%的病例可能演进为浆细胞骨髓瘤。10年生存率为70%。

【组织病理、免疫组化及遗传学】 该肿瘤的形态学和免疫表型与EOP相似,最重要的鉴别诊断是黏膜相关淋巴组织结外边缘区淋巴瘤伴明显浆细胞分化,流式细胞术有助于

两者的鉴别诊断。目前尚未发现特征性的遗传学改变。近年的观察发现部分浆细胞肿瘤伴有EB病毒感染,其临床意义有待大样本病例观察。

(五) 霍奇金淋巴瘤的骨髓浸润

【HL骨髓累及的发病率】 5%～15%的霍奇金淋巴瘤(HL)有骨髓累及,但不同组织学亚型HL发生骨髓累及的概率有所不同。一个大样本(1161例)研究数据表明,总体HL的骨髓累计率为8%,其中LDCHL是19%、MCCHL14%、NSCHL4%、LRCHL2%。该研究还提示,双侧骨髓活检HL的骨髓累及为35%。少数病例以骨髓病变为首发表现,这相对多见于AIDS患者。约14的患者在确诊HL时病变仅局限于骨髓内,而无淋巴结肿大或其他器官病变。骨髓活检用于HL的诊断和临床分期。

【病理改变与免疫表型检测】 绝大多数HL骨髓浸润都是CHL浸润,因肿瘤细胞体积大且多为散在分布,故骨髓穿刺细胞学的检出率低,宜选择骨髓活检。HL的骨髓浸润为多灶性分布,与周围的骨髓组织分界较清。浸润灶内见在

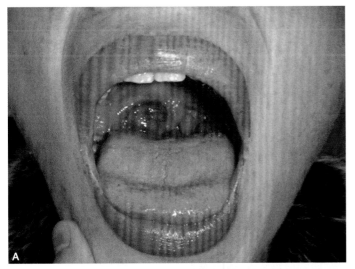

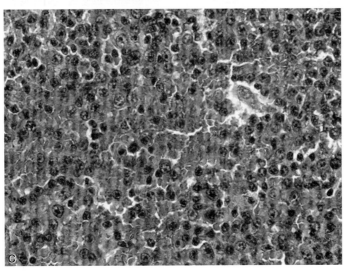

图 14-95　骨外浆细胞瘤

A.示咽部一结节状肿物突出于黏膜表面;B.示肿瘤细胞弥漫性浸润及血湖(HE,低倍放大);C.示肿瘤细胞形态(HE,高倍放大)

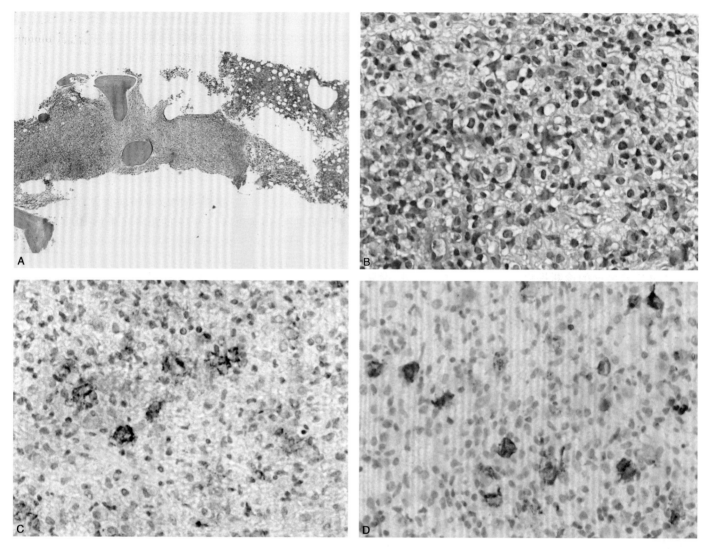

图 14-96　霍奇金淋巴瘤的骨髓累及
A. 示病变呈灶性分布；B. 在混合细胞背景上见肿瘤细胞散在分布；C. 肿瘤细胞表达 CD30；D. 肿瘤细胞表达 EBV

混合细胞浸润（小淋巴细胞、不等量浆细胞、组织细胞和嗜酸性粒细胞）的背景上见 R-S 细胞及其变型细胞散在分布，数量多寡不等，有的病例所见肿瘤细胞很少，需仔细辨认（图 14-96）。有时可能需要连续切片去发现更多或更为典型的肿瘤细胞。HL 浸润病灶处常有纤维化改变，局部网状纤维明显增加，在经治疗的病例样本中灶性纤维化改变更为明显。免疫组化染色有助于肿瘤细胞的判定，肿瘤细胞可为 CD30＋、CD15＋/－、CD45 －、CD3 －、CD20 －/＋、PAX5＋、MUM1＋和 ALK1 －；EBV-LMP1＋/－以及 EBER1/2 原位杂交有助于病变的诊断。需注意的是，若骨髓病变为首发表现，尽管形态学与免疫表型检测有一定的提示作用，仍不宜对 HL 的骨髓累及进行分型，而应建议临床搜寻肿大的淋巴结并活检。NLPHL 罕见有骨髓累及，仅有个别文献报道。

【鉴别诊断】 HL 的骨髓累及应与以下肿瘤相鉴别：①间变性大细胞淋巴瘤；②富于 T 细胞和组织细胞的大 B 细胞淋巴瘤；③外周 T 细胞淋巴瘤；④反应性多形性淋巴组织细胞增生，该病变多见于免疫缺陷疾病患者。结合临床表现、病理形态学改变，以及免疫组化染色等辅助检查的综合分析可鉴别[2]。

五、骨髓转移性恶性肿瘤

骨髓继发的各类转移性肿瘤是最常见的非淋巴造血组织恶性肿瘤，主要是上皮性恶性肿瘤的转移，常见的有肺腺癌、胃低分化癌（含印戒细胞癌）、前列腺癌和乳腺癌等。瘤细胞多排列成团巢或具有腺样结构，或其瘤细胞形态学具有明显特征性，再结合病史及必要的免疫组化染色等容易与淋巴瘤相鉴别。一些小圆细胞恶性肿瘤的骨髓转移，如小细胞癌、横纹肌肉瘤、视网膜母细胞瘤、神经母细胞瘤和 Ewing 肉瘤等，因其瘤细胞小，且细胞形态较一致，成片分布，缺乏特殊的构象，有时易于淋巴瘤的骨髓浸润相混淆。在骨髓涂片上瘤细胞呈簇，一定程度上提示非淋巴造血组织肿瘤之可能。骨髓活检配合恰当的免疫组化染色可进行区别[2]。其他详见本章第一节相关内容。

第三节　脾　脏

一、概　　论

脾脏肿瘤较少见,而其中以淋巴造血组织肿瘤相对多见,但原发脾脏的造血组织肿瘤少见,绝大多数脾脏的淋巴造血组织肿瘤都为继发性的。因此,在脾脏淋巴造血组织肿瘤的病理诊断中排除诊断尤为重要。有研究表明,30% ~ 57%不明原因的脾脏肿大病例为淋巴组织肿瘤。脾脏非淋巴造血组织肿瘤中以血管源性肿瘤及瘤样病变相对多见。

脾脏切除标本的大体检查,以及脾门淋巴结的仔细观察对于脾脏淋巴组织增生性疾病的病理诊断十分重要,特别是对于小B细胞肿瘤的诊断提供有价值的线索。另外,因脾脏富含血细胞,故组织切片宜薄。

正常成人脾脏的重量为100 ~ 150g。脾脏由白髓(脾小体)和红髓构成,白髓占5% ~ 25%,有初级和次级淋巴滤泡

(图14-97);动脉周围淋巴细胞鞘由T混合性和B细胞构成,但以CD4+T细胞为主。红髓由脾血窦和脾索(Billroth索)构成,脾窦内衬细胞,也称窦岸(littoral)细胞。CD8+的小淋巴细胞主要在红髓区,γσ型T细胞以及NK细胞也在红髓区[1-3]。

根据病变累及区域的不同,脾脏病变可分为以下三种模式:

(1) 弥漫性脾脏肿大:弥漫性脾脏肿大累及白髓的情况主要见于一些非霍奇金淋巴瘤,特别是一些惰性小B细胞肿瘤,脾脏表面和切面见均匀分布的粟粒状结节;霍奇金淋巴瘤所见"斑岩脾"是由一些融合的结节构成的。另外,弥漫性脾脏肿大也可见于脾脏淋巴组织反应性增生。弥漫性脾脏肿大累及红髓的情况常见于髓系和淋巴细胞白血病,以及骨髓增生性肿瘤(MPN)。有大量循环细胞的疾病或肿瘤常有红髓受累。脂质贮积病也主要累及红髓。此外,一些非造血组织肿瘤也可类似红髓。因红髓病变致白髓萎缩,切面看表现为牛肉样均质病变。

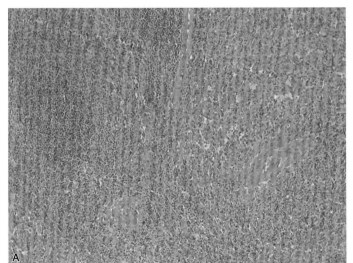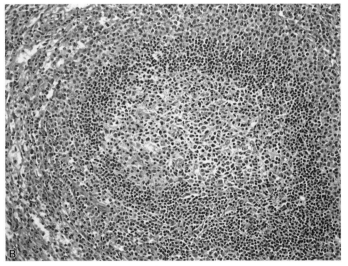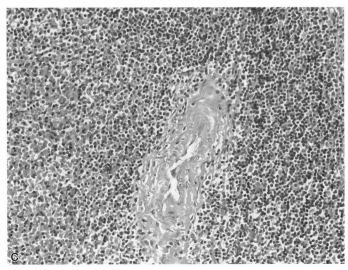

图14-97　脾脏的正常组织结构
A.示正常脾脏结构及红、白髓比例;B.示白髓区脾小体;C.示动脉鞘及周围淋巴细胞

（2）灶性脾脏占位性病变：根据疾病或肿瘤类型的不同可表现为单发或多发性占位，病变大小也不同。常见的有淋巴组织肿瘤，如大 B 细胞淋巴瘤，以及各类间叶源性肿瘤等。

（3）脾破裂：自发性脾破裂多为疾病或肿瘤所致。一些良性和恶性的淋巴造血组织疾病均可致脾破裂，如传染性单核细胞增多症、脂质贮积病、惰性或高级别非霍奇金淋巴瘤、急性淋巴细胞白血病和骨髓增生性肿瘤等；一些非淋巴造血组织肿瘤或疾病也可致脾破裂，如脾囊肿、脾梗死，脾脏原发的各种间叶源性肿瘤，以及转移性肿瘤等[2]。

本节主要简要介绍一些脾脏相对常见或具有一定特点的肿瘤与瘤样病变。

二、淋巴造血组织肿瘤

（一）非霍奇金淋巴瘤

1. 脾脏边缘区淋巴瘤

【定义】脾脏边缘区淋巴瘤（splenic marginal zone lymphoma，SMZL）属原发脾脏的淋巴瘤，是脾脏白髓边缘区淋巴细胞来源的一类小 B 细胞肿瘤，肿瘤性淋巴细胞包围并取代白髓生发中心，破坏套区，有少量转化的母细胞散在分布。肿瘤细胞常浸润红髓，脾门淋巴结和骨髓常有累及。肿瘤细胞还可出现于外周血中，表现为有微绒毛的淋巴细胞。SMZL 较少见，约占所有淋巴组织肿瘤的 2%。

【临床表现】该肿瘤多见与中老年人，多数患者年龄大于 50 岁，无性别差异。主要临床表现是脾大，部分患者伴自身免疫性血细胞减少或贫血，以及外周血中见到有微绒毛的淋巴细胞。该肿瘤常累及骨髓，但少有淋巴结肿大，以及其他结外病变。约 1/3 的患者外周血有少量单克隆免疫球蛋白，但缺乏明显的血液黏稠度增加及高丙种球蛋白血症表现。部分患者被检出存在丙型肝炎病毒感染。该肿瘤呈惰性临床过程，即便有骨髓累及时也是如此。对化学药物治疗反应差，脾切除可延长患者的生存期。部分病例可发生向大 B 细胞淋巴瘤转化，这与其他组织学类型的小 B 细胞肿瘤相似。提示预后不良的因素有肿瘤的体积大、有 TP53 突变、染色体 7q 缺失，以及 IGHV 非突变型等。

【病理改变】肉眼表现：脾脏体积均匀增大，重量增加，可达 1～3kg，质地较硬；切面无明显包块，但白髓区明显扩大，见均匀分布的粟粒大小的结节（图 14-98），可伴灶性或多灶性坏死。镜检：低倍观，病变主要分布于白髓区，表现为在脾小体的生发中心外有密集的体积小的淋巴细胞分布，而致其脾小体的边缘区变宽，套区结构消失，甚至部分或完全取代生发中心。病变常同时累及红髓，表现为脾窦内瘤细胞聚集或小淋巴细胞成片分布。高倍观：肿瘤细胞的形态多样，主要是中心细胞样细胞及单核样细胞，还可见小淋巴细胞样细胞，浆细胞，以及少数散在分布的中心母细胞样细胞。少见核分裂。脾门淋巴结镜检易见典型的边缘区增生模式，为诊断与分型提供线索（图 14-99）。

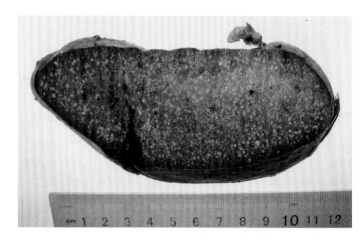

图 14-98　脾脏边缘区淋巴瘤
示脾脏均匀肿大，切面见密布粟粒大小结节

【免疫表型与遗传学】瘤细胞表达 B 细胞分化抗原 CD20（图 14-100）和 CD79α，也表达细胞表面 IgM 和 IgD；瘤细胞不表达 CD5、CD23、CD10、BCL6、CD103、Cyclin D1 和 Annexin，Ki-67 阳性细胞主要分布于脾小体的生发中心，而肿瘤浸润区的 KI-67 阳性细胞常呈散在分布。存在免疫球蛋白重链和轻链基因的克隆性重排。大样本研究表明，72% 的 SMZL 有遗传学异常，其中有 3 种以上遗传学异常者占 53%，近半数的病例有染色体 7q31·32 等位缺失。高通量测序研究发现 SMZL 存在 KLF2 高频突变（21.6%），并据此将 SMZL 分为 KLF2 突变与非突变两个亚型，且与该肿瘤的发生与演进有关。SMZL 中 NOTCH2 突变率为 21.1%。

【病理诊断与鉴别诊断】SMZL 的诊断是在排除其他组织学类型的小 B 细胞肿瘤的基础上进行的，需要与该肿瘤鉴别的其他小 B 细胞淋巴瘤有：①慢性淋巴细胞白血病/小 B 淋巴细胞淋巴瘤（CD5+，CD23+）；②毛细胞白血病（CD103+，annexin+，抗酒石酸酸性磷酸酶+；BRAF V600E 突变）；③套细胞淋巴瘤（cyclin D1+，CD5+，SOX11+/-）；④滤泡淋巴瘤（CD10+，BCL6+）；⑤淋巴浆细胞淋巴瘤发生于骨髓，鲜有脾脏累及[1-2]。

2. 毛细胞白血病

【定义】毛细胞白血病（hairy cell leukemia，HCL）是一种惰性小 B 细胞肿瘤，来源于成熟的淋巴细胞。肿瘤细胞核圆，胞质丰富，在患者的外周血中可见其瘤细胞胞质有毛发样突起。瘤细胞在骨髓和脾脏的红髓中弥漫浸润。该肿瘤少见，约占所有淋巴细胞白血病的 2%。

【临床表现】患者多为中老年人，平均年龄为 50 岁，20 岁以下者鲜有该肿瘤。主要临床表现有虚弱、乏力、左上腹部疼痛、发热和出血等。多数患者有脾脏肿大、全血细胞减少，以及外周血中查见少数肿瘤细胞等表现。单核细胞减少具有特征性。其他表现还有肝脏肿大、复发性条件致病菌感染等。少见的表现有血管炎、出血性疾病、神经系统疾病、骨骼肌累及，以及免疫失调等。该肿瘤对干扰素及嘌呤类药物

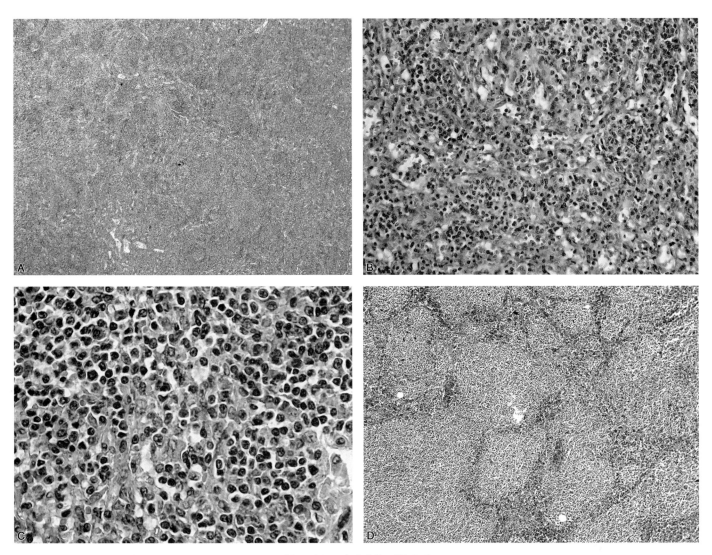

图 14-99　脾脏边缘区淋巴瘤
A. 示脾脏白髓比率增加；B. 示红髓区肿瘤细胞浸润，簇状；C. 示瘤细胞形态；D. 示脾门淋巴结病变

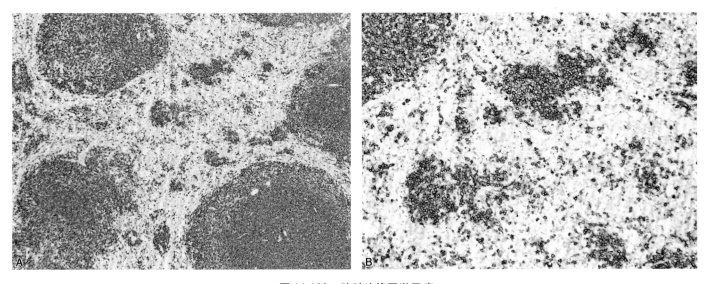

图 14-100　脾脏边缘区淋巴瘤
A. 白髓及红髓区浸润的肿瘤细胞表达 CD20；B. 示红髓区浸润的肿瘤细胞 CD20

治疗反应敏感。有研究提示,脾脏切除可延长缓解期。10 年生存率超过 90%。对于复发和难治性 HCL 可联合使用美罗华。

【病理改变】

(1)瘤细胞的形态学:在细胞涂片上,肿瘤细胞体积小或中等大小,形态一致,细胞核为卵圆形或豆形,核染色质呈毛玻璃样,不见核仁或核仁不清楚。细胞质丰富,呈灰蓝色,可见毛发样突起。

(2)骨髓:骨髓活检可确定该肿瘤的诊断。骨髓病变的程度不一,多表现为间质浸润或呈灶性分布,常可见正常骨髓的造血和脂肪组织成分。浸润的淋巴细胞因为有丰富的胞质,且细胞界限清楚而成所谓"煎蛋"样(fried egg),难觅核分裂。若浸润的瘤细胞较少时,易漏诊。在肿瘤进展期,瘤细胞成片分布,瘤细胞间界限清楚是该肿瘤的特征,且有别于其他类型的小 B 细胞肿瘤的骨髓浸润表现。由于骨髓网状纤维增加而致"干抽"。

(3)脾脏:病变常累及脾脏,表现为脾脏体积均匀肿大,布满血湖,瘤细胞主要在红髓区的脾窦内浸润,围绕着血湖分布,而白髓萎缩。

(4)肝脏:瘤细胞主要在肝窦内分布。

(5)淋巴结:在肿瘤的进展期可有淋巴结累及,病变主要分布于滤泡间区。

【细胞化学与免疫表型】用于该肿瘤诊断的唯一组织化学标记是抗酒石酸酸性磷酸酶(tartrate-resistant acid phosphatase,TRAP),若能获得空气干燥未固定的细胞涂片,该肿瘤 100% 的瘤细胞呈胞质 TRAP 点状强阳性反应。流式细胞术免疫表型检测:瘤细胞的免疫表型是 CD20+、CD22+、CD11C+、CD103+、CD25+、CD123+、CD10-/+、CD5-、Annexin A1+,其中 Annexin A1 是该肿瘤较特异的标记,因其他类型的小 B 细胞肿瘤一般不表达该抗原;另一方面,髓细胞及部分 T 细胞也可表达 Annexin A1,因此,不适用于该肿瘤残留病变的检测。HCL 的瘤细胞不表达 CD5 和 CD10。约 85% 的 HCL 存在体细胞 VH 基因的超突变,提示其为生发中心后分化阶段成熟 B 细胞来源的肿瘤。

【遗传学】高通量测序发现:几乎所有 HCL 都可检出 BRAF V600E 突变,而在毛细胞白血病变异型(HCL-v)及其他小 B 细胞淋巴瘤则不存在。因此,BRAF V600E 突变对于 HCL 具有诊断价值[1-2]。

【鉴别诊断】包括:①脾脏 B 细胞性边缘区淋巴瘤;②脾脏 B 细胞淋巴瘤/白血病,不能分类,包括了弥漫红髓浸润性小 B 细胞淋巴瘤,以及毛细胞白血病的变型;③其他组织学类型的小 B 细胞肿瘤,包括滤泡淋巴瘤、套细胞淋巴瘤、B 细胞性慢性淋巴细胞白血病/小 B 细胞淋巴瘤,以及淋巴浆细胞性淋巴瘤的脾脏浸润等,详见本章相关节的内容。

3.脾脏 B 细胞淋巴瘤/白血病,不能分类 在 2016 修订 WHO 关于淋巴造血组织肿瘤的分类中,继续保留了脾脏

B 细胞淋巴瘤/白血病,不能分类(splenic B-cell lymphoma/leukemia,unclassifiable),包括两个肿瘤,一是弥漫红髓小 B 细胞淋巴瘤;二是毛细胞白血病变型[1]。

(1)弥漫红髓小 B 细胞淋巴瘤

【定义】弥漫红髓小 B 细胞淋巴瘤(diffuse red pulp small B-cell lymphoma)以单一形态的小 B 淋巴细胞在红髓区弥漫性浸润为特征,常累及骨髓血窦和外周血,且在外周血涂片中可见有微绒毛的淋巴细胞。该肿瘤少见,约占所有 NHL 的不到 1%,占经脾切除诊断的 B 细胞淋巴瘤的 10%。

【临床表现】该肿瘤以中年患者相对多,无性别差异,就诊时均为临床Ⅳ期,有脾脏、骨髓和外周血累及。临床表现为白血病征象,外周血淋巴细胞增多,但并不十分显著;常有血小板减少和全血细胞减少。脾脏明显肿大。有皮肤累及者表现为红斑或丘疹性皮损。该肿瘤在临床表现为惰性生物学行为及不可治性,但对脾脏切除反应好。

【病理改变】

(1)脾脏:病变脾脏均匀肿大,缺乏占位性病变,也不见粟粒状结节(图 14-101)。肿瘤细胞在红髓区弥漫性浸润,累及脾窦和脾索。不同于脾脏 B 细胞性边缘区淋巴瘤的是:没有滤泡替代,双向性细胞学特征及边缘区浸润模式。瘤细胞小或中等大小,形态一致,细胞核为圆形或不规则形,核染色质呈泡状,偶见小核仁。细胞质少,淡染或微嗜酸性,可见浆细胞的特征,但缺乏浆细胞的分化(图 14-102)。

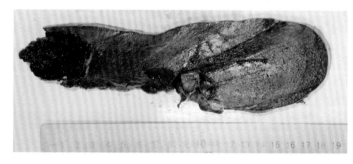

图 14-101 脾脏弥漫红髓小 B 细胞淋巴瘤
示脾脏均匀肿大,切面暗红色,均质

(2)骨髓:瘤细胞在骨髓血窦内浸润,不同于其他类型的小 B 细胞淋巴瘤的间质性浸润或结节性浸润模式。

(3)外周血:可见有微绒毛的淋巴细胞,形似脾脏 B 细胞性边缘区淋巴瘤患者外周血中所见的淋巴细胞。

【组织化学、免疫表型与遗传学】瘤细胞呈抗酒石酸酸性磷酸酶(TRAP)阴性反应。该肿瘤的典型免疫表型是:CD20+、DBA44+、IgG+、IgD-、Annexin-、CD25-、CD5-、CD103-、CD123-、CD11c-、CD10-、CD23-(图 14-102)。大多数病例有相对低水平的 IGHV 基因的体细胞超突变。细胞遗传学改变复杂[1-2]。

【病理诊断与鉴别诊断】该肿瘤的诊断应局限于特征

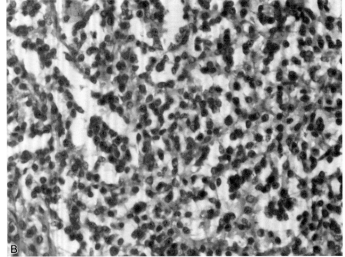

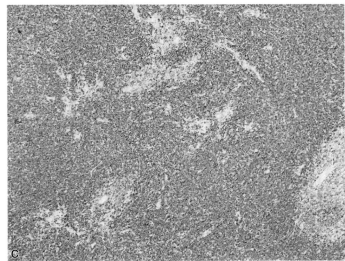

F14-102　ER

图 14-102　脾脏弥漫红髓小 B 细胞淋巴瘤
A. 肿瘤细胞在脾脏红髓浸润,白髓消失;B. 瘤细胞的形态;
C. 肿瘤细胞表达 CD20

性的病例,需满足该肿瘤定义所描述的所有条件,如脾脏红髓的弥漫性浸润,而不累及脾小体,外周血中存在有微绒毛的淋巴细胞,以及骨髓的窦性浸润等,并应与其他发生于脾脏或累及脾脏的各种小 B 细胞淋巴瘤相区别,特别是脾脏边缘区淋巴瘤。

（2）毛细胞白血病变型

【定义】毛细胞白血病变型（hairy cell leukemia-variant, HCL-v）是一种 B 细胞性慢性淋巴增生性疾病,与经典型毛细胞白血病相似,但又具有不同于经典型 HCL 血液细胞学及遗传学特征,如白细胞增多、存在单核细胞、细胞有明显核仁、细胞呈母细胞或曲核细胞样,以及核膜不光滑;免疫表型检测:瘤细胞不表达 CD25 和 Annexin-A1,TRAP 阴性;对传统的 HCL 治疗抵抗等。该肿瘤与 HCL 无生物学上的关系。HCL-v 约占所有 HCL 的 10%。

【临床表现】患者多为中年人,男性略多。病变主要累及脾脏、骨髓和外周血,肝脏及淋巴结肿大不明显,其他实质器官或组织病变罕见。患者的临床表现与脾大和血细胞减少有关,多有外周血白细胞增多,白细胞平均计数为 35×10^9/L,半数有血小板减少,1/4 的患者有贫血。该肿瘤呈惰

性临床过程,尽管对传统的 HCL 治疗抵抗,也有报道对美罗华抗 CD20 抗体治疗有效。脾脏切除对解决血细胞减少有效。

【病理改变】

（1）外周血:瘤细胞兼有前淋巴细胞白血病和 HCL 瘤细胞的特征,如核染色质致密有清楚的中位核仁,亦或和染色质呈点状分布,核形明显不规则;细胞质的形态同样多变,可见细胞表面的微绒毛;并可见大细胞转化,细胞核扭曲。

（2）骨髓:肿瘤累及轻微或很不明显,免疫组织化学染色可较好地显示瘤细胞浸润的模式及分布,有文献报道呈广泛的窦性浸润。

（3）脾脏:与 HCL 相似,因瘤细胞的弥漫性浸润致红髓区扩大。白髓萎缩或几近消失,脾窦内充满瘤细胞。

（4）肝脏:瘤细胞在肝窦和汇管区浸润。

【细胞化学、免疫表型】HCL-v 的瘤细胞呈 TRAP 弱阳性或阴性。使用流式细胞术检测时,尽管该肿瘤与 HCL 在免疫表型上某些相似之处,但缺乏 HCL 的一些关键标记,如不表达 CD25、Annexin-A1、CD123 和 HC2;该肿瘤阳性表达

的标记有 DBA.44、全 B 细胞抗原、CD11c、CD103 和 FMC7 等。该肿瘤缺乏特异性的细胞遗传学改变。

【遗传学】高通量测序发现,在约半数的该肿瘤存在编码 MEK1 蛋白的 *MAP2K1* 突变,后者为 *BRAF* 的下游基因;大多数 HCL-v 缺乏 *BRAF* V600E 突变[1-2]。

【鉴别诊断】包括:①脾脏边缘区淋巴瘤;②其他组织学类型的小 B 细胞淋巴瘤等,详见本章节的相关内容。

4. 脾脏大 B 细胞淋巴瘤

【定义】脾脏大 B 细胞淋巴瘤的界定是肿瘤发生于脾脏,可有脾门淋巴结受累及灶性骨髓病变;可有肝累及且表现为微结节或弥漫性病变;可伴有脾边缘区淋巴瘤。脾脏大 B 细胞淋巴瘤是脾脏最常见的淋巴瘤类型,而原发脾脏的大 B 细胞淋巴瘤罕见,病理诊断是在除外了系统性淋巴瘤的脾脏累及之后才考虑。

【临床表现】老年人相对多见,平均年龄为 64 岁,无性别差异。主要临床表现是左上腹不适或疼痛,可有发热、乏力和体重减轻等。脾脏肿大和(或)腹腔、腹膜后淋巴结肿大。

【组织病理学】常表现为脾脏单发或孤立性占位病变,也可为多发性占位,至不同程度脾脏肿大及外形的变化(图 14-103)。肿瘤还可侵及周围器官和组织,如膈肌、十二指肠、胰腺和腹膜等。组织学表现为肿瘤细胞增生并替代脾脏白髓和红髓组织,约 1/3 的病例主要累及白髓;约 20% 的病例主要累及红髓或呈弥漫性浸润。常有坏死,但肿瘤结节周围脾脏组织结构常保存。绝大多数病例具有大 B 细胞淋巴瘤的共性组织学与免疫表型特征,可伴坏死。较为特殊的组织学类型是弥漫红髓浸润的大 B 细胞淋巴瘤,常表现为脾脏的均匀行肿大,缺乏占位性病变,中等偏大或大的肿瘤细胞在脾窦内散在分布(图 14-104)。由于瘤细胞数量少,易被忽略而致漏诊。尽管 B 细胞抗原的免疫组化染色能很好

地勾勒出肿瘤细胞,但形态学的仔细观察与发现异型细胞是前提[1-2]。

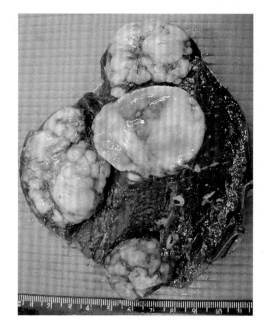

图 14-103　脾脏弥漫大 B 细胞淋巴瘤
脾脏肿大,切面见多个结节性肿物,灰白色,质地细腻

【鉴别诊断】鉴别诊断包括经典型霍奇金淋巴瘤、结节性淋巴细胞为主型霍奇金淋巴瘤、髓肉瘤、CLL/SLL 伴 Richter 综合征和炎性假瘤等。

5. 肝脾 T 细胞淋巴瘤

【定义】肝脾 T 细胞淋巴瘤(hepatosplenic T-cell lymphoma,HSTCL)是 γδ 型细胞毒性 T 细胞来源的外周 T 细胞淋巴瘤,该肿瘤原发于结巴结外,呈系统性病变,以肿瘤细胞在肝、脾和骨髓内呈明显窦性浸润为特征。HSTCL 少见,约占所有 NHL 的不到 1%。

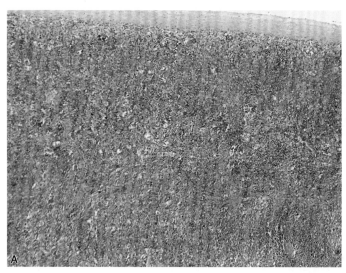
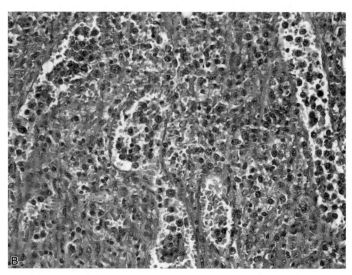

图 14-104　脾脏弥漫大 B 细胞淋巴瘤
A. 脾脏红髓区扩大,白髓被替代(HE,低倍放大);B. 肿瘤细胞在脾索及脾窦内浸润

【临床表现】该肿瘤患者多为青年人,男性多于女性,平均年龄为35岁;临床上以肝脾肿大为特征,一般不伴浅表或深部淋巴结肿大,但常累及骨髓;呈系统性病变,病情进展较迅速,预后不良;约1/4的患者有免疫异常表现,如曾接受器官移植而长期使用免疫抑制剂治疗,或患自身免疫性疾病等。该肿瘤也可发生于儿童,特别是因Crohn病而使用azathioprine和infliximab的患者。

【病理改变】

(1)脾脏:脾脏均匀性肿大,可达3kg以上,缺乏占位性病变(图14-105)。镜检:红髓区扩大,瘤细胞主要表现为在脾窦内浸润,瘤细胞体积小或中等偏小,形态较一致,细胞核形不规则,核深染,不见核仁。难觅核分裂。

(2)肝脏:瘤细胞在肝窦内分布,一般无汇管区浸润(图14-106)。

(3)骨髓:瘤细胞在骨髓的血窦内浸润,有时,由于瘤细胞数量少,在形态学上难以识别,易漏诊[1-2]。

【免疫表型与遗传学】瘤细胞的免疫表型是:CD20-,CD3+,CD56-/+,CD4-,CD8-/+,CD30-,TCRβF1-,TIA-1+,granzyme B-;EBER-ISH-。存在TCR基因克隆性重排。

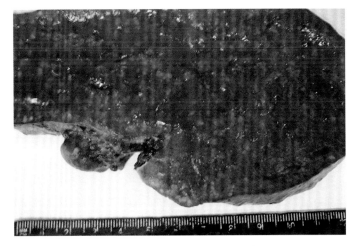

图14-105 肝脾T细胞淋巴瘤
示脾脏均匀肿大,切面可见一些灰白色的小结节

【鉴别诊断】包括:①急性髓系白血病的肝脾浸润:两者瘤细胞的形态学有一定程度的相似性,瘤细胞的分布也相似;瘤细胞的表型为MPO+、CD117+、CD68KP1+、CD68PG-M1-/+、CD99+;不表达T淋巴细胞抗原;不存在TCR基因克隆性重排;②急性T淋巴母细胞淋巴瘤/白血病的肝脾浸润:脾脏白

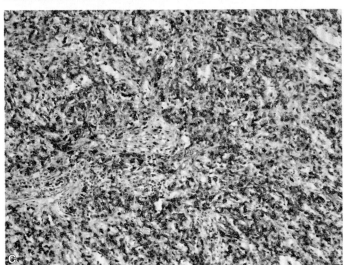

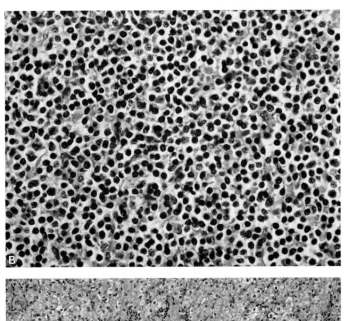

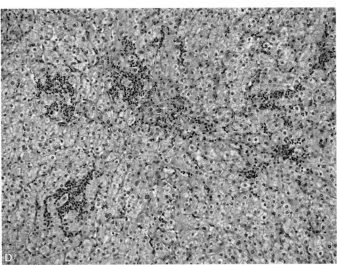

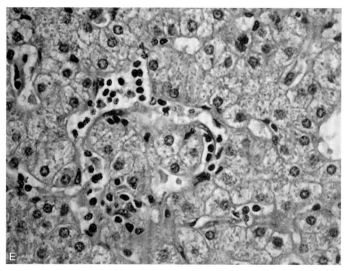

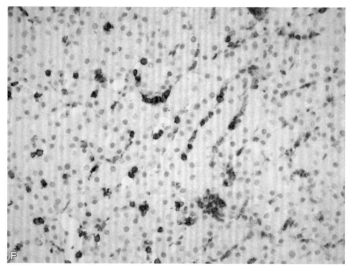

图 14-106　肝脾 T 细胞淋巴瘤

A.示瘤细胞在脾脏红髓区浸润;B.示瘤细胞的形态;C.脾脏组织中浸润的瘤细胞表达 CD3;D.示瘤细胞在肝窦内浸润;E.示瘤细胞在肝窦内浸润;F.肝窦内浸润的瘤细胞表达 CD3

F14-106　ER

髓累及为主,肝脏以汇管区浸润为主,骨髓内多呈弥漫性浸润;瘤细胞的表型为 CD3ε、TdT+、CD99+、MPO-、CD10-、Ki-67(>80%);CD8-,cytotoxic proteins-;③外周 T 细胞淋巴瘤,非特指排除性诊断;④毛细胞白血病。

(二) 霍奇金淋巴瘤累及

　　脾脏是霍奇金淋巴瘤最常累及的器官,约 40% 的霍奇金淋巴瘤患者确诊时就有脾脏累及,但脾脏原发的霍奇金淋巴瘤罕见。尽管各种类型的霍奇金淋巴瘤均可累及脾脏,但以经典型霍奇金淋巴瘤结节硬化型和混合细胞型最为常见,淋巴细胞减少型特征性的存在膈下病变和脾脏累及,而结节性淋巴细胞为主型霍奇金淋巴瘤则少有脾脏累及。

　　【病理改变】霍奇金淋巴瘤的脾脏病变常表现为孤立性或多发性肿物,也可表现为粟粒状结节,呈所谓"斑岩脾"(porphyry spleen)(图 14-62)。最小的病变可能只有几毫米,因此,对于霍奇金淋巴瘤患者的脾脏的大体检查应仔细。镜检:早期病变主要分布于脾动脉鞘周围或边缘区附近,随着病情的进展,病变可累及脾小体和红髓区。常见非干酪样坏死性上皮样细胞肉芽肿。脾脏霍奇金淋巴瘤累及的诊断与该肿瘤的其他部位结外累及的诊断相似,在混合性炎细胞浸润的背景上,注意寻找和辨认 R-S 细胞及其变异细胞(图 14-107),再结合免疫表型检测,多可确诊。脾脏霍奇金淋巴瘤浸润的组织学分型困难(图 14-108),也无必要,结合淋巴

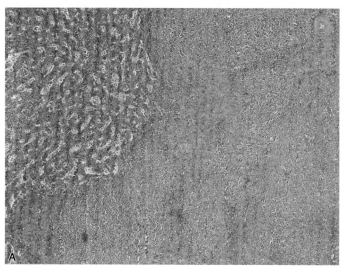

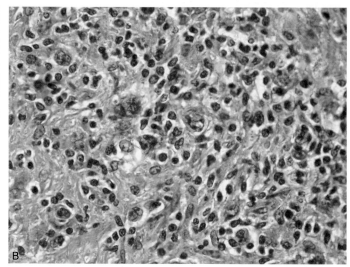

图 14-107　脾脏霍奇金淋巴瘤

A.脾脏组织部分区域为肿瘤所取代;B.肿瘤细胞散在分布

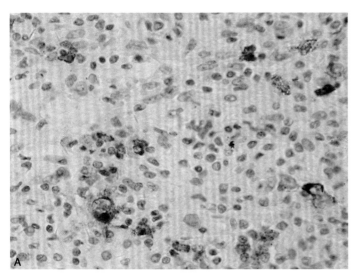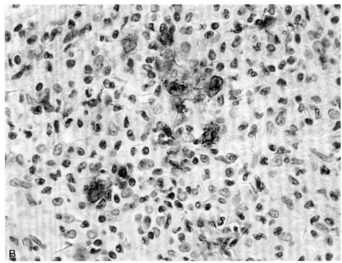

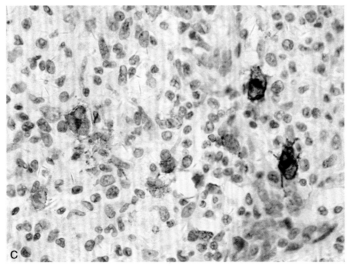

图 14-108　脾脏霍奇金淋巴瘤
A. 肿瘤细胞表达 CD15；B. 肿瘤细胞表达 CD30；C. 肿瘤细胞表达 EBV

结活检的组织学分型即可[2]。

（三）　炎性假瘤样滤泡树突状细胞肿瘤

【定义】　炎性假瘤样滤泡树突状细胞肿瘤（inflammatory pseudotumor-like follicular dendritic cell tumor, IPT-FDCT）是滤泡树突状细胞肉瘤的一个变型，瘤细胞表达一个或多个 FDC 标记，常伴 EB 病毒感染。该肿瘤主要累及脾脏和肝。

【临床表现】　IPT-FDCT 少见，约占脾脏肿瘤的 1%。患者的平均年龄为 44 岁（年龄范围为 19~87 岁）。儿童罕见，女性相对多见。主要表现为脾脏孤立性占位。约半数患者有发热和体重减轻，左上腹疼痛或不适。部分患者为偶然发现，无明显不适。少数患者以肝占位为首发表现。该肿瘤可发生腹腔内播散，少数有腹膜后病变。个别病例发生椎体播散病变。不伴有淋巴结肿大。总体预后较好。

【病理学表现】　大体所见多为脾或肝实质内境界清楚的单发性肿物，直径为 3~22cm，包膜多完整，切面棕色或灰白色，均质，质硬。镜检：梭形细胞增生，排列稀疏，胞质丰富，淡染或略嗜酸性，细胞核为卵圆形，核染色质呈空泡状，可见小的嗜碱性核仁，细胞异型性小。背景中见混合炎细胞浸润，有成熟浆细胞、淋巴细胞和组织细胞等（图 14-109），多数为小淋巴细胞，偶见免疫母细胞。有时可见 Russell 小体。

【免疫组化染色和 EB 病毒检测】　瘤细胞表达一个或多个 FDC 标记，CD21、CD35、CAN.42 和 CD23 等。灶性表达 CD68 和 SMA。偶尔表达 S100 蛋白。表达 EBV-LMP1，不表达 CD15、CD30、CD34、EMA 和 CK；也不表达 HMB45、ALK 和 HHV8。EBER1/2 原位杂交检测示肿瘤细胞核阳性（图 14-109）。至今尚未发现该肿瘤的特征性遗传学改变[1-2]。

【鉴别诊断】　IPT-FDCT 应与以下疾病或肿瘤相鉴别：①脾脏炎性假瘤（IPT）为排除诊断；②滤泡树突状细胞肉瘤（FDCS），梭形细胞呈束状或漩涡样排列，以淋巴组织相间；瘤细胞表达 FDC 标记，缺乏 EB 病毒感染；③炎性肌成纤维细胞肿瘤（IMT）：瘤细胞表达 SMA 和（或）MSA，绝大多数病例表达 ALK，不表达 FDC 标记，也缺乏 EB 病毒感染；④脾脏红髓硬化性血管瘤样结节状转化（SANT）（详见本章节相关

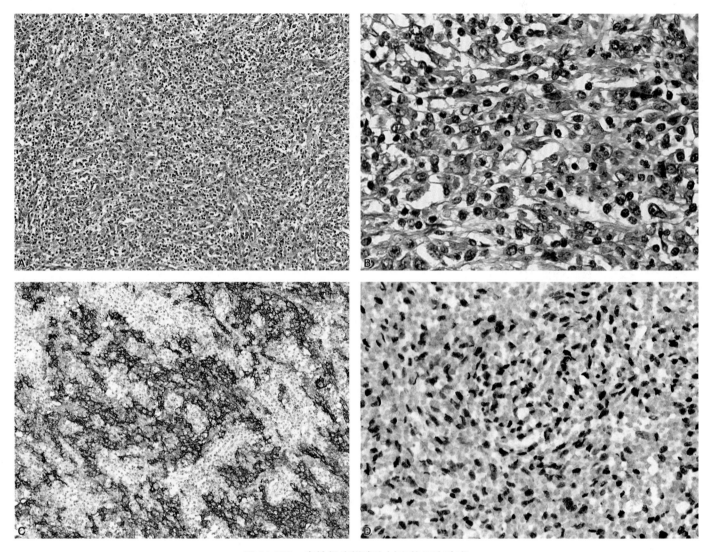

图 14-109　炎性假瘤样滤泡树突状细胞肿瘤
A. 肿瘤的组织构象，梭形肿瘤细胞，以及背景中的小淋巴细胞和浆细胞等；B. 瘤细胞的形态；C. 瘤细胞表达 CD21；D. EBER1/2 原位杂交

内容）；⑤弥漫大 B 细胞淋巴瘤和经典型霍奇金淋巴瘤，详见本章节相关内容。

（四）髓系肿瘤的脾脏病变

髓系肿瘤患者常有脾脏累及，且脾脏病变的程度与肿瘤的类型和病程有密切关系。急性髓系白血病患者常有轻度脾脏肿大，而慢性髓系白血病患者常有明显的脾脏肿大，呈所谓"巨脾"，且常伴有脾功能亢进。白血病的脾脏浸润致脾大，并可致脾破裂和脾梗死，特别是在慢性髓系白血病患者相对多见。

【病理改变】髓系肿瘤主要表现为脾脏红髓区的累及，包括脾索和脾窦。浸润的瘤细胞的形态学表现与白血病的类型和瘤细胞的属性有密切关系。

（1）急性粒细胞白血病：浸润的细胞主要是幼稚粒细胞，瘤细胞中等大小，细胞核为圆形或卵圆形，核染色质呈斑点状，可见小的嗜碱性核仁。细胞质中等量，淡染或嗜酸性，部分病例可见不成熟的嗜酸性粒细胞。免疫组化染色有助于区别不同细胞系，如粒细胞、单核细胞、红细胞、巨核细胞

等（图 14-110）。

（2）骨髓增生性肿瘤（MPN）：MPN 的脾脏病变，其浸润细胞的属性及其形态学表现与肿瘤的型别有关，其中最常见的是慢性髓系白血病。镜检：多形性细胞浸润红髓，可见不同分化阶段的髓系细胞（图 14-111）。免疫组化染色有助于浸润细胞属性的识别，可选用的标记有 CD34、MPO、CD117 和 CD68 等。另外还可见含蜡样物的组织细胞（假 Gaucher 细胞）散在分布，与骨髓病变相似。随着肿瘤的进展，大多数 CML 会演进为加速期或母细胞期，其形态学表现似 AML。约 1/3 病例其加速期改变发生在髓外，以脾脏最常见。最常见的母细胞是原粒细胞，淋巴母细胞约占 25%，而原巨核细胞和原红细胞则很少见[2]。

三、瘤样病变和非造血组织肿瘤

脾脏发生的一些良性占位性病变，由于其形成肉眼可见的肿块，还可能伴脾功能亢进而似淋巴瘤，但镜检易于区别。下面对几种相关病变或肿瘤进行简要介绍，包括脾囊肿、脾

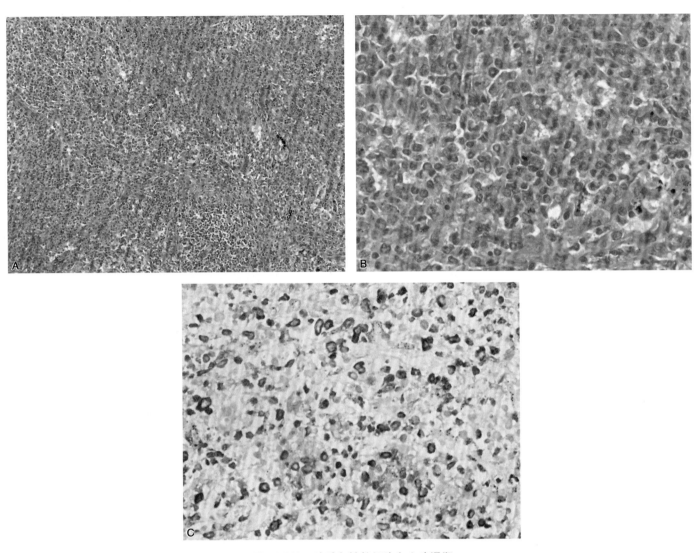

图 14-110　脾脏急性粒细胞白血病浸润
A. 脾脏红髓区扩大,白髓消失;B. 脾窦内的肿瘤细胞为幼稚粒细胞;C. 肿瘤细胞表达 MPO

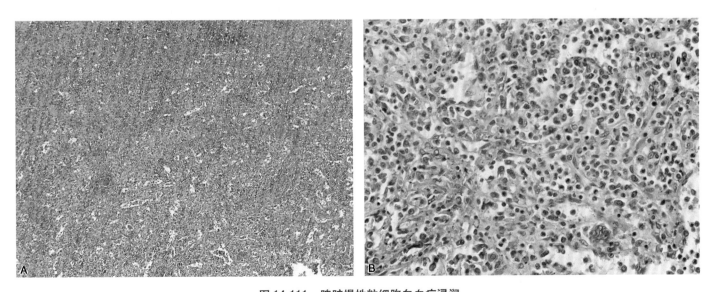

图 14-111　脾脏慢性粒细胞白血病浸润
A. 脾脏红髓区扩大,白髓消失;B. 示浸润的肿瘤细胞有不同分化阶段的粒细胞、有核红细胞和巨核细胞

脏错构瘤、炎性假瘤、硬化性血管瘤样结节状转化、脾脏血管肿瘤、脂质贮积病之脾脏病变,以及脾脏的转移性肿瘤等[2]。

（一）脾囊肿

脾囊肿(splenic cyst)是脾脏发生的一类良性囊肿病变,根据其是否与寄生虫感染有关,可分为寄生虫及非寄生虫性囊肿;根据其囊肿是否内衬上皮,又可分为真性或原发性囊肿,以及假性或继发性囊肿。寄生虫性囊肿:由寄生虫感染所致的囊肿,相对常见的是棘球蚴病性囊肿。假性囊肿:是脾脏最常见的囊肿类型,为非肿瘤性病变,多为脾脏创伤性脾错构瘤后吸收与机化病变。多为单房性,少数可为多房性,囊壁多较光滑,囊腔内有混浊液体。镜检:囊壁有纤维组织构成,缺乏上皮细胞,灶区可见钙化和胆固醇晶体,多见含铁血黄素沉着。真性囊肿:也是脾脏的非肿瘤性囊性病变,囊壁可内衬鳞状上皮、移行上皮、扁平上皮、立方上皮和间皮等。约20%的脾囊肿为真性囊肿主要发生于儿童和青年人。多为偶然发现,缺乏临床表现。囊肿大小不等,大者可达10cm。多为单房性,少数可为多房性,囊内液体可为黄色、绿色或棕色。镜检:内衬上皮以鳞状上皮为多见,也有移行上皮,以及间皮,细胞无明显异型性,可通过免疫组化染色进行鉴别。主要是真性囊肿与假性囊肿的鉴别,还有囊性畸胎瘤(皮样囊肿),以及脾脏转移性上皮性肿瘤,后者瘤细胞有异型,结合病史及免疫组化染色等[2]。

（二）脾脏错构瘤

脾脏错构瘤(splenic hamartoma),曾称脾瘤(splenoma),是一种瘤样错构,而非真性肿瘤,常在尸体解剖中或因其他原因而切除的脾脏中意外被发现。

【病理改变】常表现为境界清楚的孤立性或多发性占位(图14-112),其组织学表现似正常脾脏的红髓结构。镜检:病变区见一些粗细不一、形态不规则的小血管腔,被覆内皮细胞,血管腔周围有一些淋巴细胞和组织细胞散布,似脾索(图14-113);一般不见脾小体,也缺乏明显的脾小梁结

构。网状纤维染色见病变组织中网状纤维排列紊乱,可见局限性纤维化和玻璃样变。免疫组化染色示血管腔内衬细胞表达Ⅷ因子、CD31和CD8,而不表达CD34、CD21和CD68等抗原,易与血管瘤相区别[2]。

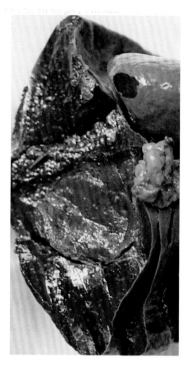

图14-112　脾脏错构瘤
脾脏切面见一境界较清楚的占位性病变,灰黄色

（三）脾脏炎性假瘤

【定义】脾脏的炎性假瘤(splenic inflammatory pseudotumor,IPT)是一种反应性或炎症性瘤样增生性病变,由炎细胞和增生的梭形细胞构成。临床表现为脾脏占位,良性临床过程,病变切除后不复发。IPT约占脾脏占位肿瘤或瘤样病变的3%。

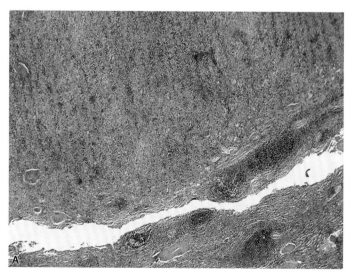

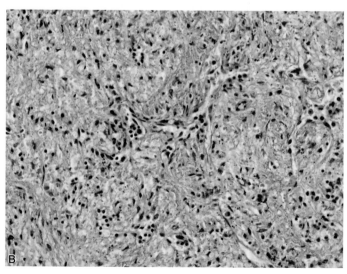

图14-113　脾脏错构瘤
A.病变与周围脾脏组织分界清楚;B.示不规则裂隙,周围有淋巴细胞浸润

【临床表现】 患者的平均年龄为53岁,儿童罕见,女性略多。多为偶然发现脾脏占位,为孤立性肿物,一般无明显临床表现,偶有腹痛或饱胀感。

【病理学与免疫组织化学检测】 巨检:脾脏的孤立性肿物,平均直径10cm(1.5~22cm),境界清楚,质硬,大的肿物中央常有坏死。镜检:肿物与周围脾脏组织分界清楚。梭形细胞增生,细胞疏密不等,形态善良,难觅核分裂。部分病例有黏液变或富于血管,背景中见混合性炎细胞浸润,有单核细胞、淋巴细胞、浆细胞和嗜酸性瘤细胞等。

【免疫组织化学】 肿瘤细胞表达Vim、SMA,灶性表达CD68,不表达Desmin、ALK和FDC标记;偶表达S100蛋白和F-Ⅷ。

【鉴别诊断】 包括炎性假瘤样滤泡树突状细胞肿瘤、炎性肌成纤维细胞肿瘤、脾脏错构瘤、其他部位炎性假瘤累及、硬化性血管瘤样结节状转化、脾脏错构瘤、窦岸细胞血管瘤、分枝杆菌性梭形细胞假瘤,以及淋巴组织肿瘤等[2]。

（四）脾脏硬化性血管瘤样结节状转化

脾脏硬化性血管瘤样结节状转化(sclerosing angiomatoid nodular transformation of the spleen,SANT)认为是脾脏发生的一种瘤样病变,关于该病变所知甚少,可能与脾脏的错构瘤

有关,因为其构成有脾脏红髓的成分;也有人认为与脾脏的IPT有关。临床上呈良性过程。

【临床表现】 多为偶然发现脾脏占位,为孤立性肿物,多缺乏无明显临床表现,偶有腹痛或饱胀感。

【病理改变】 巨检:形态似IPT,肿物的直径可达17cm。镜检:单一肿物内多数性小结节,结节内见不规则毛细血管网和类似脾脏红髓髓窦样结构,梭形细胞散在分布及不同程度硬化改变,动脉血管壁玻璃样变,静脉血栓机化等表现(图14-114)。有的病例可见坏死,以淋巴细胞和浆细胞为主的炎细胞浸润,而少见组织细胞。免疫组化染色:血管内皮细胞可表达CD34,CD31;而脾窦样区域细胞可表达CD8,即兼有真性血管内皮和脾窦内衬细胞的表型。梭形细胞表达SMA[2]。

（五）脉管肿瘤

血管肿瘤是脾脏最常见的良性肿瘤,常意外被发现(如体检)或因并发症(脾大、脾破裂)而被发现。最常见的血管瘤是海绵状血管瘤,常表现为单发或多发的蓝红色结节。其他类型的血管肿瘤还有弥漫性血管瘤病、窦岸细胞血管瘤、淋巴管瘤和淋巴管瘤病、血管肉瘤,以及罕见的杆菌样血管瘤病等,下面对前四种脉管肿瘤进行简要介绍。

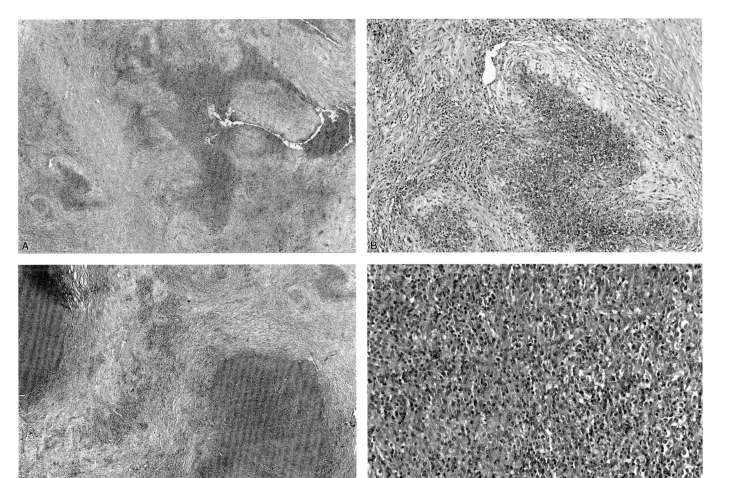

图14-114 脾脏硬化性血管瘤样结节状转化
A. 示病变内纤维组织增生及分隔呈结节状结构;B. 示结节内见不规则毛细血管网;C、D. 示结节内髓窦样结构

1. 弥漫性血管瘤病(diffuse angiomatosis) 该疾病以脾脏的弥漫性受累为特征,组织学上增生的血管呈海绵状血管瘤或毛细血管瘤的组织构象,患者常并发消耗性凝血病。

2. 窦岸细胞血管瘤(littoral cell angioma,LCA) LCA是一种少见的良性肿瘤,任何年龄组人群均有发病,无性别差异。多数患者有脾大,伴或不伴有脾功能亢进。部分患者可能存在内脏器官的恶性肿瘤。瘤细胞来自脾窦内皮细胞。主要表现为脾脏占位,为单发或多发的境界清楚的海绵状结节,其中充满血液。组织病理学改变是:相互吻合的、或狭窄或扩张的形态不规则的血管腔形成的网状结构;血管腔内衬的细胞呈立方形,细胞核呈圆形或由凹陷,核染色质粗糙,核仁不明显;细胞质中等量,淡染或嗜酸性,有时可见 PAS 阳性的嗜酸性小体。血管腔内衬的细胞脱落至血管腔内,单个、呈簇状或假乳头样排列(图 14-115)。不见核分裂。免疫表型检测:瘤细胞表达Ⅷ因子和CD31、CD68 和 CD8 抗原,不表达 CD34,具有脾窦内皮细胞的表型[2]。

3. 淋巴管瘤和淋巴管瘤病(lymphangioma and lymphangiomatosis) 脾脏的淋巴管瘤和淋巴管瘤病罕见,其本质可能是一种错构瘤性病变而非真性肿瘤。表现为脾脏单发或多发的结节状病变,主要累及脾脏被膜和脾小梁。当同时有相似病变在身体其他器官存在时则称之为淋巴管瘤病。

4. 血管肉瘤(angiosarcoma) 脾脏原发血管肉瘤少见,是一种高侵袭性肿瘤。临床上以老年患者相对多,以腹痛或腹部肿块为主要表现,部分病例有肝脏的广泛累及,远处转移者多见,预后差。病理表现为脾脏单发或多发而境界不清的结节,或呈弥漫性生长,常伴坏死和出血。镜检:肿瘤由互相吻合、排列无序的血管腔构成,常见灶性或片状实性增生区或乳头样结构;瘤细胞的异型性明显,核分裂象易见,有病理性核分裂;可见瘤细胞"出芽"现象和原始血管腔结构。

分化良好的区域见海绵状血管瘤或毛细血管瘤的构象。免疫组化染色:瘤细胞表达血管内皮标记,如Ⅷ因子、CD34 和CD34 抗原;部分病例可表达 CD68 和 CD8 抗原[2]。

(六) 脂质贮积病

许多溶酶体贮积病都会累及脾脏,这是一组常染色体隐性遗传性疾病,其诊断与分类依赖于各种疾病相关的酶缺陷的特征,且常需要特殊的遗传学检查。尽管大多数这类疾病均罕见,但在外科病理诊断中,在对脾脏切除标本检查时,可能会遇到三种脂质贮积病,以 Gaucher 病、Niemann-Pick 病最常见,患者有明显的脾脏肿大常伴脾功能亢进。还可能遇到的是蜡质组织细胞增生症(海蓝组织细胞增生症,sea-blue histiocytosis)。在一些脂质性疾病、感染性疾病、红细胞疾病和骨髓增生性肿瘤患者的脾脏和(或)骨髓中可能见到海蓝组织细胞聚集的现象。在 Hermansky-Pudlak 综合征患者的脾脏切除标本中也可能见到海蓝组织细胞聚集的现象,Hermansky-Pudlak 综合征是一种罕见的致死性常染色体隐性遗传性疾病,目前被归入溶酶体相关细胞器来源的疾病中。

【病理改变】 在大多数贮积病,受累脾脏常表现为均匀性肿大,重量增加或慢性增加,表面呈灰色或颜色浅淡(图14-116),极少数可见纤维化病变。镜检:脾脏的结构可辨认,红髓区明显扩大,脾索中见大量组织细胞聚集,白髓有不同程度的萎缩。

(1) 戈谢病(Gaucher disease):Gaucher 细胞的直径为20~100μm,在 HE 染色切片上其细胞质呈纤维状,黄褐色,可见多核细胞。其细胞质呈 PAS 阳性,且抗淀粉酶消化(图14-117)。Gaucher 细胞中的葡糖脑苷脂有自发荧光。由于Gaucher 细胞是巨噬细胞,可吞噬红细胞,故普鲁士蓝染色可能会阳性。脂质染色呈弱阳性。电镜检查,在 Gaucher 细胞胞质中可见大量特征性的含脂质双层体的溶酶体。

(2) 尼曼-匹克病(Niemann-Pick disease):Niemann-Pick

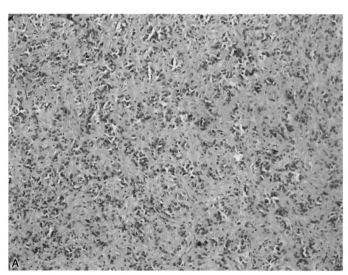

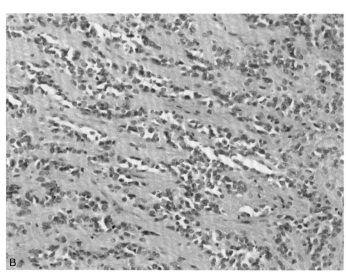

图 14-115 脾脏窦岸细胞血管瘤
A. 示肿瘤组织中相互吻合的血管腔形成的网状结构;B. 窦内皮细胞脱落到管腔内

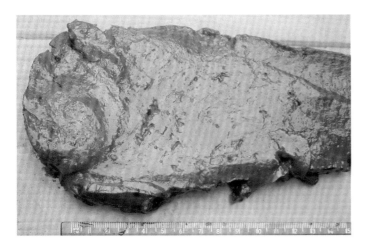

图 14-116 脾脏脂质贮积病大体所见
脾脏均匀肿大,切面颜色浅淡,质均一

细胞体积大,直径为 20 ~ 100μm,胞质呈泡沫状,较 Gaucher 细胞的胞质透明(图 14-118),PAS 染色呈弱阳性,因其含有中性脂肪,故脂质染色(苏丹 B 和油红 O)阳性。脂质沉着

具有双折光性,在紫外光下呈黄绿色荧光。电镜检查:在溶酶体内见分层结构,形似髓磷脂纤维。

(3)蜡质组织细胞增生症:也称海蓝组织细胞增生症(sea blue histiocytosis)。含蜡质的组织细胞体积小,直径约为 20μm,细胞质嗜碱性,空泡状,可见大小 3 ~ 4μm 大小的胞质颗粒。组织细胞胞质也呈不同程度的颗粒状,也可见含有小的蓝色颗粒的泡沫样组织细胞。蜡质的主要成分是磷酸酯和鞘糖脂,与脂褐素有类似的理化性质。含有蜡质的组织细胞在 HE 染色切片上呈黄褐色,而在 Romanowsky 染色切片上则呈蓝绿色,故得名海蓝组织细胞。蜡质呈 PAS 阳性,且抗淀粉酶消化;脂质染色阳性。蜡质对碱性染料有很强的亲和性,如甲基蓝。电镜下,蜡质呈分层的膜样包涵体,间隔 4.5 ~ 5nm。

需注意的是:无论是 Gaucher 细胞、Niemann-Pick 细胞,还是海蓝组织细胞,无一对上述三种贮积病是特异性的,各种脂质贮积病的诊断必须依赖相关的生物化学和分子遗传学的检测。

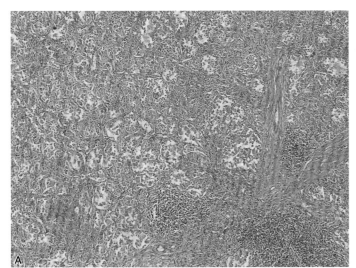
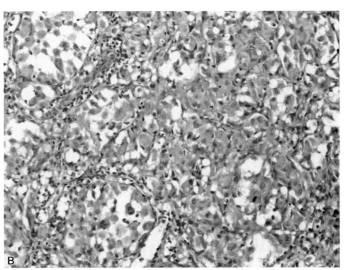
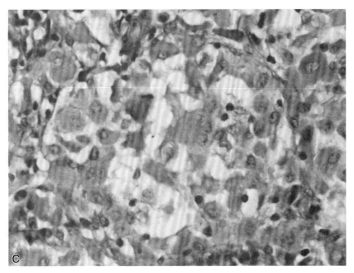

图 14-117 戈谢病之脾脏病变
A. 脾脏红髓区扩大,脾窦扩张,其中见 Gaucher 细胞;B. 脾窦内的 Gaucher 细胞;C. Gaucher 细胞,胞质呈皱纹纸样(PAS)

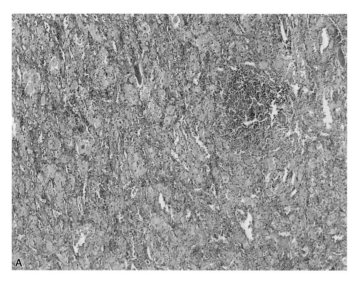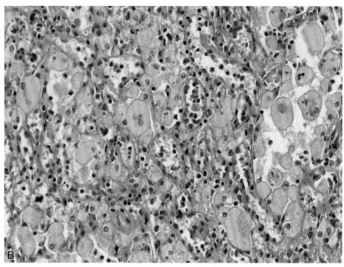

图 14-118　尼曼-匹克病之脾脏病变
A. 脾脏红髓区扩大,脾窦扩张,其中见泡沫样组织细胞;B. 脾窦内的泡沫样组织细胞

(七) 脾脏转移性肿瘤

尽管各种恶性肿瘤的晚期均会出现全身扩散,并可能发生脾脏的转移,但脾脏的转移性肿瘤并不常见,可能与脾脏缺乏输入淋巴管有一定关系。在脾脏发生的转移性肿瘤中,相对较常见的是肺、消化管和乳腺癌的转移,部分病例是在尸体解剖时偶然被发现。少数复发性实体癌瘤是以脾大为首发表现的,特别是女性生殖道的癌症。脾脏转移性肿瘤可表现为多发性占位性病变,也可表现为窦性浸润模式,而不形成明显肿块。根据临床病史线索,结合形态学及必要的免疫组化染色等,脾脏转移性肿瘤的病理诊断并不困难[2]。

(刘卫平　张文燕　赵莎)

参 考 文 献

[1] Swerdlow SH, Campo E, Harris NL, et al. World Health Organization classification of tumor haematopoietic and lymphoid tissue. Revised 4th ed[M]. Lyon, France: IARC, Press, 2017.

[2] Jaffe ES, Arber DA, Campo E, et al. Hematopathology. 2nd ed[M]. SAUNDERS ELSEVIER, 2017.

[3] Kumar V, Abbas AK, Aster AK. Robbins Pathologic Bases of Disease. 9th ed[M]. Elsevier, 2015.

[4] Medeiros LJ, MirandaRN, Wang SA, et al. Diagnostic Pathology: Lymph Nodes and Spleen with Extranodal Lymphomas[M]. Canada, Amirsys, 2011.

[5] Loachim HL, Medeiros LJ. IOACHIM's Lymph Node Pathology[M]. Wolters Kluwer Lippincott Williams & Wilkins, 2009.

[6] O'Malley DP, George TI, Orazi A, et al. Benign and Reactive Conditions of Lymph Node and Spleen[M]. AFIP/ARP, 2009.

[7] Swerdlow TS, Campo E, Pileri SA, et al. The 2016 revision of the World Health Organization classification of lymphoid neoplasms[J]. Blood, 2016, 127(20): 2375-2390.

[8] Arber DA, Orazi A, Hasserjian R, et al. The 2016 revision of the World Health Organization classification of myeloid neoplasms and leukemia[J]. Blood, 2016, 127(20): 2391-2405.

[9] Emile JF, Abla O, Fraitag S, et al. Revised classification of histiocytosis and neoplasms of the macrophage-dendritic cell lineages[J]. Blood, 2016, 127(20): 2672-2681.

[10] Hu Q, Zhang Y, Zhang X, et al. Gastric mucosa-associated lymphoid tissue lymphoma and Helicobacter pylori infection: a review of current diagnosis and management[J]. Biomark Res, 2016, 4: 15.

[11] Yang QP, Zhang WY, Zhao S, et al. Subtype Distribution of Lymphomas in Southwest China: Analysis of 6,382 cases using WHO classification in a Single Institution[J]. Diag Pathol, 2011, 6: 77.

[12] Fabbri G, Dalla-Favera R. The molecular pathogenesis of chronic lymphocytic leukaemia[J]. Nat Rev Cancer, 2016, 16(3): 145-162.

[13] Zucca E, Bertoni F. The spectrum of MALT lymphoma at different sites: biological and therapeutic relevance[J]. Blood, 2016, 127(17): 2082-2092.

[14] Fedoriw Y, Dogan A. The Expanding Spectrum of Follicular Lymphoma[J]. Surg Pathol Clin, 2016, 9(1): 29-40.

[15] Hans CP, Weisenburger DD, Greiner TC, et al. Confirmation of the molecular classification of diffuse large B-cell lymphoma by immunohistochemistry using a tissue microarray[J]. Blood, 2004, 103(1): 275-282.

[16] Swerdlow SH. Diagnosis of 'double hit' diffuse large B-cell lymphoma and B-cell lymphoma, unclassifiable, with features intermediate between DLBCL and Burkitt lymphoma: when and how, FISH versus IHC[J]. Hematology Am Soc Hematol Educ Program, 2014(1): 90-99.

[17] Hoeller S, Tzankov A, Pileri SA, et al. Epstein-Barr virus-positive diffuse large B-cell lymphoma in elderly patients is rare in Western populations[J]. Hum Pathol, 2010, 41(3): 352-357.

[18] Gao LM, Zhao S, Liu WP, et al. Clinicopathological characterization of aggressive natural killer cell leukemia involving different tissues sites[J]. Am J Surg Pathol, 2016, 40(6), 836-846.

[19] Yu JB, Zuo Z, Zhang WY, et al. Identification of immunopheno-

typic subtypes with different prognosis in extranodal natural killer/T-cell lymphoma, nasal type[J]. Hum Pathol, 2014, 45(11): 2255-2262.

[20] Chan JK, Chan AC, Cheuk W, et al. Type Ⅱ enteropathy-associated T-cell lymphoma: a distinct aggressive lymphoma with frequent gammadelta T-cell receptor expression [J]. Am J Surg Pathol, 2011, 35(10): 1557-1569.

[21] Perry AM, Warnke RA, Hu Q, et al. Indolent T-cell lymphoproliferative disease of the gastrointestinal tract[J]. Blood, 2013, 122

(22): 3599-3606.

[22] Laurent C, Delas A, Gaulard P, et al. Breast implant-associated anaplastic large cell lymphoma: two distinct clinicopathological variants with different outcomes[J]. Ann Oncol, 2016, 27(2): 306-314.

[23] Thompson PA, Lade S, Webster H, et al. Effusion-associated anaplastic large cell lymphoma of the breast: time for it to be defined as a distinct clinico-pathological entity[J]. Haematologica, 2010, 95(11): 1977-1979.

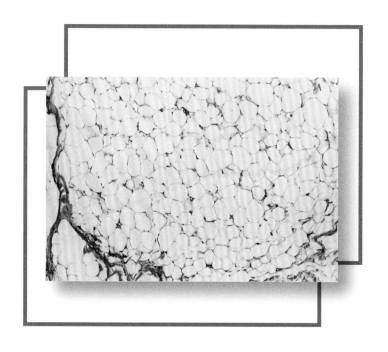

第十五章

软组织肿瘤

第十五章　软组织肿瘤

第一节 软组织肿瘤概述

软组织是指除骨骼、淋巴造血组织和神经胶质以外的所有非上皮性组织，包括纤维组织、脂肪组织、平滑肌组织、横纹肌组织和脉管组织。软组织发生的疾病主要为软组织肿瘤，除肿瘤外，软组织也可发生其他疾病，包括炎症、肉芽肿性病变、瘤样增生和其他一些疾病如骨骼肌非肿瘤性疾病等，本章着重介绍软组织肿瘤的病理诊断及其相关内容。

一、软组织肿瘤的组织学分类

软组织肿瘤的组织学分类主要依据 WHO 分类，新版分类为 2013 年版[1]，参见表 15-1。

表 15-1 软组织肿瘤 WHO 新分类（2013）

名 称	ICD-0 编码	名 称	ICD-0 编码
脂肪细胞肿瘤		增生性筋膜炎	8828/0
良性		增生性肌炎	8828/0
脂肪瘤	8850/0	骨化性肌炎	
脂肪瘤病	8850/0	指趾纤维骨性假瘤	
神经脂肪瘤病	8850/0	缺血性筋膜炎	
脂肪母细胞瘤/脂肪母细胞瘤病	8881/0	弹力纤维瘤	8820/0
血管脂肪瘤	8861/0	婴儿纤维性错构瘤	
肌脂肪瘤	8890/0	颈纤维瘤病	
软骨样脂肪瘤	8862/0	幼年性玻璃样变纤维瘤病	
肾外血管平滑肌脂肪瘤*	8860/0	包涵体性纤维瘤病	
肾上腺外髓性脂肪瘤	8870/0	腱鞘纤维瘤	8813/0
梭形细胞/多形性脂肪瘤	8857/0	促结缔组织增生性成纤维细胞瘤	8810/0
冬眠瘤	8880/0	乳腺型肌成纤维细胞瘤	8825/0
中间性（局部侵袭型）		钙化性腱膜纤维瘤	8816/0
非典型性脂肪瘤样肿瘤/	8851/1	血管肌成纤维细胞瘤	8826/0
高分化脂肪肉瘤	8851/3	富于细胞性血管纤维瘤	9160/0
恶性		项型纤维瘤	8810/0
去分化脂肪肉瘤	8858/3	Gardner 纤维瘤	8810/0
黏液样脂肪肉瘤	8852/3	钙化性纤维性肿瘤	8817/0
多形性脂肪肉瘤	8854/3	中间性（局部侵袭型）	
脂肪肉瘤,非特指性	8850/3	浅表纤维瘤病（掌/跖纤维瘤病）	8813/1
成纤维细胞性/肌成纤维细胞性肿瘤		韧带样瘤型纤维瘤病	8813/1
良性		脂肪纤维瘤病	8851/1
结节性筋膜炎	8828/0	巨细胞成纤维细胞瘤	8834/1

名　　称	ICD-O 编码	名　　称	ICD-O 编码
中间性(偶有转移型)		良性	
隆突性皮纤维肉瘤	8832/1	横纹肌瘤	8900/0
纤维肉瘤型隆突性皮纤维肉瘤	8832/3	成年型	8904/0
色素性隆突性皮纤维肉瘤	8833/1	胎儿型	8903/0
孤立性纤维性肿瘤	8815/1	牛殖道型	8905/0
恶性孤立性纤维性肿瘤	8815/3	恶性	
炎性肌成纤维细胞瘤	8825/1	胚胎性横纹肌肉瘤(包括葡萄簇样和间变性)	8910/3
低度恶性肌成纤维细胞性肉瘤	8825/3	腺泡状横纹肌肉瘤(包括实体型和间变性)	8920/3
黏液炎性成纤维细胞性肉瘤/非典型性黏液炎性成纤维细胞性肿瘤	8811/1	多形性横纹肌肉瘤	8901/3
婴儿型纤维肉瘤	8814/3	梭形细胞/硬化性横纹肌肉瘤	8912/3
恶性		脉管肿瘤	
成年型纤维肉瘤	8810/3	良性	
黏液纤维肉瘤	8811/3	血管瘤	
低度恶性纤维黏液样肉瘤	8840/3	滑膜	9120/0
硬化性上皮样纤维肉瘤	8840/3	静脉型	9122/0
所谓的纤维组织细胞性肿瘤		动静脉型/畸形	9123/0
良性		肌内型	9132/0
腱鞘巨细胞瘤		上皮样血管瘤	9125/0
局限型	9252/0	血管瘤病	
弥漫型	9252/1	淋巴管瘤	9170/0
恶性	9252/3	中间性(局部侵袭型)	
深部纤维组织细胞瘤	8831/0	卡波西型血管内皮瘤	9130/1
中间性(偶有转移型)		中间性(偶有转移型)	
丛状纤维组织细胞瘤	8835/1	网状血管内皮瘤	9136/1
软组织巨细胞瘤	9251/1	乳头状淋巴管内血管内皮瘤	9135/1
平滑肌肿瘤		复合型血管内皮瘤	9136/1
良性		假肌源性(上皮样肉瘤样)血管内皮瘤	9136/1
深部平滑肌瘤	8890/0	卡波西肉瘤	9140/3
恶性		恶性	
平滑肌肉瘤(除外皮肤)	8890/3	上皮样血管内皮瘤	9133/3
血管周皮细胞(血管周)肿瘤		软组织血管肉瘤	9140/3
血管球瘤(和亚型)	8711/0	软骨-骨肿瘤	
血管球瘤病	8711/1	软组织软骨瘤	9220/0
恶性血管球瘤	8711/3	间叶性软骨肉瘤	9240/3
肌周细胞瘤	8824/0	骨外骨肉瘤	9180/3
肌纤维瘤	8824/0	胃肠道间质瘤**	
肌纤维瘤病	8824/1	良性胃肠道间质瘤	8936/0
血管平滑肌瘤	8894/0	恶性潜能未定的胃肠道间质瘤	8936/1
骨骼肌肿瘤		恶性胃肠道间质瘤	8936/3
		神经鞘膜肿瘤	

名　称	ICD-O 编码	名　称	ICD-O 编码
良性		非典型性纤维黄色瘤	8830/1
神经鞘瘤(包括亚型)	9560/0	血管瘤样纤维组织细胞瘤	8836/1
色素性神经鞘瘤	9560/1	骨化性纤维黏液样肿瘤	8842/0
神经纤维瘤(包括亚型)	9540/0	恶性骨化性纤维黏液样肿瘤	8842/3
丛状神经纤维瘤	9550/0	混合瘤,非特指性	8940/0
神经束膜瘤	9571/0	恶性混合瘤	8940/3
恶性神经束膜瘤	9571/3	肌上皮瘤	8982/0
颗粒细胞瘤	9580/0	肌上皮癌	8982/3
真皮神经鞘黏液瘤	9562/0	良性磷酸盐尿性间叶性肿瘤	8990/0
孤立性局限性神经瘤	9571/0	恶性磷酸盐尿性间叶性肿瘤	8990/3
异位脑膜瘤	9530/0	恶性	
鼻腔胶质异位		滑膜肉瘤,非特指性	9040/3
良性蝾螈瘤		梭形细胞型滑膜肉瘤	9041/3
混杂性神经鞘膜肿瘤	9563/0	双相型滑膜肉瘤	9043/3
恶性		上皮样肉瘤	8804/3
恶性周围神经鞘膜瘤	9540/3	腺泡状软组织肉瘤	9581/3
上皮样恶性周围神经鞘膜瘤	9542/3	软组织透明细胞肉瘤	9044/3
恶性蝾螈瘤	9561/3	骨外黏液样软骨肉瘤	9231/3
恶性颗粒细胞瘤	9580/3	骨外尤因肉瘤	9364/3
外胚叶间叶瘤	8921/3	促结缔组织增生性小圆细胞肿瘤	8806/3
分化尚不确定的肿瘤		恶性肾外横纹肌样瘤	8963/3
良性		具有血管周上皮样细胞分化的肿瘤(PEComa)	
指趾纤维黏液瘤	8811/0	良性 PEComa,非特指性	8714/0
肌内黏液瘤(包括富于细胞性亚型)	8840/0	恶性 PEComa,非特指性	8714/3
关节旁黏液瘤	8840/0	(动脉)内膜肉瘤	9137/3
深部("侵袭性")血管黏液瘤	8841/0	未分化/未能分类肉瘤	
软组织多形性玻璃样变血管扩张性肿瘤	8802/1	梭形细胞未分化肉瘤	8801/3
异位错构瘤样胸腺瘤	8587/0	多形性未分化肉瘤	8802/3
中间性(局部侵袭性)		小圆细胞未分化肉瘤	8803/3
含铁血黄素沉着性纤维脂肪瘤样肿瘤	8811/1	上皮样未分化肉瘤	8804/3
中间性(偶有转移型)		未分化肉瘤,非特指性	8805/3

* 血管平滑肌脂肪瘤现属于 PEComa 家族;** 尽管 WHO 将 GIST 分为良性、恶性潜能未定和恶性,但在实际工作并不建议将 GIST 作出定性诊断,而是应该在病理报告中列出肿瘤大小、核分裂计数和肿瘤有无破裂等与评估危险度相关的重要参数。ICD-O 编码:XXXX/0 代表良性肿瘤,XXXX/1 代表中间性肿瘤,XXXX/3 代表恶性肿瘤

2013 年版 WHO 分类中新增加了指趾纤维黏液瘤、硬化性横纹肌肉瘤、假肌源性血管内皮瘤(上皮样肉瘤样血管内皮瘤)、混杂性神经鞘膜肿瘤、含铁血黄素性纤维组织细胞性脂肪瘤样肿瘤和磷酸盐尿性间叶性肿瘤[2-3]。新近文献还报道了一些新病种或新亚型,包括软组织血管纤维瘤、浅表性 CD34 阳性成纤维细胞性肿瘤、婴儿原始黏液样间叶性肿瘤、双表型鼻窦鼻腔肉瘤、脂肪纤维瘤病样神经肿瘤、CIC 重

排肉瘤、BCOR 重排肉瘤、外阴上皮样肿瘤和 SMARCA4 缺陷型胸腔肉瘤等,其中一些病种因部位特殊或报道病例数有限等原因尚未被 WHO 分类所收录,但值得大家关注。

二、软组织肿瘤的生物学分类

(一)良性病变

包括良性肿瘤和瘤样病变,经局部切除后一般不会发生

局部复发。少数良性肿瘤或瘤样病变所发生的局部复发多因切除不净(如浸润性脂肪瘤)所致,对局部不会造成破坏性,经完整切除后仍可获得治愈。极少数在组织学上呈良性的肿瘤可发生远处转移,但并无可靠的组织学指标来预测转移,如皮肤富于细胞性纤维组织细胞瘤和子宫平滑肌瘤可转移至肺。

(二) 中间性肿瘤

包括局部侵袭型和偶有转移型两种亚型,前者在局部形成侵袭性和破坏性生长,易发生局部复发,但不具备发生转移潜能,如非典型性脂肪瘤样肿瘤;后者除在局部呈侵袭性生长外,还具备发生转移的能力,多转移至区域淋巴结和肺,但转移率多小于2%,并无可靠的组织学指标可供来预测转移,如血管瘤样纤维组织细胞瘤。

(三) 恶性肿瘤

肿瘤除可在局部形成侵袭性和破坏性生长并易发生局部复发外,还可发生远处转移。根据组织学类型和分级,远处转移率从20%至100%不等。一些低度恶性肿瘤的远处转移率尽管比较低(2% ~ 10%),但当这些肿瘤发生复发时,可向高度恶性的肉瘤转化,远处转移率也随之提高。一些软组织肉瘤容易发生转移,临床上可以转移灶为首发症状,如转移至肺的腺泡状软组织肉瘤,转移至区域淋巴结的腺泡状横纹肌肉瘤等。

三、软组织肿瘤的检验步骤

(一) 标本拍照

拍摄标本在新鲜状态下和经甲醛溶液固定后的大体形态,标本旁应放置标尺。有条件的单位在标本固定前,应切取少量的新鲜组织以备遗传学检测之用。

(二) 肉眼检查

对所有小标本的切缘和基底部均应用染料标识。对手术切除标本应用染料标识出各个切缘,并测量肿瘤距各个切缘的距离。观察肿瘤的外观形状,包括形状、色泽、有无包膜和周界情况,测量肿瘤的大小并记录。垂直于标本的长轴进行连续性切开,约1cm厚度。观察切面情况,包括色泽(灰白色、灰黄色、灰褐色、暗红色、棕色、黑色等)、质地(质软、质韧、质硬、鱼肉样、胶冻样、黏液样、脂肪样等)、有无出血、坏死、囊性变、钙化和骨化,若有坏死,应估算坏死的范围在整个肿瘤中所占的百分比(无,≤50%,>50%)。

(三) 标本取材

固定后的标本按照常规取材,应尽量多取能够代表肿瘤的组织块(包括坏死灶),建议至少取肿瘤的一个切面,以保证阅片全面,并有足够的组织块供免疫组织化学标记或特殊染色,或满足外送会诊的需要。标准的做法是每隔1cm取一个组织块,如肿瘤最大径为10cm,则取10块。对于质地不同的肿瘤(如同时有纤维样、黏液样、胶冻样、脂肪样、出血和坏死等),应尽可能分别取具有代表性的区域,以及一些交界性区域。

(四) 病理报告

软组织肿瘤的病理报告应包括标本类型、解剖部位、组织学类型、分级、ICD-O 编码、肿瘤大小、累及深度、切缘情况、坏死在肿瘤中的百分比、是否有血管侵犯和辅助检查结果等,参见表 15-2。

表 15-2　软组织肿瘤病理报告内容

标本的类型:
　活检标本:FNA、EUS-FNA、CNB、切取活检、切除活检
　切除标本:病灶内切除、边缘性切除、局部扩大切除、间室切除、根治性切除、截肢
肿瘤的来源:
　□原发性□复发性□转移性
肿瘤的解剖部位:
肿瘤的深度:
真皮、皮下、筋膜、筋膜下、肌肉内、腹腔、盆腔、腹膜后、纵隔、头颈部或其他
组织学类型:(WHO 分类)
ICD-O 编码:
肿瘤大小:(长径×横径×纵径 cm)
组织学分级(FNCLCC):
　□G1
　□G2
　□G3
　□不能分级
　□不能评价
核分裂象:/10HPF(＊GIST:/50HPF)
坏死:
　□无
　□有肉眼:□ ≤50%　　□>50%
　　　　　镜下:约占%
脉管、神经侵犯情况:
　□无
　□有
切缘情况:
　□未累及(视各标本具体情况,如上、下、内、外侧切缘、基底切缘和另送切缘等)
　　注明肿瘤离最近一侧切缘距离 cm
　□少于2cm,注明哪一侧并测量 cm
　□累及,注明哪一侧 cm
辅助性检查结果
　免疫组化
　分子病理
　　FISH
　　RT-PCR
　　测序(Sanger 或 NGS)
　　其他
　特殊染色
pTNM 分期:
术前治疗情况
　□外院局切
　□术前化疗
　□术前放疗
　□情况不明

四、软组织肿瘤的辅助检查

(一) 免疫组织化学

免疫组织化学在软组织肿瘤的诊断和鉴别诊断中起着非常重要的作用，但要强调的是，免疫组织化学只是一种辅助性手段，有着其自身的局限性，并不能代替传统的组织学检查，后者才是病理学诊断的基础。常用的免疫组化标记参见表15-3，新近报道的抗体类型参见表15-4，可根据适用范围和实际情况选择性使用[4-5]。

表 15-3　常用的软组织肿瘤免疫组化标记物

标记细胞或肿瘤类型	推荐采用的标记物	标记细胞或肿瘤类型	推荐采用的标记物
上皮性标记	AE1/AE3，EMA	神经内分泌标记	CgA，Syn，NSE，CD56
肌细胞标记		间皮细胞标记	
平滑肌	α-SMA，h-caldesmon，desmin，calponin	阳性组	calretinin，CK5/6，D2-40，WT1，HBME-1
骨骼肌	desmin，myogenin，MyoD1	阴性组	CEA，BerEP4，MOC-31，PAX8，ER，PR
肌成纤维细胞标记	α-SMA，desmin，calponin，ALK	色素细胞标记	S-100 蛋白，SOX10，HMB45，PNL2，Melan A，MiTF
内皮细胞标记			
血管内皮	CD31，CD34，ERG，(Fli1)	PEC 标记	HMB45，PNL2，α-SMA，desmin，TFE3，cathepsin K
淋巴管内皮	CD34，D2-40，(VEGFR-3)		
血管周细胞标记	CD34，α-SMA，Ⅳ型胶原	组织细胞标记	CD68(KP-1 和 PGM1)，CD163
周围神经标记		朗格罕斯细胞	CD1a，S-100 蛋白，langerin
施万细胞	S-100 蛋白，SOX10，GFAP	树突细胞	CD21，CD23，CD35，(clusterin)
神经束膜细胞	EMA，GLUT-1	细胞增殖标记	Ki67(MIB1)
神经外胚层标记	CD99，Fli-1，Syn，(CgA，NSE)		

表 15-4　软组织肿瘤新抗体及所标记的肿瘤类型

抗体种类	标记的肿瘤类型
谱系相关转录因子	
Myogenin/MyoD1	横纹肌肉瘤
ERG	血管肿瘤
Fli1	尤因肉瘤，血管肿瘤
SOX10	周围神经鞘膜肿瘤，肌上皮瘤，颗粒细胞瘤，透明细胞肉瘤
SATB2	成骨性肿瘤，结直肠癌
Brachyury	脊索瘤
NKX2.2	尤因肉瘤
CAMTA1	上皮样血管内皮瘤
分子改变相关蛋白	
β-catenin	侵袭性纤维瘤病，孤立性纤维性肿瘤，鼻咽血管纤维瘤，栅栏状肌成纤维细胞瘤，胰腺实性假乳头状肿瘤
MDM2/CDK4	高分化脂肪肉瘤，去分化脂肪肉瘤，动脉内膜肉瘤，髓内高分化骨肉瘤，骨旁骨肉瘤
SMARCB1(INI1)	恶性横纹肌样瘤，上皮样肉瘤(包括近端型)，部分肌上皮癌，上皮样恶性周围神经鞘膜瘤，少数神经鞘瘤病，肾髓质癌
SDHB	SDH 缺陷型 GIST，副神经节瘤，肾细胞癌，垂体腺瘤
TFE3	腺泡状软组织肉瘤，PEComa，肾细胞癌，上皮样血管内皮瘤
ALK	炎性肌成纤维细胞瘤/上皮样炎性肌成纤维细胞肉瘤，上皮样纤维组织细胞瘤
STAT6	孤立性纤维性肿瘤，脑膜血管外皮瘤
WT1	促结缔组织增生性小圆细胞肿瘤，CIC-DUX4 肉瘤
基因表达谱发现	
DOG1	GIST，少数腹膜后妇科型平滑肌瘤
MUC4	低度恶性纤维黏液样肉瘤/硬化性上皮样纤维肉瘤，双相型滑膜肉瘤中的腺样成分
GRIA2	孤立性纤维性肿瘤，隆突性皮纤维肉瘤
TLE1	滑膜肉瘤(不特异)
NY-ESO-1	黏液样脂肪肉瘤，滑膜肉瘤

（二）分子遗传学检测

在大多数的软组织肿瘤常存在染色体易位及产生融合性基因等[6]，可通过传统的细胞遗传学、FISH、RT-PCR 检测以及 DNA 测序（Sanger 测序），参见图 15-1。新近的检测技术手段包括高通量的二代测序（next generation sequencing，NGS）。近几年来，随着病理科工作条件的不断改善，越来越多的单位开展了分子病理学检测，其中包括了对部分软组织肿瘤进行相关易位基因的检测和基因突变分析等，在软组织肿瘤的病理诊断、鉴别诊断及指导临床治疗中起了重要的作用。软组织肿瘤相关易位基因的检测主要采用 FISH 方法，应用断裂-分离探针，常用的探针及其检测的肿瘤类型参见表 15-5。

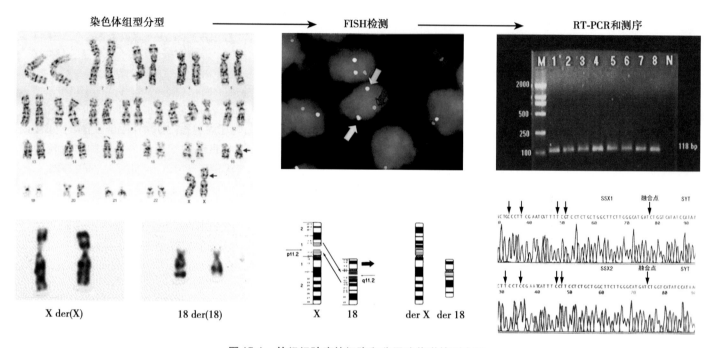

图 15-1　软组织肿瘤的细胞和分子遗传学检测方法

表 15-5　软组织肉瘤 FISH 检测常用的分离探针及其所检测的肿瘤类型

探　针	位点	肿瘤类型
EWSR1	22q12	骨外尤因肉瘤
		促结缔组织增生性小圆细胞肿瘤（99%）
		软组织透明细胞肉瘤（>90%）
		骨外黏液样软骨肉瘤（75%）
		血管瘤样纤维组织细胞瘤（75%）
		具有 EWSR1 易位的肺原发性黏液样肉瘤
		黏液样脂肪肉瘤（5%）
SS18（SYT）	18q11	滑膜肉瘤
FOXO1（FKHR）	13q14	腺泡状横纹肌肉瘤
DDIT3（CHOP）	12q13	黏液样脂肪肉瘤
PDGFB	22q13	隆突性皮纤维肉瘤，巨细胞成纤维细胞瘤
FUS	16p11	低度恶性纤维黏液样肉瘤
		黏液样脂肪肉瘤
		血管瘤样纤维组织细胞瘤（8%）
ETV6	12p13	先天性纤维肉瘤
ALK	2p13	炎性肌成纤维细胞瘤，上皮样炎性肌成纤维细胞肉瘤

探　　针	位　点	肿瘤类型
		上皮样纤维组织细胞瘤
MDM2/CDK4	12q15	非典型性脂肪瘤样肿瘤/高分化脂肪肉瘤
		去分化脂肪肉瘤,动脉内膜肉瘤
		骨旁骨肉瘤,髓内高分化骨肉瘤
USP6	17p13.2	结节性筋膜炎
NR4A3	9q22	骨外黏液样软骨肉瘤
TFE3Xp11		腺泡状软组织肉瘤,PEComa,上皮样血管内皮瘤

需要注意的是,多种不同类型的肿瘤可涉及同一基因易位,如 *EWSR1* 基因易位除骨外尤因肉瘤外,还存在于软组织透明细胞肉瘤、胃肠道透明细胞肉瘤样肿瘤、骨外黏液样软骨肉瘤、促结缔组织增生性小圆细胞瘤、血管瘤样纤维组织细胞瘤、肺原发性黏液样肉瘤和肌上皮瘤/肌上皮癌等多种肿瘤中,故对具体类型肿瘤的诊断还需结合组织学、免疫组织化学和分子检测。少数情况下,除涉及相同的基因易位外,在组织学形态和免疫表型上也有不同程度的重叠,此时则需要加做反转录聚合酶链反应(RT-PCR)检测,根据具体的融合基因类型来帮助诊断。

五、软组织肿瘤的诊断思路

(一)确定病变性质和类型

在作软组织肿瘤的病理诊断时,建议采取下列步骤:

①首先确定病变是肿瘤性还是反应性、增生性或假恶性病变,参见表 15-6;②确定为肿瘤后,再区分是良性、中间性或恶性。在实际工作中将良性肿瘤误诊为恶性肿瘤者较为常见,另一方面,将恶性肿瘤反过来误诊为良性病变者也不少见;③如肿瘤为恶性,在诊断为软组织肉瘤之前,还需要除外一些在形态上类似软组织肉瘤的其他类型恶性肿瘤,包括肉瘤样癌、恶性黑色素瘤和淋巴造血系统肿瘤等;④结合临床特点、影像学表现、组织学形态、免疫表型和分子检测等最终确定肿瘤的具体类型[7]。

(二)临床特点

1. 年龄　软组织肿瘤可发生于任何年龄段,但不同类型的软组织肿瘤,无论是良性还是恶性,均有其好发年龄,且有较大差别,对软组织肿瘤的诊断有一定的提示意义。

表 15-6　假恶性病变

假肉瘤样纤维性病变	富于细胞性软组织肿瘤
结节性筋膜炎/颅骨筋膜炎/血管内筋膜炎	富于细胞性血管脂肪瘤
缺血性筋膜炎	富于细胞性孤立性纤维性肿瘤
增生性筋膜炎	富于细胞性纤维组织细胞瘤
增生性肌炎	富于细胞性毛细血管瘤
骨化性肌炎	富于细胞性平滑肌瘤
指趾纤维骨性假瘤	富于细胞性神经鞘瘤
异位肠系膜骨化	先天性和儿童丛状富于细胞性神经鞘瘤
膀胱假肉瘤样肌成纤维细胞增生/炎性肌成纤维细胞瘤	富于细胞性神经纤维瘤
术后梭形细胞结节	富于细胞性 Neurothekeoma
生长方式或排列结构类似肉瘤的软组织肿瘤	富于细胞性血管纤维瘤
纤维组织细胞瘤	多形性、不典型性或奇异性软组织肿瘤
血管内乳头状内皮增生	多形性脂肪瘤
脂肪母细胞瘤	非典型性血管平滑肌脂肪瘤
软骨样脂肪瘤	非典型性纤维组织细胞瘤
巨大棕色脂肪瘤	非典型性纤维性息肉
脂肪瘤样血管平滑肌脂肪瘤	浅表性 CD34+成纤维细胞性肿瘤
弥漫型腱鞘巨细胞瘤	奇异性平滑肌瘤
血管瘤病	奇异性血管球瘤
淋巴管瘤病	奇异型血管瘤
肌内脂肪瘤	陈旧性或退变性神经鞘瘤
胎儿型横纹肌瘤	非典型性神经纤维瘤
乳腺上皮样肌成纤维细胞瘤	软组织多形性玻璃样变血管扩张性肿瘤
皮下环形肉芽肿	

（1）好发于婴幼儿和儿童的软组织肿瘤：包括颅骨筋膜炎、婴幼儿纤维性错构瘤、颈纤维瘤病、幼年性玻璃样变纤维瘤病、指趾纤维瘤病、婴儿肌纤维瘤/肌纤维瘤病、婴儿纤维瘤病、炎性肌成纤维细胞瘤、巨细胞成纤维细胞瘤、婴幼儿原始黏液样间叶性肿瘤、婴儿型/先天性纤维肉瘤、幼年性黄色肉芽肿、脂肪母细胞瘤、心脏横纹肌瘤、胎儿型横纹肌瘤、胚胎性横纹肌肉瘤（包括葡萄簇样横纹肌肉瘤）、先天性血管瘤、婴幼儿型毛细血管瘤、囊性淋巴管瘤、卡波西型血管内皮瘤、乳头状淋巴管内血管内皮瘤、丛状富于细胞性神经鞘瘤、神经母细胞瘤、骨外尤因肉瘤、外胚叶间叶瘤和肾外恶性横纹肌样瘤等。

（2）好发于青少年的软组织肿瘤：包括骨化性肌炎、Gardner 纤维瘤、鼻咽血管纤维瘤、钙化性纤维性肿瘤、钙化性腱膜纤维瘤、腹壁外侵袭性纤维瘤病、丛状纤维组织细胞瘤、血管瘤样纤维组织细胞瘤、梭形细胞/硬化性横纹肌肉瘤、腺泡状横纹肌肉瘤、假肌源性血管内皮瘤、滑膜肉瘤、腺泡状软组织肉瘤、骨外尤因肉瘤、尤因样肉瘤、促结缔组织增生性小圆细胞瘤和肝脏未分化肉瘤（胚胎性肉瘤）等。

（3）好发于中老年的软组织肿瘤：包括脂肪瘤、梭形细胞/多形性脂肪瘤、脂肪肉瘤、缺血性筋膜炎、增生性肌炎、弹力纤维瘤、黏液纤维瘤、多形性未分化肉瘤、卡波西肉瘤、头皮血管肉瘤、腹膜后平滑肌肉瘤和多形性横纹肌肉瘤等。

2. 性别　软组织肿瘤的发生与性别也有一定的关系，软组织肉瘤多发生于男性，其中一些肿瘤主要发生于青年男性，如腹盆腔内促结缔组织增生性小圆细胞肿瘤和假肌源性血管内皮瘤等，另一些软组织肿瘤则好发于女性，如腹壁韧带样瘤、侵袭性血管黏液瘤、血管肌成纤维细胞瘤和富于细胞性血管纤维瘤多见于青年女性，淋巴管平滑肌瘤和淋巴管平滑肌瘤病多见于育龄期女性，腹膜后平滑肌瘤均发生于绝经期前后的中年女性，腹膜后平滑肌肉瘤多见于中年女性，弹力纤维瘤多见于老年女性，而淋巴管肉瘤几乎均见于中老年女性。

3. 部位　软组织肿瘤可发生于全身任何部位，但总的来说，大多数肿瘤发生于四肢、躯干和体腔，部分肿瘤发生于头颈部、外生殖区、泌尿生殖道和消化道。不同类型的肿瘤，无论是良性还是恶性，也都有其好发部位。

（三）病理特点

软组织肿瘤的形态较为复杂，但总的来说还是有规律可循。熟悉软组织肿瘤的细胞形态和排列结构对诊断有一定的帮助。软组织肿瘤从细胞形态上主要有小圆细胞、梭形细胞、多形性细胞和上皮样细胞四种类型，应熟悉相应的代表类型及其鉴别诊断。此外，一些肿瘤可显示双相性，如滑膜肉瘤和恶性间皮瘤。一些肿瘤内含有退变的细胞，可被误诊为恶性肿瘤，如不典型性纤维性息肉和软组织多形性血管扩张性玻璃样变等。此外，为数不少的软组织肿瘤其间质可发生黏液样变性，如黏液纤维肉瘤和黏液

样脂肪肉瘤等，或者伴有明显的胶原化或纤维组织增生，如硬化性横纹肌肉瘤和促结缔组织增生性小圆细胞肿瘤等，另有一些软组织肿瘤内可含有色素，如色素性隆突性皮肤纤维肉瘤和色素性神经鞘膜肿瘤等，或伴有软骨化生、砂粒体和骨化等，如骨化性肌炎、钙化性纤维性肿瘤、钙化性腱膜纤维瘤、磷酸盐尿性间叶性肿瘤、骨外间叶性软骨肉瘤、软组织骨化性纤维黏液样肿瘤和骨外骨肉瘤等，在诊断时应注意加以鉴别。

软组织肿瘤中瘤细胞的排列方式也多种多样，最常见的是条束状或鱼骨样，以及片状或弥漫状，此外还有其他一些特殊的排列结构，包括腺泡状、器官样、小叶状、结节状、丛状、簇状、栅栏状、席纹状、含有血管外皮瘤样排列结构、菊形团、漩涡状等。一些肿瘤可为混杂性或复合性肿瘤，可为同一种类型，如混杂性神经鞘瘤/神经束膜瘤和复合性血管内皮瘤等，也可为不同的肿瘤类型，如具有滑膜肉瘤和骨外黏液样软骨肉瘤双相分化的肉瘤和子宫复合性胚胎性横纹肌肉瘤和外周原始神经外胚层瘤等。

（四）软组织肿瘤穿刺活检

近年来，术前新辅助治疗或靶向治疗逐渐应用到软组织肉瘤的多学科诊治模式当中，需要在治疗前有一个较为明确的病理诊断，在这种情形下，B 超和 CT 定位下芯针穿刺活检（core needle biopsy，CNB）日渐增多，对病理医师的诊断水平提出了更高的要求，也带来了挑战。病理医师在诊断软组织肿瘤的芯针穿刺活检病例时，需要详细了解临床表现和影像学检查结果，而不能局限于镜下形态，必要时与临床和影像科医师就具体病例进行沟通。

此外，穿刺活检组织常需要进一步加做免疫组织化学和（或）分子检测。需要注意的是，因穿刺组织较少，不宜在一开始即采用过多的标志物。如初诊不能明确具体类型时，建议先采用一小组代表性标志物进行初筛，如 AE1/AE3、CD34、desmin、EMA、CD99 和 S-100 蛋白，视具体结果再决定是否需要补充标记；如初诊已有倾向性诊断时，应选择最有可能为阳性的标志物，例如考虑为骨外尤因肉瘤，建议先采用 CD99 和少量鉴别标志物（如 desmin 等），如 CD99 呈弥漫膜阳性，则还可加做荧光原位杂交（FISH）检测 *EWSR1* 基因易位进一步证实骨外尤因肉瘤的诊断。又如穿刺活检（超声引导下细针穿刺或 CT 引导下芯针穿刺）考虑为胃肠道间质瘤时，建议先采用 CD117 和 DOG1，如均为弥漫阳性即可作出诊断，此时尚有足够的组织用于进一步加做分子检测，以配合靶向治疗。

六、软组织肿瘤的分级

软组织肿瘤的组织学分级对诊断、治疗和预后估计非常重要。术前曾行辅助性放化疗或靶向治疗者，不适合再作分级。目前采用比较多的是法国癌症中心联合会（Fédération Nationale des Centres de Lutte Contre le Cancer，FNCLCC）的评分及分级系统[8]，分别参见表 15-7 和表 15-8。

表 15-7　软组织肉瘤 FNCLCC 组织学分级系统

组织学参数	标　准	组织学参数	标　准
肿瘤分化		肿瘤性坏死	
评分 1	非常类似成人正常间叶组织,或与良性肿瘤较难区分的肉瘤(如脂肪瘤样脂肪肉瘤和平滑肌肉瘤 I 级)	评分 0	无
		评分 1	≤50%
评分 2	能够做出组织学分型的软组织肉瘤(如黏液样脂肪肉瘤和黏液纤维肉瘤)	评分 2	>50%
		组织学分级	
评分 3	胚胎性或未分化肉瘤,类型不明确的肉瘤	I 级	总评分为 2,3
核分裂计数		II 级	总评分为 4,5
评分 1	0~9/10 高倍视野	III 级	总评分为 6,7,8
评分 2	10~19/10 高倍视野		
评分 3	≥20/10 高倍视野		

表 15-8　根据 FNCLCC 分级系统的组织学分化评分

高分化脂肪肉瘤	1	差分化/多形性平滑肌肉瘤	3
高分化平滑肌肉瘤	1	差分化/上皮样血管肉瘤	3
低度恶性周围神经鞘膜瘤	1	差分化纤维肉瘤	3
高分化纤维肉瘤	1	差分化恶性周围神经鞘膜瘤	3
黏液样脂肪肉瘤	2	恶性蝾螈瘤	3
经典型平滑肌肉瘤	2	滑膜肉瘤	3
经典型恶性周围神经鞘膜瘤	2	骨外骨肉瘤	3
经典型纤维肉瘤	2	骨外尤因肉瘤	3
黏液纤维肉瘤 II 级	2	间叶性软骨肉瘤	3
黏液样软骨肉瘤	2	软组织透明细胞肉瘤	3
经典型血管肉瘤	2	上皮样肉瘤	3
高级别(圆细胞)黏液样脂肪肉瘤	3	腺泡状软组织肉瘤	3
多形性脂肪肉瘤	3	恶性横纹肌样瘤	3
去分化脂肪肉瘤	3	未分化(梭形细胞和多形性)肉瘤	3
横纹肌肉瘤	3		

　　关于软组织肿瘤的分级有几点说明:①上皮性恶性肿瘤(包括鳞状细胞癌和腺癌)根据肿瘤的分化程度,常被分为高分化、中分化和低分化,或 I 级、II 级和 III 级。与癌不同的是,大多数的软组织肿瘤其组织学类型业已代表了其分级,如高分化脂肪肉瘤等为 I 级,骨外尤因肉瘤和多形性未分化肉瘤(恶性纤维组织细胞瘤)等为 III 级;②一些软组织肉瘤(如血管肉瘤和腺泡状软组织肉瘤等)根据组织学参数较难准确判断其生物学行为,同一种类型肿瘤不同病例之间的预后也可存在较大的差异(如滑膜肉瘤),可能存在着一些非组织学因素(包括遗传学)涉及肿瘤的预后;③一些临床特点在很大程度上决定了软组织肉瘤的生物学行为,尤其是生长部位(浅表或深部,近端或远端,内脏或周围软组织等)、生长方式(局限或浸润,单发或多发)和肿瘤的大小等。

第二节　脂肪组织肿瘤

一、良性肿瘤

(一)脂肪瘤

　　脂肪瘤(lipoma)是一种由成熟脂肪细胞构成的良性肿瘤。

　　【临床表现】　是成年人最常见的软组织良性肿瘤,多发生于 40~60 岁的成年人,极少发生于 20 岁以下[9]。多发生于躯体浅表部位,包括肩背部、颈部和腹部,也可发生于深部软组织,如胸腔、纵隔、盆腔和腹膜后[10],少数病例可发生于消化道壁内。偶可发生于骨旁(骨膜/骨旁脂肪瘤)、关节内(滑膜脂肪瘤)和肌肉内(肌内脂肪瘤)。脂肪瘤多为单发,偶可多发(5%),其中30%可为家族性。多发性脂肪瘤可发生于某些综合征,如Cowden、Proteus和Fröhlich综合征等。

【大体】边界清楚,分叶状,有薄的纤维性包膜,切面质软,呈淡黄色油腻状,偶可见纤细的纤维性分隔。少数病例可有黏液样变性、化生性软骨或骨。肌内脂肪瘤无包膜,形状不规则,切面可见淡黄色的脂肪组织在肌肉组织之间浸润性生长。

【光镜】由分叶状或片状排列的成熟脂肪细胞组成,细胞大小和形态基本一致(图15-2A)。部分病例中于脂肪细胞之间可见宽大致密的胶原纤维,也称纤维脂肪瘤(fibrolipoma),当以胶原纤维为主时,也称为硬化性脂肪瘤(sclerotic lipoma)[11],多发生于手足和头皮。脂肪瘤有时可发生脂肪性坏死,常伴有泡沫样组织细胞和多核细胞反应,可被误诊为脂肪肉瘤。少数脂肪瘤的间质还可伴有明显的黏液样变性,也称黏液脂肪瘤(myxolipoma),偶还可有软骨(chondrolipoma)或骨化生(osteolipoma)。发生于关节内滑膜的脂肪瘤也称树枝状脂瘤(arborescens lipoma)。肌内脂肪瘤中的脂肪细胞在肌肉组织之间穿插浸润性生长,可形成棋盘样结构(图15-2B)。

【免疫组化】成熟脂肪细胞表达S-100蛋白,不表达MDM2和CDK4。

【遗传学】65%的病例涉及12q13-15异常,涉及HMGIC(HMGA2)基因,其中20%显示t(3;12)(q27-28;q13-15),可形成HMGA2-LPP融合基因。FISH检测无MDM2基因扩增。

【鉴别诊断】

(1)非典型性脂肪瘤样肿瘤/高分化脂肪肉瘤:多发生于深部软组织,纤维性间隔内常可见核深染的不规则形细胞,部分病例内可见多泡状脂肪母细胞,FISH检测显示MDM2基因扩增。

(2)梭形细胞脂肪瘤:脂肪细胞间可见CD34阳性的成纤维细胞样细胞和嗜伊红色胶原纤维条束,间质常可伴有黏液样变性,可见散在的肥大细胞。

(3)黏液样脂肪肉瘤:肿瘤内常含有分支状或鸡爪样血管网,脂肪细胞分化程度不等,FISH检测显示DDIT3基因易位。

(4)冬眠瘤:以成熟脂肪细胞为主的棕色脂肪瘤可被误诊为脂肪瘤,但仔细观察,可见少量棕色脂肪细胞。

(5)其他肿瘤:包括神经脂肪瘤病、肌内血管瘤和软骨样脂肪瘤等。

【预后】脂肪瘤切除后一般不复发。肌内脂肪瘤局部复发率为15%。

(二)脂肪瘤病

脂肪瘤病(lipomatosis)是一种成熟脂肪组织的弥漫性增生,临床上可分为七种类型。

【临床表现】

(1)弥漫性脂肪瘤病:通常发生于2岁以内婴幼儿,可累及躯体、肢体大部、头颈、腹腔、盆腔和肠道,可伴有巨肢、巨指或巨趾。

(2)对称性脂肪瘤病:主要累及躯体上部,特别是颈部,脂肪组织对称性堆积于颈部(特别是两侧),形成"马项圈"或面包圈样,也称Madelung病或Launois-Bensaude综合征[12]。

(3)盆腔脂肪瘤病:过度增生的脂肪组织堆积在膀胱和直肠周围,早期表现为会阴部轻微疼痛感和尿频,晚期表现为血尿、尿道或结直肠梗阻以及下肢水肿等。

(4)类固醇性脂肪瘤病:脂肪组织主要积聚于面部(满月脸)、胸骨上(垂肉)或肩胛间区(水牛背)。

(5)颅脑皮肤脂肪瘤病:表现为皮肤病变、脂肪瘤和同侧眼脑畸形。

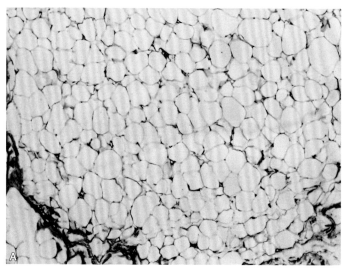
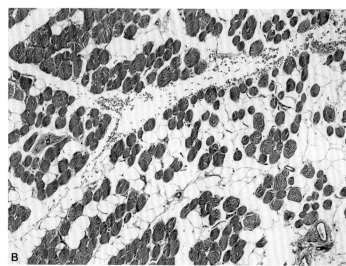

图15-2　良性脂肪肿瘤
A.脂肪瘤;B.肌内脂肪瘤

（6）脊膜外脂肪瘤病：病变弥漫累及脊膜外，临床上表现为脊髓受压引起的症状。

（7）HIV脂肪营养不良：脂肪组织主要积聚于内脏、乳腺和颈部等处。

【大体】　所有类型脂肪瘤病的大体表现相同，不同之处在于受累部位和脂肪分布。

【光镜】　由分叶状或片状分布的成熟脂肪组织组成，可累及邻近的组织或结构，如浸润肌肉组织。

【预后】　手术后容易复发。外科手术主要是去除过多的脂肪组织，颈部过多的脂肪组织堆积可引起气道不畅或阻塞。因激素引起者在停用激素后可消退。对HIV脂肪营养不良可尝试重组生长激素治疗。

（三）神经脂肪瘤病

神经脂肪瘤病（lipomatosis of the nerve）是一种神经外膜中脂肪纤维组织过度增生的良性病变，因在镜下可见神经束、纤维和脂肪三种成分，也称为神经纤维脂肪瘤样错构瘤（fibrolipomatous hamartoma of nerve）。

【临床表现】　常在出生后的婴儿或幼儿中发现，可至儿童期甚至成年期才去就诊。好发于正中神经及其指神经分支，其次为尺神经，少数病例可发生于颅神经、臂丛神经和坐骨神经[13]。临床上表现为局部缓慢性肿胀或肿块，可有神经压迫症状（包括运动神经和感觉神经障碍）和腕管综合征等表现。约30%的病例伴有巨指症。

【大体】　受累神经及其分支呈梭形膨大，切开后于神经外膜鞘内可见大量淡黄色的纤维脂肪组织包绕神经，并使神经膨大。

【光镜】　混杂纤维成分的成熟脂肪组织浸润神经外膜与神经束膜，并穿插、分隔其内的神经束，增生的纤维脂肪组织可围绕神经束呈同心圆状排列（图15-3），形成洋葱皮样结构。

【预后】　虽为良性病变但没有有效的治疗方法。手术有

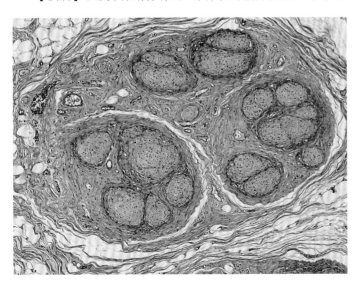

图15-3　神经脂肪瘤病
增生的纤维组织包绕神经束

损伤受累神经的可能性，视具体情况也可采取保守性治疗。

（四）脂肪母细胞瘤/脂肪母细胞瘤病

脂肪母细胞瘤（lipoblastoma）是一种周界清楚镜下呈分叶状的良性脂肪肿瘤，类似胎儿脂肪组织，也称为胎儿型脂肪瘤或胚胎性脂肪瘤。弥漫性病变称为脂肪母细胞瘤病（lipoblastomatosis）。

【临床表现】　主要发生于3岁以下的婴幼儿[14]，偶可见于儿童和青少年，极少发生于成年人。男性略多见。脂肪母细胞瘤好发于躯干和肢体皮下，表现为缓慢性或快速生长的无痛性肿块。部分病例也可发生于头颈部、纵隔、腹膜后、盆腔、腹腔、肠系膜和实质脏器。脂肪母细胞瘤病多发生于深部软组织（如肌肉），并常呈浸润性生长。

【大体】　分叶状，质地柔软，直径为2~5cm，偶可达10cm或以上。切面呈淡黄色、灰白色或棕褐色，脂肪结节间可见纤细的纤维性分隔，有时见黏液性结节，或可见囊腔形成。

【光镜】　周界清楚，分叶状，小叶间为纤维性间隔。小叶由处于不同分化阶段的脂肪细胞组成（图15-4），从原始的星状或短梭形间叶细胞至多泡状或单泡状印戒样脂肪母细胞，直至成熟的脂肪细胞。间质常呈黏液样，可见纤细的分支状血管。复发的脂肪母细胞瘤常显示有明显的成熟现象，形态上可与脂肪瘤相似。

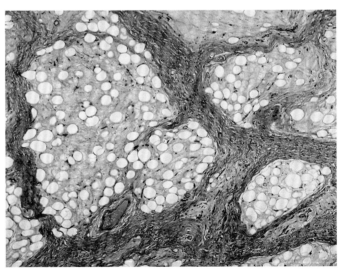

图15-4　脂肪母细胞瘤
镜下呈分叶状，间质呈黏液样

F15-4　ER

【免疫组化】　除S-100蛋白外，瘤细胞可表达PLAG1（多形性腺瘤*G1*基因）[15]。

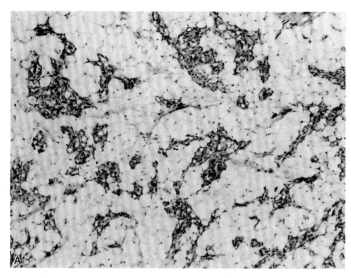
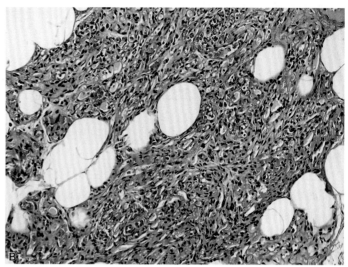

图 15-5　血管脂肪瘤
A. 经典型;B. 富于细胞性

【遗传学】涉及 8q11-13 重排,FISH 检测可显示 *PLAG1* 基因重排。

【鉴别诊断】

(1) 黏液样脂肪肉瘤:极少发生于 10 岁以下的儿童,多发生于深部软组织,镜下虽可呈分叶状,但纤维性间隔不明显。小叶周边和血管周边常显示有瘤细胞密集现象。部分病例中可见多少不等的圆细胞成分,细胞有异型并可见核分裂象。FISH 检测显示 *DDIT3* 基因重排。

(2) 脂肪瘤:复发的脂肪母细胞瘤有时与脂肪瘤难以区分,需结合病史。

【预后】良性肿瘤,切除后预后较好。切除不净者可发生局部复发,复发率为 13% ~46%。仍可通过再切除获得治愈。

(五) 血管脂肪瘤

血管脂肪瘤(angiolipoma)是一种由成熟脂肪细胞和小的薄壁毛细血管所组成的良性肿瘤,毛细血管腔内常伴有纤维素性微血栓形成。

【临床表现】好发于青年人,男性多见。多发生于前臂、躯干和上臂。常表现为皮下多个小结节,伴有疼痛感。多数病例为散发性,少数病例(5%)有家族史。

【大体】有包膜、淡黄或红褐色的皮下结节,直径<2cm。

【光镜】周界清楚,可有薄的纤维性包膜。镜下由成熟的脂肪细胞和小的薄壁毛细血管组成,血管多分布集中于包膜下区域构成,腔内常见纤维素性微血栓(图 15-5A)。部分病例以增生的血管为主,脂肪成分较少,也称富于细胞性血管脂肪瘤(cellular angiolipoma)(图 15-5B)[16],可被误诊为血管性肿瘤。

(六) 软组织肌脂肪瘤

软组织肌脂肪瘤(myolipoma of soft tissue)是一种发生于子宫外、由比例不等的成熟脂肪和平滑肌所组成的良性肿瘤。

【临床表现】多发生于成年人,女性多见。好发于深部软组织,包括腹腔、腹膜后、盆腔和腹股沟[17],常为影像学检查时所发现。少数情况下发生于躯干或肢体皮下,表现为无痛性肿块。

【大体】深部肌脂肪瘤体积相对较大,10 ~25cm,浅表肌脂肪瘤相对较小。切面显示灰白色组织(平滑肌)与黄色组织(脂肪)相混杂。

【光镜】由比例不等的成熟脂肪和平滑肌组成(图 15-6),无 AML 中厚壁血管。

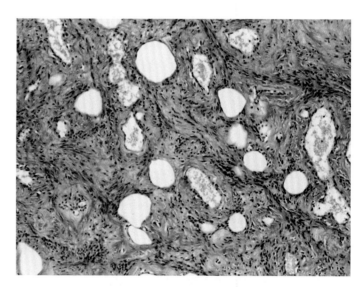

图 15-6　软组织肌脂肪瘤
由成熟脂肪和比例不等的平滑肌所组成

【免疫组化】平滑肌束表达 α-SMA、calponin、desmin 和 h-CALD。

【预后】完整切除后可获治愈。

(七) 软骨样脂肪瘤

软骨样脂肪瘤(chondroid lipoma)是脂肪瘤的一种特殊亚型,由单泡状、多泡状、上皮样或软骨样脂肪母细胞组成,混杂比例不等的成熟脂肪细胞,基质呈黏液软骨样,类似软骨肿瘤。

【临床表现】 好发于 20～40 岁的成年人,年龄范围为 16～70 岁,中位数为 34 岁。女性多见,女:男为4:1。肿瘤多位于深部,累及肌肉、深部纤维结缔组织或深部皮下脂肪组织。多发生于近端肢体和肢带[18],少数病例可发生于躯干和头颈部(特别是口腔)。临床上多表现为缓慢性、逐渐增大的无痛性肿块。

【大体】 边界清楚,分叶状,有包膜,直径为 1.5～11cm,中位直径为 4cm。切面呈灰黄或灰白色,黏液软骨样基质成分较为明显时可呈胶冻状,偶可伴有出血。

【光镜】 主要由成片、成巢或成束的圆形单泡状和多泡状上皮样脂肪母细胞组成(图 15-7),部分非空泡状细胞的胞质呈嗜伊红色颗粒状,肿瘤内混杂多少不等的成熟脂肪细胞。肿瘤的基质呈黏液软骨样,可围绕小圆形空泡样脂肪母细胞呈陷窝状,类似软骨细胞,部分病例内可见淡嗜伊红色的软骨样基质。黏液软骨样基质可伴有玻璃样变性,偶可有纤维化、钙化和化生性骨形成。

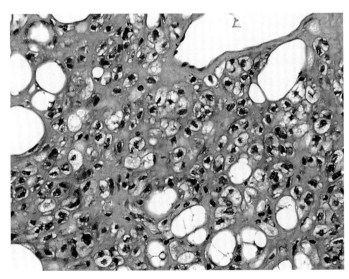

图 15-7 软骨样脂肪瘤
可见软骨细胞样脂肪母细胞和软骨样基质

【免疫组化】 成熟脂肪细胞表达 S-100 蛋白,而脂肪母细胞表达相对较弱,偶可表达 CK,但 EMA 通常为阴性,Ki67 多<1%。

【电镜观察】 显示不同分化阶段的脂肪细胞,包括原始前脂肪母细胞、空泡状脂肪母细胞和成熟的脂肪细胞,胞质内可见脂滴。

【遗传学】 具有 t(11;16)(q13;p13),形成 C11orf 95-MKL2 融合基因。

【鉴别诊断】

(1) 软组织软骨瘤:主要发生于肢端,含有透明软骨,无脂肪细胞分化。

(2) 非典型性脂肪瘤样肿瘤/高分化脂肪肉瘤:体积较大,含有核深染的不规则间质细胞,FISH 检测显示 MDM2

基因扩增。

(3) 黏液样脂肪肉瘤:常可见丛状或鸡爪样的纤细血管网,肿瘤内无胞质呈嗜伊红色颗粒状的上皮样细胞或软骨样脂肪母细胞,FISH 检测显示 DDIT3 相关基因易位。

(4) 骨外黏液样软骨肉瘤:由条索样或网格状排列的卵圆形或短梭形细胞组成,胞质嗜伊红色,肿瘤内无成熟脂肪组织或脂肪母细胞,FISH 检测示 NR4A3 基因相关易位。

【预后】 切除后可获治愈,极少复发。

(八) 髓脂肪瘤

髓脂肪瘤(myelolipoma)是成熟脂肪组织和骨髓造血组织瘤样增生的良性病变。

【临床表现】 常发生于 40 岁以上的成年人,男女发病相近。主要发生于肾上腺,较少发生于肾上腺外,如腹膜后、盆腔、骶前、胸腔和纵隔等[19]。患者多无症状,常为检查时偶然发现,发生于腹腔内的巨大肿块可有相应的症状,极个别病例可有自发破裂伴发急性大出血。

【大体】 有包膜,直径多<5cm,少数病例体积可较大。切面呈灰红或灰褐色。

【光镜】 边界清晰,周边常有少量正常肾上腺组织。由比例不等的成熟骨髓造血组织(粒系、红系和巨核细胞系三系均含)和成熟脂组织构成(图 15-8),少数病例中可伴有骨化生或黏液样变性。

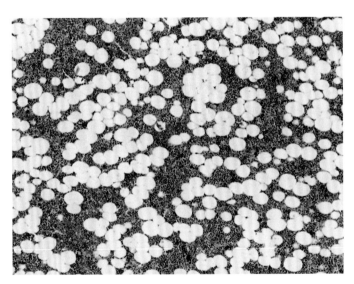

图 15-8 髓脂肪瘤
由骨髓造血组织和脂肪组织混合组成

【遗传学】 有报道显示 t(3;21)(q25;p11)和非随机性 X 染色体失活。

【预后】 良性肿瘤,切除后可获治愈。

(九) 梭形细胞脂肪瘤/多形性脂肪瘤

梭形细胞脂肪瘤(spindle cell lipoma,SCL)是一种由比例不等的成纤维细胞样细胞、绳索样胶原纤维和成熟脂肪组织组成的良性肿瘤。多形性脂肪瘤(pleomorphic lipoma,PL)

与梭形细胞脂肪瘤相似,以含有多少不等的小花样(floret-like)多核性巨细胞为特征。SCL 和 PL 属于同一瘤谱,部分病例兼具两者形态。

【临床表现】 多发生于 50 岁以上的中老年男性。主要位于肩背部和颈后部皮下,偶可发生于面部、前额、头皮、颊部、口腔、躯干和上肢等处,极少位于下肢。多以缓慢性生长的肿块就诊,病程可较长。

【大体】 境界清楚,球形或结节状,直径为 3~5cm,平均2.5cm,极少>10cm。切面呈黄色至灰白色,可显示程度不等的黏液样变性。

【光镜】 梭形细胞脂肪瘤由比例不等的三种成分组成(图 15-9A):①形态温和的成纤维细胞样梭形细胞;②绳索样胶原纤维条束;③成熟脂肪细胞。间质内常可见肥大细胞。部分病例的间质可显示广泛的黏液样变性。多形性脂肪瘤以含有多少不等的小花样多核性巨细胞为特征(图 15-9B),常可见梭形细胞脂肪瘤成分。少数肿瘤内含有裂隙样或扩张的腔隙,称为假血管瘤样(pseudohemangioma SCL)。另有一些病例可含有少量或无脂肪成分,也称寡脂肪性或乏脂肪性梭形细胞/多形性脂肪瘤(fat-poor 或 fat-free SCL/PL)[20]。有学者报道的树突状纤维黏液样脂肪瘤(dendritic fibromyxolipoma)本质上属于梭形细胞脂肪瘤的黏液样变型。

【免疫组化】 梭形细胞和小花样多核巨细胞表达 CD34 和 bcl-2,不表达 S-100 蛋白和 α-SMA,Rb 表达缺失,间质内的肥大细胞表达 CD117。

【遗传学】 较多病例显示 13 号染色体呈单倍体,或更多地表现为 13q14(RB1)丢失。相似的异常见于乳腺型肌成纤维细胞瘤和外阴富于细胞性血管纤维瘤,提示三者关系较为密切,但与孤立性纤维性肿瘤有所不同。

【鉴别诊断】

(1) 非典型性脂肪瘤样肿瘤/高分化脂肪肉瘤:多发生于腹膜后和大腿深部,偶可发生于躯干和四肢皮下。肿瘤内无嗜伊红色绳索样胶原纤维和肥大细胞,FISH 检测显示 *MDM2* 基因扩增。

(2) 梭形细胞脂肪肉瘤:形态上与 SCL 相似,可能有一定的相关性,现有报道显示主要发生于腹股沟、臀部、大腿、腰部和睾丸旁等深部软组织,镜下部分梭形细胞内可见空泡,显示程度不等的脂肪分化,免疫组化常双表达 CD34 和 S-100 蛋白。

(3) 皮下 CD34 阳性的其他梭形细胞肿瘤:包括孤立性纤维性肿瘤(表达 CD34 和 STAT6)、乳腺型肌成纤维细胞瘤(表达 CD34 和 desmin)、隆突性皮纤维肉瘤(无包膜,呈浸润性生长)和浅表性 CD34 阳性成纤维细胞性肿瘤(瘤细胞显示明显的多形性和畸形)。

(4) 神经纤维瘤:多无脂肪成分,瘤细胞表达 S-100 蛋白和 SOX10。

【预后】 良性肿瘤,极少数病例局部复发。

(十) 冬眠瘤

冬眠瘤(hibernoma)是一种由比例不等的棕色脂肪细胞混杂白色脂肪细胞组成的良性脂肪肿瘤,又称为棕色脂肪瘤(brown lipoma)。比较少见,约占良性脂肪肿瘤的 1.6%。

【临床表现】 主要发生于 20~40 岁的青年人,平均年龄为 38 岁。男性略多见。多位于大腿,其次为躯干上部/胸壁、上肢、腋下和颈部。较少发生于腹腔、腹膜后和纵隔(<10%),偶可位于骨内。多发生于皮下,或肌肉内。表现为缓慢性生长的无痛性肿块。

【大体】 周界清楚,分叶状,中位直径为 9.3cm,范围为 1~24cm。切面灰黄色至黄褐色,油腻感。

【光镜】 低倍镜下显示分叶状,含有毛细血管网。由比例不等的三种脂肪细胞组成(图 15-10):①多边形或圆形细胞,胞质呈嗜伊红色颗粒状,核呈小圆形,居于细胞中央;②胞质淡染含有多个小空泡或大空泡脂滴的棕色脂肪细胞;③单泡状脂肪细胞。三种细胞之间可见成熟过渡现象。间

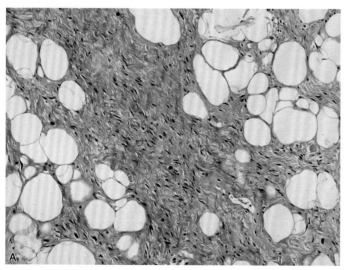

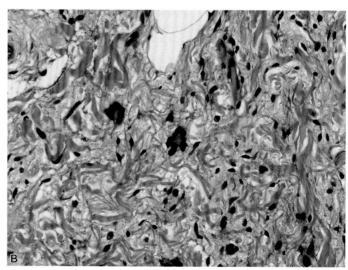

图 15-9　梭形细胞脂肪瘤/多形性脂肪瘤
A. 梭形细胞脂肪瘤;B. 多形性脂肪瘤

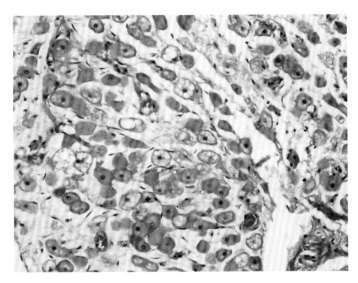

图 15-10 冬眠瘤
由胞质呈嗜伊红色颗粒状或多小泡状的棕色脂肪细胞组成

质伴有明显的黏液样变性时称为黏液样型,棕色脂肪细胞较少而以成熟脂肪成分为主时称为脂肪瘤样型,瘤组织内出现较多梭形细胞和胶原纤维时称为梭形细胞型[21]。

【电镜】多泡状和单泡状细胞内充满圆形或管状线粒体,含数量不等的小脂滴。

【免疫组化】瘤细胞表达 S-100 蛋白,梭形细胞型常表达 CD34。

【遗传学】FISH 显示 11q13-21 重排,但与之易位的染色体片段并不固定,常见者为 9q34 和 14q11。

【鉴别诊断】

(1)正常棕色脂肪组织:有时在颈部、腋下和胸骨后等脂肪组织内可见多少不等的棕色脂肪组织,不可将其误诊为棕色脂肪瘤。

(2)非典型性脂肪瘤样肿瘤/高分化脂肪肉瘤:发生于深部软组织的巨大棕色脂肪瘤有时仅含有少量的棕色脂肪细胞,容易被忽视,而多空泡状脂肪细胞却较为明显,易被误诊为高分化脂肪肉瘤。S-100 蛋白标记可突出显示肿瘤内少量胞质嗜伊红色颗粒状且核小居于中央的棕色脂肪细胞,另一方面,FISH 检测显示无 MDM2 基因扩增。

【预后】良性肿瘤,极少复发。

二、中间性肿瘤

(一)非典型性脂肪瘤样肿瘤/高分化脂肪肉瘤

非典型性脂肪瘤样肿瘤/高分化脂肪肉瘤(ALT/WDLPS)是一种具有局部侵袭性生物学行为的间叶性肿瘤,由大小不一的非典型性脂肪细胞组成,纤维性间隔内常可见核深染的非典型性间质细胞,部分病例内可见多泡状脂肪母细胞,增大、深染的细胞核常被胞质内的脂滴推挤成切迹样。ALT 多适用于皮下可切除的肿瘤,WDLPS 多适用于发生于肢体深部、体腔(腹膜后、纵隔和腹盆腔)和精索睾丸旁的肿瘤。ALT/WDLPS 是脂肪肉瘤的最常见类型,占 40% ~45%[22]。

【临床表现】多发生于中老年人。无性别差异(发生于精索睾丸旁的肿瘤除外)。好发于肢体深部(特别是大腿),其次为腹膜后,以及精索睾丸旁和纵隔,部分病例发生于头颈部。发生于深部软组织者多呈隐匿性生长,患者可略有不适,如腰酸和腹部膨隆等。

【大体】周界清楚,结节状或分叶状,部分病例可为多结节性。直径多>5cm,可>20cm 甚至>40cm。切面呈黄色或灰黄色,脂肪小叶间可有较粗的纤维性间隔。体积较大的肿瘤可伴有坏死,硬化性亚型可含有大量灰白色质地坚韧的纤维样组织。

【光镜】根据镜下形态,可分为以下三种类型:①脂肪瘤样脂肪肉瘤:主要由大小不一的脂肪细胞组成,脂肪小叶或脂肪细胞之间的纤维性间隔内可见核深染的梭形或不规则形间质细胞(图 15-11A),部分病例内可见多空泡状脂肪母细胞,胞质内脂滴将核推挤成不规则的切迹状(图 15-11B)。部分病例间质可伴有明显的黏液样变性,可被误诊为黏液样脂肪肉瘤;②硬化性脂肪肉瘤:肿瘤内的脂肪成分较少,大部分区域由致密的纤维性区域组成(图 15-11C),其内可见非典型性间质细胞,部分病例内可见核深染的多核性细胞;③炎症性脂肪肉瘤:在脂肪瘤样脂肪肉瘤的背景中出现较多的淋巴细胞聚集灶,可形成生发中心(图 15-11D)。

【免疫组化】非典型性脂肪细胞和间质细胞表达 MDM2、CDK4 和 P16[23]。

【遗传学】存在超额环状染色体和巨标记染色体,其内含有扩增的 12q13-15 区域,可通过 FISH 和 CGH 检测。采用 FISH 检测 MDM2(CDK4)基因扩增情况有助于 ALT/WDLPS 的诊断(图 15-12)[24]。

【预后】取决于肿瘤所处部位。位于浅表可切除者预后较好,一般不复发。位于深部者(如腹膜后、精索和纵隔)易发生局部复发,可多次复发,并可发生去分化,最终导致患者死亡,中位期为 6～11 年。对发生于腹膜后者,多脏器联合切除可能会增加无瘤生存期。

(二)非典型性梭形细胞脂肪瘤样肿瘤

非典型性梭形细胞脂肪瘤样肿瘤(atypical spindle cell lipomatous tumor, ASCLT)也称纤维肉瘤样脂肪瘤样肿瘤(fibrosarcoma-like lipomatous neoplasm)[25-26],是一种由轻度异型的成纤维细胞样梭形细胞和脂肪细胞组成的肿瘤,原称为梭形细胞脂肪肉瘤(spindle cell liposarcoma),归属于 ALT/WDLPS,但新近研究显示,在遗传学上不同于 ALT/WDLPS。本病多发生于成年人,平均年龄为 50 岁,男性略多见。好发于腹股沟、臀部、大腿、胸壁、腰部、肩部和睾丸旁等深部或浅表软组织,部分病例可发生于腹膜后。镜下呈分叶状或结节状,小叶或结节之间为纤维性间隔。肿瘤由轻度异型的成纤维细胞样梭形细胞和多少不等的脂肪细胞所组成(图 15-13),梭形细胞显示程度不等的脂肪分化。免疫组化标记显示,梭形细胞表达 S-100 蛋白,部分病例可表达 CD34。FISH 检测 MDM2 基因显示无扩增。

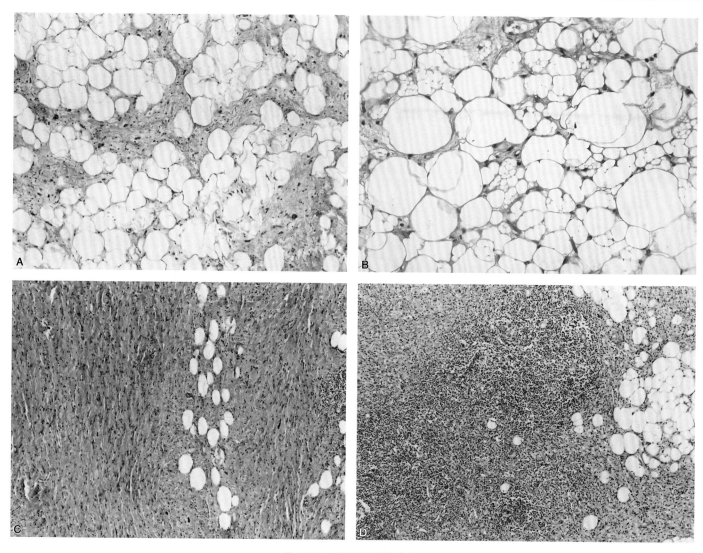

图 15-11　高分化脂肪肉瘤

A.纤维间隔内可见核深染的不规则形间质细胞;B.少数病例内可见多泡状脂肪母细胞;C.硬化性脂肪肉瘤,肿瘤内含有大量的纤维硬化成分,其内可见核深染不规则性细胞;D.炎症性脂肪肉瘤,肿瘤含有淋巴细胞聚集灶

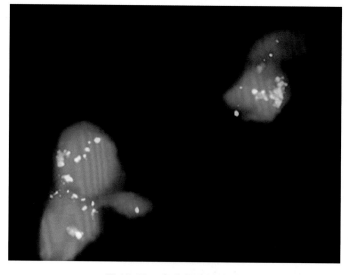

图 15-12　高分化脂肪肉瘤

FISH 检测显示 *MDM2* 基因扩增

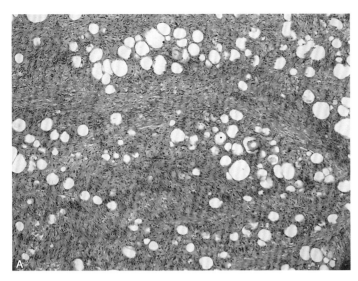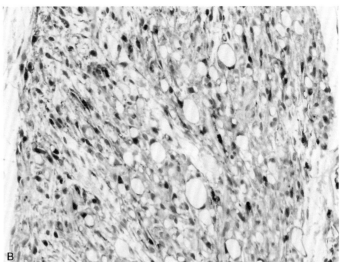

图 15-13　纤维肉瘤样脂肪瘤样肿瘤

A.由轻度异型的成纤维细胞样梭形细胞和多少不等的脂肪细胞所组成;B.S-100 标记

三、恶　性　肿　瘤

（一）去分化脂肪肉瘤

约 10% 的非典型性脂肪瘤样肿瘤/高分化脂肪肉瘤可向恶性程度不等的肉瘤进展,称为去分化脂肪肉瘤(dedifferentiated liposarcoma,DDLPS)[27]。去分化成分通常是非脂肪源性肉瘤,少数情况下呈多形性脂肪瘤样,也称具有同源性脂肪母细胞性分化的去分化脂肪肉瘤(DDLPS with homologous lipoblastic differentiation)。去分化多发生于原发性肿瘤内(90%),也可为继发性(10%),后者常发生于多次局部复发以后。

【临床表现】发生于中老年患者,无性别差异。主要发生于腹膜后和盆腔。影像学检查可显示脂肪性和非脂肪性两种不同成分。多表现为体积较大的无痛性肿块,可为检查时所发现。发生于肢体者可有近期肿块迅速增大的病史。

【大体】经典病例同时含有脂肪肉瘤区域和去分化区域,两者可相邻(图 15-14),也可呈不同的结节状。去分化区域因病例而异,多呈灰白色,质地坚实或鱼肉状,可伴有出血和坏死。

【光镜】脂肪肉瘤和去分化成分之间可有相对清楚的分界(图 15-15A),也可呈相互穿插的镶嵌状,或两者之间有逐渐移行。脂肪肉瘤成分主要为 ALT/WDLPS,去分化成分可分为高级别和低级别两种。高级别成分多呈为纤维肉瘤样或多形性未分化肉瘤样,少数病例(5%)可显示异源性分化,包括横纹肌肉瘤、骨肉瘤、软骨肉瘤和血管肉瘤等。低级别成分可呈侵袭性纤维瘤病样、低级别黏液纤维肉瘤样或炎性肌成纤维细胞瘤样。部分病例中可有类似脑膜上皮样漩涡结构(图 15-15B)[28],常伴有骨化。大部分病例中的去分化成分为非脂肪源性,少数病例去分化成分呈多形性脂肪肉瘤样,也称同源性脂肪母细胞分化[29]。

【免疫组化】脂肪肉瘤和去分化成分均表达 MDM2、

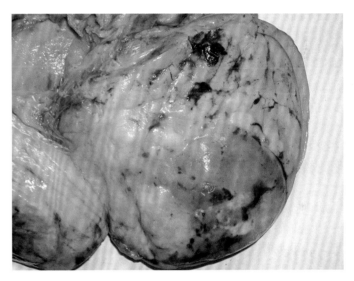

图 15-14　去分化脂肪肉瘤

CDK4 及 p16。异源性分化成分表达相应的标记。

【遗传学】FISH 检测显示 MDM2 和 CDK4 基因扩增。

【鉴别诊断】

（1）多形性未分化肉瘤:发生于腹膜后的多形性未分化肉瘤本质上可能是去分化脂肪肉瘤的去分化成分,故常需加做 FISH 检测是否有 MDM2 基因扩增。

（2）多形性脂肪肉瘤:脂肪母细胞显示有明显的异型性,肿瘤内不含有 ALT/WDLPS 区域,FISH 检测 MDM2 基因无扩增。

【预后】局部复发率可达 40%,转移率为 15%～20%,5 年死亡率达 28%～30%,10～20 年死亡率更高。预后主要取决于部位,发生于腹膜后者最差,几乎 100% 会复发。与其他高度恶性的软组织肉瘤相比,DDLPS 侵袭性相对较低。

（二）黏液样脂肪肉瘤

黏液样脂肪肉瘤(myxoid liposarcoma,MLPS)是一种由

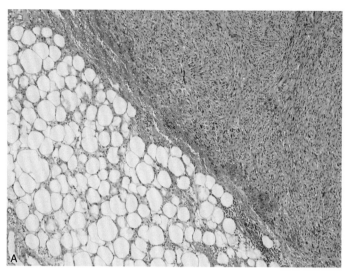
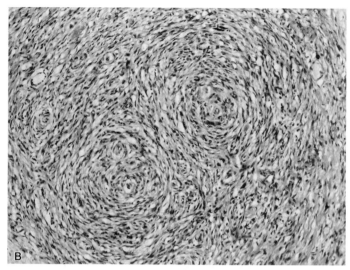

图 15-15 去分化脂肪肉瘤
A. 高分化脂肪肉瘤和高级别去分化成分之间可有相对清楚的界限;B. 部分肿瘤内可见脑膜上皮样漩涡结构

原始间叶细胞和数量不等的脂肪母细胞所组成的恶性间叶性肿瘤,间质呈明显的黏液样,可见特征性的分支状血管。MLPS 的发生率仅次于 ALT/WDLPS,占脂肪肉瘤的 30% ~ 35%。

【临床表现】 好发于 20 ~ 50 岁的中青年。MLPS 是青少年最常见的脂肪肉瘤类型[30],罕见于儿童。无明显性别差异。多发生于大腿肌肉内,其次为腘窝和小腿,偶可发生于皮下。临床上多表现为缓慢性生长的无痛性肿块。MLPS 极少发生于腹膜后,多为肢体肿瘤转移所致,或将黏液样变性的 ALT/WDLPS 误诊为 MLPS。原发于腹膜后的 MLPS 需经分子检测证实。

【大体】 瘤体一般较大,中位直径为 10 ~ 12cm,境界清楚,结节状或分叶状,质软,切面呈浅黄色或黄褐色,胶冻状,可伴有出血,但罕见坏死。

【光镜】 常呈分叶状,小叶周边细胞密度相对较高。镜下有三个形态特点:①血管周围可见处于不同分化阶段的细胞,从星状或短梭形的原始间叶细胞到胞质内开始出现脂滴的前脂母细胞,至多空泡状或单空泡状脂肪母细胞,直至分化接近成熟的脂肪细胞。一些病例中的多泡状脂肪母细胞可呈淡嗜伊红色、颗粒状,类似棕色脂肪瘤。②分支状或鸡爪样毛细血管网(图 15-16A)。③大量黏液样基质,可有黏液池形成,明显时在低倍镜下可类似肺水肿或淋巴管瘤(图 15-16B)。

一部分黏液样脂肪肉瘤中的瘤细胞密度明显增加,并开始含有成片的圆细胞成分,与经典的黏液样脂肪肉瘤之间可有过渡(图 15-16C)[31]。圆细胞成分内黏液样基质减少或缺乏,瘤细胞核质比增高,核仁明显,核分裂象易见,当脂肪母细胞分化不明显时,可被误诊为其他类型的小圆细胞肉瘤(图 15-16D)。

【免疫组化】 瘤细胞表达 S-100 蛋白和 NY-ESO-1,不表达 MDM2 和 CDK4,或仅为灶性阳性。

【遗传学】 90% ~ 95% 的病例显示 t(12;16)(q13;p11),形成 DDIT3-FUS 融合基因,少数病例显示 t(12;22)(q13;q12),形成 DDIT3-EWSR1 融合基因。常规工作中,可采用 FISH 检测 DDIT3 基因相关易位帮助诊断。一部分病例中可有 PIK3CA 激活性突变或 PTEN 纯合性缺失。1/3 病例 P53 突变。

【鉴别诊断】

(1) 非典型性脂肪瘤样肿瘤/高分化脂肪肉瘤(ALT/WDLPS):发生于腹膜后的 ALT/WDLPS 可伴有程度不等的黏液样变性,可被误诊为黏液样脂肪肉瘤,但肿瘤内常可见核大深染的非典型性间质细胞或多核样细胞,一般无纤细的丛状或鸡爪样毛细血管网,FISH 检测显示 MDM2 基因扩增,无 DDIT3 基因相关易位。

(2) 脂肪母细胞瘤:偶可发生于青少年,黏液样脂肪肉瘤也是青少年最常见的脂肪肉瘤,两者有时从形态上难以区分,需借助于 FISH 检测,前者涉及 PLAG1 基因重排,后者有 DDIT3 基因易位。

(3) 黏液纤维肉瘤:肿瘤内有时可见空泡状的假脂母细胞,可被误诊为黏液样脂肪肉瘤,但黏液纤维肉瘤多发生于中老年人,位于皮下并常呈多结节性,瘤细胞以纤细的梭形细胞为主,且显示有一定的多形性,肿瘤内血管多呈细长的弧线状,FISH 检测无 DDIT3 基因易位。

(4) 其他黏液样软组织肿瘤:包括软骨样脂肪瘤、黏液样隆突性皮纤维肉瘤和骨外黏液样软骨肉瘤等。

【预后】 分化较好的黏液样脂肪肉瘤经完整性切除以后预后较好,转移率<10%。分化较差(圆细胞成分>5%)、有肿瘤内性坏死、异常表达 P53 和 CDKN2A(p16)者预后不佳。

(三) 多形性脂肪肉瘤

多形性脂肪肉瘤(pleomorphic liposarcoma,PLPS)是一种含有多少不等多形性脂肪母细胞的多形性肉瘤。与 DDLPS 不同的是,PLPS 内无非典型性脂肪瘤样肿瘤/高分化脂肪肉

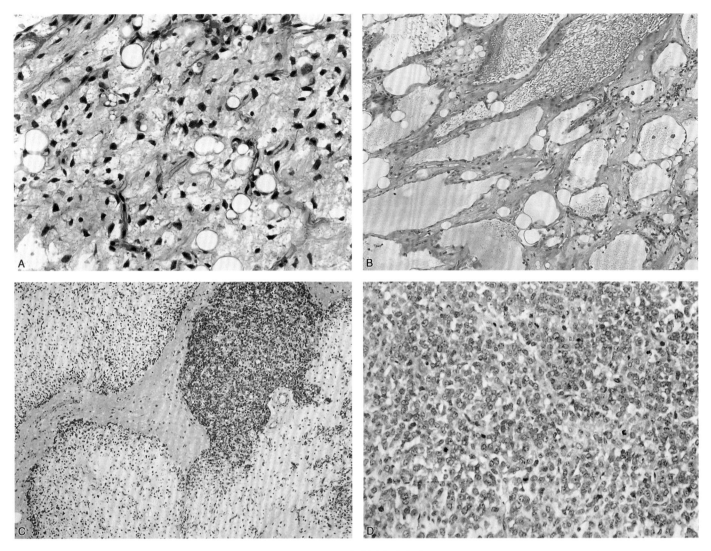

图 15-16 黏液样脂肪肉瘤
A. 肿瘤内含有分支状血管网,血管旁可见印戒样脂肪母细胞,间质呈黏液样;B. 部分病例内含有黏液池;C. 部分病例可含有多少不等的圆细胞成分;D. 以圆细胞成分为主的差分化黏液样脂肪肉瘤

F15-16AC ER

瘤成分。PLPS 是脂肪肉瘤中最少见的一种类型,约占 5%。

【临床表现】 好发于 50 岁以上的中老年人,高峰年龄段为 60~70 岁,男性略多见。多发生于四肢(2/3),尤其是大腿,其次为躯干、腹膜后和精索,偶可位于纵隔、心脏、胸膜、乳腺、头皮、结肠和眼眶[32]。多发生于深部软组织,少数病例(25%)可位于皮下,极少位于真皮内。临床表现无特异性,术前病程多较短(3~6 个月)。

【大体】 界限清楚,也可呈浸润性,结节状或不规则形,直径为 8~10cm,切面呈灰白或灰黄色,常伴有黏液样变性或灶性坏死。

【光镜】 在多形性肉瘤的背景中可见多形性脂肪母细胞。多形性脂肪母细胞的数量因病例而异,稀少时可被忽视,量多时可成片。多形性脂肪母细胞的核大而畸形,常被脂滴推挤成切迹状。背景中的肉瘤成分多呈多形性未分化肉瘤样,部分病例可呈黏液纤维肉瘤样(图 15-17)。少数病例中瘤细胞可呈上皮样,胞质透亮,类似透明细胞癌或肾上腺皮质癌,也称上皮样多形性脂肪肉瘤(epithelioid PLPS)[33]。

【免疫组化】 肿瘤内的多形性脂肪母细胞可表达 S-100 蛋白,不表达 MDM2 和 CDK4。上皮样亚型可灶性表达 CK 和 EMA。

【电镜观察】 多形性脂肪母细胞的胞质内可见大的融合性脂滴。

【遗传学】 无 MDM2 基因的扩增。

【鉴别诊断】

(1) 去分化脂肪肉瘤:多发生于腹膜后,肿瘤内常含有 ALT/WDLPS 区域,瘤细胞表达 MDM2 和 CDK4,FISH 检测 MDM2 基因扩增。

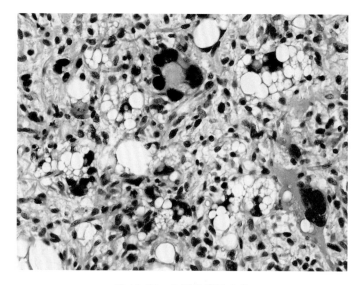

图 15-17 多形性脂肪肉瘤

（2）多形性未分化肉瘤/黏液纤维肉瘤（UPS/MFS）：PLPS 中多形性脂肪母细胞很少时，可被误诊为 UPS/MFS。

（3）转移性癌：有癌肿病史，肿瘤内无脂肪母细胞性分化，瘤细胞常强阳性表达上皮性标记。

【预后】 体积较大者，可在术后辅以放疗。局部复发率高，转移率为 30%～50%，总的 5 年生存率为 50%～60%。年龄>60 岁、位于深部、体积>10cm 以及核分裂象>10/10HPF 者预后不佳。

第三节 成纤维细胞和肌成纤维细胞性肿瘤

一、良性肿瘤和瘤样病变

（一）结节性筋膜炎

结节性筋膜炎（nodular fasciitis，NF）是一种良性的肌成纤维细胞增生性病变，因肿瘤生长迅速、可见核分裂象以及部分病例可在局部显示"侵蚀"或"浸润"现象而易被误诊为恶性肿瘤，也称假肉瘤性筋膜炎。新近研究显示，多数结节性筋膜炎中存在 USP6-MYH9 融合基因，提示可能属于为一种"一过性"或"短暂性"瘤变（transient neoplasm）[34]。

【临床表现】 好发于 20～40 岁的青年人，男女均可发生。主要发生于上肢，特别是前臂屈侧，其他部位包括躯干和头颈部[35]。少数病例可位于肢端。大多数病例发生于皮下筋膜，少数病例发生于肌肉内，偶可位于神经内和关节内。约 15% 的病例有外伤史。临床上多表现为近期内生长迅速的肿块，可伴有轻微疼痛感。病程通常在 2 周左右，部分病例可达 1 个月，或 3 个月甚至 1 年。

【大体】 灰白色结节，可伴有黏液样变性，平均直径为 2～3cm，偶可体积较大（如>5cm）。

【光镜】 多数病例周界相对清楚，部分病例可延伸至邻近的脂肪或肌肉组织。镜下主要由形态一致的胖梭形肌成纤维细胞组成（图 15-18A），可见核分裂象。瘤细胞呈短交织状或不规则状排列，间质疏松，可有微囊状腔隙形成（图 15-18B），偶可含有少量组织细胞，间质内常见红细胞外渗。间质内偶可见少量淋巴细胞，但一般不见浆细胞。除梭形细胞外，部分病例（5%～10%）中可含有多少不等、大小不一和核数目不等的多核性巨细胞。病程相对较久的病例间质可伴有胶原化。

【免疫组化】 梭形肌成纤维细胞表达 α-SMA、calponin 和 CD10，不表达 desmin 和 CD34，多核性巨细胞表达 CD68（KP1 和 PGM1）。

【遗传学】 多数病例显示有 USP6-MYH9 融合基因，可通过 FISH 检测[36]。

【鉴别诊断】

（1）纤维组织细胞瘤：多发生于真皮内，细胞构成相对交杂，瘤细胞排列相对较为紧密，肿瘤边缘常见瘤细胞呈锯

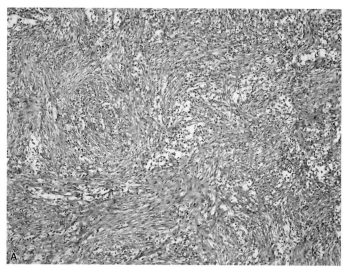

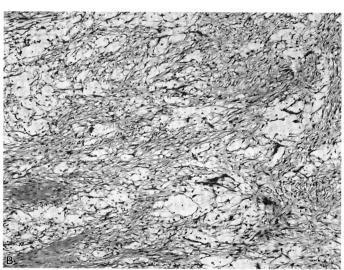

图 15-18 结节性筋膜炎
A. 梭形细胞呈交织状排列；B. 间质疏松，呈微囊状

齿状穿插粗大胶原纤维,瘤细胞可表达 α-SMA 标记,但多为局灶性,FISH 检测 USP6 为阴性。

（2）低度恶性肌成纤维细胞性肉瘤:瘤细胞显示有一定的异型性和多形性,常呈长条束状浸润横纹肌组织,免疫组化标记显示瘤细胞程度不等表达 α-SMA 和（或）desmin。

（3）其他:包括腱鞘纤维瘤、纤维瘤病、炎性肌纤维细胞瘤和黏液纤维肉瘤等。

【预后】良性病变,切除后一般不复发,少数病例为自限性。

（二）结节性筋膜炎的亚型

1. 颅骨筋膜炎（cranial fasciitis） 好发于婴幼儿颅骨,临床上多无症状,常被患儿家长所发现。X 线显示颅骨缺损,易被误认为是嗜酸性肉芽肿。镜下形态与结节性筋膜炎相似,可有化生性骨形成,部分病例可显示黏液样变（图 15-19A）。

2. 血管内筋膜炎（intravascular fasciitis） 是一种发生于血管内（多为中小静脉）的结节性筋膜炎,多发生于 30 岁以内的儿童和青少年,好发于头颈部和上肢。镜下形态与结节性筋膜炎相似,可以部分或完全位于血管腔内（图 15-19B、C）,可呈多结节状或丛状生长。

3. 缺血性筋膜炎（ischemic fasciitis） 是一种好发于老年人躯体骨突起部位的假肉瘤性成纤维细胞增生,与压疮相似,多因局部软组织长期受压和循环受损引起[37],又称非典型压疮性纤维组织增生（atypical decubital fibroplasia, ADF）。男性略多见。好发于肢带周围（如肩胛部、臀部、坐骨结节等）、腰骶部、大转子、胸壁和背部等。多发生于深部皮下,可累及真皮或肌肉组织。无包膜,平均直径为 4.7cm,切面呈灰白或灰黄色,病变中央可有坏死或囊性变。镜下由成片或宽带状的液化性/纤维素性坏死区和周围由增生的成纤维细胞和薄壁小血管所形成的肉芽组织样区域组成（图 15-19D）,成纤维细胞形态各异,因核有退变而有一定的异型性,部分细胞可呈节细胞样,间质疏松水肿或黏液样,可被误诊为恶性肿瘤。本病经完整切除后一般不复发,但如局部软

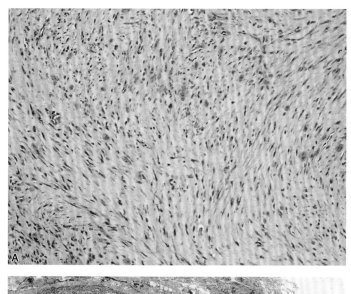

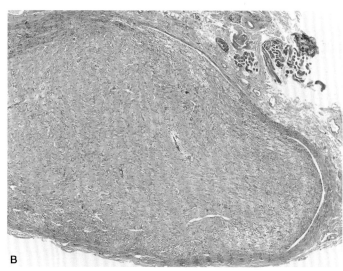

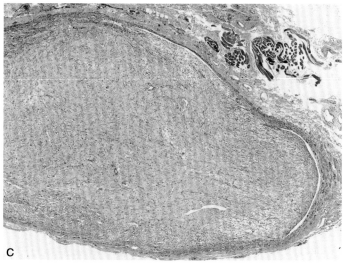

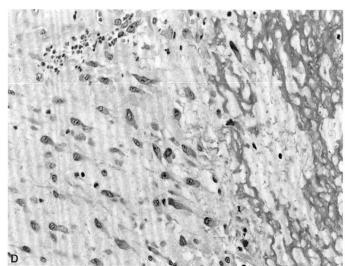

图 15-19 结节性筋膜炎的亚型
A. 颅骨筋膜炎;B. 血管内筋膜炎;C. 血管内筋膜炎 Masson 三色染色;D. 缺血性筋膜炎

组织受压状况仍持续性存在,则可再发。

(三)增生性筋膜炎和增生性肌炎

增生性筋膜炎(proliferative fasciitis,PF)和增生性肌炎(proliferative myositis,PM)是一类发生于筋膜、皮下或肌肉内的成纤维细胞和肌成纤维细胞性增生,局部形成结节状肿块。病变以含有体积较大、具有明显核仁的节细胞样细胞为特征。与结节性筋膜炎相似,此种良性病变也容易被误诊为恶性肿瘤,也属于一种假肉瘤性筋膜炎。

【临床表现】 主要发生于中老年人,发病高峰年龄为50~60岁[38],少数见于儿童。增生性筋膜炎好发于上肢,以上臂最为多见,其次为下肢和躯干,头颈部少见。增生性肌炎主要累及躯干肩胛带的扁平肌,部分可发生于上臂,少数位于大腿。临床上均表现为生长迅速的单个结节,病程多在2个月以内,通常无症状,部分可有疼痛或触痛感。少数病例有外伤史。

【大体】 增生性筋膜炎通常表现为皮下边界不清的肿块,无包膜,亦可在筋膜间隙沿水平方向生长,发生于儿童者周界可非常清楚。切面灰白色,质地较硬,直径多在5cm以下,大多小于3cm。增生性肌炎在肌束间呈灰白色梁束状或瘢痕状,或仅表现为肌肉内的束状结构,或呈楔状,直径为1~6cm。

【光镜】 增生性筋膜炎主要累及皮下浅筋膜,由大量增生的成纤维细胞/肌成纤维细胞、节细胞样细胞和形态上介于两者之间的过渡形细胞组成(图15-20A),间质含有多少不等的黏液样基质和胶原纤维。成纤维细胞/肌成纤维细胞多呈梭形或胖梭形,或呈蝌蚪状和不规则形,核染色质呈空泡状,可见核仁,核分裂象多少不等,但一般无病理性核分裂象。节细胞样细胞散在或成群分布,体积较大,胞质丰富,嗜双色至嗜碱性,核大,偏位,可见1~2个包涵体样大核仁。

增生性肌炎中,病变在横纹肌纤维之间浸润穿插生长,常在横切面上形成特征性的"棋盘"样(checkerboard)结构[39],并不累及横纹肌纤维本身,但可扩大肌间隙。与增生性筋膜炎相似,病变亦由大量增生的成纤维细胞/肌成纤维细胞、节细胞样细胞和介于上两者之间的过渡形细胞组成(图15-20B),并可见核分裂象。部分病例内可伴有骨化,类似骨化性肌炎。

【免疫组化】 免疫表型与结节性筋膜炎相似,梭形细胞表达vimentin、α-SMA和MSA,一般不表达desmin。节细胞样细胞通常不表达actin、desmin和myogenin。

【预后】 本病系良性病变,切除后不复发,少数病例可自行消退。

(四)骨化性筋膜炎

骨化性肌炎(myositis ossificans,MO)是一种局限性、自限性的修复性病变,好发于青少年四肢或躯干的深部软组织内[40],也可发生于头颈部,常发生在受外伤后不久(60%~75%)。X线显示病变位于骨外软组织内(图15-21A)。镜下显示特征性的区带结构,由位于中心部的增生性纤维组织和位于周边由骨组织形成的骨壳所组成(图15-21B)。早期病变内,由于增生的成纤维细胞比较幼稚,有一定的异型性,且细胞丰富,并可见较多的核分裂象,细胞之间可见早期的骨样组织形成,加上病变生长迅速,故容易被误诊为骨外骨肉瘤等恶性肿瘤,尤其是在作术中快速冷冻切片诊断时。与骨化性肌炎相似的病变可发生于筋膜、肌腱或皮下,分别被称为骨化性筋膜炎(fasciitis ossificans)或骨化性脂膜炎(panniculitis ossificans)。

(五)指趾纤维骨性假瘤

指趾纤维骨性假瘤(fibroosseous pseudotumor of the digits,FP)是一种好发于手指皮下脂肪组织内的异位骨形成[41],与骨化性肌炎关系密切,镜下形态也与骨化性肌炎相似,也是由增生的纤维组织和成熟程度不等的骨样组织组成,但常无骨化性肌炎中规则的区带分布现象,指趾纤维骨性假瘤中的

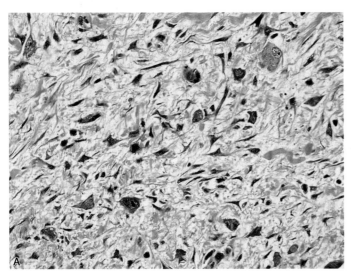
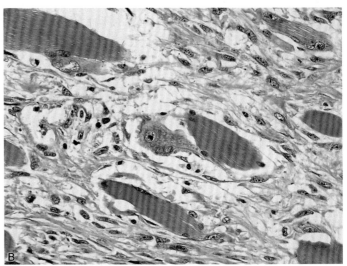

图15-20 增生性筋膜炎和增生性肌炎
A.增生性筋膜炎,可见梭形细胞、不规则形细胞和节细胞样细胞,间质疏松黏液样;B.增生性肌炎,可见节细胞样细胞

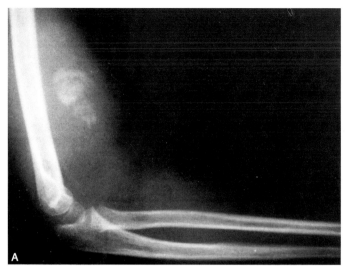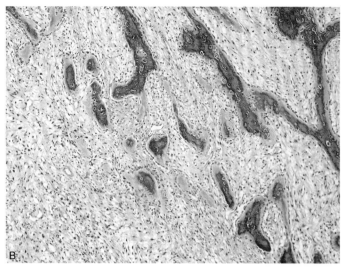

图 15-21 骨化性肌炎 X 线表现
A. X 线表现;B.周边为骨小梁,中心部为增生的纤维组织

F15-21B ER

骨样组织随机分布于纤维组织内(图 15-22)。与骨化性肌炎相似,指趾纤维骨性假瘤也易被误诊为骨外骨肉瘤。

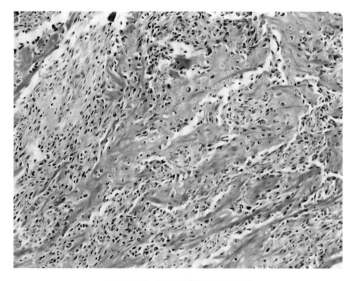

图 15-22 指趾纤维骨性假瘤
增生的纤维组织和骨样组织

（六）弹力纤维瘤

弹力纤维瘤(elastofibroma)是一种境界不清的弹力纤维瘤样病变。

【临床表现】 几乎均发生老年人,发病高峰为 70~80 岁,多为常年重体力劳动者,女性多见。约 1/3 有家族史。好发于背部肩胛骨下角之间[42],其他部位如胸壁、四肢、四肢带,胃和直肠等实质脏器亦可发生。临床上多表现为深部

缓慢性生长的无痛性肿块。大多为孤立性病变,可为双侧性和多发性。CT 和 MRI 显示晶状体样边界不清的异质性肿块,密度与肌肉相似,内含条纹状脂肪组织。

【大体】 病变多呈扁椭圆形,边界不清,直径为 2~15cm,切面呈灰白色或灰黄色,略呈纤维脂肪样,局部可伴囊性变。

【光镜】 病变主要由大量胶原纤维组织,不同程度退化的弹力纤维束,散在分布的成纤维细胞和多少不等的脂肪组织组成(图 15-23A)。弹力纤维束呈淡嗜红色,粗纤维状、串珠状、锯齿状、小花瓣状、颗粒状或圈绒样小球状,可通过弹力纤维染色清晰显示(图 15-23B)。脂肪组织常散在或呈岛屿状分布,间质中含有薄壁血管。

【免疫组化】 弹力纤维表达弹力素和前弹力素。梭形细胞表达 CD34,但通常不表达 α-SMA 和 desmin。

【电镜】 异常弹力纤维呈长条状或球状团块,中心可见类似成熟弹力组织的电子透亮样物质,周围围绕颗粒状或不规则放射状的电子致密物质。梭形细胞具纤维母/肌成纤维细胞分化。

【预后】 局部切除多可治愈,极少数可复发,无恶性转化的报道。

（七）婴儿纤维性错构瘤

婴儿纤维性错构瘤(fibrous hamartoma of infancy)是一种好发于婴儿的纤维组织增生性病变,通常表现为境界不清的浅表软组织肿块,由交织条束状排列的纤维组织、岛屿状分布的疏松黏液样原始间叶组织和成熟脂肪组织组成。

【临床表现】 多发生于 2 岁以内,平均年龄为 10 个月,20%~25% 的病例为先天性。男性多见[43]。好发部位躯干,特别是腋窝、肩背部和腹股沟,其次为上臂、前臂、臀部、肛旁和外生殖区,偶可发生于头皮、手和足等处。多为孤立性病变,极少数病例为多发性。生长缓慢或迅速,表皮可有汗腺样改变或多毛现象。

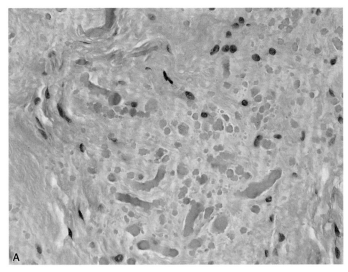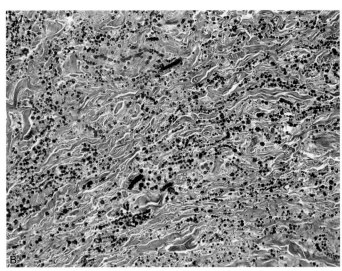

图 15-23　弹力纤维瘤
A. 可见粗而不规则的弹力纤维；B. 弹力纤维染色

【大体】质软，周界不清，多数直径为 3～5cm，少数可达 15cm 及以上。切面灰白灰黄色，由纤维样灰白色组织和黄色脂肪组织混杂组成。

【临床表现】镜下由器官样排列的三种成分混合组成：①条束状或交织状排列的成纤维细胞和肌成纤维细胞，可呈指状伸入脂肪组织内，类似纤维瘤病；②原始间叶组织，由幼稚的短梭形、小圆形、卵圆形或星状细胞组成，呈疏松的漩涡状、巢状或不规则宽带样排列，细胞之间可有少量黏液样的基质，常呈岛屿状分布于纤维组织和脂肪组织之间；③成熟脂肪组织，穿插于上述两种成分之间（图 15-24）。部分病例中可出现大量瘢痕样的胶原纤维，可见假血管瘤样结构。

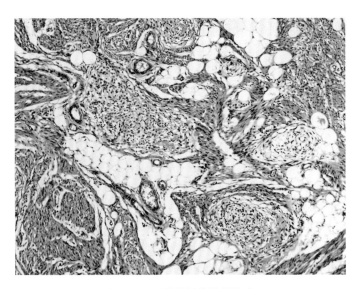

图 15-24　婴儿纤维性错构瘤
由器官样分布的原始幼稚成分、条束状纤维组织和脂肪组织混合组成

【免疫组化】纤维性成分可表达 α-SMA，原始间叶组织主要表达 vimentin，假血管瘤样区域可表达 CD34。

【预后】局部复发率为 15%。

（八）颈纤维瘤病

颈纤维瘤病（fibromatosis colli）又称先天性斜颈，是一种部位特异性的良性"肿瘤"，好发于新生儿胸锁乳突肌远端，常表现为肌肉组织内周界不清的梭形肿块，可导致骨骼肌纤维分离和扭曲变形，引起斜颈等不对称性畸形。该病变可能代表妊娠后期和分娩过程中胸锁乳突肌获得性损伤的一种瘢痕样组织增生性反应。

【临床表现】可发生于 0.4% 的新生儿。约半数病例伴有不正常分娩，如臀位产和钳产。右侧多见，男婴略多见。常在出生时或出生后几周内发现，表现为胸锁乳突肌内质地坚硬的梭形肿块，并在数周内继续长大，5～6 个月内可逐渐消退，但患侧仍留有瘢痕，引起胸锁乳突肌短缩，如不治疗可引起斜颈、颈椎侧凸和脊柱侧弯等畸形。

【大体】主要累及胸锁乳突肌的下 1/3，长度<5cm，肌肉多膨胀，但一般<2cm。周界不清，与周围肌肉组织混杂。切面呈灰白色，质硬，似瘢痕样。

【光镜】病变早期，由弥漫性增生的紊乱排列的肥胖成纤维细胞/肌成纤维细胞所组成，间质呈黏液样至胶原化，常混杂退变的肌巨细胞。病变晚期，细胞数量很少，间质中出现大量胶原纤维，类似瘢痕组织或经典的纤维瘤病。

（九）玻璃样变纤维瘤病

玻璃样变纤维瘤病（hyaline fibromatosis）是一种好发于婴幼儿的常染色体隐性遗传性疾病[44]，以皮下、牙龈、软组织和骨骼内积聚大量的细胞外玻璃样物质为典型特征，并形成肿瘤样结节或肿块。婴幼儿系统性玻璃样变（infantile systemic hyalinosis）是临床上与 JHF 密切相关的一种疾病，两者具有相似的临床特征和分子遗传学异常，但前者病情更加凶险，患儿常在 2 岁以内死亡，典型的婴幼儿系统性玻璃样变病和 JHF 可能属于同一疾病谱中的两个极端。

【临床表现】起病于婴幼儿（出生至 5 岁），可生长至成年期,男女发病相当。以多发性的皮下结节或肿块为特征。可分为三种类型:①发生于面部和颈部的珍珠样小丘疹;②发生于手指、耳和鼻周的小结节和大丘疹,外观呈透明状,质地呈黏冻样;③发生于头皮、前额、躯干和四肢(包括膝部和肘部)皮下的坚实大结节。常表现为缓慢性生长的多发无痛性结节,数目不一,多者可达上百个。随着疾病的进展,结节的数目和大小逐渐增多增大,可引起畸形或功能障碍。部分病例伴有牙龈弥漫性肥厚、大关节屈曲性挛缩、肌肉发育不良及萎缩。X 线检查显示受累骨内可见溶骨性病灶,边缘呈穿凿样。

【大体】肿块边界不清,直径为 1mm～5cm,切面灰白色,实性,部分可呈黏冻样。

【光镜】肿瘤由胖梭形成纤维细胞和大量、均质嗜伊红色的玻璃样基质组成(图 15-25)。早期病变细胞可相对丰富,呈模糊的束状排列,细胞胞质透亮,而细胞外基质较少;晚期病变则细胞稀疏,间质丰富。有时细胞丰富区和玻璃样间质区之间有移行。玻璃样变性的基质 PAS 和 AB 染色阳性,耐淀粉酶消化,甲苯胺蓝和刚果红阴性。

【免疫组化】梭形细胞可表达 actins,不表达 S-100 蛋白。

【电镜】梭形细胞具成纤维细胞分化,细胞内含有很多囊样扩张的膜包被囊泡,内含颗粒状或丝状物质,与细胞外的基质相似,可观察到在细胞内的囊泡与细胞外基质之间有延续性。

【遗传学】JHF 和婴幼儿系统性玻璃样变病均存在 ANTXR2 基因突变,该基因位于 4q21。生化研究显示,玻璃样物质内硫酸皮肤素和硫酸软骨素显著增加,而透明质酸明显减少。

【预后】根据肿瘤的部位选择外科手术切除,但局部复发率较高。预后取决于结节的数量、大小、部位及患者局部功能受损程度。

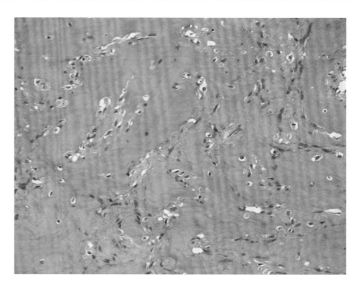

图 15-25　玻璃样变纤维瘤病
以大量玻璃样的基质为特征

(十)　包涵体性纤维瘤病

包涵体性纤维瘤病(inclusion body fibromatosis, IBF)是一种发生于婴儿指趾的纤维性肿瘤。

【临床表现】多发生于 1 岁以内婴儿,好发于手指末节和中节指节的侧面或背面以及足趾的伸侧面[45]。以手指多见,也可位于足趾。多为单个结节,有时也可为两个或多个结节,与表皮相连,呈半球形或圆顶状突起(图 15-26A),生长缓慢。除指趾外,本病还可发生于舌、上臂和乳腺,并可发生于成年人。

【大体】表现为边界不清的皮肤隆起或息肉样结节,切面灰白色,质地坚硬或富有韧性。

【光镜】由条束状增生的成纤维细胞/肌成纤维细胞组成,细胞之间为致密的胶原纤维,特征性形态为成纤维细胞/肌成纤维细胞的胞质内可见小圆形包涵体(图 15-26B),直径为 1.5～24μm,HE 染色下呈淡嗜伊红色,Masson 三色呈

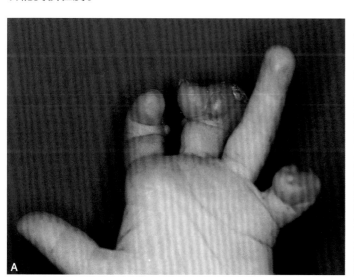

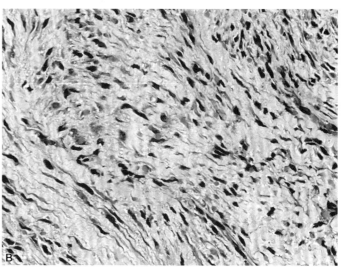

图 15-26　包涵体性纤维瘤病
A.左示指和中指侧面见多个圆顶状突起;B.梭形细胞一端可见嗜伊红色包涵体

深红色,PTAH 呈深紫色,Movat 染色呈粉色。

【免疫组化】 梭形细胞表达 α-SMA、desmin 和 calponin,少数病例可表达 β-catenin,胞质内包涵体可不同程度的表达 α-SMA。

【电镜】 梭形细胞具肌成纤维细胞分化,包涵体游离于胞质内,呈颗粒状或丝状,可见肌动蛋白微丝向包涵体内延伸,两者之间可见延续性。

【预后】 局部复发率为 61%~75%,不发生转移。有自发性消退的报道。

(十一) 腱鞘纤维瘤

腱鞘纤维瘤(fibroma of tendon sheath,FTS)是一种附着于手、手指、足和踝等部位腱鞘或肌腱的致密性纤维性结节。

【临床表现】 好发于 20~50 岁的成年人,多见于手指(特别是拇指、示指和中指)、手和腕部[46],以及足、踝和膝。临床上表现为局部缓慢性生长的无痛性小结节,病程可长达数年。约 1/3 的病例伴有轻微疼痛和触痛感。

【大体】 周界清晰,分叶状,直径为 1~3cm。切面呈灰白色,有时可见到裂隙,质地坚韧,有弹性,橡皮样。

【光镜】 病变周界清晰,分叶状,每个小叶由稀疏分布的成纤维细胞、裂隙状的薄壁血管和大量致密的胶原纤维组成(图 15-27),间质可伴有黏液样变性。局部区域细胞可较丰富,多位于肿瘤的周边。亦可出现黏液变性、囊性变、软骨和骨化生等。少数病例中可出现多形性及多核巨细胞,也称多形性腱鞘纤维瘤。

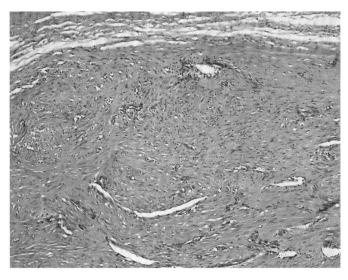

图 15-27 腱鞘纤维瘤
肿瘤周界清楚,细胞密度低,可见裂隙样血管腔隙

【免疫组化】 梭形或星形细胞表达 vimentin,可灶性表达 α-SMA 或 MSA。

【电镜】 瘤细胞具成纤维细胞/肌成纤维细胞性分化。

【预后】 局部完整切除。若切除不净,约 20% 的病例可复发。

(十二) 胶原性纤维瘤

胶原性纤维瘤(collagenous fibroma)一种由大量胶原纤维和少量散在的梭形或星状成纤维细胞组成的良性肿瘤,也称促结缔组织增生性成纤维细胞瘤(desmoplastic fibroblastoma)。

【临床表现】 患者多为 40~60 岁的成年人,男性多见。多发生于上臂、肩部、背部和前臂,其次为下肢、足、手和头颈部[47]。表现为局部缓慢性生长的无痛性肿块。

【大体】 肿块边界清晰,无包膜或部分被覆纤维性假包膜,呈卵圆形、梭形,最大径多为 1~4cm,大者可达 20cm,切面呈均质的白色或灰白色,质地坚韧或有弹性。

【光镜】 主要由稀疏的梭形或星状成纤维细胞和大量致密的胶原纤维组成(图 15-28),胶原纤维排列紊乱,不呈束状。成纤维细胞核染色质均匀、细致或呈空泡状,可见细小的核仁,核分裂象罕见。局部区域内,间质也可呈纤维黏液样,可含有少量薄壁小血管。

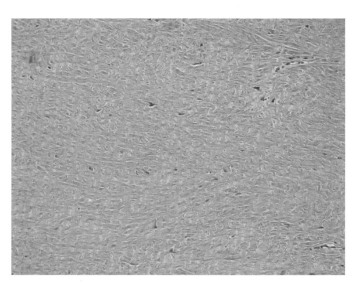

图 15-28 胶原性纤维瘤
细胞密度低,可见大量的胶原纤维

【免疫组化】 肿瘤细胞可局灶表达 α-SMA,少数可灶性 AE1/AE3。

【预后】 局部切除后多可治愈,无复发和转移报道。

(十三) 乳腺型肌成纤维细胞瘤

乳腺型肌成纤维细胞瘤(mammary-type myofibroblastoma,MTMF)是一种由增生的梭形肌成纤维细胞样细胞组成的良性间叶源性肿瘤,间质含有粗大胶原纤维、散在肥大细胞,常含数量不等的脂肪成分,形态上类似于乳腺的肌成纤维细胞瘤。与梭形细胞脂肪瘤、富于细胞性血管纤维瘤属于同一瘤谱。

【临床表现】 发病年龄为 35~85 岁,中位年龄为 56 岁,男女发病率相当。好发于腹股沟、睾丸旁、阴道和外阴[48]。其他部位如肛周、臀部、腹壁、背部和颈部等也可发生。本瘤有沿奶线(自腋下至腹股沟中部,呈对称的弧形)分布的倾向,临床上常现为局部缓慢性生长的无痛性肿块或然发现。肿块多于皮下,偶可位于肌肉内。

【大体】肿块境界多清楚,平均直径为 5.5cm,范围为 0.8~1.2cm,切面呈结节状或漩涡样,灰白、灰黄、灰粉色或浅棕色,质地坚实。

【光镜】镜下肿瘤无包膜,但境界相对清楚。肿瘤主要由增生的胖梭形细胞或卵圆形细胞肌成纤维细胞样细胞组成。瘤细胞多呈不规则束状排列,间质中可见粗大的胶原纤

维束(图 15-29A),散在肥大细胞浸润。不同病例细胞密度不等,可富于细胞、或细胞稀少甚至胶原化。通常含有多少不等的脂肪成分,少数可缺少脂肪成分,亦可以脂肪成分为主,称为脂肪瘤样肌成纤维细胞瘤。间质中血管不明显,多为小血管,管壁可有局灶玻璃样变,血管周可见淋巴细胞浸润。细胞无明显的异型性,核分裂象 0~6/10HPF,部分瘤细胞可呈上皮样(图 15-29B),可出现核大深染的异型细胞和多核细胞。

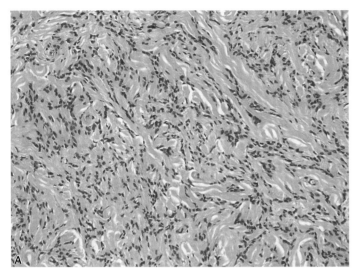

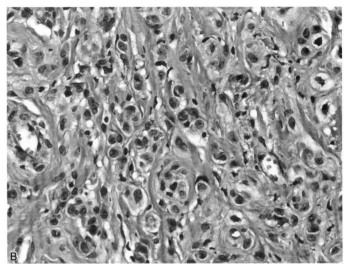

图 15-29　乳腺型肌成纤维细胞瘤
A.由胖梭形肌成纤维细胞和胶原条束组成;B.上皮样肌成纤维细胞瘤

F15-29A　ER

【免疫组化】梭形细胞同时弥漫强阳性表达 desmin 和 CD34,少数病例 CD34 阴性。1/3 的病例尚表达 α-SMA。Rb 表达缺失。

【遗传学】显示部分单倍体 13q、16q 和 13q14 的缺失,与梭形细胞脂肪瘤和富于细胞性血管纤维瘤相似,提示它们在肿瘤发生上具有密切的关系。

【预后】局部完整切除后多可治愈。

（十四）钙化性腱膜纤维瘤

钙化性腱膜纤维瘤(calcifying aponeurotic fibroma,CAF)是一种发生于儿童和青少年的间叶性肿瘤,好发于手或足,具有局部侵袭性,有局部复发倾向。

【临床表现】好发于 8~14 岁的儿童和青少年,也可发生于成年人,男性略多见。最多见于手掌,其次为足底,少数可发生于踝部、足跖和手指,偶可发生于四肢和躯干[49]。多数位于深筋膜或骨旁,靠近腱鞘或腱膜,少数位于皮下。多表现为持续性或缓慢性生长的无痛性肿块,偶可为多发性。X 线检查多显示淡淡的肿块阴影,有时可伴絮状钙化小点。

【大体】结节状,边界不清,向周围软组织呈浸润生长,直径为 1~3cm。切面灰白色,质地坚硬,部分可见斑点状钙化,切时有砂粒感。

【光镜】肿瘤主要由增生的梭形成纤维细胞,中等量的胶原纤维和散在分布的化生性纤维软骨小岛或钙化结节组成(图 15-30)。成纤维细胞呈平行束状、弥漫状或漩涡状排列,可

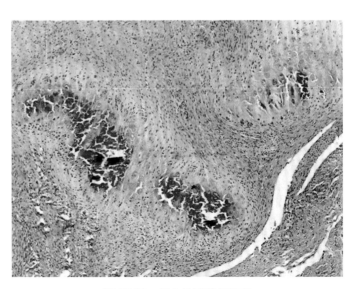

图 15-30　钙化性腱膜纤维瘤
增生的梭形细胞组织内可见岛屿状软骨小岛,伴有钙化

浸润至周围的脂肪或横纹肌组织。软骨小岛或钙化结节周围围绕放射状或栅栏状排列的幼稚圆形细胞，位于小陷窝内，类似软骨母细胞，钙化灶周围有时可见散在的破骨样多核巨细胞。

【免疫组化】大多数病例表达 α-SMA，EMA 和 S-100 蛋白可灶性阳性，但不表达 β-catenin。

（十五）栅栏状肌成纤维细胞瘤

栅栏状肌成纤维细胞瘤（intranodal palisaded myofibroblastoma，IPM）是一种好发于腹股沟淋巴结、由栅栏状排列的肌成纤维细胞组成的良性肿瘤。

【临床表现】好发于成人，男女发病无差异。最常见的发病部位为腹股沟淋巴结，少数可发生于颌下和颈部淋巴结，偶为多中心性。多表现为缓慢性生长的无痛性肿块。

【大体】灰白色肿块，平均直径为 2~3cm，切面灰白色，可见灶性出血。

【光镜】病变均发生于淋巴结内，淋巴结被膜完整，边缘残留少量淋巴组织。肿瘤由形态较一致的无明显异型的梭形细胞组成，瘤细胞呈交叉束状、编织状或栅栏状排列，类似神经鞘瘤，有时瘤细胞之间可见含红细胞的裂隙，类似卡波西肉瘤。特征性形态为石棉样纤维（amianthoid fibers）结节（图15-31），由粗大的胶原纤维构成，边缘不规则或呈放射状，中央可见钙化。间质常伴出血和含铁血黄素沉积，少数可见骨化。

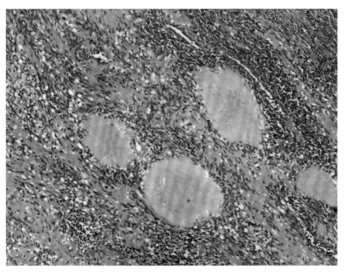

图 15-31 栅栏状肌成纤维细胞瘤
除增生的梭形细胞外，肿瘤内常可见石棉样胶原小结

【免疫组化】梭形细胞表达 vimentin 和 actins，不表达 desmin、S-100 蛋白、CK 和 EMA。

【预后】局部完整切除。多呈良性临床经过，极少数可复发。

（十六）血管肌成纤维细胞瘤

血管肌成纤维细胞瘤（angiomyofibroblastoma，AMF）是一种好发于中青年女性外阴的富于血管的良性肌成纤维细胞性肿瘤，多发生外阴，特别是大阴唇，部分病例位于阴道、宫颈和会阴[50]，患者常自觉有质地柔软的肿块或囊肿，临床上被常误

诊为前庭大腺囊肿。肿瘤周界清晰，部分病例被覆一层纤维性假包膜，直径多在 5.0cm 以下。镜下由交替性分布的细胞丰富区和细胞稀疏区所组成（图15-32），肿瘤内含有大量扩张的小至中等大薄壁血管。瘤细胞之间常有不同程度的胶原化，瘤细胞呈束状排列或围绕血管生长，有时常可见双核性细胞或多核性细胞。部分病例中，瘤细胞呈上皮样，少数病例中含有脂肪成分。免疫组化标记显示，瘤细胞主要表达 desmin、ER 和 PR。本病属于良性肿瘤，切除后可获治愈。

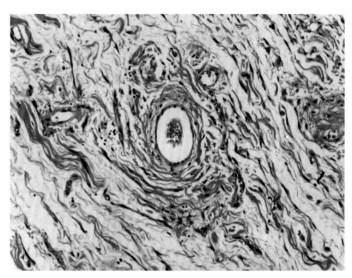

图 15-32 血管肌成纤维细胞瘤
瘤细胞呈同心圆状围绕血管生长

（十七）富于细胞性血管纤维瘤

富于细胞性血管纤维瘤（cellular angiofibroma）多发生于 50~70 岁的中老年人，女性患者平均年龄为 47 岁，男性患者平均年龄为 60 岁。女性患者多发生于外阴、大阴唇和阴道（vulvo-vaginal region），男性患者则多发生于腹股沟和阴囊（inguino-scrotal region）[51]。多表现为缓慢性的无痛性肿块，位于阴道内者可带蒂，并自阴道口脱出，男性患者可伴有疝气或鞘膜积液。肿瘤呈圆形、卵圆形或分叶状，周界清晰，位于外阴者体积多较小，通常在 3cm 以下，位于腹股沟或阴囊部位者体积多偏大（范围为 0.6~25cm），总的中位直径为 3.6cm，其中女性为 2.7cm，男性为 6.7cm。镜下由形态一致、条束状或不规则状排列的短梭形细胞组成，细胞无异型性，核呈卵圆形至梭形，核仁不明显，核分裂象少见，胞质稀少，淡嗜伊红色，细胞边界不清，细胞之间含有纤细的胶原纤维。肿瘤内含有大量均匀分布的小至中等大血管（图15-33）。少数病例可伴有非典型性形态和肉瘤样转化。免疫组化标记显示，33%~60% 的病例表达 CD34，35%~50% 的病例表达 ER 和 PR，少数病例可表达 α-SMA 和 desmin。在伴有非典型性和肉瘤样转化的病例中，异型细胞和肉瘤化转化成分过表达 p16。遗传学显示显示 13q14 异常，与梭形细胞脂肪瘤相似。本病属于良性肿瘤，完整切除后多可治愈，迄今为止，仅有极少数病例可发生术后复发。伴有非典型性和肉瘤样转

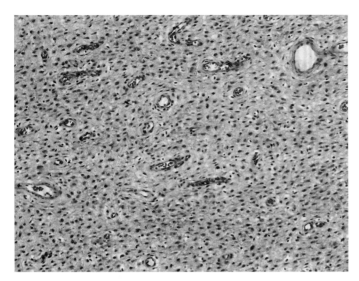

图 15-33　富于细胞性血管纤维瘤
由条束状增生的成纤维细胞和大量的血管组成

化的病例尚无复发或转移报道,有待于更多的资料积累。

（十八）项型纤维瘤

项型纤维瘤（nuchal-type fibroma, NTF）是一种好发于项部（颈后和枕部）的纤维性病变[52],由粗大胶原束和少量散在的成纤维细胞组成。多发生于 20～50 岁的成年人,平均年龄为 40 岁,男性多见。青年患者在诊断为项型纤维瘤时需考虑是否有 Gardner 纤维瘤的可能性。NTF 在临床上表现为项部（颈后部）浅表皮下肿块,质地较硬,病史常为数年,项外部位如背部、肩部、肩胛间、面部、腰骶部、臀部和四肢等有时也可发生,术前多诊断为纤维瘤或纤维脂肪瘤。近44% 的患者伴有糖尿病。镜下由大量的粗大胶原和少量散在的成纤维细胞组成（图 15-34）,肿块的中心部形态较为一致,胶原条束之间有时可见挤压伤样改变,肿块的周边部,胶原条束常延伸至脂肪组织内,可见内陷的肌肉或神经组织。术后可发生复发,但不转移。

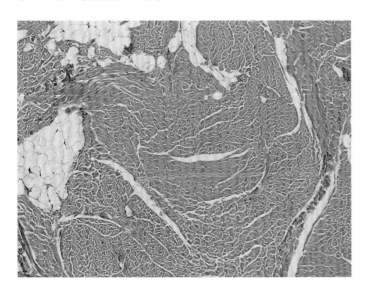

图 15-34　项型纤维瘤
由宽大的胶原纤维和少量成纤维细胞组成

（十九）Gardner 纤维瘤

Gardner 纤维瘤（Gardner fibroma, GAF）是一种好发于儿童和青少年的良性软组织病变,80% 以上的病例伴 Gardner 型家族性腺瘤性息肉病、APC 突变或家族性韧带样瘤（family adenomatous polyposis, FAP）[53]。主要发生于背部、腰部、脊柱旁和腹股沟区,其次为头颈部和四肢,以及胸壁和腹壁。肠系膜 Gardner 纤维瘤曾被诊断为韧带样瘤的前体病变（desmoid precursor lesion）。GAF 位于浅表或深部的软组织内,表现为周界不清、斑块状的肿块,平均直径为 3.9cm,范围为 0.3～12cm,切面呈灰白色或灰黄色,质地坚韧,夹杂黄色的脂肪组织。镜下形态与项型纤维瘤相似（图 15-35）,由排列紊乱的粗大胶原纤维和散在的成纤维细胞组成,常向邻近组织浸润性生长,或可见内陷的脂肪、肌肉或神经组织。约 50% 的病例可发展成侵袭性纤维瘤病,应引起重视,并注意是否伴有 FAP 等疾患,以便尽早处理。

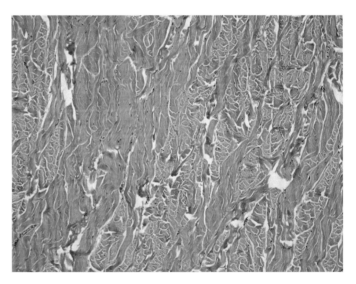

图 15-35　Gardner 纤维瘤
由宽大的胶原纤维和少量成纤维细胞组成

（二十）钙化性纤维性肿瘤

钙化性纤维性肿瘤（calcifying fibrous tumor, CFT）是一种好发于儿童和青少年的良性病变,以大量胶原化的纤维组织内伴有钙化或砂粒体形成为形态特征,间质内可见散在的淋巴细胞和浆细胞浸润。

【临床表现】主要发生于儿童和青少年,女性略多见。多位于四肢、躯干、腹股沟和头颈部,胃肠道、肠系膜、大网膜、纵隔和胸膜等处也可发生[54]。常表现为局部缓慢性生长的无痛性肿块,部分患者为腹腔手术中偶然发现。少数具有家族性。

【大体】周界清晰,呈卵圆形或分叶状,平均直径为7cm,范围为 2.5～15cm。切面呈灰白色,质地坚韧,切时可有砂粒感。

【光镜】主要由大量玻璃样变的胶原纤维组成,其间夹杂少量梭形的成纤维细胞,间质中散在分布砂粒小体或钙化灶（图 15-36）,常伴多少不等的淋巴、浆细胞浸润,可形成生发

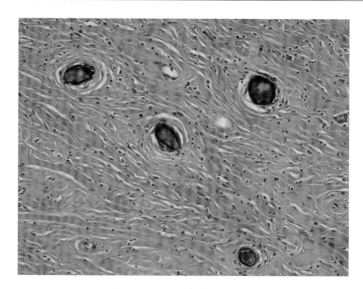

图 15-36 钙化性纤维性肿瘤
肿瘤内可见营养不良性钙化

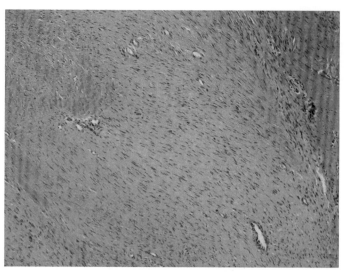

图 15-37 掌跖纤维瘤病
可见条束状成纤维细胞和肌成纤维细胞

中心。有时病变内尚可见残留或内陷的肌肉、脂肪或神经组织。

【免疫组化】梭形细胞表达 vimentin、FXⅢa 和 CD34,少数可表达 α-SMA、MSA 和 desmin,不表达 ALK。

【遗传学】曾有学者认为本病是炎性肌成纤维细胞瘤的晚期硬化阶段,但研究表明本病 ALK 阴性,不存在 ALK 基因易位,故与后者并无直接关系。

【预后】部分病例可复发,但不转移。

二、中间性肿瘤

(一)掌跖纤维瘤病

掌纤维瘤病(palmar fibromatosis)和跖纤维瘤病(plantar fibromatosis)是一种发生于掌和跖筋膜和腱膜的弥漫性纤维组织增生。

【临床表现】掌纤维瘤病多见于 30 岁以上的成年人[55],男性明显多见于女性,男:女发病比为(3~4):1,50% 为双侧性,也可同时累及手和足,有时可引起手掌屈曲性挛缩;跖纤维瘤病亦多见成年人,部分可发生于儿童和青少年,男性多见,约 1/3 为双侧性,通常不引起足功能障碍,没有挛缩现象。临床上,在病变处可触及深部组织内大小不等结节或弥漫性增厚区。

【大体】多为单个结节,直径通常<1cm,有时也可呈周界不清的融合性结节,常附带增厚的腱膜和皮下脂肪组织。切面呈灰白、灰黄色,质地坚硬。

【光镜】主要由条束状增生的成纤维细胞和肌成纤维细胞组成,可浸润筋膜和皮下组织,间质中常可见中等量的胶原纤维和拉长的血管(图 15-37)。病变后期,细胞成分减少,间质胶原纤维增多。跖纤维瘤病中有时可见数量不等的破骨样多核巨细胞。

【免疫组化】梭形细胞表达 vimentin,可不同程度表达 α-SMA 和 MSA。50% 表达 β-catenin。

【遗传学】掌/跖纤维瘤病均存在 7 号和 8 号染色体的增加,不同于发生于深部的纤维瘤病。

【预后】以手术治疗为主。局部复发风险与手术范围密切相关,带皮筋膜切除术的复发率最低。对于跖纤维瘤病,多结节、双侧性、有阳性家族史、术后发展为神经瘤的患者,局部复发率升高。

(二)侵袭性纤维瘤病

侵袭性纤维瘤病(aggressive fibromatosis)也称韧带样型纤维瘤病(desmoid-type fibromatosis)或韧带样瘤(desmoid tumor),是一种发生于筋膜、肌腱膜或深部软组织由成纤维细胞和肌成纤维细胞过度增生而形成的纤维性肿瘤,常向邻近的肌肉组织或脂肪组织内浸润性生长,有时肿瘤还可侵犯邻近的重要结构或实质脏器,切除不净极易复发。

【临床表现】

(1)腹壁纤维瘤病:好发于生育期女性,多发生于分娩后数年内,年龄多为 20~40 岁[56]。肿瘤多起自于腹壁的肌腱膜结构,特别是腹直肌和腹内斜肌及其被覆的腱膜。

(2)腹壁外纤维瘤病:可发生于 10 岁以下的儿童,但以青春期至 40 岁年龄段最为多见,好发部位依次为上肢带(肩和上臂)、胸壁、背部、大腿、前臂和头颈部[57]。另有部分神经肌肉性错构瘤的病例可继发纤维瘤病。

(3)腹腔内和肠系膜纤维瘤病:患者的年龄范围为 14~75 岁,男性略多见。腹腔内纤维瘤病早期无症状,肿块增大时可引起腹痛或触及肿块,少数病例可表现为下消化道出血或急腹症,部分病例在作其他原因的剖腹手术中或尸解中偶然发现。13% 的患者伴有家族性腺瘤样息肉病或 Gardner 综合征,少数病例可同时伴有腹壁纤维瘤病。肠系膜纤维瘤病多为散发性,多位于小肠系膜[58],部分可位于回结肠系膜、胃结肠韧带、大网膜或后腹膜,肿块体积多较大。

【大体】腹壁或腹壁外纤维瘤病的肿块常位于肌肉内

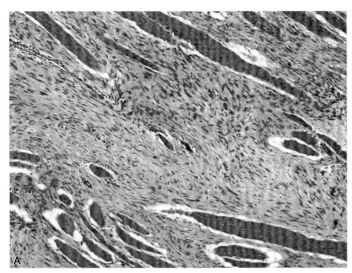
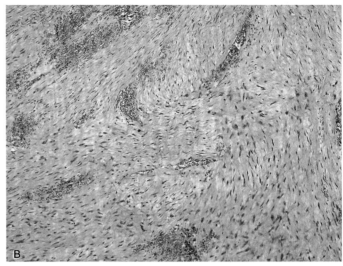

图 15-38 侵袭性纤维瘤病
A. 腹壁纤维瘤病,瘤细胞浸润横纹肌;B. 肠系膜纤维瘤病,瘤细胞可呈交织状排列

或与腱膜相连,灰白色,质地坚韧,边缘不规则,大小为 5~10cm。肠系膜或盆腔纤维瘤病多为单个结节状肿块,直径为 3~45cm,平均 14cm。切面灰白色,质韧。

【光镜】肿瘤周界不清,常浸润至邻近的软组织,如横纹肌组织(图 15-38A)、脂肪组织或消化道壁平滑肌组织。由长条束状排列的纤细梭形成纤维细胞和胶原纤维组成,细胞之间可有多少不等的胶原纤维,胶原纤维成分明显时,可呈瘢痕疙瘩样。部分区域内,瘤细胞也可呈波浪状排列,或呈交织状排列(图 15-38B)。部分病例的间质可伴有黏液样变性。

【免疫组化】瘤细胞表达 β-catenin(核染色),并程度不等地表达 α-SMA。

【遗传学】包括 +8、+20 和 -5p。位于 -5q 上的 *APC* 基因失活过程多见于伴有家族性腺瘤性息肉病/Gardner 综合征的患者。APC 蛋白与 β-catenin 连接,后者是 Wnt 通道上的一种重要的细胞信号蛋白。*β-catenin* 基因突变检测常显示 3 号外显子突变。

【预后】临床上切除不净极易复发,其中腹壁纤维瘤病的复发率为 20%~30%,腹壁外纤维瘤病的复发率为 40%~60%。

(三)脂肪纤维瘤病

脂肪纤维瘤病(lipofibromatosis)是一种好发于儿童的纤维脂肪性肿瘤,主要由成熟的脂肪组织和类似纤维瘤病的梭形细胞成分组成[59]。

【临床表现】发病年龄为新生儿至 14 岁,20% 为先天性。约 50% 的病例发生于手和足,头颈部、胸壁和腹壁也可发生。常表现为局部缓慢性生长的无痛性肿块。

【大体】周界不清,部分呈分叶状,直径为 1~7cm,切面呈黄色或灰白色,呈黄白相间的条纹状,质地坚韧。

【光镜】主要由比例不等的成熟脂肪组织和类似纤维

瘤病的梭形细胞成分组成(图 15-39)。几乎所有病例均含有丰富的成熟脂肪组织,常占肿瘤的 50% 以上。脂肪组织之间可见条束状排列的梭形成纤维细胞。后者主要累及脂肪小叶的间隔或沿骨骼肌肌束表面生长,脂肪小叶的结构基本保存,未受破坏,与韧带瘤样纤维瘤病中的成纤维细胞/肌成纤维细胞向脂肪组织内浸润性和破坏性生长方式不同。成纤维细胞无明显异型性,核分裂象偶见。间质可含有少至中等量的胶原纤维,少数可伴黏液样变性。多数病例内,在成纤维细胞与脂肪组织交界处可见小灶性的单空泡状细胞积聚。少数病例中可出现富含黑色素细胞的细胞。

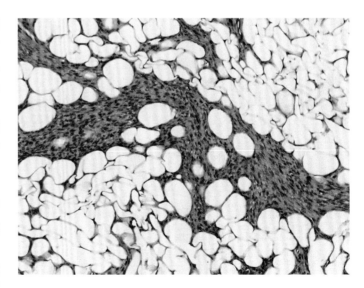

图 15-39 脂肪纤维瘤病
瘤细胞在脂肪组织间穿插性生长

【免疫组化】梭形细胞可不同程度的表达 CD34 和 α-SMA,可局灶表达 S-100 蛋白和 MSA。不表达 desmin、CK 和

β-catenin 阴性。少数色素细胞表达黑色素分化的标记。

【预后】局部广泛切除。局部复发率高,但不转移。先天性发病、男性、位于手足部位、局部切除不净和成纤维细胞成分内可见核分裂象是复发的危险因素。

(四) 巨细胞成纤维细胞瘤

巨细胞成纤维细胞瘤(giant cell fibroblastoma, GCF)是一种好发于儿童躯干和四肢浅表皮下的肿瘤[60]。因临床表现(除年龄外)和生物学行为均与发生于成年人的隆突性皮纤维肉瘤相似,故又被称为幼年型隆突性皮纤维肉瘤。

【临床表现】好发于儿童,中位年龄为岁 6 岁。男性多见,男:女约为2.3:1。好发于胸壁、腹壁和背部,其次可见于大腿和腹股沟,部分病例可位于头颈部[61]。多表现为皮下缓慢性增大的无痛性结节。

【大体】位于真皮内,可累及皮下,平均直径为 3.6cm,范围为 0.8~8.0cm,切面呈灰白色,质软或实,部分区域可呈黏液样。

【光镜】由具轻至中度异型的梭形细胞组成,瘤细胞多呈疏松的束状或波浪状排列,间质呈黏液样或纤维黏液样,部分区域显示明显的胶原化。特征性形态表现为病变内含有多少不等的核深染性多核性巨细胞,可分布于梭形瘤细胞之间,也可分布于裂隙样间隙内或沿血窦样的假脉管性腔隙面分布(图 15-40)。少数复发的病灶内可见到经典型隆突性皮纤维肉瘤区域,也称杂交瘤(hybrid tumor)。

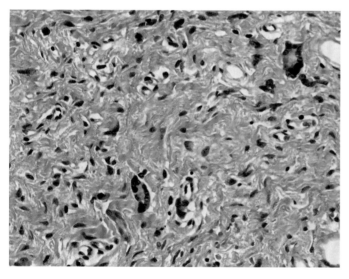

图 15-40 巨细胞成纤维细胞瘤
可见散在的环状多核巨细胞

【免疫组化】梭形瘤细胞和多核性巨细胞表达 CD34。

【遗传学】具有 t(17;22)(q22;q13)及因 t(17;22)而形成的超额环状染色体 r(17;22),并产生 COL1A1-PDGFB 嵌合性基因,可通过 RT-PCR 或 FISH 检测。

【预后】可发生局部复发,特别是切除不净时。

(五) 隆突性皮纤维肉瘤

隆突性皮纤维肉瘤(dermatofibrosarcoma protuberans, DFSP)是一种发生于皮肤的结节状肿瘤,由形态一致的短梭形细胞组成,常呈特征性的席纹状排列,并常浸润至皮下脂肪组织,遗传学上具有特异性的染色体易位 t(17;22)(q22;q13),并产生 COL1A1-PDGFB 融合基因。

【临床表现】多发生于 20~50 岁的中青年,少数病例也可发生于儿童。主要发生于躯干皮肤、腹壁、胸壁和背部[62],其次可见于四肢近端,以及头颈部(特别是头皮),偶可发生于外阴等部位。起病之初表现为皮肤斑块或小的实性结节,单个或多个,自皮肤向表面隆起,并呈持续缓慢性生长,病程常达数年之久。

【大体】肿瘤位于真皮或皮下,原发性肿瘤多为单结节状肿块,复发性病变可为多灶性。质地坚实,灰白色,平均直径为5cm,范围为 0.5~17cm,部分病例因发生黏液样变性而呈胶冻样或透明状。

【光镜】

(1) 经典型:由形态一致的短梭形细胞组成,呈特征性的席纹状排列(图 15-41A),常浸润至皮下脂肪组织;

(2) 色素性:肿瘤内可见多少不等的色素性树突状细胞(图 15-41B)[63]。

(3) 纤维肉瘤型:5%~10% 的 DFSP 病例内,部分区域瘤细胞异型性明显,核分裂象增多,并失去席纹状排列结构,而呈细长的条束状或鱼骨样排列,类似纤维肉瘤(图 15-41C)[64]。

(4) 其他亚型:包括黏液样(图 15-41D)[65]、萎缩性、颗粒细胞性和硬化性等。

(六) 孤立性纤维性肿瘤

孤立性纤维性肿瘤(solitary fibrous tumor, SFT)是一种 CD34+的成纤维细胞性肿瘤,肿瘤内常含有较多的胶原纤维,并常可见血管外皮瘤样结构。

【临床表现】患者的年龄范围为 19~85 岁,发病高峰为 40~60 岁,女性略多见。好发于胸膜,部分病例可发生于胸膜外,以头颈部(包括眼眶和口腔)、上呼吸道、纵隔、盆腔、腹膜后和周围软组织相对常见,其他部位如脑膜、肺实质和前列腺也可发生。发生于胸膜者,多表现为咳嗽、胸痛和呼吸困难,肿块可占据整个胸腔,部分病例为体检时偶然发现;发生于胸膜外者,多表现为局部缓慢性生长的无痛性肿块,部分病例也可为偶然性发现。

【大体】肿块呈类圆形或卵圆形,周界清晰,位于胸膜者可带蒂,部分病例被覆纤维性假包膜,平均直径为 6~8cm,范围为 1~30cm。切面呈灰白色,质韧而富有弹性,可伴有黏液样变性。

【光镜】

(1) 经典型:由交替性分布的细胞丰富区和细胞稀疏区组成,瘤细胞呈短梭形或卵圆形,细胞之间可见粗细不等、

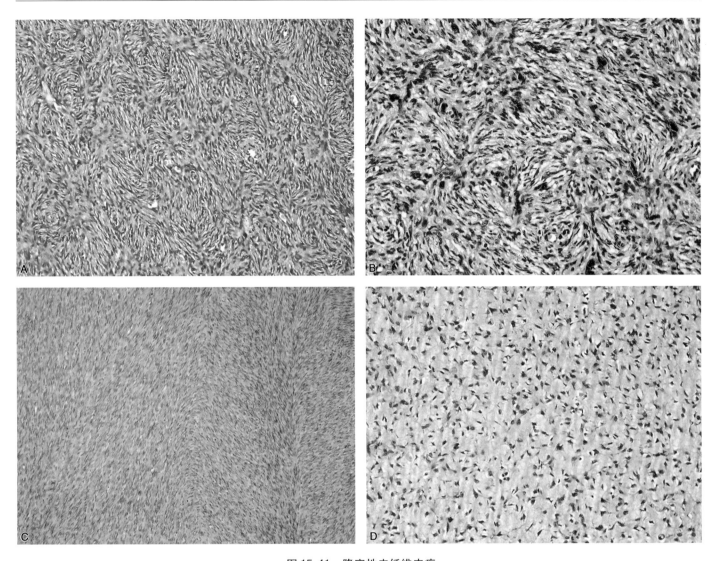

图 15-41　隆突性皮纤维肉瘤
A. 经典型,示席纹状排列;B. 色素性,示树突状色素细胞;C. 纤维肉瘤型,示瘤细胞呈条束状或鱼骨样排列;D. 黏液样型

F15-41A　ER

形状不一的胶原纤维(图 15-42A)。瘤细胞多呈杂乱状或无模式性生长,也可呈交织状或条束状,部分病例显示明显的血管外皮瘤样结构。肿瘤内血管丰富,血管壁可伴有胶原变性。少数病例中,间质可伴有黏液样变性。

(2)巨细胞型:基本形态呈 SFT,肿瘤内可见一些扩张的假血管样或血窦样腔隙,于腔隙内或其周围可见散在的核深染多核巨细胞。

(3)脂肪瘤样型:以往称为脂肪瘤样血管外皮瘤,本质上是一种含有脂肪成分的 SFT。

(4)非典型性和恶性 SFT:除经典 SFT 区域外,肿瘤内还含有不典型的区域,表现为细胞密度增加,核异型性明显,

核分裂象易见(图 15-42B),常>4/10HPF,并可有出血和坏死[66],形态上类似纤维肉瘤或多形性未分化肉瘤。

【免疫组化】瘤细胞表达 CD34、bcl-2、CD99 和 STAT6。

【遗传学】存在 NAB2-STAT6 融合性基因,但不适合通过 FISH 检测。

【预后】多数病例呈良性经过,极少数可复发,常为肿瘤切除不全所致。非典型性及恶性 SFT 具有明显的侵袭性行为,局部复发率或远处转移率高,多转移至肺、骨和肝,可在肿瘤生长多年以后发生转移。

(七)炎性肌成纤维细胞瘤

炎性肌成纤维细胞瘤(inflammatory myofibroblastic tumor, IMT)是一种由分化性的梭形成纤维细胞/肌成纤维细胞组成的肿瘤,间质内常伴有大量的浆细胞和淋巴细胞浸润灶。

【临床表现】好发于儿童和青少年,平均年龄为 10 岁,中位年龄为 9 岁,极少数病例可发生于 40 岁以上。多数病例位于肺、肠系膜、大网膜和腹膜后[67],部分病例可位于纵隔、上呼吸道和泌尿生殖道等处。临床上起病隐匿,症状多

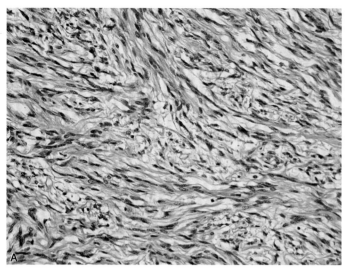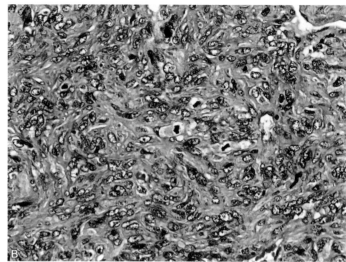

图 15-42 孤立性纤维性肿瘤
A. 呈条束状排列的梭形细胞和绳索样胶原纤维；B. 恶性 SFT，瘤细胞异型性明显，可见核分裂象

与肿瘤所处部位相关：位于肺部者可表现为胸痛和呼吸困难，也可以无任何症状；位于腹腔内者可有腹痛、腹部包块、发热、贫血、血沉加快和体重减轻等症状，肿块切除以后，上述症状可消失。

【大体】 结节状或分叶状，直径多为 5～10cm，范围为 1～20cm。切面呈灰白色或灰黄色，质地坚韧，漩涡状，可伴有黏液样变性等改变。

【光镜】 由增生的梭形或胖梭形成纤维细胞和肌成纤维细胞组成，呈束状排列（图 15-43A），间质内伴有大量的淋巴细胞和浆细胞浸润。除梭形细胞外，部分病例内还可见类圆形的组织细胞样细胞。

除经典的 IMT 外，新近有学者还报道了一种特殊的亚型，主要发生于成年人，好发于腹腔，镜下主要由大圆形细胞组成，核染色质呈空泡状，可见明显的核仁，核分裂象易见，间质疏松，常可见中心粒细胞浸润（图 15-43B）。

【免疫组化】 多数病例表达 α-SMA 和（或）desmin，约 50% 的病例表达 ALK（图 15-44A），其中上皮样炎性肌成纤维细胞性肉瘤呈核膜或核旁染色（图 15-44B）。

【遗传学】 涉及 ALK 重排，可产生 *TPM3-ALK*、*TPM4-ALK*、*CLTC-ALK*、*CARS-ALK*、*ATIC-ALK* 和 *SEC31L1-ALK* 融合性基因。EIMS 显示 *RANBP2-ALK* 融合基因。

【预后】 本病是一种潜在恶性或低度恶性的肿瘤，位于腹腔内者具有局部复发倾向，复发率为 23%～37%。EIMS 侵袭性高，患者常在短期内死亡，新近有报道显示，采用 ALK 抑制剂克唑替尼有一定的疗效。

（八）低度恶性肌成纤维细胞性肉瘤

低度恶性肌成纤维细胞性肉瘤（low-grade myofibroblastic sarcoma，LGMFS）是一种低度恶性的梭形细胞肉瘤，免疫组化和电镜观察提示瘤细胞具肌成纤维细胞分化。

【临床表现】 多发生于 30～70 岁的成年人，中位年龄

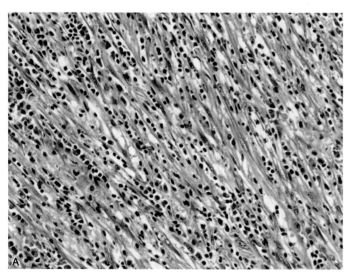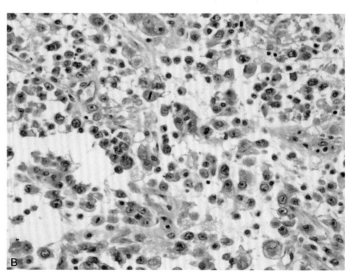

图 15-43 炎性肌成纤维细胞瘤
A. 经典型 IMT；B. EIMS

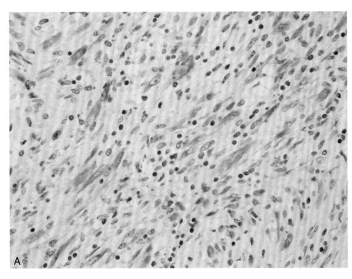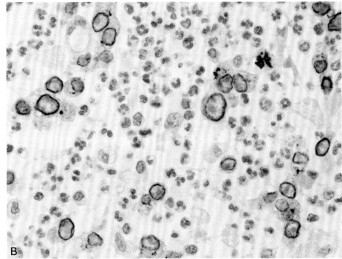

图 15-44 炎性肌成纤维细胞瘤 ALK 标记
A. 经典型,呈胞质染色;B. EIMS

为 40~50 岁,男性多见。好发于头颈部[68],其次见于四肢、胸壁、背部、腋下、腹股沟和腹盆腔。肿瘤多位于深部软组织特别是肌肉组织内。临床上表现为局部无痛性的肿胀或逐渐增大的肿块。

【大体】 周界不清,中位直径为 4cm,范围为 1.4~17cm,,切面呈灰白色,质地坚实。

【光镜】 由条束状排列的淡嗜伊红色梭形细胞组成,常浸润横纹肌(图 15-45),可形成棋盘样结构。瘤细胞显示轻至中度异型性,可见核分裂象(常<5/10HPF)。瘤细胞间可有多少不等的胶原纤维,少数病例间质内可见慢性炎症细胞浸润。

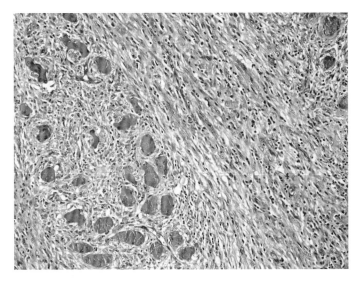

图 15-45 低度恶性肌成纤维细胞性肉瘤
条束状增生的梭形瘤细胞浸润横纹肌

【免疫组化】 瘤细胞表达 α-SMA 和(或)desmin,不表达 h-CALD 和 myogenin。部分病例可表达 β-catenin。

【鉴别诊断】

(1) 肌内型结节性筋膜炎:瘤细胞形态基本一致,无异型性,呈杂乱状或短交织状排列,背景疏松,常可见微囊状腔隙,FISH 检测显示 USP6 基因易位。

(2) 侵袭性纤维瘤病:瘤细胞形态一致,无异型性,细胞密度相对较低,瘤细胞常灶性表达 α-SMA,可表达 β-catenin,分子检测显示 β-catenin 基因突变。

(3) 梭形细胞横纹肌肉瘤:瘤细胞表达 desmin,并可表达 myogenin 和 MyoD1。

【预后】 局部复发率为 20% 左右,可发生多次复发,少数病例可发生肺转移。核分裂活跃及肿瘤内可见凝固性坏死者提示预后不佳。

(九) 黏液炎性成纤维细胞性肉瘤

黏液炎性成纤维细胞性肉瘤(myxoinflammatory fibroblastic sarcoma,MIFS)是一种好发于四肢远端的成纤维细胞性肉瘤,由黏液样区域、玻璃样变区域和炎症性区域混杂组成,以含有具有大核仁的异型大细胞为特征。MIFS 与软组织血管扩张性玻璃样变肿瘤(PHAT)和含铁血黄素沉着性纤维组织细胞性脂肪瘤样肿瘤(HFLT)关系密切,可能属于同一瘤谱。

【临床表现】 多发生于成年人,发病高峰年龄为 40~50 岁。两性均可发生。好发于肢体的远端[69],特别是手指、手、足趾和足,部分病例位于踝、小腿、腕和前臂远端,少数病例位于肘部和膝部,极少数病例可发生于上臂、肩部、大腿和腹股沟等处。表现为缓慢性生长的无痛性肿块或肿胀,偶有疼痛或触痛感,肿块较大或范围较广时可导致受累手、足或肢体活动受限。

【大体】 单个分叶状肿块,也可呈境界不清的多结节状,平均直径约为 3cm,范围为 0.5~15cm。切面呈灰白色,纤维至黏液样。

【光镜】 由炎症性区域、玻璃样变区域和黏液样区域混杂组成,三种区域之间可有移行。炎症性区域内的炎症细胞多为淋巴细胞和浆细胞,部分肿瘤内也可见到中性粒细胞和嗜酸性粒细胞。本病的特征性形态表现为肿瘤内可见散在分布、含有大核仁的异型大细胞（图 15-46），形态上类似节细胞、R-S 细胞或病毒样细胞。黏液样区域内有时还可见多泡状脂肪母细胞样细胞。灶性区域可见含铁血黄素性沉着。

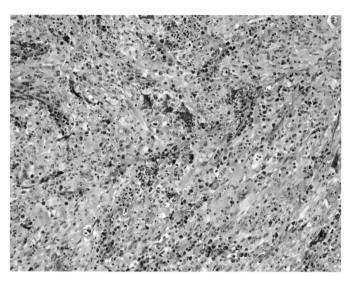

图 15-46　黏液炎性成纤维细胞性肉瘤
以肿瘤含有大的畸形细胞为特征

【免疫组化】 瘤细胞主要表达 vimentin，部分病例表达 CD34。

【遗传学】 部分病例显示有 TGFBR3（1p22）和 MGEA5（10q24）基因重排[70]，VGLL3 基因（3p12.1）扩增。

【鉴别诊断】 包括黏液纤维肉瘤、炎性肌成纤维细胞瘤等。

【预后】 局部复发率为 50% ~ 67%，少数病例可发生转移。

（十）婴儿纤维肉瘤

婴儿纤维肉瘤（infantile fibrosarcoma，IFS）是一种发生于 2 岁以下婴儿的梭形细胞肿瘤，在组织学上与成年型纤维肉瘤十分相似，但具有特异性的 t（12;15）（p13;q25），并产生 ETV6-NTRK3 融合基因。在生物学行为上，IFS 与成年型纤维肉瘤有很大差异，其自然病程与纤维瘤病类似，可发生局部复发，但极少发生远处转移，属于中间性肿瘤。

【临床表现】 多发生于生后的第一年内，其中约 1/3 为先天性，男性略多见[71]。肿瘤主要发生于下肢远端，如足、踝和小腿，其次见于上肢远端，如手、腕和前臂，大腿、上臂、躯干、脊柱旁和头颈部有时也可发生，表现为生长迅速的无痛性肿块，肿块巨大时可取代一侧肢体。

【大体】 周界不清，分叶状，直径为 2 ~ 30cm，切面呈灰白色或淡红色，可伴有出血和坏死。

【光镜】 由交织条束状或鱼骨样排列的梭形细胞组成（图 15-47），常向邻近的正常组织内浸润性生长。瘤细胞之间可见多少不等的胶原纤维，形态上类似成年型纤维肉瘤；少数病例由较为原始的小圆形或卵圆形细胞组成，仅在局部

区域显示成纤维细胞性分化。多数病例的间质内可见慢性炎症细胞浸润。

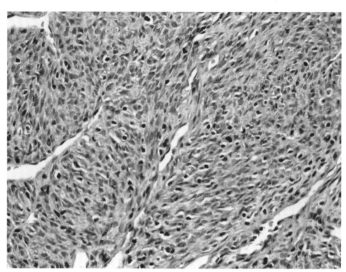

图 15-47　婴儿纤维肉瘤
长条束状排列的幼稚梭形细胞

【免疫组化】 瘤细胞主要表达 vimentin，可表达 WT1（胞质染色），部分病例可灶性表达 α-SMA。

【遗传学】 具有 t（12;15）（p13;q25），形成 ETV6-NTRK3 融合性基因，可通过 FISH 检测。

【预后】 5 年生存率为 84%，局部复发率为 5% ~ 50%，极少发生远处转移，病死率为 4% ~ 25%。

（十一）浅表性 CD34 阳性成纤维细胞性肿瘤

浅表性 CD34 阳性成纤维细胞性肿瘤（superficial CD34-positive fibroblastic tumor）是一种发生于真皮深层至浅表皮下的多形性梭形细胞肿瘤。主要发生于成年人，中位年龄为 36 岁，范围为 18 ~ 76 岁。男性略多见。半数以上发生于下肢，特别是大腿，以及臀部和小腿，其他部位包括肩部、上臂和腹股沟等处[72]。临床上表现为缓慢性生长的无痛性肿块，病程从数月至数年不等。中位直径为 2.6cm，范围为 1.5 ~ 10cm。镜下显示肿瘤周界相对清楚，局部可累及皮下脂肪组织。肿瘤由条束状或交织状排列的胖梭形细胞组成，部分细胞核大、深染并含有畸形（图 15-48A），有时可见核内包涵体，核分裂象罕见，间质内可有多少不等的炎症细胞浸润。免疫组化标记显示，瘤细胞弥漫性表达 CD34，部分病例可灶性表达 AE1/AE3，INI1 标记无缺失，Ki67 多较低，常 < 1%。以深染的多形性或畸形大细胞核、核内可见包涵体、瘤细胞弥漫性表达 CD34（图 15-48B）和灶性表达 AE1/AE3 以及低增殖指数为特点。除 1 例发生区域淋巴结转移外，其余病例均无复发或转移，但仍有待于积累更多的病例。

三、恶性肿瘤

（一）成人型纤维肉瘤

成人型纤维肉瘤（adult fibrosarcoma，AFS）是一种由梭形

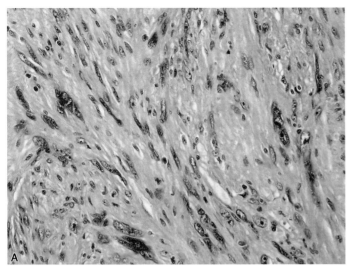

图 15-48　浅表性 CD34 阳性成纤维细胞性肿瘤
A. 多形性梭形细胞核内可见包涵体；B. 瘤细胞弥漫性表达 CD34

成纤维细胞样细胞组成的恶性肿瘤，瘤细胞呈交织的条束状排列，在经典的病例中，可见鱼骨样或人字形排列结构（图15-49），瘤细胞间可见多少不等的胶原纤维。AFS 比较少见，在成人软组织肉瘤中所占的比例不到 1%。在实际工作中，AFS 成为一种排除性诊断[73]，即在诊断 AFS 之前，必须除外一些其他类型的梭形细胞恶性肿瘤，如隆突性皮纤维肉瘤、恶性孤立性纤维性肿瘤、肌成纤维细胞性肉瘤、梭形细胞型滑膜肉瘤、恶性周围神经鞘膜瘤、梭形细胞横纹肌肉瘤、去分化脂肪肉瘤、梭形细胞恶性黑色素瘤和梭形细胞癌/肉瘤样癌等。

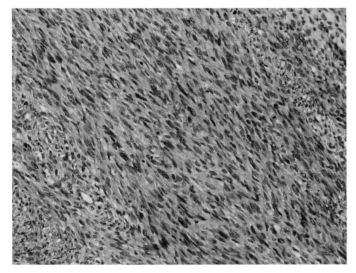

图 15-49　成人型纤维肉瘤
长条束状排列的梭形细胞

（二）黏液纤维肉瘤

　　黏液纤维肉瘤（myxofibrosarcoma，MFS）是一种成纤维细胞性恶性肿瘤，基质呈程度不等的黏液样，可见清晰的弧线状血管，瘤细胞显示不同程度的异型性。

　　【临床表现】　多发生于 50～70 岁的老年人，20 岁以下者极为罕见，男性略多见。好发于肢体，特别是下肢，位于躯干、头颈部和腹壁者较为少见。近 2/3 的病例位于真皮深层或皮下，1/3 病例位于筋膜下和肌肉内[74]。患者多以缓慢性增大的无痛性肿块就诊。

　　【大体】　多结节状，直径 3～>10cm，切面呈胶冻状。

　　【光镜】　根据黏液性区域在肿瘤内所占的比例、瘤细胞的丰富程度、瘤细胞异型性的大小和核分裂象的多少分为：①黏液纤维肉瘤Ⅰ级：瘤细胞密度低，主要由轻度异型的梭形细胞或星状细胞组成，可呈条束状排列，核分裂象不多见，可有黏液湖形成，并常可见多空泡状的假脂肪母细胞（图15-50A）。肿瘤内的血管多呈细长的曲线状或弧线状；②黏液纤维肉瘤Ⅱ级：瘤细胞密度增高，且有明显的多形性和异型性，并可见核分裂象，但间质仍呈黏液样，并可见弧线样血管；③黏液纤维肉瘤Ⅲ级：肿瘤的大部分区域呈实质性，由排列致密的梭形细胞和多形性细胞组成，核分裂象易见（包括病理性核分裂），形态上类似纤维肉瘤或多形性未分化肉瘤，但在局部区域仍可见到黏液纤维肉瘤成分，两者之间可有移行。一部分病例中瘤细胞可呈圆形或多边形上皮样，胞质嗜伊红色，核呈圆形，染色质呈空泡状，可见明显的核仁（图 15-50B），也称上皮样黏液纤维肉瘤（epithelioid myxofibrosarcoma）[75]。

　　【免疫组化】　主要表达 vimentin，少数病例可表达 α-SMA 和 CD34。

　　【预后】　大多数病例系低度恶性，局部复发率为 38%～60%，但在 1 年内即发生复发者，预后不佳，转移率为 20%～25%。多次复发者，肿瘤的恶性度可提高。位置比较深、恶性程度比较高的黏液纤维肉瘤可发生远处转移。上皮样黏液纤维肉瘤的局部复发率可达 70%，转移率可达 50%，主要转移至肺和腹膜后，致死率为 35.7%，属高度恶性的肉瘤。

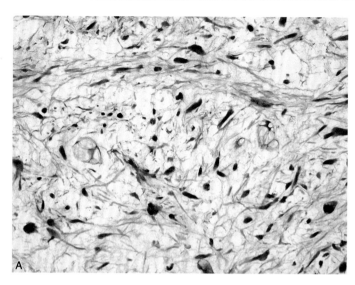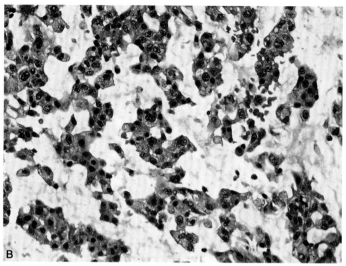

图 15-50　黏液纤维肉瘤
A. 经典型黏液纤维肉瘤,可见假脂肪母细胞;B. 上皮样黏液纤维肉瘤

(三)　低度恶性纤维黏液样肉瘤

低度恶性纤维黏液样肉瘤(low grade fibromyxoid sarcoma,LGFMS)是纤维肉瘤的一种特殊亚型,由形态温和的短梭形或卵圆形成纤维细胞样细胞所组成,瘤细胞常呈漩涡状排列,间质呈交替的胶原样和黏液样。遗传学显示 t(7;16)(q33-34;p11),形成 *CREB3L2-FUS* 融合基因。

【临床表现】 好发于青年人,平均年龄和中位年龄分别为 30 岁和 34 岁[76-77],~20% 发生于 20 岁以下青少年。男性略多见。多数病例位于大腿、躯干(胸部、肩背部和腋下)、臀部和腹股沟,少数病例位于上肢、外阴、肛旁、大网膜、肠系膜、阔韧带、腹膜后、肾脏、横结肠、头颈部和直肠等处。多位于筋膜下或肌肉内,部分病例也可位于浅表部位。临床上表现为局部缓慢性生长的无痛性肿块。

【大体】 周界相对清晰,中位直径为 5cm,范围为 1 ~ 23cm,位于深部者体积多较大,位于浅表者体积较小。切面呈灰白色或灰黄色,纤维样至黏液样。

【光镜】 低倍镜下,肿瘤由交替性分布的纤维样和黏液样区域混合组成,两者之间可有移行,或界限分明。高倍镜下,瘤细胞在形态上较为一致,呈卵圆形或短梭形,核深染,异型性不明显,核分裂象也不易见到。瘤细胞常呈漩涡状或短条束状排列(图 15-51A)。瘤内血管相对稀少,多呈拱状、曲线状或弧线状。另于 40% 的肿瘤内可见散在的巨菊形团(图 15-51B),其中央为胶原纤维,亮嗜伊红色,双折光性,呈放射状排列,周围环绕以圆形或卵圆形细胞。部分病例肉瘤细胞较为丰富,呈条索样、片状或巢状分布于胶原纤维间,类似硬化性上皮样纤维肉瘤。

【免疫组化】 瘤细胞表达 MUC4(黏液蛋白 4 基因)[78],一般不表达 α-SMA 和 CD34。

【遗传学】 显示有 t(7;16)(q33-34;p11),产生 *FUS-CREB3L2* 融合基因。少数病例还含有 FUS-CREB3L1 亚型和 EWSR1-CREB3L1 亚型。

(四)　硬化性上皮样纤维肉瘤

硬化性上皮样纤维肉瘤(sclerosing epithelioid fibrosarcoma,SEF)是一种纤维肉瘤的特殊亚型,以大量玻璃样变(硬化性)的胶原性间质和夹杂其间呈条索状排列的多边形上皮样瘤细胞为特征。目前观点认为,SEF 与 LGFMS 关系密切,两者在形态上有一定的重叠,免疫表型和分子表型相似,提示可能属于同一瘤谱。

【临床表现】 多发生于成年人,平均年龄为 40 ~ 45 岁,男性略多见。肿瘤多发生于臀部和大腿根部,其次可发生于躯干,部分病例位于头颈部,偶可发生于盆腔、消化道和骨等少见部位[79-80]。临床上多表现为局部缓慢性增大的肿块,术前病程从数月至数年,近 1/3 病例肿块于近期内明显增大,并伴有疼痛。

【大体】 结节状或分叶状,周界相对清晰,中位直径为 7 ~ 10cm,范围为 2 ~ 22cm。切面呈灰白色,质地坚韧,可有囊性变。

【光镜】 在肿瘤的大部分区域内,瘤细胞数量稀少,而间质内含有大量深嗜伊红色、玻璃样变的胶原纤维。瘤细胞形态基本一致,由小至中等大的圆形、卵圆形或多边形上皮样细胞组成,多呈狭窄或单排状的条索状排列,分布于大量深嗜伊红色的胶原纤维间(图 15-52),类似浸润性或转移性小叶癌。

【免疫组化】 瘤细胞表达 MUC4,少数病例可灶性或弱阳性表达 EMA。

【遗传学】 可显示 FUS 重排,与低度恶性纤维黏液样肉瘤关系密切。在"纯"的硬化性上皮样纤维肉瘤中,FUS 重排的阳性检出率相对较低,主要显示为 *EWSR1* 基因相关易位,杂合性 SEF/LGFMS 显示为 FUS-CREB3L2。在"纯"的 SEF 中,EWSR1-CREB3L1 显著多于 FUS-CREB3L2 分子表型,提示 SEF 和 LGFMS 还是有一定的差异。

【预后】 SEF 是一种低至中度恶性的纤维肉瘤,局部复发率为 57%,转移率为 43% ~ 86%,主要转移至肺、骨、心、

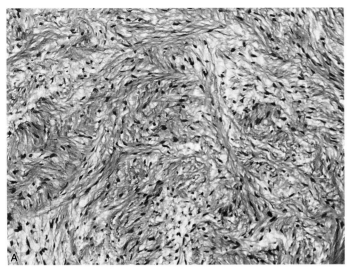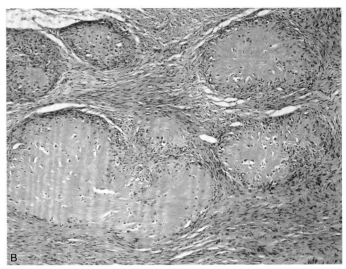

图 15-51　低度恶性纤维黏液样肉瘤
A. 肿瘤呈交替性的纤维和黏液样;B. 部分肿瘤内可见巨菊形团

F15-51B　ER

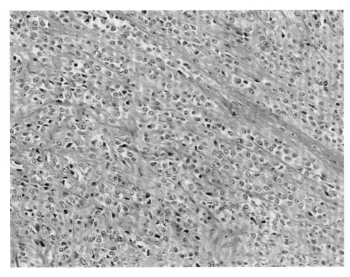

图 15-52　硬化性上皮样纤维肉瘤
上皮样瘤细胞呈条索样或单排样排列于胶原纤维间

脑和胸壁,死亡率为 25% ~ 57%。肿瘤体积偏大,肿瘤位置深,并浸润骨膜或骨组织,或肿瘤位于颅内,提示预后较差。

第四节　纤维组织细胞性肿瘤

一、良　性　肿　瘤

(一)良性纤维组织细胞瘤

良性纤维组织细胞瘤(benign fibrous histiocytoma,BFH)

也称真皮纤维瘤(dermatofibroma),是一种发生于真皮的良性间叶性肿瘤,由短交织状、条束状或席纹状排列的未分化间叶细胞或成纤维细胞组成,病变内常含有数量不等的泡沫样组织细胞、含铁血黄素性吞噬细胞、多核性巨细胞/图顿巨细胞和慢性炎症细胞[81]。

【临床表现】 好发于 20 ~ 40 岁的中青年人,可发生于身体任何部位,但最常见于四肢,尤其是小腿和大腿,其次为躯干,偶可发生于头颈部,包括面部和耳后。两性均可发生,部分报道显示以女性多见。临床上表现为缓慢性生长的孤立性小结节,约 1/3 的病例可为多结节性。

【大体】 圆形或类圆形结节,无包膜,直径多在 1 ~ 2cm 以下,偶可达 3cm 及以上。切面呈灰白色、灰黄色至黄褐色、暗红色至灰褐色不等,主要取决于肿瘤内所含的胶原纤维、含铁血黄素、脂质和血管的数量。

【光镜】 肿瘤位于真皮内,被覆表皮常伴有棘细胞增生、钉突延长和基底细胞色素沉着。肿瘤的两侧边缘常可见锯齿状穿插的胶原纤维,肿瘤的底部相对较为平整,偶可像触角样延伸至皮下脂肪组织,与隆突性皮纤维肉瘤的蜂窝状浸润有所不同。

因肿瘤内的细胞组成不同及其比例不等,不同的病例在镜下也显示有一定的差异。

1. 经典型　主要由卵圆形或短梭形的未分化间叶性细胞或成纤维细胞组成,多呈短交织状、编织状或席纹状排列,可见多少不等的核分裂象。此外,病变内常可见泡沫样组织细胞、含铁血黄素性吞噬细胞和多核性巨细胞(图 15-53A),间质内可见多少不等的含铁血黄素沉着。如肿瘤主要由形态相对一致的梭形成纤维细胞样细胞组成时,也称为真皮纤维瘤(dermatofibroma)。如肿瘤内含有大量的图顿巨细胞并常伴有较多的泡沫样组织细胞时也称为纤维黄色瘤(fibroxanthoma)(图 15-53B)。如肿瘤含有毛细血管时曾被称为硬化性血管瘤,间质内常见大量的含铁血黄素沉着,并可见灶

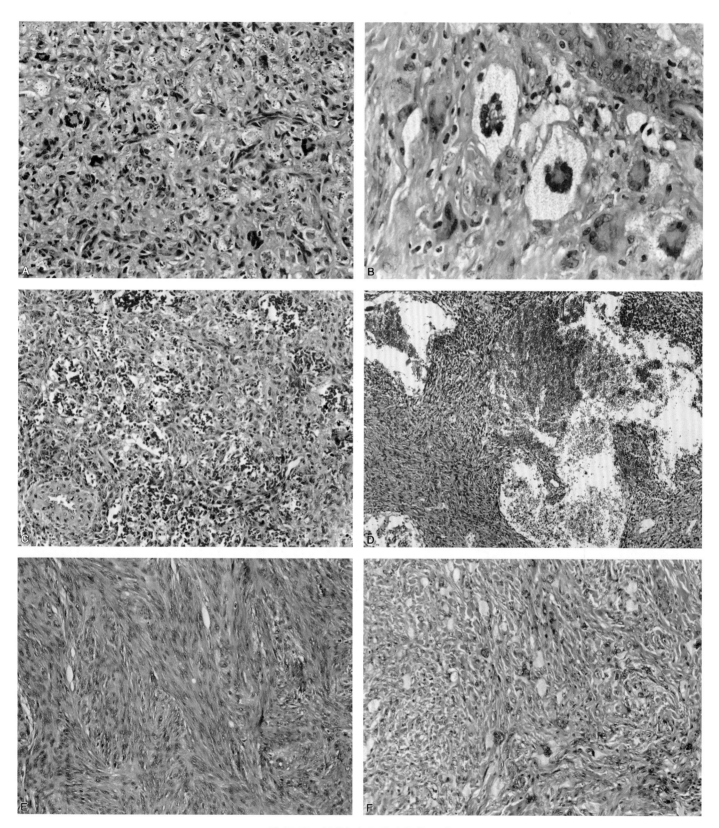

图 15-53 纤维组织细胞瘤及其亚型

A. 肿瘤内常可见泡沫样组织细胞、含铁血黄素性吞噬细胞和多核性巨细胞;B. 纤维黄色瘤以含有大量的图顿巨细胞为特征;C. 硬化性血管瘤内含有丰富的血窦样毛细血管;D. 动脉瘤样纤维组织细胞瘤内含有大的扩张性血管样腔隙;E. 富于细胞性纤维组织细胞瘤;F. 非典型性纤维组织细胞瘤

F15-53E　ER

性出血、散在的慢性炎症细胞浸润和图顿巨细胞反应（图15-53C）。如病变内含有较多扩张的海绵状血管瘤样腔隙或大的血管样腔隙时，也称为动脉瘤样纤维组织细胞瘤（aneurysmal fibrous histiocytoma）（图15-53D），当病变内含有大量的含铁血黄素沉着时，也称为含铁血黄素沉着性真皮纤维瘤（hemosiderotic dermatofibroma），可被误诊为恶性黑色素瘤。

2. 富于细胞性纤维组织细胞瘤（cellular fibrous histiocytoma）　由成分相对单一的呈条束状或席纹状排列的梭形成纤维细胞样细胞组成[82]，瘤细胞丰富、致密，但无明显异型性（图15-53E），常可见核分裂象（平均3/10HPF），有时可达10/10HPF，但一般无病理性核分裂。部分病例病变中央可见坏死或梗死。20%～30%的病例可发生局部复发，极少数会发生转移，以区域淋巴结和肺最常见。临床上宜参照中间型肿瘤处理，以局部扩大切除为主，术后需注意随访和复查。

3. 非典型纤维组织细胞瘤（atypical fibrous histiocytoma，AFH）　在经典的纤维组织细胞瘤的背景中出现核大深染、核形不规则的多形性细胞或畸形细胞[83-84]，但核分裂象多难以见到（图15-53F），少数病例可找见少量核分裂象，甚至可出现病理性核分裂象。

4. 深部纤维组织细胞瘤（deep fibrous histiocytoma）　发生于皮下或深部软组织[85]，形态学上与发生于真皮的纤维组织细胞瘤相似，但境界较为清楚，可有纤维性假包膜，镜下瘤细胞偏丰富，常可见血管外皮瘤样排列。

5. 上皮样纤维组织细胞瘤（epithelioid fibrous histiocytoma）　由胞质丰富嗜伊红色的上皮样细胞组成，常呈镶嵌状排列。瘤内富含小血管，部分病例的间质可伴有明显的胶原化或玻璃样变。分子检测可显示 ALK 基因重排[86]。

6. 脂质化型（lipidized variant）　镜下见大量的泡沫样组织细胞聚集，可见少量的巨噬细胞，间质内含有大量玻璃样变的胶原纤维[87]，常呈网格状。局部区域可见经典的纤维组织细胞瘤形态。病变内血管丰富，血管壁可伴有玻璃样变。

7. 其他少见亚型　包括瘢痕疙瘩样、斑块样 CD34＋真皮纤维瘤、透明细胞性、颗粒细胞性、黏液样、栅栏状、气球细胞样和伴有破骨样巨细胞的骨化性等。

【免疫组化】经典型纤维组织细胞瘤无特异性的标记。部分病例可灶性表达 α-SMA、calponin 和 CD34。肿瘤内的泡沫样组织细胞和图顿巨细胞表达 CD68（KP-1 或 PGM1）和 CD163 等组织细胞性标记。上皮样纤维组织细胞瘤可表达 ALK。

【遗传学】上皮样纤维组织细胞瘤可涉及 ALK 基因重排，形成 VCL-ALK 和 SQSTM1-ALK 融合基因。

【鉴别诊断】

（1）结节性筋膜炎：多位于皮下或浅筋膜，细胞组成单一，主要由增生的肌成纤维细胞组成，一般很少见到纤维组织细胞瘤中的未分化间叶细胞、图顿巨细胞和含铁血黄素性吞噬细胞等成分，但在少数病例内可见到多少不等的破骨样巨细胞，偶可见少量的泡沫样组织细胞。免疫组化标记显示，结节性筋膜炎中的梭形肌成纤维细胞多弥漫强阳性表达 α-SMA，FISH 检测可显示 USP6 基因相关易位。

（2）隆突性皮纤维肉瘤：当纤维组织细胞瘤中的瘤细胞成分相对单一，并在局部区域显示较为明显的席纹状结构时，容易被误诊为隆突性皮纤维肉瘤，但纤维组织细胞瘤不表达 CD34 或仅为灶性表达，FISH 检测 PDGFB 基因相关易位为阴性。

（3）低度恶性纤维组织细胞性肿瘤或低度恶性肌成纤维细胞性肿瘤：部分纤维组织细胞瘤可富于细胞，并可见核分裂象，免疫组化标记显示瘤细胞可表达 α-SMA，特别是一些病例可发生局部复发，易被误诊为低度恶性的肿瘤。

【预后】纤维组织细胞瘤属良性肿瘤，完整切除后多可治愈，局部复发率<5%，多为切除不净所致。极少数经典型纤维组织细胞瘤和动脉瘤样纤维组织细胞瘤可发生区域淋巴结甚至肺转移，也称转移性纤维组织细胞瘤，无病理学参数可供预测转移危险性。

（二）腱鞘巨细胞瘤

腱鞘巨细胞瘤（giant cell tumor of tendon sheath）是一种起源于关节、滑囊和腱鞘滑膜的肿瘤，按照生长方式（局限性或弥漫性）分为局限型和弥漫型，发生于关节腔内也称为色素性绒毛结节性滑膜炎（pigmented villonodular synovitis，PVNS）。

1. 局限型（localized type）

【临床表现】好发于30～50岁的中青年，女性多见，女∶男为2∶1。好发于手指（85%），10%病例可侵蚀骨。其他部位包括腕、膝、踝和足趾，非关节区的臂部和臀部也可发生。临床上表现为缓慢性生长的无痛性小结节，大小在数年内可保持不变。部分病例有外伤。

【大体】境界清楚，可呈分叶状，部分有包膜，近腱膜处（底部）可有凹陷，平均直径为 1.1cm，范围为 0.5～6cm，切面呈灰白、灰黄色或棕色。

【光镜】镜下常呈多结节状，结节之间为纤维性间隔。肿瘤由比例不等的小单核组织细胞样细胞、大圆形上皮样滑膜细胞、泡沫样组织细胞（可伴有图顿巨细胞）和多少不等的破骨样多核巨细胞组成（图15-54），肿瘤内常可见裂隙、假腺腔或假腺泡样结构，间质可伴有不同程度的胶原化，有时可类似骨样组织。小单核组织细胞样细胞呈圆形、卵圆形或短梭形，胞质淡染，核呈圆形或肾形，常可见核沟。大圆形上皮样滑膜细胞的胞质呈嗜伊红色，核呈圆形，染色质空泡状,可见核仁,部分细胞内可见含铁血黄素沉着。约半数病例可见核分裂象,平均为 3 ~ 5/10HPF,范围为 1 ~ 20/HPF。

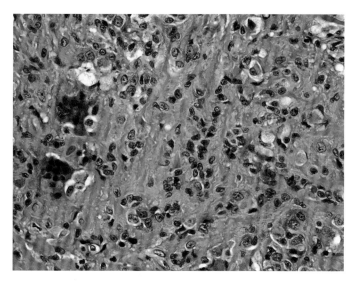

图 15-54　局限型腱鞘巨细胞瘤
由比例不等的滑膜样圆形单核细胞、破骨样多核巨细胞和泡沫样组织细胞组成

【免疫组化】 小单核组织细胞表达 KP-1、PGM-1 和 CD163,大圆形上皮样滑膜细胞表达 clusterin。~ 50% 的病例可有散在的 desmin 阳性细胞。多核巨细胞表达 KP-1、PGM-1、CD45 和耐酒石酸之酸性磷酸酶(tartrate-resistant acid phosphatase,TRAP),但不表达 CD163。

【遗传学】 多数病例涉及 CSF1 基因(1p13)易位,常与 COL6A3(2q35)形成 COL6A3-CSF1 融合基因。

【预后】 4% ~ 30% 的病例可局部复发。复发的危险因素包括:退变性关节病、肿瘤位于指骨远端、位于拇指的指节间和有骨的侵蚀等。

2. 弥漫型(localized type)

【临床表现】 较少见,多见于青年人,半数在 40 岁以下,女性略多见,可发生于关节内或关节外。发生于关节内者好发于膝(75%),其次为臀部(15%),以及踝、肘和肩部。少数可发生于颞下颌和骶髂关节。关节外病变多见于膝、大腿和足。少见部位包括手指、腕、腹股沟和足趾,多位于关节旁软组织内,但也可完全位于肌肉内和皮下。临床上多表现为患肢疼痛、触痛、肿胀和关节活动受限,病史较长,可长达数年。因病变呈局部侵袭性生长,约半数患者可局部复发,但不转移。

【大体】 体积较大(>5cm),位于关节内者于滑膜表面可见绒毛状、结节状或绒毛结节状突起,质地坚实或呈海绵状,切面呈灰白、灰黄或棕褐色,与周围软组织分界不清。位于关节外者多呈多结节状。

【光镜】 肿瘤弥漫片状生长,常浸润周围软组织。低倍镜下可见宽窄不等的绒毛状结构,绒毛表面被覆数层滑膜细胞(图 15-55A)。常可见被覆滑膜样细胞的大的裂隙、假腺样或假腺泡状结构。肿瘤由小单核组织细胞样细胞、大多边形上皮样滑膜细胞、破骨样多核巨细胞和多少不等的泡沫样组织细胞组成。大圆形或多边形细胞的胞质周边常可见含铁血黄素沉着(图 15-55B)。与局限型腱鞘巨细胞瘤相比,破骨样多核巨细胞的数量相对较少,20% 病例可缺如或很少见到。间质散在淋巴细胞、浆细胞浸润。

【免疫组化】 同局限型。

【遗传学】 多数病例涉及 CSF1 基因(1p13)易位,可与 COL6A3(2q35)融合。部分病例显示 5 号和 7 号染色体呈三倍体。

【预后】 局部复发率为 20% ~ 50%,可发生多次复发。少数情况可发生恶变,可与放射相关。极罕见情况下可发生转移。

(三) Neurothekeoma

Neurothekeoma 是一种发生于皮肤的间叶性肿瘤,其中

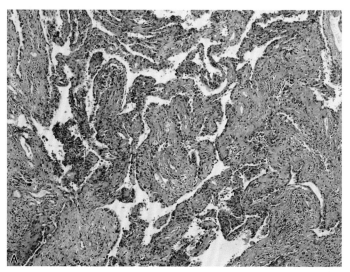

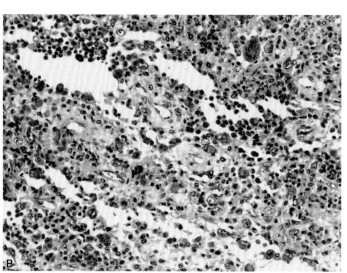

图 15-55　弥漫性腱鞘巨细胞瘤
A. 低倍镜下显示绒毛状结构;B. 常可见被覆滑膜样细胞的大的裂隙、假腺样或假腺泡状结构

的 theke 是希腊语,代表神经鞘,但免疫组化标记显示,瘤细胞不表达 S-100 蛋白,电镜观察显示也缺乏施万细胞或神经支持(细胞)分化,基因表达谱上也与神经鞘黏液瘤有所不同,接近于纤维组织细胞瘤。目前 Neurothekeoma 尚无对应的中文名称,如将其翻译为神经鞘黏液瘤会与真正的神经鞘黏液瘤(nerve sheath myxoma)相混淆。

【临床表现】多发生于儿童和青少年,80% 的病例在 30 岁以下,平均年龄为 25 岁,中位年龄为 17 岁。女性略多见[88]。临床上多表现为皮肤缓慢性生长的无痛性结节或肿块,好发于头颈部和上肢近端,部分病例位于躯干和大腿,少数病例可发生于手和足。

【大体】位于真皮和皮下,极少数情况下,位于深部软组织内。结节直径多在 1cm 或以下,很少超过 2cm。切面呈灰白色,质地较坚实,富有黏液时可柔软。

【光镜】在真皮内成簇或呈多个小结节状生长,结节之间为纤维性间隔,结节由梭形细胞和嗜伊红色类圆形上皮样细胞组成,偶可含有多核巨细胞(图 15-56)。结节内一般不含有或仅含有少量的黏液,黏液如<10% 可称为富于细胞型(cellular type),如超过 10% 但不到 50% 可称为混合型(mixed-type),如>50% 可称为黏液样型(myxoid type)。瘤细胞多无明显的异型性,核分裂象多少不等(0~5/25HPF),通常较为少见,少数病例可超过 10/25HPF。

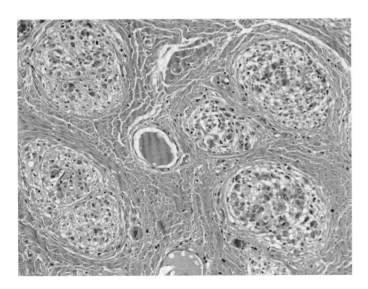

图 15-56　Neurothekeoma
由多结节状分布的嗜伊红色类圆形上皮样细胞组成,偶有多核巨细胞

【免疫组化】瘤细胞表达 CD63(NKI-C3)、CD10 和 MiTF,也可表达 CD99,约 60% 的病例表达 PGP9.5,38% ~ 57% 的病例还表达 α-SMA。不表达 S-100 蛋白。

【鉴别诊断】

(1)神经鞘黏液瘤:黏液样 NTK 可被误诊为神经鞘黏液瘤,因为两者在形态上非常相似,或难以区分。神经鞘黏液瘤多发生于肢体远端,特别是手、腕部和手指部位,神经鞘

黏液瘤中的瘤细胞为施万细胞,常在结节内形成条索样或合体样排列,并强阳性表达 S-100 蛋白、SOX10 和 GFAP,不表达 CD10。

(2)丛状纤维组织细胞瘤:肿瘤位于真皮深层和皮下,由多个结节组成,结节内由圆形或卵圆形单核细胞和破骨样多核细胞组成,结节周围可见增生的梭形成纤维细胞和肌成纤维细胞束。与 NTK 可能是一个瘤谱。

(3)其他:包括上皮样真皮纤维瘤和丛状 Spitz 痣和网状组织细胞瘤等。

【预后】局部复发率约为 15%。易于复发的因素包括:黏液样型、位于面部、切除不净和女性患者。

二、中间性肿瘤

(一)丛状纤维组织细胞瘤

丛状纤维组织细胞瘤(plexiform fibrohistiocytic tumor, PFHT)是一种好发于儿童和青少年肢体浅表皮下的纤维组织细胞性肿瘤,以多结节状或丛状的生长方式为特征。

【临床表现】主要发生于儿童和青少年,半数在 20 岁以下。两性均可发生。好发于上肢[89-90],尤其是前臂、手和腕部,其次为下肢、躯干和头颈部。临床上多表现为皮肤及皮下缓慢性生长的无痛性肿块。

【大体】肿块位于皮下脂肪组织内,常延伸至真皮,分叶状或多结节状,直径为 0.3~8cm,多数小于 3cm,切面呈灰白色。

【光镜】肿瘤位于真皮深层和皮下交界处,由丛状分布的多个小结节组成(图 15-57)。高倍镜下,小结节由单核样组织细胞、梭形成纤维细胞样细胞和破骨样多核巨细胞构成,依据三种细胞成分所占比例可分为纤维组织细胞瘤样型(由单核组织细胞样和破骨样多核巨细胞组成)、成纤维细胞型(破骨样多核巨细胞可缺如)和混合型。瘤细胞无明显的异型性,可见核分裂象,但通常<3/10HPF。

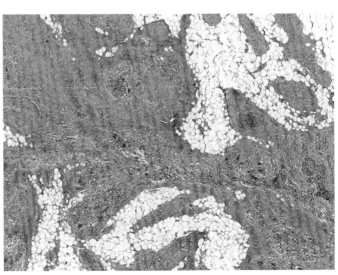

图 15-57　丛状纤维组织细胞瘤
由丛状分布的多个小结节组成

【免疫组化】　单核和破骨样多核巨细胞表达 CD68,梭形细胞表达 vimentin、α-SMA 和 MSA,不表达 MiTF。

【遗传学】　迄今为止仅有 3 例报道,1 例细胞遗传学表型为 46,XY,−6,−8,del(4)(q25;q31),del(20)(q11.2),+der(8)t(8;?)(p22;?),+mar,1 例为 46,XY,t(4;15)(q21;q15),1 例为 46,X,del(X)(q13)[3]/46,XX[23]。

【预后】　局部复发率为 12.5%~37.5%,少数可发生区域淋巴结转移(6%),甚至远处(肺)转移。

(二) 软组织巨细胞瘤

软组织巨细胞瘤(giant cell tumor of soft tissue,GCT-ST)是一种原发于软组织内的巨细胞瘤,临床上和组织学上均与发生于骨内的巨细胞瘤相同。

【临床表现】　多发生于中年人,年龄范围为 5~89 岁,两性均可发生,男性略多见。最常见于四肢,特别是手臂、大腿、膝和小腿,其次为躯干和头颈部。60% 的病例发生于浅表软组织内,40% 位于深部[91]。临床上表现为无痛性肿块,术前平均病程为 6 个月。X 线检查示肢体骨完好,病变位于软组织内,肿块周围常可见钙化影。

【大体】　肿块呈结节状,周界清晰,直径为 0.7~10cm,平均为 3cm。切面呈红褐色或灰褐色,周边常伴有钙化。

【光镜】　低倍镜下呈多结节状,结节之间为厚薄不一的纤维结缔组织间隔。结节由单核细胞和破骨样多核巨细胞混合组成,间质内含有丰富的血管,可伴有出血(图 15-58)。50% 的病例内可见编织状的化生性骨,30% 的病例内可见充满血液的腔隙。

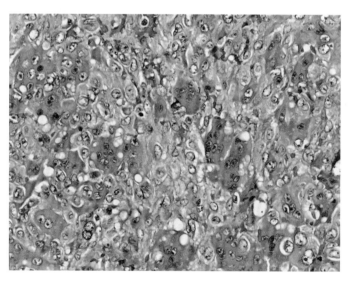

图 15-58　软组织巨细胞瘤
由单核细胞和破骨样多核巨细胞所混合组成

F15-58　ER

【免疫组化】　单核和破骨样多核巨细胞均表达 vimentin 和 CD68,部分单核细胞尚可表达 α-SMA,破骨样多核巨细胞还可表达和玻连蛋白受体(vitronectin receptor),单核样细胞表达核因子 κB 配体受体激活子(receptor activator for nuclear factor kappa B ligand,RANKL)。破骨样巨细胞可表达 TRAP。

【鉴别诊断】　应注意与巨细胞性未分化肉瘤、腱鞘巨细胞瘤和丛状纤维组织细胞瘤相鉴别。

【预后】　局部复发率为 12%~24%,极少数病例可发生远处转移。

三、恶性腱鞘巨细胞瘤

恶性腱鞘巨细胞瘤分为原发性和继发性。原发性腱鞘巨细胞瘤初发时即表现为恶性的组织学特征,继发性腱鞘巨细胞瘤多由典型的腱鞘巨细胞瘤恶变而来。这些肿瘤具有以下组织学特点:①分裂活性明显增高(核分裂象>20 个/10HPF);②单核样细胞呈梭形,细胞核增大,核仁明显;③组织细胞样细胞有丰富的嗜酸性胞质;④坏死;⑤间质黏液样变性。

第五节　平滑肌肿瘤

一、平滑肌瘤

(一) 平滑肌错构瘤

平滑肌错构瘤(smooth muscle hamartoma)是一种发生于新生儿和婴儿的平滑肌增生[92],主要发生于腰骶部和肢体,表现为丘疹或稍硬的结节样斑块,偶可呈线样或毛囊周丘疹。病变处常有色素沉着,毛发相对较多,直径范围多<10cm。镜下于真皮内或浅表皮下可见水平状或结节状排列的平滑肌束,形态上类似竖毛肌(图 15-59A),表皮多有增生和基底细胞色素沉着。免疫组化标记显示 α-SMA(图 15-59B)、calponin、h-CALD 和 desmin 和阳性。

(二) 浅表性平滑肌瘤

浅表性平滑肌瘤(superficial leiomyoma)是一种发生于皮肤的平滑肌瘤,包括竖毛肌瘤和外生殖区平滑肌瘤[93]。

1. 竖毛肌瘤或称立毛肌瘤(piloleiomyoma)　是一种起自于皮肤竖(立)毛肌的良性平滑肌瘤。

【临床表现】　多发生于青少年,常为多发性,好发于面部、背部和肢体的伸侧面(尤其是小腿和上臂),呈红棕色小丘疹样,直径多为数毫米(<2cm)。病变生长缓慢,常为新旧病灶共存。常伴有疼痛感,特别是在受到寒冷刺激时。少数病例有家族史。

【光镜】　肿瘤位于真皮层内,周界不清,常与周围的胶原组织相混杂,半数以上的病例伴有表皮增生。肿瘤由结节状排列的平滑肌细胞组成(图 15-60),结节之间为宽大的纤维结缔组织间隔,类似扩大的竖毛肌,平滑肌细胞也可呈条

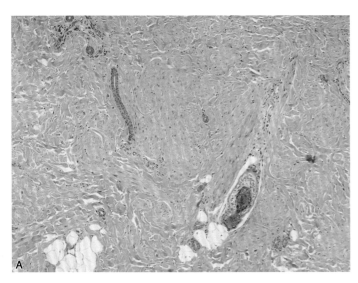
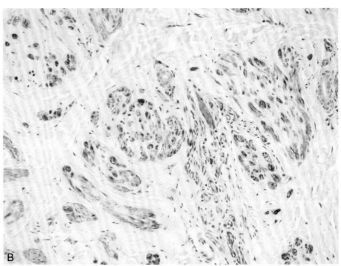

图 15-59 平滑肌错构瘤
A. 真皮内水平状或结节状增生的平滑肌束;B. α-SMA 标记

束状或紊乱状排列。一部分病例内可见到核分裂象,但少于1/10HPF。瘤细胞核可因退变而显示多形性,但不见核分裂象(symplastic pilar leiomyoma)[94],类似子宫奇异性平滑肌瘤,偶可发生恶变[95]。

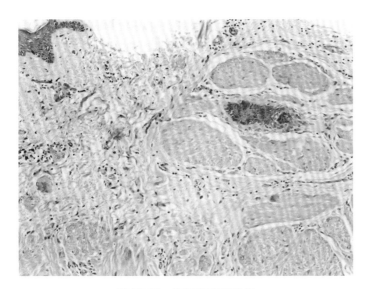

图 15-60 竖毛肌平滑肌瘤
真皮内结节状增生的平滑肌

【免疫组化】瘤细胞表达 α-SMA、MSA、h-CALD、calponin 和 desmin。

【遗传学】一些多发性家族性病例显示胚层富马酶(fumarate hydratase,FH)基因(1q43)突变(该基因涉及三羧酸循环),为常染色体显性遗传,可伴有遗传性平滑肌瘤病和乳头状肾细胞癌(hereditary leiomyomatosis and renal cell carcinoma,HLRCC)[95],也称 Reed 综合征,多有多发性皮肤平滑肌瘤(FH 突变)和子宫平滑肌瘤,后者常发生于青年女性,多发性,瘤细胞丰富并可有异型性,核仁常呈嗜伊红色包涵体样,周围有空晕。

【鉴别诊断】有时需注意与发生于成年人的肌纤维瘤相鉴别,后者虽也可表达 actins,但一般不表达 desmin 和 h-CALD。

2. 外生殖区平滑肌瘤(external genital leiomyoma) 是一种发生于外生殖区皮肤的平滑肌瘤。

【临床表现】患者若为女性,则主要发生于外阴,尤其是大阴唇,部分病例也可发生于乳头和乳晕;患者若为男性,则主要发生于阴囊和附睾,部分病例也可发生于精索和睾丸等处。临床上表现为无痛性的结节,直径多在 2cm 以下,偶有体积达 6cm 及以上者。

【光镜】与竖毛肌平滑肌瘤不同的是,本瘤界限相对清楚,并富于细胞,形态上主要有梭形细胞型、上皮样细胞型和黏液/玻璃样变性型三种类型(图 15-61),可混杂存在。少数病例中瘤细胞显示明显的畸形,主要表现为核大、深染和不规则形,即所谓的奇异型平滑肌瘤。

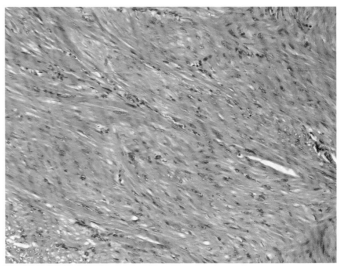

图 15-61 外生殖区平滑肌瘤
条束状增生的平滑肌束

值得注意的是,位于外生殖区的平滑肌瘤有时可富于细胞,外阴平滑肌瘤中也可见到少量的核分裂象(≤5/10HPF),尤其是在妊娠期,可能与激素刺激有关。另外,位于阴囊和睾丸的平滑肌瘤如出现核异型,在诊断为奇异型平滑肌瘤之前,应仔细寻找核分裂象,因后者的出现往往提示为恶性。

对于发生于外阴的平滑肌肿瘤,Nielson 等提出如肿瘤符合下列参数中的三种或四种,则要考虑为肉瘤性病变:①肿瘤直径≥5cm;②核分裂象≥5/10HPF;③肿瘤的边界呈浸润性;④瘤细胞显示中至高度的异型性。如肿瘤仅符合上述参数中的一种,应诊断为平滑肌瘤,如符合两种,则可采用非典型性平滑肌瘤或非典型性平滑肌肿瘤(atypical leiomyoma or atypical SMT)来诊断[96]。

【免疫组化】瘤细胞表达 α-SMA、MSA、h-CALD 和 desmin,外阴病例可表达 ER 和 PR。

【鉴别诊断】发生于男性的外生殖区平滑肌瘤需与位于睾丸附件的平滑肌增生而形成的肿块鉴别,后者不呈交织的条束状排列。发生于女性的外生殖区平滑肌瘤,特别是具有上皮样形态或伴有黏液样变性者,应注意与血管肌成纤维细胞瘤、侵袭性血管黏液瘤和乳腺型肌成纤维细胞瘤等肿瘤相鉴别。

(三) 深部平滑肌瘤

深部平滑肌瘤(deep leiomyoma)是指发生于深部软组织(包括肢体、腹膜后、腹盆腔)的平滑肌瘤[97]。

【临床表现】主要发生于成年人,特别是中年人。有两种类型:一种为躯体深部软组织平滑肌瘤,两性均可发生,肿瘤多位于肢体,尤其是大腿,也可位于臀部,位于深部皮下或骨骼肌,肿瘤常伴有钙化[98];另一种为盆腔腹膜后/腹腔平滑肌瘤,主要发生于女性患者,特别是中青年女性,肿瘤位于盆腔、腹膜后和腹腔(包括肠系膜或大网膜)[99],体积通常比较大,被视为"发生于子宫外的子宫平滑肌瘤",也称为妇科型或子宫型平滑肌瘤,因瘤细胞常表达 ER,又称为 ER + (Müllerian)平滑肌瘤。

【大体】躯体深部软组织平滑肌瘤周界清晰,直径为 2.5~15cm,平均为 7.7cm,多数为 5cm 左右,切面呈灰白色,编织状,质地坚韧,部分病例可伴有灶性钙化。腹膜后/腹腔平滑肌瘤:周界也比较清晰,但肿瘤的体积相对较大,可为多结节性,平均直径为 14~16cm,范围为 2.5~37cm,切面呈灰白色或灰红色,部分病例可呈黏液样。

【光镜】躯体深部软组织平滑肌瘤由交织条束状排列的平滑肌细胞组成(图 15-62A),核无异型性,核分裂象罕见(<1/50HPF),肿瘤内不见凝固性坏死,部分病例内可见钙化。腹膜后/腹腔平滑肌瘤的光镜形态与子宫平滑肌瘤相似,由束状或交织状排列的平滑肌束组成,瘤细胞也可呈索样或梁状排列(图 15-62B),间质常玻璃样变性或黏液样变等退行性改变。部分病例内,瘤细胞可呈上皮样(上皮样平滑肌瘤,epithelioid leiomyoma)。约20%的盆腔腹膜后/腹腔平滑肌瘤中可见到核分裂象,可达 5/50HPF,且无非典型性核分裂,瘤细胞无异型性,肿瘤内也不见凝固性坏死。部分肿瘤内还可出现多少不等的成熟脂肪组织,称脂肪平滑肌瘤(lipoleiomyoma),但如脂肪组织较多,则宜诊断为肌脂肪瘤。少数肿瘤内可见核深染、形状不规则的畸形细胞,与子宫奇异型平滑肌瘤相似,但不见核分裂象,也无凝固性坏死。

【免疫组化】瘤细胞表达 α-SMA、MSA、desmin 和 h-CALD,不表达 HMB45。腹膜后/腹腔平滑肌瘤的瘤细胞常表达 ER 和 PR,而躯体深部软组织平滑肌瘤不表达 ER 和 PR。

【鉴别诊断】对于一个体积较大、发生于躯体深部软组织的平滑肌肿瘤,在诊断为良性平滑肌瘤之前,一定要注意多取材和多作切片,因为一些分化良好的平滑肌肉瘤完全可以有核分裂不活跃、形态上酷似良性平滑肌瘤的区域;而对于一个发生盆腔腹腔/腹膜后的平滑肌肿瘤,特别是当患者为中年女性时,在诊断为分化良好的平滑肌肉瘤之前,应想到是否为深部平滑肌瘤,并行 ER 和 PR 标记。另一需要鉴

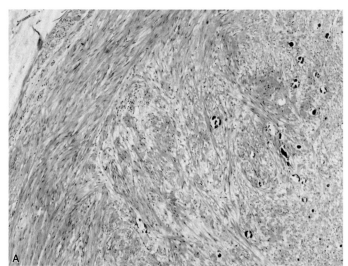
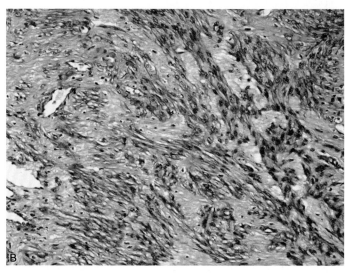

图 15-62 深部平滑肌瘤
A. 躯体深部软组织平滑肌瘤,间质内可见钙化;B. 腹腔平滑肌瘤,镜下形态与子宫平滑肌瘤相似

别的肿瘤是 PEComa,部分以梭形细胞为主的 PEComa 镜下与平滑肌瘤非常相似,需要加做 HMB45 等色素细胞标记加以鉴别。

【预后】极少数病例可发生局部复发,多因初次手术切除不净所致,尤其是采用腹腔镜手术者。一些复发性病例可呈多灶性或在腹盆腔内播散性生长,易被误认为是恶性肿瘤。

(四) 腹膜播散性平滑肌瘤病

腹膜播散性平滑肌瘤病(leiomyomatosis peritonealis disseminata)是一种发生于腹膜表面、由多灶性平滑肌或平滑肌样结节所组成的病变,绝大多数病例发生于女性,半数以上发生于怀孕女性,其余病例发生于服用口服避孕药的患者,提示肿瘤发生与激素水平有关。非常少见,同义词为弥漫性盆腔平滑肌瘤病(diffuse peritoneal leiomyomatosis)。

(五) 静脉内平滑肌瘤病

静脉内平滑肌瘤病(intravenous leiomyomatosis)是一种发生于静脉内的结节状平滑肌细胞增生,多发生于子宫肌壁间的静脉内,可延伸至子宫静脉或盆腔静脉,少数病例可延伸至下腔静脉,偶可达右侧心脏甚至肺组织。镜下于静脉内可见增生的平滑肌结节(图 15-63)。

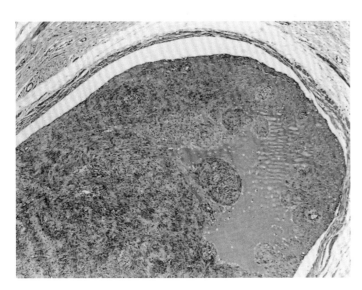

图 15-63　静脉内平滑肌瘤病
血管内可见增生的平滑肌结节

F15-63　ER

(六) 淋巴结内血管肌瘤样错构瘤

淋巴结内血管肌瘤样错构瘤(angiomatous hamartoma of lymph node)是一种好发于腹股沟淋巴结的血管和平滑肌增生。大体上,淋巴结增大,直径为 1 ~ 3.5cm,中位直径为

2cm,切面为灰白色肿瘤组织所取代。镜下于淋巴结门部可见增生性的厚壁血管,并从门部向淋巴结实质内延伸,血管周为增生的平滑肌组织(图 15-64),排列紊乱,但与血管关系较为密切。

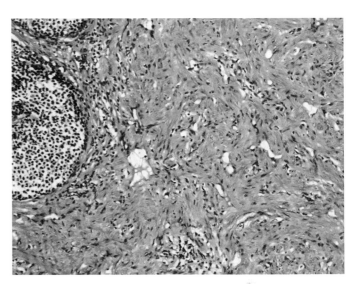

图 15-64　淋巴结内血管肌瘤样错构瘤
淋巴结门部血管周围为增生的平滑肌组织

(七) 发生于实质脏器的平滑肌瘤

消化道、支气管、膀胱和肾等部位可有平滑肌瘤发生,其中发生于消化道者包括壁内型(mural leiomyoma)和黏膜肌型(muscularis mucosae leiomyoma)(图 15-65),前者可被误诊为胃肠道间质瘤。

(八) EBV 相关性平滑肌肿瘤

EBV 相关性平滑肌肿瘤(EBV associated smooth muscle tumor,EBV-SMT)是一种分化良好的平滑肌肿瘤,常为多发性(>50%),与 EBV 感染相关,可发生于成年人和儿童,中位年龄为 30 岁,年龄范围为 1 ~ 66 岁。女性多见(55% ~ 67%)。多发生于免疫抑制患者。主要发生于实质脏器、皮肤和软组织,其中 HIV 相关性(50%)多发生于中枢神经系统,移植相关性(45%)多发生于肝脏,其次为肺、喉、胃肠道和中枢神经系统,先天性免疫缺陷性多发生于肺、喉,其次为中枢神经系统、肝、肾上腺和脾脏等。中位直径为 3 ~ 4cm,范围为 0.7 ~ 21cm。临床上可表现疼痛和器官功能障碍,晚期(中位数为 48 个月)可有移植或免疫抑制并发症。镜下肿瘤境界清楚,由条束状增生的平滑肌组成,半数病例内可见原始的圆形细胞,核分裂象 1 ~ 3/10HPF,仅少数病例显示肉瘤样形态,肿瘤内含有 T 淋巴细胞。免疫组化标记显示,瘤细胞表达 α-SMA,半数表达 desmin,可表达 CD21。原位杂交显示 EBER 阳性。

二、平滑肌肉瘤

(一) 浅表性平滑肌肉瘤

浅表性平滑肌肉瘤(superficial leiomyosarcoma)包括真

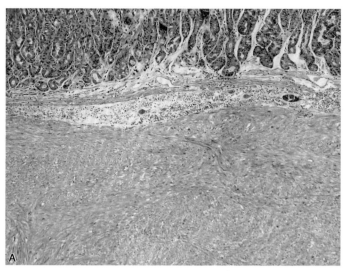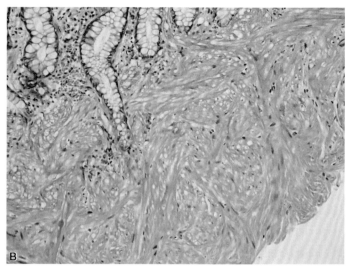

图 15-65　消化道平滑肌瘤
A. 壁内型肿瘤位于胃壁内,周界清楚;B. 黏膜肌型,增生的平滑肌与黏膜肌有移行

皮或真皮内平滑肌肉瘤(dermal leiomyosarcoma)、皮下平滑肌肉瘤(subcutaneous leiomyosarcoma)和继发性平滑肌肉瘤(secondary leiomyosarcoma)三种类型。绝大多数的真皮平滑肌肉瘤可能起自于竖毛肌,位于阴茎和睾丸等外生殖区的肿瘤则可能起自于生殖肉膜肌或勃起肌(genital dartoic or erector muscle)。皮下平滑肌肉瘤可能起自于血管的平滑肌。继发性平滑肌肉瘤由皮肤外平滑肌肉瘤转移至皮肤所致。

【临床表现】真皮平滑肌肉瘤可发生于任何年龄段,但多发生于 50～70 岁的中老年人,平均年龄为 56 岁,极少发生于儿童。好发于躯干和四肢的伸侧面,也可位于头颈部。多表现为单个痛性结节,也可为无痛性或无特殊症状。起病之初生长均较缓慢,约 13% 的病例在随后的时间里可迅速增大。

【大体】真皮平滑肌肉瘤的直径多在 2.0cm 以下,平均 1.3cm,界限多不清,皮下平滑肌肉瘤的周界相对清楚,结节直径为 0.4～6.0cm。可有纤维性假包膜。切面呈灰白色,漩涡状。

【光镜】真皮平滑肌肉瘤位于真皮内,皮下平滑肌肉瘤位于皮下,可累及真皮。均由交织短条状或长条束状排列的嗜伊红色梭形细胞组成(图 15-66),核有异型,核端可呈雪茄样,核分裂象易见(多>2/10HPF)。少数病例由成片或成巢的圆形或多边形细胞组成(上皮样)[100],另一些病例间质伴有大量的结缔组织增生或胶原化(硬化性)。

【免疫组化】瘤细胞表达 α-SMA、MSA、h-CALD、desmin 和 calponin。

【预后】真皮平滑肌肉瘤的预后较好,局部复发率为 5%～50%,极少发生远处转移,故有学者将其命名为真皮非典型性平滑肌肿瘤(dermal atypical smooth muscle tumor)[101]。皮下平滑肌肉瘤的局部复发率为 50%～70%,转移率为 30%～40%,多转移至肺、肝和骨等部位。

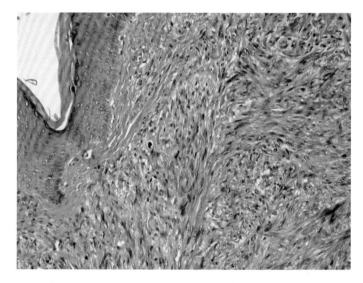

图 15-66　真皮平滑肌肉瘤
肿瘤位于真皮内,核有异型,可见核分裂象

(二) 深部平滑肌肉瘤

深部平滑肌肉瘤(deep leiomyosarcoma)是一种发生于深部软组织的平滑肌恶性肿瘤,占所有软组织肉瘤的 5%～10%。

【临床表现】多发生于中老年患者,儿童和青少年也可发生[102],但较为少见。大致包括三组:①第一组发生于盆腔、腹膜后或腹腔,约占 75%;②第二组发生于大血管,包括下腔静脉及其主要分支和下肢静脉。平滑肌肉瘤是大血管最常见的软组织肉瘤类型;③第三组为发生于其他部位的平滑肌肉瘤,多位于四肢,平滑肌肉瘤约占四肢软组织肉瘤的 10%～15%,其次为躯干,偶可位于睾丸旁、肺、胃肠道、膀胱、前列腺、卵巢、头颈部(包括鼻腔和咽部)和骨等处[103]。约 2/3 的腹膜后平滑肌肉瘤发生于女性,中位年龄为 60 岁。临床症状包括腹胀、腹痛和腹部包块,以及体重减轻、恶心和呕吐等。术中常见肿块累及周围组织,如肾脏、胰腺和腰椎等,常不能完整切除。

【大体】位于腹膜后者肿块体积多较大,直径为 7.5～35cm,平均达 16cm,位于肢体者相对较小,平均为 6cm。多数肿瘤的切面呈灰白色,鱼肉状,伴有灶性出血、坏死或囊性变。

【光镜】分化较好和分化中等的平滑肌肉瘤主要由平行束状或交织束状排列的嗜伊红色梭形细胞组成(图 15-67A),核居中,核两端较钝或呈雪茄样,有时可有核端空泡,局部区域可见散在核深染形状不规则的瘤巨细胞。核分裂象在病例之间多少不等,但 80% 以上的肿瘤核分裂象 ≥5/10HPF。肿瘤内多富于血管,并常见瘤细胞围绕血管

生长,部分区域可呈血管外皮瘤样排列。肿瘤内常见凝固性坏死。在分化较差的平滑肌肉瘤内,瘤细胞显示明显的多形性和异型性(多形性)[104],瘤细胞的核大、深染,多不居中排列,常见多核瘤巨细胞(图 15-67B),核分裂象易见,包括非典型性核分裂。部分病例中的瘤细胞可呈上皮样(上皮样 LMS)(图 15-67C),胞质可呈嗜伊红色细颗粒样(颗粒细胞样 LMS),或含有较多的破骨样巨细胞(富含巨细胞性 LMS)[105],或出现多形性未分化肉瘤样区域(去分化 LMS)[106-107]。间质内可含有较多的淋巴细胞(炎症性 LMS)[108],或伴有明显的黏液样变性(黏液样 LMS)(图 15-67D)[109]。

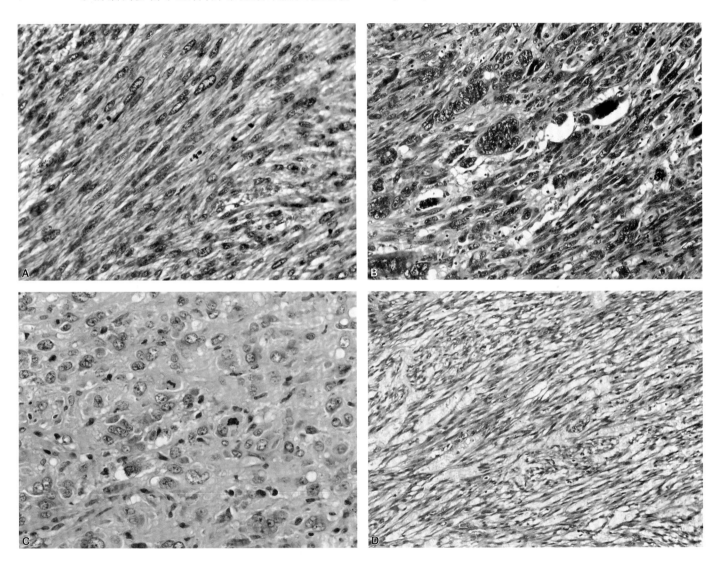

图 15-67　深部平滑肌肉瘤
A. 高分化平滑肌肉瘤;B. 差分化平滑肌肉瘤;C. 上皮样平滑肌肉瘤;D. 黏液样平滑肌肉瘤

F15-67B　ER

【免疫组化】瘤细胞表达 α-SMA、h-CALD、MSA 和 calponin,70%～80% 的病例表达 desmin,约 30% 的腹膜后平滑肌肉瘤尚可灶性或弱阳性表达 CD34,40%～60% 的病例可表达 CK 和 EMA。

【鉴别诊断】主要应与纤维肉瘤、低度恶性肌成纤维细胞性肉瘤、恶性周围神经鞘膜瘤、胃肠道外间质瘤、妇科型平

滑肌瘤、富于细胞性神经鞘瘤和炎性肌成纤维细胞瘤等相鉴别,多形性或去分化平滑肌肉瘤应注意与多形性未分化肉瘤相鉴别。特殊染色和免疫组化标记对与上述一些肿瘤的鉴别诊断多有帮助。

【预后】 位于盆腔和腹膜后的平滑肌肉瘤患者预后较差,肿瘤多>10cm,常难以完整切除,不仅可发生局部复发,还可导致远处转移,多转移至肝和肺。位于周围软组织的平滑肌肉瘤,局部复发率为10%~25%,转移率为45%,多转移至肺,5年生存率为64%。位于躯体的平滑肌肉瘤,如患者年龄超过62岁,肿瘤体积>4cm,位置深,有凝固性坏死,FNCLCC分级指数高,肿瘤侵犯血管,前次活检时肿瘤被破碎或未完整切除,提示患者预后不佳。

第六节　血管周细胞肿瘤

一、血管球瘤和亚型

(一) 血管球瘤

血管球瘤(glomus tumor)是一种血管周间叶性肿瘤,瘤细胞类似正常血管球细胞,后者是一种变异的平滑肌细胞。血管球瘤在软组织肿瘤中所占的比例<2%。血管球瘤与肌周细胞瘤、肌纤维瘤和血管平滑肌瘤组成一个瘤谱。

【病因】 少数病例有遗传性,为常染色体显性遗传,常表现为多灶性家族性病变,与GLMN基因(glomulin,1p)失活有关。发生于多个手指的血管球瘤与NF1双等位基因失活相关。

【临床表现】 多发生于20~40岁的青年人,年龄范围较广泛。球血管瘤多发生于儿童,甲下血管球瘤多发生于女性[110]。肿瘤发生部位较为广泛,但好发于肢端,特别是甲下,以及手、腕和足,少数病例可发生于实质脏器(特别是胃肠道,偶可位于肺和膀胱)、阴茎、神经、骨和纵隔。常表现为红色小结节,多为孤立性,约10%为多灶性,后者常见于

NF1。多发生于皮肤和皮下,偶可发生于深部软组织。恶性血管球瘤多位于深部,也可位于皮下。血管球瘤在临床上多伴有疼痛,特别是遇到寒冷刺激或触摸时。

【大体】 直径<1cm,位于深部者体积可较大。

【光镜】

(1) 固有球瘤(glomus proper):占75%,界限清楚,由成片形态一致的小圆细胞组成,分布于血管之间或围绕在血管周围呈袖套状(图15-68A)。瘤细胞的胞质淡染透明状或呈淡嗜伊红色,胞界,核圆形,位于细胞中央,间质可伴有玻璃样变性,也可呈黏液样。

(2) 球血管瘤(glomangioma):占20%,界限不清,瘤内血管多为扩张的海绵状血管,血管周围的球细胞簇少而菲薄。

(3) 球血管肌瘤(glomangiomyoma):所占比例<10%,除规则圆形的球细胞之外,瘤内还含有平滑肌束,球细胞与平滑肌细胞相互之间有过渡现象(图15-68B)。

(4) 共质体性或奇异性血管球瘤(symplastic or bizarre glomus tumor):瘤细胞的核因退变而具有异型。

(5) 其他亚型,包括嗜酸性粒细胞性血管球瘤(oncocytic glomus tumor)和上皮样血管球瘤(epithelioid glomus tumor)。部分病例中可见分支状或鹿角状血管(血管外皮瘤样),也称球血管外皮瘤(hemangioblastoma)。

【免疫组化】 瘤细胞表达α-SMA和h-CALD,程度不等表达CD34。

【遗传学】 显示有NOTCH重排,1例具有NOTCH3-MIR143融合基因[111]。一些散发病例可有BRAF(V600E)和KRAS(G12A)基因突变。

【预后】 少数病例(<10%)可发生局部复发。

(二) 血管球瘤病

血管球瘤病也称弥漫性血管球瘤(diffuse glomus tumor),极为罕见,占血管球瘤的5%。肿瘤呈弥漫性生长,

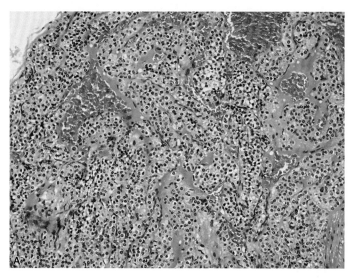
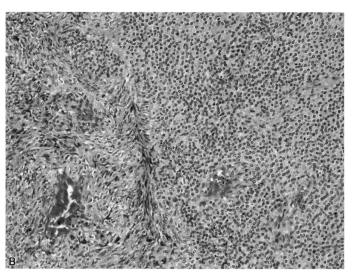

图15-68　血管球瘤
A. 固有球瘤由形态一致的小圆形细胞组成,分布于血管之间或围绕在血管周围;B. 球血管肌瘤,可见梭形细胞区域

总体结构上与血管瘤病相似,但所不同的是,肿瘤内含有多个实性的血管球瘤结节。虽可呈弥漫性或浸润性生长,但形态上缺乏恶性血管球瘤或恶性潜能未定血管球瘤的标准,仍为良性肿瘤。

(三)恶性血管球瘤和恶性潜能未定的血管球瘤

恶性血管球瘤极其少见,在血管球瘤中的比例不足1%,诊断标准为:①核有明显的异型性,并可见核分裂象(多>5/50HPF)(图15-69);②可见非典型性核分裂象[112]。恶性血管球瘤有两种类型:一种由束状梭形细胞组成,形态上类似平滑肌肉瘤或纤维肉瘤;另一种在总体结构上类似良性血管球瘤,但其他区域瘤细胞由成巢或成片的高度恶性的圆形细胞组成,可见血管侵犯。恶性血管球瘤为侵袭性肿瘤,~40%的病例可发生转移,并可致患者死亡。

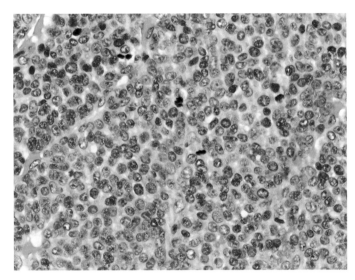

图15-69　恶性血管球瘤
瘤细胞显示异型性,核分裂象易见

如肿瘤仅符合下列指标的一项,则宜诊断为恶性潜能未定的血管球瘤(glomus tumor of uncertain malignant potential,GT-UMP):①肿瘤位于浅表,但核分裂象>5/50HPF;或②仅为体积较大(>2cm);或③仅为位置较深。一些位于实质脏器、体积较大的恶性潜能未定的血管球瘤可呈侵袭性。

二、肌周细胞瘤

(一)肌周细胞瘤

肌周细胞瘤(myopericytoma)是一种良性的血管周肌样肿瘤,形态上与肌纤维瘤(包括所谓的婴儿血管外皮瘤)、血管平滑肌瘤和血管球瘤形成一个瘤谱。

【临床表现】可发生于任何年龄,但最常见于中年人。多发生于皮下,主要累及肢体远端,肢体近端、颈部、胸椎和肾脏等处也可发生。表现为皮下缓慢性生长的无痛性结节[113]。病程可达数年。常为单个结节,多发性病灶也不少见。少数病例可发生于AIDS病患者,并伴有EBV感染。

【大体】境界清楚,直径在<2cm以下,位于深部者体积可较大。

【光镜】由相对一致的卵圆形至梭形肌样细胞组成,分布于大小不一的血管周围。肌样细胞的胞质呈嗜伊红色,核染色质均匀,核异型性不明显,核分裂象少见,多<1/10HPF。肌样细胞常围绕小至中等大的血管呈同心圆状或漩涡状生长(图15-70),或形成肌样结节突向血管腔。部分病例内,瘤细胞偏丰富,可呈片状分布。肿瘤内的血管也可呈分支状或鹿角状,类似血管外皮瘤。一些病例可兼有血管球瘤、肌纤维瘤或血管平滑肌瘤样区域。恶性病例中瘤细胞显示明显的异型性,核分裂象易见,但仍可见特征性的围绕血管生长的方式。

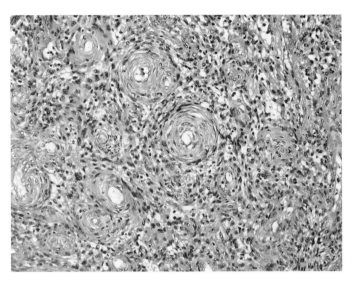

图15-70　肌周细胞瘤
肌样细胞呈同心圆状围绕血管

F15-70　ER

【免疫组化】瘤细胞表达α-SMA和h-CALD。

【遗传学】部分病例具有t(7;12)(p21-22;q13-15),导致位于7p22上的ACTB基因与位于12q13上的GLI基因融合。

【预后】多数肿瘤术后不复发,除非因肿瘤境界不清或切除不净所致。

(二)肌纤维瘤和肌纤维瘤病

肌纤维瘤和肌纤维瘤病(myofibroma/myofibromatosis)是一种好发于婴幼儿的良性间叶性肿瘤,镜下显示双相性形态,由淡嗜伊红色的肌样结节和富于血管的原始间叶细胞组成。

【临床表现】

(1)孤立性(肌纤维瘤):常见,多发生于新生儿和婴幼儿[114]，男性多见，男：女为2：1。好发于皮肤，多发生于头颈部，其次为躯干和四肢，偶可位于骨内，尤其是颅面骨。

（2）多中心性（肌纤维瘤病）：不常见，包括两种亚型，一种为多个部位的软组织内和（或）骨内有病灶但不伴有内脏累及；另一种为除软组织外同时还伴有内脏累及。

（3）成年型：少见，多表现为肢体和头颈部皮肤或口腔内缓慢性生长的无痛性肿块[115]，两性均可发生，无明显差异。

【大体】　位于真皮及皮下者相对清晰，无包膜，直径多为0.5～5cm。切面呈灰白色，质地坚实。多灶性或多中心性病变的结节从2个至100余个不等。

【光镜】　呈双相性形态，由肌样结节和含有血管外皮瘤样血管结构的细胞性区域组成。肌样结节多分布于周边，由条束状或漩涡状排列的淡嗜伊红色梭形细胞组成，间质可伴有玻璃样变性或黏液样变性。富于细胞性区域由成片的圆形和卵圆形细胞组成，含有不规则的血管腔隙，可呈血管外皮瘤样（图15-71），可含有坏死灶和钙化等。

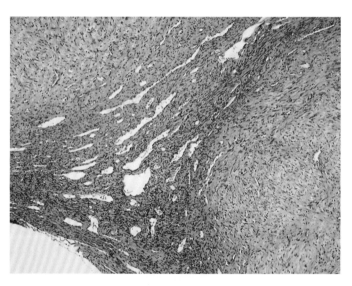

图15-71　肌纤维瘤
由肌样结节和血管外皮瘤样细胞性区域组成

【免疫组化】　瘤细胞表达α-SMA。

【预后】　取决于病变的范围。孤立性或仅累及软组织和骨的多灶性病变预后良好，累及内脏（特别是肺）和全身广泛性病变，特别是新生儿和婴儿，预后不佳。

（三）血管平滑肌瘤

血管平滑肌瘤（angioleiomyoma）是一种由成熟的平滑肌围绕血管生长的良性肿瘤。多发生于40～70岁的成年人，主要发生于四肢，特别是下肢，表现为皮下缓慢性生长的小结节，直径<2cm，半数病例伴有疼痛感。部分病例可发生于头颈部，偶可位于躯干。镜下肿瘤周界清楚，包括三种亚型：①实体型：由成束的平滑肌组成，之间为裂隙样血管（图15-72）；②静脉型：成束的平滑肌呈同心圆状围绕血管；③海绵状型：肿瘤的血管呈扩增的海绵状血管样，其间为增生的平

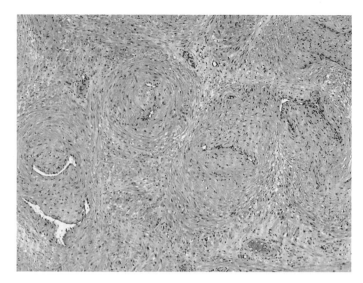

图15-72　血管平滑肌瘤
成束的平滑肌之间为裂隙样血管

F15-72　ER

滑肌[116]。本病为良性肿瘤，切除后不复发。

（四）鼻窦球血管外皮瘤

鼻窦球血管外皮瘤（sinonasal hemangioblastoma）也称鼻窦型血管外皮瘤（sinonasal-type hemangiopericytoma），是一种发生于鼻窦鼻腔内显示血管周肌样细胞表型的间叶性肿瘤。

【临床表现】　好发于60～70岁的老年人，平均年龄为63岁，女性稍多见[117]。病变多位于鼻腔内，特别是鼻甲骨。临床上主要表现为鼻塞和鼻出血，其他症状包括头痛、鼻液溢、中耳炎和眼球突出等。体检时，可见肿块位于黏膜下，息肉状，棕色或红色，检查时易出血。

【大体】　呈息肉状，深红色或灰红色，质软至中等，常伴有出血，平均直径为3.5cm。

【光镜】　位于黏膜下，由形态一致的短梭形细胞至卵圆形细胞组成，多呈交织的短条束状排列，肿瘤内含有圆形或卵圆形的扩张性血管（图15-73）。瘤细胞的异型性不明显或仅有轻度的异型性，核分裂象也不多见，染色质呈空泡状或深染，胞质呈淡嗜伊红色，肌样（myoid）。

【免疫组化】　瘤细胞还表达α-SMA。

【预后】　与发生于盆腔等部位的血管外皮瘤相比，预后较好，5年生存率达90%以上，局部复发率为18%～30%，对大多数病例而言，局部广泛切除能有效控制局部复发率。发生复发者仍可再次进行手术治疗。

下列情形提示预后不佳：肿瘤体积大（>5cm³），侵犯骨组织，瘤细胞有明显的异型性，核分裂象>4/10HPF，有坏死，增殖指数>10%。

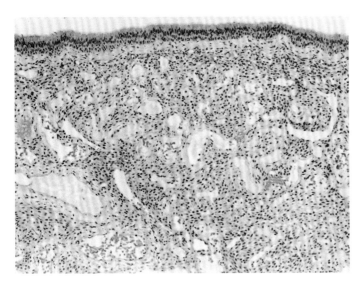

图 15-73　鼻窦球血管外皮瘤
位于黏膜下,由形态一致的短梭形细胞至卵圆形细胞组成

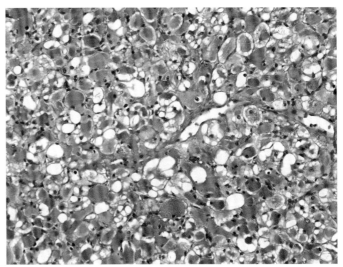

图 15-74　成人型横纹肌瘤
由分叶状或成片的大多边形细胞组成

第七节　横纹肌肿瘤

一、横 纹 肌 瘤

(一) 成人型横纹肌瘤

成人型横纹肌瘤(adult rhabdomyoma)是一种显示成熟骨骼肌分化的良性肿瘤,比较少见,在肌源性肿瘤中的比例<2%。

【临床表现】 发生于成年人,中位年龄为 60 岁,范围为 33~80 岁,男性多见,男:女为3:1。多发生于头颈部,如咽旁间隙、腮腺、喉、口腔和颈部软组织[118-119],偶可发生于其他部位(如纵隔等)。临床上表现为缓慢性生长的无痛性肿块,部分病例可生长迅速。其他症状包括声音嘶哑、呼吸暂停和吞咽困难等。

【大体】 界限清楚,结节状或分叶状,红棕色,中位直径为 3cm,范围为 1~10cm。

【光镜】 无包膜,由分叶状或成片的大多边形细胞组成,细胞周界清楚,胞质丰富,嗜伊红色颗粒状或空泡状,部分细胞可呈蜘蛛状(spider cells)(图 15-74)。瘤细胞的胞质内可含有棒状包涵体或横纹,可见散在的蜘蛛状细胞。核居中,呈小圆形,染色质空泡状。

【免疫组化】 瘤细胞表达 desmin、MSA、myogenin 和 MyoD1。

【电镜】 可见肌丝、Z-带和糖原颗粒。

【遗传学】 部分病例显示音猬(sonic Hedgehog,Shh)通路活化。1 例具有 t(15;17)(q24;p13)。

【鉴别诊断】 包括颗粒细胞瘤、PEComa、棕色脂肪瘤、含结晶性组织细胞增生和副神经节瘤。

【预后】 可发生局部复发(~40%),但不会连续性浸润深部的组织或结构,也不会发生转移。

(二) 胎儿型横纹肌瘤

胎儿型横纹肌瘤(fetal rhabdomyoma)是一种显示肌管样分化的横纹肌母细胞肿瘤。

【临床表现】 虽可发生于任何年龄段,但主要发生于 3 岁以下的婴幼儿,平均年龄为 2.1 岁,其中 25% 为先天性。男性多见。大多数病例(70%~90%)发生于头颈部[120-121],特别是耳郭后方。部分病例发生于皮下、鼻腔内、口腔内,少数病例发生于胸壁、腹腔、盆腔和四肢。临床上表现为局部肿块,部分病例可有突眼、视力减退、气道堵塞和声音嘶哑症状。多灶性或多中心性病变见于基底细胞痣综合征(Gorlin syndrome)。

【大体】 境界清楚,质软,切面可呈半透明状。发生于黏膜的病变可有蒂或无蒂。中位直径为 3cm,范围为 1~12.5cm。

【光镜】 包括以下几种亚型:①经典型,由条束状增生的不成熟骨骼肌纤维组成(类似胎儿肌管),间质呈明显的黏液样(图 15-75A);②中间型,瘤细胞较经典型丰富,由类似平滑肌的梭形横纹肌母细胞和带状至圆形的横纹肌母细胞组成(图 15-75B),可见核分裂象(可高达 14/50HPF),但无病理性核分裂。与经典型不同的是,黏液样基质不明显。胎儿型横纹肌瘤中虽可见核分裂象,但核无明显的异型性,肿瘤也不呈浸润性生长[122]。

【免疫组化】 瘤细胞表达 desmin、MSA 和 myogenin,部分病例可表达 α-SMA。

【电镜】 显示横纹肌母细胞分化特点。

【遗传学】 常伴发基底细胞痣综合征,由肿瘤抑制基因 *PTCH1* 的功能性丢失突变引起。PTCH1 编码 Hedgehog 信号通路中的抑制性受体。*PTCH1* 突变,可激活 Hedgehog 信号通路。

【预后】 完整性切除多可获得治愈。

(三) 生殖道型横纹肌瘤

生殖道型横纹肌瘤(genital rhabdomyoma)是一种发生于

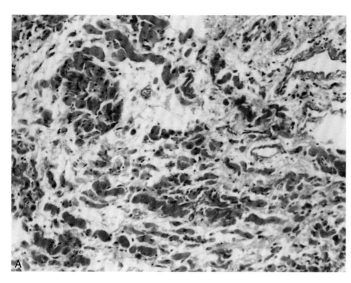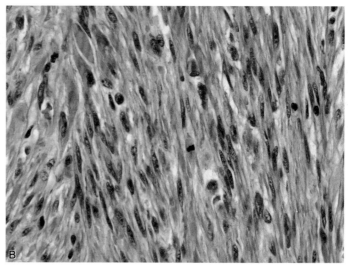

图 15-75 胎儿型横纹肌瘤
A.经典型,由不成熟的骨骼肌纤维组成,间质呈黏液样;B.中间型,由梭形横纹肌母细胞组成,也可见核分裂象

女性或男性生殖道的良性横纹肌母细胞性肿瘤。

【临床表现】 主要发生于成年人。女性多发生于阴道[123],部分位于外阴和宫颈,临床上多无症状,常为体检时发现,也可绝经后阴道流血。男性多发生于精索、附睾或睾丸旁组织,表现为肿块或肿胀,可有疼痛感。

【大体】 分叶状或息肉状,2~3cm。

【光镜】 发生于阴道的横纹肌瘤于黏膜下疏松的纤维结缔组织内可见多少不等的带状或多边形横纹肌母细胞(图15-76),黏膜下无生发层形成。瘤细胞分化良好,胞质嗜伊红色,可见横纹。发生于睾丸的横纹肌瘤形态上可类似成年型或胎儿型横纹肌瘤,部分病例间质可伴有明显的胶原化,也称硬化性横纹肌瘤(sclerosing rhabdomyoma)[124]。

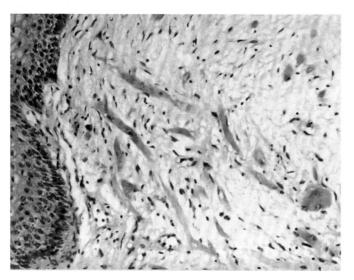

图 15-76 生殖道型横纹肌瘤
黏膜下见散在的带状横纹肌母细胞

【免疫组化】 与其他横纹肌瘤相同。

【预后】 良性肿瘤,不复发。

(四)心脏横纹肌瘤

心脏横纹肌瘤(cardiac rhabdomyoma)是一种由胎儿心肌细胞组成的间叶性肿瘤。

【临床表现】 最常见于婴幼儿,常在出生前或出生后1年内所发现,男性稍多见[125]。临床表现因肿瘤所在的位置、大小和数目而异,可以无症状,但当肿瘤体积较大时可阻塞心腔或瓣膜,导致血流动力学改变,产生心脏杂音,并引起心律失常(室上性或室性心律失常)。心脏横纹肌瘤与结节性硬化综合征(tuberous sclerosis complex,TSC)关系密切,半数以上 TSC 患者可伴有 1 个或多个心脏横纹肌瘤。也可发生于先天性异常,如法洛四联症、预激综合征或左心发育不全综合征等。产前超声检查可发现占位。

【大体】 肿瘤主要位于心室肌内,也可位于室间隔、心房、心外膜表面以及上腔静脉和右心房交界处。呈结节状,可为孤立性,也可为多发性。境界清楚,无包膜,切面呈粉红色、灰白色或灰黄色,直径为 1mm~10cm。

【光镜】 由成片的圆形或多边形大细胞组成(图15-77),胞质透亮,PAS 染色阳性,胞核居中或偏位,胞质内可见嗜伊红色的间隔,从胞膜延伸至胞核(收缩所致),使细胞呈蜘蛛网状。

【免疫组化】 瘤细胞 desmin、MSA、myogenin 和 MyoD1。部分病例表达 HMB45。抑癌基因 *TSC2* 相关蛋白马铃薯球蛋白(tuberin)和 TSC1 相关蛋白错构素(hamartin)在心脏横纹肌中呈失表达。

【遗传学】 位于 16 号染色体上的 *TSC2* 和位于 9 号染色体上的 *TSC1* 突变。

二、横纹肌肉瘤

(一)胚胎性横纹肌肉瘤

胚胎性横纹肌肉瘤(embryonal rhabdomyosarcoma,ERMS)是一种显示程度不等胚胎性骨骼肌分化的恶性间叶性肿瘤。

巨细胞(图 15-78D)。

【免疫组化】瘤细胞表达 desmin、myogenin 和 MyoD1。

【遗传学】染色体表型复杂,可显示 2、8、12 和 13 号染色体获得,或 11p15.5 杂合性缺失,导致位于胰岛素生长因子 2(insulin growth factor 2,IGF2)过度表达。部分 ERMS 病例可伴有综合征表现,包括 NF1、Noonan 综合征、Costello 综合征(HRAS 基因突变)、Beckwith-Wiedemann 综合征、Li-Fraumeni 综合征(TP53 突变)和 Gorlin 综合征(PTCH1 突变)以及子宫 ERMS 伴胸肺母细胞瘤(DICER 基因突变)等。

【鉴别诊断】

(1)横纹肌瘤:肿瘤多无浸润性或破坏性生长,瘤细胞形态温和,无异型性,虽可见多少不等的核分裂象,但无病理性。

(2)横纹肌瘤样间叶性错构瘤:主要发生于婴儿头颈部皮下,由成熟的横纹肌、神经、脂肪以及皮肤附件组成,细胞无异型性,也无核分裂。

(3)腺泡状横纹肌肉瘤:有时与差分化 ERMS 较难区分,特别是发生于头颈部的活检标本,需借助 FISH 检测 FOXO1A 基因相关易位。

(4)恶性蝾螈瘤:肿瘤内的梭形细胞成分为非肌源性,仅分化较好的圆形或多边形横纹肌母细胞表达 desmin 和 myogenin。

(5)梭形细胞横纹肌肉瘤:ERMS 中可含有梭形细胞成分,但梭形细胞横纹肌肉瘤不含有经典的 ERMS 区域。

(6)外胚叶间叶瘤:由 EMRS 和神经或神经外胚层成分组成(节细胞、节细胞神经母细胞瘤、神经母细胞瘤或 MPNST)。

【预后】取决于组织学类型、疾病分期、患者年龄和肿瘤部位。ERMS 的预后好于腺泡状横纹肌肉瘤,间变性 RMS 预后不好,葡萄簇样 RMS 预后最佳。1~9 岁的儿童患者好于婴儿、青少年和成年人患者。脑膜旁和肢体 ERMS 预后不佳,眼眶和睾丸旁 EMRS 预后相对较好。

(二)腺泡状横纹肌肉瘤

腺泡状横纹肌肉瘤(alveolar rhabdomyosarcoma,ARMS)是一种由一致性的幼稚小圆细胞组成的恶性肿瘤,常形成腺泡状或实性巢状结构,遗传学上具有 t(2;13)(q35;q14)或 t(1;3)(p36;q14),形成 PAX3/7-FOXO1 融合性基因。

【临床表现】可发生于任何年龄,但主要发生于 10~25 岁的青少年。两性均可发生,无明显差异。肿瘤多位于四肢深部软组织,其次为头颈部(包括鼻腔、鼻窦和扁桃体),以及躯干(包括脊柱旁)、会阴、肛旁、盆腔和腹膜后,部分病例可发生于女性乳腺。临床上表现为生长迅速的肿块,可伴有疼痛。位于一些特殊部位者可产生相应的症状,如位于鼻窦者可产生突眼或颅神经受损症状,位于脊柱旁者可产生感觉异常、感觉减退或麻痹症状,位于直肠旁会阴者可产生便秘症状等。肿瘤易循淋巴道转移,故可有局部或全身淋巴结转移。极少数病例可表现为播散性,而原发灶不明,类似白血病。

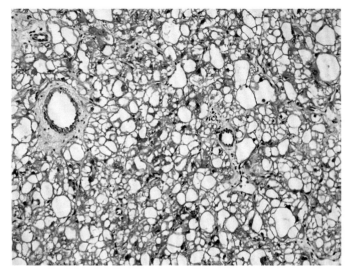

图 15-77 心脏横纹肌瘤
由成片的圆形或多边形大细胞组成

【临床表现】好发于 10 岁以下的幼儿[126],其中 5 岁以下者占 36%,仅 18% 的病例发生于青少年,4% 发生于婴儿,少数病例为先天性。偶可发生于成年人。男性多见,男:女为 1.4:1。主要发生于头颈部(包括眼眶、口烟、腮腺、耳道、翼窝、鼻咽、鼻腔、鼻窦、舌和面颊)和泌尿生殖道(男性包括睾丸、膀胱、前列腺,女性多见于宫颈、阴道)。也可发生于胆道、腹膜后、盆腔、会阴和腹腔。临床表现取决于肿瘤所处部位,如眼眶肿瘤可引起眼球突出和移位,出现视力模糊和复视,如扩展至眼睑可出现水肿和溃疡,耳道肿瘤可引起听力减退、耳痛、出血和流脓,腹膜后肿瘤可引起腹痛、腹部包块、恶心、呕吐和便秘等,膀胱肿瘤可引起排尿困难、尿失禁和血尿,睾丸旁肿瘤在睾丸上极形成质地坚实的无痛性肿块。

【大体】周界不清,质地坚实或软,切面呈灰白色或灰红色,鱼肉样或胶冻样,常伴有出血、坏死和囊性变。葡萄簇样横纹肌肉瘤呈息肉状,可附着于膀胱腔壁或突出于阴道口,类似葡萄簇。

【光镜】分化较为原始的 ERMS 由星状、小圆形或短梭形的间叶细胞组成,间质常呈黏液样,瘤细胞密度不一,常呈疏密交替,血管周围细胞相对密集(图 15-78A)。瘤细胞核呈圆形或卵圆形,核深染,核分裂象易见,胞质稀少。当瘤细胞逐渐向成熟方向分化时,胞质增多,因肌原纤维聚集而呈深嗜伊红色,瘤细胞从形态上也由星状和小圆形演变为蝌蚪样、梭形、带状、网球拍样、大圆形或卵圆形、疟原虫样或蜘蛛网状等各种形态的横纹肌母细胞(图 15-78B)。

葡萄簇型横纹肌肉瘤(botryoid-type ERMS)低倍镜下可呈宽乳头状、分叶状或息肉样,紧邻黏膜上皮的下方常可见由数层瘤细胞形成的生发层(cambium layer),深部为黏液样基质,其内可见多少不等、分化程度不一的横纹肌母细胞(图 15-78C)[127]。

间变性横纹肌肉瘤(anaplastic rhabdomyosarcoma)在 ERMS 的背景中可见数量不等、散在或簇状分布的核深染瘤

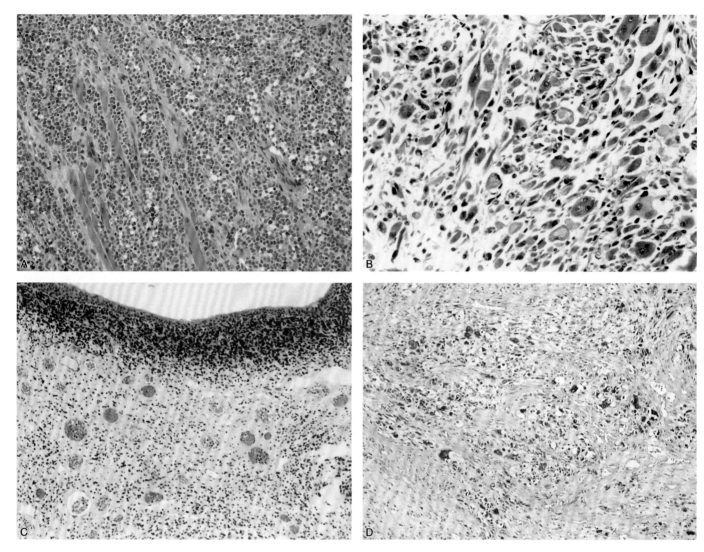

图 15-78 胚胎性横纹肌肉瘤

A. 差分化型,主要由幼稚的间叶样细胞组成;B. 可见多少不等的横纹肌母细胞;C. 葡萄簇样横纹肌肉瘤,黏膜下可见生发层;D. 间变性横纹肌肉瘤内可见散在的核深染瘤巨细胞

【大体】 界不清,常浸润至周围的软组织,平均直径为7cm,切面呈灰白或灰红色,质地坚韧或硬,肿瘤较大者可见出血和坏死灶。

【光镜】

(1) 经典型:低倍镜下显示特征性的腺泡状结构,腺泡之间为纤维血管性间隔(图 15-79A)。高倍镜下,瘤细胞由形态较为一致的小圆形原始间叶性细胞及少量早期分化的幼稚横纹肌母细胞组成,常可见散在的多核性巨细胞,核位于胞质周边环状排列。

(2) 实体型:由实性的瘤细胞巢组成,腺泡状结构或纤维血管性间隔均不明显(图 15-79B)。有时瘤细胞的胞质丰富,因富含糖原而淡染或透明,类似肾透明细胞癌或软组织透明细胞肉瘤,也称透明细胞型。

(3) 胚胎性-腺泡状混合型:横纹肌肉瘤中,除经典的腺泡状区域外,局部区域显示胚胎性横纹肌肉瘤的形态。

【免疫组化】 瘤细胞表达 desmin、MSA、myogenin 和 MyoD1,其中 myogenin 以位于腺泡结构边缘及血管周围的瘤细胞染色最强[128]。部分腺泡状横纹肌肉瘤可表达 AE1/AE3、Syn 和 CD56,可被误诊为小细胞癌或差分化神经内分泌癌。此外,多少病例还可表达 ALK。

【遗传学】 60% ~ 70% 病例含有特征性的 t(2;13)(q35;q14),10% ~ 20% 的病例含有 t(1;13)(p36;q14),形成 *PAX3* 或 *PAX7-FOXO1A* 融合基因,可通过 RT-PCR 和 FISH 检测[129-130]。少数病例显示 PAX3-NCOA1[t(2;2)(p23;q53)]和 PAX3-NCOA2[t(2;8)(q35;q13)]。

一部分 ARMS 病例中存在 *TP53* 和 *CDKN2A/CDKN2B* 的失活性突变,以及 *FGFR4* 的激活性突变。大多数病例 *ALK* 基因拷贝数增加。几种已知的或潜在的肿瘤抑制基因(*RASSF1*、*HIC1* 和 *CASP8*)在 ARMS 中有高甲基化。

【鉴别诊断】

(1) 骨外尤因肉瘤:偶可灶性表达 desmin,但不表达 myogenin,CD99 标记常呈弥漫性膜阳性,FISH 检测显示

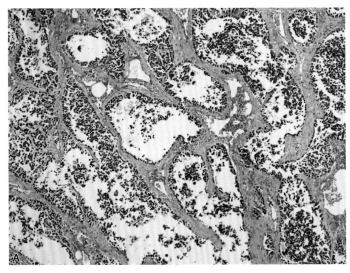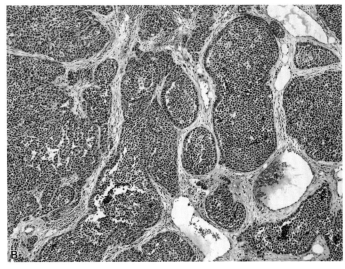

图 15-79 腺泡状横纹肌肉瘤
A. 肿瘤显示特征性的腺泡状结构；B. 实体型，瘤细胞呈实性巢状排列

EWSR1 基因相关易位。

（2）胚胎性横纹肌肉瘤：有时根据光镜形态较难判断胚胎性或腺泡状横纹肌肉瘤，特别是一些发生于头颈部的活检病例，此时可借助于 FISH 检测。

（3）其他小圆细胞性恶性肿瘤：包括淋巴瘤、嗅神经母细胞瘤、神经内分泌癌和透明细胞肉瘤等。

【预后】预后较胚胎性横纹肌肉瘤差，早期即可发生区域淋巴结转移和远处转移（肺和骨髓）。IRSG 分组对预测预后有参考价值。胚胎性-腺泡状混合性横纹肌肉瘤的预后与腺泡状横纹肌肉瘤相似。融合基因为 *PAX7-FOXO1* 型者较 *PAX3-FKHR* 型者预后好，后者易发生广泛转移，特别是转移到骨髓。高表达 ALKmRNA 者多为 *PAX3-FOXO1* 融合亚型，提示预后不佳。

（三）多形性横纹肌肉瘤

多形性横纹肌肉瘤（pleomorphic rhabdomyosarcoma，PRMS）是一种高度恶性的肉瘤，由异型性明显的多边形、圆形和梭形细胞组成[131]，镜下形态或免疫组化标记显示瘤细胞显示骨骼肌分化，肿瘤内无胚胎性或腺泡状成分。

【临床表现】多发生于 45 岁以上的成年人，中位年龄和平均年龄为 53～56 岁[132-133]，偶可见于儿童，年龄范围为 2～89 岁。男性多见，男∶女约为 2.5∶1。主要发生于深部软组织，特别是下肢，其次为躯干（包括躯干壁和深部体腔）、上肢和头颈部，偶可发生于实质脏器，包括子宫。临床表现缺乏特异性，多表现为生长迅速的肿块，常伴有疼痛感。

【大体】肿块多位于肌内，周界相对清晰，体积较大，直径多在 10cm 以上，范围为 5～20cm，常被覆纤维性假包膜。切面呈灰白色，质地软，鱼肉样，可见灶性出血及大片坏死。

【光镜】

（1）经典型：由异型性明显的大圆形、多边性和梭形细胞组成，部分区域可见瘤巨细胞，肿瘤内常可见多少不等、体积偏大的深嗜伊红色或蜘蛛状横纹肌母细胞（图 15-80）。

部分病例内骨骼肌分化不明显，与多形性未分化肉瘤难以区分。

（2）圆细胞型：以成簇的大圆形或大多边形细胞为主，背景中含有轻度多形性的中等大圆形横纹肌母细胞。

（3）梭形细胞型：主要由异型的梭形细胞组成，呈条束状或席纹状排列，可见少量散在的大细胞性横纹肌母细胞，部分区域可见瘤巨细胞或多核巨细胞。瘤细胞异型性明显，核分裂象易见（包括病理性），肿瘤内常见坏死[134]。

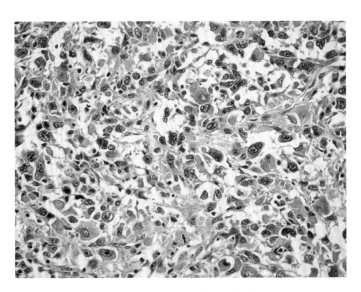

图 15-80 多形性横纹肌肉瘤
瘤细胞显示明显的多形性和异型性，可见多边形横纹肌母细胞

F15-80 ER

【免疫组化】瘤细胞主要表达 desmin，且为弥漫阳性。MyoD1 和 myogenin 常为灶性阳性，可为阴性。Furlong 等报道的 MyoD1 和 myogenin 阳性率分别为 53% 和 56%。

【鉴别诊断】

（1）间变性横纹肌肉瘤：虽可见核大、深染的畸形瘤巨细胞，但肿瘤的背景为经典的胚胎性横纹肌肉瘤。

（2）未分化多形性肉瘤：desmin 标记多为阴性或仅灶性阳性。

（3）多形性平滑肌肉瘤：肿瘤内含有经典的平滑肌肉瘤分化区域。

（4）其他多形性肿瘤：包括恶性黑色素瘤（瘤细胞表达色素细胞标记）、肉瘤样癌（瘤细胞表达上皮性标记）、去分化脂肪肉瘤（常含有高分化脂肪肉瘤，MDM2 基因有扩增）和恶性米勒混合瘤（常含有腺癌成分）等。

【预后】高度恶性，容易发生远处转移，常见于病程早期（<5 年），最常见的转移部位为肺，部分病例可发生局部复发或淋巴结转移。1 年 ~ 20 个月的无瘤生存率为 12.5% ~ 50%。

（四）梭形细胞/硬化性横纹肌肉瘤

梭形细胞横纹肌肉瘤（spindle cell rhabdomyosarcoma，SCRMS）是横纹肌肉瘤的一种特殊亚型，由条束状增生的梭形细胞所组成，部分病例间质可伴有明显的硬化[135]。硬化性横纹肌肉瘤（sclerosing rhabdomyosarcoma，SRMS）由分化较为原始的小圆形、卵圆形或梭形瘤细胞所组成，主要呈条索状、巢状、小腺泡状或假血管腔样排列，肿瘤内含有大量硬化性基质，部分病例内含有梭形细胞横纹肌肉瘤成分。梭形细胞横纹肌肉瘤和 SRMS 关系密切，2013 年 WHO 分类将两者归为一类。

【临床表现】SCRMS 可发生于儿童（平均年龄为 7 岁），也可发生于成年人（中位年龄为 30 岁）[136]。男性多见，男：女可达6:1。如患者为儿童，则肿瘤好发于睾丸旁和头颈部，如患者为成年人，则半数以上的病例发生于头颈部深部软组织，其他部位包括肢体、腹膜后和躯干（包括胸壁）。SRMS 多发生于成年人[137-138]，部分病例也可发生于儿童[139]。肿瘤主要发生于四肢和头颈部。临床上均表现为深部软组织内迅速生长的无痛性肿块，其他症状与肿瘤所处部位、压迫或累及邻近组织有关，包括尿潴留、复视、单侧耳聋、突眼和鼻窦炎等。

【大体】界限可相对清楚，无包膜，也可境界不清，平均直径为 4 ~ 6cm，范围为 1.5 ~ 35cm，切面呈灰白色，可呈漩涡或编织状，质韧，可伴有出血和坏死，但并不常见。

【光镜】SCRMS 主要由条束状排列的长梭形细胞组成（图 15-81A），部分病例中也可呈交织状或鱼骨样排列。瘤细胞形态相对一致，无明显的多形性，胞质呈淡嗜伊红色或双染性，核呈卵圆形、长梭形、弯曲状或波浪状，核分裂象多少不等。肿瘤内可含有少量散在的梭形或带状横纹肌母细胞，有时也可难以见到，特别是发生于成年人者，瘤细胞可显示有明显的异型性，核分裂象易见（图 15-81B）。部分梭形细胞横纹肌肉瘤的间质可伴有明显的胶原化，类似硬化性横纹肌肉瘤。

SRMS 主要由分化较为原始的小圆形、卵圆形或梭形细胞组成，可呈条索状、巢状、小腺泡状或假血管样排列（图 15-82A，B），核深染，核分裂象易见。特征性形态表现为肿瘤内含有大量硬化性间质（图 15-82C），可类似原始的骨样或软骨样基质。部分病例中可见条束状排列的梭形细胞成分，类似梭形细胞横纹肌肉瘤（图 15-82D）。

【免疫组化】SRMS 以表达 desmin 为主，程度不等表达 myogenin 和 MyoD1，可表达 α-SMA。ScRMS 以弥漫性表达 MyoD1 为主，desmin 和 myogenin 常为灶性表达，可为阴性。

【遗传学】发生于先天性/婴儿的 SRMS 可涉及 NCOA2 和 VGLL2 重排，包括形成 TEAD1-NOCA2、SRF-NCOA2、VGLL2-CITED2 和 VGLL2-NCOA2 融合基因[140]。1 岁以上者可显示

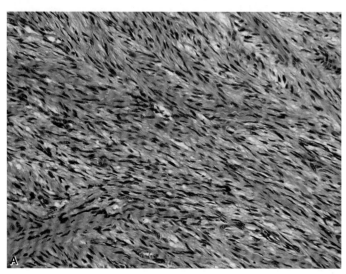
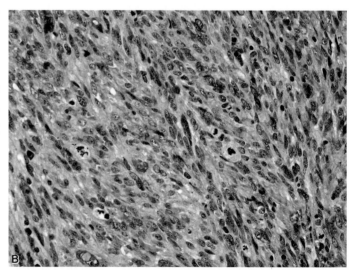

图 15-81　梭形细胞横纹肌肉瘤
A. 高分化型，由异型性不明显的长梭形细胞组成；B. 高级别型，瘤细胞显示明显的异型性，核分裂象易见

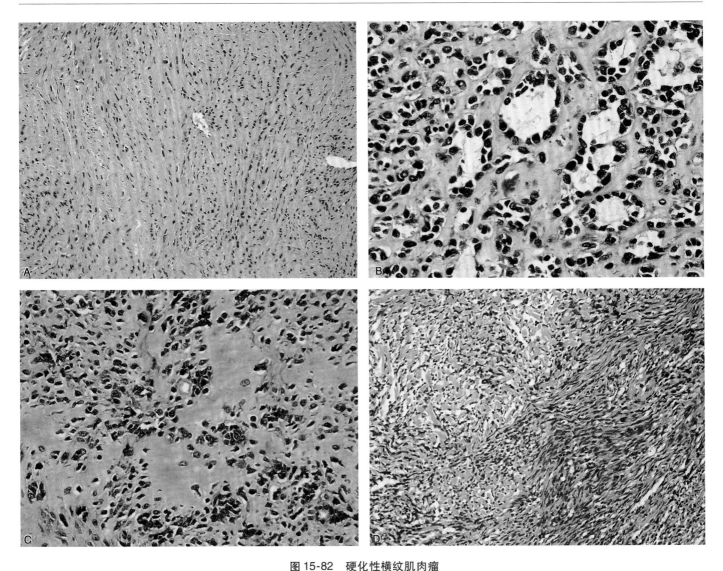

图15-82　硬化性横纹肌肉瘤
A.瘤细胞呈单排状排列；B.瘤细胞呈小腺泡状排列；C.间质呈明显的胶原化；D.部分病例内可见梭形细胞成分

F15-82D　ER

MYOD1（*L122R*）突变。

【鉴别诊断】SCRMS 的鉴别诊断包括：①低度恶性肌成纤维细胞肉瘤：常显示明显的浸润现象（如穿插骨骼肌等），瘤细胞不表达 myogenin 和 MyoD1；②胚胎性横纹肌肉瘤：可含有梭形细胞成分，但梭形细胞横纹肌肉瘤中无经典的胚胎性横纹肌肉瘤区域；③婴儿纤维肉瘤：不表达 desmin、myogenin 和 MyoD1，FISH 检测可显示 *ETV6* 基因相关易位；④婴幼儿纤维横纹肌肉瘤：与梭形细胞横纹肌肉瘤形态上和免疫表型上有一定的重叠，可能属于同一瘤谱；⑤其他梭形细胞肉瘤：包括恶性周围神经鞘膜瘤（包括恶性蝾螈瘤）、梭形细胞型滑膜肉瘤、平滑肌肉瘤和促结缔组织增生性黑色素

瘤等。

SRMS 的鉴别诊断包括：①腺泡状横纹肌肉瘤：为大腺泡状结构，瘤细胞常可显示横纹肌母细胞分化，并可见环状多核性瘤巨细胞，无梭形细胞成分，间质也无明显的硬化现象，mygoenin 标记呈弥漫强阳性；②硬化性上皮样纤维肉瘤：瘤细胞可表达 MUC4，不表达 MyoD1；③其他恶性肿瘤：包括血管肉瘤、恶性周围神经鞘膜瘤（包括恶性蝾螈瘤）、骨外骨肉瘤等。

【预后】发生于儿童的 SCRMS 预后较好，5 年生存率可达 95%，发生于成年人的 SRMS 具有侵袭性，40% 的病例可发生局部复发，25% 发生转移，常转移至肺、骨和淋巴结等部位，17% 死于肿瘤，5 年生存率为 53%。SRMS 属于高侵袭性肿瘤，易复发和转移，并可致患者死亡。融合基因检测阳性的先天性/婴儿 SRMS 预后相对较好，*MYOD1*（*L122R*）突变者预后不佳。

（五）上皮样横纹肌肉瘤

上皮样横纹肌肉瘤（epithelioid rhabdomyosarcoma，EpRMS）

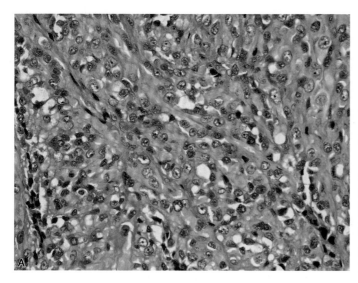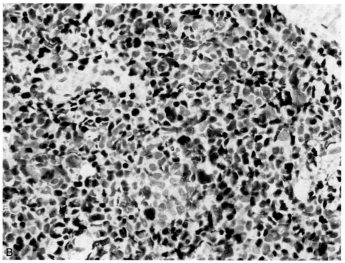

图 15-83　上皮样横纹肌肉瘤
A. 由成片的上皮样细胞组成，横纹肌分化不明显；B. 瘤细胞表达 myogenin

是一种新近报道的横纹肌肉瘤，多发生于 50 岁以上的中老年患者，好发于四肢，其次为躯干和头颈部[142-143]。镜下由成片、形态一致的大圆形或多边形上皮样瘤细胞组成（图 15-83A），核染色质呈空泡状，可见明显的核仁，核分裂象易见，肿瘤内可见凝固性坏死灶。肿瘤常浸润邻近组织（如骨骼肌）。部分病例中，瘤细胞呈横纹样（rhabdoid）。免疫组化标记瘤细胞强阳性表达 desmin，不同程度表达 myogenin（图 15-83B），可灶性表达上皮性标记。因横纹肌分化不明显，本瘤易被误诊为差分化癌、恶性黑色素瘤或其他一些具上皮样或横纹样形态的软组织肉瘤。

第八节　血管肿瘤

一、反应性血管增生

（一）血管内乳头状内皮增生

血管内乳头状内皮增生（intravascular papillary endothelial hyperplasia，IPEH）又称 Masson 瘤，是一种局限于血管内的内皮细胞反应性增生，常因机化性血栓形成而引起。IPEH 包括以下三种类型：①原发性：发生于手指、头颈部和躯干浅表部位血管腔内；②继发性：发生于一些前驱血管病变的基础上，包括血管瘤、血管畸形、痣或曲张的静脉；③发生于血管外：与血肿相关。大体上呈紫红色囊性肿块，常有假包膜，直径<2cm。镜下常可见扩张的血管，多为薄壁静脉，血管腔内可有血栓形成。典型病例以附着于血管壁向腔内生长的无数纤细乳头为特征，呈迷路状，乳头表面衬覆单层内皮细胞，内皮细胞可肥胖但无多形性或异型性，乳头轴心为胶原化的纤维组织（图 15-84）。IPEH 可被误诊为高分化血管肉瘤[144]，最主要的区别点在于 IPEH 病灶局限，镜下显示为腔内生长，而血管肉瘤呈浸润性。

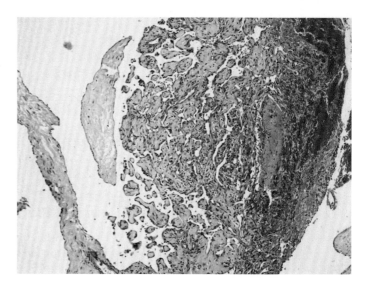

图 15-84　血管内乳头状内皮增生
病变位于血管腔内，内皮呈乳头状增生

（二）反应性血管内皮瘤病

反应性血管内皮瘤病（reactive angioendotheliomatosis，RAE）是一种发生于皮肤的簇状或弥漫性毛细血管增生。

【病因】　不明，可为特发性，或与一些系统性疾病如亚急性细菌性心内膜炎、结核、冷蛋白血症、冷球蛋白血症、淋巴造血系统疾患、肝肾衰竭、自身免疫性疾病（如风湿性关节炎和系统性红斑狼疮）和免疫抑制（如肝肾和骨髓移植后）相关[145]。

【临床表现】　可发生于任何年龄，但多见于成年人。主要发生于肢体、面部和躯干皮肤，呈多灶性的红斑、紫癜性丘疹或斑块，可有瘀点或瘀斑，还可有小的坏死性区域。病灶数量多少不等，可多达 50 个以上。

【光镜】　可分为两种类型：①血管内型（intravascular type）：真皮各层内可见扩张的毛细血管，管腔闭塞，由增生的内皮细胞和小的嗜伊红色纤维素性血栓所充填，血管周围可见少量的淋巴细胞和中性粒细胞浸润,可有外渗红细胞。血管腔可再通,随后形成肾小球样结构(见于伴有冷球蛋白血症者);②弥漫型(diffuse type):也称弥漫性真皮血管瘤病(diffuse dermal angiomatosis),主要见于进展性动脉硬化以及伴有明显组织缺氧者。镜下病变边界不清,可累及整个真皮层,也可累及至皮下。由多个簇状或弥漫性增生的毛细血管组成,可分隔真皮胶原纤维,呈血管肉瘤样。增生的毛细血管排列紧密,低倍镜下血管腔隙不明显,高倍镜下可见含有红细胞的血管腔隙,部分管腔内可有纤维素性血栓。

(三)肾小球样血管瘤

肾小球样血管瘤(glomeruloid hemangioma,GH)是一种反应性的血管增生,在扩张的血管腔内可见增生的毛细血管襻,类似肾小球。多发生于多中心性Castleman病和POEMS综合征,后者包括多神经病(polyneuropathy)、器官肿大(organomegaly)(肝脾肿大、淋巴结肿大)、内分泌病(Endocrinopathy)(闭经、男性乳房发育、不耐葡萄糖、甲状腺功能低下、肾上腺功能不全、性无能)、M-蛋白(M protein)(骨髓浆细胞增多、异常蛋白血症)和皮肤病变(Skin changes)(血管瘤、色素沉着、多毛症、皮肤增厚)[146]。肾小球样血管瘤发生于40~79岁的成年人,表现为躯干或近端肢体皮肤出现红色或紫色丘疹性病变,直径为数毫米。病变主要位于真皮浅层内,可见多个扩张性的血管(图15-85),在扩张的血管腔内可见增生的毛细血管,类似肾小球毛细血管襻,形成所谓的"血管在血管内"图像。

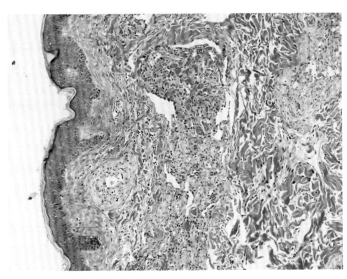

图15-85　肾小球样血管瘤
扩张的血管腔内可见类似肾小球样毛细血管襻

(四)乳头状血管瘤

乳头状血管瘤(papillary hemangioma)是一种血管内毛细血管增生,主要发生于成年人,少数病例发生于儿童和青少年,中位年龄为57岁,年龄范围为2~77岁[147]。好发于头颈部(特别是面部)皮肤,男性多见。临床上呈皮肤丘疹样病变,3~20mm,中位数为11mm。患者无POEMS综合征

表现。镜下显示,真皮内扩张的血管腔内可见乳头状结构,可有分支,乳头表面衬覆比较肥胖或肿胀的内皮细胞,胞质内可含有多个透明空泡或嗜伊红色玻璃样小体(PAS染色阳性),乳头间质内可见少量毛细血管,管腔内含有红细胞,血管周围为血管周皮细胞和较厚的基底样物质。

(五)杆菌性血管瘤

杆菌性血管瘤(bacillary angiomatosis)是一种假瘤性血管增生,几乎均发生于HIV/AIDS或免疫抑制的患者,属于一种机会性感染,由革兰阴性杆菌-巴尔通体(Bartonella)引起[148]。患者多为30~60岁的成年人,平均年龄为41岁,男性多见。多表现为皮下多发性结节,常见于躯干、手臂和头面部,病变播散时,可累及淋巴结、脏器黏膜、肝(肝紫癜症)和脾。外观呈息肉状,粉红色,隆起于皮肤表面或呈斑块状,类似化脓性肉芽肿。低倍镜下主要由疏松分叶状排列的毛细血管型血管组成,类似分叶状毛细血管瘤(图15-86),深部细胞可丰富,血管密集。高倍镜下,内皮细胞肥胖、上皮样,胞质透亮,类似上皮样血管瘤。内皮细胞可有轻度异型,偶见核分裂象。特征性形态之一为血管之间的间质内含有颗粒状粉红色或紫色物质,易被误认为是纤维素,Warthin-Starry和六胺银染色显示为杆菌。另一特征性形态间质内可见中心粒细胞浸润,并可见细胞碎片。

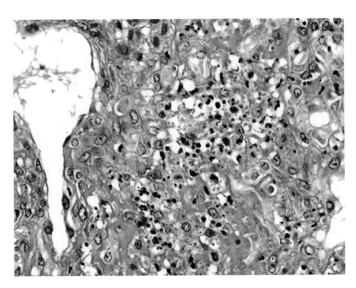

图15-86　杆菌性血管瘤
由毛细血管型血管组成,间质内含有颗粒状粉红色或紫色物质

二、良性血管肿瘤

(一)毛细血管瘤

毛细血管瘤(capillary hemangioma)是婴幼儿最常见的血管肿瘤[149],占所有血管肿瘤的32%~42%。发生率为1/100新生儿。可发生于任何器官,但主要发生于皮肤和软组织,好发于头颈部,尤以口唇和眼睑部为多见。发生于婴儿者也称为婴儿富于细胞性血管瘤(cellular hemangioma of infancy)、婴儿血管内皮瘤、草莓痣或幼年性血管瘤[150]。女性

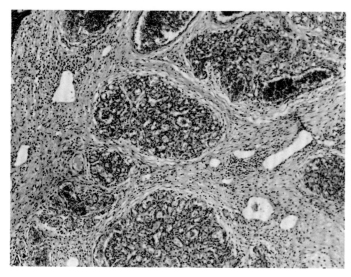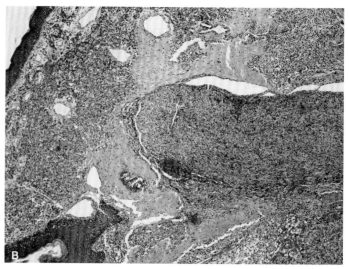

图 15-87　毛细血管瘤
A.经典型由分叶状排列的毛细血管组成;B.富于细胞性血管腔隙不明显

略多见。肿瘤发生于出生时或出生后不久,早期呈扁平红色或紫红色,随后逐渐隆起呈草莓状,约70%的病例于数月或数年内退缩。

毛细血管瘤位于真皮内,由增生的毛细血管组成,增生的毛细血管呈分叶状或结节状排列(图15-87A)。小叶间为纤维结缔组织,小叶内或小叶间可见管径较大的营养性血管。

婴儿富于细胞性血管瘤镜下呈多结节状或分叶状,细胞丰富,主要由肥胖的内皮细胞和周皮细胞组成(图15-87B),内皮细胞形成小的圆形血管腔,这些幼稚的小血管尚未贯通,有时仅见有一个红细胞。富于细胞性结节内的血管腔隙也可不明显,不易被识别为血管性肿瘤,网状纤维染色可帮助显示血管结构。当病变渐趋成熟及血流贯通开始时,内皮细胞变扁平,类似成年型的毛细血管瘤。免疫组化标记显示,早期增生的内皮细胞表达葡萄糖转送Ⅰ型(glucose transporter type 1,GLUT1),周皮细胞表达α-SMA。

(二)　先天性血管瘤

先天性血管瘤(congenital hemangioma)是一种起自于产前宫内胎儿期至出生时完全形成的良性血管瘤,包括快速消退型(rapidly involuting congenital hemangioma,RICH)和不消退型(noninvoluting congenital hemangioma,NICH)两种类型[151-152]。

RICH在出生时保持稳定状态,并于生后数天至数周开始消退,常在1年左右的时间内(8~14个月)消退,不仅在消退的时间上明显快于常见类型的婴儿血管瘤,而且在新生儿期内肿瘤也增大不明显,与婴儿性血管瘤有所不同。镜下病变位于真皮和皮下,由大小不一的小叶组成,小叶内为增生的毛细血管,血管的形状较为规则,小叶间为纤维性间隔,其内所含血管远不及NICH。约1/2的病例在小叶的中央有退化区域,表现为小叶结构的消失,纤维组织增生和营养血管的异常增大,病变区域内还可出现含铁血黄素沉着、血

内微血栓形成、钙化灶和髓外造血等表现。RICH中的血管多不表达GLUT-1(少数病例灶性表达)。

NICH在出生时保持静态,可随着婴儿的生长而成比例增大。与RICH不同的是,NICH不发生自然性消退,直至成年期。镜下由排列成较大分叶状的增生性血管组成,小叶内的血管呈圆形扩张状或弯曲状,管腔多比毛细血管大,薄壁,其内皮细胞胞质较少,核深染,常呈钉突状,小叶间纤维间隔内可见静脉和动脉,可有动静脉漏,类似动静脉畸形。NICH中的血管也不表达GLUT1。

(三)　叶状毛细血管瘤

叶状毛细血管瘤(lobular capillary hemangioma)也称化脓性肉芽肿(pyogenic granuloma)[153],是毛细血管瘤的一种特殊亚型,病变位于皮肤或黏膜表面,呈息肉状生长,镜下由小叶状的增生性毛细血管型血管组成,常伴有表皮溃疡和间质水肿。患者多为20岁以上的成年人,一般不发生于新生儿或婴幼儿。男女均可发生,男性多见。好发部位依次为牙龈、手指、唇、面部、舌和足底,也可发生于鼻腔,并可见于四肢或躯干。低倍镜下呈外生性生长,与皮肤或黏膜之间有粗细不等的蒂相连,由呈簇状或分叶状分布的增生性毛细血管组成(图15-88),小叶内增生性的小血管多围绕一个管径较大、附有肌壁的大血管,血管之间可见急性或慢性炎症细胞浸润,间质多呈黏液水肿样,内皮细胞和间质细胞有时可见较多的核分裂象。

(四)　毛细血管瘤的特殊类型

1. 樱桃血管瘤(cherry hemangioma)　也称老年性血管瘤(senile angioma)、红宝石斑(ruby spots)或Campbell de Morgan斑,是一种比较常见的血管瘤,好发于中老年人的躯干和上肢,也可发生在青春期,表现为红色的丘疹,直径为数毫米,其数目随着年龄的增加而增多,组织学上病变位于真皮的浅层,由扩张、充血的毛细血管组成,被覆表皮有轻度的萎缩。

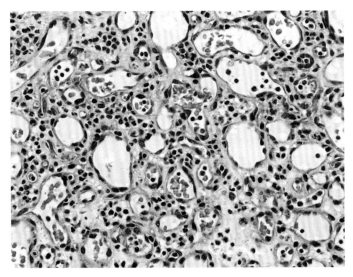

图 15-88　化脓性肉芽肿
增生的毛细血管之间可见中性粒细胞浸润

F15-88　ER

2. 疣状血管瘤（verrucous hemangioma）　是毛细血管瘤和海绵状血管瘤的一种特殊类型[154]，发生于儿童的一侧下肢，被覆表皮伴有疣状增生，临床上常被误诊。组织学上，病变位于真皮浅层，可累及至皮下，由扩张的毛细血管和海绵状血管组成。表皮有过度角化、角化不全和乳头状瘤样增生，类似皮肤疣，但并无 HPV 感染。

3. 簇状血管瘤（tufted hemangioma）　是一种在真皮内生长，由不规则的毛细血管型血管结节组成的良性肿瘤[155]，血管结节呈炮弹头样向位于周边的新月形血管腔内突出，形成血管内的"簇状"结构，可类似肾小球。本瘤与婴幼儿卡波西型血管内皮瘤关系密切，属于同一瘤谱。

（五）海绵状血管瘤

海绵状血管瘤（cavernous hemangioma）是一种主要由扩张的薄壁大血管组成的血管瘤，比毛细血管瘤少见，但从发病年龄和发生部位上与毛细血管瘤相仿，不同之处在于，病变位置较深、体积较大，边界多不清，且多数不会自发性消退。除好发于躯体外，各种内脏均可发生，尤以肝脾最多见。伴有多灶性内生性软骨瘤者称为 Mafucci 综合征（Mafucci's syndrome），巨海绵状血管瘤伴有血小板减少性紫癜者称为卡-梅综合征（Kasabach-Merritt syndrome），伴有皮肤和胃肠道多发性血管瘤者称为蓝色橡皮大疱样痣综合征（blue rubber bleb nevus syndrome）。镜下由扩张的薄壁大血管组成，管壁为扁平的内皮细胞，腔内充满血液（图 15-89）。血管腔内常见新鲜或机化的血栓形成，可伴有内皮细胞的乳头状增生。部分肿瘤具有海绵状和毛细血管两种血管瘤的特

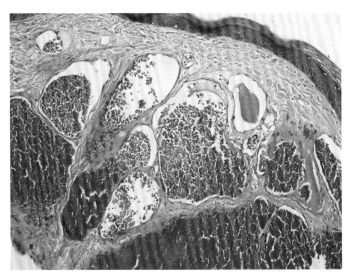

图 15-89　海绵状血管瘤
由扩张的薄壁大血管组成

点，或在灶性区域可见毛细血管瘤的形态。

（六）动静脉血管瘤

动静脉性血管瘤（arteriovenous hemangioma，AVH）也称动静脉畸形（arteriovenous malformation），是一种非肿瘤性的血管病变，主要由动静脉组成，并有动静脉吻合支形成，明显时可听及血管杂音。血管造影有助于术前诊断。按发病部位可分为深部型和皮肤型两种亚型，其中深部型主要发生于儿童和青年人，好发于头颈部，其次为四肢；皮肤型多见于成年人。本病的诊断往往需要影像学和组织学相结合。

（七）微静脉型血管瘤

微静脉型血管瘤（microvenular hemangioma）主要发生于青年人肢体皮肤，镜下由狭窄不规则分支状的薄壁小静脉型血管组成（图 15-90）[156]，分布于真皮浅层和深层，内皮细胞可略肥胖，血管周可见周皮细胞，增生的血管之间为胶原化纤维组织，故又有促结缔组织增生性血管瘤（desmoplastic

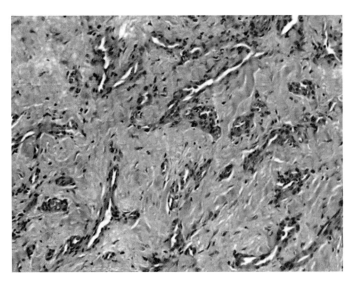

图 15-90　微静脉型血管瘤
位于真皮内，由分支状薄壁小静脉组成

hemangioma)之称。

（八）鞋钉样血管瘤

鞋钉样血管瘤（hobnail hemangioma）曾称为靶样含铁血黄素沉着性血管瘤（targetoid hemosiderotic hemangioma）[157]，是一种特殊类型的血管病变，好发于青年人，主要发生于躯干和四肢，呈血管瘤样丘疹，少数病例于丘疹的周围可见透明和瘀斑状空晕，似靶样。镜下真皮浅层内可见扩张的海绵状血管，内皮细胞呈特征性的鞋钉样（平头钉）或火柴头样（图 15-91）[158]，有时灶性区域可形成小的乳头状突起。真皮深层为不规则的狭窄性血管，后者为胶原所分隔，邻近的间质内可见红细胞渗出和多少不等的含铁血黄素沉着。

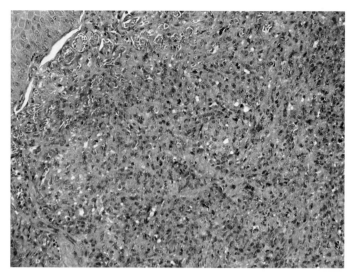

图 15-92　上皮样血管瘤样结节
由实性片状增生的圆形至多边形的上皮样细胞组成

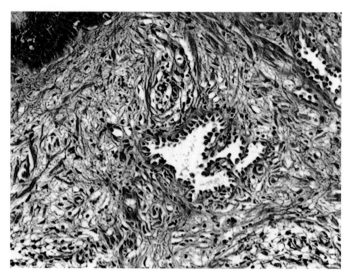

图 15-91　鞋钉样血管瘤
真皮浅层扩张血管内皮呈鞋钉样

（九）获得性弹性血管瘤

获得性弹性血管瘤（acquired elastotic hemangioma）是一种特殊类型的血管瘤，好发于中老年女性前臂伸侧或颈侧皮肤，表现为单个红色丘疹样病变，镜下病变位于真皮浅层，由增生的毛细血管组成，并呈与表皮相平行的宽带状分布，伴有日光性弹性组织变性[159]。

（十）上皮样血管瘤样结节

上皮样血管瘤样结节（epithelioid angiomatous nodule）是一种新近报道的上皮样血管病变[160]，与上皮样血管瘤关系密切，属于一个瘤谱。好发于中青年，多发生于头颈部、躯干和四肢皮肤，偶可发生于阴茎。镜下病变位于真皮浅层，呈境界清楚的结节状或单叶状，被覆表皮可伴有增生。结节由实性片状增生的圆形至多边形的上皮样细胞组成（图 15-92），胞质丰富，透亮状或嗜伊红色，胞质内常含有空泡，核呈空泡状，核仁明显，居中分布，偶可见核分裂象（~5/10HPF）。结节周边有时可见血管腔隙形成，与实性片状增生的上皮样细胞可有移行。

（十一）上皮样血管瘤

上皮样血管瘤（epithelioid hemangioma）是一种内皮呈上皮样的良性血管肿瘤，主要发生于头颈部皮肤，如前额、耳周和头皮[161]，手指末端和躯干也可发生，偶可发生于阴茎[162]。呈单个或多个红色或淡红色结节样病变。病变位于皮下或真皮内，周界清楚，由略呈分叶状的成簇毛细血管型小血管组成，血管衬以胞质丰富、深嗜伊红色的上皮样内皮细胞（图 15-93）。内皮细胞还可血管旁呈实性的巢团状或片状增生，部分内皮细胞的胞质内还含有空泡，拟形成原始血管腔，类似上皮样血管瘤样结节。

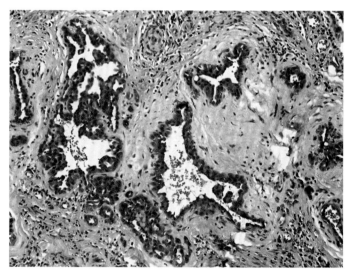

图 15-93　上皮样血管瘤
血管内皮呈上皮样

（十二）静脉型血管瘤

静脉型血管瘤（venous hemangioma）是一种由大小不等的厚壁静脉型血管所组成的血管肿瘤（图 15-94）。主要好发于成年人，肿瘤多位于深部软组织，如腹膜后、肠系膜和四肢的肌肉，病程通常较长，呈缓慢性生长。因血管内可含有静脉石，故影像学有时可见有钙化现象。

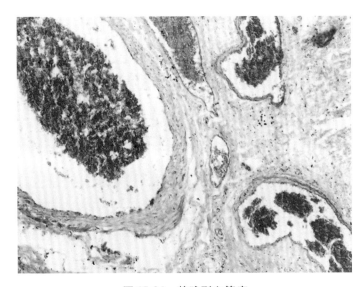

图 15-94 静脉型血管瘤
由厚壁静脉型血管组成

（十三）梭形细胞血管瘤

梭形细胞血管瘤（spindle cell hemangioma）是一种发生于浅表软组织的血管肿瘤，由海绵状血管瘤样区域和实性梭形细胞区域组成，海绵状血管腔隙内有时可见机化性血栓及静脉石，梭形实质内偶含空泡状上皮样的内皮细胞[163]。约5%的患者可同时伴有多发性骨内软骨瘤（Maffucci 综合征）。少数患者伴有先天性淋巴水肿、血管扩张性肢体肥大征（Klippel-Trenaunay 综合征）。病变位于真皮或皮下，主要由海绵状血管瘤样区域和实性梭形细胞区域两种成分组成（图 15-95），两种成分在不同病例之间比例不等。海绵状血管瘤样区域内的血管多为扩张的薄壁血管，大小不一，常充满血液，部分病例于扩张的血管腔内可见新鲜或机化性的血栓。梭形细胞成分和血管相交融存在，形态上呈成纤维细胞样，有时于实性梭形细胞区域内可见小簇分布的空泡状细胞，似在形成原始性血管腔。

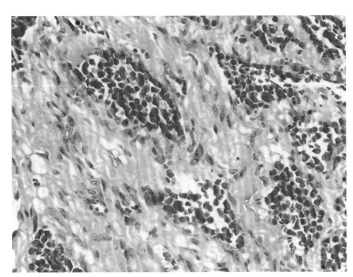

图 15-95 梭形细胞血管瘤
由海绵状血管瘤样区域和实性梭形细胞区域两种成分组成

（十四）奇异性血管瘤

奇异性血管瘤（bizarre hemangioma）也称共质体性血管瘤（symplastic hemangioma），由大量增生的扩张性血管组成，多为中至大的血管，管壁多增厚，管壁中外膜和血管周围的间质内可见核深染、核形不规则的畸形细胞或合体多核样细胞（图 15-96）[164]。

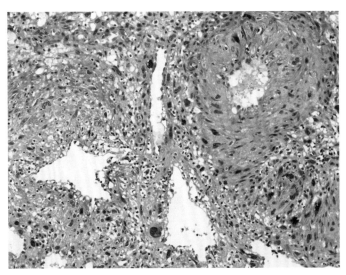

图 15-96 奇异性血管瘤
血管周围的间质内可见核深染、核形不规则的畸形细胞

（十五）深部血管瘤

1. 肌内血管瘤（intramuscular hemangioma） 是一种发生于骨骼肌内的良性血管瘤，是最常见的一种深部血管瘤[165]，可分为毛细血管型、海绵状血管型和混合型三种。毛细血管型为肌纤维间可见增生的小毛细血管，内皮细胞肥胖，可见管腔形成（图 15-97）。海绵状血管型由大的血管组成，内皮细胞扁平，除血管外，常含有脂肪组织。混合型则由管腔大不一的血管混合组成，包括毛细血管、静脉、小动脉和淋巴管样腔隙。本病切除不彻底可复发，复发率为30%～50%。

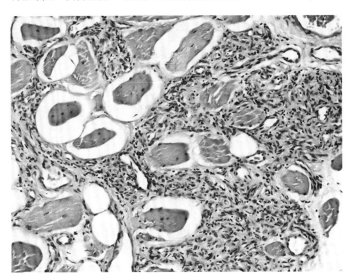

图 15-97 肌内血管瘤
肌纤维间可见增生的小毛细血管

2. 滑膜血管瘤（synovial hemangioma）　是一种发生于关节腔和滑囊滑膜的血管瘤[166]，镜下近半数以上的病例呈海绵状血管瘤的形态，血管之间为水肿或黏液样的基质，可伴有玻璃样变性，偶可见到炎症细胞浸润和含铁血黄素沉着。一部分病例可呈毛细血管瘤、动静脉性血管瘤或静脉性血管瘤的形态。

3. 神经内血管瘤（intraneural hemangioma）　是一种发生于周围神经的血管瘤[167]，组织学上多为海绵状血管瘤。

4. 淋巴结血管瘤（nodal hemangioma）　主要位于淋巴结的门部或髓质，但可累及淋巴结的任何区域，周界不清，镜下形态与发生在周围软组织的血管瘤相似，由聚集的毛细血管、静脉或海绵状的血管组成。

（十六）吻合状血管瘤

吻合状血管瘤（anastomosing hemangioma）主要发生于肾脏，其次可见于胃肠道和肝脏，镜下呈疏松的小叶状结构，由交通状或吻合状的血管组成[168]，内皮细胞可呈鞋钉样（图15-98），无核分裂象，病变内偶可见髓外造血。

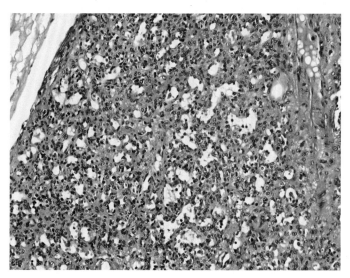

图 15-98　吻合状血管瘤
由交通状或吻合状的血管组成，内皮细胞可呈鞋钉样

F15-98　ER

（十七）窦岸细胞血管瘤

窦岸细胞血管瘤（littoral cell angioma）是一种发生于脾脏的特殊类型血管瘤[169]，位于红髓，由大小不一、互相吻合成网的血管腔组成，一部分血管的腔隙呈狭窄状，略宽于脾窦，另一些血管则呈扩张的囊状。多数病例内可见突向血管腔的乳头结构（图15-99），其轴心为纤维性间质，乳头表面衬覆单层的内皮细胞。内皮细胞有两种类型，一种与脾窦的内衬细胞相似，核小位于细胞底部，染色质深，另一种细胞为

高柱状的内皮细胞，核大，染色质呈空泡状，可见小核仁，部分核呈肾形或可见核沟。在一些囊状扩张的血管腔内，可见游离的内皮细胞，胞质丰富，核大，形态上类似吞噬细胞或组织细胞，胞质内常见吞噬红细胞现象（hemophagocytosis）和含铁血黄素沉着，可呈泡沫样。此外，还可见到窦岸细胞的特征性改变，即胞质内充满 $0.5 \sim 2\mu m$ 大小的嗜伊红色小球。

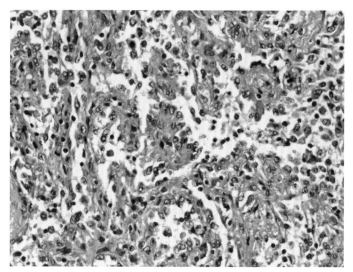

图 15-99　窦岸细胞血管瘤
可见突向血管腔的乳头结构

（十八）硬化性血管瘤样结节性转化

硬化性血管瘤样结节性转化（sclerosing angiomatoid nodular transformation，SANT）是一种发生于脾脏的非肿瘤性血管病变[170]。大体上，脾脏正常大或略有增大，切面可见多个散在或融合的结节（图15-100），灰白色至红棕色。低倍镜下，病变主要位于红髓，由多个散在分布、境界清楚的圆形或卵圆形血管瘤样结节和纤维硬化的间质组成，结节大小不

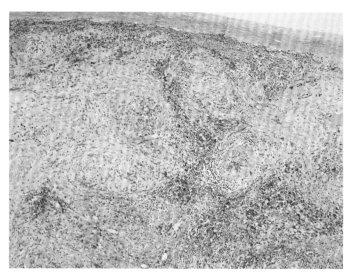

图 15-100　硬化性血管瘤样结节性转化
由散在分布的血管瘤样结节和纤维硬化性间质组成

一，可呈融合状，结节周围为同心圆状排列的纤维组织，在小的结节周围可有一层不完整的胶原纤维带围绕。高倍镜下，血管瘤样结节由裂隙样或蜂窝状的血管腔隙组成，腔隙内衬少量肥胖的内皮细胞，结节内常见外渗的红细胞。结节之间为纤维性间质，可呈纤维黏液样，也可伴有玻璃样变。除数量不等的梭形肌成纤维细胞外，纤维性间质内常见淋巴细胞、浆细胞、巨噬细胞和含铁血黄素沉着。

（十九）周围型血管母细胞瘤

周围型血管母细胞瘤（peripheral hemangioblastoma）是一种发生于中枢外的血管母细胞瘤，主要发生于腹膜后、盆腔、骶前、上颌、肾脏和肾上腺等处[171-172]。镜下形态与中枢血管母细胞相似，由成片的大多边形细胞和大量分支状的薄壁血管组成（图 15-101）。

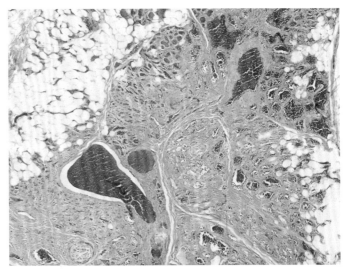

图 15-102 血管瘤病
增生的血管弥漫性累及周围的软组织

大小不等的腔隙组成，腔内壁衬以单层的扁平内皮细胞，腔内充满蛋白性液体（淋巴液），含有淋巴细胞（图 15-103）。淋巴管之间的间质内可有淋巴细胞聚集灶。

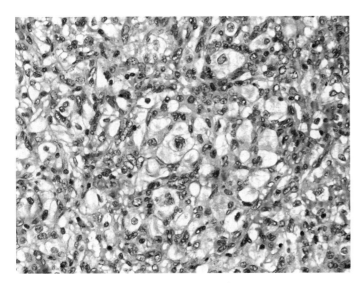

图 15-101 周围型血管母细胞瘤
由大多边形细胞和分支状血管网组成

（二十）血管瘤病

血管瘤病（angiomatosis）是一种弥漫性和持续性的血管增生[173]，多累及躯体的很大一部分，或病变呈连续性分布，有时可为多灶性。镜下显示两种结构，一种由大的厚壁静脉、海绵状毛细血管和毛细血管混合组成，特点表现为在大的厚壁静脉或血管壁内可见成簇的小血管；另一种类型由毛细血管瘤组成，可见散在的较大的营养性血管，弥漫性累及周围的软组织，如脂肪和肌肉（图 15-102）。

（二十一）淋巴管瘤

淋巴管瘤（lymphangioma）是一种由扩张的淋巴管组成的海绵状或囊状脉管病变。主要发生于刚出生的新生儿和1岁以内的婴儿。部分病例可发生于 Turner 综合征。囊性淋巴管瘤好发于颈部、腋下和腹股沟，海绵状淋巴管瘤还可另发生于口腔、躯干上部、肢体、腹腔（包括肠系膜）和腹膜后。大体上，囊状淋巴管瘤呈单房或多房性肿物，囊壁薄，囊内充满清亮的液体，推动时有波动感，直径多在10cm以上，海绵状淋巴管瘤较弥漫，周界不清，切面呈海绵状。镜下由

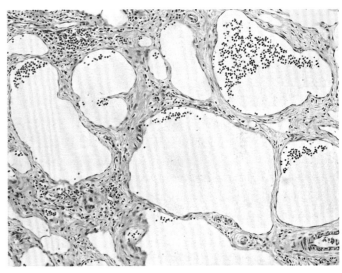

图 15-103 淋巴管瘤
由大小不等的淋巴管样腔隙组成，间质内可见淋巴细胞聚集灶

三、中间型血管内皮瘤

（一）卡波西型血管内皮瘤

卡波西型血管内皮瘤（Kaposi form hemangioendothelioma，KH）是一种局部侵袭性血管肿瘤[174]，好发于婴幼儿，常伴有卡-梅综合征（Kasabach-Merritt syndrome）或卡-梅花现象（Kasabach-Merritt phenomenon，KMP），组织学上兼具毛细血管瘤样和卡波西肉瘤样形态。以往报道的获得性簇状血管瘤（acquired tufted angioma）可能属于一种浅表型的卡波西型血管内皮瘤。

【临床表现】多发生于儿童，半数发生在1岁以内[175]，

偶可发生于成年人。男性多见。主要发生于四肢软组织和皮肤，表现为境界不清的紫蓝色病变，部分病例可发生于腹膜后。体积较大者常伴有血小板减少症（KMP）。部分病例可伴有淋巴管瘤病。

【光镜】由浸润性生长的不规则形血管瘤样结节组成，结节周边常可见新月形或扩张的血管腔隙，结节间为纤维结缔组织间隔。结节由交错排列的短梭形细胞条束、裂隙样血管腔隙（类似卡波西肉瘤）和毛细血管（类似毛细血管瘤）组成（图15-104），常含有纤维性微血栓。有时结节内可见增生的上皮样细胞巢和类似肾小球样的漩涡结构，后者由卷曲的血管和血管周皮细胞组成。

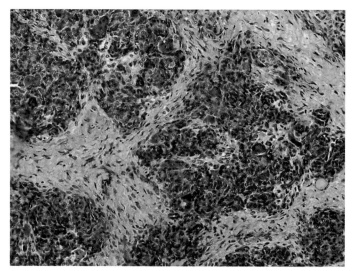

图 15-105　巨细胞血管母细胞瘤
血管瘤样结节内可见多核巨细胞

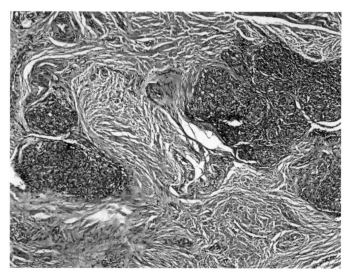

图 15-104　卡波西型血管内皮瘤
由浸润性生长的不规则形血管瘤样结节组成

【免疫组化】内皮细胞表达 CD31、CD34、ERG 和 Fli1，不表达 GLUT1 和 LeY。卡波西肉瘤样区域可表达淋巴管内皮标记，包括 PROX1、LYVE1、D2-40 和 VEGFR3）。纤维性微血栓表达 CD61。

【预后】死亡率约为 10%，主要是由于病变范围广泛或伴有严重的血小板减少（KMP）。偶可发生区域淋巴结转移，但尚无远处转移报道。

（二）巨细胞血管母细胞瘤

巨细胞血管母细胞瘤（giant cell angioblastoma，GCA）是一种少见的局部侵袭性血管肿瘤，主要发生于新生儿和婴儿，偶见于成年人。现有报道显示，肿瘤可发生于腭、手、前臂、头皮和骨[176-177]。镜下病变呈不规则结节状，主要由增生的小血管组成，结节内可见围绕血管的组织细胞样细胞和散在的多核巨细胞（图15-105），可通过免疫组化标记清晰显示。

（三）网状血管内皮瘤

网状血管内皮瘤（retiform hemangioendothelioma，RH）是一种在局部呈侵袭性生长、少数情况下可发生转移的中间性血管肿瘤，由类似睾丸网的细长分支状血管组成[178]，其内皮细胞呈特征性的鞋钉样。

【临床表现】好发于青年人，年龄范围为 9～78 岁，平均为 36 岁，女性略多见。主要发生于四肢的远端[179]，尤其是下肢，其次可发生于躯干，少数病例也可发生于头颈部。临床上表现为缓慢性生长的红色或蓝色斑块或结节，通常<3cm。

【光镜】病变主要位于真皮层内，由细长的分支状血管组成，可形成特征性的网状结构，类似于人体正常的睾丸网（图15-106），也可在真皮胶原纤维间呈穿插、浸润性生长，内皮细胞呈鞋钉样。间质内可伴有淋巴细胞浸润，也可伴有胶原化。少数病例内可见扩张的腔隙，鞋钉样的内皮细胞可形成突向腔内的乳头簇，其中心为胶原组织，表面衬覆内皮细胞，形态上类似乳头状淋巴管内血管内皮瘤。

【免疫组化】内皮细胞表达 CD31、CD34、ERG、Fli1 和

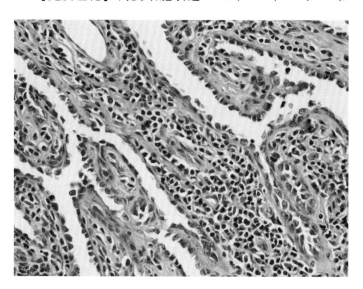

图 15-106　网状血管内皮瘤
由细长的分支状血管组成，内皮呈鞋钉样，间质内可伴有淋巴细胞浸润

claudin-5,不表达 HHV8。

【预后】可发生局部复发(~60%),可为多年之后。少数病例可发生淋巴结或局部软组织转移,尚无远处转移报道。

(四) 乳头状淋巴管内血管内皮瘤

乳头状淋巴管内血管内皮瘤(papillary intralymphatic angioendothelioma,PILA)又称 Dabska 瘤,是一种少见的中间性罕见转移型血管肿瘤,与网状血管内皮瘤具有相关性,均以鞋钉样内皮细胞为特征,通称为鞋钉样血管内皮瘤(hobnail hemangioendothelioma)。

【临床表现】主要发生于婴幼儿和儿童[180],约 25% 发生于成人。两性均可发生,无明显差异。无特殊的好发部位,但以肢体最常见,其次为躯干和头颈部,偶可发生于腹腔内、脾脏和骨。表现为皮肤或皮下缓慢性生长的无痛性斑块或结节,直径多为 1~3cm。

【光镜】位于真皮和皮下,由大小不一、形状不规则的扩张性薄壁脉管组成,脉管腔内及其周围常见淋巴细胞浸润,部分腔内含有透明液体,类似海绵状淋巴管瘤(图 15-107),其内衬的内皮细胞呈立方形或柱状,胞质少、淡嗜伊红色,胞核明显,呈鞋钉样或火柴头样突向腔内,核分裂象罕见。内皮细胞有时在腔内成簇生长,并形成乳头状结构,其表面衬以鞋钉样的内皮细胞,中央为玻璃样间质轴心。

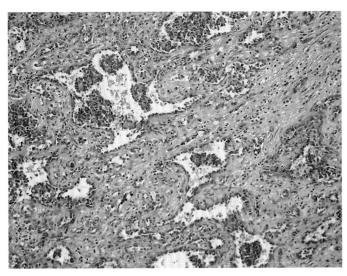

图 15-107 乳头状淋巴管内血管内皮瘤
扩张的血管腔内可见增生的乳头簇,内皮细胞呈鞋钉样

【免疫组化】与网状血管内皮瘤相似。

【预后】少数病例可发生淋巴结转移。大多数病例经完整切除以后预后良好。

(五) 复合性血管内皮瘤

复合性血管内皮瘤(composite hemangioendothelioma,CH)是一种局部侵袭性少数情况下发生转移的血管肿瘤,可由多种血管肿瘤成分组成[181]。

【临床表现】多发生于成年人,中位年龄为 42.5 岁,少

数病例起病于婴儿和儿童期,1 例伴有 Maffucci 综合征。女性略多见。多发生于远端肢体,其他部位包括舌、下颌前庭、面颊、下咽部、背部、颈部和腹股沟淋巴结等。临床上呈紫蓝色结节样,0.3~30cm,中位数为 3.2cm,术前病程通常较长。一些病例伴有淋巴水肿。

【光镜】最主要的成分为网状血管内皮瘤和上皮样血管内皮瘤(图 15-108)。部分病例中可含有良性血管肿瘤成分(包括梭形细胞血管瘤、局限性淋巴管瘤、血管瘤病或动静脉畸形)和(或)含有低级别血管肉瘤样成分。另在部分病例内可见结节状或片状的实性区域,其内瘤细胞可呈上皮样,并可见较多的空泡状内皮细胞,类似脂肪母细胞

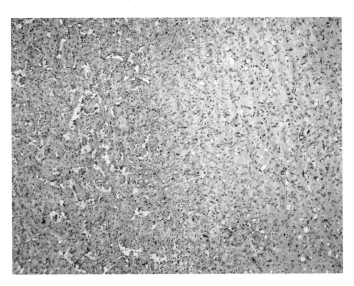

图 15-108 复合型血管内皮瘤
左侧为网状血管内皮区域,右侧为上皮样血管内皮瘤区域

(六) 假肌源性血管内皮瘤

假肌源性血管内皮瘤(pseudomyogenic hemangioendothelioma,PH)是一种好发于青年人下肢并常呈多灶性的中间性血管内皮瘤,临床和免疫表型上类似上皮样肉瘤(也称上皮样肉瘤样血管内皮瘤)[182],镜下形态类似肌源性肿瘤。

【临床表现】好发于青年人,63% 的患者年龄为 20~40岁,平均年龄为 30 岁。男性多见,男:女为(3~4):1。主要发生于下肢,特别是小腿和足[183-184],偶可原发于骨内[185]。肿瘤既可发生于浅表软组织(皮肤和皮下),也可发生于深部肌肉组织内,并可累及至骨表面,或同时累及浅表和深部软组织。约 2/3 的病例表现为多灶性病变,在病程中还可有新发病灶出现。除下肢外,部分病例可发生于上肢、躯干、头皮和骨。临床上患者可伴有疼痛感。术前病程通常<18个月。

【大体】皮肤、皮下和肌肉间可见多个灰红色或灰白色结节,可伴出血,结节直径多为 1~2.5cm。

【光镜】肿瘤性结节可位于真皮内、皮下、肌肉间、邻近骨膜或位于原发于骨内。由条束状、片状或略呈交织状排列的胖梭形细胞组成,部分区域瘤细胞可呈多边形或上皮样,

核呈卵圆形或源性,染色质稀疏,可见小核仁,但核分裂象罕见。胞质丰富、亮嗜伊红色,类似横纹肌母细胞(图15-109)。约10%的病例,瘤细胞可显示一定的多形性,包括可见核分裂象。近半数病例间质内可见中性粒细胞浸润。少数病例可见炎性液化性坏死。

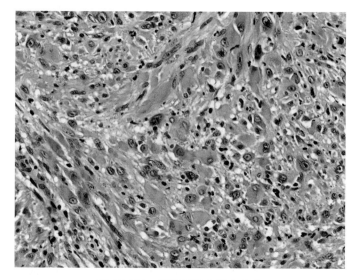

图15-109　假肌源性血管内皮瘤
肿瘤由胖梭形至上皮样细胞组成,胞质嗜伊红色,类似横纹肌母细胞

【免疫组化】瘤细胞表达 AE1/AE3、ERG、Fli1 和 FOSB,半数病例表达 CD31,不表达 EMA、CK 广(MNF-116)、CD34 和 desmin,INI1 表达无缺失,Ki67 相对较低。

【遗传学】显示 t(7;19)(q22;q13),产生 SERPINE1-FOSB 融合性基因[186]。

【预后】可发生局部复发或在同一解剖区域内发生多灶性病变,偶可发生远处转移,可转移至肺、骨和软组织[187]。

(七)卡波西肉瘤

卡波西肉瘤(Kaposi sarcoma,KS)是一种局部浸润性血管内皮肿瘤,多发生于皮肤,常呈多灶性的斑片状、斑块状或结节状,也可发生于黏膜、淋巴结和内脏。KS 与 HHV8 感染有关[188]。

【临床表现】

(1)慢性地方型或经典型:好发于 60 岁以上的老年人,并多见于男性,临床上,最初表现为下肢远端皮肤多发性结节,呈紫色、绛蓝色或棕褐色,常伴有肢体的水肿。

(2)淋巴结病相关型或非洲地方型:主要发生于非洲的儿童,表现为局部或全身性淋巴结肿大,主要累及颈、腹股沟和肺门淋巴结。

(3)医源性或免疫抑制相关型:发生于肾移植后数月或数年内,与机体细胞免疫功能下降直接相关(抗排斥免疫抑制治疗)。也可见于接受大剂量激素(如糖皮质激素治疗慢性肾病)治疗而导致免疫功能下降者。

(4)AIDS 相关型:由 HIV-1 感染引起,多见于男性同性恋、静脉给药和接受富含 FⅧ因子血制品治疗的血友病患者。多发生于面部、外生殖器和下肢的皮肤,口腔黏膜、淋巴结、胃肠道和肺也常受累及。

【光镜】

(1)早期(斑片期):是一种扁平的皮肤病变,在真皮浅层胶原纤维间可见排列疏松的参差不齐的分支状血管网,血管周围可见外渗的红细胞。

(2)斑块期:皮肤轻度隆起,病变累及真皮全层,可累及皮下组织,血管增生更广泛,周围可见梭形细胞成分,红细胞外渗和含铁血黄素沉着更显著。

(3)结节期:皮肤形成较为明显的结节,镜下由交织状排列的增生性梭形细胞束组成,梭形细胞和血管之间为含有红细胞的裂隙样腔隙(图15-110),横切面呈筛孔状或蜂窝状,在梭形细胞内或细胞外可见 PAS 阳性的嗜伊红色透明小体,耐淀粉酶消化。

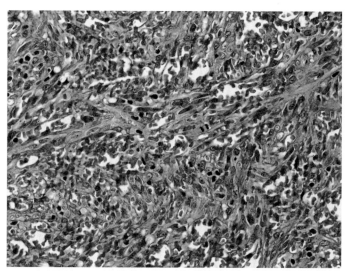

图15-110　卡波西肉瘤
增生性梭形细胞束之间为含有红细胞的裂隙样腔隙

【免疫组化】瘤细胞表达 CD34、D2-40、ERG、FLI-1 和 LANA-1。

【预后】取决于机体的免疫功能、疾病所处的不同阶段以及有无机会性感染等相关性因素。慢性地方型的死亡率为 10%~20%,多在 8~10 年内,另有 25% 的病例死于其他类型的肿瘤。AIDS 相关型临床进展较快,死亡率为 41%。多脏器累及者预后差,对治疗反应不佳。

四、恶性肿瘤

(一)上皮样血管内皮瘤

上皮样血管内皮瘤(epithelioid hemangioendothelioma,EH)是一种恶性的血管中心性血管肿瘤[189],由条索样排列的上皮样内皮细胞组成,分布于黏液透明样的间质内,遗传学显示大多数病例具有 t(1;3)(p36;q25),形成 WWTR1-CAMTA1 融合性基因[190],少数病例涉及 TFE3 重排,形成

YAP1-TFE3 融合性基因[191]。

【临床表现】多发生于 30 ~ 50 岁的成年人,偶可发生于儿童。女性略多见。可发生于肢体、躯干和头颈部,并可发生于实质脏器,包括肺、肝和骨,后者常呈多灶性。30% ~ 50% 的病例起自于血管或与血管关系密切。

【大体】灰白色或灰红色结节,直径为 0.4 ~ 10cm。

【光镜】由上皮样内皮细胞组成,可呈空泡状,瘤细胞多短条索样排列,也可呈散在的单个细胞、小巢状或不规则性片状分布,但无明显的血管腔形成。部分瘤细胞的胞质内可见空泡形成(原始血管腔),也称水泡细胞(blister cells)。有时于胞质空泡内可见红细胞(图 15-111A)。间质内可伴有灶性的钙化或骨化。发生于纵隔等部位的上皮样血管内皮瘤可伴有破骨样巨细胞反应。核分裂象通常 <3/50HPF。少数病例瘤细胞可显示明显的异型性,偶可呈梭形细胞形态。发生于肺者常形成充满肺泡腔的特征性结节样形态(图 15-111B),中央可伴有坏死,发生于肝脏者于瘤细胞间

常可见残留的肝细胞或胆管。

一小部分病例内可见明确的血管腔隙形成(图 15-111C),瘤细胞的胞质较为丰富,嗜伊红色,免疫组化标记表达 TFE3(图 15-111D),分子检测可显示 YAP1-TFE3 基因易位。

【免疫组化】经典型 EH 中的瘤细胞表达 CD31、CD34、ERG、Fli1 和 CAMTA1[192],多少不等的病例(~ 35%)表达 AE1/AE3 等上皮性标记。TFE3 相关性 EH 中的瘤细胞除表达内皮细胞标记外,还表达 TFE3。

【遗传学】经典型 EH 具有 t(1;3)(p36;q25),形成 WWTR1-CAMTA1 融合性基因,TFE3 相关性 EH 形成 YAP1-TFE3 融合性基因。

【预后】多数病例呈惰性经过,局部复发率为 10% ~ 15%,转移率为 20% ~ 30%,常转移至骨、肝和肺,偶可转移至淋巴结。肿瘤 >3cm、核分裂象 >3/50HPF 者 5 年生存率为 59%,相比之下,肿瘤直径 <3cm,核分裂象 <3/50HPF,5 年生

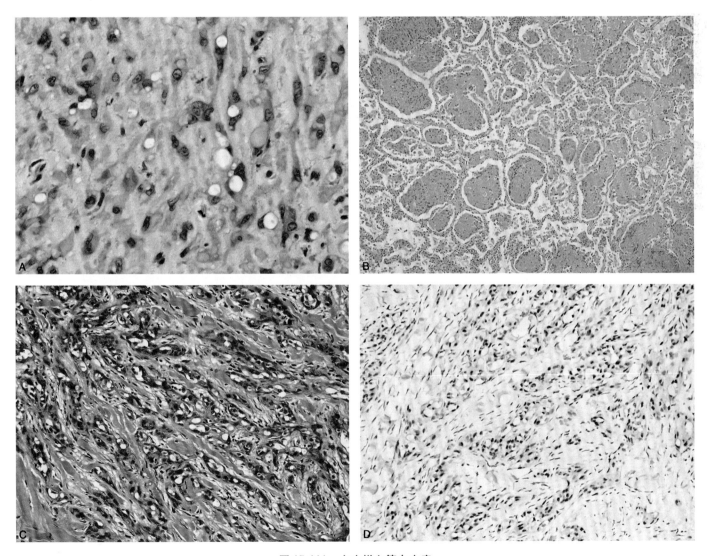

图 15-111 上皮样血管内皮瘤

A. 经典型由上皮样内皮细胞组成,部分瘤细胞的胞质内可见空泡形成;B. 肺上皮样血管内皮瘤;C. TFE3 易位相关型可见血管形成;D. TFE3 标记

存率可达 100%。

（二）血管肉瘤

血管肉瘤（angiosarcoma）是一种形态上、免疫表型上和功能上显示程度不等内皮分化的恶性肿瘤。

【病因】不明，部分病例可发生于放疗后（post-radiation sarcoma）。少数病例可发生于大血管（特别是做过合成性血管移植者）、动静脉瘘（特别是肾移植者）或慢性淋巴水肿的基础之上，或伴发神经纤维瘤病、Maffucci 综合征和 Klippel-Trénaunay 综合征，或发生于体内异物附近，或与某些化学物质有关（如聚氯乙烯等）。一些病例还可发生于周围神经、神经鞘瘤、恶性周围神经鞘瘤或生殖细胞肿瘤[193-195]。

【临床表现】

（1）皮肤血管肉瘤不伴有肢体淋巴水肿：多发生于 60 岁以上老年人，男性多见。好发于头皮[196-197]，以及前额、面部、眼睑和眶周。临床上呈瘀伤、血肿、斑块状或结节状（图 15-112A，B），可有散在分布的卫星结节，可伴有溃疡和出血。部分病例病情进展迅速。

（2）皮肤血管肉瘤伴长期肢体淋巴水肿：也称 Stewart-Treaves 综合征，与肢体慢性淋巴水肿密切相关[198]。90% 的病例发生在乳房癌根治术后，患者年龄为 37～60 岁，平均年龄为 64 岁。淋巴水肿通常发生在术后一年内，而肿瘤多在 10 年以内发生，表现为皮肤和皮下青紫色或紫褐色结节，可呈多灶性（图 15-112C）。

（3）深部软组织血管肉瘤：不多见，约占 10%，可发生于任何年龄，但高峰年龄为 60～70 岁，中位年龄为 58 岁。好发于四肢肌肉内（约 40%）[199]，其次为腹膜后、腹腔、纵隔和肠系膜。

（4）乳房血管肉瘤：包括：①原发性（primary breast angiosarcoma，PBA），好发于 20～40 岁的女性[200-201]，偶可发生于青春期，临床上多表现为乳房深部生长迅速的无痛性肿块，可有患侧乳房弥漫性肿大，肿瘤位于乳腺实质内，可累及乳头和乳晕或表面皮肤（图 15-112D）；②继发性（secondary breast angiosarcoma，SBA），多发生于乳腺癌患者经放疗者，

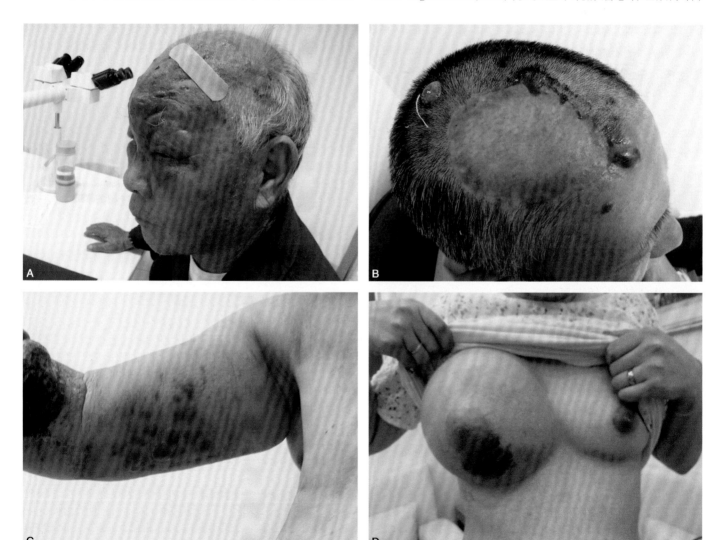

图 15-112　血管肉瘤
A. 头皮血管肉瘤；B. 头皮血管肉瘤术后复发；C. Stewart-Treaves 综合征；D. 乳房血管肉瘤

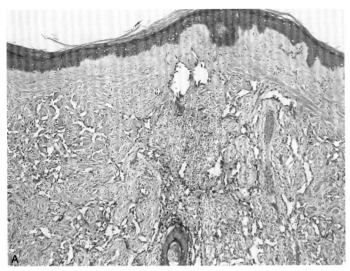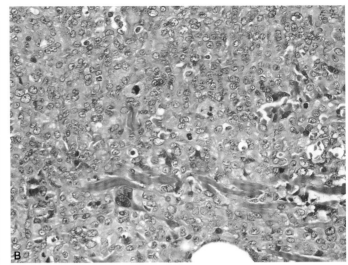

图 15-113 头皮血管肉瘤

A. 真皮内可见不规则形扩张血管,可呈交通状或吻合状;B. 差分化血管肉瘤

患者多为 60 岁以上中老年人,肿瘤通常发生在接受放疗后 30～156 个月内(中位数为 70 个月),血管肉瘤主要局限于皮肤。

(5) 其他实质脏器血管肉瘤:主要发生于肝和脾,其他脏器包括肾上腺、消化道、肺、骨、泌尿生殖道(包括子宫、卵巢、阴茎)等处也可发生。

【大体】 发生于头皮者,肿瘤境界不清,切面呈出血性微囊状或蜂窝状,可累及深部的皮下组织和筋膜。发生于深部软组织或乳腺等部位者,可呈结节状或多结节状,切面呈灰红、灰褐或灰白色,可伴有出血、坏死和囊性变。

【光镜】

(1) 头皮血管肉瘤:真皮内可见不规则形扩张血管,可呈交通状或吻合状(图 15-113A)。肿瘤性血管在真皮内浸润性生长,可包绕皮肤附件或在真皮胶原纤维内穿插性、分割性生长。分化较差的病例内瘤细胞呈胖梭形或上皮样,呈实性片状分布(图 15-113B),瘤细胞异型性明显,核分裂象易见,可伴有凝固性坏死。少数病例中,在实性瘤细胞巢内可见多少不等的空泡状细胞,明显时可类似脂肪母细胞、皮脂腺细胞或泡沫细胞,也称泡沫细胞血管肉瘤(foamy cell angiosarcoma)[202]。

(2) 深部软组织肉瘤:发生于周围神经或周围神经鞘膜肿瘤者,有时在肿瘤的周边可见残留的神经成分。与发生于其他部位的血管肉瘤相似,可从有明显血管形成的分化性血管肉瘤至成片实性血管形成不明显的差分化血管肉瘤,可出现于同一肿瘤内。部分病例中,瘤细胞可呈明显的上皮样形态,表现为核大,空泡状,可见明显的核仁,可见核分裂象。上皮样瘤细胞衬覆于不规则形血管腔,或成片分布,也称上皮样血管肉瘤(epithelioid angiosarcoma)(图 15-114)[203]。

(3) 乳腺血管肉瘤分为:①高分化血管肉瘤:或称血管肉瘤 I 级,由形状和大小不一的薄壁血管组成,多衬覆

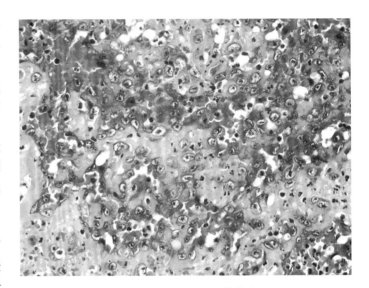

图 15-114 上皮样血管肉瘤

瘤细胞呈上皮样

单层内皮细胞,也可有复层或乳头簇形成,管腔可呈交通状或吻合状。肿瘤性血管在乳腺实质内穿插、浸润性生长,并可累及邻近的脂肪组织(图 15-115A);②中分化血管肉瘤:或称血管肉瘤 II 级,肿瘤内 75% 以上的区域为 I 级血管肉瘤,但可见分化较差的实质性区域;③差分化血管肉瘤:或称血管肉瘤 III 级,肿瘤内 50% 以上的区域由实质性区域和梭形细胞区域组成,核分裂象易见,并可见凝固性坏死(图 15-115B),其他区域可见肿瘤性血管形成。

【免疫组化】 瘤细胞表达 CD31、CD34、ERG 和 Fli1,部分病例(特别是上皮样血管肉瘤)可表达 AE1/AE3 和 EMA。

【遗传学】 放疗相关的血管肉瘤可有 c-myc(8q24)基因扩增[204],25% 的继发性血管肉瘤还可同时有 FLT4(5q35)基因扩增。

【预后】 属高度恶性肿瘤,不仅可发生局部复发,且可

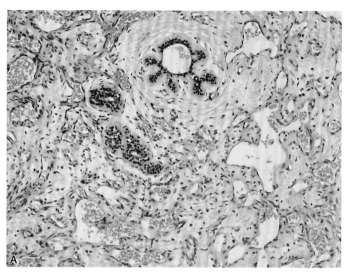
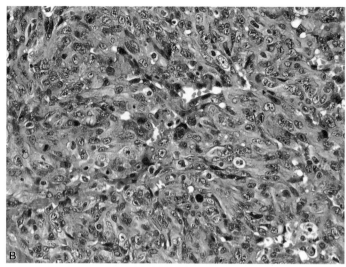

图 15-115 乳腺血管肉瘤
A. 肿瘤性血管在乳腺小导管间穿插、浸润性生长；B. 差分化血管肉瘤

F15-115B ER

在较短的时间内发生转移，常见的转移部位包括肺、皮肤、软组织、骨、肝和淋巴结等。患者年龄大、肿瘤位于腹膜后、肿瘤体积大、组织学上分化差以及 MIB1（Ki67）指数≥10% 提示预后不佳。

第九节 软组织软骨和骨肿瘤

一、软组织软骨肿瘤

（一）软组织软骨瘤

软组织软骨瘤（soft tissue chondroma）是一种发生于软组织（特别是手足）的良性软骨瘤[205]，由透明软骨组成。

【临床表现】 多发生于 30 ~ 40 岁的成年人，良性均可发生。多发生于手足，特别是手指。表现为无痛性肿块。其他部位包括近端肢体、躯干、头颈部、口腔、耳、上呼吸消化道、脑膜/脑膜外、皮肤和输卵管等处。

【大体】 境界清楚，结节状或圆凸状，中位直径为1.6cm，范围为 0.3 ~ 6.5cm。

【光镜】 镜下呈分叶状，由成熟的透明软骨组成，可伴有钙化和骨化。部分病例伴有黏液样变性或囊性变。少数病例可呈软骨母细胞瘤样（chondroblastoma-like chondroma）[206]。

【免疫组化】 软骨细胞表达 S-100 蛋白和 ERG。

【预后】 局部复发率 15% ~ 20%。不会向恶性转化。

（二）骨外间叶性软骨肉瘤

间叶性软骨肉瘤（extraskeletal mesenchymal chondrosarcoma）是一种显示双相性形态的软组织肉瘤，由散在的软骨小岛和成片或呈血管外皮瘤样排列的原始幼稚性小圆细胞和梭形细胞组成，遗传学上以形成 HEY1-NCOA2 为特征。比较少见，约 1/3 的病例原发于软组织内。

【临床表现】 好发于 15 ~ 35 岁的青少年，无明显的性别差异。主要位于头颈部，特别是眼眶、颅内、脊髓硬膜和颈枕部，其次是下肢，特别是大腿，少数可位于纵隔、胸膜和外阴等处，偶发生于脑内、甲状腺和肾脏等实质脏器。位于眼眶者可产生突眼、视物痛和头痛，颅内及髓内肿瘤可引起呕吐、头痛及各种运动和感觉缺失，位于四肢者多表现为肌肉内生长缓慢的无痛性肿块。

【大体】 分叶状，平均直径为 7.5cm，范围为 2.5 ~ 37cm。切面灰白色，鱼肉样，瘤体中央可有软骨灶，部分病例伴有出血和坏死。

【光镜】 由成片圆形、卵圆形或小短梭形未分化间叶细胞和散在的软骨小岛组成（图 15-116）。未分化间叶细胞可呈血管外皮瘤样排列。软骨小岛相对成熟，可伴有钙化或骨化，与未分化间叶细胞之间的分界多较清晰，但有时可与间叶细胞相混杂，或与间叶细胞逐渐过渡。

【免疫组化】 瘤细胞表达 CD99 和 SOX9[207]，还可表达desmin（50%）和 EMA（35%）。软骨小岛表达 S-100 蛋白和 ERG[208]。

【遗传学】 RT-PCR 或 FISH 可显示 HEY1-NCOA2 融合基因[209]。

【鉴别诊断】

（1） 骨外尤因肉瘤：肿瘤内无软骨小岛，瘤细胞除CD99 外，可表达 Fli1，FISH 检测显示 EWSR1 基因易位。

（2） 差分化滑膜肉瘤：偶可伴有软骨化生，瘤细胞程度

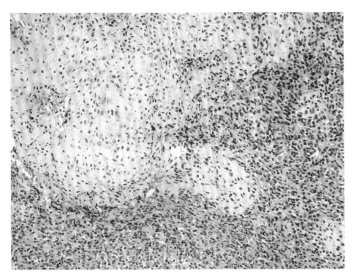

图 15-116　骨外间叶性软骨肉瘤
由软骨小岛和原始间叶细胞组成

F15-116　ER

不等表达 AE1/AE3，FISH 检测显示 *SS18* 基因易位。

（3）其他伴有软骨分化的肿瘤：如软组织肌上皮瘤等。

（三）骨外骨肉瘤

骨外骨肉瘤（extraskeletal osteosarcoma）是一种发生于软组织的肉瘤性病变，以瘤细胞直接产生肿瘤性骨为特征。

【临床表现】　主要发生于成年人，平均年龄为 50 岁，范围为 20~80 岁。男性多见，男∶女为2∶1。多发生于深部软组织[210]，特别是下肢（50%~70%），尤其大腿，其次为臀部和小腿。20% 位于上肢，包括肩胛和上臂，10% 位于腹膜后。少见部位包括手足、喉、舌、精索、阴茎、胸膜、肺、乳腺、结肠和中枢神经系统[211]。表现为局部进行性增大的肿块，约 1/3 患者伴有疼痛感。

【大体】　多数病例边界多较清楚，可被覆假包膜，部分病例边界不清，呈浸润性生长，直径多为 5~10cm，平均 8cm，范围为 1~50cm。切面呈灰白色，质地多较硬，可见地图状坏死或伴有出血性改变。

【光镜】　与发生于骨内的骨肉瘤相似，包括骨母细胞性、成纤维细胞性和软骨细胞性、富含巨细胞性和小细胞性等类型（图 15-117），可为混合型。

【免疫组化】　瘤细胞表达 SATB2[212]。

【预后】　属高级别肉瘤，局部复发率为 35%~50%，转移率 50%，多发生于 2~3 年内，多转移至肺，5 年生存率为 30%。以下预后相对较好：肿瘤 <5cm，软骨母细胞分化，Ki67 指数低。

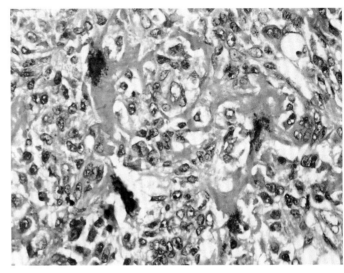

图 15-117　骨外骨肉瘤
以瘤细胞直接产生瘤骨为特征

F15-117　ER

第十节　胃肠道间质瘤

一、经典型胃肠道间质瘤

胃肠道间质瘤（gastrointestinal stromal tumor，GIST）是消化道最常见的间叶源性肿瘤，临床可以表现为从良性到恶性，免疫组化检测通常表达 CD117 和 DOG1，显示卡哈尔间质细胞（interstitial cells of Cajal，ICC）分化。

【病因】　GIST 的发生与 ICC 有关。ICC 和胃肠道起搏点的激活需要 *KIT* 基因的参与，GIST 中存在 *KIT* 基因或 *PDGFRA* 功能获得性突变。

【临床表现】　主要发生于成年人，40~70 岁的中老年，发病高峰为 55~65 岁，平均年龄为 62 岁左右。男性多见。主要发生于胃（60%~70%）和小肠（20%~30%）[213]，部分病例位于直肠（5%~15%），少数病例（5%）发生于食管，而位于结肠者较为少见，偶可发生于十二指肠、阑尾和胆囊。除胃肠道外，肿瘤也可发生于腹腔内、盆腔或腹膜后，也称为胃肠道外间质瘤（E-GIST），其中 80% 位于肠系膜和大网膜，20% 位于腹膜后，有时可累及前列腺或阴道壁。临床上无特异性，患者多因上腹胀满不适、隐痛、消化道出血（大便潜血、黑便）、腹痛和腹部包块就诊，部分患者可伴有梗阻或压迫症状，位于食管者可表现为哽噎和吞咽困难，位于直肠者可有大便习惯改变、便血和下坠等。12%~33% 的病例为各种原因偶然发现,包括常规体检、内镜检查、影像学检查或其他原因手术,少数病例为尸检时所发现。

【大体】 可位于黏膜下、消化道壁固有肌层内、浆膜下或腹腔内,呈结节状或多结节状,中位直径为6.0cm,范围为0.3~44cm。切面呈灰白或灰红色,质嫩、细腻,可伴有出血、囊性变或坏死等继发性改变。中国胃肠道间质瘤诊断治疗专家共识将直径≤2cm定义为小GIST,直径≤1cm定义为微小GIST(MicroGIST)。

【光镜】 分为梭形细胞为主型、上皮样细胞为主型和混合型三种类型[214]。

梭形细胞GIST占50%~70%,瘤细胞密度、瘤细胞形态和核分裂象因病例而异,从较温和的小GIST或微小GIST到高级别的梭形细胞肉瘤形态不等(图15-118A)。约5%病例于细胞核端可见空泡。少数病例中,瘤细胞显示明显的多形性和异型性。瘤细胞的排列方式多种多样,可呈交织短条束状、漩涡状、长条束状、鱼骨样、器官样、假菊形团样或栅栏状排列。间质内含有纤细的胶原纤维,部分病例中可伴有玻璃样变性,明显时可呈硬化。10%~20%的病例(特别是小肠GIST)中可见到嗜伊红色、丝团样的纤维小结(skeinoid fiber)(图15-118B)。部分病例间质可呈黏液样。

上皮样GIST占20%~40%,由成片、成巢或结节状分布的上皮样瘤细胞组成(图15-118C),胞质可呈嗜伊红色、透亮或空泡状,偶可呈印戒样,核分裂象多少不等。多数病例内瘤细胞形态一致,少数病例显示明显的多形性。部分病例间质可呈黏液样。

混合细胞型GIST所占比例<10%,由梭形细胞和上皮样细胞混合组成,两种细胞之间可见移行(图15-118D)。

经靶向治疗以后,GIST可发生坏死和(或)囊性变,部分病例中细胞密度明显降低,瘤细胞成分稀疏(图15-118E),间质伴有广泛胶原化,可伴有多少不等的炎症细胞浸润和组织细胞反应(图15-118 F)[215]。少数病例可发生去分化或进展为横纹肌肉瘤等[216-217]。

【免疫组化】 瘤细胞通常弥漫性强阳性表达CD117和DOG1[218],多数病例(75%)还表达CD34。上皮样GIST中的瘤细胞CD117和DOG1表达不等,常为弥漫膜阳性,部分病例(5%~10%)CD117可为弱阳性或阴性。经靶向治疗后的GIST可失表达CD117。

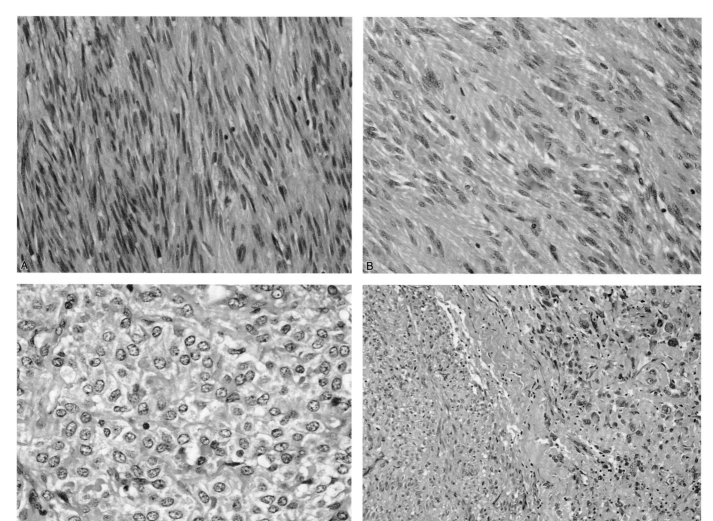

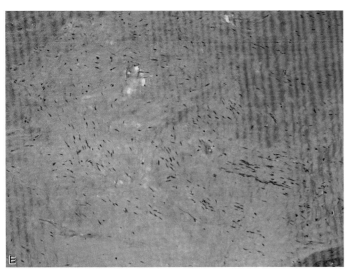

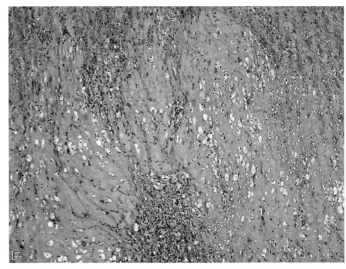

图 15-118 胃肠道间质瘤

A. 梭形细胞型;B. 小肠肿瘤内可见丝团样纤维小结;C. 上皮样型;D. 混合型;E. 靶向治疗后仅见少量稀疏的瘤细胞;F. 可伴有多少不等的炎症细胞浸润和组织细胞反应

F15-118B ER

【分子病理】85%~90% 的病例显示 KIT 基因(11、9、13、17 或 14 号外显子)或 PDGFRA 基因(12、14 或 18 号外显子)突变。

中国共识推荐以下情形进行分子检测:①对疑难病例应进行 c-kit 或 PDGFRA 突变分析,以明确 GIST 的诊断;②术前拟用分子靶向治疗者;③所有初次诊断的复发和转移性 GIST,拟行分子靶向治疗;④原发可切除 GIST 手术后,中-高度复发风险,拟行伊马替尼辅助治疗;⑤鉴别 NF1 相关型 GIST、完全性或不完全性 Carney 三联症、家族性 GIST 以及儿童 GIST;⑥鉴别同时性和异时性多原发 GIST;⑦继发性耐药需要重新检测。此外,对经治疗后发生复发或转移的 GIST,也应再作分子检测,以与原发肿瘤对比,指导临床治疗。

【鉴别诊断】

(1) 食管和贲门平滑肌瘤:直径为 1~5cm,偶可较大,瘤细胞密度低,背景呈嗜伊红色,瘤细胞弥漫性表达 α-SMA 和 desmin,肿瘤内部分表达 CD117 和 DOG1 的细胞为 ICC,非肿瘤性细胞。

(2) 胃肠道型神经鞘瘤:肿瘤周边常可见淋巴细胞套,瘤细胞排列不紧密,呈不规则条束状或梁状,偶可见模糊的栅栏状,间质内可含有胶原纤维,瘤细胞弥漫性表达 S-100 蛋白、SOX10 和 GFAP,不表达 CD117 和 DOG1。

(3) 肠系膜纤维瘤病:可累及肠壁,瘤细胞密度较 GIST 低,由纤细的梭形细胞和(或)星状细胞组成,长条束状或交织状排列,间质疏松,瘤细胞表达 β-catenin,可灶性表达 α-SMA,不表达 CD117 和 DOG1,分子检测显示 β-catenin 基因突变。

(4) 其他肿瘤类型:包括胃肠平滑肌肉瘤(可表达 desmin)、炎性肌成纤维细胞瘤(可表达 ALK)、炎性纤维性息肉(可表达 CD34,但不表达 CD117 和 DOG1)、直肠恶性黑色素瘤(可表达 CD117,但不表达 S-100 蛋白和 HMB45)、胃肠道透明细胞肉瘤样肿瘤(可表达 S-100 蛋白和 SOX10)和胃肠道 PEComa(表达色素细胞标记)等。

【GIST 危险度评估】仅适用于原发性可切除且未经靶向治疗的 GIST。危险度评估主要参考肿瘤部位、肿瘤大小、核分裂象(50HPF)和有无破裂四个参数[219]。目前的评估体系包括 NIH2008 改良版、2013 版 WHO、AFIP(与 WHO 相似)、2015 版 NCCN 指南(表 15-9~表 15-13)、热像图和列线图(图 15-119、图 15-120),各单位根据具体情况参考使用。

二、野生型胃肠道间质瘤

约 10% 的 GIST 表达 CD117 和 DOG1,但分子检测显示无 KIT/PDGFRA 基因突变,这一类型 GIST 称为野生型 GIST(wild type GIST),包括:①琥珀酸脱氢酶缺陷型(SDH-deficient GIST):包括青年人和儿童 SDHA 突变型、散发性 SDH 缺陷型 GIST、Carney 三联症相关性 GIST 和 carney-Stratakis 综合征相关性 GIST[220-221];②非琥珀酸脱氢酶缺陷型:包括 NF1 突变、BRAF/RAS 突变和四重野生型(quadruple WTGIST)[222],参见图 15-121。

表 15-9　原发性可切除 GIST 危险度评估（NIH 2008 改良版）

危险度分级	肿瘤大小（cm）	核分裂象（/50HPF）	肿瘤原发部位
极低	≤2	≤5	任何
低	2.1～5.0	≤5	任何
中等	2.1～5.0	>5	胃
	≤2	6～10	任何
	5.1～10.0	≤5	胃
高	任何	任何	肿瘤破裂
	>10.0	任何	任何
	任何	>10	任何
	>5.0	>5	任何
	2.1～5.0	>5	非胃原发
	5.1～10.0	≤5	非胃原发

表 15-10　GIST 患者的预后（2013 WHO）

预后分组	肿瘤参数 肿瘤大小	疾病进展（患者百分数）[a]		
		核分裂象 （50 高倍视野）	胃 GIST	小肠 GIST
1	≤2	≤5	0	0
2	>2 且≤5	≤5	1.9	4.3
3a	>5 且≤10	≤5	3.6	24
3b	>10	≤5	12	52
4	≤2	>5	0[b]	50[b]
5	>2 且≤5	>5	16	73
6[a]	>5 且≤10	>5	55	85
6[b]	>10	>5	86	90

a. 基于 AFIP1784 名患者的研究
b. 病例数较少。数据基于文献

表 15-11　GIST 危险度评估（AFIP）

核分裂/50HPF	大小（cm）	胃	十二指肠	空/回肠	直肠
≤5	≤2	无（0%）	无（0%）	无（0%）	无（0%）
	2～5	极低（1.9%）	低（4.3%）	低（8.3%）	低（8.5%）
	5～10	低（3.6%）	中（24%）	＊＊	＊＊
	>10	中（10%）	高（52%）	高（34%）	高（57%）
>5	≤2	＊＊	＊＊	＊＊	高（54%）
	2～5	中（16%）	高（73%）	高（50%）	高（52%）
	5～10	高（55%）	高（85%）	＊＊	＊＊
	>10	高（86%）	高（90%）	高（86%）	高（71%）

表 15-12　胃 GIST 生物学行为预测
（NCCN 2015 年第 1 版）

肿瘤大小 （cm）	核分裂象 （50HPF）	生物学行为预测 （转移或肿瘤 相关死亡率）
≤2cm	≤5/50HPF	0
>2 且≤5cm	>5/50HPF	16%
>2 且≤10cm	≤5/50HPF	<4%
>5 且≤10cm	>5/50HPF	55%
≤5cm	>5/50HPF	12% ~ 15%
>10cm	≤5/50HPF	12% ~ 15%
>10cm	>5/50HPF	86%

表 15-13　小肠 GIST 生物学行为预测
（NCCN 2015 年第 1 版）

肿瘤大小 （cm）	核分裂象 （50HPF）	生物学行为预测 （转移或肿瘤 相关死亡率）
≤2cm	≤5/50HPF	0
>2 且≤5cm	<5/50HPF	2%
>2 且≤5cm	>5/50HPF	73%
>5 且≤10cm	≤5/50HPF	25%
>5 且≤10cm	>5/50HPF	85%
>10cm	>5/50HPF	50% ~ 90%

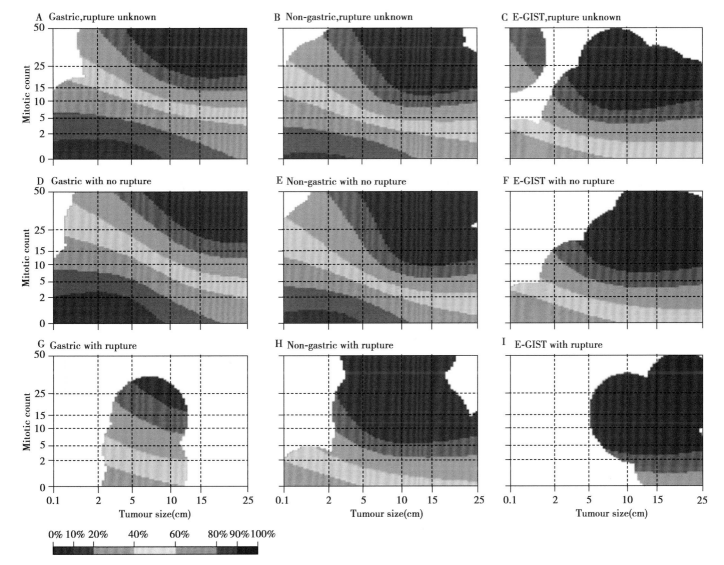

图 15-119　GIST 危险度评估热像图

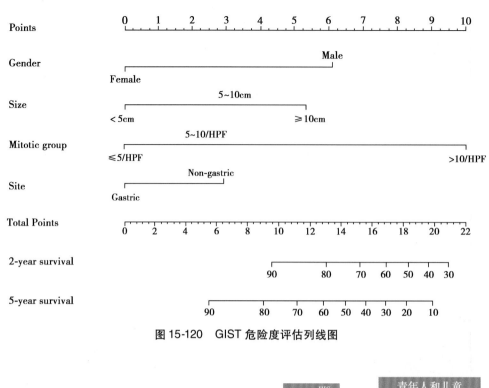

图 15-120　GIST 危险度评估列线图

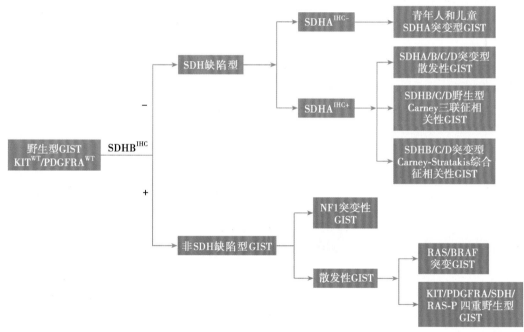

图 15-121　野生型 GIST 的分类

1. 琥珀酸脱氢酶缺陷型 GIST　几乎均发生于胃,占 GIST 的 5.0%~7.5%,多发生于儿童和青年人(<20 岁),偶可见于成年人。女性多见,女男之比为 2∶1。临床上常以综合征的形式表现,如 Carney 三联症(GIST、副神经节瘤和肺软骨瘤)[218],或 Carney-Stratakis 综合征(家族性 GIST 和副神经节瘤),但不易被发现或识别。组织学上常呈多结节状(图 15-122A),镜下多为上皮样 GIST(图 15-122B),或为混合型,常见淋巴管侵犯和(或)区域淋巴结转移(图 15-122C)。免疫组化标记可表达 CD117 和 DOG1,但失表达 *SDHB*(图 15-122D)[223],分子检测无 *KIT* 或 *PDGRA* 基因突变,涉及 *SDHA*、*SDHB*、*SDHC* 或 *SDHD* 体细胞突变。与经典型 GIST 不同的是,依据肿瘤的大小和核分裂象不能评估进展危险性,核分裂象少的可发生肝转移,核分裂象多的却可不转移。另一特点是发生转移的间隙期较长,需长期随访。另琥珀酸脱氢酶缺陷型 GIST 高表达 IGF1R。

2. NF1 突变性 GIST　占 GIST 的 1%,NF1 的 7%。患者年龄相对较轻,肿瘤多发生于空肠和回肠,常为多结节性,常伴有 ICC 的增生。分子检测显示无 *KIT/PDGFRA* 突变,显示 NF1 功能丢失性胚系突变(无突变热点)。

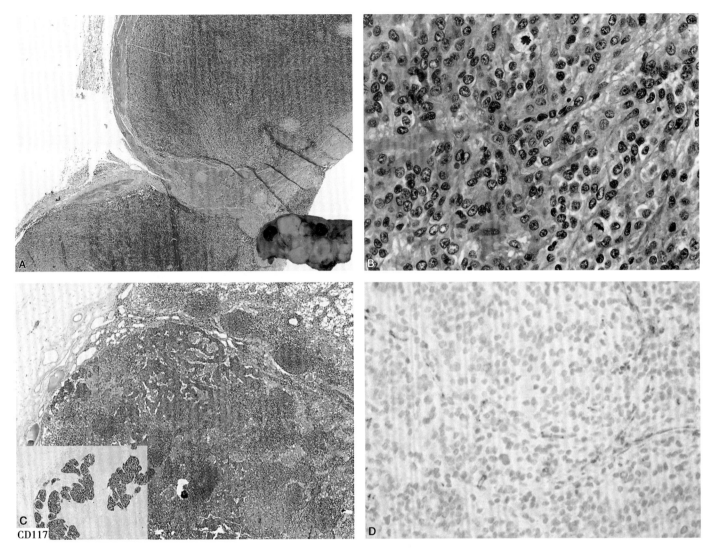

图 15-122　琥珀酸脱氢酶缺陷型 GIST
A. 低倍镜下呈多结节性；B. 瘤细胞呈上皮样；C. 淋巴结转移；D. 失表达 SDHB

F15-122B　ER

3. BRAF 突变性 GIST　占 GIST 的 2.8%，镜下形态和免疫表型与经典型 GIST 相似，但无 *KIT/PDGFRA* 基因突变，*BRAF* 突变（V600E 错义突变）。免疫组化标记显示可表达 *BRAF*，但不能通过此标记来识别。

4. 四重野生型 GIST　极为少见，镜下形态和免疫表型与经典型 GIST 相似，但分子检测显示无 *KIT/PDGFRA*、*SDH*、*NF1*、*BRAF* 和 *RAS* 基因突变，部分病例过表达 *CALCRL* 和 *COL22A1*。可能涉及酪氨酸激酶和细胞周期依赖激酶（NTRK2 和 CDK6），或涉及 ETS 转录因子家族，尚有待于进一步研究。

第十一节　外周神经肿瘤及瘤样病变

一、瘤 样 病 变

（一）创伤性神经瘤

创伤性神经瘤（traumatic neuroma）又称截断性神经瘤（amputation neuroma），是一种周围神经因外伤或手术导致部分或完全性截断所引起的神经再生，常在截断神经的一侧形成肿块。

【临床表现】多发生于躯干或肢体（如手指或截肢残端），表现为坚实的结节，偶可有触痛或疼痛感。结节多位于受伤或截断神经的近端，与受伤神经有延续性。

【大体】在截断神经的近端或沿着膨大受伤的神经形成结节状肿块，直径<5cm，切面呈灰白色。

【光镜】属于一种不正常的重建，再生的神经束轴突、施万细胞、神经束膜细胞和成纤维细胞分布于致密的胶原性间质内。

【免疫组化】神经轴突表达 NF,施万细胞表达 S-100 蛋白,神经束膜细胞表达 EMA 和 GLUT1。

(二) Morton 神经瘤

Morton 神经瘤又称局限性指间神经炎(localized interdigital neuritis)或跖骨间压迫性神经炎(intermetatarsal compression neuritis),是一种局限性的退变性病变,通常累及足趾神经,表现为受累神经的水肿和纤维化,由长期反复性的神经损伤以及血管周纤维化引起的缺血造成,可引起足底发作性疼痛。

【临床表现】多发生于成年女性,通常为单侧性,90% 的病例表现为位于第三和第四趾之间,少数病例位于第二和第三跖骨弓之间,跖间隙受压迫时有针点样痛感。疼痛史从数周至数年不等,多在运动时加剧,休息时缓解。

【大体】第四足趾神经的分叉处增大呈梭形,多<1cm,切面呈灰白色,纤维样。

【光镜】早期病变神经纤维发生水肿,病变进展时,神经外膜和神经束膜纤维化,并可延伸至周围组织内,另一非特征性的形态是神经内可见板层状的胶原小结,晚期病变间质内可见弹力纤维组织。

(三) 神经肌肉错构瘤

神经肌肉错构瘤(neuromuscular hamartoma)是一种由分化良好的神经纤维和横纹肌组成的瘤样病变,也称良性蝾螈瘤(benign triton tumour)。

【临床表现】多发生于婴幼儿和儿童。位于大神经干内,尤其是臂丛神经、正中神经和坐骨神经,也可发生于颅神经。临床上常有明显的周围神经症状,可伴有肢体畸形。少数病例在术后可继发纤维瘤病[224]。

【大体】肿瘤常位于神经内,或附着于神经,切面灰白色或褐红色、质地坚硬。

【光镜】神经纤维和横纹肌纤维以不同比例混合,被纤维组织分隔成结节状或束状(图 15-123)。

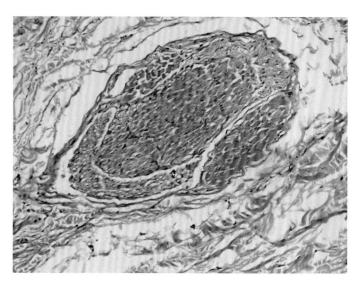

图 15-123 神经肌肉错构瘤
神经纤维和横纹肌纤维混合构成

【免疫组化】神经纤维表达 S-100 蛋白,横纹肌纤维表达 desmin。

(四) 黏膜施万细胞错构瘤

黏膜施万细胞错构瘤(mucosal Schwann cell "hamartoma")是一种肠黏膜内施万细胞的瘤样增生。患者多为中老年人,女性略多见。多发生于大肠黏膜[225],常为肠镜检查时偶然发现,呈无蒂息肉样。镜下于黏膜腺体之间可见增生的梭形细胞,细胞密度相对较低,免疫组化标记显示 S-100 呈阳性,提示为施万细胞(图 15-124)。

(五) 神经囊肿

神经囊肿(nerve cyst)是一种累及周围神经的单发性或多发性囊肿,囊内常充满黏液,囊壁为纤维组织,无上皮所衬

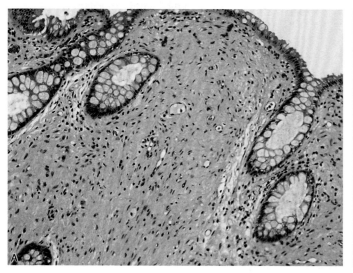
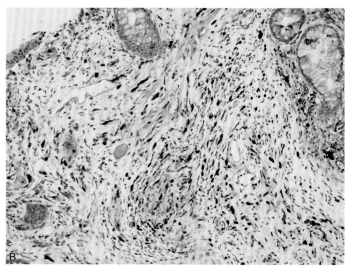

图 15-124 黏膜施万细胞错构瘤
A. 黏膜腺体之间增生的梭形施万细胞;B. S-100 蛋白标记

覆。英文同义词包括 nerve ganglion 或 nerve sheath ganglion。

【临床表现】患者平均年龄为 34 岁,80% 为男性。多数病例位于邻近腓骨小头的腓神经,其他部位包括腕部的尺神经、正中神经、后骨间神经、桡神经、肩胛上神经、胫神经、腘外神经和腓肠神经等。囊肿压迫神经,可引起运动神经障碍、疼痛或感觉丧失。腓神经囊肿可引起小腿前部肌肉萎缩、跨步态、小腿前侧面和足背疼痛感。触诊时可触及痛性并有波动感的肿块,叩诊时可引发阳性 Tinel 征。超声和 MRI 有时可提示神经囊肿的诊断。

【大体】神经受累程度不等,可在局部被移位或被囊肿所挤压。囊肿呈结节状或梭形,最大直径可达 10cm,单房或多房,刺破时有清亮液体流出。

【光镜】囊壁为纤维组织,无上皮内衬。囊壁内有时可见扭曲的神经,或者囊肿紧贴着神经束膜。早期病变,囊壁内为疏松排列的间质细胞,间质呈黏液样,病程较长的病例,囊壁内的纤维组织多发生胶原化。有时在囊腔内的黏液中可见到空泡细胞或组织细胞。

【预后】局部复发率为 7%～23%。

二、良性肿瘤

(一) 神经鞘瘤

神经鞘瘤主要由分化良好的施万细胞组成,也称施万细胞瘤(schwannoma,neurilemmoma)。

【临床表现】90% 为散发性,好发于 30～60 岁的成年人,无性别差异。多发生于头颈部皮下和肢体屈侧浅表软组织内,较少位于深部软组织,包括纵隔、腹膜后和盆腔。部分病例发生于脊柱,位于髓外硬膜内。少数病例可发生于胃肠道、肾和骨等实质脏器。10% 为多发性,其中 3% 伴发 NF2,2% 为神经鞘瘤病,5% 伴发多发性脑膜瘤,个别病例伴发 NF1。临床上多表现为缓慢性生长的无痛性肿块。体积较大的肿瘤或神经鞘瘤病可产生疼痛感。发生于脊柱的神经鞘瘤可诱发感觉性症状如放射性神经根痛和运动性症状。听神经鞘瘤常在发现肿瘤前有听觉丧失和眩晕表现。

【大体】多为单个、周界清楚的结节状肿块,有完整的包膜,直径多<10cm。发生于纵隔、腹膜后和盆腔者体积相对较大。切面常呈淡黄色或黄白色,半透明状,有光泽,可伴有出血、坏死、囊性变和钙化等继发性改变。发生于脊柱者可呈哑铃状,少数病例可沿神经呈串状结节样。

【光镜】周边可见完整的包膜。肿瘤由交替分布的富于细胞性束状区(Antoni A 区)和疏松黏液样的网状区(Antoni B 区)组成(图 15-125),两者比例因病例而异。束状区由束状或交织状排列的梭形细胞组成,胞界不清,核细长、弯曲状,基质呈嗜伊红色原纤维状。束状区内常见栅栏状排列,并可见 Verocay 小体,有时可见漩涡状排列。网状区内细胞稀疏,间质水肿或黏液样,可含有淋巴细胞和组织细胞。常见厚壁血管,管壁可伴有玻璃样变性,腔内可伴有血栓形成,血管周围可有含铁血黄素沉着,可伴有多少不等的泡沫样组

织细胞反应。网状区内有时可见散在的胶原纤维束,类似神经纤维瘤。网状区还可有囊性变,少数病例可呈多囊状。

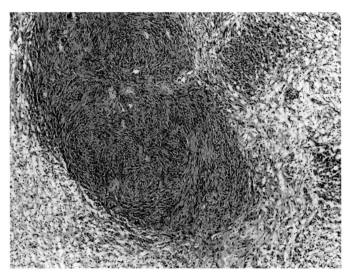

图 15-125　神经鞘瘤
由交替分布的束状区和网状区组成

【免疫组化】瘤细胞表达 S-100 蛋白和 SOX-10,程度不等表达 GFAP、CD57 和 PGP9.5。

(二) 神经鞘瘤亚型

1. 退变性或陈旧性神经鞘瘤(degenerative schwannoma, "ancient" schwannoma)　部分神经鞘瘤可显示退行性改变,表现为核增大、深染、核形不规则(图 15-126A),偶可见多核样瘤细胞。一些神经鞘瘤还可有广泛的玻璃样变,并伴有出血和囊性变,瘤细胞成分不明显。

2. 富于细胞性神经鞘瘤(cellular schwannoma)　好发于脊柱旁、腹膜后和盆腔,肿瘤直径可>10cm[226-227]。镜下主要由条束状或交织状排列的梭形细胞组成(图 15-126B),细胞排列相对紧密,偶可见核分裂象(<4/10HPF),易被误诊为恶性肿瘤。诊断线索包括:①肿瘤周边有包膜包绕,有时可见淋巴细胞套;②肿瘤内可见厚壁血管,肿瘤内小血管周围常可见淋巴细胞聚集;③瘤细胞间偶可见多少不等的泡沫样组织细胞;④肿瘤周边偶可见漩涡状结构。免疫组化标记显示瘤细胞弥漫性表达 S-100 蛋白和 SOX10,并可表达 GFAP 和 PGP9.5。

3. 胃肠道型神经鞘瘤(GI-type schwannoma)　好发于胃[228],偶可发生于食管和肠道。肿瘤位于消化道壁内,周边常可见淋巴细胞套。由条束状、交织状或梁状排列的梭形细胞组成(图 15-126C),偶见栅栏状结构。瘤细胞弥漫性表达 S-100 蛋白、SOX10、GFAP 和 PGP9.5,不表达 CD117 和 DOG1。

4. 丛状神经鞘瘤(plexiform schwannoma)　好发于皮下或黏膜下,常呈多结节状,无完整包膜[229]。镜下主要由增生的束状区组成,呈丛状分布于真皮内(图 15-126D),部分病例瘤细胞核也可有退行性改变。

5. 丛状富于细胞性神经鞘瘤(plexiform cellular schwan-

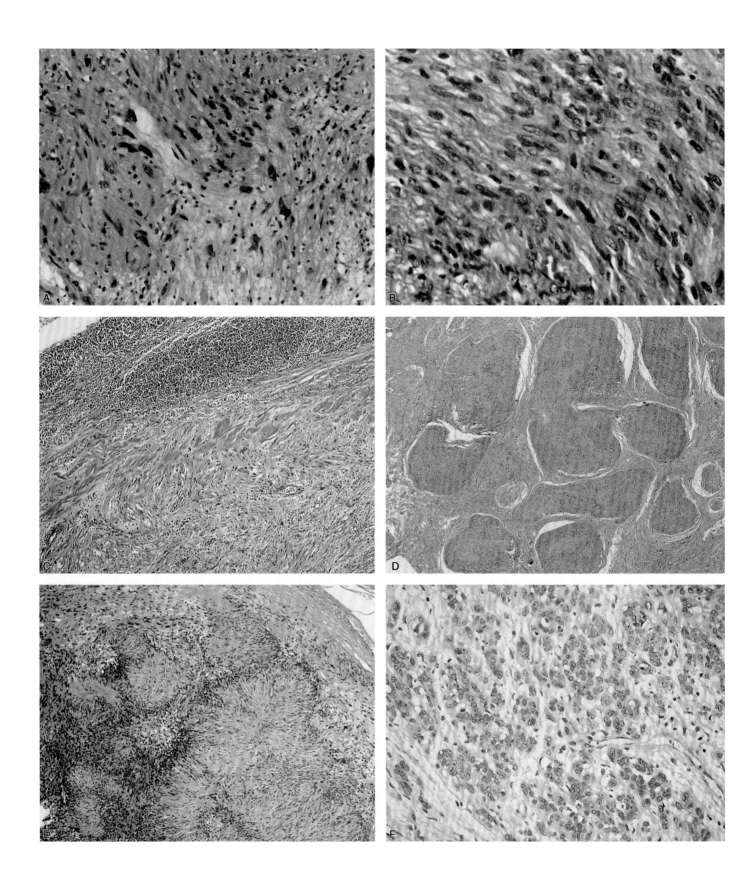

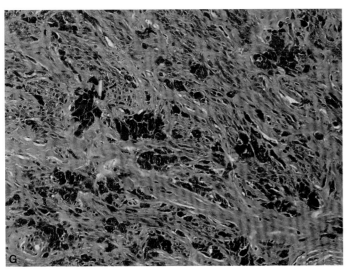
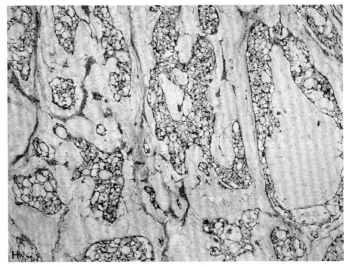

图 15-126 神经鞘瘤亚型

A. 退变性神经鞘瘤；B. 富于细胞性神经鞘瘤；C. 胃肠道型神经鞘瘤；D. 丛状神经鞘瘤；E. 神经母细胞瘤样神经鞘瘤；F. 上皮样神经鞘瘤；G. 色素性神经鞘瘤；H. 微囊性/网状神经鞘瘤

F15-126E ER

noma） 好发于新生儿和儿童[230]，多发生于四肢浅表部位，也可发生于深部软组织。镜下呈结节状或丛状生长，结节之间为纤维组织。结节内为束状或片状增生的梭形细胞，细胞丰富，可见少量核分裂象。免疫组化标记显示，瘤细胞弥漫性表达 S-100 蛋白和 SOX10。

6. 腺样神经鞘瘤（glandular schwannoma） 少数神经鞘瘤内可出现类似肠道、呼吸道或室管膜腺体的腺样结构。

7. 假腺样神经鞘瘤（pseudoglandular schwannoma） 一些神经鞘瘤中可见腔隙样结构，内衬细胞似上皮，但免疫组化标记显示为表达 S-100 蛋白的施万细胞。

8. 神经母细胞瘤样神经鞘瘤（neuroblastoma-like schwannoma） 少数神经鞘瘤内可出现菊形团，中央呈放射状，周边为层状排列的核深染小圆形细胞，类似神经母细胞瘤（图 15-126E）[231]。

9. 上皮样神经鞘瘤（epithelioid schwannoma） 多发生于皮肤，也可发生于深部软组织。镜下以巢状、簇状或成片分布的上皮样细胞为特征（图 15-126F）[232]，间质疏松，可呈黏液样。免疫组化标记显示瘤细胞强阳性表达 S-100 蛋白。此型可发生恶变[233]。

10. 色素性神经鞘瘤（melanotic schwannoma） 是一种具有恶性潜能的肿瘤，近半数起自于脊神经和椎旁神经节[234]，特别是颈段和胸段，可侵蚀相邻骨组织。部分病例晚期可发生转移，尤其是同时罹患 Carney 综合征的患者，死亡率约为 15%。大体上肿瘤呈黑色、棕褐色或蓝灰色，部分病例可有砂粒感。镜下由短束状或巢状排列的胖梭形细胞至

上皮样细胞组成，胞质内可有大量的色素沉着，约 1/2 病例还可见砂粒体（图 15-126G），也称砂粒体色素性神经鞘瘤（psamomatousmelanotic schwannoma）[235]。肿瘤恶变时，核仁明显，可见核分裂象，肿瘤内可出现凝固性坏死。免疫组化显示瘤细胞表达 S-100 蛋白、HMB45 和 Melan-A，与恶性黑色素瘤有重叠。

11. 微囊性/网状神经鞘瘤（microcystic/reticular schwannoma） 是一种新近描述的亚型，好发于胃肠道[236]，也可发生于周围软组织、腹腔、颌骨、脊柱和皮肤等处[237]。镜下瘤细胞呈特征性的微囊状或网状排列（图 15-126H），间质疏松黏液样，部分病例中可含有经典神经鞘瘤成分，与微囊性或网状区域之间可有移行。

（三）神经纤维瘤病

神经纤维瘤病（neurofibromatosis）包括：① I 型神经纤维瘤病（NF1），也称周围型神经纤维瘤病，涉及 *NF1* 基因（17q12）功能丢失突变和缺失。患者皮肤除有神经纤维瘤外，常伴有色素性丘疹斑，也称牛奶咖啡斑（café-au-lait spots）（图 15-127）。NF1 的诊断标准参见表 15-14。② II 型神经纤维瘤病（NF2），也称中枢型神经纤维瘤病或双侧听神经瘤病，涉及 *NF2* 基因（22q12）突变。NF2 的诊断标准参见表 15-15。

（四）神经纤维瘤

神经纤维瘤（neurofibroma）是最常见的良性周围神经鞘肿瘤，根据临床表现可分为以下几种类型。

1. 局限性皮肤神经纤维瘤（localized cutaneous neurofibroma） 最常见，可为单个孤立性（90%），也可为多灶性（10%），后者常伴有 NF1。好发于 20～30 岁的青年人，无性别差异。临床上多表现为略隆起于躯体或四肢皮肤的结节状或息肉状肿块。伴有 NF1 者肿瘤常常自青春期开始发生，以后肿瘤的数量逐渐增多，可布满全身。镜下肿瘤位于

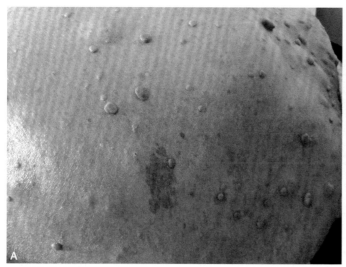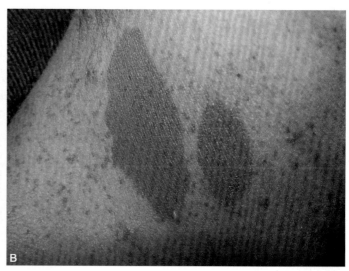

图 15-127　Ⅰ型神经纤维瘤病
A. 背部皮肤多个息肉样结节；B. 牛奶咖啡斑

表 15-14　Ⅰ型神经纤维瘤病的诊断标准

患者必须符合以下两个或两个以上的情形：

具有 6 个或以上的（牛奶）咖啡斑

　　青春期后者达 1.5cm 或以上

　　青春期前者达 0.5cm 或以上

　　　　两个或多个任何类型的神经纤维瘤，或一个或多个丛状神
　　　　经纤维瘤

　　　　腋窝或腹股沟出现雀斑

　　　　视神经胶质瘤

　　　　两个或多个 Lisch 结节（良性虹膜色素性错构瘤）

　　　　骨病变

　　蝶骨结构不良

　　长管状骨结构不良或皮质变薄

　　与 NF1 患者具有直系亲属关系

表 15-15　Ⅱ型神经纤维瘤病的诊断标准

符合下列条件者可诊断为 NF2

双侧的前庭神经神经鞘瘤

或具有 NF2 的家族史（系直系亲属）

　　加上：

　　1. 单侧前庭神经的神经鞘瘤或

　　2. 下列中的任何两项：脑膜瘤、神经胶质瘤、神经鞘瘤、青少
　　　　年后被膜下晶状体混浊/青少年皮质性白内障

符合下列条件者需检查是否有 NF2（可能为 NF2）

单侧前庭神经的神经鞘瘤，年龄<30 岁加上至少下列中的一项：

　　脑膜瘤、神经胶质瘤、神经鞘瘤、青少年后被膜下晶状体模糊/
　　青少年皮质性白内障

多发性脑膜瘤（两个以上）加上单侧前庭神经的神经鞘瘤，年龄<

　　30 岁或下列中的一项：

　　神经胶质瘤、神经鞘瘤、青少年后被膜下晶状体模糊/青少年
　　皮质性白内障

真皮内，由疏松排列的短梭形或小卵圆形细胞组成，胞界不清，胞质淡嗜伊红色，核小而深染，两端尖，波浪状或弯曲状（图 15-128A）。部分病例中瘤细胞可排列成条束状，瘤细胞之间可见胡萝卜丝样胶原纤维束，间质内含有多少不等黏液。部分病例中，瘤细胞可有退行性变，表现为核增大、深染，也称为非典型性或畸形神经纤维瘤（atypical or bizarre neurofibroma）[238]。神经纤维瘤恶变时，瘤细胞丰富，开始出现异型性，并可见核分裂象（图 15-128B）。

2. 弥漫性神经纤维瘤（diffuse neurofibroma）　多发生在头颈部，其次为躯干和四肢，表现为皮肤表面斑块状隆起。10% 伴有 NF1。切面显示位于真皮和浅表筋膜间的皮下组织增厚，为灰白色的肿瘤组织所替代。病变位于真皮层及皮下，周界不清，常沿结缔组织间隔和脂肪小叶间隔扩展性生长，可包绕皮肤附件组织，常见有含有色素的树突状细胞，也称（pigmented neurofibroma）[239]，肿瘤内常可见成簇的假 Meissner 小体（图 15-128C）。

3. 局限性神经内神经纤维瘤（localized intraneural neurofibroma）　肿瘤局限于神经内，可以累及任何神经，多灶性病变一般见于 NF1 患者。大体上受累神经多呈弥漫性增大。镜下肿瘤境界清楚，周边可有神经束膜或神经外膜，部分病例在肿瘤与神经束之间可见有移行（图 15-128D）。

4. 丛状神经纤维瘤（plexiform neurofibroma）　常发生于儿童，好发于头颈部，也可发生于四肢和躯干，多累及大神经，特别是神经丛。几乎均发生于伴有 NF1 的患者，并有恶变倾向。大体上从神经干及其分支上可见扭曲、迂回类似蠕虫的肿块。镜下呈丛状或多结节状（图 15-128E），类似增生的神经束，间质多伴有黏液样变性。

5. 软组织巨神经纤维瘤（massive soft tissue neurofibroma）仅发生于伴有 NF1 的患者，肿瘤可引起局部软组织的弥漫性增大，累及整个肢体时可形成巨肢症，曾称为神经瘤性象皮病（elephantiasis neuromatosa）（图 15-128F）。

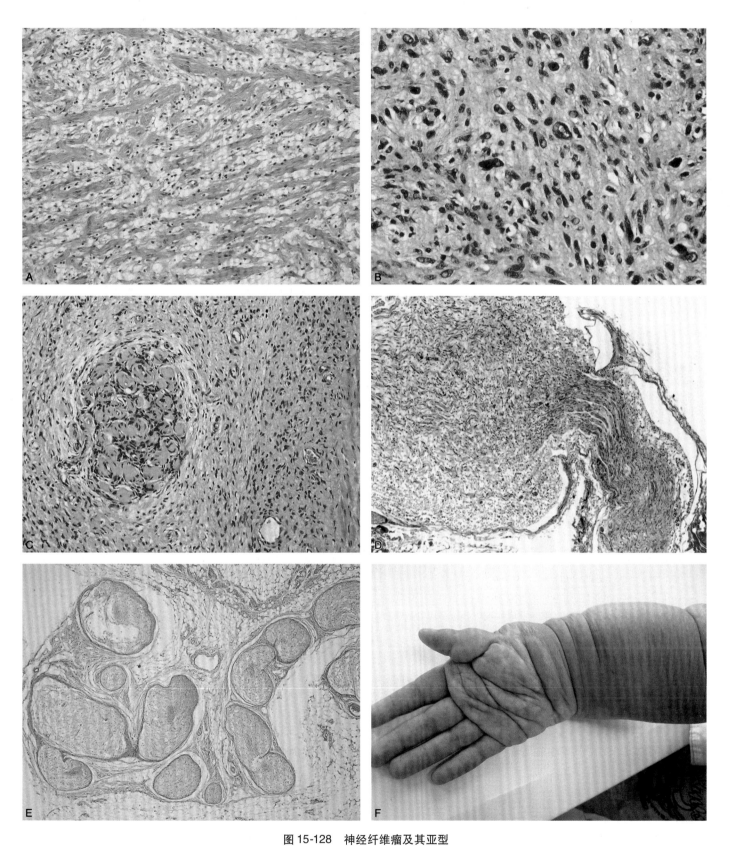

图 15-128　神经纤维瘤及其亚型
A. 神经纤维瘤;B. 神经纤维瘤恶变;C. 弥漫性神经纤维瘤中的假 Meissner 小体;D. 神经内神经纤维瘤;E. 丛状神经纤维瘤;F. 软组织巨神经纤维瘤

【免疫组化】瘤细胞表达 S-100 蛋白和 SOX10,轴索可表达 NF,散在的束膜样细胞表达 GLUT1 和 EMA,间质成纤维细胞样细胞表达 CD34。

（五）神经束膜瘤

神经束膜瘤(perineurioma)是一种神经束膜细胞的增生或具神经束膜细胞分化的良性肿瘤,可分为神经内神经束膜瘤和软组织神经束膜瘤两种。组织学上还包括了硬化性、网状和丛状神经束膜瘤等亚型。

1. 神经内神经束膜瘤(intraneural perineurioma) 发生于神经内,受累神经呈梭形膨大,可长达数厘米[240]。患者可因相应神经段受累导致支配区域出现肌无力,严重的可导致肌萎缩。镜下见神经束膜细胞呈同心圆状围绕神经轴突和神经鞘细胞,累及神经内的多个小神经束支,形成特征性的洋葱皮样结构(图 15-129A)。

2. 软组织神经束膜瘤(soft tissue perineurioma) 罕见,女性略多见。好发于肢体(下肢>上肢)和躯干[241],少见病例可发生于头颈部和消化道等部位。软组织病例表现为无痛性肿块。大体上呈灰白色,坚实。镜下由梭形细胞组成,呈席纹状排列,成束的瘤细胞可排列成层状或漩涡状结构(图 15-129B),细胞间可有多少不等的胶原纤维。

3. 神经束膜瘤组织学亚型 包括:①硬化性神经束膜瘤(sclerosing perineurioma)好发于手指及手掌部位[242-243],境界清楚,中位直径为 1.5cm,镜下由卵圆形或胖梭形瘤细胞组成,呈单排条索样分布于胶原纤维之间(图 15-129C);②网状神经束膜瘤(reticular perineurioma),好发于上肢,瘤细胞呈特征性的网格状排列[244],可形成大小不一的假囊腔,间质呈黏液样(图 15-129D);③丛状神经束膜瘤(plexiform perineurioma),以瘤细胞呈多个小结节状或丛状排列为特征[245]。

（六）混杂性神经鞘膜瘤

混杂性神经鞘膜瘤是指含有两种或两种以上良性周围神经鞘膜肿瘤成分的肿瘤,其中最常见者为混杂性神经鞘瘤/神经束膜瘤和混杂性深鞘瘤/神经纤维瘤,少数病例可含有三种成分。

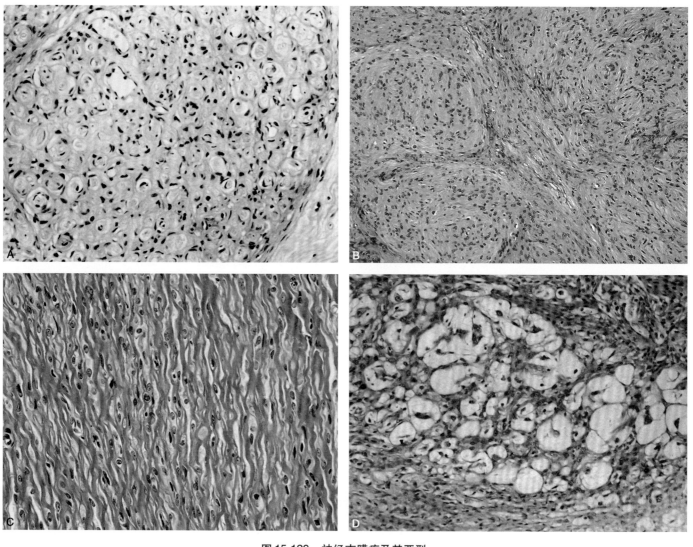

图 15-129 神经束膜瘤及其亚型
A. 神经内神经束膜瘤;B. 软组织神经束膜瘤;C. 硬化性神经束膜瘤;D. 网状神经束膜瘤

1. 混杂性神经鞘瘤/神经束膜瘤（hybrid schwannoma/perineurioma） 好发于肢体和躯干皮肤,偶可发生于鼻腔和胃肠道[246-247]。表现为缓慢性生长的结节,部分病例可有针点样刺痛感或虫咬感,病程可达数年。镜下周界相对清楚,周边偶可见神经束,部分病例可累及邻近脂肪组织。肿瘤由交织状、席纹状或束状排列的梭形细胞组成（图 15-130）,细胞之间含有多少不等的胶原纤维。仔细观察可见胖梭形细胞和纤细梭形细胞两种成分,部分胖梭形细胞核增大、深染,类似退行性变。瘤细胞异型性不明显,核分裂象罕见。免疫组化标记显示,胖梭形细胞表达 S-100 蛋白,纤细梭形细胞表达 EMA、GLUT1 和 claudin-1。

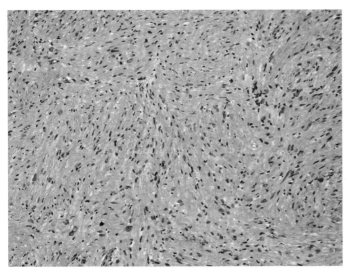

图 15-130 混杂性神经鞘瘤/神经束膜瘤
交织状排列的梭形细胞

2. 混杂性神经鞘瘤/神经纤维瘤（hybrid schwannoma/neurofibroma） 镜下呈双相型,在神经纤维瘤内可见散在性分布的显示施万细胞分化的结节,这两种成分之间的分界相对较为清楚。

3. 其他混杂性周围神经鞘膜瘤肿瘤 包括混杂性上皮样神经鞘瘤/神经束膜瘤、混杂性颗粒细胞瘤/神经束膜瘤、混杂性神经束膜瘤/富于细胞 Neurothekeoma 和混杂性神经鞘瘤/神经束膜瘤/神经纤维瘤等。

（七）真皮神经鞘黏液瘤

真皮神经鞘黏液瘤（dermal nerve sheath myxoma,DNSM）是一种发生于皮肤或皮下的良性周围神经鞘膜肿瘤,呈多结节状或小叶状生长方式,由条索状、网状或环状排列的小上皮样、梭形和星状施万细胞和大量黏液样的基质所组成。

【临床表现】 主要发生于成年人,中位年龄为 34 岁,年龄范围为 8~84 岁[248-249]。男女发病相近。好发于手指、手和胫前,其他部位包括小腿、踝和足等处。临床上呈缓慢性生长的皮下小结节,多为无痛性,少数病例（<20%）可有疼痛感。

【大体】 境界清楚的灰白色或灰褐色小结节,半透明状或黏液胶冻样,无包膜,直径范围为 0.4~4.5cm,其中过半数病例<1cm,90% 的病例<2cm。

【光镜】 约23% 的病例局限于真皮内,65% 的病例可同时累及真皮和皮下,少数病例仅位于皮下（12%）。病变周界相对清楚,镜下呈多结节状或多小叶状,结节由条索样或网状排列的小上皮样、梭形或星状施万细胞和大量黏液样基质组成,结节之间为纤维性间隔。小上皮样施万细胞还可排列成环状,类似脂肪细胞,并常形成合体样小细胞巢（图 15-131）。

【免疫组化】 瘤细胞弥漫强阳性表达 S-100 蛋白、SOX10 和 GFAP。

【鉴别诊断】

（1）Neurothekeoma（NTK）:好发于面部,周界相对不清,镜下呈多小结节状,结节由淡嗜伊红色上皮样至梭形细胞组成,黏液样基质相对较少,常见漩涡状排列。瘤细胞表达 NKI/C3、CD10 和 MiTF,不表达 S-100 蛋白。基因表达谱分析显示,NTK 与纤维组织细胞性肿瘤相近。

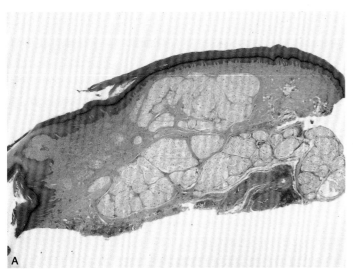
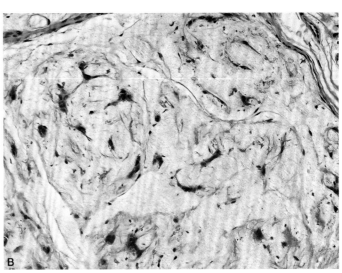

图 15-131 神经鞘黏液瘤
A.位于真皮内,呈多小叶状;B.条索样排列的梭形至星状细胞,可见合体样小细胞巢

（2）浅表性血管黏液瘤：周界不清，可累及邻近症状。镜下主要由梭形和星状成纤维细胞和大量黏液样基质组成，富含小的薄壁弧线状血管。

（3）指（趾）端黏液囊肿：发生于手指或足趾末端指间关节背侧，由少量梭形至星状成纤维细胞和大量黏液样基质组成。

（4）黏液样神经纤维瘤：镜下无小叶状结构，瘤细胞由短小梭形细胞组成，核端尖细弯曲，呈逗点状或波浪状，无合体样细胞巢。

（5）浅表性指端纤维黏液瘤：肿瘤多邻近甲床，镜下可呈分叶状，主要由梭形成纤维细胞和纤维黏液样基质组成，无合体样细胞巢。

（6）黏液纤维肉瘤Ⅰ级：可呈小叶状，但瘤细胞显示一定程度的多形性和异型性，多可见核分裂象，部分病例中可见假脂母细胞。

（八）孤立性局限性神经瘤

孤立性局限性神经瘤（solitary circumscribed neuroma，SCN）又称栅栏状包被性神经瘤（palisaded encapsulated neuroma），是一种发生于皮肤的良性周围神经鞘膜肿瘤，由施万细胞、轴突和神经束膜成纤维细胞组成[250]。

【临床表现】多发生于30～70岁的中老年人，无明显的性别差异。好发于头颈部皮肤（特别是面部、鼻唇沟和鼻）和口腔黏膜，少数病例发生于躯干、四肢和阴茎。临床上表现为孤立性的无痛性小结节（直径<1cm），呈圆顶状，皮肤色。术前病程可达数年。本病不伴有NF1或MEN2b。

【大体】结节界限尚清，常无包膜，切面见病变位于真皮层内，呈浅黄色或灰黄色，类似于无色素性的皮肤色素痣。

【光镜】病变多局限于真皮网状层内，呈境界清楚的小叶状或结节状，外形可不规则。少数病例可呈多结节状或丛状，偶可累及至皮下。少数情况下，结节的周围可有一层菲薄的神经束膜和受挤压的纤维结缔组织所形成的"包膜"。结节由交织短束状排列的施万细胞组成，细胞排列相对紧密，在增生的施万细胞条束之间常可见裂隙（图15-132）。较少见到栅栏状排列或Verocay样小体。另与神经鞘瘤有所不同的是，除施万细胞外，还可见到多少不等的轴突。

【免疫组化】施万细胞表达S-100蛋白和SOX10，不表达GFAP，轴突表达NF，周边菲薄的神经束膜可表达EMA、GLUT1，神经束膜成纤维细胞表达CD34。

【鉴别诊断】

（1）神经鞘瘤：组织学上常有束状区和网状区之分，常可见栅栏状排列和Verocay小体，可见管壁玻璃样变的血管，无SCN中施万细胞条束间的裂隙样结构，肿瘤内一般无轴突结构。

（2）神经纤维瘤：细胞密度低，瘤细胞排列较疏松，间质常可呈黏液样，可见胶原纤维束。

（3）黏膜神经瘤：界限不清，由黏膜下增粗、扭曲的神

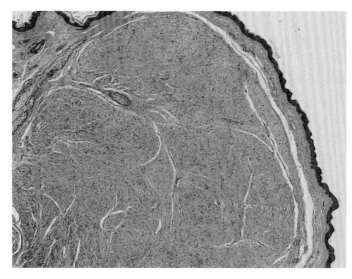

图15-132　孤立性局限性神经瘤
局限于真皮网状层内，呈境界清楚的小叶状

经束组成，神经束膜厚而明显。

（九）颗粒细胞瘤

颗粒细胞瘤（granular cell tumor，GCT）是一种由胞质呈嗜伊红色细颗粒状的大圆形或多边形细胞组成的良性肿瘤，瘤细胞具施万细胞分化。

【临床表现】好发于40～60岁的成年人，女性稍多见。可发生于很多部位，但大多数病例位于头颈部（特别是舌和口腔）、躯干和四肢的皮肤和皮下组织[251]，部分病例位于外阴。乳腺、胃肠道、腹膜后、呼吸道、甲状腺和膀胱等处均可发生。绝大多数病例为单发性，10%为多发性，后者与Noonan综合征相关。临床表现为缓慢性生长的无痛性小结节，位于皮下、黏膜下或肌肉内。

【大体】单个结节状，质韧，平均直径为1～2cm，范围为0.5～3cm。切面呈淡黄色或灰黄色，有细腻感。

【光镜】周界可不清，可累及皮下脂肪组织或更深部的肌肉组织。由巢状、片状或宽带状排列的大圆形或多边形细胞组成，瘤细胞间为宽窄不等的纤维结缔组织间隔（图15-133），表面上皮常伴有棘细胞增生或呈假上皮瘤样增生。瘤细胞分化较好，胞核小、居中，深染固缩状，有时可见小核仁，但无核分裂象。胞质丰富，嗜伊红色、颗粒状，胞界不清。部分病例内，可见瘤细胞包裹小神经束，或与神经束有移行。

【免疫组化】瘤细胞表达S-100蛋白和SOX10，多数病例还表达KP-1、TFE3、MiTF和α-inhibin。

【预后】良性肿瘤，切除后可治愈。

（十）异位脑膜瘤/脑膜上皮错构瘤

异位脑膜瘤（ectopic meningioma）是一种发生于颅外或硬脊膜外的脑膜上皮性肿瘤，比较少见，好发于10～19岁及40～49岁两个年龄段，女性略多见。主要发生于头颈部，其他部位包括颅骨、鼻窦、口咽、中耳、头皮、腮腺。临床上表现为缓慢性生长的无痛性肿块。镜下形态与脑膜瘤相似，以脑

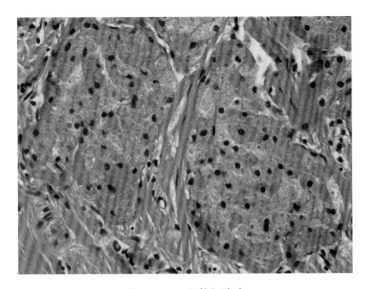

图 15-133　颗粒细胞瘤
由巢状分布的多边形细胞组成,胞质呈嗜伊红色颗粒状

膜上皮型最多见。免疫组化标记显示 EMA、vimentin 和 PR 阳性。

脑膜上皮错构瘤(meningothelial hamartoma)属于一种发育过程中的残留,于头皮可见集聚的非肿瘤性蛛网膜细胞。主要发生于新生儿和婴儿,无性别差异。临床上表现为头皮肿块,多位于枕骨部。镜下位于皮下,常显示裂隙样结构,可类似淋巴管或血管肉瘤,但衬覆的是脑膜上皮细胞。有时可见成簇的脑膜上皮细胞和砂粒体。

(十一) 鼻腔胶质异位

鼻腔胶质异位(nasal glial heterotopia)是一种先天性的良性病变,由异位的成熟神经组织所形成。可发生于鼻腔外或邻近鼻根(60%),也可位于鼻腔内(30%),或鼻腔内外均有(10%),通过缺损的鼻骨相联。偶可发生于其他部位,包括鼻窦、鼻咽、喉、舌、腭、扁桃体和眼眶。临床上表现为鼻梁或鼻根附近皮下光滑的肿物,鼻腔病变可表现鼻塞或鼻畸形。压迫颈静脉时,肿块无扩张或搏动感。影像学检查显示软组织密度肿块,与颅内结构无沟通,也无骨缺损。大体上,肿物光滑,可呈息肉状,呈灰褐色,1~3cm。镜下由神经胶质组成,可被纤维组织分隔。Trichrome 三色染色显示胶质呈红色,纤维呈蓝色。免疫组化标记显示神经胶质表达 GFAP。

三、恶性肿瘤

(一) 恶性周围神经鞘膜瘤

恶性周围神经鞘膜瘤(MPNST)是一种起自于周围神经或显示神经鞘不同成分分化的梭形细胞肉瘤[252]。约占软组织肉瘤的 5%。

恶性周围神经鞘膜瘤的诊断必须符合以下条件之一:①肿瘤起自于 NF1:约占 50%。如 NF1 患者所患神经纤维瘤突然增大和变硬,提示有向 MPNST 恶变的可能性[253];②肿瘤起自于周围神经:特别是坐骨神经,其他神经包括臂丛、骶丛和脊柱旁神经等;③从良性神经肿瘤发展而来:特别是神经纤维瘤,少数情况下起自于上皮样神经鞘瘤、节细胞神经瘤、节细胞神经母细胞瘤或嗜铬细胞瘤等;④患者虽不伴有 NF1,但瘤细胞的组织学形态与大多数 MPNST 相同,免疫组化和(或)电镜观察也提示瘤细胞具施万细胞分化。

【临床表现】 多发生于 20~50 岁的成年人,儿童和青少年也可发生,但较为少见。50% 的 MPNST 发生于 NF1,患者年龄较不伴有 NF1 者年轻 10 岁左右。10% 与放射治疗有关(放疗后肉瘤)。最常见于臀部、大腿、上臂和脊柱旁,少数病例发生于头颈部。临床上可表现为无痛性肿块,也为疼痛性。发生于神经者可有周围神经症状。上皮样 MPNST 不伴有 NF1。

【大体】 肿瘤起自于神经干时可呈梭形、纺锤形、类圆形或不规则形,体积较大,一般>5cm,有时可超过 25cm。切面灰白或灰红色,局灶伴有出血及坏死。

【光镜】 经典病例由束状排列的梭形细胞组成,并常形成交替性分布的细胞丰富和细胞稀疏区,血管周围常见瘤细胞聚集,尤其在疏松或黏液样区域内(图 15-134A)。偶可见瘤细胞排列成漩涡状,但栅栏状排列罕见。高倍镜下,瘤细胞常再现施万细胞的形态特点,包括核深染,核形不规则、不对称,核端呈圆形或锥形,逗点样、蝌蚪样或子弹头样。与纤维肉瘤或梭形细胞滑膜肉瘤不同的是,MPNST 中的瘤细胞常显示程度不等的多形性,并可伴有凝固性坏死。有时在同一肿瘤内可见核级不同的区域,特别是在神经纤维瘤发生恶变的病例中,常可见神经纤维瘤逐渐向 MPNST 移行过渡的现象。肿瘤内血管丰富,常可见鹿角形血管,形成血管外皮瘤样结构,瘤细胞可突向血管腔内。10%~15% 的病例内可见异源性成分,如软骨、骨、横纹肌母细胞(恶性蝾螈瘤)、腺体和血管肉瘤等。

MPNST 的亚型包括:①上皮样 MPNST:多发生于四肢或躯干皮下[254],少数可发生于深部软组织。常由上皮样神经鞘瘤恶变而来,临床上不伴有 NF1,镜下多呈结节状或小叶状生长方式,上皮样瘤细胞呈巢状、片状或条索样排列(图 15-134B),间质呈黏液样或纤维黏液样。近半数病例可有 INI1 缺失;②恶性蝾螈瘤:也称伴有横纹肌母细胞分化的 MPNST,镜下在 MPNST 的背景中可见散在分布的分化相对较好的横纹肌母细胞(图 15-134C),偶可有腺体成分[255];③腺样 MPNST:镜下在 MPNST 的背景中可见散在分布的腺体样结构;④色素性 MPNST:好发于脊神经根,少数病例发生于纵隔、骶尾、马尾等部位。镜下于瘤细胞内可见大量的色素,间质内可有砂粒体形成;⑤伴有神经束膜细胞分化的恶性周围神经鞘膜瘤:也称恶性神经束膜瘤(malignant perineurioma),镜下由席纹状排列的梭形细胞组成(图 15-134D),核分裂象易见,免疫组化标记显示肿瘤细胞弥漫表达 EMA 和 GLUT1。

【免疫组化】 经典型 MPNST 程度不等表达 S-100 蛋白和 SOX10,近半数病例 H3K27Me3 表达缺失[256]。上皮样

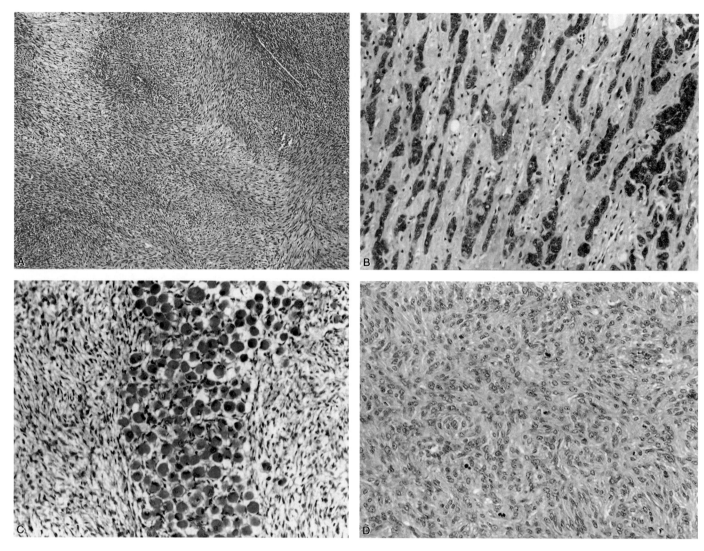

图 15-134 恶性周围神经鞘膜瘤及其亚型
A. 经典型 MPNST；B. 上皮样 MPNST；C. 恶性蝾螈瘤；D. 恶性神经束膜瘤

F15-134A ER

MPNST 弥漫性表达 S-100 蛋白，可灶性表达 AE1/AE3，近半数病例示 SMARCB1（INI1）表达缺失[257]。恶性蝾螈瘤中的梭形细胞成分可表达 S-100 蛋白，但不表达 desmin。

【遗传学】比较复杂，研究显示位于 17q11.2 上的 NF1 和 17p13 上的 TP53 缺失。50% 的 MPNST 显示有 CDKN2A 的纯合性缺失。

【鉴别诊断】经典型 MPNST 的鉴别诊断包括：①梭形细胞型滑膜肉瘤：瘤细胞形态相对一致，可程度不等表达 EMA 和 AE1/AE3，并常弥漫性表达 bcl-2 和 CD99，FISH 检测显示 SS18 基因相关易位；②纤维肉瘤：临床上患者无 NF1 病史，肿瘤也不起自于神经，镜下由形态一致呈长条束状或鱼骨样排列的梭形细胞组成，瘤细胞主要表达 vimentin，可弱阳性表达 actin；③梭形细胞横纹肌肉瘤：与纤维肉瘤相似，无 NF1 病史，也不起自于神经，免疫组化标记显示瘤细胞表达 desmin，程度不等表达 MyoD1 和 myogenin；④富于细胞性神经鞘瘤：瘤细胞异型性不明显，核分裂少见（<4/10HPF），瘤细胞弥漫性强阳性表达 S-100 蛋白、SOX10 和 GFAP。上皮样 MPNST 的鉴别诊断包括上皮样神经鞘瘤、恶性黑色素瘤、肌上皮癌和透明细胞肉瘤等。恶性蝾螈瘤主要与胚胎性或梭形细胞横纹肌肉瘤相鉴别，关键点在于恶性蝾螈瘤中的梭形细胞成分不表达 desmin 和 myogenin。腺样 MPNST 主要与双相型滑膜肉瘤相鉴别，根据镜下形态多可区分，困难时可借助 FISH 检测。色素性 MPNST 主要与恶性黑色素瘤相鉴别，如肿瘤发生于脊神经根，肿瘤内除色素外还可见砂粒体，则多提示为色素性 MPNST。

【预后】局部复发率为 ~40%，转移率为 30%~60%，常转移至肺、骨和胸膜，5 年生存率为 26%~60%。伴有 NF1 者预后较散发者差。恶性蝾螈瘤侵袭性高。肿瘤位于躯干、肿瘤>5cm、核级高及肿瘤发生复发者预后差。

（二）恶性颗粒细胞瘤

恶性颗粒细胞瘤（malignant granular cell tumor,MGCT）是一种在组织学上或生物学上显示恶性特征的颗粒细胞瘤[258-259]，极易被误诊为良性颗粒细胞瘤。与良性颗粒细胞瘤相比，肿瘤位于深部软组织（如肌内或腹/盆腔）、直径>4~5cm以及近期生长迅速有助于恶性的诊断，而其他参数如年龄、性别和部位则意义不大，因与良性颗粒细胞瘤有很大的重叠。以下形态提示MGCT的诊断：①核明显增大（核质比增高），染色质呈空泡状，并可见明显的核仁；②瘤细胞显示有异型性；③瘤细胞呈明显的梭形；④可见核分裂象（图15-135）；⑤可见凝固性坏死。值得指出的是，一部分恶性颗粒细胞瘤在形态上类似良性颗粒细胞瘤，或与良性颗粒细胞较难区分，但临床上出现复发和转移。

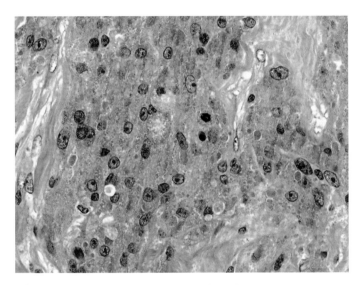

图15-135 恶性颗粒细胞瘤
瘤细胞核增大，染色质呈空泡状，可见，明显的核仁，并可见核分裂象

（三）外胚层间叶瘤

外胚层间叶瘤（ectomesenchymoma）由横纹肌肉瘤与神经元或神经成分组成的恶性肿瘤[260]，可能起自于神经嵴。

【临床表现】 主要发生于4~5岁以下的幼儿。好发于睾丸旁、盆腔、腹腔和头颈部（特别是鼻腔和眼眶）。表现为浅表或深部软组织肿块，生长迅速。

【大体】 结节状，中位直径为5cm，切面呈灰白色，可伴有出血和坏死。

【光镜】 由横纹肌肉瘤混杂神经元或神经成分组成（图15-136），后者可包括节细胞、节细胞神经瘤、神经母细胞瘤、原始神经外胚层瘤和恶性周围神经鞘膜瘤等。

【免疫组化】 横纹肌肉瘤成分表达desmin和myogenin，神经元或神经成分表达S-100蛋白（施万细胞）、Syn、NSE、PGP9.5和CD56等。

【预后】 与横纹肌肉瘤相似。肿瘤<10cm、位于浅表、无腺泡状横纹肌肉瘤成分、临床低分期者预后相对较好。

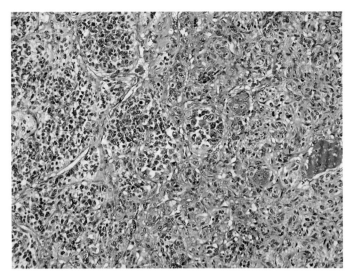

图15-136 外胚层间叶瘤
由胚胎性横纹肌肉瘤和节细胞神经瘤区域组成

第十二节 不能确定分化的瘤样病变及肿瘤

一、瘤样病变

（一）肿瘤样钙盐沉着症

肿瘤样钙盐沉着症（tumoral calcinosis）是一种发生于大关节周围软组织内的钙盐沉着[261]，形成类似肿瘤的结节样钙化灶。

【临床表现】 多起病于20岁以内的青少年，患者年龄很少超过50岁。在20岁以下的患者中以男性略多见，在成人患者中则以女性多见[262]。肿块多位于肢体大关节附近，特别是臀部、股骨大转子、肘部后方和肩关节侧面，少数可发生于肢体远端，偶可位于头颈部。临床上常表现为关节附近皮下缓慢性生长、质地坚实的肿块，常与其下的筋膜、肌肉或肌腱紧密相连，但骨和关节均不受累及。约2/3的病例呈多灶性，部分病例为双侧性或呈对称性。

【大体】 肿块直径为5~15cm，无包膜。切面见大小不等的灰白色结节，质地坚实，部分区域可见囊腔，囊内含有白粉笔样或石灰样物质，可有白色乳液样液体，易被洗掉。

【光镜】 镜下分为活动期和非活动期，可同时存在于同一病变内。活动期病变的中央为无定形或颗粒状钙化物（羟磷灰石结晶），周边环绕增生的单核巨噬细胞、多核巨细胞、成纤维细胞和慢性炎症细胞（图15-137）。有时钙化物形成同心圆样排列的砂粒体样钙化小体，类似寄生虫卵。非活动期病变仅有钙化物质，其周围为致密的纤维组织。

（二）瘤样焦磷酸钙结晶沉积病

瘤样焦磷酸钙结晶沉积病（tumoral calcium pyrophosphate crystal deposition disease,TCPPD），是一种焦磷酸钙盐结晶沉积于关节内纤维软骨或透明软骨及其周围滑膜、韧带、肌腱

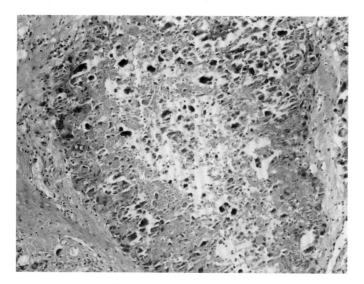

图 15-137　瘤样钙盐沉着症
钙化物周边环绕增生的单核巨噬细胞和多核巨细胞

和关节囊的总称,又称白垩性或砂粒性假痛风(tophaceous pseudogout)。

【临床表现】　多发生于中老年,年龄范围为 43 ~ 82 岁[263-264]。好发于膝关节、腕关节和耻骨联合,也可发生于手指和足趾,少数病例位于掌指关节、颈部、肩关节、肘关节、颞下颌关节、腰部和髋部等处。

【大体】　肿块呈灰白色,白粉笔样,直径为 1 ~ 6cm。

【光镜】　由岛屿状的嗜碱性紫蓝色钙盐结晶物质,多呈菱形,为焦磷酸钙盐结晶沉积(CPPD)(图 15-138)。在细胞丰富的区域,于结晶物质的周围可见大量的组织细胞和异物巨细胞反应,在细胞稀疏的区域,可见化生性软骨,部分病例中,软骨母细胞可有一定的异型性,类似软骨肉瘤。

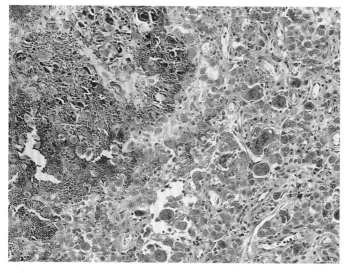

图 15-138　瘤样焦磷酸钙结晶沉积病
嗜碱性紫蓝色钙盐结晶周围可见大量的组织细胞和异物巨细胞反应

(三) 瘤样淀粉样物质沉着症

瘤样淀粉样物质沉着症(tumor-like amyloidosis)是一种

淀粉样物质在局部组织内所形成的瘤样聚集,可发生于躯体任何部位,也称淀粉样瘤(amyloid tumor 或 amyloidoma)。包括局灶性(localized)、系统性(systemic)和 β2-微球蛋白(β2-microglobulin)沉积型。

【临床表现】　发生于局部软组织和实质脏器内的淀粉样瘤较为少见,多见于肢体特别是下肢,也可见于纵隔、腹膜后、肠系膜、眼眶、颈部和腹股沟等部位[265],表现为无痛性肿块,发生于纵隔和腹腔者可发生淋巴浆细胞性淋巴瘤。多发生于中老年人,年龄范围为 36 ~ 85 岁,两性均可发生。发生于脏器者多表现为胃肠道、泌尿生殖道和呼吸道的单个或多个结节,皮肤、乳腺、心脏、腮腺、肝脏、脾脏、中枢神经系统、淋巴结、骨和关节等处也可发生。

【大体】　分叶状或结节状,质地坚实,切面呈淡黄色或淡红色,蜡样,直径多为 6 ~ 15cm。

【光镜】　由淡染的无定形嗜伊红色物质组成,淀粉样物质周围可见多少不等的慢性炎症细胞浸润和多核异物巨细胞反应(图 15-139)。有时淀粉样物质内可见钙化灶、化生性软骨及骨形成。

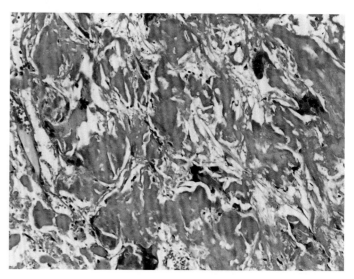

图 15-139　瘤样淀粉样物质沉着症
无定形嗜伊红色淀粉样物质,伴多核巨细胞反应

【特殊染色】　甲基紫呈异染性、刚果红及 PAS 特殊染色阳性,前者为橘黄色,在偏正光显微镜下呈现苹果绿色。PAS 染色阳性,刚果红呈砖红色,甲基紫呈异染性,偏振光下呈苹果绿色。

二、良 性 肿 瘤

(一) 肢端纤维黏液瘤

肢端纤维黏液瘤(acral fibromyxoma)又称指趾纤维黏液瘤(digital fibromyxoma)或浅表性肢端纤维黏液瘤(superficial acral fibromyxoma,SAF),是一种好发于成年人手指和脚趾浅表软组织(甲下和甲床)的良性成纤维细胞性肿瘤。富于细胞性指趾纤维瘤(cellular digital fibroma)属于同一瘤谱。

【临床表现】好发于40~60岁的中老年人,年龄范围为4~91岁。男性多见,男:女为(1.3~2):1。好发于足趾和手指[266-267],足趾以大脚趾最多见,手指则主要发生于大拇指、示指和中指。2/3~3/4肿瘤与甲床关系密切,或位于指甲下,或邻近甲床,或累及甲床。除手指和足趾外,部分病例也可发生于手掌和足跟。临床上多表现为缓慢性生长的孤立性结节,多为无痛性,但40%有疼痛感。

【大体】呈类圆形或息肉状,直径为0.5~5cm,中位直径为2cm。切面呈灰白色,质地坚实或有韧性。

【光镜】位于真皮层内,低倍镜下可略呈分叶状,也可为不规则形。瘤细胞由梭形和星状成纤维细胞组成(图15-140),部分病例内可见多核性间质细胞,间质呈黏液样或纤维黏液样。瘤细胞多呈杂乱状分布,局部区域可呈条束状排列或形成疏松的席纹状结构。肿瘤内常含纤细的薄壁血管,间质内可见散在的肥大细胞。大多数病例中,瘤细胞异型性不明显,或仅显示轻度异型性,核分裂象罕见。少数病例可显示较为明显的异型性,并可见核分裂象,但无病理性核分裂。

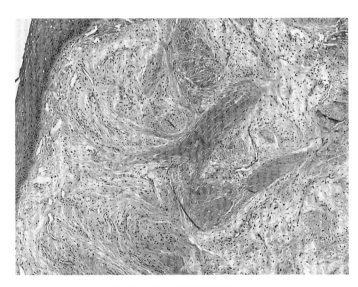

图15-140 肢端纤维黏液瘤
由梭形和星状成纤维细胞、黏液样基质和少量狭长的血管组成

【免疫组化】瘤细胞表达CD34,部分病例表达EMA和CD10,不表达MUC4。

【鉴别诊断】包括黏液样隆突性皮纤维肉瘤、指趾黏液性囊肿、浅表血管黏液瘤和低度恶性纤维黏液样肉瘤等。

(二)肌内黏液瘤

肌内黏液瘤(intramuscular myxoma)是一种发生于肌肉内的良性黏液性肿瘤,由稀疏散在的、排列紊乱的梭形和星状成纤维细胞以及大量黏液样的基质组成。当同时伴有邻近骨的纤维结构不良时,也称Mazabraud综合征。

【临床表现】好发于40~70岁的成年人,儿童和青少年罕见,多见于女性。多发生于大腿、肩、臀和上臂的大肌肉内[268],或肿块的一侧紧贴肌筋膜,部分病例可位于头颈部、

胸壁和小腿。多数病例表现为孤立性的无痛性肿块,常有波动感。

【大体】周界相对清楚,但无包膜,直径为5~10cm,切面呈白色,有光泽,胶冻样。

【光镜】瘤细胞密度低,由稀疏散在的小卵圆形、梭形和星状成纤维细胞样细胞以及大量黏液样的基质组成(图15-141)。部分病例中可见微囊性腔隙。病变的周边区域可见萎缩的肌纤维,常可见黏液样基质浸润或穿插于萎缩的肌纤维间,可形成棋盘样结构。部分病例具有肌内黏液瘤的特点,但细胞密度偏高,间质内可见较多的血管,局部可含有胶原纤维,被称为富于细胞性黏液瘤(cellular myxoma)。

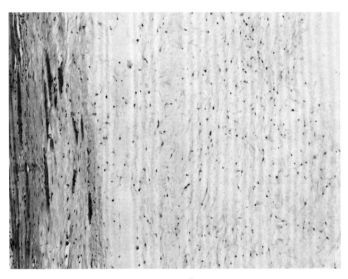

图15-141 肌内黏液瘤
由稀疏散在的短梭形至星状细胞和大量的黏液样基质组成

【特殊染色】基质内的黏液阿辛蓝、黏液卡红和胶体铁染色阳性,可被透明质酸酶消化。

【免疫组化】梭形细胞主要表达vimentin,不同程度表达CD34、desmin和actin,不表达S-100蛋白。富于细胞性黏液瘤不表达MUC4。

【遗传学】GNAS1基因(Gsα)点突变(211密码子)较为常见。

【鉴别诊断】包括黏液样脂肪肉瘤、黏液样软骨肉瘤、黏液样神经纤维瘤、低度恶性纤维黏液样肉瘤和黏液纤维肉瘤。

(三)关节旁黏液瘤

关节旁黏液瘤(juxta-articular myxoma,JAM)是一种发生于大关节区域的良性病变,形态上与富于细胞性肌内黏液瘤相似。因常伴有囊腔样改变,提示可能为一种反应性或退变性病变。

【临床表现】多发生于20~50岁的成年人,中位年龄为43岁,年龄范围为16~83岁,男性多见。主要发生于大关节旁[269],其中90%为膝关节,其次为肩、肘、踝和髋关节。临床上表现为软组织肿胀,可伴疼痛感。术前病程长短不一。

【大体】中位直径为 3.5cm,范围为 0.6~12cm,切面呈黏液样、胶冻状,常有囊性变。

【光镜】镜下与富于细胞性肌内黏液瘤相似,由形态温和的梭形或胖梭形成纤维细胞样细胞组成,间质呈黏液样。部分区域细胞丰富,细胞之间可有胶原纤维。另一特点是,肿瘤内常可见囊腔样结构。

【免疫组化】 程度不等表达 CD34 和 α-SMA,不表达 MUC4。

【遗传学】无 GNAS 基因突变,与肌内黏液瘤有时不同。

【鉴别诊断】

(1) 低度恶性纤维黏液样肉瘤:细胞较丰富,有时可见菊形团,瘤细胞表达 MUC4,FISH 检测显示 FUS 基因相关易位。

(2) 黏液纤维肉瘤:好发于中老年皮下,常呈多结节性,瘤细胞核显示有程度不等的异型性,有时可见假脂母细胞。

(四) 深部血管黏液瘤

深部血管黏液瘤(deep angiomyxoma)是一种好发于女性盆腔会阴区等部位的黏液性肿瘤,瘤细胞密度低,肿瘤内富含血管,局部呈侵袭性生长,也称侵袭性血管黏液瘤(aggressive angiomyxoma)。

【临床表现】主要发生于 30~50 岁的中青年女性,偶可发生男性。女性患者多位于盆腔会阴区[270],常可累及阴道旁、直肠旁或肛周软组织。男性患者多位于腹股沟、精索和睾丸区域。肿瘤位置深,生长缓慢,患者可无明显症状,或有轻微不适、压迫感或钝痛,或有性交疼痛。

【大体】瘤体通常较大(>10cm),境界相对清楚,切面呈灰白或灰褐色,黏液样或胶冻状,有光泽,可伴有灶性出血和囊性变。

【光镜】局部可呈浸润性生长,如浸润邻近的脂肪和平滑肌组织,并常含有内陷的小神经束。瘤细胞密度低,由核深染的小圆形、卵圆形、短梭形或星状细胞组成,均匀分布于大量的黏液样或水肿样间质中(图 15-142),部分区域内可见分化较好的嗜伊红色带状肌样细胞,呈散在性分布,或聚集于内陷的神经和血管周围。瘤细胞无异型性,也无核分裂象。局灶区域瘤细胞可相对丰富,特别是在复发的肿瘤内,间质可呈纤维样或纤维黏液样。肿瘤内富含扩张的薄壁血管和小的厚壁血管,间质内可伴有出血,常可见肥大细胞。

【免疫组化】 瘤细胞主要表达 desmin、ER、PR 和 HMGA2(核染色),灶性表达 CD34,肌样细胞表达 α-SMA 和 desmin。

【遗传学】 涉及 HMGA2(12q14.3)重排,可通过 FISH 检测,经 RT-PCR 证实有 HMGA2 转录上调(约 35%)。

【鉴别诊断】

(1) 血管肌成纤维细胞瘤:位于浅表,境界清楚,体积相对较小,镜下瘤细胞呈致密和疏松交替性分布,瘤细胞呈梭形、胖梭形或上皮样,常围绕血管生长,可呈同心圆状。

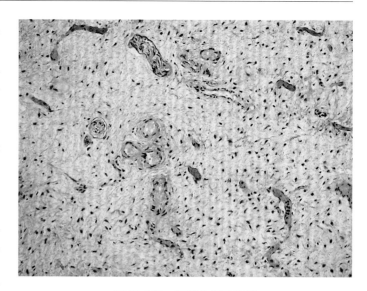

图 15-142　深部血管黏液瘤
由分布均匀低密度的卵圆形至短梭形细胞组成,间质呈黏液样

(2) 富于细胞性血管纤维瘤:位于浅表,由条束状增生的梭形成纤维细胞样细胞和小至中等大的血管组成,免疫组化标记示主要表达 vimentin,可表达 CD34,但 desmin 多为阴性。

(3) 浅表性血管黏液瘤:发生于浅表皮下,小叶状或结节状,细胞稀疏,血管纤细,血管内或血管周围可伴有炎症细胞浸润,有时可见内陷的皮肤附件。

【预后】手术完整切除。局部复发率>35%。有报道显示采用促性腺激素释放素(GnRH)有一定效果。

(五) 浅表性血管黏液瘤

浅表性血管黏液瘤(superficial angiomyxoma)是一种发生于皮肤的黏液性病变,也称皮肤黏液瘤(cutaneous myxoma),部分病例伴有 Carney 综合征。

【临床表现】患者多为成年人,年龄范围为岁,平均年龄为 41.2 岁,男性略多见。好发于躯干、头颈、下肢和生殖区[271]。临床上呈缓慢性生长的息肉样或稍隆起的结节或丘疹,临床上多诊断为囊肿、脂肪瘤、神经纤维瘤、皮赘或脓肿等。浅表性血管黏液瘤可成为 Carney 综合征的组成部分。

【大体】结节直径为 1~5cm,平均为 2.3cm。质地柔软,切面呈灰白色,胶冻样。

【光镜】病变位于真皮网状层,常累及皮下。界限不清,呈局灶性的小叶样或多结节性。25%~30% 的肿瘤内含有衬覆鳞状上皮的囊肿、基底细胞样芽或鳞状细胞条索(图 15-143)。瘤细胞由散在的短梭形或星状成纤维细胞组成,细胞无异型性,核分裂象罕见,背景为大量的黏液样基质,内含薄壁、狭长的血管,间质内可见少量的炎症细胞浸润,特别是中性粒细胞。

【免疫组化】瘤细胞表达 actins 和 CD34,偶尔局灶性表达 S-100 蛋白,不表达 AE1/AE3。

【鉴别诊断】包括 Carney 综合征中的皮肤黏液瘤、局灶

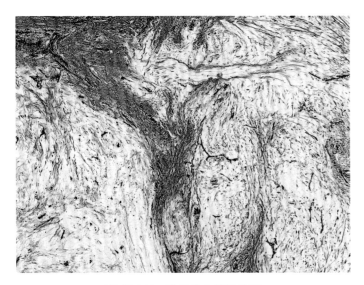

图 15-143 浅表性血管黏液瘤
由散在的短梭形或星状成纤维细胞组成,间质呈黏液样,可
见狭长的血管

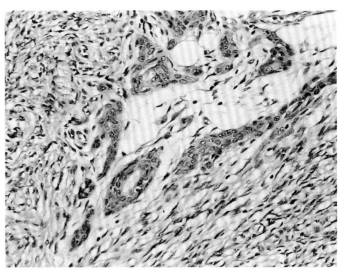

图 15-144 异位错构瘤样胸腺瘤
由梭形细胞、上皮成分和脂肪细胞混合组成

性皮肤黏液化、胫前黏液性水肿、黏液性附件瘤、神经鞘黏液瘤、指趾黏液囊肿、浅表性肢端纤维黏液瘤和侵袭性血管黏液瘤等。

(六)异位错构瘤样胸腺瘤

异位错构瘤样胸腺瘤(ectopic hamartomatous thymoma,EHT)是一种发生于下颈部浅表或深部软组织内的良性肿瘤,由梭形细胞、上皮细胞岛和脂肪组织混合组成,可能起源于鳃原基。虽命名为胸腺瘤,但并无确切的胸腺分化证据

【临床表现】 患者多为成年人,年龄范围为 20~79 岁,平均年龄为 47 岁,中位年龄为 42.5 岁,明显多见于男性,男:女>10:1。肿瘤好发生于下颈部,包括锁骨上、胸骨上和胸骨前[272-273]。病程较长。

【大体】 周界清晰,直径为 3.5~19cm,平均直径为 5cm,中位直径为 4cm。切面呈灰白色、粉红色或黄色,质地柔软至中等,可有小囊腔形成。

【光镜】 由胖梭形和细梭形细胞、上皮细胞岛和脂肪细胞以不同比例混合组成(图 15-144)。胖梭形细胞多呈条束状或网格状排列,后者可类似残留的胸腺,部分胖梭形细胞的胞质呈深嗜伊红色,肌样形态。胖梭形细胞之间可见纤细的梭形细胞,核小,胞质较少。上皮细胞成分可形成鳞状上皮岛、汗管瘤样小管、纤细的上皮细胞条索、含有嗜伊红色分泌样物的腺管和衬覆上皮的囊肿样结构。上皮细胞可与梭形细胞有移形。脂肪细胞分化成熟,脂肪组织呈不规则性分布,在肿瘤内所占的比例为 5%~50%。

【免疫组化】 上皮细胞和胖梭形细胞弥漫性强阳性表达 CK,特别是高分子量 CK。胖梭形细胞还常表达 α-SMA,但不表达 desmin。纤细的梭形细胞常表达 CD34,但多不表达 CK。

【鉴别诊断】 包括伴有胸腺样成分的梭形上皮肿瘤、双相型滑膜肉瘤、上皮样恶性周围神经鞘膜瘤和畸胎瘤等。

【预后】 极少数病例上皮成分恶变,但尚无复发或转移的报道。

三、中间性肿瘤

(一)多形性玻璃样变性血管扩张性肿瘤

多形性透明变性血管扩张性肿瘤(pleomorphic hyalinizing angioectatic tumor,PHAT)是一种局部侵袭性间叶性肿瘤,由梭形和多形性细胞、成簇扩张的管壁有纤维素沉着或伴有玻璃样变的血管和炎症细胞组成。

【临床表现】 多发于成年人,两性均可发生。好发于下肢[274-275],特别是踝和足。主要发生于皮下,少数位于深部软组织。临床表现为局部缓慢性生长的肿块,术前病程较长,可被误诊为血肿。

【大体】 常呈分叶状,其边缘多呈浸润性生长,部分病例界限相对清楚,无包膜,切面呈灰白或灰红色,可见出血性囊腔。

【光镜】 特征性形态表现为肿瘤内含有成簇分布的扩张性血管,管壁纤维素沉着,管壁周围显示明显的玻璃样变性,可围绕血管形成"袖套"状,并可延伸至间质内,形成片状玻璃样变区。血管之间为梭形和异型性明显的多形性细胞(图 15-145),可类似未分化肉瘤,但核分裂象罕见,瘤细胞核内常见包涵体。间质内多伴有含铁血黄素沉着和炎症细胞浸润,并常可见肥大细胞。多数肿瘤的周边区域可见形态较温和的梭形细胞区域,称为早期 PHAT,部分梭形细胞的胞质内可见含铁血黄素沉着,形态上与含铁血黄素沉着性纤维脂肪瘤样肿瘤(HFLT)有重叠。

【免疫组化】 瘤细胞表达 CD34,不表达 S-100 蛋白。

【遗传学】 有限的报道显示 der(1)t(1;3)(p31;q12)和 der(10)t(1;10)(p31;q25)[276]。

【预后】 手术切除。局部复发率 30%~50%,可通过再次手术控制局部复发。

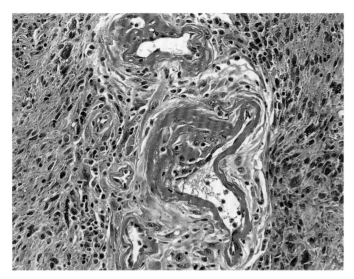

图 15-145　多形性透明变性血管扩张性肿瘤
扩张的血管壁伴有玻璃样变性,周边可见多形性细胞,可见含铁血黄素沉着

F15-145　ER

(二) 含铁血黄素沉着性纤维脂肪瘤样肿瘤

含铁血黄素沉着性纤维脂肪瘤样肿瘤(hemosiderotic fibrolipomatous tumor,HFLT)是一种局部侵袭性肿瘤,无包膜,由分叶状或结节状脂肪、位于脂肪细胞之间含有含铁血黄素的梭形细胞、组织细胞、多核样巨细胞和散在的炎症细胞组成。同义词为含铁血黄素沉着性纤维组织细胞性脂肪瘤样肿瘤(hemosiderotic fibrohistiocytic lipomatous tumor)。

【临床表现】 好发于 40~60 岁的中老年女性。主要发生于足背[277],其次为踝、足部其他部位和手掌,以及小腿、大腿和面颊部。临床上表现为缓慢性生长的皮下肿块,境界不清,可有疼痛感。

【大体】 灰黄色或暗黄色,平均直径为 7.7cm,大者可达 19cm。

【光镜】 无包膜,含有大量的脂肪组织。脂肪小叶旁以及脂肪细胞之间可见成束增生的梭形成纤维细胞样细胞,部分细胞内含有含铁血黄素(图 15-146)。除梭形细胞外,常可见散在的含铁血黄素吞噬性组织细胞,以及多少不等的多核巨细胞,形态上类似纤维组织细胞性肿瘤。部分病例内,局部区域可含有管壁周围伴有玻璃样变的扩张性血管,类似 PHAT,或含有核显示非典型性的大细胞,类似黏液炎性成纤维细胞性肉瘤(MIFS),也称杂合性 HFLT/PHAT/MIFS。

【遗传学】 具有 t(1;10)(p22-31;q24-25),1p22 断裂点涉及 TGFBR3 基因,10q24 断裂点涉及或邻近 MGEA5 基因,可导致 FGF8 基因的转录性上调,后者位于 10 染色体,邻近

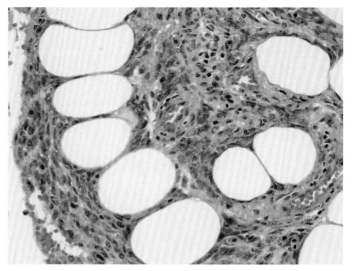

图 15-146　含铁血黄素沉着性纤维脂肪瘤样肿瘤
脂肪细胞之间含有含铁血黄素的梭形细胞

MGEA5 基因。FISH 检测可显示非平衡性 der(10)t(1;10) 和 VGLL3 基因扩增。相似的遗传学异常还可见于 MIFS、杂合性 HFLT/MIFS 和杂合性 HFLT/PHAT[278]。

【免疫组化】 梭形细胞表达 CD34。

【预后】 局部复发率为 30%~50%,特别是切除不净者。

(三) 血管瘤样纤维组织细胞瘤

血管瘤样纤维组织细胞瘤(angiomatoid fibrous histiocytoma,AnFH)是一种偶可发生转移的间叶性肿瘤,镜下由结节状生长的梭形细胞和组织细胞样细胞、扩张的不规则形假血管腔隙和位于肿瘤周边的淋巴浆细胞浸润套组成。多数病例显示有 EWSR1-CREB1 融合基因。

【临床表现】 好发于 20 岁以下的青少年和儿童,年龄范围为出生~79 岁,两性均可发生。多发生于肢体四肢,其次为躯干和头颈部。主要发生于皮下,其中约 2/3 的病例发生于有淋巴结的部位[279],如肘窝、腘窝、腋下、腹股沟和颈部等。少数病例可发生于腹腔、肺等部位。临床上多表现为无痛性肿块,可类似血肿。

【大体】 肿瘤境界清楚,有纤维性假包膜,平均直径为 2cm,范围为 0.7~12cm。切面可为结节状、囊性或有出血。

【光镜】 肿瘤具有纤维性假包膜,周边为淋巴细胞质细胞浸润套,可有生发中心形成,类似淋巴结(图 15-147A)。位于中心部位的肿瘤由结节状或片状分布的梭形细胞和圆形组织细胞样细胞组成,部分病例内可显示有多形性,可见核分裂象。近半数病例可见扩张的不规则形假血管性腔隙(图 15-147B)。除上述经典形态外,少数病例主要由小圆细胞组成,可类似尤因肉瘤。另有一些病例可为实体性或黏液样型[280]。

【免疫组化】 瘤细胞表达 EMA、desmin 和 CD99。

【遗传学】 90% 以上的病例显示 t(2;22),产生 EWSR1-CREB1 融合基因,可通过 FISH 检测[281]。少数病例显示

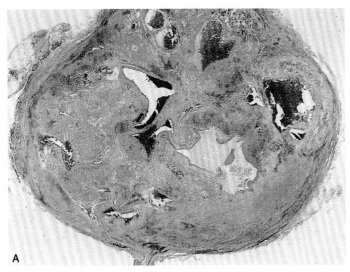
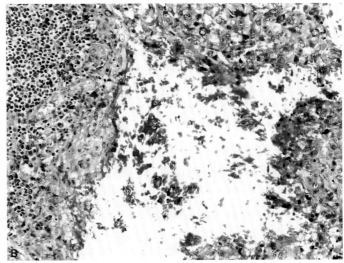

图 15-147 血管瘤样纤维组织细胞瘤
A. 肿瘤中心部可见扩张的不规则形血管样腔隙,周边可见少量淋巴组织;B. 瘤细胞和假血管性腔隙

FUS-ATF1 和 *EWSR1-ATF1* 融合基因。

【预后】 手术切除。局部复发率为 2% ~ 10%,转移率 <1%。

（四）软组织骨化性纤维黏液样肿瘤

软组织骨化性纤维黏液样肿瘤(ossifying fibromyxoid tumor of soft tissue,OFT)是一种好发于浅表软组织、分化方向尚不确定的中间性间叶性肿瘤,镜下以肿瘤周边有一层不完整的骨壳、中心部由叶状分布并呈条索样、梁状或网格样排列的嗜伊红色卵圆形细胞和纤维黏液样的基质为特征,比较少见。

【临床表现】 好发于中年人,中位年龄为 50 岁,年龄范围为 14 ~ 83 岁。男性多见。男：女为1.5 ~ 2：1。主要发生于四肢(特别是下肢近端)、头颈部和躯干[282-283]。多发生于浅表软组织,可附着于肌腱、腱膜或肌肉。较少发生于深部软组织或皮肤。表现为缓慢性生长的无痛性肿块,术前病程较长,中位数为 4 年,可达 10 年甚至更长。

【大体】 境界清楚,分叶状或多结节状,直径的中位数为4cm,范围为 1 ~ 14cm。肿瘤外被纤维性或纤维骨性假包膜,切开时可有砂粒感,切面呈灰白色,质韧,可有黏液样变。

【光镜】 75% ~ 80% 的肿瘤于假包膜内可见一层不连续的骨壳,由板层骨组成,部分病例于包膜外可见卫星结节。肿瘤多显示分叶状或结节状生长方式,小叶内或结节内的条索状、梁状、簇状或网格状排列的圆形、卵圆形或短梭形细胞组成(图 15-148),胞质淡染或嗜伊红色,核无异型性,核分裂象少见(<1 个/10HPF)。肿瘤的间质呈疏松的黏液样或纤维黏液样。

10% ~ 20% 病例内的瘤细胞密度增高,核显示异型性,核分裂象>2 个/50HPF,肿瘤中心部位可见不规则的骨样基质,类似于骨肉瘤,称为非典型性/恶性 OFT。

【免疫组化】 大于 90% 的病例表达 S-100 蛋白(核和胞质均可表达)和 desmin(40% ~ 50%),少数病例可表达

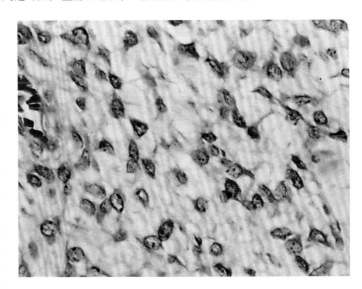

图 15-148 软组织骨化性纤维黏液样肿瘤
条索状排列的卵圆形细胞

GFAP、CK 和 α-SMA。非典型性/恶性 OFT 可不表达或仅灶性表达 S-100 蛋白。部分病例 INI1 标记可显示部分有和部分无,呈镶嵌式表达。

【遗传学】 仅 80% 病例显示 PHF1 重排,包括 t(6;12)(p21;q24.3)及其 *EP400-PHF1* 融合基因(44%),以及 *ZC3H7B-BCOR* 和 *MEAF6-PHF1* 等,后者通常发生于 S-100蛋白阴性的恶性 OFT,其中 10% 发生转移的患者死于肿瘤。

【预后】 有复发潜能,但多发生于晚期,如初次手术 10 ~ 20 年后。恶性 OFT 可复发和转移。

（五）软组织肌上皮瘤/混合瘤

软组织混合瘤/肌上皮瘤(myoepithelioma/mixed tumor of soft tissue)是一类发生于软组织内、形态上和免疫表型上与腮腺混合瘤/肌上皮瘤相似的肿瘤[284]。肌上皮瘤主要由梭形细胞组成,混合瘤可显示导管分化。以往所说的副脊索瘤(parachordoma)归属于肌上皮瘤,该名称不再使用。另发生

于舌的外胚叶软骨黏液样肿瘤(ectomesenchymal chondroid tumor of tongue)可能属于同一瘤谱。

【临床表现】 常发生于青中年,中位年龄为40岁,20%发生于10岁以下的儿童,其中肌上皮癌好发于儿童。男性略多见。主要发生于四肢和四肢带(75%),特别是下肢。少数病例发生于躯干和头颈部。偶可位于皮肤、内脏和骨。位于皮下或深筋膜下软组织,通常为生长缓慢的无痛性肿块。

【大体】 境界清楚,结节状,偶可呈浸润性,平均直径为4~6cm,范围为1~20cm。切面呈灰白色,质韧至胶冻状。

【光镜】 与腮腺肿瘤相似,低倍镜下可呈小叶状或结节状生长方式。瘤细胞可呈上皮样、梭形、浆细胞样和透明细胞样,核多形性不明显,核分裂象少见(<2/10HPF)。瘤细胞可呈条索状、网格状、簇状、巢状或片状排列(图15-149),间质呈黏液样、黏液软骨样或淡伊红色玻璃样。少数病例(10%)可伴有软骨或骨分化,偶可见鳞状上皮或脂肪化生。混合瘤除上述形态外,可含有导管结构。肌上皮癌显示相似形态,但瘤细胞显示明显的异型性,核分裂象易见,并可见坏死。发生于儿童的肌上皮癌主要由幼稚的小圆细胞组成,可被误诊为其他恶性肿瘤,如差分化滑膜肉瘤和恶性横纹肌样瘤等。

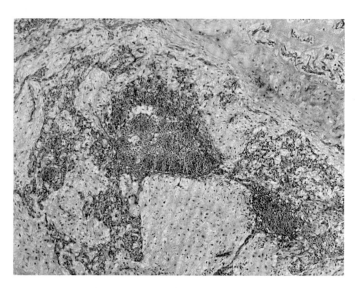

图15-149 软组织肌上皮瘤
巢状和网格状排列的肌上皮细胞和黏液软骨样基质

【免疫组化】 多同时表达 AE1/AE3 和 S-100 蛋白,部分病例还可程度不等表达 EMA、calponin(80%)、GFAP(50%)、P63(30%~45%)和 desmin(15%)。部分肌上皮癌 SMARCB1(INI1)表达缺失。

【遗传学】 显示 *EWSR1* 重排,其中融合基因为 *EWSR1-POU5F* 者多发生于青年人肢体深部软组织,主要由胞质透亮的上皮样细胞组成,OCT4 阴性。EWSR1-PBX1 者瘤细胞温和,间质伴有硬化。仅少数病例显示 *EWSR1-ZNF444* 或与 *FUS* 融合。无 *EWSR1* 重排者多为良性,位于浅表,常有导管形成。软组织混合瘤中可有 *PLAG1* 基因重排,与腮腺的混

合瘤相似。

【预后】 良性肌上皮瘤和混合瘤的局部率为20%,肌上皮癌的局部复发率和转移率为40%~50%,多转移至肺、淋巴结、骨和软组织。

(六) 磷酸盐尿性间叶性肿瘤

磷酸盐尿性间叶性肿瘤(phosphaturic mesenchymal tumor, PPMT)是一种发生于软组织和骨的间叶性肿瘤,主要由梭形细胞和污浊钙化样基质组成。肿瘤细胞可产生 FGF23,抑制肾小管对磷的吸收,引起高尿磷和低血磷,导致患者在临床上有骨软化症表现。

【临床表现】 多发生于中年人,少数病例发生于婴幼儿和老年人。两性均可发生。主要发生于四肢,特别是大腿和足部[285]。位于浅表或深部软组织,偶可位于骨内。临床上患者多以骨质疏松为主要表现[286-287],但补钙并不能改善,补磷却可缓解。实验室检查可显示高尿磷和低血磷,血钙多正常。肿瘤可早于骨软化症出现,有时可被患者忽视或临床上漏检。经切除肿瘤后,骨软化症可以得到明显改善。

【大体】 常伴有脂肪组织,可有明显的钙化。

【光镜】 主要由梭形细胞和星状细胞组成,瘤细胞形态温和,核分裂象罕见。肿瘤内血管丰富,可有血管外皮瘤样结构,或类似海绵状血管瘤。特征性形态表现为肿瘤内可见嗜碱性的污浊、絮状钙化样基质(图15-150),周边可伴有多核样巨细胞反应。部分病例内可有脂肪成分。间质偶可有黏液样变性。在一些复发的病例内,瘤细胞可出现异型性,并可见核分裂象,类似纤维肉瘤,也称为恶性PPMT。

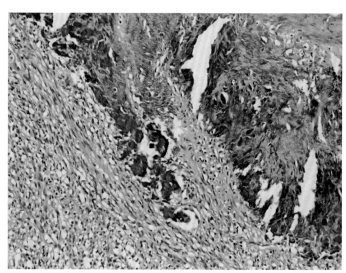

图15-150 磷酸盐尿性间叶性肿瘤
梭形细胞和嗜碱性钙化样基质

【免疫组化】 瘤细胞主要表达 vimentin,部分病例可表达 FGF23。

【预后】 大多数呈良性经过,但可复发,可通过再次完整切除获得治愈。少数发生恶性转化的肿瘤可发生转移,并可致患者死亡。

（七）非典型性纤维黄色瘤

非典型性纤维黄色瘤（atypical fibroxanthoma，AFX）是一种发生于真皮内的间叶性肿瘤，无特殊性分化，尽管形态上呈恶性，但大多数病例经切除后预后较好，除少数病例发生局部复发外，极少发生转移。以往曾称为浅表性恶性纤维组织细胞瘤，现已废弃。

【临床表现】 主要发生于老年人，男性略多见。主要发生于头面部[288]，少数情况位于躯干和四肢。表现为皮肤结节，可生长迅速，表面皮肤科有溃疡和出血等。

【大体】 结节直径<2cm，切面呈灰白色，质韧至胶冻状。

【光镜】 局限于真皮内，不累及至皮下。镜下由异型性明显的多边形、梭形、奇异形和具上皮样形态的瘤细胞组成，核分裂象易见，并可见病理性核分裂。AFX 的形态学亚型包括：梭形细胞型、透明细胞型、颗粒细胞型、富含破骨样巨细胞和黏液样型等。无血管和神经侵犯，无凝固性坏死。

【免疫组化】 无特异性标记物，但常表达 CD10。常需加做其他标记，排除鳞状细胞癌（P63、P40）、恶性黑色素瘤（S-100 蛋白、SOX10 和 HMB45）、差分化血管肉瘤（CD31、ERG）和肌源性肉瘤（α-SMA、desmin 和 myogenin 等）。

【预后】 因肿瘤局限于真皮内，切除后大多数患者预后良好，除少数病例可发生局部复发外（<10%），极少发生远处转移。

（八）多形性皮肤肉瘤

多形性皮肤肉瘤（pleomorphic dermal sarcoma，PDS），临床和组织学与 AFX 相似，但肿瘤直径常超过 2cm，除位于真皮外，肿瘤常累及至皮下，可有血管和神经侵犯，部分病例内可见肿瘤性坏死，除可发生局部复发外，也可发生转移，且转移率明显高于 AFX[289]。PDS 相当于发生在浅表的多形性未分化肉瘤。

（九）婴儿原始黏液样间叶性肿瘤

婴儿原始黏液样间叶性肿瘤（primitive myxoid mesenchymal tumor of infancy，PMMTI）是一种发生于新生儿或婴儿的间叶性肿瘤，瘤细胞分化较为原始，肿瘤间质呈明显的黏液样。

【临床表现】 多发生在 1 岁以内新生儿或婴儿[290]，约半数病例于出生时或出生后不久被发现，男性多见。主要发生于头颈部、躯干和四肢[291-292]，少数病例可发生于腹腔和骶尾部。

【大体】 结节状，无包膜，平均直径和中位直径分别为 5.8cm 和 5cm，范围为 3.5～15cm。

【光镜】 肿瘤由结节状或弥漫性生长的原始短梭形细胞、小卵圆形或小多边形细胞组成，间质呈黏液样，可见纤细的血管网，部分区域可有囊腔样结构。

【免疫组化】 瘤细胞主要表达 vimentin，其他标记包括 α-SMA、MSA、desmin、S-100 或 myogenin 等均为阴性。

【预后】 手术切除不净易致复发，局部复发率可达 50%。

（十）双表型鼻窦鼻腔肉瘤

双表型鼻窦鼻腔肉瘤（biphenotypic sinonasal sarcoma，BSNS）是一种好发于鼻腔鼻窦的低度恶性梭形细胞肉瘤，以双表达 S-100 和肌源性标记为特征。

【临床表现】 患者多为成年人，平均年龄为 52 岁，年龄范围为 24～85 岁。女性多见，女：男为3：1。主要发生于鼻腔和（或）筛窦。临床症状无特异性，包括鼻塞和嗅觉下降等。专科检查可显示鼻腔内有新生物，可呈息肉样。

【光镜】 位于黏膜下，由形态相对一致的梭形细胞组成，异型性并不明显，核分裂象少见，呈条束状或鱼骨样排列，在黏膜下内陷的呼吸上皮之间穿插、浸润性生长。

【免疫组化】 瘤细胞表达 S-100 蛋白和 α-SMA，并可表达 β-catenin，不表达 SOX10。少数病例显示有横纹肌分化，表达 desmin 和 myogenin。

【遗传学】 存在特异性的染色体易位 t（2；4）（q35；q31.1），涉及 PAX3 基因重排，其中半数以上病例显示有 PAX3-MAML3 融合基因[293-294]，少数病例显示有 PAX3-NCOA1 和 PAX3-FOXO1 融合基因。

【预后】 约 40% 的病例可发生局部复发，但迄今为止无转移或死亡报道。

四、恶性肿瘤

（一）滑膜肉瘤

滑膜肉瘤（synovial sarcoma，SS）是一种显示不同程度上皮样分化的恶性间叶性肿瘤，具有特异性的染色体易位 t（X；18）（p11；q11），并产生 SS18-SSX 融合基因。SS 占软组织肉瘤的 5%～10%。

【临床表现】 多发生于 15～40 岁的青少年[295]，10 岁以下和 50 岁以上均较少见。男性略多见。主要发生于肢体，特别是关节附近，尤其是膝部和腘窝，其次为髋部和肘部，也可位于手、足、小腿和前臂。部分病例可发生于头颈部，特别是咽旁，偶可位于口腔和扁桃体。少数病例可发生于躯干。偶可位于胸膜、肺、纵隔、心包、腹腔和肾脏等处，极少数病例发生于生殖系统、中枢神经系统、骨和神经内。临床上多表现为深部软组织内缓慢性生长的肿块，半数病例可伴有疼痛。起病时生长可较缓慢，部分病例就医前生长迅速，并可呈浸润性或破坏性生长。术前病程为 2～20 年。约 1/3 病例可伴有程度不等的钙化，明显时平片可清晰显示。部分病例可被误诊为良性病变，如病变较小、有血肿形成或有明显的囊性变时。

【大体】 周界相对清楚，结节状，肿瘤直径多为 3～10cm，可<1cm 或>15cm。切面灰白色、灰红色或淡黄色，鱼肉状或质韧，可伴有出血、坏死、囊性变和钙化等。

【光镜】

（1）梭形细胞型：也称单相纤维型，主要由致密交织条束状、片状或漩涡状排列的梭形细胞组成（图 15-151A），瘤细胞形态相对一致，核分裂象多少不等。间质内胶原化程度不一,常不明显,可部分病例也可见绳索样胶原纤维。间质可伴有黏液样变性,可以非常明显(黏液样 SS,myxoid SS)。约30%的病例还可伴有钙化或骨化生,钙化明显时可掩盖瘤细胞(钙化性 SS,calcifying SS)。肿瘤内血管可较丰富,可呈鹿角状,形成血管外皮瘤样结构。此外,部分病例内可见肥大细胞。肿瘤内坏死不常见。

(2)双相型:由比例不等的上皮样成分和梭形细胞成分混合组成,其中上皮样成分可从不易察觉的小巢团状到非常明显的腺管样、梁状和巢状(图 15-151B),部分病例内还可有囊腔样结构,并可有乳头形成,囊腔和乳头表面衬覆上皮样细胞。上皮样细胞的胞质偶可呈透亮状,少数病例呈鳞状分化。梭形细胞成分多较明显,与上皮样细胞之间可有移行。少数病例以腺管结构为主,但仔细观察仍可见少量梭形细胞成分。

(3)差分化型:可出现于梭形细胞型 SS 和双相型 SS 中,可呈局灶性或为弥漫性,以瘤细胞核级高和核分裂象易见为特征,形态上可呈梭形细胞型(可呈鱼骨样排列,类似纤维肉瘤)、小圆细胞型(可呈片状分布,类似尤因肉瘤)和横纹肌样型(类似恶性横纹肌样瘤),肿瘤内坏死常见。此型 SS 多需经分子病理证实。

【免疫组化】梭形细胞 SS 中的瘤细胞常灶性表达 AE1/AE3 和 EMA,并常弥漫性表达 bcl-2 和 CD99,calponin 也常呈阳性表达。瘤细胞还表达 TLE1,如为弥漫性强阳性表达可提示 SS,但仍需结合其他标记。此外,部分 SS 病例还可表达 S-100 蛋白和 calretinin,并可灶性表达 CD117 和 DOG1。SS 中的瘤细胞不表达 α-SMA、CD34 和 TTF1。

【遗传学】90% 以上病例具有 t(X;18)(p11;q11),形成 SS18-SSX 融合基因,其中 SSX 常见者为 SS1,部分病例为 SS2,少数病例为 SSX4。可通过 FISH 或 RT-PCR 检测。其他异常包括 t(X;20)(p11;q13)等。

【鉴别诊断】梭形细胞 SS 的鉴别诊断包括:①恶性周围神经鞘膜瘤(MPNST):常发生于 NF1,可程度不等表达 CD34,TLE1 多为灶性表达,不表达 AE1/AE3 和 EMA,FISH 检测显示无 SS18 基因相关易位;②纤维肉瘤:为排除性诊断,即在排除 SS 和 MPNST 等肿瘤以后才诊断为纤维肉瘤。双相型 SS,发生于胸膜和腹腔内的 SS 易被误诊为双相型恶性间皮瘤,特别是 SS 也可表达 calretinin,除镜下形态外,常需借助于 FISH 检测。差分化型 SS 以小圆形细胞成分为主时,需注意与尤因肉瘤相鉴别,后两者 FISH 检测显示 EWSR1 基因相关易位。

【预后】SS 为高度恶性肿瘤,切除不净易复发。转移率为50%,常转移至肺,其次为骨,可发生在多年之后。5年存活率为50%以上,近年经新的化疗后,5年存活率有提高。预后不佳因素包括:年龄>40岁、肿瘤直径>5cm、差分化区域>20% 和临床分期高。儿童患者、肿瘤<5cm(特别是<1cm)者预后相对较好。

(二)上皮样肉瘤

上皮样肉瘤(epithelioid sarcoma,ES)是一种显示上皮样形态并具有上皮样表型的恶性间叶性肿瘤,包括经典型和近端型两种亚型。ES 占软组织肉瘤的 ~1%。

【临床表现】分为:①经典型,多发生于青少年,70% 以上为 10~40 岁,中位年龄为 26 岁。男性多见,男:女为1.9:1。好发于上肢远端[296],特别是手、手指、手腕和前臂伸侧,下肢远端包括小腿、足、踝和足底也可发生。部分病例可发生于头颈部(特别是头皮和外生殖区)。肿瘤多发生在浅表软组织,生长缓慢,表现为皮肤或皮下硬结,无痛性,可沿肢体呈多结节状分布,部分病例可伴有经久不愈的溃疡;②近端型,多发生于中年患者,中位年龄40岁,男性多见,男:女为1.6:1。好发于盆腔、会阴、腹股沟区和臀部[297],其次为大腿、头颈部、远端肢体和腋下。临床上表现深部软组织肿块,体积可较大,并可呈浸润性生长。

【大体】呈单个或多个结节状,其中经典型中的肿瘤结

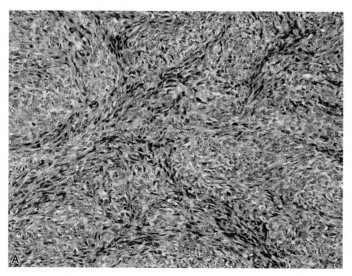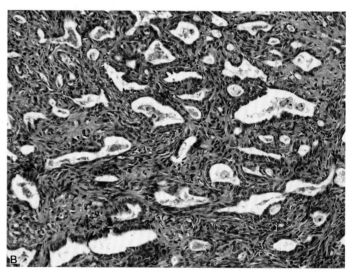

图 15-151 滑膜肉瘤
A. 梭形细胞型;B. 双相型

节多<5cm(0.5~5cm),近端型肿瘤直径1~20cm。切面为灰白色或灰褐色,常伴有出血和坏死。

【光镜】经典型ES在真皮内可见多个由中到大的上皮样细胞和胖梭形细胞环绕所形成的结节(图15-152A),结节中央可为坏死或为玻璃样变的胶原纤维,类似肉芽肿样病变。多个结节可融合成地图状。邻近结节中央的瘤细胞常呈上皮样,并可向结节周边移行为胖梭形。瘤细胞的胞质常呈深嗜伊红色,核呈圆形或卵圆形,染色质多呈空泡状,可见小核仁,核分裂象较少见(常<5/10HPF)。部分病例可主要由条束状增生的梭形细胞组成,细胞形态稍有不规则,间质可伴有明显的胶原化,也称纤维瘤样型(fibroma-like variant)。少数病例结节中央为大量的出血,类似血管腔隙,也称血管瘤样型(angiomatoid variant),可被误诊为(上皮样)血管肉瘤。少数病例内可见破骨样巨细胞。位于深部的肿瘤,其瘤细胞可沿筋膜、腱膜或神经束生长。10%~20%的病例内可见营养不良性钙化和化生性骨。少数病例间质可伴有黏液样变性。

近端型ES境界不清,主要由大圆形或多边形细胞组成,呈较大的结节状或片状分布,常伴有坏死。瘤细胞常显示横纹肌样形态,表现为胞质丰富,核大,可偏分布,染色质呈空泡状,可见明显的核仁,核分裂象易见(图15-152B)。

【免疫组化】瘤细胞表达高分子量和低分子量细胞角蛋白(除外CK5/6)、EMA和vimentin,常表达CD34,SMACB1(INI1)表达缺失。此外,瘤细胞常弱阳性表达ERG(与血管内皮相比)。

【遗传学】SMARCB1(INI1)缺失(22q11)。

【鉴别诊断】包括:①炎性肉芽肿性病变:特别是环状肉芽肿,易被误诊为上皮样肉瘤,形成结节的组织细胞可呈栅栏状排列,表达KP1,INI1无缺失,不表达AE1/AE3、EMA和CD34;②鳞状细胞癌:上皮样肉瘤可累及表皮,形成溃疡,类似鳞状细胞癌,但鳞状细胞癌表达CK5/6、P63和P40,不表达CD34,INI1标记无缺失;③以梭形细胞为主的ES可被误诊为纤维性(包括纤维瘤病)或纤维组织细胞性肿,AE1/AE3、CD34和INI1标记可帮助鉴别诊断;④肾外恶性横纹肌样瘤:与经典型ES在形态上和免疫表型上有一定的重叠,但横纹肌样瘤不表达CD34,分子检测显示SMACB1(INI1)为突变;⑤血管肿瘤:包括上皮样血管肉瘤、假肌源性(上皮样肉瘤样)血管内皮瘤和上皮样血管内皮瘤,ES可弱阳性表达ERG,但不表达CD31,SMARCB1(INI1)表达缺失;⑥其他肿瘤:包括恶性黑色素瘤、滑膜肉瘤、肌上皮癌和透明细胞肉瘤等。

【预后】ES是一种侵袭性肉瘤,复发率低于77%,转移率低于50%,常转移至淋巴结和肺。5年生存率70%,10年生存率为40%。近端型ES恶性程度要更高些,转移率低于75%,5年生存率35%~65%。

(三)腺泡状软组织肉瘤

腺泡状软组织肉瘤(alveolar soft part sarcoma,ASPS)是一种由大圆形或多边形嗜伊红色细胞(部分细胞可透亮状)组成、以腺泡状或巢状排列为特点、并富含血窦样血管网的恶性间叶性肿瘤,具有特异性的染色体易位der(17)t(X;17)(p11;q25),并产生ASPSCR1-TFE3融合基因。ASPS占软组织肉瘤的0.9%。

【临床表现】多发生于15~35岁的青少年和青年人,5岁以下和50岁以上均较少见。30岁以下者女性多见,女:男为2:1,30岁以后男性略多见。在成年人,肿瘤多发生于大腿和臀部深部软组织[298],而发生于儿童者多位于头颈部,特别是舌和眼眶。其他部位包括乳腺、子宫、肺、胃、骨、心和膀胱等处偶可发生。临床上常表现为软组织深部缓慢性生长的肿块,约半数就诊时伴有肺转移。影像学检查可显示肿瘤富含血供。

【大体】结节状或分叶状,周界清楚或不清,直径为3~10cm,位于头颈部者较小,为1~3cm。切面呈灰红色、质软,可伴有出血、坏死及囊性变。

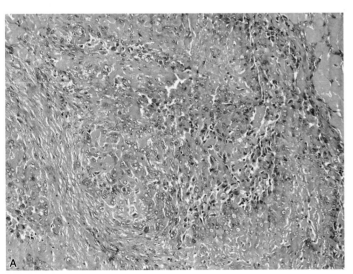

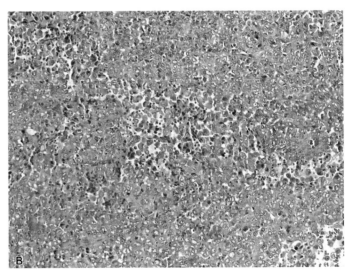

图15-152　上皮样肉瘤
A.经典型,瘤巢中央为坏死或玻璃样胶原纤维;B.近端型,由成片的圆形细胞组成

【光镜】低倍镜下呈分叶状或结节状分布,其间为纤维性间隔。小叶或结节由腺泡状排列的大圆形或多边形细胞组成,腺泡之间为丰富的血窦样血管网(图15-153),后者可通过网状纤维染色或CD34标记清晰显示。发生于儿童的病例腺泡较小,瘤细胞常呈实性的巢状排列或片状分布,但CD34标记仍可显示丰富的血管网。高倍镜下,瘤细胞胞质丰富,嗜伊红色,部分病例可呈透亮状,胞质内有时可见棒状结晶,PAS染色阳性。胞核呈圆形或椭圆形,深染,核仁明显,核分裂少见,坏死也少见。少数病例瘤细胞可显示有明显的异型性,并核分裂象易见,且可见坏死。肿瘤周边的血管内有时可见瘤栓形成。

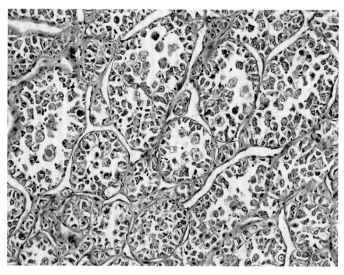

图15-153 腺泡状软组织肉瘤
瘤细胞呈腺泡状排列,腺泡之间为丰富的血窦样血管网

【免疫组化】瘤细胞表达TFE3(核染色)和MyoD1(胞质颗粒状染色),部分病例表达desmin,不表达HMB45、Melan-A、AE1/AE3和S-100蛋白。

【遗传学】显示der(17)t(X;17)(p11;q25),并产生ASPSCR1-TFE3融合基因,可通过RT-PCR或FISH检测。

【鉴别诊断】包括:①副神经节瘤:主细胞表达Syn、CgA、NSE和CD56,支持细胞表达S-100蛋白;②PEComa:瘤细胞表达HMB45和Melan-A等标记,可表达TFE3,但不表达MyoD1;③转移性肾细胞癌:瘤细胞表达AE1/AE3和PAX2等标记。

【预后】临床上可呈隐匿性,但总的预后不佳。完整切除后局部复发率并不高,但ASPS易发生肺转移,可发生于发现原发灶之前,也可发生在多年之后。肿瘤<5cm、就诊时无转移、儿童患者预后相对较好。

(四)软组织透明细胞肉瘤

软组织透明细胞肉瘤(clear cell sarcoma of soft tissue,CCS-ST)是一种发生于肢体深部软组织常附着于腱鞘或腱膜的恶性肿瘤,以巢状分布的胖梭形至卵圆形细胞、明显的大核仁和黑色素细胞分化为特点,遗传学上具有特异性的染色体易位t(12;22),并产生EWSR1-ATF1融合基因。CCS-ST比较少见。

【临床表现】多发生于20~40岁的青年人,女性略多见。多发生于足和踝部[299],位置较深,常附着于肌腱或腱膜。肿瘤可累及皮下,但表面皮肤完好。少数病例可发生于头颈部或躯干。临床上表现为缓慢性生长的肿块,半数病例可伴有疼痛。术前病程数周至数年。常可伴有区域淋巴结(如腘窝淋巴结等)转移灶。

【大体】分叶状,直径通常为2~5cm,偶可>10cm,中位直径为3cm。切面呈灰白色,含有较多的色素时可呈灰黑色,质韧。

【光镜】由形态一致的胖梭形细胞和卵圆形细胞组成,多呈巢状排列,瘤巢间为纤维性间隔。部分病例中,瘤细胞也可呈条束状排列。瘤细胞的胞质呈淡嗜伊红色、透亮状或两染性,胞核内含有明显的大核仁(图15-154),核分裂象少见。部分病例中可见色素和花环状多核巨细胞。复发性病例中瘤细胞可显示有明显的异型性。

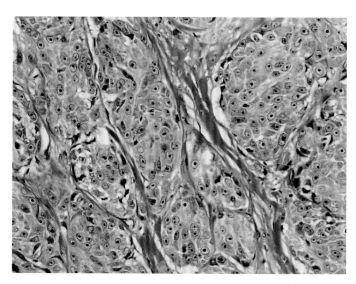

图15-154 软组织透明细胞肉瘤
瘤细胞核仁明显,呈巢状排列

【免疫组化】瘤细胞表达S-100蛋白、SOX10、HMB45、Melan-A(MART1)和MiTF等色素细胞标记。

【遗传学】90%病例显示t(12;22),产生EWSR1-ATF融合基因,6%病例显示t(2;22),产生EWSR1-CREB1融合基因。

【鉴别诊断】包括:①恶性黑色素瘤:表皮常有色素性病变,瘤细胞异型性和多形性明显,除表达色素细胞标记外,常可表达CD117,分子检测显示BRAR突变,无EWSR1基因相关易位;②透明细胞型实体性腺泡状横纹肌肉瘤:可被误诊为CCS-ST,但核仁不十分明显,瘤细胞表达desmin和myogenin;③其他肿瘤:包括PEComa、富于细胞性蓝痣、副神经节瘤样真皮色素细胞肿瘤、滑膜肉瘤和恶性周围神经鞘膜瘤等。

【预后】临床经过可呈迁延性,但总体预后差,5年生存率为67%,10年生存率为33%。约半数病例可有淋巴结转移。肿瘤复发、肿瘤直径>5cm、有肿瘤性坏死者预后差。

（五）骨外黏液样软骨肉瘤

骨外黏液样软骨肉瘤(extraskeletal myxoid chondrosarcoma,EMC)是一种分化方向尚不明确的软组织肉瘤,镜下以多个小叶状结构、大量黏液样基质、条索状、巢状或网格状排列的短梭形和卵圆形细胞(形态一致,胞质嗜伊红色)为特点,分子检测显示 NR4A3 基因重排。EMC 在软组织肉瘤中的比例<3%。

【临床表现】 主要发生于成年人,中位年龄为50岁,近半数患者为40~60岁,年龄范围为1~90岁。男性略多见,男:女为1.6:1。主要发生于下肢和下肢带(特别是大腿)(60%)[300],其次为上肢和上肢带(20%),少数病例发生于躯干(包括胸壁、腹壁和脊柱旁)(10%)。偶可位于腹腔、盆腔、会阴、足、手指、头颅、头皮、鼻咽、腮腺、胸膜、纵隔和骨等处。临床上表现深部软组织内逐渐增大的肿块,常伴有疼痛和触痛。仅少数病例发生于皮下。

【大体】 周界清楚,有假包膜,平均直径为7cm,范围为1~30cm。切面呈灰白或灰褐色,胶冻样。

【光镜】 低倍镜下呈多结节状,结节之间为纤维性间隔,结节内含有大量浅蓝色黏液样或黏液软骨样基质,但无透明软骨形成。结节内的瘤细胞密度低,瘤细胞形态一致,呈短梭形、卵圆形或小圆形,胞质中等量、嗜伊红色,核染色质均匀,核仁小而不明显,核分裂象罕见(<5/50HPF)。瘤细胞呈相互连接的条索状、网格状或花边状排列(图15-155),也可呈簇状或小巢状排列。肿瘤内常可见小空泡形成,间质可伴有出血。一些病例中,瘤细胞可呈梭形、条束状排列。富于细胞性或高级别 EMC 由巢状或片状分布的上皮样细胞组成,细胞体积相对较大,瘤细胞核级高,核仁明显,核分裂象易见,部分病例还可呈横纹肌样形态。

【电镜】 瘤细胞的胞质内含有致密核心颗粒。

【免疫组化】 瘤细胞不同程度表达 Syn(~87%)、S-100蛋白(~50%)和 EMA(~30%),部分病例还可表达 ERG。富于细胞性 EMCKi67 可>30%,横纹肌样 EMC 缺失表达 SMARCB1(INI1)。

【遗传学】 多数病例具有 t(9;22)(q22;q12.2),EWSR1-NR4A3 融合基因,少数病例显示 t(9;17)(q22;q11.2),形成 TAF15-NR4A3 融合基因。其他少见的染色体易位包括 t(9;3),t(9;15) 和 t(9;16),分别形成 TFG-NR4A3、TCF12-NR4A3 和 FUS-NR4A3 融合基因。NR4A3 基因易位可通过 FISH 检测。

【鉴别诊断】

(1) 软组织肌上皮瘤和混合瘤:形态上与 EMC 相似,但部分病例可显示软骨或导管分化,瘤细胞程度不等地表达上皮性标记和肌上皮标记。

(2) 其他黏液样肿瘤:包括脊索瘤、黏液纤维肉瘤等。

【预后】 局部复发率为37%~48%,其中57.5%可为多

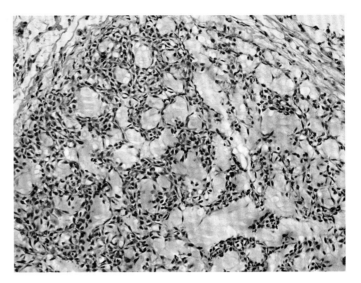

图 15-155 骨外黏液样软骨肉瘤
瘤细胞呈网格状排列

F15-155 ER

次复发,转移率为26%~46%,多转移至肺,其次为淋巴结、软组织和脑。总的 5 年、10 年 和 15 年生存率为82%~91%、65%~78% 和58%~60%。

（六）骨外尤因肉瘤

骨外尤因肉瘤(extraskeletal Ewing sarcoma)是一种发生于骨外、显示神经外胚层分化的小圆细胞肉瘤,以位于 22 号染色体上的 EWSR1 基因与 ETS 家族转录因子形成融合基因为特征。以往所说的外周原始神经外胚层肿瘤(PNET)和好发于胸肺区的 Askin 瘤现统称为骨外尤因肉瘤。

【临床表现】 主要发生于儿童、青少年和年轻成人,高峰年龄段为 10~30 岁,中位年龄为 15 岁。男性略多见,男:女为1.4:1。好发于肢体、躯干(特别是脊柱旁)和头颈部[301],偶可发生于腹腔、腹膜后和外阴,实质脏器如肾和胃肠道也可发生。临床上可表现为深部或浅表软组织肿块,可伴有疼痛和触痛。患者还可有发热、贫血和白细胞增多等表现。

【大体】 结节状或分叶状,直径从 1~2cm 至>10~20cm不等,切面灰白色、灰黄色或灰褐色,质脆,可伴有出血和坏死。

【光镜】 由小叶状分布的小圆细胞组成,小叶间为宽窄不等的纤维性间隔。瘤细胞排列紧密,形态基本一致,核呈小圆形或卵圆形,核膜清晰,核染色质细致、均匀,似粉尘样或椒盐样(图15-156A),胞质稀少,部分病例中胞质边缘可呈透亮或空泡状,PAS 染色阳性,可被淀粉酶消化。具有神经外胚层分化时可见 Homer Wright 菊形团(图15-156B)。肿瘤内常见坏死。少数病例中含有梭形细胞成分。

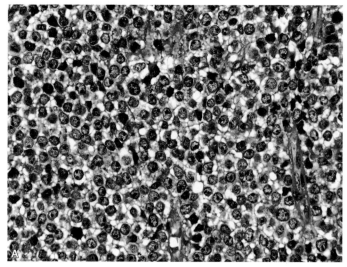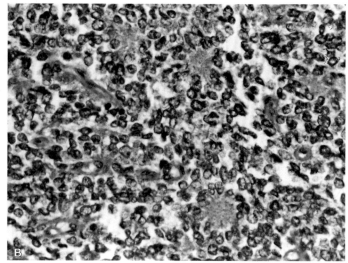

图 15-156　骨外尤因肉瘤

A. 由成片的小圆细胞组成,核染色质呈椒盐样;B. 部分病例内可见 Homer Wright 菊形团

【免疫组化】　瘤细胞弥漫强阳性表达 CD99(胞膜染色),并可表达 Fli1(胞核染色),灶性或斑片状表达 Syn,部分病例还可表达 AE1/AE3 和 desmin。CD99 和 NKX2.2 联合使用有助于尤因肉瘤的诊断[302]。

【遗传学】　多数病例(85%)具有 t(11;22)(q24;q12),形成 *EWSR1-FLI1* 融合基因。少数病例(5% ~ 10%)具有(21;22)(q12;q12),*EWSR1-ERG* 融合基因。其他少见类型包括 ETS 家族:t(2;22)(q33;q12)和 *EWSR1-FEV* t(7;22)(p22;q12)和 EWSR1-ETV1 以及 t(17;22)(q12;q12)和 *EWSR1-ETV4*(E1AF);非 ETS 家族包括 t(2;22)(q31;q12)和 *EWSR1-SP3*,t(6;22)(p21;q12)和 *EWSR1-POU5F1*,t(20;22)(q13;q12)和 *EWSR1-NFATC2* 以及 t(4;22)(q31;q12)和 *EWSR1-SMARCA5*。

【鉴别诊断】　主要与其他小圆细胞恶性肿瘤相鉴别,包括神经母细胞瘤、小圆细胞性差分化滑膜肉瘤、实体型腺泡状横纹肌肉瘤、淋巴母细胞性淋巴瘤、纤维性间质较少的 DSRCT、嗅神经母细胞瘤、骨外小细胞性骨肉瘤和骨外间叶性软骨肉瘤等。

【预后】　侵袭性高,可早期发生转移。肿瘤位于中轴部位、直径>10cm、年龄>19 岁以及已经发生转移者预后不佳。

（七）促结缔组织增生性小圆细胞肿瘤

促结缔组织增生性小圆细胞肿瘤(desmoplastic small round cell tumor, DSRCT)是一种由小圆细胞巢和大量增生的纤维性间质所组成的恶性间叶性肿瘤,免疫组化标记显示多向性分化,遗传学上具有 t(11;22)(p13;q12),形成 *EWSR1-WT1* 融合基因。DSRCT 属少见肿瘤。

【临床表现】　主要发生于青少年和年轻成人,中位年龄为 20 岁。明显多见于男性。大多数病例发生于腹腔[303-304],累及大网膜、肠系膜、腹膜后和盆腔,常呈多结节性。少数病例位于腹腔外,包括胸腔和睾丸旁。发生其他部位者极为罕见,除需要除外转移性,还需经免疫组化和分子检测证实。

临床上多以腹痛和腹部膨隆就诊,触诊可及质硬包块,并可有体重减轻和梗阻症状。

【大体】　大网膜或腹膜表面常可见多个灰白色或灰黄色的质硬结节,大小不等,1 ~ 10cm,体积较大的结节可伴有坏死。

【光镜】　由大小不一、外形不规则的小圆细胞巢组成,瘤巢之间为大量增生的纤维性间质(图 15-157),可伴有黏液样变性,大的瘤巢中央可有坏死。瘤细胞的胞质稀少,胞界不清,核呈深染的圆形或卵圆形,核仁不明显,核分裂象易见。除呈巢状排列外,瘤细胞还可呈索状或梁状排列,或呈实性片状分布,纤维性间质相对较少。其他少见的形态学变异包括瘤细胞呈印戒样、空泡状或透明样、可见小管腔或腺腔样结构、有菊形团形成、有滤泡样结构或呈瘤细胞呈大细胞性,并显示明显的多形性。

【免疫组化】　瘤细胞表达 AE1/AE3、desmin、vimentin、

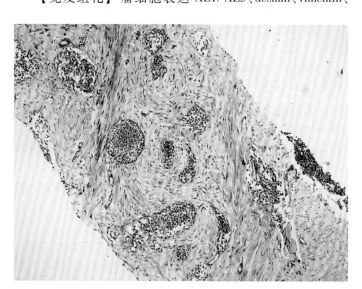

图 15-157　促结缔组织增生性小圆细胞肿瘤

由大小不一、外形不规则的小圆细胞巢和大量的纤维性间质组成

NSE 和 WT1，部分病例还表达 CgA、Syn 和 Leu-7 等标记，其中 vimentin 和 desmin 为特征性的核旁点状染色，WT1 的抗体针对羧基端。

【遗传学】 大多数病例具有 t(11;22)(p13;q12)，形成 *EWSR1-WT1* 融合基因。

【预后】 侵袭性高，病程进展迅速，中位生存期为 24 个月。易复发，偶可转移。

（八）肾外横纹肌样瘤

肾外横纹肌样瘤（extrarenal rhabdoid tumor，ERT）是一种好发于婴幼儿和儿童的高度恶性间叶性肿瘤，由显示横纹肌样形态的圆形和多边形细胞组成，遗传学以位于 22q11.2 上的 *SMACB1(INI1)* 基因改变为特征。

【临床表现】 主要发生于婴幼儿和儿童，可为先天性或有家族史，偶可见于成年人。多发生于中轴部位[305-306]，包括脊柱旁、颈部、会阴骶尾部、腹腔、腹膜后和盆腔，也可发生于四肢，包括大腿和前臂。实质脏器如肝脏、胃肠道、泌尿生殖道、胸腺和心脏也可发生。少数病例可发生于皮下。临床上常表现为生长迅速的肿块。

【大体】 多呈浸润性生长，直径常>5cm，可累及一侧肢体。切面灰白或灰褐色，常伴有出血和坏死。

【光镜】 与肾内横纹肌样瘤相似，由黏附性差的巢状或实性团块状的圆形和多边形细胞组成，瘤细胞常显示特征性的横纹肌样形态（rhabdoid feature）：核大偏位，染色质呈空泡状，核仁明显，核分裂象易见，胞质嗜伊红色，核旁常可见玻璃样包涵体（中间丝团）（图 15-158）。

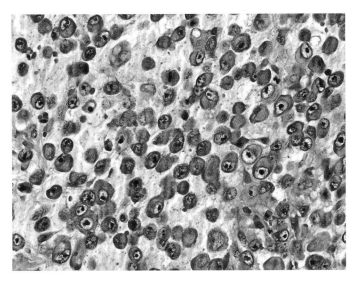

图 15-158　恶性横纹肌样瘤
瘤细胞核大偏位，染色质呈空泡状，核仁明显，胞质嗜伊红色，核旁可见玻璃样包涵体

F15-158　ER

【电镜】 核旁可见直径 8~10nm 的中间丝团。

【免疫组化】 瘤细胞表达 AE1/AE3 和 vimentin，常呈核旁团块状染色（中间丝团）。SMACB1（INI1）表达缺失。

【遗传学】 位于 22q11.2 上的 *SMARCB1* 纯合性缺失或突变，其基因产物为 INI1（BAF47）。

【预后】 高侵袭性，局部复发率和转移率高，5 年生存率 15%~20%。

（九）具有血管周上皮样细胞分化的肿瘤

具有血管周上皮样细胞分化的肿瘤（perivascular epithelioid cell family of tumors，PEComa）是一类显示肌样和色素细胞双相性分化的间叶性肿瘤。PEComa 家族包括肾和肝血管平滑肌脂肪瘤、肺透明细胞糖瘤、肺和盆腔淋巴管肌瘤和淋巴管肌瘤病和发生于其他部位的非特指性 PEComa（PEComa-NOS）。

【临床表现】 多发生于中青年，平均年龄为 45 岁。女性多见，女：男约为6:1。PEComa-NOS 的发生部位较为广泛，包括子宫、胃肠道、腹盆腔和腹膜后、膀胱、皮肤和骨等。临床上多表现为无痛性肿块，腹腔内巨大肿块可产生梗阻症状，胃肠道 PEComa 可有便血和腹痛，子宫 PEComa 可有阴道出血，膀胱 PEComa 可有血尿。

【大体】 周界相对清楚，质地坚实，灰白色或灰红色，大小不一，平均直径为 6cm。

【光镜】 由上皮样至梭形细胞组成，两种细胞的比例因病例而异。完全由上皮样细胞组成的肿瘤中，瘤细胞多呈巢状、腺泡状或梁状排列（图 15-159A），其间为丰富的血管网，部分病例局部区域可见瘤细胞围绕在大的血管周围呈放射状排列，瘤细胞的胞质透亮或淡嗜伊红色，可呈蜘蛛网状，少数病例可见色素颗粒，偶可见多核性瘤细胞。完全由梭形细胞组成的肿瘤中，瘤细胞多呈条束状排列，类似平滑肌肿瘤。部分病例中可见上皮样和梭形细胞两种成分，之间可有移行。少数病例的间质可显示明显的胶原化，也称硬化性 PEComa。瘤细胞核呈圆形或卵圆形，可见小核仁，瘤细胞无明显的异型性或多形性，核分裂象罕见。少数病例中，瘤细胞密度明显增加，核显示异型性，可见核分裂象，并可见肿瘤性坏死，也称恶性 PEComa。

Folpe 等将 PEComa 分为良性、恶性潜能未定和恶性三种，如符合以下两个或两个以上的指标则考虑为恶性：①肿瘤>5cm；②浸润性边缘；③高级别核及细胞的不典型性；④核分裂象>1 个/50HPF（图 15-159B）；⑤肿瘤性坏死；⑥血管浸润。如肿瘤直径>5cm 但无其他恶性指标，或仅具有多形性核/多核性巨细胞时可诊断为恶性潜能未定的 PEComa[307]。

【免疫组化】 瘤细胞表达 HMB45、Melan-A（MART1）和 MiTF，并程度不等表达 α-SMA 和 desmin，可灶性表达 CD117。少数病例弥漫强阳性表达 TFE3。

【遗传学】 肝肾 AML 和肺 LAM 常伴发 TSC，而其他部位的 PEComa 伴发 TSC 的情形较为少见。*TSC* 基因的完全

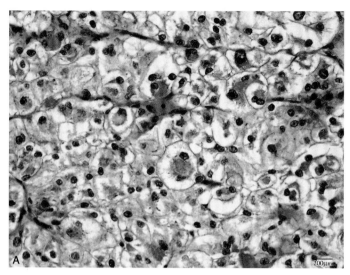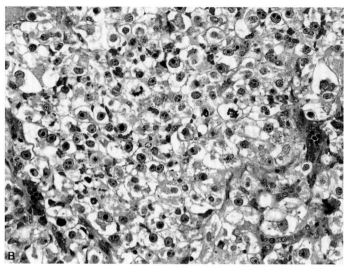

图 15-159 PEComa
A. 上皮样瘤细胞呈巢状、器官样分布于血管网之间；B. 性 PEComa，可见核分裂象

缺失导致了 mTORC1 活化的失调节，因此导致了包括 PEComa 在内的肿瘤的发生。部分病例显示 TFE3 易位。

【鉴别诊断】 以上皮样 PEC 为主的 PEComa 可被误诊为上皮性肿瘤，如肾上皮样 AML 和肝上皮样 AML 可分别被误诊为透明细胞肾细胞癌和肝细胞癌，发生于其他脏器的上皮样 PEComa 常可被误诊为转移性透明细胞癌，发生于胰腺的 PEComa 可被误诊为内分泌肿瘤，尤其是细针穿刺标本；以梭形细胞为主的 PEComa 可被误诊为平滑肌瘤或平滑肌肉瘤。此外，发生于胃肠道的 PEComa 还可被误诊为胃肠道透明细胞肉瘤和胃肠道间质瘤，尤其是一些表达 CD117 的 PEComa 病例。恶性 PEComa 还需注意与恶性黑色素瘤相鉴别，另一方面，恶性黑色素瘤可反过来被误诊为恶性 PEComa。此外腺泡状软组织肉瘤和横纹肌肉瘤中的瘤细胞有时也可类似上皮样 PEC。

【预后】 大部分病例呈良性经过，恶性 PEComa 可复发和远处转移，常转移至肺和淋巴结，偶可转移至骨。

（十）动脉内膜肉瘤

动脉内膜肉瘤（intimal sarcoma）是一种发生于肺动脉和主动脉壁的高度恶性间叶肿瘤，常在血管腔内呈息肉样生长，阻塞血管腔，并可产生肿瘤性栓子，从而发生外周器官栓塞或种植。

【临床表现】 主要发生于肺动脉和主动脉[308]，前者发病率是后者的两倍。发生于肺动脉者，以女性略多见。患者多为成年人，年龄范围较广，平均年龄为肺动脉型 48 岁，主动脉型 62 岁。肺动脉型多发生于肺动脉干（80%）（图 15-160）、肺左或肺右动脉（50% ~ 70%）或双侧肺动脉同时累及（40%）。主动脉型多发生于腹主动脉和髂动脉分叉之间，30% 可发生于胸主动脉。临床症状不具特异性，多与动脉内形成的瘤栓相关，如肺动脉内出现瘤栓时，表现为复发性的肺栓塞病；腹主动脉内出现瘤栓时，可引起跛行、下肢脉搏消失；肠系膜动脉出现瘤栓时，可引起腹背部疼痛和绞痛，

以及高血压和肿瘤形成的动脉瘤破裂等。累及静脉时，可引起上腔静脉综合征。肿瘤也可发生于心脏，并且是心脏最常见的软组织肉瘤类型。

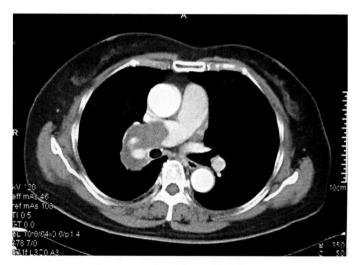

图 15-160 动脉内膜肉瘤
右肺动脉占位 CT 影像

【大体】 肿瘤位于血管腔内，附着于血管壁，呈息肉状，类似瘤栓，常可呈黏液样。

【光镜】 多为低分化的梭形细胞肉瘤，常具有成纤维细胞或肌成纤维细胞分化特征，或可呈上皮样。不同病例间瘤细胞的异型性、核分裂象及坏死差异较大（图 15-161）。部分肿瘤内含有黏液样区域。少数病例可类似平滑肌肉瘤，或显示横纹肌肉瘤、血管肉瘤或骨肉瘤分化。

【免疫组化】 主要表达 vimentin，可程度不等表达 α-SMA 和 desmin，显示骨肉瘤分化时可表达 SATB2，显示血管肉瘤分化时可表达 CD31 和 ERG。 ~ 70% 病例可表达 MDM2[309]。

【遗传学】 可显示 MDM2、PDGFRA 和 EGFR 扩增。

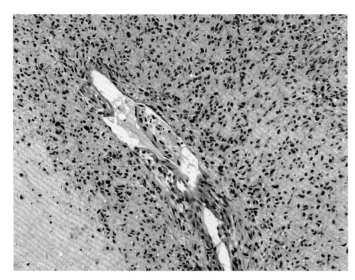

图 15-161 动脉内膜肉瘤
血管周围增生的异型短梭形至卵圆形细胞

【预后】预后差,80% 病例于 1 年左右死亡,发生于主动脉者的预后(5~9 个月)差于发生于肺动脉者(13~18 个月)。

第十三节 未分化肿瘤

一、软组织未分化肉瘤

(一)梭形细胞/多形性未分化肉瘤

梭形细胞/多形性未分化肉瘤(spindle cell/pleomorphic undifferentiated pleomorphic sarcoma)简称 UPS,是一种由异型梭形细胞和多形性细胞组成的恶性间叶性肿瘤,瘤细胞无特异性分化方向。UPS 以往也称为恶性纤维组织细胞瘤(malignant fibrous histiocytoma, MFH)[310]。为与临床相适应,在实际工作中可联用 UPS/MFH 来诊断。

【临床表现】多发生于 50~70 岁的中老年人,并以男性多见,极少发生于儿童。病因不明,但约 25% 的病例与放疗相关。肿瘤可发生于任何部位,但绝大多数病例发生于四肢、躯干(包括盆腔和腹膜后)和头颈部软组织内,其中位于腹膜后者需注意是否为去分化脂肪肉瘤中的去分化成分[311]。发生于实质脏器者则要排除梭形细胞癌或肉瘤样癌。临床表现无特异性,主要表现为深部软组织肿块,体积常较大,可生长迅速或在近期内明显增大,可伴有或不伴有疼痛感。发生于真皮及皮下的称为多形性皮肤肉瘤。

【大体】呈结节状或分叶状,直径为 5~15cm,可达 20cm 以上。切面呈灰白色、灰黄色或灰红色鱼肉状,常见出血、坏死、黏液变性或囊性变。

【光镜】由异型性和多形性明显的梭形细胞和多形性细胞组成,可呈条束状、交织状、席纹状或杂乱状排列(图 15-162A)。核分裂象易见,包括多种形态的病理性核分裂。

部分病例内可伴有多少不等的脂质性吞噬细胞、瘤巨细胞、多核性瘤细胞、破骨样巨细胞、炎症细胞和泡沫样组织细胞等成分。肿瘤的间质可伴有程度不等的胶原化,有时可类似骨样组织,也可伴有黏液样变性,但仅为局灶性。部分肿瘤内还可见到多少不等的出血、含铁血素沉着、坏死和囊性变等。发生于皮下的 PDS 与发生于深部的 UPS 镜下形态相似。如瘤细胞主要由梭形细胞组成而多形性不明显时,也称梭形细胞未分化肉瘤(图 15-162B)。

【免疫组化】无特异性标记物。

【遗传学】复杂,无特异性异常。

【鉴别诊断】UPS 的鉴别诊断包括:①去分化脂肪肉瘤:多发生于腹膜后,可含有高分化脂肪肉瘤区域,FISH 检测显示 MDM2 基因扩增;②多形性平滑肌肉瘤:肿瘤内常含有经典平滑肌肉瘤区域,该区域免疫组化标记示 α-SMA 弥漫阳性;③多形性横纹肌肉瘤:部分病例内可见多数不等的嗜伊红色多边形细胞或圆形细胞(横纹肌母细胞),免疫组化标记显示 desmin 弥漫性阳性(>50%),少数病例可表达 myogenin;④多形性脂肪肉瘤:仔细寻找肿瘤内可见多少不等的异型脂母细胞;⑤多形性恶性周围神经鞘膜瘤:临床上肿瘤的发生与大神经干或神经丛关系密切,或发生在 NF1 的基础上;⑥黏液纤维肉瘤Ⅲ级:常含有经典黏液纤维肉瘤区域,肿瘤的血管呈弧线状。

PDS 的鉴别诊断包括:①非典型性纤维黄色瘤:镜下形态与 PDS 相似,但肿瘤局限于真皮内,且<2cm;②肉瘤样癌:常可见多少不等的癌或原位癌成分,肉瘤样区域可程度不等表达上皮性标记;③恶性黑色素瘤:少数无色素性病例可类似 UPS,需借助免疫组化鉴别。

【预后】UPS 属高度恶性肿瘤,局部复发率低于 30%,转移率低于 50%,多转移至肺。5 年生存率低于 50%,位于浅表者好于位于深部者。

(二)小圆细胞未分化肉瘤

一些发生于青少年和儿童的小蓝圆细胞肿瘤(small blue round cell tumors, SBRCT)或未分化圆细胞肉瘤(undifferentiated round cell sarcomas, URCS)包括了一组异质性的肿瘤类型[312],这些肿瘤在临床表现、组织学形态和免疫表型上与尤因肉瘤相似,相互之间有一定的重叠,但细胞和分子遗传学研究发现,一些 SBRCT/URCS 显示有 CIC-DUX4、BCOR-CCNB3、BCOR-MAML3 和 ZC3H7B-BCOR 等融合类型,其中约 2/3 为 CIC-DUX4,其余一小部分(约 13%)涉及 BCOR 易位。这些肿瘤也称尤因样肉瘤(Ewing-like sarcoma)。

1. CIC-DUX4 肉瘤 多发生于青年人,平均年龄为 27 岁。男:女约为 1:1.31。主要发生于深部软组织(>95%),包括四肢(50%)、躯干和头颈部,可累及骨[313-314]。镜下以小圆形细胞为主,但细胞核有一定的多形性,核形不规则或有成角现象(图 15-163),可见核仁,胞质相对较丰富,肿瘤内可含有梭形细胞成分,间质可呈疏松的黏液样或水肿样。

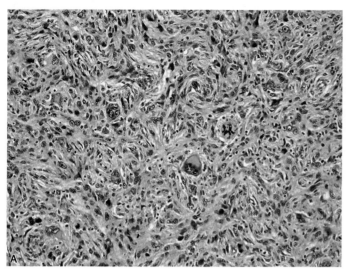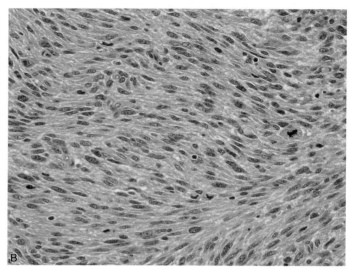

图 15-162　未分化肉瘤
A. 多形性未分化肉瘤；B. 梭形细胞未分化肉瘤

F15-162A　ER

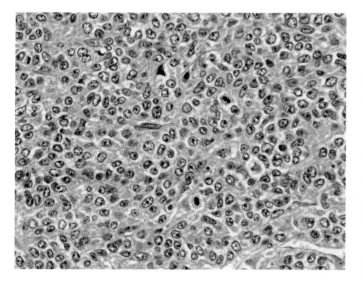

图 15-163　CIC-DUX4 肉瘤
主要由小圆细胞组成，瘤细胞核形不规则，可有成角，可见核仁，核分裂象易见

免疫组化标记显示，瘤细胞常灶性或弱阳性表达 CD99 标记还可表达 Fli1 和 WT1（核质），部分病例表达 ERG。遗传学检测显示 t(4;19)(q35;q13.1) 或 t(10;19)(q26.3;q13)，RT-PCR 可显示 CIC-DUX4 融合基因，或 FISH 检测 CIC 易位。

2. BCOR-CCNB3 肉瘤　多发生于 6~18 岁的青少年，男性多见，男：女为 3.4:1。与 CIC-DUX4 肉瘤不同的是，BCOR-CCNB3 肉瘤主要发生于骨[315-316]，部分病例发生于软

组织内。镜下形态与 CIC-DUX4 相似。免疫组化标记显示，CD99 标记常为弱阳性或阴性（特别是梭形细胞形态者）。几乎所有的 BCOR-CCNB3 肉瘤均表达 CCNB3，主要定位于细胞核上。可通过此标记在类似尤因肉瘤的未分化肉瘤中筛查出 BCOR-CCNB3 肉瘤。FISH 和 RT-PCR 和 FISH 可显示 BCOR-CCNB3 融合基因。

二、肝未分化胚胎性肉瘤

肝未分化胚胎性肉瘤（undifferentiated embryonal sarcoma of the liver，UESL）是一种好发于肝脏、由原始未分化间叶细胞组成的恶性肿瘤，病因不明，一部分病例可发生于肝间叶性错构瘤的基础上。

【临床表现】好发于 6~10 岁的儿童[317]，少数病例也可发生于青少年和成年人[318]。两性均可发生，无明显差异。临床症状包括腹部膨隆和腹部肿块，可伴有腹痛、发热、体重减轻、恶心和呕吐等。肿瘤可发生自发性破裂，并引起急腹症。实验室检查多在正常范围。

【大体】肿瘤多位于肝脏的右叶，周界相对较清晰，但无包膜，直径为 10~25cm。切面呈灰白色，黏冻样，可见囊性变、出血或坏死区域。

【光镜】由梭形或星状间叶性细胞组成，间质疏松，黏液样。瘤细胞的染色质常异染，并常见到深染的瘤巨细胞和多核巨细胞（图 15-164A）。本病的一个特征性形态表现为在很多瘤细胞的胞质内或胞质外可见大小不等的嗜伊红色小体，PAS 染色呈阳性（图 15-164B），耐淀粉酶消化。肿瘤内常可见出血和坏死。在肿瘤的周边，有时还可见到残留的胆管或肝细胞。

【免疫组化】瘤细胞可表达 α1-AT、α1-ACT、lysozyme、KP1、desmin、α-SMA、MSA 和 CD10，一部分病例也可表达 glypican 3，偶可表达 CK。

【遗传学】1 例显示近 3 倍体或近 6 倍体。CGH 检测显

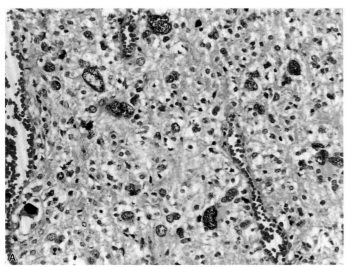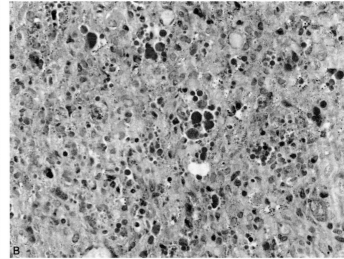

图 15-164　肝脏未分化肉瘤
A. 由梭形、星状和瘤巨细胞组成,间质呈黏液样;B. 嗜伊红色小体

示 1q、5p、6q、8p 和 12q 获得,9p、11p 和 14 丢失。

【鉴别诊断】包括胚胎性横纹肌肉瘤、肝母细胞瘤和肝间叶性错构瘤。

【预后】预后比较差,中位生存期不到 1 年,多因就医时肿块已不能完整切除。近年来,经积极的外科手术联合化疗或放疗,部分患儿可生存 5 年甚至更长。

（王坚　喻林　刘绮颖）

参 考 文 献

[1] Fletcher CDM, Bridge JA, Hogendoorn PCW, et al. World Health Organization Classification of Soft Tissue and Bone Tumours[M]. Lyon: IARCP Press, 2013.

[2] 王坚,朱雄增. 2013 版 WHO 软组织肿瘤新分类解读[J]. 中华病理学杂志, 2013, 42: 363-365.

[3] 喻林,王坚. 软组织肿瘤的新类型和新亚型[J]. 中华病理学杂志, 2013, 42: 628-633.

[4] Hornick JL. Novel uses of immunohistochemistry in the diagnosis and classification of soft tissue tumors[J]. Mod Pathol, 2014, 27 Suppl 1: S47-63.

[5] 韩安家,闫晓初,王坚. 软组织肿瘤病理诊断免疫组化指标选择专家共识(2015)[J]. 临床与实验病理学杂志, 2015, 31: 1201-1204.

[6] Bridge JA, Sandberg AA. Cytogenetic and molecular genetic techniques as adjunctive approaches in the diagnosis of bone and soft tissue tumors[J]. Skeletal Radiol, 2000, 29: 249-258.

[7] 王坚,范钦和. 软组织肿瘤病理诊断中的问题和挑战[J]. 中华病理学杂志, 2016, 45 (1): 6-9.

[8] Guillou L, Coindre JM, Bonichon F, et al. Comparative study of the National Cancer Institue and French Federation of Cancer Centers sarcoma group grading system in a population of 410 adult patients with soft tissue sarcomas[J]. J Clin Oncol, 1997, 15: 350-362.

[9] Weiss SW, Goldblum JR. Benign lipomatous tumors//Enzinger and Weiss's Soft Tissue Tumors. 5th ed. C. V. Mosby: St. Louis, 2008: 431.

[10] Macarenco RS, Erickson-Johnson M, Wang X, et al. Retroperitoneal lipomatous tumors without cytologic atypia: are they lipomas? A clinicopathologic and molecular study of 19 cases[J]. Am J Surg Pathol, 2009, 33: 1470-1476.

[11] Laskin WB, Fetsch JF, Michal M, et al. Sclerotic (fibroma-like) lipoma: a distinctive lipoma variant with a predilection for the distal extremities[J]. Am J Dermatopathol, 2006, 28: 308-316.

[12] Plotnicov NA, Babayev TA, Lamberg MA, et al. Madelung's disease (benign symmetric lipomatosis)[J]. Oral Surg Oral Med Oral Pathol, 1988, 66: 171-175.

[13] 毛荣军,杨克非,王坚. 神经脂肪瘤病的临床病理学特征分析[J]. 中华病理学杂志, 2011, 40: 165-168.

[14] Collins MH, Chatten J. Lipoblastoma/lipoblastomatosis: a clinicopathologic study of 25 tumors[J]. Am J Surg Pathol, 1997, 21: 1131-1137.

[15] Hibbard MK, Kozakewich HP, Dal Cin P, et al. PLAG1 fusion oncogenes in lipoblastoma[J]. Cancer Res, 2000, 60: 4869-4872.

[16] Sheng W, Lu L, Wang J. Cellular Angiolipoma: a clinicopathological and immunohistochemical study of 12 cases[J]. Am J Dermatopathol, 2013, 35: 220-225.

[17] Scurry JP, Carey MP, Targett CS, et al. Soft tissue lipoleiomyom[J]. Pathology, 1991, 23: 360-362.

[18] Meis JM, Enzinger FM. Chondroid lipoma. A unique tumor simulating myxoid liposarcoma and chondrosarcoma[J]. Am J Surg Pathol, 1993, 17: 1103-1112.

[19] Minamiya Y, Abo S, Kitamura M, et al. Mediastinal extraadrenal myelolipoma: report of a case[J]. Surg Today, 1997, 27: 971-972.

[20] Billings SD, Folpe AL. Diagnostically challenging spindle cell lipomas: a report of 34 "low-fat" and "fat-free" variants[J]. Am J Dermatopathol, 2007, 29: 437-442.

[21] Furlong MA, Fanburg-Smith JC, Miettinen M. The morphologic spectrum of hibernoma: a clinicopathologic study of 170 cases

［J］. Am J Surg Pathol,2001,25:809-814.

［22］ Laurino L,Furlanetto A,Orvieto E,et al. Well-differentiated lipo-sarcoma (atypical lipomatous tumors)［J］. Semin Diagn Pathol,2001,18:258-262.

［23］ Thway K,Flora R,Shah C,et al. Diagnostic utility of p16,CDK4,and MDM2 as an immunohistochemical panel in distinguishing well-differentiated and dedifferentiated liposarcomas from other adipocytic tumors［J］. Am J Surg Pathol,2012,36:462-469.

［24］ Clay MR,Martinez AP,Weiss SW,et al. MDM2 amplification in problematic lipomatous tumors:analysis of FISH testing criteria［J］. Am J Surg Pathol,2015,39:1433-1439.

［25］ Mariño-Enriquez A,Nascimento AF,Ligon AH,et al. Atypical spindle cell lipomatous tumor:clinicopathologic characterization of 232 cases demonstrating a morphologic spectrum［J］. Am J Surg Pathol,2017,41(2):234-244.

［26］ Deyrup AT,Chibon F,Guillou L,et al. Fibrosarcoma-like lipoma-tous neoplasm:a reappraisal of so-called spindle cell liposarcoma defining a unique lipomatous tumor unrelated to other liposarco-mas［J］. Am J Surg Pathol,2013,37:1373-1378.

［27］ Nascimento AG. Dedifferentiated liposarcoma［J］. Semin Diagn Pathol,2001,18:263-266.

［28］ Fanburg-Smith JC,Miettinen M. Liposarcoma with meningotheli-al-like whorls:a study of 17 cases of a distinctive histological pat-tern associated with dedifferentiated liposarcoma［J］. Histopa-thology,1998,33:414-424.

［29］ Mariño-Enríquez A,Fletcher CD,Dal Cin P,et al. Dedifferentiat-ed liposarcoma with "homologous" lipoblastic (pleomorphic lipo-sarcoma-like) differentiation:clinicopathologic and molecular analysis of a series suggesting revised diagnostic criteria［J］. Am J Surg Pathol,2010,34:1122-1131.

［30］ Alaggio R,Coffin CM,Weiss SW,et al. Liposarcomas in young patients. A study of 82 cases occurring in patients younger than 22 years of age［J］. Am J Surg Pathol,2009,33:645-658.

［31］ Kilpatrick SE,Doyon J,Choong PF,et al. The clinicopathologic spectrum of myxoid and round cell liposarcoma:a study of 95 ca-ses［J］. Cancer,1996,77:1450-1458.

［32］ Wang L,Ren W,Zhou X,et al. Pleomorphic liposarcoma:A clini-copathological, immunohistochemical and molecular cytogenetic study of 32 additional cases［J］. Pathol Int,2013,63:523-531.

［33］ Miettinen M,Enzinger FM. Epithelioid variant of pleomorphic li-posarcoma:A study of 12 cases of a distinctive variant of high-grade liposarcoma［J］. Mod Pathol,1999,12:722-728.

［34］ Oliveira AM,Chou MM. USP6-induced neoplasms:the biologic spectrum of aneurysmal bone cyst and nodular fasciitis［J］. Hum Pathol,2014,45:1-11.

［35］ Lu L,Lao IW,Liu X,et al. Nodular fasciitis:a retrospective study of 272 cases from China with clinicopathologic and radiologic cor-relation［J］. Ann Diagn Pathol,2015;19:180-185.

［36］ 陈军,叶新青,李瑶,等. 结节性筋膜炎存在涉及 USP6 基因的染色体易位［J］. 中华病理学杂志,2014,43:533-536.

［37］ Liegl B,Fletcher CD. Ischemic fasciitis:analysis of 44 cases indi-cating an inconsistent association with immobility or debilitation［J］. Am J Surg Pathol,2008,32:1546-1552.

［38］ Chung EB,Enzinger FM. Proliferative fasciitis［J］. Cancer,1975,36:1450-1458.

［39］ Enzinger FM,Dulcey F. Proliferative myositis:report of thirty-six cases［J］. Cancer,1967,20:2213-2223.

［40］ Ackerman LV. Extra-osseous localized non-neoplastic bone and caritlage formation (so-called myositis ossificans):clinical and pathological confusion with malignant neoplasms［J］. J Bone Joint Surg Am,1958,40:279-298.

［41］ Dupree WB,Enzinger FM. Fibro-osseous pseudotumor of the dig-its［J］. Cancer,1986,58:2103-2109.

［42］ Nakamura Y,Okamoto K,Tanimura A,et al. Elastofibroma in Okinawa. A clinicopathologic study in 170 cases［J］. Cancer,1982,50:1794-1805.

［43］ Saab ST,McClain CM,Coffin CM. Fibrous hamartoma of infancy:a clinicopathologic analysis of 60 cases［J］. Am J Surg Pathol,2014,38:394-401.

［44］ Kitano Y,Horiki M,Aoki T,et al. Two cases of juvenile hyalin fi-bromatosis. Some histological, electron microscopic, and tissue culture observations［J］. Arch Dermatol,1972,106:877-883.

［45］ Purdy LJ,Colby TV. Infantile digital fibromatosis occurring out-side the digit［J］. Am J Surg Pathol,1984,8:787-790.

［46］ Chung EB,Enzinger FM. Fibroma of tendon sheath［J］. Cancer,1979,44:1945-1954.

［47］ Nielson GP,O'Connel JX,Dickersin GR,et al. Collagenous fi-broma (desmoplastic fibroblastoma):a report of seven cases［J］. Mod Pathol,1996,9:781-785.

［48］ Howitt BE,Fletcher CD. Mammary-type myofibroblastoma:clini-copathologic characterization in a series of 143 cases［J］. Am J Surg Pathol,2016,40:361-367.

［49］ Fetsch JF,Miettinen M. Calcifying aponeurotic fibroma:a clinico-pathologic study of 22 cases arising in uncommon sites［J］. Hum Pathol,1998,29:1504-1510.

［50］ Laskin WB,Fetsch JF,Tavassoli FA. Angiomyofibroblastoma of the female genital tract:analysis of 17 cases including a lipoma-tous variant［J］. Hum Pathol,1997,28:1046-1055.

［51］ Nucci MR,Granter SR,Fletcher CD. Cellular angiofibroma:a be-nign neoplasm distinct from angiomyofibroblastoma and spindle cell lipoma［J］. Am J Surg Pathol,1997,21:636-644.

［52］ Michal M,Fetsch JF,Hes O,et al. Nuchal-type fibroma. A Clini-copathologic study of 52 cases［J］. Cancer,1999,85:156-163.

［53］ Coffin CM,Hornick JL,Zhou H,et al. Gardner fibroma:a clinico-pathologic and immunohistochemical analysis of 45 patients with 57 fibromas［J］. Am J Surg Pathol,2007,31:410-416.

［54］ Larson BK,Dhall D. Calcifying fibrous tumor of the gastrointesti-nal tract［J］. Arch Pathol Lab Med,2015,139(7):943-947.

［55］ McFarlane R. Dupuytren's disease ［J］. J Hand Ther,1997,10(1):8-13.

［56］ Rietamo J,Hayry P,Nykyri E,et al. The desmoid tumor［J］. I. Am J Clin Pathol,1982,77:665-673.

［57］ Rock MG, Pritchard DJ, Reiman H, et al. Extra-abdominal desmoid tumors［J］. J Bone Joint Surg, 1984, 66A: 1369-1374.

［58］ Pai SA, Zaveri SS. Intra-abdominal fibromatosis of the jejunum and mesentery［J］. J Clin Pathol, 2004, 57(10): 1119.

［59］ Fetsch JF, Miettinen M, Laskin WB, et al. A clinicopathologic study of 45 pediatric soft tissue tumors with an admixture of adipose tissue and fibroblastic elements, and a proposal for classification as lipofibromatosis［J］. Am J Surg Patho, 2000, 24: 1491-1500.

［60］ 王坚, 朱雄增, 张仁元. 巨细胞纤维母细胞瘤的临床与病理学观察［J］. 中华病理学杂志, 2002, 31: 38-41.

［61］ Jha P, Moosavi C, Fanburg-Smith JC. Giant cell fibroblastoma: an update and addition of 86 new cases from the Armed Forces Institute of Pathology, in honor of Franz Enzinger［J］. Ann Diagn Pathol, 2007, 11: 81-88.

［62］ Llombart B, Serra-Guillén C, Monteagudo C, et al. Dermatofibrosarcoma protuberans: a comprehensive review and update on diagnosis and management［J］. Semin Diagn Pathol, 2013, 30: 13-28.

［63］ Dupree WB, Langloss JM, Weiss SW. Pigmented dermatofibrosarcoma protuberans (Bedanr tumor): a pathologic, ultrastructural and immunohistochemical study［J］. Am J Surg Pathol 1985, 9: 630-639.

［64］ Mentzel T, Beham A, Katenkamp D, et al. Fibrosarcomatous ("high-grade") dermatofibrosarcoma protuberans. Clinicopathologic and immunohistochemical study of a series of 41 cases with emphasis on prognostic significance［J］. Am J Surg Pathol, 1998, 22: 576-587.

［65］ 任为民, 盛伟琪, 王坚. 黏液样隆突性皮纤维肉瘤的临床病理学观察［J］. 中华病理学杂志, 2012, 41: 456-460.

［66］ Vallat-Decouvelaere AV, Dry SM, Fletcher CDM. Atypical and malignant solitary fibrous tumors in extrathoracic locations. Evidence of their comparability to intra-thoracic tumors［J］. Am J Surg Pathol, 1998, 22: 1501-1511.

［67］ Coffin CM, Watterson J, Priest JR, et al. Extrapulmonary inflammatory myofibroblastic tumor (inflammatory pseudotumor). A clinicopathologic and immunohistochemical study of 84 cases［J］. Am J Surg Pathol, 1995, 19: 872-895.

［68］ Mentzel T, Dry S, Katenkamp D, et al. Low-grade myofibroblastic sarcoma: analysis of 18 cases in the spectrum of myofibroblastic tumors［J］. Am J Surg Pathol, 1998, 22: 1228-1238.

［69］ Laskin WB, Fetsch JF, Miettinen M. Myxoinflammatory fibroblastic sarcoma: a clinicopathologic analysis of 104 cases, with emphasis on predictors of outcome［J］. Am J Surg Pathol, 2014, 38: 1-12.

［70］ Carter JM, Sukov WR, Montgomery E, et al. TGFBR3 and MGEA5 rearrangements in pleomorphic hyalinizing angiectatic tumors and the spectrum of related neoplasms［J］. Am J Surg Pathol, 2014, 38: 1182-1192.

［71］ Cecchetto G, Carli M, Alaggio R, et al. Fibrosarcoma in pediatric patients: results of the Italian Cooperative Group studies (1979-1995)［J］. J Surg Oncol, 2001, 78: 225-231.

［72］ Lao IW, Yu L, Wang J. Superficial CD34-positive fibroblastic tumour: aclinicopathological and immunohistochemical study of an additional series［J］. Histopathology, 2017, 70(3): 394-401.

［73］ Bahrami A, Folpe AL. Adult-type fibrosarcoma: A reevaluation of 163 putative cases diagnosed at a single institution over a 48-year period［J］. Am J Surg Pathol, 2010, 34: 1504-1513.

［74］ Mentzel T, Calonje E, Wadden C, et al. Myxofibrosarcoma: clinicopathologic analysis of 75 cases with emphasis on the low-grade variant［J］. Am J Surg Pathol, 1996, 20: 391-405.

［75］ 喻林, 刘丹, 刘绮颖, 等. 上皮样黏液纤维肉瘤十例临床病理分析［J］. 中华病理学杂志, 2016, 45: 10-15.

［76］ 林军, 王坚, 于乐军, 等. 低度恶性纤维黏液样肉瘤的病理学观察［J］. 中华病理学杂志, 2009, 38: 302-306.

［77］ Evans HL. Low-grade fibromyxoid sarcoma: a clinicopathologic study of 33 cases with long-term follow-up［J］. Am J Surg Pathol, 2011, 35: 1450-1462.

［78］ Doyle LA, Möller E, Dal Cin P, et al. MUC4 is a highly sensitive and specific marker for low-grade fibromyxoid sarcoma［J］. Am J Surg Pathol, 2011, 35: 733-741.

［79］ Antonescu CR, Rosenblum MK, Pereira P, et al. Sclerosing epithelioid fibrosarcoma: a study of 16 cases and confirmation of a clinicopathologically distinct tumor［J］. Am J Surg Pathol, 2001, 25: 699-709.

［80］ 胡维维, 赖日权, 王坚, 等. 硬化性上皮样纤维肉瘤的临床病理学观察［J］. 中华病理学杂志, 2004, 33: 337-341.

［81］ 王坚. 皮肤纤维组织细胞性肿瘤［J］. 中华病理学杂志, 2013, 42: 134-137.

［82］ 钟艳平, 王坚. 富于细胞性纤维组织细胞瘤的临床病理分析［J］. 中华病理学杂志, 2013, 42: 153-157.

［83］ Kaddu S, McMenamin ME, Fletcher CD. Atypical fibrous histiocytoma of the skin: clinicopathologic analysis of 59 cases with evidence of infrequent metastasis［J］. Am J Surg Pathol, 2002, 26: 35-46.

［84］ 翁微微, 杨静, 王坚. 非典型性纤维组织细胞瘤 24 例临床病理学分析［J］. 中华病理学杂志, 2013, 42: 316-320.

［85］ Fletcher CD. Benign fibrous histiocytoma of subcutaneous and deep soft tissue: a clinicopathologic analysis of 21 cases［J］. Am J Surg Pathol, 1990, 14: 801-809.

［86］ Jedrych J, Nikiforova M, Kennedy TF, et al. Epithelioid cell histiocytoma of the skin with clonal ALK gene rearrangement resulting in VCL-ALK and SQSTM1-ALK gene fusions［J］. Br J Dermatol, 2015, 172: 1427-1429.

［87］ Iwata J, Fletcher CD. Lipidized fibrous histiocytoma: clinicopathologic analysis of 22 cases［J］. Am J Dermatopathol, 2000, 22: 126-134.

［88］ Hornick JL, Fletcher CD. Cellular neurothekeoma: detailed characterization in a series of 133 cases［J］. Am J Surg Pathol, 2007, 31(3): 329-340.

［89］ Segura LG, Harris J, Wang B, et al. Plexiform fibrohistiocytic tumor: a rare low-grade malignancy of children and young adults

［J］. Arch Otolaryngol Head Neck Surg,2002,128:966-970.

［90］马莉,谢群,陶仪声,等. 丛状纤维组织细胞瘤 3 例临床病理观察［J］. 临床与实验病理学杂志,2008:530-532.

［91］Oliveira AM, Dei Tos AP, Fletcher CD, et al. Primary giant cell tumor of soft tissues:a study of 22 cases［J］. Am J Surg Pathol, 2000,24:248-256.

［92］Gagné EJ, Su WP. Congenital smooth muscle hamartoma of the skin［J］. Pediatr Dermatol,1993,10:142-145.

［93］Holst VA, Junkins-Hopkins JM, Elenitsas R. Cutaneous smooth muscle neoplasms:clinical features,histologic findings,and treatment options［J］. J Am Acad Dermatol,2002,46:477-490.

［94］Fons ME, Bachhuber T, Plaza JA. Cutaneous leiomyosarcoma originating in a symplastic pilar leiomyoma:a rare occurrence and potential diagnostic pitfall［J］. J Cutan Pathol,2011,38:49-53.

［95］Llamas-Velasco M, Requena L, Kutzner H, et al. Fumarate hydratase immunohistochemical staining may help to identify patients with multiple cutaneous and uterine leiomyomatosis (MCUL) and hereditary leiomyomatosis and renal cell cancer (HLRCC) syndrome［J］. J Cutan Pathol,2014,41:859-865.

［96］Hornick JL, Fletcher CD. Criteria for malignancy in nonvisceral smooth muscle tumors［J］. Ann Diagn Pathol,2003,7:60-66.

［97］Billings SD, Folpe AL, Weiss SW. Do leiomyomas of deep soft tissue exist? An analysis of highly differentiated smooth muscle tumors of deep soft tissue supporting two distinct subtypes［J］. Am J Surg Pathol,2001,25:1134-1142.

［98］Weiss SW. Smooth muscle tumors of soft tissue［J］. Adv Anat Pathol,2002,9:351-359.

［99］Paal E, Miettinen M. Retroperitoneal leiomyomas:a clinicopathologic and immunohistochemical study of 56 cases with a comparison to retroperitoneal leiomyosarcomas［J］. Am J Surg Pathol, 2001,25:1355-1363.

［100］Suster S. Epithelioid leiomyosarcoma of the skin and subcutaneous tissue. Clinicopathologic, immunohistochemical, and ultrastructural study of five cases［J］. Am J Surg Pathol,1994,18: 232-240.

［101］Kraft S, Fletcher CD. Atypical intradermal smooth muscle neoplasms:clinicopathologic analysis of 84 cases and a reappraisal of cutaneous "leiomyosarcoma"［J］. Am J Surg Pathol,2011, 35:599-607.

［102］de Saint Aubain Somerhausen N, Fletcher CD. Leiomyosarcoma of soft tissue in children:clinicopathologic analysis of 20 cases ［J］. Am J Surg Pathol,1999,23:755-763.

［103］Antonescu CR, Erlandson RA, Huvos AG. Primary leiomyosarcoma of bone:a clinicopathologic,immunohistochemical,and ultrastructural study of 33 patients and a literature review［J］. Am J Surg Pathol,1997,211:1281-1294.

［104］Oda Y, Miyajima K, Kawaguchi K, et al. Pleomorphic leiomyosarcoma:clinicopathologic and immunohistochemical study with special emphasis on its distinction from ordinary leiomyosarcoma and malignant fibrous histiocytoma［J］. Am J Surg Pathol,2001, 25:1030-1038.

［105］Mentzel T, Calonje E, Fletcher CD. Leiomyosarcoma with prominent osteoclast-like giant cells. Analysis of eight cases closely mimicking the so-called giant cell variant of malignant fibrous histiocytoma［J］. Am J Surg Pathol,1994,18:258-265.

［106］Nicolas MM, Tamboli P, Gomez JA, et al. Pleomorphic and dedifferentiated leiomyosarcoma:clinicopathologic and immunohistochemical study of 41 cases［J］. Hum Pathol, 2010, 41:663-671.

［107］Chen E, O' Connell F, Fletcher CD. Dedifferentiated leiomyosarcoma:clinicopathological analysis of 18 cases［J］. Histopathology,2011,59:1135-1143.

［108］Merchant W, Calonje E, Fletcher CD. Inflammatory leiomyosarcoma:a morphological subgroup within the heterogeneous family of so-called inflammatory malignant fibrous histiocytoma［J］. Histopathology,1995,27:525-532.

［109］Rubin BP, Fletcher CD. Myxoid leiomyosarcoma of soft tissue, an underrecognized variant［J］. Am J Surg Pathol, 2000, 24: 927-936.

［110］Mravic M, LaChaud G, Nguyen A, et al. Clinical and histopathological diagnosis of glomus tumor:an institutional experience of 138 cases［J］. Int J Surg Pathol,2015,23:181-188.

［111］Mosquera JM, Sboner A, Zhang L, et al. Novel MIR143-NOTCH fusions in benign and malignant glomus tumors［J］. Genes Chromosomes Cancer,2013,52:1075-1087.

［112］Folpe AL, Fanburg-Smith JC, Miettinen M, et al. Atypical and malignant glomus tumors:analysis of 52 cases, with a proposal for the reclassification of glomus tumors［J］. Am J Surg Pathol, 2001,25:1-12.

［113］Mentzel T, Dei Tos AP, Sapi Z, et al. Myopericytoma of skin and soft tissues:clinicopathologic and immunohistochemical study of 54 cases［J］. Am J Surg Pathol,2006,30:104-113.

［114］Mentzel T, Calonje E, Nascimento AG, et al. Infantile hemangiopericytoma versus infantile myofibromatosis. Study of a series suggesting a continuous spectrum of infantile myofibroblastic lesions［J］. Am J Surg Pathol,1994,18:922-930.

［115］Granter SR, Badizadegan K, Fletcher CD. Myofibromatosis in adults, glomangiopericytoma, and myopericytoma:a spectrum of tumors showing perivascular myoid differentiation［J］. Am J Surg Pathol,1998,22:513-525.

［116］Matsuyama A, Hisaoka M, Hashimoto H. Angioleiomyoma:a clinicopathologic and immunohistochemical reappraisal with special reference to the correlation with myopericytoma［J］. Hum Pathol,2007,38:645-651.

［117］Thompson LD, Miettinen M, Wenig BM. Sinonasal-type hemangiopericytoma:a clinicopathologic and immunophenotypic analysis of 104 cases showing perivascular myoid differentiation［J］. Am J Surg Pathol,2003,27:737-749.

［118］孙秋艳,刘绮颖,喻林,等. 心脏外横纹肌瘤的临床病理学观察［J］. 中华病理学杂志,2014,43:757-762.

［119］Bjørndal Sørensen K, Godballe C, Ostergaard B, et al. Adult extracardiac rhabdomyoma:light and immunohistochemical studies of two cases in the parapharyngeal space[J]. Head Neck,2006, 28:275-279.

[120] Kapadia SB,Meis JM,Frisman DM,et al. Fetal rhabdomyoma of the head and neck:a clinicopathologic and immunophenotypic study of 24 cases[J]. Hum Pathol,1993,24:754-765.

[121] Hansen T,Katenkamp D. Rhabdomyoma of the head and neck: morphology and differential diagnosis[J]. Virchows Arch,2005, 447:849-854.

[122] Crotty PL,Nakhleh RE,Dehner LP. Juvenile rhabdomyoma. An intermediate form of skeletal muscle tumor in children[J]. Arch Pathol Lab Med,1993,117:43-47.

[123] Iversen UM. Two cases of benign vaginal rhabdomyoma. Case reports. APMIS,1996,104:575-578.

[124] Jo VY,Reith JD,Coindre JM,et al Paratesticular rhabdomyoma: a morphologically distinct sclerosing variant[J]. Am J Surg Pathol,2013,37:1737-1742.

[125] Burke AP,Virmani R. Cardiac rhabdomyoma:a clinicopathologic study[J]. Mod Pathol,1991,4:70-74.

[126] 林岚,王纾宜,王坚. 儿童头面部胚胎性横纹肌肉瘤的临床病理特点及预后分析[J]. 中国循证儿科杂志,2008,3:350-355.

[127] Li RF,Gupta M,McCluggage WG,et al. Embryonal rhabdomyosarcoma (botryoid type) of the uterine corpus and cervix in adult women:report of a case series and review of the literature [J]. Am J Surg Pathol,2013,37:344-355.

[128] Wachtel M,Runge T,Leuschner I,et al. Subtype and prognostic classification of rhabdomyosarcoma by immunohistochemistry [J]. J Clin Oncol,2006,24:816-822.

[129] Downs-Kelly E,Shehata BM,López-Terrada D,et al. The utility of FOXO1 fluorescence in situ hybridization (FISH) in formalin-fixed paraffin-embedded specimens in the diagnosis of alveolar rhabdomyosarcoma[J]. Diagn Mol Pathol,2009,18:138-143.

[130] Parham DM,Barr FG. Classification of rhabdomyosarcoma and its molecular basis[J]. Adv Anat Pathol,2013,20:387-397.

[131] Gaffney EF,Dervan PA,Fletcher CD. Pleomorphic rhabdomyosarcoma in adulthood. Analysis of 11 cases with definition of diagnostic criteria[J]. Am J Surg Pathol,1993,17:601-609.

[132] Furlong MA,Mentzel T,Fanburg-Smith JC. Pleomorphic rhabdomyosarcoma in adults:a clinicopathologic study of 38 cases with emphasis on morphologic variants and recent skeletal muscle-specific markers[J]. Mod Pathol,2001,14:595-603.

[133] 喻林,王坚. 中老年横纹肌肉瘤的临床病理学特征和预后分析[J]. 中华肿瘤学杂志,2012,34:910-916.

[134] 喻林,王坚. 多形性横纹肌肉瘤的临床病理学观察[J]. 中华病理学杂志,2013,42:147-152.

[135] Carroll SJ,Nodit L. Spindle cell rhabdomyosarcoma:a brief diagnostic review and differential diagnosis[J]. Arch Pathol Lab Med,2013,137:1155-1158.

[136] Nascimento AF,Fletcher CD. Spindle cell rhabdomyosarcoma in adults[J]. Am J Surg Pathol,2005,29:1106-1113.

[137] Mentzel T,Katenkamp D. Sclerosing,pseudovascular rhabdomyosarcoma in adults. Clinicopathological and immunohistochemical analysis of three cases[J]. Virchows Arch,2000,436:305-311.

[138] Folpe AL,McKenney JK,Bridge JA,et al. Sclerosing rhabdomyosarcoma in adults:report of four cases of a hyalinizing,matrix-rich variant of rhabdomyosarcoma that may be confused with osteosarcoma, chondrosarcoma, or angiosarcoma[J]. Am J Surg Pathol,2002,26:1175-1183.

[139] Wang J,Tu X,Sheng W. Sclerosing rhabdomyosarcoma:a clinicopathologic and immunohistochemical study of five cases[J]. Am J Clin Pathol,2008,129:410-415.

[140] Alaggio R,Zhang L,Sung YS,et al. A molecular study of pediatric spindle and sclerosing rhabdomyosarcoma:identification of novel and recurrent vgll2-related fusions in infantile cases[J]. Am J Surg Pathol,2016,40:224-235.

[141] Rekhi B,Upadhyay P,Ramteke MP,et al. MYOD1 (L122R) mutations are associated with spindle cell and sclerosing rhabdomyosarcomas with aggressive clinical outcomes[J]. Modern Pathol,2016,29(12):1532-1540.

[142] Jo VY,Mariño-Enríquez A,Fletcher CD. Epithelioid rhabdomyosarcoma:clinicopathologic analysis of 16 cases of a morphologically distinct variant of rhabdomyosarcoma[J]. Am J Surg Pathol,2011,35:1523-1530.

[143] Yu L,Lao IW,Wang J. Epithelioid rhabdomyosarcoma:a clinicopathological study of seven additional cases supporting a distinctive variant with aggressive biological behaviour[J]. Pathology,2015,47:667-672.

[144] Pins MR,Rosenthal DI,Springfield DS,et al. Florid extravascular papillary endothelial hyperplasia (Masson's pseudoangiosarcoma) presenting as a soft tissue sarcoma[J]. Arch Pathol Lab Med,1993,117:259-263.

[145] McMenamin ME,Fletcher CD. Reactive angioendotheliomatosis: a study of 15 cases demonstrating a wide clinicopathologic spectrum [J]. Am J Surg Pathol,2002,26(6):685-697.

[146] Chan JKC,Fletcher CDM,Hicklin GA,et al. A distinctive cutaneous lesion of multicentric Castleman's disease associated with POEMS syndrome[J]. Am J Surg Pathol,1990,14:1036-1046.

[147] Suurmeijer AJH,Fletcher CDM. Papillary haemangioma. A distinctive cutaneous haemangioma of the head and neck area containing eosinophilic hyaline globules[J]. Histopathology,2007, 51:638-648.

[148] LeBoit PE,Berger TG,Egbert BM,et al. Bacillary angiomatosis. The histopathology and differential diagnosis of a pseudoneoplastic infection in patients with human immuhodeficiency virus disease[J]. Am J Surg Pathol,1989,13:909-920.

[149] Coffin CM,Dehner LP. Vascular tumors in children and adolescents:a clinicopathologic study of 228 tumors in 222 patients [J]. Pathol Annu,1993,28:97-120.

[150] Gonzalez-Crussi F, Reyes-Mugica M. Cellular hemangiomas ("hemangioendotheliomas") in infants. Light microscopic, im-

munohistochemical, and ultrastructural observation [J]. Am J Surg Pathol,1991,15:769-778.

[151] Berenguer B, Mulliken JB, Enjolras O, et al. Rapidly involuting congenital hemangioma: clinical and histopathologic features [J]. Pediatr Dev Pathol,2003,6:495-510.

[152] Enjolras O, Mulliken JB, Boon LM, et al. Noninvoluting congenital hemangioma: a rare cutaneous vascular anomaly [J]. Plast Reconstr Surg,2001,107:1647-1654.

[153] Patrice SJ, Wiss K, Mulliken JB. Pyogenic granuloma (lobular capillary hemangioma): a clinicopathologic study of 178 cases [J]. Pediatr Dermatol,1991,8:267-276.

[154] Chan JKC, Tsanag WYW, Calonje E, et al. Vercous hemagnioma. A distinctive but neglected variant of cutaneous hemangioma[J]. Int J Surg Pathol,1995,2:171-176.

[155] Jones EW, Orkin M. Tufted angioma (angioblastoma). A benign progressive angioma, not to be confused with Kaposi's sarcoma or low-grade angiosarcoma [J]. J Am Acad Dermatol,1989,20 (2 Pt 1):214-225.

[156] Sanz-Trelles A, Ojeda-Martos A, Jimenez-Fernandez A, et al. Microvenular haemangioma: a new case in a child [J]. Histopathology,1998,32:89-90.

[157] Ho C, McCalmont TH. Targetoid hemosiderotic hemangioma: report of 24 cases, with emphasis on unusual features and comparison to early Kaposi's sarcoma[J]. J Cutan Pathol,1995,22: 67A.

[158] Guillou L, Calonje E, Speight P, et al. Hobnail hemangioma. A pseudomalignant vascular lesion with a reappraisal of targetoid hemosiderotic hemangioma[J]. Am J Surg Pathol,1999,23:97-105.

[159] Requena L, Kutzner H, Mentzel T, et al. Acquired elastotic hemangioma: a clinicopathologic variant of hemangioma[J]. J Am Acad Dermatol,2002,47:371-376.

[160] Brenn T, Fletcher CDM. Cutaneous epithelioid angiomatous nodule: a distinct lesion in the morphologic spectrum of epithelioid vascular tumors[J]. Am J Dermatopathol,2004,26:14-21.

[161] 陆磊,陈仁贵,李小秋,等. Kimura 病和上皮样血管瘤的临床病理学观察[J]. 中华病理学杂志,2005,34:353-357.

[162] Fetsch JF, Sesterhenn IA, Miettinen M, et al. Epithelioid hemangioma of the penis: a clinicopathologic and immunohistochemical analysis of 19 cases, with special reference to exuberant examples often confused with epithelioid hemangioendothelioma and epithelioid angiosarcoma[J]. Am J Surg Pathol,2004,28:523-533.

[163] Fletcher CDM, Beham A, Schmid C. Spindle cell hemangioendothelioma: a clinicopathological and immunohistochemical study indicative of a non-neoplastic lesion [J]. Histopathology,1991, 18:291-301.

[164] Tsang WYW, Chan JKC, Fletcher CDM, et al. Symplastic hemangioma: a distinctive vascular neoplasm featuring bizarre stromal cells[J]. Int J Surg Pathol,1994,1:202.

[165] Beham A, Fletcher CDM. Intramuscular angioma: a clinicopatho-

logic analysis of 74 cases[J]. Histopathology,1991,18:53-59.

[166] Devaney K, Vinh TN, Sweet DE. Synovial hemangioma: a report of 20 cases with differential diagnostic considerations[J]. Hum Pathol,1993,24:737-745.

[167] Patel CB, Tsai TM, Kleinert HE. Hemangioma of the median nerve: a report of two cases[J]. J Hand Surg [Am],1986,11: 76-79.

[168] Montgomery E, Epstein JI. Anastomosing hemangioma of the genitourinary tract. A lesion mimicking angiosarcoma[J]. Am J Surg Pathol,2009,33:1364-1369.

[169] Falk S, Stutte HJ, Frizzera G. Littoral cell angioma. A novel splenic vascular-lesion demonstrating histiocytic differentiation [J]. Am J Surg Pathol,1991,15:1023-1033.

[170] Martel M, Cheuk W, Lombardi L, et al. Sclerosing angiomatoid nodular transformation (SANT): report of 25 cases of a distinctive benign splenic lesion[J]. Am J Surg Pathol,2004,28: 1268-1279.

[171] Nonaka D, Rodriguez J, Rosai J. Extraneural hemangioblastoma: a report of 5 cases[J]. Am J Surg Pathol,2007,31:1545-1551.

[172] Ip YT, Yuan JQ, Cheung H, et al. Sporadic hemangioblastoma of the kidney: an underrecognized pseudomalignant tumor [J]? Am J Surg Pathol,2010,34:1695-700.

[173] Rao VK, Weiss SW. Angiomatosis of soft tissue. An analysis of the histologic features and clinical outcome in 51 cases[J]. Am J Surg Pathol,1992,8:764-771.

[174] Requena L, Kutzner H. Hemangioendothelioma[J]. Semin Diagn Pathol,2013,30:29-44.

[175] Zukerberg LR, Nickoloff BJ, Weiss SW. Kaposiform hemangioendothelioma of infancy and childhood. An aggressive neoplasm associated with Kasabach-Merritt syndrome and lymphangiomatosis[J]. Am J Surg Pathol,1993,17:321-328.

[176] 毛荣军,李启明,郭跃明,等. 巨细胞血管母细胞瘤的临床病理学研究[J]. 中华病理学杂志,2010,39:752-756.

[177] Yu L, Lao IW, Wang J. Giant cell angioblastoma of bone: four new cases provide further evidence of its distinct clinical and histopathological characteristics[J]. Virchows Arch,2015,467: 95-103.

[178] Calonje E, Fletcher CDM, Wilson-Jones E, et al. Retiform hemangioendothelioma. A distictive form of low-grade angiosarcoma delineated in a series of 15 cases[J]. Am J Surg Pathol, 1994,18:115-125.

[179] 刘绮颖,唐丽华,喻林,等. 网状血管内皮瘤八例临床病理学观察[J]. 中华病理学杂志,2015,44:480-485.

[180] Schwartz RA, Dabski C, Dabska M. The Dabska tumor: a thirty-year retrospect[J]. Dermatology,2000,201:1-5.

[181] Nayler SJ, Rubin BP, Calonje E, et al. Composite hemangioendothelioma. A complex, low-grade vascular lesionmimicking angiosarcoma[J]. Am J Surg Pathol,2000,24:352-361.

[182] Billings SD, Folpe A, Weiss SW. Epithelioid sarcoma-like hemangioendothelioma[J]. Am J Surg Pathol,2003,27:48-57.

[183] Hornick JL, Fletcher CD. Pseudomyogenic hemangioendothelio-

ma: a distinctive, often multicentric tumor with indolent behavior [J]. Am J Surg Pathol, 2011, 35: 190-201.

[184] 汪庆余, 郝华, 刘绮颖, 等. 假肌源性血管内皮瘤 6 例临床病理分析 [J]. 临床与实验病理学杂志, 2014, 30: 1122-1126.

[185] Sheng WQ, Wang J. Primary pseudomyogenic hemangioendothelioma of bone [J]. Histopathology, 2012, 61: 1219-1224.

[186] Walther C, Tayebwa J, Lilljebjörn H, et al. A novel SERPINE1-FOSB fusion gene results in transcriptional up-regulation of FOSB in pseudomyogenic haemangioendothelioma [J]. J Pathol, 2014, 232: 534-540.

[187] Sheng WQ, Pan YC, Wang J. Pseudomyogenic hemangioendothelioma: report of an additional case with aggresive clinical behavour [J]. Am J Dermatopathology, 2013, 35: 597-600.

[188] Tappero JW, Conant MA, Wolfe SF, et al. Kaposi's sarcoma. Epideminology, pathogenesis, history, clinical spectrum, staging criteria and therapy [J]. J Am Acad Dermatol, 1993, 28: 371-395.

[189] Weiss SW, Ishak KG, Dail DH, et al. Epithelioid hemangioendothelioma and related lesions [J]. Semin Diagn Pathol, 1986, 3: 259-287.

[190] Errani C, Zhang L, Sung YS, et al. A novel WWTR1-CAMTA1 gene fusion is a consistent abnormality in epithelioid hemangioendothelioma of different anatomic sites [J]. Genes Chromosomes Cancer, 2011, 50: 644-653.

[191] Antonescu CR, Le Loarer F, Mosquera JM, et al. Novel YAP1-TFE3 fusion defines a distinct subset of epithelioid hemangioendothelioma [J]. Genes Chromosomes Cancer, 2013, 52: 775-784.

[192] Shibuya R, Matsuyama A, Shiba E, et al. CAMTA1 is a useful immunohistochemical marker for diagnosing epithelioid haemangioendothelioma [J]. Histopathology, 2015, 67: 827-835.

[193] Lee FY, Wen MC, Wang J. Epithelioid angiosarcoma arising in a deep-seated plexiform schwannoma: a case report and literature review [J]. Hum Pathol, 2007, 38: 1096-1101.

[194] Mentzel T, Katenkamp D. Intraneural angiosarcoma and angiosarcoma arising in benign and malignant peripheral nerve sheath tumours: clinicopathological and immunohistochemical analysis of four cases [J]. Histopathology, 1999, 35: 114-120.

[195] Li C, Chen Y, Zhang H, et al. Epithelioid angiosarcoma arising in schwannoma: report of three Chinese cases with review of the literature [J]. Pathol Int, 2012, 62: 500-505.

[196] Perez MC, Padhya TA, Messina JL, et al. Cutaneous angiosarcoma: a single-institution experience [J]. Ann Surg Oncol, 2013, 20: 3391-3397.

[197] Wang L, Lao IW, Yu L, et al. Clinicopathological features and prognostic factors in angiosarcoma: A retrospective analysis of 200 patients from a single Chinese medical institute [J]. Oncol Lett, 2017, 14 (5): 5370-5378.

[198] Alessi E, Sala F, Berti E. Angisarcomas in lymphedematous limbs [J]. Am J Dermatopathol, 1986, 8: 371-378.

[199] Meis-Kindblom JM, Kindblom LG. Angiosarcoma of soft tissue: a study of 80cases [J]. Am J Surg Pathol, 1998, 22 (6): 683-697.

[200] Nascimento AF, Raut CP, Fletcher CD. Primary angiosarcoma of the breast: clinicopathologic analysis of 49 cases, suggesting that grade is not prognostic [J]. Am J Surg Pathol, 2008, 32: 1896-1904.

[201] Wang L, Lao IW, Yu L, et al. Primary Breast Angiosarcoma: A Retrospective Study of 36 Cases from a Single Chinese Medical Institute with Clinicopathologic and Radiologic Correlations [J]. Breast J, 2017, 23 (3): 282-291.

[202] Tatsas AD, Keedy VL, Florell SR, et al. Foamy cell angiosarcoma: a rare and deceptively bland variant of cutaneous angiosarcoma [J]. J Cutan Pathol, 2010, 37: 901-906.

[203] Suchak R, Thway K, Zelger B, et al. Primary cutaneous epithelioid angiosarcoma: a clinicopathologic study of 13 cases of a rare neoplasm occurring outside the setting of conventional angiosarcomas and with predilection for the limbs [J]. Am J Surg Pathol, 2011, 35: 60-69.

[204] Ginter PS, Mosquera JM, Macdonald TY, et al. Diagnostic utility of MYC amplification and anti-MYC immunohistochemistry in atypical vascular lesions, primary or radiation-induced mammary angiosarcomas, and primary angiosarcomas of other sites [J]. Hum Pathol, 2014, 45: 709-716.

[205] Kransdorf MJ, Meis JM. From the archives of the AFIP. Extraskeletal osseous and cartilaginous tumors of the extremities [J]. Radiographics, 1993, 13: 853-884.

[206] Cates JM, Rosenberg AE, O'Connell JX, et al P. Chondroblastoma-like chondroma of soft tissue: an underrecognized variant and its differential diagnosis [J]. Am J Surg Pathol, 2001, 25: 661-666.

[207] Wehrli BM, Huang W, De Crombrugghe B, et al. Sox9, a master regulator of chondrogenesis, distinguishes mesenchymal chondrosarcoma from other small blue round cell tumors [J]. Hum Pathol, 2003, 34: 263-269.

[208] Shon W, Folpe AL, Fritchie KJ. ERG expression in chondrogenic bone and soft tissue tumours [J]. J Clin Pathol, 2015, 68: 125-129.

[209] Wang L, Motoi T, Khanin R, et al. Identification of a novel, recurrent HEY1-NCOA2 fusion in mesenchymal chondrosarcoma based on a genome-wide screen of exon-level expression data [J]. Genes Chromosomes Cancer, 2012, 51: 127-139.

[210] Bane BL, Evans HL, Ro JY, et al. Extraskeletal osteosarcoma. A clinicopathologic review of 26 cases [J]. Cancer, 1990, 66: 2762-2770.

[211] Silver SA, Tavassoli FA. Primary osteogenic sarcoma of the breast: a clinicopathologic analysis of 50 cases [J]. Am J Surg Pathol, 1998, 22: 925-933.

[212] Conner JR, Hornick JL. SATB2 is a novel marker of osteoblastic-differentiation in bone and soft tissue tumours [J]. Histopathology, 2013, 63 (1): 36-49.

[213] 侯英勇, 王坚, 朱雄增, 等. 胃肠道间质瘤 76 例的临床病理

及免疫组化特征[J].中华病理学杂志,2001,30:20-25.

[214] CSCO 胃肠间质瘤专家委员会.中国胃肠间质瘤诊断治疗专家共识(2013 年版)[J].临床肿瘤学杂志,2013,18:1025-1032.

[215] 2013 中国胃肠间质瘤病理诊断共识专家组.中国胃肠道间质瘤病理诊断共识(2013 年版)解读[J].中华病理学杂志,2015,44:1-8.

[216] Liegl B,Hornick JL,Antonescu CR,et al. Rhabdomyosarcomatous differentiation in gastrointestinal stromal tumors after tyrosine kinase inhibitor therapy:a novel form of tumor progression [J]. Am J Surg Pathol,2009,33:218-226.

[217] Antonescu CR,Romeo S,Zhang L,et al. Dedifferentiation in gastrointestinal stromal tumor to an anaplastic KIT-negative phenotype:a diagnostic pitfall:morphologic and molecular characterization of 8 cases occurring either de novo or after imatinib therapy[J]. Am J Surg Pathol,2013,37:385-392.

[218] Newman PL,Wdadden C,Fletcher CDM. Gastrointestinal stromal tumours:Correlation of immunophenotype with clinicopathologic features[J]. J Pathol,1991,164:107-117.

[219] Joensuu H,Vehtari A,Riihimäki J,et al. Risk of recurrence of gastrointestinal stromal tumour after surgery:an analysis of pooled population-based cohorts[J]. Lancet Oncol,2012,13:265-274.

[220] Carney JA. The triad of gastric epithelioid leiomyosarcoma,functioning extra-adrenal paraganglioma,and pulmonary chondroma [J]. Cancer,1979,43:374-382.

[221] Stratakis CA,Carney JA. The triad of paragangliomas,gastric stromal tumours,and pulmonary chondromas (Carney triad),and the dyad of paragangliomas and gastric stromal sarcomas (Carney-Stratakis syndrome):molecular genetics and clinical implications[J]. J Int Med,2009,266:43-52.

[222] Pantaleo MA,Nannini M,Corless CL,et al. Quadruple wild-type (WT) GIST:defining the subset of GIST that lacks abnormalities of KIT, PDGFRA, SDH, or RAS signaling pathways[J]. Cancer Med,2015,4:101-103.

[223] Gill AJ,Chou A,Vilain R,et al. Immunohistochemistry for SDHB divides gastrointestinal stromal tumors (GISTs) into 2 distinct types[J]. Am J Surg Pathol,2010,34:636-644.

[224] Taher LY,Saleem M,Velagapudi S,et al. Fibromatosis arising inassociation with neuromuscular hamartoma of the mandible [J]. Head Neck Pathol,2013,7(3):280-284.

[225] Gibson JA,Hornick JL. Mucosal Schwann cell "hamartoma":clinicopathologic study of 26 neural colorectal polyps distinct from neurofibromas and mucosal neuromas [J]. Am J Surg Pathol,2009,33:781-787.

[226] Woodruff JM,Susin M,Godwin TA,et al. Cellular schwannoma. A variety of schwannoma sometimes mistaken for a malignant tumor[J]. Am J Surg Pathol,1981,5:733-744.

[227] 向华,王群,王坚,等.富于细胞性神经鞘瘤的临床病理学观察[J].中华病理学杂志,2005,34:234-235.

[228] Daimaru Y,Hideki K,Hashimoto H,et al. Benign schwannoma of the gastrointestinal tract:a clinicopathologic and immunohistochemical study[J]. Hum Pathol,1988,19:257-264.

[229] Iwashita T,Enjoji M. Plexiform neurilemoma:a clinicopathological andimmunohistochemical analysis of 23 tumors from 20 patients[J]. Virchows Arch [A],1987,411:305-309.

[230] Woodruff JM,Scheithauer BW,Kurtkaya-Yapicier O,et al. Congenital and childhood plexiform (multinodular) cellularschwannoma:a troublesome mimic of malignant peripheral nerve sheath tumor [J]. Am J Surg Pathol,2003,27(10):1321-1329.

[231] Goldblum JR,Beals TF,Weiss SW. Neuroblastoma-like neurilemoma[J]. Am J Surg Pathol,1994,18:266-273.

[232] Smith K,Mezebish D,Williams JP,et al. Cutaneous epithelioid schwannomas:a rare variant of benign peripheral nerve sheath tumor[J]. J Cutan Pathol,1998,25:50.

[233] McMenamin ME,Fletcher CD. Expanding the spectrum of malignant change in schwannomas:epithelioid malignant change,epithelioid malignant peripheral nerve sheath tumor,and epithelioid angiosarcoma:a study of 17 cases[J]. Am J Surg Pathol,2001,25:13-25.

[234] Killeen RM,Davy CL,Bauserman SC,et al. Melanocytic schwannoma[J]. Cancer,1988,62:174-183.

[235] Carney JA. Psammomatous melanotic schwannoma. A distinctive,heritable tumor with special associations,including cardiac myxoma and the Cushing syndrome [J]. Am J Surg Pathol,1990,14(3):206-222.

[236] Liegl B,Bennett MW,Fletcher CDM. Microcystic/reticular schwannoma:a distinct variant with predilection for visceral locations[J]. Am J Surg Pathol,2008,32:1080-1087.

[237] Tang SX,Sun YH,Zhou XR,et al. Bowel mesentery (meso-appendix) microcystic/reticular schwannoma:Case report and literature review[J]. World J Gastroenterol,2014,20:1371-1376.

[238] Lin BT,Weiss LM,Medeiros LJ. Neurofibroma and cellular neuroblastoma with atypia:a report of 14 tumors[J]. Am J Surg Pahtol,1997,21:1443-1449.

[239] Fetsch JF,Michal M,Miettinen M. Pigmented (melanotic) neurofibroma. A clinicopathologic and immunohistochemical analysis of 19 lesions form 17 patients[J]. Am J Surg Pathol,2000,24:331-343.

[240] Bilbao JM,Khoury NJ,Hudson AR,et al. Perineurioma (localized hypertrophic neuropathy)[J]. Arch Pathol Lab Med,1984,108(7):557-560.

[241] Hornick JL,Fletcher CD. Soft tissue perioneurioma:clinicopathologic analysis of 81 cases including those with aytpical histologic features[J]. Am J Surg Pathol,2005,29:845-858.

[242] Fetsch JF,Miettinen M. Sclerosing perineurioma:a clinicopathologic study of 19 cases of a distinctive soft tissue lesion with a predilection for the fingers and palms of young adults[J]. Am J Surg Pathol,1997,21:1433-1422.

[243] 成宇帆,王坚.硬化性神经束膜瘤一例[J].中华病理学杂志,2011,40:635-636.

[244] Graadt van Roggen JF,McMenamin ME,Belchis DA,et al. Re-

ticular perineurioma：a distinctive variant of soft tissue perineurioma[J]. Am J Surg Pathol,2001,25:485-493.

［245］Kawakami F,Hirose T,Kimoto A,et al. Plexiform perineurioma of the lip：a case report and review of literature [J]. Pathol Int,2012,62(10):704-708.

［246］Hornick JL,Bundock EA,Fletcher CD. Hybrid schwannoma/perineurioma：clinicopathologic analysis of 42 distinctive benign nerve sheath tumors [J]. Am JSurg Pathol,2009,33(10):1554-1561.

［247］Yang X,Zeng Y,Wang J. Hybrid schwannoma/perineurioma：report of 10 Chinesecases supporting a distinctive entity [J]. Int J Surg Pathol,2013,21(1):22-28.

［248］Fetsch JF,Laskin WB,Miettinen M. Nerve sheath myxoma：a clinicopathologic and immunohistochemical analysis of 57 morphologically distinctive,S-100 protein-and GFAP-positive,myxoid peripheral nerve sheath tumors with a predilection for the extremities and a high local recurrence rate [J]. Am J Surg Pathol,2005,29:1615-1624.

［249］丁华,汪亮亮,许晓琳,等. 真皮神经鞘黏液瘤和 Neurothekeoma 的临床病理学对比性研究[J]. 中华病理学杂志,2016,45(11):755-761.

［250］Megahed M. Palisaded encapsulated neuroma（solitary circumscribed neuroma）. A clinicopathologic and immunohistochemical study[J]. Am J Dermatopathol,1994,16:120-125.

［251］Lack EE,Worsham GF,Callihan MD,et al. Granular cell tumor. A clinicopathologic study of 110 patients[J]. J Surg Oncol,1980,13:301-316.

［252］Ducatman BS,Scheithauer BW,Piepgras DG,et al. Malignant peripheral nerve sheath tumors. A clinicopathologic study of 120 cases[J]. Cancer,1986,57:2006-2021.

［253］Le Guellec S,Decouvelaere AV,Filleron T,et al. Malignant peripheral nerve sheath tumor is a challenging diagnosis：a systematic pathology review,immunohistochemistry,and molecular analysis in 160 patients from the french sarcoma group database [J]. Am J Surg Pathol,2016,40(7):896-908.

［254］Jo VY,Fletcher CD. Epithelioid malignant peripheral nerve sheath tumor：clinicopathologic analysis of 63 cases[J]. Am J Surg Pathol,2015,39:673-682.

［255］Thway K,Hamarneh W,Miah AB,et al. Malignant peripheral nerve sheath tumor with rhabdomyosarcomatous and glandular elements：rare epithelial differentiation in a Triton tumor[J]. Int J Surg Pathol,2015,23:377-783.

［256］Cleven AH,Sannaa GA,Briaire-de Bruijn I,et al. Loss of H3K27 tri-methylation is a diagnostic marker for malignant peripheral nerve sheath tumors and an indicator for an inferior survival [J]. ModPathol,2016,29(6):582-590.

［257］Jo VY,Fletcher CD. Epithelioid malignant peripheral nerve sheath tumor：clinicopathologic analysis of 63 cases [J]. Am J Surg Pathol,2015,39(5):673-682.

［258］Fanburg-Smith JC,Meis-Kindblom JM,Fante R,et al. Malignant granular cell tumor of the soft tissue：diagnostic criteria and clin-icopathologic correlation[J]. Am J Surg Pathol,1998,22:779-794.

［259］王坚,朱雄增,张仁元. 恶性颗粒细胞瘤 10 例临床病理学观察及文献复习[J]. 中华病理学杂志,2004,33:497-502.

［260］Dantonello TM,Leuschner I,Vokuhl C,et al. Malignant ectomesenchymoma in children and adolescents：report from the Cooperative Weichteilsarkom Studiengruppe（CWS）[J]. Pediatr Blood Cancer,2013,60:224-229.

［261］Hacihanefioglu U. Tumoral calcinosis. A clinical and pathological study of eleven unreported cases in Turkey[J]. J Bone Joint Surg Am,1978,60:1131-1135.

［262］丁顺禄,卞昭,李瑞宗. 五例肿瘤样钙盐沉着症的临床病理分析[J]. 中华病理学杂志,1991,20:228.

［263］Yamakawa K,Iwasaki H,Ohjimi Y,et al. Tumoral calcium pyrophosphate dihydrate crystal deposition disease. A clinicopathologic analysis of five cases [J]. Pathol Res Pract,2001,197:499-506.

［264］蒋智铭,张惠箴. 焦磷酸钙结晶沉积病（假性痛风）二例[J]. 中华病理学杂志,2009,38:848-849.

［265］Krishnan J,Chu WS,Elrod JP,et al. Tumoral presentation of amyloidosis（amyloidomas）in soft tissues. A report of 14 cases [J]. Am J Clin Pathol,1993,100:135-144.

［266］Fetsch JF,Laskin WB,Miettinen M. Superficial acral fibromyxoma：a clinicopathologic and immunohistochemical analysis of 37 cases of a distinctive soft tissue tumor with a predilection for the fingers and toes[J]. Hum Pathol,2001,32:704-714.

［267］王奇峰,浦勇,吴玉玉,等. 浅表肢端纤维黏液瘤的临床病理学观察并文献复习[J]. 中华病理学杂志,2009,38:682-685.

［268］Nielsen GP,O'Connell JX,Rosenberg AE. Intramuscular myxoma：a clinicopathologic study of 51 cases with emphasis on hypercellular and hypervascular variants. Am J Surg Pathol,1998,22:1222-1227.

［269］Okamoto S,Hisaoka M,Meis-Kindblom JM,et al. Juxta-articular myxoma and intramuscular myxoma are two distinct entities. Activating Gs alpha mutation at Arg 201 codon does not occur in juxta-articular myxoma[J]. Virchows Arch,2002,440:12-15.

［270］Fetsch JF,Laskin WB,Lefkowitz M,et al. Aggressive angiomyxoma. A clinicopathologic study of 29 female patients[J]. Cancer,1996,78:79-90.

［271］Fetsch JF,Laskin WB,Tavassoli FA. Superficial angiomyxoma（cutaneous myxoma）：a clinicopathologic study of 17 cases arising in the genital region[J]. Int J Gynecol Pathol,1997,16:325-334.

［272］Fetsch JF,Laskin WB,Michal M,et al. Ectopic hamartomatous thymoma：a clinicopathologic and immunohistochemical analysis of 21 cases with data supporting reclassification as a branchial anlage mixed tumor [J]. Am J Surg Pathol,2004,28:1360-1370.

［273］王坚,张仁元. 异位错构瘤性胸膜瘤的临床病理学观察和免疫组织化学研究[J]. 中华病理学杂志,2005,34:397-401.

［274］Smith ME,Fisher C,Weiss SW. Pleomorphic hyalinizing angiectatic tumor of soft parts. A low-grade neoplasm resembling neurilemoma[J]. Am J Surg Pathol,1996,20:21-29.

[275] 董兵卫,何会女,张粉娟,等. 软组织多形性玻璃样变血管扩张性肿瘤的临床病理学观察[J]. 临床与实验病理学杂志,2009,25:465-469.

[276] Wei S,Pan Z,Siegal GP,et al. Complex analysis of a recurrent pleomorphic hyalinizing angiectatic tumor of softparts[J]. Hum Pathol,2012,43(1):121-126.

[277] Marshall-Taylor C,Fanburg-Smith JC. Hemosiderotic fibrohistiocytic lipomatous lesion:ten cases of a previously undescribed fatty lesion of the foot/ankle[J]. Mod Pathol,2000,13:1192-1199.

[278] Zreik RT,Carter JM,Sukov WR,et al. TGFBR3 and MGEA5 rearrangements are much more common in "hybrid"hemosiderotic fibrolipomatous tumor-myxoinflammatory fibroblastic sarcomas thanin classical myxoinflammatory fibroblastic sarcomas:a morphological andfluorescence in situ hybridization study [J]. Hum Pathol,2016,53:14-24.

[279] Fanburg-Smith JC,Miettinen M. Angiomatoid "malignant" fibrous histiocytoma:a clinicopathologic study of 158 cases and further exploration of the myoid phenotype[J]. Hum Pathol,1999,30:1336-1343.

[280] 王正,范钦和,王坚,等. 实性型血管瘤样纤维组织细胞瘤临床病理观察[J]. 中华病理学杂志,2013,42:744-747.

[281] Tanas MR,Rubin BP,Montgomery EA,et al. Utility of FISH in the diagnosis of angiomatoid fibrous histiocytoma:a series of 18 cases[J]. Mod Pathol,2010,23:93-97.

[282] Enzinger FM,Weiss SW,Liang CY. Ossifying fibromyxoid tumor of soft parts:a clinicopathologic analysis of 59 cases[J]. Am J Surg Pathol,1989,13:817-827.

[283] 王坚,陆洪芬,朱雄增,等. 软组织骨化性纤维黏液样瘤八例临床病理性分析[J]. 中华病理学杂志,2001,30:173-176.

[284] Kilpatrick SE,Hitchcock MG,Kraus MD,et al. Mixed tumors and myoepitheliomas of soft tissue:a clinicopathologic study of 19 cases with a unifying concept[J]. Am J Surg Pathol,1997,19:13-22.

[285] Weidner N. Santa Cruz D. Phosphaturie mesenchymal tumors. A polymorphous group causing osteomalacia or rickets[J]. Cancer,1987,59:1442-1454.

[286] 钟定荣,刘彤华,杨堤,等. 骨软化或佝偻病相关的间叶组织肿瘤临床病理分析[J]. 中华病理学杂志,2005,34:724-728.

[287] 聂秀,邓仲端,杨秀萍,等. 软组织磷酸盐尿性间叶肿瘤的临床病理分析[J]. 临床与实验病理学杂志,2007,23:557-561.

[288] Gru AA,Santa Cruz DJ. Atypical fibroxanthoma:a selective review[J]. Semin Diagn Pathol,2013,30:4-12.

[289] Brenn T. Pleomorphic dermal neoplasms:a review[J]. Adv Anat Pathol,2014,21:108-130.

[290] Alaggio R,Ninfo V,Rosolen A,et al. Primitive myxoid mesenchymal tumor of infancy:a clinicopathologic report of 6 cases[J]. Am J Surg Pathol,2006,30(3):388-394.

[291] Gong Q,Wang Z,Li X,Fan Q. Primitive myxoid mesenchymal tumor of infancy:report of two cases and review of the literature [J]. Pathol Int,2012,62:549-553.

[292] 王晗,刘绮颖,王坚,等. 婴儿原始黏液样间叶性肿瘤的临床病理分析[J]. 中华病理学杂志,2014,43:375-378.

[293] Wang X,Bledsoe KL,Graham RP,et al. Recurrent PAX3-MAML3fusion in biphenotypic sinonasal sarcoma[J]. Nat Genet,2014,46(7):666-668.

[294] 赵明,刘绮颖,赵丹珲,等. 双表型鼻腔鼻窦肉瘤临床病理和分子遗传学特征分析[J]. 中华病理学杂志,2017,46(12):841-846.

[295] Machen SK,Easley KA,Goldblum JR. Synovial sarcoma of the extremities:a clinicopathologic study of 34 cases,including semi-quantitative analysis of spindled,epithelial,and poorly differentiated areas[J]. Am J Surg Pathol,1999,23:268-275.

[296] Fisher C. Epithelioid sarcoma of Enzinger[J]. Adv Anat Pathol,2006,13:114-121.

[297] Guillou L,Wadden C,Coindre JM,et al. "Proximal-type" epithelioid sarcoma,a distinctive aggressive neoplams showing rhabdoid features. Clinicopathologic,immunohistochemical,and ultrastructural study of a series[J]. Am J Surg Pathol,1997,21:130-146.

[298] Ordonez N. Alveolar soft part sarcoma:A review and update [J]. Advances in Anat Pathol,1999,3:125-139.

[299] Kawai A,Hosono A,Nakayama R,et al. Clear cell sarcoma of tendons and aponeuroses:a study of 75 patients[J]. Cancer,2007,109:109-116.

[300] Shao R,Lao IW,Wang L,et al. Clinicopathologic and radiologic features of extraskeletal myxoid chondrosarcoma:a retrospective study of 40 Chinese cases with literature review[J]. Ann Diagn Pathol,2016,23:14-20.

[301] de Alava E,Pardo J. Ewing tumor:tumor biology and clinical applications[J]. Int J Surg Pathol,2001,9:7-17.

[302] Shibuya R,Matsuyama A,Nakamoto M,et al. The combination of CD99 and NKX2.2,a transcriptional target of EWSR1-FLI1,is highly specific for the diagnosis of Ewing sarcoma[J]. Virchows Arch,2014,465:599-605.

[303] Lae ME,Roche PC,Jin L,et al. Desmoplastic small round cell tumor:a clinicopathologic,immunohistochemical,and molecular study of 32 tumors[J]. Am J Surg Pathol,2002,26:823-835.

[304] 杨吉龙,徐维萍,王坚,等. 促结缔组织增生性小圆细胞肿瘤的临床病理学研究[J]. 中华病理学杂志,2005,34:650-655.

[305] 钟国平. 肾外恶性横纹肌样瘤临床病理分析[J]. 临床与实验病理学杂志,1999,15:423-424.

[306] Fanburg-Smith JC,Hengge M,Hengge UR,et al. Extrarenal rhabdoid tumors of soft tissue:a clinicopathologic and immunohistochemical study of 18 cases[J]. Ann Diagn Pathol,1998,2:351-362.

[307] Folpe AL,Kwiatkowski DJ. Perivascular epithelioid cell neoplasms:pathology and pathogenesis[J]. Hum Pathol,2010,41:1-15.

[308] Neuville A,Collin F,Bruneval P,et al. Intimal sarcoma is the

most frequent primary cardiac sarcoma: clinicopathologic and molecular retrospective analysis of 100 primary cardiac sarcomas [J]. Am J Surg Pathol,2014,38:461-469.

[309] Bode-Lesniewska B,Zhao J,Speel EJ,et al. Gains of 12q13-14 and overexpression of mdm2 are frequent findings in intimal sarcomas of the pulmonary artery[J]. Virchows Arch,2001,438: 57-65.

[310] Fletcher CDM. Pleomorphic malignant fibrous histiocytoma:fact or fiction ? A critical reappraisal based on 159 tumors diagnosed as pleomorphic sarcoma[J]. Am J Surg Pathol,1992,16:213-228.

[311] Coindre JM,Mariani O,Chibon F,et al. Most malignant fibrous histiocytomas developed in the retroperitoneum are dedifferentiated liposarcomas:a review of 25 cases initially diagnosed as malignant fibrous histiocytoma[J]. Mod Pathol,2003,16:256-266.

[312] Wei S,Siegal GP. Round cell tumors of bone:an update on recent molecular genetic advances[J]. Adv Anat Pathol,2014, 21:359-372.

[313] Kawamura-Saito M,Yamazaki Y,et al. Fusion between CIC and DUX4 up-regulates PEA3 family genes in Ewing-like sarcomas with t(4;19)(q35;q13) translocation[J]. Hum Mol Genet, 2006,15:2125-2137.

[314] Sugita S,Arai Y,Tonooka A,Hama N,et al. A novel CIC-FOXO4 gene fusion in undifferentiated small round cell sarcoma:a genetically distinct variant of Ewing-like sarcoma[J]. Am J Surg Pathol,2014,38:1571-1576.

[315] Pierron G,Tirode F,Lucchesi C,et al. A new subtype of bone sarcoma defined by BCOR-CCNB3 gene fusion[J]. Nat Genet, 2012,44:461-466.

[316] Puls F,Niblett A,Marland G,et al. BCOR-CCNB3 (Ewing-like) sarcoma:a clinicopathologic analysis of 10 cases,in comparison with conventional Ewing sarcoma [J]. Am J Surg Pathol,2014,38:1307-1318.

[317] Techavichit P,Masand PM,Himes RW,et al. Undifferentiated embryonal sarcoma of the liver (UESL):a single-center experience and review of the literature [J]. J Pediatr Hematol Oncol, 2016,38(4):261-268.

[318] Lenze F,Birkfellner T,Lenz P,et al. Undifferentiated embryonal sarcoma of the liver in adults [J]. Cancer,2008,112:2274-2282.

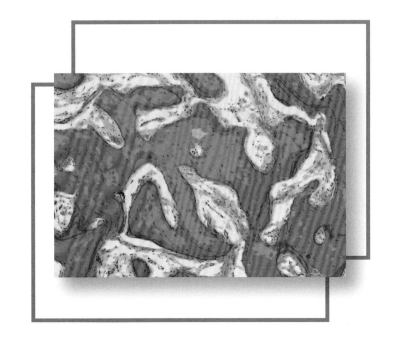

第十六章

骨 和 关 节

第十六章 骨 和 关 节

第一节　概　　论

一、骨和关节正常解剖学和组织学

人的骨骼系统由 206 块骨通过关节连接成一个整体,具有支撑机体、参与各种机械运动、保护内脏器官和骨髓造血组织功能,此外,还参与钙、磷代谢,是人体离子代谢的重要场所。

（一）骨和关节解剖学

骨按形状不同分为四类:长管状骨、短管状骨、扁骨和不规则骨。长管状骨位于四肢,包括上肢的肱骨、桡骨、尺骨和下肢的股骨、胫骨、腓骨;短管状骨,包括手足部的指骨、掌骨、趾骨和跖骨;扁骨主要位于中轴骨,由内、外两层骨板和中间一层松质骨（板障）组成,包括颅骨、胸骨、肋骨、肩胛骨、锁骨和盆骨;不规则骨则以松质骨为主,表面覆盖一层密质骨,包括椎骨、腕骨和跗骨。

骨疾患最常累及长管状骨,故对其结构简述如下:长骨两端为骨骺,由松质骨和骨髓组织构成,表面覆盖关节软骨。中间部分为骨干,由致密骨皮质及骨髓腔构成。骨干和骨骺交界处称干骺端,是骨增长的主要区域,也是大多数骨肿瘤和瘤样病变的好发区。骨的干骺端在成年前为软骨组成的骺板,随年龄的增长逐渐变狭,成年时闭合成为骺线。骨干的骨皮质最外面为一层致密纤维组织构成的骨外膜,其内为外环骨板,骨皮质近髓腔面为一层菲薄的骨内膜,其外面为内环骨板,两者之间为致密板层骨构成的哈弗斯系统。骨干中心部为髓腔,其中为网状排列的成熟骨小梁,在网眼内有造血细胞及脂肪。

骨与骨之间互相连接的部位称为关节,依据骨间连接组织的不同和活动程度的差异分为不动关节、微动关节和动关节三大类。不动关节是指那些没有或活动性极小的关节,包括纤维性连接、软骨性连接和骨性连接;微动关节具有一定活动程度的关节,又称为联合关节,包括耻骨联合和椎间连接;动关节则具有很大活动度,由两个相对应的骨通过滑膜连接而成,也称为滑膜关节。

（二）骨和关节组织学[1-3]

骨骼系统包括骨组织、软骨组织、脂肪组织、造血组织以及血管、神经和结缔组织。

1. 骨组织　由细胞及细胞外骨基质组成,细胞随其发育阶段可分为骨祖细胞、骨母细胞、骨细胞、骨被覆细胞和破骨细胞;细胞外骨基质包括有机物和无机物,有机物中包括胶原纤维和无定形基质,无机物中主要为骨盐。

（1）细胞:骨祖细胞（osteogenitor cell）起自未分化原始间充质细胞,分布在骨内膜和骨外膜中,呈梭形,与成纤维细胞相似,胞质有细小突起,胞核染色质细,着色浅淡,它可进一步分化为骨母细胞和骨细胞。

骨母细胞（osteoblast）为立方形,直径为 $20 \sim 50\mu m$,胞质丰富嗜碱性,胞核大呈圆或椭圆形,骨母细胞常呈带状排列,贴附在骨样基质表面,胞质靠近骨样基质,胞核在远端。骨母细胞表面可见多数小突起,且细胞间的突起互相连接成网,当骨母细胞转变为骨细胞后此突起就位于骨小管内,骨细胞则位于骨陷窝中。骨母细胞能合成前胶原、黏多糖和糖蛋白并排出细胞外,构成骨基质的有机部分,骨母细胞将自身埋于基质中成为骨细胞。骨母细胞大多发生凋亡,只有 $10\% \sim 20\%$ 骨母细胞分化成骨细胞,其他转化为不活跃细胞或为骨外膜/骨内膜的骨披覆细胞。

骨细胞（osteocyte）由骨母细胞逐渐成熟而成,骨细胞体积小,扁平状,位于骨陷窝内,骨细胞愈成熟体积愈小,陷窝愈宽,胞质内粗面内质网及线粒体愈少,示蛋白合成功能低下。现认为骨细胞是代谢活跃的多功能细胞,对作用于骨的机械力发生反应。骨细胞为长寿细胞,可存活 $10 \sim 20$ 年。

骨被覆细胞（bone lining cell）是停止成骨后存在于骨表面形成的一层扁平上皮样细胞,细胞有突起,胞质和细胞器较少。这些细胞是静止的骨母细胞,也有人认为是一种特殊的骨组细胞,在适当的刺激下可转变或分化为活跃的骨母细胞。

破骨细胞（osteoclast）为骨吸收细胞,其功能为溶解和吸收骨基质。此细胞直径为 $30 \sim 100\mu m$,平均含 $5 \sim 10$ 个核,胞质嗜酸性,细胞贴近骨的一侧有皱褶缘,近皱褶缘处的胞质中细胞器较少,染色淡,称为透明带,电镜下为不规则的指状突起,含大量溶酶体和吞饮体,而远离皱褶缘处富含粗面内质网、高尔基复合体和线粒体。破骨细胞含有各种蛋白酶、有机酸和抗酒石酸酸性磷酸酶,可降解基质蛋白和溶解骨盐。目前认为破骨细胞来自骨髓造血干细胞,在 CFU-GM 作用下,先分化为单核破骨细胞,然后迁移到骨组织,逐渐融合成熟的多核破骨细胞。

(2)骨基质:由有机质和无机质构成。有机质包括大量骨胶纤维和少量无定形基质;无机质又称为骨盐。

有机质主要为 I 型胶原,占全部有机物的 90%,胶原蛋白分子内的共价键横向交联,分子间空隙较大,有利于骨盐沉积。无定形基质呈凝胶状,主要含中性和弱酸性糖胺聚糖和多种非胶原蛋白,如骨钙蛋白(osteocalcin)、骨连接蛋白(osteonectin)、骨桥蛋白(osteopontin)和骨涎蛋白(bone sialoprotein)等。骨钙蛋白由骨母细胞合成并分泌,储存于骨和血浆中,是骨形成的一种指标,骨钙蛋白与骨盐高亲和结合,参与骨的钙化并调节骨的吸收。其他几种蛋白主要与 I 型胶原和骨盐的结合以及细胞与骨基质的黏合有关,也调节骨的钙化。

无机质(骨盐)约占骨组织干重的 65%,主要有钙、磷和镁等,骨盐主要以羟基磷灰石 $[Ca_{10}(PO_4)_6(OH)_2]$ 结晶的形式存在,呈细针状,长 10~20nm,沿胶原原纤维长轴规则排列或位于胶原原纤维分子间的空隙中,使骨基质非常坚硬。

2. 软骨组织 由软骨细胞核软骨基质组成,表面被覆一层致密结缔组织,称为软骨膜。

(1)细胞:软骨母细胞(chondroblast)是不成熟的软骨细胞,在正常成人骨组织中不存在软骨母细胞。胚胎发育期,软骨分化区出现在间充质内早期软骨母细胞不易辨认,细胞小,扁平或不规则,可有胞质突起,核小,核仁明显。由于软骨系的所有细胞用免疫组化染色都可不同程度表达 S100,因此用于证实软骨母细胞。不成熟软骨富于细胞,软骨基质少,软骨母细胞周围的软骨陷窝不明显或缺乏。

软骨细胞(chondrocyte)为成熟的软骨细胞,位于有软骨基质围绕的软骨陷窝内,软骨陷窝周围的软骨基质含较多硫酸软骨素,呈强嗜碱性,称为软骨囊。固定后 HE 切片上,软骨细胞胞质皱缩,与软骨陷窝之间出现空隙。靠近软骨表面的软骨细胞较小而幼稚,呈扁平椭圆形,大多单个存在。软骨深部的软骨细胞增大,呈圆形或卵圆形,并在软骨陷窝内分裂增殖,形成 2~8 个细胞的同源细胞群。

(2)软骨基质:由胶原纤维和无定形基质构成。

胶原纤维主要为 II 型胶原,约占软骨基质的 40%,此外,在透明软骨中还含有少量其他胶原,如 VI 型、IX 型、X 型和 XI 型胶原,它们交织形成三维网络,维持软骨的机械稳定性;弹性软骨中还含有大量弹性纤维;纤维软骨中则主要含有 I 型胶原。

透明软骨和弹性软骨的无定形基质主要含三种糖胺聚糖,即聚透明质酸、硫酸软骨素和硫酸角质素,通过与蛋白结合形成蛋白聚糖聚合体,后者结合大量水,并与胶原纤维结合在一起,形成坚固的凝胶状。纤维软骨中的无定形基质很少,主要为多功能蛋白聚糖。

3. 关节 动关节是肢体运动中最重要的关节类型,也最容易发生各种关节疾患。动关节的基本结构包括关节面、关节囊和关节腔。关节面上有一薄层软骨覆盖,称为关节软骨。两骨间通过纤维性结缔组织即关节囊相连接,关节囊内层光滑,称为滑膜,外层为致密结缔组织。关节面软骨和关节囊之间的空隙为关节腔,腔内含滑膜分泌的滑液。某些关节还有一些附属结构,如关节盘或半月板、关节盂和关节内韧带等。滑膜自关节腔向外突出形成滑囊,滑膜包绕肌腱则形成腱鞘。椎间连接为微动关节,是椎骨之间的连接结构,由覆盖在每个椎体上下两面一层透明软骨组成的软骨终板以及中央的髓核和周边的纤维环组成的纤维软骨盘级椎间盘所构成。

(三)骨和关节的发生[1]

1. 骨的发生 胚胎期骨的形成起自间充质细胞聚集,继而通过两种方式成骨:一为膜内成骨,即成骨现象直接由骨膜中成骨细胞发生,另一为软骨内成骨,即间充质细胞先形成软骨然后经破坏软骨后再成骨。

(1)膜内成骨:膜内成骨(intramembranous ossification)见于胚胎时期的颅盖骨,部分颅底、面骨、锁骨及部分下颌骨。在将要成骨部位的未分化间充质细胞(即骨祖细胞)增生,继之发展为骨母细胞,并产生骨样基质,骨样基质分布于骨母细胞之间呈索条状,久之骨母细胞被骨样基质包埋于其中,转变为骨细胞,此种成骨方式称为膜内成骨。

(2)软骨内成骨:软骨内成骨(endochondral ossification)见于四肢骨及中轴骨的胚胎发育过程。在将要成骨部位的未分化间充质细胞增生,进而分化为透明软骨,其外形与将要形成的骨相似,称为软骨雏形。在软骨雏形中段的软骨膜内层骨祖细胞分化成为骨细胞,在软骨表面形成薄层初级骨松质,称为骨领。同时位于中央的软骨细胞肥大,碱性磷酸酶活性增加,基质开始钙化,来自骨膜的血管穿入软骨并带入骨母细胞,构成初级骨化中心,继之软骨被破坏而代之以新生骨。此过程继续向两端延伸,骨领也同时纵向扩展到两端。由软骨内成骨形成的骨小梁和骨膜内成骨形成的骨领融合起来共同形成骨干及干骺端。位于长骨中心的骨小梁逐渐吸收改造形成骨髓腔,周边形成骨皮质。

当软骨内成骨进行到近骨端时,软骨性骨骺中出现次级骨化中心,并形成骨骺板的生长,它是骨长度增加的关键部位。从软骨到骨髓腔之间可分为静止区、增生区、肥大区、软骨钙化区细胞和成骨区。软骨细胞由小变大,排列成柱状;继之软骨细胞肥大;然后软骨细胞变性核固缩,退化死亡,软骨基质钙化;最后干骺端血管携带的骨母细胞在钙化软骨基质表面成骨,骨母细胞产生骨样基质并迅速钙化变成骨基质,形成原始的编织骨,新生的编织骨进一步改建形成板层骨,表面变为密质骨,内部形成松质骨。

到 17~20 岁,骨骺板生长停止并被骨组织代替,在长骨的骨干和骨骺之间,可见一条骨化骺板的痕迹,称为骺线。需注意的是长骨的增粗则以膜内成骨方式形成。

2. 软骨的发生 软骨来源于胚胎期的间充质。在将要形成软骨部位的间充质细胞密集成团,分裂分化为软骨母细胞,后者分泌软骨基质和纤维,当软骨母细胞完全被基质围绕时,即成为软骨细胞,周围的间充质分化为软骨膜。软骨继续生长有两种不同方式:软骨内软骨细胞分裂增殖的间质生长和软骨膜内间充质分裂分化为软骨细胞的外加生长。

3. 关节的发生 由骨与骨之间的间充质分化而成。在动关节,周边的间充质分化为关节囊和关节韧带,中央的间充质退化消失而形成关节腔,被覆在关节囊内的表面间充质细胞分化为滑膜细胞。微动关节由骨与骨之间的间充质分化为透明软骨或纤维软骨而形成。不动关节则由骨与骨之间的间充质分化为致密结缔组织而成。

二、骨病理的一些基本概念

(一) 骨样组织、编织骨和板层骨

1. 骨样组织 骨样组织(osteoid)是由骨母细胞分泌、尚未钙化的新生骨基质,为不成熟骨。HE 染色切片上为均匀红染的细胞外基质,呈分支带状结构,骨基质中胶原纤维粗大,排列不规则,表面由骨母细胞围绕。

2. 编织骨 编织骨(woven bone)也是不成熟骨,由骨样组织的基质钙化而成,骨基质中骨胶原仍粗大(直径可达13μm),排列不规则,呈编织状而得名。编织骨表面可有薄层骨样组织和骨母细胞,其内的骨细胞体积大,分布不规则。在偏光显微镜下能清楚显示排列紊乱的胶原纤维,无双折光性。编织骨的骨基质中已有钙盐沉积,故在 HE 染色切片上呈蓝紫色。

正常发育成熟的成人除牙床、颅缝、中耳骨迷路和肌腱韧带附着处有少量编织骨外,其他部位均无骨样组织和编织骨。因此,在成人如见到骨样组织和编织骨,表明可能是反应性、修复性或肿瘤性病变形成的新骨。例如,骨折后的骨痂和纤维结构不良都有新生的编织骨形成,但前者在修复过程中会成熟为板层骨,而后者不会成熟为板层骨;骨肉瘤中新生的骨样组织和编织骨通常也不会成熟为板层骨。

3. 板层骨 板层骨(lamellar bone)是由编织骨改建而成的成熟骨,板层骨内的骨胶原变细(直径为 2~3μm),与骨盐和有机质结合紧密,呈规则的同心圆层状结构。HE 染色切片上呈红色,骨表面骨母细胞扁平,骨小梁内骨细胞小,分布规则。在偏光显微镜下能清楚显示排列整齐的胶原纤维,有双折光性。

(二) 宿主骨、死骨和新生骨

1. 宿主骨 宿主骨(host bone)是指机体原有的板层骨,包括成熟的密质骨和松质骨。密质骨位于扁骨表面、长骨骨干绝大部分(骨皮质)和骨骺表层;松质骨位于扁骨板障、长骨骨骺端大部分和骨干内表面的一小部分。松质骨的代谢一般比密质骨活跃,改建速率快,故局部病变或代谢异常引起的骨结构改变往往先由松质骨反映出来。

2. 死骨 死骨(sequestrum)是指坏死的板层骨,缺血、

炎症或肿瘤浸润都可以引起坏死。镜下,缺血性坏死的死骨骨基质呈蓝色,骨陷窝内骨细胞和骨表面骨母细胞消失,骨小梁之间的骨髓脂肪和造血细胞也消失;炎性坏死的死骨周围有炎症细胞和炎性肉芽组织;肿瘤性坏死的死骨周围则为异型或退变坏死的肿瘤细胞。

3. 新生骨 新生骨(new bone)是指创伤、炎症、代谢性疾病或肿瘤等原因引起的新骨形成,为不成熟的骨样组织和编织骨。

(三) 软骨骨化和膜内骨化

如前所述。

(四) 骨质吸收

包括骨有机质和钙盐溶解后的吸收,在吸收过程中出现的骨陷窝内可含有破骨细胞。

三、骨关节疾病的病理学检查方法

(一) 标本的获取

依据临床和影像学资料分析确定存在骨或关节疾病后,为了作出准确诊断和制订治疗计划,需要进行活组织检查。标本的获取主要有以下三种方法:

1. 术中获取标本 对于手术中必须要明确诊断病变性质时,可做冷冻切片作出初步诊断和评价标本是否适于石蜡切片进一步诊断。术中冷冻切片可用于确定肿瘤性或非肿瘤性病变,如果是肿瘤性疾病可再区分良性或恶性肿瘤。对于感染性疾病需确定病原体时,可做微生物培养;人工关节置换术中,冷冻切片观察到滑膜内炎症细胞过多时不宜置换人工关节;对于恶性肿瘤,可进一步了解切缘情况来确定手术范围。冷冻切片检查只能取病变组织在无或轻微钙化的软组织部分,而对明显钙化或骨组织则不适宜做冷冻切片。

2. 闭合活检获取标本 各种影像学技术辅助下的细针穿刺或空心针穿刺活检在骨疾病的诊断中应用得越来越多。其优点是创伤小,不需要麻醉,可在门诊进行;可以快速区分脓肿、血肿、囊肿或实性病变。然而,由于取材范围小、提供的信息少,可因取材组织太少或仅取到正常组织而引起漏诊或误诊;有些病变依据少量组织极难甚或不可能作出诊断,此时必须做开放活检。

3. 开放活检获取标本 切开活体组织检查能肉眼直接看到病变组织,确定病变范围和可以取到有代表性的病变组织。切取(incision)或刮除(curettage)活检用于各种肿瘤性和非肿瘤性疾病的诊断;保留肢体的切除(resection)或截肢(amputation)标本则主要用于已知恶性肿瘤的诊断和治疗。开放活检获取的标本还可依据临床需要做必要的检查,包括特殊染色、电镜、细胞和组织形态计量术、免疫组织化学、细胞和分子遗传学技术等,用于骨关节疾病的诊断和分型、治疗选择和预后估计。

(二) 骨组织脱钙技术

对于含骨质或钙化组织的标本大多数需经脱钙后才能制片,但对于一些内分泌、代谢性或遗传性骨病,必须了解其

动力学改变和形态测量,此时需进行非脱钙切片。

骨组织质地致密而坚硬,通常采用酸性脱钙液除去骨组织内的钙盐。过去常用5%～10%硝酸或盐酸,用于快速脱钙,因酸性过强,影响胞核着色,效果不佳。目前多用弱酸,即10%甲酸脱钙液,脱钙时间较长,但对组织损伤小。视组织含钙量的多少,掌握浸泡时间,小标本只需几小时即可完成;较大的标本须锯成3～4mm的薄片,一般可以在24小时内完成脱钙;硬度较高的骨标本需数日才能完成脱钙。为了防止脱钙过头造成染色不良,需定时用大头针检查标本,如大头针能插入骨组织内,表明以完成脱钙。近来脱钙方法又有改进,在甲酸液中加少许盐酸和磷酸缓冲液作为甲液、浓甲醛作为乙液、25%戊二醛作为丙液,三者按75ml:10ml:15ml混合后使用,结果切片完好,着色清晰,且可缩短脱钙时间[4]。对科研或电镜标本,因不受脱钙时间限制,用络合剂——5%～14% EDTA(依地酸二钠盐)中性液更为适宜。对做免疫组化的标本,EDTA脱钙液加微波辐射技术可使骨组织的结构及蛋白抗原保存更好。一般甲醛固定的标本可封闭抗原,影响效果,故应用枸橼酸盐与微波复合技术恢复抗原效果尤佳。

(三) 骨组织标本包埋和切片制备

1. 骨组织标本包埋 脱钙标本按常规石蜡包埋可得到满意的结果。对于大块含有骨皮质和软组织的骨组织,最好用火棉胶包埋,能更清晰地显示松质骨及骨小梁上的黏合线。也有结合石蜡和火棉胶的优点而设计的双重包埋法。此外,塑料浸渍包埋,包括用于光镜的丙烯酸树脂(GMA)浸渍包埋和用于电镜的TAAB环氧树脂浸渍包埋,可以取得理想的效果。

非脱钙标本是利用甲基丙烯酸甲酯能完全浸透入骨组织内,并发生聚合,形成坚硬的聚合体,而用于不脱钙骨组织标本的包埋剂。

2. 骨组织标本切片 对于软组织和脱钙后骨组织的可用石蜡切片、火棉胶切片和塑料切片制备。非脱钙用甲基丙烯酸甲酯包埋的骨组织则需要用电动切片机或重K型切片机制片;在缺乏上述条件时,可将未脱钙骨组织经粗、细磨石上仔细研磨成较薄的骨片,磨石上制作的骨磨片较厚,多为60～70μm。

(四) 骨的组织学染色技术

脱钙骨组织和软骨组织的染色除了常规HE染色外,与其他结缔组织染色相同,请参阅相关组织学染色技术。对于未脱钙骨组织,为显示骨中钙质情况,可以通过多种染色技术予以显示。骨中可溶性钙质常用石膏法显示细针状或粗菱形钙盐结晶;也可用草酸法显示草酸钙的八面结晶体。骨中不溶性钙质常用von Kossa法将钙质染成棕黑色,而VG复染的未钙化骨样组织染成鲜红色;也可用McGee-Russell钙红法或茜素红S法将钙质分别染成红色或双折光橘红色。

第二节 骨肿瘤总论

一、骨肿瘤发病情况

骨的良性肿瘤真正发病率并不清楚,从一些影像学资料来看,相当大比例人群有各种惰性骨病变。例如,约30%骨骺未闭合的儿童和青少年在影像学上证实存在长骨的纤维性皮质缺损,绝大多数无临床症状,有些人随年龄增大病变可以消退,真正需要手术治疗的很少;又如,尸检材料显示10%以上存在椎体血管瘤,而生前无任何骨肿瘤症状。骨的恶性肿瘤少见,占全部恶性肿瘤不到1%,年发病率约为1/10万人。我国六大城市九所医院收集骨肿瘤及瘤样病变共12 404例[5]中,良性骨肿瘤6010例,占48.54%,恶性骨肿瘤5045例,占40.69%,瘤样病变1349例,占10.87%。无论良性、恶性肿瘤或瘤样病变的发病率均男多于女,男女性别比为1.6:1。发病高峰年龄均为11～30岁。最常见的良性肿瘤是骨软骨瘤、内生性软骨瘤和非骨化性纤维瘤。最常见的原发性恶性肿瘤是骨肉瘤、软骨肉瘤和Ewing肉瘤。继发性恶性肿瘤又可分为转移性肿瘤和以前存在的良性肿瘤恶性变,转移性肿瘤最常见的是转移性癌,而以前存在的良性肿瘤恶性变则多见于骨软骨瘤、内生性软骨瘤、Paget病、骨梗死和骨髓炎引流的慢性窦道。

美国癌症研究所(NCI)SEER数据库的资料显示从1973—2010年的37年中,骨的恶性肿瘤为8417例,占所有恶性肿瘤的0.2%,这期间的年发病率变化不大,平均为0.8/10万人[6]。最常见的类型是骨肉瘤(35.7%),以下为软骨肉瘤(27.3%)、Ewing肉瘤(13.5%)、脊索瘤(7.7%)、恶性纤维组织细胞瘤和纤维肉瘤(4.0%)、血管肉瘤(1.3%)、其他(10.5%)。恶性肿瘤的发病率男性多于女性,男女之比为1.26:1。发病年龄有两个高峰,10～20岁和60岁以上,但10～20岁组更高。

二、骨肿瘤的诊断

现代医学已日渐发展成为一门综合学科。而骨肿瘤的诊断过程正体现了这种综合性。骨肿瘤的病理诊断需要在熟悉和掌握了各种肿瘤的病理形态学的基础上,严格遵循与临床、影像学三结合的原则,方可得出准确诊断,切忌单凭穿刺或局限资料,武断决定。例如早期骨痂由于骨母细胞增生较活跃,与骨肉瘤易于混淆,可参考骨损伤病史,损伤距取材的时间帮助鉴别。甲状旁腺功能亢进症的棕色瘤病理形态与巨细胞瘤相似,较难鉴别,可借影像学资料中前者常有骨质疏松、高钙低磷、PTH升高等来鉴别。骨肿瘤的发展变化有其自身的规律性,某些肿瘤和瘤样病变有着相对恒定的发病年龄、病变部位、临床表现及影像学特征。

(一) 临床资料

患者年龄、性别、病变部位、病程、症状、体征和实验室检查对肿瘤的诊断和鉴别诊断均有帮助。其中以年龄和病变部位最为重要。

1. 年龄　恶性肿瘤中 5 岁以前幼儿大多是神经母细胞瘤、Wilms 瘤的骨转移或白血病;10~20 岁常见的恶性肿瘤是 Ewing 肉瘤、骨肉瘤;30 岁以后中年人好发软骨肉瘤、脊索瘤和釉质细胞瘤;50 岁以上老年人好发转移性癌和多发性骨髓瘤;各个年龄组均可发生淋巴瘤,但以老年人为多见。良性肿瘤和瘤样病变如骨样骨瘤、骨母细胞瘤、软骨母细胞瘤、嗜伊红肉芽肿、骨囊肿、动脉瘤样骨囊肿、非骨化性纤维瘤、骨的纤维结构不良以 10~20 岁青少年为常见;巨细胞瘤多见于成人骨发育成熟后,很少发生在骺板软骨闭合前;内生性软骨瘤和血管瘤则常发生于 30 岁后。

2. 部位　膝关节上下方即股骨下端、胫骨上端是许多骨肿瘤最好发部位,例如:半数以上的骨肉瘤发生在此,其他还多见骨软骨瘤、软骨黏液样纤维瘤、非骨化性纤维瘤、恶性纤维组织细胞瘤、纤维肉瘤等;而软骨母细胞瘤及巨细胞瘤更多见于此部位骨的骺端;脊索瘤几乎仅见于中轴骨,其中2/3 的脊索瘤位于骶骨,少数位于颅底和脊柱;骨母细胞瘤、血管瘤和动脉瘤样骨囊肿可见于椎体及其附件,而此处其他病变较为少见;骨旁骨肉瘤的典型部位为股骨下后端,50%~70% 的骨旁骨肉瘤患者以腘窝肿块就诊;骨转移癌、骨髓瘤易表现为多发病灶,因此,中老年患者多发性骨破坏应首先考虑这两种肿瘤;长骨釉质细胞瘤、骨的纤维结构不良多发生于胫骨和(或)腓骨;内生性软骨瘤多见于手足小骨,且体积较小(一般小于 3cm),反之发生在长骨或骨盆且体积较

大的软骨肿瘤,尽管细胞分化较好,也应考虑为高分化软骨肉瘤,若单纯强调组织及细胞形态而忽视临床及影像学表现则易造成误诊。表 16-1 是不同类型骨肿瘤的最常见部位。

3. 其他临床特点　大多数骨肿瘤和瘤样病变男女都可以发生,但有些好发于男性,如骨样骨瘤、骨髓瘤、透明细胞软骨肉瘤;有些好发于女性,如骨旁骨肉瘤、多骨性纤维结构不良(Albright 综合征)。骨肿瘤和瘤样病变的症状和体征大多为非特异性,主要表现为局部疼痛和肿胀,可有活动受限或病理性骨折。但少数病变出现明显症状,对诊断有帮助,例如骨样骨瘤表现长骨中段强烈疼痛,入夜加剧,服水杨酸类药物可缓解;动脉瘤性骨囊肿可以在短期内迅速膨胀;Ewing 肉瘤患儿全身症状明显,发热、衰竭、贫血和血沉加快。实验室检查对少数骨肿瘤的诊断有用,如棕色瘤和纤维囊性骨炎有高血钙、低血磷和血清甲状旁腺素升高;骨肉瘤的血清碱性磷酸酶升高;骨髓瘤的血清和尿中出现单克隆性免疫球蛋白;前列腺癌骨转移有血清酸性磷酸酶和前列腺特异性抗原升高。

(二) 影像学[7]

影像学检查在骨肿瘤诊断中起着非常重要作用,主要有三个目的:检测是否存在肿瘤、肿瘤的诊断和鉴别诊断以及临床分期。影像学检查可以全面提供肿瘤的确切部位、病变的边缘、骨破坏的类型、基质的性质、骨膜反应和软组织肿块等信息。常规 X 线摄片在骨肿瘤确定诊断和鉴别诊断上仍然有重要价值。计算机断层成像(CT)和磁共振成像(MRI)能多平面重建图像、良好的软组织对比、更准确显示肿瘤的

表 16-1　骨肿瘤的最常见部位

肿瘤	最常见部位
Ewing 肉瘤、多发性骨髓瘤、白血病/淋巴瘤、转移性恶性肿瘤	中轴骨中红髓(椎骨、肋骨、胸骨、盆骨、颅骨)和近端长骨(股骨、肱骨)
非骨化性纤维瘤	股骨和远端胫骨
单纯性骨囊肿	近端肱骨(50%)、近端股骨(25%)
脊索瘤	颅底、第 2 颈椎和骶骨(90%)
釉质细胞瘤	胫骨中段骨干(90%)、颌骨
软骨母细胞瘤	75% 长骨(远端和近端股骨、近端胫骨、近端肱骨)
巨细胞瘤	远端股骨、近端胫骨、远端桡骨、近端肱骨的骨端
内生性软骨瘤	最常见于手的短管状骨(~40%)
软骨肉瘤(原发性和少数继发性)	约 75% 位于躯干、股骨和肱骨,25% 位于盆骨
纤维结构不良	多骨型:颅骨和股骨;单骨型:股骨、颅骨和胫骨
骨软骨瘤	远端股骨、近端肱骨、近端胫骨和腓骨的干骺端
骨母细胞瘤	椎骨和骶骨的后部(40%~50%)
动脉瘤性骨囊肿	任何骨,但通常起自股骨、胫骨和股骨的干骺端
软骨黏液样纤维瘤	远端股骨和近端胫骨(30%)、盆骨、足部小骨
血管瘤	椎体最常见,以下为颅面骨和长骨

部位和大小、骨髓内和骨髓外累及的范围以及肿瘤与邻近关节、肌肉、神经血管束和筋膜平面的关系。

有些影像学技术的作用虽然有限，但还是有一定价值。例如，放射性核素骨扫描能区分多发性骨髓瘤与转移性癌；超声波检测有时可用于区分恶性与良性肿瘤；血管造影可发现异常血管，能用于区分骨样骨瘤与 Brodie 脓肿，此外血管造影还能显示肿瘤的范围，发现肿瘤的血管供应，定位术前动脉内化疗的血管以及确定开放活检最适宜的区域。

1. 常规 X 线摄片检查　病理医师在参阅 X 线摄片时应注意以下几点：

（1）部位：应确定累及骨的类型（长骨、短骨、扁骨或不规则骨）和成骨的解剖分区（干骺区、骨骺或骨干；骨髓腔内、骨皮质、骨表面或骨外软组织）。

（2）单骨或多骨：大多数骨肿瘤和瘤样病变为单骨单发性病变；有些肿瘤，如低度恶性血管内皮瘤可为单骨多发性病变；单发性骨髓瘤、转移性癌、恶性淋巴瘤、纤维结构不良、甲状旁腺功能亢进症、成骨不全症则常为多骨多发性病变。

（3）病变范围：骨和软骨发育障碍性疾病（如成骨不全症、软骨发育不良和脆性骨硬化症）累及骨的整个长度；原发性恶性骨肿瘤通常比良性肿瘤大，前者发现时长度常超过 5cm；病灶最长径为最短径的 1.5 倍以上，更可能是恶性肿瘤，如 Ewing 肉瘤；位于骨骺的软骨母细胞瘤常较小，一般不超过骨骺横径的一半，而发生在同样部位的巨细胞瘤则常超过骨骺横径的一半。

（4）骨破坏类型：影像学上，可将骨破坏分为三型：①生长缓慢的良性或低度恶性肿瘤以及骨的囊性病变，表现为境界较清楚，易于周围骨组织分开，正常与病变骨之间骨破坏的移行区狭窄，称为地图样（Ⅰ型）骨破坏；②生长较快的侵袭性恶性肿瘤（如纤维肉瘤）和骨髓炎，可显示境界欠清，正常与病变骨之间骨破坏的移行区较宽，称为虫蚀状（Ⅱ型）骨破坏；③侵袭性强的高度恶性肿瘤（如骨肉瘤、Ewing 肉瘤）生长速度快，正常与病变骨之间骨破坏的移行区很宽，不易区分开来，称为渗透性（Ⅲ型）骨破坏。

（5）病变边缘：病变边缘清楚，表明肿瘤生长速度慢，更可能是良性肿瘤，而边缘不清反映肿瘤生长速度快，故更可能是恶性肿瘤。依据边缘清晰程度也可分为三型：①ⅠA 型边缘是指宿主骨与肿瘤周边之间有明显的硬化带，硬化带大多较薄，如动脉瘤性骨囊肿、单纯性骨囊肿、软骨黏液样纤维瘤、非骨化性纤维瘤，当硬化带显著增宽时，可遮盖病灶，如位于骨皮质的骨样骨瘤；②ⅠB 型边缘是指宿主骨与肿瘤周边之间分界清楚，但没有硬化带；③ⅠC 型边缘则是指宿主骨与肿瘤周边之间分界不清，也没有硬化带。ⅠB 和 ⅠC 型边缘见于各种不同恶性程度的肿瘤，恶性肿瘤在接受放射治疗或化学治疗后，有时病变边缘可以出现硬化。

（6）病变密度：多数病变的密度降低，如动脉瘤性骨囊肿、单纯性骨囊肿等囊性病变；多发性骨髓瘤、嗜酸性肉芽肿表现为境界清楚、呈穿孔状溶骨性病变；纤维结构不良、长骨釉质细胞瘤表现为磨玻璃样改变。病变密度增高时，提示为成骨性病变，如骨折骨痂、骨瘤、骨母细胞瘤和骨肉瘤等；病变内出现点状、斑片状或环状钙化影视，提示为软骨性肿瘤或含软骨成分的病变。

（7）小梁形成：正常骨小梁发生变形或移位的骨疾患以及骨内膜或外膜界面出现反应性新骨形成，X 线摄片上显示梁状影，如动脉瘤性骨囊肿、干骺端纤维性缺损、血管瘤和软骨黏液样纤维瘤等。

（8）骨皮质腐蚀、隆起和穿破：骨皮质对肿瘤的生长可以起到一定的限制作用。生长缓慢的肿瘤能使骨内膜腐蚀，骨外膜增生，进一步发展可使骨皮质隆起。骨皮质的增厚或变薄决定于骨内膜腐蚀和骨外膜增生的相对速度，如低度恶性软骨肉瘤常引起皮质增厚，而动脉瘤性骨囊肿因骨皮质迅速隆起，骨皮质薄如蛋壳。侵袭性强的恶性肿瘤，如骨肉瘤、Ewing 肉瘤能部分或完全穿破骨皮质，引起骨皮质中断，骨膜新骨形成和软组织肿块。

（9）骨膜反应：骨髓内肿瘤破坏骨皮质，引起骨膜新骨形成，称为骨膜反应。与骨长轴平行的多层骨膜反应，形成"洋葱皮样"图像，常见于 Ewing 肉瘤；与骨长轴垂直的骨膜反应，形成"日光放射状"图像，常见于骨肉瘤，骨肉瘤边缘的骨膜常呈三角形抬高，称为 Codman 三角。需注意的是出现骨膜反应并非都是恶性肿瘤的影像学征象，例如嗜酸性肉芽肿可出现"洋葱皮样"骨膜反应，颅骨血管瘤可出现"日光放射状"骨膜反应。此外，一些良性肿瘤或炎症性病变也可引起均一或不规则、波浪状骨膜反应。

（10）软组织块影：恶性骨肿瘤穿破骨皮质，侵入邻近软组织，可在 X 线摄片中出现软组织块影，使软组织正常平面发生移位。骨髓炎可伴随软组织肿胀，引起软组织平面扭曲或消失，可与肿瘤引起的软组织平面移位的块影区别。

单独依据 X 线摄片有时不足以区分肿瘤的良恶性，但一组 X 线征象有助于作出这种区分。肿瘤境界不清，正常与病变骨的移行区宽；虫蚀状或渗透性骨破坏；洋葱皮样或日光放射状骨膜反应；邻近软组织块影，提示为恶性肿瘤。反之，肿瘤境界清楚，有硬化带；地图样骨破坏；均一、不中断的骨膜反应；不伴有软组织块影，提示为良性肿瘤。

2. CT 和 MRI 检查　CT 和 MRI 在确定肿瘤位于骨皮质、小梁状骨或骨髓腔上准确性高。选择应用 CT 或 MRI 检查，需依据 X 摄片所见来决定。CT 能清楚地显示位于解剖结构复杂的骨（如骶骨、盆骨或肩胛骨）的骨肿瘤；精确地勾画出骨肿瘤扩展的范围以及骨皮质和周围软组织侵犯情况；还能清楚地显示位于骨表面的病变，如近皮质软骨肉瘤、骨旁骨肉瘤、骨软骨瘤和骨膜软骨瘤。三维 CT 成像还可提供更清晰和更完整的肿瘤图像。如果 X 线摄片上未发现骨肿瘤扩展到软组织，CT 能证实骨皮质侵犯、骨膜反应、肿瘤在骨内和软组织的扩展。如果为了显示软组织肿瘤、骨皮质中断和破坏，可选择 MRI，因为软组织的对比度在 MRI 上特别清楚,能发现肿瘤在骨外侵犯的情况。

MRI 的不同信号,如自旋回波(SE)、短时反转回复(STIR)、梯度回波(GRE)和快速 T_2 或脂肪抑制 T_2 加权序列,可以显示各种组织的不同信号强度。利用 T_1 和 T_2 加权成像可以依据不同信号强度来区分各种组织。表 16-2 是各种不同组织的 MRI 成像信号强度[7]。

表 16-2　各种组织 MRI 成像的强度

	T_1 加权	T_2 加权
血肿、出血(急性、亚急性)	高/中	高
血肿、出血(慢性)	低	低
脂肪、脂肪性骨髓	高	中
肌肉、神经、透明软骨	中	中
皮质骨、肌腱、韧带、纤维软骨、瘢痕组织、空气	低	低
透明软骨	中	中
红(造血)骨髓	低	中
液体	中	高
蛋白性液体	高	高
肿瘤(大多数)	中到低	高
脂肪瘤	高	中
血管瘤	中(比肌肉稍高)	高

3. 正电子发射断层成像(PET)、PET-CT 和 PET-MRI　PET 是利用放射活性物质,如 F18FDG 发射的 γ 射线而生成的生物学图像,该影像学技术能检测体内的生理和生化改变,因此可用于评价组织的代谢活性,也可用于确定是否存在原发性和转移性肿瘤。PET-CT 则是结合 PET 和 CT 两者的优点,可清楚地显示异常代谢的确切部位。PET-CT 主要用于改进骨肿瘤的分期、评价对治疗的反应、治疗后的复发以及检测和评价有无转移性病变。PET-MRI 则是更新的影像学技术,该技术既能高对比显示骨结构和软组织的形态学图像,又能获得反映组织中代谢和生化活性的功能性图像。

（三）病理学

相当数量骨肿瘤标本由切取或刮除术获取,组织小而破碎,肉眼仔细辨认标本的色泽和质地有助于诊断,如骨组织呈乳白色、坚硬;软骨呈灰蓝色、坚实;软骨内骨化呈灰蓝色夹杂红色斑点;钙化物呈黄色砂粒状;纤维组织呈灰白色、质地坚韧、肉瘤组织呈灰红色、质软、鱼肉样,可有囊性变、出血和坏死。骨肿瘤的组织学类型虽然较多,但基本病理变化并不复杂,包括:

1. 冷冻切片　骨肿瘤冷冻切片诊断的目的在于确定肿瘤的良恶性和组织学类型,了解手术切缘有无肿瘤浸润,协助外科医师在术中确定手术范围,但通常不作为最后的病理诊断。其优点是快速,能解决术中需要解决的问题,但取材局限,切片较厚,染色方法简单,制片质量也不如石蜡切片

好,故诊断难度较大,有风险。因此,冷冻切片诊断会有漏诊和误诊,不可能要求冷冻切片诊断与术后大标本的诊断完全一致。若取材恰当、病变典型、临床及影像学与病理相符合时,可进一步作出肿瘤组织学类型的诊断。骨肿瘤冷冻切片诊断对患者影响较大,病理医师的责任也较重,故需审慎处之,术前要对病史及影像学全面了解,术中要认真观察大标本,仔细选材,阅片时不但要仔细观察,找出病变特点,而且还要立足整体,反复与有关疾病鉴别,如不能确定诊断,则不要勉强,必须等待石蜡切片再做最后诊断。

2. 常规 HE 染色切片　这是最常用的病理诊断手段,绝大多数骨肿瘤依据常规 HE 染色切片,结合临床和影像学可以作出明确的病理诊断。在骨肿瘤组织学类型虽然较多,但基本病理变化并不多,包括新骨形成、骨的吸收和骨坏死、新生软骨、软骨成骨、纤维组织增生、出现成片梭形细胞、巨细胞和小细胞以及炎症细胞浸润和造血成分改变等。其中新骨形成与病理诊断关系最为密切。在分析骨的肿瘤性和非肿瘤性疾病时,需注意准确区分以下的基本病理变化。

（1）肿瘤性骨、反应性骨和化生性骨:病理医师在诊断骨疾病时必须掌握如何准确区分肿瘤性骨、反应性骨和化生性骨。

肿瘤性骨(neoplastic bone)是骨源性肿瘤由瘤细胞直接形成的新骨,由于良性骨源性肿瘤如骨瘤、骨样骨瘤和骨母细胞瘤所形成的新骨在形态与学上反应性骨难以区分,因此肿瘤性骨通常指恶性骨源性肿瘤,即骨肉瘤形成的新骨。骨肉瘤的骨样组织和编织骨排列紊乱,骨样组织较纤细、分支,呈花边状或网格状(lacelike pattern),表面无互相延续的良性骨母细胞覆盖,骨小梁之间含有异型的瘤细胞和致密纤维间质,缺乏富于血管的疏松纤维脂肪组织和骨髓组织。需注意的是有些肿瘤性骨可以较规则,骨小梁之间的瘤细胞少或无明显异型(如低度恶性中央型骨肉瘤、硬化性骨肉瘤、骨旁骨肉瘤),有时甚至可以出现板层骨(如骨旁骨肉瘤)。

反应性骨(reactive bone)见于创伤(如骨折后骨痂)、炎症(如慢性骨髓炎)、代谢性疾病(如甲状旁腺功能亢进、佝偻病)、各种原因引起的骨膜反应,也包括良性骨源性肿瘤(如骨瘤、骨样骨瘤、骨母细胞瘤)以及其他良性骨病(如骨囊肿、Paget 病)。这些病变都能产生不成熟的骨样组织和编织骨,但反应性骨排列较规则,表面有互相延续的良性骨母细胞覆盖,骨小梁之间通常为富于血管的疏松纤维脂肪组织,间质细胞无异型,血管与周围骨小梁之间距离相等。有些病变(如骨折后骨痂、骨化性肌炎)可见新生骨有从不成熟到成熟的形态学表现。此外,需注意的是骨肉瘤和其他骨的恶性肿瘤可以产生反应性骨膜新骨形成,某些转移性恶性肿瘤(如前列腺癌)也可有反应性新骨形成,此时既不能将反应性骨误认为肿瘤性骨,也不能由于大量反应性新骨掩盖恶性细胞而漏诊。

化生性骨(metaplastic bone)包括软骨化骨和纤维化骨,最常见的是软骨化骨。软骨化骨是指软骨基质的钙化和骨

化,正常发育过程中,成骨的增长是通过骺板软骨化骨而成,一些反应性病变和肿瘤也可以出现软骨化骨,如骨折后软骨性骨痂、奇异性骨旁骨软骨瘤样增生(Nora病)、骨软骨瘤、甲下外生性骨疣和软骨性肿瘤等。镜下,软骨化骨呈团块状,可见软骨细胞和软骨陷窝,表面无骨母细胞覆盖。病理诊断时,不能将软骨化骨误认为骨肉瘤的肿瘤性骨,否则可将软骨肉瘤,甚至将良性骨病误诊为骨肉瘤。纤维化骨最常见于纤维结构不良和骨纤维结构不良,纤维结构不良的编织骨通常认为由纤维组织化生而来,表面缺乏骨母细胞覆盖,实际上这种编织骨是由有缺陷的、不具有典型骨母细胞形态特点异常的扁平骨母细胞形成的;骨纤维结构不良的表面则有典型的骨母细胞覆盖。极少数情况下,纤维结构不良病变中有大量化生的软骨成分,此时称为纤维软骨性结构不良。纤维化骨需与高分化骨肉瘤鉴别。此外,有些骨肿瘤,如纤维组织细胞瘤、多形性未分化肉瘤、骨巨细胞瘤等,可在肿瘤边缘或肿瘤内出现骨或软骨化生,这些化生骨和软骨比较成熟,骨小梁表面有骨母细胞覆盖。

(2) 正常软骨和病理性软骨:在活检或手术标本中常可见到正常软骨(normal cartilage),通常为关节或骺板的透明软骨。关节软骨细胞排列整齐,有一定的方向,排列成行的软骨细胞与表面垂直,软骨基质无钙化、黏液变、液化或囊性变;骺板软骨有时可见软骨化骨。脊柱手术标本中有时可见到正常纤维软骨和髓核组织。各种反应性和肿瘤性病变都可以有软骨形成,如上述的软骨性骨痂、奇异性骨旁骨软骨瘤样增生(Nora病)、骨软骨瘤、甲下外生性骨疣、纤维软骨性结构不良、软骨瘤、软骨母细胞瘤、软骨肉瘤和软骨母细胞性骨肉瘤等,都可以出现病理性软骨(pathologic cartilage),表现为软骨细胞排列不规则,可有分叶状结构,软骨基质常有钙化、黏液变、液化或囊性变。良性病理性软骨中的软骨细胞稀少、无异型,而恶性病理性软骨中的软骨细胞丰富、有不同程度异型。

(3) 骨样组织和胶原纤维:围绕在骨样组织表面的骨母细胞为立方形或圆锥形,细胞质内含PAS阳性、耐淀粉酶颗粒,碱性磷酸酶反应阳性,骨样组织内总能找到钙化的区域。胶原纤维则与梭形成纤维细胞的长轴呈平行排列,通常不发生钙化。

(4) 骨坏死:缺血、炎症和肿瘤皆可引起骨坏死。光镜下坏死骨的骨陷窝内骨细胞消失,仅剩下一空隙,骨基质紫蓝色,骨表面的骨母细胞也消失。由缺血引起的骨坏死,同时伴有骨小梁之间骨髓脂肪的坏死。在制片过程中,存活骨小梁内骨细胞由于人为因素丢失时,可与骨坏死混淆,但此时在骨陷窝中总能找到个别残存的细胞核,且骨髓脂肪正常。慢性骨髓炎的骨髓腔内充满大量炎症细胞,坏死骨与周围骨分离而形成死骨片,其边缘往往呈不规则锯齿状;病程较长时,炎性肉芽组织中的间充质细胞可分化为骨母细胞,附着在死骨边缘,形成新骨,称为"匍行性新骨形成"。恶性骨肿瘤如Ewing肉瘤、多形性未分化肉瘤尤其的骨坏死,在

死骨周围可见异型或退变坏死的肿瘤细胞。

3. 特殊染色　在过去,骨肿瘤诊断时常用特殊染色辅助HE染色用于证实细胞内外成分和微生物,现在大多数已被免疫组织化学染色代替,目前仅有几种特殊染色偶尔用于骨肿瘤的诊断。PAS染色可显示糖原和中性黏液,常用于辅助诊断Ewing肉瘤和透明细胞软骨肉瘤,还可确定是否存在基底膜,显示某些真菌和寄生虫;PAS结合奥辛蓝和黏液卡红染色有助于脊索瘤细胞内和细胞外黏液,还可显示转移性腺癌中的中性黏液或酸性黏液;刚果红染色证实组织中淀粉样物偶尔能用于辅助诊断浆细胞瘤;用于证实胶原的三色染色,区分上皮性与非上皮性肿瘤的Gomori、Wilder或Goldon和Sweet网状纤维染色,证实神经内分泌和神经分化细胞以及黑色素细胞的Fontana-Masssonr染色则已被免疫组化染色代替,几乎不再使用了;酶组织化学技术,如Leder氯乙酸酯酶可用于证实髓细胞或肥大细胞分化的瘤细胞,酸性磷酸酶可以作为破骨细胞标记物。此外,微生物染色、Gram染色用于证实gram阳性和阴性细菌;Ziehl-Neelsen抗酸染色用于证实分枝杆菌。

4. 免疫组织化学　免疫组织化学(IHC)在区分组织学相似,但起源不同的肿瘤上非常有用,尤其是小圆细胞肿瘤(Ewing/PNET、淋巴瘤、转移性神经母细胞瘤和Wilms瘤等)的鉴别诊断。以下介绍一些骨肿瘤诊断中最常用的抗体[8]。

(1) 中间微丝:最常用的抗体是波形蛋白(vimentin, Vim)和细胞角蛋白(cytokeratins, CKs)。Vim存在于间充质细胞和某些上皮细胞中,阳性反应定位于胞质。CKs对骨的转移性癌非常敏感,偶尔可用于证实Wilms瘤和脊索瘤,阳性反应也定位于胞质。CKs包括一组低分子量(CK8,18,19)和高分子量(CK1,5,10,14)的细胞角蛋白,其中广谱CK(AE1/3)用于证实上皮来源的肿瘤,而结合CK7和CK20有助于确定原发性肿瘤的起源。例如,CK7+/CK20+肿瘤来源于胆管癌以及卵巢、宫颈和上胃肠道原发性黏液性肿瘤;CK7+/CK20-肿瘤来源于乳腺、宫颈和内膜腺癌,食管、肺、涎腺和甲状腺癌以及恶性间皮瘤;CK7-/CK20+肿瘤来源于结肠癌、原发性下胃肠道黏液性肿瘤、原发性膀胱腺癌;CK7-/CK20-肿瘤则来源于前列腺和肾上腺皮质癌。其他中间微丝蛋白,如结蛋白(desmin, Des)和胶质纤维酸性蛋白(GFAP)有时可用于证实肌源性和神经胶质来源的肿瘤。

(2) 上皮性标记物:除最常用的CKs外,上皮膜抗原(EMA)也常用于上皮性肿瘤的诊断和鉴别诊断,阳性反应定位于细胞膜/浆,单独胞质阳性不能判断为真阳性。需注意的是有些间充质和神经来源的肿瘤,甚至有些淋巴瘤也可表达EMA。

(3) 肌源性标记物:除Des外,平滑肌肌动蛋白(SMA)表达于肌成纤维细胞、肌上皮细胞、血管周细胞和平滑肌细胞及其相应肿瘤的胞质中,在骨肿瘤中常用于梭形细胞和圆细胞的鉴别诊断。肌红蛋白(myglobin)表达于骨骼肌、横纹肌肉瘤和具有横纹肌分化的肿瘤,阳性反应定位于胞质,平

滑肌不表达该抗原。MyoD1 和 myogenin 表达于早期骨骼肌分化的肿瘤中,阳性反应定位于细胞核,主要用于横纹肌肉瘤的鉴别诊断。

(4) 血管标记物:第Ⅷ因子相关抗原(factor Ⅷ)、CD31 和 CD34 表达于正常和肿瘤性内皮细胞的胞质中,高度恶性血管肉瘤常为灶性阳性。需注意的是 factorⅧ抗原可外漏而出现非特异性反应,CD31 可表达于巨核细胞、血小板和有些浆细胞,CD34 则在许多非内皮细胞及其肿瘤(如隆突性真皮纤维肉瘤、孤立性纤维性肿瘤、恶性周围神经鞘膜瘤)中表达,因此在用于骨肿瘤诊断和鉴别诊断时应选择一组抗体标记。EGR 是一个血管内皮细胞的新标记物,阳性反应定位于细胞核,可用于血管源性肿瘤的诊断和鉴别诊断。Ewing 肉瘤和前列腺癌中存在 *ERG* 和 *EWSR1* 基因易位,因此,免疫组织化学染色过表达 *ERG* 表明存在该基因易位。另外,上皮样肉瘤也常有 *ERG* 过表达。

(5) 神经源性标记物:S100 蛋白最初证实在胶质和施万细胞中,以后发现也表达于黑色素细胞、脂肪细胞、肌上皮细胞、Langerhans 组织细胞和软骨细胞中,在骨肿瘤诊断中主要作为软骨分化的标记物,S100 蛋白表达于分化较原始的软骨性肿瘤,如软骨黏液纤维瘤、软骨母细胞瘤和间叶性软骨肉瘤,也可表达于软骨瘤和普通型软骨肉瘤中,阳性反应定位于细胞核,此外,S100 蛋白表达于脊索瘤和 Langerhans 组织细胞增生症的瘤细胞中,S100 蛋白结合 HMB45、MelanA 还可用于转移性恶性黑色素瘤和原发性透明细胞肉瘤的诊断。髓磷脂碱性蛋白(MBP)表达于良性和恶性施万细胞肿瘤中,阳性反应定位于胞质。Leu-7 存在于神经鞘膜和神经内分泌细胞及其肿瘤中,在鉴别骨的小圆细胞肿瘤中也有用。嗜铬粒蛋白(CgA)和突触素(Syn)是神经元和神经内分泌细胞标记物,阳性反应定位于胞质,能用于诊断嗜铬细胞瘤和神经内分泌肿瘤,在骨肿瘤中,最常用于神经母细胞瘤、副神经节瘤和其他神经内分泌肿瘤等转移性肿瘤的鉴别诊断。

(6) 其他标记物:CD99(*MIC2* 基因产物)作为 T 细胞黏附分子,表达于淋巴母细胞性淋巴瘤,阳性反应定位于细胞膜,在骨肿瘤中,绝大多数 Ewing 肉瘤/PNET、半数间叶性软骨肉瘤的小圆细胞成分表达 CD99,此外,分化差滑膜肉瘤和少数横纹肌肉瘤也可表达 CD99。骨形成蛋白(BMP)表达于骨肉瘤,但也发现在几个其他软组织和骨肿瘤中表达,因此目前在骨肿瘤的鉴别诊断上意义不明。MDM2 在低级别骨肉瘤和脂肪肉瘤中表达,阳性反应定位于细胞核。p16 在大多数骨肉瘤中表达,阳性反应也定位于细胞核,最近研究显示 p16 阳性骨肉瘤对治疗反应比 p16 阴性骨肉瘤好。T-盒基因产物,brachyury 是对脊索瘤高度特异的标记物,可用于与脊索瘤相似的肿瘤(如软骨肉瘤、脊索样脑膜瘤和转移性癌)鉴别,阳性反应定位于细胞核。转录因子 SOX9 在有软骨分化的所有良性和恶性骨肿瘤都可表达,阳性反应定位于细胞核,软组织滑膜肉瘤也可表达 SOX9。转录因子 RUNX2 和另一种成骨转录因子 Osterix,在所有良性和恶性骨形成肿瘤中表达,在骨肿瘤中,可作为骨母细胞分化的标记物,阳性反应均定位于细胞核中。需注意的是它们与其他转录因子一样,在许多非骨源性肿瘤中也会有异常表达。

5. 电子显微镜　电子显微镜(EM)仍然是研究细胞和细胞外超微结构的有力工具,透射电镜(TEM)和扫描电镜(SEM)分别显示细胞内和细胞表面的细微结构,在骨病理上,前者主要用于诊断,而后者主要用于研究。过去,骨肿瘤 EM 检查主要用于鉴别不同类型梭形细胞肿瘤、小圆细胞肿瘤、血管与非血管源性肿瘤以及骨转移性肿瘤的起源。由于 EM 所取的组织少,常缺乏特异性的超微结构特点,有时难以区分肿瘤性细胞与非肿瘤性细胞,对于肿瘤性细胞也难以区分良性还是恶性细胞。免疫组织化学和分子病理技术的出现,大大改善了骨肿瘤的诊断和分型的准确性,故现已在骨肿瘤的常规诊断中很少应用 EM 了。

6. 细胞计量术和组织形态计量术　定量细胞计量术和组织形态计量术能用于肿瘤细胞的研究和提供预后用于意义的信息,但组织形态计量术在骨病理中,更多地作为诊断代谢性疾病的非常重要的工具。在过去,流式细胞术(FCM)和图像分析(image analysis,IA)主要用于肿瘤的 DNA 倍体和增殖速率研究,现在已被更精确的微阵列和 DNA 测序技术代替,而应用 IHC 检测肿瘤增殖速率更简便和高性价比。因此,在现代病理诊断中,这些技术更常用于研究,而不是作为诊断工具。

7. 细胞和分子遗传学　细胞遗传学的核型分析以及增生染色体的数目和结构异常有助于骨肿瘤的诊断,如 Ewing 肉瘤存在染色体 11 和 22 的频发性易位 t(11;22)(q24;q12)。荧光原位杂交(FISH)、比较基因组杂交(CGH)、聚合酶链反应(PCR)、基因组测序和高通量基因组表达谱等技术也已应用于骨肿瘤的诊断和研究。表 16-3 是一些用于骨肿瘤诊断的特异性遗传学异常。

三、骨肿瘤的分级和分期

(一) 分级

组织学分级是依据肿瘤的组织学特点来预测恶性肿瘤的生物学行为。目前对于骨的恶性肿瘤没有普遍接受的分级系统,组织学亚型常可以决定其分级。例如,骨旁骨肉瘤、透明细胞软骨肉瘤认为是低度恶性;而 Ewing 肉瘤、血管扩张性骨肉瘤、去分化软骨肉瘤、多形性未分化肉瘤总认为是高度恶性。少数类型如普通型软骨肉瘤、骨的平滑肌肉瘤和纤维肉瘤可以依据肿瘤细胞分化程度分为Ⅰ、Ⅱ和Ⅲ级。WHO 分类(2013 年)按肿瘤的生物学将骨肿瘤分为良性、局部侵袭性或偶有转移性和恶性四组[10]。

1. 良性　大多数良性肿瘤的局部复发能力有限,即使复发也是以非破坏性生长方式,局部完全切除或刮除几乎总能治愈。

表 16-3 骨肿瘤的特异性遗传学异常[8-9]

肿瘤	易位	涉及基因
Ewing 肉瘤/PNET	t(11;22)(q24;q12)	*EWSR1-FLI1*
	t(21;22)(q22;q12)	*EWSR1-ERG*
	t(7;22)(p22;q22)	*EWSR1-ETV1*
	t(17;22)(q12;q12)	*EWSR1-ETV4*
	t(2;22)(q33;q12)	*EWSR1-FEV*
骨的未分化小圆细胞肉瘤	inv(X)(p11.4;p11.22)	*BCOR-CCNB3*
骨外黏液样软骨肉瘤	t(9;22)(q22;q12)	*EWSR1-NR4A3*
	t(9;17)(q22;q11)	*TAF15-NR4A3*
	t(9;15)(q22;q21)	*TCF12-NR4A3*
动脉瘤性骨囊肿	t(16;17)(q22;p13)	*CDH11-USP6*
	t(1;17)(p34;p13)	*TRAP150-USP6*
	t(3;17)(q21;p13)	*ZNF9-USP6*
奇异性骨旁骨软骨瘤性增生	t(1;17)(q32;q21)	*RDC1*
甲下外生骨疣	t(x;6)(q24-26;q15-21)	*COL12A1-COL4A5*
间叶性软骨肉瘤	del(8)(q13.3q21.1)	*HEY1-NCOA2*
腱鞘巨细胞瘤	t(1;2)(p13;q11.2)	*CSF1-COL6A3*
	与 1p13 其他 t	*CSF1*

2. 中间性（局部侵袭性） 肿瘤常局部复发，伴有浸润性和局部破坏性生长方式，但无转移潜能，如Ⅰ级软骨肉瘤。需广泛切除，切缘为正常组织，也可局部外用药物，以确保局部控制。

3. 中间性（偶有转移性） 肿瘤局部常呈侵袭性，此外，偶尔能发生远处转移，转移的危险性<2%，且依据组织形态学无法可靠预测，这种病变常转移到肺，如骨的巨细胞瘤。

4. 恶性 肿瘤除了局部破坏性生长和复发外，有明显转移的危险，通常为 20% 到接近 100%，组织学上有些低度恶性肿瘤（如软骨肉瘤、骨旁骨肉瘤）的转移率仅 2% ~ 10%，这种肿瘤局部复发后分级提高，转移的危险性增高。

需注意的是在新的分组中，"中间性"组肿瘤不等于组织学分级上的"中级别"，也不相应于国际疾病分类（ICD）编码中的良恶性不确定的 ICD-O/1，"中间性，局部侵袭性"通常相当于 ICD-O/1，而"中间性，偶有转移性"则为 ICD-O/3。这一分类对实际上认为是恶性，但不转移的肉瘤（如非典型软骨性肿瘤/软骨肉瘤 1 级）和基本上认为是良性，但偶尔转移的肿瘤（如骨的巨细胞瘤）尤其有用。

（二）分期

1980 年，由 Enneking 等提出的外科分期系统已被肌肉骨骼肿瘤协会接受和广泛应用。Enneking 分期十分简便和实用。所有低度恶性骨肿瘤都是Ⅰ期；所有高度恶性肿瘤都是Ⅱ期；所有转移性骨肿瘤，无论淋巴结还是远处转移，都是Ⅲ期。然后按肿瘤浸润范围是否超过一个解剖区分为Ⅰ期A 和 B、Ⅱ期 A 和 B 以及Ⅲ期 A 和 B。为了评估患者的预后，WHO（2013 年）依据肿瘤的大小、局部淋巴结转移和远处播散以及组织学分级予以分期。即 TNM 分期。在骨肿瘤，恶性肿瘤很少有淋巴结转移。虽然分期系统包括良性和

恶性骨肿瘤，但实际工作中主要用于恶性骨肿瘤。

四、骨肿瘤分类

骨肿瘤病理分类是以病理形态和肿瘤的组织来源为基础进行分类的，近年来，免疫组织化学、细胞和分子遗传学技术应用，使骨肿瘤的诊断和分型更为精确，并为肿瘤的生物学行为和临床治疗提供重要依据。

早在 1865 年 Virchow 根据瘤细胞的形态将骨肿瘤分为梭形细胞肉瘤、圆形细胞肉瘤及巨细胞瘤。随着病例累积及形态观察的进一步深入，1939 年 Ewing 提出以肿瘤组织起源及良、恶性作为分类根据，使骨肿瘤分类初具雏形。在此基础上 Lichtenstein 又将一些形态相似而本质不同的肿瘤分出来，形成新的类别，如软骨母细胞瘤、软骨黏液样纤维瘤、非骨化性纤维瘤等，使骨肿瘤分类更加完善。1972 年世界卫生组织委托 Schajowicz 编写骨肿瘤分类，对骨肿瘤的研究有了较统一的认识。

近年来经过大量基础与临床研究，认为在良性与恶性骨肿瘤之间尚存在一组中间性肿瘤，故 1983 年国人在长春肿瘤会议中提出从肿瘤生物学行为上应分为良性、中间性和恶性三类更切实际，后来 WHO 组织学分类（1993，2002）也对1972 年的骨肿瘤分类进行了修改，将以往只分为良、恶两组的分法改为良性、中间性和恶性三组[10]。2002 年和 2013 年WHO 提出了新的肿瘤分类，其显著变化是突出遗传学在肿瘤中的重要性，并将所有的肿瘤都视为独立病种，所有骨肿瘤及其变型均描述诊断标准、病理学特点和相关遗传学改变，包括新的 ICD-10 编码、发病率、年龄性别分布、病变部位、临床症状和体征、病理学、遗传学及预后因素。现将WHO（2013）骨肿瘤分类[11]介绍见表 16-4：

表 16-4 WHO(2013)骨肿瘤分类

软骨源性肿瘤 chondrogenic tumors 良性 骨软骨瘤 osteochondroma 9210/0 软骨瘤 chondroma 9220/0 　内生性软骨瘤 enchondroma 9220/0 　骨膜软骨瘤 periosteal chondroma 9221/0 骨软骨黏液瘤 osteochondromyxoma 9211/0＊ 甲下外生骨疣 subungual exostosis 9213/0＊ 畸形骨旁骨软骨瘤性增生 bizarre parosteal osteochondromatous pro- liferation 9212/0＊ 中间性(局部侵袭性) 软骨黏液样纤维瘤 chondromyxoid fibroma 9241/0 非典型软骨性肿瘤/软骨肉瘤 1 级 atypical cartilaginous tumour/ chondrosarcoma grade 1 9222/1＊ 中间性(偶有转移性) 软骨母细胞瘤 chondroblastoma 9230/1＊ 恶性 软骨肉瘤 chondrosarcoma Ⅱ级,Ⅲ级 grade Ⅱ,grade Ⅲ 9220/3 去分化软骨肉瘤 dedifferentiated chondrosarcoma 9243/3 间叶性软骨肉瘤 mesenchymal chondrosarcoma 9240/3 透明细胞软骨肉瘤 clear-cell chondrosarcoma 9242/3 **骨源性肿瘤 osteogenic tumors** 良性 骨瘤 osteoma 9180/0 骨样骨瘤 osteoid osteoma 9191/0 中间性(局部侵袭性) 骨母细胞瘤 osteoblastoma 9200/0 恶性 低度恶性中央型骨肉瘤 low-grade central osteosarcoma 9187/3 普通型骨肉瘤 conventional osteosarcoma 9180/3 　软骨母细胞性骨肉瘤 chondroblastic osteosarcoma 9181/3 　成纤维细胞性骨肉瘤 fibroblastic osteosarcoma 9182/3 　骨母细胞性骨肉瘤 osteoblastic osteosarcoma 9180/3 血管扩张型骨肉瘤 telangiectatic osteosarcoma 9183/3 小细胞型骨肉瘤 small cell osteosarcoma 9185/3 继发性骨肉瘤 secondary osteosarcoma 9184/3 骨旁骨肉瘤 parosteal osteosarcoma 9192/3 骨膜骨肉瘤 periosteal osteosarcoma 9193/3 高级别表面骨肉瘤 high-grade surface osteosarcoma 9194/3 **纤维源性肿瘤 fibrogenic tumors** 中间性(局部侵袭性) 骨的促结缔组织增生性纤维瘤 desmoplastic fibroma of bone 8823/1＊ 恶性 骨的纤维肉瘤 fibrosarcoma of bone 8810/3 **纤维组织细胞性肿瘤 fibrous histiocytic tumors** 良性 非骨化性纤维瘤/良性纤维组织细胞瘤 non-ossifying fibroma/be- nign fibrous histiocytoma 8830/0 **造血系统肿瘤 haematopoietic tumors** 恶性 浆细胞骨髓瘤 plasma myeloma 9732/3	骨的孤立性浆细胞瘤 solitary plasmacytoma of bone 9731/3 原发性非霍奇金淋巴瘤 primary non-Hodgkin lymphoma of bone 9591/ 3 **富于破骨细胞性巨细胞肿瘤 osteoclastic giant cell rich tumors** 良性 小骨的巨细胞病变 giant cell lesion of the small bones 中间性(局部侵袭性,偶有转移性) 骨巨细胞瘤 giant cell tumour of bone 9250/1 恶性 骨巨细胞瘤中的恶性肿瘤 malignant in giant cell tumour of bone 9250/ 3 **脊索肿瘤 notochordal tumors** 良性 　良性脊索肿瘤 benign notochordal tumour 9370/0＊ 恶性 脊索瘤 chordoma 9370/3 **脉管肿瘤 vascular tumors** 良性 血管瘤 haemangioma 9120/0 中间性(局部侵袭性,偶有转移性) 　上皮样血管瘤 epithelioid haemangioma 9125/0 恶性 上皮样血管内皮瘤 epithelioid haemangioendothelioma 9133/3 脉管肉瘤 angiosarcoma 9120/3 **肌源性肿瘤 myogenic tumors** 良性 骨的平滑肌瘤 leiomyoma of bone 8890/0 恶性 骨的平滑肌肉瘤 leiomyosarcoma of bone 8890/3 **脂肪源性肿瘤 lipogenic tumors** 良性 骨的脂肪瘤 lipoma of bone 8850/0 恶性 骨的脂肪肉瘤 liposarcoma of bone 8850/3 **肿瘤性质未明的肿瘤 tumors of undefined neoplastic nature** 良性 单纯性骨囊肿 simple bone cyst 纤维结构不良 fibrous dysplasia 8818/0＊ 骨纤维结构不良 osteofibrous dysplasia 软骨间叶性错构瘤 chondromesenchymal hamartoma Rosai-Dorfman 病 Rosai-Dorfman disease 中间性(局部侵袭性) 　动脉瘤性骨囊肿 aneurysmal bone cyst 9260/0＊ 　Langerhans 组织细胞增生症 Langerhans cell histiocytosis 　　单骨性 monostotic 9752/1＊ 　　多骨性 polyostotic 9753/1＊ 　Erdheim-Chester 病 Erdheim-Chester disease 9750/1＊ **其他肿瘤 miscellaneous tum ours** 　Ewing 肉瘤 Ewing sarcoma 9364/3 釉质瘤 adamantinoma 9261/3 骨的高度恶性多形性未分化肉瘤 undifferentiated high-grade pleo- morphic sarcoma of bone 8830/3

注:形态学编码来自 WHO(2000 年)第 3 版肿瘤疾病国际分类(ICD-O)。编码/0 为良性肿瘤;/1 为交界性或生物学行为不确定;/2 为原位癌和上皮内瘤变Ⅲ级;/3 为恶性

＊ 这些新编码于 2012 年由 ICD-O 的 IARC/WHO 委员会批准

第三节　骨肿瘤各论

一、骨源性肿瘤

（一）骨瘤

骨瘤（osteoma）是一种由成熟板层骨所组成的良性肿瘤。致密骨组成的外突性肿块。关于此病的发病机制，Aegerter 认为是骨的错构瘤。Jaffe 认为是纤维-骨病变的硬化阶段。

【临床和影像学特点】骨瘤好发于 30～50 岁，无性别差异。肿瘤大多起自骨表面，又称为象牙质样外生骨疣（ivory exostosis），一般只累及膜内成骨的骨，尤其颅面骨，包括上下颌骨、额窦、筛窦、鼻窦、眼眶和颅顶等；当肿瘤位于髓内，则称为内生骨疣（endostosis）或骨岛，大多为错构瘤性病变，通常位于长骨骨骺区、盆骨和椎体。临床上通常无症状，常偶尔被发现，位于鼻窦的骨瘤可引起鼻塞和局部肿胀。

骨瘤多为单发，偶见多发，多发性骨瘤如同时伴有结肠息肉病、软组织纤维瘤病和皮肤的皮脂囊肿，称为 Garden 综合征；多发性内生骨疣可以伴有多发性骨软骨瘤和瘢痕疙瘩形成倾向，称为 Buschke-Ollendorff 综合征（骨斑点症），两者都是常染色体显性遗传性疾病。

影像学上显示境界清楚，均匀一致的骨性肿块。

【大体】骨瘤大多为质地坚硬的肿块，附于骨表面或位于髓内，体积小，大多<2cm。

【光镜】由成熟但无哈弗斯系统的板层骨组成，粗大的骨小梁连接成网，骨小梁间有疏松的纤维结缔组织（图 16-1）。按骨与纤维比例的不同分为致密型骨瘤和疏松型骨瘤。前者质地硬，骨小梁密集，间隙小，纤维少，不见骨髓造血成分；后者质地较软，骨小梁略稀疏，间隙大，间隙中有大量纤维，并可见脂肪及骨髓造血成分。发生在长骨骨表面的

骨瘤非常少见，大多可能是骨软骨瘤的软骨帽完全磨损和骨化所形成。

【预后】无症状骨瘤通常无需治疗，有症状者可手术切除，预后很好。多发性骨瘤应注意检查是否有 Garden 综合征，因同时存在的结肠息肉病随年龄增长可发生恶性变。

（二）骨样骨瘤

骨样骨瘤（osteoid osteoma，OO）一种由骨母细胞及其产生骨样组织和编织骨所组成的，体积<2cm 的良性骨肿瘤，约占良性骨肿瘤的 1.6%。

【临床特点】骨样骨瘤好发于 10～30 岁，男女之比为 2～3:1。肿瘤最常累及长骨骨干和干骺区的骨皮质内，尤其股骨和胫骨，也可位于腓骨及椎骨等。临床表现为间歇性疼痛，夜间加重，口服水杨酸类药物可缓解。发生在关节囊内者常伴滑膜炎症反应。可因活动牵拉而诱发疼痛。

【影像学】病变处骨皮质增厚，密度增高，中央有一显示特征性透光瘤巢，周围绕有反应性硬化骨，瘤巢的中心可有钙化，形成典型"鸟眼征"。发生在关节囊内的硬化不明显，但可引起滑膜增生及关节肿胀。由于瘤巢的体积小，且埋于硬化骨中，取材较为困难，术前患者口服四环素 1～2 天以辅助诊断，术中取下标本后在暗室中用紫外线照射，中心的瘤巢发生金黄色荧光，若不出现荧光则表示病变未被切除。

【大体】界限清楚的类圆形瘤巢（nidus）位于反应性硬化的骨皮质内，体积小，最大直径很少超过 1cm，呈淡粉色或暗红色，砂粒样。

【光镜】肿瘤的中央由骨母细胞、骨样组织和编织骨所组成，骨母细胞完整衬覆在骨表面，间质为富含扩张小血管的疏松结缔组织，有数量不等的破骨细胞。病变早期，骨母细胞生长活跃，骨样组织和编织骨排列较杂乱；之后，骨样组织和编织骨增多，伴破骨细胞性吸收；最后，骨小梁连接成网状，但不会形成板层骨（图 16-2）。

【鉴别诊断】

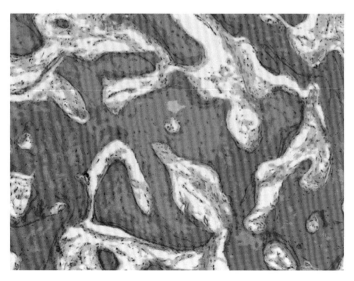

图 16-1　骨瘤
致密板层骨连接成网，其间疏松的纤维血管组织

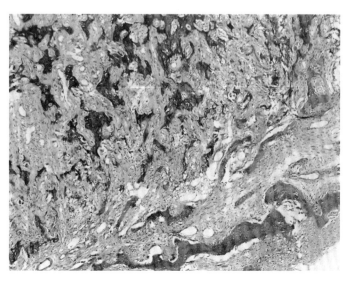

图 16-2　骨样骨瘤（低倍）HE
左上示瘤巢，右下示周围硬化骨

1. 骨母细胞瘤　瘤体大于2cm,疼痛及周围硬化不如骨样骨瘤明显。镜下显示骨母细胞更丰富,骨小梁较宽,连接成网状。

2. 内生骨疣　表现为正常组织中有片块状骨岛,由成熟板层骨构成,临床无疼痛。

【预后】肿瘤中央瘤巢完全切除能治愈,如切除不彻底,症状可持续存在,且易复发。

（三）骨母细胞瘤

骨母细胞瘤(osteoblastoma,OB)是一种由骨母细胞及其产生骨样组织和编织骨所组成的体积>2cm的良性或局部侵袭性肿瘤。组织学上与骨样骨瘤相似,又称巨大骨样骨瘤(giant osteoid osteoma)。

【临床特点】骨母细胞瘤好发于10～30岁,30岁以下占75%,男女之比约为2∶1。肿瘤最常累及椎骨和骶骨,也可位于近端和远端股骨以及近端胫骨。在椎骨,多见于椎体后部如椎弓、棘突。临床上,椎骨肿瘤表现为背痛、脊柱侧凸和神经根受压症状;长骨肿瘤表现为疼痛和局部肿胀,但疼痛不如骨样骨瘤严重。

【影像学】肿瘤境界清楚,圆形或卵圆形,偏心的膨胀性溶骨性病变,周围有薄层反应骨包绕,可伴有局灶性钙化。发生在脊柱的病变,在X线平片上很难辨认,CT是重要的诊断方法。

【大体】肿瘤呈红色或红褐色,砂粒感,骨皮质变薄,膨大,如骨皮质破坏,可见薄层骨膜新骨。肿瘤最大直径>2cm,常可达4～6cm,较大病变可有囊性变。

【光镜】相似于骨样骨瘤,编织骨的骨针和骨小梁排列杂乱,骨母细胞呈单行紧贴骨小梁,卵圆形或多角形,增生活跃,但形态单一,无异型性,很少见核分裂象,骨小梁时有连接成网,间质富含小血管,常有外渗红细胞和散在破骨细胞(图16-3)。

有些骨母细胞瘤的骨母细胞大、肥胖,呈上皮样,核大、核仁明显,可见个别核分裂象,称为上皮样骨母细胞瘤或侵袭性骨母细胞瘤。还有极少数骨母细胞瘤中的瘤细胞明显退变,出现核的非典型性,但无核分裂象,称为假恶性骨母细胞瘤。

【鉴别诊断】

（1）骨样骨瘤(见前述)。

（2）普通型骨肉瘤:两者均可见于青少年,骨母细胞瘤组织形态学上与骨母细胞型骨肉瘤易于混淆。骨肉瘤局部及全身症状重,患部肿痛,皮温高;好发于膝关节上下部位,极少发生在脊柱;影像学上,骨肉瘤骨质破坏明显,可见日光放射状骨膜反应及软组织块影。而骨母细胞瘤界限清晰,常有硬化缘;光镜下,骨母细胞瘤骨样组织与相邻的宿主板层骨之间分界清楚,缺乏渗透或浸润现象,骨小梁衬覆单行骨母细胞,形态规则,成分单一,核分裂象少见,骨小梁间为非肿瘤性疏松结缔组织;而骨肉瘤源于多潜能的间叶细胞,具有肿瘤性成骨、成软骨及成纤维的能力,易见核分裂及病理核分裂象,常见肿瘤性坏死;肿瘤浸润残留的宿主骨。

【预后】骨母细胞瘤可用刮除术治疗,大的肿瘤需手术切除,预后很好。少数骨母细胞瘤体积大,破坏骨皮质,瘤细胞呈上皮样,可见个别核分裂象(<3/10HPF),这些肿瘤具有局部侵袭行为,但其预后不比一般的骨母细胞瘤差。2013年WHO分类将骨母细胞瘤归为中间性,局部侵袭性肿瘤。

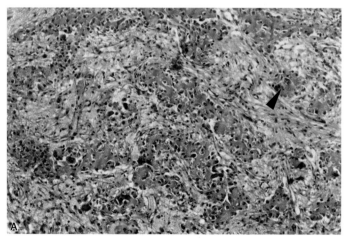
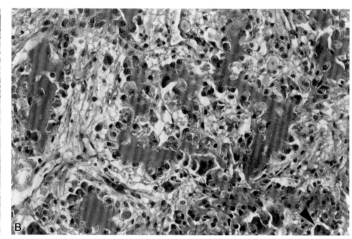

图16-3　骨母细胞瘤

A.骨样组织及小梁状的骨组织,间质散在分布小型多核巨细胞;B.肥硕的骨母细胞呈单行衬覆于骨小梁周边,细胞异型性不明显,骨小梁间为富含小血管的疏松纤维结缔组织

F16-3　ER

（四）骨肉瘤

骨肉瘤（osteosarcoma，OS）是一种以肉瘤细胞直接形成骨或骨样组织为特点的恶性成骨性肿瘤。该肿瘤早年也被称作成骨肉瘤（osteogenic sarcoma），但骨肉瘤的名称更为确切，现已受到广泛应用。骨肉瘤为最常见的原发性恶性骨肿瘤，国内资料[5]中，骨肉瘤占恶性骨肿瘤的34.19%，居首位，而在欧美国家，骨髓瘤占首位。

骨肉瘤分为原发性和继发性两大类。原发性骨肉瘤根据所处骨的部位又分为骨内骨肉瘤和骨表面骨肉瘤。原发性骨肉瘤中90%是普通型骨肉瘤，根据其主要成分的不同分为骨母细胞型、软骨母细胞型及成纤维细胞型骨肉瘤三类。此外，一些少见组织学类型由于不同于普通型骨肉瘤的临床、影像学、和组织病理学特点，被认为是独立的亚型，包括毛细血管扩张型骨肉瘤、小细胞型骨肉瘤、低级别中心型骨肉瘤、骨旁骨肉瘤、骨膜骨肉瘤、表面高级别骨肉瘤。继发性骨肉瘤是起自其他骨肿瘤或骨病的恶性变，如Paget病、其他肿瘤放疗后和梗死骨等。

1. 普通型骨肉瘤（conventional osteosarcoma） 又称经典型骨肉瘤（classic osteosarcoma），是最为常见的恶性骨肿瘤。

【临床特点】骨肉瘤好发于青少年，其中11～20岁占47.5%，21～30岁占28.7%；10岁以前及40岁以后较少见，但继发性骨肉瘤常见于40岁以上的患者。男性多见，男女之比约为1.5:1。骨肉瘤最常累及四肢长骨，尤其远端股骨（30%）、近端胫骨（15%）和近端肱骨（15%），也可位于老年人的颌骨、盆骨和椎骨，而四肢小骨很少发生骨肉瘤。在长骨，绝大多数位于干骺区（90%），少数位于骨干（9%）和骨骺（1%）。Paget骨肉瘤则最常见于盆骨、肱骨、颅骨和股骨。

临床表现为局部增大的疼痛性肿块，其表面皮肤红肿、水肿、静脉怒张、关节渗液、活动受限，约15%病例合并病理性骨折。晚期患者体重减轻，出现贫血和恶病质。半数以上患者血清碱性磷酸酶（AKP）显著升高。

【影像学】表现多样，典型病例表现为境界不清，混合溶骨和成骨的肿块，呈渗透性或虫蚀状破坏，溶骨区的骨密度降低，而成骨区的骨密度增高，呈絮状阴影或硬化影，骨皮质常断裂穿破，引起"日光放射状"骨膜反应和Codman三角形成以及软组织块影。

【大体】典型的普通型骨肉瘤位于长骨干骺区的骨髓腔内，肿物较大者可达骨干而形成巨块。肿瘤切面表现不同：细胞丰富的区域为灰红、灰白色，质软，呈鱼肉样，伴暗红、灰黄（出血坏死）、灰白质脆（成软骨，砂粒感），甚者硬如象牙样的区域（成骨）。肿瘤沿骨髓腔向骨干蔓延，另一端达骺板，但很少侵犯骨骺，肿瘤还可侵蚀穿透骨皮质到骨膜，使骨膜抬高，形成骨膜下方垂直于骨干的针状反应性骨。继而肿瘤破入周边组织形成软组织肿块（图16-4）。偶尔，骨肉瘤可完全位于骨皮质内，称为皮质内骨肉瘤。少数情况下出现骨内多发卫星灶，称为跳跃式转移（skip metastases）。

【光镜】普通型骨肉瘤的组织形态多样，可呈上皮样、

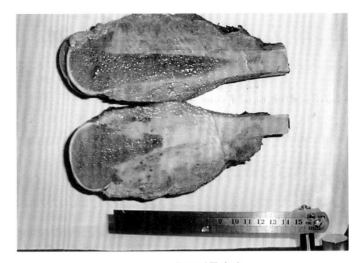

图16-4　普通型骨肉瘤
大体标本，见肿瘤位于股骨下段的干骺区，广泛的骨破坏及纺锤形的软组织包块

梭形、小圆形，有显著异型和多形性。胞质嗜伊红色，偶可透明，核分裂象易找见。肿瘤细胞直接形成骨样组织和编织骨，骨样组织呈网格样、花边状、脚手架样或飘带样，更幼稚的骨样组织呈不规则绒毛状嗜伊红物，位于瘤细胞之间（图16-5）。骨样组织可以互相吻合，并钙化成编织骨。肿瘤内常含有异型的软骨和梭形细胞成分，偶尔还可出现较多的破骨细胞型巨细胞。

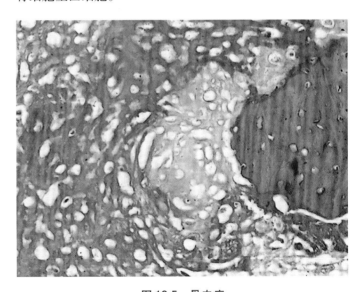

图16-5　骨肉瘤
肿瘤性的骨样组织依托沉淀在残存骨上，形成所谓的"脚手架样"组织学形态

依据肿瘤细胞和间质成分的不同可将普通型骨肉瘤再分成许多亚型，即骨母细胞型（包括硬化型）、软骨母细胞型和成纤维细胞型（图16-6～图16-9），少见的类型有富于巨细胞型、恶性纤维组织细胞瘤样型骨母细胞瘤样型、上皮样型、透明细胞型、软骨母细胞瘤样型和软骨黏液样纤维瘤样型等。异型的肉瘤细胞直接形成骨样组织和骨是诊断骨肉瘤的必要条件（图16-9、图16-10）。

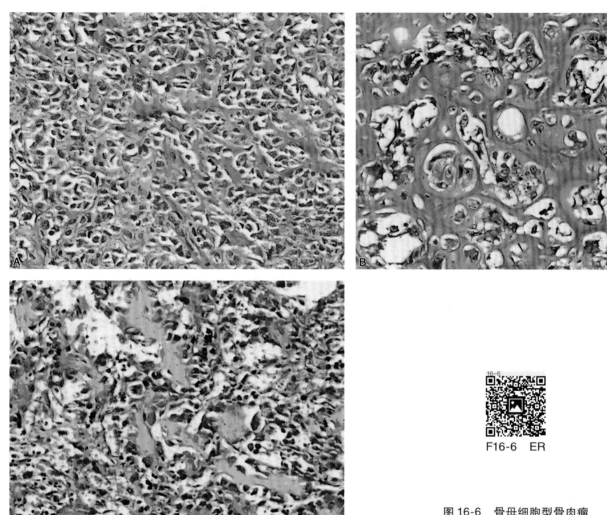

F16-6 ER

图 16-6 骨母细胞型骨肉瘤
A ~ C. 明显异型的骨母细胞产生花边状或小梁状骨样组织

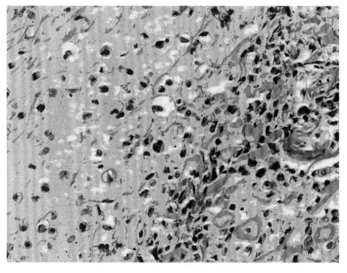

图 16-7 软骨母细胞型骨肉瘤
丰富肿瘤性软骨及少量肿瘤性成骨

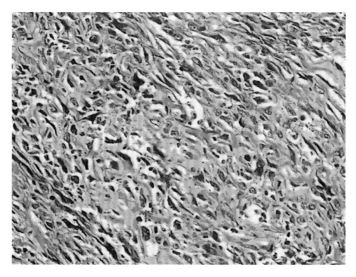

图 16-8 成纤维细胞型骨肉瘤
纤维的肉瘤细胞间见小梁状肿瘤性成骨

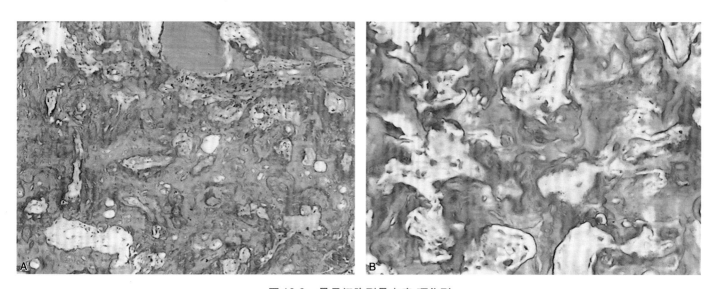

图 16-9 骨母细胞型骨肉瘤-硬化型

A. 粗大钙化的骨样组织连接成网,骨小梁之间细胞数量很少,异型性不明显,被称为恶性骨样组织的"正常化"。图上部见肿瘤性成骨侵蚀残存的板层骨。B. 上图的高倍视野

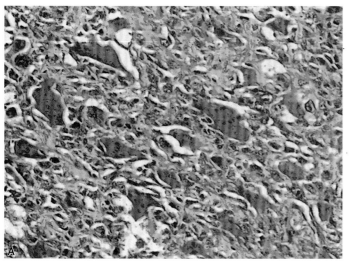

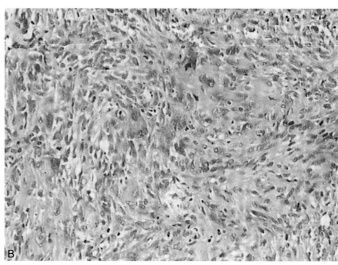

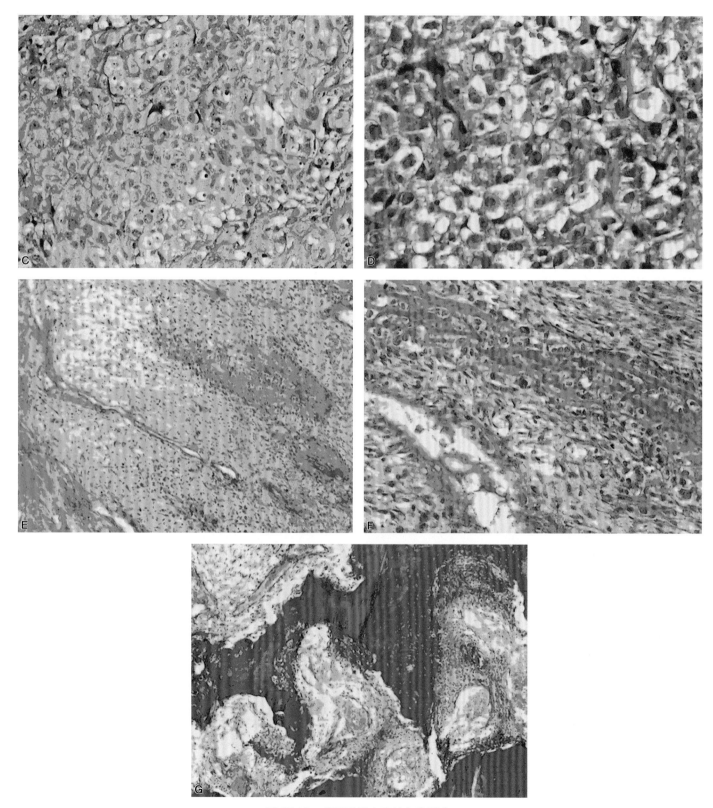

图 16-10 普通型骨肉瘤的各种形态

A.富于巨细胞的骨肉瘤,大量破骨细胞样的巨细胞散在分布,间质内可见肿瘤性成骨;B.恶性纤维组织细胞瘤样骨肉瘤,明显间变的梭形细胞呈席纹状排列,可见肿瘤性成骨;C.恶性骨母细胞呈上皮样,类似癌巢,肿瘤细胞直接成骨以及影像学有侵袭性表现;D.异型的肿瘤细胞呈现透明细胞形态,细胞间见纤细的骨样基质;E、F.骨肉瘤呈现软骨黏液样纤维瘤样表现,肿瘤分叶状,富于黏液,散在片状骨样组织,细胞异型性不明显;G 和 E.同一例,富于黏液的肿瘤组织侵蚀宿主板层骨

【免疫组化】骨肉瘤的瘤细胞可表达许多不同类型抗原，但缺乏诊断特异性抗原，常表达的抗原有骨钙蛋白、骨粘连蛋白、S100 蛋白、SMA、NSE 和 CD99，偶可异常表达 CK 和 EMA，但不表达 FⅧ因子、CD31 和 CD45。

【遗传学】大多数骨肉瘤有复杂的染色体数目和结构异常，尽管遗传学改变在骨肉瘤中为非特异性的，但也有一些规律。最常涉及染色体获得的异常有 1p36、1p21-22、6q12-21、8q21-24、12q11-14、17p11-13 和 19q12-13，少数染色体丢失的异常有 3q13、8p21、9p13 和 13q14。这些遗传学改变在转移性骨肉瘤中比原发性骨肉瘤中更常见。6q12-21 扩增见于 40% ~ 50% 骨肉瘤，涉及 RUNX2、VEGFA、E2F3 和 CDC5 等基因，RUNX2 基因高表达与化学治疗反应差相关[12]，而 VEGFA 基因扩增和过表达可促进肿瘤内的血管生成。8q21-24 扩增和获得见于 45% ~ 55% 骨肉瘤，涉及 MYC 肿瘤基因[13]。3q13 的缺失和 LOH 涉及 LSAMP 基因，该基因的丢失与肿瘤进展和不良预后相关[14]。最近，由涉及骨肉瘤发生的基因组序列资料而提出的一种新的遗传学机制，称为染色体碎裂（chromothripsis），这一现象被认为有单个碎裂事件导致数十个、甚至数百个基因重排[15]。MYC、MDM2、CDK4 以及 MET、FOS 和 MYC 等过度表达[7]。

【鉴别诊断】骨母细胞型骨肉瘤易与骨母细胞瘤混淆；软骨母细胞型骨肉瘤易与软骨肉瘤混淆，而成纤维细胞型骨肉瘤易与纤维肉瘤或多形性未分化肉瘤混淆。此外，骨肉瘤有时还可以与骨巨细胞瘤、软骨肉瘤、软骨黏液样纤维瘤和转移性癌混淆。结合临床、影像学和组织学上找到恶性肿瘤细胞直接形成幼稚骨样组织和侵犯残存骨和骨外软组织，可以作出正确诊断。

【治疗和预后】骨肉瘤属于高度恶性肿瘤，早期可以通过血道播散，最常见转移部位是肺。治疗目的是根治原发性肿瘤和消除转移。局部治疗为手术大块切除肿瘤或截肢，不能切除的肿瘤可行放射治疗。多药化学治疗已取得显著疗效，化学治疗时代前，单独手术治疗的患者中 80% 死于肿瘤，而现代结合化学治疗，70% 患者长期存活，但有复发和转移的病例死亡率仍然相当高。

骨肉瘤的预后与患者年龄、性别、肿瘤大小、部位、手术切缘和临床分期相关。肿瘤位于四肢近端或中轴骨、肿瘤体积大、诊断时以有转移或术前化学治疗反应差的患者预后差。Paget 骨肉瘤的预后极差，5 年生存率仅为 10%。照射后骨肉瘤的预后与原发性普通型骨肉瘤相似，5 年生存率约为 50%。

2. 血管扩张性骨肉瘤（telangiectatic osteosarcoma）　血管扩张性骨肉瘤是一种以血管扩张或形成囊腔结构为特征的高度恶性骨肉瘤。该肿瘤最早由 Paget 描述为"恶性骨动脉瘤"（malignant bone aneurism）；1922 年 Ewing 提出该肿瘤为骨肉瘤的变型；1976 年，Matsuno 等报道了 25 例，称为血管扩张性骨肉瘤；1993 年正式被 WHO"骨肿瘤组织学分类"收录，明确为骨肉瘤的独立组织学类型。该肿瘤较少见，占

骨肉瘤的 3.46%[16]。

【临床特点】肿瘤好发于 10 ~ 20 岁男性，男女之比约为 1.5∶1。最常累及长骨干骺区，尤其远端股骨，以下为近端胫骨、肱骨和股骨。临床表现相似于普通型骨肉瘤，但病理性骨折可高达 25%。

【影像学】典型的病变位于长骨的干骺部，向骨干扩展，表现为大片纯溶骨性骨破坏，周围无骨硬化，骨皮质膨胀和断裂，侵犯软组织，有显著"洋葱皮样"骨膜反应和 Codman 三角形成，且常伴有病理骨折。

【大体】肿瘤病灶较大，切面呈现单房或多房囊腔状，囊内充满血液，类似于动脉瘤性骨囊肿，骨皮质很薄，肿瘤内无实性区。

【光镜】低倍镜下见大量含有血腔的窦样结构，囊壁厚度不一。高倍镜下，囊壁含有显著异型的多形性瘤细胞，核分裂象易见，常有异常核分裂象。瘤细胞之间有少量不规则网格样骨样组织，间隔内可见较多扩张充血的薄壁血管，有些肿瘤有明显实性区，含有许多良性多核巨细胞，多核巨细胞也可沿囊壁和间隔散在分布（图 16-11）。小活检组织中不易找到肿瘤性骨样组织，可误诊为其他恶性肿瘤或动脉瘤性骨囊肿，此时需结合临床和影像学，并多次取材仔细寻找，才能发现诊断骨肉瘤的证据。

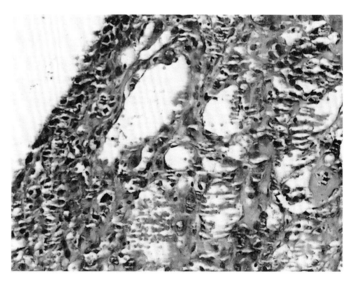

图 16-11　血管扩张型骨肉瘤
含血囊腔内的间隔结构见细胞异型性明显，细胞核呈炭块状，细胞间少量的肿瘤成骨

【鉴别诊断】

（1）动脉瘤性骨囊肿：常可在短时间生长迅速，形成大包块，非常相似于血管扩张型骨肉瘤，但镜下显示多个充满血液的囊腔，囊壁为纤维性间隔，有良性成纤维细胞、组织细胞和散在的破骨细胞样多核巨细胞组成，可有反应性新骨形成，核分裂象偶见，但无异常核分裂象。血管扩张型骨肉瘤在镜下有显著异型的瘤细胞、肿瘤性新骨、异常核分裂象和肿瘤性坏死，可作出正确诊断。

（2）巨细胞瘤：肿瘤发生在骨发育成熟的成人而不是

儿童或青少年,影像学显示肿瘤位于长骨骨骺区,为纯溶骨性病变,无骨膜反应,镜下由大量多核巨细胞均匀分布在具有核形态相同的单核间质细胞,无异型细胞或异常核分裂象,也无肿瘤性新骨形成,两者可以作出鉴别。

【预后】 血管扩张型骨肉瘤对现代化学治疗敏感,预后相似于普通型骨肉瘤。

3. 低级别中心型骨肉瘤(low-grade central osteosarcoma) 起自骨髓腔内低度恶性骨肉瘤。较少见,约占骨肉瘤的1%。

【临床特点】 发病年龄较普通型骨肉瘤大,多为20~30岁,男性稍多。约80%肿瘤位于长骨,尤其远端股骨和近端胫骨的干骺端。临床表现为疼痛和肿胀,可持续数月至数年。

【影像学】 病变位于干骺区或骨干-干骺交界区沿髓腔延伸,形成境界不清的骨质破坏,骨皮质稍膨胀,大多有不同程度穿破,可伴有骨膜反应和软组织侵犯,但少数病例显示境界较清楚的病变,可有硬化边缘提示为惰性或良性病变。

【大体】 肿物位于骨髓腔内,呈灰白色,砂粒感,质地坚硬,可见骨皮质破坏,有或无软组织肿块。

【光镜】 梭形瘤细胞呈束状交织排列,渗透到周围的皮质骨和髓质骨。瘤细胞少或中等量,异型性小,核分裂象少。可见不规则互相吻合、分支状或弯曲的骨小梁,瘤细胞之间富于胶原(图16-12)。

【免疫组化和遗传学】 瘤细胞表达MDM2的CDK4,阳性反应定位于细胞核。遗传学上,低级别中心型骨肉瘤存在涉及染色体12q13-15的MDM2获得或扩增,而缺乏复杂的染色体异常,且TP53突变很低。这些改变不但可用于与良性纤维-骨性病变鉴别,还可与高度恶性的其他亚型骨肉瘤鉴别。

【鉴别诊断】

(1) 纤维结构不良:良性病变进展缓慢,可伴有患骨弯曲畸形,影像学上显示病变呈磨玻璃样改变,无侵袭性表现;镜下见梭形细胞间质疏松水肿,胶原较少,随意分布的编织骨小梁细长弯曲,增生细胞不表达MDM2和CDK4,也无

MDM2基因扩增。

(2) 促结缔组织增生性纤维瘤:临床影像学及生物学行为与低级别中央型骨肉瘤几乎不能区别,但镜下梭形或星形成纤维细胞排列成非常规则的束状,位于致密胶原基质中,无核分裂象,瘤细胞也不表达MDM2和CDK4。

【预后】 手术完全切除肿瘤后预后很好,5年生存率达90%,少数切除不净的患者有局部复发或过度恶性变。

4. 小细胞性骨肉瘤(small cell osteosarcoma) 又称圆细胞骨肉瘤,是由小细胞和数量不等的肿瘤性骨样组织所组成的高度恶性骨肉瘤。较少见,占骨肉瘤的1%~4%。

【临床特点和影像学】 肿瘤好发于10~20岁青少年,男性稍多,最常累及长骨干骺区。临床表现和影像学特点相似于普通型骨肉瘤。

【病理学】 肿瘤的大体表现相似于普通型骨肉瘤。镜下,肿瘤由小形细胞和肿瘤性骨样组织所组成,小细胞圆形,胞质少,细胞核圆形至卵圆形,染色质细致至粗颗粒状,核分裂象多;3~5个/HPF。少数病例中瘤细胞呈梭形,细胞核卵圆形至短梭形,核仁不明显。瘤细胞弥漫性排列,小区可呈血管周细胞瘤样排列。瘤细胞之间总能找到一些网格样骨样组织,偶见小灶肿瘤性软骨(图16-13)。

【免疫组化】 瘤细胞可表达Vim、CD99、骨钙蛋白和骨连接蛋白,不同程度表达SMA和CD34,但不表达FLI-1。

【鉴别诊断】

(1) Ewing肉瘤:Ewing肉瘤主要位于长骨骨干;镜下虽然在瘤细胞之间可以见到纤维素沉积,但无肿瘤性新骨形成;免疫组织显示瘤细胞表达CD99,但不表达Fli-1;遗传学上存在t(11;22)。

(2) 恶性淋巴瘤:恶性淋巴瘤通常位于长骨骨干,影像学显示地图样或虫蚀状溶骨性骨破坏,当肿瘤累及扁骨或椎体,可有硬化性边缘,不到半数病例可见骨膜反应和软组织块影;镜下显示肿瘤性淋巴细胞呈圆形、卵圆形或多形性;免

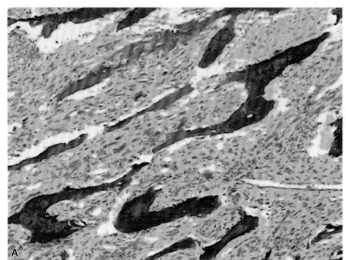
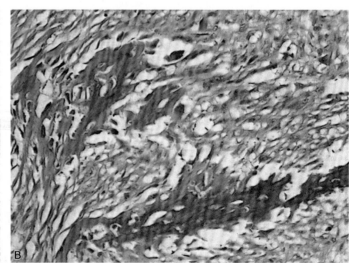

图16-12 低级别中心型骨肉瘤

A.富于胶原分化好的梭形细胞间平行排列的骨小梁,类似良性肿瘤;B.高倍镜显示梭形细胞增生活跃,有轻度异型性

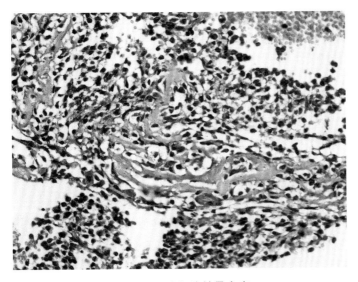

图 16-13　小细胞性骨肉瘤
弥漫分布的肿瘤细胞呈小圆形，类似 Ewing 肉瘤，肿瘤细胞间可见少量纤细的肿瘤性骨样组织，是鉴别的关键所在

疫组化显示 LCA、B 和 T 细胞标记物阳性。

（3）其他小圆细胞肿瘤：小细胞骨肉瘤在小活检标本中常可找不到肿瘤性新骨，此时还需与间叶性软骨肉瘤、转移性神经母细胞瘤和小细胞癌鉴别，临床和影像学特点在鉴别诊断中有重要价值，形态学和免疫表型也有助于鉴别。间叶软骨肉瘤有分化好的软骨肉瘤成分和常排列成血管周细胞瘤样的小细胞组成，肿瘤内无肿瘤性新骨形成，软骨成分表达 S100 蛋白，而小细胞成分表达 SOX9；转移性神经母细胞瘤常见于幼儿，瘤细胞形成 Homer-Wright 假菊形团，表达

CD99、NB84、CD57、CgA 和 PGP9.5 等；小细胞癌好发于老年人，癌细胞表达 CK，不表达 SOX9。

5. 骨旁骨肉瘤（parosteal osteosarcoma）　骨旁骨肉瘤是一种起自骨表面的低度恶性肿瘤，又称为近皮质骨肉瘤（juxtacortical osteosarcoma）。该肿瘤最初于 1950 年由 Geschickter 和 Coperland 首次作为新的临床病理类型提出，称为骨旁骨瘤，属良性。1952 年，Jaffe 和 Unni 提出该瘤实属度恶性，命名为骨旁骨肉瘤。

【临床特点】　肿瘤多见于 20～40 岁，女性稍多。约 70% 病例位于远端股骨的后表面，少数位于近端胫骨和肱骨的骨表面。临床表现为缓慢增大的无痛性肿块，病程长达数年，甚至高达 20 年以上。

【影像学】　肿瘤通常位于长骨干骺区的骨表面，呈致密分叶状，或为环绕骨干生长的肿块，以广基附着于骨皮质，靠近骨皮质基部的密度高，而外周的密度低，肿块与骨皮质之间有时可见到薄层透亮线，骨髓腔通常无累及的证据。

【大体】　肿瘤为蘑菇状或分叶状质硬的肿块，表面常有薄层纤维性包膜，最大直径为 5～20cm。早期肿瘤较小，与骨皮质尚可分离，较大肿瘤包绕骨干生长，常与骨皮质连为一体，局灶性侵犯其下骨皮质和轻微累及骨髓腔。切面灰白，实性，周边质稍软，中心及基底部坚硬似骨。

【光镜】　肿瘤由梭形细胞、新生骨和软骨所组成。梭形细胞分化好，异型性小，可见少量核分裂象。梭形细胞之间常为平行排列，形成良好的骨小梁，为编织骨，有时似板层骨，但骨小梁表面无连续的骨母细胞围绕。较成熟骨小梁位于基部，表面常有软骨成分，肿瘤边缘的细胞较不成熟，向周

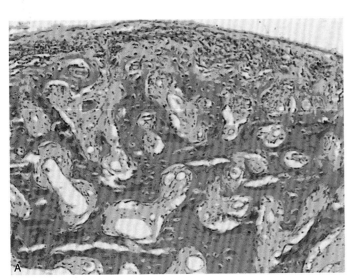

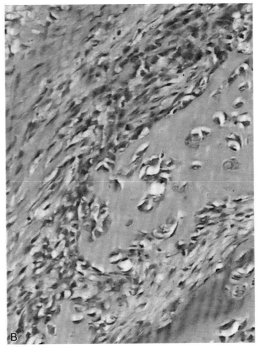

图 16-14　骨旁骨肉瘤
A. 图上方为肿瘤表面，见纤维结缔组织包膜，其下方为分化好的梭形细胞，平行排列的骨小梁较为成熟；B. 高倍镜显示
骨小梁周边的梭形细胞增生活跃，有轻度异型性

围肌肉呈浸润性生长(图16-14)。15%～25%病例可有高度恶性梭形细胞区,表明进展为高度恶性骨肉瘤,称为去分化骨旁骨肉瘤[17]。

【免疫组化和遗传学】瘤细胞表达 MDM2 和 CDK4,阳性反应定位于细胞核。遗传学上显示染色体数目为近二倍体,有一个或多个环状染色体,涉及 MDM2 和 CDK4 基因所在的12q13-15 染色体区扩增。

【鉴别诊断】骨旁骨肉瘤生长缓慢,肿块境界清楚,骨小梁符合较成熟,骨小梁之间的梭形细胞异型性不明显,尤其穿刺等小标本时,常被误诊为良性肿瘤。因此,必须结合临床和影像学特点,才能避免误诊。最重要的鉴别诊断是骨化性肌炎和骨软骨瘤。

(1)骨化性肌炎:该病变属创伤反应性增生继而骨化的瘤样病变,通常病史较短(3～5周);影像学上显示病变多位于骨旁肌肉内,缺乏广基附着于骨,周边密度高,中心较透亮,即所谓的"分带现象";镜下,中央区纤维细胞增生活跃,无细胞核的异型性,中间带为反应性新生的骨小梁,外围为成熟的骨壳,新生骨表面覆盖延续的骨母细胞。骨旁骨肉瘤则附着于其下骨皮质,基部密度高,表面密度低,无"分带现象";镜下,骨小梁虽然较成熟,但无延续的骨母细胞覆盖,肿瘤边缘的梭形细胞较不成熟,浸润周围肌肉组织。

(2)骨软骨瘤:由于骨旁骨肉瘤沿着骨表面外生性生长,细胞较成熟,需与骨软骨瘤鉴别。X线及大体上,骨软骨瘤的骨柄与其下骨皮质延续;镜下,软骨帽内软骨细胞排列规则,骨小梁间为骨髓组织。而骨旁骨肉瘤内瘤细胞排列杂乱,骨小梁间为肿瘤性梭形细胞和骨小梁,具有一定的异型性。

【预后】骨旁骨肉瘤的预后较普通型骨肉瘤好,局部广泛切除后5年生存率达91%,骨髓侵犯和瘤细胞中度异型并不表明预后差。不完全切除易复发,并可进展为高度恶性肉瘤。骨旁骨肉瘤一旦发生去分化,预后很差。

6.骨膜骨肉瘤(periosteal osteosarcoma) 骨膜骨肉瘤是一种起自骨表面以软骨成分为主的中度恶性骨肉瘤。1976年,Unni 和 Dahlin 通过102 例分析,提出了这种男性不多见,同于骨旁骨肉瘤的另一种骨表面的骨肉瘤,命名为骨膜骨肉瘤[18]。

【临床特点】肿瘤好发于10～30岁,较普通型骨肉瘤稍高,但较骨旁骨肉瘤低,男性稍多。最常累及近端胫骨和远端股骨的骨干或骨干-干骺交界区,少数可累及肱骨、腓骨和髂骨偶可位于锁骨、肋骨、颅骨和颌骨。临床表现为局部肿胀、肿块和(或)疼痛。

【影像学】肿瘤位于骨皮质浅部,骨皮质增厚,表面呈扇形影,可见垂直于骨长轴的骨膜反应,呈羽毛状影,软组织肿块内可见钙化。

【大体】肿瘤体积较骨旁骨肉瘤小,从骨皮质表面突向邻近软组织,边缘不规则,骨皮质增厚,骨髓腔很少累。切面呈蓝灰色软骨样,基部明显骨化,钙化的骨刺伸向肿块周边。

【光镜】肿瘤主要显示非典型软骨成分,似Ⅱ级或Ⅲ级

软骨肉瘤,在明显呈恶性软骨的小叶内见细小网格样骨样组织,类似中度恶性软骨母细胞型软骨肉瘤。偶尔有较明显梭形细胞成分,类似中度恶性成纤维细胞型骨肉瘤(图16-15)。

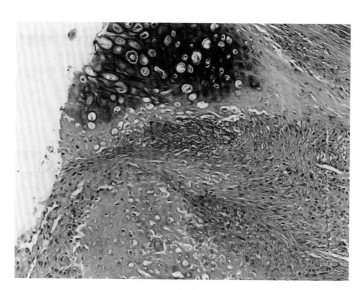

图16-15 骨膜骨肉瘤
肿瘤中见大量肿瘤性软骨成分,此外,尚可见肿瘤性骨及梭形瘤细胞

F16-15 ER

【预后】骨膜骨肉瘤的预后较好,介于骨旁骨肉瘤和表面高度恶性骨肉瘤之间。局部广泛切除能治愈,但复发率较骨旁骨肉瘤高,约15%病例可发生转移,转移转移到肺。局部复发和远处转移患者预后差。Unni 等总结23 例骨膜骨肉瘤,4 例死于肿瘤转移,6 例生存期超过5 年,其中3 例长达15 年,存活最长者已有20 年余。

7.表面高级别骨肉瘤(high-grade surface osteosarcoma) 表面高级别骨肉瘤是一种起自骨表面的高度恶性骨肉瘤[19]。

【临床特点和影像学】肿瘤好发于15～20 岁,男女之比约为2∶1。最常见累及的部位为股骨骨干,以下为胫骨和肱骨的骨表面。

影像学上显示骨表面呈"云絮状"密度不规则增高之肿块,基部附着于骨皮质,并破坏骨皮质,侵犯骨髓腔,肿瘤周边可见骨膜反应。

【病理学】骨表面高级别骨肉瘤具有与普通型骨肉瘤同样的组织学特征及生物学行为。大多为以骨母细胞为主的骨肉瘤,细胞异型性及多形性明显(图16-16)。

【预后】治疗首选肿瘤大块切除,预后相似于普通型骨肉瘤。

8.继发性骨肉瘤(secondary osteosarcoma) 骨肉瘤常

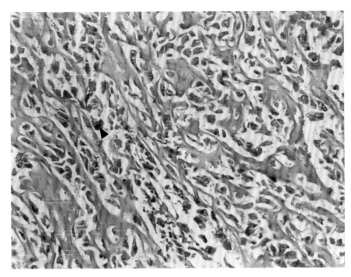

图 16-16　骨表面高度恶性骨肉瘤
肿瘤呈现骨母细胞性骨肉瘤,细胞间有大量肿瘤性骨

可继发于放射治疗后,也可继发于以前存在的各种良性骨病变,如 Paget 病、纤维结构不良等。

放射治疗后骨肉瘤(postradiation osteosarcoma)占所有骨肉瘤的 3.4%~5.5%,占照射后诱发肉瘤的 50%~60%,照射后发生骨肉瘤的危险性估计为 0.03%~0.8%,从放射治疗后到发生骨肉瘤的无症状潜伏期为 4~40 年(平均 11年)。例如,颊黏膜黑色素瘤放射治疗后可继发颌骨骨肉瘤;乳腺癌放射治疗后可发生肋骨骨肉瘤,卵巢癌放射治疗后可发生盆骨骨肉瘤,偶有放射后发生的多中心骨肉瘤。诊断照射后肉瘤需具备以下条件:①照射前的病变与照射后肉瘤必须是不同的组织学类型;②肉瘤必须发生在放射野内;③照射后发生肉瘤必须至少 3 年以上。照射后骨肉瘤预后差,四肢病变 5 年生存率为 68.2%,中轴骨病变 5 年生存率仅为 27.3%。

Paget 骨肉瘤(Paget osteosarcoma)非常罕见,平均年龄为 64 岁,男女之比为 2∶1,最好发于盆骨和股骨,镜下见镶嵌状 Paget 骨之间为典型的高度恶性骨肉瘤,预后差。纤维结构不良相关的骨肉瘤(osteosarcoma associated with fibrous dysplasia)最常发生在多骨性纤维结构不良的 McCune-Albright 综合征中,形态学特点和预后与普通型骨肉瘤相似。

9. 多中心骨肉瘤(multicentric osteosarcoma)　少见,好发于 5~10 岁儿童,男性多见。肿瘤可以累及任何骨,但最常位于远端股骨和近端胫骨。骨肉瘤可同时发生于多骨,也可先后发生于多骨。形态学特点和预后与普通型骨肉瘤相似。

10. 颌骨骨肉瘤(osteosarcoma in jaw)　发生在颌骨的骨肉瘤较少见,但占颅面骨骨肉瘤的 75%,上颌骨比下颌骨多见(约 2∶1),最常位于上颌骨牙槽嵴和下颌骨体部。颌骨骨肉瘤发病年龄较大(20~40 岁),无性别差异。镜下,大多为软骨母细胞型骨肉瘤。预后较普通型骨肉瘤好,切除不净易复发,但很少发生远处转移。

二、软骨源性肿瘤

(一)骨软骨瘤

骨软骨瘤(osteochondroma)是一种位于骨表面、由软骨帽的骨性突起构成的良性软骨性肿瘤,病变骨皮质和骨髓腔与其下的宿主骨相延续。

【临床特点】　最常见的良性骨肿瘤,占良性骨肿瘤的 35%。男性较多见,男女之比为(1.5~2)∶1,好发年龄为 10~30 岁。多发生在四肢长骨的干骺区,依次为远端股骨、近端肱骨、近端胫骨和腓骨。本瘤多为单发,约占 80%,少数偶为多发,后者常有家族史,为常染色体显性遗传性疾病,称为多发性骨软骨瘤病(multiple osteochondromas,MO)。MO 大多起自儿童,男性多见,症状以疼痛和肿块为主,常有肢体畸形和发育不对称,可并发神经和血管压迫症状、滑囊炎和病理性骨折。MO 最重要的并发症是恶变为继发性周围型软骨肉瘤,估计恶变率为 5%,但也有报道显示高达 20%。骨骼发育完成后,肿瘤会停止生长,有症状者手术完全切除可治愈。

【影像学】　病变从骨表面呈球状或菜花样隆起,其骨皮质和骨髓腔与宿主骨相延续;病变的软骨和骨的交界处可有钙化,当钙化出现在软骨帽的表面应疑有恶变。

【大体】　由骨皮质向外突出的肿块,可有蒂或无蒂,表面的软骨帽较薄,其厚度如大于 2cm 应疑有恶变。病变基底宽窄不一,可借广基或蒂与皮质骨相连。软骨帽以下为骨柄,是由疏松骨质组成,与其下宿主骨相连。骨软骨瘤的平均最大直径为 4cm,如大于 8cm 或软骨帽厚度超过 3cm,提示恶变。

【光镜】　病变有三层结构:外层为纤维软骨膜,与其下骨的骨膜相延续;中层为软骨帽,其表面软骨细胞呈簇状生长,深部类似生长板;最内层为成熟的骨小梁,其间见正常的骨髓脂肪或造血组织。成年人的骨软骨瘤因长期磨损,软骨帽可变薄以致消失(图 16-17)。

【遗传学】　多发性骨软骨瘤病的染色体异常涉及 8q22-24.1 的 EXT1 和 11p11-12 的 *EXT2* 基因,其突变率分别为 44%~46% 和 27%,此外,还发现位于 19q 的 *EXT3* 基因,以及类似于上述基因的 *EXTL1*、*EXTL2* 和 *EXTL3* 新基因突变[20]。

【鉴别诊断】

(1)骨膜软骨瘤:病变由分叶状、形态良性的透明软骨岛组成,与宿主骨分开,但可腐蚀骨皮质外层,而缺乏与骨皮质和骨髓腔相延续。

(2)甲下外生骨疣:病变位于远端的指趾骨,组织学与骨软骨瘤相似,由周围的梭形细胞移行到透明软骨再到小梁状骨,病变的骨皮质和髓质与其下骨不延续。

(3)奇形性骨旁骨软骨瘤性增生:病变大多位于手足小骨的骨旁,也由梭形细胞、软骨和骨组成,但排列无序,软骨细胞丰富,核奇形,病变与其下骨分开。

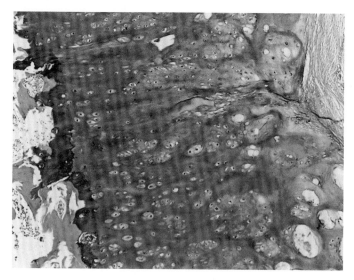

图 16-17　骨软骨瘤
由右向左为三层结构:纤维膜、软骨帽及疏松骨小梁,骨小梁间有骨髓造血成分

（4）半侧肢体骨骺发育异常:又称为 Trevor-Fairbanks 病或关节内骨软骨瘤,是一种发育性病变,以一个或多个骨骺不对称的软骨过度增生,最常累及距骨、远端股骨和胫骨,形态学几乎与骨软骨瘤相同,主要依据临床和影像学作出鉴别诊断。

（5）骨旁骨瘤:少见,病变为均匀一致硬化性肿块,由致密成熟的板层骨所组成,与宿主骨的骨髓腔不相通。需注意的是长期存在的骨软骨瘤,其软骨帽可磨损变薄或消失,类似骨旁骨瘤,但病变骨与宿主骨的骨髓腔相通。

（二）软骨瘤

软骨瘤(chondroma)是一组具有许多相同组织学特点,由透明软骨组成的良性肿瘤,在骨肿瘤中也很常见,发病率仅次于骨软骨瘤。依据部位、临床和遗传学特点可分为内生性软骨瘤、内生性软骨瘤病、骨膜软骨瘤、软组织软骨瘤(略)和滑膜软骨瘤(后述)。

1. 内生性软骨瘤(enchondroma)　是一种发生在骨髓腔内的良性透明软骨性肿瘤。

【临床特点】 常见,占所有良性骨肿瘤 10%～25%。男女发病相等,好发年龄为 10～40 岁。肿瘤最常位于短管状骨,尤以手的掌、指骨最多见,以下为足骨和长骨(近端肱骨和远端股骨)。在长骨,通常位于干骺区或骨干的中央。病变可孤立性或多发性,前者很少发生于幼儿,而后者则较常见于儿童。发生在小骨的症状多表现为肿胀,伴有或不伴有疼痛,偶可发生病理性骨折。发生在长骨的病变无明显症状,常在影像学检查时偶尔发现。孤立性内生性软骨瘤行病灶内刮除可治愈,很少有局部复发。

【影像学】 病变境界清楚,骨皮质常变薄,呈对称性或偏位的梭形膨大,骨内膜可有浅凹陷,病变中央密度低,可有点状、絮状或环状钙化。位于肋骨和长骨的内生性软骨瘤可有大片钙化,称为钙化性内生性软骨瘤。

【大体】 肿瘤大多小于 3cm,很少超过 5cm。呈多结节状,浅蓝色、半透明,可见钙化,结节之间由骨髓组织分开。

【光镜】 肿瘤由分叶状透明软骨结节构成,细胞密度低,软骨细胞圆形或卵圆形,位于陷窝内,细胞核小、圆形、深染,胞质丰富,内有空泡,偶见个别双核细胞。细胞间为浅蓝色、均匀的软骨基质,可伴有钙化或软骨内成骨,透明软骨结节之间被骨和骨髓组织围绕(图 16-18)。

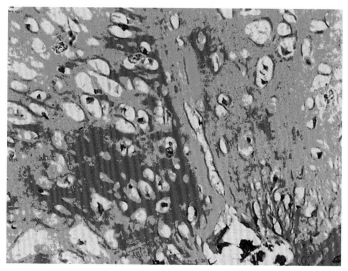

图 16-18　内生性软骨瘤
分叶状透明软骨,位于陷窝内的软骨细胞胞核小,无明显异型性

【鉴别诊断】 主要与低度恶性软骨肉瘤鉴别,两者单独依据组织学常难以区分(见“软骨肉瘤”节)。

2. 内生性软骨瘤病(enchondromatosis)、Ollier 病(Ollier disease)和 Maffucci 综合征(Maffucci syndrome)　内生性软骨瘤病定义为两个或多个内生性软骨瘤而无骨畸形或生长紊乱;Ollier 病定义为非遗传性、多发性内生性软骨瘤伴有一侧肢体(单肢分布)累及和骨生长紊乱;Maffucci 综合征则定义为 Ollier 病伴有软组织(而不是骨的)血管瘤。

临床上,Ollier 病和 Maffucci 综合征均表现为骨的多个球状肿胀,前臂和小腿长度不一。影像学上表现为多个骨的骨骺区或骨干境界清楚的溶骨性病变,呈卵圆形、线状和(或)锥形。这些病变临床行为难以预测,无特殊治疗。最重要的并发症是恶性变,Ollier 病的内生性软骨瘤恶变率为 25%～30%,而 Maffucci 综合征内生性软骨瘤恶变率可高达 50% 以上,绝大多数恶变为软骨肉瘤,偶尔可恶变为骨肉瘤和血管肉瘤等。此外,Ollier 病和 Maffucci 综合征可伴发骨外肿瘤,如 Ollier 病常伴发枢神经的胶质瘤、卵巢性索-间质细胞肿瘤、血管肉瘤、垂体腺瘤和胰腺癌等。因此,对于这些患者应终生随访。

组织学上,这些病变的内生性软骨瘤相似于散发性、孤立性肿瘤,然而软骨细胞往往较丰富和不典型,可含有黏液样间质。这些改变易与低度恶性软骨肉瘤混淆,但内生性软骨瘤的透明软骨结节周围有骨和骨髓组织围绕,缺乏渗透或浸润到正常骨小梁之间的形态特点。

3. 骨膜软骨瘤(periosteal chondroma) 是一种与内生性软骨瘤几乎完全相同的良性软骨性肿瘤,但肿瘤位于骨表面的骨膜内或骨膜下。

【临床特点】 少见,仅占不到所有良性软骨性肿瘤的2%。肿瘤好发于10~30岁,无性别差异。最常累及长骨(尤其近端肱骨)或手足小骨。临床上无明显症状,可有轻度疼痛的肿块,肿瘤完整切除后可治愈,术后复发率很低。

【影像学】 骨表面的软骨性病变,可有钙化,骨皮质有或无腐蚀,肿瘤外侧骨膜新骨形成,呈碟形拱壁状,病变与宿主骨的骨髓腔不相通。大的病变可类似于无蒂骨软骨瘤。

【大体】 肿块界限清楚,部分埋入骨皮质中,不累及骨髓腔。长管状骨病变平均最大直径为2~3cm,最大可达6cm,大多位于骨骺端的骨表面,少数位于骨干表面。短管骨状病变平均最大直径为1~2cm。切面为灰蓝色略透明的软骨,常呈分叶状。

【光镜】 为分叶状透明软骨,表面有骨膜覆盖,基底骨皮质增生,软骨细胞较内生性软骨瘤更丰富,细胞核较染色深,可有轻度不典型和双核细胞。

【鉴别诊断】 主要与骨膜软骨肉瘤鉴别。后者肿瘤体积大,常超过6cm;影像学和组织学均显示软组织和骨皮质有浸润和破坏;镜下,软骨细胞更丰富,不典型性更明显。

(三) 骨软骨黏液瘤

骨软骨黏液瘤(osteochondromyxoma,OCM)是一种由大量黏液样变的软骨样和骨样基质的罕见良性肿瘤,是Carney复合征中一个少见的表现[21]。

【临床特点】 肿瘤发病年龄广,通常较年轻,也可以先天性。最常累及筛骨、鼻甲和胫骨,临床表现为无痛性肿块,手术切除能治愈,但由于常难以完全切除而局部复发。

【病理学】 肿瘤境界清楚,但无包膜,略呈分叶状,切面白色至浅黄色,胶样或软骨样,可有出血,骨皮质常有侵蚀。

镜下,肿瘤内细胞稀少,含大量淡嗜碱性黏液样物质。细胞呈星形、多边形和梭形,细胞核中等大,深染,有小核仁。肿瘤内还含有数量不等软骨样间质、骨样组织、成熟骨和骨小梁(图16-19)。

(四) 甲下外生骨疣

甲下外生骨疣(subungual exostosis)是一种发生在远端指/趾骨的良性骨软骨性增生。

【临床特点和影像学】 甲下外生骨疣好发于10~30岁年轻男性,最常累及拇指/踇趾,偶尔累及其他指/趾。临床表现为局部肿胀和疼痛,有时伴有溃疡。手术切除后能治愈,很少复发。

影像学上显示外生性骨性突起,但与邻近的骨皮质和骨髓腔不相通。

【病理学】 大体上,病变由软骨帽和骨性的蒂所组成。镜下,病变相似于骨软骨瘤,但与其下宿主骨不相延续,表面为增生的梭形细胞,向下是透明软骨和骨小梁,骨小梁之间为疏松排列的梭形细胞。

(五) 奇异性骨旁骨软骨瘤样增生

奇异性骨旁骨软骨瘤样增生(bizarre parosteal osteochon-dromatous proliferation,BPOP)是一种通常累及近端手足小骨表面的良性骨软骨瘤性增生,又称为Nora病。

【临床特点和影像学】 BPOP好发于20~40岁,女性稍多,最常累及手足小骨,但约有25%病例可累及长骨。临床表现为局部肿胀,可伴有疼痛。手术切除后约半数病例可以复发。

影像学上显示骨旁境界清楚、密度增高之肿块,附于骨皮质表面,但与邻近骨皮质和骨髓腔不相通。

【病理学】 大体上,病变由丰富的分叶状软骨和骨性的蒂所组成。镜下,如同甲下外生骨疣一样,有软骨、骨和梭形细胞三种成分,但排列紊乱。此外,软骨细胞丰富,增大,有奇异形,且显示特殊的紫蓝色骨(图16-20)。

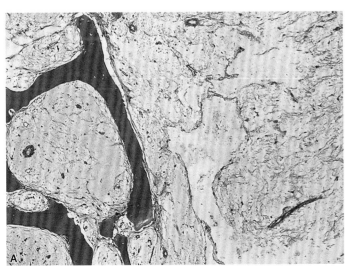
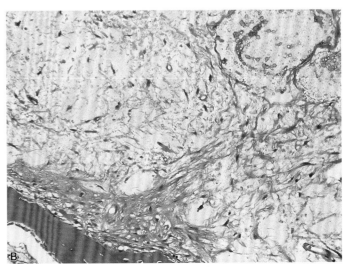

图16-19　骨软骨黏液瘤
A、B.肿瘤有大量黏液-软骨样间质和成熟骨组成

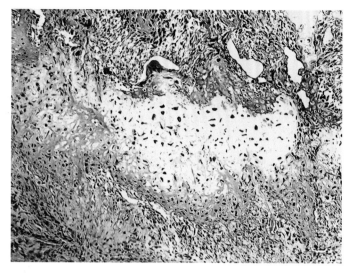

图 16-20　奇异性骨旁骨软骨瘤样增生
增生软骨、骨和梭形细胞排列紊乱,软骨细胞增大、奇形

(六) 软骨母细胞瘤

软骨母细胞瘤(chondroblastoma,CB)一种由软骨母细胞及其产生的软骨样基质所组成的良性肿瘤,通常起自骨骼未发育成熟年轻人的干骺区。因其病变部位和形态学与骨巨细胞瘤相似,过去将它归属巨细胞瘤,称为"骺端软骨性巨细胞瘤"。1942 年 Jaff 和 Lichtenstein 从组织培养中发现肿瘤细胞与胚胎时期的骺板软骨相似,认为它来自胚胎性软骨,而将它从巨细胞瘤中分出,命名为"软骨母细胞瘤"。

【临床特点】软骨母细胞瘤少见,不到所有原发性骨肿瘤的 1%。肿瘤好发于 10~25 岁,男女之比约为 2∶1。绝大多数肿瘤位于紧邻关节软骨的长管状骨骺端,最常累及部位依次为远端和近端股骨、近端胫骨和近端肱骨。少数病变可位于髋臼、髂骨、距骨、跟骨、髌骨、颅骨和颞骨,位于这些部位的患者年龄较大(40~50 岁)。临床表现为局限性疼痛、软组织肿胀、关节活动受限和关节积液。

【影像学】骨骺端中央或偏位的界限清晰的溶骨性病变,其中可见灶性钙化,肿瘤周围骨质轻度硬化,病变通常不超过骨骺宽度的一半,无骨膜反应。

【大体】大多数为刮除标本,为多个灰红、灰白色之软的破碎组织,触之有砂粒感,可有出血和囊性变。

【光镜】低倍镜下,肿瘤细胞丰富,由一致的圆形或多边形细胞(软骨母细胞)组成,胞质淡染,稍嗜碱性,细胞境界清楚,细胞核圆形或卵圆形,居中,核膜厚,可见凹痕或纵沟,极少见核分裂象。肿瘤组织中散在分布一些破骨细胞样多核巨细胞。软骨母细胞形成数量不等的嗜伊红原始软骨基质,约 1/3 病例在细胞之间的网状支架上有钙盐沉积,形成特征性"窗格样钙化(chicken wire)"(图 16-21)。1/4 病例可合并动脉瘤样骨囊肿,称为囊性软骨母细胞瘤。

【免疫组化】软骨母细胞表达 S-100 蛋白和 SOX9,需注意的是这些细胞也常可表达角蛋白(尤其 CK8、18 和 19)和 p63,不能误认为上皮性肿瘤。

【遗传学】研究显示肿瘤大多为二倍体,见染色体 5 和 8 重排。最近发现软骨母细胞瘤中位于 17 号染色体上编码组蛋白 H3.3 的 *H3F3B* 基因存在频发性突变[22]。

【鉴别诊断】

(1) 巨细胞瘤:两者病变都位于长骨骺端,但巨细胞瘤见于成年骨骼成熟期;影像学上病灶较大,呈偏心膨胀性溶骨改变,不见钙化及硬化缘;镜下,多核巨细胞数量众多,体积大,分布均匀,单核基质细胞呈梭形,无软骨样间质和窗格样钙化。

(2) 软骨肉瘤:患者发病年龄偏大,多发生在中年以后;软骨肉瘤多呈分叶结构,而软骨母细胞瘤的瘤细胞则弥漫一片,无完整分叶;软骨肉瘤中多有大量软骨基质,细胞较稀疏散在,而软骨母细胞瘤细胞丰富排列紧密,软骨肉瘤的瘤细胞周围可形成陷窝,软骨母细胞瘤的瘤细胞不形成陷窝。

【预后】病灶刮除植骨的病例大多数预后良好,但仍有 5%~10% 的病例复发,其中半数为合并动脉瘤样骨囊肿者。少数病例肿瘤破入骨外软组织,甚至发生肺转移,而原发肿瘤组织学却未出现不典型性,有人称作侵袭性软骨母细胞

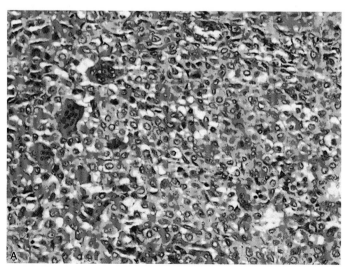

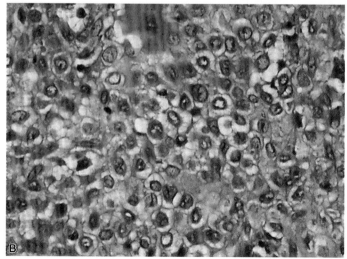

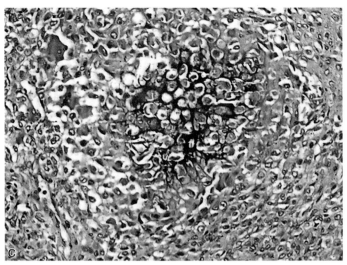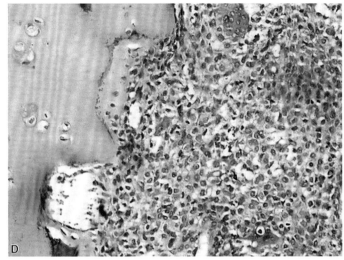

图 16-21 软骨母细胞瘤

A.肿瘤细胞丰富,软骨母细胞卵圆或立方形,胞质红染或透亮;B.高倍镜下,细胞胞质透亮,胞核淡染,见纵形核膜皱褶;C.软骨母细胞间的"窗格样钙化";D.位于长骨骨端的软骨母细胞瘤,肿瘤直达关节软骨

瘤。目前尚无可靠的组织学表现能预测肿瘤的侵袭行为,2013 年 WHO 分类将软骨母细胞瘤归为中间性偶有转移性肿瘤。

（七）软骨黏液样纤维瘤

软骨黏液样纤维瘤(chondromyxoid fibroma, CMF)是一种在周边为梭形细胞和纤维性基质,中央为星形及软骨样细胞和黏液样及软骨样基质所组成的分叶状良性软骨性肿瘤。1948 年由 Jaffe 和 Lichtenstien 首先报道。CMF 较少见,占骨肿瘤的 1.9%。

【临床特点】 CMF 好发于青少年,11～30 岁者占 73.2%,很少发生在 5 岁以下或 60 岁以上,男女性别比为 1.3:1,65% 的病变累及下肢长骨干骺区,其中近端胫骨最为多见,其次是远端股骨、近端腓骨,少数见于跗骨、趾骨、颌骨等。临床表现为轻度疼痛,发生在手足小骨可有局部肿胀。

【影像学】 表现为界限清楚的偏心性、圆形或卵圆形的溶骨性病变。有的肿瘤向外突出,骨内硬化骨质形成扇形骨壳,称"贝壳征"。病变区内可见少量钙化点,无明显骨膜反应。

【大体】 完整切除标本病变处肿瘤周围有薄层膨胀的骨壳,境界清楚,分叶状。如送检刮除标本,为蓝灰色或白色、质脆的破碎肿瘤组织,无坏死、囊性变或液化。

【光镜】 肿瘤呈大小不等的分叶状结构,小叶周边为纤维黏液样基质,细胞较丰富,呈梭形,其间散布个别多核巨细胞(图 16-22)。小叶中央有大片淡蓝色黏液样和软骨样基质,细胞少,呈星形、梭形和卵圆形,可见灶性软骨分化的区域。约 1/4 病例可观察到细胞核增大、深染和多形性,但核分裂象不易找见。

【免疫组化】 肿瘤细胞表达 S-100 蛋白和 Vimentin,小

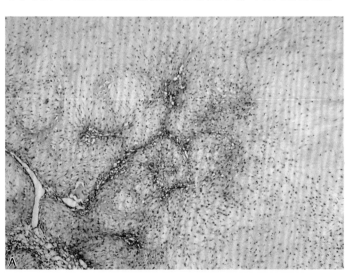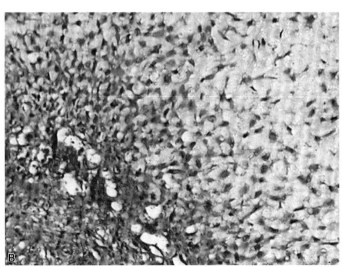

图 16-22 软骨黏液样纤维瘤

A.肿瘤呈分叶状结构,小叶中心细胞稀少;B.小叶中心为淡蓝色的黏液样基质,细胞成分少;小叶周边细胞丰富,见多核巨细胞、成纤维细胞及软骨母细胞

叶中央的基质可表达Ⅱ型胶原和SOX9,而小叶周边的细胞可表达SMA和MSA。

【遗传学】研究较少,可有染色体6异常,涉及6q13和6q25。

【鉴别诊断】需与高分化软骨肉瘤鉴别。CMF的小叶中心与周边增生带有明显区别,增生带中细胞成分较杂,有梭形细胞和多核巨细胞,但细胞分化好,不见异型软骨细胞,中心为稀疏黏液样细胞及大量黏液基质,典型软骨成分不明显;软骨肉瘤的小叶中心与边缘均为软骨细胞,且细胞种类单一,周边细胞较密集,常见双核或多核软骨细胞。

【预后】此瘤为良性,刮除术后复发率为15%,15岁以下的患者复发率略高,局部软组织侵犯,但未见恶变及远处转移的报道。

（八）软骨肉瘤

软骨肉瘤(chondrosarcoma,CS)是一组多种形态特点和临床行为的侵袭性或恶性透明软骨性肿瘤,其广义是指各种类型的软骨肉瘤之总称,可分为原发性和继发性软骨肉瘤两大类,约85%为原发性。按肿瘤发生部位又可以分为中央型和周围型,偶尔位于骨表面。国内资料显示软骨肉瘤发病率较高,占恶性骨肿瘤的16.1%,仅次于骨肉瘤[5]。

【临床特点】原发性中央型软骨肉瘤(primary central CS)好发于老年人,男性稍多,肿瘤大多位于中轴骨,好发于髂骨、近端和远端股骨、近端肱骨、肋骨和肩胛骨等,而手足小骨、脊柱和颅面骨很少发生。

继发性中央型软骨肉瘤(secondary central CS)起自以前存在的内生性软骨瘤,尤其Ollier病和Maffucci综合征,患者年龄通常比原发性软骨肉瘤轻。继发性周围型软骨肉瘤(secondary peripheral CS)起自骨软骨瘤的软骨帽,尤其多发性骨软骨瘤,最常累及骨盆和肩带诸骨。

骨膜软骨肉瘤(periosteal CS)起自骨表面和骨膜,少见,好发于20~40岁,男性稍多,最常累及远端股骨和肱骨干骺区的骨表面。

临床表现为疼痛、局部肿胀和肿块,继发者可有良性病史突然增大的表现,位于骨盆者可有局部压迫症状。

【影像学】中心型软骨肉瘤病变位于长骨干骺区或骨干溶骨性骨质破坏,伴散在点状和环状钙化,骨皮质梭形增厚,轻度膨胀,骨内膜呈扇形缺损,通常无骨膜反应。如肿瘤穿破骨皮质在软组织中形成肿块,可引起骨膜反应。继发性中央型软骨肉瘤可显示以前存在内生性软骨瘤处的骨皮质破坏,侵犯软组织;若由骨软骨瘤恶变而来的周围型软骨肉瘤,基底部可见骨柄,软骨帽厚度大多≥3cm和不规则钙化。骨膜软骨肉瘤则显示骨皮质表面分叶状大肿块,常大于5cm,可见软骨钙化征象。

【大体】长骨中央型软骨肉瘤发生在长骨干骺端呈略为膨胀性病变,周围皮质增厚形成反应骨,病变与周围境界清楚但骨皮质可有侵蚀并可伸展到软组织中,病变蓝灰色,半透明,有光泽,分叶状,常有黏液样和囊性变,可见钙化。

肋骨的软骨肉瘤发生在骨和软骨交界处,常为膨胀性病变,可延及胸壁、胸膜腔,引起皮肤溃疡性肿物;切面结节状、灰白色、有光泽似软骨。骨盆的软骨肉瘤体积巨大,可侵及周围软组织和腹壁,偶可侵入膀胱。

长骨周围型软骨肉瘤多由骨软骨瘤恶变而来,多保持骨软骨瘤的轮廓,但软骨帽增厚达3cm以上,呈不规则分叶状,软骨部分常有钙化或骨化。

骨膜软骨肉瘤位于骨膜下方,呈结节状肿块,质硬,切面灰白半透明。

【光镜】肿瘤呈分叶状,由肿瘤性软骨细胞及软骨基质构成,软骨细胞在小叶边缘处较密集,中央稀疏,软骨基质常钙化,肿瘤细胞圆形、三角形或星形,位于陷窝内。依据肿瘤细胞异型性和组织结构可将软骨肉瘤分为Ⅰ~Ⅲ级,其分化程度与预后有关。Ⅰ级软骨肉瘤细胞稀少,细胞核一致,稍增大,偶见双核、无核分裂象,软骨基质丰富,无或仅轻微黏液样变,常伴钙化、骨化;Ⅲ级软骨肉瘤细胞显著增多,细胞核增大,不规则,深染,易见双核、多核和异型核和核分裂象,软骨基质少,常有明显黏液样变和灶性坏死,肿瘤边缘瘤细胞可呈梭形;Ⅱ级软骨肉瘤则介于两者之间,细胞较丰富,细胞核大小不太一致,深染,可见双核细胞和个别核分裂象(图16-23)。无论Ⅰ级、Ⅱ或Ⅲ级软骨肉瘤都显示肿瘤性软骨岛互相融合,浸润宿主骨。大多数软骨肉瘤为Ⅰ级,少数为Ⅱ级,极少数为Ⅲ级。

【免疫组化】肿瘤细胞表达S-100蛋白,有IDH突变的软骨肉瘤可表达IDH1 R132H特异性抗体。

【遗传学】最近研究显示原发型软骨肉瘤、继发性中央型软骨肉瘤、骨膜软骨肉瘤和去分化软骨肉瘤均存在IDH1和IDH2突变,突变率分别为38%~70%、86%、100%和54%,且为肿瘤发生的早期事件,因为这些突变也见于多发性内生性软骨瘤病(87%)中[23]。其他少见的频发性染色体异常包括-9p、-13q、+8q24和+12q13。此外,流式细胞术测定DNA含量发现异倍体细胞在确定肿瘤恶性上具有意义。

【鉴别诊断】

(1)内生性软骨瘤:分化好的Ⅰ级软骨肉瘤须与内生性软骨瘤鉴别。临床上,软骨肉瘤大多位于长骨,很少位于小骨,肿瘤体积大,超过5cm;影像学上,骨皮质增厚,骨内膜深凹陷,骨皮质穿破和软组织肿块;镜下,细胞核的异型性和肿瘤有无浸润宿主骨是鉴别的关键,如软骨细胞较丰富,不典型,细胞核深染,可见双核细胞,间质黏液样变,透明软骨结节互相融合,周围无骨和骨髓组织围绕,而由纤维组织代替,肿瘤性软骨渗透或浸润到正常骨小梁之间或肿瘤侵入哈弗斯管内,为恶性指征。但需注意的是肿瘤发生部位及肿瘤大小对判断恶性具有重要意义,发生在手足小骨的软骨性肿瘤,除细胞丰富,核大,深染,出现双核外,还必须存在核分裂象、骨皮质破坏和侵犯软组织,才能诊断为软骨肉瘤。

(2)软骨黏液样纤维瘤(见前述)。

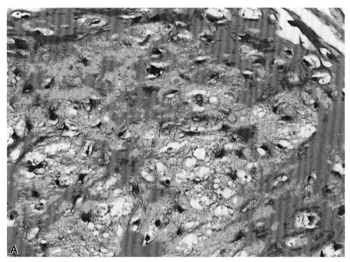
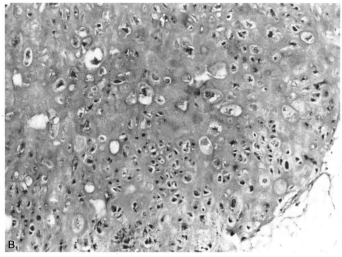
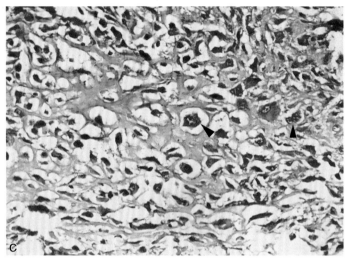

图 16-23 软骨肉瘤

A. Ⅰ级骨肉瘤:肿瘤性软骨细胞分布稀疏,居软骨陷窝中,细胞核较小,细胞间有丰富的软骨基质、图像难以与内生性软骨瘤区别;
B. Ⅱ级软骨肉瘤:软骨细胞较密集,易见双核细胞及巨核瘤细胞;C. Ⅲ级软骨肉瘤:软骨细胞大小不一,核异质明显,易见瘤巨细胞,软骨基质明显减少

（3）软骨母细胞性骨肉瘤:肿瘤好发于青少年,瘤细胞明显异型,可找见肿瘤性骨样组织。对于形态学类似Ⅲ级软骨肉瘤的患者,如发生于青少年,必须结合影像学和多做切片,仔细寻找有无肿瘤性骨样组织,因为绝大多数是软骨母细胞性骨肉瘤。

【预后】 Ⅰ级软骨肉瘤 5 年生存率为 83%,通常死于反复复发,难以手术切除(如骨盆和颅骨),而不是转移。Ⅱ 和Ⅲ软骨肉瘤的 5 年生存率为 53%。软骨肉瘤对放疗、化疗均不敏感。Ⅰ级软骨肉瘤病程缓慢,倾向于局部复发,通常不转移,除非发生去分化,故 2013 年 WHO 分类将其归为中间性局部侵袭性肿瘤,并命名为非典型软骨性肿瘤/软骨肉瘤Ⅰ级。Ⅱ和Ⅲ即软骨肉瘤可发生远处转移,最常转移到肺,其次为肝、肾和脑,淋巴结转移罕见,偶也可转移到其他骨。

（九）去分化软骨肉瘤

去分化软骨肉瘤(dedifferentiate chondrosarcoma, DCS)是一种由低度恶性软骨肉瘤和高度恶性非软骨性肉瘤两种成分所组成的高度恶性软骨肉瘤。Dahlin 与 1971 年首次描述并命名,是一种少见类型软骨肉瘤[24]。10% ~ 15% 中央型软骨肉瘤会发生去分化,偶尔也可以发生于周围型软骨肉瘤。

【临床特点】 肿瘤好发于中老年,男性稍多。发生部位与软骨肉瘤相似,中央型 DCS 最常累及股骨、盆骨和肱骨;周围型 DCS 则最常累及盆骨、肩胛骨和肋骨,亦可见于长骨。有些病例有较长的高分化软骨肉瘤病史,近期出现肿瘤复发或迅速增大的肿块,疼痛和病理性骨折等表现。

【影像学】 除显示典型软骨肉瘤的特点外,还可有明显的溶骨性破坏,穿破骨皮质和软组织块影。肿瘤中央部可有钙化,边缘去分化区域边界不清。

【大体】 肿瘤体积大,中央常呈蓝灰色,分叶状,软骨成分略透明,周边为浅黄色或棕褐色的鱼肉样组织,有时可见编织样结构。

【光镜】 高分化的软骨肉瘤呈岛屿状,紧邻高度异型的

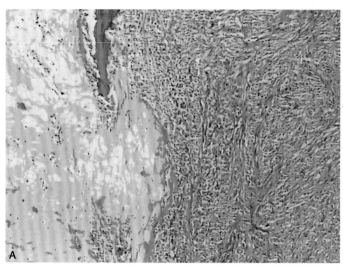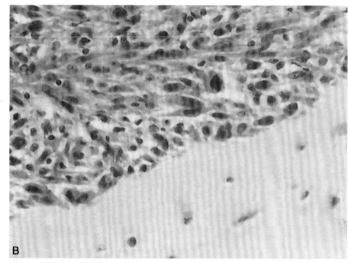

图 16-24　去分化软骨肉瘤
A. 高分化的软骨岛紧邻密集的梭形细胞,图上部见残存骨;B. 高倍镜见梭形肉瘤细胞异型性明显,两种区域之间无移行,分界陡然

肉瘤,两者之间无移行,分界清晰。去分化区域通常为多形性未分化肉瘤或骨肉瘤,少见的成分有纤维肉瘤、血管肉瘤、平滑肌肉瘤、横纹肌肉瘤和富于巨细胞的肉瘤(图 16-24)。

【免疫表型】软骨肉瘤区域表达 S-100 蛋白;去分化区域可表达其各自的免疫组化特征的标记物,如 Vim、CD68(多形性未分化肉瘤成分)、CD31、CD34(血管肉瘤成分)、SMA、Des(平滑肌成分)、DES、myoD1、myogenin(横纹肌肉瘤成分)等。

【鉴别诊断】此瘤有两种成分,若取材不全面常误诊为其他肿瘤。鉴别方法:①临床发展有从低度恶性肿瘤长期病史随后快速生长的特点;②肿瘤外观轮廓仍有软骨特征呈结节状,切面中心可有残留软骨;③应多处取材找到两种成分,且两者分化程度有明显差异。

【遗传学】约 50% DCS 有 IDH1 或 IDH2 基因突变,数字和结构异常最常见于 1 和 9 号染色体,约 20% 8q24.12-24.13,包括 MYC 基因有扩增。DCS 的瘤细胞核型有明显差异,反映在病理形态上肿瘤包含两种成分,且两种成分的细胞都有突变,推测肿瘤的两种成分来自一种原始细胞而分化成两种独立细胞系。

【预后】去分化软骨肉瘤预后差,容易发生远处转移,常见转移到肺。80% 的患者 2 年内死亡,5 年生存率仅为 7%～24%。

（十）间叶性软骨肉瘤

间叶性软骨肉瘤(mesenchymal chondrosarcoma, MCS)是一种由分化差的小圆细胞和分化好的透明软骨所组成的恶性肿瘤。约占所有软骨肉瘤的<3%。1959 年由 Lichtenstien 首次描述。

【临床特点和影像学】肿瘤好发于 10～30 岁,无性别差异。肿瘤最常累及颅面骨,尤其颌骨,其他常见部位为肋骨、股骨、腓骨、髂骨和椎骨,约 1/3 的病例发生在骨外软组织和脑膜。临床表现为疼痛和肿胀,偶可发生肿瘤源性骨软化。

影像学上无明显特征,可表现为境界不清的溶骨性破坏。侵犯骨外软组织,病变内可见点状钙化影;位于骨外的 MCS 表现为软组织块影中有点状钙化。

【大体】肿瘤呈灰白色或灰粉红色,质地坚实或软,可有明显的软骨样表现,局灶性出血和坏死。

【光镜】肿瘤由弥漫密集的未分化或低分化的小圆形和卵圆形细胞混合透明软骨岛两种成分所组成。小细胞圆形、卵圆形或短梭形,胞质少,常围绕血管呈周细胞样排列,颇似血管外皮瘤形态(图 16-25)。透明软骨分化较好,位于分化差的区域之间。穿刺小标本如果仅见弥漫小细胞或血管外皮瘤样结构,应想到间叶性软骨肉瘤的可能。

【免疫组化】小细胞成分表达 SOX9,但不表达 Fli-1,还可表达 Vim、Leu-7,不同程度表达 CD99 和 DES;软骨区表达 S-100 蛋白。

【遗传学】DCS 缺乏 IDH1 和 IDH2 突变,最近研究显示涉及 HEY-NCOA2 框内融合,即 del(8)(q13.3q21.1)[25]。

【预后】DCS 恶性程度高,5 年生存率约为 45%,需根治性切除。肿瘤的预后与肿瘤性小细胞的形态学特点或肿瘤分化基因表达无明确相关性,但儿童和青少年以及位于颌骨的肿瘤预后较好。

（十一）透明细胞软骨肉瘤

透明细胞软骨肉瘤(clear cell chondrosarcoma, CCCS)是一种低度恶性,好发于长骨骺端,以透明细胞为特征的软骨肉瘤。CCCS 十分罕见,仅占所有软骨肉瘤的 2%。1976 年 Unni 首次报道并命名[26]。

【临床和影像学特点】CCCS 常见于 25～50 岁成年男性,男女之比为 2∶1。肿瘤好发于长骨骺端,尤其肱骨和股骨头,也可累及颅骨、椎骨和手足骨。临床表现为疼痛。

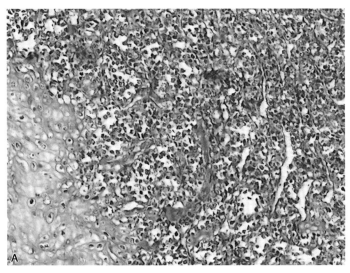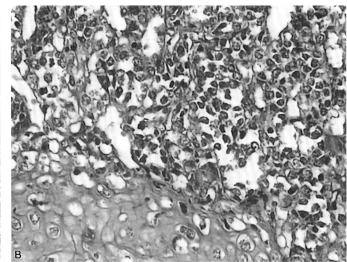

图 16-25 间叶性软骨肉瘤

A. 分化好的软骨岛与小圆形间叶细胞分界清晰,间叶细胞形态单一,弥漫密集,富含小血管,似血管外皮瘤形态;B. 高倍所见

F16-25 ER

影像学上显示肿瘤呈膨胀性、境界清楚的溶骨性病变,边缘可有硬化,中央可见点状钙化,通常无明显骨膜反应。

【大体】肿瘤呈灰红色,质软而脆,部分区域砂粒感,可含囊性区,但无软骨的形态特点。

【光镜】肿瘤呈不明显分叶状,瘤细胞成片状排列,细胞大,胞质丰富透亮或稍嗜伊红色,细胞核圆,居中,可见核仁,核分裂象很少,细胞边界清楚。肿瘤内常散在分布一些破骨细胞样巨细胞,许多肿瘤内含有低度恶性的透明软骨区域,伴局灶性钙化和骨化,间质中还可见到肿瘤细胞直接形

成的编织骨,有时存在类似动脉瘤性骨囊肿样的囊性区(图16-26)。透明细胞胞质富含糖原,PAS 染色阳性。

【免疫组化】肿瘤性透明细胞强表达 S-100 蛋白和 Ⅱ 型胶原。

【遗传学】偶有 CDKN2A/p16 改变,-9 和+20。

【鉴别诊断】

(1) 软骨母细胞瘤:肿瘤也位于长骨骺端,但好发于青少年,肿瘤细胞较小,细胞胞质嗜伊红色而不是透明,且可见软骨样基质和窗格样钙化,无典型软骨肉瘤区域。

(2) 转移性透明细胞癌:常来自肾脏或女生殖道,可有腺结构,无多核巨细胞或反应性骨样组织,也无软骨肉瘤成分,瘤细胞表达上皮性标记物(CK、EMA 等)。

【预后】CCCS 为低度恶性肿瘤,预后较好。局部大块切除能治愈,不完全切除或刮除则复发率高,且可转移到肺或其他骨。

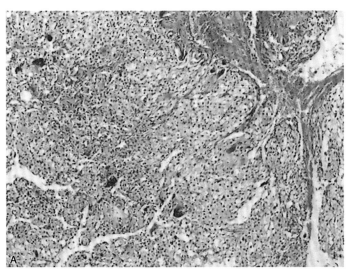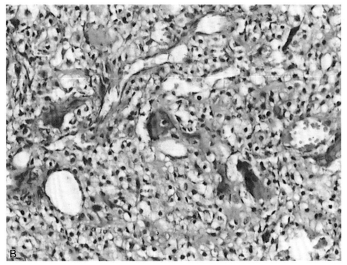

图 16-26 透明细胞软骨肉瘤

A. 肿瘤结构呈分叶倾向,细胞胞质透亮,核居中,异型性不明显;B. 高倍镜下透明瘤细胞间可见反应性小梁状骨

（十二）黏液样软骨肉瘤

黏液样软骨肉瘤（myxoid chondrosarcoma）是一种显示软骨样分化,恶性程度很低的局部侵袭性恶性肿瘤。肿瘤好发于中年男性,大多位于深部软组织（大腿、肩部、胸部和手足等处）,也可发生于骨（半数位于股骨）。由于形态学上与脊索瘤相似,故又称为脊索样肉瘤。肿瘤细胞呈不完全的分叶状,基质中富含黏液,细胞呈条索状或分散在黏液基质中。免疫组化显示瘤细胞表达 Vim 和 S-100 蛋白,不表达 CK,不同于脊索瘤,而相似于软骨肉瘤。电镜下也更近于软骨肉瘤。目前对此肿瘤的组织来源尚有争议。

三、富于破骨细胞性巨细胞肿瘤

（一）小骨的巨细胞病变

小骨的巨细胞病变（giant cell lesion of small bone, GCLSB）是一种发生在手足小骨,由含出血、含铁血黄素沉着、巨细胞和反应性新骨的纤维组织所组成的瘤样病变。发生在颌骨颌骨的巨细胞病变又称为巨细胞修复性肉芽肿（giant cell reparative granuloma）[27]。

【临床特点】 GCLSB 好发于 20 岁以下的儿童和青少年,约 3/4 的患者小于 30 岁,无性别差异或女性稍多。最常累及手足小骨,尤其指趾骨和掌跖骨,少数累及腕骨和跗骨,偶尔累及长管状骨或椎骨。临床表现为疼痛和肿胀,可并发病理性骨折。

【影像学】 病变位于干骺区或骨干,为境界清楚、膨胀性的溶骨性病变,很少扩展到骨骺。骨皮质变薄,但无破坏,无骨膜反应（图 16-27）。

【大体】 病变呈棕色,质脆,常见出血。

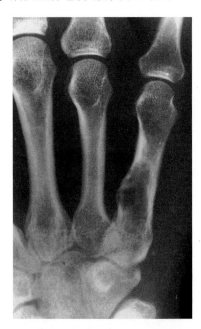

图 16-27 小骨的巨细胞病变
X 线片显示第 2 跖骨干骺区膨胀性的溶骨性病变,骨皮质变薄,无骨膜反应

【光镜】 病变由梭形成纤维细胞和肌成纤维细胞组成,其间不规则分布一些破骨细胞型巨细胞,常集中在出血的周围。此外,可见一些炎症细胞、泡沫状组织细胞和含铁血黄素沉着。病变周边常有一些衬覆骨母细胞的反应性新骨（图 16-28）。

【鉴别诊断】

（1）动脉瘤性骨囊肿（ABC）:实性型 ABC 与 GCLSB 在影像学上十分相似,但前者常见有骨膜反应,MRI 上显示液平;镜下,两者也很相似,但前者总能见到充满血液的腔隙。最近,分子遗传学研究发现 67% 的 GCLSB 显示 USP6 重排,该学者认为 GCLSB 实际上应该归为实性型 ABC,而巨细胞修复性肉芽肿无此重排[28]。

（2）巨细胞瘤（GCT）:GCT 好发于骨发育成熟的长骨骨端,镜下见单核间质细胞中均匀分布的大型破骨细胞样巨细胞。

【预后】 首选肿瘤是病灶刮除术,术后复发率可高达30%,再次手术通常可以治愈。

（二）巨细胞瘤

巨细胞瘤（giant cell tumor,GCT）是一种由增生的单核间质细胞中均匀分布破骨细胞样巨细胞所组成的良性、但局部侵袭性骨肿瘤,又称破骨细胞瘤（osteoclastoma）,因肿瘤中大量的破骨细胞型多核巨细胞而得名。过去认为巨细胞瘤在我国为一种较常见的肿瘤,其发生率仅次于骨软骨瘤和骨肉瘤,位居第三。在地理分布上,亚洲较欧洲更多见。巨细胞瘤发生率在中国、日本和欧美国家分别为13%～15%、9%～10% 和 5%～8%。现有证据表明以往诊断的有些巨细胞瘤实际上是富含巨细胞的其他肿瘤或瘤样病变。

【临床特点】 肿瘤好发于 20～45 岁中青年,女性稍多。最近,美国梅奥诊所应用 H3F3A/H3F3A 分析证实≤18 岁的年轻人中 GCT 占所有患者 GCT 的 8.9%（63/710 例）[29]。肿瘤最常累及长骨的骨端,尤其远端股骨、近端胫骨、远端桡骨和近端肱骨。在脊柱,最常累及骶骨和椎体,后者依次为腰椎、胸椎和颈椎。扁骨很少累及,<5% 的 GCT 累及手足短管状骨的骨端。临床表现为局部疼痛和肿胀,关节活动受限,少数可并发病理性骨折。

【影像学】 肿瘤位于长骨骺端,为膨胀性、偏心的溶骨性病变,常达关节附近的软骨下骨,周围缺乏反应性骨硬化,边界不清,尤其朝向骨干侧,骨皮质变薄,无骨膜反应,溶骨区中可有条索状阴影,形成不完整间隔,呈多房状。

【大体】 刮除标本多为灰褐至棕褐色,质软易碎,常伴坏死、出血和囊性变。完整切除标本则见肿瘤位于骨骺端和干骺区,偏心性膨胀,骨皮质变薄,可薄如蛋壳。病灶通常大于 5cm,切面灰红色或棕红色,质软,常有显著出血、坏死和囊性变。

【光镜】 巨细胞瘤有两种基本成分:破骨细胞样巨细胞和单核间质细胞。巨细胞体积大,胞质丰富,嗜伊红色,细

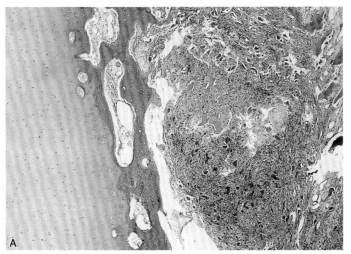
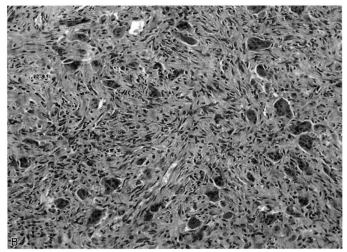
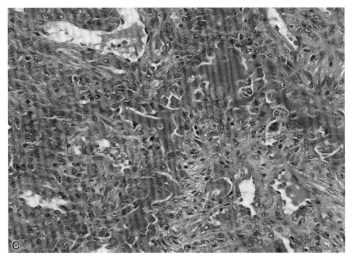

图 16-28　小骨的巨细胞病变
A. 病变位于骨骺区，梭形细胞中散在分布一些破骨细胞型巨细胞，伴少量炎症细胞、泡沫状组织细胞浸润，含铁血黄素沉着和反应性新骨；B. 此区主要由梭形细胞和多核巨细胞组成；C. 病变中反应性新骨

核大小一致，圆形或卵圆形，染色质细致，核仁显著，细胞核的数目多，一般为 15 ~ 20 个或更多，甚至超过 100 个。巨细胞均匀一致地散在分布在单核间质细胞中。单核间质细胞呈梭形、卵圆形或圆形，胞质嗜伊红色，细胞边界不清，细胞核圆形或卵圆形，形态与巨细胞中的细胞核相似，可见核分裂象，但无病理性核分裂象。肿瘤内含薄壁小血管，常有较明显继发性改变，包括出血、坏死、囊性变、纤维化、含铁血黄素沉着和泡沫状组织细胞聚集，偶尔可见梭形细胞排列成类似纤维组织细胞瘤的席纹状结构。肿瘤周边有时见少量反应性新骨形成（图 16-29）。约 10% 病例中可有继发性动脉瘤性骨囊肿改变。

【免疫组化】巨细胞表达 CD51、CD33 和 CD68，不表达 CD163、CD14 或 HLA-DR。巨细胞可表达抗枸橼酸酸性磷酸酶（TRAP）和组织蛋白酶 K。

【遗传学】常见的染色体异常为端粒联合，常涉及 11p、13p、14p、15p、19q、20q 和 21p。有些肿瘤存在 16q22 和 17p13 重排。此外，涉及 LOH 的有 1p、3p、5q、9q、10q 和 19q。最近发现 GCT 中位于 17 号染色体上编码组蛋白 H3.3

的 *H3F3A* 基因存在频发性突变[22]。

【鉴别诊断】GCT 含有巨细胞，但不是所有含有巨细胞的病变都是巨细胞瘤。骨的各种肿瘤和非肿瘤性病变都可含有数量不等的多核巨细胞，如软骨母细胞瘤、甲状旁腺亢进症之棕色瘤、小骨的巨细胞病变和巨细胞修复性肉芽肿、颌骨肥大症和骨内腱鞘巨细胞瘤等。鉴别诊断必须结合临床和影像学才能作出正确诊断，GCT 是主要发生在骨发育成熟的中青年，肿瘤位于骨端，为膨胀性溶骨性病变，镜下见细胞核数量多的巨细胞均匀分布在与巨细胞核相似的单核间质细胞中，以上这些特点不会出现在其他骨的巨细胞病变中。

（1）软骨母细胞瘤（CB）：CB 和 GCT 均好发于长骨骺端，富含多核巨细胞，肿瘤易复发，偶见转移，具有侵袭性行为。CB 好发于 20 岁以下骨未发育成熟的青少年，而巨细胞瘤多见于 20 岁以上骨发育成熟的中年人；影像学上，CB 的体积较小，病灶周边常见硬化带；镜下，多核巨细胞小，分布不均，软骨母细胞的胞质边界清楚，细胞之间可见软骨样基质和窗格样钙化。

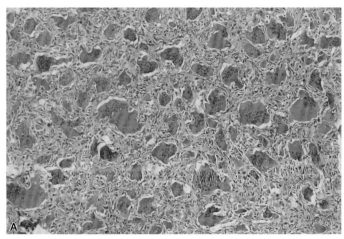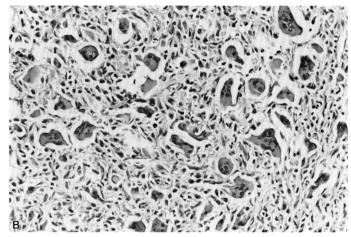

图 16-29　巨细胞瘤

A. 多核巨细胞均匀遍布于肿瘤组织中,单核间质细胞是肿瘤的主质细胞;B. 多核巨细胞体积大,胞质宽,数十个核集中在细胞中央

（2）小骨的巨细胞病变（见前述）。

（3）甲状旁腺亢进症之棕色瘤:影像学上显示广泛骨质疏松基础上出现多骨的溶骨性病变,骨膜和软骨膜下吸收和软组织钙化;实验室检查显示血清 PTH 升高,伴高血钙、低血磷和高尿钙;镜下形态类似小骨的巨细胞病变,但有明显出血和含铁血黄素沉着,囊性变和纤维结缔组织反应增生性改变,病灶周边骨组织有破骨细胞吸收现象。

（4）动脉瘤样骨囊肿（ABC）:GCT 常可伴有 ABC,有时会掩盖巨细胞成分,而 ABC 又可有明显的实性区,两者容易混淆。但是 ABC 变好发于青少年的长骨干骺区或椎体及其附件,影像学呈吹气样膨胀性改变,镜下见充满血液的囊壁样结构,沿囊壁可见少量散在的小型多核巨细胞。

（5）非骨化性纤维瘤（NOF）:GCT 局部出现梭形间质细胞和泡沫状组织细胞时,可与 NOF 混淆,但后者见于青少年长骨干骺区,病变较小,镜下梭形细胞呈席纹状排列,散在分布一些泡沫状组织细胞和小型多核巨细胞。

（6）巨颌症（cherubism）:本病为常染色体显性遗传性疾病,好发于 2～6 岁儿童;其显著特点是临床和遗传学上显示上、下颌骨双侧对称性、多囊性病变,伴不规则骨性间隔;镜下形态相似于小骨的巨细胞性病变,由梭形单核间质细胞和破骨细胞样巨细胞组成,血管常有较明显玻璃样变。

（7）富于巨细胞型骨肉瘤:肿瘤好发于青少年长骨的干骺区,患部明显肿痛;影像学上显示密度不均、不规则的骨破坏,伴日光反射状反应和 Codman 三角;镜下除了存在大量破骨细胞型巨细胞外,背景中总可见到一些异型瘤细胞和瘤巨细胞以及网格状肿瘤性新骨。

【预后】Jaffe 曾根据巨细胞瘤的单核基质细胞的分化程度从组织学上将巨细胞瘤分为Ⅲ级,Ⅰ级属良性,具低度侵袭性,可局部复发和恶变;Ⅱ级属低度恶性,具高度侵袭性,可复发、恶变和转移;Ⅲ级即恶性巨细胞瘤。经长期临床观察,学者们发现,这种形态学分级标准与肿瘤生物学行为存在不一致。所谓的Ⅱ级和Ⅲ级巨细胞瘤实际上是富含巨细胞的其他肿瘤或瘤样病变。2013 年 WHO 骨肿瘤分类定义巨细胞瘤为具有局部侵袭性的良性肿瘤,但归入局部侵袭性、偶有转移的中间性肿瘤。除去少数恶性巨细胞瘤外,组织学不能预测侵袭程度,故Ⅰ、Ⅱ级区分已无意义。

刮除法治疗的术后 2 年内局部复发率为 15%～50%,故需行大块切除。广泛切除可明显降低局部复发率。约 2% 巨细胞瘤在最初诊断后 3～4 年有发生肺转移。对于手术无法切除的病例,可用一些药物如 zoledronate 或更特异的抗 RANKL 抗体 denosumab 治疗,可使肿瘤停止生长和退化。

（三）巨细胞瘤中的恶性肿瘤

GCT 中的恶性肿瘤又称为恶性巨细胞瘤（malignancy in giant cell tumor,MGCT）,少见,仅占所有 GCT 的 1%。依据在最初诊断时就可以证实同时存在高度恶性肿瘤,或在放射治疗或手术治疗后才出现高度恶性肿瘤,分为原发性和继发性恶性巨细胞瘤。

【临床特点和影像学】MGCT 的发病年龄比普通 GCT 大 10 岁,女性稍多。发病部位与 GCT 相同,但在手足小骨和颅骨未见报道。在 GCT 治疗多年后再出现疼痛和肿胀,迅速增大,提示可能恶性变。

影像学上,原发性 MGCT 表现为长骨末端广泛的溶骨性骨破坏,侵犯软组织;继发性 MGCT 则表现为在以前诊断为 GCT 的部位出现边界不清的骨破坏,偶见继发性恶性肿瘤的邻近存在一硬化性病变或典型的 GCT 表现。

【病理学】原发性 MGCT 表现为在普通 GCT 中有高度多形性单核细胞的区域或结节,两种成分可有移行,高度恶性肉瘤无特殊形态学特点,可有或无骨样组织;继发性 MGCT 可有或无以前存在的 GCT（图 16-30）。

【遗传学】MGCT 除存在与 GCT 相同的遗传学改变外,瘤细胞中 DNA 含量高,多为多倍体,且 TP53 基因突变率高,伴 p53 蛋白高表达。

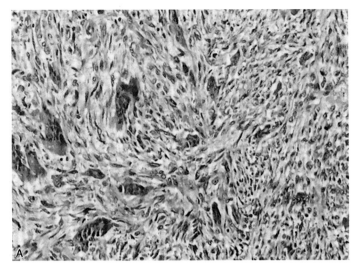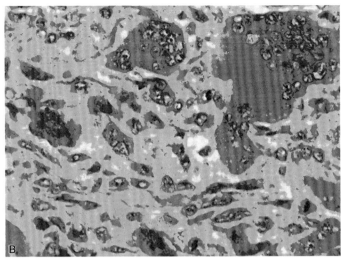

图 16-30 恶性巨细胞瘤
A、B. 多核巨细胞之间的单核基质细胞呈高级别肉瘤表现,易见病理性核分裂象

F16-30 ER

四、Ewing 肉瘤

Ewing 肉瘤(Ewing sarcoma, ES)是一种由相当一致、密集排列的小圆细胞所组成的恶性肿瘤,在组织学、超微结构和免疫表型上具有不同程度的神经外胚层分化的特点。关于其组织发生一直存有争议,至今仍采用于 1921 年首次描述该肿瘤的 Ewing 命名。1984 年,Jaffe 首次报道骨原始神经外胚层瘤(Primitive neuroectodermal tumor, PNET),随着免疫组织化学和遗传学研究,学者们发现,Ewing 肉瘤与 PNET 不仅临床及组织形态学难以区别,两者还同样具有 *MIC2* 基因编码的表面抗原 CD99,在染色体水平上也具有特异的染色体易位,即 t(11;22)(q12;24)。Ewing 肉瘤用于形态学无神经外胚层分化特点的肿瘤,而 PNET 用于有神经外胚层分化特点的肿瘤。因此,有人将 ES、PNET 以及发生在胸壁的 Askin 瘤归为向神经外胚层分化的、同一家族的肿瘤,而 ES 是这一家族中最不分化的一员。

ES 占所有恶性骨肿瘤的 6% ~ 8%,是儿童第二个最常见的恶性骨肿瘤。

【临床特点】ES 好发于儿童和青少年,高峰年龄为 10 ~ 20 岁(中位年龄 13 岁),约 80% 发生于 20 岁以前,5 岁以前和 30 岁以后极少发生,男性多见,男女之比为 1.4 : 1。肿瘤最常累及长骨(股骨,胫骨肱骨)的骨干及骨干-干骺区,以下依次为盆骨、肋骨、颅骨、椎骨、肩胛骨和手足短管状骨。10% ~ 20% 发生在骨外,主要发生在胸肺区。最常见的症状是疼痛伴有肿块,还可有间歇性发热、消瘦、贫血、白细胞升高血沉增快,类似骨髓炎,偶可发生病理性骨折。

【影像学】位于长骨骨干病变显示境界不清的渗透性或虫蚀样的溶骨性骨破坏,伴有"洋葱皮样"层状骨膜反应和软组织肿块。

【大体】肿瘤灰褐灰红色,质软,鱼肉状,常有明显出血、坏死和囊性变。肿瘤在骨髓腔内呈浸润性生长,晚期病例可见肿瘤穿破骨皮质,侵犯软组织,形成较大肿块。

【光镜】肿瘤由弥漫密集、形态单一的小圆形细胞组成,细胞核圆形或卵圆形,核染色质细致,核仁不明显,可见一些核分裂象,胞质少,淡染,细胞边界不清。肿瘤细胞之间的间质少,有纤细的纤维间隔分成索条或片状,常有显著出血和大片凝固性坏死,偶尔可见 Homer-Wright 假菊形团结构(图 16-31),后者主要见于 PNET 中。少数病例的肿瘤细胞较大,细胞核不太规则,核仁明显,核分裂象较多,而胞质内糖原少,称为非典型 ES。

【组织化学及电镜】肿瘤细胞胞质含丰富的 PAS 阳性糖原颗粒,是区别于其他小圆细胞肿瘤的较便鉴别方法。常规甲醛固定标本不利糖原保存,故 PAS 阴性不能完全除外 ES,此时电镜检查对诊断很有价值,电镜下仍可见明显糖原颗粒,足以证实诊断。肿瘤细胞内细胞器稀少,可见少量线粒体、中间丝、原始细胞连接等(图 16-32)。PNET 中则可见神经微丝、微管和树突状细胞突起等神经外胚层分化的特点。菊形团和核心颗粒是神经外胚瘤的形态特征。

【免疫组化】瘤细胞表达 CD99、Fli-1 和 Vim,有报道约 30% 病例表达 CK,PNET 则还可不同程度表达 NSE、Leu-7、Syn、CgA 和 NF 等。瘤细胞不表达 CD45、S100 蛋白、SMA、DES、CD31 和 CD34 等。

对 p30/32 MIC2 糖蛋白反应的单抗包括 12E7、RFB-1、HBA71 和 O13[30]。

【遗传学】ES 和 PNET 显示相同的遗传学改变。约

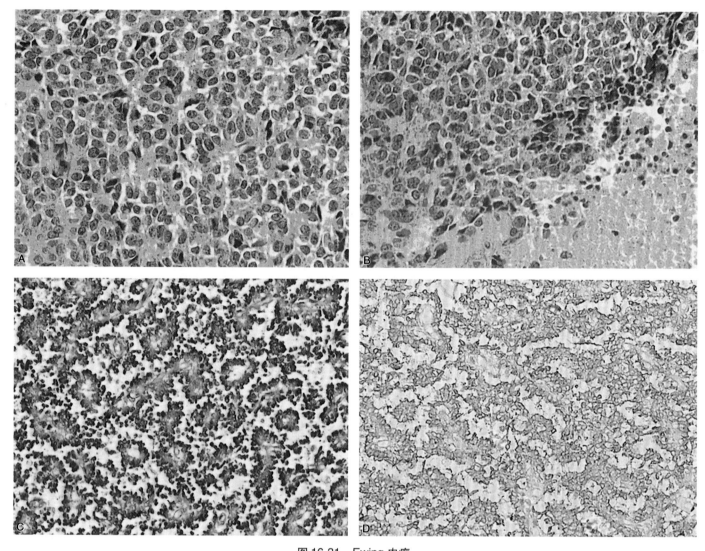

图 16-31 Ewing 肉瘤

A. 肿瘤细胞形态单一,弥漫密集,细胞胞质稀少,胞核圆形,染色质细粉状;B. 大片凝固性坏死是 Ewing 肉瘤的常见表现;C. 密集的小细胞排列成菊形团样结构(PNET 多见此形态);D. 肿瘤细胞 CD99 膜阳性

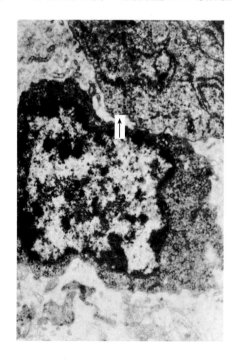

图 16-32 Ewing 肉瘤
电镜所见细胞内糖原颗粒(↑)

85%的 ES 存在 t(11;22)(q24;q12),涉及 *EWSR1-FLI1* 基因融合,10%～15%可见 t(21;22)(q22;q12),涉及 *EWSR1-ERG* 基因融合,其他有(17;22)(p22;q12)、t(7;22)(q12;q12)和 t(2;22)(q33;q12),后三种仅见于 1%病例。此外,可有+8、+12、+1q 和+20 以及 t(1;16)。

【鉴别诊断】ES 属小圆细胞恶性肿瘤,鉴别诊断十分困难,通常需辅以组织化学、免疫组化、电镜甚至结合分子遗传学技术才能确诊。需注意的是脱钙标本影响上述技术的效果,可预先从标本中仔细拣出质软的肿瘤组织单独包埋,避免脱钙的影响。

(1)恶性淋巴瘤:好发年龄为 40～50 岁,20 岁以下少见(<15% 病例),多发生在长骨及不规则骨,镜下,淋巴瘤细胞通常较 ES 细胞大,核不太规则,大多可见核仁,瘤细胞表达 CD45、B 或 T 或细胞抗原,很少表达 CD99,不表达 Fli-1,遗传学上无 t(11;12)。

(2)浆细胞骨髓瘤:好发老年男性,多见于颅骨及不规则骨等,尿儿茶酚胺阳性,影像学显示多骨病变,呈穿状溶骨破坏,尿本-周蛋白阳性,镜下,瘤细胞呈不同分化程度浆细胞形态,瘤细胞表达 CD38 和 CD138。

(3)转移性神经母细胞瘤:最常转移到颅骨,发病年龄 5 岁以下,影像学上显示对称的多发性溶骨性病变,镜下肿瘤细胞排列呈菊形团,细胞间为原纤维神经毡,PAS 阴性,瘤细胞表达 NF、NSE 和 CD57 等,但不表达 CD99,遗传学上无 t(11;12),但有高水平 *N-myc* 基因表达。

(4)转移性小细胞癌:好发于老年人,常见于四肢近端或中轴骨,呈多骨溶骨性病变;镜下,瘤细胞呈巢状或条索样排列,表达 CK,还常表达 CgA、Syn 和 CD56。

(5)小细胞型骨肉瘤:与 ES 具有相似的发病年龄、好发部位和影像学特征,但镜下肿瘤性小细胞之间可见原始网格样骨样组织。

(6)间叶性软骨肉瘤:好发年龄比 ES 大,大多为 20～30 岁,小细胞成分常围绕血管呈周细胞样排列,可见分化好的软骨岛,小细胞除表达 CD99,还表达 SOX9,软骨细胞表达 S100 蛋白。

(7)未分化圆细胞肉瘤:这是近年来发现的两种 EWSR1 阴性未分化圆细胞肉瘤,因形态学与 ES 十分相似,故又称为 Ewing 样肉瘤。一种主要发生于软组织,涉及 *CIC-DUX4* 基因,有两种不同的易位,即 t(4;19)(q35;q13)和 t(10;19)(q26.3;q13);另一种主要发生于骨,涉及 X 染色体臂内倒位而导致 *BCOR-CCNB3* 融合转录。与 ES 的鉴别诊断需应用 RT-PCR、FISH 和二代测序检测作出鉴别,CCNB3 单抗具有较高特异性和敏感性,可作为辅助诊断标记物,用 IHC 来证实该融合[31]。

【预后】ES 是最为致命的骨的恶性肿瘤之一,早期即发生血行转移到肺或骨,5 年生存率仅为 5%～8%。近年来采取现代综合治疗方法,包括大剂量放疗及多种药物联合化疗、手术等综合治疗,5 年生存率明显提高,约一半以上患者

能治愈,但广泛播散或幼年发病的病例预后仍很差。此外,肿瘤大小、部位、临床分期、对治疗反应和有无转移也影响预后。

五、造血组织肿瘤

(一)骨的恶性淋巴瘤

骨的恶性淋巴瘤(malignant lymphoma of bone)是一种由肿瘤性淋巴细胞累及一个或多个骨的恶性肿瘤。骨的恶性淋巴瘤分为原发与继发两类,原发于骨的恶性淋巴瘤是指骨的恶性淋巴瘤仅累及骨和区域淋巴结,而无区域外淋巴结累及或其他结外病变。骨原发性恶性淋巴瘤占所有恶性骨肿瘤的 7%,占所有结外淋巴瘤的 5%。

【临床特点】骨的恶性淋巴瘤可发生于任何年龄,但更常见于成人,尤其老年人,男性多见。肿瘤最常累及股骨,其他常见部位是胫骨、脊柱和盆骨,手足小骨很少累及。肿瘤大多为单发,少数可侵犯多个骨。临床表现为骨痛,可有发热、盗汗和消瘦等全身症状,血清乳酸脱氢酶可增高。

【影像学】长骨骨干境界不清、广泛的不规则溶骨和(或)成骨性破坏,骨破坏可呈地图样、虫蚀状或渗透性,骨皮质穿破,侵犯软组织。

【大体】肿瘤位于髓腔内,呈灰红色,质软,鱼肉样,无明显边界,骨皮质破坏,软组织肿块。

【光镜】绝大多数为 B 细胞淋巴瘤,尤其弥漫性大 B 细胞淋巴瘤,偶尔为滤泡性淋巴瘤和其他小 B 细胞淋巴瘤;少数为 T 细胞淋巴瘤,如间变性大细胞淋巴瘤(图 16-33)。霍奇金淋巴瘤极为罕见,大多为继发于淋巴结的霍奇金淋巴瘤。

【免疫组化】肿瘤细胞表达 LCA,B 细胞淋巴瘤表达 CD20、CD79a 和 PAX5 等;T 细胞淋巴瘤表达 CD2、CD3、CD5、CD7 和 CD43 等。霍奇金淋巴瘤则表达 CD30 和 CD15。

【预后】骨的恶性淋巴瘤预后取决于肿瘤细胞类型和临床分期,原发性恶性淋巴瘤预后比继发性好。现代化学治疗如利多昔单抗加 CHOP 方案治疗弥漫性大 B 细胞淋巴瘤的总生存率可到达 90%。

(二)浆细胞骨髓瘤

浆细胞骨髓瘤(plasma cell myeloma, PCM)是一种骨髓内浆细胞克隆性肿瘤性增生尤其的多骨性恶性肿瘤,又称多发性骨髓瘤(multiple myeloma)。该瘤于 1873 年由 Rustisky 首先报道。在国外发病率很高,占恶性骨肿瘤的第一位。但国内发病率较低,仅占骨原发恶性肿瘤的 5.24%。PCM 除典型病例外,还有几个变型,包括分泌性骨髓瘤、惰性骨髓瘤、闷燃性骨髓瘤(smouldering myeloma)和浆细胞白血病。

【临床特点】PCM 好发于老年人,中位年龄约为 70 岁,40 岁以下少见(<10%),男女均可发病,男性稍多。最常累及部位是脊柱、肋骨、颅骨、盆骨、股骨、锁骨和肩胛骨。临床表现为骨痛、病理性骨折、高血钙和贫血,骨破坏和邻近组织侵犯可引起相应症状。实验室检查显示血清和尿中有 M 蛋

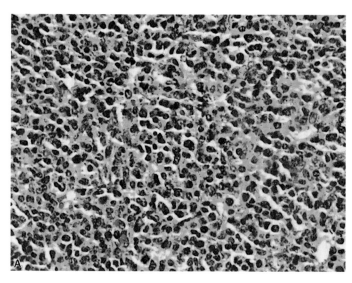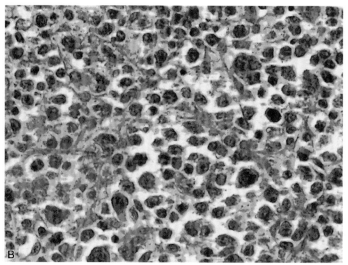

图 16-33 恶性淋巴瘤
A. 弥漫密集的小细胞;B 细胞淋巴瘤的形态

白,免疫球蛋白(Ig)克隆性增高,主要是 IgG(50%)和 IgA,而 IgM、IgD 和 IgE 少见。75%患者血清和尿中存在克隆性 Ig 轻链(本-周蛋白)。

【影像学】肿瘤呈多发性穿孔状圆形或卵圆形的溶骨性破坏,病变境界清楚,周围通常无硬化,骨皮质腐蚀,无明显反应性新骨形成。少数患者仅表现为骨质稀疏而无明显骨破坏病灶。更少见的是骨硬化病变,通常有 POEMS 综合征(多神经病、器官增大、内分泌病、单克隆 γ 病和皮肤改变)的影像学表现。

【大体】病灶位于骨髓腔内,呈灰红色,质软,鱼肉样的多发性结节,可互相融合成片,晚期肿瘤穿破骨皮质,侵犯邻近软组织。

【光镜】肿瘤在骨髓腔内以间质性、结节性、局灶性或弥漫性浸润,偶可有明显纤维化。肿瘤性浆细胞形态较一致,相似于成熟浆细胞或浆母细胞。细胞核圆,偏位,染色质浓集,核仁不明显,胞质丰富,嗜碱性,有明显核周空晕。分化差的浆细胞大小不一,细胞核异型,核仁显著,核分裂象易见,可见双核细胞,胞质少,嗜双色性或略显嗜酸性。依据细胞形态可将 PCM 分为浆细胞性、浆母细胞性和多形性三类。正常骨髓脂肪间隔可被肿瘤性浆细胞湮没,瘤细胞之间仅有少量纤维血管间质(图 16-34)。10% ~ 15%的肿瘤内或其他器官内见淀粉样物沉积,表现为肿瘤间质或血管壁的团块状均质粉染物,刚果红染色呈红色。个别病例出现大量淀粉样物沉积时,可引起异物巨细胞反应。

【组织化学及免疫组化】肿瘤性浆细胞对甲基绿-派洛宁(MGP)染色呈阳性反应(胞质和核仁呈红色,细胞核呈绿色),PAS 染色不同程度阳性反应。

免疫组织化学显示肿瘤性浆细胞表达 CD138、CD38 和 MUM1,表达单克隆 cIg,而不表达 sIg。部分病例表达 CD117(40%)和 CD56(80%),通常不表达 CD20 和 CD19。有些 t(11;14)(q13;q32)的 PCM 内强弱不一表达 CD20,这些

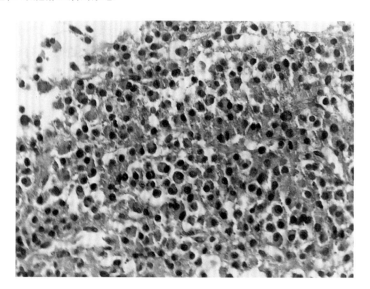

图 16-34 浆细胞性骨髓瘤
肿瘤细胞具有浆细胞的特征,但细胞成分单一,排列弥漫密集,有异型性

PCM 中约半数还表达 CyclinD1。此外,瘤细胞还可表达 EMA。

【鉴别诊断】分化好的 PCM 需与反应性浆细胞增生鉴别,后者浆细胞的细胞核小,一致,有明显"车轮状"和核周空晕,常伴有其他炎症细胞成分和较明显纤维化。分化差的 PCM 需与恶性淋巴瘤鉴别,后者无血清 Ig 单克隆增高,镜下无明确浆细胞分化特征,免疫组化显示 B 或 T 细胞相关抗原。

【预后】PCM 至今难以治愈,中位生存期为 3 年,预后不良因素包括临床分期高、肾功能不全、骨髓侵犯范围广、瘤细胞为浆母细胞或多形性、增殖活性高和存在某些遗传学异常,如 TP53 缺失、t(4;14)和 t(14;16)。死亡原因多为肾衰竭、贫血及严重感染。最近一些新药(如沙利度胺、硼替佐米)用于 PCM 治疗,已能显著改善临床症状,延缓疾病进展和延长生存期。

（三）骨的孤立性浆细胞瘤

骨的孤立性浆细胞瘤（solitary plasmacytoma of bone, SPB）是一种局限于骨而缺乏全身表现的单骨性浆细胞肿瘤性增生。

【临床特点和影像学】 发病年龄比 PCM 轻，中位年龄为 55 岁，男女之为 2∶1。肿瘤最常累及脊柱，少数可累及肋骨、颅骨、盆骨和股骨等部位。临床表现主要为疼痛和病理性骨折，脊柱累及可因脊髓或神经根侵犯或受压而出现神经症状。

影像学上显示溶骨性病变，骨皮质稍膨大，偶可破坏，侵犯累及软组织。

【病理学】 肿瘤位于骨髓腔内，境界较清楚，灰红色，质软。镜下，不同分化程度浆细胞局限性或弥漫性浸润骨髓腔，肿瘤细胞大多分化较成熟。组织化学及免疫组化同 PCM。

诊断 SPB 必须具备下列标准：①血清和（或）尿中无或仅微量 M 蛋白；②有单克隆浆细胞破坏单个骨；③无其他部位骨髓累及；④影像学检查未发现其他部位骨骼异常；⑤除孤立性骨病变外无其他终末器官损害。

【预后】 大多数 SPB 最终会进展为 PCM。SPB 对放射治疗非常敏感，10 年生存率达 40% ~ 50%，放射治疗后血清蛋白持续存在则进展为 PCM 的危险性高。

六、纤维源性肿瘤

（一）骨的促结缔组织增生性纤维瘤

骨的促结缔组织增生纤维瘤（desmoplastic fibroma of bone）是一种由梭形细胞和大量胶原组成的良性、局部侵袭性肿瘤。该肿瘤罕见，仅占所有骨的 0.1%，良性骨肿瘤的 0.3%。1952 年由 Jaffe 首先描述，又称为骨的韧带样瘤（desmoid tumor of bone）。

【临床特点】 肿瘤好发于青少年和年轻人，70% 的患者为 11 ~ 40 岁，无性别差异。最常见累及部位为下颌骨，其他部位为长骨（股骨、胫骨、桡骨和肱骨）干骺区、椎骨和盆骨等。临床表现为疼痛、肿胀和轻度活动障碍，少数病例可并发病理性骨折。

【影像学】 肿物位于髓腔内，边界清楚，呈膨胀性、溶骨性破坏，常见病变内小梁形成，骨皮质变薄，无骨膜反应。较大病变可破坏骨皮质，侵犯软组织。

【大体】 肿瘤呈灰白色或浅棕，质地坚硬，漩涡状，与周围境界不清，可有囊性变。

【光镜】 瘤细胞纤细，梭形至星形，无异型性，核分裂象难找见。瘤细胞排列成长束状或漩涡状，位于分化的胶原基质中。标本内可见一些毛细血管和小血管，但无新生骨和软骨（图 16-35）。

【免疫组化】 瘤细胞表达 SMA，偶可表达 MSA、Des，仅< 10% 病例表达 β-catenin，不表达 MDM2 和 CDK4。

【鉴别诊断】

（1）纤维肉瘤：高分化纤维肉瘤的影像学和镜下形态

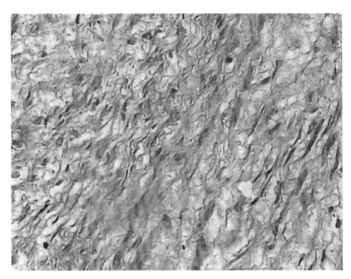

图 16-35　骨促结缔组织增生性纤维瘤
肿瘤由分化较好的纤维细胞组成，细胞分布稀疏，富于胶原，异型性不明显，细胞间无成骨

与促结缔组织增生性纤维瘤相似，但发病年龄较大；光镜下，纤维肉瘤的瘤细胞更丰富，核较大，染色质深染而不规则，可见核仁，有一些核分裂象，细胞间胶原较少。

（2）纤维结构不良：病变大多位于长骨干骺区，常弯曲变形；镜下，增生的纤维组织中可见纤细而不规则的编织骨小梁，细胞间胶原少。

（3）低级别中心型骨肉瘤（见前述）。

【预后】 手术切除后易复发，但不转移。

（二）骨的纤维肉瘤

骨的纤维肉瘤（fibrosarcoma of bone）是一种由梭形成纤维细胞和数量不等胶原纤维所组成的恶性骨肿瘤。约占所有原发性骨恶性肿瘤的 4% 以下。

【临床特点】 肿瘤发病年龄广，以 20 ~ 60 岁为多，无性别差异。肿瘤最常累及远端股骨，以下依次为近端股骨、远端肱骨和近端胫骨。临床表现为局部疼痛、肿胀、活动受限和病理性骨折。

【影像学】 肿瘤为偏于一侧的溶骨性病变，呈地图样、虫蚀状或渗透性骨破坏，常侵犯邻近软组织。

【大体】 肿瘤与周围分界较清楚，略呈分叶状，切面灰白色，质地坚实，呈编织状，有些肿瘤呈灰红色，质地较软，可有黏液样。

【光镜】 相同于软组织纤维肉瘤，由单一的梭形成纤维细胞和胶原纤维组成，瘤细胞呈梭形，排列成束状或"鱼骨刺样"（图 16-36）。大多数肿瘤为中、低分化，细胞有明显异型，可见瘤巨细胞，核分裂象易见，间质胶原纤维少，常有灶性坏死和黏液变性。少数高分化纤维肉瘤中胶原纤维较成熟，可有玻璃样变，需与骨样组织区别。

【免疫组化】 瘤细胞表达 Vim，偶尔局灶性弱表达 SMA，不表达 Des、CK 或 CD34。

【鉴别诊断】 现认为过去诊断的许多纤维肉瘤实际上

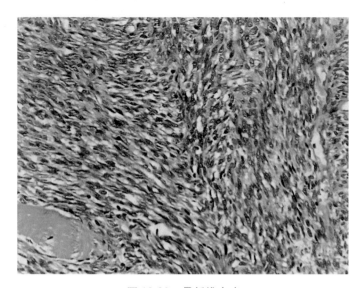

图 16-36　骨纤维肉瘤
肿瘤性梭形细胞成分单一,排列拥挤,呈鱼骨刺样生长方式。左下方见残存骨组织

是其他类型肉瘤,如瘤细胞表达 SMA 和 Des,应诊断为平滑肌肉瘤;瘤细胞显著异型和排列成席纹状结构,应诊断为多形性未分化肉瘤;如肿瘤内出现肿瘤性骨样组织或软骨,应诊断为骨肉瘤或去分化软骨肉瘤。

高分化纤维肉瘤与骨促结缔组织增生性纤维瘤的鉴别诊断见前述。此外,骨转移性肉瘤样癌,尤其来源于肾脏,多见于老年人,常累及多骨,镜下见梭形细胞有上皮分化倾向,瘤细胞同时表达 CK 和 Vim。

【预后】　纤维肉瘤的首选治疗是手术广泛切除肿瘤,但复发率较高,常可转移到肺和其他骨。组织学分级与预后密切相关,高分化纤维肉瘤 10 年生存率达 83%,而低分化纤维肉瘤仅 34%。

七、纤维组织细胞性肿瘤

(一) 非骨化性纤维瘤和骨的良性纤维组织细胞瘤

非骨化性纤维瘤和骨的良性纤维组织细胞瘤(non-ossifying fibroma/benign fibrous histiocytoma of bone,NOF/BFH)是一种由排列成"席纹状"的梭形细胞混合一些破骨细胞型巨细胞所组成的良性成纤维细胞性肿瘤。NOF 又称为干骺端纤维性缺损(metaphyseal fibrous defect),如病变小,完全局限于皮质内,则称为纤维性皮质缺损(fibrous cortical defeat)。NOF 和 BFH 的大体和镜下形态相似,仅依据临床表现和影像学特点才能区分开来。2013 年 WHO 分类将这两种病变视为同一肿瘤。

【临床特点和影像学】　NOF 常见,好发于 20 岁以下儿童和青少年,无性别差异。绝大多数肿瘤位于长骨干骺区,尤其远端股骨、近端和远端胫骨,有些 NOF 为多发性,常见于 I 型神经纤维瘤病和 Jaffe-Campanacci 综合征患者。临床无明显症状,常偶尔发现,大的病变可有疼痛,偶可引起病理性骨折。影像学上显示偏于长骨干骺区一侧的骨皮质变薄,

中央密度低,边缘硬化,病变长轴与骨的长轴平行,可为单房或多房。

BFH 非常少见,好发于 20 岁以上成年人,无性别差异。40% 累及长骨的非干骺区,约 25% 累及盆骨,尤其是骶骨。临床表现相似于 NOF。影像学上显示骨髓腔内境界清楚的溶骨性病变,内部可见小梁或不太明显分隔状,骨皮质变薄,膨胀,边缘硬化,偶尔骨皮质破坏,但无骨膜反应。位于骨端的 BFH 在影像学上与骨巨细胞瘤无法区别。

【大体】　NOF 和 BFH 的大体形态表现相似,肿瘤境界清楚,红棕色杂以黄色区,边缘硬化,可见囊性变。合并病理性骨折时可见出血和坏死。

【光镜】　镜下也无法区分 NOF 与 BFH,肿瘤由成纤维细胞排列成席纹状,其间散布一些破骨细胞型巨细胞和灶性泡沫状组织细胞,可见含铁血黄素沉着,偶见囊性变和小区坏死(图 16-37)。

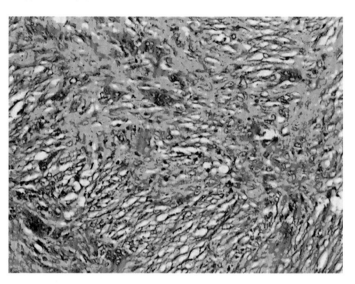

图 16-37　非骨化性纤维瘤/良性纤维组织细胞瘤
梭形纤维细胞呈席纹状排列,少量散在的小型多核巨细胞及含铁血黄素颗粒

【预后】　本病预后良好,有的可自愈,无症状者不需要治疗。对于大的肿瘤,可行刮除术,很少复发,极少恶变。

(二) 骨的原发恶性纤维组织细胞瘤

1972 年首次由 Feldman 和 Norman 报道,但 WHO 分类已不再使用这一术语,代之以多形性未分化肉瘤(后述)。

八、脊索肿瘤

(一) 良性脊索细胞肿瘤

良性脊索细胞肿瘤(benign notochordal cell tumor,BNCT)是一种显示脊索分化的良性肿瘤[32],2013 年 WHO 分类中列为一种新类型。

【临床特点和影像学】　肿瘤发病年龄范围广(7 ~ 82岁),无性别差异。BNCT 最常位于颅底、椎体和骶尾部,也可位于蝶枕骨斜坡背侧的硬脑膜内。大多数 BNCT 无症状。

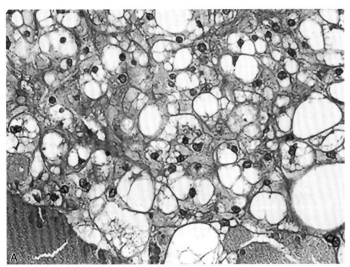
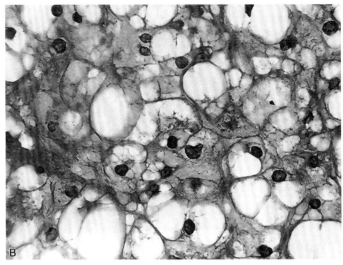

图 16-38　良性脊索细胞肿瘤
A、B.细胞体积大,胞质空泡状,细胞核圆形,核仁不明显,无核分裂象

X 线摄片常难以发现病变,MRI 可清楚显示椎体异常信号。

【大体】除蝶枕部肿瘤常附着在斜坡背侧的硬脑膜内呈息肉状胶样病变外,其余 BNCT 均位于骨内。

【光镜】肿瘤细胞类似成熟脂肪细胞,胞质空泡状,细胞核圆形,可见小核仁,无核分裂象(图 16-38)。有些肿瘤细胞胞质嗜伊红色,含玻璃样小球。受累骨常显示硬化性改变,肿瘤位于骨小梁之间,其间可有骨髓组织。

【免疫组化】瘤细胞表达 S100 蛋白、EMA、AE1/3、CAM5.2 和 branchyury。

【预后】无症状者不需要治疗。对于有症状者,可手术切除,硬化很好,不复发。

（二）脊索瘤

脊索瘤(chordoma)是一种显示脊索分化的恶性肿瘤。

【临床特点】肿瘤好发于 40~70 岁,男性多见,男女之比为 1.8:1。最常累及部位是颅底(蝶枕区)、椎体和骶尾部。肿瘤起病隐匿,蝶枕区脊索瘤出现症状较早,有头痛、视觉障碍和颅神经麻痹。脊柱和骶尾部脊索瘤则表现为腰背痛、感觉异常和(或)运动障碍。被认为是由胚胎残留脊索组织发生的肿瘤,属局部侵袭性或低度恶性肿瘤。脊索瘤发生部位几乎只限于脊柱,极少出现在中线纵轴骨以外的部位。

【影像学】肿瘤呈不规则溶骨性破坏,边缘可见硬化,常伴有病理性骨折和软组织块影,约半数病变中见钙化灶(图 16-39)。

【大体】肿瘤在骨内呈膨胀性生长,体积大,分叶状,切面灰白色或浅蓝色,半透明,有时呈胶冻状样,质硬易碎,病变内常见出血、囊性变和不规则钙化。

【光镜】肿瘤纤维性间分成小叶,小叶内瘤细胞大小不一,呈多边形或立方形,胞质嗜伊红色,细胞排列成条束状或片状,小叶内间质富于黏液,血管稀少。小叶随黏液增多而增大,此时瘤细胞胞质内出现大小不等空泡,空泡之间有丝

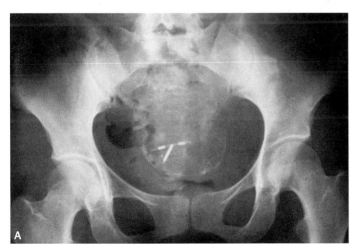
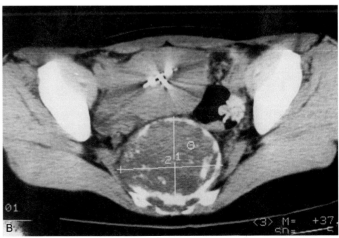

图 16-39　脊索瘤
A.X 线片显示肿瘤位于 S3-5,膨胀性溶骨破坏,瘤内有钙化影;B.CT 显示骶骨未膨胀,骶前巨大软组织肿块,瘤内见钙化影

状间隔,称为"空泡化细胞"("physaliphorous cells"),细胞核异型性较小,核分裂象少(图16-40)。偶尔,瘤细胞可有较明显异型,呈梭形,肉瘤样,核分裂象易见,常有发生。位于蝶枕区的脊索瘤常含有较明显的软骨成分,间质似透明软骨,称为软骨样脊索瘤(chondroid chordoma),少数脊索瘤,尤其在复发后,可伴发高级别肉瘤,称为"去分化"的脊索瘤。

【免疫组化】　瘤细胞表达 S-100 蛋白、CK、EMA 和 branchyury,branchyury 对脊索肿瘤高度特异(>90%),在与软骨瘤、软骨肉瘤和脊索与脑膜瘤的鉴别诊断上非常有用[33]。

【遗传学】　*PTEN* 基因部分或完全缺失;染色体 3、4、10 和 13 丢失,而 5q、7q 和 20 获得;CDKN2A(p16)和 CDKN2B(p15)纯合性或杂合性缺失;此外,branchyury7q33 位点和 EGFR7(p12)位点获得。

【鉴别诊断】

(1)软骨肉瘤:影像学上软骨肉瘤与脊索瘤非常相似,但前者位于偏离中线部位,而后者位于中线;镜下,软骨样脊索瘤与软骨肉瘤均表现分叶结构及黏液样基质,都表达 S100 蛋白,但软骨细胞位于软骨陷窝内,不表达 CK、EMA 和 branchyury,脊索瘤则有大空泡化细胞,表达 CK、EMA 和 branchyury。

(2)黏液性腺癌骨转移:临床上大多有原发病症状和病灶;影像学上无分叶状结构、无硬化缘、无钙化;瘤细胞表达 CK 和 EMA,但不表达 S-100 蛋白和 branchyury。

【预后】　脊索瘤的首选治疗方法是少数切除,平均生存时间为 7 年。手术切除不净易复发,偶可转移,通常转移到肺、骨、淋巴结和皮下组织。软骨样脊索瘤临床经过较惰性,而去分化脊索瘤预后很差。

九、血管肿瘤

(一)血管瘤

骨的血管瘤(hemangioma)是一种口径大小不一的毛细血管样血管所组成的良性骨肿瘤。

【临床特点】　骨的血管瘤好发于 40~50 岁中老年人,男女之比约为 1:1.5。最常累及部位是椎体,以下依次为颅

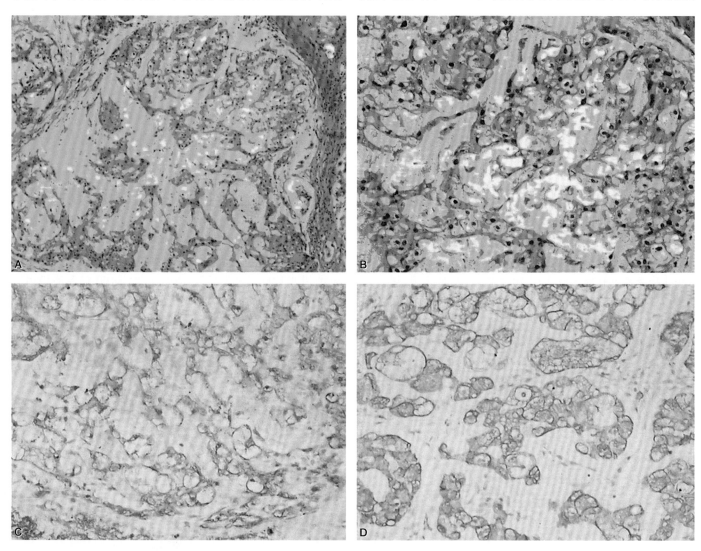

图 16-40　脊索瘤
A. 肿瘤呈分叶状结构,间质富于黏液,见条索状排列立方细胞及空泡状细胞;B. 中倍镜见立方细胞、空泡化细胞及细胞外黏液;
C. 肿瘤细胞 S-100 蛋白阳性;D. 肿瘤细胞 CK 阳性

面骨和长骨的干骺区。骨的血管瘤大多为单发,但可多发,后者可单骨多发或多骨多发,又称血管瘤病(hemangiomatosis)。临床上大多无症状,常在影像学检查时偶尔发现,较大血管瘤可出现疼痛和病理性骨折,脊柱血管瘤可压迫脊髓,引起疼痛和神经症状。

【影像学】为境界清楚的溶骨性病变,其间常有粗大小梁或条纹。在颅骨可表现为膨胀性溶骨性病变和日光放射状反应性新骨形成。

【大体】肿瘤无包膜,但与周围组织界限清,骨皮质完整,切面暗红色,质软,似海绵状或蜂窝状。

【光镜】骨血管瘤分为海绵状和毛细血管性两型,前者更常见,由充满血液、扩张的薄壁血管组成,衬覆单层内皮细胞,毛细血管性血管瘤则由小而密集的毛细血管构成。肿瘤也可有毛细血管和海绵状血管混合而成

【免疫表型】内皮细胞表达 CD31、CD34、FⅧ因子、Fli-1 和 ERG。

【预后】对于无症状小的血管瘤,不需要治疗,有些可自发性退化。有症状或大的血管瘤可引起病理性骨折或椎体塌陷,则需要治疗,刮除法和植骨后能治愈,局部复发率很低。

(二)上皮样血管瘤

上皮样血管瘤(epithelioid hemangioma,EH)是一种具有上皮样形态和内皮细胞表型的细胞所组成的局部侵袭性肿瘤,又称为组织细胞样血管瘤(histiocytic hemangioma)。

【临床特点】肿瘤好发于成年人,平均年龄为 35 岁,男女之比为 1.4∶1。最常累及长管状骨,以下依次为下肢远端诸骨、扁骨、椎骨和手足小骨。EH 大多为单骨性,少数为多灶性。临床表现为局限性疼痛。

【影像学】相似于血管瘤,为境界清楚、少膨胀的溶骨性病变,骨皮质可侵蚀,扩展到软组织。

【大体】肿瘤体积较大,暗红色,质软。

【光镜】肿瘤呈分叶状,浸润以前存在的骨小梁。小叶周边有许多小动脉样血管,衬覆扁平内皮细胞,小叶中央的细胞丰富,为形成血管腔或实性生长的上皮样细胞。上皮样细胞大,多边形,细胞核卵圆形或肾形,胞质丰富,嗜伊红色,偶可含有一个或几个空泡。核分裂象少见(<1/10HPFs)。间质少,可有明显炎症细胞浸润,以嗜酸性粒细胞为主。病变内有出血和小灶性坏死。累及四肢远端小骨的肿瘤内可含有排列成束的良性表现梭形细胞和含铁血黄素沉着。

【免疫表型】同血管瘤,但肿瘤性内皮细胞也常表达 CK 和 EMA。

【预后】通常用刮除法治疗,有时需大块切除。对于不能手术切除的部位可行放射治疗,预后好,局部复发率仅 9%。EH 偶尔可累及淋巴结,目前不清楚是多中心性病变还是转移,组织形态学无法预测局部复发或淋巴结累及[34]。2013 年 WHO 分类将 EH 视为中间性局部侵袭性和偶有转移的肿瘤,其生物学行为不同于发生在软组织的 EH。

(三)上皮样血管内皮瘤

上皮样血管内皮瘤(epithelioid hemangioendothelioma, EHE)是一种具有上皮样形态,内皮细胞表型和玻璃样、软骨样或嗜碱性间质所组成的低至中度恶性肿瘤。

【临床特点】肿瘤好发于 10~30 岁,男性稍多。骨可以是唯一累及的器官或多个器官(肝、肺、软组织)的一个部分,最常累及的骨是长管状骨,尤其下肢,以下依次为盆骨、肋骨和椎骨,半数以上为单骨多发或累及多骨。临床表现为局部疼痛和肿胀,也可无症状。

【影像学】为境界清楚或不清楚的溶骨性病变,周边可以不同程度硬化,骨皮质可侵蚀,呈肥皂泡样膨出,侵犯软组织。

【大体】肿瘤呈卵圆形,棕色,质地橡皮样,偶有出血。

【光镜】肿瘤由上皮样和梭形内皮细胞组成,细胞核圆形或卵圆形,核仁明显,胞质丰富,嗜伊红色,可见空泡状胞质内腔,常含单个红细胞,形成良好的血管则不太明显。瘤细胞常排列成束或巢状,位于类似软骨基质的黏液样和玻璃样间质中。瘤细胞通常轻度异型,核分裂象不多。

【免疫表型】瘤细胞表达 CD31、CD34、FⅧ因子、Fli-1 和 ERG,也常表达 CK 和 EMA。

【鉴别诊断】

(1) 上皮样血管瘤:肿瘤呈分叶状,周边有许多小动脉样血管,中央为衬覆明显上皮样细胞的血管腔或实性巢,间质富含炎症细胞,无明显黏液样和玻璃样间质。

(2) 血管肉瘤:血管肉瘤的内皮细胞可呈上皮样,此时需与 EHE 鉴别,前者瘤细胞明显异型,核分裂象易见,增生内皮细胞可形成乳头突入血管腔内,血管互相吻合成复杂的迷路状,常伴有明显出血和坏死。

(3) 釉质细胞瘤:主要位于胫骨,其上皮成分以基底细胞样和管状结构为主,瘤细胞除表达一般上皮性标记物 CK 和 EMA 外,还表达高分子量 CK(5 和 14 等)和 p63,不表达内皮标记物(CD31、CD34 等)。

(4) 转移性癌:EHE 的瘤细胞呈上皮样,表达上皮性标记物,可与转移性癌混淆,但前者表达上皮性标记物常呈局灶性弱阳性,后者则呈强阳性,且不表达 CD31 和 CD34 等内皮标记物。

【预后】首选治疗方法是广泛切除肿瘤,多骨累及的病例预后差。组织学特点不能预测预后,死亡率达 20%。

(四)脉管肉瘤

脉管肉瘤(angiosarcoma)是一种向血管或淋巴管内皮细胞分化的高度恶性肿瘤。骨的脉管肉瘤罕见,仅占骨的恶性肿瘤<1%。绝大多数脉管肉瘤起自血管内皮细胞的血管肉瘤,而骨的淋巴管肉瘤极为罕见。

【临床特点】骨的血管肉瘤发病年龄广,从儿童到老年人都可发病,无特殊好发年龄,男性稍多。最常累及长和短管状骨,尤其股骨,以下依次为盆骨、椎骨、肋骨和颅骨,约 1/3 病例为多发性。临床表现为疼痛和肿块。

【影像学】为境界不清的单发或多灶性溶骨性病变,病变范围比 EHE 更广,骨皮质破坏,侵犯软组织,通常无骨膜

反应。

【大体】肿瘤体积较大,大多>5cm,切面呈棕红色,鱼肉样,质脆,有明显出血和坏死,侵犯软组织。

【光镜】瘤细胞明显异型,大多呈上皮样,少数呈梭形,细胞核空泡状,含1~3个核仁,核分裂象易见,胞质深嗜伊红色,常含一个或多个空泡。瘤细胞常呈实性片状生长,其间可见不规则、复杂的、迷路状、互相吻合的血管腔,也可见瘤细胞呈乳头状突入血管腔内。肿瘤内常有红细胞外渗、含铁血黄素沉着和数量不等炎症细胞(淋巴细胞、中性粒细胞和嗜酸性粒细胞)浸润。有些血管肉瘤分化较好,似良性血管瘤,但总能找到不规则,互相吻合的血管腔(图16-41)。

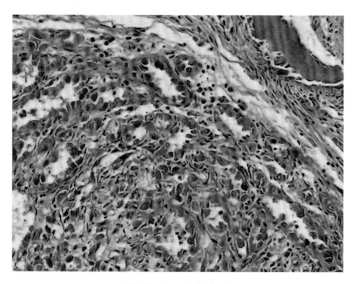

图16-41　血管肉瘤
分支状增生的小血管,衬覆的内皮细胞呈上皮样,突入管腔

【免疫表型】与其他血管肿瘤一样,瘤细胞表达内皮细胞标记物,大多数表达CD31,仅半数表达CD34和FⅧ因子,还可表达Fli-1和ERG。偶尔表达SMA、D2-40(提示淋巴管分化)、CK和EMA。

【预后】骨的脉管肉瘤尽管生物学行为不易预测,但大多数为高度恶性肿瘤,治疗以手术切除和放射治疗为主,5年生存率仅33%。预后不良因素与肿瘤范围广、出现巨核仁、核分裂数≥3/10HPFs相关。此外,表达D2-40的淋巴管肉瘤侵袭性强。

十、肌源性、脂肪源性、神经源性和上皮源性肿瘤

(一)平滑肌瘤

骨的平滑肌瘤(leiomyoma)极罕见,分化于成年人。大多发于颌骨、胫骨及髂骨等。光镜形态同软组织,由梭形细胞束状交错排列,细胞核两端钝圆,无异型性,胞质丰富,强嗜伊红色。瘤细胞表达SMA、caldesmon和Des等肌源性标记物。手术切除后可治愈。

(二)骨平滑肌肉瘤

骨的平滑肌肉瘤(leiomyosarcoma)是一种显示平滑肌分

化的原发性恶性肿瘤,也极罕见。

【临床特点和影像学】肿瘤好发于40~50岁,男性稍多。最常累及远端股骨和近端胫骨的干骺区。临床表现为局部疼痛,偶有病理性骨折。影像学上显示地图样溶骨性骨破坏,有时显示边界不清的虫蚀状或渗透性骨破坏,约50%病例可见骨膜反应。

【病理学】大体上,肿瘤呈棕色,鱼肉状,有明显坏死。镜下,瘤细胞呈长梭形,细胞核长形,两端钝圆,有不同程度多形性,核分裂象易见,胞质强嗜伊红色。瘤细胞交叉排列成束。瘤细胞表达SMA、caldesmon和Des等肌源性标记物。

【鉴别诊断】主要与纤维肉瘤鉴别。两者在影像学上十分相似,镜下也都由梭形细胞组成,但纤维肉瘤的梭形细胞胞核细长,两端不钝圆,排列成"鱼骨刺样";瘤细胞虽可局灶性弱表达SMA,但不表达caldesmon和Des等肌源性标记物。此外,女性患者还应考虑来自子宫平滑肌肉瘤的骨转移。

【预后】肿瘤首选手术切除,预后与组织学分级相关,高度恶性平滑肌肉瘤预后差,常转移至肺,半数患者死于肿瘤。

(三)脂肪瘤

骨的原发性脂肪瘤(lipoma)极为少见,起自骨内或骨表面脂肪细胞。

【临床特点和影像学】大多数患者为40~50岁,骨旁脂肪瘤发病年龄稍大,男性稍多。肿瘤好发于长骨干骺区,尤其股骨、胫骨和腓骨,也可见于盆骨、肩胛骨、颅骨和颌骨。临床上可无症状或局部肿痛。影像学上显示境界清楚的溶骨性病变,周围有薄层硬化区,病变内可见小梁或钙化影,位于骨旁脂肪瘤则表现为骨皮质透光的肿块。

【病理学】大体上,肿瘤境界清楚,黄色,质软,其间可见骨刺。镜下,肿瘤呈分叶状,由成熟脂肪细胞组成,其间有以前存在的骨小梁(图16-42)。

【预后】骨的脂肪瘤切除后能治愈,几乎不复发。

(四)脂肪肉瘤

骨的脂肪肉瘤(liposarcoma)是一种显示脂肪细胞分化的骨内和骨表面的恶性肿瘤。原发性骨脂肪肉瘤极为罕见,大多是从软组织脂肪肉瘤转移至骨内。

【临床特点和影像学】肿瘤好发于成人,男性稍多。最常累及长骨,尤其胫骨和股骨。临床表现为局部肿痛。影像学上显示境界不清或较清楚的溶骨性病变。

【病理学】大体上,肿瘤大,分叶状,黄色至灰棕色,质地软或坚实,富于黏液的脂肪肉瘤可有光泽、光滑。镜下形态与软组织脂肪肉瘤相同,也可分为高分化脂肪肉瘤、黏液样脂肪肉瘤或多形性脂肪肉瘤。脂肪母细胞具有多形性及异型性,核仁明显,胞质含脂滴空泡或泡沫状。

【免疫表型】肿瘤细胞表达S-100蛋白,高分化脂肪肉瘤可表达MDM2和CDK4。

【预后】治疗以手术切除为主,预后与组织学变型相

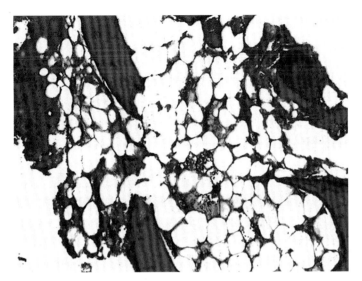

图 16-42　脂肪瘤
成熟的脂肪组织呈膨胀式生长方式

关,高分化脂肪肉瘤和黏液样脂肪肉瘤预后好,而多形性脂肪肉瘤预后差。

(五)神经鞘瘤

骨内神经鞘瘤(neurilemmoma)是一种骨内施万细胞发生的良性肿瘤,少见。患者多为成年女性,几乎只发生在有髓神经穿入的下颌骨和骶骨,肿瘤境界清楚,有包膜,切面灰白色,质软,常有较多黏液,形成小囊腔。镜下形态同软组织肿瘤,瘤细胞表达 S-100 蛋白。切除或彻底刮除肿瘤加植骨,预后好,术后很少复发。

(六)釉质瘤

釉质瘤(adamantinoma)是一种由相对良性表现的梭形细胞和骨纤维成分围绕上皮细胞簇所组成的,形态特点多样性的双相分化恶性骨肿瘤。釉质瘤罕见,仅占恶性骨肿瘤的 0.42% ~ 0.61%。

【临床特点】肿瘤可发生于任何年龄,平均年龄为 25 ~ 35 岁,男性稍多。85% ~ 90% 病例累及胫骨前的骨干和干骺区。其他位于腓骨、股骨、尺骨和桡骨。临床表现为胫前肿胀,可伴有疼痛。

【影像学】显示骨干皮质与髓腔均受侵犯,表现为骨皮质略显膨胀变薄,境界清楚、分叶状、偏心的溶骨病变,病变长径大于横径,边缘骨硬化,无骨膜反应。病程长者,病变密度增高,呈磨玻璃样。偶有骨皮质穿破,软组织块影。

【大体】肿瘤偏于骨干一侧,大多位于胫骨前方骨皮质,境界清楚,灰黄色,分叶状。质地坚实,边缘硬化。病变内可有囊腔,充满草黄色或血性液体。肿瘤内纤维成分多时,则呈灰白色,质韧。肿瘤可以完全位于骨皮质内,较大肿瘤可侵犯骨髓腔,也可穿破骨皮质,扩展到软组织。

【光镜】典型的釉质瘤由容易辨认的上皮和骨纤维两种成分以不同比例混合而成。形态学上有四种主要图像[35]:基底样、小管状、鳞形和梭形细胞。前两种最常见,也

可以由多种图像混合存在。无论哪种生长方式,瘤细胞异型性都不大,其间常存在衬覆骨母细胞的编织骨小梁。上皮细胞聚集成条索、巢状或小管状,上皮索、巢的周边细胞排列成栅栏状或柱状,中央的细胞呈星网状,有时出现囊性区,类似颌骨的造釉细胞瘤,故命名为釉质瘤(图 16-43)。瘤细胞可小,似基底细胞,也可似鳞状细胞。少数釉质瘤以骨纤维组织成分为主,仅含小簇上皮细胞,称为骨纤维结构不良样变型。

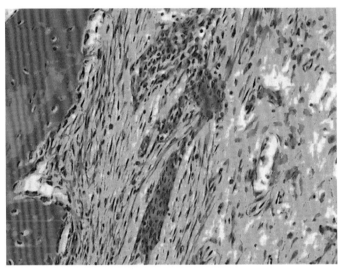

图 16-43　长骨釉质瘤
梭形细胞的背景上有上皮细胞成分,上皮具有基底细胞的特点

【免疫组化】上皮细胞表达 CK、EMA、Vim 和 p63,角蛋白主要为基底细胞型,包括 CK5、CK14 和 CK19,也可不同程度表达 CK1、CK13 和 CK17,但不表达 CK8 和 CK18。纤维组织仅表达 Vim。

【遗传学】长骨釉质瘤显示非随机性染色体数目异常,主要为 7、8、12、19 和 20 染色体的获得。

【鉴别诊断】

(1)骨纤维结构不良(OFD):影像学上,OFD 与釉质瘤相似,但病变小,无骨皮质破坏的征象,且发病年龄轻得多,大多为青少年;镜下由梭形细胞之间有骨母细胞衬覆的骨小梁所组成,无上皮成分。最为困难的是 OFD 与釉质瘤的骨纤维结构不良样变型鉴别,此时需仔细寻找有无小簇上皮样细胞,CK 的免疫组化染色有助于两者的鉴别,OFD 不表达 CK,而釉质瘤总能找到 CK 阳性的上皮细胞簇。

(2)纤维结构不良(FD):影像学上病变呈磨玻璃样,骨皮质变薄,但无破坏;镜下显示编织骨纤细,无骨母细胞衬覆,也无上皮细胞簇。

(3)骨的转移性癌:两者在形态学均表现为上皮成分伴间质纤维组织增生,有时难以鉴别。但在临床上,转移癌以中老年多见,常有原发性肿瘤的临床表现;影像学上,转移性癌大多为多骨性病变,呈虫蚀状或渗透性骨破坏,且并非仅限于胫骨。

【预后】釉质瘤是一种局部侵袭性低度恶性肿瘤,需大

块切除,非根治性手术切除后的复发率很高,多次复发后可以发生远处转移,主要是转移到肺和淋巴结,少数可转移到其他骨、肝和脑。Keeney 和 Unni 总结的 85 例长骨釉质瘤[36],其中 31% 术后复发,15% 肺转移,7% 淋巴结转移,8例死于转移瘤,16 例带瘤或复发瘤存活,20 例无瘤存活 5 个月至 47 年。不良预后因素与男性或年轻女性、有疼痛症状、<20 岁年轻人、上皮-间质比例高和缺乏鳞状分化相关。

(七) 骨的转移性肿瘤

骨的转移性肿瘤(metastatic tumor of bone)是指来自身体其他部位原发性恶性肿瘤转移到骨,是最常见的恶性骨肿瘤。Abrams 等的 1000 例癌症患者尸检中证实 27% 有骨转移[37]。

【临床特点】骨的转移性肿瘤最常见于中老年人,儿童少见,男女均可累及,无明显性别差异。最常见的转移部位是中轴骨(颅骨、脊柱和盆骨),约占转移性肿瘤的 70%,近端长骨也常累及,但很少转移到肘和膝关节以下的部位。大多数转移性肿瘤在早期无临床症状,晚期可有疼痛和出现全身症状(体重减轻、贫血、血沉加快、血钙和碱性磷酸酶升高),偶尔并发病理性骨折。

【影像学】一般无特异性改变,孤立性病变相似于原发性骨肿瘤,但很少有骨膜反应和软组织块影。吹气样膨胀性病变常提示肾或甲状腺癌转移,位于骨皮质的转移是原发于肺癌的特点,圆形硬化灶或弥漫性骨密度增加的多灶成骨性转移则常见于前列腺和乳腺癌转移。

【大体】取决于转移性肿瘤是溶骨性还是成骨性病变,溶骨性病变为质软、出血性肿块,而成骨性病变为质地坚实、灰白色肿块。

【光镜】约 80% 的骨转移瘤来自乳腺、肺、前列腺、甲状腺和肾脏。大多数转移性癌显示促结缔组织增生性反应,存在反应性编织骨或成熟骨小梁伴间质纤维化,其间可见成簇的异型上皮细胞巢或条束。乳腺癌或前列腺癌常呈实性生长;甲状腺滤泡癌可见含粉染胶质的滤泡;肾透明细胞癌的肿瘤细胞胞质透亮、器官样排列;肝癌细胞呈索条状排列,胞质红染颗粒状;肺癌可表现为腺癌或鳞状细胞癌(图 16-44)。分化差的癌则较难确定原发部位,尤其穿刺或小活检标本,例如低分化腺癌或乳头状癌可以来自乳腺、胃肠道、卵巢、甲状腺、前列腺和肺等,需要结合临床、影像学和免疫组织化学才能确定。

恶性黑色素瘤也常可转移到骨,瘤细胞形态多样,有显著异型性和多形性,胞质内可见黑色素。骨的转移性肉瘤少

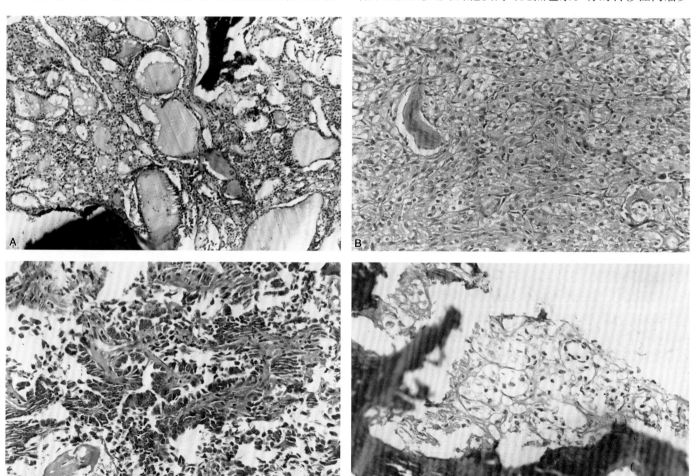

图 16-44　骨转移癌
A. 甲状腺滤泡性癌骨转移;B. 肾透明细胞癌骨转移;C. 乳头状癌伴成骨性转移;D. 前列腺癌骨转移

见,通常显示分化差的梭形细胞,明显多形性。儿童骨的转移性肿瘤大多为神经母细胞瘤和 Wilms 瘤。

【免疫组化】肿瘤细胞强表达 CK 和 EMA 强烈提示为转移性癌,阳性反应常在反应性骨之间的细胞簇。PSA(前列腺特异抗原)阳性提示为前列腺癌转移;ER 和 PR 阳性提示可能来自于乳腺癌转移;AFP 阳性有可能是肝癌转移;CDX2 和 Villin 阳性则提示为结直肠癌转移。此外,联合应用 CK7 和 CK20 的免疫组化可以确定转移癌的原发部位。恶性黑色素瘤表达 S100 蛋白、HMB45 和 Melan A。

【预后】骨的转移性肿瘤预后很差,约半数病例在诊断后 8 个月内死亡,其余病例绝大多数在 2 年内死亡,仅少数患者长期存活,其中大多为转移性甲状腺癌。现代化学治疗和靶向药物治疗(如乳腺癌、前列腺癌、结直肠癌等)对有些转移性癌可以起到控制病情、缓解症状、延长生命的作用。

十一、高度恶性多形性未分化肉瘤

骨的高度恶性多形性未分化肉瘤(undifferentiated high-grade pleomorphic sarcoma of bone)是一种瘤细胞呈多形性,缺乏特异性分化方向的高度恶性骨肿瘤,以前称为恶性纤维组织细胞瘤[38]。

【临床特点】肿瘤好发于 40 岁以上成人,男性常见。肿瘤可以作为 Paget 病、骨梗死或骨内骨外病变放射治疗后并发症的继发性肿瘤。肿瘤主要位于下肢长骨,尤其股骨(30% ~45%),其次是胫骨和肱骨,大多为孤立性肿块。临床表现为局部疼痛和肿胀,病理学骨折可为首发症状。

【影像学】长骨的干骺区境界不清的溶骨性病变,较大肿瘤可累及骺端,骨皮质常穿破,侵犯软组织。

【大体】肿瘤呈灰褐色或黄色,鱼肉样,边界不清,常见出血和坏死,肿瘤累及骨外,可在肿瘤周围形成卫星结节。

【光镜】瘤细胞呈梭形、多边形或上皮样,细胞核显著异型,核分裂象易见,可见异常核分裂象。肿瘤内散布数量不等多核巨细胞和瘤巨细胞,可有淋巴细胞和组织细胞浸润,但无肿瘤性骨和软骨(图 16-45)。

【免疫组化】无特异性标记物,瘤细胞仅表达 Vim,部分表达 CD68。免疫组化主要用于排除其他特殊类型肿瘤,如平滑肌肉瘤、转移性癌和恶性黑色素瘤。

【预后】首选手术广泛切除肿瘤加化学治疗,但预后很差,常有肺转移。

十二、肿瘤性质未明的肿瘤

(一) 单纯性骨囊肿

单纯性骨囊肿(simple bone cyst,SBC)是一种衬覆纤维组织和充满浆液或血性液体的骨内囊肿,囊肿常为单房性,又称为孤立性骨囊肿(solitary bone cyst)。

【临床特点】SBC 好发于 20 岁以下的男性,男女之比约为 3∶1。最常累及长骨的干骺区,尤其近端肱骨(50%),以下为近端股骨和近端胫骨,年龄大的患者可位于髂骨和跟

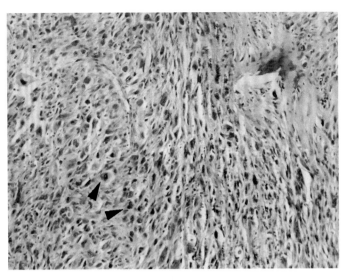

图 16-45　高度恶性多形性未分化肉瘤
异型的梭形细胞呈席纹状生长方式,图右上方见残存骨

骨。在儿童期囊肿多在干骺区,随着年龄的增长逐渐向骨干移位,前者易复发,而后者预后较好,故临床分为活动型(囊肿与骺线距离小于 0.5cm)及潜伏型(囊肿与骺线距离大于 0.5cm)。临床上大多无症状,常因病理性骨折或其他原因行 X 线而被偶尔发现。有些患者可有轻微疼痛、肿胀和活动受限。

【影像学】显示长骨干骺区-骨干的境界清楚、居于骨髓腔中央的溶骨性病变,骨皮质变薄,呈对称性膨胀,无骨膜反应(图 16-46)。

【大体】病变呈单房薄壁囊肿,囊内含淡黄色浆液,有时为血性液体。囊壁内表面衬覆薄层灰白色或棕红色光滑的纤维组织,骨皮质稍膨胀,变薄。

【光镜】囊壁纤维结缔组织中见散在巨细胞、反应性新骨和含铁血黄素沉着,有时可见类固醇裂隙和泡沫状组织细胞(图 16-47)。

【鉴别诊断】

(1) 动脉瘤性骨囊肿(aneurysmal bone cyst,ABC):ABC 除了发生于长骨及不规则骨以外,还可位于椎体后方;影像学上显示偏心性、显著膨胀的溶骨性病变,而骨囊肿极少见于此部位;镜下为充满血液的囊腔,囊壁由成纤维细胞、散在组织细胞和破骨细胞样多核巨细胞组成。

(2) 骨内腱鞘囊肿:影像学显示病变邻近关节,边界清楚,周围有硬化区的溶骨性病变;常见于髋关节、膝关节和踝关节附近;囊壁为纤维结缔组织,囊内为胶冻样黏液。

【预后】手术刮除后能治愈,10% ~20% 病例可复发,引起大的囊肿。

(二) 动脉瘤性骨囊肿

动脉瘤性骨囊肿(aneurysmal bone cyst,ABC)是一种由充满血液的多房性囊腔所组成的破坏性、膨胀性生长的良性骨肿瘤。最初于 1950 年由 Jaffe 和 Lichtenstin 提出,是较少见的骨内瘤样病变。ABC 可分为原发性和继发性两大类,

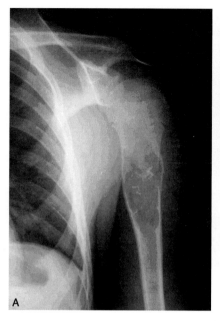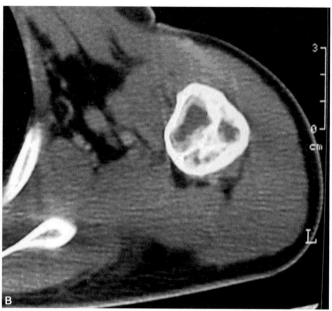

图 16-46　单纯性骨囊肿
A、B.影像学见干骺-骨干透亮区域,略膨胀,无硬化缘,可见不完全间隔

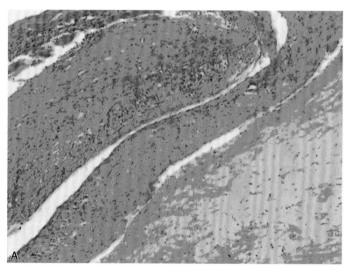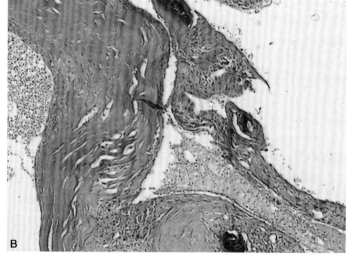

图 16-47　单纯性骨囊肿
A、B.薄层的囊壁组织由纤维细胞、小片骨组织及玻璃样变的胶原纤维构成

前者约占70%,后者继发于各种良性和恶性肿瘤。

【临床特点】ABC 好发于 20 岁以下儿童和青少年,无性别差异。最常累及长骨干骺区尤其如股骨、胫骨和肱骨,还可累及椎体后方。临床表现为疼痛和肿胀,椎体病变可压迫神经和脊髓,引起神经组织。长骨者多位干骺区偏向一侧骨皮质,在脊椎者多位于附件。ABC 表现为骨内膨胀性出血性囊肿,原因不明,有人认为是血管结构异常所致。ABC 也可继发于其他病变,如非骨化性纤维瘤、软骨母细胞瘤、巨细胞瘤、骨母细胞瘤和纤维结构不良等,还可见于骨肉瘤,故可能由于其他病变破坏血管而引起的继发性病变。

【影像学】X 线摄片显示境界清楚、偏心性、溶骨性、膨胀性病变,无骨膜反应。MRI 显示病变内部多个间隔和不同囊液密度产生的特征性液平,具有诊断价值(图 16-48)。

【大体】ABC 的境界清楚,有浅棕色纤维性间隔将充满血液和囊腔分隔成多房性肿块。有时可见到实性区,提示为 ABC 的实性部分或继发性 ABC 样改变的其他肿瘤。

【光镜】囊腔充满血液,囊壁为纤维性间隔,有良性表现的成纤维细胞、散在的破骨细胞样多核巨细胞和衬覆骨母细胞的反应性编织骨所组成。病变内可见个别核分裂象,但无异常核分裂象。有时,ABC 可以大部分为实性区,称为 ABC 的实性变型。此时除了有小区典型的 ABC 区域外,还存在相似于小骨的巨细胞病变的区域(图 16-49)。

继发性 ABC 继发于各种良、恶性肿瘤的出血性囊性变。常见于骨巨细胞瘤、软骨母细胞瘤、骨母细胞瘤、软骨黏液样纤维瘤和纤维结构不良,偶尔可继发于肉瘤,如血管扩张型

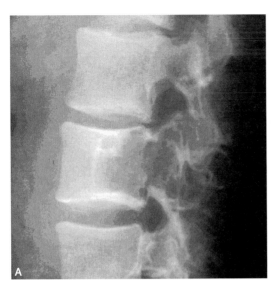
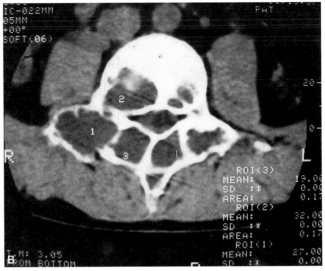

图 16-48 动脉瘤样骨囊肿
A、B. 影像学显示椎体及附件膨胀性、界限清、有间隔的溶骨区

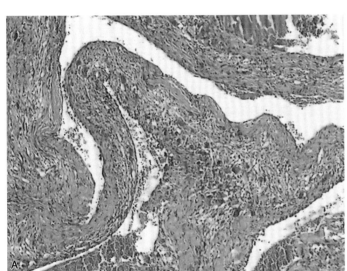
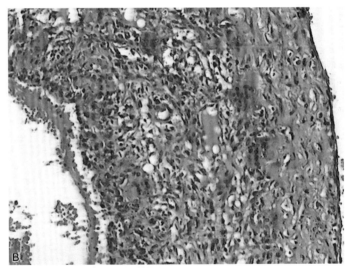
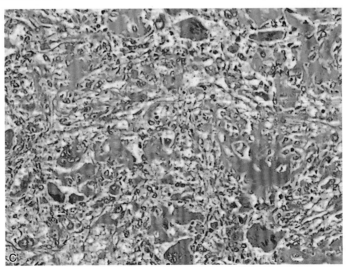

图 16-49 动脉瘤性骨囊肿
A. "彩带"样的囊壁结构;B. 高倍镜下见纤维结缔组织、含铁血黄素及沿囊壁分布的小型巨细胞构成囊壁结构;C. 实性动脉瘤样骨囊肿,见增生的成纤维细胞、小型多核巨细胞及新生的骨小梁,与囊性区域结构一致

骨肉瘤和某些软骨肉瘤。因此，须结合临床、影像学，充分取材，仔细寻找，以除外原发肿瘤的可能。

【免疫组化和遗传学】无特殊免疫组化标记物用于诊断 ABC。

最近研究显示约 70% 原发性 ABC 存在染色体 17q13 上的 USP6 基因重排，最常见的易位是 t（16；17）（q22；p13）[39]。

【鉴别诊断】ABC 最需与血管扩张型骨肉瘤和骨巨细胞瘤鉴别，这些肿瘤的临床特点、治疗和预后差别很大，必须正确区分。其鉴别要点参阅相关章节。

【预后】ABC 用刮除法治疗的局部复发率较高达 20%～70%，局部切除术可减少复发率。现认为 ABC 是真性肿瘤，2013 年 WHO 分类将 ABC 归为局部侵袭性的中间性肿瘤[11]。

（三）骨内腱鞘囊肿

骨内腱鞘囊肿（intraosseous ganglion）是一种类似于软组织腱鞘囊肿的骨内囊性病变。因囊肿邻近关节附近，又称为邻关节骨囊肿（juxta-articular bone cyst）。囊肿好发于 30～50 岁成人，男性稍多，常见于髋关节、膝关节和踝关节附近。影像学显示病变邻近关节，边界清楚，周围有硬化区的溶骨性病变。镜下，囊壁厚，为致密纤维结缔组织，无内衬上皮、细胞滑膜细胞或内皮细胞，囊内为胶冻样黏液。刮除术后植骨，预后良好。

（四）骨内表皮样囊肿

骨内表皮样囊肿（epidermoid cyst）罕见，好发于成年男性，多见于颅骨和指趾骨，可能与外伤后表皮组织埋入骨内形成潴留性囊肿有关。影像学上显示边界清楚的透亮病变，周围有薄层硬化带。大体表现为充满灰白色豆腐渣样物的薄壁囊肿，镜下为衬覆鳞状上皮的囊壁，囊内为脱落的角化

物，囊壁周围可有异物巨细胞反应。单纯刮除即可治疗。

（五）纤维结构不良

纤维结构不良（fibrous dysplasia，FD）是一种累及单骨或多骨的骨髓内良性纤维-骨性病变。FD 常见，占良性骨肿瘤的 5%～7%，其病因未明，可能与局部骨发育障碍有关。

【临床特点】FD 发病年龄广，女性稍多。大多数病变开始于儿童，到青春期才出现症状，成年后进展慢，且趋于稳定。绝大多数 FD 为单骨性病变，为多骨性病变的 6～10 倍。单骨性病变大多位于股骨、颅骨、胫骨和肋骨；多骨性病变则大多位于股骨、盆骨和胫骨，临床上大多无症状，但可有骨痛和病理性骨折。

多骨性 FD 如伴有内分泌异常（性早熟和其他高功能内分泌病）和皮肤色素沉着（牛奶-咖啡色斑），称为 McCune-Albright 综合征（MAS）。该综合征起病于婴儿和儿童，女性多见，男女之比为 1:（2～3），患者携带有 GNAS 基因的体细胞突变。多骨性 FD 如合并肌内黏液瘤时，称为 Mazabraud 综合征。

【影像学】病变范围较广，位于髓腔，受累及的骨干和干骺区的密度降低，呈磨砂玻璃状，骨皮质变薄，无骨膜反应或软组织块影（图 16-50）。

【大体】骨髓腔内充满灰棕色、质韧组织，有砂粒感。较大病变内可见小囊肿，内含浅黄色液体。

【光镜】FD 存在不同比例的纤维组织和骨组织。纤维组织主要为良性表现的梭形细胞，细胞核细长，核仁不明显，通常无核分裂象，胶原纤维多少不等，但一般较少，故背景疏松。纤维组织之间散布形状不一、分布不均的骨样组织和编织骨，这些新生骨小梁纤细、弯曲、不规则，表面覆盖不明显的扁平梭形骨母细胞（图 16-51）。少数病变，尤其在多发性 FD 中可见到小灶性软骨小岛，当软骨成分占相当比例时，称

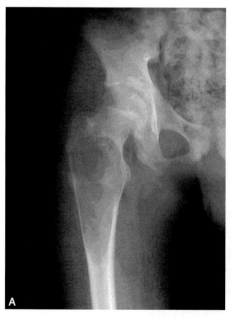
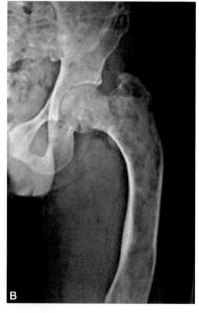

图 16-50 纤维结构不良
A、B. X 线片右、左股骨上端髓腔密度稍高密度不均，呈磨砂玻璃状

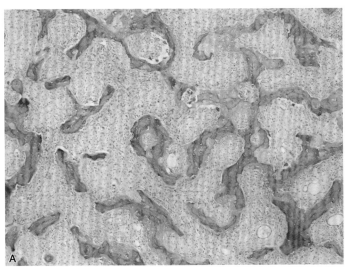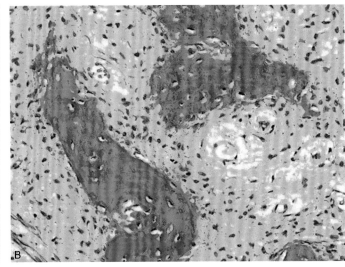

图 16-51　纤维结构不良
A、B.疏松的梭形细胞背景上分布细长弯曲的骨小梁,骨小梁周边不见骨母细胞活性

为纤维软骨性结构不良(fibrocartilaginous dysplasia),可误诊为内生性软骨瘤或软骨肉瘤。FD 中累及异型继发性改变,包括 ABC 样区域、泡沫状组织细胞、多核巨细胞和黏液样变。

【遗传学】　FD 是由编码 G 蛋白 α 亚单位(GSα)的 GNAS 基因(20q13)活化突变引起的,研究显示达 93% 病例有这种活化突变[40]。

【鉴别诊断】

(1) 低级别中心型骨肉瘤:病变多位于长骨的干骺部区;影像学上,溶骨性病变内密度不均,可见骨皮质破坏;镜下见梭形细胞富于胶原,轻度异型性,肿瘤性新骨不规则,但不纤细和弯曲,可见肿瘤侵犯宿主骨;增生细胞表达 MDM2 和 CDK4,有 MDM2 基因扩增。

(2) 骨化性纤维瘤:两者的鉴别时,病变部位很重要,骨化性纤维瘤多发生在颌骨,且组织学上形成的骨小梁较成熟,表面有完整的骨母细胞覆盖。

【预后】　FD 的预后很好,通常采取保守治疗。患者在青春期后病变可停止生长。FD 引起的骨畸形,可手术整形,放射治疗不宜采用,因可能引起肉瘤变。偶尔,MAS 可发生恶性变,通常为骨肉瘤、软骨肉瘤、纤维肉瘤或未分化多形性肉瘤。

(六) 骨纤维结构不良

骨纤维结构不良(osteofibrous dysplasia,OFD)是一种几乎只好发于胫骨和腓骨的良性纤维-骨性病变。1966 年有 Kempson 首先报道命名为长骨的骨化性纤维瘤。Campanacci 认为此病变的部位、病变性质和组织形态更接近纤维结构不良,遂命名为骨纤维结构不良[41]。

【临床特点】　OFD 好发于 20 岁前,尤其 15 岁以前的儿童和少年,男女均可发病。最常累及胫骨中上 1/3 骨干前部的皮质骨,有时累及腓骨,而累及其他骨(尺骨、桡骨和肱骨)非常少见。临床表现为局部肿胀或胫骨前弯畸形。

【影像学】　表现为胫骨骨干的骨皮质内境界清楚、膨胀性溶骨性病变,周围有一硬化带,骨皮质变薄,无骨膜反应或软组织侵犯(图 16-52)。

【大体】　病变呈灰白色或灰黄色,质地坚实,有砂粒感。骨皮质变薄或缺乏,骨膜完整,与骨髓腔之间常有一层硬化带相隔。

【光镜】　OFD 图像与 FD 相似,但骨小梁表面覆盖一层明显的骨母细胞层(图 16-53)。

【免疫组化】　纤维结缔组织内细胞不表达 CK 或仅个别散在细胞表达 CK。

【鉴别诊断】　OFD 与 FD 的主要区别是前者位于骨皮质内,病变内骨小梁表面覆盖骨母细胞;FD 则位于髓腔内,影像学呈磨砂玻璃征内,病变内骨小梁表面无明显骨母细胞覆盖。OFD 与 OFD 样釉瘤的区别是前者细胞不表达 CK,或仅见个别细胞阳性;后者有典型的釉质瘤的区域,成簇细胞明显表达 CK。

【预后】　OFD 在 10 岁前会逐渐增大,但 15 岁后才自发性消退。少数由小簇 CK 阳性细胞的 OFD 可进展为典型的釉质瘤,对这种少见的病变,需手术切除治疗。

(七) 朗格汉斯组织细胞增生症

朗格汉斯组织细胞增生症(Langerhans cell histiocytosis,LCH)是一种由克隆性增生朗格汉斯细胞所组成的肿瘤。1944 年,Lichtenstin 首次指出骨的嗜伊红肉芽肿(eosinophilic granuloma,ES)为独立疾病类型,1953 年,该学者又提出骨的嗜伊红肉芽肿与韩-薛-柯(Hand-Schüller-Christian)病和勒-雪(Letterer-Siwe)病同属与组织细胞增生性疾病,三者共称为组织细胞增生症 X(histiocytosis X),即朗格汉斯组织细胞增生症。现代观点认为这三种疾病具有共同的基本病变,而处于不同的疾病阶段或累及不同的器官。骨的 ES 为其中症状最轻、预后最好的一种,又称局限性组织细胞增生症 X,占 LCH 的 60% ~ 80%。

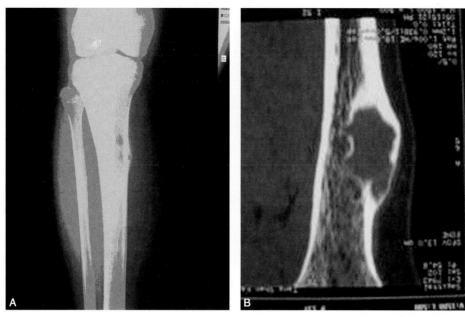

图 16-52　骨纤维结构不良

A、B. X 线、MRI 右胫骨中上段皮质内密度减低病灶,界限清晰,可见硬化缘

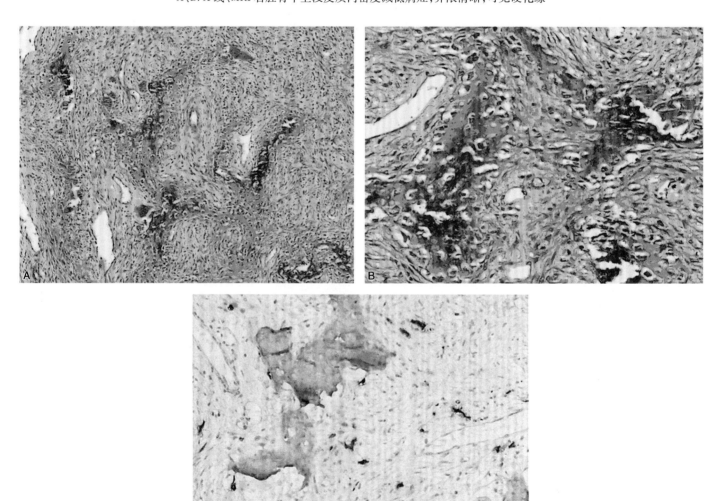

图 16-53　骨纤维结构不良

A. 梭形细胞漩涡样生长,其中散在分布的弯曲的骨小梁;B. 骨小梁伴有骨母细胞活性;C. 极个别细胞 Cytokeratin 阳性

【临床特点】LCH 好发于 30 岁以下男性,约 69% 发生在 10 岁以下,男女之比约为 2:1。任何骨均可发生,可单骨或多骨,以前者为多。肿瘤最常累及颅骨、颌骨、股骨和肱骨,在成人则最常累及肋骨。临床表现为受累区疼痛和肿胀。在颞骨,可表现为类似中耳炎或乳头炎症状;在下颌骨,常见牙齿脱落;在椎体,可引起压缩性骨折和神经受压症状。LCH 可完全局限性骨内,也可累及骨外其他器官(皮肤、肝、脾、淋巴结和肺),出现相应的症状。

【影像学】表现为境界清楚的溶骨性病变,常伴有增厚的骨膜新骨形成(图 16-54)。

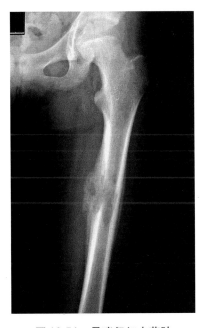

图 16-54 骨嗜伊红肉芽肿
X 线片示股骨中上段溶骨病变,可见皮质骨破坏及骨膜反应

【大体】大多为刮除标本,病变呈灰红色或灰白色,质软,似肉芽样。

【光镜】肿瘤由朗格汉斯细胞(LC)伴有数量不等的嗜酸性粒细胞、泡沫状组织细胞和散在多核巨细胞所组成。LC 中等大,常成簇分布,胞质较丰富,嗜伊红色或淡染,边界不清,细胞核卵圆形,有凹陷,常有核沟,染色质疏松,可见小核仁,核分裂象少见。有时病变中大量嗜酸性粒细胞,甚至形成"嗜酸性脓肿"(图 16-55)。长期病变可出现明显纤维化和骨化,细胞成分减少。

【电镜】LC 胞质丰富,外形不规则,胞核卵圆,核膜内陷,有缺痕。胞质中可见 Birbeck 颗粒,为长 100nm～1μm,有界膜,一端膨大呈网球拍状的颗粒,具有诊断意义。

【免疫组化】LC 表达 S-100 蛋白、CD1α、langerin(CD207)。

【分子遗传学】在非肺的 LCH 有 X 染色体失活,半数 LCH 存在编码 BRAF V600E 的 *BRAF* 基因突变[42]。

【鉴别诊断】

(1)恶性淋巴瘤:霍奇金淋巴瘤(HL)和有些非霍奇金淋巴瘤(NHL)可伴有较多嗜酸性粒细胞,但肿瘤细胞缺乏 LC 特征,不表达 S100、CD1 和 langerin 而表达 CD30 和 CD15(HL)或 LCA、B 和 T 细胞抗原(NHL)。且恶性淋巴瘤好发于成年人,临床症状明显,淋巴结肿大,预后差。

(2)慢性骨髓炎:病变中多种慢性炎细胞成分,以淋巴细胞、浆细胞为主,而嗜酸性粒细胞和 LC 少见。

【预后】骨的 ES 有自愈倾向。刮除术及小剂量放疗均可取得良好效果。约 19% 单骨性 LCH 和 25% 多骨性 LCH 可伴有骨外播散性疾病,预后不良。

(八)Erdheim-Chester 病

Erdheim-Chester 病(Erdheim-Chester disease,ECD)是一种累及骨、软组织、内脏和中枢神经系统,导致骨硬化、纤维化和脏器衰竭的黄色肉芽肿性组织细胞增生症。

【临床特点】ECD 好发于中老年人,平均年龄为 50 岁,男性稍多,男女之比为 1.2:1。病变最常位于四肢远端的长骨,常呈对称性累及,此外还可累及眼眶、面部诸骨和盆骨,骨外可累及肺、中枢神经系统、垂体后叶、脑膜、心脏、软组织、皮肤、乳腺和睾丸等。临床表现取决于病变部位和范围,患者常有发热、虚弱和体重减轻等全身症状。在下肢,常有骨痛;在眼眶,可出现突眼。血脂通常正常。

【影像学】表现为双侧下肢长骨骨干和干骺区的骨髓腔骨硬化,约 1/3 表现为溶骨性病变,半数病例有骨外膜炎和骨内膜炎的征象。

【大体】受累骨呈不规则硬化,病变组织呈金黄色,质地坚实。

【光镜】骨髓腔内大量泡沫状组织细胞、散在 Touton 巨细胞、数量不等淋巴细胞、浆细胞和个别嗜酸性粒细胞弥漫浸润,间质可有轻度纤维化。

【免疫组化】组织细胞不同程度表达 CD68、CD163、CD14、XⅢa 因子和 fasin,晚期病变可丢失 XⅢa 因子和 fasin。通常不表达或弱表达 S100 蛋白,不表达 CD1α 和 langerin

【分子遗传学】最近有学者报道 24 例 ECD 中 13 例存在与 HCL 相同的 BRAF V600E 突变[43]。

【预后】仅累及骨的 ECD 预后好,如全身广泛播散,尤其累及中枢神经系统和(或)心血管的 ECD 预后差。

(九)软骨间叶性错构瘤

软骨间叶性错构瘤(chondromesencymal hamartoma,CMH)是一种发生于婴幼儿肋骨,由数量不等梭形细胞、软骨和出血性囊肿所组成的罕见的良性病变,又称为胸壁错构瘤(chest wall hamartoma)。

【临床特点】大多数患者为婴儿,可为先天性,男女之比为 2:1。CMH 起自肋骨骨髓腔内或骨表面,可为双侧性或多中心性,其他少见部位有脊柱、胸骨和鼻窦。患儿可无症状或呼吸窘迫,胸壁有肿块。

【影像学】表现为境界清楚,边缘硬化的明显膨胀性病变,病变内见钙化和骨化影。MRI 显示肿块含有实性和囊性成分,T_1 和 T_2 成像是呈现不同的信号强度。

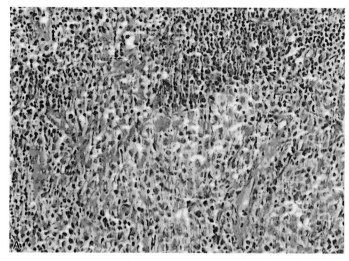
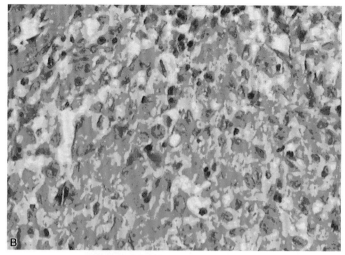
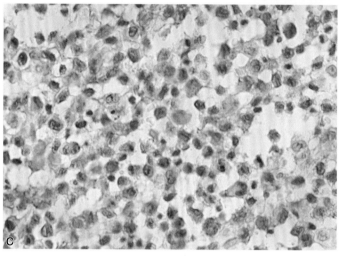

图 16-55 骨嗜伊红肉芽肿
A.增生的朗格汉斯细胞间嗜酸性粒细胞散在或聚集;B.特殊的组织细胞——朗格汉斯细胞胞核淡染,见有纵形核沟;C.LC表达 S-100 蛋白

【大体】肿瘤切面显示不同比例的实性和囊性出血性区域,实性区主要为软骨成分。

【光镜】实性区由梭形细胞、不同数量的胶原、编织骨和软骨组成,常见软骨内骨化。出血性囊肿类似动脉瘤性骨囊肿,囊壁和间隔则由纤维组织、反应性骨和散在破骨细胞样巨细胞组成。

【预后】手术切除后,对于无症状较小肿瘤,可保守治疗。有自发性消退的报道。

(十) Rosai-Dorfman 病

Rosai-Dorfman 病(Rosai-Dorfman disease)是一种以组织细胞增生为特征的疾病,又称为伴有巨大淋巴结病的窦组织细胞增生症(sinus histiocytosis with massive lymphadenopathy)。本病主要发生在骨外,2%～10%累及骨,原发于骨的病例非常少见。

【临床特点和影像学】本病发病年龄较广,中位年龄为 27 岁,无性别差异。最常累及骨干骺区和颅面骨,大多为孤立性病变,少数为多个。影像学显示境界清楚、溶骨性、有时稍膨胀的肿块,少数病例显示骨皮质增厚和骨膜反应。

【病理学】肿瘤大多<5cm,境界清楚,灰棕色,质软或砂粒感。镜下,肿瘤由体积很大的组织细胞和以浆细胞为主的炎症细胞(淋巴细胞、中性粒细胞、泡沫状组织细胞和个别嗜酸性粒细胞)所组成。组织细胞胞质丰富,嗜伊红色,胞质内常含有许多淋巴细胞、浆细胞或中性粒细胞,称为游入现象(emperipolesis)。免疫组化显示这些组织细胞表达 S100 蛋白、CD68 和 CD163,不表达 CD1α 和 langerin。

【预后】治疗首选刮除术,预后好。约 40% 患者可发生骨外病变。

第四节 骨的非肿瘤性疾病

骨的非肿瘤性疾病包括炎症、损伤、代谢性疾病和发育异常等,本节主要介绍与诊断病理学相关的疾病。

一、骨 髓 炎

(一) 化脓性骨髓炎

化脓性骨髓炎(pyogenic osteomyelitis)是由细菌引起骨

和骨髓的急性或慢性化脓性感染，又称为细菌性骨髓炎（bacterial osteomyelitis）。感染途径有：①最为常见是通过血行播散到骨；②损伤处直接感染骨；③邻近软组织直接蔓延到骨。最常见的细菌是金黄色葡萄球菌，少数为溶血性链球菌、铜绿假单胞菌和大肠埃希菌等。

【临床特点】化脓性骨髓炎可以发生于任何年龄，儿童多见，2~10岁约占80%，男女之比约为4:1。儿童最常累及股骨和胫骨的干骺区；还常累及脊柱和足部诸骨；新生儿则常累及多处骨及其邻近关节。临床表现为发热、局部疼痛、肿胀和肢体运动受限。

【影像学】早期化脓性骨髓炎无明显改变，但在 MRI 上可显示骨髓腔内信号强度增高[44]；晚期慢性骨髓炎则显示密度高低不均，骨皮质不规则增厚和骨膜反应，易与 Ewing 肉瘤、恶性淋巴瘤和骨肉瘤混淆；长骨皮质内慢性骨髓炎（Brodie 脓肿）则可相似于骨样骨瘤。

急性化脓性骨髓炎在1岁以下婴儿，多表现为骺端损害及关节感染；1岁以上儿童表现为广泛皮质包壳形成，通常不破坏软骨和关节，及时治疗能完全治愈，很少转为慢性；成人的急性化脓性骨髓炎较罕见，表现为关节感染，骨皮质吸收，而不形成包壳，较儿童易转变为慢性。

【病理学】病理学改变取决于患者年龄、病变部位、细菌类型和宿主反应。最初对化脓菌感染的反应为急性炎症性改变，骨髓腔内充满中性粒细胞和纤维素性渗出，随着渗出物增加，骨内压力增大，加上酶的消化，导致骨表面局限性腐蚀和坏死。渗出液还可以通过皮质骨的哈弗管进入骨膜下，坏死骨形成死骨片，骨膜新生骨围绕受累骨，形成骨包壳。骨膜下渗出的脓液可以扩展到软组织，并穿破皮肤形成窦道。

急性骨髓炎如未得到有效控制，在数周至数月后，急性炎症逐渐被慢性炎症细胞（淋巴细胞和浆细胞）代替，肉芽组织形成和骨髓纤维化，而转变为慢性骨髓炎。当病变内主要由浆细胞组成时，称为浆细胞性骨髓炎；如以泡沫状组织细胞为主时，称为黄色瘤性骨髓炎。

慢性骨髓炎时骨髓腔与皮肤形成的窦道可长期排出脓液，可含有死骨，表面皮肤可沿窦道深入，长期受炎症刺激，偶可恶变为鳞状细胞癌。

（二）结核性骨髓炎

结核性骨髓炎（tuberculous osteomyelitis）是由结核分枝杆菌感染引起的骨和骨髓的慢性坏死性肉芽肿性炎。骨结核常由骨外其他部位（如肺）经血行或淋巴道播散到骨[45]。

【临床特点】骨关节结核最常见于25岁以下的年轻人和儿童，40.7%发生在15岁以下。最常累及部位是脊柱（依次为胸椎、腰椎、颈椎和骶椎）、髋关节和膝关节。儿童较常累及脊柱和髋关节，而成人较常累及膝关节。大多数患者起病隐匿，临床表现为背痛或关节痛，伴局部肿胀，可有乏力、食欲减退、低热、盗汗和消瘦等全身症状。晚期患者可出现

脊柱后凸畸形、寒性脓肿、皮肤窦道形成和神经根受压引起的根性疼痛等症状和体征。

【影像学】脊柱结核显示多个椎体和椎间盘破坏，以椎体前部明显，引起椎体塌陷，脊柱后凸畸形，椎间隙变窄，椎旁软组织脓肿形成，常伴有钙化。关节结核显示骨质稀疏，软组织肿胀，骨边缘腐蚀，软骨下骨破坏和关节腔狭窄。

【病理学】大体上，病变呈浅黄色，由许多小结节融合而成，中央有明显坏死（干酪样坏死）。镜下，病变表现为肉芽肿性炎，许多小结节由上皮样组织细胞和朗格汉斯巨细胞组成，结节周围有淋巴细胞和浆细胞浸润的纤维组织围绕，结节中央显示液化性坏死，且互相融合，形成大体上见到的干酪样坏死。Ziehl-Neelsen 抗酸杆菌染色可以在巨细胞或干酪样坏死区内染出少量散在的结核分枝杆菌。

骨关节结核的初期病变局限于骨或滑膜，为单纯骨结核或单纯骨膜结核，此时关节功能可无损害。当单纯骨结核扩散侵入关节，或单纯滑膜结核穿透关节软骨面侵入骨组织时就演变为全关节结核，包括滑膜、关节、软骨和骨组织都被侵犯，此时即使结核病变获得痊愈，关节正常功能也难以恢复。如全关节结核或单纯骨结核及单纯滑膜结核突破皮肤形成窦道，就可继发感染，加速病变发展。

结核性骨髓炎需与结节病、其他分枝杆菌和真菌感染引起的肉芽肿性炎鉴别。影像学特点、特殊染色和微生物培养可以作出鉴别诊断。

（三）真菌性骨髓炎

真菌经血源性播散、邻近部位扩展或直接从外伤部位进入骨和关节，引起真菌性骨髓炎（fungal osteomyelitis）和关节炎。常见真菌是皮肤芽生菌、荚膜组织胞浆菌、粗球孢子菌和新生隐球菌。

【临床特点和影像学】患者常为老年体衰者，免疫功能损害、皮肤破损或体内菌群坏死改变而引起的真菌性骨髓炎。任何骨都可累及，以脊柱、肋骨、膝关节和肘关节较为常见。影像学与骨关节结核相似。

【病理学】大体上与骨关节结核相似。镜下表现为肉芽肿性炎，必须结合临床、特殊染色（包括抗酸染色和真菌染色）和微生物培养等检查，才能作出正确诊断。

（四）硬化性骨髓炎

硬化性骨髓炎（sclerosing osteomyelitis）是一种以骨髓弥漫纤维化和骨皮质增粗为特征的慢性骨髓炎，最初由 Carré（1891 年）描述，因病变炎症反应轻微，故又称为 Carré 硬化性骨髓炎。病因至今未明，一般认为骨组织受低毒性感染所致，但病源微生物难以证实，可能与病毒感染有关。

【临床特点和影像学】本病多见于男性青壮年，好发于胫骨，其次是股骨和腓骨。影像学上，本病骨稍增大，骨密度均匀一致增高。

【病理学】骨小梁明显增粗，表面有正常形态的骨母

细胞覆盖,骨髓腔广泛纤维化和少量散在慢性炎症细胞浸润。

二、损伤相关性疾病

（一）骨折和骨痂

骨折（fracture）是指机械性损伤引起骨连续性和完整性破坏；骨痂（callus）是指骨折后修复过程中形成的纤维性、软骨性和骨性结构。

【临床特点和影像学】骨折最常见的原因是外伤,依据骨断裂、破坏程度和有无原发性病变可分为完全性骨折、不完全性骨折、复杂性骨折、撕脱性骨折和病理性骨折等。骨折后骨组织能自身修复,愈合过程受到多种因素影响,包括患者年龄、营养状况、骨折严重程度、局部血液供应、适当固定和治疗方式。老年体弱、局部血供差、骨折端不能很好对合、断端之间插入较多纤维组织以及附加感染,可导致延迟愈合或不愈合[46]。

影像学上可见骨完全或不完全断裂,病理性骨折还可见到原发性病变的影像学特征。

【病理学】骨折后,断端骨膜下和软组织内出血,形成血肿,骨折邻近的骨坏死,凝固血液中纤维素将骨折部位封闭,同时炎症细胞、成纤维细胞和新生毛细血管侵入。3～5天后,坏死骨片开始被吸收,血肿机化,转变为纤维性骨痂。继之在靠近骨折部位近端和远端骨膜内层的骨祖细胞通过膜内成骨形成骨样组织,髓腔内活化的间充质细胞分化为软骨细胞,形成软骨性骨痂,再通过软骨化骨形成骨样组织。第三周,骨折两端新生的骨和软骨会合,形成原始骨痂。在对合良好情况下,原始骨痂被成熟的板层骨替代,其他部位的原始骨痂被吸收。最后,骨折处的骨完全重建,骨髓腔也被修复。

各种原因引起的骨折愈合延缓,迅速形成的原始骨痂中纤维细胞增生活跃,过度软骨形成,骨样组织无序排列,称为过度增生性骨痂（exuberant callus）。如果不了解外伤史,活组织检查见到这种假肉瘤样表现的高度增生骨痂,非常容易误诊为骨肉瘤。

（二）骨化性肌炎

骨化性肌炎（myositis ossificans）是一种常发生在骨旁软组织的孤立性、非进行性、良性骨化性病变,又称为局限性骨化性肌炎（myositis ossificans circumscripta）或局限性异位骨化（localized heterotopic ossification）。类似病变如位于指、趾的软组织时,称为指趾纤维骨性假瘤；而位于筋膜内,则称为骨化性筋膜炎。

【临床特点】患者大多为年轻人,约半数有外伤史,最常见部位是四肢近端的肌肉内。临床表现为受伤部位局部疼痛和肿胀,数周后出现肌肉内肿块。

【影像学】影像学上,早期病变仅显示骨旁软组织内模糊的低密度阴影；1～2周后,病变周围密度增高；之后,逐渐形成与周围软组织分界清楚的高度阴影,而中央区密度仍较低,即所谓的"分带现象"。

【大体】病变境界清楚,最大直径为2～5cm,黏附于周围的肌肉。切面见病变中央柔软,棕褐色,周边钙化或骨化。

【光镜】病变中央为增生活跃的不成熟成纤维细胞,可有较多核分裂象,稍离开中央区可见到富于细胞、排列无序的骨样组织,靠近病变边缘,骨样组织成熟为编织骨和板层骨（图16-56）。

【鉴别诊断】

（1）骨旁骨肉瘤：影像学上骨旁骨肉瘤附着于其下骨皮质,基部密度高,表面密度低,无"分带现象"；镜下,骨旁骨肉瘤的骨小梁虽然较成熟,但无延续的骨母细胞覆盖,肿瘤边缘的梭形细胞较不成熟,浸润周围肌肉组织。

（2）进行性骨化性纤维结构不良（fibrodysplasia ossificans progressiva,FOP）：FOP是一种在骨外的肌肉、肌腱和韧带进行性纤维化、钙化和骨化,最终导致严重功能障碍的罕见疾病。FOP常起自10岁前儿童,无或轻微外伤史,骨发育异常（双侧手足的指趾对称性短缩畸形）；全身各处软组织不断进行性骨化,形成成熟的板层骨；患者可因重要器官严重功能障碍导致呼吸困难或颌骨固定不能进食而致死[47]。

【预后】病变良性经过,有自愈倾向。有的病例可自发性消退或完全骨化。

（三）骨坏死

骨坏死（osteonecrosis）是指各种病因（外伤、缺血和感染等）致使血供中断而引起骨的死亡。

【临床特点】骨折或脱臼、烧伤或冻伤、骨移植、放射性损害或某些化学毒物（如磷、砷）和潜水员减压病等可引起骨坏死,此外原因不明的骨软骨炎也可引起骨坏死。

【影像学】血供中断一周内在影像学上无明显改变；第二周时,MRI显示坏死骨和骨髓腔内信号强度呈混合性减弱；晚期,病变中央区密度较低,而周边呈中度放射致密影。

【病理学】早期,骨髓内造血细胞、脂肪细胞和毛细血管内皮细胞死亡,骨细胞缩小和死亡,骨陷窝空虚,而构成骨的有机质和无机质未受累及。之后,坏死区周围出现修复的组织学改变,该区的骨髓充血,破骨细胞开始清除坏死骨,同时随血液中进入的骨母细胞前体附着到坏死骨小梁表面,分化为骨母细胞,分泌骨基质,形成新骨,称为"匍行性替换"。如骨坏死范围小,病变能完全愈合,坏死骨周围形成一层高度胶原化的结缔组织,有钙盐沉积其上。

（四）剥脱性骨软骨炎

剥脱性骨软骨炎（osteochondritis dissecans）是指关节软

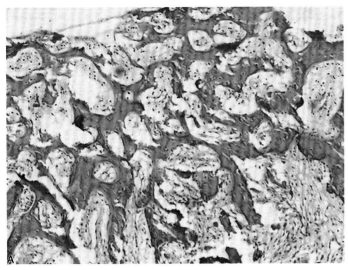
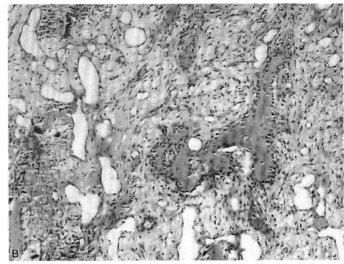
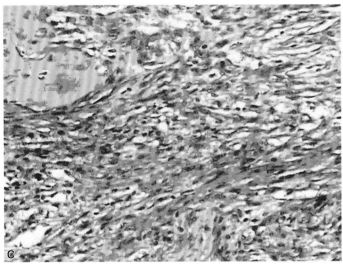

图 16-56　骨化性肌炎
A、B. 分带现象:表层下方为较成熟的骨小梁形成骨壳,中间为纤维成分及骨小梁(低倍镜);C. 中央带为富于梭形的成纤维细胞、骨母细胞增生活跃(高倍镜)

骨和软骨下骨完全或部分与邻近结构分离的小片坏死。

【临床特点】病因不明,大多数病例可能与外伤有关。病变最常位于股骨内踝近踝间切迹侧。

【影像学】关节软骨和软骨下骨的片段与邻近结构完全或部分分离。

【病理学】大体为软骨和骨性碎片。镜下,骨软骨片段中的关节软骨仍然存在,常显示继发性钙化,而软骨下骨仅见于半数病例。如果骨软骨片段附着在关节软骨表面或滑膜上,软骨和软骨下骨的两种成分均存活。如果骨软骨片段完全脱落,软骨成分依靠滑膜液获取营养而成活,而软骨下骨成分则发生坏死。

三、其他骨的非肿瘤性疾病

(一)骨质疏松症

骨质疏松症(osteoporosis)是一种骨量减少、骨的微结构破坏,导致骨脆性和骨折危险性增加为特征的慢性进行性疾病。

【临床特点】骨质疏松症可分为原发性和继发性两大类:原发性骨质疏松症缺乏引起骨质疏松状态的其他原因,

随着年龄增大,骨量丢失加重,尤其绝经后女性,与雌激素水平下降密切相关;继发性骨质疏松症则由内分泌功能紊乱(如甲状旁腺功能亢进症、肾上腺皮质功能亢进症、甲状腺功能亢进症等)、糖尿病、肾性骨病、类风湿关节炎、多发性骨髓瘤等疾病引起,此外,营养不良(钙、蛋白质、维生素 D 缺乏)和缺乏锻炼也可以导致骨质疏松[48]。

【影像学】全身骨骼稀疏,骨皮质变薄,绝经后女性骨质疏松主要累及松质骨,皮质骨量减少不明显,而老年人骨质疏松同时累及松质骨和皮质骨。在脊柱,椎体骨量减少,变平,骨小梁细,严重时椎体内横行骨小梁可消失,椎间盘增宽,出现压缩性骨折。

【病理学】骨小梁小而细,且不连续,骨小梁表面破骨细胞增多,可见吸收陷窝。骨质疏松症可通过未脱钙骨组织的 von Kossa 染色,形态定量分析检测皮质骨量和小梁骨量以及骨样组织的比例,用于诊断骨质疏松症及其严重程度。

(二)骨软化症和佝偻病

骨软化症和佝偻病(osteomalacia and rickets)是以骨基质钙盐沉着障碍为特征的一组慢性代谢性骨病。

【临床特点】骨软化症见于骨骺生长板已闭合的成年人，而佝偻病则见于骨骺生长板未闭合的婴幼儿和儿童。各种先天性或获得性代谢异常，导致血清钙和（或）磷减少，骨样组织不能钙化和骨化，都可以发生骨软化症和佝偻病。维生素 D 缺乏、缺钙、明显肾衰竭、肾小管酸中毒和低磷血症等原因都可以引起钙磷代谢障碍而致病。临床表现为骨痛、肌无力、易骨折。婴幼儿佝偻病表现为方颅、鸡胸、串珠肋；青少年可出现 O 形腿或 X 形腿等骨畸形。实验室检查显示血清钙和磷降低，尿磷增高，血清碱性磷酸酶升高，血清1,25二羟维生素 D_3 降低。

【影像学】成人骨软化症通常表现为全身骨骼骨量减少，而儿童佝偻病的骨量减少主要位于骨骺的骺板。X 线片显示肋骨、肩胛骨、盆骨和股骨颈等处骨皮质呈双侧对称性变薄，脊柱和胸骨也显示明显的骨质稀疏。儿童的 X 线片上，骨骺生长板不规则增宽，干骺区呈杯形凹陷，不规则增生软骨扩展到邻近骨。

【病理学】未脱钙组织的 von Kossa 染色显示骨小梁和衬覆在皮质骨哈弗管表面未钙化的骨样组织明显增加，骨小梁排列紊乱，骨母细胞活性增加。骨软化症的严重程度可以通过定量形态学分析确定，未钙化骨基质至少超过骨量的 10%，常可达 40% ~ 50%。

（三）成骨不全

成骨不全（osteogenesis imperfecta，OI）是一组 I 型胶原数量或质量异常及胶原蛋白结构与合成缺陷的遗传性骨和结缔组织疾病。大多数患者为常染色体显性遗传，少数为常染色体隐性异常，偶尔为自发性突变[49]。

【临床特点】临床表现为易反复多次骨折、蓝巩膜、耳聋、牙本质发生不良和关节韧带松弛。依据临床和遗传学性特征至少可分出 4 种临床类型：I 型，最常见，病情轻；II 型罕见，病情最严重；III 型少见，病情较严重；IV 型少见，病情介于 I 和 III 型之间。

【影像学】影像学表现取决于临床疾病的严重程度。主要表现为全身骨骼量减少，以下肢更为显著，伴有多处骨折，病情严重者骨畸形。在脊柱，由于脊柱后侧凸，引起多发性压缩性骨折，表现为椎体扁平，两面凹陷，在儿童偶尔可见齿状突骨折。颅骨摄片显示颅骨顶穿大，颞骨膨隆，可见多处骨化中心，尤其在枕骨，颅底凹陷畸形。四肢长骨多处骨折，以下肢为最常见。约半数儿童骨骺生长板呈圆形稀疏区，边缘硬化，有时骨骺和干骺区下肢膨大，似"一袋爆米花"（"bag of popcorn"）样改变。

【大体】骨组织普遍减少，皮质骨变薄，似蛋壳样，松质骨几乎看不见。常可见到新近或愈合的骨折使骨弯曲或成角畸形。长骨骨骺生长板增宽，次级骨化中心常紊乱，含小的软骨结节，关节面不规则。

【光镜】骨小梁细而小，生长无序，骨母细胞和骨细胞少量增加，破骨细胞也增多，骨骺生长板软骨可形成不规则小结节，软骨细胞丰富，排列无序，周围绕薄层松质骨。骨折

处可见骨样组织和编织骨形成的骨痂，排列紊乱，骨母细胞丰富，可以与骨肉瘤混淆，但两者在临床和影像学表现不同，可以作出鉴别。

（四）骨硬化症

骨硬化症（osteopetrosis）是一种骨质再吸收障碍，骨皮质密度增加的罕见遗传性骨病，又称大理石骨病（marble bone disease）或 Albers-Schönberg 病。

【临床特点】本病可分为重（恶性）型和轻（良性）型两类骨硬化症。重型骨硬化症为常染色体隐性遗传性疾病，常在出生前或后一年内死亡。轻型骨硬化症可为常染色体隐性或显性遗传，后者通常到中年因发生病理性骨折或 X 线检查时偶尔发现。骨硬化症的骨皮质密度虽然增加，但骨质脆弱，易发生骨折。由于骨髓腔被硬化骨代替，患者可出现贫血、肝脾肿大[50]。

【影像学】重型患者显示全身骨骼密度一致性增高，骨皮质和髓质界线消失。轻型患者则显示骨皮质增厚，骨髓腔狭窄，正常干骺区的膨大部分不存在，而呈锥形烧瓶样畸形。在脊柱和盆骨可出现深浅相交的条纹。

【大体】骨密度增大，其重量比正常骨重 2 ~ 3 倍，切面非常硬而致密，松质骨消失，骨髓腔变窄或闭塞。

【光镜】骨小梁极致密，不规则，其间充满钙化软骨。病变骨内破骨细胞不少，有时可很多，但细胞表面缺乏皱褶缘，虽然这些破骨细胞附着在骨和钙化软骨表面的附近，但缺乏正常溶解吸收骨质的功能。

（五）甲状旁腺功能亢进症

甲状旁腺功能亢进（hyperparathyroidism）可原发于甲状旁腺疾病（增生、腺瘤或癌），也可继发于慢性肾病和肾功能不全。

【临床特点】本病常见于 20 ~ 50 岁女性。最常累及长骨骨干或干骺区、髂骨、颌骨和手足骨等。甲状旁腺增生或肿瘤引起甲状旁腺素（PTH）合成和分泌过多，骨吸收增加，使肾小管对钙的重吸收增加，并促进磷的排泄，尿磷增高。临床上除了高血钙、低血磷和泌尿系统症状外，骨骼系统有明显的症状和体征。早期可出现骨痛，局部有压痛；后期主要表现为纤维囊性骨炎，可出现骨骼畸形和病理性骨折。甲状旁腺功能亢进的骨病有两种形式：一是弥漫性骨骼脱钙和骨质疏松；二是局限性纤维囊性骨炎和棕色瘤。

【影像学】表现为弥漫性骨质减少或境界清楚透亮区，最特征性改变是指骨骨膜下皮质骨吸收。此外，耻骨联合、远端锁骨、椎体和牙槽骨均可见骨质吸收，颅骨可见斑点状脱钙。有时在长骨骨干、颌骨和颅骨显示一个或多个溶骨性病变，即所谓的甲状旁腺功能亢进症之棕色瘤（brown tumor）。

【大体】病变呈棕红色，质软，常见出血和囊性变。

【光镜】弥漫性骨质疏松区的骨表面破骨细胞数量增加，以穿隧式吸收小梁骨，骨小梁周围编织骨增多和轻度纤维化。棕色瘤的镜下形态是由富于纤维血管间质中散布许多成簇破骨细胞所组成，类似小骨的巨细胞病变。破骨细胞

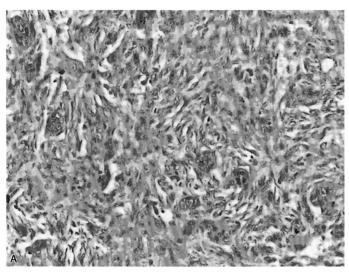
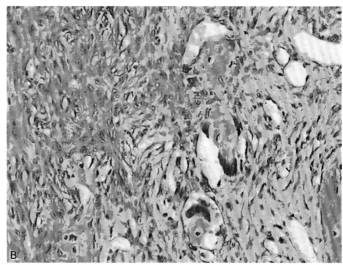

图 16-57 甲状旁腺功能亢进之棕色瘤
A. 病变中见反应性增生的成纤维细胞及多核巨细胞；B. 图中部见骨组织被破骨细胞吸收现象

中等大小，成簇排列，分布不均，间质富于形成胶原的成纤维细胞和组织细胞，常见到新的出血灶和含铁血黄素沉着，病灶边缘可见异常破骨细胞吸收和少量新骨形成（图 16-57）。

【鉴别诊断】 需与小骨的巨细胞病变和骨巨细胞瘤鉴别。本病在影像学上有明显的骨质稀疏，长骨的病变位于骨干而不是骨骺端；实验室检查显示血清 PTH 升高，伴高血钙、低血磷和高尿钙；镜下形态类似小骨的巨细胞病变，但不同于骨巨细胞瘤是病变内的巨细胞小，分布不均，有明显出血和含铁血黄素沉着，囊性变和纤维结缔组织反应增生性改变，病灶周边骨组织有破骨细胞吸收现象。

【预后】 切除甲状旁腺病变，结合补充钙剂，全身症状可获明显改观，骨骼病变也可恢复正常。

（六）消失性骨病

消失性骨病（disappearing bone disease）是一种原因不明，发生在特定部位的骨逐渐进行性消失，伴有结构和功能丧失的骨病。本病又称为大块骨溶解（massive osteolysis）或 Gorham 病。

【临床特点】 本病可发生于任何年龄，但大多数为儿童和青少年，无性别差异。病变好发于四肢的近端、盆骨和肩胛骨，常跨越邻近关节。临床表现为钝痛或起病隐匿，进行性乏力，病程可迁延数年，最终稳定，具有自限性。近年文献报道 Gorham 病也可有淋巴管增生，分泌大量乳糜液，称为 Gorham 病的淋巴性"乳糜"变型（lymphatic "chylous" variant of Gorham disease）[51]。

【影像学】 最初受累骨密度降低，界限不太清楚，继之密度越来越低，最后完全消失。

【病理学】 早期病变消失受累骨被富于血管的纤维结缔组织代替，骨小梁变细，极少见或无，增生的脉管可为血管、淋巴管或混合血管和淋巴管，衬覆管壁的内皮细胞无异型，病变内破骨细胞未见增加（图 16-58）。晚期病变中脉管增生不明显，主要由纤维结缔组织代替。

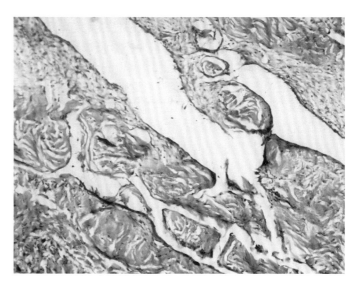

图 16-58 消失性骨病
增生的结缔组织中穿插着沟渠状分布的血管

（七）Paget 病

骨的 Paget 病（Paget disease）是一种原因不明的慢性骨转化显著增加的骨病。以往称为畸形性骨炎（osteitis deformans），现虽然未完全了解其病因，但有证据显示可能与病毒感染和基因突变相关[52]。

【临床特点】 本病多见于老年男性，很少发生在 40 岁以下者，以白人居多，亚洲人和黑人较少见。Paget 最初描述本病表现为全身骨骼广泛累及的严重病例现已很少见，大多限于单骨或单骨的一部分。除指、趾骨外，全身骨骼都可累及，但最常见部位是腰椎、盆骨、颅骨、股骨和胫骨。临床表现为骨痛、不完全性骨折和微骨折，也可以发生完全性骨折。股骨颈受累时可发生渐进性弯曲畸形。受累骨邻近的关节，尤其髋关节可出现关节炎症状。全身骨骼广泛受累的 Paget 病偶可发生肉瘤变（骨肉瘤、纤维肉瘤、软骨肉瘤和多形性未分化肉瘤）。

【影像学】最早期改变仅表现为骨质明显稀疏,而没有增粗,在颅骨旁常显示环形溶骨性缺损,称为颅骨局限性骨质疏松。晚期,病变骨吸收减少,骨密度增高,骨小梁或松质骨增粗,不规则,而皮质骨变得不太致密,皮质骨和髓质骨分界不明显,外骨膜和内骨膜粗糙不平。椎骨的骨密度增高,椎体变扁而宽,似镜框样;盆骨常见骨密度同时存在增高和降低区,呈蜂窝状或条纹状;长骨则常起自骨的一端,逐步向骨干中央扩展,在正常和病变骨之间形成楔形稀疏区,似火焰样。此外,由于骨的迅速改建和反复微骨折而表现为骨畸形,病变骨邻近的关节可显示退行性关节炎改变。

【病理学】形态学改变取决于病变的分期。早期活动期以骨破坏为主,可见大量破骨细胞,能迅速吸收成熟骨的骨质,这些破骨细胞体积较大、细胞核数量多,常达10~20个。有些区域骨母细胞的胞质内 Golgi 区非常显著,似浆细胞,形成不成熟编织骨,骨髓腔富于血管和细胞以及少量稀疏原纤维间质。随病情进展,进入骨母细胞期,骨母细胞显著增生,新骨形成超过骨吸收,新形成的骨变得致密,结构上既不同于皮质骨,也不同于髓质骨,由于骨形成和骨吸收迅速,导致两者之间形成许多不规则嗜碱性黏合线,呈典型的"镶嵌样"生长方式。最后转变为消退期,此时细胞活性较低,血管减少,粗大骨小梁呈明显镶嵌样,病变骨的转化速度不比组成高,骨髓腔相对正常。

【鉴别诊断】Paget 病的早期镜下形态与甲状旁腺功能亢进症引起骨的纤维囊性骨炎十分相似,但前者影像学上有较明显骨的增粗和畸形;镜下巨细胞明显大,细胞核多,骨母细胞活性高,仔细寻找总能找到特征性"镶嵌样"骨。

【预后】Paget 病可用二膦酸盐治疗,不能耐受该药可改用降钙素治疗。病理性骨折可手术予以复位,骨切除可纠正骨畸形,晚期关节病可行关节成形术。2%~10%的 Paget 病可发生肉瘤变,一旦发生肉瘤变,预后很差。

(八) 氟骨症

氟是人类生命活动所必需的微量元素之一,但长期摄入过量氟化物可引起氟中毒,主要累及牙齿及全身骨骼,发生氟斑牙和氟骨症(osteofluorosis)。我国氟骨症主要分布在山东、山西、河北、内蒙古、东北三省、宁夏、陕西、天津、北京等地。过多的氟进入人体后,大量氟离子与骨的羟基磷灰石中的羟基置换,形成氟磷灰石,氟离子还可刺激骨母细胞增生,促使骨生成增多,从而导致骨硬化。另一方面,氟与血中钙、镁离子结合,形成不溶性化合物引起血钙减低,使骨样组织钙化不足而致使骨软化。低血钙又可刺激甲状旁腺功能增加,成为继发性甲状旁腺功能亢进,引起骨质疏松和纤维性骨炎。

【临床特点】在高氟区的12岁以前儿童主要表现是氟斑牙,而成人的牙齿则多不受累,病变主要累及中轴骨,也可累及四肢骨和关节。临床表现为骨和关节疼痛,活动受限。

【影像学】在脊柱、盆骨、肋骨和颅骨主要表现为骨硬化,骨密度增高;在脊柱和盆骨可同时存在骨密度降低的软化区;四肢骨则常显示骨质疏松。

【病理学】不同部位的镜下表现不同,可为骨硬化、骨质疏松、骨软化、骨周围骨质增生和软组织钙化或骨化等。骨硬化表现为密质骨中的骨单位增大,环层骨板方向紊乱,而松质骨中的骨小梁间有新骨化形成,严重者如象牙骨样;骨质疏松则表现为骨样组织中出现骨吸收间隙,由结缔组织取代;骨间膜、韧带和肌腱中可见软组织钙化或骨化;在近端腓骨常可见的骨周围的骨质增生,表现为骨旁局限性新骨生成,呈梭形或花边状,可同时有邻近的骨间膜钙化。

第五节　关节及关节周围组织疾病

一、关 节 疾 病

(一) 类风湿关节炎

类风湿关节炎(rheumatoid arthritis, RA)是一种主要累及周围关节和腱鞘滑膜组织而引起的全身性慢性炎症性疾病。滑膜慢性炎症导致关节囊和关节软骨破坏,最终致使关节严重畸形和功能丧失[53]。

长期以来,风湿病只是一个模糊的概念,常将风湿性疾病(rheumatic diseases)简单地认为只包括类风湿关节炎和风湿热(rheumatic fever)。实际上,风湿性疾病包括一大组病因各不相同,但共同点是累及关节及其周围软组织的疾病。RA 只是弥漫性结缔组织病中的一种风湿性疾病;风湿热则是由溶血性链球菌引起的感染性疾病,可以累及关节,是一种引起风湿性关节炎的感染性风湿性疾病。

【临床特点】RA 可发生于任何年龄,大多数为30~60岁,女性常见,男女之比为1:(2~3)。任何关节都可以累及,最常见于手足小关节,呈多关节、双侧对称性累及。RA 也可累犯关节外,包括动脉炎、心包炎、神经炎、淋巴结肿大和类风湿小结等。

RA 起病大多较缓慢,晨起时关节僵硬,累及关节疼痛和肿胀。晚期关节畸形伴功能障碍。实验室检查显示轻度至中度贫血、血沉加快、C 反应蛋白增高、类风湿因子(RF)阳性(约70%病例)。关节滑液增多,滑液中白细胞数为 $2000:75\,000/mm^3$,50%以上为中性粒细胞。

【影像学】手指和腕关节的 X 线摄片最有诊断价值。早期表现为关节周围软组织肿胀和关节端骨质疏松;继之,关节软骨和软骨下骨破坏,关节间隙变窄,邻近肌肉萎缩,软组织可有结节或腱鞘炎的征象;晚期出现关节半脱位,关节纤维性或骨性强直。

【大体】滑膜质软、红色,有许多绒毛状突起。滑膜侵入软骨表面,形成血管翳,在韧带和关节内部结构的表面生长,腐蚀骨、软骨、关节囊和韧带,引起肌腱损伤和破裂。关节软骨消失和关节囊破坏,导致关节不稳定和半脱位,肌腱损伤又可加重关节的畸形。

【镜下】RA 的基本病变是滑膜非化脓性炎症。滑膜细胞增生和肥大,形成绒毛,邻近滑膜表面被覆盖纤维素的肉芽组织代替。滑膜下层和绒毛中有许多淋巴细胞、浆细胞、巨噬细胞和散在多核巨细胞浸润,并可形成淋巴滤泡。在急性期,滑膜下层炎性渗出中含有较多中性粒细胞。炎性滑膜扩展到关节表面,形成血管翳,并破坏下方的软骨和软骨下骨,关节腔变窄,最终导致关节两端互相靠近和融合。关节边缘可见腐蚀,但无明显新骨和骨赘形成。

【鉴别诊断】

(1) 色素性绒毛结节性滑膜炎(pigmented villonodular synovitis,PVNS):PVNS 以膝、髋等大关节为主要发病部位,且多单发;镜下以组织细胞增生为主,伴弥漫性含铁血黄素沉着。

(2) 风湿性关节炎:是风湿热的临床表现之一,多见于青少年,关节炎的特点为四肢大关节游走性肿痛,很少出现关节畸形;关节外症状包括发热、咽痛、心脏炎和心瓣膜病变,皮下结节和环形红斑;血清抗链球菌溶血素 O 滴度升高,RF 阴性;镜下,风湿性关节炎急性期主要为滑膜浆液渗出,淋巴细胞浸润,活动期过后炎症完全吸收,形态和功能均恢复正常;若病变迁延转为慢性,镜下仍可有淋巴细胞及浆细胞浸润,但滑膜不出现绒毛状增生,不破坏关节软骨,故不造成关节强直。

(3) 骨关节炎:多见于 50 岁以上老年人,关节痛不如 RA 明显,主要累及负重的膝关节和髋关节;镜下以退行性改变为主,但同时有新骨和骨赘形成等修复性改变,而滑膜无明显累及,血清 RF 阴性。

(4) 其他弥漫性结缔组织病:红斑狼疮的关节病变可类似 RA,且 RF 阳性,需结合临床表现如蝶形红斑、脱发、蛋白尿等症状,血清抗核抗体和抗双链 DNA 抗体阳性等实验室检查异常作出鉴别诊断;强直性脊柱炎(AS)曾认为是中央型 RA,现已知是独立疾病,患者有明显家族史约 90% 患者和 50% 直系亲属中组织相容性抗原 HLA-B27 呈阳性,RF 阴性,病变累及骶髂和脊柱,镜下形态与 RA 相似;银屑病性关节炎(PA)可合并 RA 和 AS,但患者有皮肤或指甲银屑病病史,血清 RF 阴性;Reiter 综合征(RS)的镜下形态则相似于 RA,但同时伴有尿道炎、宫颈炎和结膜炎等,RF 阴性,关节炎常急性发作,多为单一或少数关节非对称性累及。

(二) 骨关节炎

骨关节炎(osteoarthritis,OA)是一种以关节软骨损伤,骨赘形成为特征的关节病。中老年的慢性进行性关节病,又称为退行性关节病(degenerative joint disease)。OA 分为原发性(特发性)和继发性两类,后者包括关节的先天性畸形、遗传学缺陷、外伤、炎症和代谢性疾病等[53]。

【临床特点】 OA 大多发生在 50 岁以后,男女均可发病。最常累及的部位是膝关节、髋关节、指间关节、第 1 腕掌关节和掌指关节,可为一侧性或双侧性,也可一个或几个关节受累。临床起病隐匿,最早期症状是晨起时关节僵硬,稍活动后好转,活动过度则出现疼痛,休息后减轻。病情进展,

疼痛加重,关节活动受限,可有摩擦音,关节畸形、关节腔积液和出现游离体。

【影像学】 早期病变在 X 线片上无明显改变,病情进展后表现为关节软骨面不规则,软骨下骨硬化,关节腔变窄,关节边缘唇样骨质增生和骨赘形成。

【大体】 最显著的改变是软骨损伤和关节面形状改变。负重部位软骨可完全缺如,其下骨质暴露,光滑而硬,称为骨质象牙化。关节边缘的软骨变色,表面不平,出现线状小沟、裂隙和假性小囊肿,软骨下骨硬化,关节边缘骨赘形成。

【光镜】 关节损伤和修复同时存在。软骨细胞肿胀、变性和坏死,软骨基质失去均质性,嗜碱性染色减弱,基质内胶原发生原纤维性变(fibrillation),出现垂直和水平裂隙。负重部位软骨变薄,乃至完全消失,软骨下骨密度增高。关节边缘出现新生软骨,进而软骨内骨化,形成骨赘,软骨性和骨性骨赘部分脱落入关节腔内,形成游离体。滑膜改变不明显,可显示绒毛状增生,滑膜内衬细胞轻度增生和少量慢性炎症细胞浸润。

【鉴别诊断】

(1) 类风湿关节炎(见前述)。

(2) 髌软骨软化症:累及髌股关节的慢性退行性关节病,镜下形态相似于 OA,表现为软骨软化、原纤维化、裂隙形成和腐蚀。

(3) 血友病性关节病:由于遗传性血浆凝血因子Ⅷ和Ⅸ缺陷,引起关节内反复出血而导致的退行性关节病。患者均为男性,临床表现为出血,以关节和肌肉出血最为显著;镜下形态也与 OA 相似,但关节腔内有明显积血。

(三) 痛风

痛风(gout)是一种嘌呤代谢障碍,血清尿酸过多,尿酸盐结晶沉积在关节和脏器而引起的疾病。痛风可原发于先天性嘌呤代谢紊乱或继发于其他疾病(如肿瘤、慢性肾病和某些药物)[54]。

【临床特点】 原发性痛风多见于 40 岁以上的中老年人,男性占 95%。痛风有家族发病的倾向,由于嘌呤代谢中某一种酶缺陷,血液中尿酸增高,当尿酸超过饱和浓度,尿酸盐与血浆蛋白结合减少,形成尿酸钠微小结晶,沉淀于关节和脏器,尤其是肾脏,导致关节炎、肾结石和痛风性肾病。关节炎常突然发病,最初发作时,绝大多数侵犯单个关节,尤其是第一跖趾关节,其他关节依次为足弓、踝、足跟、膝、腕、指和肘等。表现为受累关节午夜突然剧痛,伴关节红、肿、热和活动受限。初次发作常呈自限性,约 1 周可自然缓解。之后可反复发作,尿酸盐沉积在关节软骨、滑膜液、肌腱和软组织等处,形成痛风石,关节畸形和活动受限。实验室检查显示血尿酸增高,关节液内找到尿酸盐结晶。

【影像学】 关节软骨下骨穿凿样破坏,局部骨质疏松、腐蚀或皮质断裂,关节间隙狭窄和边缘性骨质增生,有时可见到痛风结石产生的钙化影。

【病理学】 急性期滑膜充血,呈绒毛状增生,滑膜细胞

肥大和增生,滑膜下层见大量中性粒细胞、少量巨噬细胞和淋巴细胞浸润。疾病持续存在,滑膜纤维化,继发于反复炎症而呈现退行性关节病之改变。由于尿酸钠溶解于水,常规HE切片无法观察到尿酸钠结晶,100%酒精固定组织在偏光镜下可见到负性强双折光针状尿酸钠结晶。如果病变组织内有微小的痛风石形成,则可有特征性肉芽肿样表现,即所谓的痛风结节,其中央为无定形、无细胞的淡嗜伊红物质,周围绕以一层巨噬细胞、多核巨细胞、散在淋巴细胞和成纤维细胞(图16-59)。对无痛风结节的病例可抽取关节液沉淀涂片查尿酸盐结晶。

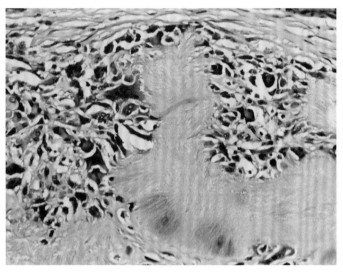

图 16-59　痛风结节
针状尿酸盐结晶呈平行或放射状排列,形成异物性肉芽肿的核心,周围绕以成纤维细胞、淋巴细胞和多核巨细胞

F16-59　ER

【鉴别诊断】 需与假痛风(而羟焦磷酸钙沉积病,CPPD)鉴别,这是一种由CPP结晶沉积在软骨和关节软组织的细胞外基质而引起的退行性关节病。临床表现与痛风相似,好发于老年人,但无性别差异;滑膜液或为脱钙组织在偏光镜下看到正性双折光菱形结晶;镜下,未脱钙HE染色切片中能见到CPP结晶呈嗜碱性或灰棕色,位于软骨中。

(四) 感染性关节炎

1. 化脓性关节炎(septic arthritis) 一种由化脓菌引起关节的急性感染性疾病。最常见的病原菌是金黄色葡萄球菌、溶血性链球菌、大肠埃希菌。传染途径可由其他部位感染通过血行播散到关节,也可由邻近骨髓炎扩展到关节或通过外伤部位直接侵入关节。

【临床特点】 化脓性关节炎尤其好发于婴幼儿,表现为高热和全身症状;也可发生于儿童和成人,常表现为发热和

受累关节的局部红肿和疼痛。最常累及的关节是髋、膝和踝。通常经关节腔穿刺得到的滑膜液可以作出诊断,滑膜液浑浊或明显脓性,白细胞计数高达 20 000 ~ 50 000 个/mm³,90%以上为中性粒细胞。Gram 染色可以检出病原菌,但也可以是阴性结果。

【病理学】 镜下表现为滑膜细胞层和浅表滑膜下层有大量中性粒细胞浸润,炎性肉芽组织常代替滑膜组织,表面覆盖纤维素和坏死碎屑,有时可有大量纤维素性渗出物。偶见到关节软骨表面不规则,软骨细胞坏死,中性粒细胞浸润。

2. 结核性关节炎(tuberculous arthritis) 绝大多数继发于肺结核血行播散到关节,常与骨结核同时存在。可表现为单纯性滑膜结核或骨结核累及滑膜,但无论何种途径最后均可导致滑膜、关节软骨、软骨下骨组织及关节囊全部受累而成为全关节炎。

【临床特点和影像学】 最常累及脊柱、髋关节和膝关节。影像学上,关节两侧的骨缘侵蚀和软骨下骨破坏,关节腔狭窄或消失。

【大体】 大体上,滑膜显著增生,常布满白色结节,关节软骨表面被血管翳侵蚀,关节腔内可见软骨碎片,软骨下骨可暴露于关节面。病情进展,关节腔被含有软骨碎片和干酪样坏死物的纤维组织束分隔。最后,受累关节显示骨性强直。

【光镜】 早期结核为弥漫性非特异性炎性改变,滑膜充血、水肿、淋巴细胞及单核细胞浸润伴有浆液渗出;继之,滑膜和邻近骨髓腔内出现典型的结核性肉芽肿,但抗酸杆菌染色常难以证实,需要做细菌培养才能确诊。

(五) 神经源性关节病

神经源性关节病(neuroarthropathy)是一种与周围神经疾病相关的进行性退行性关节病,又称为 Charcot 关节(Charcot joint)。神经源性疾病(如糖尿病性神经炎、脊髓空洞症、梅毒性脊髓痨和运动性共济失调等)累及感觉神经,导致痛觉功能显著降低或丧失,关节失去正常的保护性防御反应,过度运动和伸展使关节软骨和软骨下骨磨损和破坏,形成严重的骨关节病和关节脱位[53]。

【临床特点】 好发于40~60岁男性。任何关节都能累及,但以四肢大关节较常见,尤其膝关节,通常只累及一个关节。不同病因所累及的关节不同:糖尿病性神经炎主要累及足部关节;脊髓空洞症最常累及肘关节和肩关节;脊髓痨和运动性共济失调则常累及膝关节和髋关节。临床表现为受累关节进行性肿胀和无力、韧带松弛、关节不稳定、关节活动范围加大,常伴有半脱位或脱位,关节腔积液。

【影像学】 与骨关节炎相似,表现为关节肿胀,关节软骨消失,软骨下骨硬化和碎裂,关节边缘骨质增生。

【病理学】 镜下表现也类似于骨关节炎,但受累关节破坏较迅速,关节软骨常弯曲破坏,骨硬化,关节下囊肿形成,关节内骨和软骨游离体。滑膜轻度慢性炎,存在许多骨和软骨碎片,伴异物巨细胞反应和含铁血黄素沉着。

(六) 大骨节病

大骨节病(Kaschin-Beck disease)是一种以四肢关节受

累为主的地方性畸形性骨关节病。本病病因尚不清楚，可能与摄入谷物中致病菌（镰刀菌）、病区饮水和低硒有关。

【临床特点】本病均发生于儿童和青少年管状骨的骨骺生长板闭合前，男性多见。受累关节最常见部位依次为手、踝、足、肘、腕、膝、肩和髋关节。临床表现为关节疼痛，指末节掌屈，不能伸直，关节活动障碍；晚期出现短指趾和短肢畸形，肌萎缩，关节不能伸直，活动困难。

【影像学】受累骨钙化、断裂、增生和变形，骨骺生长板早期闭合，关节增粗，短指趾畸形。

【病理学】镜下，早期表现为骨骺生长板软骨局灶性坏死，生长板厚薄不均。随病情进展，骺板软骨完全坏死，生长板两端坏死物吸收、机化和骨化，致使骺板骨性闭合[55]。

二、关节周围组织疾病

（一）腱鞘囊肿

腱鞘囊肿（ganglion cyst）是一种位于关节或腱鞘周围，充满黏液的囊肿。腱鞘囊肿可能是由于反复轻微外伤而引起关节或腱鞘结缔组织的黏液样变性，也可能在少数情况下由关节囊内滑液通过滑膜裂缝聚集在关节或腱鞘周围而形成的囊肿。

【临床特点】病变最常位于腕背，以下是腕和掌指关节的掌面、足的背侧、膝关节周围、脊柱的小关节和韧带处。偶尔，当病变侵蚀邻近骨，继而完全在骨内，称为骨内腱鞘囊肿；当囊肿位于膝关节外侧半月瓣，称为囊性半月瓣。临床表现为疼痛、无力和关节活动受限。

【病理学】囊肿为多房，充满透明胶样液体。镜下，囊肿由致密纤维组织囊壁分隔成多个腔隙，囊壁衬覆薄层扁平细胞。

【预后】临床上如无明显症状可不必治疗，如出现明显症状，手术切除能治愈。

（二）Baker 囊肿

Baker 囊肿（Baker cyst）是指位于腘窝，充满滑液的囊肿，又称为腘窝囊肿。任何能引起膝关节内压力增高的关节病，如骨关节炎、神经性关节病和类风湿关节炎，导致滑膜通过膝关节的囊后部突入腘窝内或通过关节液从膝关节与滑膜囊正常解剖相连处溢入腘窝内而形成囊肿。因此，Baker 囊肿与关节相通，囊壁衬覆滑膜，且可含有软骨，囊内为滑液。与腱鞘囊肿不同的是后者与关节腔不相通，囊壁也无内衬的滑膜细胞。

（三）腱鞘巨细胞瘤，局限型

腱鞘巨细胞瘤，局限型（tenosynovial giant cell tumor, localized type）是一种由滑膜样单核细胞伴有数量不等破骨细胞样巨细胞、泡沫细胞、噬铁细胞和炎症细胞所组成的局限性良性肿瘤，又称为局限性结节性滑膜炎（focal nodular synovitis）。

【临床特点】肿瘤好发于 20～50 岁，女性多见，男女之比为 1:2。最常累及手，约 85% 位于手指，靠近腱鞘或指间关节的滑膜。其他部位包括腕、踝、足和膝，极少数可位于肘和髋关节附近。临床表现为无痛性肿胀，偶有外伤史。

【影像学】表现为关节附近软组织中境界清楚之肿块，邻近关节偶有退行性改变或邻近骨的压迫性腐蚀。

【大体】肿瘤较小（0.5～4cm），灰白色或浅棕色，质地坚韧，略呈分叶状。

【光镜】肿瘤境界清楚，可见部分纤维性假包膜，由单核细胞和数量不等破骨细胞样巨细胞、泡沫细胞、噬铁细胞和炎症细胞所组成。大多数单核细胞小，圆形或梭形，胞质淡染，细胞核圆形或肾形，常有核沟；单核细胞也可较大，上皮样，胞质嗜伊红色，细胞核圆形，空泡状。泡沫细胞常成簇位于肿瘤周边，可伴有胆固醇裂隙和含铁血黄素沉着，间质有不同程度玻璃样变，核分裂象可见，平均 3～5 个/10HPFs。

【免疫组化】较大单核细胞表达簇蛋白（clusterin）[56]，45%～80% 病例中的小单核细胞表达 Des。组织细胞样细胞表达 CD68、CD163 和 CD45，多核巨细胞表达 CD68、CD45 和抗枸橼酸酸性磷酸酶（TRAP）。

【预后】首选治疗方法是手术切除，局部复发率 4%～30%，再次切除能治愈。

（四）腱鞘巨细胞瘤，弥漫型

腱鞘巨细胞瘤，弥漫型（tenosynovial giant cell tumor, diffuse type）是一种由滑膜样单核细胞伴有数量不等破骨细胞样巨细胞、泡沫细胞、噬铁细胞和炎症细胞所组成的局灶侵袭性肿瘤，又称为色素性绒毛结节性滑膜炎（pigmented villonodular synovitis, PVNS）。

【临床特点】好发于 40 岁以下中青年，女性稍多。肿瘤可累及关节内和关节外，最常位于膝关节内（75%），以下为髋、踝、肘和肩关节。关节外也大多位于膝关节周围软组织，有时可完全位于肌内或主要位于皮下。临床表现为疼痛、触痛、肿胀或活动受限，关节内常有血性渗出液。

【影像学】关节周围境界不清之肿块，常伴有退行性关节病和邻近骨的囊性病变。

【大体】肿瘤体积大，常>5cm，灰黄色或棕色，质地坚实或海绵样。当肿瘤完全位于关节内，肿瘤呈绒毛状外观，即所谓的 PVNS。

【光镜】肿瘤呈弥漫性和浸润性生长。肿瘤内细胞成分与局限型腱鞘巨细胞瘤相似，但破骨细胞样巨细胞数量少，甚至缺乏。单核细胞也有大、小两种，但大细胞较多而巨细胞又不明显时，易误诊为肉瘤。肿瘤内可有较明显的淋巴细胞浸润，间质有不同程度纤维化和玻璃样变，核分裂象易见，>5 个/10HPFs 者并不少见（图 16-60）。

【鉴别诊断】

（1）局限型腱鞘巨细胞瘤：肿瘤小，境界清楚，瘤细胞无异型，核分裂象少，含铁血黄素沉着不明显，且无典型的绒毛和结节结构。

（2）滑膜肉瘤：肿瘤细胞呈梭形和上皮样，密集排列，细胞核异型性明显，核分裂象易见，肿瘤内缺乏绒毛结构和

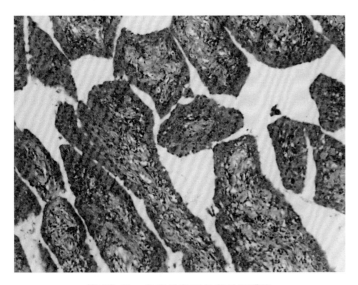

图 16-60　色素性绒毛结节性滑膜炎
滑膜被覆细胞及间质细胞增生呈绒毛状,有大量含铁血黄素沉着

含铁血黄素;瘤细胞表达 CK 和 EMA。

(3) 类风湿关节炎:临床常为多发性病变,RF 阳性;镜下,细胞轻度增生,无含铁血黄素沉着,但有有大量浆细胞及淋巴细胞浸润,且可形成淋巴滤泡。

【预后】治疗以手术切除为主,但局部复发率高,关节内肿瘤复发率为18% ~46%,而关节外肿瘤达33% ~50%[57]。

(五) 恶性腱鞘巨细胞瘤

恶性腱鞘巨细胞瘤(malignant tenosynovial giant cell tumor)是一种由良性腱鞘巨细胞瘤伴有明显恶性区域或典型良性腱鞘巨细胞瘤复发后表现为肉瘤的罕见肿瘤,前者为原发性恶性腱鞘巨细胞瘤,而后者为继发性恶性腱鞘巨细胞瘤。诊断恶性的标准是:核分裂象显著增多(> 20 个/10HPFs)、肿瘤性坏死、增大的细胞核有明显核仁、单核细胞呈梭形、组织细胞样细胞中存在丰富且嗜伊红色胞质和间质黏液样变。以上没有单个特点能作为绝对的恶性标准,如果只具备上述 1 ~ 2 项标准,可诊断为恶性潜能未定腱鞘巨细胞瘤。此外,已有个别报道显示形态学完全良性表现的肿瘤发生肺或淋巴结转移。恶性腱鞘巨细胞瘤手术切除后易复发和转移,预后差[58]。

(六) 滑膜软骨瘤病

滑膜软骨瘤病(synovial chondromatosis)是滑膜下组织有多个透明软骨结节所组成的良性肿瘤[59]。

【临床特点】肿瘤好发于 20 ~ 50 岁,男性多见,男女之比为 2:1。约 2/3 病例位于膝关节,其他关节也可累及,包括颞颌关节,偶尔肿瘤完全位于关节外,称为腱鞘软骨瘤病(tenosynovial chondromatosis)。临床表现为关节疼痛、肿胀、关节弹响、交锁或活动受限,常有继发性骨关节炎症状。

【影像学】关节腔内见多个圆形、周边有钙化的肿块。

【大体】多个大小较一致、灰白色、鹅卵石样结节,附着在增厚的滑膜上或脱落在关节腔内成为游离体。

【光镜】结节由透明软骨所组成,软骨细胞成簇状生长,可见增大的细胞核、双核和一定程度多形性,基质可黏液样变,但这些改变不是诊断恶性的依据。软骨基质可以钙化和骨化,结节周围常有滑膜组织围绕。

【鉴别诊断】

(1) 神经源性关节炎:本病在滑膜囊内虽也可见软骨或骨碎片,但软骨和骨碎片不呈圆形或卵圆形且有明显变性,与周围滑膜没有联系。

(2) 滑膜软骨肉瘤:滑膜软骨瘤病的软骨细胞虽然有一定的非典型性,但核分裂象难找见,且病变位于滑膜浅层或关节腔内。滑膜软骨肉瘤则显示软骨细胞明显异型,核分裂象易见,肿瘤常侵犯到滑膜深层,在膝关节,严重时可累及半月板、十字韧带、关节周围软组织及邻近骨。

【预后】手术切除肿瘤后局部复发率达 15% ~20% ,但极少恶性变。

(七) 滑膜软骨肉瘤

滑膜软骨肉瘤(synovial chondrosarcoma)是一种起自滑膜的恶性软骨性肿瘤,可分为原发性和继发性两类,但均极罕见,继发性滑膜软骨肉瘤是指继发于滑膜软骨瘤病。肿瘤好发于老年男性,最常累及膝关节。临床表现、影像学和大体形态相似于滑膜软骨瘤病,镜下如出现成片非典型软骨细胞、肿瘤性坏死、高核分裂象、细胞核群集和呈梭形,提示恶变为软骨肉瘤[60]。

(八) 滑膜血管瘤(synovial hemangioma)

滑膜血管瘤是一种起自滑膜组织内的血管性肿瘤。肿瘤好发于儿童和青少年,男性多见。最常累及膝关节,也可累及肘关节和指关节。临床表现为疼痛、关节肿胀和活动梭形。X 线摄片显示软组织肿块,CT 检查可清楚显示病变。大体上,切除的滑膜组织呈深棕色,质软。镜下,大多数为海绵状型,少数为分叶状毛细血管型或动静脉性血管瘤,滑膜组织可呈绒毛乳头状增生。慢性病例可有关节积血,含铁血黄素沉着。海绵血管瘤很难完全切除,故手术后偶可复发。

(九) 滑膜脂肪瘤

滑膜脂肪瘤(synovial lipoma)是一种起自滑膜组织内的良性成熟脂肪性肿瘤。肿瘤好发于年轻人,最常累及膝关节。临床表现为关节肿胀。X 线摄片显示软组织弥漫性肿胀,MRI 显示与皮下脂肪相似的信号强度。大体上,滑膜增厚,黄色,质软。镜下见成熟脂肪组织充满与滑膜组织内。肿瘤完全切除后预后良好,极少复发。

(朱雄增)

参 考 文 献

[1] Pawlina W. Histology. A text and atlas with correlated cell and molecular biology [M]. 7th ed. Phildelphia, Wolters Kluwer, 2016:194-253.

[2] Rosenberg AE, Roth SI. Bone//Mills SE. Histology for pathologist. 4th ed. Phildelphia, Lippincott Williams & Wilkins. 2012:85-

106.

[3] Bullough PG. Joint// Mills SE. Histology for pathologist. 4th ed. Phildelphia, Lippincott Williams & Wilkins, 2012: 107-130.

[4] 黎飚, 方晓燕, 黄永秋. 实用快速骨组织脱钙法[J]. 右江民族医学院学报, 2011, 33: 1.

[5] 刘子君, 李宗瑞, 刘昌茂, 等. 骨肿瘤及瘤样病变 12 404 例病理统计分析[J]. 中华骨科杂志, 1986, 6: 162.

[6] Sergel R, Ma J, Zou Z, et al. Cancer Statistics, 2014. CA Cancer J Clin, 2014, 64: 9-29.

[7] Greenspan A, Borys D. Radiology and pathology correlation of bone tumors[J]. Phildelphia, Wolters Kluwer, 2016: 1-31.

[8] Czerniak B. Dorfman and Czerniak's bone tumors. 2nd ed. Phildelphia, Elsevir Saunders, 2016: 37-49; 96-143.

[9] Hameed M. Clinical applications of molecular markers in bone tumors. Adv Anat Pathol, 2015, 22: 337-344.

[10] 朱雄增. 介绍 WHO(2002) 骨肿瘤分类[J]. 诊断病理学杂志, 2003, 10(4): 201-203.

[11] Fletcher CDM, Bridge JA, Hogendoorn PCW, et al. WHO Classification of Tumours of soft tissue and bone[M]. IARC: Lyon, 2013.

[12] Martin JW, Zielenska M, Stien GS, et al. The role of RUNX2 in osteosarcoma oncogenesis[J]. Sarcoma, 2011: 282745.

[13] Smida J, Baumhoer D, Rosemann M, et al. Genomic alterations and allelic imbalances are strong prognostic predictors in osteosarcoma[J]. Clin Cancer Res, 2010, 16: 4256-4267.

[14] Yen CC, Chen WM, Chen TH, et al. Identification of chromosomal aberrations associated with disease progression and a novel 3q13.31 deletion involving LSAMP gene in osteosarcoma[J]. Int J Oncol, 2009, 35: 775-788.

[15] Stephens PJ, Greenman CD, Fu B, et al. Massive genomic rearrangement acquired in a single catastrophic event during cancer development[J]. Cell, 2011, 144: 27-40.

[16] Matsuno T, Unni KK, McLeod RA, et al. Telangiectatic osteogenic sarcoma[J]. Cancer, 1976, 38: 2538-2547.

[17] Sheth DS, Yasko AW, Raymond AK, et al. Conventional and dedifferentiated parosteal osteosarcoma. Dignosis, treatment, and outcome[J]. Cancer, 1996, 78: 2136-2145.

[18] Unni KK, Dalhin DC, Beabout JW, et al. Periosteal osteogenic sarcoma[J]. Cancer, 1976, 37: 2476-2485.

[19] 刘洪洪, 韩巽. 30 例骨表面骨肉瘤临床病理分析[J]. 实验与临床病理学杂志, 1990, 6(2): 84-87.

[20] Jennes I, Pedrini E, Zuntini M, et al. Multiple osteochondromas: mutation update and description of the multiple osteochondromas mutation database (Modb)[J]. Hum Mutal, 2009, 30: 1620-1627.

[21] Carney JA, Boccon-Gibot L, Jarka DE, et al. Osteochondromyxoma of bone: a congenital tumor associated with lentigines and other unusual disorders[J]. Am J Surg Pathol, 2001, 25: 164-176.

[22] Behjati S, Tarpey PS, Presneau N, et al. Distinct H3F3A and H3F3B driver mutations define chondroblastoma and giant cell tumon of bone[J]. Nat Genet, 2013, 45: 1479-1482.

[23] Schaap FG, French PJ, Bovée JV, et al. Mutations in the isocitrate dehydrogenase IDH1 and IDH2 in tumors[J]. Adv Anat Pathol, 2013, 20: 32-38.

[24] Dahlin DC, Beabout JW. Dedifferention of low-grade chondrosarcoma[J]. Cancer, 1971, 28: 461-466.

[25] Wang L, Moroi T, Khanin R, et al. Identification of a novel, recurrent HEY-NCOA fusion in mesenchymal chondrosarcoma based on a genome-wide screen of exon-lever expression data[J]. Genes Chromosomes Cancer, 2012, 51: 127-139.

[26] Unni KK, Dalhin DC, Beabout JW, et al. Chondrosarcoma, clean-cell variant: a report of sixteen cases[J]. J Bone Joint Surg, 1976, 58A: 676-683.

[27] Yamaguchi T, Dorfman HD. Giant cell reparative granuloma: a comparative clinicopathologic study of lesions in gnathic and extragnathic sites[J]. Int J Surg Pathol, 2001, 9: 189-200.

[28] Agaram NP, LeFoarer FV, Zhang L, et al. USP6 rearrangements occur preferentially in giant cell reparative granulomas of hands and feet but not in gnathic location[J]. Hum Pathol, 2014, 45: 147-152.

[29] Al-Ibraheemi A, Inwards CY, Zreik RT, et al. Histologic spectrum of giant cell tumor (GCT) of bone in patients 18 years of age and below[J]. Am J Surg Pathol, 2016, 40: 1702-1712.

[30] 张智弘, 范钦和. 外周原始神经外胚叶瘤和尤因肉瘤的新进展[J]. 临床与实验病理学杂志, 2002, 18: 413-415.

[31] Pierron G, Tirode F, Lucchesi C, et al. A new subtype of bone sarcoma defined by BCOR-CCNB3 fusion[J]. Nat Genet, 2012, 44: 461-466.

[32] Yamaguchi T, Suzuki S, Ishiiwa H, et al. Intraosseous benign notochoral cell tumours: overlooked precusors of chordomas[J]? Histopathology, 2004, 44: 597-602.

[33] Vujovic S, Henderson S, Presneau N, et al. Brachyury, a crucial regulator of notochordal development, is a novel biomark for chordoma[J]. J Pathol, 2006, 209: 157-165.

[34] Errani C, Zhang L, Panicek DM, et al. Epithelioid hemangioma of bone and soft tissue: a reappraisal of a controversial entity[J]. Clin Orthop Relet Res, 2011, 470: 1498-1506.

[35] Weiss SW, Dorfman HD. Adamantinoma of long bone: an analysis of nine new cases with emphasis on metastasizing lesions and fibrous dysplasia-like changes[J]. Hum Pathol, 1977, 8: 141-153.

[36] Keeney GL, Unni KK, Beabout JW, et al. Adamantinoma of long bone: a clinicopathologic study of 85 cases[J]. Cancer, 1989, 64: 730-737.

[37] Abrams HL, Spiro R, Goldstein N. Metastases in carcinoma: analysis of 1000 autopsied cases[J]. Cancer, 1950, 3: 74-85.

[38] Romeo S, Bovée JVMG, Kroon HM, et al. Malignent fibrous histiocytoma and fibrosarcoma of bone: a re-assessment in the light of currently employed morphologic immunohistochemical and molecular approaches[J]. Virchows Arch, 2012, 461: 561-570.

［39］ Oliveira AM, Chou AA. USP6-induces neoplasms: the biologic spectrum of aneurysmal bone cyst and nodular fasciitis［J］. Hum Pathol,2014,45:1-11.

［40］ Bianco P, Wientroub S.//Glorieux FH, Pettifor J, Juppner H.. Pediatric Bone-Biology and Disease. 2nd eds. Elsevier: New York,2001:589-624.

［41］ Campanacci M, Laus M. Osteofibrous dysplasia of tibia and fibula ［J］. J Bone Joint, Surg Am,1981,63:367-375.

［42］ Badalian-Very G, Vergilio JA, Degar BA, et al. Recurrent BRAF mutation in Langerhans cell histiocytosis［J］. Blood,2010,116: 1919-1923.

［43］ Haroche J, Chariotte F, Amaud L, et al. High prevalence of BRAF V600E mutations in Erdheim-Chester disease but not in other non-Langerhans cell histiocytoses［J］. Blood,2012,120: 2700-2703.

［44］ Chung T. Magnetic resonance imaging in acute osteomyelitis in children［J］. Pediatr infect Dis J,2002,21:869-870.

［45］ Watts HG, Lifeso RM. Tuberculosis of bones and joints［J］. J Bone Joint Surg Am,1996,78:288-298.

［46］ Einhorn TA. Current concepts. Review. Enhancement of fracture healing［J］. J Bone Joint Surg Am,1995,77:940-956.

［47］ Kaplan FS, Zasloff MA, Kitterman JA, et al. Early mortality and cardiorespiratory failure in patients with fibrodysplasia ossificans progressive［J］. J Bone Joint Surg Am,2010,92:686-691.

［48］ Dennison E, Cole Z, Cooper C. Diagnosis and epidemiology of osteoporosis［J］. Curr Opin Rhumatol,2005,17:456-461.

［49］ Cole WG. Advances in osteogenesis imperfecta［J］. Clin Orthop Relat Res,2002,401:6-16.

［50］ Shapiro F. Osteopetrosis. Current clinical considerations［review］

［J］. Clin Orthop Relat Res,1993,294:34-44.

［51］ Lala S, Mulliken JB, Alomari AI, et al. Gorham-Stout disease and generalized lymphatic anomaly-clinic, radiologic, and histologic differentiation［J］. Skeletal Radiol,2013,49:917-924.

［52］ Roodman GD, Windle JJ. Paget disease of bone［J］. J Clin Invest,2005,115:200-208.

［53］ Vigorita VJ. Orthopaedic pathology. 3rd ed. Phildelphia, Wolters Kluwer,2016:710-768.

［54］ Agudeio CA, Wise CM. Gout: diagnosis, pathogenesis, and clinical manifestations［J］. Curr Opin Rhumatol,2001,13:234-239.

［55］ 莫东旭. 大骨节病 X 线变化的病理学基础//永寿大骨节病考察文集［M］. 北京:人民卫生出版社,1984:21-212.

［56］ Boland JM, Folpe AL, Hornick JL, et al. Clusterin is expressed in normal synoviocytes and in tenosynovial giant cell tumors of localized and diffuse types: diagnostic implication［J］. Am J Surg Pathol,2009,33:1225-1229.

［57］ Somerhausen NS, Fletcher CD. Diffuse-type giant cell tumors: clinicopathologic and immunohistochemical analysis of 50 cases with extraarticular disease［J］. Am J Surg Pathol,2000,24:479-492.

［58］ Li CF, Wang JW, Huang WW, et al. Malignant diffuse-type tenosynovial giant cell tumors: a series of 7 cases comparing with benign lesions with review literature［J］. Am J Surg Pathol, 2008,32:587-599.

［59］ Maurice H, Crone M, Watt I. Synovial chondromatosis［J］. J Bone Joint Surg Br,1988,70.

［60］ Bhadra AK, Pollock R, Tirabosco RP, et al. Primary tumours of the synovium. A report of four cases of malignant tumour［J］. J Bone Joint Surg Br,2007,89:1504-1508.

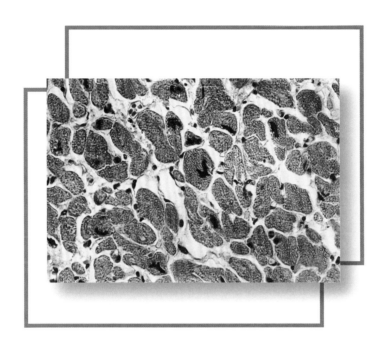

第十七章

心血管系统疾病

第十七章　心血管系统疾病

第一节　概　　述

心血管系统由心脏、动脉、静脉及毛细血管组成，它分布于全身各处，是维持机体血液循环、血液和组织间物质交换及传递体液信息的结构基础。系统的中心部分由胚胎时期的心管形成，与相邻器官和组织分界较清楚；系统末梢部分由间质的间隙形成，与相邻组织无清晰分界。心脏是心血管系统中维持血液循环的中心枢纽和动力泵，依靠节律性舒缩推动全身血液循环；血管起管道作用，并完成物质的运送和交换。心血管系统在胚胎 8 周时已经形成并开始工作，此后仍不断地发展和完善，直至成熟[1]。

与其他系统相比，心血管系统疾病的外检标本相对较少，常见的主要为心包、心耳和少部分心壁组织（包括心内膜活检）、瓣叶、乳头肌和心脏肿瘤等组织。除此之外，在临床治疗中，越来越多的人造及异体组织（包括瓣膜、血管和支架）已用于心血管疾病的治疗和替代组织，这类标本的病变也日渐受到临床医师及病理医师的重视。

心血管系统的外检标本与活体状态有较大的差异，离体后心血管系统内的血液流出会导致心腔及血管管腔、心脏及血管外形等发生较显著的改变，因此在进行病理诊断时需要综合考虑这方面的特点，特别在进行心血管系统的形态计量工作时，这种差异会更加明显。

心血管系统各个部分的形态结构不同，且组成成分亦不完全相同，在进行病理诊断时所需采用的技术也不完全相同。作为常规组织结构的显示，以苏木素-伊红染色（HE 染色）对组织结构的显示效果最好，可以辨认组织的一般结构及常见病理改变。如需显示心肌细胞的横纹，则采用磷钨酸-苏木素染色（PTAH 染色）最为清晰、简便，胶原纤维的显示一般可采用 Mallory 或 Masson 三色染色法，显示弹性纤维可用 Weigert 弹性纤维染色，同时作 Van Gieson 配染。总之，对于心肌疾病的诊断，用 HE 和 PTAH 染色作为初步筛选是必要的；对于血管疾病的诊断，用 HE 和弹性纤维染色作为初步筛选是必要的。

心血管系统不同部位常有不同的形态结构，因此心血管病的病理诊断要结合相应区域的形态特征进行考虑。另外，为了能清晰地显示某些部位的形态特征，检查组织的取材要依据检查目的而变。例如心肌和血管壁各成分的分布和排列具有方向性：心室肌肉发达，结构较复杂，可分为三层，浅层螺旋肌伸展到心尖形成漩涡，穿入心室内面，直接或经乳头肌、腱索连接到房室环；深层螺旋肌位于浅层肌的深部，围绕心室的心底部，中层肌为环形，既有分别包绕左右心室的纤维，也有联系左右心室的 S 形纤维，因此任一方向的切片上总能看到排列方向不完全一致的心肌细胞，只有乳头部的排列方向是比较一致的。血管壁各成分一般环绕血管中心轴呈螺旋状排列，一般情况下，大血管取材常沿其纵切面或横切面，而中、小血管取材常只沿其横切面作观察，但要确定病损全貌或邻近关系时也要取纵切面观察。年龄相关改变也是心血管疾病诊断和鉴别诊断时必须考虑的因素。

第二节　基 本 病 变

心肌细胞是具有横纹结构的短柱状细胞,大部分有分支。心肌细胞端端之间一般以闰盘相连,侧侧之间则由少量胶原纤维相连。心肌细胞平均长度约为80μm(范围为20~150μm),横径为6~20μm,不同部位细胞大小略有不同。心肌细胞核位于细胞中央,核较大,常为细胞直径的一半或以上。核形状较多,一般为杆状或梭形。成年心肌细胞一般无核分裂现象。另外,心壁内还有特殊心肌纤维组成的传导系统(起搏细胞、移行细胞和普肯野纤维)。心内膜与血管内皮相延续,内皮下为内皮下层,主要是结缔组织和少量平滑肌。内皮下层与心肌之间为心内膜下层,由较疏松的结缔组织组成,内含血管和神经。心外膜是心包膜的脏层,表面为间皮,其下为结缔组织,心外膜中含有血管和神经组织,并常有脂肪组织,随着年龄和体重而有所变化。

一、心肌细胞肥大和萎缩

心肌细胞形态学上的增大可以是病理性改变,也可能是适应性改变。形态学方面判断心肌细胞是否肥大,一要看细胞的体积,二要看细胞的形态,尤其是细胞核的形态。心脏不同部位的心肌大小不全相同,左心室心肌细胞的平均直径最大,右心室次之,心房肌最小。肥大心肌细胞的核一般染色较深,形状较不规则,常有分支,形如分叉的鹿

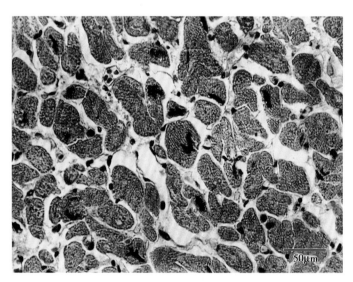

图 17-1　肥大心肌细胞横切面
细胞直径增大,肌原纤维增粗,细胞核呈分支状
HE 染色

F17-1　ER

角,尤其在横切片面上肌原纤维粗大,常呈不规则的颗粒状(图 17-1)。高血压患者可出现左心室代偿性肥大,肉眼可见左心室壁及室间隔厚度明显增加(图 17-2)。而心肌细胞的萎缩则细胞体积较小,肌原纤维纤细,胞质内核的两端常有脂褐素堆积,萎缩心肌细胞的周围一般有平行,但不甚致密的纤维增多。

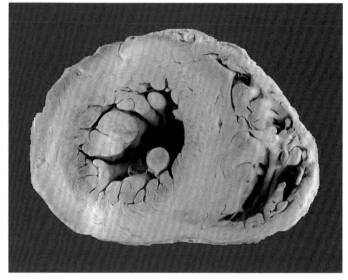

图 17-2　高血压患者心室大体观
可见左心室壁及室间隔厚度明显增加,乳头肌增粗,右心室未见明显异常

一般部分心肌细胞肥大的同时多伴有不同程度的散在或灶状分布的心肌细胞变性或萎缩区,并有间质纤维增生(图 17-3)。

心肌肥厚是指心壁的增厚,为包括心肌细胞数的增多、心肌细胞肥大和间质增生等在内的综合表现,因此心肌肥厚与心肌细胞肥大的科学含义并不相同。

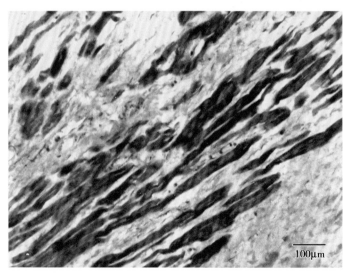

图 17-3　萎缩的心肌细胞
细胞细长,细胞间胶原纤维增多,但较疏散,不同于瘢痕性增生　HE 染色

二、心肌细胞变性和心肌脂肪浸润

（一）空泡变性

空泡变性是一类形态上心肌细胞内出现空泡的变性（图17-4）。因病变不同阶段及程度不同，变性有不同的名称，如颗粒变性（混浊肿胀）、空泡变性和水样变性等，但其微观病变都以线粒体肿胀、肌浆网扩张、细胞内水肿为基本表现。颗粒变性是心肌细胞内肌原纤维间出现较多的嗜伊红颗粒，横纹模糊，细胞体积增大，但细胞核基本正常（图17-5）。变性进一步发展时，细胞器肿胀加剧，出现线粒体嵴断裂、溶解，形成空泡，称为空泡变性，如伴有较重的细胞内水肿，就称为水样变性。此类变性多见于缺血、缺氧、感染、中毒和代谢障碍等。

（二）脂肪变性

心肌细胞脂肪变性与发生在其他器官的脂肪变性类似，

细胞内出现大小不等的脂滴，分散在肌原纤维间，脂滴通常比较细小，但大者直径可达 $2\sim10\mu m$。脂肪变性在石蜡切片上呈空泡状，以甲醛固定的组织，要用冷冻切片，脂肪染色或用锇酸固定等才能使脂滴显现。脂肪变性多见于急性感染、中毒、缺血和缺氧等。

（三）心肌脂肪浸润

心肌脂肪浸润是一类与心肌细胞脂肪变性不同的病理形态改变，是指心肌细胞间的脂肪组织超常增加。正常心脏的脂肪组织主要分布在心外膜层，并随冠状血管和（或）神经纤维深入心壁的浅肌层，这种表现称为脂肪嵌入，是心壁脂肪的正常分布表现，并随着年龄和体重而有所变化。如脂肪细胞成团出现在心肌间，或靠近心内膜处，一般是病理性的脂肪浸润（图17-6），多见于心壁肌层的萎缩、发育异常和某些特殊类型的心肌病，如致心律失常型心肌病（arrhythmogenic cardiomyopathy）等。

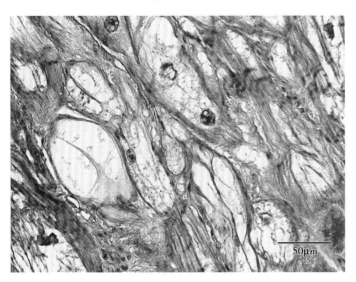

图 17-4　空泡变性的心肌细胞
心肌细胞肿胀，胞内空化，肌原纤维几乎完全消失，但细胞核仍可见，位于中心　PTAH 染色

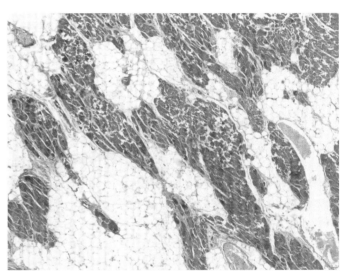

图 17-6　致心律失常性右室心肌病
心室局部被脂肪组织所取代　HE 染色

（四）黏液性变（嗜碱性变）

黏液性变是心肌细胞的一类非特异性改变，多见于心室肌细胞内，往往散在分布。常规 HE 染色切片中，嗜碱性物为浅蓝色颗粒状物，也有呈深蓝色的不规则团块，初期常聚于核周，分布在肌原纤维间（图17-7），PAS 染色呈阳性反应，不能被淀粉酶消化，甲苯胺蓝染色呈异染性，一般认为它是糖代谢的不溶性产物。黏液性变可见于正常人（尤其高龄者），有时也能见于非原发于心脏的疾病，如甲状腺功能低下、黏液水肿等。

三、心肌细胞的凋亡和坏死

细胞的死亡有两种常见方式，一种是按预定进程的自然死亡，统称为凋亡（apoptosis）；另一种是细胞受到生物、物理、化学等因素伤害后或细胞内在性代谢障碍造成的死亡，称为坏死（necrosis）。

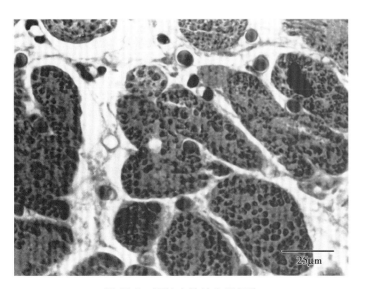

图 17-5　颗粒变性的心肌细胞
细胞肿胀，胞内充满大小不一的颗粒 HE 染色

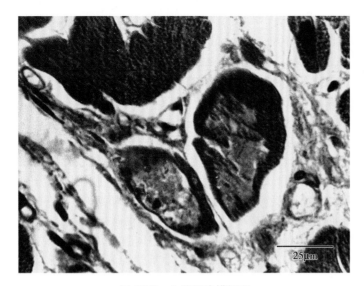

图 17-7　心肌细胞横切面
大片嗜碱性物,位于中心,肌原纤维被推挤到周边区　HE 染色

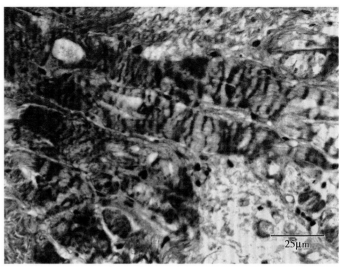

图 17-8　心肌细胞纵切面
横纹粗细不一,呈间距不一的条纹,在 HE 切片上有时较不
易辨认,但在 PTAH 染色的切片上则极易辨认。HE 染色

凋亡是一种在形态学和生化特征上不同于经典坏死的细胞死亡方式,可以出现在机体生长发育、细胞分化和病理状态中,是一种由基因调控、并依赖能量的细胞主动死亡过程,许多情况下细胞凋亡亦称为程序化细胞死亡(programmed cell death,PCD)。凋亡细胞的形态特征是细胞失去水分,胞质浓缩,细胞变得干瘪、皱缩,失去与邻近细胞的连接,内质网扩张成泡并与细胞膜融合,核染色质凝聚、边集,最后裂解成碎块,而溶酶体不破裂,线粒体无大的变化。最后细胞质出现分叶状突起,细胞膜内陷并分割包裹,形成有完整膜结构的小泡,这种小泡就是凋亡小体。凋亡细胞一般呈散在分布,因为细胞内酶无外泄,所以周围无炎症反应和其他继发损伤,这些都可与坏死相区别。与在体形态不同,培养细胞的凋亡常不单纯地表现为固缩,而常伴有次级损伤。

坏死(亦称为胀亡)是相对于凋亡的细胞死亡表现,为病理状态下的死亡表现,根据其宏观及显微形态,坏死可分为凝固性坏死和液化性坏死。

心肌组织的坏死多为凝固性坏死,多见于心肌梗死的中心区,细胞内水肿不明显,早期心肌细胞嗜伊红色和肌原纤维的嗜 PTAH 均增强,肌原纤维明显收缩、变短,出现间断性断裂,形成粗细不一的不规则横纹,称为收缩带(图 17-8)。这种现象多见于心肌缺血后的再灌注区。具这种形态的坏死又称为收缩带坏死。

液化性坏死在心肌组织内较少见,表现为心肌细胞肿胀,肌原纤维和细胞器广泛溶解、消失,细胞内极度空化,甚至只有核和胞膜的存留,整个心肌细胞犹如空鞘。同时病灶周围出现炎症反应,纤维增生、变粗,形成网架。最后核消失,网架塌陷,形成替代性纤维瘢痕。液化性坏死多见于心肌梗死的心内膜下区、血管周围和有些心肌病。例如在克山病,尤其是亚急性克山病心脏,此种病变非常广泛且严重。

四、心肌的纤维化、硬化和瘢痕

心脏局部胶原纤维增多,分布于心肌细胞间或心内膜下区称为心肌纤维化,纤维组织一般呈零散分布或在心肌间平行排列,有的心肌纤维化病灶内可见萎缩的心肌细胞混杂其中。心脏较大范围纤维化称为心肌硬化,硬化的心脏外观较僵硬。血管的纤维化往往导致管壁硬化,管腔缩窄或闭塞。

心肌细胞的再生能力极差,故心肌坏死区最常见的组织修复形式是瘢痕形成,即坏死组织完全为胶原纤维所取代,纤维排列不规则,常有呈辐射状伸展的邻近心肌细胞间的表现。陈旧的瘢痕组织较致密,其胶原纤维可发生玻璃样变性,或钙盐沉着。近来有关心脏干细胞的研究日渐受到医学界的关注,在成年人心脏内存在数种具有原始分化及增殖能力的前体细胞,这类细胞可能在维持心脏稳态中起到重要作用,并有潜在修复心肌坏死组织的能力。

五、细胞内或细胞外物的过量堆积

一般是病理性表现,较常见的有脂褐素、糖原、淀粉样物和钙盐的堆积等。

脂褐素是心肌细胞肌红蛋白代谢的终产物,被吞噬后形成残余溶酶体堆积在心肌细胞核的两极,为棕黄色颗粒,是细胞衰老的标志。

糖原是心肌细胞内固有的能源物质,传导纤维及幼年时心肌细胞内含量丰富,由于一般的组织固定和处理均能溶解糖原,因此 HE 切片上出现空隙,如用纯酒精或专门的固定液、PAS 染色或用透射电镜则均能显示出粗大的糖原颗粒。如果出现糖原过度堆积则是病理表现。

淀粉样物是一种蛋白质,在常规 HE 染色时呈伊红色,陈旧者略带蓝色,有异染性,用刚果红染色呈深红色,在偏振镜下呈绿色光斑。淀粉样物易堆积在心内膜、血管壁及纤维组织间,常是全身性代谢障碍堆积的局部表现。

钙内流进入心肌细胞后常堆积在线粒体内,形成粗大高电子密度颗粒,有时这种颗粒中心密度低于外周,是心肌细胞损伤后钙过负荷的表现。

六、血栓和死后血凝块

活体的心血管内,血液成分析出、黏集、凝固成为固体质块的过程称为血栓形成,所形成的固体质块称为血栓。血栓的形成与心血管内膜的损伤、血流状态的改变以及血液凝固性增高有关。常见血栓类型包括:白色血栓、混合血栓、红色血栓及透明血栓。透明血栓又称为微血栓,多见于弥散性血管内凝血(DIC),病理改变为纤维素在微血管内析出并阻塞微血管,这种血栓在 HE 切片上呈红色透明、均质状。

死亡后的血液凝固与血栓形成的过程和机制不同,前者因受重力作用,血液成分逐渐沉降,由于不同类型血细胞的沉降速度不同,所以血凝块中不同类型的血细胞呈分层状分布,红细胞最重,居最下层,呈紫红色,其上分别为白细胞、血小板、纤维素和蛋白质,呈淡黄色,这一部分又称为鸡脂样凝块。死亡后血凝块除上述分层特征外,血凝块表面光滑,与血管壁和心壁没有牢固的连接,且不会有被海浪冲刷过的沙滩样形态。鸡脂样凝块最易见于右心腔,除左心室扩张外,由于心脏尸僵,左室腔内极少有死后血凝块。

七、死后自溶性改变和处理失当的人为性改变

死亡后心脏不能再获得氧和能源物质,最先出现的是心脏挛缩,将心室腔内存留的血液挤入动脉,这是心肌在缺血、缺氧条件下的心肌挛缩和过度收缩的综合表现,这种现象称为心脏尸僵或"石样心"。心脏死后挛缩在较健康的心脏较为明显,而有心功能衰竭者,死后的挛缩反而不明显,如扩张性心肌患者。死后心肌自溶的形态表现类似于颗粒变性,且两者难于区别,所以外检标本应及时固定。在电子显微镜下,心肌自溶会出现肌原纤维的过度收缩,肌节的断裂。尸检材料上看到的"心肌断裂"一般是闰盘非特化区的裂开,没有炎症反应,表明它发生于濒死阶段,不是生前病变,可能是心肌濒死阶段的钙离子大量内流,才造成闰盘的开裂,加之肌原纤维的挛缩,促成心肌断裂(图 17-9)。濒死阶段的时限不一,死后自溶性改变的进程也不一致。

处理失当的人为性改变多见于外检样品取材时的组织挤压、不及时固定和制片过程中的干涸,造成组织变形、染色失当等。其次是固定剂选用不当,以致有些病理物质不能显示。

第三节　心　肌　炎

心肌炎是指心肌局限性或弥漫性的急性或慢性炎症病变,以病因分类,可分为感染性和非感染性两大类。前者由病原微生物感染所致,包括病毒、细菌、螺旋体、立克次体、真菌、原虫、蠕虫等;后者包括过敏或变态反应等免疫性心肌

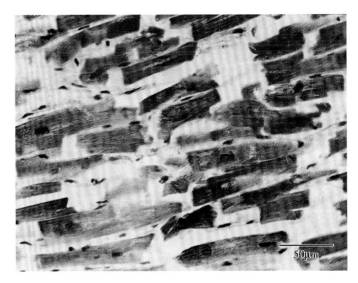

图 17-9
心肌细胞间的端-端连接部的开裂形成心肌断裂,一般是闰盘开裂的结果,它不同于心肌间水肿,后者表现为心肌细胞的侧-侧间隙增宽,没有纤维组织填充　HE 染色

F17-9　ER

炎,如风湿病,以及理化因素或药物所致的反应性心肌炎等。以病毒性和细菌性心肌炎最常见。

一、病毒性心肌炎

大多数已知病毒,如脊髓灰质炎、流感、腺病毒、水痘、流行性腮腺炎、传染性单核细胞增多症、巨细胞病毒、麻疹、风疹、传染性肝炎、淋巴细胞脉络丛脑膜炎、流行性脑炎以及艾滋病病毒等都能引起不同程度的心肌炎,但主要是嗜心肌病毒为主,以柯萨奇 B 组病毒 2~5 型和 A 组 9 型病毒最常见,其次是埃可病毒和腺病毒。由病毒感染所致的心肌炎,病程在 3 个月以内者称为急性病毒性心肌炎。病毒性心肌炎确切发病机制尚不十分清楚,可能与自身免疫反应有关,也可能与病毒复制直接损伤心肌细胞有关。

病毒性心肌炎的病理表现初期为心肌细胞变性坏死及间质中性粒细胞浸润。肉眼观心脏扩大,心壁苍白、柔软;其后,间质和小血管周围可见淋巴细胞、单核细胞及浆细胞浸润,并可见肉芽组织形成。在成人,多累及心房后壁、室间隔和心尖区,有时可累及传导系统。慢性期表现为间质纤维化,主要集中在肌束间和小血管周围,并可延伸至心内膜,同时可见代偿性心肌肥大及心腔扩张。

病毒性心肌炎无论临床表现还是病理形态均没有特异性,因此确定诊断比较困难,临床上血清病毒滴度升高有重要的诊断价值,心肌活检虽可认定病变性质,但用活检标本分离病毒的阳性率不高,近年来有用原位核酸杂交(PCR)或

聚合酶链反应-单链构象多态性分析(single strand conformation polymorphism analysis of polymerase chain reaction products,PCR-SSCP)检测 DNA 或 RNA 的,有较高的阳性率。

二、细菌性心肌炎

一般是其他部位细菌感染的并发症状,如急性咽峡炎、扁桃体炎、白喉、肺炎、流行性脑脊髓膜炎、细菌性心内膜炎等都能引起细菌性心肌炎。细菌性心肌炎主要以间质炎症为主(图 17-10)。心肌间质、血管周围均可有成片或灶状炎细胞浸润。炎细胞的类型和浸润的广泛程度随感染细菌种类而异,有时可见小脓肿形成,一般炎症细胞以中性粒细胞和单核细胞为主。并发于急性咽峡炎等重症患者,常有明显的心肌细胞变性、坏死和间质水肿。白喉性心肌炎的心肌细胞脂肪变性较突出,分布弥漫,脂滴粗大,坏死心肌细胞形成粗大颗粒或团块,周围有巨噬细胞、单核细胞浸润。结核性心肌炎一般是血行播散或结核性心包炎、心外膜炎的直接扩散,病变部位可见特征性的结核结节。细菌性心肌炎的愈合一般都由肉芽组织修复,而形成瘢痕。

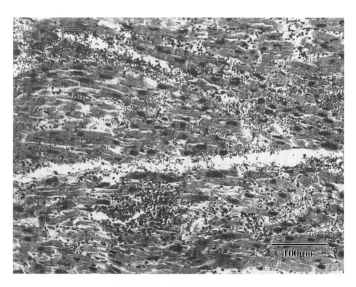

图 17-10 细菌性心肌炎
间质内有大量炎症细胞浸润,心肌细胞被分割成粗细不等的条束,并有肿胀和变性 HE 染色

三、真菌性心肌炎

这种心肌炎一般是真菌感染累及心肌的结果,原发于心肌的极少。多见于长期使用抗生素、肾上腺皮质类固醇激素以及免疫抑制剂者。早期炎症病灶散在分布于心肌间,进而可扩展和融合。炎症灶的表现可因菌种的不同而有差别,有的出血、坏死突出,而炎症反应较轻;有的表现为以中性粒细胞为主的浸润,伴有组织坏死、脓肿形成。急性期一般较易找到菌丝(图 17-11)。菌种以念珠菌、曲菌、毛霉菌等较多见。慢性期有巨噬细胞反应和肉芽肿形成,甚至出现多核巨细胞,呈结核结节样形态,但其坏死不如结核彻底,也找不到结核菌,这是主要鉴别点。

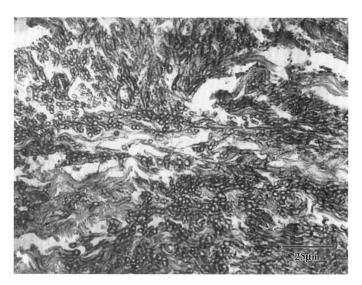

图 17-11 真菌性心肌炎肌间脓肿
内有大量菌丝和孢子,一般用 PAS 染色能较清晰地显示
PAS 染色

四、药物和毒物性心肌炎

多种药物能对心肌细胞造成损伤。基本有两种形式,一是药物或毒物对心肌的直接毒害作用,二是心肌对药物过敏所引起的损伤。药物的直接毒害作用有明显累加和剂量依赖效应关系,可称为中毒性心肌炎。心肌对药物过敏引起的损伤在用药物后迅速发生,呈过敏性表现,故称为过敏性心肌炎。

中毒性心肌炎是药物毒害造成心肌坏死的反应,而不是对药物本身的反应。心肌坏死一般呈灶性,病损区可见坏死心肌、肉芽组织及纤维化的愈合瘢痕同时并存。炎细胞以中性粒细胞为主,也可有巨噬细胞,但嗜酸性粒细胞较少见。锑、砷、吐根碱、氟尿嘧啶、锂以及吩噻嗪等制剂能引起心肌大片坏死。此外,白喉毒素、嗜铬细胞瘤分泌的儿茶酚胺长期作用,或口服苯异丙胺也能引起心肌坏死,出现炎症。

过敏性心肌炎也是间质性心肌炎,表现为心肌间质和小血管周围出现嗜酸性粒细胞、淋巴细胞和浆细胞浸润,尤其以嗜酸性粒细胞为主,但心肌细胞变性、坏死较轻,停药后炎症可自行消退,甚至不留明显纤维化。过敏性心肌炎常出现血管炎和血管周围炎,但病变细胞纤维素样坏死较少见。

五、原虫性心肌炎

引起本病的主要有枯氏锥虫病(Chagas 病)和弓形虫病。Chagas 病是全身性疾病,但主要侵犯心脏,急性期锥虫在心肌细胞内繁殖,形成包囊,细胞膜完整。锥虫的虫体圆形或卵圆形,直径约为 1.5μm,核卵圆。当包囊破裂、心肌坏死后出现灶性或弥漫性淋巴细胞、浆细胞和嗜酸性粒细胞浸润,但这时已找不到锥虫。慢性期表现为心脏扩张、心尖部变薄,形成室壁瘤,有灶性或弥漫性间质纤维化。少部分病例有肉芽肿形成,并出现多核巨细胞。

弓形虫病也常累及心肌,急性期弓形虫在心肌细胞内繁殖,破坏心肌细胞,并出现淋巴细胞、单核细胞、浆细胞和嗜酸性粒细胞浸润。弓形虫呈卵圆形或新月形,长为 3.4~4.3μm,宽 1.3~1.7μm,其核径几乎相等于虫体的宽度。慢性期也表现为灶性或弥漫性间质纤维化,心肌细胞肥大,心腔扩张,但此时已不易找到弓形虫,类似扩张型心肌病的外形。在器官移植、AIDS 晚期和用免疫抑制者可再出现活动性心肌炎。

六、肉芽肿型心肌炎

本型心肌炎以心肌的炎症区内出现巨细胞,并有肉芽肿形成为特征,有肉样瘤病(结节病)和巨细胞型心肌炎两种类型。

肉样瘤病是一种累及全身的肉芽肿性疾病,在心脏的表现是小动脉和小血管周围散在由淋巴细胞、单核细胞、类上皮细胞和朗格汉斯巨细胞组成的结核样结节,心肌间质纤维化明显,有的坏死灶内可见星状体(asteroid body)或绍曼小体(Schaumann body)。星状体呈嗜酸性,中心有一小而色深,呈放射状排列的芒刺状体。绍曼小体呈球形,表现为同心圆层状排列的钙化小体。肉样瘤病虽常见星状体,但非特有,星状体有时也可见于巨细胞型心肌炎。与结核不同的是结节病无干酪坏死,也找不到结核分枝杆菌,但单纯的形态学手段有时也难以鉴别,而用 PCR 技术检测结核分枝杆菌 DNA 会有较大帮助。

巨细胞型心肌炎是一类心肌间质炎症中有巨细胞,并形成肉芽肿的心肌炎,也称为孤立性心肌炎或 Fiedler 心肌炎,病因不明,多见于 20~50 岁青、中年人。病灶直径约为 2mm 或更大,散在或弥漫分布在左室壁和室间隔,肉眼可见呈灰黄色或暗红色小点,镜下见病灶中央为无结构坏死物(但不是干酪样坏死),周围有淋巴细胞、浆细胞、单核细胞和嗜酸性粒细胞浸润,杂有较多多核巨细胞,有呈典型的朗格汉斯巨细胞形态,有具异物多核巨细胞形状,也有肌源性巨细胞的某些迹象(图 17-12)。除此之外,巨细胞性心肌炎还可表现为弥漫性间质性心肌炎,表现为心肌间质小血管周围较多淋巴细胞、浆细胞和巨噬细胞浸润,可伴有不等量的嗜酸性粒细胞及中性粒细胞浸润,心肌细胞变性坏死少见。

七、鉴　别　诊　断

不同类型的心肌炎虽具有不同的病理形态表现,但它们

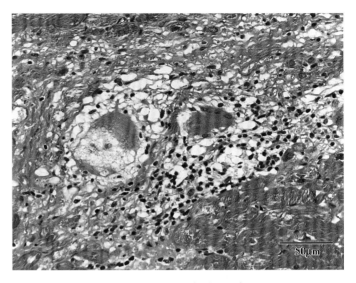

图 17-12　巨细胞型心肌炎
心肌间质增多,并有炎症细胞浸润,形成肉芽肿,其间散在多核巨细胞　HE 染色

F17-12　ER

的形态差异主要表现在急性阶段,在慢性期病损修复后均呈纤维瘢痕,因此心肌炎的病理形态学鉴别诊断主要依据急性期的表现。

严格地说心肌炎和心肌的炎性反应是两类性质不同的病理改变,例如心肌变性、心肌梗死的坏死心肌清除过程中会有炎症反应,尤其小灶性梗死时难与呈小灶性表现的心肌炎区别,但一般小灶性梗死灶与冠状动脉分布具有相关性。

全身性白细胞增多的某些疾病,心肌间质或心脏的小血管,尤其毛细血管内常有白细胞增多,如寄生虫感染的嗜酸性粒细胞增多、白血病等都可以在心肌间质出现散在或小灶性集聚,但一般不伴有心肌坏死。另外心肌间质内的散在个别炎细胞,尤其淋巴细胞可见于正常心脏,不一定是病理性表现。心肌炎和心肌炎症性反应与炎症细胞的关系如表 17-1 所示。

表 17-1　心肌炎和心肌炎症性反应与炎症细胞的关系

中性粒细胞	淋巴细胞	嗜酸性粒细胞	巨细胞
早期病毒性心肌炎	病毒性心肌炎	寄生虫感染	结节病
细菌感染	立克次体感染	嗜酸性粒细胞增多症	过敏
细菌毒素损伤	原虫感染	药物过敏	Wegener 肉芽肿
真菌感染	血管胶原病	Wegener 肉芽肿	血管胶原病
梗死心肌的清除	药物反应	原因不明	风湿性炎
结节病		类风湿炎	
移植排异反应		感染性肉芽肿	
原因不明		异物肉芽肿	
		原因不明	

细菌性心肌炎和真菌性心肌炎的急性期坏死病灶内一般都可以找到病原性微生物,这有助于诊断的确立和鉴别。

第四节 心 肌 病

对心肌病的认识有许多历史性的演变,其定义和分类现在还在不断完善之中,现已把心肌病定义为一组由于基因缺陷、心肌细胞损伤、心肌组织浸润等使心肌直接受累的疾病,临床表现为心脏增大、心律失常,最后发生心力衰竭。最初归纳在心肌病范畴的疾病较多,全身或肺血管疾病、孤立的心包病以及结性或传导系统疾病外,任何心室肌结构或功能异常都归属于心肌病。能引起心肌疾病的病因有许多,最常见的有三类:①因缺血性心脏病、瓣膜性心脏病、代谢混乱、药物或毒物损伤等造成的,病因比较清楚,称为特异性心肌疾病;②一些原因不十分清楚,以前称为原发性心肌病或特发性心肌病,现已统称为心肌病;③另一类有地域性分布的心肌病,病因也不明,我国称它为克山病,其实它的分布不只限于黑龙江的克山县,而较密集地分布在从黑龙江到云南的斜线地区。

20世纪中叶开始已除外了先天发育畸形、瓣膜病、冠心病引起的心肌病损。按病因是否明确分为原发性心肌病或原因不明的心肌病和继发性心肌病或特异性心肌病。随着对心肌疾病病因学和发病机制研究的深入,表明心肌病与特异性心肌疾病的差别已不十分明确,但对这些疾病的划分意见还不十分统一。从病理角度看,心肌病的心肌病变有原发于心肌本身的,有包括继发于系统性疾病或心脏本身心肌以外病损的。前一含义是狭义的,仅指心肌自身的疾病;而后一的心肌病是广义的,指包括所有累及心肌的病损。

一、WHO/ISFC 工作组关于心肌病的定义和分类意见

早期心肌病的分类差别较大,同病异名常有出现,1995年世界卫生组织及国际心脏病学会联合会(WHO/ISFC)以病理生理或病因学/发病学为基础,更新了心肌病的定义和分类:心肌病是指合并有心脏功能障碍的心肌疾病,包括扩张型心肌病、肥厚型心肌病、限制型心肌病、致心律失常性右心室心肌病、未分类的心肌病及特异性心肌病,特异性心肌病包括缺血性心肌病、瓣膜性心肌病、高血压性心肌病、炎症性心肌病、代谢性心肌病、围生期心肌病及系统性疾病、神经肌肉性疾病以及过敏性和中毒等所致的心肌病。这个分类虽然得到广泛认可,但不全面反映出心肌病最新研究成果,所以美国心脏协会(AHA)2006年提出了新的定义和分类。把心肌病定义为是一组表现多样的心脏伴有机械和(或)电功能障碍,有心壁肥厚或心腔扩张等的心肌疾病,分为原发性和继发性两类。这一分类引进了分子生物学和电生理诊断手段,不再把心功能不全作为定义心肌病的必要条件,把瓣膜病、高血压、冠心病等引起的心肌病变不再称为心肌病,也放弃了缺血性心肌病的名称,而把一般形态学手段不显示

出组织结构变化,却可引起致命电活动异常的离子通道病归入心肌病范畴。由于当前大多数医院的诊断手段还没能达到这一分类的要求,因此这个标准还未被普遍采用。鉴于现在心肌病的临床诊断主要还是根据心室的形态和功能来认定,为此2007年欧洲心脏病学会又提出了新的标准,按心室的形态和功能把心肌病分为肥厚型、扩张型、限制型、致心律失常性右心室心肌病和未定型五型。每一型都有遗传性和非遗传性、病因明确和不明确之区分,不再采用原发性和继发性。

二、心肌病病理

自1995年世界卫生组织(WHO)/国际心脏病学会联合会(ISFC)提出心肌病分类以来,该定义和分类被临床及病理医师广泛接受和应用。1999年11月中华心血管杂志发表心肌炎和心肌病会议讨论纪要建议我国临床医师采用上述标准。同时,结合2007年欧洲心脏病学会提出的新标准及我国情况,中华医学会心血管病学分会、中华心血管病杂志编辑委员会和中国心肌病诊断与治疗建议工作组把心肌病定义为有心功能障碍的心肌疾病[2],包括扩张型心肌病(DCM)、肥厚型心肌病(HCM)、限制型心肌病(RCM)、致心律失常型右室心肌病(ARVC)和未定型心肌病五类。病毒性心肌炎演变成扩张型心肌病属继发性,左室心肌致密化不全纳入未定型心肌病。有心电紊乱和重构尚无明显心脏结构和形态学改变的疾病暂不列入原发性心肌病分类[3]。克山病曾在我国暴发流行,有其特点,被列入特异性心肌病中。

病理诊断方面还没有建立独立的专用诊断标准,目前病理分类只是在上述临床分型的基础上对各型心肌病的形态特征进行了细化。从病理学角度考虑,心肌病的分类至少要包括病因、病变和功能改变三方面,可是现阶段许多心肌病的具体病因不明,只是粗略地划分为遗传性和非遗传性。形态方面只是按形态表现的类型,划分为肥厚型心肌病、扩张型心肌病;按心脏收缩功能区分出限制型心肌病;按电生理功能划分出致心律失常型右室心肌病等。所以从病理学角度看,目前定义的心肌病只是一组有相似表现的一类疾病,不是有独有病因的单一疾病。

(一) 扩张型心肌病

扩张型心肌病(dilated cardiomyopathy, DCM)是以进行性的心脏增大、心腔扩张和收缩能力下降为特征的心肌病,也称充血性心肌病(congestive cardiomyopathy)。可以是特发性、家族性/遗传性、病毒性和(或)免疫性、酒精性/中毒性、或是已知的心血管疾病的心功能损害不能以心脏负荷状况或心肌缺血损伤程度来解释的特异性心肌病。临床常表现为心脏扩大、进行性心力衰竭、心律失常、血栓栓塞及猝死。本病较为常见,男性多于女性,以20~50岁多见。近来研究证实,大多数扩张型心肌病的发生与持续性的病毒感染和自身免疫反应相关。

本病的病理形态特点是心脏体积增大、重量增加,常超过正常人50%~100%以上(诊断标准:男性>350g,女性>300g),全心性心腔扩大,心室壁可略增厚或正常,心尖部肌

壁变薄(图 17-13)。心腔扩大的形态标志是除腔径增加外，肌小梁变细、变薄，紧贴心壁，肌小梁间常有附壁血栓，尤以心尖部最易出现。心内膜有灶性或弥漫增厚，但其厚度一般不超过 3mm。心肌细胞有不均匀的肥大，并可见程度不一的变性，如空泡变性、嗜碱性变和小灶性液化性肌溶解。间质纤维增生及小瘢痕形成，伴有慢性炎症细胞浸润。心肌的超微结构仅见变性等非特异性改变。

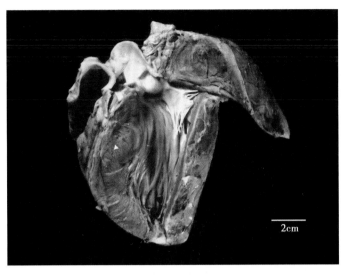

图 17-14　肥厚型心肌病
左心室壁的心底部明显增厚，成一瘤样结节，与周围心肌间的纹理不连续，但无纤维包膜分隔，有别于肿瘤外形，是一局部肥厚型心肌病的特殊表现

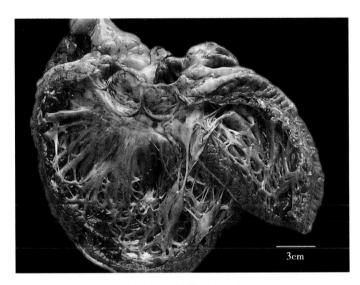

图 17-13　扩张型心肌病
心腔高度扩张，心室壁变薄，肌小梁变细、变薄，并紧贴心壁，心壁有血栓附着

因扩张型心肌病是一组病因不同，却有相似临床表现的疾病，不同病因的扩张型心肌病的晚期无明显特征，鉴别相当困难，要结合临床表现，参考 PCR 等检查，才有可能得出接近实际的诊断。

（二）肥厚型心肌病

肥厚型心肌病(hypertrophic cardiomyopathy，HCD)以左心室和(或)右心室壁肥厚、室间隔非对称性肥厚、舒张期充盈异常及左心室流出道受阻为特征。以流出道梗阻明显与否分为梗阻性和非梗阻性两型。典型者左室容量正常或下降，常有收缩期压力阶差。男女比例约 2:1，常发生心律失常和早发猝死。肥厚型心肌病病因不明，约 50% 肥厚型心肌病患者有家族史，多为常染色体显性遗传，近来的分子生物学相关研究已证实有 7 个基因、70 余种突变与肥厚型心肌病相关：β-肌球蛋白链(MHC)基因、心肌肌钙蛋白-T 基因、α-原肌球蛋白(tropomyosin)基因、肌球蛋白结合蛋白-C 基因；编码肌小节蛋白的基因(包括肌球蛋白轻链-1、肌球蛋白轻链-2、肌钙蛋白 I)。同时也有研究显示原癌基因、细胞内钙调节机制异常可能参与肥厚性心肌病的发病过程。

本病的特征性表现是心脏增大、重量增加，成人患者常重达 500g 以上，两侧心室壁增厚，以室间隔非对称性增厚尤为明显(图 17-14)，室间隔的厚度甚至达左心室游离壁的 2 倍以上(正常为 0.95)。心壁肥厚部分有的与附近心壁间的过渡比较缓慢，而有的比较突然，呈瘤样突出，这时要与心脏

横纹肌瘤鉴别。许多病例也有右心室壁增厚，通常累及流出道前壁。左室间隔上部，主动脉瓣下区心内膜常明显增厚，甚至厚达数毫米，与其对应的二尖瓣前叶也有增厚。光镜下可见心肌细胞普遍性高度肥大，单个心肌细胞横切面直径 >40μm(正常约 15μm)，排列紊乱，有一定特征性：心肌细胞失去长方外形，也不按尾-尾相接方式联系，而绕纤维胶原中心无序地排列，心肌细胞间亦有纤维间隔(图 17-15)，心肌细胞内的肌原纤维排列也失去同向性。有的肌间夹杂纤维-

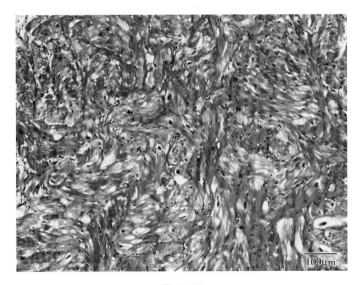

图 17-15
上图心壁增厚区心肌细胞失去长方外形，也不按尾-尾相接方式联系，而绕纤维胶原中心无序地排列　HE 染色

F17-15　ER

脂肪组织,这也反映出本病的心壁发育异常特性(图 17-16)。肥厚型心肌病的这种心肌细胞区域性排列紊乱虽较特殊,但非特有,偶尔亦见于正常心肌。心肌的超微结构有的除显细胞肥大外,有的在同一细胞内出现肌原纤维从 Z 带呈辐射状排列。肌间外径 200～400μm 的动脉内、中膜平滑肌增生,排列无序,管腔狭窄,呈结构不良表现。

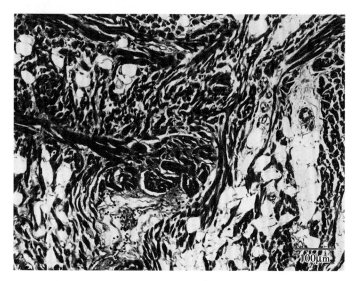

图 17-16　心壁构成成分比较复杂的肥厚型心肌病
心壁的肌细胞排列极不规则,肌间有大小不一的脂肪替代区,小血管无明显异常　HE 染色

F17-16　ER

（三）限制型心肌病

限制型心肌病(restrictive cardiomyopathy,RCM)以一侧或双侧心室充盈受限和舒张期容量下降为特征,但收缩功能和室壁厚度正常或接近正常。肉眼可见心腔狭窄,心室内膜增厚,可厚达 2～3mm,灰白色,质地较硬。常以心尖部为重,可向上蔓延累及三尖瓣或二尖瓣(引起瓣膜关闭不全),心室容积及顺应性因而下降。能导致心室充盈受限和容量下降的主要有三类病征:①左心室心肌为原发性病损,心内膜、心室腔容积和收缩功能正常,而充盈明显受限,左心房充盈压和肺动脉压随右心室肥厚的发展而升高,这类又称为肌源性限制型心肌病;②因心内膜病损而致的舒张受限,如心内膜纤维弹力增生症;③因心内膜心肌炎、血栓机化等导致的心内膜增厚,使舒张和充盈受限,如心内膜心肌纤维化等。这类病征可为特发性的,也可伴发于其他疾病的(如淀粉样变、嗜伊红细胞增多的心内膜心肌疾病等),其中又可分为伴有嗜伊红细胞增多症和无嗜伊红细胞增多症两类,前者包括主要有心内膜心肌纤维化和 Löffer 心内膜心肌炎,后者只因灶性或弥漫心肌间质纤维化(图 17-17)而使充盈功能受限,但

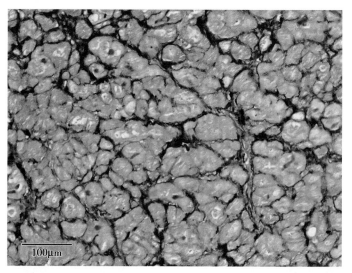

图 17-17　心肌细胞间纤维增多,形成网络状,心肌被纤维分隔成大小不一的团,其间无炎细胞浸润 胶原纤维染色

无明显心内膜纤维化。这类疾病中有些病因已经清楚而归入特异性心肌病系列中,按世界卫生组织及国际心脏病学会联合会(WHO/ESFC)工作组的建议,目前只有心内膜心肌纤维化和 Löffer 心内膜心肌炎还在"原发型心肌病"系列中。

（四）致心律失常型心肌病

致心律失常型心肌病(arrhythmogenic cardiomyopathy,ACM)指心室肌逐渐被纤维脂肪组织取代,因此很长一段时间本病被称为"脂肪心"。早期表现为心壁出现区域性脂肪组织替代,晚期可累及整个右心室和部分左心室,但累及室间隔的相对较少。病变主要在右心室的称为致心律失常型右心室心肌病(arrhythmogenic right ventricular cardiomyopathy,ARVC),又称为右室心肌病。

本病家族性发病颇常见,多为常染色体显性遗传,也有隐性型,与闰盘的桥粒蛋白异常有关,常发生心律失常和猝死,尤多见于青年患者。Thiene 根据病理组织形态表现把本病分为脂肪瘤型和纤维脂肪瘤型,前者表现为右室漏斗部或整个右心室扩张;后者表现为三尖瓣后叶下方的后壁、心尖部和(或)漏斗部呈瘤样膨出。

本病的实质是心室壁发育不良,故被称为右心室发育不良症(right ventricular dysplasia,RVD),不少患者在尸体解剖后才被认定,其主要表现为右心室扩张,心壁薄,心壁肌肉被纤维和脂肪组织取代。病损多见于右心室壁(图 17-18),尤其流出道部,可见局部或全部心肌为纤维或脂肪组织所替代,肌小梁变平,偶见淋巴细胞等慢性炎症细胞浸润,部分病例出现心内膜和心外膜下纤维化。部分病例有附壁血栓。随着年龄增长,心壁脂肪和纤维组织也增多,尤以女性突出。如出生时即有右心室壁心肌被纤维替代,称为 Uhl 病(Uhl's disease),从病理学角度看它只是 ACM 的一类特型。若病变主要累及左心室,称其为"致心律失常性左室室壁瘤"或"致心律失常性左室发育不良(arrhythmogenic left ventricular dysplasia)",是否归入本病尚有分歧,但从其病理实质看两者是相似的,都应归属于心肌病范畴。

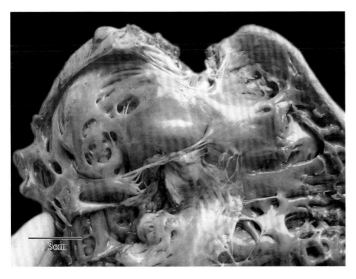

图 17-18　右室流出道的前壁心肌被大片脂肪组织替代，是 ARVC 的典型形态表现

（五）不定型的心肌病

不定型的心肌病包括一些不完全符合上述任何一组的心肌病（如纤维弹性组织增生症、心室肌致密化不全型心肌病、收缩功能不全但心室仅略扩张者、线粒体病等）。

心室肌致密化不全型心肌病是一类被认识不久的心肌病，主要表现为心壁内层的肌小梁呈大范围或区域性增多，成海绵状结构，间隙深陷，其间有时出现附壁血栓（图 17-19）。病变多见于左心室，部分同时累及右心室，单独累及右心室者极少见，病变位于心尖、侧壁和后壁者多，在心底部极少。心脏的形成经历了从实心的心索到管状的心管，再经管壁的节段性外层增殖、内层吸收，使心壁增厚、管腔扩大，完成心室等的一系列形态演变。在此过程中，心壁的内层吸收是通过细胞凋亡来实现的，如出现中断或吸收不全，就会有心壁内层的肌小梁过多，成海绵样结构，构成本病的形态特征。心壁变薄不是发育不全的必有表现，有少部分是心力衰竭的后果。

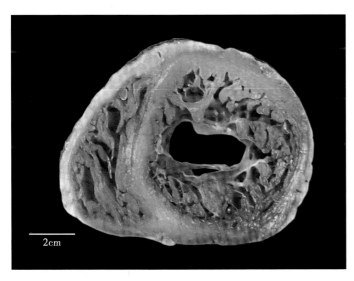

图 17-19　心室壁致密化不全，致密的外层较薄，而内侧的小梁层增厚，小梁多

三、特异性心肌疾病

指与特异性心脏病或特异性系统性疾病有关的心肌疾病，如缺血性心肌病、瓣膜性心肌病、高血压性心肌病、炎症性心肌病、代谢性心肌病、全身系统疾病、肌萎缩、神经肌肉性疾病、过敏性和中毒性反应、围生期心肌病等，本病均有相应的系统性疾病，本节只简单叙述其中部分疾病的病理特征供鉴别，其他已在各相关疾病章节内叙述。

（一）酒精性心肌病

酒精性心肌病多见于长期过量饮酒者，其心脏的病理形态表现类同于扩张型心肌病。常为隐匿性，早期表现为酒后心悸、胸部不适或晕厥，阵发性房颤或室颤，晚期可出现心力衰竭。

（二）围生期心肌病

围生期心肌病是一种以左心室扩张、心力衰竭的扩张型心肌病，多发生在妊娠后 3 个月和产后 6 个月间。临床主要表现为心力衰竭，类似于扩张型心肌病。病因不明，多数围生期心肌病患者经过临床治疗得以恢复，心脏大小可恢复正常；少数患者遗留心脏扩大，可在数年内死于心力衰竭或猝死。

（三）心内膜纤维弹力增生症

心内膜纤维弹力增生症（endocardial fibroelastosis，EFE）是一类以心内膜纤维弹力增生而导致心内膜增厚的病变，既有原发的，也有继发的。其病理组织学特征表现为心内膜呈白色半透明状，纤维呈平行排列，无炎症表现。原发者常伴有其他先天病损，如主动脉瓣和二尖瓣狭窄、冠状动脉发育不全、左心室发育不良或扩张。另一类心内膜纤维弹力增生见于婴儿，有心脏扩张和心力衰竭，容易引起猝死。

（四）心脏淀粉样物沉积

心脏淀粉样物沉积、血色病、弥漫性心肌细胞周围纤维增生等常导致心脏的充盈功能受限，形态表现心脏不大，心内膜不增厚，无附壁血栓，以前归入肌源性限制型心肌病。心脏淀粉样变病以心肌细胞外有淀粉样物沉积为特征（图 17-20），较常见的为老年人心脏淀粉样变（senile amyloidosis）。

（五）糖原沉积病

糖原沉积病是一种常染色体隐性遗传病，表现为糖原降解酶障碍，使糖原在细胞内堆积。主要参与发病过程的是 Ⅱ、Ⅲ 和 Ⅳ 型糖原降解酶，其中 Ⅱ 型能引起糖原在心脏大量堆积，使室壁变厚，心腔变小，室间隔的厚度与室壁厚度不协调。组织学检查表明心肌内有大量糖原，肌原纤维稀少。Ⅱ型糖原沉积病又称庞佩（Pompe）病，多见于婴儿，用骨骼肌活检组织检测，如 α 糖苷酶缺乏便可确定诊断。Ⅲ 型为 Cori 病，病变较 Ⅱ 型糖原沉积症为轻，形态上病变基本上与 Ⅱ 型所见相同。Ⅳ 型为 Anderson 病，临床上心脏不增大，且与以上两型不同。Ⅳ 型糖原呈强嗜酸性、耐淀粉酶消化。正常活检组织心肌细胞的核周围区有明显的糖原池，不可误认为糖

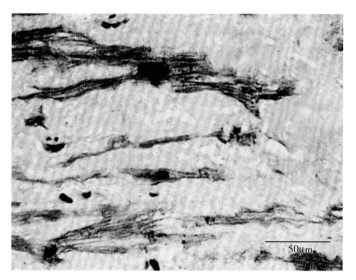

图 17-20 心脏淀粉样变病
心肌细胞间有大量淀粉样物沉积,致使心肌细胞分散分布
在淀粉样物内 HE 染色

原增多。

四、克 山 病

克山病是一种以心肌多灶性变性、坏死和瘢痕修复为主要病理改变的地方性心肌病(endemic cardiomyopathy),我国主要分布在从东北大、小兴安岭向西南楚雄地区走行的宽带状地域内,1935 年在黑龙江省克山县出现一次大流行,遂因此而得名。近年来本病发病率明显下降,现在新发和慢性病例已较少见,散发病例的病例形态改变与扩张型心肌病极难区别。克山病病因及发病机制尚未完全明确,目前认为可能与日常饮食中缺乏硒微量元素有关,硒是谷胱甘肽过氧化物酶的组成部分,它是一种自由基清除剂,体内缺硒可导致该酶活性降低,心肌细胞容易发生过氧化损伤。但多数学者认为,低硒可能是本病的基本因素,而非唯一的发病因素,有研究显示该病可能与病毒感染相关。

克山病的心脏形态表现为重量增加,心腔明显扩张,可达正常心脏的 2~3 倍以上。左、右室均呈肌原性扩张,心室壁不增厚,心尖部反而变薄,使心脏略呈球形或扁桃形。心内膜散在斑块状增厚,肌小梁扁平,肉柱间的隐窝间常有附壁血栓。心肌切面可见散在变性坏死灶,呈灰黄色,边界不清;另可见散在瘢痕灶,呈灰白色,沿冠状动脉分支走行以簇状和葡萄状分布或包围血管以套袖状分布,心肌病变新旧交杂,通常心室重于心房,左室及室间隔重于右室,心室壁内侧重于外侧,心瓣膜及冠状血管通常无明显变化。

光镜下可见心肌细胞变性及坏死,变性包括水变性和脂肪变性,坏死有凝固性肌溶解和液化性肌溶解,凝固性肌溶解表现为心肌细胞核消失,肌原纤维崩解、凝集成均质红染的横带,继而通过自身的或巨噬细胞的溶酶体溶解吸收;液化性肌溶解是在心肌水变性基础上发生的,心肌细胞仅遗留下肌纤维膜空鞘,使小灶呈网眼状空架。此外,还可见到由

机化到瘢痕阶段的陈旧病灶,是坏死组织修复的结果。变性坏死过程的炎症反应一般不明显,心内、外膜除邻近心肌急剧坏死处有局限性炎症反应外,无明显炎症细胞浸润。电镜可见线粒体肿胀、增生,嵴和肌原纤维破坏,但无特异的形态表现。

临床上根据发病急缓、病程长短及心脏代偿情况分为急性型、亚急性型、慢性型和潜在型。急性型起病急剧,以变性坏死为主,病灶较广泛、严重,心内膜下心肌细胞的肌原纤维大量断裂、凝聚和钙盐沉着,患者短期内出现心力衰竭的症状;亚急型发病较急性型稍慢,主要发生在小儿,尤以 2~5 岁多见,变性坏死与机化、瘢痕混合存在,1~4 周后,可发生全心衰竭;慢性型又称痨型,可由急性型、亚急性型或潜在型转化而来,以陈旧瘢痕形成为主,新、老病变并存,伴有心肌细胞肥大;潜在型以心肌间散在纤维瘢痕为主,是最轻型的克山病,心功能良好。

五、鉴 别 诊 断

心肌病目前采用的诊断名主要是按心脏的功能和形态来认定,不同类型的心肌病实际上不是单一病因疾病,而是多病因的一类有相似表现的疾病(图 17-21),所以鉴别诊断首先要区分出特异性心肌病和传统意义上的原发性心肌病,前者病因比较明确,而后者较不明确。心肌病的诊断和鉴别诊断是逐一排除的过程,只有除外了特异性心肌病才考虑进入原发性心肌病的鉴别。

一般而言肥厚型心肌病的心壁致密层均有增厚,但要鉴别是真性肥厚,还是假性肥厚;扩张型心肌病的心壁外层变薄,有广泛变性或发育不完善的表现,肌小梁变细、扁平,但也有心肌纤维代偿肥大;限制型心肌病的心壁厚度在正常范围,但其心内、外膜往往有弥漫性纤维化,或心肌间质纤维化;致密化不全的心壁厚度有略增厚或稍薄的,但心壁的致密层一般变性不明显,而小梁层则明显增厚;致心律失常性右心室心肌病的心壁肌均有纤维脂肪替代区,分布范围较大。

有些心肌病因伴有心肌变性坏死而出现炎症反应,但一般来说心肌病的炎性反应程度轻于感染导致的心肌炎,且以慢性炎症细胞浸润为主,尤其是淋巴细胞。

在原发性心肌病中,一般病变为全心性,但也有只呈区域性表现,如某些类型的肥厚型心肌病和心室发育不良症。淀粉样变、慢性高血压和年龄相关的室间隔肥厚、主动脉狭窄、高收缩状态、Ⅱ型糖原沉积病以及糖尿病母亲的新生儿等,可以产生不对称性室间隔肥厚。同样,在某些先天性心脏病,也可出现与肥厚型心肌病类似的心肌排列紊乱。

总之,心肌病的鉴别诊断最好要结合心脏的大体形态表现,对活检材料也要紧密结合临床资料,以判断心脏表现是原发的还是继发的、是炎症性的还是非炎症性的,在此基础上再进行类型和病种诊断。

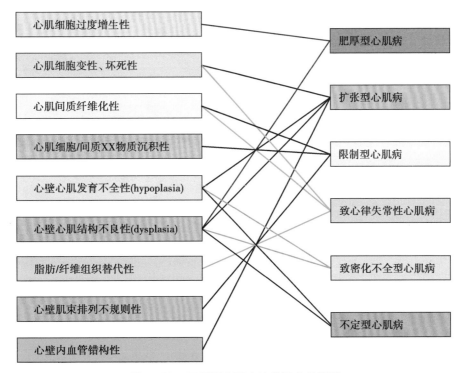

图 17-21　不同型心肌病的常见病理类型
其实同一类型的心肌病可由不同原因引起,图左列出的常见病因,右侧是心肌病的临床类型

第五节　心内膜病和心内膜心肌活检

一、心 内 膜 病

心内膜是被覆在心腔表面的一层光滑、透明的膜,由内皮细胞及其下的结缔组织和弹力纤维构成,和大血管的内膜相互连续,也与心瓣膜的表面延续和融合。只累及心内膜的原发疾病较少见,多数由心肌病损累及或与瓣膜病损并存。心内膜的原发疾病或主要表现在心内膜的疾病以心内膜纤维弹力增生症、淀粉样变性及心脏黏液瘤最为常见。

（一）心内膜纤维弹力增生症

心内膜纤维弹力增生症（endocardial fibroelastosis,EFE）是较常见的一种原发性心内膜疾病,多见于 6 个月以内的婴儿,临床表现为心脏扩大和充血性心力衰竭。病理形态表现为心脏圆钝,左心室内膜呈弥漫性增厚,乳白色,厚者可达数毫米,表面光滑。镜下可见心内膜主要由胶原纤维和弹性纤维构成,纤维层致密呈平行排列,但无明显炎症表现（图 17-22）。除左室外,也有累及其他心腔的。有的病例在增厚的心内膜近旁出现心肌间质炎。

心内膜的纤维性增厚有些是继发的,像心腔的过度扩张、高血压等均可伴发弥漫性心内膜纤维或纤维弹力性增厚,它与炎症性瘢痕不同,其区别在于后者的纤维排列紊乱,而有无伴随变性不是最主要的。

另一类继发的心内膜纤维性增厚是局灶性的,多数是心

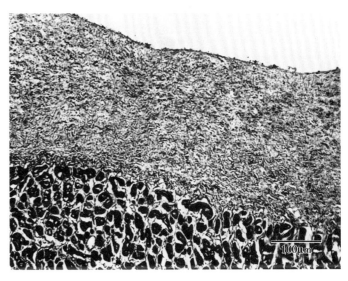

图 17-22　心内膜纤维弹力增生
心室壁内膜明显纤维性增厚,由胶原纤维和弹性纤维构成,纤维层致密呈平行排列,这有别于炎症等导致的继发性内膜增生　HE 染色

内膜反应性增生的后果,如血流的冲击、心壁长期遭瓣叶的拍打、心内膜下心肌梗死区的表面、附壁血栓的机化等。

（二）感染性心内膜炎

感染性心内膜炎是由病原微生物经血行途径直接侵袭心内膜、心瓣膜或邻近大动脉内膜而引起的炎症性疾病,病损部有较大的赘生物形成,病原体在赘生物及血液内繁殖引起败血症,赘生物碎裂脱落可致败血性栓塞,组织坏死脱落后能引起瓣叶的穿孔或膨胀瘤的形成。在心内膜活检材料中只能见到感染性心内膜炎的部分表现,有些可能是不典型

的,要确定诊断需有炎性表现(图17-23)。感染性心内膜炎的瓣膜病理见下文瓣膜病部分。

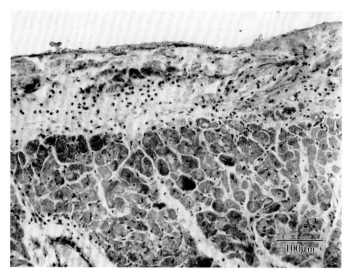

图 17-23　感染性心内膜炎

心内膜有纤维性增厚,其间有慢性炎细胞浸润,在形态上没有特征性表现,因此单纯依靠病理形态难以确定病因　HE 染色

F17-23　ER

（三）淀粉样变性

常为全身病变的一部分,用心肌活检能检测到心内膜有淀粉样物,一般都有心肌的淀粉样变性。其病理形态表现请参阅前述心肌病部分。

（四）黏液瘤

多发自心内膜,多数突入心腔内生长,以蒂与心壁相连,瘤与心壁间常有鲜明的弹力纤维层分隔。有关心脏黏液瘤的病理形态特征请看后述心脏肿瘤部分。

（五）某些类型的心内膜病变

往往与心肌病变并存,心内膜病变只是心肌心内膜疾病在心内膜部分的表现,像风湿性心肌心内膜炎、心肌淀粉样变性以及心内膜心肌炎等。单从形态难以确定心内膜病变和心肌病变间的因果关系(图17-24)。

二、心内膜心肌活检

心脏的外检病理材料除手术时切除组织外,另一来源是心内膜心肌活检(endomyocardial biopsy, EMB),这是一种相对安全简便的心脏检查技术,能提供一些无创伤性检查所不能得到的资料;并且对于某些不能进行无创伤性检查的心肌疾病,也需要借助 EMB 进行诊断;EMB 还可以对病程的经过作动态观察,有利于指导治疗和判断预后,尤其在心脏移植后的排斥监察方面有独到的作用,因此心肌活检术已成为

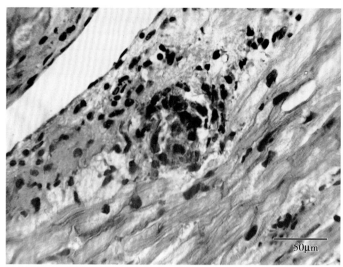

图 17-24　心内膜内的风湿小结

局部内膜纤维性增厚　HE 染色

心脏移植后的常规检测手段之一。在国际上,心脏活检技术首先开始于 20 世纪 50 年代,经历了开胸活检、经皮穿刺活检和心导管活检三个发展阶段,其安全性不断得到提高,国内自从 1981 年以来已逐渐开展此项工作,为心肌和心内膜疾病的病理诊断积累了丰富经验。

心内膜心肌活检组织都较新鲜,可除外许多一般病理检验的人为假象,并且随着电子显微镜、免疫技术、组织化学和细胞化学技术等在病理领域的应用,心内膜心肌活检不但可以检出一些疾病的早期病变和特征性病理改变,而且还能使有些特征性物质的检出和在组织或细胞内的定位成为可能。

（一）心内膜心肌活检的适应证和局限性

检查时,活检钳通过静脉或动脉分别进入右心或左心,一种方法是用导管经皮入路,通过静脉进入右心室,在室间隔右侧的不同部位取得心肌组织。另一种是将导管经股动脉送入左心室,取左心室心肌进行活检。由于右心活检技术操作比较容易,并发症和危险性较少,目前临床上大多采用右心活检。组织一般包括心内膜及其邻近的心肌,心肌活检一般不能采取瓣叶、腱索和心壁较深部的组织,且活检组织具有局限性,因此呈弥漫分布的病变易于检出,相反呈不均匀分布的灶性病变,尤其对小灶性散在分布病变的检出率相对较低。因为心肌活检属于创伤性检查,故应严格掌握适应证,根据 2007 年 AHA/ACC/ESC 指导意见,现在比较公认的适应证有:①监测和确定心脏移植排斥反应的程度并进行分级,以指导用药并判断预后;②监测心肌药物性损伤的程度并进行分级;③确诊某些有特征性形态改变的心内膜心肌病,如心内膜心肌纤维化、心内膜纤维弹性纤维增生症、心肌淀粉样变和心肌结节病等;④协助临床鉴别和确诊限制型心肌病、缩窄性心包炎、特发性心肌病、胸痛和(或)心律失常、贮积性心肌病等;⑤除外典型的心脏黏液瘤患者,怀疑为心脏肿瘤的患者;⑥为心肌组织的生化、组织化学、形态分析、药理学、免疫学和病原学等的测定和分析;⑦无法解释原因

的新发心力衰竭患者,伴有血流动力学障碍、左室大小正常或扩张者;左室扩张,伴或不伴新发室性心律失常、莫氏Ⅱ型二度或三度房室传导阻滞及常规治疗1～2周反应较差者;⑧扩张性心肌病相关且无法解释的心力衰竭,伴有嗜酸性粒细胞增多、怀疑与变态反应相关的患者;心衰伴无法解释原因的肥厚型心肌病、限制性心肌病患者;⑨疑似致心律失常性右室发育不良/心肌病的患者(ARVD/C)、无法解释原因的室性心律失常患者、无法解释原因的儿童心肌病患者。

EMB虽然非常安全,但仍然可能发生各种并发症,可分为急性和迟发性两种。急性并发症主要源于急性心肌组织损伤或手术副损伤,可出现心律失常、传导阻滞、气胸、血管损伤、瓣膜损伤等。偶可发生心包填塞、心脏破裂或穿孔、心肌梗死等严重并发症。迟发性并发症包括穿刺部位出血、三尖瓣损伤、心包填塞和深静脉血栓形成等。EMB也有一定的局限性,如前所述,各种类型心肌病的病理形态变化缺乏特异性,因此,在鉴别诊断时需结合临床表现综合分析;且EMB所取心肌组织量较少,故阴性结果并不能完全排除其他疾病。

(二) 活检样品的采集和处理

不同类型的心内膜和心肌疾病的病损范围不尽相同,同一疾病的不同阶段亦有不同的病理形态表现,因此活检标本采集的部位和时期对能否取得有病理诊断价值的样本至关重要,故心肌活检的采集部位应根据临床和影像资料等有目的地选择。样本采取数量随病变弥漫程度而异,病灶分散者要适当多取,推荐至少取4块组织,每块标本约2mm³左右,取得的组织块应避免挤压,以防产生人工假象,造成镜下诊断困难[4]。

采集的组织要及时转移至固定液中,固定液的选择要根据疾病的种类和检查目的决定。常规固定液为10%中性甲醛溶液;电镜可用0.1mol/L二甲肿酸钠缓冲的2%～4%甲醛、2%～2.5%戊二醛,或两者的混合液固定,若需显示糖原要用纯酒精固定;脂类的显示最好用冷冻切片。组织的固定处理还需考虑患者年龄、病种和病期的不同,组织化学、细胞化学检测须有相应条件的对照。作为初筛和一般诊断目的的,HE、PTAH和Masson三色染色已经足够。根据初筛结果再决定进一步措施,如PAS、刚果红、细菌染色或其他免疫组织化学等。

(三) 诊断和鉴别诊断

心内膜心肌活检组织一般较少且小,易造成观察范围的局限性,尤其心肌、心内膜病变不是呈弥漫性分布者,另外由于操作原因可出现挤压、凝血块、出血和急性肌凝性改变等伪象。为此,心肌活检的病理诊断要更加注意形态辨认,严格区别病损与假象,才能确切判别病损的部位、类型和程度并作出正确诊断。诊断和鉴别诊断的关键在于基本病变的辨认和假象排除。

1. 炎症细胞　有中性粒白细胞、淋巴细胞、浆细胞和嗜伊红细胞等,不同类型炎症细胞的出现频率随心肌炎的种类

和病损期的不同而异。急性炎症多伴有心肌细胞变性或坏死,而慢性炎症常有间质纤维化。炎症细胞虽多见于心肌炎,但亦可见于心肌病,不过心肌病的炎症细胞以慢性炎症细胞为主,并伴间质纤维化。

2. 细胞肥大　以心肌细胞体积增大和核变形为特征,可呈灶性或弥漫性,过度肥大者常伴有细胞的变性和相继的间质变化。心肌细胞肥大既可见于心肌病,亦可见于心肌炎等。心肌病的肥大,其细胞的核浆比常大于心肌炎,心肌细胞的无序排列虽常见于肥厚型心肌病,但小范围的心肌细胞排列紊乱亦可见于其他病因的心肌损伤。

3. 纤维化和瘢痕纤维化　指心肌细胞间的纤维细胞或胶原、弹力纤维增多。轻者只有心肌细胞间纤维组织增多,重者则可将心肌细胞分隔、包绕,有的伴有心肌细胞萎缩。瘢痕的纤维排列常呈无序状,分布不规则。心脏移植后心肌活检监察排斥反应时,多次活检后取到心肌瘢痕或瘢痕样组织时要仔细鉴别,以排除上次活检部位的组织修复改变。心内膜的纤维化有原发的,也有继发的,后者可见于心腔长时间扩张、血栓机化,慢性缺血等。

4. 心肌细胞的坏死　急性炎症常累及心肌,引起细胞损伤,表现为细胞水变性、脂肪变性,甚至坏死等;慢性炎症的心肌细胞损伤一般较不明显,但有纤维化区心肌可有萎缩;心肌病的心肌细胞变性以慢性营养不良性变或原因不明的嗜碱性变为主,重度纤维化区亦可见心肌萎缩。

5. 脂肪浸润　右心室壁心肌细胞间出现脂肪细胞是正常的年龄相关改变,但左心室壁出现脂肪细胞较少,如有较多的脂肪细胞出现或在近心内膜处的心肌间出现往往是病理性的。心壁局部有脂肪细胞浸润或被纤维组织取代常见于致心律失常型心肌病。心肌细胞脂肪变性和心肌脂肪浸润是两个不同的病理形态概念。冠状小血管的病损不恒定出现于心肌炎或心肌病中,但重症心肌炎可有血管炎。

总之,在光学和电子显微镜水平认定心肌、心内膜病变并进行鉴别诊断要密切结合临床、影像资料,综合考虑。

第六节　心脏移植、人工瓣膜和支架置入病理

随着心脏外科技术的提高,医用生物材料的发展,心脏移植、冠状动脉旁路、人工瓣膜、人工血管以及支架置入等已成为心脏病治疗领域中日益采用的有效手段。这些方面的病理诊断问题已成为心血管疾病领域病理诊断要探讨的新任务。

一、心脏移植病理

心脏移植现已用于许多终末期心脏病的治疗,移植心脏(供体心脏)的病理损伤主要表现在移植处理过程中造成的缺血—再灌注损伤和受体对移植心脏的排斥性反应。

(一) 缺血-再灌注损伤

移植心脏从采集到移植完成虽都有一定的心肌保护措

施,但均不可避免地要经历一段或长或短的缺血、缺氧过程,而移植完成后要给心脏血液供应(再灌注)。在此过程中造成的损伤就是缺血-再灌注损伤,这种损伤虽然起自供体心脏的采集和移植手术完成后的再灌注阶段,但其损伤效应可存在于手术完成后的相当一段时间内,以数小时到数天不等,视损伤的程度而异,轻微的损伤是可恢复的,而严重的损伤都以心肌坏死、瘢痕形成为结局。

(二) 排斥性反应

根据排斥反应的出现时间和反应的模式,一般分为急性排斥反应和慢性排斥反应两类。急性排斥反应表现为心肌细胞间质炎症细胞浸润和(或)伴有心肌坏死,慢性排斥反应主要表现为冠状动脉病损、感染以及淋巴细胞的增殖等。

急性排斥反应多见于移植术后的第一年内,表现为心脏充血而呈暗红色,心肌间质水肿,质地变硬,伴有心包纤维素性炎及心内膜下心肌出血。镜下可见心肌间质炎症,并有心肌细胞坏死。严重者伴有血管炎,内皮细胞肿胀,内膜表面有血小板及纤维素沉着,小动脉中层坏死、水肿。排斥反应的轻重程度主要反映在心肌间质炎症浸润程度和与其相伴随的心肌坏死程度。轻度反应者只有心内膜和(或)心肌间质水肿,血管周围出现淋巴细胞;中度反应时心肌间质和血管周围有成堆炎症细胞浸润,伴有心肌坏死;重度反应时出现炎症细胞大量浸润,且有中性粒细胞,嗜伊红细胞等,伴有心肌坏死,血管壁受损,有微血栓形成,间质出血(图 17-25)。

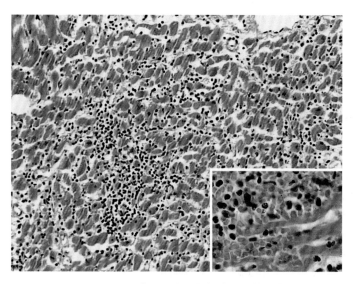

图 17-25 心脏移植后重度急性排斥性反应
有心肌细胞坏死和相邻部间质内有弥漫的炎细胞浸润;右下为放大图,其间有出血(图片系张慧信教授提供)

F17-25　ER

慢性排斥反应一般出现于心脏移植 3 个月以后,表现为冠状动脉内膜淋巴细胞浸润(内膜炎),继后平滑肌细胞增殖使动脉壁增厚,管腔狭窄,细胞外脂质和钙盐沉着,呈现出典型的动脉粥样硬化形态,但这种动脉粥样硬化性变常较弥漫,能累及大、中和小动脉;感染是慢性排斥反应的另一表现,且是主要的死亡原因之一,由于免疫系统的抑制,除细菌外可有病毒、真菌及原虫等感染;此外心脏移植者易出现淋巴增殖性疾患,尤其是淋巴瘤。

(三) 移植心脏排斥反应的病理分级

移植心脏急性排斥反应程度的临床认定主要依靠右心室心肌活检的病理学诊断。国际上多个心脏中心制定过诊断标准,较普遍采用的仍是 1990 年国际心肺移植协会(ISHLT)的分级标准,要点如下:

0 级(无急性排斥反应):心肌间质无或有极少淋巴细胞浸润。

Ⅰ级(轻度急性排斥反应):无心肌坏死,但血管周围或心肌间质有淋巴细胞浸润。淋巴细胞浸润呈灶性者为Ⅰ A 级,弥漫者为Ⅰ B 级。

Ⅱ级(灶性中度急性排斥反应):单个灶炎细胞浸润,且炎细胞浸润区有心肌细胞坏死(肌细胞溶解)。

Ⅲ级(中度急性排斥反应):多灶或弥漫炎细胞浸润,心肌细胞坏死。浸润为多灶者为Ⅲ A 级,浸润为弥漫者为Ⅲ B 级。

Ⅳ级(重度急性排斥反应):淋巴细胞、多形核细胞以及嗜伊红细胞浸润,常有心肌细胞坏死,伴有间质水肿,出血和程度不一的血管炎。

1996 年对该标准提出了修改建议,把 0 级和Ⅰ级合并,称为Ⅰ级。

这个评级系统公布后虽然得到广泛采用,但病理学家对这个分级的判断和解释差异仍十分明显,细胞排斥反应与指导治疗之间也缺乏一致的结果。为此,2001 年邀请病理学家,心脏病学和心脏外科医师又进行了讨论,于 2004 年提出了修改的分级系(即 ISHLT-WF2004)。

ISHLT-WF2004 与 ISHLT-WF1990 的不同在于组织学分类的订正等级由一个后缀"R"来表示。2004 年的修订分级与 1990 年制定的分级比较见表 17-2[5-6]。

心脏移植后对供体心脏的慢性排斥反应主要表现为抗体介导的免疫反应,主要为小血管炎,血管壁肿胀,并有炎细胞浸润。目前心肌活检材料上除病理组织学外,一般还用的 C4d 和 C3d 来检测,其他分子病理技术还在探索中。

二、人工瓣置入病理

人工心脏瓣膜是一类人工制作而成的心脏瓣膜,用于替代病损的自然心脏瓣膜,完成其功能,在形态结构上并不要求与自然瓣膜完全相同。人工瓣膜的结构尽管不全相同,但均包括瓣环和瓣叶两个基本部分。瓣环用于支持瓣叶,其外周作为人工瓣膜置入的缝合缘,内缘为血流的通道;瓣叶为

表 17-2　心脏移植急性细胞排斥反应的 1990 和 2004 分级系统比较

ISHLT-WF 1990		ISHLT-WF 2004	
0 级	无急性排斥反应	0 级(OR)	无急性细胞排斥反应
1A 级	灶性轻度急性排斥反应		轻度急性细胞排斥反应:间质和(或)血管周围浸润,
1B 级	弥漫轻度急性排斥反应		伴单灶性心肌细胞损伤
2 级	灶性中度急性排斥反应		中度急性细胞排斥反应:双灶或多灶浸润,伴心肌细
3A 级	多灶中度急性排斥反应		胞损伤
3B 级	广泛灶性急性排斥反应		重度急性细胞排斥反应:弥漫浸润,伴多灶心肌细胞
4 级	重度急性排斥反应		损伤,+/水肿,+/出血,+/血管炎

一种能确保血液单向流动、随心脏周期活动的活动瓣,血流向前时自动开启,在血液反流时自动关闭。目前各种人工瓣膜所用的材料不全相同,瓣叶用生物材料制作的称为生物瓣,而用非生物材料制作的统称为机械瓣。用同种或异种主动脉瓣经过加工制作成的心脏瓣膜代用品,虽然其结构和功能方面与天然的心脏瓣膜相似,但仍归属于人工心脏瓣膜范畴。

人工瓣置换术后最常见的病变主要有感染性心内膜炎、瓣周损坏和瓣周漏、血栓形成、瓣口的异物嵌顿、瓣的磨蚀等。就生物瓣而言,远期损坏主要是瓣叶的变性、钙化和纤维组织过度生长等致其撕裂和(或)硬化。

三、冠状动脉旁路移植血管病理

冠状动脉旁路移植血管有大隐静脉、乳内动脉以及胃网膜动脉等(图 17-26),这些血管在高血流和高血压状态下,血管壁会发生一些变化,有些是为了适应环境改变,但有些变化则可导致移植血管的病理性损伤。移植血管的内皮细胞损伤可引起血小板的黏附,释放平滑肌细胞有丝分裂因子,或因静脉暴露于动脉压而导致纤维肌性增生。纤维肌性

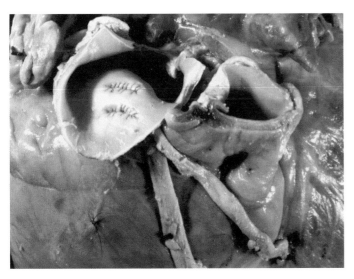

图 17-26　冠状动脉搭桥术后不久死亡病例的心脏
有两枝血管连接主动脉和冠状动脉的前降支

增生一般始于术后三天以内,多数患者在一个月内达到稳定状态。少数患者可因严重的内膜增生而致管腔闭塞。同一患者的同一静脉,病损程度在不同节段不全相同。严重者,病损处中膜可缺失而被纤维化组织替代。一周内死亡的患者有的可见中膜坏死。移植静脉的早期纤维肌性增生常无粥样化病变,但后期可有粥样病变形成,是一种时间相关现象,泡沫细胞弥漫聚积在无内皮细胞的最表层,斑块多分布于分支结扎处。随着时间的推移,内膜破坏处被泡沫细胞、内皮细胞、胶原纤维和纤维素性血栓覆盖。最后移植静脉被脂质和血栓堵塞。有些临床资料表明,高脂血症和高密度脂蛋白正常水平的降低可加速移植静脉粥样病变的发展。研究还表明,乳内动脉的抗粥样硬化病损的能力大于静脉。

四、PTCA 后的再狭窄病理

再狭窄是指经皮腔内成形术后,管腔再次缩小造成狭窄。目前,介入治疗后 3 ~ 6 个月有 30% ~ 50% 的患者出现再狭窄。再狭窄的发生原因还不十分清楚,但现已知它与血管平滑肌细胞的迁移、增生和大量细胞外基质的堆积有关。再狭窄病理发生过程大致可分五个阶段:

血栓形成期:发生在手术后 1 ~ 12 小时。冠状动脉成形术后血管壁表面损伤,促进血小板的黏附,激活凝血酶,促使纤维素覆盖在损伤部表面。损伤部表面适当程度的纤维素覆盖是表面内皮化的必要条件。当然血栓形成要有限度,否则会引起冠状动脉的完全闭塞。

炎症期:是血管损伤引起的非感染性炎症反应,是损伤的修复表现,这一过程从损伤时开始,持续 7 天左右。这一时期损伤处毛细血管增多,并有单核细胞、淋巴细胞和巨噬细胞等浸润,出现肉芽组织使血栓机化。

平滑肌细胞增生期:平滑肌细胞在术后 24 ~ 72 小时开始增殖,7 ~ 14 天后达到高峰,持续 1 ~ 2 个月。平滑肌细胞的增殖开始于中膜浅层,然后向内膜深层迁移。迁移到内膜的平滑肌细胞一般经过 3 ~ 4 个分裂周期后,进入相对静止期。内膜层的细胞在一些促增殖、促分裂因素的刺激下,平滑肌细胞可再增殖,造成内膜增生、增厚而使动脉再狭窄。平滑肌细胞增殖和迁移的同时,也伴有成纤维细胞的增殖和迁移。

细胞外基质堆积期:细胞外基质由平滑肌细胞和成纤维细胞分泌,主要有胶原、弹性纤维和粘连蛋白等。细胞外基质的堆积开始于手术后1~2周,3个月时达到高峰,可持续1年以上。细胞外基质分子在内皮损伤后1~2天就可在中膜和外膜层表达,2周后主要集中在内膜表层,后期主要堆积在内膜内层。细胞外基质的堆积也是内膜增厚的主要原因之一。

血管重塑期:血管重塑系指血管壁细胞,尤其是中膜层的平滑肌细胞向内膜层迁移、增殖和细胞外基质堆积,造成内膜增生和纤维化,致使细胞的重排、腔壁比例以及几何形状的改变等。血管重塑不仅引起血管壁结构的改变,造成狭窄;而且重塑后的血管反应性亦发生明显变化,包括反应性降低、收缩功能增强、舒张反应降低、分泌功能旺盛。

五、冠状动脉内支架置入病理

为预防PTCA后冠形状动脉急性闭塞,常在冠形状动脉内置入支架。支架有多种,有不同的结构及材料,如按支架置入后持续时间的长短,有可吸收支架和不可吸收支架,前者一般用高分子化合物制造,后者用金属材料制造。支架在体内的不良反应早期有血栓形成,后期与冠状动脉间的关系主要体现在组织相容性、支架对动脉壁的机械性压迫以及支架部组织增生引起再狭窄等。

(一)血栓形成和内皮化不能

内皮化是支架置入后能否发挥应有作用的必要条件,支架表面过分光滑、支架与血管壁间有残留间隙以及支架部有血栓形成都能阻止内皮化的完成。支架与血管壁间有残留间隙是促使支架部血栓形成,使内皮化不能完成的原因,因此放置支架应有适当的扩展,使与血管壁密切接触。

(二)组织不相容性表现

支架附近的血管壁有纤维增生物、慢性炎症细胞浸润,较重者出现巨噬细胞浸润。支架附近血管壁组织的坏死是较严重的组织不相容表现。

(三)支架对动脉壁的机械性压迫作用

如上所述为使支架与血管壁密切接触,支架应有适当的扩展,但过度的扩展能造成血管壁的压迫性萎缩,管壁重构,支架部中膜变薄,外膜纤维增生,有的内弹力板甚至移到支架腔内。

(四)支架部的组织增生

主要表现为内膜增生,其病理过程与PTCA后再狭窄相似,管腔狭窄可为同心性或略带偏心性。

第七节 冠状动脉粥样硬化和冠心病

一、冠状动脉疾病

(一)冠状动脉

冠状动脉是心肌供血的唯一来源,属于肌型动脉,由内

膜、中膜和外膜组成。内膜与中膜间有内弹性膜;中膜与外膜间有外弹性膜,中膜有平滑肌。正常的冠状动脉分为左、右两个主支。其主干及其较大的分支位于心外膜下,只有极少数进入肌间后再返回心外膜(覆盖在冠状动脉部分的心肌称为肌桥),较小的分支进入心肌深部,供应心肌细胞的需要。

(二)冠状动脉粥样硬化

冠状动脉粥样硬化(atherosclerosis)是心血管系统的多发病,也是危害人类健康的一种常见病。以动脉内膜的类脂质沉积,平滑肌细胞增生,泡沫细胞形成,纤维组织及黏多糖等基质增多,形成粥瘤或纤维斑块为特征的一类病变,可造成动脉壁变硬、管腔狭窄、中膜弹性减弱,并导致严重的并发症。动脉粥样硬化与动脉硬化(arteriosclerosis)是两种不同的病理概念,动脉硬化(arteriosclerosis)是指一组以动脉壁增厚、变硬和弹性减退为特征的动脉疾病,包括三种类型:动脉粥样硬化、动脉中层钙化(Mönckeberg medial calcific sclerosis)和细动脉硬化(arteriolosclerosis)。

冠状动脉粥样硬化发病机制学说众多,目前多数学者认为损伤应答学说具有较强的说服力。慢性或反复的内皮细胞剥脱或损伤,致使单核细胞、血小板易于附着于损伤部,同时内皮细胞功能改变、通透性增加使血浆脂质易于侵入内膜,在炎症因子的作用下,单核细胞浸润和中膜平滑肌细胞增生并进入内膜,间质蛋白聚糖增多,单核细胞和平滑肌细胞吞噬脂质,形成泡沫样细胞,逐渐发展成动脉粥样硬化病变(图17-27)。早期病变为脂点、脂纹,然后逐渐发展成纤维斑块、粥样斑块及复合病变。

脂纹病灶处内皮细胞下可见大量泡沫细胞聚集,泡沫细胞胞质内含有脂滴,圆形,体积较大,因细胞内的脂滴使其呈泡沫状,故称其为泡沫细胞。较轻的脂纹病变只见于内膜的浅层,而病变较重者可累及内膜各层。泡沫细胞有来源于单核细胞的巨噬细胞(Mφ),也有来源于平滑肌细胞(SMC),

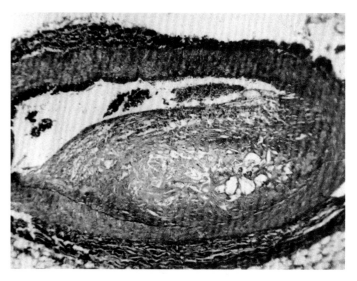

图17-27 冠状动脉内的偏心性粥样斑块
表面为纤维帽,中心为粥样物质　HE染色

脂纹病变期大多数为来源于单核细胞的巨噬细胞源性泡沫细胞。

非所有的脂纹都发展成纤维斑块,故一般认为脂纹是一种可逆性病变。随病变的进展,若脂纹中平滑肌细胞的逐渐增多,并穿插在泡沫细胞间,可形成纤维脂质性病变(fibro-fatty lesion)。脂纹增厚,其表面可有内皮细胞脱落,导致其下方的巨噬细胞暴露和血小板微栓形成,病变将进一步进展。

纤维斑块(fibrous plaque)为内膜表面散在不规则的淡黄色或灰黄色斑块,由脂纹进一步发展演变而来,在纤维脂质性病变中,随着平滑肌细胞的增多,产生大量细胞外基质、胶原纤维和弹性纤维等,在表面形成纤维帽(fibrous cap)。因纤维帽中胶原纤维增加及玻璃样变,使斑块呈瓷白色,状如凝固的蜡油。纤维帽下方可见数量不等的泡沫细胞、平滑肌细胞、细胞外脂质及炎症细胞,泡沫细胞坏死释放出的溶酶体酶可进一步造成内膜层组织的损伤及坏死,同时释放出富含胆固醇的脂质,形成脂质蓄积。此外,还可见肉芽组织反应。这种病理过程的进一步发展可演变成粥样斑块。

粥样斑块(atheromatous plaque)是动脉粥样硬化的特征性病变,亦称为粥瘤(atheroma)。粥样斑块为灰黄色不规则斑块,既明显隆起于内膜表面,又向深部压迫中膜,一般为0.3~1.5cm,若相互融合可形成较大的斑块。切面见斑块表面为瓷白色的纤维帽,下方为大量黄色的粥糜样物质形成的坏死中心。切片中见纤维帽内含有胶原纤维、弹性纤维、蛋白聚糖等结缔组织成分伴玻璃样变,其下为大量无定型物质,包括细胞外脂质及坏死组织,其中可见大量胆固醇结晶,有时可见散在钙盐沉积及钙化。病灶底部和周边部可见肉芽组织、少量泡沫细胞和淋巴细胞浸润。粥瘤处中膜因受压而萎缩变薄,外膜可见肉芽组织反应、结缔组织增生、慢性炎症细胞浸润。

粥样斑块可分为稳定型和不稳定型。纤维帽厚而脂质池较小的斑块称为稳定型粥样斑块,不易发生继发性病变;不稳定型粥样斑块又称为易损型斑块,表面纤维帽较薄,下方脂质池较大并易发生破裂,导致继发性病变出现。

斑块的复合病变指在纤维斑块及粥样斑块的基础上出现的继发病变,常见有斑块出血、斑块破裂、血栓形成、钙化及动脉瘤形成等。斑块边缘及斑块内新生毛细血管在血流剪切力的作用下发生破裂,形成动脉壁内或斑块内出血,可使斑块突然增大、隆起更加明显,甚至可致内径较小的冠脉分支完全闭塞而至急性心肌梗死。血肿机化后,出血灶内可有含铁血黄素沉积。粥样斑块表面纤维帽破裂后,下方坏死组织及粥样物质进入血流可造成胆固醇性栓塞,且破裂处溃疡面内皮下组织(如胶原纤维等)直接与血液接触,可导致血小板在局部聚集形成血栓,可加重血管腔阻塞,若血栓脱落,还可导致栓塞形成。病灶处可因缺血缺氧和炎症反应,而出现钙盐沉积,造成动脉壁硬化并质地变脆、弹性下降,增加动脉破裂及动脉瘤形成的几率。相较而言,粥样斑块是更

不稳定的病理状态,可出现多种复合性病变,引起多种多样的病理现象和临床表现。有研究表明,不稳定性心绞痛与粥样斑块的关系较为密切,而纤维斑块相对稳定,它与稳定性心绞痛的关系较大。

冠状动脉粥样硬化病变分布的一般特点是左侧多于右侧;大支多于小支;同一支的近端多于远端,多见于心外膜的大冠状动脉。冠状动脉粥样硬化最常见于左冠状动脉前降支上、中1/3,其余依次为右主干中1/3、左主干或左旋支、后降支。左冠状动脉主干常在晚期才有较严重的粥样硬化性狭窄。

冠状动脉粥样硬化早期斑块的横断面呈新月形,随着斑块的增大,管腔渐进性缩小(图17-28)。冠状动脉狭窄以管腔面积的缩小程度分成四级,Ⅰ级为管腔面积缩小≤25%;Ⅱ级缩小26%~50%;Ⅲ级缩小51%~75%;Ⅳ级缩小>76%。据研究,一般Ⅰ~Ⅱ级粥样硬化并不引起明显的冠状动脉血流量减少;Ⅲ级以上的狭窄与冠心病间的关系较为密切。

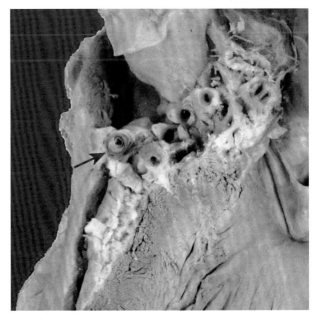

图17-28 冠状动脉粥样硬化肉眼观
冠状动脉管壁增厚,管腔狭窄

二、冠状动脉粥样硬化性心脏病

冠状动脉狭窄致供血不足、心肌缺血而出现的心脏功能障碍或器质性心脏病变称为冠状动脉性心脏病(coronary artery heart disease,CHD),简称冠心病,也称为缺血性心肌病。导致冠状动脉狭窄原因较多,但冠状动脉粥样硬化是最常见的原因,故而习惯上把CHD视为冠状动脉粥样硬化性心脏病的同义词。

冠状动脉粥样硬化造成的冠脉狭窄,因狭窄程度、分布部位、发展速度以及病变伴随病损等的不同,引起的心肌缺血性损伤在类别、进程等方面也表现不同。如缺血严重、进

程急剧,常造成急性心肌梗死等急性损伤;而进程缓慢的心肌缺血,常造成心肌纤维化等的心脏慢性损害。冠心病临床称为"急性冠状动脉综合征"(acute coronary syndrome, ACS),可表现为心绞痛、急性心肌梗死或心源性猝死。根据WHO的统计,冠心病是世界上最常见的死亡原因,又被称为"第一杀手",男性多于女性,男性多在40~60岁时出现临床症状,女性在绝经期前后出现临床症状。

（一）急性心肌梗死

冠状动脉供血急剧减少或中断造成心脏组织缺血性坏死称为急性心肌梗死。心肌梗死的病理形态学改变是一个动态演变的过程,首先因氧分压的降低,心肌细胞改有氧代谢为无氧酵解,糖原消耗,细胞内酸性物质堆积,随着高能化合物的储存和合成减少,心脏的收缩能力明显减弱,最终导致心肌细胞的结构破坏而成为不可逆损伤。心脏不可逆转期在完全缺血后的20~40分钟,可见心肌的死亡要经历一个从可逆损伤到不可逆损伤的发展过程,在可逆损伤阶段,心脏如能恢复血液供应,心脏的功能也可得到恢复。

心肌梗死属于贫血性梗死,急性期梗死区心壁苍白,失掉收缩能力,如梗死区的范围较大,收缩时病灶处出现反向运动;梗死区的心内膜一般会出现程度不等的炎症反应,导致内皮细胞损伤及血栓形成;由于病损范围和侧支循环发育程度等的不同,梗死区各部表现不完全相同,一般梗死中心区坏死较彻底,而周围区常夹杂少数未坏死心肌或损伤心肌;梗死区的组织修复一般由边缘区逐步向中心区推进;有时梗死区可受周围非梗死区心肌的牵拉和心肌本身的坏死,使血管破裂出血,使梗死区心壁呈现花斑状纹理(图17-29)。

在细胞水平上,急性损伤细胞的形态改变最先表现为细

胞水肿、糖原颗粒减少、肌浆网和横管扩张;线粒体肿胀、基质疏松、嵴断裂、空泡化和有粗大高电子密度颗粒等;核常染色质密度减低、异染色质密度增高并密集于核膜旁;心肌细胞的收缩装置—肌原纤维先是表现为过度收缩,进而凝聚成团,最后断裂成大小不一的肌原纤维团块,形成断裂凝聚带(亦有称为收缩带),致使心肌细胞完全丧失收缩能力。心肌细胞这种形式的死亡,病理学上称为凝固性坏死或收缩带性坏死。在形态上心肌细胞膜结构和收缩装置的破坏是不可逆损伤的形态标志。有些研究表明缺血可促进心肌细胞凋亡,但急性心肌梗死时凝固性坏死是主要形式。除凝固性坏死外,有时还能看到另一种心肌细胞的坏死形态,细胞表现为肿胀和空泡化,肌原纤维减少或消失,但细胞核仍存在,线粒体酶仍有活性。这种形态称为肌细胞溶解,多见于心内膜下、血管和大片坏死区的周围。

急性心肌梗死心肌的光学显微镜形态,最先表现为心肌细胞的嗜伊红性增强,进而肌原纤维对磷钨酸苏木素(PTAH)的嗜色能力逐渐减退,最后碎裂成收缩带或颗粒状物。急性心肌梗死部的炎症细胞浸润始于梗死后6小时左右,3天时达到高峰,并开始有纤维细胞和毛细血管生长,形成肉芽组织(图17-30),7~10天后转变成瘢痕组织,演变成陈旧性心肌梗死。急性心肌梗死的完全修复需1~3个月的时间。

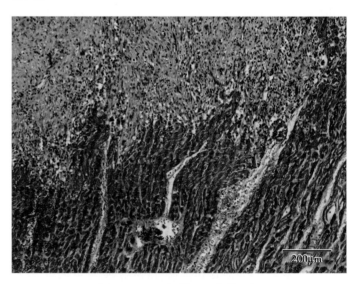

图 17-30　心肌梗死区肉芽组织
心肌梗死区有肉芽组织形成,坏死心肌细胞被清除而减少,
出现慢性炎症细胞,表明梗死区正在修复中　HE 染色

（二）急性心肌梗死与冠状动脉斑块结构的关系

急性心肌梗死的发生与冠状动脉斑块的结构变化有较大的关系,斑块的继发性病变均可造成冠状动脉的急性阻塞(图17-31)。冠状动脉持续性痉挛在心肌梗死中的作用在临床和实验研究中已经确认,但对它的病理形态标志看法还不一致,有认为内膜的环形隆起是痉挛的痕迹。研究表明,冠状动脉痉挛多发生在偏心性的斑块部位;而同心性斑块部的动脉中膜常有萎缩,斑块僵硬,失去收缩能力。

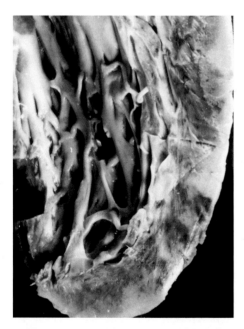

图 17-29　左心室后壁及心尖部急性心肌梗死
心壁灰白,但心肌间散在出血,形成花斑状外貌

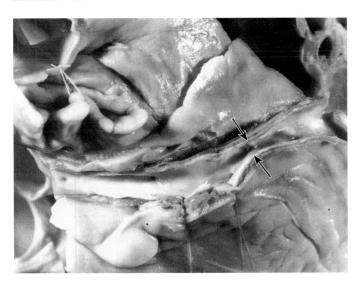

图 17-31 冠状动脉左旋支局限性粥样硬化斑块
冠状动脉左旋支有一局限性粥样硬化斑块,引起狭窄,表面有血栓形成(箭头所示),该处血管腔明显变小

(三)心肌梗死的病理类型

由于心壁的血液供应自心外膜向心内膜进行,心内膜为冠脉供应的末梢部分,急性心肌梗死往往由心内膜下开始,逐渐扩展到中层和外膜层,因紧靠心内膜的几层心肌细胞尚可直接从心腔直接获取营养,因此梗死早期,紧靠心内膜的几层心肌细胞还能存活,但随着心内膜的反应性增厚,这几层心肌细胞也会逐渐坏死、纤维化后融入慢性化的梗死病灶中。心肌梗死可分为心内膜下心肌梗死和透壁性心肌梗死,梗死部位和范围不同对心脏伤害的程度不全相同,有资料表明心肌梗死范围超过左室或双室心壁的40%易产生心源性休克。

区域性透壁性心肌梗死为典型的心肌梗死类型,梗死部位与闭塞的冠状动脉供血区一致,病灶累及心壁全层(如未累及全层而深达2/3以上可称为厚层梗死)。在病理方面有研究表明,透壁性心肌梗死中约90%的病例有冠状动脉的完全阻塞,其中3/4有斑块的破裂,同时动脉痉挛也参与其中。如前所述,最常见部位是冠状动脉左前降支供血区域,即左室前壁、心尖部、室间隔前2/3及前内乳头肌,约占50%;其次是右冠状动脉供血区,即左室后壁、室间隔后1/3及右心室,并可累及窦房结,占25%~30%;再次为左旋支供血区,即左室侧壁、膈面及左房,并可累及房室结,占15%~20%。

区域性内膜下心肌梗死系指部分心室壁的内膜下区的心肌梗死,梗死仅累及心室壁内侧1/3的心肌,并常波及肉柱及乳头肌。常为散发的多灶性病变,坏死分布区域不限于某一支冠状动脉的供血区,在人的心肌梗死中并不少见,尤其在伴有不稳定性心绞痛或缺血性猝死患者,其表现与临床非Q波型心肌梗死的冠状动脉造影结果相似。梗死区有处于不同阶段的坏死灶。

严重的心内膜下心肌梗死可相互融合或累及整个左心

室内膜下心肌,引起环状梗死(circumferential infarction),或称为弥漫性心内膜下心肌梗死。患者可有冠状动脉三大分支的严重动脉粥样硬化性狭窄,但绝大多数既无血栓形成也无粥瘤性阻塞。

除上述呈区域性分布的透壁性心肌梗死和非透壁性的心内膜下心肌梗死外,还有一类弥漫性分布的灶性心肌梗死(小灶性心肌梗死),这种类型的心肌梗死,单个坏死区不大,散在分布,不连成片,但常有多个坏死区同时存在(图17-32)。小灶性心肌梗死以心内膜下区和大梗死区周围较为多见。小灶性心肌梗死除冠状动脉供血不足原因外,低氧、低血压均可引起。

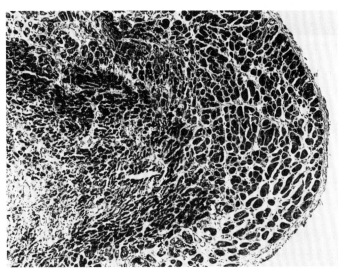

图 17-32 心内膜下区散在分布小灶性心肌坏死
近心内膜的心肌无坏死 HE染色

(四)常见并发症

心肌梗死的范围和部位不同,对心脏的伤害程度亦不同,透壁性心肌梗死出现的并发症较多。最常见的并发症有乳头肌功能失调或断裂、心脏破裂、室壁瘤、附壁血栓形成、急性心包炎、心律失常、心功能不全和心源性休克等。

室壁瘤:较大范围的急性心肌梗死后,梗死的心肌组织或瘢痕组织失去收缩能力,心室收缩时在腔内压力的作用下,心壁被动地向外膨隆逐渐形成囊状或半球状,向外膨出成为室壁瘤。室壁瘤多发生在心肌梗死的愈合期,在心肌梗死并发症中的发病率为5%~20%,80%好发于左室前壁近心尖处、侧壁和正后壁;右心室室壁瘤极少见。室壁瘤多为单发,但也有2个以上者。急性室壁瘤的瘤壁不硬,能随心脏的收缩而膨隆,超声心动图可见搏动减弱或与心壁的非梗死区呈反向运动,急性室壁瘤经炎症修复而瘢痕化后可发展成为慢性室壁瘤,这时瘤壁被纤维结缔组织替代,有时可伴钙化,瘤壁变硬,失去运动能力,如无附壁血栓形成,内壁可十分光滑(图17-33)。

心脏破裂:是透壁性心肌梗死的严重并发症,其检出率为15%~20%。常于心肌梗死后1周内出现,好发于

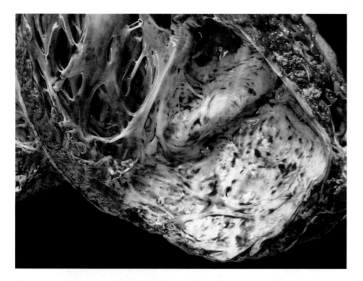

图 17-33　心肌梗死区心壁明显变薄并纤维化
内膜面因肉柱消失而变得平而光滑,这是没有附壁血栓室壁瘤的典型形态

F17-33　ER

心室游离壁(左心室前壁和侧壁的近心尖部),破裂口大多在梗死区的中部,少数在梗死与正常区的交界处(图17-34)。

乳头肌功能失调或断裂:为心肌梗死后常见的并发症,发病率可高达50%,多发生在左心室的乳头肌,单独的乳头肌梗死较少见,多数伴有乳头肌基部相应部位的心肌梗死。

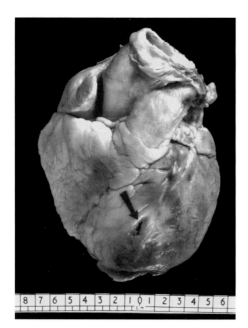

图 17-34　左心室前壁急性心肌梗死
梗死部因心壁被撕裂且贯穿全层,造成心脏破裂

急性乳头肌梗死还可发生断裂,断裂多见于二尖瓣后乳头肌尖端近腱索处(图17-35),断裂常致二尖瓣急性关闭不全、急性左心心力衰竭和急性肺水肿等。

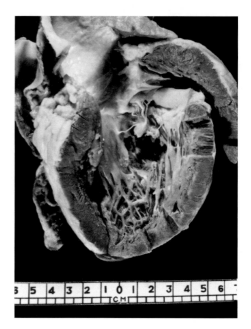

图 17-35　左心室后壁心肌梗死
损及乳头肌,造成乳头肌尖端断裂引起二尖瓣脱垂

心律失常及心功能不全:占心肌梗死后并发症的75%~95%。梗死灶累及传导系统即可导致心律失常,甚至猝死。心肌梗死急性期时窦房结的功能不全较为常见,房性心律失常以功能失调为主,真正的结构损伤少见。

附壁血栓形成:因心内膜受损及室壁瘤等病变而诱发血栓形成。较小的血栓可发生机化,若血栓因心脏搏动而脱落可引起动脉系统栓塞。

急性心包炎:坏死的心肌组织可诱发邻近部位心包急性浆液纤维素性炎症,发病率约10%,常发生在心肌梗死后2~4天。

心源性休克:占心肌梗死的10%~20%。当心肌梗死的面积较大时,心肌收缩力极度减弱,心输出量显著减少,可引起心源性休克,导致患者死亡。

第八节　心脏瓣膜病

心脏瓣膜及其周围组织病变累及瓣膜的结构或功能而引起的心脏功能损伤,均属于瓣膜病。可以源于先天性发育异常或后天性疾病造成的器质性损伤,且随着人群预期寿命的延长,近年来瓣膜的变性和老化性病损等有所增多。但就现阶段而言,我国心瓣膜病的病因以风湿性心脏瓣膜病最为常见。

主、肺动脉瓣的瓣上和瓣下狭窄虽不是瓣膜本身结构的病变,但其临床征象酷似瓣膜病,所以也归入心瓣膜病范畴来讨论。

一、心脏瓣膜病的病理诊断要素

相同病因心脏瓣膜病的好发部位和病理形态等方面的表现不全相同，因此心脏瓣膜病的病理诊断至少要考虑病损部位、病因以及瓣功能损伤的类别和严重程度等。

（一）病变部位

心脏有四组瓣膜，分别界于心房与心室和心室与大动脉之间，前者称为房室瓣（包括二尖瓣和三尖瓣），后者称为主、肺动脉瓣（包括主动脉瓣和肺动脉瓣）。病变可仅累及单个瓣膜，但也可同时或者先后累及两个以上瓣膜（如二尖瓣和主动脉瓣），称之为联合瓣膜病。主动脉和肺动脉瓣由纤维结缔组织的瓣环和瓣叶组成，主要承受心脏舒张时的主、肺动脉内压力；房室瓣的组成除瓣环和瓣叶外，还有腱索及乳头肌，主要承受心脏收缩时的心室内压力。心瓣膜的受压不同，瓣膜的易损性亦不同，二尖瓣病变最为常见，主动脉瓣和二尖瓣双瓣膜病变次之，单纯性主动脉瓣病变最少见。在结构上主动脉瓣环和二尖瓣环的基部有直接的连接共同组成部分，这部分两瓣共用，故有些如变性、感染性病损常同时累及两瓣或从一瓣延伸至另一瓣。

（二）病变的性质

大部分心瓣膜病的组织学变化类似（除外少数先天性发育异常），都是瓣膜机化、纤维化、玻璃样变以至钙化。大体表现为瓣膜增厚、变硬、卷曲、短缩、相邻的瓣叶粘连；也可出现瓣膜破损、穿孔、腱索融合缩短等。起始于心瓣膜本身的为原发病变，由其他部位的病损累及瓣膜者为继发病变。因心脏或一些瓣膜的病变导致另一些瓣膜的血流动力学或湍流性损伤是最常见的瓣膜继发病变。一般，瓣膜的继发病变都以瓣缘的增厚和卷曲为特征，有的还伴有相应部位心壁的喷射（冲击）性心内膜增厚（图 17-36）。

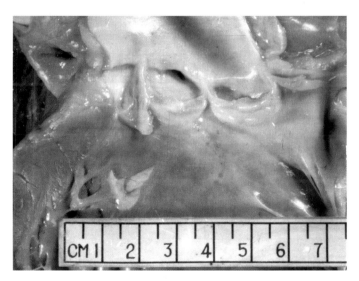

图 17-36　喷射（冲击）性心内膜增厚

主动脉瓣因硬化造成关闭不全，由此又引起主动脉瓣下左心室前庭区室间隔部心内膜出现局灶性口袋样纤维增厚，并朝向主动脉瓣口，这是典型的喷射冲击导致的心内膜反应性增厚

（三）瓣膜的功能障碍类别

心瓣膜是保证心脏收缩时血液定向流动的阀门。心瓣膜病变化中如以瓣叶粘连为主，则将引起瓣膜狭窄，使血流不畅；如以瓣膜卷曲、短缩或破裂、穿孔为主时，则引起关闭不全血液反流。瓣膜病变所致的血流动力学改变，对心脏和肺的影响取决于病变的部位、性质和程度等。瓣口狭窄的结果是心脏排血受阻，致使狭窄口远端供血不足，出现晕厥、心绞痛，或呼吸困难等临床表现；而狭窄口的近端有血流淤滞，造成肺淤血，或肝、脾淤血等。瓣口狭窄时心脏的代偿表现为等容型功能增强，心脏能适应的最大负荷取决于心肌的最大张力，功能不全仅发生在心肌的功能储备完全动用以后。瓣膜关闭不全的结果是舒张时血流从瓣口反流，使进入心腔的血量增加，其代偿以等张型功能增强为主，它以心脏收缩功能相对轻微增加为特征，心脏能适应的最大负荷并不取决于心脏的膨胀性，而取决于心肌张力的发展，故心力衰竭发生在心肌储备力完全动用以前，是心肌储备无力动用的结果。

综上所述，心瓣膜病的诊断需要综合病损部位、病因以及瓣功能损伤的类别和严重程度等来确定。

二、不同病因心脏瓣膜病的病理特征

心脏瓣膜病的病因有的已经确定，有的至今仍不明确。病因尚不明确的，目前暂仍统称其为原发性或特发性心瓣膜病，已知病因的有以下几大类，主要分为先天性及后天性两大类。

（一）先天性心瓣膜病

从心内膜垫和其他瓣膜始基组织演化成瓣膜的过程中，任一阶段发育障碍造成的瓣膜结构变异，导致瓣膜功能异常的均可称为先天性心瓣膜病。常见的类型有：

1. 分叶变异　主动脉瓣和肺动脉的瓣叶均由三个半月瓣组成，在分隔形成阶段，如对点合发生偏移，就可造成分叶变异，出现二叶化或四叶化的主动脉瓣和肺动脉瓣。瓣叶大小可基本相似，也可有较大差别。单个瓣叶可仍为半月状，亦可伴有其他畸变。初生时瓣叶厚度可与正常无异，但其后可增厚，瓣叶变硬，甚至钙化。如瓣叶分隔不全，可出现单叶瓣，甚至成中间有孔的膜状间隔，瓣孔可偏心，如孔在中心，瓣呈穹窿状（图 17-37）。瓣膜的分叶不全，在形态上要与瓣叶间的融合或粘连相区别，分叶不全者瓣间只有单瓣组织的嵴状分隔，而融合或粘连则是相邻两瓣间组织的结构性合一，有时要用组织切片来区别。后者形成的二叶化瓣称为假性二叶化。二尖瓣或三尖瓣的分叶变异多数伴随于乳头肌或心内膜垫组织的其他发育异常，如二尖瓣的分叶不全，且其腱索都集中于单一的乳头肌上，从而形成"降落伞型二尖瓣"，如合并房、室间隔缺损可伴有乳头肌和腱束骑跨等变异。瓣的分叶不全常致狭窄，过多分叶常致关闭不全。

2. 融合变异　心内膜垫和其他瓣膜始基组织的融合不全常致瓣叶出现裂隙或孔隙。瓣叶的裂隙位于瓣缘，就其深

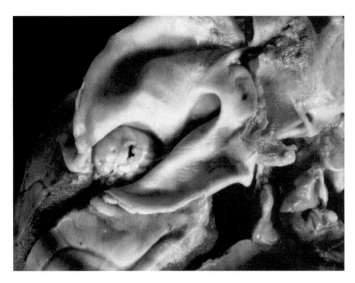

图 17-37 穹窿状隔膜型瓣

肺动脉瓣完全没有分叶,融合成隔膜,只在中心有一孔是瓣的开口,是穹窿状隔膜型瓣的较典型形态

度如超过瓣叶的关闭线,会有关闭不全表现,如裂口深达基部,就称为完全性瓣叶裂;出现在主、肺动脉瓣叶联合附近关闭线以上的孔隙,一般不会有关闭不全表现,但随年龄的增长,瓣叶会因纤维增多,变硬而使关闭线上移,致使原来不显临床表现的轻度瓣叶裂或孔出现关闭不全。

3. 生长过度 瓣叶或瓣环组织的生长过度较为少见,均表现为瓣的关闭不全。在主动脉瓣,瓣叶缘的总长度因远大于主动脉的周径,瓣叶下垂,三个瓣叶的下垂程度不一定相同,一般其瓣叶缘因长期受血流冲击而变厚(图 17-38)。瓣环的过大,会使瓣的关闭重合面减少,瓣叶和腱索的张力加大,久而久之可使瓣关闭不全。先天性瓣叶或瓣环生长过度要与瓣变性导致的瓣环扩张、瓣叶增大相区别,前者一般不伴有变性,尤其黏液性变。

4. 瓣膜装置间各结构间的匹配异常 健全的瓣膜功能

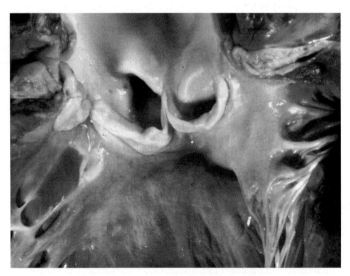

图 17-38 先天性主动脉瓣发育畸形

瓣叶过长,造成瓣叶下垂,不能严密对合,导致关闭不全

除有赖于瓣膜装置各结构成分的正常外,还有赖于瓣膜装置各结构成分间的合理搭配,如各结构间的配合失调,便可引起关闭不全。对二尖瓣而言,两组乳头肌上的主腱索分别连接前、后联合,其余分别分布到相邻的瓣叶。如这种分布关系的失常,或腱索分布不匀,便可造成牵拉力方向改变,引起关闭不全。它的临床表现有的起初关闭不全表现可能不突出,但随年龄的增长,临床表现逐渐明显(图 17-39)。

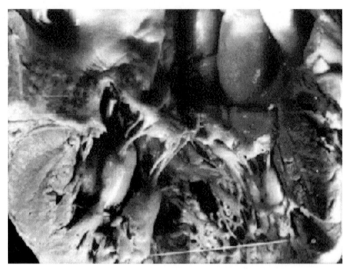

图 17-39 二尖瓣瓣叶与乳头肌搭配异常

前乳头肌发出的腱索几乎都附着在二尖瓣的前叶上,而前联合部腱索稀少,造成关闭不完全

(二) 获得性瓣膜病

1. 风湿性瓣膜病 风湿病(rheumatism)是一种与 A 组乙型溶血性链球菌感染有关的变态反应——自身免疫性疾病,主要累及全身结缔组织及血管,最常累及心脏和关节,其次为皮肤、皮下组织、脑和血管等,其中以心脏病变最为严重。最常见为二尖瓣损伤,其次为主动脉瓣。急性风湿性瓣膜病与慢性风湿性瓣膜病的临床和病理表现不同。

急性期首先表现为瓣叶肿胀增厚,透明性丧失,继而沿瓣叶的闭锁缘(此处内皮细胞受瓣膜开关时的摩擦,易出现变性坏死)出现串珠状排列的赘生物,直径为 1~2mm,排列整齐,与瓣膜粘连紧密不易脱落,故称疣状心内膜炎(verrucous endocarditis)。结节内可见血小板组成的白色血栓和纤维蛋白,还有数量不等的单核细胞、淋巴细胞,基部有小血管,一般可见阿少夫小体及阿少夫细胞,但无细菌菌落(图 17-40)。赘生物最后发生机化及纤维化,较轻的病变愈合后,可只有瓣膜的轻度增厚(尤以瓣膜关闭线处较明显)和腱索的轻度增粗,一般无瓣膜变形。如病变反复进行,瓣叶会增厚、变硬、粘连、收缩、变形、纤维化以及钙化,演变成慢性风湿性瓣膜病。瓣膜炎时腱索、乳头肌常同时累及,纤维化时瓣叶与腱索常融合成一体,称为"腱索瓣叶化",较重的甚至有瓣叶与乳头肌直接相连(图 17-41)。

急性期,除瓣膜炎外或多或少伴有心内膜炎和心肌炎,使心肌细胞肿胀、间质水肿,此时心脏的伤害不全是瓣膜病

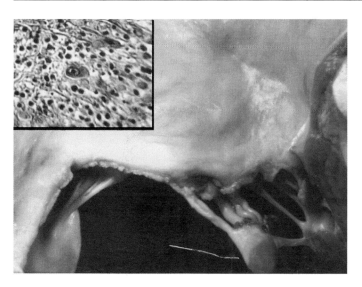

图 17-40 急性风湿性二尖瓣炎
瓣缘有排列整齐的风湿性赘生物。其左上角的附图示风湿性赘生物内的阿少夫小体(HE 染色)

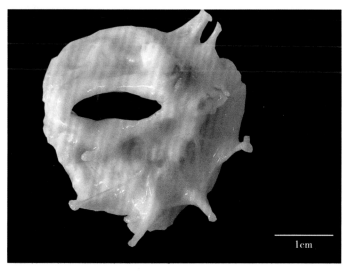

图 17-41 慢性风湿性二尖瓣炎的心室面
瓣叶和腱索呈弥漫性纤维增生,并相互融合,瓣口狭窄,乳头肌与瓣叶相接

F17-41 ER

本身,更主要的是心肌的非特异性改变。当病变累及心房、心室内膜时,可引起心内膜灶性增厚及附壁血栓形成。其中,左房后壁因病变瓣膜关闭不全,受血液反流冲击较重,故该处病变较重,常形成纤维性增厚的斑块,称 McCallum 斑。

慢性风湿性瓣膜病的叶间粘连,瓣叶硬化收缩,可造成瓣膜狭窄,同时重度硬化使瓣叶不能完全对合,则可在狭窄的基础上伴发关闭不全(图 17-42);慢性风湿性瓣膜病也有叶间无明显粘连,而以瓣叶硬化表现为主的关闭不全者。至

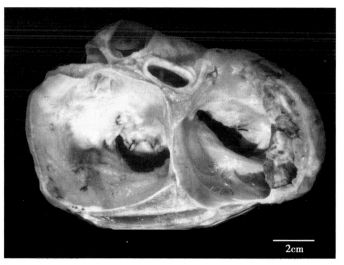

图 17-42 慢性风湿性二尖瓣炎造成的二尖瓣狭窄
合并关闭不全,致使左、右心房扩大,右心房有附壁血栓

于慢性风湿性瓣膜病为什么有的病损以狭窄为主;有的以关闭不全为主,有研究表明,与急性瓣膜炎阶段伴随心肌炎的严重程度有关,如心肌炎较明显,心脏扩张,转为慢性后,瓣膜病易表现为以关闭不全为主。慢性期本身虽无特征性病变,但由于急性风湿病变的反复出现,因此在未静止时,同一病例可见新老不一的不同阶段病变,这可作为病理诊断的重要参考。慢性风湿性炎的病损瓣膜除有纤维性增厚外,还可合并钙化和血栓形成等。

风湿性瓣膜病损最多见于二尖瓣,其次为二尖瓣合并主动脉瓣。三尖瓣和肺动脉瓣很少单独受累。主动脉瓣单独病损者,文献上虽有报道,但为数较少,多数与二尖瓣病损并存。

2. 感染性心内膜炎 由病原微生物感染所致的心内膜炎统称为感染性心内膜炎。由于致病微生物的毒力及患者的抗病能力不同,病程长短不一,其临床和病理表现可以不同,常见有细菌性心内膜炎及真菌性心内膜炎。感染性心内膜炎最易累及瓣膜,但病变不只限于瓣膜,亦可累及心内膜及邻近大动脉内膜。感染性心内膜炎可发生在无基础心脏病的患者,但已有病损的瓣膜和人工瓣的易感性远大于完全正常的瓣膜,如风湿性心瓣膜病、先天性心脏病、老年性退行性心脏病以及人工瓣膜置换术等。病变瓣膜处可出现较大赘生物,呈灰白、灰红色菜花状,形状不规则,表面污秽,质松脆易碎裂、脱落,并造成瓣叶缺损或穿孔(图 17-43),若累及腱索可致腱索断裂;也有腐蚀瓣叶,先形成瓣膜膨胀瘤再穿孔的。感染性心内膜炎赘生物,体积远大于风湿性赘生物,脱落后除造成组织损伤外,因赘生物内有细菌菌落,可形成细菌栓子,随血流达到身体远处部位,发生脏器的败血性栓塞和心肌多发小脓肿。感染性心内膜炎的另一特点是病损易向瓣膜附近组织扩展,如主动脉瓣上的病变可直接蔓延到二尖瓣等。病损的慢性化和愈合后瓣膜出现纤维性增厚和瘢痕化(图 17-44)。

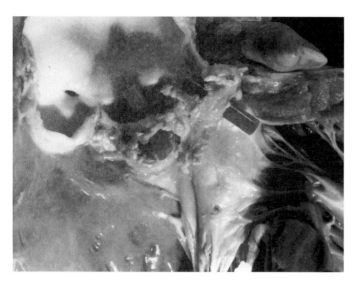

图 17-43　主动脉瓣急性细菌性瓣膜炎
瓣叶被腐蚀而穿孔,孔缘较不规则,有大量质脆的赘生物,
这是急性细菌性瓣膜炎导致瓣叶穿孔的典型形态

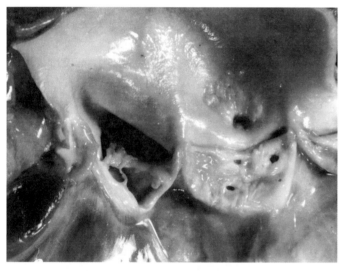

图 17-44　愈合后的主动脉瓣细菌性心内膜炎
瓣叶上有残留的穿孔和破损,穿孔和破损部位于瓣叶的非
关闭对合区,有别于瓣叶先天性融合不全

　　感染性心瓣膜病的临床主要表现为关闭不全,究其原因,一为巨大赘生物和瓣叶膨胀瘤的形成,使瓣不能严密关闭(图 17-45);另一为瓣叶的穿孔;少部分因心脏过度扩张引起。但也有因瓣膜的巨大赘生物或膨胀瘤的形成,使血流不畅而造成狭窄的,瓣膜炎后的狭窄多是瓣膜瘢痕化的结果。

　　心血管系统感染引起的瓣膜病,除病原菌的直接损伤外,还有像梅毒螺旋体导致的主动脉伤害,尤其根部的损害,因滋养动脉炎,使动脉壁变性,主动脉瓣环扩张,瓣叶分离,造成关闭不全。

　　最常见的感染性心内膜炎是细菌性心内膜炎,可根据临床病程分为急性及亚急性。亚急性感染性心内膜炎病因以草绿色链球菌最多见,肠球菌和表皮葡萄球菌次之。急性感

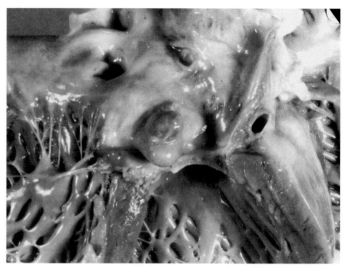

**图 17-45　二尖瓣前叶的心房面有一瘤样物膨出于表面,
这是二尖瓣的心室面有急性细菌性心内膜炎破坏,在心室
压力的推动下使向心房面膨出。瓣叶膨胀瘤极易穿孔**

染性心内膜炎病因以金黄色葡萄球菌最为多见,少数为肺炎球菌、A族链球菌、流感杆菌和淋病奈瑟菌等。由于抗生素的广泛应用,急性细菌性心内膜炎已较前少见。不同病原微生物引起的感染性心内膜炎的鉴别,在急性期一般不难,以赘生物内找病原微生物为关键。

　　下列瓣膜病虽较少见,但有不同的特征,具有较重要的鉴别参考价值。

　　布氏杆菌病性心内膜炎较为少见,病变以形成肉芽肿为主。大动脉炎是一种原因不明的慢性进行性全动脉炎,以慢性炎细胞浸润、弹力纤维断裂和纤维组织增生为特点,病灶肉芽组织内可见上皮样细胞和朗格汉斯巨细胞,但无结核分枝杆菌。

　　肉样瘤病(sarcoidosis)是一种全身性慢性病,基本病变是心肌间质内非干酪样上皮样细胞肉芽肿。肉样瘤病的上皮样细胞肉芽肿与结核性肉芽肿十分相似,只是无干酪样坏死。病变愈合后成纤维瘢痕。与其他器官相比,心脏损伤较少,可引起传导阻滞和心律失常,肉样瘤肉芽肿广泛替代心肌,可引起心力衰竭和功能性二尖瓣关闭不全。在左心室的乳头肌和室间隔上部,肉眼可见大片白色坚硬的结节,愈合后的心脏肉样瘤在形态上很像陈旧性心肌梗死,甚至连心电图的表现也相似。肉样瘤病不常累及心内膜,由此极少引起瓣膜功能失调。

　　有一种称为“无菌性心内膜炎”的病变,是纤维素和血小板构成的血栓附着在瓣膜,形似瓣膜赘生物,但不是细菌感染的表现。有学者认为这类赘生物的形成多见于肿瘤(尤常多见于黏液癌)患者的濒死期,一般不引起显著的临床症状。

　　自心脏瓣膜置换术开展以来,人工瓣膜的感染已成为研究者日益关注的问题。置换瓣膜有猪主动脉瓣、牛心包等生物材料制成的生物瓣、有金属材料制成的机械瓣。人工瓣的

感染也有赘生物形成,生物瓣材料虽无生命,但亦可被破坏,病损亦可延及瓣周,造成瓣周漏等(图17-46)。

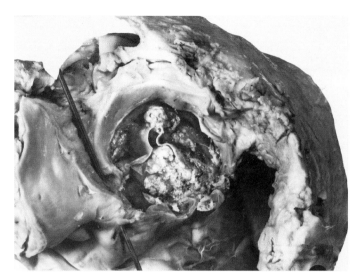

图17-46　置换后的主动脉瓣部牛心包生物瓣,感染造成人工瓣的细菌性瓣膜炎,瓣窦内充满赘生物

3. 变性及代谢障碍性瓣膜病　瓣膜的变性有年龄性和病理性两种。随着年龄增长,在持续压力和血流的作用下,瓣膜的胶原和弹力纤维均会增加,瓣叶的关闭缘增厚,也可有脂质沉着,这些都是年龄性改变,但瓣膜过度增厚和钙化,便成为病理性的老年性瓣膜钙化病。病理性变性可见于任何年龄,最常见的是瓣的黏液瘤样变性和钙化。

黏液瘤样变性多见于二尖瓣,名称尚未统一,有称其为黏液变性、黏液样变性,也有称其为黏液瘤样变性,其本质是一种胶原纤维变性和酸性黏多糖沉积,变性不仅累及瓣叶,瓣环和腱索常同时受累,只是程度不同。病变瓣膜常呈乳白色,在心房面有大小不一的瘤样隆起,故常被称为黏液瘤样变性,黏液瘤样变性可使二尖瓣环和瓣叶松弛,腱索的伸展可造成二尖瓣前、后叶关闭时不能对合,称为二尖瓣脱垂综合征。能引起二尖瓣脱垂的另一种疾病是马方综合征,两者瓣膜的组织形态很难区分,故有人认为两者可能有相同的发病机制。瓣膜的黏液瘤样变性与瘢痕组织的黏液性变不同,前者的结构层次完整,而瘢痕组织的纤维排列紊乱,这是两者间的主要鉴别点。

二尖瓣环钙化是较常见的一种老年性瓣膜环变性和钙化的疾病,女性多于男性,瓣环的变性使环扩大,钙化则使瓣环变硬,所以临床上有的出现收缩期杂音,而有的出现舒张期杂音;见于年轻人的二尖瓣环钙化多合并于慢性肾衰竭、有二尖瓣脱垂的马方综合征,或胡尔勒(Hurler)综合征。

主动脉瓣钙化病多见于65岁以上的老年人,瓣叶因纤维增多而变厚,钙化而变硬,造成主动脉瓣口狭窄。多数合并二尖瓣环的钙化。钙化结节都分布在瓣叶的主动脉面,瓣膜联合无黏连,有别于慢性风湿性心瓣膜病。

纯合子型家族高脂蛋白血症(Ⅱ型高脂蛋白血症)能引起主动脉瓣或主动脉瓣上狭窄。这型高脂蛋白血症对主动脉造成损害,升主动脉重于降主动脉,纤维粥样斑块能造成主动脉瓣上狭窄;瓣膜的细胞内脂质和胆固醇堆积以及瓣的纤维化可引起狭窄。

糖原沉积病和Ⅱ型庞佩(Pompe)病可造成全心肌壁明显增厚,左心室游离壁及乳头肌增厚尤其显著。由于左心室壁极度增厚使心腔变小、二尖瓣前移、后内侧乳头肌体积增大导致左室流出道堵塞,出现主动脉瓣下狭窄。但糖原沉积本身不损害瓣膜。

淀粉样物是一种多成分的复合蛋白,淀粉样物沉积病有原发和继发之分。心肌细胞间的淀粉样物沉积可使心肌细胞萎缩,产生充血性心力衰竭或限制性心肌病。淀粉样物好在乳头肌部沉积,常引起房室瓣功能失调,造成关闭不全。瓣叶上较少有淀粉样物沉积,且少量沉积也不足以造成瓣膜的功能失调。

痛风是尿酸盐在组织内沉积引起的关节或其他组织的炎症性病变。因沉积在瓣膜造成瓣功能失调的病例虽有报道,但为数极少。

升主动脉夹层可由主动脉中层黏液变性等原因引起,主动脉中层裂开,出现裂隙(较大的常称为黏液湖),并与动脉腔相通,如不及时处理,中层裂隙可能极度扩大。夹层波及主动脉瓣,便可造成关闭不全。

4. 结缔组织病和自身免疫性疾病　较少见,瓣膜的病损常常是全身病变累及所致。不同病损对瓣膜的损害机制和程度不全相同。

系统性红斑狼疮(systemic lupus erythematosus)为全身性、非感染性、与遗传因素有关的自身免疫性疾病。可侵犯皮肤、关节、心、肝、肾、神经系统、浆膜和血管。多见于青年女性,在心脏可引起心包炎、心内膜炎和心肌炎。系统性红斑狼疮的心包炎为渗出性,能完全吸收。心瓣膜炎的病变呈小结节状分布在瓣叶上,类似于风湿性心瓣膜炎改变,又称其为"非典型性疣状心内膜炎",不同点在于病损不完全沿瓣膜闭锁缘分布,瓣膜的心房、心室面以及腱索均有分布,不一定伴有心肌病变。疣状物内可见嗜苏木素小体。系统性红斑狼疮的冠状动脉炎有内膜增厚,管腔狭窄,造成弥漫小灶性心肌坏死,可有心肌梗死和心脏扩张表现。

类风湿关节炎(rheumatoid arthritis)的瓣膜损害表现在瓣的基部纤维性增厚,并可见类风湿肉芽肿。瓣膜病变一般只是类风湿关节炎的一种合并损害。

强直性脊柱炎(ankylosing spondylitis)、巨细胞性主动脉炎、白塞病(Behcet's disease)、复发性多软骨炎(relapsing polychondritis)、莱特尔(Reiter)综合征等合并瓣膜病损,尤其主动脉瓣的关闭不全均有报道,但为数极少。

5. 瓣膜装置的缺血性损伤　心脏瓣膜装置中除乳头肌外各部都无丰富的血液供应,因此,瓣膜装置的缺血性损伤主要是由心壁或乳头肌的缺血造成,心脏缺血多在左心室,因此瓣膜装置的缺血性损伤,以二尖瓣为主,其他心瓣膜极为少见。缺血在心壁或乳头肌的不同,造成二尖瓣损伤的机制不同,全心性缺血时,多因心脏扩张造成关闭不全,其中有"拱石"机制的参与;区域性缺血,可由乳头肌和乳头肌基部心肌收缩功能减弱而引起。急性心肌梗死,或因此引起的左室乳头肌断裂均可造成急性二尖瓣脱垂,慢性左室乳头肌缺血可造成乳头肌硬化,乳头肌起始部及其附近心壁的急性心肌梗死或慢性缺血均可造成局部心肌收缩力减弱,尤其该部室壁瘤的形成,或因二尖瓣牵拉力的方向发生改变;或因心壁矛盾运动牵拉二尖瓣而出现关闭不全。乳头肌断裂造成的二尖瓣脱垂与腱索断裂造成的二尖瓣脱垂在临床表现方面有相似之处,但后者很少由缺血引起,多由变性或腐蚀引起。乳头肌断裂处修复后表面会有内皮覆盖而变得光滑,但这种病例只见于部分乳头肌断裂者。乳头肌的顶端与腱索相连接处,心肌细胞间的纤维组织较多,有别于心肌纤维化,诊断时要注意区别。

6. 肿瘤 与其他器官相比,心脏的原发和继发肿瘤均很少见,由于缺乏特征的临床表现,多数要靠影像学检查,而肿瘤的定性诊断仍有赖于病理组织学检查,肿瘤发生在瓣膜上尤其少。

心脏的黏液瘤很少直接长在瓣叶上,绝大多数长在左心房内,以蒂附着于心房壁,肿瘤靠近二尖瓣口时能产生酷似二尖瓣狭窄的临床表现。另外黏液瘤组织稀疏,且易变性、坏死,极易脱落,造成体动脉和肺动脉系的栓塞。黏液瘤嵌顿在瓣膜口时,还可造成猝死。

心脏瓣膜上的纤维弹力瘤根据形态分为两类,一类生长在瓣膜的表面,呈乳头状,常称作瓣膜的乳头状纤维弹力瘤(Papillary fibroelastoma),早期的文献上称其为 Lambl 赘生物(Lambl's excrescence)或 Lambl 赘瘤。该瘤可长于任一心瓣膜,一般多在超声或尸检时被偶然发现。乳头状纤维弹力瘤形如海葵,肿瘤的显微镜下形态是乳头中心为胶原纤维,间有弹力纤维,外围黏液瘤样基质,表面有内皮细胞被覆,可脱落引起栓塞,故有学者认为它的行为不太良性。另一种纤维弹力瘤长在瓣环附近的心壁内,形态和行为方面都不同于乳头状纤维弹力瘤,是一种以胶原纤维为主,伴有弹力纤维的混合性肿瘤,体积较小的肿瘤一般不影响瓣膜的功能。

三、不同部位瓣膜病的常见类型

(一) 二尖瓣

由瓣环、主瓣、小瓣、百余根腱索以及前后两组乳头肌组成,位于左心房、室间,乳头肌附着在心室壁,因此左心房、室的功能对二尖瓣的病损亦有很大影响。按瓣膜病损的功能类型可区分为二尖瓣狭窄和二尖瓣关闭不全两大类。

二尖瓣狭窄在我国较为常见,大多数由慢性风湿性心瓣膜炎和先天性二尖瓣发育异常造成,少数由感染性心内膜炎或退行性变所致。二尖瓣瓣口面积为 $4 \sim 6cm^2$。狭窄时,依瓣口面积缩小程度分为三度:①轻度:$1.5 \sim 2.0cm^2$;②中度:$1.0 \sim 1.5cm^2$;③重度:小于 $1.0cm^2$。根据病损程度和形态,

一般把二尖瓣的狭窄病变分成隔膜型和漏斗型。

隔膜型的瓣膜主体基本正常,瓣叶间粘连,瓣膜轻-中度增厚,以小瓣严重,主瓣仍可轻度活动。按其病损不同又分以下亚型:

1) 边缘粘连型:瓣膜缘粘连,瓣口狭窄,一般无关闭不全。

2) 瓣膜增厚型:除上型病损外,瓣膜有不同程度增厚,活动部分受限。可伴有轻度关闭不全。

3) 隔膜漏斗型:后瓣及其腱索显著纤维化,僵硬;前瓣略有增厚,但仍可活动,腱索粘连、缩短,瓣膜边缘与后瓣形成漏斗状。可伴有较显著的关闭不全。

二尖瓣关闭不全是一种较常见的心瓣膜病,可由多种病损引起,具体病种见表 17-3。

表 17-3 二尖瓣关闭不全的常见原因

二尖瓣环病损类
瓣环扩大:扩张型心肌病
瓣环钙化:环的原发性钙化或变性
左心室压力增高:高血压、主动脉瓣狭窄、肥厚型心肌病
糖尿病
马方综合征
慢性肾衰竭和高血钙症
二尖瓣瓣叶病损类
风湿性心脏病
二尖瓣脱垂:黏液瘤样变性
感染性心内膜炎
系统性红斑狼疮(Libman-Sacks 病损)
创伤(包括经皮二尖瓣球囊扩张术)
急性风湿热
心房黏液瘤的影响
先天性瓣叶裂
二尖瓣腱索病损类
原发性腱索断裂
黏液瘤样变性和马方综合征
感染性心内膜炎
急性心肌梗死
急性风湿热
创伤(包括经皮二尖瓣球囊扩张术)
急性左心室扩张
乳头肌病损类
冠心病:急性可复性缺血、急性心肌梗死
其他少见原因:肉样瘤病、淀粉样物沉积病和肿瘤等浸润性疾病
降落伞型二尖瓣等先天畸形
高血压、心肌炎以及心肌病引起的乳头肌局灶性纤维化
创伤

其中最常见的病因为风湿性心脏病、二尖瓣脱垂伴或不伴有腱索断裂的黏液样退行性变、感染性心内膜炎、乳头肌功能障碍以及先天畸形等。在西方发达国家,二尖瓣黏液样退行性变是二尖瓣关闭不全最主要的病因,占所有二尖瓣关闭不全病例的 45% ～65%,病变可遍及瓣环、瓣叶和腱索,

瓣膜组织的黏液瘤样变性使组织稀疏、脆弱,是造成二尖瓣脱垂的主要原因,病损还可致腱索断裂。

(二)主动脉瓣

由瓣环和三个半月瓣构成,两个在后,一个在前,其结构和附着方式和肺动脉瓣相同,主动脉基部与瓣膜相对应区也有三个窦状扩张,称为主动脉窦(即 Valsalva 窦)。其中左窦(左冠窦)、右窦(右冠窦)分别有左、右冠状动脉的开口,后窦(无冠窦)无冠状动脉开口。主动脉瓣和二尖瓣间不但瓣环有共用,主动脉的左冠瓣与二尖瓣的基部间还直接相连,因此一些变性和感染性病变常累及两瓣。正常成人主动脉瓣口面积为 $3 \sim 4cm^2$,当瓣口面积为 $1.5 \sim 1.0cm^2$ 时为轻度狭窄,$1.0 \sim 0.7cm^2$ 为中度狭窄,$<0.5cm^2$ 为极重度狭窄。

主动脉瓣狭窄(aortic stenosis)主要由风湿性主动脉瓣炎引起,少数由于先天性发育异常或动脉粥样硬化引起瓣膜钙化所致。风湿性主动脉瓣狭窄常与二尖瓣病变合并发生联合瓣膜病变。只有主动脉瓣病变,而没有二尖瓣病变时,需要小心鉴别。当瓣膜粘连不匀时,可造成假性二叶畸形,这时要与先天性二叶瓣畸形相鉴别。

主动脉瓣关闭不全是指主动脉瓣瓣口增大,在左室舒张时主动脉瓣不能完全闭合。可由瓣环和瓣叶的多种病损引起,具体病种见表17-4。

表 17-4 主动脉瓣关闭不全的常见原因

主动脉瓣变形类
风湿性心脏病
感染性心内膜炎
先天性主动脉瓣畸形(分叶不全、二叶瓣等)、室间隔缺损、瓣叶穿孔等
胸部严重创伤和主动脉瓣球囊扩张术等
系统性红斑狼疮和类风湿关节炎等结缔组织疾病
主动脉根部病变类
主动脉根部扩张
原发性主动脉根部扩张
继发于系统性高血压、黏液瘤样变性、结缔组织病和梅毒性主动脉炎
马方综合征、先天性结缔组织发育不良(Ehler-Danlos 综合征)和成骨不良等的黏液瘤样变性
强直性脊柱炎、类风湿关节炎、莱特尔(Reiter)综合征、有 HLA-B27 的肉样瘤病和巨细胞性主动脉炎等结缔组织病
创伤、高血压、马方综合征等引起的夹层动脉瘤
主动脉窦瘤破裂

主动脉瓣瓣叶损伤中以感染性瓣膜炎瓣叶穿孔、瓣叶脱垂和风湿性瓣膜病的瓣叶硬化最为常见;主动脉根部扩张中以梅毒性主动脉炎、主动脉根部动脉瘤、主动脉窦瘤(图17-47)以及黏液瘤样变性最为常见。我国和发展中国家主动脉瓣关闭不全最常见的原因仍是风湿性心瓣膜病,原发性主动脉瓣心内膜炎也是常见的原因。目前西方发达国家单纯性主动脉瓣关闭不全最常见的病因主要为 Marfan 综合征、高血压、梅毒等引起的主动脉环扩张症。高位室间隔缺损患者的主动脉瓣关闭不全,可因主动脉瓣基部失去支持,瓣叶

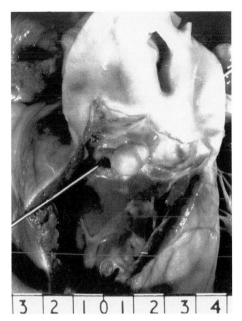

图 17-47 主动脉窦瘤破入右心室的标本
主动脉窦部的扩大,形成瘤样膨出称为窦瘤或膨胀瘤,瘤的位置不同,破裂后可穿入心包、心房或心室

下垂引起。

各类主动脉瓣关闭不全的病理形态鉴别,有时比较困难。除临床特征外,主要根据瓣叶的病变,瓣膜联合部是否有粘连,瓣环的扩张与否,以及升主动脉根部伴随病变的情况进行综合判断。

(三)三尖瓣

三尖瓣狭窄及关闭不全的发生率远低于二尖瓣和主动脉瓣。三尖瓣狭窄发病率是二尖瓣狭窄的 1/10,大多由风湿病引起,其病理改变与二尖瓣的病变相似,但一般病变较轻。三尖瓣先天性闭锁病例比较少见,其他病因还包括类癌综合征、非细菌性心内膜炎,以及弥漫性结缔组织病等。单纯的风湿性三尖瓣瓣膜病十分罕见,多于二尖瓣病变、主动脉病变同时发生。近几十年来,据国外报道,三尖瓣的感染性心内膜炎有增加趋势,病患者多见于毒品成瘾人群,也有因安装起搏器、介入治疗、导管检查等引起的,致病菌以真菌和革兰阴菌感染为多。

三尖瓣关闭不全(tricuspid regurgitation)多数由肺动脉高压及三尖瓣环扩大而引起。反复发作的风湿性三尖瓣病可导致器质性三尖瓣关闭不全,此外,先天性 Ebstein 畸形、三尖瓣黏液样变、类癌、心内膜纤维化均可引起器质性的三尖瓣关闭不全。右心心内膜炎所致二尖瓣毁损、三尖瓣的创伤、右心室心肌梗死也可产生急性的三尖瓣关闭不全。

(四)肺动脉瓣

肺动脉瓣病变多以先天性发育异常为主,后天性少见。发生于肺动脉瓣的风湿性瓣膜炎远远少于其他瓣膜。单纯性肺动脉瓣狭窄几乎均由先天性异常所致,最多见的是二叶化瓣和发育不良等,有的还合并间隔缺损。类癌综合征常可致肺动脉瓣狭窄。肺动脉高压引起的肺动脉环扩张是肺动

脉瓣关闭不全最常见的原因,其次为感染性心内膜炎、先天性肺动脉瓣缺如或发育不良、Marfan综合征。另一常见的原因是先天性心脏病手术后遗留的病变。

第九节　先天性心血管病

在心血管系统形成、发展和完善过程中任一阶段、或任一部位的变异,若严重程度达到足以影响循环功能,则称之为疾病。先天性心脏、血管疾病就是指心脏和血管在形成和发育过程中造成的结构异常,并造成相应的功能障碍者,目前一般所称的先天性心血管疾病只指该器官在大体形态上出现异常者,在细胞和亚细胞、乃至分子水平的先天性疾病不在这里讨论。至于结构方面虽有异常,但不构成明显的功能异常者,一般称为变异,如Chiari网就是冠状静脉窦口瓣的残留。先天性心脏病有明显遗传倾向,不少单基因或多基因遗传性疾病伴有心血管畸形。

先天性心脏、血管疾病种类繁多,因侧重点不同而有不同的分类法,如临床上根据早期有无发绀表现等分为发绀型、非发绀型和阻塞型;此外可根据肺循环血量与体循环血量的比例,宏观结构改变和相应的血流动力学改变,心房、心室和大动脉三个节段解剖连接、空间排列和相互间的关系进行分析。

一、常见类型先天性心血管病的形态特征

(一)动-静脉系间的异常交通

动脉导管和房间隔部的卵圆孔是动-静脉间的天然通道,但只在胎儿时期存在,出生后就自行闭合,如不闭合,就成为动-静脉间的异常交通,称为动脉导管未闭和卵圆孔未闭。其他部位的动-静脉系间异常交通均系发育缺陷引起,统属于"动-静脉瘘"范畴。动-静脉瘘可出现在外周动-静脉间、肺动-静脉间、冠状动-静脉间,也有出现在冠状动脉和心腔间。动-静脉瘘部一般均有血管腔扩张,管壁增厚,甚至内膜增生。瘘的部位不同,对心、肺功能的影响亦不相同,主要取决于瘘管或瘘口的管径及其两端间的血压差。间隔缺损是另一类动-静脉系间的异常交通,出现在心腔内的有房间隔缺损和室间隔缺损,出现在大动脉间的有主肺动脉间隔缺损。

1. 动脉导管未闭　亦称为动脉导管开放(patent ductus arteriosus),动脉导管位于主动脉峡部和左肺动脉根部之间,导管长短不一,一般长3~5mm,直径为5~15mm。出生后一年内闭锁为动脉韧带,若仍不闭锁,称为动脉导管未闭。按形状可分为管型、漏斗型和窗口型。动脉导管未闭者常有高流量型肺动脉高压表现。

2. 卵圆孔未闭　系房间隔形成过程中第一和第二房间隔未完全融合而遗留的月牙形裂隙,使左、右心房相通。但只有在右心房、室压力增高时才出现心房间的分流。

3. 冠状动脉瘘　冠状动-静脉间或冠状动脉与心室间

的异常沟通称为冠状动-静脉瘘和冠状动脉-心室瘘,通过异常交通,冠状动脉可直接注入冠状静脉、心房或心室腔。交通冠状动脉常扩张,管壁增厚,心腔增大,心壁肥厚。冠状动脉-左室瘘者的交通动脉内的血液呈双向分流。

4. 房间隔缺损　系分为原发孔(第一房间孔)型和继发孔(第二房间孔)型缺损两种,继发孔型常见。房间隔缺损与卵圆孔未闭的病理形态区别在于房间隔缺损者能通过缺损直接看到另一心房内的结构,而卵圆孔未闭则不能。缺损大小不一,如卵圆窝完全缺失,可成单房心。胚胎发育第五周,从原始心房背内面中线处长出一镰状隔膜,向心内膜垫方向生长,称第一房间隔或第一隔膜,最后与心内膜垫融合将心房分为左、右两部分,若未完全融合而造成的原发孔型缺损,如心脏胚胎发育过程中第二房间孔破裂过大或第二房间隔发育迟缓,则形成继发孔型缺损。两者的形态学区别是前者靠近二尖瓣和三尖瓣的基部,且无肌嵴残留(图17-48),后者则或多或少有肌嵴分隔。继发孔缺损中又分成位于中心部位的中央型(卵圆孔型),位于下腔静脉口附近的下腔型,位于上腔静脉口附近的上腔型以及缺损巨大,兼有上述两种或以上类型的混合型。

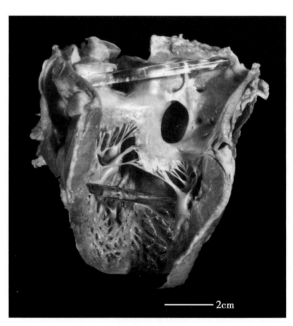

图17-48　一孔型房间隔缺损的左心房观
孔的下缘直接由房室瓣的基部构成,两者间无肌性分隔

5. 室间隔缺损　室间隔形成中发生障碍,造成心室间隔程度不一的缺失,使左、右心室间直接沟通,称为室间隔缺损,为最常见的先天性心脏病。胚胎发育第4周末,在心室底部长出一肌膜,向心内膜垫延伸形成室间隔的肌部。该肌膜与心内膜垫之间留有两心室相通的孔(室间孔),至胚胎发育第8周关闭,形成心室间隔膜样部,相应部位的缺损分别构成膜部间隔缺损和肌部间隔缺损。如以膜部间隔缺损为主,带有部分肌性缺损者或膜周围的缺损又称为膜周部缺损。室间隔缺损在左室面主要位于紧接主动脉右冠瓣和无

冠瓣的基部,但在右室面的分布却不尽相同,可分为紧接肺动脉瓣下的干下型、位于室上嵴的嵴内型、位于室上嵴下方的嵴下型和位于三尖瓣隔瓣下的隔瓣下型(又称为窦部型)(图17-49)。高位膜部缺损最常见,肌部间隔缺损很少见,缺损边缘均由心肌构成,可以单发或多发,大小不一,如缺损巨大,甚至室间隔完全缺失,就形成单心室。

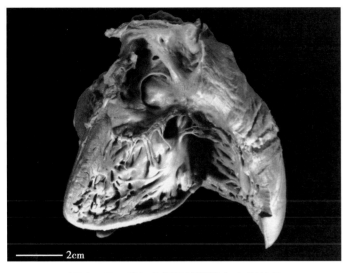

图17-49 膜部室间隔缺损的右心室面观
缺损口位于三尖瓣隔叶前缘的室间隔上

主动脉-主肺动脉间隔缺损:动脉干分隔发育不完善,使升主动脉和主肺动脉间出现窗口样缺损,缺损大小不一,如升主动脉和主肺动脉间完全没有分隔,就成永存动脉干。

(二) 心壁发育不良和异常扩张,血管腔和瓣口的狭窄或闭塞

血液需要在心血管系统内自由流动,任何瓣口、管腔的狭窄或闭塞都会障碍血流而致心血管系统功能障碍。胚胎时期的弓动脉演变异常会导致先天性主动脉缩窄和闭塞,动脉或心壁较小范围的扩张通称为先天性动脉瘤、室壁瘤以及较大范围的心壁扩张症,是动脉壁和心室壁发育不完善的结果。常见的有主动脉缩窄、主动脉弓中断、三房心以及特发性心房扩张症等。

1. **主动脉缩窄和主动脉弓中断** 常发生于主动脉的左锁骨下动脉与第一对肋间动脉之间(即主动脉峡部狭窄),也有发生在无名动脉与左锁骨下动脉之间(即主动脉弓狭窄)。狭窄程度不一,范围较局限,长约1cm。本病较常见,分为幼年型和成人型两种,前者为动脉导管之前的主动脉端狭窄,又称导管前缩窄,程度较重;后者为动脉导管之后的主动脉峡部狭窄,又称导管后缩窄,程度较轻。如主动脉弓的某个部位完全缺如或闭锁,则称为主动脉弓中断。主动脉缩窄或主动脉弓中断者都有邻近部位的动脉扩张,形成侧支循环,以代偿缩窄或中断远端部位的血液供应。

2. **三房心** 是胚胎时期的肺静脉共干未与固有左心房完全融合,使左心房内出现一个纤维肌性分隔,隔膜的上部

接收肺静脉血液,称为副房,隔膜的下部与左心耳和二尖瓣相通,称为真房。副房为高压腔,房壁较厚,真房为低压腔,房壁较薄。真、副房间通道多数为单个,形态不同,有隔膜型、漏斗型和管道型。交通口长为0.5～2cm。

动脉扩张和动脉瘤:先天性动脉扩张可见于体动脉和冠状动脉的任何部位,与扩张段动脉壁的结构发育异常,弹性纤维薄弱,在血流压力的作用下向外膨出。如扩张较局限,称为动脉瘤,如扩张限于动脉窦部,称为动脉窦瘤。

瓣口狭窄或闭锁:详见心脏瓣膜病部分。

(三) 大血管的起源异常

心脏和大血管的正常关系是主动脉起自左心室,肺动脉起自右心室,如这种结构关系发生异常,会导致一系列血液循环紊乱,有的甚至是致命性的,它常伴有心内或心外的异常血流通路。最常见的病理类型包括大动脉转位和冠状动脉异常起源。

1. **大动脉转位** 其主要特征是主动脉口和肺动脉口与左、右心室的连接关系异常,和(或)这两大动脉间的相互位置关系异常(图17-50)。符合下列任一情况者均可诊断本病:①无论大动脉与心室的关系是否协调,大动脉瓣口位置关系存在倒转;②无论大动脉瓣口位置关系是否存在倒转,大动脉与心室的关系不协调;③无论主动脉瓣下有无肌性圆锥(室上嵴),主动脉瓣基部与二尖瓣间无纤维性延续。可分为纠正型和非纠正型两型,前者血液循环无异常,患者可无症状健康存活;后者又称完全性大动脉移位,属于发绀型先天性心脏病,若无其他异常血流通路,患儿很快死亡。

2. **冠状动脉起源异常** 异常起源基本可分为两大类型,一类是左和(或)右冠状动脉的起源、分支和走行异常,

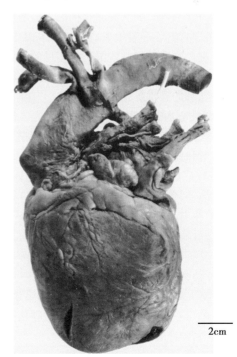

图17-50 主动脉起自右心室,而肺动脉干起自左心室,本例肺动脉发育较差,动脉导管未闭

其所供应的血液仍来自左冠状动脉,因此不造成心肌缺血等相应病损,但常因走行异常在手术治疗时易被误伤,其中最常见的是左冠状动脉前降支的起始段发育较差或完全闭塞,前降支来自右冠状动脉的圆锥支;另一类是冠状动脉起自肺动脉,常伴有心肌缺血表现。

3. 心室双出口(double-outlet right ventricle,DORV)　系指主或肺动脉中的一个完全起自右心室,另一个大部分起自右心室的大动脉起始畸形。需要与法洛四联症(TOF)、室间隔缺损的 Eisenmenger 综合征相区别。

(四)静脉的畸形和异常反流

正常心脏的体静脉和冠状静脉都引流到右心房,肺静脉引流到左心房,如不按这种路径回流,均属路径异常和反流异常。

1. 肺静脉畸形引流　一般分为完全型肺静脉畸形引流和不完全型肺静脉畸形引流两大类。前者是两侧肺静脉先汇合成一总干,或 2~3 个分支,再连接到右心房-腔静脉系统。后者是肺静脉的一支或数支直接汇入右心房-腔静脉系统。完全型肺静脉畸形引流按引流部位分为:①心上型:引流至上腔静脉或无名静脉等;②心脏型:引流至右心房或冠状静脉窦等;③心下型:引流至下腔静脉、门静脉或肝静脉等;④混合型:引流至上述多个部位。肺静脉畸形引流者常伴有房间隔缺损。

2. 冠状静脉畸形引流　一般经冠状静脉窦汇入左心房,但也有一支或几支冠状静脉直接汇入左心房。经冠状静脉窦者,一般有冠状静脉窦口的狭窄或闭锁,但有些则因冠状静脉窦与左心房壁的间隔缺损引起。

3. 腔静脉畸形　腔静脉的路径变异较大,只要无血液引流异常,常无临床病征,如肝静脉直接汇入右心房,形成双下腔静脉,但在进行右心导管检查或外科手术治疗时会遇到预想不到的困难。左上腔静脉残留是较多见的一种畸形,它在发育中不退化、闭锁而汇入左房斜静脉,造成双上腔静脉并存和冠状静脉窦的异常扩张。

(五)复合性心血管畸形

心脏和血管同时存在多种畸形,常引起心脏和(或)大血管的结构畸形和血流动异常。

1. 法洛四联症(tetralogy of Fallot)　本症是四种心脏和大血管畸形的组合,包括肺动脉流出道狭窄(PS)、室间隔缺损(VSD)、主动脉右移骑跨和右心室肥厚扩张。肺动脉狭窄、VSD 和主动脉骑跨是本症的主导畸形,而右心室肥厚可以是继发性改变。四联症的肺动脉畸形可以是肺动脉闭锁、漏斗部狭窄、肺动脉瓣狭窄以及瓣和漏斗部均狭窄等。漏斗部狭窄是右心室上嵴增生、肥厚和发育异常的结果。低位的室上嵴肥厚有第三心室形成。本症由于肺动脉狭窄,肺血循环量减少,常引起肺血管的改变。

2. 心内膜垫缺损(endocardial cushion defect,ECD)　心内膜垫是心脏发育过程中介于共同房室管腹、背侧间的组织,它向上参与构成第一房间隔的形成,向下参与构成室间

隔膜部及其周围结构,向左、右参与形成二尖瓣前叶和三尖瓣隔叶。因此,心内膜垫的发育异常可造成上述部位的结构畸形,根据程度不同,分为部分型和完全型缺损两大类。部分型缺损包括一孔型 ASD 合并二尖瓣前叶裂及三尖瓣隔叶发育不全和部分缺如、左室-右房通道,以及心内膜垫型 VSD 合并房室瓣裂;完全型缺损又称房室通道畸形,由一孔型 ASD、心内膜垫型 VSD 和二尖瓣、三尖瓣裂组成的共同房室瓣构成(图 17-51)。

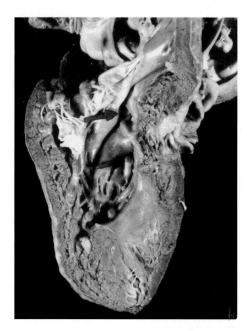

图 17-51　心脏的房间隔下部和室间隔上部大片缺失,左、右房室瓣发育异常,部分完全游离

二、诊断和鉴别诊断

本节内讨论的先天性心脏、血管疾病的诊断主要依赖于宏观结构的观察、不同结构间的相互关系,有的还要结合其功能变化来综合判断,因此大多数先天性心脏、血管疾病的病理诊断主要依靠大体标本观察,关键是要确定结构异常的部位和类型。最好要遵循在原位查明关系、按节段判明病损部位、根据心脏、血管的发育知识进行综合分析的原则进行诊断。一般按下列程序进行检查。

(一)在原位上搞清楚不同结构间的相互关系

血管发出、分布、汇集和返回路径,血管的分布和汇集异常要在原位上检查才能弄清楚。

(二)以血流方向按节段查明病损部位

在心脏部按正常的血流方向,即上腔静脉、下腔静脉、右心房、右心室、主肺动脉、肺静脉、左心房、左心室直到主动脉。这样可依次查明心脏部有无间隔缺损、血管的发出和返回的部位异常。

先天性心脏、血管畸形部位不同、组分不同,在不同的组合下可出现不同的病种,其中有的是原发畸形,有的是继发病损,其中有的组合已有特定的名称,有的则还没有,因此先

表 17-5　常见先天性心脏病的解剖学分类

心房发育异常 　单纯一孔型房间隔缺损 　二孔型房间隔缺损 　单心房 　三房心 　房间隔缺损合并二尖瓣狭窄(Lutenbach 综合征)或关闭不全 　肺静脉畸形引流 　　部分型　分流入右房或上腔静脉 　　完全型　分上型、心内型、心下型 　心房壁发育异常 　特发性心房扩张症 **心室发育异常** 　室间隔缺损 　　漏斗部缺损　干下型或嵴上型 　　膜部缺损　嵴下型、隔瓣下型 　　肌部缺损 　左室右房通道 　单心室　右室发育不全、左室发育不全 　左室流出道狭窄 　右室流出道狭窄 　　单纯右室流出道异常肌束 　　法洛四联症 　　假性共同动脉干 　　右室流出道狭窄合并其他畸形 　心室壁发育异常	**先天性室壁瘤** 　心室壁憩室 　心室壁致密化不全(isolated ventricular noncompaction) **房室孔发育异常** 　心内膜垫缺损 　　部分型　一孔房间隔缺损合并二尖瓣前瓣裂 　　完全型　二尖瓣前瓣裂、三尖瓣隔瓣裂 　二尖瓣狭窄或关闭不全 　三尖瓣下移或发育不全 　左室右房通道 **动脉干发育异常** 　主动脉瓣狭窄　瓣部、瓣上、瓣下 　肺动脉瓣狭窄　瓣部、瓣上、瓣下 　主-肺动脉间隔缺损 　共同动脉干 　冠状动脉异常起源 **心房、心室及大动脉搭配异常** 　心房心室一致 　心房心室不一致 **主动脉弓发育异常** 　动脉导管未闭 　主动脉缩窄 　主动脉弓畸形 **其他** 　下腔静脉缺如

天性心脏、血管疾病的诊断和鉴别诊断要把畸变部位、畸变的组分以及畸变造成的功能改变综合起来才能判断。病理形态诊断主要依据胚胎发育和解剖学分类,逐一认定和排除,作出诊断。常见先天性心脏病的解剖学分类见表 17-5,供诊断参考。

第十节　心脏肿瘤

心脏肿瘤是指生长于心包、心壁或心内膜等部位的肿瘤,与身体其他部位相比,心脏的肿瘤相对较少。有原发性和继发性两类。其中原发肿瘤尤为罕见,检出率为 0.0017% ~ 0.33%,大多数是良性肿瘤,尤以心房黏液瘤最多。而心脏的继发性肿瘤相对多见,其检出率是原发肿瘤的 20 ~ 40 倍,容易通过血道播散至心脏的恶性肿瘤常为恶性黑色素瘤、肾癌、肺癌、胃癌、乳腺癌、绒癌、食管癌、儿童横纹肌肉瘤以及纵隔肿瘤等,多数从纵隔侵及心包,再延伸到心壁。只转移到心脏而不侵及纵隔和心包的继发性肿瘤相当少见。

一、心脏原发性肿瘤

心脏原发肿瘤早在 16 世纪已被认识,我国首例心脏黏液瘤于 1936 年由北京协和医学院病理科尸检发现,直到 20 世纪 60 年代中期,我国总共只有十余例心脏原发肿瘤报道,

至 60 年代后期超声心动图成为临床有效诊断手段,心脏肿瘤的临床检出数才迅速增多,我国是心脏原发肿瘤检出率较高的国家。

现在大多数心脏肿瘤的临床诊断已能用超声心动图技术作出,但有些肿瘤性质的确定,还要辅以电子计算机体层扫描(CT)、磁共振成像(MRI)以及放射性核素血池扫描等影像技术,而心脏肿瘤更确切的定性诊断仍有赖于病理组织学检验、组织化学和细胞化学等技术的应用。目前,良性肿瘤的外科治疗已能获得良好效果,而恶性肿瘤的治疗效果仍较差。

构成心脏及心包的各类组织均可为心脏原发肿瘤的组织来源,但不同成分发生肿瘤的比例差异明显,心脏原发瘤大多来源于间叶组织(纤维、脂肪、心肌以及血管),而以异位组织(如神经、甲状腺以及软骨等)和畸胎性肿瘤则较罕见。心脏原发肿瘤的命名与其他脏器或组织相同。综合国内外资料,心脏原发肿瘤的基本类别及频度次序大致如表 17-6 所示。

心脏不同部位肿瘤的类别具有差异性,例如心包部以囊肿较多;心外膜以脂肪瘤较多;从心壁凸入心腔内的肿瘤以黏液瘤较多,而位于心壁内的肿瘤以血管类、纤维类以及横纹肌类肿瘤较多。心脏肿瘤的年龄分布范围较广,不同年龄段的肿瘤谱不全相同,儿童以横纹肌瘤较常见,青年人以黏

表 17-6　心脏原发肿瘤的类别及频发度次序

良性(75%)	恶性(25%)
黏液瘤(50%)	肉瘤(20%)
横纹肌瘤(20%)	血管肉瘤
脂肪瘤	血管内皮肉瘤
纤维瘤	间叶肉瘤
血管瘤	黏液肉瘤
淋巴管瘤	横纹肌肉瘤
间皮瘤	平滑肌肉瘤
乳头状纤维弹力瘤	骨肉瘤
嗜铬细胞瘤	软骨肉瘤
甲状腺腺瘤	恶性神经鞘瘤
化学感受器瘤	恶性淋巴瘤
神经鞘瘤	Kaposi's 肉瘤
瓣膜囊肿	浆细胞肉瘤
错构(畸胎)瘤	
Purkingje 细胞瘤	
颗粒性肌母细胞瘤	

液瘤和血管类、纤维类肿瘤较多。

各类心脏肿瘤的男女性别比略有不同，无明确性别倾向性的，如黏液瘤的检出数女性多于男性，而非黏液瘤则男性多于女性，有的肿瘤发生数较少，难以明确性别分布差异。

从不同种类肿瘤的良、恶性来看，黏液类肿瘤以良性较多，而血管类和间叶类肿瘤以恶性较多；另外，右心室壁和心腔部的恶性肿瘤远较左心室壁和心腔部多；心包部的囊肿一般都是良性的。心脏不同部位原发肿瘤的基本类别及频发度次序大致如表 17-7 所示，心脏肿瘤的 WHO 组织学分类如表 17-8 所示[7]。

因为黏液性肿瘤占心脏原发肿瘤的绝大多数，非黏液性肿瘤的总数不到心脏肿瘤的 5%，所以心脏的原发性肿瘤可大致划分为黏液性肿瘤和非黏液性肿瘤两大类。

（一）黏液瘤

黏液瘤发生于心内膜，常靠近于卵圆窝，瘤体多自心壁凸入心腔内生长，瘤体与心壁间以蒂相连，一般基底不甚宽广，故这种类型的肿瘤能随心脏的舒缩而活动。75%以上发生在左心房，且绝大多数附着在房间隔部，15%~20%位于右房，较少发生于心室，超过 90% 为单发。瘤体呈分叶状、息肉状或圆形，组织疏松、胶冻样，质脆、易出血和脱落（图17-52）。黏液瘤多数位于心房内，其中瘤与心壁间恒有弹力纤维分隔，其间只有血管穿越（图 17-53）。镜下见黏液样基质及黏液瘤细胞，肿瘤细胞为多形性，呈星芒状、多边形或梭形，周围有"空晕"，核呈细长形、圆形或卵圆形，无明显核分裂象。常见排列方式为在血管周围呈网络状排列，形成"套管"样（图 17-54），亦可见散在或小巢肿瘤细胞分布于黏液基质中。瘤组织有多分化性，约 5% 的肿瘤内可见腺样结

表 17-7　心脏不同部位原发肿瘤的类别及频发次序

良性肿瘤：
心包肿瘤
　心包囊肿
　脂肪瘤
　异位组织肿瘤
心房的心内膜和心壁肿瘤
　黏液瘤(常由心内膜凸入心腔内生长)
　房间隔部的脂肪瘤样增生
　房室结间皮瘤
心室心内膜和心壁肿瘤
　血管瘤
　横纹肌瘤
　脂肪瘤
　纤维瘤
　淋巴管瘤
　其他：嗜铬细胞瘤、颗粒性肌母细胞瘤、神经纤维瘤、平滑肌和支气管源性肿瘤
瓣膜肿瘤
　乳头状纤维弹力瘤
　囊肿
恶性肿瘤：
血管肉瘤
横纹肌肉瘤
黏液肉瘤
恶性间皮瘤
纤维肉瘤
骨肉瘤
其他：脂肪肉瘤、平滑肌肉瘤、恶性神经鞘瘤、恶性畸胎瘤和甲状腺癌

表 17-8　WHO(2015)心脏肿瘤组织学分类

良性肿瘤和瘤样病变	恶性肿瘤
横纹肌瘤	血管肉瘤
组织细胞样心肌病	未分化多形性肉瘤
成熟心肌细胞错构瘤	骨肉瘤
成人型富于细胞性横纹肌瘤	黏液纤维肉瘤
心黏液瘤	平滑肌肉瘤
乳头状弹力纤维瘤	横纹肌肉瘤
血管瘤，非特指型	滑膜肉瘤
毛细血管瘤	混合型肉瘤
海绵状血管瘤	心淋巴瘤
心纤维瘤	转移瘤
脂肪瘤	**心包肿瘤**
房室结囊性肿瘤	孤立性纤维性肿瘤
颗粒细胞瘤	恶性
神经鞘瘤	血管肉瘤
生物学行为未明性肿瘤	滑膜肉瘤
炎性肌成纤维细胞瘤	恶性间皮瘤
副神经节瘤	生殖细胞肿瘤
生殖细胞肿瘤	畸胎瘤，成熟型
畸胎瘤，成熟型	畸胎瘤，未成熟型
畸胎瘤，未成熟型	混杂性生殖细胞肿瘤
卵黄囊瘤	

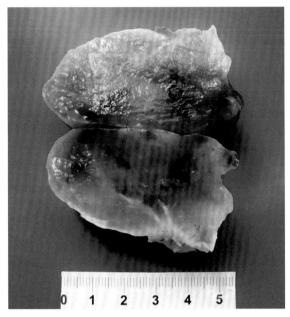

图 17-52　心脏黏液瘤肉眼观

肿瘤浅黄色，半透明，切面呈胶冻状

F17-52　ER

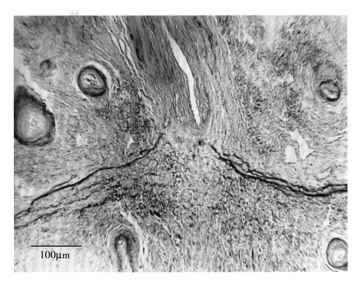

图 17-53　心脏黏液瘤与附着部心壁间有弹性纤维板分隔，瘤与心壁间只有血管沟通，因此这一弹性纤维板可作为瘤体是否被完整切除的形态标志。弹性纤维染色

构。黏液瘤中易见巨噬细胞，黏液基质对奥辛蓝（alcian blue）呈强阳性反应，黏液卡红（mucicarmine）和 PAS 染色呈斑片状阳性。肿瘤蒂部可见大的厚壁动脉，中膜可被黏液瘤细胞所"蚕蚀"。基质内可见 Gamma-Gandy 小体（大量含铁血黄素颗粒及结缔组织包裹的铁和钙）。大部分肿瘤细胞表达 calretinin，可有不同程度的 actin、CD31、S-100 和

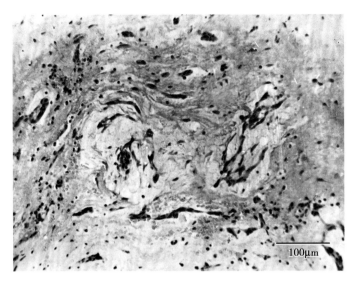

图 17-54　心脏黏液瘤细胞周围基质内有大量嗜碱性无定形物，形成"空晕"，瘤细胞有围绕血管分布的倾向　HE 染色

F17-54　FR

Vimentin 表达[8]。Ⅷ因子相关抗原、Cytokeratin、myoglobin、desmin 和 CD34 亦可阳性表达。但免疫组化对诊断没有太多帮助，主要起鉴别作用。黏液瘤可以复发，可能与原发肿瘤未完全切除、心内种植等有关。黏液瘤主要需和其他肉瘤黏液样变相鉴别。

（二）良性脂肪瘤

可以发生于心脏内任何部位，但大多数位于心包处，组织形态与其他部位脂肪瘤无差异。（图 17-55）。

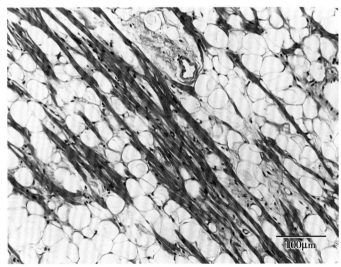

图 17-55　心壁内的浸润性脂肪瘤，脂肪细胞分散在心肌间，瘤与心肌间没有纤维包膜分隔，这种组织形态极难与心壁脂肪浸润区别，但后者心壁不增厚，而肿瘤则有增厚　HE 染色

（三）血管瘤

不常见，肿瘤多位于心壁，稍向心腔内隆起，多为散发，有时可伴发于其他部位，若肿瘤大且伴有消耗性疾病，称为 Kasabach-Merritt 综合征。可分为海绵状和毛细血管型两类。血管瘤多数呈海绵状，瘤体由不规则形的血窦构成，窦间以纤维小梁分隔，边缘部肿瘤组织和心壁组织间常有相互交叉，常无显著包膜，因此肿瘤与心壁间界限不清晰，即使在瘤体中心部的血管窦纤维间隔内有时亦可见散在的心肌细胞（图 17-56），与肌内血管瘤组织学特点类似。有时可伴有黏液瘤样背景，要防止误诊为黏液瘤。血管类肿瘤中有较大比例的恶性血管肉瘤，肉瘤大部分为毛细血管型，核异型明显，可出现迷路样血管。

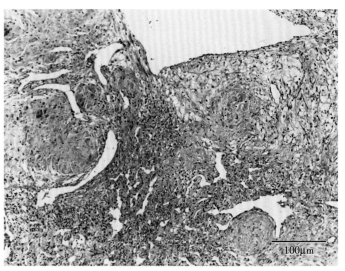

图 17-57　心脏海绵状淋巴管瘤
淋巴窦的纤维间隔内有散在或成团的心肌细胞，肿瘤与心壁间常无纤维包膜　HE 染色体

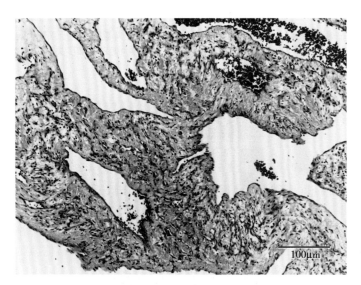

图 17-56　心脏海绵状血管瘤，其间有大量血窦　HE 染色

F17-56　ER

（四）淋巴管瘤

极为罕见，与其他部位淋巴管瘤结构类似，肿瘤间质内有均质淡染的淋巴液，而无红细胞，肉眼颜色较为苍白。淋巴管瘤多数是良性的，但它像血管瘤一样，与心壁组织间无清晰分界，因此手术治疗时要完全切除亦不容易（图 17-57）。

（五）横纹肌肿瘤

横纹肌瘤是儿童和婴儿最常见的心脏原发肿瘤，有研究显示该肿瘤是一种心肌内错构瘤，但也可发生于胎儿和成人，80% 患者伴有脑的结节性硬化。肿瘤多为多发性，主要位于左心室，根据肿瘤数量的多少及位置而出现不同的临床表现。瘤体界限不清，灰色或灰白色。瘤细胞体积巨大，胞质空亮，内含大量糖原，核位于中心，胞质呈束状向周围伸

展，形如蜘蛛（图 17-58）。恶性者为横纹肌肉瘤，多见于成年人。

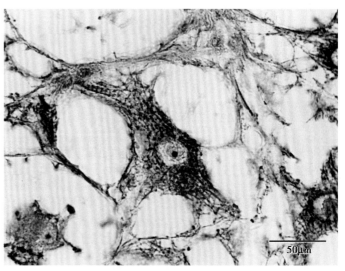

图 17-58　心脏横纹肌瘤
细胞胞浆呈巨大的空泡状，胞体形如蜘蛛，用 PTAH 染色可显示出细胞内的肌原纤维　PTAH 染色

（六）纤维瘤

肿瘤多见于儿童，但临床症状不明显，故初次诊断可发生于成年人。肿瘤边界清楚，多为良性，圆形或类圆形，位于心壁内，部分或大部分凸入心腔，肿瘤的中心部常见玻璃样变、钙化或坏死。镜下见成纤维细胞及弹力纤维，发生于婴幼儿患者时难与纤维肉瘤鉴别。

（七）间叶类肿瘤

这一类肿瘤多位于心壁，略凸入心腔，心壁与瘤体逐渐移行，常无明确边界或包膜不完整。肿瘤细胞大部呈梭形，呈条索状相互交织排列，瘤细胞内除粗面内质网和线粒体外，无肌原纤维等特化性结构，形态类似于未分化的心脏始

基细胞。细胞索间可见散在灶性黏液瘤样结构区，有的甚至出现单层立方和矮柱状细胞构成的腺体。瘤内胶原纤维量少。肿瘤有多分化倾向，它与黏液瘤可能有同源性关系（图17-59）。恶性者称为间叶肉瘤。心脏的这类肿瘤比较少见，形态鉴别除 HE 染色的组织形态表现外，还需要用免疫组织化学检测，其分型与软组织肿瘤一致。

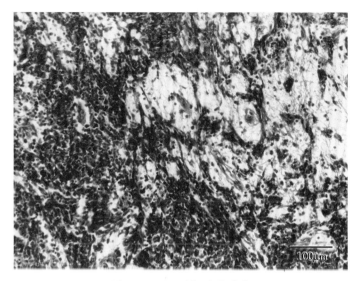

图 17-59　心脏间叶类肿瘤
细胞形态多样，部分呈梭形，排列密集，部分细胞体积较大，出现巨大空晕，呈黏液瘤样结构　HE 染色

（八）乳头状纤维弹力瘤

多位于心瓣膜和心内膜，瓣叶上的乳头状纤维弹力瘤大多在瓣的中心部位。房室瓣部位于瓣的心房面，主动脉和肺动脉瓣部位于心室面。瘤体大小一般只有数毫米，少数可达数厘米。肿瘤的外观比较特殊，尤其放在水中观察时形若海葵。镜下见核心为包含血管的疏松纤维组织，有丰富的黏液性基质，外覆内皮样细胞（纤维弹力瘤已在心脏瓣膜病部分叙述）。主动脉瓣上的瘤体或其他部位瘤上脱落的血栓均能阻塞冠状动脉。

（九）囊肿

多发生在心包的壁层，凸入胸腔生长，多数位于心包的右心膈角。与实性肿瘤坏死液化后形成的囊腔不同，囊肿内壁均有细胞被覆，囊壁的厚度和成分随囊肿的种类而异，根据囊壁结构及内衬细胞不同分为胸腺囊肿、支气管囊肿和肠源性囊肿等。囊肿壁均较薄，囊内充满浅黄色清亮液体或胶冻状物。囊肿的定性诊断完全依赖于病理组织学检查，必要时还要借助组织化学等手段。心包囊肿绝大多数是良性的。

（十）间皮瘤

间皮瘤可发生于心包和心外膜，分为良性及恶性两类，与其他部位的间皮瘤组织形态相同。

（十一）淋巴瘤

淋巴瘤累及心脏较常见，但原发性心脏淋巴瘤罕见，多伴发于艾滋病患者。肿瘤呈多发结节状，浸润性生长，尤其

多见于房室沟部，或凸入右室流出道内。常见组织学类型为 B 细胞型淋巴瘤。获得性免疫缺陷综合征患者的心包，易出现弥漫或结节状 B 细胞型淋巴瘤，或 Kaposi 肉瘤。

二、心脏继发性肿瘤

心脏是恶性肿瘤较易累及部位，常见转移至心脏的恶性肿瘤有肺癌、肝细胞癌、结肠癌、乳腺癌、淋巴瘤、白血病及恶性黑色素瘤。有些肿瘤有较高的心脏转移率，如淋巴瘤、白血病、黑色素瘤等。

心脏继发性肿瘤可呈弥散性浸润，也可密集呈结节状（图17-60）。主要通过以下四个途径转移至心脏：来自于纵隔的肿瘤可以直接浸润心脏；血道转移；淋巴道转移和来自于下腔静脉的血管内扩散，有时可罕见的肺静脉转移途径。若转移灶范围较少，处于心脏可代偿范围内，则不出现明显的临床症状。若转移灶较大或累及重要部位，则会出现相应的临床症状。心包积液的细胞学检查有利于确定诊断，但细胞学检查未见肿瘤细胞者，尚不能因此而完全排除肿瘤的可能。

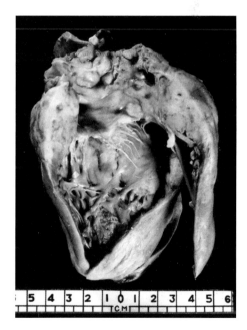

图 17-60　心脏转移性瘤在心壁内浸润，
致使心壁局部增厚，形成结节

只见于心房腔内的孤立性肿瘤结节不一定都是心脏的原发肿瘤，附近器官的肿瘤可沿上、下腔静脉和肺静脉凸入心房，如肝癌和下腔静脉系的平滑肌瘤病、淋巴管平滑肌瘤病等可伸入右心房内，漂浮在血流中；肺门部的肿瘤有时可沿肺静脉凸入左心房。这类肿瘤的临床和影像表现有的酷似黏液瘤，故要仔细鉴别。

三、鉴别诊断

（一）心脏肿瘤样病变

心脏肿瘤的病理诊断标准与其他部位完全相同，但要与心脏的肿瘤样病变相鉴别。总体而言，心脏肿瘤发病率低，

而心脏的肿瘤样病变主要有以下几种：一是心脏结构的瘤样膨出，瘤壁与周围组织类似；二是心腔内的球样附壁血栓，尤其是出现机化时易与真性肿瘤混淆。临床检查及症状有时难以明确其性质，主要需依赖于病理组织检查才能与真性肿瘤相鉴别。

（二）原发肿瘤和继发肿瘤的鉴别

在进行心脏肿瘤的诊断过程中，要意识到心脏原发肿瘤数量少，发病率低，一般局限于心脏本部。心脏出现继发肿瘤时，经过详细的临床检查，多能发现原发病灶。除此之外，如前所述，附近器官的肿瘤可沿上、下腔静脉和肺静脉凸入心房，此时需要和心房内原发肿瘤进行鉴别。

（三）肿瘤类型的认定

心脏肿瘤病理组织类型的认定与其他部位肿瘤之间并无不同。各种心脏常见肿瘤的病理学特征如前所述，但值得特别注意的是有些心脏肿瘤在形态上有多形性表现，表明该类肿瘤有多向分化特征，对这类肿瘤，中国医学科学院阜外医院以前倾向于间叶瘤或间叶肉瘤诊断，现在一般都按软组织肿瘤的原则，参考免疫组织化学检测及分子检测的结果来命名和鉴别。

（四）肿瘤良、恶性的认定

总的来说，心脏肿瘤良、恶性的形态标准完全同于其他部位肿瘤的诊断标准，但也有特殊情况，如心脏黏液瘤脱落组织具有能随血流远距离种植的恶性特征，因此还需考虑其生物学行为；另外像淋巴管瘤、毛细血管瘤等边界不清，尽管这些肿瘤是良性的，但鉴于心脏有些部位不允许大范围地彻底切除肿瘤，这样就难以确保疗效，因此从临床看这类肿瘤的后果仍类似于恶性肿瘤。

第十一节　心包疾病

心包是包裹心脏和出入心脏的大血管根部的纤维浆膜囊，由纤维性心包和浆膜性心包两部分组成。心包囊的外层为纤维组织构成的纤维性心包，较厚；心包囊的内层为浆膜性心包，浆膜性心包又分为壁层心包和脏层心包，表面有间皮细胞被覆，并延及心脏表面。脏、壁两层之间的狭窄腔隙称为心包腔，其内含 20～50ml 浆液。心包疾病系指纤维心包和心脏外膜层的病损，主要有炎症和肿瘤，病损极容易引起心包腔内积液和心包腔的纤维化而闭塞。鉴于心包的纤维壁较薄，且富有弹性，易扩展，故如病程进展缓慢，短时间内不一定有明显的临床表现。

一、心　包　炎

急性心包炎可由致病微生物和毒性代谢产物所引起，通常表现为浆液性、纤维素性炎症（图 17-61），有时亦可表现为化脓性炎症。一般病程较短，有些能自愈，有些则转变成慢性心包炎。多数复发性急性心包炎与病毒感染，尤其和 Coxsackie 族病毒密切相关。

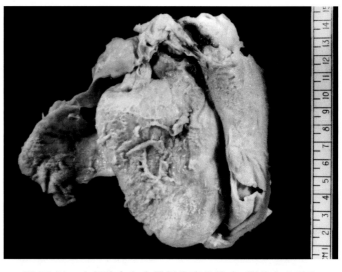

图 17-61　心包腔内有大量纤维素物渗出，覆盖在心脏和心包表面，呈绒毛状

病程持续 3 个月以上者称为慢性心包炎，主要表现为心包纤维组织增生，纤维化使心脏舒张困难造成缩窄的称为缩窄性心包炎。镜下可见钙化、浆细胞和淋巴细胞浸润灶。慢性心包炎多由急性心包炎迁延不愈而来，此外，自身免疫性疾病、局部放射治疗、尿毒症等亦可导致慢性心包炎发生。

（一）结核性心包炎

一般由肺或纵隔部的结核病灶直接浸润，或经血运播散而来，早期可见心包腔内纤维素渗出，逐渐出现以单核细胞为主的炎症细胞浸润，并可形成典型的结核肉芽肿。因炎性渗出物较多且伴有干酪样坏死，容易出现机化及纤维化，造成心包腔粘连、融合，而致缩窄性心包炎。

（二）病毒性心包炎

多由肠病毒所致，柯萨奇病毒 A 和 B（Coxsackie A 和 B）、埃可病毒（echovirus）和脊髓灰质炎病毒（poliovirus）等都可以引起心包炎。急性期多较短暂（1～2 周），血液的病毒滴度升至 4 倍以上有助于确定诊断，可出现淋巴细胞围绕小血管浸润，心包腔内为浆液性、纤维素性或血性渗出物，一般为草黄色，但 Coxsackie B 和 ECHO 病毒引起的可为化脓性渗出。病毒性心包炎多可自愈。

（三）结缔组织病的心包病变

尸检病理表明，类风湿关节炎患者的心包病变病理检出率远高于临床。急性期多数有渗出物、粘连和特征性的类风湿结节，而慢性期一般只有心包纤维性增厚伴慢性炎细胞浸润。可形成缩窄性心包炎。系统性红斑狼疮的心包炎既可是该病的心包损害，也可是尿毒症的心包病损表现，早期有渗出，纤维化后也可形成缩窄性心包炎，有慢性炎细胞浸润。可检出免疫球蛋白（IgA、IgG、IgM、C3c）和补体。

（四）手术导致的慢性缩窄性心包炎

涉及心脏表面和心内的外科手术都会有心包的纤维素渗出，经机化引起心包粘连，但纤维化的程度不一，重者甚至形成缩窄性心包炎。

（五）AIDS 的心包病变

艾滋病患者机会性感染几率增高,可出现星形诺卡菌 (*Nocardia asteroides*)、单纯疱疹病毒 (*Herpes simples virus*)、新隐球菌 (*Cryptococcus neoformans*) 感染性心包炎。

二、心包肿瘤

有原发和转移性肿瘤两类。原发肿瘤已在心脏肿瘤一节叙述,以良性肿瘤居多,且多数是囊肿,其他有间皮瘤、脂肪瘤、纤维瘤等。心包囊肿囊壁薄,内衬单层扁平细胞,囊内容浅黄色的血清样液体。转移性肿瘤以肺和乳腺癌、淋巴瘤和白血病等直接浸润和血运转移累及心包者居多。心包亦可见炎性肌纤维母细胞肿瘤 (inflammatory myofibroblastic tumor) [9]。

第十二节 动脉疾病

除先天性畸形外,动脉疾病多以变性和炎症为主。可导致动脉壁弹性降低,造成扩张、动脉瘤或动脉夹层。动脉解剖特点、形态特点、组织学特点、规范化取材及病理检测技术可参考相关书籍及前述相关内容。

一、动脉炎性疾病

动脉炎可由多种病因引起,有致病微生物、变态反应性和不明原因等。常见的类型见表 17-9。

表 17-9　动脉炎的常见类型

类型	病损部位	合并病损	疾病名称
感染性			梅毒
			结核
			立克次体
			细菌及真菌
非感染性	主动脉/大动脉		大动脉炎
			巨细胞性动脉炎和主动脉炎
			风湿性动脉炎
			强直性脊柱炎
	中等动脉		结节性多动脉炎
			川崎病
		有肉芽肿形成	wegener 肉芽肿
			过敏性血管炎
		合并胶原病	类风湿
			系统性红斑狼疮
	小动脉		血清病
			过敏性紫癜
			药物过敏性小动脉炎
			冷沉淀球蛋白血症
			Goodpasture 综合征

（一）梅毒性主动脉炎

是梅毒螺旋体感染导致的主动脉滋养血管炎。梅毒感染的特征性病变是血管内膜炎、血管周围炎及以浆细胞为主的慢性炎症细胞浸润,病程较长的患者可见上皮样细胞或组织细胞增生,出现梅毒性肉芽肿。主动脉为大动脉,其外膜层中有较多滋养血管,因其内膜纤维性增生,使管腔狭窄或闭塞,导致出现主动脉内膜及中膜营养不良。中膜可见平滑肌和弹力纤维坏死,并由瘢痕组织取代;内膜出现纤维性增厚,呈放射状或与主动脉长轴平行。病损区常伴粥样硬化和钙盐沉着。梅毒性主动脉炎病变多位于主动脉的升段、弓段和胸段,腹段较少(图 17-62)。病损区常有管腔扩张或形成动脉瘤。

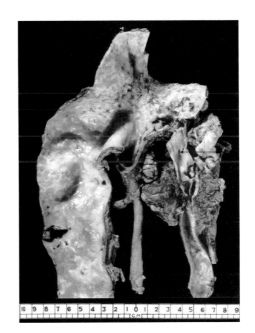

图 17-62　梅毒性主动脉炎
动脉壁增厚、扩张,内膜满布乳白色斑块,呈老树皮样外貌

（二）大动脉炎

曾命名为缩窄性大动脉炎、Takayasu 病、无脉病、主动脉弓综合征、闭塞性增生性主动脉炎等。是主动脉及其主要分支的慢性非特异性肉芽肿性炎,主要累及主动脉弓,但部分患者受累范围可遍及主动脉的各大分支。本病多见于青年女性,发病高峰为 15～30 岁,一般不超过 50 岁。大动脉炎的病损特点是动脉壁呈节段性纤维组织增生,不规则的变硬和缩窄(图 17-63),但也有动脉壁因病损变薄而呈瘤样扩张。典型病例主要表现为中膜层灶性或广泛纤维素样变性,弹力纤维断裂,平滑肌坏死,并有纤维增生、淋巴和单核细胞浸润,形成有上皮样细胞和朗格汉斯巨细胞的肉芽结节,有的甚至出现干酪样坏死物,但无特殊病原体感染,外膜也有炎细胞浸润、纤维增生,并与周围组织广泛粘连,外膜的滋养血管可深入中膜的内层,内膜呈纤维性增厚,可使管腔部分甚至完全闭塞,内膜破溃处常有血栓形成。晚期外膜有大量

瘢痕形成,滋养血管壁纤维性增厚,呈分层状排列,其横断面成洋葱皮样外观。依据病理特点和病变部位可将大动脉炎分为头臂动脉型(Ⅰ型)、主-肾动脉型(Ⅱ型)、混合型(Ⅲ型,具有Ⅰ型和Ⅱ型的特点)与肺动脉型(Ⅳ型)四种。

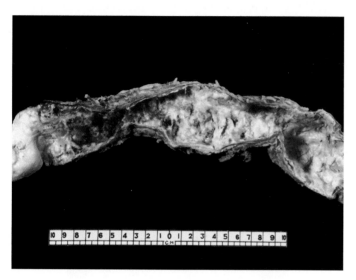

图17-63　动脉壁明显增厚,有节段性狭窄或扩张,内膜可有血栓附着

(三) 风湿性主动脉炎

风湿病可累及全身结缔组织,在主动脉中,以腹段多见。疾病早期出现巨藻内膜肿胀及中膜结缔组织纤维素样变性,并可见 Aschoff 细胞和 Aschoff 小体,外膜滋养血管周围有淋巴细胞、单核细胞浸润,并有血管闭塞,病损愈合后形成小瘢痕。因风湿性病损常反复发作,处于不同病理过程中的病损形态往往同时并存。

(四) 巨细胞性主动脉炎

多见于老年人,又名肉芽肿性动脉炎或颞动脉炎,好发于主动脉和颞动脉。本病的病理形态特点是病损最初始于中层平滑肌细胞的变性、坏死和弹性组织断裂,接着出现淋巴细胞、嗜酸性和中性粒细胞浸润,并有多核巨细胞或形成多核巨细胞性肉芽肿。病变可持续多年,病损部可有血栓形成。颈动脉部病变常呈节段性分布。

(五) 结节性多动脉炎

结节性多动脉炎(polyarteritis nodosa,PAN)是一种原因不明,主要累及中小肌性动脉的节段性非肉芽肿性血管炎。病损段血管可见灰白色小结节,成串珠状沿血管分布。PAN的病理过程可区分为变性期、炎症期、肉芽组织期和纤维化期。不同期的病变可在同一部位存在。病变以血管内膜和中膜最为明显,变性期出现动脉壁中膜纤维素样坏死,管壁水肿,散在中性粒细胞浸润,内皮细胞肿胀,可有血栓形成;炎症期表现为管壁纤维素样坏死,全层有中性、嗜酸性粒细胞和单核细胞浸润,管腔呈瘤样扩张,腔内有血栓形成;急性炎症消退后病损部被肉芽组织替代,其间有嗜酸性粒细胞、淋巴细胞和浆细胞浸润,血栓机化;纤维化期表现为肉芽组

织被纤维组织取代,散在慢性炎细胞或出现钙化,血栓机化再通。

(六) 川崎病

川崎病(Kawasaki 病)又称黏膜皮肤淋巴结综合征,为急性或亚急性发热性全身疾病,常累及心血管系统,尤其多见于冠状动脉,其临床过程可分为急性期(1~2周),亚急性期(3~4周)和恢复期,常迁延数月至数年。本病的临床表现为:①突然发热;②四肢末梢充血、肿胀、膜片状脱皮;③多形红斑;④两眼结膜充血;⑤口咽充血、红斑;⑥颈淋巴结急性非化脓性炎,肿大。急性期病理表现为微血管炎及全心炎,亚急性期为中动脉炎。急性期病损血管中膜坏死,并有弥漫性中性粒细胞、嗜酸性粒细胞、淋巴细胞、浆细胞和单核细胞浸润,严重时有动脉瘤形成和腔内血栓形成。炎症消退后坏死组织被肉芽组织替代,动脉壁纤维化,钙化,内膜增厚,管腔狭窄,心肌纤维化,心内膜弹性纤维增生。

(七) Wegener 肉芽肿

是一种累及上下呼吸道的坏死性肉芽肿、全身播散性坏死性小血管炎及局灶性坏死性肾小球炎。病理表现为坏死性肉芽肿性炎及坏死性血管炎。肉芽肿在血管壁或其周围,中心为纤维素样坏死,周围有中性粒细胞和单核细胞浸润,并有上皮样细胞、多核巨细胞及成纤维细胞增生。炎症消退后被肉芽组织替代并纤维化,肾脏病变成为灶性肾小球炎,时有新月体形成。

(八) 中毒性血管炎

常有血管坏死,形态类似于结节性动脉炎。受累血管多为中到小动脉。病变常呈节段性分布。大体见结节直径为2~4mm,镜下病损呈节段性,血管壁全层炎细胞浸润,活动性病变以中性粒细胞为主。内膜层和中层常有坏死,伴出血和血栓形成。有机砷、金粉、汞、铋、苯丙胺、甲基苯丙胺、DDT、磺胺类药物等均可引起中毒性血管炎。

(九) 过敏性血管炎

过敏性血管炎(charg-strauss 综合征)也是一种伴有肉芽肿形成的坏死性血管炎。患者表现为哮喘和血液内嗜酸性粒细胞增高。血管炎多发生在中、小动脉及静脉,管壁常呈节段性纤维素样坏死,周围有上皮样细胞和单核细胞,并有大量嗜酸性粒细胞浸润。病损血管可成瘤样扩张,和腔内血栓形成。

过敏性血管炎多数继发于药物过敏或对细菌抗原的反应。致病因子可以是感染因子(如链球菌、乙型肝炎病毒、流感病毒、巨细胞病毒、疟疾和支原体等)、异种蛋白(如动物血清)、化学品(如杀虫剂、除草剂和石油产品)以及药品(如阿司匹林、磺胺、青霉素、金霉素、氯霉素、溴化物、痛经宁、氯磺丙脲、氯噻酮、色甘酸钠、秋水仙碱、右旋糖酐、地西泮以及苯妥英等),通过免疫复合物沉积而致病。一般在接触致敏物后7~10天发病,可自限,不转为慢性。本病的病理特点是病损多累及小动脉和毛细血管,出现纤维素样坏死,并有中性粒细胞浸润,有的出现嗜酸性粒细胞和单核细

胞浸润,也有出现红细胞外渗。病损处皮肤、黏膜有红斑,甚至溃疡,引起出血。

(十) 血栓闭塞性脉管炎

血栓闭塞性脉管炎(thromboangitis obliterans)亦称Buerger病,是一种非粥样硬化性、节段性、慢性复发性中小动脉和静脉的闭塞性炎症。好发于下肢血管。病损血管呈节段性、晚期血管壁及其周围组织广泛纤维化,有的病损血管和周围神经等被结缔组织包裹在一起,呈坚硬的束条状。本病的急性期表现为全血管炎,有血栓形成,早期以中性粒细胞浸润为主,可有小脓肿形成。亚急性期炎症逐渐消退,以单核细胞浸润为主,血栓机化并见巨细胞。慢性期表现为血管壁和血栓机化,出现再通,中膜完整,但动脉周围广泛纤维增生。

鉴别诊断:动脉炎症性疾病愈合或慢性化后往往只残留血管壁的纤维化、瘢痕和弹性纤维断裂(图17-64),这一阶段一般没有特征性表现,因此鉴别较难。但像梅毒、大动脉炎的大体形态比较特殊,故大体形态对慢性期病变的认定有一定价值。急性期的表现一般有相对特征性,可以参考病损的部位、主要炎症细胞的类型及伴随病变,参见表17-9。

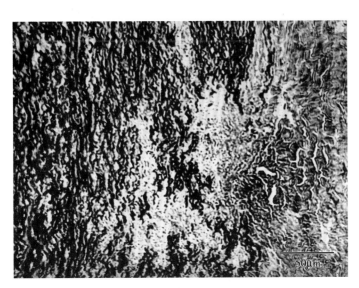

图17-64　主动脉中膜外层弹性纤维溶解、断裂,并被纤维瘢痕替代,血管周围为慢性炎症表现　弹性纤维染色

二、动脉硬化性疾病

动脉硬化性疾病(arteriosclerosis)是一类动脉壁增厚、变硬的疾病的总称,它可由多种病因造成,除动脉粥样硬化外一般都属年龄性、变性类疾病,还有些是动脉的反应性增生性改变。

(一) 动脉粥样硬化

动脉粥样硬化(atherosclerosis)相关内容见前述冠状动脉粥样硬化和冠心病部分。

(二) 老年性动脉硬化

是一种伴随年龄增长而出现的动脉变性表现,弹性纤维和平滑肌逐渐减少,而胶原纤维和黏液性基质则逐渐增多,表现出动脉延长、屈曲,管腔扩张,弹性降低,管壁增厚,甚至

有钙化。

(三) 动脉中层钙化

是一种肌型动脉以中层退变、钙化为特征的病变,多见于股、胸、肱、桡动脉和内脏动脉。形态表现为动脉壁中层平滑肌细胞变性,弹力纤维断裂,且纤维上有钙盐沉积,沉积增多后使中膜完全钙化,甚至出现骨化或形成骨髓,故动脉在大体上表现为管壁坚硬,弹性丧失,管腔扩大或仍较正常。内膜和外膜常无明显改变。动脉中层钙化还可见于弹力纤维性假黄瘤(pseudoxanthoma elasticum)和婴儿特发性动脉中层钙化(idiopathic arterial calcification)。

(四) 小动脉硬化性疾病

是一类表现为动脉有硬化的变性性疾病,其中不少是小动脉的增龄性退变病变,还有些是相应原发疾病的继发病变,按不同的形态表现,一般分为弥漫增生性小动脉硬化、玻璃样变性小动脉硬化和恶性高血压小动脉硬化等。

1. 弥漫增生性小动脉硬化(diffuse hyperplastic sclerosis) 以内膜纤维弹力性增生为主要表现,管腔变窄,内弹力板有变细和断裂变性,中膜变薄,并纤维化。本病早期表现为内膜增厚,随着病变的发展,中膜逐渐萎缩变薄,并被纤维弹力组织替代,呈洋葱皮样成层排列,动脉腔有同心性狭窄。少有脂质和钙盐沉着。本型小动脉硬化多见于肾、脾、胰和肾上腺等,随年龄增长而加重,高血压会促进其严重程度。

2. 玻璃样变性小动脉硬化(hyaline arteriolosclerosis) 最初表现为动脉壁中层细胞性增厚,进而变性,并被均质无细胞的玻璃样物质替代,管腔常呈同心性变窄,偶见偏心性狭窄,外围的结缔组织成层同心性排列。本型小动脉硬化多见于肾、脾、胰和肾上腺等,而肝和小肠较少见。高血压患者可伴有玻璃样变性小动脉硬化,但在糖尿患者较重。

3. 恶性高血压小动脉病(malignant hypertension) 是一种恶性高血压时和高血压急进期小动脉壁以“纤维素样坏死”为特征的病变,病损血管壁和内皮破坏,并有纤维素、红细胞和白细胞浸润,合并血栓形成、管腔阻塞。恶性高血压小动脉病对肾的损伤较重,在肾小球部可有纤维素样物质渗入小球囊,并有出血。

三、纤维肌性结构不良

纤维肌性结构不良(fibromuscular dysplasia, FMD)是一种动脉非硬化和非炎症性疾病,多发于肾动脉和颈动脉,但腹腔动脉、肠系膜动脉、髂动脉、颅底动脉等可同时受累。按病损部位不同,纤维肌性结构不良可分为内膜纤维增生型(intima fibroplasia)、中膜纤维肌性结构不良型(medial fibromuscular dysplasia)和动脉周围纤维增生型(periarterial fibroplasia)。

内膜纤维增生型表现为同心性或偏心性纤维增厚,内弹力板分层或断裂,而中、外膜无明显改变。

中膜纤维肌性结构不良型是最常见的类型,动脉中膜增

厚与变薄交替出现，增厚处纤维组织和平滑肌细胞增生，使管腔变窄，变薄处肌细胞减少，内弹力板不完整或缺失，管壁外隆，甚至形成动脉瘤。同一动脉的不同区域，狭窄和扩张常同时存在，形成"串珠状"外貌。根据中膜增生和退缩的成分和程度的不同，本型又可分成中膜纤维增生型（medial fibroplasia）、外中膜纤维结构不良型（perimedial fibroplasia）和中膜肥厚型（medial hyperplasia）三个亚型。

动脉周围纤维增生型表现为外膜纤维组织增生，形成致密外套，增生组织可伸展到外中膜或外膜的周围组织中。

从上述各型纤维肌性结构不良的结构特征可知病损有显著的节段性分布，在不同的区段组织增生和萎缩交替出现，作动脉的纵行和横断切片更有利于病变的检出。

四、主动脉中层黏液囊性变

主动脉中层黏液囊性变（mucocystic degeneration or medionecrosis）是一种以主动脉中层弹性纤维变性断裂，或形成粗大颗粒，变性区有酸性黏多糖堆积的病变。其病理组织学表现为中膜平滑肌和弹力纤维广泛灶性变性断裂，形成小囊性缺损，使肌肉和纤维间隙扩大成网格状，其间充满嗜碱性的无定形物质。主动脉中层黏液囊性变多见于老年变性动脉、马方综合征以及高血压、主动脉缩窄、主动脉瓣狭窄和关闭不完全等血管壁的高血流动力学应激状态等，但其形成机制还不十分清楚。

五、主动脉夹层

一般是动脉中层黏液囊性变进一步发展的结果。其病理过程表现先是动脉壁的某一处因撕裂出现破口，血液随即进入动脉中层，并在其压力和冲击下进一步撕裂动脉中层，使之沿着中层黏液囊性变区扩展，把动脉壁分裂成内、外两层，内层是内膜和中膜的内层组织，外层是中膜的外层和外膜组织，其两层间的腔隙称为动脉夹层（图17-65）。动脉夹

层部动脉明显膨胀，一般不如动脉瘤局限，夹层较局限者称为夹层动脉瘤。夹层可为一盲腔，也有在其远心端再破入动脉腔，成为既有入口又有出口的动脉夹层。动脉夹层内除血液外，还可有血栓形成。动脉夹层的撕裂口边缘在急性期比较锐利，而慢性期常较圆钝。如动脉夹层比较局限，撕裂口大，管壁明显外隆者称为夹层动脉瘤。夹层动脉瘤慢性化后夹层的内壁往往不明显，易误认为一般动脉瘤，但它有圆钝的口缘，且瘤壁较薄可供区别。

六、主动脉瘤

由于动脉壁局部组织薄弱或结构遭受破坏，动脉壁结构失去正常的完整性，在血流的冲击下，动脉壁局部向外扩张或膨出，形成动脉瘤。可为先天性或后天性。后天性动脉瘤最常为动脉粥样硬化所引起，其次是感染、梅毒或创伤所致。最常见于弹力型大动脉及其分支，其次为最大的肌型动脉。根据瘤壁成分，可分为以动脉壁为基本成分的真性动脉瘤和以纤维结缔组织为瘤壁的假性动脉瘤以及由动脉夹层的外壁为瘤壁的夹层动脉瘤三类。假性动脉瘤的成因一般是动脉壁损伤，外隆，破溃，管腔内血液逐渐外渗，并扩大成动脉瘤，而血管周围组织反应性增生，构成动脉瘤壁（图17-66）。

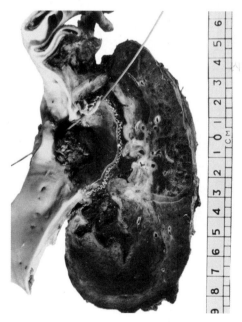

图 17-66　主动脉的假性动脉瘤
瘤呈囊状外隆，部分瘤壁为涤纶布，动脉壁与涤纶布缝合处有破裂，血液经破口窜入肺部形成血肿，成为假性动脉瘤

动脉粥样硬化是动脉瘤最常见的病因，严重动脉粥样硬化可致中膜萎缩弹力纤维断裂和纤维化，动脉壁弹性下降，导致向外隆起成动脉瘤。多见于腹主动脉，但亦可见于胸主动脉、髂动脉和脑动脉等。瘤内常有附壁血栓，有时可见动脉夹层形成。

感染性动脉瘤多发生于腹主动脉，常由动脉周围或滋养

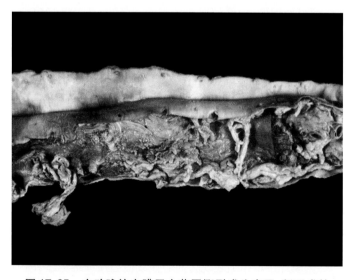

图 17-65　主动脉的中膜层大范围撕裂成为夹层，新形成的夹层表面光滑，没有血栓，但显微镜下中膜有弥漫的黏液变性

血管炎发展而来,也有因细菌性栓子附着由内向外破坏动脉壁造成。感染性动脉瘤瘤壁纤维组织显著增生,且因为大量炎性组织增生,与周围炎性粘连明显。

梅毒性动脉瘤的成因见前述梅毒性动脉炎内容。

七、肺动脉高压

自 1973 年世界卫生组织主办的第一届原发性肺动脉高压国际研讨会提出肺动脉高压的第一个分类以来,肺动脉高压的分类及标准经历了一系列变化。现在常用的为 2009 年欧洲心脏病学会(ESC)发布的肺动脉高压诊断和治疗指南,系指静息状态下经右心导管测量的肺动脉平均压大于 25mmHg 的肺动脉压持续增高状态,并伴有相应的心脏和肺血管的功能和结构改变[10]。

肺动脉压急剧升高的称为急性肺动脉高压,多发生于肺动脉的大块栓塞或血栓形成,使肺动脉压迅速增高,右心扩张,甚至造成右心衰竭或猝死;肺动脉压缓慢升高的称为慢性肺动脉高压,使右心室长期压力负荷增加,致使右心室肥厚、扩张以及右心衰竭。慢性肺动脉高压有因肺血流量增加而导致的高动力性肺动脉高压,因肺周围血管阻力增加而致的高阻力性肺动脉高压(毛细血管前性)和因肺静脉压增高而致的毛细血管后性肺动脉高压。

肺动脉高压的病理形态分级:肺动脉高压的形成过程是个肺动脉功能性代偿和适应性形态重塑过程,先是动脉壁肥厚,进而内膜纤维化,甚至继发血栓形成。肺动脉病变的病理分级一定程度上反映了这一形态重塑的过程和程度。目前对高动力性肺动脉高压病变程度的分级为:

（1）Ⅰ级:肌型肺动脉中层平滑肌肥大,无平滑肌的细动脉出现平滑肌,但内膜无明显改变。

（2）Ⅱ级:血管中层肥厚,内膜细胞性增生。

（3）Ⅲ级:血管内膜进行性纤维化,管腔狭窄或闭塞。

（4）Ⅳ级:血管壁节段性狭窄和进行性扩张,伴有丛样病变形成。

（5）Ⅴ级:内膜纤维化,管腔狭窄,而侧支血管明显扩张,并出现丛样病变。

（6）Ⅵ级:坏死性动脉炎,管壁被肉芽组织替代。

上述肺动脉病变的病理分级现已将Ⅴ级和Ⅵ级并入Ⅳ级,并统称为Ⅳ级。Ⅰ级和Ⅱ级为可逆性病变,Ⅳ级为不可逆病变,Ⅲ级中的轻者为可复性病变,重者则难以恢复。我国也基本采用四级病理形态分类。

第十三节　静脉和淋巴管疾病

静脉和淋巴管疾病除先天发育畸形、变性、循环障碍外,也有肿瘤性疾病。

一、静脉硬化

静脉硬化(phlebosclerosis)是一种与血流动力学应激和年龄增长密切相关的静脉非炎症性病变。其病理改变为静脉纤维性增厚、变硬,内膜纤维增生,出现弹性纤维和沿长轴排列的平滑肌细胞,早期有中膜增厚,而后期可见中膜萎缩,并被纤维组织替代,致使静脉的内、中和外膜间分界不清,但静脉本身及周围组织内无明显炎症表现。与年龄相关的静脉内膜纤维性增厚多见于静脉的分叉处,随年龄增高而出现的静脉内膜增厚一般呈斑块状,这种形态的病变有时特称为静脉内膜肥厚(endophlebohypertrophy)。

二、静脉曲张

静脉曲张(varicose vein)是指静脉过度不规则扩张、伸长呈迂曲状外貌。静脉曲张常发生在下肢静脉、食管静脉、痔静脉和精索静脉等。一般因静脉内血液淤积或压力增高所致,它可以是静脉本身发育不良、管壁薄弱所致,也可以是腔内阻塞,还可以因静脉受外围病变的压迫。前者因静脉本身病损造成的称为原发性静脉曲张,后两者为非静脉本身病损造成,称为继发性静脉曲张。静脉曲张的病理组织形态表现为静脉壁较正常静脉明显增厚,开始一般是中膜层平滑肌细胞和弹力纤维代偿性增生,其后逐渐萎缩,代之以纤维组织,使静脉变硬,内膜也呈现纤维性增厚,静脉瓣变厚、卷曲。静脉腔内易有血栓形成,如血栓机化后出现弥漫钙盐沉着,称为静脉石。曲张静脉易并发静脉炎,也可因血液淤积致使周围组织营养不良,表层皮肤有色素沉着。

三、血栓性静脉炎和静脉血栓形成

血栓性静脉炎(thrombophlebitia)和静脉血栓形成(phlebothrombosis)关系密切,静脉炎易促进血栓形成,而静脉血栓形成又易引起静脉炎。静脉炎可发生于浅表静脉和深静脉,有的系感染所致,有的为无菌性炎症,还有些是医源性的,如静脉注射刺激性的药液、长时间导管潴留等。浅表静脉炎可触及沿静脉走行分布的索状物,而深静脉炎多只有水肿表现,合并血栓形成时水肿更加明显,静脉血栓的脱落常引起肺栓塞,若导致肺主动脉栓塞可致患者猝死。

急性期静脉炎的主要病理形态表现为静脉壁水肿,炎症细胞浸润,内膜散在不规则溃疡形成,并有血栓附着,炎症消退后,静脉的中膜和外膜有纤维组织增生,血栓机化再通。部分患者血栓可延伸到深静脉。

四、白 塞 病

白塞病是一种累及全身多脏器的浅表血栓性静脉炎,并可出现复发性虹膜炎、口腔和生殖器溃疡的综合征,病因尚不十分清楚,可能与感染后的免疫失调有关。除口、皮肤和生殖器外,眼、心血管、中枢神经系统亦可受累。

本病的病理特点是浅表血栓性静脉炎,常见于大隐静脉、腹壁、肢体及面部,还可发展至下肢、腹部和髂静脉。受损静脉内可有血栓形成,静脉壁本身或其滋养血管周围有中性粒细胞、淋巴细胞或单核细胞浸润,有时可见浆细胞。血管内皮细胞肿胀,管壁坏死、增厚,可形成多核细胞肉芽肿。本病一般呈慢性进行性发展,并无真正的静止期。有时小动脉也可受累,其病理形态表现与静脉类似。

五、淋巴水肿

淋巴水肿是淋巴液回流障碍而引起的软组织淋巴液潴留,并继而导致纤维组织增生。淋巴水肿常见于四肢,亦可见于阴囊、阴茎和外阴等部位,下肢严重的淋巴水肿常致肢体明显肿胀,纤维组织增生,称为象皮肿。肢体淋巴水肿按病因可分为原发性淋巴水肿和继发性淋巴水肿两大类。

原发性淋巴水肿为出生后即出现的单侧肢体或弥漫性淋巴水肿,单纯性者家族中无他人患相同疾病,而遗传性者为常染色体显性遗传疾病。

继发性淋巴水肿多由肿瘤压迫、手术破坏淋巴管反流或炎症导致淋巴管阻塞所致。丝虫病和反复发作的丹毒是国内最常见的原因。淋巴反流受阻后,皮肤日渐增厚、变硬,弹性减弱,如无继发感染,病损进展缓慢。但淋巴反流受阻后易反复发生溶血性链球菌感染,发生丹毒,从而加重淋巴管阻塞,水肿加剧,促使纤维组织不断增生,肢体增粗形成象皮肿。丝虫病性淋巴水肿是因丝虫寄生在下肢、腹膜后、精索等部位淋巴管内,导致淋巴管扩张及组织增生,虫体死亡后围绕虫体可出现剧烈炎症反应,组织纤维素样坏死,大量嗜酸性粒细胞浸润,肉芽肿形成,皮下纤维组织增生、变厚。其象皮肿程度常重于丹毒引起的淋巴水肿。病理形态表现为皮肤粗糙呈猪皮样,皮下纤维组织及纤维间隔明显增宽,皮下脂肪组织被分隔或消失,增生组织内有扩张的不规则淋巴间隙,形如海绵。淋巴管和小静脉周围有以淋巴细胞、浆细胞浸润,有的见嗜酸性粒细胞。晚期纤维组织极度增生,皮下脂肪层甚至完全消失。

六、淋巴管肿瘤

淋巴管肿瘤十分稀少,而畸形性的淋巴管扩张相对多见。

真正的淋巴管良性肿瘤常见的有:①毛细管型淋巴管瘤;②海绵状淋巴管瘤;③囊状水瘤(囊状淋巴管瘤),和身体其他部位的相应病变类似。较少见的有:①淋巴管外周细胞瘤(lymphangiopericytoma),多位于腹膜后由血管周细胞组成,呈索状,外围淋巴丛;②淋巴管内皮细胞瘤(lymphangioendotheliomas),呈囊状或实性,前者似淋巴管瘤,但有增生的内皮细胞形成乳头突入囊腔,而后者表现为实性的增生内皮细胞

团;③淋巴管平滑肌瘤病(lymphangioleiomyomatosis,LAM)是一种淋巴管壁或淋巴结内有增生平滑肌的淋巴管疾病,本病多见于女性,一般始于盆腔或腹膜后淋巴管,顺着胸导管向心脏方向延伸,累及淋巴管和肺实质,引起肺动脉高压,临床表现出乳糜腹水、乳糜胸和右心衰竭等,但也有局限于淋巴管、淋巴结或肺部者。

(王国平 宋来凤 况东)

参 考 文 献

[1] 刘彤华. 诊断病理学. 第 3 版 [M]. 北京:人民卫生出版社,2013.

[2] 中华医学会心血管病学分会、中华心血管病杂志编辑委员会、中国心肌病诊断与治疗建议工作组. 心肌病诊断与治疗建议 [J]. 中华心血管病杂志,2007,35(1):5-16.

[3] Elliott P,Andersson B,Arbustini E,et al. Classification of the cardiomyopathies:a position statement from the European society of cardiology working group on myocardial and pericardial diseases [J]. European Heart Journal,2008,29(2):270-276.

[4] Stone JR,Basso C,Baandrup UT,et al. Recommendations for processing cardiovascular surgical pathology specimens:a consensus statement from the Standards and Definitions Committee of the Society for Cardiovascular Pathology and the Association for European Cardiovascular Pathology. [J]. Cardiovasc Pathol,2012,21(1):2-16.

[5] Berry GJ,Burke MM,Andersen C,et al. The 2013 International Society for Heart and Lung Transplantation Working Formulation for the standardization of nomenclature in the pathologic diagnosis of antibody-mediated rejection in heart transplantation[J]. J Heart Lung Transplant,2013,32(12):1147-1162.

[6] Berry GJ,Angelini A,Burke MM,et al. The ISHLT working formulation for pathologic diagnosis of antibody-mediated rejection in heart transplantation:Evolution and current status (2005-2011) [J]. J Heart Lung Transplant,2011,30(6):601-611.

[7] 许春伟,张博,林冬梅. WHO(2015)心脏肿瘤组织学分类[J]. Diag Pathol,2015,22(10):656.

[8] Pooja S,Adriana L,Vivek R,et al. Molecular basis of cardiac myxomas[J]. Int I Mol Sci,2014,15:1315-1337.

[9] Kato T,Tomita S,Tamaki M,et al. Inflammatory myofibroblastic tumor of the heart. [J]. Heart Vessels,2014,29(1):123-128.

[10] 朱锋,董琳,熊长明. 读 2009 欧洲心脏病学会肺动脉高压诊断和治疗指南解析肺动脉高压新分类[J]. 中国循环杂志,2010,25(1):74-75.

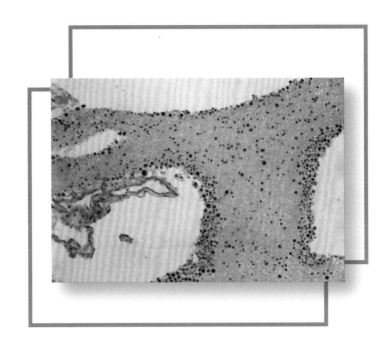

第十八章

神 经 系 统

第十八章 神经系统

第一节　先天性畸形

一、胚胎发育过程中的脑发育和脊髓发育

胚胎发育的早期,外胚层在原始脊索等的诱导下分化出神经外胚层,先是衍生神经板、神经沟和神经管等几个阶段,再由神经管衍生出中枢神经和周围神经系统。

神经管最早的形态是脑泡。脑泡在延长的过程中出现前、中、菱三个脑泡。前脑泡发展为端脑和间脑。端脑主要演变为两侧大脑半球,间脑演变为丘脑和下丘脑。中脑泡演变为中脑顶盖部和大脑脚。菱脑的前份演变为后脑,又进一步演变为小脑和桥脑。菱脑的后份演变为末脑,与神经管尾段相连演变为延脑。与延脑相接的神经管则发展为脊髓。

神经管的组成细胞是神经上皮细胞,不断分裂增殖,特性分化,成原始神经母细胞(即成神经细胞的干细胞)和成胶质细胞(相当于胶质细胞的前体细胞)。前者又衍生出各种类型的神经元。后者又衍生为星形细胞和少突胶质细胞。在神经上皮细胞衍生,增殖分化过程中相当一部分迁移到外围成新的细胞层,即套层。大脑皮质就是由端脑套层的原始神经母细胞迁移和分化而成。种系发生上大致可以分为3个阶段。最早出现的是原皮质(如海马和齿状回),继之出现旧皮质(如梨状皮质),最晚出现的是新皮质。原始神经上皮细胞的一部分后来变为室管膜层。

小脑起源于后脑翼板背侧的菱唇,左右菱唇中线融合形成小脑板,以后演变成小脑半球和小脑蚓。小脑的绒球小结叶又称原小脑,与前庭系统有联系。

脊髓发育过程中脊髓神经管的神经上皮细胞增殖,衍生出基板和翼板。该部位的原始神经母细胞分别演变成前角运动细胞和后角感觉细胞。之后,基板和翼板演变成脊髓中央的蝶形灰质,外周神经纤维束组成前索、侧索和后索。内容上行传导纤维和下行传导纤维。脊髓全长有31个脊髓节,即颈髓8节、胸髓12节、腰髓5节、骶髓5节和尾髓1节。每节都有相应的一对脊神经与之相连。连接处有前根和后根,前根内运动纤维,后根内感觉纤维连有脊神经节。

二、病因和发病学

中枢神经系统的先天性畸形并不少见。据欧美的统计资料1940—1990年死产儿的8%～10%有中枢神经系统的先天性畸形,早婴儿死亡病例的5%～6%有中枢神经系统先天畸形[1]。另外,一份国外的统计资料表明,在和先天性缺陷有关的诸多原因造成婴儿死亡的病例中,中枢神经系统畸形约占15%。国内的统计资料显示神经系统先天畸形虽在尸检或是活产中占第三位和第四位,但均为重度致残或致死性畸形[2]。中枢神经系统先天性畸形的病因主要有遗传因素和环境因素的影响。在遗传因素中突变基因的遗传,功能性突变的缺失和增强以及染色体异常越来越受到人们的关注。有些畸形显然有遗传因素的影响,譬如先天性家族黑朦性白痴。有些畸形显然与染色体异常有关,譬如Down综合征是21-三染色体,无嗅脑畸形是13-15三染色体。某些环境因素的影响也越来越受到人们的重视,许多外来因素都可以导致胚胎发育畸形,譬如胚胎发育成熟期间母体感染疾病(尤其是风疹)容易引起脑小畸形、脑积水和胼胝体缺如。放射线的损害极易导致脑发育畸形。另外,某些化学物质,尤其是一些药物也易引起胚胎发育畸形。新近的研究资料还表明女性怀孕早期体内叶酸缺乏是造成神经管畸形发生的主要病因。仍有不少学者认为中枢神经系统的先天性畸形是遗传因素和环境因素的影响协同作用的结果。

综合文献,中枢神经系统发育畸形的疾病发生学如下:

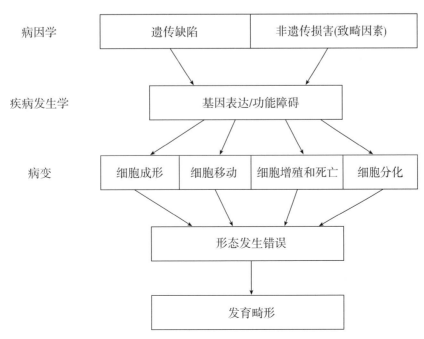

三、神经管闭合障碍的畸形

1. 神经管闭合不全（dysraphism disorders）　是神经系统中最常见的畸形病变。胎儿期间神经沟发育成神经管的过程中若是闭合发生缺陷就会产生中枢神经系统的畸形，而且，常伴有其周围组织（脑脊膜、颅骨、脊椎、神经根和皮肤等）的缺陷。各个国家的患病率统计一般是1‰左右。

2. 颅裂畸形（cranioschisis）　是颅骨先天性发育障碍造成的严重病变。由于脑组织直接暴露在羊水内，结果造成组织的坏死、变性或是出现血管瘤样结构。它多在中线部位，出现大小不一的颅骨缺损，若是颅骨缺损小，不出现颅腔内容物的膨出，头皮是完整的，称为隐性颅裂（cranioschisis occultta），一般没有什么临床意义。还有一种就是囊性颅裂，许多病例可见硬脑膜和脑组织在中线通过骨缺损部分疝出，即是脑、脑膜的膨出。颅裂偶尔伴发脊柱裂。

3. 露脑畸形（exencephaly）　这一术语仅适用于胚胎或实验性动物模型[3]。是指脑的突起部分先于脑的变性。膨出的囊内可见萎缩、软化或出血的脑组织和部分脑室和脉络丛。

4. 无脑畸形（anencephaly）　是比较常见的先天性缺陷。神经沟发育过程中前端闭合障碍，即形成无脑畸形。有人认为血管的异常是致病因素。无脑畸形婴儿通常是早产或死产儿，且总是伴有颅裂畸形。Lemire等根据颅裂畸形的程度，将无脑畸形分为部分无颅畸形（不扩展到枕大孔的部分颅缺损）和完全无颅畸形（扩展到枕大孔的颅缺损）。显微镜下见未发育的脑组织呈蜂窝状，能找见分化不全的神经元。

5. 脑膜膨出（meningocele）　颅裂分为隐性颅裂和囊性颅裂两种，隐性颅裂不伴有硬脑膜疝出，若无症状，直到成年可不被发现。颅腔皮肤窦道是一种隐性颅腔闭合不全，是来源于颅腔内的残留皮肤组织的持久存在，并与皮肤交通。多见于枕外粗隆下方，留有一皮肤窦道，在皮肤窦道的一端或两端可长有皮样囊肿，有时皮肤窦道终端的皮样肿瘤可出现颅内肿块的症状，这一类病例常见反复发生的脑膜炎（图18-1）。

囊性颅裂常伴有脑或脑膜膨出，依据膨出的内容可以分为五种亚型，即：①脑膜膨出（meningocele）：仅含脑脊液；②脑膜脑膨出或脑脑膜膨出（encephalo-meningocele）：含有脑脊液和脑组织；③脑膨出（encephalocele）：仅含脑组织；④积水性脑膨出（hydroencephalocele）：膨出的脑组织内有一个与脑室相通的腔；⑤积水性脑膜脑膨出（hydroencephalo-meningocele）：除含有"脑室"和脑组织外，还有一个扩大的脑脊液腔。

依据脑膨出的部位，可以分为后枕部脑膨出和前额部脑膨出。后枕部脑膨出占脑膨出的70%，有枕外粗隆上方的枕上脑膨出和枕外粗隆下方的枕下脑膨出。如果骨缺损向下扩展到枕大孔，则称为枕大孔脑膨出。枕部脑膨出

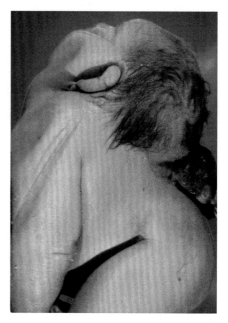

图18-1　新生儿，枕部脑膜膨出

（occipital encephalocele）是Meckel-Gruber综合征的一个重要内容。后者则是一致命性常染色体隐性遗传的疾病。前额部脑膨出较少见，有前顶（可见的）脑膨出和颅底（不可见的）脑膨出。前额部脑膨出还可分为下述四类：①额部脑膨出；②额鼻脑膨出；③额筛脑膨出；④鼻咽脑膨出。

颅底脑膨出可以分为下述五种：①经筛（鼻内）脑膨出：通过筛板疝到鼻腔；②蝶筛（鼻内后部）脑膨出：通过蝶骨疝到鼻腔后部；③经蝶（蝶咽）脑膨出：通过蝶骨疝到鼻咽部；④蝶眶脑膨出：通过眶上裂疝到眼眶；⑤蝶（骨）上颌脑膨出：通过翼裂疝到眼眶，然后经眶内裂到翼窝。

它们的临床症状因脑膨出的不同位置、形状以及大小不同而异。

6. 脊柱裂畸形（spina bifida）　是在胚胎发育过程中椎管闭合不全引起的先天畸形，多伴有脊髓，脊膜或神经通过脊柱的骨缺损向外疝出，它也可伴有脊髓的发育障碍，如脊髓发育不全。脊柱裂有两种，一种是隐性脊柱裂（spina bifida occultta）。隐性脊柱裂大多没有什么临床症状，有一些病例则是到了一定年龄之后出现遗尿、肛门括约肌松弛、双下肢无力、肌肉萎缩和腰骶部痛等症状。另一种是囊性脊柱裂，依据其囊内容的不同又可以分为几个亚型。如脊膜膨出（meningocele）只含脑脊液，没有神经组织。脊髓脊膜膨出（myelomeningocele）分为两种情况，一种为伴有少数神经根突向束内；另一种束内有脊髓及其神经根突入和附着。脊髓脊膜膨出的发生率为1‰~2‰。如果有家族史，其发生率可高达6%~8%，很可能与遗传因素有关。文献中报道70%~80%的脊髓脊膜膨出可以伴发脑积水。再有一种是开放型脊柱裂。神经管缺如，脊髓保持其原始状态。椎弓缺如，又没有软脑膜和皮肤覆盖。脊柱裂畸形常伴皮肤窦道，出现潜毛窦病变。多见于腰骶部。此外，还可见一种较少见的脊髓肠原性囊肿（spinal enterogenous cyst），它是胚胎内胚层和外胚层之

间的持久存在的通道,常出现在颈髓或上胸段的脊髓前方。通过椎体的缺损部位可与呼吸或消化器官沟通,椎管内脊髓肠原性囊肿多位于脊髓硬膜内,髓外,囊肿常与脊髓粘连。一般体积较小,囊壁薄,囊内容清亮黏稠液体。光镜下囊肿壁被覆单层分泌黏液的柱状上皮,也有的被覆假复层纤毛柱状上皮,类似胚胎发育过程中前肠衍化的支气管黏膜上皮。

7. 脊髓积水(hydromyelia)和脊髓空洞症(syringomyelia) 两者都是脊髓的囊性扩张,通常称脊髓中央管原发性扩张导致的脊髓空洞症为脊髓积水。另外,发病学上可以继发于脊髓蛛网膜炎、外伤和肿瘤出现脊髓空洞症。

脊髓空洞症是一种慢性进行性疾病,病变可侵及脊髓或延髓,发生于延髓的病变又称延髓空洞症(syringobulbia)。在病理上见脊髓近中心部出现一个或几个空洞,空洞壁大多是胶质纤维构成,若是与脊髓中央管相通的则见被覆室管膜细胞。临床上表现为与侵犯的脊髓节段相一致的分离性疼痛,温觉缺失,触觉保留,轻截瘫和肌萎缩,还常伴有骨骼缺陷,50% 以上的病例出现脊柱侧弯,大约 25% 的病例出现神经性关节病。

四、脑发育不全畸形

脑发育不全畸形(cerebral dysgenesis)是指脑实质本身全部或部分的发育不良。临床上以头颅的形状异常,还伴有程度不等的精神缺陷或智力缺陷(amentia)为特征。

1. 大脑皮层发育不全(dysgenesis of cerebral cortex) 主要表现为大脑沟、回的发育异常(图 18-2),以及由于神经元迁移障碍造成的各种各样的病理表现。有局灶性皮质发育不良和大范围或多灶状皮质发育不良。

局灶性皮质发育不良(focal cortical dysplasias,FCD):可见于任何脑叶,尤以额叶、颞叶多见,常为单侧病变。临床症

状以癫痫发作最为常见。大体检查许多病例常无明显的异常,只是电生理检查,有局部异常放电。有些病例可见脑皮层增厚,灰白质分界模糊,质地较硬韧。光镜下 FCD 的组织病理学改变有皮层结构异常和皮层的细胞学异常。皮层结构常显现为水平方向的皮层分层结构紊乱和(或)垂直方向的柱状结构异常。皮层的细胞学异常显有不成熟的神经元(immature neurons)、巨大神经元(giant Neurons)、形态异常的神经元(dysmorphic neurons)和气球样细胞(balloon cells)。在难治性癫痫手术摘取的标本中依照结构的异常和不同类型的细胞异常,皮质发育不良 FCD 的病理分型如表 18-1 所示。

表 18-1　FCD 病理学分型

分型	主要的病理组织学所见
轻微 MCD	
Ⅰ 型	分子层内(或邻近分子层)的异位神经元
Ⅱ 型	分子层以外的异位神经元
FCD	
Ⅰ A 型	皮质结构的异常,可伴轻微 MCD 的表现
Ⅰ B 型	皮质结构的异常伴巨大神经元或未成熟神经元
Ⅱ A 型	皮质结构的异常伴形态异常神经元
Ⅱ B 型	皮质结构的异常伴形态异常神经元和气球样细胞

2. 无脑回综合征(lissencephalic syndrome) 主要是大脑皮层沟纹简单,脑沟少而浅,脑回宽而平。光镜下大脑皮层内的神经细胞排列紊乱,分层不全,甚至不分层,在半卵圆中心内常有异位的神经细胞,呈岛状聚集,说明有神经元的迁移障碍。这类病变常伴发巨脑回畸形(图 18-3)、小头畸形、胼胝体发育不全、脑积水和身体其他部位的多种畸形。另外一种大脑皮层发育不全是微小脑回(microgyria)或称多小脑回畸形(polymicrogyria)(图 18-4)。在脑回发育畸形中

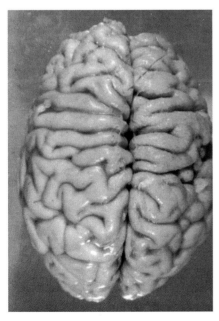

图 18-2　10 个月婴儿,智力差,肢体运动不灵,大脑皮层发育不全,结构异常

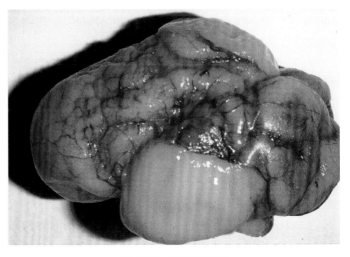

图 18-3　巨脑回畸形
(卢德泉教授赠)

比较常见,约占智力缺陷尸检的 5%,主要发生在大脑上,但也可见于小脑,常是对称分布。脑沟增多,薄而小的脑回排列不规则,且常集簇存在。不过扣带回、海马和岛叶常不受侵犯。光镜下皮层不分层或者只有Ⅰ~Ⅳ层,其中Ⅱ层常呈花边样。神经细胞多不成熟,胶质细胞增生,伴/或不伴髓鞘脱失。值得注意的是微小脑回畸形常伴发脊柱裂、Arnold-Chiari 畸形、神经元异位。

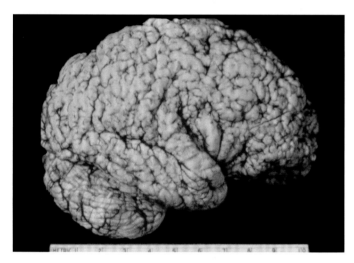

图 18-4 微小脑回畸形
(卢德泉教授赠)

3. 大脑发育不全(cerebral dysgenesis)

(1)脑小畸形:脑重小于正常,已经发育到成年的脑重低于 900g,多同时伴有头围小。

(2)脑大畸形:脑重超过正常高限 1800g,多同时伴有头围增大。

(3)单眼畸形:又称并脑畸形,是由于染色体的异常,导致脊索前端中胚层发育缺陷,阻止了脑底部与形成口腔咽喉的前肠上皮层的接触,使终脑不能发育成两个大脑半球,只有一个共同的脑室。

(4)脑穿通畸形:又称穿孔脑,是由于前脑泡局部发育不良形成孔洞,使脑室经过孔洞与蛛网膜下腔相通,可同时伴有脑回畸形等病变。

(5)水脑畸形:是由于胎儿期血液循环障碍,特别是颈内动脉供血障碍的结果,一侧或两侧大脑半球不发育,代之以薄层组织,形如囊壁,内藏脑脊液。

(6)儿童脑性瘫痪:是指先天性或围生期由于多种不同原因造成的中枢神经系统损害,以非进行性的运动障碍为主的一组疾病。脑性瘫痪可以是先天性脑发育不全伴发脑积水和脑穿通畸形,又称 Little 病,此外就是获得性儿童脑瘫。

4. 嗅脑发育不全(olfactory aphasia) 是终脑泡的前端严重发育障碍导致双侧大脑半球前部有不同程度的融合,甚至侵及海马,或伴有前脑整体化。这一畸形属于典型的 13-15 三染色体症。嗅脑发育不全可以见于 Kallman 综合征和

Meckel 综合征。此外,Apert 综合征的新生儿也可见有嗅球和嗅束的发育缺如、嗅结节融合和海马的发育障碍。

5. 小脑发育不全(cerebellar agenesis) 真正的小脑完全缺如十分少见。小脑发育不良实际上是指小脑的发育停滞在胚胎的某个阶段上,按照发育不良的部位可以分为:

(1)旧小脑发育不全:由于菱脑的两个翼板的合成发育受阻,结果蚓部完全或是部分的发育不全。蚓部不发育,小脑分为两半。小脑半球和小脑脚体积减小,同时联系的各个神经核团如小脑齿状核、下橄榄核、前庭核的萎缩。

(2)桥-新小脑发育不全:新小脑发育不全导致小脑半球扁平,体积缩小,但蚓部和绒球发育良好。光镜下小脑半球中的苔状纤维和攀缘纤维明显减少,桥脑内桥横纤维和桥核数量也明显减少。

(3)小脑的脑回小畸形:表现在小脑皮层的某些区域小叶不发育,不形成明显的脑回,表面光滑。光镜下许多条索状的分子层和颗粒细胞呈岛状分布,其中有很多异位的 Purkinje 细胞。

6. Dandy-Walker 综合征 三联症包括:①小脑蚓部先天性萎缩或是发育不全,同时小脑向前上方移位;②第四脑室的囊状变形;③伴发脑积水。文献中学者们又称其为"四脑室的外侧孔和正中孔的先天性闭锁"。其实 Dandy-Walker 畸形是一种伴发有多种先天性异常的复合畸形。临床症状主要来自颅内压增高,大多数患者表现有脑积水和精神运动性阻滞。伴发幕上隔畸形的病例常有智能发育迟缓。

7. 连合结构发育障碍的畸形 可以见有中隔缺如和中隔囊肿,后者又称双中隔或是第五脑室。还有一种连合结构发育障碍是胼胝体发育不全(agenesis of corpus callosum),胼胝体后部的缺陷比前部的缺陷要多,少数病例胼胝体可呈薄膜状或呈完全缺如。实际上常伴有前连合、海马连合的缺如,以及脑积水。

五、神经元迁移障碍

关于神经元迁移障碍(neuronal migration disorders)的分类,一直有争论,但已经明确遗传学异常是一个发病因素。临床病理上较为常见的类型有:①脑裂畸形;②脑回畸形;③灰质异位[4]。

胚胎学研究的成果表明妊娠第 6~7 周时神经母细胞(neuroblasts)的迁移过程横过边缘区域形成皮质板(cortical plate)。此皮质板是灰质的最初形态。迁移过程中对称性衰退结果产生水脑畸形和脑裂畸形,若是神经母细胞没有能抵达最后部位结果导致灰质异位。妊娠第 20 周时皮质板变厚形成最初的脑沟,若是脑沟形成障碍则产生无脑回畸形、多小脑回畸形和巨脑回畸形。关于脑裂畸形和脑回畸形已经在脑发育不全畸形中叙述。灰质异位越来越受到人们的关注。

灰质异位(ectopia of gray matter)又称脑白质内神经元异位(neuronal heterotopias within the cerebral whitematter)。

其临床病理类型有代表性的是:①脑室周围或结节型:位于室管膜下区,而且多具对称性,尤以侧脑室前后角部位最明显。②板型:病灶沿着脑室到皮层方向呈岛状分布,皮层可以完全包埋在白质内,也可以呈桥形将室管膜和脑外层相连结。③带型:病灶延伸在侧脑室和皮层之间,常是对称而且弥散分布。较大的病灶可以使得脑室受压或是阻塞导水管发生脑积水[5]。

此外,还有微小的发育缺陷(microdysgenesis)皮层结构不良(cortical dysplasia)、软脑膜的胶质神经元异位(leptomeningeal glioneuronal heterotopia)以及结节状皮层结构不良(nodular cortical dysplasia)(参阅脑发育不全畸形)。

六、颅缝早闭的畸形病变

颅缝早闭(craniosynostosis)又称狭颅症或颅缝骨化症,是家族遗传病。其发生可能与胚胎期中胚叶发育障碍有关,是先天性发育畸形。依颅缝早闭的部位不同,产生不同头型和相应的临床症状,有舟状头畸形(scaphocephaly)、短头畸形(brachy cephaly)、斜头畸形(plagiocephaly)和尖头畸形(oxycephaly)。大多数原发性颅缝早闭(狭颅症)在出生前就已经存在。在先天性畸形中有许多综合征和颅缝早闭伴发。比较常见的三个综合征是 Apert 综合征、Carpenter 综合征和 Crouzon 综合征。Apert 综合征的特点是不规则的颅缝早闭(尤其是双侧冠状缝骨性接合)、眼突出、面部扁平、眼裂向下倾斜、斜视、鼻小、上颌骨发育不全、眼距增宽、眶上水平沟、眼窝浅、高弓腭和并肢畸形,还可伴有智力迟钝、大脑萎缩、嗅球和嗅束的发育缺如和脑积水。Carpenter 综合征的特点是由于冠状缝、矢状缝以及人字缝不同程度的骨性接合引起短头畸形、眶上嵴浅、内眦外移、眼距过宽、肥胖、性功能发育不全和多发并指畸形。Crouzon 综合征的特点是浅眼眶引起的突眼、眼距过宽、凸额、钩形鼻、上颌骨发育不全、凸颌和后鼻孔闭锁,以及冠状缝、矢状缝和人字缝骨性接合等。

七、颅-椎畸形病变

颅-椎畸形病变是指颅底、枕骨大孔区和上段颈椎的畸形。临床上常见的有扁平颅底、颅底凹陷症、环椎和枕骨的并联和 Klippel-Feil 综合征。

1. 扁平颅底(platy basis)　本病多为原发性先天发育缺陷,有的病例有遗传因素。病理表现颅前窝、颅中窝和颅后窝的颅底部,特别是鞍背到枕大孔前缘处向颅腔内上凸,使颅底扁平,结果蝶骨体长轴和枕骨斜坡构成的颅底角变大。单纯的扁平颅底可没有临床症状,在头颅侧 X 线平片上诊断要点是自鼻根向蝶鞍中心点连线与自蝶鞍中心点向枕大孔前缘的连线之间的夹角称之为基底角,正常值是125 ~ 1430,超过 1450 就是扁平颅底。

2. 颅底凹陷症(basilar impression)　又称颅底压迹。多为原发性病变,是先天发育异常所致。病理表现是颅底骨组织向颅腔内陷,枢椎的齿状突上移,进入枕大孔,使得枕大孔狭窄,颅后窝变小,压迫延髓,牵拉神经根出现神经系统症状。本病常是 10 岁以后或青壮年期发病,症状缓慢进展或因突然的外力使症状加重,晚期可出现颅内压增高,表现为恶心、呕吐、头痛和眼底视神经乳头水肿。头颅侧位 X 线平片上画硬腭-枕大孔连线,若是枢椎齿状突的最高点高于此线 3mm 者即可诊断颅底凹陷症。

3. 环椎和枕骨并联　是较常见的颅-椎畸形,实际上是环椎弓前缘和枕大孔前缘融合。单一的环枕融合畸形不引起临床症状,有时并发脊柱裂。

4. Klippel-Feil 综合征(短颈)　是颈椎椎体数目减少和融合(多发性颈椎融合),以 C$_2$、C$_3$椎体为好发部位,典型的临床表现有短颈、发际偏低以及颈部活动受限。

八、Chiari 畸形

Chiari 畸形又称小脑扁桃体下疝畸形或 Arnold-Chiari 畸形。其特点是小脑扁桃体、下蚓部疝入枕大孔和椎管内,延髓被拉长,也可部分向椎管内移位。结果后组颅神经和上颈部神经根常被牵拉。畸形多发生在胚胎期,第一种说法是早期脊髓发育中,脊髓下端被与脊髓脊膜膨出的壁所固定造成牵拉的结果。第二种说法是由于胎儿早期出现的脑积水和颅内压增高所致。第三种说法是 Chiari 畸形是生长发育不良的一部分。作者曾有一例解剖资料(图 18-5、图 18-6)。

病理上除了 Chiari 畸形之外,还见有微小脑回、扁平颅底和脊柱裂畸形,充分说明 Chiari 畸形是一种原发的畸形病变。文献中依照畸形的型式和轻重程度可以分为四型:①Ⅰ型病变:发病较晚,小脑扁桃体移位到颈椎管,延髓轻度下移,一般不并发脊髓脊膜膨出。②Ⅱ型病变:最常见小脑扁桃体和延髓移位到颈椎管,延髓伸长,颈髓细小变性与下移的延髓重叠,上段颈神经根向外上方走行出椎间孔,第四脑

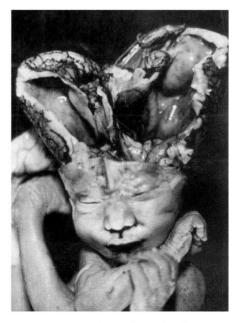

图 18-5　Chiari 畸形,脑积水

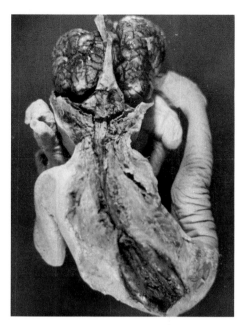

图 18-6　Chiari 畸形, 小脑扁桃体疝
腰骶部脊柱裂

室的正中孔粘连造成脑积水。几乎全部病例都合并脊髓脊膜膨出。③Ⅲ型病变: 最重, 本缺陷常伴有枕部脑-脑膜膨出, 并合并脑积水, 实际上是一种枕部的脑-脑膜膨出。④Ⅳ型病变: 伴有小脑发育不全。

这四型 Chiari 畸形在临床上都可以有延髓、上颈髓受压的症状, 后组颅神经受累, 小脑的症状和颅内压增高。

九、染色体异常病变

染色体异常病变(chromosomal disorders): ①21-三体综合征: 又称 Down 综合征、先天愚型, 是以精神发育迟滞和颅面部畸形为特征的染色体异常病变。②13-三体综合征: 又称 patau 综合征, 全前脑型缺损伴有前脑、嗅脑和眼神经发育不全。有严重的智力发育障碍。③18-三体综合征: 又称 Edward 综合征, 有明显的智力缺陷, 大多数病例还伴有先天性心脏病和肾脏发育畸形。④脆性 X 综合征(fragile X Syndrome): 主要有智力低下、颅面部异常和巨睾(青春期后。)

十、遗传性脑神经病

在遗传性脑神经病(hereditary neuropathies)病例, 任何脑神经都可以受累, 单发或多发, 单侧或双侧。真正的原因不明。有不少病例和遗传因素或基因突变有关。①遗传性睑下垂: 多为肌源性, 常染色体显性遗传。②颌动睁目或颌动闭目综合征: 又称 Marcus Gum 综合征。主要表现为先天性上睑下垂和其他脑神经支配的肌肉有异常连带运动的现象。③Moebius 综合征: 主要表现为先天性面肌双瘫和眼外肌的麻痹, 常染色体显性遗传, 有少数是散发病例。本病被认为是先天性面神经和外展神经的运动核发育不良所致。④Duane 综合征: 主要特点是眼球运动受限。向外注视时内

收的眼球回缩并眼裂狭窄。大多是散发病例, 病因还不清楚[6]。

第二节　脑血管病

脑血管病(cerebral vascular disease)是神经科疾病中最常见而且又最具危害性的疾病。脑血管病的病理包括两个方面的内容, 一个是脑血管疾病本身, 另一个是继发脑组织的损害。

一、动脉硬化

1. 动脉粥样硬化(atherosclerosis)　是全身性疾病, 侵及心脏和周身供血动脉。脑动脉是最常侵犯的部位之一。常侵犯颈内动脉、椎基底动脉、脑底动脉环和它们分支的近端。其发病原因和脂代谢障碍有关。有不少学者认为糖尿病、高血压和吸烟等是重要的危险因素, 加速动脉粥样硬化的发展。最早的病变是条纹状脂质浸润。光镜下在内膜下为吞噬类脂质的巨噬细胞聚集。进一步发展演变成粥样化斑块。光镜下聚集的类脂崩解, 出现多数胆固醇结晶, 并可见纤维细胞和平滑肌细胞增生, 周边淋巴细胞浸润。斑块增大, 内膜破溃, 出血, 血栓形成和钙盐沉积。由于斑块凸起管腔内造成动脉的狭窄, 血栓形成, 血液循环不足结果供血区脑组织的软化。若是斑块破裂, 栓子脱落进入远端血管也会引起脑软化(图 18-7)。

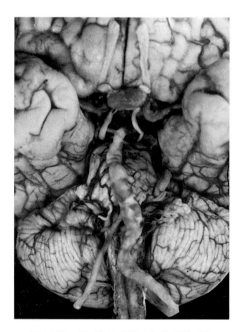

图 18-7　椎-基底动脉, 动脉粥样硬化

2. 细动脉硬化(arteriolosclerosis)　与动脉粥样硬化不同, 没有内膜下的类脂质沉积, 早期动脉管壁中层平滑肌增生, 而后中层和内膜层胶原纤维增生和玻璃样变, 或称均质性变。管壁变厚和管腔狭窄。这一类病变年龄越大, 发病率越高, 病变程度也越重。另外, 高血压和这一类病变也有着

密切的关系。

3. 淀粉样血管病(amyloid angiopthy) 或称嗜刚果红血管病(congophilic angiopathy),主要表现为脑内和脑膜的中小动脉以及部分静脉壁的中层和外膜内出现淀粉样前体物质。光镜下 HE 染色即可见是一种无结构的组织,PAS 染色看得更清楚,刚果红染色则更可靠,偏振光显微镜可见双折光性。常使得受侵犯的血管节段性变性或坏死,甚至是节段性血管扩张或微小动脉瘤形成。很容易破裂造成脑出血。部分病例动脉狭窄而有血栓形成、微小脑软化,临床上可表现为短暂性脑缺血发作[7]。

二、脑血管的炎症性病变

文献中常采用下述分类,见表 18-2[8]。

表 18-2　脑血管的炎症性病变常见分类

非感染性血管炎性疾病。
原发性颅和(或)脑血管炎
—Takayasu 动脉炎。
—巨细胞动脉炎或颞浅动脉炎
—中枢神经系统的原发性血管炎
—Kawasaki 病。
全身性疾病在脑血管上的表现
—系统性红斑狼疮
—结节性多动脉炎
—Wegner 肉芽肿病
—Churg-Strauss 综合征
—Sjogren 综合征
—Behcet 综合征
—恶性肿瘤相关的病变
药物诱导的血管炎
感染性血管炎性疾病
细菌性
—螺旋体(如钩端螺旋体动脉炎、包柔螺旋体病)
—化脓菌(如链球菌)
—肉芽肿病变(结核病)
病毒(如带状疱疹、EB 病毒)
其他微生物(真菌、原虫、支原体、立克次体)

1. Takayasu 动脉炎(Takayasu's arteritis) 可能是由于自体免疫,青年人和女性多见。这种大动脉炎主要发生在主动脉弓和其上发出的主干以及降主动脉。涉及神经病理方面是其侵犯颈内动脉和锁骨下动脉。早期是全动脉炎,伴有淋巴细胞浸润,弹力层和平滑肌破坏。还见有异物巨细胞,继之纤维化、血管壁明显增厚、血管的搏动消失,最后血管僵直、管腔狭窄、血栓形成、栓子脱落,导致脑血管栓塞和脑缺血。临床上炎性病变进展迅速,很快出现偏瘫。如若动脉炎侵及锁骨下动脉,特别是椎动脉出口的近端,则引起锁骨下动脉盗血症,或是伴发脑干的各种缺血现象。

2. 巨细胞动脉炎(giant cell arteritis) 又名颞浅动脉炎,此病多发生在 50 岁以上的老人,主要症状是偏头痛和发热。临床上依赖活检作诊断。病理上是中层坏死和巨细胞形成,

中外层内均可见有淋巴细胞浸润和成纤维细胞增生。部分病例中内膜也可有增生而引起管腔狭窄或是有血栓形成。

3. 中枢神经系统的原发性血管炎(primary angiitis of the CNS) 既往文献称中枢神经系统的肉芽肿性血管炎或称孤立性血管炎。临床上常侵犯 30～50 岁的成年人,表现为反复头痛和多灶状神经功能损害,伴发弥散性脑病和记忆障碍。病理上通过脑膜或是脑实质活检确诊,光镜下见到肉芽肿性血管炎病变、中层坏死。纤维素样渗出和淋巴细胞、组织细胞、浆细胞浸润。文献中学者们曾将中枢神经系统的原发性血管炎分为急性坏死性血管炎、淋巴细胞性血管炎和肉芽肿性血管炎,伴有 βA4 类淀粉蛋白沉着[9],还常形成微小动脉瘤。破裂引起脑内出血或蛛网膜下腔出血。除此以外还见有全身性疾病侵及脑血管以及滥用药物引起的脑血管炎病变。

4. 感染性血管炎性疾病有螺旋体血管炎(神经梅毒)另外一种螺旋体病是包柔螺旋体病(Lyme 病),它是经过壁虱传染患者。侵犯脑血管。除此以外,还可见有细菌性动脉炎(如伴发于亚急性心内膜炎患者形成所谓的细菌性动脉瘤)、结核性动脉炎、猪囊尾蚴虫引起的动脉炎和病毒性血管炎(可见于带状疱疹 EB 病毒和 HIV 感染)。

三、几种特殊类型的脑血管病

1. Moyamoya 综合征(Moyamoya syndrome) 诊断标准是脑血管造影见有 Willis 环血管的自发性闭塞和在脑底部以及在脑的凸面出现异常的侧支血管网。此侧支循环往往是细小血管,血管造影时呈云雾状,日本学者又称烟雾病。最早是在日本报道,作者也曾解剖一例,大约 50% 的报道病例是 15 岁以下的儿童发病,还有一部分是 30 余岁的发病病例,女性略多于男性。临床上患病儿童由于脑缺血出现交替的轻偏瘫症状,若是成年人病例由于以薄壁侧支血管为主,因此引起颅内出血。主要的病理改变是颈内动脉远侧部分和大脑中动脉,大脑前动脉的近侧部分的狭窄和闭塞,伴有 Willis 环后部的多数扩张,薄壁的侧支动脉分支,受侵犯的动脉血管呈白色或结节状,光镜下内膜大量纤维性增厚,见不到动脉粥样硬化的改变,内弹力膜保存,呈波纹状,中层则是明显萎缩,很少见有炎细胞浸润,可以见有血栓形成、再通和动脉瘤。电镜下内膜增厚和平滑肌样细胞增殖,胶原纤维和弹力纤维聚集有关。实验资料提示血管内皮有化学性或免疫学损害,继而血小板聚集和释放 PDGF,进而诱导平滑肌样细胞增殖和胶原纤维、弹力纤维聚集而致内膜增厚。对于 Moyamoya 综合征,不应认为其是一种独立性疾病,有时还出现于多发性神经纤维瘤病-Ⅰ型、结节性硬化、Marfan 综合征、Alpert 综合征等病例中,云雾状小血管常可破裂引起原发性蛛网膜下腔出血。

2. 纤维肌结构不良(fibromuscular dysplasia) 是一个非感染性、节段性侵犯动脉壁的疾病,除了好侵犯肾动脉以外,还有报道侵犯于头颈部动脉系。颈动脉血管造影 0.25%～1% 病例诊断纤维肌结构不良。各个年龄期都可见到,尤其

是在青少年中多见,女性病例较多。在绝大多数的头颈部纤维肌结构不良病例中,其侵犯颈段颈内动脉的中部,而且常是两侧性。动脉壁的各层都可以受侵犯,常见于中层内出现纤维组织和平滑肌增生,结果造成狭窄,狭窄病变和扩张病变可以交替出现。病因还不清楚。临床上出现三联症,即头痛、心理障碍,以及耳鸣或听到杂音。大约1/3的病例出现严重的并发症,因常伴发颅内多发的动脉瘤引起蛛网膜下腔出血,或是头颈部动脉的壁间动脉瘤,少数病例出现短暂性脑缺血发作或脑梗死。

3. CADASIL 是常染色体显性遗传的疾病,非淀粉样脑血管病,出现脑梗死和痴呆,见于非高血压患者中,其临床特征是:①出现预兆的偏头痛,有时有轻偏瘫;②缺血性卒中;③精神症状;④认知功能减退,最终痴呆。可以是30岁以前出现卒中,发病高峰为40～50岁。40～70岁智力减退的患者有多发脑梗死。65岁以上的CADASIL患者80%左右有痴呆。主要的神经病理改变既非动脉粥样硬化,亦非淀粉样血管病,主要侵犯白质内中、小穿支动脉,还可见于软脑膜中的血管。小动脉壁呈明显的同心性纤维和(或)玻璃样增厚,中膜内嗜碱性和PAS阳性颗粒状物质,而肌细胞变性,电镜显示平滑肌细胞破坏和嗜锇颗粒状物质(GOM)的沉着。作者也曾遇到一例。值得注意的是全身血管受侵犯,如皮肤、骨骼肌和周围神经中均可见有GOM的沉着。CADASIL的发病学也还不清楚[10-11]。

四、脑血管畸形

文献中对颅腔内的血管畸形(vascular Malformation)常采用下述分类(表18-3)。

表18-3 颅腔内的血管畸形常见分类

1. 脑实质内的先天性血管畸形
   动静脉畸形
   变异型,Galen畸形(或动脉瘤)静脉
   海绵状血管瘤
   静脉性血管瘤和静脉曲张
   毛细血管扩张症
   混合型(或复合型):海绵状血管瘤+静脉性血管瘤
   海绵状血管瘤+毛细血管扩张症
   其他:钙化性血管瘤
2. 脑膜的先天性血管畸形
   动静脉畸形
   静脉性血管瘤和静脉曲张(软脑膜)
   海绵状血管瘤(硬膜)
3. 作为中枢神经系统或是全身综合征的一部分的血管畸形病变
   斑痣性错构瘤病(如Sturge-weber综合征)
   遗传性出血性毛细血管扩张症(Rendu-Osler-Weber综合征)
   其他:如Wyburn-Mason综合征和脑-肝-肾海绵状血管瘤
4. 获得性血管病变伴发血管畸形
   脑白质内放射线诱发的病变
   继发于静脉窦阻塞的病变

1. 动静脉畸形(arteriovenous malformation) 又称动静脉性血管瘤。其占颅内肿瘤的1.9%,常是在婴儿期就存在病变,到了20～30岁出现症状。动静脉畸形是颅内自发性出血的一个常见原因。出血还可以作为隐匿型动静脉畸形的首发症状。中枢神经系统的各个部位都可见有动静脉畸形,以大脑中动脉供血区最为多见,资料中有一例经尸检证明的两侧大脑半球额、顶、颞、枕并侵及两侧小脑和脊髓的大范围的动静脉畸形病变。病理上常见病灶底部的异常血管多在脑膜下聚集,尖端指向脑实质内,呈一团迂曲、蔓状的血管增粗,管壁厚薄不均和管腔不规则的异常血管团,或呈囊球状或呈管筒状,有时合并单个或多个动脉瘤,一般是局部缺乏毛细血管。光镜下血管壁发育不全。肌纤维和弹力纤维缺如,代之以增生的胶原纤维,部分管壁上结节状增厚,并可见有钙化,部分病例在动静脉血管壁上见有粥样硬化斑块,管腔内血栓形成,管腔闭塞,还常见有出血、血管襻间脑组织萎缩、巨噬细胞和淋巴细胞反应(图18-8)。

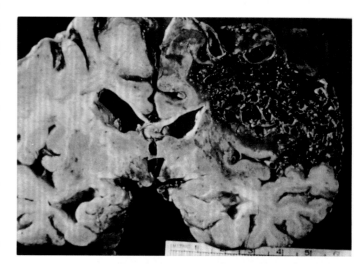

图18-8 右侧大脑半球的动静脉畸形
(卢德泉教授赠)

2. 海绵状血管瘤(cavernous angioma) 较少见,占颅内血管畸形的5%～13%,多见于20～40岁,常作为幕上病变,尤多见于外侧裂、颞叶和颅中窝内,大多是单发,少数是多发,呈界限比较清楚的分叶状血管团。光镜下和身体其他部位的海绵状血管瘤几乎无差别。

3. 静脉性血管畸形(venous malformation) 脑和脊髓都可以发生,脊髓的静脉性畸形较多见,似静脉曲张。病理上畸形血管结构呈管径大小不一,高度扩张的静脉曲管,大多分布在脑脊膜内,并可见有出血、压迫性萎缩和胶质增生,有的病例见血栓形成、脑脊髓组织软化和囊肿。

4. 毛细血管扩张症(telangiectasis) 很少见,病灶小,临床上可没有症状,尸检时偶然被发现,病灶多在桥脑或是大脑实质内,呈紫红色点灶状病变。作者资料中有一例患者以大脑深部占位病变的诊断,开颅探查病理诊断为脑内毛细血管扩张症。光镜下在脑组织内散在多数高度扩张的毛细血管,很少数病例可伴发致死性出血。

五、动　脉　瘤

文献中颅内动脉瘤可以分为袋状动脉瘤(aneurysm)、动脉粥样硬化动脉瘤、粟粒状动脉瘤和感染性动脉瘤。

1. 袋状动脉瘤(saccular aneurysm)　或称浆果样动脉瘤,一般都出现在 Willis 动脉环和动脉分支处,由于该部位血管结构发育有缺陷,血流冲击,而致局部动脉壁扩张。大宗资料分析显示,85% ~ 90% 的袋状动脉瘤出现在这一部位。仅5% ~ 10% 的病例和大脑后动脉、椎基底动脉有关,动脉瘤多为单个,有时亦可为多发,大小不等,直径为 0.5 ~ 2.0cm,亦有 2.5cm 以上的巨大动脉瘤。光镜下动脉瘤壁内几乎看不到平滑肌和弹力纤维,直到动脉瘤颈部,代之以胶原纤维,有时见有壁层坏死和炎细胞浸润。瘤腔内可见分层性血栓。动脉瘤有时少量出血可以引起偏头痛,若是同时压迫动眼神经或其他颅神经,可致眼性偏头痛。起自大脑中动脉和颈内动脉的动脉瘤,常压迫动眼神经、滑车神经和外展神经。起自颈内动脉和后交通支的动脉瘤则引起单侧动眼神经麻痹。若是动脉瘤破裂,动脉远端缺血可引起脑梗死,出血量多即为所谓的原发性蛛网膜下腔出血(图 18-9、图 18-10)。

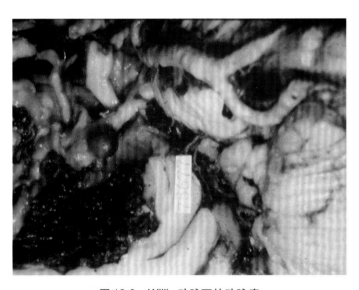

图 18-9　Willis 动脉环的动脉瘤
(卢德泉教授赠)

2. 动脉粥样硬化性动脉瘤　常见于基底动脉和颈内动脉的床突上段。动脉瘤呈长梭形或呈 S 形,即所谓的梭形动脉瘤(fusiform aneurysm),由于动脉瘤的局部压迫,可以引起颅神经麻痹和脑积水。瘤腔内血栓栓子脱落可以引起 TIA,或是造成脑干和小脑的梗死。

作者曾见一例儿童的基底动脉葫芦形的动脉瘤,病理检查并非是动脉粥样硬化引起,和局部血管结构发育缺陷有关。动脉瘤腔内血栓还造成脑干供血动脉缺血、脑干实质内大块梗死,临床上出现闭锁综合征(locked-in syndrome)。

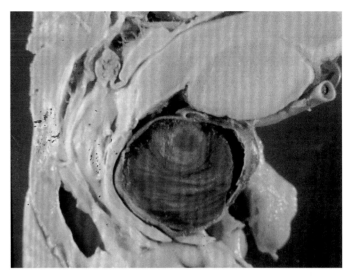

图 18-10　颅内巨大动脉瘤
(卢德泉教授赠)

3. 感染性(细菌性)动脉瘤[infectious(septic)aneurysm]文献中报道细菌性心内膜炎病例中大约3% 见有这样的动脉瘤,主要是感染性栓子造成小动脉壁的水肿和、坏死以及中性粒细胞等炎细胞的浸润,另外曲霉菌也可侵犯脑动脉引起真正意义上的真菌性动脉瘤(mycotic aneurysm)。

4. 粟粒状动脉瘤　将在高血压脑出血部分介绍,此外,还有少见的颅内夹层动脉瘤。作者曾解剖一例,在电烧翼管神经丛治疗过敏性鼻炎过程中出现颈内动脉的颅内段撕裂、动脉夹层内出血,形成夹层动脉瘤,伴发同侧大脑半球的缺血性梗死。

六、颅内静脉窦和静脉血栓

引起静脉窦血栓形成的原因大致有感染、血液高凝固性改变(如脱水和血液疾病)以及药物反应(如长期服用避孕药)。表现为海绵窦血栓(大多是细菌性感染引起)、大脑深静脉血栓形成和矢状窦血栓形成。作者曾解剖一例,因上颌窦化脓性感染继发海绵窦血栓性静脉炎和静脉血栓。

七、脑缺血和脑梗死

1. 脑卒中(stroke)　是指由于脑缺血或出血突然出现局灶性或全脑性的神经科症状。在西方国家,脑梗死占首次卒中病例的 60% ~ 80%,而在远东地区的国家,占 50% ~ 60%。多由于脑血管栓塞、脑动脉血栓形成、动脉痉挛和循环功能不全造成缺血性脑梗死,其基本类型一是由脑动脉病变造成狭窄或闭塞,局部脑血流减少,供血区神经组织破坏,出现临床卒中症状,称之为局灶性脑缺血(FCI),另一是全身循环功能不全造成全脑供血不足称之为全脑性缺血(GCI)。

2. 短暂性脑缺血发作(transient ischaemic attack,TIA)乃是局灶性脑缺血,症状的特点是单侧肢体瘫痪,或一侧肢体瘫痪、失语、失明等症状只维持短暂的时间,几分钟或数小时,大多在24小时内即消失。其原因大多是由于心脏或是颈内动脉、椎-基底动脉的动脉粥样硬化斑块来源的小栓子引起局灶性脑缺血。偶尔由于血流动力学障碍造成短暂性脑缺血发作。

3. 腔隙性梗死(lacunar infarcts)　是由于小的穿支动脉堵塞或破裂引起的愈合梗死造成的腔隙状态,大多出现在豆状核、丘脑和桥脑部位,腔隙直径为0.5～15mm。由于高血压、动脉硬化和糖尿病,小动脉脂质玻璃样变(lipohyalinosis),伴有闭塞或狭窄。文献中将腔隙性梗死分为三型,即Ⅰ型是真正的腔隙性梗死,Ⅱ型是腔隙性出血,Ⅲ型是血管周围间隙扩张。新近又提出不全腔隙性梗死的说法(图18-11、图18-12)。

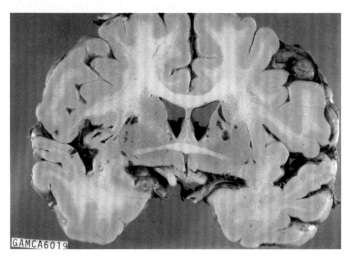

图18-11　腔隙性梗死
(卢德泉教授赠)

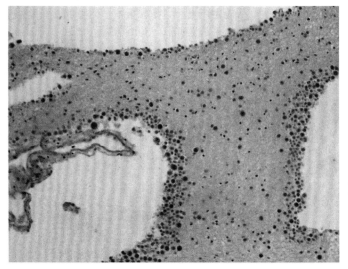

图18-12　腔隙性梗死
小腔周围密集多量淀粉样小体　HE染色低倍

4. 边缘区的梗死(infarcion of border zone)　其实边缘区是指脑的各供血动脉的远端分支交叉供血/供养区,一旦患者出现全身的循环功能不全,本身是两动脉分支供血的边缘区就会出现缺血/缺氧改变。这种梗死又称交界处软化。

5. 脑白质疏松症(leukoaraiosis)　是指神经放射影像学上见脑白质变得疏松。它可以是脑缺血性病变,也可以是脱髓鞘或血管畸形病变。

6. Binswanger病　即所谓的进行性皮层下动脉硬化性脑病,其病理基础是大片脑白质脱髓鞘,弓状纤维保留并有多发软化灶,有时可见动脉硬化性改变。临床上出现痴呆症状。

7. 多梗死性痴呆(multi-infarct dementia)　是脑内大片梗死。常在脑的深部和(或)白质内。临床上常发展为痴呆病症,又称血管性痴呆(vascular dementia)。

8. 经典的脑梗死病变　脑梗死因病变区呈软化状态,所以又称脑软化。脑梗死可以分为缺血性和出血性两种。动脉堵塞大多造成缺血性脑梗死。亦可以造成出血性脑梗死,而静脉阻塞几乎完全是出血性脑梗死,因梗死区部位的不同出现各种各样的类型,如大脑半球的脑梗死(图18-13)、丘脑部位的脑梗死、椎基底动脉系统范围内的梗死(图18-14)、脑干的闭锁综合征(locked in Syndrome),以及小脑后下动脉闭塞症等。又依据其病变发展过程分为三个时期:①坏死期:缺血性色苍白,略肿胀。光镜下神经元呈缺血/缺氧变性,或出现所谓的苍白神经元、髓鞘和轴索变性以及弥散中性粒细胞反应。②软化期:一般是几天之后病变区明显变软,灰白质界限不清,切面有时显淡黄色,这一期的特点是出现大量格子细胞,边缘处星形胶质细胞增生和增多的胶质纤维,有时还能见到含铁血黄素(图18-15)。③恢复期:病变区常塌陷,较大者呈囊肿样,囊内纤维条束横跨形成多房状,脑表的软脑膜尚完好,较小病变形成瘢痕,光镜下格子细胞大量减少,边缘处星形胶质细胞增生和大量胶质瘢痕。

近年来脑缺血的动物实验资料提示脑缺血性梗死周边存在一半暗区,该半暗区内生化代谢已有降低,功能活动已有减少,而形态学改变不甚明显,神经元的病变是可逆的,若是尽早溶栓治疗,尚可挽救这一部分神经元。这方面的研究对治疗有实际意义。

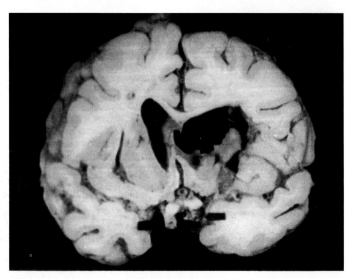

图18-13　左侧基底节内囊区软化,空腔形成

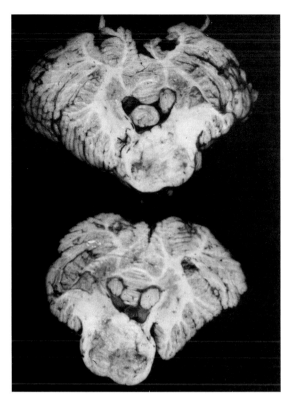

图 18-14　桥脑内梗死

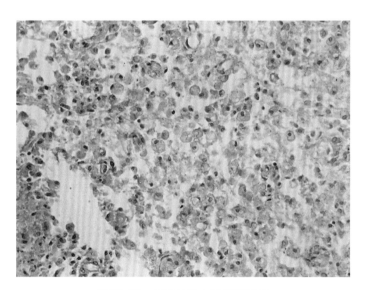

图 18-15　梗死灶内大量格子细胞
HE 染色,中倍

缺血性脑梗死的病灶周围可以见到点灶状出血或融合成大出血灶,多见于上矢状窦血栓形成伴发的出血性脑梗死,和一侧海马沟回疝压迫大脑后动脉造成枕叶内侧的出血性梗死(图 18-16)。

八、脑　出　血

文献资料报道非创伤性脑内出血(intracerebral haemorrhage,ICH)的原因如下[8]:高血压病引起的出血占 50%,淀粉样脑血管病引起的出血占 12%,抗凝药物引起的出血占 10%,肿瘤引起的出血占 8%,违禁药物引起的出血占 6%,

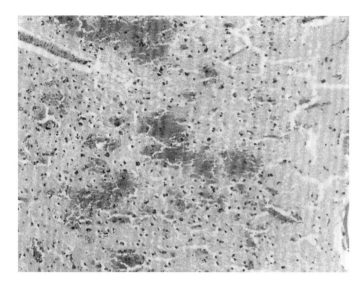

图 18-16　出血性梗死
HE 染色,低倍

动静脉畸形和动脉瘤引起的出血占 5%,其他原因引起的出血占 9%。

幕上出血见有脑叶出血、基底节出血和丘脑出血。大脑半球深部出血最常见的原因是高血压(将近 80%)。脑叶出血中 31%~55% 是由高血压引起。幕下出血大约 11% 有小脑出血和脑干出血,它们的比率为 7:3 或 8:2。大多数小脑出血位于半球内,脑干出血大多位于桥脑内,桥脑出血大多破坏基底部和(或)被盖部(图 18-17、图 18-18)。高血压脑出血的部位在基底节,出血块在豆状核处即所谓的外侧型,在豆状核-内囊部位即所谓的内侧型,容易破入侧脑室。之所以多在这部位,缘于豆纹动脉(或名出血动脉)破裂。病侧大脑半球肿胀、脑水肿,出现大脑镰下扣带回疝和海马沟回疝,后者常继发脑干出血。有时脑内出血破入侧脑室再流入蛛网膜下腔,称继发性蛛网膜下腔出血。光镜下大致可以分为三期:①出血期:可见大片出血,红细胞大多完整,出血灶边缘出现脑组织的软化和水肿,出血动

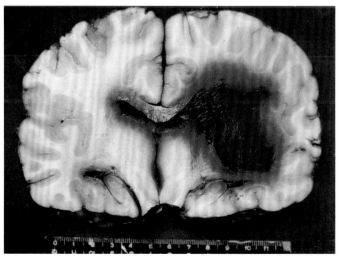

图 18-17　右侧内囊基底节部位大块脑出血(高血压病例)

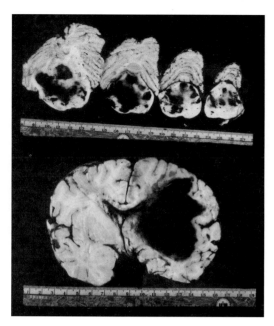

图 18-18　高血压基底节内囊区大块出血和脑干内出血

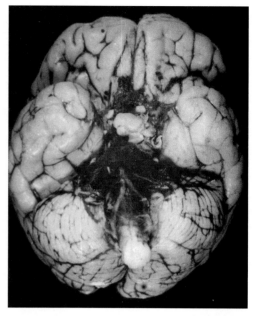

图 18-19　Willis 环动脉瘤破裂致蛛网膜下腔出血

脉提示有微小动脉瘤改变（Charcot-Bouchard microaneurysm），局部细小动脉的动脉壁变性，膨出构成粟粒状动脉瘤病变；②吸收期：一般是出血后 24～36 小时就可见到胶质细胞增生，先是大量格子细胞，之后星形细胞增生和肥胖变性；③恢复期：血液和受损组织逐渐被清除，代之以胶质细胞，胶质纤维和胶原成分构成的瘢痕，出血较小的病灶可以修复，出血较大的病灶常遗留囊腔，因含铁血黄素沉着，故该组织显棕黄色。

另外，脑内出血可以因急性感染、中毒、循环紊乱、血液疾病和血管阻塞（如脂肪栓塞、空气栓塞等）引起，这时候的出血大多是点灶状出血。光镜下显示点灶状出血或环状出血改变。

九、原发性蛛网膜下腔出血

原发性蛛网膜下腔出血（primary Subarachnoid haemorrhage）起自蛛网膜下腔，和继发性蛛网膜下腔出血不同，常见的原因有颅内动脉瘤、脑血管畸形、高血压、脑动脉硬化和其他一些少见原因。病理上除了引起出血的血管病变以外，蛛网膜下腔有大量的出血，分布在蛛网膜下腔和脑池内。一般来说，积血最多的部位常和出血起始部有关，诊断时除了认证蛛网膜下腔出血外，还需仔细寻找引起出血的血管病变，这在神经病理和法医病理工作中有实际意义，蛛网膜下腔出血还可因积血的分解产物引起动脉痉挛出现局部脑组织软化，晚期因有蛛网膜增厚、粘连，甚至会造成阻塞性脑积水（图 18-19）。

十、系统性血管病[9]

包括系统性红斑狼疮（SLE）、血栓性血小板减少性紫癜（TTP）、风湿性动脉炎、铁钙沉着和含铁化的微血管病。

1. 系统性红斑狼疮　是一种全身性疾病，也是一种自体免疫性疾病。疾病早期有中枢神经系统损害症状的占

25.5%，而在晚期可高达 60%。神经症状中以精神症状和癫痫发作最为常见。神经病理检查在中枢神经系统的不同部位（皮层、脑干和脊髓）可以见到小血管病变、血管壁纤维素样坏死或是透明变性伴有坏死，小血管内膜增生和闭塞，有些病例可以在小血管周围淋巴细胞浸润。红斑狼疮的脑血管病发生率为 7.5%～15%，有人报道红斑性狼疮发生 TIA 者高达 31.5%，发生蛛网膜下腔出血的占 7%。系统性红斑狼疮病损的内脏器官也可引起神经症状，如狼疮肾病所致的高氮质血症，可引起癫痫或昏迷。红斑性狼疮时的心内膜炎可引起脑栓塞。

2. 血栓性血小板减少性紫癜　是一种少见的微血管出血综合征。主要特点是发热、血小板减少性紫癜、微血栓形成和微血管性溶血性贫血。中枢神经系统和肾脏常受累。中枢神经系统的病变除了小血管内微血栓形成之外，还可因血小板减少和凝血机制障碍造成脑内和蛛网膜下腔的出血。此外，肾血管微血栓形成后可出现肾衰竭，产生尿毒症性中枢神经系统病变。

3. 风湿性动脉炎　风湿病患者中 27.3% 有明显的脑循环障碍。疾病的早期就可见到脑血管病的病理变化，血管壁的损害是血管内膜增生为主的内膜炎和小动脉的全层炎性病变，管腔狭窄和管壁纤维素样坏死，进而纤维化。往往由于血管通透性增高，血管周围可以有出血。风湿脑血栓管炎可以合并大小不等的脑软化。

4. 退行性变的血管病变　可以累及脑内小动脉、毛细血管和小静脉，表现为血管壁的玻璃样变，或是钙盐沉积。中老年人的病理解剖中有时在大脑的基底节部位和小脑的齿状核部位的微血管壁出现钙、铁盐沉积，有的文献称之为假钙化。在临床上不一定产生相应部位损害引起的症状。这也可能是退行性变的结果。

第三节　脑脊髓外伤

一、急性颅脑损伤的临床病理分类

脑损伤分为原发性脑损伤和继发性脑损伤（表18-4）。原发性脑损伤有脑震荡、脑挫裂伤和脑干损伤。继发性脑损伤有脑损伤性出血、颅内血肿、脑水肿、缺血性脑损伤和继发性脑干损伤。

表18-4　传统的急性颅脑损伤的临床病理分类

一、头皮颅骨伤

1. 开放性　头皮损伤（挫擦伤，裂伤，撕脱伤）

　　　　　颅骨损伤　非火器伤（锐器伤，钝器伤）

　　　　　火器伤（穿通伤，盲管伤，切线伤）

2. 闭合性　头皮血肿（头皮下血肿，帽状腱膜下血肿，骨膜下血肿）

　　　　　颅骨骨折（线形骨折，粉碎骨折，凹陷骨折）

二、脑损伤

1. 开放性

（1）颅骨与脑损伤（火器或非火器颅脑穿透伤）

（2）颅脑骨折（内开放性）

2. 闭合性

（1）原发性脑损伤　脑震荡

　　　　　　　　　脑挫裂伤

　　　　　　　　　脑干损伤

　　　　　　　　　弥漫性轴索损伤

　　　　　　　　　原发性脑受压

（2）继发性脑损伤　颅内出血和血肿（包括颅内各个部位的出血和血肿以及迟发性血肿）

　　　　　　　　　脑水肿肿胀

现今临床医生和病理医生习惯将脑损伤分成局灶性和弥漫性两类。局灶性脑损伤有脑挫伤、颅内血肿和包括脑干出血和梗死在内的各种继发性脑损伤，还有继发感染形成脑脓肿和相当少见的桥脑延髓的撕裂伤以及垂体柄和颅神经的撕裂伤。弥漫性脑损伤大致分为弥漫性轴索损伤（DAI）、缺氧性脑损伤、弥漫性脑肿胀和弥漫性血管损伤。作者在20世纪80年代初曾整理发表了88例重型颅脑损伤尸检病例的病理形态学观察[12-13]。

二、脑挫裂伤

脑挫裂伤在头部的钝器伤中十分常见而且具有特征性。脑挫裂伤（contusions lacerations of the brain）是由于钝性暴力冲击不固定的头颅引起，冲击部位和（或）对冲部位的局灶性脑组织损伤。所谓的冲击伤是由于头颅部着力后，瞬时发生内弯变形或是骨折，冲击其下方的脑组织所造成的损伤也就是冲击部位的局部脑挫裂伤。所谓的对冲伤是暴力作用的对冲部位形成的局灶性脑组织损伤。譬如枕部着力的减

速伤常常产生额颞叶底部的对冲性脑挫裂伤和出血。头侧颞部或者是顶枕部着力的减速伤也常在对冲侧出现脑挫裂伤和出血。有时还可见到中间对冲伤，即是在着力部位和对冲部位的中间区域出现脑组织的损伤和出血。文献中曾描述为滑动性脑挫伤（gliding contusions），而且是双侧性的分布在矢状窦旁白质内，所以又称矢状窦旁挫伤，和弥漫性轴索损伤有关。主要的病理表现是肉眼观脑回凸起部分脑组织糜烂和出血，有时可延伸到白质内，呈不规则的楔形，底部在脑表，尖部指向白质。一周后的脑挫裂伤，坏死脑组织液化，以后塌陷，最后囊腔形成。另外，脑表面的软脑膜也破损和出血（图18-20、图18-21）。Lindenberg曾描述三种病理形态不同的脑皮层挫伤。一种是出血性挫伤，挫伤处都是新鲜出血病变。一种是坏死性挫伤，挫伤处组织内坏死明显，另见有新鲜出血和水肿。再有一种是撕裂性挫伤，婴儿脑组织内神经纤维髓鞘发育还不完全，这时多表现为皮层下白质的撕裂性挫伤。

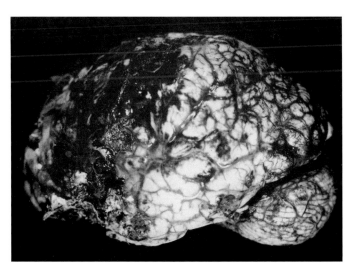

图18-20　左额大片脑挫裂伤和蛛网膜下腔出血

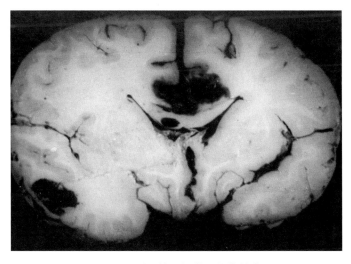

图18-21　胼胝体和扣带回挫伤性出血
（中间对冲伤）右颞皮层挫伤和出血

显微镜下蛛网膜下腔内新鲜出血，皮层和浅层白质内点灶状出血，神经细胞大片消失，胶质细胞也有变性和坏死，还可见有中性粒细胞浸润和血浆渗出。周围脑组织水肿。到了后期出现大量的格子细胞，胶质和结缔组织增生，修复。有些学者特别注意脑挫伤的炎细胞反应。提出伤后 24 小时的脑标本多形核白细胞只限于血管边缘浸润，而伤后 3～5 天的脑标本中细胞反应成分既有多形核白细胞、反应性小胶质细胞、单核细胞/巨噬细胞，又有 CD4 和 CD8 阳性的 T 淋巴细胞。还有学者提出不同的炎细胞和星形细胞的免疫组化能为病程提供有价值的信息。

三、脑 震 荡

脑震荡（concussion）是由于钝性暴力引起的脑功能障碍。临床上表现为短暂的意识丧失、呼吸浅慢、脉搏徐缓和反射消失，并且伴有或长或短的逆行性遗忘。过去文献中强调脑震荡并没有明显的器质性损害，有也只是轻微的形态学改变。是由于外伤引起脑的中间神经元受损和脑干网状结构受损，上行激活系统向脑皮层发放兴奋冲动暂时中断，以致出现短暂的意识障碍和生命中枢功能的抑制。Ommaya 根据外力对脑组织损伤程度将脑震荡分成六级，一级有轻度意识紊乱，很快恢复，无昏迷和遗忘。二级有意识紊乱和外伤后遗症，这类患者的意识障碍程度增加，恢复到正常意识的过程减慢。三级有意识紊乱和逆行性遗忘。四级有昏迷和脑干网状结构受损。五级有长期不可逆的昏迷过程，即植物状态。六级是迅速死亡。近年来的研究资料表明其和弥漫性轴索损伤（diffuse axonal injure，DAI）或外伤性轴索损伤（traumatic axonal injure）有关。

四、脑干损伤和丘脑下部损伤

有资料在 88 例重型颅脑损伤的尸检资料病理观察中脑干损伤有 43 例（53.4%），有原发性脑干损伤（injure of brain stem）和继发性脑干损伤。临床病理上表现为脑干出血、脑干挫伤、脑干内坏死灶和脑干内局灶性水肿。脑干损伤由于脑干内有重要的网状结构，上行和下行的传导束、脑神经核团以及呼吸循环中枢，即使轻微的损伤或是关键部位的损伤，在临床上也可以出现严重的临床症状。曾有一例伤后因脑干导水管腹侧网状结构内有一坏死灶，结果伤后持续昏迷。亦有的病例出现脑干损伤后去皮层强直。呼吸功能紊乱是脑干损伤中最为突出的症状。延髓损伤，伤后瞬即或是很短时间内就出现呼吸功能衰竭。脑干损伤多合并丘脑下部损伤。一般是由于暴力冲击后枕部，在额叶底面有严重的对冲伤，鞍旁颅中凹底骨折，下丘脑和垂体都可发生局部出血和坏死。下丘脑损伤的症状可以出现体温调节障碍、尿崩症、糖尿病和内分泌功能紊乱。曾有一例下丘脑损伤的病例，伤后出现血糖增高和尿糖阳性。终因病情重于伤后一周死亡。文献中 Lindenberg 和 Freytag 提出重型颅脑损伤中可见有桥脑、延髓联合处的撕裂和点状出血，致使锥体束部分切断。它们大多是由于头部外伤性伸展过度所致。

五、弥漫性轴索损伤

弥漫性轴索损伤（diffuse axonal injury，DAI）是一种闭合性弥漫性颅脑损伤，以往的文献中又名脑白质弥漫性剪力损伤，即刻损伤型白质弥漫损伤或脑深部损伤。其基本病变包括神经轴索的弥漫性损伤、胼胝体以及脑干前端背侧的局灶性出血损伤，诚然，有一些病例肉眼看不到异常。研究资料表明某个病变是否出现取决于外伤后存活时间的长短，如外伤后早期（几个小时到几天）胼胝体内的局灶性病变是出血，通常出现于胼胝体的下方，亦可侵及中线、透明隔或穹窿。几天以后病灶变成细颗粒状，到后来皱缩或变成囊肿。光镜下血管周围出血或出血侵入邻近的脑组织。伤后 15～18 小时的病灶经银染证明大量神经轴索肿胀，之后反应性小胶质细胞、星形细胞和毛细血管内皮细胞的改变，再出现巨噬细胞，进一步清除损伤组织，脑干前端背侧的病变基本上也是这样的演变过程。伤后短期存活的患者（几天）神经轴索损伤出现神经纤维的嗜酸性变和嗜银球，又称之为 Cajal 收缩球（retraction balls of Cajal）分布在大脑半球，小脑和脑干内，脑干内病变不对称地侵犯皮质脊髓束。伤后存活几周以后的病例则见有大量成堆的小胶质细胞，分布在大脑半球、小脑和脑干内，此时神经轴索成了碎屑，髓鞘破坏。伤后存活 2～3 个月以后的病例则见有 Wallerian 型变性，分布于包括皮层下白质和内囊的大脑半球的白质内，这时候大脑半球的白质体积缩小，硬度增加，胼胝体变薄和脑室系统代偿性扩张（图 18-22）。

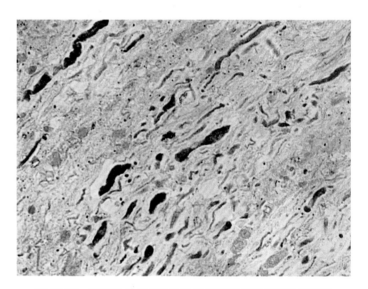

图 18-22　弥漫性轴索损伤 NF 免疫组化标记多数轴索变性

文献中依据病理改变的严重程度将 DAI 分为三级。Ⅰ级是组织学上看到胼胝体，大脑半球白质内和脑干内有弥漫的轴索损伤。Ⅱ级除了镜下的弥漫性轴索损伤以外，胼胝体内有局灶性损伤，常是小出血灶，即所谓的组织撕裂性出血。Ⅲ级最严重，除了Ⅱ级病变以外，还出现脑干头端由于组织撕裂造成的出血病变。

六、脑外伤中的缺血/缺氧病变

颅脑钝器伤引起的脑组织和神经元的缺氧损伤一直到20世纪70年代末才引起足够的重视。有一组资料151例致死性颅脑损伤中138例证实有缺氧性损伤(91%)。其中严重伤27%、中度伤43%、轻度伤30%。常见于海马(81%)、基底节(79%)、大脑皮层(46%)和小脑(44%)。临床病理的研究证明脑血流的减少影响低氧血症,颅内压增高及脑血流灌注的一时性失调。

七、脑外伤中的弥漫性血管损伤

头部外伤后很快死亡的病例,多会在其脑内见到多数小灶状出血,尤多见于大脑半球,额颞叶前部的白质内及室管膜旁白质,丘脑和脑干内,脑干内的病变尤多见于导水管和第四脑室底的室管膜下区。可以称之为原发性脑干出血。肉眼就可看到。光镜下是围绕小血管的出血。这类损伤并没有见到明显的大血管损伤和大块出血,只是表现为多数分散在脑内的新鲜出血灶,可以解积为弥漫性血管损伤所致。

八、颅骨骨折和脊椎骨折与脱位

1. 颅骨骨折的发生率　在闭合性颅脑损伤病例中占15%~20%,在重型颅脑损伤的病例中约占70%。颅骨骨折依据其形状分为线状骨折、颅骨骨缝哆开、凹陷骨折和粉碎性骨折。颅骨骨折依据其部位分为颅盖骨折和颅底骨折。颅底骨折又分为颅前窝骨折、颅中窝骨折和颅后窝骨折。由于颅底邻近气窦、颅底部大血管和颅神经,因此容易产生脑脊液瘘、颅神经损伤的颈内动脉-海绵窦瘘等并发症,颅骨受到超强外力作用下可以产生局部变形和整体变形。局部变形往往在外力作用部位出现颅骨骨折,先是颅骨内板折开,后是颅骨内外板都折开。整体变形则会在外力作用的远离部位出现对冲骨折,如枕部着地常会在眶顶和筛板部位出现骨折。此外就是婴儿病例中见到的生长骨折,是由于硬膜紧密粘连在颅骨上,一旦颅骨骨折,硬膜很容易撕裂。结果骨折边缘之间夹有软组织和脑膜。脑组织突入骨折缝间影响骨折的愈合。这样就在伤后几个月的病例中在骨折部位突入肿胀的脑组织。颅底骨折一是外力作用直接指向颅底(后枕部或乳突部位),二是外力作用从面部传向颅底,少见的情况下颌部受打击或是挥鞭式损伤会出现颅底的环形骨折。笔者曾解剖一例高坠伤中年男子,臀部着地外力作用经脊柱传到颅底、枕大孔区和环椎突入颅腔内,迅即死亡。

2. 脊椎骨折和脱位　头颈部受冲击力作用,环椎可出现裂开性骨折或是前、后弓薄弱部分的断裂,结果颈部旋转运动受限脊髓和神经受伤出现运动和感觉的障碍,有时还伴有环椎横韧带断裂或是环椎半脱位。头颈部外伤还可造成枢椎齿状突骨折(有稳定型和不稳定型之分)。此外,还可见有颈椎压缩骨折和颈椎半脱位、颈椎双侧脱位。颈椎单侧脱位或无交锁的颈椎脱位,由此引起屈曲型、垂直型、伸展型和侧屈型损伤。胸腰椎损伤依据受伤时暴力作用的方向可以分为屈曲型损伤、伸展型损伤、屈曲旋转性损伤和垂直压缩型损伤。又可根据损伤程度分为单纯椎体压缩骨折、椎体粉碎压缩骨折和椎骨骨折脱位。后者常伴有脊髓的损伤和马尾神经损伤。病理上表现有脊髓震荡(又称脊髓休克)、脊髓受压和脊髓实质挫裂伤。此外就是脊神经根损伤(包括马尾神经损伤)以及损伤性出血病变。

九、颅内出血和血肿

颅内出血和血肿形成是颅脑损伤常见的并发症,又称创伤性颅内出血。颅内血肿可以分为硬脑膜外血肿、硬脑膜下血肿、脑内血肿和脑室内积血。依据其解剖部位又可以分为颅后窝血肿、额颞顶部血肿、基底节区血肿以及多发性血肿。依据其发生时间又可以分为急性(指伤后1~3天)、亚急性(指伤后3天~3周)、慢性(伤后3周以上)和迟发性血肿。

1. 硬脑膜外血肿(extradural haematoma)　发生率大约是各种类型的头部外伤的2%,而致死性头部外伤病例中硬脑膜外血肿占5%~15%,大多数病例都见有颅骨骨折,尤其是颞鳞部骨折,脑膜中动脉撕裂出现颞部硬膜外血肿。这种情况下又称骨折型血肿(fracture haematomas)。临床上可以出现所谓的中间清醒期,亦有20%~30%病例的血肿出现在颅腔内其他部位,幕上的硬脑膜外血肿可以由脑膜中静脉、板障静脉或是硬脑膜静脉窦损伤所致(图18-23)。

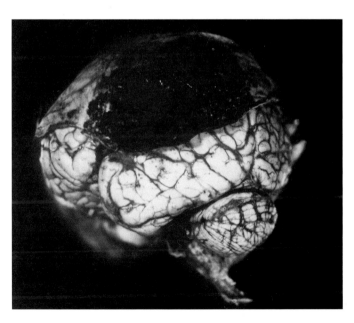

图18-23　左颞顶硬膜外出血和血肿

2. 硬脑膜下血肿(intradural haematoma)　有单纯的硬膜下血肿、单纯的脑内血肿和两者复合存在。单纯的硬脑膜下血肿常是由桥静脉撕裂出血形成,这里说的单纯的脑内血肿是指在脑内的脑血管外伤破裂所致。依据其发生时间又分为急性硬脑膜下血肿、慢性硬脑膜下血肿和硬膜下水囊瘤。急性硬脑膜下血肿大多是桥静脉撕裂出血形成,另有一些是颈内动脉破损出血形成。神经外科医生在手术中观察到急性者内容血凝块、亚急性者内容血凝块和液状血液、慢性者内容是液体，一般是3周后不再见有血凝块。慢性硬脑膜下血肿多见于老年人（75%见于50岁以上老人）。血肿被一层膜包裹，形成一个占位性病变，之后出现脑受压和颅内压增高。硬脑膜下水囊瘤乃是硬脑膜下腔内有一水囊，囊内透明，黄染或是含血的液体，一般认为是蛛网膜活瓣状撕裂结果脑脊液注入硬脑膜下腔形成。

3. 脑内血肿（Intracerebral haematomas）　常是多发，80%~90%位于额、颞叶。亦有的出现于大脑半球深部和小脑内。法医学上要慎重鉴别高血压性脑出血和外伤性脑内血肿。

4. 脑室内积血（intraventricular haemorrhage）　在严重的颅脑损伤病例中发生率是1%~7%。大多是中线结构上的出血破入脑室。当然有一部分病例是室管膜下静脉或是脉络丛血管撕破造成。

十、颅脑损伤的迟发性病变和并发症

颅脑损伤的迟发性病变和并发症主要有外伤性脑脊液瘘、外伤后颅内低压综合征、外伤后癫痫、严重的生活不能和外伤后植物生存、外伤后颅内感染、外伤性颅内动脉瘤和颅内动脉-海绵窦瘘以及外伤后进行性脑病综合征，后者如拳击家痴呆（dementia pugilistica）。

第四节　脱髓鞘病和脑白质营养不良

中枢神经系统原发性脱髓鞘病大致可以分为：
1. 急性播散性静脉周围性脑脊髓炎（ADPE）
（1）经典型：急性播散性脑脊髓炎（ADE）
（2）超急性型：急性出血性白质脑炎（AHLE）
2. 多发性硬化（MS）
经典型（charcot type）
（1）急性型（marburg type）
（2）弥漫型脑硬化（schilder type）
（3）同心圆性硬化（balo type）
（4）视神经脊髓炎（devic type）
（5）急性播散性脑脊髓炎
详述如下：

1. 急性播散性脑脊髓炎（acute disseminated encephalomyelitis，ADE）

【病因】　一般有注射疫苗的历史，大约两周后出现发热、头痛以及脑脊髓受损的症状，发病机制多认为是过敏反应，因此文献中又诊断感染后或疫苗后脑脊髓炎。

【病理改变】　肉眼观察，脑除了充血和肿胀以外，一般无异常，在脑的切面上可见有散在小片无色病灶。

光镜下软脑膜和脑组织内小静脉周围有少数淋巴细胞、浆细胞和单核细胞浸润，突出的改变是脑和脊髓的小静脉周

围有脱髓鞘，髓鞘染色时尤为明显，此外，轴索也可以有不同程度的改变，同时见有胶质增生。

2. 急性出血性白质脑炎（acute hemorrhagic leucoencephalitis）　发病急骤常伴发热，很快进入昏迷，几天内死亡，发病过程中并无感染或注射疫苗的病史，估计是过度过敏所致，即超急性病变，病变主要分布在脑白质内，布满多数点状出血，对称性分布，有时融合，脑组织充血，水肿。光镜下小血管壁坏死，伴有出血和纤维蛋白渗出，或可见有中性多形核白细胞和单核细胞浸润。

3. 多发性硬化（multiple sclerosis，MS）　临床上是以恶化和缓解交替进行为特征的神经科疾病，大约10%的病例症状出现后呈进行性发展的病程，即所谓的原发性进行性多发性硬化，其病理基础是神经系统内出现系列发展过程的多灶性病变，特点是髓鞘脱失、轴索相对保存、炎症反应、胶质增生和程度不一的髓鞘再生。

多数学者认为多发性硬化是免疫介导的变态和温带地区反应性疾病，全球发病的地区多分布在亚热带，环境影响也可能是一个发病因素，也有学者认为是病毒感染。病理改变：脑和脊髓的新鲜标本大多看不出什么异常，仅有一部分病例软脑膜稍增厚，病程长的病例可以见到大脑半球、脑干、脊髓和视神经的萎缩，在脑的切面上，两侧脑室旁的白质内可见有多数斑块状病灶，轮廓清楚，形状不规则浅灰色，半透明，大多数斑块直径为2~10mm，有些斑块侵及大脑皮层、丘脑、基底节、脊髓的中央灰质，不少病例侵犯一侧或两侧视神经和视交叉，表现为分散的或是融合的斑块。光镜下，多发性硬化斑块基本上是脱髓鞘病变，在活动性慢性斑块中可以见到髓鞘的进行性破坏，在斑块的边缘可以见有吞噬脂质的巨噬细胞，在一些亚急性斑块病变中星形细胞可以见到PAS阳性的、髓鞘染色阳性的髓鞘破坏产物。此外在斑块病变的边缘可见星形细胞增生和少突胶质细胞增多，在一些髓鞘再生的斑块中，髓鞘的浅染表现为传统文献中说的"影斑"，或是由于髓鞘数量的减少，而显苍白染色，即是传统文献中说的"亮斑"。斑块病变中除了遏止的或不完全的脱髓鞘以外，在光镜和电镜下显示髓鞘再生。在一些静止的慢性斑块中则见斑块内细胞甚少，斑块内见不到新鲜的髓鞘破坏，轴索大多是正常，不过定量检测显示仍有轴索减少。急性多发性硬化的新生斑块中细胞多，大量巨噬细胞吞噬髓鞘，伴有增生的星形细胞、组织疏松、水肿和血管周围的淋巴细胞套。在多发性硬化的斑块中还可见异常的髓鞘再生[14]（图18-24、图18-25）。

Kepes JJ等提出肿块样脱髓鞘病变（tumefactive demyelinating lesion）[15]，作者近年来也已诊断10余个病例，大脑半球白质内脱髓鞘病灶呈现占位性"肿瘤"伴有明显的肿块效应、水肿和血-脑脊液屏障的破坏，经CT或MRI检查，由于注射对比剂出现弥漫的或是半环状增强，结果诊为脑肿瘤，行开颅手术，这类病变组织内见有髓鞘脱失、大量泡沫含脂质的巨噬细胞浸润（CD68+）、血管周围的淋巴细胞套（大

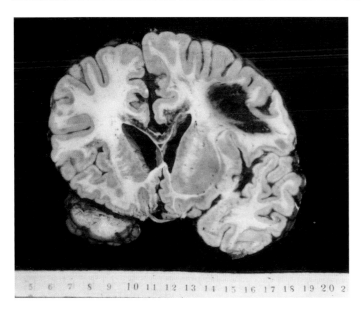

图 18-24 胼胝体和左颞脑内多发性硬化病灶

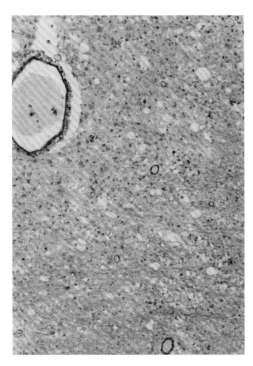

图 18-25 多发性硬化病灶内髓鞘脱失
LFB 染色 低倍

多是 T 淋巴细胞)、少数浆细胞和星形细胞反应性增生。病变组织内还可见不典型的核分裂象(有的文献中又名 Creutzfeldt 细胞)和多核星形细胞。值得注意的是髓鞘脱失病灶内还保存有轴索。

4. 视神经脊髓炎(neuromyelitis optica) 又名 Devic 型多发性硬化,患者出现急性严重脊髓症状。在这之前或是后来出现严重的而且常是双侧的视神经病变,病理基础是髓鞘脱失。笔者医院就有一个 35 岁女性病例生前诊断视神经脊髓炎,死后解剖确定诊断此病,病变主要在脊髓和视神经,脊髓的病变常是连续侵犯几个节段,多见于侵犯上胸段脊髓,该脊髓明显肿胀和软化。光镜下组织坏死,斑点状或是融合

成大片,髓鞘脱失,坏死部分神经元和轴索都已经看不到,出现中性多形核白细胞浸润和淋巴细胞套,严重病例中出现小腔,间质成分增生,上行纤维和下行纤维的 Wallerian 变性,视神经的病变侵犯一侧或两侧视神经,同样表现为炎细胞浸润,脱髓鞘病变,坏死和囊状形成。

5. 同心圆性硬化(MS,Balotype) 又名 Balo 型多发性硬化,曾有资料有一类似病例,女性 39 岁,发病之初出现头晕、恶心、不思饮食、睡眠不佳,十余天后精神不正常,发呆,后出现右侧偏瘫、高热、昏迷,死后解剖在两侧额、顶、枕深部白质内见有多数影斑状病变,如洋葱层状结构,这些洋葱层状结构实是同心圆性硬化。光镜下同心圆性硬化病变的髓鞘带是保留髓鞘,在髓鞘带间的分解层内则是髓鞘脱失尚存剩余髓鞘的髓球,此外就是星形细胞的增生和肥胖变性,以及少突胶质细胞的改变。

6. 髓鞘形成障碍的髓鞘病 大多是常染色体隐性遗传或是酶的缺乏,从一开始髓鞘就不能正常形成。

(1) 异染性白质脑病:此病属于全身性脂质沉积症,是由于芳基硫酸脂酶 A 活性缺失,导致硫酸脑苷脂异常蓄积。蓄积物尤多见于白质内的胶质细胞、末梢神经的神经膜细胞和吞噬细胞中。异常蓄积物表现为异染性,即在甲苯胺蓝染色切片中出现异染性颗粒,本应染成蓝色而染成了棕红色,所以称异染性。由于髓鞘形成障碍,出现脑白质营养不良,大片髓鞘缺失。

(2) 亚历山大病:又称髓鞘发育不良型白质脑病。此病是由于胶质纤维酸性蛋白(GFAP)基因变异导致的常染色体隐性遗传性疾病。病理表现为大脑和小脑内广泛的髓鞘缺失并伴有大量的 Rosenthal 纤维。该纤维是充满了胶质纤维的星形细胞突起。在血管周围、软脑膜下尤为多见,而神经细胞周围很少出现。

(3) 肾上腺脑白质营养不良:多见于小儿,病灶广泛波及大脑半球,镜下可见脑白质大片脱鞘,轴索仍存在。还可以见到肾上腺和睾丸大量含有 PAS 阳性物质的吞噬细胞出现。本病的基因定位于 Xq28,因过氧化物酶的缺失导致了脂肪酸分解能力下降而出现极长链脂肪酸代谢障碍而在体内蓄积。

其他的髓鞘形成障碍的髓鞘病,还有球形细胞脑白质营养不良(Krabbe 病)、婴幼儿的常染色体隐性遗传的海绵样脑白质营养不良(Canavan 病)、正色性或嗜苏丹脑白质营养不良等。

第五节 神经系统变性疾病和代谢障碍性脑病

一、Alzheimer 病和脑叶萎缩

【临床特点】 Alzheimer 病(Alzheimer disease,AD)[16]和脑叶萎缩确切病因还不清楚。多数学者认为其病因和遗传因素有关,属神经系统老年变性疾病。此病多发生在 50 ~

60 岁,曾名早老性痴呆。症状缓慢发展。最早是认知功能障碍记忆力减退判断力减退,定向力缺乏,最后变成痴呆、大小便失禁。其死因常是肺部感染。流行病学资料表明 Alzheimer 病占痴呆病例的 60% ~ 65%,因脑血管病引起的多梗死性痴呆约占 15%,Alzheimer 病和多梗死性痴呆都有的病例约占 15%,其余 5% ~ 10% 是正压性脑积水、脑外伤后遗症、脑缺氧后遗症和脑瘤引起的痴呆。AD 的分子遗传学研究发现淀粉样蛋白前体(APP)、早老素 1(PS1)和早老素 2(PS2)基因突变和家族性病例相关,ApoE(4)等位基因是散发性 AD 病的重要危险因素。

【大体】脑重减轻,脑体积萎缩,尤以额叶和颞叶为重,脑回变窄,脑沟加深,软脑膜增厚。脑切面显示皮层变薄,海马变小,内嗅区萎缩和脑室系统对称性扩大(图 18-26)。

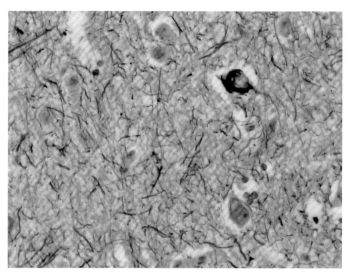

图 18-27　Alzheimer 病神经原纤维缠结
Bodian 染色　中倍

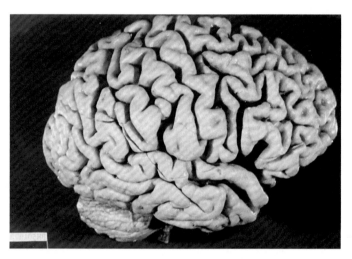

图 18-26　Alzheimer 病额、顶、颞脑叶萎缩

【光镜】主要侵及海马、杏仁核和大脑新皮层,神经细胞有不同程度的减少和星形胶质细胞增生和肥胖变性。Alzheimer 病的典型病变是出现多数老年斑,神经原纤维缠结,海马锥体细胞中的颗粒空泡变性和 Hirano 小体。利用 ApoE 蛋白标记老年斑,显示有淀粉样物质为核心的成熟老年斑,以及未能显示淀粉样核心的未成熟老年斑。根据斑块内有无异常的神经突起出现,将其分为轴突型斑块和弥漫型斑块。轴突型斑块表现为淀粉样物质形成的芯以及放射状的神经元的异常膨胀突起。弥漫型斑块常出现在没有痴呆或仅有轻微痴呆症状的老年人新皮层。利用 tau 蛋白显示神经原纤维变性。传统的神经病理学文献中常用 Bielschowsky 银染或 Bodian 蛋白银染色显示神经原纤维病变(图 18-27、图 18-28)。神经原纤维变性的密度和 AD 的病程及痴呆的严重程度成正比。此外,脑内血管还可以见淀粉样变性,或称嗜刚果红血管病。

脑叶萎缩的临床病理特点:脑叶萎缩或称 Pick 病,多为隐性遗传,亦可以是常染色体显性遗传。大多是中年晚期起病,发病年龄高峰在 60 岁左右,早期症状常是记忆力减退,注意力不易集中。出现性格异常,晚期症状和 Alzheimer 病

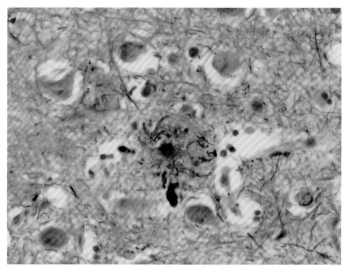

图 18-28　Alzheimer 病老年斑
Bodian 染色　中倍

相似,CT 或 MRI 上的改变颇具特征性。最显著的病理特点是脑叶的局灶性萎缩,影响额叶和颞叶,有不少病例是对称分布,也有不对称的,左侧较重。另一个特点是颞上回后部不受累而其前部萎缩很明显。可以见有软脑膜增厚。在光镜下萎缩的脑叶内可见神经细胞的大量消失,尤以表层最严重。残留的神经细胞萎缩或浅染。嗜银染色的切片在神经细胞内可见均匀一致的小体,又称 Pick 小体,含有这小体的神经细胞称为 Pick 细胞(图 18-29)。老年斑神经原纤维缠结和海马的神经细胞颗粒空泡变性比较少见。

此外,有文献称此类病变中还有额、颞叶状变性(FTLD)。皮层基底节变性(CBD)(皮层基底节变性区发现有星形细胞斑)和伴有痴呆的 Lewy 包涵体病(LBD)。

二、Parkinson 病和其他锥体系疾病

1. Parkinson 病(Parkinson disease,PD)　又称震颤性麻

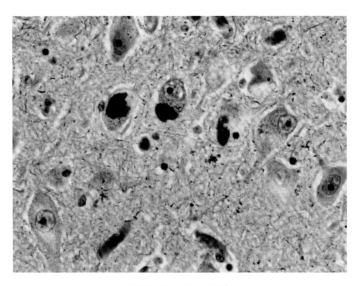

图 18-29　Pick 细胞
银染　高倍

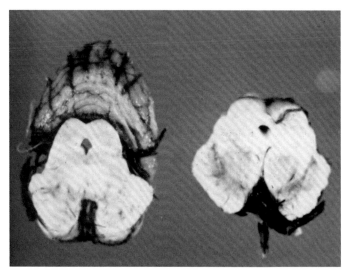

图 18-30　左方中脑黑质脱色,右方是对照

痹,其病因大多认为是获得性疾病。基底节变性疾病的一种类型。临床资料和实验研究中发现 MPTP(1-甲基-4-苯基-1,2,3,6-四联水化吡啶)被注入体内可以造成中脑黑质结构的损害而出现与 Parkinson 病类似的症状。学者们更相信,外界的因素或是慢性中毒可能是 Parkinson 病的原因。由于中脑黑质的致密带内的神经细胞损坏和减少,多巴胺进入新纹状体或壳核不足,引起多巴胺和乙酰胆碱的平衡失调。1996 年 α 共核蛋白基因的变异分别在两个家族性 PD 家系中被发现。随后,又证实 α 共核蛋白是家族性和散发性 PD 特征性包涵体(Lewy body)的主要构成蛋白。在临床上出现三个颇有特征的症状,即静止性震颤、强直和少动。到了后期又出现姿势的不平衡。因此其临床特点又可分为静止性震颤为主要症状的 Parkinson 病(多为较年轻的患者,病程一般较长)和以强直为主要症状的 Parkinson 病(多见于年龄在 60 岁以上的老人,病程较短)。到了晚期都免不了出现痴呆。

【大体】中脑黑质的颜色浅淡,有时蓝斑的颜色也淡,纹状体和苍白球看不出异常。大脑和小脑也无特殊改变(图 18-30)。

【光镜】中脑黑质特别是背侧的致密带内色素性神经细胞大量减少,残留的一些神经细胞也见有变性,色素减少和胶质细胞增生。残留的神经细胞内还可见 Lewy 包涵体(图 18-31),除了见于中脑的黑质内,还可见于蓝斑、迷走神经背核、无名质等区域。

2. Huntington 舞蹈病(Huntington chorea)　又名大舞蹈症,此病除了有舞蹈症状以外,还有痴呆,所以称为 Huntington 病更恰当。它是显性遗传,大多在 25～45 岁发病,很容易传给下一代。病程约为 15 年,临床症状主要是舞蹈样不自主动作,起初是坐立不安,后来波及全身,包括头部肌群,在不自主动作逐渐加重的同时,出现精神症状、记忆力减退和注意力不集中,最后演变为痴呆。

【大体】病理改变只限于神经系统。主要改变在纹状

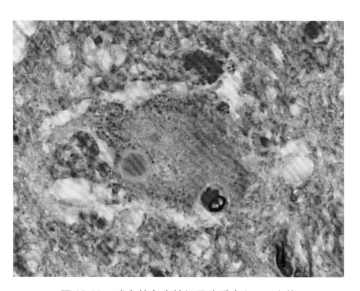

图 18-31　残存的色素神经元胞质内 Lewy 小体
HE 染色　高倍

体,在大脑冠状切面上可见尾状核头部变平或凹陷,因而使侧脑室前角变大,壳核也可有萎缩,大脑轻度萎缩。

【光镜】双侧尾状核和壳核中小型神经细胞大量消失和星形胶质细胞增生。一般是苍白球的病变较轻。大脑皮层的病变主要是 3～4 层内神经细胞不同程度减少,伴有轻度的星形胶质细胞增生。

3. 进行性核上麻痹(progressive supranuclear palsy,PSP)一般是在 40～60 岁发病,男性多于女性,病程进展缓慢,大多为 5～7 年,主要症状是双眼向下凝视不能,之后向上亦不能,这些症状的出现是由于中脑间脑中区的终端间质核损伤,另外由于中脑黑质受损而有肢体强直、呐吃和假性延髓性麻痹症状。病理上脑的肉眼观察无多大改变。光镜下在间脑中区,尤其是终端间质核,后联合核、中脑黑质、苍白球、丘脑底核、红核等部位出现神经细胞大量消失,残存的神经元胞质内神经原纤维缠结,这些缠结 Tau 蛋白染色阳性,泛酸和 ALz-50 染色阳性。还可见星形胶质细胞增生。并发现

大量丛状星形细胞(tuff shapped astrocyte)。基底核、脑干和小脑白质内可见线圈样少突胶质细胞变性(coiled oligo-dendrocyte)(Gallyas Brdak 染色)。在这些核团中一般不见老年斑,但可见有神经原纤维缠结。

三、肌萎缩侧索硬化和其他运动神经元疾病

肌萎缩侧索硬化(amyotrophic lateral sclerosis,ALS)属运动神经元疾病。病因不清,有 5% ~ 10% 的患者是家族性的。此病多出现在 35 ~ 45 岁。最早的症状是一侧手指无力和萎缩,有时患者感觉手指肌肉跳动。检查没有感觉障碍。不久在萎缩肌群中出现深反射亢进。说明该组肌群既有下运动神经元的损害,又有上运动神经元的损害。大约 20% 患者表现为进行性延髓性麻痹,患者会出现构音不清、呐吃和吞咽困难,还可见有舌肌萎缩和纤颤。

1. 肌萎缩侧索硬化的神经病理改变

【大体】脊髓扁平,尤其是脊髓的腹侧更为明显,另外,大脑半球的中央前回略窄,中央沟略宽。

【光镜】脊髓前角细胞明显减少,残留的前角运动神经元可有单纯性萎缩。星形胶质细胞增生。残存的神经元胞质内显示细胞骨架异常,HE 染色即可见各种类型的包涵体,泛酸蛋白免疫组化染色阳性。经髓鞘染色显示锥体束有脱髓鞘现象。另外中央前回内也可见有锥体细胞减少和星形胶质细胞增生,病变的肌肉显示神经源性肌萎缩。神经病理学中先是神经轴索的远端如在脊髓,不久逆行至脑干的锥体束,内囊的膝部最后至大脑中央前回的锥体细胞变性、消失,称之为逆行性死亡(dying back degeneration)。

2. 脊髓性肌萎缩的临床病理特点　脊髓性肌萎缩(spinal muscular atrophy)又称单纯下运动神经元病。大多有家族史,是隐性遗传,幼儿病例是性连隐性遗传。临床上大致可以分为三个亚型:①婴儿型:又称 Werdnig-Hoffmann 病,是性连隐性遗传,大多在半岁到一岁之间发病,四肢肌无力萎缩,吞咽无力而致吞咽困难。病情发展较快,大多在一两年内死于吸入性肺部感染。②青年型:又称 Kugelberg-Welander 病,通常是十几岁发病,病程缓慢,从肢体近端开始肌无力和肌萎缩。③成年型:侵及中老年人,病情进展缓慢病程可达数年。病理表现是脊髓变细,前根也变细。光镜下可见脊髓前角运动神经元数量减少,星形胶质细胞增生。无侧索脱髓鞘现象。肌活检显示神经源性肌萎缩,萎缩肌群和正常肌群相嵌,一般肌纤维变性不明显。

3. 原发性侧索硬化的临床病理特点　原发性侧索硬化(primary lateral sclerosis)症状一般出现在中年人,症状进展缓慢。早期症状因皮质桥延束受损出现假性延髓性麻痹伴有强哭强笑症状,若是早期累及皮质脊髓束,则出现痉挛性截瘫或是四肢瘫痪,并见有四肢深反射亢进和病理反射。病理表现可见中央前回较薄以外,未见其他肉眼病变。光镜下可见中央前回皮层内大锥体细胞完全消失,第三和第五层内锥体细胞的数量也大为减少。经髓鞘染色显示锥体束经路

上有明显的脱髓鞘现象。

四、多系统变性和脊髓小脑变性

1. 小脑-橄榄-桥脑变性(cerebello-olive-pontine degeneration)　比较少见,多有家族史。起病缓慢,症状只限于小脑系统,譬如步态不稳、手动笨拙、语言不利、头部震颤,病程长 15 ~ 20 年,常死于其他疾病。病理特征是小脑萎缩,尤以小脑蚓部的背侧更明显。光镜下显示 Purkinje 神经细胞消失和 Bergmann 细胞明显增生。由于跨神经元变性,橄榄下核亦有严重萎缩,有时齿状核,小脑上臂和桥脑不同程度受累。

2. 橄榄-桥脑-小脑变性(olive-pontine-cerebello degeneration)　同样是有家族史,突出的症状是说话不流利、间断语言、指鼻试验不准、双手轮替动作较慢、步态不稳,还常有锥体束症状和锥体外系症状,以及晕厥、少汗、尿失禁等自主神经的症状。病理特征是桥脑腹侧和桥臂明显萎缩,小脑皮层和下橄榄核也有萎缩,萎缩的桥脑腹侧桥横纤维经髓鞘染色显示几乎全部脱失,下橄榄核神经细胞脱失和胶质细胞增生。小脑皮层也有变性。还可见到四种异常细胞形态,即胶质细胞质包涵体、神经元细胞质包涵体、核包涵体和神经毡丝。

3. Friedreich 共济失调(Friedreich ataxia)　有家族史常染色体隐性遗传,发病多在青春期前,病情进展缓慢。临床症状以共济失调为主,其他症状有深感觉障碍、深反射消失、弓形足、背柱侧弯、构音障碍、耳聋、视力下降等,约半数病例出现心脏病变,并作为重要的死因。

五、肝豆状核变性

【临床特点】肝豆状核变性又称 Wilson 病,此病常有家族史,是常染色体隐性遗传。其致病基因位于 13q14.3 编码 P 型铜转运 ATP 酶。主要的代障碍是铜沉积在肝、心脏、角膜、肾和脑。一般发生在青年人,病程为 3 ~ 10 年。进行性加重。由于病变的重点在基底节,突出的症状是强直、不自主运动和精神症状。亦有的病例肝损害的症状先出现,表现为坏死后肝硬化、肝内结缔组织增生,构成大小不同的假小叶,肝细胞脂肪变性,有时会见到铜颗粒沉积,角膜边缘可见 Kayser-Fleischer 环。这其实是角膜边缘后角膜弹性层(descemet's membrane)内棕色铜颗粒沉积。此外,还有血浆内铜氧化酶的异常。

【大体】两侧大脑半球显示不同程度的萎缩,岛叶可能有萎缩。在脑的切面上纹状体萎缩变小,尤以壳核改变最明显,在壳核区出现小空腔,早期多在血管周围,严重时可损伤壳核的中央部及前部,亦可侵及尾状核。有时在丘脑、红核、杏仁核、小脑齿状核等部位出现病变,大脑和小脑白质内出现海绵状变性,大脑皮层萎缩和脑室系统扩大。

【光镜】病变区组织结构疏松,神经细胞变性和消失,有些变性的神经细胞内含有棕黄色细颗粒,铜反应阳性。星形胶质细胞增生和肥大,出现 Alzheimer Ⅱ 型细胞。

六、线粒体疾病

线粒体疾病(mitochondrial encephalomyopathies)的传统名称是线粒体肌病。曾有报道,一例经肌活检诊断的线粒体肌病[17]。今证实线粒体功能失调引起的疾病主要影响大脑和肌肉,所以又称线粒体脑肌病,或线粒体病,它是线粒体DNA的缺陷造成的疾病,包括线粒体DNA的重复、缺失和点突变。线粒体病既有先天遗传性的,又有后天获得性的,也就是说有家族患病的,又有散发的病例,文献中曾根据受影响的线粒体代谢生化途径分型[18]①底物运输缺陷:反映内碱棕榈酸转移酶不足和肉碱不足;②底物使用缺陷:反映丙酮酸脱氧酶复合物不足和β-氧化作用不足;③三羧酸循环缺陷:反映胡索酸酶不足和L-酮戊二酸脱氧酶不足;④氧化磷酸化联合缺陷如luft病;⑤呼吸链缺陷和ATP合成酶复合物Ⅰ、Ⅱ、Ⅲ、Ⅳ或Ⅴ不足。

1. 线粒体脑病-乳酸酸血症-卒中样发作综合征(mitochondrial encephalomyopathy,lactic acidosis,and stroke-like episodes,MELAS)　是由于线粒体DNA的亮氨酸(tRNA基因部位发生点突变所致,患儿生后数年内表现为运动和认知功能的发育轻度迟缓,此后出现身材矮小和癫痫发作、智力低下、痴呆和偏瘫。CT检查发现基底节钙化。大脑半球低密度区,实验室检查急性发作期血清乳酸增高。肌活检证实有破碎红色肌纤维(RRF)。

2. 肌阵挛癫痫-破碎红色肌纤维综合征(myoclonus epilepsy associated with ragged-red fibers,MERRF)　是由于线粒体DNA的赖氨酸tRNA基因上发生点突变所致。临床上生后一般没有症状,数年后出现肌阵挛癫痫。进行性共济失调。光镜下,在齿状核、下橄榄核的神经元消失、变性,还有肌活检有破碎红色肌纤维。

3. Kearns-Sayre综合征(KSS)　是由于线粒体DNA上特定部位的缺失所引起。临床上20岁以前起病。进行性眼外肌麻痹和色素性视网膜炎,肌活检也可见破碎红色肌纤维。

4. 亚急性坏死性脑脊髓病(Leigh病)　主要是1~2岁起病,多数病例呈亚急性或隐匿性发病,不明原因的高热,抽搐发作和四肢乏力,智力发育迟滞或伴有共济失调,构音障碍,视觉障碍和锥体束征。

线粒体疾病的神经病理改变是以大脑皮层的损害为主,多累及大脑半球的颞、顶、枕叶,呈多灶性损害,病灶内神经细胞缺失和减少,星形细胞增生以及微血管增多。皮层内可见层状坏死,以Ⅲ、Ⅳ、Ⅴ层为重。皮层下白质内神经纤维疏松,呈海绵状改变,轴索和髓鞘破坏。脑深部核团呈现对称性损害,可见基底节、丘脑、脑干和小脑顶核的神经细胞缺失和减少,星形细胞增生和微血管增多(常见于Leigh病)。此外,深部白质(半卵圆中心)出现大片海绵状囊样空腔,基底节部位钙盐沉积,常见于MELAS和KSS病。

七、GM2神经节苷脂代谢病

GM2神经节苷脂代谢病(GM2 gangliosidosis)又名Tay-Sachs病。有家族性是隐性遗传。此病多发生在幼儿,常是出生时正常,4个月后出现精神运动障碍、头颅增大,继而出现肢体瘫痪、癫痫发作和失明。当患儿听到声音时会出现惊恐反应、四肢伸直,检查两眼底双侧黄斑处有樱桃红点,已经查明此病是己糖酰胺酶(hexosaminidase A)缺乏造成,直肠黏膜活检可以帮助诊断。

【病理变化】脑的大小或正常或增大,摸之较硬,晚期病例脑萎缩。光镜下神经细胞肿胀,核被推向一侧,细胞质内含有PAS阳性脂类物质,HE染色的切片上这些神经细胞呈泡沫状,星形胶质细胞增生。

在神经系统脂质蓄积病中还有蜡样脂褐素代谢障碍(即Batten病)(图18-32)、饱和鞘磷脂代谢障碍(Niemann-Pick病)和葡萄糖脑苷代谢障碍(Gaucher病)。

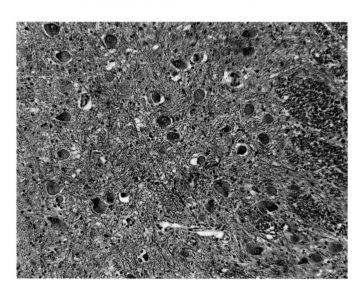

图18-32　蜡样脂褐素沉积症
PAS染色　中倍

八、黏多糖贮积症

黏多糖贮积症(mucopolysaccharidosis)属糖代谢障碍性脑病,是由硫酸脂酶或艾杜糖苷酸酶缺乏所引起。遗传学上是常染色体隐性遗传。偶尔是性联隐性遗传。

除了智力发育不全以外,最典型的症状是骨骼的变化引起面容怪异。常称Hurler病,脊柱后侧凸,有时由于颈椎不全脱位而造成四肢瘫痪。心脏肥大,心瓣膜闭锁不全。肝脾肿大,角膜混浊等。病理变化:脑萎缩伴脑膜和颅骨增厚,可引起阻塞性脑积水,黏多糖还可在其他器官内贮积引起病变。光镜下神经细胞的胞质内黏多糖沉积,因黏多糖易溶于水,所以这些细胞呈空泡状。此外在脑白质的血管周围也可见许多泡沫状细胞,随之神经细胞消失,星形胶质细胞增生和髓鞘脱失。

神经系统糖代谢障碍性疾病中还有Ⅱ型糖原贮积病

（Pompe 病）。

九、营养缺乏引起的神经系统病变

1. 维生素 B 或硫胺缺乏 一是引起多发性周围神经病，二是引起 Wernicke 脑病。多发性周围神经病的主要病理改变是周围神经轴索变性。严重病例可波及脊髓前后根和椎旁交感神经干，以神经症状为主的脚气病称干性脚气病，婴儿病例中很快引起心肌损害危及生命。伴有水肿的脚气病称湿性脚气病，特点是多发性神经病伴有充血性心力衰竭和全身水肿。Wernicke 脑病的主要神经病理改变是第三、第四脑室和中脑导水管周围灰质内聚集有点状出血，乳头体的病变尤为明显，还可见有非出血性小软化灶。光镜下主要病变是毛细血管的增生和扩张，血管周围片状出血，神经细胞变性，坏死，星形细胞和小胶质细胞程度不等的增生，病变有时波及中脑下丘、视交叉等部位。

2. 烟酸缺乏 其主要的神经病理改变是病变比较广泛，大脑皮层、脑干和脊髓内神经元出现中央性尼氏体溶解，胶质细胞反应差，脊髓后索和侧索出现 Wallerian 样变性。轻的病例出现神经官能症。情绪抑郁或激动，重的病例会出现痴呆。

3. 维生素 B$_{12}$ 缺乏 一是出现恶性贫血或巨细胞贫血，二是引起亚急性脊髓联合变性，后者在临床上以下肢共济失调和痉挛性截瘫为主要症状。其病理改变经髓鞘染色可见后索严重脱髓鞘，并可波及侧索，尤以脊髓的颈节和胸上节部位最重。光镜下由于髓鞘和轴索破坏，出现格子细胞，结果局部结构疏松。

第六节 神经系统感染性疾病

神经系统感染性疾病是指各种生物性病原体侵犯神经系统引起的疾病。这些病原体中包括病毒、立克次体、螺旋体、细菌、原虫、真菌和寄生虫，它们侵犯神经系统可以引起各种各样的病理改变，产生各种各样的临床症状。

由于神经系统特别是脑和脊髓解剖结构，生理上的特殊性以及器官特异性，神经系统感染不同于身体其他部位的感染，病原体侵入人体后，有不少是选择性地侵犯神经系统或是侵犯神经系统的某一部分，例如，脑、脊髓膜容易受到细菌性感染，脑、脊髓实质容易接受病毒感染，又如脊髓灰质炎病毒可以严重损伤脊髓前角运动神经元，神经系统其他部分的病变轻微。

神经系统感染特别是中枢神经系统感染除了作为外因的病原学因素直接侵犯脑、脊髓实质或是脑、脊髓膜以外，机体的内在因素如细胞和体液的免疫学反应参与，共同造成神经系统感染性疾病临床症状的多样性以及病情的复杂性，具体的有急性脑膜炎综合征、慢性脑炎综合征、占位病变综合征、毒素介导综合征、感染后综合征和慢病毒疾病综合征等。

神经系统感染性疾病的基本病理改变是炎症，包括变质、渗出和增生三个病理过程，对脑、脊髓实质的炎症来说具有一系列病理特点：①变质过程比较突出，表现为神经细胞的变性和坏死。而且不同的病原体侵犯的部位和病变类型不尽相同。脑脊髓实质中髓鞘成分很容易受损害，呈现继发性脱髓鞘改变。②渗出过程中常见有特征性的血管套形成，即是在血管周围的 Virchow-Robin 间隙内有炎细胞浸润，炎细胞中以淋巴细胞、单核细胞为主，此外，常有不同程度的炎性水肿，严重的脑水肿可以导致颅内压增高。③脑、脊髓内结缔组织成分比较少，修复愈合的过程比较缓慢，也不明显。脑脊髓组织内胶质细胞增生，主要是小胶质增生和单核细胞一起参与对变性和坏死组织的吞噬过程。这类巨噬细胞又称为格子细胞或称颗粒球。除了小胶质增生以外，还可见有星形胶质细胞的增生和肥胖变性，少突胶质细胞也可出现增生性改变[10,19]。

一、细菌性感染

1. 化脓性脑膜炎[20]

【病因学和发病学】 化脓性脑膜炎在发展中国家比较常见，大约 70% 的病例是儿童。化脓性脑膜炎的病原菌因患者的年龄期不同而有所不同，如大肠埃希菌、B 族链球菌、其他肠道内细菌、流感嗜血杆菌和奈瑟脑膜炎球菌。青年人和成年人中比较常见的是脑膜炎球菌和肺炎球菌，其他还有链球菌和葡萄球菌。不过近年来的资料表明 Gram 阴性杆菌和单核细胞增生性李斯特菌感染的比例有所上升。

进入脑膜的途径多是经血液循环，通常是由鼻咽部黏膜侵入血液先引起菌血症，重症感染在皮肤、黏膜上出现斑疹，过去称斑疹热，有一部分病例菌血症的症状很重，并发肾上腺髓质出血和弥散性血管内凝血（DIC）造成死亡。有些病例病原菌经血液循环到脑膜引起化脓性脑膜炎，脑膜炎球菌性脑膜炎有的是散发性，有的是流行性，即通常所说的流行性脑膜炎。肺炎球菌引起的脑膜炎可以是先有肺部感染或是中耳感染，然后经血液循环到达软脑膜，链球菌感染可能是从身体其他部位的感染灶如中耳炎、鼻窦炎经血行蔓延到软脑膜，也可经颅骨板障静脉侵及脑膜。外伤引起的颅骨局部感染，也可能是一个途径，葡萄球菌可能是因头部外伤，经伤口或异物带进颅内，亦或是来自身体其他部位的病灶经血液循环进入颅内，常先引起脑脓肿，然后蔓延到脑膜引起化脓性脑膜炎。

【大体】 早期的病例可见大脑表面弥漫性软脑膜充血，全脑肿胀，已有几天病程的化脓性脑膜炎在大脑的蛛网膜下腔内满布黄色或黄绿色脓性渗出物，尤以脑底的脑池更为显著（图 18-33），因患者大多是仰卧状态，脊髓的蛛网膜下腔内脓性渗出物多分布在背侧，大脑半球凸面的脓液多在脑沟内和血管旁。若是感染来自中耳炎或鼻窦炎，脓性渗出物多分布在邻近的部位。若是头部外伤引起，脓性渗出物多分布在伤口附近。此外就是脑膜血管充血，脑实质水肿肿胀和出现海马沟回疝和小脑扁桃体疝。

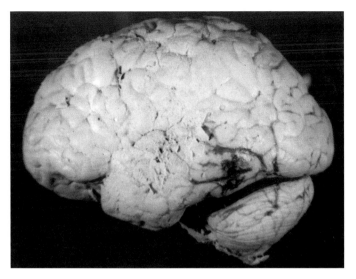

图 18-33　化脓性脑膜炎,大脑半球凸面脓液渗出

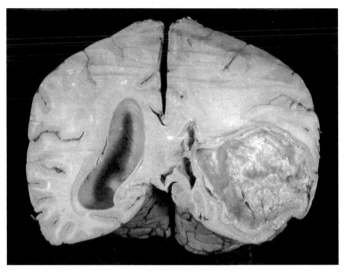

图 18-34　左颞耳源性脑脓肿,破入侧脑室

【光镜】软脑膜充血,软脑膜和蛛网膜下腔内多量多形核白细胞渗出,有时还可见有少数淋巴细胞、巨噬细胞和纤维素渗出,炎细胞沿着皮层小血管周围的 Virchow-Robin 间隙侵入脑内,并有小胶质细胞反应性增生。20 世纪 50 年代曾经有过一次流行性脑膜炎流行,解剖结果依据其临床病理特点可以分为三个亚型,即①脑膜炎型:临床症状突出的是脑膜刺激征;②脑水肿型:其症状突出的是颅内压增高;③脑膜脑炎型:其症状除了脑膜刺激症状外,突出的是有精神异常,有一些病例可以合并小血管炎和血管内血栓形成。在亚急性或慢性脑膜炎病例中可以出现成纤维细胞增生,故而蛛网膜粘连,软脑膜增厚,粘连封闭第四室的正中孔,外侧孔或者中脑周围的环池,就会造成脑室系统的扩大,严重病例炎症还波及颅神经的颅内段,神经内炎细胞浸润,水肿,轴索和髓鞘肿胀变性。

脑脓肿(abscess of brain)是局部脑组织的化脓。细菌侵入脑主要有两个途径,一个是血源性,称血源性脑脓肿,常是多发,分布在皮层下白质内;另一个是直接蔓延到颅内,细菌来自中耳、乳突、鼻窦旁等处的感染灶,如中耳炎伴发的耳源性脑脓肿,此脓肿常发生在毗邻的颞叶或是小脑半球内(图18-34)。

此外,还有颅脑开放性损伤继发脑脓肿。病理变化,早期是化脓性脑炎,局部脑组织软化,之后中心部液化成脓腔,再后形成包裹,成为比较完整的脓肿。一个完整的脓肿壁包括:①坏死中心大量脓性崩解的白细胞;②炎症边缘多数炎细胞浸润;③胶原包膜;④相邻的脑组织炎性病变,主要是血管周围炎细胞浸润和新生血管形成;⑤反应性胶质细胞增生,脑组织水肿和继发脱髓鞘病变。

2. 感染性心内膜炎(infective endocarditis)的中枢神经系统并发症　感染性心内膜炎的病例有 16% ~23%伴发神经系统的症状,依据统计资料,其中 2/3 是由于脑栓塞引起的。神经系统并发症有卒中、脑膜炎、中毒性脑病、精神异常、癫痫发作、脑干和颅神经的病变,以及严重的头痛和蛛网膜下腔出血。

【大体】感染性心内膜炎除了心源性疾病和急性、亚急性细菌性心内膜炎的病变以外,并发神经系统病变主要是脑栓塞、出血、真菌性动脉瘤和脑膜炎。脑栓塞是脑内淤点状病灶,中心小血管内有细菌集落或是积聚白细胞的小血栓,淤点状病灶周围是坏死层,再外层是出血和白细胞渗出,到了后期则是小脓肿形成。脑出血见于感染性心内膜炎病例中 3% ~6%,出血是由于脑栓塞伴发出血性梗死,引起脑组织内出血,或是由于坏死性血管炎和真菌性动脉瘤。颅内真菌性动脉瘤其实是感染性动脉炎造成动脉壁的局部扩张,因此确切的名称是感染性动脉瘤,占颅内动脉瘤的 2.6% ~6.4%,可以单发或是多发,多发者占 20%,颅内感染性动脉瘤常很小,袋状或是梭形,大多接近脑的主干动脉旁,75%侵及大脑中动脉。

【光镜】病灶内局部动脉壁破坏,灶状坏死和炎细胞浸润。脑膜炎见于感染性心内膜炎的 1% ~16%病例,若是伴有神经系统并发症的感染性心内膜炎病例中则 5% ~41%病例出现化脓性脑膜炎。

3. 结核性脑膜炎(tuberculous meningitis)

【病因学和发病学】结核性脑膜炎是结核分枝杆菌在脑脊髓膜播散所引起,多数病例由人型结核分枝杆菌致病,少数病例由牛型结核分枝杆菌致病。幼儿和儿童患结核性脑膜炎常继发于身体其他部位的结核病变。儿童的结核性脑膜炎常是全身血源性粟粒性结核病的一部分,成年人结核性脑膜炎合并粟粒性结核病比较少见。结核分枝杆菌侵入血液循环在脑脊膜上播散先是在脑皮层或是软脑膜上形成小结核灶,另有人主张先侵及脉络丛,以后在脑室壁和蛛网膜下腔播散。值得注意的是发病学上患者抵抗力降低和发生变态反应是造成结核性脑膜炎的重要条件。

【大体】结核性脑膜炎的主要病理变化在软脑膜上(图18-35),常伴有轻重程度不一的脑实质炎症或是结核病灶。

在脑底部蛛网膜下腔内有多量白色或浅灰色的胶样渗出物，沿外侧裂扩散，散布在大脑半球的凸面。软脑膜上可见多数灰白色或半透明的粟粒状结节。脑组织充血，水肿，并出现两侧海马沟回疝和小脑扁桃体疝。在脑的切面上蛛网膜下腔内渗出物侵入脑的皮层内，局部组织坏死或呈干酪化。有少数病例脑底部的脑实质内出现不规则的软化区。此外，脑室稍扩大，室管膜和脉络丛组织充血，附有少量渗出物，脊髓的软脑膜上可见类似病变。在迁延病程较久的病例，脑底部有多量渗出物，还有较多的干酪样坏死和肉芽组织常阻塞第四脑室的正中孔和外侧孔，引起脑室扩张和脑室内积水。此外，环池内也是多量渗出和粘连。扩大的脑室壁上可见室管膜颗粒。

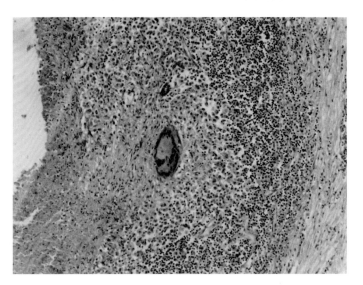

图 18-36 结核性脓肿，腔壁上干酪样坏死和结核性肉芽组织

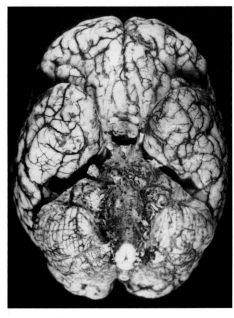

图 18-35 结核性脑膜炎脑底部软脑膜炎性病变

【光镜】软脑膜和蛛网膜下腔内多量炎性渗出物。主要是单核细胞、淋巴细胞和纤维素，在病情进展的结核性脑膜炎中常见有结核性肉芽肿，病灶中心是干酪样坏死，周围是上皮样细胞、朗汉斯多核巨细胞和淋巴细胞浸润，并可见有成纤维细胞增生。此外，小动脉见有血管周围炎和动脉内膜炎性增生，有的病例中伴有血栓形成和脑组织软化。受侵犯的颅神经也可见淋巴细胞浸润和继发性脱髓鞘改变。

结核瘤（tuberculoma）是脑、脊髓实质内的占位病变。结核瘤和结核性脑膜炎不一定同时存在。文献报道结核瘤病例中不足 10% 的病例有结核性脑膜炎。病理上结核瘤呈单发或多发病灶，大多分布在大脑半球、基底节和脑干，儿童中幕下发生的结核瘤比成年人要多见，CT 诊断很有价值。病理组织学检查中主要是有干酪样坏死的结核肉芽组织，50% ~60% 的病例中可找见抗酸杆菌。结核瘤内干酪样坏死核心液化就成了结核性脓肿（图 18-36），临床上结核毒性症状比较重，35% 的病例最终成了颅内多发性结核性脓肿，预后不好。

4. 神经梅毒（neuro-syphilis）

【病因学和发病学】梅毒是梅毒螺旋体引起的慢性传染病。有通过性接触传染的后天性梅毒和病原体经由胎盘感染胎儿的先天性梅毒，神经梅毒是晚期梅毒的一个重要部分。大约 10% 的感染病例在感染后经数年或数十年才出现临床症状，亦有一部分病例终身不出现症状，这主要取决于患者对梅毒螺旋体的局部或全身免疫反应。

神经梅毒的特点是病变比较广泛，脑脊髓膜、血管以及脑和脊髓实质都可以受侵犯。因此可以分为脑膜血管型梅毒和实质型梅毒，后者包括全身麻痹和脊髓痨。又因受侵犯的主要部位和病变的不同，神经梅毒又可以分为梅毒性脑脊髓膜炎、神经血管梅毒、树胶样肿、全身麻痹和脊髓痨。

【病理变化】梅毒性脑脊髓膜炎（syphilitic meningitis）见于 0.3% ~2.4% 的梅毒病例，脑底部的脑膜病变较重，肉眼观察局部脑膜增厚，常波及脊髓的上颈段，脑的切面上脑室系统对称性扩大，脑室壁上颗粒性室管膜炎。显微镜下软脑膜组织内多量淋巴细胞、浆细胞和单核细胞渗出浸润，纤维结缔组织增生。

神经脑膜血管梅毒（meningovascular neurosyphilis）见于 10% ~20% 的中枢神经系统受侵犯的梅毒病例，主要侵犯脑底动脉环、豆纹动脉、基底动脉和脊髓动脉。由于增生性动脉内膜炎造成小动脉的管腔闭塞，脑和脊髓的局部组织的缺血和软化。

树胶样肿（gummas）十分少见，多发病灶，作者曾见一例因颅内占位病变行开颅手术的，其病理变化与结核相似，中心部为干酪样坏死，但坏死不彻底，仍可见血管的影像，坏死灶周围是多量淋巴细胞和浆细胞浸润，还可见有少数上皮样细胞和朗汉斯多核巨细胞，病灶边缘和毗邻组织内出现闭塞性脉管炎病变，GPI）不多见，病理上蛛网膜增厚，蛛网膜下腔扩大，脑回萎缩，尤以额、颞、和顶叶前部萎缩最重，脑室系统对称性扩大，脑室壁上颗粒性室管膜炎。显微镜下萎缩的大脑皮层内多数神经元变性，坏死和缺失，严重的病例皮层的分层结构不清，皮层和白质内弥漫胶质细胞增生，增生的小胶质细胞呈杆状细胞，星形细胞肥胖变性，神经元周围的卫星少突胶质细胞增生。此外,皮层和白质内斑块状脱髓鞘,血管周围淋巴细胞,浆细胞和单核细胞渗出,巨噬细胞积聚,软脑膜内纤维结缔组织增生。浸银染色在25%～45%的标本内可找见螺旋体。

脊髓痨(tabes dorsalis)的病理变化是脊髓的后索白质和后根萎缩,局部塌陷,早期是脊髓变性,以后脊髓脱失,神经轴索崩解和胶质纤维瘢痕。

包柔螺旋体病(lyme borreliosis)是一种螺旋体(*Borrelia burgorfer*)经过一种壁虱传染,神经系统的血管病变与梅毒相似。

钩端螺旋体动脉炎在我国某些流行区可以见有。病变与梅毒相似,也会引起脑或脊髓的软化。

二、真菌性感染

神经系统的真菌性感染经常是在慢性消耗性疾病,例如糖尿病、白血病、淋巴瘤、系统性红斑狼疮或是在长期应用抗生素、激素、细胞毒性药物、免疫抑制剂的基础上感染真菌的结果。这种感染可称为"机会性感染"。中枢神经系统的真菌病是继发于身体其他部位的感染。多数情况下原发灶在肺,真菌经血行侵入脑或脊髓,少数情况下真菌感染直接从鼻窦或是眼眶部经血行侵入脑和脑膜。脊髓的真菌感染可以来自脊柱的骨髓炎。另有一些病例中枢神经系统真菌性感染是全身播散性真菌病的一个部分。

侵犯中枢神经系统常见的真菌病有新型隐球菌、念珠菌、曲菌、毛霉菌和放线菌等。

真菌感染由于菌体比较大,毒力比较低,炎症的性质近似异物反应,表现为局限性化脓或是肉芽肿,例如,脑和脑膜的念珠菌病,曲菌性化脓性肉芽肿。肉芽肿内主要是巨噬细胞和异物巨细胞,有时见有结核样结节,或可见有干酪样坏死。临床病程常是慢性经过,可以出现不同程度的纤维化和瘢痕组织。真菌感染可以侵犯脑膜(图18-37)或是侵犯脑

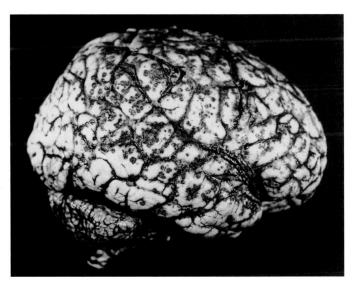

图18-37　真菌性脑膜脑炎

实质。毛霉菌和曲菌还可侵犯血管,伴发血栓、梗死和出血。

真菌病的诊断主要依据在小脓肿或是肉芽肿内发现孢子或菌丝(图18-38)。组织切片除了HE染色以外,还需要特殊染色,譬如PAS、乌洛托品银染、吖啶橙荧光染色。如果能同时作真菌培养,更有助于对病原菌种的分离和鉴定。

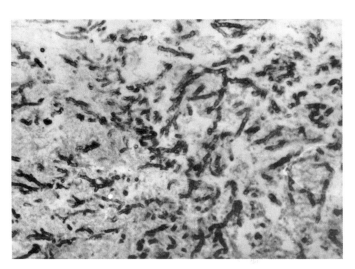

图18-38　真菌(曲菌病)病灶内菌丝
HE染色　中倍

中枢神经系统隐球菌病(cryptococcosis of CNS)

【病原学和发病学】隐球菌病是中枢神经系统常见的真菌感染,是由新型隐球菌致病。菌体呈圆形、卵圆形,直径为2～15μm。有一层厚的多糖类包膜,以发芽方式繁殖。新型隐球菌广泛存在于自然界,一旦人体抵抗力降低和有免疫缺陷时,新型隐球菌即可致病。在我国各地均有散发,作者经尸检作出病理诊断的就有5例。病菌主要是通过呼吸道侵入人体,也有的经皮肤或消化道侵入。侵入体内后经血行、淋巴播散或者是直接蔓延。主要侵犯中枢神经系统,多出现明显的症状。临床上80%的隐球菌是中枢神经系统隐球菌病,其余是肺、皮肤和骨骼内侵犯。

【大体】脑膜血管充血,脑水肿,蛛网膜下腔内有胶样渗出物,软脑膜弥漫性或是局限性不透明,尤以脑底部和外侧裂附近为重,脚间窝和脑沟内见有小结节。脑的切面上在外侧裂和纹状体附近散在许多直径为0.2～0.3cm的束状间隙,内为胶样物(图18-39),类似的病变还可见于小脑和脊髓中。还可见脑室扩大。

【光镜】有脑膜炎型、脑膜脑炎型和肉芽肿型。早期病变在病灶的腔隙内见有大量的隐球菌菌体,悬浮于胶样物中(图18-40),部分菌体在巨噬细胞和异物巨细胞中。由于隐球菌荚膜内的物质能抑制白细胞的趋向性和吞噬作用,病灶内多形核白细胞很少,不化脓,周围组织内炎症反应也很轻,脑内腔隙周围的胶质细胞增生也不明显。晚期病变形成肉芽肿,大量巨噬细胞、异物巨细胞、淋巴细胞、浆细胞和上皮样细胞,很少见有坏死。最后形成纤维瘢痕。临床上多次腰穿检查脑脊液中的隐球菌病原体具有诊断价值。

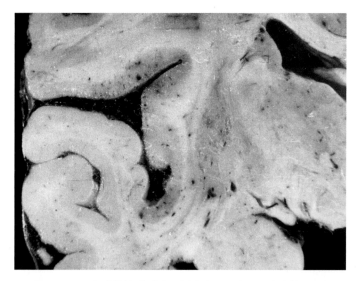

图 18-39　隐球菌性脑膜炎,外侧裂附近脑实质内多数小腔隙病灶

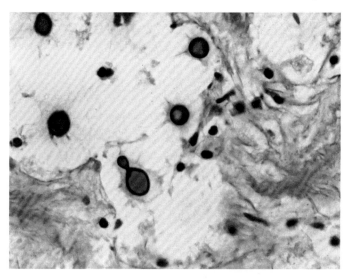

图 18-40　隐球菌性脑膜炎,病灶内多数病原体
HE 染色　高倍

三、原 虫 感 染

1. 弓形虫病(toxoplasmosis)

【病原学和发病学】弓形虫原虫中鼠弓形虫侵犯人和动物。大多数的弓形虫感染并不出现症状,一旦侵犯中枢神经系统则引起疾病,有先天性和获得性两类。先天性弓形虫病是母体弓形虫病的寄生虫血症在胎盘内感染,经脐静脉引起胎儿的寄生虫血症。而后在胎儿体内引起肺炎、心肌炎、肝炎和脑炎。中枢神经系统最容易受侵犯,原虫侵入脑实质内,后侵入脑室系统,感染室管膜细胞和室管膜下组织,在局部出现巨噬细胞、单核细胞和淋巴细胞,可见有室管膜层的小溃疡和小脓肿。由于脑室系统受侵犯,出现脑积水,并影响神经元的发育和功能受损,脑室周围区钙化,往往并存有眼的弓形虫病。获得性弓形虫病是弓形虫原虫侵入肠黏膜,激活巨噬细胞,出现寄生虫血症。而后侵犯多个脏器,其中包括脑炎病变,值得注意的是 HIV 感染常并发的感染性病

变就是中枢神经系统弓形虫病。

【病理变化】先天性弓形虫病侵犯中枢神经系统主要是皮层、基底节、脑室周围和脊髓内。软脑膜内淋巴细胞浸润,皮层内坏死灶,见有原虫和包囊(图 18-41),散在钙化和胶质细胞增生结节,脑室周围也常出现坏死、小血管周围炎细胞渗出、原虫、包囊和钙化。

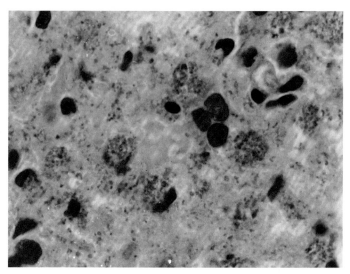

图 18-41　弓形虫病
HE 染色,高倍

获得性弓形虫病表现为急性弓形虫脑炎,一些较轻的病例中血管周围炎细胞渗出和胶质细胞增生结节。较重的病例中在灰质和白质内出现坏死,炎细胞渗出,还可见到原虫和包囊,利用免疫组化可标记弓形虫原虫的抗原。患者的血清学检查和 CT、MRI 影像学检查有诊断价值。

2. 阿米巴原虫感染

【病因学和发病学】致病性阿米巴原虫能侵犯人的中枢神经系统,造成中枢神经系统的阿米巴病。一类是溶组织阿米巴,先引起阿米巴痢疾,经小肠血行播散出现肝、肺和脑的阿米巴脓肿,作者在 20 世纪 60 年代曾解剖一例肠阿米巴痢疾并发肝、肺和脑的阿米巴脓肿。另一类是阿米巴自由体在一定条件下直接侵犯中枢神经系统,引起原发性阿米巴性脑膜脑炎,作者单位曾有两例报道[18]。阿米巴自由体肯定能使人致病的有两型:即 Naegleria Fowleri 和 Acanthamoeba,前者引起急性原发性阿米巴脑膜脑炎,后者引起亚急性或慢性阿米巴脑膜脑炎,又称肉芽肿性阿米巴脑炎。急性原发性阿米巴脑膜脑炎多见于儿童和青年人。肉芽肿性阿米巴脑炎可见于任何年龄期,这类阿米巴原虫大多是污染水源(游泳池)和土壤侵入鼻腔顶部,通过嗅上皮经筛板到颅前窝,在颅内引起脑膜脑炎,不过,也有人认为,阿米巴原虫侵入鼻黏膜后经血行在颅内播散。

【大体】溶组织阿米巴引起的阿米巴脑脓肿常是多发的,多位于大脑和小脑半球内,出现于灰质和白质交界处,脑积水,形成脑疝。脑脓肿表面的软脑膜炎性渗出和粘连,脓肿多呈圆形,边界不清,内部是坏死组织,多有出血,慢性病

例的周围是纤维性包膜,可以破入脑室。

【光镜】坏死部分是无结构病变,周围多量单核细胞,淋巴细胞和浆细胞浸润,内有阿米巴原虫。

原发性阿米巴脑膜脑炎的病理变化是脑膜充血、出血和化脓性渗出,多以嗅球周围为主,额叶和颞叶的脑膜和脑组织坏死,污秽状。光镜下组织内出血,坏死和多量以多形核白细胞为主的炎细胞浸润,其间有许多阿米巴原虫(图18-42),阿米巴原虫可见于蛛网膜下腔或是在血管周围间隙内。病灶周围的脑组织内继发性脱髓鞘。

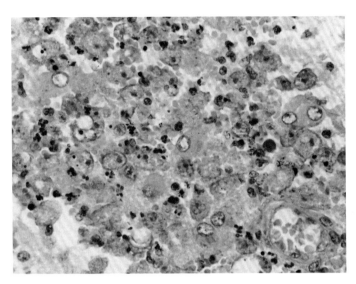

图18-42　脑内阿米巴病,多数阿米巴原虫
HE 染色,高倍

3. 脑型疟疾(cerebral malaria)

【病因学和发病学】 脑型疟疾的病因主要是恶性疟原虫。恶性疟原虫侵入脑内,含疟原虫的红细胞凝集在毛细血管内引起血管管腔堵塞造成局部脑组织的缺血和坏死。

【病理变化】肉眼观察软脑膜充血、脑水肿,脑的切面上由于疟色素沉积皮层上所以呈暗灰色,白质内点状出血。显微镜观察脑组织内小血管扩张,血管腔内淤积大量含疟原虫的红细胞,血管内皮细胞肿胀,有吞噬现象,细胞内有疟原虫和色素。血管周围间隙内也可见游离的色素。白质内小灶状坏死、环状出血和疟疾肉芽肿。坏死灶中的小血管有玻璃样血栓,围绕坏死灶是出血带。还可见多数 Durck 结节。结节中心是坏死灶,周围小胶质细胞增生形成疟疾肉芽肿。应该指出,小血管内玻璃样血栓、坏死、环状出血和 Durck 结节是脑型疟疾病变的不同阶段。Durck 结节并非特异性还可见于其他感染(如斑疹伤寒,麻疹)、中毒(如砷中毒)、循环障碍(如脂肪栓塞)病例中。

四、寄 生 虫 病

1. 脑猪囊尾蚴病(脑囊虫病)(Cysticercosis)

【病因学和发病学】 人是猪带绦虫(有钩绦虫)的终末宿主。猪是它的中间宿主。有时人也可因吞食被猪带绦虫虫卵污染的食物成为中间宿主。在人体各部分组织内形成猪囊尾蚴(囊虫)病变,可在皮下组织内、肌肉内、眼球内和脑内。脑内的猪囊尾蚴病又称脑囊虫病。文献报道脑囊虫病的发病率约占囊虫病的80%。其余的类型有脑棘球蚴病(细粒棘球蚴或泡状棘球蚴侵犯中枢神经系统形成的包囊虫病)。

脑囊虫病的感染方式一是外来感染,误食没有煮熟的被猪带绦虫卵污染的食物而摄入体内致病。另一是自身感染,患猪带绦虫的患者因呕吐或是肠道逆蠕动,绦虫的节片反流入胃内,节片的外壳被消化。虫卵进入十二指肠肠腔内经孵化逸出六钩蚴,蚴虫钻入肠壁的肠系膜小静脉和淋巴循环,再经血液循环分布到全身各部分发育成囊尾蚴。一般来说,外来感染的发生率比自身感染率要高。

脑囊虫病依据病变部位在临床上可分为无症状的脑囊虫病,实质型脑囊虫病、蛛网膜下腔囊虫病、脑室内囊虫病、脊髓囊虫病和眼部囊虫病。笔者主张脑囊虫病的临床表现可以分为癫痫型、脑膜脑炎型和脑瘤型。癫痫发作是由于囊尾蚴寄生在大脑皮层,出现局灶性癫痫和全身性癫痫,小发作或大发作。若是大量囊尾蚴进入脑内,患者出现精神错乱。脑膜脑炎型大多是由于囊尾蚴在蛛网膜下腔内,除了颅内压增高的症状以外,常出现脑膜脑炎的症状。另有少数病例临床上似脑肿瘤。CT 和 MRI 检查有特殊表现。常是多数小囊状病灶,囊内显示头节的点状高密度病变。

【病理变化】脑囊虫病大体上可以分为三种类型:①脑实质内囊虫病,未死蚴虫的囊内液半透明,内有一白色头节,作压片光镜下可见带有吸磐和钩的蚴虫头(图18-43),已死蚴虫的囊内液体浑浊或形成钙化结节;②脑室内囊虫病,囊虫似一半透明水泡,附有白色头节;③蛛网膜下腔内囊虫病,多在脑底池,似葡萄串状,刺激脑膜引起粘连,影响脑脊液循环引起颅内压增高。

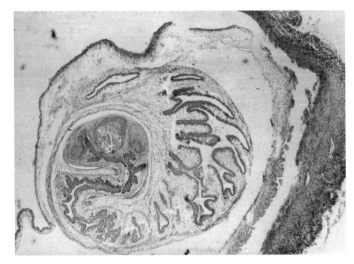

图18-43　脑囊虫病,囊虫头节
HE 染色　低倍

病理组织学观察,未死的囊尾蚴约见于13.2%的病例,通常是病灶周围组织反应不明显,仅少数淋巴细胞浸润。已

死的囊尾蚴病灶周围组织反应明显,最内层是坏死物,有巨噬细胞、成纤维细胞和异物巨细胞,其外围是胶原纤维层,再外面是炎细胞层,浸润的炎细胞中主要是淋巴细胞和嗜酸性粒细胞,最外层是反应性胶质细胞增生区。陈旧的病变则形成一胶原瘢痕结节,57.6%的病例出现钙化。

2. 脑型肺吸虫病(cerebral paragonimiasis)

【病因学和发病学】　脑型肺吸虫病是由卫氏并殖吸虫的成虫或蚴虫致病。患者多是幼儿和年轻人。因饮食卫生不好,生吃被卫氏并殖吸虫污染的蟹或蝲蛄所感染。作者在20世纪50年代曾有两个解剖病例。囊蚴先是在小肠内脱囊,蚴虫穿越肠壁进腹腔,在腹腔的浆膜面游走。有少数蚴虫留在腹腔内继续发育,在肝的浅表部位或大网膜内长成成虫。多数蚴虫沿肝的表面游走,穿越膈肌到达胸腔,进入胸腔内的蚴虫多半经肺的膈面侵入肺实质内,长成成虫,即致肺吸虫病。有一部分蚴虫沿纵隔障内大血管根部和颈动脉周围的软组织向上穿行,到达颅底颈动脉管,破裂孔进入颅中窝,再侵入颞叶和顶、枕叶的脑实质内,有成虫,有虫卵造成局部脑组织的破坏,即致脑型肺吸虫病。

【大体】　基本病变是脑实质内出现互相沟通的多房性小囊肿,呈隧道式破坏,多位于颞、顶、枕部位。邻近的脑膜炎性粘连和增厚。脑内病变大致上可以分为三个时期。早期浸润,脓肿内为果酱样坏死,之后,脓肿壁形成肉芽,构成纤维性包膜,囊肿形成,再后形成瘢痕样肿块(图18-44)。病灶范围可侵及几个脑叶,也可经胼胝体侵入对侧大脑半球,或破入侧脑室。

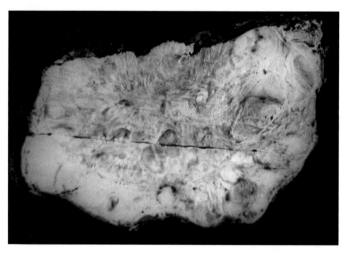

图18-44　脑型肺吸虫病手术标本

【光镜】　病灶内组织坏死和出血。坏死区见有多数虫体和虫卵。另见多数胆固醇结晶,周围组织内多形核白细胞、淋巴细胞和嗜酸性粒细胞浸润。陈旧病变坏死物液化,周壁成纤维细胞增生,形成纤维性囊壁,囊壁内排列多数虫卵和多少不一的异物巨细胞,再外层是炎细胞浸润和脑组织内胶质细胞反应性增生。脑型肺吸虫病在临床上常出现癫痫、脑膜炎、瘤样综合征、亚急性进行性白质脑病、脑梗死和

慢性脑综合征,这些症状都是由肺吸虫脓肿或肉芽肿直接引起,或是继发于血管病变和弥漫的脱髓鞘改变。

3. 脑型血吸虫病(cerebral Schistosomiasis)

【病因学和发病学】　国内血吸虫病主要是日本血吸虫寄生致病。血吸虫的成虫寄生在肝门静脉系统内,雌虫产生大量虫卵经门脉血行顺流到肝,先是引起肝脏病变。部分虫卵经血行到脑内形成肉芽肿性病变。血吸虫病是在虫卵栓塞的基础上产生的一种免疫病理过程,基本病理变化是以虫卵为中心的肉芽肿性病变。

【大体】　脑型血吸虫病多分布在大脑半球的顶叶和枕叶,病变呈结节状,在临床上多出现脑瘤样综合征和脑水肿综合征。前者是以血吸虫卵沉积的肉芽肿性病变为基础,出现颅内压增高的症状,或是局灶性癫痫、偏瘫等症状,后者则是以炎性水肿为基础。结节中心部是粟粒状黄白色小结节,可见有坏死空洞,病灶周围脑组织水肿,软脑膜增厚,有粘连。

【光镜】　结节状病灶内见有成熟、未成熟或已退变的虫卵,伴有明显的组织反应。未退变的成熟虫卵表面见有嗜酸性放射物质,其周围组织呈凝固性坏死,可见嗜酸性粒细胞、淋巴细胞和浆细胞浸润以及小血管的炎性病变。成熟虫卵退变的结节中坏死物被吸收,炎细胞渐少,上皮样细胞和成纤维细胞增生,胶原纤维玻璃样变,退变虫卵钙化和异物巨细胞反应。未成熟虫卵退变的结节中炎症反应轻,虫卵堆积部位,遗留周围结缔组织包绕,形成小囊肿,相邻脑组织内毛细血管增生和胶质细胞增生。

五、神经系统病毒感染和立克次体感染

1. 急性病毒性脑炎(acute viral encephalitis)　已经明确的急性病毒性脑炎大致有四种:①复活性:单纯疱疹病毒性脑炎;②狂犬病毒性脑炎;③节肢动物传播的病毒性脑炎;④肠道病毒脑炎。

(1) 单纯疱疹病毒性脑炎(herpes simplex viral encephalitis):一般由Ⅰ型疱疹病毒引起。此病毒进入人体常存在于三叉神经的半月神经节或脊髓的后根神经节。当身体因感冒、劳累等因素的影响,在半月神经节内病毒复活,因而引起唇部或鼻部黏膜的单纯疱疹,若是人体抵抗力差或是免疫机制失调,则易引起单纯疱疹病毒性脑炎。作者曾有一例解剖资料。临床上多发生于青少年,也可发生于中老年,因病变侵犯额叶边缘系统区域,多见有精神症状。病理上常显示双侧颞叶坏死(图18-45),一般一侧较重,常有出血,并侵及海马回、颞下、中回和额眶部等边缘系统区。基本病理改变是急性出血性坏死性脑炎,部分病例的病灶边缘区神经细胞核内可见Cowdry A型包涵体(图18-46)。这种包涵体还可见于皮层和白质内的星形细胞和少突胶质细胞的核内,此外,就是充血、淋巴细胞和浆细胞浸润、神经细胞变性坏死、大量巨噬细胞以及周边脑组织的胶质细胞增生。

(2) 狂犬病毒性脑炎:一般由狂犬咬伤而致,偶然可因

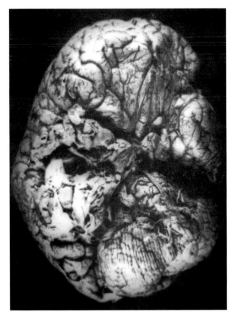

图 18-45　单纯疱疹病毒性脑炎,颞叶坏死

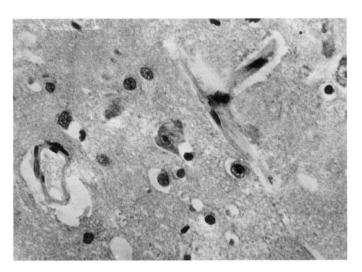

图 18-46　单纯疱疹病毒性脑炎,核内包涵体
HE 染色　中倍

病猫、病猪或其他带病的动物传染。狂犬病毒是一种大病毒,直径为 100~150μm,多隐匿于病犬、猫等动物的唾液腺内,可随唾液向外排出,狂犬病毒具有较强的嗜神经性。一旦人被咬伤后病毒经伤口沿周围神经或神经周围的淋巴到脊神经节,再经脊髓到脑引起病变。病死率很高。潜伏期的长短和咬伤部位有关。头部可为两周左右,足部则可长达一年,作者曾遇一病例,一年前足部被咬伤,整一年后发病。临床上症状大致分两类。一类是躁狂型,有癫痫发作、躁动、颈强直、小脑的症状,半数患者有喉肌痉挛,见水则加重,又称"恐水病"。另一类是瘫痪型,出现肢体瘫痪,颇似吉兰-巴雷综合征。这两类病例的死因大多是心肌炎或是心脏、呼吸衰竭。

病理上主要改变在脑和脊髓的灰质、脑干和脊髓的病变最重。大脑内以海马的病变最明显。局部组织充血、水肿,

血管周围淋巴细胞浸润和出血。神经细胞变性、坏死,出现噬神经细胞像。小胶质增生,胶质结节形成和继发脱髓鞘改变。特异性改变是神经细胞胞质内见有嗜酸性、球形 Negri 小体,常存于海马的锥体细胞、小脑的 Purkinje 细胞和大脑皮层的各层细胞内。免疫学染色证明此小体内含此病毒的抗原,电镜下可见到病毒颗粒。

（3）虫媒病毒性脑炎:国内最常见的是流行性乙型脑炎,传染媒介是蚊虫,因此多在夏秋季流行。本病多见于 10 岁以下的儿童,尤以 2~3 岁儿童为著。发病较急,主要症状是发热、嗜睡、癫痫、昏迷,有时有瘫痪。

病理上软脑膜充血、脑水肿,在大脑皮层和基底节内可见有多数小软化灶。光镜下神经细胞变性、坏死,可见噬神经细胞像,不少软化灶内无细胞性坏死,之后胶质细胞结节和星形细胞增生并形成胶质瘢痕。另外就是血管周围炎细胞浸润。由于软脑膜充血,普遍性脑水肿,可能出现双侧海马沟回疝和小脑扁桃体疝。

（4）肠道病毒脑炎:最常见的是脊髓灰质炎病毒。起初存于人的咽部,然后下行到小肠淋巴结,再由血液和周围神经侵入神经系统。由于近年来广泛采用预防措施,脊髓灰质炎的发病已经少得多。典型的临床症状就是发热、身体不适伴有较重的肢体瘫痪,常侵犯脊髓的腰膨大和颈膨大,所以,常见的是下肢瘫和上肢瘫。颈髓上段受侵常出现膈肌功能障碍,甚至引起呼吸困难。此病常遗留小儿麻痹后遗症。

病理上急性期主要改变在脊髓前角,出现出血性坏死,有炎细胞浸润、噬神经细胞像和胶质结节形成,晚期病变脊髓前角局部塌陷,前角细胞消失,胶质瘢痕或是坏死液化形成小囊肿,脊髓前根轴索和髓鞘变性、脱失。

此外,再就是我国东北林区由壁虱传染的春夏季脑炎又称森林脑炎。其基本病变重点是脑干和脊髓内的脑炎病变。

2. 亚急性病毒性脑炎（subacute viral encephalitis）　亚急性硬化性全脑炎（subacute sclerosing panencephalitis）,此病主要由麻疹病毒引起,多发生于幼儿和青年人,而且是在麻疹或风疹之后,一段时间才出现脑炎症状。临床上起病缓慢,先有行为异常、智力下降伴有肌阵挛发作、癫痫和共济失调等。最后昏迷而死亡。

【大体】弥散的增殖性脑炎,以大脑皮层、海马、丘脑和桥脑的病变最重,有些脑回可能缩小和变色,触之略硬,冠状切面上脑白质呈颗粒状,半透明,较硬和脑室扩大。

【光镜】明显的炎细胞浸润,软脑膜和血管周围淋巴细胞、浆细胞、神经细胞变性和脱失,弥漫的胶质细胞增生,尤以小胶质增生为主,此外,神经细胞和少突胶质细胞胞核内可见 Cowdry A 包涵体。

（1）进行性多灶状白质脑病（progressive multifocal leucoencephalopathy）:此病可能是由乳多空病毒（papovavirus）引起的中枢神经系统亚急性脱髓鞘病。

一般发现于中年人,常因患白血病、恶性淋巴瘤、结核等或是器官移植应用了大量免疫抑制剂后发病。临床上发病

一般缓慢，症状多样，见有肢体瘫痪、失明、共济失调，最后可能出现痴呆，最终死亡。

病理上显示大脑白质内有多数大小不一的浅灰色，虫蚀样的脱髓鞘病灶，可波及小脑和灰质内，病灶可连成一片，颇似软化。光镜下基本改变是髓鞘脱失，而且出现异常的多核星形细胞和核大的少突胶质细胞。这些核大的少突胶质细胞核内可以见有包涵体。

（2）HIV 脑炎（HIV encephalitis）和 HIV 白质脑病（HIV leukoencephalopathy）：AIDs 病由人类免疫缺陷病毒引起，它是全身性疾病，经常有神经系统的并发症。文献记载临床上40%～50%的成年人和儿童的 AIDs 病例有中枢神经系统的症状和体征。死后病理检查中80%的 AIDs 病例有中枢神经系统的各种病变[22]。

【大体】HIV 脑炎与一般的脑炎相似，轻-中度的脑萎缩（图18-47）。

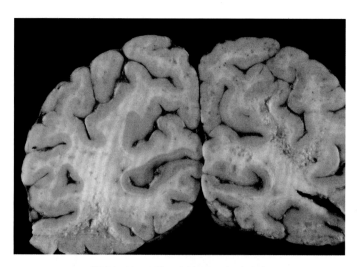

图 18-47　AIDs 病的 HIV 白质脑病
（卢德泉教授赠）

【光镜】病变范围很广，侵及脑的各部，最明显的是在大脑的中央白质和深部灰质内。基本病理改变是弥漫的或局灶的巨噬细胞浸润，小胶质细胞增生和星形细胞的反应性增生。有些部位白质内髓鞘和轴索变性，组织结构破坏散在空泡形成，即所谓的空泡性白质脑病。文献中还强调 HIV 感染患者的脑组织内出现血管周围以及脑实质内的多核巨细胞，见于25%～30%的病例。应该说多核巨细胞常见于较为严重的 HIV 脑炎和白质脑病的病例中，并非所有病例都有，具有一定的诊断参考价值。

此外，AIDs 的患者中2%～22%会出现脊髓病变。

病理上脊髓的病变主要表现为脊髓的后索和侧索内弥漫空泡状改变，即所谓的空泡性脊髓病。侵犯神经系统的AID 病例还可见有非特异性淋巴细胞性脑膜炎和 HIV 感染的基础上并发的机会性感染（如疱疹病毒感染、弓形虫病、隐球菌性脑膜炎），与 HIV 感染有关的中枢神经系统恶性淋巴瘤（2%～5%），与 HIV 感染有关的血管源性损害，以及

HIV 感染的周围神经病和肌病。

3. 慢病毒感染和朊蛋白病（Prion 病）　慢病毒感染引起慢病毒脑病（slow virus diseases）。它是动物接种以后经6个月到8年后动物出现同样的病变。

朊蛋白病是一组由变异朊蛋白引起的可传递的神经系统变性疾病，又名朊病毒病或蛋白粒子病。人类朊蛋白病主要包括 CJD、Gerstmann-Straussler 病（GSS）、Kuru 病和家族性不可治愈性失眠症。朊蛋白病和 AIDs 已经被看成是20世纪末和21世纪初的全球性两大顽疾。

（1）CJD（Creutzfeldt-Jakob disease）：又名皮层-纹状体-脊髓变性。常见于中、老年，起病缓慢，渐进性痴呆，伴有锥体系、锥体外系和小脑功能失调的症状。国内文献中陆续有报道。病理检查大脑可有萎缩、脑室轻度扩大，基底节和丘脑也可有轻度萎缩。

【光镜】神经细胞变性和脱失，星形胶质细胞的增生和肥大，皮层的神经毡内海绵状变性，出现多数大小不一的空泡（图18-48）。在一些年老的病例中发现有 PrP 斑和 β 淀粉样斑，同样具有诊断价值。一般来说，很少见到炎性病变。类似的病例见于羊瘙痒病和牛海绵样脑病，前几年欧洲流行的"疯牛病"引起了全世界极大的关注。"疯牛病"其实是新变异型 CJD，除了经典型 CJD 的病理改变之外，还有其特殊的临床病理特点，如发病年龄轻，首发症状大多是精神异常和共济失调，记忆障碍很突出。丘脑和基底节病理改变甚为明显，以及皮层内广泛的 PrP 沉积。

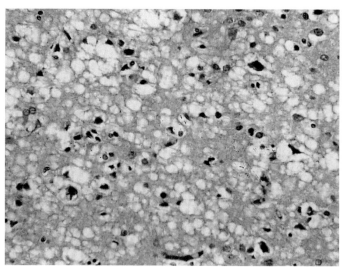

图 18-48　CJD 病例　大脑皮层海绵状变性
HE 染色　中倍

（2）Gerstmann-Straussler 综合征：临床病理特点与 CJD 相似，不过此病的病程较长，脑萎缩尤以小脑更明显。光镜下除了脑的海绵状变性以及星形胶质细胞增生以外，在大脑和小脑皮层内见有淀粉样斑。

（3）Kuru 病：一般只发生在巴布亚新几内亚，和当地土著盛行食用死者脑的恶习有关。神经病理改变有明显的小

脑萎缩、广泛的海绵样改变以及出现 Kuru 斑。

4. 立克次体脑炎（Rickettsiosis）　典型病例是：①流行性斑疹伤寒：由虱传染；②恙虫病：由恙虫的幼虫叮咬传染。立克次体主要寄生在血管内皮细胞内，繁殖并引起广泛的血管损害，所以在脑内出现广泛的微血管病变以及弥漫的神经组织破坏。

第七节　中枢神经系统肿瘤

中枢神经系统肿瘤中包括脑肿瘤、脊髓肿瘤和神经根的肿瘤。原发性脑肿瘤占全身恶性肿瘤的将近 2%，但是儿童中的中枢神经系统肿瘤（包括视网膜母细胞瘤和外周的神经母细胞瘤）发病率仅次于白血病，居于第二位，也是儿童期最常见的实体肿瘤。原发性脑肿瘤的年发病率为 1%～2%。继发性脑肿瘤发病率更高，据统计至少是原发性脑肿瘤的四倍[23-26]。WHO（2016）中枢神经系统肿瘤分类，依然是按照肿瘤的组织起源进行分型，并对肿瘤的生物学特性进行四级分类[27]。

一、神经上皮组织的肿瘤

全部颅内肿瘤中大约 60% 是神经上皮源性肿瘤[28]。

1. 星形细胞的肿瘤（astrocytic tumors）　星形细胞肿瘤是具有星形胶质细胞分化特点的肿瘤。资料显示，星形细胞瘤和由星形胶质细胞衍化来的胶质母细胞瘤是最常见的中枢神经系统肿瘤，它们占神经上皮组织肿瘤的 61.4%。

星形细胞瘤（astrocytoma）占神经上皮组织肿瘤的 37.7%，各个年龄期都可发生，有两个年龄发病率高峰，小脑星形细胞瘤在 8～18 岁，大脑星形细胞瘤在 35～45 岁。男女发病的比例是 1.8∶1。星形细胞瘤是由分化程度不一的星形细胞构成，瘤组织内有丰富的胶质纤维，我们在实际工作中对星形细胞瘤修正为如下 9 个亚型[29]：①纤维型星形细胞瘤；②原浆型星形细胞瘤；③肥大细胞型星形细胞瘤；④毛细胞型星形细胞瘤；⑤室管膜下巨细胞型星形细胞瘤；⑥多形性黄色瘤型星形细胞瘤；⑦星形母细胞瘤；⑧大脑胶质瘤病；⑨分化不良（间变型）星形细胞瘤。

虽然均属星形细胞瘤，但是星形胶质瘤细胞的形态不同，胶质纤维的多寡也不一致。脑的各个部位的星形细胞瘤的组织病理也不一样，这些星形细胞瘤的生物学行为也不尽相同。WHO（2007 和 2016）中枢神经系统肿瘤分类中纤维型、原浆型和肥大细胞型星形细胞瘤依据其弥漫浸润生长的特点，仍然沿袭 WHO（2000）的神经系统肿瘤的分类，列为低级别的弥漫性星形细胞瘤。而将星形母细胞瘤和新设的第三脑室脊索样胶质瘤以及血管中心性胶质瘤列为其他的神经上皮瘤中。

依据 Daumas-Duport（1988）对星形细胞瘤的四级分类标准，即有或无下列特征进行分级，包括：①核的非典型性；②核分裂；③血管内皮增生；④坏死灶。将星形细胞肿瘤分成四级。如果四个标准均不符合的是 I 级星形细胞瘤，有一

项符合的是 II 级星形细胞瘤，有两项符合的是 III 级星形细胞瘤，有三项或四项符合的是 IV 级星形细胞瘤。上面列举的纤维型、原浆型、肥大细胞型、毛细胞型、室管膜下巨细胞型以及多形性黄色瘤型星形细胞瘤都是属于 I 级和 II 级星形细胞瘤，分化不良（间变型）星形细胞瘤是属于 III 级星形细胞瘤，分化差的胶质母细胞瘤则是属于 IV 级星形细胞瘤。WHO（2007 和 2016）分类中强调了肿瘤的分级并给出了分级的标准。I 级肿瘤具有较低的增殖潜能，相对局限生长，通过手术切除就可能治愈。II 级肿瘤一般是浸润性生长，尽管增殖活性较低，但常复发，有些肿瘤可以进展到高级别。III 级组织学上有恶性的证据，如核的异型性、核分裂。这个级别肿瘤一般要进行手术后的放化疗。IV 级具有明确的细胞学上的恶性表现，如核分裂显著增多、坏死，常进展迅速，并导致死亡。另外，周围组织的广泛浸润和脊髓播散是很多 IV 级肿瘤的特征。

星形细胞肿瘤早先的病理组织学检查除了采用常规的 HE 染色观察细胞形态学和组织学改变以外，常需要辅助 PTAH 染色观察胶质纤维的情况和 Cajal 氯化金浸染技术观察星形细胞的特点。近三四十年来，免疫组化标记取得了快速发展，许多学者利用免疫荧光和免疫组化技术证明 GFAP 这一中间纤维丝蛋白存在于胶质细胞，特别是星形细胞和星形细胞瘤的瘤细胞中，特征还在于正常星形细胞中的 GFAP 表达量高于星形细胞瘤，恶性度低的星形细胞瘤的表达量高于恶性度高的星形细胞瘤。文献中还记载 Vimentin 这一中间丝蛋白的分布与 GFAP 类似，并有学者证明鼠星形胶质细胞成熟过程中 Vimentin 的出现在 GFAP 之前，可以认为 Vimentin 的出现表示该细胞还处于未成熟阶段。因此可以利用这两种协同表达的标记物来推断星形细胞瘤的分化程度。在文献资料启发下，作者曾利用 GFAP 和 Vimentin 对 25 例 II、III、IV 级星形细胞瘤作了免疫组化观察。GFAP 表达阳性的细胞提示趋于分化成熟的星形瘤细胞，Vimentin 表达阳性的细胞提示分化不成熟的星形细胞，在同一个肿瘤中 GFAP 和 Vimentin 阳性表达的强弱和肿瘤细胞的分化程度相关，为肿瘤组织病理上的恶性程度提供一个新的佐证[30]。不过，文献中也有一些不同意见，如 GFAP 的出现和 Vimentin 的消失的时间并不一致。多形性胶质母细胞瘤的肿瘤细胞 GFAP 和 Vimentin 表达都是阳性。在恶性胶质细胞瘤中，一些形态学上小而浓染，扩增迅速，邻近脑组织内浸润生长的瘤细胞 GFAP 表达也都是阴性。作者又利用 PCNA 免疫组化检查 53 例不同级别的星形细胞瘤的细胞增殖动力学，PCNA 标记指数随肿瘤组织病理分级的增高而增大，而且小瘤细胞增殖区的标记指数明显高于多形性瘤细胞区。为临床上判断星形细胞瘤的恶性度以及预后提供新的佐证[31]。近年来大多采用 Ki-67/MIB-1 免疫组化来标记增殖指数，我们的经验也证明其优点强于 PCNA 免疫组化标记。

作者还先后利用免疫组化技术和原位杂交技术观察了 52 例星形细胞肿瘤中的细胞凋亡及其与 P53、bcl-2 的关系[32]，人

脑星形细胞瘤 P21、WAF1/CIP1 的表达与 P53 MDM2 及细胞增殖指数间的关系[33]，以及人脑星形细胞瘤 EGF、TGFα 及其受体 EGFR 的表达[34]。这些结果都验证了文献中相关的分子病理学研究结果。此外作者还利用免疫组化技术探讨星形细胞肿瘤和层粘连蛋白的关系，研究星形细胞瘤侵袭性和细胞外基质的特点[35]，不过文献中多主张采用 CD44 和 NCAM140 进行研究。在星形胶质细胞瘤的免疫组化研究资料中还有利用原癌基因 C-erb-2 蛋白和 C-myc 蛋白标记胶质细胞、肿瘤性胶质细胞系和胶质瘤组织的报道。

我们在病理诊断工作中参考 WHO 的神经系统肿瘤的病理分类，实施脑胶质瘤的解剖部位/生长型式/组织学分型/恶性度分级和相关免疫组化标记结果的规范的病理诊断模式。

脑内星形细胞肿瘤在临床上多采取手术治疗，联合放射治疗、化学治疗、免疫学治疗和基因治疗，由于它们大多是在脑内浸润生长，难以做到真正意义上的肿瘤切除，因之，术后复发和瘤组织的进一步恶化直接威胁患者的生命。

星形细胞肿瘤患者的存活情况，除了取决于肿瘤组织的恶性度分级以外，还取决于多项临床指标，如患者的年龄和基本状况、肿瘤部位以及治疗的情况，如外科切除的范围、放疗和化疗等，尽管有一些差异，随访结果表明分化较好的弥漫浸润的星形细胞瘤（WHO Ⅱ级），平均生存年限在 5 年以上，分化不良的星形细胞瘤（WHO Ⅲ级）平均生存年限为 2~5 年，分化差的胶质母细胞瘤（WHO Ⅳ级）平均生存年限不足 1 年[36]。

（1）分化好的弥漫性星形细胞瘤（low grade astrocytoma）（WHO Ⅱ级）[37]

【临床要点】又名低级别的弥漫性星形细胞瘤或成人大脑内的纤维型星形细胞瘤。作者的统计资料显示，其大约占大脑半球内胶质瘤的 25%，患者的发病年龄多为 30~40 岁。男性比女性稍多。常见的临床症状是癫痫发作，有时出现语言困难、视觉障碍以及感觉和运动异常。此外就是颅内压增高的症状。神经影像学检查 CT 显示大脑内边缘不清的低密度病变，明显增强或出现囊性变，钙化灶。MRI 显示 T_1 相低信号，T_2 相高信号的占位病变。

【大体】肿瘤多位于大脑半球的额、顶、颞部的白质内，侵及大脑皮层（图 18-49）。瘤组织灰红色，边界不清，内有微小囊肿或较大的囊肿，囊内浅黄色蛋白性囊液。瘤组织可经胼胝体侵犯对侧大脑半球。

【光镜】常见的组织学亚型是纤维型星形细胞瘤（图 18-50）。瘤细胞不密集，但分布不均，胞质不多，有轻度异型性，核布列在胶质纤维网上，核分裂很少见，有微囊，免疫组化 GFAP 标记阳性。电镜核周和细胞突起内见有胶质微丝（图 18-51）。Ki-67/MIB1 标记指数常低于 4%。

弥漫浸润的星形细胞瘤另一组织学亚型是肥大细胞型星形细胞瘤，瘤组织内多数肥胖胞质嗜伊红染色的星形细胞瘤细胞，核小，偏位，其间为粗糙的胶质纤维网，血管周围淋巴细胞浸润，免疫组化 GFAP 标记阳性，Ki-67/MIB1 标记指数也常低于 4%。这一亚型星形细胞瘤易恶性变成胶质母

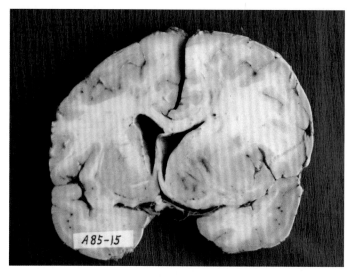

图 18-49　左额、顶深部弥漫性星形细胞瘤

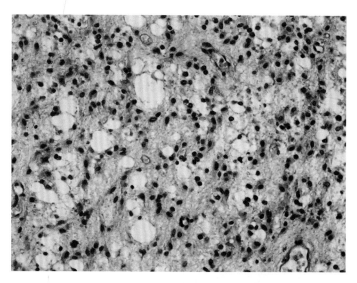

图 18-50　分化好的弥漫性星形细胞瘤
HE 染色　中倍

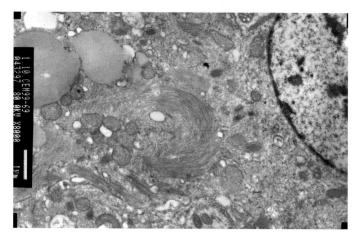

图 18-51　电镜示星形细胞瘤内胶质微丝

细胞瘤（图 18-52）。

小脑纤维型星形细胞瘤，大多在小脑内局限且浸润性生长，瘤内常囊性变，可显示囊内附壁瘤结节。光镜下瘤细胞

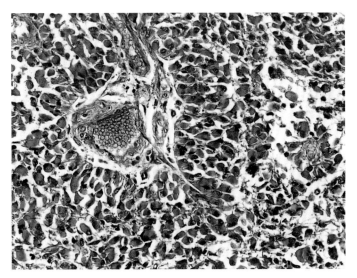

图 18-52 肥胖细胞型星形细胞瘤
HE 染色 中倍

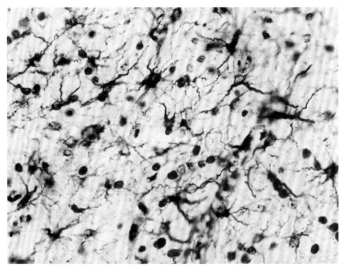

图 18-54 星形细胞增生 Cajal's 浸染 高倍

均为分化较好的纤维型星形细胞、胶质纤维丰富,有微囊形成(图 18-53)。

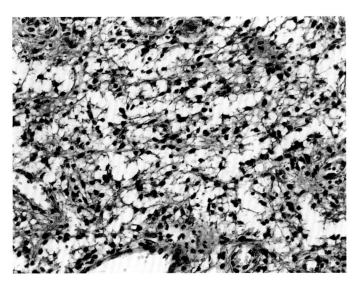

图 18-53 小脑纤维型星形细胞瘤
HE 染色 中倍

另有一少见的组织学亚型是原浆型星形细胞瘤。瘤组织内星形细胞大多见有嗜伊红染色的胞质,细胞分化好,很少见核分裂。

低级别的弥漫性星形细胞瘤的病理鉴别诊断,特别是定向穿刺活检时要鉴别胶质增生(gliosis)。后者是反应性病变,细胞数量虽多,但形态一致,大多是肥胖的星形细胞,异型性不明显,胶质纤维突起明显(图 18-54、图 18-55)。近年来有文献报道,并经我们自己的工作证实,免疫组化 IDH-1 配合 P53 和 Ki-67 标记有助于鉴别星形细胞肿瘤和反应性胶质增生。星形细胞肿瘤的瘤细胞 IDH-1 和 P53 阳性表达,Ki-67 标记指数高,反应性胶质增生 IDH-1 和 P53 均阴性,Ki-67 标记指数低。

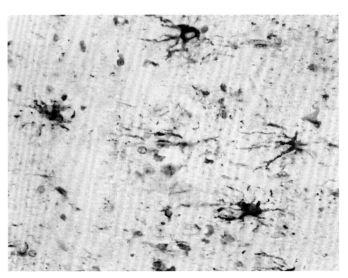

图 18-55 星形细胞增生 GFAP 免疫组化标记 高倍

低级别的弥漫性星形细胞瘤相当于 WHO Ⅱ级。目前的手术条件,包括局部放疗、X 刀或 γ 刀都难以切尽,因此,术后常复发。据统计术后平均生存时间为 6~8 年。这一型星形细胞瘤的分子生物学研究常提示有 P53 抑癌基因的突变。

(2) 分化不良的星形细胞瘤(anaplastic astrocytoma)(WHO Ⅲ级)

【临床要点】 又名间变型星形细胞瘤或恶性星形细胞瘤,是大脑半球内比较常见的胶质瘤,患者的发病年龄多为 30~40 岁。常见的临床症状就是颅内压增高的症状,如头痛、呕吐等,局灶性症状有癫痫发作、语言困难,以及感觉和运动障碍。一般病程较短。神经影像学检查 CT 显示大脑内边缘不清的低密度病变,明显增强,瘤周脑水肿和占位效应,MRI 显示 T$_1$ 相低信号,T$_2$ 相高信号的占位病变。

【大体】 肉眼观察:肿瘤多位于大脑半球的额、顶、颞深部白质内,瘤组织灰红色,有出血,边界不清,可有囊性变,瘤组织可经胼胝体侵犯对侧大脑半球。

【光镜】 分化不良的星形瘤细胞密集分布不均,明显核异型性,核分裂易见,可见有核内包涵体和多核细胞,瘤组织内小血管增生,血管内皮增生,相当于WHO Ⅲ级。免疫组化GFAP标记阳性(图18-56)。Ki-67/MIB1标记指数常为5%~10%。部分病例可以出现肿瘤性坏死灶,说明已经恶性变成胶质母细胞瘤。基因组和分子生物学分类可以区分分化不良星形细胞瘤患者的亚群,基因组亚型对判断分化不良星形细胞瘤患者的预后有帮助。

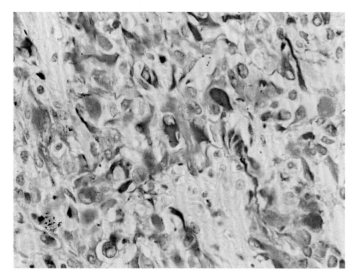

图18-56　分化不良星形细胞瘤GFAP标记阳性

(3) 胶质母细胞瘤(glioblastoma)(WHO Ⅳ级)[38]

【临床要点】又名多形性胶质母细胞瘤,是颅内很常见的恶性肿瘤,作者的统计资料中胶质母细胞瘤占颅内肿瘤的8.78%,是神经上皮组织肿瘤的23.7%。患者的发病年龄为45~70岁,临床病史较短,有50%的胶质母细胞瘤病例的病程不足3个月,主要症状是急剧进展的颅内压增高和一些非特异的神经科症状。神经影像学检查CT显示脑内不规则的中央区低密度,周边环状增强的病变,瘤周脑水肿,占位效应明显。

文献中经常描述胶质母细胞瘤有两种情况,一是临床病程短,一开始就表现为胶质母细胞瘤的原发性胶质母细胞瘤。另一是先表现为分化较好的弥漫性星形细胞瘤恶性变而来的继发性胶质母细胞瘤[26,36,39]。

原发性胶质母细胞瘤和继发性胶质母细胞瘤的分子遗传学有着不同的特点。前者存在EGFR、MDM2高表达和PTEN、P16的低表达。而继发性胶质母细胞瘤早期出现P53失活和PDGF过度表达,随之出现Rb和CDK4/6失活。另外,两者还都存在其他基因表达异常,与血管生成、抗凋亡和免疫耐受等现象有关。

【大体】肉眼观察:肿瘤最常见位于大脑半球内,尤多见于额、顶、颞叶,常侵及深部结构或经胼胝体侵犯对侧大脑半球,呈S形生长或蝶形生长。文献中记载7.5%的胶质母细胞瘤是多中心性生长。瘤组织在脑内浸润性生长,因出血和坏死呈多彩状(图18-57),部分病例肿瘤侵及皮层,脑回增宽,甚至侵及软脑膜和硬膜。

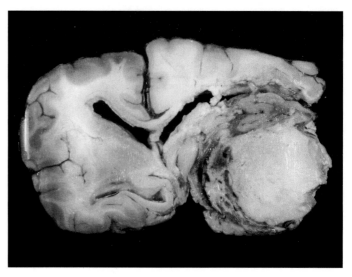

图18-57　右颞脑内胶质母细胞瘤

【光镜】组织结构变异很大,有的表现为多形性胶质母细胞瘤的特点,瘤细胞密集,核异型性和多形性,见有多数单核和多核瘤巨细胞(图18-58)。有的表现为小细胞增殖型胶质母细胞瘤的特点,密集的小型瘤细胞增殖,多数核分裂和坏死灶,坏死灶周围瘤细胞栅状排列(图18-59)。有的表现为血管坏死型胶质母细胞瘤的特点,瘤组织内小血管增生,血管壁变性、坏死,血管内皮细胞和外膜细胞增生,甚至形成肾小球样结构(图18-60),血管内血栓形成,大片瘤组织坏死。瘤周脑组织水肿,有时见有瘤周组织内瘤细胞在软膜下增生,神经元周围增生和血管周围增生,即所谓的继发结构(图18-61)。有的胶质母细胞瘤组织内出现分化的星形细胞瘤结构,说明很可能就是继发性胶质母细胞瘤病例。有的胶质母细胞瘤瘤组织内大量怪异型巨细胞,既往文献中称为怪细胞肉瘤(monstrocellular sarcoma),经免疫组化GFAP标记,这些怪异型巨细胞标记阳性,说明是星形细胞源性,现称巨细胞型胶质母细胞瘤(图18-62)。有的胶质母

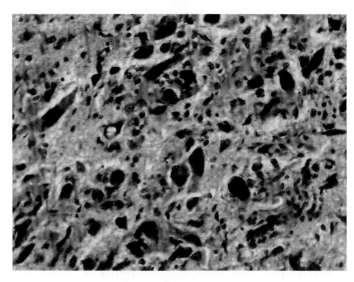

图18-58　多形性胶质母细胞瘤
HE染色　中倍

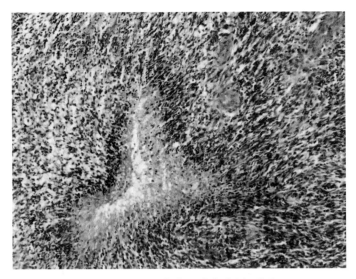

图 18-59　小细胞增殖型胶质母细胞瘤
HE 染色　中倍

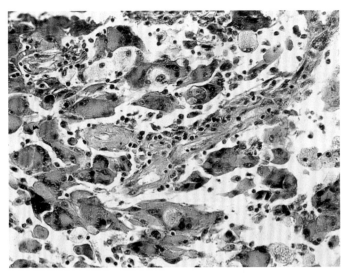

图 18-62　巨细胞型胶质母细胞瘤
HE 染色　低倍

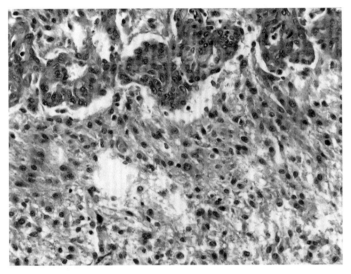

图 18-60　胶质母细胞瘤组织内小血管内皮和外膜增生
HE 染色　中倍

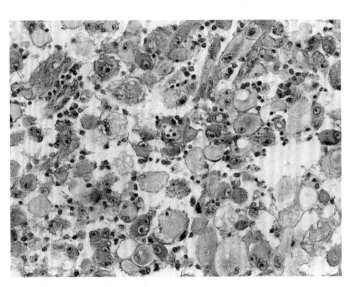

图 18-63　富于脂质的胶质母细胞瘤
HE 染色　中倍

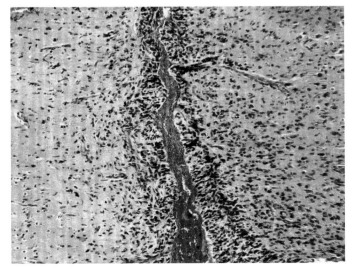

图 18-61　胶质母细胞瘤瘤周软膜下浸润
HE 染色　低倍

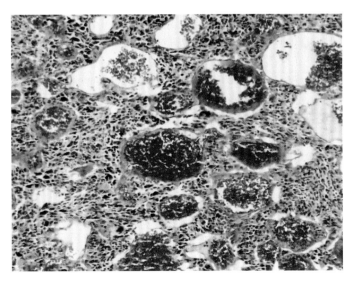

图 18-64　血管瘤型胶质母细胞瘤
HE 染色　低倍

细胞瘤组织内出现肉瘤结构,肉瘤的组织形态可以表现为纤维肉瘤,恶性纤维组织细胞瘤或肌源性肉瘤。亦有少数胶质母细胞瘤病例的瘤组织内出现大量脂质细胞,称富于脂质的胶质母细胞瘤(图18-63)和出现上皮化生的胶质母细胞瘤。作者曾报道一例胶质肉瘤增生的胶质母细胞瘤病例,瘤细胞在肉瘤组织内呈腺样排列,诊断时要慎重鉴别转移性腺癌。作者的资料中有两例胶质母细胞瘤,瘤组织内除了多形性胶质母细胞瘤的细胞学特点以外,瘤细胞间穿插大量血管成分,其中一例似血窦(图18-64)。另外一例似动静脉畸形。这两例胶质母细胞瘤临床上是急性起病,卒中样症状。依据其临床病理特点,不妨称之为血管瘤型胶质母细胞瘤(angiomatous glioblastoma)。

胶质母细胞瘤的免疫组化常采用GFAP标记阳性,但强弱不一,未成熟分化的瘤细胞还可用Vimentin作标记。ki-67/MIB-1标记指数为15%~20%。

胶质肉瘤是胶质母细胞瘤的亚型,具有胶质和间叶组织双向分化的恶性肿瘤(WHO Ⅳ级)胶质肉瘤大约是胶质母细胞瘤的2%。40~60岁是高发年龄,通常发生于大脑半球,很少见于颅后凹和脊髓。肿瘤大体表现为质地较硬,界限清楚的肿块,有的胶质肉瘤与脑膜相连,容易误诊为脑膜瘤。组织学上具有明显的胶质瘤和肉瘤成分的特点。胶质瘤成分显示为间变型星形细胞瘤或是胶质母细胞瘤。在一部分病例中可以见有上皮分化,表现为具有腺体样或腺样结构,甚至是鳞状上皮化生。肉瘤成分显示为纤维肉瘤、恶性纤维组织瘤或是其他间叶组织源性的肉瘤。Massom三色染色可显示间质中胶原的沉积,而网织染色可以显示大量的网状纤维。免疫组化肉瘤成分不表达GFAP,而GFAP阳性细胞可见于胶质瘤的部分。第Ⅷ因子/Rag免疫组化观察胶质肉瘤中纤维肉瘤成分呈阴性反应,而在神经胶质细胞瘤的部分阳性细胞主要沿血管管腔排列。这一结果并不认同肉瘤成分起源于神经胶质细胞瘤中增殖的内皮细胞,进一步的免疫组化研究(L-1抗糜蛋白酶)证明血管外膜组织细胞是纤维肉瘤的来源。现在普遍认为成纤维细胞和未分化的间叶组织细胞是神经胶质肉瘤中中胚叶成分的主要来源。

另外,常发生于儿童中的十分少见的胶质纤维瘤(gliofibroma)好发于大脑和脊髓,肿瘤组织中胶质瘤细胞本身产生胶原纤维。促纤维增生型星形细胞瘤(desmoplastic astrocytoma),细胞数量增多,核多形性和核分裂少见,肿瘤具有较高侵袭性的生物学行为。多数患者预后较好,具有缓慢进展的临床过程。

2016年WHO中枢神经系统肿瘤的分类和分级在2007年分类的基础上补充了分子遗传学和分子生物学的研究成果,将弥漫型星形细胞瘤肿瘤分为弥漫型星形细胞瘤IDH-突变型、IDH-野生型和非特殊型。分化不良型星形细胞瘤也分为IDH-突变型、IDH-野生型和非特殊型。胶质母细胞瘤同样分为IDH-野生型、IDH-突变型和非特殊型。另设弥漫型中线胶质瘤H3K27M-突变型[28,40]。

(4)毛细胞型星形细胞瘤(pilocytic astrocytoma)(WHO Ⅰ级)[36,41]

【临床要点】毛细胞型星形细胞瘤是儿童中常见的胶质瘤。常见的类型有:①视神经胶质瘤;②视交叉/丘脑下部胶质瘤;③小脑星形细胞瘤;④脑干背侧外向性胶质瘤。还有少数肿瘤部位是在大脑半球和基底节部位。常见的临床症状是局灶性神经功能障碍,如视觉障碍等。还可见颅内压增高的症状和体征。神经影像学检查显示该部位的局限性肿块。

【大体】肿瘤质软,灰红色,有的病例瘤内囊状变性。视神经的毛细胞型星形细胞瘤可经蛛网膜下腔播散。

【光镜】有两种组织学亚型,一型是所谓的成年型毛细胞型星形细胞瘤,瘤组织内紧密排列,交织成束的单极或双极的成胶质细胞组成,胶质纤维聚集成团,囊状变性,可见有Rosenthal纤维。另一型是幼年型毛细胞型星形细胞瘤更为常见。瘤组织也是由成胶质细胞组成,细胞丰富,黏液变性结构疏松,血管成分较多,有的呈血管球样增生(图18-65),散在Rosenthal纤维。免疫组化GFAP标记阳性,相当于WHO Ⅰ级,很少见有核分裂,无坏死灶,有的瘤组织内散在少突胶质细胞样的细胞,Ki67/MIB-1标记指数值很低。不过,也有报道达5%,文献中称为恶性或是不典型的病例。

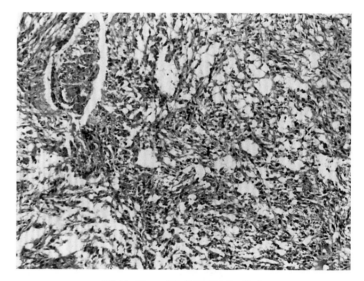

图18-65 毛细胞型星形细胞瘤
HE染色 低倍

大约15%的神经纤维瘤病Ⅰ型病例出现有毛细胞型星形细胞瘤,特别是视神经的毛细胞型星形细胞瘤。将近1/3的毛细胞型星形细胞瘤病例合并神经纤维瘤病Ⅰ型。分子遗传学研究表明,与NF1有关的毛细胞型星形细胞瘤病例中NF1基因的丢失率达92%,散发性毛细胞型星形细胞瘤病例中NF1基因丢失率仅为4%。毛细胞型星形细胞瘤的其他遗传学异常包括第7、8、9和11号染色体在内的变异率增加。免疫组化研究中标记物很多,包括MDM2、P21、P16、P53、PTEN等,还没有一种标记物能被确定为毛细胞型星形细胞瘤的遗传学的或是作为预后判断的标记物。

(5)脑干胶质瘤(brain stem glioma)(WHO Ⅰ~Ⅱ级):

多见于儿童和青年人,70%的病例位于桥脑,中脑和延髓部位比较少见,胶质瘤在脑干实质内特别是脑干基底部弥漫浸润而肥大(图18-66),临床上出现交叉性偏瘫,一般是到了后期才影响第四脑室,出现颅内压增高的症状,病理上瘤组织内大多由毛细胞型星形瘤细胞或是纤维型星形瘤细胞组成,相当于 WHO Ⅰ~Ⅱ级。

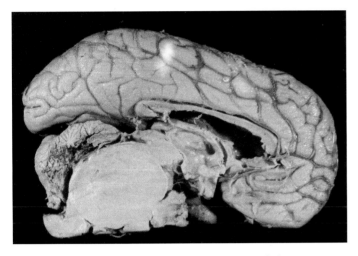

图 18-66　桥脑内弥漫浸润的星形细胞瘤

毛状黏液样星形细胞瘤(pilomyxoid astrocytoma)在临床上多见于幼儿,常见的部位在下丘脑、视交叉、鞍上,亦有大脑和小脑的病理报告。病理组织学上瘤细胞为单一形态的小梭形细胞,疏松是纤维型基质,伴有明显的黏液样变性,出现以血管为中心的菊形团,血管周围放射状排列的细胞GFAP强阳性和S-100蛋白阳性,CgA和Syn均阴性,瘤组织内可见微血管增殖,见不到 Rosenthal 纤维和嗜酸性小球,有别于毛细胞型星形细胞瘤[31](图18-67)。

(6)多形性黄色瘤型星形细胞瘤(pleomorphic xanthoastrocytoma,PXA)(WHO Ⅱ级)[36,42]。

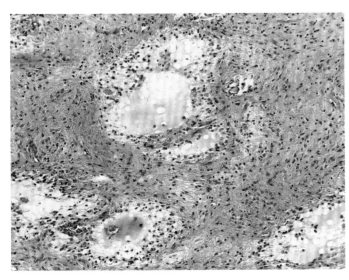

图 18-67　小脑毛状黏液样星形细胞瘤
HE 染色　低倍

【临床要点】肿瘤由软膜下星形细胞发生,在星形细胞肿瘤中将近1%。Kepes 等最早报道,所以又称 Kepes 瘤。常见于儿童和年轻人,2/3病例见于18岁以前。由于肿瘤位于大脑半球的浅表部位,尤多见于颞叶处,也可见于小脑,松果体,脊髓等部位。临床上出现较长的癫痫病史。CT或MRI显示边界清楚的瘤块和囊肿,瘤周脑水肿一般不明显。

【病理变化】肿瘤位于脑表和脑膜相连,有时伴一大囊,囊内附壁瘤结节。显微镜检查,瘤细胞多形性,多数梭形细胞散在单核和多核巨细胞,另外散在多少不一的含脂质的泡沫状细胞,很少见到核分裂,血管反应不明显,血管周有淋巴细胞浸润。见不到坏死,即便是见到坏死,也不应视作恶性,相当于 WHO Ⅱ级(图18-68)。网状纤维染色出现大量网织纤维,表明促纤维增生现象,可见嗜酸性蛋白颗粒小体。免疫组化 GFAP 标记阳性(图18-69)。Ki67/MIB-1 和 PCNA标记指数一般少于1%。不过文献中亦有报道恶性变的病例,肿瘤恶性变成胶质母细胞瘤。

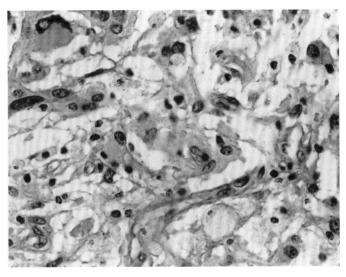

图 18-68　多形性黄色瘤型星形细胞瘤
HE 染色　中倍

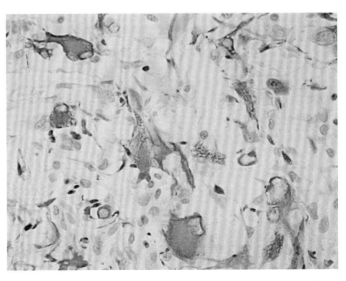

图 18-69　多形性黄色瘤型星形细胞瘤 GFAP 标记阳性高倍

文献中依据核分裂的多少和有无坏死,将多形性黄色瘤型星形细胞瘤分为三级。瘤组织内 20 个高倍视野没有见到核分裂的是 I 级,I 级组的病例术没有出现复发。瘤组织内有核分裂,但没有坏死的是 II 级,II 级组的病例 36% 术后出现复发。瘤组织内核分裂多,而且有坏死的是 III 级,III 级组的病例术后全都复发[43]。

（7）室管膜下巨细胞星形细胞瘤（subependymal giant cell astrocytoma）（WHO I 级）[36,44]

【临床要点】多伴发于结节性硬化病例中,请参阅本章第七节斑痣性错构瘤病。是常染色体显性遗传的疾病,又属错构瘤性、良性肿瘤性疾病。分子遗传学研究表明 TSC1 和 TSC2 基因突变是导致结节性硬化的原因。临床症状出现癫痫,智力发育迟缓和行为异常。婴儿病例出现特征性婴儿痉挛。文献中报道 6% ~16% 的结节性硬化病例出现室管膜下巨细胞星形细胞瘤。作者资料中见有 8 个病例,除了癫痫症状以外,还有颅内压增高的症状。

【大体】肿瘤瘤块突入侧脑室内或累及 Monro 孔（图18-70）,局限性生长,有的病例出现钙化或出血。

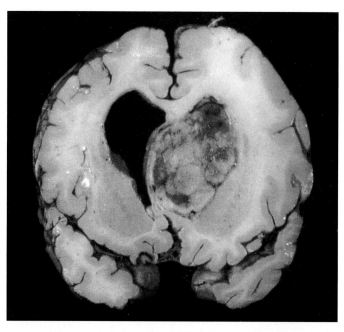

图 18-70　左侧脑室内室管膜下巨细胞星形细胞瘤

【光镜】瘤细胞大且有胶质纤维突起的多角形或不规则形状的瘤细胞围小血管排列,核内细颗粒状染色质,可见有核仁,且可见核的多形性和多核巨细胞,瘤细胞间有纤维基质（图 18-71）。免疫组化 GFAP 和 S-100 蛋白标记阳性,部分瘤细胞 NF、NSE、微管相关蛋白标记阳性,表明既有胶质分化的特征,又有神经元分化的特征,相当于 WHO I 级,Ki67/MIB-1 标记指数很低。复发病例并不提示已经恶性变。

2. 少突胶质细胞肿瘤[36,45-46]

（1）少突胶质细胞瘤（oligodendroglioma）（WHO II 级）

【临床要点】少突胶质细胞瘤约占原发性脑肿瘤的 4.39%,是神经上皮组织肿瘤的 11.8%,多见于成年人,发病年龄高峰为 40 ~50 岁。少突胶质细胞瘤多位于大脑半球

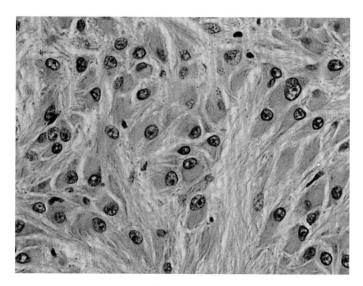

图 18-71　室管膜下巨细胞星形细胞瘤
HE 染色　高倍

的白质内,50% ~65% 的病例侵犯额叶,很少侵犯小脑、脑干和脊髓。临床病程一般较长,五年以上病史的并不少见。大多数患者诉有头痛和癫痫发作。神经影像学检查 CT 显示低密度或混杂密度病灶,有轻度增强,常见有钙化。MRI 显示 T_1 相低信号,T_2 相高信号的边界清楚的病灶,病灶周围水肿不明显,有的病例出现有出血或囊状变性。

【大体】瘤组织在脑实质内浸润,浅灰红色,有的病例因黏液变性瘤组织半透明。肿瘤可侵及邻近的大脑皮层和软脑膜,常有钙化,尤多见于瘤周,还可见有囊状变性和瘤内出血。

【光镜】瘤组织内中等密度的细胞成分,形态比较一致。石蜡切片在光镜下核正圆形,核周空晕,胞质透亮。冷冻切片不一定有此特点。毛细血管丛状增生,鸡爪状血管穿插在瘤细胞群之间,核分裂很少见,没有坏死（图 18-72）。有一些少突胶质细胞瘤中混杂胞体较小的肥胖细胞,这类细胞免疫组化 GFAP 阳性。还有少数少突胶质细胞瘤中出现

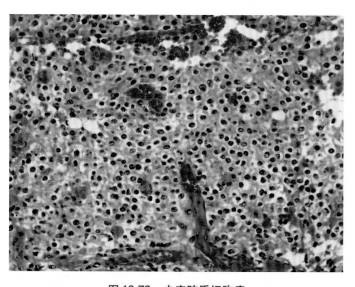

图 18-72　少突胶质细胞瘤
HE 染色　中倍

印戒状细胞。镜下还可见有微小钙化。瘤周出现继发结构如微菊形团（图 18-73）或瘤内出现似极性成胶质细胞瘤栅状结构的特点。少突胶质细胞瘤本身还没有特异性免疫组化标记物。Leu7 在大量少突胶质细胞瘤细胞中表达。不过，它还在星形胶质细胞、室管膜瘤细胞、脉络丛细胞标记阳性，因此，Leu7 可以作为区分神经上皮性和非神经上皮性肿瘤的诊断性标记物。Olig2 亦是在大量少突胶质细胞瘤细胞中表达，在星形胶质细胞和瘤细胞中也标记阳性。Ki-67/MIB-1 的标记指数很低，相当于 WHO Ⅱ级。少突胶质细胞瘤患者术后平均生成期为 3~5 年。

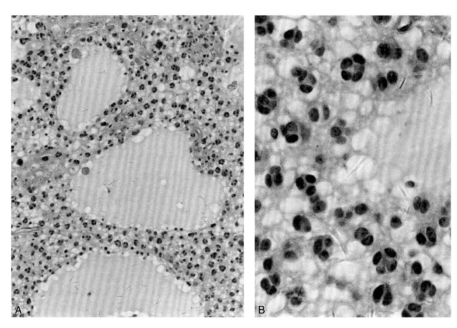

图 18-73　少突胶质细胞瘤
微菊形团，囊性变　HE 染色，A. 低倍，B. 高倍

（2）分化不良少突胶质细胞瘤（anaplastic oligodendroglioma）（WHO Ⅲ级）：在颅内少突胶质细胞肿瘤中分化不良少突胶质细胞瘤占 20%~51%。大多发生在成年人，比一般的少突胶质细胞瘤患者的年龄要大一些。肿瘤部位也大多发生在额叶（60%），其次是颞叶（33%）。临床病程比较短，不过也有较长病史的。CT 或 MRI 检查和一般的少突胶质细胞瘤没有多少区别。

【病理变化】瘤细胞密集，基本组织结构和一般的少突胶质细胞瘤相似，不过，核分裂易见，甚至见有单核或多核巨细胞，出现微血管增殖或见有坏死，相当于 WHO Ⅲ级。Ki-67 和 PCNA 标记指数高于 3% 和 4%。近年的文献中分化不良少突胶质细胞瘤，特别是伴有 1P/19q 的杂合性缺失，临床上主张采用 PCV 化疗，能取得相对较好的疗效。五年生存率为 41%，10 年生存率为 20%。一部分病例经脑脊液播散，大多因局部复发死亡。

有些学者考虑到 1P/12q 的杂合性缺失在少突胶质细胞瘤治疗中的积极意义，提出 Olig2、GFAP、P53 和 1P/12q 的组合式检测对胶质瘤进行再分类，作者认为这一思路很有价值。

3. 混合性胶质瘤（mixed glioma）　混合性胶质瘤是指瘤内混合两种或更多的胶质瘤成分，最常见的是少突星形细胞瘤。还可见有混合型少突-室管膜瘤，以及室管膜瘤-星形细胞瘤（WHO Ⅱ级）。少突星形细胞瘤（oligoastrocytoma）在幕上低级别的胶质瘤中 10%~19%，多见于成年人，肿瘤多位于大脑半球内，尤多见于额、颞叶。临床病史大多表现为较长病程的癫痫发作、轻瘫、人格异常和颅内压增高。光镜下瘤组织中等细胞密度，有少突胶质细胞瘤为主型，星形细胞瘤为主型以及少突胶质细胞瘤-星形细胞瘤两者兼等型，核分裂少，可见微小钙化和微囊变性。免疫组化 GFAP 标记阳性，相当于 WHO Ⅱ级。分化不良少突星形细胞瘤（anaplastic oligoastrocytoma）也是多见于成年人，多位于大脑半球内，病理组织学和少突星形细胞瘤相似，出现瘤细胞密集，核的异型性，细胞的多形性以及多数核分裂，有时还可见有血管内皮增殖和坏死，相当于 WHO Ⅲ级。少突星形细胞肿瘤的 GFAP 免疫组化标记显示 GFAP 阳性的肥胖星形胶质细胞成分。文献资料曾提出 GFAP 阳性的少突胶质细胞瘤细胞被认为是小的肥胖星形细胞，它们可能是少突胶质细胞和星形胶质细胞之间的过渡类型。据此看法，GFAP 阳性的少突胶质细胞瘤被称为过渡型胶质细胞瘤。目前还没有确切的分子生物学判断标准来区分少突星形细胞瘤和少突胶质细胞瘤。1P 和 19q 的同时缺失在混合性胶质瘤中没有像在少突胶质细胞瘤中那么常见。有些标记物可以用来估计混合性胶质瘤的预后，如胸腺嘧啶类似物 BrdU（bromodeoxyuridine）已经证明和肿瘤级别，肿瘤患者预后有明显相关性。还有 Ki-67 表达阳性都将提示肿瘤恶性度较高，复发的可能性较大。另外，TP53 变异、17P 缺失、EGFR 过表达、CDK4 扩增、22q 缺失等分子遗传学改变和染色体 1P，19q 缺失呈负相关，提示肿瘤有间变，预后差。而 PDGF 过表达，MGMT 下调和1P、19q的缺失提示对治疗反应较敏感,预后较好。

2016年WHO中枢神经系统肿瘤的分类和分级中将少突胶质细胞肿瘤分为少突胶质细胞瘤、IDH-突变和1P/19q共同丢失型,以及非特殊型。分化不良少突胶质细胞瘤也分为IDH-突变和1P/19q共同丢失型以及非特殊型。少突-星形细胞瘤和分化不良少突-星形细胞瘤均无特殊[28,40]。

4. 室管膜肿瘤[36,47]

(1) 室管膜瘤(ependymoma)(WHO Ⅱ级)

【临床要点】颅内室管膜瘤占颅内肿瘤的3.87%。是神经上皮组织肿瘤的10.4%。而在脊髓胶质瘤中50% ~ 60%是室管膜瘤,各年龄期的患者都有,常见部位是在脑室系统内。成年人的室管膜瘤多见于幕上侧脑室和脊髓部位,儿童的室管膜瘤则是以幕下第四脑室部位占优势。文献报道有脑室外室管膜瘤。主要的临床症状是颅内压增高,有头痛、恶心、呕吐,幕下的室管膜瘤还会出现局灶性神经症状和癫痫发作。神经影像学检查CT或MRI显示比较局限的不同密度,而有增强的占位病变,伴有脑室系统扩大。

【病理变化】肉眼观察:肿瘤在脑室内或突入脑实质内,灰红色,质软,有时见有出血、坏死或囊性变(图18-74)。显微镜检查,瘤组织中等细胞密度,特点是排列成各种菊形团结构,有真的菊形团,有围血管的假菊形团。可以分为若干亚型:上皮型(图18-75)、细胞型(图18-76)、乳头型、透明细胞型(图18-77)和伸展细胞型(图18-78),瘤内可继发黏液样变性、出血、坏死和钙化,相当于WHO Ⅱ级。免疫组化GFAP和S-100蛋白标记阳性,有的病例CK和EMA阳性,特殊染色PTAH染色切片中可以见有blepharoplasts。Ki-67标记指数2.6%,随访资料表明儿童的室管膜瘤比成年人的室管膜瘤预后要差,术后随访5年生存率为57.1%,10年生存率为45%,肿瘤细胞可经脑脊液播散。

(2) 分化不良型室管膜瘤(anaplastic ependymoma)(WHO Ⅲ级):常见于脑室内的室管膜瘤中。文献报道大约25%的颅内室管膜瘤是分化不良型室管膜瘤,其临床症状和一般的室管膜瘤差不多。病理上肿瘤组织灰红色,有出血和坏死,经常侵犯邻近的脑组织或是经脑脊液播散。光镜观察

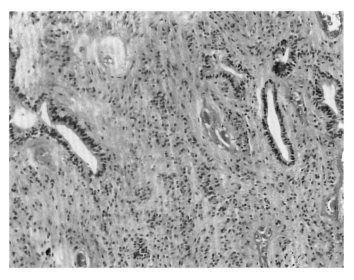

图18-75　室管膜瘤组织内出现腺管样结构
HE染色　低倍

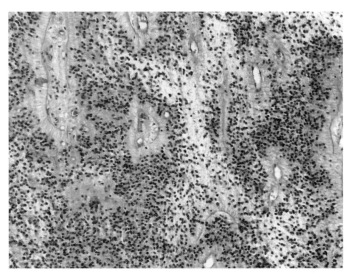

图18-76　细胞型室管膜瘤
HE染色　低倍

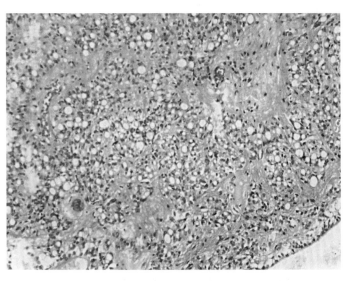

图18-77　小脑桥脑角部位透明细胞型室管膜瘤
HE染色　低倍

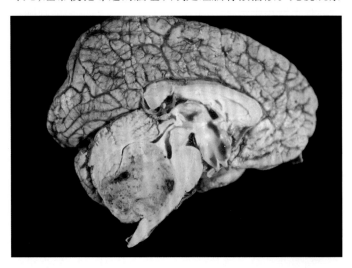

图18-74　第四脑室底部生长突入脑室腔内的室管膜瘤

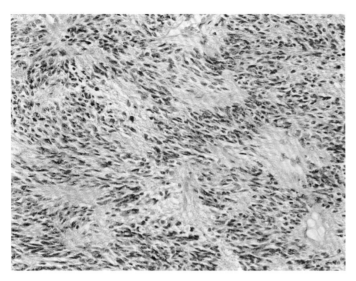

图 18-78　伸展细胞型室管膜瘤
HE 染色　中倍

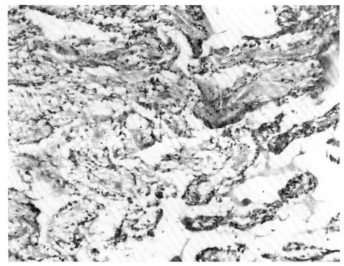

图 18-80　黏液乳头型室管膜瘤
HE 染色　低倍

在室管膜瘤的特征性病变基础上瘤细胞密度高,核异型性,核分裂多,微血管内皮增殖和出现坏死灶,增殖指数大多超过 6% ,相当于 WHO Ⅲ级(图 18-79)。但是不少临床随访资料结果表明患者预后和组织形态上的恶性程度之间并无关联。

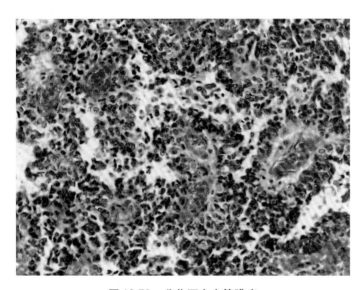

图 18-79　分化不良室管膜瘤
HE 染色　低倍

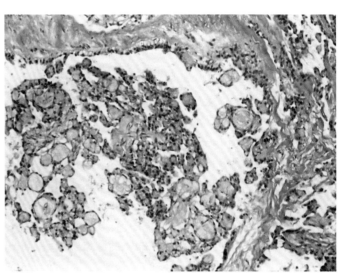

图 18-81　侵入皮下组织内的脊髓腰骶部黏液乳头型室管膜瘤
HE 染色　中倍

化 GFAP 和 Vimentin 标记阳性,相当于 WHO Ⅰ级。

(4) 室管膜下瘤(subependymoma)(WHO Ⅰ级):又名室管膜下球状星形细胞瘤,不少病例患者生前并没有症状,在尸检时偶然被发现。大多数患者是中年人。最常见的部位是在第四脑室,其次是侧脑室,少数见于第三脑室、透明隔和脊髓等部位。临床上多数没有症状,少数可出现颅内压增高或肿瘤内自发性出血。病理上肿瘤结节状,质硬,灰白色,多数瘤体较小,也有较大的占据脑室腔内。光镜观察在致密的胶质纤维基质内瘤细胞核成丛状分布,形态一致,瘤组织内可见围血管的假菊形团结构,出现微血管增殖,或可见有钙化和出血,相当于 WHO Ⅰ级,免疫组化 GFAP 标记阳性,病理性核分裂很少,外科手术切除可以治愈。

有些学者提出 GFAP、EMA、bcl-2、P53 和 Ki-67 标记指数的组合式检测对室管膜瘤的分级和分型有相关性,作者认为这一思路有积极的意义[48]。

(3) 黏液乳头型室管膜瘤(myxopapillary ependymoma)(WHO Ⅰ级):多见于比较年轻的患者,肿瘤多见于脊髓的圆锥和终丝部位。文献中有一组 271 例脊髓圆锥和终丝的肿瘤中 83% 是黏液乳头型室管膜瘤,少数见于脊髓的颈胸段,亦有报道见于侧脑室和脑实质内的。病理上肿瘤灰红色,质软分叶状,可以侵出椎管抵达皮下软组织内。光镜观察瘤组织呈乳头结构,被覆柱状或立方上皮,血管和结缔组织轴内玻璃样变和黏液变性(图 18-80、图 18-81)。免疫组

5. 脉络丛乳头瘤(choroid plexus papilloma)(WHO Ⅰ级)　是由脉络丛发生的肿瘤,占颅内肿瘤的 0.62% ,是神经上皮组织肿瘤的 1.7% 。较多见于儿童,脉络丛乳头瘤多

位于侧脑室和第四脑室内。其临床症状是脑室系统的脑脊液循环梗阻，脉络丛乳头瘤本身能分泌过量的脑脊液，加重脑积水促进颅内压增高、头痛、恶心和呕吐。病理上呈局限性菜花样肿块，浅灰红色和脑组织分界清，有时见有出血和囊性变，组织学上和脉络丛相似，少数病例脉络丛乳头瘤上皮细胞嗜酸性变，瘤组织黏液变性、黄色瘤变和钙化。免疫组化 GFAP、S-100 蛋白、CK 和 EMA 标记阳性，部分病例转甲状腺素（前蛋白）标记阳性。Ki-67/MIB-1 标记指数大多<2%，相当于 WHO Ⅰ级（图 18-82）。

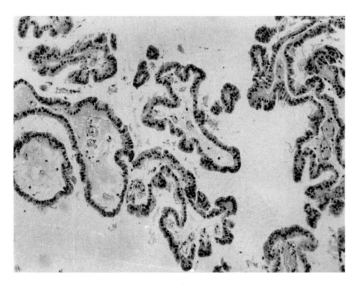

图 18-82　脉络丛乳头状瘤
HE 染色　低倍

脉络丛癌（choroid plexus carcinoma）（WHO Ⅲ级）：80%的脉络丛癌见于儿童，其特征是脉络丛乳头瘤的特征性结构不清，而出现核的多形性，细胞密度增加，多数核分裂、出血、坏死以及弥漫侵犯脑组织。大约 20% 的脉络丛癌是 GFAP 阳性，CK 阳性。Ki-67/MIB-1 标记指数平均为 13.8%。相当于 WHO Ⅲ级。预后不好，可经脑脊液播散、种植和转移。

如果恶性特征改变较轻，或是只出现部分恶性特征，可以诊断非典型性脉络丛乳头瘤。相当于 WHO Ⅱ级。

6. 组织来源未定的神经胶质肿瘤（glial tumors of uncertain origin）

（1）星形母细胞瘤（astroblastoma）：多见于成年人，且多位于大脑半球内，其组织结构特征是星形细胞肿瘤组织内出现血管为轴心的假菊形团结构（图 18-83）血管壁玻璃样变，免疫组化 GFAP，Vimentin 和 S-100 蛋白标记阳性。WHO 的分类中虽列为组织来源未定的神经胶质肿瘤，多数学者还是列星形细胞瘤中。

（2）极性成胶质母细胞瘤（polar spongioblastoma）：少见，多是儿童，肿瘤大多于颅后窝内，其组织结构特征是单极和双极成胶质细胞构成疏松的胶质网，瘤细胞核平行栅状排列（图 18-84）免疫组化 GFAP、S-100 蛋白和 NSE 标记阳性。

（3）大脑胶质瘤病（gliomatosis cerebri）：少见，多数是 40~50 岁的患者，肿瘤主要位于大脑内，侵及脑干、基底节、丘脑和小脑，瘤组织在受侵犯的脑组织内弥漫浸润，主要临

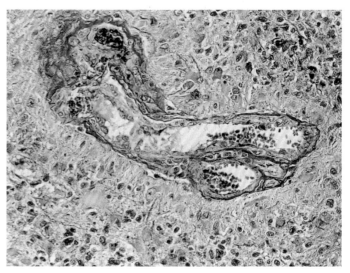

图 18-83　星形母细胞瘤 PTAH
染色　中倍

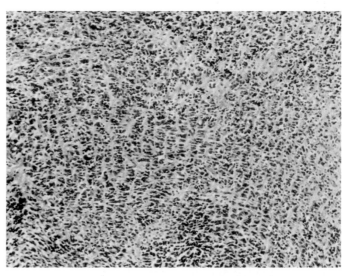

图 18-84　小脑内极性成胶质母细胞瘤
HE 染色　低倍

床症状有锥体束征、痴呆、癫痫发作、颅神经症状和颅内压增高。病理上一种是瘤区弥漫浸润而局部体积增大，并无局限性瘤块。另一种是除了弥漫浸润的特点以外，还可见有局限性瘤块，这瘤块大多是恶性胶质瘤。光镜下瘤组织结构变异很大，纤维传导束之间变长的肿瘤性胶质细胞浸润，其中有一些似星形细胞，还有一些似少突胶质细胞，少数病例中还可见有血管异常和少数核分裂。免疫组化 GFAP 和 S-100 蛋白标记阳性，Ki-67/MIB-1 标记指数平均为 7.6%，相当于 WHO Ⅲ级，患者的预后很差。

（4）脊索样胶质瘤（chordoid glioma）[49]：是一个少见的肿瘤，多发生在中年人，女性多见。肿瘤部位多见于第三脑室前部，也有一些病例的肿瘤位于鞍上/下丘脑部位。临床上因肿瘤占位造成梗阻性脑积水而引起头痛、恶心和运动失调等症状，也可因下丘脑和视交叉受累引起甲状腺功能低下和视力障碍。MRI 显示第三脑室内球形边界清楚的肿块，增强后均匀强化。病理组织学上肿瘤由形态比较一致的上皮

样细胞构成。瘤细胞呈索条状排列或是小叶状结构。瘤细胞富于嗜伊红的胞质、有大量嗜碱性、黏液空泡状基质，类似脊索的组织结构。瘤组织内具有多数淋巴浆细胞浸润和Russell小体，没有微血管增殖和坏死，核分裂少见，但肿瘤有向周边脑组织微浸润的倾向。免疫组化显示GFAP弥漫强阳性，Vimentin强阳性，CD34膜阳性，CK和EMA局灶性阳性，Syn和CgA均阴性。MIB-1标记指数低，相当于WHO Ⅱ级。治疗上应尽可能肉眼全切除，部分病例次全切除后残余肿瘤会再增大，症状复发。

（5）血管中心性胶质瘤（angiocentric glioma）[50]：大多见于儿童和青少年，临床表现为难治性癫痫，是癫痫相关的肿瘤之一。肿瘤好发于额叶，其次是顶叶和颞叶，通常病灶位置较为浅表主要累及皮质，但也可以扩展到白质或邻近脑室。病理组织学上肿瘤由单一形态的梭形肿瘤细胞围绕血管生长，可以平行于血管排列，也可以垂直于血管壁形成类似菊形团结构，呈室管膜分化的特征，核分裂少见，免疫组化GFAP阳性，也可以表达S-100和EMA。不表达神经元抗体。Ki-67标记指数很低。其生物学行为表现良性过程，相当于WHO Ⅰ级。

7. 神经元和混合型神经元-神经胶质肿瘤[36,51-52]

（1）神经节细胞瘤（gangliocytoma）和节细胞胶质瘤（ganglioglioma）

【临床要点】神经节细胞瘤和节细胞胶质瘤在颅内肿瘤中占1.3%，好发于青年人。神经系统各个部位都可能发生，以幕上为多，常侵犯颞叶。其临床症状多和颞叶癫痫有关。CT显示一个局限的实性肿块或是囊肿，囊内附壁瘤结节。MRI显示 T_1 相低信号，T_2 相高信号的局限性占位病变。

【病理变化】肉眼观察：实性或囊性瘤块，占位效应不明显，有时见钙化和出血。显微镜检查：神经节细胞瘤主要由排列不规则的大的多极神经细胞组成。神经细胞大多结构不良和形态变异。间质内是非肿瘤性星形细胞和胶质纤维网。血管周围淋巴细胞浸润，核分裂很少，有时在间质内可见圆形的嗜酸性颗粒，微囊形成，钙化和促纤维增生反应，

相当于WHO Ⅰ级。肿瘤中的神经细胞可以作Nissl染色或银染证明。免疫组化Synaptophysin和NF标记阳性。间质内星形细胞可以GFAP标记。节细胞胶质瘤除了多少不一的神经细胞以外，其间为肿瘤性胶质细胞，大多是分化较好的星形细胞瘤（图18-85），相当于WHO Ⅰ~Ⅱ级。Ki-67/MIB-1标记指数常低于3%。一般患者的预后较好。若是MIB-1和P53标记指数高，则表明肿瘤的侵袭性生长的生物学行为。文献中曾报道分化不良的节细胞胶质瘤（anaplastic ganglioglioma），相当于WHO Ⅲ级，甚至最后恶性变成胶质母细胞瘤。

（2）婴儿型大脑半球促纤维增生的星形细胞瘤（desmoplastic cerebral astrocytoma of infancy）和婴儿型促纤维增生的节细胞胶质瘤（desmoplastic infantile ganglioglioma）：少见，肿瘤多发生在婴儿，且多位于幕上侵犯几个脑叶，额、顶部为多，临床病程短，主要症状是头围增大、前卤隆起、双眼落日征，部分病例出现癫痫、轻瘫、肌张力增高和反射亢进。病理上肿瘤体积较大，单房性或多房性囊肿。肿瘤浅表部位侵及皮层和软脑膜。肿瘤灰白色，质硬。婴儿型大脑半球促纤维增生的星形细胞瘤在光镜下显示不同分化程度的神经上皮性肿瘤，有原始神经上皮肿瘤结构、肥胖细胞型星形细胞瘤。部分星形细胞瘤呈编席样结构。其间大量的促纤维增生显示丰富的间叶组织成分，相当于WHO Ⅰ级。如果瘤组织内见有成群的肿瘤性神经节细胞，就诊断为婴儿型促纤维增生的节细胞胶质瘤，也相当于WHO Ⅰ级。免疫组化胶质细胞标记，神经元的标记和间叶组织的标记都可以是阳性。Ki-67标记指数常低于0.5%，患者预后较好，术后长期随访存活率高。

（3）胚胎发育障碍的神经上皮肿瘤（dysembryoplastic neuroepithelial tumors）：少见，大多数病例肿瘤位于颞叶，而且是因为难治性、抗药性癫痫作手术被证实。还有少数病例肿瘤位于尾状核和小脑内。近年来由于影像学和癫痫外科的开展，报道的病例越来越多。病理上肿瘤结节多位于皮层内，也可侵犯皮层下白质。光镜下显示特异性胶质神经元结构，明显的多形性，有星形细胞、少突胶质细胞和不规则的神

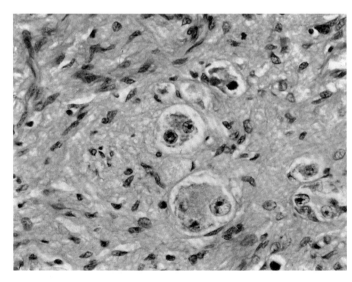

图18-85　节细胞胶质瘤
HE染色　中倍

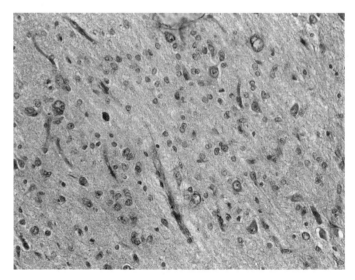

图18-86　胚胎发育障碍性神经上皮瘤
HE染色　中倍

经元,病变组织内还可见微血管网、血管球形成和黏液变性,神经上皮细胞漂浮在黏液池内(图 18-86、图 18-87)。此外,还可见非特异性组织反应。免疫组化 NF、synaptophysin、S-100蛋白和 GFAP 标记阳性,瘤组织内还可见淋巴细胞浸润,相当于WHO Ⅰ级,患者预后较好,术后长期随访存活率高。

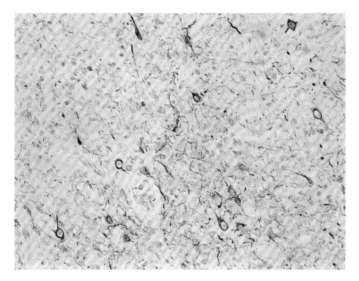

图 18-87　胚胎发育障碍性神经上皮瘤
NF 免疫组化染色　中倍

(4) 乳头状胶质神经元肿瘤(papillary glioneuronal tumor)[53]:比较少见,我们在诊断工作中曾遇到两例,多见于青年人和中年人。肿瘤多位于大脑白质内,颞叶多见。肿瘤多表现为边界清楚的囊实性肿块或囊内附壁结节。有的病例肿瘤侵及皮质。临床上患者多出现头痛、癫痫症状,神经影像学检查显示大脑半球的界限清楚的囊性病变,伴有增强的结节影或环形增强。病理组织学上见有假乳头结构和乳头中心玻璃样变性的厚壁血管。乳头表面是单层胶质细胞,瘤细胞核圆形,胞质少,偶尔见到比较大的神经节样细胞。免疫组化 GFAP 和 S-100 蛋白均呈阳性。核分裂少见MIB-1 指数很低,相当于 WHO Ⅰ ~ Ⅱ级。这类病例手术治疗效果好,很少有复发。

(5) 菊形团结构的胶质神经元肿瘤(glioneuronal tumor with rosetted islands):比较少见,临床上多见于成年人。肿瘤可位于大脑、第四脑室和脊髓内。位于第四脑室内的这一型肿瘤大多是儿童。临床症状因肿瘤部位不同而异。神经影像学检查显示实性病灶或囊状,没有明显增强。病理组织学上可见两种肿瘤组织型式,一种是大量少突胶质细胞样的小神经元成分,这些小的神经元围绕神经毡小岛形成菊形团结构,或形成围血管的菊形团结构,其间可有不典型神经元。另一种是星形细胞成分,大多是肥胖细胞。位于第四脑室内的病变可显示毛细胞型星形细胞瘤结构。免疫组化小神经元成分 NeuN 标记阳性,星形细胞成分 GFAP 标记阳性。MIB-1 指数低,相当于 WHO Ⅰ ~ Ⅱ级。

文献主张将大脑(脊髓)内有菊形团结构的胶质神经元肿瘤和第四脑室内有菊形团结构的胶质神经元肿瘤列为两

个不同的亚型。前者预后不好,后者预后良好。

(6) 中枢神经细胞瘤(central neurocytoma):比较少见,占颅内肿瘤的 0.25% ~ 0.5%。大多数病例出现在 20 ~ 40岁。肿瘤位于幕上,在 Monro 孔区、侧脑室内和(或)第三脑室内,有少数病例侵及透明隔、胼胝体、丘脑和下丘脑部位。临床上主要症状是颅内压增高,少数病例会出现视觉障碍、精神症状和内分泌功能障碍。CT 显示肿块为稍高密度病变,注射对比剂后增强,还可见钙化和囊性变(图 18-88)。MRI 显示 T_1 相和 T_2 相高信号病变。病理上瘤组织灰红色,易碎,有钙化。光镜下瘤组织形态和少突胶质细胞瘤相似,瘤组织内还可神经胶质纤维丛无核区,Homer-Wright 菊形团和神经节细胞样细胞(图 18-89),后者在文献中又称节细胞神经细胞瘤(ganglioneurocytoma),相当于 WHO Ⅱ级。免疫

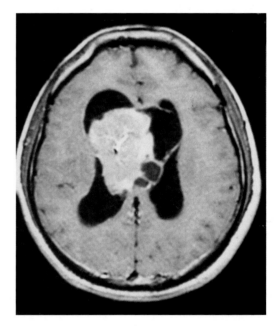

图 18-88　CT 图示侧脑室和第三脑室内高密度占位病变,经手术和病理诊断中枢神经细胞瘤

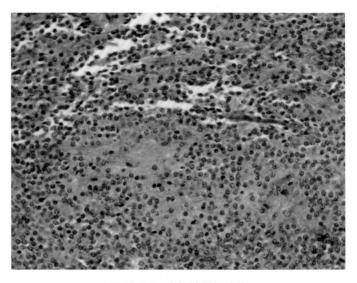

图 18-89　中枢神经细胞瘤
HE 染色　中倍

组化 synaptophysin、tau 和 MAP2 标记阳性。电镜下可以见到发育好的突触结构和微管，中间丝，致密核心小泡。Ki-67 和 PCNA 标记指数均低于 2%。有一部分中枢神经细胞瘤，在瘤组织内出现细胞非典型性、微血管增殖和坏死灶，Ki-67 标记指数高于 2%，称非典型性中枢神经细胞瘤或是增殖型中枢神经细胞瘤[54]，随访资料表明预后相对较好，属 WHO Ⅱ级。WHO（2007 和 2016）的分类中增加了脑室外神经细胞瘤的名称。瘤组织内常含有神经节细胞或核仁比较大的小神经节样细胞，也属于Ⅱ级。

（7）小脑发育不良性节细胞瘤（dysplastic gangliocytoma of the cerebellum）：又名 Lhermitte-Duclos 病。比较少见，和 Cowden 病有潜在联系。Cowden 病是一种常染色体显性遗传的疾病。伴有各种各样的错构瘤和肿瘤。小脑发育不良性节细胞瘤是中枢神经系统的主要病变，周围性病变有疣状皮肤病、鹅卵石样丘疹和口腔黏膜纤维瘤、多发性面部毛外根鞘瘤、结肠的错构瘤性息肉、甲状腺肿瘤和乳癌。

小脑发育不良性节细胞瘤在病理上表现为小脑局部脑回的弥漫性肥大。在光镜下病灶内小脑颗粒层和 Purkinje 细胞层结构改建，代之以外层的异常有髓纤维束和内层大量结构不良和形态异常的神经元，相当于 WHO Ⅰ级。免疫组化 synaptophysin、NF、Leu-4、PEP19 标记阳性。

（8）小脑脂肪神经细胞瘤（cerebellar liponeurocytoma）：文献中曾称脂肪瘤型髓母细胞瘤，小脑神经母细胞瘤/脂肪细胞瘤（神经脂肪瘤），脂肪瘤型胶质神经细胞瘤和小脑脂肪化成熟神经外胚层肿瘤。此瘤十分少见，见于成年人，肿瘤部位都位于小脑。临床上患者出现颅后凹占位症状。

病理组织学检查：细胞密度高，肿瘤细胞大小一致，核分裂少见，似少突胶质细胞，脂肪瘤细胞灶性分布。免疫组化 NSE、Syn 和 MAP2 明确阳性，GFAP 灶状阳性提示有星形细胞分化，肿瘤细胞增殖指数低。相当于 WHO Ⅰ~Ⅱ级。大部分患者存活超过 5 年，临床预后好。

（9）副神经节瘤（paraganglioma）：此肿瘤实属神经内分泌肿瘤，起源于周身和阶段性或集中分布的自主神经节相关的特殊化的神经嵴细胞，比较常见的是颈动脉体瘤（化感瘤）、颈静脉球副神经节瘤，还有脊髓终丝的副神经节瘤。我们曾见到 3 例经免疫组化证明的脊髓马尾的神经内分泌肿瘤，都诊断为脊髓终丝的副神经节瘤。通常发生于成人。肿瘤位于脊髓马尾硬膜内，与终丝粘连或与马尾神经根相连。瘤体呈卵圆形或香肠形，有包膜，可见有囊腔，肿瘤偶尔可穿破硬膜侵及骨组织。光镜下分化好的肿瘤似正常的副神经节，大小和形状一致的核染色质细致的细胞形成致密的巢状（器官样 Zellballen）结构，围以支持细胞和纤细的血管网。半数病例的马尾副神经瘤含成熟的节细胞，类似节细胞型副神经瘤。免疫组化 NSE 阳性，CgA 阳性，Syn 阳性，NF 阳性。值得注意的是核分裂和核的多形性都不具有诊断价值。大部分马尾副神经节瘤生长缓慢，全切后可治愈。

（10）中枢神经母细胞瘤（central neuroblastoma）：是少见的儿童的恶性胚胎性肿瘤，25% 的病例出现在 2 岁以内，半数以上的病例是在 5 岁以内。肿瘤多位于大脑内，侵犯额

叶和额顶区。病理上肿瘤较大，灰红色，质硬，有出血、坏死和囊性变。光镜下瘤组织由密集的原始小圆形细胞组成，有部分的神经元分化，瘤组织内可见 Homer-Wright 菊形团或平行的呈流线排列，相当于 WHO Ⅳ级。免疫组化 NF 和 Synaptophysin 可以标记阳性。有一部分病例瘤组织内出现成堆的分化成熟的神经节细胞，可以称之为节细胞神经母细胞瘤（ganglioneuroblastoma）。

（11）嗅神经母细胞瘤（olfactory neuroblastoma）：是一种少见的来源于鼻腔神经外胚叶的恶性肿瘤，由嗅神经基板、嗅神经膜或神经外胚叶的神经上皮发生。发病多在 10~20 岁和 50~60 岁，病变侵犯鼻腔和前颅窝底，继之破坏骨质侵入鼻窦、眼眶和颅内。肿瘤的大体形态上呈菜花样或息肉状。切面灰红或灰白色，质软，胶冻样，易出血。瘤组织有两个亚型，即嗅神经上皮瘤和嗅神经母细胞瘤。光镜下嗅神经母细胞瘤由形态一致的圆形瘤细胞构成，被神经原纤维分隔成小叶，瘤细胞胞质少，核深染，胞质内有神经内分泌颗粒，可见菊形团和假菊形团结构（图 18-90）。嗅神经上皮瘤的瘤细胞呈柱状，形成空心的菊形团结构。文献中曾提出 Hyams 分期系统，将肿瘤分为 4 级：①Ⅰ级分化最好，有明显的小叶结构，瘤细胞形态一致，胞核小圆形，无核分裂，无多形性，无坏死，常见 Homer-Wright 假菊形团，神经原纤维基质明显，可见有不同数量的钙化；②Ⅱ级仍可见小叶结构和含血管的纤维基质，瘤细胞核出现异型性，散在核分裂，见有假菊形团和钙化；③Ⅲ级仍可见小叶结构和血管间质，核分裂多见，可见到真菊形团（Flexner-Wintersteiner 菊形团）和局灶性坏死；④Ⅳ级肿瘤分化最差，小叶结构不明显，瘤细胞分化原始，核异型性，有嗜酸性核仁，核分裂多见，菊形团罕见，广泛的组织坏死，不见有钙化。这一分级更符合临床，成为治疗的重要参考，对预后的判断有帮助。免疫组化研究嗅神经母细胞瘤具有多向分化和不同分化程度的特征，NSE+ 最为敏感，S-100 蛋白、Syn、NF 和 CgA 等具有支持诊断的价值。文献中曾提出 S100 的强阳

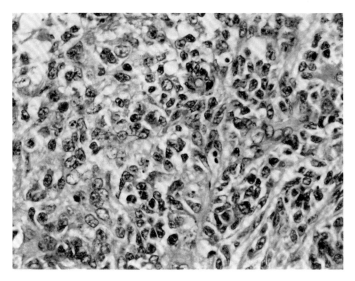

图 18-90　嗅神经母细胞瘤
HE 染色　中倍

性和 Ki-67 的低指数(10%)标记与良好的生存率相关,P53 肿瘤抑制基因的表达与预后呈负相关。

8. 松果体实质肿瘤

(1) 松果体细胞瘤(pineocytoma):是由分化成熟的松果体实质细胞构成的肿瘤,松果体实质来源的肿瘤中大约45%是松果体细胞瘤,多见于成年人。肿瘤位于松果体区,可以压迫大脑导水管、脑干和小脑。临床上出现神经-眼功能障碍即所谓的 parinaud 综合征和颅内压增高的症状,还可见有内分泌功能异常。CT 显示第三脑室后部圆形低密度占位病变,外周可见有钙化伴有脑积水。MRI 显示 T_1 相低信号,T_2 相高信号的肿瘤病变。病理上松果体细胞瘤是边界清,灰红色肿瘤,内有出血和囊性变。光镜下瘤细胞中等密度,成片或呈不规则小叶结构,瘤细胞分化成熟,有松果体菊形团,间质成分是纤细的血管网,核分裂少,偶见多核瘤巨细胞和微小钙化灶。部分病例的瘤组织内有神经节细胞,胶质细胞和光感受器分化的特点。少数病例的瘤组织内有乳头结构。相当于 WHO Ⅱ级(图18-91)。免疫组化神经元的标记 NSE、NF、synaptophysin、tau 蛋白和 PGF9.5 阳性,星形胶质细胞的标记 GFAP、S-100 蛋白阳性,光感受器的标记视网膜 S-抗原阳性。

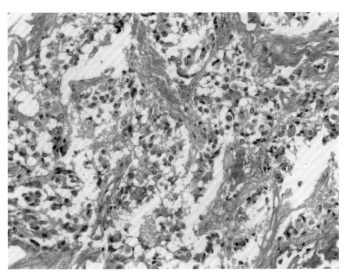

图 18-91　松果体细胞瘤
HE 染色　中倍

(2) 松果体母细胞瘤(pineoblastoma):是原始的松果体实质细胞肿瘤。松果体实质来源的肿瘤中大约45.5%是松果体母细胞瘤。多见于儿童。肿瘤位于松果体区。临床病程一般较短,症状和松果体细胞瘤的症状相似。病理上肿瘤组织灰红色,质软,边界不清,有出血和坏死,侵入周围组织。光镜下瘤细胞密度高和髓母细胞瘤结构相似,可见 Homer-Wright 菊形团或 Flexner-Wintersteiner 菊形团,核分裂多,可见出血和坏死灶,相当于 WHO Ⅳ级。文献又称松果体区的髓母细胞瘤,患者预后差。

(3) 混合性松果体细胞瘤/松果体母细胞瘤:少见,具有双相分化的特征。更常见的是松果体实质细胞肿瘤伴有中间型分化。成年人多见。这一类肿瘤多有光感受器分化,

肿瘤肉眼全切后患者较长时间生存。

(4) 松果体区乳头状瘤(papillary tumor of the pineal region):成人多见,肿瘤部位在松果体区。临床症状主要是头痛。影像学表现为境界清楚的占位。病理检查瘤体较大(2.5~4cm)可以有囊性成分。组织学上形成特征性的乳头状结构,常表现为假复层柱状上皮细胞围绕玻璃样变性的血管壁,有时也可形成实性巢,核分裂多少不一可见有坏死灶。免疫组化 CK 阳性,GFAP 灶状阳性。超微结构提示有室管膜分化,推测此瘤来源于联合下器的特殊室管膜细胞。术后肿瘤复发率较高,偶尔出现脊髓播散。相当于 WHO Ⅱ～Ⅲ级。

9. 髓母细胞瘤和幕上原始神经外胚叶肿瘤

(1) 髓母细胞瘤(medulloblastoma)[55-56]

【临床要点】髓母细胞瘤是儿童中多见于小脑的原始神经外胚叶肿瘤,占颅内肿瘤 4.29%,在儿童颅内肿瘤中占22.2%,髓母细胞瘤中78.1%见于儿童,至少75%的儿童髓母细胞瘤位于小脑蚓部。作者曾报道一例家族性小脑髓母细胞瘤。肿瘤突入第四脑室内生长,不过,年龄较大的病例中髓母细胞瘤多侵犯小脑半球。主要临床症状是小脑性共济失调、步态不稳和颅内压增高。CT 显示颅后窝内实性、高密度而且明显增强的占位病变。常由于软脑膜和(或)脑室壁上有播散,容易出现异常信号。对于髓母细胞瘤的患者,都应做长期随访。多数髓母细胞瘤的复发在手术后 3 年内。肿瘤大部分切除的病例几乎都是原位复发。术后放疗是治疗髓母细胞瘤必不可少的治疗措施,可以明显延长患儿的生存期。肿瘤的复发多在颅前窝和脊髓等部位。髓母细胞瘤在中枢神经系统外的复发率约为 5.6%,主要是在骨、淋巴结和内脏器官。

【病理变化】肉眼观察:瘤组织灰红色,质软,有些肿瘤如黏鼻涕状,易在术中被吸引器吸走。亦有的肿瘤质稍硬,或可见有大块出血(图18-92)。

显微镜检查有若干亚型:①经典型髓母细胞瘤(classical medulloblastoma):是密集的小细胞肿瘤,胞质少,核深染,核分裂多,间质成分少,相当于 WHO Ⅳ级(图18-93)。②促纤维增生型髓母细胞瘤(desmoplastic medulloblastoma):瘤组织大多是在小脑半球内,侵及表面的软脑膜,伴有促纤维增生

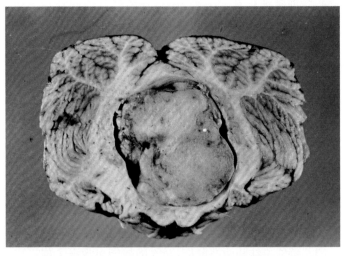

图 18-92　小脑生长突入第四脑室内的髓母细胞瘤

反应。瘤组织内网状纤维和胶原纤维丰富,瘤细胞成串排列其间(图18-94)或是形成结节状的"苍白岛",其内瘤细胞似神经细胞,文献曾称为小脑神经母细胞瘤(cerebellar neuroblastoma),又或称神经母细胞瘤型髓母细胞瘤(neuroblast tomatous medulloblastoma),相当于 WHO Ⅳ级。髓母细胞瘤的免疫组化 Nestin 和 Synaptophysin 标记阳性,如果瘤组织内出现神经元分化,NF 标记阳性。如果瘤组织内出现胶质细胞分化,GFAP 和 Vimentin 标记阳性,出现光感受器分化,视网膜-S-抗原标记阳性。另外,Ki-67 标记指数常超过 20%。③髓肌母细胞瘤(medullomyoblastoma):瘤组织内出现横纹肌纤维,或排列成束或围血管排列。Myoglobin 和 Desmin 标记阳性。文献中有的报道是平滑肌成分,肿瘤细胞 Ki-67 标记指数高,提示预后不佳。相当于 WHO Ⅳ级。④黑色素型髓母细胞瘤(melanotic medulloblastoma):髓母细胞瘤组织内出现黑色素细胞,或呈上皮样排列,或呈管状,乳头状,相当于 WHO Ⅳ级。S-100 蛋白标记阳性,有时也可以是阴性。这种肿瘤细胞可能来源于神经嵴,神经管或视网膜色素层细胞。⑤大细胞/分化不良髓母细胞瘤(large cell/anaplastic medulloblastoma)[57]。大约占4%瘤组织内见有胞体大,圆形核和鲜明核仁的细胞(图18-95),还常出现大片坏死。核分裂多见,其间有不少成堆不典型的多形性细胞核。免疫组化 Syn 和 CgA 标记阳性,GFAP、EMA 和 SMA 均阴性。临床上恶性进展病程,手术不能完全切除,术后经常复发,播散和转移。文献中还有报道髓母细胞瘤的一个特殊亚型,在髓母细胞瘤组织内有大量的结节状结构(medulloblastoma with extensive nodularity,MBEN)此瘤多见于婴幼儿,预后稍好。

(2)幕上原始神经外胚叶肿瘤(supratentorial PNETs)[58]:又名大脑髓母细胞瘤或大脑神经母细胞瘤或"兰瘤"。文献资料中儿童中枢神经系统肿瘤中具有原始神经外胚叶肿瘤组织特点的肿瘤大约15%位于幕上,其中包括大脑、鞍区和松果体区。幕上 PNETs 多见于儿童。临床症状因肿瘤部位不同而异。大脑的 PNETs 常有癫痫、意识障碍和颅内压增

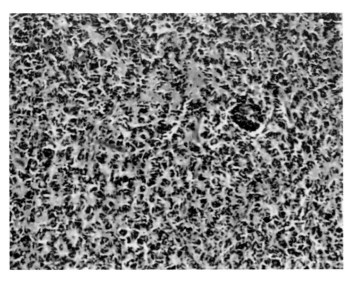

图 18-93　经典型髓母细胞瘤,有多数 Homer-Wright 菊形团
HE 染色　中倍

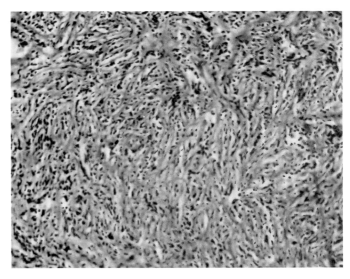

图 18-94　促纤维增生型髓母细胞瘤
HE 染色　中倍

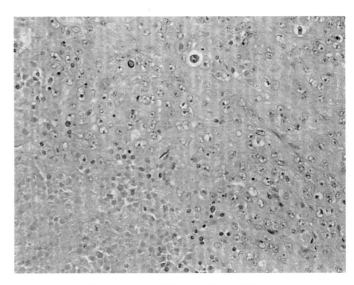

图 18-95　大细胞间变型髓母细胞瘤
HE 染色　中倍

高,鞍区的 PNETs 常有视觉损害和内分泌异常。松果体区的 PNETs 常会造成脑脊液循环梗阻和神经-眼的症状。病理上瘤组织灰红色,可见有出血或囊性变。光镜下和小脑髓母细胞瘤相似,具有神经元和胶质细胞分化的特点,也可以见到 Homer-Wright 菊形团、Flexner-Wintersteiner 菊形团或室管膜管状结构、出血和坏死灶,相当于 WHO Ⅳ级。免疫组化可以采用 GFAP、NF、Syn、Nestin 和视网膜 s-抗原标记。文献中利用 PNET 表达基因蛋白的差异将肿瘤分为4个类型:①PNET+G(有胶质样分化);②PNET+N(有神经元分化);③PNET+G+N(同时有胶质样和神经元样分化);④PNET+Nos(无特别分化)。

神经巢蛋白(Nestin)是中枢神经系统特有的基因蛋白,属 IF 家族。它在分化不全的神经多潜能前体细胞中表达,而在已分化的神经细胞中不表达,因而在标记神经细胞分化程度上有意义(图18-96)。在脑的胚胎性肿瘤的 Nestin 免

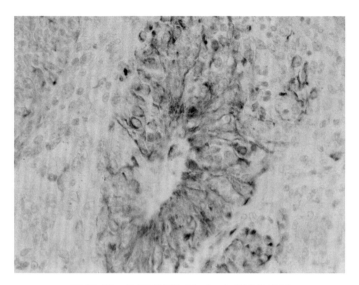

图 18-96　神经干细胞 Nestin 免疫组化标记

疫组化研究中肿瘤细胞，内皮细胞重新表达 Nestin，提示 Nestin 表达的强弱与肿瘤恶性程度密切相关，因此对恶性程度的判断有意义。

此外，Ki-67 标记指数高。患者预后不好。

2016 年 WHO 中枢神经系统肿瘤的分类和分级中将髓母细胞瘤分成基因检测确定的 WNT-激活，SHH-激活和 TP53 突变，SHH-激活和 TP53 野生型，以及髓母细胞瘤非 WNT/非 SHH。

髓母细胞瘤经组织学确定分为经典型、促纤维增生/结节型、伴有多数结节的髓母细胞瘤和大细胞/分化不良髓母细胞瘤。再就是非特殊型髓母细胞瘤。

WHO(2007)分类中颅内胚胎性肿瘤中除了髓母细胞瘤和原始神经外胚叶肿瘤外，还有髓上皮瘤、室管膜母细胞瘤和非典型畸胎样/横纹肌样肿瘤(AT/RT)。后者是中枢神经内一种罕见的高度恶性肿瘤，好发于儿童，偶见于成年人，呈异源性组织学和免疫组化学表型。具有特征性的横纹肌样细胞，伴有不同程度的原始神经外胚叶、上皮和间质分化的特点[59]。

二、颅内恶性淋巴瘤和造血细胞的肿瘤

1. 恶性淋巴瘤(malignant lymphoma)　中枢神经系统的恶性淋巴瘤包括：①原发性中枢神经系统淋巴瘤；②周身淋巴瘤在神经系统内继发侵犯。

(1) 原发性中枢神经系统淋巴瘤(primary CNS lymphoma，PCNSL)：以往的文献中又称脑内淋巴肉瘤/网状细胞肉瘤，或称小胶质细胞瘤病(microgliomatosis)[60]。发病率有明显增多的趋势，占颅内原发性肿瘤的 0.8% ~ 6.6%。其发病和免疫功能缺陷有密切关系。文献中 2% ~ 12% 的 AIDS 患者特别是晚期病例并发原发性中枢神经系统淋巴瘤。器官移植病例由于用了免疫抑制剂并发恶性淋巴瘤，其中 22% 有中枢神经系统侵犯。研究还表明，EB 病毒在原发性中枢神经系统淋巴瘤的免疫损害中起重要的作用。脑内本没有固有的淋巴装置，设想 PCNSL 的发生和小血管外膜内

多潜能分化的原始间叶细胞有关。大约 60% 的 PCNSL 的病例侵犯幕上，额叶基底节和脑室旁为多，25% ~ 50% 的病例是多灶状。临床上出现局灶性神经功能损害、癫痫和颅内压增高的症状，嗜血管淋巴瘤(angiotropic lymphoma)常出现迅速进展的痴呆和多灶性神经功能损害。CT 检查显示孤立或多发的、高密度或等密度病灶，弥漫侵犯或环状增强。如果 MRI 检查显示两侧对称性室管膜下高信号病灶更支持是 PCNSL。值得注意的是激素治疗后 PCNSL 病灶会暂时消退，或称"鬼瘤"(ghost tumors)。5% ~ 30% 的 PCNSL 患者脑脊液细胞学检查有诊断价值。病理上在大脑半球内单灶状或多灶状肿块(脑实质型)，另有一些病灶位于深部，在脑室旁(脑室旁型)，亦有一些病灶位于大脑的浅表部并侵及脑膜(脑膜型或脑膜脑型)。瘤组织灰红色，有的和周围组织有分界，有的是弥漫侵犯，很像胶质瘤(图 18-97)。AIDs 病例并发的恶性淋巴瘤常有明显的坏死。光镜检查 PCNSL 在脑组织内常是多灶状，以血管为中心的淋巴瘤浸润，血管鞘内浸润或是聚集在血管周围间隙内，形成以血管为中心的多层肿瘤细胞套袖样表现。PCNSL 大多是非霍奇金弥漫浸润的淋巴瘤(图 18-98)。大约 98% 是 B 细胞淋巴瘤，免疫组化标记 CD20 是阳性。文献中参照 Kiel 淋巴瘤分类一组 1068 例 PCNSL 中免疫母细胞型占 25.5%、中心母细胞型占 19.3%、淋巴母细胞型占 17.6%、免疫细胞型占 13.5%、高级别未分类者占 13.3%、中心母细胞/中心细胞型占 8.0%，中心细胞型占 1.3% 和 T 细胞淋巴瘤占 1.5%。2% 的 PCNSL 是 T 细胞淋巴瘤，而且是外周 T 细胞淋巴瘤。大多数 B 细胞淋巴瘤分布在幕上，T 细胞淋巴瘤的分布部位以幕下为主。另外还有少见的 Burkitt 淋巴瘤和大细胞间变型淋巴瘤。一般来说，作免疫组化标记有助于分型。PCNSL 的瘤细胞都表达 LCA。大多数肿瘤的瘤细胞表型是 B 细胞，对 CD20 呈不同程度的阳性表达(图 18-99)，90% 以上是弥漫大 B 型淋巴瘤，瘤组织内散在 Kp1 表达的吞噬细胞和 GFAP 表达的反应性星形细胞。T 细胞淋巴瘤表达 CD43 和 CD45RO，另外，瘤组织内 MIB-1 增殖指数显著增高。嗜血管

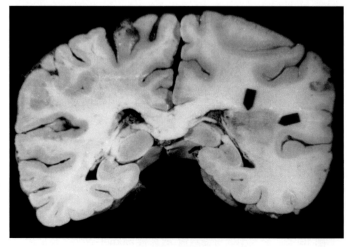

图 18-97　脑内恶性淋巴瘤浸润

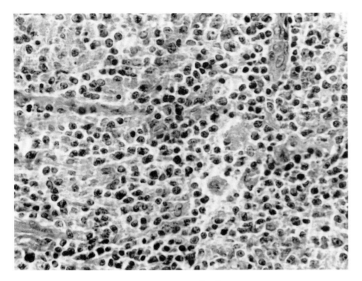

图 18-98　PCNSL
HE 染色　中倍

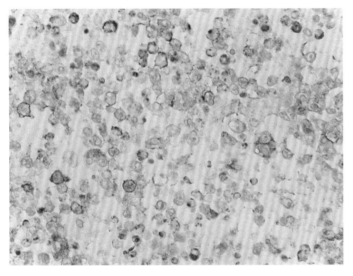

图 18-99　PCNSL
CD20 免疫组化　中倍

淋巴瘤（angiotropic lymphoma）又名血管内淋巴瘤，以往文献中又诊断恶性血管内皮瘤病。免疫组化证明是 B 细胞淋巴瘤。大 B 细胞聚集在血管内使血流阻塞造成散在性小梗死。颅内硬脑膜的低级别 B 细胞黏膜相关淋巴瘤是由伴浆样细胞分化的小瘤细胞和中心细胞样肿瘤细胞构成。瘤细胞表达 CD20 和 CD79c 和其他中枢神经系统淋巴瘤不同，肿瘤组织内可形成淋巴滤泡。

PCNSL Ki-67/MIB-1 标记指数低级别淋巴瘤中 19% ~ 24%，高级别淋巴瘤中 31% ~47%。总的来说患者预后不好。

（2）周身淋巴瘤：在神经系统内继发侵犯，在成年人的非霍奇金淋巴瘤中，8% ~27% 有中枢神经系统侵犯。而在儿童的非霍奇金淋巴瘤中则将近 50% 有中枢神经系统侵犯，高级别的非霍奇金淋巴瘤中频见度更高。周身淋巴瘤继发侵犯中枢神经系统多见于硬膜和软脑膜，不过也有脑实质内侵犯的。临床上主要表现颅内压增高和非特异的神经精

神症状，在恶性淋巴瘤有中枢神经系统侵犯的病例中70% ~ 95%的病例脑脊液细胞学检查有诊断价值。

中枢神经系统的恶性淋巴瘤除了 B 细胞淋巴瘤、T 细胞淋巴瘤、嗜血管淋巴瘤、淋巴瘤样肉芽肿病以外，还有浆细胞瘤和浆细胞病变。前者即所谓的单纯的骨外型浆细胞瘤，在硬脑膜上表现为一结节状或斑块状肿块，可侵犯邻近的脑组织。后者表现为多克隆的浆细胞肉芽肿和不典型的单克隆浆细胞增生。

关于中枢神经系统内是否有霍奇金病，有争议。文献记载说是有，确实很少见，它是位于硬脑膜上、质硬、边界不清的肿块。病理诊断中强调免疫组化证明有 Reed-Sternberg 细胞，CD30 和 CD15 标记阳性，不过 LCA 常不表达。

2. 组织细胞肿瘤（histiocytic tumor）　是由组织细胞构成的肿瘤和瘤样病变。文献中记载组织细胞肿瘤分：①Langerhans细胞组织细胞增生症；②非 Langerhans 细胞组织细胞增生症；③恶性组织细胞增生症。Langerhans 细胞组织细胞增生症以前又称组织细胞增生症 X（Histiocytosis X），多见于 15 岁以下的儿童，包括嗜酸性粒细胞肉芽肿、Hand-Schuller-Christian 病和 Letterer-Siwe 病。新近的文献中主张依据病变侵犯的范围分为单灶状、多灶状（常是多骨侵犯）和播散性。大脑的 Langerhans 细胞组织细胞增生症主要侵犯丘脑下部、垂体后叶，因此又称丘脑下部肉芽肿或 Ayala 病。作者资料中有一例典型的 Hand-Schuller-Christian 病，12 岁，出现三联症，即尿崩症、两眼突眼和颅骨多窗状溶骨性破坏。病理上颅内 Langerhans 细胞组织细胞增生症常表现为硬膜上黄白色结节病变。光镜下肉芽肿性浸润，有 Langerhans 细胞、组织细胞、巨噬细胞、淋巴细胞、浆细胞和多少不一的嗜酸性粒细胞。典型的 Langerhans 细胞是核偏位，卵圆形或肾形，有沟裂而折叠，核仁不明显，胞质丰富，浅红色，有时为 Touton 巨细胞。免疫组化表达 S-100 蛋白、Vimentin 和一些组织细胞标记物。非 Langerhans 细胞组织细胞增生症分类意见不一，多数人主张分为 Rosai-Dorfman 病、Erdheim-Chester 病、噬血细胞性淋巴组织细胞增生症、少年型黄色肉芽肿、播散性黄色瘤和脉络丛黄色肉芽肿和颗粒细胞肉瘤。

三、神经鞘膜细胞的肿瘤

1. 神经鞘瘤（neurinoma）

【临床要点】又名施万瘤（schwannoma）是颅神经、脊神经和外周神经常见的肿瘤，来源于外周神经的施万细胞，颅内神经鞘瘤约占颅内肿瘤的 8.82%，椎管内的神经鞘瘤约占原发性脊髓肿瘤的 29%。颅内的神经鞘瘤大多发生自第八对神经的前庭支，且多位于桥小脑角部位（图18-100），其次是由三叉神经根发生，其他颅神经偶有发生神经鞘瘤的报道。发生在颅内和椎管内的神经鞘瘤多累及感觉性神经根，运动神经很少发生神经鞘瘤。神经鞘瘤多见于 40~60 岁的成年人，Ⅱ型神经纤维瘤病（NF2）患者中神经鞘瘤有较高的发病率。神经鞘瘤的临床症状因肿瘤部位而异，桥小脑角部位的所谓听

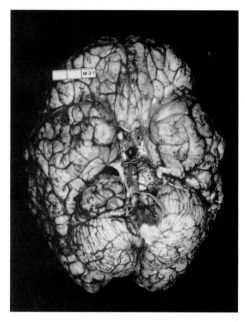

图 18-100　右 CPA 的听神经鞘瘤

神经鞘瘤常有前庭功能障碍和听觉减退,或可见有面瘫,椎管内的神经鞘瘤常有根性神经痛和脊髓压迫的症状。

【病理变化】肉眼观察:球形肿块,有包膜,发生在桥小脑角部位的神经鞘瘤常侵蚀内听道骨质,造成岩骨内听道的扩大,作为听神经鞘瘤早期诊断的放射学标志,依据听神经鞘瘤生长方式分为 5 种类型:三叉神经型,脑干型,小脑型,乳突型和原位型。临床症状也有所不同。脊神经根的神经鞘瘤常位于髓外,硬脊膜下,卵圆形,有包膜,少数脊神经的神经鞘瘤经椎间孔向椎管外生长,呈"哑铃状"的外观。神经鞘瘤组织内常伴有出血,黏液变性和囊肿形成。显微镜检查:瘤组织一般表现为两种组织结构,即 Antoni A 型和 Antoni B 型,Antoni A 型瘤细胞束状排列,瘤细胞核栅状结构,显示 Verocay 小体(图 18-101)。Antoni B 型瘤组织疏松,含有大量噬脂细胞和扩张的血管丛,有的似海绵状血管瘤结

构,根据我们自己的观察,颅内神经鞘瘤大多是 Antoni B 型,椎管内的神经鞘瘤大多是 Antoni A 型或是两者的混合型。值得注意的是瘤组织内常可见核的多形性,出现核分裂,并不提示这肿瘤是恶性的,相当于 WHO Ⅰ级(图 18-102)。免疫组化 S-100 蛋白和 Leu-7 阳性表达(图 18-103),GFAP 灶状阴性。电镜下可见连续的基底膜和长间距的胶原结构(Luse 小体)。神经鞘瘤的病理诊断中还可见所谓的细胞型神经鞘瘤、丛状型神经鞘瘤和黑色素型神经鞘瘤。作者的资料中曾见双侧听神经鞘瘤病例,还有一例是双侧听神经鞘瘤合并横窦部位的脑膜瘤。此外,作者资料中曾有一例脑实质内的听神经鞘瘤,手术在左枕脑实质内囊性肿瘤,囊壁上瘤结节与周围脑组织界限不清。光镜下显示 Antoni A 型结构,免疫组化 S-100 蛋白标记和电镜均符合神经鞘瘤的特点,其来源推测和脑内血管壁上的支配神经 Schwann 细胞有关。

2. 神经纤维瘤(neurofibroma)　神经纤维瘤是一组由施万细胞和成纤维细胞发生的外周神经肿瘤,其发生形式或是

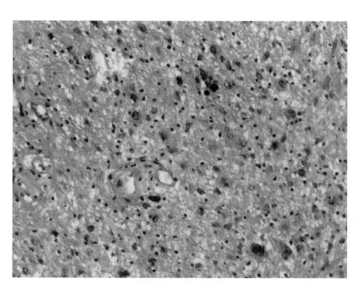

图 18-102　神经鞘瘤瘤细胞核的异型性和多形性
HE 染色　中倍

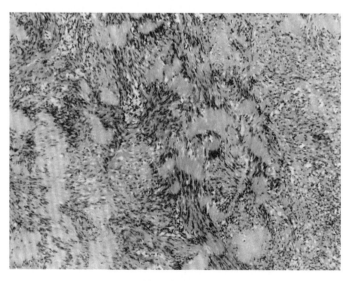

图 18-101　神经鞘瘤 Antoni A 型结构
HE 染色　低倍

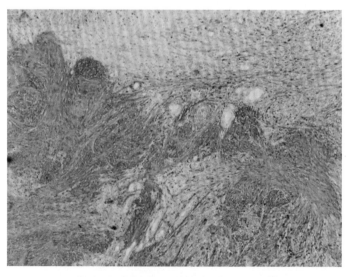

图 18-103　神经鞘瘤免疫组化 S-100 蛋白阳性

界限清楚的孤立性瘤结节，或是多发丛状弥漫浸润的瘤块。多发性神经纤维瘤常是Ⅰ型神经纤维瘤病的诊断标志（请参阅本章斑痣性错构瘤病）。病理上瘤细胞细长梭形、核纤细深染，呈波浪状或S形，肿瘤间质疏松，水肿样，常有不同程度的黏液变性，轴索染色显示瘤组织内有神经轴索。病程长的肿瘤组织内成纤维细胞成分增多，或可见有玻璃样变。在弥漫浸润的神经纤维瘤中有时可见触觉小体样结构或可见有黑色素细胞，相当于WHO Ⅰ级。

3. 神经束膜瘤（perineurioma）　是由神经束膜细胞起源的良性肿瘤，有两种，一种是神经内神经束膜瘤，即神经内膜的神经束膜细胞肿瘤性增生。另一种是软组织的神经束膜瘤。

神经内神经束膜瘤多见于青春期，常先侵犯四肢的神经，患者出现进行性肌无力。病理观察受累神经间断性，管状增粗，光镜下神经束膜细胞肿瘤性增生，围绕神经纤维同心圆层状结构，似洋葱样结构。免疫组化Vimentin、EMA和S-100蛋白均阳性，属WHO Ⅰ级的良性肿瘤，无复发和转移的报道。软组织的神经束膜瘤多见于成年人，常是孤立性瘤结节，有边界无包膜。光镜下梭形，纤维型细胞构成，波浪状或可见漩涡状结构和车辐状结构。免疫组化S-100阴性，手术不易全部切除，但无复发的报道。

4. 神经鞘黏液瘤（nerve sheath myxoma，neurothe keoma）多见于儿童和青年，肿瘤常见于头颈和肩部，也有发生于椎管内的报道。我们曾见一例发生于颈段椎管内脊神经的神经鞘黏液瘤。病理观察瘤组织呈小叶结构，结节状，基质为黏液瘤样物质，瘤细胞呈肥胖梭形，部分类似上皮样细胞排列成束状。偶可见核的不典型性和核分裂。包膜和纤维间隔内淋巴细胞浸润，多为T淋巴细胞，免疫组化Vimentin阳性，S-100部分阳性。特殊染色黏液基质奥辛兰染色阳性。

5. 恶性外周神经鞘肿瘤（MPNST）　以往文献中又称神经源性肉瘤（neurogenic sarcoma），或神经纤维肉瘤（neurofibrosarcoma）或恶性神经鞘瘤（malignant schwannoma），多见于外周神经上。文献中约占恶性软组织肿瘤的5%，2/3的病例在神经纤维瘤的基础上发生，Ⅰ型神经纤维瘤病（NF1）患者中MPNST的发生率大约是4%。多见于成年人，肿瘤体积比较大，呈多结节状，实性，有黏液变性和出现坏死，没有完整包膜，侵犯神经周围的软组织。病理组织学上变异很大，瘤组织由成束致密的梭形瘤细胞组成，瘤细胞核深染，有丰富的嗜伊红染色的胞质，部分病例出现血管周细胞瘤样结构，有时还可见鲱鱼骨样结构或编席样结构，瘤组织内多数病理性核分裂和出现地图样坏死（图18-104），有10%～20%的病例出现异源性分化，可有横纹肌肉瘤成分出现，即所谓的恶性蝾螈瘤（Malignant triton tumor）。此外，还可出现成熟分化的横纹肌，骨，软骨，黑色素沉着，上皮和神经内分泌成分。病理诊断中MPNST的大约5%病例显示上皮样分化，即所谓的上皮样MPNSTS，MPNSTS是一个高度侵袭性生长的肿瘤，相当于WHO Ⅲ～Ⅳ级，预后差，大约60%的患者直接死于此病，脊柱旁的病例死亡率更高（80%）。近年来对MPNST的分子生物学研究结果显示，由丛状神经纤维瘤恶变成MPNST的病例中常伴有*P53*和*Ink4a*基因的突变和Notch通道的信号异常。

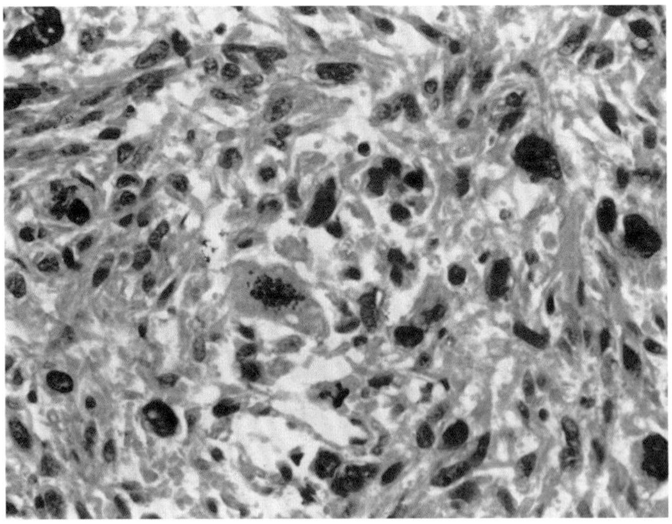

图18-104　MPNSTS
HE染色　高倍

四、脑膜瘤和非脑膜源性的间叶组织肿瘤

1. 脑膜瘤（meningiomas）[61]

【临床要点】脑膜瘤又名蛛网膜内皮瘤，是中枢神经系统内一个常见的原发性肿瘤，在颅内肿瘤中，脑膜瘤的发病率仅次于神经上皮肿瘤而居第二位，占16.77%。不过，椎管内的脑膜瘤虽然远少于颅内脑膜瘤，只占全部脑膜瘤的8.46%，仍占椎管内肿瘤的15.5%。脑膜瘤多见于中老年人，儿童期脑膜瘤少见，但其肿瘤的生物学行为更倾向于具有侵袭性。女性比男性要多，中年女性发生率高可能与女性激素刺激的影响有关。绝大多数的脑膜瘤位于颅内，眶内和椎管内，少数出现于口腔、腮腺、肺、纵隔和肾上腺等部位。脑膜瘤起源于蛛网膜颗粒的内皮细胞和成纤维细胞，因此，脑膜瘤的好发部位和蛛网膜颗粒的分布部位有一定的关系，常见于矢状窦旁、大脑半球凸面、大脑镰旁、蝶骨嵴、鞍结节、嗅沟、小脑桥脑角和小脑幕等部位。不过，脑膜瘤也可发生在脑室内，如侧脑室三角区等。脑室内的脑膜瘤起源于胚胎发育过程中沿血管长入脉络丛内的蛛网膜组织，眶内脑膜瘤多见于球后眼肌圆锥部位，椎管内的脑膜瘤常见于胸段，多位于髓外硬膜下。临床症状因肿瘤部位的不同而异，压迫相邻结构出现头痛，癫痫和神经功能障碍。

【病理变化】肉眼观察：脑膜瘤大多呈球形，结节状和硬膜附着，压迫相邻的脑实质，边界清楚，包膜完整，少数脑膜瘤侵蚀相邻的颅骨，可引起局部骨质增生，或侵犯相邻的脑组织，脑底部位的脑膜瘤大多是扁形，或骑跨在岩骨嵴上，或骑跨在蝶骨嵴上，或形成颅眶沟通的脑膜瘤（图18-105、图18-106）。Ⅱ型多发性神经纤维瘤病的病例中脑膜瘤常是多发的，有时可以合并神经鞘瘤和胶质瘤。

显微镜检查：脑膜瘤的组织学分型颇多，不同的组织学亚型不一定和临床生物学行为有联系。

（1）经典的有：

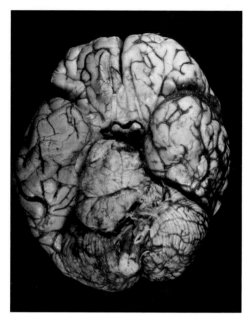

图 18-105　右 CPA 的脑膜瘤

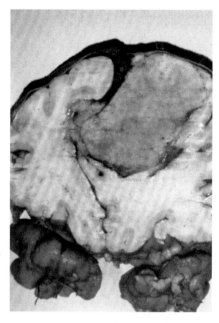

图 18-106　矢状窦旁脑膜瘤

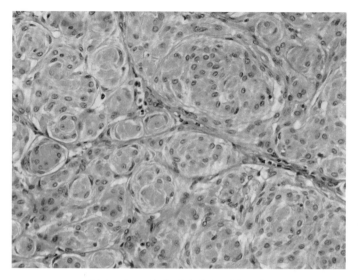

图 18-107　内皮型脑膜瘤,漩涡结构
HE 染色　中倍

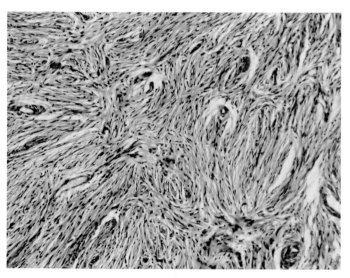

图 18-108　纤维型脑膜瘤
HE 染色　中倍

1）脑膜内皮型脑膜瘤（图 18-107）：或称合体细胞型脑膜瘤。光镜下似蛛网膜内皮细胞,细胞分化好,出现漩涡状排列,瘤细胞的核内空化呈核内窗改变,很少见有核分裂和坏死灶,虽可见有单核或多核的怪异型细胞,并不作为分化不良的指征。

2）纤维型（成纤维型）脑膜瘤（图 18-108）：光镜下纤维型细胞束状平行或交错排列,富于网状纤维和胶原纤维,脑室内这一型脑膜瘤还可见有编席样结构,或出现砂粒体结构。

3）过渡型（混合型）脑膜瘤：比较多见,特点是形成典型的同心圆状漩涡结构,细胞分化好,漩涡常围绕中心血管排列,具有形成砂粒体的趋势。

4）砂粒体型脑膜瘤：特点是瘤组织内出现多数砂粒体,砂粒体内含有胶原、钙和铁,对 von Kossa 染色和 Prussian

染色呈阳性反应,用偏振光显微镜观察砂粒小体显示不完全的马耳他十字折光,研究结果表明这一型脑膜瘤可表达一种骨相关蛋白的 mRNA,本质上是磷酸化的糖蛋白。

5）血管瘤型脑膜瘤：特点是瘤组织内含有丰富的大小不等的、管壁增厚和玻变的小血管,其间散在脑膜内皮型、纤维型或过渡型脑膜瘤小岛,瘤细胞可显示明显的细胞异型性,缺少核分裂,不构成恶性的指征。

6）微囊型脑膜瘤（图 18-109）：这一型脑膜瘤富有水分,质软,所以又称湿性（humid）脑膜瘤,光镜下瘤细胞内或细胞间形成空泡,致使脑膜内皮细胞呈星芒状,多个空泡的囊状间隙融合成微囊,囊腔内可见有嗜酸性黏液滴。

7）分泌型脑膜瘤：这一型脑膜瘤除了保持内皮型或是过渡型脑膜瘤的特点外,出现上皮分化,细胞内腔见有 PAS 阳性的嗜酸性物质,免疫组化 CEA 表达阳性,这一型脑膜瘤常有明显的瘤周脑水肿,还可伴发乳腺癌。

8）富于淋巴浆细胞的脑膜瘤：特点是密集的淋巴浆细

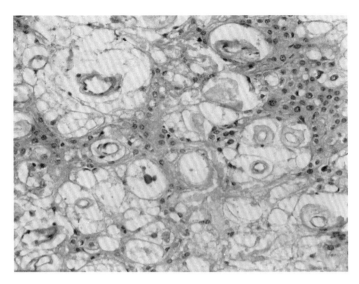

图 18-109　微囊型脑膜瘤
HE 染色　中倍

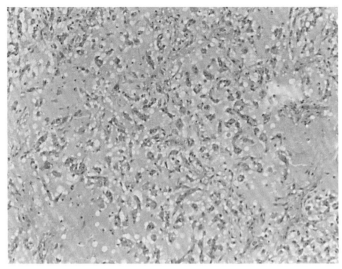

图 18-110　脊索瘤样脑膜瘤
HE 染色　低倍

胞浸润,甚至出现淋巴滤泡形成,临床上偶尔伴有 γ-球蛋白血症和(或)贫血。

9)化生型脑膜瘤:特点是瘤组织内出现骨化生、软骨化生、脂肪化生、黏液样或是黄瘤样改变。

上述各种亚型的脑膜瘤均分化好,相当于 WHO Ⅰ 级。免疫组化 80% 的脑膜瘤表达 EMA 或 CK,脑膜瘤具有上皮标记和间叶标记的特点。近年来应用雌激素受体(ER)和孕激素受体(PR)在脑膜瘤细胞中检测到它们的存在。电镜下肿瘤细胞质膜有丰富的折叠和交指状互扣,有时见到桥粒和半桥粒,在桥粒附近的细胞间隙内有电子致密的丝状物质。

(2)非典型脑膜瘤(atypical meningioma):文献报道中占脑膜瘤的 4.7% ~ 7.2%,比较多见于大脑镰旁和大脑半球的凸面,组织学上具有下列特点:①经典的脑膜瘤固有结构消失;②细胞密度增加和出现多数核分裂;③出现成群的核浆比例增加和(或)核仁鲜明的小瘤细胞;④中度或明显的细胞核异型性;⑤出现坏死灶或称地图样坏死;⑥血管丰富,特别是富于大的薄壁血管。这一型肿瘤相当于 WHO Ⅱ级,大多貌似良性的脑膜瘤,但往往复发,综合上述结构特征和临床行为,称之为非典型脑膜瘤。

1)透明细胞型脑膜瘤(clear cell meningioma):肿瘤多位于椎管内和桥小脑角部位。大多是青少年。病理组织上是形态比较一致的透明细胞,因富含抗原,PAS 阳性。瘤组织内可见多数条带状胶原间质,坏死不多见,核分裂少,Vimentin 和 EMA 阳性,MIB-1 标记指数高。

2)脊索样脑膜瘤(chordoid meningioma):瘤组织内黏液样基质,瘤细胞形成上皮样条索或细胞团,似脊索瘤。细胞内有糖元蓄积,间质内常有淋巴细胞浸润,γ-球蛋白血症和(或)贫血(图 18-110),免疫组化 EMA 和 Vimentin、CK 和 S-100 蛋白阳性,肿瘤患者术后复发率高,相当于 WHO Ⅱ 级。

3)横纹肌样脑膜瘤(rhabdoid meningioma):瘤组织内可见成片的横纹肌样细胞,胞核偏心,核仁明显,胞质呈嗜酸性(图 18-111),相当于 WHO Ⅱ ~ Ⅲ 级。

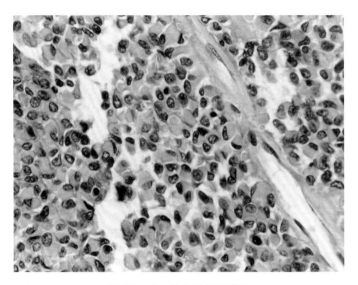

图 18-111　横纹肌样脑膜瘤
HE 染色　中倍

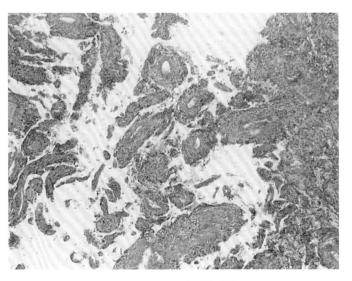

图 18-112　乳头型脑膜瘤
HE 染色　低倍

4）乳头型脑膜瘤（papillary meningioma）：肿瘤组织内瘤细胞密集，可见核分裂和异型核，肿瘤细胞在血管周围排列呈假乳头状（图18-112）。儿童的脑膜瘤中多见此型，浸润性较强，术后常复发，有时会出现经血行转移。相当于WHO Ⅲ级。

WHO（2007和2016中枢神经系统肿瘤分类中）依据脑膜瘤的复发和进展危险的程度重新进行分类（表18-5）。

表18-5　WHO（2007）脑膜瘤分类[23]

低复发和低进展危险性的脑膜瘤	
脑膜内皮型	WHO Ⅰ级
纤维型	WHO Ⅰ级
过渡型（混合型）	WHO Ⅰ级
砂粒型	WHO Ⅰ级
血管瘤型	WHO Ⅰ级
微囊型	WHO Ⅰ级
分泌型	WHO Ⅰ级
富于淋巴浆细胞型	WHO Ⅰ级
化生型	WHO Ⅰ级
高复发和高进展危险性的脑膜瘤	
非典型	WHO Ⅱ级
透明细胞型	WHO Ⅱ级
脊索样	WHO Ⅱ级
横纹肌样	WHO Ⅲ级
乳头型	WHO Ⅲ级
分化不良型（恶性）	WHO Ⅲ级
伴高生长指数	WHO Ⅲ级

Burger PC和Scheithauer BW在AFIP中枢神经系统肿瘤一书中对脑膜瘤进行分级（表18-6）。

表18-6　脑膜瘤的分级（Burger & Scheithauer）[62]

Ⅰ级（典型）脑膜瘤
脑膜瘤内没有Ⅱ级或Ⅲ级病变的图像
Ⅱ级（非典型）脑膜瘤
伴有脑侵犯和（或）核分裂/≥4个/10HPF,略超20个核分裂和（或）≥3个下列图像
小瘤细胞
鲜明的核仁
分叶结构不清（成片）
并非由于术前肿瘤栓塞引起的坏死,和（或）脊索样或透明细胞型
Ⅲ级（分化不良脑膜瘤）
明显的分化不良和（或）核分裂≥20个/10HPF/或横纹肌样或乳头型

分化不良（恶性）脑膜瘤（anaplastic meningioma）：文献报道占脑膜瘤1.0%～2.8%，可以出现肺、胸膜、骨和肝的转移。相当于WHO Ⅲ级，瘤组织明显的非典型性，核分裂

多见和出现坏死，一个重要的特征是出现脑组织的侵犯（图18-113）。瘤细胞增殖标记指数大约是11%。流式细胞计量结果也表明肿瘤的非整倍体和肿瘤的复发、多形性、核分裂多以及脑侵犯有着相关性。有一组文献报道，良性脑膜瘤的复发率是7%～20%，非典型的脑膜瘤的复发率是29%～38%，分化不良的脑膜瘤的复发率是50%～78%。

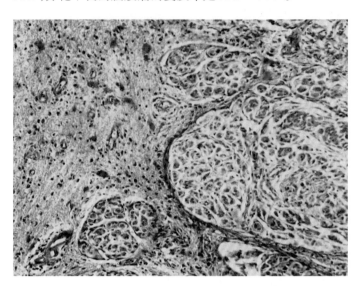

图18-113　脑膜瘤侵袭脑组织，周边胶质增生
HE染色　中倍

脑膜瘤手术治疗效果的好坏和肿瘤部位有着关联。大脑半球凸面的脑膜瘤可手术切除得到治疗。颅底脑膜瘤特别是岩骨-斜坡部位的脑膜瘤手术难度大，预后较差，侵及海绵窦或眼眶部的脑膜瘤虽然生长慢，但不可遏止，结果是大范围侵犯和破坏颅底骨。这些肿瘤仍可多年显示组织学上良性，最后才进展到恶性或是高级别的脑膜瘤。还有的是组织学上良性生物学行为是恶性。

2. 非脑膜源性的间叶组织肿瘤　严格地说，这是一组杂类肿瘤，解剖学上肿瘤不一定和脑膜有直接联系，并非真正起源于脑膜的肿瘤，组织学上又都是间叶组织成分的肿瘤，生物学行为既有良性又有高度恶性的类型。

（1）脂肪组织的肿瘤：属于错构性病变，有颅内脂肪瘤和脊髓脂肪瘤。颅内脂肪瘤大多在颅内中线位置上，侵及胼胝体前部和四叠板。脊髓脂肪瘤大多在腰骶段，位于皮下软组织内，侵及椎管内硬膜下和脊髓实质。肿瘤分叶状或结节状，浅黄色，一般无包膜，和周边组织交织在一起。光镜下显示为分化成熟的脂肪组织，含有多少不等的纤维结缔组织，伴有钙化灶，有的病例瘤组织内含有多数结构健全的血管成分，可称之为血管脂肪瘤（angiolipoma）。极少数病例瘤组织内有骨成分，称之为骨脂肪瘤（osteolipoma），脊髓腰骶段的脂肪瘤大多是软脑膜脊髓脂肪瘤（leptomyelolipomas）。此类肿瘤常伴有中枢神经系统的发育畸形。颅内恶性的脂肪肉瘤极少见。

（2）纤维组织的肿瘤：其良性类型是硬脑膜上的纤维瘤病（fibromatosis）。瘤组织内大量的成纤维细胞和丰富的胶原纤维束。诊断时必须慎重鉴别颅内肥厚性硬脑膜炎

（hypertrophic intracranial pachymeningitis），后者其实是假瘤病变。文献中曾报道成年人脑膜或是脑脊髓膜上的孤立的纤维组织肿瘤，不同程度地侵犯中枢神经系统的实质或神经根以及颅底。另外，极少见有炎性肌成纤维细胞瘤。真正的纤维肉瘤（fibrosarcoma）在颅内很少见，高度恶性，常有复发倾向，梭形瘤细胞交织成束，成人字形排列或细胞密集，核分裂多见，出现坏死灶。

作者解剖资料中曾有一例经临床检查和手术，病理证明是垂体嫌色-嗜酸性粒细胞腺瘤，术后放疗（3000r）5年后复发，尸检证明在鞍区由放疗诱发的纤维肉瘤（图18-114）。

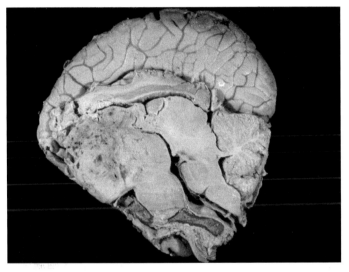

图18-114 垂体肿瘤手术后放疗诱发的鞍区纤维肉瘤

（3）纤维组织细胞的肿瘤：有所谓的良性纤维组织细胞瘤或称纤维黄色瘤（fibrous xanthoma）。恶性纤维组织细胞瘤（MFH）在颅内也很少见，可以发生在脑膜上，或是生长在脑实质内，瘤组织内大量梭形，肥胖和多形性巨细胞，呈编席样结构，多数核分裂和坏死灶，有的病例则显示炎症型恶性纤维组织细胞瘤的特点。

（4）肌组织的肿瘤：文献中曾报道脑内平滑肌瘤，不过，诊断时要慎重鉴别弥漫性软脑膜的血管平滑肌瘤病（angioleiomyomatosis），真正的颅内平滑肌肉瘤（intracranial leiomyosarcoma）很少见，见于硬脑膜上，光镜下瘤组织和颅外的平滑肌肉瘤没有明显区别，免疫组化表达Desmin和a-Actin。颅内横纹肌肉瘤（rhabdomyosarcoma），大多显示为胚胎性横纹肌肉瘤，瘤组织内由带有嗜酸性胞质的小细胞组成，核分裂多见，出现坏死灶，免疫组化表达Vimentin、Desmin、Myoglobin对诊断有帮助。值得注意的是小脑髓母细胞瘤或是PNETS的瘤组织内可见有肌细胞分化。

（5）不典型的畸胎样横纹肌样瘤（atypical teratoid rhabdoid tumor）：也可见于颅内。WHO（2007）分类中列为颅内胚胎性肿瘤中一个亚型。主要发生在小儿，瘤组织和肾脏上的横纹肌样瘤的结构相似，肿瘤细胞具有圆形或卵圆形的核，核偏位，见有鲜明的核仁。有较丰富的嗜酸性颗粒状胞

质，并可见胞质内界限不清的包涵体。免疫组化表达Vimentin，或可见有神经元和胶质细胞分化的特点。根据我们自己的经验，在脑膜瘤和胶质母细胞瘤中也都可以有横纹肌样瘤的组织结构特点。

（6）骨软骨组织的肿瘤：有良性的软骨瘤（chondroma）、骨瘤（osteoma）和骨软骨瘤（osteochondroma）。它们都是位于硬脑膜上，其结构和通常见到的软骨瘤、骨瘤和骨软骨瘤没有明显区别，不过，诊断时要慎重鉴别由于代谢异常或是创伤造成的硬脑膜钙化、骨化病变。

文献中曾报道，中枢神经系统范围内的间叶性软骨肉瘤（mesenchymal chondrosarcoma）。作者曾见两例颅内矢状窦旁的间叶性软骨肉瘤[63]。病理上呈现间叶性组织结构的肿瘤，散在多数移行的已经分化的软骨岛。预后很差。另外可见出现于颅底的分化型软骨肉瘤（differentiated chondrosarcoma）。颅骨和脊椎的骨肉瘤（osteosarcoma）很少见，文献报道可见于脑膜或是脑实质内。

五、血管源性肿瘤

本节内集中讨论血管源性的真性肿瘤，至于本质上属于血管畸形的血管瘤（angioma）请参阅本章第二节（四）颅内血管畸形部分。

1. 血管母细胞瘤（haemangioblastoma）

【临床要点】血管母细胞瘤又名血管网织细胞瘤、毛细血管性血管母细胞瘤。作者的资料中血管母细胞瘤占颅内肿瘤的1.72%，血管母细胞瘤多发生在小脑，93.8%在颅后窝，3.2%发生在脊髓。在颅后窝的肿瘤统计中血管母细胞瘤占7.3%，在颅后窝内肿瘤中主要是在小脑半球、脑干和第四脑室内。肿瘤患者多见于中青年。临床症状依据其肿瘤部位的不同而不一样，因肿瘤多见于小脑，所以临床上多见小脑共济失调和颅内压增高的症状。

小脑的囊状血管母细胞瘤常伴发视网膜的血管瘤，又称Von Hippel-Lindau病，请参阅本章第八节斑痣性错构瘤病部分。

【病理变化】

（1）肉眼观察：小脑血管母细胞瘤是一种界限清楚但无包膜的紫红色肿瘤，有囊性和实质性两种。囊性肿瘤还可表现为大小不等的多数囊肿和单个巨大囊肿，囊内黄色液体，囊肿侧壁上附有樱桃红色瘤结节（图18-115）。

（2）显微镜检查：瘤组织的主要成分是不同成熟阶段的毛细血管和噬有脂质的间质细胞。依据其主体成分可将肿瘤分为网状型和细胞型，前者肿瘤内见有多量毛细血管，网状纤维丰富，后者肿瘤内见有多量的间质细胞，胞质丰满，空泡状，脂肪染色显示空泡状胞质内含有大量的脂质（图18-116），虽称血管母细胞瘤，通常认为此肿瘤属于良性，相当于WHO Ⅰ级。瘤组织内有时可见有异型巨核细胞，并不作为分化不良的指征，免疫组化观察肿瘤间质细胞缺乏内皮细胞标记物，如CD31、CD34，与内皮细胞不同，间质细胞可表达NSE、S-100、CD56和Vimentin。VEGF在肿瘤间质细

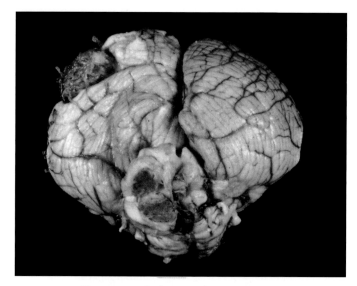

图 18-115　小脑和延髓内血管母细胞瘤

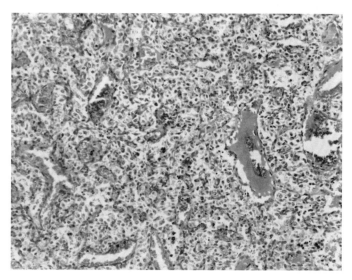

图 18-116　血管母细胞瘤
HE 染色　低倍

内皮细胞是正常的(图 18-117),瘤组织内富于网状纤维(图 18-118)。瘤组织内可以见到明显的间变,细胞核深染、异型性和多数病理性核分裂,有时瘤组织内见有坏死灶,肿瘤增殖的 Ki-67 标记指数常超过 10%,相当于 WHO Ⅱ~Ⅲ 级。一般地说,血管周细胞瘤的瘤组织内见不到经典的脑膜瘤的组织学表现,免疫组化 Vimentin 和 CD34 阳性表达,部分瘤细胞可表达 Desmin 和 Actin,但不表达 EMA,电镜下瘤细胞外见有基底膜样物质,胞质内有微丝,不呈漩涡或束状结构。我们在工作中也曾见到这样的情况,大脑镰旁脑膜瘤组织中,部分显示典型的血管周细胞瘤特点,部分显示血管瘤型脑膜瘤或其他脑膜瘤亚型的特点。

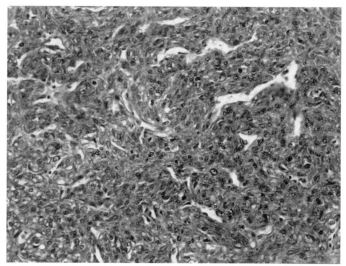

图 18-117　血管周细胞瘤
HE 染色　中倍

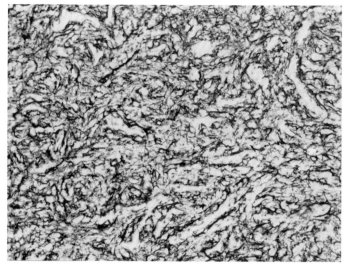

图 18-118　血管周细胞瘤网织纤维染色,显示丰富的网织纤维

中高表达,Ki-67 标记指数<2%。电镜下除了毛细血管构架以外,间质细胞铺砖样排列,胞质内脂滴和大泡,还可见有微丝、同心圆漩涡状的粗面内质网和 Weibel-palade 小体。

2. 血管周细胞瘤(haemangiopericytoma)

【临床要点】文献中又名血管周细胞型脑膜瘤,占颅内原发性肿瘤 0.4%,占脑膜肿瘤 2.4%~7.0%。患者大多是年轻人,肿瘤多位于颅内(92%),少数位于椎管内(8%),颅内的血管周细胞瘤大多和脑膜有关,更多集中在小脑幕静脉窦周围。临床症状因肿瘤的不同部位而异,突出的症状是颅内压增高。

【病理变化】

(1)肉眼观察:肿瘤实性,边界清,附着在脑膜上,常被视为脑膜瘤,瘤组织内血管丰富,因此术中容易出血,瘤组织灰红色。

(2)显微镜检查:瘤组织内细胞密集,大多是中等大小,较为一致的梭形或是多角形细胞,胞核卵圆形,深染,成片密集的瘤细胞围绕着鹿角样的血管分支分布,血管腔面的

血管周细胞瘤是偏恶性的肿瘤,手术切除后复发率很高,除了肿瘤直接压迫脑组织之外,还可见到相邻脑组织内肿瘤浸润。文献中有一组 44 例的血管周细胞瘤的随访资料 75% 的患者五年内复发,17% 的患者出现肿瘤播散和转移。

颅内的血管源性肿瘤中还可见有良性的脑、脑膜血管瘤病（cerebromeningeal angiomatosis）、上皮样血管内皮瘤（epithelioid haemangioendothelioma）和恶性的血管肉瘤（angiosarcoma）等。

六、生殖细胞源性肿瘤

1. 生殖细胞瘤（germinoma）

【临床要点】旧称松果体瘤或称松果体的精原细胞瘤。如果肿瘤发生在松果体以外的部位则称异位松果体瘤。颅内原发性生殖细胞瘤占颅内肿瘤的 1.35%。大多见于小儿和青年人。颅内生殖细胞瘤常见的部位是在松果体区，松果体以外的生殖细胞瘤见于鞍上部、基底节、大脑脚等部位。有的文献中记载松果体以外的生殖细胞瘤占颅内生殖细胞瘤的 57.45%。松果体区生殖细胞瘤的临床症状主要是四叠体受压迫的症状，表现为上视障碍和瞳孔光反应、调节反应的障碍，导水管受压、脑脊液循环梗阻所致颅内压增高的症状以及丘脑下部受影响出现的内分泌功能紊乱和性器官发育异常，即临床上所谓的 Parinaud 综合征。鞍上部的生殖细胞瘤主要是影响视交叉出现视野缺损和影响丘脑下部——垂体轴，出现尿崩症和垂体内分泌功能低下、生长迟缓以及性成熟障碍。

【大体】肿瘤大小不一，虽可见边界，但浸润性生长，灰红色，质软，易碎，可见有出血、囊性变和钙化（图 18-119）。

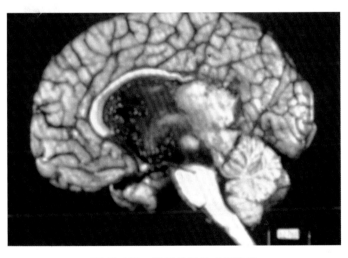

图 18-119 松果体区生殖细胞瘤
（卢德泉教授赠）

显微镜检查：瘤组织内两种细胞成分，一种是胞体稍大，浅染的上皮样细胞，胞核圆形，核仁明显和多数核分裂。另一种是胞体较小，胞质少，核圆形、深染的淋巴样细胞，主要是 T 淋巴细胞，两者镶嵌排列（图 18-120），部分病例可见上皮样结节，但不见干酪样坏死。免疫组化主要标记 AFP、PLAP（胎盘碱性磷酸酶）、β-HCG、HPL（人体胚胎催乳激素抗原）和 CK[64]。

2. 胚胎癌（embryonal carcinoma） 普遍认为是原始的

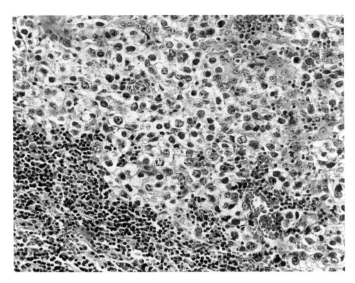

图 18-120 颅内原发性生殖细胞瘤
HE 染色 中倍

全能分化细胞衍化的肿瘤，和畸胎癌、内胚窦瘤之间有着密切的关系。婴儿的松果体区肿瘤中 31% 是胚胎癌。肿瘤组织内分化不良的柱状细胞成索排列或呈小叶结构，细胞核泡状，有核仁，核分裂多见，有出血和坏死。

3. 绒毛膜上皮癌（choriocarcinoma） 很少见。胚胎癌或是恶性生殖细胞源性肿瘤中常混杂一部分绒毛膜上皮癌结构。光镜下病变和子宫绒癌相似。

4. 内胚窦瘤（endodermal sinus tumor） 又称卵黄囊瘤（yolk sac tumor）很少见。它是一个高度恶性的肿瘤。瘤组织内立方上皮细胞排列呈网状，单层或多层瘤细胞构成粗细不一的乳头状突起，突入小囊内很像肾小球结构（Schiller-Duval 小体）或可见有肝样结构。有的内胚窦瘤病例瘤组织内混杂生殖细胞瘤、绒癌或是胚胎癌，免疫组化主要是 AFP 标记。

5. 畸胎瘤（teratoma）和恶性畸胎瘤（malignant teratoma） 是三个胚叶衍化的器官样结构构成的肿瘤，约占颅内肿瘤的 0.55%。儿童和青年人的颅内畸胎瘤比较多见，约占 70%（图 18-121）。WHO 中枢神经系统肿瘤分类中将畸胎瘤分为成熟型、未成熟型和畸胎瘤恶变三个类型。按瘤组织分化程度分为良性与恶性两类。按大体结构分为囊性和实性两类。大多数畸胎瘤均分化好，组织学上属 WHO Ⅰ级。光镜下成熟型畸胎瘤组织内是分化成熟的三个胚叶衍化的结构，如表皮和皮肤组织、胃肠黏膜组织、脂肪、肌肉组织、骨和软骨组织（图 18-122）。未成熟型畸胎瘤在光镜下显示有一部分没有完全分化的成分，类似于胚胎组织，尤其常见的是细胞密集，核分裂多见的间质结构，或是似原始神经外胚叶成分的结构，组织内出现神经上皮菊形团或似神经管的小管状结构。我们对卵巢的未成熟型畸胎瘤的病理组织学检查中除了见有分化成熟的神经胶质组织以外，还可见到胚胎性神经上皮菊形团和小管。为了确定这些成分，建议作 NF、GFAP、CD99 和 Nestin 免疫组化标记。部分病例中再或见有被覆色素性神经上皮的裂隙，提示视网膜的分化。

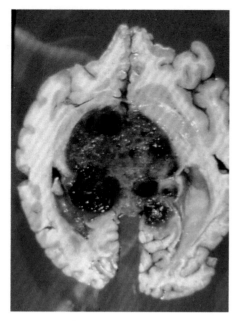

图 18-121　第三脑室后部畸胎瘤出血,囊性变
（卢德泉教授赠）

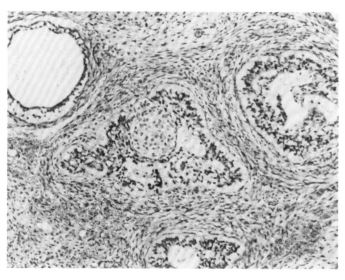

图 18-122　畸胎瘤组织
HE 染色　低倍

恶性畸胎瘤是指畸胎瘤组织内某一胚叶组织分化不良,譬如上皮成分的癌变或是间叶成分的肉瘤变。恶性畸胎瘤病例的瘤组织内常可见到典型的或是不典型的生殖细胞瘤成分。

文献中报道的畸胎癌是指胚胎癌和成熟型和(或)未成熟型畸胎瘤构成的肿瘤。

七、颅内转移瘤和其他继发性肿瘤

【临床要点】颅内转移瘤包括:①远隔部位的肿瘤经血行转移而来;②邻近部位的肿瘤直接侵入,破坏颅骨侵入颅腔内或是经颅底的孔道侵入颅内。颅内转移瘤占颅内肿瘤的 6.54%。有的文献报道高达 13%。有一组尸检材料分析 24% 的癌症病例出现颅内转移,其中 70% 的患者是多发性脑转移瘤。5% 的癌症病例出现脊髓转移。发病率随着年龄

增加而增高。颅内转移癌的常见原发灶是呼吸道癌(50%)、乳癌(15%)和恶性黑瘤(10.5%),大约 11% 的病例原发灶不明。40%～50% 的脊髓髓内转移是来自肺的恶性肿瘤。脑膜上的弥漫浸润,即所谓的脑膜癌病(meningeal carcinomatosis)[65]和白血病、淋巴瘤、乳癌、黑瘤、肺癌和胃肠道癌有关。脊髓硬膜外转移的常见原发瘤是乳癌、肺癌、前列腺癌和淋巴组织的肿瘤。有一些肿瘤如绒癌、肾的透明细胞癌倾向于中枢神经系统转移。肺癌的脑转移病例中大约 1/3 先在临床上发现原发灶,而后出现脑转移。大约 1/3 是原发灶和脑转移同步出现。另有 1/3 先在临床上出现脑转移之后才出现原发灶的症状和体征。颅内转移瘤最常见于脑和硬膜,大约 80% 的转移瘤分布在大脑半球的供血动脉的边缘区,亦即分水岭区域。3% 的转移瘤位于基底节,15% 的转移瘤出现于小脑。大脑内转移瘤常见于皮层和白质交界处,小脑内的转移瘤常见于小脑上动脉和小脑下动脉的供血边缘区。鼻咽癌直接侵入颅内,肿瘤多位于颅中窝部位,脊髓转移最常见的是硬膜外转移。一般地说,临床病程短,出现颅内压增高的症状和局灶性神经功能障碍[66]。

【病理变化】肉眼观察在脑实质内出现孤立圆形或者是融合的瘤结节,灰白色,瘤块内常有坏死,周围脑组织水肿(图 18-123、图 18-124)。白血病的播散(图 18-125、图 18-126)、转移黑瘤、绒癌和肺癌的转移很容易出血。硬膜和软脑膜的转移瘤常是斑块状或结节状(图 18-127)。

显微镜检查:中枢神经系统转移瘤组织学和其原发瘤十分相似,瘤内和瘤周微血管增殖,常见有肿瘤性坏死,瘤组织和脑组织边界清楚,常伴有淋巴球和单核细胞浸润(图 18-128)。免疫组化在中枢神经系统转移瘤的病理诊断中应用越来越广泛,一类是不同的 CK 抗体和辅助诊断用的上皮标记物应用于转移癌的标记,CK5/6 被用来标记鳞状细胞癌。CK7 主要标记腺上皮和移行上皮的肿瘤。CK20 主要标记胃肠道、尿路上皮和 merkel 细胞的肿瘤,甚至有的学者根据 CK7 和 CK20 的免疫学反应来命名肿瘤,如 CK7 阳性/阴性和 CK20 阴性/阳性的癌。肺非小细胞癌是 CK7(+)/CK20

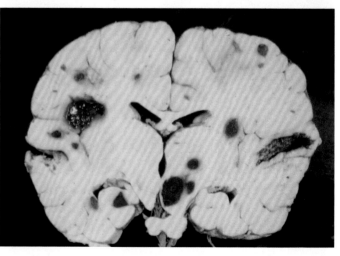

图 18-123　脑内多数转移瘤结节(黑瘤转移)

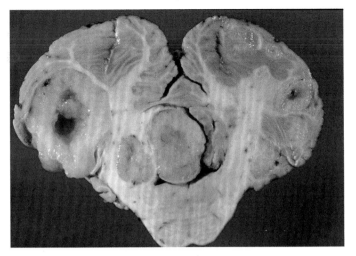

图 18-124　小脑内多数转移瘤结节（乳癌转移）

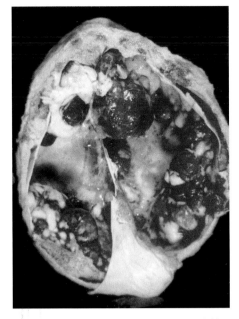

图 18-127　肾上腺神经母细胞瘤在颅内转移

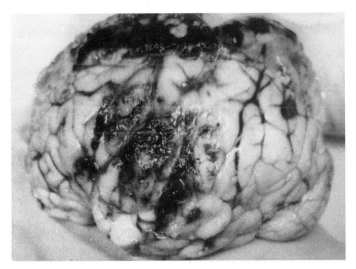

图 18-125　白血病在脑内播散

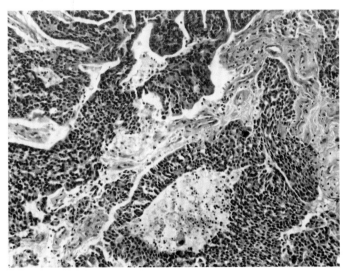

图 18-128　脑内转移癌
HE 染色　低倍

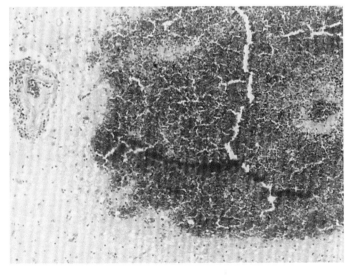

图 18-126　白血病在脑组织内播散和出血

腔和腔壁也有表达,因此 EMA 在脑转移瘤的免疫组化应用中只是起辅助作用。另一类是器官特异性标记物对提高转移瘤的诊断有帮助。如应用甲状腺球蛋白抗体来标记甲状腺来源的肿瘤。应用前列腺特异抗原(PSA)来标记前列腺来源的肿瘤。又如应用 TTF-1(甲状腺转录因子 1)来标记大部分肺癌的细胞核。临床病理诊断中如果转移瘤中特别是一些腺癌 CK7(+)/CK20(-)/TTF-1(+)基本上就可以明确肺来源的非小细胞癌。CDX2 在消化道上皮化生和肿瘤发生中起着重要作用。脑的转移腺癌 CK7(-)/CK20(+)/CDX2(+)就很有可能是结肠、直肠来源的癌。乳腺癌的脑转移诊断标记物还有 GCDFP15 和 PR 核标记。绒毛膜上皮癌的脑转移常用标记物是人体绒毛膜促性腺激素(HCG)。另外,黑色素细胞的标记物为 S-100、HMB45 和 melanA,也常用于脑转移瘤的免疫组化应用中[67]。作者的资料中有一例

(-),结肠癌是 CK7(-)/CK20(+)。在辅助诊断用的上皮标记中常用 CEA 来标记腺上皮来源的腺癌。要注意的许多脑膜瘤的瘤细胞膜 EMA 标记阳性,另外,室管膜瘤的胞质内微

是光镜下在脑组织内见到粟粒状转移灶（图18-129）。邻近部位的肿瘤如鼻咽癌，鼻窦的恶性肿瘤直接侵入颅内转移到脑膜和脑（图18-130）。

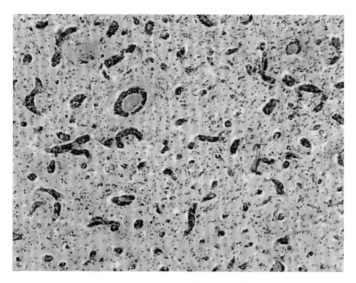

图 18-129　脑内粟粒状癌转移
HE 染色　中倍

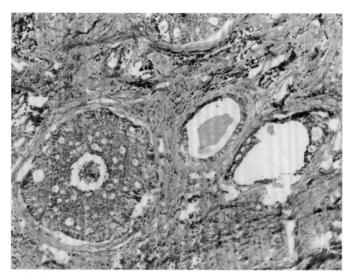

图 18-130　腺样囊性癌
HE 染色　中倍

肺癌在颅内粟粒状转移，生前在手术台上只是两侧大脑半球重度水肿，未能找见瘤结节，死后脑解剖亦未能发现瘤块，只

八、斑痣性错构瘤病和胚胎发育障碍构成的肿瘤和瘤样病变

1. 斑痣性错构瘤病（phakomatosis）　是一组由组织发生障碍所引起的畸形病变和错构瘤样增生，经常侵犯神经系统和皮肤，所以又称神经皮肤综合征，此病本质上多是生殖遗传性疾病。

在 2016 年 WHO 中枢神经系统肿瘤分类中，这一类疾病被编为家族性肿瘤综合征（Familial tumor syndromes）[28]。

（1）神经纤维瘤病（von recklinghausen disease）：是常染色体遗传性疾病，遗传特征分为 NF1 和 NF2，一般认为是基因自发突变所引起。皮肤斑痣包括皮肤纤维瘤和皮肤的牛奶咖啡斑，皮肤纤维瘤的直径常大于 1.5cm，数目在 5 个以上，大多在 2 岁以后出现。

神经系统的病变有四型：①精神发育迟缓；②颅内肿瘤；③脊髓内肿瘤；④周围神经肿瘤。

神经系统新生物中包括听神经、三叉神经和脊神经的肿瘤，还常伴有多发性脑膜瘤、视神经胶质瘤。大约 10% 的神经纤维瘤患儿有智力发育迟缓和癫痫样发作，此外还可见头颅、脊柱和四肢的骨骼异常。

Ⅰ型和Ⅱ型神经纤维瘤病对比见表 18-7[26]。

（2）结节性硬化（bourneville-pringle disease）：多数患者常是染色体遗传，由染色体 9q 上的 *TSC1* 或 16P 上的 *TSC2* 基因突变所致的常染色体显性遗传，临床表现多样化。主要是癫痫、智力低下和面部皮脂腺瘤。病理上三联症是脑内神经胶质结节、皮脂腺瘤和心肾肿瘤。大脑的病变是皮层结节（图 18-131）和室管膜下结节，皮层结节中出现错构、异常的神经元，有钙化和胶质增生。室管膜下结节呈"烛泪"状，分布在侧脑室的体部和下角。光镜下是由巨细胞型星形细胞构成，有一部分病例演变为室管膜下巨细胞型星形细胞瘤。皮肤病变有面部皮肤皮脂腺瘤、鲨革样斑指（趾）、甲下纤维

表 18-7　Ⅰ型和Ⅱ型神经纤维瘤病的对比

	Ⅰ型神经纤维瘤病	Ⅱ型神经纤维瘤病
发病率	25/10 万	2.5/10 万
遗传方式	常染色体显性遗传病	常染色体显性遗传病
责任基因	*NF1*	*NF2*
染色体定位	17q11.2	22q12
编码蛋白	神经纤维瘤蛋白（neurofibromin）	施万细胞瘤蛋白（schwannomin 或 Merlin）
神经系统表现	胶质细胞瘤（视神经胶质瘤）神经纤维瘤丛状神经纤维瘤，恶性外周神经鞘瘤	双前庭神经施万细胞瘤，外周神经施万细胞瘤，脑膜瘤，脑膜血管瘤病，胶质细胞瘤，脊髓室管膜瘤，胶质发育缺陷，脑钙化
神经系统以外表现	牛奶咖啡斑，雀斑 Lisch 结节，蝶骨翼发育不良，脊柱侧弯血管纤维肌肉发育不良嗜铬细胞瘤等	晶体后囊混浊，视网膜错构瘤

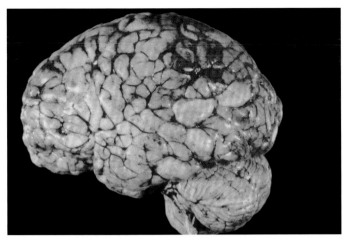

图 18-131　大脑皮层结节性硬化（卢德泉教授赠）

瘤、皮下结节和棕色色素斑，此外还可见骨骼系统病变和内脏器官的病变，如心脏横纹肌瘤、视网膜的晶状体病和肝、肾、卵巢的错构性病变。

（3）脑三叉神经血管瘤病（sturge-weber disease）：临床病理特征有皮肤血管瘤病（葡萄酒色痣、毛细血管痣）或是半侧面部的葡萄酒色斑。小儿早期就出现癫痫发作、智力发育迟缓、偏瘫、同侧偏盲、青光眼，头颅平片上显示脑回样钙化。软脑膜的血管瘤病多发生在枕叶，血管瘤下的脑皮层因血液循环障碍常出现钙化，脑血管造影还常见皮层表面的静脉和上矢状窦的引流静脉出现异常。大脑半球可被血管瘤所覆盖，伴有大脑皮层的萎缩、颅骨的不对称和增厚。

（4）小脑视网膜血管瘤病（von Hippel-Lindau disease）：其特点由小脑的囊状血管母细胞瘤和视网膜血管瘤组成。小脑囊状血管母细胞瘤大多在小脑半球内，单发或是多发，囊内草黄色液体和附壁瘤结节。病理上显示血管母细胞瘤结构，常常伴有内脏器官的病变，较为多见的是肾上腺嗜铬细胞瘤、肾脏的透明细胞癌（作者曾报道一例）[68]以及肾和脾的囊肿或血管瘤，不少病例还可见有周围血的红细胞增多症，以及因小脑肿瘤的占位出现颅内压增高和小脑共济失调的症状。

（5）神经皮肤黑色素瘤病（neurocutaneous melanosis）：又称 Rokitansky-van Bogaert 综合征或原发性脑膜黑色素瘤病。作者曾报道过 3 例经尸检证实的病例[69]。本病的特征是皮肤的色素痣（图 18-132）、脑脊膜上黑色素瘤病和脑内黑色素沉着（图 18-133）。临床表现有惊厥发作、智力发育迟缓、脑膜刺激征、颅神经麻痹和颅内压增高的症状。病理上脑膜弥漫性黑色素瘤浸润，尤以脑底部和外侧裂部位最明显（图 18-134）。光镜下黑色素瘤在软脑膜和蛛网膜下腔内弥漫浸润，并沿血管周围间隙侵入脑实质内，瘤细胞圆球状、多形细胞型和梭形细胞型，可见有多量黑色素，并有多数病理性核分裂和坏死灶，预后差。有少数病例瘤细胞分化好，核分裂少，无坏死灶，手术治疗后预后较好，可诊断为黑色素细胞瘤。此外，还可见有较少的运动失调性毛细血管扩张症（Louis-Bor 或 Border-Sedgwich 综合征）。

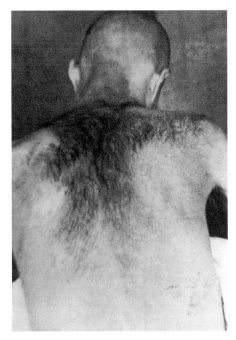

图 18-132　神经皮肤黑色素瘤病，背部皮肤的色素痣

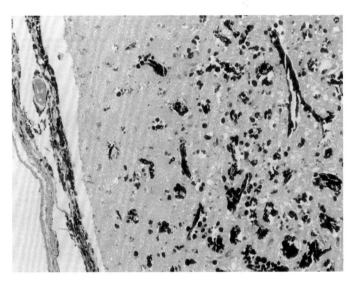

图 18-133　神经皮肤黑色素瘤病脑和脑膜内黑色素沉着
HE 染色　低倍

2. 胚胎发育障碍构成的肿瘤和瘤样病变

（1）颅咽管瘤（craniopharyngioma）[70]：由 Rathke 裂囊肿演变而来，是鞍区的良性上皮肿瘤，目前研究提示颅咽管瘤起源于腺垂体结节部的上皮细胞。占颅内肿瘤的1.2%～4.6%，多见于青少年。肿瘤位于鞍区，大多是鞍膈上，部分侵入鞍内，大约20%的病例肿瘤限于鞍膈上方，大约5%的病例肿瘤限于鞍内。主要临床症状是视觉障碍，出现双眼颞侧偏盲和视力减退，还有内分泌功能障碍，出现发育迟缓、身材矮小、尿崩症、闭经和性欲减退。不少病例中因肿瘤侵入第三脑室而有颅内压增高。

病理上肉眼观察颅咽管瘤多呈结节状生长，有完整的包膜，切面多有钙化和囊性变，囊内机油样黄褐色液体，富于胆

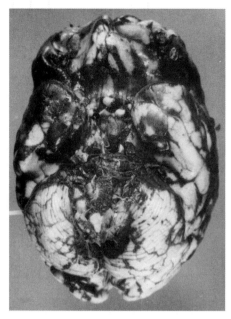

图 18-134 脑膜黑色素瘤病浸润

固醇和鳞屑,曾分成三型,即实体型、囊肿型和钙化型,其中以囊肿型居多(图 18-135)。

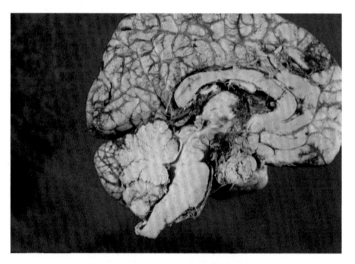

图 18-135 鞍上部颅咽管瘤

光镜观察病变主要有两型,一是造釉细胞瘤型颅咽管瘤,组织结构与口腔造釉细胞瘤相似,常伴有囊性变和团块状角化物,钙盐沉积,瘤组织内还可见有异物巨细胞反应(图 18-136)。如侵入脑实质,常出现胶质细胞增生和 Rosenthal 纤维,二是乳头型颅咽管瘤,基本成分是鳞状上皮乳头结构,很少见有钙化,此型较多见于成年人。颅咽管瘤相当于 WHO Ⅰ级,免疫组化 CK 和 EMA 标记阳性。

文献中曾报道两例恶性型颅咽管瘤,常出现在多次复发和放疗之后,预后不好[71]。

1)Rathke 囊肿:该囊肿发生于 Rathke 囊袋的残余组织,由单层上皮细胞构成囊壁。由于单层上皮细胞有分泌功能,囊液蓄积,囊肿扩大,突入鞍底或是向上发展造成视神经压迫症状,压迫垂体出现垂体功能低下的临床症状。

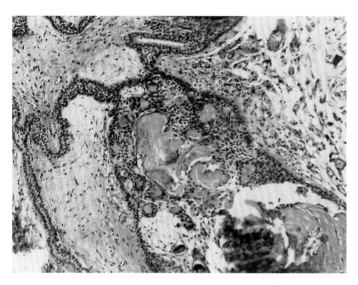

图 18-136 颅咽管瘤造釉细胞瘤型钙化
HE 染色 低倍

2)下丘脑错构瘤(hypothalamic hamartoma):是一种十分少见的脑组织先天性发育异常,又称灰结节错构瘤或称下丘脑神经元错构瘤。下丘脑错构瘤起源于灰结节和乳头体,有蒂或无蒂与之相连,伸向脚间池或突入第三脑室。下丘脑错构瘤并非是真正的肿瘤,不具有生长性。病理表现为组织内神经元结构紊乱,有已经发育的神经元,还有未发育的和退行性变的神经元、间杂胶质纤维和神经纤维。免疫组化:NSE、Syn、NF、GFAP 均阳性表达。多发生在儿童早期,常以性早熟、痴笑性癫痫发病,或有精神和行为异常、智力障碍等症状,不少病例合并存在一些先天性畸形。

(2)脊索瘤(chordoma):脊索瘤起源于胚胎脊索结构的残余组织。大多数病例出现于颅底的鞍背-斜坡部位,约占 40%,一部分病例出现在脊柱的骶尾部。肿瘤主要是在硬膜外的骨组织内生长,可引起较大范围的骨质破坏,作者解剖资料中就有一例鞍区的脊索瘤,肿瘤将蝶鞍部破坏成巨大的空洞。临床上颅内的脊索瘤多以多组颅神经受累就诊。

病理上肉眼观察肿瘤灰白色,分叶状,部分为半透明胶冻状,浸润骨组织。光镜病变肿瘤组织分叶结构,瘤细胞质内充满空泡,称为脊索细胞,或是肿瘤细胞成簇分布在黏液湖内。组织学上有三种类型,一是普通型脊索瘤,二是软骨样脊索瘤,三是低分化型脊索瘤。一般认为脊索瘤间质中黏液多的,说明肿瘤分化较好,间质内黏液少且瘤组织硬韧者说明恶性程度高。肿瘤组织 PAS 染色阳性,免疫组化 S-100 蛋白,CK 和 Vimentin 均标记阳性(图 18-137、图 18-138)。D2-40 对区别真正的软骨样肿瘤和脊索瘤有帮助,脊索瘤阴性,软骨瘤阳性。脊索瘤是潜在恶性的肿瘤 WHO Ⅱ级,部分病例恶性度高,核分裂多和出现坏死,甚至远位转移,称恶性脊索瘤(malignant chordoma)WHO Ⅲ~Ⅳ级。

(3)颅内脂肪瘤(intracranial lipoma):很少见,临床上多无明显症状,作者解剖资料中有一例是中脑顶盖背侧的脂

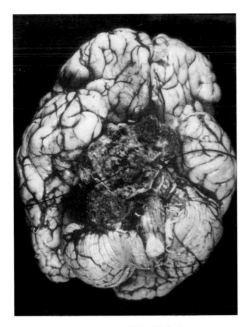

图 18-137　鞍部脊索瘤

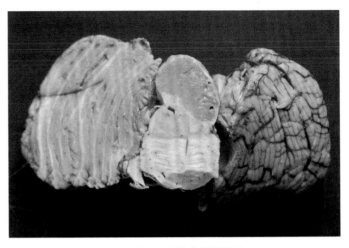

图 18-139　中脑背侧脂肪瘤

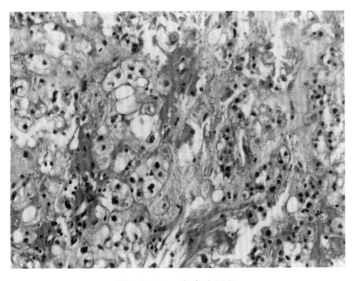

图 18-138　脊索瘤组织
HE 染色　中倍

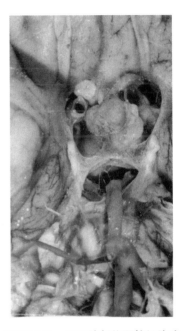

图 18-140　下丘脑部位颗粒细胞瘤

肪瘤,因其他病变致死在尸检中才发现(图 18-139),颅内脂肪瘤好发于胼胝体上方,部分病例伴有胼胝体发育异常,肿瘤色黄,瘤周有钙化。光镜下肿瘤由成熟的脂肪组织,胶原纤维和血管成分组成,可见钙化和骨化。是属于良性肿瘤WHO Ⅰ级。

(4) 颗粒细胞瘤(granular cell tumor):常见于鞍内和(或)鞍上区,起源于神经垂体或漏斗,又称神经垂体颗粒细胞瘤,或称 Abrikossoff 瘤、迷离瘤、颗粒细胞肌母细胞瘤。成年人多见,常见的症状是继发于视交叉受压迫,而引起的视野缺陷,还有垂体功能减退等症状。作者解剖资料中有一例是下丘脑部位的颗粒细胞瘤,瘤体灰红色,有包膜,结节状隆起(图 18-140)。显微镜下肿瘤细胞多角形,瘤细胞具有丰富的颗粒状、嗜酸性胞质,瘤细胞核小,核仁不明显,常见有血管周围淋巴细胞聚集,肿瘤细胞增殖活性很低,免疫组化选择 CD68、S-100 蛋白、L-1-抗胰蛋白酶、标记阳性、GFAP、NF、CK、SMA 和垂体激素均阴性。少数病例核异型性,多核细胞以及核分裂象增多,被称为"非典型"颗粒细胞瘤。多数颗粒细胞瘤呈临床良性经过。

(5) 脊髓肠源性囊肿(spinal enterogenous cyst):请参阅本章第一节先天性畸形。

(6) 第三脑室胶样囊肿(colloid cyst of the third ventricle):是神经上皮囊肿,主要发生在第三脑室前部,成年人多见。临床上常因脑脊液循环受阻出现脑积水和颅内压增高。病理上囊肿为薄壁,大小为 1~4cm 不等,囊内胶样液体。光镜下囊内壁衬有单层立方或矮柱状上皮,胶样液体内见有菊花形结晶体,黏液卡红和 PAS 染色阳性。第三脑室胶样囊肿是良性病变,手术预后较好(图 18-141、图 18-142)。

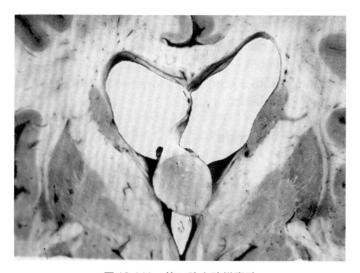

图 18-141　第三脑室胶样囊肿

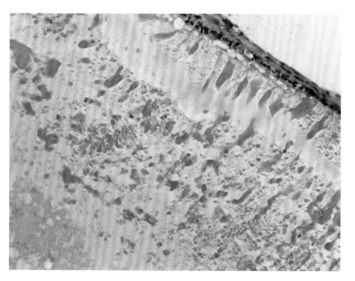

图 18-142　第三脑室内胶样囊肿
HE 染色　低倍

第八节　脑水肿、脑积水、
颅内压增高和脑疝

一、脑　水　肿

脑水肿（brain edema）是指脑的整体或部分体积增大，通常是颅脑损伤、缺血、出血、肿瘤、感染和代谢障碍的并发症。

脑组织的肿大可以是由于脑血管内血液容积增加所致，又称充血性脑肿胀。也可以是脑组织内含水量的增加所致，这是真正意义上的脑水肿。

充血性脑肿胀（congestive brain swelling）：缺氧、高碳酸血症和一些麻醉药可以引起脑血管扩张和颅内压增高。在神经病理医生的工作中很难看到充血性脑肿胀病变，常看到的是附加的血管源性脑水肿。

脑水肿的研究资料显示脑组织内含水量是灰质内 81%～82%（正常值 80%）、白质内 76%～79%（正常值

68%），说明水分更多聚集在灰质内。脑水肿的病理观察可以将脑水肿分为局灶性脑水肿和弥漫性脑水肿。依照脑水肿的发生机制又可分为：①血管源性脑水肿；②细胞毒性脑水肿；③间质性脑水肿。

血管源性脑水肿是由于血-脑脊液屏障功能紊乱，血管通透性增加，水分从血管内渗透到脑组织内细胞外间隙中，病理观察脑肿胀，脑沟浅，脑回宽，切面上脑组织湿润，灰白质界限不清和两侧侧脑室受压变窄，光镜下细胞和血管周围间隙明显扩大，甚至在血管周围间隙内或是在组织间隙内见有粉染水肿液，白质结构疏松呈海绵状改变。髓鞘染色脑组织色淡，髓鞘肿胀，空泡形成和出现髓球变，还可以伴发星形细胞增生和肥大变性，有时还可见血管周围的巨噬细胞（图 18-143）。

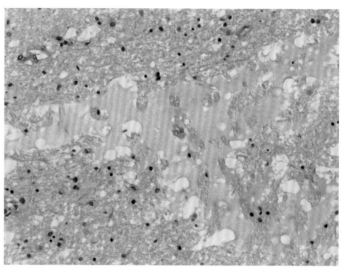

图 18-143　脑水肿
HE 染色　中倍

细胞毒性脑水肿是由于脑缺氧，使得钠泵失调，细胞内钠含量急剧增加，水分很快进入细胞内，细胞肿大，文献中曾强调早期是细胞内水肿，之后出现细胞外水肿，事实上缺血性脑水肿中血管源性脑水肿和细胞毒性脑水肿两种机制常同时存在。

间质性脑水肿常出现在阻塞性脑积水中，乃是由于脑室内液体压力增高，脑脊液经损伤的室管膜渗入脑室旁白质的间隙内。因此，CT 或 MRI 图像上可见脑室扩大和脑室周围密度降低区，在侧脑室额角和枕角周围最明显。

二、脑　积　水

脑积水（hydrocephalus）是过多的脑脊液在一个或多个脑室和蛛网膜下腔内积聚。如果大量液体积聚在大脑半球之上，称为硬膜下积液或硬膜下水囊瘤。脑室系统内过多的液体积聚称为脑室内脑积水。其实，脑积水是一个临床病理诊断，需要具备三个要素：①脑室内压力增高；②脑脊液量增多；③脑室系统扩张。造成脑积水一般是由下述三个因素引起：①脑脊液过多产生；②脑脊液的通路梗阻；③脑脊液的吸收障碍。依据临床发病原因脑积水分为①先天性脑积水；

②继发性脑积水。依据其发病机制,脑积水又可分为梗阻性脑积水和交通性脑积水,前者大多是脑室内梗阻又称非交通性脑积水,后者乃是脑室外梗阻所致。脑积水的神经病理改变是脑室内压力增高、脑室系统扩大和脑室内过量的脑脊液。大脑皮层伸长,变薄,基底核,胼胝体,半卵圆中心受压,脑实质内髓鞘结构障碍,半球脑回变平,脑血管拉长,透明隔变薄,而且,常有透明隔的洞穿,脑室壁上室管膜上皮变性和坏死。若是蛛网膜粘连引起的脑积水通常称为正压性脑积水,其发生机制是 CSF 流出阻力增加,颅内压持续升高,一段时间后恢复正常,脑脊液平衡体系重新建立,并维持正常的 CSF 生成和吸收,但脑室持续扩大。它的临床表现主要是智力减退、行走时碎步和小便失禁。一般没有神经系统的局部症状,没有视神经乳头水肿,腰穿压力不高,但尸检发现脑室系统高度扩张。

先天性脑积水中有单纯性脑积水(不存在其他发育畸形病变)和复杂性脑积水(伴有其他畸形的脑积水)。先天性脑积水病因中大多是中脑导水管狭窄或闭锁,引起两侧脑室的对称性积水和第三脑室扩张。通常伴有脑积水的畸形有 Arnold-Chiari 畸形、Dandy-Walker 囊肿、脑叶发育不全、胼胝体发育不全和积水性无脑畸形等。

三、颅内压增高

颅内压增高(raised intracranial pressure)主要的症状有头痛、呕吐和视觉障碍,即所谓的颅内压增高“三联症”。此外,还可以有头晕、复视、精神症状、癫痫发作、颈项强直、角膜反射减退以及呼吸、血压等生命体征的改变。颅内肿瘤引起颅内压增高的机制一是肿瘤在颅腔内体积增加造成颅内容积代偿失调,二是瘤周脑组织的水肿,三是肿瘤造成脑室受压,移位以及脑脊液在蛛网膜下腔内回流障碍引起的脑积水。颅内压增高造成的结果是脑组织移位和脑疝形成。

良性颅内高压(benign intracranial hypertension)又称特发性颅内高压,或大脑假瘤,其形成机制可能和硬脑膜静脉窦的病变有关。肥胖、凝血障碍、内分泌疾病、高维生素 A 血症以及使用四环素的儿童和成年人中可以伴发良性颅内高压的症状和体征。

四、脑　　疝

依据脑疝(brain herniation)发生的部位和疝出组织的不同可以分为若干类型,其中主要的有海马沟回疝、小脑扁桃体疝、扣带回疝和脑干轴向下移。

海马沟回疝又名小脑幕切迹疝,通常见于幕上占位病变。在解剖学上小脑幕切迹和中脑之间是脑池环绕,包括四叠体池(又名 Galen 池或大脑大静脉池)环池和脚间池(又名基底池)。脑组织疝出有前疝(沟回疝)、后疝(海马回疝)、联合疝和环形疝,相应地出现不同的临床症状。前疝是患侧颞叶的沟回部分疝出于脚间池和环池的前部,此时出现典型的小脑幕切迹疝症状。由于疝出部分压迫患侧的大脑后动

脉,再牵扯动眼神经或是疝出部分直接压迫动眼神经造成患侧瞳孔散大,光反应消失。疝出部分的脑组织还压迫患侧的大脑脚,出现对侧肢体的运动障碍、无力、偏瘫以及锥体束征,亦有少数病例可以是对侧大脑脚被挤压在对侧小脑幕切迹缘上产生患侧肢体的运动障碍。此外,由于脑疝压迫脑干使脑干功能受损,上升性网状结构激活系统受累,很快出现意识障碍和深昏迷。如果整个中脑受挤压,很快发展为去大脑强直,最后呼吸功能紊乱,继而呼吸停止。后疝是颞叶内侧的海马回疝出于四叠体池和环池的后部,这时由于四叠体的上丘受累,出现双眼上视不能。前疝和后疝同时出现称之为联合疝。双侧联合疝称之为环形疝。重的海马沟回疝可以引起一侧或是两侧大脑后动脉受压,远侧供血障碍,导致枕叶皮层的缺血和出血性梗死。此时患者出现一时性视力障碍,表现为同向偏盲或是全盲(图 18-144)。

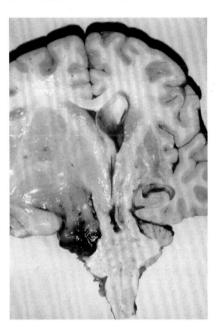

图 18-144　左侧海马沟回疝

小脑扁桃体疝又名枕大孔疝,通常见于幕下占位病变。不过,幕上占位病变既可以造成海马沟回疝,又可以引起小脑扁桃体疝。小脑扁桃体疝是脑干轴向下移位,小脑扁桃体突入枕大孔内,阻塞小脑延髓池并压迫脑干轴下移的延髓部分,因此有的文献又描写为小脑扁桃体延髓疝。急性病例会突然引起中枢性呼吸衰竭,呼吸先行停止。慢性病例出现上颈段的颈神经受压,导致颈部活动受限,强迫头位。病理上在小脑扁桃体的压迹上出现软脑膜的局灶性出血和小脑皮层的局灶性坏死,Purkinje 细胞的缺血变性,有时小脑扁桃体下面落到第二颈椎的水平(图 18-145)。

扣带回疝又名大脑镰下疝,是一侧大脑半球的占位病变造成扣带回从大脑镰下间隙疝入对侧,胼胝体受压向下移位。严重的病例可因一侧或两侧大脑前动脉的胼胝体周围支受压,供血障碍,出现缺血和局部脑组织的坏死,导致一侧或两侧的下肢轻瘫。

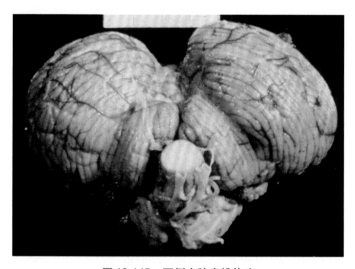

图 18-145　两侧小脑扁桃体疝

脑干轴向下移是由于幕上广泛的脑水肿或是脑积水伴有颅内压普遍增高,使得脑干轴沿纵轴向下移位;另外,由于基底动脉是相对固定的,在脑干轴向下移的过程中基底动脉的旁中央穿通支受到牵拉,结果造成脑干内缺血和出血。脑干出血通常见于中脑和桥脑的上部,小灶状或是大块出血。出血灶大多分布在脑干中央以及前后径区域内,这种继发性脑干损伤也常造成网状结构被破坏,随即患者出现意识障碍,深度昏迷。

文献中脑疝的描述还有诸多类型,譬如胼胝体疝、蝶骨嵴疝、小脑上蚓疝、直回疝和所谓的手术创口处的疝(手术切口部位的脑膨出)。

颅内压增高还可继发肺水肿,病情严重或是长期昏迷的病例可以伴发胃和十二指肠的黏膜糜烂和溃疡,这与颅内压增高时引起的丘脑下部自主神经功能紊乱有关。

第九节　癫　痫

一、癫痫的神经病理改变

癫痫(epilepsy)是一个神经系统的常见病。患病率为5%左右。癫痫的国内统计资料约占居民总人数的7%。癫痫是由先天的或后天的不同原因导致的慢性脑功能失调所引起的一种临床综合征。其特点是由于大脑内某些神经细胞突然过度的高频放电所引起的具有各种临床表现的反复发作[72]。

癫痫有两类,一类是目前阶段尚不明原因的所谓原发性或特发性癫痫,另一类癫痫是继发于颅内局部脑疾患或是某些全身性疾病,称之为继发性或症状性癫痫。不论是继发性癫痫还是原发性癫痫,不仅有生理和生化改变引起的脑功能失调,而且也会有一定的病理形态学基础。

癫痫的神经病理改变包括致痫灶和脑内一般性病理改变。有50%~70%的癫痫患者可在CT、MRI上看到病变。

致痫灶大多数可以在神经影像检查中显示,如肿瘤、脑血管畸形和外伤性瘢痕等。亦有的只能在显微镜下才发现。脑内一般性病理改变为因抽搐发作造成缺氧所引起的神经细胞缺血性改变、水肿和胶质细胞反应等系列改变,神经细胞因对缺血、缺氧的耐受性不一样,因此神经病理改变在脑内各个区域不尽相同。不过要知道所有这些改变都不具有特异性,还需要考虑到外科手术操作或是药物治疗引起的医源性损伤产生的改变。

二、局灶性皮质发育不良

局灶性皮质发育不良又称皮质结构不良,是神经元迁移障碍中形成的发育缺陷,可导致发育迟缓、癫痫、局部神经功能障碍或是精神发育不全等,其引发的癫痫常因病灶中电活动十分活跃,药物常难控制,即临床上比较常见的难治性癫痫[73]。

癫痫病例中局灶性皮质发育不良占46.5%。难治性癫痫病例中儿童占25%,成人占15%。75%~90%的局灶性皮质发育不良有癫痫发作。

病理改变累及脑的任何部位,以额叶最为常见,主要是脑回形态异常,皮质增厚,切面上灰白质界限不清。文献中又称微发育不全。癫痫外科手术标本中还可见有电生理检查和设置电极损伤的表现。

光镜下皮质内神经细胞结构紊乱,可见异常走向的轴突和树突。皮质的外层或可见有异常巨大的神经细胞,星形细胞和气球样细胞。癫痫外科手术标本中还可见有局部胶质神经错构和错构瘤、白质内大量异位神经元、血管畸形等(参考本章第一节),类似发育障碍病变中还有结节性硬化综合征的皮质结节性硬化病变、脑血管畸形和脑-面血管瘤病(sturge-weber综合征)(参考本章第七节)。

三、癫痫相关的脑肿瘤

文献中综合几个大组的资料发现约有35%的脑肿瘤可引发癫痫。另有报道发生率为33%~39%。各种类型的脑肿瘤中以神经上皮性肿瘤新发癫痫者占多数,占颅内肿瘤的36%~60%,尤以星形细胞瘤和少突胶质细胞瘤更常见。颅内脑膜瘤引发癫痫的比率是30%,有癫痫症状的患者可到达33.3%~40%。就肿瘤部位而言,大脑半球的肿瘤引发癫痫者占45%,侵及大脑皮层是其重要特征。其中以颞叶肿瘤的引发率最高,其次是额叶、顶叶。胚胎发育障碍神经上皮瘤,临床上多表现为长期难治性癫痫发作。WHO(2007和2016)分类将其归入"神经元和混合性神经元-胶质肿瘤",列为WHO Ⅰ级。根据有无典型的特异性神经元-胶质结构分为两类。典型的胚胎发育障碍神经上皮瘤的发病率为0.8%~5%。不典型病例为19%。此类病变与大脑皮质发育异常有关,是局灶性皮质发育不良和胚胎发育障碍神经上皮瘤的病谱中一部分,常带有错构瘤的属性。最多见的部位是颞叶,颅内其他部位也见有报道。病理上呈多结节结构,位于大脑皮质内和皮质白质交界处。界限不清者致局灶性皮质肿胀,半透明状。1/3病例有囊状变性或为大囊或为多房性小囊。光镜下以"特异性胶质神经元结构"为特征。似少突胶质样细胞的成分和神经细胞以及星形胶质细胞混合构成。瘤细胞间有分支状血管。结节内可见微囊变性、黏液样基质，其中漂浮单个神经细胞。周围皮质可见散在分布的皮质发育不良的区域或组织结构紊乱。缺乏正常的层次排列等改变。此外，临床上常出现典型症状的神经上皮性肿瘤中还有神经节细胞胶质瘤和多形性黄色瘤型星形细胞瘤等。

癫痫病的综合研究资料中由细菌、真菌、病毒和寄生虫等引起的颅内感染性疾病也常导致癫痫发作。包括脑卒中、脑外伤颅内血肿和瘢痕病变以及代谢性中毒性脑病也可诱发癫痫。

四、颞叶癫痫和海马硬化

颞叶癫痫是症状性癫痫的主要类型之一。常有较特殊的嗅觉异常、意识障碍和醉梦状表现。颞叶癫痫的致病灶除了已知的脑肿瘤、外伤、血管畸形和局灶性皮质发育不良以外，不少病例病理和影像学上显示有海马硬化。颞叶癫痫有海马病变者占50%～83%。

海马硬化又称阿蒙角硬化（ammon horn sclerosis）。海马硬化的病理表现为海马萎缩，质地硬韧，硬化性病变还波及海马旁回、杏仁核、海马沟和颞叶白质。镜下为广泛的神经细胞缺失以及致密的胶质细胞增生。有时可见软膜下胶质增生（chaslin胶质增生）或脑室周围室管膜下区和白质内血管周围类似的胶质增生。根据海马锥体细胞丢失的部位和程度可将海马硬化分为三种类型：①经典型：神经细胞缺失主要在CA1区和CA4区以及齿状回，伴有胶质细胞增生；②全硬化型：海马各段神经细胞几乎完全消失；③终极硬化：神经细胞和胶质细胞增生仅见于终板CA4区。文献资料中经典型占57%，全硬化型占40%，终板硬化占3%。海马硬化是癫痫发作的原因，还是癫痫发作的结果至今仍有不少争论。

五、Rasmussen综合征

比较少见，主要发生于儿童。临床表现为严重的癫痫发作以及进行性肢体功能障碍。文献统计，绝大多数患儿是一侧大脑半球受累，大约5%的病例可以出现双侧大脑半球异常。病理依照病变的严重程度不等而有不同表现，大体可见脑回萎缩，局灶性皮质变薄，病程较长的病例可以出现广泛的脑萎缩，光镜见病变较为弥漫，表现为非特异性的慢性脑炎，脑皮质内小血管周围和神经毡内淋巴细胞浸润或血管周围淋巴细胞套。皮质内可见小胶质细胞结节。慢性病例中萎缩的皮质呈海绵状，伴有严重的神经细胞缺失、胶质细胞和血管增生以及弥漫的炎细胞浸润。

第十节　周围神经病病理

一、周围神经病的基本病理类型[74]

周围神经病的组织病理改变有五种基本类型：①瓦勒变性；②轴索变性；③神经元变性；④节段性脱髓鞘；⑤肥大性神经病。

1. 瓦勒变性（Wallerian degeneration）　是指在神经机械性损伤或是切断轴索后，远端轴索的溃变解体的反应过程。损伤轴索的近侧段和神经元的胞体也发生逆行改变。损伤较轻，逆行病变可恢复正常。损伤严重，整个神经元也会死亡。

2. 轴索变性（axonal degeneration）　主要见于代谢或中毒性病因造成周围神经轴索损伤。轴索变性纤维近端可以见到继发性节段性脱髓鞘。损伤主要见于厚髓鞘粗大纤维的运动和感觉性神经纤维，称之为逆死性神经病（dying back neuropathy）。轴索变性还可见于免疫介导的远端轴索变性。

3. 神经元变性（neuronal degeneration）　又称神经元神经病（neuronopathy）。在感染、中毒和代谢障碍等影响下，分别累及感觉性神经元、运动性神经元和自主神经元，造成原发性神经元的变性、坏死、崩解和继发性轴索变性、坏死。神经元神经病以后根神经节神经细胞和自主神经细胞极易受累，出现相应的临床表现如感觉性共济失调等。

4. 节段性脱髓鞘或称髓鞘病（myelinopathy）　主要见于免疫介导的自身免疫性脱髓鞘神经病、Guillain-Barre综合征和遗传性周围神经病。病理特点是原发性节段性脱髓鞘，轴索仍然保留。脱髓鞘多先从郎飞结开始，近端神经根受累严重。远端呈多节段脱髓鞘改变，神经膜细胞增生和髓鞘再生。

5. 肥大性神经病（hypertrophic neuropathy）　主要见于多种长病程、慢性、复发性脱髓鞘疾病。病理特点是脱髓鞘或接近正常髓鞘的有髓纤维周围围绕以多层神经膜细胞呈洋葱球样肥大神经改变。

二、感染性神经病

较为常见的有麻风病神经病（leprous neuropathy）。此病是麻风杆菌致病。皮肤和黏膜神经常先受累，并通过神经膜细胞间或沿轴索走行局部扩散。瘤型麻风患者免疫功能低，周围神经病变较广泛。类结核型麻风患者免疫功能较强，病变常较局限，中间型则为两型的变异和过渡型。瘤型麻风病性神经病早期可见广泛弥散的周围神经损害，大量的麻风杆菌侵入神经束膜细胞和神经内膜的施万细胞，引起束膜细胞的"葱皮样"增生反应和施万细胞病变，神经纤维见有节段性脱髓鞘或见轴索呈瓦勒变性。由于缺少细胞免疫反应，一般无明显的炎性肉芽肿。类结核型麻风常先侵犯皮神经，重要病变在较大神经和神经干，由于细胞免疫反应较强，常有多灶性结核样肉芽肿形成，受累的神经纤维脱髓鞘，轴索变性，髓球形成，小血管充血、水肿、渗出和吞噬细胞浸润；此时在周围神经活检中一般不能发现抗酸杆菌。周围神经因麻风杆菌受累，神经膜的结缔组织增生和神经内的炎症反应，使得神经肿胀粗大。一般是均匀地粗大，或是呈梭形结节或念珠状粗大。晚期可见神经纤维化。此外，感染性神经病中还可见白喉性神经病、螺旋体神经病、莱姆病神经病、带状疱疹性神经节神经病和 HIV 相关周围神经病等。

三、炎性脱髓鞘神经病

较为常见的是感染性多发性神经根神经病(inflammatory polyradiculo neuropathy),又称吉兰-巴雷综合征(Guillain-Barre syndrome)是迅速发展的下运动神经元性瘫痪综合征,多见于青少年,大多数病例有多种前驱感染疾病作诱因,目前认为本病是炎症性-免疫神经病(inflammatory immune neuropathy)。本病可能属于免疫介导的一种多发性周围神经病。其中包括经典型急性炎性脱髓鞘性多发性神经根神经病和多种变异型。

吉兰-巴雷综合征临床上多起病急,进展快。呈对称性肢体无力和迟缓性麻痹。起病多从下肢发病逐渐向上肢发展,称为上升性麻痹。可见有面神经麻痹和后组脑神经的障碍。重症病例肢体麻痹伴有呼吸肌和膈肌麻痹。甚至影响生命。

【大体】肉眼观察多无明显改变,偶见脊神经轻度充血和肿胀。

【光镜】脊神经根、周围神经和后根神经节内可见神经束膜,内膜和小血管周围散在炎细胞浸润(图 18-146),神经纤维髓鞘染色和浸银轴索染色显示髓鞘脱失,轴索相对完好(图 18-147、图 18-148),病程稍长的病例可显示有轴索变性。半薄切片甲苯胺蓝染色可见薄髓纤维和再生神经丛,剥离单纤维可见节段性脱髓鞘。慢性炎性脱髓鞘神经病则可见有薄髓纤维和神经膜细胞增生呈葱头样肥大性改变。一般情况下炎细胞浸润并不十分严重。少数病例既有髓鞘病变,亦可见轴索变性,此时称慢性特发性轴索性神经病。

四、血管炎性周围神经病[74]

这一类型的周围神经病在临床上表现多样性,包括单神经病、多发性远端感觉运动性神经病和感觉性神经元神经病

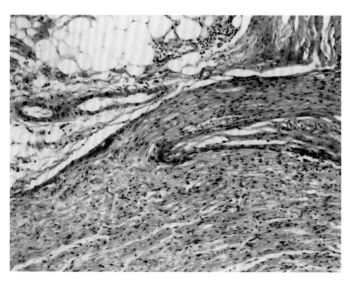

图 18-146 神经束膜和神经内膜下淋巴单核细胞浸润
HE 染色 低倍

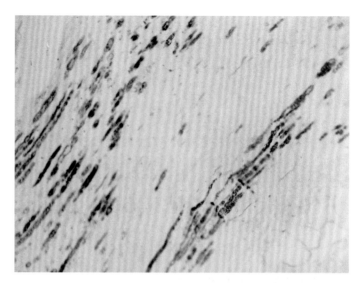

图 18-147 周围神经髓鞘脱失,Fleming 染色冷冻切片

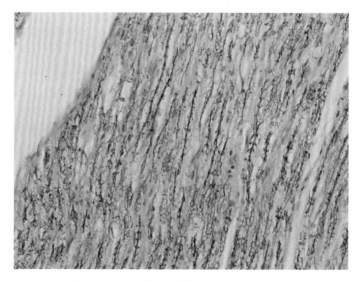

图 18-148 吉兰-巴雷综合征,周围神经髓鞘
LFB 染色 高倍

等。主要见于免疫介导全身性血管炎、过敏性血管炎和自身免疫性结缔组织病血管炎性疾病。

结节性多动脉炎并发周围神经病,发病率达 75%,大多表现为单神经病或多发性单神经病。病理改变是中、小动脉自身免疫性过敏性炎性病变,血管壁纤维素样坏死,内膜增厚,管腔狭窄,内弹力层破坏,中膜肌层和外膜内见淋巴细胞、浆细胞和巨噬细胞浸润,急性期炎细胞浸润以多形核白细胞为主。管腔内血栓形成。由于血管炎病变引起缺血性周围神经损伤。受累的神经束见有髓神经纤维大量减少,尤以小髓纤维脱失严重。迁延病程和恢复期的慢性病例可见再生纤维、轴索变性、节段性脱髓鞘和髓鞘再生等。晚期神经纤维严重脱失,内膜和纤维间胶原增生和纤维化。

此类其他病变还有类风湿关节炎并发血管炎性神经病、系统性红斑狼疮并发神经病、干燥综合征并发神经病、颞动脉炎和皮肌炎等。

五、糖尿病周围神经病

是糖尿病的常见并发症。大宗病例统计报道,确诊糖尿病的病例中约有 8% 并发神经病,25 年后糖尿病病例约 50% 并发周围神经病。临床表现大多是糖尿病对称性多发性周围神经病,或局灶性/多灶性单神经病/多发性单神经病或不对称性神经病。病理观察除了糖尿病的血管病变之外,神经内膜、束膜、神经膜细胞和毛细血管的基膜明显增厚,有髓纤维脱失和减少、远端轴索变性、髓球形成、原发性和继发性节段性脱髓鞘、髓鞘再生、神经内膜胶原纤维增多、单核细胞浸润、神经膜细胞增生以及葱头样肥大神经改变。临床表现为单神经病/多灶性单神经病的病理改变主要是小动脉梗死缺血性改变。微小血管造成神经束内有髓纤维斑片状脱失以及轴索变性。糖尿病周围神经病还可累及迷走神经自主性神经纤维,表现为远端轴索变性、近端继发性节段性脱髓鞘,符合逆死性神经病的病理改变[74]。

六、肿瘤相关的周围神经病

肿瘤对周围神经损伤有两种情况:一种是肿瘤组织直接浸润、压迫、损伤周围神经,还有一种是肿瘤,特别是恶性肿瘤通过免疫介导发病机制对肿瘤远隔部位的周围神经损伤构成肿瘤相关的周围神经病,或称"副肿瘤神经病"(paraneoplasticneuropathy)。根据临床观察,大约 0.01% 的肿瘤患者合并副肿瘤综合征,主要见于小细胞肺癌、妇科肿瘤、乳癌、霍奇金淋巴瘤等恶性肿瘤。它可出现于肿瘤被发现之前,或与肿瘤同时被发现,或在肿瘤被发现之后出现。

肿瘤相关亚急性感觉神经元神经病又称副肿瘤抗 Hu 抗体阳性周围神经病。抗神经细胞核抗体 I 型(ANNA-1)或称抗 Hu 抗体,主要见于小细胞肺癌,阳性率达 80% 以上,所以又称小细胞肺癌抗 Hu 抗体阳性副肿瘤综合征,其他还多见于其他类型的肺癌、乳腺癌、卵巢癌、胃癌、前列腺癌等。流行病调查女性的发病率高达 80%,吸烟者发病>98%,临床表现多数为亚急性发病,以感觉障碍为主,发病早期多为肢体远端或近端不对称性疼痛,逐渐加重发展到四肢对称性深感觉障碍,多伴有自主神经功能障碍。病理观察,大体多无特征性所见,抗 Hu 抗体主要损害后根神经节神经细胞、变性、坏死,急性期后根神经节内微小血管炎和多量吞噬细胞,脊髓后索(薄束、楔束)内神经纤维轴索变性脱失,病程长者可见星形胶质细胞增生和纤维结缔组织增生,一般见不到再生纤维和再生丛。坐骨神经感觉纤维和腓肠神经中大髓纤维轴索变性和减少[74]。

此外,肿瘤相关的周围神经病中还可见到肿瘤相关的脱髓鞘性神经病、肿瘤相关的运动感觉性神经病、浆细胞瘤并发多发性神经病(Crow-Fukase 综合征、POEMS 综合征)。

七、遗传性周围神经病[74]

这是一组周围神经疾病综合征,呈常染色体显性、隐性和性连锁遗传。大多在儿童和青少年期发病,中、老年期极少发病。临床上呈隐袭性、缓慢进行性发病,运动、感觉和自主神经同时或先后不同时间发病,亦可单独累及脊神经或脑神经。

临床病理分为:①以周围神经系统结构和功能受累为主的周围神经病;②全身多系统遗传代谢性疾病的周围神经损害。

周围神经系统结构和功能受累为主的周围神经病中有遗传性运动感觉性神经病及其亚型、遗传性感觉性自主神经病及其亚型、家族性淀粉样多发性神经病和遗传性压迫易患性神经病。这些周围神经病中除了多为常染色体显性遗传和不同染色体基因变异之外,临床表现也各不相同,电生理检查结果也不一致,病理表现为:①受侵犯神经的运动纤维和感觉纤维脱髓鞘改变,轴索萎缩变性;②同心圆形葱头样肥大;③再生纤维和再生丛;④个别亚型出现梭形巨轴索纤维;⑤剥离单纤维可见节段性脱髓鞘改变;⑥神经束、膜内胶原纤维结缔组织增多;⑦遗传性感觉性自主神经病中还可以有不同程度的神经节神经细胞病变;⑧家族性淀粉样多发性周围神经病中见有受侵犯的周围神经组织内淀粉样物质沉着。

遗传代谢性疾病并发的周围神经病中较为常见的有异染性白质营养不良、球形细胞白质营养不良、Fabry 病和 Farber 病。

(徐庆中)

参 考 文 献

[1] Kalter H. Five-decade international trends in the relation of perinatal Mortality and congenital Malformations:Still-birth and Neonatal death compared[J]. Int J Epidemiol,1991,20:173-179.

[2] 梁秀龄. 神经病学:神经系统遗传性疾病[M].北京:人民军医出版社,2001:393-408.

[3] 陈振华. 中枢神经系统畸形[M].上海:同济大学出版社,1996.

[4] Pilz D,Stoodley N,Golden JA. Neuronal Migration,Cerebral cortical development and Cerebral Cortical anomalies. J Neuropathol Exp Neurol,2002,61(1):1-11.

[5] 梁秀龄. 神经病学:神经系统遗传性疾病[M].北京:人民军医出版社,2001:402.

[6] 郭玉璞,徐庆中. 神经病学:临床神经病理学[M].北京:人民军医出版社,2008:443-444.

[7] Revesz T,Ghiso J,Lashley T,et al. Cerebral amyloid angiopathies:A pathologic,biochemical and genetic view. [J] J. Neuropathol &Exper. Neurol,2003,62:885-898.

[8] Kalimo H,Kaste M,Haltia M. Vascular diseases in Graham DI and Lantos PL:Greenfield's neuropathology. seventhed[M]. Arnold London,2002:281-355.

[9] Miller DV,Salvarani C,HunderGG,et al. Biopsy findings in primary angiitis of the central nervous system[J]. Am. J. surg

pathol,2009,33:35-43.

[10] Louis DN,Frosch MP,Mena H,et al. Non-Neoplastic diseases of the central Nervous system[M]. Washington DC:American Registry of pathology,2009.

[11] Arima K,Yanagawa S,Ito N,et al. Cerebral arterial pathology of CADASIL and CARASIL（Maeda syndrome）[J]. Neuropathology,2003,23:327-334.

[12] 徐庆中. 重型颅脑损伤尸检病例的临床病学观察[J]. 中华神经精神科杂志,1980,13:205-208.

[13] 郭玉璞,徐庆中. 神经病学:临床神经病理学//徐庆中. 颅脑损伤[M]. 北京:人民军医出版社,2008:77-95.

[14] Prineas JW,Mc Donald IAN,FrankIin RJM. Demyelinating diseases//Graham DI,Lantos PL. Greenfield's Neuropathology[M]. 7th ed. Arnold London,2002:471-550.

[15] Kepes JJ. Large focal tumor-like demyelinating lesions of the brain. A study of 31 cases[J]. Am neurol,1993,33:18-27.

[16] 盛树力. 老年性痴呆:从分子生物学到临床诊治//徐庆中,卢德宏,冯景阳. Alzheimer's 型老年性痴呆的神经病理学[M]. 北京:北京科技文献出版社,1998:73-92.

[17] 陈莉,徐庆中,詹淑琴. 线粒体脑肌病一例报告[J]. 首都医科大学学报,1998,19:283-285.

[18] 卢稼泰. 线粒体脑肌病,现代诊断病理学年鉴[J]. Springer-Verlag,2000:105-110.

[19] 黄克维,吴丽. 临床神经病理学[M]. 北京:人民军医出版社,1999:72-107.

[20] Grag F,Alonso JM. Bacterial infections of the central Nervous system//Graham DI. Lantos PL. Greenfield's Neuropathology[M]. 7th ed. New York:Arnold,2002:151-189.

[21] 卢德宏,骆利康,徐庆中,等. 肉芽肿性阿米巴脑炎的临床病理学研究[J]. 中华病理学杂志,1999,28:169-173.

[22] 王拥军,卢德宏,崔丽英. 现在神经病学进展[M]. 北京:科技文献出版社,1999:213-227.

[23] Louis DN,Ohgaki H,Wiestler OD,et al. WHO classification of tumours of the central nervous system[M]. Lyon IARC,2007.

[24] 徐庆中. 神经系统病理学类型//刘复生. 中国肿瘤病理学分类（上卷）[M]. 北京:科技文献出版社,2001:555-616.

[25] 徐庆中,卢德宏. 中枢神经系统肿瘤诊断病理图谱[M]. 北京:北京科技文献出版社,2000.

[26] 陈忠平,神经系统肿瘤[M]. 北京:北京大学医学出版社,2009:78-151.

[27] Louis DN,Perry A,Reifenbenger G,et al. WHO Classification of tumors of the central Nervous system[M]. Lyon:IARC,2016.

[28] 刘复生,刘彤华. 肿瘤病理学//徐庆中,王鲁宁,郭玉璞. 神经系统肿瘤[M]. 1997:1905-2013.

[29] 徐庆中,卢德宏. 脑肿瘤病理分类和诊断工作中的新问题[J]. 中华病理学杂志,1995,24:326.

[30] 徐庆中,段会玲,卢德宏,等. 星形细胞瘤的 GFAP 和 Vimentin 免疫组化定量研究[J]. 中华病理学杂志,1994. 23:66.

[31] 徐庆中,段会玲,卢德宏,等. 星形细胞瘤的 PCNA 免疫组织化学研究[J]. 首都医科大学学报,1997,18:321.

[32] 周捷,徐庆中,卢德宏. 星形细胞肿瘤的细胞凋亡及其与 P53、Bcl-2 的关系[J]. 诊断病理学杂志,2001,8:90.

[33] 徐庆中,刘芳,卢德宏,等. 人脑星形细胞瘤 P21、WAF1/CIP1 的表达与 P53、MDM2 及细胞增殖指数间的关系[J]. 中国医学科学院学报,2001,23:341.

[34] 徐庆中,王大亮,卢德宏,等. 人脑星形细胞瘤 EGF、TGFβ 及其受体 EGFR 的表达[J]. 诊断病理学杂志,2002,9:207.

[35] 徐庆中,史小林,翁静,等. 星形细胞肿瘤与层粘连蛋白关系的探讨[J]. 诊断病理学杂志,1996. 3:197.

[36] Kleihues P,,Cavenee WK. WHO Classification of tumours. Pathology&Genetics. Tumours of the nervous system[M]. Lyon:IARC,2000.

[37] 徐庆中. 星形细胞肿瘤的病理诊断和鉴别诊断[J]. 中华病理学杂志,2002,31:64-67.

[38] 徐庆中. 胶质母细胞瘤的病理组织学及分子遗传学与患者预后的关系[J]. 中国神经肿瘤杂志,2009,7:148-152.

[39] 徐庆中. 胶质瘤病理分类和分级的进展[J]. 中华临床实用医学杂志,2008. 3:15-18.

[40] Tanboon J,Williams EA,Louis DN. The diagnostic use of immunohistochemical surrogates for signature Molecular genetic alterations in gliomas[J]. J Neuropathol Exp Neurol,2016,V75 N1:4-18.

[41] 赵有财,李南云,周晓军,等. 毛细胞星形细胞瘤的临床病理学观察[J]. 中华病理学杂志,2008. 37:609-613.

[42] 卢德宏,徐庆中. 多形性黄色星形细胞瘤的临床病理学（综述）[J]. 中华病理学杂志,1990,79:233-234.

[43] Korshunov. A,Golanov A. Pleomorphic Xanthoastrocytomas. Immunohistochemistray. Grading and Clinico-pathologic correlations. An analysis of 34 Cases from a Single institute[J]. J Neurooncol,2001,52(1):63-72.

[44] 陈宏,孙新芬,吴劲松. 室管膜下巨细胞型星形细胞瘤的临床病理分析[J]. 中华病理学杂志,2006,35:656-659.

[45] Reifenberger. G,Louis DN. Oligodendrogliomas:Towaral Molecoadar definitions in diagnostic Neuro-oncology[J]. Neuropathol & Exp. Neurol,2003,62:111-126.

[46] Kros JM. Grading of gliomas:The road from eminence to evidence[J]. Neuropathol Exp Neurol,2011,70(2):101-109.

[47] 郭玉璞,徐庆中. 临床神经病理学//徐庆中. 室管膜和脉络丛肿瘤[M]. 北京:人民军医出版社,2008:169-171.

[48] Rushing EJ,Brown DF,Hladik CL,et al. Correlation of bcl-2. p53 and MIB-1 expression with ependymoma grade and subtype[J]. Mod pathol,1998,11:464-470.

[49] Pasquier B,Peoch M,Morrison AL,et al. Chordoid glioma of the third Ventricle[J]. Am. J. Surg pathol,2002,26:1330-1342.

[50] Preusser M,Hoischen A,Novak K,et al. Angiocentric glioma. Report of Clinico-Pathologic and genetic findings in 8 cases[J]. Am. J. Surg. Pathol,2007,31:1709-1718.

[51] Komori. T,Scheithauer BW,AnthonyDC,et al. Papillary glioneuronal tumor. A New Variant of Mixed Neuronal-glial Neoplasm[J]. Am. J. Surg. Pathol,1998,22:1171-1183.

［52］卢德宏,滕梁红,徐庆中.关注神经元和混合性神经元-胶质肿瘤的临床病理研究［J］.中华病理学杂志,2008,37:8-10.

［53］陈莉,卢德宏,徐庆中,等.乳头状胶质神经元肿瘤临床病理分析［J］.诊断病理学杂志,2005,12:88-90.

［54］Soylemezoglu F,Scheithauer BW,Esteve J,et al. Atypical Central Neurocytoma［J］. J Neuropathol Exp. Neurol,1997,56:551-556.

［55］徐庆中,罗林.家族性小脑髓母细胞瘤［J］.中华神经精神科杂志,1982,15:35.

［56］徐庆中,卢德宏,宣琪.神经胶质瘤病理学研究进展［J］.实用肿瘤杂志,2004,19:458-462.

［57］Brown HG,Kepner JL,Perlman EJ,et al. "Large cell/Anaplastic" Medulloblastomas:A pediatric oncology group study［J］. Neuropathol Exp. Neurol,2000,59:857-865.

［58］徐庆中.原始神经外胚叶肿瘤［J］.中华病理学杂志,1999,28:227-228.

［59］Rorke LB,Packer RJ,Biegel JA. Central Nervous Systen atypical teratoid/rhabdoid Tumors of an entity［J］. Neurosurg,1996,85:56-65.

［60］孙燕妮,徐庆中.中枢神经系统原发恶性淋巴瘤［J］.北京第二医学院学报,1985,6:229-232.

［61］徐庆中 脑膜瘤的诊断病理学,分子遗传学和生物学研究［J］.诊断病理学杂志,2009,16:161-165.

［62］Burger PC,Scheithauer BW. Tumors of the central Nervous System//Atlas of Tumor Pathology［M］. Washington:AFIP,2007:344.

［63］卢德宏,徐庆中.颅内原发性间叶性软骨肉瘤一例［J］.中华肿瘤杂志,1984,6:181.

［64］徐庆中.颅内原发性生殖细胞瘤的病理和β-HCG的免疫组化观察［J］.中华病理学杂志,1990,19:212-214.

［65］卢德宏,徐庆中.脑膜癌病［J］.北京第二医学院学报,1981,3:263-267.

［66］王维治.神经病学//杨成海,梁鹏,徐庆中.颅内转移性肿瘤［M］.北京:人民卫生出版社,2006:949-953.

［67］徐庆中.免疫组化在中枢神经系统转移瘤病理诊断中的应用［J］.诊断病理杂志,2009,16:401-404.

［68］孙玉成,郭应禄,徐庆中. von Hippel-Lindau 病的泌尿系临床和病理观察［J］.中华泌尿外科杂志,1997,18:205.

［69］徐庆中,周丽丽,原发性颅内脑膜黑色素瘤病［J］.北京医学,1981,3:75-77.

［70］徐庆中.鞍区肿瘤和瘤样病变的病理诊断［J］.诊断病理学杂志,2010,17:161-164.

［71］Rodriguez FJ,Scheithauer BW,Tsunoda S,et al. The spectrum of Malignancy in Craniopharyngioma Am［J］. Surg pathol,2007,31:1020-1028.

［72］谭启富.癫痫外科学//周志韶.癫痫的病理学改变［M］.北京:人民卫生出版社,2006:107-135.

［73］卢德宏,陈莉,朴月善.重视难治性癫痫的神经病理学研究［J］.中华病理学杂志,2007,36:147-149.

［74］郭玉璞,徐庆中.临床神经病理学//郭玉璞.周围神经病病理［M］.北京:人民军医出版社,2008:521-571.

第十八章增值内容

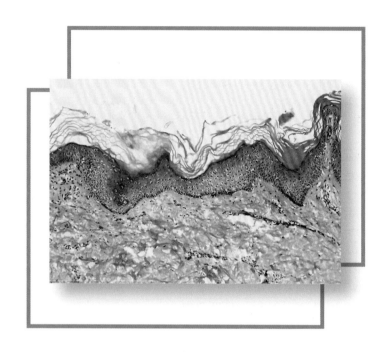

第十九章
皮　　肤

第十九章　皮　　肤

一、遗传性疾病

皮肤遗传性或先天性疾病种类繁多,但本节不能逐一介绍所有遗传性疾病,只着重介绍一些常见的或病理特点较明显的遗传性疾病[1-2]。

（一）鱼鳞病

鱼鳞病(ichthyosis)有多种临床类型,如寻常型鱼鳞病、表皮松解性角化过度症、X-连锁鱼鳞病、板层状鱼鳞病、火棉胶婴儿、重型胶样婴儿、Conradi-Hunermann 综合征、Netherton 综合征、可变性红斑角皮症、Refsum 病、Sjögren-Larsson 综合征、角膜炎-鱼鳞病-耳聋综合征、豪猪状鱼鳞病、Siemens 大疱性鱼鳞病、获得性鱼鳞病、正圆形糠疹。多数患者表现为出生时或幼年出现角化性鳞状皮肤,寻常型鱼鳞病、表皮松解性角化过度症有与众不同的病理表现,其他类型病理缺乏特异性。

【病理组织学】多数类型的鱼鳞病病理组织学主要特点是正常网篮状波消失,取而代之的是致密的角化过度。多数亚型,颗粒层正常或增厚,寻常型和获得性鱼鳞病出现颗粒层变薄(颗粒层减少),不同程度的棘层肥厚,角化不全不明显(图 19-1)。

1. 寻常型鱼鳞病　是鱼鳞病的最常见类型,常染色体显性遗传,由于丝聚合蛋白合成缺陷(*FLG* 基因突变造成)所致。通常出生时不常见,儿童期躯干、四肢伸侧出现轻度的细薄白色鳞屑,四肢关节屈侧不受累。

病理组织学主要特点是致密的正角化和棘层肥厚,颗粒层减少或消失,有时有毛囊角栓。

2. 表皮松解性角化过度症(epidermolytichyperkeratosis, EHK)　又称为先天性大疱性鱼鳞病样红皮病(bullous congenital ichthyosiform erythroderma, BCIE)。常染色体显性遗传,角蛋白 1(KRT1)或 10(KRT10,基底层上部角蛋白)缺陷

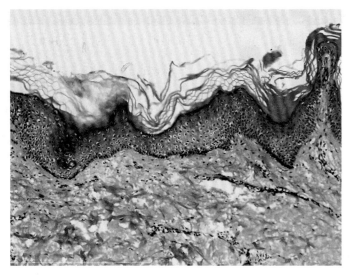

图 19-1　鱼鳞病
表皮角化过度,颗粒层消失,基底层色素增加

造成。表现为褐色、疣状鳞屑样皮肤,呈沟槽样和泥浆样外观,屈侧受累明显。早期可出现水疱和大疱。

病理组织学主要特点是致密的正角化和棘层肥厚,颗粒层增厚,表皮松解性角化过度(明显的表皮上部角质形成细胞变性),主要为棘层上部及颗粒层细胞空泡变性,或细胞内水肿,细胞变性严重者破裂溶解及松解,形成裂隙或水疱,水疱多发生在婴儿期早期。

【诊断及鉴别诊断】此型鱼鳞病诊断要点是:①常在新生儿早期发病的大疱性及红皮病样皮损;②角质层增厚及特异性棘层上部及颗粒层细胞内水肿及空泡变性,细胞变性或溶解,水疱形成。要注意与如下疾病鉴别:

(1)线状表皮松解性表皮痣(linear epidermolytic epidermal naevus):此病也有角质层增厚及表皮空泡变性及松解,但此病有如下特点与表皮松解性角化过度症不同:①起病较晚,主要表现为线状疣状增生性皮损,无大疱;②表皮角质层增厚较明显且不规则;③表皮有明显乳头瘤样及疣状增生,不规则增生肥厚;④真皮有轻度慢性炎。

(2)组织学上,局灶性表皮松解性角化过度并不是特异性变化,可见于掌跖角化过度症的某些类型、表皮痣的某些类型、表皮松解性棘皮瘤、多种疾病做病理时偶然发现,特别是发育不良痣,也可见于鲍温病、光化性角化病、鳞状细胞癌、脂溢性角化病等。

(二)掌跖角化病

手掌及足跖部角质层过度增生而产生局限性或弥漫性掌跖部角质层增厚,即可称为掌跖角化病(palmar and plantar hyperkeratosis or keratosis palmaris et plantaris),系一组以掌跖部角化过度为特征的疾病。大多为遗传性疾病,最严重的类型属于常染色体隐性遗传。临床有多种亚型:Unna-Thost综合征、Voerner综合征(表皮松解性掌跖角化病)、Howel-Evans综合征(胼胝症)、Sieman综合征、Mal de Meleda综合征、Greither综合征、Papillon-Lefevre综合征、Vohwinkle综合征、Olmsted综合征等。

【病理组织学】病理组织学主要特点是显著角化过度、颗粒层增厚和棘层增厚,稀疏的血管周围淋巴细胞浸润(图19-2)。

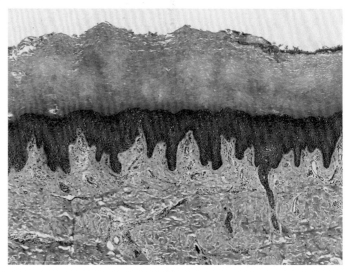

图 19-2　掌跖角化病
显著角化过度、颗粒层增厚和棘层增厚,稀疏的血管周围淋巴细胞浸润

F19-2　ER

【诊断及鉴别诊断】根据幼年发病,掌跖皮肤角化、增厚、干燥、皲裂,组织病理显著角化过度、颗粒层增厚和棘层增厚特点不难诊断。要注意与以下疾病鉴别:

(1)症状性掌跖角化病:如银屑病、毛发红糠疹、湿疹接触性皮炎、结痂性疥疮、牛肚掌和砷角化病,掌跖角化病可以作为这些皮肤病的症状。

(2)获得性掌跖角化病:如绝经期掌跖部皮肤过度角化发生的掌跖角化。

(三)汗孔角化病

汗孔角化病(porokeratosis)的临床表现为环形角化过度性丘疹或斑块,边缘线状隆起。本病名称为一种错误命名,因为"汗孔角化病"与汗腺的开口无关。有些类型的汗孔角化病可发展为鳞状细胞癌。

临床分为5型,即浅表播散型汗孔角化病、浅表播散型日光汗孔角化病、Mibelli汗孔角化病、掌跖点状汗孔角化病、线状汗孔角化病。

【病理组织学】汗孔角化病具有诊断意义的变化是角化不全呈柱状或栓状嵌入表皮层,即形成圆锥形或柱状板层状结构,即表皮中央凹陷中有角化不全柱,角化不全柱两侧角化过度及底部颗粒层消失,角化不全柱可突出表皮表面呈柱状或嵴状。角化不全柱向皮损内侧倾斜(图19-3)。皮损中央的表皮可以正常、增生或萎缩。表皮内可见个别角化不良细胞,也可见胶样小体或Civatte小体形成。真皮有灶状毛细血管扩张及轻度或中等量血管周炎症细胞浸润或带状浸润。

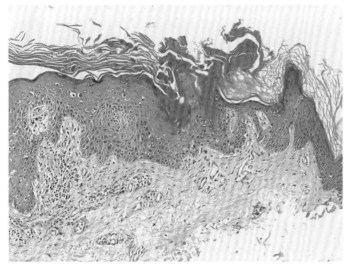

图 19-3 汗孔角化病
表皮中央凹陷中有角化不全柱,角化不全柱两侧角化过度及底部颗粒层消失,角化不全柱向皮损内侧倾斜

【鉴别诊断】 其他具有角化不全的疾病或表皮增生的疾病。本病组织病理具有特征性的角化不全柱可以鉴别。

(四)毛囊角化病

毛囊角化病(keratosis follicularis)又称Darier病,是一种较少见的遗传性疾病,与编码钙泵蛋白的 *ATP2A2* 基因突变有关,称为毛囊角化病并不确切,因为它的基本病变不是毛囊角化,而是表皮松解。

【临床特点】 大多为成年发病,少数幼儿期发病。皮损主要为躯干丘疹,污秽疣状外观,病变多呈对称性分布于皮脂区,有时面部亦受累,晒太阳或遇热后发红、手掌点状角化、甲纵嵴、甲游离缘有三角形缺损、口腔黏膜白斑。可在手足背发生疣状肢端角化。

【病理组织学】 包括:①局灶性角化过度及角化不全。②不规则表皮细胞松解,松解从基底层一直到角质层,形成不规则松解性裂隙性疱而不形成大疱(图19-4)。③疱腔内有棘层松解细胞,但无炎症细胞。棘层松解性角化不良角质形成细胞,常形成“圆体细胞(corps rounds)”和“谷粒细胞(grains)”。④基底上层的裂隙,或裂隙形成棘层松解;真皮乳头基底细胞成行,凸向腔隙,类似绒毛。⑤肥厚型者局灶棘上皮增生较明显,并可有假上皮瘤样增生。真皮层有轻度到中度血管周单核淋巴细胞浸润。

【诊断及鉴别诊断】 本病成年发病,对称性分布于皮脂区的污秽疣状丘疹,组织病理表现为棘层松解性裂隙性疱,有圆体细胞和谷粒细胞。应与下列棘层松解性疾病鉴

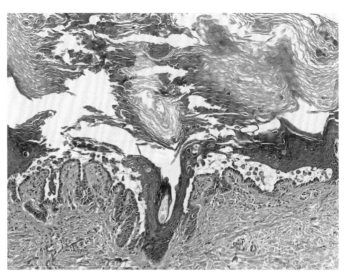

图 19-4 毛囊角化病
表皮细胞松解,形成不规则松解性裂隙性疱,疱腔内有棘层松解细胞,有“圆体细胞”和“谷粒细胞”

别:①暂时性棘层松解性皮病:组织学上与该病相同,需要临床进行鉴别;②疣状角化不良瘤:表皮粉刺样内陷,其内充满角化过度、角化不全、棘层松解性和角化不良性角质形成细胞(包括圆体和谷粒细胞),但临床多为曝光部位单发疣状丘疹,与本病不同;③慢性家族性良性天疱疮:组织学上表皮全层广泛的棘层松解(“倒塌砖墙样”),无圆体和谷粒细胞;家族性遗传性特征,临床表现为腋窝、腹股沟糜烂、浸润性红斑块;④天疱疮:组织学上有棘松解细胞及水疱、大疱,通常没有角化不良,没有圆体细胞、谷粒细胞,容易鉴别。

二、感染性疾病

皮肤感染性疾病绝大多数都是以炎症性病变为特点的疾病,但皮肤炎症性疾病中非感染性炎症性疾病更多见。皮肤感染性疾病有些有较为特殊的形态变化,根据形态特点可作病理诊断,譬如结核及麻风等,但许多感染性炎症形态上无特殊性。病理组织学诊断时要根据临床表现、免疫学检测、临床和组织切片上的病原学检测结果及PCR作综合分析诊断。

(一)细菌性皮肤病

1. 皮肤结核病(tuberculosis cutis) 皮肤结核是肺外结核中较常见的结核病之一。皮肤结核因感染途径、病原毒力、类型、全身及局部免疫状况等不同,临床表现和病理形态均可以多种多样。

【病理组织学】 皮肤结核的组织学变化与肺以及淋巴结等的变化基本相似。基本病变与疾病的早晚、机体的反应状况以及病原的数量和毒力有关。病变可分为两大类,一类为特异性病变;另一类为非特异性病变。前者形成上皮样细胞组成的肉芽肿,或典型的结核样肉芽肿,中心为干酪样坏死,坏死周围为多少不一的上皮样细胞,其中可见朗格汉斯多核巨细胞及少量淋巴单核细胞,外围为淋巴单核细胞浸润

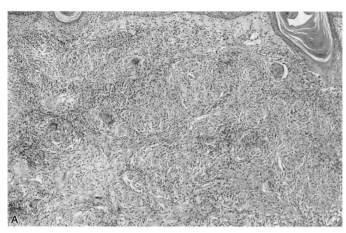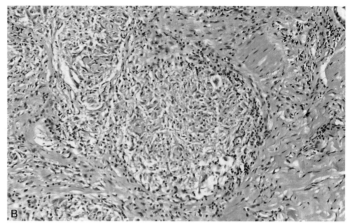

图 19-5　皮肤结核

A. 典型的结核样肉芽肿(低倍),中心为干酪样坏死,坏死周围散在的上皮样细胞,其中可见朗格汉斯多核巨细胞及少量淋巴单核细胞,外围为淋巴单核细胞浸润;B. 典型的结核样肉芽肿(中倍)

或非特异性慢性炎性细胞浸润(图 19-5A、B);后一类非特异性炎性病变较早期为淋巴单核细胞浸润,并混合有少量中性粒细胞,有时也可见少量嗜酸性粒细胞。较晚期有较明显浆细胞及间质成纤维细胞增生和纤维化。表皮组织常有轻重不同的增生或破坏,也可有溃疡形成。溃疡下方常为非特异性炎。

【病理诊断及鉴别诊断】 皮肤结核的病理诊断要点:①临床皮损表现符合结核特点;②临床各种检查支持结核的诊断;③典型的结核性肉芽肿。符合这三条者即可诊断为皮肤结核。另外,或者是第①及第②条加非干酪性肉芽肿,又能除外其他肉芽肿者;或者是第③条加病灶病原学检测阳性或者非干酪性肉芽肿性病变,而结核分枝杆菌检测阳性者也可诊断为皮肤结核。除组织病理形态学外,建议综合运用培养和 PCR 等多种手段。

皮肤结核常见临床类型:

(1) 原发性接种性结核(primary inoculation tuberculosis):这是指未感染过结核分枝杆菌的个体,对结核分枝杆菌无过敏反应。组织学上初期为以中性粒细胞为主的炎症细胞浸润,逐渐形成典型的结核性肉芽肿,有肉芽肿形成时,炎症细胞则以淋巴单核细胞为主。局部淋巴结有相似病变。

(2) 泛发性粟粒型皮肤结核(generalized miliary tuberculosis cutis):此型皮肤结核大多见于儿童或青年人。全身状况常较差,免疫功能低,甚至是无反应状态(anergic patients)。并常有发热等明显全身感染中毒症状,称为暴发性结核病(fulminant tuberculosis)。泛发全身的粟粒样丘疹、脓疱,也可形成结节。组织学上丘疹或结节主要为淋巴单核细胞及中性粒细胞浸润,可有典型及不典型肉芽肿形成,严重者可有干酪样坏死,甚至无明显上皮样细胞反应,形成无反应性结核性坏死结节。皮损可检见结核分枝杆菌。

(3) 皮肤瘰疬型结核或称液化性皮肤结核(scrofuloderma or tuberculosis cutis colliquativa):此型皮肤结核病常为牛型结核分枝杆菌引起,主要由皮下明显结核灶(如骨关节结核及淋巴结结核等)的干酪样坏死液化溶解扩散累及皮肤。组织病理表现类似于粟粒样结核。

(4) 寻常性狼疮(lupus vulgaris):这是成人皮肤结核中较常见一型,常见于头面部。

(5) 疣状皮肤结核(tuberculosis verrucosa cutis):通常表现为面部的红棕色"苹果酱"样斑片或斑块。组织病理可有表皮萎缩、增生、溃疡,真皮可见到结核样肉芽肿,较少或无干酪样坏死,主要以朗格汉斯巨细胞为主。抗酸染色通常阴性。

(6) 腔口部位皮肤结核(tuberculosis cutis orificialis):这是发生于皮肤黏膜交界处特定部位的结核。组织病理学表现类似于粟粒样结核。

(7) 瘰疬性苔藓(lichen scrofulosorum):这是见于患有结核病儿童躯干的无症状丘疹结节状皮损。病理表现为肉芽肿性炎症伴有或不伴有干酪样坏死。

2. 麻风(leprosy) 由麻风分枝杆菌感染引起,仅发生于世界的某些地区。根据免疫状态将麻风病谱分为两个极型:瘤型麻风(多菌型)和结核样麻风(少菌型)。瘤型麻风患者由于免疫力低下通常表现为无鳞屑性红斑块、"狮面"、睫毛脱落。组织学检查可见大量麻风杆菌。结核样麻风患者免疫力正常,因此皮损中含菌量较少,皮损也少,主要表现为感觉减退、色素减退性、鳞屑性、环形斑片或斑块,麻风杆菌可侵袭多种器官,包括眼、外周神经。周围神经变得粗大且可触及(耳大神经、尺神经、桡神经、腓神经、胫神经受累)。神经病变可导致远端肢体畸形。

【病理组织学变化及分型】 病理组织学上有如下特点:①单核淋巴细胞浸润为主的非特异性炎。②有上皮样细胞及朗格汉斯多核巨细胞形成,可构成肉芽肿结构,这些细胞可查见麻风杆菌。③泡沫样麻风细胞(图 19-6A),单核组织细胞吞噬大量麻风杆菌,由于麻风杆菌胞膜含有脂类物质,胞质呈泡沫状,抗酸染色胞质内可见较多成团、成丛麻风杆菌。大团状麻风杆菌呈球状称为麻风球(图 19-6B)。④侵犯真皮及皮下组织末梢神经,麻风病变有亲神经性,常沿神

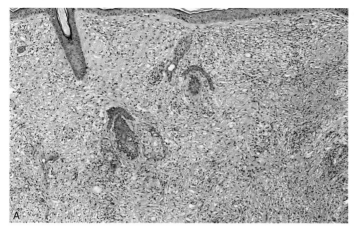
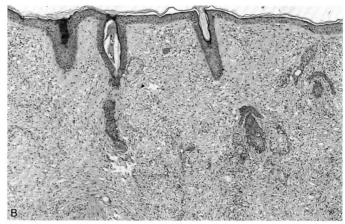
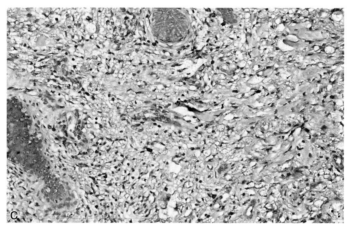

图 19-6　皮肤麻风
A. 瘤型麻风:真皮内可见大量泡沫样麻风细胞及无细胞浸润带;B. 瘤型麻风:抗酸染色胞质内可见较多
麻风杆菌,大团状麻风杆菌呈球状称为麻风球

经分布,神经鞘有增生及破坏,神经有炎症细胞浸润,结构破坏,神经轴索常有变性及破坏。神经内或神经周可有肉芽肿形成,也可发生干酪样坏死,形成结核样肉芽肿。⑤无细胞带形成,有些类型的麻风(主要是瘤型麻风)炎症细胞浸润灶与表皮之间有无细胞浸润的境界带(grenz zone)。

病理组织学上分类要点:分类主要根据免疫状况及病理组织学特点。病理组织学上具体的分类指标有如下几点:①肉芽肿中即麻风病变中细胞类型,如几乎完全为淋巴单核细胞浸润,即可考虑为未定型麻风;主要或大部为麻风细胞,则为瘤型;主要为上皮样细胞者,则为结核样型;②淋巴细胞多少及分布,如结核样型,淋巴细胞较多,常围绕在上皮样肉芽肿周围;而瘤型者则淋巴细胞较少,呈小灶状,或缺如;③末梢神经受损状况,如真皮及皮下神经组织明显肿胀,有同层性上皮样细胞及少量淋巴细胞浸润是结核型麻风的指标。以淋巴细胞浸润为主者则可能为界线偏结核或界线偏瘤型;④细菌数量,也就是细菌在肉芽肿中的密度,如在结核样型中最少,而瘤型中最多;⑤表皮下无细胞带:如境界带有浸润者可能为结核样型或界线偏结核样;而瘤型等其他各型则有明显境界带,带内无细胞浸润,特别是瘤型具有典型的表皮下无细胞浸润带。这5条是分类诊断的主要根据,有人称为 Ridley-Jopling 系统。

【诊断】麻风的诊断要点是:①临床上有局部感觉障碍或末梢神经粗大等可疑皮肤病变;②病理组织学显示为以淋巴单核细胞为主的非特异性炎性细胞浸润,有沿血管神经轴一侧分布的特点;或者显示为具有上皮样肉芽肿,特别是具有侵犯末梢神经的特点,神经有炎症性变化;或者形成结节状泡沫细胞浸润的肉芽肿,或者这几型病变的一些混合性或过渡性病变。

【鉴别诊断】典型的瘤型麻风等诊断并不困难,并不需要鉴别。需要鉴别的是:

(1) 未定型麻风与非特异性皮炎:前者如下几点可与后者鉴别:①有围血管神经轴一侧浸润特点;②淋巴单核细胞有神经的浸润;③有围绕汗腺及立毛肌浸润特点;④切片抗酸染色可找到抗酸杆菌,此型麻风杆菌较少,故怀疑病例要仔细观察查找,在油镜下一个视野一个视野地查找。

(2) 结核样麻风与其他肉芽肿性疾病:皮肤结节病、皮肤结核、深部真菌病以及其他分枝杆菌等许多疾病都可形成感染性肉芽肿。结核样麻风诊断时要注意与其他肉芽肿性疾病鉴别,有时鉴别较困难,特别是切片上抗酸染色阴性者,但前者如下几个特点可与其他感染性肉芽肿性疾病鉴别:①有明显侵犯神经的倾向,并有神经的坏死;②抗酸染色可查到具有麻风菌特点的抗酸杆菌,如抗酸染色阴性,但有明

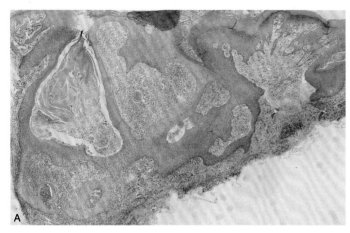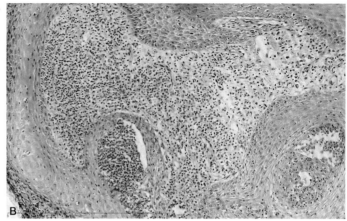

图 19-7　皮肤非典型分枝杆菌感染

A. 表皮疣状及假性上皮瘤样增生,表皮内有中性粒细胞微脓疡形成,真皮弥漫混合炎性细胞浸润,包括中性粒细胞、组织细胞、浆细胞及淋巴细胞;B. 皮肤非典型分枝杆菌感染,真皮弥漫混合炎性细胞浸润,包括中性粒细胞、组织细胞、浆细胞及淋巴细胞

显神经破坏者也可确诊为麻风;③肉芽肿内在偏振光下无异物。④浆细胞较少。

(3) 纤维组织细胞性良性或恶性肿瘤:皮肤真皮及皮下组织细胞增生性病变,难以归类时要考虑麻风可能,根据麻风的流行性、病变的亲神经性及病原学检测等不难鉴别。

3. 皮肤非典型性分枝杆菌感染(atypical mycobacterial infections of the skin)　是由结核分枝杆菌及麻风杆菌以外的其他各种"不典型"分枝杆菌感染引起,临床不常见,通常表现为单个或多发的红色结节、脓肿、溃疡、疣状斑块、窦道,有时可呈现孢子丝菌样分布,多由于皮肤直接接触感染。致病菌包括海鱼分枝杆菌(游泳池肉芽肿)、溃疡分枝杆菌、鸟分枝杆菌和龟分枝杆菌等。可以应用细菌培养、PCR 检查查找病原菌。

【病理组织学】表皮增生或溃疡形成,有时有中性粒细胞微脓疡形成,真皮弥漫混合炎性细胞浸润(图 19-7A、B),包括中性粒细胞、组织细胞、浆细胞及淋巴细胞,常出现结核样肉芽肿,但无干酪样坏死,有时主要表现为纤维化。有时抗酸染色可找到阳性杆菌。

【诊断】包括:①外伤部位红色结节、脓肿、溃疡;②组织病理表现为真皮弥漫混合炎性细胞浸润,包括中性粒细胞、组织细胞、浆细胞及淋巴细胞,常出现结核样肉芽肿;③组织细菌培养分枝杆菌,或 PCR 阳性。

【鉴别诊断】本病主要与其他病理组织学表现为感染性肉芽肿性疾病相鉴别,尤其是深部与真菌感染很难鉴别,后者有些组织切片常规染色或特殊染色可以找到菌丝和孢子,组织真菌培养阳性。

(二) 螺旋体性疾病

梅毒(syphilis)　由苍白螺旋体感染引起的疾病,绝大多数是通过性行为传播,故称为性传播疾病(sexually transmitted diseases,STD)。梅毒早期主要损害皮肤黏膜,晚期可发生各器官损害。根据病程可将梅毒分为三期。梅毒可通过胎盘传染给胎儿,称为胎传梅毒或先天性梅毒(congenital syphilis)。

【临床病理特点】各期梅毒的临床病理特点不同,下面分期介绍梅毒的主要临床病理特点。

(1) 一期梅毒,也称原发梅毒(primary syphilis)。主要特点是:①主要发生于外生殖器、口腔及肛门等部位,感染后3 周左右(10~30 天) 发病。初始皮损表现为红色丘疹或结节,很快破溃形成无痛性糜烂或浅溃疡,溃疡底较硬,边界清楚,无明显急性炎症表现,称硬下疳(chancre),大多为单发。不经治疗者 2~8 周后自愈,不留明显瘢痕。②皮肤或黏膜非特异性炎性细胞浸润,伴溃疡形成。③糜烂或溃疡处有浆液或纤维素渗出。④真皮层有明显炎症细胞浸润,初期炎症细胞较少,逐渐增多。早期主要为淋巴及单核细胞,中性粒细胞,稍后即有较大量浆细胞(图 19-8A、B)。⑤血管扩张、充血,管壁增厚、内皮细胞增生。临床上硬下疳的病理表现不是纤维化,而是致密炎性细胞浸润及水肿。

(2) 二期梅毒(secondary syphilis):主要特点是在一期或原发梅毒后 4~12 周后发病;临床表现多样,很具模仿性,最常见的皮损为非瘙痒性麻疹样发疹伴有系统症状及淋巴结肿大,手掌、脚掌多见,丘疹、鳞屑性斑块、环状斑块,毛囊炎,脓疱,生殖器斑块(扁平湿疣),有时表现为蚕蚀样脱发。二期梅毒病理组织学上无明显特异性病变,表皮可正常,角化过度,银屑病样改变,可有坏死或溃疡形成,表皮内可见中性粒细胞或脓疱形成,真皮许多浆细胞、淋巴细胞、组织细胞苔藓样浸润或血管周围浸润,血管内皮细胞肿胀,陈旧性皮损中可见到肉芽肿形成,部分切片 Warthin-Starry 染色可在表皮或真皮见到螺旋体。

(3) 三期梅毒(tertiary syphilis):三期梅毒可称为晚期梅毒,虽然皮肤黏膜仍有损害,但危害健康及生命的主要还是内脏损害。它有如下特点:在未经治疗或治疗不彻底的二期梅毒大约 2 年或更长时间进入三期梅毒。三期梅毒可皮损表现为单个或多个斑块,有时呈环形,伴有溃疡,有明显纤维化,形成树胶肿或称梅毒瘤(gumma)。

三期梅毒组织病理学特点是表皮可正常、萎缩、增生、或溃疡形成,真皮及皮下组织可见到结核样肉芽肿,有或无干

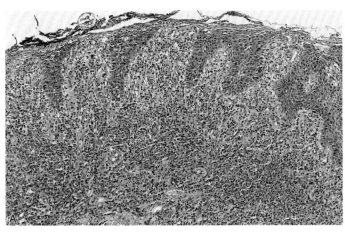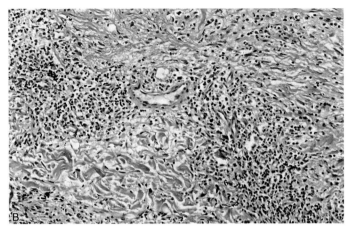

图 19-8　硬下疳（Ⅰ期梅毒）

A. 真皮层有致密炎症细胞浸润,主要为淋巴细胞及较大量浆细胞,血管扩张、充血,管壁增厚、内皮细胞增生;B. 硬下疳(Ⅰ期梅毒),真皮层有致密炎症细胞浸润,主要为淋巴细胞及较大量浆细胞

酪样坏死,经常伴浆细胞浸润,内皮细胞肿胀增生,有些皮损中可见纤维化,Warthin-Starry 染色见不到螺旋体。

三期梅毒要注意与结核鉴别,前者特点是:①炎症细胞中浆细胞明显;②纤维化明显;③肉芽肿少;④可见增生闭塞性小血管炎。

发生在 HIV 感染者等免疫抑制者的梅毒在组织病理学上与其他人群没有明显区别。

（三）真菌病

1. 孢子丝菌病(sporotrichosis)　是由一种双相型真菌申克孢子丝菌所引起的皮肤及皮下组织的感染,偶可播散全身引起多系统的损害。好发于手指、前臂的结节、脓疱,可沿淋巴管呈线状排列,很少伴有关节及系统感染。临床上主要分为皮肤淋巴管型、局限性及播散型孢子丝菌病。

【组织病理】表皮呈假性上皮瘤样增生并伴表皮内中性粒细胞微脓肿形成或溃疡,真皮弥漫性炎症细胞浸润,伴有中性粒细胞脓肿形成,同时有组织细胞、浆细胞、多核巨细胞浸润,偶尔可以在酵母菌周围见到嗜酸性星状沉积(星状小体)。PAS 染色、GMS 染色也很难发现圆形、卵圆形或雪

茄形状的 3 ~ 8μm 的孢子。

【鉴别诊断】本病应与其他表皮假上皮瘤样增生、真皮中性粒细胞浸润或肉芽肿形成的疾病鉴别。①着色性真菌病:真皮脓肿形成,可见棕黄色、壁厚、圆形或卵圆形的中央有横隔的硬壳孢子;②皮肤结核:真皮内可见典型的结核样肉芽肿。

2. 着色性真菌病(chromomycosis)　着色性真菌病是由一组暗色真菌所引起的皮肤及皮下组织的慢性感染,皮损以疣状增生、结节、化脓并形成瘢痕为特征。皮损真皮内见到棕黄色、壁厚、圆形或卵圆形的中央有横隔的硬壳孢子。

【组织病理】表皮假上皮瘤样增生,有时可见到表皮内中性粒细胞微脓肿,真皮弥漫性炎症细胞浸润,有中性粒细胞脓肿形成,同时有淋巴细胞、组织细胞、浆细胞、多核巨细胞浸润,无干酪样坏死,微脓肿区域在组织细胞内或组织中可见棕色的厚壁孢子(类似铜币)大小为 6 ~ 12μm(图 19-9A、B),簇集或链状排列,孢子不通过芽生增殖,而是通过分裂增殖。

【鉴别诊断】本病应与其他可引起表皮假性上皮瘤样

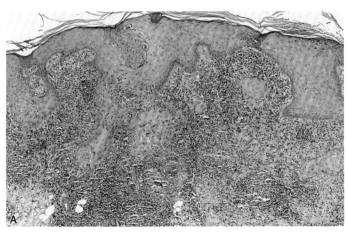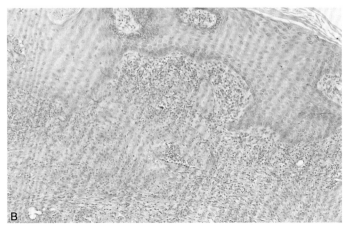

图 19-9　皮肤着色性真菌病

A. 微脓肿区域在组织细胞内或组织中可见棕色的厚壁孢子(类似铜币)大小 6 ~ 12μm;B. 皮肤着色性真菌病,PAS 染色脓肿区域可见棕色厚壁孢子

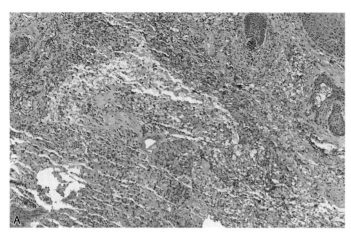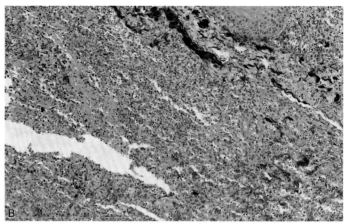

图 19-10　皮肤隐球菌病

A. 真皮可见大量酵母细胞(5~20 微米)，菌体周围明显的荚膜 HE 染色通常不能着色，真皮出现空泡胶状改变；B. 皮肤隐球菌病，六胺银染色真皮内大量黑褐色酵母细胞

增生、真皮中性粒细胞浸润的疾病以及肉芽肿性疾病鉴别。孢子丝菌病表现为真皮大量炎性细胞浸润，PAS 染色偶能发现真皮内长圆到雪茄烟样小体，如果 PAS 染色阴性，真菌培养是最可靠的鉴别孢子丝菌病和着色性真菌病的方法。

3. 隐球菌病(cryptococcosis)　由于感染新型隐球菌发病，多发生于免疫抑制的患者，通常引起皮肤化脓性或坏死性丘疹、结节或斑块，通常伴系统症状，中枢神经系统常累及。

【组织病理】具有 2 种组织学模式：

(1) 胶状模式：表皮改变不明显，真皮可见大量芽生酵母细胞(5~20μm)，HE 染色有时不易发现(隐秘)。菌体周围明显的荚膜，HE 染色通常不能着色，真皮可出现空泡胶状改变(图 19-10A)。在荚膜中含有黏蛋白，黏液卡红染色阳性，阿辛兰染色和 PAS 同时应用，阿辛兰可染荚膜，PAS 染色可将酵母中心区域染成红色。六胺银染色酵母细胞荚膜染成黑褐色(图 19-10B)。炎症反应很少见。

(2) 肉芽肿模式：表皮溃疡、上皮瘤样增生，真皮可见到密集肉芽肿形成，大量中性粒细胞、组织细胞、巨细胞、浆细胞混合性浸润。酵母细胞较小(2~10μm)，数量较少，在组织中散在分布，也可分布在组织细胞及巨细胞中。

【诊断及鉴别诊断】隐球菌病的诊断很容易，可根据免疫抑制的患者出现皮肤化脓性或坏死性丘疹、结节或斑块，组织病理显示空泡胶状改变，可见大量酵母细胞，黏蛋白卡红染色，阿辛兰染色和 PAS 染色阳性。对可疑病例可用乳胶凝集试验检测患者血清及脑脊液中的隐球菌加以鉴定。本病组织病理肉芽肿模式中菌体较小可类似于组织胞浆菌病，因此应与组织胞浆病鉴别，后者 HE 染色可见组织细胞及巨噬细胞胞质内 2~4μm 小孢子，周边有透亮的晕(假包膜)，而 PAS 黏蛋白卡红染色阴性，因此可与前者鉴别。

(四) 病毒感染性疾病

病毒性皮肤病(viral infective disease)是指由病毒感染引起的皮肤黏膜疾疡。

病毒性皮肤黏膜病的病理变化有相对特异性，有一些可根据组织学即可诊断，如寻常疣；有些无明显特异性，如传染性单核细胞增多症，就不在本章中描述。病毒性皮肤黏膜病引起的病理变化可分为两大类：一类是以表皮变性坏死为主的炎症性病变，常有水疱形成，如疱疹病毒及痘病毒感染引起的皮肤病；另外一类是以表皮增生为主要特点，炎症较轻，甚至无明显炎症的疾病，如人乳头瘤病毒(human papillomavirus,HPV)引起的皮肤黏膜病。HPV 也与多种皮肤黏膜上皮肿瘤有密切关系，HPV 引起的常见皮肤黏膜疾病见表19-1。

表 19-1　HPV 相关疾病与其分型的关系

所致疾病	HPV 类型
寻常疣	1,2,4,7,26,27,29,41,57
掌跖疣	1,2,4,63
扁平疣	3,8,10,27,28,41,49
外生殖器疣	6,11,30,40~45,51,54
肛周病变	6,16,18,31,53,58
生殖道肿瘤(主要是宫颈癌)	常见高危型:16,18,31,45
	其他高危型:33,35,39,51,52,56,58,59
	未定高危型:26,53,66,68,73,82
疣状表皮发育不良	多见于 15 型
口腔局灶上皮增生	13,32
口腔乳头状瘤	6,7,11,16,32
口咽部肿瘤	16
咽部乳头状瘤病	6,11,30

1. 疱疹病毒感染(herpes virus infections)　是一组可引起水疱病变的病毒感染。它们在电子显微镜下特点基本相似，难以区别，都在核内复制，可形成典型的核内包涵体，都是 DNA 病毒，有嗜表皮和神经细胞的特点，但有时在血管内皮细胞及成纤维细胞内也可见包涵体。可在人体致病的疱

疹病毒有：单纯疱疹病毒（herpes simplex virus）、水痘-带状疱疹病毒（herpes varicella-zoster virus）等。

这两种疱疹病毒很常见，在红斑基础上出现簇状分布的疼痛性水疱，而后结痂或溃疡。病毒潜伏在神经节细胞。单纯疱疹最常发生在外阴、臀部、口唇或面部。复发常见于同一部位。水痘多通过呼吸道传播，儿童表现为咽炎和口唇水疱、急性发热，起病时水疱呈向心性分布，而后向肢端扩散。水痘愈后，病毒通常会多年处于休眠状态。可能在多年以后以带状疱疹形式复发，通常位于躯干和面部，表现为同一感觉神经节区域的单侧成簇水疱，通常疼痛明显。

【组织病理】此两种病毒通过常规的 HE 染色不能区分，表皮内水疱或溃疡，表皮坏死和气球样变（疱疹病毒感染的角质形成细胞病变表现为增大、淡染，灰色细胞核，染色质在核仁边缘聚集），有时可见人工裂隙包绕的粉红色核内包涵体，棘层松解，多核角质形成细胞（图 19-11）。真皮常见红细胞外渗，血管周围或弥漫性淋巴细胞或中性粒细胞浸润，有时有白细胞碎裂性血管炎改变。

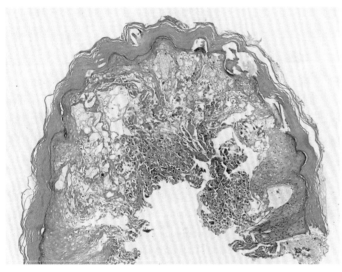

图 19-11　皮肤单纯疱疹病毒感染
表皮坏死和气球样变，角质形成细胞增大、淡染，灰色细胞核，染色质在核仁边缘聚集，可见人工裂隙包绕的粉红色核内包涵体，棘层松解，多核角质形成细胞

2. **乳头瘤病毒感染（papillomavirus infections）**　现已知乳头瘤病毒有 100 余型，至少 30 余型可以经性传播。HPV 感染常引起皮肤黏膜的疣类病变，部分可进展为恶性肿瘤。如部分疣状表皮发育不良及宫颈与外阴的 HPV 相关病变可进展为癌。不同类型 HPV 危险程度不同，如 HPV16 型和 HPV18 型属高危型，70% 的宫颈癌由这两型引起。

（1）**寻常疣（verruca vulgaris）**：初始为扁平的角化性丘疹，逐渐增大为圆形或椭圆形乳头状隆起性疣状皮损。

【病理组织学】初始为棘层增生肥厚，颗粒层增厚，表皮角化过度、角质层增厚及疣状增生，表皮脚延长增宽，病变两侧上皮脚延长、增宽，并呈环抱趋势，使病变整体轮廓呈杯状（图 19-12）。较为特异性病变是明显增厚的颗粒层有空泡变性，在核内或胞质内有均一性嗜酸性蛋白性小体形成，

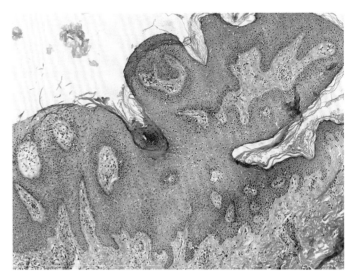

图 19-12　寻常疣
表皮疣状增生，角化过度，角化不全，颗粒层增厚，增厚的颗粒层有较多空泡细胞，棘层肥厚

小体不甚圆整，其周常有空晕。

（2）**尖锐湿疣（condyloma acuminata）**：是由人乳头瘤病毒（HPV）感染引起的皮损，在我国占性传播疾病的第二位。初起为细小、淡红丘疹，逐渐增大呈乳头状、蕈样或菜花样突起，红色或淡灰色，好发于女性外阴、阴道口、阴道、宫颈、会阴及肛周。

【病理组织学】主要特点是：表皮乳头瘤样增生，表皮角化不全，棘层明显肥厚，颗粒层及上方棘层可见散在或成簇的空泡细胞（图 19-13），真皮乳头血管扩张、上移，轻重不一的慢性炎症细胞浸润。

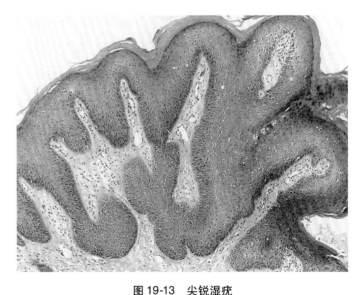

图 19-13　尖锐湿疣
表皮乳头瘤样增生，表皮角化不全，棘层明显肥厚，颗粒层及棘层可见散在的空泡细胞

F19-13　ER

【诊断及鉴别诊断】尖锐湿疣病理学表现为乳头瘤样增生,棘层肥厚,散在或成簇的空泡细胞,少见角化过度,鲍温样丘疹病病理学上角质形成细胞排列紊乱,异型性明显,少量空泡细胞。

3. 鲍温样丘疹病 表现为外阴生殖器部位多发的棕色丘疹,常由 HPV-16、18 型或某些其他类型引发,实际上可能是原位鳞状细胞癌,但通常不具扩散性。

【病理组织学】表皮角化过度,角化不全,棘层肥厚,角质形成细胞异型性明显,排列紊乱,可见空泡细胞及角化不良细胞,真皮浅层大量淋巴细胞浸润(图 19-14)。

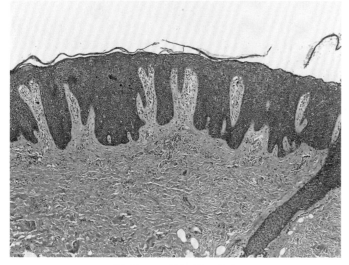

图 19-14 鲍温样丘疹病
表皮角化过度,角化不全,棘层肥厚,角质形成细胞异型性明显,排列紊乱,可见空泡细胞及角化不良细胞

【诊断及鉴别诊断】根据生殖器区域多发的疣状丘疹,通常棕色,病理学表现棘层肥厚,角质形成细胞异型性明显,排列紊乱,可见空泡细胞及角化不良细胞可以诊断鲍温样丘疹病。而尖锐湿疣病理学除了表皮空泡细胞外,无角质形成细胞异型性及角化不良细胞,两者容易鉴别。

4. 传染性软疣(molluscumcontagiosum) 传染性软疣是由痘病毒(poxvirus)感染引起的较常见的皮肤病,为接触性传染。常见于青少年,常为粟粒大的多发性丘疹。丘疹中心常有脐样小凹,常可挤出白色角质样物。

【病理组织学】病理组织学有其独特特征,为表皮向真皮内呈分叶状或梨状或颈瓶样或杯状增生。增生下陷表皮的基底层及棘层无明显变化,棘层上层及颗粒层有明显细胞内包涵体形成,包涵体呈均一性红染,致使细胞体积增大、胞核移位,称为软疣小体(molluscum body),此小体边缘尚可见棘细胞或颗粒层细胞的残存胞质(图 19-15),较初期包涵体较红染,较成熟的包涵体成为无定形嗜碱性颗粒物质。电镜下包涵体内有病毒颗粒。病变周围真皮内的炎症反应常较重,有时形成小脓肿。

【诊断及鉴别诊断】传染性软疣病理学具有特征性软疣小体,发现软疣小体就可以诊断。

(五)寄生虫疾病

1. 皮肤囊尾蚴病(cysticercosis cutis)

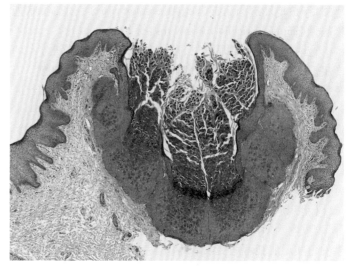

图 19-15 传染性软疣
表皮向真皮内杯状增生,棘层上层及颗粒层有明显细胞内包涵体形成-软疣小体

F19-15 ER

【临床病理特点】表现为皮下结节,常见于头及躯干部,四肢较少见。为圆形或椭圆形,直径为 0.5~2cm 或稍大。界清,常与周边无明显粘连。囊壁为纤维结缔组织,囊内为清亮液体,囊内可见猪囊尾蚴及头部的吸盘及小钩,后者成轮状排列。较陈旧死亡的尾蚴可发生钙化,囊壁无明显炎症。

2. 皮肤利什曼病(cutaneous leishmaniasis) 也称为皮肤黑热病,由利什曼原虫(leishmania)引起,可分三个主要类型:①皮肤型利什曼病(cutaneous leishmaniasis),主要由热带利什曼原虫引起,主要见于中东及中亚地区。②皮肤黏膜型利什曼病(mucocutaneousleishmaniasis),由巴西利什曼原虫(L. braciliensis)引起,主要见于巴西及秘鲁等美洲地区。③内脏利什曼病(visceral leishmaniasis or kala-azar),是由杜诺凡利什曼原虫引起,主要见于南美、非洲及亚洲(中国等)。各型利什曼原虫在形态上无区别,只有生化特征及抗原上不同。内脏型者也可有皮肤损害。

【病理组织学】表皮正常,或萎缩、增生、或溃疡形成,真皮弥漫性肉芽肿性混合细胞浸润,包括淋巴细胞、组织细胞、浆细胞、中性粒细胞和多核巨细胞;偶尔可见干酪样坏死,一些陈旧的病灶可出现纤维化。HE 染色在组织细胞内或外均可见大量利什曼原虫或利什曼小体或称利-杜小体(Leishman or Leishman-Donovan bodies),这是组织学诊断依据(图 19-16)。吉姆萨染色更明显。利什曼小体大小为 2~3μm,具有 1μm 的圆形核和一个较小的杆状副核(动基体)。

慢性皮肤利什曼病最主要特征是形成结核样肉芽肿结节。肉芽肿中心无干酪样坏死,结节主要由上皮样细胞、单核组织细胞、淋巴细胞及少数浆细胞组成,也可见少数朗格

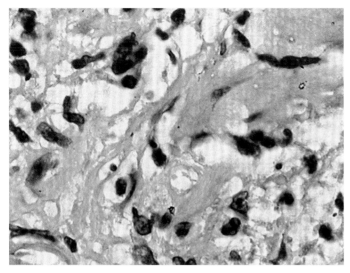

图 19-16　皮肤利什曼病
组织细胞内或外均可见利什曼原虫或利什曼小体,利什曼小体大小为 2~3μm

汉斯型多核巨细胞,结节周围有较多淋巴细胞。

【诊断及鉴别诊断】 皮肤黑热病的诊断主要依据组织切片或涂片或分离培养出利什曼原虫。直接涂片作吉姆萨染色较易观察;组织切片上可作吉姆萨及 PAS 染色,但 HE 染色也能检测。在急性或弥漫性者较易见到病原体,在慢性及再发性可阴性。利什曼小体成圆形或卵圆形,大小为 2~4μm。除常规切片特殊染色外,也可作免疫组化、PCR 及电镜等检测病原。血清免疫学检查也是重要的辅助诊断指标。

三、自身免疫性大疱性皮肤病

本节介绍的疾病均以皮肤出现水疱、大疱为特征的自身免疫性疾病。主要由于产生了针对表皮桥粒芯蛋白及胶原的自身抗体所致。

当诊断表皮内水疱疾病时,应注意三方面:①大疱的位置(角质层下、表皮中,或基底层上);②浸润的炎症细胞种类(中性粒细胞、淋巴细胞或嗜酸性粒细胞);③大疱形成的机制(海绵形成、棘层松解、气球样变性,或表皮松解)。当诊断表皮下方水疱疾病时,应注意浸润的炎症细胞种类(中性粒细胞、淋巴细胞或嗜酸性粒细胞),对大疱性皮肤病的诊断有很大帮助。本节只介绍几种较常见的自身免疫性大疱性皮肤病。

(一) 天疱疮

天疱疮(pemphigus)是一组自身免疫性疾病,是由于血液循环中存在针对角质细胞表面分子的自身抗体,导致表皮细胞松解,表皮内疱形成。故这是以形成表皮内松解性大疱为特点的自身免疫性皮肤黏膜炎症性疾病。

天疱疮根据临床及病理组织学特点可以分为如下四型:

1. 寻常型天疱疮(pemphigus vulgaris) 主要发生于中年人,临床上表现为皮损为松弛、易破的水疱,尼氏征(Nikolsky sign)阳性,几乎总有口腔糜烂或溃疡,也可累及肛管直肠、外生殖器以及结膜等黏膜。

【病理组织学】 最主要变化是形成基底层上方棘层松解,松解程度不同,可以形成不规则裂隙或大疱。上部棘细

胞层、颗粒层及角质层无明显松解。水疱及大疱内有棘层松解细胞,水疱周围可见松解或细胞间水肿。水疱及大疱内除松解细胞外,还可见渗出液及炎症细胞(图 19-17),炎症细胞主要为淋巴单核细胞、少量中性粒细胞及嗜酸性粒细胞。表皮内大疱累及皮肤附属器具有一定特征性。免疫荧光显示有 IgG〔主要是 IgG1 和 IgG4,特别是针对桥粒芯蛋白(Dsg)3 的自身抗体〕及 C3 在表皮细胞间呈花边状沉积。

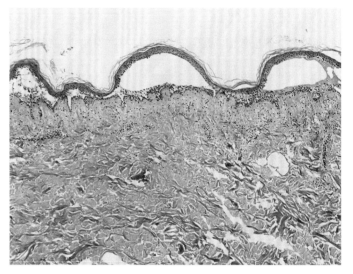

图 19-17　寻常型天疱疮
表皮基底层上方大疱形成,疱液中有棘层松解细胞

2. 落叶型天疱疮(pemphigus foliaceus) 此型少见,发生于成人,通常不累及黏膜。组织学特点是表皮浅层或颗粒层内或附近棘层松解性大疱(图 19-18),由于水疱表浅、易破,很难取到完整的水疱,所以,有时很难见到棘层松解,但可见少量棘层松解细胞附着于疱顶或疱底。免疫荧光可以检测到针对 Dsg1(160KD)的 IgG 型自身抗体主要沉积于表皮颗粒层。

3. 增殖型天疱疮(pemphigus vegetans) 少见,寻常型天疱疮的变异型。增殖性的化脓斑块,通常位于腋下、腹股沟或乳房

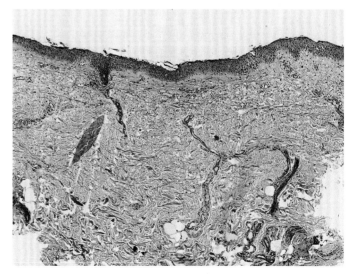

图 19-18　落叶型天疱疮
表皮颗粒层上方可见少量棘层松解细胞

下方。假性上皮瘤样增生，棘层肥厚，表皮基底层上方棘层松解，表皮内大量嗜酸性粒细胞形成嗜酸性粒细胞微脓疡。

4. 红斑型天疱疮（pemphigus erythematosus） 落叶型天疱疮的一种少见变异类型，累及面部，出现亮红色红斑和结痂，光敏感。与红斑狼疮（LE）有重叠的临床特点，比如阳性的抗核抗体，直接免疫荧光除了常见的细胞间表皮染色，亦可表现为和 LE 类似的真皮-表皮连接处的阳性染色。与落叶型天疱疮相同，红斑性天疱疮可检测到针对 Dsg1 的自身抗体。组织形态学与落叶型天疱疮相似，角质层下大疱，大疱内含少量棘层松解细胞（图 19-19），有时有中性粒细胞。

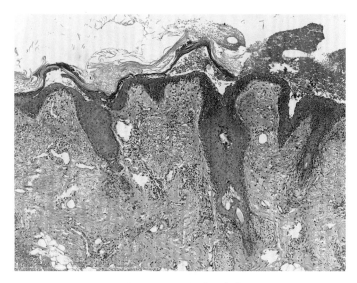

图 19-19　红斑型天疱疮
角质层下大疱，大疱内含少量棘层松解细胞

5. 疱疹样天疱疮（herpetiform pemphigus） 大部分疱疹样天疱疮是落叶型天疱疮的临床变异，其余的可能是寻常型天疱疮的临床变异。本病的临床表现为荨麻疹性红斑或疱疹样排列的水疱。病理上表现为嗜酸性海绵水肿和角质层下方脓疱，棘层松解轻度或缺失；IgG 直接作用于角质形成细胞表面。大多数的抗原是 Dsg1，其余是 Dsg3 或其他抗表皮分子抗体。

【病理组织学】棘层细胞间水肿，海绵形成以及海绵状水疱，表皮内有较明显嗜酸性粒细胞或中性粒细胞浸润，常见嗜酸性海绵形成，也可有嗜中性海绵形成，表皮内不同水平均可见裂隙及水疱形成，可见轻度棘层松解或无明显松解。疱内有明显嗜酸性及中性粒细胞及炎症渗出物为主要特点，真皮层也有多少不等有明显嗜酸性粒细胞的混合性炎症细胞浸润。该病的主要诊断依据是：①成年人有明显瘙痒性水疱性病变；②表皮内有明显嗜酸性粒细胞浸润的海绵状水疱；③除外特殊过敏原刺激；④免疫荧光检测局部或循环血中有 IgG 为主的 Dsg 或其他抗表皮表面分子抗体。要注意与药物性皮炎及虫咬性皮炎鉴别，后者有较明确原因。

（二）疱疹样皮炎

疱疹样皮炎（dermatitis herpetiformis）是一种少见的自身免疫性水疱性疾病，与 HLA 单体型 B8 和 DR3 相关。最常见于中年男性，典型皮损为发生于伸侧的瘙痒性丘疱疹（常

不明显，易剥脱），如肘部、膝部和臀部。患者有谷类敏感性肠病，常无症状，伴小肠绒毛萎缩。治疗采用氨苯砜和（或）不含谷胶饮食。在疾病处于活动期时且谷胶饮食的患者中，表皮谷氨酰胺转移酶的血清抗体阳性率为 95%，组织谷氨酰胺转移酶血清抗体为 80%。

【病理组织学】病变早晚及轻重病例之间有所不同，但基本病变是表皮下真皮乳头以中性粒细胞浸润为主的炎症性损害。真皮乳头内存在伴有中性粒细胞的微脓肿，伴很少的嗜酸性粒细胞。有时形成小的表皮下裂隙或水疱，相邻乳头裂隙互相融合形成大的表皮下裂隙或多房性大疱（图 19-20）。取外观正常皮肤或皮损周围的皮肤行直接免疫荧光，在真皮乳头顶部可见 IgA 颗粒样沉积。

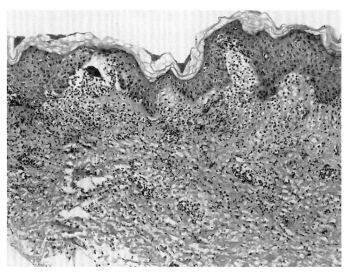

图 19-20　疱疹样皮炎
表皮下形成裂隙性水疱，疱液中大量中性粒细胞，真皮乳头内中性粒细胞脓疡

（三）类天疱疮

类天疱疮（pemphigoid）是最常见的自身免疫性大疱性疾病，老年人多见，开始为瘙痒性荨麻疹性斑块，渐发展为紧张性大疱，故又称为大疱性类天疱疮（bullous pemphigoid）。存在针对 BP1 抗原（230kD）和 BP2 抗原（180kD，ⅩⅦ型胶原）的抗体。口腔和黏膜很少受累。

【病理组织学】病变早期及不典型时组织病理学不具特异性。表皮下裂隙或大疱形成，疱内及疱周有伴较明显嗜酸性粒细胞的混合性炎症细胞浸润，疱内有纤维素及浆液渗出（图 19-21A、B）。真皮乳头水肿，但一般无明显破坏，有的病例疱周真皮乳头部也可见嗜酸性小脓肿。利用直接和间接免疫荧光法可见基底膜带有线状 IgG 及 C3 沉积，也可有 IgM、IgD 及 IgE 等。利用 ELISA 法通常可以检测到抗 BP180 和抗 BP230 自身抗体。

【诊断及鉴别诊断】诊断类天疱疮要结合临床特点、组织病理形态以及免疫学特征综合考虑，其诊断要点是：①老年人，瘙痒性荨麻疹性斑块或正常皮肤上的紧张性大疱，黏膜以及头面部皮肤通常不受累；②表皮下大疱，疱内及疱周以嗜酸性粒细胞为主的混合性炎症细胞浸润；③真皮乳头无

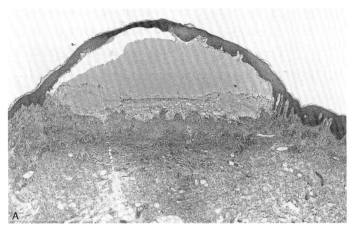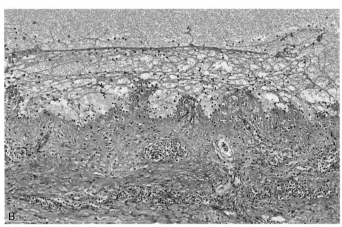

图 19-21 类天疱疮

A. 表皮下大疱形成,疱内及疱周有较多嗜酸性粒细胞浸润,疱内有纤维素及浆液渗出;B. 类天疱疮,疱内及疱下方真皮有较多嗜酸性粒细胞浸润

F19-21A ER

明显破坏性病变;④要注意与下列疾病鉴别:

1. 天疱疮 类天疱疮与天疱疮较易鉴别,前者无棘层松解,疱位于表皮下,直接免疫荧光显示基底膜带线状 IgG 荧光,ELISA 可以检测到抗 BP180 和抗 BP230 自身抗体。

2. 疱疹样皮炎 类天疱疮较早期病变有时与疱疹样皮炎(dermatitis herpetiformis)鉴别起来较为困难,特别是当前者也有乳头水肿及真皮乳头小脓肿形成时。但后者如下特点可与之鉴别:①常为多乳头不同程度损害,形成多乳头小脓肿或多房性水疱;②水疱常为多乳头性小疱融合形成的大疱;③疱液中炎症细胞以中性粒细胞为主,有明显真皮乳头破坏;④免疫荧光显示在真皮乳头顶部可见 IgA 颗粒样沉积。

3. 大疱性固定性药疹(bullous fixed drug eruption) 此病虽然也有皮下水疱形成,炎症细胞中也有少量嗜酸性粒细胞,但它的如下几个特点可与类天疱疮鉴别:①发病与用药有关,而且部位固定;②疱顶部及疱周表皮细胞有明显变性坏死;③炎症细胞以中性粒细胞为主,只有少数嗜酸性粒细胞,可有微脓肿形成。

4. 多形性日光疹(polymorphous light eruption, PMLE) 多形性日光疹有如下几点可与大疱性类天疱疮鉴别:①发病与日光照射有关,皮损为群集性瘙痒性丘疹或丘疱疹或红斑水肿;②表皮有水肿及海绵形成③混合性炎症细胞中嗜酸性粒细胞较少;④真皮水肿,水疱形成,是真皮水肿性水疱;⑤真皮常有嗜碱性变及淋巴细胞增生;⑥光激发试验可诱发病变,而免疫病理上无特异性发现。

四、湿疹及丘疹鳞屑性皮肤病

(一)湿疹

湿疹(eczema)是一种常见的由多种内外因素引起的表皮及真皮浅层的炎症性皮肤病。其特点为自觉剧烈瘙痒,皮损多形性,对称分布,有渗出倾向,慢性病程,易反复发作。目前尚不足以分为更具特异性的组织学疾病类型。

根据临床及病理组织学特点可以分为急性及慢性型。

1. 急性湿疹(acute eczema) 临床上表现为瘙痒性红斑、丘疹、丘疱疹、水疱、糜烂、渗液以及结痂等。病变可局限,也可累及较大范围。

【病理组织学】表皮角质层呈网篮状结构,棘层细胞间水肿,细胞间隙加大,表皮内水肿,海绵形成(spongiosis),有时可见表皮内水疱形成,真皮浅层血管周围淋巴细胞浸润,有时可见嗜酸性粒细胞(图 19-22)。

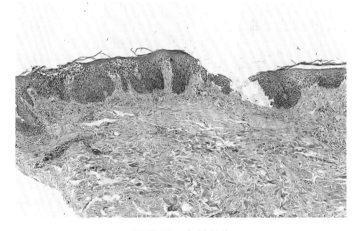

图 19-22 急性湿疹

表皮棘层细胞内及细胞间水肿,细胞间隙加大,海绵形成,真皮浅层血管周围淋巴细胞及组织细胞浸润

2. 慢性湿疹(chronic eczema) 大多数由急性湿疹转化而来;也有少数一开始即表现为亚急性或慢性湿疹特点。临床上主要显示为瘙痒、结痂、肥厚,成为浸润肥厚性苔藓样病变。

【病理组织学】表现为不同程度的角化过度、角化不全,通常颗粒层增厚,棘层肥厚,局灶性棘层细胞间水肿。真皮血管周围或散在以淋巴单核细胞为主的炎症细胞浸润,伴真皮乳头的纤维化（图19-23）。表皮内也可有少量炎症细胞浸润。炎症细胞也可混有中性及嗜酸性粒细胞。

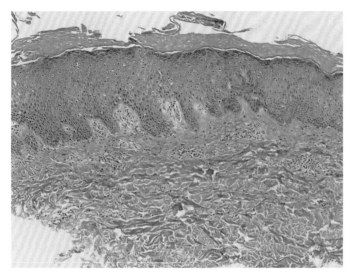

图19-23　慢性湿疹
表皮角化过度，点状角化不全，颗粒层增厚，棘层肥厚，局灶性棘层细胞间水肿

（二）荨麻疹

荨麻疹（urticaria）是一种常见的皮肤病，20%的人在其一生中发作过荨麻疹。皮损以容易消散的风团及水肿性红斑，单个皮损一般在24小时内消退，此起彼伏。剧烈瘙痒。与IgE介导的Ⅰ型免疫反应有关，对于某些食物、药物、感染或特定的因素具有高敏感性。可能有皮肤划痕症。严重者可出现喉头水肿导致的气道阻塞。

【病理组织学】组织学上显示为真皮显著水肿、血管扩张、血管周围或间质多少不一的淋巴细胞及嗜酸性粒细胞浸润，有时可见中性粒细胞和肥大细胞（图19-24）。

慢性荨麻疹要注意与荨麻疹性血管炎（urticarial vasculitis）鉴别。前者无中性粒细胞核尘、纤维素沉着、血管壁纤维

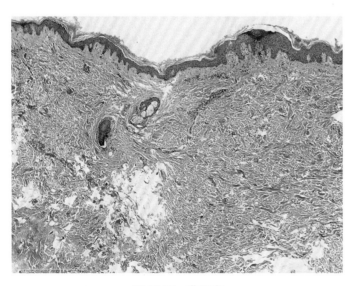

图19-24　荨麻疹
真皮显著水肿、血管扩张、血管周围多少不一的淋巴细胞浸润

素样坏死及红细胞外渗等。

（三）结节性痒疹

结节性痒疹（prurigo nodularis）是一种慢性炎症性皮肤病，以剧痒和结节性损害为特征。与昆虫叮咬、内分泌代谢障碍及神经、精神因素有关。皮损表现为坚实隆起的丘疹与结节，顶端角化，呈疣状，表面粗糙，褐色或灰褐色，好发于女性，分布于四肢，最多见于小腿伸侧，也可见于腰臀部。

【病理组织学】病理组织学上表皮银屑病样增生，显著的角化过度，颗粒层增厚，棘层肥厚，可见局灶性轻度海绵形成；真皮血管周围多少不均的淋巴细胞、组织细胞浸润，有时嗜酸性粒细胞浸润，偶见浆细胞，真皮乳头轻度纤维化，成纤维细胞增生（图19-25）。

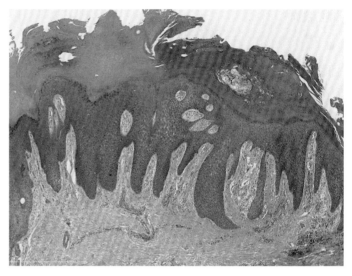

图19-25　结节性痒疹
表皮银屑病样增生，显著的角化过度，局灶性角化不全，颗粒层增厚，棘层肥厚；真皮血管周围多少不均的淋巴细胞、组织细胞及嗜酸性粒细胞浸润，真皮乳头轻度纤维化，成纤维细胞增生

（四）远心性环形红斑

远心性环形红斑（erythema annulare centrifugum，EAC）系一种少见的特发性皮肤病，皮损表现为环形斑块（没有环形损，则不是此病），有时呈半环形，逐渐向周围扩展，皮损边缘隆起，内侧有鳞屑，常有轻度瘙痒，多累及成年人的躯干部位，可持续数周、数月、数年，甚至数十年。一般预后良好。

【病理组织学】表皮偶见灶性海绵形成或角化不全，真皮血管扩张，血管周围密集淋巴细胞浸润，界线清晰（图19-26）。

【诊断及鉴别诊断】诊断要点：①临床表现为典型远心性环形红斑损害；②组织学上显示为非特异性真皮浅层或深层血管周淋巴单核细胞为主的炎症细胞浸润。在诊断中注意与多形性红斑及蕈样肉芽肿相鉴别。

（五）银屑病

银屑病（psoriasis）又名牛皮癣，是一种较常见红斑、丘疹性皮肤病。发病率为1%～3%，部分有家族史。典型表现是丘疹鳞屑性斑块，表面覆盖多层银白色的鳞屑，边界清楚。好发部位是头皮、躯干、臀部、肘部和膝部。可伴有甲损害，表现为甲凹点、甲脱落、甲肥厚。1/3患者可出现关节型银屑病，1/3患者可

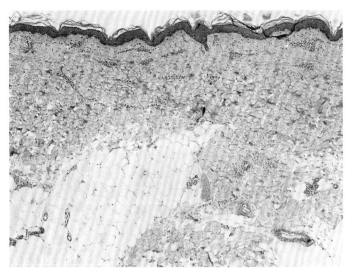

图19-26　远心性环形红斑
真皮浅中层血管扩张,血管周围密集淋巴细胞浸润

伴有瘙痒。临床上有如下四种主要类型:寻常型、脓疱型、关节病型及红皮病型。不同的类型或亚型组织学上也有些不同,临床上根据基本特点结合组织学所见进行分类。

【病理组织学】包括:①表皮角化过度及融合性角化不全,颗粒层变薄或消失;②角质层或角质层下中性粒细胞聚集,形成牟罗微脓肿(Munro microabscess),这种脓肿常在角化不全处;③表皮内散在多少不一的中性粒细胞浸润;④表皮呈银屑病型增生(psoriasiform hyperplasia),其特点是棘层肥厚与萎缩相间,上皮脚不规则延长增宽,成锯齿状,锯齿尖端肥大,延长增宽上皮脚成杵状,乳头上方表皮变薄;⑤表皮灶状细胞间水肿,可有海绵形成,也可见海绵状脓疱(Kogoj海绵状脓疱);⑥真皮乳头水肿,血管扩张,扭曲,充盈;⑦真皮浅层中等量炎症细胞浸润,其中也可有少量中性粒细胞,个别病例有红细胞外渗(图19-27)。这7条病变不一定每

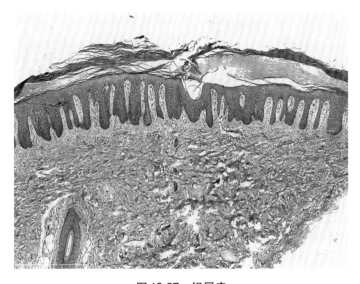

图19-27　银屑病
表皮角化过度及融合性角化不全,角质层牟罗微脓肿,棘层肥厚,上皮脚规则延长增宽,成锯齿状,延长增宽上皮脚成杵状,真皮乳头抬高,血管扩张、迂曲

一病例活检标本都齐备,红皮病型(erythrodermic psoriasis)者许多病例无典型银屑病病变,组织病理表现为亚急性湿疹样改变。脓疱型银屑病在角质层可见脓疱形成,疱内可见中性粒细胞。少有棘层肥厚和角化过度。

(六)扁平苔藓

扁平苔藓(lichen planus)为原因不甚清楚的较常见皮肤及黏膜疾病。皮损为紫红色的多角形瘙痒性扁平丘疹和斑块,表面可见白色条纹,称Wickham纹,好发于腕部、手背、躯干、腿等部位,通常口腔黏膜可见网状白色斑块。病程从数月到数年。部分病例与丙型肝炎有关。

【病理组织学】包括:①表皮角化过度,表皮可有增生肥厚,也可萎缩。②个别棘细胞良性角化不良或有胶样或细胞样小体(cytoid bodies)或称Civatte小体形成,这可能是一种细胞凋亡。这些小体主要存在于棘细胞底层,也可见于基底细胞之间及真皮浅层。③基底细胞液化变性,基底细胞消失。基底细胞变性坏死广泛严重者则形成皮下裂隙或大疱,有大疱者则称为大疱性扁平苔藓。④真皮浅层沿表皮真皮交界处淋巴细胞呈带状分布浸润。⑤真皮内炎症细胞之间可见色素颗粒及噬色素细胞(图19-28)。病变可累及毛囊或局限于毛囊形成毛囊性扁平苔藓。

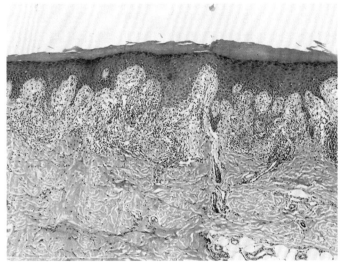

图19-28　扁平苔藓
表皮角化过度,颗粒层增厚,基底层液化变性,真皮浅层淋巴细胞带状浸润

(七)玫瑰糠疹

玫瑰糠疹(pityriasis rosea)为急性自限性皮肤病,目前多种证据表明和感染有关。皮损表现为大小不等的圆形或椭圆形玫瑰色斑,表面有糠状鳞屑,好发于躯干、四肢近端。病程为6~8周。

【病理组织学】包括:①表皮轻度角化过度及灶状角化不全;②表皮内灶状轻度细胞间水肿,偶见海绵形成,形成急性或亚急性海绵性皮炎特点;③真皮浅层血管周围轻度到中度以淋巴单核细胞为主的炎症细胞浸润,偶见嗜酸性粒细胞;④真皮乳头水肿,有时可见毛细血管周围红细胞外渗,但无小血管炎,这是较为特异性病变(图19-29)。

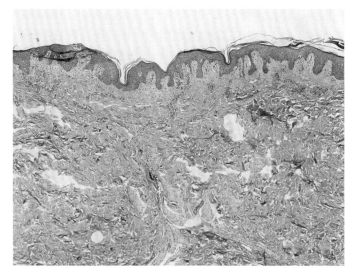

图 19-29　玫瑰糠疹
表皮轻度角化过度及灶状角化不全,表皮内灶状轻度细胞间水肿,真皮浅层血管周围轻度到中度以淋巴细胞及组织细胞浸润

(八) 毛发红糠疹

毛发红糠疹(pityriasis rubra pilaris)是一种丘疹鳞屑性皮肤病。主要表现为棕红的银屑病样斑块,边界可见散在毛囊角化性丘疹,好发于躯干,可泛发全身,掌跖角化过度。常伴有甲萎缩。

【病理组织学】包括:①表皮角质层轻到中度角化过度及角化不全,角化过度与角化不全交替出现,毛囊旁表皮角化不全,毛囊口角质栓形成,角质栓内也有角化不全;②表皮轻度到中度银屑病样增生,有时见灶性棘层松解;③真皮层血管扩张,血管周围淋巴细胞浸润(图 19-30)。

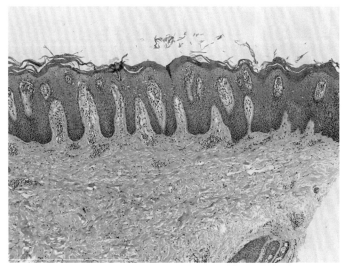

图 19-30　毛发红糠疹
表皮银屑病样增生,表皮角质层角化过度及角化不全交替出现,真皮层血管扩张,血管周围淋巴细胞浸润

五、皮肤血管炎

(一) 过敏性紫癜

过敏性紫癜(allergic or anaphylactoid purpura)又称为过敏性血管性紫癜、急性血管炎性紫癜、出血性毛细血管中毒病以及亨-许综合征(Henoch-Schnlein syndrome)。

青少年多见,75% 以下为学龄前儿童,病因尚不很清楚,可能是感染相关的变态反应性疾病,常有肾脏、关节以及胃肠道等多器官受累;也可为孤立性皮肤损害。

病理组织学的主要特点是真皮浅层小血管(主要是小静脉)不同程度纤维素样坏死,血管壁及血管周中性粒细胞明显浸润,并有核尘、红细胞外渗。

(二) 结节性多动脉炎

结节性多动脉炎(polyarteritis nodosa)又称为结节性全层动脉炎(panarteritis)和结节性动脉周围炎(periarteritis nodosa)。病变主要累及中小动脉,也可累及静脉。病变常成节段性结节性分布,可分为皮肤型及系统型,后者常见,呈系统性多器官受累,皮肤型者病变局限于皮肤,预后较好。近来有学者认为该病与斑疹性淋巴细胞性动脉炎为同一病变实体。活检宜从病变最轻处血管取材。

【病理组织学】包括:①累及中等及小动脉的全层炎,也可累及静脉。②受累血管局灶性或大小不等的纤维素样坏死,严重者坏死累及全层,坏死也可局限于内膜,表现为内膜坏死。③有明显的以中性粒细胞为主的炎症细胞浸润及核尘形成。④内膜可以增生肥厚,严重者管腔闭塞;常有血栓形成。⑤病变根据进展,可以分为急性、亚急性及慢性期,在亚急性及慢性者修复性增生性病变较明显,血管壁有肉芽形成或多核巨细胞反应及纤维化,血栓可以机化,少数病例可见肉芽肿形成。慢性期,炎症细胞中单核细胞较多。⑥由于动脉病变引起局部组织缺血可产生所供组织的变性坏死及炎症反应。在皮肤可引起表皮、真皮以及皮下组织不同程度坏死,由于皮下组织坏死及炎症,形成继发性或血管炎性脂膜炎,脂膜炎内可有肉芽肿形成。⑦动脉坏死可继发动脉瘤,然后继发动脉瘤破裂出血,可形成血肿,或较大出血。⑧少数病例炎症细胞中有少量嗜酸性粒细胞。真皮浅层血管常表现为无诊断特点的淋巴细胞血管周浸润。故临床表现为结节性多动脉炎者要注意观察真皮与皮下交界处或皮下组织的动脉病变。⑨免疫荧光可见血管壁有 C3、IgM 及纤维蛋白等沉着,提示有免疫复合物沉积。

(三) 韦格纳肉芽肿

韦格纳肉芽肿(Wegener's Granulomatosis)任何年龄均可发病,发病平均年龄为 40 岁。目前病因不清,感染引起的免疫紊乱可能是其重要因素。该病可以累及全身任何部位,以上呼吸道损害最常见。成年男性多见,常有上呼吸道损害,表现为浸润性坏死性或破坏性慢性炎,可伴有肺及肾等多器官累及,常因局部组织坏死形成溃疡、穿孔、空洞、瘘管形成以及溃烂等表现,在肺可有脓肿及空洞形成,皮肤常表现为对称性分布,四肢多见,皮损有瘀斑、紫癜、血疱、大片皮下出血、水疱、结节、坏死和溃疡等。根据病变分布可以分为系统型及局限型,后者常无全身症状,预后较好。有些资料提示可能与中性粒细胞或单核细胞异常有关,90% 以上患者血清中有抗中性粒细胞胞质抗体(antineutrophil cytoplasmic antibodies,ANCA),因而在临床诊断中占有重要地位。并且近来研究证实 ANCA 在发病中起着重要作用,相应的治疗策略也初步取得了不错效果。但 ANCA 不是特异性的,其他疾病也可阳性,因此受累部位的活检病理诊断仍然非常重要。

【病理组织学】 包括：①非特异性慢性炎，以中性粒细胞为主混合性炎症细胞浸润，慢性病例有明显纤维化，炎症细胞以单核细胞、淋巴细胞以及浆细胞为主。②坏死性小血管炎，血管壁纤维素样坏死，以中性粒细胞为主的炎症细胞浸润，可见核尘，常有血栓形成。小动脉、微动脉、后小静脉以及毛细血管等受累，个别中等大小的血管也可受累。较慢性或晚期受累血管主要显示坏死修复性变化及血栓机化等。③小血管周组织可发生大小不等灶状坏死，皮肤真皮组织可发生胶原纤维坏死，可有栅栏状肉芽肿形成及多核巨细胞反应（图 19-31）。④免疫荧光可见小血管壁有 IgM、C3 及纤维蛋白沉积，但这些检测结果缺乏特异性。

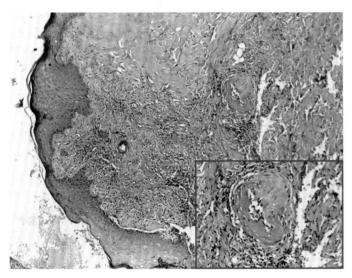

图 19-31 Wegener 肉芽肿
图示非特异性慢性炎及坏死性小血管炎

【鉴别诊断】

1. 过敏性肉芽肿病（allergic granulomatosis） 此病可累及肺及上呼吸道和皮肤，但此病损害中等大小动脉为主，炎症细胞中有明显嗜酸性粒细胞，临床上有过敏表现。

2. 肉芽肿性血管炎 此病损害中等大小血管为主，血管壁及血管周有明显肉芽肿形成；韦格纳肉芽肿只有少数肉芽肿形成，损害小血管，血管壁无明显肉芽肿。

血管炎的疾病种类较多，在病因发病、病理形态及临床表现上常有重叠现象。故分类诊断或具体诊断有困难，但又有典型血管炎病变时，可笼统诊断为皮肤血管炎或皮肤血管炎综合征。

六、皮肤附属器炎症

（一）痤疮

痤疮（acne）是毛囊皮脂腺单位的一种慢性炎症性皮肤病，主要好发于青少年。发病因素包括毛囊漏斗部过度角化、激素引起的皮脂腺分泌增加、正常菌群的过度生长、细菌的代谢产物和脂质积聚导致炎症反应等。表现为开放性粉刺、闭合性粉刺、丘疹、脓疱、囊肿和结节。好发于面部及胸背部皮脂腺丰富区域。

【病理组织学】 毛囊角栓形成，有时毛囊上皮内脓疱或毛囊内脓疱，毛囊皮脂腺周围混合性炎性细胞浸润，包括中性粒细胞、淋巴细胞、浆细胞、组织细胞及多核巨细胞，有时

有脓肿、窦道及纤维化（图 19-32）。

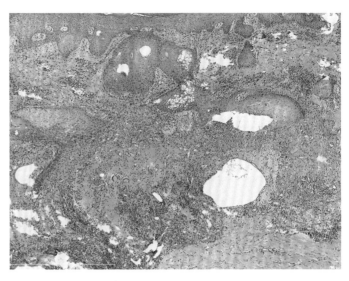

图 19-32 痤疮
毛囊周围脓肿形成，毛囊皮脂腺周围混合性炎性细胞浸润，包括中性粒细胞、淋巴细胞、浆细胞、组织细胞及多核巨细胞

（二）斑秃

斑秃（alopecia areata）是常见的自身免疫性非瘢痕性脱发，主要见于儿童和青少年，表现为头皮光滑的圆形脱发性斑片，有时见于胡须部位。整个头皮头发全部脱落者称为全秃（alopecia totalis），全身的毛发全部脱落者称为普秃（alopecia universalis）。斑秃经过较缓慢，常无自觉症状，局部无炎症表现，可反复发生。

【病理组织学】 早期皮损中毛囊下部（非毛囊漏斗部或峡部）周围可见 CD4＋淋巴细胞浸润，有时可见嗜酸性粒细胞，真皮浅层可见较多的静止期和生长中期的毛囊或早期生长期毛囊，可见破损毛囊的残留物（图 19-33）。

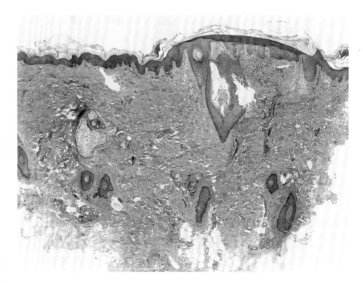

图 19-33 斑秃
真皮可见较多的静止期和生长中期的毛囊

七、其他皮肤病

（一）多形性日光疹

多形性日光疹（polymorphous light eruption，PMLE）是一

种较常见的皮肤日光照射过敏反应性疾病,多见于年轻女性。常成急性或反复发作性皮损,春夏季多发,见于日光暴露部位皮肤,皮损呈多形性[1,3]。

【病理组织学】包括:①可见棘细胞轻度增生,表皮有轻重不一的细胞间水肿,可有海绵形成,甚至可形成表皮内水疱;②可见个别细胞角化不良,点状角化不全及轻重不一的基底细胞空泡变性或液化溶解;③真皮浅层水肿,严重者有皮下水疱形成;④真皮血管周灶状淋巴细胞浸润,可伴有少量嗜中性及嗜酸性粒细胞和组织细胞;炎症细胞也可成带状浸润——扁平苔藓样浸润;⑤有的病例中性粒细胞较突出,且有核尘形成,也可见红细胞外渗;⑥血管内皮细胞增生肿胀,小血管充血;⑦免疫荧光下血管壁上可见纤维蛋白沉着,但无球蛋白及补体;免疫组化检测可见表皮内或真皮朗格汉斯细胞增加。

(二) 剥脱性皮炎及红皮病

剥脱性皮炎及红皮病(exfoliative dermatitis and erythroderma)不是一个独立疾病,是多种疾病的一种伴发或继发表现,预后和前驱疾病密切相关。男性多发,男女比2.3∶1,任何年龄均可发病,平均年龄为55岁。表现为大部分乃至全身皮肤发红、剥脱。全身皮肤弥漫性潮红、浸润、肿胀,但无明显表皮剥脱者称为红皮症,有表皮剥脱者称为剥脱性皮炎。红皮症往往是剥脱性皮炎的前驱表现,或同时两者都有。故两者可以视为同义语。

【病理组织学】分为特异性及非特异性变化。前者与原发疾病有关,如银屑病可见其特有病变;淋巴瘤可见淋巴瘤细胞。非特异性表现为不同程度的角化亢进及角化不全、棘层肥厚、细胞间水肿、海绵形成以及表皮变性坏死等。真皮水肿、充血以及多少不一的淋巴单核细胞或混合性炎症细胞浸润,药物反应者嗜酸性粒细胞较多。该病的诊断主要依靠临床资料,临床上有明显红皮症及表皮剥脱,病理上有非特异性炎症和表皮坏死剥脱病变即可诊断。

(三) 移植物抗宿主反应

移植物抗宿主反应或移植物抗宿主疾病(graft versus host reaction or disease, GVHR or GVHD)。这是同种异体移植,特别在骨髓移植后,受体常见合并症之一。50%~70%骨髓移植患者可伴发GVHR。临床上可分为急性期(早期)及慢性期(晚期)。此病的损害常见于皮肤、淋巴结、肠道及肝脏等。

【病理组织学】似扁平苔藓样病变。表皮及毛囊基底细胞空泡变性及角化不全,基底层及棘层下层个别细胞坏死。它不同于扁平苔藓的是:①有异体器官或组织移植历史或有急性GVHD;②真皮层淋巴样细胞不构成明显带状,主要在血管周呈灶状。

少数慢性型成硬皮病样变化,称为硬皮病样移植物抗宿主病(sclerodermoid GVHD)。免疫荧光检测在急性期少数病例有补体C3及IgM沉着。

(四) 环状肉芽肿

环状肉芽肿(granuloma annulare)是病因未明的一种非感染性肉芽肿性疾病,可能是细胞介导的对未知抗原的超敏反应。常见于四肢远端伸侧,偶见于口腔黏膜。皮损形态多样,常呈环状、匍行状或弓状,略高于表面,皮损可单发或多发,常呈慢性经过。可伴发于糖尿病、甲状腺疾病、肿瘤或感染等[1,3-5]。

【病理组织学】包括:①常见于真皮中层或上层,偶见于下层或皮下。②胶原纤维有大小不等的灶状渐进性坏死,即坏死、变性和正常胶原纤维混杂存在,特别在坏死周边部(图19-34),中心部常为较彻底的纤维素样或凝固性坏死,成红染无结构或颗粒状物质,周边部有组织细胞、成纤维细胞及上皮样细胞构成栅栏状排列,形成肉芽肿结构。周围可见黏液沉积。③肉芽肿大小不一,小者只有几条胶原纤维的小灶状或点状坏死;大者可见成明显灶状凝固性坏死或纤维素样坏死。④坏死灶内或周边渐进性坏死区黏液或胶体铁染色显示黏液增加;弹力纤维染色可见渐进性坏死区弹力纤维尚存;脂肪染色可见渐进性坏死灶内或周边有少量脂质。⑤肉芽肿周常有多少不等的淋巴细胞,浆细胞罕见,个别病例有少数嗜酸性粒细胞,也可见多核巨细胞。⑥少数文献报道,可见血管炎的病变,但绝大多数病例血管病变不明显,可见内皮细胞增生肿胀。⑦少数病例可见变性坏死的胶原纤维通过被覆表皮或毛囊排出,形成表皮的穿孔或溃疡,称为穿孔性环状肉芽肿(perforating granuloma annulare),是环状肉芽肿的一种特殊亚型。耳轮结节性软骨皮炎可能就是这种特殊亚型环状肉芽肿的孤立型。绝大多数病例表皮无明显病变。⑧肉芽肿的病变可发生于真皮与皮下组织交界处,甚至皮下组织内,称为皮下组织假类风湿结节(subcutaneous pseudorheumatoid nodule)。这型环状肉芽肿有较明显胶原纤维嗜酸性变及坏死,呈较明显纤维素样坏死及凝固性坏死。

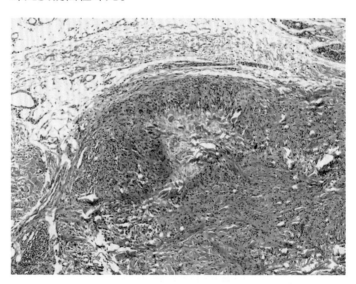

图 19-34　环状肉芽肿
图示渐进性坏死及肉芽肿形成

（五）红斑狼疮

红斑狼疮（lupus erythematosus）是常见的累及全身多器官的系统性自身免疫性结缔组织病，最常累及皮肤。病因尚不确定，遗传、感染、物理性损伤（如日光）、药物、内分泌以及精神等因素都可能相关，可能与多种原因造成的免疫功能障碍有关。

红斑狼疮临床及组织学上变化多端，组成一种广谱系疾病。皮肤红斑狼疮可以分为如下几型：①慢性盘状红斑狼疮：局限型及泛发型；②深在性红斑狼疮（红斑狼疮性脂膜炎）；③急性红斑狼疮；④亚急性红斑狼疮，有人认为分为急性及慢性即可，但有人认为确实存在一组独立的亚急性型。

【病理组织学】包括：①表皮轻度角化亢进及角质栓形成，毛囊可以扩张，毛上皮萎缩，甚至脱发。②基底细胞空泡变性或液化。③真皮层散在或灶状淋巴细胞增生浸润，大多在血管周及附属器周成较致密灶状，也可有淋巴滤泡形成。④真皮乳头层水肿、充血、灶状黏液样物质沉着及胶原纤维嗜碱性变。有时可见灶状纤维素沉着，或灶状纤维素样坏死。⑤部分病例可见基底膜增宽，PAS 染色阳性。⑥真皮浅层可见黑色素沉着及噬黑色素细胞。⑦少数病例可见纤维素性坏死性血管炎。血管壁有纤维素样坏死，但不一定是典型的白细胞破碎性血管炎，血管周细胞常仍以淋巴细胞为主。⑧少数病例有明显皮下大疱形成，形成大疱性或水疱性红斑狼疮（bullous or vesiculobullous lupus erythematosus）。此种病变常见真皮浅层有较多数中性粒细胞浸润。这型红斑狼疮病变常见于急性红斑狼疮及系统性红斑狼疮。⑨直接免疫荧光法在表皮真皮交界处常显示有 IgG 沉积，其次是 IgM 和 IgA。

以上皮肤病变是各型红斑狼疮常见的共同病理改变，但不是每一例或每一型均能见到所有上述改变。由于临床类型不同、病期不同以及病变的严重程度不同，每一例红斑狼疮患者的皮肤活检所见到上述改变的多少及程度也不尽相同。

典型慢性或慢性盘状红斑狼疮是皮肤活检中较常见的，但它也可能是系统性红斑狼疮的皮肤表现。下面一些病变提示可能是急性或系统性红斑狼疮：①真皮有纤维素样坏死；②真皮有坏死性小血管炎；③有大疱形成；④炎症细胞中中性粒细胞较多；⑤有深在性红斑狼疮或红斑狼疮性脂膜炎；⑥真皮水肿较明显，有较明显红细胞外渗。

少数（约20%）系统性红斑狼疮患者可无皮肤损害；有的系统性红斑狼疮患者虽然有皮肤损害，但病变为非特异性炎症或者与皮肌炎等一些其他血管结缔组织疾病的皮损难以鉴别。必须结合临床资料综合分析诊断。

（六）皮肤钙沉着症

皮肤钙沉着症（cutaneous calcinosis）是指皮肤真皮不溶性钙盐沉着，可分为四型：营养不良性、转移性、特发性及医源性，其中以营养不良性最常见，可伴发于多种疾病，如自身免疫病和肿瘤，可能与 SAMD9 基因异常有关。表现为结节或斑块，常多发，大小不一，小者米粒或绿豆大，大者可达10cm 以上。组织学可见真皮中上部大小不一紫蓝色或灰蓝色颗粒状钙盐沉着。周围可见少数组织细胞、多核巨细胞及成纤维细胞反应，形成异物肉芽肿结构，少数钙化灶周可继发骨化。

（七）皮肤黏蛋白沉着症

皮肤黏蛋白沉着症（cutaneous mucinosis）不是独立疾病，而是指皮肤真皮内黏蛋白过多沉积形成局部肿胀、丘疹、结节或斑块样病变构成的一组疾病。

真皮局灶性黏液变性要注意与真皮黏液瘤鉴别，后者是真性黏液性肿瘤，真皮局限性、界限清楚、分化良好黏液组织增生；前者界限不清。真正黏液瘤少见，见于皮肤真皮、横纹肌内、心肌以及颌骨等，其他部位黏液瘤极为少见。

（八）皮肤淀粉样物质沉着症

皮肤淀粉样物质沉着症（cutaneous amyloidosis）又称淀粉样变性，是指皮肤组织内均质性团块状蛋白性物质沉着的一组病变。这型物质近来已经证明在化学结构上不具有淀粉的特点，而是一组特殊的蛋白质，目前免疫分型已经能分出几十种不同蛋白质。在常规光镜下呈均质性浅粉染的大颗粒或团块状结构沉积于结缔组织间质和血管壁，刚果红染色阳性，呈砖红色，在偏光镜下呈苹果绿色，具有双折光性。淀粉样物质尚可用结晶紫染色。电镜下呈不分支细纤维状无定形物质。用各种特殊染色证明此类物质内有黏多糖及中性脂类物质，故 PAS 染色也可阳性。淀粉样变性常为系统性病变，除真皮外，常见于骨髓、乙状结肠、舌、牙龈以及皮下组织等处。

皮肤淀粉样变性可以表现为结节、斑块、丘疹、小结节、硬皮病样、苔藓样、红皮病样及痤疮样等。皮肤淀粉样物质沉着于大小不等血管壁及间质内，间质细胞常萎缩。在诊断中要注意与硬皮病、胶样粟粒疹及皮肤脂蛋白沉着症等鉴别。

（九）硬皮病

硬皮病（scleroderma）是以皮肤及各器官系统间质硬化为特征的疾病，属于血管结缔组织疾病之一。皮肤硬皮病可以分为局限型及系统型，前者称为局限性硬皮病或硬斑病（morphea），后者常呈系统性进行性经过，不单纯累及皮肤，故又称为系统性或进行性系统性硬化病（progressive systemic scleroderma，PSS），也有仅累及内脏而不累及皮肤的病例。局限型与系统型在病因发病及形态学上无本质上的不同，而且局限型可以转化为系统型，故局限型可能是硬皮病的特殊亚型。

硬皮病病因发病机制尚不很清楚，可能是多种原因综合作用引起的结缔组织损伤。常见因素有遗传、感染、血管、免疫紊乱以及结缔组织的代谢异常等。系统性硬皮病皮肤病变可根据病变进展情况分为三期：水肿期、硬化期以及萎缩期。这三期在病理组织学上也有些不同。

【病理组织学】包括：①表皮无明显变化或萎缩变薄。

②血管周灶状或散在少量到中等量淋巴单核细胞浸润,可见少量浆细胞及嗜酸性粒细胞。③真皮层胶原纤维增生肿胀、轻度水肿,成纤维细胞轻度增生肥大,胶原纤维互相融合均质化、玻璃样变性,真皮乳头层与网状层界限消失。较晚期真皮层胶原纤维结构大多消失呈均质化粉染或浅粉染小团块样。成纤维细胞及小血管明显减少(图19-35)。④血管变化:早期血管壁水肿,但无血管炎病变。内膜逐渐出现纤维性增生肥厚,特别是较大动脉明显,严重者管腔狭窄,也可闭塞。小血管早期可扩张充盈,逐渐随胶原纤维硬化,可出现变性、减少、甚至消失。⑤附属器:初期无明显变化,晚期可以萎缩、上移。少数汗管可以潴留扩张。⑥皮下脂肪早期有轻度炎症,晚期胶原纤维增生、玻璃样变、硬化,脂肪组织萎缩形成硬化性脂膜炎改变。硬化病变可扩展到浅筋膜,甚至肌肉内。⑦真皮与皮下组织交界处晚期经常有钙化。⑧约1/3病例免疫荧光显示有免疫球蛋白沉积。活检与周围正常皮肤进行对比观察更有助于诊断。

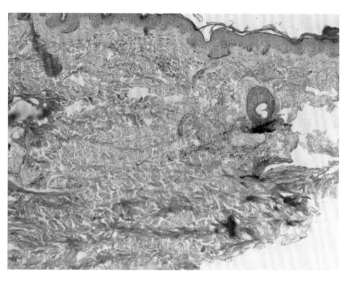

图19-35　硬皮病,图示真皮胶原纤维增生、增粗及玻璃样变,灶状淋巴细胞浸润

　　局限性硬皮病或硬斑病青少年女性较多见,病理组织学基本上与进行性系统性硬皮病相似。故病理组织学常规光镜检查就发硬皮病报告,不分系统性还是局限性。临床上结合组织学再进行分类诊断。

(十)　老年斑

　　老年斑(senile plaque)是一种皮肤的年龄性变化。常见于老年男性日光照射部位。临床上呈灰褐色或褐色或灰白色扁平较薄斑块,略高出于表面,绿豆到黄豆大,形状不规则,有时可以融合成小片状。一般无症状,有时有微痒。病理组织学上显示轻度角化亢进,可有点状角化不全。表皮轻度增生肥厚,真皮层常有轻重不等嗜碱性变。一般无炎症,也可有少数淋巴单核细胞浸润。表皮无异型性,出现异型性就应诊断为日光性角化病,真皮胶原纤维嗜碱性变性明显者就应诊断为真皮日光性嗜碱性变或日光性或老年性弹力纤

维增生症。还要注意与脂溢性角化病鉴别,后者基底细胞有明显增生,分化良好,是基底细胞良性肿瘤。

(十一)　HIV感染有关的皮肤病

　　HIV感染可以引起许多相关皮肤黏膜疾病。HIV感染可以导致多种肿瘤高发。皮肤Kaposi肉瘤与HIV感染相关大家已经熟悉,就目前国内情况看,皮肤Kaposi肉瘤不一定与HIV感染相关,但值得注意的是,随着HIV感染者的增多,可能与之相关的Kaposi肉瘤会逐渐增多。除肿瘤性病变外皮肤黏膜还可以发生许多与HIV感染相关的非肿瘤性病变,这些病变有:

　　1. 非特异性斑丘疹或红斑丘疹　见于HIV感染的急性期,常见于躯干及四肢。病理组织学上显示为表皮细胞灶状褐色的小丘疹水疱,有少数中性粒细胞浸润;大多显示为真皮浅层的非特异性炎,血管周淋巴单核细胞浸润。

　　2. 瘙痒性丘疹结节　见于HIV感染急性期后。可在身体任何部位发生丘疹或丘疹结节,有明显瘙痒,组织学上显示为真皮浅层及中层非特异性皮炎,浸润细胞主要是淋巴单核细胞,有少量嗜酸性粒细胞为特征;表皮可有棘细胞层增厚及角化不全。

　　3. 血管炎　见于少数HIV感染者。组织学显示为白细胞破碎性血管炎。

　　4. 毛囊炎及毛囊周围炎　常为慢性非特异性炎。有的病例嗜酸性粒细胞较多,称为HIV相关嗜酸性毛囊炎(HIV-associated eosinophilic folliculitis)。

　　5. 脂溢性皮炎　常见于四肢及躯干,比一般脂溢性皮炎严重。

　　6. 银屑病。

　　7. 各种感染性皮肤病　细菌、真菌、病毒及组织胞浆菌等感染,也可发生杆菌性血管瘤病(bacillary angiomatosis)。

八、皮肤肿瘤及肿瘤样病变

　　皮肤的组成细胞数量庞大、种类繁杂,可以发生多种多样的肿瘤及瘤样病变。为便于叙述,按照所在部位可以分为主要累及表皮和主要累及真皮的肿瘤及瘤样病变;按照分化方向可以分为鳞状细胞性、基底细胞性、黑色素细胞性、纤维组织细胞性、血管性以及淋巴组织性等肿瘤及瘤样病变[1-10]。本节着重讨论一些常见的皮肤肿瘤及肿瘤样病变。为了使大家对皮肤肿瘤及肿瘤样病变有一个纲目性的了解,我们将在每一类肿瘤内分别介绍有关皮肤肿瘤及肿瘤样病变的较为详细的分类,但并不根据分类所列肿瘤逐一介绍。

(一)　表皮细胞分化肿瘤及肿瘤样病变

　　良性:疣状痣或表皮痣(孤立性、线状、系统性、表皮松解性、炎症性线状表皮痣、混合性疣状痣或表皮痣以及表皮痣综合征)、棘上皮瘤、透明细胞棘上皮瘤(扁平及疣状)、局限性角化亢进症或角化病、假上皮瘤样增生、角化性棘皮瘤、表皮样囊肿及增生性表皮样囊肿(增生性毛外根鞘囊肿)、脂溢性角化病、疣状角化不良瘤。

癌前病变：日光性角化病、日光性唇炎、放射性角化病以及热损伤性角化病等。

原位癌：Bowen 病、砷性角化病、Quayrat 红斑瘤以及普通型鳞状上皮原位癌。

恶性：鳞状细胞癌，基底细胞癌。

1. 脂溢性角化病（seborrheic keratosis） 又称基底细胞乳头瘤、老年疣及脂溢性疣，是基底细胞的一种良性肿瘤。

【临床特点】大多见于中老年人，大多为单发疣状小结节，少数多发。可发生于除掌跖外任何部位皮肤，日照部位常见，结膜也有报道。一些老年人在短期内突然出现多发性脂溢性角化病可伴发内脏恶性肿瘤，最常见的是胃肠道、前列腺、乳腺、子宫、卵巢、肝及肺等内脏肿瘤及淋巴瘤或白血病，称为 Leser-Trelat 征。另外，脂溢性角化病可与皮肤的多种恶性肿瘤（特别是基底细胞癌）相连续或邻近[11]。

【病理组织学】本病特征是基底样细胞增生，伴不同程度的鳞状细胞分化。基本变化是：①局灶性基底样细胞增生，增生的基底样细胞分化良好，大小一致，胞质较少，无明显细胞间桥。基底部无明显栅栏状基底细胞；②增生细胞团与周边界限清楚，表皮无破溃，也不侵及真皮深层，贴于表皮呈团状、囊状，与表皮相连；③表皮角化亢进，常有角质栓或角质囊肿形成，也可有表皮疣状或乳头状增生；④增生的基底样细胞团内常有多少不等的角质囊肿形成，角质囊壁有颗粒细胞分化；⑤增生基底样细胞团大多位于表皮水平面以上。

组织学分型，至少有五型：①棘细胞型：又称为实性型，是最常见一型（图 19-36）。②角化过度型：有明显角化亢进，也可点状或灶状角化不全（图 19-37）。③腺样型或网状型：增生基底细胞起始于表面上皮或毛囊上皮基底层，成细索状，常互相连接成网状，可有少量色素，无明显角质囊肿形成。④巢状或菌落型：基底样细胞在表皮内形成巢状增生，界限清楚，细胞大小较一致，无明显异型性，又称表皮内上皮瘤（图 19-38）。此型需与佩吉特样 Bowen 病鉴别，有研究显示 CK10 阴性是最可信的指标。⑤激惹或刺激或活跃型：也称反转性毛囊角化病，此型有如下特点：增生基底样细胞从毛囊漏斗部起始，故显示增生基底细胞团与毛囊密切相关，常成开口于表面的梨状。增生的基底样细胞团内有许多鳞状上皮漩涡，中心为角化性或宽胞质红染的棘细胞，也可见颗粒层细胞，周围绕以扁平同心圆或洋葱皮样排列的鳞状细胞。也有学者认为激惹型或刺激型是指增生活跃、有淋巴浆细胞反应或有苔藓样浸润的特殊亚型。增生细胞大小较一致，分化良好，但有些细胞胞质较宽，有明显细胞间桥，似棘细胞分化。可见轻度增生活跃现象，核分裂象较易见，但小于 5 个/10HPF。虽然细胞有一定增生活跃状况，但无明显异型性及浸润。此型有鳞状漩涡角珠样结构，可见灶状细胞增生较活跃，易误诊为分化型鳞癌，但它与分化型鳞癌不同的是：①增生细胞主要为大小较一致的基底样细胞及棘细胞；②细胞起始于毛囊开口部或漏斗部，无浸润现象；③角珠只见于增生细胞团内，不见于真皮内。

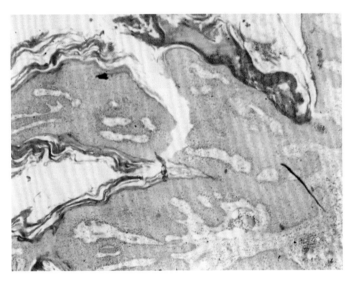

图 19-37 脂溢性角化病（角化过度型）

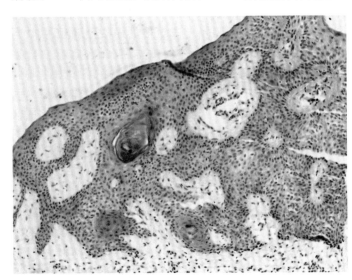

图 19-36 脂溢性角化病（棘细胞型）
图示棘细胞层明显增生，呈实性条索状，伴角质囊肿形成

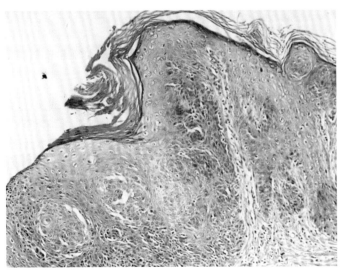

图 19-38 脂溢性角化病（巢状型）
图示表皮内上皮结节状增生，呈表皮内上皮瘤表现

近来新描述的银屑病型角化病兼具脂溢性角化病和银屑病两者的形态特点，其真实性质尚有待进一步观察。脂溢性角化病可表达 Bcl-2——一个对抗凋亡的标志物。最近的基因芯片分析研究认为 P63 异构体 ΔNp63α 的表达上调是脂溢性角化病发生的分子基础。

脂溢性角化病伴发恶性肿瘤罕见，多为基底细胞癌，鳞癌和恶性黑色素瘤也偶有报道。

2. 基底细胞癌（basal cell carcinoma，BCC） 是最常见的皮肤恶性肿瘤，在美国约 30% 的人可能受累（overall lifetime risk），并且发病率仍在上升。多见于老年人日光照射部位，80% 位于头颈部。常为表浅性结节或斑块，也可呈浸润性结节或斑块，部分病例有溃疡形成[12]。

【病理组织学】目前新的观点认为基底细胞癌起源于毛囊部干细胞，向皮肤附属器分化，但分化不良而停留在分化的较原始阶段。其中部分肿瘤细胞可以发生多向成熟分化，因而可有多种组织学亚型，但均有一些共同特点：肿瘤组织由基底样细胞团构成，周边部细胞栅栏状排列，而中心部细胞排列较杂乱。细胞大小较一致，胞质较少，但核深染，核膜较厚，核有一定异型性（图 19-39）。

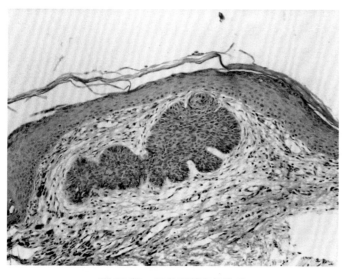

图 19-39 结节型基底细胞癌
肿瘤组织由基底样细胞团构成，细胞大小较一致，胞质较少，周边部细胞栅栏状排列

基底细胞癌可分为如下若干亚型：①结节型或实性型（nodulous or solid BCC）：这是最常见一型，60%~70% 基底细胞癌属于此型。主要特点是：肿瘤由大小不一、形状不甚规则的实性细胞团组成，肿瘤细胞为大小较一致的基底样细胞（图 19-39）。②微结节型（micronodular type）：此型结构与结节型类似，但细胞团较小，外周栅栏状结构不明显。局部复发率高于实性型。③囊性型（cystic type）：部分或全部肿瘤团内有单个或多个囊腔形成。④多灶表浅型（multifocal superficial BCC）：此型是基底细胞癌早期型，主要特点是基底细胞从表皮基底层呈多灶性或分叶状出芽样生长，结节尚附于表皮基底层。⑤色素性（pigmented BCC）：组织结构及

细胞形态相似于结节型，但许多肿瘤细胞内有明显色素。⑥腺样型（adenoid BCC）：肿瘤细胞成腺样及多囊状或腺网状结构。⑦浸润型（infiltrating type）：约 5% 基底细胞癌属于此型，基底样细胞排列成长条索状，条索宽度为 4~8 个细胞，有时更窄，可有蜘蛛样突起。间质成纤维细胞可稍增多，但无明显纤维化。⑧硬斑病型或硬化型（morphea form BCC）：间质胶原纤维及成纤维细胞都有较明显增生，故又称为促纤维增生性基底细胞癌。肿瘤细胞呈大小不一团或索，细胞团大多较小，甚至可呈细索条或小团（3~5 个细胞）埋在丰富的纤维间质中。较大肿瘤细胞团周边仍有栅栏状排列的细胞，显示肿瘤细胞朝基底细胞分化特点，这是有别于硬化性鳞癌及硬化性汗腺癌之处。这型肿瘤常浸润较深。⑨角化型（keratotic BCC）：这型组织结构及细胞形态相似于结节型，但细胞团中心有鳞状细胞分化和角化，角化物中可有钙化。⑩毛囊漏斗部分化基底细胞癌（infundibulocytic BCC）：这是一种少见的基底细胞癌亚型。⑪化生型（metatypical BCC）：此型的特点是：部分似结节型，部分似鳞状细胞癌。它不同于鳞癌的是：细胞团或巢大多在真皮浅层，部分区域有典型基底细胞癌结构，大部分肿瘤细胞不是典型鳞状细胞癌细胞，也无角化。大多为基底细胞与鳞状细胞过渡细胞，部分似造釉细胞分化。此型比一般型恶性度稍高，常见神经周浸润及淋巴管癌栓形成，间质成纤维细胞增生也较活跃。⑫基底鳞状基底细胞癌（basosquamous BCC）：肿瘤部分为典型鳞癌分化，部分为典型基底细胞癌分化，两型混杂组成或截然分开。⑬纤维上皮瘤性（fibroepitheliomatous BCC）：肿瘤细胞呈分支细索条或梁状，并互相连接成网状，间质常为疏松的纤维黏液样。这些分支状索或梁可与表皮相连，浸润性生长，细胞有一定异型性，梁索宽窄不一，并有分支网状，不同于腺样脂溢性角化病，后者较规则双排结构，无明显浸润。⑭其他类型：向附属器分化的小汗腺型、大汗腺型、皮脂腺型；造釉母细胞型、颗粒细胞型、透明细胞型、伴神经内分泌分化型等。肉瘤样型基底细胞癌是最近描述的一个新亚型，除明确的基底细胞癌区域外，还混有异源性骨成分（骨肉瘤分化），但并未表现出更强的侵袭性生物学行为。

基底细胞癌的实际组织学类型还要多，譬如还有肌上皮分化，以及多种类型混合分化者。有些分类有一定的临床病理意义，有一些分类不一定有临床意义。故当分类诊断有困难时，笼统诊断为基底细胞癌即可。虽然基底细胞癌可以出现一些附属器分化，但大部或基本结构还是基底细胞癌的结构，如果大部（大于 60% 以上肿瘤结构）或几乎全部为其他附属器结构，则应诊断为其他附属器的恶性肿瘤。

基底细胞痣综合征（basal cell nevus syndrome）或称 Gorlin 综合征：此综合征为常染色体显性遗传，9q22.3-q31 上的 *PTCH1* 基因发生失活性突变，其特点是：多发性基底细胞癌、掌跖角化不良性小凹、多发性颌骨角化囊肿、硬脑膜钙化以及骨骼异常，偶尔可伴有中枢神经系统、肠系膜和内分泌器官等的异常。患者发病年龄早，多发性基底细胞癌形态

多样,甚至可有骨化生。

【免疫组化和分子遗传学】基底细胞癌 Keratin(特别是低分子量)阳性,而 EMA、CEA 阴性。其他标记物通常 CD10、Ber-EP4 和雄激素受体(AR)阳性,而 involucrin 和 PHLDA1(pleckstrin homology-like domain, family A, member 1)阴性,CD34 间质阴性。CD10、Ber-EP4 阳性有助于与鳞癌鉴别,而 PHLDA1 阴性、CD34 间质阴性有助于与毛上皮瘤鉴别。

超过 80% 的基底细胞癌过表达 P53,30% ~ 40% 具有 P53 基因突变。通常弥漫表达 BCL-2,有助于与脂溢性角化病鉴别。

【播散、转移与预后】基底细胞癌常生长缓慢,表现为惰性的生物学行为,可向下侵犯皮下软组织及骨,颅面部者甚至可达中枢神经系统。远处转移罕见,发生率约万分之一,多为区域淋巴结转移。预后与分型、浸润深度、神经和脉管浸润以及切缘情况密切相关,而与异型性、核分裂数以及瘤巨细胞无关,很少影响寿命[13]。

3. 日光性角化病(solar keratosis)及皮角(cutaneous horn) 日光性角化病又称为光化性角化病(actinic keratosis)、老年性角化病(senile keratosis),是皮肤表皮的非典型性增生,属癌前病变,部分病例可以恶变为鳞状细胞癌。组织学上最大特点是表皮不同程度的非典型性增生(图 19-40),而表皮内毛囊及小汗腺部分通常不受累。至少可以分为 6 种组织学类型:肥厚型、萎缩型、鲍温样型、棘层松解型、色素型和苔藓样型。

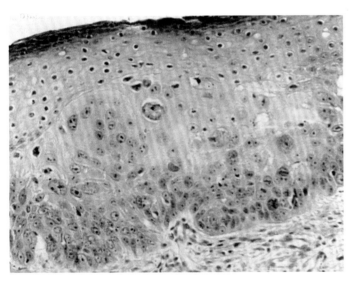

图 19-40 日光性角化病
表皮细胞非典型性增生

皮角是临床术语,形象的描述了主要由角化物构成的皮肤角状突起性病变。病变形成柱状或角样,可以很大而形似兽角。皮角可伴发于从良性到恶性的各种皮肤角化亢进型病变,因而不建议作为病理诊断名词使用。

4. 鳞状细胞癌(squamous cell carcinoma) 皮肤鳞状细胞癌中老年人多见,大多发生于头面部等日光照射部位,普遍认为日光或紫外线照射是诱发鳞癌的重要因素,其发生率与光暴露程度高以及肤色浅呈正相关。另外许多先天性及后天性皮肤病可以继发鳞癌,如着色性干皮病、疣状表皮非典型性增生、各种原因引起的皮肤瘢痕、慢性皮肤溃疡、煤焦油、烟尘及砷剂等引起的慢性损害、肾移植等器官移植患者、HPV 及 HIV 病毒感染、PUVA 治疗的银屑病患者(剂量相关)、慢性淤滞性皮炎以及鱼鳞病和汗孔角化病等。部分鳞癌可由日光性角化病等癌前病变恶变而来,但大多数鳞癌并不经过癌前病变。皮肤鳞癌可根据国际通用 TNM 分类系统进行分期。

鳞癌肉眼上可以分为如下三型:①结节隆起或菜花型;②溃疡型;③深在浸润型。

【病理组织学】鳞癌的组织学变化多种多样。肿瘤细胞有相似于基底细胞、棘细胞、颗粒层细胞以及角化鳞状上皮细胞等分化;还有一些肿瘤性异常分化的细胞,如小圆形细胞、梭形细胞、上皮样细胞、单核及多核瘤巨细胞及透明细胞等。组织学上可分为普通型及特殊型。

普通型:肿瘤细胞形成大小不等团或索状排列,团索周边常可见栅栏状排列的基底样细胞,栅栏细胞团内大部分细胞为棘细胞样细胞,可见细胞间桥,细胞质较宽,浅粉染或嗜双染性,细胞成梭形或多角形,在细胞团中,位于中心部分大多可见胞质宽、红染的角化细胞,常呈同心圆结构,中心部可为完全角化的物质,形成角化珠(图 19-41)。常规光镜下鳞癌的分化特点是:①可见细胞间桥;②细胞角化或角珠形成;③有鳞状上皮层次或结构分化。分化较好的鳞癌可见这种特征性分化,分化较低的鳞癌的组织学诊断主要是根据部位、肿瘤细胞特点为排列紧密的无明显分泌的上皮性细胞、可见间桥以及鳞状分化标志物等指标综合诊断。

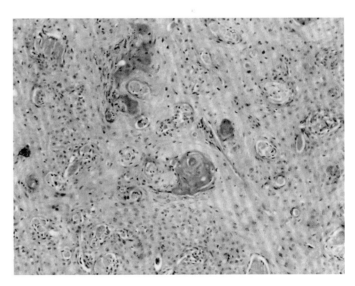

图 19-41 角化型鳞状细胞癌

普通型鳞癌可根据角化分化程度分为高分化、中分化及低分化:①高分化:50% 以上癌巢可见角化现象,大多有鳞状上皮排列结构特点,肿瘤细胞分化良好;②中分化:少有角化或角化珠形成,比较典型的鳞状上皮分化还较易检见;③低分化:肿瘤细胞偶见角化或无角化,肿瘤细胞大多为梭形及圆形分化较低的棘细胞,大多数细胞无细胞间桥,偶见或无鳞状上皮结构分化。

有时鳞癌中也可以像基底细胞癌那样出现较多来自黑色素细胞的色素颗粒。罕见情况下可以出现印戒样细胞,甚至破骨细胞样巨细胞。

特殊类型:①疣状癌(verrucous carcinoma):是一种高分化鳞状细胞癌,主要呈外生性生长,形成疣状或息肉状或结节状或巨大湿疣状,底部呈推挤状,边缘整齐。多位于足底,与口腔等部位相应疣状癌类似,常伴有HPV感染。预后很好,也可发生较深组织的浸润,淋巴结转移罕见。②腺样鳞状细胞癌(adenoid SCC):基本特点是鳞状上皮巢内肿瘤细胞间黏附性差而松解形成裂隙及腺样结构(图19-42)。它与真正腺癌不同的是:胞质及腔隙内无分泌物,有松解肿瘤细胞及坏死物;腺样腔隙衬覆矮立方或矮柱状似基底细胞分化的细胞,无明显腺上皮分化。如组织学上显示有真正腺上皮分化(腺腔上皮有明显细胞内及细胞外分泌物),又有明显鳞状上皮分化,则诊断为腺鳞癌。③梭形细胞型鳞状细胞癌(spindle cell SCC):肿瘤细胞大多呈梭形,似梭形细胞肉瘤,但常有巢状结构,并可见灶状鳞状上皮分化或角化。个别分化较差病例,很难找见鳞状上皮分化。Vimentin通常呈阳性。当与间质性肿瘤难以鉴别时,建议使用"皮肤肉瘤样癌"一词。④透明细胞性鳞状细胞癌(clear cell SCC):有典型的鳞癌分化区,但肿瘤细胞胞质宽、透明或空泡状。

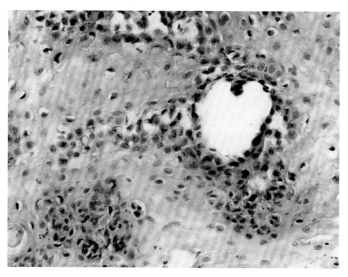

图19-42　腺样鳞状细胞癌

【免疫组化和分子遗传学特征】皮肤鳞癌AE1/AE3、CK5、P63和EMA阳性,且CEA经常阳性。分化较低时Vimentin可以阳性。与基底细胞癌不同,皮肤鳞癌CD10和Ber-EP4阴性。约90%的病例具有P53突变,约95%具有E-cadherin基因启动子超甲基化。

目前尚未发现不同部位鳞癌以及原发性与转移性鳞癌的免疫组化和分子遗传学差异性标志物,因而鉴别原发性与转移性鳞癌仍依赖于细致的形态学观察。

【治疗、预后】治疗依靠手术完全切除。皮肤鳞癌整体预后非常好。与预后密切相关的因素包括肿瘤的分化、大小、浸润深度以及有无淋巴结转移。厚度<2mm的极少转移。

5. 角化性棘皮瘤(keratoacanthoma)　也称为浸润性棘上皮增生或浸润性棘上皮瘤(invasive acanthosis or acanthoma),多发于五六十岁,男女比2~3:1。目前关于其性质学界尚有争论,并且多种标记物的免疫组化表达、微卫星不稳定性以及杂合性缺失等多种技术手段都未能将其与高分化鳞癌区分开来,因而从临床实践的角度出发,最好将其看作具有自愈倾向的高分化鳞癌[14]。

角化性棘皮瘤呈杯状,内含大量角化物,边缘呈唇样。其细胞具有丰富的透明嗜酸性胞质,异型性不明显。细胞间的中性粒细胞微脓肿是一个典型特征(图19-43)。

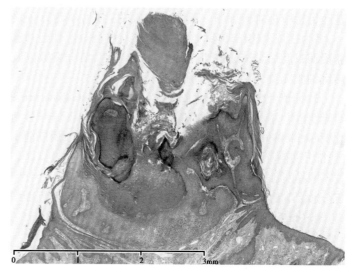

图19-43　角化性棘皮瘤
图示病变呈杯状,内含大量角化物,边缘呈唇样

6. 皮肤鲍温病(Bowen's disease)和鳞状上皮原位癌　目前主流观点认为两者是同义词,常见于中老年人非日光照射部位的躯干部皮肤,发展缓慢,可持续10~15年,少数病例可自发消退,未经治疗的病例少数可发展为鳞状细胞癌。组织学特点是:鳞状上皮角化亢进,表皮内有多灶性程度不等的非典型性增生,部分非典型增生灶贯通全层,形成原位癌结构(图19-44)。在棘层或增生的基底层内可见少数异型性或恶性角化不良细胞,胞质宽、浅染或空泡状,也可红染角化,个别细胞胞质明显红染角化。表皮内分裂象较多见,并可见病理性核分裂象。增生病变可累及汗腺或毛囊开口部。发生在阴茎和外阴黏膜的孤立性鲍温病过去曾被称为怀特红斑瘤(erythroplasia of Queyrat)。当在该区域发生多发性鲍温样病变时,应诊断为鲍温样丘疹病。

在诊断鲍温病中要注意与下列病变鉴别:①光化性角化病:常见于日光照射部位,虽然有轻重不一的非典型性增生,但未达全层,异型细胞多位于上皮的下半部分,常累及基底层细胞。而鲍温病累及上皮全层,通常保留基底层细胞形态。②鲍温样丘疹病(bowenoid papulosis):发生于外生殖器或会阴及肛周,病变为多发性小结节或丘疹,不形成较大斑片或斑块状病变,大多与HPV感染有关,常可见典型挖空细

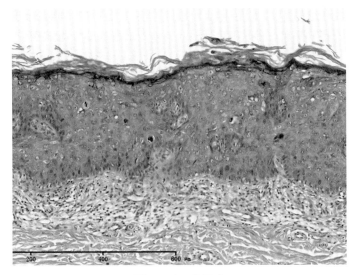

图 19-44 鲍温病
图示表皮全层非典型性增生,全层均易见核分裂,角质层内可见单个角化不良细胞

F19-44 ER

胞,增生表皮病变不累及毛皮脂腺。异型性细胞未达全层,属可治愈的癌前病变。而鲍温病一般无 HPV 感染,极少见到挖空细胞。③Paget 病:个别病例形态学难以区分,需借助相应免疫组化染色。

曾有学者认为,鲍温病发生与砷剂有关,其患者内脏恶性肿瘤的发生率明显升高,但最近的研究并未重复出相应结果。

(二)汗腺及皮脂腺分化肿瘤

良性肿瘤包括:①小汗腺:小汗腺痣、小汗腺性错构瘤、汗管瘤、囊状汗腺瘤、小汗腺腺瘤、小汗腺混合瘤、小汗腺汗孔瘤、乳头状汗腺瘤、分化良好的圆柱瘤、管状汗腺瘤以及混合性腺瘤;②大汗腺:大汗腺痣、大汗腺性错构瘤、大汗腺囊状汗腺瘤、乳头状囊性汗腺瘤、乳头状大汗腺瘤、管状大汗腺瘤、肌上皮瘤、嗜酸性粒细胞性大汗腺腺瘤、乳晕部大汗腺腺瘤病以及大汗腺混合瘤等;③皮脂腺:皮脂腺痣、皮脂腺增生、皮脂腺腺瘤、皮脂腺上皮瘤(皮脂腺腺瘤伴有较明显导管上皮或基底样细胞分化)、多发性皮脂腺腺瘤以及皮脂腺及大汗腺混合分化腺瘤。

恶性肿瘤包括:①汗腺低度恶性:管状及微囊性汗腺癌(硬化性汗腺导管癌)、腺样囊腺癌、管状小汗腺腺癌又称恶性小汗腺上皮瘤、汗腺黏液腺癌、恶性螺端瘤、恶性汗孔上皮瘤、侵袭性指端乳头状腺癌、乳头状囊腺癌以及黏液表皮样癌等;②汗腺高度恶性:透明细胞性汗腺癌、低分化汗腺癌、大汗腺癌、嗜酸性粒细胞癌、恶性圆柱瘤、恶性混合瘤、低分化黏液癌、纤维性低分化腺癌、大细胞性未分化癌等;③皮脂腺:皮脂腺癌。

1.**小汗腺腺瘤(eccrine spiradenoma)** 又称小汗腺螺旋腺瘤或实体性小汗腺腺瘤,主要向汗腺分泌部和螺旋导管之间的移行部导管方向分化。多见于年轻人,可发生于身体任何部位,多发于背部,表现为孤立性、疼痛明显的皮下结节。

组织学特点:肿瘤大多位于真皮浅层,也可位于深层甚至皮下,为孤立结节或分叶状,常有包膜或境界清楚,与表皮无连续。肿瘤组织细胞丰富,为均匀一致实性,也可有囊形成,囊内充以红染蛋白性物质或红细胞。肿瘤细胞大小较一致,圆形或椭圆形。主要有两型细胞:一型细胞稍大,胞质少、核浅、空泡状、染色质细颗粒状,常有一较小而清楚的核仁;另外一型细胞较小,常位于前一型细胞周边部(图 19-45)。两型细胞以不同比例混合组成弥漫、束状或腺样排列。肿瘤细胞团索间有薄层结缔组织间隔。间质内有时血管丰富,也可见较多 T 淋巴细胞和 Langerhans 细胞浸润。最近研究显示,其发生可能与 β-catenin 信号通路的下调有关。

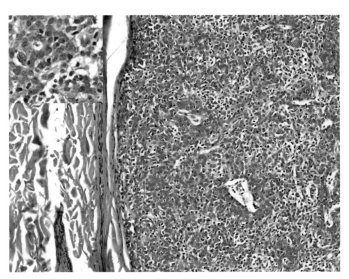

图 19-45 小汗腺腺瘤
肿瘤主要由两型细胞构成

在诊断中注意与恶性汗腺瘤鉴别,良性者生长缓慢、无浸润、细胞大小一致无明显异型性,分裂象极少或无,恶性不具有以上特点。与圆柱瘤的鉴别点是汗腺瘤不形成大的团及筛状结构,也无明显腺腔形成。

2.**汗管瘤(syringoma)** 最常发生于下眼睑,多见于亚洲女性和唐氏综合征的儿童。发疹性汗管瘤多见于胸、背部或阴茎,表现为无融合倾向的、富含色素的丘疹。

【组织学特点】 肿瘤位于真皮上部,常无包膜,通常肿瘤小而圆。在致密红染胶原纤维之间肿瘤细胞排列呈导管状、束状、腺样及小囊状结构,因肿瘤细胞向真皮顶部和表皮下部汗腺导管分化,故常形成特征性的蝌蚪样或逗号样导管(图 19-46)。肿瘤导管由双层立方上皮构成,细胞有丰富的红染胞质。有些肿瘤较小,真皮内只有少数几个导管,看到 3~5 个以上聚集于真皮内汗管样分化上皮增生即可诊断。透明细胞汗管瘤是一种特殊亚型,肿瘤细胞因富含糖原而呈透明改变。肿瘤表达 CK1/5/10/11/19、CEA、PR 以及 EKH-6(小汗腺分泌部及导管部标记),而不表达 EKH-5 和 SKH1

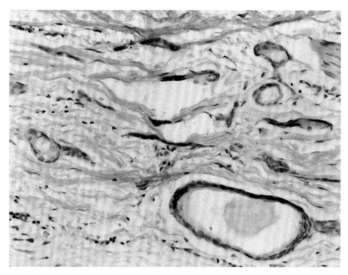

图 19-46　汗管瘤
图示肿瘤呈汗管样分化,有蝌蚪样汗管形成

（小汗腺分泌成分标记）。活检组织时与微囊性附属器癌鉴别困难。

恶性汗管瘤:肿瘤较大,常侵及表面上皮,有糜烂或溃疡形成,腺管结构及细胞学上有较明显异型性,侵及真皮深层或更深,分裂象易见,一般易与良性汗管瘤鉴别。

3. 透明细胞汗腺瘤（clear cell hidradenoma）　又称透明细胞肌上皮瘤、结节性汗腺瘤、小汗腺螺端瘤以及真皮末端汗管瘤。

【组织学特点】肿瘤常较大,界限清楚,分叶状,主要位于真皮层,也可达皮下。肿瘤组织主要由两型细胞构成:一型为多角形、梭形或椭圆形,胞界清楚,胞质透明,核较小,圆形,位于细胞中央或边缘,PAS 染色显示胞质中含有较多量糖原;另外一型细胞较小,圆形或多边形或短梭形,胞质弱嗜碱或浅红染。两型细胞混杂排列,常以透明细胞为主,后一型细胞可形成不同形状腺管样结构,腺管内充以浆液性物质或无定形蛋白性物质,也可充以黏液,偶见开口于表皮的腺管形成。常见囊性退变,少数例子可见与表皮相连的上皮团。

恶性透明细胞汗腺瘤:是非常少见的一型汗腺肿瘤,它可由良性透明细胞汗腺瘤恶变而来,也可直接发生。它与良性不同的是:①肿瘤组织结构与细胞形态基本相似,但以透明细胞为主,常无明显腺腔形成。②细胞核有异型性,分裂象易见。③常有坏死。④肿瘤生长较快,边界不清,有浸润性生长。少数例子可发生局部淋巴结转移。需注意与其他原发和转移的透明细胞肿瘤进行鉴别[15]。

4. 小汗腺汗孔瘤（eccrine poroma）　或称汗孔瘤,是相似于表皮内小汗腺导管分化的良性肿瘤。呈孤立、粉红或红色外生性结节,常位于掌跖部。

【组织学特点】常起始于表皮内,或与表皮相连,成境界清楚的实性团索状,也可在真皮内形成孤立的细胞团。肿瘤细胞较小,大小较一致,似基底样细胞分化。细胞团内可见汗孔分化（图 19-47）,细胞排列成同心圆样,中心为小管

或孔结构,内层有角化,也可有颗粒层,这是诊断与鉴别诊断的基本要点。有时出现灶性向其他附属器成分分化。

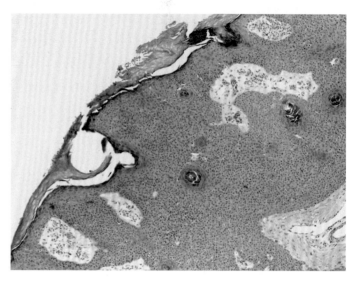

图 19-47　小汗腺汗孔瘤
图示肿瘤细胞大小较一致似基底细胞,但有汗孔分化

5. 汗腺癌（sweat gland carcinoma）　较少见,多发生于成人,诊断难度大,需与皮肤转移癌鉴别。常见有如下几型:

（1）微囊性癌（microcystic carcinoma）:多见于颜面部,中年人多见。肿瘤生长缓慢为低度恶性。病理组织学特点是:肿瘤主要位于真皮,界限不清,有较多量纤维间质增生,又称硬化性汗管癌。肿瘤细胞大多排列成腺管及小囊状,似汗腺导管,常有分支,衬覆矮立方单层上皮,外层无肌上皮。肿瘤细胞也可排列成束状和巢状,有一定异型性,有形成腺管倾向;偶也可见相似导管部的鳞状上皮分化。与汗管瘤的区别在于肿瘤较大、浸润较深、有较多的似基底细胞样的实性团或索以及异型性。

（2）黏液癌（mucinous carcinoma）:组织像相似于乳腺黏液癌,也称为皮肤附件黏液癌或皮肤型黏液腺癌。

（3）大汗腺腺癌（apocrine adenocarcinoma）:肿瘤为实性或囊实性,单一或多结节状。组织学特点:肿瘤有实性、腺样或管状、囊状以及乳头状等多种结构,其中可见典型高柱状大汗腺分化,少数区域也可见较明显异型性,间质常有较明显纤维性间质增生及淋巴浆细胞等炎症细胞浸润,少数细胞有黏液或嗜酸性化生。

少见亚型有内分泌性产黏液的汗腺癌[16]、小细胞性汗腺癌等。

与相应良性病变相似,几乎所有类型的汗腺癌免疫组化呈 CK、EMA、CEA 和 GCDFP-15 阳性。

6. 皮脂腺腺瘤（sebaceous adenoma）　本瘤很少见。多发生于老年人头颈部,罕见情况下可发生于颊黏膜和阴茎,呈半球形丘疹或结节,少数为息肉状。一般为 0.5cm 左右,少数可达 10cm。病理组织学特点是:肿瘤无包膜,分叶状,相似于正常的皮脂腺分化,导管上皮无颗粒层。肿瘤周围基

底样细胞层次增多，厚薄不一，从周边基底样生发细胞向中心逐渐分化为宽胞质、泡沫状成熟皮脂腺细胞（图19-48）；也可表现为皮脂腺及基底样细胞两型细胞混合结构。可出现类似正常皮脂腺的分泌现象。囊性皮脂腺腺瘤被认为和错配修复缺陷相关。免疫组化除皮脂腺标记外，约半数病例CD10胞质和胞膜阳性，CK15基底样细胞阳性。

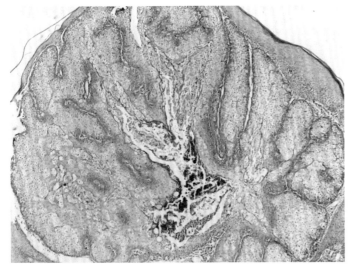

图19-48　皮脂腺腺瘤
图示肿瘤周围基底样生发细胞层次增多，逐步向中心呈成熟皮脂腺细胞分化

皮脂腺腺瘤与皮脂腺增生的不同点是：腺瘤内增生皮脂腺小叶不一定与毛囊有关，并且基底样细胞层次增多。与基底细胞癌伴皮脂腺分化有形态重叠，但后者中基底样细胞比例常更高（>50%）、具有纤维黏液样间质以及肿瘤与间质之间常见人工裂隙假象。

7. 皮脂腺癌（sebaceous carcinoma）　皮脂腺癌根据部位可分为两大组：眼周及眼外。约80%的皮脂腺癌发生于眼睑，占眼睑肿瘤的1%。剩余20%的皮脂腺癌多见于老年人头颈部，其余部位罕见[17]。皮脂腺癌常为低度恶性肿瘤，可复发、转移，其转移率和致死率较皮肤鳞癌和基底细胞癌高。病理组织学特点：肿瘤组织浸润性生长，无包膜。肿瘤细胞形成大小不等，呈不规则的巢状或小叶状分布。分化差者可成细索状、小巢状或实片状，也可单个癌细胞侵入间质。可见由周边基底样细胞向中心逐渐分化为透明空泡状皮脂腺细胞的特点（图19-49）。肿瘤细胞有不同程度异型性，核大，深染，核分裂象易见。较大细胞团常有鳞状上皮分化，甚至全为鳞状上皮，可有角化。可见有坏死及粉刺样物。间质纤维血管组织常有增生、分隔肿瘤组织，部分病例有淋巴浆细胞反应及上皮样细胞反应伴肉芽肿形成，甚至可有结节病样反应。眼周病变常有佩吉特样改变。免疫组化EMA、AR、Ber-EP4以及adipophilin阳性，CEA、S-100、GCDFP-15阴性。其P53和Ki-67阳性水平较皮脂腺瘤明显升高。有学者认为EMA和Ber-EP4双阳性支持皮脂腺癌，EMA阳性、Ber-EP4阴性支持鳞癌，EMA阴性、Ber-EP4阳性支持基底细

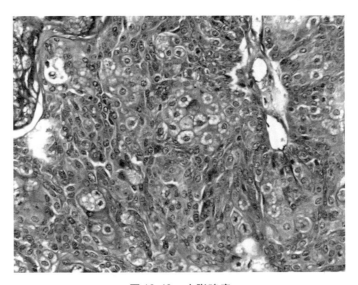

图19-49　皮脂腺癌
图示肿瘤呈实性团索状，团索周围为嗜碱性的生发上皮，中心部分为宽胞质的呈皮脂腺分化的肿瘤细胞

胞癌。

鉴别除包括具有透明细胞特点的皮肤原发肿瘤外，还应包括转移性肿瘤，特别是转移性肾透明细胞癌（皮肤病变可以是首发症状）。

（三）毛囊及毛上皮分化的肿瘤

毛囊结构较为复杂，与毛囊有关的肿瘤也较为复杂，从发生或分化特点上可分为如下几类：①毛外根鞘上皮；②生毛上皮或毛上皮；③毛母质上皮；④纤维性毛外根鞘，可发生上述四种与毛囊有关单一分化或混合分化的良性及恶性肿瘤。一般病理工作者不需要掌握太细微分类，纯形态的繁杂分类也无实用意义，故形态上有毛囊分化特点的肿瘤可归入一大类，根据形态特点以及临床资料可笼统地诊断为毛囊上皮良性肿瘤及恶性肿瘤。具体分类如下：①良性肿瘤：毛囊痣、基底细胞毛囊细胞痣、毛上皮痣、纤维性毛发痣（单发或多发）、毛囊上皮瘤或毛囊瘤、毛上皮瘤、皮脂腺性毛囊上皮瘤、纤维性或促纤维增生性（desmoplastic）毛发上皮瘤及毛囊瘤、毛腺瘤（trichoadenoma）、毛母质细胞瘤、毛母质细胞纤维瘤、增生性毛上皮瘤、毛孔上皮瘤又称毛孔扩张、毛孔棘上皮瘤以及纤维性毛囊瘤（纤维性间质增生伴黏液性基质及毛囊上皮分化肿瘤）、毛上皮性角化症。②恶性肿瘤：恶性毛囊瘤、恶性毛上皮瘤或称毛上皮癌以及恶性毛发基质细胞瘤。

1. 增生性毛外根鞘瘤（proliferating tricholemmal tumor）此瘤又称为增生性毛囊囊肿或毛外根鞘囊肿以及毛发肿瘤（proliferating follicular cyst or proliferating tricholemmal cyst and pilar tumor）。这是发生于毛外根鞘下部上皮的良性肿瘤，可向毛囊、毛发基质及毛上皮分化，故称为增生性毛上皮瘤较为合适。常见于老年女性头部及背部。

【病理组织学】肿物虽然无包膜但界限清楚，成分叶状结构。肿瘤细胞大多为棘细胞或基底样细胞，形成不规则团

状、索状或巢状,细胞团或巢中央常有明显角化,并常有小囊或腺样腔隙形成,腔内常充以角化物质,似毛囊分化。棘细胞过渡到角化无颗粒层,形成毛上皮分化特点。细胞较丰富,细胞及核有轻度异型性、有不规则细胞团埋于间质中,甚至有角化珠形成,以及上皮细胞常有变性坏死,故组织学上很易与分化性鳞癌混淆,但分裂象较少(<3 个/10HPF),间质较疏松,一般不形成明显致密胶原间质,可见炎症细胞浸润以及巨细胞反应或异物肉芽肿反应,后者是良性的主要指征。

本瘤一般属良性,但有复发及转移报道,有的 DNA 检测含有非整倍体,有人主张将其列为交界性具有一定恶性潜能肿瘤,可以发生恶变,在诊断时要注意观察全面分析除外恶变指标。

2. 毛母质瘤(pilomatrixoma)　又称为钙化上皮瘤,是较常见的来源于毛母质的良性肿瘤,约占毛源性肿瘤的 20%。主要发生于儿童和年轻人,60% 发生于 20 岁前,多位于头、颈和上肢,表现为上皮下结节。显微镜下为位于真皮的界限清楚的囊性肿物,常累及皮下组织。肿瘤由不同形状的上皮细胞团和结缔组织间质构成,间质包括血管、炎细胞、色素(含铁血黄素、黑色素)、异物巨细胞、钙化、骨化甚至淀粉样变。上皮团周边为实性、嗜碱性小基底样细胞巢,向中心移行过程中突然发生角化而形成“鬼影”细胞。小基底样细胞中可见较多核分裂。在部分老年病例中可以小基底样细胞为主,类似基底细胞癌,此时诊断为增生性毛母质瘤,偶见于年轻人。散发病例常有 β-catenin 基因(CTNNB1 基因,位于 3p22-p21.3)突变。在基底细胞巢中通常有 18 号染色体三体改变,其上包含有 BCL-2 基因,在部分病例中可检测到其过表达,可能在毛母质瘤的发生中起一定作用。免疫组化显示毛皮质和毛外根鞘分化。与毛发上皮瘤、增生性毛外根鞘囊肿相反,CK15 阴性。β-catenin 基底样细胞阳性,而影细胞

阴性。中间过渡细胞 BCL-2 阳性。

当伴有组织学不典型性时可局部浸润和复发,成为侵袭性毛母质瘤。当表现出明显的细胞异型性、浸润性边缘、与鳞状细胞移行、透明细胞、坏死和核分裂时,称为恶性毛母质瘤(毛母质癌)。其生物学行为呈恶性,常复发,转移少见,目前尚未发现有效区分良恶性的免疫组化和分子标志。笔者曾遇到过一例同时转移到乳腺和腹股沟淋巴结的毛母质癌病例(图 19-50)。更少见的有 8 岁儿童发生转移的报道[18]。

(四) 黑色素细胞分化的肿瘤及瘤样病变

分类见表 19-2。

表 19-2　黑色素细胞分化的肿瘤及瘤样病变分类

(1)良性病变	黑色素细胞痣(melanocytic nevus)
	普通型:皮内痣(dermal nevus)、交界痣(junctional nevus)及复合痣(compound nevus)
	其他类型:晕痣、气球样细胞痣、雀斑痣(单纯性或幼年性雀斑痣)、单纯性老年性雀斑痣(成年单纯性-无非典型性黑色素细胞增生)、疣状色素痣以及巨大色素痣、梭形细胞/上皮样细胞痣(Spitz 痣)、蓝痣(普通型及富于细胞型)、混合痣(combined nevus)以及各种痣伴神经纤维瘤样分化、伴神经小体分化、腺样、伴鳞状细胞分化等
	其他良性病变伴黑色素细胞分化
	脑膜瘤、神经纤维瘤以及黑色素性鼻咽部嗜酸细胞化生。
	恶性前病变
	伴非典型性增生的老年性雀斑(伴不同程度黑色素细胞非典型性增生)、各型痣伴非典型性增生以及黑色素细胞非典型性增生又称黑色素细胞交界活性、非典型性痣综合征(dysplastic naevus syndrome,又称 B-K 痣)。
(2)恶性肿瘤	恶性黑色素瘤
	其他肿瘤伴有黑色素细胞分化:如脂肪肉瘤、隆突性皮肤纤维肉瘤或称 Bednar 瘤、神经纤维肉瘤、骨肉瘤、化感瘤或腺泡状软组织肉瘤。

1. 黑色素细胞痣(melanocytic nevus)　又称为色素痣(nevus pigmentosus),是黑色素细胞生后即有或从幼年发病的良性自限性增生,痣细胞分化良好,无异型性。电镜下痣细胞内有不同发育阶段的黑色素小体,免疫组织化学上 S-100 及 HMB-45 可阳性,部分病例角蛋白也可阳性。

黑色素细胞痣(melanocytic nevus):根据色素细胞类型、生长特点、特殊部位以及伴随病变等可以分为很多种类,目前还没有统一标准。从临床病理诊断实践的角度,我们推荐对普通型黑色素细胞痣按照色素细胞所处的位置分为皮内痣(dermal nevus)、交界痣(junctional nevus)和复合痣(compound nevus);而对一些有独特形态特征、具有一定临床意义的单独分类列出。

(1) 皮内痣(dermal nevus):痣细胞主要在真皮层内,故称为真皮内痣,简称皮内痣,是成人痣中的最常见类型。大

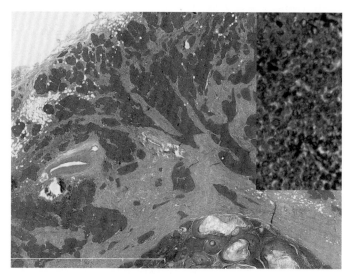

图 19-50　毛母质癌

图例为乳腺转移灶,低倍显示毛源性分化,细胞丰富、边缘不规则浸润乳腺脂肪,右上角插图显示明显增多的核分裂,并可见病理性核分裂

体上可以与周围皮肤持平或高出周围呈乳头状或息肉状,通常有毛发附着。显微镜下痣细胞呈小巢或条带状位于真皮上部,常围绕附属器周围。细胞密度和色素多少可以变化很大。通常下半部分较上半部分细胞密度小、色素少。痣细胞按形态可分为如下几型:①小痣细胞或淋巴细胞样痣细胞;②多角形或上皮样痣细胞:细胞胞质较宽,浅粉染或红染或双嗜染,单核或芽瓣样双核,核居中或偏位,有小核仁;③梭形细胞:细胞呈短梭或长梭形,似成纤维细胞;④多核细胞:细胞较大,或大小不等,一般有 2～6 个核;⑤透明性或气球状细胞:细胞较大,胞质较宽浅染或透明,较大者呈气球状,核较小居中。另外还有一些过渡型细胞,故痣细胞多种多样。皮内痣的痣细胞大多为小型痣细胞及小型上皮样痣细胞。痣细胞成实性团或索状,也可成腺样或神经纤维瘤样分化。皮内痣发生恶变的情况很罕见。

(2) 交界痣(junctional nevus):大体上与周围皮肤持平或轻度隆起,呈褐色,无毛发附着。显微镜下色素性痣细胞呈巢团状(痣细胞巢)位于真皮与表皮交界处的表皮侧。痣细胞大多为上皮样痣细胞。痣细胞可累及毛囊、皮脂腺及汗腺等。掌跖部位的痣几乎全部为交界痣。交界痣可恶变为恶性黑色素瘤。

单纯性雀斑样痣(simple lentigines):又称为幼年性雀斑样痣及单纯性雀斑,简称雀斑痣或雀斑。一般认为是交界痣的早期病变。自幼即有,较小,常为针尖到粟粒大,可为单个,但常为多个散在。可随年龄增大,极少恶变。组织学上显示为棘层轻度肥厚,表皮较规则的轻度延长,基底层特别在表皮脚的基底层黑色素明显增加,黑色素细胞稍增多,但常仍在基底层细胞之间单个增生,不形成团状或巢状增生,黑色素细胞无异型性。一旦 3 个以上黑色素细胞成灶状聚集就应诊断为交界痣。

在诊断时要注意与下列疾病鉴别:①老年性雀斑或日光性雀斑(senile lentigo or solar lentigo):此型雀斑见于老年人日光照射部位,皮损稍大,为黑色、暗棕色或灰色的斑疹或斑片,但常在 1cm 以下,形状不规则,可多发。组织学上表皮萎缩与增生混合存在,表皮脚不规则增生,黑色素增多,黑色素细胞也增多,黑色素细胞可稍大,但无明显异型性,不形成灶状。此病称为日光性或老年性黑色素细胞增生症更确切,因为它实质上不是痣性病变。这型病变有一定恶性潜能。老年性雀斑要与老年斑(senile plaque)区别,后者基本病变与老年性雀斑相似,但无黑色素细胞增生,常有真皮胶原纤维嗜碱性变。②交界痣:单纯性雀斑虽然有黑色素细胞增生,但增生痣细胞不成巢或团,若表皮基底层有巢状痣细胞增生(3 个以上),尽管有上皮脚延长、痣细胞位于表皮脚基底层也应诊断为交界痣。单纯性雀斑极少恶变,但交界痣的恶变潜能较高。

(3) 复合痣(compound nevus):具有皮内痣和交界痣两者的特点,即病变同时累及表皮和真皮两部分。通常上半部分特别是表皮内部分色素较丰富。随年龄增长表皮内部分

细胞数目可减少。真皮内病变周围可有单核炎细胞浸润。

不同身体部位的黑色素细胞痣具有一定的组织形态学特征。如掌跖部位的痣通常终生保持交界痣的形态。头皮部位的痣常表现出明显的神经分化。外阴部位的痣常较大、形状较不规则、痣细胞巢较不规整,并常伴有黑色素细胞雀斑样增生,因而需注意与恶性黑色素瘤鉴别。

(4) 梭形细胞/上皮细胞样痣(spindle/epithelioid cell nevus):又称 Spitz 痣、幼年性黑色素瘤及良性黑色素瘤等,后两个名词容易引起临床医师的误解,不建议使用。典型者发生在青春期前,为颜面部高出皮肤的粉红色结节,肉眼难以与血管瘤鉴别。组织学上大部分为复合痣,小部分为皮内痣(20%)或交界痣(5%～10%)(图 19-51)。痣细胞由两种形态较为特殊的痣细胞构成:①梭形痣细胞:细胞成巢、束状或漩涡状排列。常形成与表皮垂直的束状或团状,也可散在于真皮的胶原纤维之间。痣细胞呈梭形,状似雪茄,细胞核大,核仁明显。②上皮样痣细胞:胞质宽,形状不规则,细胞界限较清楚。核外形也不规则,可见假包涵体,似恶性细胞。上皮样细胞大小不一,与梭形细胞混杂存在,也可单独呈巢状或束状,也可单个存在于胶原纤维之间似恶性。痣细胞绝大多数无黑色素。真皮层常有水肿、血管扩张以及真皮深层痣细胞较小较成熟,难以找见核分裂象,这些都提示为良性黑色素细胞增生。有的病例在真皮与表皮交界处可见嗜伊红玻璃样物质沉着,这些物质可成球状嗜伊红性小体(Kamino 小体),具有重要诊断价值。

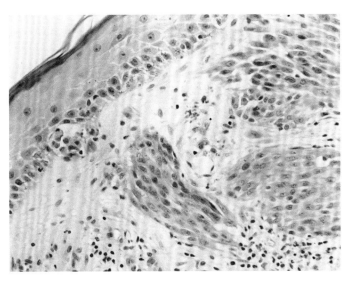

图 19-51　Spitz 痣由梭形痣细胞和上皮样痣细胞混合构成

Spitz 痣由于可形成较大结节、可成年发病、细胞团可侵及表皮内、细胞较大且有一定异型性、组织形态变化多样(可形成促纤维增生型、佩吉特样、血管瘤样以及丛状型等)等,较易误诊为恶性黑色素瘤。故在诊断时要注意与恶性黑色素瘤鉴别,而目前免疫组织化学、FISH 和 CGH 等技术在两者的鉴别中有一定帮助,但在交界性病变并不能明确区分,主要依靠综合临床病理形态要素,其鉴别要点见表 19-3。

表 19-3 Spitz 痣与恶性黑色素瘤的鉴别要点

要点	Spitz 痣	恶性黑色素瘤
年龄	青少年,尤以儿童多见	中老年多见
生长速度	缓慢,且有自限性	较快
表面糜烂或溃疡	常无	常有
大小	较小,一般小于1cm	较大,常大于2cm
表面色泽	常红或红棕	常为棕黑或黑
细胞内色素	常无	常有
对称性	有	无
细胞类型	常为两型:梭形及上皮样	多种多样
上皮内细胞团	可有,但常较圆整,与表皮细胞之间常有完整圆形裂隙,界限清楚	可有,常不圆整,与表皮交错,无明显界限,无完整环形裂隙
表皮单个异型细胞浸润	常无	常有
细胞异型性	轻	较明显
分裂象	难找见(<1/10HPF)	较多(>3/HPF)
病变底部细胞	较小,比上部细胞成熟,缺乏核分裂	与上部细胞相似,不成熟,可见核分裂
Kamino 小体	可见	缺乏
真皮深层以下浸润	常无	常有
真皮水肿	常有	常无
炎症细胞	常无	常有
HMB-45 和 Cyclin-D1 染色由上向下分层现象	有	无

大部分 Spitz 痣在细胞遗传学水平上未发现明显改变,仅约1/4的病例显示有11号染色体异常,并提示易于复发。同时 Spitz 痣也不具有常发生在恶性黑色素瘤中的 BRAF 和 NRAS 基因突变。

绝大部分 Spitz 痣呈良性临床过程,可局部复发。罕见的情况下有局部淋巴结转移甚至发生远处转移、致死的报道。这些"恶性 Spitz 痣"常较大、较深,深入真皮及皮下组织,分裂象较多且伴有明显的炎症。推荐将此类 Spitz 痣与其他"交界性黑色素细胞增生性病变"归为恶性潜能未定的黑色素细胞肿瘤(melanocytic tumor of uncertain malignant potential,MELTUMP)。此类病变目前随访资料尚少,细胞遗传学等结果也不多,甚至有未发现遗传学异常的病例,因而传统组织病理学仍是诊断该类病变的最重要手段。高转移风险因素包括年龄>10岁、病灶>10mm、出现溃疡、累及皮下组织(Clark Ⅴ级)以及核分裂≥6 个/mm²。

(5)蓝痣(blue nevus):又称良性间叶性黑色素瘤或黑色素纤维瘤。组织学上分为两型:普通型蓝痣及细胞型蓝痣。个别蓝痣可见于宫颈、子宫、阴道及胃肠道等。

普通型蓝痣(common blue nevus):常位于头颈及上肢。显微镜下痣细胞主要位于真皮中层及深层,常位于附属器周围,也可侵及皮下脂肪组织,与周围组织界限不清。低倍镜下有对称性,无深部成熟现象。痣细胞为梭形,似有分支,似平滑肌或成纤维细胞,细胞内及细胞外有大量黑色素沉着,细胞结构看不清(图19-52),痣细胞之间有噬黑色素细胞反

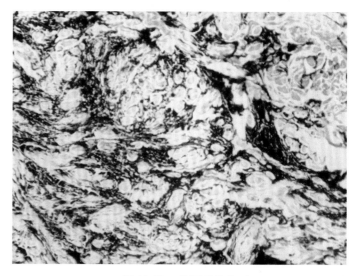

图 19-52 普通型蓝痣
图示痣细胞呈长梭形分支状,细胞内有大量黑色素

应,并有一定程度的胶原纤维增生。很相似于皮肤纤维瘤。病灶与表皮之间隔有未受累的条带状真皮组织,通常缺乏交界活性。约80%的病例有 GNAQ 和 GNA11 基因突变。

细胞型蓝痣(cellular blue nevus):常见于腰骶部,比普通型蓝痣稍大,常大于1.5cm。组织学显示痣细胞极度丰富,主要为梭形平滑肌或成纤维细胞样细胞,或短梭形细胞,成束状或团状或散在于胶原纤维之间,常累及皮下组织。少数细胞有黑色素,特别是边缘部的痣细胞。细胞型蓝痣生长稍快,比普通型蓝痣大,较易恶变[19]。

蓝痣需与恶性黑色素瘤进行鉴别,主要依赖于病史和形态,出现推挤性边缘、双相形态、呈束状或神经样结构,而缺乏交界活性、表皮浸润、周边炎细胞浸润、坏死、明显核仁、异型性和核分裂象等有助于鉴别。病史对鉴别蓝痣样转移性恶性黑色素瘤非常重要。目前免疫组化对两者的鉴别没有帮助,分子病理可提供一定帮助。

少数蓝痣细胞可发生良性转移到局部淋巴结被膜下边缘窦内生长。但诊断此种良性转移要非常小心。必须要符合如下几条:①皮肤原发蓝痣无恶性指标;②转移只发生于局部淋巴结,不发生于第一站以远淋巴结内,因为第一站有滤过作用;③蓝痣细胞只局限于淋巴结的边缘窦,无明显淋巴结实质及被膜浸润性生长;④淋巴结内蓝痣细胞无明显异型性。

(6) 先天性痣(congenital nevus):与获得性痣相比,恶变几率高,通常病灶较大,具有累及真皮深层及皮下组织的趋势,可有单个痣细胞浸润真皮胶原带,痣细胞可累及皮肤附属器、神经和血管。然而,两者的组织病理学有很大的重叠,明确诊断需结合临床病史。出生6个月后仍增大的先天性痣少见。先天性痣常具有 BRAF 基因突变。

(7) 活动性痣(active nevus)和非典型性痣(dysplastic nevus):活动性痣又称热痣,指伴有明显交界成分和基底单个痣细胞增生的良性痣,常伴有细胞密度增加和真皮炎细胞浸润。常由于日光暴露、紫外线照射、怀孕、服用避孕药等因素引起。"非典型性痣"一词的使用目前尚有争议,定义也有待于进一步明确。定义严格时指发生在非典型性痣综合征(dysplastic nevus syndrome)患者中的病变。宽泛一些时指具有临床、结构和细胞不典型性的痣,一定程度上具有活动性痣的特点。临床上病变呈现出一定的不典型性,常较大(>5mm)、颜色混杂、轮廓不规则、外形多样。常出现在青少年,成年后可继续发展。显微镜下,非典型性痣大部分为复合痣。结构不典型性包括表皮内痣细胞明显的雀斑样增生,伴有痣细胞巢形成时其大小、形状不规则,并且偶见的不典型细胞随机分布,交界处的病变超出皮内部分病变的范围,真皮内嗜酸性和层状纤维组织增生,血管扩张以及局部血管周围淋巴细胞浸润。细胞的不典型性包括细胞核染色质丰富,核仁明显以及尘埃状黑色素颗粒。非典型性痣恶变率高且有异质性,以完整切除为宜。

黑色素细胞痣病变种类繁杂,形态多样,限于篇幅仅作以上介绍。特别一提的是通常说的混合痣(combined nevus)是指具有两种或两种以上不同形态成分的先天性或获得性痣,最常见的形式是蓝痣和复合痣两者的混合。混合痣仍属良性痣,不必特殊处理。

2. 恶性黑色素瘤(malignant melanoma) 是一种常见的恶性度较高的黑色素细胞肿瘤,发病率在白人中近年明显升高,达 1/54 ~ 1/35。部分肿瘤由黑色素细胞痣恶变而来,特别是在肢端等易摩擦部位较易发生恶变。老年性雀斑、非典型性色素痣综合征、交界痣、巨大色素痣以及富于细胞蓝痣等易恶变,其他普通痣恶变率很低(<0.1%)。常见于中老年人,但任何年龄均可发病,儿童罕见。可以发生于全身许多器官及组织,但以皮肤最常见,一般内脏黏膜恶性黑色素瘤预后比皮肤差,躯干部比四肢差。部分病例有家族史,这些病例常有恶性前病变。家族性恶性黑色素瘤患者中部分是由于 CDKN2A、CDK4 以及 BAP1 基因突变所致。一些遗传性疾病,如着色性干皮病,有发展为恶性黑色素瘤的倾向。一般为单发结节,少数病例也可多中心发生,其预后取决于最大者的类型和分期,而与数目无关。

临床病理上将皮肤黑色素瘤主要分为四种类型:

(1) 恶性雀斑或恶性雀斑性黑色素瘤(lentigo maligna or lentigo maligna melanoma):也称为 Hütchinson 雀斑,此型占恶性黑色素瘤的 10% ~ 40%,发展缓慢,是预后最好的一型,特别在发展为明显浸润型病变前局部切除预后较好。典型者发生在老年人的日光照射部位,以面颊部最常见。病理组织学的特点是:瘤细胞主要位于表皮底层,单个或线状或 3 ~ 5 个小巢状增生,细胞较大,有异型性,胞质较宽常透明。

(2) 表浅扩散型恶性黑色素瘤(superficial spreading melanoma):这是恶性黑色素瘤中最常见的一型,占 30% ~ 60%。可发生于身体任何部位,为稍隆起斑状病变,边界不清,病变周常有卫星或斑点状色素病变。病变逐渐扩大。较晚期形成明显结节状或团块。组织学特点:非浸润区可见原位恶性黑色素瘤病变,真皮浅层弥漫性多少不一的非典型性黑色素细胞增生浸润,肿瘤性黑色素细胞水平性扩展,较晚期也可侵及真皮深层及皮下。

(3) 结节型(nodular melanoma):此型占 15% ~ 35%。多见于中老年人,发病年龄较前两类早。可发生于身体任何部位皮肤,病程短,预后较差。肿瘤一般成结节状或息肉状,常有溃疡形成,可以形成无色素性溃疡性结节,这型无原位恶性黑色素瘤表现,表皮正常,肿瘤性黑色素细胞主要在真皮形成结节状浸润。

(4) 肢端雀斑型恶性黑色素瘤(acral lentiginous malignant melanoma):此型占 5% ~ 10%。多见于黑人和东方人,老年多见。主要位于肢端,常见于掌跖部,也可见于指趾部,少数也可见于口腔、鼻腔、肛门等皮肤黏膜交界区及腹股沟区等。病变成雀斑样色素性斑,逐渐扩大,也可形成结节。非典型性黑色素细胞在表皮内增生,相似于恶性雀斑性黑色素瘤,但发生部位较为特殊,表皮内肿瘤细胞形状极不规则,受累表皮常明显增生,真皮乳头增宽水肿。该型预后比结节型好,与表浅扩散型恶性黑色素瘤相似。

另外还有促纤维组织增生型恶性黑色素瘤以及其他罕见类型的恶性黑色素瘤。

【病理组织学】 典型者具有明显的交界活性、黑色素、周围组织浸润、明显的细胞异型性、核沟、核膜皱褶、核内包涵体、大的嗜酸性核仁以及丰富的核分裂等(图 19-53)。但黑色素瘤的细胞类型多种多样,至少可见如下几种类型细胞:①淋巴细胞样细胞;②上皮样或组织细胞样细胞;③多核细胞:此型细胞较大,3~5个以上核,核可成丛状,也可成环状、半环状或芽瓣状;④梭形细胞:似成纤维细胞,但细胞较大,形状稍不规则,常有清楚核仁;⑤气球样黑色素细胞:细胞较大,圆形,胞质透明,核小居中;⑥横纹肌样细胞:胞质宽深红染,核偏位,胞质内可有红染横纹肌样小体形成;⑦黄瘤样细胞:此型细胞胞质较宽成泡沫状,胞质内有细颗粒。可能为气球样细胞的一种亚类;⑧印戒状细胞;⑨巨大畸形型细胞:肿瘤细胞可大于100μm以上,可为单核或多核,胞质有多染性,大多红染或较浅;⑩其他:如腺样上皮细胞、触觉小体样细胞、施万细胞样细胞、神经节细胞样细胞以及霍奇金细胞样细胞等。以上各型细胞经常不同数量混合存在,较单一时就构成一些特殊亚型,如小细胞型恶性黑色素瘤、梭形细胞型恶性黑色素瘤、上皮样细胞恶性黑色素瘤、气球样细胞黑色素瘤等。

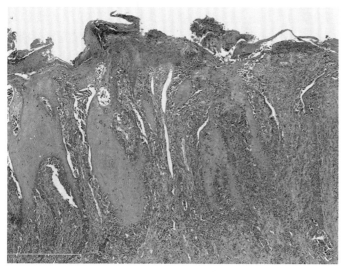

图19-53 恶性黑色素瘤
图示肿瘤具有明显交界活性,浸润表皮和真皮,细胞较多样,皮表可见破溃

F19-53 ER

黑色素瘤细胞可根据细胞内色素多少分为三类:含有丰富色素的黑色素瘤细胞、含少量色素的瘤细胞及不含色素的瘤细胞,这三种类型细胞常以不同比例混合存在。有些病例中肿瘤细胞产生大量的黑色素以致妨碍了对细胞细节的观察,类似于马等动物中的黑色素细胞肿瘤。其生物学行为显示为低度恶性,有局部复发和局部淋巴结转移的潜能,但远处转移很罕见。有学者认为该类病变属于上皮样蓝痣,推荐使用"色素性上皮样黑色素细胞瘤"一词。

黑色素瘤的组织结构也多种多样,可以呈肉瘤样、癌样、假腺样、腺样、乳头状、神经节样、血管周细胞瘤样、腺泡状或腺泡状软组织肉瘤样、恶性纤维细胞瘤样以及Spitz痣样等,

但常有不对称性、边界不清、破坏表皮、缺乏深部成熟现象以及肿瘤细胞团融合、多样、随机分布等特点。少数皮肤黑色素瘤可伴有鳞状细胞、基底细胞以及皮肤附属器分化。

黑色素瘤的间质反应也是多种多样的。常见为纤维间质反应,明显者成为促纤维组织增生型恶性黑色素瘤。此外常可见以淋巴单核细胞为主的慢性炎症细胞反应、黏液样变性、骨及软骨化生、破骨细胞样多核巨细胞以及血管和中性粒细胞反应等。值得一提的是,促纤维组织增生型恶性黑色素瘤侵袭性高且容易误诊,在临床实践中应引起重视。显微镜下肿瘤细胞呈梭形,围以大量增生的纤维性间质。肿瘤细胞可以数量很少,异型性很小,除S-100阳性外,其他黑色素细胞标志物如HMB-45、Melan-A等常阴性,且可以有其他间质标志物如actin的表达,使诊断和鉴别诊断非常困难。近来研究认为,NGFR可在S-100的促纤维组织增生型恶性黑色素瘤的诊断中提供一定帮助。

【免疫组化】肿瘤细胞Vimentin、S-100及SOX-10几乎100%阳性,但鉴别诊断作用有限。比较特异的是单克隆抗体HMB-45,它检测的是黑色素小体的特殊蛋白,阳性信号在胞质内。只要肿瘤细胞内有黑色素小体,尚未形成黑色素也阳性,故黑色素性及非黑色素肿瘤细胞均阳性。但当黑色素细胞分化非常低或有异常分化不形成黑色素小体时则阴性,故黑色素肿瘤内不是所有细胞均阳性。标记黑色素细胞的抗体除了HMB45外,还有一些表现不错的抗体,如Melan A、CD63、NK-1、HMB50、S-100B、SM5-1、PNL2、p75等。促纤维组织增生性黑色素瘤HMB45和Melan-A通常为阴性,而另外一些新的抗体如KBA.62、SOX-10和P75阳性就具有重要诊断价值。低分子角蛋白CAM5.2或CK、CEA、EMA、AAT以及KP-1(CD68)等在黑色素瘤内常有不同程度的阳性。当肿瘤内色素较多、影响观察时,可考虑改变常规方法,如复染用天青B代替苏木素、脱色素后再染免疫组化或者利用非常规显色剂[FAST BLUE(呈蓝色)或FAST RED和AEC(均呈红色)]等,以避免黑色素干扰。

需要指出的是,恶性黑色素瘤(特别是发生转移时)可以发生表型去分化,即失去对S-100、HMB-45以及其他黑色素细胞标志物的表达。

【电镜】电镜检查在黑色素瘤的诊断及鉴别诊断中很有实用价值,特别是在免疫组化黑色素细胞标志物阴性时意义更大。电镜下黑色素瘤细胞的特异性结构是细胞内可见不同发育阶段的黑色素小体(图19-54),细胞内可有黑色素颗粒,但细胞内有黑色素颗粒不一定是黑色素细胞,要检见产生黑色素的细胞器-黑色素小体,才能判断为黑色素细胞。

【分子遗传学特征】恶性黑色素瘤显示有多种染色体异常,比较有共性的有6q、8p、9p和10q上的缺失以及1q、6p、8q、11q、17q和20q上的增添。有意思的是,身体不同部位以及不同日光暴露程度的恶性黑色素瘤具有不同的染色体异常。恶性黑色素瘤中常存在由相关基因体细胞畸变而导致的MAPK和PTEN/AKT信号通路的异常激活。涉及的基因包括KIT(0~40%)、NRAS(20%)和BRAF(60%)等。

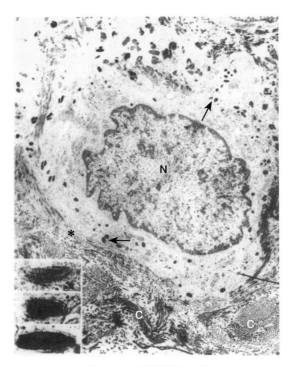

图 19-54　恶性黑色素瘤
电镜示黑色素小体(箭头所示)，下方小图为黑色素小体的高倍

最近有学者利用 FISH 技术发现不同的染色体异常来对恶性黑色素瘤和良性痣进行鉴别，取得了一定进展，但一定要谨慎，特别是与 Spitz 痣的鉴别中[20]。从分子病理的角度来讲，恶性黑色素瘤并不是一个单纯的病变实体，而是一组具有复杂分子改变、异质性明显的肿瘤。

【诊断及鉴别诊断】恶性黑色素瘤要注意与各种类型的痣以及各种非黑色素性恶性肿瘤(肉瘤、癌或癌肉瘤)鉴别。

下列形态特点有助于恶性黑色素瘤与各种类型的痣的鉴别：①细胞黏附性差，表皮内黑色素细胞成分界限不清；②病变边缘处单个黑色素细胞浸润周边组织；③黑色素细胞单个或巢团状浸润表皮基底层和皮肤附属器，呈佩吉特样形态；④黑色素细胞巢的大小、形态多样，出现融合；⑤黑色素细胞分布、形态结构等不对称；⑥真皮内的黑色素细胞缺乏成熟表现；⑦有明显的细胞不典型性和核分裂；⑧胞质丰富，染色质分散呈尘埃状；⑨出现单个细胞坏死以及真皮内以淋巴细胞为主的慢性炎细胞浸润。目前免疫组化对恶性黑色素瘤与各种类型痣的鉴别无帮助，也没有很可信的超微结构和分子遗传学指标。

下列形态特点有助于恶性黑色素瘤与各种非黑色素性恶性肿瘤的鉴别：①肿瘤细胞组织结构多样，似癌非癌、似肉瘤非肉瘤、似腺非腺多种结构。②细胞主要为两型细胞：梭形及上皮样。③细胞排列较松散，胞质丰富红染，形成横纹肌样细胞(胞质宽红染，核偏位，胞质内可有细颗粒：此种细胞常见于三种肿瘤：横纹肌肉瘤、肾内及肾外横纹肌样瘤以及恶性黑色素瘤)。④宽胞质红染或多染性上皮样或组织细胞样细胞，有豆芽瓣或八字形核。⑤肿瘤细胞核仁清楚，

红染，形成假包涵体样结构。再仔细寻找肿瘤细胞内有无黑色素颗粒。免疫组化染色黑色素细胞的特殊标记抗体阳性是最主要的诊断及鉴别诊断指标。

【扩散及转移】黑色素瘤可以水平式、放射状以及垂直性局部浸润性生长扩展，前者为表浅播散性，较晚侵及深部组织及淋巴管血管等，提示此型肿瘤浸润能力低，故预后较好；后两种生长方式形成结节状向深部生长浸润，易早期侵及深部，故预后较差。

黑色素瘤可发生淋巴管及血管转移。大多数病例首先发生局部淋巴结转移，继而发生远方淋巴结及器官的转移。此瘤一旦发生淋巴结转移，就容易发生较广泛血行转移；另外一些恶性黑色素瘤有倾向于早期发生血行转移的能力，不一定先有淋巴道转移，这种黑色素瘤有人称为亲血管性恶性黑色素瘤。在皮肤转移中，较早期通过血或淋巴道形成主瘤周卫星结节，进一步水平扩散形成表浅扩散型病变。少数病例发生所谓中途转移(in-transit metastases)现象，即在原发肿瘤与局部淋巴结之间发生皮肤及皮下组织的转移。这可能是与卫星结节相似的一种转移。

转移的恶性黑色素瘤可以形成继发的表皮内成分(嗜表皮转移)，需要注意与原发病灶鉴别。通常转移者真皮内部分远较表皮内部分宽，而原发病灶相反。

恶性黑色素瘤的预后与下列因素相关：①临床病理分期：主要是肿瘤的浸润及转移状况。②肿瘤浸润深度，这是无转移肿瘤预后的主要因素。通常可分为 5 级：Ⅰ级：局限于表皮内，即原位黑色素瘤；Ⅱ级：侵及真皮乳头层；Ⅲ级：充满真皮乳头层，但止于乳头层和网状层交界处；Ⅳ级：侵及网状层；Ⅴ级：侵入皮下组织。有报道Ⅰ级 5 年存活率为 95% 以上，Ⅱ级在 90% 以上，Ⅲ级为 88%，Ⅳ级为 66%，而Ⅴ级只有 15%。因此，诊断时最好注明浸润深度级别。③肿瘤厚度。④部位。⑤临床病理类型：结节型较差，其他三型较好。⑥分裂象计数：虽然意见尚不一致，但大多数学者认为分裂活性或分裂象计数是预后的一个重要指标。⑦炎症细胞反应：伴有明显淋巴浆细胞反应者预后较好；但也有相反意见，认为浆细胞浸润多者易发生淋巴结转移。⑧溃疡形成：表面有溃疡形成者预后较差，甚至有人认为溃疡大小也与预后有关。⑨有卫星结节形成者易发生淋巴结转移，预后也较差。⑩并存有良性痣：恶性黑色素瘤并存有良性痣，提示此黑色素瘤可能是痣恶变，而且可能较早，尚未完全破坏原有良性痣，故预后较好。其他如年龄、性别及妊娠等因素与预后的关系不肯定。其中最重要的因素是临床病理类型、分期及浸润深度等。

恶性黑色素瘤的治疗仍以早期完整切除为首选，近年来的靶向治疗和免疫疗法(特别是针对 PD-1)取得了显著成效。

(五) 皮肤淋巴造血组织肿瘤及肿瘤样病变

皮肤淋巴造血组织肿瘤及肿瘤样病变的分类多种多样，目前尚没有一致认可的分类系统，特别是对皮肤淋巴组织增

生性病变的分类,繁杂不一,有不少的重叠、混淆,并且随着认识水平的提高,综合组织学、临床、免疫学以及细胞遗传学特征,其中的很多病种被不断的归入各种类型的淋巴瘤。有鉴于此,对良性增生性病变的分类这里不做介绍,对非原发于皮肤的淋巴瘤建议参考2017年出版的WHO淋巴瘤分类,对原发于皮肤的淋巴瘤分类建议参考2005年出版的WHO/EORTC皮肤淋巴瘤分类及2017更新版,简介见表19-4。

表19-4 WHO/EORTC皮肤淋巴瘤分类(2005年)

皮肤T和NK细胞淋巴瘤
　菌样真菌病及亚型
　　佩吉特样网织细胞增生症(局部疾病)
　　亲毛囊性菌样真菌病
　　肉芽肿性皮肤松弛症
　Sezary综合征
　皮肤原发CD30+T细胞性淋巴增生性疾病
　　淋巴瘤样丘疹病
　　皮肤原发大细胞间变淋巴瘤
　皮下脂膜炎样T细胞淋巴瘤
　皮肤原发的外周T细胞淋巴瘤,非特定型
　皮肤原发外周T细胞淋巴瘤亚型
　　皮肤原发侵袭性、嗜上皮性、CD8+T细胞淋巴瘤
　　皮肤γ/δ+T细胞淋巴瘤
　　皮肤原发的小/中等大小CD4+多形性T细胞淋巴瘤
　　皮肤原发滤泡辅助T细胞淋巴瘤
　结外NK/T细胞淋巴癌,鼻型
　水疱性牛痘样皮肤T细胞淋巴瘤
　成人T细胞淋巴瘤/白血病
皮肤B细胞肿瘤
　皮肤原发边缘区B细胞淋巴瘤
　皮肤原发滤泡中心淋巴瘤
　皮肤原发弥漫大B细胞淋巴瘤,腿型
　皮肤原发弥漫大B细胞淋巴瘤,其他亚型
　　血管内大B细胞淋巴瘤
　　浆母细胞淋巴瘤
　　富于T和组织细胞的B细胞淋巴瘤
　　淋巴瘤样肉芽肿病
造血前体细胞肿瘤
母细胞性浆细胞样树突细胞肿瘤
其他可累及皮肤的T/NK细胞淋巴瘤
　前体T淋巴母细胞白血病/淋巴瘤
　T幼淋巴细胞白血病
　血管免疫母性T细胞淋巴瘤
　原发性系统性间变大细胞淋巴瘤
　血管内T/NK细胞淋巴瘤
　侵袭性NK细胞白血病
其他T/NK细胞淋巴瘤和白血病
其他可累及皮肤的B细胞淋巴瘤
　B淋巴母细胞白血病/淋巴瘤
　慢性淋巴细胞白血病/小淋巴细胞淋巴瘤
　套细胞淋巴瘤
　原发渗出性淋巴瘤
　淋巴浆细胞性淋巴瘤
　Burkitt及Burkitt样淋巴瘤
　浆细胞瘤及转移性骨髓瘤
　其他淋巴瘤
霍奇金淋巴瘤

以下介绍几种常见的皮肤淋巴造血组织肿瘤及肿瘤样病变:

1. 皮肤假淋巴瘤(cutaneous pseudolymphomas) 也称皮肤良性淋巴组织增生等,相当于淋巴结反应性增生。好发于头颈和四肢,通常为单发青紫色结节或斑块。其本质可能是对外伤、虫咬、服用药物或某种未知刺激的反应[21]。显微镜下表现为真皮内以淋巴细胞和组织细胞为主的炎细胞浸润,淋巴细胞成分为B细胞和T细胞的混合性增生。其组织形态及免疫表型特征相似于淋巴结的反应性增生。皮肤良性及恶性淋巴组织增生都有丘疹、红斑、斑块、斑片及结节状浸润或结节状皮损,皮损均可暂时消退,组织形态均可多种表现,对化疗及放疗均有反应等,故难以鉴别。皮肤淋巴组织增生良恶性鉴别要根据临床情况、病理组织学、免疫表型、分子病理以及预后等全面分析、鉴别,其要点参见表19-5。

根据上列各点全面分析大多数病例是能鉴别的,实在尚难鉴别的病例,可暂作良性报告,但要注明需密切随诊观察,必要时再取材。

2. 菌样真菌病或称蕈样肉芽肿(mycosis fungoides,MF) MF是原发于皮肤的亲表皮性T淋巴瘤,以表皮内小到中等大小的T淋巴细胞浸润为特征,约占皮肤原发淋巴瘤的50%。目前病因不明,可能与HLA特定亚型有关,也有研究提示与HTLV-1等病毒相关。常见于中老年人,常首发于躯干、下肢及女性乳房。临床经过表现为惰性,发展缓慢,持续时间长,后期可侵犯淋巴结及内脏器官。

【临床特点】临床经过可以分为三期:①红斑期:持续时间数月到数年,甚至数十年,平均为5~10年。常有瘙痒症状,表现为形态多样的非特异性皮疹。②斑块期:皮损常为浸润性斑块状,此期经过较短,一般经数月或稍长即可进入瘤块期。③瘤块期:出现结节或肿瘤样浸润,常有破溃。瘤块期可伴有淋巴结及内脏损害。斑块期或瘤块期可由前一期发展而来,也可起病时即为斑块期或瘤块期。各期病变也可以混合出现,取活检时要注意最好取斑块期或瘤块期皮损。皮损范围各例也不一样,有的较局限,有的较广泛,较局限者预后好。各期皮损均可暂时消退或缓解,MF发展较缓慢,尤其单独皮肤损害无淋巴结及内脏损害者持续无进展时间较长,一般经过数年。在疾病发展任何过程中均可发生红皮病。

需要指出的是,之前多认为Sézary综合征(SS)是MF的特殊亚型,而目前WHO/EORTC分类认为其是一种独立疾病。SS患者血中肿瘤性T细胞表达CCR7、L-selectin和CD27,而MF皮肤活检中的肿瘤性T细胞缺乏上述标记,但表达CCR4和CLA。两者鉴别常需要多点活检。

【病理组织学】

红斑期:此期病变较难诊断,常无明显特异性病变,似非特异性皮炎。但如下几点病变综合起来就有一定的特异性:①似非特异性皮炎,炎症细胞中有嗜酸性粒细胞,临床疑似诊断诊断为MF,病理组织学上炎症又难归其他;②表皮内散

表 19-5 皮肤淋巴组织良性及恶性增生的鉴别要点

要点	良性	恶性
外伤、药物等刺激的相关性	±	－
自行消退	＋	－，偶见自行消退
经过	有自限性	常为进行性
大小	较小(很少>5cm)	大小不一，常>5cm
表面破溃	极少	较常见
淋巴结病变	常无	较常见
生长方式	结节，膨胀式	结节，常为弥漫浸润
厚度	常较浅较薄	常较深较厚
细胞分布	常以真皮浅层为主(top heavy)，围绕血管和附属器	常以真皮深层为主(bottom heavy)，散在弥漫
细胞密度	较稀	较密
胶原分离	－	＋
在胶原之间单排索状排列	－	＋
生发中心或滤泡样结构	±	±
细胞成分	常多样，可有嗜酸性粒细胞及浆细胞	较单一(T细胞增生可多样)
功能转化	＋，常有吞噬核碎屑	－，常无吞噬
表皮反应	常有多种多样反应	常无(MF除外)
附属器官受侵破坏	－	＋
神经受累	－	＋
血管壁受侵破坏	－，但常有血管增生	＋
细胞异型性	－	＋
免疫表型	常多种表型混杂	较单一，常以一种为主
基因重排	±(95%以上无)	±(95%以上有)
克隆性	常为多克隆	常为单克隆

在少数异型淋巴细胞浸润，多位于基底层，可单个散在，也可三五成群，这些细胞周常有因假象而形成的透明空晕，常无棘细胞层水肿。Pautrier 小脓肿指紧密并列分布、界限清楚的表皮内淋巴细胞团簇(图 19-55)，对 MF 有高度诊断价值。

真皮层也有少数淋巴细胞浸润，散在分布或沿表皮与真皮交界处呈带状或线状分布，通常比表皮内淋巴细胞小。表皮及真皮内淋巴细胞核深染，不规则，电镜下显示为脑回样核的 T 淋巴细胞(图 19-56)。免疫组化标记表皮内淋巴细胞为 T 淋巴细胞；③真皮乳头层有难以用一般炎症解释的纤维组织

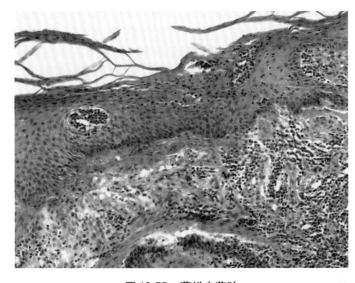

图 19-55 蕈样肉芽肿
图示 pautrier 脓肿

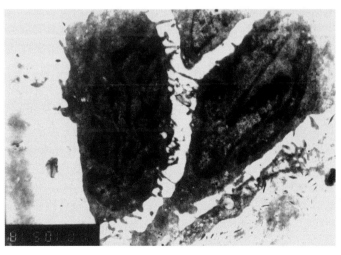

图 19-56 蕈样肉芽肿
电镜示肿瘤细胞核呈脑回状或指状

增生及纤维化。

斑块期:病变进展,但红斑期各种病变仍可见到。真皮乳头层纤维化及带状浸润更明显。表皮仍有明显银屑病样增生,以及带状苔藓样浸润,形成苔藓样-银屑病型组织结构(lichenoid-psoriasiform pattern),这是斑块期较为特异的病变。除表皮内及真皮内肿瘤性淋巴细胞较多,常形成明显带状浸润外,还可有真皮深层、甚至皮下组织浅层及毛囊等浸润。毛囊上皮可见黏液变性,也可发生毛囊黏液性斑秃。一半以上病例可见 Pautrier 小脓肿结构。此期组织学诊断较容易。

瘤块期:此期特点是有结节或肿块形成,主要位于真皮层,上皮内病变常减退,组织学上这些结节或瘤块主要由肿瘤性不典型淋巴细胞组成,常比前面两期细胞大,核分裂易见。MF 可向大细胞淋巴瘤转化。

几乎全部 MF 病例的免疫组化都显示 CD4+T 细胞克隆性增生,其他常有标记有 CD1 -、CD2 +、CD3 +、CD4 +、CD45RO+、CD5 +、CD7 +、CD8 -和 CD30 -。TCR 基因重排对早期病变明确诊断有重要意义。综合运用 PCR、基因重排以及显微切割等多种技术可以明显提高早期诊断率。

多数 MF 病例呈惰性过程,部分可自发退变。整体 5 年生存率约为 87%,特别是 T_1 期病例基本不影响生命周期。年龄、分期及是否出现皮肤外病变是重要预后相关因素[22]。

3. 皮下脂膜炎样 T 细胞淋巴瘤(subcutaneous panniculitis-like T-cell lymphoma)　这是一型少见的皮肤外周 T 细胞淋巴瘤,也称为亲脂性 T 细胞淋巴瘤、皮下脂肪组织 T 细胞淋巴瘤,WHO/EORTC 定义为具有脂膜炎样组织学特点和 αβ+T 细胞表型的 T 细胞淋巴瘤。以前的组织细胞性脂膜炎多属于该型淋巴瘤。临床上主要表现为腿部单发或多发性皮下结节样或结节红斑性皮损,常伴有全身症状如发热、疲乏、体重减轻及嗜血综合征等。无皮肤外播散时常呈惰性过程,伴嗜血综合征时常更具侵袭性。5 年生存率约为 80%。

【病理组织学】肿瘤性淋巴细胞局限于皮下组织,主要累及脂肪小叶而呈小叶性脂膜炎样分布形式,典型病例的表皮和真皮无受累。肿瘤性 T 细胞可从小到大都有,具有浓染的不规则核。肿瘤性 T 细胞常围绕脂肪细胞分布而呈花边样。可见大量组织细胞,也可出现肉芽肿,会造成诊断困难,特别是在细针穿刺活检中。脂肪组织可坏死,伴有多量成熟淋巴细胞、浆细胞以及纤维细胞等反应性细胞增生浸润,有时可见大的嗜细胞性组织细胞("豆袋细胞")内含有细胞碎片或红细胞。脂膜囊性变认为是非特异性退行性改变。

皮下脂肪组织 T 细胞淋巴瘤通常免疫组化 CD3、CD45RO、CD43 和 CD8 阳性,而 CD4、CD30 和 CD56 阴性,大部分 EBV 阴性。根据定义 TCRαβ+,重排常可确认。

4. 血管内淋巴瘤(intravascular lymphoma)　过去曾称为恶性(系统性、增生性、肿瘤性)血管内皮细胞病,肿瘤常呈多器官分布,最常见器官是皮肤、脑及肺等,其他器官较少累及。皮肤病变可以是孤立性,也可以是多器官损害之

一[23]。特征性表现为血管管腔内不典型淋巴样细胞增生,有时可以累及血管壁,大多为中到大 B 细胞,罕见情况下也可为 T 或 NK 细胞(EBV 相关)。免疫组化有助于与真正的反应性的皮肤血管内皮瘤病鉴别。有研究提示,对淋巴细胞运输和跨血管迁移起重要作用的 CD29 和 CD54 表达缺失在发病中可能起重要作用。

（六）神经内分泌细胞分化肿瘤

皮肤具有神经内分泌细胞分化的肿瘤包括 Merkel 细胞癌、副节瘤、类癌、非典型性类癌、大细胞性神经内分泌癌、混合性小细胞癌(Merkel 细胞癌伴鳞状上皮或附属器分化)、皮肤其他类型癌伴神经内分泌分化(此种分化细胞少于50%;大于50%者改称为神经内分泌癌)。

Merkel 细胞癌(Merkel cell carcinoma):过去曾称皮肤的神经内分泌癌、小细胞癌等,现在来看是不同的病变实体。主要发生于老年人,最常见于阳光暴露部位如头颈部和四肢。临床上难以与其他皮肤肿瘤区别,常表现为红色结节状肿物,可发生溃疡。显微镜下肿瘤位于真皮或皮下组织,通常表皮不受累。组织学上相似于肺的小细胞癌,大小较一致的小圆到卵圆细胞弥漫浸润真皮甚至皮下组织,有时可有梁状或巢状排列。胞质量少,双嗜性,呈环状位于核周。细胞界限不清。细胞核圆形空泡状,具有典型的颗粒状染色质和多个小核仁。可见大量分裂象和碎裂核。可有坏死。间质中含有较多血管,血管内皮细胞肿胀。免疫组化 Merkel 细胞癌 CK20、CK19 和 CAM5.2 呈特征性核旁点状阳性,NSE、EMA、CgA 和 NF 通常阳性,TTF-1 阴性(可与肺小细胞癌鉴别),S-100 和 Vimentin 常阴性。值得注意的是,Merkel 细胞癌 OCT4、PAX5 和 PAX8 常阳性。有时 CK20 阴性而 CK7 阳性,罕见情况下有 CK20 和 CK7 双阴性的报道[24]。近50%的病例有 6 号染色体三体。新近研究发现多瘤病毒克隆性整合入人类基因组可能是大多数 Merkel 细胞癌的发生机制,其特定表达的蛋白可以利用免疫组化(单抗 CM2B4)的方法予以证实,具有特异性,在 Merkel 细胞癌的诊断、分类以及以后的靶向治疗方面具有重要意义。约 1/3 病例有PDGFRA 突变。Merkel 细胞癌侵袭性较高,超过75%的病例发现局部淋巴结转移常见,甚至有仅见淋巴结内病变而未发现原发病灶的报道。远处转移发生在超过 1/3 的病例,易生于皮肤、肺、肝、骨和脑。预后不佳的组织学特征包括侵及淋巴脉管、肥大细胞数量多、血管密度增高、肿瘤细胞小以及高分裂数。

【鉴别诊断】

(1) 淋巴瘤:细胞排列较松散,无明显巢及索状排列,经常为多灶性,无腺癌或鳞癌分化。

(2) 转移性小细胞癌:瘤体主要在皮下,而非真皮。常为多发。在肺、膀胱及食管等常可查见原发性小细胞癌。

(3) 小细胞性恶性黑色素瘤:常有表皮内恶性黑色素瘤细胞浸润,部分细胞内有黑色素,少数细胞显示恶性黑色素瘤分化特点,如细胞松散、红染胞质、核仁清楚等。

（4）PNET：有真性 H-W 菊形团伴中央神经纤维样物质。除以上形态特点外，免疫组化在鉴别诊断中发挥着更重要的作用。免疫组化结果鉴别困难时，电镜和分子病理有一定帮助。

（七）纤维组织细胞分化肿瘤

良性（含瘤样病变）：皮肤纤维瘤、皮肤纤维组织细胞瘤、硬化性纤维瘤、瘢痕疙瘩、结缔组织痣、结节性筋膜炎、瘤样纤维组织增生、掌跖瘤样纤维组织增生、钙化性筋膜纤维瘤、指垫结节、婴儿型指部纤维瘤、婴儿型纤维错构瘤、幼年性玻璃样变纤维瘤、先天性瘤样纤维组织增生或称婴幼儿性肌纤维组织增生、韧带样瘤、皮肤胶原纤维瘤、结节性硬化、弹力纤维瘤、纤维上皮性息肉、毛囊周纤维瘤、面部纤维性丘疹、血管纤维瘤、腱鞘纤维瘤、指部纤维骨性假瘤或纤维骨性假瘤以及巨细胞性成纤维细胞瘤等。

恶性：纤维肉瘤、隆突性皮肤纤维肉瘤、恶性纤维组织细胞瘤（多形性未分化肉瘤）、低度恶性非典型性纤维组织细胞瘤。

1. 皮肤纤维瘤（dermatofibroma）　又称纤维组织细胞瘤，实质上是一种瘤样纤维组织增生，常发生于中青年，可以单发或多发，多见于四肢，一般不超过 1cm。生长缓慢，但初期生长较快。常有自限性，可以自行消退。少数病例有家族性。少数可局部复发，转移罕见。

【病理组织学】表现为结节状肿物，界限不清，常位于真皮浅层，可累及皮下。由不同比例的成纤维细胞样细胞、组织细胞和血管混合构成。三种成分中以一种为主时过去曾分别命名为"结节性皮下纤维病"、"组织细胞瘤"和"硬化性血管瘤"，目前分别称为皮肤纤维瘤的纤维胶原亚型、组织细胞亚型和血管瘤样亚型。近年也命名了很多其他亚型，参见表 19-6。核分裂数和 Ki-67 指数都很低。当有较明显组织细胞时可称为皮肤良性纤维组织细胞瘤。当小血管增生明显，血管周有明显纤维组织增生（小血管硬化），常伴有出血及含铁血黄素形成，称为血管周细胞样纤维组织细胞瘤（以前曾称为硬化性血管瘤）。有明显含铁血黄素沉着者可称为含铁血黄素性组织细胞瘤。局部被覆表皮常有不同程度增生，角化亢进及基底层色素沉积等变化，这也是重要提示性病变。

表 19-6　皮肤纤维瘤组织学亚型

纤维胶原亚型	怪异细胞亚型
席纹亚型	破骨细胞亚型
富于细胞亚型	肌成纤维细胞亚型
组织细胞亚型	黏液样亚型
脂质化亚型	瘢痕疙瘩样亚型
血管瘤样亚型	衰退血管瘢痕亚型
动脉瘤样亚型	栅栏样亚型
透明细胞亚型	萎缩亚型
颗粒细胞亚型	皮下亚型
光晕亚型	混合亚型

皮肤非典型性纤维组织细胞瘤（cutaneous atypical fibrous histiocytoma）也称为非典型性纤维黄色瘤，目前 WHO 将其归入皮肤纤维瘤的富细胞亚型（Cellular fibrous histiocytoma）。认为此瘤是细胞学上有非典型性的良性肿瘤（图 19-57），有低度复发风险，转移罕见，因此应完整切除。

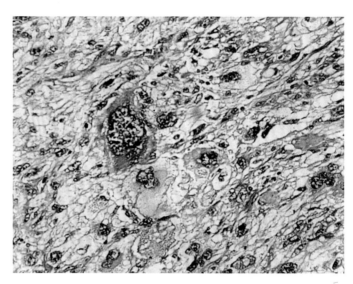

图 19-57　皮肤非典型性纤维组织细胞瘤
图示肿瘤组织中散在有单核及多核瘤巨细胞

2. 隆突性皮肤纤维肉瘤（dermatofibrosarcoma protuberans，DFSP）　这是皮肤真皮组织发生的以梭形细胞分化为主的低度恶性或交界性肿瘤，临床上有明显的缓慢增长的单结节或多结节状隆起，好发于年轻和中年人的躯干和四肢近端。约 40% 的病例初始诊断时并不隆起。

【病理组织学】包括：①肿瘤位于真皮层，无包膜，成单结节或多结节状。肿瘤组织经常侵及真皮深层及皮下，肿瘤组织包围但不破坏附属器，罕见侵及深层肌肉组织。常见表浅界限带，有时累及表皮伴溃疡形成。②肿瘤细胞较丰富，主要由椭圆及梭形细胞构成，较一致，细胞核较肥胖。有较

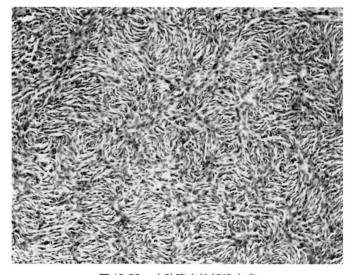

图 19-58　皮肤隆突性纤维肉瘤
图示肿瘤细胞梭形，形成编席样结构

明显编席样结构(图19-58),分裂象较少(<5个/10HPF)。③常无出血坏死及明显粗大胶原纤维,薄壁小血管随机分布。④可出现明显的黏液变性、巨细胞及灶性肉瘤样区域。

值得指出的是,罕见的色素型DFSP占1%~5%,肿瘤组织内有明显梭形黑色素细胞,此型又称为Bednar瘤或色素性编席样神经纤维瘤,肿瘤细胞有黑色素及神经外胚层分化,免疫组化CD34、S-100(色素细胞)和Vimentin均阳性,HMB45阴性,可与黑色素瘤鉴别。目前该亚型尚未见转移报道。

DFSP免疫组化Vimentin和CD34阳性(强而恒定,有诊断意义),S-100、HMB-45、Keratin以及FⅫⅠa阴性。DFSP的主要鉴别诊断包括皮肤纤维瘤(表19-7)及其他梭形细胞肿瘤,特别是CD34+的梭形细胞肿瘤,免疫组化具有重要鉴别意义,困难时分子病理可提供一定帮助。

研究表明几乎全部DFSP都具有COL1A1基因和PDGFB基因融合——大多归因于t(17;22)(q22;q13)相互易位,进而引起PDGFR的过表达。这成为其对靶向药物Imatinib(一种酪氨酸激酶抑制剂,首先被批准用于治疗GIST)反应良好的分子基础。COL1A1-PDGFB融合基因也被发现于其他几种肿瘤,特别是巨细胞性成纤维细胞瘤,加上两者在临床及形态上的重叠、甚至复发后相互转换,目前倾向认为是同一肿瘤的不同表现形式。

DFSP建议广泛切除,有建议保留5cm的切缘。超过1/3局部切除后复发,转移罕见。放疗可减少复发,化疗效果不明显。DFSP可进展为纤维肉瘤以及恶纤组等多种肉瘤。进展为纤维肉瘤同微卫星不稳定和P53突变相关。DFSP的整体5年生存率约为99.2%。

(八)血管或血管内皮细胞及淋巴管分化肿瘤

良性:婴儿型毛细血管瘤、成人型毛细血管瘤、海绵状血管瘤、肉芽肿性血管瘤、上皮细胞样或组织细胞样血管瘤、疣状血管瘤、肢端动静脉性血管瘤、获得性丛状血管瘤、淋巴管瘤、获得性进行性淋巴管瘤、遗传性出血性血管扩张症、匍行性血管瘤、血栓性毛细血管动脉瘤、血管内乳头状内皮细胞增生、上皮样血管瘤、杆菌样血管瘤、婴幼儿型良性血管内皮瘤及反应性血管内皮细胞增生。

中间恶性:网状型血管内皮瘤、鞋钉样血管内皮瘤、复合型血管内皮瘤、Kaposi肉瘤。

恶性:上皮样血管内皮瘤、血管肉瘤。

血管性肿瘤的分类近年变化较大,部分意见也尚未统一。比较一致的意见是将原来的血管周细胞类的肿瘤归入了孤立性纤维性肿瘤(形态重叠,均CD34阳性),恶性肿瘤中鉴于血管肉瘤和淋巴管肉瘤的形态和免疫组化等方面的重叠、混淆,并且对临床无特殊意义,倾向于不再区分两者而统一诊断为血管肉瘤。存在分歧的是对上皮样血管内皮瘤的分类归属上,主流(WHO)直接归类为恶性,认为恶性度相似于血管肉瘤,也有归类为中间(交界、低度)恶性,有人建议利用相关因素进行危险度分层,使用高危组和低危组更有利于临床实践。本章仅举例几种常发生于皮肤的病变,其他请参考软组织章节及相应专著。

1. 化脓性肉芽肿(pyogenic granuloma) 一种常见良性血管肿瘤,常发生于牙龈、口唇、手指和面部。表面常形成溃疡、易出血,自发消退并不常见。大部分病例病因不明显,激素可能起一定作用。主要组织病理特点有:①低倍镜下肿瘤位于皮肤或黏膜水平面以上,常有唇状边缘。②最重要的特点是以毛细血管为主的血管增生形成分叶状结构(图19-59)。小叶的分布不同于炎性肉芽组织垂直于表面的形式,

表19-7 DFSP与皮肤纤维瘤的鉴别诊断

鉴别点	DFSP	皮肤纤维瘤
常见部位	躯干、腹股沟	四肢
大小	大小不等	较小
生长方式	单一席纹状	短束状,随机分布
细胞形态	纤细梭形细胞,很少或无继发成分	肥胖梭形细胞,常混有炎细胞、吞噬含铁血黄素细胞和巨细胞
出血	无	偶尔
皮下播散	常见且广泛	偶见且局限
CD34染色	弥漫强阳	少数病例局灶阳性[25]
P75染色	95%+	-
CD44染色	-	+
APO-D染色	强阳	-
D2-40染色	-	+
COL1A1-PDGFB融合基因	+	-
局部复发	>1/3	5%
转移	罕见;伴肉瘤成分时升高	个别病例报道
恶变	偶见	个别病例报道

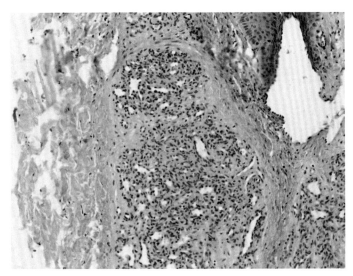

图 19-59 化脓性肉芽肿
低倍示以毛细血管为主的血管增生形成分叶状结构

并且不会随时间消退。③常继发有溃疡、水肿、出血、炎症细胞浸润及纤维化,而遮盖部分病变本质。④增生内皮细胞形成大小不一毛细血管型血管,少数内皮细胞稍肥胖,偶可见分裂象。⑤近表面小叶较大而疏松,有明显毛细血管及较大分支管腔。深部小叶致密富于细胞,可见小的不易识别的管腔。⑥小叶间有黏液样或纤维组织分隔。

2. 上皮样血管瘤(epithelioid hemangioma) 又称组织细胞样血管瘤、血管淋巴样增生伴嗜酸性粒细胞增多、炎性血管瘤结节等,是一种良性血管肿瘤,血管分化好,被覆内皮细胞肥胖呈上皮样(组织细胞样),胞质丰富、嗜双染或嗜酸性,累及皮下组织的病变常伴有一小动脉,多数病例富于淋巴细胞和嗜酸性粒细胞。年轻到中年人常见,女性多发,表现为单发或多发粉红丘疹或结节,好发于面部、头皮和耳部,特别是耳后区域。其组织学特征包括:①皮下和(或)真皮的局限性的血管和炎细胞密集;②血管包含厚壁和薄壁两种,被覆肥胖内皮细胞;③肥胖内皮细胞也可呈簇增生,实团状,有时可见小腔隙。内皮细胞呈"上皮样"外观,细胞核大,胞质丰富、嗜酸性——是该病的特征。核分裂可见。有时可见较大血管腔内的"上皮样"细胞增生;④间质包含不同比例和数量的淋巴细胞(有时可见淋巴滤泡形成)、嗜酸性粒细胞和肥大细胞。间质可出现纤维化或黏液变——也是该病的一个特征。

该病主要需和 Kimura 病鉴别,后者内的血管内皮细胞通常扁平、并不肥大,血管轴索少见,同时淋巴细胞和嗜酸性粒细胞更明显。上皮样血管瘤很少像 Kimura 病那样出现外周血嗜酸性粒细胞增多和 IgE 升高。上皮样血管瘤的术后复发率约为 10%,而 Kimura 病约为 75%。上皮样血管瘤患者的淋巴结通常正常,而超过一半的 Kimura 病伴有局部淋巴结病。

3. Kaposi 肉瘤(Kaposi's sarcoma,KS) 一种局部侵袭性的内皮肿瘤或瘤样病变,常表现为皮肤的斑片、斑块或结节,

也可累及黏膜、淋巴结及内脏。分为四种不同的临床病理类型:经典型、非洲(地方流行性)型、免疫抑制治疗相关型(医源性)以及 HIV 相关(流行)型。经典型 KS 主要发生在 40~60 岁男性,大多局限于下肢、特别是小腿和足部皮肤,内脏是否受累可能和不同 HHV8 血清型有关。经典型呈慢性病程,可有自发消退,很少直接因该型死亡。非洲型 KS 包含三种主要亚型,整体上男性患者明显居多,常合并 EBV 感染,该型 2 年死亡率约为 5%(HIV-),而 HIV 相关型 KS 为 45%。免疫抑制治疗相关型 KS 可出现在免疫抑制治疗开始不久,随着治疗中止而自发消退,较经典型侵袭性高,死亡常发生在病变广泛播散后。HIV 相关型 KS 主要由 HIV-1 引起,随着广泛采用高效抗反转录病毒疗法治疗 AIDS,该型发生率在西方国家明显下降。该型皮损主要分布在躯干、上肢和头颈部,也常累及黏膜和内脏。该型病程多样,部分病变可自发消退,多死于机会性感染。HHV8(Human herpes virus 8,人疱疹病毒 8 型)感染被认为是主要的致病因素,非性水平传播被认为是最主要途径。各型 KS 的病理组织学表现相同。

【病理组织学】可以分为三个时相:斑片期、斑块期以及结节期。早期斑片病变在真皮内区域出现部分围绕原有血管的、不规则、常呈锯齿状的增生性血管腔。这是特征性表现,称为"海角征"。增生性血管也出现在附属器附近和胶原束间,管壁薄,被覆肥胖或不明显内皮细胞。间质可见散在成团的血管周淋巴细胞、浆细胞,也可见红细胞渗出及含铁血黄素沉积。

斑块和结节期病变在真皮内可见增生的梭形细胞呈束状交错,裂隙样血管直接相连、分界不清(图 19-60)。血管和梭形细胞比例多样。可见炎细胞浸润,以淋巴细胞和浆细胞为主。肿瘤周边可见扩张的薄壁血管。梭形细胞显示不同程度的核多形性,可见核分裂。红细胞可出现在管腔内,也可外渗到组织中。

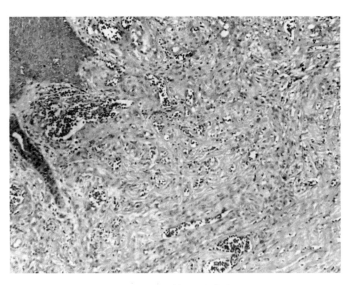

图 19-60 Kaposi 肉瘤
图示肿瘤细胞主要为梭形成纤维细胞样分化,掺杂裂隙状的血管分化

各型 KS 中,在梭形细胞、吞噬细胞或间质中可见成簇的嗜酸性透明小球,大小从显微镜下刚刚可见到大于红细胞大小,PAS 阳性且有自发荧光性。该透明小球可能是被吞噬的退变红细胞碎片。KS 各期均可见吞噬红细胞现象。

免疫组化肿瘤表达 HHV-8(LNA-1)、CD31、CD34、D2-40、FⅧ相关抗原以及降钙素受体样受体。几乎全部病例 HHV8 都阳性(HHV8 目前也被认为是多中心性 Castleman 病和原发性渗出性淋巴瘤的致病因素),早期斑片期主要表达在裂隙样血管的内皮细胞,而结节期主要表达在梭形细胞。免疫组化 HHV8 阴性的病例,采用更灵敏的 PCR 法常能发现 HHV8 的存在。

在早期需要与血管增生性病变以及纤维组织细胞瘤进行鉴别。KS 中的血管通常更不规则。晚期侵袭期需要与其他侵袭性肉瘤如梭形细胞血管肉瘤鉴别。免疫组化在诊断和鉴别诊断中起着重要作用。

(九)皮肤转移性肿瘤及皮肤 Paget 病

1. 皮肤转移性肿瘤　任何肿瘤都可转移到皮肤,可以经由脉管瘤栓转移而来,也可经由组织间隙或脉管直接播散而来,少见情况可以由医源性(如穿刺针道、手术切口)播散而来。回顾性研究表明,皮肤转移在全部转移中大约占 10%,通常意味着肿瘤晚期,预后较差。

区分原发还是转移对评估预后和决定治疗方式具有非常重要的意义,但单纯依靠形态学往往非常困难,需要结合病史、查体以及影像学等综合判断。明确肿瘤来源则更困难,尽管谨慎地应用一些辅助技术手段(如免疫组化和电镜等)可以获得很有价值的提示,但有时候仍然不能明确。

2. 乳腺及乳腺外 Paget 病(Paget disease)　Paget 病分为乳腺及乳腺外型,前者 95% 以上有乳腺原位或浸润性导管癌。乳腺外 Paget 病少见,约占全部 Paget 病的 6.5%,最常见于大阴唇、阴囊、会阴及肛周,其次是腋窝。其发生机制尚有争议,多认为是多种来源。约 25% 病例伴有皮肤下方附属器癌,多为大汗腺型癌,10%～15% 患者伴有内脏恶性肿瘤,如前列腺癌、直肠癌、膀胱癌、宫颈癌以及尿道癌。因而诊断 Paget 病后要查找深部相关肿瘤可能。仍有较大比例病例未发现有相应基础肿瘤病变,发生机制可能包括有未检出的原位附属器癌或在皮肤或汗腺导管直接发生。Paget 病通常进展缓慢,有相应附属器癌或内脏癌的病例预后差,死亡率超过 50%[26]。

组织学表现乳腺 Paget 病相似于乳腺癌,而乳腺外 Paget 病在表皮内出现多少不等的恶性腺样分化的上皮细胞,胞质丰富淡染,透明或富于黏液,核大而多形,部分核仁明显,称为 Paget 细胞(图 19-61)。核分裂通常可见。病变早期 Paget 细胞单个或小团状在表皮基底和副基底区排列。随着病程迁延 Paget 细胞累及表皮全层,但仍以基底区明显,可累及毛囊和汗腺。Paget 细胞很少累及真皮。表皮常有角化过度和角化不全。真皮浅部常有慢性炎细胞浸润。罕见情况下有色素性 Paget 病的报道。Paget 病罕见有累及淋巴结

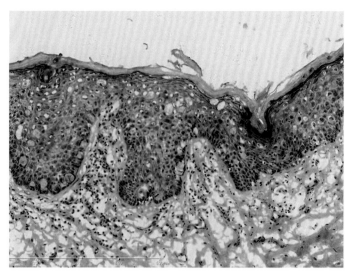

图 19-61　Paget 病
表皮内有胞质透明的 Paget 细胞

的报道。

Paget 细胞的特殊染色以及免疫组化的表达有异质性,常与邻近部位的腺体相似。乳腺 Paget 病细胞黏液染色常阴性,而乳腺外 Paget 病细胞常含丰富黏液、黏液染色阳性。免疫组化方面通常乳腺 Paget 病相似于乳腺癌,而乳腺外 Paget 病表达 Ber-EP4、CEA、EMA 和低分子量 CK(如 CK7、CK19)。外阴部位的 Paget 病常表达 GCDFP-15(一种大汗腺上皮标记物)、AR(雄激素受体)、MUC1 和 MUC2;相对的会阴区 Paget 病常表达 CK20(类似结直肠腺体)(往往伴发直肠癌)。近来有报道表明 CD23 和 CD5 在乳腺及乳腺外 Paget 病中均表达。

Paget 病需与佩吉特样鲍温病、佩吉特样角化不良、佩吉特样黑色素瘤以及罕见的透明细胞丘疹病鉴别。与前三种的鉴别点是乳腺外 Paget 病细胞内通常含有黏液,再谨慎借助相应的特殊染色和免疫组化等应能鉴别开,如 syndecan-1 在佩吉特样鲍温病胞膜阳性、在乳腺外 Paget 病胞质阳性,P63 在原发性外阴部 Paget 病阴性、而在鲍温病和尿道癌相关的乳腺外 Paget 病阳性。但应考虑到伴发而同时存在两种病变的可能。与第四种病的鉴别比较困难,从组织学形态、黏液染色以及免疫组化等方面都相似于乳腺外 Paget 病,难以区分,这时临床情况就起着非常重要的作用。透明细胞丘疹病是一种罕见疾病,以年轻人面部和躯干部的多发(5 个到多于 100 个)无症状白色丘疹为特征,部分可自发消退。

（刘跃华　王文泽）

参考文献

[1] Patterson JW. Weedon's Skin Pathology[M]. 4th ed. Elsevier, 2016.

[2] Stacey E Mills MD JKGM, Jason L Hornick MD PhD, Teri A. Longacre MD, et al. Sternberg's Diagnostic Surgical Pathology[M]. 6th ed. LWW, 2015.

［3］ Dirk Elston MD TFM,Christine J. Ko MD,Steven Peckham MD,et al. Dermatopathology:Expert Consult-Online and Print［M］. 2nd ed. Saunders,2013.

［4］ J. Eduardo Calonje MD DipRCPath TBMPF, Alexander J Lazar MD PhD,Phillip H. McKee MD FRCPath. Mckee'S Pathology of The Skin［M］. 4th ed. Saunders,2011.

［5］ Mutasim DF. Practical Skin Pathology［M］. Springer,2015.

［6］ Attilio Orazi LMW,Kathryn Foucar,Daniel M. Knowles. Knowles' Neoplastic Hematopathology［M］. 3rd ed. LWW,2014.

［7］ Christopher D. M,Fletcher JAB,Pancras C. W,et al. WHO Classification of Tumours of Soft Tissue and Bone［M］. 4th ed. Lyon:IARC,2013.

［8］ FRCPath CDMFM. Diagnostic Histopathology of Tumors:Expert Consult-Online and Print［M］. 4th ed. Churchill Livingstone,2013.

［9］ John R. Goldblum MD, Andrew L, et al. Enzinger and Weiss's Soft Tissue Tumors:Expert Consult:Online and Print［M］. 6th ed. Saunders,2013.

［10］ MD DJD. Diagnostic Immunohistochemistry:Theranostic and Genomic Applications,Expert Consult:Online and Print［M］. 4th ed. Saunders,2013.

［11］ Kitamura S,Yanagi T,Imafuku K,et al. Seborrheic keratosis arising on an epidermal nevus with HRAS p. G13R mutation［J］. Int J Dermatol,2017,56(9):e177-e180.

［12］ Yang MY,Kim JM,Kim GW,et al. The clinical and histopathological characteristics of early-onset basal cell carcinoma in Asians. Journal of the European Academy of Dermatology and Venereology［J］. JEADV 2017,31:75-80.

［13］ Waalboer-Spuij R,Hollestein LM,van de Poll-Franse LV,et al. Histological diagnosis of basal cell carcinoma is not associated with life expectancy in elderly Dutch people:a population-based cohort study［J］. The British journal of dermatology,2017.

［14］ Takai T:Advances in histopathological diagnosis of keratoacanthoma［J］. The Journal of dermatology,2017,44:304-414.

［15］ Velez MJ,Thomas CL,Stratton J,et al. The Utility of Using Immunohistochemistry in the Differentiation of Metastatic,Cutaneous Clear Cell Renal Cell Carcinoma and Clear Cell Hidradenoma［J］. Journal of cutaneous pathology,2017.

［16］ Brett MA,Salama S,Gohla G,et al. Endocrine Mucin-Producing Sweat Gland Carcinoma,a Histological Challenge［J］. Case reports in pathology,2017,2017:6343709.

［17］ Yamamoto Y,Nakamura T,Koyama H,et al. Sebaceous carcinoma of the breast:a case report［J］. Surgical case reports,2017,3:38.

［18］ Otero MN,Trujillo CP,Parra-Medina R,et al. Metastatic Malignant Pilomatrixoma in an 8-Year-Old Girl Misdiagnosed as a Recurrent Pilomatrixoma［J］. The American Journal of dermatopathology,2017,39:e41-e43.

［19］ Daltro LR,Yaegashi LB,Freitas RA,et al. Atypical cellular blue nevus or malignant blue nevus［J］? Anais brasileiros de dermatologia,2017,92:110-112.

［20］ Ko J,Matharoo-Ball B,Billings SD,et al. Diagnostic Distinction of Malignant Melanoma and Benign Nevi by a Gene Expression Signature and Correlation to Clinical Outcomes. Cancer Epidemiol Biomarkers Prev. 2017 Jul;26(7):1107-1113.

［21］ Staser K,Abner S,Anadkat M,et al. Injection-Site Cutaneous Pseudolymphoma Induced by a GM-CSF-Producing Tumor Cell Vaccine［J］. JAMA dermatology,2017.

［22］ Cengiz FP,Emiroglu N,Ozkaya DB,et al. Prognostic Evaluation of Neutrophil/Lymphocyte Ratio in Patients with Mycosis Fungoides［J］. Annals of clinical and laboratory science,2017,47:25-28.

［23］ Brunet V,Marouan S,Routy JP,et al. Retrospective study of intravascular large B-cell lymphoma cases diagnosed in Quebec:A retrospective study of 29 case reports［J］. Medicine,2017,96:e5985.

［24］ Le MD,O'Steen LH,Cassarino DS. A Rare Case of CK20/CK7 Double Negative Merkel Cell Carcinoma［J］. The American Journal of dermatopathology,2017,39:208-211.

［25］ John AM,Holahan HH,Singh P,et al. When Immunohistochemistry Deceives Us:The Pitfalls of CD34 and Factor XIIIa Stains in Dermatofibroma and Dermatofibrosarcoma Protuberans［J］. Skinmed,2017,15:53-55.

［26］ Onaiwu CO,Salcedo MP,Pessini SA,et al. Paget's disease of the vulva:A review of 89 cases［J］. Gynecologic oncology reports,2017,19:46-49.

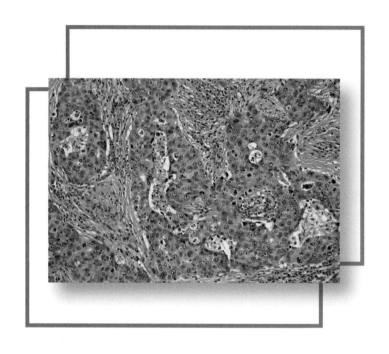

第二十章

眼 和 耳

第二十章　眼　和　耳

第一节　眼

眼部接受病理检查的较常见疾病是来自眼睑、结膜、角膜、葡萄膜、视网膜、眼眶及泪器的部分疾病[1]。

一、眼　睑

眼睑主要由皮肤、肌肉、睑板和结膜组成。眼睑覆盖于眼球表面，外侧为皮肤，表面被覆复层鳞状上皮，内侧为结膜，内衬菲薄的结膜上皮。眼睑的皮脂腺包括睫毛根部毛囊所属的蔡氏腺（Zeis腺）、和眼睑内的睑板腺，后者又称麦氏腺（Meibom腺）；此外可见大汗腺（Moll腺）和小汗腺。

（一）眼睑囊肿

眼睑皮肤和睑缘的良性囊肿常见，可来自蔡氏腺、大汗腺或睑板腺的潴留和囊性扩张，约占眼睑切除病变的1/3。

最常见的是皮脂腺囊肿和表皮样囊肿，另一个相对常见的是大汗腺囊肿。有时大汗腺及小汗腺的囊性肿瘤如囊性乳头状汗腺瘤也可表现为囊性病变。

（二）炎症

眼睑的炎症由病原菌、化学和物理刺激因子引起。也可发生其他非感染性炎症，如固定性药疹、过敏或系统性皮肤疾病等。

1. 睑腺炎（hordeolum）　睑腺炎又称麦粒肿。系指眼睑腺体的急性化脓性炎症，临床以疼痛、肿胀、多泪为特点。睑板腺受累时形成较大的肿胀区，称为内睑腺炎，眼睑蔡氏腺或大汗腺感染则称为外睑腺炎。

2. 睑板腺囊肿（chalazion）　又称为霰粒肿，多见于青少年和中年人。多发于上睑。是睑板腺的特发性慢性非化脓性炎症。典型表现为睑板皮下有与皮肤无粘连的无痛性结节。由于脂类物质在蔡氏腺和睑板腺内积存，挤压邻近组织,并引发肉芽肿。镜下通常有一个纤维结缔组织包囊,囊内含睑板腺分泌物及包括巨噬细胞在内的慢性炎症细胞浸润,形态类似结核结节,但不形成干酪样坏死。需要进行鉴别的疾病包括皮脂腺癌、基底细胞癌、转移性肿瘤及其他软组织肿瘤。

(三) 肿瘤及瘤样病变

1. 黄斑瘤(xanthelasma)或黄色瘤(xanthoma)　常见于中老年人的上睑内侧,双侧对称,有时波及下眼睑。患者无自觉症状。病变发展缓慢,大小一般为数毫米至2cm不等。患者血脂正常或增高。肉眼为橘黄色针头大或豆大的丘疹或软的扁平黄色斑,边缘明显,与周围正常皮肤境界清楚。

【光镜】在皮下和真皮层内可见大片含脂性物质的组织细胞,细胞大,胞质淡染或泡沫状,细胞主要环绕血管及皮肤附属器周围。冷冻切片苏丹Ⅲ或Ⅳ染色胞质呈阳性反应。本病需要与瘤型麻风鉴别,麻风细胞更大,麻风杆菌染色阳性。

2. 淀粉样变性(amyloidosis)　眼部淀粉样变性可分为原发性和继发性。原发性淀粉样变性是眼部淀粉样变性中最常见的类型,病变主要累及结膜和睑板[2]。多种疾病可以引发淀粉样物质的沉着,如系统性浆细胞增生、多发性骨髓瘤、巨球蛋白血症等。继发性淀粉样变性主要由感染和炎症慢性刺激所致。

【光镜】在慢性炎症背景中有粉染均质无结构物质沉积在细胞外或血管壁内。刚果红染色后淀粉样物质呈砖红色,背景不着色或淡黄、淡红色,偏振光显微镜下呈绿色双折光。甲基紫染色后淀粉样蛋白呈深红色,其他组织呈紫色[3]。

3. 血管瘤(hemangioma)　较常见,多为先天性,大多数出生时已经存在。常见以下类型:

(1) 毛细血管瘤(capillary hemangioma):又称血管痣,于出生时即出现。典型的病变为紫红色,轻微隆起,质软,表面有小凹陷。肿瘤可累及上下睑。可为分叶或结节状肿块,一般生长缓慢,有的终生不变。单纯发生于眼睑者,多在1岁后停止生长,以后逐渐消退。病变累及眶内者,自发消退少见。

【光镜】病变由毛细血管小叶混杂疏松纤维性间隔组成。早期不成熟病变内皮细胞肥大。退行期间质纤维化,纤维隔增厚,毛细血管管腔完全闭塞后,血管瘤可皱缩而自行消退。

(2) 海绵状血管瘤(cavernous hemangioma):较前者少见。出生后不久即出现。多生长在眼睑表皮下或球结膜下,呈紫蓝色葡萄状隆起,质柔软而略具弹性,压之可暂时消失,病变生长较快,但多数在5岁左右由于瘤内血栓或炎性纤维化而萎缩消退。

【光镜】真皮内可见壁薄的大血管,多数衬以单层内皮细胞,腔内充满红细胞。

(3) 脑三叉神经血管瘤综合征(Sturge-Weber综合征):是先天性疾病,无遗传性,临床少见,体细胞突变与致病有密切相关性[4]。病变多沿三叉神经第Ⅰ支或第Ⅱ支分布于额部、眼睑或同侧面部。眼部表现有眼睑火焰痣、结膜和巩膜有血管瘤、虹膜颜色变暗、青光眼,也可伴有脉络膜血管瘤等。皮肤表现沿三叉神经支配区有火焰痣或葡萄酒样色斑。因颅内血管瘤可致癫痫发作等全身症状。

4. 鳞状上皮乳头状瘤(squamous cell papilloma of the eyelid)　是眼睑最常见的良性病变,多发生在眼睑边缘。瘤体如针柄大小,通常无蒂,呈乳头状,抓破后易出血,部分有恶变可能。

【光镜】为分化良好的鳞状上皮的乳头状增生,中心有血管及纤维组织轴心,伴鳞状上皮的过度角化和(或)角化不全。

5. 基底细胞癌(basal cell carcinoma)　是眼睑最常见的恶性肿瘤[5],占眼睑恶性肿瘤的85%,常发生于下睑或内眦部,多见于中老年男性,平均年龄为57岁。肿瘤进展期局部溃烂,形成侵蚀性溃疡,边缘隆起,周围较硬。一般进展缓慢,病程常常达几年至几十年,很少发生远处转移。治疗以广泛、彻底切除为主,需要术中送冷冻以保证切缘阴性。

【光镜】基底细胞癌的癌细胞为基底样细胞,核深染,胞质少。

6. 皮脂腺癌(sebaceous adenocarcinoma)　源于蔡氏腺和睑板腺,来自睑板腺者常称为睑板腺癌。占眼睑恶性肿瘤的第二位。2/3为女性,上睑多见[6]。临床表现为早期无痛性硬结,位于睑板内或近睑缘处,似霰粒肿,临床易误诊。部分病例睑结膜肿瘤呈黄色或菜花状,进展较慢,可侵犯睑缘及结膜。病理组织学类型包括分化型、基底细胞型、鳞状细胞型、腺型及梭形。根据细胞分化程度分为高、中、低分化。肿瘤具有明显的浸润性和侵袭性,可复发及转移,转移至眼眶深部及颌下淋巴结,治疗棘手。

【光镜】分化好的癌细胞较大,多边形,胞质泡沫状,核空泡样,可见核仁(图20-1A、B)。

二、结膜及角膜

结膜(conjunctiva)是一层薄而透明的黏膜,由眼睑缘末端开始覆盖于眼睑后和眼球前,由球结膜、睑结膜和穹隆部结膜三部分构成。结膜从组织学上分为上皮层和固有层。角膜是位于眼球最前端,透明、质地坚韧而富有弹性的组织,表面呈圆形、稍前凸。角膜从前到后可分为上皮层、前弹力层、基质层、后弹力层和内皮层等五层。

(一) 发育异常

结膜皮样瘤(dermoid tumor)和皮样脂肪瘤(dermolipoma)是一种类似肿瘤的先天性异常,来自胚胎性皮肤的迷芽瘤,并非真性肿瘤。病变一般累及角膜实质,偶尔可达角膜全层甚至前房内。皮样瘤常见于颞下角膜缘,表现为圆形、表面光滑的黄色隆起,其中常见毛发。结膜皮样脂肪瘤多见于颞上方近穹隆部结膜下,邻近泪腺、上直肌和外直肌口[7]。呈

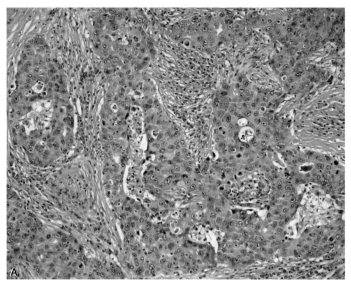
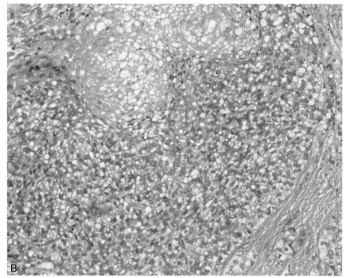

图 20-1　眼睑皮脂腺癌
A. 中分化,癌细胞较大,多边形,胞质泡沫状,核空泡样,可见核仁;B. 高分化,癌细胞胞质淡染,具有皮脂腺分化,胞质内脂性空泡明显

F20-1A　ER

黄色,光滑肿块。

【光镜】均覆盖复层鳞状上皮。皮样瘤上皮层下为致密胶原组织,含有毛囊、皮脂腺、汗腺等。皮样脂肪瘤上皮层下为带状胶原组织及多少不等的脂肪组织,深部脂肪组织较多,复杂型可伴有软骨、泪腺等(图 20-2)。

（二）变性

1. 翼状胬肉（pterygium）　是睑裂处增生的球结膜呈三

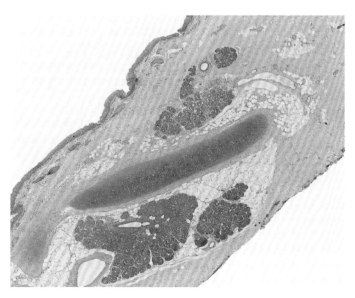

图 20-2　皮样脂肪瘤
肿物表面被覆复层鳞状上皮,肿物由纤维组织和脂肪组织组成,还可见汗腺及软骨

角形样侵袭角膜,因其形状酷似昆虫的翅膀故名。是眼科常见病和多发病,一般认为它是受紫外线、风尘等外界刺激而引起的一种慢性炎症性病变,多双眼发病。临床按其发展与否,可分为进行性和静止性两型。

【光镜】翼状胬肉上皮层发生变性萎缩,在萎缩处上皮增生伴角化不全或角化过度。睑裂部球结膜及角膜缘处的上皮下有不同厚度的病变区,镜下为变性的结缔组织胶原纤维夹杂着异常弹性纤维样组织,伴有少量慢性炎细胞浸润(图 20-3A、B)。超微结构及组织化学染色检查发现弹性纤维样物质,可能来源于变性的胶原、弹性纤维前质、无定形的成纤维活性物质及无定形的基质 4 种成分。

2. 角膜变性（corneal degeneration）　一般是指角膜营养不良性退行性变引起的角膜混浊。病情进展缓慢,病变形态各异。常为双侧性,多不伴有充血、疼痛等炎症刺激症状。仅部分患者可发生在炎症之后。镜下无炎性细胞浸润,仅在角膜组织内出现各种类型的退行性变性,如脂肪变性、钙质沉着、玻璃样变性等。

（三）急性及慢性结膜炎

结膜炎（conjunctivitis）是常见的眼病,它的基本变化是局部组织的变质、渗出及增生,是一种防御为主的病理过程。

1. 急性细菌性结膜炎（acute bacterial conjunctivitis）　是细菌所致的急性结膜炎的总称,通常包括急性卡他性结膜炎（acute catarrhal conjunctivitis）、淋病奈瑟菌性结膜炎（gonococcal conjunctivitis）及白喉性结膜炎（diphtheritic conjunctivitis）等。根据临床表现、分泌物涂片或结膜刮片等检查可以诊断。

2. 病毒性结膜炎（viral conjunctivitis）　是一种常见感染,病变程度因个体免疫情况、病毒毒力大小不同而存在差异,通常有自限性。包括流行性出血性结膜炎（epidemic hemorrhagic conjunctivitis）、流行性角结膜炎（epidemic kerato-

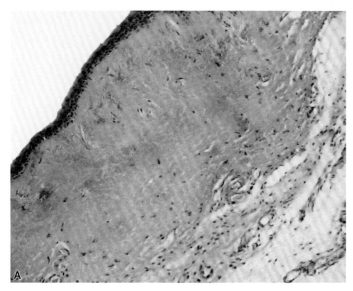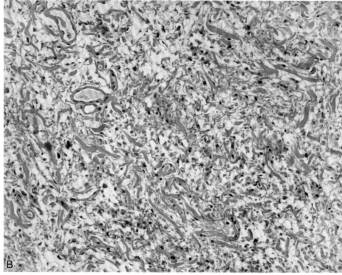

图 20-3　翼状胬肉
A. 上皮下变性的结缔组织胶原纤维；B. 深层为变性的胶原纤维和弹力纤维样组织

conjunctivitis）及咽结膜炎（pharyngo-conjunctivitis）等。病毒培养、血清学检查及 PCR 检测可协助病原学诊断。

3. 衣原体结膜炎（chlamydial conjunctivitis）　是衣原体感染结膜后引起的传染性炎症。包括沙眼（trachoma）、包涵体性结膜炎（inclusion conjunctivitis）、性病淋巴肉芽肿性结膜炎（lymphogranuloma venereum conjunctivitis）。衣原体是介于细菌与病毒之间的微生物，可寄生于细胞内形成包涵体。衣原体目分为二属。属 Ⅰ 为沙眼衣原体，可引起沙眼、包涵体性结膜炎和淋巴肉芽肿；属 Ⅱ 为鹦鹉热衣原体，可引起鹦鹉热。衣原体性结膜炎常在生后 5 ~ 14 天内发生轻度结膜炎，仅有少量的黏液性分泌物，重度结膜炎则有眼睑水肿、脓性分泌物及假膜形成，无滤泡存在。

4. 肉芽肿性炎（granulomatous inflammation）　是一种以肉芽肿形成为主要特征的慢性增生性炎症。可见于结核病、麻风及革兰阴性杆菌引起的猫抓病。

（四）角膜其他疾患

角膜病是引起视力减退的重要原因。透明的角膜出现灰白色的混浊，可使视力模糊、减退，甚至失明。也是当前致盲的重要眼病之一。由角膜疾病致盲的主要原因是角膜炎及外伤，其次是角膜软化症、营养不良及变性和先天性疾患。引起角膜病的原因也可能是全身性疾病，为内在性因素，包括全身营养不良，特别是婴幼儿维生素 A 缺乏引起的角膜软化症，及三叉神经麻痹所致的神经麻痹性角膜炎等。角膜病的早期若能及时准确地治疗，可以治愈。但病变严重或反复发生，则使角膜留下厚的瘢痕，此时唯一的治疗办法是角膜移植术。

（五）肿瘤

分为良性和恶性，良性肿瘤主要有结膜色素痣、乳头状瘤、血管瘤等几种，多为先天性。恶性肿瘤以鳞状细胞癌最为常见，还可见原位癌、恶性黑色素瘤、黏膜相关结外边缘区

B 细胞淋巴瘤等上皮、软组织及淋巴造血组织来源的恶性肿瘤。

1. 良性肿瘤

（1）色素痣（nevus of conjunctiva）：由痣细胞构成的良性肿瘤，是结膜最常见的肿瘤，极少恶变。多发于睑裂部的球结膜和角膜缘附近，境界清楚，稍隆起于结膜面。结膜色素痣分上皮内痣、上皮下痣、混合痣（图 20-4）、梭形细胞及或上皮样细胞痣、蓝痣及细胞性蓝痣等。其中大多数为混合痣和上皮下痣。此病一般不需治疗。切除时必须常规送病理检查，一旦发现有恶变，应给予广泛地彻底切除，以免复发。

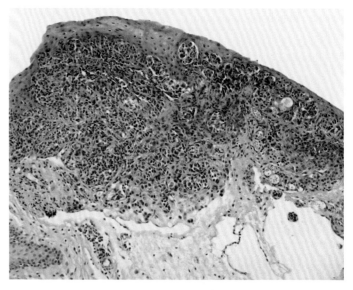

图 20-4　混合痣
痣细胞累及结膜上皮层和固有层

（2）乳头状瘤（conjunctival papilloma）：由人乳头状瘤病毒（HPV）6 或 11 型引起，常带蒂。镜下病变由多个分叶

组成,呈指状凸起,通常从基底部向上呈放射状生长。此瘤手术切除后易复发,可恶变。故切除应广泛彻底。

（3）血管瘤(hemangioma):多为先天性,出生时或出生后不久即出现。治疗方式有手术切除、电凝、冷冻、放射治疗,或结膜下注射或口服药物。

2. 恶性肿瘤

（1）原位癌(carcinoma in situ):多发生于老年人,见于结膜和角膜的任何部位,但常见于角膜缘周围。指癌变局限于上皮层内,不破坏上皮层基底膜(图20-5),无远处转移,肿瘤与周围组织界限清楚,病变边缘上皮层突然增厚,上皮细胞丧失极性,异形的上皮细胞累及上皮全层,类似于宫颈的高级别上皮内病变。

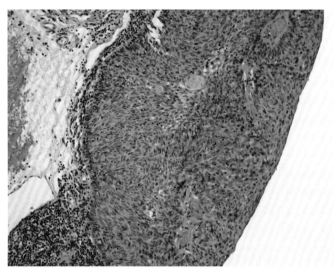

图 20-5　结膜原位癌
癌变局限于上皮层内,不破坏上皮层基底膜

F20-5　ER

（2）鳞状细胞癌(squamous cell carcinoma):一种比较常见的结膜恶性肿瘤。多发生于睑裂区的角膜缘处、睑缘皮肤和结膜的交界处。常表现为草莓状、乳头状或扁平状隆起,质脆,触之易出血,大部分呈胶样外观。结膜鳞癌的诊断及鉴别诊断要点与皮肤鳞癌相同。大多数结膜鳞癌分化较好,表面常有角化。彻底切除病灶是最佳的治疗方式,若切除不彻底,肿瘤可复发,此时需行二次手术。

（3）恶性黑色素瘤(malignant melanoma):原发性的主要来源于结膜黑变病及色素痣的恶变。继发性者主要为眼内和眼睑的恶性黑色素瘤局部侵犯所致。组织学与眼睑的恶性黑色素瘤一致(图20-6)。多数可手术切除,切除肿瘤后冷冻可以防止复发。

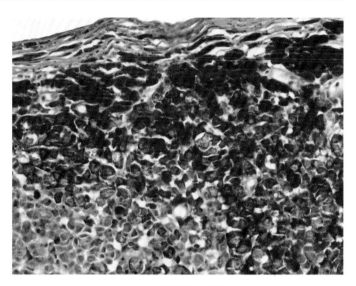

图 20-6　结膜恶性黑色素瘤
瘤细胞为上皮样,片状分布,核仁明显,部分瘤细胞内黑色素明显

三、泪腺及泪管

泪器(lacrimal apparatus)包括泪腺和泪道两个部分。泪腺是由细管状腺和导管组成,是分泌泪液的器官,位于眼眶外上方泪腺窝内,分为上下两个部分:上部为眶部,也叫上泪腺,较大,形态很像杏仁,大约12mm×20mm;下部为睑部,也叫下泪腺,较小。泪腺有10~12条排泄管,泪液产生后就由这些排泄管排出。泪道由泪囊和鼻泪管组成,后者亦称泪管(tear duct)。泪囊和鼻泪管均衬覆复层柱状上皮,含有分泌黏液的杯状细胞。

（一）炎症

泪腺炎是各种原因引起的泪腺组织炎症性疾病的总称。临床上按起病的缓急程度分为急性和慢性两类。

1. 急性泪腺炎(acute dacryoadenitis)和慢性泪腺炎(chronic dacryoadenitis)　常因全身或局部感染引起,病原体多为病毒、葡萄球菌或肺炎双球菌等。镜下病变早期在泪腺及周围组织内可见大量中性粒细胞浸润,或脓肿形成。慢性泪腺炎较急性泪腺炎多见。可由急性泪腺炎迁延而来,多为双侧性,也有单侧性肉芽肿性病变致泪腺慢性炎症和缓慢增大。部分非特异性慢性泪腺炎原因不明,包括IgG4相关性疾病等。

2. 良性淋巴上皮病变(benign lymphoepithelial lesion)指泪腺组织内出现淋巴细胞反应性增生及浸润的良性病变。镜下特点为腺体内出现不规则增生的上皮岛及外周包绕密集浸润的淋巴细胞。Mikulicz病通常意味着该病变局限于泪腺、腮腺和颌下腺,使腺体对称性肿大的患者。相似的病变累及超过一个系统,表现出更广泛的综合征,如伴有眼干、类风湿关节炎或慢性盘状红斑狼疮等自身免疫性疾病时称为干燥综合征(Sjogren syndrome)。干燥综合征是一个主要累及外分泌腺体的慢性炎症性自身免疫性疾病,女性多见,发病年龄多为40~50岁,其血清中有多种自身抗体和高免疫球蛋白血症,可分为原发性和继发性。如主要表现为口干和眼干者为原发性干燥综合征,如同时合并结缔组织病时称为继发性干燥综合征。EBV 可能是原发性干燥综合征发病的一个重要诱发因素[8]。Mikulicz 病如合并全身白血病、结核和淋巴瘤等病时,则称为 Mikulicz 综合征。

少数淋巴上皮病变中的淋巴细胞成分可转化为恶性淋巴瘤;而增生性上皮可恶变为鳞癌,这些患者预后不良。因此,早期诊断及治疗对阻止病情发展十分重要。对于泪腺 Mikulicz 病与干燥综合征的关系也一直存在较多争议。有学者认为泪腺 Mikulicz 病是干燥综合征的一种阶段性表现[9],但多数研究支持其与干燥综合征是两种不同性质的疾病。相对于干燥综合征而言 Mikulicz 病以多克隆淋巴细胞浸润为特征,且淋巴细胞种类以 B 细胞为主[10]。

3. 急性泪囊炎（acute dacryocystitis）和慢性泪囊炎（chronic dacryocystitis）　急性泪囊炎是毒力较强的致病菌如金黄色葡萄球菌或溶血性链球菌,或少见的白色念珠菌感染引起。起病急,患眼充血、流泪、有脓性分泌物,局部皮肤红、肿,数日后形成脓肿,有时形成瘘管,长期不愈,可演变为眼眶蜂窝织炎,固有层可见大量中性粒细胞浸润。慢性泪囊炎是一种常见眼病,主要症状为泪溢。慢性泪囊炎是眼部的感染性病灶,泪囊扩大,泪囊壁增厚,固有层可见多量淋巴细胞及浆细胞浸润,治疗是抗炎和手术使堵塞的泪道重新通畅。大多数泪囊炎为非肉芽肿性炎症,常见为肺炎双球菌感染。

（二）肿瘤及瘤样病变

泪腺肿瘤较多见,约占全部眼眶肿瘤的 13%。泪腺肿瘤形态、电镜及免疫组化均与涎腺肿瘤相似[11]。泪腺上皮性肿瘤检出率如下:多形性腺瘤 50%、腺样囊性癌 20% ~ 25%、泪腺腺癌等其他肿瘤（图 20-7）占 25%[12]。

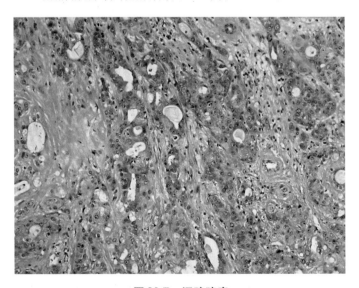

图 20-7　泪腺腺癌
肿瘤细胞呈立方形或柱状,可见腺腔形成,细胞核大,有核仁

1. 多形性腺瘤（pleomorphic adenoma）　又称泪腺混合瘤,为良性肿瘤,瘤细胞主要由上皮细胞和间质成分组成。肿瘤多数来源于泪腺的眶叶,压迫眼球,使眼球向前下方突出,导致突眼,一般无骨质破坏。约有 10% 的病例可发生恶变。

2. 腺样囊性癌（adenoid cystic carcinoma）　最常见的泪腺恶性肿瘤,常侵犯骨质及神经。病程短,有明显的疼痛,眼球向前下方突出,眼球运动障碍。死亡率较高,预后不良。

3. 淋巴瘤（lymphoma）　眼附属器淋巴瘤是一种由不同类型非霍奇金淋巴瘤组成的疾病群体,占整个非霍奇金淋巴瘤的 1% ~ 2%,占整个结外淋巴瘤的 7% ~ 8%[13]。眼附属器淋巴瘤 90% 以上是惰性的小 B 细胞来源的肿瘤,MALT 淋巴瘤为最常见的病理类型,占 35% ~ 80%（图 20-8）。其次多为弥漫性大 B 细胞淋巴瘤和滤泡性淋巴瘤（图 20-9）[14]。回顾性分析 210 例首都医科大学附属北京同仁医院眼附属器淋巴造血组织增生性疾病患者的临床病理资料,发现非霍奇金淋巴瘤 100 例,其中黏膜相关组织淋巴瘤 74 例,弥漫大 B 细胞淋巴瘤 11 例,套细胞淋巴瘤 5 例,其他类型淋巴瘤 10 例[15]。

图 20-8　黏膜相关淋巴组织结外边缘区淋巴瘤（MALT 淋巴瘤）
肿瘤细胞弥漫成片,由小到中等大小细胞构成,左上方可见残留的小灶状生发中心轮廓

4. IgG4 相关性疾病（IgG4-related disease, IgG4-RD）是一种与 IgG4 淋巴细胞密切相关的慢性、系统性疾病,该类疾病以血清 IgG4 水平升高以及 IgG4 阳性浆细胞浸润多种器官和组织为特征,在眼部常累及泪腺,由于慢性炎症及纤维化可导致泪腺弥漫性肿大（图 20-10）。眼眶 IgG4 相关性疾病的诊断标准:①光镜下可见淋巴细胞和 IgG4 阳性浆细胞浸润伴淋巴滤泡形成,伴有不同程度的纤维化,伴有或不伴有闭塞性静脉炎。②免疫组织化学染色 IgG4 阳性浆细胞绝对值>50 个/HPF,IgG4/IgG 阳性浆细胞比值>40%。③血清学检测 IgG4 的浓度>1.35g/L。该类疾病对皮质激素治疗

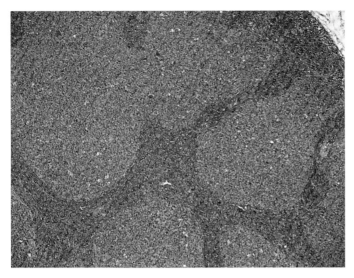

图 20-9 滤泡性淋巴瘤（FL）
肿瘤呈滤泡样结构，滤泡体积大，其内细胞形态较一致

F20-9 ER

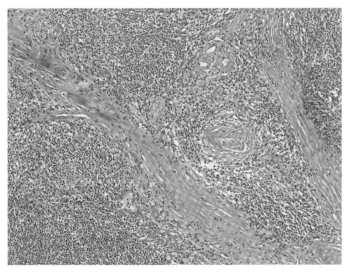

图 20-10 IgG4 相关疾病
大量淋巴细胞和浆细胞浸润伴纤维化及闭塞性静脉炎

反应良好。

现认为泪腺的 Mikuliczs 病属于 IgG4 相关性疾病，并应与眼眶炎性假瘤相鉴别。

四、眼　　眶

眼眶（orbit）是容纳眼球等组织的类似四边锥形的骨腔，由骨性眼眶和眶内容物组成，左右各一，互相对称。骨性眼眶由额骨、蝶骨、颧骨、上颌骨、颚骨、泪骨和筛骨组成。眶内容物包括眼球、视神经、眼外肌、血管、神经、筋膜和脂肪等。

（一）炎症

眼眶炎症分特异性炎症和非特异性炎症。特异性炎症是指由明确病原体引起的炎症，如细菌、真菌和寄生虫等引起的炎症。非特异性炎症是指病因不明的眼眶炎症性改变或综合征，如炎性假瘤、结节病、结节性动脉炎、颞动脉炎，也可见 IgG4 相关性疾病等[12]。引起眼眶炎症的原因有邻近部位炎性病变的蔓延、眼眶组织本身感染或全身感染等。

眼眶炎性假瘤（inflammatory pseudotumor of the orbit）是原发于眼眶的特发性慢性炎症病变，多发生于成年人，因其病变类似肿瘤，故称之为炎性假瘤，常累及周围软组织，甚至骨，可疑似恶性肿瘤。如有特异性的病因，则不能诊断为炎性假瘤。眼眶炎性假瘤根据发生部位的不同可伴有周围结构受压的症状，如突眼、复视、斜视、视野缺损和眼球运动受限等，通常无炎症或眼周疼痛的症状和体征。

【光镜】为非特异性炎症，眼眶组织内显示明显的纤维组织增生，伴有淋巴细胞、浆细胞、组织细胞、中性粒细胞和嗜酸性粒细胞的浸润（图 20-11）。有时可见数量不等的有生发中心形成的淋巴滤泡、纤维化甚至玻璃样变。组织学上根据病变成分的不同，将其分为三型：淋巴细胞浸润型、硬化型和混合型，以后者居多。以明显浆细胞浸润伴有纤维组织增生时须注意与 IgG4 相关性疾病相鉴别[15]。当淋巴组织增生较显著时须与淋巴瘤相鉴别。淋巴瘤中增生的淋巴组织大部分无滤泡形成，细胞较单一，免疫组化染色呈单克隆表达等。

图 20-11 眼眶炎性假瘤
明显的纤维组织增生，伴有淋巴细胞、浆细胞和组织细胞浸润

（二）肿瘤及瘤样病变

眼眶肿瘤并不是常见病，在肿瘤发生的早期可以没有任何症状。当肿瘤生长到一定体积，压迫神经出现视力下降或发生眼球突出等症状时才被发现。眼眶肿瘤包括原发性和

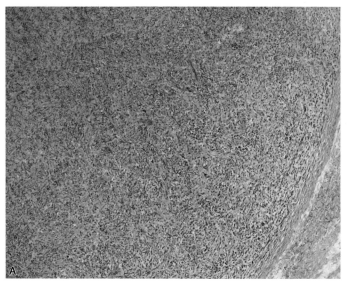
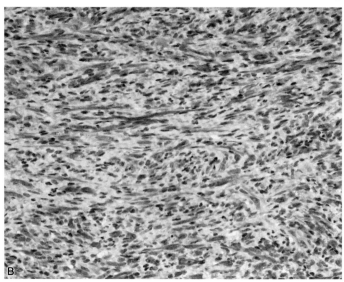

图 20-12　炎性肌成纤维细胞瘤
A. 瘤细胞呈梭形,间质可见淋巴浆细胞浸润;B. 肿瘤细胞 ALK 阳性

继发性肿瘤。眼眶原发性肿瘤中的良性肿瘤以血管瘤最多见,其他还包括混合瘤、炎性假瘤、炎性肌成纤维细胞瘤(图 20-12A、B)、皮样囊肿、视神经脑膜瘤、神经鞘瘤、视神经胶质瘤、淋巴管瘤、视神经纤维瘤、骨化性纤维瘤等。原发性恶性肿瘤包括恶性淋巴瘤、泪腺恶性肿瘤(恶性混合瘤、腺样囊性癌、恶性淋巴瘤、黏液上皮癌等)、横纹肌肉瘤(图 20-13)、恶性纤维组织细胞瘤、未分化软组织肉瘤、腺泡状软组织肉瘤、骨肉瘤、软骨肉瘤、恶性血管外皮细胞瘤、恶性神经鞘瘤等。恶性淋巴瘤中以黏膜相关结外边缘区 B 细胞淋巴瘤最多见,其次为弥漫性大 B 细胞淋巴瘤。视神经可发生视神经胶质瘤及视神经鞘脑膜瘤。一项针对 15 岁以下儿童原发性眼眶肿瘤的研究发现,横纹肌肉瘤发病率最高(26%),其他还有视神经胶质瘤、血管肿瘤、炎性假瘤、皮样

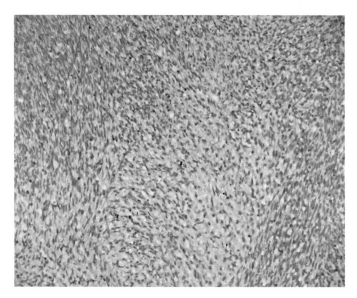

图 20-13　眼眶横纹肌肉瘤
瘤细胞呈梭形,间质黏液变性

囊肿、造血组织起源肿瘤、不能分类的恶性肿瘤、放射后肉瘤、泪腺肿瘤、小眼球伴囊肿、神经纤维瘤、脑膜瘤、化学感受器瘤、青少年黄色肉芽肿等[12]。

1. 视神经胶质瘤(gliomas of the optic nerve)　起源于视路视交叉前部的星形细胞和少突细胞,多发生于儿童或青少年,75% 在 10 岁内。常见的首发症状为单侧缓慢进行性视力下降,可伴有斜视。肿瘤在视神经的实质内生长,呈梭形或梨形。切面灰白、均质,硬脑膜常完好。肿瘤镜下主要由星形胶质细胞组成,部分病例含数量不等的少突胶质细胞(图 20-14A、B)。视神经胶质瘤组织学和临床表现都属于良性或低度恶性肿瘤。恶性视神经胶质瘤罕见,其组织学标准为非典型多形性星形细胞,核分裂象多见,异型性明显,可伴有坏死和血管增生[16]。

2. 视神经鞘脑膜瘤(optic nerve sheath meningioma)　临床有眼睑肿胀、眼球突出、视力下降等症状。肿瘤起源于视神经鞘蛛网膜的帽细胞,主要沿视神经浸润蔓延,导致视神经弥漫性增粗,前至眼球,后至视神经管孔。早期即引起视力下降,视乳头水肿,继而发生视神经萎缩。肿瘤可突破硬膜向眶内侵犯致眼球突出、眼球运动障碍。

脑膜瘤的病理组织结构呈多样性,可分为砂粒型、纤维型、类上皮细胞型、混合型、血管型、内皮细胞型及肉瘤型等。后三者的病情发展较快,恶性程度较高。

除了原发性肿瘤以外,眼眶周围的病变可直接侵犯眼眶,部分全身性疾病也会累及眼眶。继发性或转移性肿瘤可见视网膜母细胞瘤、脉络膜黑色素瘤、眼睑基底细胞癌、肺腺癌、肾癌、甲状腺癌和肝癌等。

五、眼 内 组 织

(一)炎症

1. 急性眼内炎(acute endophthalmitis)　常因感染引起,

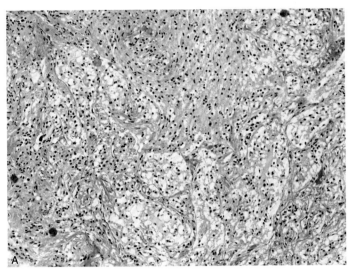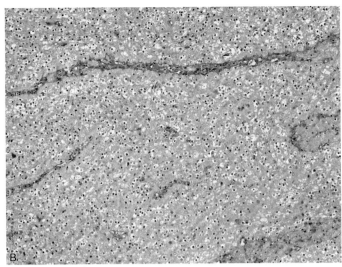

图 20-14 视神经胶质瘤
A. 肿瘤细胞核较小,间质黏液沉积及微囊形成;B. 同一病例部分区瘤细胞形态呈少突胶质细胞样

病原菌以细菌或真菌为主。感染性眼内炎是由于微生物侵入眼内组织生长繁殖引起的炎症反应,最终可能累及眼的各种结构。早期主要为玻璃体、晶状体及前房的化脓性炎。进一步发展,炎症可波及角膜、虹膜及视网膜等形成全眼炎。急性化脓性炎症消退后,浸润的中性粒细胞逐渐被单核细胞或淋巴细胞代替。炎症渗出物逐渐被吸收,常与肉芽组织一起形成纤维瘢痕组织。慢性眼内炎可由急性炎症迁延而来,也可以是无明显急性过程。

2. 肉芽肿性炎(granulomatous inflammation) 可由感染性及非感染性多种原因引起。感染性者有结核、弓形虫病、线虫病(nematodiasis)、梅毒以及巨细胞病毒感染等。

(1) 结核:结核分枝杆菌感染在眼部最常见的病变是葡萄膜炎,也可引起眼睑、结膜、角膜、巩膜、眼眶和视神经等的病变[16]。

(2) 真菌性眼内炎(fungal endophthalmitis):多见于免疫功能障碍或长期体内带导管的患者。起病慢,自觉症状较轻,一般可有患眼疼痛、视力下降、眼前漂浮物、轻度睫状体充血和少量前房积脓及玻璃体渗出等,常为双侧。脉络膜及视网膜可出现分散的、多灶性的黄白色病灶,逐渐发展为数个视盘大小的绒状病变。

(3) 弓形虫病(toxoplasmosis):人感染弓形虫后眼弓形虫病的发生率仅次于脑弓形虫病。弓形虫可在眼部引起局限性视网膜脉络膜炎。镜下为局灶性肉芽肿性炎症。急性期视网膜及脉络膜坏死,多核巨细胞、上皮样细胞、单核细胞、淋巴细胞及浆细胞浸润,病变组织内可见弓形虫胞囊结构(圆形的囊状物,8~100μm,囊内有一些略嗜碱性颗粒、芽胞)。组织学鉴别诊断包括新型隐球菌所致的葡萄膜炎或眼内炎。

(4) 交感性眼炎(sympathetic ophthalmia):是指一眼穿通伤或内眼手术后的双侧肉芽肿性葡萄膜炎,主要表现为全葡萄膜炎,可引起脉络膜增厚、浆液性视网膜剥脱。其发病与免疫因素有关,眼球穿通伤提供眼内抗原接触眼外各系统的机会,使眼内组织抗原能接触淋巴系统而引起自体免疫反应。随着病情发展出现虹膜纹理不清,瞳孔缩小而虹膜后粘连,瞳孔缘结节、瞳孔闭锁,玻璃体浑浊,视乳头充血、水肿。周边部脉络膜可见细小黄白色类似玻璃膜疣样病灶,逐渐融合扩大,并散布到整个脉络膜,恢复期后眼底遗留色素沉着、色素脱色和色素紊乱。

(5) 晶状体过敏性葡萄膜炎(phacoallergic uveitis):是由于各种原因致晶状体损伤破裂,析出蛋白性物质引起的过敏性眼内炎。临床表现为 3 种类型:全葡萄膜炎或眼内炎、慢性眼前段炎症和双侧的慢性炎症。晶状体过敏性葡萄膜炎的病理形态主要有 3 种类型:①晶状体相关葡萄膜炎;②巨噬细胞反应;③晶状体诱发性肉芽肿性葡萄膜炎。

非感染性肉芽肿性炎如结节病,以非干酪样肉芽肿为典型病理改变,当病变累及眼部时会并发葡萄膜炎等。肉芽肿性炎原因不明时可称为特发性孤立性肉芽肿性眼炎。

(二) 眼外伤

眼外伤是眼球及其附属器受到外来的物理性或化学性因素的伤害而引起的眼组织器质性及功能性损害。是造成失明的主要原因之一,可见各种病理性改变。可按以下解剖部位进行描述性诊断:结膜(球结膜)、角膜(有无穿孔、球形膨出、肉芽及瘢痕形成等)、前房及前房角(有无出血及粘连)、虹膜(有无炎症及肉芽形成和粘连)及睫状体有无炎症、粘连及肉芽形成,玻璃体(有无出血、肉芽形成及炎症渗出)、晶状体(晶状体膜结构完整否,即有无破裂、有无晶状体过敏性炎及肉芽肿反应)、视网膜(有无破坏、脱落粘连、变性坏死、间质增生及炎症)、脉络膜(有无炎症或肉芽肿形成)、巩膜(有无损伤及炎症)以及视神经(有无损伤及炎症)[11]。受伤眼是引发交感性眼炎的重要影响因素。

(三) 青光眼

青光眼(glaucoma)是指眼内压间断或持续升高的一种眼病,持续的高眼压给眼球各部分组织和视功能带来损害,如不及时治疗,视野可以全部丧失而至失明。青光眼是导致人类失明的三大致盲眼病之一。眼压升高可由于分泌过多或回流受阻引起。多数是房水流出发生障碍,如前房角狭窄甚至关闭、小梁硬化等引起,少数由于房水分泌过多而引起。各种类型青光眼的临床表现及特点各不相同。

青光眼可以分为以下三类:先天性青光眼、原发性青光眼和继发性青光眼。

1. 先天性青光眼 根据发病年龄又可为婴幼儿性青光眼及青少年青光眼,30 岁以下的青光眼均属此类范畴。先天性青光眼形成的原因是胚胎发育过程中眼前房角发育异常,致使房水排出受阻,引起眼压升高。

2. 原发性青光眼 根据前房前角的形态及发病缓急,又分为急性闭角型青光眼、慢性闭角型青光眼、开角型青光眼等。

(1) 原发性闭角型青光眼(primary angle-closure glaucoma):是因原先就存在的异常虹膜构型而发生的前房角被周边虹膜组织机械性阻塞,导致房水流出受阻,造成眼压升高的一类青光眼。按临床和病理发展过程分为急性和慢性。

(2) 原发性开角型青光眼(primary open angle glaucoma):又称慢性开角型青光眼,此类青光眼房角是开放的,具有正常外观,存在典型的青光眼性视神经乳头和视野损害。病程进展较慢,多数没有明显症状。有的直至失明也无不适感,因此不易早期发现,具有更大的危险性。

3. 继发性青光眼(secondary glaucoma) 继发性青光眼是由某些眼病或全身疾病,影响或破坏了正常的房水循环,使房水排出受阻而引起眼内压升高的一组青光眼。病因颇复杂,种类繁多。常见的原发病变有炎症、外伤、出血、血管疾病、相关综合征、相关药物、眼部手术以及眼部占位性病变等。继发性青光眼也可根据前房角是关闭或开放而分为闭角型和开角型两大类。由于继发性青光眼已有较为严重的原发病变,所以治疗常比原发性青光眼更为复杂而且预后也较差。

(四) 变性疾病

1. 老年性玻璃体变性(senile vitreous degeneration) 随着年龄增长,玻璃体的透明质酸解聚,析出所含水分,形成一个个小液腔,液腔逐渐扩大融合形成更大的液腔。玻璃体变性液化是原来视网膜与玻璃体之间的粘连减弱,导致玻璃体与视网膜分离,称为玻璃体后脱离。

2. 原发性视网膜色素变性(retinitis pigmentosa) 是一组以进行性感光细胞及色素上皮功能丧失为共同表现的遗传性视网膜变性疾病。是一种进行性、营养不良性退行性病变,主要表现为慢性进行性视野缺失、夜盲、色素性视网膜病变和视网膜电图异常,最终可导致视力下降。

【病理改变】视杆细胞损害较视锥细胞早,首先感受器外节退变,逐渐波及内节。晚期感光细胞变性消失及胶质增生。视网膜外层呈萎缩性改变,晚期内层也发生萎缩。

(五) 血管疾病及糖尿病

1. 糖尿病性视网膜病变(diabetic retinopathy) 是糖尿病的严重并发症之一,是一种主要的致盲疾病,也是糖尿病性微血管病变中最重要的表现,具有特异性的眼底病变。几乎所有的眼病都可能发生在糖尿病患者,如眼底血管瘤、眼底出血、泪囊炎、青光眼、白内障、玻璃体混浊、视神经萎缩、黄斑变性、视网膜脱落。糖尿病性眼底血管硬化与动脉硬化改变相似。

2. 视网膜中心动脉阻塞(retinal artery occlusion) 是急性发作、严重损害视力的眼病,因阻塞的部位不同而症状各异。

3. 视网膜静脉阻塞(retinal vein occlusion) 是仅次于糖尿病视网膜病变的视网膜血管疾患。患眼视力易于受损甚至致盲。光镜下视网膜出血、水肿及梗死。

(六) 肿瘤及瘤样病变

1. 黑色素细胞瘤(melanocytoma) 包括虹膜和睫状体黑色素细胞瘤。虹膜黑色素细胞瘤(iris melanocytoma)是虹膜黑色素细胞呈良性增生的一种特殊性变化,常呈现色素极浓密的深黑色或墨黑色病变,常合并坏死、色素弥散及继发性青光眼。镜下色素细胞大而圆或多边形,细胞大小比较一致,胞质内含有大量浓密的黑色素颗粒,脱色后显示瘤细胞胞膜清,胞质丰富,细胞核小,呈圆形,部分细胞可见小核仁。睫状体黑色素细胞瘤(melanocytoma of ciliary body)的瘤细胞起源于睫状体基质内的色素细胞,生物学行为与色素痣相似,属于良性肿瘤。形态与虹膜黑色素细胞瘤相似。

2. 恶性黑色素瘤(melanoma) 是成人最常见的原发于球内的恶性肿瘤。好发于 40~60 岁,单侧发病。眼球血管膜任何部位均可发生,85% 发生在脉络膜,9% 在睫状体,6% 在虹膜。临床症状可有视野缺损、视敏度减弱、疼痛或炎症。肉眼肿瘤呈结节型或弥漫型。根据瘤细胞的形态不同分为如下病理类型:梭形细胞 A 型、梭形细胞 B 型、类上皮细胞型、混合细胞型和气球样细胞型等(图 20-15)。眼内恶性黑

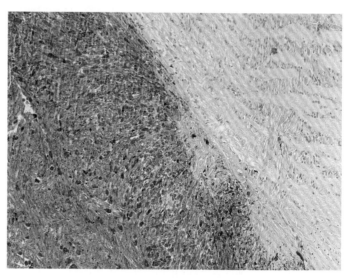

图 20-15 恶性黑色素瘤
瘤细胞呈梭形细胞 A 型,累及视神经起始部

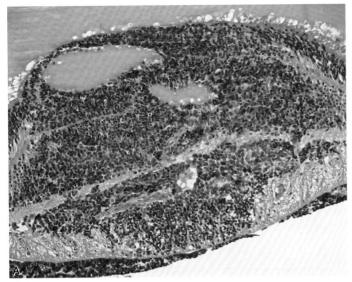

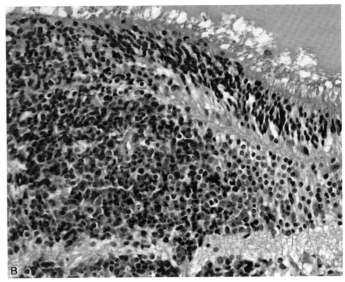

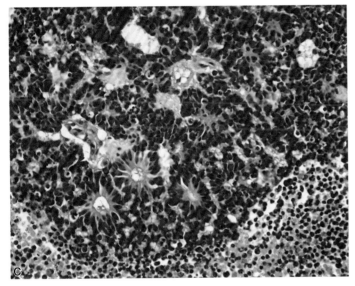

F20-16C　ER

图 20-16　视网细胞母细胞瘤
A. 内生型,肿瘤在视网膜内生长;B. 肿瘤在视网膜内生长;C. 分化较好时可见 Flexner-Winterstainer 真菊形团

色素瘤无色素者较少,诊断上主要与痣和皮肤转移来的恶性黑色素瘤鉴别。影响眼内恶性黑色素瘤预后的因素包括细胞类型、肿瘤大小及发生部位等,梭形细胞 A 型预后最好,最差的是类上皮细胞型,肿瘤小、发病部位为虹膜者预后好,原因是此部位易早期发现。侵犯神经和有明显坏死者预后差。

3. 视网膜母细胞瘤(retinoblastoma,RB)　是婴幼儿最常见的眼内恶性肿瘤,起源于神经外胚叶、具有向视神经分化的特点。常见于 3 岁以下儿童,约 40% 有家族史,是常染色体显性遗传。可单眼、双眼先后或同时罹患,成人中罕见。临床上多以白瞳症为首发症状。本病易发生颅内及远处转移,常危及患儿生命,因此早期发现、早期诊断及早期治疗是提高治愈率、降低死亡率的关键。研究表明,Rb 基因位于染色体 13q 长臂 1 区 4 带,全长 200kb,是第一个分离出的人类抗癌基因。它的抗癌性主要与使细胞周期在 G1 期停止有关。Rb 基因两次突变而使失活,即等位基因同时突变、失活公认的 RB 发生的重要机制[12]。

根据临床过程将视网膜母细胞瘤分为眼内期、青光眼期、眼外期和全身转移期四期。RB 发生眼外蔓延主要有两种方式,其一是通过视神经向后侵袭,肿瘤破坏筛板,侵犯视神经,沿视神经生长。另一种则通过巩膜向眼眶内侵袭。如果肿瘤细胞进入视神经周围的蛛网膜下腔,会迅速播散至视交叉和脑组织内。肿瘤也可以浸润睫状体或脉络膜经巩膜向眼外生长[17]。肉眼上视网膜母细胞瘤可分为内生型、外生型、混合生长型和弥漫浸润生长型。

【光镜】视网膜母细胞瘤主要是未分化的神经母细胞,起源于视网膜的任何一层。分化较差时,绝大部分瘤细胞为圆形、椭圆形,细胞核深染,胞质少,排列紧密,间质少。瘤细胞围绕着一个血管形成的细胞柱,其中可见部分瘤细胞坏死及钙质沉着,此称为假菊花型。此型分化程度低,恶性度较高,但对放射线敏感。分化较好时可见 Flexner-Winterstainer 真菊形团,其中央腔内的“膜”为酸性黏多糖物质。胞核较小,位于远离中央腔一端,有一个核仁。瘤细胞胞质较多,主要细胞器为线粒体、微管、粗面内质网及高尔基器等。此型

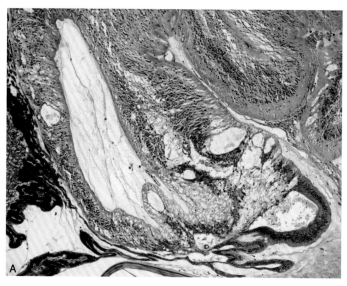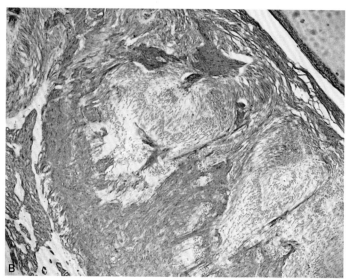

图 20-17　髓上皮瘤
A. 肿瘤细胞呈腺管状、指套状或网状排列；B. 肿瘤细胞 GFAP 阳性

分化程度较高,恶性度较低,但对放射线不敏感(图 20-16A、B、C)。

4. 髓上皮瘤(medulloepithelioma)　为起源于原始视杯内层髓上皮细胞的一种肿瘤,常发生于睫状体。本病多发生于婴幼儿,病程进展缓慢,常伴有小眼球等先天畸形,仅累及单眼,无家族史和遗传性。其病理形态上很像胚胎时期视网膜组织,故又称为视网膜胚瘤(diktyoma)。镜下肿瘤含有相似于髓上皮的成分和来源于视杯或视泡的结构,如色素和非色素的睫状体上皮、玻璃体和神经胶质。瘤细胞的形态多种多样[12]。

视网膜母细胞瘤和髓上皮瘤临床上症状常易混淆,不易区分。诊断依靠病理检查,视网膜母细胞瘤起源于视网膜核层原始细胞,属于未分化型细胞,恶性程度高,为最常见的一种。髓上皮瘤系起源于睫状体无色素上皮,类似视网膜和睫状上皮的原始细胞,恶性程度较低,并可有色素上皮、神经胶质或软骨成分,属分化型细胞。

治疗上如肿瘤局限在眼内而视力已遭破坏者可行眼球摘出术。如已蔓延到眼外,则需行眶内容摘除术。本病发展虽慢,但属恶性肿瘤,一旦侵入颅内或全身转移,则危及生命(图 20-17A、B)。

5. 其他肿瘤及瘤样病变　眼内肿物除了前述几种之外尚可见色素上皮来源肿瘤、葡萄膜神经鞘瘤、淋巴瘤、血管、神经、肌组织等软组织良、恶性肿瘤,另外还可见黄色肉芽肿等瘤样病变[11]。

第二节　耳

一、发育异常(先天性畸形)

耳的先天性畸形很多,包括耳前瘘管、鳃裂囊肿、耳廓畸形、外耳道闭塞及中耳畸形等,其中耳前瘘管在外检中最常见。

(一)耳前瘘管

耳前瘘管(pre-auricular fistula)多发生在耳轮脚前,是耳廓形成过程中耳丘融合不良或第一鳃沟封闭不全所致。患者多为男性,以单侧多见,为只与外界相通的盲管结构。I型瘘管衬覆复层鳞状上皮或纤毛柱状上皮,管壁常伴有慢性炎。II 型瘘管还有中胚层成分的参与,除含上皮、皮肤附属器结构外,深部管壁可见弹性软骨。

(二)鳃裂囊肿和瘘管

耳区鳃裂囊肿和鳃裂瘘管(branchial cleft cyst and fistula)是第一鳃弓或第一鳃囊发育异常所致。位于耳-下颌角后方。镜下鳃裂囊肿或瘘管内衬复层鳞状上皮或假复层纤毛柱状上皮。囊壁内可见大量淋巴组织,有时伴有淋巴滤泡。鳃裂瘘管存在与外界相通的开口。

二、炎症性疾病

急性炎症如急性外耳炎、急性外耳道炎、急性中耳炎、分泌性中耳炎、恶性外耳炎、坏死性外耳道炎或侵袭性外耳道炎和耳软骨周围炎等。慢性炎症常是急性中耳炎转化而成。镜下中耳黏膜有淋巴细胞、浆细胞、组织细胞等炎性细胞浸润,黏膜上皮增生、鳞化；上皮向间质内生长形成腺样结构或鳞状上皮灶,还可有异型增生、上皮灶内角化,应注意避免误为鳞癌。黏膜组织如有破坏,则有肉芽组织形成、纤维组织和骨质增生。慢性炎症长期刺激增生可导致息肉形成,也可发生慢性化脓性骨髓炎。

(一)耳息肉

耳息肉(otic polyps)[18]发生于中耳黏膜的炎性肉芽组织增生,继发于慢性中耳炎,胆脂瘤也是其形成的重要原因之一。主要发生于中耳,也可原发于外耳道,儿童多见。镜下为炎性肉芽组织,被覆假复层柱状、立方状上皮,有或无纤毛,可发生鳞化;间质水肿、富含毛细血管,或呈纤维性、毛细血管减少。细胞成分为慢性炎细胞,包括淋巴细胞、浆细胞、组织细胞及嗜酸性粒细胞,或有淋巴滤泡形成,也可见中性粒细胞、多核巨细胞、胆固醇肉芽肿及钙化灶。慢性病例间质内可见腺体。见到异物巨细胞是伴发胆脂瘤的表现。对耳息肉的首要关注是仔细检查以除外胆脂瘤。

鉴别诊断:注意排除真菌等特殊感染和隐藏在息肉后的其他疾患,如胆脂瘤、淋巴造血系统肿瘤、横纹肌肉瘤和Langerhans细胞组织细胞增生症等真性肿瘤。

(二) 恶性耳炎

恶性耳炎(malignant otitis)是一种具强侵袭性、可引发死亡的外耳道感染,多由铜绿假单胞菌引起,也称坏死性外耳道炎、坏死性肉芽肿性耳炎。无性别差异,常发生于老龄糖尿病患者,免疫抑制者发病风险增高。该病起始于外耳道黏膜的微小创伤,初期表现为急性外耳炎,进而出现疼痛、脓性耳溢液及肿胀。病变发展可累及周围软组织、软骨、骨组织、颅底、中耳腔,导致颞骨或颅骨骨髓炎、脑神经瘫痪、脑膜炎、颅内静脉血栓形成及脑脓肿。镜下主要为坏死物及肉芽组织。鳞状上皮常有溃疡形成,不完整的上皮可呈明显的反应性或非典型性改变,包括假上皮瘤样增生。皮下组织见弥漫、大量急性及慢性炎细胞浸润,并常见坏死性血管炎。无细胞胶原取代了大部分组织。骨及软骨坏死,周围存活骨内大量急性及慢性炎细胞浸润。真皮最终被无细胞胶原取代[19]。

(三) 特发性囊性软骨软化

特发性囊性软骨软化(idiopathic cystic chondromalacia)是耳廓软骨板的囊性、退行性病变,病因不明。也称耳廓假囊肿、耳廓浆液性软骨膜炎、耳软骨间积液等。好发于中、青年男性。耳舟状窝是最常见的部位,局限性,多为单侧性,病变无痛,表面皮肤无改变。镜下囊壁为软骨组织,囊腔无上皮衬覆(假囊肿、图20-18)。在软骨与囊腔之间有一层纤维组织或肉芽组织。陈旧性病例中纤维组织可充满囊腔、可见含铁血黄素沉积。周围软骨组织内无炎性细胞浸润,少数软骨细胞变性,可有小血管丰富的纤维组织灶。

【鉴别诊断】包括复发性多软骨炎及结节性软骨皮炎(见后述)。

(四) 慢性结节性耳轮软骨皮炎

慢性结节性耳轮软骨皮炎(chondrodermatitis nodular helicis)以皮肤胶原渐进性坏死及软骨板退行性变为特点。也称Winkler病或Winkler结节。多发于男性,多数为50岁以上。常位于耳轮或对耳轮。临床常表现为一个自发的单侧

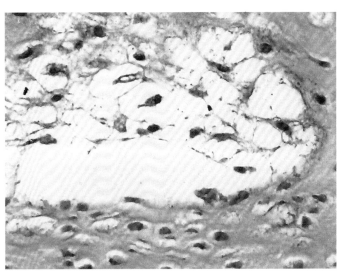

图 20-18　外耳特发囊性软骨软化
软骨基质变性,移行为囊,无上皮衬覆

性剧痛硬节。结节为圆形、淡红色,中心形成火山口状,直径常为数毫米,含黄褐色坏死物。镜下受累表皮中心形成溃疡,邻近上皮示棘层增厚、角化过度、角化不全及假上皮瘤样增生。溃疡内充满无细胞坏死碎片、纤维素及数量不等的炎细胞。溃疡口下皮肤胶原均匀红染,胶原可由溃疡口排出。

(五) 复发性多软骨炎

复发性多软骨炎(relapsing polychondritis)为系统性自身免疫性疾病,全身多处软骨组织受损,也称多发性软骨病。少见,发病年龄分布广泛,无性别差异。85%以上有耳廓软骨炎。急性期耳廓红肿伴疼痛,晚期可致耳廓变形。镜下病变软骨组织基质丧失正常的嗜碱性,而变得嗜伊红性增强。软骨周及软骨区见中性粒细胞、淋巴细胞、浆细胞及嗜酸性粒细胞浸润,使软骨与周围软组织界限变得不清楚。病变晚期受损软骨被肉芽组织、纤维、瘢痕取代[18]。

(六) 耳硬化症

耳硬化症(otosclerosis)的病变始于窗前缝,随病程发展波及镫骨、耳蜗、骨迷路、半规管等多个部位。肉眼听骨链变形、镫骨粘连等。镜下黏膜一般无明显病变。有骨质吸收、结缔组织增生、玻璃样变、钙盐沉积等。可伴发胆脂瘤。

三、外耳道特征性肿瘤

(一) 耵聍腺良性肿瘤

1. 耵聍腺腺瘤(ceruminous adenoma)　来源于耵聍腺,占全部耵聍腺肿瘤的8.9%~38%。发病年龄分布广泛,40~60岁多见,男性多于女性。镜下肿瘤界限清楚,但无包膜。肿瘤细胞呈腺样或腺管状结构,可有囊性扩张,可伴腔内突起和乳头状增生(图20-19)。有少量纤维性间质。形态上近似耵聍腺,但缺乏正常耵聍腺的小叶结构。腺上皮由

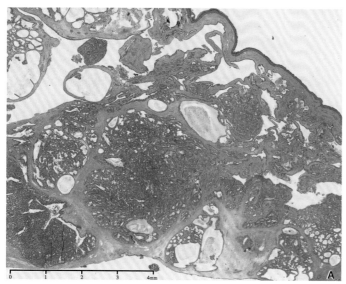
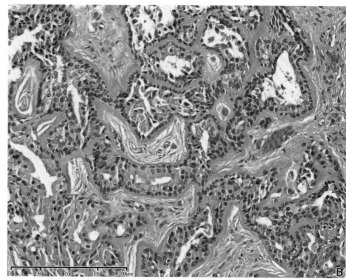

图 20-19　耵聍腺腺瘤

A.肿瘤界限清楚,但无包膜,可见腺样或腺管状结构及囊性扩张;B.可见双层细胞结构,腺腔内可见顶浆分泌

两层细胞构成,内层细胞可见顶浆分泌,胞质丰富、呈酸性、核圆,染色质致密。外层肌上皮细胞可增生,但并不是肿瘤所有部分都明显存在肌上皮细胞[20]。

【免疫组化】内层细胞 CK7 阳性,外层细胞表达 P63、CK5/6、S-100,CD117 优先表达于内层细胞。

【鉴别诊断】主要与耵聍腺腺癌和中耳腺瘤鉴别。

2. 其他可见软骨样汗腺瘤(cartilage-like spiroma)、生乳头状汗腺囊腺瘤(syringocystadenoma papilloma)和良性外分泌圆柱瘤(cylindroma) 软骨样汗腺瘤又称多形性腺瘤或混合瘤,起源于外耳道异位涎腺组织。生乳头状汗腺囊腺瘤又称乳头状汗腺瘤。可能源于外耳道的耵聍腺。特征与发生于其他部位的同类皮肤附属器肿瘤相似。外耳道良性外分泌圆柱瘤的发生与耵聍腺有关,镜下肿瘤细胞排列成团、索和腺管样结构,周围绕以粉染、均质物质,纤维间质少,细胞团内可出现小囊结构,腺管样结构有双层上皮构成,瘤细胞形态一致,无多形性)[21]。

（二）耵聍腺恶性肿瘤

包括耵聍腺腺癌,非特异性(图 20-20)、腺样囊性癌及黏液表皮样癌,其镜下均为浸润性生长,细胞异型性明显或伴明显的核分裂象,其中耵聍腺腺癌在表皮下常分化较好,深部分化差,呈条索状;腺样囊性癌及黏液表皮样癌形态特点近似于发生于涎腺者[18,22]。免疫组化染色可见基底细胞(P63 及 S-100 蛋白阳性)。

四、中耳特征性肿瘤及瘤样病变

可见神经内分泌肿瘤(中耳腺瘤)、中耳乳头状肿瘤(包括侵袭性乳头状肿瘤和施耐德型乳头状瘤)、鼓室球瘤、胆固醇性肉芽肿和胆脂瘤等瘤样病变。脑膜瘤及迷芽瘤等也可发生于中耳。

（一）中耳神经内分泌腺瘤

中耳神经内分泌腺瘤(neuroendocrine tumors of middle

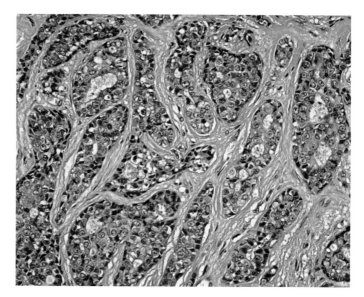

图 20-20　耵聍腺腺癌

肿瘤浸润性生长,肿瘤细胞异型性明显,可见腺腔形成及实性区,间质致密纤维化

F20-20　ER

ear)为良性肿瘤[23],又称中耳腺瘤、中耳腺瘤样瘤和中耳类癌等,具有神经内分泌和黏液分泌双重分泌的特点。发病年龄分布广泛,最常见于 20~50 岁,男女比例相当。镜下肿瘤无包膜,肿瘤细胞呈腺样、管状,及实性片状、小梁状,囊性、筛状排列,形态似类癌(图 20-21)。免疫组化染色 CK7、CK5.2、AE1/AE3 弥漫阳性,CK20 局灶弱阳性,可表达神经内分泌标记如 CgA、Syn、NSE 及多种多肽激素(人胰多肽、5-

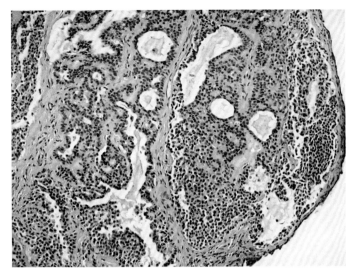

图 20-21 中耳神经内分泌腺瘤[20]
瘤细胞呈腺样、条索及实性排列,可见囊状扩张

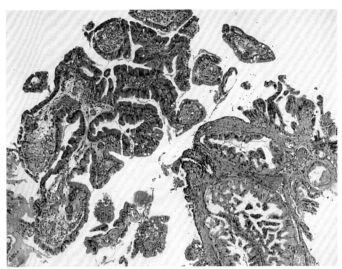

图 20-22 中耳侵袭性乳头状肿瘤
瘤细胞呈乳头状及腺样,实性癌巢内有小腺腔或筛状结构,间质丰富

F20-22 ER

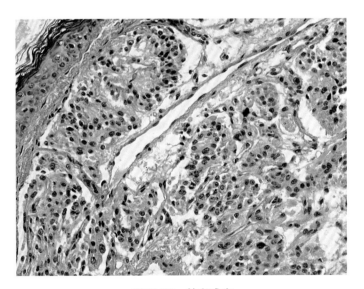

图 20-23 鼓室球瘤
肿瘤富于血管,瘤细胞较小,位于血管间排列成索状或小片状

羟色氨、胰高血糖素、Leu-7)。Vimentin 可阳性。

【鉴别诊断】 包括鼓室球瘤、脑膜瘤和听神经瘤、继发于中耳炎的化生性腺体增生、耵聍腺腺瘤(有肌上皮、神经内分泌标记物阴性)及中耳腺癌。

(二)中耳侵袭性乳头状肿瘤

中耳侵袭性乳头状肿瘤(aggressive papillary tumor of middle ear)是一种独立的疾病还是源于内淋巴囊的低级别腺癌尚存争议[24]。该肿瘤女性多见。发病年龄平均为 34 岁。可向后蔓延至颞骨外并侵犯小脑。镜下呈乳头状腺样排列,乳头衬覆单层矮柱状至柱状上皮。细胞核一致、胞质嗜酸、细胞界清。可见甲状腺滤泡样区域(图 20-22)。免疫组化染色瘤细胞 CK、EMA、S-100 可阳性、TG 阴性。15% 的中耳侵袭性乳头状肿瘤具有 Von Hippel-Lindau 病。

(三)颈静脉鼓室副神经节瘤

颈静脉鼓室副神经节瘤(glomus tympanicum tumor)起源于邻近颈静脉或中耳(鼓室球)蜗岬的副神经节。也称颈静脉球瘤、鼓室球瘤及颈静脉鼓室化感瘤。为原发于中耳的最常见肿瘤。可分为家族性和散发性,散发性者多见,约占90%,主要发生于女性(女:男 = 5:1);家族性患者多为男性。首发年龄分布广泛,高发年龄为 50~60 岁。10% 以上呈双侧、多发性,并伴发嗜铬细胞瘤。85% 发生于颈静脉球(颈静脉球瘤),形成中耳或外耳道肿物;12% 源于迷走神经耳后支(鼓室球瘤),表现为中耳肿物;3% 源于舌咽神经鼓室支(鼓室球瘤),表现为外耳道肿物。镜下肿瘤包膜不完整,形态与副神经节瘤一致(图 20-23)。免疫组化染色主细胞表达 Chg-A、Syn、NSE、CD56、NF 及多种多肽,支持细胞 S-100 阳性。通常上皮性标记和间质性标记阴性[25]。

【鉴别诊断】 包括中耳神经内分泌腺瘤、脑膜瘤、听神经瘤、血管瘤。

(四)中耳胆脂瘤

中耳胆脂瘤(cholesteatoma of middle ear)非真正的肿瘤。

通常为单侧,分为先天性和获得性两类。获得性胆脂瘤较先天性者多。先天性胆脂瘤又称表皮样囊肿,见于婴幼儿和儿童,多发生于中耳前上部。获得性胆脂瘤男性比女性多见,最常见于 20~40 岁,一般有慢性中耳炎或中耳炎病史,病期长。鼓膜可穿孔,通常发生在鼓膜上缘。镜下须看到:角化的复层鳞状上皮、表皮下纤维结缔组织或肉芽组织、角化物。角化的鳞状上皮通常为薄层、萎缩、缺乏上皮脚,无炎症反应(除非在炎症期),无异型性[18]。若只是看到角化物则不足以作出胆脂瘤的诊断。

【鉴别诊断】

1. 鳞状细胞癌　鳞癌具有组织结构和细胞形态的异型性。其浸润性生长方式可引起癌周明显的间质反应(促纤维结缔组织增生)。

2. 岩骨尖胆脂瘤　是发生于岩骨尖的表皮样囊肿,与中耳胆脂瘤无关。

3. 胆固醇性肉芽肿　单纯的胆固醇肉芽肿不包括增生角化的鳞状上皮,后者可能提示伴发胆脂瘤。

(五) 中耳胆固醇性肉芽肿[18]

中耳胆固醇性肉芽肿(cholesterol granuloma of middle ear)是机体对胆固醇结晶发生的异物肉芽肿性反应。多见于中耳乳突及颞骨岩部,常为单侧,可见于任何年龄。镜下为炎性肉芽组织或纤维组织,内有柳叶状裂隙(胆固醇结晶在制片过程中溶解后的轮廓)。可诱发异物巨细胞反应。

(六) 迷芽瘤

中耳迷芽瘤(choristoma)很少见。发病年龄为1~52岁。男女之比为1:1.3。单侧性多见,也可为双侧性。镜下组织成分可为涎腺组织,有腺泡和导管,有的缺乏典型的器官样结,或为腺体、纤维结缔组织、肌纤维、脂肪组织和神经组织[26]。偶有脑组织、骨骼肌和脉络丛组织成分,可成为肿瘤的发生母地。

五、内耳特征性肿瘤

(一) 内淋巴囊肿瘤

内淋巴囊肿瘤(endolymphatic sac tumor, ELST)可能源于内淋巴囊,其生物学行为处于良、恶性肿瘤之间,呈侵袭性生长,但不发生转移。故又称内淋巴囊低度恶性腺癌,也称侵袭性内淋巴囊乳头状瘤。发病年龄分布广泛,多发于成人,无性别差异。可孤立发生,也可与Von Hippel Lindau综合征(von-Hippel-Lindau disease, VHLD)相关。镜下肿瘤细胞呈乳头状、腺样排列,位于扩张的腔内。乳头被覆单层矮立方至柱状上皮细胞,类似于内淋巴囊的内衬上皮。瘤细胞无多形性及核分裂(图20-24)。有的病例可见扩张的管腔,内含胶样分泌物,类似甲状腺滤泡结构。少数病例以透明细胞为主,类似前列腺癌或透明细胞癌[18,24]。

【免疫组化】肿瘤细胞弥漫表达CK、EMA、S-100、Vimentin、NSE、GFAP等表达不稳定。TG阴性。

【鉴别诊断】鉴别诊断包括甲状腺乳头状癌(TG+、TTF-1+),转移性肺癌(TTF-1+、CK7+、CEA+)、结肠癌(CK20+、CEA+)、肾细胞癌及中耳神经内分泌肿瘤。

(二) 前庭Schwann细胞瘤

前庭Schwann细胞瘤(vestibular schwannoma)又称听神经瘤、神经鞘瘤。是颞骨最常见的肿瘤,占颅内肿瘤的10%,占小脑桥脑脚肿瘤的90%。多数累及前庭神经,沿耳道生长入小脑桥脑脚及周边。女性多见,可发生于任何年

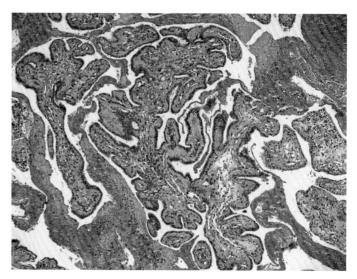

图20-24　内耳内淋巴囊肿瘤
肿瘤呈囊状乳头状增生,乳头被覆上皮呈立方形或柱状

F20-24　ER

龄,多数患者为40~50岁。大多为单侧及散发,8%的患者可为双侧性,双侧性者合并2型神经纤维瘤病(NF2)的可能性大。

镜下形态同神经鞘瘤。肿瘤可发生退行性变,包括囊性变、坏死、透明样变、钙化、出血等。肿瘤发生广泛退行性变时,可仅残留少许可辨认的肿瘤组织。

(三) 2型神经纤维瘤病

2型神经纤维瘤病(neurofibromatosis 2, NF2)是一种常染色体显性遗传病,以双侧前庭Schwann细胞瘤、其他颅内及外周神经的Schwann细胞瘤及颅内及脊柱内良性肿瘤的高发生率为特征。发病年龄通常10岁或20岁以内,30岁以内有听神经瘤或脑膜瘤的患者应注意排除NF2的诊断。双侧Schwann细胞瘤是NF2的特点[27]。

六、其 他 病 变

(一) 皮肤表皮良性及恶性病变

良性病变有老年疣、皮角、乳头状瘤、皮脂腺腺瘤、角化棘皮瘤、毛发上皮瘤、钙化上皮瘤等,恶性者有鳞状细胞癌、基底细胞上皮瘤等。

(二) 软组织良性肿瘤及瘤样病变

包括纤维瘤、巨细胞纤维瘤、良性纤维组织细胞瘤、黏液瘤、瘢痕疙瘩、毛细血管瘤、幼年性毛细血管瘤、化脓性肉芽肿、血管淋巴增生伴嗜酸性粒细胞浸润、蔓状血管瘤、血管平滑肌瘤、淋巴管瘤、神经纤维瘤、黑色素痣、脂肪瘤、黄色瘤及痛风(gout)等。

表 20-1　血管淋巴组织增生伴嗜酸性粒细胞浸润与 Kimura 病

参数	ALHE	Kimura 病
性别差异	无	男>女
高发年龄	20～50 岁	10～20 岁
头颈部的部位	耳周及前额	耳后、头皮
淋巴结肿大	无或罕见	常见
外周血嗜酸性粒细胞增多	<25%	>50%
部位及大体特点	多表浅,皮肤或皮下结节或丘疹	深在性较大肿块,可波及皮下脂肪、筋膜和骨骼肌
组织学	内皮细胞上皮样、多形,核深染 炎细胞明显,多种成分混合,包括淋巴细胞、组织细胞、浆细胞和嗜酸性粒细胞	内皮轻度肥胖,类似高内皮静脉 淋巴组织增生为主,但可见明显的嗜酸性粒细胞浸润,甚至出现嗜酸性粒细胞微脓肿,还可出现纤维化

血管淋巴增生伴嗜酸性粒细胞浸润(angiolymphoid hyperplasia with eosinophilia)又名上皮样血管瘤或组织细胞样血管瘤[28-29]。主要分布在外耳及耳周皮肤,可多发。东方人男多于女,20 岁左右多见。镜下血管呈树枝状增生,有分叶倾向,横断面上血管内皮细胞增生肥大,充满血管腔,或状似腺体。内皮细胞呈立方形,胞质丰富,嗜酸性,胞质内有 1 至几个空胞(新生血管之萌芽),纤维组织性间质内有不等量淋巴细胞(可有滤泡)、浆细胞、组织细胞和嗜酸性粒细胞浸润。新病变区血管增生明显,陈旧病变区淋巴组织和纤维组织增生明显,血管壁增生,内皮细胞变薄。要与 Kimura(木村)病区别(表 20-1)。

（三）软组织恶性肿瘤

比癌瘤少,约为 1:10,甚至更少。可发生各种肉瘤,如横纹肌肉瘤、纤维肉瘤、平滑肌肉瘤、骨肉瘤、软骨肉瘤、黏液肉瘤、黏液脂肪肉瘤、滑膜肉瘤、Ewing 肉瘤、黏液软骨肉瘤、恶性神经鞘瘤、脑膜肉瘤、恶性淋巴瘤和恶性纤维组织细胞瘤、血管肉瘤、Ewing 肉瘤、脊索瘤、恶性黑色素瘤和未能分类的肉瘤等。

（四）骨和软骨组织肿瘤和瘤样病变

可见骨瘤(osteoma)、骨赘(osteophyte)、巨细胞瘤、良性成软骨细胞瘤等。

骨赘好发年轻人,男多于女。组织学上为致密骨增生,骨板层宽阔,内有哈佛管样结构,缺乏骨小梁和血管纤维性髓腔结构。

（五）造血组织肿瘤

可见 Langerhans 细胞组织细胞增生症(Langerhans' cell histiocytosis,LCH)、浆细胞瘤(plasmacytoma)、髓外髓细胞肉瘤(extramedullary myeloid cell sarcoma)等[30]。

（六）转移性肿瘤

较少见。最常见的转移性肿瘤是乳腺癌,其次是肺癌、肾癌、胃癌、前列腺癌、甲状腺癌、喉癌、肾上腺癌、睾丸癌、恶性黑色素瘤、结肠癌、子宫癌、恶性淋巴瘤及白血病。应用相关的免疫组化标记可识别其来源。

（刘红刚　金玉兰）

参 考 文 献

[1] 陈杰,步宏. 临床病理学[M]. 北京:人民卫生出版社,2015:554.

[2] 朱惠敏,孙英,范先群,等. 眼睑淀粉样变性的手术治疗及眼睑缺损修复观察[J]. 临床眼科杂志,2009,17(5):434-436.

[3] 娟娟,黎铧. 眼睑结膜淀粉样变性的病例分析[J]. 中国中医眼科杂志,2009,19(6):362-363.

[4] Dereure O. Sturge-Weber syndrome and port-wine stains:Causative role of postzygotic somatic mutations in GNAQ[J]. Ann Dermatol Venereol,2013,140(10):658-659.

[5] 何春燕,张盛忠,尹鸿雁,等. 眼睑基底细胞癌与睑板腺癌的临床病理学对比观察. 临床与实验病理学杂志[J]. 2009,25(3):302-306.

[6] Deprez M,Lffer S. Clinicopathological features of eyelid skin tumors. A retrospective study of 5504 cases and review of literature[J]. Am J Dermatopathol,2009,31(3):256-262.

[7] Sa HS,Kim HK,Shin JH,et al. Dermolipoma surgery with rotational conjunctival flaps[J]. Acta Ophthalmol,2012,90(1):86-90.

[8] Kivity S,Arango MT,Ehrenfeld M,et al. Infection and autoimmunity in Sjogren,s syndrome:a clinical study and comprehensive review[J]. J Autoimmun,2014,51:17-22.

[9] Ihrler S,Baret ton GB,Menauer F,et al. Sjogren syndrome and MALT lymphomas of salivary gland:a DNA cytometric and interphase cytogenetic study[J]. Mod Pathol,2000,13:4-12.

[10] Tanaka A,Moriyama M,Nakashima H,et al. Th2 and regulatory immune reactions contribute to IgG4 production and the initiation of Mikulicz disease[J]. Arthritis and Rheum,2012,64:254-263.

[11] 刘彤华. 诊断病理学[M]. 第 3 版. 北京:人民卫生出版社,2001:1127.

[12] 葛坚. 眼科学[M]. 第 2 版. 北京:人民卫生出版社,2010:148.

［13］ Rootman D B,Mavrikakis I,Connors J M,et al. Primary,unilateral ocular adnexal lymphoma：disease progression and long-term survival［J］. Ophthal plast Reconstr Surg,2011,27（6）：405-409.

［14］ Ferry J A,Fung C Y,Zukerberg L,et al. Lymphoma of the ocular adnexa：a study of 353 cases［J］. Am J Surg Pathol,2007,31（2）：170-184.

［15］ 何小金,邢莉,刘红刚. 眼附属器 IgG4 相关性疾病的临床病理分析［J］. 中华病理学杂志,2014,43（2）：799-804.

［16］ 武忠弼,杨光华. 中华外科病理学［M］. 北京：人民卫生出版社,2002：3036.

［17］ Lumbroso-Le Rouic L,Aerts I,Levy-Gabriel C,et al. Conservative treatments of intraocular retinoblastoma［J］. Ophthalmology,2008,115（8）：1405-1410.

［18］ Thompson LD,Wenig BM. Diagnostic pathology head and neck［M］. Amirsys Pulishing,Inc. 2011.

［19］ Bhat V,Aziz A,Bhandary SK,et al. Malignant Otitis Externa-A Retrospective Study of 15 Patients Treated in a Tertiary Healthcare Center［J］. J Int Adv Otol,2015,11（1）：72-76.

［20］ Thompson LD,Nelson BL,Barnes EL. Ceruminous adenomas：a clinicopathologic study of 41 cases with a review of the literature［J］. Am J Surg Pathol,2004,28（3）：308-318.

［21］ Sharma HS,Meorkamal MZ,Zainol H,et al. Eccrine cylindroma of the ear canal—report of a case［J］. J Laryngol Otol,1994,108（8）：706-709.

［22］ Vickers TW,Clifford DL,Garcelon DK,et al. Pathology and Epidemiology of Ceruminous Gland Tumors among Endangered Santa Catalina Island Foxes（Urocyon littoralis catalinae）in the Channel Islands,USA［J］. PLoS One,2015,10（11）：e0143211.

［23］ 白玉萍,岳常丽,杨冬梅,等. 中耳腺瘤临床病理分析［J］. 中华病理学杂志,2015,44（12）：900-904.

［24］ Tysome JR,Harcourt J,Patel MC,et al. Aggressive papillary tumor of the middlc car：a true entity or an endolymphatic sac neoplasm［J］. Ear Nose Throat J,2008,87（7）：378-393.

［25］ Sweeney AD,Carlson ML,Wanna GB,et al. Glomus tympanicum tumors［J］. Otolaryngol Clin North Am,2015,48（2）：293-304.

［26］ Chen S,Li Y. Salivary gland choristoma of the middle ear［J］. Ear Nose Throat J,2015,94（2）：E9-E12.

［27］ Evans DG. Neurofibromatosis type 2（NF2）：a clinical and molecular review［J］. Orphanet J Rare Dis,2009,19（4）：16.

［28］ Don DM1,Ishiyama A,Johnstone AK,et al. Angiolymphoid hyperplasia with eosinophilia and vascular tumors of the head and neck［J］. Am J Otolaryngol,1996,17（4）：240-245.

［29］ 刘彤华. 诊断病理学［M］. 第 3 版. 北京：人民卫生出版社,2013：1128.

［30］ 刘红刚. 头颈部诊断病理学［M］. 北京：人民卫生出版社,2012：281-287.

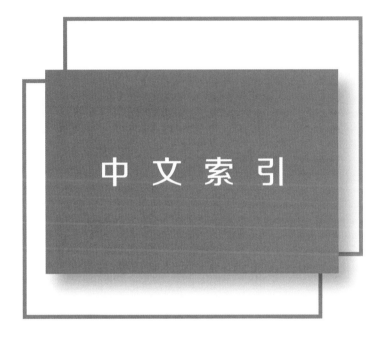

中文索引

中 文 索 引

S

T

英 文 索 引

英 文 索 引

N

52检